中国肿瘤整合诊治技术指南（下）

CACA Technical Guidelines for Holistic Integrative Management of Cancer

樊代明 / 主编

天津出版传媒集团
天津科学技术出版社

CONTENTS

目录（下）

腔镜技术

NOESE技术

整形重建

微创诊疗

血管介入治疗

放射治疗

核素治疗

粒子治疗

光动力疗法

热疗技术

C-HIPEC技术

HIFU治疗

肝脏保护

肾脏保护

胃肠保护

心血管保护

胰腺保护

神经保护

血液保护

肺脏保护

内分泌保护

生育保护

发育保护

老年保护

骨骼保护

皮肤、黏膜保护

安宁疗护

药物临床研究

生物样本

伦理审查

肿瘤流行病学

腔镜技术

❖ 胸海探瘤　镜下除症 ❖

❖ 胃病巧术　镜至玉成 ❖

❖ 妇疾百态　镜善尽美 ❖

❖ 肠治久安　镜益求精 ❖

❖ 泌路追踪　镜秀前程 ❖

本册主编

王　俊　王锡山　程向东　张师前　邢念增

胸腔镜

顾　问

王　俊　许　林　刘俊峰

主　编

杨　帆

副主编

李　运

编　委（以姓氏拼音为序）

陈修远　陈应泰　管　添　郭俊唐　李　浩　李　辉　刘敢伟　刘继先
潘小杰　邱宁雷　王洪琰　王少东　王　迅　翁文翰　冼　磊　杨德松
钟文昭　周足力

编写秘书

陈修远

胃癌腔镜

主　编

梁　寒　程向东　胡建昆

副主编

陈　凛　李子禹　孙益红　王振宁

编　委（以姓氏拼音为序）

蔡世荣　曹　晖　陈路川　房学东　郜永顺　龚建平　韩方海　何裕隆
黄昌明　花亚伟　胡　祥　揭志刚　梁　军　李国立　李国新　李乐平
潘四维　沈　贤　所　剑　陶凯雄　田艳涛　王亚农　薛英威　徐建明
徐泽宽　燕　敏　于健春　余佩武　张维汉　张延强　赵　群　郑志超
周岩冰　周志伟

编写秘书

徐志远　杨　昆

结直肠癌腹腔镜

主　编

王锡山

副主编（以姓氏拼音为序）

池　畔　丁克峰　房学东　康　亮　李　军　梁建伟　王贵玉　王自强
张　卫　赵　任

编　委（以姓氏拼音为序）

蔡三军　陈　功　陈洪生　陈文斌　陈瑛罡　程　勇　池　畔　崔滨滨
崔书中　戴广海　戴　勇　刁德昌　丁克峰　丁培荣　房学东　冯　波
傅传刚　顾　晋　官国先　郭银枞　韩方海　何国栋　何显力　胡　刚
黄　鉴　黄忠诚　江　波　姜　争　揭志刚　靖昌庆　鞠海星　康　亮
孔大陆　孔祥兴　李德川　李　军　李　明　李太原　李文亮　李心翔
李云峰　练　磊　梁建伟　廖国庆　林国乐　林建江　刘凡隆　刘　革
刘海义　刘洪俊　刘　q建　刘金波　刘　明　刘　萍　刘　骞　刘　正
鲁守堂　路夷平　骆衍新　马　丹　孟文建　缪　巍　潘贻飞　潘志忠
彭亦凡　千年松　邱　健　任　黎　任明扬　佘军军　申占龙　宋　纯
孙立峰　孙凌宇　孙　轶　孙跃明　汤坚强　汤庆超　唐　波　陶凯雄
童卫东　汪　彪　汪　灏　汪　欣　王贵英　王贵玉　王海江　王　颢
王　建　王　健　王俊锋　王　猛　王锡山　王玉柳明　王泽军
王自强　魏少忠　吴小剑　吴元玉　武爱文　夏立建　肖江卫　肖　毅
谢　铭　谢忠士　熊　斌　徐　烨　徐忠法　许剑民　燕　锦　燕　速
杨春康　杨盈赤　叶　凯　叶盛威　叶颖江　于　刚　袁维堂　张　宏
张明光　张　骞　张庆彤　张　睿　张苏展　张　卫　赵青川　赵　任
赵志勋　郑朝旭　郑阳春　钟　鸣　周　雷　周总光　朱玉萍　朱志强
庄　競

妇瘤腹腔镜

主　编

张师前

副主编

范江涛　刘淑娟　张　颐

编　委（以姓氏拼音为序）

蔡红兵　陈佩芳　陈晓军　陈友国　程静新　程晓东　邓　雷　董涛涛
郭瑞霞　韩丽萍　郝　敏　贺红英　胡元晶　黄　浩　纪　妹　康　山
孔为民　李　斌　李从铸　李芳梅　李　力　李玲霞　李秀敏　李长忠
李　政　梁志清　刘　畅　刘军秀　刘开江　刘木彪　刘乃富　娄　阁
卢淮武　陆安伟　罗喜平　吕小慧　吕艳红　孟元光　庞晓燕　宋　坤
孙　丹　孙　力　孙蓬明　孙　阳　汪希鹏　王丹波　王　刚　王国庆
王建六　王　静　王　军　王　莉　王世军　王武亮　王兴国　王延洲
王沂峰　王玉东　温　灏　吴　强　夏百荣　向　阳　熊光武　徐惠成
颜笑健　阳志军　杨英捷　易　萍　张国楠　张　燕　赵福杰　朱根海
朱　琳　邹冬玲　邹　伟

泌尿肿瘤腔镜

主　编

邢念增

副主编

韩苏军　张　勇

编　委（以姓氏拼音为序）

陈　东　李亚健　刘　飞　司占南　宋　刚　王明帅　杨飞亚

第一章

肿瘤腔镜技术概论

一、发展沿革

腔镜技术促进了外科的革命性发展，微创手术逐渐成为所有外科手术发展方向。1910年，瑞典Stockholm的Hans Christian Jacobaeus开展了第一台临床腹腔镜和胸腔镜手术。1913年，Jacobaeus在可视胸腔镜下进行了松解粘连。20世纪40年代到60年代，CO_2气腹机、冷光源内镜和采集用于受精的精子等腹腔镜手术逐渐成熟，但主要在妇科中应用。Kurt Semm于1963年发明了自动气腹机，1973年发明了热凝固和结扎止血技术。1980年开展了第一台腹腔镜阑尾切除术。1985年9月12日德国的Erich Muhe应用Semm的设备开展了世界上首台腹腔镜胆囊切除术。在随后几年里，腹腔镜胆囊切除为广大外科医师接受，结束了“大外科医师——大切口”的时代。

20世纪90年代初，腔镜技术在胸外科、普外科、泌尿外科、妇科等肿瘤治疗中得到了应用，并开始飞速发展。1991年美国Jacob进行了世界上首例腹腔镜右半结肠切除术，同年Folwer进行腹腔镜乙状结肠切除术；1992年Kokerling首次成功地在腹腔镜下进行直肠癌腹会阴联合切除术；1993年郑民华完成中国首例腹腔镜乙状结肠癌根治术；1992年11月18日，王俊成功开展了中国首例电视胸腔镜手术，标志着中国胸腔镜外科的诞生；1994年Kitano报道首例腹腔镜胃癌手术；1999年郑成竹团队在中国首先报道了2例腹腔镜辅助胃癌根治手术。随后，腔镜技术在肿瘤治疗中呈现爆发式发展，腔镜操作技术被广泛用于各外科专业肿瘤治疗中，同时，腔镜外科融进了外科专业肿瘤治疗的领域，标志着传统开放手术时代的结束。

医学发展依赖于其他学科的发展，如光学、电学、工程学、药学及美学等。医学是人类科技进步、社会进步及人类文明的复合体。随着腔镜设备平台、能量平台、器械平台等方面的飞速进步及医学理念的创新，外科各专业均迈入了新的微创时代。腔镜技术作为外科微创治疗的重要工具，各专业外科医师需要熟悉它、掌握它和运用它，在遵循肿瘤外科基本原则下做到规范化的微创外科治疗，特别需要在整合医学理论引领下，将“评-扶-控-护-生（ASCPS）”核心理念应用到腔镜外科的准备、操作和管理的实践中。为提高腔镜技术的质量、建立行业技术标准、降低手术并发症发生率，延长患者的生存时间和提高生活质量，特制定本指南。

二、总体原则

腔镜手术要遵守手术损伤效益比原则（surgical risk-benefit balance principle，SRBBP）、肿瘤功能外科原则（function preservation in oncology surgery principle，FPOSP）、无菌无瘤原则等肿瘤外科治疗原则。手术损伤效益比原则是指手术切除肿瘤造成的创伤和损伤与组织、器官及身体获益的比较判定，让患者在能耐受最大打击的情况下以最小损伤获得最大收益。肿瘤切除范围应遵循两个“最大”原则，即最大限度切除肿瘤保证根治和最大限度保留正常组织和器官功能，也就是肿瘤功能外科原则，是关乎肿瘤患者临床结局，尤其是术后生活质量，避免“成功的手术，失败的治疗”结局发生。无瘤技术是指在恶性肿瘤手术操作过程中为减少或防止癌细胞脱落、种植和播散而采取的系列措施，腔镜手术和开放手术同样需要面对无菌术和无瘤术，腔镜手术操作过程中切忌用力挤压、牵拉肿瘤以防止瘤细胞脱落播散，尽量避免直接接触肿瘤，优先根部结扎切断肿瘤供血的动脉和静脉，做到锐性解剖分离并沿肿瘤周正常组织间隙向中央解剖最后整块切除，肿瘤切除后应更换手套、使用过的器械，创面使用大量无菌蒸馏水浸泡冲洗，以及一些抗肿瘤药物，以消灭可能脱落的瘤细胞。无瘤技术可有效减少根治性手术后肿瘤局部复发和远处转移风险。

整合医学理论倡导的“评-扶-控-护-生”核心理念是将肿瘤外科原则、技术平台和要求、患者身心准备等影响腔镜治疗的各种因素合理地整合在一起，关注肿瘤患者的临床结局，尤其是术后生存质量和生存时间，根本上避免成功的手术和失败的治疗。所谓“评-扶-控-护-生”的核心理念包括：第一，所谓“评”是指腔镜手术对患者适应证选择要严格，同时对医生团队和手术平台（设备平台、器械平台和能量平台）要求要高，因此术前准备工作需要全面细致的评估，此举谓之“评要全面”。第二，所谓“扶”是为确保腔镜技术呈现最佳疗效，要求在治疗前、中、后不同阶段，医护团队需对患者病理、生理、心理、精神等方面进行整合调理，使患者处于最佳状态接受治疗，此举谓之“扶要到位”。第三，所谓“控”是外科治疗的一把双刃剑，在根除肿瘤或控制肿瘤生长的同时，必然会破坏机体内环境平衡。因此，严格掌握肿瘤功能外科原则（即最大程度根治，亦最大程度保留组织器官功能）至关重要，合理把控两者间平衡，治病同时不会“致病”，此举谓之“控要有度”。第四，所谓“护”即腔镜技术的最大优势是降低手术创伤，遵循手术损伤效益比原则，从手术各个细节保护患者器官功能，做到器官功能保留与肿瘤根治之间的平衡。此举谓之“护要最大”。第五，所谓“生”即腔镜技术用于肿瘤患者，疗效不仅是肿瘤根除或缩小，也不是某个指标下降了，而是要考虑患者的生存时间和生存质量并重，这也是“双生”的重要体现，此举谓之“生要最好”。

三、总体要求

（一）手术团队

腔镜技术对外科医师的素质要求很高，除需具备扎实的开放手术基础，还必须经过腔镜手术技术的系统性培训，包括腔镜理论学习、技术训练及临床实践等，未来还需考试获得合格执业证书。腔镜手术团队成员组成主要包括主刀医生、第一助手、扶镜手，腔镜手术团队具备扎实的腔镜手术基本功、娴熟的手术操作技能和配合技巧。主刀医生是团队的灵魂和指挥官，需对疾病状态有充分认知，对手术有深刻理解，才能做到有的放矢，全面把控手术进程。第一助手在操作过程中需与主刀对抗牵拉更好展示手术平面，利于手术操作，同时对手术步骤和主刀习惯要有充分的理解和配合。扶镜手也是团队的重要组成人员，手术过程中要求紧跟术者操作，提供一个清晰、全面、舒适的手术操作画面，确保手术流畅进行。

（二）手术平台

1. 显像平台

腔镜手术对大部分患者是一种安全且微创的选择，开展单位应具备2D高清、3D或4K腔镜显像平台设备，微创手术中亚微结构在高清视野下能够清晰显示，实现术中更精确解剖。各医疗机构根据自身的设备条件开展相应的腔镜手术。

2. 能量平台

能量外科器械提供可靠、安全血管凝闭功能及快速切割效率，同时应注意减少能量器械热效应，避免周围组织副损伤。根据不同手术场景合理选择单极或双极电设备、超声刀等能量器械，以达到精细切开、分离和闭合目的，在手术过程中还应注意对重要组织、血管、神经等进行保护，避免出现血管损伤与神经功能障碍。

（三）器械平台

随着腔镜技术的广泛应用，器械种类愈发繁多、功能不断细化，如何“化繁为简”满足外科医师的实际临床需求。腔镜常规手术器械：分离钳、无损伤抓钳、剪刀、持针器、血管夹和施夹器、吸引器、标本袋、腔镜下切割闭合器、切口保护器等。熟悉各种腔镜器械的特点，选择合适的腔镜下切割闭合器型号，并熟练掌握其在腔镜手术中的运用技巧，充分暴露牵拉，保持合理张力，避免钳夹组织器官副损伤是腔镜外科医师必备的基本技能。

（四）患者的准备

1.心理准备

对于患者，手术既能解除病痛，也会带来较大心理刺激。由于对腔镜手术不了解，术前患者及家属会产生恐惧、焦虑、紧张等情绪，或对腔镜手术及预后有多种顾虑，医务人员应从关怀、鼓励出发，就病情、实施腔镜手术必要性及效果、手术风险性和可能发生的并发症，以及如何正确对待术中、术后可能造成的创伤、出现的问题并以恰当言语和安慰口气对病人作适度解释，使病人能以积极心态配合手术和术后治疗，达到医患共同决策治疗方案，签署相应知情同意书。如术前焦虑明显，可适当给予镇静剂，以保证充足睡眠。

2.不同部位肿瘤的特殊准备

术前要对病人全身情况充分评估，查出可能影响整个病程各种潜在因素，包括心理和营养状态，心、肺、肝、肾、内分泌、血液及免疫系统功能等，及时发现问题并及时处理，评估患者对腔镜手术的耐受力。胃肠肿瘤患者需行肠道准备，包括控制饮食、导泻、灌肠及联合口服抗生素的肠道准备方法。胸部肿瘤患者术前准备包括：戒烟，练习咳嗽和深呼吸，有慢性气管炎、痰较多者，术前可做雾化吸入，帮助排痰；肺部有炎症者可适当给予抗生素。妇科肿瘤患者进行阴道准备和肠道准备等。

3.掌握手术适应证和禁忌证

适应证选择是腔镜肿瘤外科手术的前提，要根据患者病情评估是否该接受腔镜手术，能否耐受腔镜手术。应基于各病种诊断治疗指南，严格进行手术适应证筛选。对局部晚期肿瘤、需行联合脏器切除、术后复发、肥胖和开放手术史等疑难复杂患者，要充分考虑手术团队的经验和技术，审慎应用腔镜技术。经过充分术前评估，全面衡量患者因素、肿瘤因素及手术团队因素，再决定是否采用腔镜手术，切忌为了微创而不顾患者安全强行采用腔镜技术。

第二章

胸腔镜肺癌手术

一、历史沿革

1910年，Hans Christian Jacobaeus首次将硬式膀胱镜进行改良用于胸腔，在局麻下，采用灼烧切断胸膜腔粘连带，以增加人工气胸效果，取得成功，成为最早的胸腔镜手术。20世纪60年代切割缝合器，80年代冷光源技术及小型摄像机相继问世，为现代电视胸腔镜手术孕育和诞生奠定了技术基础。1992年Michael Mack报告早期胸腔镜手术探索，标志着胸腔镜手术领域的正式建立。胸腔镜技术在肺癌的应用是其走向成熟的标志。

进入21世纪，绝大多数早期开展胸腔镜手术的医师技术已娴熟，胸腔镜技术在普胸外科领域中地位已确立，胸腔镜外科逐渐迈向高级阶段，尤以肺癌腔镜手术最受重视。

解剖性肺叶切除是腔镜手术早期壁垒之一。1992年Lewis等首次报道40例腔镜肺叶切除术，但其手术方法却是采用50年前胸外科的早期手段，即肺门整块闭合离断法，因而受到学界广泛质疑。Yim等人称其为“非正统、高度争议的手术，可视为楔形切除一种极端变异方法，甚至不能称为肺叶切除，根本是完全不同的另一种手术”。由于术式与传统开胸手术的区别，一段时间内，肺叶切除甚至被视为腔镜手术的禁忌证。随后。1995年Hazelrigg等报道38例接受腔镜肺叶切除的病例，逐渐开始探索胸腔镜下解剖性肺叶切除的可行性与安全性。此后十多年间，涌现出大批针对腔镜肺叶切除的研究。然而毕竟是复杂的内镜下操作，从技术的探索到熟练需长期积累，加之受传统胸外科医师在手术安全性和肿瘤治疗彻底性上的质疑和抵触，完全腔镜下的肺叶切除+淋巴结清扫术直到2005年前后才逐渐广泛开展起来。2006年，McKenna报道1100例腔镜肺叶切除病例，同年，NCCN首次将电视胸腔镜治疗肺癌写入临床指南，使其成为国际肺癌治疗的标准术式之一。

在我国，全腔镜下肺叶切除术在王俊等人推动下，首先于北京大学人民医院开始规模化临床应用并逐步向全国推广，用于早期肺癌及支气管扩张症等外科治疗。随后的几年，全腔镜肺叶切除及淋巴结清扫术便成为国内胸外科学界最大热点，腔镜临床应用掀起又一高潮。电视胸腔镜开始取代传统开胸手术在胸外科的核心地位，成为胸外科临床最常用手术。

随研究深入，胸腔镜手术争议逐渐平息，并显现出相对传统开胸手术的优势。2005年，Tashima报道67例腔镜肺叶切除，术中平均出血110 ml，明显低于同期开胸手术的165 ml。2006年，Mckenna报道1100例腔镜肺叶切除，并发症发生率仅15.3%，死亡率0.8%。2012年，北大人民医院胸外科报道连续500例肺癌腔镜肺叶切除术，平均出血214 ml，死亡率2.0%，轻微并发症发生率17.4%。从而证明对有经验的胸外科医师，腔镜肺叶切除术是一种安全的术式，并发症发生率和术后早期效果甚至优于传统开胸手术。

Hoksch对13例尸体采取腔镜下清扫淋巴结开胸术验证方法，证实腔镜下淋巴结清扫后再开胸探查未发现肺门周围淋巴结残留。Sagawa报道29例先行腔镜下淋巴结清扫再开胸验证剩余淋巴结，对左肺癌，腔镜平均清扫40.3枚（重量10 g），开胸验证残余淋巴结组织1.2枚（重量0.2 g）；对右肺癌，腔镜平均清扫37.1枚（重量8.3 g），开胸验证残余1.2枚（重量0.2 g），无论是淋巴结清扫总数，还是每一站清扫的淋巴结数，都无显著性差异。从而证明腔镜下完全可达肺癌诊疗规范规定的淋巴结清扫要求。

Tashima报道胸腔镜肺叶切除与开胸肺叶切除比较，术后疼痛次数有明显差异[（6.2±4.1）次/3天：（13.5±5.8）次/3天，P<0.001）]，且腔镜肺叶切除组术后IL-6水平升高明显低于开胸肺叶切除手术[（112±43）pg/ml：（351±133）pg/ml）]。Demmy报道腔镜肺叶切除后住院时间明显短于开胸手术[（4.6±1.9）天：（6.4±2.2）天，P<0.01]，带胸管时间亦明显缩短[（3.0±1.1）天：（4.2±1.7）天，P= 0.01]。Nakata报道腔镜肺叶切除患者血氧饱和度、氧分压、FEV1和FVC在术后7天与14天检查均明显好于开胸手术患者。Sugiura报道腔镜肺叶切除患者术后恢复至术前正常活动能力的时间平均为2.5个月，而开胸手术则需7.8个月，结果具显著统计学差异。从而说明腔镜肺叶切除与传统开胸相比，创伤小、痛苦小、恢复快、微创优势明显。

Shigemura报道全腔镜下肺叶切除、腔镜辅助小切口与常规开胸肺叶切除术治疗早期非小细胞肺癌术后5年生存率分别为96.7%、95.2%、97.2%，三组比较无显著差异。Koizumi比较腔镜肺叶切除与开胸手术治疗早期非小细胞肺癌3年和5年生存率分别为92.9%和53.8%与84.2%和60.1%，亦无明显差异。Shiraishi报道腔镜肺叶切除与开胸手术治疗早期非小细胞肺癌相比，局部复发率无明显差异，5年生存率为89.1%和77.7%，差异不显著。Kaseda报道Ⅰa期非小细胞肺癌行腔镜肺叶切除后8年生存率为97.2%，达到与开胸手术基本相同的效果。北京大学人民医院胸外科报道连续

500例非小细胞肺癌腔镜肺叶切除术，全部患者1年总生存率（OS）和无病生存率（DFS）分别为94.3%和90.2%，3年OS和DFS分别为81.3%和76.4%，结果优于传统开胸手术。从而证明腔镜下肺叶切除对早期非小细胞肺癌是一种有效术式。

2009年，Yan等荟萃分析21项腔镜与开胸手术的对照研究，共纳入2641例患者。结果显示腔镜手术治疗早期非小细胞肺癌局部复发率比开胸手术无显著升高，但远处转移率显著降低，远期生存率腔镜显著优于开胸。

2018年，中山肿瘤防治中心龙浩开展随机对照研究，总结2008年至2014年，215例腔镜肺叶切除对比210例开胸肺叶切除，结果显示，接受腔镜者手术并发症、术后引流时间、住院时间显著低于开胸手术者。

随着国际上多个大样本、远期疗效分析的临床研究及荟萃分析结果出现，国内关于腔镜手术治疗肺癌在外科原则和肿瘤原则上的异议渐趋平息，腔镜手术在肺癌外科治疗中的地位逐渐确立。然而，困扰该技术推广的技术瓶颈在初期尚未能很好解决。此时，国内学者对全腔镜肺叶切除术方法和技巧做了一系列很有价值的探索，根据国人体型及肺门淋巴结较多等特点对手术器械和方法进行了改良和优化，为我国胸腔镜手术迈向更加成熟期奠定了基础。

在微创化方面，单孔胸腔镜和不插管胸腔镜手术应运而生。前者通过器械改进，将观察切口与操作切口合一，减少了切口数量；后者通过麻醉技术进步，使部分患者可在喉罩全麻并保留自主呼吸状态下接受手术。为胸外科手术微创边界的探索做出了重要贡献。

在精准化方面，近红外荧光在肺癌手术中也展现出强大功能。通过在传统白光影像基础上实时叠加近红外伪彩，可更加清晰显示肺段边界、肺结节、吻合口血供、交感神经链、胸导管等结构，大幅提升了肺癌手术精准性。

在智能化方面，随着人工智能技术在手术影像、术中图像与流数据、监护麻醉流数据中深化，已成熟用于病灶识别、步骤质控、风险预警等，逐渐显现从单纯依赖人力到向人机混合智能方向发展的趋势。

二、技术原理

（一）传统胸腔镜手术技术原理

1.胸腔镜

胸腔镜由硬杆透镜系统和光源连接系统构成，其光学特性与显微镜类似，具有良好局部放大功能。临床常用30°胸腔镜可清晰显示局部解剖和病变特点，灵活运用30°镜头，胸腔内几乎无盲区。常用胸腔镜为10 mm（直径）规格，也有用于小儿和一些特殊手术5 mm（直径）规格。

2.光源

光源系统由冷光源主机和纤维光缆组成。冷光源是在电场作用下产生电子碰撞激发荧光材料发光，主要为可见光，红外光成分较少，避免热量积累相关系列问题。纤维光缆由数百根玻璃纤维组成，在光源传送过程中几乎无任何损失，但玻璃纤维易断裂，使用中应避免过度扭曲与打折。

3.图像采集系统

图像采集系统包括图像处理器和偶联器。临床常用图像处理器多为三晶片高清图像处理器，偶联器又称摄像手柄，二者可采集分辨率为1080 ppi标准高清图像（16∶9）。全新一代图像采集系统还具照片和录像功能，并将移动存储介质作为载体，更加方便快捷。

（二）荧光胸腔镜技术原理

1.近红外荧光基本原理

近红外荧光可据波长分为近红外一区（650~900 nm）和近红外二区（900~1700 nm）。近红外荧光具背景噪声低，组织透射性好等优点，得以在活体成像中广泛应用。荧光剂吲哚菁绿是一种水溶性物质，激发波长为778 nm，荧光发射波长为830 nm，是目前唯一获得美国和欧盟批准可用于人体的荧光显像剂。

2.术中成像原理

吲哚菁绿术中成像原理共分三类。①通过循环系统实现“负性染色”：吲哚菁绿分子在术中推注进入循环，无血供区不显色，可用于肺段边界与吻合口血供判断；②通过皮下淋巴回流实现胸导管显像：将吲哚菁绿于腹股沟区皮内注射，经过淋巴回流实现胸导管显像；③增强滞留效应（enhanced permeability and retention，EPR）：吲哚菁绿或其与蛋白形成的复合物滞留于肿瘤组织等细胞间隙中，由于淋巴回流系统受阻，而延迟清除，呈现迟发“正性染色”，可用于肿瘤结节与交感神经链显像。

（三）人工智能辅助胸腔镜手术技术原理

人工智能技术为腔镜手术自动化、智能化发展起了推动作用。目前手术辅助人工智能技术以监督学习范式为主要原理，模型应用覆盖病灶检出、医学影像与手术流数据时序步骤识别、风险预警等方面。

三、适应证与禁忌证

胸腔镜手术的适应证十分广泛，已经应用到了几乎所有胸外科疾病的诊治中。尤其是近年来全胸腔镜肺叶切除＋淋巴结清扫术在肺癌治疗中的普及，让胸腔镜手术数量占据了很多单位胸外科手术中的绝大多数。具体地讲，胸腔镜手术的适应证可根据手术目的和手术方式细分如下。

（一）诊断性胸腔镜手术适应证

1.胸膜疾病

肺癌合并胸腔积液，不能确定有无胸膜转移者。

2.肺疾病

①可疑转移性肿瘤，需明确诊断者。②孤立性肺结节：常规方法不能明确诊断者。③用于肺癌的T和N分期，同时还可协助判断同侧肺内有无转移（M分期）。

（二）胸腔镜肺楔形切除术适应证

（1）肺转移瘤。

（2）周围型ⅠA期肺癌诊断困难时，术中先行腔镜肺楔形切除术，快速冷冻报告为恶性后再行肺癌根治术。若患者肺功能很差，不能耐受开胸术或肺叶切除术时，也可考虑行腔镜肺楔形切除术单纯切除原发灶，术后再配合化疗。

（3）部分Ⅳ期（T1N0M1）肺癌患者，在转移灶切除或能控制前提下，也可行腔镜肺楔形切除术姑息治疗。

（三）胸腔镜肺叶术适应证

（1）肺部恶性肿瘤：①临床Ⅰ、Ⅱ和部分Ⅲ期非小细胞肺癌；②部分局限期小细胞肺癌可从手术中获益。③特别说明：随着腔镜手术技术提高，以往一些相对手术禁忌证逐渐成为手术适应证：a.肿瘤直径超过5 cm，以往是手术禁忌，现已完全可以安全地在腔镜下完成。b.肿瘤侵犯叶支气管，需行袖式支气管成形手术，部分患者可尝试镜下完成。c.以往认为化疗后是腔镜手术禁忌证，现证实，腔镜下可完全切除。d.肿瘤侵犯部分心包，未侵及心脏，可在镜下切除部分心包，同时用人工织物补片修补缺损心包。e.N2淋巴结转移，以往认为是腔镜手术绝对禁忌证，但越来越多文献证实，腔镜下完全可达同开胸手术相同的淋巴结清扫效果。因此，对单发或单站N2淋巴结肿大，淋巴结与周围重要血管支气管存在间隙，淋巴结之间彼此无融合，可尝试在腔镜下完成。f.胸壁局部侵犯：肿瘤侵犯胸壁曾被认为是腔镜手术禁忌证。随着手术技术进步，肿瘤侵犯局部胸壁，未浸透肋间肌，切除后胸壁缺损不大，不需行胸壁重建者，可试行腔镜下肺叶切除合并部分胸壁切除手术。

（2）肺转移瘤：原发灶控制良好，无肺外转移，病变局限一个肺叶或一侧肺内，手术能切除所有病灶，但无法通过有限肺切除如楔形切除等完成时，可通过腔镜肺叶切除完成。

（3）其他肺部恶性肿瘤：类癌、肺母细胞瘤、平滑肌肉瘤、脂肪肉瘤等。

（四）胸腔镜肺段手术适应证

（1）ⅠA期周围型非小细胞肺癌：直径小于等于2 cm，位于肺组织外周1/3，局限于单一肺段内，切缘距离/肿瘤直径的比值大于1或切缘距离肿瘤大于2 cm。

（2）N1、N2组淋巴结术中冷冻病理阴性。

（3）肺内磨玻璃影（GGO）：直径小于1.5 cm的纯GGO可行楔形切除，如GGO成分不足50%，或距肺边缘超过2 cm者，可行肺段切除。

（4）同时发现不同肺叶内多发小结节需同期或分期手术切除的病例。

（5）心肺功能较差，FEV1%<50%，高龄（75岁以上），并发症较多，预计无法耐受肺叶切除术的早期周围型肺癌患者。

（五）手术禁忌证

（1）绝对禁忌证：①侵犯纵隔心脏大血管，或重要的神经，如喉返神经等。②侵犯隆突或气管。③侵犯大范围胸壁，需要进行胸壁重建。

（2）相对禁忌证：①多站淋巴结转移。②纵隔淋巴结结核或钙化，与周围血管或支气管界限不清。③既往有患侧胸部手术史，或胸膜感染史，膜肥厚粘连严重，胸腔镜不能进入者。④纵隔放疗后。

（3）其他禁忌证：①一般情况差，心、肺功能严重损害、恶病质，不能耐受手术者。②肺功能严重下降，不能耐受单肺通气者。③心血管系统严重疾患：a.近3个月内发生急性心肌梗死者。b.近期内有严重的心绞痛反复发作者。c.全心衰竭伴心脏明显扩大，心功能Ⅲ级以上者。d.有严重的室性心律失常者。

（4）凝血机制障碍者。

（5）小儿病例：年龄小于6个月，体重小于8 kg不宜行胸腔镜手术。

（6）合并严重传染性疾病：如病毒性肝炎、AIDS。

（7）各种原因所致气管、支气管严重畸形，无法行双腔气管插管或单侧支气管插管者。

（8）休克患者，经输液输血未能缓解者。

（9）严重感染未控制者。

四、操作流程

（一）胸腔镜手术的术前检查

1.术前检查

胸部CT对于胸腔镜肺叶切除术安全性评估至关重要，可明确肺部病变情况，包括肿瘤部位、大小、边界、密度、与周围组织关系、肺内有无多发病灶、周围脏器如胸壁、膈肌、纵隔大血管、膈神经、喉返神经等有无受侵，以及纵隔有无肿大淋巴结，有无纵隔淋巴结结核、淋巴结钙化等增加手术难度的因素。智能化病灶检测和三维重建有助于更加全面和系统的手术规划。PET-CT和头颅增强MR可用于术前转移病灶评估。术前需行心肺功能检查评估手术耐受性。

2.麻醉评估

术前由麻醉医生对患者进行手术前全身麻醉前评估。

（二）患者体位

侧卧位是腔镜手术最常用体位，适用于单侧胸内病变腔镜手术。具体安排和固定同常规侧开胸手术体位。为最大限度增大肋间隙，便于腔镜操作，常将手术床摆成折刀位30°左右。根据手术需要，标准侧卧位也可进行相应调整。

（三）切口安排

侧卧位时，一般将放置腔镜切口选在腋中线至腋后线第7或第8肋间。待明确病变部位后，按垒球场各垒位布局原则安排其他两个切口位置。本垒即为放置腔镜切口位置，1垒和3垒为两个操作切口部位，2垒为病变处。这样就使得胸腔镜和器械在操作时指向同一方向（2垒）。若切口位置选择不合适，操作时器械指向腔镜，就会产生“照镜子”操作现象，影响手术进行。一般情况下，三个切口相互距离应尽可能远些，使胸内有一较大操作空间，便于肺组织牵拉和手术操作。若切口相距太近，会发生器械拥挤，互相“打架”，不利病变暴露和处理。

（四）胸腔镜核心手术技术——王氏手法

1.双手同向同切口双交叉操作。

术者双手分别持带两个弯角特制吸引器配合直杆电钩，经主操作口进入胸腔，同向操作利用吸引器自身弯曲度，使直杆电凝钩始终位于吸引器弯角内侧操作，两把长杆器械在皮肤切口和操作点两次交叉，完成准确协调操作，有效规避同一切口中放入两把器械发生交锁现象（器械打架），使两个甚至多个器械可在一个切口内很好配合同时操作，互不干扰；术者双手在胸前靠拢，双手同时同向操作，避免两人配合难以协调一致和相互干扰现象发生。该创新手法是北京大学人民医院胸外科王俊教授及其团队总结20年胸腔镜操作经验，经长达3年反复摸索改进，以及大量全腔镜肺叶切除手术实践，并配合适合国人解剖结构和手术操作特点的改良手术器械，逐步优化改进总结而出。为方便推广，依据创始者姓名将其命名为“王氏手法”。

该手法特点是全部操作都在术者自己掌控之中，双手同时操作，准确性高，稳定性好，配合协调性好，安全性大大提高，便于高难度操作，操作步骤流畅，速度快，术者与助手身体和器械互不干扰，动作协调美观舒适，减少术者体力消耗，劳动强度降低。

2.“隧道式”叶间裂分离

分化不全叶间裂的处理是腔镜肺叶切除术的难点之一。从叶间裂内处理血管符合常规开胸肺叶切除术操作习惯，容易掌握，安全性高于盲目从肺内“掏出”血管的处理方式，因此需强调打开叶间裂处理血管的方式。遇到叶间裂分化不全时，用血管钳利用正常解剖标志在肺动脉鞘外建立人工隧道，使用内镜直线型缝合切开器穿过建立人工隧道切开分化不全叶间裂。技术要点包括：①前后肺门分离；②叶间裂层面解剖出肺动脉；③打开动脉鞘，向前或后分离，直接分离或用长弯血管钳分离建立肺动脉浅方叶间裂“隧道”。

3.优先处理支气管动脉

国人由于空气污染、慢性支气管炎、肺结核等原因，常出现肺门和纵隔淋巴结肿大，这几组淋巴结肿大的同时都伴明显增粗的支气管动脉，若不先处理，解剖肺门尤其是分离淋巴结时，术野渗血较严重，明显影响手术进程，甚至可能因此中转开胸。首先阻断肺门支气管动脉的血液供应，再行肺叶切除的其他操作，可显著减少术中淋巴结创面渗血，使术野始终保持干净。无论进行哪个肺叶切除时，都首先处理支气管动脉，再进行其他操作。具体方法是在打开肺门后方纵隔胸膜后，在主支气管上下缘找到支气管动脉分支，用电凝、钛夹或超声刀等方法将其切断。

4.血管的鞘内分离方式（血管游离“骨骼化”）

国人由于环境污染、结核感染率高等原因，血管旁、肺门周围及纵隔区常有肿大淋巴结，但这种炎症肿大淋巴结，以及部分肿瘤转移的淋巴结多仅与血管鞘粘连，不侵及血管鞘内，打开血管鞘后，常只是疏松的组织，锐性结合钝性分离，即可快速安全干净将血管游离。另外，鞘内游离血管，可便捷分离血管与其深方组织间的粘连，便于放置切割缝合器砧板。

处理全部肺动脉和肺静脉时，吸引器与电凝钩配合操作，电凝钩打开血管外鞘后将其钩起，先不急于切开，用吸引器钝性向各方向最大限度推开鞘内疏松结缔组织，再电凝切开血管外鞘，可明显提高分离速度，直至将需暴露的血管外鞘全部清晰游离干净，肺动脉和肺静脉处理均达到“骨骼化”。

处理血管时可用电凝、结扎和（或）缝扎、hem-O-lock、超声刀、力确刀（ligasure）及内镜直线型缝合切开器等方法将其切断。

5.打开全部肺门周围胸膜协助操作

无论在哪一个肺叶切除时，都首先切断下肺韧带，然后将肺组织推向前方，自下向上纵行打开肺门后部纵隔胸膜，直至肺门上方，再将肺组织牵向后方，自下向上纵行打开肺门前方纵隔胸膜，直至肺门上方与前述切口汇合，将全部肺门周围纵隔胸膜充分打开，清晰显露肺门解剖结构。

6.近距离视野显露

全胸腔镜肺叶切除术的精细程度远远超过肺楔形切除、胸腺切除等普通胸腔镜手术。多数时间是在血管表面直接操作，因此，清晰视野对这种高风险的精细操作至关重要。在游离血管、清扫淋巴结等精细操作时，将腔镜头推进到距离操作中心5 cm以内位置，可清晰放大显露局部重要结构

（五）胸腔镜肺楔形切除

胸腔镜肺楔形切除术（wedge resection）是用于周围型肺结节诊断和治疗的一种常用手术方法。适于直径小于3 cm、位于肺外带结节状病变。转移瘤常为多发性，腔镜肺楔形切除易遗漏小病灶，因此术前最好行高分辨率薄层CT检查，明确转移瘤确切数目、部位和大小；若肿瘤太小或位置较深，估计术中定位困难，也可于手术当日在CT引导下将金属导丝或微螺旋金属标记物经皮穿入瘤体并留置，引导手术切除，并保证切缘距肿瘤有足够距离。

1.手术方法

（1）麻醉：全身麻醉，双腔气管插管，健侧单肺通气。

（2）体位：健侧卧位。

（3）手术步骤：首先在腔镜下仔细探查胸腔及肺脏，确定肿物部位、大小和数目。从一侧操作切口中用抓钳或卵圆钳提起肿块及附近肺组织，经另一较粗操作套管中用内腔镜缝合切开器按V形或“剥香蕉”法将肿物连同周围部分正常肺组织楔形切除。

2.术中注意

（1）尽量不要直接抓提肿瘤，以免将肿瘤夹碎。

（2）切缘距肿瘤应尽量远，一般以大于1 cm为佳。

（3）当肿瘤直径小于1 cm，且位于脏层胸膜下定位困难时，先用卵圆钳按所示的挤压或抓提法寻找，如仍不能定位则扩大近肿瘤处的套管切口，置入1个手指协助定位，必要时扩大套管切口，置入2个手指或做更大切口进行探查。

（4）切除标本一律放入标本袋内取出，以防切口种植转移。

（六）胸腔镜肺叶切除

全胸腔镜下肺叶切除治疗早期非小细胞肺癌在彻底性和有效性方面可达到与开胸手术相同效果，是一种更加安全、并发症更少的术式。2003年前，全美每年接受肺叶切除治疗的肺癌患者中只有不到5%是在全腔镜下完成的，而到2006年，这一比

例上升到10%，到2010年，全美已达45%。美国NCCN非小细胞肺癌诊疗指南自2007版开始，就正式将全腔镜肺叶切除术列为早期非小细胞肺癌治疗的标准术式之一。

1.手术方式

（1）麻醉和体位：手术均采用全身麻醉，双腔气管插管，健侧单肺通气，患者取健侧正侧卧位。腋下及腰下分别垫软枕，双侧上肢水平前伸固定，不需要折刀位。术者站在患者腹侧进行操作，助手站在患者背侧帮助牵拉显露，这个站位在所有肺叶切除手术中均相同。扶镜手可根据情况站在患者腹侧或背侧把持腔镜。

（2）切口设计：三切口设计原则。双侧上叶切除，腔镜观察口放置在第七肋间腋中线，长1~1.5 cm；主操作口放置在第四肋间腋前线，长约4 cm，不需要放置开胸器，不牵开肋骨；辅助操作口放置在第七肋间肩胛下角线，长1.5 cm。双肺下叶和右肺中叶切除时，观察口放置在第八肋间腋中线，操作口放置在第五肋间腋前线，辅助操作口放置在第八肋间肩胛下角线。如需中转开胸，则延长主操作口至10~12 cm，或者连接主操作口与辅助操作口。

2.手术操作

（1）左肺上叶：基本顺序是叶间裂–舌段动脉–肺静脉–支气管–肺动脉其他分支。具体如下：将左肺上叶牵向后方，打开肺门前方纵隔胸膜，游离上叶静脉。先游离静脉下缘及后壁，显露上下叶支气管分叉。再游离上叶静脉上缘，同时打开左肺动脉主干上壁外鞘，显露肺动脉主干及第1、2分支上壁。然后将左肺上叶推向前方，游离左主支气管上壁与肺动脉主干后壁，显露后段动脉分支后壁。再将左肺上叶牵向上方，从斜裂中部找到肺动脉的主干，打开血管鞘，沿血管鞘内层次分别向前后游离。向前游离至左肺上叶舌段分支与下叶基底段分支之间区域，然后从肺门前方上下肺静脉之间经舌段与基底段动脉分支间分离出隧道，经主操作口用装有蓝色钉仓的内镜直线型缝合切开器经该隧道切开前侧斜裂。向后游离经左肺下叶背段动脉分支上方、左肺下叶支气管上缘直至肺门后方分离出另一隧道，经主操作口用装有蓝色钉仓的内镜直线型缝合切开器经该隧道切开后方斜裂。游离左肺上叶舌段动脉，经主操作口用装有白色钉仓的内镜直线型切开缝合器切断。然后将左肺上叶牵向后方，经辅助操作口用内镜直线型切开缝合器切断上肺静脉。切断肺静脉后即可显露左肺上叶支气管，经辅助操作口用内镜直线型缝合切开器切断左肺上叶支气管。将左肺上叶牵向后方，即可清晰显露左肺上叶肺动脉剩余各分支，分别经主操作口用装有白色钉仓的内镜直线型缝合切开器切断。

斜裂完全未分化时，显露肺动脉有困难，可以调整切除顺序为肺静脉–支气管–肺动脉–叶间裂，先处理上叶血管和支气管，最后打开斜裂。按前述方法切断肺静脉和上叶支气管。然后将左肺上叶牵向后方，从主操作口分离左肺上叶肺动脉各分支，经主操作口用内镜直线型缝合切开器分别切断。最后将左肺上叶牵向下方，经主操作口用内镜直线型缝合切开器切开未分化的斜裂。

（2）左肺下叶：基本处理顺序为叶间裂–肺动脉–肺静脉–支气管。具体如下：将左肺下叶牵向上方，切断下肺韧带，游离左肺下叶静脉；然后将左肺下叶牵向下方，打开斜裂，从叶间裂中找到肺动脉干，打开肺动脉鞘，鞘内游离左肺下叶基底段动脉，打开血管鞘，沿血管鞘内层次分别向前后游离。向前游离至左肺上叶舌段分支与下叶基底段分支之间区域，然后从肺门前方上下肺静脉之间经舌段与基底段动脉分支间分离出隧道，经主操作口用装有蓝色钉仓的内镜直线型缝合切开器经该隧道切开前侧斜裂。向后游离经左肺下叶背段动脉分支上方、左肺下叶支气管上缘直至肺门后方分离出另一隧道，经主操作口用装有蓝色钉仓的内镜直线型缝合切开器经该隧道切开后方斜裂。充分游离基底段和背段动脉，经主操作口用装有白色钉仓的内镜直线型切开缝合器一同或分别切断基底段和背段动脉。再经主操作口用装有白色钉仓的内镜直线型切开缝合器切断下叶静脉。最后游离并经主操作口用装有绿色钉仓的内镜直线型切开缝合器切断左肺下叶支气管。

如斜裂分化差，肺动脉游离困难，强行切开叶间裂会造成肺组织创面过大，这时可先处理肺静脉和支气管，然后游离并切断肺动脉，最后用内镜直线型缝合切开器切开分化差的斜裂。

（3）右肺上叶：处理基本顺序是肺静脉–尖前段动脉–后升动脉–支气管–叶间裂。将右肺上叶和中叶牵向后方，游离右肺上叶静脉，充分打开上叶静脉与中叶静脉之间的间隙，然后将右肺上叶及中叶牵向后下方，沿肺静脉上缘向后上游离，直至显露出上肺静脉上缘及其深方的右肺动脉主干和后上方的尖前段肺动脉干。从主操作口用装有白色钉仓的内镜直线型缝合切开器切断右肺上叶尖前段动脉分支，从辅助操作口用装有白色钉仓的内镜直线型缝合切开器切断上肺静脉。经过中叶与下叶之间电凝切开前侧部分，顺此方向可以找到基底段肺动脉前壁，打开动脉鞘后，逆行找到肺动脉主干，并分离出右肺上叶后升动脉和右肺下叶背段动脉，经右肺下叶背段动脉前外侧缘到右肺上叶和中间段支气管夹角处的间隙分离出至肺门后方的人工隧道，经主操作口用装有蓝色钉仓的内镜直线型缝合切开器穿过该隧道切开后方斜裂。将右肺上叶牵向上方，沿动脉干找到后升动脉，从主操作口用装有白色钉仓的内镜直线型缝合切开器切断后升动脉，游离右肺上叶支气管后，经主操作口用装有绿色钉仓的内镜直线型缝合切开器切断右肺上叶支气管。最后经辅助操作口用内镜直线型缝合切开器切开分化不全的水平裂。

（4）右肺中叶：处理基本顺序是肺静脉–肺动脉–支气管–水平裂。将右肺中叶牵向后方，游离右肺中叶静脉。然后从前下方打开斜裂，游离中叶外侧段动脉和中叶支气管的下壁。经辅助操作口用装有白色钉仓的直线型切开缝合器切断中叶静脉。

然后经主操作口用装有白色钉仓的内镜直线型缝合切开器切断中叶动脉。再经主操作口用装有绿色钉仓的直线型切开缝合器切断中叶支气管。最后经辅助操作口用直线型切开缝合器切开分化不全的水平。如中叶动脉长度不足时，可以先切断中叶支气管，再处理中叶动脉。

（5）右肺下叶：处理基本顺序是斜裂-肺动脉-肺静脉-支气管。切开下肺韧带，打开肺门周围纵隔胸膜，游离右肺下叶静脉；然后将右肺下叶牵向下方，自斜裂前下方开始打开斜裂，直至分离出右肺下叶基底段动脉前壁，打开血管鞘，从鞘内向后上方分离，同时打开后部斜裂。充分游离右肺下叶基底段和背段动脉，经主操作口用装有白色钉仓的内镜直线型切开缝合器切断基底段和背段动脉。再经主操作口用装有白色钉仓的内镜直线型切开缝合器切断下叶静脉。最后游离并经主操作口用内镜直线型切开缝合器切断右肺下叶支气管。

（七）胸腔镜肺段切除

1.手术方式

（1）麻醉和体位。手术均采用全身麻醉，双腔气管插管，健侧单肺通气，患者取健侧正侧卧位。腋下及腰下分别垫软枕，双侧上肢水平前伸固定，不需要折刀位。术者站在患者腹侧进行操作，助手站在患者背侧帮助牵拉显露，这个站位在所有肺叶切除手术中均相同。扶镜手可根据情况站在患者腹侧或背侧把持胸腔镜。

（2）切口设计。基本与肺段所在肺叶行胸腔镜肺叶切除手术的切口部位相同。观察孔放置在腋中线第七或八肋间，主操作口放置在腋前线第四或五肋间，辅助操作口放置在肩胛下第七肋间。

2.手术操作

血管和支气管的解剖性游离与胸腔镜肺叶切除基本相同。术中如何明确肺段界限，即如何确认术中肺实质切除范围和切缘是胸腔镜肺段切除难点之一。通常做法是游离出拟切除肺段支气管，以长弯钳闭合该段支气管或恢复患侧肺通气；或在纤支镜指导下，对拟切除的肺段进行高选择性喷射通气，此时膨胀的肺与萎陷的肺组织间的界限即为该肺段界限，用电刀在肺组织表面进行标记。沿切除标记使用内镜直线型缝合切开器连续切除。

五、局限性和副作用手术操作并发症

（一）放置套管的并发症

在胸腔镜手术中，套管所致并发症比较常见。常见并发症有套管刺伤肺实质或胸内其他脏器，套管损伤肋间神经、动脉、静脉等。

套管损伤肺实质常发生在肺与胸壁紧密粘连时或放管时用力过猛，套管被推入胸腔深部。这种肺损伤可能有较严重肺实质出血或漏气，必须先予以处理方能继续进行手术。若套管位置过低，可能放在膈肌下，这样会刺伤肝、脾等腹腔器官引起较严重并发症。这种情况尤其易发生在小儿患者。套管位置不合适或用力过大还可能损伤主动脉、心脏等胸内重要器官，引起致命并发症。因此术前要根据病变部位、手术种类和胸部X线影像以及侧卧位时膈肌可能的抬高程度等因素，设计胸壁套管位置。放置套管前先用手指检查切口处胸腔情况可减少或避免发生上述并发症。

肋间神经、血管损伤是由于不正确的放置套管操作所致。神经损伤会引起术后严重疼痛和感觉迟钝。放置胸壁套管的直径不要大于15 mm，以避免增加神经损伤机会。肋间动脉和乳内动脉的损伤，若手术结束后尚未发现或未有效处理则会发生威胁生命的大出血。这些并发症一般可以在镜下处理。用电凝抓钳或金属夹常可进行有效的止血。有时套管切口出血不易定位，处理较费时，可从切口中放入Foley导尿管，气囊充气后从切口加压外拉并固定，用气囊压迫暂时止血，待手术结束前再仔细止血。一般不需中转开胸止血。一旦出现严重的无法用胸腔镜处理的出血，则应毫不犹豫地开胸手术止血。

（二）器械损伤

手术器械使用不当或损坏也是较常见的并发症。术中器械破碎不但影响手术，而且可能在胸内残留器械碎片。已有剪刀等一次性或永久性腔镜手术器械术中破碎的报道。一旦发生类似情况，手术结束前摄胸片检查有无胸内残留器械碎片是值得推崇的做法。内腔镜缝合切开器使用不当或超限度使用，易造成钉合不全、创面出血或切割欠佳等并发症，一定要按说明要求使用。出现创面缝合欠佳等并发症时，应及时补用一个好的内腔镜缝合切开器或者内镜下缝合，将创面修补好。

肺组织较脆，不宜使用较锐的器械或用力牵拉。一旦肺组织因器械使用不当造成出血、漏气应及时处理。检查有无漏气最好的方法就是水泡试验。在腔镜手术中，最好不要选用直径较大套管或器械，如15 mm套管或直径大于15 mm器械等。这些直径较大器械会压迫肋间神经引起术后疼痛和感觉迟钝等并发症。

（三）胸腔感染

无菌性或可疑污染的腔镜手术一般不会发生术后胸腔感染；术后感染常见原因有胸内感染灶切除术时防护不够、手术器械消毒不严格以及术中无菌操作不合格等。其中更多见原因是内镜器械有污染。因此在腔镜手术中，一定要像常规开胸手术一样，认真对待器械消毒和无菌操作。一定要注意一台器械连续手术间隙器械消毒处理；一旦发生胸腔感染，要像处理普通脓胸一样进行有效的脓胸引流，选用敏感抗生素，加强支持疗法。必要时可于急性脓胸期再次胸腔镜手术清除胸内积脓和沉积的纤维膜；放置胸腔冲洗管。

（四）术中出血和漏气

一般出血或漏气可通过电凝、氩气刀凝固、金属夹钳夹和缝扎等方法进行有效控制；若肺实质有很大的创伤可以用内腔镜缝合切开器控制出血和（或）漏气。若有威胁生命的严重出血或经胸腔镜处理很困难的出血，则应及时中转开胸止血，也可根据情况选用小切口辅助止血。

第三章

胸腔镜食管癌根治术

一、历史沿革

1913年美国纽约的Franz Torek成功施行世界首例胸段食管癌切除术，但采用橡胶管将食管残端与胃连接置放患者体外。1933年日本Oshawa报道首例一期经胸食管切除术和食管胃吻合术，但当时术后死亡率高达50%。1937年和1938年美国波士顿的Marshall和芝加哥的Adams分别独立报道了首例经胸食管胃吻合术。在这一时期，Sweet和Belsey提倡的左侧开胸一直是最主要的手术入路。1946年Ivor Lewis提出食管癌两切口手术。1976年英国Darlington的McKeown首次提出三切口食管切除术。关于广泛2野或3野淋巴结清扫术始于日本。1940年北京协和医院吴英凯完成我国首例食管癌根治术。

21世纪以来，随着腔镜技术在胸外科广泛应用，微创食管切除术（MIE）发展迅速。美国匹兹堡James Luketich将胸腹腔食管癌微创手术进行梳理及规范，开发和推广全腔镜MIE，自此，标准化食管癌微创手术在世界范围推广。

1994年北大人民医院王俊、北部战区总医院曲家骐首先在国内开展食管疾病腔镜手术，但其后几年因各种原因微创食管外科发展比较缓慢。直到1998年浙江省台州医院朱成楚报告全腔镜MIE。随后首都医科大学附属北京朝阳医院李辉、复旦大学附属中山医院谭黎杰、四川大学华西医院王允、北大肿瘤医院陈克能等对食管癌的胸腔镜手术进行了一系列有益的探索及优化，为推动此项技术做出了积极贡献。食管癌腔镜手术迎来了一个新高潮。

二、适应证及禁忌证

（一）适应证

（1）一期和二期食管癌患者。

（2）三期食管癌患者肿瘤浸及食管全层伴淋巴结转移，行新辅助放化疗后可行该手术。

（3）T4a累及心包、胸膜或横隔膜肿瘤可切除。

（4）可疑累及周围器官但未明确cT4b（胸段食管癌）：新辅助同步放化疗（多学科MDT评价新辅助治疗后手术可能性，如能根治性切除，可考虑该手术）。

（二）禁忌证

（1）cT4b肿瘤累及心脏、大血管、气管或邻近器官（包括肝、胰和脾脏）。

（2）多站或多个淋巴结转移患者应被认为不可切除。

（3）合并严重内科合并症，如慢阻肺、冠心病、肝肾功能不全等不能耐受手术。

三、操作流程

（一）术前准备

术前首先应进行肿瘤分期，评估可切除性，包括上消化道造影、胸部增强CT及PET-CT。还应进行身体状况全面评估，确定可否耐受手术，包括心、肺、肝、肾、脑等功能检查及血液生化、肿瘤标记物等检查。

术前调试好腔镜仪器，准备好腔镜手术器械。同时常规备好开胸手术器械等。

（二）麻醉选择

静脉全麻，双腔气管插管。

（三）体位与切口

（1）胸部一般采用经右胸入路。患者左侧卧位。腋中线前方第7或第8肋间的10 mm操作孔用于放置胸腔镜；腋后线第8或第9肋间10 mm操作孔用于术者右手操作；腋前线第4肋间10 mm操作孔用于使用扇形拉钩向前方牵拉右肺以便于暴露食管；肩胛角前方5 mm操作孔用于术者左手操作；最后一个操作孔位于腋前线第6肋间用于吸引器和放置吻合器。

（2）腹部病人仰卧位。采用开放技术制作第一个孔，其余5孔皆在腹腔镜直视下完成。

（3）颈部可选择左侧胸锁乳突肌前缘切口。

（四）手术步骤

1. 两切口术式（Ivor Lewis术式）

两切口术式适用于食管下段癌。微创Ivor Lewis食管切除术优势在于避免颈部切口，因此降低了喉返神经损伤可能性。此外吻合口张力较小，管状胃血运好，进而减少吻合口瘘发生率。手术顺序通常是先腹部，再胸部。

（1）腹腔部分：

①检查腹膜及肝脏除外转移灶后，打开肝胃网膜囊。确认胃左动脉根部，检查其周围淋巴结。清除所有可疑肿大淋巴结。

②分离右侧膈肌脚，游离食管侧面。进行胃前面和上部分离，游离食管裂孔前方，并转向左侧膈肌脚，游离胃底。为保证腹腔操作过程良好气腹状态，在完成腹腔镜手术前避免完全切断膈食管韧带。

③通过完全游离右侧膈肌脚下方打开食管后方，然后游离胃大弯侧血管（胃结肠血管）。轻轻牵拉胃窦部，在大网膜囊上打开一个小口进入网膜囊处理胃网膜血管，但要注意保护胃网膜右血管。游离沿着胃大弯侧进行直至胃网膜血管弓边缘。游离胃短血管采用超声刀。有时对直径较大血管也可采用血管夹处理。

④随着胃大弯侧血管游离，胃底被牵向肝脏一侧，暴露胃后壁结构，继续游离至胃左动脉和静脉，向上游离至食管裂孔，使胃底和末端食管完全游离。继续小心向幽门区域游离。胃网膜血管弓或胃十二指肠动脉损伤将致胃血供障碍以至无法作为食管替代物。胃窦后部和十二指肠周围严重粘连必须彻底分离，以保证胃充分游离。

⑤当胃游离达右侧膈肌脚且胃无张力时，幽门部游离即可完成。一旦胃完全游离，用内镜切割缝合器处理胃左动静脉，但应注意尽量靠近胃小弯侧根部，并清扫周围淋巴结。胃左血管处理完毕后，末端食管、胃底以及胃窦部便彻底游离了。

⑥可先制作管状胃，优点是在将管状胃提到胸腔前有充分时间评估其血运。制作管状胃第一个切割缝合器应采用白色血管钉仓横跨胃小弯血管（但不要在胃窦上）。内镜切割缝合器方向应平行于大弯侧胃网膜血管弓。这时使用4.8 mm钉仓跨过胃窦，最终制作一个5~6 cm宽的管状胃。采用内镜缝合装置将管状胃最高点与拟切除标本缝合连接，通过缝线保持管状胃的正确方向以便上提到胸腔后不会发生扭转。

⑦完成全部腹腔操作前，分离膈食管膜。评估膈肌脚是否需缝合以防术后膈疝。

（2）胸腔部分：

①先游离下肺韧带至下肺静脉水平，在下肺静脉前向前方清扫隆突下淋巴结，要辨清右主支气管膜部以免误伤。随着隆突下淋巴结清除，左主支气管清晰可见。

②于肺门处打开纵隔胸膜至奇静脉弓水平，游离奇静脉弓并用内镜切割缝合器将其切断。将食管套带以便牵引和暴露。继续游离食管后壁和侧壁。对任何可疑为胸导管的组织或主动脉-食管血管在使用超声刀离断前要用血管夹夹闭。食管侧面游离要从奇静脉到GEJ，游离最深处可达对侧胸膜。

③食管全周游离完毕后，将拟切除胃食管组织连同管状胃拉至胸腔。特别要保

证管状胃的方向，其标志是钉合的一侧朝向侧胸壁。剪断其间缝线，将拟切除组织牵向前上方，游离其余食管和纵隔间结缔组织。在奇静脉弓水平以上游离食管，游离层面应紧贴食管壁，以免损伤喉返神经。

④在食管拟切除平面切断食管，取出手术标本并送快速冰冻确认食管切缘。于食管断端行荷包缝合，将端端吻合器钉砧放入食管断端，收紧并结扎荷包线。

⑤将管状胃牵至胸膜顶水平，于管状胃最高点采用超声刀切开胃壁全层。通过后下操作孔将吻合器机身置入管状胃内，于管状胃大弯侧将吻合器顶端戳出并与钉砧对接。击发前，仔细确认胸腔胃的大小。常见错误是为减小吻合口张力而将残胃过多提入胸腔，形成膈肌上方残胃折叠扭曲（呈S形），造成明显胃排空障碍。

⑥击发吻合器，完成胃食管吻合。管状胃顶部以及切开部分用内镜切开缝合器切除并关闭。放置胸腔引流管。管状胃与膈肌脚之间潜在的间隙采用间断缝合关闭以预防术后膈疝。切口上下的肋间神经处注射长效镇痛药。胸腔镜直视下将胃管放置到吻合口以下。

⑦如果病人膈肌位置较高，影响术野显露，可在膈肌中心腱部位缝合牵引线，在前胸壁膈肌水平做一个1 mm切口将牵引线迁出并将膈肌向下牵拉以便暴露膈肌裂孔和胃食管交界处。

2.三切口术式

三切口术式适用于食管中上段癌。相比Ivor Lewis术，三切口术式可获安全切缘和更易清扫颈部淋巴结，但吻合口瘘发生率高于胸内吻合。手术顺序常先胸部，后腹部和颈部。其中胸部和腹部的手术步骤同Ivor Lewis手术。

颈部手术步骤：

沿左胸锁乳突肌内侧缘切口，分离颈部带状肌群暴露下方甲状腺。向右侧暴露甲状腺和气管，暴露颈动脉鞘。可见甲状腺中静脉，予以结扎，增加术野暴露。沿着颈动脉鞘和椎前筋膜内侧解剖平面向后，可见胸顶手术操作痕迹。可用手指或食管带自脊柱前方和气管后方游离食管。应格外小心喉返神经，因胸部淋巴结清扫使神经骨骼化从而缺乏周围组织保护。颈部食管可自距离肿瘤足够距离后予以切断。打开颈部食管予以丝线固定。将食管远端残端关闭并予以胸腔牵引管固定。将食管标本连同胸管远端一并自腹部牵出。管状胃经胸骨后或纵隔拉至颈部准备行胃食管吻合术。

食管胃吻合术可采用手工吻合或圆形吻合器进行端-侧吻合，或采用直线切割缝合器进行侧-侧吻合（也称三角吻合）。吻合完毕，放置橡皮片引流条或乳胶引流管，然后分层关闭颈部肌肉和皮肤。

3.机器人术式

机器人技术应用克服了腔镜的不足。可提供更高清晰度立体视觉和器械设备足够空间，允许在一个操作空间进行精确解剖。详见CACA指南“机器人外科”。

（五）术后管理

（1）保留胃管直到术后第6天或第7天。

（2）术后第2天开始从空肠营养管注食并于术后第3天达到目标量。

（3）对所有的患者均需预防深静脉血栓，使用肝素和连续加压装置，并鼓励早期下床活动。

（4）术后第6天或7天吞钡检查，如钡剂能顺利通过无外瘘，可进流质饮食。

（5）术后4~5天常规进行食管钡餐造影，如果没有发现吻合口瘘，可以拔除胸腔闭式引流管，开始清流饮食。

四、术后并发症

（1）出血：必要时及时中转开胸彻底止血。

（2）术后肺不张、肺炎：进行雾化吸入及抗感染治疗，鼓励咳嗽，必要时可以气管镜吸痰。

（3）其他：气管膜部穿孔，多须中转开胸，妥善修补，外覆周围组织加固。胸腔镜食管切除术后胸腔感染、吻合口瘘、吻合口梗阻及食管替代物功能障碍等并发症，处理方法同常规开胸食管手术。

五、技术要领和注意事项

（1）术前评估一定要行CT、EUS和PET检查。术日手术台上内镜检查确定肿瘤范围很必要。

（2）术中仔细保护胃网膜动脉非常重要，在游离胃过程中不要损伤血管弓。

（3）胃及幽门充分游离很必要。全部游离后幽门部应达右侧膈肌脚水平。

（4）在离断胃左动脉与静脉前应清扫所有腹腔淋巴结。

（5）为避免管状胃上提至胸腔后不扭转，在腹腔操作过程中保证管状胃正确方向。

（6）胸部切除范围应包括心包、对侧胸膜及主动脉-胸导管。不建议常规切除胸导管。

（7）游离奇静脉弓平面以上，注意紧贴食管壁游离以免损伤喉返神经。

（8）在保证吻合口无张力前提下避免将残胃过多提入胸腔。

第四章

胸腔镜纵隔手术

一、历史沿革

近年，外科手术技术的革新使得胸腺切除术等纵隔部位手术的入路快速发展，以胸腔镜手术、机器人辅助胸腔镜手术、3D胸腔镜手术、荧光腔镜手术等一系列为代表的胸部微创外科手术技术在纵隔部位手术中取得了广泛应用。1992年，Lewis等报道全球首例胸腔镜下的纵隔支气管源性囊肿切除手术。同年，Landreneau等报道全球首例经肋间胸腔镜下的前纵隔肿瘤切除手术。1993年，Coosemans等报道腔镜下胸腺切除手术，单独应用腔镜技术或联合经颈部切口的成功案例逐渐增加。此后，越来越多纵隔部位手术采用微创术式。1999年，Kido等率先开展了经剑突下入路的纵隔肿瘤切除手术。2012年，Suda等对剑突下入路的手术方式进行进一步的改良，随后剑突下纵隔肿瘤切除手术逐渐发展成为胸外科领域的一种重要的手术入路。进入2000年，机器人辅助胸腔镜微创外科手术在胸外科领域首次报道应用。随后2003年，Ashton等为一例重症肌无力患者采用了世界上首例机器人辅助胸腔镜下的胸腺切除术。从此，胸部微创技术的应用范围不断扩大，首先是对良性纵隔病变的治疗，其中包括纵隔良性囊肿、纵隔神经源性肿瘤、胸腺增生再到胸腺瘤、胸腺癌等纵隔恶性肿瘤，而对纵隔恶性肿瘤的应用相对保守，原因在对于肿瘤操作包膜破裂和不完整切除的担忧。

1992年，胸腔镜手术在我国如同“雨后春笋”般发展起来，北大人民医院王俊教授在中国最早系统开展电视胸腔镜手术，其中包括全国首例胸腔镜纵隔肿瘤切除手术，1994年，率先报道国内首例全腔镜下胸腺切除术。此后，胸腔镜手术、机器人辅助胸腔镜手术、3D胸腔镜手术、荧光胸腔镜手术等一系列胸部微创外科新技术针对国人的纵隔肿瘤治疗同样得到了广泛的应用。胸腔镜手术技术以及机器人辅助胸腔镜手术技术日臻成熟，两者与传统开胸术间优势对比逐渐成为研究热点。

纵隔肿瘤最常见是胸腺瘤或胸腺癌，因此，多数开展纵隔手术对照研究均为胸腺切除术。2008年，Florian等汇总2003–2007年胸腔镜、机器人辅助胸腔镜手术与传统开胸胸腺手术文献：3种术式平均手术时间分别为159.4 min、123 min和158.5 min，术后平均住院时间分别为2.65天、2.6天和10.3天，同时，前两种微创技术较开胸手术出血量少、术后疼痛轻。2019年，Katie等纳入18项临床研究，包括：566例胸腔镜胸腺切除手术、776例辅助胸腔镜胸腺切除手术以及2872例传统开胸胸腺切除手术。微创手术创伤更小、术后恢复更快，且与开放手术具有相同水平的术后并发症和围术期死亡率，尽管机器人辅助胸腔镜手术价格昂贵、所需手术时间较长，但能为外科医生带来技术上的优势，诸如：自动控制三维摄像机，内置震颤过滤器和辅助仪器等。

能否根治性切除、肿瘤分期及组织学类型并列为胸腺肿瘤三大预后因素，目前认为：胸腺肿瘤恶性程度相对较低，极有可能通过根治性外科手术切除获得治愈。标准胸腺肿瘤微创手术必须遵循与开放手术相同的外科学和肿瘤学治疗原则。微创胸腺手术主要被用于早期肿瘤的外科治疗，目前公认为UICC Ⅰ期或与之对应的Masaoka–Koga分期系统中的Ⅰ–Ⅱ期，而目前多数关于微创胸腺切除手术可行性和安全性的临床研究也是基于上述分期的肿瘤患者。对具外科切除可能性的心包局部侵犯或邻近肺组织局限性受侵的部分UICC Ⅱ–Ⅲa期肿瘤，具有成熟经验的治疗中心同样可尝试进行微创下完全肿瘤切除。对肿瘤大小，目前尚无定论阐释微创手术的边界。通常认为肿瘤最大径小于等于5 cm胸腺肿瘤采用微创手术径路安全可行，但随着微创技术进步，有研究显示肿瘤最大径大于5 cm胸腺肿瘤，其术中中转开胸的主要原因是肿瘤侵犯心脏大血管，而非肿瘤大小所致，同时，微创手术可获得与开放手术相近的肿瘤学治疗效果。

ChART近年来通过多中心的研究，为世界胸腺肿瘤领域带来了不少有价值的研究，2020年，ChART基于907名Ⅰ–Ⅲa期胸腺肿瘤患者长期随访数据，建立了国际首个胸腺肿瘤的术后复发预测模型，为不同复发风险的患者提供个体化的长期随访建议，以便于患者合理化术后随访检查。同时，这一研究结果有望改变国际上关于胸腺肿瘤领域的诊疗指南，为今后术后辅助治疗临床试验设计，尤其入组对象选择和辅助治疗方式选择等提供重要理论基础。

二、技术原理

（一）主要原理概述

胸腔镜本质上是内镜的一种技术延伸，电视内镜技术的发展促成了电视胸腔镜手术的诞生，为传统的胸外科注入了新的活力。电视胸腔镜前端带有微型摄像头及导光束，利用镜体前端的光源提供照明，将镜头插入胸腔内，运用数字摄像技术使镜头拍摄到的图像，通过光导纤维传导至信号处理系统，并且实时显示在专用显示器上。进而医生能够通过观察屏幕上显示手术视野，运用特殊器械进行精细、有计划的手术操作。

（二）胸腔镜纵隔肿瘤切除术与传统手术的异同

胸腔镜纵隔肿瘤切除手术与传统开放手术在治疗疾病、切除病灶原则上一致，两者互相补充。相比传统开胸手术，胸腔镜的主要优势在于其可通过成像技术将胸腔内景象清晰投射到外界显示屏上，借助视频放大作用，可更好地辨别解剖结构，操作更加精细。同时，利于手术质控、术者回顾以及教学活动。微创外科手术具有手术创伤小、术后疼痛轻、术后恢复快等优点，但是，微创外科手术前提仍是能完整切除肿瘤，同时避免不必要的重要组织结构损伤。

三、适应证

胸腔镜手术视野清楚，手术范围涉及纵隔各个部位，绝大多数纵隔良性肿瘤的切除可经胸腔镜完成，特别是后纵隔神经源性肿瘤和中纵隔囊肿，一般无大供应血管，包膜厚，与周围组织容易分离。对恶性肿瘤，胸腔镜多处活检可明确诊断并确定肿瘤分期，以指导后续治疗。对术前未能明确诊断恶性肿瘤，术中应根据肿瘤具体情况决定术式，若肿瘤较小，且无明显外侵，可行肿瘤根治性切除，术后辅助放化疗；如肿瘤外侵明显，与纵隔内重要器官关系密切，则可酌情行肿瘤部分切除或活检术，以改善患者术后生活质量并指导下一步治疗。

（一）诊断性胸腔镜纵隔手术适应证

（1）可疑恶性淋巴瘤：治疗前可获细胞学诊断和分型，以决定放疗或化疗。

（2）无法手术纵隔肿瘤活检：可获明确病理诊断。

（二）治疗性胸腔镜纵隔手术适应证

1.纵隔良性肿瘤

（1）纵隔神经源性肿瘤（部分位于椎管内的哑铃形肿瘤除外）。

（2）胸腺瘤或胸腺癌，外侵不明显者。

（3）纵隔其他肿瘤：如畸胎瘤、肠源性囊肿、支气管囊肿、心包囊肿等。

2.重症肌无力合并胸腺增生或胸腺瘤者

3.乳糜胸

自发性和继发性。

四、操作流程

（一）术前准备

（1）术前检验检查：在进行胸腔镜纵隔肿瘤手术前，需对患者进行全面检查，包括胸片心电图、血尿便常规、生化、凝血功能、感染指标等排除手术禁忌证。特别强调胸部CT的检查，胸部CT可以明确病变基本情况，包括肿瘤部位，大小，边界，质地，与周围组织的关系，如胸壁，膈肌，纵隔大血管，膈神经，喉返神经等，对手术安全性评估至关重要。高龄患者常合并糖尿病、冠心病、血栓栓塞性疾病等增加术后心脑肺肾并发症的高危因素，因此术前应根据身体状况、既往疾病等增加超声心动图、下肢血管多普勒超声等相关检查。同时积极控制基础疾病，并加以合理训练指导，以达到最佳心肺功能和心理状态。

（2）麻醉：术前由麻醉医生对患者全身麻醉前评估，完成后开始实施手术。

（3）器械准备：包括超高清胸腔镜、光源、图像采集和显示系统。胸腔镜手术器械包括切口保护套、电钩、内镜分离钳和剪刀、内镜持针器、推结器、胸腔镜吸引器、胸腔镜侧角血管阻断钳、胸腔镜叶间裂分离钳、胸腔镜淋巴结清扫钳、内镜缝合切开器、连发钛夹、Hem-o-lok等。

（4）患者常规体位

①前纵隔肿瘤手术病人通常为后倾15°~30°的半侧卧位，胸腔镜自右6、7肋间腋后线置入，操作孔2~3个，根据病变部位而定。

②中纵隔肿瘤手术病人取侧卧位，胸腔镜切口位于腋中线第6、7肋间，2个操作套管分别位于腋前线和腋后线上。

③后纵隔肿瘤手术病人取侧卧位并适当前倾15°，胸腔镜套管置于腋前线第5、6肋间，操作套管2~3个，根据病变部位而定。

（5）术者站位：一般主刀与助手分列于患者两侧，扶镜手一般位于患者腿侧，具体站位需根据患者的左右侧及手术要求灵活变换。

（二）中纵隔肿瘤切除术

中纵隔肿物多为囊肿，最常见是支气管源性囊肿，简称支气管囊肿，又和食管囊肿合称前肠囊肿，是胚胎发育过程中原始前肠上皮与气管支气管树分离、游走到其他部位发育成的囊肿，常见于气道周围，也可移行到肺组织内及胸腔内任何部位，但以气管和隆突周围最常见。其他中纵隔肿物还包括心包囊肿，以及相对少见的肿大的淋巴结、淋巴管源性肿瘤等。肿大淋巴结切除可参考肺癌手术章节淋巴结清扫部分。

中纵隔囊肿多为良性，一般无明显症状，但囊肿可逐渐增大压迫相应纵隔器官。以支气管囊肿为例，巨大的支气管囊肿会造成新生儿的呼吸窘迫，较小囊肿可无症状到成人阶段，由于支气管囊肿可缓慢生长而压迫气道、食管，可以感染，甚至破溃入周围结构，部分成年患者可出现相应症状。因此，所有纵隔囊肿一经发现，原则上首选手术切除。术前最重要检查是增强CT，可明确囊肿大小、位置、解剖毗邻。中纵隔囊肿多可经胸腔镜完整切除，是胸腔镜手术很好适应证。

1.手术方法

（1）麻醉和体位：同常规肺部手术。

（2）切口：探查切口位于腋中线第6或7肋间，操作孔位于腋前线3~5肋间，和肩胛下角线7~9肋间，根据囊肿位置的高低决定操作孔的位置。

（3）手术步骤：经探查切口置入胸腔镜并探查肿瘤位置。囊肿的镜下定位一般较容易，镜下见囊肿多呈淡粉色或淡蓝色，包膜完整，境界清楚。囊肿的来源多不易确定，术中可通过小心解剖其蒂部以帮助诊断，但有的仍需要术后病理进行鉴别。囊肿可能与周围组织（如肺脏、胸壁等）存在粘连，手术时优先予以分离。沿囊肿表面纵行切开纵隔胸膜，以电钩和吸引器钝锐性相结合沿包膜下仔细地剥离肿瘤。分离过程中对于较小的滋养血管，可直接以电钩处理。对于较大的滋养血管，为避免大出血，须以Ligasure处理或钛夹夹闭后剪断。对于较小的囊肿，应争取完整摘除囊肿；肿物巨大而严重影响手术视野及手术操作时，可考虑刺破囊肿排出部分囊液，以方便显露和手术摘除。最后，将完整切除之肿瘤组织装入灭菌标本袋中，经胸壁切口取出体外，尽量避免肿瘤组织污染胸腔。

2.术中注意事项

术中游离囊肿时要注意尽量避免刺破囊壁，保证囊肿具有一定的张力，会有助于囊肿的游离。但当囊肿巨大而影响手术视野及操作，尤其是妨碍解剖囊肿蒂部时，可考虑刺破囊肿排出部分囊液，以方便显露和手术摘除。尽管囊肿绝大多数为良性，但行减压处理时仍应积极避免囊液外渗，及时以吸引器将囊液吸净，以减少感染播散或肿瘤种植转移的可能。从胸腔内取出标本后再以蒸馏水浸泡胸腔。囊肿切除过程中无论囊肿破裂与否，均应力争将囊壁及蒂部完全切除，以避免术后复发。如手术过程中发现囊肿壁与周围重要组织有紧密粘连，分离有较大困难时，亦不必强求完整剥离，可保留小部分囊壁，但必须用电凝、氩气刀或激光灯烧灼破坏残存的囊壁结构，破坏其上皮结构和功能，以减少术后复发的机会。

（三）后纵隔肿瘤切除术

神经源性肿瘤为最常见原发性后纵隔肿瘤，绝大多数发生于后纵隔脊柱旁沟处，少数可部分发生在椎间孔内，使肿瘤呈哑铃状生长。病理上良性占多数，包括神经鞘瘤、神经纤维瘤和节细胞神经瘤，恶性的有恶性神经鞘瘤（神经性肉瘤）、节神经母细胞瘤和交感神经母细胞瘤。较少见有从副神经节发生的良、恶性嗜铬细胞瘤，能分泌肾上腺素，临床呈波动较大高血压。肿瘤好发于青、中年，儿童多见于节细胞神经瘤和节神经母细胞瘤。多发的神经纤维瘤，除纵隔外，可见于其他神经，同时伴多发皮肤结节、紫斑及骨改变，称为神经纤维瘤病。

后纵隔肿瘤术前仔细阅读CT或MRI片，了解肿瘤包膜是否完整、与周围组织的关系、是否侵入椎管等。由于后纵隔内的器官单一，肿瘤所在脊柱旁沟空间大，十分便于胸腔镜操作，且后纵隔肿瘤通常质韧坚实，不易破碎，肿瘤血供不丰富，术中出血少，因此胸腔镜手术非常适用于后纵隔肿瘤的切除。一般认为，直径小于5 cm，无明显外侵的后纵隔肿瘤可经胸腔镜手术完整切除。手术一般采用三个切口即可完成，根据肿瘤的部位调整套管的位置。对于瘤体过大的肿瘤，可能因为切除后无法取出而需要附加小切口以完成手术。若考虑为恶性肿瘤或肿瘤巨大或椎管内的哑铃形肿瘤，则不建议行胸腔镜手术。

1.手术方法

（1）麻醉和体位：麻醉同前，患者取健侧卧位并适当前倾15°。

（2）切口：胸腔镜观察孔置腋中线偏前方第5、6肋间，操作孔2~3个，据病变部位而定。

（3）手术步骤：置入胸腔镜，仔细探查纵隔腔，找到肿瘤，神经源性肿瘤多为实性，表面光滑，有坚韧包膜。对肿瘤解剖先沿包膜外进行，以电钩、吸引器等相结合钝、锐性分离肿瘤。粘连紧密时可用“花生米”推压以协助显露，直至将肿瘤完整摘除。分离过程中如遇较大滋养血管则以电凝及钛夹相结合处理。肿瘤多有一明显蒂部，若内部有滋养血管，须用钛夹夹闭后再电凝切断。最后，将完整切除之肿瘤组织装入灭菌标本袋中，经胸壁切口取出体外，尽量避免肿瘤组织污染胸腔。

2.手术并发症

如肿瘤蒂部与星状神经节接近，则过度使用电刀可致星状神经节损伤，增加术后Horner综合征等并发症发生率，此时应在钛夹夹闭基础上用剪刀剪断。如为起源于胸交感神经链的神经源性肿瘤，要完整切除肿瘤必须切断交感神经链，根据切断节段高低的不同，会出现术侧头面部无汗或手部无汗以及随之出现的代偿性多汗等并发症。如术中发现肿瘤呈哑铃形，经椎间孔向椎管内生长，分离肿瘤时易损伤神经根或脊髓，且难以完整切除肿瘤的椎管内部分，此时应果断地中转开胸手术处理。

（四）胸腺切除术

胸腺分左右两叶，总体呈H形。位于胸骨后，心包大血管前方。其上极可达颈部，通过甲状腺胸腺韧带与甲状腺相连，下极附于心包表面与心包脂肪垫相接。偶尔其上极可经左无名静脉的后方上行。胸腺的动脉来源于两侧的乳内动脉，上方的甲状腺下动脉及下方的心包膈动脉；胸腺静脉可为一支或分为数支，回流入左无名静脉。胸腺上中部分与左右膈神经相毗邻。

胸腺疾病主要包括胸腺肿瘤、胸腺囊肿、胸腺增生等。胸腺肿瘤、胸腺囊肿由于占位效应，性质不确定，且可能引起重症肌无力等情况，一经发现均需手术治疗。胸腺增生若合并重症肌无力也需手术治疗。

由于胸腺解剖位置的特殊性，同时病变具体位置及其与周围结构关系不同，胸腺切除术入路多样。包括颈部切口、胸骨部分劈开切口、胸骨正中切口、颈部加胸骨劈开切口、电视胸腔镜手术等。胸骨正中切口对前纵隔暴露最佳，但手术创伤大。颈部切口创伤较小，但对前纵隔暴露差。电视胸腔镜手术（VATS）综合了胸骨正中切口良好暴露和颈部切口创伤小的优点，可作为首选术式。

电视胸腔镜下胸腺切除术多经右胸入路进行。经右胸入路时可减轻心脏主体部分对手术的干扰，同时沿着上腔静脉可以较容易地找到左无名静脉，降低无名血管损伤的概率。若胸腺病变明显偏向左侧胸腔时可选择经左胸入路手术。

与胸骨正中切口胸腺切除术相比，胸腔镜胸腺切除术具有住院时间短、疼痛轻、美观等优势，同时手术的效果及并发症发生率均与胸骨正中切口手术相当。

1.手术方法

（1）麻醉：静脉复合麻醉，双腔气管插管，术中单肺通气。

（2）体位：仰卧位，以肿瘤凸向的一侧为手术侧垫高30°左右，一般偏向右侧或者位置居中的肿瘤，采用右侧胸腔入路，对于稍偏向左方，但较小的肿瘤，也可采用右侧胸腔入路。对于明显偏左的较大胸腺瘤，则采用左侧胸腔入路。因右侧入路多见，以右侧入路为例进行阐述。右上肢固定于头架上，左上肢外展置于托手架上。

（3）切口：一般采用3个切口，3个胸腔镜手术切口位置如下：观察孔位于第5肋间腋中线，2个操作切口分别位于第3肋间腋前线和第5肋间腋前线（女性位于乳腺下皱襞）。第5肋间腋前线切口适当扩大至2.5~3 cm，以方便牵引和标本取出。

（4）手术步骤：右肺自然塌陷，手术开始前于胸腔镜下进一步评估肿瘤的侵袭性，确保腔镜切除的可行性。巨大胸腺瘤胸腔镜手术最担心的是其与无名静脉关系，因为瘤体遮挡常会造成胸腺上极附近显露困难。首先，自胸腺下极开始，后侧沿膈神经前方，前侧沿乳内血管外侧切开纵隔胸膜，上方沿乳内血管下方将胸膜切开与胸骨后胸膜切开汇合。接下来进行胸腺组织的游离，从右下极开始，提起胸腺右叶下极，使用电凝钩或超声刀，沿心包表面进行解剖，游离。钝、锐性结合将胸腺组织与心包、胸骨分开。再以吸引器头或纱布球（“花生米”）推开对侧纵隔胸膜，游离左侧胸腺下极。向上显露胸腺峡部，此时可显示出左无名静脉胸腺分支——胸腺静脉，用内镜钛钉夹闭后切断，对于较细的分支，可以电凝或超声刀直接烧断。

于近右侧乳内血管起始处，及相邻上腔静脉表面向左侧游离，暴露左无名静脉起始部及胸腺右叶上极。分离胸腺上极时先将胸腺上极表面筋膜打开，然后向下牵拉胸腺，可将上极钝性分离，如遇上极存在血管供应，则应电凝切断。向后下方向牵拉胸腺右叶下极，继续游离胸腺上极与胸骨间间隙，至左叶上极，同样方法切断左叶上极，游离左叶上极时注意辨认和保护左侧膈神经。完整切除胸腺组织和肿瘤。将切除的胸腺及肿瘤放入无菌标本袋中取出胸腔。如肿瘤较大时，因瘤体遮挡造成操作显露困难，可先行切除肿瘤，再行胸腺切除。

经左胸入路胸腺切除的麻醉、体位、手术切口与经右胸入路相同。由于经左侧观察纵隔的解剖与经右胸观察不同，因此在手术中其操作也存在一定差异。通常首先经左侧胸廓内血管内缘切开纵隔胸膜，游离胸骨后间隙，至右侧纵隔胸膜。然后沿左侧膈神经前方游离。从左入路手术时左无名静脉包埋在前上纵隔脂肪软组织内，并被盖在胸腺的上后方，应特别警惕损伤左无名静脉。将胸腺往下牵拉，于左上纵隔左乳内静脉与膈神经之间的夹角部切入，巡乳内静脉向深面解剖出左无名静脉远心端，继续沿左无名静脉前面解剖，注意其下方的胸腺静脉。在无名静脉浅面游离左侧胸腺的前方和后方，游离出胸腺左上极。继续在左无名静脉浅面游离，直至胸腺右上极，此时注意右侧乳内血管，避免损伤。

2. 术中注意事项

（1）预防出血：由于胸腺周围血管较多，且均为粗大的血管，损伤后可引起大出血，甚至需立即中转开胸止血。因此预防血管损伤很重要。

术者要有丰富的开胸和胸腔镜手术经验，对纵隔的解剖分布应非常熟悉。术中操作要认真、仔细、准确，解剖层次清楚。应在良好的视野下进行操作，最好避免在视野不清或暴露不佳的情况下操作。

（2）避免神经损伤：膈神经的保护非常重要。胸腺中上分与两侧膈神经较接近，在打开膈神经前纵隔胸膜时应离开膈神经一定距离，避免损伤膈神经，特别是能量器械的热损伤。

（3）避免过度压迫心脏：手术中为暴露解剖部位，可能对心脏造成压迫，特别是在经左胸入路。应尽可能调整牵拉角度，避免该情况发生。若确需压迫心脏帮助显露，应告知麻醉医师注意观察心率、血压，同时术者应尽量缩短压迫时间。

（4）侵袭性胸腺瘤：部分侵袭性胸腺瘤可在胸腔镜下完成手术，如侵及心包，可做部分心包切除。若侵犯大血管，则需中转开胸手术。

（五）胸腔镜胸腺扩大切除术

胸腺扩大切除术用于治疗伴有重症肌无力的各种胸腺疾病。尽管重症肌无力病因不明，但多项研究表明胸腺与其临床病理过程关系密切。胸腺异常在重症肌无力患者中很常见，10%~15%的重症肌无力患者合并有胸腺瘤，约70%重症肌无力患者合并有胸腺增生。胸腺与重症肌无力关系密切，为胸腺切除治疗重症肌无力提供了理论依据。自1939年Blalock报道1例21岁重症肌无力女性患者经胸腺切除症状缓解后，胸腺扩大切除术已成为目前公认有效治疗重症肌无力的首选方法，其有效率可达70%~90%。

由于胸腺发育过程中复杂的迁移方式，导致了异位胸腺广泛分布。可能分布于甲状腺后、颈部脂肪、无名静脉后、心包前脂肪、肺门、肺实质、主-肺动脉窗、两侧膈神经附近等。因此理论上完全清除异位胸腺组织是外科技术很难达到的，所谓扩大切除都是相对的。对于胸腺扩大切除术的方式和切除范围一直以来存有争议，目前多数学者认为从颈根到膈上均有可能存在异位胸腺，因此胸腺切除手术能否达到理想的疗效在于手术是否能完整切除胸腺和尽量彻底清除各部脂肪组织内的异位胸腺。具体而言，胸腺扩大切除术包括双侧膈神经间从胸腺到剑突的脂肪的整块切除，包括无名静脉、甲状腺、心包周围的脂肪及颈部的异位组织。1995年Yim等率先报道采用电视胸腔镜（VATS）胸腺切除治疗重症肌无力后，该术式逐渐得到推广。电视胸腔镜胸腺扩大切除术多经右胸入路进行。若胸腺病变明显偏向左侧胸腔时，可选择经左胸入路手术。

1.手术方法

（1）麻醉、体位及切口设计：同前述胸腺切除术的麻醉、体位及切口设计。

（2）手术步骤：胸腺完整切除部分同前述胸腺切除术手术步骤。胸腺完整切除后，继续游离右侧心隔角处心包脂肪及心脏前下方软组织。切开左侧纵隔胸膜进入左侧胸腔，用卵圆钳在心膈交界处向后推压，显露左侧心包脂肪垫，切除左心表面脂肪组织。

2.术中注意事项

重症肌无力危象是胸腔镜胸腺扩大切除术后最严重的并发症。为预防肌无力危象的发生，术前应做好针对重症肌无力患者的准备工作，如肌无力症状控制良好、抗胆碱酯酶药物用量调整合适、积极控制感染和其他并发症的治疗；术中精细操作，避免大出血和神经损伤等并发症的发生，术中严格按标准清除胸腺及前纵隔脂肪组织，缩短手术时间；术后加强呼吸机辅助呼吸，气道管理，正确抗感染治疗，术后调整抗胆碱酯酶药物用量，必要时加用激素或丙种球蛋白、镇痛等。

一旦术后出现肌无力危象，尽早气管插管呼吸机辅助呼吸，加强气道管理、吸痰、抗感染治疗。调整抗胆碱酯酶药物的用量，必要时采用激素冲击治疗，使用免疫抑制剂治疗，或者血浆置换等治疗。

五、并发症的预防和处理

随着经济的发展，人民群众对医疗质量提出了更高的要求，不但要求根治疾病，同时要求生活质量，以及降低医疗费用。这一切都使得胸外科手术并发症的防治在今天显得更加重要。与开胸纵隔切除术相比，胸腔镜纵隔切除术显示出了手术时间短，术中出血量少，且术后疼痛较轻，并发症少，恢复快等诸多优势。减少手术并发症的发生是提高胸腔镜纵隔手术质量的主要途径之一。

胸腔镜纵隔手术围手术期并发症如下。

1.麻醉并发症

（1）插管损伤：由于现代胸腔镜手术一般需要双腔气管插管单肺通气，在气管插管时若双腔气管插管较细，则易插入支气管深部，气囊充气时易损伤支气管，造成支气管膜部撕裂等并发症。所以麻醉中要根据患者的身高、性别等选用合适型号的双腔管，根据气囊压力充入适量气体。插管后用支气管镜确定插管位置。

（2）单肺通气并发症：单肺通气如发生低氧血症，可导致一系列的心肺血流动力学并发症。另外长时间单肺通气可能产生复张性肺水肿，所以选用开放性胸壁套管和尽量缩短手术时间可避免此种并发症的发生。

2.放置套管的并发症

（1）套管损伤肺实质常发生在肺与胸壁紧密粘连时或放管时用力过猛，或者刺入胸腔时没有进行对侧单肺通气。

（2）套管位置不当，特别是位置过低，可能放在膈肌下，刺伤肝、脾等腹腔器官引起更加严重的并发症。这种情况在小儿患者尤易发生。另外有膈肌抬高时（如膈神经麻痹）也应适当将腔镜孔上移。

（3）肋间神经、血管损伤常常是在放置套管时或做操作切口时发生，也可由于操作中挤压发生。神经损伤会引起术后疼痛和感觉迟钝。肋间动脉和乳内动脉的损伤必须给予处理，否则在术后发生活动性出血。这种出血可在镜下处理，一般不需中转开胸止血。

3.出血

随着胸腔镜技术的普及、胸腔镜手术相关设备的发展，纵隔手术后出血发生率相对较低。术后出血是术后二次手术的主要原因之一。术后出血原因复杂，主要包括以下几种：①巨大肿瘤广泛粘连浸润，术中剥离面广泛渗血。②血管或者创面血凝痂脱落，或术时结扎血管不牢固。③切口出血。④患者自身合并有出血性疾病及凝血机制障碍。因此，术中仔细操作、严格止血、关胸前仔细检查是预防术后胸腔出血的重要措施。对于部分术后出血，经保守治疗可避免二次手术，但需严密监测患者生命体征。保守治疗无效时应果断再次手术止血。

4.心律失常

纵隔肿瘤术后心律失常是常见合并症，手术打击、创伤、术后疼痛，电解质紊乱，低氧血症等均容易诱发心律失常。前纵隔肿瘤术中应避免过度压迫心脏，后纵隔副神经节瘤术中需减少对肿瘤的刺激，过度挤压肿瘤将造成大量儿茶酚胺类物质释放入血，引起患者血压急速升高，造成心、脑、肾等严重并发症。纵隔术后应常规心电监护，随时了解患者心电图、心律、心率、血氧饱和度等，及时发现异常。对出现心电图改变患者应分析原因，及时处理，应用抗心律失常药物时需严密观察心律等变化，严格掌握药物剂量、浓度和给药速度并观察药物的疗效和毒副作用。

5.肺栓塞

肺栓塞是由于肺动脉某一支被栓子堵塞引起的严重并发症，最常见的栓子是来自静脉系统中的血栓。当栓塞后产生严重血供障碍时，肺组织可发生坏死，即称肺梗死。肿瘤患者本身处于高凝状态，所以静脉栓子脱落造成肺动脉栓塞的发病逐渐为医生认识。术后肺栓塞患者往往是卧床起身后突发的胸闷不适，呼吸困难，早期听诊呼吸音没有特异改变，胸片亦无特殊表现，但患者主诉症状较重，血气检查肺血管床堵塞15%~20%即可出现氧分压下降，PaO_2<80 mmHg者发生率为88%，12%患者血氧正常。实验室检查血浆D-二聚体含量异常增高对诊断肺栓塞的敏感性在90%以上。需要注意的是，血浆D-二聚体指标是非特异性的，心肌梗死、脓毒症或几乎所有的其他全身疾病也会升高。因此，血浆D-二聚体的测定最好用于疑似肺栓塞而不合并急性周身疾病的患者。小于500 μg/ L强烈提示无急性肺栓塞，有重要的排除价值。完善心超检查和CT肺血管造影检查可以协助判断肺栓塞的存在。明确有肺栓塞时需尽早抗凝溶栓处理。

6.神经损伤

胸腔镜前纵隔手术常见的神经损伤为喉返神经和膈神经损伤，后纵隔神经源性肿瘤手术时可能损伤交感神经链，哑铃型病变可能会造成椎管内神经损伤及脊髓损伤。相关的神经损伤症状包括声音嘶哑、横膈麻痹、霍纳征、肢体感觉或运动障碍，甚至截瘫等。神经损伤大多是不可逆的，恢复非常困难。

（1）行胸内甲状腺肿瘤手术，或者行胸腺瘤手术发现5、6组淋巴结明显增大考虑一并切除时，应避免损伤喉返神经。

（2）侵袭性胸腺瘤有时向一侧胸腔粘连侵犯，手术解剖过程中需仔细辨认膈神经，以免导致不必要的误伤甚至切断。

（3）后纵隔神经源性肿瘤解剖时需辨清星状神经节，损伤后将出现霍纳征。对哑铃状神经鞘肿瘤，需完善胸外科、神经外科、骨肿瘤科多学科会诊，手术计划周密，术前准备充分，根据肿瘤位置和大小决定纵隔部分和椎管内部分的处理方案。根部在椎管内的神经源性肿瘤术中避免过分牵拉瘤体，容易损伤神经根和脊髓。术中预计难以完整切除肿瘤的椎管内部分时应果断中转开胸处理。术中因损伤硬脊膜造成脑脊液漏出时，需及时修补。

7. 乳糜胸

乳糜胸是胸部手术常见并发症，创伤性因素是导致乳糜胸的最常见原因之一。肺癌术后乳糜胸的发生率为0.17%~3.10%，纵隔肿物切除术后并发乳糜胸者较少见。乳糜液中主要含脂肪、胆固醇、凝血素、纤维蛋白及葡萄糖等，大量丢失常导致患者营养障碍、低蛋白血症、免疫功能低下等，严重时可危及生命。临床治疗乳糜胸的基本原则是减少淋巴液回流及生成，使瘘口局限封闭，促使愈合。保守治疗无效时果断行二次手术，将胸导管进行结扎。

第五章

胸腔镜恶性胸膜间皮瘤手术

一、历史沿革

恶性胸膜间皮瘤（malignant pleural mesothelioma，MPM）起源于胸膜腔的间皮表面，是一种相对少见但具侵袭性的恶性肿瘤。常因长期吸入石棉所致，一般暴露于石棉超过20年后才会发生症状。MPM症状都不特异，包括呼吸困难、咳嗽、胸痛、乏力、发热及体重减轻。该病预后较差，患者生存时间长短取决于诊断时肿瘤累及范围、病理类型及患者对治疗的反应。MPM标准治疗是培美曲塞加铂类化疗，但约20%患者可能可以接受包括手术切除的多学科综合治疗模式，即手术-化疗-放疗三模式治疗（trimodalities treatment，TMT）。外科手术在MPM治疗中的价值一直有争议，是否能真改善患者生存情况尚不明确，目前并无高级别医学证据的前瞻性随机试验中得到证实。目前外科手术切除目标是实现肉眼下完全切除（macroscopic complete resection，MCR）。

（一）恶性胸膜间皮瘤的外科治疗

MPM的手术治疗一直认为不彻底。最激进术式胸膜外全肺切除术后的中位生存率为18个月，5年生存率为14%。即便是对早期MPM，是否手术也存争议。目前唯一一项直接比较手术与非手术随机试验是英国的MARS研究，结果手术组不仅中位生存时间更短（14.4个月 vs. 19.5个月），并发症发生率也显著高于对照组。不过这项研究同样被诟病质量并不高，因为手术组出组率较高，且对照组病理类型更好。为更好地评价手术价值，一项对比手术联合化疗与单纯化疗的3期临床试验MARS 2目前正在开展入组中，如研究最终结果仍是阴性，手术在MPM治疗中的角色将进一步被削弱。

目前，MPM外科术式一般有以下几种：

（1）胸膜外全肺切除术（extrapleural pneumonectomy，EPP），定义为整块切除壁胸膜、脏胸膜和同侧肺组织、心包和膈肌。如果肿瘤未侵犯心包和/或膈肌，可完整保留这些结构。

（2）扩大的胸膜切除/剥脱术（extended pleurectomy/decortication，EP/D），定义为切除壁胸膜和脏胸膜以移除所有肉眼可见的肿瘤，并切除心包和/或膈肌。

（3）胸膜切除/剥脱术（pleurectomy/decortication，P/D），定义为切除壁胸膜和脏胸膜以移除所有肉眼可见的肿瘤，但不切除心包和膈肌。

（4）部分胸膜切除术（partial pleurectomy，PP），当无法达到肉眼下完全切除时，部分性切除壁胸膜和/或脏胸膜，以达到诊断或缓解症状的目的。

前三种属潜在根治性手术，需由对这类操作和MPM治疗有相应能力和条件的医生和医疗中心实施。考虑手术相关并发症发生率和可能死亡率，EPP或保留肺组织P/D操作应限于术前评估为手术能完全切除所有肉眼可见肿瘤者。

EPP最早在1949年用于肺结核治疗。早期报道EPP治疗MPM的死亡率高达31%，随着经验积累和患者选择优化，在具充分专业能力的医疗中心，EPP并发症发生率和死亡率都有所下降，患者生存结局有所改善，但这些数据均来自一些回顾性大宗病例报道，证据级别不高。鉴于EPP并发症率及死亡率，后续又开发出P/D作为经仔细选择MPM的替代性MCR术式。多项回顾性研究显示，P/D术式可能可以保留肺组织，从而保留患者肺功能，提高患者生活质量，以便有更好身体状态接受后续化疗。但保留患侧肺组织给放疗造成一定障碍，因为大剂量放疗会造成严重放射性肺炎。EPP与P/D优劣，目前尚无随机试验将二者进行对比，回顾性研究显示生存结局相似。具体选择哪种手术术式，取决于外科医生的专业技术和对各种操作是否能实现MCR的判断，以及相应医疗中心的多学科治疗方案。目前一般认为患者对P/D术式的接受度更高。PP术式更适用于获取病理诊断、恶性胸腔积液的治疗以及减瘤手术中。

（二）胸腔镜技术在恶性胸膜间皮瘤中的应用价值

从20世纪90年代初电视辅助腔镜（video assisted thoracoscopic surgery，VATS）陆续用于临床，目前该技术已基本覆盖胸外科几乎所有病种，包括MPM诊断与治疗。早在1995年就有报道使用VATS胸膜切除治疗恶性胸腔积液。此后又有VATS P/D治疗MPM的相关回顾性报道，提出VATS P/D应该作为那些不能接受根治性手术MPM患者的姑息性治疗方法，可显著缓解患者症状，似乎还能提高患者预后。然而2014年的MesoVATS研究否定了VATS PP在MPM中治疗价值，研究结果显示相比于滑石粉组，VATS组既不能提高生存，同时还有更高围术期并发症发生率、更长术后住院时间及更高费用。但研究提示VATS组短期内症状控制效果更优。此后2021年发表在

Cancers上的研究显示VATS P/D相比于开放根治性手术，术后并发症更少，短期效果更佳，提示VATS P/D应作为MPM术式选择之一。综上可以看到，腔镜技术虽未能在MPM根治性切除中有突出表现，但基于创伤微小、伤口美观、高清视野、能获取大块病理组织等优势，腔镜技术在MPM诊断、姑息治疗及早期局限性病灶切除中有十分重要的临床价值。

1.MPM诊断

MPM的病理诊断及组织学分型对于治疗方案的制定十分关键，然而临床常在X线、CT或B型超声波图像引导下进行胸膜肿物穿刺活检组织检查，诊断率并不理想。主要是因为穿刺技术获取活检组织样本太少，不易获得确切病理学诊断。此外，部分MPM位于纵隔或者横膈表面，胸膜穿刺活检比较困难。而胸腔镜大大改进了胸膜活检样本大小和取样部位选择，可为确诊提供足够组织。同时，腔镜下胸膜活检操作简单，可直接观察病变形态和范围，同时获得大量胸腔积液标本和大块组织标本送检，诊断率显著提高。综合国内外文献报道，腔镜胸膜活检确诊率为90%~100%，表明腔镜术是MPM诊断较好方法。

2.MPM引起的胸腔积液

大量胸腔积液引起呼吸困难，是MPM患者最常见症状之一。虽然积液可通过胸腔穿刺缓解，但这类积液复发较快，需更确定性操作。VATS胸膜切除或使用化学药物进行胸膜固定是比较确切方法。经胸腔镜进行胸膜切除或胸膜固定术优点在于：①避免开胸术，将手术创伤降低到最低限度；②可直接观察病变及估计肺复张可能性；③可同时进行胸膜活检、松解粘连、喷洒化学药物等操作；④可同步进行胸腔内热灌注化疗或光动力治疗；⑤必要时可直接中转开胸以获得最佳疗效。

3.早期MPM的切除

对早期单发或局限性MPM，腔镜术可同时达到诊断和根治性切除目的，提高诊断效率，减轻患者创伤，为后续多学科治疗提供更好生活状态。

二、技术原理

相比传统开胸术，腔镜术的主要优势在于其可通过成像技术将胸腔内景象清晰投射到外界显示屏上，借助视频放大作用，术者可更好地辨别解剖结构，操作更加精细。基于胸腔镜技术的MPM各类手术都具有创伤小、出血少、术后疼痛轻、术后病人恢复快、切口瘢痕小等优点。

腔镜技术在MPM中的价值，充分体现了"评-扶-控-护-生（ASCPS）"核心理念。评（assessment）即"评估"，在使用腔镜技术前必须对MPM患者进行整体、综合评估。必须是经过严格筛选的病例才可考虑接受腔镜手术，如诊断不明确的胸膜占位、大量恶性胸腔积液、局限性早期MPM等。扶（support）即扶正固本，支持治疗。MPM患者预后差，常伴胸腔积液引起呼吸困难，为实现最佳疗效，使用腔镜技术对胸膜病灶切除或胸膜固定，可显著缓解患者的临床症状。控（control）即治疗最终目标是抑制肿瘤生长，重塑人体内环境新平衡，不是强调必须完全消灭肿瘤。目前外科手术在MPM治疗中价值仍不明确，但相比于开放的EPP或P/D等术式对患者生活质量的影响，腔镜手术创伤小，恢复快，有利于患者后续尽快接受其他综合治疗。护（protection）即“器官保护”，很多肿瘤患者最终疾病进展甚至死亡，是因为瘤因性器官损伤，因此需要重视对重要器官保护，通过“保功（能）”，实现“保命”。相比于开放EPP或P/D术，腔镜手术很好地保护了患者肺功能，同时对患者全身器官影响更小，更易被患者接受。生（survival）即治疗效果的评判不要局限在瘤块缩小和化验指标好转，应以追求“双生”（生存时间延长、生存质量提高）为最终目标。MPM治疗同样如此，开胸术的巨大创伤并不一定能带来生存时间延长，同时还会必然降低患者生存质量。而腔镜术目前虽无法证实能获较好生存结果，但患者生活质量更高，更符合对肿瘤治疗的核心理念。

随着新型免疫治疗、靶向治疗、细胞治疗等方法的兴起，未来手术更有可能仅仅作为MPM多学科综合治疗模式中的一个环节，那么胸腔镜技术相比于开放手术将会有更多的应用场景。

三、适应证与禁忌证

（一）胸膜活检术

1.手术适应证

（1）局限性或弥漫性胸膜病变，经胸膜穿刺活检不能获得诊断者。

（2）胸膜病变位于纵隔、横膈或者肺表面，不宜行胸穿活检者。

（3）不明原因的胸腔积液，经多次胸穿抽液送检不能确认者。

（4）恶性胸水已经临床证实但需取得更确切的病理学诊断，以指导治疗者。

2.手术禁忌证

（1）有患侧胸部手术史，或胸膜感染史，胸膜肥厚粘连严重，腔镜不能进入者。

（2）心、肺功能严重损害、恶病质，不能耐受麻醉和手术者。

（二）胸膜固定术

1.手术适应证

（1）原发性或转移性胸膜肿瘤所致的恶性胸水，经腔镜证实患侧肺可以完全复张或经纤维膜剥脱术后可以基本复张者。

（2）恶性胸水，反复穿刺抽液后胸水仍不能控制，且影响呼吸功能者。

2. 手术禁忌证

（1）恶性胸水，脏层胸膜明显增厚粘连，无法经腔镜行胸膜剥脱术，肺不能复张者，不宜经腔镜行胸膜固定术。

（2）有可能再次行胸部手术者，不宜用滑石粉或胸膜切除方法行胸膜固定术。

（三）胸膜切除术

1. 手术适应证

病理尚不明确或病理证实为上皮型的局限性胸膜间皮瘤，未侵及胸壁者。

2. 手术禁忌证

（1）病理证实为肉瘤型或混合型恶性胸膜间皮瘤。

（2）弥漫性胸膜间皮瘤，手术无法彻底切除者。

（3）局限性胸膜间皮瘤，已侵及胸壁，需同时切除部分胸壁组织，或肿瘤巨大产生器官压迫症状者。

（4）合并N2淋巴结转移的胸膜间皮瘤患者应充分评估手术必要性。

（5）心、肺功能严重损害、恶病质，不能耐受麻醉和手术者。

四、操作流程

（一）胸膜活检术

1. 术前准备和术后处理

（1）术前全面检查，了解心肺肝肾等重要器官功能，评估对手术耐受性。

（2）训练有效咳嗽，以利术后排痰。

（3）如合并呼吸道感染，用抗生素积极控制感染。痰量较多者，应行雾化吸入或体位引流排痰。

（4）术后早期半卧位。鼓励患者做深呼吸，咳嗽排痰，促进患侧肺尽快复张，这在同时行胸膜固定术的患者尤为重要。

2. 手术方法

（1）麻醉

①局部麻醉：单纯行胸膜活检术的患者，可以采用肋间神经阻滞麻醉并辅以局部浸润麻醉的方法。此方法简单易行，但是由于患者在术中处于自主呼吸状态，人工气胸对呼吸、循环干扰较大。故心、肺功能不良或者胸腔内情况较为复杂的患者应慎用。肋间神经阻滞麻醉的范围为第3~10肋间的全部肋间神经。

②全身麻醉：近几年来，随着胸腔镜手术的进展，胸内手术操作日益复杂。临床多采用双腔气管插管全身麻醉。术中健侧单肺通气，患侧肺完全萎陷，可以获得

良好的手术显露，有利于胸内手术操作，以便在必要时及时中转开胸。如果胸膜病变较为广泛，并且无胸膜粘连，可以采用单腔管气管插管或保留自主呼吸的全身麻醉，术中低流量通气，也能获得必要的显露来切取胸膜病变组织。

（2）体位：一般采用健侧卧位。如双侧同时手术，可采用平卧位，双上肢外展。

（3）切口：一般做单操作孔胸腔镜手术常规切口，即：腋中线第7、8肋间（观察孔），腋前线4、5肋间（主操作孔）。若患者胸腔内情况复杂，也可于腋后线第7、8肋间做一1.5 cm辅助操作切口。亦可以根据病变部位选择相应切口。原则上使三个切口连线呈倒立三角形，病变位于观察孔对角线外，操作比较方便。

（4）手术操作

①首先根据胸部CT或者胸部X线片所示胸膜病变的位置选择第1切口（观察孔），尽量使该切口直对病灶并且保持一定距离。

②在预定部位的肋间做一与肋骨平行，长约1.5 cm切口，切开皮肤和皮下组织。然后用弯止血钳钝性分离胸壁及肋间肌肉，直至胸膜，用止血钳小心地划开胸膜进入胸腔。在此之前，应请麻醉师进行健侧单肺通气，并且将患侧支气管同大气相通，使患侧肺在胸膜划破时迅速萎陷而不致损伤肺组织。之后用手指伸入切口探查胸腔，如无粘连，置入10 mm胸腔镜套管。

③如果有胸腔积液，先经套管尽量将积液抽吸干净，然后置入胸腔镜观胸膜病变。当胸膜无粘连时，胸膜病变会显露无遗。

④如使用带操作孔的电子胸腔镜，将内腔镜活检钳经操作孔置入胸腔，咬取胸膜病变组织送检。

⑤若使用常规电视胸腔镜，需要在胸腔镜引导下做第2切口（主操作切口）。第2切口和第1切口距离在10 cm左右，并且使胸腔镜与两个切口之间连线的夹角大约成45°。经主操作孔置入腔镜活检钳咬取活检组织送检。

⑥如果要切取大块胸膜组织，可经操作切口置入电钩，将病灶处胸膜环周切开后，予以剥离切除。如病灶较大，可加做第3个切口（辅助操作孔），使用内镜抓钳或卵圆钳牵拉病灶，帮助显露。

⑦胸膜粘连的处理：a.如为条索状粘连，可经主操作切口置入电钩和吸引器，将粘连带烧灼切开。如操作困难，可加做辅助切口，置入内腔镜肺叶钳，或去除套管，直接置入普通卵圆钳，轻轻牵拉肺组织，使之有一定张力，然后用电钩烧灼切开。经主操作孔同时置入电钩和吸引器，双手操作，有利于术野的显露。b.如怀疑粘连带内有较粗大血管，可以先用腔镜钛夹钳将粘连带血管两端或胸壁端夹闭，然后剪开。c.如遇膜片状胼胝样纤维膜，可以用吸引器头钝性剥离，或用电钩锐性分离。疑有血管，可用钛夹处理，或电凝后用剪刀切开。

⑧术毕仔细止血，选择胸部最低切口放置胸腔闭式引流管。

3.手术中特殊情况处理

（1）发生出血时，切不可盲目钳夹或电灼止血，以免损伤周围组织和器官，造成更大出血。应该迅速将出血吸净，确认出血点。小出血点可电凝止血。较大出血，如肋间动脉、粘连带血管出血，需用腔镜钛夹钳夹闭破损血管止血。如损伤大血管，镜下无法处理时，应立即用卵圆钳夹纱球暂时压迫止血，然后迅速扩大胸部切口，中转开胸，用常规方法止血。

（2）心包损伤：当病变位于心包表面时，切取病变组织应小心仔细。一旦切破心包，应选择心包较低部位无血管区做心包开窗引流，以免造成术后心脏压塞。

（二）胸膜固定术

1.术前准备及术后处理

（1）术前常规行全身检查，包括血尿便常规及心、肺、肝、肾功能等，评估患者对手术的耐受性。对全身状况较差者，术前应予以支持治疗。

（2）因大量胸腔积液或胸腔积气，呼吸困难严重者，术前应行胸腔穿刺，抽液抽气改善呼吸功能。

（3）术前训练有效咳嗽，鼓励咳嗽排痰，积极控制呼吸道感染。

（4）术后鼓励患者咳嗽和做深呼吸，必要时使用呼吸机辅助呼吸，加用PEEP 0.49~0.98 kPa（5~10 cmH_2O）。使肺尽快复张，促进胸膜脏壁层之间的粘连。

（5）术后使用有效抗生素，预防胸腔感染。

2.手术方法

（1）麻醉：一般采用双腔管气管插管全身麻醉；在单纯行滑石粉胸膜固定术者可以采用单腔管气管插管全身麻醉、保留自主呼吸的全身麻醉或者肋间神经阻滞麻醉，肋间神经阻滞麻醉范围视切口部位而定，一般包括切口上下2个肋间。

（2）体位：健侧卧位。

（3）切口：取胸腔镜常规切口。

3.手术操作

（1）首先在腋中线第7、8肋间做1.0 cm切口，用手指探查局部无明显粘连后，置入10 mm套管。如有胸腔积液则先尽量抽吸干净，然后置入胸腔镜探查。

（2）在胸腔镜引导下，于腋前线第4、5肋间做2~3 cm切口，置入相应手术器械。

（3）如有胸膜粘连，应尽量松解，方法见本节“胸膜粘连的处理”。

（4）在完成胸膜活检、胸膜切除或肺纤维板剥脱后，请麻醉师行患侧肺通气，证实患侧肺能够基本复张后，进行胸膜固定术。胸膜固定方法的选择及具体操作如下：

①滑石粉喷洒法

a.器械：备长30 cm、内径8 mm塑料管一根，前端剪数个直径3 mm左右侧孔。干燥器一个，内装消毒的干燥滑石粉5~10 g。

b.将塑料管带侧孔的一端经套管插入胸腔，尾端接装有滑石粉的冲洗器，然后用卵圆钳将塑料管前端夹闭，挤压冲洗器皮囊，在卵圆钳引导下，将滑石粉均匀喷布于胸膜脏壁层胸膜表面。

②胸膜切除法

用内镜抓钳或卵圆钳牵拉壁层胸膜，再用电刀将胸膜剪开，然后用卵圆钳夹纱团沿胸膜下钝性剥离。注意须在胸内筋膜以内进行剥离，以防止损伤肋间血管和神经。注意应切除全部壁层胸膜，但应保留胸壁后方脊肋角以内的胸膜，以免损伤胸交感神经干。

胸膜固定术后放置胸腔闭式引流管，胸管应从腋中线第7、8肋间切口进胸直达胸顶部。避免术后肺上叶膨胀不全而形成包裹性胸腔积液。

4.术中特殊问题的处理

术中证实肺完全或基本复张后，方可进行胸膜固定术。若遇肺表面纤维板形成，应经腔镜行肺纤维板剥脱术，必要时中转开胸，否则不能达到预期效果。

（三）胸膜切除术

1.术前准备和术后处理

（1）术前常规行全身检查及化验，了解全身状况及手术耐受性。

（2）如有大量胸水伴呼吸困难，术前先行胸水抽液，改善呼吸困难。

（3）术后管理同常规腔镜手术。

2.手术方法

（1）因为胸膜肿瘤切除术需手术野良好显露，一般用双腔管气管插管全麻。

（2）采用健侧卧位。术中可据肿瘤部位摇动手术台变动体位。如肿瘤位于后胸壁，手术台向腹侧倾斜，使萎陷肺组织垂向胸腔前部，可更好显露肿瘤。

（3）切口可采用腔镜常规切口或据肿瘤部位选择切口，原则同胸膜活检术。

3.手术中特殊情况的处理

（1）如果肿瘤已经侵及胸壁，单纯游离肿瘤有困难时，应中转开胸，做部分胸壁切除术以完整切除肿瘤。

（2）如果肿瘤位于心包表面，需要将心包部分切除时，心包切除范围较小者，可以在心包较低位置做心包开窗；切除范围较大时，可以用可吸收线将心包边缘疏松缝合，或覆盖心包补片，以防术后心脏从心包内疝出，发生心脏嵌顿。

4.手术操作

（1）首先在肿瘤相对部位做第1切口。手指探查无胸膜粘连后，置入10 mm套管。置入胸腔镜探查。

（2）通过腔镜观察肿瘤大小及形态，判断肿瘤性质，决定切除方式和范围。肉眼不能确定性质，可用腔镜活检钳夹取瘤组织行快速冷冻病理检查。

（3）然后在腔镜引导下，选择适当部位做第2切口，必要时可加做一切口，注意尽量使切口的连线呈倒立的三角形。

（4）在距肿瘤2 cm处，环绕肿瘤切开胸膜。用卵圆钳或腔镜抓钳将肿瘤边缘的胸膜牵拉提起，沿胸膜外钝性或锐性剥离，完整切除肿瘤。

（5）继续选取至少三站淋巴结行淋巴结采样，以评估患者整体预后。

（6）胸壁出血的处理，胸壁点状出血可以用电刀电凝止血。如果损伤肋间动静脉及其分支，用腔镜钛夹器夹闭血管止血。

（7）肿瘤完整切除后，仔细止血，选择胸部最低处切口放置闭式引流管。

五、并发症及处理

（一）胸膜活检术

胸腔镜胸膜活检术，操作简单，手术创伤轻微，术后并发症发生率较低，常见有如下几种情况：

（1）胸腔出血：常因术中止血不彻底，或电凝结痂脱落所致，多发生在切口处的肋间血管分支。少量出血，可以使用止血药，密切观察。若出血量每小时超过200 ml，连续3小时以上，则为进行性血胸，应积极补充血容量，应尽早行胸腔镜探查止血。

（2）引流液较多：恶性胸腔积液术后引流量比较大，不能拔除胸腔闭式引流管，可以选择粘连剂（如白介素、滑石粉、高糖等）每次5 g，或适当抗癌药物，如顺铂每次100 mg，经胸管注入胸腔内，然后夹闭胸管（滑石粉夹闭2小时，顺铂需4小时以上），这将有助于尽早拔除胸管。

（3）其他：如肺不张、肺部感染、切口感染等开胸手术常见并发症较少见，如发生可以对症处理。

（二）胸膜固定术

（1）胸腔出血，多发生在行胸膜切除固定后的患者。可给予止血药对症处理，并保持引流通畅。发生进行性血胸，行胸腔镜探查止血。

（2）恶性胸腔积液术后胸腔引流量较多者，可以经胸管注入顺铂100 mg，然后夹闭胸管12~24小时，必要时可以重复给药。待胸腔积液消退后拔除胸管。

（3）滑石粉喷洒法。胸膜固定术后，可以有轻度胸痛及反应性发热，一般持续

3~5天后症状缓解，可以给予对症处理。偶有急性肺炎、成年人呼吸窘迫综合征、急性水肿发生。虽然实验研究证实静脉输入滑石粉会造成肺动脉高压和肺毛细血管通透性增加等改变。这些并发症的发生是否与滑石粉异物刺激有关，目前尚不清楚，在治疗方面，急性肺炎给予抗感染治疗。成年人呼吸窘迫综合征可以用呼吸机高浓度注氧治疗。急性肺水肿则予以对症治疗，必要时使用呼吸机正压通气，一般都可以很快缓解。

（4）胸膜固定术后远期对呼吸功能的影响。从理论上讲，胸膜固定术后，尤其是使用滑石粉喷洒后的患者会造成胸膜肥厚，而产生限制性通气障碍。Lange等对使用滑石粉进行胸膜固定的患者进行了22~35年的追踪观察，发现肺总容量（TLC）为术前的89%，仅发生轻度的损害。尽管如此，一些滑石粉喷洒法胸膜固定术后的患者仍有不同程度的手术侧胸部重压感或者紧箍感，并且活动后感胸闷、气短。所以，在术前已有严重呼吸功能不全的患者，应考虑到手术对呼吸功能的影响。

（三）胸膜切除术

（1）胸腔出血、胸膜剥离广泛者术后渗血比较多，可以给予止血药治疗，必要时输血补充血容量。进行性出血则应行胸腔镜探查止血。

（2）其他如肺不张、肺部感染、胸腔积液等胸部手术常见并发症，可以对症处理。

第六章

胃癌腔镜术

一、历史沿革

（一）胃癌腔镜手术发展历史

腹腔镜技术在胃癌首次临床实践是Kitano等在1992年对一位早期远端胃癌患者开展腹腔镜下胃癌根治术，并于1994年报道，自此开辟了胃癌微创外科新时代。3年后Goh等首次将腹腔镜胃癌D2根治术应用于进展期胃癌治疗。回溯我国胃癌腹腔镜手术的发展史，是1999年由长海医院报道的2例早期胃癌腹腔镜下胃癌根治术，2002年香港的Chau等首次在手术腹腔镜下完成进展期胃癌根治术，2003年解放军总医院首次开展2例早期胃癌患者完全腹腔镜下胃癌根治术。此后，国内各大中心陆续开展腹腔镜下胃癌根治手术探索。同时国际上腹腔镜下胃癌根治术的临床试验也陆续启动，2006年韩国开展KLASS前瞻性临床试验，明确腹腔镜在早期远端胃癌根治术的安全性，其后又与日本学者在2006年、2007年及2009年分别开展了KLASS-01、JCOG0703及JCOG0912多中心大样本临床试验，以探究腹腔镜胃癌根治术在早期远端胃癌应用中的安全性及有效性，随后日本（JCOG1401）、韩国（KLASS03）和荷兰（STOMACH）都相继启动了腹腔镜全胃切除术的临床试验。国内腹腔镜相关临床试验启动较晚，早期多以回顾性研究为主。2011年西南医院分析了726例腹腔镜胃癌根治术后患者，提示腹腔镜胃癌根治术相比开放手术具有创伤小、并发症少且术后恢复快的优势。2012年黄昌明等完成了千例该类患者的分析，Ⅰ期、Ⅱ期及Ⅲ期3年生存率分别为94.5%、83.9%及56.7%，同样证实腹腔镜胃癌手术的安全性和疗效。2012年国内首个多中心、大样本、前瞻性进展期远端胃癌腹腔镜应用的CLASS-01临床试验由南方医院牵头启动。2019年CLASS-01在国际知名期刊发表了3年随访结果，明确了腹腔镜在进展期远端胃癌中非劣效性，同时奠定中国在腹腔镜胃癌根治术中的国际地位。伴随腹腔镜胃癌根治术临床实践的经验积累，国内相关专业学组颁布了首版《中国腹腔镜胃癌根治手术质量控制专家共识（2017版）》及《腹腔镜胃癌手术操作指南（2016版）》，规范化腹腔镜胃癌根治术并确定了其在胃癌治疗中的地位。此外，《单孔加一腹腔镜胃癌手术操作专家共识（2020版）》《免气腹腹腔镜胃癌根治术的手术操作规范（2021版）》《胃癌4K腹腔镜手术操作标准专家共识（2020版）》等新技术的指南或共识也在近年相继颁布。

自腹腔镜技术在胃癌治疗应用以来，21世纪前处于探索阶段，21世纪后前10年处于经验积累阶段，患者的选择主要为早期胃癌患者。21世纪后10年，腹腔镜胃癌根治术得到迅猛发展，随着临床试验3年、5年随访结果公布，适应证逐渐放宽至进展期远端胃癌，同时新技术及新理念不断涌现，也丰富了腹腔镜胃癌手术多样化选择。

（二）胃癌腔镜新技术的探索

2D腹腔镜是腹腔镜胃癌根治术最早应用的腔镜设备，也是后续各项新技术开发的基础。为更好帮助术者清晰观察腹腔内情景，3D成像技术成了目前应用较为广泛的技术之一，相比传统2D腹腔镜，多项研究均证实其更好的解剖结构暴露效果。此外，4K超高清腹腔镜摄像显示系统可提供常规高清视频4倍以上信息量，显示更加细微的组织结构，在胃癌淋巴结清扫过程中的优势更为显著，且术中血管意外损伤率显著下降。

除腹腔镜相关设备更新，还有许多操作及应用技术的革新。在手术技术愈加成熟，患者生活质量及美观等方面的需求也愈加显著环境下，单孔腹腔镜手术（single incision laparoscopic surgery，SILS）应运而生，又称“无瘢痕”手术。与传统多孔腹腔镜胃癌术比，SILS胃癌根治术除美观性更好外，创伤更小、术后恢复更快，但也存在操作难度高、肿瘤根治效果不明确和学习曲线更长等不可忽视的挑战。此外，为实现精准切除、充分清扫淋巴结及安全重建消化道，吲哚菁绿（indocyanine green，IGG）近红外（nearinfrared，NIR）荧光成像腹腔镜技术是目前可行的技术之一。术前ICG标记可指导术者确定手术切除范围，选择更为合理的手术方案，进而提高手术质量及患者术后生活质量。

（三）目前我国正在开展的主要临床试验

针对腹腔镜技术在胃癌根治中的临床应用，我国目前已有大量完成或仍在开展的前瞻性临床试验，且部分长期随访结果已被国外胃癌治疗指南采纳。其主要涉及不同部位、不同病期下胃癌腹腔镜手术的选择，腹腔镜下不同重建方式对比及新技术应用探索等方面。

二、技术原理

（一）主要原理概述

腹腔镜本质上是腔内镜的一种技术延伸，与电子胃镜类似，是一种带微型摄像头的器械，腹腔镜手术是利用腹腔镜及其相关器械进行手术。利用镜体前端光源提供照明，将镜头插入腹腔内，运用数字摄像技术使镜头拍摄到的图像，通过光导纤维传导至信号处理系统，且实时显示在专用显示器上。通过观察屏幕上显示患者器官不同角度的图像，对病情进行判断，并用特殊器械进行手术。

（二）腹腔镜胃癌手术与传统手术的异同

技术角度的异同：相比传统开腹手术，腹腔镜主要优势是通过成像技术将腹腔内景象清晰投射到外界显示屏上，借助视频放大作用，术者可更好辨别解剖结构，操作更精细，对胃周淋巴结实现更彻底清扫。基于腹腔镜技术的胃癌根治术具创伤小、胃肠干扰小、出血少、术后疼痛轻、病人恢复快、切口瘢痕小等优点。

疗效和围术期并发症的异同：腹腔镜技术在胃癌根治方面，日本、韩国的研究均表明就长期预后角度腹腔镜手术有非劣效性，且3-4级不良事件发生率略低于开腹手术，对早期胃癌，可作为开放手术以外另一选择。对进展期远端胃癌，中国及韩国的长期随访同样提示，腹腔镜手术后的预后与开腹手术无显著差异，但在降低术后并发症方面，腹腔镜手术保持显著优势。

三、适应证

（一）早期胃癌适应证

远端cT1期且可达根治性胃切除+D2淋巴结清扫的胃癌推荐行腹腔镜下远端胃癌根治术。随着日本和韩国 等高质量、大样本研究证据不断充实，腹腔镜远端胃癌根治术应作为术前临床分期cI期胃癌患者常规治疗手段之一。

近端/上部cT1期且可达根治性胃切除+D2淋巴结清扫的胃癌可考虑腹腔镜下近端胃/全胃根治术。

腹腔镜近端及全胃切除术目前临床试验较少。韩国、日本均为近端早期胃癌腹腔镜全胃切除术的单臂临床试验，均提示具开腹手术相当的安全性。中国为首个早期近端胃癌腹腔镜对比开腹全胃切除的随机对照试验，短期随访提示两组间总不良事件发生率或死亡率无显著差异，术后并发症发生率也无明显差异。但目前尚无高质量临床试验报道，因此，腹腔镜下近端或全胃切除手术根治近端胃癌的有效性仍需探究。

（二）进展期胃癌

远端胃癌浸润深度小于或等于cT4a期，且可达到根治性胃切除+D2淋巴结清扫推荐行腹腔镜下远端胃切除术。

对进展期胃癌，目前国际上开展的多中心临床研究主要有CLASS-01、KLASS-02、JLSSG0901等。就安全性，日本短期随访最早提出，进展期胃癌腹腔镜组与开腹组围术期并发症发生率基本相似。就远期生存，中国及韩国都证实腹腔镜下根治远端进展期胃癌的非劣效性，故推荐腹腔镜下胃癌根治术可作为远端进展期胃癌治疗策略之一。

（三）其他适应证的探索

（1）新辅助后腹腔镜手术：cT3-4aN1-3M0期新辅助治疗后，可考虑腹腔镜胃癌根治术+D2淋巴结清扫。基于RESOLVE研究结果，围术期SOX方案化疗较术后辅助化疗可提高3年RFS。因此，针对适宜手术的Ⅲ期（cT3~4a N1~3M0期）患者，推荐"新辅助化疗+胃癌D2根治术+辅助化疗"。直接进行"腹腔镜胃癌D2根治术+辅助化疗"为考虑推荐。至于新辅助化疗后是否适合腹腔镜手术，尚需更多前瞻性研究验证。

（2）腹腔镜探查：cT1b期及以上且无明显影像学证据提示远处转移患者可考虑行腹腔镜探查明确临床分期。既往研究显示，在行腹腔镜探查患者中，约30%在影像学检查中遗漏腹腔内种植转移灶。因此腹腔镜探查，或称为诊断性腹腔镜，作为一种临床分期诊断手段愈发受到重视。腹腔镜探查应全面探查腹腔内有无腹水，膈顶、结肠旁沟、壁腹膜、盆底、网膜、肠系膜等表面有无种植结节；探查肝脏表面、双侧卵巢有无转移灶，评估原发灶肿瘤浸润及胃周淋巴结情况。同时建议常规行腹腔脱落细胞学检查，尤其对浸润程度较高cT4期患者。腹腔镜探查明确腹腔种植转移，可行腔镜辅助HIPEC置管，以便术后行腹腔热灌注化疗。

四、操作流程

（一）术前准备

术前检验检查：在行腹腔镜胃癌根治术前，需对患者进行全面检查，包括胃镜检查明确病灶位置，胃镜病理明确诊断，心电图、肝肾功能检查、凝血功能、血常规化验等排除手术禁忌证，腹部增强CT明确分期，必要时行MR、PET-CT及超声内镜进行进一步分期。

麻醉：术前由麻醉医生对患者行术前全身麻醉前评估，麻醉成功后开始实施手术。

器械准备：包括高清摄像与显示系统、气腹机、冲洗吸引装置、录像和图像储存设备。腹腔镜器械，包括5~12 cm套管穿刺针（Trocar）、无损伤抓钳、分离钳、剪刀、吸引器、持针器、血管夹施夹器、血管夹、超声刀、电凝钩、切割闭合器、吻合器等。

患者体位：常采用仰卧分腿位，患者呈“人”字形或“才”字形。术中呈头高脚低位，行左上腹操作，体位略向右倾斜20°~30°，行右上腹时，体位略向左倾斜20°~30°。

术者站位：一般主刀与助手分列患者两侧，扶镜手位患者两腿之间，可根据术者习惯变换站位。

气腹建立：二氧化碳气腹压力一般12~15 mmHg，有基础疾病或高龄者可适当降低气腹压。为避免二氧化碳持续进入降低戳卡孔温度导致镜头起雾，应避免将气腹管进气位置连接在观察孔上。可在副操作孔接入排烟管，持续低流量吸引，排出烟雾，保持术野清晰度。

（二）胃癌淋巴结清扫

第1组淋巴结——沿胃左动脉上行支进入胃壁第1支（贲门支）和贲门侧淋巴结。

第2组淋巴结——沿左膈下动脉贲门食管支分布的淋巴结。

第3组淋巴结——分为第3a组和第3b组淋巴结，胃左动脉至胃壁第1分支血管以下沿胃左动脉分布的胃小弯淋巴结为第3a组，胃右动脉至胃壁第1分支以右沿胃右动脉分布的胃小弯淋巴结为第3b组。

第4sa组淋巴结——沿胃短动脉分布，靠近胃者为第4sa组淋巴结。

第4sb组淋巴结——沿胃网膜左动脉分布，上至胃网膜左动脉至胃大弯的第1支，下至胃大弯无血管区域为第4sb组淋巴结。第4sb组和第10组淋巴结的界限是胃网膜左动脉向胃大弯发出的第1支，位于此支以上者为第4sb组淋巴结。

第4d组淋巴结——沿胃网膜右动脉分布，上至胃网膜右动脉及胃网膜左动脉交界无血管区，下至胃网膜右动脉向胃大弯发出第1支左侧。

第5组淋巴结——自胃右动脉根部至其到胃壁第1分支右侧幽门上区淋巴结。

第6组淋巴结——分为沿胃网膜右动脉分布，自其根部向胃大弯发出的第1支右侧第6a组淋巴结、沿幽门下动脉分布的第6i组淋巴结、沿胃网膜右静脉分布的第6v组淋巴结，第6v组淋巴结和第14v组淋巴结的界限是胃网膜右静脉和胰十二指肠上前静脉的汇合部，位于此汇合部者属于第6v组淋巴结。

第7组淋巴结——沿胃左动脉分布，自胃左动脉根部至上行支的分叉部。

第8a组淋巴结——位于肝总动脉前方与上缘的淋巴结第8a组与第8p组淋巴结（肝总动脉后方淋巴结）分界并未明确，建议通过门静脉前壁与肝总动脉投影相交点作一平行于肝总动脉虚拟线，位于此线前者为第8a组淋巴结，后者为第8p组淋巴结。

第9组淋巴结——腹腔干周围的淋巴结，胃左动脉、肝总动脉、脾动脉根部的淋巴结列为第9组淋巴结。

第11p组淋巴结——沿脾动脉近段分布的淋巴结脾动脉全程的中点，起自脾动脉根部，至脾动脉全程的中点。

第11d、10组淋巴结——第11d组淋巴结为沿脾动脉远断分布的淋巴结，起自脾动脉全程的中点至胰尾。第10组淋巴结为脾门淋巴结，包括胰尾部以远沿脾动脉分支的淋巴结，及胃短血管根部淋巴结，及胃网膜左动脉向胃大弯发出的第1支近端的淋巴结。第11d组和第10组淋巴结的分界为胰尾末端。

第12a组淋巴结——肝十二指肠韧带内沿肝固有动脉分布的淋巴结，具体为位于胰腺上缘以上、左右肝管汇合处以下，肝固有动脉周围及门静脉侧前方的淋巴结。

第19、20、110、111、112组淋巴结——第19组淋巴结为膈肌腹侧面，沿膈下动脉分布（左膈下动脉分叉以外）的淋巴结；第20组淋巴结为位于膈肌裂孔部食管附着处的淋巴结；第110组淋巴结为胸下段食管周围的淋巴结，上界至下肺静脉根部，下界至食管胃交界，前面是左心房及左心室，后面是椎前筋膜；右侧界是肺及第112pulR组淋巴结，左侧界是第112pulL组、112ao组淋巴结和胸主动脉及食管；第111组淋巴结为膈肌以上，被膈肌、心包、食管包绕的淋巴结；第112组淋巴结为位于后纵隔的淋巴结；上界气管隆突，下界至食管胃交界，在气管隆突下的后纵隔淋巴结之内，紧靠降主动脉、下肺静脉下缘及心包分布的淋巴结。

1. 胃大弯侧淋巴结清扫（No.4sb，4d组淋巴结清扫）

手术步骤：从横结肠偏左部离断大网膜，进入小网膜囊，向左侧延伸至结肠脾曲，分离大网膜与脾中下极粘连，沿胰尾显露脾下极血管，离断胃网膜左动、静脉，清扫第4sb组淋巴结。向右侧至结肠肝曲，并在结肠系膜前叶后方分离，清除结肠系膜前叶，游离清扫第4d淋巴结。

质控要求：

（1）T2期及以下胃癌可保留大网膜，在血管弓外3 cm处离断胃结肠韧带进小网膜囊。

（2）清扫时应显露胰尾、远端脾下极血管及胃网膜左血管的起始点，自胃网膜左血管起始点将淋巴脂肪组织往胃侧游离，显露脾下极血管分支点。为避免脾下极缺血，可自脾下极血管分支点远侧切断胃网膜左血管。

2.幽门下区淋巴结清扫（No.6组淋巴结清扫）

手术步骤：游离网膜进入胃十二指肠和横结肠系膜间融合筋膜间隙，暴露胰头及十二指肠外侧壁，显露胰头前血管，在胰十二指肠上前静脉与胃网膜右静脉汇合处上方离断胃网膜右静脉。继续沿胰头表面解剖，并打开胃胰韧带，暴露胃十二指肠动脉，显露胃网膜右动脉及幽门下动脉根部，离断，清扫第6组淋巴结。质控要求：

（1）需显露胃网膜右静脉和胰十二指肠上前静脉的汇合部，自汇合部上方离断胃网膜右静脉，将胰头表面的淋巴脂肪组织整块往上游离；

（2）在胃十二指肠动脉分出胰十二指肠上前动脉后离断胃网膜右动脉；

（3）第14v组淋巴结不做常规清扫，如第6组有明显肿大淋巴结，则需清扫第14v组淋巴结，即清扫结肠中静脉右侧，Henle′s干左侧及胰腺下缘区域的淋巴结，需显露肠系膜上静脉前壁。

3.幽门上淋巴结清扫（No.5组淋巴结清扫）

手术步骤：沿胃十二指肠动脉上行，暴露肝总动脉发出肝固有动脉及胃十二指肠动脉处，沿肝固有动脉左侧壁上行，显露胃右动脉左侧壁，游离十二指肠上缘，显露胃右动脉右侧壁，于根部离断胃右动、静脉。

质控要求：显露胃右动脉起始部，于根部离断胃右动、静脉。

4.胰腺上区淋巴结清扫（No.11p，7，8a，9，12a组淋巴结清扫）

手术步骤：助手抓持胃胰皱襞，显露胰腺上缘血管及维持张力，于胃胰皱襞根部张力最大处进入胰腺上缘间隙，紧贴胰腺上缘分离胰腺前被膜。向左暴露脾动脉近端，清扫第11p组淋巴结，进入沿Gerota筋膜浅层进行解剖，向右拓展至右侧膈肌角，清扫腹腔干前方及左侧淋巴结，显露胃左动脉左侧壁及头侧。可先沿胰腺上缘向右暴露肝总动脉，沿肝总动脉前方及上缘分离，清扫第8a组淋巴结，于肝总动脉、肝固有动脉夹角处打开门静脉前方筋膜，显露门静脉，沿肝固有动脉及门静脉向上分离至肝门部，清扫肝固有动脉前方及其与门静脉间淋巴脂肪组织，清扫第12a组淋巴结，再自右向左清扫腹腔干右侧淋巴结及显露胃左动脉右侧壁，最后离断胃左动脉；也可先于根部离断胃左动静脉后再自左向右清扫第9、8a、12a组淋巴结。

质控要求：

（1）第8a组与第8p组淋巴结（肝总动脉后方淋巴结）的分界，建议可通过门静脉前壁与肝总动脉投影的相交点作一平行于肝总动脉的虚拟线，位于此线以前者为第8a组淋巴结，以后者为第8p组淋巴结。

（2）清扫腹腔干淋巴结应沿右膈肌脚与胃胰皱襞间的红黄交界线进行，避免淋巴脂肪组织残留。

（3）第11p组淋巴结的清扫以前壁和上壁淋巴结为主，淋巴结清扫以尽量显露脾静脉或胰腺的背侧为标志，后方以左侧肾前筋膜为界。

（4）第11p组淋巴结应清扫至胃后血管分支点或清扫至脾动脉最靠近胃壁处。

（5）第12a组淋巴结具体为位于胰腺上缘以上、左右肝管汇合处以下，肝固有动脉周围及门静脉侧前方的淋巴结，要求清扫门静脉前壁及左侧壁的淋巴结直至显露门静脉。

5.小弯侧淋巴结清扫（No.1，3组淋巴结清扫）

手术步骤：紧贴胃壁小弯侧，可分前后壁分层切开，清扫胃小弯及贲门右侧淋巴结。

质控要求：

（1）贲门右侧应全部裸化，以能显露食管胃结合部管壁为标准。

（2）清扫第3组淋巴结时应避免胃壁的损伤及热灼伤。

6.贲门右侧淋巴结及胃短动脉淋巴结清扫（No.2，4sa组淋巴结清扫）

手术步骤：离断胃网膜左动、静脉后牵拉暴露胃脾韧带。贴近脾门离断胃短动脉，清扫第4sa组淋巴结，与Gerota筋膜浅层拓展的左侧边界汇合，向上清扫第2组淋巴结，也可在拓展Gerota筋膜浅层时，向左拓展至贲门胃底左侧，清扫第2组淋巴结。

质控要求：

（1）完整清扫第4sa组淋巴结应自脾动脉发出胃短血管处离断血管。

（2）自左膈下动脉食管贲门支发出处离断血管，注意保留左肾上腺分支。

7.远端脾动脉及脾门淋巴结清扫（No.11d，10组淋巴结清扫）

手术步骤：沿脾动、静脉向远侧分离，直至显露脾门各分支血管，清扫第11d、10组淋巴结。

质控要求：

（1）将脾动脉远干及其分支脉络化，注意保留分支到脾上极的血管，脾门分支间隙孔中的淋巴结亦要求清扫干净。

（2）脾门血管后方淋巴结不强制清扫。

8.下纵隔淋巴结清扫（No.19，20，110，111，112组淋巴结清扫）

手术步骤：紧贴膈肌角打开食管膈肌处腹膜反折，完成第19，20组淋巴结清扫，在食管膈肌裂孔穹隆部向正前方打开膈肌，将食管向下牵引，将下纵隔食管旁淋巴结脂肪组织廓清，完成第110，111，112组淋巴结清扫，必要时可离断左三角韧带，将肝左叶牵向右侧暴露视野。

质控要求：

（1）要求裸化下段食管，包括食管膈肌裂孔周围及膈下的脂肪淋巴组织。

（2）打开食管膈肌裂孔，清扫膈肌上及下胸段食管周围淋巴结，前方以心包膜为界，两侧以纵隔胸膜为界，上方以心包食管交界平面为界，后方以主动脉为界，其范围内的淋巴脂肪组织均应清扫，显露两侧的纵隔胸膜、心包下壁及主动脉前壁。

（3）尽可能避免双侧胸膜破损。

（三）腹腔镜胃癌消化道重建

1.远端胃切除后消化道重建

腹腔镜远端胃癌根治术后消化道重建方式包括：Billroth-Ⅰ吻合、Billroth-Ⅱ吻合、改良Billroth-Ⅱ吻合（Billroth-Ⅱ+Braun吻合）、Roux-en-Y吻合和非离断式Roux-en-Y吻合（Uncut Roux-en-Y吻合），适应证和操作要点如下：

（1）Billroth-Ⅰ式吻合

完全腹腔镜下远端胃癌根治术Billroth-Ⅰ式吻合最早由Kanaya等报道，采用直线型切割闭合器完成残胃-十二指肠后壁功能性端端吻合，吻合口形状似三角形故又称Delta吻合或三角吻合。该法操作如下：用直线型切合闭合器在拟定切割线处分别离断远端胃和十二指肠，标本取出并确认安全距离，术中冰冻切缘安全后，胃大弯残端和十二指肠后壁分别置入切割闭合器两臂，按压10秒钟激发完成切割闭合，检查吻合口无出血、狭窄、扭转后使用直线型切割闭合器关闭共同开口。三角吻合技术要点包括：①评估十二指肠切缘距离要以达到R0切除为出发点，切忌强行追求Billroth-Ⅰ吻合；②充分游离十二指肠，确保十二指肠切缘安全情况下，保证十二指肠残端有充分距离以完成吻合，避免吻合口张力过大；③十二指肠离断时需将上部沿顺时针方向旋转90°，并使直线切割闭合器垂直十二指肠，从十二指肠后壁向前壁方向将其切断；④吻合前可首先将胃与十二指肠并拢判断张力，如张力过大，应视情况果断改行Billroth-Ⅱ式或Roux-en-Y吻合；⑤完成残胃与十二指肠闭合后，须借助共同开口在直视下检查吻合口有无出血、狭窄、扭转等情况；⑥与胃和十二指肠切缘垂直方向横行闭合共同开口，避免吻合口狭窄。

三角吻合优势在于更近似原有生理结构，反流率低。也存在不少缺陷：①吻合过程中需扭转十二指肠残端和残胃，对残胃和十二指肠长度要求较高；②三角吻合中易形成一个缺血区域，增加术后吻合口漏风险；③端对端V形吻合有可能引起消化道逆蠕动。

（2）Billroth-Ⅱ式吻合

Billroth-Ⅱ式吻合是目前国内较常用的远端胃癌根治术吻合方式。该法操作如下：淋巴结清扫完成后，用直线切割闭合器分别离断十二指肠和远端胃。将距Treitz韧带15~25 cm近端空肠上提，将输入袢对胃大弯以利顺蠕动。用超声刀在拟作吻合空肠对系膜缘和残胃后壁或大弯侧分别开一小口，分别伸入直线切割闭合器两臂并使两者靠拢对齐，完成残胃-空肠侧侧吻合，通过共同开口检查是否有吻合口出血、扭转、狭窄，最后使用切割闭合器或手工缝合关闭共同开口。腹腔镜下Billroth-Ⅱ式吻合技术要点包括：①输入袢不宜过长，系膜不能扭转；②吻合口置于胃后壁时应注意胃后壁两条切割线间胃壁有无缺血表现；③关闭共同开口前应常规检查吻合口有无活动性出血等情况。

腹腔镜下应用Billroth-Ⅱ式吻合优势如下：①通过残胃后壁和空肠吻合，更易关闭共同开口；②术者可一直站在患者右边不需改变体位；③更方便观察及控制吻合口出血。劣势：①胆汁、胰液较易经胃空肠吻合口反流入残胃，导致吻合口溃疡、反流性胃炎发生；②该吻合方式有时会造成吻合口逆向蠕动而导致食物通过不畅，甚至瘀滞综合征发生，常见于Treitz韧带位于脊柱右侧患者。远期生活质量，Billroth-Ⅱ与Billroth-Ⅰ相比，前者并未对远期生活质量造成明显影响。

（3）Billroth-Ⅱ式+Braun吻合

Billroth-Ⅱ式+Braun吻合即在Billroth-Ⅱ式吻合基础上加做Braun吻合（空肠-空肠侧侧吻合），该吻合方式即在Billroth-Ⅱ式吻合时，在距胃空肠吻合口10~15 cm处空肠输入袢、输出袢之间加做Braun吻合，旨在通过输入袢与输出袢间的短路吻合，对胆汁、胰液、十二指肠液等消化液起一定分流作用，从而降低单纯Billroth-Ⅱ吻合术后胆汁反流、输入袢梗阻、十二指肠残端漏风险。研究表明，Braun吻合可达到持续性转流部分碱性消化液作用。此外，该种吻合术由于消化液短路分流，使十二指肠残端压力大大减低，在一定程度上降低了十二指肠残端瘘的风险。

（4）Roux-en-Y吻合与Uncut Roux-en-Y吻合

腹腔镜下Roux-en-Y式吻合操作较为复杂，其主要操作步骤为：距屈氏韧带10~20 cm处用直线切割闭合器离断并闭合空肠，用Billroth-Ⅱ式吻合法将远端空肠与残胃吻合，然后在距残胃-空肠吻合口40~60 cm处，分别于近、远端空肠系膜对侧缘各切一小孔，分别置入直线切割吻合器两臂，完成空肠侧侧吻合，检查后关闭共同开口。Roux-en-Y吻合优势：①可有效预防和治疗术后碱性反流性食管炎、倾倒综合征等并发症；②在全腔镜术中，可借助辅助切口完成肠肠吻合口缝合加固，再重新建立气腹完成残胃空肠吻合。但完全腹腔镜Roux-en-Y吻合操作较为复杂，吻合口数量多，吻合口瘘等消化道重建后并发症较多，如Roux袢瘀滞综合征（RSS）。

此外，2005年Uyama等首次报告Uncut Roux-en-Y吻合方法。操作步骤如下：在完成淋巴结清扫后，用直线切割闭合器离断十二指肠和远侧胃。近端空肠距Treitz韧带15~20 cm处用直线切割闭合器完成结肠前残胃空肠侧侧吻合；关闭共同开口。距吻合口2~3 cm处用无切割作用闭合器行输入袢空肠阻断。距吻合口25~30 cm远端空肠与距Treitz韧带10~15 cm近端空肠行侧侧吻合（Braun吻合）。Uncut Roux-en-Y吻合优势：①腹腔镜下操作更为简便，无须游离肠襻和离断系膜血管，保护空肠系膜血管，保证吻合口空肠侧血供，降低吻合口漏发生率；②不需切断空肠，维持空肠肌神经连续性，防止空肠壁上出现异位起搏点而致肠管逆蠕动，从而减少排空延迟或滞留综合征发生；③Braun吻合和输入袢空肠阻断，降低了十二指肠残端压力，降低发生残端瘘风险。但该方法可能出现输入袢空肠阻断后再通情况。

2.全胃切除后消化道重建

完全腹腔镜全胃切除术消化道重建方式主要采用食管空肠Roux-en-Y吻合和功能性空肠代胃吻合。

（1）食管空肠Roux-en-Y吻合

食管空肠Roux-en-Y吻合为目前完全腹腔镜全胃切除术后消化道重建的主要吻合方式。食管空肠吻合可借助管型吻合器或直线切割缝合器实现，也可用全腔镜下手工缝合。完全腹腔镜食管空肠吻合方法如下：①使用管型吻合器行食管空肠端侧吻合，抵钉座的置入方法多采用反穿刺法和经口置入抵钉座装置法，即OrvilTM法(吻合时均需要做腹壁小切口，将管状吻合器身置入并重新建立气腹)；②用直线切割闭合器行食管空肠侧侧吻合功能性端端吻合（FEEA），食管空肠顺蠕动侧侧吻合(Overlap法)，延迟离断小肠的改良Overlap法和π型吻合。

采用圆形吻合器进行Roux-en-Y时，腔镜下抵钉座的放置是主要难题。目前抵钉座放置主要采用以下两种方法。

反穿刺法：反穿刺法由Omori等在2009年首次报道。具体操作为：使用2-0带针线穿过抵钉座尖端的小孔，线尾打结。充分游离腹段食管，于食管前壁做一小切口，经此切口向头侧置入抵钉座，然后在切口头侧1~2 cm处的食管前壁缝针反向穿出，引出抵钉座并抽紧，最后使用直线切割闭合器在抵钉座下方闭合离断食管。操作中须注意：①先用腔镜阻断夹阻断贲门，防止胃内容物反流，更符合肿瘤根治原则；②先放置抵钉座再切断食管，在食管牵拉下容易置入抵钉座；③用光滑且抗张力较强的带针缝线，缝线长度以10~15 cm为宜；④带针缝线在食管前壁打开处上方至少1 cm反向缝出；⑤保持抵钉座稳定，将直线切割闭合器在抵钉座下方、食管切口上方夹闭食管壁全层，然后通过牵拉缝线拖出抵钉座，再行击发。这种方法最大优势在于用切割闭合器代替传统的荷包缝合，简化了操作步骤，易于掌握。

OrvilTM法：该法由Jeong等2009年首先报道。这种方式与以往圆形吻合器吻合最大区别在于，是经口由上而下自食管内置入抵钉座。具体如下：完成胃游离和淋巴结清扫后，用直线切割闭合器闭合食管下段。充分润滑Orvil的钉砧头及引导胃管后，经口置入引导胃管，当引导胃管触及食管残端时，用电刀或超声刀在食管残端开一直径约3 mm小孔并缓慢引出引导胃管，直至抵钉座达食管断端。操作中须注意：①充分润滑并始终保持钉砧头光面朝向病人硬腭，以利钉砧头顺利通过口咽部及上端食管，必要时可请麻醉师协助松开气管插管气囊；②当钉砧头中心杆从食管残端引出后，剪断连接线，拔除引导胃管，这时钉砧头会自动恢复至展开状态，即可进行吻合；③食管残端开口避免过大，直径以仅能通过引导胃管为宜，引导胃管经主操作孔拖出至腹腔外；④腹腔镜下抽拉引导胃管时注意力度控制，避免用力过大导致食管撕脱。

尽管目前种种办法解决了抵钉座置入问题，但这种置入圆形吻合器的过程降低了完全腹腔镜手术的微创优势。相比之下，直线吻合在完全腔镜下操作更加方便，而且美容效果更佳。

FEEA法具体操作如下：充分游离食管腹段、横断食管，在其上方开口，距Treitz韧带约15 cm离断空肠，上提远端空肠，将空肠置于食管左侧，空肠断端朝向足侧，在食管和空肠两个断端分别戳孔，插入直线切割器后完成食管空肠侧侧吻合，然后关闭共同开口。由于食管与空肠蠕动方向相逆，又称为逆蠕动吻合法。操作中须注意：①充分游离食管下段至少5 cm，切断食管时靠近贲门；②移除标本确认安全切缘后再进行吻合；③把空肠置入食管左侧，利于在狭小空间进行操作。该法优势在于避免管型吻合器抵钉座置入和荷包缝合困难，同时不受食管管径影响，吻合口直径大，术后吻合口狭窄发生率降低。但此法有一个缺陷，即吻合后空肠输出端存在一个拐角。

π型吻合：π型吻合相当于FEEA改良，吻合先于肿瘤切除。该法同FEEA不适于食管离断位置要求相对较高病人，虽简化了操作步骤，缩短了吻合时间，但同时存在一个明显缺陷：无法在消化道重建之前检查切缘。

Overlap吻合法具体操作如下：充分游离食管腹段并横断食管，Treitz韧带约15 cm离断空肠，在远端空肠对系膜侧及食管切缘的左侧各切一小口，将直线切割闭合器两臂伸入空肠和食管切缘之小孔，击发后确认吻合满意后闭合共同开口。该技术改善了FEEA存在的拐角问题，且食管与空肠蠕动方向相同。操作要点：①充分游离食管下段至少5 cm，切断食管时勿过高，建议切断食管距离贲门小于3 cm；②保证顺蠕动上提空肠，空肠系膜无张力；③侧侧吻合时，直线切割闭合器插入食管和空肠时必须注意力度的控制，建议将钉仓臂置入空肠，钉砧臂置入食管。可用胃管引导，以协助确认钉砧臂进入食管腔内，避免进入假腔。击发前试行拔动胃管，证实其未被夹入吻合器内；④关闭共同开口时，建议可使用倒刺线连续缝合；⑤无论是借助器械闭合或是手工缝合食管空肠共同开口，应避免浆肌层包埋过多以致发生吻合口狭窄。

（2）功能性空肠代胃吻合

腔镜全胃切除后功能性空肠代胃手术以间置空肠和Roux-en-Y+Pouch为主，但是腔镜下操作困难，步骤烦琐且增加吻合口和术后并发症等，目前报道较少，有待探索。

3.近端胃切除后消化道重建

近端胃切除后消化道重建包括食管残胃吻合、管型胃食管吻合、双通道吻合、Giraffe重建术、食管胃吻合双肌瓣成形术等。食管残胃后壁吻合简单易行，劣势为反流性食管炎发生率很高；食管残胃前壁吻合可形成类似胃底结构以形成His角发挥防反流作用，但不易在食管背侧牢固支撑残胃，术后反流性食管炎发生率仍然较高；食管残胃侧壁吻合在人工胃底压力增大时，吻合口呈闭合状态发挥抗反流作用，不足在于操作相对复杂，该术式将残胃固定在左右膈肌脚处，重建人工胃底；然后行食管胃侧侧吻合，插入线性吻合器逆时针旋转后固定并击发，以确保胃壁缝合在食管侧壁。

管型胃食管吻合优势：①可在残胃顶端形成类似胃底结构，平卧位时，反流的胃液暂时储存于“胃底”，可避免直接反流至食管下端；②管型胃切除部分胃窦，减少胃泌素和胃酸的分泌，且管型胃基本保持了胃的解剖结构，较行传统残胃食管吻合患者具有更高生活质量。管型胃的长度较长，可保持较低的吻合张力，适用于食管切缘较高的患者。但该法抗反流能力有限。管型胃的裁剪一般使用直线切割缝合器，费用相对较高。双通道吻合可扩大胃肠吻合口利于食物通过，具有较强的抗反流能力，但重建较为复杂，包含了食管-空肠吻合、空肠-空肠吻合、空肠-胃吻合等多种腔内吻合技术，花费较高。

Giraffe重建术优势：①具有良好的胃排空能力，因完整保留远端部分胃，从而使残胃具有食物储存及排空能力；②具有良好的抗反流作用。His角为食管与胃底形成的锐角，是一能活动的活瓣，在正常机体起到抗反流作用。但该法需要间置管状胃、重建his角及胃底，操作相对复杂，费用较高。食管胃吻合双肌瓣吻合增加了食管下端压力，减少反流性食管炎发生，具有较强抗反流能力，且手工缝合减少花费。该法不足：操作复杂，需在残胃切缘下方制作“工”字形浆肌瓣，然后在此“窗口”下缘切开黏膜及黏膜下层，将食管切缘与黏膜及黏膜下层进行吻合，最后将两浆肌瓣覆盖在食管下段及吻合口上层。

五、并发症的预防和处理

手术并发症的防治是提高腹腔镜胃癌手术质量的主要途径之一。日本内视镜学会（JSES）的全国调查显示腹腔镜胃癌术后并发症（14.3%、9.0%和8.2%）逐年减少。韩国腹腔镜胃癌协作组（KLASS）一项多中心、前瞻性、随机对照研究的中期报告显示，腹腔镜和开腹治疗早期胃癌并发症发生率分别为10.5%（17/179）和14.7%（24 /163），P=0.137。中国腹腔镜胃癌协作组（CLASS）对腹腔镜和开腹治疗进展期胃癌进行了一项多中心、前瞻性、随机对照研究，腹腔镜组术后并发症发生率与开腹组相比无统计学差异（15.2% vs. 12.9%，P=0.285）。

（一）术中并发症

1.术中出血

导致术中出血并发症发生的主要原因包括解剖层次不清、血管解剖变异、能量外科器械使用不规范等。因此，在掌握腹腔镜手术操作技巧情况下进行精细操作是避免术中出血的重要方法。首先，应保证术中操作在正确解剖层面内进行；其次，应规范使用能量外科器械，超声刀工作面以及电刀需时刻在显示器可见范围内；最后，在贴近肝脏、胰腺、脾脏等重要脏器部位时，助手应通过应用牵拉显露技巧，给术者留足操作空间，避免脏器误损伤导致出血发生。

2.术中脏器损伤

腹腔镜胃癌术中因手术牵拉显露不当、外力撕扯或能量外科器械使用不规范，易造成术中脏器损伤，其中脾脏、胰腺、肝脏及结肠是最易损伤脏器。

脾脏损伤是腹腔镜胃癌术较常见、处理也较难的并发症之一。据文献报道，胃癌根治术中医源性脾损伤并发症发生率为4%~10%。牵拉胃结肠韧带、脾胃韧带时用力过度导致脾脏被膜撕裂出血，或能量外科器械误伤脾脏及脾门部血管是导致脾脏损伤的主要原因。对于脾脏包膜撕脱或表浅撕裂，可采用压迫止血、电凝止血；而对于脾门血管损伤，则需采用血管夹闭或血管缝线修补等方法，而对较严重脾实质损伤或脾血管损伤出血无法控制时，可能需行脾脏切除。

肝脏损伤多由于助手将肝脏左叶挑起显露时器械头端误伤，或因腔镜下方向感、距离感缺失、视野盲区等原因导致腔镜器械进出时误伤肝脏。术中肝脏损伤出血时可采用纱布压迫或采用电凝止血。

胰腺是胃癌手术主要解剖标志，胰腺上缘区域淋巴结清扫是腹腔镜胃癌手术淋巴结清扫的重点以及难点区域。在清扫胰腺上区淋巴结时，助手使用器械下压胰腺，或是主刀清扫该区域肿大淋巴结时，均有可能损伤胰腺实质。因胰腺血供丰富，若腺损伤出血无法通过电凝止血，可采取压迫或缝合止血。需注意是，胰腺损伤范围较大时，有致术后胰漏风险，应妥善缝合，合理安置引流，并应用生长抑素减少胰液分泌。

腹腔镜胃癌手术中结肠损伤可分为结肠壁损伤及结肠系膜损伤，常见原因为助手牵拉力度过大或夹伤结肠壁，或因牵拉张力不足、解剖层面不清时损伤结肠壁或结肠系膜，以及操作过程中能量外科器械的热灼伤。若术中结肠损伤未及时发现，术后有迟发性肠穿孔可能。因此，为避免结肠损伤，在进行大网膜游离时，主刀与助手应默契配合，清晰显露游离平面，注意能量外科使用规范，降低结肠损伤风险；在手术结束前应仔细检查游离清扫所经平面，避免漏判已发生结肠损伤。

（二）术后并发症

1.出血

虽然，随着腹腔镜技术普及、腹腔镜手术相关设备发展，胃癌术后腹腔出血发生率相对较低，其发生率为0.4%~2.9%。一旦发生术后出血，常比较严重，是术后二次手术主要原因之一。术后血管性出血多是由于血管夹及焦痂脱落，或术后并发胰漏、十二指肠残端漏、吻合口漏造成消化液腐蚀血管引起腹腔出血。术后吻合口出血主要原因为吻合器选择不当、吻合不可靠与吻合口漏等。因此，术中仔细操作、严格止血、关腹前仔细检查是预防术后腹腔出血重要措施。对部分术后出血，经保守治疗多数可避免二次手术，但需严密监测患者情况。一旦保守治疗无法控制，应及时再手术止血。此外，介入栓塞、内镜下止血，也是有效止血措施。

2.吻合口漏

吻合口漏（消化道瘘）是吻合口处组织发生缺损从而导致消化管腔内外形成的异常通道。包括胃空肠吻合口漏、胃十二指肠吻合口漏、食管空肠吻合口漏、食管残胃（或管胃）吻合口漏以及十二指肠残端漏等，发生率为0.3%~1.9%。吻合口漏是引起术后腹腔感染主要原因。

一旦术后出现腹腔内感染临床征象，即应考虑漏的发生。腹部引流管引出或腹腔穿刺抽出消化液即可判断存在消化道漏，口服亚甲蓝后观察腹腔引流液情况可做初步判断，上消化道造影与CT等检查可帮助进一步了解漏的情况。

导致发生吻合口漏原因较多，除患者全身情况（如术前低蛋白血症等营养不良情况、重度贫血、术前曾行新辅助化疗、放化疗或转化治疗、长期使用糖皮质激素、合并肥胖、糖尿病、肝硬化、慢性肾病等基础疾病），吻合器选择不恰当、局部血运欠佳、吻合口张力过高等均有可能增加吻合口漏发生风险。因此，熟悉吻合口性能及成钉高度、术中规范操作避免血管损伤和张力过高等是预防吻合口漏有效预防手段。吻合完成后需观察吻合效果，如出现组织水肿、吻合后成钉处切割明显、局部缺血等情况时，应考虑缝合加固或重新吻合。

3.胰漏和胰腺炎

腹腔镜胃癌根治术后胰漏和急性胰腺炎发生率较传统开放手术高，其与术中胰腺损伤相关。术后胰漏极易并发腹腔感染和脓肿，甚至造成严重全身性感染和腹腔大出血直接威胁患者生命。术者与助手的熟练配合与精细操作减少胰腺损伤，是降低术后胰瘘发生率重要手段。术后一旦发生胰瘘，应保持腹腔引流通畅并及时使用抑制胰腺分泌和抑制胰酶活性的药物，必要时实施外科手术引流和灌洗。

4.淋巴漏

淋巴结清扫过程中淋巴管处理不确切是引起术后淋巴漏的主要原因。由于腹腔镜胃癌手术普遍采用超声刀进行组织切割与游离，理论上术后淋巴漏发生率和引流量比传统开腹手术更低。当发生淋巴漏时，若漏出量小于500 mL/d时可选择保守治疗，包括营养支持、低脂饮食及生长抑素类药物应用等，必要时还需加用抗生素，防止继发腹腔感染；绝大部分淋巴漏可以通过保守治疗好转。术后淋巴漏的发生与忽视淋巴管断端的处理密切相关，在腹腔镜胃癌手术淋巴结清扫过程中发现较粗的淋巴管时应予血管夹夹闭，淋巴结清扫完成后应重点检查胰腺上缘区域的清扫创面，若发现胶冻样液体渗出，应在直视下确切妥善缝扎或夹闭。

5.肠梗阻

腹腔镜胃癌手术后肠梗阻原因复杂，术后炎症反应发生与腹腔粘连发生是术后肠梗阻产生的主要原因。在腹腔镜手术中，由于术者双手未进入腹腔，对胃肠道干扰小，与开腹比，会降低术后肠梗阻发生。术中应尽量避免消化道重建时消化液造成的腹腔污染，手术创面彻底止血；术中应关闭肠系膜裂孔且术后需鼓励患者早期下床活动等，以期降低术后肠梗阻发生风险。术后肠梗阻一旦发生，应尽早采取禁食、胃肠减压、营养支持等治疗，并密切观察生命体征及腹部体征，必要时手术治疗。

6.残胃排空障碍

残胃排空障碍是胃癌术后常见并发症之一，发生率为1.0%~4.1%，可分为功能性残胃排空障碍和机械性残胃排空障碍。功能性残胃排空障碍病因复杂，可能与手术应激使交感神经兴奋，抑制胃肠平滑肌收缩有关，也可能与残胃本身水肿以及血供等相关。功能性残胃排空障碍治疗上应采用禁食、持续胃肠减压、促进胃肠道蠕动、加强肠外营养等治疗措施。需注意的是，在排除机械性梗阻的情况下，残胃排空障碍切忌手术治疗。机械性胃排空障碍主要是由于吻合口狭窄、吻合口水肿、吻合口瘢痕等引起的排空障碍。对术后机械性胃排空障碍患者，首选保守治疗，包括胃肠减压、营养支持等；若持续保守治疗无效，可考虑再次手术治疗。

7.腹内疝

腹腔镜胃癌术后内疝形成发生率约为2.0%，略高于开腹手术后内疝的发生率（0.9%），其中Petersen's疝是最常见腹内疝类型。术后内疝是导致术后肠梗阻的重要原因之一，术中未关闭Petersen's间隙、空肠系膜间隙以及腹腔镜术后粘连较轻是发生术后内疝的主要原因。术后内疝诊断明确后，应尽早手术治疗。

第七章

结直肠癌的腹腔镜技术

一、总论

（一）基本原则

结直肠癌腹腔镜手术需遵守手术损伤效益比原则（surgical risk-benefit balance principle，SRBBP）、肿瘤功能外科原则（function preservation in oncology surgery principle，FPOSP）、无菌无瘤原则等肿瘤外科治疗原则。中低位直肠癌腔镜根治术推荐遵循全直肠系膜切除（total mesorectal excision，TME）原则，结肠癌腔镜根治术推荐遵循全结肠系膜切除（complete mesocolic excision，CME）原则。切除病灶部位及所属区域淋巴结，实现根治和器官功能保护兼顾。肿瘤切除范围与淋巴结清扫也是无瘤原则的重要考量指标。

（二）基本要求

1. 手术团队

腔镜手术团队要有扎实的腔镜手术基本功、娴熟的手术操作技能和配合技巧，只有团队的默契配合才能保证手术顺利实施。对局部晚期肿瘤、需行联合脏器切除、术后复发、肥胖和开放手术史等疑难复杂患者的因素，更要充分考虑手术团队的经验和技术，审慎应用腔镜技术。经充分术前评估，全面衡量患者因素、肿瘤因素及手术团队因素，再决定是否采用腔镜手术，切忌为了微创而不顾患者安全强行采用腔镜技术。

结直肠癌腔镜手术和开腹手术同样需要无菌术和无瘤术。为确保腔镜手术操作过程中无菌术与无瘤术实施，需要把控以下几个方面：①术者要具有良好无菌与无瘤观念，这是任何手术操作都需具备的大前提；②术前必须进行充分肠道准备及围手术期抗菌药物的合理使用；③必须掌握一定手术操作技巧，重视手术团队的整体配合，尤其是体内消化道重建和标本取出环节，同时，术中可能污染或接触肿瘤的物品应置于单独收纳袋中，避免造成潜在种植转移或切口感染，这是保证无菌无瘤操作的核心步骤。

2.显像平台

腔镜手术对大部分患者是一种安全且微创的选择，开展单位应具备2D高清、3D或4K腹腔镜显像平台技术，结直肠手术中亚微结构在高清视野下能清晰显示，实现术中更精确解剖。

3.能量与器械平台

能量外科器械提供可靠、安全的血管凝闭功能及快速切割效率，同时应注意减少能量器械热效应，避免周围组织副损伤。根据不同手术场景合理选择单极和双极电设备、超声刀等能量器械，以达到精细切开、分离、闭合的目的，同时在手术过程中应注意对重要组织、血管、神经等进行保护，避免出现血管损伤与神经功能障碍。随着腹腔镜器械的种类愈发繁多、功能不断细化，如何“化繁为简”成为外科医师实际临床需求。腔镜常规手术器械：分离钳、无损伤胃和肠道抓钳、剪刀、持针器、血管夹和施夹器、标本袋、荷包钳、切口保护器等。熟悉各种腹腔镜器械特点，并熟练掌握其在结直肠癌手术中的运用技巧，充分暴露牵拉，保持合理张力，避免钳夹组织器官的损伤是结直肠外科医师必备的基本技能之一。

4.特殊平台与准备

手术机器人以达芬奇（da Vinci）外科手术系统为主，由影像处理平台、病人手术平台和医生操控台3部分组成。影像处理平台为术者提供放大10倍的高清三维图像，赋予手术视野真实纵深感，更有利于医师对手术的把控。病人手术平台置于手术台旁，具有4条机械臂，用于安装镜头或手术器械。机器人手术器械具有独特可转腕结构，可进行540°旋转，突破了双手动作限制，使操作更灵活，尤其适合狭小空间内的手术。术者坐于控制台前，实时同步控制床旁机械臂全部动作。机器人计算机系统自动滤除术者动作中不自主颤动，使操作更稳定。

NOSES腹腔内手术操作与常规腹腔镜要求相似，主要区别在于取标本的工具分为硬质和软质两种，软质工具有更好可塑性和弹性，不受标本大小限制，只要自然腔道条件允许，均可取出，主要包括切口保护套、保护套、无菌标本袋等。硬质设备韧性更好，具有良好支撑作用，标本环周径小于设备口径时，可顺利将其取出，但环周径大于设备口径，标本将很难取出。硬质工具主要包括塑料套管、经肛内镜等。

（三）切除范围与消化道重建

切除范围包括肠管切除范围与淋巴结清扫程度，遵循肿瘤学原则、血液供应原则和有利于消化道重建原则三个原则。

切除肠管长度：结肠癌切缘距离肿瘤边缘大于或等于10 cm；中高位直肠癌远切缘距离肿瘤大于或等于3 cm；低位直肠癌远切缘距离肿瘤大于或等于2 cm；对T1~2期直肠癌或T2~4N0~1期且行新辅助治疗有效的中低位直肠癌，远切缘距离肿瘤1 cm亦可行，但需术中冰冻证实下切缘阴性。肿瘤原发灶、肠系膜及区域淋巴结一并切除；结肠癌根治术需遵循CME原则，直肠癌根治术需遵循TME原则。

以术前评估或术中探查的结直肠癌淋巴结转移情况和肿瘤浸润肠壁深度为依据。术前、术中确认或怀疑淋巴结转移时，需行D3淋巴结清扫。未发现转移者，依据肿瘤浸润肠壁深度决定淋巴结清扫范围：①pTis癌无淋巴结转移，无必要行淋巴结清扫（D0），cTis癌行肠管切除时也可进行D1清扫。②pT1癌约有10%存在淋巴结转移，也有约2%存在中间组淋巴结转移。故对cT1期结直肠癌浸润至黏膜下层者，需行D1清扫，也可选择性行D2淋巴结清扫。③对cT2期结直肠癌（浸润至固有肌层者），至少须行D2淋巴结清扫；另外pT2癌存在约1%的主淋巴结转移，考虑术前很难对浸润深度进行精确判断，亦可选择行D3淋巴结清扫。④对cT3期以上的结直肠癌，须行D3淋巴结清扫。其他特殊位置的结直肠肿瘤按照具体肿瘤淋巴结清扫原则进行。

结直肠消化道重建主要分三种方式，端端吻合、功能性端端吻合和功能性侧侧吻合。结直肠腔镜术中，器械吻合作为首选，手工缝合为其重要补充。本指南建议遵循以下几个原则：①确保肿瘤根治性切除前提下，根据切除结直肠的范围，选择安全可行的消化道重建方式；②术中要确保吻合口张力小、血运好，并保证吻合口通畅无狭窄；③保证肿瘤功能外科原则，减少不必要组织损伤，兼顾消化道生理功能；④对直肠癌低位、超低位吻合保肛手术，如存在吻合口漏高危风险或患者进行了新辅助放化疗，酌情进行回肠保护性造口。吻合前必须检查肠壁血运、吻合口张力、系膜方向是否扭转；吻合后检查吻合口渗漏、是否有出血、通畅程度等情况，检查包括充气注水试验、术中肠镜检查等。对吻合不确切者，可于腔镜下进行吻合口加固缝合。对中低位直肠吻合保肛手术，也可采取经肛吻合口加固缝合。

（四）取标本原则

无论选择何种取标本途径，均需遵循肿瘤功能外科原则和手术损伤效益比原则。常规腹腔镜结直肠癌根治术，腹部辅助切口的选取应按以下原则进行判定和选择：

1.就近原则

首先应根据肿瘤部位及肠系膜游离度和长度，以就近原则选择方便标本取出的最近位置作为切口位置。如右半结肠切除术可选择右侧旁正中切口或上腹正中切口，直肠手术可选下腹正中切口或耻骨上部横切口等。

2.利于重建原则

将肠道和系膜充分游离后，综合考虑肠系膜游离度和长度、拟定消化道重建方法和位置、吻合操作的便捷性等多方面因素进行判定，进而选择上腹部切口或下腹部纵切口、横切口等，以辅助切口有利于安全便捷的消化道重建为主要判定原则。

3.少疤无痛原则

对辅助切口的切开和缝合应以最大程度实现最少疤痕甚至无可见疤痕为整体原则操作。如选择横切口作为辅助切口可以沿着Langer's皮纹线的走行方向切开，缝合时尽量采用连续或间断皮内缝合，从而最大程度减轻术后疼痛和疤痕。针对部分直肠癌新辅助治疗后需行回肠预防性造口或永久性造口患者，可经造口切口建立无菌无瘤通道作为辅助取切物切口，即借道NOSES方式。

4.切口隐蔽原则

对必须做的辅助切口，应考虑将切口隐蔽于更加有利于美观的部位。比如下腹部手术可将辅助切口选择在耻骨上横行切口。有手术史患者可通过原手术切口（如阑尾炎切口或剖腹产切口）等腹壁切口作为辅助切口。

5.切口大小应适中

辅助切口长度应以能取出切物的最小长度为宜，同时要有相应保护套，避免过度挤压、牵拉肿瘤，防止造成肿瘤破碎、撕裂导致肿瘤的医源性播散与种植。

（五）患者准备

1.肠道准备

肠道准备是指包括控制饮食、导泻、灌肠及联合口服抗生素的肠道准备方法。本指南要求对拟行腔镜术的患者做术前肠道准备，可采用如下方案：①饮食调整：术前3天开始半流质饮食，术前1天禁食；②口服导泻剂：无梗阻症状患者目前常用方法为术前1天口服导泻剂。

2.心理调整

对于患者，手术既能解除病痛，也会带来极大的心理刺激。由于对腹腔镜结直肠手术不了解，术前患者及家属对手术会产生恐惧、焦虑、紧张等心理状态，需充分说明并取得同意，共同决策治疗方案。术前加强心理干预，给患者方详细讲解手术目的、必要性、方法、腔镜手术优点、气腹压力和CO_2对机体的影响，以及如何正确对待术中、术后可能的创伤和问题，使患者心理上有充分准备，如果术前焦虑明显，适当给予镇静剂，保证充足的睡眠。

（六）中转开腹指征

中转开腹是手术方式的转化和手术继续，不是手术失败和并发症，是保障患者安全和疗效的重要手段。结直肠腔镜手术中转开腹原因包括患者全身因素、肿瘤因素和医源性因素等。在腔镜手术过程中，患者因气腹压力增高导致呼吸循环不稳定，无法耐受时需及时中转开腹。局部晚期肿瘤累及多脏器、大血管等重要组织结构，腹腔镜下无法完成分离；肿瘤巨大、空间狭窄导致暴露困难；术中重要或复杂组织器官副损伤，难以在腔镜下修复；难以控制的大出血等；设备故障；手术难度大，存在手术熟练度不够，团队配合不默契等技术障碍，应主动中转开腹手术。

二、常规术式操作规范

（一）直肠癌

1.适应证

癌肿位于直肠及肛管，包括直肠腺癌，腺鳞癌，神经内分泌癌，经放疗后失败的肛管鳞癌，不适合局部切除的黑色素瘤、神经内分泌肿瘤及间质瘤，不适于内镜切除的T1期直肠癌及直肠腺瘤恶变，复发直肠癌等。

2.绝对禁忌证

（1）既往腹部手术史，腹腔内严重粘连。

（2）合并急性肠梗阻，且无法有效建立气腹，显露手术野。

（3）难以纠正的严重凝血功能障碍，或合并易引发出血的基础性疾病。

（4）伴随严重的心、肺、脑等重要脏器合并症，全身状况差，不能耐受全麻及不能耐受长时间CO_2气腹的患者。

3.相对禁忌证

（1）重度肥胖患者，导致癌肿暴露困难。

（2）腹腔内淋巴结转移广泛、清扫困难的中晚期直肠癌。

（3）肿瘤体积较大、分离困难。

（4）肿瘤侵犯周围组织或器官，需要行联合脏器切除手术。

4.手术站位与打孔位置

（1）手术站位

患者取截石位。术者站于患者右侧，助手站于患者左侧，扶镜手站于术者同侧或头侧。患者右侧大腿应与腹部基本平齐。探查结束后手术床头低倾斜30°~40°。

（2）戳卡布局

①腹腔镜镜头戳卡孔（10/12 mm）：位于脐孔上方。

②主操作孔（12 mm）：麦氏点稍偏内。

③术者辅助孔（5/10 mm）：右锁骨中线平脐位置，与主操作孔至少一拳距离，且避开腹腔镜镜头的干扰。

④助手辅助孔（5 mm）：反麦氏点，主要用于牵拉及放置引流管，避开腹壁下血管。

⑤助手主操作孔（5/10 mm）：与术者辅助孔对称。

5. 手术入路

手术入路包括经腹、经肛和经腹经肛联合。手术可在腹腔镜或达芬奇机器人腔镜辅助下完成。目前最常用的手术方式仍然是腔镜辅助经腹直肠癌根治术，机器人辅助的手术疗效与腹腔镜手术相当，但并未带来显著疗效优势。经肛TME手术（transanal total meso-rectal excision，TaTME）逐步成为直肠癌根治术可选入路之一，主要适用于低位直肠癌保肛术式，但对于初学者吻合口漏发生风险更高。经腹会阴联合切除术的会阴部手术可在截石位或折刀位下完成，尤其肿瘤在侧壁、前壁外侵明显病例，应优选在折刀位下切除部分骶尾骨后进行，可做到直视下完成直肠前壁分离，达到更安全的环周切缘。目前并无研究显示不同手术入路在根治效果及生存方面存在差异，手术入路仍然依据外科医生习惯、擅长及肿瘤特征等选择。

6. 淋巴结清扫范围

按TME原则腹膜反折及以上直肠癌建议行部分直肠系膜切除术，反折以下肿瘤建议行全直肠系膜切除术。推荐行肠系膜下动脉根部淋巴结（包括第253组淋巴结）清扫，保留或者不保留左结肠动脉。对侧方区域存在肿大淋巴结，影像学确诊或疑诊转移者术前治疗后行选择性侧方淋巴结清扫术，但目前对侧方淋巴结的影像学诊断尚缺乏统一诊断标准。

7. 膜解剖与血管、神经、输尿管的保护

直肠固有筋膜来源于腹膜下筋膜深层，这些筋膜包裹肠系膜下血管、神经及淋巴脂肪组织，形成相对完整的封套，是恶性肿瘤播散的通路，也是全直肠系膜切除术能提高直肠癌根治性的解剖学基础。胚胎发育到11~16周，远端直肠周围的腹膜腔消失，原始直肠与尿生殖膈中充填间充质组织，这些组织在后期发育中因压力诱导形成不同致密程度的Denonvilliers筋膜。该筋膜向两侧分为多层包绕、分割血管神经束，而血管神经束内部供应前列腺精囊腺或阴道的膀胱下动脉/阴道动脉常常与直肠中动脉共干，这些血管分出细小分支供应远端直肠及前列腺与阴道等泌尿生殖器官。直肠系膜侧后方存在腹下神经前筋膜和骶前筋膜两层筋膜结构。其中，腹下神经前筋膜向前延续为Denonvilliers筋膜，并与直肠固有筋膜在2点及10点方向形成致密粘连，腹下神经前筋膜被发现可分为两层，包绕腹下神经及输尿管，并进而包绕盆丛神经；骶前筋膜向侧方分叉包裹髂内血管及其分支，并进而与肛提肌上筋膜及肛提肌下筋膜相延续。外科手术经常能观察到骶3~4与远端直肠间存在直肠骶直肠筋膜，即Waldeyer's筋膜，手术中必须锐性切断这层筋膜才能进入到疏松的肛提肌上间隙。

由于各层筋膜的胚胎起源不同，为筋膜及其内部结构供血的微血管亦具各自特征：其一，与皮下及黏膜下的血管网类似，每层筋膜均有其相互独立的微血管网，而对于覆盖输尿管、腹下神经及盆丛神经的筋膜，其表面微血管走行方向与输尿管及神经走行一致，分布于远端直肠系膜固有筋膜表面的微血管，在直肠系膜前方，走行向头侧并稍向内侧，在直肠系膜后方的微血管，其走行为向内侧及向肛侧。其二，分布于肠固有筋膜和壁层筋膜的微血管间仅存在少量交通支。这种脏壁层筋膜间缺乏交通支的现象，可能解释是腹膜腔发育的时期，侧中胚层即被分割为成脏层中胚层和成壁层中胚层，两者分别是肠固有筋膜和后腹膜下筋膜（深层）的胚胎来源。

膜间隙的辨认主要通过两点：

（1）组织黄白交界的偏黄色侧，当两侧筋膜间无血管疏松组织受到牵拉后，会形成白色“发丝样”结构，由于腹膜后的“壁层”筋膜具有多层结构，因而在不同层次间均可能出现发丝样结构。而最靠近直肠系膜（黄色侧）才是真正的分离平面，也可理解为最靠近肠固有筋膜的平面（inner-most plane）。在组织相对致密处，融合筋膜（Toldt′s筋膜）或Denonvilliers筋膜等均可形成白色结构。

（2）以筋膜表面的微血管为辨认标识，如前描述，每层筋膜均有相对独立的网状血管分布，沿输尿管、自主神经表面筋膜的血管，与相应结构走向一致。当筋膜（壁层）受到牵拉而“折叠”时，其表面的微血管也因此发生“折角”，因而壁层筋膜上的血管的折角点或消失点，即代表壁层筋膜与脏层筋膜的交界平面。在高清晰腹腔镜的图像下，微血管的可辨认度远高于筋膜或自主神经本身，因此可以通过血管的分布及走行特征来辨识不同的筋膜。

8.直肠切除范围及冲洗

对于低位直肠癌，均应行标准TME手术，直肠肠管远切缘距离肿瘤下缘应大于1~2 cm，切缘有疑虑时应行术中冰冻病理检查；对于中高位直肠癌应满足系膜切缘在5 cm以上，肠管远切缘在3 cm以上。肠管近端切缘一般要求在10 cm以上，具体近端切除长度依据乙状结肠长度、血供、新辅助治疗等因素决定。直肠离断前应采用粗丝线或捆扎带阻断肿瘤远端肠腔，彻底冲洗远端直肠腔后，再采用直线切割闭合器离断直肠。

9.侧方淋巴结清扫

（1）手术指征

推荐选择性侧方淋巴结清扫，即只对影像学证据疑诊侧方转移淋巴结的病例进行侧方淋巴结清扫，具体手术指征为：位于腹膜反折及以下的中低位直肠癌，MRI/CT检查提示髂血管区域和闭孔区域存在最大短径>5 mm的淋巴结。

（2）侧方清扫范围

《中国专家共识》推荐仅对影像学疑诊侧方淋巴结转移侧施行清扫手术。清扫范围主要包括髂内淋巴结（No.263d、No.263p）组和闭孔（No.283）组。其他部位如No.260、No.270、No.280、No.273、No.293淋巴结，转移发生率低且通常预后差，不建议常规清扫。若无可疑淋巴结侵犯盆丛神经时，推荐常规行保留盆丛神经的手术方式。

（3）手术步骤

从手术入路和操作技巧来看，以输尿管腹下神经筋膜及盆筋膜壁层建立清扫内外界限，中间以膀胱腹下筋膜分隔建立三平面两间隙清扫方式被越来越多的外科医生所接受，同时也应强调对骶丛及髂内血管主干构成的“底面”的显露，避免在髂内血管分支周围残留淋巴结。

①建立内侧边界：从输尿管外侧切开腹膜，紧贴输尿管外侧面分离输尿管腹下神经筋膜，向尾侧至输精管平面，向背侧游离至显露梨状肌筋膜，向内侧不应超过盆内脏神经所在平面。该筋膜包绕输尿管及腹下神经，并向尾侧延续包绕盆丛神经，清晰暴露及保护该筋膜对保证淋巴结清扫完整性及保护自主神经功能具有重要意义。

②游离膀胱腹下筋膜及清扫淋巴结：沿脐动脉分离显露膀胱腹下筋膜，并沿该筋膜向腹侧尾侧显露膀胱壁外侧，向尾侧分离，需清晰显露膀胱下/阴道静脉丛，分离至盆筋膜腱弓。

③外侧边界及背侧界面的分离：分离显露髂内静脉，向背侧显露腰大肌，并沿髂内静脉内侧向远端分离显露耻骨梳韧带至股管内口为止。继续沿闭孔内肌显露闭孔、肛提肌，向头侧显露髂内外血管交叉处。显露并游离闭孔神经加以保护。清扫闭孔头侧淋巴结。沿闭孔内肌表面分离，可切断部分支配到肌肉的小血管分支，显露骶丛及梨状肌，沿骶丛前间隙分离至完整显露髂内动静脉的全长，沿髂内动静脉表面分离，根据淋巴结位置及血管情况，决定切断或保留相应的髂内分支。沿髂内整块清扫髂内及闭孔淋巴结至Alcock管内侧开口处。

10.取标本切口

一般取下腹部正中切开长约5 cm切口，提出肿瘤段肠管。切口的大小、位置，要兼顾标本的大小、美容、便利手术、无瘤的原则。在患者符合经自然腔道取标本的指征时，可以从肛门或阴道取出标本，可避免腹部切口，促进术后快速康复。具体手术操作步骤详见“NOSES技术”，此处不再赘述。

11.保护性造口方式与注意事项

（1）指征。低位直肠癌行全TME、低位前切除或经括约肌间切除后，有较高的吻合口漏发生率，尤其是接受新辅助放化疗的患者，不仅吻合口漏风险增加，而且更不易愈合。多数医生建议对吻合口漏风险较高的患者采取保护性造口。对于合并急性梗阻或慢性不全性梗阻病例，建议先行乙状结肠造口，新辅助治疗后二期手术。但关于保护性造口的适应证目前尚缺乏统一的指征。建议对于有如下情况可考虑行预防性造口：

①中低位直肠癌患者一般情况差：高龄、术前贫血、低蛋白血症、合并高血压、糖尿病等严重合并病。

②术前行盆腔放疗，肠壁明显水肿增厚。

③吻合口距离肛门小于或等于4 cm。

④吻合欠满意，或充气实验阳性；或吻合口血供欠佳。

⑤吻合后有张力，悬于盆腔。

（2）回肠造口：可考虑优选回肠造口，手术简便且并发症率较低，腹腔镜或直视下一般选择距回盲瓣30 cm左右处回肠作标记，行预防性造口术。造口步骤基本同上，也可选择用支撑棒或与腹直肌前鞘直接缝合固定造口的方法。

（3）横结肠造口：腹腔镜下或直视下充分游离大网膜组织，以保证造口无张力。腹壁隧道宽度为通过两横指为宜。肠管外露应高出皮肤至少1 cm，随后逐层缝合肠管与腹膜腹直肌后鞘层、前鞘层和真皮层。也可采用支撑棒或缝线固定，术后约2周拔除造口支撑棒。

12.其他注意事项

（1）术中应重视TME手术质控要求

①直肠固有筋膜的完整性：直肠系膜应有相对完整的筋膜包裹，直肠系膜的缺损不宜超过5 mm深度，更不宜直接显露直肠肌层，系膜断端应为平头，不能有斜向的锥角。

②肠管远端切缘要求：对于中高位直肠癌远切缘应大于3 cm，对于低位直肠癌应大于1~2 cm。

③直肠系膜远切缘要求：对于中高位直肠癌，远端系膜切除距离应达5 cm，对于低位直肠癌，应满足全系膜切除要求。

（2）清扫肠系膜下动脉根部第253组淋巴结时，应根据术中情况决定是否保留左结肠动脉。

（3）女性子宫附件影响手术视野时，可通过悬吊子宫的方式解决。

（4）当术中判断近端乙状结肠无法拖至盆底吻合时，需行脾曲游离。

（5）在进行直肠前间隙分离时，推荐先进入Denonvillier's筋膜前方，但在精囊腺下缘Denonvillier's筋膜变得增厚及致密前，应及时切断该筋膜，进入直肠前间隙分离，从而保护血管神经束（NVB）。

（6）直肠残端距离肛缘极近时，应选用直径较小的吻合器，将吻合器置入肛门之前应充分扩肛，且置入过程中应时刻注视显示器，避免用力不当，致使残端破裂。

（7）术后应常规检查吻合口，一是应常规行充气试验，判断吻合口是否完整。二是检查吻合口是否有出血情况。

（8）行括约肌间分离时，要避免损伤直肠和外括约肌，男性应避免损伤后尿道，女性应避免损伤阴道后壁。

（9）行腹会阴联合切除术者，应注意保留更多侧盆壁腹膜，尽可能的关闭盆底腹膜。

（10）应特别注意无菌、无瘤操作。

（二）乙状结肠癌

1.适应证

癌肿位于乙状结肠中段为宜。包括不适于结肠镜切除的T1期结肠癌或结肠腺瘤恶变。位于降乙交界者可参照左半结肠癌术式，位于直乙交界者可参照直肠癌术式。

2.绝对禁忌证

（1）既往腹部手术史，腹腔内粘连严重，腹腔镜相关器械无法进腹。

（2）合并急性肠梗阻、消化道穿孔，腹壁或腹腔内存在严重感染。

（3）难以纠正的严重凝血功能障碍，或合并易引发出血的基础性疾病。

（4）严重心肺脑等重要脏器功能不全，全身状况差，不能耐受全麻及长时间CO_2气腹者。

3.相对禁忌证

（1）重度肥胖，导致癌肿暴露困难。

（2）腹腔内淋巴结转移广泛、清扫困难的中晚期结肠癌。

（3）瘤体较大、分离困难。

（4）肿瘤侵犯周围组织或器官，需行联合脏器切除手术。

4.手术站位与戳卡布局

（1）手术站位

分腿平卧位或截石位。术者站患者右侧，助手站患者左侧，扶镜手站术者同侧或头侧。

（2）戳卡布局

①腹腔镜镜头戳卡孔（10 mm）：位于脐上3~5 cm处。

②主操孔（12 mm）：右髂前上棘与脐连线中点偏下位置为宜。

③术者辅助孔（5 mm）：选平行脐右侧10 cm为宜，可减少对腹腔镜镜头干扰。

④助手辅助孔（5 mm）：选脐与左髂前上棘连线中外1/3交界处为宜，该钳操作较少，主要起提拉作用，靠外侧便于放置引流管，贴近腹壁，引流方便。

⑤助手主操孔（5 mm）：脐平左上，与术者辅助戳卡不在一条直线上，靠内侧腹直肌外缘为宜。

5.淋巴结清扫范围

术前评估或术中探查发现可疑淋巴结转移者，须行D3淋巴结清扫，未发现转移者，依据肿瘤浸润肠壁深度决定淋巴结清扫范围：①对cT1期结直肠癌浸润至黏膜下层者，因淋巴结转移几率接近10%，且常伴中间（第2站）淋巴结转移，须行D2淋巴结清扫。②对cT2期结直肠癌（浸润至固有肌层者），至少须行D2淋巴结清扫，亦可选择行D3淋巴结清扫。③对cT3、cT4a、cT4b期结直肠癌，须行D3淋巴结清扫，且需含肠系膜下动脉根部淋巴结（包括第253组淋巴结）的清扫。

6.血管、神经及输尿管的保护

（1）正确进入Toldt′s间隙，是保护血管、神经、输尿管的第一步。

①用纱布条将小肠挡于上腹部有助显露整个盆腔及肠系膜下动静脉根部。

②一般选骶骨岬下方3~5 cm，尤其肥胖病人，常有一菲薄处，用超声刀从此开始游离。切开后刀头汽化产生热量，沿直肠后间隙走行，用刀头上下推动，便见白色蜂窝状组织间隙。未正确进入此间隙，血管、神经、输尿管损伤风险增加。

（2）肠系膜下血管根部处理：肠系膜下血管裸化中注意保护血管、输尿管、神经，强调纱布的妙用。

①向左侧沿Toldt′s筋膜上下扩大空间，用小纱布钝性分离，继续向肠系膜下动脉根部走行，可见左侧输尿管走行及蠕动，予以保护。

②用小纱布向输尿管上方分离，垫于肠系膜下动静脉后方及左外侧。此处常是乙状结肠系膜无血管区，菲薄透明。转换镜头方向，可见乙状结肠系膜无血管区后方纱布。此时，纱布起指示和保护作用。

③肠系膜下动脉根部淋巴结清扫勿用超声刀上下剥离，选定切除线，由近及远整块分离，血管根部不宜裸化过长，够结扎即可。既可避免出血，又可保证根治。

④分离肠系膜下动脉根部，离断点不应紧贴根部，易误伤下肠系膜下从右支。

（3）直肠后间隙游离：游离直肠后间隙应注重保护神经。

①肠系膜下动静脉离断后，沿着Toldt′s筋膜进一步向外向下分离乙状结肠系膜至右髂总动脉处，用纱布条垫于分离处备用，起标示和保护作用。

②沿直肠后间隙分离时，可见下腹下神经，在其分叉处向左右分离，在神经表面用超声刀匀速推行分离，可保护神经。

（4）游离外侧系膜：游离外侧系膜，将乙状结肠翻向右侧，可见系膜后方纱布条，按其指示打开系膜，可防止损伤输尿管、生殖血管等组织器官。

7.吻合方式

（1）小切口辅助消化道重建：吻合方式有端端、侧侧（顺蠕动overlap法）或功能性端端吻合（逆蠕动）等。多采用端端吻合术，一般采用双吻合器器械吻合。然后采用可吸收线行间断或连续缝合加固吻合口。具体吻合方式根据吻合口张力和术者习惯。

（2）完全腹腔镜下吻合：吻合方式有端端、侧侧（顺蠕动overlap法）或功能性端端吻合（逆蠕动）等。根据吻合口张力和术者习惯选择。吻合完成后可经腹壁辅助切口，也可经自然腔道取标本。

经自然腔道取标本分两种术式，即经肛门或经阴道拖出标本。此时一般采用端端吻合，具体操作详见“NOSES技术”。

8. 取标本切口

一般取下腹正中或左下腹部切开长3~5 cm直线型切口。切口大小、位置，要兼顾标本大小、美容和便利手术原则。切口保护套使用为必要，既可扩张切口、取出切物，又可保护切口，避免细菌污染和瘤细胞种植。

（三）左半结肠癌

1. 适应证

癌肿位于横结肠近脾曲、结肠脾曲、降结肠或降乙交界处，包括不适于结肠镜切除的T1期结肠癌或结肠腺瘤恶变。

2. 绝对禁忌证

（1）既往腹部手术史，腹腔内粘连严重，腹腔镜相关器械无法进腹。

（2）合并急性肠梗阻、消化道穿孔，腹壁或腹腔内存在严重感染。

（3）难以纠正的严重凝血功能障碍，或合并易引发出血的基础性疾病。

（4）伴严重心肺脑等重要脏器功能不全，全身情况差，不能耐受全麻及长时间CO_2气腹者。

3. 相对禁忌证

（1）重度肥胖，导致癌肿暴露困难。

（2）腹腔内淋巴结广泛转移、清扫困难的中晚期结肠癌。

（3）瘤体较大、分离困难。

（4）肿瘤侵犯周围组织或器官，需行联合脏器切除手术。

4. 手术站位与戳卡布局

（1）手术站位

分腿平卧位。术者站患者右侧，助手站患者左侧，扶镜手站患者两腿间。

（2）戳卡布局

①腹腔镜镜头戳卡孔（10 mm）：位于脐下2~3 cm处。

②主操作孔（12 mm）：位右髂前上棘与脐连线的中1/3处。

③术者辅操孔（5 mm）：脐水平上10 cm与右腹直肌外缘交叉处横结肠投影区。

④助手主操孔（5 mm）：位于脐上方10 cm与左锁骨中线交叉处。

⑤助手辅操孔（5 mm）：位于脐与左髂前上棘连线中外1/3处。

5.手术入路的选择

腹腔镜左半结肠癌根治术一般选择三种入路。

（1）中间入路：由左半结肠系膜血管根部开始解剖，由内向外游离系膜和左半结肠。

（2）外侧入路：由左结肠旁沟进入解剖间隙，由外向内先游离结肠和系膜，再处理左半结肠系膜血管。

（3）头侧入路：打开左侧胃结肠韧带，胰腺下缘切开横结肠系膜，入左侧横结肠后间隙，由中间处理肠系膜下血管及其分支，外侧打开左侧结肠旁沟。

一般采用内侧入路，可使术野更清晰，且有利找到正确操作平面及间隙，有助术者辨别输尿管解剖层次。更重要的是，内侧入路更符合无瘤术要求，先行血管根部结扎，可有效防止因手术挤压造成瘤细胞转移。操作过程中，可确保清扫肠系膜下动脉根部淋巴结的安全性，达到根治肿瘤目的。临床根据患者具体情况，合理联合应用上述入路，亦值得推荐。

6.淋巴结清扫范围

术前评估或术中探查发现可疑淋巴结转移者，须行D3淋巴结清扫，未发现转移者，依据肿瘤浸润肠壁深度决定清扫范围：①对cT1期结直肠癌浸润至黏膜下层者，因淋巴结转移概率接近10%，且常伴中间（第2站）淋巴结转移，须行D2淋巴结清扫。②对cT2期结直肠癌（浸润至固有肌层者），至少须行D2淋巴结清扫，亦可选择行D3淋巴结清扫。③对cT3、cT4a、cT4b期结直肠癌，须行D3淋巴结清扫。

直接参与左半结肠癌供血的主要动脉包括结肠中动脉（和或副结肠中动脉）及肠系膜下动脉发出的左结肠动脉和乙状结肠动脉。因此，肿瘤位于横结肠脾曲，有必要清扫223组淋巴结或副结肠中动脉根部淋巴结；当位于降结肠或乙状结肠，有必要清扫253组淋巴结。

左半结肠系膜外淋巴结主要指胃网膜弓淋巴结。文献报道横结肠癌和脾曲癌存在4%~5%的胃网膜弓淋巴结转移，原则要求清扫距癌肿10 cm以内的网膜弓、胰腺下缘淋巴结及相应大网膜。

7.游离脾曲

脾曲由于脾脏容易牵拉被膜撕裂出血且脾曲大网膜肥厚等特点，手术难度较大。可采用三路包抄法游离至脾曲，即从里向外两路（从胰腺下缘和胃大弯或结肠旁两路往脾曲分离）；从下向上一路（从左结肠旁沟向脾曲分离）。完整游离整个脾曲，动作要轻柔，避免损伤脾脏，导致脾脏出血。

8.吻合方式

（1）小切口辅助消化道重建：左半结肠切除术后为结肠-结肠吻合。吻合方式分为端端、侧侧和端侧吻合。手工吻合多采用端端吻合，器械吻合多采用侧侧吻合或端侧吻合。吻合方式选择多取决于吻合口张力和术者习惯。采用器械吻合后，亦可用可吸收线行间断或连续缝合加固吻合口。

①端端吻合：在小切口辅助下移除标本后，若两侧剩余肠管游离度相对紧张，吻合口张力较大，建议采用端端吻合。

②侧侧吻合：在小切口辅助下，若两侧肠管游离充分，预估吻合口张力较小，可采用该吻合方式。

③端侧吻合：在小切口辅助下，若一侧肠管游离较充分、一侧相对紧张时，可采用该吻合方式。

（2）完全腹腔镜下吻合：多采用直线切割缝合器行侧侧吻合，包括顺蠕动（overlap 法）和逆蠕动[功能性端端吻合（functional end to end anastomoses，FETE 法）]，其共同开口可在腹腔镜下采用可吸收线行间断或连续缝合关闭，或采用倒刺线行连续缝合关闭。吻合方式选择多取决于吻合口张力和术者习惯。吻合完成后可经腹壁辅助切口取标本，也可以经自然腔道取标本。

经自然腔道取标本分两种术式，即经肛门或经阴道拖出标本。吻合方式可采用端端、侧侧（顺蠕动 overlap 法）或功能性端端吻合（逆蠕动）。具体手术操作步骤详见“NOSES 技术”。

9. 取标本切口

一般取左侧，腹直肌旁做 3~8 cm 小切口，或取下腹正中小切口。切口大小、位置，兼顾切物大小、美容和便利手术。必须使用切口保护套，既可扩张切口、便于取出切物，又可保护切口，避免细菌污染和瘤细胞种植。

（四）腹腔镜下横结肠癌根治术

1. 适应证

横结肠癌根治术分为横结肠根治性切除术、右半结肠扩大根治术、保留回盲部右半结肠扩大根治术和左半结肠扩大根治术等。临床常用的是右半结肠扩大根治术（适于结肠肝曲和横结肠右侧份肿瘤）和左半结肠扩大根治术（适于结肠脾曲和横结肠左侧份肿瘤）。横结肠根治性切除术和保留回盲部右半结肠扩大根治术通常仅适于横结肠中段，且肿瘤分期较早者。本部分仅涉及腹腔镜下右半结肠扩大根治术，左半结肠扩大根治术可参见本指南“腹腔镜下左半结肠癌根治术”相关章节。

2. 绝对禁忌证

（1）既往腹部手术史，腹腔内粘连严重，腹腔镜相关器械无法进腹。

（2）合并急性肠梗阻、消化道穿孔，腹壁或腹腔内存在严重感染。

（3）难以纠正的严重凝血功能障碍，或合并易引发出血的基础性疾病。

（4）伴严重的心肺脑等重要脏器功能不全，全身情况差，不能耐受全麻及长时间 CO_2 气腹者。

3. 相对禁忌证

（1）重度肥胖导致癌肿暴露困难。

（2）腹腔内淋巴结转移广泛、清扫困难的中晚期结肠癌。

（3）瘤体较大、分离困难。

（4）肿瘤侵犯周围组织或器官，需行联合脏器切除手术。

4. 手术站位与戳卡布局

（1）手术站位

分腿平卧位。术者站患者左侧，助手站患者右侧，扶镜手站患者两腿之间，显示器位患者头侧。

（2）戳卡布局

①腹腔镜镜头戳卡孔（10 mm）：位于脐下2~3 cm处。

②主操作孔（12 mm）：放置于左侧肋缘下3~5 cm，锁骨中线处。

③术者辅操孔（5 mm）：放置于左髂前上棘与脐连线中外1/3处。

④助手主操孔（5 mm）：放置于右肋缘下3 cm锁骨中线处。

⑤助手辅操孔（5 mm）：放置于右髂前上棘与脐连线中外1/3处。

5. 手术入路的选择

手术入路包括中间入路、头侧入路和尾侧入路。较多采用中间入路和尾侧入路。腹腔镜下右半结肠癌扩大根治术时，由于肿块位于横结肠或肝曲，远离尾侧入路的起步区域，将使分离间隙和拓展层面更为便捷。特别在一些特定病例，如较肥胖、系膜层次较难寻找者，中间入路CME起步阶段分辨Toldt′s筋膜与结肠系膜间隙存在技术难点，年轻医生常难精准把握手术层面，层面过深易入肾前筋膜后方而损伤其后的输尿管、生殖血管等重要结构，层面过浅进入结肠系膜又易导致出血。尾侧入路更易准确寻找正确层面，有利于右半结肠CME手术高质量完成。

助手提起阑尾与回盲部，术者自尾侧打开右结肠旁沟腹膜反折线（即黄白交界线），进入Toldt′s筋膜与结肠系膜间的天然外科平面，即右结肠后间隙（RRCS）。助手将肠系膜向左侧牵引，术者自尾侧向头侧扩展RRCS至结肠肝曲水平，同时向内侧暴露十二指肠，此为进入横结肠后间隙（TRCS）的标志。手术至此转向传统中间入路。以回结肠血管（ICV，ICA）在肠系膜表面投影为解剖标志，打开结肠系膜，可轻易与后方已打开RRCS相汇合。术者继而以肠系膜上静脉（SMV）为主线，自尾侧向头侧逐步打开血管鞘，逐步裸露SMV、SMA及其右侧分支，清扫外科干，并将分支依次结扎，进一步解剖Henle′s干及其属支，拓展TRCS。此时拓展可选择完全中间入路（CMA）和联合中间入路（HMA）两种方式，关于此两种入路技术细节和优劣比较在本指南“腹腔镜下右半结肠癌根治术”一节阐述。最后，完成胃网膜弓淋巴结和幽门下淋巴结清扫。

6.淋巴结清扫范围

进展期肝曲癌或横结肠癌，是否常规清扫胃网膜弓淋巴结和幽门下淋巴结（IGLN）尚存争议。国内大部分学者认可并采用右半结肠扩大根治术要求常规清扫。如患者在术前评估和术中探查已发现IGLN存在明显肿大，则须清扫。清扫范围为：沿胃网膜血管弓内清扫距肿瘤10~15 cm范围内胃网膜区淋巴结，结扎胃网膜右动静脉（RGEV&RGEA）根部清扫幽门下淋巴结。

7.吻合方式

（1）体外吻合：体外吻合方式有端侧吻合、Overlap、端端吻合及功能性端端吻合等。以端侧吻合为例。完成腹腔操作，腹部切开辅助切口，并置入切口保护套。小肠切端预切除线处肠管上荷包钳，离断肠管，置入吻合器抵钉座后收紧荷包线。离断结肠，标本移除送病理。肠管内碘伏棉球消毒后，置入管形吻合器，距离断段4 cm处肠壁对系膜侧穿刺出针，将抵钉座连接杆与机身穿刺器连接。确认肠管有无扭曲、张力是否适度后，收紧、压榨后击发，松开。取出吻合器，检查吻合环，即肿瘤上下切缘完整性。再以直线切割闭合器离断结肠盲端，加固缝合。至此完成端侧吻合。

（2）全腹腔镜下吻合：包括Overlap吻合和功能性端端吻合。吻合完成后可经腹，也可经自然腔道取标本。后者又分经肛门与经阴道拖出标本。具体操作详见《NOSES技术指南》。

8.取标本切口

取绕脐做4~6 cm小切口，用于取出标本和体外吻合。切口大小、位置，兼顾标本大小、美容和便利手术原则。

（五）腹腔镜下右半结肠癌根治术

1.适应证

癌肿位于盲肠、升结肠、阑尾，包括不适于结肠镜切除的T1期结肠癌或结肠腺瘤恶变。癌肿位于肝曲或横结肠右侧份须行腹腔镜下右半结肠扩大根治术，具体参见本指南“腹腔镜下横结肠癌根治术”一节。

2.绝对禁忌证

（1）既往腹部手术史，腹腔内粘连严重，腹腔镜相关器械无法进腹。

（2）合并急性肠梗阻、消化道穿孔，腹壁或腹腔内存在严重感染。

（3）难以纠正的严重凝血功能障碍，或合并易引发出血的基础性疾病。

（4）伴严重的心肺脑等重要脏器功能不全，全身情况差，不能耐受全麻及长时间CO_2气腹者。

3.相对禁忌证

（1）重度肥胖导致癌肿暴露困难。

（2）腹腔内淋巴结转移广泛、清扫困难的中晚期结肠癌。

（3）瘤体较大、分离困难。

（4）肿瘤侵犯周围组织或器官，需行联合脏器切除手术。

4.手术站位与戳卡布局

（1）手术站位

分腿平卧位。术者站患者左侧，助手站患者右侧，扶镜手站患者两腿间，显示器位患者头侧。

（2）戳卡布局

①腹腔镜镜头戳卡孔（10 mm）：位于脐下2~3 cm处。

②主操作孔（12 mm）：放置于左侧肋缘下3~5 cm，锁骨中线处。

③术者辅操孔（5 mm）：放置于左髂前上棘与脐连线中外1/3处。

④助手主操作孔（5 mm）：放置于右肋缘下3 cm锁骨中线处。

⑤助手辅操孔（5 mm）：放置于右髂前上棘与脐连线中外1/3处。

5.手术入路的选择

手术入路包括中间入路，头侧入路和尾侧入路。较多采用中间入路和尾侧入路。尾侧入路步骤可参考本指南“腹腔镜下横结肠癌根治术”一节。本节主要涉及中间入路。根据拓展横结肠后间隙（TRCS）方向不同，中间入路又分联合中间入路（HMA）和完全中间入路（CMA）。

两种入路起步阶段是一致的。将大网膜和横结肠稍微向头侧牵拉后即可显露小肠系膜和右结肠系膜前叶。助手左手提起结肠中血管蒂显露结肠中血管根部，右手提起回结肠血管投影，在回结肠血管与肠系膜上血管交角处打开结肠系膜，寻找Toldt′s间隙。进入正确层面后钝锐结合拓展右结肠后间隙（RRCS）。以肠系膜上静脉（SMV）为主线，自尾侧向头侧逐步打开血管鞘，逐步裸露SMV、SMA及其右侧分支，清扫外科干，并将分支依次结扎，包括回结肠血管、结肠中动脉分支。将进入腹腔镜右半结肠手术的核心环节，即“拓展TRCS”。此时如通过“上下结合”方式，一面向头侧仔细分离拓展层面，解剖出结肠中静脉（MCV）及Henle′s部及胰腺下缘。一面自头侧胃网膜血管弓外打开胃结肠韧带，自上而下拓展，逐步达到两面贯通，这样的方法称为HMA。而如采取全程“自下而上”方式，自胰腺下缘“爬坡”，由横结肠系膜根部进入系膜间隙（IMS），同时解剖Henle′s干、MCV等血管，这样的方法称为CMA。胰腺下缘辨认与“爬坡”是CMA关键步骤之一。误入胰腺后方及损伤胰腺实质造成出血及相应血管并发症是CMA潜在风险。经验是，沿SMV清扫外科干后，寻找Henle′s干，而后者出现提示胰腺下缘已非常接近，此时应朝前上方向解剖，做好“爬坡”准备；胃网膜右静脉出现则提示进入IMS的时机已到，可沿此静脉左缘解剖，较易进入IMS。

CMA解剖一气呵成，理论上更符合CME原则。同时可避免反复上下翻转肠管及系膜，造成上下解剖层次不同而不能达到CME要求。但在临床工作中，还是要结合实际情况选择合适术式。对一些Henle′s干解剖困难、结肠中血管变异病例，适时选择HMA，上下结合辨清血管走形，有助于安全精准完成手术。对初学者而言，HMA能帮助术者更加准确辨别解剖结构，在对局部解剖不够熟悉阶段，更值得推荐。

最后，游离结肠肝曲，自上而下或自下而上打开右结肠旁沟系膜附着，与RRCS相贯通，完成右半结肠游离。

6.淋巴结清扫范围

直接参与右半结肠癌供血的主要动脉包括结肠中动脉（和或副结肠中动脉），回结肠动脉和右结肠动脉（如有）。理论上讲，右半结肠癌D3根治术应根据肿瘤位置清扫相应根部淋巴结。当肿瘤位于盲肠和升结肠时，有必要清扫203、213组淋巴结和结肠中动脉右支根部淋巴结，可保留结肠中动脉左支；当肿瘤位于结肠肝曲或横结肠时，则必须清扫203、213和223（即结肠中动脉根部）组淋巴结。

7.吻合方式

（1）体外吻合：体外吻合方式有端侧吻合、Overlap、端端吻合及功能性端端吻合等。以端侧吻合为例。完成腹腔操作，腹部切开辅助切口，并置入切口保护套。小肠切端预切除线处肠管上荷包钳，离断肠管，置入吻合器抵钉座后收紧荷包线。离断结肠，标本移除送病理。肠管内碘伏棉球消毒后，置入管形吻合器，距离断段4 cm处肠壁无系膜侧穿刺出针，将抵钉座连接杆与机身穿刺器连接。确认肠管有无扭曲、张力是否适度后，收紧、压榨后击发，松开。取出吻合器，检查吻合环，即肿瘤上下切缘完整性。再以直线切割闭合器离断结肠盲端，加固缝合。至此完成端侧吻合。

（2）全腹腔镜下吻合：包括Overlap吻合和功能性端端吻合。吻合完成后可经腹，也可经自然腔道取标本。后者又分经肛门与经阴道拖出标本，具体操作详见“NOSES技术”。

8.取标本切口

取绕脐做4~6 cm小切口，用于取出标本和体外吻合。切口大小、位置，兼顾标本大小、美容和便利手术原则。

（六）腹腔镜下全结直肠切除术

1.适应证

需行腹腔镜下全结直肠切除术的结直肠恶性肿瘤非常罕见，见于以下几种情况：

家族性腺瘤性息肉病（FAP）合并癌变，溃疡性结肠炎（UC）合并癌变，同时性多原发性结直肠癌等。

2.绝对禁忌证

（1）既往腹部手术史，腹腔内粘连严重，腹腔镜相关器械无法进腹。

（2）合并急性肠梗阻、消化道穿孔，腹壁或腹腔内存在严重感染。

（3）难以纠正的严重凝血功能障碍，或合并易引发出血的基础性疾病。

（4）伴严重的心肺脑等重要脏器功能不全，全身情况差，不能耐受全麻及长时间CO_2气腹者。

3.相对禁忌证

（1）重度肥胖导致癌肿暴露困难。

（2）腹腔内淋巴结转移广泛、清扫困难的中晚期结肠癌。

（3）瘤体较大、分离困难。

（4）肿瘤侵犯周围组织或器官，需行联合脏器切除手术。

4.手术站位与戳卡布局

（1）手术站位

患者取改良截石位。盆腔区操作，术者站患者右侧，助手站患者左侧，扶镜手站术者同侧、头侧，显示器位患者足侧；腹腔区操作，术者站患者左侧/右侧，助手站患者右侧/左侧，扶镜手站患者两腿之间，显示器位患者头侧。

（2）戳卡布局

①腹腔镜镜头戳卡孔（10 mm）：位于脐上。

②主操作孔（12 mm）：右髂前上棘与脐连线中点偏下位置为宜。

③术者辅助孔（5 mm）：位于平行脐右侧10 cm为宜。

④助手辅助孔（5 mm）：位于脐与左髂前上棘连线中外1/3处为宜。

⑤助手主操孔（5 mm）：脐水平左上方，与术者辅助戳卡不在一条直线上，靠内侧腹直肌外缘为宜。

⑥戳卡布局以适宜盆腔区操作为主，腹腔区操作困难可适当增加辅助孔（5 mm）。

5.手术入路选择

手术入路常用直肠—左半结肠—右半结肠顺序游离。直肠游离参考本指南第七章常规术式操作规范中直肠癌的内容，左半结肠游离参考本指南第七章常规术式操作规范中左半结肠癌的内容，右半结肠游离参考本指南“腹腔镜下右半结肠癌根治术”一节。按此顺序游离，对患者体位，术者站位变动最少，且有助于助手牵拉肠管暴露术野。

6.淋巴结清扫范围

全结直肠切除术须根据恶性病变具体位置及分期决定清扫范围。对FAP或UC患者，在游离非癌变病灶所在肠段时不要求行D2或D3淋巴结清扫，此时无需在血管根部行分离操作，可直接离断相应系膜血管行肠管游离。但在游离癌变病灶所在肠管时，须严格按照结直肠癌根治手术要求，行相应范围D2或D3淋巴结清扫，即在相应供血血管根部行离断并清扫淋巴结。

7.吻合方式

常用回肠储袋肛管吻合术（IPAA）。吻合可采用手工吻合，也可采用改良吻合器吻合。具体步骤同传统开放全结直肠切除术。

8.取标本切口

取绕脐做4~6 cm小切口，用于取出标本和体外吻合。切口大小、位置，兼顾标本大小、美容和便利手术原则。

三、新术式操作规范

腹腔镜手术自20世纪90年代用于结直肠肿瘤外科治疗后，在减少手术创伤和肿瘤根治等领域，已得到充分肯定。近年，围绕更加微创和功能保留，基于技术设备进步和医生创新，涌现出诸多创新术式。其中，中国外科医生贡献有目共睹。但具有创新思维的术式，不仅需要严格掌握适应证，而且需要建立操作规范和学习培训。

如何进一步减少创伤有：NOSES手术通过经肛门或阴道自然腔道取标本，消除了腹壁切口；taTME和TAMIS利用肛门经肛建立腔镜术野进行解剖，解决了困难盆腔直肠癌手术难题；减孔腔镜手术，通过减少穿刺孔进一步降低了手术创伤。如何保留功能有：LISH手术通过保留回盲部血管和盲肠，改善了右半结肠癌患者切除术后代谢和菌群环境；适形切除通过保留低位直肠肿瘤对侧肠壁，提高了保肛率、改善了低位直肠癌患者术后排便功能；改良ISR术通过发挥腔镜高清放大优势，实现了极限低位保留肛门。

（一）NOSES

腹腔镜手术已在结直肠癌外科治疗中得到快速推广和普及，但常规腹腔镜手术需在腹壁进行一个辅助切口取出标本并帮助完成消化道重建。为减少辅助切口所致患者术后疼痛、降低切口并发症、改善腹壁美容效果，以及对患者心理状态的影响，通过NOTES手术的“无切口”极致微创理念，在保证肿瘤根治性切除又避免腹壁取标本辅助切口，从而展现出更加良好微创效果的经自然腔道取标本手术（natural orifice specimen extraction surgery，NOSES）应运而生。该系列术式使用腹腔镜手术平台、“机器人”手术平台或软质内镜等设备，完成体腔内手术操作（如病灶切除，消化道重建），经自然腔道（直肠或阴道）取出标本，从而实现腹壁无辅助切口。

与常规结直肠癌腹腔镜辅助手术相比，NOSES系列手术最突出的技术要点就是体内消化道重建和经自然腔道取标本，这也是做腹腔镜辅助手术时，腹部辅助切口的主要功能。

NOSES手术消化道重建应当在体内完成，主要分三种方式：端端吻合、功能性端端吻合和功能性侧侧吻合。同时，消化道重建亦需遵循：①确保肿瘤根治性切除前提下，根据切除结直肠范围，选择安全可行的消化道重建方式；②术中要确保吻合口张力小、血运好，并保证吻合口通畅无狭窄；③保证肿瘤功能外科原则，减少不必要组织损伤，并兼顾消化道生理功能；④对直肠癌低位、超低位吻合保肛手术，如存在吻合口漏高危风险或患者进行了新辅助放化疗，酌情进行回肠保护性造口。

经自然腔道取标本是NOSES手术最具特色的核心手术步骤，应注意三方面：①严格遵循NOSES手术的适应证；②取标本途径选择需遵循肿瘤功能外科原则和手术损伤效益比原则，最大程度减少因取标本操作给患者带来的损伤；③充分掌握取标本的操作规范，严格遵守无瘤无菌操作规范。

对结直肠癌NOSES，经肛门直肠取标本包括两种方式，一种为经直肠断端取标本，另一种为经直肠前壁切口取标本。经直肠断端取标本是目前结直肠NOSES术应用最广、创伤最小的首选途径。经直肠前壁切口取标本是另一种经肛门取标本操作，该途径主要适用于右半结肠、左半结肠或横结肠切除的男性患者。对女性患者，当肿瘤比较巨大从而不适合经直肠断端取标本时，或在行右半结肠、横结肠、左半结肠切除时可考虑经阴道取标本手术。

（二）保留回盲部的右半结肠癌根治术

保留回盲部的右半结肠癌根治术（laparoscopic ileocecal-sparing right hemicolectomy，LISH）主要适于肿块位于结肠肝曲或横结肠近端的结肠癌患者，近端切缘大于5 cm，回结肠血管和升结肠血管弓的保留是吻合口安全的关键。LISH术式的价值：保留回盲部和回盲瓣，维护了人体大小肠正常代谢和菌群内环境，潜在降低术后肠道炎症和息肉发生。对肠系膜中有多枚肿大淋巴结且怀疑为转移患者要谨慎选择。操作要点如下。

①手术入路：为便于回结肠血管的骨骼化清扫，常用先尾侧入路，再做中间入路的顺序。

②回结肠血管处淋巴清扫：将回结肠血管周围淋巴脂肪组织骨骼化脉络化清扫至结肠支及盲肠支分叉处，保留回结肠血管主干，根部离断回结肠动脉分出的右结肠动脉（如果存在）及结肠支血管（近端切缘）。其他部位淋巴清扫与标准右半结肠癌根治完全相同。

③消化道重建：腔内闭合离断升结肠，做正中腹壁小切口取标本，将游离的右半结肠及末端回肠拉出体外吻合。吻合器从盲肠盲端膨出处小切口置入，结肠-结肠

端端吻合，小切口闭合后保持原有回盲部形状和功能。利用盲肠天然盲端，在此处开窗置入吻合器柄，远端置入吻合器钉座，行端端吻合。随后用闭合器将盲肠开窗部位闭合。

（三）TaTME

经肛全直肠系膜切除术是指经肛入路行全直肠系膜切除的术式。操作要点如下。

①荷包缝合：手术开始荷包缝合主要是确定肿瘤下切缘及封闭肠腔，获得一个理想无菌无瘤操作空间，此时进针不宜过深，将黏膜及黏膜下层缝合即可。在用吻合器行端端吻合时需荷包缝合远断端肠管，此时荷包缝合需全层缝合肠壁。

②“由内往外”的黏膜外科技术：taTME手术“由内向外”依次需要切开肠壁黏膜、黏膜下、直肠固有肌层、系膜或浆膜层。

③联合纵肌：在荷包闭合肠管情况下，联合纵肌呈现放射状肌束，该纵行肌束由直肠固有肌层外层、肛提肌部分肌束及外括约肌深部部分肌束组成，在经肛全层切开过程中，联合纵肌是经肛术中极为重要的解剖学标记。

（四）TAMIS

经肛微创手术（transanal minimally invasive surgery，TAMIS）用于局部切除直肠良性或早期癌，以及不能或不愿接受根治手术或新辅助治疗后退缩的部分进展期直肠癌，肿瘤上缘距离肛门10 cm以下。操作要点如下。

①截石位，显示屏置于床首，术者坐患者两腿间，盘状拉钩暴露下段直肠，置入单孔腔镜通道，用常规腔镜器械操作，恒压气腹机（15 mmHg）和低能量单极电刀可提供清晰稳定术野。

②局部切除深度根据病变性质和分期定，为保证切缘可全层切除直肠壁及部分系膜。从远端开始解剖，避免直接接触肿瘤，及时止血并左手牵拉正常组织保持张力。

③碘伏消毒后，降低气腹压力至7 mmHg，倒刺线连续缝合关闭创面。对深达肌层的切除，缝合需贯穿全层保证强度。对大范围黏膜下切除者，如无法缝合可旷置。术毕确认无活动出血并碘伏消毒。

（五）适形切除

直肠癌适形切除保肛手术（conformal sphincter-preserving operation，CSPO）包括拖出式适形切除术（pull-through conformal resection，PTCR）和经肛适形切除术（transanal conformal resection，TaCR）。操作要点如下。

①腹腔镜下按TME标准经腹游离直肠直至盆底肌裂隙水平但不进入内外括约肌

间隙。

②经腹离断标本经肛拖出或经肛直视下，根据肿瘤形状设计斜行切除线：瘤侧在肿瘤远端1 cm左右作切除线，然后弧形切向肿瘤对侧、侧切缘1 cm左右，尽可能保留肿瘤对侧正常远端直肠肠壁和齿状线，必要时行术中冰冻切片以保证切缘阴性。

③离断标本后可采取手工间断缝合残端后用25 mm圆形吻合器在保留较多肠管一侧进行吻合，也可采取间断手工缝合方式行消化道重建并行末端回肠预防性造口。

（六）改良ISR

改良直肠癌括约肌间切除术（intersphincteric resection，ISR）包括腹腔部分和肛门部分操作。

腹腔部分操作要点：按TME原则游离直肠最远端至肛提肌裂孔，直肠后方需切断狭义裂孔韧带，切断肛管走向直肠的微血管，进入外括约肌的内侧间隙；直肠前方（男性），尽量分离至前列腺尖端或尿道膜部后方，并在2、10点方向见到耻骨直肠肌。

肛门部分操作要点：肿瘤下方1 cm处行黏膜下荷包缝合关闭肠腔，于荷包下方1~2 cm，采用Allice钳夹住黏膜并环周切开。见到环形肌层后继续切开，可见纵行肌层，于后正中切开纵肌后可进入括约肌间隙，适当钝性锐性结合分离，优先从后方连通骶前间隙，左手食指插入将肠壁向肛门外“翻出”，沿合适部位切断内括约肌及直肠纵肌；肛管前壁分离宜适当偏前，否则易造成直肠前壁穿孔；若肛管过于松弛，可将外括约肌及耻骨直肠肌8字缝合缩小肛管；常采用手工间断缝合结-肛吻合，缝针应确保肛门侧缝到外括约肌及完整的黏膜下层。

（七）减孔腹腔镜技术

减孔腹腔镜技术（reduced-port laparoscopic technique，RPLT）是在无助手辅助下，单人完成手术操作，手术流程有别于常规多孔腹腔镜手术。该技术节省人力成本，但技术要求较高，需严格掌握手术适应证。操作要点如下。

①术野显露：采用重力自牵引（gravity self-traction technique）和提线木偶技术（marionette technique），重力自牵引是通过调整患者体位，利用组织自身重力，实现术野显露。对肥胖病人或在狭窄骨盆操作时，利用牵引线和血管夹悬吊组织，辅助显露视野，称之提线木偶技术。

②张力维持：采用内交叉技术（internal crossover technique）和反向牵引技术（reverse traction technique），内交叉技术指左手抓钳提起系膜，使之与系膜附着点间维持一定张力，右手器械与左手抓钳形成内交叉，实现分离和解剖操作；反向牵引技术指左手抓钳向系膜附着点反向牵引，右手能量器械沿外科间隙进行游离。亦可采用内交叉技术

和反向牵引技术实现全腔镜下消化道重建。

四、复杂疑难手术

随着手术技术提高，团队配合默契，新器械应用，部分复杂疑难结直肠癌手术可通过腔镜手术根治，包括腔镜结直肠癌联合脏器切除术、腔镜结直肠癌合并多脏器（肝转移或者多原发肿瘤）切除术及合并多次手术史、肥胖、先天骨盆畸形或肠旋转不良等腹腔镜手术。由于手术难度大、中转率高，推荐在区域医疗中心由有丰富腔镜经验及复杂肠癌手术经验的医生实施。

（一）腹腔镜下右半结肠癌联合胰十二指肠切除术

1.适应证

局部晚期右半结肠癌，侵及胰头、十二指肠，无远处转移。

2.绝对禁忌证

（1）既往腹部手术史，腹腔内粘连严重，腹腔镜相关器械无法进腹。

（2）合并急性肠梗阻、消化道穿孔，腹壁或腹腔内存在严重感染。

（3）难以纠正的严重凝血功能障碍，或合并易引发出血的基础性疾病。

（4）伴严重心肺脑等重要脏器功能不全，全身情况差，不能耐受全麻及长时间CO_2气腹者。

3.相对禁忌证

（1）重度肥胖患者（BMI>30 kg/m^2），导致癌肿暴露困难。

（2）瘤体较大、分离困难。

4.手术站位与戳卡布局

（1）手术站位

水平仰卧分腿位，按个人操作习惯，术者站患者左侧或右侧，助手站患者右侧或左侧，扶镜手站手术者同侧或患者两腿之间。

（2）戳卡布局

①腹腔镜镜头戳卡孔（10 mm戳卡）：脐下5 cm处。

②术者主操孔（12 mm戳卡）：左上腹，左侧腋前线肋缘下2 cm。

③术者辅操孔（5 mm戳卡）：左下腹，左锁骨中线平脐。

④助手主操孔（12 mm或5 mm戳卡）：脐与右侧髂前上棘连线中外1/3交界处。

⑤助手辅操孔（5 mm戳卡）：位于右锁骨中线肋缘下2 cm。

5.手术入路选择

手术入路包括内侧入路、外侧入路和尾侧入路。一般采用内侧入路，可使术野更加清晰，且有利于寻找Toldt's间隙及正常操作平面，有助于术者辨别输尿管、十二指肠解剖层次。更重要的是，内侧入路更加符合无瘤术要求，先行血管根部结扎，可有效防止因手术挤压造成肿瘤细胞转移。操作过程中，可确保清扫肠系膜上动静脉淋巴结的安全性，以根治肿瘤。

以癌肿位于升结肠并侵及十二指肠为例。首先沿肠系膜上静脉走行充分暴露系膜表面，超声刀打开回结肠动静脉与肠系膜上静脉夹角处的凹陷薄弱处，裸化血管。沿Toldt′s间隙向上、向外侧分离，呈洞穴状，向上游离可见十二指肠水平段。在回结肠动静脉根部分离肠系膜上静脉，由下向上，在其右侧与后方相贯通。裸化回结肠动静脉根部，清扫淋巴脂肪组织，结扎切断回结肠血管。沿肠系膜上静脉右侧游离，在根部结扎Henle干。在肠系膜上静脉左侧可见右结肠动脉自肠系膜上动脉发出，在根部结扎切断。至十二指肠水平段下方，向后分离，进入胰头十二指肠后间隙。沿肠系膜上静脉继续向上分离，于胰腺下缘分离出中结肠动静脉，根据肿瘤位置决定血管切断的位置。

将回盲部向前上方提起，张紧结肠系膜与回肠系膜融合处，切开进入Toldt′s间隙，与上方贯通，向左侧充分游离，增大回肠游离度，超声刀裁剪回肠系膜至回肠壁，注意系膜方向及肠管血供。判断横结肠预切除线，游离大网膜。弓外游离胃窦大弯及小弯侧，超声刀裁剪右侧大网膜至横结肠壁，可见胃网膜右静脉走行，切断胃结肠韧带，沿胃网膜右静脉在血管弓内向右侧分离切断，使用直线切割闭合器将胃切断。不需切断胃网膜右动脉，而在胃十二指肠动脉根部切断，以保证做到整块切除。

提起横结肠，找到Treitz韧带，确认空肠起始段，沿肠壁游离近端空肠，在离Treitz韧带10~15 cm处使用切割闭合器切断空肠，可将近端空肠经肠系膜上血管后方隧道提拉至右侧，以便于胰头的切除，为游离胰腺钩突做准备。

将右半结肠及十二指肠牵拉至右上腹，显露胰腺，肠系膜上静脉前方胰颈设为预切断处，沿胰腺上缘游离，显露肝总动脉、门静脉，在胰颈下缘找到肠系膜上静脉，在其前方小心分离，贯通胰后隧道。断胰腺时，先使用超声刀切断胰颈下部，靠近胰颈上部主胰管时使用剪刀切断胰腺，防止主胰管断端闭合，难以辨认。切断后观察断面，仔细寻找并确认主胰管。游离钩突时小心处理胰腺下后动脉和钩突动脉。注意辨认空肠第一支血管和胰腺下后静脉，防止撕裂出血。

提起胆囊，暴露Calot三角并打开，显露胆囊动脉、胆囊管，分别结扎切断，将胆囊从胆囊床剥离，沿胆囊管继续向下游离，显露胆总管，可预先夹闭胆总管，避免切断后胆汁流出，污染腹腔。

6.淋巴结清扫范围

直接参与右半结肠癌供血的主要动脉包括结肠中动脉（和或副结肠中动脉）及肠系膜上动脉发出的右结肠动脉和回结肠动脉。理论上讲，右半结肠癌要求行D3根治术，根据肿瘤位置清扫相应供血血管根部淋巴结。需清扫回结肠动脉根部淋巴结、右结肠动脉根部及结肠中动脉根部淋巴结。右半结肠系膜外淋巴结主要指胃网膜弓淋巴结，尤其联合胰十二指肠切除，还需清扫No.6、No.8、No.9、No.12、No.14组淋巴结。

7.消化道重建

Whipple手术是普外科最复杂的经典手术，腹腔镜D3右半结肠切除联合胰十二指肠切除术可谓是腹部手术的极限操作，全腔镜下消化道重建更增加了难度。按胰、胆、胃与空肠吻合顺序不同，分为Child术（胰肠、胆肠、胃肠）、Whipple术（胆肠、胰肠、胃肠）和Cattell术（胃肠、胰肠、胆肠）。如发生胰漏，Whipple法胆汁会激活胰酶，加重胰酶局部腐蚀作用，因此，Child法胃肠道重建应用最广。

8.吻合方式

消化道重建包括：胰肠吻合、胆肠吻合、胃空肠吻合、回结肠吻合。

（1）胰肠吻合：一般采用胰管对黏膜的端侧吻合，先用电钩在空肠对系膜缘拟吻合处开孔，使用4-0 prolene线将空肠浆肌层与胰腺断端后部间断缝合3针，再行主胰管后壁与空肠开孔全层间断缝合。经主胰管断端置入胰管引流管4~5 cm，再将引流管经空肠开孔置入肠腔5~6 cm，达到主胰管与空肠黏膜的精准对合，再行主胰管前壁与空肠壁全层间断缝合，最后行吻合口前方胰腺实质与空肠浆肌层间断缝合。

（2）胆肠吻合：使用4-0可吸收线或4-0 prolene线间断或连续缝合胆总管后壁，经吻合口置入胆管支撑管后，行前壁间断缝合，针距2 mm。

（3）胃空肠吻合：残胃断端胃大弯侧切开，在胆肠吻合口远端40 cm处切开空肠，使用60 mm直线切割闭合器行侧侧吻合，缝合关闭共同开口。

（4）回结肠吻合：分别将回肠、横结肠对系膜缘断端处切开，按照系膜方向将回肠、横结肠断端对齐，用60 mm直线切割闭合器行回肠横结肠功能性端端吻合，用闭合器关闭共同开口。

9.取标本切口

（1）经腹取标本：一般将下腹观察孔扩大，使成下腹正中约6 cm小切口，用于取出标本。切口大小、位置，兼顾标本大小、美容和便利手术原则。

（2）经自然腔道取标本：经阴道拖出切除：体位调整为头低足高位，将子宫悬吊，充分显露阴道后穹隆。充分消毒后，助手将压肠板置入阴道，轻轻顶起后穹隆处作为标识。术者横行切开阴道后穹隆，助手将切口牵开器置入阴道后穹窿切口，同时用卵圆钳经牵开器或经主操作孔将无菌塑料保护套送入腹腔，助手经牵开器将标本及保护套拖出体外。标本取出后用蒸馏水、稀碘伏及生理盐水反复冲洗盆腔。3-0倒刺线连续缝合关闭阴道后穹隆切口。

（二）腔镜下左半结肠癌联合胃、胰体尾、脾切除术

1.适应证

（1）浸润胃底体、胰体尾、脾的横结肠近脾曲癌、结肠脾曲癌、降结肠近脾曲癌，临床分期cT4bM0。

（2）对肿瘤仅浸润胰体尾，而未累及脾、脾动静脉的病例可行腹腔镜左半结肠切除联合保脾、胰体尾切除术。

（3）对无出血、穿孔、梗阻等肿瘤急症的患者建议先行术前化疗，经多学科讨论评估手术时机。

2.禁忌证

（1）患者健康状态差，合并症多，不能耐受大型手术。

（2）同时伴肝、肺、腹膜等部位远处转移，预期无法达R0切除。

3.术前准备

（1）胃肠镜、CT及消化道造影确认胰、脾及胃被肿瘤侵犯程度，有无瘘口形成。

（2）对营养不良或存在梗阻，难以耐受手术者，可行营养支持治疗，必要时行临时性回肠造口或肠道支架植入术，待营养状况改善后再行手术。

4.手术站位与戳卡布局

同腹腔镜左半结肠切除术。

5.手术步骤

（1）经中央入路将肠系膜下动脉背侧自后腹膜游离，将左结肠动脉自肠系膜下动脉显露，清扫No.253淋巴结，并于左结肠动脉根部夹闭离断。于Gerota筋膜前叶与降结肠系膜之间游离，并向头侧、外侧推进，于胰腺下缘水平将肠系膜下静脉离断。继续在Gerota筋膜前叶与降结肠系膜之间向头侧游离，进入胰腺后面，拓展胰腺后间隙。转向外侧分离乙状结肠外侧系膜，并沿脾曲方向游离降结肠外侧系膜至脾下极水平。

（2）在横结肠中部附近切开大网膜，进入网膜囊，距肿瘤5 cm处沿胃大弯血管弓内离断左侧大网膜至胃体部肿瘤侵犯处，距肿瘤2 cm自胃大弯至胃底贲门方向用腔镜直线切割闭合器离断胃体大弯侧，注意避免切线靠近贲门导致食管狭窄。

（3）于胰颈上缘顺着肝总动脉分离显露脾动、静脉，于胰腺预定切除线右侧夹闭离断脾动、静脉，于肠系膜下静脉根部左侧缘进一步分离胰体尾后方，距离肿瘤右侧缘2 cm用腔镜直线切割闭合器离断胰体，将胰腺远端向上翻起分离胰腺后方至胰腺尾部，切断脾膈韧带及脾肾韧带并分离脾外侧，彻底游离脾脏。切开横结肠系膜前叶，于胰腺下缘将结肠中动脉左支夹闭后离断。若肿瘤位于横结肠近脾曲，需行结肠中血管根部淋巴结清扫。

（4）标本离断与重建，常规行体外吻合，若标本较小或肠管活动度较小，可行全腔镜下吻合。根据标本大小取脐上适当辅助切口，取出包含脾脏、胰体尾、胃底体在内的结肠肿瘤标本，离断肠管，去除标本，行功能性端端吻合或端侧吻合。再次建立气腹，并确认肠管无扭转，吻合口无张力，小肠系膜未钻入吻合口后方，理顺小肠位置，于脾窝吻合口周围放置引流管经左侧腹引出，关腹。

（三）腔镜下乙状结肠癌联合膀胱或小肠部分切除术

乙状结肠癌可能会与腹壁或邻近脏器粘连，主要有小肠、膀胱等。为达到根治效果，有时需要切除全部或部分粘连脏器。

1.适应证

（1）无远隔器官转移或者远隔器官转移可达到R0切除。

（2）无重要器官功能障碍。

2.禁忌证

（1）已有广泛淋巴及血行转移和广泛腹膜种植。

（2）肿瘤侵犯大血管及神经。

（3）骨盆受侵。

3.手术步骤

（1）腹腔镜下乙状结肠癌联合小肠部分切除

经腹腔镜常规探查腹腔，尤其注意肿瘤与周围脏器关系。需仔细辨认和区分是炎性粘连还是癌性浸润。如术中无法准确判定受累性质，可行冰冻病理加以明确。若为炎性粘连，宜行粘连区域分离松解术，注意勿损伤小肠肠管及供应血管。若为癌性浸润，则需辨认受累区域为小肠肠管还是肠系膜。

如为乙状结肠癌浸润小肠肠管，则应保证手术切除的彻底性，施行原发灶连同受累肠管整块切除。肠系膜切除范围应成扇形，使与切除肠管血液供应范围一致，拟切断部位肠管血运必须良好，以保证吻合口愈合。肠管吻合方式包括端端、侧侧和端侧吻合。可用管形吻合器或直线切割闭合器进行肠管吻合。有时小肠粘连为多个节段，需保留足够肠管以免影响消化功能。肠管吻合可由辅助切口进行，有经验者亦可行全腔镜下吻合。

如为乙状结肠癌浸润小肠系膜，可视肠系膜厚度及受累情况决定术式。对肠系膜较厚、肿瘤浸润较浅者，可小心锐性切除受累系膜，注意保护肠管血供。肠系膜较薄或肿瘤浸润较深者，则应连带系膜区肠管一并切除。

（2）腹腔镜下乙状结肠联合膀胱切除术

经腹腔镜常规探查腹腔，可通过尿管逆行注入生理盐水使膀胱充分膨胀。注意区分膀胱受累的程度，如受累部分盆壁腹膜轻度粘连，则将该处腹膜完整切除即可。

如粘连程度较重，或已伴有膀胱壁浸润，则可会同泌尿外科制订手术方案。多数患者浸润部位在膀胱体、底部，通常可行肿瘤及膀胱粘连处全层完整切除。如果肿瘤与膀胱关系紧密，可距肿瘤1 cm处切开膀胱全层，确保受累膀胱壁获得完整的R0切除。病变部膀胱壁切除后，将缺损膀胱边缘用2-0可吸收线全层连续缝合，再用3-0可吸收线间断缝合浆肌层。

如肿瘤侵及膀胱三角，要达到根治效果则需要行全盆腔脏器切除术（TPE）。膀胱重建需要恢复泌尿系统的完整结构，其中回肠代膀胱最常用，也有使用盲肠或结肠代膀胱。如仅为一侧输尿管开口受累，在不破坏膀胱三角中尿道和对侧输尿管开口的情况下，可以切除一侧输尿管，修正后将病侧输尿管干净切缘重植回膀胱。术后留置导尿管，注意保持通畅，防止脱出，必要时行膀胱冲洗，通常在10~14天后拔除尿管。

（四）腔镜下全盆腔脏器联合切除术

1.适应证

（1）局部进展期直肠癌侵犯膀胱三角。

（2）侵犯大部分膀胱壁，残余膀胱容量不足。

（3）侵犯前列腺、后尿道。

2.禁忌证

（1）一般情况差或心肺等问题不能耐受大手术。

（2）侵犯骶2水平以上。

（3）骨盆侧壁或重要结构受侵，如坐骨神经、髂外血管或骨性骨盆。

（4）伴有不可切除的远处转移灶。当直肠局部症状如局部穿孔、脓肿感染、内瘘或出血与不可切除的远处转移灶并存时，建议多学科会诊权衡PE手术的利与弊，切忌行姑息性大手术。

3.手术站位与戳卡布局

与腹腔镜直肠手术占位及戳卡位置类似。

4.手术范围

切除范围包括直肠、肛门、膀胱、前列腺（男性）、子宫阴道（女性）、输尿管下段；必要时联合侧方淋巴结清扫。

5.手术步骤

（1）上段直肠游离

同腔镜直肠手术部分：包括肠系膜下血管根部离断及淋巴结清扫，直肠后间隙游离至肛提肌平面。

（2）盆腔侧向间隙分离

进入Retzius间隙，离断输精管。沿膀胱腹下筋膜显露髂内血管，离断其脏支，若需行侧方淋巴结清扫，可沿髂外静脉下缘分离至盆筋膜间隙，显露闭孔神经，清扫区域淋巴结。游离并离断输尿管下段，完成侧向间隙与直肠后间隙会师。

（3）盆腔前间隙的分离

切开脐正中襞，进入膀胱前间隙，处理双侧耻骨前列腺韧带，缝扎阴茎背静脉复合体（男性）并离断尿道，腔镜下切开肛提肌，离断近端乙状结肠。

6.标本取出与消化道、泌尿系重建

会阴部取梭形切口，前方紧邻耻骨后，完成与腹部组的会师，标本经会阴切口取出。完成乙状结肠造口，泌尿系的重建（回肠膀胱或输尿管皮肤造口术），盆底及会阴的重建修复。

（五）腔镜后盆腔脏器切除术

1.适应证

多见于局部进展期直肠中段及上段肿瘤累及子宫体、宫颈、阴道的女性患者；或乙状结肠癌患者，癌肿脱入盆腔并浸润子宫体部，或肿瘤穿孔，造成肿瘤周围脓肿，并将子宫、附件包裹其中形成炎性包块；当进展期低位直肠癌累及阴道全层并突破阴道黏膜，也是后盆腔脏器切除的适应证。

2.绝对禁忌证

（1）不可切除的广泛转移的晚期肿瘤。

（2）合并急性肠梗阻、消化道穿孔，腹壁或腹腔内存在严重感染。

（3）难以纠正的严重凝血功能障碍，或合并易引发出血的基础性疾病。

（4）严重的心肺脑等重要脏器功能不全，全身情况差，不能耐受全麻及长时间CO_2气腹者。

3.相对禁忌证

（1）腹腔手术史，腹腔广泛粘连。

（2）肿瘤累及高位骶骨（S2以上）。

（3）肿瘤侵犯坐骨神经。

4.手术站位与戳卡布局

（1）手术站位

改良截石位。术者站患者右侧，扶镜手站术者左侧，助手站患者左侧。

（2）戳卡布局

①腹腔镜镜头戳卡孔（10 mm）：位于脐孔。

②主操孔（12 mm）：右髂前上棘与脐连线的中外1/3处。

③术者辅操孔（5 mm）：脐水平与右腹直肌外缘交叉处。

④助手主操作孔（5 mm）：左髂前上棘与脐连线的中外1/3处。

⑤助手辅操孔（5 mm）：脐水平与左腹直肌外缘交叉处。

5. 手术范围及入路

手术范围与入路和肿瘤位置及侵犯生殖器官的部位密切相关，手术原则是在无肿瘤暴露的前提下保证R0切除。根据肿瘤累犯部位，分述如下：

（1）肿瘤累及子宫体

当肿瘤累及子宫体，子宫直肠窝未封闭时，手术联合子宫切除范围与腹腔镜下全子宫切除术一致，是否同时切除双侧附件需个体化考虑。子宫切除应在充分游离乙状结肠及直肠后方间隙之后进行，因为充分分离直肠后方间隙之后，肿瘤整体活动度增加，利于显露术野。手术难点在于子宫后壁及宫颈后方因肿瘤遮挡而显露困难，可先进行肿瘤下方直肠的离断，直肠离断后子宫后壁及宫颈后方显露清楚便于操作。也可离断子宫动静脉后，在阴道举宫器或棉球引导下切开阴道前壁，然后直视下离断阴道后壁，最后离断双侧骶韧带，则子宫随肿瘤整块切除。

（2）肿瘤累及宫颈、阴道上段

肿瘤累及宫颈导致子宫直肠窝封闭、肿瘤累及阴道上段或阴道穹窿，是后盆腔脏器切除术中难度较大的情况。术中需要判断盆腔自主神经层面是否受累并需要打开输尿管隧道，游离输尿管避免损伤并保证足够的阴性切缘。充分利用盆腔侧方的无血管间隙可使手术更加解剖清晰、安全可靠。具体手术操作是，在充分游离乙状结肠、直肠后方间隙后，手术层面跃迁至盆腔侧方，打开输尿管腹下神经筋膜与髂内血管之间的间隙，在此过程中判断输尿管及神经筋膜层面是否受累，以决定是否行保留盆腔自主神经的后盆腔脏器联合切除术。若有输尿管受累，可联合切除受侵犯段输尿管并行输尿管膀胱植入术。肿瘤向侧前方浸润常可累及一侧子宫骶骨韧带及子宫主韧带，需打开输尿管隧道，将输尿管充分排开后切除子宫主韧带。在阴道举宫器或棉球的辅助下切开阴道前壁后直视下在肿瘤下缘切开阴道后壁，进入直肠阴道间隙，则手术层面回归到直肠前间隙。需要注意的是如果肿瘤侵透阴道黏膜，切开阴道前壁会导致肿瘤腹腔暴露，建议充分游离阴道，并在肿瘤下方分离直肠阴道间隙，使用闭合装置离断阴道，以避免肿瘤腹腔暴露。

（3）肿瘤累及阴道中下段

如肿瘤未累及阴道黏膜，肿瘤无阴道暴露，可选择进行联合部分阴道壁切除，如肿瘤侵透阴道黏膜，需行全阴道及子宫切除，原则是在保证切缘的基础上避免肿瘤暴露及术野种植。

6. 淋巴清扫的范围

因累及生殖系统的直肠肿瘤均为T4b期，需常规行肠系膜下动脉根部淋巴结清扫；如术前检查考虑侧方淋巴结转移，则可联合行侧方淋巴结清扫术。

7.关闭阴道断端及吻合

可经阴道缝合或腹腔镜直视下缝合，一般采用可吸收缝线连续缝合。肠道重建同直肠癌根治术后重建。

8.取标本切口

标本可在保护套保护下经阴道取出，行NOSES手术，如标本体积较大，取出困难也可选择经腹部切口取出，一般取下腹部横切口或下腹正中纵切口，切口保护套保护切口整块取出标本，应避免取出标本时离断标本导致肿瘤暴露。

（六）腔镜同期肠癌根治联合肝转移瘤切除术

1.适应证

（1）结直肠癌原发病灶能够根治性切除。

（2）肝转移灶可完全切除，且要求保留足够功能性肝组织（肝脏残留容积大于或等于30%~40%）。

（3）患者全身状况能耐受同期联合切除。

2.禁忌证

（1）结直肠癌原发病灶不能取得根治性切除。

（2）存有不能切除的肝外转移灶。

（3）腹腔内致密粘连，难以显露、分离病灶。

（4）患者全身状况不能耐受手术。

3.病灶定位

（1）术前评估：影像学（超声、CT、MRI）评估转移灶数量、大小、位置及与血管、胆管关系。

（2）术中定位：通过术中超声或荧光导航技术可发现术前影像学及术中探查未能发现的病灶，更加精确确定切除边界和切除范围。

（3）戳卡布局：建议采用四孔法或五孔法。观察孔位于脐上或脐下，操作孔位置依据拟切除的肝脏病灶位置而定。

4.肝转移瘤切除方式

（1）非解剖性肝切除：包括肝楔形切除、局部剜除等。非解剖性肝切除适用于直径较小的（小于3 cm）、位置表浅、未侵犯肝内主要管道的单发或者分散分布的多发肝转移灶的切除。对于位于肝Ⅶ、Ⅷ、Ⅳa段病灶的可切除性应当根据自身技术水平判断。

（2）解剖性肝切除：主要包括左右半肝的切除以及肝左外叶、右后叶和其他肝段的切除等。解剖性肝切除主要适用于肿瘤直径较大（大于或等于3 cm）、位置深在、可能侵犯肝内主要管道的单发或者集中分布于半肝内等某个解剖性区域内的多发肝转移灶的切除。肝三叶切除、中肝切除以及尾状叶切除等手术应当根据自身技术水平判断，不作为绝对禁忌证。

（七）腔镜同期肠癌根治联合肾癌切除术

1.适应证

（1）结直肠癌与肾癌均为原发性癌。

（2）结直肠癌病灶能够根治性切除。

（3）肾脏为局限性或局部进展性癌。

（4）患者全身状况能够耐受同期联合切除。

2.禁忌证

（1）结直肠癌原发病灶不能取得根治性切除。

（2）存有不能切除的结直肠或肾癌的远外转移灶。

（3）腹腔内致密粘连，难以显露、分离病灶。

（4）患者全身状况不能耐受手术。

3.戳卡布局

（1）结直肠癌操作的戳卡布局参考各论部分。

（2）肾癌操作的戳卡布局：

①腹腔镜镜头戳卡孔（10 mm）：位于脐部或平脐腹直肌旁。

②主操作孔（12 mm）：锁骨中线肋下缘。

③辅助操作孔（5 mm）：平脐腋前线。

④助手操作孔（5 mm）：腋中线肋下缘。

4.病灶切除

（1）病灶切除顺序：一期同步切除顺序并无绝对要求，如结直肠病变与肾脏病变位于同侧（如升结肠癌合并右肾癌或乙状结肠/降结肠癌合并左肾癌），可先行切除肠道病灶，可能有利于肾脏的暴露与游离。

（2）结直肠病灶切除：参考各论部分。

（3）肾脏病灶切除

①保留肾单位的肾脏肿瘤切除术（nephron sparing surgery，NSS）：临床分期为T1a期，肿瘤位于肾周边，推荐性NSS，对于T1b、T2期甚至部分T3也可行NSS。包括肾部分切除术、肾楔形切除术、肾肿瘤剜除术等。

②根治性肾切除术（radical nephrectomy，RN）：切除范围包括患肾、肾周筋膜、肾周脂肪、从膈肌脚到腹主动脉分叉处淋巴结以及髂血管分叉以上输尿管。

首先游离结肠旁沟切开侧腹膜，将结肠推向内侧，显露Gerota筋膜，并于肾下极处切开。寻找肾动、静脉。对于NSS，将肾动脉夹闭阻断后，将肾脏肿瘤完整切除，保证切缘阴性。再用缝线缝合肾脏缺口，最后打开动脉阻断夹。对于RN，将肾动、静脉夹闭、离断后，游离肾上腺与肾上极，再游离肾下极及外侧，最后游离输尿管并夹闭、离断。

（八）腔镜同期肠癌根治联合腹膜或卵巢局部转移灶切除术

腹膜转移或卵巢转移在结直肠癌较常见，常用肿瘤细胞减灭术（cytoreductive surgery，CRS）联合腹腔热灌注化疗（hyperthermic introperitoneal chemotherapy，HIPEC）进行治疗。在腹腔探查完全前提下，对一些PCI评分（peritoneal cancer index）不高、腹腔粘连不重患者可考虑使用腹腔镜完成减瘤及HIPEC置管手术操作，能在一定程度上缩小手术切口，减少创伤，有利术后康复。

1.适应证

（1）单侧或双侧卵巢转移，且病灶直径较小（建议单个肿瘤小于5 cm）。

（2）卵巢转移合并子宫侵犯。

（3）盆底腹膜转移。

（4）膈肌腹膜转移。

（5）大网膜转移。

2.相对禁忌证

小肠系膜多发转移，壁层腹膜多发转移，腔镜下显露或操作困难，容易遗漏病灶者。

3.绝对禁忌证

（1）腹腔粘连严重，无法建立气腹及腹腔镜操作通道。

（2）巨大卵巢转移灶，移除标本必须做腹壁大切口。

4.主要技术要点

（1）在建立戳卡通道时应注意避免损伤粘连部位肠管，建议在非手术瘢痕部位直视下置入戳卡。

（2）腹腔探查应该完全彻底，按照顺序，避免遗漏。

（3）在腹腔镜减瘤过程中，应当避免医源性肿瘤破裂，避免膈肌损伤。

（4）在剥离膈肌腹膜、壁层腹膜或盆底腹膜时，可以联合使用双极电凝设备毁损小的肿瘤病灶。

（5）减瘤结束后在腹腔镜下放置HIPEC引流管时，应当按合理的顺序放置引流管，并且放置到位，避免移位。

五、特殊病例腔镜手术

（一）多次腹部手术史的腔镜手术

1.术前评估

全腹增强CT扫描和三维血管重建是必要的，术前必须对手术难度进行评估，多次手术造成腹腔内组织器官粘连、移位甚至缺失必须得到充分讨论，避免盲目进腹遇到问题解决问题。

2.患者体位

根据肿瘤部位采用改良截石位或分腿平卧位。

3.气腹建立

开放式建立气腹，根据术式不同采用脐上或脐下小切口开放进腹。如腹正中位置存在手术切口瘢痕，应避开瘢痕区域建立气腹，可选择远离切口瘢痕处拟操作孔位置开放置入戳卡，建立气腹。切勿盲目穿刺，造成副损伤。

4.操作孔戳卡置入

气腹建立完成后，根据腹腔镜探查情况，优先选择无粘连处腹壁建立第一操作孔，然后置入电器械，分离腹腔内组织与腹壁间粘连，建立其他操作孔。

5.粘连肠管游离

优先处理粘连于腹壁的肠管，待全部操作孔建立后再分离手术区域的粘连肠管。

推荐低功率电钩或电剪刀进行游离，对于粘连广泛的小肠，要充分预判可能切除的肠管长度，避免分离造成肠管破损，后续切除吻合后造成短肠。如病人无梗阻病史发作，不建议对手术区域之外的粘连进行分离。

6.术中操作

（1）对多次结直肠切除病史者，术前可通过三维血管重建完成对肠系膜上、下血管系统评估，防止剩余一段无血运肠管遗留体内，充分保证吻合肠管远近端血供。

（2）对曾做过泌尿系统手术或者做过输尿管游离患者，再次手术之前建议放置输尿管、支架管辅助术中显露和保护输尿管。

（3）对肠管严重粘连，无法建立操作空间或显露术野，应果断中转开放，避免不必要的肠管损伤、出血等风险。

（二）肥胖患者腔镜结直肠癌手术

1.手术站位与特殊固定

（1）手术站位：根据肿瘤部位采用改良截石位或分腿平卧位。

（2）特殊固定：①肩托。②左右胸部支撑。③胸部固定带。④双侧上肢并拢于身体两侧，避免肢体过伸，中心静脉置管维持静脉通路。

2.操作要点

（1）气腹建立及探查：气腹针及穿刺器选择加长型，避免反复穿刺造成组织假道形成。在体位确切固定前提下，最大限度调整体位，便于组织暴露，可利用纱布阻隔肠管。

（2）组织提拉牵引：肥胖患者血管周围脂肪堆积较多，组织较脆，提拉牵引容易造成组织撕裂，引起出血。助手选用10 mm直径大口径锁扣肠管抓钳，或者系带捆绑肠管牵拉，避免反复钳夹撕脱组织。

（3）腔镜结肠癌根治术：右半结肠推荐尾侧入路，显露结肠Toldt's筋膜间隙后行中央血管结扎；左半结肠推荐肠系膜下静脉为解剖标志，离断其后显露结肠后间隙，后行血管根部结扎。可考虑行全腔镜吻合，包括顺蠕动吻合和逆蠕动吻合。

（4）腔镜直肠癌根治术：部分学者建议主操作孔较常规偏向中线1~2 cm，直肠前壁分离线建议在膜桥或者腹膜反折最低点近端1~2 cm切开，悬吊子宫或者膀胱腹膜，并采用“后前侧侧”的游离顺序，推荐用45 mm可旋转切割吻合器经腹离断或结合经肛离断。

（5）经肛腔镜：对困难骨盆、肥胖患者，经肛腔镜分离具一定优势，且远切缘离断更精准，但需一定学习曲线。

（三）合并先天发育异常患者腔镜结直肠癌手术

结直肠癌合并内脏转位、降结肠系膜扭转不良和脊柱侧弯畸形等先天发育不良时，腔镜手术治疗常面临解剖变异识别及手术顺序改变。

1.腹腔镜适应证与禁忌证

同常规腹腔镜结直肠癌手术。

2.手术站位与戳卡布局

内脏转位手术站位和戳卡布局与没有内脏转位患者常相反；脊柱侧弯根据实际情况增加腰垫，戳卡布局要尽可能减少相互干扰；降结肠系膜旋转不良戳卡布局与常规相似。

3.手术范围

清扫血管根部淋巴结，切除肿瘤远近端足够肠管。

4.手术步骤

（1）探查内脏转位、系膜扭转不良情况，先解除先天粘连，显露血管根部；内脏转位病人肠管与肠系膜上血管距离较近，要先识别肠系膜上血管主干走行，主要分支常较短直，手术难点在于主要分支离断，然后行肠管游离。

（2）脊柱侧弯主要在于腹腔操作空间有限，操作时容易互相干扰。

（3）降结肠系膜扭转不良应注意系膜缩短，肠系膜下动脉分型异常及边缘血管弓容易损伤问题，采用脐旁辅助切口，开放下处理肠系膜下动脉，或用肠管悬吊法和头侧中间入路显露肠系膜下动脉，降低中转和边缘血管弓损伤风险。

5.取标本切口

结直肠癌合并先天发育不良时，中转率较高，切口选择以利于血管处理和肠管提出的方便为原则。降结肠系膜扭转不良的腹腔镜直肠手术推荐选择脐旁或脐上的上腹部正中切口。

六、腔镜主要并发症的预防与处理

（一）术中并发症

1.出血

（1）骶前出血。预防骶前出血重点是寻找到正确间隙，并在间隙内锐性分离，分离过程中尽量靠近直肠固有筋膜。当出现骶前出血时切忌盲目钳夹止血，助手持吸引器与术者配合快速寻找出血点，根据出血量大小采取压迫（可用止血材料）、电凝或钛夹钳夹方式止血，必要时纱布填塞中转开腹，也可使用无菌图钉止血，或宫纱压迫止血。

（2）血管神经束（NVB）出血。血管神经束不同于其他部位出血，尽量不用电凝止血，以免影响术后排尿与性功能。出血时宜采取4-0细线连续或间断缝扎止血，配合局部纱布压迫止血，一般较好。

（3）肠系膜上静脉及属支出血。术中暴露较差及解剖变异是肠系膜上静脉损伤常见原因。当出现肠系膜上静脉及属支出血时应注意保持术野清晰，准确夹闭出血点钳夹止血夹，或采用血管缝合线缝扎止血，当出血量大、术野不清时应及时中转开腹。

（4）侧方淋巴结清扫中的血管出血。尽量做选择性侧方淋巴结清扫，减少术中出血的风险。

（5）脾门或脾脏出血（脾撕裂）。游离结肠脾曲时要注意首先松解局部粘连，过度牵拉可致脾撕裂。轻度脾撕裂可局部电凝止血后填塞止血材料，较严重的脾撕裂或脾门损伤因术野暴露困难、腔镜下止血难度大，应中转开腹后根据具体情况再决定处理方法。

（6）戳卡损伤。穿刺锥使用不当、盲穿可致血管损伤。穿刺时两侧提皮钳应尽量提紧，保证腹壁抬高远离腹内血管，必要时可采取开放法建立气腹。大网膜血管损伤一般可通过压迫或超声刀止血，一般不需要中转开腹，但小肠系膜主要血管损伤，必要时可中转开腹行血管修补术。

（7）其他。除以上常见出血外，结直肠癌手术还涉及其他血管，如胃结肠静脉干、回结肠血管、右结肠血管、幽门下血管、肠系膜下血管及属支等，熟练掌握各种解剖变异、充分显露手术平面是预防术中出血的重点，团队配合、合理使用不同的止血方法是处理各类出血的不变法则。

2.输尿管损伤

术前应仔细研读影像学检查片，明确肿物与输尿管关系，若疑似侵犯可术前置入输尿管支架作为术中指引。术中可在分离后的左侧Toldt′s间隙内放置纱条，再沿左侧结肠旁沟向内侧分离。若损伤范围较小可直接行输尿管缝合或吻合，必要时请泌尿外科医生术中会诊，共同决定处理方法。

3.神经损伤

肠系膜下神经丛的左、右侧束形成环形结构附着于腹主动脉前方，肠系膜下动脉自其中穿出，其中左侧束与肠系膜下动脉鞘关系密切，故应与动脉根部切开动脉鞘，并沿纵轴继续切开，使左侧束与动脉分离，了解神经的解剖位置是保护神经不受损伤的关键。因血管神经束（NVB）位于邓氏筋膜前叶的外侧，为保护NVB不受损伤，当沿邓氏筋膜前间隙向下方分离见到邓氏筋膜前叶时，应及时切断Denonvillier′s筋膜前叶，仅切除其中央部分，保留两侧的邓氏筋膜前叶。

4.十二指肠损伤

十二指肠空肠曲紧邻肠系膜下动脉根部，在处理253组淋巴结时，应充分显露十二指肠。十二指肠损伤是高危并发症，当出现十二指肠损伤时应及时予以修补，以免出现术后致命性并发症。

5.皮下气肿

垂直于腹壁置入穿刺锥可减少穿刺锥误入腹膜外的可能；适宜的皮肤切开尺寸可帮助固定戳卡，使戳卡不会反复脱出致皮下间隙增大。

6.CO_2蓄积

心肺功能较差且手术时间较长的患者易出现CO_2蓄积，一旦术中发生高碳酸血症应尽快结束手术，排空腹腔内CO_2气体，并予以对症处理。

7.其他

行腹会阴联合直肠癌根治术患者，若拟行术后放疗，应术中关闭盆底腹膜，防止放射线肠炎发生；行括约肌间分离时，女性患者要注意避免损伤阴道后壁，男性患者要注意避免损伤后尿道；行新辅助放疗、有糖尿病病史或有免疫性疾病并服用激素类药物的患者，建议加行预防性回肠造口术。

（二）术后并发症

1.吻合口瘘

吻合口瘘分为3级：A级患者术后无特殊临床症状及体征，不影响术后恢复；B级表现为不典型或局限性腹膜炎，可给予抗感染并保证局部引流通畅；C级有明显腹膜刺激征，需要及时手术干预。为减少吻合口瘘的发生概率，术前、术中、术后三方面均需格外注意。术前需有完善术前准备，包括纠正营养状态、调节血糖及电解质紊乱、充分的肠道准备。术中要采取恰当的吻合方式，保证吻合口的血运佳、张力小，留置肛管引流减压，必要时行预防性小肠造口术。术后引流充分，根据具体情况适时调整引流管及肛管。

2.术后出血

腹腔出血量不大多采取保守治疗方式，出血部位不明时可尝试腹带加压包扎、给予止血药物、输血等对症处理，及时复查血常规、腹部CT或腹腔彩超，以防血存于腹腔未被发现，当出血量较大时应手术探查。吻合口出血时除常规保守治疗方式外，可尝试内镜下止血，同时要谨防吻合口瘘的发生。

3.乳糜漏

乳糜漏的发生多与术中肠系膜上、下血管周围软组织处理不当有关，应适时采用超声刀慢档操作，可减少发生概率。当发生乳糜漏时可禁食或无脂饮食、全肠外营养、给予生长抑素，保持引流管引流通畅，多数情况可保守治疗，严重时需手术处理。

4.尿瘘

怀疑术后尿瘘可行肾盂分泌造影，根据尿瘘位置及严重程度，结合泌尿外科医生会诊意见，决定进一步诊治方案。

5.肠梗阻

术后应常规排列小肠，按照系膜走行，由左上腹至右下腹，并平铺大网膜。留置引流管应贴近腹壁或盆壁，避免压迫小肠。出现小肠梗阻应给予胃肠减压，必要时行肠梗阻导管置入术，如发生较严重的机械性梗阻应急诊手术探查。

6.造口并发症

造口时要注意造口处肠管血运，尤以结肠单腔造口为主，避免肠管游离过长影响造口血运，造成术后造口坏死、脱落。结肠造口宜提出腹壁皮肤约5 cm，缝合固定后使黏膜外翻，防止造口塌陷、回缩。腹膜及前、后鞘开口大小要适宜，过大易出现造口旁疝，过小易出现造口狭窄，结肠单腔造口可采用腹膜外隧道式造口以预防造口旁疝。造口周围皮肤炎可酌情护理。

7.腹腔感染

患者术后体温降而复升或持续发热应警惕腹腔感染可能，除血常规外术后可常规复查腹部彩超或CT，若存在腹腔积液应根据积液位置及积液量决定是否行超声引导下腹腔积液穿刺引流。可行引流液细菌培养决定抗生素用药方案。

8.疝

戳卡疝多发生于10 mm或12 mm穿刺孔，疝内容物多为大网膜。术后早期戳卡疝可拆除缝线，将疝内容物还纳腹腔，纱布填塞包扎即可。术后晚期戳卡疝可扩大切口，还纳疝内容物，修补缺损。注意有时疝内容物为肠管，表现为完全或不完全性肠梗阻，应仔细检查腹壁穿刺孔，腹部CT可助诊断，处理时应注意肠管颜色及状态，避免未被发现的肠管坏死。较大辅助切口疝可采取腹腔镜下疝修补术，缝合疝囊颈同时行补片修补，创伤较小但费用较高。

9.切口感染

建议间断、分层缝合腹膜及前鞘，缝合皮下时可更换手套并充分冲洗切口，切口可置入细引流管并负压吸引预防积液感染。术后前三天应每日检查切口情况，如皮肤红肿、渗出较多应及时拆除皮肤缝线，探查皮下并留置纱条引流，腹带包扎以免切口裂开。

第八章

妇瘤腹腔镜技术

一、妇瘤腔镜的历史与发展

（一）宫颈癌

宫颈癌是我国女性生殖道最常见恶性肿瘤，严重影响妇女健康。宫颈癌手术始于19世纪末。1989年，Querleu等完成世界首例腔镜辅助经阴道广泛子宫切除术。1992年，Nezhat等报道首例完全腔镜下广泛性子宫切除术和盆腔淋巴结切除术。至此拉开了宫颈癌腔镜手术治疗的帷幕，并在欧美国家迅速推广。广泛性子宫切除术是治疗宫颈癌的主要方式，但一味强调切除的广泛性会致盆腔自主神经损伤，引起术后膀胱、直肠功能紊乱及性功能障碍。如何在保证切除范围，提高生存率同时提高患者生活质量越来越受到关注。保留盆腔神经的广泛性子宫切除术最先由日本学者OKabayashi实施；1988年Sakamoto等将其命名为“东京术式”。2000年Possover等提出在腔镜辅助经阴道广泛性子宫切除术中，以直肠中动脉作为标志来区分主韧带血管部和神经部的方法，从而保护支配膀胱运动功能的盆腔自主神经。随着筛查技术提高，宫颈癌发生越来越年轻化，年轻未生育患者比例增加，保留生育功能的手术对这些患者势在必行。Dargent自1987年开始应用“经阴道广泛性宫颈切除术+腔镜盆腔淋巴结切除术”为早期宫颈癌患者实施保留生育功能手术。随后，Lee等报道2例保留子宫动脉腔镜广泛性宫颈切除术。因此类手术适用患者少，操作复杂，对技术要求高，在我国仅部分单位开展。2015—2019年NCCN及2018年FIGO针对宫颈癌推荐的手术途径中均有经腔镜途径，宫颈癌腔镜术也逐渐被国际指南采纳及推荐。2018年发表于《新英格兰医学杂志》的一项前瞻性多中心随机对照临床试验（LACC研究）改变了腔镜在宫颈癌普遍应用的格局，认为微创手术预后差于开腹。2019年之后ESGO和NCCN指南对腔镜宫颈癌手术不再推荐。

（二）子宫内膜癌

子宫内膜癌居我国女性生殖系统恶性肿瘤第二位，70%确诊于临床早期。治疗以手术为主，术后结合放疗、化疗、靶向治疗和免疫治疗等。1989年Querleu首次实施腔镜盆腔淋巴结切除术，这在腔镜用于治疗妇瘤历史上具里程碑意义。1992年，Childers首次对Ⅰ期子宫内膜癌患者行腹腔镜下盆腔及腹主动脉旁淋巴结切除术+经阴道全子宫切除术，初步认为腹腔镜下子宫内膜癌分期手术可作为Ⅰ期子宫内膜癌的可选择术式。随后国内外学者针对子宫内膜癌的腹腔镜治疗进行了多项前瞻性随机对照研究，研究结果均认为对于低危早期子宫内膜癌，腹腔镜手术是安全的。1996年5月至2005年9月，美国妇科肿瘤学组（GOG）进行了一项大型随机对照试验，用以比较腹腔镜下子宫内膜癌分期手术与开腹手术的效果，结论是腹腔镜手术安全、可靠，以此奠定了腹腔镜技术在子宫内膜癌手术治疗中的主要地位。自2011年始美国国立综合癌症网络（NCCN）指南推荐腹腔镜手术用于子宫内膜癌的治疗，从2017年开始，腹腔镜已作为子宫内膜癌的标准手术方式予以推荐，以腹腔镜为主要技术平台的子宫内膜癌手术策略和理念已逐渐受到广大医务工作者和患者的认可。

（三）卵巢癌

卵巢癌是女性常见恶性肿瘤，手术治疗是卵巢癌整合治疗的基石。1975年Rosenoff等首次将腔镜用于卵巢癌患者术前探查与评估。随后Wiltshaw等肯定了腔镜在卵巢癌二次探查中的作用。1989年Reich等实施首例Ⅰ期卵巢癌腔镜全面分期手术。研究表明，有经验的妇瘤医师对早期卵巢癌实施腔镜下全面分期手术，可获得与开腹手术相同的肿瘤学结局。2015年开始，NCCN指南在早期卵巢癌术式推荐中纳入腔镜手术。腔镜手术在晚期卵巢癌治疗中仍在不断探索。Vergote等在1998年首次提出腔镜作为肿瘤细胞减灭术前评估手段。随后，Fagotti等在2006年建立基于腔镜技术预测满意肿瘤细胞减灭术的Fagotti评分模型——预测指数评分（predictive index value，PIV），并获广泛认可。现阶段腔镜在晚期卵巢癌中主要用于疾病诊断和病情评估。

二、腔镜技术在妇瘤诊疗中的优势与不足

腔镜在妇瘤术中具手术创伤小、术中失血少、术后恢复快、感染率低、并发症少、住院时间短、能有效减少盆腹腔粘连等独特优势。普通腔镜摄像头具5~15倍放大作用，3D腔镜使术者操作更加精细化。对肥胖和糖尿病患者，可显著降低切口感染、血栓形成、肺栓塞等并发症。另外，腔镜手术更易保存影像资料，可用于教学示范或回顾分析，从而更好促进腔镜技术提高。

尽管腔镜在妇瘤诊治中的应用被证实有诸多优势，但仍有不足。

（1）腔镜缺乏手的触感。开腹术者可直接用手触摸病灶，缝合，打结过程中可更好感知打结力度。

（2）腔镜手术中对患者体位要求较为严格，需采取头低臀高位。某些肥胖、合并心肺功能异常患者，长时间头低臀高位会增加相关并发症发生风险。

（3）学习曲线较长。术者的手术达到一定量积累才能熟练操作腔镜，此时手术时间、中转开腹率、并发症等趋于稳定，即为腹腔镜学习曲线。学习曲线除与术者手术理念、技术和经验等密切相关外，还与患者选择相关。

（4）腔镜术中肿瘤破裂率高于开腹手术。最近一项回顾性研究分析了8850例Ⅰ期卵巢癌病例，发现腔镜手术是术中肿瘤破裂的独立危险因素，肿瘤破裂的风险是开腹手术的1.2倍，且肿瘤破裂患者预后更差。

（5）CO_2气腹对机体的影响。研究表明，CO_2气腹有导致部分患者血氧分压下降和CO_2吸收，增加中老年高碳酸血症、酸中毒、空气栓塞、皮下气肿、纵隔气肿等病理生理改变的可能，存在电解质紊乱、心脏停搏等风险。

（6）恶性肿瘤术后腹壁切口种植转移。有报道称，腔镜卵巢癌术后穿刺部位种植转移率远高于开腹手术。除考虑CO_2气腹影响外，无瘤观念、腔镜技术水平、穿刺口取标本时的医源性种植也可能是穿刺部位肿瘤种植转移的影响因素。

（7）复杂情况下手术难度大。当患者存在盆腹腔广泛粘连时，对术者要求极高，如操作不当，反而增加副损伤。

（8）自LACC研究后腔镜在宫颈癌的应用备受争议。虽有研究显示ⅠB1期子宫颈鳞癌腔镜与开腹有相似5年总体生存率及无病生存率，但其证据等级较低。如何在宫颈癌治疗中应用腔镜等微创技术是值得思考和讨论的问题。目前大部分学者认为腔镜手术预后不良原因可能与术中使用举宫器、CO_2气腹、阴道残端处理等有关，具体机制尚未明确。

因此，妇瘤的腔镜术必须由经过专业手术培训的有经验的妇瘤医生在严格把握适应证前提下实施，充分利用腔镜优势，采取必要手段规避风险，为患者带来福祉。

三、腔镜手术在妇瘤中的应用

（一）宫颈癌

1.不保留生育功能手术

一项Meta分析纳入了4935例ⅠA~ⅡA期、病灶直径小于2cm的宫颈癌患者，比较微创手术与开腹手术治疗宫颈癌的预后结局，结果认为微创手术与更差的无进展生存期有关。但包括我国在内的多项回顾性研究表明，对肿瘤直径<2cm的子宫颈癌患者实施微创手术，预后并不劣于开腹手术患者。基于唯一的RCT研究证据，结合

众多回顾性研究及不同结论的荟萃分析，子宫颈癌腹腔镜手术应在患者充分知情、明确同意的前提下，慎重选择。

（1）ⅠA1期无淋巴脉管间隙浸润（lympho-vascular space invasion，LVSI）：锥切确诊的ⅠA1期无LVSI者，切缘阴性虽无保留生育功能需求但有明确手术禁忌者，可观察随访；无手术禁忌者可行腹腔镜筋膜外全子宫切除术。切缘阳性推荐再次锥切以更确切地评估浸润深度；无法或不能接受再次锥切者，病理判读切缘为高级别鳞状上皮内病变（HSIL）者行腹腔镜筋膜外全子宫切除，切缘为癌者行改良广泛性子宫切除术+盆腔淋巴结切除术，可考虑行前哨淋巴结（sentinel lymph node，SLN）显影。

（2）ⅠA1期伴LVSI阳性或ⅠA2期：可选择腹腔镜改良广泛性子宫切除术+盆腔淋巴结切除术，可考虑行SLN显影。有手术禁忌证或拒绝手术者，可盆腔外照射+近距离放疗。

（3）ⅠB1、ⅠB2和ⅡA1期：推荐 开腹广泛性子宫切除术+盆腔淋巴结切除±主动脉旁淋巴结取样；肿瘤小于2 cm可考虑SLN显影。因前瞻性随机对照研究证据，慎重选择腹腔镜手术。有手术禁忌证或拒绝手术者，可考虑盆腔外照射+近距离放疗±含铂的同期化疗。

2.保留生育功能手术

子宫颈病灶直径小于2cm的鳞癌、普通腺癌为保留生育功能的主要适宜人群，子宫颈小细胞神经内分泌癌、胃型腺癌等特殊病理类型及伴有高危和中危因素的患者不推荐保留生育功能。

（1）ⅠA1期无LVSI：可行锥切或部分子宫颈切除术。标本最好整块切除，切缘至少有3mm的阴性距离。切缘阴性是指无浸润性病变或高度鳞状上皮内病变。如锥切切缘阴性，术后可随访观察。如切缘阳性，建议再次锥切或行子宫颈切除术。

（2）ⅠA1期伴LVSI阳性或ⅠA2期：首选广泛性子宫颈切除术+盆腔淋巴结切除术或SLN显影，要求肿瘤距子宫颈内口切缘8mm；次选子宫颈锥切+盆腔淋巴结切除或SLN显影，子宫颈锥切术需达到至少3mm阴性切缘，切缘阳性者则选择再次子宫颈锥切术或子宫颈切除术。

（3）ⅠB期：ⅠB1期推荐广泛性子宫颈切除术+盆腔淋巴结切除术±腹主动脉旁淋巴结切除术，肿瘤距离子宫颈内口切缘8mm。ⅠB2期推荐C型经腹广泛性子宫颈切除术+盆腔淋巴结切除术+腹主动脉旁淋巴结切除术，肿瘤距离子宫颈内口切缘8mm。

子宫颈肿瘤切除有经阴道和经腹两种途径：ⅠA期首选经阴道途径（子宫颈锥切术、子宫颈切除术或经阴道广泛性子宫颈切除术）；ⅠB1期首选与B型广泛性子宫切除术范围相当的经阴或开腹广泛性子宫颈切除术，经阴路径术后妊娠结局优于经腹广泛性子宫颈切除术；ⅠB2期不接受新辅助化疗而直接手术者，推荐开腹或腹腔镜下C型广泛性子宫颈切除术。淋巴结切除术的途径取决于子宫颈肿瘤切除途径，选择经阴道途径切除子宫颈肿瘤者，腹腔镜淋巴结切除术更微创，盆腹腔器官干扰少，对术后妊娠率的影响更小。

3.保留神经的宫颈癌根治术

保留盆腔自主神经的宫颈癌根治术（nerve-sparing radical hysterectomy，NSRH）与传统术式相比，在复发率及总生存无明显差异；保留盆腔自主神经可能会降低术后膀胱功能障碍发生率，但均来自较低证据级别。有研究表明，恶性肿瘤转移途径除血运、淋巴转移外，还可出现嗜神经侵袭（perineural invasion，PNI），亦称为亲神经现象或神经浸润，即肿瘤细胞沿神经束快速转移，被认为是恶性肿瘤第5种转移方式。国内研究提示，早期宫颈癌存在PNI现象，PNI虽不是影响无瘤生存时间（disease-free survival，DFS）和总生存时间（overall survival，OS）的独立因素，但PNI阳性患者的DFS和OS均短于PNI阴性患者，与肿瘤直径、间质浸润深度、宫旁浸润、LVSI及淋巴结转移明显相关。因此，基于手术操作的可重复性和肿瘤治疗的安全性，本指南建议必须严格把控NSRH适应证，呼吁进行全国性RCT研究。

（二）子宫内膜癌

1.腹腔镜应用适应证

病灶局限于子宫，即临床Ⅰ/Ⅱ期。

2009年GOG开展了一项随机对照临床试验（LAP 2），纳入了2616例临床Ⅰ~ⅡA期子宫内膜癌患者，比较腹腔镜手术和开腹手术的近期安全性和有效性，结果显示开腹手术组与腹腔镜组晚期子宫内膜癌的比例差异无统计学意义。因术野暴露差、转移癌、出血以及其他原因（设备故障等），约26%的腹腔镜手术患者需要中转开腹手术，但腹腔镜手术较开腹手术可降低术后中重度并发症的发生率，缩短住院时间，两组患者住院时间超过2d的比例分别为59%和94%，腹腔镜组患者手术后近期生活质量明显改善。2012年GOG-LAP 2的随访数据表明，该两组人群疾病复发率存在微小差异，腹腔镜手术组3年复发率为11.4%，开腹手术组为10.2%，未达到预定非劣效标准，两组患者5年总生存（OS）率几乎一致，约为89.8%。LACE试验比较了随机接受开腹和腹腔镜手术的Ⅰ期子宫内膜癌患者的复发率和生存结局，中位随访4.5年，开腹手术组无病生存（DFS）率为81.3%，腹腔镜手术组为81.6%，两组间差异无统计学意义，复发率和OS率差异也无统计学意义。随后机器人手术技术逐渐成熟，并越来越多地用于早期子宫内膜癌的手术分期，尤其适用于肥胖子宫内膜癌患者。与传统腹腔镜方法相比，机器人手术可获得更低的中转开腹率，对于麻醉风险较高的患者也是安全可行的。

2.腹腔镜应用禁忌证

（1）病变超出子宫的临床Ⅲ/Ⅳ期子宫内膜癌。

（2）临床Ⅱ期累及主骶韧带或宫颈病灶直径超过2cm不适合腹腔镜治疗者。

（3）合并其他手术禁忌证如严重的心、肝、肺、肾功能异常和（或）其他严重内外科合并症，不能耐受手术、人工气腹及陡峭头低臀高体位者。

（4）子宫体积大于妊娠3个月、因阴道狭窄等原因不能经阴道完整取出子宫者。

3.前哨淋巴结活检在子宫内膜癌腔镜手术中的应用

目前认为对低危子宫内膜癌患者常规进行系统淋巴结切除术并无益处，采用前哨淋巴结示踪和活检（sentinel lymph node biopsy，SLNB）替代系统淋巴结切除术可显著降低手术并发症的发生率，可用SLNB替代系统淋巴结切除术这一观念已达成共识。已有前瞻性临床研究和回顾性研究证据显示在前哨淋巴结检测经验丰富的中心，若准确识别盆腔双侧前哨淋巴结及病理超分期，可作为系统性淋巴结切除的潜在替代方案。另外，有研究显示子宫内膜癌不同的TCGA分子分型淋巴结转移率不同，如POLE突变患者淋巴结转移率几乎为0，可不做淋巴结切除，而微卫星高度不稳定性和低拷贝型淋巴结转移率9.9%和4.3%，可考虑行前哨淋巴结活检，而高拷贝型淋巴结转移率高23.7%，推荐行系统淋巴结切除，但是由于术前诊刮病理子宫内膜癌分子分型目前国内外尚未普及，因此其对淋巴结前哨或系统切除分层处理指导意义尚未明确。

（三）卵巢癌

1.腔镜下卵巢癌诊断

研究表明，腔镜探查手术与剖腹探查手术诊断符合率可达95%以上，与其他方法结合，更可提高诊断准确性，这为卵巢癌早期诊断和可疑卵巢癌确诊提供了一种确切可行的检查方法。报道显示，对仅有肿瘤标志物升高而盆腹腔B超和CT均正常患者，通过腔镜探查可发现隐匿卵巢癌。对不明性质盆腔肿块，可尽早考虑行腔镜检查以明确诊断，及时规范治疗。

2.腔镜下卵巢癌术前评估

对临床已确诊卵巢癌，腔镜检查可直观病灶范围及盆、腹腔内粘连情况，从而确定手术分期、评估手术难度和完成满意肿瘤细胞减灭术可能性。目前，临床常用腔镜评估方法是Fagotti评分模型。

（1）晚期卵巢癌术前评估

自2006年Fagotti评分模型提出以来，Fagotti团队进行了一系列研究和验证。同年，Fagotti团队为明确最佳减瘤手术机会，将64例晚期卵巢癌依次接受腔镜检查和标准纵向剖腹手术，结果显示：若PIV≥8分，评分模型预测不满意的肿瘤细胞减灭术特异性为100%，阳性预测值为100%，阴性预测值为70%。提示本预测模型可用来预测晚期卵巢癌行肿瘤细胞减灭术的最佳时机。2013年，Fagotti团队又进行了一项前瞻性多中心研究，旨在探讨Fagotti评分模型在多机构中应用的准确性，结果表明附属机构的PIV与中心机构PIV差异无统计学意义。提示Fagotti评分具可实施性和可重复性。

（2）二次评估

2013年，Fagotti团队提出CUSH（catholic university of the sacred hear）算法，即在完成首次3~4个周期新辅助化疗后病情稳定或部分缓解的患者，接受腔镜二次评估，若PIV<4，则行中间性肿瘤细胞减灭术治疗；若PIV≥4，则接受标准化疗。研究显示，晚期卵巢癌纳入Fagotti评分模型，不仅对生存率未产生负面影响，还会使患者避免不必要剖腹手术。

腔镜的重要性在于通过腔镜探查可明确肿瘤部位、侵犯程度和分期，评估可否完成初始肿瘤细胞减灭术，评估手术可否通过腔镜完成，腔镜二次评估可判断已接受新辅助化疗而未达到完全缓解的患者能否行手术治疗。

3.腔镜用于早期卵巢癌分期手术

（1）早期卵巢癌全面分期手术

早期（Ⅰ期、Ⅱ期）卵巢癌传统术式为开腹，因腹腔镜独特优势，在早期卵巢癌手术中逐渐开展。2008年，Park等回顾性分析2001—2006年韩国国家癌症中心Ⅰ期上皮性卵巢癌接受早期全面分期手术的数据，与开腹术组比，腔镜组失血量更少，排便恢复更快，术后住院时间更短。2013年一项荟萃分析发现，早期卵巢癌患者腔镜手术的结局与开腹术相当。这项分析纳入的所有研究均为回顾性队列研究，缺乏随机数据。Gallotta等2021年开展一项多中心回顾性研究，纳入254例早期卵巢癌，结果显示腔镜术后5年无进展生存率和总生存率分别为84.0%和93.8%，5年复发率为15%，多因素分析显示G3是疾病预后差的独立危险因素，提示选择合适病人基础上，腔镜手术是早期卵巢癌理想的治疗方式。

基于上述文献，自2015年至今的NCCN指南均推荐，在早期卵巢癌中，如由经验丰富的妇瘤医师实施手术，可考虑在选定患者中使用腔镜以达手术目标。2022CACA指南也指出，腔镜手术应由有经验的妇瘤医师实施，建议选择肿瘤体积小、可完整装入取物袋中取出的特定病例。

（2）保留生育功能的全面分期手术

保留生育功能手术（fertility sparing surgery，FSS）为部分年轻卵巢癌患者保留生育功能提供可能。有报道符合保留生育功能的部分早期卵巢癌患者接受了腔镜手术，但相关文献较少。2011年，胡军团队探究94例早期上皮性卵巢癌接受FSS后的妊娠结局，开腹组与腔镜组的总生存期与无病生存期均无明显差异，89%患者在化疗后恢复正常月经，12名患者未见复发且后代正常。2015年，Brown等报道3例腔镜下未成熟畸胎瘤FSS，1例发现网膜病灶而行术后化疗，随访结束时均未发现复发。

2022 CACA指南指出，对有明显早期疾病和/或低风险肿瘤（Ⅰ期上皮性卵巢癌、交界性上皮性肿瘤、恶性生殖细胞肿瘤、Ⅰ期恶性性索间质肿瘤）且希望保留生育能力者，可采用保留子宫和对侧卵巢（unilateral salpingo-oophorectomy，USO）或保留子宫（bilateral salpingo-oophorectomy，BSO）加全面分期手术。腔镜下行FSS务必谨慎，严格筛选符合病例。建议腔镜下行FSS病例在符合上述指南要求基础上甄选早期患者，或通过腔镜/影像评估后，由术者综合判定进行严格筛选，让年轻患者最大获益。

（3）早期卵巢癌再分期手术

因各种原因在首次手术时未能行全面分期手术，术后尚未进行抗肿瘤化疗的，应考虑再分期手术，以达到全面分期的目的。手术方式和内容与全面分期手术相同。此类部分患者为意外发现的早期卵巢癌，在初次手术确诊后，根据初次手术探查情况有可能行腔镜再分期手术。目前，腔镜下早期卵巢癌再分期手术仅有一些回顾性研究。Leblanc等对42例早期卵巢癌患者41例成功实施腔镜下再分期手术，其中8例临床分期升高而接受化疗；平均随诊54个月，34例ⅠA期有3例复发和死亡。近期，一项回顾性研究共纳入81例卵巢颗粒细胞瘤，腔镜手术组56例，开腹组25例，两组在再分期手术后患者分期准确率无显著差异。提示，腔镜技术可用于早期卵巢癌再分期手术。

2022 CACA指南指出，对早期低危（ⅠA期G1或ⅠB期G1）、早期高危（ⅠA期G2/G3、ⅠB期G2/G3、ⅠC期、Ⅱ期或透明细胞癌），若首次手术时已完整切除肿瘤，且无明显肿瘤残留，可考虑经腔镜行再次全面分期手术。

总之，腔镜可完成早期卵巢癌全面分期手术和再分期手术，但需要：①遵循无瘤原则，在不影响分期情况下完整取出肿瘤，避免术中或取出时肿瘤破裂，造成盆腹腔播散；②规范地全面探查，避免遗漏隐匿病灶；③规范地大网膜切除，减少肿瘤复发播散途径；④规范地完成腹主动脉旁淋巴结切除术，至少达到肠系膜下动脉水平，最好达肾血管水平；⑤依据实际情况，审慎选择合适的病例，不能一味追求微创反而提高手术风险。

4.用于晚期卵巢癌肿瘤细胞减灭术

肿瘤细胞减灭术要求尽可能切除原发肿瘤及肉眼可见转移病灶，必要时切除受瘤侵犯器官。根据手术时机不同，分为初始性（primary debulking surgery，PDS）、中间性（interval debulking surgery，IDS）和再次肿瘤细胞减灭术（secondary cytoreductive surgery，SCS）。目前，腔镜技术在晚期卵巢癌肿瘤细胞减灭术的应用备受争议。多数晚期卵巢癌肿瘤已发生广泛转移，与肠管等重要脏器致密粘连，特别是“大网膜饼"、回盲部、肝结肠韧带、脾结肠韧带等部位常有大块转移病灶且粘连致密，使手术范围增大，导致腔镜手术难度进一步提升。尤其是当肿瘤较大时，腔镜手术常致肿瘤破裂而提高分期。尽管如此，学界探究腔镜在晚期卵巢癌肿瘤细胞减灭术中作用的步伐未停止。

（1）初始肿瘤细胞减灭术（PDS）

关于腔镜下卵巢癌PDS的研究非常有限，仅为小样本回顾性研究。2010年，Nezhat等回顾性研究纳入32名接受腔镜手术的晚期卵巢癌患者，中位复发间隔时间腔镜手术组为31.7个月，而开腹组为21.5个月。此研究提示腔镜组较开腹组在复发间隔时间上有潜在延后优势。由于患者接受何种手术方式取决于术者的判断，可能会存在选择偏倚，使手术难度较低患者选择接受腔镜术式。2011年，Fanning等对25例有网膜转移或腹水晚期卵巢癌患者行腔镜肿瘤细胞减灭术，其中23例（92%）成功完成了肿瘤细胞减灭术；所有患者术后残留病灶小于2cm，其中36%达到了R0，术后平均生存期为3.5年。表明腔镜肿瘤细胞减灭术对特定患者可行，且术后并发症较少。晚期卵巢癌初次手术残灶大小是决定患者预后最重要因素，无论肿瘤负荷如何，R0切除显得至关重要。但由于晚期卵巢癌的肿瘤细胞广泛播散转移、病灶巨大固定以及邻近组织严重浸润，实施腔镜PDS难做到R0。由于腔镜下PDS的低R0率和缺乏高等级临床研究，限制了腔镜在晚期卵巢癌PDS中的应用。因此，2022CACA指南及最新版CGCS卵巢恶性肿瘤诊断与治疗指南均推荐腹部正中垂直切口的开腹手术。

（2）中间性肿瘤细胞减灭术（IDS）

EORTC和CHORUS两项研究结果显示，新辅助化疗（neoadjuvant chemotherapy，NACT）联合IDS不劣于PDS，且可显著提高R0成功率。NACT可缩小瘤体、减瘤荷，缓解肿瘤与周围器官粘连，上述特点为实施腔镜手术提供可能。2021年美国妇瘤学会（SGO）年会的一项多中心回顾性队列研究比较了NACT后患者行腔镜或开腹IDS的围术期和肿瘤结局。结果发现，腔镜IDS组围术期结局（术中输血率、住院时间、术后30天并发症发生率）等均显著优于开腹IDS组。且腔镜IDS组的R0率（66% vs. 46%）和R0/R1率（93% vs. 84%）均高于开腹IDS组，两组患者PFS、OS差异无统计学意义。另一项Ⅱ期多中心非随机对照研究CILOVE显示，对化疗反应良好的患者，实施腔镜IDS是安全可行的。由于上述观察性研究存在选择偏倚，腔镜IDS组接受复杂手术明显较少，需谨慎看待研究结果。总之，在严格筛选合适患者后，腔镜是晚期卵巢癌患者实施IDS的一种可行且潜在有效治疗选择。

（3）再次肿瘤细胞减灭术（SCS）

目前，仅有两项Ⅲ期随机对照临床研究证明SCS在复发卵巢癌中的价值。德国DESKTOP Ⅲ/ENGOTov20临床研究显示，对无铂治疗间隔超过6个月、AGO评分好（PS和ECOG 0分、腹水小于或等于500 ml、初次手术完全切除）的复发性卵巢癌，

SCS可明显延长PFS和OS。中国SOC-1研究也证实SCS可显著提高选择性铂敏感复发卵巢癌患者的无进展生存时间。两项研究均提示SCS达到R0切除有生存获益。关于复发卵巢癌中腔镜治疗与开腹治疗生存获益的研究较少，可能因为这类复发患者受手术影响的比例显著小于其对化疗的敏感性等因素。但近期有研究显示腔镜治疗可行性与安全性。Uccella等在2020年发表系统综述纳入12项回顾性研究的372患者，其中260例患者接受腔镜等微创手术，腔镜组R0率高于开腹组（95.5% vs. 87.5%），两组间无进展生存率和总生存率比较均无显著差异。2022 NCCN指南又指出：初次化疗完成后大于或等于6个月复发、孤立病灶（或区域病灶）复发、无腹水可切净达R0者可选择SCS。因此，对经过术者评估可达R0切除的复发卵巢癌患者，腔镜手术可能是一种治疗的选择。

综上，腔镜手术在晚期（Ⅲ期、Ⅳ期）卵巢癌中主要应用于疾病诊断和病情评估；开腹术为晚期卵巢癌PDS的金标准，腔镜PDS仅限于在合适机构由经验丰富妇瘤医生选择合适的病例实施。要保持谨慎与乐观态度看待既往关于腔镜肿瘤细胞减灭术的研究结果，期待更多高质量临床研究来证明其可行性。

四、腔镜手术操作流程

（一）宫颈癌腔镜手术操作规范流程

1.术前评估

（1）详细询问一般情况、病史、家族史、手术史及合并症。

（2）常规完善血尿常规、生化、凝血功能、传染病、心肺功能等。

（3）妇科检查：妇科检查是宫颈癌临床分期最重要手段，临床分期需要 2 名副高及以上职称妇瘤医生决定，如意见不一致，一般以较低分期为准。初治患者手术前后分期可以改变，复发转移时不再分期。影像学可参与分期，但病理仍是分期金标准。

（4）病理诊断：阴道镜或直视下的宫颈组织学活检病理检查是最终确诊的金标准，对于ⅠA期的宫颈早期浸润癌的确诊，必须通过宫颈锥切术的术后病理学依据。非本医疗机构出具的病理报告，必须由经治医院进行病理学会诊。

（5）影像学检查：①盆腔超声用于宫颈病变的初筛，由于分辨率的限制，目前对于宫颈局部病变以及全身转移情况的评估主要还是依靠MR和CT检查。②盆腔增强MRI是宫颈癌最佳影像学检查方法，有助于病变的检出和大小、位置的判断，明确病变侵犯范围，提供治疗前分期的重要依据，可显示病变侵犯宫颈的深度，判断病变局限于宫颈、侵犯宫旁或是否侵犯盆壁，能够显示阴道内病变的范围；能够提示膀胱、直肠壁的侵犯，但需结合镜检；同时检出盆腔、腹膜后区及腹股沟区的淋巴结转移。③全腹增强CT主要用于评价淋巴结转移情况，以及大范围扫描盆腹腔其他器官是否存在转移。对于有核磁禁忌证的患者可选择CT检查。④胸部X线摄影及胸部CT检查，胸片只能除外明显肺转移，无法评估纵隔淋巴结，所以有条件的医院都应该行胸部CT检查。⑤PET-CT推荐FIGO分期为ⅠB1期及以上的初诊患者治疗全身情况评估，以及因其他原因行单纯子宫切除术意外发现宫颈癌需评估转移性疾病者。

（6）肿瘤标志物检查：血清鳞状细胞癌抗原（serum squamous cell carcinoma antigen，SCC）是宫颈鳞癌的重要标志物。宫颈腺癌可有癌胚抗原（carcino-embryonic antigen，CEA）、糖类抗原（carbohydrate antigen，CA）125或CA19-9的升高。

2.术前准备

（1）肠道准备：术前1~3天进无渣流食，术前下午口服泻药。对于早期子宫颈癌，考虑不涉及肠道手术时，可采用术后快速康复（enhanced recovery after surgery，ERAS）理念进行术前准备。

（2）阴道准备：术前进行阴道准备，消毒溶液推0.125%碘伏溶液或碘伏凝胶；碘过敏者可据术者经验选用适当消毒剂，动作轻柔，防止用力后宫颈出血。

（3）皮肤准备：术前全身淋浴，洗涤剂选含氯己定洗剂、抗菌皂、普通香皂或洗剂。手术日备皮，用剪刀剪掉毛发，避免用剃毛刀，特别注意脐孔清洁。也有学者建议不用术前备皮。

（4）一般护理：术前常规检查如体温、脉搏、呼吸和血压。术前禁饮禁食8小时，训练床上排便和咳痰方法，术前保证充分休息。

（5）合并症处理：术前积极纠正合并症，必要时请相关科室会诊协助治疗。

（6）心理护理：患者一般都存在对手术恐惧、手术对身体影响的焦虑等，应向其进行健康宣教和指导，介绍手术的过程、效果及其他患者成功的案例，帮助患者树立战胜疾病的信心，以最佳的心理状态面对手术。

（7）手术谈话：除交代手术的必要性、过程、效果及风险外，充分告知患者及家属LACC研究结果，了解风险并知情选择。

3.手术体位

患者大腿屈曲分开外展，小腿腘窝支撑于搁腿架上。患者臀部移出手术床缘外8~10 cm。必要时放置双侧肩托，以免臀高头低位后病人下滑。建立好人工气腹后采用臀高头低位，倾斜15°~30°。

4.穿刺孔选择

进镜孔选择一般同普通腔镜手术，位于脐上1cm处取1cm大小切口，在左下腹麦氏点相应位置和腹直肌外侧缘略低于脐水平2~3cm处取0.5cm和1cm大小切口用于术者操作，辅助孔多在右下腹麦氏点取0.5cm大小切口用于助手操作。手术操作孔及辅助孔根据操作者习惯可自行调整，没有绝对固定位置。

5. 手术范围

根据切除范围的不同，将宫颈癌根治性手术分成不同的类型。既往有两种分类体系，一种为传统的Piver分型，另一种为Q-M分型。2015年NCCN指南建议Q-M分型取代Piver分型。

（1）广泛性子宫切除术

广泛子宫切除即C类手术，需切除更多宫旁组织和阴道组织。技术要点是将子宫动脉从起始部切断，输尿管彻底游离，并在髂内水平切除侧方宫旁组织，腹侧宫旁的膀胱子宫颈韧带切除至膀胱，而背侧宫旁的骶韧带切除至直肠。不强调切除过长的阴道壁但要求阴道切缘距肿瘤至少2cm。根据是否保留盆腔自主神经，又分为C1型（即NSRH）及C2型（即经典的广泛性子宫切除术）。手术过程中，易损伤输尿管的部位有：输尿管隧道，髂内外血管分叉上方。术中要注意输尿管解剖及走行，尽可能避免损伤输尿管鞘膜，以免破坏输尿管血运进而影响功能。

（2）盆腔淋巴结切除术

宫颈癌患者的淋巴结切除范围主要是髂总动脉水平及以下的各组盆腔淋巴结，包括髂总、髂外、髂内、闭孔和旋髂区淋巴结。首先沿髂外血管轴线打开后腹膜，即圆韧带和骨盆漏斗韧带间腹膜，暴露淋巴清扫外侧界，依次打开髂内血管前方腹膜，暴露淋巴清扫内侧界，沿输尿管腹膜打开，游离输尿管，避免输尿管营养血管的损伤。显露髂外、髂内血管及闭孔神经，依次自上而下切除脂肪淋巴组织。切除淋巴结时应紧贴血管，应用超声刀将血管周围的脂肪组织一并切除，注意避免损伤血管主干和伴行的神经，有分支时可用双极电凝后切断。盆腔淋巴结提倡整块切除，多用超声刀锐性切割，减少钝性撕扯，使淋巴管断端闭合，减少术后淋巴囊肿的形成。切除淋巴过程中全程做到无瘤原则，尽量避免血管损伤。

（3）腹主动脉旁淋巴结切除术

常限于肠系膜下动脉水平。主动脉旁淋巴结受累与原发肿瘤大于2cm，髂总淋巴转移密切相关。因此，术前评估大于或等于ⅠB1期，影像学检查或术中可疑髂总淋巴结增大/转移时需同时切除腹主动脉旁淋巴结。首先后腹膜切开要充分，充分暴露腹主动脉区手术野，肥胖患者显露不清者可缝线牵拉悬吊后腹膜，帮助显露。术前需要熟悉腹主动脉区解剖，切除左侧腹主动脉旁淋巴结时应避免损伤卵巢动静脉、腰动静脉、腰交感神经干、肠系膜下动脉及左侧输尿管。切除右侧腹主动脉旁淋巴结时应避免损伤下腔静脉、卵巢动静脉及右侧输尿管。切忌强行牵拉和撕脱下腔静脉表面的淋巴脂肪组织以防止静脉损伤。为避免损伤输尿管，应游离显露双侧输尿管走行。

（4）前哨淋巴结示踪和活检（SLNB）

早期子宫颈癌淋巴结转移发生率约为10%~20%，以SLNB替代系统淋巴结切除，可避免过度治疗和相关手术并发症。子宫颈癌前哨淋巴结活检临床应用中国专家共识建议对ⅠA1期伴LVSI、ⅠA2、ⅠB1、ⅠB2及ⅡA1期（FIGO2018）患者可行SLNB，优先考虑局部病灶直径小于等于2cm者；早期子宫颈癌保留生育功能手术时可SLNB。前瞻性研究结果支持在早期宫颈癌患者中检测SLN的可行性，并建议在大部分早期病例中可安全地避免系统的盆腔淋巴结切除。

①操作：通常取子宫颈的2点或4点注射染料。2点法为子宫颈3、9点注射，4点法为3、6、9、12点或2、4、8、10点注射。目前多种示踪剂可应用于SLNB，如生物活性染料（纳米碳、亚甲蓝）和吲哚菁绿（indocyanine green，ICG）等。ICG是目前国际推荐的SLNB示踪方法。通过注射ICG用荧光摄像头显影；术中观察并识别SLN。在对宫颈癌的SLN定位时，注射示踪剂应避开瘤灶，若有宫颈锥切史，则于残存宫颈相应位点进行注射，进针过程中，要避免进针过深导致染料弥散至宫旁，在退针时压迫穿刺点，以防止造影剂由穿刺点漏出，导致SLN显影失败。

②前哨淋巴结显像标准手术流程：a.切除最先显影的淋巴结（这些淋巴结如HE染色无转移，病理专家需采用病理超分期技术）；b.切除任何可疑淋巴结（不论有无显影）；c.一侧没有显影淋巴结时，切除该侧淋巴结；d.肿瘤和宫旁组织整块切除。Meta分析结果显示，SLN检测率为89%~92%，灵敏度为89%~90%。Ⅲ期临床试验表明，采用ICG能识别出比蓝色染料更多的SLN（总体和双侧）。

③SLN病理超分期检查的临床意义：SLN需行病理超分期检查，即连续薄层切片行HE及免疫组织化学染色，鉴别微转移（直径0.2~2.0 mm）和孤立细胞团转移（isolated tumor cells，ITC；直径 小于0.2 mm）。病理学超分期可检测出传统组织病理学方法容易忽略的微转移灶，但其临床意义尚未明确。有研究对来自8个中心645例接受SLNB的早期宫颈癌患者进行多变量模型分析发现，微转移是宫颈癌预后的独立影响因素，但并未发现孤立肿瘤细胞转移与预后相关，呼吁出台中国子宫颈癌病理超分期的标准和规范。

（5）卵巢保留

Ⅰ-ⅡA期宫颈鳞癌卵巢转移率低于1%，对要求保留卵巢功能的未绝经患者术中可以保留外观正常的卵巢。宫颈腺癌符合下列条件可保留卵巢，患者临床体征：年龄小于或等于45岁、希望保留卵巢功能，无家族性卵巢癌倾向；肿瘤临床特征：FIGO分期小于或等于ⅠB2期、无其他中高危因素，同时术中探查无肿瘤转移证据，卵巢外观正常。术中可将所保留的卵巢进行移位（如腹腔内或腹膜后结肠旁沟高位处），以避免术后盆腔放疗对卵巢功能的损伤。

（6）关闭腹腔

检查术野无活动性出血点，用2000ml蒸馏水充分冲洗盆腹腔，留置盆腔引流管，解除气腹，缝合腹壁各穿刺孔。

6.术中注意事项

在实施宫颈癌腹腔镜手术过程中，应将无瘤原则贯穿始终，需做到以下细节。

（1）不推荐使用举宫器或举宫杯，改用缝线悬吊或其他方法牵拉子宫。因举宫时需要不断调整子宫方向，举宫器或举宫杯不断与肿瘤接触摩擦，挤压肿瘤，可能会造成肿瘤的破碎，增加肿瘤细胞的播散机会。

（2）切除淋巴结时需遵循无瘤原则。遵循“从上到下，由外及里，由浅入深，整块切除”的淋巴结切除方式，尤其是有转移的、肿大淋巴结切除的问题。切除的淋巴脂肪组织应及时装袋并注意锁紧开口，避免污染盆腹腔造成种植转移。装袋的淋巴脂肪组织需要从阴道取出。严禁将未装袋的淋巴脂肪组织从腹壁穿刺孔直接取出，以免引起肿瘤细胞腹壁穿刺孔的种植转移。另外，切除淋巴结后要及时用蒸馏水冲洗术野。

（3）腔镜手术离断阴道的方式。宫颈癌腔镜手术绝大多数是在腔镜下完全或不完全离断阴道，致使癌灶全部或部分暴露在盆腹腔内，肿瘤细胞可能随之脱落，加之CO_2气腹的作用，可能引起盆腹腔种植转移。因此，严禁气腹状态下切开阴道。条件允许，建议经阴道离断并经阴道缝合残端，或者先在腔镜直视下做阴道环扎或荷包缝合密封包裹宫颈病灶，之后在无气腹下离断阴道。缝合前后需充分冲洗盆腹腔及阴道残端。

7.宫颈癌腔镜手术主要并发症

（1）输尿管损伤

宫颈癌腔镜手术常见于分离宫颈段输尿管时。输尿管切断时，可见管腔断端间断喷液体，或术野较多渗液。术中预防输尿管损伤，首先要熟悉输尿管解剖。视野不清时，不可盲目止血而损伤输尿管。在术中大段游离输尿管时，尤其要注意保护输尿管的鞘膜，防止损伤鞘膜引起输尿管缺血坏死而形成瘘。此外，要小心能量器械热辐射导致的输尿管热损伤。

（2）膀胱损伤

术中膀胱损伤的体征包括：尿液外渗、膀胱裂口、可见膀胱导管、腔镜检查时尿袋内的血和气体。直视下检查是评估膀胱完整性最可靠的方法，术后早期发生的膀胱损伤常常是术中热损伤导致，术中难以发现。减少膀胱损伤风险：①术中放置尿管，保持膀胱空虚。广泛性子宫切除术需要切除部分阴道壁，腔镜下缝合阴道断端相对困难，要游离出足够阴道壁，在直视下缝合。②分离膀胱宫颈间隙时，保持局部张力，使膀胱界限清晰。若膀胱和宫颈粘连、间隙消失，可从两侧疏松结缔组织处向内逐渐剪开反折腹膜，寻找膀胱底的界限，不能强行钝性分离，否则易撕破膀胱。③术者须熟悉宫颈病变与膀胱的关系，首先要全面探查，了解膀胱有无受累及范围，充分估计手术的难度，再次评估风险和手术必要性。④术中发现膀胱肌层有撕裂，膀胱壁变薄，要及时缝合加固，术后保持尿管通畅，减小膀胱壁张力促进愈合。

（3）尿潴留

膀胱受盆腔自主神经支配行使其储尿及排尿功能。广泛性子宫切除术切除范围较大，常造成盆腔自主神经损伤，术后尿潴留是常见的并发症之一。因而部分学者认为，保留盆腔自主神经宫颈癌根治术后对膀胱功能影响较小，有利于患者术后膀胱功能快速恢复。然而需警惕宫颈嗜神经侵袭现象。术后出现尿潴留应及时干预，包括功能锻炼、中医治疗、药物治疗等。

（4）胃肠道损伤

既往盆腹部手术史、盆腹腔粘连、胃肠胀气等均为高危因素。机械性损伤主要发生在有腹部手术史的病例中；能量器械热损伤主要为电传导以及热传导引起的损伤，术中不易发现。为减少肠道损伤并发症，术前严格的肠道准备尤其重要，分离时以锐性分离为佳，尤其是靠近肠管部分，以防电热效应使肠管损伤坏死，发生迟发性穿孔。术后密切观察患者情况，及时发现可能的迟发性肠瘘，予以治疗。

（5）血管损伤

术中出血多由操作不当和手术复杂所致。由于气腹针及第1个trocar穿刺为盲穿，掌握不当易致后腹膜血管损伤外，严重的粘连是导致腹膜后血管损伤的主要原因。此外视野不清，操作不够细致也可导致后腹膜血管破裂出血。后腹膜静脉丛出血可予以纱布局部压迫止血。出血点明确的血管开口出血可予以缝扎或电凝止血。术中仔细操作，切勿暴力及细致分离粘连是防止后腹膜血管丛出血的主要方法。

（6）闭孔神经损伤

闭孔神经损伤是最常见的术中神经损伤，临床主要表现为股内收肌群功能障碍及股内侧感觉缺失，腹股沟内侧部分区域疼痛及同侧内收肌无力。多与盆腔淋巴结切除操作不当有关。闭孔肿大淋巴结切除术增加手术难度，也与术者操作技术不娴熟有关。

（7）穿刺孔肿瘤转移

穿刺孔肿瘤转移可能与肿瘤的病理类型、手术操作或者标本取出过程中套管污染、气腹压力造成肿瘤细胞播散，以及CO_2本身对肿瘤细胞生长的影响等因素有关。预防措施包括正确放置穿刺器，避免反复穿刺。子宫内膜癌手术开始时先凝闭双侧输卵管峡部防治肿瘤细胞扩散，淋巴结装袋取出，取出穿刺器前先将腹腔内气体排出，防止“烟囱”效应导致穿刺孔处肿瘤种植。

（8）盆腔淋巴囊肿和淋巴漏

两者均是淋巴结切除术后的并发症，前者更为常见。盆腔淋巴囊肿防治方法有多种，本指南推荐术中彻底凝闭淋巴管和开放后腹膜。淋巴漏形成主要原因是术中淋巴管的损伤。术者需充分熟悉后腹膜解剖，充分凝闭大的淋巴管，必要时使用钛夹或Hem-o-lok夹闭合。疑似淋巴漏或确诊患者首先推荐保守治疗，结合应用生长抑素，加强营养支持治疗、预防感染等措施。保守治疗失败者，考虑应用非保守手段治疗。

（二）子宫内膜癌腔镜手术操作规范流程

1. 术前评估

详细询问一般情况、病史，重视家族史问诊，合并症评估，规范术前查体。

完善血尿常规、电解质、肝功能、肾功能、血糖、凝血功能、心电图及胸片检查等。对某些特殊患者，应针对性检查超声心动图、肺功能、双下肢动静脉超声检查等。

影像学检查完善妇科超声检查，初步了解子宫体大小、宫腔有无占位性病变、子宫内膜厚度、肌层浸润情况、附件有无占位性病变等；盆腹腔增强MRI或增强CT可用于评估子宫肿瘤累及范围、盆腹腔淋巴结有无转移及其他器官累及情况。首选增强MRI，其对评估子宫内膜癌灶子宫肌层浸润深度和范围、子宫颈间质受累情况具有较高的特异性；全身PET/CT检查适用于有可疑远处转移的患者，判断病变范围是否局限于子宫，有无宫颈侵犯，有无子宫外转移，并进行初步的临床分期。

宫颈细胞学检查、子宫内膜活检等，必要时完善病理会诊，通过子宫内膜活体组织病理学检查可以明确诊断。建议对所有确诊的子宫内膜癌进行林奇（Lynch）综合征筛查。

了解子宫大小，有无阴道畸形或狭窄。尤其对绝经后子宫内膜癌需评估经阴道取出子宫可能性。对患者进行心理评估和支持。

2. 术前准备、手术体位、穿刺孔选择

同宫颈癌。

3. 主要手术步骤

进腹后首先凝闭（或结扎）双侧输卵管峡部，全面探查盆腹腔，留取盆腹腔冲洗液送细胞学检查。

（1）前哨淋巴结示踪和活检

适应证：Ⅰ/Ⅱ期中低危子宫内膜癌，排除任何高危因素或仅存以下1个高危因素：深肌层浸润、G2或G3、ⅠA期非内膜样癌无肌层浸润。

操作：国内主要用吲哚菁绿（indocyanine green，ICG）、纳米炭混悬液（carbon

nanoparticles，CNP）作为示踪剂。首选经子宫颈注射吲哚菁绿。于宫颈3、9点（单一示踪剂）或宫颈2、4、8、10点（联合示踪剂）注射。先浅注射点（深度0.1~0.3cm）、后深注射点（深度1~2cm），浓度1.25mg/ml，分别缓慢推注示踪剂。采用ICG者通过荧光摄像头显影，术中观察并识别前哨淋巴结。

注意事项：术中行前哨淋巴结的荧光显影，切除最先显影的淋巴结。如果一侧盆腔未检出前哨淋巴结，则该侧需行系统性淋巴结切除术。推荐对前哨淋巴结进行病理超分期检查。Ⅰ期、低级别、无肌层浸润的子宫内膜癌不需切除淋巴结，不推荐前哨淋巴结活检。

（2）筋膜外全子宫＋双侧附件切除

①筋膜外全子宫切除术手术范围包括子宫体、子宫颈、子宫颈筋膜，部分推开膀胱和直肠，少量环形切除阴道，无须暴露和外推输尿管，紧贴子宫切断主骶韧带。

②处理双侧附件：打开盆腔侧腹膜，游离骨盆漏斗韧带，显露同侧输尿管，充分凝闭（或结扎）骨盆漏斗韧带后切断。顺势打开同侧阔韧带前后叶至宫旁。若保留卵巢切除输卵管，需凝闭卵巢固有韧带并切断，沿输卵管系膜切除输卵管。

③处理双侧圆韧带：在距离宫角约2cm处凝切圆韧带。

④打开膀胱子宫腹膜反折，下推膀胱。

⑤处理子宫血管：将阔韧带后叶分离处继续下推，暴露子宫动静脉，在子宫峡部水平凝闭子宫血管。

⑥处理主骶韧带：暴露主骶韧带，在起始部位切断主骶韧带。

⑦环形切开阴道，切除阴道穹隆约1cm，保持完整子宫颈筋膜，完整取出子宫。

⑧连续或“8”字缝合阴道残端。

（3）系统性淋巴结切除

①适应证。国内研究显示，ICG和纳米碳联合示踪可达95%的总检出率，仍有部分患者不能成功示踪。未成功显影前哨淋巴结者或Ⅰ期高中危/高危和Ⅱ期患者，推荐行系统性淋巴结切除。Ⅰ/Ⅱ期患者术中发现盆腔淋巴结受累，无需行系统性盆腔淋巴结切除，只切除肿大的淋巴结以达到减瘤和明确病理有无转移的目的，但仍需进行达到肾血管水平的系统性主动脉旁淋巴结切除。

②盆腔淋巴结切除术。沿盆侧壁向上、向外打开侧腹膜，暴露髂外动静脉，沿髂外动静脉的表面自上而下切除淋巴脂肪组织。上界达髂总动脉上2~3cm，下界达旋髂深静脉，内侧界达髂内动脉外侧缘，外界达腰大肌内侧缘，底界达闭孔神经表面。

③腹主动脉旁淋巴结切除术。利用头低臀高体位将小肠和大网膜向患者头侧推开并保持，暴露腹主动脉主干。肥胖患者显露不清时，可采用缝线牵拉悬吊后腹膜帮助暴露术野。以肠系膜下动脉为标记，纵行打开腹主动脉表面的腹膜，向上至十二指肠横缘下水平。沿腹主动脉主干向两侧打开，暴露下腔静脉、左肾静脉下缘。

为避免损伤输尿管，应游离显露双侧输尿管走行。依次切除该范围内的淋巴脂肪组织，上界达肾静脉下缘，下界达骶前区域，两侧达左右髂总血管。注意保护腹主动脉表面的神经束。

淋巴结切除，强调手术操作的标准化，可提高手术治疗效果，缩短学习曲线，注意各组淋巴结的整块切除，避免强行牵拉和撕脱。切除过程中注意解剖关系，进入正确的血管鞘间隙。辨认输尿管、血管尤其盆底静脉丛和重要神经（闭孔神经、腰骶干乃至坐骨神经），避免周围组织损伤。闭合较粗淋巴管，避免过度损伤脂肪组织和周围的淋巴管。切除淋巴结时需遵循无瘤原则，装袋取出。

（4）关闭腹腔。检查术野无活动性出血点，蒸馏水充分冲洗腹盆腔，留置盆腔引流管，解除气腹，全层缝合包括腹膜的各穿刺器孔腹壁。

4.手术方式和手术范围（Ⅰ/Ⅱ期子宫内膜癌）

（1）手术方式

首选腹腔镜手术，包括高危组织类型子宫内膜癌。对于子宫颈转移的肿瘤（不包括淋巴结转移）是腹腔镜手术的相对禁忌证。这种情况需要术前充分的评估。

（2）手术范围

① 按照手术分期原则进行全面分期手术。基本术式为筋膜外全子宫切除术+双侧附件切除术±盆腔淋巴结切除术和腹主动脉旁淋巴结切除术。术中留取腹水或腹腔冲洗液送细胞学检查。

②筋膜外全子宫切除术手术范围包括：子宫体、子宫颈、子宫颈筋膜，部分推开膀胱和直肠，少量环形切除阴道，无须暴露和外推输尿管，紧贴子宫切断主骶韧带。

③可选择前哨淋巴结活检结合病理学超分期替代系统性淋巴结切除。

④对诊刮病理学检查结果为子宫内膜浆液性癌、透明细胞癌、癌肉瘤和未分化癌的患者，应切除大网膜。

⑤对先前接受了不完全分期手术的中高危或高危患者，应考虑进行再分期手术。

⑥对于符合保留卵巢内分泌功能适应证的患者［组织学G1级子宫内膜样腺癌，不存在组织学的其他高危因素，肿瘤病灶直径小于等于2cm；年龄小于等于40岁（个别情况可酌情放宽到45岁）］，有保留卵巢的迫切需求；无遗传性高风险癌瘤家族史；术中探查卵巢外观无异常，排除卵巢转移；腹腔冲洗液细胞学阴性，可保留卵巢，建议在子宫切除的同时，切除双侧输卵管。

（三）卵巢癌腔镜手术操作的规范流程

1.术前评估

（1）病史记录：包括症状、时间、既往治疗及治疗反应等情况。如做过手术，应复印手术记录及术后病理报告，必要时携带病理切片会诊。

（2）肿瘤家族史：详细询问三代血亲之内有无卵巢癌、乳腺癌、胃肠道来源等恶性肿瘤家族史。如发现有恶性肿瘤家族聚集现象，应绘出家系图等。

（3）疾病相关的影像学评估：全面了解肿瘤大小、可能累及的范围和毗邻器官的关系等，为与其他系统肿瘤鉴别、制定准确治疗及手术方案提供依据。

（4）常用影像检查方法如下：

①超声：盆腔超声、泌尿系超声、肝胆胰脾超声等腹部超声。

②CT：最常用检查方法，对于评价肿瘤的范围及腹膜转移有重要价值，为首选检查方法。临床常用：全腹CT平扫/增强扫描（3.0T）。

③MRI：软组织分辨率高，对脂肪、出血等成分观察具优势，有助确定盆腔肿块起源。临床常用：全腹MR平扫/增强扫描（3.0T）+DWI扫描。

④PET-CT/PET-MRI：有条件患者选择该检查，特别是复发患者。

⑤超声穿刺活检：影像评估后考虑需先行NACT的患者，在术前需明确诊断时往往需要超声引导下穿刺。不推荐早期患者进行。

⑥胸、腹水穿刺：大量腹水可术前置管，行腹腔穿刺引流，降低腹压、缓解腹胀症状，并利于影像检查，放腹水同时病理送检，查找瘤细胞等。大量胸水亦可于术前行胸腔穿刺引流，并送病理检查，查找瘤细胞。

⑦根据脏器受累情况可选择的检查：胃肠镜、膀胱镜等检查。

（5）评估标准：主要通过影像学评估，初步确定分期，判断是否适合腔镜手术、是否能行满意肿瘤细胞减灭术及手术预后情况。包括Suidan评分、PCI评分、Nelson评分、Bristow评分等。

①Suidan评分：临床较常用，通过术前全腹CT和血清CA125水平、年龄及ASA评分整合预测晚期卵巢癌、输卵管癌和腹膜癌行肿瘤细胞减灭术结局能力。评分标准：评分<3分，行PDS；评分≥3分，NACT+IDS。

②PCI评分：为肿瘤的负荷提供有价值的信息，可用于卵巢癌的肿瘤扩散程度的评估。

（6）健康状态评估：主要通过评估患者术前营养状态、一般身体状态，预测患者对手术耐受能力以及围术期恢复能力。常用方法：美国东部肿瘤协作组（ECOG）评分、美国麻醉师协会（ASA）评分、预后营养指数（PNI）、营养风险筛查2002（NRS2002）、心肺功能评估等。

（7）MDT讨论及诊疗：因卵巢肿瘤侵袭性强、手术难度高、患者合并症复杂等特性，应采用多学科团队全面评估做出决策。

2.术前准备

（1）辅助检查：再次全面评估患者一般状态、病情、合并症情况等。同时，手术前需完善患者临床观察表。

①实验室检查：血常规、血凝系列、肝肾功能、离子、术前感染系列、妇瘤标记物系列（血CA125、HE4、CA19-9、CEA、AFP、HCG、NSE、SCC等），对于年轻、保留生育功能患者，完善AMH等检查。

②其他术前检查：心电图、胸片/肺CT、双下肢血管超声，对于年龄大于60岁患者，需完善肺功能、超声心动图等检查。

③肿瘤相关并发症检查及评估：如血栓栓塞性疾病、输尿管扩张和肾盂积水等。其中，特别注意静脉血栓栓塞（VTE）风险评估，目前推荐采用Caprini评分，推荐VTE中风险且大出血风险不高者应用药物预防，药物预防首选低分子肝素（LMWH）或肝素等，术前24小时停用LMWH。

④必要时胃肠镜检查：排除胃肠道原发肿瘤，如盆腔肿物为实性或双侧，或存在明显胃肠道症状，或胃肠道相关肿瘤指标异常升高时，胃肠道检查（胃镜、肠镜）尤为必要；并明确胃肠道受累情况。

（2）麻醉评估：详细了解脏器功能和合并症情况，评估麻醉风险，提前制定麻醉策略。

（3）胃、肠道、皮肤准备：同宫颈癌腔镜手术，由于卵巢癌病变可能涉及肠道，需强调做好充分肠道准备，同时可减轻术中和术后腹胀。

（4）其他准备：包括术前备血、术前宣教、心理疏导等。

3.麻醉、体位和穿刺孔的选择

（1）麻醉情况：目前推荐术中管理围绕ERAS核心理念，采用多项研究推荐的麻醉方式（全身麻醉+局部或区域麻醉的联合麻醉方式），减少术中全麻药用量，减轻手术创伤应激反应，有利于维持呼吸循环稳定以及促进肠功能。术中注意液体管理，术中输液加温、术中镇痛等措施，建议术中监测白蛋白、血红蛋白、离子等变化，具体由麻醉医师决定。

（2）体位：同宫颈癌腔镜手术。

（3）消毒范围：上至乳头平面、下至大腿上1/3，两侧至腋中线。手术区皮肤消毒范围至少包括切口周围15cm范围。会阴及阴道常规消毒。顺序：手术中心部位向四周涂抹，会阴肛门部位由外周向会阴肛门区消毒。方法：手术皮肤多选择安尔碘，会阴及阴道选择碘伏。

（4）穿刺孔的选择：同宫颈癌腔镜手术。依据术者的操作习惯在手术操作至中上腹时可依据情况增加0.5 cm或1 cm的穿刺孔。

4.手术步骤

（1）腔镜探查术：主要是用于晚期卵巢癌肿瘤细胞减灭术评估。目前最常使用Fagotti评分来进行评估。当PIV<8分时，可行PDS；当PIV≥8分时，则需NACT+

IDS。

建议进行全腹探查时，详细探查子宫的大小、色泽以及浆膜是否光滑完整，表面有无肿瘤病灶，双侧卵巢、输卵管是否正常，卵巢肿瘤的大小、位置、质地、包膜是否完整、周围是否粘连、盆腔有无粘连、后陷凹是否封闭、盆腹膜是否光滑或有无肿瘤病灶、子宫骶骨韧带有无增粗和缩短、盆段直肠是否正常等。然后依次检查阑尾、升结肠及其系膜、肝、横膈、脾胃、大网膜、横结肠、降结肠、小肠及其系膜、乙状结肠以及壁腹膜等，特别注意转移和种植病灶的位置、大小、浸润深度、粘连情况等，并在该部位取活检。另外，可适用于治疗后腹腔二次探查术。

(2) 全面分期手术：全面分期手术适用于Ⅰ-Ⅱ期患者，手术切除的范围包括双侧附件切除、全子宫切除、阑尾切除（黏液性肿瘤）、大网膜切除、盆腔淋巴结切除、腹主动脉淋巴结切除或活检、腹膜多点活检等。若为ⅠA期高分化上皮性卵巢癌保留生育功能者，则保留子宫和正常一侧的附件，若对侧卵巢外观正常，则不必做活检。另外，若因各种原因在首次手术时未能行全面分期手术，肿瘤已完整切除且无明显残留，可考虑经腔镜行再次分期手术。手术方式和内容与全面分期手术相同。

(3) 肿瘤细胞减灭术：晚期患者标准术式是最大限度肿瘤细胞减灭术，即达R0切除，目前临床上首选开腹手术。部分病例经严格评估后认为腔镜手术可以达到满意肿瘤细胞减灭术的可考虑行腔镜手术。若术中判断无法行满意肿瘤细胞减灭术，应及时中转开腹。

PDS应包括：全子宫双附件切除，所有受累大网膜的切除，双侧盆腔和主动脉旁肿大或可疑淋巴结切除，根据需要切除受累肠管、阑尾、部分膀胱或输尿管、脾脏或（和）远端胰体尾、部分膈肌、胆囊、部分肝脏、部分胃等，尽可能剥除受累腹膜或对粟粒样转移灶行消融。最大限度的PDS应在患者可耐受手术或无严重内科合并症前提下进行。

(4) 预防性输卵管卵巢切除术（RRSO）：携带有BRCA基因突变的健康女性可选择在完成生育后，发现肿瘤前切除输卵管和卵巢，以避免罹患输卵管/卵巢癌。RRSO指征应参照卵巢癌风险评估指南，如无禁忌，建议采用腔镜手术。

5.手术记录和术后病理报告

(1) 手术记录书写：卵巢癌的手术记录是判断肿瘤严重程度、确定手术病理分期，制定后续治疗的重要依据，建议采用统一模板的格式化手术记录以避免遗漏关键内容，也便于临床资料的统计分析和满足科研需求。卵巢癌的手术记录应包括：

①探查所见肿瘤及累及范围的描述：包括肿瘤的大小、侧别、与毗邻脏器是否粘连，中上腹腔及各脏器受累情况。

②肿瘤包膜完整或破裂描述：术中破裂、自发破裂或外生乳头。

③手术切除范围的准确记录。

④生殖器以外器官的切除范围及手术方式。

⑤淋巴结切除的范围和高度，尤其是腹主动脉旁淋巴结切除的水平。

⑥残留肿瘤的部位及大小。

⑦手术切净程度的记录：R0指无肉眼残留，R1指最大残留病灶<1cm。

⑧手术困难程度和并发症记录：包括出血量，血管神经损伤及脏器损伤及修补的记录。

⑨术中引流管、金属夹等留置物的记录。

（2）病理报告：手术标本要专人记录、收集、固定和送检，应按照WHO女性生殖系统肿瘤分类报告肿瘤的组织学类型、分化程度、累及范围。腹水、胸腔积液、腹腔冲洗液应明确报告，有无癌细胞。必要时免疫组化做鉴别诊断。除黏液性癌外，上皮性卵巢癌推荐常规进行基因检测。

6.术后监测

（1）一般状态评估：术后严密监测生命体征，包括监测患者血压、心率、氧饱、体温、血糖等，记24小时出入量，观察盆腹腔引流情况等。其中，仔细观察腹腔引流管是否通畅，引流液的颜色、量、有无异味，如无异常，可于术后24~48小时拔除引流管。若无膀胱损伤，常规留置尿管24小时可拔除，若有膀胱损伤，根据病情适时拔除。

（2）抗感染治疗：术后抗感染治疗24~48小时，也可视患者病情酌情延长。

（3）静脉支持治疗：特别注意术后补液、维持电解质平衡以及营养支持治疗，必要时辅以止吐等治疗。根据患者病情、尿量，监测血常规、肝肾功能、离子、心功能等指标，酌情补液、补钾、纠正低蛋白血症，酌情静脉营养支持治疗。

（4）术后进食：一般需禁食至少6小时，后逐渐给予流质饮食、半流质饮食，最后过渡到正常饮食。

（5）术后镇痛：根据ERAS术后疼痛管理，采取预防性、多模式、按时全程的疼痛管理理念。可给药口服及静脉注射药物镇痛等联合治疗方案。

（6）术后血栓预防：推荐对于VTE高危因素的妇科恶性肿瘤患者除术前常规行深静脉血栓（DVT）筛查以外，术后2~7天再次进行筛查，并联合D-二聚体监测结果进行判断，警惕肺栓塞发生。并对妇科手术后患者应用梯度弹力袜（GCS）联合LMWH预防下肢静脉血栓效果最佳，应用间歇充气加压仪（IPC）出血风险最低，认为IPC联合LMWH可达到最佳平衡。

（7）术后气腹、穿刺孔等并发症处理：

①CO_2建立气腹及气体吸收后引起的肩背部及膈下疼痛：手术结束时尽量排空CO_2气体，延长吸氧加速CO_2吸收，按摩腹部促进CO_2吸收和排除；若程度较重给予低流量吸氧，并可进行肩部、背部按摩，并适当给予氟比洛芬酯等非甾体类抗炎止

痛药。

②皮下气肿、气胸、纵隔气肿等：轻度皮下气肿可不予处理，嘱患者多翻身、尽早下地活动，促进自行吸收；严重者需予以过度换气，呼吸机加压给氧气等；若出现气肿、纵隔气肿时应给予胸腔闭式引流，保持生命体征平稳。

③穿刺孔出血：可采取压迫止血，若无效可再次给予缝合止血，必要时手术探查。

④穿刺孔疝：建议术中有效关闭套管孔筋膜层，对于腹部或脐部大于或等于10 mm穿刺孔必须仔细缝合深筋膜；若出现戳孔疝导致的肠梗阻，应积极手术治疗，解除梗阻。

⑤穿刺孔感染：术后24~48小时进行伤口首次清洁换药，之后每48小时常规清洁换药。

（8）其他护理：环境护理、心理干预、健康支持宣教等。

7.手术注意事项及重要器官保护

（1）腔镜技术在卵巢癌中的应用应谨遵：手术应由有经验的医生施行，可考虑用于经选择的早期疾病、评估初治和复发患者能否达到满意减瘤术、经选择的IDS，减瘤术不理想者须中转开腹。

（2）手术目的不同，注意事项、原则不同。以诊断和评估为目的腔镜探查应做到镜下活检取材充分，明确卵巢癌的诊断和组织学类型；探查全面仔细，判断和预测晚期卵巢癌满意肿瘤细胞减灭术的可行性，筛选出适宜患者行开腹或腔镜下卵巢癌肿瘤细胞减灭术。以全面分期为目的的腔镜手术，主要应用于早期卵巢癌患者或者意外发现的卵巢癌患者再分期手术。手术范围、要求应严格按照开腹全面分期手术，不得因腔镜操作难度大，而随意降低手术标准，比如腹主动脉旁淋巴结切除水平、肝/脾区大网膜切除等。腔镜卵巢癌肿瘤细胞减灭术，原则同开腹卵巢癌手术一样，要求最大限度地切除肿瘤，争取达到R0。应由有腔镜手术经验的MDT成员充分讨论，仔细评估，选择合适患者进行手术，尽可能提高腔镜卵巢肿瘤细胞减灭术的R0率，对于腔镜下达到R0困难，而开腹能够达到R0患者，应果断中转开腹。

（3）具体操作注意事项及技巧：

①大网膜切除：头低脚高位，显露横结肠和大网膜困难者，可改变患者体位，取头高脚低位，术者站于患者两腿之间操作。大网膜挛缩，特别是“大网膜饼”时，网膜组织增厚质硬，与横结肠、胃血管弓安全距离有限，切除时容易出血且易损伤周围组织，Hem-o-lok夹可一定程度降低手术难度。处理脾曲部位网膜时应避免暴力牵拉，防止撕裂脾包膜。

②盆腔淋巴结切除：同宫颈癌。

③腹主动脉旁淋巴结切除：至少达肠系膜下动脉血管水平，最好达肾静脉血管

水平。

④盆腔病灶切除：对于盆腔腹膜广泛转移者，应充分利用腹膜外间隙，行盆腔腹膜及肿瘤“卷地毯”式切除。术中应仔细检查有无肠道、膀胱破裂。发现破裂应及时修补。

⑤上腹区病灶、脏器切除：该部分对于腔镜操作要求极高，建议由具有腔镜经验专科医生完成，必要时中转开腹。

⑥全程遵循无瘤原则：手术中强调操作轻柔，避免挤压肿瘤，手术时强调包膜完整性。充分利用间隙，避免钝性撕扯，使用超声刀等能量器械，先凝闭再切割血管和淋巴管，减少出血和肿瘤脉管转移机会，尽可能对所有转移瘤进行整块切除。所有术中切除组织必须放置标本袋中，及时隔离。肿瘤污染器械应小心取出，及时清洗。手术结束前，用大量蒸馏水充分冲洗盆腹腔及腹壁穿刺孔。

五、腔镜技术在妇瘤手术中应用局限性

腔镜技术在宫颈癌、内膜癌、卵巢癌妇科三大恶性肿瘤手术治疗中得以广泛应用，在改善生活质量等方面发挥积极作用，但也要清醒地认识到腔镜仅是一种技术手段，在妇瘤治疗中仍然存在一定局限性。

（一）应用腔镜手术系统治疗弊端

（1）对腔镜设备和器械高度依赖是妇瘤腔镜手术制约因素。

（2）二维手术视野限制了术者的深度感觉。3D腔镜则需要特殊设备。同时由于可能存在视野盲区，卵巢癌术中需彻底探查如腹膜后淋巴结、膈顶、肝后方、小网膜囊病灶、肠系膜根部等区域，这些区域在腔镜下难以充分暴露，影响手术评估准确性。若晚期卵巢癌广泛转移，大网膜饼固定，腹腔、盆腔封闭，盆腹腔脏器无法暴露，则可能无法进行准确腔镜评估及满意减瘤术。

（3）缺乏触觉反馈，对广泛转移深部组织病变，只见“冰山一角”，难以确切判断基底病变情况。

（4）手术学习曲线较长。

（5）对肥胖患者，在摆体位、建立气腹、暴露术野等都存在不同程度困难。

（6）在行高位腹主动脉旁淋巴结切除等某些狭窄区域手术时操作困难。

（7）卵巢癌手术无定式，涉及全腹范围、多脏器间隙，易出血，需要充分暴露、精准快速完成手术，若卵巢癌病变包块巨大且与周围粘连严重，对中上腹区病灶及深部间隙需充分排垫肠管，充分暴露病灶，腔镜下操作空间将进一步受限，影响手术精度及延长手术时间。

（8）对于子宫体积大于如孕12周、盆腹腔粘连较重、存在广泛转移患者，腔镜

操作空间狭小，应慎重选择。

（9）穿刺孔转移（port site metastasis，PSM）是腹腔镜手术后特有并发症。

（二）腔镜手术是否比开腹更安全尚存争议

LACC研究结果显示微创组（腔镜和达芬奇机器人）复发率和疾病死亡风险是开腹组6倍。是什么原因导致腹腔镜手术的肿瘤学结局差于开腹手术？是腹腔镜技术本身的原因还是腹腔镜技术过程中存在的问题？我们必须清醒地认识到问题的症结所在：好的问题，比完美的答案更有价值。我国的证据表明，ⅠA期和ⅠB1期、肿瘤直径小于2cm的宫颈癌，可能是腹腔镜手术的适应证，虽然这些证据并非来自RCT研究，但尚无超越这一结论的中国证据。需要特别强调的是，中国肿瘤整合诊治指南的“ASCPS”核心理念，就是以患者的生存获益为核心。因此，子宫颈癌腹腔镜技术下的无瘤理念，应该像无菌观念一样贯穿于手术过程中。

鉴于上述腔镜在晚期卵巢癌的局限性，腔镜用于晚期卵巢癌肿瘤细胞减灭术一直备受争议。目前，开腹术为晚期卵巢癌肿瘤细胞减灭术的金标准，腔镜肿瘤细胞减灭术仅限于在合适机构由经验丰富妇瘤医生选择合适的病例实施。

高危病理类型子宫内膜癌患者比例低、恶性程度高，腹腔镜手术似乎也是安全的，但基于高危病理类型肿瘤有较强侵袭性，术中无瘤原则至关重要，还需更多前瞻性研究来证实。有研究发现，对于Ⅱ期子宫内膜癌患者，腹腔镜手术复发率明显高于开腹手术（37.5% vs.5.3%），无病生存期短于开腹手术。有观点认为，临床Ⅱ期子宫内膜癌累及主骶韧带，或子宫颈病灶直径超过2cm者，可能不适合腹腔镜治疗。

（三）腔镜手术举宫器及气腹使用可能影响预后

腔镜宫颈癌及子宫内膜癌手术时，举宫时需不断调整子宫方向，举宫器或举宫杯不断与肿瘤接触摩擦，挤压肿瘤，部分会造成肿瘤破碎，导致破碎肿瘤在切开阴道时溢漏至无瘤区域，增加肿瘤细胞播散机会。也有研究表明阴道离断时CO_2气腹压力改变，可能引起腹盆腔创面种植。举宫器和气腹是否会增加妇科肿瘤微创手术复发率尚未完全确定，尚需更加合理研究证明。

第九章

泌尿肿瘤腔镜术

一、历史沿革

以腔镜技术为代表的微创外科迅速发展，是近年外科学领域重大变革之一。该技术遵循传统外科手术原则，有手术损伤小、术野及解剖结构清晰、术后康复快、围术期并发症少、切口美观和平均住院日短等优势在临床各科迅速推广，外科手术逐渐进入微创时代，已成为治疗主流。腔镜在泌尿外科领域，尤其在我国应用近30年，取得了飞速发展，开展手术的范围已涉及泌尿及男性生殖外科各方面，如根治性肾切除术、肾上腺切除术、肾盂输尿管成形术、肾囊肿去顶术、前列腺癌根治术、膀胱全切加尿流改道术、腹膜后淋巴结清除术、精索静脉结扎术等。随新技术和新设备不断发展，腔镜代表了泌尿外科甚至是外科手术的发展方向，且在未来将更加显现广阔应用前景。

泌尿外科腔镜手术开展要回溯到1991年Clayman等首次报道施行腔镜肾切除术，成为泌尿外科腔镜手术发展的重要标志。1992年Gaur等首次报道应用球囊扩张法建立后腹腔手术空间，同年Morgan等首次报道腔镜下肾囊肿去顶术，Higashihara等报道腹腔肾上腺摘除术，他们从根本上改变了泌尿外科对腔镜的认识，从此腔镜手术在泌尿外科领域得到迅速推广。在中国，90年代初，北大医院、北京协和医院等较早开展腔镜泌尿外科手术，那彦群等1992年首次开展腔镜治疗肾囊肿成功。回溯腔镜手术在肾癌治疗领域，除了上述所说的肾根治术，Winfield和Gill分别于1993年和1994年最初开展经腹腔入路和经腹膜后入路腔镜肾单位保留术，极大扩展了应用范围。2008年，殷长军等率先在国际上提出并开展“腔镜下肾段动脉阻断肾部分切除术”，成为减少肾部分切除术中热缺血损伤的一项技术突破。美国Gill等2011年也提出类似技术观点，应用“零缺血”技术即为阻断肾肿瘤相关肾动脉分支行腔镜下肾部分切除术，取得良好结果。随着技术进步和器械完善，1996年McDougall首次报道完全腔镜下根治性肾切除加肾静脉瘤栓取出术。在2000年，Savage等报道有计划实施完全腔镜下根治性肾切除加肾静脉瘤栓取出术。2006年，Romero首次报道完全腔镜下根治性肾切除加Ⅱ级瘤栓取出术。2009年，邢念增等在国内首次报道完全腔镜下根治性肾切除加肾静脉瘤栓取出术，2012年他们在国内首次报道完全腔镜下根治性肾切除加Ⅱ级瘤栓取出术，并在2014年在国际首次报道完全后腹腔镜下根治性肾切除加Ⅱ级瘤栓取出术。

回溯腔镜手术在前列腺癌治疗，1992年Schuessler等首次报道腔镜前列腺癌根治性切除术，虽然最初临床应用效果不理想，但随着手术器械完善，并经Guillonneau等标准化手术过程后，手术时间缩短、并发症减少，手术效果与开放手术相比无明显差异，目前已成为局限性前列腺癌的首选方法之一。在我国，高新等于2002年报道首例此类手术。

回溯腔镜术在膀胱癌治疗中的应用，根治性膀胱切除及尿流改道术是治疗浸润性膀胱癌的标准治疗方式，传统多采用开放术式。1992年Parra等首次报道腔镜单纯性膀胱切除术，1993年和1995年Sanchez等之后用西班牙语与英语首次报道肌层浸润性膀胱癌行腔镜根治性膀胱切除术，右侧腹壁小切口行回肠通道术。由于手术难度极大，仅有极少数医疗机构开展。1995年Puppo等首次报道5例腔镜联合经阴道入路行根治性膀胱切除术，通过腹壁小切口建立回肠通道。Gill等于2000年首次报道2例完全腔镜根治性膀胱切除加回肠通道术，又于2002年报道首例完全腔镜根治性膀胱切除加原位回肠膀胱术。在我国，李杰等2003年首次报道腹腔镜下全膀胱切除术+双侧输尿管皮肤造口术。黄健等2004年在国内首先报道腔镜膀胱根治性切除原位回肠新膀胱术，此后国内多家中心陆续开展，近几年研究显示这一手术方法的微创优势可获开放手术类似的效果。但由于手术操作耗时较长，对术者腔镜操作技术和经验要求较高，大多数医疗中心仍主要采用体外构建新膀胱后再进行腔镜下尿道吻合，其中最具挑战性的操作部分是尿流改道，尤其是行原位新膀胱术时。为改善此情况，邢念增等于2014年首先报道一种适合腔镜手术的双输入袢顺蠕动原位回肠新膀胱（邢式新膀胱）和一种新的输尿管与肠管吻合方法（邢式吻合），此法构建简单，效果好，可重复性强。

二、技术原理

泌尿系器官都为腹膜后或腹膜外器官，解剖位置相对较深，手术难度大。传统开放式手术创伤大、恢复慢，围术期风险较高。随着腔镜技术进展，泌尿系肿瘤已实现微创手术治疗，缩小切口面积，减少创伤，更便于患者接受，受到医患欢迎。泌尿系肿瘤腔镜术，即通过人工建立经腹壁的管状通道到达体腔内泌尿系脏器，引入内镜摄像系统和器械操作系统。腹腔充气后，术者借助这两个系统对患者各种疾病进行手术处理。腔镜术是外科医生视觉和手的延长，无需开腹，但可获得与开腹术同样效果。腔镜技术是泌尿外科领域继经尿道手术和经皮肾镜术后，对传统开放手术最广泛、成熟和有效的革命。

手术入路包括经腹入路和经腹膜外入路。早期泌尿外科腔镜术多数经腹腔进行。1992年印度Gaur等提出建立腹膜后人工腔隙技术，并于1993年报道首例经腹膜后腔途径腔镜肾切除术，使泌尿外科用腔镜技术处理泌尿系肿瘤更加便利，且避免手术对腹腔内其他脏器干扰。经腹腔入路，优点是气腹空间大、易定位，但缺点是肠管干扰大、腹腔并发症多等；腹腔外入路优点是不干扰腹腔，术后疼痛轻，胃肠功能恢复快，缺点是腹膜后空间较小，需要术者有足够的经验和技术。近几年还发展出单孔腔镜术（laparo-endoscopic single-site surgery，LESS），仅通过一个皮肤切口完成手术操作。LESS在手术步骤和手术结果方面与常规腔镜手术相同。区别在于操作通道差异，采用头部可弯的腔镜器械可进一步避免器械碰撞并提供良好手术视野，需一定的腔镜术经验。

三、肾癌腔镜术

肾癌腔镜术主要包括腔镜下肾部分切除术及腔镜下根治性肾切除术，特殊病例可能需额外施行手术包括腔镜下静脉瘤栓取出术及腹膜后淋巴结清扫术等。

（一）适应证

1. 肾部分切除术

①绝对适应证指解剖性或功能性孤立肾患者（患者为孤立肾，或虽有双肾，但一个已失去功能）；②相对适应证指对肾虽有功能，但因具潜在疾病，可能会导致肾功能受损（如患有严重糖尿病、高血压或对侧肾有结石、良性肿瘤等）；③选择性适应证指对侧肾健康情况下，患肾选择肾部分切除术。如果直径不超过4cm，临床分期为T1a的肾癌，如技术上可行，应首选肾部分切除术。对直径大于4cm，临床分期为T1b、T2期肿瘤，经严格选择，也可行肾部分切除术。

2. 根治性肾切除术

对能耐受手术且不能选择肾部分切除术患者，应行根治性肾切除术。

（二）禁忌证

主要包括：①伴严重心、脑、肺、肝等疾病，不能耐受手术及麻醉者；②肿瘤侵犯邻近器官无法切除及远处转移者；③合并出血性疾病者等。

（三）操作流程

1. 手术入路

常分经腹膜后入路和经腹腔入路，也有经自然腔道（阴道）手术报道。

2. 患者体位及术者站位

（1）经腹膜后入路手术：患侧向上呈90°侧卧位，腰下垫软垫并抬高腰桥。术者站于患者背侧，助手可站于患者背侧或腹侧，显示器位于患者头端偏腹侧。

（2）经腹腔入路手术：患侧向上呈70°~80°斜卧位，术者及助手均站于患者腹侧，显示器位于患者背侧。

3. 戳卡设置

常见的包括“三孔法”“四孔法”“单孔法”。

（1）经腹膜后入路：戳卡位置相对固定，可根据肿瘤位置及操作范围适度调整。镜头孔位于腋中线髂嵴上方约2cm处，操作孔分别位于腋后线肋弓下缘及腋前线肋弓下方。在“三孔法”基础上适当调整戳卡位置并增加一个5mm的辅助戳卡可以极大地降低手术难度。

（2）经腹腔入路：戳卡位置可根据肿瘤位置及操作范围做较大调整。镜头孔位于患侧脐旁，操作孔常位于锁骨中线肋缘下，以及脐与髂嵴上方连线中点偏头侧位置，腋前线肋弓下增加一个5mm辅助戳卡可降低手术难度。右侧肾脏手术时常需要在剑突处增加一个5mm戳卡，用于挑起肝脏，显露肾上极。

（3）“单孔腹腔镜”“经阴道操作”或“经阴道取肿瘤的NOSES手术”具有特殊戳卡设置。

4. 建立气腹

（1）穿刺法：主要应用于经腹腔入路手术。使用Veress气腹穿刺针时，腹壁穿刺点常选择脐下正中线上1/3处或左、右侧髂前上棘连线的外1/3处垂直进针。使用戳卡直接做穿刺时可选择脐周或髂前上棘连线与脐连线中点处穿刺，切口皮肤及皮下组织后，术者与助手在切口两侧以巾钳夹住皮肤及皮下组织并向上牵拉提起腹壁，使用戳卡垂直穿刺进入腹腔，连接气腹管，维持气腹压在15mmHg，戳卡作为镜头孔或操作孔使用。

（2）切开法：主要应用于经腹膜后入路手术及部分经腹腔入路手术。在拟定置入戳卡的部位，如经腹膜后手术常选择腋后线12肋缘下或腋中线髂嵴上2cm处。沿皮纹切开1.5~2cm，切开皮肤及皮下腱膜层，钝性分开肌肉层，在腹膜后间隙使用扩张气囊可以更有效地建立腹膜外空间。

5. 手术步骤及原则

（1）腔镜下肾部分切除术：游离肾蒂及肾脏，暴露肾动脉及肿瘤，阻断肾动脉，完整切除肾肿瘤，确切缝合破损的集合系统及肾脏创面，松开动脉阻断夹，根据情况留置或不留置引流管。取出标本，缝合切口及戳卡口。

（2）腔镜下根治性肾切除术：游离肾蒂，分别夹闭并剪断肾动脉及肾静脉，游离、夹闭并剪断患侧输尿管，于肾周脂肪囊外游离肾脏，根据情况保留或不保留同侧肾上腺。取出标本，留置引流管，缝合切口及戳卡口。

（3）同侧肾上腺的处理：一般不常规进行同侧肾上腺切除。如术前影像学检查显示或术中发现同侧肾上腺异常，应予切除。

（4）区域淋巴结处理：一般不常规行区域或广泛淋巴结清扫。术前影像学检查显示区域淋巴结肿大或术中触及肿大淋巴结，可行区域淋巴结清扫术或切除。

（5）静脉癌栓处理：对于合并静脉癌栓的患者，术前需要进行全面的准备和评估，根据瘤栓分级制定详细的治疗方案，需要有经验的团队进行手术。尤其是合并下腔静脉癌栓的患者常需要多学科团队诊治。

（四）局限性和副作用

1.出血

表现为术后引流增多，颜色鲜红。肾部分切除术患者也可表现肉眼血尿。当出血量较大且出血速度较快时，可伴心率加快、血压下降及血色素降低。多数出血术后即可发现，常见于创面出血、肾上腺出血、腰静脉或生殖静脉出血，以及戳卡孔及切口腹壁出血。继发性出血可见于术后5~7天，极少数患者可于手术1月后发生。术前使用抗凝药物及抗血小板药物的患者应于术前适时停用相关药物，肾部分切除术中应确切缝合集合系统及肾脏创面，术野确切止血等均是有效预防出血手段。术后出血多数可通过保守治疗缓解，包括卧床休息、预防感染、充分引流、给止血药、适时输血治疗等，保守治疗无效或出血迅猛患者应及时手术探查止血，或行介入栓塞治疗。

2.漏尿

肾部分切除术患者可因术中集合系统缝合不严或术后出现输尿管梗阻，于术后出现术野引流液持续增多，引流液呈淡黄色，实验室检查引流液肌酐明显增高，可与腹水及淋巴液鉴别。术中确切缝合集合系统是最重要预防手段。术后漏尿常采取保守治疗，包括预防感染、充分引流、增加营养，膀胱镜下留置输尿管支架管等。多于2~4周好转。对长期不愈尿瘘，尤其是伴尿路梗阻及感染者应考虑手术干预。

3.脏器损伤

（1）胰腺损伤常见于左侧巨大肿瘤手术时，术中发现胰管损伤者应用血管缝线确切缝合胰管或使用直线切割闭合器闭合胰腺尾部。术后常表现为大量引流液，实验室检查引流液淀粉酶明显增高。一旦发生，应采取预防感染、充分引流、严格禁食、给予静脉高营养及增加营养，静脉泵入生长抑素等措施。

（2）十二指肠损伤极其凶险，应尽量避免，一旦发生常需普外科协助处理，如确切缝合创面，留置鼻胃管行十二指肠减压，术野充分引流，全胃肠外营养支持，预防感染，静脉使用生长抑素和抑酸药等。

（3）脾脏损伤一般较轻者使用双极电凝及可吸收止血材料多可有效控制。对脾损伤裂口较大者建议行脾切除术。

4.气胸

术中发现气胸由麻醉师协助鼓肺排出胸腔气体，确切缝合胸膜及膈肌。术后发现气胸者，应根据情况行胸腔穿刺抽气或胸腔闭式引流。

四、腔镜下根治性膀胱切除＋尿流改道术

根治性膀胱切除术方式可分为开放手术、腔镜手术和机器人辅助腔镜手术三种，目前各大医疗中心主流术式为腔镜手术和机器人辅助腔镜手术。尿流改道方式主要分为原位回肠新膀胱术、回肠通道术和皮肤造口术。在国内较大医疗中心，原位新膀胱术和回肠通道术是应用最广泛的两种尿流改道方式。随着腔镜技术提高，体腔内技术改进及优化，体腔内尿流改道手术时间逐渐缩短，并发症已与开放尿流改道相当，术后恢复体腔内尿流改道要优于开放尿流改道方式，因此已逐渐成为主流的尿流改道方式。

（一）适应证

1.根治性膀胱切除术适应证

腔镜根治性膀胱切除术适应证包括：T2-T4aN0-xM0肌层浸润性膀胱癌；高危非肌层浸润性膀胱癌T1G3；BCG治疗无效的Tis；反复复发非肌层浸润性膀胱癌；TURBT和膀胱灌注治疗无法控制的广泛乳头病变及膀胱非尿路上皮癌等。除严重合并症（心、肺、肝、脑、肾等疾病）不能耐受手术外，有以上指征者，推荐根治性膀胱切除术。

2.原位回肠新膀胱术适应证：

（1）病理确诊有肌层浸润的局限性尿路上皮癌、复发性T1G3尿路上皮细胞癌、原位癌以及膀胱非移行细胞癌等。

（2）尿道残端无肿瘤侵犯，推荐男性膀胱颈以下、女性膀胱三角区以下无肿瘤。

（3）无前尿道狭窄，尿道及盆底肌功能正常。

（4）年龄小于或等于75岁，体力状况分级（ZPS）0-2级，卡式（KPS）评分大于或等于60。

3.原位回肠新膀胱术相对禁忌证

（1）术前膀胱镜检查男性膀胱颈以下有肿瘤、女性膀胱三角区及以下有肿瘤。

（2）局部晚期膀胱恶性肿瘤。

（3）有膈肌裂孔疝、腹壁疝、腹壁肌松弛、盆底肌松弛等影响腹压的病变。

（4）前尿道狭窄。

（5）有明显肠道病变或粘连，既往有肠道切除手术史等等。

4.回肠通道术的适应证

（1）高度恶性膀胱癌、尿道癌或女性内生殖器的恶性肿瘤而需要行膀胱全切或全盆腔切除术的患者。

（2）邻近器官的晚期恶性肿瘤导致膀胱广泛受累而需要全膀胱切除者。

5.回肠通道术禁忌证

高剂量术前放疗、肠道病变、肠道手术史是主要的手术禁忌证。

6.输尿管皮肤造口的适应证

（1）不能耐受复杂手术或肠道不适合做尿流改道的患者。

（2）患者心肺功能较差，不能耐受其他尿流改道甚至不能耐受根治性膀胱切除的患者。

（3）盆腔器官晚期肿瘤侵犯或压迫下段输尿管。

7.输尿管皮肤造口的禁忌证

（1）输尿管本身有广泛的病变或狭窄。

（2）输尿管周围组织病变使输尿管不能分离或分离后血液供应丧失。

（3）患者不适合佩戴集尿袋。

（二）操作流程

1.腔镜或机器人辅助腔镜根治性膀胱切除术（男性）

（1）打开左侧乙状结肠粘连，在输尿管跨越髂血管处分离出左侧输尿管，尽量不贴近输尿管，以防损伤输尿管供应血管。分离脐动脉并用hem-o-lok夹夹闭并离断。以同法游离右侧输尿管，并离断右侧脐动脉。

（2）提起膀胱，横行打开弓状隆起，游离出输精管和两侧精囊。打开狄氏筋膜，游离前列腺背侧至尖部。

（3）游离膀胱两侧壁及前间隙，打开两侧盆内筋膜，缝扎阴茎背深静脉复合体。

（4）横行离断前列腺尖部，分离出尿道并离断。

（5）离断两侧输尿管，用hem-o-lok夹或EnDoGIA处理两侧膀胱蒂和前列腺蒂至前列腺尖部，至此膀胱前列腺精囊完整切除。

（6）清扫两侧盆腔淋巴结包括标准淋巴结清扫和扩大淋巴结清扫。标准清扫范围包括髂血管分叉处（近端），生殖股神经（外侧），旋髂静脉和Cloquet淋巴结（远端），髂内血管（后侧）。扩大淋巴结清扫在标准淋巴结清扫的基础上向上扩展至主动脉分叉，甚至到肠系膜下动脉水平，包括髂总血管、腹主动脉远端及下腔静脉周围淋巴脂肪组织。

2.原位回肠新膀胱术（邢氏新膀胱术）

（1）距回盲部20~25 cm，用标尺量60 cm回肠并截取。为能更加准确截取指定长度肠管，量取10 cm 10号丝线作为标尺。采用超声刀慢档处理肠系膜，能有效闭合肠系膜血管，防止肠系膜出血。截取肠管后，用庆大霉素盐水冲洗肠管，可有效清除肠内容物及细菌，降低术后感染并发症。

（2）用直线切割闭合器侧侧吻合恢复肠管连续性之后，取其中10 cm近心端肠襻，用超声刀截取后移至远心端，以顺蠕动的方式与远端回肠襻端端吻合，3-0倒刺线单层吻合，作为右侧输入襻。

（3）预留近心端10 cm回肠作为左侧输入襻，将其余40 cm肠管用超声刀去管化或用吸引器在肠管内支撑后用电钩切割也能较为迅速的去管化，去管化的位置多选择对肠系膜处。

（4）将去管化肠襻对折呈U形，用3-0倒刺线连续缝合储尿囊后壁。缝合储尿囊时，每20 cm肠管用3-0可吸收线间断缝合4~5针，然后由助手提起两端缝线，使之有一定张力，再用3-0倒刺线连续单层缝合即可。每缝4~5针收紧缝线，既可缝合严密，又节省时间。用2-0可吸收线也可缝合，但不如倒刺线缝合严密，且长距离缝合易松，因此推荐3-0倒刺线缝合。

（5）将前壁反折叠缝合使储尿囊呈球形，并吻合右半部分。

（6）将储尿囊左半部分牵拉至尿道，将后壁与尿道或前列腺尖部包膜后壁吻合。

（7）将尿管和7F输尿管支架管经尿道拉至体内，并经储尿囊将输尿管支架管置入两侧对应输尿管内。

（8）将两侧输尿管末端楔形劈开2 cm与对应输入襻做端端吻合。吻合时采用4-0可吸收线两侧连续缝合。

（9）将储尿囊左前半部分与尿道吻合，并用3-0倒刺线连续缝合彻底关闭储尿囊。

3.回肠通道术（Bricker+邢氏吻合法）

（1）距回盲部20~25 cm，用标尺量15~20 cm回肠并截取。截取肠管后，用庆大霉素盐水冲洗肠管，可以有效清除肠内容物及细菌，降低术后感染并发症。

（2）用直线切割闭合器侧侧吻合，恢复回肠连续性。

（3）将两侧输尿管楔形切开1.5~2 cm，用一根长15 cm 4-0可吸收线连续缝合左侧输尿管后壁和回肠襻后壁右半侧。

（4）继续用这个线连续缝合右侧输尿管后壁和回肠襻后壁左半侧。

（5）用超滑导丝植入两侧输尿管单J管，用另一根长15 cm 4-0可吸收线连续缝合输尿管前壁和回肠襻前壁。

（6）将回肠通道远心端拉出体外作造口。

4. 输尿管皮肤造口

输尿管皮肤造口种类较多，目前应用较多的是单侧输尿管皮肤造口。充分游离输尿管后，游离腹膜外间隙至腹壁，将两侧输尿管经右侧腹膜外间隙拉出体外作造口。输尿管固定于腹外斜肌腱膜，输尿管末端楔形劈开，外翻并与皮肤切口缝合。为了以后更换输尿管支架管方便，左右输尿管分别造口，均在右侧。

（三）主要并发症及处理措施

1. 根治性膀胱切除术并发症及处理措施

（1）直肠损伤多在游离直肠前列腺间隙时，尤其是前列腺尖部。一旦损伤，应先清除切口边缘污染组织，局部甲硝唑清洗后，可分两层缝合破损处，保持术后引流通畅。如局部破损较大或术后发现肠瘘，应及时行结肠造口术。

（2）出血是根治性膀胱切除最常见的并发症，尤其是在处理前列腺尖部时，用倒刺线确切缝扎阴茎背深静脉复合体。必要时纱布压迫，待前列腺尖部彻底离断后，用倒刺线再次缝合阴茎背深静脉复合体，切忌不停用吸引器吸出血。

2. 原位回肠新膀胱术并发症及处理措施

（1）尿路感染是最常见的并发症，可先行抗生素经验性治疗，根据尿液培养结果调整药物。需要叮嘱患者多饮水，每日至少2000 ml，同时每次尽量排空膀胱尿液，如不能排空可定时自家导尿，必要时暂时留置尿管。

（2）尿失禁也是原位新膀胱术后最常见并发症之一，随着新膀胱容量逐渐增大，肠腔容量增大，夜间尿失禁症状会缓解。日间尿失禁多在术后1~3个月恢复，夜间尿失禁恢复时间较长。

（3）输尿管肠道吻合口狭窄发生率3%~18%，排除反流导致的输尿管扩张，明确输尿管新膀胱吻合口狭窄后，需行输尿管再植术或长期留置输尿管支架管缓解症状。

（4）排尿困难是原位新膀胱术特有的并发症，与新膀胱的形态、长度、位置、新膀胱颈部形态、新膀胱失代偿、新膀胱黏膜脱垂阻塞尿道等原因有关。

（5）远期并发症包括电解质紊乱、代谢性疾病等，定期复查，及时纠正。

3. 回肠通道术并发症及处理措施

（1）肠梗阻，不全性肠梗阻可暂观察，如绞窄性肠梗阻要及时行探查手术。

（2）回肠膀胱袢坏死，一旦明确诊断，应及时切除回肠膀胱改作输尿管皮肤造口。

（3）输尿管回肠通道吻合口瘘，不急于急诊手术探查，保证支架管引流通畅，位置良好，盆腔引流管引流通畅。一般经过1~2周漏尿会停止。

（4）腹壁造口狭窄，可用手指定期扩张腹壁造口，必要时切开腹壁，松解狭窄造口，或重新腹壁造口。

（5）肾盂肾炎多为造口狭窄、回肠通道过长、输尿管回肠吻合口狭窄或反流导致，针对不同的原因给予针对性处理。

（6）输尿管回肠通道吻合口狭窄可考虑行输尿管镜下吻合口扩张术，或长期留置输尿管支架管，必要时可行输尿管回肠通道再吻合术或输尿管皮肤造口术。

6. 输尿管皮肤造口并发症及处理措施

（1）尿液性皮炎：严重时出现皮肤溃疡。予以清洁皮肤，可使用护肤粉等。

（2）吻合口感染：注意造瘘口清洁。

（3）吻合口狭窄：吻合时适当扩大皮肤造口。

（4）输尿管扩张、肾积水：定期更换输尿管支架管。

（5）输尿管末端缺血坏死：游离输尿管时保留输尿管血运。

五、腹腔镜根治性前列腺切除术

根治性前列腺切除术术式分为开放根治性前列腺切除术、腔镜根治性前列腺切除术和机器人辅助腔镜根治性前列腺切除术三种。目前各大医疗中心主流术式为腔镜根治性前列腺切除术或机器人辅助腹腔镜根治性前列腺切除术，少数大型医疗中心仍保留开放根治性前列腺切除术。由于机器人操作系统在狭小盆腔空间中具有精细切割和吻合的巨大优势，故应用越来越多，应是未来发展方向。

（一）适应证

1. 腔镜根治性前列腺切除术的适应证

（1）低危及中危患者。

（2）肿瘤负荷相对较低的局限性高危前列腺癌（可选择）。

（3）局部进展期前列腺癌（有选择地实施，同时行扩大淋巴结清扫）。

同时，局限性中、低危患者预期寿命应大于10年；局限性高危、局部进展性患者预期寿命应大于5年。术前应仔细评估患者健康状况，对耐受能力较好患者行手术治疗。

2. 腹腔镜根治性前列腺切除术的禁忌证

（1）手术或麻醉风险非常高（严重心血管系统疾病、呼吸系统疾病、凝血障碍等）。

（2）全身广泛骨转移或其他脏器转移。

（3）预期寿命不长于5~10年。

3. 盆腔淋巴结清扫的适应证

不建议对低危型前列腺癌患者施行盆腔淋巴结清扫，Briganti列线图预测淋巴结转移概率大于5%的中、高危型前列腺癌患者可选择施行盆腔淋巴结清扫，同时应结合术者经验、患者的健康状况等因素综合考虑。

（二）操作流程

（1）进入腹腔或建立腹膜外间隙。

（2）清理腹膜外脂肪（腹膜外间隙入路）：对于显露耻骨前列腺韧带、前列腺基底部与膀胱的界限非常重要。

（3）切开盆筋膜，显露背深静脉复合体。此步骤尽可能向前列腺尖部、盆腔底部分离，最后呈现类似“牛鼻子”的形状，便于缝扎背深静脉复合体。

（4）右手持直把手腹腔镜针持，夹持2-0倒刺线，模拟缝合方向、调整角度，直到合适进针。

（5）于背深静脉复合体与尿道之间从右至左进针。从前列腺尖部右侧进针时，左手钳协助向左牵拉前列腺，协助显露；从前列腺尖部左侧出针时，左手钳协助向右牵拉前列腺，协助显露。扶镜手需要微调镜头方向，协助观察。

（6）缝合完背深静脉复合体后，牵拉导尿管判断是否缝住导尿管。若发现缝住，需要剪断缝线、重新缝合。

（7）不剪断缝线，继续将缝针缝合在耻骨表面的腹膜上，并用Hem-o-lok固定（前悬吊）。

（8）牵拉导尿管，判断前列腺基底部与膀胱颈的界限，用超声刀分离前列腺与膀胱颈。遵循从外周向中线的原则，尽可能保留膀胱颈。

（9）显露导尿管后，即可向内拔出导尿管进行牵拉，继续切断膀胱颈后唇。

（10）切开膀胱颈后唇后很快即能显露前列腺后方疏松间隙及输精管、精囊等结构。

（11）切断输精管，游离精囊、超声刀切断精囊周围血管。

（12）显露狄氏筋膜，左手钳牵拉狄氏筋膜，右手持剪刀剪开狄氏筋膜。此处若向下分离即为筋膜间或筋膜外途径，若向前紧贴前列腺包膜即为筋膜内途径。

（13）注意保留部分狄氏筋膜备后续后重建之用。

（14）显露前列腺侧韧带，超声刀切断。若行保留神经的手术，紧贴前列腺包膜进行分离，用Hem-o-lok夹住侧韧带，剪刀切断侧韧带。

（15）用超声刀切断前列腺尖部。此处注意不要紧贴缝合背深静脉复合体的缝线以免切断。

（16）当接近前列腺尖部的尿道时，改用剪刀进行操作。注意此处用无能量的器械能较好地保护肛提肌不受破坏，前列腺尖部两侧5点、7点的神经血管束也得以保留。

（17）剩余前列腺周围组织可用逆向法切除。

(18) 检查直肠前壁：台下助手戴石蜡油润滑的手套进行直肠指诊，从腹腔镜观察直肠有无损伤，有无狄氏筋膜备后重建之用。

(19) 用3-0倒刺线线从右至左缝合狄氏筋膜、后正中嵴3针（后重建第一层）。直肠前方出现较平整的平面。注意不要缝合尿道后壁。若后正中嵴处不易进针，助手持卵圆钳顶住会阴，协助缝合。

(20) 用3-0倒刺线线于距膀胱颈1 cm浆肌层处进针，缝合后正中嵴，从右至左共3针（后重建第二层）。膀胱颈比较靠近尿道，有助于后续膀胱尿道吻合。

(21) 5/8弧3-0倒刺线线行膀胱尿道连续吻合8针。

(22) 缝合完毕后可将缝针继续缝合背深静脉复合体，加强前悬吊的力量。

(23) 膀胱内注水200 mL，检查吻合口有无渗漏。

(24) 清扫盆腔淋巴结。

参考文献

1.樊代明.中国肿瘤整合诊治指南（CACA）.天津：天津科学技术出版社，2022.

2.樊代明.整合肿瘤学——临床卷.北京：科学出版社，2021.

3.中国NOSES联盟.结直肠肿瘤经自然腔道取标本手术专家共识（2019版）.中华结直肠疾病电子杂志，2019，8（04）：336-342.

4.王贵玉.经自然腔道取标本手术在右半结肠癌根治术中的应用优势与技术要点.肿瘤学杂志，2021，27（08）：605-609.

5.王锡山.NOSES的发展历程与合理应用.中华普通外科学文献（电子版），2020，14（02）：153.

6.Wang XS.Natural Orifice Specimen Extraction Surgery.Berlin：Springer，2018.

7.王锡山.结直肠肿瘤NOSES术关键问题的思考与探索.中华结直肠疾病电子杂志，2018，7（04）：315-319.

8.关旭，王贵玉，周主青，等.79家医院718例结直肠肿瘤经自然腔道取标本手术回顾性研究.中华结直肠疾病电子杂志，2017，6（6）：469-477.

9.Marchetti GP，Pinelli V，Tassi GF，et al. 100 years of thoracoscopy：historical notes. Respiration，2011，82（2）：187-192.

10.Rocco，G.One-port（uniportal）video-assisted thoracic surgical resections--a clear advance.J Thorac Cardiovasc Surg，2012，144（3）：S27-S31.

11.Salati，M.Minimally invasive thoracic surgery for pulmonary resections. Applied Technologies in Pulmonary Medicine.Basel，Karger，2011：89-95.

12.李运，王俊，隋锡朝，等.全胸腔镜肺叶切除手术操作流程及技巧的优化：北京大学人民医院经验.中华胸心血管外科杂志，2010，26（5）：300-306.

13.Liu YG，Yang J，Yang F，et al.Surgical treatment of primary palmar hyperhidrosis：a prospective randomized study comparing T3 and T4 sympathicotomy.Eur J Cardiothorac Surg，2009，35（3）：398-402.

14.王俊，刘彦国.胸腔镜外科—传统胸外科之“升级版”.中国微创外科杂志，2010，2：97-98.

15.Shaw JP，Dembitzer FR，Swanson SJ，et al.Video-assisted thoracoscopic lobectomy：State of the art and future directions.Ann Thorac Surg，2008，85：S705-S709.

16.Patterson GA，Pearson FG，Cooper JD，et al.Pearson's thoracic and esophageal surgery.Churchill Livingstone.

3 rd edition，2008.

17.Shields TW，LoCicero J.General thoracic surgery.Lippincott Williams & Wilkins.7 th edition，2009.

18.李辉.胸外科学.北京：北京大学医学出版社，2010.

19.Song YM，Lian CH.Short history of video-assisted thoracoscopic surgery. Zhonghua Yi Shi Za Zhi，2012，42（5）：276-282.

20.Kaneko K.Thoracoscopic surgery.Kyobu Geka，2009，62（8）：S718-S722.

21.He J.History and current status of mini-invasive thoracic surgery.J Thorac Dis，2011，3（2）：115-121.

22.Marchetti GP，Pinelli V，Tassi GF.100 years of thoracoscopy：historical notes.Respiration，2011，82（2）：187-192.

23.Sakuragi T，Ohteki H.The utility of BiClamp for intraoperative air leakage control in video-assisted thoracic surgery for pulmonary lobectomy.Gen Thorac Cardiovasc Surg，2012，60（11）：781-783.

24.Cao C，Manganas C，Ang SC，et al.Video-assisted thoracic surgery versus open thoracotomy for non-small cell lung cancer：A meta-analysis of propensity score-matched patients.Interact Cardiovasc Thorac Surg 2013；16：244-249.

25.Ilonen IK, Rasanen JV, Knuuttila A, et al.Anatomic thoracoscopic lung resection for non-small cell lung cancer in stage I is associated with less morbidity and shorter hospitalization than thoracotomy.Acta Oncol 2011; 50: 1126-1132.

26.Villamizar NR, Darrabie MD, Burfeind WR, et al.Thoracoscopic lobectomy is associated with lower morbidity compared with thoracotomy.J Thorac Cardiovasc Surg 2009; 138: 419-425.

27.Paul S, Altorki NK, Sheng S, et al.Thoracoscopic lobectomy is associated with lower morbidity than open lobectomy: a propensity-matched analysis from the STS database.J Thorac Cardiovasc Surg 2010; 139: 366-378.

28.Saji H, Okada M, Tsuboi M, et al.West Japan Oncology Group and Japan Clinical Oncology Group. Segmentectomy versus lobectomy in small-sized peripheral non-small-cell lung cancer (JCOG0802/WJOG4607L): a multicentre, open-label, phase 3, randomised, controlled, non-inferiority trial. Lancet.2022, 399 (10335): 1607-1617.

29.中国抗癌协会食管癌专业委员会.赫捷.食管癌规范化诊治指南.中国协和医科大学出版社，2011.

30.Luketich JD, Pennathur A, Awais O, Levy RM, Keeley S, Shende M, Christie NA, Weksler B, Landreneau RJ, Abbas G, Schuchert MJ, Nason KS.Outcomes after minimally invasive esophagectomy: review of over 1000 patients.Ann Surg.2012; 256 (1): 95-103.

31.Li H, Hu B, You B, et al.Combined laparoscopic and thoracoscopic Ivor Lewis esophagectomy for esophageal cancer: initial experience from China.Chinese Medical Journal 2012; 125: 1376-1380.

32.National Comprehensive Cancer Network.Esophageal Cancer Clinical Practice Guidelines in Oncology (Version 5.2022).Available at: www.nccn.org.

33.王俊.胸腔镜外科学（第2版）.北京：人民卫生出版社，2017.

34.国家卫生计生委人才交流服务中心.胸外科内镜诊疗技术.北京：人民卫生出版社，2016.

35.Minimally invasive esophagectomy: Direction of the art.Shawn Groth, Bryan Burt.J Thorac Cardiovasc Surg.2021, 162 (3): 701-704.

36.Lewis RJ, Caccavale RJ, Sisler GE, et al.Imaged thoracoscopic surgery: A new thoracic technique for resection of mediastinal cysts.Ann Thorac Surg, 1992; 53 (2): 318-320.

37.Landreneau RJ, Dowling RD, Castillo WM, et al.Thoracoscopic resection of an anterior mediastinal tumor.Ann Thorac Surg, 1992; 54: 142-144.

38.Coosemans W, Lerut TE, Van Raemdonck DE.Thoracoscopic surgery: the Belgian experience.Ann Thorac Surg, 1993; 56 (3): 721-730.

39.Kido T, Hazama K, Inoue Y, et al.Resection of anterior mediastinal masses through an infrasternal approach.Ann Thorac Surg.1999; 67: 263-265.

40.Suda T, Sugimura H, Tochii D, et al.Single-port thymectomy through an infrasternal approach.Ann Thorac Surg, 2012; 93: 334-336.

41.Ashton RC Jr, McGinnis KM, Connery CP, et al.Totally endoscopic robotic thymectomy for myasthenia gravis.Ann Thorac Surg, 2003; 75 (2): 569-571.

42.王俊，陈鸿义，武军，等.胸腔镜胸腺切除术一例.中华医学杂志，1995，(10)：587.

43.Florian A, Thomas S, Michael S, et al.Video-assisted thoracoscopic surgery versus robotic-assisted thoracoscopic surgery themectomy.Ann Thorac Surg, 2008; 85 (2): 768-771.

44.Katie E O'Sullivan, Usha S Kreaden, April E Hebert, et al.A systematic review of robotic versus open and video assisted thoracoscopic surgery (VATS) approaches for thymectomy.Ann Cardiothorac Surg.2019; 8 (2): 174-193.

45.Zhang X, Gu Z, Fang W, et al.Minimally invasive surgery in thymic malignances: the new standard of care.J Thorac Dis, 2018, 10 (Suppl 14): S1666-S1670.

46.Agatsuma H, Yoshida K, Yoshino I, et al.Video-Assisted Thoracic Surgery Thymectomy Versus Sternotomy Thymectomy in Patients With Thymoma.Ann Thorac Surg, 2017, 104 (3): 1047-1053.

47. Liu H，Gu Z，Qiu B，et al.A Recurrence Predictive Model for Thymic Tumors and Its Implication for Postoperative Management：A Chinese Alliance for Research in Thymomas Database Study.J Thorac Oncol.2020；15（3）：448-456.
48. 陈应泰，王俊，刘军，等.纵隔肿瘤的胸腔镜手术治疗.中国微创外科杂志，2002（05）：283-285.
49. 陈晶．微创电视胸腔镜下纵隔切除术对纵隔肿瘤患者术后VAS评分及并发症发生率的影响．现代诊断与治疗，2019，30（10）：1695-1696.
50. Kindler HL，Ismaila N，Armato SG 3 rd，et al.Treatment of Malignant Pleural Mesothelioma：American Society of Clinical Oncology Clinical Practice Guideline.J Clin Oncol.2018，36（13）：1343-1373.
51. Sugarbaker DJ，Richards WG，Bueno R.Extrapleural pneumonectomy in the treatment of epithelioid malignant pleural mesothelioma：novel prognostic implications of combined N1 and N2 nodal involvement based on experience in 529 patients.Ann Surg 2014，260：577-580.
52. Treasure T，Lang-Lazdunski L，Waller D，et al.Extra-pleural pneumonectomy versus no extra-pleural pneumonectomy for patients with malignant pleural mesothelioma：clinical outcomes of the Mesothelioma and Radical Surgery（MARS）randomised feasibility study.Lancet Oncol 2011，12：763-772.
53. Lim E，Darlison L，Edwards J，et al.Mesothelioma and Radical Surgery 2（MARS 2）：protocol for a multicentre randomised trial comparing（extended）pleurectomy decortication versus no（extended）pleurectomy decortication for patients with malignant pleural mesothelioma.BMJ Open 2020，10（9）：e038892.
54. Rice D，Rusch V，Pass H，et al.International Association for the Study of Lung Cancer International Staging Committee and the International Mesothelioma Interest Group.Recommendations for uniform definitions of surgical techniques for malignant pleural mesothelioma：a consensus report of the international association for the study of lung cancer international staging committee and the international mesothelioma interest group.J Thorac Oncol.2011，6（8）：1304-1312.
55. Waller DA，Morritt GN，Forty J.Video-assisted thoracoscopic pleurectomy in the management of malignant pleural effusion.Chest 1995；107（5）：1454-1456.
56. Halstead JC，Lim E，Venkateswaran RM，et al.Improved survival with VATS pleurectomy-decortication in advanced malignant mesothelioma.Eur J Surg Oncol 2005；31（3）：314-320.
57. Nakas A，Martin Ucar AE，Edwards JG，et al.The role of video assisted thoracoscopic pleurectomy/decortication in the therapeutic management of malignant pleural mesothelioma. Eur J Cardiothorac Surg.2008，33（1）：83-88.
58. Rintoul RC，Ritchie AJ，Edwards JG，et al.MesoVATS Collaborators.Efficacy and cost of video-assisted thoracoscopic partial pleurectomy versus talc pleurodesis in patients with malignant pleural mesothelioma（MesoVATS）：an open-label，randomised，controlled trial.Lancet.2014，384（9948）：1118-1127.
59. Lee DS，Carollo A，Alpert N，et al.VATS Pleurectomy Decortication Is a Reasonable Alternative for Higher Risk Patients in the Management of Malignant Pleural Mesothelioma：An Analysis of Short-Term Outcomes.Cancers（Basel）.2021，13（5）：1068.
60. Lange P，Mortensen J，Groth S.Lung function 22-35 years after treatment of idiopathic spontaneous pneumothorax with talc poudrage or simple drainage.Thorax.1988，43（7）：559-561.
61. 中国抗癌协会，中国抗癌协会大肠癌专业委员会.中国恶性肿瘤整合诊治指南-结肠癌部分.中华结直肠疾病电子杂志，2022，11（1）：1-12.
62. 王锡山.经自然腔道取标本手术学-第4版.北京：人民卫生出版社，2022.
63. 魏东.腹腔镜结直肠手术图谱.北京：中国科学技术出版社，2020.
64. 中华医学会外科学分会腹腔镜与内镜外科学组，中华医学会外科学分会结直肠外科学组，中国医师协会外科医师分会结直肠外科医师委员会，等.腹腔镜结直肠癌根治术操作指南（2018

版）.中华消化外科杂志，2018，17（09）：877-885.

65.中华医学会外科学分会腹腔镜与内镜外科学组，中华医学会外科学分会结直肠外科学组，中国医师协会外科医师分会结直肠外科医师委员会，等.腹腔镜结直肠癌根治术操作指南（2018版）.中华消化外科杂志，2018，17（9）：877-885.

66.王锡山.经自然腔道取标本手术学（第4版）.北京：人民卫生出版社，2022.

67.中国医师协会内镜医师分会腹腔镜外科专业委员会，中国医师协会结直肠肿瘤专业委员会腹腔镜专业委员会，中华医学会外科学分会结直肠外科学组.中国直肠癌侧方淋巴结转移诊疗专家共识（2019版）.中华胃肠外科杂志，2019，22（10）：901-912.

68.冯波，周乐其.右半结肠癌D3淋巴结清扫范围及入路选择.中国实用外科杂志，2020，40（3）：274-278.

69.冯波，张森，严夏霖，等.腹腔镜直肠前间隙的解剖分离技巧.中华消化外科杂志，2017，16（7）：691-694.

70.林谋斌，尹路，陈桂明，等.吻合器法改进回肠储袋肛管吻合术22.中华胃肠外科杂志，2006，9（6）：542-543.

71.He JJ，Sun FF，Xiao Q，et al.Laparoscopic ileocecal-sparing right hemicolectomy（LISH）for cancers of the hepatic flexure or proximal transverse colon：a video vignette.Tech Coloproctol 2021；25：891-892.

72.Fernando ED，Deen KI.Consideration of the blood supply of the ileocecal segment in valve preserving right hemicolectomy.Clin Anat 2009，22：712-715.

73.（美）萨姆·阿塔拉编写.经肛微创手术TAMIS和经肛全直肠系膜切除术taTME.丁克峰，张忠涛，王锡山，译.沈阳：辽宁科学技术出版社，2021年.

74.Guan X，Hu X，Jiang Z，et al.Short-term and oncological outcomes of natural orifice specimen extraction surgery（NOSES）for colorectal cancer in China：a national database study of 5055 patients.Sci Bull（Beijing）.2022；67（13）：1331-1334.

75.楼征，张卫.超低位直肠癌适形保肛手术之经肛适形切除术 .中华胃肠外科杂志，2018，21（3）：246-249.

76.G Sun，Z Lou，H Zhang，et al.Retrospective study of the functional and oncological outcomes of conformal sphincter preservation operation in the treatment of very low rectal cancer.Tech Coloproctol.2020；24（10）：1025-1034.

77.张卫.极低位直肠癌经括约肌间切除保肛手术的再认识.中华胃肠外科杂志，2022，25（6）：487-492.

78.古朝阳，王自强，邓祥兵.低位直肠癌手术中直肠系膜周围解剖与操作平面要点.中国实用外科杂志，2017（06）：686-691.

79.Piozzi GN，Baek SJ，Kwak JM，et al.Anus-Preserving Surgery in Advanced Low-Lying Rectal Cancer：A Perspective on Oncological Safety of Intersphincteric Resection.Cancers（Basel）.2021，13（19）：4793.

80.邓祥兵，张豪，王自强.盆内筋膜与盆内脏血管神经关系的研究进展及侧方淋巴结清扫术的技术改良.临床外科杂志，2020，28（05）：407-411.

81.Nagasaki T，Mise Y，Honma S，et al.Simultaneous laparoscopic left hemicolectomy and spleen-preserving distal pancreatectomy for descending colon cancer with pancreatic invasion. Asian J Endosc Surg.2019.12（3）：334-336.

82.【日】山口俊晴，【日】上野雅资，武爱文，吴永有.癌症标准手术图解：结直肠癌.北京：北京科学技术出版社，2020.

83.Chen TC，Liang JT.Laparoscopic En Bloc Resection of T4 Colon Cancer Invading the Spleen and Pancreatic Tail.Dis Colon Rectum.2016.59（6）：581-582.

84.Yang K，Cai L，Yao L，et al.Laparoscopic total pelvic exenteration for pelvic malignancies：the technique and short-time outcome of 11 cases.World J Surg Oncol.2015；13：301.

85.Sun Y，Yang HJ，Zhang ZC，et al.Fascial space priority approach for laparoscopic supralevator posterior pelvic exenteration with nerve sparing：anatomy and technique.

86.刘荣.结直肠癌肝转移腹腔镜/机器人同期联合切除技术指南（2017修订）.中华腔镜外科杂志（电子版），2017，10（06）：324-326.

87.朱德祥，任黎，许剑民.中国结直肠癌肝转移诊断和综合治疗指南（V 2020）.中华结直肠疾病电子杂志，2021，10（01）：2-25.

88.Kitano S，Iso Y，Moriyama M，et al.Laparoscopy-assisted Billroth I gastrectomy.Surg Laparosc Endosc.1994，4（2）：146-148.

89.Goh PM，Khan AZ，So JB，et al.Early experience with laparoscopic radical gastrectomy for advanced gastric cancer.Surg Laparosc Endosc Percutan Tech.2001，11（2）：83-87.

90.柯重伟，郑成竹，仇明等.61例腹腔镜胃手术的经验总结.外科理论与实践，1999，4（3）：138-140.

91.Chau CH，Siu WT，Li MKW.Hand-assisted D2 subtotal gastrectomy for carcinoma of stomach.Surg Laparosc Endosc Percutan Tech.2002，12（4）：268-272.

92.陈凛，李荣，田文等.腹腔镜下胃癌根治术三例.中华胃肠外科杂志，2004，7（3）：175-176.

93.Kim HH，Han SU，Kim MC，et al.Effect of laparoscopic distal gastrectomy vs open distal gastrectomy on long- term survival among patients with stage I gastric cancer：The KLASS-01 randomized clinical trial.JAMA Oncol.2019，5（4）：506-513.

94.余佩武，钱锋，郝迎学，等.腹腔镜胃癌根治术726例的疗效分析.中华消化外科杂志，2011，10（1）：44-47.

95.黄昌明，林建贤，郑朝辉，等.腹腔镜辅助胃癌根治术1380例临床疗效分析.中华胃肠外科杂志，2012，15（12）：1265-1268.

96.Huang C，Liu H，Hu Y，et al.Chinese Laparoscopic Gastrointestinal Surgery Study（CLASS）Group. Laparoscopic vs Open Distal Gastrectomy for Locally Advanced Gastric Cancer：Five-Year Outcomes From the CLASS-01 Randomized Clinical Trial.JAMA Surg.2022，157（1）：9-17.

97.Yu J，Huang C，Sun Y，et al.Chinese Laparoscopic Gastrointestinal Surgery Study（CLASS）Group. Effect of Laparoscopic vs Open Distal Gastrectomy on 3-Year Disease-Free Survival in Patients With Locally Advanced Gastric Cancer：The CLASS-01 Randomized Clinical Trial.JAMA.2019，321（20）：1983-1992.

98.张珂诚，王鑫鑫，卫勃，等.3D与2D腹腔镜胃癌根治术近期疗效对比研究.中国实用外科杂志，2017，37（4）：437-439.

99.中华医学会外科学分会腹腔镜与内镜外科学组，中国医师协会外科医师分会微创外科医师委员会.3D腹腔镜手术技术中国专家共识（2019版）.中国实用外科杂志，2019，39（11）：1136-1141.

100.黄华，玄一.单孔腹腔镜胃癌手术的现状与思考.中华消化外科杂志，2020，19（9）：957-960.

101.李杨，王权，叶颖江，等.单孔腹腔镜胃癌根治术的研究进展.中华胃肠外科杂志，2021，24（8）：667-671.

102.魏猛，陈成，王立梅，等.吲哚菁绿标记近红外荧光腹腔镜胃癌根治术的应用价值评估.腹腔镜外科杂志，2019，24（3）：185-192.

103.Liu FL，Huang CM，Xu ZK，et al.Morbidity and Mortality of Laparoscopic vs Open Total Gastrectomy for Clinical Stage I Gastric Cancer：The CLASS02 Multicenter Randomized Clinical Trial.JAMA Oncol.2020，6（10）：1590-1597.

104.Hyung WJ，Yang HK，Park YK，et al.Long-Term Outcomes of Laparoscopic Distal Gastrectomy for Locally Advanced Gastric Cancer：The KLASS-02-RCT Randomized Clinical Trial. J Clin Oncol.2020，38（28）：3304-3313.

105.Zhang XT，Liang H，Li ZY，et al.Perioperative or postoperative adjuvant oxaliplatin with S-1 versus adjuvant oxaliplatin with capecitabine in patients with locally advanced gastric or gastro-oesophageal junction adenocarcinoma undergoing D2 gastrectomy（RESOLVE）：an open-label，superiority and non-inferiority，phase 3 randomised controlled trial.Lancet Oncol.2021，22（8）：1081-1092.

106.Yang X，Huang C，Suo T，et al.Cytoreductive surgery and hyperthermic intraperitoneal chemotherapy improves survival of patients with peritoneal carcinomatosis from gastric cancer：final results of a phase III randomized clinical trial.Ann Surg Oncol 2011；18：1575-1581.

107.徐志远，杜义安，胡灿，等.十二指肠非离断式前入路胰腺上区淋巴结清扫在腹腔镜胃癌根治术中的可行性分析.中华胃肠外科杂志，2020，23（1）：76-78.

108.中国医师协会腹腔镜外科医师培训学院，中国抗癌协会胃癌专业委员会中国研究型医院学会，机器人与腹腔镜外科专业委员会，等.中国腹腔镜胃癌根治手术质量控制专家共识（2022版）.中华消化外科杂志，2022，21（05）：573-585.

109.中华医学会外科学分会腹腔镜与内镜外科学组，中国研究型医院学会机器人与腹腔镜外科专业委员会.腹腔镜胃癌手术操作指南（2016版）.中华消化外科杂志，2016，15（9）：851-857.

110.中国抗癌协会胃癌专业委员会，徐惠绵，李凯.CACA胃癌整合诊治指南.中国肿瘤临床，2022，49（14）：703-710.

111.秦新裕，季加孚，郑民华，等.完全腹腔镜胃癌手术消化道重建专家共识及手术操作指南（2018版）.中国实用外科杂志，2018，38（8）：7.

112.汤宽妮，陈小龙，张维汉，等.远端胃癌根治术Billroth-Ⅰ式与Billroth-Ⅱ式消化道重建术后中长期生活质量比较：基于病例登记数据库的队列研究.中华胃肠外科杂志，2022，25（5）：11.

113.彭建平.Braun吻合在胃大部切除毕II式吻合术中的应用体会.中外医学研究，2014，12（27）：133-134.

114.Ziqiang W，ZhiMin C，Jun C，et al.A modified method of laparoscopic side-to-side esophagojejunal anastomosis：report of 14 cases.Surg Endosc，2008，22（9）：2091-2094.

115.Huang CM，Huang ZN，Zheng CH，et al.An isoperistaltic jejunum-later-cut overlap method for esophagojejunostomy anastomosis after totally laparoscopic total gastrectomy：a safe and feasible technique.Ann Surg Oncol，2017，24（4）：1019-1020.

116.程向东，徐志远，杜义安，等.食管-胃“程氏Giraffe重建术”在食管胃结合部腺癌近端胃切除后消化道重建患者中应用的初步疗效分析.中华胃肠外科杂志，2020，23（2）：158-162.

117.徐泽宽，季加孚，梁寒.近端胃切除消化道重建中国专家共识（2020版）.中华胃肠外科杂志，2020，23（2）：101-108.

118.Matsuo K，Huang Y，Matsuzaki S，et al.Minimally Invasive Surgery and Risk of Capsule Rupture for Women With Early-Stage Ovarian Cancer.JAMA ONCOL 2020，6（7）：1110-1113.

119.中国抗癌协会妇科肿瘤专业委员会：卵巢恶性肿瘤诊断与治疗指南（2021年版）.中国癌症杂志2021，31（06）：490-500.

120.Kim SI，Cho JH，Seol A，et al.Comparison of survival outcomes between minimally invasive surgery and conventional open surgery for radical hysterectomy as primary treatment in patients with stage IB1-IIA2 cervical cancer.GYNECOL ONCOL 2019，153（1）：3-12.

121.Xue Z，Zhu X，Teng Y.Comparison of Nerve-Sparing Radical Hysterectomy and Radical Hysterectomy：a Systematic Review and Meta-Analysis.CELL PHYSIOL BIOCHEM 2016，38（5）：1841-1850.

122.Van Gent MD，Romijn LM，van Santen KE，et al.Nerve-sparing radical hysterectomy versus conventional radical hysterectomy in early-stage cervical cancer.A systematic review and meta-analysis of survival and quality of life.MATURITAS 2016，94：30-38.

123.Kietpeerakool C，Aue-Aungkul A，Galaal K，et al.Nerve-sparing radical hysterectomy compared to standard radical hysterectomy for women with early stage cervical cancer（stage Ia2 to IIa）.Cochrane

Database Syst Rev 2019，2：D12828.
124.Ma L，Li Q，Guo Y，et al.Laparoscopic nervesparing radical hysterectomy for the treatment of cervical cancer：a meta-analysis of randomized controlled trials.WORLD J SURG ONCOL 2021，19（1）：301.
125.Todo Y，Kuwabara M，Watari H，et al.Urodynamic study on postsurgical bladder function in cervical cancer treated with systematic nerve-sparing radical hysterectomy.INT J GYNECOL CANCER 2006，16（1）：369-375.
126.中国抗癌协会妇科肿瘤专业委员会：子宫内膜癌诊断与治疗指南（2021年版）.中国癌症杂志，2021，31（06）：501-512.
127.中国抗癌协会妇科肿瘤专业委员会：子宫颈癌诊断与治疗指南（2021年版）.中国癌症杂志，2021，31（06）：474-489.
128.Fagotti A，Ferrandina G，Fanfani F，et al.A laparoscopy-based score to predict surgical outcome in patients with advanced ovarian carcinoma：a pilot study.ANN SURG ONCOL 2006，13（8）：1156-1161.
129.Fagotti A，Vizzielli G，De Iaco P，et al.A multicentric trial（Olympia-MITO 13）on the accuracy of laparoscopy to assess peritoneal spread in ovarian cancer.AM J OBSTET GYNECOL 2013，209（5）：461-462.
130.Fagotti A，Vizzielli G，Fanfani F，et al.Introduction of staging laparoscopy in the management of advanced epithelial ovarian，tubal and peritoneal cancer：impact on prognosis in a single institution experience.GYNECOL ONCOL 2013，131（2）：341-346.
131.Brun JL，Rouzier R，Uzan S，et al.External validation of a laparoscopic-based score to evaluate resectability of advanced ovarian cancers：clues for a simplified score.GYNECOL ONCOL 2008，110（3）：354-359.
132.Park JY，Bae J，Lim MC，et al.Laparoscopic and laparotomic staging in stage I epithelial ovarian cancer：a comparison of feasibility and safety.INT J GYNECOL CANCER 2008，18（6）：1202-1209.
133.Park HJ，Kim DW，Yim GW，et al.Staging laparoscopy for the management of early-stage ovarian cancer：a metaanalysis.AM J OBSTET GYNECOL 2013，209（1）：51-58.
134.Gallotta V，Jeong SY，Conte C，et al.Minimally invasive surgical staging for early stage ovarian cancer：A long-term follow up.Eur J Surg Oncol 2021，47（7）：1698-1704.
135.Hu J，Zhu LR，Liang ZQ，et al.Clinical outcomes of fertility-sparing treatments in young patients with epithelial ovarian carcinoma.J Zhejiang Univ Sci B 2011，12（10）：787-795.
136.Brown KL，Barnett JC，Leath CR.Laparoscopic staging of ovarian immature teratomas：a report on three cases.MIL MED 2015，180（3）：e365-e368.
137.Leblanc E，Querleu D，Narducci F，et al.Laparoscopic restaging of early stage invasive adnexal tumors：a 10-year experience.GYNECOL ONCOL 2004，94（3）：624-629.
138.Peiretti M，Candotti G，Fais ML，er al.Comparison between laparoscopy and laparotomy in the surgical re-staging of granulosa cell tumors of the ovary.GYNECOL ONCOL 2020，157（1）：85-88.
139.Nezhat FR，DeNoble SM，Liu CS，et al.The safety and efficacy of laparoscopic surgical staging and debulking of apparent advanced stage ovarian，fallopian tube，and primary peritoneal cancers.JSLS 2010，14（2）：155-168.
140.Fanning J，Yacoub E，Hojat R.Laparoscopic-assisted cytoreduction for primary advanced ovarian cancer：success，morbidity and survival.GYNECOL ONCOL 2011，123（1）：47-49.
141.Vergote I，Trope CG，Amant F，et al.Neoadjuvant chemotherapy or primary surgery in stage IIIC or IV ovarian cancer.N Engl J Med 2010，363（10）：943-953.
142.Kehoe S，Hook J，Nankivell M，et al.Primary chemotherapy versus primary surgery for newly diagnosed advanced ovarian cancer（CHORUS）：an open-label，randomised，controlled，non-inferior-

ity trial.LANCET 2015，386（9990）：249-257.

143.Brown J，Drury L，Crane EK，et al.When Less Is More：Minimally Invasive Surgery Compared with Laparotomy for Interval Debulking After Neoadjuvant Chemotherapy in Women with Advanced Ovarian Cancer.J Minim Invasive Gynecol 2019，26（5）：902-909.

144.Pomel C，Akladios C，Lambaudie E，et al.Laparoscopic management of advanced epithelial ovarian cancer after neoadjuvant chemotherapy：a phase II prospective multicenter non-randomized trial（the CILOVE study）.INT J GYNECOL CANCER 2021，31（12）：1572-1578.

145.Shi T，Zhu J，Feng Y，et al.Secondary cytoreduction followed by chemotherapy versus chemotherapy alone in platinum-sensitive relapsed ovarian cancer（SOC-1）：a multicentre，open-label，randomised，phase 3 trial.LANCET ONCOL 2021，22（4）：439-449.

146.Uccella S，Franchi MP，Cianci S，et al.Laparotomy vs.minimally invasive surgery for ovarian cancer recurrence：a systematic review.Gland Surg 2020，9（4）：1130-1139.

147.Husain A，Chi DS，Prasad M，et al.The role of laparoscopy in second-look evaluations for ovarian cancer.GYNECOL ONCOL 2001，80（1）：44-47.

148.Abreu AL，Gill IS，Desai MM.Zero-ischaemia robotic partial nephrectomy（RPN）for hilar tumours. BJU Int，2011，108（6 Pt 2）：948-954.

149.邢念增，王明帅，牛亦农，等.腹腔镜巨大肾癌根治切除加下腔静脉II级瘤栓取出术一例.中华医学杂志，2012，92（36）：2591-2592.

150. Mingshuai Wang，Hao Ping，Yinong Niu，et al.Int Braz J Urol.?2014 Mar-Apr；40（2）：266-273.

151.Gettman MT，Blute ML，Chow GK，et al.Robotic assisted laparoscopic partial nephrectomy：technique and initial clinical experience with DaVinci robotic system.Urology，2004，64：914-918.

152.邢念增，平浩，宋黎明，等.顺蠕动双输入襻原位回肠新膀胱术10例临床分析.中华泌尿外科杂志，2014，35（3）：239-240.

153.邢念增，宋黎明，牛亦农，等.一种新的输尿管肠管吻合方法及其在尿流改道中的应用.中华医学杂志，2012，92（2）：114-116.

154.Kunath F，Schmidt S，Krabbe LM，er al.Partial nephrectomy versus radical nephrectomy for clinical localised renal masses.Cochrane Database Syst Rev.2017 May 9；5（5）：CD012045.

155.孟旭辉，魏勇，沈露明，等.单一术者经脐单孔腹腔镜肾根治性切除术学习曲线分析及疗效分析.临床泌尿外科杂志，2022，37（1）：25-28+33.

156.徐辉，邹晓峰，张国玺，等.经阴道混合自然腔道内镜肾切除术（附光盘）.现代泌尿外科杂志，2020，25（5）：376-379.

157.Qinxin Zhao，Dongdong Han，Feiya Yang，et al.Transvaginal natural orifce specimen extraction surgery（NOSES）in 3D laparoscopic partial or radical nephrectomy：a preliminary study.BMC Urol（2021）21：123.

158.Lane BR，Tiong HY，Campbell SC，et al.Management of the adrenal gland during partial nephrectomy.J Urol.2009，181（6）：2430-2436；discussion 2436-2437.

159. Gershman B，Thompson RH，Boorjian SA，et al.Radical Nephrectomy with or without Lymph Node Dissection for High Risk Nonmetastatic Renal Cell Carcinoma：A Multi-Institutional Analysis. J Urol.2018，199（5）：1143-1148.

160.Ghoreifi A. Djaladat H.Surgical Tips for Inferior Vena Cava Thrombectomy.Curr Urol Rep.2020，21（12）：51.

161.王杭，王国民，郭剑明，等.肾部分切除术后迟发性出血原因分析及防治.中华泌尿外科杂志，2010，31（9）：585-587.

162.Massouh Skorin R，Mahfouz A，Escovar la Riva P.Systematic review on active treatment for urinary fistula after partial nephrectomy.Actas Urol Esp（Engl Ed）.2022，46（7）：387-396.

163.黄健.根治性膀胱切除术——从开放到腹腔镜到机器人.中华泌尿外科杂志，2017，38（8）：

564-567.
164. 王帅，郑玮，祁小龙，等. 机器人辅助根治性膀胱切除及Bricker术中体内与体外尿流改道的疗效和并发症比较. 中华泌尿外科杂志，2022，43（2）：101-106.
165. 王文宽，王明帅，宋黎明，等. 腹腔镜根治性膀胱切除术体内与体外原位回肠新膀胱术的临床疗效比较. 中华泌尿外科杂志，2018，39（7）：500-504
166. 廖晓星，邢念增，乔鹏，等. "三明治"法尿道重建技术改善腹腔镜下根治性前列腺切除术后早期尿控的效果. 北京大学学报（医学版），2015，47（4）：601-604.
167. 乔鹏，邢念增. 经腹膜外腹腔镜前列腺癌根治术治疗高危前列腺癌的临床研究（附49例报告）. 中国内镜杂志，2016，22（2）：87-90.
168. 宋刚. 前列腺癌精准诊断与治疗. 北京：人民卫生出版社，2019.

NOESE 技术

❖ 新人新术　胆大艺高 ❖

❖ 上出有口　下出有道 ❖

❖ 肠壁切瘤　肠道自消 ❖

❖ 本道太小　借道出窍 ❖

❖ 巧用九宫　完璧归赵 ❖

名誉主编

赫　捷　郎景和　郭应禄

主　编

王锡山　韩方海　邢念增　王丹波　王贵玉　关　旭

副主编（以姓氏拼音为序）

蔡建春　陈瑛罡　丁克峰　韩苏军　何庆泗　胡军红　江　波　李　斌
李太原　刘　娟　马　丹　孟元光　彭　健　孙　力　孙学军　汤庆超
王延洲　汪　泳　王振宁　韦　烨　燕　速　姚宏亮　张　涛　张　蔚
郑阳春　周海涛

编　委（以姓氏拼音为序）

白军伟　白　炼　毕志彬　蔡建春　蔡郁辉　曹冬焱　曹　辉　曹志新
常文举　超　锋　陈创奇　陈福军　陈　刚　陈　宏　陈洪生　陈　杰
陈锦萍　陈路川　陈绍勤　陈文斌　陈　熹　陈　湘　陈瑛罡　陈志正
程向东　程　勇　程云生　崔　鹏　戴晓宇　邓海军　邓建中　邓军山
邓志刚　刁德昌　丁克峰　丁志杰　杜　江　方传发　方金满　费正磊
冯　波　冯青阳　冯　毅　高　晟　高志峰　耿　波　关　旭　郭　满
郭银枞　韩方海　韩苏军　何　丽　何庆泗　赫　鹏　洪楚原　侯绪春
胡汉卿　胡军红　胡俊杰　胡英斌　黄海洋　黄　河　黄　亮　黄秋林
黄　睿　黄项武　黄晓斌　黄学锋　黄忠诚　贾犇黎　江　波　江从庆
江群广　金英虎　琚　静　鞠海星　康安定　康　亮　康　山　匡　毅
赖家骏　雷　雄　李　斌　李　超　李朝辉　李春穴　李德川　李　峰
李国强　李　恒　李俊东　李　凯　李立安　李绍杰　李太原　李旺林
李小军　李小荣　李　洋　李　勇　李正荣　李志红　连玉贵　梁建伟

廖传文	林雨佳	刘　斌	刘德纯	刘东宁	刘　革	刘洪锋	刘洪洲
刘　建	刘　娟	刘开江	刘龙飞	刘沛华	刘　平	刘　祺	刘　骞
刘晓平	刘忠臣	柳俊刚	娄　阁	楼　征	卢淮武	陆　航	罗吉辉
马　丹	马得欣	马龙安	马思平	马天翼	毛盛勋	毛益虎	孟庆凯
孟文建	孟元光	苗大壮	牛　洋	潘晓飞	潘贻飞	庞典付	庞明辉
彭　健	仇　宇	钱　坤	乔　庆	乔天宇	秦卫军	邱　健	曲　辉
任明扬	任双义	邵永胜	石　彦	史良会	宋军民	宋　坤	宋　武
宋永茂	孙　浩	孙　力	孙　鹏	孙学军	覃吉超	谭风波	谭嘉男
汤庆超	唐　波	唐　城	唐夏玉	陶凯雄	田步宁	田利军	田　野
佟立权	童卫东	童宜欣	屠世良	汪　飚	汪　毅	汪　泳	王晨宇
王丹波	王德良	王东华	王福兴	王贵玉	王国俊	王　珂	王　莉
王立春	王利明	王　猛	王锡山	王小忠	王延洲	王雁军	王　佾
王　瑜	王玉东	王玉柳明		王泽军	王振发	王振宁	韦　烨
魏正强	吴泉峰	吴　森	吴相柏	吴祖光	夏国志	夏坤锟	夏利刚
夏　鹏	夏亚斌	肖宏起	肖卫东	肖志刚	邢念增	邢亚楠	熊　斌
熊德海	熊治国	徐　维	徐　毅	徐志远	许东波	许建民	许庆文
许淑镇	薛芳沁	燕　速	阳志军	杨飞亚	杨庆强	杨英捷	姚宏亮
姚占胜	叶　凯	易　波	易深根	殷　响	应晓江	尤　俊	尤　琦
于　刚	于冠宇	于　洋	余　刚	俞金龙	俞少俊	郁　雷	袁旦平
袁又能	袁子茗	曾祥福	曾之耀	张　超	张　成	张春旭	张迪平
张恒春	张　宏	张明光	张　骞	张庆彤	张诗峰	张　涛	张　伟
张　卫	张　蔚	张五德	张孝堂	张　鑫	张兴宏	张　洋	张毅勋
张　勇	赵　斌	赵　丹	赵立志	赵　前	赵　伟	赵卫东	赵玉洲
郑必祥	郑朝旭	郑德玺	郑　虹	郑见宝	郑建勇	郑力军	郑阳春
郑勇斌	周海涛	周建平	周　剑	周明祎	周　彤	周小青	朱　滔
朱　志	邹冬玲						

第一章

历史沿革

一、诞生背景

外科学是医学的一项重要分支，经过百余年发展演进，在一代代外科人的不断努力下，随着手术器械平台的快速发展，外科学已逐渐步入了一个整合有微创外科、功能外科、精准外科的全新时代。在外科发展进程中，很多杰出外科医师通过不断临床实践，提出了许多划时代的外科理念，不少外科新术式逐渐趋于成熟和稳定。这些新理念和新技术的实施，反过来又大大促进了新手术平台的研发。如今，医学对外科手术的要求不仅是单纯的解除病痛，更重要的是要重视患者术后的功能保留和高质量的生活状态。

自1991年我国首例腹腔镜胆囊切除术开展以来，经过30余年发展，以腹腔镜技术为代表的微创手术，在肿瘤外科治疗中得到了快速推广和普及。越来越多研究数据表明，腹腔镜手术术后近期疗效要优于传统开腹手术，同时也表现出良好的远期疗效。然而，常规腹腔镜手术需要在腹壁借助一个辅助切口完成标本取出，这一辅助切口也会引起患者术后疼痛、增加切口并发症发生风险、影响腹壁美容效果，甚至还会给患者带来长期的不良心理暗示。如何避免常规腹腔镜手术的辅助切口，增加手术微创效果，一直是常规腹腔镜手术需要克服的主要障碍。经自然腔道取标本手术（natural orifice specimen extraction surgery，NOSES）就是在这一背景下诞生的一个“微创产物”。NOSES通过巧妙结合“无切口”极致微创理念，既保证肿瘤的根治性切除，又避免腹壁的辅助取标本切口，从而展现出更加良好的微创效果。该技术已被业内学者称之为“微创中的微创”，充分体现了肿瘤功能外科原则（Function preservation in oncology surgery principle, FPOSP）和手术损伤效益比原则（Surgical risk-benefit balance principle, SRBBP）。

二、历史沿革

NOSES是在2013年由中国学者正式提出并在临床应用的外科学概念，仅短短9年时间，NOSES在我国乃至国际外科领域掀起了一场前所未有的理念与技术革新，这也使NOSES从一颗微创新星逐渐成为消化外科、泌尿外科、妇科等领域的热议话题。回顾NOSES手术的发展历程和特点，可以将其分为四个阶段，即技术萌芽阶段、技术起步阶段、规范发展阶段和体系成熟阶段（表31-1）。

技术萌芽阶段（2012年以前）。这一阶段是NOSES技术的发展初期。仅有个别医生开展的个案报道，比如王锡山教授于2010年开展的两例经阴道直肠癌手术。该阶段技术命名混乱、缺少相关技术理论体系。

技术起步阶段（2013—2015年）。这一阶段是NOSES技术的发展上升期，无论是手术种类、理论体系、开展医生、涉及专业均十分有限。在此期间，NOSES概念被正式提出，并主要用于结直肠肿瘤的外科治疗，很多技术细节不够成熟，是遭受质疑最多的一段时期。但在此时期，结直肠肿瘤NOSES的理论技术体系已经初步建立，也为后期多学科、多领域、多专业广泛发展提供良好的参考范式与模板。

规范发展阶段（2016—2020年）。这一时期NOSES的理论技术体系得到了快速更新和发展，并得到了中国与国际外科医生的密切关注与充分认可。这一时期也诞生了大量的标志性学术成果，包括中国与国际首个NOSES学术组织的成立、首部NOSES手术学专著出版、首部中国与国际NOSES专家共识发表、首场国际NOSES学术会议举办等，这些成果的相继问世充分证实了NOSES技术的强大发展潜力，同时也确保了NOSES技术在临床中的规范开展。

体系成熟阶段（2021年至今）。这一阶段NOSES已经形成了一个较为完善的理论技术体系，同时也已在消化外科领域、泌尿外科领域和妇瘤科领域全面开展与普及，得到各学科学者的广泛认可。这一阶段的标志性成果主要包括：第四版胸腹盆腔肿瘤NOSES手术学专著的问世；2022年度中国NOSES调查问卷结果发布，NOSES已在全国所有省份中开展，例数突破4万例；中国5055例结直肠癌NOSES大样本临床多中心研究结果发表，证实NOSES手术具有良好的近期及远期疗效；NOSES技术写入《外科学》教材和《中国肿瘤整合诊治指南》并获得华夏医学科技一等奖。

表31-1　NOSES发展历史沿革的四个阶段

发展阶段	时间（年）	涉及专业	开展范围	标志性成果
技术萌芽阶段	2012年以前	仅涉及结直肠肿瘤	仅个别医生开展	以个案报道为主，无相关理论体系
技术起步阶段	2013—2015年	以结直肠肿瘤为主	仅少数医院开展	结直肠肿瘤NOSES理论技术体系初步建立

发展阶段	时间（年）	涉及专业	开展范围	标志性成果
规范发展阶段	2016—2020年	以胃肠肿瘤、妇科肿瘤为主	部分省份开展	中国与国际首个NOSES学术组织成立、首部NOSES手术学专著出版、首部中国与国际NOSES专家共识发表、首场国际NOSES学术会议举办
体系成熟阶段	2021年至今	胸腹盆腔肿瘤均有涉及	全国所有省份均有开展	第四版胸腹盆腔肿瘤NOSES手术学专著出版，首个中国NOSES调查问卷结果表明NOSES在全国所有省份中开展，中国5055例NOSES大样本临床研究结果发表，NOSES技术写入外科学教材，《中国肿瘤整合诊治指南》NOSES技术正式发布，NOSES技术获得华夏医学科技一等奖

尽管NOSES的理论技术体系已经成熟，并且取得了丰硕的学术成果。然而，面对快速发展的NOSES技术，行业内仍缺少一部整合有各个学科专业且以NOSES为主题的专业技术指南，以更好地规范NOSES临床实践与技术推广。恰逢此时，中国抗癌协会组织编写了《中国肿瘤整合诊治技术指南》，涉及NOSES领域多个专业的百余位专家共同编写的《NOSES技术》被纳入了这部指南。

《NOSES技术》是在整合医学理念引领下，将“评-扶-控-护-生（ASCPS）”核心理念渗透到NOSES技术的各个细节中（图31-1）。第一，NOSES是一个高选择的微创手术，对患者适应证选择十分严格，同时对医生团队和手术平台（设备平台、器械平台和能量平台）都有较高要求，因此对术前准备工作要进行全面细致的评估，此举谓之为“评要全面”。第二，为确保NOSES呈现最佳疗效，要求在治疗前、中、后不同阶段，医护团队需对患者的生理、心理、精神等方面进行整合调理，使患者处于最佳状态，此举谓之为“扶要到位”。第三，外科治疗是一把双刃剑，在根除肿瘤或控制肿瘤生长同时，势必会破坏机体内环境平衡。因此，严格掌握肿瘤功能外科原则（即最大程度根治，亦最大程度保留组织器官功能）至关重要。NOSES作为一种极致微创技术，可以将手术创伤降至最低，合理把控两者间平衡，治病同时不会“致病”，此举谓之为“控要有度”。第四，NOSES的最大优势是降低手术创伤，遵循手术损伤效益比原则，从手术各个细节权衡保护患者的器官功能，此举谓之为“护要最大”。第五，NOSES主要用于早期肿瘤患者，将会使患者具有良好的长期生存，同时也会最大程度提高患者术后的生活质量，这也是“双生”的重要体现，此举谓之为“生要最好”。

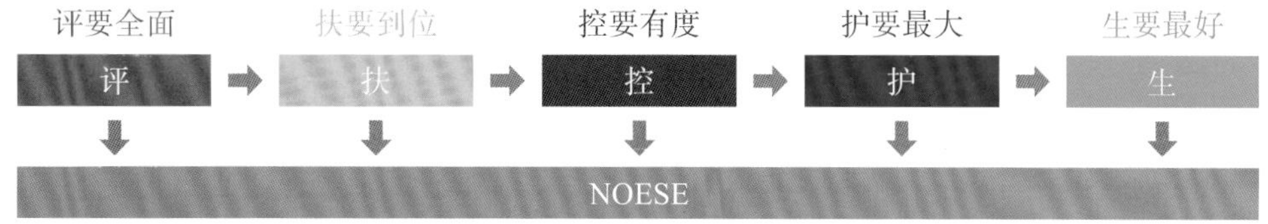

图31-1　NOSES与“评-扶-控-护-生”核心理念关系图

《NOSES技术》重点针对结直肠癌、胃癌、泌尿系统肿瘤与妇科肿瘤几个方向，从NOSES理论技术体系、适用开展人群、技术操作关键流程规范、主要并发症预防及其处理几个维度全面指导与规范NOSES的临床开展。这将促进NOSES在各学科领域进入一个全新的发展阶段。

第二章

NOESE 整合理论技术体系

一、NOSES定义及相关技术整合

（一）NOSES

NOSES是至今开展的自然腔道手术的重要创新术式，已逐渐成为肿瘤外科治疗的重要手段。但在开展初期，由于缺少统一命名，Pre-NOTES、Like-NOTES、Hybrid-NOTES等不规范技术命名相继出现，在很大程度上限制了NOSES技术的规范推广。基于此状，结合国际通用的表述方式、中文语言习惯及技术特点，将该技术统称为“经自然腔道取标本手术”，英文表述为“natural orifice specimen extraction surgery”，缩写为“NOSES”。NOSES定义：使用腹腔镜手术平台、“机器人”手术平台或软质内镜等设备，完成体腔内手术操作（如病灶切除，消化道重建），经自然腔道（直肠、阴道或口腔）取出切除物（标本），但体表无辅助切口的手术。该手术与常规腔镜手术最大的区别就在于标本经自然腔道取出，避免了腹壁取标本的辅助切口。目前，可以开展NOSES的疾病主要涉及消化系统、泌尿系统及妇科肿瘤等领域。同时因为创伤极小，特别适用于良性疾病的外科治疗。

（二）NOTES

除了NOSES外，NOTES（natural orifice translumenal endoscopic surgery）也是目前与自然腔道外科手术具有密切关联的微创技术，且与NOSES极易混淆。为了将自然腔道技术进行全面整合，也便于更好理解并掌握NOSES技术，《NOSES技术》也将着重阐述NOTES的定义及其与NOSES的关系。NOTES的定义是指经口腔、胃、结直肠、阴道、膀胱、食管等自然腔道进入腹腔、胸腔等，进行各种手术操作。包括探查活检、肿物切除、消化道重建、心包膜开窗等操作。NOTES的特点是体表无任何可见瘢痕，所有手术操作均经自然腔道完成。因此，从定义可知NOSES强调将“无切口”理念与常规设备相结合，通过体表入路完成常规体腔内手术操作，并充分利用自然腔道取出标本，因此NOSES既表现出良好的微创效果，且符合外科医生的操作习惯，同时降低了手术难度，也增加了手术安全性。NOTES主要强调采用自然腔道作为手术入路进入体腔并进行各种诊断或治疗相关的操作，该技术颠覆了常规经体表入路的手术方式，也是对常规外科手术入路的挑战。由于NOTES操作过程中标本取出途径也是经自然腔道，因此NOTES也应属于NOSES的一部分（图31-2）。

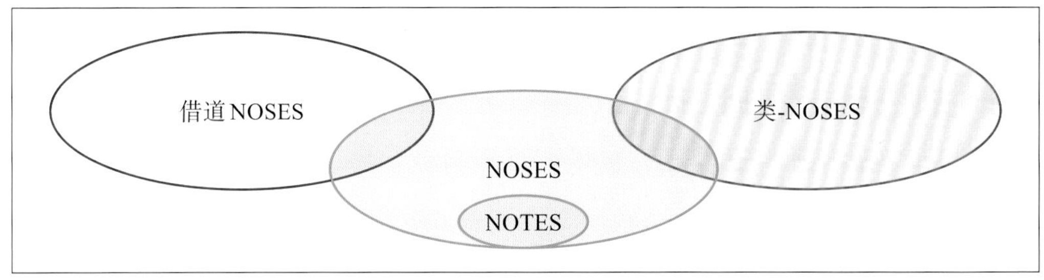

图31-2　NOESE相关技术整合

（三）借道NOSES与类-NOSES

随着对NOSES认识的深化以及技术的普及，目前临床中出现了很多借用NOSES理念开展的微创技术。为更好整合并规范这些与NOSES手术相关的微创技术，《NOSES技术》将对借道NOSES与类-NOSES定义进行重点解析。借道NOSES：使用腹腔镜手术平台、“机器人”手术平台或软质内镜等设备完成腹腔内手术操作，借助于腹壁必要切口完成标本取出。例如直肠癌联合肝转移瘤切除术患者，直肠标本经肝切口取出。该手术体现了NOSES减小手术创伤，使患者最大程度获益的潜在优势。类-NOSES：使用腹腔镜手术平台、“机器人”手术平台或软质内镜等设备完成腹腔内手术操作，在无法避免腹壁取标本的辅助切口时，经腹壁隐蔽切口或原手术切口等腹壁隐蔽切口取出标本。例如胃手术标本经下腹阴阜区的隐蔽横切口取出。借道NOSES和类-NOSES都具有相似于NOSES的腹腔内操作流程，且腹壁表现出最佳微创效果，具有疼痛轻、恢复快、美容效果好等多个优点，故将二者也整合于NOSES理论体系。

二、NOSES分类

（一）根据取标本途径分类

目前的临床实践，根据标本取出途径将NOSES分成三种：即经肛门NOSES

（Transanal-NOSES，Ta-NOSES）、经阴道NOSES（Transvaginal-NOSES，Tv-NOSES）与经口NOSES（Transoral-NOSES，To-NOSES）。在选择取标本途径时，必须遵循两个原则，即肿瘤功能外科原则和手术损伤效益比原则。比如，结直肠肿瘤手术以经肛门取标本最为合适，妇科肿瘤手术以经阴道取标本最为合适，胃肿瘤手术以经口取标本最为合适。这也是“评-扶-控-护-生（ASCPS）”理念中“控制损伤”和“器官保护”的重要体现。同时，标本取出途径的选择还需要考虑多种因素，包括标本大小、手术部位、器官种类等。从标本大小角度考虑，由于阴道具有良好的延展性，经阴道取标本适用于较大标本；其次为经直肠取标本，经口取标本仅适用于较小标本。

经肛门取标本对肛门括约肌功能以及术后排便功能的影响是Ta-NOSES的核心问题。近年来，经肛门取标本NOSES报道逐渐增多，但患者术后肛门功能异常或括约肌损伤却未见报道。此外，我国多中心研究显示Ta-NOSES中仅有极少患者术后出现不同程度的肛门功能障碍。因此，只要严格把握适应证、术中充分扩肛、标本取出过程中避免暴力拉拽、仔细轻柔操作是防止肛门括约肌损伤的有效措施。

阴道是NOSES的另一重要取标本途径，该法也具明显优势。Tv-NOSES主要用于肿瘤较大的女性患者，阴道切口位置应选择在阴道后穹隆处。后穹隆是阴道最低处，是阴道最易扩张的部分，也是腹腔镜下最易暴露的部位。此外，后穹隆位置深在，周围没有神经分布，通常不会影响患者术后的性生活。大量研究表明，Tv-NOSES不会导致患者术后出现性功能障碍。

To-NOSES是NOSES分类的重要组成，该技术也是对NOSES理论体系的补充和完善。目前，已有研究报道To-NOSES在少数上腹部肿瘤患者中的应用，表现出良好的微创优势，尤其是胃部肿瘤。然而，由于食管解剖结构的特殊性，开展To-NOSES时，一定要极其严格把握手术适应证，也要掌握取标本的操作技巧。

（二）根据取标本方法分类

根据取标本方式，NOSES可分为外翻切除式、拉出切除式和切除拖出式三种。外翻切除式：该法主要用于治疗低位直肠肿瘤，具体操作是先将标本上切缘离断，经肛门将标本外翻至体外，于体外直视下将标本下切缘离断，完成标本切除。拉出切除式：该法主要用于治疗中位直肠肿瘤，具体操作是将直肠肿瘤下切缘离断，而后经直肠或阴道将标本拉出体外，于体外直视下将标本上切缘离断，完成标本切除。切除拖出式：该方法主要用于上段直肠、结肠与腹盆腔其他部位的肿瘤，具体操作是将标本在腹腔内完全游离切除，再经直肠、阴道或口腔将标本取出体外，该方法也是NOSES技术中适用最广的取标本方式。

（三）根据切除器官分类

根据手术切除器官分类，NOSES可分为结直肠肿瘤NOSES（CRC-NOSES）、胃癌NOSES（GC-NOSES）、小肠肿瘤NOSES（ST-NOSES）、肝胆肿瘤NOSES（LT-NOSES）、胰腺肿瘤NOSES（PT-NOSES）、泌尿肿瘤NOSES（UT-NOSES）及妇科肿瘤NOSES（GT-NOSES）。其命名特点即为手术器官名称的英文缩写加上“NOSES”的英文缩写，共同组成科学规范的手术命名。

三、NOSES围术期评估与准备

（一）肿瘤病灶术前评估

术前对肿瘤病灶的精准评估是选择NOSES手术方案的重要前提，也是“评-扶-控-护-生（ASCPS）”整合医学理念中“评估”的重要体现。NOSES术前评估的主要指标包括肿瘤大小、肿瘤部位、肿瘤浸润深度等。这些指标也是患者能否开展NOSES，如何选择NOSES取标本方式的决定因素。目前，腹盆腔肿瘤术前评价的主要方法就是增强CT检查与MRI检查等影像学评估手术，具体检查方式的选择以不同瘤种的检查项目要求为主要参考。《NOSES技术》各论中，针对不同肿瘤特征与取标本方式，NOSES适应证选择有详细说明。

（二）经直肠取标本术前准备

肠道清洁准备是指包括控制饮食、导泻、灌肠及联合口服抗生素的肠道准备方法。通过肠道准备减少或清除粪块，从而减少感染和吻合口并发症发生率。肠道准备药物中，电解质溶液、甘露醇、复方聚乙二醇电解质、硫酸镁、磷酸钠盐口服液、酚酞片等均属于作用程度较剧烈的肠道准备药物，在应用过程中应注意水和电解质的补充，避免出现水、电解质紊乱。而蓖麻油、液体石蜡和小剂量番泻叶冲剂具有起效慢、作用缓和的特点，可配合流食联合应用于具有不全肠梗阻患者的肠道清洁准备。

近年来，受快速康复外科理念的影响，很多学者提倡肠道手术不需进行术前准备。原因在于肠道准备不能减少术后伤口感染和吻合口并发症发生率，同时随机对照研究也显示肠道准备并不改善患者预后。这也使肠道准备的价值受到重大冲击。然而，与常规手术相比，NOSES的标本取出途径与消化道重建方式有很大区别，术中很多操作涉及无菌术的把控，因此NOSES对肠道准备提出严格要求。如术前准备不充分，肠内容物较多，很易导致术中肠内容物进入腹腔，继而因腹腔污染发生感染，甚至手术失败。因此，对NOSES手术，尤其是经直肠取标本的患者，肠道准备这一环节不可缺少，也是术中无菌操作的有力保障。

要求拟行NOSES的患者行术前肠道准备，可采用如下方案：①饮食调整：术前3天开始半流质饮食，术前2天全流质饮食，术前1天禁食，根据患者营养状态给予至少1天静脉营养支持；②口服导泻剂：无梗阻症状患者目前常用方法为术前1天口服导泻剂；③术前灌肠：至少术前1天清洁灌肠。

（三）经阴道取标本术前准备

手术部位消毒是预防手术部位感染的重要步骤，对常规结直肠肿瘤手术，阴道消毒并非常规步骤。然而，在NOSES手术中，阴道是取标本的主要途径，因此需要严格的阴道消毒和准备。目前聚维酮碘是用于阴道消毒的主要消毒剂。聚维酮碘无致敏性，在皮肤和黏膜应用不会引起刺激或疼痛。但聚维酮碘的安全隐患包括在无角化上皮保护的体腔（如阴道）可发生碘残留。应用10%聚维酮碘进行两分钟的阴道准备可导致碘的吸收。因为存在碘吸收的风险，聚维酮碘不应用于严重碘过敏患者。此外，葡萄糖酸氯己定也可用于阴道准备的消毒剂，其原理是通过破坏细菌的细胞膜，致使细胞内容物的泄漏和减少细菌计数来发挥作用。与碘试剂相比，应用氯己定后皮肤菌群减少更明显。多种浓度的葡萄糖酸氯己定均有效。与无酒精方案相比，葡萄糖酸氯己定配伍酒精有更强和更持久的抗菌活性。目前，阴道手术准备并无指定方案，为了避免刺激性，葡萄糖酸氯己定配伍高浓度的乙醇不应用于阴道。配伍低浓度的方案，通常具有良好的耐受性，可用于阴道准备。

结合上述内容，要求拟行Tv-NOSES的患者，可采用如下方案进行阴道准备和相关操作：①术前3日使用3‰碘伏或低浓度葡萄糖酸氯己定冲洗阴道，每天一次；②手术当日，冲洗阴道后，3‰碘伏消毒宫颈，用纱布球擦干阴道黏膜及宫颈，然后留置导尿管；③术区消毒时外阴、阴道及肛门周围等部位需要在原有基础上再消毒2次；④术中则需严格按照无菌和无瘤原则进行操作；⑤术后可于阴道内留置一块碘伏纱布，并于术后48小时取出，视情况对纱布进行定期更换。

（四）经口腔取标本术前准备

To-NOSES目前在临床中开展较为罕见。结合既往的文献和临床病例，To-NOSES主要涉及包括袖状胃切除术、胃间质瘤切除术、肝活检术、胆囊切除术等。在这些手术病例中，由于胃与食管口腔相通，对于病灶较小的胃肿瘤，采取经口取标本可能是最理想的取标本方式和途径。经口取标本不需再另辟蹊径，这也是胃肿瘤最符合手术损伤效益比原则（SDBRP）的取标本途径。但由于食管管腔狭长、管壁弹性差，术者在开展经口取标本手术时，一定要进行充分术前准备，并且严格把握手术适应证要求，同时要熟练掌握取标本的操作技巧。

结合上述内容，要求对拟行To-NOSES患者的术前准备可采用如下方案：①术前行常规胃镜检查，明确上消化道，尤其是食管与口咽部，是否存在生理或病理性狭窄，以及是否存在其他疾病导致无法完成经口取标本手术的情况；②术前6～8小时禁食水，保证胃充分排空；③手术取标本操作前，将口腔内异物取出，如牙套、假牙等，确保取标本的顺利实施。

（五）围术期心理干预与指导

目前，随着NOSES手术在临床中的逐渐普及，该技术在心理方面的优势也逐渐呈现，而且越来越多证据表明，NOSES最大的优势就是减轻患者围术期的不良心理暗示，提高患者术后的生活质量。因此，在围术期，一定要向患者及家属充分告知NOSES手术的主要操作特点及其重要价值与优势，以最大程度帮助患者减轻焦虑和恐慌心理，对患者进行心理支持。这也体现了“评-扶-控-护-生（ASCPS）”中“扶正固本，支持治疗”的核心理念。此外，除充分告知NOSES的相关事项，也需对麻醉和手术的其他问题进行充分心理干预和疏导。

术前患者多因缺乏疾病知识、惧怕手术或其他问题而产生焦虑、不安的心理因素，故医护人员应熟练运用心理学知识做好心理指导。术前患者常见的心理问题包括担心手术的危险性、不理解麻醉的过程、不知道疼痛的程度、对病情的悲观情绪。解决这些问题最有效的方法是消除不安情绪，增强患者的安全感。医护人员也可通过了解和掌握患者及亲属对疾病诊断、治疗、护理的认识程度及思想状况进行分析，采取积极措施，去除患者焦虑、紧张、恐惧、不安、消沉、悲观等不良心理反应，充分保证患者睡眠、休息和食欲，增加机体免疫力和对手术的耐受力，使双方对手术治疗有正确的态度和良好的心理准备。

（六）器官功能保护要点

NOSES的快速发展主要归功于其本身的巨大优势和价值，包括减轻手术创伤、加速患者术后康复和减轻患者不良心理暗示等，同时也高度迎合微创时代发展的大势所趋和客观需要。NOSES这些优势也正是外科手术器官功能保护的重要体现和完美诠释。器官功能保护是当下外科的热议话题，也是微创外科手术开展的必然要求。从本质上讲，NOSES与器官功能保护的诞生初衷相同，发展目标高度契合。NOSES是外科手术器官功能保护的重要实践者，器官功能保护又是NOSES理论体系发展的风向标，二者相辅相成，共同构成了现代微创外科发展的重要元素。

NOSES是手术入路中器官功能保护的最好体现，该技术既能最大限度满足术者操作便利性，也最大程度完好保留腹壁的完整性与功能。针对标本取出方式，NOSES也颠覆了人们对传统经腹取标本的固有认识，也让人们重新审视自然腔道在取标本过程中展现的巨大潜力和可行性。对结直肠NOSES而言，经直肠取标本充分利用了手术中已开放的自然腔道，而经阴道取标本则属于另辟蹊径，巧借阴道完成标本取出。无论何种途径，均需保证标本的完整性，且不直接触碰切口，这是无瘤原则的基本要求。同时，取标本途径选择也要遵循肿瘤功能外科原则和手术损伤效益比原则。从发展角度看，在保障肿瘤根治前提下，更好保留器官功能，才是微创手术的未来发展趋势。

四、NOSES器械选择及团队建设

（一）手术操作平台选择

目前，NOSES设备平台主要是2D腹腔镜器械设备，只要有腹腔镜设备的中心均可开展NOSES。此外，3D腹腔镜、“机器人”手术、单孔腹腔镜等也均可完成NOSES，但不同设备平台各有优势。3D腹腔镜使操作视野更加清晰逼真，可使手术操作更加精准确切。“机器人”手术过滤了人手的细微抖动，使操作更加稳定、灵活。单孔腹腔镜减少了腹壁戳卡切口，表现出更好的微创效果，但由于缺少助手配合，单孔腹腔镜手术的操作难度也明显提高，对术者操作提出更高要求。在平台选择时，要求首先要以确保手术安全为主要目的，无论是腹腔镜平台还是“机器人”手术平台，术者要具有驾驭平台操作的能力，尤其是能很好保证NOSES无菌术与无瘤术的实施。其次，在确保安全前提下，才需考虑如何减少手术创伤，如选择单孔腹腔镜操作平台，需结合术者自身操作习惯和技术水平量力而行。

（二）取标本辅助工具选择

与常规腹腔镜手术相比，NOSES需要一个辅助工具协助标本经自然腔道取出，避免标本与自然腔道接触，保证无菌操作与无瘤操作。用于取标本的工具主要分为硬质和软质两种，软质工具有更好的可塑性和弹性，不受标本大小限制，只要自然腔道条件允许，均可取出，主要包括切口保护套、电线保护套、无菌标本袋等。硬质设备韧性更好，具有良好的支撑作用，标本环周径小于设备口径时，可以顺利将标本取出，但标本环周径大于设备口径，标本将很难取出。硬质工具主要包括塑料套管、经肛内镜等。目前，临床中也有硬质、软质工具联合应用或使用双重软质工具等多重保护手段，进一步确保取标本过程的无菌无瘤操作。推荐取标本工具的合理使用，但选择何种工具需结合患者具体病情以及术者经验习惯进行综合考量。

（三）手术团队建设

NOSES手术是基于腔镜手术基础之上开展的，因此NOSES的手术团队除了要有扎实的腹腔镜手术基本功，还要对各种NOSES手术具有深入研究，具有娴熟的手术操作技能和配合技巧。NOSES手术团队成员组成主要包括主刀医生、第一助手、扶镜手和体外取标本助手，只有团队的默契配合才能保证手术的顺利实施。主刀医生是整个团队的灵魂和指挥官，需要对疾病状态有充分认知，对手术有深刻理解，这样才有能做到有的放矢，全面把控手术进程。对第一助手，在NOSES手术操作过程中，尤其是消化道重建和标本取出环节，其作用至关重要。在操作过程中，一助需要与主刀对抗牵拉更好的展示手术平面，利于手术操作，同时对手术步骤和主刀的习惯要有充分的理解和掌握。扶镜手也是手术团队的重要组成部分，手术过程中要求其要紧跟术者操作，提供一个清晰、全面、舒适的手术操作画面，确保手术流畅进行。

与常规腹腔镜手术最大的不同，NOSES手术团队需要一名体外取标本助手，其对于NOSES手术十分重要，甚至直接关系手术成败。由于经自然腔道取标本是一个技巧性很强的操作，这也对取标本助手提出了很高的要求。第一，在取标本操作前，取标本助手需要对自然腔道的解剖状态进行仔细评估，以及充分准备。如经肛门取标本前，助手需要进行充分扩肛至容纳四指，才能保证标本的顺利取出。第二，在取标本过程中，体外助手需要与术者密切配合，所有操作要听从术者指挥；取标本时要缓慢轻柔操作，切忌暴力牵拉撕扯导致自然腔道损伤或标本破碎；更重要的是，在操作过程中一定要注意无菌无瘤操作理念。第三，完成标本取出后，要仔细检查自然腔道是否有损伤，标本是否完整，取标本保护套是否有破损等，以确保手术安全实施。

因此，一个合格的NOSES手术团队，不仅要对患者解剖结构了然于心，还要有丰富的手术实战经验。只有对NOSES各种术式的反复学习训练，才能完成完美的NOSES手术，也让患者感受到NOSES所具有的极致微创优势。

第三章

结直肠癌NOSES

一、结直肠癌NOSES术式命名

目前，结直肠肿瘤经自然腔道取标本手术的中国专家共识、国际共识所推荐的结直肠NOSES主要有10类，21种术式，具体术式覆盖了结直肠各个部位。其中，直肠NOSES包括5类手术，分别针对高位、中位以及低位直肠；结肠NOSES包括五类手术，主要适用于左半结肠、右半结肠以及全结肠。NOSES术式命名可清晰完整反映出手术部位、手术方式、标本取出途径及标本取出方式等。为了便于书写记忆，每个术式均对应一个英文简称，具体手术命名及简称详见表31-2。

随着对NOSES理论体系认识加深，NOSES Ⅰ式又得到了进一步更新完善，共包括7种操作方式：NOSES Ⅰ式A法（外翻法）、B法（改良外翻法），C法（结肠肛管吻合术，Parks法）、D法（经括约肌间隙切除术，ISR法）、E法（结肠经肛管拉出术，Bacon法）、F法（Petr V.Tsarkov提出）、G法（适形切除）。NOSES Ⅱ式和Ⅲ式除了传统的A法（先拉出后离断）外，提出了改良的B法（先离断标本后依次拉出标本和近端肠管）。此外，NOSES Ⅵ式也更新为两种方法，A法为经直肠断端取标本，B法为切开直肠取标本。NOSES Ⅷ式也包括3种方法，A法为经阴道取标本，B法为切开直肠取标本，C法为改良内镜辅助经横结肠腔道取标本。

表31-2 结直肠癌NOSES术式及命名

术式简称	手术名称	取标本途径	肿瘤位置
CRC-NOSES Ⅰ（A~G法）	腹部无辅助切口经肛门取标本的腹腔镜下低位直肠前切除术(癌根治术)	直肠	低位直肠
CRC-NOSES Ⅱ（A、B法）	腹部无辅助切口经直肠拉出切除标本的腹腔镜下中位直肠前切除术(癌根治术)	直肠	中位直肠
CRC-NOSES Ⅲ（A、B法）	腹部无辅助切口经阴道拉出切除标本的腹腔镜下中位直肠前切除术(癌根治术)	阴道	中位直肠
CRC-NOSES Ⅳ	腹部无辅助切口经直肠拖出标本的腹腔镜下高位直肠前切除术(癌根治术)	直肠	高位直肠/乙状结肠远端

续表

术式简称	手术名称	取标本途径	肿瘤位置
CRC-NOSES Ⅴ	腹部无辅助切口经阴道拖出标本的腹腔镜下高位直肠前切除术(癌根治术)	阴道	高位直肠/乙状结肠远端
CRC-NOSES Ⅵ(A、B法)	腹部无辅助切口经肛门拖出标本的腹腔镜下左半结肠切除术(癌根治术)	直肠	左半结肠/乙状结肠近端
CRC-NOSES Ⅶ	腹部无辅助切口经阴道拖出标本的腹腔镜下左半结肠切除术(癌根治术)	阴道	左半结肠/乙状结肠近端
CRC-NOSES Ⅷ(A、B、C法)	腹部无辅助切口经自然腔道拖出标本的腹腔镜下右半结肠切除术(癌根治术)	阴道/直肠	右半结肠
CRC-NOSES Ⅸ	腹部无辅助切口经肛门拖出标本的腹腔镜下全结肠切除术(癌根治术)	直肠	全结肠
CRC-NOSES Ⅹ	腹部无辅助切口经阴道拖出标本的腹腔镜下全结肠切除术(癌根治术)	阴道	全结肠

二、适应证与禁忌证

在NOSES临床实践中，合理选择适应人群是开展NOSES的重要前提。由于NOSES是基于常规微创设备平台完成的，因此NOSES必须先满足常规微创手术基本要求，主要包括：①手术团队一定要具备丰富的腹腔镜手术经验，并能熟练完成全腔镜下消化道重建；②不能用于局部晚期肿瘤；③不适用于肿瘤引起的急性肠梗阻和肠穿孔；④需进行全腹腔探查；⑤需考虑术前病灶定位。

NOSES需经自然腔道完成标本取出，这对NOSES适应证也提出了具体要求，主要包括：肿瘤浸润深度以T2~T3为宜；经肛门取标本要求标本最大环周直径<5cm为宜；经阴道取标本要求标本最大环周直径5~7cm为宜。在临床工作中，可以根据肠系膜厚度、自然腔道解剖结构等情况，灵活掌握手术适应证。良性肿瘤、Tis、T1期肿瘤病灶较大，无法经肛门切除或局切失败者，也是NOSES的合理适应证。

NOSES相对禁忌证包括肿瘤病灶较大、肠管系膜肥厚、患者过度肥胖（BMI≥35kg/m^2）。此外，合并肛周疾病或肛门狭窄者不建议开展经直肠NOSES，合并妇科急性感染、阴道畸形或未婚未育以及已婚计划再育的女性，不建议开展经阴道NOSES。目前，临床也有一些特殊NOSES病例报道，包括局部晚期结直肠癌、多原发癌、联合脏器切除、多脏器切除NOSES术等。但由于技术难度高，手术复杂，不建议广泛推广，仅限于有经验手术团队选择性开展。

肿瘤位置对直肠NOSES手术方式的选择至关重要，因此十分有必要对直肠分段进行准确界定。建议直肠分段的判断标准以齿状线为标志，具体分段建议如下：距齿状线5cm以内为下段直肠，距离齿状线5~10cm为中段直肠，距离齿状线10cm以上称为上段直肠（图31-3）。以此为依据对直肠进行分段，并选择NOSES术式。具体不同NOSES术式的详细适应证和禁忌证如下。

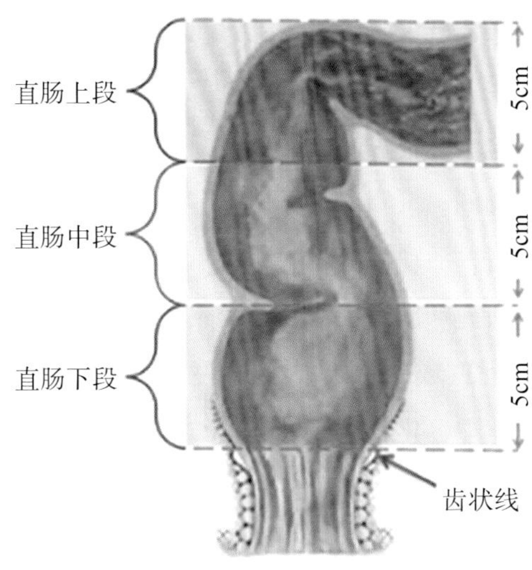

图31-3　直肠分段示意图

（一）CRC-NOSES Ⅰ

1.A法和B法

【适应证】

（A）低位直肠癌或良性肿瘤，肿瘤下缘距齿状线2~5cm为宜；

（B）肿瘤浸润深度以T3以内为宜；

（C）浸润溃疡型肿瘤，且侵犯肠管小于1/2周；

（D）隆起型肿瘤，肿瘤直径小于3cm。

【禁忌证】

（A）肿瘤侵犯肠管大于1/2周；

（B）肿瘤直径大于5cm；

（C）黏液腺癌或印戒细胞癌，且术中无法明确下切缘状况；

（D）过于肥胖者（BMI>35kg/m^2）。

2.C法（Parks法）

【适应证】

（A）低位直肠癌或良性肿瘤，肿瘤下缘距齿状线2~3cm为宜；

（B）肿瘤浸润深度以T3以内为宜；

（C）肿瘤侵犯肠管大于1/2周，标本无法经肛门外翻取出者；

（D）浅表浸润型，或巨大腺瘤恶变者。

【禁忌证】

（A）肿瘤局部浸润较重者（T3及以上者）；

（B）肿瘤环周径大于5cm，经肛门拖出困难者；

（C）黏液腺癌或印戒细胞癌，且术中无法明确下切缘状况；

（D）过于肥胖者（BMI>35kg/m^2）。

3.D法（ISR法）

【适应证】

（A）低位超低位直肠癌；

（B）浸润溃疡型肿瘤，活动性良好；

（C）隆起型肿瘤，肿瘤环周径小于5cm；

（D）肿瘤浸润深度为T1或T2；

（E）病理类型为高、中分化腺癌。

【禁忌证】

（A）肿瘤下缘位于齿状线至齿状线上3cm以内；

（B）肿瘤环周径大于5cm；

（C）直肠癌侵犯深度达T3；

（D）低分化或黏液腺癌，术中无法行快速冷冻病理确定下切缘状况者；

（E）过于肥胖者（BMI>35kg/m^2）。

4.E法（Bacon法）

【适应证】

（A）低位直肠癌或内镜下不能切除的良性肿瘤；

（B）肿瘤可以半周至环周生长，以扁平型为宜；

（C）肿瘤未侵及内外括约肌；

（D）经局部切除后需要补充根治切除，但器械无法吻合的低位肿瘤患者。

【禁忌证】

（A）肿瘤体积过大，无法经肛门拉出者；

（B）乙状结肠及系膜长度无法满足经肛门拉出者；

（C）直肠系膜过于肥厚无法经肛门拉出者；

（D）过于肥胖者（BMI>35kg/m^2）；

（E）直肠阴道瘘局部炎症较重者。

5.F法

【适应证】

（A）低位直肠癌或良性肿瘤，肿瘤下缘距齿状线2~5cm为宜；

（B）肿瘤浸润深度以T3以内为宜；

（C）浸润溃疡型肿瘤，且侵犯肠管小于1/2周；

（D）隆起型肿瘤，肿瘤环周径小于5cm。

【禁忌证】

（A）肿瘤侵犯肠管大于1/2周，肿瘤环周径大于5cm；

(B) 乙状结肠及系膜长度无法满足经肛门拉出者；

(C) 直肠系膜过于肥厚无法经肛门拉出者；

(D) 黏液腺癌或印戒细胞癌，且术中无法明确下切缘状况；

(E) 过于肥胖者（BMI>35kg/m^2）。

6.G法

【适应证】

(A) 低位直肠癌或良性肿瘤，肿瘤下缘距齿状线2cm以内为宜；

(B) 肿瘤浸润深度以T2以内为宜；

(C) 浸润溃疡型肿瘤，且侵犯肠管小于1/3周；

(D) 隆起型肿瘤，肿瘤环周径小于3cm；

(E) 肿瘤分化良好（中或高分化）。

【禁忌证】

(A) 肿瘤侵犯肠管大于1/3周，肿瘤环周径大于3cm；

(B) 乙状结肠及系膜长度无法满足经肛门拉出者；

(C) 直肠系膜过于肥厚无法经肛门拉出者；

(D) 肿瘤分化差（低分化癌、未分化癌或黏液腺癌），且术中无法明确下切缘状况；

(E) 过于肥胖者（BMI>35kg/m^2）。

（二）CRC-NOSES Ⅱ

【适应证】

(A) 中位直肠癌或良性肿瘤，肿瘤下缘距齿状线5~10cm为宜；

(B) 肿瘤浸润深度以T3以内为宜；

(C) 浸润溃疡型肿瘤，且侵犯肠管小于1/2周；

(D) 隆起型肿瘤，肿瘤环周径小于5cm；

【禁忌证】

(A) 肿瘤体积过大，无法经肛门拉出；

(B) 乙状结肠及系膜长度无法满足经肛门拉出；

(C) 直肠系膜过于肥厚无法经肛门拉出；

(D) 过于肥胖者（BMI>35kg/m^2）。

（三）CRC-NOSES Ⅲ

【适应证】

(A) 女性中位直肠癌或良性肿瘤，肿瘤下缘距齿状线5~10cm为宜；

(B) 隆起型肿瘤，肿瘤环周径介于5 ~ 7cm之间；

（C）肿瘤浸润深度以T3以内为宜；

（D）浸润溃疡型肿瘤，且侵犯肠管小于1/2周。

【禁忌证】

（A）肿瘤体积过大，取出有困难者；

（B）乙状结肠及系膜长度无法达到经阴道拉出者；

（C）过于肥胖者（BMI>35kg/m^2）。

（四）CRC-NOSES Ⅳ

【适应证】

（A）高位直肠（肿瘤下缘距齿状线大于10cm）、直肠乙状结肠交界处肿瘤或乙状结肠远端肿瘤；

（B）隆起型肿瘤，肿瘤环周径小于5cm；

（C）肿瘤浸润深度以T3以内为宜；

（D）浸润溃疡型肿瘤，且侵犯肠管小于1/2周。

【禁忌证】

（A）肿瘤过大，无法经直肠肛门拖出者；

（B）乙状结肠系膜过于肥厚，判定经肛拖出困难者；

（C）过于肥胖者（BMI>35kg/m^2）。

（五）CRC-NOSES Ⅴ

【适应证】

（A）女性高位直肠（肿瘤下缘距齿状线大于10cm）、直肠乙状结肠交界处肿瘤或乙状结肠远端肿瘤；

（B）隆起型肿瘤，肿瘤环周径介于5～7cm之间；

（C）肿瘤浸润深度以T3以内为宜；

（D）浸润溃疡型肿瘤，且侵犯肠管小于1/2周。

【禁忌证】

（A）肿瘤环周径大于7cm，经阴道取出困难者；

（B）肿瘤侵出浆膜；

（C）过于肥胖者（BMI>35kg/m^2）。

（六）CRC-NOSES Ⅵ

【适应证】

（A）肿瘤位于横结肠近脾曲、结肠脾曲、降结肠和乙状结肠近端；

（B）肿瘤浸润深度以T3以内为宜，肠系膜及血管根部无或少量肿大淋巴结为宜；

（C）浸润溃疡型肿瘤，且侵犯肠管小于1/2周；

（D）隆起型肿瘤，肿瘤环周径小于3cm。

【禁忌证】

（A）肿瘤环周径大于3cm，无法经肛门拉出；

（B）肿瘤侵出浆膜；

（C）过于肥胖者（BMI>35kg/m^2）。

（七）CRC-NOSES Ⅶ

【适应证】

（A）女性横结肠近脾曲、结肠脾曲、降结肠和乙状结肠近端肿瘤；

（B）肿瘤浸润深度以T3以内为宜，肠系膜及血管根部无或少量肿大淋巴结为宜；

（C）隆起型肿瘤，肿瘤环周径介于3~7cm。

【禁忌证】

（A）肿瘤环周径大于7cm者；

（B）肿瘤侵出浆膜；

（C）过于肥胖者（BMI>35kg/m^2）。

（八）CRC-NOSES Ⅷ

【适应证】

（A）右半结肠肿瘤；

（B）隆起型肿瘤，经阴道取标本者肿瘤环周径小于7cm，经直肠取标本者环周径小于5cm；

（C）肿瘤浸润深度以T3以内为宜，肠系膜及血管根部无或少量肿大淋巴结为宜；

（D）浸润溃疡型肿瘤，且侵犯肠管小于1/2周。

【禁忌证】

（A）肿瘤环周径大于7cm；

（B）肿瘤侵出浆膜；

（C）过于肥胖者（BMI>35kg/m^2）。

（九）CRC-NOSES Ⅸ

【适应证】

（A）男性家族性腺瘤性息肉病；

（B）林奇综合征相关结直肠癌，且最大病灶环周径<5cm为佳；

（C）结肠多发恶性肿瘤，且最大病灶环周径<5cm为佳；

（D）溃疡性结肠炎经内科治疗无效者；

（E）便秘等良性疾病需全结肠切除者。

【禁忌证】

（A）肿瘤最大病灶环周直径大于5cm者；

（B）过于肥胖者（BMI>35kg/m^2）；

（C）肿瘤侵出浆膜者。

（十）CRC-NOSES Ⅹ

【适应证】

（A）女性结肠多发恶性肿瘤，最大环周径5~7cm者为最佳；

（B）家族性腺瘤性息肉病，经肛门取出困难者；

（C）林奇综合征相关结直肠癌，最大环周径5~7cm者为最佳；

（D）溃疡性结肠炎内科治疗无效，局部肠段系膜肥厚，经肛门取出困难者；

（E）此术式适合切除全部大网膜的全结肠切除术。

【禁忌证】

（A）肿瘤最大病灶环周径大于7cm者；

（B）过于肥胖者（BMI>35kg/m^2）；

（C）肿瘤侵出浆膜者。

三、无菌术与无瘤术操作规范

面对无菌术和无瘤术，不仅NOSES需要，开腹手术或常规腹腔镜手术也同样涉及，因此需客观、理性看待这一问题。为确保NOSES术中无菌术与无瘤术实施，建议从以下几个方面把控。首先，术者要具有良好的无菌与无瘤观念，这是任何手术操作都需具备的大前提；第二，术前必须进行充分肠道和阴道准备；第三，必须掌握一定的手术操作技巧，重视手术团队的整体配合，尤其是消化道重建和标本取出环节，这是完成高质量NOSES手术的核心步骤，比如腹腔内碘伏纱布条妙用、助手吸引器的密切配合、经肛门注入碘伏水灌洗肠腔、大量碘伏蒸馏水冲洗术区、取标本保护套的使用等一系列操作技巧，均能降低腹腔污染和肿瘤种植发生的风险；第四，控瘤药物及抗菌药物的合理使用。建议对有高危复发风险的结直肠癌患者，特别是肿瘤侵及浆膜、有淋巴结转移、腹腔冲洗液细胞学检查游离癌细胞为阳性或可疑阳性者、术中瘤体被过度挤压或瘤体破裂者等进行腹腔化疗。术中将化疗药物注入腹腔直接作用于腹腔内种植和脱落的癌细胞，维持腹腔内较高的有效药物浓度，是治疗和预防结直肠癌腹腔种植转移的重要手段之一。术中无瘤操作及预防腹腔种植复发的干预措施是积极的，并已有证据支持，但仍需更高级别的证据。肿瘤切除范围与淋巴结清扫也是无瘤原则的重要考量指标，切除范围将按不同部位、术式分别予以定义，淋巴结清扫进行统一规范。

四、结直肠癌NOSES淋巴结清扫

以术前评估或术中探查的结直肠癌淋巴结转移情况或肿瘤浸润肠壁深度为依据。术前评估或术中探查发现结直肠癌可疑淋巴结转移者须行D3淋巴结清扫。术前评估或术中探查未发现结直肠癌淋巴结转移者，依据肿瘤浸润肠壁深度决定淋巴结清扫范围：①对cT1期结直肠癌浸润至黏膜下层者，须行D2淋巴结清扫；②对cT2期结直肠癌（浸润至固有肌层者），至少须行D2淋巴结清扫，亦可选择行D3淋巴结清扫；③对cT3期结直肠癌，须行D3淋巴结清扫。其他结直肠肿瘤按照具体肿瘤淋巴结清扫原则进行。

（一）直肠癌NOSES切除范围

直肠癌近切缘距离肿瘤≥10cm。高位直肠癌远端切缘距离肿瘤≥5cm。中低位直肠癌远端切缘距离肿瘤≥2cm。癌原发灶、肠系膜及区域淋巴结一并切除。直肠癌根治术推荐遵循TME原则。其他直肠肿瘤按照具体肿瘤规定的切除范围进行。

（二）左半结肠癌NOSES切除范围

左半结肠癌切缘距离肿瘤≥10cm。癌原发灶、肠系膜及区域淋巴结一并切除。左半结肠癌根治术推荐遵循CME原则。其他左半结肠肿瘤按照具体肿瘤规定的切除范围进行。

（三）右半结肠癌NOSES切除范围

右半结肠癌近端切缘在回肠距离回盲部15cm处。右半结肠癌远端切缘距离肿瘤≥10cm。癌原发灶、肠系膜及区域淋巴结一并切除。右半结肠癌根治术推荐遵循CME原则。其他右半结肠肿瘤按照具体肿瘤规定的切除范围进行。

（四）CRC-NOSES Ⅸ和CRC-NOSES Ⅹ的肿瘤切除范围

两者切除范围相同。近端切缘在回肠距离回盲部15cm处。远端切缘依据肿瘤位置决定，高位直肠癌远端切缘距离肿瘤≥5cm。中低位直肠癌远端切缘距离肿瘤≥2cm。癌原发灶、肠系膜及区域淋巴结一并切除。结肠癌根治术推荐遵循CME原则。直肠癌根治术推荐遵循TME原则。其他结直肠肿瘤按照具体肿瘤规定的切除范围进行。

五、经自然腔道取标本操作规范

经自然腔道取标本是NOSES手术最具特色的核心手术步骤，也是最受关注和热议的手术环节。经自然腔道取标本操作体现很强的个体差异，既与患者自然腔道解剖生理状况有关，也与医生对取标本的认知水平和操作经验有关。对取标本操作原则概括为以下三方面：第一，严格掌握各种取标本手术操作的适应证要求；第二，取标本途径选择需遵循肿瘤功能外科原则和手术损伤效益比原则，最大程度减少因取标本操作给患者带来的损伤；第三，充分掌握取标本的操作规范，严格遵守无菌、无瘤操作原则。

（一）经直肠断端取标本

目前，经肛门取标本包括两种方式，一种为经直肠断端取标本，另一种为经直肠切口取标本。经直肠断端取标本是目前结直肠NOSES术应用最广、创伤最小的首选取标本途径。为兼顾取标本操作的安全性与可行性，对该操作规范要求如下：术中取标本前必须进行充分扩肛，用大量碘伏水冲洗直肠断端；取标本前需置入无菌保护工具避免标本与自然腔道接触；取标本过程中需轻柔缓慢操作，避免暴力拉拽破坏标本完整性；如取标本阻力较大，可让麻醉医师适当给予肌松药物，降低肛门括约肌张力。经肛门取标本是否会损伤肛门括约肌以及影响排便功能，是NOSES手术关注的焦点问题。结合目前研究结果可知，经肛门取标本并无明显增加肛门损伤的风险。

（二）经直肠切口取标本

经直肠切口取标本是另一种经肛门取标本操作，该途径主要适用于男性右半结肠或左半结肠或横结肠切除的患者。该取标本方式增加了一处直肠切口，增加了术后肠漏风险，因此术前必须与患者及家属进行充分沟通并取得同意才可开展该手术。经直肠切口取标本存在两处操作难点：第一，如何使标本顺利经肛门取出，操作要点与经直肠残端取标本一致；第二，如何选择直肠切口以及具体操作规范。

建议直肠切口位置选择在腹膜反折以上直肠中段前壁，切口大小约3cm，切口方向平行于肠管走形，肠管切开时勿损伤对侧肠壁。肠管切口缝合建议采用自切口远端向近端的连续缝合，缝合后需进行充气注水试验检测直肠切口是否缝合完整。

（三）经阴道切口取标本

对经阴道取标本手术，阴道切开与缝合是手术的操作难点。推荐阴道切口位置为阴道后穹隆，后穹隆便于腹腔镜下寻找和暴露，具有良好愈合能力，周围无重要血管神经，对患者性生活影响小。阴道切开包括腹腔镜下切开和经阴道切开，术者可根据操作习惯进行选择。阴道切口长度建议3~5cm，方向为横行切开，切开深度为阴道壁全层，完成标本取出后，需经腹腔冲洗阴道。阴道切口缝合包括经阴道缝合和腹腔镜下缝合，缝合方式多采用倒刺线从阴道切口一端向另一端进行连续全层缝合，缝合后需行阴道指诊检查切口是否缝合确切。

（四）经自然腔道取标本经验与技巧

1. 两步翻出法应用于经肛门外翻切除标本

在传统的腹腔镜辅助下直肠外翻拖出式直肠癌手术中，若肿瘤较小且系膜较薄时，采用一步翻出法可轻松将远端直肠翻出。但对肿瘤较大或系膜肥厚的患者，此法容易导致外翻失败及肿瘤破碎。两步翻出法克服了肿瘤较大和系膜肥厚导致翻出失败的困难。直肠在外翻时所遇到的阻力是肿瘤组织和系膜牵出肛门过程中聚集成团，卡在肛门口所致，所以在两步翻出法中，当外翻明显感到阻力时，首先剪开翻出的直肠顶端（约3cm），将裁剪的系膜自此拉出体外，起到较好的压力分流作用，减小了翻出的压力，再将剩余带肿瘤的肠管翻出时已无系膜的干扰和挤压，很容易将其翻出体外。两步翻出法看似多了一个切开肠壁取出系膜的操作，但由于这个操作耗时很短，系膜拉出后，使整个翻出过程更顺利，而且翻出后标本大都完好无损，减少了冲洗肠管的工作量，所以反而耗时减少。

2. 经肛门取标本扩肛技巧

①扩肛前给予肌松药物是有必要的；②无菌保护套采用经主操作孔经腹置入方法；③助手经肛门取标本时可以先拉系膜，反向拉标本，也可正向拉标本；④牵拉标本时避免牵拉保护套，此时保护套可起隔离和扩张肛门的作用；⑤当肿瘤环周最大处进入肛管时可收保护套，并向外连同保护套一起牵拉；⑥腹腔镜下术者及助手经腹配合，收紧保护套内口，此时经腹操作的助手可用吸引器配合，防止标本向腹腔内渗液。

3. 经阴道取标本操作技巧

选择切口的技巧：根据经验总结，可选用膀胱拉钩，经阴道外口置入阴道内，用其尖端顶住阴道后穹隆处。在膀胱拉钩的协助定位下，术者于腹腔镜下直下视横行切开阴道后穹隆，切口长度为3~5cm。由于阴道具有很强的延展性，在切口处上下牵拉扩展，切口扩大至5cm即可满足取标本要求。

阴道切口缝合技巧：阴道切口的缝合可选择直视下体外缝合，也可选择腹腔镜下缝合。根据经验总结，体外缝合难度较低，尤其是对不能熟练掌握腹腔镜下缝合技巧的外科医师，体外缝合阴道是首选方法。①体外缝合：由于阴道后穹隆位置深在，因此进行体外缝合时，充分暴露阴道后穹隆切口十分必要。在临床实践中，常选用阴道窥器或膀胱拉钩等器械充分暴露阴道，用两把艾丽丝钳分别夹持阴道切口的上下缘，并适当向体外牵拉，而后进行间断或连续缝合数针。②腹腔镜下缝合：该缝合技术难度较大，对术者的操作能力提出很高要求。镜下缝合阴道需使用专用的阴道倒刺缝合线（15cm即可，线太长会影响操作）。缝合过程中需要将阴道切口上下缘向腹腔内牵拉，牵拉力量不宜过大，防止阴道出血。术者从阴道切口一端向对侧连续缝合数针，缝合后行阴道指诊检查切口是否缝合确切。缝合确切后，在阴道内填塞碘伏纱团一块，术后48小时取出即可。

六、消化道重建操作规范

NOSES手术需在全腔镜下进行消化道重建，这也是NOSES手术的重点和难点环节。建议NOSES手术消化道重建遵循开腹和常规腹腔镜手术消化道重建原则，包括以下几方面：①确保肿瘤根治性切除前提下，根据切除结直肠的范围，选择安全可行的消化道重建方式；②术中要确保吻合口张力小、血运好，并保证吻合口通畅无狭窄；③保证肿瘤功能外科原则，减少不必要组织损伤，并兼顾消化道生理功能；④对于直肠癌低位、超低位吻合保肛手术，如存在吻合口漏高危风险或患者进行了新辅助放化疗，酌情进行回肠保护性造口。

（一）消化道重建方式选择

结直肠消化道重建主要分为3种方式，端端吻合、功能性端端吻合和功能性侧侧吻合。吻合器官包括结肠-直肠吻合、结肠-结肠吻合、回肠-结肠吻合、结肠-肛管吻合。结肠-直肠吻合可用于直肠NOSES手术消化道重建，推荐端端吻合。结肠-结肠吻合适用于横结肠、左半结肠切除。回肠-结肠吻合适用于右半结肠切除，多采用直线切割闭合器进行侧侧吻合。结肠-肛管吻合主要适用于全直肠切除，吻合方式多为经肛门手工吻合。

（二）消化道重建注意事项

吻合前必须检查肠壁血运、吻合口张力、系膜方向是否扭转；吻合后检查吻合口渗漏、是否有出血、通畅程度等情况，检查方法包括充气注水试验、术中肠镜检查等。对于吻合不确切者，可于腹腔镜下进行吻合口加固缝合。对中低位直肠吻合保肛手术，也可采取经肛门吻合口加固缝合。完成消化道重建后，需在吻合口旁放置引流管，进行通畅引流。

七、主要并发症预防与处理

NOSES手术并发症主要包括两方面，即常规腹腔镜手术的共性问题以及NOSES

独有的问题。

（一）吻合口漏

吻合口漏的发生包括局部因素、全身因素及技术因素，全身因素有营养状态不良、术前行放化疗等情况。局部因素包括吻合口血运障碍、张力大、周围感染、肠管水肿等。吻合技术相关因素包括缝合不严密、机械压榨强度较大等问题。因此，有效预防吻合口漏必须从以上三方面把控。目前，我国多中心开展的NOSES研究结果显示，NOSES术后吻合口漏的发生率为3.5%。吻合口漏确诊后应尽早治疗，局部通畅引流、控制感染是早期治疗的关键。大多数吻合口漏通过引流冲洗能达到自愈。如长时间不能自愈应考虑手术治疗，可行粪便转流术或再次行肠切除吻合。虽然NOSES术不增加吻合口漏发生，但术者需做好预防，要保证吻合口血运良好、无张力、无感染。

（二）腹腔感染

腹腔感染是结直肠NOSES手术备受关注的并发症之一。根据我国一项多中心研究结果表明，仅有0.8%的患者NOSES术后出现腹腔感染。结直肠NOSES发生腹腔感染的原因主要包括以下几点：术前肠道准备不充分、术中无菌操作不规范、术后吻合口漏、腹腔引流不充分等因素。因此，腹腔感染的预防也必须防范上述几个危险因素。腹腔感染治疗原则包括一般治疗、全身支持治疗、抗感染治疗、腹腔引流治疗。如腹腔感染症状较重或有腹腔脓肿形成，经保守治疗无效或症状持续无好转，需行手术治疗。

（三）吻合口出血

吻合口出血是术后早期并发症之一，NOSES手术多采用机械吻合，造成吻合口出血最主要原因是吻合口所在肠系膜裸化不全而存在血管，吻合钉未能有效闭合血管导致出血，吻合区域出血通常在术后48小时出现。根据我国多中心研究结果表明，0.9%的NOSES术后出现了吻合口出血。吻合口出血关键在预防，术中吻合肠管时，需仔细检查吻合口有无出血。必要时可于术中用腹腔镜联合内镜检查吻合口情况。如吻合口位置较低，可经肛加固缝合，如吻合口位置高，可于腹腔镜下进行缝合。

（四）腹腔出血

NOSES术后腹腔出血通常是由于手术止血或血管结扎不牢固，或患者有血液系统或其他系统疾病造成凝血功能障碍，未采取有效措施。腹腔出血预防关键在术中仔细认真操作，确保血管结扎确切可靠，对高龄或动脉硬化者，切忌过度裸化血管。

术后少量出血可口服或肌注止血药物，密切观察病情变化。大量出血应密切关注血压、脉搏等生命体征，并做好随时手术探查的准备。

（五）直肠阴道瘘

直肠阴道瘘的原因可分为医源性和患者自身因素，其中前者与直肠阴道瘘的发生有重要关系。由于直肠癌病变位置较低，手术牵拉及视野不清易致阴道后壁被闭合在吻合口内或对阴道后壁造成挤压损伤。因此，良好的术野显露和吻合器击发前对阴道后壁关系的确认，对预防直肠阴道瘘的发生尤为关键。此外，对经阴道取标本的直肠患者，如术后出现直肠吻合口漏，也可能增加直肠阴道瘘风险。根据我国多中心研究结果表明，仅有0.3%的患者术后出现直肠阴道瘘，虽发病率不高，但必须重视该并发症。对直肠阴道瘘患者，特别是医源性直肠阴道瘘者，应慎重选择手术时机。

（六）阴道出血和感染

阴道出血常见原因包括：标本过大导致阴道撕裂；阴道后穹隆缝合欠佳。

预防措施：术前做好评估；术中操作轻柔；阴道后穹隆缝合确切可靠。

阴道感染常见原因包括术前未做阴道准备；术中标本拖出时污染阴道；直肠阴道瘘。

预防措施：术前做好阴道准备；术中注意保护阴道，避免污染阴道。治疗包括全身抗感染和局部冲洗等治疗。

第四章

胃癌NOSES

外科手术是治愈胃癌的主要手段，传统腹腔镜胃癌根治手术，需通过腹壁辅助切口将标本取出并完成消化道重建，辅助切口会增加切口感染几率，增加疼痛、切口疝、疤痕形成、皮肤感觉障碍和心理问题等相关并发症风险，并且一定程度上削弱了腹腔镜胃癌根治术的“微创”及“美容”优势，随着微创手术操作技术成熟、器械完善，借助腹腔镜或者“机器人”系统下进行胃癌根治性切除和体腔内消化道重建，使NOSES成为可行。近年来结直肠癌NOSES手术在中国迅速开展和普及，并得到了国内外普遍认可和推崇，给胃癌根治手术带来重要的启示。胃癌NOSES是NOSES理论体系的延伸和重要组成部分，随着我国早期胃癌病例数增加，胃癌NOSES手术将成为一个必然的趋势，也是胃肠外科领域术式创新的热点。

一、胃癌NOSES分类与命名

根据消化道重建方式及标本取出途径的不同，将胃癌NOSES命名为三大类九种术式，即经口NOSES（To-NOSES）、经直肠NOSES（Ta-NOSES）与经阴道NOSES（Tv-NOSES）三大类，结合胃切除范围的不同，如远端胃癌根治术、近端胃癌根治术、全胃切除术及胃局部切除术，将胃癌NOSES细分为九种术式。

（一）经口腔取标本的胃癌NOSES手术

从解剖上讲，经口腔-食管-胃腔途径取出胃手术标本是最直接的途径，无须增加其他内脏器官的切口。但食管的管壁薄且弹性较直肠、阴道差，管腔相对狭长，还有三处生理狭窄，标本取出时有造成食道损伤甚至撕裂的可能。因此该途径仅建议用于标本较小且无食管狭窄、静脉曲张的患者（肿瘤最大直径不超过2.5cm为宜，肥胖或系膜网膜肥厚者谨慎选择）。

（二）经阴道取标本的胃癌NOSES手术

该术式是目前胃NOSES手术最常见的取标本方式。适用于切除的标本体积较大，无法经口腔途径取出的女性患者。将胃标本装入标本袋内，转运至盆腔，于阴道后穹隆做3~5cm切口，经阴道将胃切除标本由腹腔内取出。

（三）经直肠取标本的胃癌NOSES手术

该术式主要适用于经口无法取出标本的男性患者、未婚女性或曾接受妇科手术造成子宫颈阴道瘢痕狭窄及患有阴道炎症性疾病的女性。将胃标本装入标本袋内，转运至盆腔，通常选择腹膜反折以上处中段直肠纵行切开3~5cm，经直肠切口拖出肛门外，可用3-0倒刺线连续缝合关闭直肠切口。

（四）胃癌NOSES命名

根据肿瘤部位和取标本途径等，GC-NOSES手术分成9种术式，详见表31-3。

表31-3　胃癌NOSES术式及命名

手术简称	手术全称	取标本途径
GC-NOSES Ⅰ式	腹部无辅助切口经直肠取标本的腹腔镜下远端胃切除术(毕Ⅰ式)	直肠
GC-NOSES Ⅱ式	腹部无辅助切口经阴道取标本的腹腔镜下远端胃切除术(毕Ⅰ式)	阴道
GC-NOSES Ⅲ式	腹部无辅助切口经直肠取标本的腹腔镜下远端胃切除术(毕Ⅱ式)	直肠
GC-NOSES Ⅳ式	腹部无辅助切口经阴道取标本的腹腔镜下远端胃切除术(毕Ⅱ式)	阴道
GC-NOSES Ⅴ式	腹部无辅助切口经直肠取标本的腹腔镜下近端胃切除术	直肠
GC-NOSES Ⅵ式	腹部无辅助切口经阴道取标本的腹腔镜下近端胃切除术	阴道
GC-NOSES Ⅶ式	腹部无辅助切口经直肠取标本的腹腔镜下全胃切除术	直肠
GC-NOSES Ⅷ式	腹部无辅助切口经阴道取标本的腹腔镜下全胃切除术	阴道
GC-NOSES Ⅸ式	腹部无辅助切口经口取标本的胃部分切除术	口腔

二、适应证与禁忌证

首先，要符合常规腹腔镜手术适应证和禁忌证的基本要求，可在腹腔镜下进行胃癌根治性R0切除和体腔内消化道重建。施行此手术需要术者掌握无菌无瘤原则以及肿瘤功能外科原则，不同的取标本途径选择应遵循手术损伤效益比原则，熟练掌握NOSES技术操作规范，注重团队的协同配合，在肿瘤根治性原则基础上确定手术适应证，以最小的损伤让患者获得最大的收益。

（一）胃肿瘤经口NOSES（GC-To-NOSES）

【适应证】

腹腔镜联合内镜外科技术（laparoscopic endoscopic cooperative surgery，LECS）切

除胃壁良、恶性肿瘤；

病灶最大直径<2.5cm；

T0~T1期早期胃癌。

【禁忌证】

病灶最大直径≥2.5cm；

伴有淋巴结转移的胃癌患者；

伴有食管病变如静脉曲张、狭窄等。

（二）胃肿瘤经直肠NOSES（GC-Ta-NOSES）

【适应证】

胃良、恶性肿瘤；

cT1-3N0-2M0；

肿瘤最大径≤4cm为宜；

BMI<30kg/m^{2}为宜。

【禁忌证】

胃肿瘤浸润浆膜层或邻近脏器；

肿瘤最大径>4cm、淋巴结融合、BMI>30kg/m^2；

胃肿瘤引起梗阻、穿孔、出血等，需急诊手术；

盆腔底部肿瘤种植和腹膜播散者；

存在直肠肛门畸形、直肠或者肛门疤痕性狭窄等或者结肠-直肠吻合或者PPH手术后难以扩大直肠或肛管内腔，盆腔手术史引起盆腔广泛粘连。

（三）胃肿瘤经阴道NOSES（GC-Tv-NOSES）

【适应证】

胃良、恶性肿瘤；

cT1-3N0-2M0；

肿瘤最大径≤5cm为宜；

BMI<30kg/m^{2}为宜。

【禁忌证】

胃肿瘤局部病期较晚、浸润浆膜层或邻近脏器；

淋巴结肿大融合；

肿瘤最大径>5cm、无法经阴道拖出；

胃肿瘤引起梗阻、穿孔、出血等，需急诊手术；

BMI>30kg/m^2；

存在盆腔手术史引起盆腔广泛粘连、阴道畸形等；

对于未婚女性、有再生育需求或有妇科疾病的患者，则不宜选用经阴道取标本术式。

三、无菌操作与无瘤操作规范

腹腔镜胃癌手术操作复杂，在淋巴结清扫、消化道切除和重建、取出标本等过程中，可能出现肿瘤细胞脱落于腹盆腔和细菌污染。既往研究通过对术中盆腔冲洗液培养细菌阳性率的检测，证实了术中细菌污染的可能性。NOSES手术因其标本取出路径、过程的特殊性，需要制定严格的操作规范和操作细节，妥善解决腹腔镜胃癌NOSES手术面临的无菌、无瘤问题。

腹腔镜胃癌NOSES手术适应证相对较严格，故精准的术前诊断（肿瘤直径，T分期及N分期）、病人的全面评估，对妥善实施手术过程“无菌、无瘤”特别是“无瘤”至关重要。胃癌术前分期在《腹腔镜胃癌手术操作指南（2016版）》中已做了详尽规定。经直肠或经阴道的胃癌NOSES手术除遵守常规操作的“无菌、无瘤”外，主要集中在标本转运和取出过程中。

细菌可来自皮肤、胃肠道和阴道，拟实施腹腔镜胃癌NOSES手术，特别是拟自直肠取出标本的NOSES Ⅰ、Ⅲ、Ⅴ、Ⅶ式手术，推荐常规预防性应用抗菌素、服用泻药，以完全排空结直肠内容物，并保证远侧肠道相对清洁。无论是经直肠还是经阴道取标本的胃癌NOSES手术，术区规划、设计均需兼顾上腹、下腹及会阴部手术操作，特别是会阴部术区皮肤消毒、铺巾操作须严格遵循直肠癌Miles手术/经阴道妇科手术的操作规范。

尽管按照ERAS理念，胃癌患者术前多主张不常规放置鼻胃管。但胃癌NOSES强烈推荐麻醉完善后，术中放置鼻胃管，手术过程中，尤其离断标本前须吸尽胃腔内容物（包括气体和胃液以及食物残渣）缩小标本体积，防止胃内容物外溢污染腹腔，也为标本取出环节做好准备。癌细胞污染主要来自胃腔内容物外溢和取出标本过程中，损伤标本导致癌细胞泄漏，同时在胃癌根治术过程中胃的游离、淋巴结清扫及消化道重建等环节均需严格遵守“无菌、无瘤”的操作原则，具体应注意如下细节。

（1）术中须轻柔操作，沿正确的解剖间隙（层面）采用锐性分离，抓钳勿直接接触肿瘤、勿直接夹持淋巴结（以避免淋巴结破损），防止肿瘤细胞沾染或脱落；随时吸尽术野液体，随时将污染/沾染小纱条装入腹腔内预置小标本袋，使术野始终洁净、清晰，减少细菌/肿瘤细胞污染机会，有效预防肿瘤扩散或腹腔（标本取出通道）种植。对术中发现病灶侵及浆膜层（即T4a），则应行肿瘤部位纱布或医用胶覆盖，并果断放弃NOSES手术方式，必要时行腹腔灌洗脱落细胞学检查。

（2）离断胃/食管之前，再次确认胃腔内无气体、液体残留，并仔细检查标本侧胃壁是否有损伤（存在损伤则腔镜下缝合修复，以避免标本取出过程中破裂的风险）。

（3）选择团队熟悉的方式将标本置入密闭的标本袋，该过程应避免暴力，协调配合、轻柔操作，以免破坏标本袋的密闭性。

（4）切开残胃或食管残端前（吻合前）再次确认已吸尽消化道内容物，切开后以碘伏纱条进行周围组织保护，随时用吸引器吸净局部液体；术者团队应具备良好的技术储备，拥有熟练的腔内消化道重建技巧，以尽可能缩短消化道管腔的暴露时间。

（5）清扫、离断标本装袋及消化道重建完成后，术野、腹腔、标本袋表面需用超过3000mL灭菌用水（加或不加氟尿嘧啶等化疗药）冲洗（引流液清亮），以清除腹腔内可能存在的游离瘤细胞（细菌），再进入经自然腔道取标本流程。

（6）标本转运操作轻柔，勿损坏标本袋的密闭性，确保取标本过程中无腹盆腔污染，无挤压肿瘤造成腹盆腔肿瘤播散的风险。

（7）阴道后穹隆/直肠前壁切开前，须用碘伏水充分冲洗阴道/直肠，切口部位、长度、无菌保护套置入方法参照《经自然腔道取标本手术学》专著所述；切口过小、不恰当夹持可能会导致标本袋破裂而增加细菌污染或瘤细胞沾染风险。待阴道后穹隆切口/直肠切口缝合完成后，再次用大量碘伏水做盆腔冲洗，进一步提升肿瘤学及细菌学安全性。

四、经自然腔道取标本操作规范

胃癌NOSES在确保肿瘤学安全性和手术安全性前提下，采用经直肠、阴道或者口腔将标本自体腔取出体外，腹部无任何辅助切口。根据情况可在右下腹部加一个辅助戳卡便于直肠和阴道切开和缝合操作。

经自然腔道取标本是胃NOSES的关键手术步骤之一，主要包括四个步骤，即标本腹腔内转运、自然腔道切开、标本经自然腔道取出以及自然腔道缝合。

（一）经直肠取标本操作规范

1.标本腹腔内转运

胃癌手术标本位于上腹部，经直肠或阴道取标本操作在下腹部及盆腔，因此，需要将标本由上腹部转运至下腹部及盆腔。首先，将标本（包括胃、大网膜及胃周淋巴脂肪组织）纵行索状装入管状标本袋内，收紧标本袋口。然后，用抓钳轻柔地将标本袋由上腹部安全转运到盆腔。在标本转运过程中，主刀与助手需协调一致，确保标本袋无破损，避免撕扯或挤压标本。

2.直肠前壁切开

切开直肠前，在预切开肠管近端夹闭肠管，助手经肛门用碘伏水冲洗清洁直肠后，并将碘伏纱团置于直肠预切开处肠管内，将直肠壁充分撑起，确保切开肠管时不会损伤到对侧肠壁。在腹膜返折上沿直肠纵轴切开直肠前壁，切开长度为3~5cm。使用电钩或者超声刀切开肠壁时，切口周围放置纱布条保护好手术区域，助手同时用吸引器吸除可能溢出的肠内容物。

3.经直肠取标本

标本转运至盆腔后，助手将卵圆钳经肛门伸入直肠内，并从直肠切口进入腹腔，此时，主刀将标本袋一头递到助手卵圆钳口内，在主刀的协助下，将标本袋捋直，缓慢逐步推送入直肠腔内，并从肛门拖出标本袋。标本袋要始终保持条状，方便标本取出。按照主刀医生指示将标本由直肠缓慢拉出体外。取标本过程中，术者与助手需密切配合，助手吸引和外推标本。切忌强行拖拽标本，导致标本袋破损，或导致标本袋内的大网膜堆积于直肠切口处，甚至撕裂肠壁。

4.直肠切口缝合

纵切纵缝肠壁切口，用倒刺线从切口的远端向近端连续全层缝合，并间断或连续浆肌层包埋缝合切口。缝合完成，进行充气注水试验检查切口是否缝合确切，有条件单位可使用内镜检查直肠切口缝合效果。

（二）经阴道取标本操作规范

1.标本腹腔内转运

此步骤与经直肠取标本的标本转运操作一致，不再赘述。

2.阴道后穹隆切开

阴道后穹隆是经自然腔道取标本切口的最佳选择部位。根据术者操作习惯选择经腹或经阴道切开阴道后穹隆，切开前，助手需冲洗消毒阴道。

（1）经腹切开阴道：钳夹并向腹侧及头侧牵拉宫颈，助手用膀胱拉钩或后穹隆切开指示器显露后穹隆，腹腔镜直视下在两侧子宫骶韧带之间作一3~5cm横切口，在子宫直肠反折腹膜切向阴道黏膜，切开阴道壁全层，并向左、右两侧延伸切口。

（2）经阴道切开阴道：阴道拉钩暴露宫颈，两把组织钳钳夹并向外、向腹侧牵拉宫颈，暴露后穹隆，在后穹隆中点作2~3cm的横切口，切开深度为阴道壁全层，用长弯钳或长弯钝头剪刀向深层分离达后腹膜，剪开后腹膜，并自阴道4~8点向左、右两侧延伸切口。

3.经阴道取标本

标本转运至盆腔后，助手将卵圆钳由阴道切口伸入腹腔，钳夹标本袋的一端，在主刀配合下，缓慢将标本自盆腔拖出体外，检查标本袋完好无损后，冲洗盆腔。

4. 阴道切口缝合

阴道切口缝合包括经腹缝合和经阴道缝合，根据术者操作习惯进行选择。经腹缝合多采用倒刺线连续全层缝合阴道切口，经阴道缝合可采用可吸收缝线将切口处阴道黏膜和腹膜全层连续缝合，缝合后需经阴道指诊检查切口是否缝合确切。

（三）经口取标本操作规范

1. 标本转运

经口取标本同样需将标本先装入标本袋内，并系紧袋口，防止在取标本过程中标本袋破裂甚至标本溢出情况的发生。将标本袋先放到胃小弯侧，等待内镜进入到胃腔后，再将标本袋置入胃腔内。

2. 内镜进入胃腔

经口置入胃镜，当到达胃腔内后，在腹腔镜的配合下，到达胃壁切开部位。

3. 经口取标本

将标本袋一端置入胃镜抓钳口内，并在腹腔镜直视下，缓慢将标本袋送入贲门口及食道内。在经过贲门口、食道和会厌部时，要动作轻柔，避免强行牵拉造成黏膜损伤甚至撕裂导致出血。从口腔取出标本后，建议再次胃镜观察口腔、会厌部及食道内有无黏膜损伤出血等情况。

4. 胃壁缝合

标本取出后，检查胃腔内无活动性出血，冲洗胃腔并吸除胃腔内容物，采用倒刺线连续全层缝合胃壁，缝合完毕，在双镜配合下检查胃壁切口是否缝合确切。

五、消化道重建操作规范

随着腔镜技术及器械的发展，全腹腔镜下消化道重建已逐渐成为主流趋势，国内外研究均表明，全腔镜下消化道重建是安全、可行的。胃癌根治手术后可行体腔内消化道重建是完成NOSES手术的前提条件。要熟练地掌握体腔内吻合和缝合技术。根据重建的手术入路可分为经腹壁穿刺器进行体腔内重建和经自然腔道体腔内重建。经腹壁穿刺器进行重建主要是侧侧吻合和手工缝合。远端胃切除Billroth-Ⅰ重建腹腔镜下进行delta吻合和新三角残胃与十二指肠吻合。Billroth-Ⅱ胃空肠吻合用腔内切割闭合器侧侧吻合完成，根据术者习惯，进行输入段和输出段空肠Braun吻合。近端胃切除术后主要选择Overlap-beside和残胃-食管double tract重建和Giraffe术式重建。全胃切除进行Roux-en-Y重建，食管和空肠进行Overlap法、π型吻合法、功能性端端吻合（functional end-to-end anastomosis，FEEA）法来完成吻合。残胃保留不到1/3，经阴道或直肠取出标本切口完成Billroth-I，Billroth-II以及Roux-en-Y重建。保留幽门的胃癌根治手术进行三角吻合重建，可以选择杆长的吻合器经阴道或直肠切除标本，并完成Billroth-Ⅰ、Billroth-Ⅱ以及Roux-en-Y重建。

六、主要并发症预防与处理

NOSES作为一种手术技术，在标本取出方式以及消化道重建方式上具有特殊性，手术并发症方面除了和开腹手术、常规腹腔镜手术类似外，根源上消除了切口并发症。由于其标本取出途径不同，遂有与取出途径相关的特殊并发症。

（一）腹腔感染

胃肠手术后腹腔感染的致病菌多来自胃肠道，以大肠埃希菌为主的革兰阴性杆菌占主导地位。NOSES发生腹腔感染的原因主要包括以下几点：术前肠道准备不充分、术中无菌操作不规范，术后吻合口漏、腹腔引流不充分、患者状态差、伴发糖尿病、高龄、营养不良等因素。因此，必须注意上述几个危险因素，降低腹腔感染的概率。

腹腔感染的临床表现以发热、腹痛、腹膜炎体征为主，常伴恶心、呕吐、腹胀、低血压、脉速、气急、白细胞升高等中毒现象。晚期则导致全身衰竭，出现重度失水、代谢性酸中毒或感染性休克。

腹腔感染的诊断除依据病史、临床表现，更需根据引流液的性状及辅助检查加以确诊。如患者出现发热、腹痛等症状，需密切观察引流液的性状。如引流液呈黄色浑浊液，考虑腹腔感染可能。如为吻合口漏导致的腹腔感染，引流液中可见消化液和食物沉渣，引流液多伴臭味。辅助检查包括实验室检查（白细胞计数及中性粒细胞比例、生化检查等），影像学检查（X线、彩超或者CT），取引流液行生化分析、细菌培养等检查，明确积液性质（如患者无引流管或引流管已脱离，可行腹穿抽液）。

治疗包括一般治疗、全身支持治疗、抗感染治疗、腹腔引流治疗和手术治疗。

一般治疗可卧床休息，宜取30°~45°角的半卧位，有利于腹内渗出液积聚在盆腔而便于引流，并能使腹肌松弛，膈肌免受压迫，有利于呼吸、循环的改善。禁食及胃肠减压：减轻肠胀气，改善肠壁血液循环，减少肠穿孔时肠内容物渗出，亦可促进肠蠕动恢复；全身支持治疗：若全身症状明显，应充分补液，必要时可输血、补液，纠正电解质酸碱平衡紊乱，给予肠外，肠内营养治疗，以改善患者的全身状态，增强免疫力。

抗感染治疗主要针对革兰阴性肠道杆菌，可选用β内酰胺类、氨基糖苷类药物，并根据细菌培养及药敏试验结果做必要调整。

有吻合口漏存在时腹腔引流极为关键，开放式引流容易引起逆行性或外源性感染，可用庆大霉素及生理盐水定期冲洗引流管。也可通过负压作用将蓄积的液体吸出，使得包裹区域迅速缩小。如腹腔感染症状较重或有腹腔脓肿形成，经保守治疗无效或症状持续无好转时，需行超声引导下脓肿引流或手术治疗。

目前，我国79家中心共同开展的NOSES回顾性研究结果表明，仅有0.8%的患者术后出现了腹腔感染。这一结果也能证明，只要做好充分的准备，熟练掌握手术技巧，NOSES可以达到无菌操作原则的要求。

（二）胃癌NOSES路径损伤预防和处理

胃癌标本经食管口腔取出过程中，经过食管3个狭窄部位时，易损伤食道黏膜、甚至撕裂出血，有食管静脉曲张或小的动脉瘤可出现术中食道出血。食道和口腔中残留组织和血液导致患者不适感觉和呕吐。

标本从阴道取出主要受两个因素影响：①患者阴道的延展性；②标本的环周径，标本的环周径主要由肿物的横径、胃壁厚度和大网膜以及清扫的淋巴组织等构成，因此，不应单纯从肿物直径大小来衡量是否容易取出标本。胃癌根治手术经阴道取出标本与分娩时阴道生理情况不同，缺乏阴道生理性扩张的内分泌因素，由于阴道直径大小个体化差异和年龄因素影响，应做个体化评估。切开穹隆部位阴道后壁时注意切口大小至少3cm，经阴道取出标本时如果切口过小，标本取出时容易造成阴道壁的撕裂，导致阴道出血，拖出标本时注意标本软组织和硬韧肿瘤组织的方向和牵拉力度，助手做好配合，吸引、推顶，抽吸挤压标本流出的血液和体液，不要强行牵拉造成阴道上端撕裂或黏膜撕裂，标本取出后修补阴道切开部位，注意全层缝合来修补阴道切开和撕裂部位，缝合过程中拉紧缝线，阴道穹隆切口缝合时显露要清晰，黏膜、黏膜下层、肌层不能遗漏，针距适当，缝合结束后再收紧缝线。否则容易造成阴道的延迟愈合和不愈合。缝合时注意阴道两侧是否有撕裂，不要留有间隙导致术后阴道残端漏和盆腔感染。阴道穹隆切口术后出血或愈合不良，表现为术后阴道流血或液体流出。一旦发生，注意盆腔底部充分引流和冲洗。如果不合并直肠阴道瘘，充分引流后，可以愈合，也可在阴道窥器显露穹隆直视下用可吸收线严密缝合，再充分引流。曾有学者提出阴道切开及缝合是否有导致不孕及性交困难的问题，虽然阴道后穹隆处没有重要的血管和神经分布，但也应注意阴道瘘愈合后可能出现疤痕性阴道狭窄和对性生活的影响。

胃癌根治手术经直肠取标本后直肠漏，有个例报道，尽管直肠壁具有延展性，但直肠前壁切口太短（小于3cm），无法顺利取出标本（最大直径为5cm）。患者肥胖，大网膜厚，因此需要经过直肠取出一个相对大的标本，强行拖出导致直肠壁破裂甚至断裂，造成直肠漏或肛门出血，勉强扩肛伴有痔出血和皮肤撕裂甚至括约肌损伤，有时可出现轻度便失禁。如果直肠切口部位太低，恰好在腹膜反折上方，直肠壁破裂可位于腹膜反折下方，并且由于直肠弯曲，难以修复。预防措施包括应在腹膜反折以上5cm左右切开直肠，采用纵行切开方式，切开3~5cm长度切口，标本取出后使用倒刺线纵行全层缝合和浆肌层缝合，此外，在拖出标本前应充分扩肛，扩肛时力度要适中，宜缓不宜急。出现并发症时，根据直肠壁撕裂损伤情况进行不同处理，直肠壁几乎全周性断裂，可以用吻合器进行端端吻合术，腹膜反折以下直肠壁撕裂，切开腹膜反折部位，分离直肠周围到正常肠壁，进行缝合修补。缝合切开直肠壁后进行充气试验或电子结肠镜观察吻合口。一旦发生直肠漏，局部通畅引流和控制感染是关键，多数漏口通过引流冲洗可以达到自愈，如情况严重可进行回肠双腔造口术转流粪便。因括约肌损伤导致的肛门轻度失禁多可自行恢复，不需特殊处理。

（三）戳卡孔和阴道切口肿瘤种植

NOSES由于腹部无辅助切口，戳卡孔、直肠切口和阴道切口成为可能造成肿瘤种植的位置，一般认为CO_2气腹可造成肿瘤细胞呈现雾化状态，促进肿瘤转移。预防措施包括术中注意无瘤操作，取标本过程中应用无菌保护套隔离肿瘤，在术中排烟时，应从戳卡阀门外接的排气管缓慢排烟。手术结束时，待腹腔内气体排尽后再将戳卡拔出，避免通过戳卡孔直接排气而造成的“烟囱效应”。所有戳卡均应避免在腹壁上来回移动，应尽量使用带有螺纹的防脱戳卡，术中如发现戳卡密封圈损坏出现漏气现象，应及时更换，确保整个气腹的密闭性。此外，为了减少腹腔种植发生，对于T4期肿瘤患者不建议采用本手术方式，在术中通常采用碘伏水和热蒸馏水冲洗腹腔和阴道，蒸馏水为低渗性，冲洗腹腔可使肿瘤细胞肿胀破裂而失活，同时肿瘤组织因受热使癌细胞微小血管栓塞，从而引起癌细胞缺氧、酸中毒及代谢障碍而裂解。而正常组织细胞可通过血管扩张、散热等保持正常。严格实施无瘤操作是NOSES的基本要求，短期内未发现导致阴道残端和直肠切开部位种植的问题。

第五章

妇科肿瘤NOSES

一、妇科肿瘤NOSES术式命名

经阴道手术是妇科领域经典的手术方式之一。1812年，由Langenbeck完成的人类第一例子宫切除就是经阴道完成。随着腹腔镜技术发展，经阴道入路术式的应用，使腹腔镜手术达到了腹部无瘢痕或缩小瘢痕的目的。阴道入路既可完成妇科肿瘤腹腔镜手术、传统阴式手术辅助腹腔镜妇科肿瘤手术，也可成为辅助腹腔肿瘤微创切除的取标本通道。从而使腹腔肿瘤手术及妇科肿瘤手术更能体现"微创中微创"的效果，使患者生理干扰少、心理压力轻、精神状态好、美容效果佳、不良心理暗示少、术后恢复快等特点被大家采用。妇科肿瘤NOSES术式命名及分类见表31-4。

表31-4　妇科NOSES手术命名

简称	手术名称	腹部切口	肿瘤位置
vNOSES	腹部无辅助切口经阴道取标本的腹腔镜下肿瘤手术	有	盆腹腔肿瘤
OC-vNOSES	经阴道取标本的经腹腹腔镜下卵巢癌手术（减瘤术或分期手术）	有	卵巢癌
CC-vaNOSES	阴式辅助经腹腹腔镜下宫颈癌手术（根治性子宫切除术+淋巴结切除）	有	宫颈癌
EC-vaNOSES	阴式辅助经腹腹腔镜下内膜癌手术（筋膜外子宫切除术+淋巴结切除）	有	内膜癌
EC-vNOTES	腹部无切口经阴道腹腔镜下内膜癌手术	无	内膜癌
CC-vaNOTES	阴式联合经阴道腹腔镜下宫颈癌手术（根治性子宫切除手术+淋巴结切除）	无	宫颈癌

二、适应证与禁忌证

妇科肿瘤NOSES适应证的标准尚不一致，术者经验是选择适应证的重要条件，《NOSES技术》的适应证针对技术成熟术者设定。基于阴道的解剖及逆行操作特点，经阴道取标本手术、阴道辅助经腹腹腔镜下妇科肿瘤手术或经阴道腹腔镜下妇科肿瘤手术等均有共性的适应证及禁忌证。鉴于妇科NOSES技术仍然是高选择性技术，根据不同肿瘤手术适应证仍有个体化差异，将在具体章节介绍。vNOSES或vNOTES相关术式中，借助经典阴式手术技巧，即阴式手术结合vNOTES或vNOSES，将可能是更优化的符合无瘤理念的微创手术技术，有待循证医学证据。

（一）vNOSES适应证与禁忌证

阴道是女性患者微创手术标本取出的最佳路径之一。其独特的组织解剖特点包括：①阴道是盆腹腔与外界交通的最薄弱处，利于切开进腹；②阴道上端形成阴道穹隆，后穹隆构成子宫直肠陷凹，使子宫与直肠之间形成安全空间；③阴道具有丰富横行皱襞，弹性良好，空间及伸展性的优势利于切口变形取出相对较大肿瘤；④阴道黏膜血运丰富，易愈合，而且不易形成瘢痕，不影响后续性功能。基于阴道组织解剖特征，选择vNOSES更有优势。

【适应证】

（1）经评估患者阴道具备实施vNOSES条件；

（2）知情同意；

（3）可变形的囊袋状器官肿瘤；或体积较小的实性脏器肿瘤（最好不超过女性中骨盆腔最短径线10cm左右）。

【禁忌证】

（1）否认性生活史患者；

（2）月经期；

（3）外阴、阴道炎，特别是急性阴道炎；

（4）阴道狭窄，尤其瘢痕形成导致的阴道狭窄；

（5）盆腔粘连严重的妇科疾病，例如：子宫内膜异位症、严重盆腔炎等；

（6）患者存在严重骨科疾病，不能选择截石体位。

（二）vNOTES适应证与禁忌证

关于vNOTES在妇科肿瘤中的应用还处于探索阶段，国内外尚无一致的vNOTES用于妇科肿瘤手术的适应证选择标准。虽然目前已有一系列研究证明了vNOTES在妇科良性肿瘤中的可行性，但其在恶性肿瘤中的应用相对较少，多数是在早期子宫内膜癌或早期宫颈癌手术及前哨淋巴结活检术中的应用。前期小样本回顾性研究认为这种手术方式是安全可行的。但还需进行一系列大样本、前瞻性随机对照试验进一步评估。

【适应证】

（1）早期子宫肿瘤（内膜腺癌/宫颈癌）；

（2）子宫可以经阴道完整取出，建议子宫<10cm；

（3）术前影像提示无淋巴结转移及腹腔内转移。

【禁忌证】

（1）外阴、阴道炎；

（2）阴道狭窄；

（3）盆腔粘连严重的妇科疾病；

（4）患者不能选择截石体位；

（5）罹患其他肿瘤及严重心脑血管慢性疾病不能耐受手术者。

三、妇科NOSES阴道操作的无菌及无瘤措施

为确保vNOTES及vNOSES手术安全，除了手术技术以外，阴道术前评估、术前准备、术中操作及术后管理也非常重要，特别注意无菌观念及无瘤观念。

（一）术前评估

术前评估对完成妇科NOSES至关重要，建议由有经验的妇科医生进行妇科检查，检查内容包括：①除外外生殖道病变，包括外阴、阴道、宫颈，特别需要进行HPV检测及细胞学检查；②评估阴道条件，除外严重阴道狭窄或阴道瘢痕，保证符合vNOSES条件；③结合病史、妇科查体及影像学检查，评估盆腔粘连情况，包括深部浸润型子宫内膜异位症、严重盆腔炎引起的粘连等，特别除外子宫直肠陷凹粘连引起的封闭。

（二）术前准备

阴道准备：术前应行阴道分泌物生化检查，除外炎症。如合并致病细菌感染，应局部用药控制，直至转阴。术前应行阴道冲洗消毒，每天一次，连续3天。

肠道准备：为了预防术中排便污染或肠道损伤修复后的感染，建议做充分肠道准备。如果可能涉及肠道手术，可以遵循外科肠道准备建议。

（三）术中体位及灯光准备

体位：患者取截石位，大腿外展，但避免大腿过度屈曲和外展，预防体位引起的神经损伤。膝关节弯曲大约135°，臀部超出手术台边缘10cm左右，使盆腔“变浅”，臀高头低位，便于操作。

无影灯位置：两部无影灯并排位于术者后方，与会阴在同一水平方向，垂直对着外阴，切忌成角度，否则阴道内将有盲区。

（四）术中无菌及无瘤操作

镜下再次探查盆腔情况，盆底无粘连，进一步确定具备经阴道取标本条件。术中取标本前后应注意消毒阴道，保证无菌操作。经腹腔镜完成肿瘤切除后，将肿瘤无瘤操作下置入无菌袋，以选择超出肿瘤容量2倍以上长方形标本袋为宜，不易过紧过满。标本置入标本袋后，收紧封闭袋口，保留一定长度的标本袋收紧绳，便于将标本袋可以经阴道拉出体外，保持动作轻柔，避免标本袋破裂。如标本袋发生意外破裂，标本接触盆腔及阴道切口部位，应即刻冲洗，保证无瘤。如果肿瘤体积较大需要分割标本取出，保证在标本袋保护下分割，贯彻无瘤原则。

（五）术后阴道管理

术毕应即刻检查阴道，包括缝合处有无出血，其他部分阴道壁有无撕裂。阴道壁裂伤应进行缝合。必要时如果术后阴道留置纱布压迫止血，术后48小时内建议取出。术后应观察阴道有无异常出血。术后2月应妇科随诊阴道切口愈合情况。

四、妇科NOSES操作规范

（一）腹部无辅助切口经阴道取标本技术（vNOSES）

vNOSES适于腹腔镜下肿瘤切除术后的取标本路径，包括腹腔、盆腔肿瘤手术。

经阴道建立通道取标本：如果不需要子宫切除的病例，于阴道后穹隆建立通道。①导尿排空膀胱，阴道上下叶拉钩拉开阴道，充分暴露后穹隆。阴道黏膜下注射止血水水垫（1%肾上腺素1mg+盐水100mL），经验丰富者也可不进行水垫注射。②宫颈钳牵拉宫颈后唇，阴道后穹隆触摸双侧骶韧带之间的子宫直肠陷凹，于八字凹陷处，大约为宫颈附着阴道远离1cm左右处剪开阴道黏膜全层，弯剪刀弧度向上，抵向子宫后壁，防止损伤直肠。如果未能一次全层切开，可以拉开阴道黏膜并上推，暴露后腹膜囊，剪开。预计标本取出困难，可于切开阴道黏膜中点处纵行倒“T”字切开1~2cm。③卵圆钳经阴道入盆腔钳住标本袋，标本袋外拉时适度适形外拉，如果略有障碍，可以将标本袋口拉出阴道口，体外打开袋口，无瘤保护下于袋内拉出标本，或者袋内分割标本，尽量分割正常组织处，避开肿瘤组织。④阴道黏膜与腹膜层次清晰，用1-0可吸收线行阴道-腹膜-腹膜-阴道4层连续缝合，分别由两侧向中心缝合，保证两侧阴道角缝合确切止血。阴道可以开放缝合，利于引流，减少继发感染风险。阴道填塞3‰碘伏纱压迫止血，48小时内取出。⑤肛门指诊检查直肠黏膜是否光滑完整。

经腹腔镜建立通道取标本：①阴道置入举宫杯或阴道后穹隆填塞纱布；②打开

盆底子宫直肠返折腹膜，下推直肠，后穹隆隆起处横行全层切开阴道黏膜，向两侧扩展，必要时可以中间避开直肠纵行扩大切口；③助手经阴道后穹隆逆行送入卵圆钳，钳住标本袋，经阴道拉出标本，阴道填塞纱布维持气腹；④阴道切口全层连续缝合。

（二）经阴道取标本的经腹腹腔镜下卵巢癌手术（OC-vNOSES）

OC-vNOSES适于经腹腹腔镜下卵巢癌肿瘤细胞减灭术或卵巢癌分期手术。

卵巢癌手术需要同时子宫切除，可以按照妇科阴式子宫切除方法切除子宫或经腹腔镜下切除子宫，阴道穹隆切开子宫离体后，经阴道切口取出标本袋。45℃蒸馏水2000mL充分冲洗后缝合阴道断端。

（三）阴式辅助经腹腹腔镜下宫颈癌手术（CC-vaNOSES）

CC-vaNOSES适于经腹腹腔镜下宫颈癌手术，即根治性子宫切除术+腹主/盆腔淋巴结切除术。

经腹腹腔镜下完成腹主/盆腔淋巴结切除术及根治性子宫切除术的各组韧带切除，直至阴道离断前，转行阴式辅助手术。

经阴道辅助手术：按照阴道切除长度切开阴道全层，阴道缝合封闭癌灶，逆行切除残留阴道旁组织、主骶韧带，与腹腔会师后，经阴道取出子宫及标本袋。标本离体后阴道全层、腹膜锁边开放缝合，利于引流，减少继发感染风险。

（四）阴式辅助经腹腹腔镜下内膜癌手术（EC-vaNOSES）

EC-vaNOSES适于病灶局限于宫腔、子宫可经阴道完整取出的子宫内膜癌患者。经腹腹腔镜下淋巴结切除及筋膜外子宫切除，阴道离断前改行阴式辅助切除子宫。宫颈缝合封闭宫口，避免宫腔内癌灶溢出，保证无瘤理念操作。注射止血水（1%副肾1mg+盐水100mL）后于阴道宫颈附着处1cm处切开阴道全层，保证切除阴道约1cm。子宫及标本袋经阴道取出后，阴道全层、腹膜缝合。

（五）经阴道腹腔镜下子宫内膜癌分期手术（EC-vNOTES）

EC-vNOTES适于癌灶<4cm、G1/G2的早期子宫内膜腺癌。主刀医生和扶镜助手坐在病人的两腿之间。扶镜助手坐在主刀医生的右侧操作手术镜头，助理医生站在患者的左侧。为了让示踪剂更好地扩散，手术在注射淋巴示踪剂15~20分钟后开始。

经阴道单孔腹腔镜子宫切除术：缝扎宫颈口，鼠齿钳牵拉宫颈，沿阴道穹隆环形切开阴道黏膜，分离膀胱宫颈间隙及直肠子宫间隙，缝扎子宫骶骨韧带和部分主韧带。然后将一个vNOTES port经阴道置入，并建立气腹。先用双极凝固切断子宫动脉，再用超声刀进行解剖。接近阔韧带和圆韧带时需要靠近骨盆壁解剖，打开覆盖髂外动脉和髂内动脉的腹膜。然后，将漏斗韧带在卵巢上方2cm处切断，以满足子宫内膜癌标准手术要求。自阴道取出子宫标本。重新置入单孔腹腔镜入路平台继续下一步手术。

经阴道单孔腹腔镜前哨淋巴结活检术：闭孔脐动脉是一个重要的解剖学标志，可以沿着它在整个宫旁区域包括髂内外和闭孔区，解剖和检查染色的淋巴管和淋巴结。如果未发现有染色的淋巴结，则沿着卵巢固有韧带继续解剖漏斗骨盆区域，穿过骨盆漏斗韧带至卵巢动脉起点附近的腹主动脉旁淋巴结。若未发现深染淋巴结或存在任何可疑、明显增大的淋巴结，则需进行同侧的盆腔淋巴结清扫。

vNOTES盆腔淋巴结清扫：看清双侧输尿管，沿输尿管走形切开腹膜，将输尿管分离至背侧，解剖闭锁脐动脉，标示盆腔淋巴结切除内侧边界。从髂总动脉分叉开始，切除髂外动脉周围淋巴脂肪组织，至旋髂深静脉跨髂外动脉水平。解剖髂外静脉尾侧缘，暴露闭孔内肌，直至髂外静脉与髂内静脉分叉处，在此处解剖闭孔神经及闭孔血管，沿闭孔神经表面切除闭孔淋巴结。至此盆腔淋巴结清扫完毕。

vNOTES腹主动脉周围淋巴结清扫：超声刀沿髂总动脉及腹主动脉表面剪开血管鞘，标示淋巴结切除内边界。沿输尿管走形暴露卵巢静脉及腰大肌，标示淋巴切除外边界。切除动脉静脉周围可见淋巴脂肪组织，直至肠系膜下动脉水平。至此腹主动脉周围淋巴结清扫完毕。

（六）阴式联合经阴道腹腔镜下宫颈癌手术（CC-vaNOTES）

CC-vaNOTES适用于FIGO分期为ⅠA1期伴脉管癌栓（LVSI）、ⅠA2期、ⅠB1期且病理类型为鳞癌、腺癌、腺鳞癌的患者。术前留置输尿管双J管便于指示。

阴式子宫根治性切除术：距阴道穹隆3cm环形切开阴道全层，逆行切除阴道旁组织，缝扎阴道断端封闭宫颈癌灶避免肿瘤暴露。膀胱宫颈韧带内外侧窝触摸并游离输尿管，逆行切除主韧带、骶韧带3cm，断扎子宫血管，完成阴式子宫根治术。

vNOTES盆腔淋巴结清扫：阴道断端开放缝合后vNOTES port经阴道置入，并建立气腹。以超声刀清扫盆腔淋巴结，沿骨盆漏斗韧带打开后腹膜，暴露输尿管，逆行切除闭孔、髂内、髂外、髂总、腹主淋巴结。

五、主要并发症预防与处理

（一）vNOSES并发症预防及处理

1.出血

阴道黏膜血运丰富，既是易于愈合的优势，也给手术带来风险。

预防：阴道黏膜注射止血水垫后操作，既可利用水垫作用避免副损伤，更重要的是可以减少出血。另外，阴道顶端左右侧角容易损伤子宫血管分支或阴道血管，导致出血严重，阴道切口横行延展时不要达到阴道侧壁，“T”型切口达到扩大切口目的更安全。

处理：除了常规止血方法外，迅速全层阴道黏膜及反折腹膜缝合是最有效的止血方法。缝合后仍有渗血，又找不到明确出血点，阴道填塞纱布压迫可以获得最佳止血效果。术后48小时后如果发现血肿，局部处理为主，经阴道拆开缝线，清理血肿即可，阴道不需要再次缝合，血肿清除后避免了继发感染，阴道黏膜完全可以自行愈合。

2. 直肠损伤

阴道后壁与直肠前壁紧邻，后穹隆是唯一操作空间，因此主要副损伤风险是直肠。

预防：切开后穹隆时尽量向上前方方向操作，切忌向后方用力，如果不能一次全层切开进腹，食指钝性上推阴道黏膜，分离直肠，再行剪开后腹膜。倒“T”型扩大切口时，阴道后壁切口1~2cm即可，识别清晰阴道黏膜，组织过厚，可能有直肠损伤风险。如果经腹腔镜操作，镜下先打开后腹膜，下推直肠后再直接切开后穹隆，术前阴道填充或举宫杯举起子宫利于操作并避免损伤直肠。

处理：经阴道或腹腔镜下缝合直肠破口，术后禁食管理。

3. 感染

阴道黏膜血运丰富，愈合能力很强，很少感染。继发感染多是因为局部出血、缝合过密导致血肿形成而继发感染，一般发生在术后48小时后，如有下腹坠痛、发热症状，注意感染可能，可以进行超声配合检查，如果见不均质包块，多为血肿或积脓。

预防：术前严格阴道准备、严格选择适应证、排除禁忌证。术中严格止血，阴道黏膜缝合不需要过密，如果出血多，开放缝合更安全，避免血液淤积形成血肿。

处理：术后发现局部感染迹象，积极局部拆除缝线，清理积血是最重要的处理方法，不建议以全身抗炎为主延误局部处理，抗生素应用对于阴道局部感染是辅助手段。

妇科NOSES是一种突出利用自然腔道的微创手术，且有创伤小、康复快等优势。但是，相对于开放式手术，妇科NOSES局限于狭小空间内操作，技术难度较大，尤其vNOTES手术要求更成熟手术技巧，预防并发症及处理更加重要。

（二）vNOTES并发症预防及处理

目前vNOTES在妇科肿瘤领域的探索尚处于起步阶段，对如何提高手术质量，避免手术并发症，特别是手术损伤仍不容疏忽。由于女性生殖系统和泌尿系统解剖关系邻近，在子宫全切除术的全过程中均需警惕泌尿系统的损伤问题。术者对膀胱、输尿管的解剖关系要清楚，并应了解容易发生损伤的部位及原因，力争避免手术损伤。

1.术后出血

子宫切除术后断端出血是少见的并发症，有些处理上颇为棘手。按术后出血的时间分为早期出血（术后48小时内），中期出血（术后48小时后至10天内），晚期出血（术后10天以后）。早期出血与术中止血疏漏有关，往往在阴道断端（尤其两侧角）血管未缝扎牢固；中期出血多为术中止血不彻底，有渗血术后继发感染，组织坏死，缝线脱落，累及断端血管；晚期出血常因局部炎症感染致血管裸露而有活动性出血，且出血量多。因此，必须重视术前阴道灌洗清洁准备，术中缝合断端需做到确切止血，尤其阴道断端两侧的缝合。病人全身情况的纠正与治疗，如低蛋白血症、贫血，避免术后腹内压增高如咳嗽、便秘等。

2.感染

感染包括盆腔继发感染、腹腔内脓肿及尿路感染等，术中应注意无菌操作，常用的治疗方法包括抗生素的使用、后穹隆切开引流术等。

3.膀胱损伤

可见于分离膀胱子宫间隙过程中，如层次未分清楚或未看清膀胱的边界而将其误伤；切开阴道穹隆时，膀胱推开不充分或术野暴露不好，而将膀胱误伤；曾有行下段剖宫产的病人如果子宫与膀胱粘连，可以造成分离膀胱的困难。当膀胱腹膜反折增厚或膀胱与子宫粘连，不能按常规从正中打开腹膜反折时，可从腹膜反折的侧方游离部分进入，找到解剖界限，便于操作。如膀胱与宫颈粘连，界限不清，亦可于膀胱内注入亚甲蓝液，使膀胱膨胀，以助辨认，剥离时贴近宫颈侧行锐性剥离，越过瘢痕粘连后即可顺利推离膀胱。

4.输尿管损伤

正常情况下输尿管在骨盆入口处沿卵巢动、静脉内侧下行至盆腔。此处两者距离很近，如高位处理骨盆漏斗韧带或宫体部阔韧带肌瘤使输尿管移位时，处理骨盆漏斗韧带，须先将阔韧带前叶打开，延到骨盆漏斗韧带，将卵巢血管与输尿管暴露，辨认清楚后，再处理卵巢血管，以免盲目操作误伤输尿管；处理子宫动脉也是重要步骤，子宫动脉自髂内动脉分出后，向下内行，于临近宫颈2cm输尿管在子宫动脉后方穿行，所谓“桥下流水”，因此在处理子宫动脉时有可能误伤输尿管。一般将膀胱充分向侧旁推开，输尿管也随之外移，可以避免损伤。处理主韧带时，需充分推开膀胱，将手术视野暴露清楚，紧贴宫颈处理主韧带。子宫切除后遇有主韧带或子宫骶骨韧带断端出血或其附近有渗血，必须清楚输尿管的位置，再处理出血，以免损伤输尿管。

5.肠管损伤

直肠损伤常见于合并盆腔炎症、盆腔子宫内膜异位症或肿瘤病灶侵犯肠管时，术中发生可立即修补，术后发生可据情而定，包括肠造瘘术等。

第六章

泌尿肿瘤NOSES

一、泌尿肿瘤NOSES术式命名

为了使泌尿肿瘤NOSES命名更加规范统一，我们对泌尿肿瘤NOSES的具体术式进行了系统命名。目前泌尿肿瘤NOSES手术命名包括肾脏肿瘤手术（RCC-NOSES）及上尿路尿路上皮癌手术(UTUC-NOSES)各1项，均为女性患者经阴道取标本手术；根治性膀胱切除手术4项（BC-NOSES Ⅰ-Ⅳ），其中BC-NOSES Ⅰ-Ⅲ为女性患者经阴道取标本手术，BC-NOSES Ⅳ为男性患者经直肠取标本手术。

表31-5 泌尿肿瘤经自然腔道取标本手术命名

术式简称	手术名称	取标本途径	肿瘤部位
RCC-NOSES	腹部无辅助切口经阴道取出标本的腹腔镜下肾脏肿瘤切除术	阴道	肾
UTUC-NOSES	腹部无辅助切口经阴道取出标本的腹腔镜下根治性肾+输尿管全长+膀胱袖状切除术	阴道	肾盂或输尿管
BC-NOSES Ⅰ	腹部无辅助切口经阴道取出标本的腹腔镜下女性前盆腔脏器切除术	阴道	膀胱
BC-NOSES Ⅱ	腹部无辅助切口经阴道前壁取标本的腹腔镜下女性保留子宫及双附件膀胱切除术	阴道	膀胱
BC-NOSES Ⅲ	腹部无辅助切口经阴道后穹隆取标本的腹腔镜下女性保留子宫及双附件膀胱切除术	阴道	膀胱
BC-NOSES Ⅳ	腹部无辅助切口经直肠取出标本的腹腔镜下男性全膀胱切除术+乙状结肠原位新膀胱术	直肠	膀胱

二、适应证与禁忌证

除要符合常规腹腔镜手术适应证外，泌尿肿瘤NOSES也有其特有适应证。

1.经阴道NOSES适应证

①T1-3N0-1M0肾癌、肾盂癌及输尿管癌，或符合根治性膀胱切除的女性患者；②对于拟行腹部无辅助切口经阴道取标本的腹腔镜下女性保留子宫及双附件膀胱切除术（BC-NOSES Ⅱ/Ⅲ）需术前影像学评估肿瘤未侵犯子宫、附件及阴道，且生殖

器无其他病变；③标本大小适中，环周径5~7cm，可经阴道取出为宜；④女性骨盆结构正常。

2. 经直肠NOSES适应证

①符合根治性膀胱切除指征，且需要使用结直肠尿流改道的患者；②标本大小需适中，环周径3~5cm，可经直肠取出为宜；③患者骨盆结构正常；④无明确结直肠及肛门病变。

3. 泌尿肿瘤NOSES相对禁忌证

①严重并发症（心、肺、肝、脑、肾等疾病）；②肿瘤分期较晚或标本体积过大，如标本短径大于7cm，经阴道取标本困难者；③标本体积过小，如环周径小于3cm，可以直接自戳卡孔取出者；④合并肿瘤穿孔、出血等需要急诊手术者；⑤盆腔手术史及放疗史；⑥腹部大手术史；⑦直肠肛门或阴道畸形等。此外，对未婚女性、有生育要求或有妇科疾病的患者，则不宜选用经阴道取标本。

三、无菌操作与无瘤操作规范

无菌操作与无瘤操作是肿瘤外科面临的最主要问题，建议从以下几个方面进行把控：①术者要具有良好的无菌与无瘤观念；②术前必须进行充分阴道和/或肠道准备；③必须掌握一定的手术操作技巧，重视手术团队的整体配合，尤其是涉及消化道手术以及标本取出环节，这是完成高质量NOSES手术的核心步骤。比如腹腔内碘伏纱布条妙用、助手吸引器的密切配合、经肛门注入碘伏水灌洗肠腔、大量碘伏蒸馏水冲洗术区、取标本保护套使用等一系列操作技巧，均能降低腹腔污染和肿瘤种植发生的风险；④控瘤药物及抗菌药物的合理使用。

1. 肠道准备

需要进行肠道手术或采取经直肠取标本的NOSES术前须进行良好的肠道准备：①饮食调整，术前3天开始半流质饮食，术前2天全流质饮食，术前1天禁食，根据患者营养状态给予至少1天静脉营养支持；②口服导泻剂，无肠梗阻症状患者目前常用方法为术前1天口服导泻剂。

2. 阴道准备

对拟行经阴道取标本的患者，需进行阴道准备：①术前3日使用3‰碘伏或1‰新洁尔灭冲洗阴道，每天一次；②手术当日冲洗阴道后，3‰碘伏消毒宫颈，用纱布球擦干阴道黏膜及宫颈；③术区消毒外阴、阴道及肛门周围等部位，需要在原有基础上再消毒2次；④术后于阴道内留置一块碘伏纱布，并于术后48小时内取出。

3. 泌尿道准备

①术前伴有较严重泌尿系感染时应先抗感染治疗；②处理上尿路尿路上皮癌时，需早期夹闭肿瘤远端输尿管，避免肿瘤脱落随尿液进入膀胱；行膀胱袖状切除前完

成膀胱内灌注化疗；切开膀胱前排空膀胱，防止尿液返流进入手术野；③行全膀胱切除时，应早期于双侧输尿管末端无瘤处夹闭输尿管并离断，避免尿液持续流入膀胱，并防止尿液从输尿管断端返流进入手术野；膀胱内灌注化疗药物，降低膀胱内肿瘤活性；游离至尿道处时，拔除导尿管，缝扎或使用Hem-o-lok夹闭尿道，再自远端离断尿道，防止膀胱内肿瘤自尿道断端溢出，同时做尿道残端切缘冰冻病理检查。

四、经自然腔道取标本操作规范

（一）腹部无辅助切口经阴道取标本的腹腔镜下上尿路肿瘤切除术（RCC-NOSES及UTUC-NOSES）

上尿路肿瘤手术包括针对肾细胞癌的根治性肾切除术和肾部分切除术，以及针对肾盂及输尿管癌的根治性肾+输尿管全长+膀胱袖状切除术。对标本大小适中（标本长径≥3cm且短径≤7cm），无NOSES禁忌证的女性患者可采用经阴道后穹隆切开取标本，避免腹壁切口。

1.手术体位

患者取患侧向上70°~80°斜仰卧位，患侧下肢外展约60°，膝关节屈曲后固定，健侧下肢略屈曲后固定。

2.戳卡位置（以左肾手术为例）

①腹腔镜镜头戳卡孔（A孔，10mm戳卡）位于患侧脐旁约1cm处；②术者主操作孔（D孔，12mm戳卡）位于患侧髂前上棘至脐连线中点；③术者第二主操作孔（E孔，12mm戳卡）位于脐至耻骨联合连线中点；④术者辅助操作孔（B孔，5mm戳卡）位于患侧锁骨中线与肋弓交界处；⑤助手辅助操作孔（C孔，5mm戳卡）位于患侧腋前线约平脐水平处；⑥右侧肾脏肿瘤手术时需在剑突下方另置一个5mm戳卡，用于挑起肝脏。

3.术者站位

术者及扶镜手站于患者腹侧，根据具体情况，助手可站位于患者腹侧或背侧。显示器位于患者背侧，进行肾区操作时显示器靠近头侧；进行盆腔区操作时显示器靠近脚侧，同时采取头低脚高约20°。

4.经阴道切口取标本

阴道后穹隆便于腹腔镜下寻找和暴露，具有良好愈合能力，周围无重要血管神经，对患者性生活影响小，因此是泌尿肿瘤NOSES最常选择的切口部位。可选用膀胱拉钩，经阴道外口置入阴道内，用其尖端顶住阴道后穹隆处。在膀胱拉钩的协助定位下，术者于腹腔镜下直视横行切开阴道后穹隆，切口长度为2~3cm。由于阴道具有很强的延展性，在切口处上下牵拉扩展，切口扩大至5cm即可满足取标本要求。助手使用湿纱布垫堵住阴道口防止漏气。对于体积较大的标本，也可采用“丁”字型切口切开阴道。无菌保护套采用经主操作孔经腹置入方法；助手经阴道牵拉标本时避免牵拉保护套，此时保护套可起隔离和扩张阴道的作用；当肿瘤环周最大处进入阴道时，助手向外连同保护套一起牵拉；腹腔镜下术者及助手配合，收紧保护套内口，此时经腹操作的助手可用吸引器配合，防止标本向腹腔内渗液。由助手收紧取物袋并将标本自阴道内取出。使用3-0倒刺线在腹腔镜下连续缝合后穹隆创面，完全关闭阴道切口，确切止血。缝合后可行阴道指诊检查切口是否缝合确切。

（二）腹部无辅助切口经阴道取出标本的腹腔镜下根治性膀胱切除术（BC-NOSES Ⅰ-Ⅳ）

经典的根治性膀胱切除术的手术范围包括：膀胱及周围脂肪组织、输尿管远端，并行盆腔淋巴结清扫术；男性患者应包括前列腺及精囊；女性患者还应包括子宫、部分阴道前壁及双附件，又称为女性前盆腔脏器切除术。如果肿瘤侵犯膀胱颈、尿道、前列腺，或术中冰冻发现尿道切缘阳性，则需行全尿道切除。对肿瘤未浸润周围组织，且有保留生殖器官需求的女性患者可行保留子宫及双附件的膀胱切除术。女性患者标本可经阴道切口取出（BC-NOSES Ⅰ/Ⅱ/Ⅲ）。对于选择合适（标本大小适中、无明确结直肠及肛门病变等）的男性根治性膀胱切除术，在采用乙状结肠新膀胱术时可选择经直肠将标本取出，施行腹部无辅助切口经直肠取出标本的腹腔镜下男性全膀胱切除术+乙状结肠原位新膀胱术（BC-NOSES Ⅳ）。

1.手术体位

患者取头低脚高20°~30°功能截石位。

2.戳卡位置

①腹腔镜镜头戳卡孔（10mm戳卡）位于脐上缘约2cm；②术者主操作孔（12mm戳卡）位于腹腔镜镜头戳卡孔水平于左侧腹直肌外侧缘；③术者辅助操作孔（5mm戳卡）位于左侧髂前上棘内侧3cm处；④助手主操作孔（12mm戳卡）位于腹腔镜镜头戳卡孔水平于右侧腹直肌外侧缘；⑤助手辅助操作孔（5mm戳卡）位于右侧髂前上棘内侧3cm处。

3.术者站位

术者站位于患者左侧，助手站位于患者右侧，扶镜手站立于患者头侧。另有一助手位于脚侧辅助经阴道/直肠取标本。

4.经阴道切口取标本

①腹部无辅助切口经阴道取出标本的腹腔镜下女性前盆腔脏器切除术（BC-NOSES Ⅰ）：体积大小适中的标本可放入标本袋内由助手经阴道切开直接取出；标本体积偏大时，需经切开的阴道放入切口保护套（或使用电线套自制的切口保护套），经切

口保护套将膀胱、子宫及附件等标本拉长后依次拽出；②腹部无辅助切口经阴道前壁取标本的腹腔镜下女性保留子宫及双附件膀胱切除术（BC-NOSESⅡ）：对于年轻女性，术前影像学评估肿瘤未侵犯子宫、附件及阴道，且生殖器无其他病变，有保留子宫附件需求的患者，在阴道穹隆处横行切开阴道前壁，将标本袋从阴道前壁切口取出；③腹部无辅助切口经阴道后穹隆取标本的腹腔镜下女性保留子宫及双附件膀胱切除术（BC-NOSESⅢ）：标本自阴道后穹隆切口取出，适合采用女性原位膀胱重建患者，新膀胱尿道吻合口与阴道后穹隆切口间保留有子宫及阴道前壁，有利于女性原位膀胱术后减少尿道阴道瘘的风险。使用3-0倒刺线在腹腔镜下连续缝合后穹隆创面，完全关闭阴道切口，确切止血。

5.经直肠切口取标本

游离末端乙状结肠，使用直线切割闭合器离断并截取20~30cm带系膜血管蒂乙状结肠段用于构建新膀胱。助手经直肠取标本前必须进行充分扩肛，使用大量稀释碘伏液冲洗直肠。主刀医生于直肠切缘处切开直肠，并使用碘伏纱布清洁直肠黏膜。取标本前需置入无菌保护工具避免标本与自然腔道接触，经腹壁戳卡放入切口保护套，使用卵圆钳经直肠将保护套拖出。检查并提起保护套周边直肠壁，确保直肠壁无内翻，展开切口保护套，经直肠通道将抵钉座放入腹腔降结肠吻合口旁待用。将体积较小的标本直接装入标本袋内经直肠通道使用卵圆钳取出；将体积较大的标本放入保护套内，助手使用卵圆钳配合主刀医生沿标本长轴放置好标本，助手牵拉保护套体外端，主刀同时关闭保护套体内端，助手沿长轴方向将标本经直肠通道取出。取标本过程中需轻柔缓慢操作，避免暴力拉拽破坏标本完整性；如取标本阻力较大，可让麻醉医师适当给予肌松药物，降低肛门括约肌张力。目前研究显示，经肛门取标本没有显著增加肛门损伤的风险。经直肠取出标本后，再依次恢复肠道连续性及构建乙状结肠新膀胱。

五、主要并发症预防与处理

泌尿肿瘤NOSES手术通常采用经阴道取标本的方法。除常规腹腔镜手术的共性并发症，NOSES相关的并发症主要集中在盆腔脏器、神经及血管的损伤及相关的功能性影响。

1.阴道出血

常见原因包括标本体积过大导致阴道撕裂；阴道缝合欠佳；患者围术期使用影响凝血功能的药物（如阿司匹林）或自身伴有凝血功能障碍性疾病等。预防措施：术前做好评估；术中操作轻柔；阴道缝合确切可靠。术后出现需要输血或外科处理的大出血并不常见。

2.阴道感染

常见原因包括术前未做阴道准备、术中标本拖出时污染阴道、直肠阴道瘘。可出现发热、腹部坠胀感、腹痛、血性或黄水样白带，且伴有异味等问题。血常规提示有感染，经彩色多普勒超声仪检查可发现阴道残端有异常回声区或不规则包块，超声引导下穿刺抽出脓液。预防措施：术前做好阴道准备，术中注意保护阴道，避免污染阴道。治疗包括全身抗感染和局部冲洗等治疗。如使用过氧化氢溶液、生理盐水、甲硝唑液体做阴道冲洗，脓肿者行扩开冲洗引流。一旦确诊立即取分泌物做细菌培养及药敏，同时结合临床经验，给予三代头孢、喹诺酮类药物抗感染治疗，再根据药敏结果选择敏感抗菌药物。嘱咐患者取半卧位，进行适当的活动，促进引流通畅。

3.阴道持续漏液

缝合欠佳致阴道及尿道残端关闭不严时将发生阴道持续漏液。如腹腔引流不通畅，同时伴有淋巴漏或腹水增多时，也可出现阴道漏液。术前做好阴道准备，术中确切缝合阴道及尿道残端，术后改善全身营养状态、纠正低蛋白及贫血，调整引流管位置充分引流、预防感染等保守治疗是首选方案。

4.吻合口漏

发生原因包括局部因素、全身因素及技术因素。全身因素有营养状态不良、术前行放化疗等情况。局部因素包括吻合口血运障碍、张力大、周围感染、肠管水肿等。吻合技术相关因素包括缝合不严密、机械压榨强度较大等问题。因此，有效预防吻合口漏必须从以上三方面进行把控。根治性膀胱切除术后，腹腔引流管及输尿管导管应保持通畅，腹腔引流量较多且清亮时，应怀疑吻合口漏尿，但有时淋巴结清扫后，淋巴引流量也较多，此时可测定引流物的肌酐水平，以判断是否漏尿。一旦吻合口漏尿成立：应延长腹腔引流管及输尿管导管留置时间并保持尿液引流通畅，大部分患者在充分引流后可自行愈合。虽然NOSES术不增加吻合口漏发生，但术者需做好预防，要保证吻合口良好血运、无张力、无感染。

5.尿道阴道瘘

女性患者行根治性膀胱切除术加原位膀胱术时，如局部感染、缺血，阴道关闭不严，术中新膀胱与尿道吻合不佳以及合并严重糖尿病，术后可发生尿道阴道瘘。对于存在以上危险因素的患者，术中游离带血管蒂的网膜组织填塞于修补好的阴道前壁处，将其与尿道新膀胱吻合口隔离，可降低术后发生尿道阴道瘘的风险。对于保留子宫和附件的患者，术中采取经阴道后穹隆切开取标本的方式可以降低术后发生尿道阴道瘘的风险。术后发生尿道阴道瘘的患者，如瘘口较小且不伴有腹膜炎，可尝试留置导尿管，同时加强营养支持及应用广谱抗生素预防、治疗感染，部分患者可自愈。对于保守治疗无效、瘘口较大或伴有腹膜炎的患者应积极行手术修补。

6. 直肠损伤

女性膀胱与直肠间因存在子宫、阴道，因此行根治性膀胱切除术及经阴道取标本手术时一般不会损伤到直肠。但对于有盆腔多次手术史或盆腔放疗史患者，如处理不当可造成直肠损伤，导致肠漏、腹腔感染等严重并发症。术前应常规行清洁肠道准备。术中一旦发生直肠损伤，如术前肠道准备充分，应在完成膀胱切除后即刻予以修补并充分引流。可用大量碘伏溶液冲洗后，做全层及浆肌层两层横行修补，不必常规行结肠造口术。但术后引流要充分，加强静脉高营养及广谱抗生素治疗，适当延长禁食时间，并避免便秘，同时留置肛管可能有一定帮助。否则需行暂时性结肠造口术。如术后发现直肠损伤，需行清创处理，并行结肠造口术。

7. 腹腔感染

发生原因主要为：术前肠道或阴道准备不充分、术中无菌操作不规范、术后吻合口漏、腹腔引流不充分等因素。因此，腹腔感染的预防也必须防范上述几个危险因素。腹腔感染治疗原则包括一般治疗、全身支持治疗、抗感染治疗、腹腔引流治疗。如腹腔感染症状较重或有腹腔脓肿形成，经保守治疗无效或症状持续无好转，需行手术治疗。

8. 盆底功能障碍

术后出现阴道松弛、性生活不满意、小腹坠胀、便秘、直肠脱垂等问题时应尽早进行盆底康复训练。

参考文献

1.樊代明.中国肿瘤整合诊治指南（CACA）.天津：天津科学技术出版社，2022.

2.樊代明.整合肿瘤学·临床卷.北京：科学出版社，2021.

3.中国NOSES联盟.结直肠肿瘤经自然腔道取标本手术专家共识（2019版）.中华结直肠疾病电子杂志，2019，8（04）：336-342.

4.中国NOSES联盟.结直肠肿瘤经自然腔道取标本手术专家共识（2017）.中华结直肠疾病电子杂志，2017，6（04）：266-272.

5.Guan X，Liu Z，Longo A，et al.International consensus on natural orifice specimen extraction surgery（NOSES） for colorectal cancer.Gastroenterology Report，2019；7 （1）：24-31.

6.陈海鹏，赵志勋，关旭，等.经自然腔道取标本手术联合Parks术在低位直肠癌保肛手术中的临床研究.腹腔镜外科杂志，2018，23（11）：836-840.

7.唐寄焱，苏锦松，张炜，等.改良Bacon术式一次性手术治疗超低位直肠癌.中国普外基础与临床杂志，2021，28（10）：1308-1313.

8.陈海鹏，马晓龙，卢召，等.系膜优先，外拉内推外翻法在直肠癌NOSES手术中的应用.中华结直肠疾病电子杂志，2021，10（05）：532-535.

9.Efetov SK，E Kitsenko Y，S Rebrova A，et al.Transanal extraction of two specimens after laparoscopic anterior resection with extended D3 lymph node dissection and unilateral salpingo-oophorectomy（NOSES）-a video vignette. Colorectal Disease，2021；3（2）：560-561.

10.Efetov SK，Kitsenko YE，Minenkova AG，et al.A technical guide for everted natural orifice specimen extraction after low anterior resection of the rectum-a video vignette. Colorectal Disease，2021；23（3）：766-767.

11.王贵玉.经自然腔道取标本手术在右半结肠癌根治术中的应用优势与技术要点.肿瘤学杂志，2021，27（08）：605-609.

12.王锡山.中国NOSES面临的挑战与展望.中华结直肠疾病电子杂志，2018，7（1）：2-7.

13.王锡山.NOSES的发展历程与合理应用.中华普通外科学文献（电子版），2020，14（02）：153.

14.Wang XS. Natural orifice specimen extraction surgery.Berlin：Springer，2018.

15.王锡山.结直肠肿瘤NOSES术关键问题的思考与探索.中华结直肠疾病电子杂志，2018，7（04）：315-319.

16.汤庆超，王贵玉，陈瑛罡，等.NOSES结直肠癌根治手术中纱布使用技巧和经验.结直肠肛门外科，2019，25（03）：324-328.

17.王锡山.经自然腔道取标本手术学-胃肠肿瘤.北京：人民卫生出版社，2018.

18.Costantino FA，Diana M，Wall J，et al.Prospective evaluation of peritoneal fluid contamination following transabdominal vs.transanal specimen extraction in laparoscopic left-sided colorectal resections.Surgical Endoscopy & Other Interventional Techniques，2012，6（6）：1495-1500.

19.关旭，卢召，王松，等.3种经自然腔道取标本手术方式治疗直肠癌的安全性与肿瘤学预后对比研究.中国肿瘤临床，2021，48（03）：140-146.

20.中国医师协会结直肠肿瘤专委会腹膜肿瘤专业委员会.结直肠癌腹膜转移诊治中国专家意见（2017）.中华结直肠疾病电子杂志，2017，6（5）：360-366.

21.赵磊，刘建，黄涛，等.NOSES与非NOSES腹腔镜直肠癌根治术后腹盆腔冲洗液肿瘤细胞检测及细菌培养结果的对比分析.中华结直肠疾病电子杂志，2020，9（01）：36-40.

22.彭健，丁成明，贾泽民，等.NOSES结直肠癌根治术后腹腔冲洗液肿瘤细胞学检测及细菌培养结果分析.中华结直肠疾病电子杂志，2018，7（04）：342-346.

23.中国医师协会结直肠肿瘤专业委员会NOSES专委会，中国医师协会结直肠肿瘤专业委员会机器人手术专委会."机器人"结直肠肿瘤经自然腔道取标本手术专家共识.中华结直肠疾病电子杂志.2022，11（3）：177-191.

24.关旭，王贵玉，周主青，等.79家医院718例结直肠肿瘤经自然腔道取标本手术回顾性研究.中华结直肠疾病电子杂志，2017，6（6）：469-477.

25.Guan X，Hu X，Jiang Z，et al.Short-term and oncological outcomes of natural orifice specimen extraction surgery （NOSES） for colorectal cancer in China：a national database study of 5055 patients.Science Bulletin，2022；67（13）：1331-1334.

26.关旭，焦帅，黄海洋，等.中国经自然腔道取标本手术开展现状分析.中华结直肠疾病电子杂志，2021，10（02）：122-131.

27.王锡山.经自然腔道取标本手术学-第4版.北京：人民卫生出版社，2022.

28.Zhu Y，Xiong H，Chen Y，et al.Comparison of natural orifice specimen extraction surgery and conventional laparoscopic-assisted resection in the treatment effects of low rectal cancer.Scientific Reports，2021，11：9338.

29.温骁勇，刘奎杰，徐昶，等.达芬奇机器人Xi系统结直肠次全切除经自然腔道取标本单吻合术的临床应用.中华胃肠外科杂志，2022，25（03）：262-265.

30.黄闻东，郑燕生，朱达康，等.腹腔镜左结直肠癌根治术经自然腔道取标本对患者的影响.深圳中西医结合杂志，2022，32（05）：12-15.

31.李明晋，王召辉，何金洲.螺纹扩肛器应用于自然腔道取标本手术治疗超低位直肠癌的安全性及优势.中华普外科手术学杂志（电子版），2022，16（01）：32-35.

32.庄成乐，刘正，张锋敏，等.基于精准吻合器和刘氏吻合三步法的改良PPS术与传统PPS术治疗超低位直肠癌的非随机病例对照临床研究.中华结直肠疾病电子杂志，2022，11（01）：30-35.

33.管子龙，王玉柳明，胡汉卿，等.经自然腔道取标本手术与常规腹腔镜手术在左半结肠癌治疗中的疗效对比.中华结直肠疾病电子杂志，2022，11（01）：36-43.

34.赵志勋，陈海鹏，郑朝旭，等.机器人辅助下经自然腔道取标本手术应用于乙状结肠癌和直肠癌患者的近期疗效分析.中华结直肠疾病电子杂志，2022，11（01）：77-81.

35.王大强，朱伟群，刘东宁，等.体外离断直肠在NOSES Ⅰ式低位直肠癌根治术中的应用（附六例报告）.中华结直肠疾病电子杂志，2022，11（01）：86-88.

36.赵子民，赵恩宏，陈庆矿，等.完全腹腔镜结直肠癌根治无切口吻合术NOSESⅣ式的临床研究.河北医学，2022，28（01）：97-102.

37.郑燕生，李金，王伟，等.三孔腹腔镜直肠前切除经自然腔道取出标本手术的实践.中华腔镜外科杂志（电子版），2021，14（06）：338-342.

38.Zhang Q，Wang M，Ma D，et al.Short-term and long-term outcomes of natural orifice specimen extractions surgeries （NOSES） in rectal cancer：a comparison study of NOSES and non-NOSES.Annals of Translational Medicine，2022；10（8）：488.

39.Tang Q，Zhu Y，Xiong H，et al.Natural Orifice Specimen Extraction Surgery versus Conventional Laparoscopic - Assisted Resection in the Treatment of Colorectal Cancer： A Propensity-Score Matching Study.Cancer Management and Research，2021；13：2247-2257.

40.王玉柳明，张骞，郁雷，等.结直肠肿瘤经自然腔道取标本手术203例回顾性研究.中华结直肠疾病电子杂志，2019，8（01）：32-37.

41.王锡山.结直肠肿瘤经阴道取标本手术的理论基础及现状与展望.中国癌症防治杂志，2019，11（01）：1-4.

42.孙东辉，肖波，何亮.两步翻出直肠法在低位直肠癌NOSES中的应用7例.世界最新医学信息文摘，2018，18（57）：109-110.

43.中国抗癌协会，中国抗癌协会大肠癌专业委员会.中国恶性肿瘤整合诊治指南-结肠癌部分.中华结直肠疾病电子杂志，2022，11（1）：1-12.

44.中国抗癌协会，中国抗癌协会大肠癌专业委员会.中国恶性肿瘤整合诊治指南-直肠癌部分.中华结直肠疾病电子杂志，2022，11（02）：89-103.

45.Hyuna Sung, Jacques Ferlay, Rebecca L Siegel, et al.Global Cancer Statistics 2020: GLOBOCAN Estimates of Incidence and Mortality Worldwide for 36 Cancers in 185 Countries.CA: A Cancer Journal for Clinicians, 2021; 71 (3): 209-249.

46.国家癌症中心.中国肿瘤登记年报2015.中华肿瘤杂志，2019，41（1）.

47.Dong C, Zhou W, Zang Y, et al.Totally laparoscopic gastrectomy with natural orifice (vagina) specimen extraction in gastric cancer: Introduction of a new technique.Journal of Minimal Access Surgery, 2022; 18 (3): 484-486.

48.中国经自然腔道取标本手术联盟.胃癌经自然腔道取标本手术专家共识（2019版）.中华胃肠外科杂志，2019，22（8）：711-714.

49.郭新宇，刘茂希，江波.NOSES在低位直肠癌保肛手术中的临床观察.中华结直肠疾病电子杂志，2021，10（06）：613-620.

50.武琦，陈伊教，朱德祥，等.机器人辅助直肠癌切除经自然腔道取标本手术（NOSES）联合多脏器切除术的应用.中华结直肠疾病电子杂志，2021，10（06）：654-658.

51.张建锋.荧光腹腔镜技术评估直肠癌手术中肠管血供的应用研究.河北省，河北医科大学第四医院，2021-12-03.

52.卜君，李念，何山，等.经自然腔道取标本的腹腔镜结直肠癌手术对于细菌污染及脱落肿瘤细胞播散种植的影响.实用医学杂志，2021，37（22）：2887-2892.

53.李明尚，黄许森.经自然腔道取标本手术在结直肠癌根治术中的发展与现状.海南医学，2021，32（20）：2688-2691.

54.吴晓华，欧文权，王健，等.男性低位直肠癌经自然腔道取标本手术的疗效观察.局解手术学杂志，2021，30（10）：876-880.

55.腹部良性疾病经自然腔道取标本手术中国专家共识.中华结直肠疾病电子杂志，2021，10（05）：449-456.

56.Dotai T, Coker AM, Antozzi L.Transgastric large-organ extraction: the initial human experience.Surgical Endoscopy And Other Interventional Techniques, 2013; 27 (2): 394-399.

57.Zhang S, Jiang ZW, Wang G, et al.Robotic gastrectomy with transvaginal specimen extraction for female gastric cancer patients. World Journal of Gastroenterology, 2015; 21 (47): 13332-13338.

58.Sumer F, Karakas S, Kayaalp C. Totally laparoscopic resection and extraction of specimens via transanal route in synchronous colon and gastric cancer. Giornale di Chirurgia, 2018; 39 (2): 82-86.

59.Chang SC, Lee TH, Ke TW, et al.Peritoneal contamination and associated post-operative infectious complications after natural orifice specimen extraction for laparoscopic colorectal surgery.Surgical Endoscopy And Other Interventional Techniques, 2022, 16.

60.郑民华，余佩武，赵永亮，等.腹腔镜胃癌手术操作指南（2016版）.中华消化外科杂志，2016，15（09）：851-857.

61.加速康复外科中国专家共识暨路径管理指南（2018）：胃手术部分.中华麻醉学杂志，2018，38（01）：24-28.

62.余佩武，江志伟，郝迎学，等.胃癌胃切除手术加速康复外科专家共识（2016版）.中华消化外科杂志，2017，16（01）：14-17.

63.Guan X, Liu Z, Parvaiz A, et al.International consensus on natural orifice specimen extraction surgery (NOSES) for gastric cancer (2019).Gastroenterology Report, 2020; 8 (1): 5-10.

64.吴艳娜，陈吓妹，林新，等.第四代达芬奇机器人手术系统辅助完全腹腔镜下根治性直肠前切除经自然腔道取标本手术的护理配合.全科护理，2022，20（22）：3109-3112.

65.袁恩泉，徐胜，林家威，等.机器人系统与腹腔镜手术在结直肠癌经自然腔道取标本手术中的效果比较.中国临床新医学，2022，15（07）：594-599.

66.陈志正，许淑镇，丁志杰，等.左结直肠癌自然腔道取标本根治术与传统腹腔镜手术的随机对照研究：3年随访结果.中华胃肠外科杂志，2022，25（07）：604-611.

67. Sugimoto M, Kinoshita T, Shibasaki H, et al.Short-term outcome of total laparoscopic distal gastrectomy for overweight and obese patients with gastric cancer.Surgical Endoscopy And Other Interventional Techniques, 2013; 27 (11): 4291-4296.

68. 赵英杰，曹李，董光龙，等.吲哚菁绿荧光显像在结直肠癌肝转移手术中的应用.腹腔镜外科杂志，2020，25（07）：524-528.

69. 刘毅，周卫，尹新民，等.吲哚菁绿荧光显影技术辅助腹腔镜下结直肠癌肝转移切除的应用价值.腹部外科，2020，33（03）：204-207.

70. 曹键，申占龙，叶颖江，等.吲哚菁绿荧光显像技术在结直肠癌手术中的应用.中华胃肠外科杂志，2019（10）：997-998-999-1000.

71. 赵英杰，王宏光，董光龙.吲哚菁绿荧光影像在结直肠癌肝转移患者肝切除手术中的应用.中华肝胆外科杂志，2019（04）：305-307.

72. 王锡山.胃肠外科微创新技术的评价与卫生经济学思考.中华胃肠外科杂志，2017，20（07）：758-762.

73. Tuttle R, Hochwald SN, Kukar M, et al.Total laparoscopic resection for advanced gastric cancer is safe and feasible in the Western population.Surgical Endoscopy and Other Interventional Techniques, 2016; 30 (8): 3552-3558.

74. Costantino FA, Diana M, Wall J, et al.Prospective evaluation of peritoneal fluid contamination following transabdominal vs.transanal specimen extraction in laparoscopic left-sided colorectal resections.Surgical Endoscopy&Other Interventional Techniques, 2012, 6 (6): 1495-1500.

75. 杨飙，傅传刚.NOSES在结肠直肠癌手术中的应用现状与展望.外科理论与实践，2021，26（04）：305-311.

76. 侯生槐，宋丽娟，朱毅，等.加速康复外科管理路径在直肠癌患者经自然腔道取标本手术中的应用.中华普通外科杂志，2021，36（07）：555-556.

77. 刘见，吴淼，腹腔镜直肠癌经自然腔道取标本手术中左半结肠游离的扶镜体会.腹腔镜外科杂志，2021，26（07）：509-512.

78. 关明珺，马绍勇，徐殿新，等.腹腔镜左结直肠癌根治术经自然腔道取标本的临床疗效.局解手术学杂志，2021，30（07）：615-618.

79. 曹毛毛，陈万青.GLOBOCAN 2020全球癌症统计数据解读.中国医学前沿杂志（电子版），2021，13（03）：63-69.

80. Luo J, Liu Z, Pei KY, et al.The role of bowel preparation in open, minimally invasive, and converted-to-open colectomy.Journal of Surgical Research, 2019; 242: 183-192.

81. Liu Z, Yang M, Zhao ZX, et al.Current practice patterns of preoperative bowel preparation in colorectal surgery: a nation-wide survey by the Chinese Society of Colorectal Cancer.World Journal of Surgical Oncology, 2018, 16 (1): 134.

82. 杨飙，周主青，鲁兵，等.经自然腔道取标本手术在3D腹腔镜直肠癌超低位前切除术中的近期疗效分析.中华结直肠疾病电子杂志，2021，10（05）：462-469.

83. 周仕海，陈宏，张静，等.结直肠肿瘤经自然腔道取出标本手术67例分析.中华普通外科学文献（电子版），2021，15（05）：340-343.

84. 张陈，王邓超，杜超，等.中高位直肠癌经自然腔道手术与传统腹腔镜手术的对比研究.四川医学，2021，42（09）：927-931.

85. 陶积春，刘强，陈红兵，等.经自然腔道取标本手术中不同结肠吻合技术对结直肠癌吻合口瘘发病率及临床疗效的对比研究.中国医学创新，2021，18（26）：62-66.

86. 苏汝平，赵志，钟漓.经自然腔道取标本手术治疗结直肠癌的临床疗效观察.结直肠肛门外科，2021，27（04）：371-375.

87. 结直肠癌的临床疗效比较.中国普通外科杂志，2021，30（08）：992-996.

88. 徐朔，张宏.基于倾向评分匹配的腹腔镜经自然腔道取标本手术与经辅助切口取标本手术治疗直肠癌的中长期疗效分析.中华胃肠外科杂志，2021，24（08）：698-703.
89.汪明强，侯振宇，李昌安，等.反穿刺法在全腔镜直肠癌根治术中的应用.腹腔镜外科杂志，2021，26（08）：595-599.
90.Zhao Q，Han D，Yang F，et al.Transvaginal natural orifice specimen extraction surgery （NOSES） in 3D laparoscopic partial or radical nephrectomy：a preliminary study.BMC Urology，2021；21（1）：123.
91.Zhao Q，Yang F，Wu L，et al.A new and practical surgical technique of transvaginal natural orifice specimen extraction surgery （NOSES） in laparoscopic nephroureterectomy-an initial clinical experience.Journal of Surgical Oncology，2021；124（7）：1200-1206.
92.吴丽媛，杨飞亚，刘飞，等.标本经阴道取出的3D腹腔镜根治性膀胱切除术的可行性和疗效分析.中华泌尿外科杂志，2020，41（12）：910-915.
93.刘强，陈红兵.经自然腔道取标本手术在中低位直肠癌患者中的应用效果及安全性观察.中国医学创新，2022，19（23）：1-5.
94.胡友红，李鄗，葛文文.腹腔镜腔内吻合经自然腔道术治疗直肠癌的疗效.中国城乡企业卫生，2022，37（08）：133-135.
95.陈利辉，陈秀峰，王帅奇，等.三孔NOSES与传统腹腔镜直肠癌根治术治疗直肠癌临床疗效比较.疑难病杂志，2022，21（07）：726-730.
96.关旭，王锡山.结直肠肿瘤经自然腔道取标本手术的器官功能保护优势.中华胃肠外科杂志，2022，25（06）：500-504.
97.赵琪，房永坤，严成，等.经自然腔道取标本手术联合金陵术治疗顽固性便秘的疗效分析.实用临床医药杂志，2022，26（12）：69-75.
98.Xu SZ，Cai JC.Laparoscopic-Assisted Natural Orifice Specimen Extraction Gastrectomy Using an Auxiliary Incision-Free Tube for Gastric Cancer.Journal of Surgical Research，2022，270：31-38.
99.Dong C，Zhou W，Zang Y，et al.Totally laparoscopic gastrectomy with natural orifice （vagina） specimen extraction in gastric cancer：Introduction of a new technique.Journal of Minimal Access Surgery，2022，18（3）：484-486.
100.邓建中，张梓朗，林义办，等.经阴道取标本的完全腹腔镜右半/扩大右半结肠切除术治疗右半结肠癌25例临床资料分析.结直肠肛门外科，2022，28（02）：158-162.
101.郭校锡，邓建中，林义办，等.经自然腔道取标本的腹腔镜全结肠切除术治疗结肠慢传输型便秘的疗效观察.结直肠肛门外科，2022，28（02）：154-157.
102.孙艳武，蒋伟忠，林羽，等.吲哚菁绿荧光成像引导腹腔镜辅助直肠癌根治术联合左盆侧方淋巴结和左侧腹股沟淋巴结清扫.中华胃肠外科杂志，2022，25（04）：294-294.
103.周仕海，陈宏，雒洪志，等.经直肠与经腹部小切口取出标本的腹腔镜乙状结肠癌根治术的比较.中国微创外科杂志，2022，22（04）：303-307.
104.王春林，王玉柳明，乔天宇，等.达芬奇机器人开展中位直肠癌NOSES-Ⅱ式操作技巧和经验分析.肿瘤学杂志，2022，28（03）：238-242.
105.Zhang M，Liu Z，Wang X.Is natural orifice specimen extraction surgery the future direction of minimally invasive colorectal surgery?Surgery Open Science，2022，10：106-110.
106.Zhou Z，Chen L，Liu J，et al.Laparoscopic natural orifice specimen extraction surgery versus conventional surgery in colorectal cancer：A meta-analysis of randomized controlled trials.Gastroenterology Research and Practice，2022，2022：6661651.
107.Wang S，Tang J，Sun W，et al.The natural orifice specimen extraction surgery compared with conventional laparoscopy for colorectal cancer：A meta-analysis of efficacy and long-term oncological outcomes.International Journal of Surgery，2022，97：106196.
108.Grigoriadis G，Dennis T，Merlot B，et al.Natural orifice specimen extraction colorectal resection for deep endometriosis：A 50 case series.Journal of Minimally Invasive Gynecology，2022，29（9）：

1054-1062.

109.Brincat SD， Lauri J， Cini C.Natural orifice versus transabdominal specimen extraction in laparoscopic surgery for colorectal cancer： meta-analysis.BJS Open， 2022 May 2；6（3）：zrac074.

110.Zhao Q， Wu L， Yang F， et al..Application of transvaginal natural orifice specimen extraction surgery in Urological Surgery.Journal of Laparoendoscopic & Advanced Surgical Techniques.Part A， 2022，14.

111.Wang XS.Natural orifice specimen extraction surgery-Gastrointestinal Tumor.Berlin：Springer，2021.

整形重建

❖ 控瘤爱乳　保美强心 ❖

❖ 别开生面　内外皆成 ❖

❖ 颌须挂齿　功复为赢 ❖

❖ 假作真用　傲骨尤存 ❖

本册主编

尹　健　张陈平　郭　卫　周　晓　季　彤　王冀川

乳腺肿瘤整形

主　编

尹　健

副主编

周　晓　于志勇　厉红元

编　委（以姓氏拼音为序）

丁泊文　龚益平　郭晓静　韩思源　胡学庆　胡　震　李文涛　李　赞
刘运江　刘真真　路　红　欧江华　欧阳忠　裴　静　屈　翔　史京萍
宋达疆　孙正魁　唐　军　陶　凯　田富国　王　川　王子函　吴新红
徐贵颖　杨华伟　杨碎胜　殷竹鸣　张景华　周建大　周　涛

颌骨缺损重建

主　编

张陈平

副主编

蔡志刚　韩正学　季　彤　尚政军　魏建华　孙　坚

编　委（以姓氏拼音为序）

白石柱　单小峰　董　岩　侯劲松　贾　俊　李春洁　刘　冰　刘剑楠
彭　歆　曲行舟　阮　敏　邵　喆　苏家增　王　成　王　洋　吴　炜
吴轶群　杨　溪　叶红强　张　胜　朱桂全

骨肿瘤切除重建

主　编

郭　卫　王冀川

副主编

牛晓辉　叶招明

编　委（以姓氏拼音为序）

杜鑫辉　黄　鑫　李秀茅　梁海杰　王　战　徐海荣　姚伟涛

第一章

乳腺肿瘤整形外科技术

一、概述

随着早诊早治理念普及和整合诊疗水平提高，大部分肿瘤患者生存期得到延长，对生活质量有了更高要求。肿瘤整形外科（oncoplastic surgery）应运而生，它将整形外科原则和技术用于肿瘤患者治疗，将切除与修复完美整合，在根治性切除肿瘤同时尽可能恢复因手术遭到破坏的器官功能和外观。

2020年，乳腺癌首次超越肺癌，成为发病率最高的恶性肿瘤。手术是治疗早期乳腺癌的重要手段。近年，保乳整形、全乳切除术后乳房再造、巨大肿瘤切除术后创面修复等乳腺外科关注的热点问题，都需用到肿瘤整形外科的技术。由于此项技术在国内开展时间尚短，各地技术发展不均衡，亟须制定相关指南以确保技术实施规范化，在确保肿瘤学安全性前提下，减少并发症，改善美学效果。

二、乳腺肿瘤整形外科技术的肿瘤学安全性

（一）肿瘤学安全是乳腺肿瘤整形外科技术的前提和必要条件

外科手术是乳腺癌整合治疗的重要一环，手术治疗的彻底性和患者乳房外形的完整性、美观度常不可兼得，但并非不可调和。肿瘤手术治疗的目的首先是安全，其次才是美观，要求外科医生要重视肿瘤的整合治疗原则和手术无瘤原则，在彻底切除肿瘤基础上，应用整形外科技术尽可能保留或再造乳房的正常形态。但当肿瘤安全性与整形外科原则存在矛盾时，应首先遵循肿瘤外科原则。将肿瘤的安全原则和乳房的美学经验完美地有机结合，是目前乳腺外科的必然发展趋势。在保证疾病治疗前提下进行个体化治疗，制定合理的术前决策，选择最优手术方式，术中严谨规范操作，规律的术后随访，以整合治疗为前提，以肿瘤安全为必要条件，以生活质量为目标，强调乳腺外科与其他学科的互补和整合，是乳腺肿瘤整形外科的主要

特点。

（二）保乳技术的肿瘤学安全性原则

保乳术已成为早期乳腺癌的根治性术式之一，推荐有保乳意愿且无禁忌证的患者接受保乳手术。

1.适应证

（1）具有保乳意愿。

（2）临床Ⅰ期、Ⅱ期，≤T2。

（3）术后可保留良好乳房外形。

（4）临床Ⅲ期、>T2病人，新辅助治疗降期后可行保乳手术，但达到R0切除是基本原则。在原发瘤床中放置标记夹，指导切除范围，可降低乳腺肿瘤复发风险。

2.禁忌证（符合以下任意一项条件）

（1）不能接受全乳放疗，可豁免放疗情形除外。

（2）无法保证切缘阴性。超声引导下行真空辅助乳腺活检的患者，如可完全切除残留肿瘤获得阴性切缘可试行保乳手术。

（3）弥漫性分布的恶性钙化灶。

（4）炎性乳腺癌。

（5）拒绝接受保乳手术。

（6）无法获得良好术后外观。

3.极限保乳

极限肿瘤整形技术使手术切除腺体量>20%、肿瘤>5 cm、多灶或多中心病灶的患者保留部分乳房成为可能，但也可能导致乳头乳晕血供障碍、感染、脂肪坏死等并发症增加，临床中选择极限保乳需熟练的手术技巧和充分的患者知情同意。

4.影像学评估

术前影像学检查可明确乳腺肿瘤的位置、大小/范围、与周围组织结构的毗邻关系等，预测是否含DCIS成分并评估其范围，对新辅助疗效进行评估，尤其乳腺MRI在发现多灶、多中心和双侧同时性乳腺癌有明显优势。术前进行准确、完善的影像学评估可降低切缘阳性率、再切除率和全乳切除率，并提升患者的乳房外观及满意度。

5.病理评价问题

推荐立体定位全切片（stereoscopic location and whole series sections，SLWSS）病理评估法，通过术中全周切缘快速冰冻切片诊断（直接切缘）和术后石蜡切片诊断（间接切缘）两步法评估为保乳手术提供双重保障，实现“保乳标本定位、定性、半定量”的精准病理取材和诊断。

（三）保留乳头乳晕及皮肤的乳房切除手术的肿瘤学安全性原则

保留乳头乳晕的乳房切除术（nipple-sparing mastectomy，NSM）保留全部乳房皮肤和乳头乳晕复合体。与传统全乳切除术相比，NSM术后即刻再造可获得更好美容效果。

1.适应证

（1）预防性乳房切除术。

（2）广泛分布的导管原位癌。

（3）不适合或拒绝保乳手术者。

（4）术前MRI证实未见乳头癌侵犯。

（5）术中冷冻病理乳头基底未见癌侵犯。

2.禁忌证

肿瘤侵犯皮肤或乳头乳晕。

3.切口选择

（1）活检部位弧形切口：该切口适用于乳头水平以上的肿瘤。

（2）乳房外侧放射状切口：该切口可同时兼顾乳房和腋窝前哨淋巴结活检术。不建议采用外上放射状切口，以免因术后瘢痕挛缩致乳头移位。

（3）经部分乳晕切口：该切口有较好美容效果，但操作难度大，增加乳头乳晕坏死及移位的风险。

（4）部分乳晕加外侧放射状切口：该切口暴露较好，但如果乳晕较小，不适宜该切口；同时应注意乳晕弧形切口不应大于乳晕周径1/3。

（5）乳房下皱襞切口：是目前最常用切口，具有切口隐蔽，暴露好，不增加乳头乳晕坏死及移位风险。

4.手术要点及注意事项

（1）尽量使用锐性分离，不论采用何种切口，剥离皮下，尤其是乳头乳晕区时，使用锐性分离和双极电凝，以避免乳头乳晕区缺血坏死。

（2）避免过度牵拉，切口选择不当，暴露困难，必然会导致过度牵拉，术后易引起组织缺血。

（3）推荐立体定位全切片（SLWSS）的病理评估方法，通过术中快速冰冻切片诊断和术后石蜡切片诊断两步法评估为成功的NSM提供双重保障。

（4）尽可能保留乳房天然结构，如乳头乳晕复合体以及乳房下皱襞。当保留乳房天然结构与肿瘤学安全性发生冲突时，应以肿瘤学安全性为原则。不应因担心乳房再造术后乳房皮瓣缺血或美学效果欠佳，而残留部分乳腺组织，导致局部复发风险增加。

三、乳腺肿瘤整形外科的术前评估和整合辅助决策

（一）乳房再造术前检查和评估

翔实的病史询问，对吸烟或正在使用雌激素替代治疗者应在术前至少停止2~3周，调节血压、血糖、白蛋白并维持正常水平十分必要。术前应按规范对术区进行医学摄影，测量并记录乳房径线长度，为乳房再造提供基线数据。对于即刻乳房再造患者，术前影像学检查（乳腺超声、X线摄影、MRI等）可明确原发肿瘤的位置、大小/范围、与周围组织结构的毗邻关系，以及是否存在多灶或多中心病变、有无远处转移等，从而为外科治疗方案的制订提供参考。对拟行游离皮瓣乳房再造患者还应借助影像学方法（CTA、MRA）检查供区和受区血管的分布和定位。最后，在充分的术前检查和评估基础上，外科医生应告知患者乳房再造预期效果和并发症率等情况，与患者共同制定治疗方案。

（二）整形保乳整合辅助决策

整形保乳相比传统保乳手术，虽然肿瘤安全性现阶段缺乏前瞻性证据支持，但很多大样本回顾性研究已表明其疗效不劣于甚至优于传统保乳术，且拥有更好的术后美容结局及生活质量。患者是否适合整形保乳主要考虑三个因素：切除腺体体积、肿瘤位置和腺体密度。当切除腺体占全乳体积<20%时，多采用Ⅰ型容积移位技术通过简单游离充填残腔，也可根据病变位置等具体情况采用其他容积移位技术满足塑形要求以避免乳房畸形，如采用蝙蝠翼、网球拍、双环切口等；当切除体积为20%~50%时，主要采用Ⅱ型容积移位技术达到整形目的。若仍无法满足外形需求，则需考虑采用容积替代技术。容积替代分为邻位皮瓣和远位皮瓣。邻位皮瓣操作简单，但组织容量小，适于较小的残腔填充，主要有脂肪筋膜瓣、胸外侧皮瓣、胸侧壁脂肪筋膜瓣等；远位皮瓣组织量大，适于修复较大缺损，但操作复杂，难度较大，对皮瓣组织供区条件有一定要求，主要包括肋间动脉穿支皮瓣、胸背血管穿支皮瓣等。当切除体积>50%，建议充分评估病灶情况并结合患者意愿决定术式，整形保乳技术主要采用容积替代，但应充分评估供区条件，亦可考虑新辅助治疗后再行手术。

（三）乳房再造整合辅助决策

1.乳房再造时机选择

乳腺癌术后乳房再造根据时机不同分为延期再造和即刻再造。相比于延期再造，即刻再造肿瘤远处转移率和局部复发率无统计学差异，但形体美学效果和生活质量明显提高。另外，即刻再造可缩短治疗周期，节省医疗费用，减少肿瘤切除手术带

给病人的心理创伤。因此，建议早期乳腺癌尽可能选择即刻再造。

2.乳房再造方式选择

乳房再造方式可以分为自体组织乳房再造和植入物乳房再造。在选择乳房再造手术方式时应遵循的两个原则是：①能用简单手术收到相同效果，就不采用复杂手术；②既考虑受区外形，又尽可能减少供区损伤。

假体乳房再造手术时间短，供区损伤小，是目前最常用的乳房再造方式。植入物乳房再造术前须先确定植入物再造的时机，即一期即刻再造或两期延期-即刻再造。术前应评估患者年龄、BMI、肿瘤分期、乳房下垂程度、皮肤缺损预期等因素辅助患者决策。

自体组织乳房再造术前决策应根据供区及受区组织量、位置及血供状况整合评估。扩大背阔肌肌皮瓣适合于乳房体积较小且背部组织充足的患者；腹部皮瓣可作为大体积乳房再造的首选供区。值得注意的是，术前一定要充分告知患者不同术式的并发症及其转归，避免患者决策后悔。

放疗是影响植入物乳房再造并发症发生的重要因素。放疗不仅增加再造失败、感染、包囊挛缩的风险，还影响再造乳房美观度和乳房对称性。对自体组织乳房再造的影响，分为即刻和延期两种情况。有胸壁放疗史的延期再造病人术中血管并发症和术后的切口感染风险明显提高。自体组织即刻再造术后放疗不会增加总的并发症风险和降低患者满意度，但放射性脂肪坏死和皮瓣挛缩的风险增加。另外，口服他莫昔芬可致血栓栓塞，围术期服用他莫昔芬可能增加游离皮瓣乳房再造术后血栓性并发症或皮瓣坏死的发生率。

四、整形保乳技术在乳腺癌保乳手术中的整合应用

（一）保乳手术的切口设计

保乳手术切口设计应整合考量肿瘤学安全性、手术操作方便性和术后美观等因素。术前合理规划穿刺针道及活检切口位置、方向，尽可能在保乳手术或乳房再造手术时将其切除。保乳手术可选择肿瘤表面的皮肤切口，若保乳失败、需全乳切除术时一并切除。对于Paget病或肿瘤侵及表覆皮肤等状态，应同时切除包括受累区域在内的适当皮肤范围，达到R0切除要求。鉴于目前肿瘤整形技术和腔镜技术的广泛应用，可根据肿瘤部位、拟采用的技术等进行合理的切口选择，如乳晕区、腋窝部、乳房下皱襞等处，但必须保证肿瘤学安全性。

（二）容积移位技术

技术要求：应根据肿瘤所处的不同象限、肿瘤大小和乳房大小、乳腺腺体密度，

形态、下垂度合理应用不同技术。对乳房上象限的肿瘤，乳房比较肥大，可用Wise pattern术式；如果肿块位于下象限，并有一定下垂度，可用Lejour术式；如肿瘤位于内下象限，则可用腺体瓣移位的手术；当肿瘤位于中央区的时候，可用Grisotti术式，建立新的乳头乳晕位置，来进行腺体瓣转移修复。

注意事项：①术中切缘断端留置标记夹，以便后续放疗计划，特别在肿瘤整形行组织重新排列的情况。②乳房放疗后会出现一些体积损失，在计划对侧对称手术应考虑到这一点。③脂肪型腺体过度移位易致脂肪瓣坏死。

（三）容积替代技术

容积替代技术是使用腺体以外的自体组织填充残腔和塑形，以达满意外观，更适于切除乳腺比例大于20%的患者。容积替代技术主要有4种：①局部筋膜皮瓣，常用胸外侧筋膜皮瓣（LTDF）；②带穿支血管蒂组织瓣，常用胸背动脉穿支皮瓣（TDAP），胸外侧穿支皮瓣（LTAP），肋间动脉穿支皮瓣（ICAP），前锯肌动脉穿支皮瓣（SAAP）和腹壁上动脉穿支皮瓣（SEAP）；③带蒂皮瓣技术，常用背阔肌肌皮瓣（LDMF）；④游离组织皮瓣技术，该技术不常用于容积替代的情形。

五、植入物乳房再造的技术流程

（一）即刻植入物乳房再造

（1）根据有无乳头乳晕复合体侵犯，行保留乳头乳晕复合体的乳房皮下腺体切除术或保留皮肤的乳房皮下腺体切除术。

a.皮下腺体切除入路，可选开放手术或腔镜手术。

b.开放手术切口，可选放射状切口、乳房下皱襞切口等。

c.腔镜手术切口，可选单孔法、三孔法等。

d.皮瓣厚度需确保肿瘤学安全性：对胸肌后再造，尤其采取腔镜手术入路，皮瓣厚度建议参照传统乳房全切手术；对胸肌前再造，尤其开放手术入路，可在无肉眼可见腺体残留情况下，酌情保留略厚的皮下脂肪。

（2）植入物层次选择

a.胸肌后再造适于要求较好质地、皮脂较薄者，并发症包括运动畸形、胸壁疼痛、运动功能受限等。

b.胸肌前再造适于肿物未侵犯胸大肌、皮脂较厚者，并发症包括波纹征、假体触及等。

（3）植入物囊袋构建

a.胸肌后再造：内侧游离至前正中线旁开1.5 cm。

① 对体积较小且无明显下垂的乳房，可沿胸大小肌间向脚侧游离，直至乳房下皱襞脚侧1-2 cm。胸大肌外缘与前锯肌表面的外侧融合筋膜或部分被游离的前锯肌缝合，以包裹植入物外表面。

② 对于需要构建一定凸度和垂度的乳房，离断胸大肌起点直至胸骨旁；无须继续向头侧纵向游离。植入物未能被胸大肌覆盖部分，用乳房补片覆盖。其上缘与胸大肌游离缘缝合，下缘及外侧缘翻折至植入物背侧或与胸壁缝合固定。

b.胸肌前再造：建议使用乳房补片协助构建囊袋以减少包膜挛缩概率。可以预先将补片缝合至胸大肌表面（On-label），也可在体外使用单张或双张补片，对植入物行单面或双面包裹后，再一起置入皮下（Off-label）。

（4）植入物浸泡与预处理

置入植入物前，是否用抗生素浸泡，建议参考植入物说明书。植入物打开包装后不宜暴露过久，应尽快植入囊袋内。

（5）引流放置

胸肌前再造建议在植入物头侧、脚侧各放置一根引流管连接密闭负压吸引。胸肌后再造建议在胸大肌深层、浅层均放置引流管以便充分引流。

（6）缝合

以3-0可吸收线行分层缝合以减轻表皮张力。表皮用6-0 PROLENE线间断缝合或4-0可吸收线皮内连续缝合。

（7）术后包扎及护理

在再造乳房头侧、外侧等位置行适度加压包扎，以减少植入物移位。可用中空纱布旷置乳头乳晕复合体以减少压迫。术后塑形包扎，24 h引流量低于30 ml淡黄色时可拔出引流管，术后14 d拆线，术后穿戴假体束缚绑带及压力文胸塑形3月以上。

（二）延期-即刻植入物乳房再造

1.乳房切除术

保留血供是乳房再造的必要条件，但必须保证肿瘤安全性，避免过分剥离对于治疗无帮助的皮瓣。建议保留乳房下皱襞，如果必须切除乳房下皱襞，可在乳房再造中重新恢复乳房下皱襞结构。

2.扩张器置入

扩张器置入层次为胸大肌后方时胸大肌内侧附着点可部分离断；如联合补片，需离断胸大肌下方止点。扩张器置入层次为胸大肌前方时，胸大肌可保持完整，用补片覆盖和承托扩张器。

置入前排空组织扩张器中气体，注入部分生理盐水，确保无泄漏，保留适量生理盐水（通常为最终体积的20%~30%），患者半坐位，确认下极位置，置入组织扩张器，缝合胸大肌外缘与前锯肌筋膜或乳房补片完全覆盖扩张器，将注射壶埋置于侧胸壁皮下，继续注水至整个体积大小的50%，保证皮肤无张力为宜。

3.扩张器注水

首次注水在术后2周内进行，注水间隔为1周。前2次注水量相当于扩张器容量20%，尽快使表面皮瓣达张力状态，随后每次注水量对皮肤、胸肌组织产生一定张力又不影响血供，常为扩张器容量10%，最终扩张器注水量为对侧乳房体积的140%~180%或者比计划注水体积多20%~30%。注水完成后维持扩张状态1月即可考虑二期手术。如需术后放疗，放疗结束6个月后再行二期假体置换手术。

4.扩张器置换

（1）扩张器取出：切开皮肤后，于皮下游离1~2 cm后再切开肌肉，避免肌肉切口与皮肤切口在同一水平，于胸大肌深面尽量去除组织扩张器表面包膜，难以切除部分可切开松解，但应保留肌肉切口处包膜，以加强肌肉组织强度。扩张器深层包膜无须处理。根据对侧乳房形态调整乳房腔隙位置，置入永久性假体。

（2）假体规格选择：扩张器注水量和假体适模（sizer）可作为假体选择的参考，但仍需要依据健侧乳房轮廓径线选择假体。

（3）单纯假体置换：组织扩张器取出后根据需要调整假体腔隙，植入假体。

（4）假体联合背阔肌肌瓣/肌皮瓣转移：患者侧卧位完成背阔肌肌（皮）瓣获取，依情选择部分或全部背阔肌肌瓣，单纯肌瓣切取也可腔镜下完成。改为平卧位，将背阔肌肌瓣铺展于腔隙内，在边缘分别缝合固定形成假体植入囊袋。

（5）自体皮瓣乳房再造：可选择腹壁皮瓣（DIEP或TRAM）。按标准方法切取皮瓣，塑形时去除多余表皮以填补扩张囊腔的体积缺损。

（三）延期植入物乳房再造

1.延期两期法（组织扩张法）植入物乳房再造[同第（二）条]

2.背阔肌肌皮瓣联合假体乳房再造

（1）术前设计

a.站立位画线测量：胸骨中线，胸骨旁线，下皱襞线（患侧参照健侧水平位置），健侧锁骨中点到乳头距离、乳头到乳房下皱襞中点距离、乳头到胸骨中线距离、乳头到腋前线距离，患侧锁骨中点到乳房下皱襞中点距离、测量相当于乳头水平胸骨中线到腋前线距离，将健侧乳房测量的结果减去患侧测量的结果，作为设计转移皮瓣长宽及假体容积的参考。

b.背阔肌肌皮瓣设计：术前确认胸背动脉完好无损。背阔肌肌皮瓣多半采用梭型皮瓣或枫叶型皮瓣，首先标记胸背动脉起点处体表投影，标记胸背动脉走行，根据术前设计测量结果在胸背动脉营养范围内设计皮岛长宽范围及背阔肌需要切取范围，一般背阔肌肌皮瓣皮岛设计宽度不超过8 cm。

（2）手术操作要点

a.受区制备：在胸壁原切口处切开皮肤皮下组织，切除原手术瘢痕，按设计线广泛分离皮下组织，松解充分。

b.背阔肌肌皮瓣切取：按照皮岛及背阔肌切取范围设计线切开皮肤皮下组织达肌肉表面，分离皮下组织显露背阔肌前缘，分离肌肉深方，显露胸背动脉走行并保护，按照设计切取肌肉范围，至胸背动脉体表投影起的为皮瓣旋转点，分离腋窝皮下隧道与胸壁腔隙联通，皮瓣经隧道无张力穿出转移至胸前，冲洗、止血、分层缝合背部创口，留置一枚引流管。

c.背阔肌肌皮瓣联合假体乳房再造：摆放背阔肌肌皮瓣适宜位置，将背阔肌上方固定在术前设计的乳房内侧和下极轮廓线，皮岛位于皮肤缺损区域，根据术前测量及评估背阔肌肌皮瓣容积结合试模，选择适宜假体并植入，引流放置、切口关闭、术后包扎和护理同第（一）条。

六、自体组织乳房再造的技术流程

（一）带蒂组织瓣转移乳房再造

1.带蒂背阔肌皮瓣乳房再造

单纯背阔肌皮瓣适于较小体积乳房再造，但切取背阔肌时可扩大范围，包含大圆肌到髂嵴皮下组织及筋膜范围内血管旁的额外软组织能改善中等体积再造乳房美学效果。如联合假体植入，应用背阔肌皮瓣乳房再造能获得较好效果。背阔肌旋转特别有利于乳房外下象限的再造，再造乳房下垂自然且凸度良好。

背部供区皮肤切口形状和位置应做好精心设计，以满足术中操作方便性及术后供区瘢痕隐蔽性。背阔肌肱骨附着点应被切断，但在靠近血管蒂周围建议保留一段肌袖，既能避免腋窝出现局部膨隆影响美观，也能避免血管蒂被过度牵拉影响皮瓣血运安全。

2.带蒂大网膜乳房再造

带蒂大网膜乳房再造术一般在腔镜下进行，在剑突下腹部正中线进腹，进腹口大小合适，既要避免太小血管蒂受压，也需防止太大致切口疝形成，血管蒂修剪去脂以适应进腹口。术后应注意观察大网膜血供，可用超声多普勒探头对血管蒂进行监测，探测点为剑突旁皮下潜行区。带蒂大网膜乳房再造术后并发症很少，缺点是术前很难通过辅助检查评估大网膜体积。

3.带蒂横行腹直肌肌皮瓣（TRAM）乳房再造

TRAM皮瓣无须显微外科技术，便于基层医院推广应用，其供区组织量大，适于较大皮肤缺损或下垂乳房塑造。对乳腺癌术后要求行自体乳房再造的患者，可选择单蒂TRAM行乳房再造；对乳房较大且下垂、双侧乳腺癌、患者术后胸壁缺损严重者，可选择双蒂TRAM皮瓣再造术，不过易发生腹壁疝等并发症。

TRAM皮瓣为椭圆形肌皮瓣，皮瓣血管蒂常选健侧乳房同侧腹直肌。依次切开肌皮瓣上、下缘及脐部，于腹直肌鞘膜表面向胸部分离至肋弓，从外侧向内分离至腹直肌外侧。于皮瓣中下1/3交界处，根据血管穿支确认腹壁下动静脉血管走行，于耻骨联合上3 cm离断腹直肌及腹壁下动脉，保护自肋软骨下进入腹直肌的腹壁上动静脉，单蒂TRAM 皮瓣通常可以旋转90°~180°，获取皮瓣自皮下隧道内转移至胸前部固定。

横向放置皮瓣适于基底较宽的乳房，斜向放置皮瓣便于突出再造乳房内侧弧线并弥补锁骨下组织缺损，竖向放置皮瓣宽度需满足乳房基底宽度，根据对侧乳房大小修剪多余皮瓣及表皮，再造出乳房曲线和下垂度与健侧对称。术前通过CTA三维重建双侧腹壁下和腹壁浅血管并进行评估，术中可用吲哚菁绿进行皮瓣造影实时判断皮瓣灌注面积，决定皮瓣取舍。术后通过皮肤颜色、皮瓣温度、毛细血管充盈时间、肿胀程度、针刺试验、吲哚菁绿血管现象等观察皮瓣血供，以早期发现并解救微循环障碍。

（二）游离组织瓣转移乳房再造

游离组织瓣转移可再造质地柔软、形态自然的乳房，可耐受术后放疗，还可用于假体乳房重建失败的补救，是乳房再造的重要方式。DIEP是游离组织瓣乳房再造的金标准，其他常用游离组织瓣有游离TRAM、股深动脉穿支皮瓣、腰动脉穿支皮瓣、股薄肌穿支皮瓣、臀上/臀下动脉穿支皮瓣等。

1.术前准备

患者在站立位标出乳房的轮廓线。根据CTA、MRA或超声多普勒对供区的穿支血管以及受区的动静脉进行评估，仰卧位标出穿支位置及血管蒂路径，制定合适的手术计划。

2.乳房、腋窝以及受区准备手术

乳房切除手术见第五（二）条。最常用受区血管为胸廓内、胸背或胸外侧血管，其中胸廓内和胸背血管与腹壁下血管管径匹配最佳。胸廓内血管常取第2–3肋间，如肋间隙足够宽，满足显微吻合要求，则不必切除肋软骨，否则切除部分第3肋软骨以显露更好的血管长度方便血管吻合。

3.游离组织瓣切取

游离组织瓣切取遵循供区创伤最小化原则，在保证皮瓣血供前提下常用单穿支或同一肌纤维走行两到三个穿支以减少供区肌肉损伤。以下用DIEP为例说明游离组织瓣的切取过程：首先根据术前标记切开皮肤皮下脂肪至腹直肌前鞘表面，从外侧向内侧翻起皮瓣解剖至术前标记的穿支附近。接着仔细用解剖剪或低功率电刀分离穿支周围组织，评估穿支动静脉管径大小，如穿支有可扪及的有力搏动，穿支动脉管径大于1 mm，可考虑单穿支；如穿支血管均较细，则选用2支甚至更多穿支以保证皮瓣血供。在穿支周围剪开前鞘分离血管蒂至足够长度（8–13 cm长）。较长血管蒂使得塑形更容易，也使显微血管吻合更方便。电凝或钳夹离断血管蒂周围血管分支将血管蒂游离，解剖时须避免损伤支配腹直肌的运动神经。完成一侧血管蒂游离后再游离对侧皮瓣，保留2~3支穿支后行夹闭试验评估单侧血管蒂是否能满足皮瓣供血。如一侧穿支不足以满足皮瓣血供，则须再游离出对侧血管蒂，用内增压或外增压的方式保障血供。

4.显微血管吻合及皮瓣塑形

显微血管吻合前用缝线将皮瓣固定于胸壁。静脉用微血管吻合器可减少静脉并发症。动脉常用8–0或9–0血管缝线手工端端吻合。完成血管吻合后调整血管蒂避免扭曲、成角以及卡压。通常保留皮岛以观察皮瓣术后血供。将皮瓣游离切取后按健侧乳房外形进行皮瓣塑形，去除多余部分，根据需要去表皮化。

5.供区关闭及皮肤缝合

供区常可直接拉拢缝合，如有腹直肌前鞘缺损，可采用补片加强以减少术后腹壁膨出或腹壁疝的可能。

6.术后监护详见第十一条

七、乳腺肿瘤整形外科并发症的预防和处理

（一）整形保乳术并发症的预防和处理

整形保乳手术并发症发生风险等同于普通保乳手术，但也有学者认为由于整形保乳手术复杂性、组织动员和手术时间的增加，可能会增加术后并发症的发生。整形保乳术常见并发症包括感染，血清肿，切口愈合延迟，乳头乳晕复合体缺血或坏死或感觉障碍，脂肪坏死，乳房不对称等。如何预防并发症，需要聚焦于患者选择和手术设计。有研究显示整形保乳术短期并发症的独立预测因素包括：年龄较高，BMI较高，吸烟状况，腋窝淋巴结手术，新辅助化疗，ASA ≥ 3级。此外，需要根据患者乳房大小、下垂程度、病灶大小及位置等选择相应的术式。为减少整形保乳手术并发症，技术调整需围绕改善组织灌注和伤口愈合进行，包括优化切口设计和保持乳房中央横隔结构的完整性。

（二）植入物乳房再造并发症的预防和处理

植入物乳房再造早期并发症有感染、血肿、血清肿、皮瓣坏死及切口裂开等，

远期并发症包括包囊挛缩，植入物破裂、可触及、皱折或波纹征、移位、转位以及乳房植入物相关间变性大细胞淋巴瘤等。

早期并发症的预防措施包括：围术期调整血糖和白蛋白水平，吸烟、肥胖患者暂停吸烟或减肥控制体重后延期再造，预防性静脉使用抗生素以及抗生素溶液浸泡植入物，术中荧光显像技术评估皮瓣血供，术腔充分引流等等。

及时发现感染并使用抗生素治疗，持续灌注、负压吸引的局部处理有助于提升治疗效果。感染伴有切口裂开或脓肿形成应及时行植入物取出+外科清创术，待感染控制后可考虑延期乳房再造。切口裂开的本质原因是皮瓣组织局部血运不良，涉及2~5 mm切口边缘皮肤坏死且不伴感染情况下，可在局麻下进行清创缝合，更大范围的坏死皮肤切除后，还需转移临近皮瓣或缩小植入物尺寸或更换为组织扩张器。

包囊挛缩是最常见的远期并发症，预防措施包括：严格无菌操作和预防性规范使用抗生素与术中冲洗。联合使用乳房补片可能降低包囊挛缩发生率。Baker Ⅲ~Ⅳ级包囊挛缩须行包囊切开或包囊切除术。放疗后包囊挛缩建议联合自体组织移植修整。波纹征预防措施主要是术前、术中的标准测量，术中可用试模评估乳房整体形态及对称性，可通过脂肪移植和/或更换高填充率大尺寸的植入物纠正。

（三）自体组织乳房再造并发症的预防和处理

自体组织乳房再造术后的并发症涉及受区和供区两个部位。受区并发症包括皮瓣部分或完全坏死、脂肪坏死、血肿、血清肿以及感染等。供区并发症根据供区部位差异而不同，带蒂皮瓣和游离皮瓣整体并发症发生率相当。

背阔肌皮瓣术后最常见的并发症是背部供区血清肿，术中注意根据解剖层次分离皮瓣，关闭死腔，术后充分引流能减少该并发症发生。术后出现小血肿、血清肿可以自行吸收，较大血肿需清创、放置引流。对迁延不愈的血清肿需要手术切除包囊。

带蒂TRAM皮瓣常见并发症为腹部膨隆、腹壁疝、部分皮瓣坏死、脂肪坏死。腹直肌前鞘保留和腹壁加强补片能降低腹壁膨隆和腹壁疝的发生率。腹壁膨隆一般不需外科处理，腹壁疝常需修补手术。较大范围脂肪坏死会导致再造乳房部分或局部变硬。优化血供是预防或减少脂肪坏死的主要方法，术中吲哚菁绿荧光显像精确判断皮瓣血供面积，可有效预防脂肪坏死发生。一旦出现脂肪坏死建议观察一段时间，部分患者可考虑手术切除或者负压抽吸治疗。

DIEP皮瓣乳房再造常见并发症是皮瓣部分或完全坏死以及脂肪坏死等。术前影像学评估和减少皮瓣缺血时间可有效降低坏死发生。皮瓣坏死常因血管危象引起，一旦出现需立即手术探查处理。部分皮瓣坏死可清创去除坏死组织；皮瓣完全坏死需切除坏死皮瓣，仍有再造意愿可以考虑延期或即刻换用其他方式再造。

八、乳腺肿瘤整形外科的修整技术

修整手术是乳腺肿瘤整形外科治疗计划的一个环节，体现分期手术以优化效果的整形外科理念，建议在首次术后3-6个月以上实施。修整技术按照形态缺陷分类如下。

（一）局部凹陷与覆盖不足

保乳术后局部凹陷和植入物乳房再造术后植入物表面覆盖不足可用自体脂肪颗粒移植改善，但由于放疗对受区脂肪存活的不利影响，常需2次或2次以上脂肪移植修整手术才能取得满意效果；较大局部凹陷畸形需用区域组织瓣转移填充凹陷区域。自体组织乳房再造的凹陷性缺损常因一期术中皮瓣摆位受限，二期修整手术可用组织瓣局部改形术；当局部组织量不足时，也可联合自体脂肪颗粒移植。

（二）局部过于饱满

如因假体过大造成过于饱满，可更换合适的假体；如因自体皮瓣厚度不均造成的局部过于饱满，可行皮瓣修整，包括皮瓣部分切除及吸脂手术。

（三）切口瘢痕

瘢痕管理应全程化：术前充分了解患者既往手术的瘢痕情况，合理设计手术切口；术中注意保护切口组织，精细缝合；术后切口减张、外用药物或硅酮敷料等预防瘢痕增生。对增生性瘢痕可用色素染料激光、局部注射类固醇药物等非手术方式治疗，如瘢痕挛缩引起局部畸形，可对瘢痕彻底切除并用“Z”成形术等矫正。

（四）乳头位置不对称

对双侧胸骨-乳头间距（SN）差值大于2 cm的乳头位置异常，可通过局部对偶皮瓣转移、邻近皮瓣插入等矫正。组织量足够时，也可切除原乳头后在正常的位置再造乳头。健侧乳房缩小上提也是调整乳头位置不对称的方法之一，详见第（七）条。

（五）下皱襞形态或位置不对称

明显不对称应直视下打开下皱襞粘连，并在与健侧对称的位置重新缝合固定。

（六）放射性损伤

再造乳房的放射性损伤应尽量避免。放疗所致自体组织脂肪坏死和纤维化变硬以及假体包膜挛缩，修整应在放疗结束后6个月以上进行，主要方式是病变组织切除、背阔肌瓣转移覆盖假体、自体脂肪颗粒移植等等。严重放射性损伤导致的假体外露和皮瓣变形等属于并发症范畴，常意味再造手术失败。

（七）健侧乳房的对称性修整

健侧乳房的对称性修整包括乳房缩小、乳房上提、假体隆乳等手术，一般应在再造乳房效果稳定后施行。缩小性乳房整形以垂直切口技术、双环法等较为常用；增大性乳房整形包括假体隆乳和自体脂肪移植隆乳，在乳房中度以上下垂时，需结合乳房上提手术以避免出现双泡畸形。

九、乳头乳晕再造手术

理想的乳头乳晕复合体再造标准包括凸度、颜色、形状、大小、质地和位置等。

（一）乳头再造

1.局部皮瓣移植法

局部皮瓣是最常用的乳头再造方法。用于再造乳头的组织包括局部皮肤和皮下组织浅层。最常用的皮瓣包括箭形皮瓣、C-V皮瓣、C-H皮瓣等。有些皮瓣为增加乳晕中心区凸度辅助应用荷包缝合、上方移植物、包埋移植物等。皮瓣移植法最大问题是凸度无法长期保持，有时可在首次乳头再造术后重复进行同一种皮瓣移植法进行乳头再造。

2.增加乳头凸度的方法

包括自体组织（脂肪、软骨、真皮）、异体组织（脱细胞真皮，冻干异体肋软骨）、人工合成材料（填充剂、人工骨、硅胶）等。

3.对侧乳头游离移植法

适于健侧乳头体积较大的情形。具体方法是楔形切取部分健侧乳头游离移植。

（二）乳晕再造

1.皮片移植法

全厚皮片游离移植再造乳晕，供皮区常选择黑色素含量较高的部位，如大腿内侧腹股沟区、腋窝部和小阴唇周围等。最大问题是色素脱失，可行二次皮片移植矫正。

2.文饰技术

文饰技术属于一种创伤性皮肤着色技术，在乳头再造后4~6个月进行，可将色料刺入人体体表，以达到美容修饰的目的。文饰技术常用于乳晕再造和乳头的着色修饰。3D文饰技术可实现乳头乳晕复合体的视觉再造。

十、乳腺肿瘤相关的胸壁缺损修复再造技术

乳腺肿瘤相关的胸壁缺损常见于局部晚期乳腺癌、复发性乳腺癌、乳腺癌术后放射性骨坏死等。胸壁骨组织缺损修复再造材料包括合金赝复体、3D打印的合成材料支架、合成补片以及骨水泥等。胸壁软组织缺损修复再造技术的组织瓣供区包括下腹部、肩背部、大腿以及腰臀部等。

（一）下腹部皮瓣

具体形式包括DIEP和TRAM皮瓣。

适应证：胸壁软组织缺损面积大于300 cm^2。

禁忌证：无绝对禁忌。相对禁忌包括腹部脂肪组织量较少、广泛的腹壁手术史、严重的腹膜炎及感染疾病等。

手术流程：皮瓣切取和显微操作方式参考第六（一）（二）条。注意灵活采用不同形式的下腹部皮外移植，可以确保大面积乳腺肿瘤相关胸壁缺损的可靠修复。

（二）背阔肌皮瓣

具体形式包括单纯背阔肌皮瓣，扩大背阔肌皮瓣、分叶背阔肌皮瓣。

适应证：乳腺肿瘤相关胸壁缺损面积大于200 cm^2且小于300 cm^2，腹部及大腿组织量不足或者不适合采用远位游离皮瓣移植修复的胸壁缺损。

禁忌证：胸背血管及背阔肌接受过放射损伤，感染侵袭以及肿瘤的侵犯；肩背部组织量不足，难以制备较大皮瓣的情况。

手术流程：对于中小面积胸壁缺损可以采用传统带蒂背阔肌皮瓣的形式，对于中等面积缺损的胸壁修复手术，通常采用扩大背阔肌皮瓣技术。胸壁缺损的修复一部分由背阔肌皮岛完成，另外一部分可由背阔肌肌瓣联合表面植皮的方法完成修复。较大面积的胸壁缺损，采用分叶背阔肌皮瓣。

术前标记：患者站立位，双上肢平举标记背阔肌前缘，根据假捏实验确定肩背部皮肤组织的松弛程度和移动度，并根据拟切除的胸壁肿瘤继发遗留的胸壁缺损面积形状、大小确定具体的背阔肌皮瓣切取形式。

皮瓣切取：沿皮瓣设计线切开皮肤、皮下组织，向两侧分离并形成斜坡状，分离皮瓣至背阔肌前缘，在背阔肌与前锯肌之间组织间隙内完成皮瓣进一步分离和胸背血管显露，并携带尽量多的背阔肌肌瓣，以增加背阔肌皮瓣的有效修复面积。制备分叶背阔肌皮瓣时，要注意背阔肌皮岛尽可能的要设计在背阔肌表面，同时要兼顾供区关闭和受区修复之间的平衡，避免在皮瓣供区植皮。

（三）大腿皮瓣

具体形式包括股前外侧皮瓣，股薄肌皮瓣、股深动脉穿支皮瓣。

适应证：胸壁缺损面积巨大，作为补充供区提供肩背部和腹部均难以满足的组织量。

禁忌证：无绝对禁忌。患者全身情况不佳、恶病质等导致大腿萎缩明显，难以提供满意的组织量是相对禁忌。

手术流程：由于乳腺肿瘤相关的胸壁缺损修复不仅要修复创面，而且要求有一定的容积充填，尽量避免采用单一的穿支皮瓣移植用于胸壁充填。术前根据患者的实际情况（如胸壁缺损面积大小、其他皮瓣供区的实际情况）做出优化选择。如果肩背部和腹部都难以提供足够的组织量，则可以选择来源于大腿的游离皮瓣移植完成胸壁缺损修复，临床上较为常用的是游离股前外侧皮瓣。

1.游离股前外侧皮瓣

术前标记：从髂前上棘至髌骨外上缘取一连线，是为髂髌线。以髂髌线中点为中心设计纵梭形设计的股前外侧肌皮瓣。另外，从腹股沟中点向髂髌线中点取一连线，是为旋股外侧动脉降支的体表投影。

皮瓣切取：皮瓣可以采用单纯皮瓣、分叶皮瓣、复合筋膜皮瓣以及复合肌皮瓣等形式，血管蒂为旋股外侧动脉降支或斜支，在必要情况下可以额外携带阔筋膜张肌皮瓣联合制备以修复更大的胸壁缺损，同时额外吻合旋股外侧动脉横支以确保皮瓣的血运安全。

2.游离股薄肌皮瓣

术前标记：患者站立位标记长收肌的体表位置，在长收肌后方约3 cm处，纵行设计股薄肌皮瓣，也可以采用横行设计的方法，具体根据患者大腿后内侧组织松弛度而定。股深动脉穿支皮瓣的设计与此类似。

皮瓣切取：切开皮瓣前缘，从前向后在长收肌表面掀起皮瓣，分离皮瓣至长收肌与股薄肌之间，向前方牵开长收肌，长段分离股薄肌粗大肌支，肌支血管蒂来源为股深血管，可直接制备单纯游离股薄肌皮瓣、游离股薄肌皮瓣联合大收肌穿支皮瓣及单纯股深动脉穿支皮瓣，皮瓣的宽度以可以直接闭合供区为准。

十一、加速康复外科理念在乳腺肿瘤整形外科中的整合应用

加速康复外科（ERAS）在多个环节中采取新方法，以减少患者在围术期发生生理与心理创伤应激，这一临床路径贯穿于患者住院前、手术前、手术中、手术后、出院后全流程。

（一）术前评估与方案选择

术前告知患者乳房再造不同时机和方式、适用人群、优缺点以及术后并发症的发生情况十分必要。推荐患者术前戒烟（包括二手烟），戒酒至少一个月；纠正血糖、血压、肥胖等一般情况；同时对使用药物情况进行适当调整。放疗增加假体或自体皮瓣并发症发生风险，对乳房再造美容效果和术后康复产生一定影响，手术方案需慎重选择。

（二）术期管理

缩短术前禁食时间，有植入物或手术时间超过3 h建议预防性应用抗生素。5-羟色胺亚受体（5-HT3）拮抗剂、地塞米松、氟哌利多或氟哌啶醇是预防术后恶心呕吐最有效且副作用小的药物。建议采用药物或非药物方法进行术前预防性镇痛，改善患者术前焦虑状态。

选择全麻联合椎旁神经阻滞、外周神经阻滞或切口局部浸润镇痛等可满足手术无痛的需求并抑制创伤所致应激反应。身体核心温度保持在36°C以上，提倡以平衡盐溶液为首选的目标导向液体治疗。术后镇痛推荐采用多模式镇痛方案。

（三）术后管理

术后24 h内恢复低脂和优质蛋白饮食有利伤口愈合，减少感染率和住院天数。对深静脉血栓高危者应定期监测D-二聚体，必要时可予低分子肝素钙治疗，常预防性应用3~5 d。术后第一天建议复查血常规、肝肾功、电解质等。必要时可用人血白蛋白或血液制品。导尿管应在麻醉起效后或麻醉诱导期放置，术后当患者自主排尿功能恢复，一般在24 h内予以拔除。术后清醒即可半卧位或适量床上活动；术后24 h即可开始下床活动，术后1~3 d：指掌及手部力量练习；术后4~7 d：腕部及肘部屈伸运动；术后8~14 d（引流管拔除，伤口拆线后）。

植入物乳房再造术后应用弹力束缚带固定乳房位置，力度适宜，至少使用3个月。自体组织乳房再造术后首选无钢圈胸衣。腹部皮瓣乳房再造术后需穿腹带。

第二章

颌骨缺损重建修复治疗专家共识

一、历史沿革

近代下颌骨缺损重建早期仅能实现肋骨、髂骨等非血管化移植骨修复小型缺损。在经历了一个多世纪的探索与实践后，伴随着外科学尤其是显微外科的发展和其他新技术、新理论的应用，积累了丰富的临床经验，通过血管化游离组织瓣、牙种植修复和数字化辅助，实现了首先需要实现颌骨外形的恢复。在此基础上进行义齿修复及咬合功能重建，重建口颌系统平衡，有利于维持上呼吸道畅通，实现下颌骨功能重建。

二、技术原理

目前下颌骨重建已绝非简单意义上的恢复下颌骨的连续性，而是一项以重建修复外科为主，同时综合了口腔修复科、口腔种植科等多学科的系统工程，具有复杂性和挑战性。一般由口腔颌面外科、耳鼻咽喉-头颈外科、头颈外科及整形外科医师实施，可针对口腔癌及颌骨成釉细胞瘤等累及颌骨的良恶性肿瘤、鼻咽癌、口咽癌等放疗后所做成的颌骨骨髓炎以及颌骨骨纤维综合征、第一鳃弓综合征等疾病。颌骨功能重建治疗周期长、程序复杂，为了能够达到最终理想的修复目的，往往要求患者具备良好的依从性。颌骨功能重建涉及多学科的分工合作，除重建手术外，还需要进行牙种植等义齿修复工作。在此过程需要用到显微外科技术、坚强内固定技术、数字外科、牙种植等技术，同时在此过程中需要灵活掌握外科围术期原则、整形外科原则以及义齿修复原则。

三、适应证

（1）肿瘤、外伤和炎症等造成的后天性颌骨缺损。

（2）半侧颜面萎缩等先天性颌骨发育畸形缺损。

（3）患者可耐受6~8 h等较长时间的全麻手术。

四、技术流程

（一）术前评估

1.下颌骨缺损受区的检查

（1）缺损范围临床评估：对原发病灶的评估除详细了解上下颌骨病损范围外，需对周围软组织受累情况尤其是颊舌的受累情况进行仔细评估。颌骨复合软组织缺损复杂程度与功能预后成反比，单纯硬组织缺损的重建效果相对较好。

（2）影像学检查：对下颌骨重建的患者应进行颌面部螺旋CT扫描和全景片拍摄，如需数字化设计则需要层厚在1 mm以下的CT扫描；头颅定位正侧位片对于患者的下面宽及面下1/3的高度和宽度有指导作用。

（3）口内检查：颌骨缺损修复治疗前，必须对患者的全身情况，特别是口腔颌面部局部情况做详细的检查，主要包括张口度的情况和余留牙的牙周情况。咬合关系的评估可为下颌骨重建方法的选择和功能预后提供重要依据，稳定的余留牙咬合关系对于余留颌骨的准确复位和移植骨的准确固定具有指导意义，对于无法在术前获得稳定余留牙咬合关系的患者，宜在术前进行模型外科或数字化设计，以指导在术中进行咬合关系的暂时固定和术后咬合关系的固定。对肿瘤性疾病，需详细了解上颌骨切除范围，对眶下区、唇部皮肤以及颊部黏膜是否会有累及要有预判。

2.供区的评估

术前需要排除供区的各类发育畸形（包括血管变异）、疾病、创伤以及对皮岛穿支血管进行精确定位。宜通过超声多普勒、CT血管造影或磁共振血管造影对供区血管是否存在变异和皮岛的穿支位置进行判断。供区宜进行CT等影像学检查对骨瓣的骨量、形貌有更全面的了解，使骨瓣的选择更具针对性，尤其对于需要进行数字化设计的病例。

（二）重建时机的选择

1.一期骨重建

在颌骨切除手术实施的同时进行颌骨缺损一期即刻重建手术具备明显优势：残余颌骨、咬合关系和髁突位置容易记录，术中可获得稳定的咬合关系；颌骨连续性和外形早期恢复，减少颌骨缺损给患者带来的心理和生理障碍；余留牙的咬合关系可以早期得到恢复，恢复患者的咀嚼和吞咽功能，改善患者的生存质量。对于因肿瘤、炎症等疾病需切除上颌骨并修复的病人，上颌骨切除手术实施的同时进行上颌骨缺损一期即刻重建手术有明显优势：可以一期封闭口鼻相通，恢复面中1/3面容，防止上唇、颊部以及眶下区软组织挛缩，避免下睑外翻以及眼球下陷所产生的复视等症状。

2.二期骨重建

对于不具备即刻骨重建条件的下颌骨缺损，如：肿瘤多次复发或预后差的患者，可采用单纯软组织瓣修复或软组织瓣复合下颌骨重建板修复，随访2年未见复发者可进行二期进行骨重建，但二期骨重建会带来残留下颌骨位置向舌侧偏斜、下颌牙列舌侧倾斜、对颌牙列伸长、髁突旋转移位和颌骨缺损区域瘢痕严重。

在二期重建当中，单纯行颌骨连续性重建，常无法恢复咬合关系和咀嚼功能，需要正颌手术和正畸治疗的联合参与。

对于单纯下颌骨缺损而未进行同期修复的患者，通常利用余留的下颌牙佩戴下颌翼状导板来维持咬合关系，保留部分咀嚼功能，经过大约3个月的功能训练，患者能够用余留的下颌牙与上颌牙进行咬合，对于二期重建的患者而言，下颌翼状导板有暂时维持咬合关系，降低二期重建难度，提高重建效果的作用。

部分肿瘤患者局部或全身不具备条件即刻修复上颌骨缺损，还有部分长期佩戴赝复体修复效果不佳的患者，可择期进行二期骨重建。在二期重建当中，上唇及颊部软组织挛缩所产生的软组织量不足是二期上颌骨重建的难点，在做骨性框架重建的同时应注意软组织恢复的问题。

（三）血管化自体骨移植的供区选择

该术式是目前下颌骨重建的“金标准”，较非血管化骨移植愈合快、抗感染能力强、骨吸收少，可适用于各种条件颌骨缺损修复，可进行即刻牙种植的移植，供区通常选择髂骨、腓骨、肩胛骨。

髂骨的骨量最丰富，有利于种植牙植入，同时携带由旋髂深动脉供血的腹内斜肌岛状瓣，可作为骨-肌复合组织瓣进行修复，但仅能提供9~10 cm的长度，如缺损超过此长度，则无法选用，对于双侧上颌骨缺损、伴有面部皮肤缺损的患者不宜采用；腓骨是目前应用最广泛的供区，可提供最长达25 cm的移植骨长度，血管蒂恒定，其携带的小腿外侧穿支皮岛软组织量薄，可适用于复合口底及颊部软组织缺损的颌骨修复，但垂直高度显不足，尤其在黄种人群当中，很难直接进行种植；肩胛骨瓣的优势在于可携带大组织量的软组织皮岛，可以修复下颌骨-咽侧-舌根的三维复合组织缺损和伴有大面积皮肤缺损的下颌骨缺损病例，但肩胛骨菲薄，无法进行种植牙修复。

（四）操作规范

1.两端余留牙均具有稳定咬合关系的下颌骨重建

可通过咬合板复位及颌间结扎来恢复残颌的原始位置，按缺损范围和下颌骨原有角度成形，建议将下颌骨体部的形态分解“体部-颏部-颏部-体部”的四段的结构，在重建时注意恢复下颌骨的颏部正中的结构，避免造成中线（眉心-鼻尖-颏前点）的偏斜，避免造成颏部过宽或不对称的术后形态。

2.单端余留牙具有稳定咬合关系的下颌骨重建

缺损后可形成有余留牙和无余留牙的两侧残余颌骨。对于有余留牙的残余下颌的一侧可以通过颌间结扎来获得稳定的位置，而无牙残余颌骨的原始位置宜通过下颌骨定位支架进行记录与恢复或通过数字化制作导板进行辅助，按“四段式”行下颌骨重建板和移植骨的成形与固定，体部成形推荐采用“四段式”成形方式，升支与体部间角度为125°。应注意下面宽的控制以及无牙残余颌骨侧髁突的复位（达到稳定的、可重复的关节后位）。

3.余留牙不能保持稳定咬合关系的下颌骨缺损重建

双侧余留下颌的原始位置均应采用下颌骨定位支架进行记录与恢复，推荐采用数字化技术进行术前辅助设计及导板制作。下颌骨重建板及移植骨的成形及固定同前。应注意恢复下面宽、颏颈角和鼻颏角、防止中线偏斜以及避免双侧髁突的错位。

4.原始位置丧失的下颌骨缺损重建

目前此类型是下颌骨缺损重建的难点，主要在于下颌骨与颅骨间三维空间位置的确定，移植骨段需同时满足外形恢复和牙种植位点的需要，同时往往伴有软组织的缺损。

下颌骨体部推荐“体部-颏部-颏部-体部”的四段式塑形方式（骨段间角度均为135°），符合东方人的外形审美与后期牙列种植；体部与恢复升支垂直骨段间角度为125°。

应该指出的是下颌骨“四段式”简化成形技术较传统的成形技术操作更简洁明了、移植骨塑形就位精确，且不受下颌骨破坏程度和形变的影响，但余留颌骨位置的准确记录与复位是该技术应用的关键，同时下颌骨与其他颅颌面骨骼的空间定位关系对手术实施有重要意义。

目前提倡模型外科和计算机辅助设计，可通过对头颅定位正、侧位片的三维测量精确推算下颌骨外形参数（下面宽、下颌体长、升支高度）和制备下颌骨外形导板指导余留下颌骨复位、重建板与移植骨的塑形和固位；或通过数据库优化匹配，寻找最优下颌骨，指导颌骨重建。

5.赝复治疗

上颌骨切除术后患者可以采用不同形式的赝复治疗，尤其是未进行同期骨重建的病例，可恢复部分口腔功能。早期赝复治疗一般选择在术后7~10 d左右拆除口内辅料（多为碘仿打包）之后，采用腭护板来分隔口鼻腔。3个月后可酌情进行永久性赝复治疗。目前绝大多数上颌骨缺损都需要赝复治疗，上颌骨缺损多伴有邻近软组织的缺损，形成了不规则的缺损形态，导致固位困难，使得上颌颌骨缺损修复的设计要求高和制作难度大。为了实现良好的修复效果，宜遵循以下原则：

（1）尽可能早期修复：以利于保护手术创面、减少术后瘢痕挛缩、尽早恢复部分功能，建议术后7~10 d制作早期暂时性上颌骨缺损赝复体；术后3个月待创口完全愈合，接受放疗患者待放疗结束后2月，即可制作永久性赝复体；

（2）恢复生理功能优先：制作赝复体应尽可能恢复咀嚼、语言、吞咽、吮吸等生理功能，当功能恢复和外形重建之间有矛盾时，宜以功能恢复为主；

（3）尽量保护余留组织：除必须拔除的残根或过度松动牙，骨尖、骨突的修整，以及瘢痕组织的切除等外，尽量保存余留组织；

（4）应有足够的固位力：在赝复体设计时须仔细检查、综合考虑，尽量利用现有组织获得足够的固位力；数字化赝复可以利用三维扫描详细获取并重建缺损区周围的结构，利于倒凹的获取和利用。可在剩余颌骨上设计种植体，利用附着体增加赝复体的固位力。

（5）制作上尽可能地坚固轻巧，戴用舒适，摘戴方便：在确保足够的固位和支持的要求下，修复体还必须设计得轻巧牢固；支架设计不宜过于复杂，基托不宜过厚，在组织缺损区的基托应采用中空的设计以便减轻重量。

6.上颌骨的塑形要点

由于上颌骨的特殊形态，移植骨必须经过塑形才能与之匹配，主要要点为：

对于低位（James Brown Ⅰ-Ⅱ类）的上颌骨缺损，移植骨的塑形主要是塑造上颌牙弓的形态，构建出牙槽突形态便于后期种植义齿修复；

对于高位上颌骨缺损，除了要构建上颌牙弓形态还需要构建上颌骨的生物力学支柱，常用的重建支柱有鼻旁支柱、颧上颌支柱。

对于伴有眶底缺失眼球下陷的高位上颌骨缺损，除上述解剖结构外还要考虑眶底的重建，此类情况也可以采用个性化生物代用品如钛网等联合血管化自体骨移植来重建上颌骨缺损。

7.软组织瓣联合穿颧种植修复上颌骨缺损

以往认为，采用软组织皮瓣修复上颌缺损仅仅能够起到关闭口鼻瘘的目的，无法同期或二期获得义齿的修复。近年来，随着种植技术的发展，对于双侧上颌骨低位缺损患者，可以采用软组织皮瓣修复口鼻相通，同期植入4枚颧骨种植体，颧骨种植体可穿出皮瓣直至口腔内，能够达到义齿即刻负载的效果，并在术后短时间内最大限度地恢复口腔功能。

8.咀嚼肌再附着与下颌骨筋膜悬吊

应尽可能将咬肌和翼内肌缝合于下颌角区，以保持重建下颌骨的正常位置，防止下坠。再将颏舌肌肌二腹肌前腹与移植骨段肌袖缝合固定以悬吊舌体和舌骨，防止舌后坠，维持呼吸道通畅。

9.内固定接骨板的选择

对于骨重建的患者宜选用下颌骨2.0次重建钛板或小型钛板。两侧残余下颌骨端需要3枚以上钛钉（可选择自锁或非自锁钛钉）的双侧骨皮质固定，为保证双侧骨皮质固定，宜在选择钛钉前进行测深。同时还应注意的是：每个移植骨段均需要有两枚以上的钛钉进行单侧骨皮质固定，以免过深而损伤内侧血管；如选用小型钛板，在移植骨块与余留颌骨间应放置两块小型钛板以保证稳定。

（五）数字化辅助

下颌骨重建的目标是实现患者功能恢复与容貌美观的统一，数字化技术是实现这一目标的重要途径，能够在治疗开始前就模拟出最终效果，并对不同治疗方案进行比较优化，据此确定针对不同患者个性化的最佳治疗方案，有利于咬合功能重建。

目前提倡以咬合功能为导向，即以牙种植的位点作为依据，进而确定移植骨段的位置和选择足够骨量的供区骨瓣和修复方式。下颌骨重建中数字化技术的应用包括3个主要环节，分别是数据的获取、治疗方案的规划以及精准实施：CT扫描及重建获得患者头部三维模型，能够准确获取缺损区形态；如要设计咬合板或牙支持式的导板，需要通过口扫或模型扫描获得牙列数字化模型，与CT模型经过配准后生成咬合面具有足够精度的融合模型；通过光学扫描获取患者颜面软组织三维模型能够辅助治疗方案规划与疗效评价。

数字化治疗方案规划的主要内容包括：

（1）明确肿瘤切除范围，确定截骨线；

（2）余留上下颌骨位置关系的调整与确认；

（3）确定修复完成后义齿牙列的最佳位置；

（4）依据虚拟牙列的位置规划种植体位置及角度；

（5）结合拟修复的颌骨外形轮廓与种植体位置角度对参照镜像翻转健侧颌骨模型；越过中线的缺损，可以选择健康人颌骨数据进行适当编辑，并对移植骨的切割、塑形并在缺损区的空间定位进行模拟；

（6）将虚拟设计完成后的颌骨重建模型输出，3D打印获得实物模型，可用于预弯重建板；

（7）设计手术辅助导板，以将虚拟设计准确转化到实际手术中；

（8）植入骨段的设计及生物力学分析；

（9）手术辅助导板与手术导航是将虚拟设计准确转化到实际手术中的不同方式，可以根据实际情况选择使用。

利用数字化技术，可以实现在术前治疗方案模拟，根据上颌牙列的位置，确定下颌骨种植位点，设计移植骨段的位置，制作导板，缩短手术时间，提高下颌骨重建精确性和牙列恢复率。

（六）颌骨重建术后的义齿修复

1.义齿修复前外科处理

（1）骨增量方法

足够的移植骨组织量是义齿修复的前提。移植骨骨量不足，常见于单层腓骨重建下颌骨。骨增量可在下颌骨修复重建术的同期或二期进行，骨增量通常有以下方法：平行折叠腓骨移植，同期或二期的非血管化“Onlay”植骨术和牵引成骨技术，尽可能恢复牙槽嵴高度，但也应注意义齿修复间必需的颌间距离（前牙2.5~2.8 cm，后牙区2.0~2.2 cm）。

（2）软组织诱导成形

颌骨重建患者牙槽嵴表面常有皮瓣或松软肥厚的软组织覆盖，不利于维持健康的种植体周围组织，去除重建牙槽嵴表面的皮瓣或松软的软组织，诱导健康的附着牙龈黏膜十分重要。

去除重建牙槽嵴表面的软组织后，常用的软组织诱导成形技术包括：

①自行黏膜化：小面积的缺损，采用直接在保留骨膜的牙槽嵴表面碘仿纱包覆盖，刺激骨膜表面肉芽组织生长，二期上皮细胞生长，黏膜化，形成较薄的口腔黏膜覆盖在牙槽嵴顶；

②人工补片：将人工补片剪裁后，平铺于牙槽嵴骨膜之上，打包加压，待正常口腔上皮细胞长入此细胞支架，形成健康的附着上皮；

③角化黏膜移植：通常采用硬腭黏膜进行移植，对于较大缺损，建议分块移植，是获得附着上皮的最理想方法。

（3）前庭沟成形术

前庭沟成形术有利于形成正常的牙槽嵴形态，松解唇颊软组织不足，使种植义齿获得足够的修复空间，同时有利于后期维护种植体周围组织的健康。常见的方法是利用口内牙槽嵴顶多余的皮瓣或者黏膜，在牙槽嵴偏舌侧设计切口，向唇颊侧翻瓣显露牙槽嵴顶，然后松解唇颊侧前庭沟，将翻起的软组织瓣边缘缝合于前庭沟底，裸露的牙槽嵴顶采用相应的软组织诱导成形术。

2. 常用义齿修复方式

（1）以余留牙为基牙的活动义齿修复

在保留了双侧后牙，基牙健康，重建区域软组织健康，多为角化黏膜或者耐磨的皮肤，有一定的牙槽嵴高度，可进行混合支持活动义齿修复。

（2）种植体辅助固位的覆盖义齿修复

可用于牙槽嵴底平，颌间距离过大，唇颊舌运动功能障碍，难以进行自洁功能的情况。在移植骨块上进行种植体植入，二期对种植体周围软组织进行处理，将种植体上部结构设计为球帽附着体、杆卡附着体、磁性附着体和高架桥等修复形式，进行覆盖义齿修复。

（3）种植体支持式的固定义齿修复

对于完成颌骨解剖结构重建，且唇颊舌功能良好的患者，预估修复后有一定自洁功能，有清晰的牙槽嵴结构、前庭沟结构、牙槽嵴表面为附着龈或者角化程度较高的口腔黏膜，重建牙槽嵴与咬合曲线、Spee′s曲线均接近正常范围，建议采用种植体支持式固定义齿修复。在移植骨块上进行种植体植入，种植体数量及位置按照种植固定义齿要求进行植入，建议修复体（义齿）与种植体之间采用螺丝固位。移植骨块近远中边缘处不宜植入种植体，修复体可在固定义齿的近远中设计不大于1.5 cm的悬臂。二期种植体植入前，需要拍摄CBCT明确下颌骨重建术中钛板及钛钉的位置，如果种植体无法避开，则需拆除钛板。

（4）可摘义齿阻塞器修复

即赝复体治疗，是最常见的上颌骨缺损的修复方式。以余留牙为基牙，通过设计卡环等固位体佩戴阻塞器，义齿修复可同阻塞器一体也可分段来完成。当余留牙数量较少或者没有基牙等情况下，可利用软组织倒凹来给阻塞器提供固位力。在余留牙槽骨上或重建后的移植骨上，可植入牙种植体来共同参与活动义齿阻塞器修复，提供可靠的固位力与一定的支持力，此时种植体与修复体之间多通过精密附着体形式进行连接。

（5）种植体支持式的固定义齿修复

当余留牙槽嵴或移植骨块形态良好，患者咬合关系基本正常，牙槽嵴黏膜具备较好种植条件，预计种植固定修复后可以满足修复体自洁或清洁条件时，可以进行种植体支持的固定义齿修复。种植上部修复体建议采用螺丝固位的方式。移植骨块近远中边缘处不宜植入种植体，修复体可在固定义齿的近远中设计不大于1 cm的悬臂。二期种植体植入前，需要拍摄CBCT明确下颌骨重建术中钛板及钛钉的位置，如果种植体无法避开钛板及钛钉位置，则需拆除钛板。

五、局限性及副作用

（一）术区并发症

1.移植骨相关并发症

（1）骨组织瓣危象：通常发生于术后3 d内，一般可通过皮岛观察了解移植骨瓣的血供情况，但对于无皮岛骨瓣的观察可采用便携式超声检测血管蒂血流信号；

（2）感染：常见于骨瓣的坏死或口内伤口裂开之后，在关闭口内创口时应有充分的组织量，进行无张力缝合，骨瓣的皮岛也应注意避免，值得注意的是上颌第三磨牙可能咬到术后肿胀的软组织，因此下颌骨重建术中应注意拔除废用的上颌第三甚至第二磨牙；

（3）移植骨骨不连：除钛钉钛板选择与使用不当之外，还有可能与重建术中使用骨蜡不当有关，在骨与骨接触面应禁止使用骨蜡；

（4）骨吸收：多发生于非血管化骨移植，与移植骨量密切相关，另外下颌骨重建板的应力遮挡作用也可导致移植骨局部的吸收。

2.内固定连接板的相关并发症

（1）钛板外露：重建钛板与软组织瓣复合使用的适应证把握不当可引起钛板外露，通常对于跨中线的下颌骨缺损不宜使用此法，包裹钛板的软组织瓣，应保证足量厚度并无张力；

（2）钛钉松脱：为了避免钛钉松脱，术中应该选择配套的工具，提倡微创操作，注意冲水冷却，并遵循“三螺钉双皮质固定”的原则；

（3）钛板断裂：与术中钛板的塑形操作不当有关，钛板反复弯折导致金属疲劳、划痕有关；另外缺乏骨支撑的下颌骨重建板，必然发生断裂，单纯重建板不应作为下颌骨缺损的永久修复方式；

（4）颞颌关节假体移位：单纯的钛板符合金属髁突假体替代髁突的治疗方案，存在移植后髁突穿入颅中窝的风险，尤其是对于无稳定咬合关系的患者，更容易发生此风险。

3.髁突前脱位

多发生于无稳定残咬合关系的下颌骨重建或失位性下颌骨重建，使用定位支架记录残余下颌骨位置可防止此并发症的发生，当残余下颌骨与移植骨固定时，可在术中通过口外颞颌关节的检查方法，仔细检查髁突位置是否正确。

4.种植相关并发症

在种植过程中，除了出血、感染等外科并发症外、较常见的并发症为种植体松动、脱落和种植体周围炎等。因为移植骨的表面往往缺乏附着龈的存在，可导致种植体周围炎，严重时导致种植体松动、脱落；同时，由于移植骨垂直骨量的不足，可导致种植体冠根比失衡，进而导致种植体的松动脱落。

5.口鼻瘘

常发生在软硬腭交界部位，可能与术后软腭的频繁的生理性活动有关；常发生于口鼻瘘缺损较大，而移植的软组织瓣组织量不足的情况，也可见于髂骨肌瓣联合腹内斜肌瓣无法严密封闭口鼻瘘的情况下。

6.植入物相关并发症

植入假体（钛网或其他生物材料）暴露，通常发生于眶下软组织菲薄部位，特别是术区经过放疗或者术后放疗造成了局部软组织血供不良，再加上假体的摩擦会造成假体暴露。

（二）供区并发症

腓骨组织瓣术后常见并发症是小腿部肿胀以及疼痛，术后可行小腿的抬高以及功能康复锻炼；髂骨组织瓣术后常见并发症是腹壁疝气，应注意供区创面的分层缝合，通常将腹横肌-髂腰肌、腹内斜肌-臀中大肌、腹外斜肌腱膜的严密分层缝合可有效防止腹疝的发生，对于仍有生育意愿的女性患者，要慎用；肩胛骨组织瓣术后常见并发症是肩功能（外展、伸和屈）减弱，因此应尽量避免选用与根治性颈清同侧肩胛骨，术中应注意对大小圆肌的复位固定，术后需要逐步配合肩功能康复锻炼。

第三章

骨肿瘤切除重建技术指南

一、重建长骨大段骨与关节缺损的3D打印假体设计与应用

（一）历史沿革

四肢长骨的骨干及干骺端是原发骨恶性肿瘤的好发部位。原发骨恶性肿瘤及部分转移性骨转移瘤要求广泛切除以获得良好的局部和全身控制率，骨肿瘤切除后的大段骨与关节缺损需得到良好的重建才能恢复肢体功能。既往用于重建大段骨与关节缺损的方法根据替代材料可分为生物重建和假体重建两种：前者要求早期坚强内固定和后期大段骨愈合；后者则需要优良的材料特性、精密的假体设计和长期牢靠的固定方式。尽管近数十年来业内在提高植入物的物理特性、优化假体关节机制、促进界面愈合以及降低侧方应力等方面不断改进，传统制造工艺和外科技术的局限性限制了重建方法的进一步优化，机械并发症仍然是最常见的并发症。

3D打印又称增材制造（additive manufacturing，AM）或者快速原型制造（rapid prototyping，RP），是出现于20世纪90年代中期的一种集成了计算机辅助设计、原材料精确加工、产品快速成型的制造技术。它的出现开启了工业从减材制造“削足适履”向增材制造“量体裁衣”转变的新时代。近年来，3D打印技术已广泛用于医学教育、仿生医疗、手术计划、定制化手术导板、定制化植入物等医学领域。其中，以Ti-6Al-4V合金粉末为原料生产的3D打印金属假体已广泛用于长骨大段骨与关节缺损的重建中。3D打印金属假体在设计和生产上较传统机加工工艺具有更大的灵活性，依据影像学扫描数据及设计理念，3D打印技术能在生产出任意形状的定制化植入物，实现适型匹配。3D打印的钛合金假体具有优良的生物相容性、良好的力学强度、接近于正常骨质的弹性模量，良好地弥补了传统生物重建所用大段骨的强度不足和骨吸收的缺陷，也一定程度上改善了传统假体重建所致的应力遮挡效应。3D打印技术还可生产出互相连接的金属多孔表面结构，后者较传统涂层具有更优良的骨

整合能力，使金属-骨界面愈合率显著提高，实现人工假体的长期稳定。因此，3D打印假体突破了传统工艺和外科技术的瓶颈，打破了生物重建和假体重建之间的隔阂，降低了重建术后的并发症率，已成为大段骨与关节缺损的新兴重建方式。

（二）技术原理

医工交互是3D打印假体设计与应用的基础，应以临床医生为主导提出设计方案，通过工程技术人员设计验证和企业制备，最后再由临床医生审核后应用。临床医生在评估适应证、构思方案及审核成品时，应遵循精确性（Precision）、关节机制（Articulation）、材料学（Material）、固定方式（Fixation）、骨整合（Osseointegration）、软组织覆盖与重建（Soft-tissue coverage and reconstruction）以及可持续性（Sustainability）七方面原则，简称“PAMFOSS”原则。

1.精确性

（1）截骨的精确性

a.截骨计划的制定：基于包含病骨全长的增强CT和增强MRI，勾勒病变范围，制定截骨计划。

b.截骨计划的实施：借助术中导航或定制化3D打印截骨导板实施截骨可提高截骨精确性（误差控制在5 mm以内）。截骨导板设计应考虑定位、安装、截骨及拆卸等步骤的可操作性。导板依靠特殊的解剖形状（如股骨髁关节面）及术中透视技术（如导板上设计有定位线）可实现精确定位。

2.假体与骨缺损匹配的精确性

（1）要求假体的长度、接触面积或关节面形状与骨缺损适型匹配。

（2）精确匹配依赖于设计假体所用CT数据的高分辨率和截骨计划的精确实施。

（三）关节机制

1.评估能否保留自身关节

依据肿瘤范围，在保证安全的切除边界下（经验上髓腔骨≥2 cm、松质骨≥1 cm），若能保留相邻的关节面、关节囊和韧带，剩余骨量足以完成牢固的内固定，则可保留关节；否则需切除关节。

2.保留自身关节

即中段缺损重建，应采用组配式假体，采用中段假体的合页设计，截骨面采用多孔结构界面，配合适当的固定方式进行重建。

3.不保留自身关节

根据关节特点选择关节融合或保留关节活动度的重建方法。借助3D打印技术适型匹配和多孔界面骨长入能力的特点，可设计定制的3D打印假体实现关节融合。在设计含活动关节的假体前，应先评估现有肿瘤关节假体是否能满足需求，对于有明显缺陷的关节机制或可通过3D打印技术进行改进。

（四）材料学

1. 选择材料应考虑的因素

强度、弹性模量、可获得性、可加工性、生物安全性。

2. 可用于3D打印假体生产的材料

钛合金（主要是Ti-6Al-4V）、钴铬钼合金、钽和铌金属、PEEK等。

3. Ti-6Al-4V合金

Ti-6Al-4V合金是增材制造中最常见的金属材料，具有持久的力学可靠性、化学稳定性和生物相容性，3D打印含多孔结构的Ti-6Al-4V合金还具有优良的骨传导性能，利于界面愈合。

（五）固定方式

固定方式是重建的核心内容，可分为髓内固定、髓外固定、复合固定。

1. 髓内固定

包括髓内钉、髓内柄、中置腓骨等，其优势在于复位简便、符合力学传导、支撑强度大，缺点在于抗旋转能力弱。髓内固定是最常用的假体固定方法。在剩余髓腔较短、较宽或较弯时，使用CAD设计及3D打印技术可生产出与髓腔匹配的、带有多孔界面的髓内柄来实现良好的髓内固定。

2. 髓外固定

包括接骨板、假体侧翼等，其优势在于抗旋转能力强，缺点在于偏心固定、力学支撑弱。根据剩余骨质条件，可设计经假体的加压螺钉钉道，实现假体-骨界面的初始加压固定，从而弥补单纯髓外固定的不足。

3. 复合固定

指同时实现髓内及髓外固定，在保证足够的力学支撑同时具有抗旋转功能，避免松动和断裂等机械性失败，是最推荐的固定方式。

（六）骨整合

（1）3D打印技术可制造出孔隙率可控、孔隙大小均一且相互连通的钛合金多孔界面，其骨整合能力远优于传统钛喷涂工艺的植入物界面。孔隙大小为300~600 μm、孔隙率为70%~90%的多孔界面利于骨长入。

（2）为促进金属-骨界面实现骨整合，应保证金属界面的骨整合性能良好、宿主骨界面的血运良好、增大金属-骨接触面积、金属-骨界面紧密接触、界面处于持续加压状态。

（七）软组织覆盖及重建

1. 软组织覆盖

（1）假体设计：应实现功能学而非单纯的形态学重建，以最小的体积实现最大的力学支撑和关节活动度。即使在需要适型匹配的情况，在保证匹配面大小和形状的前提下应适当缩小假体体积、去除与功能重建无关的生理性骨突起，从而降低软组织并发症的风险。

（2）对于软组织缺损较大的病例，应积极使用皮瓣、肌瓣、肌皮瓣进行一期重建，避免勉强的拉拢缝合。

2. 软组织重建的方法

（1）假体上设置缝合孔；

（2）用人造韧带包裹假体后将关节囊、韧带、肌肉止点等缝合至人造韧带上；

（3）在假体表面设计适合软组织长入的表面结构。

（八）可持续性

1. 儿童生长发育的考虑

（1）干骺端的骨质生长发育向骨干方向移动且塑性变细，使得原来固定在干骺端的螺钉逐渐突出骨外。

（2）对于骨骼未成熟的患者，有条件者应避免经骺板固定。若剩余骨质不足以在干骺端固定，可先跨骺板固定（即固定在骨骺上），此时骺板在生长过程中会对界面产生自加压作用，有利于界面愈合，待界面愈合后，再拆除螺钉，释放骺板，从而减轻双下肢不等长的程度。

（3）对于双骨结构（尺桡骨和胫腓骨）的单骨缺损，若重建造成单骨骺板发育停滞，则可能会因另一骨的继续生长而导致关节畸形甚至脱位。此时可预先阻滞另一骨的同侧骺板，或设计延长机制。

2. 假体翻修的考虑

（1）建议使用组配式设计，使假体翻修时能尽可能保留原假体配件，简化手术操作。

（2）注意保留设计图纸及数据，便于假体翻修时再次设计假体。

（3）保留自身关节的中段假体应使用合页结构，避免一体化假体或纯锥接假体。

（九）适应证与禁忌证

1. 适应证

（1）发生于四肢长骨的恶性或侵袭性肿瘤，拟行保肢手术的患者；

（2）大段骨与关节缺损经生物重建或常规假体重建术后失败，需翻修者；

（3）常规假体无法满足该骨缺损修复要求或修复难度较高者；

（4）长骨经大剂量放疗后骨折，放疗野内骨段无明显活性者。

2.禁忌证

（1）原发恶性骨肿瘤无法通过保肢手术获得满意手术边界者；

（2）终末期患者、伴有严重合并症无法耐受手术者；

（3）局部感染或伴有全身感染者；

（4）骨缺损可以通过常规假体或其他方式修复，甚至无须修复者。

（十）操作流程

1.3D打印定制金属假体的设计和应用流程

（1）图像数据的采集（image acquisition）

a.使用多排薄层CT获得患者图像数据，CT层厚需控制在1 mm或以内。

b.对于骨质破坏严重的病变，需扫描健侧同骨获得数据，并作镜像转化用于假体设计。

c.所有医学图像的数据都会以医学数字成像与通信文件（digital imaging and communications in medicine，DICOM）的格式存储。

（2）图像数据的处理（image processing）

a.获得原始的DICOM数据后，需要由专门的软件读取并进行图像分割（image segmentation）和3D容积重建（3D volumetric reconstruction）。

b.由于儿童人群的关节软骨较厚（>2 mm），常规进行图像分割和容积重建后，所得三维骨模型在关节端会显著小于实际骨质。此时应依据磁共振图像所示的关节软骨范围，在相应的CT层面上重新勾勒出骨质的轮廓，使得重建后的三维模型更接近真实骨质外形。

（3）假体设计和模拟安装（implant design and simulated installation）

a.设计理念和构想应是由临床医生提出，由工程师评估工程学上的可行性，然后反馈具体落实的方案，临床医生再结合自身经验予以改进。

b.假体方案落实后，在软件上模拟截骨和假体安装，进一步优化方案并使其具有可操作性。

（4）设计方案的评估和验证（design evaluation and validation）

a.临床医生和工程师将最终设计方案与患者的CT数据再次进行对比核实，明确设计参数的正确性。

b.工程师应通过软件进行模拟（simulation）和有限元分析（finite element analysis，FEA），确保设计方案无生物力学缺陷。

（5）假体生产（implant fabrication）

工程师将电脑辅助设计（computer-aided design，CAD）文件最终方案转化为STL格式文件，后者是大多数3D打印机器使用的文件格式。转化后的STL文件还应再次检查以除外转化过程中出现的潜在错误，最后根据设计方案和所选材料选择合适的3D机器进行打印。

（6）假体生产后处理（post processing）

假体生产完成后需经过多个后处理步骤才能用于临床。首先，打印后的假体需惰性环境中冷却，随后需清除残余的金属粉末，得出毛坯件。对于复合固定的设计，如假体复合接骨板，则需在假体表面定位打孔用于拧入固定接骨板的螺钉。毛坯件还需打磨、抛光和表面处理，从而提高抗磨损和抗腐蚀能力。假体表面还可用激光刻字，标记配件方向、预设螺钉长度等。

（7）灭菌和包装（sterilization and packaging）

3D打印假体的多孔结构对灭菌技术提出了更高的要求，生产厂商需验证常规的灭菌方式（如干热、离子辐射、蒸汽和环氧乙烷）是否能保证3D打印假体的无菌性。

2.常见部位3D打印假体的设计要点

（1）肱骨

尽管肱骨各部位的缺损目前已有相对成熟的重建方法，3D打印的技术仍能给各部位的肱骨缺损带来更优化的重建方式。

a.肱骨近端缺损（含关节面）

①肩关节是多轴球窝关节，不需完全的适型匹配。

②3D打印多孔结构的骨整合能力可优化反式全肩关节假体（reverse total shoulder arthroplasty，RTSA）的肩胛盂部件。

③对于不能保留腋神经功能的病例，可使用3D打印技术生产能与宿主肩胛骨融合的肩胛盂部件，通过锥接连接肱骨缺损段，实现肩关节融合。

b.肱骨中段缺损

①剩余髓腔较短时，需定制髓内柄，建议使用非水泥固定。

②除髓内柄外，可使用侧翼或复合接骨板实现髓外固定，增加抗旋转能力。

③使用组配式设计，髓内柄与缺损段通过锥接组装，缺损段使用合页式结构组装。

c.肱骨远端缺损（含关节面）

①以肱骨远端的CT数据为蓝本设计生产出与尺骨关节面完全匹配的金属肱骨进行半关节重建。

②肱骨远端半关节假体在设计时可将内外上髁的突起外形变为平滑曲面，减少软组织张力和摩擦。

③肱骨远端半关节假体上设计预留孔洞用于缝合关节囊及肌腱。

④儿童人群肱骨远端骨化中心未成熟且软骨较厚，需结合MRI图像勾勒出肱骨远端关节面，才能保证与尺骨匹配。

d.全肱骨缺损

①肩关节使用传统的半肩关节假体设计，辅以细致的软组织重建。

②肘关节使用3D打印肱骨远端半肘关节重建。

③肩、肘关节两部分通过莫斯锥接与中间缺损段连接，可通过中间缺损段调节长度。

（2）尺骨

尺骨是骨肿瘤少见的发病部位，3D打印技术在尺骨近端缺损的重建方面具有较好的应用空间，可改善现有的重建效果。

a.尺骨近端缺损（含关节面）

①以尺骨近端的CT数据为蓝本设计生产出与肱骨关节面完全匹配的金属尺骨进行半关节重建。

②保证关节面匹配的前提下，适当缩小假体外形。

③假体上同时有预留孔洞用于缝合关节囊、环状韧带及肱三头肌腱。

④假体长度与缺损长度应完全一致，否则会导致提携角异常。安装假体时需保证尺骨的旋转对位正常，否则会影响前臂的旋前和旋后功能。

（3）桡骨

桡是骨肿瘤相对少见的发病部位，但桡骨远端是骨巨细胞瘤的好发部位。3D打印技术凭借适型匹配和设计自由的优势，可替代传统植骨的方法，完成桡骨远端缺损的重建。

a.桡骨远端缺损（含关节面）

①以桡骨远端的CT数据为蓝本设计生产出与腕关节面完全匹配的金属桡骨。

②可采用腕关节融合设计或关节成形设计。

③腕关节采用融合方式重建时，假体远端关节面应为3D打印多孔结构，下尺桡关节面应为光滑面，通过CAD设计假体远端钉道，使假体能固定在近排腕骨上。应缩小假体外形以减少软组织干扰。

④腕关节采用成形方式重建时，假体远端及应留有缝合孔用于固定腕关节囊及下尺桡部位的肌肉及韧带，同时最好留有临时孔洞用于克氏针临时固定桡腕关节和下尺桡关节（术后6~8周后拔除）。

⑤假体柄建议使用非水泥固定，或复合接骨板固定，以降低远期松动率。

⑥术后应使用支具固定腕关节于功能位8周。

（4）股骨

股骨近端髋关节假体及股骨远端膝关节假体，目前已相对完善，能满足大部分临床需求。3D打印技术可应用于某些特殊情况，用以优化固定方式、实现中段缺损重建和不规则缺损重建。

a.股骨近端及股骨远端缺损（含关节面）

①对于全关节缺损沿用现有的关节机制，使用组配式设计。

②对于缺损节段较长、剩余髓腔较短或仅剩干骺端骨质的情况，使用3D打印技术生产带有多孔表面结构的特制髓内柄，辅以接骨板或抗旋螺钉固定。

③使用短粗髓内柄时使用定位导板预处理髓腔，避免偏斜。

④对于股骨远端半髁缺损，可以使用3D打印技术生产半髁假体进行重建。

b.股骨中段缺损

①在设计截骨计划时，可根据病变范围，设计截骨导板。当截骨位置在近端或远端的干骺端松质骨区域时，可设计不规则的截骨平面，尽量保留骨质用于固定。

②金属与骨接触界面应为3D打印多孔结构。

③根据剩余骨量，设计利于初始固定和加压的结构，如粗短的髓内柄、侧翼、抗旋转龙骨、加压螺钉等。

④使用短粗髓内柄时使用定位导板预处理髓腔，避免偏斜。

⑤为增加假体固定的抗旋转能力，可设置抗旋转交锁螺钉、侧翼或辅助接骨板。

⑥对于骨骼未成熟的患者，有条件者应避免经骺板固定，可先跨骺板固定，待界面愈合后，再拆除螺钉，释放骺板。

⑦采用可调式结构组装，中间缺损使用合页式结构组装，其他部件与合页缺损段则可使用莫斯锥接连接。

⑧应以髓内固定为主。髓内固定应尽量使用非水泥固定（3D打印多孔面、喷涂生物柄）；若使用水泥固定时应辅以侧翼、抗旋螺钉或接骨板固定。

（5）胫骨

胫骨近端膝关节假体是目前相对完善的假体，对于缺损节段较长、剩余髓腔较短或仅剩干骺端骨质的情况，可使用3D打印技术改善固定效果（同股骨）。对于胫骨中段缺损及胫骨远端缺损（含关节面），3D打印技术可用于改善当前的重建方式。

a.胫骨中段缺损

①胫骨中段假体在界面的设计及固定方式原则上与股骨中段假体的要点类似。

②由于膝关节和腓骨的限制作用，胫骨在截骨和重建时，容易导致截骨面偏斜或重建时力线偏移，因而应设计相应的截骨导板和安装定位导板，术中结合透视定位，保证力线正常。

③由于腓骨的限制作用，一体化的假体难以安装，尽量采用包含合页结构的可调式分体设计，在固定两端后，通过复位合页结构完成安装。

④腓骨虽然会限制操作，但其支撑作用对胫骨假体有一定稳定作用，所以不建

议为了手术操作而打断腓骨。

⑤对于骨骼未成熟人群，若需经骺板固定，预计会影响胫骨生长，则应同时阻滞同侧腓骨骨骺，避免腓骨发育造成相邻关节畸形。

⑥累及胫骨中上段的骨缺损，应考虑使用腓肠肌内侧肌瓣进行假体覆盖。

b.胫骨远端缺损（含关节面）

①利用3D打印技术生产出与距骨关节面匹配的胫骨远端金属假体，实现踝关节融合。

②假体外形设计上，做踝关节融合时应保证踝穴形状与自身胫骨一致，但同时需将内踝突出的外形改成光滑弧面，避免对皮肤造成干扰。

③在胫距固定上，一般使用加压螺钉固定，设计螺钉方向时，应考虑到腓骨对操作的阻挡作用，一般可设计一枚螺钉自假体后内侧拧向距骨颈，两枚螺钉经假体前方向后拧入距骨体内，甚至实现胫距跟固定。

④假体应以髓内固定为主，髓内固定应尽量使用非水泥固定，必要时辅以侧翼、抗旋螺钉或接骨板固定，增加抗旋转能力。

（十一）局限性和副作用

1.局限性

（1）3D打印金属假体的分辨率和精度仍需进一步提高，以适应更加复杂和精细的设计。

（2）3D打印的金属髓内柄强度仍弱于机加工的髓内柄。

（3）假体固定后的应力遮挡效应仍是术后骨量丢失的重要原因。

（4）对于儿童人群，如何实现骺板生长能力的保留和二期释放，从而减少肢体短缩，需进一步研究。

（5）3D打印假体的制作流程仍较烦琐、耗时，仍需进一步简化流程、缩短周期、优化手术工具及安装步骤。

2.副作用

3D打印金属假体具有与常规机加工金属假体相似的并发症谱，包括松动、断裂、假体周围骨折、深部感染等，因而同样面临假体翻修的问题。

二、股骨近端肿瘤切除肿瘤型假体重建

（一）历史沿革

股骨近端是常见的恶性肿瘤发病部位，常见的肿瘤类型包括原发恶性肿瘤如骨肉瘤、软骨肉瘤、尤文肉瘤等以及转移性骨肿瘤。软组织肉瘤亦可通过局部浸润侵

犯股骨近端造成骨质破坏。发生于股骨近端的恶性肿瘤往往引起疼痛并可造成病理性骨折影响患者的下肢行走功能。

手术治疗是股骨近端恶性肿瘤的重要治疗手段但手术治疗的原则因不同的肿瘤类型略有不同。对转移性肿瘤而言，手术目的主要为缓解疼痛以及维持肢体的功能。手术方法包括髓内固定、病灶刮除内固定以及整块切除人工假体置换等。髓内固定及病灶刮除内固定对病变进行姑息性处理，提供短期的局部稳定性，多用于预期生存期较短的患者。随着放化疗、靶向及免疫治疗手段的不断进步骨转移瘤患者生存期得以不断延长，局部姑息性手术往往不能满足患者的临床需求。因而，股骨近端肿瘤型人工假体置换作为更加可靠的治疗手段被越来越多的研究者所采用。

对原发恶性骨肿瘤而言，由于多数患者存在根治肿瘤从而长期存活的可能，手术的主要目标是完整切除肿瘤并进行稳定的功能重建。重建的方式包括异体骨重建、自体骨重建、人工假体重建以及人工假体与自体或异体骨的复合重建等。异体骨与自体骨重建术后往往需要长时间制动进行骨愈合且面临较高的并发症发生率，术后功能往往较差而较少采用。人工假体置换操作简单方便，从最早的定制型假体到目前的组配式或3D打印个体化假体其制作工艺及设计理念得到了不断进步。

股骨近端肿瘤切除术后骨缺损重建方法多种多样且各有优缺点，但人工假体作为便捷有效的重建方式被越来越多的中心所使用。人工假体髋关节的重建方式可为全髋关节置换或者半髋关节置换（保留正常的髋臼），两种重建方式均可获得较好的功能。半髋关节置换的股骨头多采用双动头的设计，在髋关节的活动时减小对髋臼侧的磨损故可延长假体的使用寿命。且由于半髋关节置换操作简单，临床上被更多研究者所采用。人工假体髓针的固定可为骨水泥型或者生物型，目前仍无大样本证据表明一种固定方式显著优于另一种。

本专家共识将以目前最常用的股骨近端肿瘤型双动头人工假体为例，介绍初次股骨近肿瘤切除假体置换手术的解剖要点、适应证及禁忌证、围术期管理、手术技巧、术后随访及并发症处理。

（二）技术原理

1.股骨近端

股骨近端包括股骨头、股骨颈和小转子远端5厘米的区域。股骨头和颈部与股骨头体之间有一个125°~ 130°的倾斜角。此外，在通过股骨头髁部的平面和股骨颈之间有一个15°的反转角。股骨与髋臼衔接的部分大约是球体的2/3。在正常的髋关节中，股骨头的中心与髋臼的中心完全吻合。股骨头窝位于股骨头顶部的内侧，连接着股骨头韧带。大转子位于股骨头和股骨颈的交界处，连接着内收肌。此外，在正常的髋关节中，大转子的顶部与股骨头的中心处于同一水平；小转子位于股骨颈下，沿股骨体的内后方表面。髂腰肌附着在这一点上。

2.髋关节和关节囊

股骨颈的囊内位置使得股骨近端肿瘤在生物学上有可能扩散到髋关节和邻近的滑膜、关节囊和韧带。韧带提供了一个经关节跳转移到髋臼的机制。幸运的是，关节内受累是罕见的，通常发生在病理性骨折之后。可以保留关节囊，通常可以进行股骨的关节内切除。在囊内或髋臼受累或两者都受累的情况下，应考虑进行髋关节外切除术。

大转子是臀中肌等髋关节外展肌群的止点，术中有条件应进行保留并修复于假体表面；如不能保留大转子则需将肌肉止点残端做标记并修复于假体表面。研究表明，股骨近端肿瘤切除假体重建时保留股骨大转子且将其修复于假体表面与单纯将臀中肌肌腱修复于假体表面患者相比术后功能相仿，但假体脱位风险显著降低。

与手术标本一起被切除的小转子是腰肌的连接部位。肌腱残端应做标记并保留，以便重新连接到假体上。内收肌和腰大肌分别与假体的外侧和内侧联合附着，可保持假体的平衡运动范围。

3.血管神经束

股动脉在大腿内几乎垂直向股骨内收肌管下降，在内收肌处进入亨特管的开口，成为腘窝动脉。股深动脉在腹股沟韧带下方4 cm处分支至股动脉内侧。偶尔，股深动脉被结扎并与股骨近端大型肿瘤一起被整体切除。对于下肢血管通畅的青少年患者来说，结扎股深动脉不会导致血管受损。然而，强烈建议成人在术前进行血管造影，因为在股浅动脉闭塞的情况下结扎股深动脉可能导致肢体缺血，随后需要截肢。

（三）适应证

1.适应证

（1）原发侵袭性或者恶性骨肿瘤，或者软组织肉瘤侵犯股骨近端骨骼，手术需要进行整块切除者。

（2）股骨近端骨缺损重建术后因并发症或者功能不佳需进行翻修手术。

（3）转移性肿瘤导致股骨近端骨质破坏，有骨折风险或者存在病理性骨折。

（4）转移性肿瘤姑息性治疗后肿瘤复发，有骨折风险或者存在病理性骨折。

2.禁忌证

（1）原发骨或者软组织恶性肿瘤保肢手术无法获得满意外科边界的患者。

（2）肿瘤包绕重要血管神经，无法进行保留或重建。

（3）预期生存期较短的终末期恶性肿瘤患者。

（4）重要脏器功能障碍无法耐受手术的患者。

（5）有活动性出血或者出血风险患者。

（6）术区或者全身活动性感染患者。

（7）全身治疗后骨髓抑制期，或者正在使用抗血管生成靶向药物的患者。

（四）操作流程

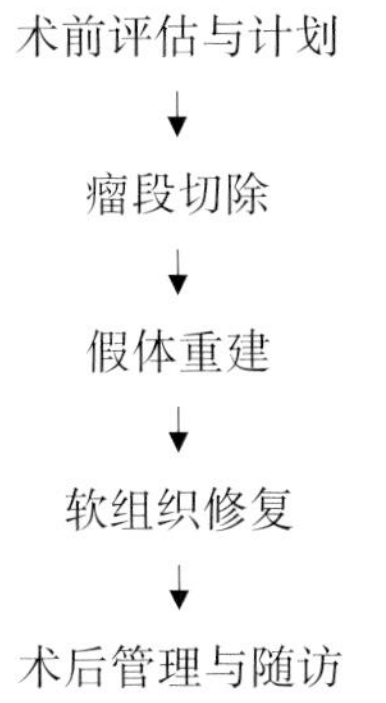

图32-1　股骨近端肿瘤假体重建流程图

1.术前准备

（1）术前问诊、查体及沟通

术前应充分了解患者的病史及诊疗经过。复发或者有手术史患者要结合影像评估肿瘤是否侵犯关节腔。

查体应评估患侧下肢血供情况及检查是否已伴发病理性骨折。术前充分与患者沟通病理性骨折的风险及预防措施，避免术前出现病理性骨折形成血肿增加手术区域的肿瘤污染。

骨骺未闭合患者应关注患者年龄、身高及父母身高情况，预测患者肢体生长潜能及出现双下肢不等长的风险，必要时采用可延长假体等措施进行干预。

术前充分沟通患者可选择的重建方案以及假体置换手术相关并发症。术前应告知围术期及术后注意事项，让患者对术后的状态有较准确的预期。

（2）实验室检查

患者术前应完成基本的实验室检查包括血常规、肝肾功能、电解质、血糖、凝血功能等检查。术前检查的完善有利于评估患者的基本身体状态用于评估患者是否存在手术禁忌以及指导围术期治疗方案。转移性肿瘤患者可根据具体肿瘤类型进行肿瘤标志物检查用于评估综合治疗效果及预后评估。

（3）影像学检查

骨肿瘤患者一定要完善局部的X线、平扫+增强的CT及MRI检查。局部检查范围应包括股骨全长及髋关节以评估髋关节的侵犯情况和股骨髓内有无跳跃灶。肿瘤的CT增强扫描有助于判断肿瘤内的血供情况以及肿瘤与周围重要血管的关系，用于评估手术切除难度及评估保肢手术的可行性。MRI可以清楚显示肿瘤软组织边界的范围及评估髓内是否有跳跃病灶的存在，对于手术边界的评估有重要意义。另有研究表明CT及MRI图像融合评估肿瘤较单个影像评估更加准确可靠。

恶性肿瘤重要脏器及全身骨骼的检查对确定原发病灶及肿瘤分期有重要意义。怀疑恶性肿瘤患者一定要对胸腹腔重要脏器进行彩超或者CT排查，了解有无原发病灶或者多发内脏转移灶。全身骨显像可评估全身骨骼的代谢变化情况，用于评估是否存在多发的骨转移病灶。患者可直接选择PET/CT进行全身脏器评估，但由于价格昂贵，一般不作为首选。

（4）手术计划

手术的计划应该在MDT团队讨论后进行。MDT团队讨论的目的是评估围术期风险、新辅助治疗效果以及制定术后的治疗方案。尤其对于骨转移瘤，MDT团队中相关内科专家对患者总体预后及术后治疗反应的评估对手术是否开展起到至关重要的作用。

手术的计划依赖于充分的术前评估，尤其肿瘤局部边界及其他周围血管神经关系的评估。局部的CT及MRI可协同用于评估肿瘤的骨及软组织边界的评估。肿瘤评估及需要提前进行手术计划的内容包括以下几个方面：

a.患者是否具备保肢指征。

b.肿瘤是否包绕重要血管神经，切除后是否需要进行血管神经重建。

c.肿瘤是否侵犯髋关节腔，肿瘤切除时经髋关节或者需要跨髋关节进行切除。经髋关节切除患者术后可保留正常的髋臼，一般可选择双动头股骨近端假体进行重建；而如果需要进行跨髋关节的关节外切除则切除范围包括股骨近端及骨盆Ⅱ区，可进行旷置处理或者进行骨盆Ⅱ区联合股骨近端假体重建。

d.肿瘤髓内段范围，用于确定股骨截骨平面，截骨的平面一般在肿瘤边界外2~3 cm正常组织内。如果肿瘤侵犯整个股骨或者股骨远端存在跳跃病灶，则根据情况将全股骨切除进行全股骨假体置换。

e.评估截骨后截骨端骨皮质的厚度、残留髓腔直径、弧度、长度等用于选择假体髓内柄的长度、形状及类型（直柄/弯柄，水泥/非水泥型等）以及是否需要异体骨移植或者辅助侧翼钢板进行固定。

f.结合患者性别、年龄、身高及其父母身高评估其生长潜能，预期术后患者双下肢不等长的发生情况。手术计划重建方式时尽量避免对股骨远端骨骺造成医源性损伤及必要时采用可延长假体进行重建。

2.手术过程

（1）手术准备

手术在百级层流手术室内进行。一般选择全身麻醉。患者术前应清洗术区及会阴区备皮。术前预防性使用抗生素。根据手术入路患者取平卧或侧卧位。消毒范围应包括自脐部以远包含膝关节。手术分为肿瘤切除及假体重建两个关键步骤。

（2）关节内股骨近端肿瘤切除

后入路（posterior approach，PA）

a.暴露：患者取侧卧位。患髋在上，腋下垫腋垫，双手分别置于调节好位置的搁手板上。健侧下肢呈半屈髋屈膝位，患肢伸直，骨盆垂直于床面，在确保稳定的同时最大程度允许手术操作的进行。从股骨干外侧中心、大转子远端约5 cm处开始做10~15 cm弧形切口，切口的一部分位于大转子后上方，弧形弯向髂前上棘后沿股骨干向下，可根据需要向下延长切口。向下切开皮肤和皮下脂肪直至阔筋膜和髂胫束，在近端纵向切开，在肿瘤外正常组织内沿臀大肌纤维进行分离。内旋股骨，暴露位于臀小肌后缘的梨状肌肌腱，可留置缝线便于术后缝合。根据肿瘤情况切断梨状肌，向后牵拉肌腱以保护坐骨神经。肿瘤外切除受累关节囊、骨膜，距肿瘤外2 cm切断受累肌肉。内收并内旋患肢，使髋关节脱位。如果脱位困难，额外松解外旋肌可能有帮助，部分或全部松解臀大肌止点以及切开下关节囊和松解股直肌也有助于股骨头脱位。

b.截骨：按照术前MR测量截骨位置，一般距离肿瘤水肿带2~3 cm，用电动摆锯或线锯进行截骨。切断小凹韧带，完整切除股骨近端。

直接外侧入路（direct lateral approach，DLA）

a.暴露：患者可取侧卧位，操作与PA相似。患者也可取仰卧位，臀部垫高。切口以大转子为中心，由远及近、由前向后略为倾斜纵向切开皮肤。分离皮下组织，并沿阔筋膜张肌与臀大肌的间隙切开阔筋膜。确定臀中肌前后缘，在其前中1/3交界处行钝性剥离，在大转子上方5 cm处分开臀中肌以避免损伤神经。以拉钩拉开臀中肌与股外侧肌的肌腱，外旋髋关节，沿肌纤维方向劈开臀小肌，暴露关节囊。如肿瘤侵犯周围软组织则予以切断肌肉充分显露并于正常组织外切除肿瘤。正常组织内切开关节囊，切断小凹韧带，屈曲、外旋髋关节，使股骨头从前方脱位。

b.截骨：DLA入路截骨与PA入路相似。

直接前入路（direct anterior approach，DAA）

DAA属于肌保留入路中改良Smith-Petersen入路的一种。

a.暴露：患者取仰卧位，将充气垫或其他软垫放在双侧臀部，使骨盆前倾并轻度伸展下肢。以髂前上棘为标志，在其远端外侧3 cm处纵向切开皮肤，向患者远侧腓骨头方向延伸切口，使其与阔筋膜张肌的方向保持一致，切开皮肤和皮下脂肪至筋膜，用拉钩拉开。在辨认阔筋膜张肌和缝匠肌以及二者的间隔后，切开筋膜。从阔筋膜张肌内侧缘行钝性分离。通常可见阔筋膜张肌和缝匠肌之间的脂肪条纹，作为间隔辨识的标志。沿该脂肪条纹以手指进行钝性分离，即可暴露股骨颈。以Hohman拉钩将阔筋膜张肌和臀中肌向外侧牵开，向内侧拉开缝匠肌和股直肌，暴露深部肌间隔。电凝越过间隔的旋股外侧动脉升支。切开关节囊，暴露股骨头。根据需要可切断股中间肌、股外侧肌、股内侧肌、内收肌、臀肌等在股骨近端附着点。正常组织内分离肿瘤，充分显露股骨近端肿瘤及周围软组织肿块。

b.截骨：按照术前MR测量截骨位置，一般距离肿瘤水肿带2~3 cm，用电动摆锯或线锯进行截骨。切断小凹韧带，完整切除股骨近端。

（3）关节外股骨近端肿瘤切除

a.暴露：患者取侧卧位，使用Smith-Petersen切口。切口始于髂嵴中部，向前至髂前上棘，然后转向髌骨外缘方向，根据需要向远端延伸，必要时在髂前上棘向耻骨联合方向做辅助切口用以显露耻骨上支。切开皮肤后，外旋下肢紧张缝匠肌，沿髂前上棘内下方5~7 cm处分辨缝匠肌及阔筋膜张肌的肌间隙，注意勿损伤股外侧皮神经，在辨认阔筋膜张肌和缝匠肌以及二者的间隔后，切开筋膜。从阔筋膜张肌内侧缘行钝性分离。沿髂嵴外侧剥离阔筋膜张肌起点，利于显露，注意结扎穿行于缝匠肌及阔筋膜张肌间的旋股外侧动脉升支，避免出血。牵开缝匠肌和阔筋膜张肌后即可显露深面的股直肌和臀中肌。切断股直肌髂骨起点，向远侧翻转股直肌，向外侧牵开臀中肌，必要时可在髂骨上剥离臀中肌及臀大肌，显露髋关节囊。根据需要切断髂腰肌，股中间肌、股外侧肌、股内侧肌、内收肌等在骨盆及股骨近端附着点。分离并牵开股血管、股神经。正常组织内分离肿瘤，充分显露髋臼、股骨近端肿瘤及周围软组织肿块。

b.截骨：按照术前MR测量截骨位置，一般距离肿瘤水肿带2~3 cm，用电动摆锯或者线锯截断股骨。小心辨认并结扎闭孔血管，使用线锯在耻骨上支、坐骨大切迹、坐骨支处截骨，完整截去髋臼。去除瘤骨，大量生理盐水冲洗创腔并止血。

c.重建：髋臼切除面临骨盆Ⅱ区结构缺损，可选择进行旷置或者订制骨盆假体重建，具体重建依据假体的设计个体化进行。

（4）股骨近端假体置换

测量股骨头大小。大量生理盐水冲洗创腔并止血。屈曲、内收和外旋髋关节，向上翘起股骨截骨端，使股骨远端髓腔处充分显露，开槽扩髓至合适大小，安装试模，复位髋关节，检查下肢长度以及髋关节的活动度和稳定性。选择颈长合适的股骨双动头假体及假体柄并安装，选择合适假体柄前倾角，一般15°左右。复位髋关节，再次检查下肢长度以及髋关节的活动度和稳定性。

（5）软组织修复重建

由于假体表明为金属材质，其与软组织愈合能力较差。假体周围包绕疝补片或者LARS韧带后更方便大转子及肌腱止点修复于假体表面。关节囊应使用肌腱线修复以包绕人工假体的双动头。再次仔细止血，逐层闭合创面，注意消灭残腔。

3. 术后管理

(1) 术后全身管理

术后管理应加强对症支持治疗，24 h内继续预防性使用抗生素。术后镇痛遵循三阶梯管理方法，根据具体疼痛情况选择适当的止痛方案。术后第二天抽血查看是否有贫血、低白蛋白及电解质紊乱情况，根据情况补充血制品、电解质及充分补液，使患者平稳度过围术期。肿瘤患者往往存在高凝状态，一般建议术后48 h开始给予预防量低分子肝素至恢复下地活动。

(2) 术后体位及功能锻炼

术后患肢多保持外展中立位，翻身时注意保护髋关节，必要时可穿戴丁字鞋及翻身护理枕，麻醉清醒后即开始鼓励患者行踝泵运动。虽然目前没有统一意见，但多建议鼓励患者尽早在双拐助行器保护下下地负重活动，尤其患者软组织损伤较小的时候。骨水泥固定的假体术后即可完全负重，非水泥固定的假体在术后1~4周内应逐步完全负重。术后2周内应避免过度髋关节运动，以防肌肉撕脱出血。术后3月内避免髋关节过度屈曲、旋转。

4. 术后随访和并发症处理

术后随访的主要内容包括肿瘤学评估、肢体功能评估以及假体相关并发症评估。建议术后2年内每3个月进行评估，术后第2~5年每半年进行评估，后续每年进行评估。

肿瘤学的评估包括特异性肿瘤标志物、局部X线、CT及MRI和/或彩超检查、关键内脏的影像评估，主要的评估目的是判断是否存在肿瘤的局部复发或者新发内脏转移。

肢体功能评价主要通过常用的评分系统如MSTS评分、TESS评分以及改良的Harris髋关节评分等进行评估，评估时机结合肿瘤学评估进行。股骨近端假体重建后短期功能一般较好且趋于稳定，一旦出现评分下降往往提示假体相关并发症的发生。

(五) 局限性和副作用

股骨近端肿瘤型双动头组配式假体术后总体并发症率为21%~45%，其中最常见的并发症为感染 (16.7%)，其次是无菌性松动 (11.7%)；原发恶性肿瘤的术后复发率为6.8%。研究表明假体脱位的发生率约为13%且切开复位对于预防再次脱位效果优于闭合复位支局固定。

假体相关并发症按类型大致分为五类：第一类为软组织相关并发症，主要指关节不稳或者脱位、肌腱断裂或切口并发症；第二类为假体无菌性松动，主要指临床症状和影像互相印证的假体松动；第三类为假体相关结构性失败，主要指假体周围骨折或者假体本身的断裂等；第四类是假体周围感染，主要指需要假体取出的单纯抗菌药物无法控制的感染；第五类是肿瘤相关并发症，主要指局部复发包绕假体导致假体重建失败。

假体相关并发症的处理需要参考具体的并发症类型，多数并发症需要手术干预或者进行翻修手术。翻修手术时机及具体手术方式的选择需要专业医师确定且在具备肿瘤假体翻修手术条件的医疗机构进行。

三、肱骨近端肿瘤切除肿瘤型假体重建

肱骨近端是原发性肿瘤和转移性疾病的好发部位，发生率仅次于股骨远端和胫骨近端。对肱骨近端侵袭性和恶性骨肿瘤临床常采用经肩关节的肱骨近端瘤段切除，即Malawer Ⅰ型肿瘤切除术。切除后重建方法很多，包括异体半关节移植、人工肿瘤假体、人工关节异体骨复合移植、自体腓骨移植、锁骨旋转移位重建等。切除肿瘤时常需切除或部分切除肩袖腱性组织，即便在肿瘤侵袭性较弱或肿瘤局限于骨内者，虽然肩袖腱性结构保留较多，但重建时将肩袖附着于假体上仍不能提供足够肩袖功能，因此患者肩关节活动（外展、前屈）均严重障碍。既往研究比较肱骨近端肿瘤切除后用异体骨、人工关节、自体锁骨移位重建肱骨近端，发现无论采用何种重建，手均无法达到肩部以上。

肩关节不典型的头臼结构（肩盂较浅，包容度差）提供极大活动范围，稳定性依赖于肩袖结构完整性。肩关节外展时，肩袖将肱骨头控制在肩盂范围内，由三角肌提供上肢外展主要动力，三角肌与肩袖结构协同作用保证肩关节正常功能。肩袖功能不足，肱骨头无法稳定于肩盂内，三角肌提供的外展力量亦无法使上肢外展，反而引起肱骨头上移而撞击肩峰，影响肩关节功能。因此，肱骨近端肿瘤切除后如何将残余肩袖结构附着于假体是目前重建的难点。在假体周围包裹不可吸收材料补片，以利于肩袖结构的缝合及软组织嵌入，可在一定程度上改善术后肩关节功能及活动度，但其活动仍受到很大限制。

肱骨近端肿瘤真正需要行截肢术的比例已很少，近95%的高级别或低级别肉瘤患者仍可进行保肢手术，但肱骨近端肿瘤的保肢切除手术复杂且具有挑战性。人工假体重建是肱骨近端大段骨缺损最常用的重建方法，这种重建方法包括局部肌肉转移以稳定肩关节、覆盖假体并确保肘、腕及手的功能。当前，最为常用的肱骨近端肿瘤切除后重建方式包括肿瘤型肱骨近端假体重建、同种异体骨-人工假体复合物重建和反肩关节置换等。

（一）历史沿革

手术或手术联合辅助治疗是根除肱骨近端肿瘤的主要治疗方案。在过去的几十年里，肱骨近端肿瘤切除术后的重建策略一直在不断探索前进，截肢逐步失去了作

为首选治疗方法的地位，取而代之的是现代肢体保留手术，力图保留解剖结构和尽可能多地保留上肢功能。肿瘤外科广泛切除后肱骨近端保肢的主要手术方式可归纳为生物重建（同种异体和自体移植）、假体重建（解剖型肱骨假体、全反向肩关节假体）和移植-假体复合重建等。

同种异体移植物和自体移植物技术是最早为肱骨近端重建提供曙光的技术，但直到20世纪70年代随着冷却技术的发展和对血管化所起的关键作用的理解，才确立了其作为骨科手术中可靠的重建选择。Taylor等人于1975年首次描述游离血管化腓骨移植物（FVFG），使其成为各种重建的可靠选择，1999年Wada等人使用游离血管化腓骨移植物替代近端肱骨，实施悬吊手术以保持被动肩肱的活动性。Gilbert和Teot于1981年首次描述肩胛骨柱移植，此后该技术被广泛应用于肱骨丢失的治疗，并由Le Reun等人在2019年详细总结，包括使用肩胛骨的侧缘可作为自体血管化骨移植物来弥合肱骨切除术引起的缺陷。Sulamaa等于1963年首次描述用锁骨代肱骨技术（CPH）治疗短肢畸形的患者，该技术在20世纪90年代初由Sulamaa和Winkelmann引进用于癌症患者。

与生物重建相比，假体重建的并发症更少，植入物总存活率更高，而且可更为快速地恢复关节稳定性和上肢运动。现代的肱骨假体植根于Charles Sumner Neer Ⅱ在20世纪50~70年代之间带来的外科和技术进步。Neer认为，肩关节半关节成形术旨在缓解局部疼痛、保留该部位的正常解剖结构，同时为受累上肢提供足够的功能。遵循这条策略，市面上逐渐涌现出各种肱骨假体，从模块化到定制、包括骨水泥或非骨水泥固定等。2005年De Wilde等人详细描述了反肩关节假体用于肿瘤切除术后肱骨近端重建，指出接受反向肩关节置换术治疗的肱骨近端和肩袖切除术患者依靠三角肌产生活跃的肩部功能，因此必须关注和优化三角肌力矩臂和肌肉伸长，以获得更好的临床效果。

肱骨重建也可以进行匹配的同种异体移植-假体复合重建（APC），这种方法于1991年由Gitelis首次描述，以克服单独同种异体移植物遭受骨折和植入失败的巨大风险，相关证据是根据Malawer分类进行1A或1B关节内切除术的病例系列研究。与同种异体移植或假体重建相比，手术时间更长、更复杂，不过有机会减少单独使用其他两种技术之一时出现的经典并发症。

现代外科手术为肿瘤切除后的肱骨近端重建提供了多种解决方案，每种解决方案都有其优点和缺点。外科医生应考虑患者的个体情况和需求选择更适合个人的技术。选择最合适的手术治疗方法，不仅要准确地了解手术切除范围，还要了解患者全身和局部的临床情况、预期寿命和功能要求。

（二）肿瘤型人工肱骨近端假体

1.技术原理

人工肱骨假体在肱骨近端骨肿瘤的保肢治疗中具有重要，它不仅减轻了患者的疼痛，还增加了关节活动度，可明显提高患者的生活质量。Malawer Ⅰ型切除术后肱骨近端假体重建的美国骨肿瘤学会评分系统（MSTS）上肢功能评分可达到60%~80%。多数文献报道认可人工肱骨近端假体在治疗肱骨近端恶性肿瘤方面不仅能保留患肢完整外观形态，还可以较大程度地保留上肢功能，因此得以广泛应用。

人工肱骨假体具有便捷实用的优点，并能根据不同截骨长度进行合适的选择，术后可提供肩关节的即刻稳定性和良好的关节功能，手术步骤相对简单、适用性强。单纯使用肿瘤型人工肱骨假体进行重建的术后短期效果较好，但由于肩部功能依赖于肩袖和大结节的完整性，而大结节经常因肿瘤受累而受损，因此远期仍存在肩关节功能受限等缺点，以及假体相关机械性并发症和关节脱位等并发症，年轻患者可能会面临关节盂磨损等问题。因此，为改善肩关节稳定性和功能，已有较多文献报道可利用补片或软组织协助等方法改良肿瘤型人工肱骨近端假体重建术。

2.适应证与禁忌证

（1）适应证

a.良性侵袭性肱骨近端肿瘤（如骨巨细胞瘤），刮除术后无法重建肱骨近端，需行肱骨近端切除者。

b.低度或高度恶性肱骨原发性肿瘤，如纤维肉瘤、软骨肉瘤、骨肉瘤等。

c.部分肱骨近端孤立转移癌。

（2）禁忌证

a.绝对禁忌证包括肿瘤累及血管神经束或广泛地侵犯到邻近的胸壁。

b.相对禁忌证包括肿瘤侵犯胸壁、因不恰当的活检或病理骨折后形成的血肿污染手术部位、感染史或淋巴结累及。

3.操作流程

（1）体位：全身麻醉后，患者取仰卧位或沙滩椅位，术侧肩部垫高使躯干与手术台呈20°~30°。

（2）切口：采用肩关节前外侧延长切口，原活检切口瘢痕包括在本次手术切口范围内。切口起自肩锁关节前上方，沿锁骨外1/3前缘向内侧走行，随后沿三角肌-胸大肌间沟和肱二头肌外侧缘至上臂计划水平。

（3）切除：循设计切口依次切开皮肤、皮下筋膜，活检通道连同一并梭形切除。于肿瘤包膜外切断软组织和肌肉止点，逐步游离肱骨近端及肿瘤组织。截骨的范围以术前MRI为指导，一般距肿瘤远端2~3 cm处线锯切断肱骨。在距肩袖大、小结节止点 1~1.5 cm 处切断肩袖肌腱，以缝线标记冈上肌、冈下肌、小圆肌及肩胛下肌断端。取出肿瘤骨段，创口严密止血。用生理盐水冲洗并清除创口内组织碎屑，准备再植重建。

（4）重建：肱骨干残端逐步扩髓，脉冲冲洗髓腔，用试模调整肿瘤型肱骨假体的长度。测试长度合适后，用骨水泥将术前定制或组配的肿瘤型人工肱骨近端假体固定于残留的肱骨干内，调整肱骨头后倾30°左右。肩关节维持于旋转中立位，然后行软组织重建。三角肌保留者将三角肌止点缝合于假体侧孔，将肩袖止点（特别是冈上肌腱）缝合重建在假体肱骨头相应的侧孔上。切除三角肌及冈上肌腱者，争取坚强缝合周围肌肉和韧带组织，包裹异体关节，获得关节的稳定。创口内置引流管后逐层缝合。

（5）重建辅助：根据术中情况，可考虑用补片或锚钉加强软组织重建修补。在软组织重建前，取合适大小补片包裹人工肱骨头假体，将冈上肌腱，冈下肌腱，小圆肌腱和肩胛下肌腱等肩袖组织缝合在补片上；并将胸大肌、肱二头肌、肱二头肌、肱三头肌等周围肌肉缝合在补片上。如需修复关节囊，可在此基础上，在关节盂不同方向（上、下、前、后）固定4个锚钉，以提高术后假体肱骨头和肩关节盂的相对稳定性。

（6）注意事项：

a.采取保肢手术成功的前提是对肿瘤的部位及其自然病程的透彻了解，以及熟练的骨骼肌重建技术。

b.肱骨近端肿瘤初始活检应经三角肌前部进行，不应经三角肌–胸肌间隙进行，因为经此活检会污染三角肌–胸肌筋膜、肩胛下肌和胸大肌，从而影响保肢手术的安全切除。

c.术前经骨扫描和MRI确定截骨长度，避免截骨时出现阳性切面，应在影像学异常区远侧 2~3 cm处截骨。切下标本立即剖检，以确定手术切除是否已彻底，如有疑问须取组织作快速切片检查，确保肿瘤彻底切除。

d.移植的肿瘤型假体需用骨水泥与受体骨连结处严密接触，并达到坚强固定。

（7）术后处理：

a.切口引流至引流量小于50 ml/d酌情拔管。术后定期换药，术后2周拆线，伤口愈合良好者，可继续行化疗。

b.根据肿瘤病理结果，对化疗敏感病理类型者，应行化疗。软骨肉瘤等化疗不敏感者，不行放、化疗。

（8）康复锻炼：术后肩关节外展屈曲位支具固定6~12周。康复锻炼应从术后第2天即开始，分为3个阶段。

a.第1阶段（0~6周），局部热疗和自我辅助性被动关节活动度训练。主动辅助肘、前臂、手腕和手部运动训练。除了训练，其他时间应佩戴支具保护。

b.第2阶段（7~12周），逐步增加主动性关节活动训练。可逐步停止使用支具，开始轻微的日常生活活动，同时继续自我辅助被动肩关节活动训练以保持和改善肩部活动。

c.第3阶段（12周以后），进一步的肌肉拉伸和抗阻力力量练习，继续优化肩部运动。可借用轻量型弹性阻力带进行等张力量的运动训练。最终目标是在3个月后患者可较为舒适地进行功能性的动作。如三角肌和肩袖肌群切除的患者，术后锻炼以恢复旋转功能为主，以获得更好的肘及手部的活动。

（9）并发症及处理：

a.感染：通过严密术前规划，预防感染非常重要，包括掌握适应证、注意软组织包盖、确保假体无菌、术后创口负压引流及规范使用抗生素等。一旦发生感染，后果将是灾难性的，需行反复清创、旷置甚至截肢可能。可试行取出假体后加用抗生素骨水泥棒暂时保持肢体长度，待感染控制后再次行假体翻修移植。

b.假体周围骨折：人工关节置换术后6个月内骨吸收较新骨形成占优势，骨强度下降50%左右，新骨与肿瘤假体界面强度至第2年才渐恢复正常水平。人工关节假体周围骨折大多发生在外力作用较大时，因此在此期间需小心保护，避免外伤。如假体周围骨折，可再行植骨内固定治疗或假体翻修术。

c.应力屏蔽：近20%的患者在术后2~3年可出现应力屏蔽现象，相关危险因素包括较短的髓内针、较长的髓外假体等。应力屏蔽可致假体松动，对假体长期稳定性存在影响，必要时需翻修手术。

4.局限性和副作用

由于肿瘤型肱骨近端假体重建术的肩部功能依赖于肩袖和大结节的完整性，而患者的部分肩袖肌群、三角肌、大结节经常因肿瘤受累而受损，或连同肿瘤被一起切除，因此远期仍存在肩关节功能受限等缺点，因此远期功能评分有限。采用补片加强肩袖重建的方法虽然可一定程度改善肩关节稳定性和功能，但肩关节功能重建仍是一项挑战。万荣等介绍定制型肱骨近端假体结合人工补片重建后肩关节的外展功能为20°~70°，汤小东等报道采用补片后肩关节外展功能可改善至68°±13°。

（三）肱骨近端肿瘤切除并同种异体骨-人工假体复合物重建

1.技术原理

由于单纯肱骨近端肿瘤假体置换术存在一定局限性，同种异体骨-人工假体复合物重建（allograft prosthetic composite，APC）也被广泛用于肱骨近端肿瘤切除后肩关节重建。APC最初是在髋关节和膝关节手术中设计的，用于解决同种异体骨软骨移植重建中骨吸收、骨折和软骨退变的问题。使用APC重建肱骨近端提供了同种异体骨和假体重建技术的混合，综合了全生物骨软骨异体移植物和假体重建方案的一些优点和缺点。该方法将切除的瘤段用套接一段异体骨的普通长柄肱骨近端假体重建，这样可以让软组织重新附着在移植的同种异体骨组织上。肩袖、三角肌和关节囊等组织可以缝合在同种异体的肱骨表面软组织上，用来维持肩关节的稳定及改善肩关节主动活动范围。金属假体部分可减少同种异体骨关节移植的远期并发症。

2.适应证与禁忌证

（1）适应证

同肿瘤型人工肱骨近端假体的适应证。

（2）禁忌证

进行有功能的关节成形术的前提是关节内切除并保留外展肌。如果腋神经及三角肌均不能保留做关节成形术则是没有意义的。在这样的情况下，其他的重建方法如采用简单的肿瘤型肱骨近端假体则更恰当和简便。

3.操作流程

（1）术前准备

术前特殊材料准备，最主要的是深低温的异体骨及长柄的肱骨近端假体。术者应在术前联系组织库，以确保深低温异体肱骨的提供。

主刀术前应充分评估异体骨所需尺寸。对于APC手术，异体骨需足够长以替换切除瘤段骨的长度，同时要适当大小以容纳长柄的肱骨近端半关节假体。异体肱骨上应留有软组织袖套以供缝合。术前还要测量肩胛盂，确保有合适匹配的金属半肩假体。因为需要套接一段异体骨，因此需要准备具有足够柄长度的假体。

（2）肿瘤切除

同上行Malawer Ⅰ型肿瘤切除。

（3）异体骨准备

解冻后测量异体骨并检查软组织袖套，用摆锯在适当的位置截断使其能替代截除的瘤段骨。同样用摆锯在解剖颈（自大结节到小结节）截断异体肱骨的关节部分。术者在手术台边上修整异体肱骨，使其与术前选择的金属假体匹配。

肱骨上端用高速大扭矩的磨钻开窗，用适当的圆柱形扩髓器扩髓，进而用适当尺寸的骨锉开大髓腔使其与人工假体匹配。根据肱骨截除的长度，选择合适长度的假体使其柄插入肱骨残端髓腔内至少7 cm。假体柄的直径根据异体骨及肱骨残端髓腔大小而决定。

长柄的肱骨假体插入异体骨内，尾端部分露出以准备与患者肱骨残端髓腔相连。目前肩关节假体有不同的肱骨头尺寸，并有不同的偏心距选择，以供调整解剖形态上的匹配和假体安装的稳定性。术中用不同的试模确定肱骨头的大小、高度及在肩胛盂内的位置，同时也有利于判断缝合在假体上的肩袖的长度及软组织的张力。条件允许的话选用稍大一点的肱骨头。

（4）假体重建

试模准备：肱骨干残端使用圆柱形扩髓器扩髓，以满足异体骨-人工假体复合物的插入。异体骨-人工假体复合物插入患者肱骨残端并复位肩关节，选择合适的肱骨头后倾。以肘部髁间连线为参考，肱骨头的后倾常规调整为30°。另一个判定旋转正常的方法为肱骨头假体直接指向肩胛盂时前臂处于中立位。确定后倾位置后在异体骨与患者残端骨连接部作标记。

安装重建：将异体肱骨洗干净晾干，同时调和骨水泥。先将骨水泥注入异体肱骨内，再插入人工假体，使假体柄露于异体骨外。注意将假体柄上骨水泥清理干净，以免影响其插入患者的肱骨残端。然后在患者肱骨残端注入骨水泥，将异体骨-人工假体复合物插入肱骨髓腔内。假体适当旋转达到肱骨头30°的后倾是很关键的。如果异体骨和患者的肱骨残端连接处没有很好的抗旋转稳定性，可根据情况采用侧方动态加压钢板或锁定板进行固定。

（5）软组织重建

异体骨-人工假体复合物置入后复位肩关节，沿关节囊一周进行软组织修复。用不可吸收缝线（2号或5号肩袖缝线）用于修复。残留的关节囊及肩袖肌腱应与异体骨上相应的结构缝合修复，同样的三角肌与异体骨的三角肌止点缝合，胸大肌也应尽量修复于其止点处。

修复时保持适当的张力很重要。将肩和手放于敬礼的姿势进行韧带缝合有助于获得适当的张力。

（6）术后处理同前

（7）术后康复

术后早期患者佩戴支具保持肩关节外展位。由于韧带修复愈合大约要4周时间，因此早期避免肩关节主动运动。起初可进行肩关节钟摆样活动，逐步过渡到适量的被动运动和被动辅助下的锻炼。术后约6周开始少量的主动运动，但2个月内因软组织修复不能进行抗阻力运动，之后可逐渐增加活动度练习和肌力训练，以最大限度恢复功能。

定期比较X线平片，评估异体骨与患者肱骨残端之间的愈合情况。通常愈合时间在术后3个月到1年。如果1年后出现骨不连则可考虑自体骨移植以促进愈合。

4.局限性与副作用

复合重建手术一定程度增加了手术的复杂性，其中同种异体骨移植存在植物骨溶解、骨不愈合、骨折、感染、应力遮挡和延迟愈合等并发症。同时在国内，带软组织附着的异体骨供应极为有限，也限制了APC的应用。El Beain等分析了21例肱骨近端肿瘤切除术后行APC重建的病例，总结得出术后5年翻修累积风险为10.1%、超

12个月延迟愈合比率47.6%、大结节吸收比率42.8%、无菌性松动比率14.3%，该项研究的术后MSTS评分1年为86%左右、5年为78%左右，主动前屈术后1年平均可达101°（±SD 33°）、5年为92°（±SD 34°）。Teunis等对相关文献进行系统性回顾后得出，APC重建的术后MSTS评分范围为57%~91%。而Sirveaux等回顾相关文献后归纳指出，APC术后的主动前屈只有50°左右，明显低于在类似适应证下采用反肩置换者。Abdeen等通过分组分析，提出保留三角肌与否对APC重建术后关节活动功能具有显著影响，其中三角肌完好患者的平均主动外展和前屈明显大于部分切除和完全切除的患者（外展72°vs.52°vs.19°；前屈70°vs.59°vs.23°）。

（四）肿瘤型组配反肩关节假体

1.技术原理

反肩关节假体最初主要用于肩袖缺损的严重骨关节炎或类风湿性关节炎的治疗。其特殊生物力学结构能提供一种不同的肩关节活动机制，即不依赖于肩袖完整性，仅依靠三角肌力量即可使肩关节良好外展、前屈及上举，而这正适合于肩袖附着困难的肿瘤Malawer Ⅰ型切除患者。近年来，国内外较多研究报道肱骨近端肿瘤切除后应用反肩关节重建取得良好疗效，是所有重建方法中肩关节功能最好的一种。

反肩关节的设计要点在于在肩盂侧置入肩盂球，通过肩盂球来限制、阻挡肱骨近端上移。另一方面反肩关节的设计可以使肩关节旋转中心内移、下降，从而增加了三角肌力臂，改善了三角肌效率，这一特殊生物力学正好符合肱骨近端肿瘤切除后重建要求。肿瘤型组配反肩关节假体由肩盂侧及肱骨侧组成。肩盂侧包括肩盂基座及肩盂球：用螺钉将带涂层的肩盂基座固定在肩胛盂上以获得远期的生物学稳定融合；在基座上安装肩盂球假体。肱骨侧包括聚乙烯内衬、间隔器、肱骨柄、截骨段和髓针。顶部安装聚乙烯反肩内衬，同时可使用间隔器来调整假体高度以获得满意的三角肌张力。

2.适应证与禁忌证

（1）适应证

a.肱骨近端侵袭性或恶性骨肿瘤，或软组织肉瘤累及肱骨近端，需整块切除者。

b.肿瘤型肱骨头置换术后假体失败，需翻修者。

（2）禁忌证

a.肱骨近端肿瘤累及三角肌，切除肿瘤需同时切除大部分三角肌。

b.肱骨近端肿瘤累及腋神经，需同时切除腋神经者。

c.肿瘤切除远端超越三角肌远端，为反肩置换相对禁忌证。如通过手术能良好重建三角肌止点，恢复三角肌张力，也可尝试反肩置换。

3.操作流程

（1）肿瘤切除

同上行Malawer Ⅰ型肿瘤切除。

（2）假体重建

显露肩胛盂，切除关节盂周围关节囊滑膜组织，获得良好的骨性边缘。刮除关节软骨至软骨下骨，假体导向器贴合关节盂下缘，并稍向下倾。钻孔扩孔后盂锉打磨肩盂直至获得平整的肩胛盂骨面，安装基座并用螺丝钉固定，安装肩盂球试模。

根据切除肱骨长度，选择等长的肱骨假体。肱骨残端扩髓后，试装肱骨假体。选择适宜厚度衬垫试模，复位肩关节并检查三角肌张力和各个活动方向上的假体稳定性，并注意有无撞击征象。满意后拆除肱骨假体，骨水泥枪打入骨水泥后插入肱骨假体至远端肱骨髓腔，屈曲肘关节至90°，以前臂为参照，控制假体后倾10°~20°，待骨水泥硬化后安装衬垫和肩盂球后复位肩关节。

（3）软组织重建

使用不可吸收缝线分别将冈下肌及小圆肌和肩胛下肌固定于假体的大、小结节，将肱二头肌长头腱残端固定于联合腱。假体周围捆绑不可吸收的人工补片，将背阔肌、胸大肌等软组织缝合固定。

（4）手术技巧与注意事项

a.将肩盂基座植入适度尾倾的角度，可以更好发挥肩盂球的作用。另外适度尾倾也利于把三角肌的张力转化为肩盂基座压应力。如果将肩盂基座植入头倾的位置，三角肌的力量很容易造成肩盂基座的剪切应力损害，导致整个肩盂基座松动移位。

b.反肩置换另一个关注点是如何用三角肌的张力来改善肩关节的稳定性。在反肩关节设计中，通过将肩关节的旋转中心内移下降增加了三角肌的力臂、改善了三角肌的效能。另一方面，三角肌也是维持反肩关节稳定的最主要力量。手术当中通过调整植入假体的长度，衬垫和间隔器的厚度来调整和维持三角肌的张力，增加三角肌的力量，从而来改善这一关节稳定性。

（5）术后处理同前

（6）术后康复

术后第1天开始手、腕、肘关节主动功能锻炼，待患者下床后使用肩关节外展支具或外展枕将肩关节固定于旋转中立位，外展10°。由于肿瘤型反肩置换相较于普通关节的反肩置换不稳和容易脱位，术后需外展支具固定6周。6周后去除外展枕开始主动肩关节前屈、外展功能锻炼。

（7）并发症及处理

脱位是反肩重建术后最常见的早期并发症之一。Trovarelli G等报道对22例肱骨近端肿瘤采用组配式肿瘤型反肩置换，随访时间最少2年。其中4例出现关节脱位，脱位率高达18%。脱位原因包括：①肱骨侧假体的后倾角度不够；②三角肌张力不够；③骨侧切除长度过长，超过10 cm容易出现关节脱位。解决方法包括：①增加肩盂球的尺寸；②增加内衬的厚度；③调整肱骨侧的后倾角度。

肩胛骨撞击是反肩假体置换术后所特有的一大常见且潜在进展的并发症，文献报道其发生率可高达59%。除了内收，主要是上臂外旋动作导致肱骨侧假体撞击肩胛骨后外侧，从而造成肩胛骨切迹。关节盂球的偏下、偏外和偏后放置可以减少肩胛骨撞击的发生。

4. 局限性和副作用

虽然反肩关节置换是重建肩关节功能的有效手段之一，但存在肩关节脱位、假体松动、假体失败后翻修困难等问题。同时，由于反肩置换的肩关节功能完全依赖于三角肌功能，对那些术中无法保留腋神经，或者需切除三角肌的肿瘤患者均无法行反肩置换手术。对那些需切除三角肌止点的肿瘤患者也需谨慎采用反肩置换，如果术中无法重建和恢复三角肌张力，反肩置换的脱位率会大大增大。因此反肩置换的适应证更为狭小和严格，只适用于那些肿瘤长度有限和软组织肿块较小的患者。

四、胫骨近端肿瘤切除肿瘤型胫骨近端假体重建

胫骨近端是骨原发和继发恶性肿瘤的常见发病部位之一。手术治疗的目标在于广泛整块切除病变的肿瘤组织。对于胫骨近端肿瘤切除后或其他病生理情况导致的胫骨近端骨缺损与骨质丢失，胫骨近端肿瘤型人工假体置换凭借其操作简便、即刻稳定性好、功能优越等特点，在多年发展中已成为目前主流重建方式。然而，肿瘤型胫骨近端假体并发症发生率和假体失败率仍相对较高，解剖部位的特殊性易导致假体软组织覆盖不良，造成深部感染；髌韧带止点的重建导致术后功能受限和并发症的发生等。亟须引起充分重视并对手术操作和全病程管理进行规范化管理。另一方面，肿瘤型假体重建手术具有特殊的手术操作要点与技术难点，是影响手术成败和假体保有的关键因素。本专家共识以目前最常用的成人旋转铰链胫骨近端肿瘤型假体为例，介绍初次胫骨近端肿瘤手术切除，胫骨近端肿瘤型膝关节假体重建术的解剖要点、适应证与禁忌证、围术期管理、手术技巧、术后并发症及功能状态等内容。为胫骨近端肿瘤切除肿瘤型胫骨近端假体重建的规范化治疗提供帮助与参考。

（一）历史沿革

原发骨与软组织肿瘤及部分转移性骨转移瘤好发于膝关节周围。其中，胫骨近端是骨原发恶性肿瘤，如骨肉瘤等最常见的发病部位之一，手术治疗的目标在于广泛整块切除肿瘤组织。长期以来，胫骨近端恶性骨肿瘤外科治疗主要采用膝上截肢技术。自20世纪70年代以来，随着（新）辅助化疗的应用、影像学检查技术的推

广、手术技巧的提高和人工假体的发展，胫骨近端恶性肿瘤的保肢治疗得以发展和改良，在青少年和成年人中已代替截肢手术，成为目前主流的手术方式。

对于胫骨近端肿瘤切除后骨缺损，重建方法形式多样。其中包括肿瘤型人工假体重建、异体骨-假体复合物重建、自体瘤骨灭活再植、异体骨关节移植、肢体短缩成形术等。其中胫骨近端肿瘤人工假体置换凭借其操作简便、即刻稳定性好、功能优越等特点已成为目前主流重建方式。

近30年来国内外文献陆续报道了多种膝关节肿瘤假体的临床应用情况。这些假体设计经历了定制与组配、固定铰链与旋转铰链、水泥固定与非水泥固定的尝试和变革，在过去数十年里为下肢恶性肿瘤的保肢治疗起到重要的作用。目前用于成人的胫骨近端假体一般为组配型、旋转铰链型的全膝关节假体，均采用髓内固定，固定方式包括骨水泥固定和非骨水泥固定/压配固定。旋转铰链的设计既能允许屈伸运动，又能允许一定程度的内、外旋运动，同时能保证膝关节内/外翻、屈/伸的稳定性。

胫骨近端肿瘤切除重建具有天然的保肢优势和劣势。优势在于胫骨近端后方的腘肌、胫后肌群能有效阻挡肿瘤侵犯腘血管和胫神经，从而使保肢治疗成为可能。劣势包括软组织覆盖不满意容易造成深部感染、需要重建髌韧带止点等。其中，较高的感染风险往往导致保肢失败。肿瘤型假体并发症发生率和假体失败率显著高于表面型关节假体，亟须相关专业人员对手术操作和全病程管理引起重视并统一思想。另一方面，接受肿瘤型膝关节假体置换的患者大多为青少年，按目前研究数据，肿瘤长期生存者一生中至少需要再次接受翻修手术。因此，术者应尽一切可能尽量延长初次置换的假体寿命，并且应有长远眼光，为之后翻修手术留下余地。另一方面，术者应根据患者具体情况，制定肿瘤切除和重建计划，并选择合适假体；安装假体时注意恢复正常力线和缺损长度；术后应细致指导患者的康复锻炼和并发症预防。对于儿童患者还更加审慎的选择手术方式和合适假体，并应适时干预双下肢不等长相关问题。

（二）技术原理

1.腘窝血管神经束

腘动脉在收肌腱裂孔处续于股动脉，起初位于半膜肌深面，贴腘窝底向外下斜形，至股骨两髁中间即垂直下行，至腘肌下缘出分为二终支：胫前动脉及胫后动脉（胫腓干动脉），后者再分出腓动脉。胫神经于股后区沿中线下行入腘窝，在腘窝内与腘血管伴行向下，在小腿后区比目鱼肌深面伴胫后血管下降。腘肌斜位于腘窝底，起自股骨外侧髁的外侧部分，止于胫骨的比目鱼肌线以上的骨面，在胫骨近端作为腘血管神经束与胫骨之间的天然屏障，能有效阻挡胫骨近端肿瘤向后侵犯腘血管主干。胫前血管在大多数胫骨近端恶性肿瘤的切除中都需要结扎切断，腓血管在肿瘤包块较大时很容易受累，然而胫后血管因为腘肌及胫后深肌群的保护通常都得以保留。对于年轻患者，小腿3根动脉主干通常只要保留1根即可满足下肢的正常血供。因此，对于初治的胫骨近端恶性肿瘤，保肢可能性是比较大的；但对于复发肿瘤、不当的活检、病理性骨折、放疗后病例，上述保肢优势则不再存在。

2.上胫腓关节和腓骨

上胫腓关节位于胫骨近端后外侧，胫骨近端恶性肿瘤有可能会延伸至上胫腓关节囊甚至包裹腓骨近端内侧皮质，此时则需要将上胫腓关节甚至腓骨近端一并切除。胫骨近端肿瘤有时可能会向骨间膜突出较大的肿瘤包块，包裹腓骨骨干半侧皮质，此时亦需要将腓骨连同胫骨一并切除，对于这种情况，应更加小心胫后血管的分离和保护，因为胫前血管和腓血管在肿瘤切除过程中往往需要牺牲。在没有受到肿瘤侵犯的情况下，腓骨近端尽量保留，一方面是减少腓总神经损伤的风险，另一方面是腓骨近端作为占位器，可为日后翻修手术提供更充裕的软组织包裹。然而，对于儿童患者，保留生长能力的腓骨头可能会继续向上生长，抵触股骨外髁，导致膝关节内翻，因而需要预防性切除腓骨头或作骺板阻滞。对于体型瘦小的患者，即使使用最小号假体可能依然难以获得无张力皮肤缝合，此时可通过切除近端腓骨来降低张力。

3.膝关节囊及伸膝装置

胫骨近端原发骨肿瘤很少直接侵犯至膝关节内。少数情况下肿瘤可通过交叉韧带播散，更多的情况是由于病理性骨折、不当的活检和关节内手术造成的污染。术前通过MRI检查可提示有无关节囊受累。胫骨近端肿瘤整块切除需要将伸膝装置从胫骨结节表面游离，并重新缝合于假体之上。一般情况下，于胫骨骨面以外1~2 cm切断髌韧带，在重建时直接缝合并不会导致明显的髌骨下移或过高的张力。但当肿瘤包块向胫骨前方突出，累及髌韧带止点时，能保留的髌韧带长度则较短，此时需要人造韧带与剩余髌韧带编织缝合来延长髌韧带，维持正常的张力和髌骨高度。

4.腓肠肌

腓肠肌分为内侧头及外侧头，前者起自股骨内上髁，后者起自股骨外上髁，两者与比目鱼肌一同汇合成跟腱止于跟骨结节。跖肌腱位于腓肠肌与比目鱼肌之间，是游离腓肠肌与比目鱼间隙的重要标志。腓肠肌血运由腓肠动脉供应。腓肠动脉分内侧和外侧两支，分别供应腓肠肌内侧和外侧头。两支腓肠动脉均在膝关节线以上由腘动脉发出。腓肠肌的运动由内外侧腓肠运动神经支配，后者均起自胫神经。腓肠肌的作用包括屈膝及跖屈。腓肠肌内侧头肌瓣比外侧头更长、更厚，旋转后可覆盖胫骨上1/3，游离腓肠肌内侧肌瓣操作简单，且一般不影响下肢功能，因而是膝关节假体置换术后最常用的软组织修复方法。

（三）适应证与禁忌证

1.适应证

（1）位于胫骨近端原发侵袭性或恶性骨肿瘤，或软组织肉瘤累及胫骨近端，需要整块切除者。

（2）位于胫骨近端的骨转移癌，骨质破坏严重不适合内固定者。

（3）胫骨近端假体置换术后假体失败，需翻修者。

（4）原发于腓骨的巨大肿瘤累及胫骨近端者。

（5）大剂量放疗后胫骨近端骨折者。

（6）膝关节退行性变，无菌性炎症伴严重骨质丢失及韧带不稳者；表面膝关节假体置换术后急性假体周围骨折或骨折不愈合者、无法经内固定或单纯延长髓内柄治疗者；表面膝关节假体置换术后假体松动伴严重骨质丢失及韧带不稳者；治疗后的胫骨近端多部分骨折不愈合者。

2.禁忌证

（1）原发恶性骨肿瘤无法通过保肢手术获得满意手术边界者。

（2）终末期患者、伴有严重合并症无法耐受手术者。

（3）膝关节、拟术区细菌性感染或伴有全身感染者。

（4）化疗骨髓抑制期未恢复者，正在使用抗血管生成靶向药物者。

（5）经手术计划剩余正常的股骨髓腔过短，不足以进行有效的髓内固定者，为相对禁忌证。

（6）肿瘤广泛累及血管神经束为相对禁忌证。对于成人患者，若有计划的肿瘤及血管神经束切除仍可获得较好的手术边界，且腘动脉和胫动脉管径足够行搭桥手术者，可考虑行保肢手术联合大隐静脉搭桥术，坐骨神经切断虽会影响小腿功能，但通过穿戴足托仍可获得较好的功能状态。对于儿童患者，由于血管搭桥难度大且并发症多，需十分审慎评估保肢手术风险，并将膝上截肢手术列为备选方案之一。

（7）年龄较小的患儿由于骨骼过小，极大地限制假体的有效固定，假体置换后会往往需要多次翻修手术和肢体延长手术，而膝上截肢术后功能状态并不亚于假体置换，因此小儿童为相对禁忌证。对这一特殊人群，还可选择半关节假体置换、可延长假体置换、膝上截肢等手术方式。

（四）操作流程

1.术前问诊、查体及沟通

术者应充分了解患者病史，尤其包括活检方式、有无长期制动、有无病理性骨折、有无同侧肢体其他手术史、肢体远端有无肿胀史、术前化疗效果等，并对患者进行详细体格检查，尤其要确定活检瘢痕位置、有无区域淋巴结肿大、手术部位有无感染征象、皮肤疾病、有无畸形或关节挛缩、关节活动度、有无下肢短缩、肢体的感觉、肌力及末梢血运情况、有无甲沟炎等。对于骨骼发育未成熟的患者还应关注其年龄、身高、父母身高以推测未来肢体短缩长度。另一方面，术者应与患者充分沟通，使其知晓假体置换术的目的、围术期康复要点、假体相关并发症预防及处理方法、术后肢体功能状态及日常生活的限制。

2. 实验室检查

血常规、血生化、凝血功能分析、血沉及C反应蛋白化验应在术前完成。血常规用于判断术前化疗患者骨髓抑制是否恢复。血生化用于观察患者肝肾功能及一般营养状况。凝血功能分析用于观察有无凝血功能异常，D-二聚体阴性有利于除外下肢静脉血栓可能。血常规、血沉及C反应蛋白用于协助除外局部或全身感染情况。

3. 影像学检查

主要包括局部检查和全身分期检查两个方面。局部检查包括带标尺的双下肢全长X光片和股骨及胫腓骨正侧位X光片、包含膝关节的胫腓骨全长的增强CT及MRI，若D-二聚体显著升高并伴有长期制动史者应行下肢静脉彩超检查。全身分期检查包括肺部CT、全身骨扫描或PET/CT。结合各项检查，应重点关注病变范围、胫骨髓腔内有无跳跃灶、剩余骨长度、形状及髓腔直径、血管神经束与肿瘤的关系、腓骨近端累及情况、关节腔有无受累、有无静脉瘤栓和/或血栓、骨骺是否闭合、胫骨平台大小等。MRI显示关节内血性积液、增强结节、交叉韧带信号异常或肿瘤结节，应警惕关节内受累。

4. 手术计划

基于患者的病史、查体及辅助检查结果，术者应在术前进行充分的测量和术前计划，包括：①明确是否具备保肢指征；②有无瘤栓或血栓，若有静脉瘤栓则应做好术中切除瘤栓的准备；若有下肢静脉瘤（血）栓在术前应放置下腔静脉临时滤器以预防急性肺栓塞；③明确是否需要血管重建，若有可能需要自体大隐静脉搭桥，术前需应用下肢静脉彩超标记出大隐静脉走行；④确定病变范围（尤其上胫腓关节有无受累）及胫骨、腓骨截骨长度，一般为MRI T1WI序列所示范围以外至少2 cm，综合结合CT提示的病变区，作为截骨平面；⑤确定膝关节腔和胫骨近端有无受累，若有，则需行关节外切除；⑥测量胫骨平台左右、前后尺寸，预测所需假体大小；⑦测量胫骨剩余髓腔长度、形状、弧度、髓腔大小、皮质厚度，尤其关注截骨面与股骨峡部的关系，预测所需假体柄的尺寸及类型（水泥/非水泥、直柄/弯柄），确定所准备的假体可满足手术需要。依据目前的临床证据，骨水泥固定和非水泥固定并无绝对的优劣之分。然而，两种固定方式的最佳适用人群有所不同。目前大多数学者认为，骨水泥固定适用于老年人、放疗后骨质、转移性骨病变、计划术后需放疗、髓腔不能满足充分压配固定、肿瘤学预后较差的人群；非水泥固定适用于年轻人、原发骨肿瘤、无放疗史或术后不放疗、髓腔满足充分压配固定的人群。

5.手术准备

手术在可行术中透视的百级层流手术室内进行。一般选择全身麻醉。患者术前应沐浴，按需留置尿管，开放动静脉通路等。患者取仰卧位于可透视手术床，患侧臀下垫高以消除生理性外旋。消毒范围以膝关节为中心，近端至髂前上棘、远端包括其全部患侧下肢。按需使用止血带。手术准备完成后抬高患肢驱血后打起止血带。手术分为肿瘤切除、假体重建两个部分。

6.关节内胫骨近端肿瘤切除

常用胫骨近端内侧入路和外侧入路。本共识以内侧入路为例讲述。手术切口起自股骨内侧髁绕髌骨内侧，经胫骨结节后延胫骨嵴内侧向远端延伸，止于小腿远端内侧，应注意切口设计需将活检通道纳入计划中并一同切除。

切开皮肤、皮下组织，游离胫前外侧筋膜瓣，股内侧肌内缘游离至股四头肌腱，延髌骨内侧切开关节囊，进入关节腔，注意观察关节滑膜、交叉韧带及关节液的形状，如果出现血性关节液、交叉韧带变性断裂，甚至可疑肿瘤结节，则应警惕肿瘤侵犯膝关节可能，需缝合关节囊并改行关节外切除。自其内侧游离髌韧带，将其从胫骨骨面以外2 cm切断并继续游离。

自胫骨内髁游离鹅足肌腱，切开内侧筋膜，游离腓肠肌，切开比目鱼肌附着，可进入胫后肌间隙，拉开比目鱼肌后可见腘窝及胫后血管神经束，确认血管神经束未受肿瘤侵犯，则可继续行保肢术式。游离胫前肌群，暴露胫骨截骨位置，保留一定厚度正常肌肉组织作为边界。

屈曲膝关节，同时外翻髌骨，轻提股骨髁，从股骨侧侧切断交叉韧带，此时股骨髁能进一步提起，切开后方关节囊，腓肠肌止点一般不需要切断。继而切开外侧关节囊及外侧副韧带，暴露上胫腓关节。若肿瘤未侵犯上胫腓关节，则可使用电刀切开上胫腓关节；若肿瘤侵犯上胫腓关节，则需行上胫腓关节外切除；若在胫腓骨之间存在肿瘤包块累及腓骨，需将腓骨一并切除，进一步游离腓骨至截骨位置，注意保护腓总神经。

按术前计划截断胫骨（和腓骨），提起截骨端及交叉韧带（或半月板），外旋标本，游离胫后血管，一般需从分叉处结扎胫前动脉及静脉，将腘肌及部分胫后肌群作为边界保留于标本上，切除胫腓骨间膜，即可将标本离体。

肿瘤离体后，刮除远端截骨端骨髓送冰冻病理检查明确截骨是否足够。使用骨蜡临时封闭髓腔以减少渗血。如果手术顺利，一般可在一次止血带时间内完成肿瘤切除和假体置换手术。如果肿瘤切除过程较费时，或者有血管损伤的疑虑，建议在安装假体前先松止血带，如有需要则在30分钟后再打起止血带。

7.成人胫骨近端假体重建

切除肿瘤后，应重新加铺无菌单、更换手套及全部手术器械，再进行假体重建。假体安装步骤应按不同假体产品相应的操作手册依次进行。一般流程如下：先安装股骨髁假体，于后交叉韧带止点前方0.5~1 cm开髓，逐步扩髓至合适大小。

使用髓内定位，安装截骨模具，对股骨髁进行截骨，安装试模，明确截骨、髓腔准备满意。

如果使用骨水泥固定，则需置入骨水泥限制器于假体柄尖端以远1~2 cm，冲洗并干燥髓腔，使用第三代骨水泥技术注入骨水泥，打入假体，清除多余骨水泥，保持对股骨髁加压至骨水泥干结，骨蜡封闭骨面止血。

使用持骨器提起胫骨截骨端，依次扩髓至合适大小，按术前计划选择合适长度的直柄，使用尽量粗的柄（水泥柄≥11 mm，非水泥柄≥14 mm）。使用截骨端打磨器修平截骨面，尽量使柄尖端中置，不单纯接触一侧骨皮质。在远端髓腔呈“喇叭口”形状时，应尤其注意保证截骨平面与胫骨纵轴垂直，否则会导致髓内柄偏斜。组装合适长度的试模安装，尽量使用比正常胫骨（横截面积）小的假体以减少伤口缝合张力，复位假体，测量重建长度是否与截骨长度相等，触摸后方血管神经束及髂胫束张力。对于骨骼未发育成熟的患者可适当延长1 cm以减少后期下肢不等长程度，但应注意不能对软组织造成过高的张力。

确定假体长度后，组装假体。如果使用骨水泥固定，则需置入骨水泥限制器于假体柄尖端以远1~2 cm，冲洗并干燥髓腔，使用第三代骨水泥技术注入骨水泥，打入假体，清除多余骨水泥，保持对胫骨假体加压至骨水泥干结；如果使用压配固定，则仅需直接打入假体即可。安装衬垫，复位膝关节。松止血带，充分止血，冲洗术野。

8.软组织重建

游离腓肠肌内侧肌瓣，自远端腱性部横向切断内侧肌瓣，并延中线向近端游离至蒂部，注意保护由腘动脉发出的内侧腓肠动脉，该动脉供应腓肠肌内侧肌瓣的血运。

目前所有的胫骨近端假体都有相应的设计用于重建髌韧带止点，如预留缝合孔（Stryker GMRS）、髌韧带压片（LINK Megasystem-C）。

髌韧带可直接缝合于假体上，也可以先用人造韧带修补材料包裹假体后，将髌韧带同时缝合于韧带和假体上，此法在瘢痕形成后能获得更加牢固的固定。

重建髌韧带后，对合缝合比目鱼肌和胫前肌以覆盖胫骨假体远端和胫骨干，将腓肠肌内侧头翻转覆盖于假体近端，翻转缝合时应避免蒂部过度牵拉，否则有可能会影响肌瓣血运。腓肠肌瓣上缘与关节囊及髌韧带缝合固定，下缘与比目鱼肌和胫骨肌缝合，使肌瓣充分包裹假体。留置伤口引流管，逐层缝合深筋膜、皮下组织，无张力缝合皮肤。无菌敷料覆盖后使用绷带适当加压包扎。

9.术后管理

术后疼痛管理：术后可立即行髂筋膜阻滞，同时配合静脉病人自控镇痛（patient controlled analgesia，PCA）泵，遵循术后疼痛三阶梯管理方法，可有效缓解围术期疼痛。

围手术期抗感染管理：肿瘤型假体置换术后建议预防性使用抗生素治疗。建议根据所在中心常见感染细菌谱，结合临床经验，选择使用广谱抗生素。对于应用何种抗生素及应用时长，目前尚无高级别的临床证据指导，但文献报道提示延长抗生素使用时间并不能降低短期内假体感染发生，却可能增加抗生素相关副作用。文献中报道较多的致病菌为革兰氏阳性球菌，如金黄色葡萄球菌等。常用抗生素有头孢菌素类，万古霉素等。围手术期可根据患者临床表现，结合中性粒细胞数，C反应蛋白等感染指标综合判断和随访患者情况。

围手术期抗凝治疗：目前无高级别的临床证据指导肿瘤型假体置换术后的抗凝方案。但对于有血管手术操作者、高龄、肥胖、既往静脉血栓史等高危因素患者，于术后48 h予以预防量低分子肝素至恢复下地活动。

围手术期功能训练：术后应立即检查患肢足部感觉、运动及动脉搏动，若术中并未损伤神经，但术后即出现感觉减退或肌力减退，应警惕是否因为缺血、过度延长或包扎过紧所致，应及时予以适度屈膝、松解包扎等处理，明确不需紧急手术后方可将患者送回病房。患肢应保持伸膝位抬高以促进静脉回流，注意避免小腿外旋压迫腓总神经。术后72 h内应严密监测足部感觉及运动情况，慎防出现因软组织肿胀、包扎过紧、体位原因而导致的腓总神经麻痹。一旦突发足部感觉明显减退伴运动障碍，应马上予以处理，如摆正小腿、松解绷带，一般很快即可恢复正常；若处理不及时，则可能需数月才可恢复或出现永久性损伤。胫骨近端假体置换后，因为要保证髌韧带愈合，如无特殊，应佩戴支具保持伸膝足背屈位4~6周，如果使用人工修补材料加强缝合者时间可缩短至4周。术后次日起即可鼓励患者行股四头肌等长收缩练习。鼓励患者佩戴伸膝支具在辅助下地活动。骨水泥固定的假体术后即可完全负重，但需使用双拐或助行器辅助直至股四头肌力完全恢复。非水泥固定假体术后6~8周内逐渐适应完全负重。术后6周（髌韧带修复者可更早）即可开始练习屈膝。后期功能锻炼的重点包括股四头肌力锻炼、膝关节活动度恢复以及正常步态的习得，术者应及时指导患者进行相应锻炼。

（五）术后随访与局限性

1.术后随访

患者术后早期应随访观察：①伤口愈合情况，适时拆除缝合线；②随访血实验室检查可利于判断术后衔接辅助化疗的用药时机，对于可疑感染患者可协助判断病情变化；③随访患者患肢功能情况并加以指导，直至恢复正常步态。

患者术后中长期随访方案如下：建议术后每3~6月行患处局部影像学检查至术后2年，每6~12月行相关检查至术后5年，随后每12~18个月行相关检查至长期。主要包括：下肢全长X光片，股骨、胫腓骨X光片正侧位，术区B超，股骨CT或MRI。影像学检查需由术者或具备骨肿瘤从业经验医生进行判读。对于恶性肿瘤患者应每6~12月行全身分期检查以判断疾病状态。主要包括：肺部CT及肿瘤相关部位CT检查、全身骨扫描或PET/CT等。

2.术后功能

建议所有接受肿瘤型假体重建术患者均在专科医师指导下进行康复性功能训练。主要包括股四头肌力量锻炼、膝关节活动度的逐步恢复，以及正常步态的习得三方面。胫骨近端假体置换术后一般均能获得较好的功能状态。MSTS评分一般为75%~85%，在膝关节屈曲范围在90°~100°，但是相当一部分患者可能伸膝迟缓，平均在10°~30°，使用人造韧带重建可能减少伸膝迟缓。

3.假体保有

有关胫骨近端假体的文献明显比股骨远端假体少。荟萃分析显示，胫骨近端假体5年、10年、15年、20年的平均假体保有率分别为75.0%（54%~94%）、60.0%（37%~86%）、55.3%（25%~70%）和25.1%（21%~37%），不同的研究报道结果差异较大，这可能受手术技术水平影响。水泥固定和非水泥固定假体的5年保有率并无显著差异（80.2% vs.77.7%），单纯铰链和旋转铰链假体的5年保有率也无显著差异（71.4% vs.78.1%）。

4.并发症处理

根据文献报道，导致假体失败的常见并发症主要可归为以下5类：①软组织失败；②假体无菌性松动；③假体机械性失败；④假体周围感染；⑤肿瘤复发累及假体。外科医生应对假体置换术后患者进行按计划随访，及时发现可能出现的并发症，而对于翻修手术的适应证，应严格把握，既不延迟亦不可过度治疗。对于假体并发症的翻修手术应在原诊疗中心或其他具备肿瘤假体翻修手术条件的医疗中心进行。

五、股骨远端肿瘤切除肿瘤型股骨远端假体重建

（一）概述

股骨远端是骨原发和继发恶性肿瘤，如骨肉瘤等最常见的发病部位之一。手术治疗的目标在于广泛整块切除病变肿瘤组织。对于股骨远端肿瘤切除后或其他病生理情况导致的股骨远端骨缺损与骨质丢失，股骨远端肿瘤型人工假体重建凭借其操

作简便、即刻稳定性、功能优越等特点，在多年发展中已成为了目前主流重建方式。然而，肿瘤型股骨远端假体并发症发生率和假体失败率仍相对较高，显著高于表面型膝关节假体，亟需引起充分重视并对手术操作和全病程管理进行规范化管理。另一方面，肿瘤型假体重建手术具有特殊的手术操作要点与技术难点，是影响手术成败和假体保有的关键因素。本专家共识主要以目前最常用的成人旋转铰链股骨远端肿瘤型假体为例，介绍初次股骨远端肿瘤手术切除，股骨远端肿瘤型膝关节假体重建术的解剖要点、适应证与禁忌证、围术期管理、手术技巧、术后并发症及功能状态等内容，为股骨远端肿瘤切除肿瘤型股骨远端假体重建的规范化治疗提供帮助与参考。

（二）历史沿革

原发骨与软组织肿瘤及部分转移性骨转移瘤好发于膝关节周围。其中，股骨远端是骨原发恶性肿瘤，如骨肉瘤最常见部位之一，手术治疗的目标在于广泛整块切除肿瘤组织。在20世纪中叶以前，膝关节周围恶性骨肿瘤外科治疗主要依赖于单纯截肢治疗，患者丧失肢体，功能差，且总体生存率低。自20世纪70年代以来，随着（新）辅助化疗的应用、影像学检查技术的推广、手术技巧的提高、人工假体的发展，膝关节周围恶性肿瘤的保肢治疗得以发展和改良，已代替截肢手术，成为目前主流的手术方式。

对于股骨远端肿瘤切除后骨缺损，以及部分骨转移癌、股骨髁病理性骨折或骨折不愈合、表面膝关节假体翻修等情况，重建方法形式多样。其中包括肿瘤型人工假体置换、异体骨-假体复合物重建、自体瘤骨灭活再植、异体骨关节移植、关节融合术、旋转成形术等。其中股骨远端肿瘤人工假体（distal femoral endoprosthesis，DFE）置换凭借其操作简便、即刻稳定性好、功能优越等特点成为目前主流重建方式。

近30年国内外文献陆续报道多种著名品牌膝关节肿瘤假体的临床应用。这些假体设计经历了定制与组配、固定铰链与旋转铰链、水泥固定与非水泥固定的尝试和变革，在过去数十年为下肢恶性肿瘤的保肢治疗起到重要的作用。目前用于成人的股骨远端假体一般为组配型、旋转铰链型的全膝关节假体，均采用髓内固定，固定方式包括骨水泥固定和非骨水泥固定/压配固定。旋转铰链的设计既能允许屈伸运动，又能允许一定程度的内、外旋运动，同时能保证膝关节内/外翻、屈/伸的稳定性。用于骨骺发育未成熟儿童的假体常在具备成人假体特点上进一步在外形、体积方面更加适合儿童骨骼，并设计可延长装置或保留/微创伤骨骺的假体特点。按可延长机制可分为电磁驱动型无创延长，机械微创可延长等。可延长的假体一定程度上弥补了患者生存后自然生长所带来的双下肢不等长的问题。

肿瘤型膝关节假体置换手术有其特殊的手术要点，如手术入路、假体髓内柄的选择和安装、关节力线的恢复、软组织覆盖等。另一方面，肿瘤型假体并发症发生率和假体失败率显著高于表面型关节假体，亟须相关专业人员对手术操作和全病程管理引起重视并统一思想。接受肿瘤型膝关节假体重建的患者大多为青少年，按目前研究数据，肿瘤长期生存者一生中至少需要再次接受翻修手术。因此，术者应尽一切可能延长初次置换的假体寿命，并应有长远眼光，为之后翻修手术留下余地。另一方面，术者应根据患者具体情况，制定个性化肿瘤切除和重建计划，并选择合适的假体；安装假体时注意恢复正常力线和缺损长度；术后应细致指导患者的康复锻炼和并发症预防。对于儿童患者还要更加审慎地选择合适的假体，并适时干预双下肢不等长相关问题。

（三）技术原理

1.股骨远端结构

股骨是人体最长的长骨，具有生理性前弓，外形上段呈圆柱形，中段呈三棱形，下段前后略扁。两端为松质骨结构，中间为髓腔，髓腔大小为两端宽、中间窄，髓腔最狭窄段称为峡部。股骨髓腔形状的特点给肿瘤型假体固定带来了特有的难度。有两种特殊的情况：①截骨较短时，截骨端髓腔宽广，距离峡部较远，假体所在的髓腔呈上窄下宽（喇叭形），髓内柄难以得到稳定的固定；同时在接口处假体与髓腔的不匹配使得髓腔不能被假体封闭，这使得碎屑容易进入骨水泥-骨、假体-骨界面造成骨溶解，最终导致松动。此时可适当增加截骨长度。②截骨很长时，截骨端在峡部以近，剩余髓腔上宽下窄（反喇叭形），此时不仅剩余髓腔短，髓内柄的有效固定长度更短。此时可能需要特制的髓内柄进行固定。

2.膝关节周围

大多数位于股骨远的恶性肿瘤发生于干骺端，肿瘤在股骨内需越过多层屏障（骺板、骨皮质、关节软骨）才能直接侵入膝关节。少数情况下，肿瘤可以通过侵犯交叉韧带延伸至膝关节内，或形成巨大的肿瘤包块直接累及关节囊至胫骨止点。然而，大多数膝关节内播散是由不当的活检、不当的经关节手术和病理性骨折造成。因此，应仔细了解活检位置和方式，仔细评估术前影像学检查结果，判断膝关节累及可能。关节腔明确受累的病例应直接行关节外切除；对于可疑的病例，可根据术中探查情况决定最终手术方式。

3.血管神经束

股动脉在腹股沟中点深部续于髂外动脉，在腹股沟韧带下方进入股三角并下行，进入收肌管，由股前部转至股内侧，出收肌腱裂孔转至腘窝，移行为腘动脉，腘动脉发出多支关节支构成膝关节动脉网。同名静脉与上述动脉相伴而行。对发生在股骨远端的恶性肿瘤，尽管肿瘤包块可能会使股血管/腘血管位置受到推挤，但很少会直接侵犯血管束，其原因在于，在收肌腱裂孔以上的部分，肿瘤需完全侵蚀股内侧肌和/或收肌群及其深筋膜，方可侵犯股血管束；在收肌腱裂孔以下的部分，肿瘤需完全侵蚀腘窝脂肪才可能侵犯腘血管。这些解剖屏障为大多数保肢手术提供了可能性。然而，对于复发肿瘤、不当的活检、病理性骨折、放疗后的病例，上述保护屏障可能会消失，保肢失败的风险会增加。在少数情况下，股骨远端的恶性肿瘤还可能会侵入分支静脉形成静脉瘤栓，一直延伸至静脉主干。股神经在腹股沟韧带稍下方即分成数支支配耻骨肌、股四头肌、缝匠肌（肌支）、股前内侧皮肤（皮支）及膝髋关节（关节支）。因此，对于股骨远端肿瘤切除，很少需考虑股神经的去留问题。但对于肿瘤包块较大的肿瘤，在腘窝位置可能会临近、粘连或侵犯坐骨神经，术中需要注意辨别和分离。

（四）适应证与禁忌证

1.适应证

（1）位于股骨远端原发的侵袭性或恶性骨肿瘤，或软组织肉瘤累及股骨远端，需要整块切除者。

（2）位于股骨远端的骨转移癌，骨质破坏严重不适合内固定者。

（3）股骨远端假体置换术后假体失败，需翻修者。

（4）胫骨近端假体置换术后股骨髁假体反复断裂者。

（5）大剂量放疗后股骨远端骨折者。

（6）膝关节退行性变，无菌性炎症伴严重骨质丢失及韧带不稳者；表面膝关节假体置换术后急性假体周围骨折或骨折不愈合者、无法经内固定或单纯延长髓内柄治疗者；表面膝关节假体置换术后假体松动伴严重骨质丢失及韧带不稳者；治疗后的股骨远端多部分骨折不愈合者；重度骨质疏松患者股骨髁周围复杂骨折者。

2.禁忌证

（1）原发恶性骨肿瘤无法通过保肢手术获得满意手术边界者。

（2）终末期患者、伴有严重合并症无法耐受手术者。

（3）膝关节、拟术区细菌性感染或伴有全身感染者。

（4）化疗骨髓抑制期未恢复者，正在使用抗血管生成靶向药物。

（5）经手术计划剩余正常股骨髓腔过短，不足有效髓内固定者，为相对禁忌证。

（6）肿瘤广泛累及血管神经束为相对禁忌证，若有计划的肿瘤+血管神经束切除仍可获得较好的手术边界，且预计能保留较好的股四头肌功能，则可考虑保肢手术和假体重建。

（7）肿瘤广泛累及大腿肌肉，肿瘤切除后无足够有效软组织包裹假体，或无足够股四头肌带动膝关节活动者，为相对禁忌证。

（8）年龄、骨骼较小儿童，预计假体无法获得有效固定者、显著限制患儿日常活动者，为相对禁忌证。

（五）操作流程

1. 术前问诊、查体及沟通

术者应充分了解患者病史，尤其包括活检方式、有无长期制动、有无病理性骨折、有无同侧肢体其他手术史、肢体远端有无肿胀史、术前化疗效果等，并对患者进行详细的体格检查，尤其要确定活检瘢痕位置、有无区域淋巴结肿大、手术部位有无感染征象、皮肤疾病、有无畸形或关节挛缩、关节活动度、有无下肢短缩、肢体的感觉、肌力及末梢血运情况、有无甲沟炎等。对于骨骼发育未成熟的患者还应关注其年龄、身高、父母身高以推测未来肢体短缩长度。另一方面，术者应与患者充分沟通，使其知晓假体置换术的目的、围术期康复要点、假体相关并发症的预防及处理方法、术后肢体功能状态及日常生活的限制。

2. 实验室检查

血常规、血生化、凝血功能分析、血沉及C反应蛋白化验应在术前完成。血常规用于判断术前化疗骨髓抑制是否已恢复。血生化用于观察患者肝肾功能及一般营养状况，碱性磷酸酶、乳酸脱氢酶等。凝血功能分析用于观察有无凝血功能异常，D-二聚体阴性有利于除外下肢静脉血栓可能。血常规、血沉及C反应蛋白用于协助除外局部或全身感染情况。

3. 影像学检查

主要包括局部检查和全身分期检查。局部检查包括带标尺的双下肢全长X光片和股骨及胫骨正侧位X光片、股骨全长增强CT及MRI，若D-二聚体显著升高并伴长期制动者应行下肢静脉彩超检查。全身分期检查包括肺部CT、全身骨扫描或PET/CT。结合各项检查，应重点关注病变范围、股骨髓腔内有无跳跃灶、剩余股骨长度、形状及髓腔直径、血管神经束与肿瘤关系、胫骨近端有无转移灶、关节腔有无受累、有无静脉瘤栓和/或血栓、骨骺是否闭合、胫骨平台大小等。MRI显示关节内血性积液、增强结节、交叉韧带信号异常或肿瘤结节，应警惕关节内受累。

4. 手术计划

基于患者病史、查体及辅助检查结果，术者应在术前进行充分的测量和术前计划，包括：①明确是否具备保肢指征；②有无瘤栓或血栓，若有静脉瘤栓则应做好术中切除瘤栓的准备；若有下肢静脉瘤（血）栓在术前应放置下腔静脉临时滤器以预防急性肺栓塞；③明确是否需要血管重建，若有可能需要自体大隐静脉搭桥，术前需应用下肢静脉彩超标记出大隐静脉走行；④确定病变范围及截骨长度，一般为

MRI T1WI序列所示范围以外至少2 cm，同时结合CT提示的病变区，作为截骨平面；对于骨骼未成熟者，股骨远端存在未闭合的骺板是一个重要的解剖屏障，可视作2~3 cm的正常边界；⑤确定膝关节腔和胫骨近端有无受累，若有，则需行关节外切除；⑥测量胫骨平台左右、前后尺寸，预测所需假体大小；⑦测量股骨剩余髓腔长度、形状、弧度、髓腔大小、皮质厚度，尤其关注截骨面与股骨峡部的关系，预测所需假体柄的尺寸及类型（水泥/非水泥、直柄/弯柄），确定所准备的假体可满足手术需要。依据目前的临床证据，骨水泥固定和非水泥固定并无绝对的优劣之分。然而，两种固定方式的最佳适用人群有所不同。目前大多数学者认为，骨水泥固定适用于老年人、放疗后骨质、转移性骨病变、计划术后需放疗、髓腔不能满足充分压配固定、肿瘤学预后较差的人群；非水泥固定适用于年轻人、原发骨肿瘤、无放疗史或术后不放疗、髓腔满足充分压配固定的人群。

5.手术准备

手术在可行术中透视的百级层流手术室内进行。一般选择全身麻醉。患者术前应沐浴，按需留置尿管，开放动静脉通路等。患者取仰卧位于可透视手术床，患侧臀下垫高以消除生理性外旋。消毒范围以膝关节为中心，近端至髂前上棘、远端包括踝关节，铺巾后，胫骨结节以远用无菌单包裹置于手术台上。按需使用止血带。手术准备完成后抬高患肢驱血后打起止血带。手术分为肿瘤切除、假体重建两个部分。

6.关节内股骨远端肿瘤切除

（1）常用手术入路有内侧入路或外侧入路等，应根据肿瘤活检位置和术者习惯综合决定。在几种入路中，内侧切口-经内侧肌间隙入路，与内侧经股四头肌入路相比有利于保持股四头肌的延续性，与外侧入路相比在外翻髌骨和暴露股骨髁方面有优势。手术切口的设计应利于将活检通道的全层组织一并切除。常用的内侧切口起自大腿内侧，延内侧肌间隙向远端延伸，绕髌骨内侧，止于胫骨结节。

（2）以内侧切口-经内侧肌间隙入路阐述。切开皮肤、皮下组织、切开股内侧肌筋膜，自股内侧肌内缘游离，将股内侧肌自内侧肌间隙游离，注意保留一定厚度的正常肌肉组织于股骨及肿瘤表面作为手术边界。

（3）切开内侧关节囊，进入关节腔，注意观察关节滑膜、交叉韧带及关节液的形状，如果出现血性关节液、交叉韧带变性断裂甚至可疑肿瘤结节，则应警惕肿瘤侵犯膝关节可能，需缝合关节囊并改行关节外切除。提起股内侧肌及内侧关节囊，继续向近端、前方游离股四头肌束，注意需一定厚度的正常股中间肌于股骨表面作为手术边界。

（4）屈曲膝关节，同时外翻髌骨，如果外翻髌骨困难，切勿强硬屈膝，否则会造成髌韧带止点撕脱，而应进一步游离股四头肌和适当游离髌韧带内侧。屈膝后轻轻提起股骨髁，从胫骨侧起点处切断交叉韧带，此时股骨髁能进一步提起，切开后方关节囊及外侧副韧带后，股骨髁能完全提起。进一步辨认和切断后方腘肌、内外侧腓肠肌，推开腘窝脂肪后辨认和保护腘血管主干。注意识别其髁间窝分支并结扎、切断。进一步将收肌腱板从股骨游离，应注意保护紧邻的股血管主干。

（5）游离内侧肌肉附着后，进一步游离外侧及后方肌肉附着，直至完全暴露至截骨长度，注意游离后方肌肉辨识并结扎股深血管分支。按术前计划，使用线锯或者摆锯进行截骨，截骨前在截骨线近端标记股骨正前方以便在假体安装时调整内外旋角度，并在股骨截骨线以近、胫骨截骨线以远标记，测量重建总长度。

（6）肿瘤标本离体后，刮除近端截骨端骨髓送冰冻病理检查以判断肿瘤切除边界，并环周检查标本是否有临近肿瘤处、术野是否有肿瘤残余。

7.关节外股骨远端肿瘤切除

关节外股骨远端切除类似关节内股骨远端肿瘤切除手术步骤。同样以内侧切口-经内侧肌间隙入路为例，1步骤与2步骤同上，从上述3步骤开始，不同的是，在游离内侧肿瘤边界后，不切开关节囊，而是在关节囊外游离外界，在股中间肌与髌骨上缘连接处，应用摆锯沿冠状面剖开髌骨，使髌骨内侧关节面仍位于关节囊内。注意保护关节囊和侧副韧带，在其外游离腘肌和腓肠肌止点并切断，注意保护腘血管束，结扎其进入股骨髁间窝的血管，将关节囊环周游离至胫骨近端。根据术前测量及试用胫骨近端平台截骨模具测量，确定胫骨平台截骨水平后截骨，最终包裹完整关节囊的股骨近端与肿瘤共同离体。

8.成人股骨远端假体重建

切除肿瘤后，应重新加铺无菌单、更换手套及全部手术器械，再行假体重建。假体安装步骤应按不同假体产品相应操作手册依次进行，一般流程如下。首先，屈膝，切除半月板及关节囊周围脂肪垫，游离胫骨近端周围骨质约10 mm，去除髁间嵴，于胫骨平台前交叉韧带前方开髓，逐步扩髓至合适大小，安装截骨导板对胫骨平台截骨，根据假体产品设计要求决定是否需要制造后倾角度，截骨厚度应根据计划使用的衬垫厚度来决定，一般为8~12 mm。

截骨后组装内外旋定位模具，注意保证正常的内外旋角度，确定内外旋方向后，打入侧翼模具以完成近端髓腔塑形，根据术前计划安装试模，明确胫骨侧截骨、髓腔准备满意。

如果使用骨水泥固定，则需置入骨水泥限制器于假体柄尖端以远1~2 cm，使用脉冲式冲洗枪冲洗并干燥髓腔，使用第三代骨水泥技术固定假体，清除多余骨水泥，保持对胫骨平台垂直加压至骨水泥干结，骨蜡封闭骨面止血。如果使用压配固定，则按照塑型要求逐步打入假体，并用骨蜡封闭骨面止血。

使用持骨器提起股骨截骨端，使用软钻依次扩髓至合适大小，按术前计划选择合适长度的直柄或弯柄，原则上使用尽量粗的柄，尽量使柄尖端中置，不接触一侧骨皮质。使用截骨端打磨器修平截骨面，能使假体柄与截骨端接合更加匹配，从而减少假体柄的屈曲应力。术中可随时通过术中透视判断假体髓针位置，假体位置等参数。组装合适长度的试模安装，复位假体，测量重建长度是否与截骨长度相等，复位髌骨并屈伸膝关节，保证膝关节活动度良好且不出现髌骨撞击，触摸后方血管神经束及髂胫束张力，以避免因延长造成张力过高。对于术前就存在长期关节屈曲挛缩或因病理性骨折短缩的患者，术中由于软组织挛缩，尽管进行松解，也很难完全恢复与健侧一样的长度，此时应根据组织适应张力适当短缩假体。另一方面，对于骨骼未发育成熟的患者，可适当延长1 cm以缓冲此后生长导致的下肢不等长，但应注意不能对软组织造成过高的张力。确定假体长度后，组装假体，打压前注意应保证莫斯锥度干燥洁净。如果使用骨水泥固定，则需置入骨水泥限制器于假体柄尖端以远1~2 cm，使用脉冲式冲洗枪冲洗并干燥髓腔。

安装胫骨平台衬垫。使用第三代骨水泥技术固定股骨假体，清除多余骨水泥，维持正常力线，复位膝关节，保持对股骨假体加压至骨水泥干结。

松止血带，充分止血，冲洗术野。留置伤口引流管，将股内侧肌固定于内侧肌间隔上以包裹假体，内收肌群、腘绳肌群及腓肠肌止点无须重建。逐层缝合深筋膜、皮下组织及皮肤。无菌敷料覆盖后使用绷带适当加压包扎。

9.术后管理

术后疼痛管理：术后可立即行髂筋膜阻滞，同时配合静脉自控镇痛（patient controlled analgesia，PCA）泵，遵循术后疼痛的三阶梯管理方法，可有效缓解围术期疼痛。

围手术期抗感染管理：肿瘤型假体置换术后建议预防性使用抗生素治疗。根据所在中心常见感染病原体谱，选择使用广谱抗生素。对于应用何种抗生素及应用时长，目前尚无高级别临床证据指导，文献报道提示延长抗生素使用时间并不能降低短期内假体感染的发生，却可能增加抗生素相关副作用的出现。文献中报道较多致病菌为革兰氏阳性菌，如金黄色葡萄球菌等。常用抗生素有头孢菌素类，万古霉素等。围手术期根据患者临床表现，结合中性粒细胞数，C反应蛋白等感染指标综合判断和随访患者情况。

围手术期抗凝治疗：目前无高级别临床证据指导肿瘤型假体置换术后的抗凝方案。但对有血管手术操作者、高龄、肥胖、既往静脉血栓史等高危因素患者，于术后48 h以预防量低分子肝素至恢复下地活动。

围手术期功能训练：术后患肢多保持伸膝抬高位，术后第二天即开始鼓励患者行股四头肌等长收缩练习。可于术后2~4 d开始应用持续被动活动（continuous passive motion，CPM）机器辅助训练膝关节屈曲功能。虽然目前无统一意见，但多建议鼓励患者尽早在支具保护下下地负重活动。骨水泥固定的假体术后即可完全负重，但需要使用双拐或助行器辅助直至股四头肌力完全恢复。非水泥固定的假体在术后1~4周内应逐步完全负重。

（六）术后随访与局限性

1.术后随访

术后早期应随访观察：①伤口愈合情况，适时拆除缝合线；②随访血实验室检查可利于判断术后衔接辅助化疗用药时机，对于可疑感染患者可协助判断病情变化；③随访患者患肢功能情况并加以指导，直至恢复正常步态。

术后中长期随访方案：术后每3~6月行患处局部影像学检查至术后2年，每6~12月行相关检查至术后5年，随后每12~18个月行相关检查至长期。主要包括：下肢全长X光片，股骨、胫腓骨X光片正侧位，术区B超，股骨CT或MRI。影像学检查需由术者或具备骨肿瘤从业经验的医生判读。对恶性肿瘤患者应每6~12月行全身分期检查以判断疾病状态。主要包括：肺部CT及肿瘤相关部位CT检查、全身骨扫描或PET/CT等。

2.术后功能

建议所有接受肿瘤型假体重建术的患者均在专科医师指导下进行康复功能训练。主要包括股四头肌力量锻炼、膝关节活动度的逐步恢复，以及正常步态习得三方面。股骨远端假体置换术后一般均能获得较好功能状态。MSTS评分一般为75%~90%，膝关节屈曲范围在90°~100°，少数患者可能会有不到10°的伸膝迟缓。

3.假体保有

股骨远端肿瘤型假体5年、10年、15年、20年、25年假体保有率平均为78.3%（25%~94%）、70.1%（48%~94%）、61.6%（44%~94%）、38.3%（30%~55%）和36.2%（32%~42%）。骨水泥固定的假体5年、10年的平均保有率分别为81.6%、69.6%，与非水泥固定的结果比较无显著差异（86.1%、73.5%），旋转铰链和单纯铰链假体在5年假体保有率无显著差异（78.6% vs.78.4%），但在10年旋转铰链假体10年生存率显著高于单纯铰链（77.7% vs.61.7%）。

4.并发症处理

根据文献报道，导致假体失败的常见并发症主要可归为以下5类：①软组织失败；②假体无菌性松动；③假体机械性失败；④假体周围感染；⑤肿瘤复发累及假体。外科医生应对假体置换术后患者按计划随访，及时发现可能出现的并发症，对翻修手术适应证应严格把握，既不延迟亦不可过度治疗。对于假体并发症的翻修手术应在原诊疗中心或其他具备肿瘤假体翻修手术条件的医疗中心进行。

参考文献

1.尹健.肿瘤整形外科在乳腺肿瘤治疗中的应用.中华普通外科学文献（电子版），2013，7（4）：255-257.

2.He S，Ding B，Li G，et al.Comparison of outcomes between immediate implantbased and autologous reconstruction：15-year，single-center experience in a propensity score-matched Chinese cohort.Cancer Biol Med，2021，19（9）：1410-1421.

3.司婧，吴炅.极限肿瘤整形技术：乳腺癌保留乳房肿瘤整形技术新挑战.中华乳腺病杂志：电子版，2018，12（4）：4.

4.吕鉴可，杨壹羚，付丽.乳腺癌保乳手术标本的病理取材与安全切缘评估.中华肿瘤杂志，2021，43（08）：817-820.

5.付丽，唐小燕.应重视乳腺癌的精准病理诊断.中华医学杂志，2022，102（10）：687-689.

6.Yin Z，Wang H，Liu Y，et al.Single-Institution Algorithm for Prevention and Management of Complications in Direct-to-Implant Breast Reconstruction.Plast Reconstr Surg，2022，150（48S-60S）.

7.He S，Yin J，Sun J，et al.Single-Surgeon Experience for Maximizing Outcomes in Implant-Based Breast Reconstruction in Chinese Patients.Ann Plast Surg，2019，82（3）：269-273.

8.Mohamedahmed AYY，Zaman S，Zafar S，et al.Comparison of surgical and oncological outcomes between oncoplastic breast-conserving surgery versus conventional breast-conserving surgery for treatment of breast cancer：A systematic review and meta-analysis of 31 studies. Surg Oncol，2022，42（101779）.

9.Rutherford CL，Barker S，Romics L.A systematic review of oncoplastic volume replacement breast surgery：oncological safety and cosmetic outcome.Ann R Coll Surg Engl，2022，104（1）：5-17.

10.Clough KB，Kaufman GJ，Nos C，et al.Improving breast cancer surgery：a classification and quadrant per quadrant atlas for oncoplastic surgery.Ann Surg Oncol，2010，17（5）：1375-1391.

11.Yin Z，Wang Y，Sun J，et al.Association of sociodemographic and oncological features with decision on implant-based versus autologous immediate postmastectomy breast reconstruction in Chinese patients. Cancer Med，2019，8（5）：2223-2232.

12.Xu F，Sun H，Zhang C，et al.Comparison of surgical complication between immediate implant and autologous breast reconstruction after mastectomy：A multicenter study of 426 cases.J Surg Oncol，2018，118（6）：953-958.

13.Du F，Liu R，Zhang H，et al.Post-mastectomy adjuvant radiotherapy for direct-to-implant and two-stage implant-based breast reconstruction：A meta-analysis.J Plast Reconstr Aesthet Surg，2022，75（9）：3030-3040.

14.He S，Yin J，Robb GL，et al.Considering the Optimal Timing of Breast Reconstruction With Abdominal Flaps With Adjuvant Irradiation in 370 Consecutive Pedicled Transverse Rectus Abdominis Myocutaneous Flap and Free Deep Inferior Epigastric Perforator Flap Performed in a Chinese Oncology Center：Is There a Significant Difference Between Immediate and Delayed? Ann Plast Surg，2017，78（6）：633-640.

15.Wan A，Liang Y，Chen L，et al.Association of Long-term Oncologic Prognosis With Minimal Access Breast Surgery vs Conventional Breast Surgery.JAMA Surg，2022：e224711.

16.Cordeiro PG，Jazayeri L.Two-Stage Implant-Based Breast Reconstruction：An Evolution of the Conceptual and Technical Approach over a Two-Decade Period.Plast Reconstr Surg，2016，138（1）：1-11.

17.Cordeiro PG，Albornoz CR，McCormick B，et al.What Is the Optimum Timing of Postmastectomy Radiotherapy in Two-Stage Prosthetic Reconstruction：Radiation to the Tissue Expander or Permanent Implant? Plast Reconstr Surg，2015，135（6）：1509-1517.

18. Feng Y, Wen N, Liang F, et al. Endoscopic Nipple- or Skin-Sparing Mastectomy and Immediate Breast Reconstruction with Endoscopic Harvesting of the Latissimus Dorsi Flap: A Preliminary Experience of an Innovative Technique. Breast J, 2022, 2022 (1373899).

19. Liu C, Luan J, Ouyang Y, et al. Breast Reconstruction in Poland Syndrome Patients with Latissimus Dorsi Myo Flap and Implant: An Efficient Endoscopic Approach Using Single Transverse Axillary Incision. Aesthetic Plast Surg, 2019, 43 (5): 1186-1194.

20. Ni C, Zhu Z, Xin Y, et al. Oncoplastic breast reconstruction with omental flap: A retrospective study and systematic review. J Cancer, 2018, 9 (10): 1782-1790.

21. Angarita FA, Acuna SA, Cordeiro E, et al. Does oncoplastic surgery increase immediate (30-day) postoperative complications? An analysis of the American College of Surgeons National Surgical Quality Improvement Program (ACS NSQIP) database. Breast Cancer Res Treat, 2020, 182 (2): 429-438.

22. Lee BT, Agarwal JP, Ascherman JA, et al. Evidence-Based Clinical Practice Guideline: Autologous Breast Reconstruction with DIEP or Pedicled TRAM Abdominal Flaps. Plast Reconstr Surg, 2017, 140 (5): 651 e-664 e.

23. Momoh AO, Colakoglu S, Westvik TS, et al. Analysis of complications and patient satisfaction in pedicled transverse rectus abdominis myocutaneous and deep inferior epigastric perforator flap breast reconstruction. Ann Plast Surg, 2012, 69 (1): 19-23.

24. Knox ADC, Ho AL, Leung L, et al. Comparison of Outcomes following Autologous Breast Reconstruction Using the DIEP and Pedicled TRAM Flaps: A 12-Year Clinical Retrospective Study and Literature Review. Plast Reconstr Surg, 2016, 138 (1): 16-28.

25. Chatterjee A, Ramkumar DB, Dawli TB, et al. The use of mesh versus primary fascial closure of the abdominal donor site when using a transverse rectus abdominis myocutaneous flap for breast reconstruction: a cost-utility analysis. Plast Reconstr Surg, 2015, 135 (3): 682-689.

26. Momeni A, Sheckter C. Intraoperative Laser-Assisted Indocyanine Green Imaging Can Reduce the Rate of Fat Necrosis in Microsurgical Breast Reconstruction. Plast Reconstr Surg, 2020, 145 (3): 507 e-513 e.

27. Lauritzen E, Damsgaard TE. Use of Indocyanine Green Angiography decreases the risk of complications in autologous- and implant-based breast reconstruction: A systematic review and meta-analysis. J Plast Reconstr Aesthet Surg, 2021, 74 (8): 1703-1717.

28. Cho MJ, Haddock NT, Teotia SS. Clinical Decision Making Using CTA in Conjoined, Bipedicled DIEP and SIEA for Unilateral Breast Reconstruction. J Reconstr Microsurg, 2020, 36 (4): 241-246.

29. Davis CR, Jones L, Tillett RL, et al. Predicting venous congestion before DIEP breast reconstruction by identifying atypical venous connections on preoperative CTA imaging. Microsurgery, 2019, 39 (1): 24-31.

30. Huang Y, Sanz J, Rodriguez N, et al. Effects of radiation on toxicity, complications, revision surgery and aesthetic outcomes in breast reconstruction: An argument about timing and techniques. J Plast Reconstr Aesthet Surg, 2021, 74 (12): 3316-3323.

31. Chen Y, Li G. Safety and Effectiveness of Autologous Fat Grafting after Breast Radiotherapy: A Systematic Review and Meta-Analysis. Plast Reconstr Surg, 2021, 147 (1): 1-10.

32. Economides JM, Graziano F, Tousimis E, et al. Expanded Algorithm and Updated Experience with Breast Reconstruction Using a Staged Nipple-Sparing Mastectomy following Mastopexy or Reduction Mammaplasty in the Large or Ptotic Breast. Plast Reconstr Surg, 2019, 143 (4): 688 e-697 e.

33. Gougoutas AJ, Said HK, Um G, et al. Nipple-Areola Complex Reconstruction. Plast Reconstr Surg, 2018, 141 (3): 404 e-416 e.

34. Heo JW, Park SO, Jin US. A Nipple-Areolar Complex Reconstruction in Implant-Based Breast Reconstruction Using a Local Flap and Full-Thickness Skin Graft. Aesthetic Plast Surg, 2018, 42 (6):

1478-1484.

35.Azouz S，Swanson M，Omarkhil M，et al.A Nipple-Areola Stencil for Three-Dimensional Tattooing：Nipple by Number.Plast Reconstr Surg，2020，145（1）：38-42.

36.张陈平，Nabil S.下颌骨重建的基础与临床.上海：上海科技教育出版社，2009：9- 27

37.CP ZHANG，Nabil S.Mandbular Reconstruction Base and Clinics.Shanghai：Shanghai Scientific and technological Education Publishing House.2009：9-27

38.GürlekA，MillerMJ，JacobRF，et al.Functional results of dental restoration with osseointegrated implants after mandible reconstruction.PlastReconstr Surg.1998；101：650- 659

39.徐立群，陈晓军，袁建兵等.下颌骨重建腓骨塑形板的试制与初步应用.中国口腔颌面外科杂志.2011；9：482- 486

40.CordeiroPG，HidalgoDA.Conceptual considerations in mandibular reconstruction.ClinPlast Surg.1995；22：61- 69.

41.Kevin SE，TheodorosNT.State-of-the-art mandible reconstruction using revascularized free tissue transfer.Anticancer Ther.2007；7：1781- 1788.

42.BeckersA，SchenckC，Klesper B，et al.Comparative densitometric study of iliac crest and scapula bone in relation to osseous integrated dental implants in microvascular mandibular reconstruction.J Craniomaxillofac Surg.1998；26：75- 83.

43.赵铱民.口腔修复学：第七版.北京：人民卫生出版社，2012.

44.赵铱民.颌面修复学.西安：世界图书出版社，2004.

45.Spiessl B，Rahn B.Reconstruction of segmental defects in tumor surgery.Internal fixation of the mandible：A manual of AO /ASIF principles.Berlin：Springer-Verlag.1989：290-308

46.Warren S M，Borud L J，Brecht L E，et al.Microvascular reconstruction of the pediatric mandible.Plastic Reconstructive Surgery，2007；119（2）：649-61

47.Fowler N M，Futran N D.Utilization of Free Tissue Transfer for Pediatric Oromandibular Reconstruction].Facial Plastic Surgery Clinics of North America，2014，22（4）：549-557.

48.Valentini V，Califano L，Cassoni A，et al.Maxillo-Mandibular Reconstruction in Pediatric Patients：How To Do It?.Journal of Craniofacial Surgery，2018；29（3）：761-766

49.Xu LQ，Wu A，Zhang CP，et al.Management of exposure of three-dimensional mandibular reconstructive plates in mandibular reconstruction：Report of 2 cases.Chin J Oral Maxillofac Surg.2004；2：212-214

50.WestermarkA，KoppelD，LeiggenerC.Condylar replacement alone is not sufficient for prosthetic reconstruction of the temporomandibular joint.Int J Oral Maxillofac Surg.2006；35：488- 492

51.Hartman EH，SpauwenPH，JansenJA.Donor-site complications in vascularized bone flap surgery.J Invest Surg.2002；15：185-197

52.R.F.MacBarb，D.P.Lindsey，C.S.Bahney，et al.Fortifying the Bone-Implant Interface Part 1：An In Vitro Evaluation of 3D-Printed and TPS Porous Surfaces，Int J Spine Surg，11（2017）15.

53.R.J.Grimer，S.R.Carter，R.M.Tillman，et al.Endoprosthetic replacement of the proximal tibia，J Bone Joint Surg Br，81（1999）488-494.

54.S. Attarilar，M. Ebrahimi，F. Djavanroodi，et al. 3D Printing Technologies in Metallic Implants：A Thematic Review on the Techniques and Procedures，Int J Bioprint，7（2021）306.

55.S. E. Puchner，P. Kutscha-Lissberg，A. Kaider，et al. Outcome after Reconstruction of the Proximal Tibia-- Complications and Competing Risk Analysis，PLoS One，10（2015）e0135736.

56.S. Sharma，R. E. Turcotte，M. H. Isler，et al. Cemented rotating hinge endoprosthesis for limb salvage of distal femur tumors，Clin Orthop Relat Res，450（2006）28-32.

57.S.E.Puchner，P.T.Funovics，C.Hipfl，et al.Incidence and management of hip dislocation in tumour patients with a modular prosthesis of the proximal femur，International orthopaedics，38（2014）

1677-1684.
58.S.Maclean, S.S.Malik, S.Evans, et al.Reverse shoulder endoprosthesis for pathologic lesions of the proximal humerus: a minimum 3-year follow -up, J Shoulder Elbow Surg, 26 (2017) 1990-1994.
59.T.Teunis, S.P.Nota, F.J.Hornicek, et al.Outcome after reconstruction of the proximal humerus for tumor resection: a systematic review, Clinical orthopaedics and related research, 472 (2014) 2245-2253.
60.Y.Lu, G.Chen, Z.Long, et al.Novel 3D-printed prosthetic composite for reconstruction of massive bone defects in lower extremities after malignant tumor resection, Journal of bone oncology, 16 (2019) 100220.
61.万荣，张伟滨，徐建强，等.定制型肱骨近端假体 结合人工补片重建肩关节的疗效分析，中华骨科杂 志，31 (2011) 5.
62.晏亮，董森，梁海杰，等.3D 打印半肘关节型全肱骨 假体的设计及功能评估．肿瘤研究与临床，34 (2022)：346-351.
63.汤小东，郭卫，杨荣利，等.肱骨近端肿瘤关节内 切除假体置换术中应用人工韧带重建肩周软组织可 提高肩关节功能，中华肩肘外科电子杂志，(2015) 7.
64.潘伟波，林秾，叶招明，等.肱骨近端肿瘤切除组配式肿瘤型反肩关节假体重建的早期功能效果，中华骨科杂志，40 (2020) 8.
65.王冀川，杨毅，汤小东，等.股骨远端肿瘤型膝关 节假体中长期假体存留及失败类型分析，中国骨与 关节杂志，007 (2018) 535-541.
66.郭卫，梁海杰，杨毅等.3D 打印半肘关节假体重建肱 骨远端骨缺损的早期临床疗效．中华骨与关节外科杂志，15 (2022)：524-531.

微创诊疗

❖ 借道侦敌　巧擒信使 ❖

❖ 射频生热　慢煮瘤泣 ❖

❖ 微波功猛　控瘤彻底 ❖

❖ 冷冻消融　瘤命终此 ❖

❖ 纳米刀刃　悄然毁敌 ❖

❖ 核弹巧用　直捣瘤基 ❖

名誉主编

滕皋军　吴沛宏　张福君

主　编

肖越勇　黎海亮　翟　博　范卫君

副主编（以姓氏拼音为序）

郭金和　李晓光　陆骊工　李　肖　孟志强　王贵英　王忠敏　徐　栋
叶　欣

编　委（以姓氏拼音为序）

陈国奋　陈　荔　陈炜生　陈旭东　程　文　崔书中　丁晓毅　董　刚
董军强　杜　鹏　盖保东　高　飞　古善智　顾春东　顾仰葵　韩　玥
何　闯　何晓锋　胡鸿涛　胡效坤　黄金华　黄明声　黄　蔚　黄学全
纪建松　贾海鹏　蒋天安　焦德超　靳　勇　经　翔　匡　铭　郎　旭
雷光焰　李成利　李春海　李家平　李　竞　李　静　李茂全　李文涛
李玉亮　李志伟　练延帮　廖江荣　林征宇　刘宝东　刘宝国　刘德华
刘凌晓　刘瑞宝　刘士峰　柳　晨　柳　明　卢　漫　陆　建　吕　宁
马　洁　马亦龙　孟亮亮　倪才方　牛　刚　牛洪欣　牛立志　齐　翰
尚鸣异　邵国良　邵海波　史瑶平　司同国　孙军辉　单鹄声　唐　喆
田锦林　王华明　王　徽　王　健　王俊杰　王理伟　王若雨　王武杰
王晓东　王　洵　魏颖恬　吴泽宇　向　华　谢晓燕　邢文阁　熊　斌
熊　壮　许林锋　严望军　杨继金　杨　坡　杨树法　杨武威　杨正强
于海鹏　于　杰　于世平　余国政　余建军　张宏涛　张开贤　张立成
张啸波　张　欣　张彦舫　张跃伟　张忠亮　章建全　赵　明　赵　明
周泽健　周志刚　周祖邦　朱光宇　朱康顺　朱晓黎　朱　旭　庄一平
邹常咏

编写秘书

张　肖　胡鸿涛　陈志瑾

第一章

穿刺活检

一、概述

影像学对肿瘤的筛查和病灶显示已非常清楚，但仍无法满足临床治疗的重大需求，即病理学诊断。穿刺活检是对恶性肿瘤的病理学诊断、组织学分型、基因分析、肿瘤分期和确定肿瘤治疗方案的最重要技术手段。尤其对无法外科手术切除的肿瘤，穿刺活检是获得病理学诊断的最有效手段。影像学引导的经皮穿刺活检技术应用越来越广泛，但仍然存在风险，某些活检风险甚至高于外科手术。不同学科在各自领域制定过穿刺活检术的专家共识和/或指南，但整体看目前尚无完善的针对各部位影像学引导下经皮穿刺活检技术的指南。

（一）穿刺活检的历史沿革

经皮穿刺活检术在医学上是一项历史悠久的获取组织标本进行病理诊断的方法。1883年Leyden对一例肺炎患者进行了诊断性穿刺活检，开启了经皮穿刺活检术的先河。受当时条件所限，其采用的是盲穿活检，准确率低、并发症多。随着影像设备与技术的发展进步、穿刺器械的不断改进，相继出现X线透视下引导穿刺活检、剖腹探查直视下穿刺活检、选择性血管造影引导穿刺活检、超声引导经皮穿刺活检和逆行胰胆管造影引导穿刺活检及CT或MRI引导下穿刺活检等多种活检方式。1976年Haage首次报道CT引导下经皮穿刺肺活检术；1985年张雪哲首次在国内报道CT引导下经皮穿刺活检的临床应用；1986年Muller等介绍了MRI引导经皮肝脏肿瘤的穿刺活检。

随着国内外各种医学影像引导活检技术的发展和推广，目前经皮穿刺活检术几乎可从人体全身任何部位进行组织标本取材。近年来，组织病理学和分子病理诊断成为选择肿瘤治疗措施的基本条件，经皮穿刺活检术不仅在疾病诊断具有重要临床价值，而且在治疗方案选择、疗效评价等方面也具重要意义。

（二）穿刺活检的基本原理

经皮穿刺活检术是在影像学引导下对人体内部病灶穿刺获取组织学标本用于病理学诊断的常用技术。操作成功的关键在于影像引导、活检器械的选择和术者的操作经验。影像引导方式常用超声、CT、MRI等，主要根据病灶所在脏器、部位、大小、辨识度、与周围重要解剖结构的关系等选择不同影像设备引导。活检器械（针）依据类型及取材原理可分为两大类：细针抽吸活检（fine-needle aspiration biopsy，FNA）和切割针活检（core needle biopsy，CNB）。多种导航技术和穿刺机器人也不断涌现用于临床辅助穿刺操作。

（三）影像引导方式

（1）超声引导：主要用于引导质地较均匀实质性脏器的穿刺活检，利用频率为2~6 MHz的凸阵探头，对微小结节宜选较高频率（如10 MHz以上）探头，依靠超声波辐射到生物体内，经高频、视频信号放大后的回波数据在生物体内反射出不同波形，在显示器或记录仪上呈现可见的人体超声信息图像，显示人体器官病变及具体位置。引导设备同时拥有超声造影功能和穿刺引导功能，配备与穿刺探头相吻合的穿刺支架和探头套，可实时、简便、无辐射完成穿刺活检。

（2）CT引导：广泛用于引导全身各脏器的穿刺活检，CT具很高空间分辨率和密度分辨率，可清晰显示病灶大小、形态、位置，以及病灶与周围组织和血管的关系，特别对含气肺部及骨骼病灶显示清晰，有助于设计安全的穿刺路径，减少并发症发生，已成为活检优先选择和最常用引导方式。

CT引导方式主要有两种模式：①常规CT引导：根据术前计划，分步分次间断扫描与进针，术者往返于操作间和扫描间根据穿刺针位置状态进行调针与进针，再行扫描验证直至达到理想或合理穿刺位置后进行取材。该模式需要反复间断扫描验证穿刺针行进位置，耗时长，穿刺进针中不能实时观察到针尖的位置和人体内部变化，优点是术者不接触电离辐射。②CT透视引导（CT fluoroscopy，CTF）：术者位于操作间手持穿刺针，通过CT透视显示屏实时显示穿刺针在人体内部进针达穿刺靶点进行活检，优点是穿刺准确、快捷、可以实时观察活检针穿刺人体内部的变化，避免误伤到重要结构的风险，缺点是术者接受较大剂量辐射。

（3）MRI引导：MRI具较高组织分辨率和多平面成像能力，无辐射，可快速采集图像，高场强磁共振可进行MR透视引导穿刺，术中需配备磁兼容相关耗材及设备，成本相对较高，一般用于超声和CT对病变显示或引导困难的病例。

（4）PET-CT引导：利用PET功能显像和CT定位发现异常代谢病灶，包括肿瘤原发灶、最高分期转移灶、高代谢非坏死病灶、残余病灶、耐药后进展病灶、多重癌等，在PET-CT机的CT功能下或CT机引导下经皮穿刺获取样本。

其他影像引导方式有传统的X线透视引导、C形臂锥束引导等，但因分辨率低、辐射剂量高等缺点，临床上已渐少用。

（四）穿刺活检针及操作

（1）抽吸针：根据针的粗细可分为用于细胞学诊断的细针和组织学诊断的粗针。通过影像学引导采用21~25 G细针经体表穿刺病灶，在负压抽吸下吸取微小成分行细胞学涂片诊断，或应用16~18 G粗针负压抽吸出条索状组织，用于组织学诊断。该法简便、安全、快速、创伤小、临床应用广泛，缺点是取样量较少，仅能观察病变细胞形态特征，无法观察组织结构，对肿瘤分型和分类不够准确。

（2）切割针：按切割方式分半自动和全自动活检针，按取材方式和取材量又分半槽切割针和全槽切割针，切割针是通过机械快速弹射切割组织，能避免组织变形移位，取材饱满，获得完整组织结构用于各种病理学诊断，临床使用最为广泛。临床常用活检针有进口和国产多种品牌的全自动和半自动活检针。

（3）同轴活检技术：同轴套管针由针套和针芯组成，活检时首先将套管针经皮穿刺插入目标病灶后拔出针芯，原位保留套管针建立体外与病灶的活检通道，选取半自动或全自动切割式活检针经套管直达病灶取材，通过套管可反复取材，不需要多次反复穿刺经过进针路径上的正常组织，减少创伤，缩短了手术时间，又有利于针道封堵。

二、胸部穿刺活检

（一）适应证

（1）肺内及纵隔孤立或多发结节、肿块、肺实变等需明确病理性质者。

（2）支气管镜、痰细胞学检查、痰培养无法明确诊断的肺内病灶。

（3）怀疑恶性的磨玻璃病变。

（4）已知恶性病变但需明确组织类型或分子病理类型（再程活检）。

（5）疾病进展或复发后局部组织学或分子病理类型再评估（再程活检）。

（6）经支气管镜检活检失败或阴性的肺门肿块。

（7）纵隔肿大淋巴结或肿块。

（二）禁忌证

1.绝对禁忌证

（1）不可纠正的凝血功能障碍。

（2）严重心肺功能障碍。

2.相对禁忌证

（1）严重肺动脉高压。

（2）解剖学或功能上的孤立肺。

（3）穿刺路径上有明显感染性病变。

（4）肺大疱、慢性阻塞性肺疾病、肺气肿、肺纤维化。

（5）机械通气（呼吸机）者，或儿童全麻下活检需麻醉医生配合。

（6）影像学上考虑肺包虫病，有可能增加过敏风险。

（三）操作技术流程

1.术前准备

（1）化验检查：术前3 d内血生化、凝血功能、血栓弹力图，血型及血清学检查、肿瘤标志物、心电图检查，COPD患者需肺功能检查。

（2）影像检查：术前1周内胸部增强CT扫描，碘造影剂过敏者及中心型肺癌合并阻塞性肺不张者可行胸部增强MRI检查；PET-CT有助于选择活检病灶。

（3）药物管理：术前常规停服抗凝或抗血小板药物，如：华法令、阿司匹林、氯吡格雷等1周，部分患者需由短效抗凝药物进行桥接。对抗血管生成肿瘤治疗药物，如：安罗替尼、贝伐珠单抗等，需活检术前遵医嘱停药。对患者存在影响手术配合度或安全性的不适症状，应在术前给予对症治疗直至评估可耐受配合手术顺利进行。如有不可抑制的咳嗽，可予镇咳处理后再行手术。

（4）术前告知：充分告知患方穿刺活检手术必要性、操作流程及患者获益，重点交代手术相关风险和替代方案，回复患方问题，并取得理解和签署知情同意书。

（5）药品及设备：准备术中用药（麻醉药物、镇咳药、抢救药物等），确认相关设备（引导设备、活检配套器械、麻醉机、心电监护仪、除颤仪等）正常运转。

2.术中操作

（1）体位摆放：按照进针路径进行体位摆放，兼顾患者生命体征管理、患者舒适性、术者操作便捷性及安全性，可采取辅助装置给予体位固定。

（2）路径设计：根据术中影像扫描进行穿刺路径设计及定位，兼顾避开重要结构和最短距离，保证手术安全性。

（3）麻醉镇痛：局部皮肤消毒铺无菌单，采用1%利多卡因或0.2%罗哌卡因穿刺点皮下局部浸润麻醉，麻醉深部接近或抵达胸膜可以有效避免术中胸膜反应，但需要精准测量进针深度避免发生气胸。对于儿童、术中不能配合、预计手术时间长的患者，可采取区域神经阻滞或全麻进行镇痛管理。

（4）影像学引导与监测方式

a.CT：为胸部穿刺活检最佳影像引导手段，CT扫描不受肺内气体和胸廓骨骼影响，具较高密度分辨率和空间分辨率，并可通过增强扫描、窗宽及窗位调节清晰显示病灶及其周围各种正常组织，有助于提高活检的安全性和阳性率；

b.超声：可实时显像且能识别血管，穿刺中可有效避开血管和邻近重要脏器，但肺内气体和胸廓骨骼会影响超声成像，因此超声引导更适合临近或紧贴胸壁的病灶及胸腔积液的穿刺取材。

c.其他引导方式有：X线透视、MR、PET-CT等。

3.穿刺方法

（1）徒手操作：最简单常用和可靠方法，穿刺针经皮逐步分次穿刺进针达病灶，通过间断CT调整进针方向和深度，每次进针深度不可过大，避免损伤重要结构。

（2）辅助装置：使用模板、角度仪、支架等穿刺辅助装置引导。

（3）导航或CT透视引导：采用虚拟导航操作使进针方向感明确，方便了进针过程，但因非实时影像引导需注意导航误差；CT透视为实时穿刺引导技术，准确、快捷、安全可靠，适合关键部位穿刺活检，但辐射相对增加。

（4）同轴技术：为目前普遍采用的穿刺方法，一次穿刺可多次活检取材，创伤较小、提高小病灶和较深部位病灶的准确率。同轴针的应用有利于穿刺针道的封堵，降低出血、气胸及针道种植转移的风险。

4.术后恢复

活检术后1 d内注意休息、避免运动，尽可能减少任何增加胸腔压力的活动如咳嗽、说话、用力大便等。对不能配合的患者应加强监护。建议术后24 h内进行胸片检查，病情变化者可进行胸部CT检查。

5.并发症处理

术中影像学监测会及时观察有无并发症发生，如出现紧急或严重并发症，应暂停操作，及时处理。对延迟性并发症，可在整体手术结束后进行处理。

（1）气胸：为最常见并发症，文献报道气胸发生率为2.4%~60%（平均约20%），5%~18%气胸需胸腔置管引流。少量气胸、无症状和稳定性气胸无需特殊治疗。气胸超过30%或气胸范围持续增大或患者出现呼吸困难及缺氧的临床症状，应及时置管抽吸或行胸腔闭式引流。

（2）出血：出血发生率5%~16.9%，咯血发生率为1.25%~7%。常具自限性，少量咯血、肺实质内出血、针道出血以及少量血胸等不需特殊处理，可自行吸收。咯血量大时，建议患者改变体位于穿刺侧朝下，保持气道通畅，防止血被吸入健侧支气管，患者血氧降低时给予气管双腔管插管，保证健侧肺通气，同时使用止血药物止血。胸腔出血量大时则推荐胸腔置管引流和输血治疗。

（3）胸膜反应：胸膜腔穿刺过程中刺激损伤胸膜导致患者出现连续咳嗽、头晕、胸闷、面色苍白、大汗，甚至晕厥等一系列表现，与迷走神经反射有关。症状轻微者可自行缓解，无需处理；严重者可出现大汗、血压下降，甚至休克、晕厥，应立即停止操作，给予阿托品、肾上腺素或葡萄糖溶液治疗，同时予以氧气吸入并注意保暖，监测生命体征，注意预防休克。

（4）空气栓塞：空气栓塞分为静脉系统空气栓塞和动脉系统空气栓塞，发生率为0.02%~1.80%。其中静脉系统空气栓塞多无明显症状，而动脉系统空气栓塞则为肺穿刺活检最严重的并发症，可引起休克、心脏骤停、脑梗死导致癫痫发作或偏瘫等严重后果。虽然罕见，但因其致命性后果应当引起术者足够重视。穿刺过程中CT扫描发现血管或心腔内有气体，应立即拔出穿刺针，患者保持静卧避免移动和直立体位，心腔和大血管内气体随时间会逐渐溶解、消失。期间密切监测生命体征，积极给予面罩吸氧及其他抢救措施。

（5）其他少见、罕见并发症：针道种植转移非常罕见，报道发生率仅为0.012%~0.061%，同轴技术可减少针道种植转移。其他罕见并发症包括：心包填塞、肋间动脉损伤、假性动脉瘤、房颤、胸部感染、血管迷走神经反应和胸膜转移等。

三、肝脏穿刺活检

（一）适应证

（1）肝脏良恶性肿瘤的定性诊断。

（2）肝脏局灶性或弥漫性结节的鉴别诊断。

（3）影像学检查无法明确诊断者。

（4）肝移植后可疑发生排异反应者。

（二）禁忌证

（1）严重血小板减少和/或凝血功能障碍。

（2）无合适穿刺路径者。

（3）凝血功能障碍（INR大于等于1.5）。

（4）大量腹水。

（5）妊娠。

（6）包虫病等。

（三）技术方法及操作流程

1. 术前准备

停服抗凝和含有活血成分的药物，对血栓风险者进行短效抗凝药物桥接。实验室检查包括血常规、凝血功能、血型及血清学检查、心电图检查。影像学检查包括上腹部超声、CT、MRI等。

2.术前治疗

慢性肝病肝硬化合并肝癌患者常见血小板减少，肝穿活检术前安全的最低血小板数量为50×10^9/L。对术前血小板计数不达此标准，同时经颈静脉穿刺活检不可行者，术前输注血小板或使用血小板生成素受体激动剂以满足最低安全值。

3.知情同意

在肝穿活检术前，患者应获知情同意。知情同意书内应提供有关风险、获益和替代医疗方案信息。对缺乏知情同意能力、无法做出决定者，需指定授权委托书，如确实无法指定授权委托书者，在医生认为符合患者利益情况下，根据相关卫生法规，方可进行肝穿活检，但医生决定的依据应清楚记录在病程记录中。

（四）肝穿活检引导设备及器材

（1）肝穿活检的影像引导设备包括超声、CT和MRI等。引导设备应根据病灶位置、大小、可视度、与邻近结构的关系、操作者技术水平等进行选择。

（2）穿刺针类型：常用的穿刺活检针包括抽吸针、半自动和全自动切割针。

（五）操作技术流程

（1）体位摆放：原则上根据病灶在肝脏内部位置和进针路径来确定，可行仰卧位和侧卧位，甚至倾斜和俯卧体位。

（2）引导方法：超声引导通过术中实时监测直接穿刺活检；CT引导需常规上腹部CT扫描，对于邻近血管或肝门部病灶需要增强扫描，层厚≤5 mm，确定病灶所在层面；磁共振引导需要采用磁兼容的穿刺活检器材。

（3）穿刺路径设计：根据图像中病灶所在的位置选择最佳层面，设计最合适的穿刺路径，测量穿刺的角度和深度。设计穿刺路径时应避开神经、血管及邻近重要结构，同时穿刺路径需经过一段正常肝组织。

（4）操作方法：局部穿刺点皮肤消毒、铺巾，1%利多卡因逐层浸润麻醉深至肝包膜。选取合适同轴穿刺针，按照预先设计角度及深度穿刺达病灶；CT或MRI引导可间断扫描并依据扫描图像调整进针角度及深度，直至穿刺针尖到达目标位置。拔出同轴针芯，将活检枪经过同轴针套管穿刺肿瘤组织，再次影像学检查确认切割槽位置后进行活检。通过抽吸/切割/活检枪取材，影像学监测有无出血等。确认无并发症后拔出穿刺针，穿刺点消毒，使用无菌纱布覆盖或贴上敷贴。

（六）常见并发症及处理

（1）疼痛。是肝穿活检最常见的并发症，高达84%患者术后出现疼痛，一般无需处理或对症处理即可。部分患者出现中至重度疼痛，需排除出血导致血肿或胆道、胆囊损伤等并发症。

（2）出血。是肝穿活检最重要并发症，严重会腹腔内出血。严重出血一般是穿刺损伤肝动脉分支引起，活动性出血需输血和抗休克治疗，并积极行介入栓塞止血。轻微出血发生概率约1/500，可引起疼痛或血压降低或心动过速，但不需输血或干预。严重出血通常在2~4 h内，临床表现明显。延迟出血可发生在活检后1周内。

（3）死亡。经皮肝穿活检导致死亡极少见，发生率约≤1/10000，肝穿活检后死亡常与出血有关。

（4）其他并发症包括气胸、血胸、邻近器官穿孔、胆汁性腹膜炎、感染（菌血症、脓肿、败血症）、胆心反射、胆道出血、神经痛及罕见并发症，如种植转移、室性心律失常等。

总之，处理出血、气胸和内脏穿孔等并发症，最关键是及时发现。当患者主诉疼痛与活检前后出现的临床症状不成比例时，当心率和/或血压趋势提示失血时，应高度怀疑潜在并发症。一旦明确为并发症，需进行对症处理。出血可用止血药物治疗并行补液，必要时输血预防休克。对有持续失血迹象患者，可行经动脉栓塞术或手术。气胸可能是自限性的可自行吸收，但症状严重时，需要胸腔闭式引流。胆囊穿孔、持续性胆漏或继发性腹膜炎等需手术干预。

四、肾脏穿刺活检

肾肿瘤95%为恶性，良性较少见。肾肿瘤包含多种亚型，如肾透明细胞癌、乳头状肾细胞癌、肾嫌色细胞癌、集合管癌及嗜酸细胞腺瘤等。不同亚型具明显异质性，其生物学特征及治疗方案不尽相同，即使同种亚型也因分级不同导致预后存在很大差异，因此经皮肾肿瘤活检有助于早期诊断，尽早明确肿瘤分型及分级，从而进行及时有效个体化治疗。

（一）适应证

（1）肾脏原发占位需要病理结果确定治疗方式者。

（2）全身多发占位需明确原发灶及肾转移瘤的患者。

（3）不能耐受手术而选择动态观察和局部消融治疗的患者。

（4）晚期肾脏肿瘤需据病理结果调整靶向、免疫等治疗方案（再程活检）。

（5）影像学提示肾淋巴瘤，包括治疗后疾病进展或复发对局部组织学或分子病理学类型再评估。

（二）禁忌证

1. 绝对禁忌证

（1）不可纠正的凝血功能障碍。

（2）严重心肺功能障碍。

（3）严重精神障碍等不能合作。

2. 相对禁忌证

（1）活动性肾盂肾炎、肾结核、肾盂积水或积脓，肾脓肿或肾周围脓肿。

（2）慢性肾功能衰竭。

（3）孤立肾。

（4）重度腹水。

（5）严重贫血。

（6）妊娠等。

（三）技术方法及操作流程

1. 术前准备

停服抗凝药和含有活血成分的药物，对血栓风险高者行短效抗凝药物桥接。实验室检查血常规、血生化、凝血功能、血型及血清学检查。心电图检查，影像学检查包括肾脏超声、CT、MRI等。术前禁食禁水4~6 h。

2. 术前治疗

慢性肾肿瘤患者常合并贫血，穿刺活检术前安全的血红蛋白应不低于80 g/L。对术前达不到此标准者，术前输注红细胞或皮下注射使促红素以满足最低安全值。

3. 知情同意

穿刺活检术前，应告知穿刺活检的必要性及相关风险，签署手术同意书。

（四）设备与器械

（1）影像引导设备主要包括超声、CT和MRI，术前影像学评估根据影像学对病灶显示情况和操作者实际情况进行选择。超声可实时引导穿刺，但有些部位显示不够清晰；CT分辨率高、视野大、无死角和盲区，但为非实时引导；MRI可任意平面成像，可以穿刺针为中心特殊角度的断层成像，可清晰显示肾门结构，分辨占位与肾盂分界及毗邻关系，但需磁兼容设备，且耗材等成本较高。

（2）穿刺针类型：常用穿刺活检针包括抽吸针、半自动和全自动切割活检针。

（五）操作流程

1.CT/MRI引导操作流程

（1）体位摆放：原则上根据病灶的位置和进针路径来确定，兼顾患者舒适性，可使用真空垫辅助体位固定。

（2）定位：CT引导需常规肾脏CT扫描，对邻近血管或毗邻结构复杂的病灶需增强扫描。在拟定穿刺处放置定栅栏，根据扫描图像调整标记位置，确定穿刺点。MRI引导时采用注油的管状定位栅扫描来确定患者体表穿刺点。

（3）消毒麻醉：以穿刺点为中心，碘伏消毒，铺无菌洞巾，采用1%利多卡因进行逐层浸润麻醉，根据麻醉效果调整麻醉剂量。

（4）穿刺路径设计：根据图像中病灶所在位置选择最佳进针层面，设计最合适穿刺路径，并测量穿刺角度和深度，测量穿刺点与标记线间的距离。设计穿刺路径时应避开神经、血管及邻近肝、脾等重要结构，同时穿刺路径尽量少经过肾组织。

（5）穿刺活检：采用合适同轴穿刺活检套件穿刺进针，通过重复CT/MRI扫描调整进针角度或深度，直至CT/MRI扫描见穿刺针尖进入肿块或病变组织后，抽出针芯、置入活检针取材。经套管针注入明胶海绵混悬剂充填封堵针道，拔出套管针，使用无菌敷贴覆盖，再次行CT/MRI扫描查看有无出血等并发症。根据患者情况、必要时予止血、止痛对症治疗。

2.超声引导操作流程

在穿刺前进行超声检查对肾脏肿瘤大小、形态进行初步评价，通过术中实时监测确定穿刺点。穿刺点及进针路径应遵循便捷、安全、短距离原则。局部穿刺点皮肤消毒、铺巾，1%利多卡因逐层浸润麻醉。采用同轴针穿刺根据超声图像进针，实时观察超声显示屏上穿刺针的位置和进针方向。当针尖到达肾包膜时，嘱患者屏住呼吸，确定针尖在病灶内，拔出针芯经套管针置入活检枪，扣动扳机切割组织。若标本取材不满意可调整方向或深度再次穿刺取材，若标本取材满意则结束穿刺、封堵针道、拔针。术后在恢复室观察半小时，再次复查超声评估是否有肾包膜下血肿和肾周出血情况。

（六）常见并发症及处理

（1）出血。为肾穿刺最常见并发症，常表现为包膜下血肿和肾周出血，一般无临床症状，无需特殊处理，多在1~2周内吸收。严重出血多因肾或动脉撕裂造成，表现为腹痛、腰痛、穿刺部位压痛或较对侧稍膨隆，严重时血压下降、红细胞压积下降，需要输血和抗休克治疗，监测血压和血红蛋白，必要时行介入治疗做选择性肾动脉栓塞。

（2）血尿。文献报道肾穿刺后几乎所有患者都有镜下血尿，可持续数小时至2天。当肾穿刺针穿入肾盏或肾盂后，可以出现肉眼血尿，大多于1~3 d消失。患者卧床、大量饮水，应观察每次尿颜色的变化以判断血尿是逐渐加重还是减轻。当出现肉眼血尿伴血块时，应延长卧床时间，同时静脉输注止血药。对肾功能不全者应避免过度饮水造成心衰，同时注意排尿情况。

（3）疼痛。术后疼痛个体差异大，主要表现为腰背部钝痛，一般无需特殊处理或给予非甾体类镇痛药止痛，多于2~5 d内消失。一小部分患者会出现中至重度疼痛，需排除出血、肾周血肿、包膜下出血等并发症的可能，应尽早进行超声或CT等影像学评估。

（4）泌尿系感染。感染发生率低，多因无菌措施不严、肾周已存在感染或伴有肾盂肾炎所致，如出现发热、剧烈腰痛、白细胞增高需用抗生素治疗。

（5）发热。伴有肾周血肿的病人，由于血肿吸收，可有中等程度发热，应按发热病人护理，并给予适当药物处理。

（6）气胸、血气胸。肾上极病灶邻近膈肌，穿刺时可能损伤胸膜腔或肺组织导致气胸或血气胸，少量气胸无需处理，中至大量气胸应穿刺抽吸或胸腔闭式引流术，伴胸腔出血时按出血并发症处理。

（7）针道种植转移。是非常罕见的并发症，采用同轴针穿刺联合针道封堵技术能减少穿刺针与周围组织的直接接触以避免针道转移发生。

五、腹膜后穿刺活检

腹膜后间隙是壁腹膜和腹横筋膜之间的解剖间隙及其解剖结构的总称，前界为壁腹膜，后界为腰大肌和腰方肌筋膜，上界为横膈，下达盆底筋膜，两侧为侧椎筋膜。腹膜后器官包括肾、肾上腺、输尿管、胰腺、十二指肠降部和水平部，同时含有腹主动脉及其分支、下腔静脉及其引流静脉、腹膜后区域淋巴结等结构。此区域病变穿刺活检难度常较大：①多数腹膜后器官及穿刺路径区域血供丰富；②深部结构易受主动脉、脊柱等结构遮挡；③部分消化道器官如十二指肠、胰腺等易受损伤；④膈顶区域易受呼吸动度影响。

（一）适应证

（1）腹膜后器官肿瘤及非肿瘤病变定性诊断。

（2）腹膜后间隙肿大淋巴结及占位性病变定性诊断。

（3）腹膜后肠管外生性病变定性诊断。

（二）禁忌证

（1）严重血小板减少和/或凝血功能障碍。

（2）没有合适穿刺路径者。

（3）病灶包绕血管无法避免穿刺到血管。

（4）严重心、肝、肾功能障碍。

（5）精神障碍无法自主配合者。

（三）术前准备

参见胸部、肝脏和肾脏穿刺活检。

（四）操作流程

1.影像引导方式与器械

超声为实时引导对于位置较表浅的肿瘤，如肾脏外侧肿瘤等，可在超声引导下进行引导穿刺活检，对于位置较深毗邻邻近肠管等空腔脏器，受气体、骨骼等结构的影响超声显示不清晰的病灶，CT引导更方便；CT分辨率高、视野大、对腹膜后组织结构显示清晰，适合腹膜后病灶穿刺活检；MR引导活检图像清晰，需要磁兼容的设备与器材。活检器材可采用半自动或全自动切割活检系统。根据病灶的大小可选择的穿刺针型号一般为16~20 G，可以分为侧向半槽取材同轴活检针（Side-cut Core Needle）及末端全槽取材同轴活检针（End-cut Core Needle），在毗邻重要脏器或血管结构的病变穿刺中，采用半自动侧槽活检穿刺针较为安全，可准确观察穿刺取材部位，避免因取材切割造成并发症。

2.穿刺体位的选择

腹膜后肿瘤穿刺活检中，常据患者舒适度、肿瘤具体位置、毗邻关系选择穿刺体位。①侧卧位：为腹膜后肿瘤穿刺中使用最多的体位，适用于脊柱旁、腹主动脉旁、肾门区域、肾上腺区域肿瘤及腹膜后区域淋巴结的穿刺活检；②俯卧位：通常用于无法配合侧卧位的患者，适用于脊柱旁、肾后部、腹主动脉旁肿瘤及腹膜后区域淋巴结的穿刺活检；③仰卧位：适用于靠近于腹侧部位病变，如胰腺、十二指肠、肾前外侧部等肿瘤的穿刺。

3.路径选择与穿刺技巧

（1）穿刺路径的选择：穿刺路径的选择建立在术前增强影像的仔细阅读基础上，以较短的距离抵达病变、避免重要组织结构的损伤为原则，根据病灶的具体位置及毗邻关系进行选择，俯卧或侧卧位经腰大肌穿刺路径、仰卧位经肝胃间隙穿刺路径、脾肾间隙路径等。

（2）术中操作及穿刺技巧：以CT引导穿刺为例常需术中增强扫描显示腹膜后动、静脉及其分支以及输尿管等结构；术中进针一般在影像引导下采用步进式穿刺，避免损伤重要结构；对穿刺路径上有脊柱等结构遮挡的病变，可巧妙运用重力等作用，必要时可辅以人工气腹或注水等技术避开重要脏器；穿刺路径上邻近重要结构较近时，使用钝头针芯缓慢进针以通过钝性分离组织抵达病灶。替换穿刺针针芯进行活检取材，将穿刺组织进行固定，核对患者及病灶基本信息无误后送检；对同轴针进行封堵拔出穿刺针。

（3）术后监测：术后再次影像监测，观察有无出血、脏器损伤等并发症，患者在留观区观察半小时。

（五）并发症及其处理

腹膜后穿刺活检并发症包括：出血、迷走神经反射、气胸、气栓、疼痛、感染等，其中以出血、迷走神经反射最为常见。

（1）出血：无论是通过后路还是前路穿刺，任何穿刺路径上引起的机械性血管损伤都会导致出血，包括穿刺路径上经过的腹壁、腹膜后或腹腔血管、肝包膜、肠系膜血管、腰背部肌肉及病变本身等结构。处理原则：①深部穿刺区域的局部止血，通过同轴穿刺套管针将明胶海绵颗粒混合血凝酶药物进行局部注射，达到局部止血目的；②浅表区域止血。以压迫止血法进行局部止血；③如果出血量较多且进行性增加，配合使用静脉止血药物，必要时行介入血管栓塞治疗。

（2）迷走神经反射：主要由于内脏神经刺激、疼痛刺激、精神因素等原因引起，表现为血压快速下降、心动过缓、头晕、面色苍白、出冷汗、皮肤发凉、胸闷气短甚至出现意识障碍。多数为一过性，很快缓解。如心率明显减低，进行阿托品肌注。如血压进行性减低，辅以升压药配合使用。

六、骨与软组织活检

（一）概述

影像学引导经皮活检和切口开放术活检是用于诊断骨与软组织肿瘤的两种主要技术。切开活检因为获取样本量大，有助于进行更多病理学研究。开放活检需要全身或区域麻醉和手术室设施，并发症发生率相对较高。随着医学进步，骨与软组织肿瘤越来越多使用影像引导下经皮穿刺活检，安全、可靠且并发症低。

（二）适应证与禁忌证

1.适应证

（1）各部位骨与软组织原发肿瘤性病变。

（2）肿瘤患者术后发现骨与软组织占位疑转移性病变者。

（3）治疗后复发病灶的再次活检。

（4）对影像学怀疑为良性侵袭性、恶性病变或难以确诊的骨与软组织肿瘤，治疗前均需活检明确诊断确定治疗方案。

2.禁忌证

活检前对病变的影像学检查不完整；肿瘤位置无法到达，缺乏安全的活检路径；存在软组织与骨骼严重感染风险；无法纠正严重出血倾向；无法配合或拒绝穿刺活检患者；伴有急性感染者建议在感染控制后再行活检。

（三）术前准备

1.患者准备

术前应详细询问病史、用药史、过敏史等，并行体检、实验室检查及影像学检查。明确病灶部位、形态、大小、与周围脏器、血管和神经的关系，选择合适活检路径和影像引导方式，以及选择合适活检器材。术前停服抗凝和抗血小板药物并复查血常规、凝血功能；对近期放置支架如冠状动脉支架者，应用短效抗凝药物桥接，避免发生血栓风险。对保肢术前的穿刺活检应与外科沟通，注意避免穿刺跨越多个解剖间室，以降低穿刺后肿瘤种植风险。活检后亚甲蓝针迹染色有助于后续手术切除。术前充分向患者及亲属或其代理人说明活检目的、方法、获益、医疗风险和替代医疗方案，并取得书面同意。

2.设备与器材准备

影像常用引导方式有：超声、CT、X线透视、C形臂锥束CT、MRI及PET-CT等影像引导方式；根据病灶大小、位置、辨识度、与周围重要解剖结构关系等进行选择。用于软组织穿刺活检针主要包括切割式半自动或全自动活检针，用于骨骼特别是含有骨质成分较高病变的活检针主要为骨钻式活检针，常用骨钻式活检针外径为8~13 G，活检针选择取决于器械可及性、病变位置、穿刺侧皮质完整性、病变均质程度、病变骨质密度情况，以及骨的破坏形式。通常溶骨性肿瘤和软组织肿瘤常选择同轴或非同轴切割针活检；成骨性、混合性或骨皮质完整的髓内病变选择骨钻针活检或骨动力系统辅助活检。如是被完整骨皮质覆盖的髓内病变，选择带有钻头的活检针系统可提供最简单和最快的通路。软组织病变活检可用含标本槽套管针进行。同轴系统是穿刺活检常用的一种方法，可通过一个固定通道进行多次活检。

（四）操作流程

1.麻醉与镇静

常规选择局麻。基础镇静可减少呼吸运动和焦虑，增加患者舒适度。尽管静脉镇静和基础麻醉不作为常规推荐，但对焦虑、配合度不佳的儿童，患有骨关节炎或退行性关节病变的老人，病灶靠近骨膜、胸壁、脊柱或预计穿刺过程较长的患者，可考虑予镇静或基础麻醉。术前镇静或基础麻醉应在CT等影像定位时，以小剂量递增、静脉给予，避免镇静过度，注意保持患者足够清醒，能配合穿刺手术完成相关指令。

2.椎体及骶骨活检的入路选择

脊柱不同部位病变的穿刺活检操作有所不同。椎体肿物通常在CT或“C”形臂引导下自椎弓根进入病灶取材，以减少出血及对周围正常组织的损伤。颈椎穿刺路径包括外侧入路、后外侧入路、后侧入路、经口入路、上颌骨旁入路。胸腰椎穿刺路径以俯卧位操作为主，可经椎弓根、侧入路。需根据椎体节段水平，病灶属于间室内型、间室外型或附件区域。脊柱后突、侧突的严重程度以及患者肥胖情况都是选择入路的决定因素之一，侧方入路需考虑肋动脉、腰动脉走行。骶骨穿刺路常取后入路，偶尔可采取前入路。

3.穿刺路径的选择

术前根据CT或其他影像设备先行定位扫描，在避开骨骼、血管、神经等重要解剖结构前提下，选择最短穿刺路径。穿刺时，穿刺孔及针道位于手术范围内，便于日后手术治疗时能将穿刺污染区完整切除。

4.活检取材

穿刺针道尽可能与肢体长轴平行，参考CT、MRI图像，在血运丰富肿物周边区域取材，避免囊变坏死部位，取材时也应避免骨膜反应区，应在突破肿物包膜或假包膜后在肿物内部不同方向取材。取材结束后，轻压取材部位数分钟止血以减少污染范围，特别要避免损伤重要的血管神经束。

5.常见部位活检操作注意事项

（1）上臂：位于上段时采取上臂外旋体位，避开头静脉、肱二头肌长腱、桡神经、腋神经血管束走行区，三角肌胸肌间沟；位于中段时上臂内旋，避开头静脉、桡神经、桡侧动脉；位于远段时前外侧入路或内外上髁入路，避开桡神经和桡侧返动脉。

（2）前臂：同样避开桡神经、正中神经、桡动脉等结构。

（3）骨盆与下肢：股骨头、股骨颈的病变宜从外侧入路，穿刺针朝向头侧、内侧经股骨颈穿刺，避开损伤神经血管、大转子滑囊。位于小腿病变应避开胫骨结节、腓骨长短肌腱、胫前后血管束和腓神经血管束。

（4）四肢穿刺的注意事项：①注意病变的间室起源和病变是否蔓延至其他间室。②关注神经血管束位置。③需要注重功能解剖学。

（五）并发症及处理

骨与软组织病变经皮穿刺活检并发症发生率常不超过5%，严重者不到1%，死亡率不超过0.05%。常见并发症为出血、血肿、疼痛等，感染、神经损伤、骨折、针尖断裂、周围器官损伤、针道种植转移等很少见。出血一般仅需压迫止血。如出现穿刺点或针道发生感染，需行规范抗生素治疗。对椎旁因穿刺导致椎体动脉、椎旁静脉、奇静脉等损伤可致椎旁血肿，大多数椎旁血肿无需处理。椎旁入路最容易导致椎旁血肿，尽量选择椎弓根入路，其他椎体骨活检并发症包括骨折、血管迷走神经反应、刺伤硬膜囊、椎间隙感染、骨髓炎、脊膜炎、硬膜外血肿等。

七、颅脑穿刺活检

（一）概述

颅脑肿瘤病理学诊断是制定最优治疗方案的前提，特别对无法外科切除的肿瘤，活检具无可替代的价值。颅内病变可通过开颅术直视下活检或经皮穿刺活检获得病变组织，前者创伤大、定位欠精准等问题，不适合脑深部、中线结构及重要功能区病变的活检，故完全以活检为目的的开颅术应用较少。框架立体定向穿刺活检是应用最广泛的颅脑病变取材技术，但存在准备工作烦琐、手术操作时间长、增加病人不适、缺少术中影像监控等缺点，常只能由神经外科医生在手术室内开展。近年来，CT、MRI等影像设备引导的无框架穿刺活检兴起，其流程简便、技术易掌握、能够监控活检全过程、及时发现并发症等优势，在颅脑病变的应用逐渐成熟普及。

（二）适应证

（1）位于脑重要功能区或危险区性质不明确的病变，开颅术可能导致严重神经功能缺失，而又必须明确病变性质者。

（2）颅内多发病变或弥漫性病变，不能明确病变性质，需要进行鉴别诊断者。

（3）不适合切除颅脑肿瘤或体质差、不能耐受、拒绝开颅切除术，欲明确肿瘤性质及/或分子病理学诊断，制定放疗、化疗或靶向治疗方案者。

（4）脑肿瘤复发与放射性坏死需做出鉴别诊断，以指导下一步治疗。

（5）疑为颅内炎性病变或自身免疫性颅内病变，需病理诊断，协助临床诊治者。

（三）禁忌证

（1）严重贫血（血红蛋白小于70 g/L）、有严重出血倾向、血小板小于50×10^9/L、不能纠正的凝血功能障碍者（凝血酶原时间大于18 s，凝血酶原活度小于40%）及服用抗凝、抗血小板药物未停药者。

（2）疑为血管源性病变。

（3）严重恶病质、严重高血压未控制、心肺等功能不全不能耐受穿刺活检者。

（4）如用MR引导，安装心脏起搏器等MR检查禁忌者应排除。

（四）技术操作方法

（1）术前准备：①术前行血常规、凝血功能、肝功生化等生化检查，心电图、胸部CT等，了解患者有无其他疾病，排除严重心肺疾病。②术前1周内颅脑增强CT和/或颅脑增强MRI检查，MRI更优。③术前禁饮食、备头皮。④与患者及家属充分沟通，讲明手术目的、必要性、风险及预后等，签署知情同意书。⑤病灶周围有明显脑水肿者术前给予脱水治疗。

（2）路径设计：根据颅脑增强MRI或CT影像资料，明确病灶部位、血供情况、病灶周围血管走行及与功能区的位置关系，预定穿刺路径。穿刺路径应避开静脉窦及大脑中动脉等颅内大血管分布区，尽可能避开重要功能区、脑沟及脑池。

（3）麻醉与体位：一般为局麻，小儿及烦躁、神志不清不能自主活动者需用静脉麻醉。体位可根据穿刺需要采用仰卧、侧卧或俯卧位，侧卧位时可用真空垫辅助固定体位。

（4）体表定位：应用CT引导时，在预设穿刺入路头皮处贴金属标记；应用MRI引导时，在头皮处贴鱼肝油胶囊。行CT或MRI扫描，根据实时扫描图像调整标记的位置，直至达到预设路径要求。穿刺点尽可能与颅骨平面垂直，以减少颅骨打孔时滑脱概率。

（5）穿刺活检：常规消毒、铺巾，应用1%~2%的利多卡因逐层麻醉至骨膜。影像测量颅骨的厚度后，应用外科骨钻于颅骨钻取适当直径的颅孔（通常直径2~3 mm），突破内板后立即停止钻孔。更换锐针刺破硬膜后应用钝头针依据预定的穿刺角度和深度，采用步进式进行穿刺，穿刺过程中应用CT或MR扫描监控，直至穿刺针准确到达病灶内。如应用的引导设备是高场开放式MR或短轴宽口径MR，可于术中应用MR透视技术进行近实时引导，以缩短穿刺时间，提高穿刺准确性。根据病灶大小、位置及与功能区的位置关系，选择切割取材深度、方向及次数，尽可能使取材标本量达到病理诊断及分子生物学检测要求。术毕拔针包扎。

（6）术后处理：穿刺后常规CT或MRI扫描，以观察颅内有无出血等并发症。

（五）并发症处理

（1）颅内出血：颅内出血是脑穿刺活检最常见并发症，也是术后致死致残的主要原因。颅脑出血预后与出血部位及出血量密切相关。既往文献显示，脑穿刺活检导致颅内出血发生率为3%~13%，由颅内出血导致死亡率为0.7%~4%。颅内出血按部位可分为硬膜外血肿、硬膜下血肿、蛛网膜下腔出血、脑实质内出血及脑室内出血，按有无症状可分为无症状颅内出血和有症状颅内出血，其中无症状颅内出血，绝大多数预后良好，多在给予止血药物及脱水治疗等保守治疗方案后自愈。有明显症状颅内出血约40%~50%会导致患者术后致死致残，必须高度重视。术中、术后出现明显头痛、意识障碍等新发症状或原有症状显著加重，则多提示患者出现明确的颅内出血，此时应果断中断活检手术、影像学扫描明确出血情况，必要时积极外科手术治疗。颅内出血预后与症状严重程度密切相关，当出现意识丧失等严重情况时，即使积极行外科手术治疗，常预后不佳。针对有症状性颅内出血，不应太保守，以免错过外科手术治疗最佳时机，及时请神经外科医生会诊，共同制定下一步治疗方案。

（2）神经功能损伤：多继发于颅脑病变穿刺活检引起的脑出血及进行性加重的脑水肿，其中脑出血是导致神经功能损伤的主要原因。位于重要神经功能区的病变穿刺创伤导致的神经功能损伤多为暂时性，极少数可有持续性神经功能损伤。术中应用钝头针穿刺降低出血概率、减少脑实质内穿刺和调整针道的次数及对存在脑水肿的患者积极给予激素及脱水药物治疗有利于降低神经功能损伤。

（3）癫痫：脑穿刺活检引起术中癫痫的概率较低，对既往有癫痫病史者，术前给予抗癫痫药物治疗。存在持续性大发作患者，不宜行颅脑穿刺活检。术后出现癫痫发作时需予积极抗癫痫药物治疗。

第二章

射频消融

一、概述

（一）射频消融治疗历史沿革

1900年，克罗地亚科学家Nikola Tesla首次发现射频电流能导致生物组织产热。20世纪早期，物理学家Bovie和外科医生Harvey Cushing联合研制成功首台射频发生器。射频消融最早用于神经外科肿瘤或功能性疾患及心脏异常传导路的治疗，1908年美国医生Beer经尿道射频消融治疗膀胱癌取得理想疗效，成为射频消融治疗肿瘤的开端。1976年Leveen首次采用射频消融治疗肺癌、肠癌、肾癌等深部肿瘤取得成功。1990年Rossi提出采用间质性热疗经皮消融肝脏肿瘤的可能性并进行了动物实验。2000年Dupuy等报道3例经皮射频消融治疗肺部肿瘤患者，同年程庆书等在国内首次报道105例CT引导下射频消融治疗肺部肿瘤患者。2015年，刘宝东等制定了首部《影像引导射频消融治疗肺部肿瘤专家共识》，并于2018年进行了更新。

（二）射频消融治疗基本原理

射频消融是在超声或CT等影像设备引导下将射频电极插入肿瘤组织内，来自射频发生器的电流通过非绝缘的电极头端传入组织，再经组织间自然通路流向弥散电极，由此形成完整的电流环路。射频电极应用频率小于30 mHz（通常在460 k~480 kHz之间）的交变高频电流使肿瘤组织内离子发生高速振荡，互相摩擦生热，将射频能转化为热能，局部温度达到60 ℃~100 ℃时，肿瘤细胞将发生凝固性坏死从而达到治疗目的。

（三）射频消融治疗基本技术体系

1. 术前准备

（1）化验检查：包括但不限于血、尿、粪常规，肝、肾功能，凝血功能，肿瘤标志物，血型检查和感染筛查，心电图等检查。

（2）影像学检查：肿瘤所在部位相应影像检查，如肺脏肿瘤常行胸部（增强）CT扫描；肝脏肿瘤常行肝脏（增强）MR扫描等。此外，全身PET-CT也是评估肿瘤分期及局部病情的常用检查。

（3）检查时限：如化验检查和影像检查距离消融操作时间过长，应及时根据病情变化补做。

（4）术前对症处理：对有影响消融治疗配合度或安全性不适症状者，应在术前给予对症治疗直至评估可耐受手术顺利进行。如肺癌消融术前患者咳嗽，可予镇咳处理后再行治疗。

（5）术前谈话：充分告知患方消融治疗的必要性、操作流程及患者获益，重点交代手术相关风险和替代方案，回复患方问题，取得理解并签署知情同意书。

（6）药品及设备：核对消融治疗中可能应用药品（麻醉药物、抢救药物等）的准备，并确认相关设备（操作引导设备、麻醉机、心电监护仪、除颤仪等）的正常运转。

2.术中操作

（1）体位摆放：按术前预设体位摆放，必要时可取辅助装置给予固定，体位摆放要兼顾患者舒适性、术者操作便捷性及安全性。

（2）路径设计：根据术中影像扫描进行穿刺路径设计及定位，选择不一味追求"最短距离"，应据穿刺及消融的安全性进行规划设计。

（3）麻醉镇痛：通常消融操作仅需1%~2%利多卡因或0.2%罗哌卡因局麻即可。对儿童、术中不能配合、预计手术时间长、消融可能引起剧痛者，采取区域神经阻滞、椎管内麻醉或/和全身麻醉。

（4）穿刺及消融：麻醉满意后，在影像引导下按照预设路径将射频电极穿刺入体内，逐渐进入肿瘤内部。确认穿刺到位后，可据射频消融治疗仪类型、射频电极型号、肿瘤大小及其与周围组织结构的关系设置治疗参数，进行消融治疗。

（5）术中评估：术中及时观察有无并发症发生，如出现紧急或严重并发症，应暂停操作，及时进行处理。消融结束后据影像所示观察消融范围是否满意，必要时可补充使消融范围达到预设要求。

3.术后管理

（1）副反应处理：消融治疗后，患者可能出现不同程度副反应，根据病情对症处理，部分适当延长住院时间以便观察至症状消失。

（2）术后复查：出院后根据不同肿瘤的生物学特性及消融手术的完成程度进行定期随访复查。

4.复查随访及管理

（1）影像随访

根据肿瘤所在不同器官、患者身体状况及医院服务能力，灵活采用一种或多种合理影像技术进行随访复查，主要包括超声（含超声造影）、CT（平扫或增强）、MRI（平扫或增强或特异性对比剂）或PET-CT、PET-MR等。消融治疗后短期影像学复查（出院时或术后1个月内）主要目的是初步评价消融治疗是否获得技术成功，有无需要治疗的延迟性并发症（例如肺肿瘤消融治疗后的迟发性气胸、肝肿瘤消融后胆汁瘤、肝脓肿等），并把术后第一次影像复查表现作为以后进行比较的基线。后续中长期影像随访一般在术后3、6、9、12个月各复查1次，一年后根据病情需要可适当延长复查间隔，主要目的是评定消融疗效，及时发现局部复发和全身肿瘤转移征象，为后续治疗提供依据。

（2）临床疗效随访评估

包括一些肿瘤生物学指标的监测。PFS、OS等重要临床疗效指标。对姑息消融患者要观察生存质量的改善情况。

二、肺肿瘤的射频消融治疗

（一）适应证

（1）治愈性消融：指通过射频消融能使肺部肿瘤组织完全坏死，并可能达到治愈和延长生存目的。

a.原发性肺癌：Ⅰ期周围型非小细胞肺癌（肿瘤最大径小于等于3 cm，无淋巴结转移及远处转移），合并心肺功能差、高龄或拒绝外科手术切除的患者。包括多原发肺癌。

b.肺转移瘤：原发灶得到有效控制，同时单侧肺部转移瘤总数小于等于3个，双侧肺转移瘤总数小于等于5个，肿瘤最大径小于等于3 cm。

（2）姑息性消融：指通过射频消融，最大限度使肿瘤发生凝固性坏死，达到减轻肿瘤负荷、缓解症状和改善生活质量的目的。

a.原发性肺癌：肿瘤最大径大于3 cm，需进行多点或多次治疗，或联合其他治疗方法。①原发性肺癌术后肺内孤立性复发。②周围型NSCLC放化疗或分子靶向药物治疗后肺部肿瘤进展或者复发。③周围型小细胞肺癌经过放化疗以后肿瘤进展或者复发。④合并恶性胸腔积液的周围型肺癌在胸膜活检固定术后。⑤肿瘤侵犯肋骨或胸椎椎体引起的难治性疼痛，对肿瘤局部骨侵犯处进行消融，可达到止痛效果。

b.肺转移瘤：数量和大小超过治愈性消融标准者。

（二）禁忌证

1.绝对禁忌证

（1）有严重出血倾向、血小板小于50×10^9/L和不能纠正的凝血功能障碍者（凝血酶原时间大于18 s，凝血酶原活动度小于40%）。

（2）抗凝治疗和/或抗血小板药物在消融前停用未超过5~7 d。

2.相对禁忌证

（1）有广泛肺外转移者，预期生存小于3个月。

（2）有严重合并症、感染期、免疫功能低下、肾功能不全者。

（3）心脏起搏器植入、金属物植入者。

（4）体力状态评分大于3分。

（三）技术应用方法及流程

1.肺射频消融操作方法

（1）麻醉与消毒根据患者状况，可采用全麻或局麻。

（2）制定治疗计划确定肿瘤病变区域，选择合适体位及穿刺点的体表定位，穿刺入路选择需满足穿刺点到达病灶的距离最短且靶皮距大于2 cm、病灶与邻近器官清晰可辨、能穿刺到病灶的最大截面、无骨骼阻挡、无大血管和气管或其他重要组织。

（3）CT引导操作过程麻醉后用射频消融电极沿着体表定位点按术前计划路径逐层穿刺，CT扫描观察确认射频电极到达预定靶病灶位置，即可开始消融。如需重叠消融还要重复CT扫描，直至达到满意位置及满意消融范围。

（4）监测消融过程由于热消融对瘤周肺组织损伤，在瘤周可见不透明高密度区毛玻璃样影（GGO），GGO大于消融前肿瘤边界的5~10 mm，达到完全消融目的，即可结束消融手术，进行针道消融后拔出射频电极。

整个治疗过程进行心率、血压和血氧饱和度等生命体征监测。

2.消融路径设计需要遵循几个要求

（1）尽量从肺纹理稀少区、方向尽量与肺纹理平行进针，目的是减少穿刺过程出血。

（2）尽量减少跨叶穿刺，以免造成气胸，影响穿刺布针及消融过程。

（3）对胸膜下病灶，应通过部分正常肺组织“舍近求远”进针，有利于消融电极进针方向稳定，还可减少消融热场对胸膜损伤。

（4）对紧邻心包及大血管病灶，布针路径尽量与血管心包切线平行方向进针，以减少射频消融电极针尖对搏动的心脏血管穿刺误伤。

（5）辅助手段如人工气胸或人工液胸，主要是在靶病灶与正常组织或结构之间产生隔离区带，一般有5~10 mm宽度即可，目的是减少对正常组织及结构的损伤，提高完全消融率。

3.肺癌射频消融过程中注意事项

（1）由于肺组织为含气脏器，如射频消融电极尖端位于实体瘤内，射频消融仪显示阻抗数值在正常范围内，消融过程一般可正常进行。但如消融电极尖端穿破肿瘤边缘进入肺泡内，由于肺含气组织内的离子含量极少，射频仪开通电源后，仪器阻抗显示很高，消融过程极易中断影响消融效率。此时重新启动电源时，可将输出功率调低，电极针缓慢升温，肺泡在热场作用下，渗出增多、空气含量降低，消融阻抗下降，有利于消融阻抗、输出功率及消融温度的稳定，提高完全消融率。此点对肺磨玻璃结节的射频消融有很好的帮助。

（2）如采用射频消融灌注电极，出现高阻抗，可在消融温度达到90℃后2~3分钟，通过灌注通道局部注入生理盐水，使肺泡内液体增多实变，克服高阻抗导致的消融效率下降。实验证明局部注入生理盐水可降低射频高阻抗、维持较高消融温度，同时增大消融体积、扩大消融范围，有助一些稍大的肺癌病灶消融，生理盐水注入量视肿瘤大小而定，一般使用量在2~10 ml。对肺部磨玻璃结节进行消融，射频灌注电极可大大提高射频消融效率，缩短手术治疗时间。

（3）对肺部肿瘤消融和活检同步进行的手术，射频消融如使用可扩展消融电极，在穿刺活检时，需将电极子针收回电极主针内，防止在穿刺取材中，活检枪激发切割损伤射频电极子针。

（四）并发症及处理

1.气胸

气胸是消融后最常见并发症，影响因素很多，如肺气肿、男性、高龄、小肿瘤、肺下叶、一次使用多消融电极、一次消融多个肿瘤、穿刺次数多、跨叶穿刺、消融路径长等。大部分气胸容易治疗，或是自限性。气胸压迫肺大于30%或症状明显者需行胸腔闭式引流，或持续负压吸引、行胸膜固定术等。特别要注意迟发性气胸（72 h后）的发生。

2.支气管胸膜瘘（bronchopleural fistula，BPF）

指支气管与胸膜腔间形成的窦道，其原因是肿瘤组织离胸膜和支气管较近，射频消融治疗本身或治疗后的局部感染导致肿瘤周围组织坏死，坏死组织脱落后，支气管与胸膜腔直接相通。对BPF的治疗手段主要包括胸腔引流、支气管镜、外科手术等。气管内瓣膜置入术是一种治疗方法。

3.胸水

消融后经常可见少量胸水，多数是热场影响到胸膜的反应。导致胸水发生危险因素有：大病灶、一次消融多个病灶、病灶靠近胸膜等，处理方法为穿刺抽吸或置管引流胸水。

4.出血

消融中出血发生率较少，主要表现为咯血、血胸。如出现中等以上咯血时应立即消融，而不是停止消融，同时静脉输注止血药。消融本身可使血液凝固，随着消融治疗进行出血会逐渐停止。术后咯血，多具自限性，可持续3~5 d。保守治疗无效者，可行介入栓塞治疗或剖胸探查。如出现血胸要密切观察积极治疗，保守治疗无效者，可行介入栓塞治疗或剖胸探查。

5.肺动脉假性动脉瘤（pulmonary artery pseudoaneurysm，PAPA）

非常严重的一种出血相关并发症，其肺动脉及其分支破裂的发生率很低，但死亡率却高，肺动脉造影被认为是诊断肺动脉损伤的金标准，增强CT不仅有助于显示假性动脉瘤的解剖学位置，还可直接显示供血血管及其与动脉瘤的关系。经导管栓塞是目前治疗PAPA的首选方法。

6.感染

在肺部肿瘤RFA治疗后，患者常会出现发热，主要由于坏死组织的炎症反应和细胞因子的产生。当发热伴严重临床症状时，应怀疑有脓肿等严重感染性并发症的出现。此时需对患者行胸部X线摄片或CT扫描检查，如发现肺内含气液平面的空洞或胸水，则提示脓肿形成。大部分处理为内科治疗（全身抗生素），有部分患者需置管引流。

7.侵袭性肺曲霉菌病（invasive pulmonary aspergillosis，IPA）

IPA最常见致病菌为烟曲霉菌。RFA治疗肺部肿瘤后IPA发生率很低。胸部CT扫描，常会发现肺部致密且边界清楚的病灶、晕征、新月征和空洞形成，确诊需组织活检。IPA症状大多数相对较轻，但也有危及生命的情况（如大量咯血）甚至死亡，大咯血原因被认为是曲霉菌丝侵入支气管小动脉引起，所以积极治疗IPA非常重要。

三、肝癌射频消融治疗

（一）适应证

（1）单发肿瘤，最大直径小于等于5 cm；或肿瘤数目小于等于3个，最大径小于等于3 cm。

（2）无脉管癌栓侵犯及远处转移。

（3）肝功分级Child-Pugh A或B，或经内科治疗达到该标准；无严重凝血功能障碍，PLT大于50×10^9/L。

（4）无严重心、肺、肾、脑等器官功能障碍。

（5）不能手术切除的直径大于5 cm单发肿瘤或最大径大于3 cm多发肿瘤，射频消融可作为联合治疗的一部分。

（二）禁忌证

（1）弥漫型肝癌。

（2）肝功能Child-Pugh C，经治疗无法改善者。

（3）伴有脉管主干癌栓或者邻近器官侵犯。

（4）治疗前1个月内有食管（胃底）静脉曲张破裂出血。

（5）不可纠正的凝血功能障碍。

（6）顽固性大量腹水，恶病质。

（7）活动性感染尤其是胆道系统炎症等。

（8）严重的心肺肾脑等主要脏器功能衰竭。

（9）意识障碍或不能配合治疗的患者。

（三）技术方法及流程

肝癌射频消融治疗以影像学引导经皮穿刺消融最常用，也可经腹腔镜或在开腹术中进行。经皮肝癌射频消融治疗可由超声、CT、CBCT或MR等引导。

1.操作方法（以CT引导经皮肝癌射频消融为例）

（1）拟定消融方案：详细阅读术前CT或MR影像，明确肝脏病灶及周围解剖结构，拟定合理进针点、路径和布针方案。

（2）制定麻醉方案：常采用穿刺点局麻加静脉镇痛方式，可视情况选择静脉麻醉、硬膜外麻醉和全麻等镇痛麻醉方式。

（3）制定消融方案：嘱患者平静下屏气或呼气末屏气下行全肝CT扫描，确定进针点、进针角度和布针方案。尽量选择先经部分正常肝脏，再进入肿瘤，尽量选择距离较短的路径；经肋间穿刺时须选择肋骨上缘作为进针点。

（4）手术区常规消毒、铺巾。麻醉后经穿刺点向靶病灶穿刺、进针、布针。穿刺应定位准确，避免反复多穿，避免经胸腔穿刺，导致肿瘤种植、损伤邻近组织或肿瘤破裂出血等；调整电极针路径时，不应直接调针，应在原位消融后再调针定位，避免肿瘤种植及出血。

（5）参照射频消融治疗仪说明，进行消融治疗，逐点进行。为确保消融疗效，消融范围应力求达到5~10 mm的安全边界；据病灶情况采用一针多点或多针多点消融方式保证消融范围和减少消融区遗漏的发生；消融完成后，在拔针时进行针道消融，逐步退针，防止术后出血和肿瘤针道种植。

（6）治疗结束前再次全肝CT扫描（含部分肺脏），确定消融范围已完全覆盖肿瘤并获得足够安全消融边界，排除出血、（血）气胸等并发症可能。

（7）术后常规禁食4 h，平卧6 h，心电监护24 h。并予保肝、镇痛、止血和预防感染。

2.高危部位肿瘤的射频消融

肿瘤邻近膈肌、空腔脏器（胃肠及胆囊旁）及第一肝门（含尾状叶）等部位称高危部位肝癌。对于高危部位肝癌，可采用水隔离技术（人工胸水或人工腹水），也可采用腹腔镜下或开腹术直视下消融治疗，以隔离保护邻近脏器。

3.大肝癌的射频消融

对大于5.0 cm大肿瘤，单点射频治疗难以实现完全消融。可采用多面体几何模型多针多点治疗大肝癌的布针方案，进行反复多次消融；也可通过射频消融联合肝动脉栓塞化疗（TACE）、瘤内无水酒精注射（PEI）等技术，提高疗效使消融范围扩大。

（四）并发症及处理

肝癌射频消融安全性好。死亡率为0.3%~0.69%，并发症0~24.5%，严重者为2.2%~3.5%。

（1）消融后综合征：表现为发热、局部疼痛、全身不适等，以对症支持为主。

（2）感染：主要为肝脓肿，应用抗生素，必要时脓肿引流。

（3）出血：包括腹腔内出血、肝包膜下出血、血（气）胸、消化道出血及心包填塞等。少量出血密切监测生命体征，内科止血；大量出血需行经动脉栓塞治疗或手术止血；血胸及心包填塞需及时穿刺引流；消化道出血需据出血原因及程度行内镜下止血或介入止血。

（4）胆心反射：出现心动过缓，应立即停止消融治疗，静脉注射阿托品1 mg。

（5）胆道损伤：主要表现为胆汁瘤形成及胆道狭窄。无症状者予以观察，出现梗阻性黄疸行胆道引流，必要时行胆道支架植入术。

（6）气胸：少量气胸密切观察，大量气胸可穿刺抽吸，必要时行胸腔闭式引流。

（7）胃肠道穿孔：少见但严重。穿孔多发生在消融术后1周左右，表现为急性腹膜炎，应立即禁食水、胃肠减压、抗感染，必要时需进行外科手术。

（8）膈肌损伤：消融治疗可造成膈肌热损伤及膈肌穿孔，一般对症处理即可。

（9）肿瘤种植：可行消融治疗、外科切除、局部放疗等。

（10）肝功损伤：多为一过性，需行保肝、对症及支持治疗。

（11）皮肤烧灼伤，罕见。

四、头颈部肿瘤射频消融治疗

(一)甲状腺结节射频消融

1.适应证

甲状腺良性结节:适应证需同时满足(1)~(3)条并满足第(4)条之一者:

(1)超声提示良性,细针穿刺活检FNA-Bethesda为Ⅱ类,或术前活检为良性结节。

(2)患者无儿童期放疗史。

(3)患者充分知情下要求微创介入治疗,或拒绝外科手术及临床观察。

(4)同时需满足以下条件之一:①自主功能性结节引起甲亢症状的。②患者存在与结节明显相关的自觉症状(如异物感、颈部不适或疼痛等),或影响美观,要求治疗的。③手术后残余复发结节,或结节体积明显增大。

2.禁忌证(符合下列任意一项即排除)

(1)巨大胸骨后甲状腺肿或大部分甲状腺结节位于胸骨后方(对无法耐受手术及麻醉者,可考虑分次消融或姑息性治疗)。

(2)声带功能障碍。

(3)凝血功能障碍。

(4)重要脏器功能不全。

(二)甲状腺微小乳头状癌的射频消融

1.适应证(需同时满足以下9条)

(1)非病理学高危亚型。

(2)瘤径小于等于5 mm(瘤周均未接近包膜可放宽至小于等于1 cm),且结节距离内侧后包膜大于2 mm。

(3)无甲状腺被膜受侵且无周围组织侵犯。

(4)癌灶不位于峡部。

(5)无多灶性甲状腺癌。

(6)无甲状腺癌家族史。

(7)无青少年或童年时期颈部放射暴露史。

(8)无淋巴结或远处转移证据。

(9)患者经充分告知后,仍拒绝外科手术,也拒绝密切随访。

2.禁忌证(符合下列任意一项即排除)

(1)颈部或远处发现转移。

（2）癌灶短期内进行性增大（6个月内增大超过3 mm）。

（3）病理学高危亚型（高细胞亚型、柱状细胞亚型、弥漫硬化型、实体/岛状型、嗜酸细胞亚型）。

（4）对侧声带功能障碍。

（5）严重凝血功能障碍。

（6）重要脏器功能不全。

（三）技术方法及流程

（1）患者仰卧位，肩部垫高，颈部过伸，充分暴露颈部。在腰背部或大腿凸起的表面粘贴射频电极板（双极式射频电极针无需粘贴电极板）。

（2）二维超声下多角度、多切面扫查目标病灶，并定位。确定目标病灶位置及与周围组织结构的解剖关系。根据病灶大小、位置及术前穿刺病理结果制定消融模式、程序及治疗方案。

（3）常规消毒、铺巾后，用2%利多卡因或其稀释液对皮肤穿刺点、皮下穿刺路径、甲状腺被膜进针点、甲状腺周围间隙进行局部浸润麻醉，过程应在超声引导下进行。

（4）细针注射生理盐水或灭菌注射用水10~30 ml（或加入0.5 mg肾上腺素混合液），在病灶与甲状腺周围组织间形成一个宽约5 mm的安全隔离带，从而增大甲状腺被膜与周围肌群、食管、气管、喉神经、动脉血管、甲状旁腺等的距离，以保护消融过程中甲状腺周围重要脏器及组织免受热损伤。

（5）选用安全的穿刺路径（推荐峡部进针为主要路径，也可根据实际情况选用其他路径），在超声引导下穿刺路径应避开颈部重要的气管、食管、血管、神经等结构。

（6）在超声引导下将射频电极针准确穿入病灶靶区内，开启射频治疗仪开始消融，消融过程应在超声全程连续监视下进行。良性体积较大结节推荐采用“移动式消融法”，指将结节分为若干个小单元，通过有序移动消融针，逐个进行热消融处理，需确保病灶三维实现整体热消融。恶性或体积较小结节采用“固定消融法”，即固定消融针而持续热凝固，并可酌情考虑多点固定消融。临床上结节大小、数目、位置存在多样性，常难使用单一消融方式，常需两种方式结合，进行多点叠加消融，最大程度避免结节残留。恶性结节需扩大消融，以达局部根治目的。

（7）消融过程中通过调整电极针方向和消融平面，对结节进行高温灼烧，直至超声显示三维空间内的目标病灶完全被热消融产生的强回声覆盖，则停止消融。对恶性结节，为确定消融完全性可适当增加消融时间并扩大消融范围。有条件者，消融后即行超声造影检查，观察治疗病灶造影剂灌注情况，若病灶内有部分强化区域，可及时补充消融。

（四）并发症及处理

1.出血/血肿

超声引导下射频消融术具有高靶向性，对血管损伤小，术后出血发生率较低，出血多发生在腺体表面，少数在腺内或囊内。穿刺中伤及皮下血管可能会致皮肤瘀斑，通常3~4周内会消失。出血量较少可通过消融出血点或局部掌压法止血，一般血肿会自行吸收。严重情况下，血肿压迫气管可致急性上气道阻塞，引起呼吸困难甚至窒息，需及时手术减压处理。

2.疼痛

术中消融部位若出现持续性疼痛，则需停止消融，查明病因，对症处理。少数患者术后可出现放射至牙、下颌、肩部、胸部等部位的疼痛，多轻微且有自限性，无需治疗，若不能自行缓解，可针对性止痛、对症处理。

3.皮肤灼伤

少部分患者在消融中出现皮肤灼伤，表现为皮肤颜色变化和轻度疼痛不适，可对症处理，多于2周内愈合。术中预防性使用冰袋也可减少该并发症发生。

4.喉返神经和喉上神经损伤

消融操作不当可引起喉上和喉返神经损伤，可能为消融中引起的热辐射损伤或致周围组织水肿压迫神经引起短暂性麻痹。单侧喉返神经受损可造成声音嘶哑、呛咳等症状，大部分可在数月后完全恢复，鲜见危及生命或迟发并发症；双侧喉返神经损伤引起呼吸困难甚至窒息，则需紧急气管插管或气管切开；喉上神经损伤引起的环甲肌麻痹可致发声疲劳及音调低钝，可予激素或营养神经药物治疗。

5.肿瘤未控

术中出现不可预知情况导致消融手术失败，可能需要中转或择期外科手术。甲状腺结节消融后应定期评估肿瘤消融疗效情况。

（五）颈部转移性淋巴结消融

1.适应证（颈部转移性淋巴结消融需同时满足以下条件）

（1）恶性肿瘤根治性治疗后，颈部淋巴结再次复发转移。

（2）影像学提示转移性，粗针或细针穿刺病理证实转移性淋巴结。

（3）经评估，存在手术困难且自身条件不能耐受手术或主观意愿拒绝外科手术治疗者。

（4）若为分化型甲状腺癌转移性淋巴结，则需碘131治疗无效或主观意愿拒绝碘131治疗者。

（5）转移性淋巴结能与大血管、重要神经分离且有足够安全的操作空间。

2.禁忌证（符合下列任意一条即排除）

（1）病灶位于Ⅵ区的转移性淋巴结，其病灶对侧声带功能不正常。

（2）严重凝血功能障碍。

（3）重要脏器功能不全。

3.技术方法及流程

（1）取仰卧位，充分暴露颈部。常规消毒铺巾，用2%利多卡因或其稀释液行局麻。

（2）将生理盐水或灭菌注射用水10~30 ml（或加入0.5 mg肾上腺素混合液）制备成隔离液，注入皮下以分离周围组织与转移性淋巴结，形成安全隔离区域。

（3）采用固定消融法对淋巴结进行消融，必要时扩大消融区域达到局部根治。对于体积较大的转移性淋巴结，需酌情进行多点消融。

（4）实时超声需显示转移性淋巴结完全被强回声覆盖，为确保消融完全性可酌情增加消融时间。消融完成后有条件者可行超声造影评估，病灶无增强则表明消融完全。

4.并发症及处理

（1）疼痛：一般为自限性，可自行缓解。若无法自行缓解，可使用止痛药物缓解。

（2）皮肤灼伤：术中可预防性使用冰袋，若术后发现皮肤烫伤，可对症处理。

（3）出血/血肿：出血量较少可通过消融出血点或局部掌压法止血，出血控制后血肿一般会自行吸收，若出现呼吸困难等严重情况，需及时手术减压处理。

（4）肿瘤未控：由于肿瘤的特殊性，术中或术后某些不可预知的情况导致淋巴结消融手术失败，可中转或择期行外科手术。

五、盆腔肿瘤射频消融治疗

（一）适应证

（1）经病理或临床诊断为盆腔肿瘤，拒绝手术，或因体力状况差或合并严重内科疾病导致难以耐受手术切除。

（2）盆腔肿瘤的最大直径不超过7 cm。

（3）手术治疗或其他治疗（如保守治疗、化疗、放疗等）无效或复发的盆腔肿瘤。

（4）伴有邻近器官压迫或有明显临床症状的盆腔良恶性肿瘤。

（5）有生殖功能障碍或保留子宫需求的盆腔良性肿瘤。

（6）无明显临床状况但有严重心理影响的盆腔良性肿瘤。

（二）禁忌证

（1）严重的心脑血管疾病。

（2）严重的肝肾功能障碍。

（3）严重的凝血功能障碍。

（4）伴有毗邻器官侵犯，且无法通过特殊手段与毗邻脏器隔绝的盆腔肿瘤。

（三）技术方法及流程

（1）术前评估：了解患者病史、既往治疗史、体力状况、临床表现等，明确盆腔肿瘤的类型及具体分期，对伴有疼痛的患者进行疼痛评估。术前需行血、尿、便常规、凝血功能、生化指标、肿瘤指标、心电图等检查，并需进行充足影像学检查评估，包括B超、CT、MRI、PET-CT等。需向患者或授权委托人详细说明诊疗流程、预期疗效、可能发生的并发症及对生育能力和邻近器官的潜在影响，并由患者或授权委托人签署手术知情同意书。

（2）操作：应在具备丰富经验的介入医生主持下并在超声或CT引导下实施。术前需行CT扫描或超声探查病灶大小，并据瘤体位置规划合适体位、确定穿刺点及进针角度、深度，制定穿刺治疗计划。

常规消毒和麻醉后，在超声或CT引导下，将单个或多个消融电极经皮肤穿刺至预定深度，并在影像引导下调整针尖位置，确定电极头端位于病灶中央并与周边脏器或组织保持足够安全距离后，进行消融治疗。对靠近重要脏器或结构的病变，可采用人工腹水等手段隔绝周边重要脏器或结构。术中可根据实际情况进行多次电极位置调整及多点消融治疗。对直径小于5 cm的肿瘤可采用单针完成治疗，对大于5 cm的肿瘤，可采用2~3根针进行叠加。消融结束后即刻复查超声或CT，评估消融区域及并发症。确认安全后拔针、局部无菌纱布覆盖。

（3）术后治疗：给予常规预防出血、镇痛等对症治疗，必要时可予抗感染治疗。对直径较大盆腔肿瘤，可行分次消融治疗，每次治疗间隔至少1周。

（四）并发症及处理

1.感染与发热

严格无菌操作可降低术后医源性感染风险。瘤组织大面积坏死可致吸收热，可对症处理，如是感染引起的发热，可用抗生素治疗。

2.盆腔疼痛

使用视觉模拟量表评估疼痛。如评分高于5-6分，可用止痛药对症治疗。

3.阴道出血或流液

见于女性盆腔肿瘤患者，尤其妇科良恶性肿瘤。当症状持续时间较短，指导患者注意卫生，一般症状会自主消失。如流液有异味，须采取临床干预措施。

4.皮肤或盆腔组织灼伤

必要时行皮肤灼伤伤口管理，给予及时换药，必要时清除烫伤坏死表皮，予以抗感染预防治疗。

5.一过性或永久性闭经

见于女性盆腔肿瘤患者，保护子宫内膜是主要预防措施。可在直视下将5F双管腔球囊导尿管置入子宫颈。气囊内充入1~1.5 ml盐水溶液固定导管，防止盐水回流。然后通过导尿管缓慢注射1 ml无菌超声凝胶。子宫内膜可被标记，并被这种“保护膜”覆盖，以防止射频加热。

6.邻近脏器损伤

可能出现子宫附件、肠管、膀胱等毗邻脏器损伤。为有效预防，术前需行严格周边脏器组织评估，对可能损伤的器官，术中采用人工腹水等手段隔绝病变及周边脏器，以防射频能量传递而致损伤。

六、骨与软组织肿瘤射频消融治疗

射频消融为代表的消融治疗技术被认为是外科的有效补充，治疗骨与软组织肿瘤的主要技术优势为局部有效率高、易于重复治疗、并发症低、可有效保留器官与功能、能缓解症状、延长疾病控制时间等。RFA治疗原发性及转移性骨与软组织肿瘤的技术成功率接近100%；对复发与转移不可根治的原发性骨与软组织肿瘤，RFA治疗的mPFS为9~12个月，综合治疗5年OS率为28%~34.3%。此外，RFA控瘤免疫调控作用也是近年研究的热点。

（一）适应证

（1）符合外科手术技术适应证，但拒绝手术或不能耐受手术者。

（2）寡转移性恶性骨与软组织肿瘤（数目不超过5个，累及器官不超过2个），传统治疗效果欠佳者。

（3）外科术后残留、复发及转移性病灶。

（4）需治疗的良性骨肿瘤：骨巨细胞瘤、骨样骨瘤、内生软骨瘤等。

（5）综合治疗方案中配合降低肿瘤负荷的病灶。

（6）能通过姑息性治疗缓解疼痛等症状的病灶。

（二）禁忌证

（1）广泛转移的骨与软组织肿瘤。

（2）病灶侵犯或包绕重要血管、神经、危险脏器（肠道、胆囊、胃等）。

（3）消融治疗穿刺部位感染。

（4）患者全身状况差（ECOG评分大于2分）、严重凝血功能异常、心肺等重要脏器功能障碍无法耐受手术或预计生存期小于3个月。

（5）具有心脏起搏器的患者不适合使用需要贴回路电极的射频消融针。

（三）技术方法及流程

射频消融作为一种局部治疗手段，目前可在外科开放术中、胸腹腔镜下、影像引导经皮穿刺等方式下进行，本文主要介绍影像引导经皮穿刺的操作方法。

（1）术前准备：收集病史资料，完善实验室检测、影像学检查，经多学科讨论确定治疗方案，充分沟通后签署知情同意书。

（2）消融设备准备：根据消融目的、计划消融范围以及患者综合评估情况，确定射频消融探针类型以及相应设备，做好设备及探针的调试准备。

（3）麻醉方式：根据术前评估，可选择全麻、硬膜外麻醉、静脉复合麻醉或局部麻醉。

（4）治疗体位：根据病灶部位，结合所使用影像引导方式的操作要求选择合适的体位。

（5）影像引导方式及穿刺路径选择：常用CT、超声以及磁共振影像引导，根据病灶部位、范围及与周围正常组织器官的毗邻关系，以及所选择的消融针类型，设计穿刺点、穿刺路径，须避免损伤重要的正常组织结构。

（6）消毒与麻醉：穿刺区域局部消毒，可给予局部浸润麻醉，必要时于穿刺点切开皮肤2~3 mm，以利于消融针顺利通过皮肤及皮下组织。

（7）穿刺步骤：消融针分步穿刺至病灶（对于骨骼区域病灶必要时可配合使用骨穿刺针），经影像扫描证实到达预定位置（伞形消融针已打开）。

（8）消融治疗：启动射频消融治疗仪，根据组织类型，选择合适的功率（骨样骨瘤选择低功率），消融区温度通常控制在90℃~95℃，一般单点消融5~15 min，必要时多点叠加消融。

（9）术中监测：监测术中不良反应，及时调整治疗参数与处置不良反应，并做好记录。

（10）术毕影像扫描：判断消融范围与安全评价，范围不足时需行补充消融；若无需紧急处理并发症，可安返病房，做好手术记录。

（四）并发症及处理

骨与软组织肿瘤消融治疗可引起病灶周围组织损伤、炎症反应等，常见的轻度并发症如发热、疼痛、皮肤损伤等，罕见的重度并发症包括神经损伤、肠道损伤、局部感染等

（1）发热：坏死组织吸收所致，对症退热治疗即可。

（2）疼痛：消融治疗引起局部炎症反应所致疼痛，一般使用镇痛药后可缓解。

（3）骨折：长管状骨肿瘤经射频治疗后，部分在外力作用下会发生骨折，此类患者消融完成后可同期或择期行骨水泥注射治疗，提升骨质强度。

（4）骨骺损伤：对于骺端骨肿瘤，如射频消融损伤骨骺，可发生骨生长障碍，治疗时应注意消融边界。

（5）肾功能损伤：常见于肿瘤体积较大、单次消融范围过大、肿瘤坏死显著等情况，可通过术后输注碳酸氢钠、补液、利尿，以水化、碱化尿液，减轻肾功能损伤。

（6）肠道损伤：较少见，由于病灶紧邻肠道，治疗过程中能量传导引起肠道损伤，对这部分患者，一定严格肠道准备，延长禁食时间，轻度损伤自行恢复，一旦出现肠道穿孔，及时外科干预。

（7）神经损伤：肿瘤位置靠近神经结构时，射频消融可能造成局部神经损伤，出现相应功能障碍，给予营养神经、减轻水肿、改善循环等治疗，神经损伤恢复较慢，部分严重损伤者可能无法恢复。

（8）皮肤损伤：骨与软组织肿瘤紧邻皮肤时，可能发生皮肤烫伤，常规换药可治愈，必要时需外科切除缝合或植皮处理。

（9）局部感染：病灶局部坏死，患者免疫力低下时，坏死组织合并感染，会引起高热，局部疼痛加重，明确局部感染后加强抗感染治疗，必要时穿刺引流或者切开引流。

七、脊柱肿瘤射频消融治疗

脊柱是骨转移最常见部位，约40%恶性肿瘤会发生脊柱转移，常致剧烈疼痛、活动障碍甚至病理性骨折，严重影响患者生活质量。放疗是脊柱转移瘤标准治疗方法，但起效缓慢，疼痛总缓解率和完全缓解率仅为60%和23%。近年来，经皮热消融技术（如射频消融、微波消融、冷冻消融等）在脊柱转移瘤治疗中得到广泛应用。射频消融并不能增加脊柱稳定性，因此常与骨水泥成形术联合治疗脊柱肿瘤。

（一）适应证

（1）伴有疼痛的脊柱转移。

（2）溶骨性或混合性病变。

（3）没有脊髓神经压迫症状。

（4）椎体后缘不完整并非禁忌证。

（5）SINS评分为稳定或潜在不稳定（0~12分）。

（二）禁忌证

（1）完全的成骨性转移。

（2）有病理性骨折伴脊柱不稳定。

（3）肿瘤压迫脊髓。

（4）无法纠正的凝血功能障碍。

（4）活动性感染。

（三）技术方法及流程

所有治疗均在意识清醒状态下进行，用芬太尼和咪达唑仑麻醉。根据术前横断面成像的肿瘤范围决定单侧入路还是双侧入路以及消融位置、消融区域的大小。若肿瘤穿过中线，则采用双侧入路；否则，采用单侧入路。在透视或CT引导下，经椎弓根或肋椎关节入路，用10 G套管针建立工作通道，同轴法置入射频电极，抵达预定部位。消融功率及时间根据病灶位置及大小，结合厂家提供的参数数据设定，直至达到预期消融体积和温度。当病灶距离脊髓或脊神经较近时，将热敏电偶放置在神经孔，消融过程中实时温度监测，一旦温度超过45℃，立即停止消融。此外，还可采取神经周围或硬膜外注入CO_2或冷却的5%葡萄糖注射液方法保护脊髓和神经结构。在消融过程中，当患者出现剧烈疼痛、下肢麻木等症状时应立即停止消融。

如联合骨水泥成形术，暂时不拔除套管针，在完成消融治疗后，撤除射频电极，利用同一通道注射适量骨水泥。

（四）并发症及处理

脊柱RFA最重要的潜在并发症是对脊髓和神经根的损伤，大多数神经热损伤是短暂的，可通过硬膜外注射类固醇和长效麻醉剂治疗，实时温度监控和热保护可降低神经损伤发生率。热消融可削弱骨骼，特别是病变位于椎体前部、椎弓根或体积较大，单纯消融有导致椎体骨折风险，联合骨水泥成形术可减少骨折发生率。

八、肿瘤射频消融治疗的局限性

射频消融是利用交变电流迅速振荡组织离子，在靠近电极的高电流密度区域产生摩擦发热。直接和主动加热仅限于电极周围的小区域，而最终消融区的大部分则归因于被动热传导方式。与这种加热机制相关的两个主要问题是：①用电流加热组织是一个自限过程。在射频消融期间产生的水蒸气、组织干燥和炭化逐渐增加组织阻抗，从而限制了电流的通过，因此限制了在消融区域中温度的进一步升高；②大多数组织传热相对较慢，且易受周围大血管血流灌注或肺通气造成的热沉降效应影响，从而造成加热温度和消融范围不足。因此，目前射频消融主要用于直径3 cm以下的小肿瘤，对5 cm以上的肿瘤很难做到完全消融，常需叠加消融、重复消融或联合其他局部治疗方式。

为克服射频消融的物理限制，改善消融区尺寸的发展包括：①内部电极冷却，以限制电极附近组织中的炭化；②可伸展、多极或成簇电极，以增加电极表面积并进行更大功率传输；③快速切换多电极方法，允许同时产生单独或重叠消融区。其他创新包括使用盐水和稀盐酸灌注和大功率射频发生器。不幸的是，尽管其中一些技术改善了射频消融的整体性能，但许多技术都与并发症的风险增加有关，这些并发症与治疗电极尺寸或数量增加、电流增加以及皮肤烧伤的可能性、程序复杂性的增加和附带损害的可能性有关。

九、消融的联合治疗

1.单纯动脉栓塞与射频消融联合

与单独射频相比，血管闭塞与射频消融相结合会增加坏死体积，形成更大球形坏死灶，并增加组织暴露于致死温度的时间。

2.TACE与射频消融联合

研究显示，TACE-RFA改善小于7 cm肝癌生存率优于单独RFA。长期随访显示，TACE与射频消融联合治疗肝癌的5年及7年OS和RFS显著优于单纯射频消融组，且在肿瘤大于3 cm组更明显，提示对大肿瘤TACE与射频消融联合治疗更获益。

3.静脉使用脂质体阿霉素与射频消融联合

与单独射频消融治疗比，辅助性脂质体化疗可增加肿瘤坏死率，获得更大肿瘤凝固坏死范围。在射频消融肿瘤中已显示阿霉素的转运和脂质体沉积的增加，使肿瘤坏死范围进一步扩大。另外，热敏感脂质体阿霉素与射频消融的联合治疗也在研究中，前期动物和临床试验提示可增加消融范围和提高肿瘤坏死率。

4.消融技术与免疫疗法联合

射频消融治疗肝癌是一种安全有效治疗方法，但疗效受到复发和转移限制。RFA

和免疫治疗相结合对肝癌患者疗效优于单独治疗，表明联合治疗比单纯RFA更有益处。此外，与单纯RFA比，这种治疗策略可提高控瘤T细胞反应，显著降低复发风险，并提高总体生存率。

第三章

微波消融

一、微波消融治疗概述

肿瘤微波消融（microwave ablation）技术起源于温热治疗，采用局部高温，诱发不可逆细胞损伤，最终导致瘤细胞凋亡和凝固性坏死。MWA一般采用915 MHz或2450 MHz两种频率。在微波电磁场作用下，瘤组织内的水分子、蛋白分子等极性分子产生极高速振动，造成分子间的相互碰撞、相互摩擦，在短时间内产生高达60℃~150℃高温，从而导致细胞凝固性坏死。由于辐射器将微波能集中在一定范围，故能有效辐射到所需靶区，微波热辐射在肿瘤病灶内有更高对流性和更低热沉降效应。

微波消融治疗历史可追溯到公元前5世纪，古希腊名医Hippocrates用升温法治疗肿瘤，并获得一定的疗效，1986年日本Tabuse等率先开始微波消融在肝癌治疗中的探索。20世纪90年代董宝玮、梁萍与航天二院207所合作开发了我国第一台微波热消融肝癌治疗系统，开启了我国微波消融治疗肝癌二十几年发展和临床实践。2014年叶欣、范卫君等在国内率先制定了《热消融治疗原发性和转移性肺部肿瘤的专家共识（2014年版）》，并在2015年发表了“Chinese expert consensus workshop report：Guidelines for thermal ablation of primary and metastatic lung tumors”，得到国际认可。2017年叶欣、范卫君等又修订发表了《热消融治疗原发性和转移性肺部肿瘤的专家共识（2017年版）》，2018年又在著名的Journal of Cancer Research and Therapeutics杂志上发表了“Expert consensus workshop report：Guidelines for thermal ablation of primary and metastatic lung tumors（2018 edition）”。目前我国在应用微波消融治疗肝癌、肺癌等方面已达国际领先水平。现阶段该技术在我国发展迅速并逐步应用于肾癌、肾上腺肿瘤、腹膜后肿瘤以及骨瘤治疗等。2010年前后章建全等开始将微波消融应用于治疗良性甲状腺结节，2012—2013年梁萍、王淑荣等在国际上发表数篇有较大影响关于微波消融治疗良性甲状腺结节的论文，目前我国在微波消融治疗甲状腺肿瘤、子宫肌瘤等良性疾病方面异军突起，在国际上处于领先地位。微波消融的手术方式也由单纯影像引导扩展到与外科直视下、腹腔镜、胸腔镜下等多种外科手段相整合。

二、肺部肿瘤的微波治疗

（一）适应证

（1）原发性周围型NSCLC肺癌分期：①ⅠA期，因心肺功能差或高龄不能耐受手术切除或不能进行立体定向放疗（SBRT）；②ⅠA期，拒绝手术切除或SBRT；③早期NSCLC术后或放疗后局部复发或肺内单发转移（肿瘤最大径小于等于3 cm，且无其他部位的转移病灶）；④单肺，各种原因导致一侧肺缺如（肿瘤最大径小于等于3 cm，且无其他部位的转移病灶）；⑤多原发NSCLC（肿瘤最大径小于等于3 cm，不适合手术切除或SBRT，且无其他部位的转移病灶）。

（2）肺部转移瘤：某些生物学特征显示预后较好的肺内寡转移瘤，如原发灶能得到有效治疗，可进行肺内寡转移瘤的消融治疗。单侧肺病灶数目小于等于3个（双侧肺小于等于5个），多发转移瘤最大直径小于等于3 cm，单侧单发转移瘤小于等于5 cm，且无其他部位转移。

2.姑息性消融的适应证

肿瘤最大径大于5 cm或单侧肺病灶数目大于3个（双侧肺大于5个）者，可单次单针多点、双针多点或有计划分次治疗，必要时联合其他疗法。

（二）禁忌证

（1）不能纠正的凝血功能障碍：血小板小于50×10^9/L；凝血酶原时间大于对照3 s，或凝血酶原活动度小于40%。

（2）肺重度纤维化和肺动脉高压。

（3）病灶周围感染性及放射性炎症，全身感染、高热大于38.5℃者。

（4）肝、肾、心、肺、脑功能不全者：严重贫血、脱水及营养代谢严重紊乱、恶性胸水等短期内无法纠正或改善者。

（5）一周内实施抗凝治疗和（或）抗血小板药物。

（6）美国东部肿瘤协作组（ECOG）体能状态评分大于2分者；合并其他肿瘤并广泛转移，预期生存小于6个月者。

（三）围术期处理

1.术前准备

（1）影像学检查：距前次检查超过1个月者须复查胸部强化CT或PET-CT。

（2）辅助检查：血常规、大小便常规、凝血功能、肝肾功能、血糖、肿瘤标记物、血型等检查，心电图、肺功能、心脏彩超等。

（3）病理检查：原发性肺肿瘤者消融前应活检明确诊断。如影像学表现典型转移瘤特征，原发瘤病理已明确，常不需活检。

（4）术前备好麻醉、镇痛、镇咳、止血、扩血管、降压、抢救药品及各种监护设备。

（5）患者及/或家属（被委托人）签署知情同意书。

2.麻醉与消毒

根据患者选择全身麻醉或局部麻醉。

3.术后处理

术后24~48 h拍摄胸片或CT扫描，观察是否存在并发症并及时处理。

（四）消融操作

1.术前计划

（1）确定肿瘤病变区域（gross tumor region，GTR）。GTR的含义：影像学上界定的病灶解剖位置、平面大小、三维形态、与邻近器官的空间关系和肿瘤浸润范围。

（2）体位、穿刺点及穿刺路径。

（3）根据GTR，初步制定天线数量、消融时间、功率等参数。

2.肿瘤穿刺

沿着穿刺路径采用“三步法”（①进入肺组织前，②接近靶病灶时，③穿刺入靶病灶）逐层穿刺，CT扫描观察天线是否到达预定消融靶区。

3.肿瘤消融

根据GTR采用“单次单点、单次多点”等模式对靶组织消融。

4.过程监测

消融过程中CT监测消融天线是否移位、是否达到预定消融范围、是否有出血、气胸等并发症。

5.消融后验证

根据“消融后靶区（post ablation target zone，PTZ）”进行验证。PTZ的含义：热消融过程中，由于热的生物学效应可导致GTR及周围正常肺组织热损伤，消融后在CT上表现为“磨玻璃影”，在病理上PTZ范围内的组织为凝固性坏死，当PTZ边界超过GTR边界5~10 mm可达到完全消融。

（五）并发症处理

1.不良反应

（1）疼痛：对症处理。

（2）消融后综合征：是主要症状为低热、乏力、全身不适、恶心、呕吐等，一般持续3~5 d。一般对症处理即可。

2.并发症及处理

（1）气胸：气胸是消融后最常见并发症，发生率为10%~60%。大部分可自愈。肺体积压迫大于30%或症状明显应取胸腔闭式引流。

（2）胸水：发生率为1%~60%，多可自行吸收，需穿刺/置管引流者占1%~7%。

（3）出血：主要表现为咯血、血胸，严重者可致失血性休克和急性呼吸衰竭。①咯血：少量咯血多可借助微波消融高温止血，大咯血发生率较低。术后咯血多可自限。保守治疗无效者可行DSA造影栓塞或剖胸探查。②血胸：穿刺过程中损伤胸廓内动脉、肋间动脉或其他动脉后容易造成血胸。根据血胸程度选择密切观察和积极保守治疗，无效者可行DSA造影栓塞或剖胸探查。

（4）肺部感染：发生率1%~6%。若长时间高热应通过胸部CT、血常规等进行确诊。肺部感染者可根据痰液、血液或脓液培养结果调整抗生素。肺部或胸腔形成脓肿者应置管引流并冲洗。

（5）其他少见并发症：支气管胸膜瘘、急性呼吸窘迫综合征、神经损伤等，需根据具体情况特殊处理。

（六）疗效评估

1.随访

消融后第一个月复查胸部增强CT和肿瘤标志物，以后每3个月复查一次。胸部增强CT是评价消融效果的标准方法，必要时可选择PET-CT。

2.术后影像学表现及疗效评估

（1）CT影像学表现：①完全消融（出现下列任何一项）：a.病灶消失；b.完全形成空洞；c.病灶呈纤维化疤痕；d.消融灶增强CT扫描无强化征象或/和PET-CT肿瘤无代谢活性。②不完全消融（出现下列任何一项）：a.空洞形成不全，增强CT扫描存在强化或/和PET/CT显示肿瘤代谢活性；b.纤维化周围或边缘增强CT扫描强化或/和PET/CT显示肿瘤代谢活性；c.实性结节，大小无变化或增大，增强CT扫描存在强化或/和PET/CT显示肿瘤代谢活性；d.活检发现肿瘤细胞。③局部进展（有以下任一类型）：a.病灶增大10 mm，CT显示不规则或内部强化范围增大，PET-CT上FDG摄取明显增大；b.局部出现新的病灶，CT上新出现强化征象和/或PET/CT上新出现FDG摄取明显增高；c.活检发现肿瘤细胞。

（2）临床疗效评估：技术成功和安全性评价至少随访6个月；初步、中期和长期临床疗效评价至少随访1年、3年和5年。姑息消融者主要观察患者生存质量的改善情况、疼痛缓解情况（疼痛评分评估）、药物用量等。

（七）联合治疗

肺脏恶性肿瘤消融后多需联合其他治疗技术，外科、化疗、放疗、分子靶向药物和免疫治疗等。

三、肝脏肿瘤微波消融治疗

（一）适应证和禁忌证

1.绝对适应证

指单纯通过超声/CT引导经皮穿刺途径即可完成微波消融者。

（1）肝功能Child-Pugh B级以上，无严重肝肾心脑等器官功能障碍。

（2）凝血功能：血小板计数大于50×10^9/L，PT延长时间小于正常对照3 s。

（3）直径小于等于5 cm的单发肿瘤；数目少于3枚、最大直径小于等于3 cm的多发肿瘤。

（4）早期小肝癌：①肝门部等较深部位；②不能/不愿接受手术治疗者；③切除（含肝移植）后复发；④肝移植供体等待期控制肿瘤进展。

（5）无血管、胆管侵犯或肝外脏器转移。

（6）肿瘤距空腔脏器、肝门部肝总管、左右肝管距离至少5 mm。

2.相对适应证

对于下列不可/拒绝外科切除的肝肿瘤患者，不建议直接微波消融。推荐人工胸水、人工腹水等液体隔离技术辅助下的经皮穿刺微波消融；腹腔镜辅助或开腹途径下的微波消融；联合外科切除或经TACE/HAIC、无水乙醇注射、粒子植入、放疗、靶免药物等降期或转化治疗后再评估微波消融可行性。

（1）直径大于5 cm大肝癌。

（2）高危部位肝癌：肿瘤距离膈肌、肝周空腔脏器、肝门部主要管道结构距离小于5 mm，尤其直接浸润、粘连者。

（3）肿瘤数目大于4个以上，消融范围小于1/3肝脏体积者。

（4）伴有肝内血管/胆管侵犯或肝外器官转移者。

3.禁忌证

（1）位于肝脏脏面，其中1/3以上外裸的肿瘤。

（2）肝功能Child-Pugh C级，TNM Ⅳ期或肿瘤呈浸润状。

（3）近期有食管（胃底）静脉曲张破裂出血。

（4）弥漫性肝癌，合并门脉主干至二级分支癌栓或肝静脉癌栓。

（5）主要脏器严重功能衰竭。

（6）活动性感染尤其是胆系炎症等。

（7）不可纠正的凝血功能障碍及血象严重异常的血液病。

（8）顽固性大量腹水、意识障碍或恶病质。

（9）ECOG分级大于2级。

（二）术前准备和围手术期处理

1.术前准备

（1）病史采集

既往病史、治疗情况、与肝硬化有关病变、有无合并严重伴发疾病及长期全身化疗或应用激素等病史。

（2）术前检查

①常规检查：a.血、尿、粪常规化验，肝功能、肾功能、血糖、电解质、凝血酶原时间、肝炎血清标志物、肿瘤标记物、梅毒抗体、HIV抗体等；b.胸部X片/CT、心电图、超声等；c.特殊情况下超声心动图、肺功能、骨扫描；d.肝硬化较重者根据情况选择胃镜或上消化道钡餐检查；e.如CT或磁共振等重要影像检查超过一个月，建议重新复查。

2.术前治疗

根据患者全身状况、血液化验及影像检查等予以针对性处理。包括：①改善凝血机能；②保肝、退黄、去腹水、抗病毒等治疗；③营养支持和伴发病治疗；④既往有过胆肠吻合、胆道支架植入术、肝内胆管扩张以及常发胆道感染者预防性应用抗生素。

3.术后处理

监测生命体征及腹部体征变化，根据不同情形采取术后治疗：①全麻者术后常规吸氧，复苏6 h后开始少量进水或稀饭；②必要的保肝治疗、止血药物；③易发胆道或消融灶感染者给予广谱抗生素1~3 d；④肿瘤较大或一次性消融肿瘤数目较多者，给予制酸药物至恢复饮食；⑤大肝癌、一次性消融4枚以上多发性肝癌以及贴紧肝门者，术后可予小剂量、短程糖皮质激素。

（三）常用操作方法

1.超声引导经皮穿刺肝肿瘤消融术

（1）结合最新肝肿瘤CT/MR选择超声引导下经皮穿刺的合理路径及体位。

（2）麻醉：局麻，静脉麻醉或全麻。

（3）根据肿瘤大小选择1~2靶天线，超声引导下经皮穿刺将微波针穿刺至瘤内预定位置，天线尖端应至少抵达肿瘤远侧缘。

（4）按预设方案进行消融，气化回声整体覆盖肿瘤后结束消融，烧灼针道缓慢退针。

（5）观察肝周及腹腔有无积液、积血，无异则腹带包扎结束治疗。

（6）大肿瘤或多发肿瘤可根据情况实施多位点、多针道、多层面及多角度消融。

2.CT引导下经皮穿刺肝肿瘤消融术

（1）术前CT扫描确定病灶的位置、大小、形态、与邻近器官关系。

（2）选择合适体位、穿刺点及穿刺路径。

（3）经皮逐层穿刺，CT扫描观察天线是否到达预定消融靶区。

（4）根据肿瘤的大小和部位，选择合适消融参数（功率、时间）进行靶组织消融。

（5）术中CT监测消融天线是否移位、是否达到预定消融范围、是否存在出血、气胸、膈下游离气体等异常表现。

3.腹腔镜辅助下肝肿瘤消融术

包括腹腔镜辅助直视下和腹腔镜超声引导下消融两种方式。

（1）麻醉成功后铺单，建立气腹。

（2）腹腔镜探查以明确肝肿瘤与周围脏器关系，并予以分离或保护。

（3）腹腔镜超声探头引导下天线穿刺；突出肝包膜肿瘤可选直视下肿瘤穿刺。

（4）按照常规参数设置进行消融；超声下病灶气化回声带覆盖肿瘤及周围0.5~1.0 cm肝组织；或直视下肿瘤表面及周边正常肝组织变色坏死后结束消融。

（5）检查术野、撤气腹；拔出trocar，缝闭戳孔。

（四）常见术后并发症

1.全身及局部反应

（1）类感冒样综合征

包括头痛、头晕、乏力、午后发热、纳差等不适。如果伴有寒战则应排除高感染。非感染者通过物理降温、吲哚美辛栓纳肛或口服退热剂等退热治疗。

（2）局部疼痛

消融后多伴有腹部疼痛且与体位有关，一般给予镇痛药物即可。如果腹部疼痛伴明显腹膜刺激征，必须排除消融损伤周围空腔脏器可能。

（3）术后恶心、呕吐、腹胀、呃逆等

主要与消融时高温刺激导致腹腔内自主神经紊乱、麻醉药物或术后所用药物反应等因素有关，可适当给予止吐药物。如果上述症状不减反重且伴有腹胀、腹痛、排便排气不畅等消化道症状，必须排除胃肠道或胆囊穿孔。呃逆大多发生于膈顶部肿瘤消融时，系高热损伤膈肌或膈神经所致，一般采取对症治疗即可。

2.术后并发症

（1）针道出血

肝肿瘤消融后针道出血是最严重并发症之一，重者可导致患者死亡。引起消融后针道出血的主要因素包括：①穿刺过程中损伤较粗血管；②存在出血的高危因素。术前做好血交叉、备血，如为动脉出血可在DSA下确认并封堵，静脉出血可先行保守治疗，无法控制则尽快剖腹探查。

（2）消融灶或胆道感染

发生率在0.3%~3.6%，常见于既往有胆肠吻合、胆道支架植入术、肝内胆管扩张等患者。在经验应用广谱抗生素同时行细菌培养和药敏试验。未形成肝脓肿者可通过敏感抗生素和营养支持加以控制；如形成脓肿，必须穿刺引流、抗生素冲洗脓腔。

（3）气胸、胸腔积液、血胸、肺部损伤和肺部感染

大多发生于膈顶部肿瘤微波消融时。如肺压缩超过30%或呼吸困难明显者应立即给予胸腔闭式引流。胸腔积液引起呼吸不畅，应行胸腔穿刺引流。根据血胸程度密切观察和积极保守治疗，无效者可行DSA造影栓塞或剖胸探查。肺部感染主要通过抗生素控制。

（4）膈肌损伤

膈肌损伤引起较重并发症主要包括胆道胸膜瘘或胆道支气管瘘。前者通过胸腔置管引流可缓解，而后者如引流不利则通过开腹或经胸找到损伤部位，予胆道结扎或消融灶切除、膈肌修补等。

（5）空腔脏器损伤

微波消融时灼伤或穿刺中损伤胆囊、胃肠等空腔脏器，造成破裂穿孔，胆汁或肠液发生内漏或外漏，引起化学性或细菌性腹膜炎，重者甚至发展为感染性休克甚至造成死亡。胆囊损伤应及时开腹或腹腔镜下行胆囊切除、腹腔冲洗。胃壁和小肠损伤可开腹行胃壁修补、部分胃切除加一期胃空肠吻合术，如损伤确诊较晚或损伤范围较大，可胃空肠造瘘。大肠损伤可据病情选择损伤肠段切除加一期吻合。切除损伤肠管后造瘘、二期吻合回纳模式更为稳妥。

（6）胆管损伤

穿刺过程中损伤沿途胆管、高温长时间烧灼胆管，或消融灶压迫胆管等均可致阻塞性黄疸。可予保肝、退黄药物处理，同时短期用小剂量激素（如地塞米松）。如肝内胆管扩张，则须ERCP或PTCD胆汁引流。

（五）疗效评估和随访

肝肿瘤消融治疗后，应常规进行临床随访和影像学复查。

1.疗效评估

一般推荐治疗后1个月复查肝增强CT/MRI或超声造影（首推MRI），同时辅之肿瘤血清标志以评价消融疗效。

（1）完全消融（CR）：CT/MRI或超声造影示肿瘤所在区增强动脉期未见强化；AFP等血清学标志由异常转为正常。

（2）不完全消融（ICR）：也即“肿瘤残留”。CT/MRI或超声造影示肿瘤病灶内或边缘局部动脉期病理性强化。AFP等异常血清学标志无下降甚至继续升高。

2.临床随访

包括患者一般状态、肿瘤影像及标志物变化、体能状态评分（KPS评分法或ZPS评分法）等。

（1）一般状况评价

包括临床症状、体征及生存质量（QOF）评价等。

（2）影像及肿瘤标志物复查

术后第一个月复查肝增强CT/MRI或超声造影，以及肝功能、肿瘤标记物等，观察病灶坏死和肿瘤标记物变化。之后每3~4个月复查上述指标。两年后每4~6个月复查。

a.局部复发：首次复查影像示肿瘤完全消融，后续复查在消融灶边缘出现新病灶，且与消融灶相连。

b.肿瘤新生：肝内其他部位新发病灶。

c.远处转移：出现肝外脏器转移灶。

（3）生存评价

用肿瘤复发时间（TTR）、肿瘤进展时间（TTP）、无进展生存期（PFS）、总体生存期（OS）等指标进行生存评价。

（六）联合治疗

对初始不可/不愿外科切除，也不适合微波消融的大肿瘤或多发肿瘤，可用TACE/HAIC、靶免药物、无水乙醇、粒子植入/放疗等技术行转化治疗，然后联合外科切除或直接实施微波消融，有望获得无瘤生存或高质量状态下荷瘤生存。

四、甲状腺肿瘤微波消融治疗

（一）适应证与禁忌证

1.甲状腺良性结节

（1）适应证：需同时满足a~d条并满足d条之一者。

a.超声提示良性，通过细胞学检查或组织病理学活检确认；

b.患者无儿童期放疗史；

c.拒绝或不耐受外科手术及拒绝临床观察，并在充分知情下要求微创介入治疗；

d.同时需满足以下条件之一：①自主功能性结节引起甲亢症状的；②患者有颈部症状，美容问题要求治疗；③手术后残余复发结节，或结节体积明显增大。

（2）禁忌证：符合下列任意一条即排除。

a.巨大胸骨后甲状腺肿或大部分甲状腺结节位于胸骨后方，对无法耐受手术及麻醉者，可考虑分次消融或姑息性治疗；

b.对侧声带功能障碍；

c.严重凝血功能障碍；

d.重要脏器功能不全。

2.微小乳头状癌

适应证：需同时满足以下8条。

（1）病理学非高危亚型。

（2）肿瘤直径小于等于5 mm（对肿瘤四周均未接近包膜者可放宽至直径小于等于1 cm）。

（3）无接触或侵犯甲状腺被膜且无周围组织侵犯。

（4）癌灶非位于峡部。

（5）单发甲状腺癌。

（6）无颈部放疗史或甲状腺癌家族史。

（7）无淋巴结或远处转移证据。

（8）患者经医护人员充分告知后，仍拒绝外科手术，也拒绝密切随访。

禁忌证：符合下列任意一项即排除。

（1）病灶发生转移。

（2）癌灶短期内进行性增大（6个月内增大超过3 mm）。

（3）病理学高危亚型（高细胞亚型、柱状细胞亚型、弥漫硬化型、实体/岛状型、嗜酸细胞亚型）。

（4）对侧喉返神经功能障碍。

（5）严重凝血功能障碍。

（6）重要脏器功能不全。

（7）病灶与气管、食管、大血管、喉返神经走行区域分界不清而无法有效分离。

（二）术前注意事项

（1）对患者询问病史并进行相应体格检查。有心脑血管疾病及糖尿病者，术前应积极治疗基础疾病。

（2）术前完善各项检查，如血常规、血型、尿常规、大便常规、凝血功能、传染病、肿瘤标志物、甲状腺功能8项、PTH、降钙素、生化全套、胸部X线片、心电图、肺功能、喉镜、颈部增强CT或MR、超声造影。

（3）充分告知患者或其法定代理人患者的手术风险，并术前签署知情同意书。

（三）操作方法

（1）术前超声检查，确定病灶位置与周围组织、结构关系。根据病灶大小、位置及术前穿刺病理结果制定微波消融方案。

（2）患者仰卧位，肩部垫高，颈部过伸，充分暴露颈部，实时监测生命体征。

（3）采用2%利多卡因或其稀释液局麻或全麻。

（4）毗邻危险结构者预先注射生理盐水或灭菌注射用水进行液体分离，隔离距离至少保持5 mm。

（5）超声引导下穿刺微波消融针至肿瘤，启动微波仪，超声全程连续监视下进行消融。

（6）对于良性大体积结节建议行“移动式消融法”，恶性或体积较小的结节建议采用“固定消融法”，必要时两种消融方式互相结合，进行多点叠加消融。

（7）对含有囊性成分结节，可酌情抽取部分液体成分使结节体积缩小后再进行微波消融。

（8）目标病灶完全被强回声气化区覆盖、CDFI显示结节内无血流信号后停止消融。

（9）术后观察伤口是否肿胀，并按压止血。

（四）并发症处理

（1）出血：如出现颈部小血管出血，采用超声探头压迫数分钟，必要时应对可疑出血部位进行消融止血。对于大血管的误损伤出血，先行压迫止血，如不能有效控制，技术外科手术止血。

（2）疼痛：患者在消融术中及术后，颈丛神经刺激可出现后枕部放射性疼痛，多数患者无需用药，个别疼痛严重的患者需对症治疗，通过暂停消融，追加麻药、颈丛神经阻滞、使用止痛药物等方法进行针对性止痛。

（3）神经损伤：消融操作不当可引起喉上神经和喉返神经损伤。单侧喉返神经受损可造成声音嘶哑、呛咳等症状，大部分可在数月后完全恢复，鲜见危及生命或迟发并发症；双侧喉返神经损伤引起呼吸困难甚至窒息，则需紧急气管插管或气管切开；喉上神经损伤引起的环甲肌麻痹可致发声疲劳及音调低钝，可予激素或营养神经药物治疗。

（4）皮肤灼伤：少部分患者在消融中出现皮肤灼伤，表现为皮肤颜色变化和轻度疼痛不适，可在术中预防性使用冰袋，如出现皮肤灼伤可给予对症处理，多于2周内愈合。

（五）疗效评估

（1）影像学评估：建议微波消融后第1、3、6、12个月行影像学检查（推荐超声造影），观察消融灶坏死、吸收情况，并计算消融灶的体积及缩小率，①结节体积缩小率（nodule volume reduction rate，VRR）=[（治疗前体积-随访时体积）/治疗前体积]×100%。

（2）甲状腺功能变化：仔细评估甲状腺功能及必要时检测相应的肿瘤标志物，内容包括T3、T4、FT3、FT4、TSH、TG等。

（3）随访期间记录患者微波消融治疗前后的主观症状，包括颈部肿胀感、吞咽不适、疼痛、声音嘶哑等 。

（六）联合治疗

（1）联合TSH抑制疗法可能是分化型甲状腺癌减少复发的重要因素。

（2）对于体积较大的甲状腺良性囊性或囊实性（囊性为主）结节也可采用微波消融联合无水乙醇或聚桂醇硬化治疗。

五、乳腺结节微波消融治疗

（一）适应证和禁忌证

1.适应证

（1）单侧乳腺少于3个结节，结节直径小于3 cm，大于等于3个时可分次消融。

（2）超声BI-RADS评分为3~4分，活检证实为良性。

（3）存在可能与乳房肿块有关的局部疼痛、不适或压迫症状，或存在明显心理压力，但拒绝外科切除者。

（4）病灶与皮肤或胸壁距离大于0.5 cm。

2.禁忌证

符合以下任意一条的患者：

（1）有CEUS药物禁忌证的患者。

（2）孕妇或哺乳期。

（3）凝血功能障碍或急性严重肺功能不全或心脏功能障碍。

（4）假体植入者。

（5）穿刺活检病理诊断结果为恶性，或诊断不明确，不能排除分叶状肿瘤、乳头状瘤、不典型增生、硬化性腺病。

（6）超声引导下无法避开较大血管、乳腺主导管者。

（二）术前准备

（1）术前均通过乳腺超声、磁共振成像、X线片、触诊等方式明确乳腺结节位置与大小。

（2）了解基础疾病，评估心、肺功能；完善血常规、凝血功能、血液生化、血清四项、心电图等检查；停用抗凝药物或活血化瘀中药大于等于7天。

（3）完善粗针穿刺病理活检。

（4）签署知情同意书。

（三）操作步骤

（1）一般采用仰卧位或侧卧位。

（2）常规消毒、铺巾，采用2%利多卡因或其稀释液进行局部浸润麻醉或全麻。必要时建立“液体隔离带”。

（3）超声全程监视下消融针沿肿瘤最长径进针，插入肿瘤的最深位置，到达肿瘤边缘，沿长轴移动式、反复消融直至完全覆盖整个肿瘤，结束消融。

（4）关闭消融仪，拔出消融针，消毒穿刺点皮肤，并对穿刺点进行包扎，予以适当保护。

（四）并发症处理

（1）疼痛：消融后24 h内，部分患者穿刺点或消融部位可出现疼痛。一般24 h内可自行缓解，无需特殊用药，疼痛严重者需止痛对症治疗。

（2）消融区肿胀：消融后2~3 d，局部消融区可出现水肿，1周内会自行消退，可观察，无需特殊处理。

（3）恶心：局部麻醉后，极少数患者可出现恶心，甚至呕吐，其中大部分患者可耐受，一般可随时间自行缓解，症状严重者可给予对症治疗。

（4）血肿：消融区域出血者，予局部加压包扎至少 24 h，若局部血肿无扩大，可观察。经压迫无缓解的活动性出血者应及时切开止血并清除血肿。

（5）发热：若体温超过 38.5℃，应注意是否存在消融肿瘤感染。若术后出现伤口红肿，应采取术后伤口感染常规治疗处理：未形成脓肿者给予抗感染、伤口换药，形成脓肿者予以切开引流。

（6）皮肤烫伤：对于轻度烫伤者，予局部 0.9% 氯化钠注射液冲洗，必要时局部涂烫伤药膏，严重烫伤者可给予植皮。

（7）气胸：一般由于乳房深部肿瘤活检或穿刺误伤所致，及时诊断是关键，按照气胸治疗常规处理。

（8）脂肪液化：范围较小的脂肪液化，无需特殊处理；范围较大者可穿刺抽液。

（五）疗效评估

（1）首次疗效评估建议在消融后3个月内完成。一般采用超声造影或增强MRI评价消融范围。超声造影显示乳腺纤维腺瘤内完全无增强，呈“空洞征”为完全消融，之后定期随访。

（2）若纤维腺瘤未达到完全消融，可再次消融或定期随访复查。

（3）应定期随访至少1年，指标包括乳腺纤维腺瘤体积缩小率及消融灶硬度。

六、子宫肌瘤微波消融治疗

（一）适应证与禁忌证

1. 适应证

符合以下全部条件的患者：①经磁共振成像（magnetic resonance imaging，MRI）和超声检查明确诊断的子宫肌瘤，并伴有经量增多、继发性贫血、邻近器官受压、慢性腹痛等症状之一者；②子宫肌瘤分级符合国际妇产科学会（federation international of gynecology and obstetrics，FIGO）分级标准 0–6 级；③无围绝经期征象、强烈希望保留子宫并拒绝外科手术切除或其他治疗方法者；④有安全的经腹壁或阴道穿刺路径；⑥肌壁间子宫肌瘤均径（前后径+上下径+左右径）/3 大于 5 cm 且小于 10 cm，黏膜下子宫肌瘤均径大于 2 cm，宽蒂的浆膜下子宫肌瘤蒂宽大于 3 cm。

2. 绝对禁忌证

①患子宫恶性病变者（子宫肉瘤、宫颈癌、子宫内膜癌或卵巢癌等妇科恶性肿瘤）；②短期内迅速生长、有恶变可能的子宫肌瘤；③月经期、怀孕期、哺乳期或绝经后妇女；④未来有生育要求者；⑤子宫肌瘤 FIGO 分级为 7 级者；⑥无安全的经腹

或经阴道穿刺路径（病灶与肠道、膀胱、大血管等重要器官粘连而无法分开者）；⑦急性盆腔炎症未被控制者；⑧心、肝、肾等重要脏器功能障碍；⑨严重贫血、出凝血功能障碍，血小板小于50×10⁹/L，凝血酶原时间大于25 s，凝血酶原活动度小于40%。

3.相对禁忌证

（1）肌壁间子宫肌瘤均径大于10 cm，各切面无法在超声仪上完整显示者。

（2）肌瘤位于子宫下段或宫颈处且直径大于10 cm，预计治疗后子宫肌瘤缩小50%后肌瘤均径仍大于5 cm，治疗后肌瘤不能经阴道自然排出，压迫或贫血症状不能有效改善者。

（二）围术期处理

（1）了解病史及知情告知：包括有无经量增多史、盆腔手术史、感染史、高血压、糖尿病、抗凝药物使用史、心脏起搏器、患恶性肿瘤病史等。向患者详细告知经皮微波消融治疗的原则及方法、优势与不足、预期疗效、潜在的并发症及副作用、目前可供选择的其他治疗方法等。

（2）完善术前检查：建议行宫颈液基薄层细胞学检查（thinprep cytologic test，TCT）、胸片、盆腔MRI、盆腔超声及超声造影、心电图、肺功能、血、尿、便常规、血液生化检查、出凝血功能、血CA125及CA19-9定量检测。

（3）严格掌握无菌的宫腔内侵入性操作，如需经阴道路径入路，或需于宫腔内置入导管应事先检查阴道洁净度，若洁净度高于Ⅲ°，待治疗好转后再行消融治疗，以预防术后宫腔（盆腔）或术区感染。

（4）如有宫内节育器需取出，并消炎止血后方可进行治疗。

（5）避开月经期、排卵期及月经前期，最好在月经干净3 d后，排卵期前，或者排卵后月经前1周内治疗。

（6）由患者本人或其授权人签署相关医疗文书（微波消融治疗同意书、超声造影授权同意书、组织活检知情同意书、麻醉知情同意书等）。

（7）填写子宫肌瘤症状及与健康相关生活质量问卷调查表，以评估患者临床症状严重程度及生活质量。

（8）进行饮食指导，手术前日进少渣、易消化、产气少食物，术前禁食水6 h，有严重便秘者可口服缓泻剂导泻清理肠道，以减少气体对声像图的干扰。

（9）治疗前半小时插导尿管（夹闭），保留膀胱内尿液。

（10）黏膜下肌瘤患者，可于治疗开始前向患者阴道内填塞浸泡冰盐水的大纱球2~3枚，以预防消融术中微波热气泡经阴道流出造成阴道黏膜灼伤，也便于术后即刻观察阴道有无出血。

（11）有盆腔粘连或曾行子宫肌瘤剔除术者可于消融天线（电极）置入前于超声引导下向腹腔内注液（在子宫及肌瘤周围注射无菌0.9%氯化钠溶液或5%葡萄糖溶液）以形成隔离带隔离子宫和肠道、膀胱、卵巢等重要器官，但需注意，制作人工腹腔积液仍不能绝对避免肠道热损伤。

（12）对于术前检查怀疑子宫肌瘤变性或肌瘤内血供异常丰富者建议消融前经皮穿刺组织活检送病理检查，而后沿穿刺活检针道向子宫肌瘤内植入微波天线进行消融治疗。活检时应尽量减少穿刺次数，通常采用16 G组织切割活检针穿刺1针取出的组织标本量可满足常规病理诊断需求。

（三）操作方法

（1）术前半小时插导尿管并夹闭。患者仰卧位，充分暴露腹部。常规超声下多角度、多切面扫查腹部，寻找病灶，确定穿刺点及进针路径。原则上进针路径应选择表皮与病灶最近途径并能到达病灶中心处。应注意避开膀胱、肠道、网膜、大血管，并尽可能避开子宫内膜。

（2）术前应进行超声造影检查，评价病灶血供状态，并留存图像。

（3）常规消毒、铺巾。由麻醉医师进行麻醉，应采用静脉麻醉和0.1%利多卡因局部麻醉。

（4）术中应监测患者的血压、脉搏、心率、血氧饱和度等生命指征。

（5）探头表面涂适量耦合剂，套无菌探头套。在常规超声引导下经皮穿刺向子宫肌瘤内植入微波天线，针尖距肌瘤远端约5 mm为宜。对于平均直径小于5 cm或乏血供子宫肌瘤植入1根天线，而平均直径大于5 cm或富血供子宫肌瘤植入2根天线。设置微波输出能量50 W或60 W，消融时间300~600 s（依据子宫肌瘤大小和病灶血供状况而定）进行消融。对于非球形肌瘤，在控制消融区域范围最小的前提下沿长轴收回微波天线或重新插入未消融区进行下一次消融。消融过程中超声实时监测子宫内回声变化，当高回声覆盖整个结节时停止微波辐射。

（6）术后即刻应用超声造影对消融效果进行初步评估。一旦在病灶内发现灌注，立即进行补充治疗。

（7）消融结束后确认微波辐射停止，拔出微波电极，清理穿刺点皮肤，局部加压包扎。观察导尿管流出的尿液颜色，无异常可拔出导尿管。

（四）并发症处理

1.疼痛

少数患者术后8 h内出现下腹部疼痛，多表现轻微且多为自限性，无需治疗。部分患者疼痛不能自行缓解，可针对性止痛，对症处理。坏死组织堵塞宫颈口造成持续性剧烈腹痛，则需采取措施钳出坏死组织，疼痛即可缓解。有大量坏死组织排出期间应用抗生素预防感染。

2.阴道排液

黏膜下子宫肌瘤患者术后可出现阴道排液，呈无色、粉色或红色，多在1~3周内自行消失。

3.阴道黏膜烫伤

少部分患者在消融过程中出现阴道黏膜烫伤，可能为消融过程中热气沿子宫内膜流动至阴道所致。术前预防性阴道内填塞冰盐水浸泡棉球可减少并发症发生。

4.感染

与消融后坏死组织或治疗中未严格遵循无菌原则下使用宫内器械有关，表现为全身发热，术后常规应用抗生素可避免。

5.肠道损伤

超声引导下微波消融术具有高靶向性，故肠道损伤的发生率低，术前严格掌握适应证，避免穿刺路径经过肠道即可预防。术后若发现肠道热损伤应及时抗炎及外科治疗。

（五）疗效评估

（1）影像学评估：影像学检查作为子宫肌瘤微波消融术后疗效的主要评价指标，首选超声影像学检查。消融后可即刻行超声造影评估消融效果，消融率＝坏死区/消融前体积×100%。建议微波消融治疗后的第3、6、12个月行影像学检查，观察消融灶坏死、吸收情况，并计算消融灶的缩小率。子宫肌瘤体积（fibroid volume，FV）＝$4/3\pi r^3$[r=（长+宽+高）/6]，子宫肌瘤体积缩小率（fibroid volume reduction rate，FVRR）＝[（治疗前体积-随访时体积）/治疗前体积]×100%。

（2）血红蛋白浓度：子宫肌瘤消融期间需要仔细评估血红蛋白浓度，血红蛋白浓度增长率＝[（随访时血红蛋白浓度-治疗前血红蛋白浓度）/随访时血红蛋白浓度]×100%。

（3）症状随访：随访期间记录患者微波消融治疗前后的主观症状，包括疼痛、阴道排液等，以及与健康相关的生活质量，具体可参考UFS-QOL量表。

（六）联合治疗

1.腹腔镜联合微波消融术

腹腔镜可直接观察患者子宫肌瘤的形态，并对肌瘤周围的肠道、筋膜及脏器等进行分离，保护子宫周围组织。对于壁间肌瘤或既往手术引发肠道粘连的患者，单纯超声引导并不能进行精确的消融操作，可能会引起肠道或筋膜热损伤的情况。一些研究已证明腹腔镜联合超声引导经皮微波消融术治疗子宫肌瘤有较好的疗效及安全性。

2.HIFU联合微波消融术

高强度聚焦超声消融（HIFU）对直径较小的子宫肌瘤具有良好的治疗效果，但对于直径较大的瘤体，常存在难以完全消融的缺点。HIFU联合微波消融可有效缩小较大的子宫肌瘤，消融速度快且安全性好，优于单独聚焦超声消融治疗。

3.注射硬化剂联合微波消融术

对于平均直径大于5 cm或形状不规则的子宫肌瘤，一次性微波消融难以使病灶完全坏死，而多次消融会增加病灶周围正常组织损伤的风险。无水乙醇、聚桂醇是常用的瘤内注射硬化剂。有研究报道，微波消融联合无水乙醇治疗能使肿瘤坏死更为迅速，彻底。微波消融联合注射硬化剂治疗子宫肌瘤可以提高临床疗效，维持患者正常内分泌状态，改善患者生育结局，具有较高的安全性。

4.中药治疗联合微波消融术

子宫肌瘤可归属于中医学“石瘕”“癥瘕”等范畴，多由脏腑不和，气机阻滞，瘀血内停所致。治法以化瘀消癥为主，多选用软坚散结、破积消癥类药物。临床观察表明，超声引导经皮微波消融联合中药治疗子宫肌瘤是一种安全微创、疗效肯定的综合治疗手段，但长远疗效尚有待进一步观察。

七、骨与软组织肿瘤的微波治疗

（一）适应证和禁忌证

1.适应证

（1）因各种原因（如高龄、基础疾病、解剖位置等）不适合外科手术或拒绝行外科手术的患者。

（2）良性骨与软组织瘤（如骨样骨瘤、软骨瘤、成软骨细胞瘤、血管瘤、纤维瘤等）。

（3）对放、化疗不敏感的恶性骨与软组织肿瘤。

（4）手术切除后残留或术后复发的骨与软组织肿瘤。

（5）采用多种治疗方法后局部病灶控制欠佳的骨与软组织肿瘤。

（6）外科手术中的辅助治疗（如保肢手术等）。

2.禁忌证

（1）患者全身状况差、恶病质，预计生存期小于3个月。

（2）心肺等重要脏器功能障碍无法耐受微波消融手术。

（3）有严重出血倾向或凝血机制障碍的患者。

(4) 肿瘤包绕侵犯重要的血管、神经或特殊组织结构。

(5) 预计消融后有较大可能发生病理性骨折者。

(6) 肿瘤表面皮肤感染、破溃。

(7) 病理性骨折已造成大范围肿瘤污染。

(二) 围术期处理

1. 术前检查

(1) 明确诊断，包括组织病理学诊断和疾病分期分级。

(2) 对于临床确诊的多发转移瘤或具有典型影像学特征的骨肿瘤或肿瘤样病变，可在患者或家属知情同意前提下消融治疗同步进行活检。

(3) 术前2周内增强CT或MR检查，必要时采用PET-CT，尤应注意肿瘤与周围重要血管、神经以及其他重要结构的关系。

(4) 血常规、尿常规、凝血功能、生化检查、肿瘤标志物检查、血型等血液检查。

(5) 心电图检查。罹患特殊疾病或存在基础疾病患者的相关检查。

2. 术前准备

术前7 d停用抗血小板聚集药物及抗凝类、活血类等药物，全麻者术前6 h禁食水。常规治疗伴发疾病。

3. 术中措施

术中需监测血压、脉搏、血氧饱和度等生命体征变化，注意观察治疗部位局部皮肤情况，必要时需给予局部皮肤保护；局麻患者术中应予镇痛治疗。

(三) 操作方法

1. 外科术中的微波消融治疗

(1) 充分分离显露部分正常骨干、肿瘤、瘤段骨及其周围重要血管神经。微波消融针置入肿瘤内，设定功率进行消融。达到安全界限后，在瘤段骨与正常组织间置入循环降温袋，导入冷生理盐水以保护周围正常组织，同时顺铂纱布或湿纱垫加以保护肿瘤周围组织。

(2) 微波消融后切刮肿瘤及周围坏死组织，更换手术器械及加铺敷料单，视骨质的坚固程度进行骨缺损重建。可选用自体骨、异体骨、同种异体脱钙骨基质骨粒复合骨水泥、加压钛钢板螺钉或吻合血管的自体骨移植加固灭活后的瘤段骨结构。

2. 影像引导下经皮穿刺微波消融治疗

(1) 体位：穿刺过程需严格固定患者体位，以方便临床穿刺操作为原则。体位选择与固定应综合影像学资料和患者情况，同时兼顾麻醉的要求。

（2）扫描定位：体表贴附定位标记后行CT扫描，拟定穿刺点及进针路线。

（3）穿刺：建议采用分步式穿刺法，或在导航设备引导下按照规划路径将微波消融针置于指定区域。成骨性肿瘤或需要穿透骨皮质时，可利用同轴骨活检装置配合微波消融针进行消融。

（4）消融：选定合适消融功率及时间，较大肿瘤可以双针消融。椎体肿瘤消融时，可先于病变平面硬膜外穿刺注入隔离气体或液体，必要时可注入少量造影剂对比显示，及时补充保护介质或置入温度检测探针实时监测消融边缘温度。软组织瘤消融时按适形消融原则布针，并采取适当保护措施以保护邻近组织结构。

（5）消融过程中密切观察有无肢体抽搐、疼痛等症状，有无肢体活动障碍或皮肤灼伤。靠近关节者，治疗中需注意保护关节。对于术后易发生病理性骨折的溶骨性病灶，完成消融后可通过骨穿刺针鞘注射一定量骨水泥。

（6）术后监测体温、血压、氧饱和度等生命体征，记录尿量，观察术区皮肤情况，观察肢体有无运动、感觉功能障碍；记录术前和术后视觉模拟疼痛评分，以评估消融后疼痛反应和判断术后是否需要进一步的镇痛管理；术后酌情使用止血药物，必要时给予营养神经类药物应用，如术后合并感染需给予抗生素治疗。较大肿瘤行消融后，应注意水化和利尿处理，加速代谢物经肾脏排出，保护肾功能。

（四）并发症处理

（1）病理性骨折：发生率为2.6%~13.3%。微波消融不仅需要考虑肿瘤消融的彻底性，还要注重保护周围组织、骨骼的成骨能力和生物学强度。内固定应用、延长患肢非负重时间等有助于减少病理性骨折发生。

（2）血管、神经损伤：一般表现为血肿或出血、肢体感觉及运动功能障碍。术中密切监测周边正常组织温度变化、患者症状并及时采取降温措施，绝大多数血管、神经损伤是可避免的。

（3）感染：一般与消融范围过大、无菌操作不严格有关。如存在液化坏死需及时充分引流并合理使用抗生素。

（五）疗效评估

包括消融效果评价和疗效评价。良性肿瘤一般以5年局部病灶无复发为随访终点，恶性肿瘤患者则以死亡作为随访终点。一般术后1、2、3个月进行CT或MR增强检查。有条件可联合行PET/CT检查。转移瘤还需检查原发部位。

消融治疗评价：术后通过影像学检查对消融区进行评估，判断肿瘤大小及活性范围变化。

完全消融：术后CT/MRI检查提示肿瘤消融区无强化病灶，或PET/CT随访示肿瘤消融区无异常放射性浓聚。

不完全消融：术后CT/MRI提示靶病灶或肿瘤消融区仍有强化病灶，或PET/CT随访示肿瘤仍有异常放射性浓聚。

局部肿瘤进展：影像学检查提示消融区内出现新发强化病灶或异常放射性浓聚。

影像评估除了关注肿瘤体积和活性范围的变化外，还应关注有无皮质增厚、骨膜炎和/或骨膜反应、骨或软组织畸形、邻近骨髓和/或软组织水肿、皮质或髓质硬化、关节积液和滑膜炎等。肿瘤残留、局部进展或新发肿瘤者可根据患者及家属意愿再次进行消融治疗或采取其他治疗方案。

临床疗效评价：以患者一般状态（饮食、体重、精神状况）、疼痛缓解以及相关临床症状改善为主要观察指标。

（六）联合治疗

晚期骨与软组织瘤患者的治疗可能涉及多种治疗策略组合，特别是对病程较长者。治疗方式选择需将疾病组织学、分布、大小，药物对全身治疗的敏感性及副反应均考虑在内。除联合外科手术及联合静脉化疗外，还可联合局部动脉灌注化疗、骨水泥成形术、粒子植入以及靶向及免疫治疗，以求最大受益。

八、肾与肾上腺肿瘤微波治疗

（一）适应证及禁忌证

1.适应证

肾脏肿瘤：

（1）因各种原因不适合或拒绝行外科手术者。

（2）无肾静脉瘤栓或肾外转移。

（3）未侵犯肾盂或输尿管。

（4）伴肿瘤的孤立肾。

（5）双侧肾癌。

肾上腺肿瘤：

（1）不能手术切除的功能性肾上腺肿瘤。

（2）因各种原因不适合或拒绝行外科手术者。

（3）恶性肾上腺肿瘤切除术后复发。

（4）原发病灶已控制的孤立性肾上腺转移患者。

2.禁忌证

肾脏及肾上腺肿瘤：

（1）合并活动性感染且尚未有效控制。

（2）一般状况差，有恶病质，预期生存期短。

（3）全身广泛转移。

（4）肝、肾、心、肺、脑功能严重不全者。

（5）严重贫血、脱水及营养代谢严重紊乱，无法在短期内纠正或改善者。

（6）严重出血倾向或凝血机制障碍者。

（7）有高血压危象风险。

（二）围手术期处理

1.术前检查

（1）消融手术前需明确诊断，包括组织病理学诊断和疾病分期分级。

（2）术前2周内病灶部位的增强CT或MR检查。

（3）血常规、尿常规、粪常规、凝血功能、生化检查、肿瘤标志物、血型以及相关激素水平检测。

（4）罹患特殊疾病或基础疾病的相关检查。

2.术前准备

术前7 d停用抗血小板聚集药物及抗凝类、活血类等药物。对于功能性肾上腺肿瘤所致的高血压，术前2周内予以药物充分控制；无功能性肾上腺肿瘤或肾上腺转移瘤既往有高血压病史也应予以药物充分控制血压。

3.术中措施

术中需监测血压、脉搏、血氧饱和度等生命体征变化；对功能性肾上腺瘤，微波消融一定要在直接动脉连续测压监护、麻醉师的配合下进行，术中密切监测血压，警惕高血压危象的发生。

4.术后措施

短期内监测体温、血压、血氧饱和度等生命体征，观察记录尿量及尿液性状，根据视觉模拟疼痛评分，评估术后是否需要进一步的镇痛管理；术后酌情使用止血药物，如术后合并感染需给予抗生素治疗。

操作方法：

（1）常用的影像引导方式包括CT、超声及MRI。

（2）患者通常采取俯卧位，必要时也可采取侧卧位或斜卧位。

（3）于治疗侧体表贴附定位标记后行CT扫描，拟定穿刺点及进针路线，确定皮肤穿刺进针点。

（4）采用分步式穿刺方法，或在导航设备引导下按照穿刺规划路径将微波消融针置于指定区域。

（5）选定合适的消融功率及时间。注意穿刺深度及消融范围，防止损伤血管、集合系统、输尿管及其他周边重要组织结构。

（6）肾上腺瘤消融中尤需重视对血压的监测，预防肾上腺危象或及时处理。

（三）并发症处理

肾及肾上腺瘤微波消融治疗主要并发症包括：

（1）出血：表现为肾周血肿、血尿、腹腔出血、腹膜后出血。术前良好定位、术中娴熟穿刺操作技巧、充分针道消融及术后密切观察生命体征变化是预防和早期发现出血并发症的主要方法。少量肾周血肿及血尿多为自限性，经止血等对症治疗可缓解，大量出血必要时需行动脉栓塞治疗或外科手术治疗。

（2）集合系统及输尿管损伤：术中如微波天线消融区涉及肾集合系统，出血可破入集合系统，若血块阻塞集合系统导致尿路梗阻，则需放置输尿管支架或膀胱导管；输尿管损伤会导致输尿管狭窄或尿漏，但很少需要肾造瘘，通常采用放置输尿管引流管或支架加以解决，严重者需要外科重建，对靠近肾门的中央型肾癌可采用逆行或经皮顺行冷水循环灌注以保护集合系统及肾门血管免受热损伤。

（3）胃肠道穿孔：肿瘤较大且邻近相应的空腔脏器如胃肠道，行微波消融易发生胃肠道穿孔。预防措施：术前行肠道准备；当肿瘤与胃肠道分界不清时，采用局部注水或CO_2气体，从而分离肾上腺肿瘤与邻近胃肠道结构，以减少消融对胃肠道的损伤；术后密切观察患者有无相关症状及体征，必要时完善影像学检查，对于可疑穿孔的患者，术后禁食、禁水至少24 h，给予抑酸、生长抑素治疗，同时补充营养支持治疗。

（4）高血压危象：出现的主要原因是消融损伤了正常的肾上腺组织，从而使儿茶酚胺大量释放入血循环中，导致心动过速、心律失常、心脏后负荷的快速增加，从而导致心肌缺血、舒张功能异常、心室衰竭和肺水肿。严重的高血压危象可致中枢神经系统的出血性卒中。在消融的过程中要密切监测生命体征、血氧饱和度等，高血压危象也不容忽视。一旦发生应立即停止消融，并根据术中情况给予降压药物治疗。

（四）疗效评估

治疗结束后1、2、3个月行肾脏CT或MRI检查，必要时可行PET-CT检查，后续根据病情及复查情况进行治疗或继续定期随访。对于肾上腺肿瘤，激素的产生需要定期监测。

（1）完全消融：肾脏及肾上腺区增强CT/MR随访，肿瘤消融区无强化病灶，或PET-CT随访示肿瘤消融区无异常放射性浓聚。

（2）不完全消融：肾脏及肾上腺区增强CT/MR随访，肿瘤消融区残留强化病灶，或PET/CT随访示肿瘤区域内仍留存有异常放射性浓聚。

（3）局部肿瘤进展：影像学检查提示消融区域内出现新发强化病灶或异常放射性浓聚。

第四章

冷冻消融

一、概述

冷冻消融作为肿瘤物理消融治疗的方法之一，近年得到快速发展，它与热消融相比，主要优点有：①示踪性好，在影像学监测下冰球显示清晰，可直观、清晰地分辨消融区边界，非常利于判定病灶消融覆盖情况和避免正常组织结构损伤；②患者耐受性好，无需全麻，对肿瘤引起的疼痛具很好止痛作用；③无热传导损伤，冷冻消融形成的冰球表面为0℃，对邻近重要结构无损伤。近年来随着冷冻设备的进步和冷冻消融治疗的临床普及，大大促进了肿瘤冷冻消融治疗技术的发展。

（一）冷冻治疗的历史沿革

冷冻治疗最早可追溯到公元前3500年，公元前1500—1400年古希腊医师希波克拉底的医学校中就使用全身低温治疗。据记载中国古代华佗经常用石头槽给发热患者进行降温治疗。受限于当时科技水平，冷源温度不够低、冷冻治疗效果和冷冻治疗应用的程度都不高。19世纪后期，低温学领域有几项重要发现，包括将纯氧、空气和氮气液化绝热膨胀系统，能储存和处理液化气的真空瓶，以及应用Joule-Thomson效应制冷，均促进了冷冻疗法的发展。

1950年液氮应用于临床直接涂布于病灶治疗各种皮肤病。1961年，美国神经外科医生现代低温手术的奠基人Irving S.Cooper与工程师合作研制了一种可调节温度的液氮冷冻治疗设备。该设备利用带有真空外层保护的同心套管，将液氮输送至探针尖端，使其温度保持在约-196℃，从而对病变组织进行冷冻治疗。冷冻疗法相继应用于治疗多种疾病，包括神经系统疾病、前列腺疾病、骨关节疾病以及皮肤疾病等。

1984年，得益于冷冻器械和设备的改良与发展，美国Gary Onik率先把超声影像监测技术用于冷冻治疗临床中。随着超声、CT和MRI等影像技术进步和广泛应用，影像学引导冷冻消融针经皮直接穿刺肿瘤，通过影像学实时或间断观察冷冻进程，精细控制冷冻范围，从而保证有效冷冻靶组织而不损伤或最大程度减少损伤正常组织，促进了冷冻消融技术快速发展。

1994年美国Endocare公司利用焦耳-汤姆逊节流制冷原理研制成功一款新型的超低温介入冷冻治疗设备——氩氦冷冻手术治疗系统（Endocare Cryo-System，简称氩氦刀）。该设备采用氩气节流制冷和氦气节流加热复温，实现快速冷冻治疗和复温拔针，主要用于肝癌、肾癌、前列腺癌、肺癌及软组织肿瘤等多种实体瘤的消融治疗。1998年该设备引入中国并在临床得到广泛应用，目前中国成为国际上肿瘤冷冻消融临床研究最活跃的国家之一。

冷冻消融治疗目前已广泛用于全身良恶性实体瘤治疗，其临床应用价值一方面对早期肿瘤可以达到根治性消融，尤适于不能耐受手术者；另一方面可作为进展性肿瘤的减瘤治疗，达到改善症状、延长生命的目的。冷冻消融联合免疫治疗效果更佳。

（二）冷冻消融基本原理

目前临床应用的冷冻消融设备主要包括以液体或气体作为媒介的设备，以气体作为媒介的冷冻消融设备效率高，具代表性者为氩氦刀系统，工作原理基于气体节流效应（Joule-Thomson效应），冷冻消融针局部温度迅速降至-140℃以下，引起瘤细胞内外冰晶形成、细胞膜破裂、消融区内微血管闭塞，导致瘤细胞缺血、坏死；同时高压氦气可在20s内使探针温度从-140℃上升至20℃~40℃，迅速复温又加重瘤细胞损伤。通过氩氦刀冷冻治疗系统对肿瘤多次冻融可增加冷冻范围、提高消融效果、灭活靶区肿瘤组织。

低于-40℃的低温可使瘤细胞发生以下改变：

（1）细胞溶解：低温可使细胞内、外形成冰晶结构。细胞内冰晶破坏细胞膜、细胞器和细胞内蛋白质等；细胞外冰晶可致细胞膜产生跨膜渗透梯度，使细胞内液外移，终致细胞脱水死亡。

（2）微血栓形成：冻融及其产生的损伤效应使局部微小血管内血小板聚集、血流停滞，血管内冰晶及微血栓迅速形成，终致肿瘤血供中断。

（3）免疫效应：近年，随着对冷冻消融技术的不断深入研究，其对机体免疫功能的影响，尤其是免疫激活作用逐步成为关注焦点，使经皮氩氦冷冻消融技术在实体瘤，尤其恶性实体瘤的治疗更具优势。

二、肺部肿瘤冷冻消融

（一）适应证

（1）TNM分期。Ⅱ期和部分Ⅲa期（T3N1M0；T1-2N2M0）非小细胞肺癌和局限期小细胞肺癌（T1-2N0-1M0），或广泛期小细胞肺癌经全身治疗控制良好，局部原发灶仍存活者。

（2）全身其他部位恶性肿瘤发生的肺转移。

（3）经新辅助治疗（化疗或化疗联合放疗）有效的非小细胞肺癌。

（4）寡转移或多发转移病灶肺功能良好者，病灶消融数量据患者身体情况及肺功能情况评估决定。

（5）患者因高龄或基础疾病无法耐受全麻手术。

（6）影像学检查显示不能彻底切除的肿瘤。

（7）化疗或靶向药物治疗耐药者。

（8）肿瘤体积巨大，累及纵隔、心包，通过冷冻消融减瘤或需联合免疫治疗者。

（9）采用多种治疗方法，局部病灶稳定但不能消失或缩小不明显的患者。

（二）禁忌证

（1）两肺弥漫性病灶或胸膜广泛转移伴大量胸水，消融治疗无法延长患者生存期。

（2）肿瘤临近纵隔大血管穿刺困难或造影剂过敏或自身无法配合等无安全穿刺进针路径者。

（3）肿瘤包绕血管消融易导致严重出血者。

（4）FEV_1占预计值小于40%或静息状态出现呼吸困难、需吸氧维持日常生活者。

（5）PLT小于70×10^9/L及凝血功能异常不能承受手术者。

（6）抗凝药应用者应在消融治疗前停用1周以上，短效抗凝药如利伐沙班等术前应至少停用48 h，服用抗血管生成药如贝伐单抗至少提前3周停药。

（7）预计生存期小于3个月者。

（8）患者不能自主配合手术或术后不能配合自主排痰者应慎重考虑。

（三）技术方法及操作流程

1.术前准备

（1）2周内胸部增强CT检查必要时行PET-CT检查。肺功能、心功能、实验室检查包括血、尿、便常规，普通生化，凝血常规、血栓弹力图测试，肿瘤标志物，血型、血清学术前检查等，有其他基础疾病者补充相关检查以便术前评估消融可行性。

（2）对具影像学特征的毛玻璃样早期肺癌经患者家属知情同意可先消融后活检，以降低出血大咳血风险。

（3）设备及器械：冷冻消融设备及冷冻消融针；多层面螺旋CT或MR扫描仪。多功能心电监护设备；手术相关器材、术中抢救及气管插管设备、氧气、配套温毯机。

（4）急救车及药品：麻醉、镇静、镇痛药物，止血药、降压药、糖皮质激素等以及常规急救设备（除颤仪、呼吸机等）。

（5）患者准备：术前停服抗凝及活血药物1周以上（短效抗凝药停服至少48 h），抗血管生成药如贝伐单抗至少3周；患者及家属签署手术知情同意书。术前6 h禁食、禁水，高血压和糖尿病患者可继续服用治疗药物；咳嗽明显者术前1~2 h内口服镇咳药物；建立静脉通道；训练平静状态屏气；术前心理疏导。

2.操作步骤及方法

（1）患者体位：按术前影像学选择体位，可取仰卧、侧卧或斜位。

（2）心电监护：术中实时监测血压、血氧饱和度、心率和心电图等，MRI引导时需采用磁兼容设备。

（3）术前建立静脉通道：以备术前及术中用药。

（4）持续低流量吸氧，开启温毯机保持体温。

（5）影像学引导：常规胸部CT或MR扫描，必要时术中增强扫描，显示胸部解剖结构及与肿瘤位置关系，确定穿刺进针位点和路径，规划穿刺入瘤层面、进针角度和深度，确保避开心脏、大血管及气管等重要组织结构。

（6）消毒麻醉：局部手术区常规消毒铺巾，用1%利多卡因穿刺点局麻，也可采取静脉麻醉或全麻。

（7）经皮穿刺布针：选取不同规格和数量的冷冻消融针，穿刺前对消融针进行测试确保工作正常。可行徒手定位步进式穿刺或导航设备引导下穿刺，依据术前定位扫描所设计的进针计划，将冷冻探针穿刺达预定目标，再经CT/MRI扫描确认。

3.影像学监测与术中即时评估

影像学监测：消融过程中，根据影像学显示冰球涵盖病灶情况决定是否增加冷冻时间。冷冻过程中间隔5 min行CT或MRI扫描监测冰球形成形态和涵盖病灶情况，通过调整不同部位冷冻消融针的功率形成适合病灶形态的冰球，根治性消融应使冰球边缘涵盖并超过病灶1 cm以上。消融结束后复温使消融针周围冰晶融化拔出消融针，局部皮肤穿刺点粘贴无菌敷料，行CT或MRI扫描，了解有无气胸、出血等并发症。注意不同设备、不同病灶位置和体积冷冻参数有差异，治疗过程中以影像学监测情况为主。

术中消融即时评估：推荐使用消融即刻覆盖程度分级评价标准，冰球涵盖病灶程度分为三个等级：

（1）理想覆盖（ideal coverage，IC）：消融区覆盖全部靶病灶，至少超过病灶边缘5~10 mm以上。

（2）完全覆盖（complete coverage，CC）：消融区完全覆盖肿瘤但未达理想覆盖。

（3）部分覆盖（part coverage，PC）：消融区未完全覆盖肿瘤。术者可根据评估结果确定是否追加或结束消融治疗。

4.术后护理

（1）监测心电、血压、血氧饱和度、心率等生命体征12 h以上。

（2）术后禁食6 h、持续低流量吸氧，如无迟发性并发症发生，可适当下床活动。

（3）术后预防性用抗生素预防肺部感染。

（4）术后24 h复查胸片观察有无出血、气胸等，必要时复查胸部CT并酌情对症处理。

（5）术中及术后当天碱化尿液，防止肾功能损害。

（6）如患者咳嗽剧烈可酌情使用止咳药物。

（四）并发症及处理

（1）气胸：为常见并发症之一，发生率为20%~40%，一般术中或术后迟发性出现。慢阻肺患者发生率较高。气胸量少于20%可不处理，合并肺气肿或肺功能不全者应抽气治疗；气胸量大于30%并持续增长或憋气症状明显时需行胸腔闭式引流。

（2）出血：少量咯血或痰中带血，可口服止血药治疗，一般3~7 d即可消失，胸腔出血量大时给予垂体后叶素或介入栓塞治疗。

（3）胸腔积液：胸膜冷冻可造成反应性胸水，CT扫描时注意鉴别活动性出血，部分患者可出现液气胸，中等或大量胸水可行置管引流。

（4）低体温综合征及冷休克：冷冻消融产生的冰球大、持续时间长可致体温下降，患者感觉体寒、类似感冒症状，给予保暖提高体温。冷休克少见，为全身性炎症反应，机制不明，与TNF-α、IL-1、IL-6释放有关，在肝脏冷冻消融治疗中较常见。

（5）消融治疗中皮肤冻伤：发生在皮肤穿刺点因冷冻消融针绝缘不良导致，穿刺点冻伤无需特殊处理，注意保护伤口清洁，常规换药可治愈。

（6）胸膜瘘：少见，主要为邻近胸膜的病灶冷冻合并感染所致，当肿瘤邻近胸膜时冷冻时间不宜过长，避免导致胸膜破坏，一旦发生则行胸腔闭式引流、抗感染、局部注射组织胶封堵或外科局部切除。

（7）肾功受损：见于瘤体大、一次冷冻面积大、肿瘤液化坏死显著者，术中静注碳酸氢钠碱化尿液，术后水化，及时检测肾功。

（8）其他如术后发热、胸痛、喘憋、恶心呕吐、一过性血压升高、心动过速及膈肌痉挛所致呃逆等临床表现，对症处理无特殊。

三、肝脏肿瘤冷冻消融

（一）适应证

（1）原发性小肝癌患者拒绝外科手术，或外科切除术后复发或再发者。

（2）转移性肝癌，病灶多发超过3个无法外科切除者。

（3）单发肿瘤直径小于等于5 cm或多发结节（不超过3个）最大直径小于等于3 cm。

（4）无血管、胆管侵犯或远处转移，肝功Child-Pugh A或B级的肝癌患者。

（5）不能手术切除的直径大于5 cm的单发肿瘤或直径小于3 cm的多发肿瘤。

（6）巨大瘤体联合经导管动脉栓塞化疗，或行减瘤性消融。

（二）禁忌证

（1）肿瘤巨大或呈弥漫性生长。

（2）肝门部肿瘤，紧靠胆管主干或主支，合并门脉主干-二级分支或肝静脉癌栓。

（3）一般情况差（ECOG大于2分），合并重要脏器严重功能障碍者。

（4）肝功能Child-Pugh C级，经保肝治疗无法改善。

（5）严重凝血功能障碍且无法纠正或正在服用抗凝及活血药物者。

（6）存在活动性感染，尤其是胆系感染。

（7）顽固性大量腹水。

（8）意识障碍或恶病质。

（9）存在其他部位转移瘤无法得到有效控制。

（10）患者预计生存期小于6个月。

（三）技术方法及操作流程

1.术前准备

参照胸部肿瘤冷冻消融章节。

2.操作步骤

（1）根据病变部位、大小选择合适体位。

（2）可行超声、CT或MRI引导与监测，在影像设备引导下设计穿刺路径及确定皮肤穿刺点并标记。

（3）术中实时监测患者生命体征。

（4）手术区域消毒、铺巾。

（5）穿刺前行冷冻消融针测试确保工作正常。

（6）依据病变部位、大小及形态，合理选择冷冻消融针数目，多针组合时按照1.5~2.0 cm间距适形排列。

（7）在影像设备的引导下，采用步进式穿刺，将单根或多根冷冻消融针准确穿刺至病灶内，并再次行影像学扫描确认位置。

（8）冷冻治疗。冷冻过程于影像设备动态监测消融范围，可灵活调整消融针功率或时间，根治性消融使冰球覆盖超过病灶边缘5~10 mm以上且不损伤毗邻的周围重要组织，单次冷冻过程持续12~15 min后，复温3~5 min，可重复进行2次。

（9）治疗结束进行上腹部扫描，检测是否存在出血、肿瘤破裂等并发症。

3.冷冻消融联合其他方法治疗中晚期肝癌

对不能手术切除的中晚期肝癌可采用联合治疗。对于直径大于5 cm的肿瘤，通过肝动脉栓塞化疗栓塞减少肿瘤血供，瘤组织的热池效应受抑再行冷消融可提高疗效。对部分瘤组织生长或侵犯管腔（门静脉、下腔静脉或胆道），可行冷冻消融联合^{125}I放射性粒子植入。另外，肝癌局部冷冻治疗可与免疫治疗、靶向治疗、中医药治疗等方法联合，以巩固疗效、延长生存期。

（四）并发症防治

（1）出血：最常见并发症，严重者会致出血性休克。常有腹胀、腹痛，严重时有冷汗或血压下降及休克症状。给予血凝酶等止血药物肌注或静注，纠正休克症状，必要时行栓塞或外科止血。

（2）肝功损害：较热消融少、程度轻；损伤程度一般与消融灶范围大小、消融前肝功等因素有关。轻者口服保肝药即可恢复；重者静脉给予保肝药降酶退黄，一般1周左右将逐渐恢复或接近术前。冷冻消融治疗造成的不可逆肝衰较罕见。

（3）皮肤冻伤：肝周边靠近肝包膜的病变较易出现，冷冻消融针绝缘不良会出现穿刺位点皮肤和腹壁冻伤。要及时换药，应用抗生素等，少数需植皮。

（4）感染：多见于胆肠吻合患者，主要有肝脓肿、穿刺点感染等，预防为严格无菌操作，术后可用抗生素治疗。

（5）气胸、胸水和肺部损伤：肿瘤贴近膈顶部，穿刺时经胸膜腔造成，如有少量气胸或胸水且呼吸较平稳者可自吸收，如呼吸困难明显应置管引流。如膈肌损伤，保守治疗无效，应及时外科探查予以修补。

（6）肋间神经损伤：出现进针侧腹部疼痛，可用止痛药物对症处理。

（7）胆管损伤：穿刺过程中损伤沿途胆管所致，合并阻塞性黄疸者，给予穿刺引流或经皮肝穿胆道引流（PTCD）放置支架。

四、骨与软组织肿瘤冷冻消融

（一）适应证

（1）原发或转移性骨肿瘤不适合或拒绝外科手术者。

（2）恶性骨或软组织肿瘤已发生转移，或放、化疗及其他治疗效果欠佳。

（3）手术切除后残留或术后复发病灶。

（4）因高龄、基础病或解剖位置无法切除的局限原发或继发骨或软组织肿瘤。

（5）范围局限的骨样骨瘤、骨嗜酸性肉芽肿、良性纤维瘤、血管瘤、单纯骨囊肿、动脉瘤样骨囊肿、骨巨细胞瘤、内生软骨瘤和Ⅰ期软骨肉瘤及骨纤维不典型增生等良性骨肿瘤或肿瘤样病变。

（6）经多种治疗后局部病灶稳定但不能消失的骨与软组织肿瘤。

（二）禁忌证

（1）广泛骨转移瘤无法通过消融治疗改善病情。

（2）病灶侵犯或包绕重要血管或神经。

（3）椎体肿瘤侵犯椎管内结构，冷冻消融可能引起截瘫者。

（4）发生于颅骨、髋关节、手足骨的肿瘤谨慎使用。

（5）消融治疗穿刺部位感染。

（6）全身状况差、明显恶病质、凝血机制障碍、心肺等重要脏器功能障碍无法耐受手术或生命预期小于3个月。

（三）操作方法及流程

1. 术前准备

（1）术前2周做详细影像学检查。

（2）临床及病理学诊断：术前获得骨或软组织病变病理诊断；对临床确诊的多发转移瘤或具典型影像特征的骨肿瘤或肿瘤样病变，在知情同意下，可与冷冻消融治疗同步活检。

（3）设备及器械：冷冻消融设备及冷冻针（MRI引导下需具有磁兼容性）；多层螺旋CT扫描仪、彩色多普勒超声仪或磁共振扫描仪；氧气、氩气、氦气或液氮；手术相关器材；多功能心电监护仪；麻醉及急救药品；气管插管、呼吸机、除颤仪等急救器材及设备；温毯机。

（4）患者准备：术前7 d停用抗凝及活血药物，并于术前6 h禁食、禁水。高血压及糖尿病患者可续服相关治疗药物。签署手术知情同意书，必要时给予心理疏导。

2.操作步骤及方法

（1）术中操作：根据术前影像学选择适当体位。连接多功能心电监护仪实时检测血压、血氧饱和度、心率和心电图等（MRI引导时需采用磁兼容设备），建立静脉通道。消融病灶位于胸部，给予低流量吸氧，开动温毯机以保持体温。

（2）术中定位：对病灶部位进行常规影像学检查显示肿瘤准确位置，确定体表进针点、穿刺路径，避免损伤大血管、神经等重要结构，必要时行术中增强，以确保消融手术安全实施。

（3）消毒及麻醉：手术区消毒需至少包括穿刺点周围15 cm，铺覆手术洞巾及大单。对体表穿刺点采用1%利多卡因注射液进行局麻，总剂量不超过400~500 mg，特殊情况也可用静脉麻醉或全麻。对于靠近重要神经部位肿瘤的消融需保持患者清醒，术中测试神经功能，防止损伤神经。

（4）设备测试：将冷冻消融针与设备连接后于体外进行测试，观察冷冻冰球冻融情况，确保冷冻探针正常工作。

（5）穿刺布针：在导航设备引导下或采用步进式穿刺方法进针，根据病灶所在骨骼和软组织形态及病灶硬度（成骨性或溶骨性病变），选择经骨套管针穿刺或冷冻针直接穿刺，按照术前穿刺规划进行布针达指定区域，再次影像学检查确认消融针最终位置。

（6）冷冻消融及影像学监测：冷冻消融12~15 min，复温3~5 min，一般采用2次冻-融循环过程。根据术中影像学显示的冰球覆盖病灶情况决定是否增加冷冻时间及冻融循环。冷冻消融中一般间隔5 min行CT/MR扫描或超声实时监测确定靶区冰球形成及涵盖病灶情况，通过调整冷冻消融针功率形成适合病灶形态的冰球。根治性消融时冰球边界应超过病灶边缘1 cm以上，完成消融后复温使针周围冰球结构融化拔出冷冻消融针。在消融的同时将无菌热水袋贴于周围皮肤，防止皮肤冻伤。消融完成后使用相应敷料或止血贴封闭皮肤穿刺点，对整体消融治疗部位行CT或MR扫描，观察有无并发症。

3.冷冻消融策略

根据病灶部位、病变硬度及大小等情况选择冷冻针型号、数量及是否使用骨穿刺套管针和适合的消融方法。

（1）多针组合适形冷冻消融：为采用不同数量的冷冻针在不同空间分布形成的冰球达到符合病灶形态的消融方法，适于各种不同形态、大小的病灶。通过调整不同冷冻针功率或消融时间，实现术中适形冷冻或“差时”冷冻，以最大程度地消融肿瘤组织及保护邻近正常组织。通常使用17 G冷冻针，当病灶为成骨性或穿刺路径需要通过骨性结构时，需以8~13 G骨穿刺针进行配合穿刺。病灶最大径小于3 cm时，将2~3根消融针置于病灶边缘区，使消融区域完全涵盖病灶；病灶最大径大于等于

3 cm时，通常以4~6根消融针垂直于病灶长轴进针，针间距为1.5~2.0 cm。

（2）骨内局限性病灶冷冻消融：对局限于骨内的病灶，如转移瘤或骨样骨瘤，采取瘤内穿刺冷冻。根据病灶体积选择冷冻针型号及数量，以8~13 G骨穿刺针穿刺至病灶或瘤巢边缘，将拔出针芯经套管置入相应的14~17 G冷冻针，使其头端位于病灶内进行冷冻。对于术后易发生病理性骨折的溶骨性病灶，冷冻完成后需通过骨穿刺套管针注射一定量骨水泥，以加固骨质结构。

（3）不规则骨病灶冷冻消融：如果病灶位于扁骨或不规则骨，如肋骨、肩胛骨、髂骨等，采用联合布针冷冻法。病灶较小时以17 G冷冻针对称性穿刺达病变处骨骼的两侧，保持间距为2 cm，将病灶夹持于探针之间进行"夹击"冷冻消融。当病灶长径大于3 cm时，采用多冷冻针间距1.5~2 cm的立体排列，以保证冰球完全覆盖肿瘤组织。

（4）椎体肿瘤的冷冻消融：椎体为转移瘤好发部位，冷冻消融时须注意避免损伤神经结构。首先于病变平面硬膜外穿刺注入过滤空气于硬膜外与椎管壁之间形成气体隔温层；然后根据病灶大小选择冷冻探针型号及数量；可使用8~13 G骨穿刺针行双侧或单侧椎弓根穿刺至病灶边缘，拔出针芯并置入相应的14~17 G冷冻针进行冷冻消融，CT扫描观察冰球形成涵盖病灶情况以及硬膜外气体吸收情况，注意及时补充过滤气体。完成消融后拔出冷冻针，经过骨穿刺套管针注射一定量骨水泥行椎体成形术。

（5）软组织肿瘤冷冻消融：术前须进行MR多平面成像或CT重建，以充分了解肿瘤与邻近神经、血管和其他重要结构的关系。按照适形冷冻原则穿刺布针，冷冻过程中于病灶周围注入过滤气体形成隔温层，以保护邻近结构。

（6）减瘤冷冻消融：对于瘤体较大或靠近重要结构的肿瘤，可选择置入数支消融针进行减瘤性冷冻消融，以配合临床免疫治疗。瘤体较大时可选择17 G以上直径较粗的冷冻消融针，尽可能在损伤较小的情况下使冰球涵盖更多瘤组织。

（四）术后护理与恢复

（1）术后应实时监测血压、心率及血氧饱和度等生命体征12 h，对胸部骨骼病灶，消融术后可适当延长监测时间。

（2）术后常规禁食6 h，一般非承重骨病变消融术后第2天即可下床正常活动，对承重骨或关节病变消融后施加预防性措施（骨水泥注射或固定等），根据恢复情况，嘱患者尽早开始康复训练。

（3）对疼痛、肢体活动异常、肾功能异常、皮肤冻伤等酌情对症处理，必要时进行相关影像学检查。

（4）对超过5 cm的实体瘤或软组织肿瘤，冷冻消融时常规进行术中及术后碱化尿液，预防肾脏功能损伤。

（5）按《抗菌药物临床应用指导原则》，必要时使用抗生素进行预防治疗。

（五）并发症防治

（1）疼痛：一般用镇痛药后可缓解，转移性骨肿瘤、骨样骨瘤一般术前局部疼痛明显，术后会明显减轻。

（2）骨折：长管状骨肿瘤经冷冻治疗后，约10%患者可在负重作用影响下发生骨折，一般见于骨肿瘤冷冻治疗后4~8周。对术后易发生病理性骨折的溶骨性病灶，消融完成后应通过骨穿刺针鞘注射一定量骨水泥，以增强骨质持重力，也可采取预防性外固定，防止骨折发生。

（3）骨骺损伤：对儿童时期的干骺端骨肿瘤，冷冻时应注意冰球边缘避免涵盖骨骺和骺板以免发生骨生长障碍。

（4）骨关节炎：对大关节旁骨肿瘤进行冷冻治疗可损伤关节软骨，导致关节软骨退行性变性，后期可能发生骨关节炎。

（5）肾功损伤：常见于瘤体较大、单次消融范围过大、肿瘤坏死显著等情况，一般通过术中输注碳酸氢钠、术后继续水化、碱化尿液，可减轻肾功损伤；同时还应密切监测相关生化指标。

（6）低体温综合征：通常因肿瘤体积大、冷冻范围过大，于大面积冷冻后患者体温下降明显，严重者发生冷休克、血小板降低、凝血功能障碍及多器官功能不全，导致血压降低、心率加快等表现，术中通过保温毯提高体温预防。

（7）神经损伤：肿瘤位置靠近神经结构时，冷冻可能造成局部神经损伤，出现局部皮肤感觉减退或缺失、皮肤萎缩及肌肉瘫痪等临床表现，一般为暂时性，也可出现永久性麻痹。一般来说，冷冻引起的轻度神经损伤可逐渐恢复。

（8）皮肤损伤：多为冻伤，常规换药防止感染可治愈。

五、颅脑肿瘤冷冻消融治疗

（一）适应证

（1）颅内胶质瘤或转移瘤经外科手术或综合治疗已得到部分控制或控制不彻底。

（2）颅内1或2个肿瘤且与周围组织界限清楚，肿瘤最大径线之和小于3 cm为佳。

（3）患者年龄大，拒绝或无法耐受外科手术者，预计生存期在6个月以上。

（4）无严重高颅内压现象。

（5）患者一般状况好，KPS计分大于等于70分。

（二）禁忌证

（1）颅内病变性质不明者。

（2）严重心、肺、肝、肾功能不全者。

（3）凝血机制障碍，经治疗不能纠正者。

（4）肿瘤超过2个或单发肿瘤最大直径>3 cm者。

（5）胶质瘤生长迅速累及脑干、深部基底神经节核团者，肿瘤紧靠矢状窦者。

（6）肿瘤生长迅速，有室管膜下或脑膜转移。

（三）操作方法及流程

1.术前准备

（1）排除MRI禁忌证，强化CT或MRI明确病灶与血管、周围脑功能区的关系以及远处转移。

（2）患有凝血机制障碍及血小板减低（小于等于$100×10^9$/L），应及时纠正，必要时术前输血浆及血小板。

（3）口服阿司匹林、氯吡格雷等抗凝药物需停药7 d，停药期间可改为低分子肝素，穿刺前24 h停药。应用抗血管生成靶向药物如贝伐单抗等，需停药6周。

（4）术前向家属说明患者病情、治疗必要性及术中、术后可能出现的危险性和并发症并签订手术协议书。

2.磁共振引导方式

（1）光学导航系统辅助磁共振成像引导（optic navigation system assisted MRI guidance）将MR兼容的介入器械（穿刺针）固定在持针板上（安装有2~4个固定的发光二极管），介入器械的空间信息通过光学相机追踪其位置与方向并与MR图像实时融合，显示穿刺针针尖距离病变信息，在颅骨钻孔后进针导航过程中，连续进行两个交互垂直层面MR快速扫描，确定并及时纠正穿刺针的方向与深度；虚拟针显示使穿刺在近乎实时导航下进行，不易偏离目标。

（2）磁共振透视引导（MR fluoroscopy-guidance）：MR透视引导通常与自由手技术（free-hand）配合，采用单层快速序列扫描（1~3 s），能快速确定头皮进针位点并设计进针路径。颅骨钻孔后进针过程中，MR透视引导具有近实时引导与监控的优点，利于提高穿刺的准确性和显著缩短穿刺时间。

（3）常规磁共振引导（MR-guidance）：采用鱼油矩阵体表定位，应用多层快速序列进行扫描（15~30 s），在两个交互垂直的平面进行引导，颅骨钻孔后进针过程中采用分步进针法直至穿刺到达颅脑内病变。与磁共振透视引导相比，常规磁共振引导具有高的图像信噪比、空间分辨率、软组织对比度和消融针伪影干扰小等优势。

3.快速序列选择

MR介入通常都是应用快速成像序列，如稳态自由进动序列（steady state-free precession，SSFP），真稳态进动快速成像序列（true fast imaging with steady-state pre-cession，True FISP），场回波序列（filed echo，FE），快速自旋回波序列（fast spin-echo，FSE）等序列进行扫描以确定并调整冷冻消融针到达理想位置；如需磁共振增强扫描，可在注射磁共振造影剂后使用快速梯度回波序列（T1-weighted fast field echo，T1 FFE）或T1 FSE序列进行成像。

4.冷冻消融治疗计划

（1）选择适当MR兼容设备及术中光学追踪系统（如果有配备的专用导航设备）。

（2）选择适当病变定位像层面，如冠状位、矢状位、横断位或斜位；依据目的不同选择最佳快速成像序列（磁共振透视成像使穿刺过程近乎实时显示）；静脉注射MR造影剂增强扫描。

（3）冷冻系统保证充分的冷冻及复温气体（氩气大于3500 kPa，氦气大于2500 kPa）、开启磁共振兼容的Cryo-HITTM操作系统冷冻和复温模式，冷冻消融针进入靶定病变组织前对消融针进行测试，保证功能正常。

（4）术前1周内做消融计划，包括脑MRI/CT图像，勾画病灶靶区，明确肿瘤CTV、GTV、PTV，根据病变位置及大小，确定手术实施方案，包括进针路径，选用冷冻探针型号及数量，选择直径1.47 mm冷冻探针多针组合适形消融技术。

5.操作步骤与流程

（1）患者体位：根据术前影像学及术中预扫描所见确定患者体位；进行一组5~7层标准体位和方向扫描，如横断位、矢状或冠状位等，明确病变与周围组织的关系，可灵活选择仰卧位、俯卧或侧卧位，侧卧位时可用负压真空垫辅助固定体位。

（2）体表定位：将鱼油胶囊矩阵固定于颅脑相应位置，应用横轴位、矢状位或冠状位两个交互垂直的平面进行扫描，以确定进针点、进针角度并测量进针深度，采用标记笔在相应的鱼油胶囊处做标记。

（3）颅骨钻孔：将扫描床退出磁体，常规消毒、铺巾，以2%的利多卡因逐层麻醉至帽状腱膜（部分特殊病人可行全身麻醉）。水肿样皮丘吸收后固定头颅，采用外科骨钻钻取直径为2~4 mm颅孔。

（4）穿刺布针：MR扫描选定肿瘤活跃区标定靶点、确定穿刺角度和深度，多采用透视技术实时引导进针或常规MR序列引导分步进针法进行进针；初次进针深度至硬脑膜外，行MR两个交互垂直方位扫描，如进针方向有偏差，则通过调整使方向正确后进针至颅脑病灶，多次MR两个交互垂直方位的扫描确定消融针尖是否位于预定穿刺靶点（推荐采用快速自选回波FSET1WI或T2WI序列扫描）。

（5）冷冻消融治疗与监测：冷冻开始冰球迅速形成，每隔1分钟实时横断位和冠状位 T2 加权扫描图像，以监测冰球形成覆盖肿瘤及与邻近重要器官之间的关系，采取两个冻融周期使冰球覆盖肿瘤全部并超出边缘 1 cm。

（6）术后即时监测：拔针后采用脂肪抑制 T2W-turbo 自旋回波（TSE）序列轴位和冠状位扫描确认冷冻消融区域的大小和是否有消融后脑出血等并发症。

（四）并发症及处理

（1）脑出血：冷冻针进针过程中操作要细致，轻柔，避开可能损伤的血管，穿刺针道少量出血（小于等于 5 ml）为无症状性脑出血，无需外科治疗，一般在 3~5 d 可自行吸收。为防止术后出血、水肿加重引起脑疝，术后 24~48 h 内应行监测，常规 CT 或 MR 检查，发现大量血肿应行开颅或立体定向清除血肿。

（2）神经功能损伤：多继发于脑出血及进行性加重的脑水肿，位于重要神经功能区的病灶周围水肿可引起神经功能损伤。暂时性神经功能损伤较为多见，少数可有持续性神经功能损伤，持续加重的脑水肿引起的神经功能损伤需外科开颅手术处理。为减少神经功能损伤发生率，术中应尽量减少穿刺次数。对术前存在严重脑水肿的患者，术前给予激素治疗有助于减少术后脑水肿的加重。

（3）癫痫：脑瘤冷冻消融术中引起的癫痫发生率非常低，对术前就有癫痫病史者，术前给予抗癫痫药物并达到足够血药浓度；存在持续大发作时不宜行冷冻治疗。术后出现癫痫大发作需及时给予抗癫痫药物对症处理，如静脉应用丙戊酸钠等药物治疗。

（4）脑疝：体积较大脑胶质瘤或转移瘤冷冻消融术后可造成瘤体增大以及脑水肿进展，产生脑疝危险。可采取分次择期冷冻消融，术后严密监测各项生命体征，以减少并发症发生。

六、肾肿瘤冷冻消融

（一）适应证

（1）肿瘤位于肾实质内最大径小于 8 cm。

（2）全身状况无法耐受全麻外科手术者。

（3）癌灶侵及双侧肾脏或先天性单肾患者，无法手术切除者。

（4）肾癌外科手术保肾困难需要全肾切除，通过冷冻消融保肾者。

（5）不愿接受外科手术的患者，或术后复发者。

（6）多发肾癌病灶者。

（7）瘤体巨大，累及肾门结构或毗邻结构，需通过“减瘤”配合其他治疗。

（8）肾癌经综合治疗病灶稳定或缩小，需通过冷冻消融进一步巩固治疗。

（二）禁忌证

（1）全身状况差、多器官衰竭、恶病质、严重贫血及代谢紊乱者。

（2）严重凝血功能异常者。

（3）术前评估无安全穿刺路径。

（4）病灶靠近肾门，预计冷冻消融后出现肾盂、输尿管损伤。

（5）病灶已侵及周围脏器，预计冷冻消融疗效欠佳，或无法安全消融。

（三）术前准备

（1）患者准备。主要包括：①术前停用抗凝药物和活血药物1周以上；②患者（或其家属）签署知情同意书；③术前6 h禁食、禁水，抗高血压和治疗糖尿病药物可常规服用，建议糖尿病患者将血糖控制在10 mmol/L以下，高血压患者将血压控制在140 mmHg/90 mmHg以下；④术前建立静脉输液通路；⑤如病灶临近肠管，患者需在术前6 h清洁灌肠、2 h口服稀释对比剂，以便术中CT/MRI充分显示病灶与肠管的毗邻关系，避免冷冻消融时损伤肠导管导致坏死、穿孔；⑥心理疏导。

（2）实验室及影像学检查。术前2周内行增强影像学检查（增强CT或MRI）；常规行心肺功能检查；实验室检查包括：血、尿、便常规，血生化，凝血四项、肿瘤标记物，血型、血清八项等。对患者全身状况进行整体评估，对患有基础疾病的患者需进行相关检查并及时处理，保证冷冻消融治疗的安全性。

（3）设备及器械。主要包括：①冷冻消融治疗设备及不同型号冷冻消融针；②影像学引导设备，如超声（具有CEUS功能）、CT或MRI（配备高压注射器）；③心电监护装置；④治疗相关器材、急救及抢救设备（药品：麻醉和镇痛药物、止血药、明胶海绵、降压药、糖皮质激素等，设备：除颤仪、呼吸机等）；⑤配套恒温毯等。

（4）术前诊断。患者一般情况较好，术前常规通过活检获得病理学诊断。如影像学检查已确诊，术前评估病灶穿刺出血风险较大，在患者（或其家属）知情同意下，可直接行冷冻消融联合活检术，在冷冻消融后再行穿刺活检，尽量避免出血风险。

（四）操作步骤及方法

（1）患者体位及监测：根据术前影像学检查设计穿刺路径，合理选择患者体位。在保证患者舒适的情况下，充分暴露病灶，一般选取仰卧或侧卧位；因俯卧位对患者呼吸、血压影响大，应用较少。术中对血压、心率、血氧饱和度、心电图等行实时监测。出现血压增高时，据血压变化程度给予血管活性药物，以确保血压维持在正常范围内。持续低流量吸氧，开启恒温毯保持患者体温。

（2）影像学引导方法：超声、CT、MR等影像学引导方式均可清晰显示冰球和正常肾组织结构。超声可实时引导穿刺，冰球表现为表面呈强回声伴清晰声影；CT扫描图像具较高密度分辨率和空间分辨率，不受肠道气体和骨骼影响。MR图像中冰球显示为边界清楚无信号区，MR检查可多方位实时成像，有利于准确判断冷冻范围和肾门区组织结构，通过MR透视穿刺实时显示进针的角度和方向，减少穿刺损伤。

（3）术中定位与麻醉：利用影像学设备引导定位，常规行术前CT或MR增强扫描，观察肾脏解剖结构及与肿瘤的位置关系，确定穿刺位点、路径，根据肿瘤形态、位置、大小确定使用冷冻探针的数量，规划进针路径、进针角度和深度，避开神经、血管、肠管等重要组织结构，确保手术安全性。术区铺无菌巾，采用1%利多卡因注射液进行局部麻醉，特殊患者也可采取静脉麻醉或全身麻醉。

（4）冷冻消融针选择：不同冷冻设备配合不同型号冷冻针，常用型号为14~17 G，所形成的冰球形状及范围不同，肾组织及肾肿瘤组织血供一般较为丰富，在冷冻消融治疗中一般选用17 G超细探针，以减少机械性穿刺出血风险。

（5）穿刺布针：首先在无菌生理盐水中测试冷冻针，确保冷冻探针工作正常。然后在影像学设备引导下步进式穿刺，也可在导航设备辅助引导下进行穿刺，根据术前规划将冷冻针适形穿刺分布于病灶内部或周围，尽量避免重复穿刺造成肾组织损伤，不建议穿过较多正常肾组织，冷冻针到达病变区域后通过影像学检查确认其位置。

（6）冷冻消融模式：瘤细胞的致死温度为-40℃以下，冰球应超过肿瘤边界1 cm范围。病灶大时采用多针组合冷冻消融短时间内即可形成较大冷冻范围，温度可达-140℃~-160℃；根治性消融时较小病灶（最大径小于等于3 cm）冷冻覆盖病灶体积达120%，较大病灶为110%；覆盖率过大将伤及正常组织结构（如肾盂、输尿管等），不足则易导致病灶残存。由于肾脏肿瘤血供丰富，易受“热池效应”影响，应采取快速冷冻模式，冷冻消融1个循环一般以“冷冻12 min后复温3 min”为宜，采用2次冻融循环方式。冷冻消融过程中，需利用影像学检查密切监测冰球覆盖病灶情况及与毗邻重要结构关系，适当调整冷冻功率和冷冻时间。

（7）冷冻消融与影像学监测：确认各冷冻消融针到位后，进行快速冷冻12~15 min，复温2~5 min，第1次循环结束后进行第2次冻-融循环。冷冻过程中，通过影像学严密监测冰球形成及覆盖病灶情况，术中需实时调整冷冻功率，在保证冰球涵盖肿瘤的同时，不损伤毗邻正常组织结构，达到适形消融。当影像学检查证实冰球边缘超过病灶1 cm以上，复温并拔出冷冻针；再次行影像学检查，观察冰球融化、靶脏器及邻近组织脏器情况，局部体表穿刺点压迫止血10 min，结束治疗。

（8）术后处理：①术后严密监测血压、血氧饱和度、心率等生命体征12 h以上；②制动，持续低流量吸氧，常规禁食6 h；③肾功能保护，碱化尿液，监测尿量；④

观察患者病情变化，术后24 h复查影像学检查，观察有无出血；⑤常规使用止血剂1~3 d，必要时给予抗生素预防感染。

（五）并发症及处理

（1）术后出血：肾组织及肿瘤血供丰富，穿刺机械损伤和冷冻损伤血管及集合系统均易导致出血。临床症状表现为腰痛加重，出血量较大时，可出现血压下降、失血性休克等症状，也可出现血尿，临床处理常规应用止血药物（如立止血、垂体后叶素等），并监测血压及血常规，少量出血即可停止，对于较大量出血应及时行经导管肾动脉造影栓塞出血动脉。

（2）发热：术后发热是由于瘤细胞坏死释放热原或出血吸收所致，或局部感染所致，通常体温在37.5 ℃~38.5 ℃，持续3~7 d。体温高于38℃时，口服解热镇痛药物，必要时配合物理降温（如冷敷、鼓励多饮水等），血常规检查提示感染时应及时应用抗生素。

（3）尿液外渗：穿刺或冷冻损伤集合系统术后可出现尿液外渗，易引起肾周感染，伴有发热及全身中毒症状。临床处理需要积极抗感染治疗，充分引流外渗尿液和脓液，于膀胱镜下置“J”形管进行内引流。

（4）疼痛：冷冻消融冰球形成局部张力增高，刺激脏器被膜，可造成局部轻度胀痛不适，或出血刺激引起疼痛，一般对症处理后均可得到控制。

（5）皮肤损伤：冷冻范围过大或针杆结霜导致皮肤冻伤，术后注意保护创口，预防感染，常规换药。

（6）低体温综合征或冷休克：临床较为少见，对于血管丰富肿瘤行冷冻消融治疗时，时间过长会造成患者体温降低，出现血压下降、心率加快、盗汗等症状。临床处理措施包括：及时复温，补液，应用多巴胺等升压药物。

七、冷冻消融联合免疫治疗

（一）冷冻免疫的激活作用

冷冻使瘤细胞坏死、凋亡刺激宿主免疫系统产生针对原发性和转移性肿瘤的免疫效应。早期临床研究发现肿瘤细胞冷冻消融后发生原发肿瘤及远处转移病灶消退的“伴随效应”，此被认为是与免疫治疗产生全身协同控瘤作用的基础，其作用与肿瘤疫苗相当。

（二）冷冻免疫抑制作用

冷冻消融术后机体是否获得免疫激活受制于已暴露肿瘤相关抗原在机体中的原

始免疫状况。肿瘤细胞的异质性会导致出现新的免疫耐受，最终出现免疫抑制的情况。机体获得免疫反应的类别取决于APC的抗原递呈作用、辅助T细胞（helper T cell，Th）和微环境各类细胞所释放炎症因子相互协调配合。冷冻消融瘤细胞坏死和凋亡的比例对产生免疫激活起到关键作用。因此冷冻容积多少、冷冻时间长短、频率大小等都会影响到后续免疫状态。研究显示调节性T细胞（regulatory cells，Tregs）在肿瘤病人常呈高度表达状态，导致体内瘤细胞产生免疫耐受。

（三）冷冻消融后机体免疫监测指标

临床常通过监测细胞毒性T细胞（cytotoxic T cell，CTL）水平来评价冷冻消融术后机体特异性抗肿瘤免疫状况，近年来较为成熟的监测指标如下：

（1）CTL 。特异性控瘤免疫作用主要来源于 CTL 。

（2）Th、Tregs。两种细胞均对 CTL 的产生存在直接影响，但目前尚无有效直接的检测方法，可以通过监测 $CD4^+$、$CD25^+$双阳性细胞水平来间接反应 Tregs 在冷冻消融术后病人血清中的变化。

（3）APC。APC 尤其是 DC 在瘤细胞免疫产生过程中起至关重要作用，但是目前也无直接有效的检测方法。有些研究者通过冷冻消融术联合改变体内 DC 水平，监测外周血中 CTL 细胞水平来研究 APC 对肿瘤特异性细胞免疫的影响。

（4）血清炎症因子。IL-2，IL-6，IL-10，TNF-α 等。

（5）免疫起始阶段释放因子。NF-κB、CRP 等。

（四）冷冻消融术免疫效应增强策略

尽管与其他治疗方法相比，冷消融具有最佳免疫效应，并能引起远位效应，但这种效应很少发生，因此如何增强冷消融的免疫效应是实现远位效应、治疗晚期肿瘤的关键。冷冻消融与免疫调节疗法结合时，这种效应可能会增强。

（1）增加冷冻消融肿瘤坏死面积、减小凋亡面积：坏死诱导免疫增强，凋亡导致免疫抑制，坏死、凋亡之间的平衡是调控免疫效应的关键因素，因此，在冷冻消融过程中瘤体消融区内致死性低温的产生和持续时间是关键。

（2）过继性细胞疗法：①DCs细胞树突状细胞在先天免疫反应和适应性免疫反应之间起着桥梁作用。在冷冻消融后的肿瘤微环境中，坏死细胞和炎症细胞因子可刺激DCs细胞的成熟。成熟的DCs细胞能通过MHC Ⅰ类和Ⅱ类分子将肿瘤抗原呈递给T细胞，从而导致肿瘤特异性T细胞的激活和增殖。②自然杀伤细胞（NK细胞）属于先天免疫系统的非特异性杀伤细胞，在对抗肿瘤的早期阶段发挥着重要的作用。NK细胞通过杀伤细胞免疫球蛋白样受体（killer cell immunoglobulin-like receptor，KIR）在细胞表面识别“非自身”组织相容性抗原。NK细胞产生的免疫活性细胞因子使其成为免疫治疗的吸引工具。③粒细胞-巨噬细胞集落刺激因子（granulocyte macrophage colony stimulating factor，GM—CSF）可以刺激DC表达肿瘤抗原，已广泛用于癌症免疫治疗，与冷冻消融联合可增强抗肿瘤作用。

（3）免疫检查点抑制剂：细胞毒性T淋巴细胞相关蛋白-4（CTLA-4）和程序性细胞死亡蛋白-1（PD-1）是最经典的免疫检查位点，主要表达在T细胞上。冷冻消融联合免疫治疗有利于增强免疫检查点抑制剂的效果。

（4）肿瘤疫苗：肿瘤疫苗通过识别肿瘤特异性抗原（tumor specific antigen，TSA）或肿瘤相关抗原（tumor associated antigen，TAA）激活CD8+T细胞和CD4+T细胞，诱发全面抗肿瘤免疫应答，从而达到消除或抑制肿瘤病灶生长、转移或复发的目的。目前常见的肿瘤疫苗有全细胞疫苗（whole cell vaccine，WCV）、多肽疫苗（multi-peptide vaccine，MPV）、DCs肿瘤疫苗（DCs tumor vaccine）等。冷冻治疗能在肿瘤局部募集大量的巨噬细胞以及树突状细胞，这为吞噬肿瘤疫苗奠定了基础。冷冻消融联合肿瘤疫苗治疗肿瘤，也是局部治疗应用的一个新方向。

第五章

纳米刀消融

一、概述

肿瘤消融治疗由于创伤小、适应证广、疗效可靠、可反复应用等特点，在肿瘤的治疗中发挥着重要作用，临床实践中应用最多的物理消融技术为温度消融（the-moablation），包括射频、微波、冷冻消融等，但基于温度的物理消融对组织结构的破坏是无选择性的，会破坏消融区内血管、胆管、神经等重要结构，对位于邻近重要结构的肿瘤，特别是位于胰腺、肝门和肾脏肿瘤的治疗受到限制。不可逆电穿孔（irreversible electroporation，IRE）即纳米刀（Nanoknife）作为一项常温的物理消融技术，可以治疗位于特殊部位的肿瘤、扩宽了肿瘤治疗的适应证，展示了巨大的应用前景。

（一）纳米刀消融的历史沿革

可逆电穿孔的基础研究及临床应用历史悠久，不可逆电穿孔在组织电击伤后可能造成组织损伤的机制研究始于20世纪80年代，在体外研究发现，电穿孔不仅能够引起组织细胞坏死，还能够引起细胞的凋亡。在2004年，Davalos和Rubinsky就2003年所使用的传统的IRE（脉宽大于5 μs）用于组织消融的方法申请了发明专利。IRE可用于灌注区域如邻近大血管的组织，而这一点和热消融方法不同。IRE作为一种组织消融方法并不伴有热效应，这在治疗后的邻近正常组织修复方面具重要意义。Maor等将IRE消融用于大鼠颈动脉研究，2007年Oink等将IRE消融应用于犬前列腺研究，2008年Rubinsky将IRE消融用于体外前列腺癌消融发现其对前列腺癌组织具有很彻底的杀灭作用。Ball等在2010年开展了一项IRE消融原发性或转移性肝、肾及肺肿瘤的临床试验。从2000年到2010年10年中，IRE的研究更加深入，对不可逆电穿孔术可导致细胞膜通透性不可逆改变，继而引起细胞死亡的机制已无异议。通过大量临床应用前的动物实验，IRE不损伤富含结缔组织骨架的结构如血管、胆管、输尿管、神经等，或损伤后容易修复等认识已经达成共识，并有部分临床尝试应用的报道出现，为IRE临床应用打下了坚实基础。2008年美国纽约州的Angiodynamic公司生产的全球第一台商品名为纳米刀（NanoKnife™）的设备得到批准用于临床肿瘤消融治疗，自2010年全世界大范围临床应用研究得以开展，多中心临床研究证实了IRE消融的优势。

（二）纳米刀消融基本原理

纳米刀消融即不可逆电穿孔，是一项恶性肿瘤新型治疗方式。该技术通过两电极针间高压电脉冲释放形成高场强消融区域，使消融区域覆盖的组织细胞膜上产生多个纳米级孔道，随着消融区域内电压不断升高，逐渐从可逆性孔道转变为不可逆性孔道，最终引起细胞内外环境失衡，造成细胞凋亡，从而永久性地破坏瘤细胞。其消融过程中只对消融区内细胞膜脂质双分子层进行破坏，对围血管等重要结构不会产生严重损害。正是因为这种“选择性”消融，使不可逆电穿孔消融治疗在胰腺癌尤其是局部晚期胰腺癌（LAPC）的治疗中具有其他局部消融治疗（射频、微波、冷冻等）所不具备的优势。如：保留消融区血管的完整性、无热沉效应等。目前纳米刀消融的应用方式主要包括外科开腹术中消融、影像学（CT/超声）引导下经皮穿刺消融以及腔镜辅助下消融三种，其中前两种应用最广泛。在胰腺癌治疗中，不可逆电穿孔消融常与放化疗、免疫治疗等相结合，以提高疗效。临床研究证实采用不可逆电穿孔消融治疗LAPC可提高患者生存期，IRE消融与放化疗联合，患者OS可达27个月。

二、肝癌纳米刀消融

（一）概述

肝细胞癌目前已成为第四位引起肿瘤相关死亡的原因，每年大约70万患者确诊肝癌。临床对原发肝癌治疗仍以外科为主，对转移性肝癌或多发肝肿瘤，可选择介入治疗或联合放化疗、靶向及免疫治疗等。随着微创治疗技术不断成熟，介入治疗手段已逐渐成为肝癌的一线治疗方案，尤其对无法进行外科手术的患者介入治疗已成为首选的局部治疗方法。目前常用介入治疗方法有经肝动脉灌注化疗栓塞（TACE），但经肝动脉介入栓塞治疗适合治疗有明确供血动脉的肿瘤，对乏血供的肿瘤常难以通过栓塞获得满意的疗效。温度消融是继外科手术切除之后又一常用的治疗方法，如微波消融、射频消融、冷冻消融等。但是对于一些位于肝脏特殊部位的肿瘤，如：①靠近第一、二肝门部及胆囊的肿瘤，温度消融容易损伤血管、胆管及胆囊，并且由于热沉效应存在常致肿瘤消融不彻底；②对位于肝脏边缘贴近结肠的肿瘤，温度消融可造成结肠穿孔并发症；③对临近膈肌特别是突出于肝脏轮廓之外的病变，温度消融易引起膈肌损伤并可能造成膈疝。因此，肝脏特殊部位肿瘤的治疗，特别是温度消融治疗受到了很大的限制。IRE可用于肝脏特殊部位肿瘤的消融治疗，其最大优势是消融过程中不产生明显温度变化，“选择性”地对组织结构进行消融，能够较完整保留血管及胆管、胃、肠道等重要脏器，且消融不受热沉效应影响。在肝脏肿瘤患者的治疗中，IRE术后6个月CR率可达90%以上，局部控制可达34.5个月。

（二）适应证与禁忌证

1.适应证

（1）经影像学或病理学诊断明确的肝恶性肿瘤，直径小于等于7 cm（推荐小于5 cm）且个数不超过3个。

（2）年龄18~85周岁，性别不限，麻醉评估可耐受全麻。

（3）病变无法进行外科手术或患者拒绝外科治疗。

（4）术前影像学检查病变临近但未侵犯肠管。

（5）预计生存期在3个月以上，KPS评分大于等于50。

2.禁忌证

（1）肝脏多发弥漫转移。

（2）严重心律失常、心脏起搏器置入病史或近期发生过大面积心梗患者。

（3）无法耐受全麻者。

（4）肾功不全或因其他原因无法增强CT/MRI扫描。

（5）术前1周内血常规检查血红蛋白计数小于70 g/L或血小板计数小于80×10^9 /L不推荐行纳米刀消融。

（6）近1周内口服抗凝药及凝血功能异常者。

（7）妊娠或其他原因不能自主配合者。

（三）术前准备

1.影像学检查

（1）患者术前影像学检查增强MRI/CT检查明确病变与周围比邻结构关系，必要时可行PET/CT检查。

（2）术前常规心电图、胸片及超声心动检查。

2.血液学检查

术前1周内行血常规、凝血功能、血生化及血清学术前、肿瘤标记物等相关血液学检查。

3. 术前常规准备

（1）术前胆道梗阻患者应行胆道支架或经皮穿刺胆系引流。

（2）术前1周内禁用抗凝药物（短效抗凝药应于术前48 h停用）。

（3）术前1 d行麻醉访视评估。

（4）常规禁食禁水至少6 h，术前1 d口服导泻药物，保证术前肠道清洁，术前留置导尿管。

（5）术前充分告知患者家属手术风险，签署知情同意书，并于术前1 d与患者沟通进行心理疏导。

（四）手术操作原则及步骤

1. 麻醉及注意事项

目前纳米刀消融采取全麻，术中行有创桡动脉动态血压监测。当术中发生血压升高时应及时应用药物降压，血压纠正不理想时应停止电脉冲释放。电脉冲释放前应特别注意肌松药物应用，以TOF1/4＝0为目标，避免由电脉冲刺激肌肉组织收缩或癫痫症状发生。根据脉冲释放时肌肉收缩情况调整增减肌松药物使用，过强的肌肉收缩会引起IRE电极针移位，对于靠近重要脏器及血管的病变，针尖摆动可能造成机械性损伤。术中心律失常多为室速或动脉血压一过性升高，可在停止电脉冲释放时自行缓解，术中应常备心脏除颤装置。

2. 消融计划与布针原则

根据肿瘤位置及大小形态选择合适的电极针数（目前设备至少选择2支单极电极针，最多不超过6支）。推荐消融针间距在2 cm左右，并相互平行。消融范围应尽量覆盖全部病灶且超过病灶边缘5~10 mm，以保证病灶理想覆盖（ideal coverage，IC）。对形态不规则病灶，在尽量避开其他脏器及血管前提下，沿病灶长轴布针，以便于退针连续消融，注意退针后消融重叠区域不应过多，且同一区域消融次数不易超过3次避免发生热损伤。对靠近血管、胆囊或肠管等其他重要结构的肿瘤，应尽量避免电极针针尖垂直接触上述结构，避免电脉冲释放引起机械性损伤。CT引导时应注意采用“步进式”进针原则，避免穿过胸腔，引起肺部组织损伤。超声引导时应根据术中超声造影确定病灶范围，在超声探头实时引导下经皮穿入电极针，并对针尖距离做出精确测量。

3. 操作步骤及消融参数选择

患者全麻后根据肿瘤位置和穿刺入径选择合适体位，CT引导体表贴定位栅常规扫描确定皮肤进针点，局部皮肤消毒、将电极针依次穿刺到病灶边缘后测量针尖距离，根据电极针有效消融间距选择消融参数进行消融测试。由于肝组织含水量丰富、质地相对均匀，对较大病灶针尖初始裸露端可调节为2 cm，但在脉管丰富的肝门部因组织结构不均匀，建议调节在1.5 cm以避免电场不均匀影响消融效果。由于肝脏大部分位于右侧肋缘下，穿刺布针受肋骨走向限制，无法保证全部电极针平行，但要求电极针至少两两平行。超声引导时由于受肺内气体和肋骨影响无法进行多针同时平行穿刺，可通过两根平行电极针进行脉冲释放，通过电极针不同位置组合消融区叠加达到完全覆盖肿瘤。在病灶显示不清时，也可采用人工液腹和人工液胸技术辅助显示病灶。肝内门脉癌栓消融时，将电极针置于门脉两侧实施消融。推荐消融参数：电压（每2根平行电极针间电压设定）2500~3000 V，根据针尖距进行调整；脉冲数70~100个，脉宽70~90 μs。测试10~20个脉冲后，观察电流走势，当电流在25 A以上并呈逐渐上升趋势，且不超过45 A时参数较为理想，可行正式脉冲释放，否则应予参数调整后再次测试，直到满意为止。CT引导时每消融一个循环后行CT扫描，根据消融区域内病灶密度变化确定病灶消融覆盖情况，如病灶为部分覆盖（part coverage，PC）则调整消融参数再次消融，达到理想覆盖IC则继续进行下一段消融。超声引导时根据病灶实时变化情况调整消融参数。当消融区域内密度减低伴有少量电离气体影时可结束消融。术后即刻增强CT扫描或CEUS评价消融覆盖情况，确认有无血管及其他重要结构损伤。

4.实体瘤消融术中评价标准

推荐使用消融术后即刻覆盖程度分级评价：消融完成后即可行影像学检查评估消融区涵盖病灶程度并分为3个等级：

（1）理想覆盖（ideal coverage，IC）：消融区域覆盖全部靶病灶超过病灶边缘5~10 mm。

（2）完全覆盖（complete coverage，CC）：消融区域完全覆盖肿瘤但未达到理想覆盖。

（3）部分覆盖（part coverage，PC）：消融区域未完全覆盖肿瘤。

术者根据评估结果确定是否追加或结束消融。

（五）术后护理

患者麻醉复苏后由麻醉医师护送返回病房，给予心电监护，常规抗生素及营养支持治疗，根据患者情况酌情使用镇痛药物。如术后6 h无腹腔内出血，给予低分子肝素皮下注射，预防消融区域血管内血栓形成。

（六）并发症的防治

（1）心律失常：对有心律失常病史或病灶位于膈肌下应注意IRE引起心律失常的风险可能增加，特别对距离心脏小于等于1.7 cm的病灶消融时应十分谨慎，术中应备好抢救药物及设备。

（2）静脉血栓形成：当肿瘤临近门脉或下腔静脉并包绕血管，造成管腔受压狭窄血流减慢，IRE消融术会引起血管内皮细胞可逆性损伤，血小板容易附着在血管内皮上生成静脉血栓。因此IRE消融术后推荐使用常规剂量低分子肝素抗凝治疗，尤其是消融区域内包含管径较细的血管时更应小心血栓形成。

（3）出血：原因主要包括以下几个方面：①电极针穿刺时机械性损伤血管结构，必要时可通过介入手术栓塞止血；②术前肿瘤已完全侵犯血管壁，消融后肿瘤坏死同时造成血管结构缺损引起出血；③消融结束后，肿瘤侵犯血管部分管壁完整性遭到破坏，引起假性动脉瘤形成，常于术后2~4周出血，术后1个月应及时进行影像学复查。

（4）热损伤：采用过多脉冲消融时靠近电极针的组织会出现凝固性坏死，布针时应尽量避免电极针过紧贴附血管等重要结构。合理选择消融参数、避免同一区域多次消融对预防热损伤具更重要意义。对消融区内有金属物植入者，以往认为电流通过金属组织会产热，但后期研究发现相对于安全性而言金属物植入物更易在脉冲释放时影响电流走向，导致电场不均匀、消融不彻底或损伤周围重要组织。

（5）术后感染：胆肠吻合术后IRE消融增加肝脓肿出现风险，围手术期注意应用抗生素治疗。

（6）其他并发症：当病变位置较高临近膈顶时，电极针穿刺时有时会经过胸腔，造成气胸或肋间动脉损伤等，术中应由麻醉医师通过呼吸机配合患者呼吸，保证进针时减少由呼吸引起的膈肌运动。

（七）术后评价及随访

术后1周、1个月、3个月和6个月复查肿瘤标志物和影像学检查，病变稳定后每6个月随访1次。影像学检查主要以增强CT和MRI检查为主以便于对照，术后6个月建议行PET/CT检查。消融疗效评价推荐采用如下标准：

（1）完全消融（complete ablation，CA）：随访时增强影像学检查与术前对比肿瘤完全坏死、无强化，肿瘤消融率（ablation rate，AR）＝100%。

（2）不完全消融（incomplete ablation，IA）：根据随访影像学增强检查与术前对比病灶灭活情况分为3度：Ⅰ度：AR大于等于75%但小于100%；Ⅱ度：AR大于等于50%但小于75%；Ⅲ度：AR小于50%。

附：消融率代表肿瘤坏死程度：1-（消融术后残留肿瘤最大径线乘积或体积除以消融前肿瘤最大径线乘积或体积）×100%；长径Long Diameter，LD：标准横轴位测量病灶最大层面最长径线；短径Short Diameter，SD：标准横轴位测量病灶最大层面垂直于长径最大短径；最大径线乘积：LD×SD，也可以通过设备软件勾画病灶轮廓自动算出。

（八）个体化治疗方案选择

对直径小于等于3 cm且靠近肝门部等重要结构的病变可首选IRE治疗。原发性肝癌可采用IRE或其他消融治疗方式进行原位消融。对多发肝转移瘤推荐IRE联合靶向、化疗或免疫治疗。目前对肝门部胆管癌治疗，IRE可作为不能外科手术的治疗方法。临床研究显示IRE术后胆道梗阻症状及生活质量可得到明显改善，且有望提高远期生存期。目前免疫治疗联合IRE正成为新的研究方向，IRE消融对肿瘤微环境的重塑也有一定作用。无论选择哪一种治疗方案，应合理把握适应证，结合消融技术优势及患者自身情况，做到个体化择优选择和联合治疗，达到安全、有效、经济治疗模式。

三、胰腺癌纳米刀消融

（一）概述

胰腺癌发病隐匿、临床症状多不典型，常表现为恶心、腹胀、上腹部及背部不适及腹泻等，外科手术仍是目前胰腺癌治疗的主要手段。但是多数患者在确诊时已无法进行外科切除，而可手术切除的患者其5年生存率仅为10%~25%，内科治疗仍以化疗为主，主要方案包括FOLFIRINOX及其改良方案、吉西他滨联合白蛋白紫杉醇或替吉奥方案，部分患者也可以采用化疗联合局部治疗如放疗提高治疗效果。对于不可切除胰腺癌，除化疗外，可根据基因检测结果合理选择靶向或免疫治疗，但目前尚无统一方案。

胰腺癌作为预后极差的消化道肿瘤，治疗困难因素主要包括：①胰腺癌侵袭性强、发展快、缺乏手术切除机会；②初期即可包绕肠系膜上动、静脉及腹腔干动脉等重要血管结构，发现时多为局部晚期无法进行根治性切除；③浸润性生长术后易复发，手术创伤大，术后并发症多，患者生存期短；④肿瘤对放、化疗治疗不敏感；⑤射频消融、微波消融、氩氦刀等基于温度的物理消融技术由于对组织结构的破坏为“非选择性”，消融病灶同时易损伤周围重要组织结构，容易引起严重并发症，故难以推广应用。

（二）适应证与禁忌证

1.适应证

（1）胰腺原发或转移肿瘤，年龄在18~85周岁，性别不限，心肺功能可耐受全麻。

（2）病理诊断明确的临床分期为Ⅱ期和Ⅲ期中的T4N0M0的局部晚期胰腺癌患

者，伴或不伴淋巴结转移，初治、复治患者均可。

（3）肿瘤大小（术前增强CT/MRI扫描最大径测量）推荐小于5 cm。

（4）病变无法进行外科手术切除，或可行外科手术但患者及家属意愿选择纳米刀消融者。

（5）预计生存期在3个月以上，KPS评分大于等于50。

2.禁忌证

（1）严重心律失常、癫痫病史或心脏起搏器植入以及近期患过大面积心梗者。

（2）不能耐受气管插管全身麻醉者。

（3）造影剂过敏或因其他原因无法进行CT及MRI增强扫描者。

（4）术前1周内血常规检查血红蛋白小于70 g/L或血小板计数小于80×10^{9} /L者不推荐行经皮纳米刀消融。

（5）消融区域内有金属植入物者；距离消融区边缘1 cm内有金属植入物者不推荐使用纳米刀消融，如可更换建议更换非导电材质。

（6）术前门脉系统受侵犯并发门脉主干闭塞合并门脉高压和大量腹水者。

（7）胆道梗阻、胆红素升高大于等于40 μmol/L者。

（8）1周内服用过抗凝药物或凝血功能异常者。

（9）急性感染或慢性感染急性期。

（10）妊娠、精神异常或有精神病史且不能自主配合者。

（三）术前准备

常用的经皮穿刺不可逆电穿孔消融引导方式主要为CT及超声引导，两种影像学引导方式患者术前准备无差异。

1.影像学检查

（1）术前1周内行腹部增强CT或MRI检查，详细了解病灶及其周围结构情况。

（2）必要时可行PET-CT检查。

（3）术前1周内行普通心电图、胸片、超声心动图检查。

2.血液学检查

术前1周内行血常规、凝血常规、血生化、胰腺功能、血清学及肿瘤标记物等相关血液学基线检查。

3.术前常规准备

（1）胰头部肿瘤合并胆管和胰管梗阻者，术前于内镜下置入非金属支架；如果内镜下支架置入不成功者则行经皮穿刺胆系引流。

（2）术前1周禁用具有抗凝作用的药物，短效抗凝药应于术前48 h停药。

（3）术前24 h麻醉访视评估。

（4）术前1 d给予胰酶抑制药物，禁食禁水6 h，常规行清洁灌肠，留置导尿管，手术当天留置胃管。

（5）术前签署知情同意书。

(四) 纳米刀消融操作原则

1.麻醉管理

纳米刀消融术需要全麻，采用丙泊酚诱导，可以空气/氧气/七氟烷混合气体麻醉维持，芬太尼或瑞芬太尼术中镇痛，术中应同时行有创动脉血压、心电、血氧饱和度监测。高压脉冲电场会引起肌肉收缩，中度以上的后腹膜或横膈膜以及腹壁肌肉刺激性收缩会导致靶器官的位移，从而增加穿刺电极对靶器官的创伤或电极针的移位，因此术中联合应用非去极化型神经肌肉阻滞剂（维库溴铵、罗库溴铵等）来减少肌肉收缩（TOF1/4=0）。此外，IRE消融过程中发放电脉冲时，患者可出现心率增快、血压增高等现象，应及时给予药物调整。

2.影像学引导与操作步骤

（1）CT引导路径

根据术前患者1周内影像学资料选取适合体位及穿刺路径，体表贴定位栅定位或导航及机器人辅助导航定位。建立双静脉通道，桡动脉血压监测。麻醉完成后，行腹部增强CT扫描（扫描层厚5 mm），根据肿瘤大小及位置确定电极针数（最少不少于2根，最多不超过6根）及进针路线，以进针路径短、避免损伤腹部重要血管和脏器为原则，根据病灶位置和最佳穿刺路径必要时可经过肝脏、胃、肠道。

（2）超声引导路径

患者选取合适体位，行常规超声检查，确定病灶位置后，行术前超声造影（CEUS）检查，明确病灶边界、周围血管关系及病灶前方血管分布情况，在造影像测量病灶大小。根据病灶大小、位置选择电极针数，并制定进针方案，于超声引导下将电极针穿刺到病灶，进针原则同CT引导。

3.穿刺布针原则

消融针为19 G单极电极针，长度15 cm，调节针尖裸露端为1.0~1.5 cm，针间距2 cm左右。电极针应尽量两两平行，沿病灶长轴进针，消融区域涵盖全部病灶，由于消融区电压呈梯度向外周逐渐递减分布，根治性治疗布针方案应遵循消融区完全覆盖病灶及其周围至少0.5 cm以上的原则。贴近血管布针时电极针应尽量沿血管长轴走行，避免与血管距离小于0.5 cm或直接垂直于血管方向穿刺布针。

4.消融参数选择及操作

采用CT引导进针完毕后，行腹部CT平扫并进行多方位三维重建确定电极针位置、距离及穿刺过程中有无重要脏器及组织损伤；采用超声引导时直接在超声探头引导下将电极针准确穿刺到位，穿刺过程中注意避开周围血管组织。电极针位置和距离确认后利用设备的消融计划系统调整适合的消融参数，以达到消融区涵盖全部瘤体，推荐消融参数如下：电压（每2根平行电极针间电压设定）2500~3000 V，脉冲数90~100个，脉宽70~90 μs。以20个脉冲进行消融测试观察消融后电流上升情况，电流达25 A以上并随时间有上升趋势者测试合格，开始进行正式消融。1组循环脉冲释放后查看电流上升幅度达12~15 A，最大电流不能接近50 A，否则做相应的参数调整。采用超声引导时可结合术中超声表现随机进行参数调整，对于直径大于等于2.5 cm的病灶，根据暴露端长度退针消融，直至消融区域涵盖全部病灶，不推荐原位重复消融大于等于3次。消融结束后，再次行腹部增强CT扫描或CEUS，评估消融是否完全、是否有出血以及重要结构损伤。

5.实体肿瘤术中评价标准

推荐使用消融术后即刻覆盖程度分级评价：消融完成后即刻行影像学检查评估消融区涵盖病灶程度并分为3个等级，术者根据此评估确定是否追加或结束消融治疗：理想覆盖（IC）：消融区域覆盖全部靶病灶，且至少超过病灶边缘0.5~1 cm；完全覆盖（CC）：消融区域完全覆盖肿瘤但未达到理想覆盖；部分覆盖（PC）：消融区域未完全覆盖肿瘤。

术者根据评估结果确定是否追加或结束消融。

（五）术后护理

患者麻醉复苏后如无不适，由麻醉医师护送返回病房，行心电监护，常规给予静脉营养及抗生素预防感染治疗，根据患者情况酌情使用止痛药物。如患者无出血，术后6 h开始予预防剂量低分子肝素皮下注射，预防血栓形成。术后禁食并使用胰酶分泌抑制剂至血清淀粉酶正常为止，逐渐开放经口进食。

（六）并发症的防治

胰腺癌不可逆电穿孔消融主要并发症包括心律失常、恶心呕吐、腹胀、血栓形成、出血及术后感染、胰漏等。

1.静脉血栓形成

纳米刀消融虽不会对血管结构造成严重破坏，但电脉冲释放可对血管内皮细胞造成可逆性损伤，消融区局部水肿可能加重血管管腔狭窄，引起血流减慢，导致门脉系统内血栓形成，尤其对于术前已有肿瘤侵犯门静脉并管腔狭窄的患者更易出现。因此，在明确无活动性出血的前提下，消融术后推荐尽早使用抗凝药物，预防血栓形成，抗凝应以短期预防为主要目的。

2.出血

常见原因包括：①术中电极针穿刺血管损伤，术中及术后即刻出现，CT扫描及超声即可发现；②术前病变侵犯血管壁全层，消融引起瘤细胞坏死和血管壁完整性破坏，引起术后出血，常于术后1~7 d内出现；③消融结束后肿瘤侵犯血管处血管壁完整性遭到破坏，形成假性动脉瘤，常于术后2~4周出血。对动脉血管结构破坏引起的出血应及时采取介入栓塞止血。

3.心律失常与血压增高

由于不可逆电穿孔消融时产生高压电脉冲，高压电场可引起区域内细胞跨膜电势增加，导致细胞通透性增高，形成大量离子转运通道，引起人体生物电紊乱，诱发患者心律失常，且手术过程中电脉冲对肌肉及神经组织的刺激可引起患者严重的肌肉收缩及癫痫发作。采取全麻并且术中用肌松剂及神经阻滞药物维持患者肌肉完全松弛，部分患者在脉冲释放过程中曾出现血压及心率一过性升高，于脉冲释放结束后，逐渐恢复正常，且多在胰腺肿瘤消融时出现。术中应常规备有除颤装置。

4.术后感染

由于胰腺为腹膜后位器官，前方常有结肠阻挡，进针时偶尔需经过部分肠道，使针尖无菌环境遭到破坏，如此时针尖再次经过其他血管组织，术后可引起血源性感染，引起菌血症。此类并发症主要与操作者术前进针路线选择、操作经验以及患者术前是否充分肠道准备相关。术者穿刺过程中应注意进针深度及角度，缓慢进针，避免反复调针。

5.热损伤

由于纳米刀基本为常温物理消融方式、消融过程不受热沉效应影响，故广泛应用于邻近血管或重要脏器的组织消融。由于不同组织存在不同阻抗，具有不同导电性，在不同组织参数设定下仍会引起消融区域温度变化。消融过程中贴近电极针暴露端处温度最高，主要与距电极针暴露端长度、消融时间、脉冲时间等相关，对术前胰胆管内金属支架植入的患者，可在手术取出支架后择期进行不可逆电穿孔消融治疗。为避免高温引起胰管、肠管及血管组织损伤，布针时应尽量避免电极针暴露端紧贴上述组织。

6.其他可能发生的并发症

对肿瘤毗邻周围空腔脏器时，术前应充分评估肿瘤侵犯范围并慎重行不可逆电穿孔消融，如病变侵犯肠管及血管壁全层，术后消融区域组织坏死，易引起肠漏、胰漏及出血等严重并发症。

（七）术后评价

推荐使用实体肿瘤消融疗效（消融率）评价标准：见肝脏部分。

（八）随访

术后1天、1周、1个月、3个月、6个月、12个月进行血常规、CA19-9、CEA、胰腺功能等血液学相关检查，以及影像学中腹部增强CT或MRI检查，推荐6个月行PET/CT评估。此后每间隔3个月进行复查。

四、肾癌纳米刀消融

（一）概述

外科切除是肾癌首选治疗方法，对局部切除保肾治疗困难者及不愿意或因其他原因无法手术切除者，如：①身体状况较差无法耐受手术者；②先天性或后天性独肾，术后有较高的肾功不全风险者；③肿瘤位于肾门者；④因其他肾脏基础病导致肾功储备差，需保全肾单位者；⑤外科切除术后局部残留或复发者，消融是常用且可达到根治的手段，特别适合保肾的治疗。传统温度消融（Themoablation）包括射频消融、微波消融和冷冻消融等，具有创伤小、见效快、可重复性高的优点。但因温度消融容易损伤血管结构，肾脏集合系统特别是肾盂和输尿管对温度敏感，损伤后易出现局部狭窄甚至积水，严重者会损害患者肾脏功能。纳米刀消融的特性适用于脉管和管腔结构丰富的肾脏肿瘤的治疗。

（二）适应证与禁忌证

1.适应证

（1）影像学和病理学诊断明确的肾脏原发肿瘤。

（2）肿瘤直径（术前增强CT/MRI扫描横轴位最大径测量）小于等于5 cm，数目小于等于3个。

（3）KPS评分大于等于50。

2.禁忌证

（1）严重心律失常、癫痫病史或心脏起搏器植入者。

（2）严重心、肺、肾功能不全而不能耐受全麻者。

（3）造影剂过敏或因其他原因无法进行CT/MRI增强扫描者。

（4）术前1周内血常规检查血红蛋白小于70 g/L或血小板计数小于80×10^9 /L者。

（5）消融区域内有金属植入物者；距离消融区边缘1 cm内有金属植入物者不推荐使用纳米刀消融，如可更换建议更换非导电材质。

（6）术前下腔静脉受侵犯者为相对禁忌证。

（7）泌尿道梗阻导致肾盂重度积水者需要置管后消融。

（8）1周内服用过抗凝药物且凝血功能异常者。

（9）泌尿系统感染、全身急性感染或慢性感染急性期患者。

（10）妊娠、精神异常或有精神病史且不能自主配合者。

（三）围手术期准备

（1）术前行腹部增强CT或MRI检查，必要时可行PET/CT或PET/MRI检查。

（2）术前完善血常规、尿常规、凝血常规、肝肾功能、电解质、肿瘤标记物等相关实验室检查，服用抗凝药物者术前停药至少7 d，肝素停用至少48 h。

（3）术前检查ECG、心超检查、肺功能及麻醉评估。

（4）术前1 d常规肠道准备，禁食禁水，术前1 h留置导尿管。

（5）术中患者全身麻醉，气管插管，心电监护，有创实时监测动脉血压。

（6）术中严密监测患者心率、ECG和血压变化，并备除颤装置。

（7）纳米刀治疗过程中给予肌松剂及神经阻滞药物维持患者肌肉完全松弛，避免电脉冲刺激后肌肉过度收缩导致组织损伤和电极针移位。

（8）术后当日心电监护，术后1~3 d记录24 h液体出入量，查血、尿常规和肾功能，根据尿量调整补液量。

（9）术后24 h内行腹部CT或超声检查。

（10）部分患者纳米刀消融后出现肾区疼痛，可能与术区水肿、肾包膜张力升高有关，多数为自限性，术后2~3 d内可明显缓解。少数疼痛呈持续性或进行性加重者，需排除肾区血肿后方可使用镇痛药物。

（四）纳米刀消融操作原则

1.影像学引导穿刺和布针

CT引导下进行穿刺布针较为方便，也可超声引导下进行操作，所选择的影像学引导方式应具备完整显示肿瘤及周围正常脏器并能准确确定电极针位置和电极针排列空间位置的特性。根据术前影像学资料选择适合的体位。麻醉完成后，根据病灶部位和大小确定电极针数目（2~6支电极针）和穿刺路径。电极针的进针方向应尽可能与病灶的长轴平行，同时避开腹腔重要血管和脏器。为确保电极针保持两两平行、间距控制在2 cm左右。

2.消融参数选择及操作

根据电极针的间距，选择电极针之间的电压及消融参数如下：脉冲100，脉宽70~90 μs。以10~20个脉冲进行消融测试，测试组织导电性符合治疗要求后，开始进行正式消融。每对电极进行2组各90~100次脉冲治疗，1组循环脉冲释放后，根据电流变化情况对参数进行调整。如单次消融无法覆盖全病灶则可调整电极针位置并进行多点多次消融，直至消融区涵盖全部瘤体和瘤体周围5 mm的安全边界，调针时应避免同一区域多次重叠消融引起组织过度损伤。如患者肾功能允许，建议在术后即刻行CT增强明确病灶边界和治疗是否彻底，以及是否有血管的损伤。

3.消融同步活检

由于肾脏及肾肿瘤为富血供结构，为了避免穿刺活检引发的出血和针道转移，对影像学诊断确切的肾癌可实施消融术同步活检：①术前根据病灶位置标记活检针穿刺进针点，尽量避免经过重要血管及其他脏器并选取最短进针路径；②按术前计划将纳米刀消融针穿刺到位后进行消融，完全消融后行即刻增强CT扫描判断有无局部血管破损；③经皮肤标记点置入活检同轴针穿刺入病灶内，CT扫描位置准确后放入活检针；④再次行CT扫描活检针槽位于病灶内后切割取材；⑤复查腹部CT评估是否有穿刺活检相关并发症发生；⑥同轴针道进行局部止血材料填充后拔针。

（五）并发症处理

纳米刀消融作为一种微创治疗方法并发症的发生率低和轻，包括出血、心律失常、疼痛和尿潴留等，严重并发症的报道罕见。

1.出血

肾脏纳米刀消融术由穿刺损伤引起的出血为自限性，无需特别干预。如果活动性出血药物无法控制时则可行经动脉血管栓塞。

2.心律失常

多数是自限性的，少数通过电复律后恢复正常。

3.急性肾功能损伤

多数急性肾功能损伤均较轻微呈自限性，肾功能在术后1~3 d内可恢复。术后水化和碱化有利于肾功能的保护。

4.尿潴留

尿潴留为少见并发症可能与前列腺增生或麻醉相关，通过留置导尿和功能训练可缓解。

（六）疗效评估

见肝脏及胰腺部分。

（七）纳米刀消融联合免疫治疗

纳米刀消融可以诱导产生免疫效应，不同的细胞死亡方式可能与病灶形态、消融参数、消融区域形态及细胞与电极针间的距离相关。消融过程中所产生的细胞死亡方式并不单一，组织的不均质性以及消融区域电压及电流分布差异均可引起细胞死亡形式间的差异，因此纳米刀消融后的免疫效应不相同。IRE联合免疫治疗无疑可以增强肿瘤的治疗效果，使患者获得更大收益，因此，在对实体性肿瘤进行局部纳米刀消融灭活的同时，应当重视联合全身免疫治疗。

第六章

放射性粒子植入

一、概述

以放射性粒子植入为代表的内放疗技术是传统外放疗技术的延伸。早在1901年，皮埃尔居里首次通过小型镭管插植治疗恶性肿瘤，标志着内放疗技术的诞生。1970年Felix Mick研制出低能碘125粒子源，碘颗粒封入胶囊，置入钛管。碘125随即也被应用至前列腺癌的内放疗，在其后的数十年间，疗效得到临床验证和广泛认可。近年来，尽管不断有新型放射性核素应用于临床，如^{226}Ra，^{192}Ir，^{60}Co，^{145}Sm，^{103}Pa等，但是，碘125依然是目前最为常用的内放疗核素，并成为传统外放疗技术的重要补充。与传统外放疗相比，碘125粒子永久性植入有其独特优点，包括局部剂量高、对周围正常组织保护好、手术创伤小等。放射性粒子植入技术在我国虽然起步较晚，但近年来异军突起，手术量年复合增长率达30%以上，仅2021年就植入碘125放射性粒子逾300万颗，治疗恶性肿瘤患者3万余例，已成为恶性肿瘤治疗的另一支生力军。在我国，放射性粒子植入治疗不仅广泛用于各种实体器官瘤治疗，如肺癌、肝癌、头颈部肿瘤等，还创新性地用到食管癌、胆管恶性肿瘤、门静脉癌栓、气道恶性肿瘤的治疗并被写入国际临床指南。然而，碘125粒子植入技术快速发展的背后存在一系列困惑，尤其是标准化和同质化不足。因此，在放射性粒子植入治疗恶性肿瘤领域，亟待明确粒子植入治疗适应证、粒子植入治疗技术应用方法及流程等，建立完整的粒子规范化培训，推动放射性粒子植入治疗恶性肿瘤技术在中国的不断发展和完善。

（一）粒子植入历史沿革

放射性粒子植入治疗属于近距离治疗范畴，技术历史可追溯到19世纪初，距今已有120多年历史。1901年，法国著名物理学家皮埃尔居里（Pierre Curie）在世界上首先提出近距离治疗概念，他认为将放射源植入肿瘤内，核素持续释放射线可起到杀伤瘤细胞的作用。他给了Dr.Danlos一个含镭盐的小棒，并建议他将镭插进肿瘤内进行治疗。1903年Godberg等首先用镭盐管直接贴近患者皮肤基底细胞癌表面来治疗，获得了意想不到的疗效。1909年，巴黎镭放射生物实验室利用导管，将带有包壳的镭置入前列腺，完成了第一例近距离治疗前列腺癌。但由于剂量掌握不当，造成患者直肠严重损伤。1914年，Pasteau和Degrais首次使用镭管经尿道插入治疗前列腺癌。1920年，巴黎镭研所研制了可长期使用，且无广泛损伤的用于口腔癌放疗的镭针。1925年孙中山先生患肝癌在北京协和医院住院治疗，曾应用镭针进行肝部肿瘤插植治疗。

1965年，Pierguin和Dutreix确立了放射性核素布源规则，并命名为“巴黎系统”，要求植入源均呈直线型、彼此相互平行、各线源等分中心位于同一平面、各源相互等间距、排布呈正方形或等边三角形、源的线性活度均匀且等值、线源与过中心点的平面垂直。

1972年，Whitmore首次报道通过耻骨后插植碘125粒子治疗局部和转移性前列腺癌，奠定了近距离治疗基础。1987年，Blasko等发展了计算机治疗计划系统和超声引导下会阴部模板植入技术，使碘125粒子在靶区剂量分布更均匀，对周围重要器官损伤更小，从而使该技术更趋成熟。1997年ICRU58号报告对组织间插植治疗吸收剂量和体积参数做出了明确建议，并引入肿瘤靶区（GTV）、临床靶区（CTV）、计划靶区（PTV）等概念，明确了肿瘤体积剂量概念，使不同单位治疗有了统一参考标准。

2001年，我国研制成功具有独立知识产权的碘125粒子，同年11月北医三院王俊杰率先成功完成国内首例经会阴超声引导放射性碘125粒子植入治疗前列腺癌，开启了我国放射性粒子植入治疗的全新里程。

此后20余年，我国学者积极探索、勇于创新，将放射性粒子广泛用于头颈部肿瘤、肺癌、胰腺癌、肝癌、椎体转移瘤、恶性腔道梗阻的治疗，为难治性肿瘤提供了生存机会。

2006年以来，滕皋军团队在非血管功能支架的应用研究取得突破性进展，在国内首次将碘125放射性粒子与支架联合起来制成内照射支架，并成功用于食道癌、恶性梗阻性黄疸、门脉癌栓及恶性气道狭窄的治疗，为恶性腔道梗阻治疗提供了崭新模式。目前，国内多家医院陆续开展了此项工作，并取得了令人鼓舞的成绩。

随着影像学、放射物理学的飞速发展及计算机治疗计划系统、分析系统的改进，放射性粒子植入治疗技术正在进一步发展和完善，造福广大的肿瘤患者。

（二）粒子植入的基本原理

碘125粒子植入为放疗中近距离治疗的一种。目前临床常用碘125粒子为6711-99型，主要物理特性如下：长4.5 mm，直径0.8 mm，半衰期59.4 d，常用活度：0.3~

3.0 mCi，主要释放γ射线，能量27~35 kev，组织半价层1.7 cm，铅半价层0.025 mm。

碘125粒子植入肿瘤后释放的γ射线剂量率约为0.7 cGy/h，为极低剂量率照射。其操作方法为在TPS及影像学指导下，用细针、导管、支架等方式将粒子放置在肿瘤内部或边缘，对肿瘤持续照射，使肿瘤组织内分裂周期不同细胞接受不间断的均匀照射直接损伤其DNA单、双链或产生自由基杀灭肿瘤。其优势主要有：①局部剂量高：一定程度解决了瘤细胞放射敏感性不一致对疗效的影响；②持续不间断照射：克服细胞周期时相再分布、乏氧、瘤细胞再群体化等因素导致的部分瘤细胞对射线不敏感难题；③靶区外剂量迅速跌落：充分保护正常组织；④诱导机体控瘤免疫反应再激活等。

（三）粒子植入的适应证、禁忌证

放射性粒子组织间植入治疗肿瘤是通过影像引导将放射性粒子植入到肿瘤靶区内治疗肿瘤。首先将肿瘤影像信息传输到计算机治疗计划系统，医师和物理师设定靶区和危及器官、定义处方剂量，设计针道路径，之后再根据术前计划，通过影像引导将放射性粒子植入肿瘤靶区内。

1.适应证

（1）手术或外放疗后复发；或拒绝手术、外放疗患者，肿瘤直径小于等于7 cm。

（2）病理学诊断明确。

（3）有合适的穿刺路径。

（4）无出血倾向或高凝状态。

（5）身体一般情况可（KPS大于70分）。

（6）可耐受放射性粒子植入术。

（7）预计生存时间大于3个月。

2.禁忌证

（1）有严重出血倾向，血小板小于$50×10^9$/L和凝血功能严重紊乱者（凝血酶原时间大于18 s，凝血酶原活动度小于40%）。抗凝治疗和（或）抗血小板药物应在粒子植入治疗前停用1周。

（2）无合适穿刺路径。

（3）预计划靶区剂量达不到处方剂量设计要求。

3.相对禁忌证

（1）广泛转移，预计生存期小于等于3个月。

（2）严重合并症，感染期、免疫功能低下和肾功能不全者。

（3）肿瘤破溃。

二、肺癌的粒子植入治疗

（一）适应证

1.非小细胞肺癌

（1）非手术适应证者。

（2）不能耐受手术、放疗、化疗者。

（3）拒绝手术、放疗、化疗者。

（4）手术后复发不能再次手术者。

（5）放疗、化疗后失败者。

（6）无全身广泛转移者，或有转移经积极治疗得到有效控制者。

（7）KPS（karnofsky performance status，KPS）评分大于60分，预期存活大于6个月者。

（8）肿瘤直径小于等于7 cm。

2.小细胞肺癌

对放疗、化疗不敏感或放疗、化疗后复发的小细胞肺癌可试用，应征得患者同意并签署知情同意书。

3.肺转移瘤

（1）单侧肺病灶数目小于等于3个，最大瘤径小于等于5 cm。

（2）如为双侧病灶，每侧肺病灶数目小于等于3个，最大瘤径小于等于5 cm，应分侧、分次进行治疗。

以上适应证，除肺转移瘤并不强求活检病理确认，对原发性肺癌，建议取活检病理确认后再行粒子植入，部分影像学典型或其他活检方式基本确认为肺癌者，可在进行放射性粒子植入过程中同步进行穿刺活检病理确认。确因活检操作具有较高风险，或患方强烈拒绝者，应充分告知并签署知情同意书。

（二）禁忌证

（1）恶病质。

（2）不能耐受经皮穿刺手术。

（3）严重心肺功能不全。

（4）重度上腔静脉综合征及广泛侧支循环形成。

（5）相对禁忌证。

肿瘤直径大于等于7 cm时，应征得患者同意并签署知情同意书。

（三）技术方法及流程

1. 术前准备

（1）化验检查

包括但不限于血、尿、粪常规，肝、肾功能，凝血功能，肿瘤标志物，血型检查和感染筛查，心电图等检查。

（2）影像检查

常规进行胸部（增强）CT扫描；必要时可行胸部MR；全身PET-CT也是评估肿瘤分期及局部病情的常用检查。

（3）检查时限

如化验检查和影像检查距离手术时间过长，应及时据病情变化重新补做。

（4）制定计划

利用放射性粒子植入计算机三维治疗计划系统勾画靶区，设计合理的粒子植入计划，并订购相应活度及数量的粒子。

（5）对症处理

对于患者存在影响手术配合度或安全性的不适症状，应在术前给予对症治疗直至评估可耐受配合手术顺利进行。如患者不可抑制的咳嗽，可给予镇咳处理后再进行手术。

（6）术前谈话

充分告知患方粒子植入手术的必要性、操作流程及患者获益，重点交代手术相关风险和替代方案，回复患方问题，取得患方理解并签署知情同意书。

（7）药品及设备

核对术中可能应用药品（麻醉药物、抢救药物等）的准备，并确认相关设备（操作引导设备、粒子植入配套器械、麻醉机、心电监护仪、除颤仪等）的正常运转。

2. 术中操作

（1）体位摆放

将患者按术前预设体位进行摆放，必要时可取辅助装置给予固定，体位摆放需兼顾患者舒适性，术者操作便捷性及安全性。

（2）路径设计

根据术中影像扫描进行穿刺路径设计及定位，路径选择并不单纯追求“最短距离”，应根据穿刺及粒子植入的安全性进行规划设计。

（3）麻醉镇痛

通常情况下，消融操作仅需1%~2%利多卡因或0.2%罗哌卡因局麻即可完成。对儿童、术中不能配合、预计手术时间长者，可采取区域神经阻滞或全麻进行镇痛管理。

（4）引导方式

a.CT：CT是放射性粒子植入治疗肺癌最佳影像引导手段之一。

b.超声：适合临近或紧贴胸壁，且体积不大的肺癌病例。

c.其他引导方式有：MR、SPECT/CT等。

（5）穿刺方式

a.徒手操作：对经验较多的医生，如肺内病灶位置稳定，体积不大，仅需少量植入针及穿刺次数即可完成，可常规应用。

b.模板辅助：用共面或非共面模板行穿刺引导，适合需耗费大量时间反复确认穿刺位置的病例。

c.导航辅助：有条件单位可用更为精准的导航及类似装置进行粒子植入。

（6）粒子植入

按术前计划进行粒子植入，粒子间可等距离或不等距离分布，应用粒子链可有效避免植入过程中的粒子移位。

（7）术中剂量优化

有条件单位，建议进行术中剂量优化。必要时可补充植入以便达到预设要求。

（8）并发症处理

术中观察有无并发症发生，如出现紧急或严重并发症，应暂停操作，及时处理。对并不影响粒子植入手术过程且患者无明显不适的并发症，可在整体手术结束后进行对症处理。

3.术后管理

（1）并发症处理

不同于术中并发症，部分患者可在粒子植入后出现不同程度副反应，有时有延迟性并发症（如延迟性气胸等）。据情对症处理，部分患者适当延长住院时间观察至症状消失。

（2）术后质量验证

粒子植入治疗结束后，需将最终CT扫描图像输入计算机三维治疗计划系统进行质量验证，判断粒子植入手术的效果，对可能出现的并发症进行预防。

（3）术后宣教

放射性粒子植入术后需要在植入部位进行适当防护。

（4）术后复查

出院后定期随访复查。

（四）术后并发症

1. 气胸

发生率为10%~30%。肺压缩程度小于10%，大多不需处理，气体短期内即可自行吸收，少数需穿刺抽气。肺压缩10%~30%，需暂停操作，穿刺针进胸膜腔，连续抽气使肺快速复张，待血氧饱和度恢复正常、肿瘤归位后再继续植入粒子。粒子植入后确认是否仍有漏气，必要时置管引流或行胸腔闭式引流。肺压缩30%以上者，立即行胸腔闭式引流。

2. 出血

（1）肺出血

发生率为10%~20%，中心型肺癌发生率高于周围型肺癌。原因主要为穿刺损伤肺实质内血管以及刺中瘤体内血管所致。肺出血除使用一般止血药对症处理外，不需特殊处理。

（2）咯血

常为术中或术后少量血痰，术后数天内逐渐减轻。常规使用一般止血药对症处理即可。大量咯血造成窒息罕见。

3. 胸腔内出血

因穿刺损伤肋间和（或）肺内血管，血液沿针道流入胸膜腔。一般出血不足100 ml，CT仅见肺底有液性区，合并气胸可见小液平。出血量大于300 ml，CT可见明显积血和气液平面。出血量大于500 ml，常因肋间动脉受损，出血迅速，导致有效血容量不足，患者面色苍白、冷汗淋漓，心率加快、血压一过性降低，此时应停止操作立即退出所有穿刺针，平卧位放置患者，给予止血药和静脉快速补充以乳酸钠林格液为主的液体，必要时给予代血浆和升压药静滴。密切观察血压、心率变化，待生命体征稳定后返回病房。常规止血药处理。

4. 循环改变

CT引导下经皮穿刺时，因紧张、疼痛或原有心脏病而诱发。最常见为窦性心动过速，给予密切观察，必要时给予相应抗心律失常药物。肋间神经阻滞不完全，穿刺疼痛会致大汗淋漓、虚脱甚至休克，应立即给升压药处理并补充有效循环血量。

5. 术后发热

一般为低中度发热，体温38℃以内，几天内即可恢复正常，血白细胞计数也降至正常。

6. 粒子移位

粒子植入后可以发生移位、迁移至远端细支气管、脱落游离至胸腔，甚至造成肺栓塞。

7.放射性损伤

相对少见，剂量过高时可发生。

三、肝癌的粒子植入治疗

原发性肝癌目前主要治疗手段为手术治疗、局部治疗及靶向免疫治疗。局部治疗中最常用的是经肝动脉栓塞术及局部消融术。对富血供肝癌，肝动脉栓塞术仍是首选。由于肝癌在放射生物学上属于放射敏感性肿瘤，对少血供肝癌、转移性肝癌及肝动脉栓塞后效果不佳及局部消融治疗或免疫治疗失败者可考虑局部碘125粒子植入治疗。

（一）适应证

（1）直径小于8 cm的肝癌。

（2）无法手术切除或拒绝手术。

（3）肝癌术后复发不宜手术。

（4）预计生存期大于6个月。

（5）重要脏器功能欠佳不能耐受其他治疗方案者。

（二）禁忌证

（1）弥漫性肝癌。

（2）肝癌病灶超过5个或病灶直径大于8 cm。

（3）一般情况差，严重心、肝、肺、肾功能不全或有出血倾向、生命体征不平稳。

（4）严重的全身感染。

（5）肝硬化，肝功能分级Child-Pugh C级。

（三）操作方法

1.术前准备

（1）完备影像学检查。

（2）完善实验室检查，包括血液检查及心电图等。

（3）用TPS系统计算放射性粒子剂量及分布，亦可用术前影像资料并利用TPS系统制定3D模板。

（4）预定粒子并将粒子、植入枪及镊子等灭菌处理，准备手术包及术中急救器械及药品。

2.引导方法

（1）CT

CT常用于放射性粒子植入的引导，尤其能监测粒子植入后分布并进术中验证，但常受呼吸移动影响，需反复调整穿刺针方向及深度，配合3D模板可提高穿刺及粒子植入速度。

（2）超声

对于肝内特殊部位病灶，如膈顶、肝门部、大血管旁的病灶，可用超声引导行穿刺，同时由于超声是实时监测，可极大地提高穿刺准确率及粒子分布准确性，但不能用于术中剂量验证。

（3）超声联合CT

超声联合CT可集中超声和CT优势，提高穿刺准确性，减少出血及重要脏器损伤，提高穿刺效率及质量，亦能完成术中剂量验证，及时调整计划，防止“热区”及“冷区”出现。

3.手术操作方法

在超声及CT等引导下，按术前计划，无菌操作将穿刺针穿刺到病灶内，扫描证实后退出针芯，按术前计划植入粒子，植入后再次扫描，并行术中验证，如有需要可及时补种粒子，尽量做到与术前计划一致。粒子植入完成后，可用明胶海绵颗粒对穿刺通道进行封堵，尤其是对术中穿刺针有明显出血或凝血功能差的患者，封堵穿刺通道可有效预防术后出血。

4.术后处理

术后需要监测患者生命体征，适当应用止血药及止痛药。对植入区应用铅衣覆盖，做好周围人群辐射防护。

5.并发症及处理

（1）放射性肝损伤及放射性肺炎

严格进行术前计划及术中验证，此类并发症多可避免，如出现则应根据相关指南，积极应用激素治疗并加强保肝及预防感染等治疗。

（2）出血

包括穿刺点出血及腹腔、胸腔、肝包膜下、肝内及胆道出血。发现出血后应及时关注生命体征，注意监测血红蛋白变化。少量出血采用局部压迫或用止血药物后停止。对造成生命体征不平稳的出血，须及时输血，采用介入方法明确出血部位并行栓塞治疗。如仍不能有效止血，必要时需外科治疗。

（3）感染

根据药敏试验合理使用抗生素。根据体温及血白细胞变化，调整抗生素应用及时长。

（4）疼痛

可依据疼痛程度评分予以适当止痛治疗。对剧烈难以忍受的疼痛，需及时进行影像学检查以明确疼痛原因，避免过度镇痛对病因的掩盖。

（5）气胸

对术中经胸腔穿刺患者，术后及时送回病房后均要监测血氧饱和度，注意迟发性气胸发生，对少量气胸，可予吸氧，无需处理，如出现大量气胸，需行抽气或行胸腔闭式引流。

（6）粒子迁移

肝内粒子植入可因粒子进入血管出现肝内或远处迁移。如粒子进入门脉，可出现粒子在肝内迁移，如进入肝静脉，则粒子可随血流进入心脏及肺内。如出现上述迁移，应注意应用影像学进行随访，并做好局部辐射防护。粒子链应用，可有效减少粒子迁移的发生。如粒子移位至体外，应用铅罐收集粒子，根据相关安全预案处理。

（7）胃十二指肠溃疡，胆瘘及胰瘘

均为罕见并发症，重在预防，如出现须行抑酸、保护黏膜、生长抑素、胃肠减压等治疗，必要时须外科手术治疗。

6.疗效评估

作为肝动脉栓塞治疗的有益补充，碘125粒子植入后疗效评估仍需影像学检测，利用实体瘤的RECIST/mRECIST评估标准，判定治疗效果。

四、头颈部肿瘤的粒子植入治疗

（一）治疗技术流程

1.术前病情评估

（1）采集病史、体格检查、明确诊断。

（2）完善影像学检查，评估肿瘤情况。

（3）术前常规化验检查、评价身体一般情况和重要脏器功能。

（4）术前讨论明确适应证，评估手术风险，首选采取多学科或MDT讨论。

2.术前CT模拟定位（该步骤适用于使用3D打印模板辅助治疗）

（1）定位准备

a.患者体位训练：仰卧、俯卧、侧卧。

b.术前准备：头颈部需要备皮。

c.体位固定器准备：采用面网、负压真空垫联合固定技术。

（2）CT模拟定位

a.体位固定：选择便于操作的体位固定，兼顾患者舒适性和耐受性。

b.增强CT扫描：利用激光定位坐标，标记出体表进床、升床、左右激光线位置。

c.体表标记出肿瘤范围：确定肿瘤上下、左右范围，对应皮肤作标记。

d.定位针标记点：选择肿瘤中心点为固定针道设计点，或选择骨性结构作为皮肤标记点，便于CT扫描识别，同时建立X、Y轴坐标系。

3.术前计划设计

（1）将定位CT扫描图像和相关影像信息传输到治疗计划系统，图像融合、三维重建。

（2）勾画靶区、危及器官：设计针道、制定处方和危及器官剂量。

（3）医师和物理师共同完成计划设计，上级医师审核计划。

4.3D打印模板辅助CT引导粒子植入治疗技术流程

（1）术前准备：患者CT扫描重新复位，体位固定，消毒铺巾。

（2）麻醉方式：大多采用局部麻醉，舌癌采用舌根麻醉，儿童多全身麻醉。

（3）模板复位：根据体表标识激光线与模板坐标系吻合。

（4）插植固定针：插植固定针3根，行CT扫描，确认其与固定解剖结构的关系，与术前设计相吻合。

（5）粒子针插植：全部粒子针插入模板引导柱或部分进入体内。

（6）针位置校验：多次复扫CT，适时微调，以确保针尖位置与术前计划相吻合。

（7）粒子植入：根据术前计划依次植入粒子。

（8）术后评估：术后重复CT，明确靶区粒子分布，有无并发症，和粒子与危及器官的关系。

5.非模板辅助影像引导粒子植入技术流程

同其他部位。

6.术后剂量评估

（1）术后CT扫描：将术后扫描CT图像传至计划系统。

（2）勾画靶区和危及器官：将术前靶区直接拷贝至术后CT，减少靶区勾画误差。

（3）术后剂量学验证：拾取粒子，剂量计算，生成DVH图，完成剂量学验证。

（二）并发症处理

（1）出血：以局部压迫止血为主，辅助内科保守治疗，必要时介入栓塞或外科手术。

（2）放疗反应：局部红肿，严重者皮肤黏膜破溃感染，应给予消毒抗感染等治疗。

（三）术后随访

（1）随访指标：病灶局部控制、总生存期、病变复发等情况。病灶控制或复发情况应选择CT。

（2）随访时间：出院前病人评价，术后1个月随访，以后每3个月评价1次。

（四）替代治疗

针对随访发现有确切的头颈部肿瘤影像学复发、残留证据的患者，可再次行放射性粒子治疗，一般间隔6个月以上，并适当降低处方剂量。针对拒绝或无法再行放射性粒子治疗者，以及影像学提示放射性粒子疗效不佳者，可考虑外科手术治疗，或联合化疗、立体定向放疗、分子靶向药物等整合治疗。

五、盆腔肿瘤的粒子植入治疗

（一）操作方法

1. 术前准备

根据靶区位置及毗邻，个体化选择手术体位、进针路径、粒子活度及处方剂量。术前1周内先按手术体位行增强CT扫描，并将DICOM格式图像传送至TPS，由医师、物理师勾画靶区、危及器官，设计针道及粒子空间排布。应用3D打印模板者，将计划数据传入3D打印机，打印模板、消毒备用。术前6 h禁食，补充肠外营养。经胃肠（间）入路者术前应用抗生素，必要时清洁灌肠或胃肠减压，根据靶区位置分时、分次口服稀释造影剂勾画胃肠轮廓。术前半小时给予止痛、镇静剂。随机检测10%的粒子，保证活度误差低于±5%。

2. 术中操作

先按要求完成体位复位，确定穿刺进针位置、角度及深度后手术区域消毒，根据实时CT图像，在术前计划引导下穿刺植入针，注意角度、掌握深度、控制速度，感受靶区硬度。穿刺到位后按术前计划完成粒子植入。针道实际位置与术前计划误差较大者可加入术中计划。应用3D模板引导者，术区消毒、模板复位成功后，完成粒子植入。

3. 术后处理

术毕拔针即刻压迫10~20 min，根据术后即刻CT图像行术后验证，得出等剂量曲线及剂量体积直方图（dose volume histogram，DVH）。患者卧床休息12 h，术区覆盖0.25 mm铅当量的铅片。经胃肠或肠间穿刺时禁食禁水24~48 h，对症抗炎、补液、消肿等治疗。

（二）主要并发症及处理

1.疼痛

多呈轻-中度（NRS 3-4分），持续数天至2周。注意术前充分麻醉，术中、术后予对症止痛多可缓解，中、重度疼痛在排除急腹症、感染等情况后应给予充分镇痛。

2.出血

多发生于术中或术后3 d，常由穿刺损伤实质脏器或血管所致。对血管损伤可用针尖止血，静脉应用止血药物，必要时经穿刺针填塞明胶海绵，难以控制的出血需急诊介入栓塞或外科手术。为预防术后出血，术毕拔针即压10~20 min，必要时腹带固定沙袋加压4~6 h可有效防止出血，除监护患者生命体征外，术后及时、多次复查血常规。

3.恶心、呕吐

多与穿刺刺激及麻醉药物相关，术中操作轻柔，必要时术后对症治疗，一般3 d内可缓解。

4.胆心反射

术中突然心率、血压下降、胸闷气短、心律失常，甚至心脏骤停。若出现胆心反射，应立即停止手术，轻者暂予临床观察，重者立即给予静注阿托品1 mg并补液对症处理。

5.感染

多因穿刺或放射性损伤引起腹膜、腹膜后及脏器感染所致。主要表现为反复寒战、发热，胆系感染者体温最高可达39℃~40℃，血白细胞和（或）中性粒细胞比率明显增高。早期明确感染诊断是有效治疗的前提，参照“首次干预—效果评估—感染源控制失败—再次（序贯）干预”思路进行“快、准、全” 的感染控制，遵循“早应用、广覆盖、短疗程、动态评估”原则进行抗感染方案制订。术前预防性应用抗生素一定程度可预防感染发生。

6.放射性损伤

多发生于皮肤、胃肠道等射线敏感器官。术前计划须考虑危及器官受量，尤其是曾接受外放疗者，必须按不同粒子活度个体化分布粒子，保持粒子与危及器官安全距离，术后定期复查剂量验证。

7.粒子游走

发生概率在1.7%~64.9%之间。粒子可经胃肠道、血管发生游走或直接脱落入腹腔。游走粒子极少造成辐射损伤，但需警惕粒子相关血栓栓塞事件。一旦发现粒子脱出体外，应立即放入铅罐内，记录时间后交还医院妥善处理。粒子链的应用有望解决粒子游走问题。

8. 针道转移

王娟等报道粒子植入针穿刺瘤组织涂片癌细胞阳性率为2.8%~5.2%。对针道转移局部可行外科切除、外放疗或粒子植入。

（三）腹盆部肿瘤粒子植入剂量学

推荐粒子活度：0.3~0.6 mCi，处方剂量40~160 Gy。腹盆腔内的组织器官种类繁多、解剖结构复杂，活度及剂量应根据肿瘤周围是否有危及器官个体化选择。为将不同危及器官的耐受剂量与标准外放疗、近距离治疗相关联，可参考外放疗危及器官耐受剂量TD5/5及TD50/5设定粒子植入时危及器官的剂量。

（四）疗效评估

粒子植入术后疗效评估除根据RECIST1.1标准对靶病灶行重点评价外，剂量学动态管理亦是影响疗效评估与预测的重要一环。王娟等建议在完成术后即刻剂量验证后，至少还需根据半年内每月复查CT图像行动态剂量验证以评价吸收剂量、危及器官受量及粒子剩余剂量。此外还需结合症状缓解程度、肿瘤标记物变化、生活质量及体重等客观指标缓解情况。

六、骨与软组织肿瘤的粒子植入治疗

（一）操作方法

操作方法分徒手操作和模板引导两种方式，鉴于软组织肿瘤常体积较大，模板引导更易达到剂量要求。

1. 术前计划

术前3 d内行常规CT扫描，层厚3~5 mm，体表标记摆位中心线和3D非共面模板。CT数据传输至TPS治疗计划系统进行设计，勾画靶区及危及器官（脊髓、大血管或者邻近重要脏器），设计处方剂量和粒子活度，确定坐标模板位置、方向和粒子针分布和深度，GTV D90需达到处方剂量要求。

2. 模板设计和制作

将TPS数据导入三维影像和逆向工程软件行个体化模板数字建模，并加入X，Y轴坐标信息和针道信息，利用3D光固定快速成型机和医用树脂材料加工得到3D非共面模板，其包含了治疗靶区体表信息、定位标记和模拟针道信息。

3. 粒子植入

将3D模板放置于患者治疗区体表，借助患者外轮廓特征、激光线、体表定位线、模板对位参考线进行定位。通过模板导向孔将粒子针经皮穿刺至预定深度，穿刺过程中通过CT扫描监视进针路径，必要时微调，避免损伤神经及血管。参考术前计划进行粒子植入，行CT扫描，了解粒子分布情况，术中优化，必要时增加或减少植入针，保证整个靶区放疗剂量且周围正常组织得到保护。

4.术后剂量验证

术后进行CT扫描，将图像传输到TPS进行剂量研究，剂量学参数包括肿瘤体积、D90、mPD、V100、V150、V200、适形指数（conformal index，CI）、均匀性指数（homogeneity index，HI）、靶区外体积指数（external index，EI）等。D90大于等于PD且V100大于等于90%表示粒子分布良好。

（二）并发症

多为轻微并发症，严重并发症少见。主要是多针穿刺可能损伤血管而导致局部出血，一般为自限性，无需特殊处理，部分严重出血者需行介入血管造影并栓塞治疗。由于骨肿瘤和软组织肿瘤周围有脊髓、神经等重要结构，因此穿刺中要详细阅读术前影像资料，减少对神经的人为损伤。此外有些溶骨性肿瘤位于中轴承重骨，因此存在发生病理性骨折风险，粒子治疗需配合骨水泥成形术，以增加局部骨的力量。

（三）疗效评估

术后半年内每间隔2个月复查胸部增强CT评价局部疗效。按照mRECIST评价标准进行疗效评估：影像学显示所有靶病灶消失，或PET显示肿瘤局部代谢完全消失，或MR显示局部成骨性病变区异常信号完全消失，评价为局部完全缓解（CR）；所有靶病灶长径综合较基线缩小大于等于30%，或PET显示肿瘤局部代谢减弱较基线降低大于等于30%，或MR显示局部成骨性病变区异常信号减弱大于等于30%，评价为局部部分缓解（PR）；靶病灶增大大于等于20%，或PET显示肿瘤局部代谢增大较基线大于等于20%，或MR显示局部成骨性病变区异常信号增大大于等于20%，定义为局部进展（PD）；靶病灶评价为PR和PD之间的命名为疾病稳定（SD）。

七、颅脑肿瘤的粒子植入治疗

（一）治疗技术流程

1.病情评估

对收治的颅脑肿瘤患者，完善必要的相关检查后，首先进行多学科整合会诊MDT或HIM讨论，此过程应有患者及家属参与。得出初步诊疗意见为符合颅脑肿瘤放射性粒子治疗适应证，再经患方同意并签署放射性粒子治疗知情同意书，方可进行手术准备。

2. 术前准备

（1）充分的影像学检查，颅脑CT平扫及增强扫描、MRI平扫及增强扫描等。

（2）实验室检查：血常规检查、血凝常规、生化检查等。

（3）住院治疗：完善心电图、心脏超声，充分备皮、空腹、体位固定负压袋，建立静脉通路等。

（4）药物准备：对比剂、抗癫痫药物，预防用止血药、甘露醇等。

（5）术前计划设计、3D模板打印，以及根据术前计划备放射性粒子等。

3. 手术方式

（1）影像引导下低剂量率放射性粒子植入。

（2）影像引导高剂量率放射性粒子条插植。

（3）开放手术直视下放射性粒子植入。

（4）外科手术后残腔放射性药囊置入。

（5）术后切缘放射性粒子植入等。

4. 引导方式

（1）影像学引导（CT、MRI、PET/CT等）。

（2）导航引导（光学导航、磁导航等）。

（3）模板辅助（通常采用3D打印非共面模板）。

5. 麻醉方式

（1）局部麻醉：患者无法耐受全麻或拒绝全麻，可以在局麻下进行。

（2）全身麻醉：建议作为首选，尤其在使用模板辅助以及钻孔通道较多的情况下。

6. 手术流程

本共识所述手术流程主要是全麻下CT引导下放射性粒子治疗颅脑肿瘤手术流程。

（1）麻醉、导尿：通常全麻，麻醉后给予导尿。

（2）体位固定：选择合适体位，用真空垫、头垫以及束缚带辅助体位固定。

（3）扫描定位：①若使用3D打印模板，则贴合模板后行CT扫描完成定位模板复位，并在头皮上标记模板边界；②若不使用3D打印模板，则病变对应头皮区域放置定位栅格，行CT扫描，根据术前计划确定头皮钻孔位置并标记。

（4）消毒、铺巾：给予手术区域及周围头皮消毒、铺无菌治疗巾。

（5）颅骨钻孔：①若使用3D打印模板，则复位无菌模板后，进行颅骨钻孔；②若不使用3D打印模板，则根据术前计划及头皮标记点进行颅骨钻孔。

（6）粒子针插植：根据术前计划设计经颅骨钻孔通道穿入粒子针，复查CT，确定进针位置及进针深度。

（7）粒子植入：穿刺针到位后，根据术前计划顺次植入放射性粒子，并拔除穿刺针。

（8）术后评估：完成粒子植入后复查CT，评估粒子分布及有无出血等并发症。并将术后图像导入计划系统，完成术后剂量学验证。

（9）术后处理：根据情况给予头皮切口腱膜缝合并加压包扎，预防脑脊液漏；头部戴铅防护帽防护，确保环境安全；麻醉苏醒后平车送回病房。

（10）围手术期处理：返病房后给予去枕平卧、心电监护、吸氧、留置导尿，嘱患者24 h制动、禁饮食，并给予脱水降颅压、营养支持治疗。

（11）拆线、出院：于术后5~7 d复查颅脑CT平扫检查了解粒子分布情况，及有无粒子游走及出血并发症；给予头皮创口消毒拆线、办理出院。

（二）并发症处理

（1）出血：以内科保守治疗为主，严重者紧急联系外科开颅血肿清除或置管引流。

（2）颅压增高：给予脱水降颅压治疗，通常使用甘露醇联合激素。

（3）脑坏死：为迟发并发症，可以使用激素治疗，必要时联合抗血管生成药物治疗。

（三）术后随访

1. 随访指标

病灶局部控制、生活质量改善、神经症状和体征变化、总生存期、病变复发等情况。病灶控制或复发情况应选择MRI检查进行评估，有条件可以行PET/MRI评估，其评定标准包括Macdonald标准及RANO标准等。

2. 随访时间

出院前病人评价，术后1个月随访，以后每3个月评价1次。

（四）替代治疗

针对随访发现有确切胶质瘤影像学复发、残留证据者，可再行放射性粒子治疗，一般间隔6个月以上，并降低处方剂量。针对拒绝或无法再行放射性粒子治疗的，以及影像学提示放射性粒子疗效不佳者，可考虑外科手术治疗，或联合化疗、立体定向放疗、分子靶向药物等进行综合治疗。

八、空腔脏器的粒子植入治疗

碘125粒子目前主要应用于食道、气道、胆道及门静脉等空腔脏器。未来有望进一步拓展到下腔静脉、输尿管等其他空腔脏器。食道和气道的碘粒子支架为一体式的，可携带碘粒子的小仓捆绑在支架上，植入前将碘粒子放入仓内，随支架一起释放即可，支架释放过程与普通支架类似。

（一）食道粒子支架

1.适应证

（1）患者有进行性吞咽困难症状，且吞咽困难指数为Ⅲ或Ⅳ级。

（2）经内镜检查并活检病理证实为食管癌。

（3）食管钡餐：病变段明显狭窄，稀钡通过明显受阻，病变上端食管扩张。

（4）患者ECOG评分为0–3之间，意识清楚，能配合手术。

2.禁忌证

（1）患者一般情况差，ECOG评分大于等于4。

（2）病变位置过高，其上缘超过C7水平者。

（3）溃疡型食管癌者。

（4）食管癌伴食管气管瘘或食管纵隔瘘形成者。

3.操作流程

根据患者食管病变的长度和狭窄程度选取食道支架，支架直径16~20 mm，长度为病变长度+20 mm。根据病变放疗处方剂量除以每颗粒子活度得出所植入粒子数，将粒子均匀固定在支架外周，要求粒子间彼此间距在10~15 mm之间，粒子必须覆盖病灶上下缘，且最上缘粒子与支架杯口距离控制在10 mm之内。

患者取侧卧位、局麻下口咬牙垫，经口腔置入造影用导丝和导管，分别于病变上下端推注造影剂显示病变的长度及狭窄程度，交换超硬超长导丝、撤出导管。如果病变部位食道狭窄严重，估计到食管支架释放系统通过困难或释放器释放完支架后撤出困难时，应先行病变部位球囊成形术。然后将食管内照射支架系统沿超硬导丝推送至病变部位，采用近端定位法确认定位准确后释放支架，要求置入支架的上下缘超出病变高度控制在10 mm左右。

术后患者一般取仰卧位腰背部抬高，3 d行对症治疗，包括止血、预防感染、保护食管及胃黏膜等。术后可进流质，嘱患者禁食冷饮，进食要缓慢。

（二）气道粒子支架

1.适应证

（1）经组织学、细胞学活检或者前期手术证实的恶性气道梗阻。

（2）外压型、混合型气道狭窄。

（3）有呼吸困难等气道梗阻的临床症状。

（4）无法或患者拒绝行外科手术切除病灶。

2.禁忌证

（1）良性气道梗阻。

（2）合并有气管穿孔。

（3）预期生存时间小于等于3个月。

（4）狭窄位置过高。

3.操作流程

对拟接受气管内照射支架治疗患者，先行胸部CT增强扫描，经TPS系统计算出所需放射粒子的处方剂量及具体粒子排布。根据患者气管病变的长度，选择相应的气管内照射支架，粒子照射野必须覆盖病灶远、近两端缘。

患者仰卧于手术台上，全麻成功后将带有泥鳅导丝的气管支架输送器经气管插管外套管送入气管或病变侧主支气管或双侧支气管内，将支架缓慢送入气管内定位于狭窄段，支架覆盖气管狭窄段，支架释放后撤出支架释放器。

患者术后3 d行气道雾化、对症、支持治疗。出院前行增强CT了解气道梗阻改变、支架复张情况和有无移位。

（三）胆道粒子支架

1.适应证

（1）恶性胆道梗阻。

（2）经多学科团队讨论不适合手术切除或患者拒绝手术切除。

（3）预期生存时间大于等于3个月。

（4）ECOG PS 评分小于等于2。

2.禁忌证

（1）中重度腹水。

（2）凝血功能障碍。

3.操作流程

（1）术前：完善术前常规检查，包括腹部CT增强、MRCP以及相关实验室检查等，明确病灶部位并评估手术可行性，签署手术知情同意书。

（2）术中：①患者取仰卧位，透视/B超监视下用PTCD专用穿刺针穿刺扩张的胆管；②推注造影剂显示病变的长度及梗阻程度，交换260 cm超硬、超长导丝并撤出导管；③根据病变的长度选择适当的胆道内照射支架系统，要求粒子携带装置的粒子段完全覆盖病变，粒子活度 0.6mCi。用眼科镊子将粒子固定于携带装置上，装填过程中携带装置套装的中心金属支撑杆不要抽出；④用6 mm×40 mm 球囊先扩张梗阻的胆道，再沿超硬导丝将粒子携带装置推送至病变部位；⑤退出释放器，沿超硬导丝将普通胆道支架推送到胆道梗阻段，并与胆道粒子装置粒子段重叠，要求内照射支架系统的上下缘应超出病变 10 mm 左右；⑥术后留置外引流管，1~2 周行引流管造影了解支架通畅情况并拔除外引流管；术后密切监测患者各项生命体征变化，并予以保肝、止痛等后续治疗。

（四）门静脉粒子支架

1. 适应证

（1）经病理组织学诊断和/或临床诊断证实为肝癌伴门静脉内癌栓。

（2）至少存在一侧门静脉一级分支未完全闭塞。

（3）肝功能分级为Child—Pugh A或B级。

（4）预期生存时间大于等于3个月。

（5）ECOG PS评分小于等于2。

2. 禁忌证

（1）中重度腹水。

（2）凝血功能障碍。

3. 操作流程

（1）完善术前常规检查，明确诊断并评估手术可行性，签署手术知情同意书。

（2）术中

a. 患者取仰卧位、局麻下透视/B超引导下用千叶针穿刺癌栓邻近尚通畅门静脉分支。

b. 推注对比剂显示病变的位置、长度及狭窄程度。

c. 根据病变长度和狭窄程度，选择合适支架，安装粒子携带装置。

d. 经10F鞘置入外支架（粒子携带装置），缓慢撤出释放器。

e. 再次经10F鞘沿硬导丝置入门静脉血管支架，撤出鞘及释放器。

f. 用明胶海绵条或钢圈封堵穿刺通道，无菌纱布覆盖穿刺点。

（3）术后

密切监测患者各项生命体征变化，并予以抗凝、保肝、止痛等后续治疗。

九、粒子植入治疗局限性

（一）只有少数肿瘤的放射性粒子植入治疗方式进入指南推荐

其余肿瘤进行放射性粒子植入治疗缺乏足够有说服力的证据，尤其是大样本、多中心的随机对照研究证实放射性粒子植入治疗远期疗效不逊于甚至优于现有主流治疗方式。目前采用放射性粒子植入治疗肿瘤，更多作为不能手术及放化疗患者，或是术后、放化疗后复发患者的替代性治疗方案，有时还需联合其他局部治疗方式

（如栓塞、消融等）控制病情。

（二）并发症发生率

由于大多数粒子植入治疗手术需要依靠多针排布穿刺入肿瘤，因此出血等并发症的发生概率会高于其他依靠单针或寡针穿刺方式进行治疗的介入手术，如消融（消融术中可以止血）等。

由于目前尚无成熟针道处理方式，因此不能忽略粒子植入引发针道种植转移的问题。此外，粒子植入后伴随着肿瘤体积不断变化，剂量分布呈动态性改变，可能会随之带来危及器官放射性损伤。剂量衰减随瘤体缩小同步伴行的理想模型仍需更安全且有效剂量区间的摸索。

（三）从业人员的专业知识储备

从业人员除需具备肿瘤治疗基本理念与介入操作实施技能外，还需掌握放射肿瘤学、放射物理学等相关专业知识，以便能够更好地制定治疗计划，完美控制肿瘤放疗剂量。相较于其他介入治疗方式（如消融等），需要更久的培训周期和更长的学习曲线。

（四）配套软件和硬件的研发

计算机三维治疗计划系统是放射性粒子植入术前计划、术中优化和术后验证的实施载体，前列腺癌的术中计划系统已相当成熟，但其他癌种仍存在治疗计划系统不匹配情况。如何完成术中图像采集、数据传送、实时计划，如何简便快捷地完成质量验证，尚有大量工作要做。

十、粒子植入联合治疗

放射性碘125粒子植入治疗是典型的适形近距离放疗，持续低剂量辐射和剂量“快升快降”特点使得其能够将绝大部分剂量沉积于肿瘤靶区而对周围正常组织影响微乎其微。这种独特的性能确保其在肿瘤临床实践中取得很好的局部疗效。众所周知，肿瘤是全身性疾病，全身治疗是基础，高效局部治疗不仅可迅速降低局部肿瘤负荷，对全身控瘤治疗也能起到很好的互补效果。各取所长这是肿瘤整合治疗的核心理念之一，现论述如下。

（一）粒子联合外科治疗

传统外科根治性切除是临床治疗恶性肿瘤局部首选根治性方案，但在临床中，由于各种原因可能存在局部切缘阳性，甚至肿瘤无法解剖性切除的问题。将放射性碘125粒子放置在医用材料上并规范排列，形成粒子敷料并缝合在肿瘤切缘或肿瘤无法彻底切除的位置，能建立一道抑制肿瘤发展的防护墙；对残留肿瘤较大的范围，可采用影像学引导通过经皮穿刺方法，将碘125粒子永久性植入残留肿瘤，以联合互补治疗模式获得局部病灶的完全控制。

（二）粒子联合外放疗

外放疗是肿瘤三大治疗手段之一，临床应用广泛，但有些肿瘤部位由于解剖位置特殊而使得外放疗剂量受限，如靠近脊髓、心脏、肠道的肿瘤。这种情况可先用传统外放疗给予40~50 Gy剂量，之后通过局部穿刺将粒子植入残留肿瘤，处方剂量PD一般为90 Gy。对放疗后局部复发患者，同样可用相同办法以提高肿瘤内累积剂量而降低对周围重要脏器的损伤，也是外放疗和内放疗结合的典范。

（三）粒子联合系统治疗

肿瘤是全身性、系统性、慢性疾病。以化疗、靶向治疗、免疫治疗为代表的全身治疗在肿瘤治疗中发挥极其重要的作用。但对局部肿瘤负荷较高的患者，往往全身治疗对局部病灶的控制有待进一步提高。放射性碘125粒子的局部实体瘤控制率高达80%以上，因此在全身系统性治疗前提下，强化并合理使用局部放射性碘125粒子植入术，不仅能快速降低肿瘤负荷，提高局部肿瘤反应率，且对肿瘤转移有一定的抑制作用，两者结合已越来越成为主流方案之一，不仅在前列腺癌，在国内外多个在肺癌、肠癌、食管癌等的研究中显现令人鼓舞的疗效。

（四）粒子联合其他微创介入治疗

介入治疗包括血管介入和非血管介入治疗。前者采用血管栓塞的方法以遏制肿瘤的营养，而非血管则采用穿刺技术使用消融技术以对肿瘤进行局部毁损，尽管这些局部治疗都有广泛临床应用，但有些局部病灶仍因客观或主观原因导致局部肿瘤残留，放射性碘125粒子因其适应证广、操作简单、疗效确切为根治性局部治疗提供有益的技术补充。此外，我国滕皋军团队研发的可携带碘125粒子功能性支架对腔道梗阻性病变也取得突破性进展，已进入食管癌伴恶性梗阻的指南方案，伴随着粒子支架的进一步发展，其在腔道肿瘤中将发挥着越来越重要的作用。

参考文献

1. 胡效坤，张福君，肖越勇.CT介入治疗学（第三版）.北京：人民卫生出版社，2020.
2. 张欣，肖越勇，张肖，等.CT引导下经皮肺穿刺活检并发出血的预防和处理.中国介入影像与治疗学，2015（4）：202-205.
3. Yamamoto N，Watanabe T，Yamada K，et al.Efficacy and safety of ultrasound（US）guided percutaneous needle biopsy for peripheral lung or pleural lesion：comparison with computed tomography（CT）guided needle biopsy.Journal of Thoracic Disease，2019，11（3）：936-943.
4. Kinnaird A，Yerram N K，O'Connor L，et al.MRI-guided Biopsy in Active Surveillance of Prostate Cancer.The Journal of urology，2021，207（4）.
5. Lin Y，Xu Y，Lin J，et al.Improving CT-guided transthoracic biopsy diagnostic yield of lung masses using intraprocedural CT and prior PET/CT fusion imaging.BMC Pulmonary Medicine，2022，22（1）.
6. 吕银章，石磊，郑光，等.电磁导航辅助CT引导系统在孤立性肺结节穿刺活检中的应用.中华放射学杂志，2018，52（6）：472-474.
7. Vilanova J C，Pérez D T A，Puig J，et al.Robotic-assisted transrectal MRI-guided biopsy.Technical feasibility and role in the current diagnosis of prostate cancer：an initial single-center experience.Abdominal radiology（New York），2020，45（prepublish）.
8. 杨雪玲，于海鹏，司同国.胸部肿瘤经皮穿刺活检中国专家共识（2020版）.中华介入放射学电子杂志，2021，9（02）：117-126.
9. Zhang R，Zuki D，Byrd D W，et al.PET/CT-guided biopsy with respiratory motion correction.International Journal of Computer Assisted Radiology and Surgery，2019，14（12）：2187-2198.
10. Biopsies of Indeterminate Pulmonary Nodules.Tomography（Ann Arbor，Mich.），2022，8（4）.
11. 中国抗癌协会肿瘤介入学专业委员会，中国抗癌协会肿瘤介入学专业委员会青年委员会.胸部肿瘤经皮穿刺活检中国专家共识.中华医学杂志，2018，98（23）：1822-1831.
12. 中华医学会呼吸病学分会，中国肺癌防治联盟.肺癌小样本取材相关问题的中国专家共识.中华内科杂志，2016，55（5）：406-413.
13. 中国抗癌协会肿瘤介入学专业委员会，中国抗癌协会肿瘤介入学专业委员会胸部肿瘤诊疗专家委员会.胸部肿瘤经皮穿刺活检中国专家共识（2020版）.中华医学杂志，2021，101（3）：185-198.
14. 王利英，蒋天安，郑树森.超声造影引导下穿刺活检在肝占位性病变中的应用价值.中华医学超声杂志（电子版），2018，15（6）：458-463.
15. NEUBERGER J，PATEL J，CALDWELL H，et al.Guidelines on the use of liver biopsy in clinical practice from the British Society of Gastroenterology，the Royal College of Radiologists and the Royal College of Pathology .Gut，2020，69（8）：1382-1403.
16. ROCKEY D C，CALDWELL S H，GOODMAN Z D，et al.Liver biopsy.Hepatology，2009，49（3）：1017-1044.
17. 肝脏穿刺活检湘雅专家共识编写组.肝脏穿刺活检湘雅专家共识.中国普通外科杂志，2021，30（1）：1-8.
18. 邱剑光，陈锡慧，袁晓旭，等.腹膜后间隙筋膜分层及筋膜间隙的临床解剖学研究.中国临床解剖学杂志，2009（3）：5.
19. McGahan JP.Challenges in abdominal/pelvic biopsy techniques.Abdom Imaging.2013 Oct；38（5）：1043-1056.
20. Huang AJ，Kattapuram SV.Musculoskeletal neoplasms：biopsy and intervention.Radiol Clin North Am 2011；49：1287-1305.
21. Ashford RU，McCarthy SW，Scolyer RA，et al.Surgical biopsy with intra-operative frozen section.An

accurate and cost-effective method for diagnosis of musculoskeletal sarcomas. J Bone Joint Surg Br 2006；88：1207-1211.

22. Kiefer J，Mutschler M，Kurz P，et al.Accuracy of core needle biopsy for histologic diagnosis of soft tissue sarcoma.Sci Rep.2022 Feb 3；12（1）：1886.

23. Schwartz HS，Spengler DM.Needle tract recurrences after closed biopsy for sarcoma：three cases and review of the literature.Ann Surg Oncol 1997；4（3）：228-236.

24. Filippiadis DK，Charalampopoulos G，MaziotiA，et al. Bone and Soft-Tissue Biopsies：What You Need to Know.SeminInterventRadiol.2018；35（4）：215-220.

25. Cohen MG，McMahon CJ，Kung JW，et al.Comparison of battery powered and manual bone biopsy systems for core needle biopsy of sclerotic bone lesions. AJR Am J Roentgenol 2016；206（05）：W83-W86.

26. Jelinek JS，Murphey MD，Welker JA，et al.Diagnosis of primary bone tumors with image-guided percutaneous biopsy：experience with 110 tumors.Radiology 2002；223（03）：731-737.

27. Gupta S，Wallace MJ，Cardella JF，et al；Society of Interventional Radiology Standards of Practice Committee.Quality improvement guidelines for percutaneous needle biopsy.J VascIntervRadiol 2010；21（07）：969-975.

28. Hau A，Kim I，Kattapuram S，et al.Accuracy of CT-guided biopsies in 359 patients with musculoskeletal lesions.Skeletal Radiol 2002；31（06）：349-353.

29. Altuntas AO，Slavin J，Smith PJ，et al.Accuracy of computed tomography guided core needle biopsy of musculoskeletal tumours.ANZ J Surg 2005；75（04）：187-191.

30. Datir A，Pechon P，Saifuddin A.Imaging-guided percutaneous biopsy of pathologic fractures：a retrospective analysis of 129 cases.AJR Am J Roentgenol 2009；193（02）：504-508.

31. Yang J，Frassica FJ，Fayad L，et al.Analysis of nondiagnostic results after image-guided needle biopsies of musculoskeletal lesions.Clin OrthopRelat Res 2010；468（11）：3103-3111.

32. Garg V，Kosmas C，Josan ES，et al.Computed tomography-guided percutaneous biopsy for vertebral neoplasms：a department' s experience and hybrid biopsy technique to improve yield.Neuro surg Focus 2016；41（02）：E17.

33. Sehn JK，Gilula LA. Percutaneous needle biopsy in diagnosis and identifification of causative organismsin cases of suspected vertebral osteomyelitis.Eur J Radiol 2012；81（05）：940-946.

34. Omura MC，Motamedi K，UyBico S，et al.Revisiting CT-guided percutaneous core needle biopsy of musculoskeletal lesions：contributors to biopsy success.AJR Am J Roentgenol 2011；197（02）：457-461.

35. Wu JS，Goldsmith JD，Horwich PJ，et al.Bone and soft-tissue lesions：what factors affect diagnostic yield of image-guided core-needle biopsy Radiology 2008；248（03）：962-970.

36. Sailer V，Schiffman MH，Kossai M，et al.Bone biopsy protocol for advanced prostate cancer in the era of precision medicine.Cancer 2018；124（05）：1008-1015.

37. Hakan T，Aker FV.Evaluation of 126 consecutive stereotactic procedures：brain biopsy，diagnostic yield，accuracy，non-diagnostic results，complications and follow- up.Turk Neurosurg，2016，26：890-899.

38. Giannetti AV，Alvarenga AY，de Lima TO，et al.Neuroendoscopic biopsy of brain lesions：accuracy and complications.J Neurosurg，2015，122：34-39.

39. 何祥萌，张克宁，鄢行畅，等.开放式 MR 实时透视技术在颅脑病变穿刺活检中的应用效果.中国介入影像与治疗学，2020，17：257-261.

40. cerebral haematomas following stereotactic biopsies：poor planning or poor execution .Int J Med Robot，2021，17（2）：e2211.

41. Hu LS，Eschbacher JM，Dueck AC，et al.Correlations between perfusion MR imaging cerebral blood

volume, microvessel quantification, and clinical outcome using stereotactic analysis in recurrent high-grade glioma.AJNR Am J Neuroradiol, 2012, 33 (1): 69-76.

42. 李成利，武乐斌，宋吉清，等.开放性MRI引导下脑内病变穿刺病理学活检的应用价值.中华放射学，2006，40（12）：1319-1321.

43. 翟博.肝脏肿瘤局部消融治疗学.上海：第二军医大学出版社，2017.

44. 陈敏华，S.Nahum Goldberg.肝癌射频消融--基础与临床.北京：人民卫生出版社，2018.

45. 刘宝东，支修益.影像引导射频消融治疗肺部肿瘤专家共识（2015年版）.中国肺癌杂志，2015，18（5）：251-259.

46. 叶欣，范卫君.影像引导下肿瘤热消融治疗镇痛专家共识.中华内科杂志，2022，61（9）：1008-1015.

47. 葛明华，徐栋，滕皋军.甲状腺良性结节、微小癌及颈部转移性淋巴结热消融治疗专家共识（2018版）.中国肿瘤，2018，27（10）：768-773.

48. 王会，胡继红，赵卫.骨肿瘤的消融治疗.介入放射学杂志，2012，21（10）：879-883.

49. Reig M, Forner A, Rimola J, et al.BCLC strategy for prognosis prediction and treatment recommendation: The 2022 update.J Hepatol, 2022; 76 (3): 681-693.

50. 原发性肝癌诊疗指南（2022年版）：中华人民共和国国家卫生健康委员会医政司（http://www.nhc.gov.cn/yzygj/s7659/202201/a01ceb75c62b486fa459e36ba0fdfdbc.shtml）

51. Fonseca AZ, Saad WA, Ribeiro MA Jr.Complications after radiofrequency ablation of 233 hepatic tumors.Oncology, 2015, 89 (6): 332-336.

52. Stepniewska AK, Baggio S, Clarizia R, et al.Heat can treat: long-term follow-up results after uterine-sparing treatment of adenomyosis with radiofrequency thermal ablation in 60 hysterectomy candidate patients.SurgEndosc 2022; 36 (8): 5803-5811.

53. Lee BB, Yu SP.Radiofrequency Ablation of Uterine Fibroids: a Review.CurrObstetGynecol Rep 2016; 5 (4): 318-324.

54. Green SH, Khatri VP, McGahan JP.Radiofrequency ablation as salvage therapy for unresectable locally recurrent rectal cancer.J VascIntervRadiol 2008; 19 (3): 454-458.

55. Lefevre JH, Parc Y, Lewin M, et al.Radiofrequency ablation for recurrent pelvic cancer.COLORECTAL DIS 2008; 10 (8): 781-784.

56. De Filippo M, Russo U, Papapietro VR, et al. Radiofrequency Ablation of Osteoid Osteoma. Acta Biomed, 2018, 89 (1-S): 175-185.

57. Yamakado K, Matsumine A, Nakamura T, et al.Radiofrequency ablation for the treatment of recurrent bone and soft-tissue sarcomas in non-surgical candidates. International Journal of Clinical Oncology, 2014, 19 (5): 955-962.

58. 张丽云，陈克敏，王忠敏.骨肿瘤射频消融治疗研究进展.介入放射学杂志，2009（5）：395-397.

59. Koo J S, Chung S H.The Efficacy of Radiofrequency Ablation for Bone Tumors Unsuitable for Radical Excision.The Korean Orthopaedic Association, 2021, 13 (2): 278-285.

60. A Piras, M La Vecchia, L Boldrini, et al.Radiofrequency thermoablation (RFA) and radiotherapy (RT) combined treatment for bone metastases: a systematic review. Eur Rev Med Pharmacol Sci, 2021, 25 (10): 3647-3654.

61. Kim S J, Chung H W, Baek J H, et al.Ultrasonography-Guided Radiofrequency Ablation of Malignant Musculoskeletal Soft-Tissue Tumors Using the "Moving-Shot" Technique at a Single-Institution Experience.Ultrasound Quarterly, 2014, 30 (4): 295-300.

62. Tomasian A, Hillen TJ, Chang RO, et al.Simultaneous bipedicular radiofrequency ablation combined with vertebral augmentation for local tumor control of spinal metastases. AJNR Am J Neuroradiol.2018; 39: 1768-1773.

63.Tomasian A，Gangi A，Wallace AN，et al.Percutaneous thermal ablation of spinal metastases：recent advances and review.AJR Am J Roentgenol 2018；210：142-152.

64.Tomasian A，Joshua Marlow，Travis J Hillen，et al.Complications of Percutaneous Radiofrequency Ablation of Spinal Osseous Metastases：An 8-Year Single-Center Experience.AJR Am J Roentgenol 2021；216（6）：1607-1613

65.Zhang X，Ye X，Zhang K，et al.Computed Tomography Guided Microwave Ablation Combined with Osteoplasty for the Treatment of Bone Metastases：A Multicenter Clinical Study.J VascIntervRadiol.2021；32（6）：861-868.

66.Woo S，Lee JM，Yoon JH，et al.Small- and medium-sized hepatocellular carcinomas：monopolar radiofrequency ablation with a multiple-electrode switching system-mid-term results. Radiology. 2013；268（2）：589-600.

67.Peng ZW，Zhang YJ，Chen MS，et al.Radiofrequency ablation with or without transcatheter arterial chemoembolization in the treatment of hepatocellular carcinoma：a prospective randomized trial.J Clin Oncol Off J Am Soc Clin Oncol.2013；31（4）：426-432.

68.Zhang YJ，Chen MS，Chen Y，et al.Long-term Outcomes of Transcatheter Arterial Chemoembolization Combined With Radiofrequency Ablation as an Initial Treatment for Early-Stage Hepatocellular Carcinoma.JAMA Netw Open.2021；4（9）：e2126992.

69.Takuma Y，Takabatake H，Morimoto Y，et al.Comparison of combined transcatheter arterial chemoembolization and radiofrequency ablation with surgical resection by using propensity score matching in patients with hepatocellular carcinoma within Milan criteria.Radiology.2013；269（3）：927-937.

70.Goldberg SN，Kamel IR，Kruskal JB，et al.Radiofrequency ablation of hepatic tumors：increased tumor destruction with adjuvant liposomal doxorubicin therapy.AJR Am J Roentgenol.2002；179（1）：93-101.

71.Head HW，Dodd GD，Bao A，et al.Combination radiofrequency ablation and intravenous radiolabeled liposomal Doxorubicin：imaging and quantification of increased drug delivery to tumors.Radiology.2010；255（2）：405-414.

72.Tak WY，Lin SM，Wang Y，et al.Phase III HEAT Study Adding Lyso-Thermosensitive Liposomal Doxorubicin to Radiofrequency Ablation in Patients with Unresectable Hepatocellular Carcinoma Lesions.Clin Cancer Res Off J Am Assoc Cancer Res.2018；24（1）：73-83.

73.Cui J，Wang N，Zhao H，et al.Combination of radiofrequency ablation and sequential cellular immunotherapy improves progression-free survival for patients with hepatocellular carcinoma.Int J Cancer.2014；134（2）：342-351.

74.Yin L，Li XY，Zhu LL，et al.Clinical application status and prospect of the combined anti-tumor strategy of ablation and immunotherapy.Front Immunol.2022；13：965120.

75.王菡，王宏伟.超声-CT/MRI融合成像技术对肝癌射频消融术疗效的评估价值.肝脏，2018，23：727-729。

76.Ahn SJ，Lee JM，Lee DH，et al.Real-time US-CT/MR fusion imaging for percutaneous radiofrequency ablation of hepatocellular carcinoma.J Hepatol.2017；66：347-354.

77.Abdullah BJ，Yeong CH，Goh KL，et al.Robotic-assisted thermal ablation of liver tumours.EurRadiol.2015；25：246-257.

78.Cazzato RL，Arrigoni F，Boatta E，et al.Percutaneous management of bone metastases：state of the art，interventional strategies and joint position statement of the Italian College of MSK Radiology（ICoMSKR）and the Italian College of Interventional Radiology（ICIR）.Radiol Med.2019；124（1）：34-49.

79.Lachenmayer A，Tinguely P，Maurer MH，et al.Stereotactic image-guided microwave ablation of hepatocellular carcinoma using a computer-assisted navigation system.Liver Int.2019；39：1975-1985

80.Schullian P，Laimer G，Putzer D，et al.Stereotactic radiofrequency ablation of primary liver tumors in the caudate lobe.HPB（Oxford）.2019；22（3）：470-478
81.Beyer LP，Pregler B，Niessen C，et al.Robot-assisted microwave thermoablation of liver tumors：a single- center experience.Int J Comput Assist Radiol Surg.2016；11：253-259
82.Mbalisike EC，Vogl TJ，Zangos S，et al.Image-guided microwave thermoablation of hepatic tumours using novel robotic guidance：an early experience.EurRadiol.2015；25：454-462.
83.原发性肝癌诊疗规范（2019年版），临床肝胆病杂志，2020，36（2）：277-292
84.Feng K，Yan J，Li X，et al.A randomized controlled trial of radiofrequency ablation and surgical resection in the treatment of small hepatocellular carcinoma.J Hepatol，2012，57：794-802.
85.Tellapuri S，Sutphin PD，Beg MS，et al.Staging systems of hepatocellular carcinoma：A review.Indian J Gastroenterol，2018，37：481-491.
86.Lin CC，Lui KW，Chen WT，et al.Switching monopolar radiofrequency ablation improves long-term outcomes of medium-sized hepatocellular carcinoma.Eur Radiol，2021，31：8649-8661.
87.Lin SM，Lin CJ，Lin CC，et al.Randomised controlled trial comparing percutaneous radiofrequency thermal ablation，percutaneous ethanol injection，and percutaneous acetic acid injection to treat hepatocellular carcinoma of 3 cm or less.Gut，2005，54：1151-1156.
88.Hocquelet A，Aube C，Rode A，et al.Comparison of no-touch multi-bipolar vs.monopolar radiofrequency ablation for small HCC.J Hepatol，2017，66：67-74.
89.Ma S，Ding M，Li J，et al.Ultrasound-guided percutaneous microwave ablation for hepatocellular carcinoma：clinical outcomes and prognostic factors.J Cancer Res Clin Oncol，2017，143：131-142.
90.Seror O，N'Kontchou G，Nault JC，et al.Hepatocellular Carcinoma within Milan Criteria：No-Touch Multibipolar Radiofrequency Ablation for Treatment-Long-term Results.Radiology，2016，280：611-621.
91.Yun BY，Lee HW，Min IK，et al.Prognosis of Early-Stage Hepatocellular Carcinoma：Comparison between Trans-Arterial Chemoembolization and Radiofrequency Ablation.Cancers（Basel），2020.
92.Munro M G，Critchley H O D，Fraser I S，et al.The FIGO classification of causes of abnormal uterine bleeding in the reproductive years.Fertility and Sterility，2011，95（7）：2204-2208，2208.e1-3.
93.张晶，关铮，钱林学，等.超声引导经皮微波消融治疗子宫肌瘤临床应用的指南建议.中华医学超声杂志（电子版），2015，12（05）：353-356.
94.超声引导经皮热消融治疗子宫肌瘤全国多中心研究协作组.超声引导经皮微波（射频）消融治疗子宫肌瘤临床应用指南（2017）.中华医学超声杂志（电子版），2018，15（02）：90-94.
95.Liu H，Zhang J，Han Z，et al.Effectiveness of ultrasound-guided percutaneous microwave ablation for symptomatic uterine fibroids：a multicentre study in China.International Journal of Hyperthermia，2016，32（8）：876-880.
96.Spies J B，Coyne K，Guaou Guaou N，et al.The UFS-QOL，a new disease-specific symptom and health-related quality of life questionnaire for leiomyomata.Obstetrics and Gynecology，2002，99（2）：290-300.
97.Fu Y，Feng Q，Zhang S，et al.Application of oxytocin in ultrasound-guided percutaneous microwave ablation for treatment of hypervascular uterine fibroids：a preliminary report.International Journal of Hyperthermia，2019，36（1）：760-766.
98.Torkzaban M，Machado P，Gupta I，et al.Contrast-Enhanced Ultrasound for Monitoring Non-surgical Treatments of Uterine Fibroids：A Systematic Review.Ultrasound Med Biol.2021；47（1）：3-18.
99.Yang Y，Hao Y，Zhang J，et al.Ultrasound-Guided Percutaneous Microwave Ablation for Subserosal Uterine Myomas.J Minim Invasive Gynecol.2019；26（3）：544-550.
100.Yang Y，Zhang J，Han ZY，et al.Ultrasound-guided percutaneous microwave ablation for submucosal uterine fibroids.J Minim Invasive Gynecol.2014；21（3）：436-441.

101.Dong B，Liang P，Yu X，et al.Percutaneous sonographically guided microwave coagulation therapy for hepatocellular carcinoma：results in 234 patients. AJR Am J Roentgenol. 2003 Jun；180（6）：1547-1555.

102.Lehner SG，Gould JE，Saad WE，et al.Tumor lysis syndrome after radiofrequency ablation of hepatocellular carcinoma.AJR Am J Roentgenol.2005，185（5）：1307-1309.

103.范清宇，马保安，周勇，等.骨盆恶性或高度侵袭性骨肿瘤微波高温灭活保肢术.中国矫形外科杂志，2009，17（13）：961-964.

104.张余，徐亮，黄华扬，等.原位微波消融在侵及骨组织的软组织肿瘤保肢手术中的初步应用.中国骨科临床与基础研究杂志，2011，03（4）：263-266.

105.LubnerMG，BraceCL，HinshawJL，et al.Microwave tumor ablation：mechanism of action，clinical results，and devices.J Vasc Interv Radiol，2010，21（8Suppl）：S192-S203.

106.KnavelEM，BraceCL.Tumor ablation：common modalities and general practices.Tech Vasc Interv Radiol，2013，16（4）：192-200.

107.FanQY，ZhouY，ZhangM，et al.Microwave ablation of malignant extremity bone tumors.Springerplus，2016，5（1）：1373.

108.杨小明，张余，张涛，等.原位微波消融术治疗骨肿瘤的常见并发症及防治策略.中国修复重建外科杂志，2012，26（12）：70-73.

109.李远，马珂，刘文生，等.原位微波消融术治疗骨转移癌.中国骨与关节杂志，2014，3（4）：277-281.

110.郭晨阳，胡鸿涛，黎海亮，等.CT引导微波治疗恶性骨肿瘤的临床研究.当代医学，2009，15（35）：666-667.

111.Cazzato RL，Garnon J，Shaygi B，et al.PET/CT-guided interventions：indications，advantages，disadvantages and the state of the art.Minim Invasive Ther Allied Technol，2018，27（1）：27-32.

112.叶欣.影像引导下肾上腺肿瘤消融治疗的严重并发症--高血压危象.中华医学杂志，2019，99（15）：1121-1122.

113.Lum MA，Shah SB，Durack JC，et al.Imaging of Small Renal Masses before and after Thermal Ablation.Radiographics.2019，39（7）：2134-2145.

114.Sanchez A，Feldman AS，Hakimi AA.Current Management of Small Renal Masses，Including Patient Selection，Renal Tumor Biopsy，Active Surveillance，and Thermal Ablation.J Clin Oncol.2018，36（36）：3591-3600.

115.Wood BJ，Abraha mJ，Hvizda JL，et al.Radiofrequency ablation of adrenal tumors and adrenocortical carcinoma metastases.Cancer，2003，97（3）：554-560.

116.Men M，Ye X，Fan W，et al.Short-term outcomes and safety of computed tomography-guided percutaneous microwave ablation of solitary adrenal metastasis from lung cancer：a multi-center retrospective study.Korean J Radiol，2016，17（6）：864-873.

117.Li X，Fan W，Zhang L，et al.CT-guided percutaneous microwave ablation of adrenal malignant carcinoma：preliminary results.Cancer，2011，117（22）：5182- 5188.

118.Fintelmann FJ，Tuncali K，Puchner S，et al.Catecholamine surge during image-guided ablation of adrenal gland metastases：predictors，consequences，and recommendations for management.J Vasc Interv Radiol，2016，27（3）：395-402.

119.中国医师协会介入医师分会肿瘤消融专业委员会，中国临床肿瘤学会肿瘤消融治疗专家委员会.影像引导下肾上腺肿瘤消融治疗专家共识（2019版）.中华医学杂志，2019，99（15）：1123-1132.

120.Wile GE，Leyendecker JR，Krehbiel KA，et al.CT and MR imaging after imaging-guided thermal ablation of renal neoplasms.Radiographics.2007，27（2）：325-39；discussion 339-340.

121.肖越勇，田锦林.氩氦刀肿瘤消融治疗技术.北京：人民军医出版社，2010

122.张肖，肖越勇，李成利，等.影像学引导肺结节冷冻消融专家共识（2022版），中国影像与介入治疗学杂志，2022，19，1，2-6.

123.魏颖恬，肖越勇.影像学引导肺癌冷冻消融专家共识2018版，中国影像与介入治疗学杂志，2018，15，5，259-263.

124.张肖，肖越勇，李成利，等.影像学引导肾癌冷冻消融专家共识2019版，中国影像与介入治疗学杂志，2019，16.2.65-69.

125.张啸波，肖越勇，李成利.影像学引导肺癌冷冻消融治疗专家共识2018版，中国影像与介入治疗学杂志，15，12，711-716.

126.Arnott J.Practical illustrations of the remedial efficacy of a very low or anaesthetic temperature.I.In cancer.Lancet 1850；2：257-259

127.Squazzi A，Bracco D.A historical account of the technical means used in cryotherapy.Minn Med，1974，65（3）：3718-3722.

128.Allington HV.Liquid nitrogen in the treatment of skin diseases.Calif Med 1950；72：153-155.

129.Baust J G，Gage A A，Bjerklund Johansen T E，et al.Mechanisms of cryoablation：Clinical consequences on malignant tumors.Cryobiology，2014，68（1）：1-11.

130.Mahnken AH，K nig AM，Figiel JH.Current Technique andApplication of Percutaneous Cryotherapy. Aktuelle Technik und Anwendung der perkutanenKryotherapie.Rofo，2018，190（9）：836-846.

131.Torre D.Alternate cryogens for cryosurgery.J Dermatol Surg 1975；1：56-58

132.吴斌，肖越勇，张肖，等.肝癌冷冻消融治疗中CT和MRI引导效果对照研究.中华放射学杂志，2010，44（8）：7.

133.Cooper I，Lee A.Cryostatic congelation：a system for producing a limited controlled region of cooling or freezing of biological tissue.J.Nerv.Ment.Dis.1961；133：259-263.

134.Vanderbrink BA，Rastinehad A，Caplin D，et al.Successfulconservative management of colorenal fistula after percutaneous cryoablation of renal-cell carcinoma.J Endourol，2007，21（7）：726-729.

135.任超，肖越勇，吴斌.CT引导下经皮穿刺氩氦刀冷冻消融术治疗肾癌的临床应用研究.中华临床医师杂志（电子版），2012，6（7）：3.

136.Zhang X，Tian J，Zhao L，et al.CT-guided conformal cryoablation for peripheral NSCLC：initial experience.Eur J Radiol，2012，81（11）：3354-3362.

137.Osada S，Yoshida K，Saji S.A novel strategy by cryoablation for advanced hepatoma.Anticancer Res.2009 Dec；29（12）：5203-5209.

138.柳明，刘超，李成利，等.影像引导肝癌的冷冻消融治疗专家共识（2020版）.中国医刊，2020，55（5）：489-492.

139.Pompili M，Saviano A，de Matthaeis N，et al.Long-term effectiveness of resection and radiofrequency ablation for single hepatocellular carcinoma ≤3cm.Results of a multicenter Italian survey.J Hepatol，2013，59：89-97

140.刘士榕.氩氦刀适形冷冻治疗肺癌的基础及临床研究.军医进修学院解放军总医院.

141.Hirooka M，Hiraoka A，Ochi H，et al.Transcatheter arterial chemoembolization with or without radiofrequency ablation：Outcomes in patients with barcelona clinic liver cancer stage B hepatocellular carcinoma.The American Surgeon，2018，210（4）：1-8.

142.高登发，张啸波，张爱莲.MRI引导技术在氩氦刀消融治疗肿瘤中的临床应用.中国介入影像与治疗学杂志，2019.

143.Greene SA，De Vuyst H，John-Stewart GC，et al.Effect of Cryotherapy vs Loop Electrosurgical Excision Procedure on Cervical Disease Recurrence Among Women With HIV and High-Grade Cervical Lesions in Kenya：A Randomized Clinical Trial.Jama，2019，322：1570-1579.

144.Shah TT，Peters M，Eldred-Evans D，et al.Early-Medium-Term Outcomes of Primary Focal Cryotherapy to Treat Nonmetastatic Clinically Significant Prostate Cancer from a Prospective Multicen-

treRegistry.European urology，2019，76：98-105
145.Katzman D，Wu S，Sterman DH.Immunological Aspects of Cryoablation of Non-Small Cell Lung Cancer：A Comprehensive Review.Journal of thoracic oncology，2018，13：624-635.
146.杜鹏，任荣伟，肖越勇.氩氦刀冷冻消融姑息治疗韧带样纤维瘤.中国影像与介入治疗学杂志，2015，12，4，214-217.
147.Shi J，Li Y，Liang S，et al. Circulating tumour cells as biomarkers for evaluating cryosurgery on unresectable hepatocellular carcinoma.Oncology reports，2016，36：1845-1851.
148.张春宁，程洁茵，吕华亮，等.CT引导下氮气冷冻消融术治疗非小细胞肺癌.中国卫生标准管理，2020，11：56-59.
149.蔡进中，苏伟珠，何凡，等.125I粒子联合氩氦刀冷冻消融术治疗中晚期肺癌的临床疗效研究.临床放射学杂志，2015，34：1136-1139.
150.Nault JC，Sutter O，Nahon P，et al.Percutaneous treatment of hepatocellular carcinoma：State of the art and innovations.J Hepatol，2018，68：783-797.
151.Kirstein MM，Wirth TC.Multimodal treatment of hepatocellular carcinoma.Internist（Berl），2020，61（2）：164-169
152.周良辅，毛颖，王任直.中国中枢神经系统胶质瘤诊断与治疗指南（2015）.中华医学杂志，2016，96（07）：485-509.
153.LOUIS D N，PERRY A，WESSELING P，et al.The 2021 WHO Classification of Tumors of theCentral Nervous System：a summary .Neuro Oncol，2021，23（8）：1231-1251.
154.胶质瘤多学科诊治（MDT）中国专家共识.中华神经外科杂志，2018，34（02）：113-118.
155.李成利，张传臣，谢国华，等.MRI导引与实时监控冷冻消融治疗兔VX2脑肿瘤.中华放射学杂志，2008，42：650-654
156.Nimsky C，Ganslandt O，Tomandl B，et al.Low-field magnetic resonance imaging for intraoperative use in neurosurgery：a 5-year experience.EurRadiol，2002，12（11）：2690-2703
157.李成利，武乐斌，宋吉清，等.介入磁共振技术对神经系统病变的诊疗价值.中华神经外科杂志，2007，23：462-465
158.Jolesz FA.MR-Guided thermal ablation of brain tumors.AJNR，1995，16：49-52
159.Mack MG，Vogl TJ.MR-guided ablation of head and neck tumors.Neuroimaging Clin N Am，2004，14：853-859.
160.Tacke J，Speetzen R，Adam G.Experimental MR imaging-guided interstitial cryotherapy of the brain.AJNR Am J Neuroradiol Suppl，2001，22（3）：431-440.
161.吴劲松，毛颖，姚成军，等.术中磁共振影像神经导航治疗脑胶质瘤的临床初步应用（附61例分析）.中国微侵袭神经外科杂志，2007，（03）：105-109.
162.Breen DJ，King AJ，Patel N，et al.Image-guided cryoablationfor sporadic renal cell carcinoma：Three- and 5-year outcomes in 220 patients with biopsy-proven renal cell carcinoma.Radiology，2018，289（2）：554-561.
163.刘长富，郭志，邢文阁，等.栓塞联合冷冻消融对比索拉菲尼治疗Ⅲ期肾癌疗效评价.介入放射学杂志，2015，24（11）：964-968.
164.Yashiro H，Nakatsuka S，Inoue M，et al.Factors affecting local progression after percutaneous cryoablation of lung tumors.J VascIntervRadiol，2013，24（6）：813-821.
165.Mogami T，Harada J，Kishimoto K，et al.Percutaneous MR-guided cryoablation for malignancies，with a focus on renal cell carcinoma.Int J Clin Oncol，2007，12（2）：79-84.
166.张肖，张璇，肖越勇，等.MR引导下氩氦刀冷冻消融术治疗骨盆肿瘤的临床应用.中国介入影像与治疗学，2010，7（3）：232-235.
167.Kim MN，Kim BK，Han KH，et al.Evolution from WHO to EASL and mRECISTforhepatocellularcarcinoma：Considerationsfortumorresponseassessment. Expert Rev GastroenterolHepatol，2015，9：

335-348.

168.Song Shangqing，Yang Qing，et al.Long-term outcomes of cryoablation for biopsy-proven T1 stage renal cell carcinoma.World Journal of Surgical Oncology，2022，20（1）.

169.Galambos David Maxwell，SaleiAliaksei，et al.Intrahepatic renal cell carcinoma implantation along a percutaneous biopsy and cryoablation probe tract.BMJ case reports，2022，15（5）.

170.Gu Cheng Yuan，Wang Jun jie，et al.Survival in Metastatic Renal Cell Carcinoma Patients Treated With Sunitinib With or Without Cryoablation.Frontiers in Oncology，2021，11.

171.SpiliopoulosStavros，MarzougAbdelaziz，RaHae，et al.Long-term outcomes of CT-guided percutaneous cryoablation of T1a and T1b renal cell carcinoma.Diagnostic and interventional radiology（Ankara，Turkey），2021，27（4）.

172.何晓锋，肖越勇，张肖，等.CT引导下肾脏肿瘤冷冻消融术后出血的防治.中华放射学杂志，2014，48（4）：316-319.

173.Yilmaz S，Ozdogan M，Cevener M，et al.Use of cryoablation beyond the prostate.Insights Imaging，2016，7（2）：223-232

174.Rose PS，Morris JM.Cryosurgery/cryoablation in musculoskeletal neoplasms：history and state of the art.Curr Rev Musculoskelet Med，2015，8（4）：353-360.

175.Liu S，Zou L，Mao S，et al.The safety and efficacy of bladder cryoablation in a beagle model by using a novel balloon cryoprobe.Cryobiology，2016

176.Martell B，Jesse MK，Lowry P.CT-Guided Cryoablation of a Peripheral Nerve Sheath Tumor.J VascIntervRadiol，2016，27（1）：148-150.

177.Chen L，Chen X，and Zeng Y.The different effects of cryoablation and thermal ablation on inflammation and scar hyperplasia in rat skin.ZhonghuaJie He He Hu Xi Za Zhi，2015，38（6）：451-455.

178.Sabel MS.Cryo-immunology：a review of the literature and proposed mechanisms for stimulatory versus suppressive immune responses.Cryobiology，2009，58（1）：1-11.

179.Webb H，Lubner MG，Hinshaw JL.Thermal Ablation. Seminars in Roentgenology，2011，46（2）：133-141.

180.Sabel MS，Nehs MA，Su G，et al. Immunologic response to cryoablation of breast cancer.Breast Cancer Research and Treatment 2005，90（1），97-104.

181.Masato Urano CT，Yasuyuki Sugiyama，Kiichi Miya a SS.Antitumor effects of residual tumor after cryoablation（2）.Cryobiology 2003，46（3）：238-245.

182.K.Hayakawa，T.Yamashita，K.Suzuki，et al. Comparative immunological studies in rats following cryosurgery and surgical excision of 3-methylcholantrene-induced primary autochthousous tumors. Gann 1982，73（3）：462-469.

183.Sagnelli E，Macera M，Russo A，et al.Epidemiological and etiological variations in hepatocellular carcinoma.Infection.2020；48（1）：7-17.

184.Cannon R，Ellis S，Hayes D，et al，Martin RC，2nd.Safety and early efficacy of irreversible electroporation for hepatic tumors in proximity to vital structures.Journalof SurgicalOnology.2013；107（5）：544-549.

185.Ruarus AH，Barabasch A，Catalano O，et al.Irreversible Electroporation for Hepatic Tumors：Protocol Standardization Using the Modified Delphi Technique.Journalof Vascularand Interventional Radiology.2020；31（11）：1765-1771.e15.

186.中国抗癌协会肝癌专业委员会，陈敏山.中国肿瘤整合诊治指南-肝癌（2022精简版）.中国肿瘤临床.2022；49（19）：1.

187.Villanueva A.Hepatocellular Carcinoma.New England Journal of Medicine.2019；380（15）：1450-1462.

188.中华医学会外科学分会胰腺外科学组，赵玉沛，杨尹默，等.中国胰腺癌诊治指南（2021）.中国实用外科杂志，2021，41（7）：14.

189.Ansari D，Kristoffersson S，Andersson R，et al. The role of irreversible electroporation（IRE）for locally advanced pancreatic cancer：a systematic review of safety and efficacy.Scandinavian journal of gastroenterology.2017；52（11）：1165-1171.

190.Bijou I，Wang J.Evolving trends in pancreatic cancer therapeutic development.Annals of pancreatic cancer.2019；2.

191.Hu C，Hart SN，Polley EC，et al.Association Between Inherited Germline Mutations in Cancer Predisposition Genes and Risk of Pancreatic Cancer.Jama.2018；319（23）：2401-2409.

192.Huang J，Lok V，Ngai CH，et al.Worldwide Burden of，Risk Factors for，and Trends in Pancreatic Cancer.Gastroenterology.2021；160（3）：744-754.

193.Leen E，Picard J，Stebbing J，et al.Percutaneous irreversible electroporation with systemic treatment for locally advanced pancreatic adenocarcinoma.Journal of gastrointestinal oncology.2018；9（2）：275-281.

194.Thomas AS，Kwon W，Horowitz DP，et al.Long-term follow-up experience with adjuvant therapy after irreversible electroporation of locally advanced pancreatic cancer.Journal of surgical oncology.2022；126（8）：1442-1450.

195.Freeman E，Cheung W，Kavnoudias H，et al.Irreversible Electroporation For Hepatocellular Carcinoma：Longer-Term Outcomes At A Single Centre.Cardiovascular and interventional radiology.2021；44（2）：247-253.

196.Nielsen K，Scheffer HJ，Vieveen JM，et al.Anaesthetic management during open and percutaneous irreversible electroporation.British journal of anaesthesia.2014；113（6）：985-992.

197.Deodhar A，Dickfeld T，Single GW，et al.Irreversible electroporation near the heart：ventricular arrhythmias can be prevented with ECG synchronization.AJR.American journal of roentgenology.2011；196（3）：W330-335.

198.Tamura M，Pedersoli F，Schulze-Hagen M，et al.Predictors of Occlusion of Hepatic Blood Vessels after Irreversible Electroporation of Liver Tumors.Journal of vascular and interventional radiology.2020；31（12）：2033-2042.e1.

199.魏颖恬，肖越勇，张肖，等.CT引导下经皮纳米刀消融治疗局部晚期胰腺癌相关并发症初步分析.中华放射学杂志，2018，52（7）：5.

200.魏颖恬，肖越勇，张肖，等.CT引导不可逆电穿孔消融术治疗局部晚期胰腺癌的有效性和安全性.中华放射学杂志，2016（10）：5.

201.中国医药教育协会介入微创治疗专业委员会.影像学引导胰腺癌不可逆电穿孔消融治疗专家共识2018版.中华医学杂志，2018，98（39）：5.

202.Pompili M，Francica G.Irreversible electroporation for hepatic tumors.J Ultrasound.2019；22（1）：1-3.

203.魏颖恬，肖越勇，张肖，等.胰腺癌纳米刀消融参数的设置原则与临床应用.中国介入影像与治疗学，2017，14（4）：4.

204.Martin EK，Bhutiani N，Egger ME，et al.Safety and efficacy of irreversible electroporation in the treatment of obstructive jaundice in advanced hilar cholangiocarcinoma.The official journal of the International HepatoPancreato Biliary Association.2018；20（11）：1092-1097.

205.Geboers B，Timmer FEF，van den Tol PM，et al. [Irreversible electroporation：local tumor ablation with systemic immune effect].Nederlandstijdschriftvoorgeneeskunde.2021；165.

206.He C，Sun S，Zhang Y，et al.Irreversible Electroporation Plus Anti-PD-1 Antibody versus Irreversible Electroporation Alone for Patients with Locally Advanced Pancreatic Cancer.Journal of inflammation research.2021；14：4795-4807.

207.Eresen A，Yang J，Scotti A，et al.Combination of natural killer cell-based immunotherapy and irreversible electroporation for the treatment of hepatocellular carcinoma. Annals of translational medicine.2021；9（13）：1089.

208. 肖越勇，张肖，张金山.积极稳妥地开展纳米刀肿瘤消融新技术.中国介入影像与治疗学，2015，12（5）：2.

209. Chen W，Zheng R，Baade PD，et al.Cancer statistics in China，2015.a cancer journal for clinicians.2016；66（2）：115-132.

210. Diehl SJ，Rathmann N，Kostrzewa M，et al.Irreversible Electroporation for Surgical Renal Masses in Solitary Kidneys：Short-Term Interventional and Functional Outcome.Journal of vascular and interventional radiology.2016；27（9）：1407-1413.

211. Trimmer CK，Khosla A，Morgan M，et al.Minimally Invasive Percutaneous Treatment of Small Renal Tumors with Irreversible Electroporation：A Single-Center Experience.Journal of vascular and interventional radiology.2015；26（10）：1465-1471.

212. Wendler JJ，Pech M，Fischbach F，et al.Initial Assessment of the Efficacy of Irreversible Electroporation in the Focal Treatment of Localized Renal Cell Carcinoma With Delayed-interval Kidney Tumor Resection（Irreversible Electroporation of Kidney Tumors Before Partial Nephrectomy [IRENE] Trial-An Ablate-and-Resect Pilot Study）.Urology.2018；114：224-232.

213. Wah TM.Image-guided ablation of renal cell carcinoma.Clinical Radiology.2017；72（8）：636-644.

214. Wei Y，Xiao Y，Wang Z，et al.Chinese expert consensus of image-guided irreversible electroporation for pancreatic cancer.Journal of cancer research and therapeutics.2021；17（3）：613-618.

215. Chen X，Yi B，Liu Z，et al.Global，regional and national burden of pancreatic cancer，1990 to 2017：Results from the Global Burden of Disease Study 2017.Pancreatology.2020；20（3）：462-469.

216. Sung H，Ferlay J，Siegel RL，et al.Global Cancer Statistics 2020：GLOBOCAN Estimates of Incidence and Mortality Worldwide for 36 Cancers in 185 Countries.a cancer journal for clinicians.2021；71（3）：209-249.

217. Mizrahi JD，Surana R，Valle JW，et al.Pancreatic cancer.Lancet.2020；395（10242）：2008-2020.

218. Walter FM，Mills K，Mendon a SC，et al.Symptoms and patient factors associated with diagnostic intervals for pancreatic cancer（SYMPTOM pancreatic study）：a prospective cohort study.Lancet Gastroenterol Hepatol.2016；1（4）：298-306.

219. Martin RC，2nd，Kwon D，Chalikonda S，et al.Treatment of 200 locally advanced（stage III）pancreatic adenocarcinoma patients with irreversible electroporation：safety and efficacy.Ann Surg.2015；262（3）：486-94；discussion 92-94.

220. Kamarajah SK，Burns WR，Frankel TL，et al.Validation of the American Joint Commission on Cancer（AJCC）8th Edition Staging System for Patients with Pancreatic Adenocarcinoma：A Surveillance，Epidemiology and End Results（SEER）Analysis.Annals of surgical oncology .2017；24（7）：2023-2030.

221. 杜鹏，肖越勇，张欣，等.猪肾纳米刀消融后影像和病理分析.中国介入影像与治疗学.2015，12（5）：263-266.

222. Dunki-Jacobs EM，Philips P，Martin RC. Evaluation of thermal injury to liver，pancreas and kidney during irreversible electroporation in an in vivo experimental model.The British journal of surgery.2014；101（9）：1113-1121.

223. Garcia PA，Rossmeisl JH，Jr.，Neal（RE）et al. A parametric study delineating irreversible electroporation from thermal damage based on a minimally invasive intracranial procedure.Biomedical engineering online.2011；10：34.

224. M nsson C，Nilsson A，Karlson BM.Severe complications with irreversible electroporation of the pancreas in the presence of a metallic stent：a warning of a procedure that never should be performed.Acta

radiologica short reports.2014；3（11）：2047981614556409.

225.Kim SH，Jeong S，Kang JM，et al.Image-guided stent-directed irreversible electroporation for circumferential ablation in the rat esophagus.Frontiers in bioengineering and biotechnology.2022；10：934858.

226.Vroomen L，Petre EN，Cornelis FH，et al.Irreversible electroporation and thermal ablation of tumors in the liver，lung，kidney and bone：What are the differences Diagnostic and interventional imaging.2017；98（9）：609-617.

227.Garnon J，Auloge P，Dalili D，et al.Percutaneous irreversible electroporation of porta hepatis lymph node metastasis.Diagnostic and interventional imaging.2021；102（1）：53-54.

228.Brucer M.Brachytherapy.Am J Roentgenol Radium TherNucl Med 1958；79：1080-1090.

229.Goldberg SW，London ES.XXIV.Zurfrage der beziehungenzwischen becquerel- strahlen und hautaffectionen.DermatologischeZeischrift，1903，10（5）：457-462.

230.刘亚洲，袁成，施林心，等.放射性粒子植入技术治疗恶性肿瘤进展.中国辐射卫生，2018，27（04）：390-394.

231.Pasteau O，Degrais P.The radium treatment of cancer of the prostate.Arch Roentgen Ray，1914，28（4）：396-410.

232.李沈峪.近距离放疗发展简史.实用肿瘤学杂志，1991（01）：79-80.

233.郑珠玲.疾病、政治与医疗-孙中山癌症诊疗过程研究.上海师范大学，2018.

234.龚卿.巴黎系统基础上的剂量优化.中华放射肿瘤学杂志，1997（01）：53-56.

235.Whitmore WF Jr，Hilaris B，Grabstald H. Retropubic implantation of iodine 125 in the treatment of prostatic cancer.J Urol 1972；108：918-920.

236.Blasko JC，Ragde H，Schumacher D. Transperineal percutaneous Iodine-125 implantation for prostatic carcinoma using transrectal ultrasound and template guidance.Endocurietherapy/Hyperthermia Oncol 1987；3：131-139.

237.Gregoire V，Mackie TR.State of the art on dose prescription，reporting and recording in Intensity-Modulated Radiation Therapy（ICRU report No.83）.Cancer Radiother，2011，15（6-7）：555-559.

238.彭冉，姜玉良，吉喆，等.放射性粒子植入的生物有效剂量计算及其临床应用.中华放射医学与防护杂志，2017，37（7）：522-528.

239.张福君，吴沛宏，顾仰葵，等.CT导向下125I粒子植入治疗肺转移瘤.中华放射学杂志，2004，38（9）：906-909.

240.柳晨，王俊杰，孟娜，等.CT引导下放射性125I粒子置入治疗脊柱转移性肿瘤的价值.中国脊柱脊髓杂志，2011，21（3）：226-229.

241.Wang Y，Lu J，Guo JH，et al.Novel Tracheobronchial Stent Loaded with 125 I Seeds in Patients with Malignant Airway Obstruction Compared to a Conventional Stent：A ProspectiveRandomized Controlled Study.EBioMedicine，2018，33：269-275.

242.Wang W，Li P，Wang Y，et al.Percutaneous stenting and chemotherapy for unresectable pancreatic cancer：Comparison of irradiation stents vs conventional metal stents.Pancreatology.2019；19（7）：957-962.

243.Zhu HD，Guo JH，Huang M，et al.Irradiationstents vs.conventional metal stents for unresectablemalignant biliary obstruction：A multicenter trial.Journal of Hepatology，2018，68（5）：970-977.

244.Lu J，Guo JH，Zhu HD，et al.Safety andEfficacy of Irradiation Stent Placement for Malignant Portal Vein ThrombusCombined with Transarterial Chemoembolization for Hepatocellular Carcinoma：A Single Center Experience.J VascIntervRadiol，2017，28（6）：786-794.

245.Zhu HD，Guo JH，Mao AW，et al.Conventionalstents versus stents loaded with（125）iodine seeds for the treatment ofunresectableoesophageal cancer：a multicentre，randomised phase 3 trial.Lancet Oncol，2014，15（6）：612-619.

246.张福君.放射性粒子治疗的发展之路.中华医学杂志，2019，99（47）：3681-3682.
247.张宏涛，刘士锋，王从晓，等.关于125I放射性粒子放射物理学等问题的思考.医学影像学杂志，2022，32（3）：530-534.
248.Wang J，Chai S，Wang R，et al.Expert consensus on computed tomography-assisted three-dimensional-printed coplanar template guidance for interstitial permanent radioactive 125I seed implantation therapy.J Cancer Res Ther.2019；15（7）：1430 -1434.
249.Xie S，Wu Z，Zhou L，et al.Iodine-125 seed implantation and allogenic natural killer cell immunotherapy for hepatocellular carcinoma after liver transplantation：a case report.Onco Targets Ther.2018；11：7345-7352.
250.Yang M，Fang Z，Yan Z，et al.Transarterial chemoembolisation（TACE）combined with endovascular implantation of an iodine-125 seed strand for the treatment of hepatocellular carcinoma with portal vein tumour thrombosis versus TACE alone：a two-arm，randomised clinical trial.J Cancer Res Clin Oncol.Feb 2014；140（2）：211-219.
251.Zhang ZH，Zhang W，Gu JY，et al.Treatment of Hepatocellular Carcinoma with Tumor Thrombus with the Use of Iodine-125 Seed Strand Implantation and Transarterial Chemoembolization：A Propensity-Score Analysis.J Vasc Interv Radiol.08 2018；29（8）：1085-1093.
252.Zhang F，Zheng L，Li D，et al.To explore the curative effect of CT-guided Iodine-125 radioactive seed implantation in the treatment of stage Ⅳ primary hepatocellular carcinoma.J Interv Med.May 2021；4（2）：82-86.
253.Yuan Q，Ma Y，Wu L，et al.Clinical Outcome of CT-Guided Iodine-125 Radioactive Seed Implantation for Intrahepatic Recurrent Hepatocellular Carcinoma：A Retrospective，Multicenter Study.Front Oncol.2022；12：819934.
254.Chen L，Kan X，Sun T，et al.Transarterial chemoembolization combined with iodine 125 seeds versus transarterial chemoembolization combined with radiofrequency ablation in the treatment of early- and intermediate-stage hepatocellular carcinoma.BMC Gastroenterol.29 2020；20（1）：205.
255.Chen L，Sun T，Kan X，et al.Transarterial chemoembolization combined with iodine-125 seed implantation for patients with hepatocellular carcinoma：a retrospective controlled study. J Int Med Res.2020；48（10）：300060520944309.
256.Yan L，Chen L，Qian K，et al.Caudate Lobe Hepatocellular Carcinoma Treated with Sequential Transarterial Chemoembolization and Iodine 125 Seeds Implantation：A Single-Center Retrospective Study. Cancer Manag Res.2021；13：3901-3912.
257.Ren Y，Dong X，Chen L，et al.Combined Ultrasound and CT-Guided Iodine-125 Seeds Implantation for Treatment of Residual Hepatocellular Carcinoma Located at Complex Sites After Transcatheter Arterial Chemoembolization.Front Oncol.2021；11：582544.
258.Li J，Zhang L，Sun Z，et al.Iodine-125 seed implantation for residual hepatocellular carcinoma or cholangiocellular carcinoma in challenging locations after transcatheter arterial chemoembolization：Initial experience and findings.J Contemp Brachytherapy.Jun 2020；12（3）：233-240.
259.中华医学会放射肿瘤治疗学分会，中国医师学会粒子植入专家委员会，北京医学会放射肿瘤治疗学分会-中国北方粒子治疗多中心协作组（CNRBG）.3D打印非共面坐标模板辅助CT引导放射性（125）I粒子植入治疗头颈部肿瘤专家共识.中华医学杂志，2018，98（15）：1143-1147.
260.Jiang Y，Zhen P，Dai J，et al.Long-Term Safety and Efficacy of CT-Guided I125 Radioactive Seed Implantation as a Salvage Therapy for Recurrent Head and Neck Squamous Carcinoma：A Multicenter Retrospective Study.Front Oncol.20211；11：645077.
261.Ji Z，Jiang Y，Tian S，et al.The Effectiveness and Prognostic Factors of CT-Guided Radioactive I-125 Seed Implantation for the Treatment of Recurrent Head and Neck Cancer After External Beam Radiation Therapy.Int J Radiat Oncol Biol Phys 2019 103（3）：638-645.

262.Chen Y，Jiang Y，Ji Z，et al.Effificacy and Safety of CTGuided（125）I Seed Implantation as a Salvage Treatment for Locally Recurrent Head and Neck Soft Tissue Sarcoma After Surgery and External Beam Radiotherapy：A 12-Year Study at a Single Institution.Brachytherapy 2020 19（1）：81-89.
263.Jiang Y，Ji Z，Guo F，et al.Side Effects of CT-Guided Implantation of（125）I Seeds for Recurrent Malignant Tumors of the Head and Neck Assisted by 3D Printing non Co-Planar Template.Radiat Oncol 2018 13（1）：18.
264.Jiang P，Wang J，Ran W，et al.Five-Year Outcome of Ultrasound-Guided Interstitial Permanent（125）I Seeds Implantation for Local Head and Neck Recurrent Tumors：A Single Center Retrospective Study.J ContempBrachyther（2019）11（1）：28-34.
265.吉喆，姜玉良，郭福新，等.3D打印个体化非共面模板辅助放射性粒子植入治疗恶性肿瘤的剂量学验证.中华放射医学与防护杂志，2016，36（9）：662.666.
266.刘树铭，张建国，黄明伟，等.个体化模板辅助颅底区永久性组织间近距离治疗的可行性研究.中华放射医学与防护杂志，2013，33（1）：4245.
267.玉良，吉酷，郭福新，等.CT引导3D打印非共面模板辅助125I粒子治疗头颈部复发转移癌不良反应研究.中华放射医学与防护杂志，2017，37（7）：495499.
268.中国抗癌协会肿瘤微创治疗委员会粒子治疗分会，中国医药教育协会介入微创治疗专业委员会，中国医师协会介入分会放射性粒子治疗专家委员会.放射性粒子治疗脑胶质瘤专家共识.中华内科杂志，2022，61（8）：867-873.
269.张利娟，张宏涛，王泽阳，等.术中实时计划对腹膜后转移癌125I粒子治疗的剂量学优势.介入放射学杂志，2017，26（11）：1011-1014.
270.金龙，邹英华.梗阻性黄疸经皮肝穿刺胆道引流及支架植入术专家共识（2018）.中国介入影像与治疗学，2019，16（1）：2-7.
271.梁松年，苏洪英，冯博，等.恶性梗阻性黄疸介入治疗后近期并发症的分析和处理.介入放射学杂志，2012，21（11）：927-930.
272.刘昌，张靖垚.腹腔感染诊治新理念：共识与争议.中国实用外科杂志，2019，39（6）：538-541.
273.中华医学会外科学分会，中国研究型医院学会感染性疾病循证与转化专业委员会，中华外科杂志编辑部.外科常见腹腔感染多学科诊治专家共识.中华外科杂志，2021，59（3）：161-178.
274.Taussky D，Moumdjian C，Larouche R，et al.Seed migration in prostate brachytherapy depends on experience and technique.Brachytherapy，2012，11：452-456.
275.Kono Y，Kubota K，Amga T，et al.Swelling of the prostate gland by permanent brachytherapy may affect seed migration.Jpn J Clin Oncol，2010，40：1159-1165.
276.刘晓丽，张宏涛，王泽阳，等.125I粒子游走的研究现状.介入放射学杂志，2019，28（6）：595-598.
277.王娟，公维宏，范会革，等.放射性粒子植入术针道医源性肿瘤种植转移的临床观察.中华放射肿瘤学杂志，2007，16（4）：253-254.
278.王娟，梁岩松，张宏涛.活度对腹盆腔肿瘤125I粒子局部治疗剂量学影响探讨.中华医学杂志，2020，100（41）：3204-3206.
279.中华医学会放射肿瘤治疗学分会，中国医师学会放射治疗专业委员会，中国研究型医院放射治疗专业委员会，等.3D打印共面模板辅助CT引导放射性125I粒子植入治疗专家共识.中华医学杂志，2018，98（35）：2815-2818.
280.Di X，Liang Y，Yu H，et al.125I brachytherapy seeds implantation for an inoperable large retroperitoneal leiomyosarcoma.J Cancer Res Ther.2020；16（2）：397-400.
281.王娟，张宏涛，于慧敏.放射性粒子植入治疗技术动态剂量验证的意义.中华医学杂志，2018，98（23）：1810-1812.
282.中国抗癌协会肿瘤微创治疗委员会粒子治疗分会，中国医药教育协会介入微创治疗专业委员会，中国医师协会介入分会放射性粒子治疗专家委员会.放射性粒子治疗颅内肿瘤标准化流程专家共识.中华医学杂志，2019，99（47）：3683-3686.

283. Liu S，Wang H，Wang C，et al. Dosimetry verification of 3D-printed individual template based on CT-MRI fusion for radioactive（125）I seed implantation in recurrent high-grade gliomas.J Contemp Brachytherapy，2019，11（3）：235-242.

284. Wernicke AG，Taube S，Smith AW，et al.Cs-131 brachytherapy for patients with recurrent glioblastoma combined with bevacizumab avoids radiation necrosis while maintaining local control.Brachytherapy，2020，19（5）：705-712.

285. Liu SF，Lu J，Wang H，et al.Computed tomography-magnetic resonance imaging fusion-guided iodine-125 seed implantation for single malignant brain tumor：Feasibility and safety.J Cancer Res Ther，2019，15（4）：818-824.

286. Liu S，Wang H，Wang C，et al. Intra-operative 3D hologram support with mixed reality technique based on CT-MRI fusion images：operation guidance for brain brachytherapy.J Contemp Brachytherapy，2021，13（2）：205-210.

287. He X，Liu M，Zhang M，et al.A novel three-dimensional template combined with MR-guided（125）I brachytherapy for recurrent glioblastoma.Radiat Oncol，2020，15（1）：146.

288. Hadi I，Reitz D，Bodensohn R，et al.Radiation necrosis after a combination of external beam radiotherapy and iodine-125 brachytherapy in gliomas.Radiat Oncol，2021，16（1）：40.

289. Hughes KL，O′Neal CM，Andrews BJ，et al.A systematic review of the utility of amino acid PET in assessing treatment response to bevacizumab in recurrent high-grade glioma.Neurooncol Adv，2021，3（1）：vdab003.

290. Li Y，Ali S，Clarke J，et al.Bevacizumab in recurrent glioma：patterns of treatment failure and implications.Brain Tumor Res Treat，2017，5（1）：1-9.

291. 张福君，吴沛宏，卢鸣剑，等.125I粒子组织间置入治疗骨转移瘤.中华放射学杂志，2007，41（1）：76-78.

292. 黄海，李福生，王亮，等.CT引导下125 I 放射粒子植入治疗脊柱椎体及椎旁溶骨性转移瘤的临床效果.中华肿瘤杂志，2017，39（3）：220-224.

293. 王体颖，杨祚璋，陈家会，等.经皮椎体成形联合125I粒子植入术治疗胸椎转移瘤合并椎体后缘缺损患者的疗效和安全性.中华肿瘤杂志，2020，42（12）：1056-1062

294. 李洪均，刘娜，张建萍，等.3D打印模板联合CT引导125I粒子植入治疗骨转移癌术前术后剂量学评价.中华放射医学与防护杂志，2021，41（10）：735-740.

295. Mo Z，Zhang T，Zhang Y，et al. Feasibility and clinical value of CT-guided 125I brachytherapy for metastatic soft tissue sarcoma after first-line chemotherapy failure.EurRadiol.2018；28（3）：1194-1203.

296. Peng B，He SC，Zhu HD，et al. Analysis of the effect of percutaneous vertebroplasty combined with（125）I seed implantation in the treatment of spinal metastatic epidural spinal cord compression.Zhonghua Yi Xue Za Zhi.2020；100（37）：2940-2946.

297. Yao Y，Li Z，Jiao D，et al.Palliative local treatment of bone metastases by 125I seed brachytherapy under DynaCT guidance：single-center experience.DiagnIntervRadiol.2021；27（4）：558-563.

298. He J，Mai Q，Yang F，et al.Feasibility and Clinical Value of CT-Guided 125I Brachytherapy for Pain Palliation in Patients With Breast Cancer and Bone Metastases After External Beam Radiotherapy Failure.Front Oncol.2021；11：627158.

299. Sharma R，Sagoo NS，Haider AS，et al.Iodine-125 radioactive seed brachytherapy as a treatment for spine and bone metastases：A systematic review and meta-analysis.Surg Oncol.2021；38：101618.

300. 李云，左文述，陈鹏，等.放射性粒子定位引导在乳腺隐匿性病变保留乳房治疗临床应用.中华肿瘤防治杂志，2020，27（9）：725-729.

301. 高雅，张杰，刘树铭，等.125I粒子近距离治疗在局部晚期腮腺腺样囊性癌的应用.中华放射医学与防护杂志，2021，41（1）：9-13.
302. Qin Y，Zhu LH，Zhao W，et al.Review of Radiomics- and Dosiomics-based Predicting Models for Rectal Cancer.Front Oncol.2022；12：913683.
303. 江萍，吉喆，姜玉良，等.导航辅助CT引导放射性粒子治疗盆腔复发恶性肿瘤剂量学研究.中华放射医学与防护杂志，2021，41（1）：50-55.
304. Guo JH，Teng GJ，Zhu GY，et al.Self-expandable esophageal stent loaded with 125I seeds：initial experience in patients with advanced esophageal cancer.Radiology.2008；247（2）：574-581.
305. Zhu HD，Guo JH，Zhu GY，et al.A novel biliary stent loaded with（125）I seeds in patients with malignant biliary obstruction：preliminary results versus a conventional biliary stent.J Hepatol.2012；56（5）：1104-1111.
306. 王永华，吴庭苗.经导管肝动脉化疗栓塞术联合125I放射性粒子治疗肝癌的临床应用现状及进展.中华核医学与分子影像杂志，2019，39（2）：112-115.
307. 焦德超，韩新巍，王俊杰，等.125I放射性粒子链腔内近距离放疗输尿管癌的初步经验.中华放射医学与防护杂志，2017，37（7）：508-513.
308. 中国医师协会放射性粒子植入技术专家委员会，中国抗癌协会肿瘤微创治疗专业委员会粒子治疗分会.放射性125I粒子植入治疗胰腺癌中国专家共识（2017年版）.临床肝胆病杂志，2018，34（4）：716-723.

血管介入治疗

❖ 血中送弹　栓至魔灭 ❖

❖ 左右开弓　还我纵隔 ❖

❖ 上下出手　肝肠擒贼 ❖

❖ 内外夹击　保胃战烈 ❖

❖ 纵横联动　胆路有别 ❖

❖ 精准护肝　弹近瘤绝 ❖

第一章

肿瘤血管介入治疗概述

一、历史沿革

肿瘤血管介入治疗是在影像设备监视和引导下，借助穿刺针、导丝、导管等器械，通过经皮穿刺血管将药物或器械送达肿瘤部位进行微创治疗的技术。肿瘤血管介入治疗具高效、安全、微创、靶向等优点，属肿瘤整合治疗的重要组成部分。

1895年伦琴偶然发现了X射线，随后很快用于医学，放射科由此诞生。这一发现也使影像引导的微创手术得以出现并发展，为肿瘤和血管疾病患者提供了一个新的治疗选择。1952年6月，Sven Ivar Seldinger提出用导管代替动脉造影针，使经皮血管插管术作为一种操作简便可行的血管内技术。1964年Charles Dotter首次使用同轴扩张器治疗股浅动脉狭窄，随后影像引导的经皮血管重建技术迅速发展。尽管Dotter成功地扩张了狭窄的股动脉，但使用同轴扩张器需逐步扩张经皮穿刺部位。1977年Andreas Gruentzig开发球囊扩张狭窄的血管，无须扩张穿刺部位，使血管成形术又前进了一步。Stanley Baum和Moreye Nusbaum在20世纪60年代中期开创了经导管栓塞血管治疗急性胃肠道出血的先河。1970年，Charles Dotter报道利用自体血块作为栓塞剂，通过选择性栓塞胃网膜右动脉治疗急性上消化道出血。1974年，罗伯特・怀特在使用动脉内注射血管加压素无效时使用了动脉栓塞技术治疗十二指肠溃疡出血。1981年日本医师加藤用含有化疗药的直径200 μm左右的微囊来栓塞肿瘤动脉，显示化疗栓塞优于局部动脉内灌注抗肿瘤药物，从而开创了肿瘤化疗栓塞治疗的先河。

二、技术分类

肿瘤血管介入治疗，根据具体操作方法的不同可分以下几种：

（一）经动脉内灌注化疗

1.动脉内化疗灌注（TAI）

将导管选择性或超选择性插入肿瘤供血动脉后，以适当速度注入适量化疗药，完成后拔管。

2.动脉内留管灌注化疗（LTAI）

将导管选择性或超选择性插入肿瘤供血靶动脉后，留置导管，患者回病房，以慢速持续通过导管注入适量化疗药，时间数小时至数天不等，完成后床旁或X线透视下拔管。

TAI的发展史已经超过30多年，是血管内介入治疗的一种。TAI概念最初由日本学者提出，最先用于治疗结直肠癌肝转移，随后治疗其他恶性肿瘤也获得满意效果。早在1961年有学者用股动脉穿刺置管或胃网膜右动脉切开置管灌注化疗药治疗原发性肝癌。随后1974年，有学者提出通过手术直接将导管插入肝动脉或经肱动脉逆行插管至肝动脉，体外连接便携式泵进行持续性氟尿嘧啶化疗。

对恶性肿瘤血管介入治疗的认识在不同时间段有所变化。最初认为动脉栓塞在肿瘤控制中起主要作用。而后一些研究在栓塞前经导管灌注以铂类为基础化疗药以强化随后栓塞效果，进而发展成为经导管动脉栓塞化疗。近年一些研究指出TACE治疗对正常肝组织损伤重，不利于后续治疗进行和患者长期生存。同期在肝转移瘤中用TAI治疗放弃栓塞，在减少栓塞相关并发症同时也可获得显著疗效。与全身化疗比，TAI可显著提高肿瘤组织中药物浓度，同时减少化疗药物在外周血中分布，从而降低全身毒副作用。特别是借助微导管超选技术直接对肿瘤供血动脉更精确给药，进一步减少对周围正常组织损害，为将来其他治疗保留了更多正常残余组织。采用给药时间维持24~48 h持续灌注给药，较传统介入治疗进一步增加了药物在肿瘤局部作用时间，有利于药物更好发挥疗效。近年，随着化疗药物和血管介入治疗技术进步，TAI对于不可切除HCC治疗反应率相比于传统系统治疗有显著提升。国内外共识也已将其列为重要的不可切除HCC转化治疗手段推荐使用。

（二）经动脉内化疗栓塞

1.动脉内单纯栓塞（TAE）

将导管选择性或超选择性插入肿瘤供血靶动脉后，以适当速度注入适量不携带药物的栓塞剂，使靶动脉闭塞。

2.动脉内化疗栓塞（TACE）

将导管选择性或超选择性插入肿瘤供血靶动脉后，以适当速度注入适量载有化疗药的栓塞剂，使靶动脉闭塞。

TAE发挥作用的理论基础以肝细胞癌（HCC）为例，正常肝脏接受来自肝动脉（25%）和门静脉（75%）双重血液供应，肿瘤随着生长，越来越依赖于肝动脉供血。一旦肿瘤直径达2 cm或更大，大部分血液供应来自肝动脉。多种栓塞剂（例如聚乙烯醇、明胶泡沫、丙烯酸共聚物明胶颗粒、微球）可通过肿瘤供血动脉注入，以完全阻断肿瘤血液供应。由于未灌注化疗药，抗控肿瘤作用仅基于肿瘤缺血和肿瘤组织梗死，不会影响正常肝实质。

TACE中导管选择性或超选择插管至肿瘤的供血动脉内，将带有化疗药物栓塞剂对供血动脉末梢进行栓塞，整合了靶向缺血与局部化疗药高浓度和延控肿瘤药物停留时间。TACE根据栓塞剂不同可分为：采用碘油作为栓塞剂的TACE，称为常规化疗栓塞（conventional TACE，cTACE），采用载药微球作为栓塞剂的TACE，也称为载药微球化疗栓塞（drug-eluting beads TACE，DEB-TACE），以及单纯采用颗粒栓塞作为栓塞剂的单纯栓塞（bland-TACE，bTACE）。

碘油是罂粟籽油碘化酯造影剂，可滞留在富血管肿瘤中，并作为cTACE中化疗药输送媒介，碘油的不透明性使在栓塞时可实时监测。此外，碘油的摄取和滞留是肿瘤反应和患者生存评估的成像标志物。DEB-TACE则是使用聚乙烯醇栓塞微球控制化疗药的装载、递送和洗脱。微球结合了局部缺血和细胞毒性效应，全身毒性低。

在栓塞剂中是否添加化疗药有争议，有研究比较DEB-TACE和bTACE，显示治疗组和对照组在反应、无进展生存率和总生存率方面无统计学差异。虽然大多数TACE治疗HCC证据来自巴塞罗那临床肝癌（BCLC）B期的中期肿瘤研究数据，临床上TACE仍广泛应用于各期HCC，包括早期。晚期使用TACE可作为肝移植的桥接治疗，晚期HCC作为姑息治疗。香港肝癌分期系统提倡对中晚期HCC应更积极使用TACE。

（三）动脉内化疗灌注+栓塞

1.动脉内灌注化疗（TAI）+单纯栓塞（TAE）

将导管选择性或超选择性插入肿瘤供血靶动脉，以适当速度注入适量化疗药物，完成后以适当速度注入适量不携带化疗药的栓塞剂，使靶动脉闭塞。

2.动脉内化疗灌注（TAI）+化疗栓塞（TACE）

将导管选择性或超选择性插入肿瘤供血靶动脉，以适当速度注入适量化疗药，完成后以适当速度注入适量载有化疗药的栓塞剂，使靶动脉闭塞。

3.动脉内留管灌注化疗（LTAI）+单纯栓塞（TAE）

将导管选择性或超选择性插入肿瘤供血靶动脉，留置导管，患者回病房，以慢速持续通过导管注入适量化疗药，时间数小时至数天不等，完成后DSA下通过原留置导管以适当速度注入适量不携带化疗药栓塞剂，使靶动脉闭塞。

4.动脉内留管化疗灌注（LTAI）+化疗栓塞（TACE）

将导管选择性或超选择性插入肿瘤供血靶动脉，留置导管，患者回病房，以慢速持续通过导管注入适量化疗药，时间数小时至数天不等，完成后DSA下通过原留置导管以适当速度注入适量载有化疗药栓塞剂，使靶动脉闭塞。

TACE仍然是目前公认的恶性肿瘤血管介入治疗的主要治疗手段，但对供血血管及其交通支较多的大肿瘤，较难对肿瘤实施完全彻底栓塞，栓塞后手术转化成功率较低，且对存在动静脉瘘、动门脉瘘患者，栓塞后出现异位栓塞风险高，且栓塞效果较差，容易出现肝功损害，甚至衰竭会影响后续手术。TAI经肿瘤供血动脉行肿瘤局部高浓度灌注化疗，治疗过程简单、方便、安全、可行，可有效改善患者肝功和生活质量。TAI与TACE结合，可相对减低栓塞的面积和程度，有效减少栓塞综合征及异位栓塞等不良事件发生，具有更好安全性及有效性。

对一些时间依赖性化疗药，长时间持续动脉灌注化疗相较于短时灌注，延长了高浓度化疗药对肿瘤作用时间，可提高治疗效果。灌注化疗后可选择明胶海绵、空白微球或聚乙烯醇等颗粒栓塞剂加强栓塞效果。通过减慢细胞毒性药物从肝循环中流出速度，增加了细胞毒性药物停留时间，提高患者生存率。

第二章 适应证及禁忌证

一、适应证

（一）动脉内灌注化疗（TAI）

适用于多系统恶性肿瘤包括头颈部、胸部、腹部、生殖泌尿系统、骨骼及软组织等恶性肿瘤晚期的（姑息性）治疗。特别适用于不能手术切除的各类恶性肿瘤，常规一二线治疗方案无效或术后复发。适用于多系统恶性肿瘤的术前辅助治疗，以降低分期完整切除、减少术中播散、减少术中出血等。首选适合相应肿瘤细胞周期非特异性药，比如阿霉素等。单纯团注动脉内化疗灌注细胞周期非特异性药物可以局部高浓度应用，降低全身副作用。

（二）动脉内留管灌注化疗（LTAI）

和单纯团注动脉内化疗灌注的适应证比较类似，适用于多种系统恶性肿瘤的姑息性治疗、术前辅助治疗。灌注方案多选择细胞周期特异性药，比如：吉西他滨、氟尿嘧啶等。如对门静脉癌栓的肝癌或结直肠癌肝转移，用肝动脉长期动脉内化疗灌注，一般选用以奥沙利铂为基础的FOLFOX方案（奥沙利铂，氟尿嘧啶，亚叶酸钙等）。

（三）动脉内单纯栓塞（TAE）

除和动脉内化疗灌注相似的肿瘤晚期姑息性治疗外，单纯动脉内栓塞常应用于以下适应证：

（1）病灶部位出血，血流动力学不稳定、无手术条件或肿瘤情况无法充分评估肿瘤。

（2）头颈部肿瘤比如鼻咽癌等、巨大肿瘤术前栓塞减少术中出血。

（四）动脉内单纯化疗栓塞（TACE）

TACE是肝癌常用非手术疗法，是非手术治疗肝癌的一线方案。对原发性肝癌诊治，TACE已经写入包括中国在内的多国相关诊疗指南。

（1）有手术切除或消融治疗适应证，但因高龄、肝功能储备不足、肿瘤高危部位等非手术原因，不能或不愿接受上述疗法的CNLC Ⅰa、Ⅰb和Ⅱa期肝癌。

（2）CNLC Ⅱb、Ⅲa和部分Ⅲb期肝癌，肝功能Child-Pugh A/B级，ECOGPS评分0-2。

（3）门静脉主干未完全阻塞，或虽完全阻塞但门静脉代偿性侧支血管丰富。

（4）术后辅助TACE、TACE治疗降期转化、肝移植桥接等均为TACE的适应证。

随着相关技术发展，载药微球动脉内化疗栓塞（deb-TACE）的应用也逐渐增加，其相关适应证在传统TACE基础上，还适用于结直肠癌肝转移、cTACE抵抗的HCC患者的挽救性治疗。对其他肺、胰腺、结直肠及膀胱等恶性肿瘤的术前降期或晚期姑息性治疗均可选用TACE。

（五）动脉内化疗灌注（TAI）+单纯栓塞（TAE）

通过整合多种治疗手段，应用相关药物的抗控肿瘤作用辅以肿瘤滋养动脉栓塞截断输送营养物质。适于应用细胞周期非特异性药对多系统恶性肿瘤晚期姑息性治疗、术前辅助治疗、控制出血等并发症。

（六）动脉内化疗灌注（TAI）+化疗栓塞（TACE）

其与TACE治疗有一定相同之处，除外TACE及deb-TACE相关适应证外，适于应用细胞周期非特异性药物对于多系统恶性肿瘤晚期姑息性治疗、术前辅助治疗、控制出血等并发症。

（七）动脉内留管灌注化疗（LTAI）+单纯栓塞（TAE）

通过整合多种治疗手段，应用相关药物的抗控肿瘤作用辅以肿瘤滋养动脉栓塞截断输送营养物质。适于应用细胞周期特异性药物对多种系统恶性肿瘤晚期姑息性治疗、术前辅助治疗、控制出血等并发症。

（八）动脉内留管灌注化疗（LTAI）+化疗栓塞（TACE）

适于应用细胞周期非特异性药物对于多系统恶性肿瘤晚期姑息性治疗、术前辅助治疗、控制出血等并发症。

二、禁忌证

（一）动脉内灌注化疗（TAI）

（1）对比剂过敏。

（2）大量腹水、全身多处转移。

（3）全身情况衰竭，明显恶病质，ECOG评分>2分，伴多脏器功能衰竭。

（4）有出血或凝血功能障碍性疾病不能纠正，有明显出血倾向者。

（5）肝、肾功能差，超过正常参考值1.5倍的患者。

（6）白细胞<3.5×10^9/L，血小板<50×10^9/L。

（7）无法耐受化疗。

（二）动脉内留管灌注化疗（LTAI）

单纯长期动脉内化疗灌注禁忌证和单纯团注动脉内化疗灌注相同。但要注意长期动脉内化疗灌注较BTAI所需时间增加，患者平躺时间增加，需要考虑患者因病情进展及心肺功能能否平卧。

（三）动脉内单纯栓塞（TAE）

（1）对比剂过敏。

（2）全身情况衰竭者，明显恶病质，ECOG评分>2分，伴多脏器功能衰竭。

（3）有出血或凝血功能障碍性疾病不能纠正，有明显出血倾向者。

（4）肝、肾功能差，超过正常参考值1.5倍的患者。

（四）动脉内化疗栓塞（TACE）

1.对原发性肝癌

（1）肝功能严重障碍（Child-Pugh C级），包括黄疸、肝性脑病、难治性腹水或肝肾综合征等。

（2）无法纠正的凝血功能障碍。

（3）门静脉主干完全被癌栓/血栓栓塞，且侧支血管形成少。

（4）严重感染或合并活动性肝炎且不能同时治疗者。

（5）肿瘤远处广泛转移，估计生存期<3个月者。

（6）恶病质或多器官功能衰竭者。

（7）肿瘤占全肝体积比≥70%（如果肝功基本正常，可考虑采用少量碘油乳剂和颗粒性栓塞剂分次栓塞）。

（8）外周血白细胞和血小板显著减少，白细胞<3.0×10⁹/L，血小板<50×10⁹/L（非绝对禁忌，如脾功亢进，排除化疗性骨髓抑制）。

（9）肾功能障碍：血肌酐>2 mg/dL（1 mg/dL=88.4 μmoL/L）或血肌酐清除率<30 mL/min。

（10）严重碘对比剂过敏。

2. 其他恶性肿瘤患者

可参考原发性肝癌相关禁忌证；全身一般情况差，广泛转移，无法耐受化疗；造影剂过敏或肾功能障碍等无法耐受介入治疗；存在明显出凝血障碍的。

（五）动脉内灌注化疗（TAI）+单纯栓塞（TAE）

整合应用TAI和TAE，禁忌证与TAI一致。要注意患者一般情况、造影剂过敏、出凝血情况等。

（六）动脉内灌注化疗（TAI）+化疗栓塞（TACE）

通常，整合应用TAI和TACE其禁忌证与TACE一致。常要注意患者一般情况、造影剂过敏、出凝血情况等。注意患者增加化疗剂量可能需患者更加良好一般情况。

（七）动脉内留管灌注化疗(LTAI)+单纯栓塞(TAE)

禁忌证需同时符合LTAI和TAE。LTAI辅以TAE，患者平卧时间大大增加，需考虑患者因病情进展及心肺功能能否平卧。

（八）动脉内留管灌注化疗(LTAI)+化疗栓塞(TACE)

禁忌证需同时符合LTAI和TACE。LTAI辅以TACE，患者平卧时间大大增加，需考虑患者因病情进展及心肺功能能否平卧。注意增加化疗剂量，可能需要更加良好一般情况。

第三章

操作规范及技术要领

一、动脉内灌注化疗（TAI）

（一）操作规程

1.术前准备

（1）一般状况：PS评分：1-2分。

（2）一般准备：术前禁食4~6 h，预计术程较长者及盆腔肿瘤需留置导尿；建立静脉留置通道；高血压病史者，术前需控制血压至平稳水平，合并糖尿病者需控制血糖，必要时专科会诊，协助处理基础疾病。术前根据患者体型，评估动脉入路，选择合适导管及鞘管，避免不必要血管损伤。

（3）实验室检查：血、尿及大便常规及隐血检查，肝、肾功能及电解质、血氨、凝血功能，血肿瘤标志物，传染病及基础病相关检查：如HIV入院前检查、合并糖尿病者行血糖及糖化血红蛋白检查等。

（4）常规检查：心电图，必要时完善心肌酶谱、超声心动图、冠脉CTA及心肺功能检查等。

（5）影像学检查：动态增强CT或MRI、超声造影是目前肿瘤诊断和定位的主要手段之一，CTA可帮助了解肿瘤相关血管情况，需在介入治疗前2周内完成。PET/CT或PET/MRI利于对肿瘤进行分期，全面评价淋巴结转移及远处器官转移。治疗前常规完善胸部CT，必要时完善全身骨扫描。

（6）设备器械：DSA机、高压注射器、心电监护仪等；穿刺针、导管鞘、导管、导丝以及微导管等。

（7）药物：血管对比剂，推荐使用非离子型、低黏、低渗、低分子毒性对比剂，如碘美普尔、碘帕醇、碘普罗胺、碘海醇、碘克沙醇等。止吐药，5HT3受体拮抗剂常用。其他对症治疗药物，如地塞米松、利多卡因、阿托品、硝酸甘油、肾上腺素、多巴胺等。

2.术前用药

常规予以激素类药如甲强龙40 mg，动脉鞘内推注预防造影剂过敏，灌注化疗前半小时静脉给予止吐药。

3.术前签署知情同意书

包括动脉灌注化疗及化疗药使用知情同意书，若非患者本人签字，还需签署授权协议书，以充分保障患者知情权。

4.操作方法

（1）动脉穿刺

采用Seldinger技术，股动脉穿刺点多选择腹股沟韧带下方2 cm穿刺，常与水平面呈30°角，穿刺点角度可因患者胖瘦而在一定范围内有所调整。除一些特殊情况外，穿刺动脉仍多选择右侧股动脉，左侧股动脉及其他动脉如桡动脉、肱动脉穿刺作为备选。术中消毒需覆盖双侧腹股沟区，多次动脉穿刺者可适当选择上移穿刺点或更换穿刺动脉。穿刺过程中引导导丝多为直头导丝，若穿刺后动脉血流喷射可，但导丝引入不顺利，考虑穿刺点动脉斑块所致，可更换弯头导丝，利于避开动脉斑块，防止动脉夹层形成。穿刺成功后，引入动脉导管鞘，可据手术情况选择合适内径的动脉鞘管，对穿刺侧动脉迂曲者，可引入长鞘。

（2）动脉插管

动脉插管需导丝协助，切勿无导丝引导及粗暴操作，在钩挂目标动脉前均需要行主动脉造影，根据目标血管及主动脉造影结果选择恰当动脉导管，常用导管：如Cobra、单弯、用于超选髂内动脉的子宫动脉、超选肝动脉RH导管、超选胃左动脉的胃左动脉导管、超选支气管动脉的MIC等，可根据实际情况选择。胃左动脉导管多用于肋间和开口向下的支气管动脉，MIK也可用于开口朝上的肠系膜下动脉。另外，一些特殊的导管如微导管，可结合微导丝超选常规导管难以超选的血管或需到达血管远端的部位。

（3）动脉造影

包括动脉期、实质期和静脉期整个周期。需患者体位及呼吸的配合，造影前与患者充分沟通和训练。

①主动脉造影：主要由猪尾导管完成。

②分支动脉造影：由前述造影导管超选后造影。

③动脉造影常用参数：胸主动脉：流率18~20 mL/s，剂量35~40 mL/次，压力1000 PSI，帧数12~15 fp/s；腹主动脉：流率15~18 mL/s，剂量25~30 mL/次，压力450~600 PSI，帧数3~6 fp/s；腹腔动脉：流率6~7 mL/s，剂量25~30 mL/次，压力300 PSI，帧数3~6 fp/s；肝动脉：流率5~6 mL/s，剂量15~18 mL/次，压力300 PSI，

帧数3~6 fp/s；肾动脉：流率5~6 mL/s，剂量8~10 mL/次，压力300 PSI，帧数3~6 fp/s；肠系膜上动脉：流率5~6 mL/s，剂量15~18 mL/次，压力300 PSI，帧数3~6 fp/s；肠系膜下动脉：流率3~5 mL/s，剂量8~10 mL/次，压力200~300 PSI，帧数3~6 fp/s；髂总动脉：流率10~12 mL/s，剂量18~20 mL/次，压力300~450 PSI，帧数3~6 fp/s；髂内动脉：流率3~4 mL/s，剂量10~12 mL/次，压力150~200 PSI，帧数3~6 fp/s；支气管动脉：流率1~3 mL/s，剂量4~9 mL/次，压力150 PSI/手推造影，帧数3~6 fp/s；肋间动脉：流率1~2 mL/s，剂量3~4 mL/次，压力150 PSI/手推造影，帧数3~6 fp/s。

④摄影程序：通常动脉采用IADSA成像和注射延迟。

（4）药物灌注

①动脉灌注药物剂量：建议首次治疗较静脉化疗患者体表面积所需总剂量减少20%~25%；再次治疗，可根据上次治疗毒性反应及疗效作调整。剂量调整原则一般为：对出现Ⅰ、Ⅱ度毒性反应而再次治疗前恢复正常者，可不予调整原剂量，若未恢复且治疗必须继续，原则上以原剂量75%给予；对出现Ⅲ~Ⅳ度毒性反应者，再次化疗时减量25%~50%，若毒性反应未恢复，则推迟治疗或停止化疗。还应注意多次化疗患者药物累计超量，如阿霉素累积剂量一般应<550 mg/mL。表阿霉素累积剂量 <800 mg/mL。

②动脉灌注药物浓度：国内专家共识目前推荐一种化疗药物稀释液体量为50~100 mL。一次灌注液体总量不超过300 mL，推注时间每种药物不少于5 min。

③常用灌注药物：

·原发性肝癌：表阿霉素、阿霉素、丝裂霉素、雷替曲塞、5-氟尿嘧啶、吡喃阿霉素、三氧化二砷、顺铂、奥沙利铂、羟喜树碱、洛铂等。

·支气管肺癌：表阿霉素、顺铂、卡铂、丝裂霉素、5-氟尿嘧啶、足叶乙甙，吡喃阿霉素、长春瑞滨等。

·胰腺癌：顺铂、吉西他滨、表阿霉素、丝裂霉素、5-氟尿嘧啶等。

·肝转移癌：根据原发癌组织学类型不同选用相应敏感药物。如胃癌、结肠癌肝转移可选用雷替曲塞、奥沙利铂+5-氟尿嘧啶或脱氧氟脲苷等。

·头颈部肿瘤：多西他赛、顺铂、卡铂、5-氟尿嘧啶、奥沙利铂、表阿霉素、平阳霉素等。

·胃癌：奥沙利铂、顺铂、丝裂霉素、多西他赛、氟脲苷、多西他赛、雷替曲塞、5-氟尿嘧啶等。

·乳腺癌：丝裂霉素、阿霉素、氟脲苷、多西他赛、紫杉醇、5-氟尿嘧啶、雷替曲塞等。

·卵巢癌：顺铂、卡铂、紫杉醇、多西他赛、吉西他滨、依托泊苷、拓扑替康、阿霉素等。

·宫颈癌：顺铂、博来霉素、长春新碱、5-氟尿嘧啶、卡铂、紫杉醇、多西他赛、长春瑞滨、丝裂霉素、吡喃阿霉素、奈达铂等。

·子宫内膜癌：顺铂、阿霉素、紫杉醇、卡铂等。

·膀胱癌：阿霉素、表阿霉素、丝裂霉素、顺铂、紫杉醇、吉西他滨、多西他赛等。

·骨肉瘤：顺铂、表阿霉素、阿霉素、长春地辛、达卡巴嗪等。

·结肠癌、直肠癌：雷替曲塞、亚叶酸钙、脱氧氟尿苷、奥沙利铂、5-氟尿嘧啶、羟喜树碱、伊立替康等。

（5）拔管及穿刺点压迫

灌注结束并再次造影无异常后即可拔管，对用子宫动脉导管等易于成襻导管，高龄患者或合并动脉硬化、血管明显迂曲者，需导丝引导下导管解襻后拔管。股动脉入路者，一般采用弹力绷带“十字”或“8字”交叉包扎法，以穿刺侧足背动脉可触及搏动为佳，后需卧床休息、穿刺侧下肢制动6~12 h。桡动脉入路患者，纱布卷纵向加压普通绷带包扎或专用的气囊加压带压迫穿刺点，术后每30 min~2 h调整绷带松紧度或气囊压迫程度，以可触及桡动脉搏动、手部皮肤颜色正常为准，24 h后拆除绷带。

（6）术后处理

术后生命体征监测需用心电监护。常规给予保肝、质子泵抑制剂（PPI）制酸、止吐、镇痛、营养支持等对症治疗1~3 d。肿瘤负荷较大、药物剂量多，需加强水化、碱化尿液以保护肾功，同时酌情加强白蛋白等支持和小剂量激素（甲泼尼龙40 mg或地塞米松 5~10 mg）治疗，以减轻术后不良反应。排便困难者予留置导尿。

（二）技术要领

1.肿瘤血管造影表现

（1）血管分型

依据肿瘤血管和染色与瘤周正常血管和组织比较，分为血供丰富（比周围丰富）、血供中等（与周围相似）及血供稀少（比组织稀少）3种。

（2）血管表现

①血管增粗：常见于血供丰富的肿瘤，与局部血流量大有关。

②血管狭窄：主要是由于肿瘤生长迅速，浸润、包裹血管所致。

③血管扭曲：是肿瘤生长过程中新生血管过度生长所致。

④血管中断：常见于肿瘤末梢血管，位于瘤体中央附近，可与肿瘤中央组织变性坏死有关。

⑤血管推移：肿瘤外压推移血管，部分血管沿表面生长，包绕瘤体所致。

⑥肿瘤染色：血供丰富肿瘤常见结节团块状，环形染色；血供中量常见斑片状、絮状染色；血供稀少者染色少或仅见絮状染色。

2.区域灌注化疗

需避开某些正常重要器官的供血分支，如肝癌灌注化疗时避开胃十二指肠动脉，部分肿瘤可由多支血管供血，这类肿瘤位于肝门区、肝包膜下，或呈巨块型肿瘤。术中仔细分析造影表现，可协助明确供血动脉情况。例如，若发现肝脏部分区域血管稀少/缺乏或肿瘤染色不完全，应做肠系膜上动脉、肾动脉、胃左动脉、膈下动脉、肋间/肋下动脉、胸廓内动脉、腰动脉等造影发现异位起源的肝动脉或肝外动脉侧支供养血管。此外，也需根据各动脉相应肿瘤供血程度及范围合理分配化疗药剂量，以达到充分、完全的肿瘤灌注化疗。

3.灌注导管选择

如前所述，合适形态、直径、支撑力及顺应性的灌注导管不仅能超选到恰当灌注部位，在灌注过程中不易移位，还能在一定程度上阻断/减少血流，以防降低肿瘤血管中化疗药物浓度或过早冲刷瘤体内药物，降低药物瘤内滞留时间。超选择所用导管均可用于动脉灌注化疗。微导管可因更好超选择性而到达目标动脉远端，从而避开某些灌注化疗高风险器官，如肋间动脉脊髓支等。球囊灌注导管是近期逐渐使用起来的导管，优势在于可阻断血流，完全避免血流对化疗干扰，防止高浓度化疗药物返流至其他部位，降低治疗疗效且还增加副反应。但缺点在于较为昂贵。目前尚不能广泛开展。

4.灌注药物选择

（1）肿瘤敏感药物，根据原发病（如肺癌、胃癌、肝癌、卵巢癌等）和细胞组织学类型（如鳞癌、腺癌、淋巴来源、神经内分泌等）选择敏感药物，制订化疗方案，必要时做药敏试验及瘤细胞相关分子靶标检测，实现患者个体化用药治疗。

（2）原型起作用药物，动脉灌注化疗是让化疗药与瘤细胞直接接触，发挥首过效应。某些需要在体内经过生物转化才能发挥抗控肿瘤作用的药物，如环磷酰胺等，不宜行动脉灌注化疗。

（3）浓度依赖型药物，动脉灌注化疗是发挥药物首过效应．要首选细胞周期非特异性药物，细胞周期非特异性药物均为浓度依赖型，即提高肿瘤区药物浓度要比提高与肿瘤接触时间更重要，适宜于一次冲击性动脉灌注化疗。

（4）联用不同作用机制药物，尽量避免药物毒性作用相同或对同一脏器毒性累加的药物。

（5）不得应用相互拮抗或相互发生不良化学反应的药物及溶剂配伍。

（6）严格执行特殊药物使用说明。如博来霉素用药前应做皮肤过敏试验。奥沙利铂必须用葡萄糖溶解，大剂量甲氨蝶呤用药后可用四氢叶酸钙解毒等。

（7）重视非抗控肿瘤药与化疗药之间相互作用以及药物稀释浓度与容量。

二、动脉内留管灌注化疗（LTAI）

（一）操作规程

1.术前准备

与动脉灌注化疗基本相同，多西他赛用药前1 d口服地塞米松7.5 mg（每日2次，3 d）。培美曲塞用药前1周肌内注射维生素B_{12} 1000 μg，叶酸350~1000 μg（每日1次），用药前1 d口服地塞米松4 mg（每日2次，即化疗前日、当日、后日）。

2.操作方法

（1）动脉穿刺：准确穿刺，减少穿刺次数，减少血管壁损伤，防止继发出血或血栓等形成。

（2）动脉插管：在确保灌注效果情况下，插入目标血管需要足够深在，且能牢固固定，并预留一定缓冲区，尽量避免形成导管张力。

（3）动脉造影：同单纯动脉灌注化疗。

（4）固定导管外接输液泵：注意灌注导管固定需牢靠，搬动过程中导管不移位，固定后需再次摄片确定导管位置。灌注化疗端导管接头应标示清楚。使用微导管灌注化疗者，需外接压力袋或用高压注射泵。

（5）化疗药泵植入：超选导管到达目标血管后，导管引入超滑导丝，留置导丝，交换药泵导管至目标位置后，退出导丝并在穿刺点附近（如股动脉穿刺可于大腿内侧）局麻下行小切口，分离皮下组织，将自股动脉插入药泵导管经皮下引入到切口之内，同药泵盒连接，将药泵盒固定在切口皮下，对切口进行缝合，辅料覆盖，完成化疗药物泵的植入。

（6）药物灌注：用周期性化疗药物，常用药有：雷替曲塞、5-氟尿嘧啶、羟喜树碱、足叶乙甙、长春瑞滨、吉西他滨、脱氧氟脲苷、多西他赛、氟脲苷、依托泊苷、拓扑替康、紫杉醇、阿霉素、长春地辛、达卡巴嗪、伊立替康等。此外，持续灌注化疗期间需要经动脉鞘管内注射或持续泵入肝素，定时检查腘动脉、足背动脉搏动，必要时监测D-二聚体，以防继发动脉血栓形成。

（7）拔管及穿刺点压迫同动脉灌注化疗。

（8）术后处理：动脉化疗泵植入者，需定期行泵内肝素盐水冲管及封管，确保化疗泵通畅，定期摄片检查有无化疗导管移位、脱落，避免无效灌注化疗和异位灌注化疗。

（二）操作要领

1. 化疗药物灌注

化疗药输注顺序可影响药物代谢，导致效价或毒性改变。如紫杉醇在顺铂前应用可提高治疗指数，而顺铂在前可干扰紫杉醇代谢。出现更明显骨髓抑制：紫杉醇能干扰阿霉素血药浓度。使血液系统、黏膜等毒性反应增加。故应先用阿霉素；四氢叶酸钙应在氟尿嘧啶前应用，可增加氟尿嘧啶疗效：吉西他滨在顺铂前应用。两者呈协同作用。反之两者呈拮抗作用。

2. 灌注导管固定

务必牢靠，建议固定后即时摄片确保灌注导管无移位。由于动脉鞘管及灌注导管均有输液接口，灌注导管接口需要做好标识，以防接错。

3. 动脉化疗泵植入

皮肤切口距离穿刺点不宜太近，角度不宜太大，以防化疗泵灌注导管呈锐角并易于打折，导致药物灌注不畅。皮肤切口长度和皮下皮囊体积应与化疗泵大小相宜，过小增加操作难度，过大泵体容易翻转或移位，增加感染及灌注导管打折概率。由于化疗泵植入常位于四肢关节附近，活动牵拉可增加灌注导管张力，故泵体与灌注导管连接务必紧密、可靠，操作过程中应尽量避免灌注导管损伤，其会增加与泵体连接脱落及化疗药物渗漏概率，造成严重的泵体周围组织化学性损伤。

4. 经动脉化疗泵灌注化疗

每个动脉灌注化疗周期前，均需要肝素盐水冲管及回抽，确保血流通畅无渗漏，建议透视下操作，可观察泵体及导管远端有无移位，有无造影剂渗漏，以及了解目标血管及肿瘤情况。动脉灌注化疗周期结束后，均需要认真肝素盐水封管。动脉灌注化疗周期间隔较长者，至少每月需要做一次化疗泵肝素盐水冲管并封管。

三、动脉内单纯栓塞

（一）操作规程

1. 术前准备

术前备镇痛药，如吲哚美辛、氟比洛芬、羟考酮、吗啡等。备止血药物，如垂体后叶素、凝血酶、生长抑素等。

2. 操作方法

（1）动脉穿刺。

（2）动脉插管：需要超选择性插管，各类微导管及微导丝的使用可提高超选成功率，目前部分预成塑形微导管，有良好支撑性和适形性，可在超选时同步造影，必要时再配合微导丝，可进一步提高超选插管成功率。

（3）动脉造影：常需进一步超选择插管后高压造影，直至发现造影剂外溢后方能明确出血部位及病变血管。假性动脉瘤常需要超选择后多角度反复局部造影，以明确假性动脉瘤瘤颈情况，瘤体形态、有无血栓及瘤内血液流速情况，判断是否合并有流出道，以及假性动脉瘤远端血管情况。肿瘤血管栓塞需要明确有无动静脉瘘、动门静脉瘘，有无其他器官或部位供血支存在，协助判断栓塞的安全性和选择适当栓塞材料。所有动脉栓塞完毕后均需再次或多次动脉造影，以评价栓塞效果，并排除异位栓塞。

（4）动脉栓塞：常见肿瘤动脉内栓塞材料如下：

①固体栓塞材料。永久性固体栓材料：如聚乙烯醇（polyvinyl alcohol，PVA）颗粒、海藻酸钠微球、微弹簧圈等；可吸收固体栓塞材料：明胶海绵及明胶海绵颗粒。

②液体栓塞材料。可直接注入肿瘤血管内，多通过化学破坏作用损伤血管内皮，并使血液有形成分凝固，淤塞毛细血管床从而使液性栓塞剂得到较长时间滞留于微小动脉内，并引起小动脉内继发血栓形成，多用于栓塞肿瘤血管床和动脉。如无水乙醇、鱼肝油酸钠、碘化油、医用胶以及近期出现温控液体栓塞剂等。

（5）拔管及穿刺点压迫。

（6）术后处理：如发生栓塞后综合征，以对症止痛为主，栓塞所致疼痛可能持续3~7 d，可按三阶梯止痛治疗。

（二）操作要领

1.液体栓塞材料

栓塞过程中尽量超选择插管，避开不必要动脉分支，栓塞前再次造影明确导管部位，观察造影剂流速、流向和注射压力，密切观察液体栓塞剂流向和速度，当血流速度减缓时减量并降低推注压力，血流停滞或铸型形成时及时停止栓塞，防止栓塞剂返流或通过动静脉瘘导致异位栓塞，术中密切观察患者反应及生命体征，如患者有突发胸痛、胸闷、气急等症状，要警惕栓塞剂通过动静脉瘘导致肺栓塞可能。

2.固体栓塞材料

选择恰当规格微粒，透视下栓塞，当血流减缓时开始栓塞减量，反复生理盐水冲管并造影，直至铸型形成。微弹簧圈则需要测量目标血管长度及直径，选择弹簧圈常略大于栓塞血管直径10%~20%，释放过程操作精细轻柔，切忌粗暴操作，防止弹簧圈提前释放或输送系统打折导致栓塞失败。弹簧圈释放后小心后撤输送系统及导管，并确认微弹簧圈释放成功，避免弹簧圈异位。

3.联合栓塞

多用于肿瘤破裂时粗大出血动脉的栓塞及外科肿瘤切除术前栓塞，常采用“钢筋混凝土”结构栓塞，即予以弹簧圈栓塞血管后，于栓塞血管弹簧圈内再注入液体栓塞剂如医用胶或其他固体栓塞剂如PVA颗粒等，以求达到牢固、完全栓塞，防止经过血流冲刷后血管再通。

4.多级栓塞

多用于肿瘤晚期肝肾功能较差且不宜使用化疗药者，为阻止肿瘤生长，切断肿瘤血供，在患者能承受范围，予以局部液体栓塞剂联合固体栓塞剂（PVA或明胶海绵颗粒、明胶海绵条等）形成多级栓塞。液体栓塞剂破坏肿瘤血管床，固体栓塞剂阻断供血动脉，二者联合提高栓塞效果，达到控肿瘤目的。

四、动脉内化疗栓塞（TACE）

（一）操作规程

1.术前准备

同TAI，但需术前准备镇静、止痛药如杜冷丁、非那根等。

2.操作方法

（1）动脉穿刺。同前。

（2）动脉插管。同单纯动脉栓塞。

（3）动脉造影。仔细分析造影表现，明确肿瘤部位、大小、数目及供血动脉情况。若发现肝脏部分区域血管稀少/缺乏或肿瘤染色不完全，应做肠系膜上动脉、肾动脉、胃左动脉、膈下动脉、肋间/肋下动脉、胸廓内动脉、腰动脉等造影发现异位起源的肝动脉或肝外动脉侧支供养血管。 对有介入手术史或介入后仍有动脉期强化的肿瘤，建议结合术前动态增强CT或MRI评估可能存在的多支供血情况；对严重肝硬化、门脉主干及一级分支癌栓的肝癌，推荐经肠系膜上动脉或脾动脉行间接门静脉造影，同时了解门静脉血流情况，如合并有门静脉闭塞（血栓或肿瘤栓塞），则为动脉化疗栓塞相对禁忌。

（4）栓塞剂载药

①化疗药物碘化油乳剂：推荐每次碘化油用量5~15 mL，总量不超过20 mL，表阿霉素剂量10~20 mg，总量不超过30 mg。

②载药微球：常用规格：直径主要有 50~100 μm、100~300 μm、300~500 μm、500~700 μm、700~900 μm等，载药量为5~45 g/L。可载药物：主要为正电荷药物，如阿霉素、表阿霉素、伊立替康、伊达比星等。

（5）动脉化疗栓塞 同单纯动脉液体栓塞过程，碘化油载药栓塞：观察血液流速及是否完全覆盖病灶，肿瘤区碘油沉积是否浓密、瘤周是否已出现门脉小分支影为界限，从而判断碘化油瘤内沉积效果并摄片证实。载药微球需要与适量造影剂混合才能透视下显影，通常予以1:（4~5）体积比例混合，透视下缓慢栓塞，达到血流瘀滞、铸型形成即可。

（6）拔管及穿刺点压迫。

（7）术后处理：主要处理栓塞后综合征，除疼痛外，其他症状可为发热、恶心、呕吐、肝区闷痛、腹胀、厌食等症状，可给予对症支持疗法，如止吐、吸氧、镇痛、禁食、静脉水化等处理。

（二）操作要领

1.碘化油栓塞

栓塞过程中仔细观察碘油沉积，判断是否完全覆盖原动脉造影肿瘤染色区，否则考虑栓塞剂量不足或另有肿瘤供血动脉存在，如有多支供血情况，每支血管均需超选栓塞且不留遗漏。

2.微球栓塞

严格按照微球载药过程操作，充分预留微球载药时间，达到充分载药，提高微球载药量。对可能存在的供血血管进行完全栓塞。不同直径血管栓塞后结果不同：如肝癌，在对<20 μm 肝窦水平栓塞，将引起肝脏局部梗死；动-静脉吻合支直径大多在 10~30 μm，对其栓塞可能导致肝脏坏死；对<200 μm 肝内动脉栓塞，因其多为功能性终末动脉，栓塞后无肝内侧支循环形成；而较大肝动脉栓塞后，首先会引起汇管区周围肝细胞缺血，当肝小叶周边动脉血供全部被阻断时，才可致整个肝小叶坏死。

3.胆心反射 TACE

术前可予阿托品或山莨宕碱预防；术中出现包括迷走神经反射症状，可采予吸氧、静脉推注阿托品、多巴胺升血压等措施治疗。

五、动脉灌注化疗（TAI）+单纯动脉栓塞（TAE）

（一）操作规程

1.术前准备

同动脉内灌注化疗和栓塞治疗。

2.操作过程

（1）动脉穿刺。

（2）动脉插管 参见动脉栓塞术。

（3）动脉造影：术中造影重点观察肿瘤各期染色情况，观察有无动静脉瘘，有无造影剂外溢或假性动脉瘤表现。

(4) 动脉灌注化疗及栓塞：对有动静脉瘘者，可先行动静脉瘘栓塞后再行动脉灌注化疗，防止化疗药经瘘流失，降低瘤区药物浓度。栓塞需要固体栓塞材料，禁用碘化油等液体栓塞剂，主要有PVA颗粒及弹簧圈。造影见造影剂外溢者，考虑合并肿瘤出血，可予动脉栓塞后再行灌注化疗。

(5) 拔管及穿刺点压迫。

(6) 术后处理：警惕化疗及栓塞后对肝、肾功影响，对原有肝功能障碍者，在原有保肝药基础上，调整和加强用药，必要时需人工肝治疗。肾功衰竭者，可能与对比剂、化疗药应用及肿瘤坏死崩解有关。术前应充分询问病史，根据患者病情调整用药，CT、MRI显示清楚者应尽可能避免重复造影。前后应充分水化，必要时需血液透析。

(二) 操作要领

同动脉灌注化疗及单纯动脉化疗栓塞，需注意：尽量栓塞动脉远端分支，避免栓塞动脉主干，以减少栓塞区域灌注化疗药浓度减低，降低疗效。

六、动脉内灌注化疗（TAI）+化疗栓塞（TACE）

(一) 操作规程

同团注动脉灌注化疗及单纯动脉化疗栓塞。

(二) 操作要领

原发性肝癌常需联合用药，常用有蒽环类、铂类、丝裂霉素、氟尿嘧啶类等，如阿霉素、表阿霉素、伊达比星、丝裂霉素C、铂类、5-氟尿嘧啶（5-Fu）、雷替曲塞等，可根据肿瘤负荷、体表面积、体能状况、既往用药及是否联合应用等选择配伍与用量。TACE之前或之后经动脉灌注化疗时，不同药物一般需用0.9%氯化钠溶液或5%葡萄糖液稀释，缓慢注入靶动脉，注射时间应不少于20 min。载药微球可加载蒽环类等化疗药物，但各种载药微球在载药特性上有所不同。

七、动脉内留管灌注化疗（LTAI）+动脉单纯栓塞（TAE）

(一) 操作规程

1. 术前准备

同动脉内灌注化疗及栓塞治疗。

2.操作过程

（1）动脉穿刺。

（2）动脉插管。需超选择插管，必要时微导管超选。

（3）动脉造影。肝癌合并动-静表现为静脉早期显影，可据静脉早显程度及流速判断瘘口位置及大小，选择相应栓塞材料。注意观察有无造影剂外溢或假性动脉瘤表现。盆腔肿瘤多需双侧髂内动脉造影，明确优势血供，行动脉化疗泵植入者需观察穿刺侧动脉管腔有无狭窄及斑块。

（4）动脉灌注化疗及栓塞。盆腔肿瘤等需持续灌注化疗的多支血供患者，除主要置管化疗的优势供血支外，其余血管均需要行动脉栓塞，较粗大血管建议选择永久栓塞材料，可行联合栓塞，如弹簧圈联合医用胶、PVA颗粒等。

（5）拔管及穿刺点压迫。

（6）术后处理：同持续动脉化疗及动脉栓塞术。

（二）操作要领

盆腔肿瘤患者非优势供血侧动脉栓塞，尽量避开臀上动脉主干，主要以固体栓塞剂为主，可结合医用胶栓塞剂，但须小心避免返流导致异位栓塞，引起不必要疼痛和皮肤坏死。胰头恶性肿瘤行持续动脉灌注化疗时，部分患者可行胃十二指肠动脉栓塞，以增加肿瘤血管灌注量。有文献个例报道胰体尾部恶性肿瘤患者行脾动脉栓塞后行脾动脉持续灌注化疗。肺恶性肿瘤患者行支气管动脉持续灌注化疗如明确有肋间动脉及脊髓动脉共干，需栓塞肋间动脉或脊髓动脉分支主干，可选择固体栓塞剂，栓塞颗粒必须大于300 μm较为安全，禁用液体栓塞剂。

八、动脉内留管灌注化疗（LTAI）+化疗栓塞（TACE）

（一）操作规程

1.术前准备

同动脉内灌注化疗。

2.操作过程

（1）动脉穿刺。

（2）动脉插管 栓塞过程需要超选择插管，如用载药微球常用微导管超选。

（3）动脉造影 重点观察原发病灶及肝等重要器官转移肿瘤染色情况、明确供血动脉数量、来源及程度。

（4）动脉灌注化疗及栓塞 载药微球可加载蒽环类等化疗药物进行持续化疗栓塞，但需要注意，药代动力学研究显示，各种载药微球在载药特性上有所不同。栓塞之前或之后经动脉灌注化疗时，不同药物一般需用0.9%氯化钠溶液或5%葡萄糖液稀释，细胞周期特异性药物具体灌注时间参考静脉输液时间及药物代谢学及药物动力学特点。

（5）拔管及穿刺点压迫。

（6）术后处理：同持续灌注化疗及动脉化疗栓塞术。

（二）操作要领

多用于胰腺及消化道恶性肿瘤合并肝转移患者以及原发性胆管细胞癌患者的联合化疗方案，建议根据患者的肿瘤负荷、体表面积、体能状况、既往用药情况以及是否联合应用等选择配伍与用量。化疗栓塞推荐使用载药微球进行化疗栓塞，对肝转移瘤富血供或中等富血供肿瘤，首选粒径 100~300 μm 微球栓塞，其中血供特别丰富者可加用300~500 μm 微球；对乏血供肿瘤，应选粒径 75~150 μm 或 100~300 μm 微球。因肝内胆管完全由肝动脉供血，且动脉直径一般<300 μm，因此慎用 75~150 μm 的微球避免过度栓塞形成胆汁瘤，对病灶直径< 3 cm肿瘤，建议根据肿瘤血供情况选用粒径75~150 μm或100~300 μm微球；而对>5 cm者，可先行100~300 μm微球栓塞，再加用300~500 μm微球行加强栓塞。

九、围手术期处置与护理

（一）术前准备

1.责任制护理

由责任护士接诊，从患者入院到出院全程负责，专人指导各项辅助检查、用药、处置，保证治疗与护理的连续性、及时性、完整性。术前责任护士要了解患者一般情况与既往健康状况，包括性别、年龄、过敏史、家族史、既往史、用药史、手术史及相关情况；尤其注意本次发病的诱因、主诉、症状与体征等，初步判断患者手术耐受性。

2.术前准备

加强术前监测，详细询问病人有无药物过敏史，尤其造影剂过敏史。协助病人完善各项常规检查，如血常规、尿常规、便常规，以了解患者有无感染、贫血、出血等情况；完善凝血时间、凝血酶原时间检查，了解患者有无出血倾向；完善肝肾功能、电解质及血糖检查，及时发现并纠正患者相关问题。

3.生活与饮食护理

协助病人术前1 d完成沐浴、更衣、剪指甲等个人卫生，同时训练病人床上排便。鼓励患者进食高蛋白、高维生素、低脂饮食，忌食辛辣食物。根据患者营养状况，必要时输注高营养、人血白蛋白及全血以纠正低蛋白血症和贫血，保证水、电解质平衡。对不能进食或禁食者，给予静脉补液，必要时可实施全胃肠外营养。术前4h需禁食，指导患者在时间要求内进食少量、清淡、易消化饮食。

4.休息与活动

保持病室安静舒适，为患者营造一个良好的休息环境，使其保持心情舒畅。鼓励患者适度活动，避免过度疲劳，影响睡眠质量。对于失眠患者，可给予安眠药物，有助于良好的睡眠。

5.健康宣教

健康教育流程改善，制定健康教育卡片，通过卡片的宣讲、个体化指导等多种形式进行健康宣教，使患者充分了解疾病基本知识、术前术后饮食指导、活动与休息等，全面学会如何自我护理，提高依从性，促进康复。

（二）术中护理及配合

1.物品准备

（1）5F鞘、0.035造影导丝、RH造影导管、微导管、各种规格注射器。

（2）器械包、敷料包、心电监护仪、除颤仪、抢救用物。

2.药物准备

（1）利多卡因、肝素、造影剂、格拉司琼、地塞米松、碘化油、化疗药。

（2）0.9%氯化钠及急救药品、载药微球、栓塞剂、明胶海绵、明胶海绵颗粒。

3.术中护理

（1）协助患者平卧于操作台，建立静脉通道，连接心电监护，暴露穿刺区域，协助消毒，铺巾。

（2）协助术者穿好手术衣、戴无菌手套。

（3）协助将备好的导管、导丝等用生理盐水冲洗2遍，检查导管是否通畅，表面是否光滑、导丝是否打折，以免损伤血管内膜。

（4）遵医嘱静脉注射地塞米松5~10 mg，提高神经组织对化疗药物的耐受性。

（5）根据要求配置栓塞剂，用化疗栓塞乳剂，做到现配现用。

（6）术中注意观察患者的神志、面色、心率、呼吸、血压有无变化，询问有无胸闷、心悸等不适。严密观察病人的腹痛呕吐症状，予及时清理呕吐物，必要时遵医嘱使用止痛剂。做好护理文书记录，防止治疗过程中可能出现的手术毕穿刺点局部压迫15~20 min后加压包扎。

（三）术后护理

病房护士及时了解患者术中情况，如麻醉方式、术中出血情况及用药情况等。

1.术后搬运

手术完毕，患者生命体征平稳后，采用3人搬运法将患者移到病床上。为防止穿刺处出血，搬运时均采用平托原则，保持颈、胸、腰椎及下肢在同一水平线上，并保证穿刺侧肢体平直。

2.体位与活动

为避免术后出现穿刺点出血、血肿等并发症，使用弹力绷带压迫止血。穿刺侧肢体制动6~8 h，卧床20~24 h，制动期间指导患者进行踝和趾关节活动，告知患者翻身时采取轴线翻身，使穿刺肢体保持伸直状态，避免大幅度弯曲引起出血，可缓解患者长时间平卧引起的背部不适，减轻局部皮肤压力，预防压力性损伤发生。术后12 h即可床上活动、24 h即可下床活动，根据患者具体情况指导其早期活动，内容包括：上下肢运动、床上的全身运动、床旁活动等。下床活动前告诉病人起床的要领，给病人示范起床的方法，亲自协助病人第1次下床活动。

3.穿刺点护理

观察穿刺部位是否有出血、皮下血肿、假性动脉瘤、深静脉血栓、动静脉瘘等并发症。

具体临床表现如下：

（1）出血：穿刺点有出血征象，覆盖伤口纱布有新鲜血迹均计为出血。

（2）皮下血肿：穿刺点出血血液聚集在皮下组织中，肉眼可观察到穿刺点周围局部肿大。

（3）假性动脉瘤：穿刺点附近触及搏动性包块，并进行性增大，多数伴周围皮肤瘀斑，少数伴有血管杂音和震颤。

（4）深静脉血栓：一侧肢体出现明显肿胀，肢体苍白、疼痛、穿刺点附近或远端脉搏消失、皮肤感觉异常或瘫痪，如足背动脉搏动微弱或消失。

（5）动静脉瘘：患肢肿胀，静脉曲张，皮肤温度升高，可扪及搏动性肿块和震颤。

4.病情观察

术后遵医嘱监测体温、脉搏、呼吸、血压及疼痛的变化，发现异常及时通知医生对症处理。30~60 min巡视病房1次，严密观察术侧的足背动脉搏动、皮温、色泽，询问患者是否有疼痛、麻木感觉，如果发现足背动脉搏动消失、皮肤苍白、远端肢体发冷等，立即采取相关措施。

5.排便护理

由于患者术后穿刺处加压包扎，加上大量饮水、不习惯在床上大小便等原因，很容易导致术后出现尿潴留。因此，应密切观察病人膀胱充盈情况，在记录尿量的同时多关注病人主诉。发现病人尿潴留后先安慰病人，保持放松状态，以免因焦急、紧张情绪而加重尿道括约肌痉挛使排尿更加困难。帮助病人创造良好的环境，拉好床帘，让病人侧卧，听流水声、热敷和按摩膀胱区，协助病人排尿。经采取上述护理措施无效时遵医嘱留置尿管，同时做 好留置尿管相关护理。

6.疼痛护理

术后疼痛与介入治疗导致肿瘤坏死或组织损伤等相关，其机制主要有：

（1）肿瘤组织缺血坏死导致局部肿胀、肝脏包膜张力增高。

（2）肿瘤组织持续缺血。

（3）肿瘤坏死释放致痛炎性介质。可通过数字分级法（numeric rating scales，NRS）或面部表情评估量表法（faces pain scale，FPS）进行疼痛评估。对疼痛症状较轻者，采用心理暗示或与病人谈心转移注意力，同时可进行局部抚摸，通过对病人的皮肤科学按摩，达到缓解疼痛的目的；鼓励病人听舒缓音乐，能够有效缓解疼痛。对疼痛不能忍受者在做好解释工作的同时，可遵医嘱给予止痛药物以缓解症状，止痛一般采用WHO推荐的癌症镇痛三阶段止痛法。

①术后药物镇痛方案应注意以下几点：

a.术后疼痛强度变化较大，多由强至弱，逐渐缓解，因此，药物镇痛的方案也需根据患者疼痛程度变化而调整。

b.出现突发疼痛时给予即释制剂，迅速缓解突发疼痛，明确突发疼痛原因。

c.对术后出现持续性疼痛，规律给予控释/缓释制剂。

d.对于术前已配置PCA泵者，推荐继续用至疼痛缓解至轻度时撤除。

②对于非药物镇痛需做好以下5点：

a.心理护理：充分告知术后疼痛是介入手术难以避免的生理反应，其程度与心理状态密切相关，长期处于负性心理可降低痛阈而加重疼痛体验，引导患者合理宣泄情绪，树立良好心态。

b.环境护理：为患者营造安静、舒适、整洁的住院环境，合理限制探访人员，确保患者睡眠充足。

c.体位护理：协助患者采取侧卧或半卧位等舒适体位，减轻腹壁紧张感和肝区疼痛。

d.放松护理：指导患者进行深呼吸和全身放松，减少腹壁压力刺激，松弛肌肉，安定身心。

e.转移注意力：尽可能通过听音乐、看书、回忆愉快往事、交流感兴趣的话题等方式转移患者注意力，维持患者情绪平稳，减轻疼痛感。

第四章

副反应及并发症

一、常见副反应及处置

在肿瘤血管介入治疗过程中造成的不良事件多称为不良反应，不良反应在被判定为次要效应或治疗效果时可称为副作用。肿瘤血管介入治疗主要副作用包括：血管栓塞反应及药物毒性作用。

栓塞反应是指靶器官肿瘤栓塞后出现的、预料的症状和体征，多为自然过程。其表现及程度与使用栓塞剂的种类、栓塞水平和程度，不同靶器官有关，轻者可无明显症状和体征，重者可出现栓塞后综合征。

（一）疼痛

栓塞后靶器官肿瘤及正常组织缺血，造成肿瘤坏死及器官部分损伤，释放致痛炎性物质或局部肿胀刺激所致。与栓塞程度和肿瘤大小有关，栓塞水平越接近毛细血管、肿瘤坏死越明显，疼痛越重。疼痛可持续1周左右，并逐渐缓解，剧烈时需要镇痛剂。若较严重且持续时间长，需警惕其他并发症。

（二）发热

与栓塞后坏死组织释放的致热物质和坏死组织、部分栓塞材料吸收热有关。体温常在38℃左右。一般坏死组织越多，体温越高，持续时间亦越长。若术后发热患者精神状态较好，给予物理降温及观察，高热时主要对症处理。若持续时间久或高热不退，需排除合并感染可能。

（三）消化道反应

主要有恶心、呕吐、食欲下降和腹胀等。多发生于腹部脏器栓塞治疗后，常持续约3 d并逐渐好转，重者可予相关药物对症处理。

（四）靶脏器功能损伤

介入治疗过程中，抗控癌药或和栓塞剂等药在抗控癌细胞同时，对正常细胞亦可产生缺血损伤及毒性作用，导致相关实质脏器功能损伤，相应各类相关生化指标改变。故在介入治疗过程中，必须严格遵守相关适应证及禁忌证，评估脏器储备功能，介入过程中需明确及超选肿瘤目标血管，避开正常供血血管。术后及时评估靶脏器功能，必要时给予对症治疗。

TAI通过药物“首过效应”，显著提高肿瘤局部药物浓度、提高疗效，相比全身化疗程度要轻微，但仍有相关药物毒性作用，主要表现为骨髓抑制，治疗后可继续下降，因此介入后2周内仍应密切观察；其他还有肝肾功受损、口腔炎、腹泻和脱发等。

1.骨髓抑制、胃肠道反应、脱发

为抗控肿瘤药最常见副作用，其中骨髓抑制作用明显药物有：紫杉醇、长春碱酰胺、依托泊苷、卡铂等；胃肠反应以顺铂、环磷酰胺、柔红霉素、5-氟尿嘧啶致吐作用最强，部分药物还可引起腹泻；蒽环类药物最易导致毛发脱落。

2.肝、肾功能损伤

多种化疗药可引发肝、肾功损伤，如环磷酰胺、博来霉素、5-氟尿嘧啶、甲氨蝶呤、丝裂霉素等。如甲氨蝶呤可导致肝纤维化和肝硬化，6-巯基嘌呤可导致胆汁淤积和肝坏死。顺铂易导致肾功损伤，故在灌注期间或术后必须水化利尿。环磷酰胺还可诱发出血性膀胱炎。

3.心血管和肺毒性

部分药物可引起心脏毒性作用，表现为心肌病、心衰、心律失常等，常与用药剂量累积有关，其中以阿霉素为明显。依托泊苷可致低血压；而环磷酰胺、甲氨蝶呤、卡莫司汀等还可加剧肺损伤。

4.神经毒性

长春新碱、顺铂等可致末梢神经炎，5-氟尿嘧啶、甲氨蝶呤、阿霉素、环磷酰胺等有中枢毒性，可诱发患者定向力障碍、幻觉、紧张、癫痫、昏迷等。

5.其他

部分药物可引起听力降低；顺铂可诱发口腔黏膜溃烂，对生殖系统影响诱发不育，灌注血管分布区域化疗敏感器官损伤（如脊髓）；还有许多药物局部刺激作用、外渗后引起的组织坏死和药物过敏，均应早期重视。

在选择药物中一定要严格遵守用药原则，选择肿瘤敏感药物，基本常用药物有卡铂、顺铂、表阿霉素、丝裂霉素、吉西他滨、多西他赛、阿霉素等。

首选浓度依赖型药物；不同作用机制药物联合用，要避免药物毒性相同或对同

一脏器药物毒性累加，例如阿霉素、表阿霉素与紫杉醇的联合，应该间隔时间维持在4~24 h，以减少心脏毒性；博来霉素和顺铂会增加肺毒性；顺铂和甲氨蝶呤会增加肾毒性；注意药物用量，建议较静脉化疗患者体表面积所需总剂量减少20%~25%；再次治疗剂量，根据上次治疗毒性反应及疗效做调整。

其次，注意介入过程中灌注先后顺序，以及药物浓度与容量，TAI化疗药物应用原则推荐一种化疗药物稀释液体量为50~100 mL，一次灌注液体总量不超过300 mL，推注时间每种药物不少于5 min；不得应用相互拮抗或相互发生不良反应药物及溶剂配伍。

二、常见并发症及处置

肿瘤血管介入治疗在临床上广泛应用，给原发及继发肿瘤患者术前、术后及姑息治疗提供了一个选择，其疗效肯定。但术后并发症情况多样，包括：肝肾功能受损、感染、坏死脓肿形成、肿瘤破裂出血、过度灌注及侧支血管闭塞导致相邻及敏感器官受累、脑部碘剂栓塞等。这些并发症会延长住院治疗时间、产生永久性后遗症，甚至出血死亡，从而降低肿瘤血管介入治疗后患者生存率。加强常见并发症认识，提高对各类并发症早期发现和干预，非常必要。

（一）入路及造影相关并发症

与介入操作熟练及规范、患者基础状况和手术持续时间密切相关，因此，操作规范合理、减少手术时间是主要改善目标。

1.出血（穿刺部位血肿）

正常情况下，导管鞘拔除后局部加压15 min左右一般都可止血。若压迫止血位置及方法无误，30 min后穿刺点仍出血不止，需要积极分析出血原因，采取相应处理措施。血肿发生率股动脉仅约0.26%。小血肿表现为穿刺部位周围的局部皮下淤血，较大者可延及大腿中上部及髂前上棘处，可有胀痛不适感；较严重者是盆腔腹膜后巨大血肿，早期不易发觉，出血多时可引起休克，危及生命。预防及处理措施如下。

（1）注意穿刺位点，尽量不要超越股骨头上方。

（2）按压时，位于皮肤入针上方轻柔按压，非单纯阻塞性按压。

（3）穿刺针角度过平，可能刺在壁腹股沟韧带上方易导致腹膜后血肿。

（4）用合适尺寸鞘管。

（5）关注及纠正术前凝血功能异常，避免术中抗凝剂、溶栓剂过量使用。

若出现腹股沟血肿，记号笔描记其边缘，观察尺寸变化。对血肿较小或无变化者，早期冰敷，24~48 h后热敷；如出现无法控制穿刺部位出血，血肿进行增大，脉搏减少或消失，出现肢体神经症状，或怀疑腹膜后血肿，及时腹部CT扫描，快速确认或排除诊断，必要时再次介入或手术干预。

2.动-静脉瘘

穿刺动脉时穿入静脉，甚至将鞘管、导管、导丝送入静脉内，造影时出现静脉显影，或拔管后可听到血管杂音。严重动-静脉瘘可致心衰竭或由于“盗血”出现肢体缺血症状。为减少动-静脉瘘，建议股动脉穿刺时，穿刺下肢轻度外旋10°~15°。轻度动-静脉瘘可通过简单压迫促进瘘口闭合；严重者，需手术缝合或支架置入。

3.假性动脉瘤

穿刺部位不合理及多次穿刺、大型号鞘管及导管应用、穿刺后压迫不当或导管置留时间过长，导致动脉壁损伤形成血肿，在血流冲击下血肿内形成内腔。故在穿刺时尽量避免低位股浅动脉穿刺导致压迫困难；怀疑假性动脉瘤时，应行彩色多普勒超声，瘤体较小可压迫闭塞，其次在超声引导下经皮穿刺注入凝血酶是安全有效的治疗方法。如上述处理方式不理想，可考虑血管内置入带膜支架。介入治疗不合适或失败应选择切开缝合。

4.血管痉挛、血管内膜剥离

（1）血管痉挛。是比较常见的并发症。可影响插管和栓塞，进而导致血管内膜的损伤，继发血管内血栓形成。造影主要表现为变细、成串珠状或细线状，血流变慢。应立即经导管在血管痉挛局部缓慢注入2%利多卡因溶液5 mL或罂粟碱30 mg稀释液，观察血管恢复，完全恢复再行后续操作；无明显改善时，让患者充分休息后再造影。脑动脉痉挛，严禁利多卡因解痉。

（2）血管内膜剥离。与血管退行性变、扭曲或纤维化，导管太硬、形状不合适及操作不当及暴力操作等密切相关。表现为导丝和（或）导管进入内膜下，致使血管内膜掀起，对比剂进入血管内膜下，滞留、消失延迟、分层，血管假腔及血管变窄。应立即停止操作，将导管退至大血管内，恢复血流。脑、心、肾及肠系膜上动脉内膜剥离，可有较严重后果，其他血管内膜损伤多无明显后果。严重者或危险部位者，应终止原定手术，立即抢救性介入修复包括支架置入恢复血流。

5.血栓形成或栓塞

与导管材料、大小、类型及暴露于血管中长度、血管内膜的损伤及痉挛、手术时间长且肝素化不够、血高凝状态相关。血栓形成后，需根据症状严重程度和进展选择性溶栓。严重者，需立即经皮或外科血栓清除，溶栓过程中，应预防末端栓塞后遗症。

（二）栓塞、灌注并发症

此类并发症是指术后出现的可能发生的症状和体征。轻者可通过适当治疗好转，重者会产生永久性的后遗症，甚至出现死亡，应尽量避免。

1.过度栓塞

是指栓塞程度和范围过大，尤其是使用液态栓塞剂和过量使用颗粒或微小栓塞剂，表现为肝衰竭，胃肠、胆管穿孔，胆汁糊，皮肤坏死，脾液化等。术中应掌握栓塞程度，避免过度栓塞。

2.反流性误栓

是指栓塞剂由靶动脉返流，随血流栓塞其他动脉。常发生在靶动脉前端已阻断，再注入栓塞剂或注入时用力过大过猛。颈外动脉反流性误栓常造成脑梗塞，腹部血管可造成肠坏死。故在灌注栓塞剂或化疗碘油乳剂时，需在监视器下密切注视栓塞剂流速、有无轻度反流，及时调整给药速率及压力，避免前方靶动脉有阻塞仍追加注射和经验性推注给药。

3.顺流性误栓

指栓塞剂通过靶血管而至肺或远端器官栓塞，原因可能是原潜在侧支通道开放，如颈外动脉所属分支过度栓塞可颅内外潜在交通侧支开放，造成脑梗塞。另外是潜在动静脉瘘，栓塞剂通过瘘口进入体静脉造成肺栓塞，故在初期造影时，密切观察动静脉间有无异常分流，可选择合适的明胶海绵对瘘口端预备性封堵。如栓塞剂直径不合适，栓塞时易通过靶血管。

4.感染

多为栓塞后肿瘤及正常组织坏死诱发炎性反应，常表现为术后持续高热、肿瘤栓塞术区不适感、血象增高。最常见于肝脏及脾脏相关血管介入治疗，部分可诱发脓肿形成。介入术前后应用广谱抗生素，可降低感染风险。若脓肿形成，需长时间引流、重复引流和长期使用抗生素。

5.肝肾功衰竭

多为重要脏器功能术前储备差，过度栓塞及药物毒性所致。故术前积极评估肝功储备状态，严格遵守相关适应证。对肝肾有原发基础疾病术前、术后需积极对症治疗。术前积极静脉补液、限制造影剂负荷、使用肾保护剂和避免肾毒性药物有助于降低肾衰竭风险。

6.肿瘤溶解综合征

该综合征系肿瘤体积过大、生长过快、对化疗药敏感，特别是肿体大于10 cm^3，位于表浅部位，灌注化疗栓塞后肿瘤大面积坏死，可导致肿瘤破裂出血，在肝脏还易引发包裹性胆汁瘤。此类患者要控制好碘油剂量，保护好正常组织，术后水化、止痛支持，有助于降低肿瘤破裂出血发生率。出现肿瘤破裂出血，需二次介入栓塞；包裹性胆汁瘤需及时引流；重者需外科手术。

7.器官功能损伤

脊髓、支气管及脑动脉化疗灌注可引起神经损伤；胃肠动脉灌注化疗药物可造成胃肠黏膜损害；胰腺动脉灌注化疗可致胰腺炎；一些特殊化疗药会导致特定脏器损伤，如阿霉素的心脏毒性。严格把控化疗药选择和配伍，充分稀释化疗药物，并在超选择插管下缓慢匀速注入，是防止正常器官功能损伤的有力措施。若发生损伤应根据相应临床对症处理，邀请相关科室及时会诊、参与治疗。

三、副反应及并发症护理

术后常见副反应及并发症主要包括：术中及术后相关并发症，动脉穿刺部位、栓塞灌注药物引起的不良反应。详见CACA指南“整合护理”。

（一）术中及术后相关并发症

1.术中过敏

主要是对比剂及化疗药物引起的急性过敏反应。应严密观察有无呼吸困难、喘息-支气管痉挛、喘鸣、低氧血症、血压下降或伴终末脏器功能不全（如张力低下、晕厥、失禁、持续腹痛）。应及时遵医嘱予面罩吸氧，肾上腺素（1∶1000，0.1~0.3 mg）肌注，支气管痉挛者予 β_2受体激动剂气雾剂吸入或地塞米松 10 mg 静推。

2.术中出血

TACE术中常因血管粥样硬化严重及操作不当引起动脉夹层或破裂出血，应及时准备应急材料，如覆膜支架、弹簧圈等。

3.胆心反射

是由于肝动脉化疗栓塞致患者肝区缺氧、疼痛，刺激胆道血管丛迷走神经引起的一种严重不良反应。应严密监测患者心电血压，若出现心率减慢、血压下降、心律失常，甚至心跳骤停等，可予吸氧、静脉推注阿托品、多巴胺升压、心肺复苏等急救处理。

4.误栓和异位栓塞

导管不能超选择插管、栓塞剂选择不当、注射造影剂压力过高等造成栓塞剂反流，误栓其他器官。脊髓损伤，截瘫是肺癌介入治疗中的严重并发症。护士应严密观察患者肢体活动情况、感觉异常、肌力等。

5.栓塞后综合征

表现为：发热、恶心、呕吐、疼痛、腹胀等症状。另外，胆管炎、胆囊炎、胆囊穿孔、上消化道出血、肝脏损伤（A损伤）、肝脓肿、肝硬化、肺栓塞、血栓形成等也是其并发症。严密观察术后神志、生命体征、消化道症状、咳嗽咳痰等，遵医嘱予对症支持疗法，如降温、止吐、吸氧、镇痛、禁食、静脉水化等处理，做好患者的血栓预防宣教。

感染和脓肿形成 严格无菌操作，遵医嘱术前、术后使用广谱抗生素。

（二）栓塞灌注药物相关并发症护理

应严密观察患者术后反应，如恶心、呕吐、呕血等消化道反应；观察患者尿液颜色、性质、尿量，有无少尿、无尿或血尿等；观察生命体征，有无心律失常等；观察患者有无皮疹、瘀斑等。同时，遵医嘱查验生化指标，了解有无电解质紊乱、白细胞下降、血色素下降等。根据医嘱予以对症支持，如止吐、止血、吸氧、静脉水化、补充电解质等处理。对于骨髓抑制的患者，有条件时置于单间或使用层流床罩，做好个人防护、做好手卫生，防止感染。

（三）动脉穿刺部位相关并发症护理

1. 穿刺点出血渗血和血肿

主要由术后压迫不当、使用粗针、粗导管或粗鞘、反复穿刺、使用抗凝药物或患者自身因素（高龄、严重动脉硬化等）引起。应观察穿刺点出血量、压迫情况、有无血肿。若压迫移位及时重新压迫，告知患者穿刺下肢制动。局部小血肿（≤5 cm）可不予处理，观察进展情况。术后急性大血肿，可局部再压迫止血；对非急性大血肿，可在48 h后予以热敷或理疗。

2. 假性动脉瘤

多因穿刺时位置过低，压迫时因无耻骨梳支持而形成，或者出现血肿且未及时压迫止血导致。应每小时巡视，查看穿刺点，听患者主诉，如穿刺处有疼痛或局部触及搏动性包块，立即予重新加压包扎，延长制动时间，同时观察生命体征及包块有无增大。必要时做好手术准备。

3. 动静脉瘘

由于血管成角或形状不规则，穿刺股动脉时，易穿过毗邻的股静脉，造成动脉和静脉之的异常通道。术后每小时观察穿刺处情况，与假性动脉瘤相鉴别，通过触诊局部皮温升高、听诊有血管杂音或震颤，相鉴别。对瘘口较大的动静脉瘘，做好手术准备，需手术黏合血管创面，阻止动静脉分流。

4. 盆腔或腹膜后血肿

若穿刺点过高而穿入髂外动脉，术后常因无坚硬耻骨梳为压迫支撑点而引起盆腔或腹膜后血肿，是一种少见但非常严重的穿刺点出血性并发症。因腹膜后血肿不易识别，常失血量大，若不能及时诊治，可因失血性休克而死亡。术后多听患者主诉，有无腹痛，应及时通知医生查看并对症处理。腹部B超可探及局部液性暗区或血肿存在，腹腔穿刺抽出不凝血即可确诊，应立即处理。主要包括：

（1）密切注意观察患者意识、血压、心率、腹部包块变化。

（2）保证静脉通路畅通，2 h内大量补液、输血1500~2000 mL。

（3）遵医嘱应用止血药物。

（4）经上述处理后，若患者生命体征平稳，可行保守治疗。若患者生命体征不稳定且血肿进行性增大，血肿内有搏动，提示出血较多，需马上配合医师准备手术止血。

5.急性动/静脉血栓形成或动脉栓塞

多与介入手术过程中，导管与导丝表面可能形成血凝块，血凝块脱落导致。局部加压包扎过紧、时间过长，容易引起下肢静脉血回流障碍导致深静脉血栓形成。动脉缺血主要表现为患肢颜色苍白、发凉、麻木、感觉异常；静脉回流受阻主要表现为患肢肿胀、皮色发红、皮温较健侧高，甚至出现水疱。护理：评估有无导致动脉血栓形成高危因素；评估局部加压包扎松紧度，避免过度加压包扎影响下肢血液循环。定时检查患者双侧足背动脉搏动、双下肢皮温和色泽，检查有无下肢肿胀，询问有无下肢麻木等感觉。指导患者进行术侧踝泵运动，促进下肢血液循环，非术侧肢体可自由屈伸。

第五章

头颈部肿瘤

一、颅内肿瘤

所有疑似颅内肿瘤患者都应进行病史采集、体检和神经系统检查，评估有无肿瘤相关神经功能障碍，对疑似ICP增高和肿瘤侵犯视通路者，应检查视野、视网膜，特别是视盘。脑部增强MRI通常是提示脑肿瘤所需的唯一检查。为充分明确脑肿瘤特征，采用标准序列包括T1和T2、FLAIR、梯度回波/磁敏感序列、DWI和T1增强成像。怀疑脑转移瘤应该行全身性恶性肿瘤筛查，进行活检或切除术之前应行检查评估转移病灶。脑瘤准确诊断需足够组织标本以行组织病理学和分子学检查。

外科手术切除和立体定向放疗（stereotactic radiotherapy，SRT）仍是脑肿瘤的主流治疗方法，新疗法还包括靶向治疗、免疫治疗等。浸润生长的颅内肿瘤（尤其恶性胶质细胞瘤）常难以彻底清除，转移性肿瘤常具有放射野局限性，难以取得理想效果，全身化疗临床缓解率欠佳，所以建议个体化综合治疗，以取得更好疗效。介入作为综合治疗的一部分，对高血流灌注颅内肿瘤具有一定帮助。

颅内肿瘤血管介入治疗是通过栓塞肿瘤供血动脉以实现抑制肿瘤及肿瘤血管生成，同时栓塞还可引起纤维化和小血管血栓形成，借助扩容升压方式，缓解脑血管痉挛，促进肿瘤坏死。短期内能够达预期效果，但仍缺乏长期、大样本临床试验研究。

介入治疗主要流程：首先建立动脉通路，行双侧颈内外动脉和椎动脉造影，评估肿瘤供血动脉数量及其确切位置；全身肝素化后（静脉注射肝素0.75 mg/kg），在微导丝配合下微导管依次置于待栓塞动脉，造影明确为肿瘤供血动脉后，再行栓塞剂（弹簧圈、无水乙醇等）推注以封闭血管直至完全闭塞。注意过程中调整推注速度，避免栓塞剂返流至正常血管内。完成栓塞治疗后需复查造影，明确没有遗漏肿瘤供血动脉，即可拔管。

动脉化疗也是肿瘤常见介入方法，然而，几项针对脑转移化疗方案的临床实验

（包括顺铂和培美曲塞、顺铂和长春瑞比奈、紫杉醇和顺铂、培美曲塞和顺铂、替莫唑米德）均未显示令人印象深刻的缓解率，因此不做推荐。

二、青少年鼻咽血管纤维瘤术前辅助性栓塞

（一）概述

青少年鼻咽血管纤维瘤（juvenile nasopharyngeal angiofibroma，JNA）是青少年鼻咽良性、富血循肿瘤，占所有头颈部肿瘤不到0.5%，发病率约为1∶150000。最常见于10~25岁中青年，因此也常称为“男性青春期出血性鼻咽纤维血管瘤”。JNA是由血管和纤维间质组成的非包膜肿瘤，典型现为进行性鼻梗阻、复发性鼻出血和鼻咽肿块三联征。晚期还可能出现面部肿胀、颅神经麻痹和视力受损。虽然组织病理学上是良性，如果无适当手术干预，可能发生严重出血，甚者会危及生命。目前内镜下手术切除仍是主要手段，鉴于其解剖位置、血管丰富和局部侵袭性特性，内镜下治疗存在许多风险。如无清晰手术视野，术中可能会失血过多。成功术前辅助性栓塞，常可更好地进行术中可视化、缩短手术时间、减少失血和更完整切除。

（二）适应证

适合所有需行内镜或开放性手术的各类分级的JNA患者。

（三）禁忌证

（1）治疗前因严重出血史或因其他疾病导致全身状态差，无法耐受介入栓塞及进一步JNA切除术。

（2）有明显凝血障碍或常规介入手术禁忌证。

（四）栓塞前准备

（1）所有初诊为JNA病人均应术前完善增强CT，明确病变部位并分析可能存在供血动脉，准备不同粒径明胶海绵（150~300 μm）和不同尺寸弹簧圈。

（2）对术前曾经有过近期出血史病例要做好吸引器和鼻腔填塞止血准备；

（3）严重贫血病例需术前输血纠正贫血。

（五）栓塞步骤与注意事项

（1）患者取仰卧位，常规消毒铺巾，局麻下采用Seldinger技术穿刺股动脉置鞘，引入5-Fr单弯导管选择性插入双侧颈内外动脉造影，评估肿瘤血供来源。绝大多数JNA由颈外动脉分支上颌动脉末梢蝶腭动脉供血。部分伴颅底破坏并突入到颅内病

变，会伴颈内动脉细小分支弥散供血。

（2）5-Fr单弯导管引入颈外动脉（上颌动脉开口或者上颌动脉内），2.1-Fr或2.4-Fr导管超选至上颌动脉远心端，根据病变范围选择尽可能接近病灶的导管头端工作位置。注射造影剂观察其弥散范围和术前增强CT影像是否吻合并排除颅内外异常交通和动静脉瘘。150 μm直径明胶海绵100 mg和20 mL造影剂混匀后，每次抽取2 mL在DSA监视下缓慢注射直至充满整个病灶（在反复造影确保安全前提下尽可能选取150 μm小粒径颗粒，尽可能栓塞在病灶中心部位，提高栓塞效果）。需注意是明胶海绵栓塞全程需在“路图”模式下操作，控制压力和注射量，尽可能减少明胶海绵返流。上颌动脉第一个分支是脑膜中动脉，20%左右脑膜中动脉和眼动脉存在潜在交通，在压力增高情况下有开放可能，一旦大量明胶海绵返流到脑膜中动脉，存在影响视力风险。

（3）保留微导管头端位置，根据血管的粗细和长度选用游离弹簧圈，采用逐步后退法致密栓塞紧邻病灶部位的部分上颌动脉远心端。

（4）如咽升动脉存在肿瘤供血需同样方式引入微导管，采用和上颌动脉栓塞类似术式的咽升动脉远心端弹簧圈栓塞。需要注意的是咽升动脉的后支和椎动脉在解剖生理上存在着交通。因此，禁忌在咽升动脉总干内直接注射颗粒栓塞剂。

（5）部分病变范围广泛病例，需采用相同术式行对侧上颌动脉和咽升动脉栓塞以满足手术需要。

（6）栓塞后建议48 h内手术，最长不超过1周。尽量避免因栓塞颗粒吸收和继发血管生成导致的疗效下降。

三、头颈肿瘤的双路灌注化疗

（一）概述

头颈部恶性肿瘤多为鳞状细胞癌，长期以来生存率一直徘徊在15%~40%。尽管手术治疗为其主要治疗手段，但由于手术不仅需要切除邻近语言与吞咽器官，还会破坏患者容貌，不可避免地严重降低患者生活质量。直接动脉灌注化疗治疗头颈恶性肿瘤曾在20世纪70年代被众多学者尝试，最终因过多并发症和不甚理想结果而销声匿迹。最近的究表明“双路灌注化疗”，即在肿瘤供血动脉内灌注高浓度化疗物同时静脉使用解毒药物，既可保证动脉化疗时肿瘤局部区域血药浓度增高，又能使一些敏感器官如骨髓、内脏和肾得到保护，减轻化疗药物全身不良反应。常用供血动脉内灌注大剂量的顺铂（CDDP），同时静脉内快速滴注硫代硫酸钠，后者是CDDP解毒药，当循环系统中硫代硫酸钠遇到流过肿瘤CDDP会发生螯合，以无活性形式经肾代谢。因此，双路灌注化疗既具有能保持肿瘤局部化疗药物高浓度特性，又降低体循环中化疗药浓度，具有效率高、全身副作用小的优点。

（二）适应证

（1）头颈部原发恶性肿瘤，舌癌、颊癌、上颌窦癌等术前新辅助化疗。

（2）头颈部转移性淋巴结术前新辅助化疗。

（3）头颈部恶性肿瘤晚期姑息性化疗。

（三）禁忌证

1.绝对禁忌证

妊娠期、严重感染、昏迷及其他主要脏器功能严重衰竭。

2.相对禁忌证

全身状态差且KPS评分低于40分、主要脏器功能损伤、骨髓功能抑制等常规静脉化疗禁忌证。

（四）栓塞前准备

1.确定病理诊断和类型

选择合适化疗方案，全身检查排除远处转移、确定病程分期。

2.患者机能状况评估

包括重要器官功能储备力估计，如心、肝、肾、肺功能等。

3.提前使用预防

呕吐药物、保肝药物、升白针、补血药等，缓解症状。

（五）栓塞步骤与注意事项

（1）患者取仰卧位，常规消毒铺巾，局麻下 Seldinger 技术穿刺股动脉置鞘，引入5-Fr单弯导管选择性插入患侧颈内外动脉造影，评估肿瘤血供来源。

（2）肿瘤供血动脉内持续灌注CDDP（150 mg/m^2）。灌注前需首先行动脉承受试验，才能使灌注CDDP在最短时间内准确地到达肿瘤并达到最高浓度，防止其和硫代硫酸盐过早螯合。灌注速率通过比较动脉承受试验造影情况而获得。一般颈外动脉流速是2~4 mL/s，首先在压力注射器上行3 mL/s、总时间为2.5 s造影。如果无返流，就每次增加0.5 mL/s，直到出现返流为止，从而得到动脉最大承受率；如果出现颈内动脉返流，就降低0.5 mL/s，直到返流消失为止。需注意的是：导管头工作位置稳定非常重要，要尽可能在灌注动脉中深入一些。如在颈外动脉中的深度不够，动脉灌注过程中患者吞咽动作会使导管弹回到颈内动脉。

（3）动脉承受试验确定灌注速率后，撤换掉压力注射器上造影剂，更换上预先装好CDDP注射器按测定速率输注。

（4）动脉内灌注大剂量CDDP时，体循环脉管系统内需充满解毒硫代硫酸盐（硫代硫酸钠：CDDP为100：1），当CDDP通过肿瘤血管床之后能够很快与硫代硫酸盐螯合。静脉输入硫代硫酸盐时需行加压输注，以便使其快速注入。

（5）灌注完成时，继以通过同一导管血管造影以确定导管位置是否变化，动脉是否发生改变。对治疗过程中技术环节、动脉情况、导管位置进行准确记录，以供后续治疗参考。

（六）并发症和预防

（1）双路灌注化疗，因短时间通过动脉和静脉快速输注大量液体，老年心功能不全患者，诱发心衰可能较其他化疗方式略大，需术前充分评估，术中仔细观察，必要时给予对症治疗或者减慢输注速度。

（2）由于同样原因，大量液体快速进入体循环，尤其冬季液体温度比较低，快速输注可能导致病人急性失温和寒战等症状。必要时可把配置好的药物溶液水浴加温。

第六章

胸部恶性肿瘤

一、肺部恶性肿瘤

(一) 概述及历史变革

肺癌是最常见胸部恶性肿瘤，绝大多数起源于支气管黏膜上皮，早期手术可以根治，但大部分就诊时已失去外科手术机会。为控制肿瘤，转化手术、延长生存，中晚期肺癌需行静脉化疗、放疗、靶向药物、免疫治疗等综合治疗，血管内介入治疗也是其整合治疗的重要组成部分。

肺是恶性肿瘤转移最高发器官，原发肿瘤多来自乳腺、骨骼、消化道和泌尿生殖系统。肺转移瘤多为两肺多发性病灶，大小不一，肺内单个转移病灶可考虑外科治疗。对多发或不能手术治疗肺转移瘤，一般参考原发肿瘤治疗方案行整合治疗，对于影像学显示中等或富血供改变的肺转移癌，多数由支气管动脉供血滋养，经血管介入治疗是治疗方案的选择之一。

血管内介入治疗包括支气管动脉灌注化疗（BAI）和支气管动脉栓塞（BAE），BAI可使肿瘤组织局部药物浓度保持在较高的水平，更有力地杀伤肿瘤细胞，机体其他重要器官内药物浓度较低，从而减少全身不良反应；BAE使局部血流中断，使肿瘤组织营养不足从而抑制其生长，还可延长化疗药在肿瘤组织停留时间，起到更强杀伤肿瘤作用，尤其适合于合并咯血，BAI和BAE在技术层面上可轻松对接，在机制上两者互补，通常2种技术联合使用，称支气管动脉化疗栓塞术（BACE）。

(二) 适应证

(1) 肺癌合并咯血者，达到抗肿瘤和止血的双重疗效；中央型肺癌、动脉血供丰富和巨大周围型肺癌，疗效更佳。

(2) 外科切除困难，以短期缩小肿瘤后行外科切除，减少手术难度提高疗效。

（3）已经失去外科手术或无法耐受切除中晚期患者，整合治疗后进展耐药。

（4）不能耐受全身静脉化疗老年患者；可行BACE联合补充剂量静脉化疗，以增加局部治疗效果并保证全身剂量强度。

（5）系统治疗进展或不耐受全身化疗富血供肺转移癌，如来源于肉瘤、肾癌、乳腺癌等的肺转移瘤。

（三）BACE治疗的禁忌证

（1）碘过敏者，或心、肺、肝、肾功能严重不全者。

（2）有严重出血和感染倾向，不能做支气管动脉造影、对造影剂过敏、重要器官功能衰竭、全身一般状况较差、不能仰卧者。

（3）插管造影由于血管解剖原因不能超选到达支气管动脉或靶血管与肋间动脉、脊髓动脉相通，可能造成异位栓塞，或可能脊髓损伤。

（四）术前准备与操作过程

1.术前准备

（1）术前胸部增强CT：了解肿瘤病变大小、范围、临近侵犯、纵隔转移及肿瘤血供情况。

（2）术前实验室检查：包括血常规、凝血试验、生化检查、感染筛查等。

（3）术前病理诊断：根据病理类型、免疫组化、基因检测等选择合适化疗药物和系统治疗。

（4）术前治疗：给予镇咳、祛痰、平喘、止血、吸氧，必要时抗炎对症治疗。

2.操作过程

首先结合术前影像学检查，局麻下经皮穿刺股动脉或桡动脉建立动脉通路，经导管鞘使用造影导管对支气管动脉行选择性血管造影，术中常用造影导管有4-5-F Cobra、Simmons、Shepherd、RLG、MIK等。随后用1.98-3F微导管行肿瘤供血动脉超选择插管，避开共干肋间动脉、脊髓动脉等危险分支后，经导管灌注化疗药物，然后透视下使用栓塞剂进行肿瘤血管栓塞治疗。

（五）术中注意事项

1.明确解剖变异及表现多样性

支气管动脉常起源于T5和T6椎体水平之间降主动脉，但其起源、数量和走行非常多变，高达50%的病例中可能存在一个共同的主干，该主干可形成左右支气管动脉。在大多数情况下，只有一条支气管动脉起源于第一条（或第二条）右主动脉肋间动脉，也称为“肋间支气管动脉”，直接右支气管动脉少见，且通常与肋间支气管动脉相关。左支气管动脉很少与肋间动脉共同出现，其走行更为直接，部分支气管动脉可与冠状动脉交通吻合。同时应注意存在副支气管动脉，其起源于异位，数量众多，但仅偶尔代表主要支气管动脉血流量，它多数起源于主动脉弓凹陷处或同侧锁骨下动脉或其分支（胸内动脉、甲状腺下动脉）、胸主动脉下三分之一处。

术前增强MDCT血管重建有助于判断支气管动脉解剖及起源、走形，能帮助我们更好地选择导管器械，完成超选择插管造影和灌注化疗栓塞。

2.体循环动脉参与

膈动脉、肋间动脉、胸廓内动脉、胸廓外动脉、甲状颈干等可能参与肺癌供血，应根据病变的位置，结合术前的影像检查，分别进行造影，并对确切的肿瘤滋养动脉进行化疗栓塞。部分肺转移癌可能存在肺动脉供血，BACE可联合经肺动脉的灌注化疗及栓塞。

3.确定脊髓供血动脉，防止误栓

强调术中造影，对造影剂进行稀释，手推造影及插管过程中，警惕血管痉挛，5%~10%肋间支气管动脉可变结构可分为脊髓前动脉以供应脊髓。在这种情况下，脊椎分支走行呈典型“发夹”样走行，或者可能通过短侧支血管紧密相连。BAE之前必须严格判定是否存在脊髓前动脉分支，防止误栓造成脊髓功能损伤、甚至截瘫，必要时可借助术中CBCT进行明确。

4.防止体循环误栓

注意观察B-P分流表现，术中造影过程中除了观察血管管径增粗、走行迂曲、分支增多紊乱等征象，需重点关注支气管动脉-肺循环分流，分流会增加术中异位栓塞发生概率。考虑到肺内分流吻合口最大直径约325 μm，推荐用粒径为350~500 μm或更大的微球、PVA等颗粒栓塞剂栓塞。

5.选择栓塞剂

栓塞应行超选择性插管后在透视下完成，超液化碘油有很好示踪性，但容易发生异位栓塞，多配合明胶海绵颗粒行主干栓塞。其他颗粒栓塞材料为PVA，直径300~500 μm，或栓塞微球300~500 μm、500~700 μm。氰基丙烯酸正丁酯（NBCA）胶混合碘化油显示出更好咯血控制率，通过制备时的注射速率和稀释比（通常为NBCA与碘油的1∶2至1∶4）控制不同程度出血，推荐有经验的医生使用；载药微球一般选择载药后直径300~500 μm以上规格，使用中注意防止返流。

6.灌注化疗药方案

具体灌注化疗给药剂量应在标准方案基础上，根据患者年龄、身体状态、心肺功能、骨髓造血功能、既往治疗线数、治疗不良反应等进行调整、减量，还应考虑拟药物是否存在血管刺激等，目前尚无标准BAI药物方案推荐，应在临床诊疗中进行优化和探索。

(六) 术后并发症及不良反应处理

BACE术后常见疼痛、发热等栓塞后综合征表现，可能发生肺部感染，应常规抗炎、祛痰、补液、支持治疗。最严重并发症是脊髓损伤，可见双下肢无力，伴感觉障碍和尿潴留严重者，可导致截瘫，一旦发生要积极处理，包括用血管扩张剂，如罂粟碱、丹参等改善脊髓血液循环，地塞米松和甘露醇减少水肿等。异位栓塞，可导致肋间动脉缺血皮肤红肿坏死、栓塞剂经B-P分流，可导致肺动脉栓塞、进入体循环甚至导致脑栓塞。灌注化疗药还可引起相关血液毒性、神经毒性、胃肠道反应等不良反应，应积极升白细胞/血小板、水化，止呕、营养神经。

二、纵隔恶性肿瘤

(一) 纵隔原发性恶性肿瘤

1.治疗流程

纵隔原发性恶性肿瘤治疗主要依靠外科手术。但晚期患者常因肿瘤巨大，压迫或侵犯周围组织器官，包绕大血管等，给根治性手术切除增加难度，易导致大出血。对纵隔肿瘤行术前动脉栓塞或动脉灌注化疗，可较好辅助手术顺利进行，一定程度上可减少手术风险和术后并发症发生率，提高疗效。

(1) 血管造影及动脉栓塞：对浸润性生长的巨大纵隔肿瘤，进行充分术前血管造影及栓塞可降低手术风险和并发症。具体操作如下：常规右侧腹股沟区消毒、行Seldinger穿刺，成功后，置入5F血管鞘，在DSA监视下引入导管对纵隔肿物的供血血管进行全面的血管造影，以明确肿瘤供血及染色情况。需重点关注血管包括：双侧胸廓内动脉、甲状颈干、支气管动脉、膈下动脉、肋间动脉，发生胸壁侵犯时可有胸壁外侧动脉供血，腹腔干动脉分支也可向邻近纵隔肿瘤供血。在明确肿瘤供血血管后，用微导管超选择插管，避开非靶血管及危险血管后栓塞。栓塞材料可选择较大粒径PVA颗粒、明胶海绵颗粒或栓塞用弹簧圈，栓塞至供血动脉主干闭塞或肿瘤染色消失。通常选择在术前1~7 d进行栓塞。对于较大病灶，可酌情进行分次栓塞。

(2) 纵隔肿瘤动脉灌注化疗：对化疗药物相对敏感的纵隔肿瘤，如胸腺瘤等，可行供血动脉灌注化疗。与全身化疗相比，动脉灌注化疗在缩瘤、控制复发和减少不良反应发生方面具有优势。插管及造影等常规操作步骤同纵隔肿瘤的动脉栓塞。明确肿瘤供血动脉后，将微导管头端置于供血动脉远端，尽量靠近肿瘤区域，进行化疗药物灌注，灌注速度为8~10 mL/min。胸腺肿瘤常用化疗药物有顺铂、阿霉素、环磷酰胺。每3周重复1次。化疗方案应依据肿瘤性质，大小，供血情况及患者身体状况进行适当调整。

（二）纵隔转移性肿瘤

主要是指纵隔淋巴结转移瘤，多继发于肺、食管、乳腺、甲状腺、胃肠道等原发性恶性肿瘤。随着肿瘤增大，可出现胸骨后疼痛、咳嗽、呼吸困难、声音嘶哑、上腔静脉综合征等压迫或侵犯邻近器官表现。纵隔转移性淋巴结的治疗主要为放疗、化疗以及手术治疗。对无法接受上述治疗患者，可根据原发疾病类型，行纵隔淋巴结转移瘤动脉灌注化疗或动脉栓塞治疗。

纵隔淋巴结转移瘤的动脉灌注化疗及栓塞治疗：其操作步骤与纵隔原发性恶性肿瘤基本一致。需注意的是，纵隔淋巴结转移瘤多为支气管动脉供血，支气管动脉解剖变异较多，可能出现脊髓损伤等严重并发症。在行介入治疗中应注意：

（1）造影时选择低浓度非离子型对比剂。

（2）术前必须进行支气管动脉造影，重视其与肋间动脉和脊髓动脉显影情况。

（3）可采用利多卡因脊髓功能诱发试验。

（4）栓塞剂避免使用液态或直径较小的颗粒性栓塞剂。

（5）注射化疗药物应在充分稀释后缓慢推注，避免使用神经毒性大的药物。

三、胸膜肿瘤

（一）概述

近年，越来越多临床对照研究及真实世界研究均显示，针对因肿瘤巨大、无法行手术切除的原发性胸膜肿瘤或转移性胸膜肿瘤，行术前靶血管栓塞治疗或局部TAI治疗或可达到良好疗效。对于体检发现的胸膜肿瘤患者，推荐常规进行胸部增强CT扫描。对增强CT不能明确或者有碘对比剂禁忌的患者，推荐进一步进行MRI检查。对常规CT及MRI检查仍难以准确评估的，或需要全身排查评估的胸膜肿瘤，可选择行PET-CT检查。对无法通过典型特征得出可靠诊断结论的胸膜肿瘤，常规推荐行穿刺活检、切取活检或切除活检。

（二）介入治疗

对转移性胸膜肿瘤，手术切除有争议。有学者提出以下根治性切除标准：

（1）胸壁是唯一的疾病转移部位。

（2）局部疾病得到控制。

（3）切缘阴性的R0切除。

胸膜转移瘤切除术5年生存率可能仅20%。因此，针对转移胸膜肿瘤应寻找其他治疗方式。

胸膜肿瘤手术对巨大肿瘤的切除难度较大，手术风险较高，若手术伤及血管引发出血，还会严重威胁患者生命安全，通常行外科手术切除治疗前，介入性栓塞相关肿瘤供血动脉，可减少术中出血量，并在一定程度上降低患者肿瘤切除难度。研究表明：行肿瘤术前介入栓塞，寻找肿瘤主要供血动脉尤为关键。胸廓内动脉是一条尤为重要供血动脉，术中需将导管插入锁骨下动脉，以高压注射器完成造影剂注射，对患者的胸廓内动脉具体开口位置进行确定，之后经由导管插入患者的胸廓内动脉。如锁骨下动脉过度迂曲，可用微导管进行超选，造影多表现为胸廓内动脉主干增粗、远端呈现较多分支，分支较为杂乱迂曲，且供血的主要范围重叠肿瘤的阴影，对参与供血的靶血管使用PVA颗粒以及明胶海绵颗粒进行充分栓塞，介入1~3 d后可行胸部肿瘤切除治疗。通过术前介入栓塞原发胸膜肿瘤靶血管，可有效提升手术疗效，并起到较好手术辅助性作用，且安全性高，无明显并发症。

转移性胸膜瘤的发现对患者来说是极为危险的信号，它常表明肿瘤已经发生全身性转移，就较常发生胸膜转移的几种肿瘤而言，肺癌确诊中位时间在8~9个月，乳腺癌10.8个月，除此之外，所有乳腺癌转移均诊断为异时性转移，而肺转移多为同步转移，传统静脉全身化疗是针对转移性胸膜瘤的主要手段，但如乳腺癌术后、胸壁复发结节是在原有皮肤及肌肉血管支部分破坏的情况下出现，静脉化疗通常无法获取理想效果，因此可考虑行局部TAI治疗，术中对患者行锁骨下动脉、胸廓内外侧动脉造影，确认复发区供血动脉，若患者涉及多条供血动脉，可用PT微导管超选。

TAI药物应用原则为：

（1）选择肿瘤敏感药物。

（2）选择原型起作用的药物。

（3）首选浓度依赖型药物，TAI是发挥药物首过效应，所以要首选细胞周期非特异性药物，细胞周期非特异性药物均为浓度依赖型，即提高肿瘤区药物浓度比提高药物与肿瘤接触时间更重要，适宜于一次冲击性TAI。

（4）联合应用不同作用机制药物。

（5）尽量避免药物毒性作用相同，或对同一脏器毒性累加的药物。

（6）不得应用相互拮抗或相互发生不良化学反应（失活、沉淀等）的药物、溶剂配伍。

（7）TAI药物剂量：TAI药物剂量以多少为宜，至今无一明确结论，常参照全身静脉化疗而定。

TAI直达肿瘤部位，局部药物浓度高，部分患者可有心肺、肝肾能欠佳及术后肿瘤大量坏死，使各脏器负荷加重，故在药物总剂量上建议较静脉化疗患者体表面积所需总剂量减少20%~25%；再次治疗剂量，根据上次治疗毒性反应及疗效作调整。

肺癌胸膜转移TAI术中常用药物为：表阿霉素、顺铂、卡铂、丝裂霉素、5-氟尿嘧啶、足叶乙甙，吡喃阿霉素、长春瑞滨等；乳腺癌胸膜转移TAI术中常用药物为：丝裂霉素、阿霉素、氟脲苷、多西他赛、紫杉醇、5-氟尿嘧啶、雷替曲塞等。推荐一种化疗药物稀释液体量为50~100 mL，一次灌注液体总量不超过300 mL，推注时间每种药物不少于5 min。

第七章

消化系恶性肿瘤

一、食道肿瘤

（一）概述

中晚期食管癌以整合治疗为主，包括放、化疗、生物靶向、免疫等治疗。临床上，中晚期食管癌患者占食管癌比例约70%，该类患者失去根治性切除机会，部分因有放疗禁忌证，首选化疗。然而，食管癌静脉化疗因药物毒副作大，化疗有效率仅为15%~53%。随着介入技术发展，经导管动脉灌注化疗技术日趋成熟、其疗效明确、副作用小，现已取得了较好临床疗效。

与静脉全身化疗相比，局部动脉灌注化疗可明显提高对肿瘤治疗效果。1977年，Tanohata首次成功应用靶动脉输注化疗治疗食管癌。该方法提高肿瘤局部杀伤效果，减少副作用和提高耐受性，有效地保护其他脏器，提高患者生活质量。研究表明：局部动脉灌注时，肿瘤组织内的药物浓度是全身静脉化疗8~68倍。

（二）适应证及禁忌证

1.适应证

（1）经病理学确诊的不能手术的中晚期食管癌。

（2）不能获得病理诊断者，经影像学资料确诊的中晚期食管癌。

（3）放化疗失败或术后复发。

（4）预期生存期>3个月。

（5）食管癌并发上消化道出血经保守治疗无效。

（6）术前转化治疗。

（7）与放疗联合治疗。

2.禁忌证

（1）凝血机制障碍未能纠正的，INR>1.5。

（2）白细胞<3×10^9/L或血小板计数<50×10^9/L。

（3）严重心、肺功能衰竭。

（4）严重肝肾功能损伤。

（5）严重恶病质状态。

（三）术前准备

（1）禁食水4~6 h。

（2）腹股沟备皮。

（3）术中相关药品。

（4）相关影像学资料及实验室检查。

（四）术中操作要点

患者意识清醒，取仰卧位。腹股沟穿刺点局麻，采用Seldinger技术行股动脉穿刺，通过5F Cobra导管或MIK导管寻找靶血管进行选择性或超选择性插管造影，确定肿瘤的供血动脉。

根据肿瘤位置不同，相应靶血管分布不同：

（1）双侧甲状腺下动脉是颈段食管癌和上胸腔食管癌的主要供血动脉。

（2）双侧支气管动脉、食管固有动脉是胸段食管癌的主要供血动脉。

（3）食管固有动脉和胃左动脉为胸下段食管癌的主要供血血管。

（4）双侧甲状腺下动脉、双侧支气管动脉、胃左动脉和/或胃十二指肠动脉为食管癌术后复发的主要供血动脉。

食管癌的供血动脉复杂，术中准确、全面地寻找供血动脉对于TAIC后的治疗效果至关重要。根据血管造影DSA表现，尤其是术中锥形束CT增强扫描和术前胸部CT影像相对照，若血供覆盖整个肿瘤，术后可能获得满意的结果。

化疗方案按照细胞病理选择，其剂量依患者体重和体表面积酌情分配。可采用DF（顺铂+氟尿嘧啶）、EOF（表阿霉素+奥沙利铂+氟尿嘧啶）方案，特别注意每种化疗药物配制成150~200 mL的稀释溶液。根据肿瘤血供情况，合理分配化疗药物灌注剂量及栓塞物粒径大小，各化疗药物灌注时间不少于15~20 min。术中行靶血管栓塞时，栓塞剂选择首选颗粒栓塞剂，避免使用液体栓塞剂，栓塞终点应把握在5个心跳周期，复查血管造影可见靶血管主干存在，肿瘤染色消失（若为食管癌并发出血进行栓塞，应追加微弹簧圈加强栓塞）。间隔4~6周行下一次灌注化疗和/或栓塞，大多需行3次灌注化疗和/或栓塞。

（五）临床疗效及不良反应

治疗前后行血液学化验、食管造影（首选碘对比剂）及胸部增强CT检查。记录患者术前术后吞咽困难变化（依据Stooler吞咽困难的分类标准）、食管造影管腔宽窄变化，以及颈胸段食管癌对气管压迫或侵犯程度变化，根据评价实体肿瘤治疗疗效指南，评价食管癌治疗的临床疗效。如果达到CR，肿瘤随后将接受放疗或手术治疗。如果达到PR或SD，则再次进行动脉输注化疗。如果发现疾病进展性（PD），患者将改用其他姑息治疗。

记录术后不良反应（包括药物及栓塞术后综合征）比如：骨髓抑制、胃肠道反应、肝肾功能损害、神经系统毒性、截瘫、过敏反应、胸部疼痛、发热、食管穿孔、有无呕血、纵隔感染等，以及评估肿瘤大小的变化和实验室结果。对患者进行随访，根据美国国家癌症研究所不良事件通用术语标准（NCI-CTCAE，4.0版）和抗癌药物的毒性分级（0-Ⅳ）对患者的毒性和副作用进行评估。

食管癌TAIC联合食管支架置入治疗，对中晚期食管癌因肿瘤组织造成食管恶性狭窄提供了良好的治疗方法。将多种治疗方法综合运用，使其相互协同，从而达到最佳的治疗效果，这种医疗方式和医学思想已经被越来越多医生重视和采纳。

综上所述，食管癌经导管动脉灌注化疗（TAIC）是安全有效的。对有外科手术禁忌或不愿手术的中晚期食管癌患者行经导管动脉灌注化疗，对提高患者生存质量延长生存期具有积极意义。

二、胃恶性肿瘤

本章节主要涉及胃恶性肿瘤的临床治疗处理流程，可选择血管介入治疗方式包括：BTAI、LTAI、TAE、TACE、BTAI+TAE、BTAI+TACE、LTAI+TAE与LTAI+TACE。根据患者的一般生命体征、器官功能状态、肿瘤符合及特征等制定个体化血管介入治疗方案。

（一）适应证

（1）胃部恶性肿瘤手术切除前的辅助介入治疗。

（2）经外科评估不能或拒绝手术切除的胃部恶性肿瘤。

（3）全身化疗、放疗、靶向治疗、免疫治疗效果不佳或出现严重不良事件，或与放疗、靶向、免疫等联合治疗。

（4）胃部恶性肿瘤术后复发或转移等。

（5）合并消化道出血经保守治疗或内镜治疗无效。

（二）禁忌证

（1）凝血机制障碍未能纠正的，INR>1.5。
（2）白细胞<3×10^9/L或血小板计数<50×10^9/L。
（3）严重心、肺功能衰竭。
（4）严重肝肾功能损伤。
（5）严重恶病质状态或预估生存期<3月。
（6）碘过敏者。

（三）操作流程

患者仰卧位，心电监护，常规消毒铺巾。腹股沟穿刺点局麻，采用Seldinger技术行股动脉穿刺，根据术前辅助检查，通过5F Cobra导管或MIK导管分别对胃部肿瘤的主要供血动脉（胃左动脉、胃右动脉、胃网膜左动脉、胃网膜右动脉、胃短动脉等）进行选择性或引用微导管系统进行超选择性插管造影。

化疗方案根据术前组织病理学检查及免疫组化选择敏感类药物，其剂量依患者体重和体表面积酌情分配。根据术中肿瘤血供情况，合理分配化疗药物灌注剂量及栓塞物粒径大小，各化疗药物灌注时间不少于15~20 min。术中行靶血管栓塞时，栓塞剂选择首选颗粒栓塞剂，避免使用液体栓塞剂，栓塞终点应把握在5个心跳周期，复查血管造影可见靶血管主干存在，肿瘤染色消失。

注意的是，合并消化道出血或出血倾向较大的胃恶性肿瘤，临床通常以栓塞为主，化疗灌注为辅，尤其对于急性消化道大出血，甚至采用一期单纯栓塞介入治疗，待患者一般情况好转后经评估再择期行二期血管介入治疗。

术后拔管时应注意局部加压止血包扎、检查穿刺肢体末端动脉搏动等情况。患者下肢制动8~12 h、平躺卧床24 h。

（四）预防与康复

胃肿瘤血管介入治疗主要不良事件有：造影剂过敏、栓塞后综合征、胃肠道反应、血管穿刺并发症等，具体处理措施如下。

1.造影剂反应

轻度表现为头痛、恶心、呕吐，重者有呼吸困难、喉部水肿、气管痉挛、休克等。轻者一般无须特殊处理，必要时给予地塞米松或抗组胺药；重者，应立即肾上腺素升压药物、吸氧等紧急处理。

2.栓塞后综合征

靶血管栓塞后因肿瘤组织缺血缺氧坏死导致术后短期内出现发热、恶心、呕吐、疼痛等，予以降温、抑酸、止吐等对症处理。

3. 胃肠道反应

化疗药及造影剂可引起不同程度胃肠道反应，如食欲缺乏、恶心、呕吐、腹痛、腹泻等。在介入前肌内注射甲氧氯普胺，术后常规补液和抑酸等药物对症治疗可减少胃肠道反应的发生。

4. 血管穿刺并发症

定时观察有无渗血、皮下血肿等，嘱咐患者下肢制动重要性，若血小板减少或凝血功能障碍者可适当延长加压包扎时间。

三、肠道肿瘤

（一）适应证

（1）肿瘤导致出血性疾病，药物或内镜治疗不佳。

（2）胃肠间质瘤合并肝转移的姑息性治疗。

（3）拒绝外科手术或靶向药物治疗效果不佳者。

（4）老年和总体健康状况较差无法耐受手术患者。

（二）操作流程

患者手术前行腹部增强CT或内镜等检查。根据检查提示的肿瘤位置，确定供血动脉。常规消毒铺巾后采用改良Seldinger法穿刺股动脉，使用5-FCobra导管插管至腹腔干、肠系膜上动脉和肠系膜下动脉等血管分别行血管造影，明确病变及出血部位。上消化道出血的患者主要行腹腔干和肠系膜上动脉血管造影；中、下消化道出血，则主要行肠系膜上动脉和肠系膜下动脉血管造影。

血管造影阳性表现包括：

1. 出血直接征象

造影剂外溢，长时间可在局部集聚，腔内出血造影剂随着时间延长可向周围肠腔弥散，勾画出部分胃肠道轮廓。

2. 出血间接征象

局部血管密集，粗细不均，小静脉及毛细血管迂曲扩张，肿瘤血管染色，畸形血管团及动脉瘤。

阴性表现指未出现前述阳性征象，解决办法如下：选择出血的活动期进行检查可提高血管造影的阳性率；对于可疑出血部位，采取超选择插管造影方法，且适当增加造影剂的输入速度和总量；在患者一般状况允许的情况下，谨慎使用血管扩张剂使血管扩张、小动脉增粗，诱发出血以提高造影阳性诊断率。

若血管造影为阳性征象，使用2.5-F微导管插管至相应分支血管行栓塞治疗。栓塞材料由手术医师依据病变部位选择，包括：明胶海绵、PVA颗粒、弹簧圈等。栓塞后立即复查血管造影，原造影剂外溢部位停止外溢或富血供病变染色较前淡染提示达到了止血目的。经导管栓塞治疗临床成功指栓塞治疗获得技术成功后30 d内未发生消化道再出血、栓塞术后相关并发症且存活超过30 d。

对于胃肠间质瘤合并肝转移的患者，血管介入治疗可参考肝脏肿瘤治疗方法。

（三）局限性和副作用

部分患者可能因为血管严重灌注不足、间断性出血、术中血管短暂痉挛收缩等诸多因素导致造影阴性；患者出血量大、出血肿瘤有多支血管参与供血或病变累及多处肠道出血，介入术中难以进行完全封堵；部分患者介入术前使用大剂量缩血管药，术后因血管舒张，栓塞剂移位也引起再发出血；栓塞不当可致使肠道缺血或梗死；经导管栓塞术对胃肠间质瘤出血只是姑息性治疗。

四、肝脏恶性肿瘤

详见第十一章 肝脏肿瘤的精细TACE。

五、胆囊肿瘤

（一）适应证

肿瘤浸润肝脏或周边脏器无法外科手术者；术前新辅助化疗者；拒绝外科手术或靶向药物治疗效果不佳者；老年和总体健康状况较差无法耐受手术的患者。

（二）操作流程

经导管动脉化疗栓塞，以Seldinger方法穿刺股动脉插管，导管放置腹腔动脉造影，根据病变的范围将微导管超选择性插至胆囊动脉行化疗灌注及栓塞治疗，药物采用丝裂霉素20 mg，表阿霉素40 mg及5-氟尿嘧啶2 g，栓塞剂采用400 g/L碘化油10~20 mL及明胶海绵颗粒。首先用碘化油与化疗药水溶液充分混合成乳悬液，缓慢注入肝动脉，然后将明胶海绵颗粒加入生理盐水注入，5~10 min后于透视下观察肝脏及胆囊区，可见病灶处碘化油沉积。

（三）局限性和副作用

由于胆囊动脉相对较细，且多为一支，动脉灌注化疗或栓塞过程中容易导致胆囊动脉痉挛，胆囊缺血，引起严重的胆囊炎症状，甚至胆囊穿孔。栓塞过程中要注意选择适当的导管以及合适的栓塞材料。

六、胆管细胞癌

（一）适应证

（1）不能或不愿接受手术治疗患者。

（2）不可手术切除CCA，肝功能 Child-Pugh A或B级，ECOG 评分 0-2。

（3）门静脉主干未完全阻塞，或虽完全阻塞但门静脉代偿性侧支血管丰富或通过门静脉支架植入可恢复门静脉血流患者。

（4）肝动脉-门脉静分流造成门静脉高压出血患者。

（5）合并术后高危复发因素的患者。

（6）潜在可转化治疗患者。

（7）肝移植等待期桥接治疗患者。

（8）肿瘤自发破裂患者。

（二）禁忌证

（1）肝功能严重障碍的患者。

（2）无法纠正的凝血功能障碍。

（3）对比剂及治疗药物过敏者。

（4）门静脉主干完全被癌栓/血栓栓塞。

（5）严重感染或合并活动性肝炎且不能同时治疗者。

（6）肿瘤远处广泛转移，预计生存期<3个月者。

（7）恶病质或多器官功能衰竭者。

（8）肿瘤占全肝体积的比例>70%。

（9）外周血白细胞和血小板显著减少，白细胞$<3.0\times10^9/L$，血小板$<50\times 10^9/L$。

（10）肾功能障碍：血肌酐>2 mg/dL或者血肌酐清除率<30 mL/min。

（11）SIRT禁忌证还包括肝储量过低、胆红素升高（>2 mg/dL）、估计肺剂量>30 Gy及肝外沉积无法纠正者。

（三）操作程序和分类

1.经肝动脉血管介入

（1）动脉造影：采用 Seldinger 法，经皮穿刺股动脉或桡动脉途径插管至腹腔干或肝总动脉造影；如发现肝脏部分区域血管稀少/缺乏或肿瘤染色不完全，必须寻找异位起源的肝动脉或肝外动脉侧支滋养血管，如肠系膜上动脉、胃左动脉、膈下动脉、右肾动脉（右肾上腺动脉）或胸廓内动脉等。明确肿瘤部位、大小、数目以及供血动脉支。

（2）精细栓塞或化疗：使用微导管超选择性插管至肿瘤的供血分支，精准地注入栓塞剂或化学药物。

2.肝动脉灌注化疗（HAIC）

HAIC具有更强的首过效应，确保了抗肿瘤效果，并降低全身毒副作用。HAIC在治疗晚期i-CCA患者的肿瘤反应、疾病控制率以及OS优于吉西他滨联合顺铂的全身化疗。针对一线治疗失败的患者，采用FOLFIRI的HAIC在二线治疗晚期i-CCA患者仍然有效，其客观有效率为22.2%，疾病控制率为55.5%，中位无进展生存率为5个月，6个月生存率为66.7%。e-CCA往往合并有梗阻性黄疸，解除梗阻为治疗首要目的。胆道放射性125I粒子支架、金属支架、放射性125I粒子链联合HAIC均可以提高患者生存期和支架通畅率。

3.肝动脉化疗栓塞术（c-TACE）

一项纳入11个研究对2036名患者的研究结果显示：无论是术后预防性TACE还是姑息性TACE的胆管癌患者OS明显优于不接受TACE的患者。另一项纳入12个中心335名ICC患者的多中心研究结果显示：TACE联合手术组的中位OS优于单纯手术组。TACE联合TKI小分子靶向药已应用于肝内胆管癌的转化治疗，其降级率达63.6%。另一项回顾性研究显示胆道支架植入术后，基于顺铂、吉西他滨联合c-TACE组患者中位OS显著提高，支架通畅时间明显延长。

4.药物洗脱微球TACE（DEB-TACE）

近期一项前瞻性多中心研究显示基于阿霉素的DEB-TACE治疗的患者中，CR率为8.1%，PR为59.5%，ORR和中位OS分别为67.6%和376 d。且对于肝功能异常患者DEB-TACE的耐受性良好。一项针对ICC的大样本队列研究显示，与c-TACE相比，DEB-TACE在总客观缓解率、疾病控制率中优于c-TACE。

5.钇90微球选择性内放射治疗（SIRT）

SIRT操作同TACE类似，不同的是在栓塞前要先行99Tcm标记大颗粒聚合白蛋白模拟手术，同样插管至肝动脉肿瘤供血动脉，并对潜在异位分流血管进行栓塞后注入99Tcm，后经SPECT验证，并计算出拟注入钇90微球的放射性活度。择期再行放射微球栓塞，导管所处位置尽量与模拟手术位置相同。钇90微球释放β-射线，导致局部肿瘤细胞坏死，其优点是可以直接对肿瘤进行高剂量辐射，不产生全身毒性。多项研究显示钇90微球在不可切除ICC中获得较好的肿瘤缓解率和患者生存获益。

七、胰腺肿瘤

（一）适应证

（1）不能手术切除的晚期胰腺癌。

（2）已采用其他非手术方法治疗无效的胰腺癌。

（3）胰腺癌伴肝脏转移。

（4）胰腺癌术后复发。

（二）禁忌证

（1）对比剂过敏。

（2）大量腹水、全身多处转移。

（3）全身情况衰竭者，明显恶病质，ECOG评分>2分，伴多脏器功能衰竭。

（4）有出血或凝血功能障碍性疾病不能纠正，有明显出血倾向者。

（5）肝、肾功能差，超过正常参考值1.5倍的患者。

（6）白细胞<3.5×10^9/L，血小板<50×10^9/L。

以上（1）~（3）为绝对禁忌证，（4）~（6）为相对禁忌证。

（三）操作方法

1. 选择性动脉插管

将导管分别选择性置于腹腔动脉、肠系膜上动脉造影，若可见肿瘤供血血管，则超选至供血动脉灌注化疗。改良区域灌注技术：超选至肠系膜上动脉的胰腺供血动脉，用微弹簧圈进行栓塞，使胰腺由腹腔动脉和其分支进行供血。

2. 药物选择

可选用吉西他滨、氟尿嘧啶、伊立替康、奥沙利铂、白蛋白紫杉醇等。原则上不超过3联用药。

3. 给药方式

（1）一次冲击性灌注化疗可于术中完成。

（2）持续性灌注化疗包括留置导管持续性灌注化疗和皮下灌注药盒系统置入术。

（3）热灌注化疗。

八、结肠肿瘤

（一）适应证

（1）不可手术切除或不愿接受手术治疗的。

（2）肝功能分级Child-Pugh A级或B级、ECOG评分0-2分。

（3）门脉主干未完全堵塞。

（二）禁忌证

（1）肝功能分级Child-Pugh C级、肝硬化失代偿（顽固性腹水，上消化道出血、肝性脑病等）。

（2）肝转移灶负荷过大（>70%肝脏体积）。

（3）凝血功能障碍。

（4）合并严重的心、肺、肾功能不全等。

（5）白细胞<3.0×10^9/L，血小板<50×10^9/L，肌酐>2 mg/dL或者肌酐清除率<30 mL/min。

（三）操作方法

1.采用Seldinger技术

穿刺股动脉，引入导丝及导管，行肝动脉造影，明确肿瘤大小、数量和肿瘤供应血管。将化疗药物以适当比例稀释后缓慢注入。常用的动脉灌注化疗药物有：氟尿嘧啶、顺铂、卡铂、表阿霉素、丝裂霉素等。

2.治疗分类

（1）HAIC：适用于肝转移灶不可切除的，或切除术后预防性灌注化疗的，以及行转化治疗的CRLM患者。一项对比HAIC与全身化疗治疗CRLM的研究，结果显示HAIC可显著延长OS、PFS和ORR。另一项研究显示，在CRLM行肝切除术的患者中，HAIC联合系统治疗组的10年OS是38.0%，单独系统治疗是23.8%。

（2）TACE：TACE常用于姑息性治疗、新辅助治疗以及全身化疗失败后的患者，中位生存时间为7.7~25.8个月，无进展生存时间5~10.8个月。既往一项大型回顾性研究表明，564例经cTACE治疗的患者的中位生存时间是14.3个月。其中，适应证是一个显著的预后因素，接受新辅助治疗的患者预后最佳。同一作者最近的一项随访研究分析了452例接受cTACE治疗的患者，平均TACE治疗次数是5.9次。一半的患者属于姑息性治疗，另一半的患者在新辅助治疗后进行热消融。研究显示，新辅助治疗组的患者比姑息性治疗组的患者有更长的生存时间（OS：25.8个月 vs. 12.6个月）和无进展生存时间（PFS：10.8个月 vs. 5.9个月）。新辅助治疗组中，肝转移灶的数目和大小是OS和PFS的重要预后因素。肝外转移是新辅助治疗组和姑息治疗组OS和PFS的预后因素。因此，cTACE结合后续热消融，治疗CRC肝转移是可行的。24例患者在FOLFOX全身化疗失败后接受TACE治疗，mOS是21.1个月。上述研究表明，对于常规治疗失败的患者，cTACE是一种可行的治疗方案。

（3）DEB-TACE：DEB-TACE也可用于姑息性治疗、全身化疗失败后以及与全身系统药物联用的患者，中位生存时间为5.4~50.9个月，无进展生存时间为7~15.3个月。一项纳入55例国际多中心的研究表明，在全身化疗难治性CRC肝转移患者中，DEB-TACE治疗后的OS是19个月，PFS是11个月。一项前瞻性的临床研究显示，平均接受过至少2次全身性治疗的患者，经TACE治疗后，OS可达25个月。肝外转移以及较长的既往全身化疗时间是不良的预后因素。

（4）TARE：也称选择性内放射治疗（selective internal radiotherapy，SIRT），适用于晚期CRLM患者的姑息治疗、转化治疗和联合治疗。在治疗次数、不良反应、疗效方面较TACE、HAIC有优势。综合TARE联合一线化疗（FOLFOX）对比单独化疗的三项国际多中心的随机对照研究，结果显示联合治疗可显著提高ORR、延长肝内PFS、延长右半结肠癌患者OS，且安全性良好。一项对比系统治疗联合TARE与单独系统治疗的研究显示，联合TARE可显著提高CRLM的技术可切除率。

九、直肠癌

（一）适应证

（1）直肠癌晚期，手术无法彻底切除。

（2）用于缩瘤或降期，以实现保肛或外科切除。

（3）直肠癌肝转移者或术后复发。直肠癌侵袭相关出血，经内科治疗不佳。

（二）操作流程

对于术前分期为Ⅲ期，且不伴出血或梗阻症状，或无穿孔的患者，可以行肝动脉和肿瘤区域动脉联合灌注化疗。氟尿嘧啶（5-FU）或其前体药物并联合奥沙利铂经肝动脉和肿瘤区域动脉分别灌注，化疗7~10 d后行根治性切除术，有预防肝转移的作用。采用seldinger方法行股动脉穿刺，分别选择肠系膜下动脉、双髂内动脉和肝内动脉进行造影，行肠系膜下动脉和髂内动脉灌注，以及肝内动脉灌注。

（三）局限性和副作用

血管性介入治疗对于直肠癌或肝转移患者并未作为常规推荐。这是一种姑息性治疗，最终仍需外科手术彻底治愈。

第八章

泌尿系及后腹膜肿瘤

一、肾上腺肿瘤

（一）适应证

（1）不适合或者拒绝手术切除的肾上腺肿瘤的姑息治疗。

（2）破裂出血的肾上腺肿瘤的急诊止血。

（3）巨大肾上腺肿瘤手术前栓塞，以缩小肿瘤、减少手术切除出血等风险。

（4）转移性肾上腺肿瘤的局部减瘤治疗。

（5）功能性肾上腺肿瘤的减瘤、减少激素分泌的减症治疗。

（二）操作流程

介入术前常规行CT增强检查及动脉期多平面重建（层厚0.6 mm），分析肿瘤供血动脉。常规消毒、铺巾，以Seidinger技术经皮穿刺股动脉，先以猪尾巴导管行腹主动脉造影，观察肾上腺动脉从主动脉发出的起点。然后分别行膈动脉、双侧肾动脉或肾上腺中动脉造影，以了解肿瘤血供、有无解剖异常、异位供血及动静脉瘘等。明确以上情况后，微导管进一步超选择插管。化疗药物需根据不同的肿瘤制定化疗方案。栓塞物质分为暂时性和永久性两种，术前栓塞多使用明胶海绵作为栓塞剂，治疗性栓塞多使用无水乙醇或无水乙醇联合超液化碘油乳剂，化疗药物加超液化碘油乳剂或微球等。栓塞量应根据肿瘤大小、血供情况及栓塞目的而定。栓塞过程中，肾上腺动脉血流逐渐减慢以至停止，形成动脉铸型以示栓塞满意，另外需充分寻找并栓塞肿瘤侧支血管。

（三）局限性

（1）肾上腺肿瘤供血动脉细小，经血管介入治疗的技术难度大。

（2）肿瘤血管栓塞后再通或新的供血动脉形成，难以将病灶完全灭活，效果不如手术治疗确切，肿瘤残留和复发的概率相对较高，因此通常主要用来降低瘤体血供，为肾上腺肿瘤切除或射频消融等治疗做术前准备。

（3）肾上腺皮质腺瘤及大部分肾上腺转移瘤血供不丰富，动脉栓塞疗效不佳，可在影像引导下行无水酒精消融、热消融、放疗或碘125粒子植入内照射治疗。

（四）副作用

疼痛，出血，感染，血压波动，肿瘤种植和局部脏器损伤等，特别是高血压危象的发生。高血压危象是治疗肾上腺肿瘤时的潜在危险情况。由于肾上腺功能性肿瘤多伴有皮质醇和醛固酮增多或血液中肾上腺素和去甲肾上腺素增高，所以介入手术的特点是术前、术中及术后应严密监测并控制血压和电解质平衡。治疗中要建立静脉通道，准备好抢救药品，同时进行心电监护。嗜铬细胞瘤血供丰富，在治疗时释放大量儿茶酚胺类物质引起高血压危象，必须十分谨慎，应作好酚妥拉明静脉滴注的准备，严密监测血压。

二、肾脏肿瘤

（一）适应证

1.切除或消融术前辅助治疗

最常见适应证是肾肿瘤切除术前栓塞，局部晚期肾癌行术前RAE有利于后续肾切除手术。目的在于减少肿瘤体积，手中肿瘤容易分离、减少出血等风险，提高肾癌手术切除率。研究显示：术前肾动脉栓塞可有效缩小癌栓，诱导局部水肿形成，使梗塞肾脏和周围组织之间产生解剖间隙，并刺激肿瘤抗体的产生。肾癌与正常组织间解剖间隙似乎术后72 h最为明显，与肾切除间隔越长，栓塞后综合征和侧支循环形成概率越大，因此，建议与肾切除术间隔在24~72 h之间。

影像引导下经皮肿瘤消融治疗前行RAE，通过减少血管的热沉效应，增强消融效果。可通过选择性或超选择性肾动脉栓塞来完成，其中超选择性肾动脉栓塞仅有不到10%的非靶肾实质出现梗死。

2.姑息性治疗

RAE也可用于无手术指征或不愿意接受外科手术的肾癌患者姑息治疗，可使肿瘤缩小，缓解局部疼痛和血尿症状，副肿瘤性低钙血症也可能在RAE后得到缓解。部分肾癌病人通过单纯栓塞或栓塞联合消融还可以达到治愈效果。但病情较重、身体一般状况较差的晚期肾癌患者，姑息性RAE治疗相关的并发症发生率较高，死亡率高达3%，应慎重选择RAE及注意术后并发症的预防。

3.止血栓塞治疗

也适合在紧急情况下肿瘤性出血。急性肾脏肿瘤出血可采用创伤出血动脉栓塞的通用技术，其中栓塞剂明胶海绵和/或弹簧钢圈是有效的，也可用微粒栓塞远端瘤床和弹簧钢圈栓塞近端血管，治疗肾癌破裂出血。

（二）禁忌证

（1）碘过敏患者。

（2）严重心、肝、肾功能不全患者。

（3）严重凝血功能障碍患者。

（4）双侧肾脏均有病变，为肾动脉主干栓塞绝对禁忌证。

（三）栓塞流程和方式

1.插管技术

局麻后，Seldinger技术经皮股动脉插管，将Cobra或YS导管插入患侧肾动脉造影，了解肾动脉主干及其分支走行情况、肿瘤范围及血供，有无动静脉瘘、肾静脉及下腔静脉有无癌栓。造影后，将导管进行选择性或超选择插管，确定导管到靶目标后，分别选用不同栓塞剂及化疗药行栓塞或栓塞化疗。

2.栓塞剂选择

（1）明胶海绵：一般明胶海绵片要求手动切割成1~3 mm小块。明胶海绵是一种廉价可生物降解材料，可诱导血管暂时闭塞3~90 d。因此，明胶海绵经常被用作止血剂或在手术前阻断肿瘤血管。海绵颗粒可在并发症最少情况下诱导近端闭塞，但颗粒最终分布体积仍然难以预测。明胶海绵粉末由小颗粒40~60 μm组成，可导致远端血管闭塞，止血效果更加确切，但需要注意异位栓塞风险。

（2）惰性微粒：可导致远端血管闭塞，达到肿瘤坏死目的。非球形PVA颗粒已被广泛使用，但可塑性差，很难校准，性能可能无法预测。聚丙烯酸明胶微球（Embosphere）比PVA产生更一致结果，因为它们以不同尺寸（100~1000 μm）进行校准，可塑性强，可以适应不同大小的目标血管。由于使用起来简单方便，效果显著、永久，微球已成为闭塞远端的首选栓塞药剂。

（3）液体栓塞剂：包括胶水、浓缩乙醇和非黏性液体栓塞剂。胶水与血液接触时聚合，需要与高浓度碘化油混合成不透射线的混合物。这些胶与血液接触时聚合的速度取决于稀释程度。无水乙醇（95%~99%）可导致血管内皮直接损伤和血液蛋白变性，进而导致血管闭塞。乙醇也可与碘化油乳化，形成不透射线的混合剂并延长与内皮细胞接触的时间。液体栓塞剂在产生永久性远端闭塞方面表现出高效率；然而必须谨慎使用，以避免在非靶向动脉中回流。

（4）金属弹簧钢圈：永久性金属钢圈有多种形状和长度组合，可通过常规导管或微导管插入进行近端血管的闭塞。一般用于难以栓塞的畸形血管或出血病人。钢圈可快速栓塞大血管，是高流速情况下的理想选择，如大动静脉瘘（AVF）、动脉瘤、肿瘤破裂出血等。可与明胶海绵联合使用，止血效果更加迅速、显著。

一般根据不同的栓塞目的选用不同的栓塞剂：

①手术前栓塞：多种栓塞剂均可用于肾癌术前栓塞，常用微粒和弹簧钢圈，近端血管栓塞是一种常见治疗选择，但必须注意确保近端动脉残余残端保留下来，以便进行手术夹持。也可选用明胶海绵颗粒或明胶海绵条进行肾段动脉或肾动脉主干临时性栓塞，用明胶海绵栓塞前使用5~10 mL碘化油或微球进行末梢血管栓塞。一般建议肾动脉栓塞和外科手术之间的间隔时间为24~72 h。

②姑息性栓塞：可用于晚期肾癌非手术病例，以缓解严重的局部疼痛、复发性血尿或副瘤综合征。可联合多种栓塞剂及化疗药物进行栓塞或栓塞化疗，但一般不使用金属弹簧钢圈进行主干栓塞，以免影响后继疗程栓塞化疗。动静脉瘘时，为防止栓塞剂经瘘口引起肺栓塞，导管应越过瘘口行碘化油-化疗药物、微球等末梢栓塞，再根据瘘口大小选用合适金属弹簧钢圈或无水乙醇行堵瘘。

③栓塞止血：建议使用微粒栓塞远端瘤床和弹簧钢圈栓塞近端血管的方法治疗肾癌破裂出血的病人，对出血量大的病人还可以联用弹簧钢圈和明胶海绵进行快速止血。

3.栓塞技术

（1）完全栓塞

完全栓塞的目标是完全闭塞肾功能或消除大部分肾实质肿瘤的血液供应。注射导管必须位于肾动脉主干内，而不是在肾动脉开口，以避免脊柱、下肢和肠系膜动脉梗塞。完全肾动脉栓塞的一般顺序包括以下步骤：使用5-Fr导管选择肾动脉主干血管造影；用酒精、PVA、微球栓塞小血管分支；栓塞持续到造影剂停滞；冲洗引导导管；将弹簧圈推进并置入肾动脉主干中；完成血管造影。

（2）超选择性肾动脉栓塞

超选择性栓塞可以对特定的肾动脉分支选择性栓塞，从而使周围正常血管系统的损害最小。可按如下方式进行：将4/5-Fr导管置入肾动脉主干或远端分支；将2/3-Fr微导管插入4/5-Fr导管中（同轴技术或0.038英寸空心导丝技术）；冲洗较大的导管内腔以防止凝血；间歇性血管造影术以评估病变的位置及情况；在病变内部注入栓塞材料（可首先在主动脉内放置球囊闭塞导管并使其膨胀，以防止栓塞剂回流，特别是在使用无水乙醇的情况下）；完成血管造影；如果栓塞不充分，可重复栓塞。

（四）并发症

肾动脉栓塞通常被认为是一种安全手术，与外科手术相比并发症发生率相对较低。非特异性并发症主要是血管内操作可能会导致腹股沟血肿、动脉夹层或血栓形成等，是与栓塞手术无关并发症。此外造影剂也可引起肾病或过敏反应。特异性并发症主要是非靶区的位栓塞可导致广泛肾梗塞，以及脊柱、下肢、肠、肾上腺或睾丸动脉的梗塞。由于微粒尺寸小，会导致肺栓塞，存在动静脉瘘禁用微粒。无水乙醇注射可引起溶血、急性支气管痉挛、肺动脉高压、弥漫性血管内凝血和致命性的心血管崩溃，因此手术过程中注射的乙醇总剂量不应超过1 mL/kg体重。使用胶水作为栓塞剂时应注意微导管尖端粘连，可能导致无法取出导管。钢圈可能会在集合系统内迁移，导致局部梗塞或感染。大的肾癌栓塞也可能导致脓毒性或无菌性脓肿的形成，需要经皮引流。在肾脏感染情况下，应避免栓塞，并在术前先行抗感染治疗，术后常规使用抗生素5~7 d。

（五）不良反应

大面积肿瘤坏死可能导致大肿块坏死经常引起栓塞后综合征（PES），肾动脉栓塞后1~3 d出现疼痛、发热、呕吐和白细胞增多，需要对症止痛、退热、抗感染治疗。栓塞前后皮质类固醇治疗，可显著降低PES可能性或严重程度。

三、前列腺肿瘤

（一）适应证

经导管前列腺动脉栓塞术。

（1）前列腺癌合并出血或外科术后出血，经保守治疗无效。

（2）合并后尿道狭窄，出现尿治疗。

（3）作为晚期前列腺癌的姑息性治疗。

（4）外科术后或其他方法治疗后防止复发或巩固治疗。

（二）经导管前列腺动脉栓塞术

1.动脉造影

股动脉穿刺并置入5 F动脉鞘，经鞘插入5 F导管（如Cobra导管和Yashiro导管等）至对侧髂内动脉造影，造影角度为同侧斜位35°和头侧10°以清晰显示前列腺动脉开口，仔细辨认前列腺动脉开口位置及与邻近血管的关系。同侧插管可将C2导管上推成襻后下拉至同侧髂内动脉，也可使用子宫动脉导管插管，或使用Yashiro导管在主动脉成型后下拉至同侧髂内动脉。

2.动脉超选择及栓塞

在路径图下采用同轴导管技术将微导管超选至前列腺动脉内并造影确认，然后在透视监视下缓慢注入混合对比剂的100~300 μm PVA颗粒或栓塞微球，直至前列腺动脉远端细小分支闭塞，实质无染色，仅主干存在时停止注入栓塞颗粒。以相同方法栓塞对侧前列腺动脉。

（三）局限性和副作用

PAE是前列腺癌治疗的重要补充，是合并顽固性出血的有效手段，其不足之处是对一些血管迂曲的患者不易达到超选择性插管，实现精准栓塞目标，甚至手术失败，部分患者有可能出现不良反应和副作用，包括：

1.与介入操作相关并发症

包括导丝、导管断裂，血管穿孔，血管内膜撕裂，腹膜后血肿等。PAE栓塞要求细致，术者要有足够的耐心寻找前列腺动脉，进行精细栓塞，术中使用小管径和柔软的微导管、微导丝。

2.栓塞相关并发症

包括尿道感染、血尿、便血、血精、轻中度疼痛、暂时性闭尿或排尿困难、龟头炎、尿道烧灼感、肛门烧灼感等，一般对患者进行观察和对症处理，无需特殊治疗。

3.严重栓塞并发症

最常见为膀胱缺血和阴茎坏死，多由误栓导致，这些严重并发症多需外科治疗。

四、输尿管肿瘤

（一）适应证

绝大多数输尿管上皮性肿瘤为恶性，对于对侧肾功能良好的病例，一般都主张根治性手术切除。肾脏输尿管全长及部分膀胱切除术是治疗输尿管肿瘤的经典术式，对于输尿管肿瘤TNM（肿瘤分期系统）为Ⅲ期或Ⅳ期患者，以及合并内科疾病、口服抗凝药、年龄较大的患者，可以采用包括肿瘤血管介入治疗、输尿管放射性碘-125（125I）粒子链植入术等在内的介入治疗技术。

（二）技术流程

主要指的是输尿管肿瘤血管造影并化疗栓塞术，将此技术应用于治疗输尿管肿瘤，不仅能最大程度减轻化疗的全身反应，同时将化疗与栓塞结合在一起，能够延长化疗药物在肿瘤组织里的释放时间，也使肿瘤组织因血管栓塞而缺血坏死，两者结合可以显著增强临床疗效。输尿管肿瘤通过肿瘤供血血管的栓塞和化疗的同时作用，肿瘤体积缩小明显，肿瘤活性降低，输尿管恢复通畅。

此手术过程是将导管插入到肿瘤供血靶动脉后，以适当速度注入适量栓塞剂，使靶动脉闭塞，使肿瘤组织缺血、坏死，因此该治疗技术的最大的难点在于寻找输尿管肿瘤的全部供血动脉。输尿管上段肿瘤应先行同侧肾动脉、肾上腺动脉、精索动脉造影，输尿管中下段肿瘤行肠系膜下动脉、同侧腰动脉、髂内动脉造影，从而显示肿瘤全部供血动脉，然后超选择肿瘤血管或无功能患侧肾的肾动脉主干，应用铂类化疗药加碘化油、PVA微粒栓塞至血流阻断。

（三）并发症及处置

1.发热

在进行经导管动脉化疗栓塞术后，肿瘤会缺血、缺氧而坏死、凋亡，癌细胞凋亡后会被分解，分解产物可导致机体发热，通常不会超过38.5℃，要及时对症处理。

2.腹痛

行动脉化疗栓塞术后，肿瘤缺血、坏死可刺激局部神经引起疼痛症状，如果栓塞剂外漏到腹部，可刺激局部腹膜和神经后引起腹痛症状。

3.呕吐

行经导管动脉化疗栓塞术时可能使用抗癌的化疗药物联合栓塞剂进行栓塞，而化疗药物可使患者出现恶心、呕吐、食欲不振等症状。

4.其他

在进行经导管动脉化疗栓塞术后，穿刺部位可因为血管受损而出现出血、皮下血肿，而血管创伤比较大可形成夹层或假性动脉瘤。

五、膀胱肿瘤

（一）适应证

（1）肿瘤广泛转移或手术治疗的患者。

（2）身体状况较差而不耐受或不愿进行手术治疗的患者。

（3）外科手术后复发的患者。

（4）出现肝脏、肺脏等部位的膀胱癌转移病灶患者。

（5）内科止血效果不佳的膀胱癌出血患者。

（二）禁忌证

（1）严重心脏、肝肾功能不全或衰竭。

（2）存在未经控制的局部感染。

（3）对碘造影剂过敏。

目前临床中对膀胱癌患者应用较多的血管介入治疗技术主要为经导管动脉灌注术、药盒导管植入术、膀胱动脉（化疗）栓塞术和出血血管栓塞术三种，其中前两者主要用于肿瘤治疗与控制，而后两者则主要用于出血患者止血治疗。

（三）经髂内动脉经导管动脉灌注术

患者取仰卧位局麻后股动脉穿刺插管，导管远端置于第四腰椎平面腹主动脉下端时注入造影剂造影并根据造影所见将使用微导管选择性插入髂内动脉，进一步超选择插入膀胱动脉，再次造影确定到达正确位置后，经导管注入准备好的化疗药物。由于膀胱接受双侧动脉支供血，故在完成病变侧的灌注需进行双侧灌注。

膀胱癌经导管动脉灌注术既可作为姑息性治疗手段控制病变进展，延长患者生命，也可作为联合治疗中一部分，缩减肿瘤体积，提高患者耐受能力为后续治疗创造手术机会，降低手术风险和难度。一般采用双侧髂内动脉插管，病变主侧灌注量为对侧一倍，若病变位于中部，则双侧等量给药。为保护盆腔周围神经和正常生理组织，防止损伤血管和骶神经，化疗药灌注速度不宜过快，剂量不宜过大，单次单侧灌注时间应不低于15 min，每个月可重复1次，直到病情稳定。可用化疗药主要包括顺铂、吉西他滨、丝裂霉素、阿霉素、氟尿嘧啶等，其中，铂类药物可能是目前对膀胱移行细胞癌最有效的化疗药。

（四）经髂内动脉药盒导管植入术

膀胱癌经髂内动脉埋入药盒从原理上可以被视作一种更加缓慢地向肿瘤供血动脉灌注化疗药物治疗技术。埋入药盒缓慢泵药方式可更好地保护盆腔神经及正常组织，也可以在较长的一段时间内维持局部有效药物浓度，副作用更小，抗控制肿瘤效果更持久。一般采用双侧埋入并向双侧髂内动脉插管泵药，药盒在设定好一段时间内会间断性向动脉泵入药物，可以持续抑制病灶，维持病情稳定。

（五）膀胱动脉（化疗）栓塞术

经上、下膀胱动脉（化疗）栓塞术是近年出现的一种偏向临床实验性质膀胱癌介入治疗，过程与动脉灌注术一致，唯一区别是在注入化疗药后用栓塞材料进行栓塞，中断或减少肿瘤血供。借助超微导管和超选技术，对膀胱部位肿瘤病灶用明胶海绵微粒或栓塞微球栓塞，通过减少肿瘤病灶血液供应实现对病灶控制。由于膀胱循环系统存在一定特殊性，膀胱癌病灶栓塞应当格外谨慎，应尽量避免出现误栓和栓塞过度。在栓塞前对肿瘤血管内注入混有化疗药碘油，可实现双重抗控肿瘤，因此也有部分临床应用报道。

（六）出血血管栓塞止血术

为了改善出现大量持续性血尿膀胱癌的出血，可选择经髂内动脉行造影和栓塞止血。在将导管进入到髂内动脉进行造影，明确出血部位后，更换超细导管，超选择至相应的目标血管分支后，使用明胶海绵、弹簧圈或500 μm以上的栓塞微球将血管栓塞封闭，进而实现对出血血管的封堵。也可使用栓塞微球或载药微球对出血血管进行栓塞，也可以取得相似的止血效果。

膀胱癌的血管介入治疗不良反应报告较少，主要集中于术后疼痛和臀部不适，及神经损伤导致暂时性或永久性下肢瘫痪。术后疼痛及臀部不适多与灌注化疗药过快或选择血管不当有关，应当尽量选择超选技术并确认所进入血管是否正确，灌注化疗药物时应当缓慢均匀灌注，且单次化疗药物剂量不宜过大。下肢瘫痪多见于术中操作或化疗药物对局部神经特别是髂神经损害有关，要求手术者操作应当谨慎小心，并熟悉局部解剖结构。

目前血管介入治疗，在膀胱癌治疗中的使用还比较局限，主要用于姑息治疗或辅助治疗。随着导管和给药材料技术的不断进步，以及靶向及免疫药物的联合使用，血管介入治疗在膀胱癌中的应用存在着巨大的探索空间。

六、后腹膜肿瘤

（一）适应证

（1）了解腹膜后肿瘤血供。

（2）手术前肿瘤血管栓塞术。

（3）肿瘤破裂出血，明确出血血管及栓塞术。

（二）禁忌证

（1）严重对比剂过敏。

（2）中重度以上心肝肾功能不全。

（3）严重凝血机能障碍。

（三）操作流程

1.采用股动脉（桡动脉）途径穿刺插管，基本方法同常规

腹膜后肿瘤，可先选择“猪尾巴”导管行腹主动脉造影，以显示整个肿瘤大致血供，然后根据肿瘤血管分布，选择合适导管进行靶血管选择性造影。富血供腹膜后肿瘤常有多支不同来源供血动脉，包括：腹腔动脉、肾动脉、膈下动脉、肾上腺动脉、腰动脉、肠系膜动脉和髂内动脉等分支，术中需全面地显示相关血管。术前腹部增强CT扫描或CTA，对造影有较大帮助。除动脉造影外，有时需行下腔静脉造影了解下腔静脉癌栓形成情况及侧支循环。

2.血管造影表现

包括供血动脉明显增粗，走形迂曲紊乱，实质期不均匀的异常肿瘤染色，如肿瘤体积较大，还可显示瘤体邻近大血管受压、移位等征象。瘤体内或周边偶见动静脉瘘。袁凯等报告的一组33例腹膜后肿瘤患者中，31例（93.9%）为多支血管供血，仅有2例（6.1%）为单支血管供血，其中最常见的肿瘤供血动脉来自于腰动脉、髂内动脉和肾上腺动脉。

（四）血管栓塞术

血供丰富腹膜后肿瘤，在外科术前进行，栓塞术有助于减少术中出血、缩短患者住院时间、提高肿瘤完整切除率和减少术后的复发转移率。对肿瘤血管与脊髓前动脉或肠系膜动脉存在吻合支且无法避开，应严禁栓塞以避免瘫痪、肠坏死等严重并发症发生。对多支肿瘤供血动脉，需逐支选择性栓塞。微导管技术有助于提高栓塞的精准性，避免移位栓塞。

栓塞材料：有明胶海绵、PVA颗粒、弹簧钢圈、液体栓塞剂如NBCA、Onyx等。具体选用主要根据肿瘤血管的情况和栓塞剂的特性而定。由于腹膜后富血供肿瘤往往血供来源复杂，肿瘤血管粗细不一，有时存在各种交通支，故常规采用较大颗粒的固体栓塞剂和弹簧钢圈进行栓塞。液体栓塞剂由于注射时流向较难控制，一般很少采用。

术前栓塞应在手术前2~5 d内进行，栓塞后最好能在1~2 d内手术，避免栓塞血管再通和邻近侧支循环重建。临床研究显示：术前栓塞比常规直接手术组患者无论是术中出血量、手术时间还是肿瘤完整切除率上均占优。腹膜后肿瘤破裂出血患者，血管栓塞术是一种有效止血手段。

（五）动脉内灌注化疗或化疗栓塞术

对部分手术上无法切除和（或）疑似无法切除的腹膜后肉瘤，化疗可缩小肿瘤，

提高手术切除的可能性，同时作为姑息治疗，有助于改善症状。尤其对化疗敏感腹膜后肿瘤如滑膜肉瘤、平滑肌肉瘤、孤立性纤维瘤等。与静脉化疗相比，动脉内灌注化疗能提高局部肿瘤区域药浓度，降低全身药物浓度，减轻全身不良反应。陈方满等对7例失去手术机会原发性腹膜后肿瘤行动脉内灌注化疗后，6例临床症状获得缓解，4例肿瘤病灶明显缩小，提示动脉内灌注化疗可有效治疗无法手术切除的腹膜后肿瘤。蒽环类药物单药或联合异环磷酰胺和（或）氮烯咪胺是常用一线方案。也可用丝裂霉素、铂类药物等灌注。

（六）不良反应

包括腹痛、腰痛、发热等栓塞术反应和恶心、呕吐、白细胞下降等化疗反应，对症治疗后一般1~3 d缓解。异位栓塞可引起肠管缺血、胰腺炎、肾梗死、脊髓缺血和肺动脉栓塞等严重并发症。

第九章

妇科及小儿肿瘤

一、妇科恶性肿瘤

（一）适应证

（1）妇科恶性肿瘤术前新辅助化疗。

（2）无法手术或术后复发的姑息性治疗。

（3）妇科恶性肿瘤所致出血及并发出血的止血治疗。

（4）妇科恶性肿瘤所致盆腔动静脉瘘。

（二）禁忌证

（1）已有骨髓抑制、严重肝肾功能不全及多器官功能衰竭等。

（2）有严重凝血功能障碍者。

（3）对碘对比剂过敏者。

（三）操作流程

经动脉栓塞/化疗目前仍较多采用经股或桡动脉入路。以股动脉入路为例，于腹股沟下方约触摸股动脉搏动最明显处作为穿刺点，以穿刺点为中心常规消毒、铺巾，沿穿刺途径作皮下局部浸润麻醉；用Seldinger's法穿刺股动脉后，置入导管鞘，经导管鞘引入造影导管，将导管或微导管超选择至靶血管，DSA减影确认位置后缓慢注入药物和/或栓塞剂，如仅灌注化疗，完成后将导管撤出即可，如需栓塞靶血管，栓塞完成后再次减影，确认靶血管栓塞情况；撤出导管过程须注意防止导管打折或进入细小血管分支；撤管后即可压迫穿刺点，并加压包扎。

（四）局限性和副作用

1.栓塞后综合征

如下腹痛、发热、恶心、呕吐等，多数对症治疗可缓解。

2.下肢深静脉血栓形成

术后患者高凝状态加上长时间卧床，可诱发血栓，深静脉血栓评估分数较高者可预防性应用抗凝药，鼓励术后早下床，如出现下肢疼痛、水肿、胸闷、胸痛等症状，及早完善相关检查及对症处理。

3.异位栓塞

选择靶血管进行栓塞，合理的栓塞剂推注剂量及速度，避开不需要栓塞的分支血管，透视下密切关注栓塞剂有无返流等，可有效避免。

4.化疗药副作用

高浓度化疗药进入臀上动脉等可造成皮肤及肌肉直接损害引起臀部炎症、肌肉疼痛等，药物逆流进入下肢末梢血管可造成下肢脉管炎。在注射时要先稀释，低速、缓慢注射，避免药物返流入非靶血管。

二、视网膜母细胞瘤

（一）适应证

（1）初发眼内期RB。

（2）难治性眼内期RB。

（3）复发性眼内期RB。

（4）辅助性局部化疗。

（二）禁忌证

（1）凝血功能障碍。

（2）活动性感染。

（3）眼外转移的RB。

（4）先天性颅脑血管异常等无法实施血管性介入手术。

（5）碘对比剂过敏。

（三）操作流程

股动脉Seldinger穿刺，置入4F小儿血管鞘，全身肝素化（肝素75 U/kg）。采用4 F Cobra导管进行患侧颈总动脉侧位造影。眼动脉显影后予以路标，用微导管行眼动脉超选择性插管。稀释造影（生理盐水1∶1对比剂）显示微导管位于眼动脉开口且脉络膜显影清晰，后将化疗药（美法仑、拓普替康、卡铂等）滤过后行IAC治疗，灌注速度约2 mL/min。具体用药选择、剂量需根据患儿病情而定。术后第3、7、14、21天监测血象。

对于反复治疗、发育变异等无法超选眼动脉患儿，可根据血管情况超选脑膜中动脉、后交通动脉逆行入眼动脉行灌注化疗，亦可通过球囊阻断颈内动脉远端行灌注化疗。

三、肝母细胞瘤

（一）适应证

（1）无法直接切除的HB化学减容治疗。

（2）HB破裂出血者。

（3）肝移植术前等待供肝者，可考虑TACE以期控制HB进展。

（二）禁忌证

（1）肝、肾功能严重障碍。

（2）凝血功能障碍。

（3）门静脉主干阻塞。

（4）广泛肝外转移。

（5）全身状况差或恶病质者。

（6）碘对比剂过敏。

（三）操作流程

股动脉Seldinger穿刺，置入4F小儿鞘管，全身肝素化。腹主动脉及肝总动脉造影明确HB供血动脉，微导管进行超选择插管至靶血管。用碘化油-化疗药物乳剂行HB供血动脉化疗栓塞，然后可根据情况使用明胶海绵、PVA颗粒以及栓塞微球等行供血动脉主干栓塞，以增强治疗效果，必要时可选择载药微球。推荐化疗药物及剂量：阿霉素（或表阿霉素）30 mg/m^2、顺铂60 mg/m^2。若病人一般情况较差，应减量，甚至仅用半量。TACE术后由于化疗药毒性以及肿瘤组织坏死会导致代谢产物淤积，应给予全身水化、碱化尿液，水化总液体量为1500~3000 mL/m^2，24 h均匀泵入。

四、肾母细胞瘤

（一）适应证

（1）晚期WT（Ⅲ-Ⅳ期），一期切除困难。

（2）肿瘤巨大，内侧边界达到或超过腹中线，不能确定有无WT转移。

（3）全身状况差，不能耐受较大手术。

（4）肾肿瘤伴有大量血尿。

（5）无手术指征姑息治疗。

（二）禁忌证

（1）碘对比剂过敏。

（2）严重心、肝、肾功能不全。

（3）严重凝血功能障碍。

（三）操作流程

股动脉Seldinger穿刺，置入4F小儿血管鞘，全身肝素化。双肾动脉造影明确肿瘤供血动脉及影像特点。用微导管进行超选择插管至靶血管后进行TACE治疗。常用化疗方案为阿霉素10~15 mg/m^2，顺铂10~20 mg/m^2，长春新碱75 μg/kg，二联或三联使用，也可将碘化油与化疗药物制成乳剂行WT供血动脉化疗栓塞，碘化油常用剂量为0.5 mL/kg，最大不超过20 mL。然后可根据情况使用明胶海绵、PVA颗粒等行供血动脉主干栓塞治疗，必要时选择载药微球。

第十章

骨骼四肢及外周血管肿瘤

一、脊柱原发恶性肿瘤

（一）适应证

（1）影像检查提示富血供脊柱原发性恶性肿瘤拟行手术，造影证实有明显供血动脉且可选择性插管者。

（2）无法手术切除的脊柱原发性恶性肿瘤，拟行动脉内化疗栓塞者。

（3）临床有明显疼痛，影像学检查提示椎体破坏伴椎旁软组织明显侵犯者。

（二）禁忌证

一般无特殊禁忌证，对严重血凝功能异常、严重肝肾功能障碍者或化疗适应证者均不宜行栓塞及栓塞化疗治疗。

（三）血管造影

动脉穿刺插管基本方法同常规。导管到达靶血管后需行血管造影，以明确肿瘤的供血动脉、血供丰富程度和肿瘤侵及脊柱的范围和部位，了解脊柱肿瘤的血管网以及肿瘤与硬膜囊或脊髓之间关系，检查并确定在将要行栓塞区域内是否有供应脊髓的血管。如发现在病变的同节段腰动脉或肋间动脉有发卡状Adamkiewicz动脉存在时，则不能做该动脉的栓塞，否则会造成严重的后果。

插管、造影靶血管因不同脊柱节段而定。在上颈椎和颅颈交界处除了椎动脉外，需行颈总或者外动脉造影；下颈椎应分别行椎动脉、锁骨下动脉、甲状颈干、肋颈干造影，另外对于颈胸椎交界处需探查最上肋间动脉（起自肋颈干）和上位肋间动脉（从主动脉发出）。T2-12血供主要来自3-12肋间动脉，L1-4来自相应的腰动脉，而L5来自骶中动脉和髂腰动脉。骶尾椎血供主要来自骶外侧动脉、骶中动脉和髂腰动脉。常规需要对脊柱两侧（左、右）的节段动脉分别进行造影。而且在胸腰椎，还需要在某一节段的上、下节段探查有无参与供血。

（四）栓塞方法

常用栓塞材料：有明胶海绵、PVA颗粒、弹簧钢圈、液体栓塞剂如NBCA、Onyx等。具体选用主要根据栓塞剂的特性和栓塞节段及其血供特点而定。颗粒状栓塞剂大小一般选择直径300~500 μm，尽量避免使用小于100 μm。在栓塞椎动脉前必须做BTO（Balloon Test Occlusion）实验。术前栓塞，应在手术前2~5 d内进行，一般在24~48 h内手术为宜，以防术前血为防止血管再通和邻近侧支循环的重建。

对于无法手术切除的脊柱原发性恶性肿瘤，可以栓塞同时联合动脉内化疗，或者联合经皮椎体强化术、放射性粒子植入术，以获得更好的疗效。

二、脊柱转移性肿瘤

（一）适应证

（1）脊柱转移瘤拟行外科手术，DSA造影证实有明显供血动脉且可选择性插管者，可行术前辅助栓塞治疗。

（2）无外科手术适应证，疼痛明显或出现神经压迫症状，经DSA造影证实有明显供血动脉且可选择性插管者，可行姑息性经导管动脉栓塞或经导管动脉化疗栓塞治疗。姑息性栓塞治疗可以联合放射治疗、经皮椎体成形术以及肿瘤的局部消融治疗。

（二）禁忌证

1.DSA血管造影检查

发现肿瘤供血动脉与供应脊髓前动脉和脊髓后动脉的根髓动脉以及根软膜动脉共干，而又无法行超选择插管避开根髓动脉或根软膜动脉者，无法行经导管动脉栓塞术。

2.严重的凝血功能异常

血小板计数降低，皮肤穿刺处严重感染，以及严重的心、肝、肺、肾等重要脏器功能不全者。

（三）操作流程

1.血管造影

为判断脊柱转移性肿瘤供血动脉解剖及血流动力学特点的金标准。血管造影同常规血管造影操作，应至少探查包括预栓塞椎体节段在内，上、下各一个椎体的供血动脉，具体探查血管同脊柱原发肿瘤的血管内治疗。前后位血管造影图像上，应仔细辨认预栓塞靶血管，有无与供应脊髓前动脉的根髓动脉以及供应脊髓后动脉的根软膜动脉共干，或形成侧支吻合。根髓动脉-脊髓前动脉，根软膜动脉-脊髓后动脉都表现为“发卡样”结构；不同的是，根髓动脉-脊髓前动脉发卡角度更大，且前后位造影时脊髓前动脉投影于椎体正中，而脊髓后动脉投影于椎体两侧；鉴别困难时可以在侧位血管造影图像上辨认。

2.栓塞技术

脊柱的血供解剖特点为节段性动脉供血，在不同节段之间以及同一椎体节段的两侧供血动脉之间都存在丰富的血管吻合。因此，行术前辅助栓塞时，为能确切降低外科术中大出血风险，在没有发现危险血管解剖结构的情况下，栓塞的靶血管应包括手术椎体的供血动脉，以及其上、下至少各一个节段椎体的供血动脉。

应使用微导管行超选择插管，以减低因导管嵌顿、阻塞血管，而使靶血管的前向血流受阻、造成的栓塞材料返流。栓塞材料的选择以颗粒性栓塞材料为主，颗粒大小以300~500 μm为宜。针对栓塞目的不同，可选用不同类型的栓塞材料。若为术前辅助栓塞，栓塞材料可选择非永久性栓塞材料，例如明胶海绵颗粒；若为姑息性栓塞，可选用永久性栓塞材料，例如，PVA颗粒或者Embosphere颗粒，在栓塞过程中也可根据原发肿瘤的病理不同，加入敏感的化疗药物行经导管动脉化疗栓塞治疗。液体栓塞剂的栓塞水平可达微血管床，栓塞范围较广，较易引起缺血坏死的范围过大，从而出现相应的并发症，应在术者充分了解材料性能及血管解剖结构的情况下使用。弹簧圈为中央型永久栓塞材料，使用后会在栓塞血管的远端快速形成侧支血管吻合，一般不单独使用，仅在出现高流量的动静脉分流时，为降低局部血流速度而配合其他栓塞材料一起使用。

若为术前栓塞，为避免栓塞后侧支血管吻合的建立，而降低外科术中大出血风险的疗效，原则上栓塞后越早行外科手术治疗，预防术中大出血的栓塞效果越好。但栓塞的并发症往往也出现在栓塞治疗后的24 h内，因此，为了便于观察栓塞后患者的副反应，也可将栓塞后的外科手术时间推迟至栓塞后的24~48 h，但一般情况下最迟不宜推迟至栓塞后的72 h后。

三、骨盆原发恶性肿瘤

（一）历史沿革及技术原理

骨盆肿瘤比较常见，占原发骨肿瘤的3%~4%。骨盆原发肿瘤其恶良性肿瘤比例为2.4∶1，在骨恶性肿瘤中，骨肉瘤发病率最高，但在骨盆恶性肿瘤中，软骨肉瘤的发病率高于骨肉瘤，为最常见的骨盆恶性肿瘤。骨盆原发恶性骨肿瘤的病例数依次为：软骨肉瘤、骨肉瘤、尤文肉瘤、恶性纤维组织细胞瘤、梭形细胞肉瘤及骨血管肉瘤。软骨肉瘤是第2位最常见的恶性原发骨肿瘤。其好发于骨盆，可以为原发性软骨肉瘤，也可继发于先前的良性软骨肿瘤，如骨软骨瘤和内生软骨瘤。骨盆软骨肉瘤发生率占总的软骨肉瘤的40%~50%。骨盆良性肿瘤的发病率依次为：骨巨细胞瘤、骨软骨瘤、单纯性骨囊肿、动脉瘤样骨囊肿、骨纤维结构不良、软骨母细胞瘤。

骨盆解剖复杂、盆腔内脏器涉及多系统功能，只有当肿瘤长到相对较大，进而压迫血管、神经或者脏器，造成明显压迫时才会出现下肢肿胀、疼痛、大小便障碍等问题。同样，在骨盆外有督肌覆盖，肿瘤即使生长，往往在初期也易被患者以为是肌肉发达而延误诊断。骨盆肿瘤治疗以外科手术切除为主，骨盆恶性肿瘤虽然发生率不高，但是其预后远远差于肢体恶性肿瘤，骨盆肿瘤的局部复发率为15%~45%，5年无瘤存活率约为50%，并发症发生率约为50%。

在骨盆肿瘤的治疗中，介入放射学动脉内治疗主要是骨盆肿瘤经动脉栓塞、骨盆肿瘤经动脉灌注化疗，以及腹主动脉球囊阻断术。

骨盆肿瘤血供丰富，手术切除时常常并发大出血，导致无法行肿瘤根除术，增加术中与术后并发症的发生率。自Fedlman1975年首次报道运用经导管动脉栓塞术治疗骨肿瘤以来，动脉栓塞技术在治疗骨盆肿瘤中发挥着越来越重要的作用。介入性栓塞可使骨肿瘤充分缺血坏死，在其周围形成假包膜，易于外科充分切除肿瘤，减少术中出血，降低术后复发率。目前经导管栓塞术已经成为骨盆肿瘤术前辅助性治疗，术后出血急救和晚期肿瘤姑息治疗的主要方法。

（二）适应证

（1）富血供骨盆肿瘤术前栓塞。

（2）肿瘤手术后出血。

（3）肿瘤姑息性栓塞或化疗栓塞。

（三）禁忌证

（1）严重心肺肝肾功能障碍患者。

（2）难于稳定主要生命体征。

（3）对比剂过敏者。

（4）严重凝血功能障碍。

（四）操作流程

1.盆腔肿瘤栓塞

盆腔肿瘤栓塞前，充分全面动脉造影，包括腹主动脉，必要时双侧髂动脉造影，显露所有病变供血动脉，制定栓塞计划，选用合适导管超选择进入肿瘤供血动脉栓塞。栓塞材料有明胶海绵颗粒、PVA颗粒、弹簧钢圈、载药微球等。特殊情况有液体栓塞如NBCA、Onyx等。术前栓塞患者运用颗粒状栓塞剂大小一般选择直径300~500 μm。术前栓塞应在手术前一天进行，一般在24~48 h内骨科手术止血效果好。

术前栓塞尽量选用明胶海绵，尽可能选择栓塞肿瘤血管，避免所谓大面积区域栓塞损伤如臀上动脉皮支、阴部内动脉等造成副损伤。用弹簧钢圈是在部分病例用于保护非栓塞区域血管免于栓塞颗粒进入，尽量用可核磁弹簧圈利于肿瘤病人术后核磁复查。

2.动脉灌注化疗栓塞

用于骨盆病人术前新辅助化疗和难于手术姑息治疗，多用于骨肉瘤患者，造影了解肿瘤供血情况后将导管置于主要供血动脉进行灌注化疗，采用多药联合方式，常用药有顺铂（cisplatin，CDP），阿霉素（adriamycin，ADM），大剂量甲氨喋呤（high-dos methotrexat，HD-MTX），异环磷酰胺（ifosfamide，IFO），其中CDP采用动脉内给药，根据患者体表面积，ADM 60~80 mg/m^2，CDP 100~120 mg/m^2，MTX 8~12 g/m^2，IFO 2 g/m^2/d。术前可以多疗程进行，CDP动脉插管化疗，ADM 、MTX和IFO静脉内给予，采取动静脉结合的双途径化疗方式，化疗效果欠佳患者，术前加用二线药物IFO、紫衫醇，随着化疗和免疫靶向治疗研究进展，新组合治疗方案运用于骨盆肿瘤血管灌注治疗。

3.单纯重复栓塞

可用于骨盆骨巨细胞瘤治疗，促进肿瘤缩小骨化，改善生活质量，避免骶骨高位难于彻底切除术后复发，但是要严密观察，防止恶变。

4.腹主动脉球囊阻断术

是在DSA引导下，将球囊放置在腹主动脉，可以减少骨盆手术过程中大量失血。

技术要点：术前造影排除腹主动脉畸形或严重动脉硬化斑块，明确肾动脉髂动脉位置，将球囊置于双侧肾动脉之下缓慢推注稀释造影剂溶液至血流中断，记录位置和注射体积，于骨科手术中沿袭，每次阻断动脉时间不超过45 min，间歇收缩球囊15 min，全身或者下肢肝素化避免阻断以远血栓形成，拔除球囊后做血管造影或者超声检查，及时排除血栓和腹主动脉损伤并发症。

四、四肢及软组织肿瘤

（一）四肢及软组织原发恶性肿瘤

骨肉瘤是儿童和年轻人中最常见的原发性恶性骨肿瘤，中位年龄为20岁。最常见的部位是股骨后远端。有学者将吡喃阿霉素通过动脉灌注化疗治疗非转移性四肢骨肉瘤的疗效。作者入组68例患者，随机分为观察组和对照组，各组34例。术前仅对观察组进行吡喃阿霉素动脉灌注化疗，然后两组均行保肢手术序贯静脉化疗的治疗方案。最后结果显示，观察组的疗效（91.18%）明显优于对照组（70.59%）（$P<0.05$）；观察组患者术后肢体功能评定优良率为76.47%，也显著高于对照组的52.94%，且Enneking评分也明显高于对照组（$P<0.05$），但两组患者在不良反应发生率、平均生存时间和术后1年生存率方面，均无统计学意义（$P>0.05$）。观察组第2年生存率高于对照组（$P<0.05$），局部复发率、转移率也低于对照组（$P<0.05$），而且观察组患者改善程度明显优于对照组（$P<0.05$）。该研究充分证实了吡喃阿霉素动脉灌注化疗可显著提高非转移性四肢骨肉瘤患者的临床疗效，提高患者生存率。

在早期研究中，有学者为探索术前动脉内灌注化疗对骨与软组织恶性肿瘤的近期疗效及在保肢治疗中的价值，入组21例四肢恶性骨与软组织肿瘤，其中骨肉瘤5例，尤文氏肉瘤1例，滑膜肉瘤2例，恶性纤维组织细胞瘤13例。术前均给予选择性肿瘤供血动脉灌注化疗2~3周期，化疗药物为阿霉素、顺铂和异环磷酰胺，对于骨肉瘤患者另加大剂量甲氨蝶呤静脉滴注，化疗后均行保肢手术治疗。结果显示，所有患者经过术前化疗后疼痛症状均迅速缓解，皮温恢复正常，瘤体不同程度缩小和硬化。化疗后均行肿瘤广泛切除、人工关节置换或异体半关节移植术，术中获得良好的外科切除界限。因此，术前动脉内灌注化疗对四肢骨与软组织恶性肿瘤的近期疗效满意，是一种能显著提高保肢率的新辅助化疗方法。

无独有偶，后来又有学者也证实了动脉介入化疗可以提高四肢软组织肉瘤患者的手术切除率，同时降低局部复发及远处转移率。近期，国内还有学者利用载药微球（直径100~300 μm，载药60 mgTHP）联合顺铂（90 mg）治疗下肢梭形细胞肉瘤，局部疗效显著，成功降期并转化手术切除。

GCTB是一种罕见的良性原发性骨肿瘤，占所有原发性骨肿瘤的3%~5%，具有高度局部复发倾向。GCTB好发于20~40岁年轻人，并常转移到股骨远端和胫骨近端。术前动脉栓塞已被证明可以有效治疗四肢GCTB，特别是皮质缺陷较大或累及关节不可切除的肿瘤。部分病例还报道了干扰素在GCTB治疗中有效性。

近年来，外国学者报道了局部晚期肢体软组织肉瘤患者接受术前新辅助孤立肢体灌注化疗（isolated limb perfusion，ILP）后，客观缓解率可达22%[2例（5%）完全缓解和7例（17%）部分缓解]，28例（68%）患者疾病稳定。35例患者（85%）的病灶发生坏死，至少缩小20%，32例患者（78%）成功转化手术切除。1年、5年和10年局部无复发生存率和总生存率分别为87%，73%，73%和90%，63%，55%。此外，还有诸多研究证实ILP在治疗局部复发性恶性黑色素瘤、局限于四肢不可切除的软组织肉瘤以及皮肤恶性肿瘤方面的安全有效性。

（二）四肢及软组织转移性肿瘤

虽然有部分回顾性研究证实富血供肿瘤及转移性骨肿瘤的术前栓塞可以减少患者术中失血和输血量，但是仍缺乏前瞻性临床研究的验证。因此，对于骨转移瘤的术前栓塞是否会减少术中失血的影响仍然存在争议。

近期有学者回顾性分析了79例肾癌骨转移（36例脊柱转移和43例四肢转移）的患者，其中30例是术前栓塞。结果显示，与没有进行术前栓塞的患者相比，术前栓塞的患者在失血量、补液量和输血量方面均有显著增加。此外，通过亚组分析，术前栓塞对脊柱转移手术没有明显影响，但是对四肢转移患者的手术却起到显著的负面影响。该研究也存在几点不足：首先，入组患者较少，且为回顾性研究，数据存在偏倚。其次，外科医生在明确患者术前做过血管栓塞后可能会产生一些安全感，从而采取更为激进且创伤性的手术。此外，接受术前栓塞患者的肿瘤相对较大，更广泛的切除范围也会导致更多的失血量。

还有学者探讨介入栓塞术联合骨水泥填充加锁定钢板内固定治疗四肢转移瘤伴病理性骨折的临床疗效。作者入组32例骨转移瘤伴长骨病理性骨折的患者，通过最长46个月的随访发现，92.86%患者术后即刻疼痛症状明显减轻，视觉模拟评分法（visual analogue scoring，VAS）评分较术前显著减少，差异有统计学意义（$t=4.735$，$P<0.05$）。术后3个月Enneking评分（$t=2.981$，$P<0.05$）和Kanof sky评分（$t=3.147$，$P<0.05$）较术前显著增加；术后3个月肢体功能评分优良率85.71%，改善率为68.73%；Kanofsky评分改善率65.23%；末次随访生存率60.71%。研究证实：介入栓塞术采用锁定钢板联合骨水泥填充治疗恶性肿瘤骨转移伴四肢病理性骨折可明显减轻疼痛、改善肢体功能、提高患者生活质量。

第十一章

肝脏肿瘤的精细TACE

原发性肝癌是目前我国第4位常见恶性肿瘤及第2位肿瘤致死病因，严重威胁我国人民生命和健康。原发性肝癌主要包括肝细胞癌（hepatocellular carcinoma，HCC，以下简称肝癌）、胆管细胞癌（cholangiocarcinoma，CC）和混合型3种病理学类型，其中HCC占85%~90%。经动脉化疗栓塞术（TACE）是中晚期肝癌标准治疗方案，是不可手术切除患者的主要治疗手段。然而多种因素导致TACE有明显异质性，使TAC的临床疗效和地位受到影响。2022年CACA指南特别指出为减少肿瘤异质性导致TACE疗效差异，提倡精细TACE治疗。精细TACE要求依据患者具体情况确立合理治疗目标，精心策划准备、精细实施，术后密切随访，做到全程管理。从而为进一步规范精细TACE临床实践，保障医疗质量和医疗安全及优化医疗资源，最终从根本上改善肝癌预后，延长患者生存期，提高患者生存质量。

一、历史沿革

20世纪70年代起，介入医师开始在一些血管造影手术中使用栓塞剂来治疗肝脏肿瘤。1974年，Doyon等人首先报道用明胶海绵经导管栓塞肝动脉治疗肝脏恶性肿瘤（TAE）。此后，经导管肝动脉内灌注阿霉素、5-氟尿嘧啶、丝裂霉素-C或其组合开始用于治疗HCC（TAI）。这些化疗药物很快开始与栓塞剂联合应用，发展为经导管动脉化疗栓塞术（transcatheter arterial chemoembolization，TACE），即现在的经动脉化疗栓塞术（transarterial chemoembolization，TACE）。1977年Yamada将明胶海绵浸入丝裂霉素（MMC）对肝癌行化疗栓塞，1979年Nakakuma等首先用碘化油-化疗药乳化剂栓塞治疗肝癌，治疗获得了突破性进展，这是最早“TACE”雏形。1986年Uchida将碘化油与化疗药混合，再用明胶海绵颗粒栓塞治疗肝癌，开启了现代意义TACE治疗。同期在国内，林贵教授等率先用选择性血管造影诊断原发性肝癌，并用肝动脉栓塞治疗HCC，使肝癌介入治疗在我国得到逐步推广发展。同时使TACE逐步推广应用于肝外其他恶性肿瘤，也取得了较好效果。

然而，20世纪90年代初随机对照研究显示TACE的预后效果不佳。1995年新英格兰医学杂志发表研究称，对不可切除肝癌，TACE相比对症支持治疗可有效控制肿瘤，但术后并发症较高并不能延长患者生存期。直到2002年，巴塞罗那和中国香港两项随机对照研究和meta分析，显示TACE与最佳对症支持治疗比，可有效延长不可切除肝癌患者生存期，使中期HCC 3年总体生存率提升至26%~29%，3~6个月持续客观反应率提升至35%~39%，奠定了TACE成为中期肝癌标准治疗的基础。在接下来10年中，TACE发展主要集中在新型栓塞材料。目前根据栓塞材料的不同通常将TACE分为传统TACE（conventional TACE，cTACE）和载药微球TACE（drug-eluting beads TACE，DEB-TACE，D-TACE）。

TACE目前已成为治疗肝脏肿瘤主要方法，是中期HCC首选治疗方法。CACA指南推荐Ⅰb期至Ⅲb期均为TACE适应证，其中Ⅱb期、Ⅲa期肝癌患者首选TACE治疗。

虽然TACE是肝癌介入治疗中最常用、最基本的疗法，但由于治疗目标差异、患者个体差异及TACE具体操作细节差异等多种因素导致TACE临床实践中不易做到同质化。Lencioni等系统性分析1980年至2013年33年间全球10108例HCC患者cTACE疗效，发现不同地域生存差异明显，日本、西方国家、亚太地区国家OS分别为31.3个月、18.3个月、15.6个月。不同时间点间OS也存在差异，2002年之前和之后3年生存率分别为27.8%和43.4%，存在显著差异。

有感于TACE治疗异质性，多年来，国内众多专家提倡实施精细TACE，2018年颜志平率先在国内提出了精细TACE的具体内涵，但只停留在TACE具体手术过程。2021年，他再次从更高层次、更广视角对精细TACE定义：依据患者具体情况确立合理目标，并以此认真准备、精细实施，术后密切随访，做到全程管理。提出精细TACE不只是TACE术中具体操作，而是贯穿从患者选择、TACE目标确立、种类预选、术中具体步骤实施，到TACE舒适度关注、围手术期处理、肝储备功能保护，术后随访及全程管理等整个医疗过程，甚至还涉及疗效评判方法、社会适应证及效价比把握。精细TACE包含优质TACE及适度TACE。

二、TACE原理

TACE机制，主要包括以下几个方面。

1.肝脏为肝动脉、门静脉双重供血器官

正常肝脏血供约70%来自门静脉，仅约30%来自肝动脉；而肝癌血供95%~99%来自肝动脉。正常肝组织和肝癌组织两者间血供差异决定了肝动脉栓塞为主的TACE治疗安全可行。

2.肝癌多为富血供肿瘤，具有虹吸效应

肿瘤血管缺乏平滑肌、组织无Kupffer细胞，缺乏吞噬能力，碘化油等栓塞剂可

较长时间聚集在肿瘤血管和组织中，使其缺血、缺氧而致肿瘤坏死，而对正常肝组织的影响相对较小。

3.TACE可增强药物首过效应

使肿瘤组织局部化疗药物浓度明显升高，有利于更好杀灭瘤细胞提高化疗疗效；同时，由于肿瘤组织首过摄取，外周血浆最大药物浓度明显降低，全身其他器官摄取药物浓度较全身静脉化疗显著减少，患者副反应明显减少。

大多数化疗药作用机制主要是阻止DNA、RNA或蛋白质合成，或直接对这些大分子发生作用，从而抑制瘤细胞分裂增殖，使之死亡。常用化疗药包括：抗控肿瘤抗生素类，如阿霉素、表阿霉素等；铂类，如顺铂、卡铂等。抗代谢类药，如伊立替康，甲氨蝶呤等。阿霉素、表阿霉素、顺铂等也属细胞周期非特异性药物；而伊立替康，甲氨蝶呤等属细胞周期特异性药物。化疗药可单独或联合用。

cTACE是将碘油与化疗药以一定比例混合形成碘油乳剂，通过超选择性注入肿瘤血管内进行治疗，继用栓塞颗粒（如明胶海绵颗粒）或微球加强血管栓塞。碘油属液态栓塞剂，可栓塞至血管末梢水平，亦能在X线下显影，具有亲肿瘤性，经肝癌供养动脉分支注入后可选择性长期沉积在肿瘤组织内，达到末梢栓塞效果，使肿瘤缺血坏死。同时碘油治疗作用主要在于能作为载体使化疗药在肿瘤组织局部浓度增加和缓慢释放，形成化学性栓塞。此外，还可作为肿瘤生物标记，提示栓塞疗效及显示存在微小病灶。除沉积于肿瘤组织外，碘油还可进入肿瘤周边门静脉小分支以及微动脉侧支内，造成肿瘤供血动脉分支、周边门静脉分支双重栓塞，提高肿瘤坏死率，甚至达到介入性肝段/亚肝段切除效果。无动静脉瘘患者，肝动脉与门静脉间可通过肝窦相通，碘油能滞留于肝窦内，持续经导管输注碘油时可反流入门静脉，可起到双重栓塞。补充颗粒性栓塞剂主要为明胶海绵及其他颗粒性栓塞剂。cTACE栓塞后补充颗粒性栓塞剂能使碘油在肿瘤内沉积更持久，可提高疗效，降低局部复发率。TACE动脉与门静脉双重栓塞除引起肿瘤缺血坏死外，也会导致相应区域肝组织坏死。于肿瘤治疗而言，形成了“肿瘤栓塞+周围安全边界”理想TACE效果；但于肝功能来说，明显增加了损害。为此，精细TACE强调“肿瘤栓塞+适度的安全边界”，以平衡治疗肿瘤与保护肝的关系。

随着科技发展，TACE技术亦不断发展，除碘油外，各种动脉栓塞材料相继上市，载药微球是近十多年研发用于HCC热门栓塞剂，并出现以此为媒介D-TACE新技术。载药微球是指携带化疗药的栓塞微球，包括预载药物微球/微粒及药物洗脱微球（drug-eluting beads，DEB）。载药微球进入肿瘤血管后可以栓塞肿瘤血管，同时可较长时间内（长达1个月左右）缓慢释放化疗药物，持续作用于肿瘤内部，局部肿瘤组织可保持一定的药物浓度，两种治疗叠加形成化疗栓塞，理论上可达满意疗效。

预载药物微球是直接将化疗药与微球基质混合后制成微球，手术时即开即用，但所载化疗药物无法改变；药物洗脱微球常以PVA为基础，通过离子交换机制吸附结合带正电荷化疗药，如CalliSphere微球、DC/LC-Beads等。还有部分微球以聚丙烯酸如Hepasphere微球，只要接触溶液时会机械吸附溶液而体积膨胀，膨胀过程中可加载不带电荷药物，膨胀完成后则可以继续通过离子交换机制继续加载药物。带有负电荷基团的微球，能够通过库仑力高效吸附阳离子药物，当载药微球到达肿瘤供血动脉内后，通过离子交换缓慢释放出化疗药。因此微球可加载更大剂量化疗药物并有持续释放药物优点，半衰期大约为20 d。动脉内给药后能提高病灶局部药物浓度、降低全身浓度，更大程度发挥经导管治疗中化疗作用。另外其可塑形性强，栓塞血管能力也相对更强，且因为PVA不可降解特点，可以长久性持续栓塞，达到肿瘤血管床永久封堵去血管化目标。并且有各种直径的微球可供选择，范围从40 μm到900 μm，可根据手术所需不同栓塞水平和栓塞程度相应选择。

三、适应证与禁忌证

（一）适应证

（1）肝功能 Child-Pugh A或B级，ECOG功能状态（performance status，PS）评分0-2分。

（2）中国肝癌分期（china liver cancer staging，CNLC）Ⅱb、Ⅲa期患者。

（3）可切除或消融治疗，但由于如高龄、肝功储备不足、肿瘤处于高危部位等非手术原因不能或不愿接受手术、局部消融治疗CNLC Ⅰa、Ⅰb、Ⅱa期患者。

（4）CNLC Ⅲb期，预计通过TACE治疗能控制肝内肿瘤生长而获益的患者。

（5）巨块型肝癌，肿瘤占整个肝脏比例<70%。

（6）门静脉主干未完全阻塞，或完全阻塞但门静脉代偿性侧支血管丰富或通过门静脉支架置放可复通门静脉血流的肝癌。

（7）肝癌破裂出血及肝动脉-门静脉分流造成门静脉高压出血者。

（8）高危复发因素包括肿瘤多发、合并肉眼或镜下癌栓、姑息性手术、术后AFP等肿瘤标志物未降至正常范围等患者手术切除后，辅助性或预防性TACE能降低复发，DSA可早期发现残癌或复发灶。

（9）肝癌切除、肝移植、消融等治疗后复发。

（10）初始不可切除肝癌手术前转化或降期治疗，为手术切除、肝脏移植、消融创造机会。

（11）预计肝移植等待期超过6个月，可采用TACE桥接治疗。

目前，除HCC外TACE还常用于：

（1）肝内其他良恶性肿瘤的治疗，如血管瘤、腺瘤、肉瘤、转移瘤等，尤其是结直肠癌肝转移及神经内分泌肿瘤肝转移。

（2）无法行手术、放疗等常规治疗，或前期治疗后进展复发的有具体动脉血管参与供血的肺部、骨与软组织、头颈部、泌尿生殖系统和消化道肿瘤等。

（3）部分富血供肿瘤为预防外科手术大出血行术前治疗，如脑膜瘤、骨与软组织肿瘤、肾癌等。

（二）禁忌证

1.绝对禁忌证

（1）肝功严重障碍（Child-Pugh C级），包括严重黄疸、肝性脑病、难治性腹腔积液或肝肾综合征等。

（2）ECOG评分>2分、恶病质或多脏器功能衰竭。

（3）无法纠正的凝血功能障碍。

（4）门脉主干完全被癌栓栓塞，门脉侧支代偿不足。

（5）合并严重感染且不能有效控制。

（6）合并活动性肝炎且不能同时治疗。

（7）肿瘤弥漫或远处广泛转移，预期生存期<3个月。

（8）肾功能障碍，血肌酐>176.8 μmoL/L或者肌酐清除率<30 mL/min。

（9）化疗药或其他药物所致外周血，白细胞$<3.0\times10^{9}$/L、血小板$<50\times10^{9}$/L且不能纠正。

（10）化疗药有禁忌证以及严重碘对比剂过敏。

2.相对禁忌证

（1）肿瘤占全肝比例≥70%，如果肝功能分级为Child-Pugh A或B级，可考虑分次栓塞治疗。

（2）脾亢所致的外周血白细胞$<3.0\times10^{9}$/L、血小板$<50\times10^{9}$/L，排除化疗性骨髓抑制及合并其他疾病，可通过部分性脾动脉栓塞等纠正后行TACE治疗。

（3）化疗性骨髓抑制及合并其他疾病用输血小板、药物等其他手段能升高白细胞、血小板至相对安全水平，特殊或紧急情况（如肝癌破裂，肝穿刺活检、消融、外科手术等治疗后的出血等）可适当放宽。

（三）社会适应证及效价比

组成社会适应证要素：

1.患方经济状况

是决定治疗效价比的最重要因素，要尽量减少因病致贫。

2.家庭及社会关系

除患者以外，患方其他人医疗依从性非常重要。

3.医疗环境

社会、医院及科室三个层面的医疗环境均需评估。依据上述三要素的综合评判结果得出社会适应证如何。治疗效价比判断因人而异，主要是与患者经济状况及患方对“钱、病”如何理解有关。大多数中晚期肝癌患者最终医疗结果较差，选择治疗方案时必须考虑其效价比。

四、围术期准备

（一）实验室检查

（1）血、尿和粪常规及隐血试验。HCC常合并脾功能亢进，白血胞、血小板偏低，TACE前需积极纠正。

（2）凝血功能、生化全套（包含肝肾功能、电解质）、血氨。

（3）输血全套、肿瘤全套（包含甲胎蛋白、异常凝血酶原）。

（4）乙肝DNA或丙肝RNA定量检测，评估病毒复制及是否抗病毒治疗。

（5）胸痛组套、甲功全套、免疫全套，为后续可能免疫治疗提供前期基线。

（6）常规心电图，如心电图明显异常，避免或慎用心脏毒性药物。

（二）影像学检查

1.超声检查

单纯超声检查无法区分HCC与其他实体肝肿瘤，但具广泛可用性和无创性，是筛查HCC常用方法。可疑病变需通过其他检查确定诊断和分期。

2.腹部增强CT

肝癌常规检查手段，典型病灶表现为“快进快出”，需在TACE治疗前2周内完成。为除外肺转移，对初诊患者建议同时行胸部CT，并定期复查，必要时完善全身骨扫描。

3.腹部增强MRI

尤其是普美显MRI，对小肝癌检出率高于增强CT，MRI评估病灶活性不受病灶内碘油干扰，推荐作为TACE后常规复查手段。

4.PET/CT

可显示全身葡萄糖高代谢病灶，能全面评价肝内病灶及肝外转移，对肝癌进行准确分期。

（三）病理学检查

按照CACA指南，对有HBV或HCV感染，或任何原因引起肝硬化患者，超声造影、增强CT或增强MRI（≤2 cm病灶，2项检查；>2 cm病灶，1项检查）提示存在典型影像学表现的肝癌病灶，可临床诊断肝细胞癌。如血清AFP升高，特别是持续升高，则不论病灶大小，只需1项影像学检查有典型肝癌特征，则可临床诊断为肝细胞癌。若不符合上述条件，可行肝穿刺活检以明确病理类型。

（四）分期及肝功评估

在完善实验室检查和影像学检查后，采用Child-Pugh评分对患者进行分级，初步了解患者肝能储备。结合患者体能状态（ECOG评分系统），按照CACA指南对患者行肿瘤分期，便于制定合理的治疗方案。

（五）沟通与知情同意

患者或家属有权知晓病情，充分告知病情严重性、可能的预后，以及行TACE治疗必要性、预期疗效、可能出现的并发症、替代方案等，获得理解和同意，并签署TACE治疗同意书及相关医疗文书。

（六）患者术前准备

术前常规禁食4~6 h，酌情使用镇静、止痛及抗过敏药，控制血压、血糖，建立静脉通道，术中备止痛药。

（七）术前相关准备

推荐用具备CBCT、3D导航功能DSA机器，便于超选择插入肿瘤供血动脉，确认栓塞部位及栓塞后即刻评估栓塞效果。通常选择4F/5F导管鞘，根据患者具体情况选择股动脉或桡动脉穿刺入路。推荐用非离子型、低黏、等渗对比剂，选择超液态碘油栓塞，易于推注。化疗药物首选蒽环类，其次为铂类、丝裂霉素、氟脲苷等细胞毒性药物。栓塞剂可用超液化碘油、明胶海绵颗粒、载药微球、空白微球、PVA颗粒等。

（八）围术期用药

1.抗病毒治疗

已有足够证据证实乙肝病毒影响TACE后肝癌患者生存，建议全程进行抗病毒治疗，尽量降低HBV-DNA滴度，控制至不能检出为佳。

2.保肝、退黄治疗

术前积极调整肝功使患者能接受TACE治疗，术后则需帮助患者从TACE导致肝损中尽快恢复。

3.术后其他用药

术后予制酸、止吐、镇痛、营养支持等对症治疗，对栓塞范围大者需加强水化、碱化尿液以保护肾功，适当使用小剂量激素，减轻术后不良反应。

4.其他部位

实体瘤行TACE治疗者，根据相应部位做必要的调整。

五、操作流程

（一）目标确立

治疗肿瘤的根本目的是延长患者生存时间同时提高生活质量，无瘤生存是最理想状态，也是所有医方共同追求终极目标；但对无法达到目标的中晚期HCC，带瘤生存应是整合治疗的现实目标。要根据患者具体情况，确定合理的TACE治疗目标、制定合适治疗方案、保护患者肝功、延长生存期、提高生存质量，是更人性化的整合治疗思路。TACE应根据不同时期做必要调整，TACE目标不同会造成具体操作差异。

精细TACE包括优质和适度TACE两大类。优质TACE以病灶完全坏死（CR）甚至病理完全坏死（PCR）或接近CR为目标，对肿瘤病灶完全栓塞，既精准定点治疗病灶，又避免正常肝组织损伤，适用于一般情况良好、肝功能为Child-Pugh A、直径5 cm、包膜完整、没有明显血管侵犯病灶。早期关于选择性cTACE的研究发现67%直径4cm的肿瘤，单次治疗可达到CR。日本学者miyayama最新研究表明对≤3 cm肿瘤，81.2%病灶可被完全栓塞，303个肿瘤在1、3、5、7年累计局部肿瘤进展率分别为17.8%、27.8%、32.0%和36.0%。175名患者1年、3年、5年和7年的总生存率和无复发率分别为97.1%和68.7%，82.8%和34.9%，64.8%和20.2%，45.3%和17.3%。组织学上，78%~83%肿瘤通过选择性cTACE可实现完全肿瘤坏死，包括囊性侵袭和微卫星。然而，选择性TACE效果受肿瘤大小影响，>5 cm肿瘤的CR率下降到25%。

优质TACE除要求尽可能完全栓塞所有肿瘤供血血管即供血动脉血流停滞，使肿瘤彻底去血管化；同时强调栓塞肿瘤周边的门静脉小分支及微动脉侧支，导致周边肝组织的坏死来形成安全边界。优质TACE目标是：肿瘤完全坏死+安全边界形成！足够大范围安全边界可保证肿瘤和周围微小子灶和卫星灶完全栓塞，但这也意味着较多正常肝组织损伤，因此肝功能损害也较为明显。

在我国真实世界中，小肝癌病灶患者并不多，所以单次TACE大多以病灶大部分坏死（PR）控制疾病为目标，而部分患者只能维持疾病稳定（SD）。对大部分中晚期HCC，通过适度TACE来控制肿瘤生长，带瘤长期生存是现实可行目标。适度TACE以病灶大部分坏死（PR）或控制疾病（SD）为目标，由于患者整体状况及肝功欠佳或病灶过大，单次TACE只能对部分或整个病灶做分次适度化疗栓塞，待肝功和一般情况改善后适时再次治疗，适于整体及肝功状况不佳或病灶直径>7 cm者。适度TACE不强求足够大范围安全边界，在保证安全前提下取得最好疗效。虽然适度TACE没有能达到足够范围的安全边界，但相应对肝功损伤也大幅减少，在治疗肿瘤同时也延长患者生存期。

（二）实施总则

1. 制定TACE计划

根据TACE目标，结合术前分期、靶病灶评估（包括位置、数目、大小等），便可初步制定本次TACE计划。制定计划应从TACE地位、种类选择及具体操作细节三个层面考虑。制定TACE计划时要考虑多种因素，除与TACE目标有关外，还与介入手术室条件及患者具体情况（包括经济条件）有关，更与术者经验有关。

（1）本次介入地位

随着肝癌介入治疗不断发展，整合治疗理念已成共识。真实世界中常可见TACE术中同步联合其他介入治疗，如TACE同步联合消融治疗、同步联合碘-125粒子及门脉支架术、同步联合HAIC等，TACE实施前应要计划好。

（2）种类选择

常用TACE有cTACE及D-TACE二类，两者各有优劣。虽然疗效方面目前尚无公认，具体选择也因人而异，但因载药微球加载化疗药至少需30 min，且微球规格较多，故D-TACE术前要比cTACE更有充分准备。

（3）操作细节

虽然TACE具体操作细节要等术中动脉造影完成后才能确定，但术前资料尤其是影像学已经能提供许多可供制定TACE细节的依据，甚至根据CT/MR动脉期表现大致判断肝脏某一段血供。TACE细节：包括动脉入路选择、造影及微导管选择、可能肝外靶血管、栓塞材料及栓塞终点确定等，按照预定操作细节便可有的放矢充分准备。

2. 完整DSA造影

动脉DSA造影可提供无创影像学所没有信息，如更多肝内肿瘤小病灶，是TACE第一步，精细TACE尤其强调完整动脉造影。肝动脉造影前须除外患者碘过敏史，重度过敏史患者应避免肝动脉造影。患者取仰卧位，穿刺部位区域常规消毒、铺巾、局部浸润麻醉。通常用Seldinger法，经皮穿刺股动脉插管，或对有条件患者用经皮穿刺桡动脉途径插管，置入4F或5F导管鞘，将4F或5F导管置于腹腔或肝总动脉行

DSA造影。造影应包括动脉期、实质期及静脉期。仔细分析造影表现，明确肿瘤部位、大小、数目以及供血动脉情况。首次TACE，应先行腹腔动脉造影，以免遗漏发自胃左及腹腔动脉根部的肝动脉，再行超选择甚至超超选择动脉造影。对肝硬化程度重者，建议结合术前影像资料，用微导管分别超选至肝左、右及中动脉造影以避免遗漏。

若发现肝脏部分区域血管稀少/缺乏或肿瘤染色不完全，或未能显示近期影像资料所示肿瘤时，应做肠系膜上、肾、胃左、膈下、肋间/肋下、胸廓内和腰动脉等造影，以发现异位肝动脉或肝外动脉侧支供养血管。典型肝动脉从腹腔动脉干发出，以不规则水平方向从左向右行进，至幽门处分出胃十二指肠动脉，后向上由肝固有动脉分出肝右、肝左动脉。1966年，Michels将变异肝动脉分为替代肝动脉和副肝动脉两种类型。肝癌肝外侧支供血也称寄生性供血，非肝动脉其他体循环动脉参与肿瘤供血，发生率约17%~27%。易发生EHC供血因素：①肿瘤直径大于5 cm；②肿瘤位于肝裸区（膈顶，Ⅶ，Ⅷ段）；③曾行过TACE治疗（与治疗次数呈正相关）；④曾行过外科手术（血管结扎，粘连的桥接作用）；⑤外生性肿瘤；⑥肿瘤侵犯周围组织结构；⑦血供丰富肿瘤。

对有介入治疗史的包膜下肿瘤，或介入后仍有动脉期强化的病灶，结合术前动态增强CT或MRI影像，评估可能存在的肝外侧支供血。用锥形束CT（CBCT）及智能栓塞导航，为寻找肿瘤供血动脉提供帮助。对严重肝硬化、门脉主干及一级分支癌栓者，推荐经肠系膜上或脾动脉行间接门脉造影，了解门静脉血流。经桡动脉途径是肝癌TACE治疗另一种入路选择。

早期肝癌在DSA造影或CT增强极少呈现富血管表现。有研究表明：切除肝癌样本（3 cm）约85%不明显边界类型的早期HCC由同源、高分化肝癌组织组成，而15%则由低分化、中分化肝癌组织组成，伴或不伴结节套结节。边缘高分化肝癌组织多表现为乏血管区域，因为不成熟肿瘤动脉血管和肝窦毛细血管化，内部中至低分化的肝癌组织，多为富血管区域，因为肿瘤血管形成较好。这些发现提示肝癌动脉血供程度与分化程度密切相关，因此早期肝癌恶性程度在某种程度上可由DSA血管造影反应。

3.超选择肝动脉插管

是指动脉导管进入主动脉2级分支，甚至3级、4级分支。肝叶及以下动脉超选择插管，是TACE基本要求，精细TACE需做到肝动脉段插管。对单个病灶，甚至要求亚段、亚-亚段超选择插管，直至距病灶最近靶动脉。进行病灶完全栓塞，提高TACE疗效，能减少或减轻术后正常肝组织损伤及并发症。

超选择插管基本条件：病灶供血动脉明确，供血动脉解剖分布及走行属技术可及，术者经验丰富，性能合格DSA设备，顺手造影导管及微导管。前二者几乎无法改变，术者临床能力可进一步培训提高。

（1）造影导管

是指治疗前用于完成基本造影的导管，有时也可直接用作治疗，微导管技术的普及赋予了该导管作为同轴导管系统中的母导管作用。不同介入手术所需导管可能差异很大，其中最重要的是导管的内外径、头端形态、长度与硬度等。肝癌TACE股动脉入路导管多为4F或5F导管，常用头端形态有：RH、YASHIRO、Cobra及RLG、SIM1等，长度80~100 cm；经桡动脉入路所需导管参阅后续内容。虽然这些导管能满足绝大部分TACE造影需要，但经验丰富术者有时也会根据患者血管特殊走行，对导管头端行修饰，以便于操作。常见方法包括重新热塑形、调节头端长度、头端斜面技术、侧孔技术等。

（2）微导管（Microcatheter）

是指周径3F，能经4F导管进入导管，由于通常是经4F或5F导管定向输送，因而又称同轴导管（Coaxial Catheter）。微导管头端20 cm细而柔软，用于造影导管难以完成超选择性插管。微导管技术普及简化了超选择插管，明显提高介入成功率。精细TACE特别强调微导管为基础的超及超超选择插管，是基本技术要求。不同介入所需微导管差异很大，即便是TACE。微导管头端外径从1.5F至3.0F不等，随之相应内径也增大，对输注颗粒或微球大小的限制就变小。

微导管头端形态有直形、“J”形、天鹅颈形等，长度从120~150 cm不等。术者可根据具体情况选择不同微导管，也可根据患者血管特殊走行对导管头端行热塑形。合适微导丝对用好微导管至关重要，虽然某些微导管不用导丝配合就完成超选择插管。微导丝直径从0.014~0.018inch不等，通常导丝头端可塑形。日本学者曾报道，应用三轴-同轴微导管行超选择肝动脉插管，相较于传统微管系统更容易完成亚段、亚-亚段水平甚至更远端插管，完成精细TACE，应用三轴微导管系统治疗小于3.0 cm肝癌，3、6、18个月肿瘤控制率均优于对照组近一倍，充分提示微导管超选择化疗栓塞控制局部病灶的必要性和重要性。此外，微导管球囊由于具有防栓塞材料返流功能，也在国内临床上应用。

（3）具体操作

在明确肿瘤部位、大小、数目以供血动脉后，确立所需超选择插管靶动脉。用同轴导管技术引入微导管，超选肝段动脉及肿瘤滋养动脉后再次造影或CBCT，确认无误后，方可行栓塞治疗。肝硬化明显或肿瘤较大推压动脉明显者，会增加微导管超选困难，此时可依据滋养动脉迂曲程度，微导丝头端适当塑形以利于超选择插管。微导管超选择插管依托母导管完成，母导管定位要准确可靠，以免在复杂情况下因母导管位置不当导致微导管无法进入靶动脉，或微导管头端遇阻导致母导管反弹移位。肝区多体位血管造影，消除重叠造成判断困难；如常规血管造影确定肿瘤滋养动脉的起源困难，可行肝动脉造影CBCT、利用3D重建后用智能栓塞导航功能自动检测寻找肿瘤供血动脉以指导后续超选择插管。

4.合理选择栓塞材料

TACE治疗最重要机理是栓塞，包括肿瘤及肿瘤血管栓塞，及瘤周肝组织栓塞以形成安全边界。栓塞材料一直以TACE关键。理想的栓塞材料应具备：

（1）无毒，不致癌，不致畸。

（2）有良好的生物相容性。

（3）能迅速封闭不同管径、不同血流量血管。

（4）易经导管传送，不黏管。

（5）易得、易消毒。

（6）能产生非损害性炎症，诱发血栓形成。

（7）医学影像可见但又不影响检查。

总的来说每种材料均有其各自特点，没有一种可完美用于所有HCC治疗。因此应根据实际情况选择合适栓塞材料。

（8）碘化油

作为化疗药载体可沉积于肿瘤内，使化疗药在肿瘤内持续性缓慢释放杀伤肿瘤；同时又可以用肿瘤栓塞剂使肿瘤缺血坏死；此外还可以作为肿瘤生物标记，提示栓塞效果及显示存在的微小病灶。碘化油栓塞血管持续时间不长，故通常需补充颗粒性栓塞材料（主要为明胶海绵及微球），以使栓塞效果持续更长、在肿瘤内沉积更久，可提高疗效，降低局部复发率。

碘油常和化疗药混合成碘油-化疗药乳剂，油与水体积比通常为2∶1，推荐用非离子型对比剂溶解药物制备阿霉素/表阿霉素水溶液。超液化碘油与化疗药应充分混合成乳剂，配置成“油包水”乳化剂，提高稳定性。碘化油乳剂应在术中配制立即使用，剂量根据肿瘤大小、数目和动脉血供丰富程度决定，对血供丰富肿瘤结节，建议每次TACE碘油用量在15 mL以下，不超过20 mL。碘油乳剂栓塞基础上加用明胶海绵等颗粒型栓塞剂，以尽量使肿瘤去血管化，提高肿瘤坏死率。在透视下依据肿瘤区碘油沉积是否浓密、瘤周是否已出现门静脉小分支影为界限。碘化油乳剂可较长时间选择性滞留在肿瘤内，据此可较准确判断肿瘤分布范围，并能发现一般影像难以发现的小病灶。在碘化油乳剂栓塞后加用颗粒性栓塞剂。尽量避免栓塞剂反流栓塞正常肝组织或进入非靶器官。

cTACE中，充分混合乳剂中的碘油和化疗药并达到足够稳定性是一项挑战。此外，化疗药和碘油可迅速分离，导致药物只在肿瘤内停留很短时间。同时，碘油不能沉积在某些特殊肿瘤，如转移性肝癌和cTACE耐药；因此，无法进行持续栓塞和化疗，这大大限制了碘化油疗效。

（9）明胶海绵

是明胶液经发泡、固化、冻干和灭菌制成的一种海绵状高分子固体制剂，其取材方便、无毒性，且有良好组织和血液相容性、生物可降解性、弱抗原性和生物安全性，是目前应用最多栓塞材料之一。明胶海绵多孔海绵结构有物理吸附能力，在血管内引起机械性栓塞，使局部组织血流减缓和中断，阻断肿瘤组织血液供应和出血性病变组织出血。明胶海绵为中期栓塞材料，在机体内14~90 d被降解吸收，本身不具任何药理作用。致密堆积情况下，也可使血管产生永久性闭塞。经标准化生产、校准颗粒粒径有：150~350 μm、350~560 μm、560~710 μm、710~1000 μm、1000~1400 μm、1400~2000 μm等几种规格。

大量实验和临床研究表明：肝脏HCC栓塞时，碘化油乳剂栓塞加用明胶海绵颗粒，能提高肿瘤坏死率；对载药微球推注完成后，未达到栓塞终点病灶可加用明胶海绵颗粒以达到栓塞终点。由于肝脏有丰富血供及其独特微循环结构，栓塞基本原则是对恶性肿瘤供血血管尽可能完全栓塞，避免对周围正常肝组织造成误栓或过度栓塞，影响正常肝脏功能。可根据肿瘤大小、血供和治疗目的选择不同粒径颗粒，从而达到理想栓塞效果。对末梢动脉栓塞，常选粒径150~350 μm明胶海绵颗粒；对近端分支动脉，用350~560 μm及以上粒径颗粒直至栓塞终点，减少血流冲刷、加强栓塞，同时降解再通后能保护正常肝组织供血、便于后续治疗。

对肝癌合并肝动脉-门脉瘘，应首先根据分流程度及分流量大小，用合适粒径的明胶海绵颗粒或弹簧圈对瘘口行栓塞。对于合并肝动脉-肝静脉分流者，也应首先使用明胶海绵颗粒或弹簧圈对分流通道行栓塞。

（10）微球

是指微米级球形栓塞材料，依据是否载药可分成普通微球（又称空白微球）及药物洗脱微球（即载药微球）二大类；按微球粒径可分为均一粒径微球（如75 μm微球）及非均一粒径微球（常规微球，如75~150 μm微球）；按X-线是否显影又可分为可视及不可视微球（均包括空白及载药微球）。相较于明胶海绵及PVA等颗粒类栓塞材料，微球不聚集，可栓塞与其粒径一致血管，而微粒栓塞水平要大于本身粒径；栓塞后微球远端没有血流通过，微粒仍可见少量血流通过；因而微球栓塞更精准、更彻底。

（11）肝脏微循环

肝内毛细血管直径一般在7~9 μm，肝窦直径7~12 μm，毛细血管前终末微动脉直径一般<50 μm。肝窦前肝动脉有四种途径进入门脉系统，门脉滋养血管、胆管血管丛、功能性肝动脉门静脉交通和肝动脉门脉直接交通。肝内血管存在结构特点各异的微循环连接，其交通支直径一般都在50 μm之内。肝内血管栓塞治疗时，不同血管栓塞后会出现相应区域继发性改变。微球栓塞时，治疗终点是靶动脉栓塞、血流

减少，因此应注意对可能存在供血血管进行完全栓塞。不同直径血管在栓塞后的结果不同：<20 μm肝窦水平血管栓塞将引起肝脏局部梗死；动-静脉吻合支直径大多在10~30 μm，栓塞可导致肝脏坏死；<200 μm肝内动脉栓塞，因其多为功能性终末动脉，栓塞后无肝内侧支循环形成；虽然肝组织血供以门脉为主，但肝内胆管完全由肝动脉供血，如栓塞不精准，可致肝内胆管坏死。肝动脉栓塞后首先会引起汇管区周围肝细胞缺血，当肝小叶周边动脉血供全部被阻断时，才可能导致整个肝小叶坏死 。总之，由于肝脏具有丰富血供及其独特微循环结构，肝脏恶性肿瘤微球栓塞时，既对恶性肿瘤的供血血管尽可能完全栓塞，又要避免对周围正常肝组织造成误栓或过度栓塞，影响正常肝功。

（12）微球粒径选择

依据肝脏微循环解剖及生理特征，①肝动脉栓塞时微球粒径应 > 30 μm，以防栓塞动-静脉吻合支引起正常肝组织坏死；②微球只栓塞 <200 μm细小动脉才能彻底有效地阻断肿瘤供血动脉血流；③考虑到患者肝硬化基础、肿瘤病灶异常血管结构及微球可压缩性，微球粒径应选40~500 μm，尤其粒径<300 μm微球，因肿瘤栓塞效果优于300~500 μm。

目前临床微球粒径有：40~120 μm、70~150 μm、100~300 μm、300~500 μm、500~700 μm和700~900 μm等，不同肿瘤在微球栓塞治疗时，应根据不同血供情况选择微球粒径。合适粒径大小微球更容易输送到肿瘤内部或靠近肿瘤边缘部位，实现充分而精准栓塞。对富血供和多血供肿瘤，首选粒径100~300 μm微球栓塞，血供特别丰富者可加用300~500 μm大粒径微球；由于100~300 μm微球也多栓塞肿瘤临近动脉，为了达到更好栓塞，对血供不丰富或<5 cm肿瘤，甚至需用更小粒径微球如40~120 μm或75~150 μm。由于肝内胆管完全由肝动脉供血，且供血动脉直径一般<300 μm，因此用75~150 μm载药微球时应避免过度栓塞形成胆汁瘤。

非均一粒径微球栓塞后5~15 min再次造影，常见原栓塞肿瘤供血动脉又显影，即微球再分布。微球再分布现象会致肿瘤栓塞不满意，从而影响TACE疗效。为此，精细TACE除要求注入微球时要稀释、缓慢外，更强调栓塞后延时造影重要性。新研发均一粒径微球消除了微球再分布，理论上可使栓塞效率更高。因此，合理选择均一粒径微球，是精细TACE一个研究重点。

（13）空白微球

不能加载化疗药，但可减少碘油用量，在TACE中常用来加强碘油乳剂栓塞。推荐与1 mL碘油乳剂混合后用，既增加其X线下可视性，更能提高栓塞疗效。注入时要慢，栓塞终点判断以栓塞后5~10 min动脉造影结果为准。

（14）载药微球

可负载阿霉素、伊立替康等正电荷化疗药物，使肿瘤组织药物浓度高达经动脉灌注给药11.5倍，持续化疗药释放时间可达36 d。载药微球具备真正局部栓塞+化疗作用，可用载药微球为主进行TACE，即D-TACE。D-TACE可栓塞肝癌供血动脉使肿瘤缺血坏死，同时作为化疗药载体，持续稳定释放药物优势，可使肿瘤局部达到较高血药浓度。应根据肿瘤大小、血供和治疗目的，选择不同粒径微球，常用为100~300 μm和300~500 μm。D-TACE推注速度推荐1 mL/min，需注意微球栓塞后再分布，尽可能栓塞远端肿瘤滋养动脉，同时注意保留肿瘤近端供血分支，减少微球返流对正常肝组织损害。

HCC肿瘤大小是影响微球粒径选择的重要因素之一。对病灶<5 cm肿瘤，建议根据肿瘤血供选用75~150 μm或100~300 μm微球；而对>5 cm者，可先选100~300 μm再加用300~500 μm微球加强栓塞。较小病灶用一瓶DEB微球就可达到较好栓塞。较大病灶可加用适度白球，要求术者在术前拟定好治疗计划，计算好所需微球量，以便提前进行载药。需要注意，对肝脏转移性肿瘤，肿瘤大小和载药微球用量不成正比。

整个介入栓塞过程中，应注意以下几点：对合并动静脉分流者，如肝动脉门脉分流，应首先根据分流程度及分流量大小，用明胶海绵颗粒或弹簧圈对瘘口行栓塞，之后再行微球栓塞，避免微球通过瘘口对非病变部位误栓导致不良后果；如肝动脉肝静脉分流，应首先用大明胶海绵颗粒或弹簧圈对分流通道栓塞，严禁用300 μm以下微球以避免形成肺栓塞。由于肝内胆管完全由肝动脉供血，其直径一般小于300 μm，因此对肝内胆管癌或胆囊癌转移灶微球栓塞时，一般选择100~300 μm微球，慎用75~150 μm微球，避免过度栓塞形成胆汁瘤。一定要避开胆囊动脉，防止对其造成损伤；对肝内多发病灶者，应详细评估患者体质与肝肾功；对栓塞后可能出现肝衰竭高危患者，用分次栓塞避免一次性完全栓塞导致患者肝功严重受损，甚至肝功衰竭发生。

（15）栓塞材料合理选择

载药微球出现改变了TACE的内容与形式。但到目前为止，几乎所有载药微球与碘化油相比较的临床研究都表明：载药微球短期内肿瘤坏死率上有优势，且副反应低，载药微球中远期疗效仍缺乏级别更高医学证据，因此，cTACE仍是各大肝癌治疗指南中的首选治疗。

目前TACE常用栓塞材料以碘油、微粒、微球及载药微球等为主。虽然新型栓塞材料不断涌现，如可视微球（包括载药微球）、新型材料载药微球（如壳聚糖载药微球、多聚糖载药微球、聚乳酸载药微球）、纳米载药微球等，但不同栓塞材料如何更高效的联合应用更是临床应该关注的重点，如液态栓塞材料与微球联合、碘油乳剂与载药微球等。此外，也需要开展围绕不同栓塞材料选择为中心的临床研究，如与cTACE比较DEB治疗大肝癌疗效分析，载药微球与非载药微球（白球）比较，DEB

与Y-90微球疗效对比分析等。以确立符合中国国情系列栓塞材料的合理使用方法，更好地服务我国肝癌介入治疗。

5.CBCT合理应用

随着DSA设备进步，21世纪初数字平板探测器投入使用，并利用计算机算法使在DSA设备上行类CT扫描成为可能，尤其血管3D成像极大地拓展临床应用范围，可在介入诊疗中实时三维及断层成像，具有较好特异度和灵敏度，可为介入诊疗提供重要信息和帮助。“C臂”锥束CT（CBCT）是基于DSA血管机类CT扫描设备，可将三维断层成像用到DSA平板探测器系统，突破介入诊疗历来使用二维放射成像技术。能在介入术中提供准确、实时、三维的重建图像。

TACE是现阶段肝癌除手术治疗外首选手段。精细TACE是根据患者具体情况而制定的全程化管理，TACE术中操作是实施精细化关键环节。介入栓塞术中用CBCT扫描能够同时显示肿瘤滋养血管与肿瘤病灶详情。TACE术前，双期CBCT扫描能够提高肿瘤病灶检出率，显示肿瘤病灶大小、数目与位置。双期CBCT扫描明确肿瘤病灶后，通过软件（如EmboGuide）后处理功能，能够自动、准确检出及肿瘤病灶滋养血管形态、走行与数目，检测供血血管检出率及精确度可达到90%。尤其对相对乏血供、染色不明显肿瘤病灶及其滋养血管的检出，有重要意义。EmboGuide同时可为TACE术中超选择性插管操作提供3D实时路图准确导引，提高超选择性插管准确性与效率，以完成超选择插管精细TACE。

TACE术中，CBCT的合理应用主要包括以下几方面：①提高肿瘤病灶的检出率；②辅助明确病灶的供血动脉；③指引超选择插管路径、辅助插管；④明确栓塞部位，协助判断栓塞是否完整。

（1）提高病灶检出率

TACE术前行双期CBCT，能更好明确肿瘤结节染色的特征，提高小肿瘤病灶检出率，发现未能检出小结节病灶。应注意的是目前大多数DSA平板探测器行CBCT时扫描野有限，常不能覆盖整个肝脏，所以常需对肝左右叶分别扫描。新颖DSA可作全容积CBCT检查，将会提供极大便利。

MRI常发现HCC结节性瘤灶，CT增强强化不明显的乏血供类型病灶，这类患者TACE术中肝动脉造影也常不能显示典型HCC血供特点，此时常需要用肝动脉造影CBCT双期扫描，来明确诊断。

（2）辅助明确供血动脉

供血动脉是TACE治疗的关键，只有明确供血动脉才能进一步超选择插管以完成化疗栓塞。比较常见不宜确定供血动脉的情况如下：病灶动脉血供欠丰富、不典型；供血动脉与正常肝动脉分支重叠不易判断；肝硬化较重，供血动脉异常迂曲，不易判断起源；这些均可通过动脉期CBCT扫描后3D重建肝内动脉分支，并用设备工作辅助系统（EmboGuide）通过划定肿瘤区、确定动脉起始位置等操作后，系统自动识别肿瘤供血动脉，会予以不同颜色线条标注（如有多条供血动脉），并可实时不同角度旋转观察，对进一步超选择超管有非常明确地指导。

（3）辅助指引导管插管

CBCT肝动脉期扫描后，辅助系统明确供血动脉并标注动脉走行路径后，开启“引导”功能后，即可在透视状态下保留血管影像开启3D实时路图指引功能，在透视下控制导丝、导管的走行完成超选择插管。

（4）协助判断栓塞程度

2D DSA下完成栓塞后判断病灶内碘油沉积是否完整有一定困难，常规通过观察病灶周围小门脉分支显示情况间接判断，存在一定误判；或术后CT复查进行明确，但明显存在滞后性。如完成栓塞后，CBCT病变区扫描，可利用其对不同截面观察判断病变内碘油的沉积，如发现充填不佳区域，则需再次进行肝动脉造影，寻找残留的肿瘤供血动脉继续栓塞已达到完全栓塞。

另外，需注意的是如术前增强CT提示病变区有静脉期强化，则需行门脉期CBCT扫描，以避免漏诊漏治。

6.栓塞终点判定及栓塞度把握

TACE疗效及不良反应，甚至并发症均与栓塞终点把握有关。传统TACE以碘化油混合化疗药形成的碘油乳剂，作为超末梢性肿瘤栓塞材料。碘油乳剂是一种半流体栓塞剂，注入肝动脉的碘油乳剂首先停留在肿瘤血窦内，当超过一定体积时，部分碘油乳剂通过胆周血管丛和肿瘤引流入门脉，溢出碘油乳剂可暂时阻断反向门脉流向肿瘤血流，并阻断肿瘤动脉微侧支，形成肝动脉和门脉双重栓塞。这种双重栓塞除可以使肿瘤完全坏死外，也可导致瘤周肝组织坏死，形成类似于消融治疗的安全边界（safety margin，SM）。然而碘油乳剂栓塞是暂时的，需加用微粒类材料栓塞肿瘤血管，才能有效阻断侧支循环形成。Miyayama等人回顾性分析TACE治疗小肝癌局部肿瘤复发和门脉碘油沉积之间关系，发现在123个<5 cm肿瘤（平均直径1.9 cm；中位1.6 cm）中，TACE时周围门脉显影局部复发率明显降低。形成安全边界代价是肝组织坏死、肝功能损害，是一把双刃剑，把握这个超末梢栓塞阶段栓塞度非常重要的。

不同TACE目标所需安全边界范围不同，对栓塞终点判定和栓塞度把握也不尽相同。形成适度安全边界的主要目的是平衡杀伤肿瘤与保护肝功能，这主要由肿瘤大小及肝功能状况等因素决定。

优质TACE以CR或PCR为目标，强调要有足够大范围安全边界，以保证肿瘤和周围微小子灶和卫星灶完全栓塞。这也意味着较多正常肝组织损伤，因此肝功损害也较为明显。优质TACE理想栓塞终点，要求尽可能完全栓塞所有肿瘤供血血管即便供血动脉血流停滞，肿瘤彻底去血管化，同时碘油在肿瘤区沉积浓密、完整，并停留在瘤周门脉小分支形成肿瘤动脉和门脉双重栓塞。肿瘤供血动脉血流停滞，需由栓塞完成后5~10 min造影再确认。

适度TACE以PR为目标，由于患者整体状况及肝功能欠佳或病灶过大，导致单次TACE只能对部分或整个病灶做适度栓塞，待情况改善后适时再次治疗。因此，不强求足够大范围安全边界，而是希望在保证安全前提下取得最好疗效。虽然适度TACE未能够达到足够范围安全边界，但也相应降低对肝功损伤，在治疗肿瘤同时也延长患者生存期。适度TACE对“栓塞度”的把握较大程度上依赖临床经验，除综合评价患者一般状况、肝功和肿瘤外，还需要合理选择和使用栓塞材料，没有安全栓塞材料，只有安全使用栓塞材料。

7.疗效评估

分为长期和短期疗效。长期疗效的评价指标主要为总生存时间（OS），即指治疗开始至任何原因引起死亡时间，是治疗最重要和可靠的疗效评价指标。短期疗效评价指标较多，主要包括客观应答率（ORR）、疾病控制率（DCR）、无进展生存时间（PFS）和疾病进展时间（TTP）等。目前，临床上主要推荐实体瘤治疗疗效评价标准的修订标准（mRECIST）作为TACE治疗肝癌的疗效评价标准。

RECIS于1999年首次在美国ASCO会议上介绍，与之前WHO评价标准的双径测量方式不同，RECIST标准采用单径测量方式，以最大径变化来代表病灶体积变化。2009年，RECIST标准进行部分改动，新版称为RECIST 1.1版本，旧版被称为RECIST 1.0，新版主要针对靶病灶数目、疗效确认必要性及淋巴结测量等方面作更新。但是，RECIST 1.0和1.1均具有一定局限性，未将肿瘤坏死情况纳入评价标准，而在肝癌局部或系统治疗中，坏死情况与临床疗效及预后密切相关。因此，2010年，RECIST标准修正版（mRECIST）正式公布，其中最重要修改即以存活肿瘤作为评估对象，排除治疗前后坏死肿瘤干扰，该标准主要用来评价肝癌局部和系统治疗的临床疗效，也被多个指南推荐为肝癌治疗标准评价方案。

mRECIST评价标准，推荐增强CT或MRI作为影像学评价技术，所有病灶分为靶病灶和非靶病灶，靶病灶数量为每个器官不超过2个，总共不超过5个，其选择必须满足以下条件：

（1）RECIST标准下的可测量病灶（病灶最大径大于或等于1 cm）。

（2）病灶可重复测量。

（3）病灶在增强CT或MRI上表现出瘤内动脉期强化。靶病灶依据不同治疗结果，分别评价为完全缓解（CR）、部分缓解（PR）、病情稳定（SD）和病情进展（PD）。ORR定义为达到CR和PR患者比例，DCR为达到ORR和SD患者比例。除靶病灶外，其他所有病灶均为非靶病灶，非靶病灶评价主要依据病灶在动脉期是否仍有强化进行，若所有病灶均无强化，则为CR，若一个或多个病灶内仍残留强化则为SD，若病灶出现明显进展，则为PD。对出现新病灶评价，不论是肝内还是肝外出现新病灶，总体疗效评价均定义为PD，每次TACE治疗后进行一次疗效评估，一般在治疗完成后4~6周左右，以治疗开始至进展期间最佳疗效作为最终疗效记录。

虽然mRECIST标准是全球使用最广泛的TACE疗效评价标准，但仍有部分内容值得商榷，其中最重要一点就是对肝内新病灶评估，临床上部分患者接受TACE后，如肝内出现新病灶，再次行TACE仍然有效，可不用更换方案，而mRECIST标准只要出现新病灶，就算进展需终止TACE，可能会影响该类患者继续治疗获益，从而影响总体生存。在该基础上，日本1994年制定肝癌治疗反应评价标准（RECICL），2021年更新至第6版。该评价标准最大不同在于局部治疗后肝内出现单个新灶不视为肿瘤进展，此时疗效可表示为CR/PR/SD+肝内新病灶，也不建议换用后线治疗，而应在再次局部治疗后重新疗效评估，该评价方法可能更有利患者后期TACE治疗。

由于mRECIST标准有简单易行及广泛接受优势，临床工作及研究中推荐作为TACE治疗首选疗效评价标准，但RECICL标准对于肝内新病灶的评价可能有利于临床决策选择，可作为参考。总之，延长生存期及提高生存质量是肝癌疗效评估的金标准，就mRECIST标准和RECICL标准来看，目前可能都有值得改进的地方，我们亟须创建能对TACE疗效作出正确评估的评判方法，从而进一步改善肝癌患者生存预后。

8.关注TACE舒适度

肝癌患者对TACE恐惧心理、术中及术后疼痛不适、术后体位限制等多种因素，使其在接受治疗同时也产生不舒服甚至是悲痛体验。这种不良体验会影响患者接受再次TACE信心，干扰后续医疗方案实施，应引起关注重视。围手术期心理疏导、合理镇痛、改善器材及改进方法等均可提高治疗过程舒适度，用经桡动脉入路TACE就是其中之一。传统TACE多用经典股动脉入路，术后需下肢严格制动6 h、卧床至少12 h。对术后进食、大小便及疼痛处理，存在不便。长时间制动和压迫，导致下肢深静脉血栓所致肺动脉栓塞发生率增加，肝癌患者多存在肝硬化、脾功能亢进导致凝血功能不全、血小板降低，这些均增加股动脉穿刺点出血风险；而对基础病需抗凝者、不能平卧、肥胖等因素，也增加股动脉穿刺点出血相关并发症风险。

（1）经桡动脉入路TACE

①桡动脉入路TACE的优势

桡动脉位置表浅、周围无重要神经和血管、手部尺动脉和桡动脉有双重动脉血供的解剖特点，穿刺相关不良事件发生率更低，术后易于止血和监控；桡动脉闭塞导致血供阻断大多不会严重影响手部血供。经桡动脉入路在解剖学、安全性、舒适性与便利性、经济成本方面均具多种优势，是目前冠脉介入首选入路。

近10年大量临床研究显示桡动脉入路和股动脉入路TACE比较，可大大提高患者舒适度和满意度，减少穿刺点相关并发症，对凝血功能差、血小板低、因基础病需要抗凝治疗的高出血风险人群，即使穿刺点发生出血，也比股动脉能及早发现并处理。桡动脉入路相较于股动脉入路更安全。传统股动脉入路围手术期下肢静脉血栓风险相对较高，桡动脉入路无需下肢制动，不存在导致下肢深静脉血栓风险；且无需暴露隐私部位，患者接受度更高，大大改善患者就医体验。术后无需制动、恢复快，可实现介入术后快速康复，提高患者就医满意度。

②操作流程

a.穿刺点选择：分为传统桡动脉入路和远桡动脉入路。传统桡动脉穿刺点选取桡动脉远端走形直、搏动明显、浅表部位，一般选取桡骨茎突近心端2~3 cm。远桡动脉选择“鼻烟壶”或者合谷穴区域桡动脉。

b.器械选择：4F或5F导管鞘，建议用20G或者21G穿刺针；选择导管长度为110 cm、125 cm；头端形态为MPA、Cobra、Ultimate、JR1、TIG或者Jacky等导管。建议选择微导管长度150 cm。

c.操作过程：应轻柔，使用“鸡尾酒”法，通畅性压迫，减少并发症。

（2）合理镇痛

疼痛严重影响患者生活质量，严重者甚至影响患者手术依从性和手术顺利进行，增加围手术期并发症、延长住院时间，影响术后疗效。

①心理干预和疼痛评估

大部分HCC患者存在严重心理困扰，患者家属存在焦虑情绪，亦会影响患者情绪和心理压力。心理干预，可显著降低栓塞治疗期间疼痛评分，提高患者生活质量，因此建议作为药物镇痛补充方法。用NRS数字分级法、视觉模拟法或WONG -BAKER面部表情量表法，行疼痛等级评分，建议医护联合做好疼痛管理工作。

②药物干预

镇痛执行癌症疼痛三阶梯止痛法。对轻度疼痛，一般用非阿片类药物，如布洛芬，可以缓解轻度疼痛；中度疼痛者，可用弱阿片类药物，如强痛定、曲马多等进行治疗，以控制、减轻痛苦；重度癌症疼痛，用阿片类药物，如吗啡缓释片，可对疼痛行有效控制，减缓患者痛苦。术前可给予口服阿片类药物或者非甾体抗炎药物，减少术中疼痛，同时需联合术后镇痛药使用。术中疼痛可经动脉导管给予利多卡因止痛。有研究显示，栓塞前经动脉给予利多卡因止痛，优于栓塞后经动脉给予利多卡因。术后镇痛可按照癌症疼痛三阶梯止痛法。

（三）cTACE

cTACE常先用碘化油-化疗药乳剂，栓塞肿瘤血管及末梢供血动脉，然后选择明胶海绵、空白微球或PVA等颗粒栓塞剂加强栓塞。

1.碘化油-化疗药物乳剂制备

碘化油与化疗药溶液体积配比为2∶1，推荐用非离子型对比剂溶解化疗药如表阿霉素等（配比及用量以≤5 cm肿瘤为例：2~10 mL碘化油结合1~5 mL非离子型对比剂溶解10~50 mg表阿霉素）。碘化油与化疗药应充分混合成乳剂，用注射器与三通阀连接快速混合20次以上，使碘油乳剂形成70~100 μm液滴，提高碘化油-化疗药乳剂稳定性。碘化油-化疗药乳剂应在术中配制立即使用。

2.栓塞前确认

导管到位栓塞之前，应行靶血管造影明确肿瘤供血动脉解剖（有无动静脉瘘，有无邻近脏器供血动脉发出如胆囊动脉、胃左动脉及胃右动脉等）及供血范围。对存在动静脉瘘者，应先根据分流程度及分流量大小，用合适粒径明胶海绵颗粒、弹簧圈、无水乙醇或NBCA等栓塞瘘口，避免碘化油乳剂通过瘘口造成异位栓塞。肝癌合并肝动脉-门脉瘘者，根据术中肝动脉造影时门脉显影速度，可分为快速型（显影时间2 s之内）、中速型（2~3 s）和慢速型（3 s以上）。对快速和中速型肝动脉-门脉瘘，选用直径较大（500~700 μm以上）明胶海绵颗粒、PVA颗粒、弹簧圈、无水乙醇、NBCA胶等栓塞瘘口；对慢速型，使用300~500 μm颗粒栓塞，确认瘘口封闭后再超选肿瘤供血动脉行化疗栓塞，也可用碘化油-化疗药乳剂混合颗粒直接栓塞。存在肝静脉及下腔静脉瘤栓的HCC多合并肝动脉-肝静脉分流，单纯用碘化油-化疗药乳剂栓塞可增加肺和脑栓塞发生率，应根据分流速度选择颗粒栓塞剂或弹簧圈栓塞。对无法避开非肿瘤供血动脉（如胆囊动脉、胃左动脉及胃右动脉等），宜用大粒径明胶海绵颗粒（500 μm以上）或弹簧圈行保护性栓塞。

3.栓塞基本原则

对单个≤5 cm肿瘤，用微导管超选肿瘤供血动脉（肝动脉3级或4级分支）行肝脏亚段/亚亚段水平精准栓塞，栓塞应包含所有可能参与肿瘤供血的血管，以求达到根治性治疗；对瘤体较大或数量较多者，可行肝叶水平栓塞，不建议肝左右叶同时行肝叶水平栓塞，避免严重肝功损伤。

4.操作流程

导管/微导管到达肿瘤供血动脉后，首先注入0.5 mL 2%利多卡因预防疼痛和血管痉挛，随后在间断透视下以脉冲方式缓慢注入碘化油-化疗药乳剂。根据肿瘤供血动脉流速确定乳剂注入速度，应避免供血动脉主干内碘化油乳剂过早铸形或返流入正常肝动脉，碘化油充盈肿瘤周边门静脉小分支作为栓塞终点；对肿瘤体积较大或数量较多者化疗栓塞时，肿瘤供血动脉血流速度较快，可稍快注入碘化油乳剂，碘化油总量单次不超过20 mL（个别肝功能及全身状态较好患者可使用20~30 mL），此类患者首次介入治疗的目的在于降低肿瘤负荷而不是使肿瘤完全坏死。因此，碘化油乳剂的栓塞终点应根据患者的具体情况进行个体化的综合判断。碘化油乳剂栓塞后，应使用颗粒栓塞剂加强栓塞肿瘤供血动脉主干，减少血流对于病灶内碘化油乳剂的冲刷。肝段/亚段水平栓塞时颗粒直径多选择100~300/300~500 μm，肝叶水平栓塞时颗粒直径多选择300~500 μm/ 500~700 μm，栓塞至肿瘤细小供血动脉内血流缓慢或中断，肝段或肝叶供血动脉主干血流通畅。颗粒栓塞剂应与对比剂混合并在透视下注射，避免发生异位栓塞。建议根据肿瘤大小、部位及碘油沉积情况等，对潜在可能参与肿瘤供血肝外侧支血管（如膈下、胸廓内和胃网膜动脉等）进行寻找并栓塞。

建议cTACE结束后5 min，再次造影或行术中CBCT扫描评估栓塞疗效。

（四）D-TACE

与cTACE不同，D-TACE以载药微球为主要栓塞材料，辅以其他微粒/微球加强栓塞。由于载药微球既可栓塞肿瘤靶血管，又可在局部缓慢释放化疗药物，起到双重杀伤肿瘤细胞的作用，故D-TACE也可作为cTACE抵抗患者治疗。

1.术前准备

（1）D-TACE的术前准备与cTACE相同。

（2）需强调的是对曾行胆肠吻合、经内镜逆行胰胆管造影（ERCP）及肝内胆管结石等病史患者，具有高感染风险患者建议围手术期使用抗生素治疗。

（3）用载药微球前，至少提前30 min做好微球载药配置，目前主要加载阿霉素类药物（50~75 mg）或伊立替康（100 mg）。

2.粒径选择与用量

根据肿瘤大小、血供等情况选择合适粒径载药微球，常用粒径为70~150 μm、100~300 μm和300~500 μm，对巨大肝癌且血管丰富者可用500~700 μm粒径。

微球用量一般不超过2瓶。如注射微球后，肿瘤病灶内仍存在较明显血供，可注射其他空白微球或明胶海绵颗粒等加强栓塞。

3.微球注射操作

微导管超选择性插管到位后，以1 mL/min速率推注载药微球；对肿瘤较大且血管丰富者，初始推注速率可以视血流情况稍快（2~3 mL/min），随后减慢。推注微球全程需在X线监视下进行，避免微球误栓和返流。

4.栓塞终点选择

D-TACE有2种栓塞终点：

（1）完全栓塞：肿瘤滋养血管的血流完全停滞。

（2）近似栓塞：对比剂滞留，在2~5个心动周期后对比剂廓清。

对上述栓塞终点，建议5 min后再次造影证实，甚至可连续2次造影确认栓塞效果；并根据肿瘤染色情况，考虑是否需进一步栓塞。目前对于完全栓塞和近似栓塞终点选择需根据具体情况确定，如微导管能超选择性插入到肿瘤滋养动脉则尽量完全栓塞，不能达到完全超选择性栓塞或者完全栓塞存在高异位栓塞风险者，选择近似栓塞作为终点。设备条件允许的情况下，术中用CBCT有利于监控术中栓塞精准性和栓塞终点的正确评估。

六、常见不良反应及防治

由于化疗栓塞对正常肝组织影响、栓塞剂误栓其他正常器官等原因，TACE术中和术后患者可出现不同程度的不良反应甚至并发症。积极预防和处理TACE不良反应和并发症是保证TACE治疗安全、提高疗效和患者生活质量的关键。

（一）栓塞后综合征

栓塞后综合征（postembolization syndrome，PES）是常见不良反应。表现为恶心、呕吐、肝区闷痛、腹胀、发热等症状，给予对症支持治疗，如止吐、吸氧、镇痛等，一般在TACE治疗2周内逐渐恢复。无激素使用禁忌证者，在TACE术后3~5 d内用小剂量激素可减轻PES程度。

（二）术中胆心反射

系TACE所致肝区缺氧、疼痛，刺激胆道血管丛迷走神经引起。表现为胸闷、心率减慢、心律不齐、血压下降，严重可导致死亡。术前给予阿托品或山莨宕碱预防，术中出现迷走神经反射症状，可给予吸氧、静脉推注阿托品0.5~1 mg，血压下降者可用多巴胺升血压等治疗。

（三）一过性肝功能损害

最常见的不良反应。表现为血清胆红素及丙氨酸转氨酶、天冬氨酸转氨酶等指标异常升高，白蛋白降低。术后加强保肝、退黄和白蛋白支持等治疗，多在治疗后2周内逐渐恢复。随着TACE次数增加，肝功能损害的风险可增加，因此，需遵循按需TACE原则，TACE术前充分评估患者肝功能状态，术中合理选择化疗栓塞剂量和栓塞终点。

（四）急性肝肾功能衰竭

TACE最常见的致死原因。对于肝功能衰竭者，需在原有保肝药基础上调整和加强用药，必要时人工肝治疗。肾功衰竭可能与对比剂、化疗药物及肿瘤坏死崩解有关，TACE前后应充分水化，必要时需血液透析。

（五）肝脓肿、胆汁瘤

栓塞后肿瘤或正常肝组织坏死合并感染可导致肝脓肿，供养胆管动脉栓塞后胆管坏死可形成胆汁瘤。肝脓肿应根据血培养/脓液培养药敏，给予抗生素治疗，明显脓肿或较大胆汁瘤可经皮穿刺引流。肝脓肿/胆汁瘤的危险因素包括糖尿病，有胆管、胰腺手术史，尤其胆肠吻合、十二指肠乳头切开术等。文献报道DEB-TACE肝脓肿和胆管损伤发生概率高于cTACE。

（六）上消化道出血

可为溃疡出血或门脉高压性食管胃底静脉曲张破裂出血，前者给予止血药及制酸药；后者除给予止血药及制酸药外，还需加用降低门脉压药物，若大量出血，需用三腔管压迫止血，或急诊内镜下治疗、胃冠状静脉及胃底曲张静脉栓塞术、经颈静脉肝内门-体静脉分流术等。

（七）血细胞减少

为化疗药或脾功能亢进所致，表现为白细胞、血小板，甚至全血细胞减少。可用升白细胞和血小板药，必要时给予输血，或在TACE前或同时给予部分性脾动脉栓塞治疗脾亢。需注意的是，因脾亢所致轻度血细胞减少可以暂时不用升白细胞和血小板药物处理。

（八）异位栓塞

TACE未能超选择插管，栓塞剂选用不当、过量、返流，肝外侧支栓塞，肝动脉-肝静脉瘘等，均可造成肝脏周正常器官如胆囊、十二指肠及肺部、脑部等异位栓塞。一旦发生应立即停止栓塞、及时明确异位栓塞部位并积极对症处理。术中超选择插管，控制栓塞剂用量，对明显肝动-肝静脉瘘者，选用合适粒径颗粒栓塞剂替代碘油，以免产生肺栓塞。

七、患者全程管理

精细TACE还包括术后管理及全病程密切随访，准确把握病情变化，及时有效地作出处理，可提高诊疗效率，改善患者生存时间及生存质量。

详见CACA指南“肝脏保护”。

八、重视TACE为主的整合治疗

做好TACE治疗同时，应重视整合消融、放射性粒子植入等其他局部治疗手段，并善用以靶免治疗为代表的整合治疗，取长补短，进一步延长患者生存期，提高生存质量。

（一）TACE联合其他局部治疗

1.TACE联合消融

消融治疗是借助医学影像技术引导，对肿瘤病灶靶向定位，局部采用物理或化学方法直接杀灭肿瘤组织的一类治疗手段。主要包括射频消融（RFA）、微波消融（MWA）、无水乙醇注射治疗（PEI）、冷冻消融（CRA）、高强度超声聚焦消融（HIFU）、激光消融（LA）、不可逆电穿孔（IRE）等。其中RFA是肝癌治疗常用消融方式，优点是操作方便、住院时间短、疗效确切、消融范围可控，特别适用于高龄、合并其他疾病、严重肝硬化、肿瘤位于肝脏深部或中央型肝癌。

详见CACA指南“微创诊疗”。

2.TACE联合HAIC

近年来，国内学者对肝动脉灌注化疗（HAIC）进行创新性探索，将以奥沙利铂为基础FOLFOX方案应用于肝癌灌注化疗，显著提高肿瘤反应率、转化治疗率和患者生存，受到越来越多的关注。HAIC是精细TACE的延伸，两者均为经血管介入治疗，技术层面上可轻松对接，机制上两者可以互补：

（1）TACE后，HAIC持续灌注化疗药与肿瘤细胞的接触时间、强度得以提高，药物“首过效应”更明显。

（2）巨大肝癌及肝癌合并隐匿性肝内转移、子灶，HAIC可对隐匿微小病灶、巨大不宜彻底充分栓塞病灶起到协同TACE治疗作用。

（3）门静脉癌栓、肝静脉癌栓等多有肝动脉供血，同时部分还合并高流量动静脉、动门脉瘘单纯TACE难以达到完全栓塞，TACE联合HAIC治疗有更好的协同作用。朱旭等多个回顾性和前瞻性研究显示：TACE联合HAIC较单纯TACE对中晚期肝癌有优势。

3.TACE联合碘-125粒子治疗门脉癌栓、肝内病灶

门脉癌栓是HCC最常见的一种血管侵犯形式。中国HCC患者门脉癌栓发生率为44.0%~62.2%，其预后较差，如不接受任何治疗，中位生存期仅2.7~4.0个月。以索拉非尼和仑伐替尼为代表分子靶向药物，是治疗HCC合并门静脉癌栓一线治疗药，但有研究显示：HCC合并门静脉一级分支或主干癌栓单纯接受分子靶向药治疗的疗效非常有限，中位生存时间仅为5.5个月，TACE联合分子靶向药物疗效亦十分有限。放射性碘-125（^{125}I）粒子植入是一种近程放疗方式，^{125}I为人工制造放射性核素，半衰期为59.4 d，组织半价层为1.7 cm，^{125}I粒子相比外放疗的优势在于：辐射半径较短，可产生低剂量持续性照射，植入后对于周围正常组织放射相关影响相对小。近

年来越来越多的研究将^{125}I粒子运用到门静脉癌栓的治疗模式中，形成了在TACE治疗肝内病灶的基础上联合^{125}I粒子治疗门静脉癌栓的模式，并且取得了显著的效果。^{125}I粒子条优势在：①通过经皮穿刺门脉分支方式植入门脉，对门脉损伤较小，出血风险也相对小；②制成条状^{125}I粒子，植入后适形于门静脉走形，能够将^{125}I粒子剂量更加合理、全程地分布于门静脉管腔内，从而对门脉癌栓行持续地近程放疗。

详见CACA指南“粒子治疗”

（二）TACE联合系统治疗

HCC系统治疗，包括分子靶向药、免疫、化疗、中医中药及抗病毒治疗等。尽管全球范围，内外科和局部区域疗法实施范围不断扩大，但首次诊断时只有不到30%肝癌病人适合接受根治性治疗，约50%~60% HCC最终将接受全身性治疗。系统抗控肿瘤治疗可控制疾病进展，延长病人生存时间，在中晚期肝癌治疗过程中发挥重要的作用。

1.TACE联合TKI

详见CACA指南“靶向治疗”。

2.TACE联合免疫

详见CACA指南“免疫治疗”。

3.TACE联合靶免治疗

详见CACA指南“靶向治疗”。

4.4TACE联合抗病毒及护肝治疗

详见CACA指南“肝脏保护”。

参考文献

1.ObiS，SatoS，KawaiT. Current status of hepatic arterial infusion chemotherapy. Liver Cancer，2015，4（3）：188-199.

2.Katsanos K，Kitrou P，Spiliopoulos S，et al. Comparative effectiveness of different transarterial embolization therapiesaloneor in combination with local ablative or adjuvant systemic treatments for unresectable hepatocellular carcinoma：a network meta-analysis of randomized controlled trials. In：LuSN，ed. PLoSOne. 2017；12（9）：e0184597.

3.Brown KT，Do RK，Gonen M，et al. Randomized trial of hepatic artery embolization for hepatocellular carcinoma using doxorubicin eluting microspheres compared with embolization with microspheres alone. J Clin Oncol. 2016；34（17）：2046－2053.

4.中华人民共和国国家卫生健康委员会医政医管局. 原发性肝癌诊疗指南（2022年版）. 中华肝脏病杂志，2022；30.04：367-388.

5.Sieghart W，Hucke F，Peck-Radosavljevic M. Transarterial chemoembolization：modalities，indication，and patient selection. J Hepatol. 2015；62（5）：1187-1195.

6.Murray TE，Doyle F，Lee M. Transarterial Embolization of Angiomyolipoma：A Systematic Review. J Urol. 2015 Sep；194（3）：635-639.

7.顾祝新，黄健，赵苏鸣，等. 3种介入栓塞材料治疗巨大肝血管瘤临床效果比较. 介入放射学杂志，2019；28（4）：324-327.

8.刘心，汪五全，温玉蓉. 不同栓塞材料对肝血管瘤介入治疗的临床价值研究. DOCTOR，2022；16（7）：17-19.

9.戴立群. 动脉内灌注化疗术加栓塞微球栓塞术治疗胃底贲门癌的近期临床疗效. 临床医药文献电子杂志，2020；7（54）：64-65.

10.李冬梅，储丹凤，蔡蓓，等. 恶性胶质瘤患者动脉内灌注化疗的观察与护理. 上海护理，2014；14（4）：54-56.

11.刘鹏，朱旭，徐海峰，等. 腹部肿瘤术后出血的血管造影表现及栓塞治疗. 中国介入影像与治疗学，2017；3（14）：143-146.

12.吕天石，邹英华. 肝癌微创介入治疗进展. 养生保健指南，2020；3（13）：211-215.

13.林福煌，吴宁，李斯锐，等. 介入治疗原发性肝癌合并不同类型动静脉瘘的影响因素. 中国医学装备，2018；11（15）：82-86.

14.王革芳. 经导管动脉灌注化疗药物应用原则——中国肿瘤介入专家共识. 介入放射学杂志，2017；11（26）：963-970.

15.刘净敏，耿巍，田祥，等. 经球囊导管冠状动脉内注射尿激酶原对急性STEMI患者心肌灌注的疗效. 临床荟萃，2016；11（31）：1192-1196.

16.黄金华，黄职妹，张天奇，等. 以介入治疗为基础的中晚期肝癌综合治疗进展. 肝癌电子杂志，2019，6（4）：27-31.

17.陶玉龙，冯文明，黄三雄. 预防性肝动脉灌注化疗对胰腺癌术后长期生存的影响. China Modern Doctor，2022；2（60）：53-56.

18.滕皋军. 中国肝细胞癌经动脉化疗栓塞（TACE）治疗临床实践指南（2021年版）. 中华医学杂志，2021；101（24）：1848-1862.

19.Chen CT，Liu TH，Shao YY，et al. Revisiting Hepatic Artery Infusion Chemotherapy in the Treatment of Advanced Hepatocellular Carcinoma. Int J Mol Sci. 2021；22（23）.

20.Hyman GA，Feind CR，Spalter HF，et al. Chemotherapy of Retinoblastoma. Intracarotid Arterial Infusion and Isolation Head and Neck Perfusion-Tracer Studies. Cancer. 1964；17：992-996.

21.Khan AR，Wei X，Xu X. Portal Vein Tumor Thrombosis and Hepatocellular Carcinoma – The Changing

Tides. J Hepato-cell Carcinoma. 2021；8：1089-1115.

22.Shi JF，Cao M，Wang Y，et al. Is it possible to halve the incidence of liver cancer in China by 2050. Int J Cancer. 2021；148（5）：1051-1065.

23.Zhou H，Liu Z，Wang Y，et al. Colorectal liver metastasis：molecular mechanism and interventional therapy. Signal Transduction and Targeted Therapy. 2022；7（1）.

24.Zhou H，Song T. Conversion therapy and maintenance therapy for primary hepatocellular carcinoma. Bioscience Trends. 2021；15（3）：155-160.

25.王玉芹，郑雯，季小灿，等.集束化护理策略在肝癌介入治疗病人围术期中的应用.全科护理，2017，15（11）：1351-1353.

26.王晓燕，贾中芝，许秀芳，等.肝脏恶性肿瘤介入治疗围术期疼痛管理专家共识（2022）.介入放射学杂志，2022，31（10）：943-948

27.范婷婷，张先翠，姜翠凤. MEWS 联合 NRS 评分在急诊分级分 诊中的应用. 皖南医学院学报，2019，38：399-402.

28.Blackburn H，West S. Management of postembolization syndrome following hepatic transarterial chemoembolization for primary or metastatic liver cancer. Cancer Nurs，2016，39：E1-E18.

29.中国抗癌协会癌症康复与姑息治疗专业委员会难治性癌痛学组. 难治性癌痛专家共识（2017 年版）. 临床医学研究与实践，2017，44：201

30.Kandarpa & Machan & Durham. Handbook of Interventional Radiologic Procedures（5th ed），Lippincott Williams & Wilkins a Wolters Kluwer business，2016

31.Tu J，Jia Z，Ying X，et al. The incidence and outcome of major complication following conventional TAE/TACE for hepatocellular carcinoma. Medicine，2016，95（49）：e5606.

32.Ghanaati H，Mohammadifard M，Mohammadifard M. A review of applying transarterial chemoembolization（TACE）method for management of hepatocellular carcinoma. J Family Med Prim Care. 2021；10（10）：3553-3560..

33.Zuo M，Huang J. The history of interventional therapy for liver cancer in China. J Interv Med. 2019；1（2）：70-76.

34.Chang Y，Jeong SW，Young Jang J，et al. Recent Updates of Transarterial Chemoembolilzation in Hepatocellular Carcinoma. Int J Mol Sci. 2020；21（21）：8165.

35.中国抗癌协会肿瘤介入专家委员会.经导管动脉灌注化疗药物应用原则—中国肿瘤介入专家共识.介入放射学杂志，2017，26（11）：963-970.

36.中国医师协会介入医师分会.中国肝细胞癌经动脉化疗栓塞治疗（TACE）临床实践指南.介入放射学杂志，2018，27（12）：1117-1126.

37.李麟荪，滕皋军.介入放射学临床与并发症.北京：人民卫生出版社，2010.

38.Louis DN，Perry A，Reifenberger G，et al. The 2016 World Health Organization Classification of Tumors of the Central Nervous System：a summary. Acta Neuropathol 2016：131（6）：803-820.

39.Yogendran LV，Kalelioglu T，Donahue JH，et al. The landscape of brain tumor mimics in neuro-oncology practice. J Neurooncol 2022：159（3）：499-508.

40.Peyrl A，Frischer J，Hainfellner JA，et al. Brain tumors - other treatment modalities. Handb Clin Neurol 2017：145：547-560.

41.Suh JH，Kotecha R，Chao ST，et al. Current approaches to the management of brain metastases. Nat Rev Clin Oncol 2020：17（5）：279-299.

42.Meher R，Kathuria S，Wadhwa V，Preoperative emobilisation of juvenile nasopharyngeal angiofibroma. Am J Otolaryngol. 2022；43（5）：

43.Manogaran RS，Mathialagan A，Singh V，et al. Role of Transarterial Angiography with Embolization in Deciding Surgical Approach to Juvenile Nasopharyngeal Angiofibroma：A Step-Ladder Approach. J Neurol Surg B Skull Base. 2021；82（5）：547-555.

44.Viannique Rolland，Fran ois Meyer，Matthieu J Guitton，et al. A randomized controlled trial to test the efficacy of trans-tympanic injections of a sodium thiosulfate gel to prevent cisplatin-induced ototoxicity in patients with head and neck cance. J Otolaryngol Head Neck Surg. 2019 Jan 16；48（1）：4.
45.Duinkerken CW，de Weger VA，Dreschler WA，et al. Transtympanic Sodium Thiosulfate for Prevention of Cisplatin-Induced Ototoxicity：A Randomized Clinical Trial. Otol Neurotol. 2021 Jun 1；42（5）：678-685
46.方文涛，傅剑华，沈毅，等.胸腺肿瘤的诊疗：基于中国胸腺肿瘤协作组多中心回顾性研究的共识.中国肺癌杂志，2016；19（7）：414-417.
47.樊代明.整合肿瘤学·临床卷.北京：科学出版社，2021.
48.孙燕.临床肿瘤学（第5版）.北京：人民军医出版社，2016.
49.Rakovich G，Ferraro P，Therasse E，et al. Preoperative embolization in the management of a mediastinal paraganglioma. Ann Thorac Surg. 2001；72（2）：601-603.
50.Swee W，Housseini AM，Angle JF，et al. Preoperative embolization of Castleman's disease using microspheres. Ann Thorac Surg. 2009；88（6）：1999-2001.
51.徐凯英，王思桦，王建军.术前介入栓塞治疗纵隔巨大神经内分泌癌1例并文献复习.华中科技大学学报（医学版），2017；46（1）：114-116.
52.1Madariaga ML，Borges LF，Rabinov JD，et al. Angiography Before Posterior Mediastinal Tumor Resection：Selection Criteria and Patient Outcomes. Ann Thorac Surg. 2018；105（4）：1000-1007.
53.刘颖.肺癌术后纵隔淋巴结转移的支气管动脉灌注1例的报告.中国医疗前沿，2007；2（011）：96.
54.Kennoki N，Ueda S，Toei H，et al. Transcatheter Arterial Chemoembolization with HepaSphereTM for Gastric Cancer with Mediastinal Lymph Node Metastases Causing Esophageal Compression and Dysphagia-A Case Report. Gan To Kagaku Ryoho. 2020；47（5）：827-830.
55.周振宇，李晨蔚，吴志刚.胸部肿瘤（一）：纵隔及胸壁（胸膜）肿瘤诊治——浙江省胸外科专家共识.浙江医学，2022（044-008）.
56.Lichtenberger，John，P，et al. Imaging Evaluation of Malignant Chest Wall Neoplasms. Radiographics，2016.
57.Thomas M，Shen KR. Primary tumors of the osseous chest wall and their management. Thorac Surg Clin，2017，27（2）：181-193.
58.LoCicero J，Feins RH，Colson YL，et al. Shields' general thoracic surgery，8th edition. Wolters Kluwer Health，2018.
59.Smith SE，Keshavjee S. Primary chest wall tumors . Thorac Surg Clin，2010，20（4）：495-507.
60.Anderson BO，Burt ME. Chest wall neoplasms and their management. Ann Thorac Surg，1994，58（6）：1774-1781.
61.Viscardi G，Di Liello R，Morgillo F. How I treat malignant pleural mesothelioma. ESMO Open，2020，4（Suppl 2）：e669.
62.Beasley MB，Galateau-Salle F，Dacic S. Pleural mesothelioma classification update . Virchows Arch，2021，478（1）：59-72.
63.Shroff GS，Benveniste MF，Carter BW，et al. Imaging of metastases in the chest：Mechanisms of spread and potential pitfalls .Semin Ultrasound Ct MR，2017，38：594-603.
64.Georgia K，Mousa M，Laure S M，et al. Pericardial and Pleural Metastases：Clinical，Histological and Molecular Differences. The Annals of Thoracic Surgery，2018，106：872-879.
65.卢宏全，黄国定，潘敏丽，等.恩度联合含铂类化疗方案治疗晚期非小细胞肺癌胸腔积液急性发作的临床疗效观察.临床与病理杂志，2016，36（010）：1652-1657.
66.冯为.胸廓内动脉栓塞在胸部肿瘤术前的应用价值.中国现代医生，2020（1）：101-103.
67.徐赫男，郭茜，董久兴，等.动脉灌注多西他赛和表阿霉素联合贝伐单抗治疗乳腺癌术后胸壁复发的效果观察. 药物评价研究，2019，42（11）：4.

68. 董久兴，武振明，赵佳，等. 动脉灌注多西他赛和表阿霉素治疗乳腺癌术后胸壁复发的临床疗效. 中国肿瘤临床与康复，2016，23（12）：3.

69. 温力牧，吴旻骅，杨佳辉，等. 新辅助化疗对不同型别 Luminal B 型乳腺癌妇女生存状况的影响. 现代实用医学，2019，31（4）：4.

70. 中国抗癌协会肿瘤介入专家委员会. 经导管动脉灌注化疗药物应用原则—— 中国肿瘤介入专家共识. 介入放射学杂志，2017（026-011）.

71. 中华人民共和国国家卫生健康委员会医政医管局. 食管癌诊疗指南（2022年版）. 中华消化外科杂志，2022，21（10），1247-1268.

72. 国家卫生健康委员会. 食管癌诊疗指南（2018年版）.Chin J Digest Med Imageol（Electronic Edition），August 2019，No.4.158-192.

73. Hiramoto S，Kato K，Shoji H，et al. A retrospective analysis of 5-fluorouracil plus cisplatin as first-line chemotherapy in the recent treatment strategy for patients with metastatic or recurrent esophageal squamous cell carcinoma. Int J Clin Oncol. 2018；23：466-472.

74. Tanohata S.The clinical investigation of esophageal arteriography in esophageal cancer with special reference to proper esophageal arteriography--（author's transl）. Newsl Int Coll Dent India Sect. 1977；37：103-124.

75. Mei-Pan Yin，Peng-Fei Xie，Yue Zhao，Wei He，Yao-Zhen Ma，Chun-Xia Li，et al. Clinical Evaluation of Transarterial Infusion Chemotherapy for Advanced Esophageal Cancer. Journal of Cancer. 2021；12（5）：1493-1498.

76. 刘传佳，张学军. 中晚期食管癌双介入治疗的临床研究. 内蒙古医学杂志，2016；48. 3. 284-286.

77. 高雪梅，韩新巍，吴刚. 食管癌重度狭窄并发食管-气管瘘的内支架置入治疗. 介入放射学杂志，2005，14（2）：153-155.

78. Avritscher R，Gupta S. 2009. Gastrointestinal stromal tumor：role of interventional radiology in diagnosis and treatment. Hematol Oncol Clin North Am. 23（1）：129-37，ix.

79. Chouliaras K，Russell G，Levine E，et al. Hepatic arterial infusion chemotherapy for colorectal liver metastases revisited. HPB（Oxford）.2020. 22（9）：1265-1270.

80. Datta J，Narayan RR，Kemeny NE，D'，Angelica MI. Role of Hepatic Artery Infusion Chemotherapy in Treatment of Initially Unresectable Colorectal Liver Metastases：A Review. JAMA Surg. 2019.154（8）：768-776.

81. Lillemoe HA，Brudvik KW，Vauthey JN. Treatment Options for Metastatic Gastrointestinal Stromal Tumors to the Liver：A Review. Semin Liver Dis. 2019.39（3）：395-402.

82. Liu XB，Liu BX，Zhao M，et al. [Efficacy of Transcatheter Embolization for Gastrointestinal Stromal Tumor with Gastrointestinal Hemorrhage in 17 Cases]. Sichuan Da Xue Xue Bao Yi Xue Ban. 51（5）：720-724.

83. Peng SH，Mbarak HS，Li YH，et al. 2021. Neoadjuvant intra-arterial versus intravenous chemotherapy in colorectal cance2020.r. Medicine（Baltimore）. 100（51）：e28312.

84. Pih GY，Ahn JY，Choi JY，et al. Clinical outcomes of tumor bleeding in duodenal gastrointestinal stromal tumors：a 20-year single-center experience. Surg Endosc. 2021.35（3）：1190-1201.

85. Valle JW，Kelley RK，Nervi B，et al. Biliary tract cancer. Lancet. 2021；397（10272）：428-444.

86. Mirallas O，López-Valbuena D，García-Illescas D，et al. Advances in the systemic treatment of therapeutic approaches in biliary tract cancer. ESMO Open. 2022；7（3）：100503.

87. Huang P，Huang X，Zhou Y，et al. The Efficacy and Safety of Hepatic Arterial Infusion Chemotherapy Based on FOLFIRI for Advanced Intrahepatic Cholangiocarcinoma as Second-Line and Successive Treatment：A Real-World Study. Can J Gastroenterol Hepatol. 2022；9（1）：1-7.

88. Zhu HD，Guo JH，Huang M，et al. Irradiation stents vs. conventional metal stents for unresectable ma-

lignant biliary obstruction：A multicenter trial. J Hepatol. 2018；68（5）：970–977.

89.Lv TR，Hu HJ，Liu F，et al. The effect of trans arterial chemoembolization in the management of intrahepatic cholangiocarcinoma. A systematic review and meta-analysis. Eur J Surg Oncol. 2022；48（5）：956–966.

90.Wang L，Lin ZG，Ke Q，et al. Adjuvant transarterial chemoembolization following radical resection for intrahepatic cholangiocarcinoma：A multi-center retrospective study. J Cancer. 2020；11（14）：4115–4122.

91.Yuan P，Song J，Wang F，et al. Combination of TACE and Lenvatinib as a promising option for downstaging to surgery of initially unresectable intrahepatic cholangiocarcinoma. Invest New Drugs. 2022；40（5）：1125–1132.

92.中国抗癌协会肿瘤介入学专业委员会，国家卫生健康委能力建设和继续教育中心介入医学专家委员会，宋莉，等.钇90微球管理专家共识.中国介入影像与治疗学，2021；18（6）：321–325.

93.Cabasag CJ，Ferlay J，Laversanne M，Vignat J，Weber A，Soerjomataram I，Bray F. Pancreatic cancer：an increasing global public health concern. Gut. 2021 Oct 22：gutjnl–2021–326311

94.李茂全.晚期胰腺癌介入治疗临床操作指南（试行）（第六版）.临床放射学杂志，2022，04（41）：594–607.

95.中国肿瘤微创治疗技术指南.癌症进展，2022，20（18）：1838–1856.

96.林宇佳，曾国斌，廖政贤，等.C臂锥形束CT血管成像技术在超选择性前列腺动脉栓塞术中的应用.山东医药，2022，62（22）：58–61.

97.谢昆，李喜亚，廖邦杰，等.介入栓塞治疗前列腺癌的临床研究进展.医学综述，2022，28（02）：271–278.

98.前列腺癌骨转移多学科诊疗专家共识（2020版）.肿瘤防治研，2020，47（07）：479–486.

99.黄金铭，于宁文.125I放射性粒子治疗癌症研究进展.同位素，2020，33（03）：186–198.

100.叶明，熊丽琴，王忆勤，等.介入栓塞治疗在高龄难治性前列腺癌出血中的临床效果.中国老年学杂志，2019，39（12）：2887–2889.

101.杨红彩，郭志，司同国，等.去势抵抗性前列腺癌患者冷冻消融治疗后中性粒细胞与淋巴细胞比值变化的意义.介入放射学杂志，2017，26（03）：237–242.

102.Cheng S，Peng T，Zhu X，Zhou F，Wang G，Ju L，Xiao Y，Liu X，Wang X：BORA regulates cell proliferation and migration in bladder cancer. Cancer cell international，2020，20：290.

103.M M，M K，GN T，M K–dJ，R S：Evolution of Urothelial Bladder Cancer in the Context of Molecular Classifications. International journal of molecular sciences，2020，21（16）.

104.W C，HD C，YW Y，N L，WQ C：Changing profiles of cancer burden worldwide and in China：a secondary analysis of the global cancer statistics 2020. Chinese medical journal，2021，134（7）：783–791.

105.J D，M O：Bladder Cancer：Current Challenges and Future Directions. Medicina（Kaunas，Lithuania），2021，57（8）.

106.中国肿瘤医院泌尿肿瘤协作组.中国膀胱癌保膀胱治疗多学科诊治协作共识.中华肿瘤杂志，2022，44（3）：10.

107.JA W，HM B，R C，EM C，NC C，G G，V H，E LE，A L，Y N et al：European Association of Urology Guidelines on Muscle–invasive and Metastatic Bladder Cancer：Summary of the 2020 Guidelines. European urology，2021，79（1）：82–104.

108.Recommendations for the surgical treatment of endometriosis Part 2：deep endometriosis. Facts，views & vision in ObGyn，2020，11（4）：269–297.

109.Saadi A，Bouzouita A，Rebai M，Cherif M，Kerkeni W，Ayed H，Derouiche A，Rajhi H，Slama R，Mnif N et al：Superselective embolisation of bilateral superior vesical arteries for management of intractable hematuria in context of metastatic bladder cancer. Asian journal of urology，2017，4（2）：

131-134.

110.L T，JF X，N A，JE D，D T：Advances in bladder cancer biology and therapy. Nature reviews Cancer，2021，21（2）：104-121.

111.Cromer JK，Bateman JC，Berry GN，et al. Use of intra-arterial nitrogen mustard therapy in the treatment of cervical and vaginal cancer. Am J Obstet Gynecol. 1952；63（3）：538-548.

112.Bin YAN，Quan Fu MA，Wen Fu TAN，et al. Expression of HIF1α is a predictive marker of the efficacy of neoadjuvant chemotherapy for locally advanced cervical cancer. Oncology Letters，2020，20：841-849.

113.Yonghua Bi，Yanli Wang，Jianhao Zhang，et al. Clinical outcomes of uterine arterial chemoembolization with drugeluting beads for advancedstage or recurrent cervical cancer. Abdominal Radiology. 2021，46：5715 - 5722.

114.David-West G，Jeganathan S，Cohen N，et al. Conservative management of uterine rupture in gestational trophoblastic neoplasia. Gynecol Oncol Rep，2020，32：100539.

115.EI Shamy T，Amer SAK，Mohamed AA，et al. The impact of uterine artery embolization on ovarian reserve：a systematic review and meta-analysis. Acta Obstet Gynecol Scand，2020，99（1）：16-23.

116.Petrou A，Constantinidou A，Kontos M，et al. Comprehensive surgical treatment as the mainstay of management in retroperitoneal sarcomas：retrospective study from two non-sarcoma specialist centers . Anticancer Res，2017，37（4）：2025-2031.

117.Sangster GP，Migliaro M，Heldmann MG，et al. Erratum to：the gamut of primary retroperitoneal masses：multimodality evaluation with pathologic correlation. Abdom Radiol，2016，41（11）：2292.

118.中华医学会，中华医学会肿瘤学分会，中华医学会杂志社，等.中国腹膜后肿瘤诊治专家共识（2019版），中华肿瘤杂志，2019，41（10）：728-733

119.Zhang X，Xiao Y，He X，et al. Clinical applications of CTguided percutaneous nanoknife ablation in retroperitoneal tumor . Int J Clin Exp Med，2016，9（6）：8981-8989.

120.张靖，单鸿，欧阳强.儿科介入放射学.北京：中华医学电子音像出版社，2016：316.

121.首都医科大学眼部肿瘤临床诊疗与研究中心，中华医学会放射学分会头颈学组，中华医学会放射学分会儿科学组.视网膜母细胞瘤影像检查与诊断及选择性眼动脉化疗专家共识.中华放射学杂志，2021，55（05）：470-477.

122.王亮，吴长华，孙佳丽，等.眼动脉灌注化学治疗儿童视网膜母细胞瘤.中国介入影像与治疗学，2022，19（10）：619-622.

123.袁晓军.儿童肝母细胞瘤多学科诊疗专家共识（CCCG-HB-2016）.中华小儿外科杂志，2017，38（10）：733-739.

124.贾绚，赖灿，潘海鹏，周海春，杨丽，费正华.儿童中晚期肾母细胞瘤术前经肾动脉栓塞化疗的疗效对比评价.中华医学杂志，2019（15）：1147-1151.

125.Sung H，Ferlay J，Siegel RL，et al. Global Cancer Statistics 2020：GLOBOCAN Estimates of Incidence and Mortality Worldwide for 36 Cancers in 185 Countries. CA Cancer J Clin 2021；71：209-249.

126.中华人民共和国国家卫生健康委员会.中国结直肠癌诊疗规范（2020年版）.中华外科杂志，2020；58：561-585.

127.Uhlig J，Lukovic J，Dawson LA，et al. Locoregional Therapies for Colorectal Cancer Liver Metastases：Options Beyond Resection. Am Soc Clin Oncol Educ Book，2021；41：133-146.

128.王晓亮，朱建斌.结直肠癌微创治疗技术.上海：上海科学技术出版社，2021.

129.Li Y. Analysis of Hepatic Artery Infusion（HAI）Chemotherapy Using Randomized Trials of Floxuridine（FUDR）for Colon Cancer Patients with Multiple Liver Metastases. Gastroenterol Res Pract 2022；2022：3546455.

130.Creasy JM，Sadot E，Koerkamp BG，et al. Actual 10-year survival after hepatic resection of colorectal liver metastases：what factors preclude cure Surgery，2018；163：1238-1244.

131. Vogl TJ，Lahrsow M. The Role of Conventional TACE（cTACE）and DEBIRI-TACE in Colorectal Cancer Liver Metastases. Cancers（Basel）2022；14.

132. Vogl TJ，Lahrsow M，Albrecht MH，et al. Survival of patients with non-resectable，chemotherapy-resistant colorectal cancer liver metastases undergoing conventional lipiodol-based transarterial chemo-embolization（cTACE）palliatively versus neoadjuvantly prior to percutaneous thermal ablation. Eur J Radiol，2018；102：138-145.

133. Martin RC，Joshi J，Robbins K，et al. Hepatic intra-arterial injection of drug-eluting bead，irinotecan（DEBIRI）in unresectable colorectal liver metastases refractory to systemic chemotherapy：results of multi-institutional study. Ann Surg Oncol，2011；18：192-8.

134. 李茂全，颜志平，李庆，周康荣，王树森.肾上腺动脉化疗栓塞治疗不能切除肿瘤的初步报告.临床放射学杂志，1995；14（2）：118-119

135. -Chihara I、Nagumo Y、Kandori S，et al.Clinicopathological features of adrenal malignancies：Analysis of hospital-based cancer registry data in Japan.Int J Urol. 2022 Nov；29（11）：1331-1337.

136. Gergely Huszty，Attila Doros，Katalin Farkas，et al.Case Report：Complete Necrosis of a Large Adrenocortical Cancer and Liver Metastases Achieved by Selective Arterial Embolization：A Case Study and Review of Literature.Front Endocrinol（Lausanne）.2021；12：677187.

137. 张可可，齐飞波.肾上腺肿瘤的非药物治疗的研究进展.国际泌尿系统杂志，2019，39（2）：317-320.

138. Kao SD，Padia SA，Moriarty JM，et al. Balloon-occluded middle adrenal artery embolization and percutaneous microwave ablation of a metastatic adrenal tumor from renal cell carcinoma. Diagn Interv Radiol. 2022；28（5）：495-497.

139. Nadeem IM，Sakha S，Mashaleh R，et al. Percutaneous image-guided radiofrequency ablation for adrenal tumours：a systematic review. Clin Radiol. 2021；76（11）：829-837.

140. Donlon P，Dennedy MC. Thermal ablation in adrenal disorders：a discussion of the technology，the clinical evidence and the future. Curr Opin Endocrinol Diabetes Obes. 2021；28（3）：291-302.

141. Mauda-Havakuk M，Levin E，Levy EB，et al. Long-term outcomes in patients with advanced adrenocortical carcinoma after image-guided locoregional ablation or embolization. Cancer Med. 2021；10（7）：2259-2267.

142. Pan S，Baal JD，Chen WC，et al. Image-Guided Percutaneous Ablation of Adrenal Metastases：A Meta-Analysis of Efficacy and Safety. J Vasc Interv Radiol. 2021；32（4）：527-535.e1.

143. Xie L，Qi H，Cao F，et al. Comparison between surgery and thermal ablation for adrenal metastases：a retrospective study. Int J Hyperthermia. 2021；38（1）：1541-1547.

144. Hu X，Yang WX，Shao YX，et al Minimally Invasive Versus Open Adrenalectomy in Patients with Adrenocortical Carcinoma：A Meta-analysis. Ann Surg Oncol. 2020 Oct；27（10）：3858-3869.

145. Sormaz IC，Tunca F，Poyanl A，et al. Preoperative adrenal artery embolization followed by surgical excision of giant hypervascular adrenal masses：report of three cases. Acta Chir Belg. 2018；118（2）：113-119.

146. Ichikawa T，Oyabu C，Minamida M，et al. Changes in the Size of a Ruptured Pheochromocytoma after Transcatheter Arterial Embolization. Case Rep Med. 2021；2021：5568978.

147. Wong E，Jacques S，Bennett M，et al. Complete response in a patient with stage Ⅳ adrenocortical carcinoma treated with adjuvant trans-catheter arterial chemo-embolization（TACE）. Asia Pac J Clin Oncol. 2018；14（3）：279-281.

148. Edo N，Yamamoto T，Takahashi S，et al. Optimizing Hemodynamics with Transcatheter Arterial Embolization in Adrenal Pheochromocytoma Rupture. Intern Med. 2018；57（13）：1873-1878.

149. Fassnacht M，Dekkers OM，Else T，et al. European Society of Endocrinology Clinical Practice Guide-

lines on the management of adrenocortical carcinoma in adults, in collaboration with the European Network for the Study of Adrenal Tumors. Eur J Endocrinol. 2018; 179 (4): G1-G46.

150. Giurazza F, Corvino F, Silvestre M, et al. Adrenal glands hemorrhages: embolization in acute setting. Gland Surg. 2019; 8 (2): 115-122.

151. Kabeel K, Marjara J, Bhat R, et al. Spontaneous hemorrhage of an adrenal myelolipoma treated with transarterial embolization: A case report. Radiol Case Rep. 2020 May 7; 15 (7): 961-965.

152. Yoshida M, Takahashi H, Yamaki Y, et al. Successful transcatheter arterial embolization for ruptured adrenocortical tumor in a pediatric patient. Radiol Case Rep. 2021 Feb 16; 16 (4): 979-982.

153. AWasan HS, Gibbs P, Sharma NK, et al. First-line selective internal radiotherapy plus chemotherapy versus chemotherapy alone in patients with liver metastases from colorectal cancer (FOXFIRE, SIRFLOX, and FOXFIRE-Global): a combined analysis of three multicentre, randomised, phase 3 trials. Lancet Oncol 2017; 18: 1159-1171.

154. Garlipp B, Gibbs P, Van Hazel GA, et al. Secondary technical resectability of colorectal cancer liver metastases after chemotherapy with or without selective internal radiotherapy in the randomized SIRFLOX trial. Br J Surg 2019; 106: 1837-1846.

155. ROUPRET, MORGAN, BABJUK, et al. European Association of Urology Guidelines on Upper Urinary Tract Urothelial Carcinoma: 2020 Update. European urology, 2021, 79 (1): 62-79.

156. 刘良，魏东，李守宾，等.原发性输尿管非尿路上皮癌的临床诊治分析.现代泌尿外科杂志，2022，27（02）：148-152.

157. Fujii Y, Sato Y, Suzuki H, et al. Molecular classification and diagnostics of upper urinary tract urothelial carcinoma. Cancer Cell. 2021 Jun 14; 39 (6): 793-809.e8.

158. 王鹏远，尚义超，郑铎，等.肾盂癌与输尿管癌术后预后分析.临床外科杂志，2022，30（04）：368-371.

159. Li Z, Xu H, Gong Y, et al. Patient-Derived Upper Tract Urothelial Carcinoma Organoids as a Platform for Drug Screening. Adv Sci (Weinh). 2022 Feb; 9 (4): e2103999.

160. 安宁豫，江波，蔡幼铨，等.原发输尿管癌的MRI诊断并与其他影像诊断方法的比较.中华放射学杂志，2004（08）：28-32.

161. 李文贤，刘彬，于磊，等.预测上尿路尿路上皮癌根治术后局部复发及远处转移的危险因素分析.中华泌尿外科杂志，2019（01）：8-13.

162. Inamoto T, Matsuyama H, Komura K, et al. Tumor Location Based Segmentation in Upper-Tract Urothelial Carcinoma Impacts on the Urothelial Recurrence-Free Survival: A Multi-Institutional Database Study. Curr Urol. 2020 Dec; 14 (4): 183-190.

163. Zhou M, Zhang J, Chen X, Wang Z, Liang W. Clinical features and prognostic indicators in upper-tract urothelial carcinoma with bone metastasis. Front Surg. 2022; 9: 928294.

164. West HJ, Jin JO. Transarterial Chemoembolization. JAMA Oncol. 2015; 1 (8): 1178.

165. Feldman F, Casarella WJ, Dick HM, et al. Selective intra-arterial embolization of bone tumors. A useful adjunct in the management of selected lesions. Am J Roentgenol Radium Ther Nucl Med. 1975; 123 (1): 130-139.

166. Lin PP, Guzel VB, Moura MF, et al. Long-term follow-up of patients with giant cell tumor of the sacrum treated with selective arterial embolization. Cancer. 2002; 95 (6): 1317-1325.

167. Hu XT, Chen X, Li T, et al. Effect of Cisplatin Arterial Infusion (CAI) on Primary Nonmetastatic Pelvic Osteosarcoma: A Preliminary Study. Cancer Management and Research 2021: 13, 1491-1503

168. Land TH, Chowdhury Y A, Woo YT, et al Spinal Tumour en Bloc Surgery: A Series of Abandoned Surgical Cases Cureus. 2022.

169. Nair S, Gobin YP, LENG LZ, et al.Preoperative Embolization of hypervascular thoracic, Lumbar, and Sacral Spinal column tumors: technique and outcomes from a Single center Interventional Neuro-

radiology 2013；19：377-385，

170.倪才方，杨惠林，刘一之，等.脊柱肿瘤术前动脉造影和栓塞的临床研究.中国临床医学影像杂志，2001；12：40-42

171.贾鹏，孔祥清，吕智，等.术前选择性动脉栓塞脊柱肿瘤患者术中出血量影响因素分析.肿瘤研究与临床，2021；33：689-691

172.王传卓，刘兆玉，王海瑞，等.脊柱肿瘤术前选择性动脉栓塞术的临床价值.中华放射学杂志，2020；54：140-144

173.Patsalides A，Leng L Z，Kimball D，et al Preoperative catheter spinal angiography and embolization of cervical spinal tumors：Outcomes from a single center Interv Neuroradiol 2016 Aug；22（4）：457-465

174.Facchini G，Parmeggiani A，Peta G，et al The role of percutaneous trans arterial embolization in the management of spinal bone tumors：a literature review Eur Spine J 2021；30：2839-2851.

175.Caton MT，Smith ER，Baker A，et al Transradial Approach for Thoracolumbar Spinal Angiography and Tumor Embolization：Feasibility and Technical Considerations Neurointervention 2022；17：100-105

176.Tang B，Ji T，Guo W，et al Which is the better timing between embolization and surgery for hypervascular spinal tumors，the same day or the next day. Medicine，2018；97：23-28

177.黄继文，黄选帮，韦期勇，等.吡喃阿霉素动脉灌注化疗治疗非转移性四肢骨肉瘤的疗效及其对T淋巴细胞亚群的影响.广西医学，2017，39（2）：161-164.

178.李鑫，李臻，李刚，等.载药微球化疗栓塞治疗下肢梭形细胞肉瘤1例.介入放射学杂志，2018，27（2）：111-113.

179.Assi T，Cavalcanti A，Le Cesne A，et al. Neoadjuvant isolated limb perfusion in newly diagnosed untreated patients with locally advanced soft tissue sarcomas of the extremities：the Gustave Roussy experience. Clinical & translational oncology：official publication of the Federation of Spanish Oncology Societies and of the National Cancer Institute of Mexico，2019，21（9）：1135-1141.

180.Carr M J，Sun J，Zager J S. Isolated limb infusion：Institutional protocol and implementation. Journal of surgical oncology，2020，122（1）：99-105.

181.Koob S，Schulze-Steinen H，Plöger MM，et al. Preoperative embolization of renal cell carcinoma metastases to the bone prior to stabilization procedures does not result in reduction in intraoperative blood loss. Clin Exp Metastasis. 2023；40（1）：117-122.

182.曲成明，殷楚强，李利平，等.介入栓塞术联合锁定钢板骨水泥填充治疗长骨转移癌病理性骨折.中国矫形外科杂志，2018，26（18）：1670-1674

183.Giancarlo Facchini，Anna Parmeggiani，Giuliano Peta，et al. The role of percutaneous transarterial embolization in the management of spinal bone tumors：a literature review. Eur Spine J . 2021，30（10）：2839-2851.

184.Ma J，Tullius T，Van Ha TG. Update on Preoperative Embolization of Bone Metastases. Semin Intervent Radiol. 2019，36（3）：241-248.

185.Panya Luksanapruksa，Jacob M Buchowski，Sasima Tongsai，et al. Systematic review and meta-analysis of effectiveness of preoperative embolization in surgery for metastatic spine disease. J Neurointerv Surg，2018，10（6）：596-601.

186.倪才方，杨惠林，刘一之，等.脊柱肿瘤术前动脉造影和栓塞的临床研究.中国临床医学影像杂志，2001；12：40-42

187.Gailloud P. Spinal Vascular Anatomy. Neuroimaging Clin N Am，2019，29（4）：615-633.

188.Koob S，Schulze-Steinen H，Plöger MM，et al. Preoperative embolization of renal cell carcinoma metastases to the bone prior to stabilization procedures does not result in reduction in intraoperative blood loss. Clin Exp Metastasis. 2023；40（1）：117-122.

189.Facchini G，Di Tullio P，Battaglia M，et al. Palliative embolization for metastases of the spine. Eur J Orthop Surg Traumatol. 2016，26（3）：247–252.

190.Sung–Lim Yoo，Young–Hoon Kim，Hyung–Youl Park，Clinical Significance of Preoperative Embolization for Non–Hypervascular Metastatic Spine Tumors. J Korean Neurosurg Soc，2019，62（1）：106–113.

191.Joichi Heianna，Wataru Makino，Masafumi Toguchi，et al. Transarterial Chemoembolization for the Palliation of Painful Bone Metastases Refractory to First–Line Radiotherapy. J Vasc Interv Radiol，2021，32（3）：384–392.

192.中华人民共和国国家卫生健康委员会医政医管局. 原发性肝癌诊疗指南（2022年版）. 中华消化外科杂志，2022，21（2）：143–168.

193.中国医师协会介入医师分会临床诊疗指南专委会. 中国肝细胞癌经动脉化疗栓塞（TACE）治疗临床实践指南（2021年版）. 中华医学杂志，2021，101（24）：1848–1862.

194.中国医师协会介入医师分会临床诊疗指南专委会. 肝细胞癌经动脉化疗栓塞抵抗及后续治疗专家共识. 中华内科杂志，2022，61（8）：860–866.

195.马婧嶔，杨敏捷，颜志平. 精细TACE的治疗目标与栓塞终点. 外科理论与实践，2022，27（2）：131–133.

196.马婧嶔，颜志平. 肝癌介入治疗进一步思考. 介入放射学杂志，2018，28（06）：507–510

197.张雯，周永杰，颜志平. 再论精细TACE. 介入放射学杂志，2021，30（10）：971–975.

198.中国抗癌协会肿瘤介入学专业委员会. 药物洗脱微球治疗不可切除原发性肝癌的临床应用共识. 中华放射学杂志，2022，56（4）：349–355.

199.Lencioni R，de Baere T，Soulen MC，et al. Lipiodol transarterial chemoembolization for hepatocellular carcinoma：a systematic review of efficacy and safety data. Hepatology，2016，64（1）：106–116.

200.Gaba RC，Lokken RP，Hickey RM，et al. Quality improvement guidelines for transarterial chemoembolization and embolization of hepatic malignancy. J Vasc Interv Radiol，2017，28（9）：1210–1223. e3.

201.Silva JP，Berger NG，Tsai S，et al. Transarterial chemoembolization in hepatocellular carcinoma with portal vein tumor thrombosis：a systematic review and meta–analysis. HPB（Oxford），2017，19（8）：659–666

202.Masatoshi Kudo，Yusuke Kawamura，Kiyoshi Hasegawa，Ryosuke Tateishi，Kazuya Kariyama，et al. Management of Hepatocellular Carcinoma in Japan：JSH Consensus Statements and Recommendations 2021 Update. Liver Cancer 2021；10：181 – 223.

203.Gaba RC，Lokken RP，Hickey RM，et al. Quality improvement guidelines for transarterial chemoembolization and embolization of hepatic malignancy. J Vasc Interv Radiol，2017，28（9）：1210–1223.

204.Chang PY，Huang CC，Hung CH，et al. Multidisciplinary Taiwan consensus recommendations for the use of DEBDOXTACE in hepatocellular carcinoma treatment. Liver Cancer，2018，7（4）：312–322.

205.Shao G，Liu R，Ding W，et al. Efficacy and safety of raltitrexed based transarterial chemoembolization for colorectal cancer liver metastases. Anticancer Drugs，2018，29（10）：1021，1025.

206.Sun J，Zhou G，Xie X，et al. Efficacy and safety of drug，eluting beads transarterial chemoembolization by CalliSpheres（R）in 275 hepatocellular carcinoma patients：results from the Chinese CalliSpheres（R）Transarterial Chemoembolization in Liver Cancer（CTILC）study. Oncol Res，2020，28（1）：75–94.

207.Miyayama S，Matsui O. Superselective Conventional Transarterial Chemoembolization for Hepatocellular Carcinoma：Rationale，Technique，and Outcome. J Vasc Interv Radiol. 2016 Sep；27（9）：1269–1278.

208.Chen SG，Yu WC，Zhang KZ，et al. Transarterial chemoembolization for unresectable hepatocellular carcinoma：A comparison of the efficacy and safety of 2 embolic agents. Medicine（2018）97：21.

209.李靖，黎海亮，郭晨阳，等.无水乙醇加明胶海绵混合物栓塞治疗肝细胞癌合并肝动脉-门静脉分流的临床研究.中华放射学杂志，2019（02）：127-132.

210.European Association for the Study of the Liver. EASL Clinical Practice Guidelines：Management of hepatocellular carcinoma. J Hepatol，2018，69（1）：182-236.

211.Julie K Heimbach，Laura M Kulik，Richard S Finn，et al. AASLD guidelines for the treatment of hepatocellular carcinoma. Hepatology，2018，67（1）：358-380.

212.Jian Lu，Ming Zhao，Yasuaki Arai，et al. Clinical practice of transarterial chemoembolization for hepatocellular carcinoma：consensus statement from an international expert panel of International Society of Multidisciplinary Interventional Oncology（ISMIO）. HepatoBiliary Surg Nutr，2021，10（5）：661-671.

213.Masatoshi Kudo，Masafumi Ikeda，Kazuomi Ueshima，et al. Re Response Evaluation Criteria in Cancer of the liver version 6（Response Evaluation Criteria in Cancer of the Liver 2021 revised version）. Hepatol Res，2022，52（4）：329-336.

214.Nan Du，Min-Jie Yang，Jing-Qin Ma，et al. Transradial access chemoembolization for hepatocellular carcinoma in comparation with transfemoral access. Translational Cancer Research，2019，8：1795-1805.

215.Lisa B. Liu，BA，Mario A. Cedillo，MD，Vivian Bishay，MD，et al. Patient Experience and Preference in Transradial versus Transfemoral Access during Transarterial Radioembolization：A Randomized Single-Center Trial. J Vasc Interv Radiol 2019；30：414 - 420.

216.Nakamura H，Hashimoto T，Oi H，et al. Transcatheter oily chemoembolization of hepatocellular carcinoma. Radiology. 1989；170（3 Pt 1）：783 - 786.

217.de Baere T，Dufaux J，Roche A，et al. Circulatory alterations induced by intra-arterial injection of iodized oil and emulsions of iodized oil and doxorubicin：experimental study. Radiology. 1995；194：165 - 170.

218.Miyayama Shiro. Ultraselective conventional transarterial chemoembolization：When and how. Clinical and Molecular Hepatology. 2019；25（4）：344-353.

219.Monier A，Guiu B，Duran R，et al. Liver and biliary damages following transarterial chemoembolization of hepatocellular carcinoma：comparison between drugeluting beads and lipiodol emulsion. Eur Radiol，2017，27（4）：14311439.

220.Kudo M，Ueshima K，Ikeda M，et al. Randomised，multicenter retrospective trial of transarterial chemoembolisation（TACE）plus sorafenib as compared with TACE alone in patients with hepatocellular carcinoma：TACTICS trial. Gut，2020，69：1492-1501.

221.Wang Q，Xia D，Bai W，et al. Development of a prognostic score for recommended TACE candidates with hepatocellular carcinoma：a multicentre observational study. J Hepatol，2019，70（5）：893-903.

222.Wang Z，Liu M，Zhang DZ，et al. Microwave ablation versus laparoscopic resection as first-line therapy for solitary 3-5-cm HCC. Hepatology. 2022；76（1）：66-77.

223.An C，Li WZ，Huang ZM，et al. Small single perivascular hepatocellular carcinoma：comparisons of radiofrequency ablation and microwave ablation by using propensity score analysis. Eur Radiol. 2021；31（7）：4764-4773.

224.Wang L，Ke Q，Lin N，et al. The efficacy of transarterial chemoembolization combined with microwave ablation for unresectable hepatocellular carcinoma：a systematic review and meta-analysis. Int J Hyperthermia，2019，36（1）：1288-1296.

225.Chang Y，Jeong SW，Young Jang J，et al. Recent Updates of Transarterial Chemoembolilzation in Hepatocellular Carcinoma. Int J Mol Sci. 2020；21（21）：8165.

226.Couri T，Pillai A. Goals and targets for personalized therapy for HCC. Hepatol Int. 2019；13（2）：

125-137.
227.Bai XM, Cui M, Yang W, et al. The 10-year Survival Analysis of Radiofrequency Ablation for Solitary Hepatocellular Carcinoma 5 cm or Smaller: Primary versus Recurrent HCC. Radiology. 2021; 300 (2): 458-469.
228.Liu D, Liu M, Su L, et al. Transarterial Chemoembolization Followed by Radiofrequency Ablation for Hepatocellular Carcinoma: Impact of the Time Interval between the Two Treatments on Outcome. J Vasc Interv Radiol. 2019; 30 (12): 1879-1886.
229.Shi F, Wu M, Lian SS, et al. Radiofrequency Ablation Following Downstaging of Hepatocellular Carcinoma by Using Transarterial Chemoembolization: Long-term Outcomes. Radiology. 2019; 293 (3): 707-715.
230.Xu Zhu et al. World J Gastroenterol 2015 September 28; 21 (36): 10443-10452
231.ZHANG Z-H, LIU Q-X, ZHANG W, et al. Combined endovascular brachytherapy, sorafenib, and transarterial chemobolization therapy for hepatocellular carcinoma patients with portal vein tumor thrombus . World J Gastroenterol, 2017, 23 (43): 7735-7745.
232.FRIEDMAN D, BAIRD J R, YOUNG K H, et al. Programmed cell death-1 blockade enhances response to stereotactic radiation in an orthotopic murine model of hepatocellular carcinoma. Hepatol Res, 2017, 47 (7): 702-714.
233.LLOVET J M, CASTET F, HEIKENWALDER M, et al. Immunotherapies for hepatocellular carcinoma . Nat Rev Clin Oncol. 2022, 19 (3): 151-172.
234.KLOECKNER R, GALLE P R, BRUIX J J H. Local and regional therapies for hepatocellular carcinoma. Hepatology. 2021, 73: 137-149.
235.FUKUMURA D, KLOEPPER J, AMOOZGAR Z, et al. Enhancing cancer immunotherapy using antiangiogenics: opportunities and challenges . Nat Rev Clin Oncol. 2018, 15 (5): 325-340.
236.KUDO M, UESHIMA K, IKEDA M, et al. Randomised, multicentre prospective trial of transarterial chemoembolisation (TACE) plus sorafenib as compared with TACE alone in patients with hepatocellular carcinoma: Tactics trial . Gut, 2019, 69 (8): 1492 - 1501.
237. KUDO M, UESHIMA K, IKEDA M, et al. Final results of tactics: A randomized, prospective trial comparing transarterial chemoembolization plus sorafenib to transarterial chemoembolization alone in patients with unresectable hepatocellular carcinoma . Liver Cancer, 2022, 11 (4): 354 - 367.
238.KUDO M, UESHIMA K, CHAN S, et al. Lenvatinib as an initial treatment in patients with intermediate-stage hepatocellular carcinoma beyond up-to-seven criteria and child - Pugh a liver function: A proof-of-concept study . Cancers, 2019, 11 (8): 1084.
239.PENG Z, FAN W, ZHU B, et al. Lenvatinib combined with Transarterial chemoembolization as first-line treatment of advanced hepatocellular carcinoma: A phase 3, Multicenter, randomized controlled trial (LAUNCH) . Journal of Clinical Oncology, 2022, 40 (4_suppl): 380 - 380.
240. SABOROWSKI A, WALDSCHMIDT D, HINRICHS J, et al. IMMUTACE: A biomarker-orientated phase II, single-arm, open-label AIO study of transarterial chemoembolization (TACE) in combination with nivolumab performed for intermediate-stage hepatocellular carcinoma (HCC; aio-hep-0217) —updated efficacy results . Journal of Clinical Oncology, 2022, 40 (16_suppl): 4116 - 4116.
241.QIN S, CHAN L S, GU S, et al. LBA35 - camrelizumab (c) plus rivoceranib (R) vs. Sorafenib (s) as first-line therapy for unresectable hepatocellular carcinoma (uHCC): A randomized, phase III trial. Annals of Oncology, 2022, 33 (suppl_7): S808-S869.
242. ABOU-ALFA G K, LAU G, KUDO M, et al. Tremelimumab Plus durvalumab in unresectable hepatocellular carcinoma . NEJM Evidence, 2022, 1 (8) .
243.Chinese Society of Infectious Diseases, Chinese Medical Association, Chinese Society of Hepatology,

Chinese Medical Association. The guidelines of prevention and treatment for chronic hepatitis B（2019 version）. Chin J Hepatol，2019，27（12）：938-961.

244.Liu DM，Leung TW，Chow PK，et al. Clinical consensus statement：Selective internal radiation therapy with yttrium 90 resin microspheres for hepatocellular carcinoma in Asia. Int J Surg 2022；102：106094.

245.中国抗癌协会肿瘤介入学专业委员会，国家卫生健康委能力建设和继续教育中心介入医学专家委员会. 钇90微球管理专家共识. 中国介入影像与治疗学，2021；18：321-325.

246.Gabr A，Kulik L，Mouli S，et al. Liver Transplantation Following Yttrium-90 Radioembolization：15-Year Experience in 207-Patient Cohort. Hepatology 2021；73：998-1010.

247.中国临床肿瘤学会核医学专家委员会，北京市核医学质量控制和改进中心. 钇-90（90Y）微球选择性内放射治疗原发性和转移性肝癌的中国专家共识. 中华肝脏病杂志，2021；29：648-658.

248.Salem R，Padia SA，Lam M，et al. Clinical，dosimetric，and reporting considerations for Y-90 glass microspheres in hepatocellular carcinoma：updated 2022 recommendations from an international multidisciplinary working group. Eur J Nucl Med Mol Imaging 2022.

249.Weber M，Lam M，Chiesa C，et al. EANM procedure guideline for the treatment of liver cancer and liver metastases with intra-arterial radioactive compounds. Eur J Nucl Med Mol Imaging 2022；49：1682-1699.

250.Kennedy A，Brown DB，Feilchenfeldt J，et al. Safety of selective internal radiation therapy（SIRT）with yttrium-90 microspheres combined with systemic anticancer agents：expert consensus. J Gastrointest Oncol 2017；8：1079-1099.

251.Jeyarajah DR，Doyle MBM，Espat NJ，et al. Role of yttrium-90 selective internal radiation therapy in the treatment of liver-dominant metastatic colorectal cancer：an evidence-based expert consensus algorithm. J Gastrointest Oncol 2020；11：443-460.

252.贾中芝，赵添，王斯妮，等. 钇-90微球治疗肝脏恶性肿瘤的术前肝血管评估—钇-90微球放射栓塞系列回顾（三）. 介入放射学杂志，2017；26：1151-1159.

253.Elsayed M，Ermentrout RM，Sethi I，et al. Incidence of Radioembolization-Induced Liver Disease and Liver Toxicity Following Repeat 90Y-Radioembolization：Outcomes at a Large Tertiary Care Center. Clin Nucl Med 2020；45：100-104.

254.Kim E，Sher A，Abboud G，et al. Radiation segmentectomy for curative intent of unresectable very early to early stage hepatocellular carcinoma（RASER）：a single-centre，single-arm study. Lancet Gastroenterol Hepatol 2022；7：843-850.

255.Sangro B，Martinez-Urbistondo D，Bester L，et al. Prevention and treatment of complications of selective internal radiation therapy：Expert guidance and systematic review. Hepatology 2017；66：969-982.

放射治疗

❖　放哉疗哉　我说你品　❖

❖　外照有巧　沐光而行　❖

❖　刀锋无影　控瘤有形　❖

❖　枪不空放　动靠瞄准　❖

❖　内植魔弹　曲径深耕　❖

❖　有的放矢　导向为凭　❖

主　编

郭小毛　王　平　吴永忠

副主编（以姓氏拼音为序）

金　晶　李宝生　郎锦义　刘士新

编　委（以姓氏拼音为序）

白彦灵　陈佳艳　陈　利　程玉峰　程祝忠　戴建荣　戴相昆　邓小武
刁　鹏　董　洋　杜　乙　冯　梅　郭小毛　胡超苏　胡伟刚　黄子珂
江　骁　金　晶　金献策　靳　富　郎锦义　黎　杰　李宝生　李光俊
李宏奇　李建彬　李薇薇　李振江　廖雄飞　林　勤　刘　怀　刘　敏
刘士新　刘亚昕　陆中杰　路　顺　罗焕丽　马金利　马　俊　马　攀
彭海燕　彭冀优　彭佳元　彭　倩　彭小娟　彭应林　秦　远　邱　杰
曲宝林　权恩卓　孙武军　唐　斌　汪之群　王洪智　王　晖　王　培
王　平　王维虎　王　玮　王　伟　王伟平　王先良　吴　昊　吴骏翔
吴三纲　吴永忠　夏廷毅　杨　波　杨　冬　杨　凤　杨瑞杰　杨　曦
杨彦举　杨永净　杨昭志　姚杏红　尹　勇　俞晓立　袁智勇　翟昊阳
张　达　张福泉　张喜乐　赵静芳　赵路军　赵丽娜　周　舜　周　伟

前言

放射治疗（简称放疗）的发展经历一个多世纪，自1895年伦琴发现X射线，开创了放射线在医学领域中的应用，到1898年居里夫人发现并成功分离出镭，提出“放射性”概念，再到1899年放疗治愈第一例皮肤癌患者，从而开启“放射线”治疗恶性肿瘤的征程，并将该学科称为放射肿瘤学（Radiation Oncology）。放射肿瘤学同肿瘤外科、肿瘤内科共为恶性肿瘤治疗的三大主要治疗方法。统计资料显示，约70%患者在肿瘤病程不同时期需接受放疗。按照诊疗指南规范，放射治疗可分为：根治性放疗、术前放疗、术中放疗、术后辅助放疗、姑息性放疗等。

放疗方式分为内照射、外照射。1903年Godberg应用镭管直接敷贴治疗皮肤基底细胞癌取得成功，1913年镭首次应用于宫颈癌治疗，自此近距离腔内放疗技术诞生。80年代现代近距离放疗加速发展，微型后装机和治疗计划系统得以应用，放射防护也得到解决。外照射于1922年首台200 kV深部X线治疗机诞生，并应用于进展性喉癌治疗，随着钴^{60}、直线加速器相继问世，外照射也进入了高速发展新阶段。

“精准”是现代肿瘤放疗的新理念，包括“精准定位”“精准计划”及“精准实施”。随着IT技术高速发展，精确放疗技术也从二维时代发展到基于CT定位的三维适形时代，再到目前以图像引导为代表的四维时代。射线选择也从经典γ射线、电子线及高能X线，到近年发展的质子、重离子射线。影响精准计划实施的重要因素是肿瘤所在器官生理运动造成的肿瘤靶区移位，导致放疗计划实施出现偏差，因此采用影像设备实时跟踪治疗靶区，或采用控制生理运动装置如呼吸门控等尽量减小靶区所在器官生理运动，进而减少治疗误差。近年来，在此基础上采用影像引导技术，保证放疗计划实施精准性。精准定位、精确计划、运动管理和影像引导是现代放疗的技术基石，为放疗的“精准”理念提供可靠有效技术支撑。为更加系统性梳理和合理规范目前各种放疗技术，制定一个相关的技术应用指南显得尤为重要。

第一章

照射技术

一、外照射——二维放疗

二维放疗（2-dimentional radiation therapy，2D-RT）也称为传统放射治疗技术，是指二维方向上设计规则形状，或用铅模遮挡方式取得不规则形状照射野进行均匀剂量外照射的传统放疗方法。

2D-RT设备主要有X线模拟机、深部X线机、Co^{60}治疗机及医用电子直线加速器等，通常模拟定位和实施治疗的体位固定方法较为简单，主要通过X射线成像定位肿瘤靶区和设计照射野。这种治疗的照射野与肿瘤实际三维形状难以完全相符，易造成肿瘤靶区剂量不足或周围正常组织受照量过大，对于周围有敏感组织和重要危及器官的病例不宜采用。

（一）历史沿革

在早期放疗治疗设备的治疗头上均设置了双层开合、由铅钨合金等高密度材料制成的准直器（俗称铅门或光栅），用于限定照射野范围，使用这些治疗设备开展了最早的2D-RT。在我国，1949年在北京、上海、广州及沈阳等地约有5家医院拥有放疗设备。国内在20世纪90年代前均以2D-RT术为主，进入21世纪后放疗设备更新速度加快，放疗技术发展开始与国际接轨，2D-RT技术逐渐被替代。至2019年，国内开展放疗单位总计1463家，86%以上均开展了3D-CRT等精确放疗技术。

（二）技术原理

2D-RT主要使用光子射线和电子射线，在照射肿瘤时，不可避免要照射到肿瘤前方、后方及两侧的正常组织，因此要考虑正常组织耐受剂量。治疗计划设计需通过选择合适的射线种类和能量、入射方向、射野大小和形状，以及计算照射野照射时间或剂量跳数（monitor unit，MU），达到给予肿瘤足够照射剂量同时，尽量减少正常组织受照射体积和剂量，或至少保证正常组织接受照射剂量不超过可耐受剂量。

2D-RT患者需用摆位辅助装置行体位固定，以保证患者分次治疗时位置一致性，在治疗前通过拍摄射野胶片与模拟定位片进行比较以保证患者治疗位置准确性。一般采用常规模拟机透视或拍片进行靶区定位，设计照射野形状、范围和入射方向。由于治疗机准直铅门只能提供规则矩形射野，临床常用铅挡块来保护矩形射野内正常组织，挡块位置和形状由医师在模拟定位X光照片上画出，铅挡块厚度设计要求为原射线穿射量不超过5%。

传统2D-RT计划制作时，病人单层轮廓可通过用铅线或石膏环转录到一张坐标纸上，并通过参考点行相应位置标定；在国内由于放疗设备和技术发展的不平衡不充分，也有单位开展现代2D-RT术，即通过CT模拟定位图像，在专门CT模拟工作站或治疗计划系统（treatment planning system，TPS）上输入患者轮廓、确定射野形状、入射方向和剂量参考点行计划设计和剂量计算。光子线照射时一般还会使用物理楔形板，来调节射野内剂量均匀性。电子线能量范围一般从4 MeV到25 MeV，由于电子线百分深度剂量（percentage depth dose，PDD）分布特点是表面剂量高，建成区后剂量跌落快，可用治疗深度较浅，临床电子线照射时多用单野照射表浅肿瘤，需根据肿瘤深度来决定使用的电子线能量E，存在近似公式E（MeV）≈3×肿瘤后缘深度（cm）+ 2或3。

对不规则照射野剂量计算，感兴趣点（一般为肿瘤中心）可在模拟定位片上标出，SSD和感兴趣深度可通过模拟确定。危及器官及其深度也可在模拟定位片上确定。物理师根据医师处方，根据射线能量，查找对应射野参数，如PDD、射野输出因子等进行手工点剂量的计算，把临床处方（以Gy为单位，2D-RT术一般每次照射1.8或2.0 Gy）转换为治疗机器MU或出束时间。

（三）适应证

2D-RT为主要治疗手段可根治疾病包括鼻咽癌、头颈部肿瘤、前列腺癌、恶性淋巴瘤、宫颈癌、精原细胞瘤、肛管癌、皮肤鳞癌、肺癌和食管癌等，部分良性或低度恶性肿瘤也可以通过放射治疗达到根治，如骨巨细胞瘤、侵袭性纤维瘤病、朗格罕氏组织细胞增生症和瘢痕等。随着现代精准放疗技术进步，2D-RT已在大部分肿瘤治疗中被淘汰了，目前仍保留应用的适应证主要有以下三类。

（1）2D-RT用于辅助治疗，像局部晚期乳腺癌等恶性肿瘤，术后有较高复发风险需要加上放疗进一步减少复发可能性。术前2D-RT放疗，使得肿瘤瘤体缩小，杀灭周围亚临床病灶和转移淋巴结，使部分不能切除的病灶能够进行根治性切除。

（2）一些肿瘤急诊放疗，如上腔静脉综合征、四肢骨转移疼痛及浅表肿瘤的治疗（多采用单野电子线）。

（3）对已发生全身多发骨转移，脑转移或多脏器广泛转移的晚期恶性肿瘤患者，也可给予局部2D-RT姑息放疗，目的主要是改善患者生活质量。

（四）操作流程

2D-RT主要操作流程患者需要经历7个过程才能完成放疗。放疗流程的不同阶段有不同的工作任务，由放疗医师、物理师和技师及其他医务人员共同承担，或他们中的一部分人承担。在放疗过程中，最能体现放疗技术特点的四个阶段是：模拟定位、治疗计划设计、治疗计划验证和治疗计划执行。

1.模拟定位

模拟定位是通过现实或虚拟的方式模拟放疗，采集患者治疗部位影像，确定照射野在体表对应位置并做标记过程，包含两部分工作任务：体位固定和靶区定位。

（1）体位固定

体位固定是为患者选择将来治疗采用的体位，一般需使用体位固定装置，以保证分次治疗时体位的重复性和一次治疗过程中体位固定。体位选择原则：①应在靶区定位前确定；②应考虑治疗方案布野要求；③应结合患者身体状况考虑体位可重复性。

（2）靶区定位

靶区定位是确定靶区位置和范围及其与危及器官、周围正常组织间的空间位置关系，为下一阶段计划设计过程采集必要解剖数据。靶区定位有两种常用方式：常规模拟机定位和CT模拟机定位。传统2D-RT主要采用常规模拟机定位，现代2D-RT也可采用CT模拟定位。常规模拟机利用X射线透视成像原理，可采集到在照射野方向上靶区、危及器官和周围其他正常组织投影之间的关系。利用投影位置关系，确定靶区在体表的参考标记、照射野方向、照射大小和形状。常规模拟机室还配备人体描廓器或人体曲线描迹尺。用其可以画出若干横断面人体外轮廓，可标出体表参考标记在外轮廓的位置。

2.治疗计划设计

治疗计划设计的基本过程可分为6个步骤，分别是输入患者一般信息和图像信息、登记和配准图像、定义解剖结构和给定临床处方剂量要求、确定射野参数、评级治疗计划、输出计划报告和传输射野数据。

（1）输入患者一般信息和图像信息

一般信息是指姓名（拼音）、病历号等。图像信息是指模拟定位过程中获得的人体外轮廓图或CT断层图像和其他影像学检查获得的图像（如MRI、超声和PET）。2D-CT中图像主要是硬拷贝方式保存，需用胶片扫描仪或数字化输入，也可通过专用网络传送CT模拟图像至治疗计划系统。

（2）登记和配准图像

登记图像是建立一组图像中层与层之间空间位置关系过程，而图像配准是建立两组不同图像间空间位置关系的过程。配准可能在同模态或不同模态图像下进行。2D-RT技术在图像登记过程中基本不牵涉到图像配准。

（3）定义解剖结构和给定处方剂量

2D-RT一般由医师直接在模拟定位片上勾画出照射范围，该范围相对较大以保证覆盖肿瘤靶区，2D-RT并不作靶区、危及器官（organ at risk，OAR）具体勾画，但会在模拟定位阶段或在模拟定位片上确定靶区和重要OAR深度。

处方剂量包括靶区处方剂量和OAR耐受剂量。2D-RT中一般设置肿瘤几何中心（或射野中心轴交汇点）为剂量参考点，该点剂量大小等于处方剂量大小。给定OAR耐受剂量时，应考虑器官的功能单位连接方式，对串联器官，如脊髓、脑干，应给定最大剂量限值；对并联器官，如肺，应给定剂量体积约束；对混合型器官，如心脏，应同时设定最大剂量限值和剂量体积约束。

（4）确定射野参数

2D-RT需确定的射野参数有射野中心点、照射方向、射线能量、射野形状、射野权重、楔形板角度和方向、射野MU或照射时间。确定射野参数过程采用正向计划方式（forward planning）。正向方式是指物理师据常规治疗经验，手工设定射野参数，然后评价计算得到剂量分布。如评价不满意，则调整射野参数，如此反复，直至剂量分布满意。

射野中心点由模拟机透视或CT模拟工作站重建影像上决定，同时需记录SSD，根据经验，光子线一般采用1~3个不同入射方向照射野，使用能量为1.25 MV（钴^{60}治疗机）或6 MV（电子直线加速器）；电子线一般采用单野照射（SSD=100 cm），常用能量范围4~25 MeV。

照射野大小定义为射野中心轴剂量50%范围。考虑到射野内剂量分布平坦性要求和半影区的剂量跌落，2D-RT一般将标称射野大小内收80%的范围定义为有效照射野，照射野设计原则是保证有效照射野覆盖治疗靶区。射野内正常组织一般采用铅挡块行遮挡保护。

在进行光子线多个射野组合照射时，通过调节射野权重、使用楔形板、楔形板的角度优化等来调节靶区照射剂量均匀性。铅挡块形成不规则射野需转换计算为等效方野，结合等效射野的输出因子，肿瘤深度PDD和单次照射的处方剂量（Gy）等进行剂量计算，即计算出每个照射野的治疗机器输出（MU或治疗时间）。

（5）评价治疗计划

2D-RT计划较简单，多采用1~3个野照射，且每个射野只提供剂量参考点剂量信息，手工剂量（MU）计算主要依据是等效射野大小、治疗深度的PDD和散射因子修正，现代2D-RT也可用TPS进行计算。因此评价也相对简单，即靶区中心点剂量是否满足处方要求和重要OAR剂量是否在耐受剂量以下。

（6）计划报告和输出射野数据

在确认一个计划后，物理师应打印一份完整治疗计划，2D-RT计划报告包括患者体表标记位置、照射野中心点位置及移床矢量、射野参数详细列表、靶区剂量和分次方式、若干层面的剂量分布、射野方向观（beam eye view，BEV）和或数字重建射线照相（digitally reconstructed radiograph，DRR）。

如治疗机配备了治疗记录验证系统（R&V系统），应通过电子方式将一套完整的射野数据传输至R&V系统，2D-RT主要靠技师根据计划报告手动输入射野数据。有条件者，可将正侧位DRR传输至治疗机，供治疗时位置验证使用。如用铅挡块形成适形野，需要把每个射野BEV DRR传送至模室进行挡块制作。

3.治疗计划验证

（1）几何位置验证

验证患者摆位和射野形状等几何参数。验证患者摆位方法：在疗程开始和疗程中每周进行一次正侧位射野片拍摄或通过电子射野影像装置获取正侧位EPID图像，然后与模拟定位时影像或计划报告内DRR进行比较，确定摆位误差。验证射野形状主要方法也是拍摄射野片或EPID，辅助方法是在100 cm距离核查光野和BEV图的一致性。

（2）剂量学验证

剂量学验证是验证患者实际受照量是否与计划内计算剂量一致。2D-RT剂量学验证相对简单，一般采用的是独立核对方式，即采用另外一个工作人员进行独立计算验证MU，具备条件，用一个独立程序重新计算每个射野MU或照射时间。

4.治疗计划执行

在前述验证结果符合要求后，就可开始治疗患者，至少应有2名技师全程参与患者的治疗执行。2D-RT采用分次治疗，一个分次治疗操作步骤如下。

（1）请患者进治疗室，向患者确认姓名和病历号。

（2）如果是第一次治疗，详细向患者描述治疗实施过程，治疗持续时间及可能发生影响患者情绪的事项，及如何在治疗实施过程中与技师保持沟通，如举手或按铃要求治疗暂停。

（3）治疗摆位，两名治疗技师同时参与，严格按照治疗要求摆位。

（4）拍摄射野片或射野影像，确定此次摆位误差大小，必要时进行调整修正。

（5）治疗实施，1名技师根据计划报告输入射野参数，另外1人应核对检查射野数据，确保无误后，方可实施治疗。

（6）治疗结束，治疗实施完成后，技师做治疗记录；进治疗室，为患者解除固定装置，请患者下床，完成本次治疗。

（五）局限性和副作用

2D-RT的局限性主要在于：①肿瘤靶区定位不够精确，2D-RT肿瘤定位主要通过拍摄X片或透视产生，肿瘤靶区和重要正常组织空间位置关系也只能通过少数二维平面勾画或测距决定；②照射野优化空间较小，为保护正常组织通常要牺牲部分靶区，特别是在需要射野衔接时，会存在剂量冷点和热点，导致靶区剂量明显不均匀；③剂量计算主要是采用手工计算，计算公式/模型精度低，需要人为进行组织不均匀性修正、非规则/斜入射修正等，且一般只计算射野中心点（肿瘤中心）一个点的剂量。上述局限性的存在使得2D-RT技术能够提供的靶区和剂量信息较少，且准确性不够。因此在20世纪80年代CT模拟机、计算机辅助计划系统应用于临床后，2D-RT技术被3D-CRT技术替代。

2D-RT副作用因人而异，取决于治疗剂量、部位及患者健康状况等多种因素，主要副作用：

1.急性副作用

在放疗后不久开始出现，主要包括疲劳、食欲不振、头昏、呕吐、腹泻以及骨髓抑制，还有照射区皮肤黏膜红肿、溃烂、疼痛以及咳嗽、吞咽困难，头部受到照射以后会出现脱发，通常在治疗结束后几周内完全消失。

2.迟发性副作用

往往在放疗结束后6个月或更长时间出现，包括不孕症、关节疾病、淋巴水肿、口腔疾病、脊髓损伤、皮肤、肌肉和肺组织纤维化改变。

主要预防措施是在计划设计过程中充分评估并尽可能降低OAR和正常组织的照射范围和受照剂量，在治疗疗程中，医师注意患者状况并实施临床的及早干预。当发生严重的副作用时，合理的辅助治疗有助于缓解患者的痛苦和不适感。

二、外照射——三维适形放疗

三维适形放疗（3-dimentional conformal radiotherapy，3D-CRT）是一种高精度放疗。它利用CT图像重建患者的三维解剖结构，通过治疗计划系统（treatment planning system，TPS）在不同方向设置一系列与治疗靶区形状一致的适形射野，使高剂量区分布形状在三维方向与靶区形状一致，在给予靶区足够治疗剂量同时降低周围正常组织受照量。3D-CRT的肿瘤定位为三维，在计划设计和剂量计算上也实现了三维信息计算和获取，并用剂量体积直方图（dose volume histogram，DVH）工具进行计划评估。

（一）历史沿革

1959年，日本Takahashi及其同事首次提出适形放疗概念。70年代，CT、基于组织密度进行三维剂量计算的TPS，以及可编程控制MLC等，组合形成三维影像获取、三维计划设计到三维实施治疗的完整3D-CRT。90年代中期后，更在3D-CRT基础上发展了通过调节各个射野的射线强度、实现了在三维层面上同时达到几何形状和剂量强度都能与靶区高度一致的调强适形放射治疗（intensity modulated radiotherapy，IMRT）技术，在一些紧邻危及器官靶区，尤其是肿瘤靶区包裹正常组织等复杂部位治疗中，3D-CRT逐渐让位于IMRT技术。

（二）3D-CRT技术原理

3D-CRT从三维方向行剂量分布的控制以达到治疗高剂量分布形状与肿瘤靶区形状一致：

（1）在每个照射野方向上，使用铅挡块或MLC来形成不规则射野，使得照射野形状与靶区体积在射野方向上投影（或截面）的形状一致，即采用所谓适形射野照射。

（2）采用多个入射角度适形射野进行照射，以保证靶区获得较高剂量同时以分散方式减少周围正常组织受照剂量。通过调节各射野权重，以及组合使用不同方向和角度楔形野等手段，使得靶区内剂量相对均匀。

3D-CRT使用CT模拟机进行肿瘤靶区的定位，以及使用三维TPS进行放疗计划设计和剂量计算。3D-CRT可更好使照射剂量集中在肿瘤靶区，有效减少周围正常组织受照量，因而可能通过提高靶区剂量达到提高肿瘤局控率，减少正常组织损伤和放射并发症发生率，提高生存质量。

（三）适应证

3D-CRT对部分恶性肿瘤可作为一种主要根治手段，特别是解剖位置特殊，手术困难加之放疗比较敏感肿瘤，如鼻咽癌。另外像局部晚期肺癌，食管癌等，3D-CRT也是主要治疗手段。3D-CRT为主要治疗手段可以根治的疾病包括鼻咽癌、头颈部肿瘤、前列腺癌、恶性淋巴瘤、宫颈癌、精原细胞瘤、肛管癌、皮肤鳞癌、肺癌和食管癌等，部分良性或低度恶性肿瘤也可通过3D-CRT达到根治，如骨巨细胞瘤、侵袭性纤维瘤病、朗格罕氏组织细胞增生症和瘢痕等。

3D-CRT用于辅助治疗，如局部晚期的直肠癌，乳腺癌等恶性肿瘤，术后有较高复发风险需加上放疗进一步减少复发。有时也在术前做3D-CRT，如食管癌、直肠癌等，以利于后续手术治疗的进行。

对广泛转移晚期恶性肿瘤，像骨转移，脑转移等，也可采用3D-CRT进行姑息放疗，有助改善患者生活质量。

（四）操作流程

放疗实施关键在精确地将设定放射剂量投射到特定治疗靶区，同时尽可能减少对治疗靶区周围正常组织损伤，从而达到根除肿瘤，提高生活质量，延长生命目的。3D-CRT主要的操作流程大致分为7个阶段，最为重要和体现三维放疗技术特点的4个阶段是：模拟定位、治疗计划设计、治疗计划验证和治疗计划执行。

1. 模拟定位

模拟定位是通过现实的或虚拟方式模拟放疗，采集患者治疗部位影像，确定照射野在体表对应位置并做标记的过程，包含两部分工作任务：体位固定和靶区定位。

（1）体位固定

体位固定为患者选择模拟定位及将来治疗时采用的体位，以保证在治疗照射过程中能够重复模拟定位时的体位，并在每次治疗时尽可能保持不变。为达到此目的，需使用体位辅助装置和固定装置，以保证分次治疗之间患者体位的重复性和每次治疗之内患者体位的固定。治疗体位选择的原则：①应在靶区定位前确定；②应考虑治疗方案布野的要求；③应结合患者的身体状况考虑体位的可重复性。临床常用的体位辅助装置包括真空袋成型技术和液体混合发泡胶成型技术，常用的体位固定装置有高分子低温水解塑料固定膜。

（2）靶区定位

靶区定位是确定治疗靶区的位置和范围及其与周围危及器官（Organ at risk，OAR）和正常组织之间的空间位置关系，为下一阶段的计划设计过程采集必要的解剖数据。3D-CRT技术主要采用CT模拟机定位。CT模拟机的断层扫描功能可以获取患者的系列CT图像，通过虚拟模拟功能得到人体外轮廓、靶区、OAR和其他正常组织的空间位置关系。CT模拟扫描还可以提供人体组织的密度不均匀分布信息，通过对模拟机的CT值校准，可以利用CT图像内的CT值进行转换获取相应结构和组织的电子密度值，该信息可以用作计划设计的剂量计算及针对组织不均匀性进行剂量修正，以保证获得准确和满意的计划剂量分布。由于TPS的三维剂量计算需要考虑到照射野外的散射影响以及可能需要采用非共面照射获得更好的三维空间剂量分布，CT模拟定位扫描的上下界范围除包括可能的治疗区和照射区外还要扩大一定的范围（一般应≥5 cm）。

2. 治疗计划设计

3D-CRT的治疗计划设计基本过程可分为六个步骤，分别是：①输入患者一般信息和图像信息；②登记和配准图像；③定义解剖结构和给定临床处方剂量要求；④

确定射野参数；⑤评价治疗计划；⑥输出计划报告和传输射野数据。与2D-RT技术相比，3D-CRT计划设计更强调“体积”的概念，一般不再使用参考点剂量作为处方剂量，而是代之以更能反映治疗响应的剂量体积，计划的目标、评估和报告主要以靶区和OAR的体积剂量数据作为依据。

（1）输入患者一般信息和图像信息

一般信息是指姓名（拼音形式）、病历号等。图像信息是指模拟定位过程中获得的CT断层图像和其他影像学检查获得的图像（如MRI、超声和PET）。3D-CRT计划设计的必要图像是CT模拟定位图像系列，其他模态的图像可以帮助更精准地确定靶区。可通过专用网络快速无失真地把患者电子格式的图像传输至TPS。

（2）登记和配准图像

登记图像是建立一组图像中层与层之间的空间位置关系的过程，而图像配准是建立两组不同图像之间空间位置关系的过程。配准可能在同模态或不同模态图像下进行。相同模态图像指在同一种影像设备上采集的图像，如在CT模拟机上扫描的平扫CT图像与增强CT图像，或者两次采集之间的图像。不同模态图像指在不同种类的影像设备上采集，如CT图像和PET图像、CT图像与MRI图像等。相同/不同模态在同一次摆位下采集的图像（如同机平扫/增强图像、PET/CT图像）自动配准精确度较高，不同体位或两次摆位下采集的图像，由于体位变化可能较大，配准需要采用自动+人工调整确认的半自动方式，配准的准确性可能受影响且有一定的配准观察者间差别。

（3）定义解剖结构和给定处方剂量

3D-CRT计划设计需要定义的解剖结构（体积）包括人体外轮廓、靶区和危及器官。根据ICRU 50号和62号报告，靶区需要分别定义为大体肿瘤靶区（gross tumor volume，GTV）、临床靶区（clinical target volume，CTV）和计划靶区（planning target volume，PTV）。其中GTV和CTV由医师根据输入的患者图像和其他检查诊断材料，结合特定肿瘤的临床表现，在多个横断面影像上勾画确定。PTV由CTV外扩一定的不确定性边界组成，这个边界应包括了CTV内移动边界和摆位偏差边界，两者分别为靶区因生理运动（如呼吸、心跳等）发生位移和分次治疗间摆位误差的不确定范围。具体大小应需通过评估治疗部位的运动、分次治疗间设备等中心的误差、体位固定装置的应用效果和摆位技术的准确度来决定。

处方剂量包括靶区的处方剂量和危及器官的限制剂量。3D-CRT治疗计划要求至少95%的处方剂量包括95%的PTV体积，通过放置剂量参考点来实现，一般将剂量参考点设置在PTV的几何中心附近，或所有射野中心轴交汇处，调整该点位置和剂量大小以达到靶区剂量覆盖要求。给定危及器官限制剂量时，应考虑器官的功能类型，对串联型器官如脊髓、脑干等应限制最大剂量；对并联型器官如肺和骨髓等应给定剂量体积的约束值；对混合型器官如心脏等则应同时设定最大剂量限制和剂量体积约束值。

（4）确定射野参数

3D-CRT需要确定的射野参数有计划等中心、射线能量、射野方向（角度）与数量、射野形状、射野权重、楔形板角度和方向、射野MU等。3D-CRT确定射野参数过程采用正向计划方式（forward planning），由放疗物理师根据射线穿透和剂量沉积的物理原理、治疗部位解剖结构的几何关系，结合临床剂量分布要求和计划设计经验手工设定射野参数，然后借助DVH和等剂量分布等工具评价计算得到的剂量分布。如果评价不满意，则调整射野参数，如此反复，直至剂量分布满意。

3D-CRT治疗计划原则上应设置所有射野的射束中心轴交汇于一个中心点，形成等中心（source to axis distance，SAD）照射，计划中心点尽量选取在靶区几何中心处。当定位点（CT扫描参考原点）在靶区里面时，可以直接采用定位点作为计划中心点，后续放疗流程上将更为便捷且不易出错。计划中心点某些情况下要放置在靶区边缘形成半束甚至1/4束照射，如在乳腺癌放射治疗计划设计时，将胸壁/乳腺对穿射野的中心点放置在靶区后缘，使两个对穿射野的靶区后缘边界形成一条直线，肺受到照射的体积最小。

3D-CRT常用的光子线能量为6 MV，一般采用多个射野组合SAD照射；电子线治疗能量为4–20 MeV，一般采用单野等距离（source to surface distance，SSD）照射。在某些情况下，如鼻咽癌3D-CRT照射时，为保护脊髓，需要光子线和电子线组合照射，牵涉到不同射野的衔接。射野衔接有两种方式，一种是按照表面投影边界进行衔接，另外一种是按照合成的剂量分布进行衔接，推荐使用后者。照射野的数量没有硬性规定，一般采用3~5个共面适形照射野即可以获得相对适形的剂量分布，计划的射野数量越多，靶区剂量适形性越好，但是低剂量区域也越大。当射野数超过9个，射野数增加对高剂量区适形度的提高作用并不显著，但可能明显增加低剂量区的范围。也可以通过旋转治疗床，实现非共面照射（各个照射野的射束中心轴不在同一平面内）。与共面放疗相比，非共面射野组合的立体多角度照射可以提高剂量分布的适形度和各向同性程度，有利于拉开靶区和周围正常组织受量；其剂量学优势已在多种肿瘤上得到证实，如颅内肿瘤、肝癌和肺癌等。非共面射野计划的准确执行对治疗设备的等中心精度要求更高，特别是治疗床的旋转中心精度，需要增加相关的质控工作频度，计划的可执行性和安全性也是非共面射野设计时首要考虑的因素。

射野角度的选择可以借助TPS提供的三维影像重建功能、射野方向观视图（beam's eye view，BEV）和数字重建放射影像（digitally reconstructed radiograph，DRR）工具，充分考虑射束和靶区的空间位置关系做选择：①尽量避免或减少将重要器官卷入射线范围的入射角度；②优先选择从体表到靶区之间路径短的射野角度；③位置对称居中的肿瘤可均分射野角度；④尽量避免射野之间夹角过小。

照射野的形状要求在BEV方向上与PTV形状适形，考虑射野边缘半影区的存在，照射野的实际大小要比PTV大，光子线射野大小一般设置为PTV加1~3 mm外扩，电子线射野大小一般设为PTV加3~5 mm。射野的形状可以用铅挡块形成，也可以通过加速器自带的MLC形成，使用MLC时要考虑MLC叶片在等中心的宽度和运动限制，可以通过调整准直器角度来获得较好的射野形状适形度。

3D-CRT计划剂量分布的调节途径主要有两种：①多野照射时，调节射野权重，以获取靶区内剂量分布相对均匀；②使用楔形板，包括物理楔板、一楔合成及虚拟楔形板等，通过调整楔形板角度和方向达到靶区内剂量分布均匀目的。

3D-CRT通过TPS来计算每个射野的机器跳数MU（电子直线加速器的输出单位），与2D-RT相比，剂量计算时，通过CT值-密度转化，能够考虑组织密度的不均匀性，同时建议采用卷积迭代和蒙特卡罗等算法保证剂量计算精度。

（5）评价治疗计划

从三个层面评价一个治疗计划。

首先，判断治疗计划是否可以顺利执行和实施效率，如光子线非共面射野的安全性是否有保证？电子线治疗，限光筒与患者身体是否会发生碰撞？照射野的MU是否有明显异常等？

其次评价计划的剂量是否满足临床处方剂量要求，3D-CRT治疗计划系统能够提供三维的剂量信息，可以支持评估剂量分布以及靶区和OAR的剂量体积。剂量分布主要是通过CT横断面或重建的其他层面评价规定的等剂量线（剂量相同的点的连线）是否包括靶区和剂量分布是否均匀，是否避开邻近的重要OAR和组织；通过DVH的计算，评价感兴趣区域（region of interest，ROI），包括靶区和OAR内的剂量体积等信息，“理想的”靶区DVH是靶区100%体积接受了100%的处方剂量，OAR的DVH则是100%的体积接受零剂量。肿瘤控制概率（TCP）和正常组织并发症概率（NTCP）是从生物效应分布的角度，进行计划方案的评估和比较，是DVH工具的一个重要发展和补充。

最后，在满足前两项评价后，评价计划是否有改进余地，即在现有设备和技术条件下，该计划是否最优，3D-CRT计划的剂量优化余地不大，常用的两个方法是调节射野权重和使用楔形板。

（6）计划报告和输出射野数据

在医师评价确认一个计划后，物理师应打印一份完整的治疗计划，3D-CRT计划报告包括患者体表标记位置、计划等中心位置及移床矢量、射野参数的详细列表、靶区剂量和分次方式、若干层面的剂量分布、照射野的BEVs和设计用于位置验证的正侧位DRRs、DVH图及ROIs的剂量结算结果（包括体积、最小剂量、最大剂量、平均剂量等）。

3D-CRT技术一般配备了治疗记录验证系统（R&V系统）或肿瘤信息管理系统（OIS），可通过DICOM格式将一套完整的射野数据和DRR图传输至R&V系统或OIS，如果使用铅挡块形成适形野，需要把每个射野BEV DRR打印或传送至制模室进行挡块制作。

3. 治疗计划验证

（1）几何位置验证

验证患者的摆位和射野形状等几何参数。验证患者摆位的方法：在疗程开始和疗程中每周进行一次正侧位射野片拍摄或通过电子射野影像装置（electronic portal imaging device，EPID）获取正侧位EPID图像，然后与模拟定位时影像或计划报告内设计产生的正侧位DRR图进行比较，确定射野等中心的摆位误差并进行修正。验证射野形状的主要方法也是拍摄射野片或EPID，辅助方法是在100 cm距离核查光野和BEV图的一致性。

对于使用3D-CRT技术进行单次大剂量（单次剂量≥6 Gy）的立体定向放射治疗（Stereotactic body radiation therapy，SBRT）时，建议使用加速器机载三维在线影像进行位置验证，如锥形束CT影像（Cone-beam computed tomography，CBCT），开展图像引导放疗（Image guided radiotherapy，IGRT）技术以保证治疗位置的准确性。

（2）剂量学验证

剂量学验证就是验证患者实际受照剂量是否与计划内计算剂量一致。3D-CRT技术剂量学验证相对简单，一般采用的是独立核对方式，即用一个独立的程序重新计算每个射野的MU，在不具备条件的情况下，采用另外一个工作人员进行独立计算验证MU。3D-CRT一般不进行针对患者计划治疗实施的模体剂量验证。

4. 治疗计划执行

至少应该有2名技师全程参与患者的治疗执行。3D-CRT采用分次治疗，一个分次的治疗操作步骤如下。

（1）确认患者的姓名和病历号。

（2）如是首次治疗，需向患者详细描述治疗实施过程注意事项及如何与技师保持沟通，如紧急按铃要求治疗暂停。

（3）两名治疗技师同时参与治疗摆位，严格按照治疗要求摆位。

（4）拍摄射野片或射野影像，确定此次摆位误差大小，必要时进行调整修正。

（5）根据计划报告输入或调入射野参数，核对检查射野数据无误后，方可实施治疗。

（6）治疗结束，治疗实施完成后，技师做治疗记录；进治疗室，为患者解除固定装置，请患者下床，完成本次治疗。

（五）局限性和副作用

3D-CRT的局限性主要在于：①照射野形状虽然与靶区不规则形状适形，但靶区内的剂量分布欠均匀，特别是照射野需要衔接时；②相对2D-RT，在靶区周围附近有需要保护的重要器官时，特别是凹凸型靶区附近有重要OAR需要保护时，3D-CRT对正常组织的保护作用提升不明显；③无法实现同步推量照射，但患者存在不同剂量靶区需要照射时，必须分段治疗，疗程较长。

3D-CRT全身副作用主要表现为肿瘤患者放疗后出现疲乏、食欲不振以及精神萎靡，照射部位的皮肤发红、蜕皮、糜烂、色素沉着等。局部性副作用主要与肿瘤患者的照射部位有关。头、颈部肿瘤患者放疗后可能会出现口干、咽喉肿痛、口腔黏膜炎以及颈部纤维化、味觉减退等症状；胸部放疗患者可能会出现放干咳、放疗性肺炎、放射性食管炎等情况；腹部放疗患者可能会出现腹痛、腹泻以及小便疼痛等不适。

3D-CRT的副作用的主要预防措施是在计划设计过程中充分评估并尽可能降低正常组织的照射范围和受照剂量，在治疗实施疗程中，医师注意患者状况并实施临床的及早干预。当严重的副作用发生时，合理的辅助治疗有助于缓解患者的痛苦和不适感。

三、外照射——容积旋转调强放疗术（VMAT）

（一）历史沿革

2007年，Karl Otto提出容积旋转调强放疗术（Volumetric modulated arc therapy，VMAT）。VMAT术可在360°单弧或多弧设定的任何角度范围内对肿瘤进行旋转照射。VMAT通过高速动态多叶光栅（MLC）、连续可变剂量率、可变机架旋转速度等，以优化连续单次（或多次）弧形照射完成治疗。相对于IMRT，VMAT治疗时间更短，剂量输出的效率更高，靶区适形性更好，潜在地提高了患者的治疗质量。

（二）技术原理

VMAT治疗时，机架需连续旋转，MLC也是连续运动，以及剂量率连续变化。VMAT计划优化采用渐进式采样方法，通过逐渐增加采样点以提升整个计划，VMAT计划几步优化走下来，计划质量越来越好。

1.计划优化

VMAT计划剂量优化采用了类似直接子野优化（direct segment optimization，DSO）

方法，将MLC叶片位置和MU权重作为优化参数。损失函数是基于剂量-体积约束，对靶区和正常组织分别规定了最小和最大剂量限制作为体积函数。对每个约束，还分配一个相对优先级或重要性值。使用标准二次剂量差函数乘以优先值计算每个约束损失值，总损失值是所有单个约束损失值总和。主要流程是。

（1）设置射野和优化参数。

（2）生成初始射野。

（3）逆向优化，依据入射方向的靶区投影形状生成每个射野的初始强度，通过基于标准梯度的强度优化算法生成每个射野的注量图。

（4）使用DSO算法将射野注量图转化为控制点。

（5）保留子野面积最大的两个控制点。

（6）将控制点分布到相应的弧度位置，生成初始弧度控制点。

（7）考虑到初始弧的部分控制点的机架旋转速度、剂量率和叶片速度可能超出了机器实际性能范围，所以需要对控制点再次进行机器参数的优化。通过基于非随机迭代优化算法，生成可执行的弧。

（8）剂量卷积迭代运算。

（9）控制点权重优化，生成优化后的控制点。

2.优化约束条件

VMAT在优化过程中，对MLC叶片位置或MU权重进行约束，使射野投影形状和MU值在实际中物理上可以达到。同时还对MLC叶片运动和MU变化进行了限制，以保持连续输送。在整个优化过程中也要限制最大剂量率，以确保很少超过最大剂量率。优化的每次迭代都涉及随机选择一个可用的机架采样，然后为该采样更改MU权重或MLC位置。如果提出的改变不违反机械或效率约束，则计算剂量分布和损失函数。如果损失函数值降低，则接受更改，否则将拒绝更改。

3.机架和MLC位置的渐进采样

VMAT算法的核心是用有限数量的静态射束对动态源运动进行采样的机制。所有涉及源运动的技术（IMAT和Tomtherapy）模型都是将移动源进行一系列静态源位置采样。每处采样点进行定义瞬时MLC配置，并且采样间隔的MU设置被分配给静态MLC配置。例如，一个从0°~90°的机架旋转可以被设置为一系列9个均匀间隔的采样样本，每个样本覆盖10°范围。源位置和瞬时MLC配置定义在5°、15°、25°、35°、45°、55°、65°、75°和85°的机架旋转角度。在这些源位置设置的MU值分别适用于范围0°~10°、10°~20°、20°~30°、30°~40°、40°~50°、50°~60°、60°~70°、70°~80°和80°~90°。对于实际的出束，MLC叶片和机架在每个采样之间线性移动。显然，治疗计划的准确性将取决于MLC叶片位置的变化量和机架在每个采样之间旋转的距离。

在VMAT优化开始时，使用相对粗糙的机架位置采样来建模机架旋转范围。样本包括在范围的开始和结束，中间均匀分布的采样。经过多次迭代（MLC和/或MU权重变化）后，一个额外的采样被添加到可优化的机架位置池中。新采样被添加到两个现有样本之间。新样本的MLC位置由相邻样本的MLC位置线性插值得到。新样本的MU权值是相邻样本MU权值的函数。更准确地说，当引入新采样时，两个相邻样本覆盖的采样间隔被缩小以适应新采样。

$$MU_{new}(S)=\frac{MU_{old}(S-1)}{3}+\frac{MU_{old}(S+1)}{4} \tag{1}$$

$$MU_{new}(S-1)=\frac{2MU_{old}(S-1)}{3} \tag{2}$$

$$MU_{new}(S+1)=\frac{3MU_{old}(S+1)}{4} \tag{3}$$

其中MU_{new}、MU_{old}和S分别为新的MU权重、旧MU权重（新采样之前）和新采样指数。在引入新采样时，会出现不均匀采样间隔，并导致在添加新采样时，相邻采样的权重不均匀。这种影响是由样本S+1和S-1的MU权重的不均匀重新分配造成的，如等式所示。每次增加一个新的样本时，VMAT算法会继续优化之前的射野采样和新增加的采样。根据进程进一步引入采样。在整个机架范围重新采样（有效地将采样频率翻倍后），该过程继续返回到机架范围的起始点。以这种方式，采样的数量不断扩大，直到达到所需的采样频率。

（三）适应证

VMAT技术因其“快、准、优”的特点，为肿瘤放射治疗病人提供精准的技术解决方案，可应用于各种肿瘤的精准放疗。如①头颈肿瘤：鼻咽癌、口腔瘤、喉癌、颅脑部肿瘤等，相对于IMRT，可以明显地缩短治疗时间，提高靶区的适形性。但对于未成年患者，应注意其低剂量区对患者神经系统的影响，以免影响其正常发育。②胸部肿瘤：肿瘤体积较小的肺癌和食管癌，主要问题在于将肺V5（5 Gy的百分体积）控制在安全范围以内，以免发生严重的放射性肺炎。③腹腔肿瘤：肝癌、胰腺癌、转移淋巴结等。④盆腔肿瘤：前列腺癌、直肠癌、宫颈癌等。

（四）操作流程

VMAT技术的应用主要流程包括模拟定位、计划设计、计划验证和计划执行四大部分。放疗流程的不同阶段有不同的工作任务，由放疗医师、物理师和技师及其他医务人员共同承担，或他们中的一部分人承担。

1.模拟定位

模拟定位是通过现实或虚拟方式模拟放疗，采集患者治疗部位的定位图像，确定照射野在体表的对应位置并做标记的过程，包含两部分工作任务：体位固定和定位图像获取。

（1）体位固定

体位固定是采用将来患者治疗时体位，并使用体位固定装置进行固定，以保证分次治疗时患者体位的重复性和一次治疗过程中体位的固定。体位和固定装置选择的原则：①应在靶区定位前确定；②应考虑治疗方案布野的要求；③应结合患者的身体状况考虑体位的可重复性。

（2）定位图像获取

定位图像获取是通过CT模拟机采集CT图像来确定靶区的位置和范围及其与危及器官、周围正常组织之间的空间位置关系，为下一阶段的计划设计提供必要的解剖数据和剂量计算媒介。定位CT扫描时摆位与体位固定一致，调整定位床的位置，使3个激光十字交叉点尽可能落在靶区中心区域附近，在3个十字交叉点区域贴上胶纸并画上十字标记线并放置金属标点。根据医嘱设置扫描范围，选择合适的扫描条件和扫描层厚，分别进行平扫和增强CT图像的扫描。扫描完成后，检查图像是否符合要求，确认无误后按科室要求通过DICOM将图像传输到放疗计划系统终端。

2.计划设计

VMAT计划设计可分为6个步骤，分别是输入患者一般信息和图像信息、登记和配准图像、解剖结构勾画和给定临床处方剂量要求、确定射野参数、评级治疗计划、输出计划报告和传输射野数据。

（1）输入患者一般信息和图像信息

一般信息是指姓名（拼音）、病历号等。图像信息是指模拟定位过程中获得的人体外轮廓图或CT断层图像和其他影像学检查获得的图像（如MRI、超声和PET）。

（2）登记和配准图像

登记图像是建立一组图像中层与层之间的空间位置关系的过程，而图像配准是建立两组不同图像之间空间位置关系的过程。配准可能在同模态或不同模态图像下进行。VMAT技术需要精准地勾画靶区与危及器官，因此大多数情况都需要进行不同模态图像（CT与MR、CT与PET等）的配准，以提高勾画的精度。

（3）勾画解剖结构和给定处方剂量

需要在定位CT图像上勾画的解剖结构有人体外轮廓、靶区、危及器官（organs at risk，OARs）。根据ICRU 62号和83号报告，需勾画的靶区包括肿瘤靶体积（gross target volume，GTV）、临床靶体积（clinical target volume，CTV）和计划靶体积（planning target volume，PTV）。GTV和CTV由医师根据输入的患者定位图像和其他检查诊断材料，结合特定肿瘤的临床表现勾画确定。PTV一般是通过在GTV/CTV的基础上，设定一个外扩边界（margin）生成，margin大小取决于摆位误差大小和器官运动幅度。OARs可由自动勾画或医师手工勾画，并最终由医师确认。

处方剂量包括靶区的处方剂量和OAR的耐受剂量。靶区要求至少95%的PTV体积接受的剂量大于处方剂量的95%。给定OAR耐受剂量时，应考虑器官的功能单位连接方式，对串联器官，如脊髓、脑干，应给定最大剂量限值；对并联器官，如肺，应给定剂量体积约束；对混合型器官，如心脏，应同时设定最大剂量限值和剂量体积约束。

（4）计划设计和优化

VMAT需要确定的射野参数有射线能量、弧形起始角度、弧形角度范围以及弧形数目。弧度范围的选择可参考IMRT计划的射野角度范围，并做适当调整。鼻咽癌由于靶区位置和复杂性，通常选择全弧照射；为减少肺的照射体积，胸部肿瘤可选用部分弧照射；对于偏侧肿瘤，可选择在患侧方向进行部分弧照射；颅内肿瘤可采用非共面弧照射。设定优化条件和射野控制参数，进行计划优化。如果评价不满意，则可调整射野参数或调节优化参数，反复迭代优化直至剂量分布满意。

（5）评价治疗计划

首先，检查患者一般信息、计划处方和治疗机器等是否错误。其次，判断治疗计划是否可以顺利执行和实施效率。最后，评价计划的剂量是否满足临床处方剂量要求，并且从三个解剖层面评价治疗计划的剂量分布。

（6）计划报告和输出射野数据

在医师确认一个计划后，物理师应打印一份完整的治疗计划，VMAT计划报告包括患者体表标记位置、照射野中心点位置及移床矢量、射野参数的详细列表、靶区剂量和分次方式、若干层面的剂量分布、射野方向观（beam eye view，BEV）和/或数字重建射线照相（digitally reconstructed radiograph，DRR）等。

通过网络系统将计划和影像数据传输至加速器控制终端，以便物理师进行计划验证和治疗前的影像引导摆位配准。如果治疗机配备了治疗记录验证系统（R&V系统），应通过电子方式将一套完整的射野数据传输至R&V系统。

3. 计划验证

（1）剂量学验证

剂量学验证就是验证患者实际受照剂量是否与计划内计算剂量一致。VMAT计划剂量验证方法包括点剂量、面剂量和体积剂量验证。点剂量多采用电离室和水模体进行等中心附近高剂量坪区的某一点剂量的验证。面剂量多采用二维平面矩阵进行角度归零测量验证，或者采用三维矩阵进行实际角度测量验证，通过分析中心平面剂量的Gamma通过率来评价计划的剂量精度是否符合临床要求。体积剂量验证常采用特定的测量工具，在CT图像上对测量剂量进行3D剂量重建，以获得测量的体积剂量，并与计划剂量进行体积剂量比较，比较的参数包括体积Gamma通过率和DVH的差别。

（2）治疗前摆位验证

验证患者计划等中心的准确性。验证患者摆位的方法：在疗程开始前进行一次正侧位射野片拍摄或通过电子射野影像装置获取正侧位EPID图像，然后与模拟定位时影像或计划报告内DRR进行比较，确定摆位误差和治疗中心。

（3）图像引导摆位验证

患者每次治疗前需进行患者在线图像采集，并与参考图像进行配准，以判定患者摆位误差，并根据摆位误差进行移床修正或调整计划。目前图像引导技术主要包括锥形束CT（CBCT）、kV/MV-CT、MR和PET-CT等，均可实现治疗前摆位验证。

4.计划执行

在前述验证结果符合要求后，技师就可以开始治疗患者，至少应有2名技师全程参与患者的治疗执行。VMAT采用分次治疗，一个分次的治疗操作步骤如下。

（1）请患者进治疗室，向患者确认姓名和病历号。

（2）如果是第一次治疗，详细向患者描述治疗实施过程，治疗持续时间及可能发生影响患者情绪的事项，及如何在治疗实施过程中与技师保持沟通，如举手或按铃要求治疗暂停。

（3）治疗摆位，两名治疗技师同时参与，严格按照治疗要求摆位。

（4）在线图像扫描和配准，确定此次摆位误差大小，必要时进行调整修正。

（5）治疗实施，1名技师根据计划报告输入射野参数，另外1人应核对检查射野数据，确保无误后，方可实施治疗。

（6）治疗结束，治疗实施完成后，技师做治疗记录；进治疗室，为患者解除固定装置，请患者下床，完成本次治疗。

（五）局限性和副作用

VMAT技术的局限性主要在于其计划优化时间长且治疗控制复杂，需要额外地对加速器进行更繁杂的质量控制和质量保证，包括需要测试剂量率与机架运动速度的关系、剂量率与叶片运动速度的关系等项目。另外，对于受呼吸运动影响的肿瘤部位，采用VMAT技术时要考虑interplay效应，以免影响剂量照射的准确性。

VMAT放疗的副作用因人而异，主要取决于治疗剂量、治疗部位以及患者健康状况等多种因素，主要副作用。

1. 急性副作用

在放疗后不久开始出现，主要包括疲劳、食欲不振、头昏、呕吐、腹泻以及骨髓抑制，还有照射区皮肤黏膜红肿、溃烂、疼痛以及咳嗽、吞咽困难，头部受到照射以后会出现脱发，通常在治疗结束后几周内完全消失；

2. 迟发性副作用

往往在放疗结束后6个月或更长时间出现，包括不孕症、关节疾病、淋巴水肿、口腔疾病、脊髓损伤、皮肤、肌肉和肺组织纤维化改变。

主要预防措施是在计划设计过程中充分评估并尽可能降低OAR和正常组织的照射范围和受照剂量，在治疗疗程中，医师注意患者状况并实施临床的及早干预。当发生严重的副作用时，合理的辅助治疗有助于缓解患者的痛苦和不适感。

四、外照射——逆向调强放疗

（一）历史沿革

调强放射治疗（intensity-modulated radiotherapy，IMRT）最初是由Bjarngard和Kijewski及其同事于20世纪70年代提出，直到Brahme（1988）提出了基于逆向技术调强方法，IMRT才得以普及和推广。20世纪70年代伴随CT发明，放疗从二维治疗转变为三维治疗。20世纪80年代中期，计算机控制多叶准直器（MLCs）发展，带来了三维适形放疗临床突破。三维治疗计划和三维适形束流结合，可在增加肿瘤剂量同时降低危及器官和正常组织剂量，20世纪90年代中期，IMRT由理论转为现实。

（二）技术原理

IMRT原理是用非均匀强度分布射野从不同方向照射肿瘤靶区，使靶区受到高剂量照射，而周围正常组织受到最低剂量照射。传统定义上IMRT需满足两个条件：在照射方向上，照射野形状必须与靶区形状一致；靶区内及表面剂量处处相等，射野内每一个点的输出剂量能按要求方式调整。

调强治疗计划分为正向调强计划和逆向调强计划：正向调强计划通过人为设置机器参数来实现想要目标剂量分布；逆向调强计划是通过预先设置目标值，计算机自动优化获得实际机器运行参数。按照MLC运行模式不同，又可分为静态调强和动态调强。

（三）适应证

IMRT已广泛用于各个部位肿瘤，在头颈、颅脑、胸、腹、盆腔和乳腺等全身各个部位肿瘤均已得出肯定性的结论，目前临床IMRT已作为放疗首选。

（四）操作流程

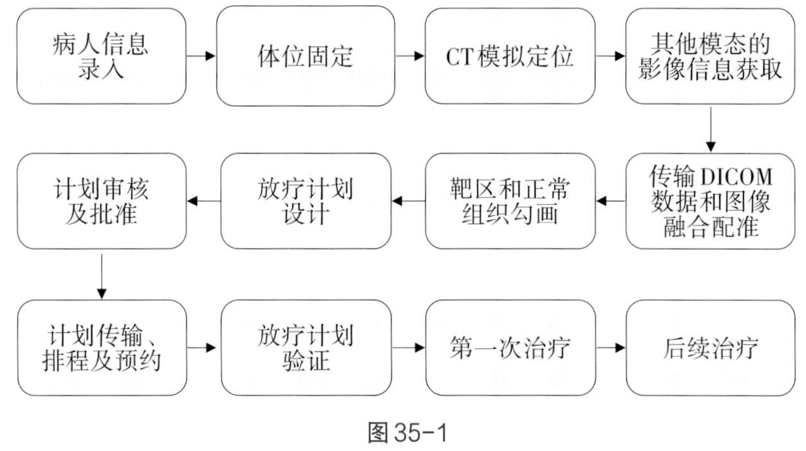

图35-1

（五）IMRT的局限性、解决方案

多种因素会影响IMRT靶区实际剂量确定性，需根据病种部位结合患者自身情况选择合适体位以及固定装置；4D-CT联合呼吸控制技术可降低呼吸运动对靶区剂量的影响；膀胱容量监测仪器可尽量保持每次治疗时膀胱容量与定位时一致性；以及应用IGRT均有利于IMRT精准实施。

正常组织低剂量区体积增加为IMRT局限性之一，在计划设计时射野数量不要过多，尽量避免横向穿肺，避免射野角度过于分散等方法有助于降低正常组织低剂量区体积。

加速器MLC间凹槽结构和相对叶片端面的圆弧设计，导致静态照射时叶片间漏射率为1.5%~2%，相对叶片合拢时端面漏射率甚至超过20%，动态调强的叶片间漏射率超过10%。通过二级准直器旋转一定角度遮挡一部分正常器官并锁野的方式可降低MLC叶片间射线的漏射，双层多叶光栅的设计也可降低MLC的漏射。MLC的可靠性会严重影响IMRT的精确执行，做好日常QA工作，可避免或减少由MLC引起的误差。

IMRT射野长度一般不超过40 cm，对较长靶区（如全中枢照射）或多靶点靶区，可采用多等中心一体化优化照射方式，此法需技师对每个等中心摆位，比较烦琐。有些计划系统不支持多中心一体化优化，只能行分段计划，容易造成剂量冷点与热点。

五、外照射——螺旋断层放疗（TOMO）

（一）历史沿革

螺旋断层放疗机由美国威斯康星州HI ART公司生产，2002年通过美国 FDA 批准，2004年在美国正式销售用于临床治疗。我国第一台螺旋断层放疗系统于2007年9月份开始治疗患者，截至2021年底，全国装机76台。

（二）工作原理

螺旋断层放疗（Tomotherapy，TOMO）其基本设计理念为将一个直线加速器或其他辐射发射装置放置到CT的环形机架结构中，在患者纵向穿过机架时，由多叶准直器系统调制的旋转扇形束向患者传递治疗辐射。该系统使用断层成像系统进行治疗验证，并使用断层重建数据进行最佳的治疗计划。

二元气动多叶光栅是TOMO系统的独特优势及核心技术之一。准直器中围绕患者旋转的叶片只有打开和关闭两种状态，优化程序决定叶片的运动序列和开闭时间，完成对子野强度的调制。叶片移动的速度为250 cm/s，是传统 MLC 叶片速度的 125倍，在相同时间内，对射线的调制能力是传统 MLC 的 100 倍以上，使TOMO能够对复杂形状的肿瘤区域调整辐射剂量，而正常器官受照剂量是有限的。TOMO在 360°中有51个投射角，因其是螺距比（Pitch）为0.2~0.4之间的螺旋扫描，每一个断层可以接受3~4次的重复照射，对每一个断层总的投射可达150~250次，对每一次投射的剂量调制可达100个层级，因此螺旋断层放疗系统在旋转照射的过程中，既有大量的投射角度可以选择，又能在每个角度上实现高度调强。其64片互锁设计的二元叶片可调制40 cm宽的照射野，一次治疗的长度可达160 cm，可以对多病灶、大体积或长条形肿瘤实施调强放疗，无须进行多野衔接。与传统IMRT技术相比，TOMO可以在靶区周围提供更陡峭的剂量梯度，从而更有效地保护周围的正常结构，减少辐射相关的副作用。

（三）适应证

TOMO适用于IMRT的所有适应证，TOMO相比于IMRT的计划设计具有明显优势，适形度、均匀度更好，无须照射野衔接，可避免冷区/热区，可更好保护危及器官。对于超大靶区，TOMO可通过连续性照射完成单个大范围肿瘤靶区或多个靶区的治疗，TOMO是目前唯一可以一次完成全中枢照射、全骨髓照射的技术，无须照射野衔接，且正常组织可受到更好的保护。

（四）治疗流程

如图35-2所示。

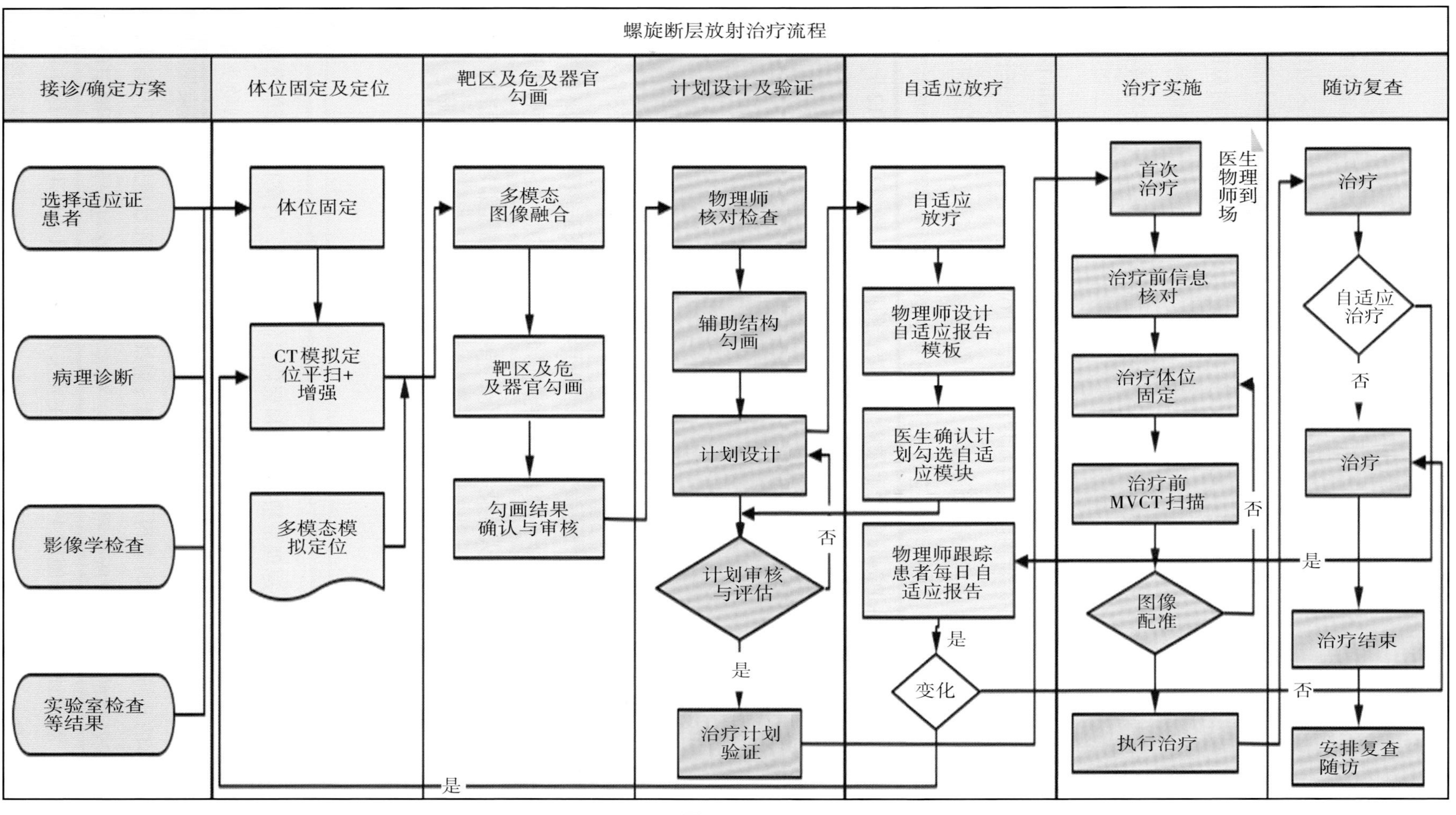
螺旋断层放射治疗流程
接诊/确定方案
体位固定及定位
靶区及危及器官勾画
计划设计及验证
自适应放疗
治疗实施
随访复查
选择适应证患者
病理诊断
影像学检查
实验室检查等结果
体位固定
CT模拟定位平扫+增强
多模态模拟定位
多模态图像融合
靶区及危及器官勾画
勾画结果确认与审核
物理师核对检查
辅助结构勾画
计划设计
计划审核与评估
否
是
治疗计划验证
自适应放疗
物理师设计自适应报告模板
医生确认计划勾选自适应模块
物理师跟踪患者每日自适应报告
是
变化
是
首次治疗
医生物理师到场
治疗前信息核对
治疗体位固定
治疗前MVCT扫描
图像配准
否
执行治疗
治疗
自适应治疗
否
治疗
是
治疗结束
否
安排复查随访

图 35-2

（五）TOMO的局限性和解决方案

TOMO无法实现非共面照射。非共面照射是指各个照射野的射野中心轴不在同一个平面内，其优势在于增加射野的入射方向，射野聚焦度大幅提高，靶区边缘剂量跌落更快，常用于立体定向放疗。TOMO因治疗床无法旋转，不能实施非共面照射，可以通过众多的子野照射来弥补。Ke S等入组10例接受术前新辅助放疗的鼻腔癌和鼻窦癌患者，发现IMRT和TOMO计划PTV覆盖相当，但TOMO计划的剂量均一性更优，患侧晶体和眼球的照射剂量更低。TOMO因为螺旋照射的方式，可能导致低剂量照射区域增加，但目前的研究结果并不一致。

TOMO相对于VMAT等照射技术，一定程度上增加了照射时间。Berrin Pehlivan等纳入7例不可手术切除的胸膜恶性间皮瘤患者，TOMO的治疗时间明显延长（7.4 vs.2.5分钟，$P<0.001$）。食管癌、乳腺癌、前列腺癌等恶性肿瘤放疗计划的剂量学研究中同样发现TOMO的治疗时间明显更长。目前对于TOMO治疗时间的劣势并无很好的解决方案。新的TomoDirect模式可采用非旋转式的照射，最多可提供12个共面静态野的照射，可能缩短治疗时间。

六、外照射——头部γ刀

（一）历史沿革

1968年瑞典医科达公司融合现代计算机技术、立体定向技术和放射技术为一体，研制成功世界首台头部放射外科治疗系统，由于该系统照射后组织与靶区外组织形成一个类似刀切样边界，因此，被Leksell教授形象地称为γ刀。头部γ刀技术始终在完善和进步，治疗过程日益人性化和舒适化；治疗模式逐渐能兼容无框治疗和分次治疗；计划系统更加智能，具备逆向计划功能；安全防护增加了三重屏蔽、双重防碰撞和多重联锁保护等技术。

（二）技术原理

头部γ刀治疗的核心原理是精准定位和聚焦高能射线束，对靶区进行单次或分次大剂量照射，以实现摧毁靶区病变不可逆生物效应，不同年代和不同类型的头部γ刀采用不同数量钴^{60}放射源，安置在半球弧面从不同角度和方位发出γ射线束聚焦照射在半球体的几何中心，瞬时获得一个高剂量γ射线焦点，致死性摧毁靶区内病灶，而单束射线经过的正常组织所受照射量极低，伤害很轻。治疗过程包括精准定位、精确诊断、精确计划和精准施照4个环节，主要采用MRI、CT、PET/CT等医学影像获取靶区信息，通过放射外科定位头架系统精准定位，在计算机精确计算和控制下，将不规则形状靶区完全包绕在治疗范围内，同时直观精确判断周围正常组织受照量，使正常组织处在一个安全、可耐受放射量内，从而达到病灶区域剂量高、正常组织受量小的临床要求。

（三）适应证

头部γ刀和外科手术治疗、X刀治疗都是局部有效根治性方法，相互无拮抗作用，但适应证选择有排他性，最好选择一种治疗就不要重复别的方法，除非特殊情况，例如术后复发或残留需γ刀治疗，或γ刀治疗后复发或出现并发症需手术治疗。头部γ刀适应证包括非功能性病灶和功能性病灶两大类。

非功能性病灶主要是不能手术或拒绝手术的颅内原发或转移、直径<5 cm病灶。如：良性肿瘤（垂体瘤、脑膜瘤、听神经瘤等）和恶性肿瘤（脑转移瘤、胶质瘤、生殖细胞瘤等）。此外，需重点强调的是：胶质瘤和生殖细胞瘤等肿瘤边界不清，有浸润性或易沿脑脊液播散的肿瘤不能单纯使用头部γ刀治疗，必须与全脑全脊髓等照射技术联用；顽固性颅内高压和脑室扩张禁用头部γ刀治疗。

（四）操作流程

1.治疗体位固定

主要采用有创头架或无创面网进行固定，通过头钉将头架固定在颅骨上，优点是固定稳固，精度极高；缺点是有创操作，且不利分次治疗；无创面网用热塑膜固定，可重复分次治疗，需图像引导配合保证治疗精度。

2.脏器运动管理

头部γ刀采用头架固定于颅骨上，不需考虑脏器运动。

3.定位扫描技术

头部γ刀采用MR模拟定位，仰卧位，有创头架固定，或无创面网固定，双手置于身体两侧，进行3D T1权重横断面增强扫描，扫描范围自颅顶至第二颈椎下缘，颅底肿瘤下缘可能会更低，原则上要求在全部覆盖肿瘤范围基础上，上下缘分别超出至少2 cm；采用CT定位扫描需要MR图像融合确认靶区范围。

4.治疗计划设计

（1）垂体腺瘤：周边剂量达到10 Gy即可使肿瘤停止生长或萎缩，周围危及器官耐受剂量：视神经和视交叉为8~10 Gy，海绵窦内神经为18 Gy。

（2）听神经瘤：直径1~2 cm的肿瘤给予周边剂量14~17 Gy（平均15 Gy），中心剂量29~34 Gy（平均剂量31.8 Gy）；直径2~3 cm的肿瘤给予周边剂量12~18 Gy（平均14 Gy），中心剂量26~35 Gy（平均剂量31.2 Gy）；直径大于3 cm的肿瘤给予周边剂量8~14 Gy（平均12 Gy），中心剂量20~34.1 Gy（平均剂量28.2 Gy）。

（3）脑转移瘤：单发性脑转移瘤给予周边剂量9~25 Gy（平均剂量16.5 Gy），中心剂量30~60 Gy（平均剂量37.5 Gy），处方剂量线45%~50%，平均45.8%。2~4个转移瘤给予周边剂量9~27 Gy（平均剂量14.5 Gy），中心剂量25~52 Gy（平均剂量30.2 Gy），等中心剂量线30%~60%，平均45.8%。5~12个转移瘤一般在1~2周内分2次完成，具体照射剂量根据肿瘤位置灵活掌握，重点注意多靶点之间剂量重叠部分。

（五）局限性和副作用

初代头部γ刀具治疗范围受限、手动更换准直器、缺乏图像引导和治疗计划系统落后等局限性，新一代头部γ刀已在以上各方面取得显著改善，极大弥补了局限性。

头部γ刀副作用因肿瘤大小和部位不同而异，最常见副作用是照射部位周围脑组织水肿，临床表现为头痛、头晕和恶心、呕吐，可用甘露醇注射液改善，必要时可用激素治疗1周左右，另外抗肿瘤血管生成药物（贝伐珠单抗注射液和重组人血管内皮抑制素注射液）在缓解顽固性脑水肿方面有很好疗效；如发生严重的、药物治疗无效的脑水肿，则需神经外科行颅骨开窗减压术或脑室腹腔分流术等治疗。

归根结底，头部γ刀副作用重在预防，必须严格掌握适应证和控制肿瘤边缘危及器官受量，根据肿瘤特点给予最恰当处方剂量，才可避免严重副作用发生。

七、外照射——体部γ刀

（一）历史沿革

体部γ刀又称为γ射线全身放射外科治疗系统，是由深圳奥沃公司于1998年自主研发而成，被命名为OUR-QGD型体部γ刀，由主机、立体定位系统、电气控制系统和治疗计划系统等部件构成；该产品借鉴头部γ刀多源旋转聚焦原理，把适应证从颅内扩大到全身。

（二）技术原理

OUR-QGD型体部γ刀将30枚钴^{60}放射源装载在半球型源体上，按照一定经纬度规律分布，在伺服电机驱动下，源体旋转，使30束γ射线在准直器引导下形成一个均匀射线锥面，汇聚在焦点上，实现高剂量聚焦照射，这一基本原理决定了γ刀的最大优点：靶区中心剂量高，周边剂量跌落迅速。

2012年奥沃公司推出了奥沃大医体部γ刀，与前几代产品相比，附加了IGRT功能、治疗床可做三维联动、可行CT、MR、PET/CT等多种图像配准、融合。

玛西普公司研发的MBGS型体部γ刀使用多项专有技术，具有显著技术创新，采用倾斜式等距旋转聚焦、三维运动治疗床和C型开放式机架。

（三）适应证

体部γ刀主要适用于直径<7 cm、不能手术或拒绝手术、发生在功能并联器官或实质器官的原发和转移肿瘤。在把握适应证时主要考虑两个方面：

1.靶脏器选择

主要选择功能并联器官，是指正常生理功能不因局部异常或缺失，致使整体失能的脏器。因此，具备并联脏器特点的实质器官，体部γ刀临床治疗频率最高的依次为肺、肝、胰和肾原发和转移性恶性肿瘤。

不能或拒绝手术的早期肺癌是体部γ刀首选适应证，空军特色医学中心报道T1/T2早期肺癌接受体部γ刀治疗1、3、5年总生存率分别为93.1%，72.0%和60.3%；无进展生存率分别为86.2%，64.2%和48.8%。肺转移瘤，特别是寡转移患者在原发肿瘤有效控制前提下，也适宜采用体部γ刀治疗，1、2、3年总生存率分别为100.0%，72.5%和62.5%；无进展生存率分别为65.0%，10.0%和0。

2.靶病灶要求

肿瘤体积相对较小，最大直径不超过7 cm；靶区边界清晰，动度可控；与高危器官有安全距离。

（四）操作流程

1.治疗体位固定

体部γ刀多采用真空负压垫定位，通过抽出袋内气体产生负压成型技术来固定患者体位。定位时，将真空负压垫均匀平铺在定位CT治疗床上，使其与患者良好贴合后抽气塑形。

2.脏器运动管理

由于体部γ刀治疗时间相对较长，对胸腹部的肿瘤动度管理难度较大，放射外科常用主动呼吸控制、呼吸门控术和呼吸追踪术在体部γ刀治疗中均应用难度较大，最常用的方式是腹部加压技术和自然呼吸状态的动度补偿。腹部加压是使用腹部加压板或腹压带在定位时和每次治疗时对患者进行腹部加压限制呼吸运动幅度，腹部加压时压力越高，加压效果越好；同时加压部位建议选择在剑突下区域。该措施简便易行，常可将呼吸运动幅度控制在5 mm以内。自然呼吸状态下的呼吸动度补偿，这适用于身体状况相对较差患者，在自然呼吸状态下评估呼吸动度范围，通过靶区勾画扩大足够ITV来补偿呼吸动度。

3.定位扫描技术

体部γ刀定位时，采用仰卧位（特殊情况下也可用俯卧位，但俯卧位不利体位重复，增大摆位难度），双手上举握杆，专用治疗床结合真空负压垫固定，配合腹部加压技术，患者自然呼吸，螺旋CT增强扫描，层厚3~5 mm，层间距3~5 mm，范围需包括靶区所在器官整体，并上下超出至少2 cm。也可配合慢CT扫描（扫描速率1层/5秒），以观察肿瘤呼吸动度。

4.治疗计划设计

（1）肺癌：根据靶区大小和复杂程度采用单靶点或多靶点照射，当靶区≤3 cm时，50%等剂量线覆盖100%PTV，8~10 Gy/次，5次/周，总剂量48~50 Gy。当3 cm≤靶区≤5 cm时，计划处方要求50%等剂量线覆盖100%PTV，60%等剂量线覆盖90%以上的CTV，70%等剂量线覆盖80%以上的GTV，50%等剂量线处5 Gy/次，5次/周，GTV总剂量70 Gy/10次/2周。当靶区≥5 cm时，靶区适形度降低，剂量线覆盖体积百分比下降，可根据实际情况进行调整，降低分次剂量，减少对危及器官的损伤。

（2）肝癌：当靶区≤5 cm时，50%等剂量线覆盖100%PTV，4~5 Gy/次，5次/周，总剂量40~50 Gy，70%等剂量线覆盖80%以上GTV，6~7 Gy/次，5次/周，总剂量60~70 Gy。当靶区>5 cm时，计划处方要求50%等剂量线覆盖100%PTV，3~5 Gy/次，5次/周，总剂量30~50 Gy/10次/2周。实际执行时需要根据肝功能分级情况来确定合适的分次剂量和总剂量。

（3）胰腺癌：计划处方要求50%等剂量线覆盖100%PTV，60%等剂量线覆盖90%以上的CTV，70%等剂量线覆盖80%以上的GTV，50%等剂量线作为处方剂量，胰头癌3~4 Gy/次，胰体尾癌4~5 Gy/次，5次/周，总剂量40~51 Gy/10~15次/2~3周。

（4）肾癌：当靶区≤4 cm时，60%~70%等剂量线覆盖100%PTV，4~5 Gy/次，5次/周，总剂量40~50 Gy。当靶区>4 cm时，计划处方要求55%~60%等剂量线覆盖100%PTV，3~4 Gy/次，5次/周，总剂量40~46 Gy/10~14次/2~3周。

（五）局限性和副作用

体部γ刀的局限性体现在：靶区适形度相对较差，特别对>5 cm病灶；钴^{60}放射源固定于机架内，限制了射线入射角度，导致治疗范围受限；随着放射源衰减，治疗时间逐渐延长；进行自适应放疗难度较大等。目前新型体部γ刀正在通过改善机架设计方案、优化治疗计划系统等方式来逐步弥补上述局限性。对临床医生，最佳预防和处理措施是严格把握适应证，选择最适合体部γ刀技术患者进行治疗。

八、外照射——X刀

（一）历史沿革

X刀发展历程与γ刀相似，也是先诞生头部X刀，之后衍生出体部X刀。从技术形成脉络上主要经历3个阶段，分别是：首先，将基于直线加速器的放射外科技术用于颅内病变；其次，解决脏器运动控制问题，将基于直线加速器的放射外科技术用于体部病变；最后，改进了定位技术，整合了影像引导技术，从而使X刀广泛应用。从设备技术特点可分为改进型悬臂式直线加速器、机械臂式加速器（例如Cyberknife）、螺旋断层扫描式（例如Tomotherapy），以及采用MR引导技术的Unity系统等。

（二）技术原理

X刀的基本工作原理源于直线加速器，但技术要求显著高于直线加速器。特别是：

（1）X刀对影像引导技术和运动控制的功能要求更严；

（2）局部剂量聚焦、高度适形和边缘剂量跌落梯度陡峭的特点也要求加速器能够达到极高的剂量调制能力、更薄的光栅叶片和更高的投照精度；

（3）定位的体位和靶区几何精度要求更高。

（三）适应证

X刀的适应证与γ刀相似，大部分情况下两种技术可平替，但与γ刀相比，X刀的最大优点在于：影像引导技术更先进和运动控制技术更多样化；最大缺点在于：靶区中心聚焦剂量和周边剂量跌落速度弱于γ刀，因此，临床应用需根据肿瘤部位、体积、脏器运动等因素综合决定。

（四）操作流程

1.治疗体位固定

X刀的体位固定方式都是无创体位固定，主要包括：头颈肩热塑膜配合发泡胶成型固定、高分子低温水解热塑型体网固定技术、真空负压垫和放射外科定位框架等。另外还有直肠球囊、水凝胶间隔等设备用于保护周围危及器官。其中头颈肩热塑膜配合发泡胶成型固定效果较好，制作时需要1名物理师和2名技术员共同参与，先将发泡胶专用固定架放置于定位板上，取出一套新的发泡胶套装，将套装中的透气防水袋平铺固定在专用定位架上，再分别把带有双面胶的2~3块泡沫放置在防水袋里面，为倒入的液体预留出空间；患者去除多余的衣物、饰品、假牙，平躺于防水袋上，找到合适位置后坐起，不要移动位置；将A液和B液混合后摇匀倒入防水袋中，均匀平铺，并在着重需要固定的部位酌情加减混合液量；辅助患者再次平躺在透气防水袋上，迅速移动防水袋，使混合液充分接触并包裹头颈部，尽可能将袋中空气排出后封口，待混合液完全发泡膨胀并冷却固定成形后，患者坐起，去除发泡胶专用固定框架，将成型的发泡胶固定在定位板上，患者平躺后再开始制作头颈肩热塑膜即可。

2.脏器运动管理

X刀治疗中的脏器运动管理技术较多，包括主动呼吸控制、腹部加压技术、呼吸门控技术和呼吸追踪技术等，其中呼吸追踪技术是唯一的有创方式，但也是效果最好的。另外，呼吸门控技术在核磁共振引导的加速器中无法应用。

呼吸追踪技术是在肿瘤内或附近植入金标，运用同步呼吸追踪软件Synchrony跟踪金标运动代替肿瘤运动，进行同步照射。患者用真空垫行体位固定，穿特制背心行扫描，CT扫描前保持正常呼吸，在呼气结束时屏住呼吸进行扫描。在治疗时特制背心的合适位置放置了红光标志，通过固定在床尾侧墙上的红光探测器连续追踪体表红光运动信号，计算机模拟出呼吸导致的体表小球运动轨迹。同时，治疗床两侧上方的X射线对体内植入的金标进行多次摄影，掌握呼吸运动时肿瘤实时位置，重建出肿瘤运动轨迹。分别构建患者呼吸运动模型和肿瘤的四维位置模型，通过呼吸运动引导机械手臂自动控制加速器持续跟踪肿瘤。

3.定位扫描技术

采用合适的体位固定方式后，X刀的定位扫描过程与γ刀完全相同。

4.治疗计划设计

X刀在治疗计划设计时需要区别对待头部肿瘤和体部肿瘤。其中头部脑功能区、脑神经、脑部的重要神经结构对X射线的准确耐受剂量并不清楚，部分数据来自实验室和临床实践，还有一部分根据数学模型推导得出（表35-1）。

表35-1 QUANTEC推荐的颅脑部分危及器官的剂量-体积限值

危及器官	照射技术	剂量参数	终点事件	发生率
全脑	单次SRS	V12<5~10 cm³	症状性脑坏死	<20%
脑干	单次SRS	Dmax<12.5	永久性脑神经病变或坏死	<5%
视神经/视交叉	单次SRS	Dmax<12	视神经病变	<10%
耳蜗	单次SRS	Mean dose≤14	感觉神经性听力丧失	<25%

（1）胸部肿瘤

计划评估应包括靶区处方剂量的覆盖度、适形度指数和剂量体积直方图上的参数等，危及器官主要包括患侧肺和双肺平均剂量、V5、V10、V20、V30等指标，气管、支气管、食管、脊髓等串行器官评估最大剂量和1 cm³体积受到的照射剂量、胸壁或皮肤评估最大点剂量以及V30、V40、V50受照射的绝对体积。

（2）腹部肿瘤

需要区别对待串行器官和并行器官。

a.肝脏：正常肝脏对射线有显著的剂量体积效应，正常肝脏的全肝、2/3和1/3安全剂量分别为30~35 Gy、45~47 Gy和70~80 Gy。要特别注意肝硬化患者，其放射耐受性明显降低，全肝耐受量为23 Gy。

b.胃：属于放射相对敏感组织，当胃照射剂量45 Gy体积超过100 cm³时，出现严重损伤，主要表现为胃溃疡、穿孔、出血。30 Gy/2~3周即有黏膜水肿，40~50 Gy/4~5周可能出现溃疡。照射1/3时，TD5/5=60 Gy，照射2/3时，TD5/5=55 Gy，主要表现为溃疡穿孔。

c.肠道：肠道照射100 cm^3时，TD5/5=50 Gy，损伤表现为溃疡、穿孔、出血。

d.肾脏：属于放射相对敏感组织，当照射1/3时，TD5/5=50 Gy；照射2/3时，TD5/5=30 Gy；照射3/3时，TD5/5=23 Gy。主要表现为临床性肾炎，当双肾受照射，可能出现慢性肾功能衰竭。

5.剂量分割模式

X刀与γ刀的剂量分割模式略有差异，相同之处在于都追求GTV的有效生物剂量达到100~150 Gy；区别在于X刀的靶区内剂量要求尽可能均匀，而γ刀的靶区剂量从外向内是层层递增的。

以早期非小细胞肺癌为例，对于周围型肺癌，直径≤3 cm的病灶，通常采用10~18 Gy/次，5次/周，总剂量50~60 Gy；美国M.D.Anderson癌症中心Joe Y Chang教授推荐GTV 50 Gy/4次的剂量模式。对于中心型肺癌或老年患者（年龄≥70岁），则推荐采用GTV 70 Gy/10次的剂量模式。

6.治疗验证和精准施照

X刀治疗过程中，为有效减少正常组织受照剂量，高剂量等效曲线与靶区适形度和靶区边缘高剂量的快速跌落是非常重要的，因此，治疗验证和精准施照是非常重要的。

对剂量验证建议以体内测量为准，但临床可行性差，因此目前应用最多的是治疗前剂量验证方法是将IMRT计划移植到模体上来测量模体内的剂量分布。因此，选择合适的模体对测量剂量准确性尤为重要。

此外，在每次放疗前，应严格审核图像引导结果和核对定位片，并制定严格连续周期性质量保证计划（日检、周检、月检和年检）。

（五）局限性和副作用

X刀的局限性和副作用与γ刀相似，具体参照γ刀对应章节。

九、外照射——低能X线术中放射治疗

（一）历史沿革

术中放射治疗（intraoperative radiotherapy，IORT）是指在手术过程中用放疗设备对原发肿瘤瘤床、残存灶和淋巴引流区等部位施行近距离单次大剂量照射，高效杀灭肿瘤细胞，是目前最有效肿瘤治疗手段之一。广义IORT包括术中放射性粒子瘤体或瘤床内植入。作为一项多学科协作（MDT）技术，术中放疗需放疗医师、物理师和外科手术医师、麻醉医师及护理团队严密组织、精准配合。

（二）技术原理

蔡司公司于1997年推出了术中光子治疗仪Intrabeam，适应了肿瘤外科从根治性手术到微创、风险评估的改良手术的概念演变。Intrabeam配备的可移动微型放射源通过一个长10 cm、最大功率为电压50 kV、管电流40 μA的漂移管加速电子束射入金靶，进而激发出手术所需的各向同性低能量X射线。根据实际使用中的临床应用要求，采用6轴机械臂式，可以连接不同型号和大小的施源器到X射线源上，形成不同的照射野，其可产生球型射线野、平面射线野或管状射野。照射深度1.0~2.0 cm，照射直径1.5~6.0 cm。其较小的体积、较轻的重量（280 kg）、较低的防护要求，使设备可在手术室直接使用；滑轮系统方便灵活，摆位时间10 min，治疗时间15~30 min，使同时为多台手术提供术中放疗成为可能。由于照射范围之外辐射剂量急速下降，使周围健康组织得到很好的保护，而受照组织中更高的电离密度产生了更高的相对生物效能，达到温和高效的肿瘤治疗效果。近几年Intrabeam得到大量配置，术中放疗又获得新发展，所以本指南主要针对Intrabeam移动式光子束的术中放疗进行阐述。

（三）适应证

术中放疗的临床适应证是随着设备进步不断得到拓展的，目前广泛应用于头颈部肿瘤、消化系统肿瘤、肺癌、妇科肿瘤、前列腺肿瘤、骨科肿瘤的治疗。近年来在乳腺癌的治疗中应用增长较快。保乳手术结合术中放疗可降低乳腺癌的局部复发率，提高患者生存率及生活质量，并能达到多数患者要求的术后乳房美观度。同时，这种技术的应用有效降低了医疗费用，缩短了治疗疗程。

1.胰腺癌

胰腺癌适应证：

（1）原发肿瘤具有完整可能的切除性（分期为T3N0M0或者T4N0M0）。

（2）术中肉眼可见肿瘤残留，或者冰冻病理证实切缘阳性者。

（3）不可切除的肿瘤，厚度＜4.5 cm（受不同IORT设备的限制，数值可能有差异）。

（4）伴有其他治疗无效的中到重度疼痛。

2.胃癌

胃癌适应证：

（1）没有腹膜转移和肝转移。

（2）原发肿瘤已行根治性切除。

（3）原发肿瘤位于胃体和胃窦部（胃下三分之二部分）。

（4）胃后壁肿瘤侵出浆膜，直接侵及胰腺。

3. 乳腺癌

乳腺癌适应证：

（1）肿瘤直径<5.0 cm、符合保乳手术适应证且有强烈的保乳意愿者。

（2）肿瘤和乳房组织容量比例适中，病灶切除后周围有足量乳腺组织包埋球形施用器。

（3）既往未行IORT且保乳手术后局部复发仍有条件行保乳手术者。

（4）肿瘤切除后原病灶局部复发风险低危者。

（5）保留乳头、乳晕复合体的乳腺癌患者皮下腺体切除后可采用IORT降低乳头、乳晕切缘复发的风险。

4. 妇科肿瘤

妇科肿瘤适应证：

（1）可以耐受较大的手术。

（2）外科手术后局部复发概率高，手术病理切缘阳性或者切缘接近癌灶。

（3）无远处转移。

（4）技术上可行。

5. 软组织肉瘤

软组织肉瘤适应证：

（1）确诊为原发或术后复发软组织肿瘤。

（2）病理学类型包括滑膜肉瘤、脂肪肉瘤、纤维肉瘤、梭形细胞肉瘤、平滑肌肉瘤、横纹肌肉瘤、恶性周围神经鞘瘤未分化多形性肉瘤等。

（3）FNCLCC等级：1–3级。

（4）根治性切除原发肿瘤后仍有残存病灶。

（5）无远处转移。

6. 脊柱转移瘤

脊柱转移瘤适应证：

（1）有恶性肿瘤病史和（或）影像学、病理学诊断为脊柱转移瘤，溶骨性或混合性破坏表现。

（2）瘤椎椎体后壁侵犯程度低，为Bilsky ESCC硬膜外压迫分级0级至1 b级（0级：肿瘤局限在椎体骨内，1a级：肿瘤侵入硬膜外但硬脊膜无受压变形，1b级：肿瘤压迫硬脊膜但未挤邻脊髓）。

（3）累及椎体范围为T3~T12，L1~L5。

（4）预期生存时间≥3个月。

7. 头颈部恶性肿瘤

头颈部恶性肿瘤适应证：

（1）术后大块残留，即肉眼可见的肿瘤残留。

（2）术后显微残留，即组织学检查证实切缘有肿瘤细胞者。

（3）术后安全边缘不足，此项由手术医师判定。

头颈部恶性肿瘤照射野：瘤床部位且距表皮距离>1.0 cm。

（四）操作流程

1.治疗前评估

临床外科医生评估筛选具备实施术中放疗指征的病例，并完善相关术前检查，必须包含有影像学资料。

临床外科医生与放疗医生会诊，确认病例能否执行术中放疗，初步确定瘤床位置与放疗剂量。

确定手术日期，并通知手术室预选用的施用器类别及型号，由手术室将施用器送至后勤部门灭菌备用。

医学物理师在实施术中放疗前检查治疗机运行状态，并完成每日检查质控项目。

*打开场地巡检仪

（1）Probe Adjust（调针）--调整放射源针的准直度，使电子束能顺利打靶。

*注意锤柄朝上，连接PAICH和XRSo

调整针的准直度，确保电子束能顺利打靶

找准基准位（怀里），点Zero（置零），慢慢旋转PDA 360度，过程中注意观察何时出现最高值，将PDA转回至出现最高值的位置，按下锤柄进行敲击，使当前值二最高值-Runout/2，再旋转360°进行验证，如果Runout<0.1（绿色），则下一步，反之重复上面步骤。

（2）Dynamic Offset（电子束动态偏移，调整电子束至靶面中心）

*连接PDA和XRS，注意对准坐标

调整线束偏转电压，使电子束螺旋打靶，发射出球形射野。

连接质控工具，后点击“Continue”进入质控界面，点击“Start”开始出束。

（3）PDA Source Check（#项同性）--测试放射源输出各向同性偏差，确保输出为球形射野。

*连接PDA和XRS，注意对准坐标

用PDA测量线束输出各个方向的偏差，确保输出各向均等。各向同性测试允许误差范围：±12%。

与第二步连接方式相同，连接质控工具，后点击“Continue”进入质控界面，点击“Start”开始出束。

（4）PAICH Output Check（输出剂量率检查）--用电离室和剂量计测量放射源输

出的剂量率

*连接PAICH，电离室和XRS。注意UNIDOSE先Zero（清零）

用电离室和剂量计测量放射源的输出剂量，确保输出剂量与校准文件数据在范围之内，符合治疗要求。

连接质控工具，后点击“Continue”进入质控界面，点击“Start”开始出束。Dose Rate Deviation from the Calibration File误差范围：±5%。

2.治疗决策

临床外科医师、放疗医师，以及影像、病理医师等相关专业人员通过多学科诊疗讨论（MDT）确定总体治疗模式。

放疗医师和临床外科医师共同确定照射靶区，以及要保护的器官和组织，以及选用合适的施用器类别和型号。

3.处方剂量

放疗医师确定处方剂量。

医学物理师输入正确的治疗参数，并与放疗医师共同确定治疗计划。

（1）Select Patient选择已存在病人或者新建病人信息。

（2）Continue with previous patient继续上一个病人的治疗选项，如有同一位病人需要照射多个部位，在上一次治疗后90分钟内可勾选此框，继续进行照射，无须再进行QA。

（3）Mark Site功能，选择治疗部位。

（4）治疗参数选择

a.病人需要多次分割放疗的情况下，可在其中设置；

b.施用器类型选择，有球形/平板/表面/针型4种可选；

c.施用器尺寸选择；

d.施用器序列号；

e.本次治疗所用X射线源序列号；

f.射线能量为50 kV；

g.本次治疗所选用的校准模式，乳腺癌及脑瘤选用TARGIT，其他适应证选择Calibration V4；

h.本次治疗所用XRS名称（如客户存在多个XRS）；

i.本次治疗所用射线管电流，选择40 uA；

j.处方剂量达到的深度；

k.放疗科医生确定的处方剂量；

l.预计放疗所需时间；

m.在处方剂量深度的剂量率；

n.锁定计划，锁定后再次更改需输入物理师密码计划完成指示。所有参数输入完成后计划完成指示灯变绿，进入放疗科医生确认界面。

4.计划执行

巡回护士将治疗机移动至手术室内合适的位置，医学物理师将X射线源安装在治疗机机械手臂上，手术室护士负责正确安装无菌罩和施用器。

无菌罩安装：

（1）海绵圈在袋子里面，不要暴露在外面。

（2）施用器缓慢套进针头，小心误伤针头。

（3）施用器开口的突起位置插入托盘卡槽内，当听到“咔嗒”一声，说明施用器已到位。

（4）以上步骤由无菌护士操作。

临床外科医师将套装好施用器的X射线源放置于照射靶区，并隔离非照射的器官和组织。

放疗医师验证治疗参数，核查患者基本信息、施用器类型和型号、处方剂量和照射深度，并输入密码签名确认。

所有人员离开手术室，并关门。核查无误后，医学物理师输入密码签名确认，开始执行术中放射治疗计划。

医学物理师和麻醉师需要通过监视器或者带屏蔽的观察窗监控整个术中放疗过程，以应对突发情况。

治疗结束后，由手术室护士取下施用器并送至后勤部门消毒。医学物理师负责收回X射线源。物理师负责整理治疗机，推回指定存放地点。

5.文档记录

医学物理师负责导出并打印术中放疗报告，简短版报告送至临床科室归入患者病历中保存，详细版报告留放疗科归档保存。

（五）局限性和副作用

1.局限性

与常规外照射相比，IORT做为一种辅助治疗方式也有其局限性：

当治疗范围较大时，由于无法计算准确的剂量分布，不能采用射野衔接技术治疗；

首先因治疗范围和深度，临床应用中可选择的适应证较少；

需要补充术后外照射时，由于靶区范围和OAR受量均无法精确确定，将对体外放疗计划的制定带来较大的困难；

治疗前后过程更复杂，要求精细、准确，增加了麻醉、手术的时间及风险性；

仪器、设施要求严格，需要做好强化防护意识，定期进行环境和个人剂量检测，且需要手术间、放疗间共建。放疗医师、技师、外科医师协作完成。因此一般非专科大型医院难以开展。

2.副作用

虽然IORT可以将正常组织隔离于放射野外，但由于单次照射剂量大，并发症的发生率为8.5%~24%。临床实践中发现其主要敏感部位为外周神经、输尿管、胆道、食管、小肠和肺。由于手术同时施行放疗，有些早期并发症难以区分是手术或是放疗所致。因此确保物理剂量的准确，做好肿瘤周围正常组织的辐射防护，就是IORT成败的关键。

（1）神经反应

照射ERBT 50 Gy、IORT 10~25 Gy后，外周神经损伤可表现为疼痛、运动和感觉障碍。3级痛感可在2~4个月后出现，1~12个月消退，与照射剂量和神经长度有关；IORT<12.5 Gy时，发生率为5%；而大于15 Gy时，发生率增加到19%。锥体脊髓反应为胰腺癌IORT的最大并发症，可表现为椎骨破坏、截瘫、椎管内出血、自主神经功能失调、肢体麻痹和活动不协调等。

（2）粘连性肠梗阻

行IORT的患者粘连性肠梗阻的发生率较单纯手术者高，可能与IORT引起的急性放射性炎症有关。术后胃肠功能恢复时间IORT组较单纯手术组平均延缓1天；肠粘连情况较单纯手术组增加10%左右，常发生于术后3~6个月，大部分经保守治疗可缓解。行IORT时，将肠管隔离于腹膜腔外或使射线局限于某一区域，使放射性炎症局限化，可减少肠粘连的发生。

（3）胃肠道出血

IORT最常见的并发症为胃肠道出血，且有迟发出血的可能。实验发现，IORT 45 Gy照射后的动物与30 Gy相比，术后小肠张力和弹性明显下降，并伴有明显的黏膜下纤维化，5年内出现内瘘、吻合口出血、肠壁萎缩等并发症高于30 Gy实验组。因此认为30 Gy是不引起小肠早晚期放射反应的最大剂量。Winett等对150例无转移的局部胰腺癌患者行IORT后，16例发生上消化道出血，为减少胃肠道并发症，除剂量不超过30 Gy外，术后延长胃黏膜保护剂、抗酸药的使用时间有助于降低消化道出血的发生率。

（4）胰腺相关并发症

胃癌术中放疗会出现放射性胰腺炎等并发症，其发生率为4%，出现一过性淀粉酶升高，按胰腺炎治疗半个月后，淀粉酶水平恢复正常，症状消失。研究发现IORT 25 Gy不会引起明显的胰腺内外分泌功能不足、胰腺纤维化和胰腺炎等。

十、外照射——电子线放疗术

电子线放疗按照射方式分为电子线外照射与电子线束中照射，本章节将分两部分分别介绍这两种照射方式的历史沿革，基本原理及适应证，包括其局限性。

（一）电子线外照射

1.历史沿革

电子线技术随着电子线加速器在20世纪三四十年代的出现而逐渐发展、成熟，并于20世纪70年代随着能够产生多档能量电子线的医用直线加速器的普及而广泛应用于放射治疗中，常用的电子线能量范围是6~20MeV。电子线的射程较短且明确，这在治疗深度为5~8 cm及更浅的体表肿瘤时具有一定的优势。

2.技术原理

（1）中心轴百分深度剂量曲线

根据ICRU35号报告的推荐，使用以下参数描述电子线中心轴百分深度剂量曲线的基本特性：

1D_m：最大剂量点剂量。

2D_s：表面剂量，表面下0.5 mm处的剂量。

3D_x：X射线剂量，电子束在经过散射箔、监测电离室、X射线准直器和电子限光筒等装置时，产生的X射线所贡献的剂量。

4R_t：有效治疗深度，用于描述深度剂量曲线中用于临床治疗的深度，通常推荐使用90%最大剂量深度R_{90}用作有效治疗深度。

5R_{100}：最大剂量点深度。

6R_{50}：50%最大剂量深度或半峰值深度。

7R_p：射程，百分深度剂量曲线上，过剂量跌落最陡点的切线与D_x水平线交点所对应的深度。

8R_q：百分深度剂量曲线上，过剂量跌落最陡点的切线与D_m水平线交点所对应的深度。

9G：剂量梯度，用于衡量剂量跌落；$G=R_p/(R_p-R_p)$。

（2）电子线的等剂量线分布

高能电子线等剂量线分布的特点为：低值等剂量曲线随深度增加向外扩张，而高值曲线向内收缩。

3.电子线外照射的应用细节

（1）电子线的剂量标定与计算

电子线剂量的标定须包含电子线能量，源皮距（SSD），适源器及照射野尺寸，其他射野调节设备（如组织补偿设备等），以及是否采用非均质校正等。当靶区及周围组织处于较均匀的软组织介质中时，电子射野的跳数（MU）可以通过以下公式进行计算：

$$MU=\frac{D}{\%D\cdot O_{cal}\cdot OF(E,CS,FS,SSD)'}$$

上式中D为处方剂量，%D为靶区远端所需覆盖的最低剂量线，O_{cal}为电子线在标准射野及标准测量状态下每跳数的绝对剂量，OF则为取决于电子线的能量（E）、限光筒大小（CS）、射野大小（内挡块等效尺寸）（FS）、放射源到体表距离（SSD）等因素的修正因子。

（2）非均匀介质

当电子线入射路径上存在非均匀介质时，组织密度变化可能对靶区及附近正常组织剂量产生较大影响。当非均匀介质相对于入射野较小时，软组织中的骨骼两侧会出现热点，骨骼远端则会出现冷点；软组织中的气腔两侧会出现冷点，气腔远端则会出现热点。临床应用中当非均匀介质存在时，建议尽可能采用基于CT图像的笔形束算法或蒙特卡洛算法在计划设计软件中来更准确地进行剂量计算。

（3）非准直入射

当电子线以倾斜角度入射时，旁向电子线的散射对于剂量分布将产生较大影响。相对于准直入射，倾斜入射时电子线最大剂量点更靠近体表，电子线的治疗深度变浅，射程深度处剂量却有所增加。电子线与入射面的倾斜角度越大，能量越高，射野越小，这一影响则越显著。

（4）组织补偿技术

当电子线的入射表面不平整时，为避免剂量热点和冷点的出现，可在不平整表面填充补偿材料来形成平整表面，从而产生更加均匀的剂量分布。当皮肤表面剂量需要增强时，可根据电子线的能量和所需要达到的表面剂量，选择适当厚度的组织补偿胶，使其紧密贴合于皮肤表面，成为剂量建成区的补充。当射野内靶区的厚度存在差异，或因非均匀介质的存在而造成靶区深度的差异，可通过使用组织补偿材料来调节射野内不同区域的电子线射程。组织补偿材料的模型可基于CT或超声波图像在电脑软件中计算获得，通过三维打印技术来生产制作。在进行剂量计算时，组织补偿材料的厚度须计入组织深度，以得到准确的电子线治疗跳数。

（5）电子野的交接

当两个电子野交接时，接野方式一般采用皮肤表面共线衔接或保留间隙的方式。为使接野区域的靶区获得较为均匀的剂量分布，避免或减轻剂量热点和冷点，除应尽量保持相接野互相平行外，可采用接野处变换位置的方式来实现。而具体位置变换的频率和幅度需视所采用电子线的能量、剂量交叠区域的大小，以及交接野的入射角度等因素而定。

4.电子线外照射的临床应用

（1）电子线在乳腺癌中的应用

1）改良根治术后胸壁照射：具有高危因素的乳腺癌患者在根治或改良根治术后仍需要胸壁照射已成共识，但并无公认和统一的照射技术和方法。胸壁照射时，电子线胸壁照射技术较为常用。照射时，胸壁表面需要覆盖组织补偿物照射20~30 Gy，以提高皮肤表面剂量。如果有乳腺皮肤受侵，应提高覆盖组织补偿物时的照射剂量。电子线的能量通常选择6MeV，组织补偿物厚度0.5 cm。同时照射胸壁和同侧锁骨上淋巴引流区时，当胸壁使用电子线照射时，照射野衔接处共线；同时，锁骨上野应采用半野照射技术衔接。

使用电子线进行左侧胸壁照射时，机架角度位于20°~40°，剂量分布较为合理。对于右侧胸壁的电子线照射，机架角度应该位于320°~340°。乳腺癌患者的解剖有很大的个体差异，对于胸壁特别薄的患者，电子线在肺组织内穿透深，在电子线能量已经用到最小的情况下，可能需要调整胸壁组织补偿物的厚度或垫与不垫组织补偿物之间的治疗次数比例以更好地保护肺。第1~3肋间的内乳血管周围是乳腺癌的内乳淋巴结转移的常见部位，可以根据深度选择合适能量的电子线，通常选取9~15MeV电子线与胸壁进行照射野衔接，进行照射。

2）保乳术后瘤床加量：保乳术后放疗中，为了降低高复发风险区域的复发概率，会对瘤床实施10~20 Gy的局部加量照射，可以使用电子线进行局部加量。通常，根据手术瘢痕，模拟机/CT或B超所示瘤床手术改变和周围放置的金属标记来确定照射范围和照射深度，能量大多选择在9~12MeV。对于手术瘤床放置金属标记的患者，包全手术瘢痕和金属标记外放1~1.5 cm；未放置金属标记的患者，直接在患者体表上勾画出照射范围，通常为手术瘢痕外放2 cm。

CT定位时，根据瘤床PTV设计照射野，选择合适的能量和入射角度，进行三维计划设计。治疗前根据治疗计划把电子线照射野范围标记在患者皮肤上。瘤床位置较深的患者不适合使用电子线进行补量。

（2）电子线在MALT中的应用

定位时，使用面罩仰卧固定，眼眶照射部位进行开口。通常根据照射深度需要，使用12~18MeV电子线进行照射。治疗时，使用5 mm左右宽的晶体挡铅，放置在挡铅平面的透明薄膜上，患者睁眼向挡铅看，用于保护晶体。Borger等报道使用9 mm直径，2 cm厚的铅块来对晶体进行遮挡。这种方式需要对患者的头部及眼眶部位实施非常好的固定，以保证对晶体的有效保护。

（3）全身皮肤电子线照射

全身皮肤电子线照射是治疗原发于皮肤、淋巴网状系统肿瘤（如皮肤蕈样霉菌病、Sezany综合征及皮肤B细胞淋巴瘤等）十分有效治疗方法。临床常用延长治疗距离，利用电子线扩散和散射特性，以获得足够大照射野，这项技术称之为双机架角多野技术。

这一方法由美国斯坦福大学医学院首先采用。该技术的基本要点如下：治疗距离为3m，机架角度沿水平方向上下转动20°左右，以获得在沿患者纵轴方向足够大的均匀照射野。机架转动的角度可以通过在假人模体上进行测量，保证足够覆盖治疗区域的照射范围，同时兼顾两个射野衔接处的剂量均匀性，从而对角度进行微调。

患者站立位，前方应放置散射屏，以提高患者表面剂量。每一机架角度分别接受2个前野和4个斜野的照射，每野间隔60°。全身一共12个照射野。4天为一周期，每天采用3个照射野照射。具体实施时，有些放疗中心会稍有改进。比如将每一机架角度分为4个或8个照射野，照射野间隔为90°或40°，目的是减少照射时间或提高剂量均匀性。患者体表处电子线平均能量约为2.3MeV，合成照射野的几何尺寸为60 cm×200 cm，均匀性为±5%，X射线污染<1%。患者全身各个部位实际接受剂量差异<±11%。

治疗过程中，需要对病人的手指甲，脚趾甲，以及眼睛进行保护，通常通过覆盖适当厚度的铅块来实现。

5.局限性和副作用

随着容积旋转调强治疗（VMAT）等光子技术的发展，光子治疗也能够提供类似于，甚至优于电子线的浅层剂量分布，同时提供较低的深层正常组织剂量。此外，质子射线具有与电子线相似的在远端快速衰减的特性，且衰减速度较电子线更快，旁向半影区更小，能够达到更好的正常组织保护。虽然电子线的应用由于其他新技术的出现而有逐渐减少的趋势，它仍然是简单、有效、低成本的浅表肿瘤的重要治疗方式。

（二）电子线术中照射

电子束术中放疗（intro-operative electron beam radiation therapy，IOERT）是指手术中对可见肿瘤、瘤床区或易复发转移部位，在直视下进行15~20 Gy的单次大剂量电子束照射。和低能X射线术中放疗、外照射放疗和粒子植入放疗，形成了目前以外照射放疗为主，术中放疗和粒子植入放疗为辅，多种放疗形式发挥各自优势、互补并存的临床应用局面。IOERT技术因具备适应证广、治疗疗程短、正常组织损伤小、辐射防护更容易、能提高治疗增益比等理论优势，成为最具发展潜力的放射治疗技术之一。

1.电子束术中放疗简史

术中放疗始于低能X射线治疗，但由于X射线能量低、穿透力差，以及照射野小等问题，致使治疗效果有待提升。1973年，阿部光幸使用Betatron电子感应加速器产生的20MeV电子束开展术中放疗，保证肿瘤能够得到足够的剂量，标志着IOERT技术的开端。

在IOERT技术发展初期，使用常规外照射加速器在放疗机房中进行，这种治疗增加了术中放疗患者感染的风险和术中放疗开展的难度。2006年，专用移动式术中放疗设备上市后，可直接在常规的手术室治疗患者，由于这些专用设备具备体积小、重量轻、可多方移动、带有自屏蔽系统等优点，极大地方便了术中放疗的应用。

2.电子束术中放疗的原理和适应证

术中可以在手术条件下将部分临近靶区的重要器官推离射野，降低其受照剂量，从而降低其损伤率。电子束是肿瘤术中放疗中使用到的主要射线源，其最重要的剂量学特点是射程有限，可以有效地保护靶区后方的正常组织。因此，IOERT可以通过手术中推离周围危及器官和控制电子束能量的方式，在提高肿瘤剂量的同时，更好地保护正常组织，进而提高治疗增益比。

术中放疗适用于不能切除的肿瘤和肿瘤切除后容易局部复发部位的放射治疗，可以作为综合治疗的一部分或单纯术中放疗，弥补外科手术的局限性。电子束治疗深度达3.7 cm，可用于头颈部、腹盆部、乳腺、肉瘤等肿瘤的术中放疗。目前，应用术中放疗较多的肿瘤有胰腺癌术后和不能手术者、软组织肉瘤、胃癌保脾根治术后、头颈部肿瘤放疗后复发、早期肝癌术后、早期乳腺癌保乳术后、直肠癌术后放化疗后复发和复发性妇科肿瘤等，治疗效果佳。以乳腺癌为例，乳腺癌保乳术后联合局部术中放疗，其近期疗效和美容效果好、不良反应小、并发症少见。欧洲、美国指南推荐使用IOERT完成部分乳房加速照射。

3.电子束术中放疗的基本流程

以限光筒实施IOERT的基本流程如下。

（1）外科医生和放疗科医生根据患者手术和病理检查结果，结合肉眼观察、手触摸等方式确定肿瘤残留大小、肿瘤部位及肿瘤附近的正常组织和器官范围，依据经验推断靶区剂量。

（2）根据靶区深度，确定射线束能量。如果需要提高表面剂量或降低深部剂量，限光筒末端还需加装不同厚度的补偿片；根据靶区的位置和大小，选用合适直径和末端倾角的限光筒。

（3）将靶区周边正常组织和器官推至照射野外，对准靶区插入限光筒；如果限光筒带倾角，需要调整倾角位置，使限光筒末端与靶区对准、贴合。对于无法移出野外的重要器官，还需使用铅皮遮挡。

（4）插入限光筒后，观察限光筒相对于肿瘤及周围正常组织和器官的相对位置关系，如果限光筒大小或末端倾角不合适，需要将之前放入的限光筒移出，并返回步骤2；如果限光筒大小、末端倾角合适，则进行步骤5。

（5）通过确定的射线束能量、限光筒及其末端倾角大小、处方等治疗参数，放疗物理师通过查百分深度剂量表、射野输出因子表，计算机器跳数。

（6）移动加速器或治疗床，并使用其对位引导系统对准加速器和限光筒；由于该过程需要改变手术室内仪器设备的相对位置关系，此时需要在麻醉医生、外科医生、护士和放疗物理师的共同参与下，密切观察各个设备连线，紧密配合完成加速器或手术床的移动，完成加速器和限光筒的对准；如果能通过对准系统完成加速器和限光筒的对准，则进行步骤7；如果无法对准，则可能是由于患者相对于治疗床的位置关系不当，床的基座阻挡了加速器和床的相对移动。此时，需要移出限光筒、调整患者相对于床的位置、重新插入限光筒，并对准加速器和限光筒。

（7）设置治疗参数，操作加速器完成照射。

4.术中电子直线加速器及其施照器

电子直线加速器、低能X射线机和放射性核素机（高剂量率后装放疗和术中粒子植入放疗）可用于开展术中放疗，此处将介绍术中电子直线加速器及其施照器。

（1）术中电子直线加速器简介

Siemens ME是用于术中放疗的传统固定式电子直线加速器，相较于传统外照射加速器它的机架旋转角度范围较小，因此减少了辐射防护的需求。由于该加速器机架旋转角度范围有限，无法满足术中放疗照射的需求而常用于外照射，在术中放疗中很少使用。2006年上市的专用移动式术中放疗设备，可直接在常规的手术室治疗患者，而不用将其转运至放疗机房，相较于固定式放疗加速器，降低了转运患者而引入的感染风险。Mobetron，Novac和LIAC加速器是三大可移动式电子直线加速器，流行于北美、南美、欧洲和亚洲。与传统外照射加速器相比，此类设备配备有射线阻挡器，可以衰减射线束。

（2）施照器

术中放疗加速器产生的电子束先由一个固定的锥形初级准直器准直，最终的准直/调制通过一组不同直径的圆柱形、矩形/囊状施照器实现。临床应用中，常将末端开放的常规圆柱形或矩形施照器称为限光筒。囊状施照器结构较复杂，兼具准直和调制电子束的作用。施照器与加速器通过硬链接或激光软连接两种方式进行对位。

1）限光筒端面

根据限光筒端面的特征，可分为直端面限光筒和斜端面限光筒。同样直径大小的斜端面限光筒较直端面限光筒的照射野大，但是必须注意，此类限光筒的剂量分布是不对称的，以一定的角度延伸到超出限光筒尖端的组织中，穿透深度更小。

2）囊状施照器

囊状施照器能够将高能电子束呈平面的剂量分布转换为囊状非平面剂量分布，可以根据术中放疗术后瘤床形状设计任意形状的施照器。半球囊状施照器，外形呈半球状，能够配合电子直线加速器中电子束产生半球面剂量分布，适用于脑瘤的术中放疗。此外，囊状施照器还被设计为球囊状和鼓形，分别用以适形中央型乳腺癌和贴近胸壁乳腺癌术后瘤床照射。

十一、内照射——后装治疗

（一）后装治疗概述

后装的基本原理是用手动或遥控的传动方式将一个或多个密封放射源从储源器到预先定好位置的施源器之间进行传送来进行治疗。后装治疗具有近源处剂量高、源周边剂量跌落迅速的特点，能在给予肿瘤高剂量照射的同时有效地减少肿瘤周围危及器官的剂量。另外，由于放射源位于肿瘤之内或附近，所以能减小解剖改变和摆位偏差对剂量的影响，这些优点使得后装治疗在肿瘤的放射治疗中有不可替代的作用。根据治疗时后装放射源剂量率的大小，ICRU89号报告将后装分为高剂量率后装（剂量率>12 Gy/h）、中剂量率后装（剂量率1~12 Gy/h）、低剂量率后装（<1 Gy/h）三类。由于高剂量率后装治疗具有治疗时间短、易于防护等优点，当前绝大多数后装治疗均是应用高剂量率后装治疗。根据施源器放置位置方式的不同，后装治疗可以分为腔内后装、组织间插植后装以及两者的联合后装。

（二）适应证

后装近距离放疗可作为单一治疗手段或联合外照射用于多部位肿瘤的治疗，适用于多种临床状况下的肿瘤：①原发肿瘤的初始治疗，如宫颈癌、前列腺癌等；②有手术禁忌、手术困难或术后复发无法再次手术者；③手术或EBRT治疗后肿瘤残留者；④EBRT、化疗失败及其他疗法难以控制的原发肿瘤。适应证广泛，包括但不限于下表所列：

表35-2　后装适应证

	癌种	单纯后装治疗	外照射后局部推量
头颈部肿瘤	唇癌	直径<5 cm、T1-3N0；术后近切缘或阳性切缘、周围神经受累	①局部大肿瘤；②外照射结束后小肿瘤残留；③对于不适合手术且需要进行淋巴引流区照射的T1-2N0肿瘤；④可能需要切除重要功能或外观区域的局部晚期T3-4和/或N+肿瘤；⑤受限于邻近危及器官而不能予高照射剂量的肿瘤；⑥切缘阳性或包膜外侵犯的瘤床区补量
	颊黏膜癌	直径<4 cm、厚度<1.5 cm、位于颊黏膜前2/3、边界清晰且未侵犯牙龈和颌间连合、T1-2N0	
	舌癌	直径<4 cm、T1-2N0；术后近切缘或阳性切缘且无淋巴结转移	
	口底癌	直径<4 cm距离颌骨>5 mm、T1-2N0；术后近切缘或阳性切缘且无淋巴结转移	
	口咽癌	外生性肿瘤，直径≤1 cm的扁桃体、软腭和悬雍垂肿瘤；先前照射区域复发或新发肿瘤	
	鼻咽	局限于鼻咽腔、边界清楚的表浅的复发病灶	
妇科肿瘤	宫颈癌	ⅠA期或直径<1 cm的ⅠB1期宫颈癌的手术替代治疗手段；宫颈癌放疗后局部复发的挽救治疗；局部病灶出血的止血治疗	①根治性放疗；②术后辅助治疗的阴道残端/瘤床区推量；③妇科肿瘤术后复发的放射治疗
	子宫内膜癌	中危和高危子宫内膜癌的术后阴道残端放疗；放疗后局部复发的挽救治疗	

续表

	癌种	单纯后装治疗	外照射后局部推量
妇科肿瘤	阴道癌	Ⅰ期、位置表浅、浸润深度≤5 mm且宽度≤2 cm的阴道癌；放疗后局部复发的挽救治疗；局部病灶出血的止血治疗	①根治性放疗；②术后辅助治疗的阴道残端/瘤床区推量；③妇科肿瘤术后复发的放射治疗
	外阴癌	肿瘤直径＜2 cm；术后浸润深度>5 mm或切缘阳性或切缘＜8 mm	
泌尿肿瘤	前列腺癌	前列腺癌局部复发的挽救性治疗	所有N0M0的前列腺癌的根治性放疗
	膀胱癌		单个病灶且直径≤5cm的T2-3膀胱癌
	阴茎癌	直径＜4 cm的T1-2N0M0的早期阴茎癌	
	女性尿道癌	直径≤4 cm、无膀胱侵犯、无淋巴结转移的女性远端尿道癌	女性尿道癌的根治性放疗
消化道肿瘤	直肠癌	晚期直肠癌的姑息性放疗	晚期肿瘤的姑息放疗；不适合手术患者残留肿瘤的推量
	肛管癌		放化疗后局部残留病灶的局部推量
	食管癌	不适宜手术的早期食管癌(T1 aN0M0和T1 b-sm1N0M0，G1-2、无血管淋巴浸润)；晚期食管癌的姑息放疗	食管癌的根治性放疗或姑息放疗均可考虑后装治疗局部推量
消化道肿瘤	胆管癌	不可手术的小肿瘤的根治性放疗；所有可以插管的胆管恶性狭窄的姑息治疗	不可手术的局部晚期胆道癌的根治性放疗；术后辅助治疗
	肝癌	手术或其他消融手段不可行的肝原发肿瘤或转移性肿瘤	
	乳腺癌	保乳术后的部分乳照射(符合ASTRO低危人群标准)	保乳术后全乳照射后的局部瘤床推量
	支气管肺癌	气管内或支气管内肿瘤的姑息放疗；早期气管内或支气管内肿瘤的根治性放疗	外照射后气管内或支气管内的局限性残留灶的推量
	皮肤癌	面部皮肤癌(T1-2N0M0)；术后近切缘或切缘阳性或神经侵犯的皮肤癌	局部晚期皮肤癌(大体积的T2-T3或N+)外放疗后的局部原发灶推量
	软组织肉瘤	有术后放疗适应证，肿瘤直径＜10 cm，R0切除，	有术后放疗适应证，存在皮肤侵犯、R1切缘、后装治疗靶区范围覆盖不佳、肿瘤直径>10cm等任一因素
	转移肿瘤	寡转移灶的高剂量放疗	

（三）操作流程

据统计，采用后装治疗的病人超过80%是宫颈癌患者，因此，本指南具体举例说明时，将以宫颈癌患者的后装治疗流程为例，其他部位后装治疗流程的质量控制可参照执行。

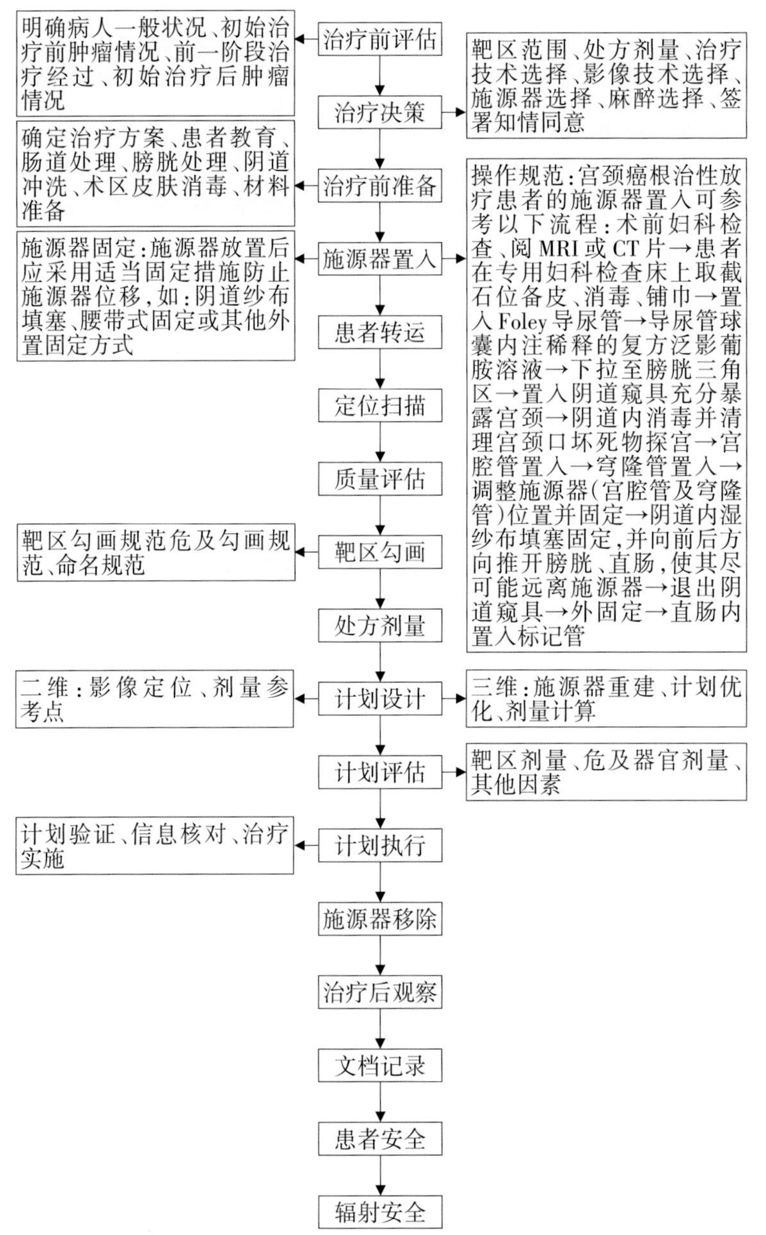

图35-3　后装治疗流程图

（四）局限性和副作用

1.局限性

后装的局限性主要表现为：①与外放疗相比，后装近距离放疗常并发一些操作相关的副作用；②照射剂量因施源器位置和施源器重建受人为因素影响较大；③近距离放疗临床应用仅限于肿瘤边界清楚、靶区相对较小的患者，不适合淋巴引流区的预防照射。

2.副作用

后装近距离放疗的副作用与近距离放疗类型、放疗剂量、治疗部位、周围器官和组织、既往照射剂量以及患者个体等多种因素有关，总体上发生率较低。侵入操作相关的副作用表现为疼痛、感染、出血、血栓等。照射体积剂量相关的副作用后者与外放疗类似，常见的晚期并发症表现为组织器官的纤维化、组织水肿、慢性炎症、溃疡、坏死、窦道或瘘管，具体表现取决于近距离放疗的部位和邻近的器官组织，对患者生活质量的影响也主要取决于发生的部位和严重程度。

十二、内照射——放射性粒子植入

放射性粒子植入是一种将密封微型放射源植入到肿瘤内进行近距离放疗技术。

（一）粒子植入常用放射性核素及物理学特点

目前粒子植入常用放射性核素有^{125}I、^{103}Pd和^{131}Cs。与早期使用的^{198}Au相比，^{125}I、^{103}Pd和^{131}Cs半衰期较长，应用方便，能量较低，易于防护。对于^{125}I粒子，8 cm厚的组织会使其强度衰减10倍。

（二）粒子植入治疗的生物学特点

与外照射中常用高能X或γ射线相比，粒子植入用的放射性核素发射的是平均能量几十千电子伏低能射线，具高线性能量传递（LET）、高相对生物效能（RBE）和低氧增强比（OER）特性。

（三）粒子植入的历史

1909年，法国巴黎镭放射生物实验室利用导管，将带有包壳镭植入前列腺病灶，治疗前列腺癌。美国纽约Memorial Sloan-Kettering癌症中心1917年也进行前列腺癌粒子植入治疗，20世纪60年代初尝试经耻骨后组织间粒子植入治疗前列腺癌。1983年，Holm等提出用经直肠超声图像引导植入粒子，通过穿刺针和与超声探头固定在一起模板将粒子植入前列腺。

我国许多机构和专家在粒子植入技术完善、创新和临床探索方面做了大量卓有成效工作。除用于治疗早期局限性前列腺癌，也尝试用于治疗乳腺癌、肺癌、胰腺癌等多种肿瘤，对食管、胆道等空腔脏器肿瘤还出现了支架装载粒子进行治疗的探索。影像引导术除超声外，CT和MR图像也有应用，且出现了用于多个部位肿瘤引导穿刺的共面模板和非共面模板，以及3D打印模板。

（四）粒子植入治疗适应证

目前，在欧美等国粒子植入是早期局限性前列腺癌标准治疗手段之一。国际上粒子植入也用于眼脉络膜黑色素瘤治疗、乳腺癌术后放疗、早期肺癌术中瘤床照射等。我国粒子植入治疗应用较多，主要包括前列腺癌、头颈瘤、肺癌、肝癌、胰腺癌、软组织瘤等。主要用于无法接受手术、外照射放疗、化疗、靶向治疗、介入治疗等，或接受这些治疗后肿瘤未控、复发或转移而无法再次接受这些治疗者，也有与这些治疗结合用于病变晚期姑息治疗。

（五）粒子植入技术流程

作为近距离放疗术，粒子植入流程与外照射放疗、高剂量率后装治疗类似，不同的是剂量验证在粒子植入后进行。基本步骤包括模拟定位、术前计划、植入粒子和剂量验证。

（1）模拟定位：按患者影像，勾画靶区和危及器官。

（2）术前计划：物理师根据处方要求，制定术前治疗计划，订购粒子。

（3）植入粒子：利用图像（模板）引导植入粒子，并做术中计划实时优化。

（4）剂量验证：植入后剂量验证，对患者剂量进行评估。

不同机构技术流程有差异，比如有单位仅依据术前计划植入粒子，不做术中计划；有的不做术前计划，依据术中计划植入粒子。不同部位肿瘤粒子植入，不同机构具体流程和使用的影像设备（超声/CT/MR）也有所不同，但基本原则和实施步骤是一致的。

（六）粒子植入的辐射防护

目前我国粒子植入辐射防护要求详见CACA指南《粒子治疗》，该要求对粒籽源贮存、各类人员与工作场所防护做出了明确规定。

十三、内照射——放射性药物

（一）放射性药物定义

放射性药物指含有放射性核素供医学诊断和治疗用的一类特殊药物。放射性药物、核医学仪器和工作场所是核医学的必备条件。

（二）放射性药物特性

1.具有放射性

放射性药物中放射性核素发出的粒子或射线是医学诊断和治疗的应用基础，与普通药物的药理作用基础明显不同，需归属核医学科管理。在制备、运输、贮存和使用过程中应严格执行国家制订的《放射性药品管理办法》等有关法规。

2.在体内效应取决于被标志物特性

放射性药物在体内生理、生化特性取决于被标志物固有特性，可被相应靶器官选择性摄取和浓聚。放射性核素化学量极微，不足以产生药理学效应。放射性核素发出射线起示踪作用，或是利用射线生物效应达到治疗作用。

3.脱标及辐射自分解

放射性药物在贮存过程中，标记放射性核素会脱离被标志物，致使放射化学纯度及比活度改变。另外，某些被标志物对射线作用较敏感，在射线作用下可发生化学结构变化或生物活性丧失，导致放射性药物在体内生物学行为改变，这种现象称作辐射自分解。因此，若放射性药物运输或储存较久，应进行放射性核素纯度和放射化学纯度鉴定，符合要求才能使用。

4.计量单位和化学量

放射性药物以放射性活度为计量单位，而不是采用化学量。

5.具有特定的有效使用期

由于放射性药物中放射性核素会自发进行放射性衰变，药物量（放射性活度）会随时间增加而不断减少，其内在质量也可能改变。因此，大多数放射性药物有效期较短，不能长期贮存，在每次使用时均需根据特定核素物理半衰期做衰减校正，重新计算使用剂量。

（三）放射性药物分类

1.按用途

可分为体外用和体内用放射性药物两大类。体外用放射性药物即体外分析用放射性试剂或示踪剂，如放射免疫分析试剂、呼气试验用放射性试剂等：体内用放射性药物根据其应用于不同组织系统进一步分类。

2.按作用

可分为诊断用和治疗用放射性药物。诊断用放射性药物通过一定途径引入体内获得靶器官或组织的影像或功能参数，从而对疾病进行诊断。治疗用放射性药物利用半衰期长的发射β粒子、α粒子、俄歇电子或内转换电子的放射性核素及其标记化合物高度选择性浓集在病变组织而产生电离辐射生物效应，从而抑制或破坏病变组织，起到治疗作用。

3.按放射性核素半衰期

可分为长半衰期和短半衰期放射性药物。

4.按辐射类型

可分为单光子发射、正电子发射、β粒子发射放射性药物等。

5.按放射性核素来源

分为加速器生产的放射性药物、反应堆生产的放射性药物等。

6.按药物性状或剂型

可分为注射液、注射用悬浮液、口服液、气体、气溶胶等。

（四）放射性核素来源

目前，医用放射性核素来源主要有：核反应堆、医用回旋加速器和放射性核素发生器。

（五）放射性药物制备

常用方法为：同位素交换法、化学合成法、生物合成法及金属络合法。

（六）放射性药物的质控

质量检验是依据一定标准对一定对象进行检验，并判断其是否符标准规定的过程。质量检验包含如下要素：①质量检验的对象：成品、中间产品、原辅料（包括包装材料）、环境条件及仪器设施性能等；②质量检验依据的标准：国家标准、行业标准、企业标准等。质量标准包含：项目、方法（经过方法学验证）和判断标准；③质量检验过程：与检验人员、取样条件、检验用仪器设备、操作规程和环境条件等有关；④数据处理和结果判断。

从检验项目来分，放射性药品质量检验一般包括3个方面：

（1）物理检验：性状、可见异物、不溶性微粒、颗粒细度测定法、核素鉴别、核纯度测定、放射性活（浓）度、放射性比活度等。

（2）化学（放射化学）检验：pH值测定、放射化学纯度测定、化学形式鉴别、化学含量测定、有毒有害化学杂质检查等。

（3）生物检验：细菌内毒素试验、无菌检查、生物分布试验、生物活性测定试验等。

（七）放射性药物使用原则

1.正确使用总原则

（1）在决定是否给病人使用放射性药物进行诊断或治疗时，首先要做出正当性判断，即权衡预期的好处与辐射引起的危害，得出进行这项检查或治疗是否值得的结论。

（2）医用内照射剂量必须低于国家有关法规的规定。

（3）若有几种同类放射性药物可供诊断检查用，选择所致辐射吸收剂量最小者；对于治疗用放射性药物，选择病灶辐射吸收剂量最大而全身及紧要器官辐射吸收剂量较小者。

（4）诊断检查时尽量采用先进的测量和显像设备，以便获得更多的信息，提高诊断水平，同时尽可能降低使用的放射性。

（5）采用必要的保护（如封闭某些器官）和促排措施，以尽量减少不必要的照射。

（6）对恶性疾病患者可以适当放宽限制。

（7）对小儿、孕妇、哺乳妇女、育龄妇女应用放射性药物要从严考虑。

2.小儿应用原则

由于儿童对辐射较为敏感，所以一般情况下，放射性检查不作为首选方法。

小儿所用放射性活度必须低于成年人。一般根据年龄、体重或体表面积按成年人剂量折算，可按年龄组粗算用药量，即1岁以内用成人用量的20%~30%、1-3岁用30%~50%、3-6岁用40%~70%、6-15岁用60%~90%。

3.妊娠及哺乳期妇女应用原则

原则上妊娠期妇女应禁用放射性药物。育龄妇女需要进行放射性检查时，要将检查时间安排在妊娠可能性不大的月经开始后的10天内进行，即世界卫生组织提出的“十日法则”。哺乳期妇女应慎用放射性药物。必要时可根据放射性药物的有效半衰期，在用药后5~10个有效半衰期内停止哺乳。

（八）不良反应

放射性药物化学量很少，鲜有重度不良反应报告。虽然实际发生率很少，但是仍有可能存在。放射性药物的不良反应主要分为四类：

1.变态反应

少数致敏患者对某种药物的特殊反应，致敏原可能是药物本身或药物在体内代谢物或药物制剂中的杂质。根据程度不同可分为：轻度，如荨麻疹、痒疹或其他轻度不适等，无须治疗或仅需对症治疗；中度，如眩晕、乏力、面色苍白及呼吸急促，应立即进行治疗，但无生命危险；重度，如休克、心脏骤停等，需紧急抢救，个别可因抢救无效而死亡。

2.热原反应

带有热原的放射性药物引入人体后产生的异常反应。热原可引起发冷、发热、颤抖、头痛，严重者可致死。

3.药物毒性反应

药物毒性反应由药物本身引起，随着药物剂量的增加而加强，不同药物引起的毒性反应各不相同，主要表现为面红、唇麻、胸闷及呼吸、循环、消化和血液系统的毒性症状。

4.此外尚有极少数不良反应为原因不明

（九）不良反应的预防及处理

（1）应用放射性药物时如发现患者出现不良反应，应立即停药，取平卧位，测量血压、脉搏，了解全身情况，根据病情轻重妥善处理，轻者可自行缓解或仅需对症处理，中度者立即给予相应治疗，休克者立即注入肾上腺素及吸氧。以变态反应样症状为主者，给予血管加压剂、抗组胺药物及激素类。

（2）从事临床核医学的工作人员应有高度的工作责任心，应熟悉和掌握有关放射性核素的基本知识并严格遵守放射性药品的登记、保管、使用制度，严格进行放射性药物的鉴定及质量控制，发现问题，立即采取相应措施。

（3）操作人员要严格遵照无菌操作技术进行放射性药物的制备。

（4）详细询问病史，尤其应注意过敏史，严格掌握适应证，排除潜在的危险因素。

（5）注入放射性药物时，不可回抽血液与药物混合。

（6）室内常规配备急救物品，用药后应观察数分钟。

（7）特殊病例应进行必要的预防用药。

（十）放射性药体内定位机制

引入体内的放射性药物只有定位于特定的组织或器官，才能进行疾病的诊断与治疗。

1.特异性摄取

某些放射性药物进入机体后，依赖于特异性转运载体可被特定组织或器官所摄取，从而实现对该组织或器官的显像、功能测定或治疗。

2.特异性结合

放射性药物可通过与组织细胞中特定的结合位点发生特异性结合反应而定位于这些组织细胞中。这些特定结合位点可以是核酸（如DNA或RNA），也可是蛋白质（如受体、抗原决定簇，以及酶或转运蛋白的特异性结合位点），例如：反义显像、受体显像、放射免疫显像。

3.代谢性滞留

某些放射性药物经过不同的机制进入特定的组织细胞后，在相关酶的作用下发生化学结构的改变而滞留于细胞内。

4.引流和生物分布区

引入体内的放射性药物，可通过其特殊的引流或生物分布区来进行相应组织器官的显像。

5.物理或化学吸附

放射性药物可通过化学或物理吸附作用定位于特定组织中。

6.微血管栓塞

静脉注射大于毛细血管直径的放射性颗粒或微球。

7.细胞吞噬作用

经静脉注射进入体内的放射性胶体，可被肝、脾、骨髓等器官内丰富的单核巨噬细胞所吞噬，故可进行上述器官的显像。

8.排泄清除

放射性标记的特定结构化合物引入体内经一定途径排泄清除，从而使排泄系统显影。

9.简单扩散

引入体内的放射性药物可依赖浓度梯度经简单扩散进入或离开某些组织器官，从而可对其进行显像或功能测定。

第二章

影像引导技术

一、1D引导-膀胱容积监测仪

（一）膀胱容积监测仪概述

膀胱充盈程度不同，不仅会造成自身形状和位置不同，还会影响周围组织位置，继发引起靶区剂量不足或正常组织辐射过量等问题。为了实现可重复膀胱容积，目前临床常要求患者在定位前和每分次治疗前排空膀胱后喝一定量水。然而，因个人、天气等多种因素影响，临床发现分次治疗与定位之间膀胱容量有较大差异。因此，需要一种更客观方法评估膀胱容积，超声膀胱容积监测仪可很好解决这个问题。

（二）适应证

基于超声膀胱扫描术具以下特点：不受膀胱占位病变影响，可有效识别膀胱壁；可便捷、无创、即时检测膀胱容积，无须超声专业医师操作；扫描范围广（如0~999 ml），准确度高（如>100 ml时±7.5%）。该技术适应性好，可用于多个情况，比如：

（1）盆腔放疗前，有尿道感染而无法接受导尿管处理者。

（2）盆腔放疗中，监测膀胱容量，保证盆腔精确放疗。

（3）盆腔放疗后，泌尿系统功能评估，如膀胱功能评估、尿控管理、残余尿量等。

（三）膀胱容积监测仪的操作流程

（1）监测仪准备：安装膀胱容积监测仪，设定相关参数，选定扫描模式。

（2）患者准备：将患者数据输入系统，患者穿舒适衣服取仰卧位，放松腹部肌肉，腹部涂抹足量的耦合剂。

（3）探头上涂抹适量耦合剂，在患者耻骨上方2~3cm处进行预扫描。注：确保探头按钮或标识朝人体头部方向，探头适度倾斜。

（4）在超声模式下，预扫描和扫描时，图像中心一般会有指示线，此时需要移动探头使图像居中，使膀胱截面面积最大。

（5）扫描结束后，主页面有投影显示，当扫描中心和参考中心偏离不大时，扫描结果有效，在屏幕中读取数值，选择打印、存储或将信息通过条形码输入到电子医疗记录系统中。

（四）膀胱容积监测仪应用于临床的操作流程

（1）定位前：要求患者排空膀胱后立即饮水（如300 ml），根据尿流率公式，预测患者膀胱容积达到200~300 ml的时间。当时间到达，利用膀胱容积监测仪测量患者的膀胱容积，如果膀胱容积在200~300 ml范围内，立即执行CT定位扫描；如果<200 ml，则每间隔10分钟重复测量，一直到200~300 ml范围内。尿流率公式如下：

$$\nu_{tot} = 2.587(\pm0.633) - 0.040(\pm0.004)P_{age} + 0.007(\pm0.002)P_{wat}$$

式中：ν_{tot}为平均尿流率，P_{age}为患者年龄，P_{wat}为饮水量。

说明：

1）200~300 ml的膀胱容积范围是基于课题研究得出的建议性范围，此范围内膀胱容积在每分次治疗时与定位时更具一致性，并且患者胀尿感更为舒适。

2）针对盆腔中不同的瘤种，膀胱容积最佳范围可根据临床具体要求确定。如前列腺癌和膀胱癌等泌尿系统肿瘤，有研究建议了200~400 ml的膀胱容积范围，该范围在膀胱容积监测仪的辅助下，个性化膀胱胀尿容积更容易实现放疗期间膀胱容积的一致性。

3）上述建议仅针对成人患者，儿童患者视情况而定。

4）分次治疗前：要求患者排空膀胱后立即饮入与定位时同量的水，与定位时同样的间隔时间后测量膀胱容积，直至与定位时的膀胱容积在±15%的偏差内。注：考虑到膀胱容积在治疗过程中有进程性充盈，建议治疗前的膀胱容积略低于定位时的容积偏差为佳。

（五）局限性和副作用

现有膀胱容积监测仪有多种，分体式（如分主机和探头两部分）监测仪从使用角度考虑，在放疗应用中局限性略大。便捷式膀胱容积监测仪具有易携带、操作方便等特点，可在放疗治疗中发挥较好作用。膀胱容积监测仪不适用于盆腔部位有开放性伤口或对耦合剂过敏的患者。另外，对于<4岁的儿童患者，测量结果有待进一步优化。

基于超声波的膀胱容积测量属于非侵入式测量，一般无风险或不良反应，不足之处是可能增加病人治疗的准备时间。

二、2D引导

（一）2D影像引导技术概述

在放疗逐渐朝精准方向发展过程中，患者治疗时摆位误差是临床重点考虑的要素，也促成了放疗中用于校正患者摆位影像引导技术的发展。影像引导技术经历了从2D影像到4D影像发展过程，其中2D影像引导技术是指采用胶片（radiochromic film）、MV-电子射野影像装置（electronic portal imaging device，EPID）或KV-电子射野影像装置，是本节的介绍重点。

20世纪70年代起，临床开始使用胶片在射野出束方向获取图像，并用于对患者摆位进行矫正，结果证实可有效减小治疗间误差。不过，临床流程中胶片的应用存在耗时耗力缺点，同时作为非数字化工具，也难以快速、准确获得患者的量化摆位误差，因此在患者摆位矫正应用中逐渐减少。电子射野影像装置进行图像引导的方法一般具有数字化处理、简单便捷、分辨率良好等特点，现已取代胶片成为国内、国际临床2D影像引导技术的主流方式。

根据系统特点，EPID大致分为光学系统和非光学系统两类。光学系统的EPID发展较早，最早可追溯到20世纪50年代，基本原理是通过X射线探测器如荧光屏搜集患者出射射线并转换成光信号后，再将其通过镜子或光纤传输至闪烁探测器摄像系统。基于光学系统EPID技术在提出后三四十年得到持续发展，并在80年代逐渐广泛用于临床，如美国GE公司的Target View。光学系统EPID优势在于，患者出束射线收集范围广和设备成本较为合理，但其主要缺点在于系统中光信号搜集效率较低，引起图像质量降低，此外光学系统装置体积较大，对患者摆位有一定影响，且在临床使用时可能与机架发生碰撞。基于非光学系统的EPID在20世纪80年代早期开始被提出，并在80年代末进入临床使用。第一种代表性技术是扫描矩阵电离室系统，包含液体电离室矩阵、控制单元及系统软件，控制单元用于控制图像采集与生成的模数转换过程，系统软件则负责对图像进行存储、显示和确认摆位误差。这种系统集成度较高、图像几何失真度低，但成像速度稍慢且射线利用率不高。另一种技术则是目前在临床已大规模使用的矩阵平板探测器系统。这种系统使用了光电二极管如非晶硅材料（amorphous silicon，a-Si）或光电导元件如非晶硒材料（amorphous selenium，a-Se）的半导体矩阵作为探测器主要材料。这类探测器具有体积小、成像射野大、速度快及分辨率高等特点，被当今主流加速器厂商所采用，如Varian公司的aS1000/IDU20、aS1200/DMI系统和Elekta公司的iViewGT系统。

（二）2D影像引导技术原理

基于EPID的2D影像引导技术的成像原理是，当治疗用X射线穿过患者后，由EPID探测器获取一幅2D射野影像，传送到软件系统中，与计划系统中传送来的参考数字重建影像（digital reconstructed radiography，DRR）进行配准，来修正患者的位置偏差。根据技术原理不同，目前商用的EPID探测器主要有2种。

1.基于耦合的CCD相机荧光屏探测器

荧光屏探测器主要由闪烁体、反光镜和电荷耦合器件（charge coupled device，CCD）相机组成。闪烁体是将高分辨率闪烁屏（如钆的硫氧化物）覆盖在金属板上，可将穿过患者X射线转换成荧光图像。荧光信号经45°反光镜反射到CCD相机上，CCD相机再将接收到荧光信号转变成电信号，并进一步数字化显示成可视图像。这种探测器可放置在治疗床上或附属托架上，常用于独立影像系统。

2.基于非晶硅的图像探测器

非晶硅（aSi）探测器主要由一块金属板（MV - EPID常为厚度1 mm的铜，KV - EPID常为厚度2 mm的铝）、一层磷增感屏或闪烁体（厚度约为0.5 mm掺杂铽的二氧硫化二钆）和非晶硅发光二极管矩阵组成。穿过患者的光子束入射探测器时，与铜板（或铝板）发生相互作用，主要发生康普顿效应（或光电效应），产生散射电子（或逸出电子），电子漂移到闪烁体并沉积能量。闪烁体将一部分沉积的能量以闪烁光子的形式释放，这些可见光随后被非晶硅发光二极管矩阵探测到。每个光电二极管耦合连接一个薄膜晶体管（thin film transistor，TFT），当光电二极管放电时，TFT导通。每个耦合的“光电二极管-晶体管”即形成矩阵的一个像素，最后形成数字化图像。数字图像的采集是不连续的，根据使用需求，最终图像可以用以下方式获得：经典或积分模式，即累加多个单元帧图像然后以此归一；连续模式或电影模式，照射期间实时采集多个图像，用户可以调节每个单元帧图像的参数。这种探测器为平板，常被固定于加速器上，可横向平移、纵向平移和回缩，可采集MV级图像，也可以采集KV级图像。

（三）适应证和禁忌证

2D图像引导技术通过单曝光或双曝光方式采集MV图像和KV图像，可用于头颈部、胸腹部多种实体瘤的放疗前位置修正、放疗中位置确认。MV图像的骨和空气对比度都较低，软组织显像不清晰，且成像剂量更高，因此，临床上更推荐使用KV图像。2D影像引导技术常借助骨性标记（如肋骨、棘突）、相对固定结构（如主动脉弓）或植入标记进行。文献报道，2D MV和KV图像在头颈、胸腹、盆腔非运动肿瘤放疗中的摆位误差与CBCT差异较小，且耗时更短。但在食管癌、胸腺瘤和运动型肿瘤（肺癌、肝癌）放疗中，CBCT影像清晰度、配准区域、配准方式均优于2D图像，发现摆位误差的能力更强。胸腹部肿瘤患者特别是使用容积旋转调强和立体定向放疗等复杂放疗技术的患者建议选择3D和4D CBCT影像引导放疗，在没有3D和4D图像引导的情况下，2D图像也可用于常规分割的运动肿瘤的患者摆位评估，和确认治疗中患者位置是否改变。

（四）操作流程

不同研究所、用户、成像系统和校正方式之间可能存在差异，导致临床工作流程存在差别。下面将探讨两种主要方式：在线校正和离线校正。

图像引导临床工作流程一般包括3个主要阶段：①初步摆位后的成像；②校正后的成像；③治疗过程中和（或）治疗后的成像。依据各个应用的不同，②和③部分的成像可能不会全都用在临床流程中。离线校正流程表明，室内获取图像与参考图像之间的定位偏差可以在治疗前或治疗后分析，但是不进行校正，如果需要校正的话，结果可以应用于下一次治疗。除成像之外，上述校正过程也包括比较、判断，可用人工或自动的方式将参考影像和室内获取图像进行比较。

利用X射线成像进行在线校正的临床流程涉及的步骤可包括但不限于以下内容：

（1）首先在医师指导下获取患者在治疗位置时的治疗计划CT影像，利用CT图像和相关轮廓生成2D或3D参考数据集。

（2）将参考数据集和计划数据传输至治疗执行的工作站。

（3）治疗实施前利用激光灯对患者进行摆位。

（4）如在治疗中有其他特殊技术（如呼吸管理）要求，需设定特殊技术信号采集。

（5）进行2D或3D成像，将获取图像与参考数据集进行配准，以确定肿瘤靶区位置。

（6）医师和放疗技师对两个数据集进行融合和配准。可利用计算机算法进行自动配准，也可人工手动配准或借助特殊标记等方法。

（7）获取配准结果后，将位置参数通过网络传输至治疗床，利用治疗床的移动将肿瘤送至目标位置。

（8）检查每日获取的影像，也可与之前获取的图像进行比较，并记录靶区和危及器官的形态变化情况。

（9）配准信息和融合图像可以存储在数据库中，或打印出来由医师签字后保存。

（五）局限性

基于兆伏级EPID的2D成像系统，图像质量不如低能X射线好，组织分辨能力低；获取图像所需的射线剂量较高，图像质量依赖于硬件和算法。

基于低能kV射线的2D影像系统，不能用于观察治疗射野；不能观察组织结构上的变化；获取图像所需剂量较低，但难以量化，且不能将其“整合”到治疗计划中综合考虑。

三、3D引导-KVCT、3D-KVCBCT

（一）KVCT

1.适应证

基于KVCT影像引导放疗的适应证与常规放疗相同，包括但不限于以下癌种：

单纯根治的肿瘤：鼻咽癌、早期喉癌、早期口腔癌、鼻旁窦癌、早期恶性淋巴瘤、髓母细胞瘤、基底细胞癌、肺癌、精原细胞瘤、食管癌等。

与化疗合并治疗肿瘤：小细胞肺癌、中晚期恶性淋巴瘤等。

与手术综合治疗：上颌窦、耳鼻喉癌、胶质神经细胞瘤、肺癌、胸腺瘤、胃肠道癌、软组织肉瘤等。有计划性地术前放疗、术中放疗、术后放疗。

姑息性放疗：骨转移灶的止痛放疗、脑转移放疗、晚期肿瘤的姑息减症治疗。

颅内肿瘤：特别是位于重要解剖结构，形态不规则不适合外科手术或手术难切除的肿瘤。

头颈部肿瘤：包括术后、常规放疗后残留或复发的肿瘤，如鼻咽癌、颅底肿瘤。

脊柱（髓）肿瘤。

胸部肿瘤：如纵隔肿瘤、肺癌、胸壁肿瘤。

消化、泌尿、生殖系统肿瘤：如肝癌、胰腺癌、前列腺癌；全身各部位转移癌。

相比于其他三维影像引导方式（CBCT，MVCT，MRI等），KVCT引导具有密度分辨率高、断面解剖关系清楚、扫描范围（FOV）大、运动伪影少、检查速度快、安全廉价等优点，且可得到与密度精确对应的CT值，便于后续定量分析。因此特别适于软组织对比度要求较高的治疗部位，例如头颈和腹部肿瘤等。诊断级的治疗图像可直接用于剂量计算，便于后续开展自适应放疗。

不仅在传统的光子放疗领域，基于KVCT的影像引导在质子和重离子治疗中也有广泛的应用，其优势在于CT值能够准确地反映粒子的射程，而完整扫描范围则有利于准确计算粒子路径上的剂量分布。

2.基于KVCT的影像引导放疗技术的操作流程

KVCT引导放疗需将患者在CT端和加速器端之间进行切换，在操作流程上会比同中心的IGRT系统复杂。

（1）CT-on-rails系统图像引导流程

不同假设，CT-on-rails系统图像引导流程分为两种，一种是Common Isocenter

法，另一种是Daily Isocenter法。

Common Isocenter法：假设加速器等中心与CT图像坐标位置关系确定（映射为一固定坐标），依靠床值读数修正摆位误差。具体步骤为首先在CT端对患者进行摆位并扫描，将新的CT图像与计划CT配准，二者之间的偏差通过已知的等中心坐标转为移床值进行移床，最后旋转治疗床至加速器治疗位并实施治疗。

Daily Isocenter法：假设加速器等中心和CT图像中心的关系并不固定，每天可能发生变化。具体步骤为首先在CT端对患者进行摆位，在患者正面和侧面的皮肤文身贴上铅点标记以及标尺，然后执行扫描；查看CT数据并确定铅点中心（即为治疗等中心的坐标）；将新的CT图像与计划CT配准，记录配准后相对于铅点中心的偏差；最后旋转治疗床至加速器端，移动治疗床使激光对准配准后的标尺位置并实施治疗。

第一种方法完全依赖于系统本身的机械完好性，然而其摆位准确度可能会受到床的沉降、旋转角度误差以及患者在床旋转过程中的移动等因素的影响，尽管每种因素的误差并不大。第二种方法利用铅点来确定CT引导图像上的等中心坐标，摆位需要的时间更长，其准确度主要由激光的精度决定。总的来说，将各种误差因素综合考虑之后，两种方法在各个方向上都可达到小于1 mm的摆位精度，其中后者的摆位精度比前者略高，各方向的误差会小0.1~0.2mm。

（2）uRT-linac 506 c一体机的操作流程

uRT-linac 506 c一体机支持基于EPID的二维正交片引导和三维MV-CBCT引导，以及基于机载CT机的三维KVCT引导。得益于近十年来放疗设备在硬件控制和软件算法上的进步，其KVCT引导流程更加方便快捷。首先将患者按照体表文身进行摆位并确认，点击“进入CT位”，治疗床和机架将自动把患者送入CT孔径；点击“开始扫描”，扫描完成后点击“退出CT位”，治疗床将自动退回到摆位床值，与此同时完成CT图像的重建；新的CT图像（坐标经过软件修正）将自动与计划图像配准，移床值经过确认后发送给治疗床，完成移床后实施治疗。整个IGRT过程耗时1到2分钟。

3.局限性不足以及解决方案

尽管基于KVCT的影像引导放疗在成像质量和操作流程上有一定的优势，但是仍然有以下方面的局限性需要考虑。

（1）剂量安全

与目前主流的KV-CBCT引导和最新的MRI引导方式相比，KVCT的成像剂量不够低。为达到诊断级的成像要求，依据扫描部位的不同，KVCT的成像剂量为10~50 mGy，大约比KV-CBCT高了一个数量级。针对影像引导的目的而言，诊断级成像并不是必需的，因此可采用低剂量或超低剂量扫描协议，降低球管电压和电流，剂量将降低至原来的五分之一乃至十分之一。尽管低剂量KVCT的噪声会不可避免地增多，但可以通过机器学习的方法减少噪声，同样能够达到诊断级的成像效果，不影响后续勾画和剂量计算准确性。

（2）孔径限制

在实施影像引导时，CT机的孔径大小可能会限制部分患者的体位。例如西门子CTVision系统采用的SOMATON OPEN CT机具有82 cm的大孔径，与常规的CT模拟定位机接近，适合绝大多数患者。而uRT-linac 506 c一体机的CT孔径是70 cm，部分采用手臂托架的患者（例如乳腺和肺部肿瘤）可能难以进入孔径。为了适合更多患者，KVCT引导系统需要使用更大孔径的CT机。对于uRT-linac 506 c而言，由于CT机架与加速器机架完全相连，因此需要对加速器机架做一些改造来集成更大孔径的CT机。

（3）占地空间

目前的KVCT引导放疗系统由两个独立的机架以及一个活动范围较大的治疗床组成，因此对空间大小的要求较高，在一定程度上限制了其推广应用。未来的KVCT系统需要做到在机械上更加集成化，在结构上有所创新，将CT机与加速器更紧密地整合在一起，从而缩小占地空间。

（二）3D-kVCBCT

1.适应证

kVCBCT系统的射线利用效率高，具有在治疗位置进行X线透视、摄片和容积成像的多重功能，对摆位校正、自适应放疗具有重要价值。目前在临床中主要应用于测量修正摆位误差、观察疗程中形态变化。

测量和修正摆位误差

测量和修正摆位误差是kVCBCT应用最早、最成熟方式。患者在治疗前采集kVCBCT图像，与定位CT图像进行比对，若误差大于则给予矫正摆位，校正合格后进行治疗。学界也基于kVCBCT对头颈瘤、胸腹肿瘤等开展摆位误差的统计学分析，为临床摆位误差纠正方式与应用频次提供参考。与传统EPID或者OBI相比，三维图像在空间的配准比二维图像精确，图像信息更丰富。

观察疗程中解剖形态的变化

疗程中解剖形态的变化包括治疗分次间的靶区位移和变形以及同一分次中靶区的运动。前者可在治疗前采集kVCBCT图像，并与计划CT或前次kVCBCT进行配准得到；后者可在治疗前及治疗后各做一次kVCBCT扫描，对比两次图像得到。

2.kVCBCT的局限及解决方案——iCBCT

kVCBCT因直接使用二维面状探测器进行三维锥形束扫描，其软组织分辨率与传统CT扫描相比有明显不足，图像噪声影响较大，均一性较差。

以新一代的Halcyon为例，其增加了一种新的迭代重建算法，使用该算法重建出的图像称为iCBCT（iterativeCBCT）图像。iCBCT重建算法同时引入了AcurosCTS和统计重建（Statistical Reconstruction）两种算法，提高了图像的质量。其图像同标准模式kVCBCT图像相比主要优点为噪声减少、均匀性提高、高对比度噪声比和伪影减少等，应用到临床上最大特点为提高了软组织的分辨率。

Halcyon iCBCT模式和标准模式CBCT图像使用相同的采集投影，因此iCBCT的应用并不会增加图像的采集时间。在图像重建上，为提高图像质量iCBCT的重建算法借助AcurosCTS算法模拟粒子的散射输运过程，虽然该算法需要巨大的计算量，但借助于系统配备图像重建专用GPU加速技术，其所需的重建时间大幅降低，与Halcyon的标准CBCT模式相差无几。

四、MRI

MR引导放疗（MRgRT）最终目标是利用MR优越的软组织对比度，以在线方式自适应地修改治疗计划。早在2004年，RaaijMaker等就公布了将6 MV直线加速器（LINAC）与MR系统集成的可行性研究结果。在Elekta公司和飞利浦医疗系统公司的合作下，该团队设计了一种围绕1.5T磁共振系统的机架旋转的6 MV直线加速器。他们在2007年的工作还确定，组织-空气界面剂量的增加是由于电子回转效应，即磁场中的电子将因洛伦兹力的影响以环形模式移动会导致额外的剂量沉积。尽管对剂量沉积有这些影响，但研究小组得出结论，这些影响可通过传统三维适形治疗计划系统来修正。第一个这样的系统于2007年在荷兰乌得勒支的大学医学中心开始建设，并于2009年投入临床应用。

（一）当前MR引导的放疗系统

现有MR加速器可分为两大类：0.35T磁共振成像系统与钴^{60}源或直线加速器结合（Viewray）；1.5T磁共振成像系统与医用直线加速器结合（Elekta Unity）。

1.ViewRay

ViewRay是第一家在美国推出商用MRI引导放射治疗系统的公司，其ViewRay MRIdian于2012年获得FDA的批准。ViewRay磁共振引导系统具有0.35 T的场强，27 cm的最大射野，MRI扫描野50 cm，可实现实时MRI影像追踪功能。其主要分为两个系统：

（1）MRIdian ^{60}Co系统：MRIdian ^{60}Co系统是ViewRay公司生产并投入临床使用的磁共振引导放疗系统。该系统由0.35T MRI扫描系统和3个间隔120°的^{60}Co放射源复合而成，源轴距为105 cm，剂量率可达550 cGy/min。

（2）MRIdian Linac系统：MRIdian Linac系统包括0.345T的双圈宽孔超导磁体和6 MV FFF直线加速器，剂量率为600 cGy/min，源轴距为90 cm。该系统配备了69对双层双聚焦MLC（上层34对，下层35对），等中心处投影宽度0.415 cm，最大射野为

27.4 cm×24.1 cm，最小射野为0.2 cm×0.4 cm。

2.Elekta Unity 的技术

1999年荷兰Utrecht大学的Lagendijk 教授提出了用磁共振影像进行放疗实时定位的构想。Elekta公司与Utrecht大学、Philips 公司展开合作，经过十几年的不懈努力，克服了无数工程上的重大挑战，推出Unity这台有独到临床价值的磁共振放疗系统。Elekta Unity 的设计要求是将电子直线加速器与磁共振扫描集为一体，可同时使用而不发生相互干扰，并且磁共振影像需具备适用于放疗图像引导的几何保真和诊断影像质量。Unity加速器安装在滑环机架上，磁共振的超导磁体嵌在滑环孔中。定制设计的磁体主磁场线圈在中间分离，创建了一个射束通道。梯度线圈和射频发射线圈也经过重新设计，铜绕组避开了射束通道。磁共振的射频屏蔽笼包括一个U型的墙面和磁体的内表面，将加速器隔在屏蔽笼外。特殊设计的束缚磁场抵消了加速器附近的磁场，加上金属磁屏蔽壳的作用使加速器在零磁场下工作。加速器与磁共振有各自独立的机械、电气系统和控制软件。

（1）Unity采用高速滑环技术

将拥有7FFF能量的数字化加速器系统平衡的安装在滑环的外侧，可随滑环一起连续旋转，每分钟可高达6圈；滑环内镶嵌1.5T磁共振成像系统，因此，等中心距靶的距离延长至143.5 cm。Unity的治疗头不可旋转，x方向配有铅门，y方向配有80对多叶光栅（Muti-leaf collimator，MLC）。等中心位置MLC的宽度为7.15 mm，最大射野面积为57 cm（x）×22 cm（y）。由于磁共振加速器本身特点，并没有配备光野、激光灯和光距尺装置，测量工具在摆位时主要依靠拍摄电子射野（Electronic Portal Image Device，EPID）影像的方式来验证摆位的准确性。

（2）Monaco计划系统

Monaco计划系统为Unity建立了射束模型，在剂量计算中考虑磁体、接收线圈及治疗床对射束的衰减。计划系统具备在线自动勾画肿瘤及正常器官以及在线优化治疗计划的功能，按照不同的临床需求提供定制化的计划优化流程，保证治疗过程中各个环节的安全和质量。计划系统使用蒙特卡罗模拟法计算剂量，模拟粒子束流在患者体内剂量递送的过程，能够精确地计算磁场中的剂量分布，并且具备在线计划需要的计算速度。

（3）临床流程

Unity的临床流程分为离线和在线两个部分。离线部分流程与当前使用常规加速器治疗的准备过程基本相同，主要步骤包括患者体位固定、获取模拟治疗的CT定位影像和创建治疗计划。使用研究产品在治疗前准备过程中创建的治疗计划叫作参考计划，目的是设定了一个符合处方要求的计划模板。在线流程是每个治疗分次必须完成的。这个过程有3个步骤，依顺序为“扫描”—“计划”—“治疗”。第一步完成患者摆位和三维磁共振定位影像的扫描；第二步在Monaco计划系统上完成磁共振定位影像与模拟定位影像的配准，根据在线影像确定治疗靶区和危及器官的位置，在参考计划的基础上制定当次治疗的自适应计划，根据治疗靶区和危及器官的变化情况，可选择进行“按位置修正”或“按形状修正”两种自适应方式；第三步是在磁共振放射治疗系统上执行自适应计划，治疗中可以用磁共振影像来监控肿瘤的位置和运动，确保治疗中靶病灶没有发生偏移。

Elekta Unity首次将高场1.5T磁共振成像、精准放射治疗和自适应工作流程系统结合在一起。这开启了高场磁共振影像实时引导放疗的新时代，使得个性化在线自适应治疗成为现实。高场强磁场下引导放疗，对于提高治疗精度具有较高的潜力，但是磁共振与常规加速器的结合增加了整体系统的复杂性，对传统的物理数据采集及剂量QA都带来了新的挑战，给加速器质控带来的各种技术上的挑战。

（二）生物标志物与MR影像

高软组织对比度是MR影像的优势。例如，高对比度的MRI将能够在无须MR对比剂的情况下勾勒出肝脏内病变轮廓。此外，它还能提高许多疾病部位轮廓勾画的准确性，包括前列腺、脑、鼻咽部等以及臂丛和唾液腺等关键结构。除形态成像，MRI还具提供功能成像能力。癌细胞增殖率越高，细胞密度越高，就减少了细胞外空间，进而减少了水分子流动性，导致癌组织与正常组织相比，表观扩散系数降低。因此，较低表观扩散系数可用于肿瘤检测以及治疗反应和预测。类似，扩散张量成像已被证明比仅用T1加权图像更好地描绘了难以治疗的高级别胶质瘤。动态对比增强MRI已被证明在评估放疗的晚期心脏毒性方面是有用的。MRI在近距离放疗插入和植入后评估中经常有用。MR作为一种机载成像方式，具有图像引导的固有优势（高对比度，功能信息，更好的肿瘤和正常组织分辨）。MRI在显示臂丛、脊髓、肝内病变和脑等方面特别有用。此外，它不增加辐射剂量；一些临床部位可在治疗方向上成像；超快技术可减少运动诱导模糊，用于低分割次数治疗环境中的成像。应当注意，诸如快速序列的发展潜在提供了足够空间分辨率以用于实时图像引导。磁共振波谱成像（MRS）能诊断与瘤细胞增殖相关的高代谢活动区，这对放疗计划特别有用，因为它可更好描绘人体肿瘤体积。MRS还可通过每日肿瘤成像帮助进行图像指导，促进同时进行剂量提升。

（三）MR引导放疗的流程

MRgRT系统独特特点是集成了在线自适应放疗系统（ART）。由于较差的软组织图像质量，当前IGRT技术精确度有限，且常应用较大PTV外扩来解决这一点。在前列腺癌中，精囊和淋巴结运动可能独立于前列腺发生，如发生冲突，前列腺被优先考虑，可能会错过其他目标。有趣的是，一项研究表明，当原始计划覆盖在每日CBCT上时，由于投送剂量与计划剂量不同，大约三分之一分次将从重新计划中受益。在一些肿瘤类型中，如脑，尚无证据表明传统IGRT不如MRgRT，因为分次内运动可忽略不计，因此，使用基于X射线的定位可能就足够了。MRgRT提供了生物靶向适应性剂量传递的新可能性，目前正在进行测试。在线ART根据治疗当天解剖结构的变化修改治疗。将考虑到放疗期间分次内运动、靶器官变化及危险器官的不同形状和大小。靶点本身可能在治疗过程中缩小（例如宫颈癌），或靶点可能在低分割治疗期间变形或肿胀。随着每日自适应重新勾画和重新计划，对刚性固定和有创跟踪方法（如基准标记）的需要变得多余。这可缩短患者工作流程并改善患者体验。

上面强调的在线ART潜在好处可能会在少分次治疗中变得更加相关。少分次可能成为某些肿瘤类型的标准治疗方法，并已被证明对治疗一些较常见肿瘤部位有效，如前列腺癌、肺癌和乳腺。随着分割次数减少，每个分割放疗精确度变得更加重要。MRIgRT可能在这方面发挥作用。与标准机器相比，MR直线加速器的容量有限，而且治疗时间更长。因此，根据进一步研究，需优先考虑从适应性放疗中获益最多的患者和肿瘤类型。

（四）运动肿瘤的监控

应用对象主要集中在肝癌、肺癌等周期性运动的肿瘤。定位扫描方法：①CT定位扫描：患者取仰卧位，真空袋固定，双手交叉置于头顶。CT常规增强轴位扫描，扫描范围颈部到中腹部，层厚3 mm，无层间隔，上述扫描均为自由呼吸状态下获得。同时所有患者均利用Varian实时位置采集系统（real-Time position management，RPM）进行扫描4D-CT影像。②MR定位扫描：患者完成CT定位扫描，按照相同体位固定方案进行MR磁共振定位扫描。采取仰卧位，双臂交叉置于头顶，安放并固定体部线圈，以头足位进入主磁场。上述影像传入Monaco计划系统进行靶区和危及器官的勾画。靶区勾画：选取50%相位CT影像作为参考相位，4D-CT影像各个相位均与参考相位影像进行配准。利用Monaco计划系统自带的基于互信息的配准算法进行配准，采用的配准方案为基于骨性结构的刚性配准。为了避免研究者之间的干扰，所有相位影像的GTV均由同一位医师进行勾画。同时为了保证图像对比度的一致性，所有影像均采用相同的窗宽窗位。GTV的体积通过将10个相位勾画的GTV进行融合重建，应用GTV10进行表示。GTVMR代表在MR影像上勾画的GTV的靶区。治疗计划建议应用计算网格为0.3 mm，计算不确定度为1%。为了减少磁场的干扰，增加对穿野的数量。物理质控：治疗计划计算网格为2 mm，利用磁共振兼容的Arccheck进行3D剂量验证，Gamma通过率标准设置为3%/3 mm，阈值为10%，绝对剂量通过率要求达到95%以上。定期按照飞利浦磁共振影像流程每周进行MRI影像的物理质控。

另外通过独立的剂量计算系统进行在线剂量验证，该剂量计算系统可作为在线Monaco计划系统计算得到的剂量分布的二次核查。治疗流程：患者治疗前进行磁共振影像的扫描，扫描序列根据前期模拟定位进行摸索确定，可很好的进行肿瘤的显示。为了简化治疗流程和提高治疗效率，均采用自适应位置的治疗模式（adapt to position，ATP），通过在线MRI影像与计划CT进行配准获得对应区域的平均电子密度进行剂量计算，由物理师和临床医师共同决定配准的结果是否符合临床应用的标准。基于上述配准后的MR影像进行计划优化，记录计划优化时间，并由临床医师决定计划是否符合临床需要。若符合临床需要，利用在线二次剂量计算工具，进行计划的在线物理质控。治疗过程中通过实时的MR动态序列影像观察肿瘤是否脱靶，并在可能的情况下进行治疗干预。

（五）分次间变化大的肿瘤监控

主要针对腹部、盆腔分次间肿瘤及危及器官变化的器官。定位扫描方法：①CT定位扫描：患者取仰卧位，真空袋固定，双手交叉置于头顶。CT常规增强轴位扫描，扫描范围颈部到中腹部，层厚3 mm，无层间隔，上述扫描均为自由呼吸状态下获得。同时所有患者均利用Varian实时位置采集系统RPM进行扫描4D-CT影像；②MR定位扫描：患者完成CT定位扫描，按照相同体位固定方案进行MR磁共振定位扫描。采取仰卧位，双臂交叉置于头顶，安放并固定体部线圈，以头足位进入主磁场。上述影像传入计划系统进行靶区和危及器官的勾画。靶区勾画应参考MRI扫描后的结果，并利用4D-CT的扫描作为靶区外扩的依据。计划优化采用0.3 mm的计算网格，每次的优化的不确定度定义为1%。治疗流程：患者治疗前进行磁共振影像的扫描，扫描序列根据前期模拟定位进行摸索确定，可很好地进行肺部肿瘤的显示。结合磁共振加速器模拟定位确定的图像重新修订靶区。在线计划采用自适应勾画的方式，重新勾画危及器官和靶区。通过在线MRI影像与计划CT进行配准获得对应区域的平均电子密度进行剂量计算，由物理师和临床医师共同决定配准的结果是否符合临床应用的标准。基于上述配准后的MR影像，靶区由医师确定，靶区周围5 cm以内的危及器官由医师负责勾画，其余危及器官由物理师确定。进行计划优化，并由临床医师决定计划是否符合临床需要。若符合临床需要，利用在线二次剂量计算工具，进行计划的在线物理质控。治疗过程中通过实时的MR动态序列影像观察肿瘤是否脱靶，并在可能的情况下进行治疗干预。

（六）MR引导放疗面临的挑战

与传统类型的IGRT平台相比，MRgRT具有一系列优势，但它也有一些必须解决的局限性。对于每个治疗部位，仍需确定应用于该器官成像的最佳序列。此外，这些序列也应该是高效且及时的。Paulson等人最近的一项工作提供了关于完全共识协议的信息，该协议基于对特定部位MRI模拟的一系列问卷的反馈。对于脑磁共振模拟定位成像，本文建议立体定向治疗的几何失真<1 mm，非立体定向脑治疗的几何失真<2 mm。作者们建议使用脂肪抑制的增强后T1加权序列来识别肿瘤区域，并且应该使用T2加权快速自旋回波序列来识别水肿区。对于使用3 mm层厚和<1 mm平面内空间分辨率的轴向多层2D T2Turbo自旋回波图像，以勾勒精囊和前列腺体的轮廓，达成了共识。除了仍需开展工作以确定模拟定位扫描序列选择之外，MRgRT还有其他问题，如磁场对二次电子的影响。如前所述，磁场的存在可能会对二次电子造成影响，单元剂量计算算法中的稳健算法必须考虑到这些影响。磁场有可能在材料界面造成剂量和热点的弯曲。这需要TPS考虑并减少电子返回效应。此外，MRI采集的时间长度大大超过了RT治疗的时间，因此可能导致MRI数据因运动产生的伪影。必须执行质量保证（QA）以确保核磁共振数据的几何精度，并且MR图像缺乏RT剂量计算所需的电子密度信息。美国物理学家协会在TG142报告中列出了成像和治疗等中心之间重合的每日偏差，其对于非立体定向治疗为≤2 mm，对于立体定向治疗为≤1 mm。同时，植入患者体内的金属装置可能会导致磁共振图像中的伪影，例如信号丢失、强烈的信号累积区域和植入附近区域的失真，即使它们是非磁性的。磁共振图像是根据主要来自质子的射频信号重建的，并且缺乏电子密度信息。然而，MRI可用于估计电子密度。或者，可将MRI与CT配准，以用于治疗计划目的。磁共振成像也可以被分割成小的分区，可以提供电子密度估计。MRI制造商正在研究RT应用程序，它将为MR-RT控制台提供这些估计。最后，必须制造QA设备，以彻底测试磁场对辐射束的影响。目前的质量保证设备需要与MR兼容，并且需要使用于治疗期间传输剂量检测的在线工具适合于这些设备。

五、体表光学

（一）3D体表光学

目前在放疗中调强技术应用广泛，对靶区位置准确性要求较高。靶区位置常受患者摆位、呼吸运动、胃肠蠕动、治疗中体位改变等因素影响，图像引导放疗技术（image-guided radiation therapy，IGRT）可解决上述问题。作为IGRT中常规技术，锥形束计算机断层扫描（CBCT）可获取患者解剖信息，重建容积影像与定位CT进行配准，纠正靶区位置。但由于额外剂量、耗时长、无法动态连续监测等缺点，应用频率受到限制。近年新兴体表光学图像引导技术（surface guided radiotherapy，SGRT）具零辐射、实时快速监测、驱动呼吸门控等优势，逐渐广泛用于临床。

（二）配准算法

SGRT系统普遍采用的配准算法是ICP算法，该算法在实际与参考各自表面的点云中的最接近点之间建立了对应关系。当配准结果未满足理想精度要求时，通过ICP算法不断迭代降低误差，通过点与点之间配准来进行旋转和平移，从而接近理想精度。

（三）适应证

以前的定位系统大多用于特定的临床需求，如基于红外线的SRS头部追踪、基于超声的前列腺定位或呼吸运动管理等，SGRT系统因其足够的空间和时间精度而得到广泛应用。

（四）引导放疗摆位和运动监测

在放疗中，SGRT系统多结合CBCT/kV-kV等影像引导技术进行摆位，或结合呼吸门控进行运动监控。SGRT系统临床通用性允许其对大多数肿瘤部位如头颈、胸腹、盆腔、四肢等进行摆位引导和运动监测，相应部位应尽量暴露使系统直接对皮肤表面成像。SGRT系统最初主要用于刚性浅表部位，随着临床经验丰富，逐渐用于弹性浅表部位。近年来，系统内置算法不断优化和版本升级，在深部肿瘤中的应用也逐渐增多。

1.在刚性浅表部位中的具体应用

对颅内，适于脑转移患者、各种良性颅内疾病（如三叉神经痛、颅骨良性肿瘤）患者、需实现亚毫米级精准定位的颅内SRS患者、无牙颌患者及开放式面罩患者等。

对头颈，适于鼻咽癌（NPC）患者、腮腺肿瘤患者、有幽闭恐惧症的患者等。

对四肢，适于四肢肿瘤（如肉瘤）患者。

2.在弹性浅表部位中的具体应用

（1）对于乳腺，可适用于乳腺癌全乳放疗患者、乳腺局部加量放疗（APBI）患者、乳房切除术后胸壁患者或需进一步实时评估乳房形状及位置的患者等。

（2）对于胸腹壁，可适用于需在深吸气屏气（DIBH）期间监测胸壁位置的患者、在治疗过程中连续定位的患者、应用呼吸门控进行胸腹部表面多维跟踪的患者等。

3.在深部肿瘤中的具体应用

（1）对于胸腹部，可适用于纵隔淋巴瘤、胃癌、肺癌、肝癌等患者。

（2）对于盆腔，可适用于前列腺癌、宫颈癌等患者。

（五）安全提示

SGRT系统在提高治疗质量、保障患者安全和减少错误方面也发挥了作用，适用于患者的手掌或面部识别，同时还可用于安全提示，如预测碰撞，避免硬件碰撞、患者碰撞等。

（六）操作流程

1.Catalyst HD系统操作流程

（1）导入患者：治疗前导入患者计划，包括RTplan和RTstructure。

（2）日检：进入系统晨检模式，按激光摆好日检模体，偏差要求<1 mm。

（3）摆位前参数设置：调节增益和积分时间参数获取最佳图像质量。

（4）引导患者摆位及实时监测：首次摆位时CBCT校准后捕获参考影像；非首次时根据投影颜色调整患者位置，摆位完成后进入治疗模块开始监控。

2.AlignRT系统操作流程

（1）导入患者：Record模式下导入患者的RT文件。

（2）日检：进入系统晨检模式，按激光摆好验证板（SSD=100 cm），确保3个摄像头均能捕获验证板的等中心位置，偏差要求<0.3 mm。

（3）引导患者摆位及实时监测：首次摆位时CBCT校准后捕获参考影像，手动勾画ROI；非首次时根据显示屏偏差调整患者位置，摆位完成后进入治疗模块开始监控。

（七）局限性

SGRT系统作为放疗领域新兴的图像引导技术，目前仍存在一定的局限性，以下主要从设备、患者和环境3个方面展开说明。

1.设备局限性

（1）硬件系统限制

有限的视野（FOV）：临床治疗中未考虑治疗机头或用于图像引导的成像面板对光学摄像机遮挡的影响，导致放射治疗过程中选定的FOV大部分表面不可见，而在跟踪区域存在信息丢失时SGRT系统并没有相应的报警装置、禁止出束关联装置来提醒放射治疗师。解决措施：临床治疗中可通过选择室内摄像机的替代位置来移动FOV的中心解决，或采用多个摄像机，使患者始终可见。

（2）相机数量和位置的限制

对于某些特殊体位或治疗任务的患者无法完成。

（3）软件性能限制

系统参数（如Catalyst HD系统的增益和积分时间）和算法（刚性或弹性）的设置会影响配准精度。解决措施：采用弹性配准，根据患者体表情况及时调节参数，仍无法准确监测的患者部位谨慎使用；此外需对现有光学设备功能改进和团队专业培训。

2.患者局限性

较深的肤色影响准确性，甚至不易成像。解决措施：调整参数以尽量达到最佳图像扫描质量，必要时对相机光圈进行物理调整，对于肤色偏黑的患者或治疗后期色素沉着较多的患者谨慎使用。

较深的肿瘤影响准确性。解决措施：与IGRT结合使用和团队专业培训。

体表被覆盖影响准确性。解决措施：体表避免被无关物品覆盖；对于治疗所需的覆盖物如补偿膜，可3D打印塑形、表面涂层等。

3.室内环境局限性

室内光线和色温影响表面图像质量。解决措施：定期验证系统热漂移情况和稳定性能，在稳定条件下进一步验证准确性。

六、超声

千伏级CT和CBCT成像为图像引导放疗（IGRT）提供了高质量图像，但图像与参考图像的配准多基于骨性标志或植入标志物。在需将软组织结构进行可视化情况下，超声成像（US）被认为是一种更有优势的图像引导放疗术。

（一）超声成像在计划设计中的应用

1.超声辅助靶区勾画

目前，超声成像主要应用于前列腺癌、宫颈癌和乳腺癌的放疗靶区勾画，也有应用于肝、肾、胰腺和头颈部患者淋巴结等其他部位的少数情况。男性体内的前列腺位于膀胱的下方，当膀胱充满时，由于其低回声特性，在超声成像时形成了一个很容易识别的膀胱-前列腺界面，因此超声成像对前列腺的放疗靶区勾画效果很好。此外，精囊在超声成像中可以被较好的识别出，特别是进行经直肠或经会阴进行成像时。大量文献报道了关于前列腺的自动或半自动化分割方法，这些分割方法大体可以分为几种不同的类别：基于轮廓和形状的方法；基于区域的方法；基于监督和非监督的分类方法以及混合方法。即使可以实现对目标区域的3D分割，但是大多数分割算法都是基于2D图像建立的，或者进一步利用了邻近2D图像的信息进行算法训练。随着3D超声成像系统的建立，更复杂的分割算法被开发出来。此外，作为对目标区域进行识别的一种信息来源，超声功能成像也越来越受关注，如造影增强超声可用于检测前列腺内的病理性血管生成情况。此外，其他癌症的生物标志物也可以用超声成像的技术进行监测，进而这些信息可以用来分割放疗靶区勾画中的生物靶区。

超声成像在妇科肿瘤勾画的应用方面，如子宫内膜癌或宫颈癌，由于盆腔内危机器官数量多且结构复杂，在治疗过程中靶区和危机器官容易产生明显的移动和形变，因此靶区的勾画通常是一项复杂的工作。此外，超声图像通常不能显示整个感兴趣区域，但如果膀胱是充盈的情况，子宫，宫颈和阴道亦可以正确地显示出来。

2.超声图像与其他多模态图像的配准

将超声图像与其他模态的图像进行配准，可用于制定放疗计划时辅助靶区及危机器官勾画。现有的被文献报道的超声图像配准方法可分为刚性配准和非刚性配准两大类。就目前而言，前列腺癌是超声引导放疗最重要应用场景之一，因此超声图像配准技术主要集中在该器官。也有研究报道了超声成像在肝脏放疗中的应用，其利用肝脏影像中血管某些特定点对超声和MR图像进行刚性配准。基于形变配准的研究也有被报道，在这一研究中，作者利用肝脏的呼吸运动模型对超声图像与MR或CT图像进行了形变配准。

在一些情况下，非刚性配准方法需要用来补偿器官或组织形变产生图像畸变如前列腺MR图像扫描时，与超声扫描时相比，直肠位置产生了改变，直肠或肠的充盈状态发生了变化。通常在应用形变配准之前，需要进行初始的手动或自动配准。初始的配准还可以基于形变模型，如自适应聚焦可变形模型和弹性模型。Hu等人提出了一种基于生物力学有限元模型的配准方法。在Ding等人的研究中，磁共振光谱成像（MRS）的图像被配准到超声/CT图像中，其假设前列腺内的任何位置都不随前列腺轮廓和质心发生变化。一般来说，基于超声图像的形变配准的主要问题之一是FOV有限，不允许与其他模式（如CT或MRI）图像完全匹配，这导致了需要假设超声扫描区域之外的图像形变趋势。

3.器官运动评估

放疗计划设计时，通常使用4D-CT来确定目标区域的运动情况，如PTV随着人体呼吸运动而产生的运动误差。超声成像技术也是一种有用的图像模态可以被用来量化这种运动，针对这一主题我们将在后续的小节中展开论述。

（二）分次治疗器官运动监测

1.分次间运动检测系统和分次内运动检测系统

超声IGRT系统可分为两类：分次间运动检测系统和分次内运动检测系统。分次间运动检测系统可以实现将模拟定位阶段获取的参考CT图像与在治疗时期获取的超声图像勾画的轮廓进行比较。分次内运动检测方法是指对同时期不同类型的图像进行比较，其可以实现在模拟定位阶段同时获取超声图像与参考CT图像并对两者勾画的轮廓进行比较。

第一代超声IGRT系统是基于2D图像模式的分次间运动检测系统。如90年代末出现的B模态捕获和瞄准（BAT）系统（Best Nomos，Pittsburgh，PA，USA）。紧接着

3D超声成像系统开始进入临床应用，如21世纪初使用频率较高的SonArray分次间运动检测系统（Varian Medical systems，Palo Alto，CA）。Clarity系统（Elekta，Stockholm，Sweden）是一种定量的分次间运动检测3D IGRT系统，其出现于2004年前后。值得注意的是，IGRT领域之外也存在相关的3D超声图像多模态配准研究，如用于超声图像引导的手术和活检系统的商业化开发，其中的一些技术细节与超声IGRT系统有类似之处。

分次间运动检测超声IGRT系统是应用于放疗过程中的计划实施阶段的。在每个分次的治疗计划实施之前获超声图像，并将其勾画的目标区域轮廓与模拟定位CT图像勾画的目标区域轮廓进行配准和比较。由于这一模式的超声IGRT系统的工作被应用于治疗的实施阶段，因此只需要一个被标定的超声成像系统即可，图像融合产生的任何不确定度都被限制在同一个阶段。同一器官或组织在CT图像和超声图像之中显示的边界可能不同，导致在这两种模态图像中勾画的目标区域轮廓产生差异。因此，即使经过适当的训练，将超声图像与CT图像中的目标区域轮廓进行配准也仍是一项容易出错且具有挑战性任务。由于设备操作者使用不正确的超声波速度会导致超声图像畸变，增大超声图像与CT图像之间的几何差异。为了减少这种可以通过规范操作而避免的差异，美国医学物理协会TG154报告建议在模拟定位阶段采集超声图像，即他们建议使用分次内运动检测超声IGRT系统。

在分次内运动检测超声IGRT系统中，超声图像引导放疗的工作流程从模拟定位阶段即开始，在定位CT图像采集前或采集后立即采集超声图像。在后续的计划实施分次中，将模拟定位阶段采集的超声图像与当前的超声图像进行配准比较即可。尽管分次内运动检测系统在治疗实施阶段对初始安装误差不太敏感，但一个完整的引导周期包含了额外的处理工作，这可能有助于增加患者摆位误差识别的敏感性。适当的培训、准确的校准工作、严格的质量控制和对整个实施过程的良好理解都有助于降低这种错误发生的概率。

2.基于超声的器官运动评估

由于其优越的软组织成像能力，4D超声成像是一种理想的工具用于放射治疗过程中腹部器官（如肝脏和前列腺）的运动监测。基于超声成像的器官运动评估方法可分为直接评估法和间接评估法。在直接评估法中，器官的运动情况是通过直接测量声波的回声情况直接对目标区域的运动情况进行监测，而间接评估法是通过对特定的感兴趣区域的分割边界进行运动监测。

运动直接评估法的基本原理是基于回声，采用跟踪方法对运动检测，也被称为时域法。该方法通过测量位移量作为重新建立回声相关性所需的位置偏移量，并已被用于估计放疗中的组织和模体的运动情况。超声图像有散斑噪声，这种噪声来自于散射的声波对超声的回波产生了干扰，这是组织中某个区域所拥有的特性，由于这两种波太相似，导致在技术上无法单独进行解析。散斑噪声提供了精确跟踪组织运动的图像标志物，即使在未知组织结构的情况下，只需要保持感兴趣组织在视野中，没有过度变形或旋转，且超声采集参数保持不变。超声成像中的器官运动监测可以直接通过测量回波来估计，但是不能对散斑噪声区域或有解剖特征的区域进行区分。第一次超声采集过程中，在图像中定义一个包含独特回声模式的感兴趣区域。在后续的图像采集过程中，使用模式匹配算法搜索与第一次采集图像感兴趣区域回声模式最相匹配的区域。模式匹配算法使用相似性度量，如归一化交叉相关系数，绝对误差和或差的平方和。

运动间接估计法需要对每次采集的被监测器官的边界进行分割。根据每次采集中被分割部分的质心随时间的变化情况来确定器官的运动情况。然而，由于超声图像对比度相对较低等因素，很难使用常规的边缘检测算法对感兴趣区域的边缘进行分割，因此更复杂的分割方法，如有效轮廓法被建立并运用于超声图像分割，但这一方法需要进行初始化操作。对于放疗分次照射内的运动监测，分割必须既快速又准确。商用的超声引导放疗系统通常使用直接评估法对器官的运动情况进行跟踪。

Elekta公司的Clarity Autoscan系统是第一个提供基于超声成像技术的分次内照射器官运动监测系统的商业化系统。该系统可在前列腺放疗过程中实现4D监测功能，提供前列腺和周围解剖结构的实时超声影像。该系统工作流程包括在模拟定位阶段经会阴获取前列腺的3D图像。在每次治疗前，患者平躺于治疗床上，扫描并重建获取前列腺的超声图像，将该图像与模拟定位时获取的超声图像进行比较，计算该患者治疗时的移床值。该系统在加速器出束过程中不断获取前列腺的3D超声图像，并与初始设置的前列腺3D信息进行参考比较从而实现前列腺位置的在线监测。治疗时如果前列腺的运动误差超过了治疗师设置的阈值限制，系统会自动中断治疗。为了进行监测，超声探头会自动来回扫描感兴趣区域，对超声图像进行不断地刷新。基于强度值的图像配准方法确定当前图像和参考图像之间的最佳拟合，该算法使用归一化相关函数作为损失函数，对前列腺周围2cm边界内的像素进行比较。配准算法为每次迭代确定一个相关分数，对于完全相关的拟合，该分数为1，对于完全不相关的拟合，该分数为0。治疗技师可以选择一个阈值作为额外的安全措施，如果相关性分数低于阈值，操作员会收到提示，督促技师进一步核对当前患者的治疗情况。

在4D监测过程中，Clarity系统可以为操作人员提供矢状面和冠状面的超声视图，以及当前的实时图像。每个视图都提供了由配准后确定的前列腺轮廓覆盖的层面信息。该系统会在阈值超过设定的时间限值时发出警报，这时技师将不得不中断治疗，进行位置矫正，然后恢复治疗。每个方向的误差阈值，以及超阈值时间值都是医生在第一次治疗分次实施之前预先确定的。

（三）超声引导放射治疗系统的优点

在放疗使用超声进行图像引导有以下优点。首先，超声成像是一种使用广泛的医学诊断工具，相对便宜且易于使用。在某些情况下超声图像的诊断质量甚至可以与MRI或CT成像相媲美。此外，超声成像是一种非侵入性的成像技术，在大多数情况下患者耐受性良好，它主要用于软组织成像，因此它可以用于前列腺肿瘤和周围危险器官的成像。超声成像是一种实时成像技术，在治疗过程中，利用超声成像可以获得实时的3D和4D图像，因此它可以用于评估某个治疗分次内的器官运动情况。超声成像非常适合分次间和分次内的成像，特别是在前列腺癌的放疗过程中。超声成像也可以提供器官的功能信息，这对于引导放射治疗具有一定的价值。超声IGRT的另一个优点是在其系统工作时不会给患者带来辐射剂量。此外，与其他医学成像方式相比，超声成像成本效益高，且大多数超声成像系统都被设计得非常紧凑，并且携带方便，一个超声探头的体积几乎可以做到智能手机般大小。就图像质量而言，除了其他优势外，随超声波频率放大或缩小，超声成像可以提供极宽范围的组织分辨率，以及出色的软组织对比能力，例如，可以将CT扫描无法识别的结构在超声图像中进行可视化。上述的图像形成过程可以很容易地拓展到3D成像，且随着时间的持续扫描，也可以实现组织的4D监测。这使得超声成像几乎成为医疗应用中唯一可用的实时容积成像方法，特别是在放射治疗室或手术室等复杂环境中。

（四）超声成像进行IGRT的挑战

超声成像技术主要作为一种定性的诊断工具应用于临床工作，超声获取图像的过程依赖于操作人员的技术和专业经验。因此，超声成像通常被认为是一种用户依赖性很强的成像模式，相同条件下的成像结果在不同操作者之间往往呈现很大的差异性。超声成像技术的这一明显缺陷不仅限制了超声成像质量的重复性，也是放疗部门开展超声成像所面临的一个实际问题，因为放疗科室通常没有或数量不多具备必要超声操作技能的专业人员来完成常规的超声成像工作。超声成像技术其他的问题还包括：由超声探头可能引起的组织位移；图像质量欠佳，特别是当需要可视化深层结构或当空气和骨骼遮挡部分视野时；可能干扰计划实施时的射线束；探头和患者之间的声耦合干扰等问题。近年来，许多研究工作试图减少或消除这些限制因素对超声成像带来的不利影响，例如成像时采用严格的成像协议、改进超声成像算法、建立声速畸变校正算法、开发新型声波传感器、新型机器人探针支架、新型黏性耦合凝胶，并出现了图像自动标注和探针自主定位技术。

第三章

运动管理技术

一、4D-CT及MR

（一）4D-CT术适应证

4D-CT主要应用于胸部和上腹部受呼吸运动影响较大的肿瘤放疗CT定位过程，以降低呼吸运动伪影，提高运动靶区识别度，医生可获取肿瘤平均位置、运动范围及肿瘤轨迹与其他器官关系，提高靶区勾画精确度，以期减少正常组织照射量，降低并发症发生率。

（二）4D-CT技术操作流程

（1）放疗医生根据患者肿瘤位置、大小及病理相关信息进行筛选，并对其呼吸状态进行评估，确保患者在体位固定同时能获取可代替肿瘤运动的内/外部结构。稳定有效呼吸信息标识替代物是4D-CT扫描必要条件，对呼吸不规律患者可通过视觉及听觉引导呼吸训练。

（2）完成患者的固定和摆位过程，设置并确认呼吸波形。

（3）将患者信息及扫描方式输入CT模拟机和呼吸信号采集系统，确认呼吸状态规律性。

（4）设置扫描参数，启动呼吸信号采集系统获取患者呼吸波，并开始临床扫描。扫描过程中观察患者呼吸信号稳定性，若超出运动范围，应停止扫描。

（5）在4D-CT扫描完成重建后，检查重建图像是否正确，无误后将4D-CT发送到服务器或TPS工作站。

（三）4D-CT技术局限性与副作用

无论相位重建还是幅值重建均对患者呼吸状态有一定要求，因此必要情况下应对患者进行呼吸训练，而对呼吸不规律患者常难进行4D-CT扫描；肿瘤邻近组织为等密度或高密度结构时（膈肌等），最大密度投影像不能充分显示靶区，在重建和靶区勾画时应特别注意；4D-CT扫描剂量较普通CT高。

（四）4D-MRI

与4D-CT类似，4D-MRI被用来获取人体的动态影像信息，例如生理运动、血液流动等。为获取每个时刻影像，需用4D技术对其成像。相对于4D-CT，4D-MRI可避免患者接受额外电离辐射，同时能提供更清晰软组织对比度信息。因此，4D-MRI在放疗领域得到越来越多应用。

4D-MRI的第四个维度常指随时间周期变化的生理运动维度，例如呼吸、心跳周期等。这是因为MRI采集速度太慢，因而不足以分辨每个时刻影像。因此只能利用生理运动周期性，采用重复采集和重新分组方式，得到一个生理周期内不同阶段影像。这种成像方式缺点是无法监测不规则生理运动。因此近年来，研究人员致力于提升MRI成像速度，从而实现真正意义上的时间维度分辨的4D-MRI。

从采集方式上划分，4D-MRI大致可分为两类：呼吸相关的4D-MRI和时间分辨的4D-MRI。呼吸相关4D-MRI需要借助额外采集呼吸信号，对采集信号进行重新分组，得到一个呼吸周期4D影像，即把呼吸相位作为第四个维度。时间分辨的4D-MRI则是通过提高采集速度方式，实现真实时间维度4D成像。

在放疗中，4D-MRI一个应用是辅助监测目标靶区和危及器官运动状态和范围，从而为靶区勾画和放疗计划提供指导。鉴于4D-MRI高软组织对比度和无辐射优点，临床已将其整合进放疗模拟定位流程，从而提高靶区和危及器官的勾画精度。

二、实时运动管理系统的门控技术

呼吸运动对放疗精度存在影响。一般放疗中，加速器在整个肿瘤随呼吸而运动的周期内，连续出束治疗肿瘤，而门控技术（gating）通过分析获取的呼吸运动信号，控制加速器出束或者停止出束，即只有当肿瘤运动到特定位置时，加速器才进行出束。门控技术可分为基于外部呼吸信号和基于内部基准点信号的门控系统。

（一）RPM系统概述

实时运动管理系统（real-time position management，RPM）是由Varian公司开发的呼吸信号获取系统，主要通过放置于患者上腹部表面的红外反射盒收集呼吸信号，属于基于外部呼吸信号的门控系统。

（二）RPM系统原理

RPM系统主要用于收集外部呼吸信号，在使用中，将一个红外反射盒放置于患者上腹部表面中明显随呼吸运动位置，常位于剑突与肚脐连线之间，并引导患者进行腹式呼吸。红外反射盒在尽可能水平放置情况下，安装于治疗床尾或天花板的CCD相机可准确检测红外反射盒上反射标记，从而获取患者呼吸信号。

（三）RPM的门控术适应证和禁忌证

胸腹部与呼吸运动相关性较大肿瘤，如：肺癌、肝癌、乳腺癌等，具靶区外扩边界较小优点；对于与呼吸运动相关性较差肿瘤不适用，不能长时间保持卧床姿势患者不适用。

（四）基于RPM的门控技术操作流程

（1）进行4D-CT扫描，并使用RPM系统同步获取患者呼吸曲线。

（2）基于呼吸曲线，重建10个呼吸时相的4D-CT图像。

（3）基于患者呼吸幅度以及呼吸规律性选择呼吸门控窗，如：①不使用门控，所有时相的4D-CT用于ITV勾画；②30%~70%门控：只有30%~70%呼吸时相（50%为呼气末）图像用于ITV勾画，治疗中30%~70%呼吸期出束治疗等诸如此类。

（4）基于用于ITV勾画的时相图像（30%~70%图像或40%~60%图像）进行平均密度投影（average intensity projection，AIP）重建，重建的AIP图像用于最终的计划设计。

（5）治疗前CBCT扫描纠正摆位误差并监测解剖结构是否存在变化。

（6）治疗中使用RPM监测患者呼吸曲线，并在选定呼吸时相触发门控，加速器出束治疗。

（五）RPM门控术的局限性与不足

（1）由于基于RPM的门控技术仅选取部分呼吸时相触发加速器进行出束，因此该技术治疗时间较长，对于部分不能长时间平躺或维持治疗体位的患者不适用。

（2）对于呼吸不规则的患者，治疗时间会更长，并且治疗精度会受到影响。

（3）基于外部呼吸信号的门控技术建立于呼吸信号与肿瘤运动存在相关性的假设上，对于部分与呼吸运动相关性不大的肿瘤，该技术适用性较差。

（4）基于门控的加速器触发出束存在一定的系统延迟，需要在治疗前对延迟进行检测。

三、屏气技术

（一）屏气技术简介

屏气术（breath hold）作为肿瘤呼吸运动管理术中的一种，目的在于保证肿瘤在每次屏气时都维持在同一个位置，从而减少呼吸运动影响，达到治疗肿瘤同时尽可能保护危及器官的效果。深吸气屏气（deep inspiration breath hold，DIBH）术属屏气术中比较常用的一种，其使用可增加肺的体积，减少正常肺组织受照量，且对患者也易掌握。

（二）主动呼吸控制的深吸气屏气术

1.ABC技术的概述

DIBH术的开展，常需借助外部设备如主动呼吸控制（active breathing coordinator，ABC）、光学表面成像、MRI等来监控吸气量及整个屏气过程，从而保证屏气一致性与可重复性，其中ABC（Elekta AB，Stockholm，Sweden）系统最初由JOHN W. WONG等提出，主要通过肺活量计获取呼吸信号从而辅助患者屏气。

2.ABC的DIBH术适应证与禁忌证

适于肺癌、肝癌、乳腺癌等肿瘤，患者使用真空垫等开放式模具行体位固定，建议屏气持续时间大于20 s。

3.基于ABC的DIBH技术操作流程

（1）患者选择以及呼吸训练：评估患者屏气时长，屏气时长小于20s者不建议使用该技术；使用ABC系统引导患者行DIBH训练，指导患者捏住鼻子或用鼻夹，通过连接到气压计的口腔呼吸管进行呼吸。根据患者最大吸气量选择合适吸气阈值尽量避免最大呼吸点，推荐使用70%~80%最大吸气量作为阈值和屏气窗，并通过训练提高吸气量可重复性。指导患者在吸气到屏气窗时，按下控制按钮，关闭阀门，进行屏气。

（2）体位固定以及CT模拟定位：建议使用开放式模具如真空垫对患者进行体位固定，以尽可能减少模具对屏气的影响和尽可能让患者保持舒适的体位；在体位固定结束后，对患者继续进行3~4次屏气训练，并在CT床上进行摆位和绘制体表标记后，引导患者进行屏气，并扫描屏气状态下的CT图像。

（3）计划设计：基于DIBH情况下扫描的CT进行靶区勾画与计划设计，计划设计中尽可能减少加速器出束时间，以保证可以在患者的一个屏气周期内完成一个射野的出束治疗。

（4）摆位与治疗前摆位验证：根据定位标记点进行摆位，引导患者进行DIBH，并在DIBH情况下进行CBCT扫描（需分2~3次屏气执行），纠正摆位误差并监测DIBH的重复性以及解剖结构是否有变化。

（5）治疗：引导患者深吸气屏气，确保屏气状态前后一致性，在保证吸气幅度在屏气窗之内的情况下进行治疗。

4.ABC的DIBH术的局限性与不足

（1）ABC术开展需用额外设备，并要求患者操作呼吸控制开关，需对患者进行一段时间训练，从而增加临床工作量并延长治疗周期。

（2）患者每次吸气量具有一定的差异，需将该差异考虑到靶区边界外放中。

（3）患者深吸气屏气间，仍然可能会出现部分组织的运动。

（4）ABC的DIBH术的使用会延长每个治疗分次治疗时长，且DIBH术对患者的身体状态有较高要求，需患者在治疗期间保持长时间屏气且稳定。

（5）ABC相关设备需要额外的质控手段。

（三）光学表面系统深吸气屏气技术

1.光学表面系统概述

光学表面引导放疗技术属于较为新颖的影像引导技术，商用系统最早在2017年12月得到FDA认证。光学表面系统拥有无辐射、实时监控的优点，目前在临床中主要被作为IGRT的补充手段，用于提高治疗摆位的重复性与精度。同时也可利用光学表面系统收集患者上腹部或胸部的运动信息并转化为呼吸信号，从而辅助门控、深吸气屏气等技术开展。

2.基于光学表面系统的DIBH技术适应证与禁忌证

适于体表随呼吸运动较为明显并使用真空垫等开放式模具进行体位固定的患者，可以用于肺癌、肝癌、乳腺癌等肿瘤DIBH术开展，建议患者屏气持续时间大于20 s；对使用热塑膜等非开放式模具进行体位固定者不适用，肤色较深激光反射效果较差者不适用。

3.光学表面系统DIBH-CT扫描流程

（1）患者摆位：患者充分放松躺于CT床板上，根据疾病大致部位将床移至合适位置，结合三维定位激光灯摆位。

（2）软件设置：登录光学体表软件，创建患者ID，设置扫描区域，并扫描患者体表轮廓，根据需求调整扫描范围，确保该范围覆盖患者需要进行体表检测的区域。设置相机敏感度，高敏感度适用于深肤色患者，中敏感度适用于中等肤色患者，低敏感度适用于浅肤色患者，也可调整过滤阈值和积分时间来自定义调节。

（3）门控点设置：选择门控模式，寻找床板位置，放置门控点，一般将主门控点（Primary）置于胸骨下缘或剑突位置，次要门控点为可选项，用于监控患者呼吸时腹部情况。如对于乳腺癌患者，若为保乳放疗，则主门控点置于胸骨下缘或剑突位置。

（4）患者呼吸训练：先观察患者放松状态下“Primary”信号一段时间，呼吸平稳后，设置门控窗。一般门控窗最小值为“Primary”呼吸信号基线加13 mm，门控窗最大值为“Primary”呼吸信号加23 mm。此时患者可经视觉反馈系统（平板电脑或谷歌眼镜）实时观察到自己呼吸状态。在此状态下训练患者使用胸式呼吸深吸气并屏住，将“Primary”呼吸信号停留在呼吸门控窗内30s。根据患者屏气状态，将门控窗宽度调整至2~3 mm（SBRT技术要求严一些），再次训练患者深吸气屏气并保持在较窄门控窗内30s。此时视为训练成功，否则需再次调整门控窗。

（5）平静状态CT扫描。训练完成后，先按常规扫描获得患者平静状态下FB-CT。

（6）DIBH-CT扫描。在CT操作间通过喇叭指导患者深吸气屏气及放松，在患者呼吸状态稳定保持在门控窗内完成DIBH-CT扫描。

4.基于光学表面系统的DIBH技术操作流程

（1）患者选择以及呼吸训练：评估患者屏气时长，屏气时长小于20s的患者不建议使用该技术；屏气训练时指导患者通过鼻子吸气并尽可能扩张胸腔，根据患者最大吸气量选择合适的吸气阈值（尽量避免最大呼吸点，推荐使用70%~80%最大吸气量作为阈值）和屏气窗以提高屏气的持续性和可重复性。

（2）体位固定以及CT模拟定位：采用开放式模具如真空垫对患者进行体位固定，以保证光学表面系统可以通过患者胸腹表面运动获取呼吸信号，并尽可能让患者保持舒适的体位；在体位固定结束后，对患者继续进行3~4次屏气训练，使患者适应体位固定状态下的屏气；在CT床进行摆位并绘制体表标记后，使用光学表面系统获取患者体表图像，根据呼吸训练情况设置合适的呼吸检测ROI（常规呼吸检测位置选取剑突下缘，若患者使用bolus，可选择其他点位）、吸气阈值以及屏气窗，并在自由呼吸以及DIBH的情况下分别扫描CT图像；若有视屏眼镜等可视化设备，也可在该设备的辅助下，引导患者进行屏气。

（3）计划设计：基于DIBH情况下扫描的CT进行靶区勾画与计划设计，计划设计中尽可能减少加速器出束时间，以保证可以在患者的一个屏气周期内完成一个射野的出束治疗，并将计划中心点、治疗射野、患者轮廓等信息传输到光学表面系统。

（4）摆位与治疗前摆位验证：根据定位标记点进行摆位，根据体表监控提示的体表误差调整患者姿态，修正旋转偏差，参考CT定位时光学表面系统的设置，选择合适的治疗中检测ROI、吸气阈值与屏气窗；每次治疗前在DIBH的情况下进行CBCT扫描（需分2~3次屏气执行），纠正摆位误差并监测DIBH的重复性以及解剖结构是否有变化，在第一次治疗验证后，以CBCT修正过的位置为金标准，抓拍保存患者放松状态的体表参考体表图像，用于引导后续治疗的摆位。

（5）治疗：使用光学表面系统探测患者体表运动信息，获取呼吸信号，引导患者深吸气屏气，确保屏气状态前后一致性，在保证吸气幅度在屏气窗之内的情况下进行治疗。

5.光学表面系统的DIBH技术的局限性与不足

（1）对于肤色较深的患者，由于激光反射效果较差，光学表面成像效果较差；此外为了准确地表示患者的表面，皮肤必须对成像系统直接可见，若检测位置被衣服和床单覆盖，体表成像系统无法获得该位置信息，而对于部分需要使用bolus的患者（如乳腺癌患者），治疗时由于bolus的覆盖，体表信号采集会受到一定程度的影响。

（2）治疗过程中随着机架旋转，机架结构与影像系统可能会阻挡激光成像路线从而影响呼吸信号获取效果。

（3）光学表面成像通过接收患者体表反射光成像，临床使用中曝光时间、积分时间、成像增益等成像参数的设置对成像效果影响较大，比较依赖于临床经验。

（4）当光学表面成像系统应用于呼吸信号获取时，体表追踪点或ROI的选取会对信号获取效果产生较大的影响。

（5）SGRT只能成像患者体表信息，只能作为内部目标位置的替代物，不能直观反映体表下组织器官实际位置。

（6）光学表面成像系统成像具有一定的延迟，并且触发加速器出束的通信过程也存在一定延迟，在应用过程中也需要考虑到延迟对治疗的影响。

（7）对于呼吸门控的治疗，DIBH技术对患者的身体状态有较高要求，需要患者在治疗期间保持长时间屏气且稳定。

光学表面系统需要额外质控流程。

四、腹部加压

（一）加压技术适应证

该技术主要应用于无纵隔侵犯或结节性疾病的早期肺癌和肝肿瘤。常用于立体定向放疗中，但也适于常规肺部放疗。研究显示腹部加压可有效降低肝、胰、肾的运动，也可降低胃肠道受照量。对肺癌，该法的受益对象主要是下叶肺癌患者，腹部加压可有效地降低膈肌附近肿瘤运动幅度，减小内靶区（internal target volume，ITV）体积。

（二）加压技术操作流程

腹部加压难度主要集中在腹压板加压操作流程。

（1）常用真空垫或热塑膜与腹压板、底板、刚性框架搭配使用，真空垫置于腹压体板上，患者先由真空垫固定初始体位。如患者采用热塑膜进行固定，则建议在患者固定好以后将加压部位的热塑膜剪去以提高腹压板加压效果。

（2）将腹压板凸面呈倒三角置于剑突下方2~3 cm处，选择体板合适刻度处安装刚性框架，记录刚性框架连接床板为位置。并旋转框架上的螺旋升降杆使其一头刚好接触腹压板，记录此时升降杆刻度数值，同时技术员用记号笔沿放置好的腹压板边缘勾画轮廓，便于治疗时腹压板的重复摆位。

（3）缓慢施加压力，可通过肉眼观察、ABC、RPM、光学体表等方式监测患者呼吸幅度变化，并实时由患者口头反馈舒适度，当呼吸幅度接近合理范围时停止加压。如反馈不适，可以半圈为基准逆向旋转升降杆直至患者处于舒适状态，此时记录下升降杆刻度数值。

（4）实际治疗时，在完成患者体位固定后，将腹压板沿记号笔标记轮廓放置，根据之前记录升降杆刻度缓慢施加压力，并实时获取舒适度反馈，直至升降杆能在患者可接受舒适度下加压至定位时的刻度深度。需要注意，应用腹压板进行腹部加压需要考虑患者每次治疗时身体实际状况，如体重增减、饱腹空腹等，必要时需对施加压力进行适当调整。

（三）加压技术局限性与副作用

虽然腹部加压技术在控制胸腹部肿瘤运动方面具有简单易操作等优势，但实际应用时也存在以下局限性需要考虑。

（1）腹部加压压力过大（通常接近5.33~6.67kPa压力）时容易导致部分患者的不适感，此外对于部分肝硬化等患者，加压过度有发生肝脏破裂的风险存在，因此在使用该技术时需要慎重评估患者肝功能等情况。

（2）多数统计研究表明，并非所有患者在接受腹部加压后其呼吸运动都能得到有效控制，因此需要在定位时通过透视影像、4D-CT、电影模式磁共振等方法来实时评估腹部加压的真实效果。

（3）在胸部放疗中，腹部加压使患者呼吸模式改变，腹式呼吸受一致的同时胸式呼吸加强，从而会导致肺部各叶肿瘤不同方向的位移发生变化，尤其是周围型肺癌患者的腹部加压效果需要结合动态影像进行实际评估。

（4）对于肝脏左叶的转移瘤放疗，腹部加压存在将胃等危及器官挤压靠近肿瘤靶区的风险，需要留意，肝脏右叶相对风险较小。

（5）对于腹部放疗使用腹压板进行定位的患者，腹压板的固定框架与螺旋连接轴等高CT值部件需要尽量避免与肿瘤靶区共面，计划设计时需要有效考虑该类部件的导致的剂量衰减的影响。

第四章

新技术在临床肿瘤治疗中的应用

一、图像引导技术

图像引导放射治疗（image-guided radiation therapy，IGRT）是一项在精准放疗当中非常重要的技术，通过医学影像进行位置的确认和修正是从很早就应用于临床的一种技术。在放疗过程中，肿瘤和正常组织具有时间和空间的不稳定性。患者治疗时，诸多因素都可不同程度的引起实际放疗剂量分布与制定放疗计划时模拟的剂量分布大不相同。图像引导放疗术的发展，一定程度上是受到放疗技术发展驱动，高剂量梯度的高适形度计划在定位不确定性方面较之前常规放疗要严格许多，因此需在治疗过程中准确定位照射区域及控制器官运动以提升治疗准确性。基于患者治疗当中获取的在线或离线影像，进行计划修改，则称为“自适应放疗”，是图像引导放射治疗新的发展方向。

当前放疗中使用的图像引导技术主要包括超声引导、光学影像引导、MV 平板(EPID)、kV 平板、MV-CBCT、kV-CBCT、CT、MRI。

（一）超声引导放疗

超声图像的信息量丰富，具有灰阶切面图像、层次清楚，接近解剖真实结构；对活动界面能作动态实时显示，便于观察；能发挥管腔造影功能，无须任何造影剂即可显示管腔结构；对小病灶有良好显示能力；能取得各种方位切面图像，并能根据图像显示结构和特点，准确定位病灶或危及器官并测量其大小。

1. 适应证

乳腺癌：乳房放疗中，通过超声扫描，可清晰看到瘤床区域，治疗时，可通过超声引导修正患者因呼吸运动造成的靶区移动。

前列腺癌：超声引导放疗可很好分辨直肠前壁和膀胱后壁，降低副反应发生概率。

超声引导放疗的优点主要有快速，操作简单，无创且无辐射，对盆腔肿瘤图像引导放疗及自适应放疗都有较大意义。

（二）光学影像引导放疗

光学体表引导放疗（surface guided radiation therapy，SGRT）是一种无创无辐射图像引导放疗术，在患者治疗期间全程监控，提供连续、实时成像。

1.适应证

乳腺癌：SGRT最常用于通过指导患者进行深吸气屏气（DIBH）对靠近皮肤表面的肿瘤部位（如乳腺癌）进行门控放疗。对大部分左侧乳腺照射患者，可有效降低心肺照射剂量，对部分患者，还可以降低肺部受照体积；

头颈肿瘤放疗：最近技术进步使SGRT可在减少治疗时间情况下进行精确定位。SGRT与CBCT系统结合，可提高头颈瘤摆位的准确性和效率。

肺部立体定向放疗：当前对肺部很多小体积肿瘤根治性治疗，临床上多会选择大分割少分次的SBRT治疗。应用光学体表引导系统可很好达到监控效果。

特殊患者：对很多儿童、老人、四肢肿瘤患者，均可通过光学体表方式辅助摆位和监控治疗。

2.光学体表引导

其放疗优势在于无辐射性、实时性和准确性。局限性主要在于该系统主要监控体表部分，其适应证主要是贴近体表肿瘤、刚性较好部位、可控制的运动区域。而且，其提供的信息主要是治疗中的体表信息，无法进行治疗后续的剂量叠加重建。

（三）MV级影像引导设备

利用高灵敏及自动化的在线电子射野影像系统（EPID）可以在治疗中获得MV级别的影像信息，EPID除可实现每天低剂量二维成像以修正患者治疗位置外，还可进行MV级CBCT影像扫描及重建、患者治疗时穿射剂量记录及投照剂量重建、基EPID板的质控等功能。MV级的体积成像在患者体内存在金属物体时优越性也得到证明。

1.适应证

全身各部位的MV二维图像引导和三维图像引导。

MV级图像引导主要适合于体内有金属或高密度材料的患者或模体。

MV级影像拥有同源的特点，由于其射线源就是治疗源，因此与其他单独安装的图像引导系统相比，不会引入两套系统之间的位置误差。同时MV级影像可做后续应用，而且，MV级影像板在患者计划验证、设备质控中能起到很好作用。对有金属植入物的患者有更好效果。

其局限性主要体现在影像质量方面，其对软组织成像效果与kV级影像相比不够清晰，且MV级图像引导的成像剂量仍需考虑。瓦里安公司的Halcyon加速器在治疗计划系统中考虑了MV级CBCT的剂量。

（四）kV级影像引导设备

kV级别影像系统，由于其使用射线能量与诊断级别的CT相似，因此图像质量有优势，其与传统CT采用线状探测器进行二维扇形束扫描不同，CBCT使用二维面状探测器进行三维锥形束扫描。

1.适应证

测量和修正摆位误差：基于kV级CBCT对头颈部肿瘤、胸腹部肿瘤等也可开展摆位误差的统计学分析，为临床摆位误差纠正方式与应用频次提供参考。与传统EPID或者OBI相比，三维图像在空间的配准比二维图像精确，图像信息更丰富。

观察疗程中解剖形态的变化

在线影像的后续应用：对kV级别CBCT影像，由于其影像质量较好，也可后续进行剂量重建叠加或在线自适应放疗。

主要优势体现在执行效率和影像质量，是当前非常重要的一种图像引导放疗方式。

局限性主要体现在，与MV级影像不同，kV级别影像与治疗射束不同源，因此会存在影像系统与治疗系统间的误差。而且，kV级别影像的FOV有限，有时不能完整包括照射区域整个人体，这对于图像引导以及后续的剂量叠加都有所影响。

（五）CT引导的放疗

相比于附加在治疗机头上的MV级别影像系统以及kV级别影像系统，现在有一些厂家选择在治疗机上附加一个诊断级别的CT机，并通过移动患者治疗床的方式在影像中心和治疗中心间切换，这样既能保证患者在在线端获取影像并用于图像引导，同时又能带来诊断级CT的图像质量。

1.适应证

该项技术几乎适用于所有常见肿瘤，CT引导放疗较kV级CBCT引导放疗，提供更好图像质量，对腹腔等部位肿瘤有优势。

其优势主要在图像质量，其图像质量与诊断级CT一致。除提供很好修正摆位误差功能外，其在后续图像应用上，影像可直接用于剂量计算，对后续无论是剂量累加还是在线自适应放疗的开展都有意义。

局限性除上述kV级CBCT会引入影像中心与治疗中心偏差外，由于CT引导设备需通过动床方式将患者在治疗中心和影像中心之间切换，因此对治疗床运动准确性也有更高要求。

（六）MR引导放疗

MRI在近年来开始在放疗中应用，优秀的软组织对比，无骨质结构伪影，无额外的辐射，多种序列生物功能影像信息，是MRI引导放疗较其他技术优势的地方。

1.适应证

MRI引导的放疗可用于大部分肿瘤部位，其比较有优势部分主要在于对软组织分辨要求高的肿瘤。

MRI引导的后装治疗也是当前应用非常广泛的一个方面，由于其优秀的盆腔软组织分辨率，因此在MR引导下，后装治疗可更准确勾画靶区，确定病灶范围，对高剂量高梯度后装治疗，有着很大意义。

MRI具无创特性，应用MRI影像进行图像引导，不会对患者产生附加辐射风险。另外图像本身的软组织分辨率，以及不同序列定量、定性功能影像信息可更好帮助医生对患者治疗区域及效果进行判断。通过每天MR影像，掌握治疗过程中肿瘤及周围健康组织的变化情况，实时调整治疗计划，是MRI引导放疗一个重要应用。

MRI引导局限性主要体现在，临床放疗所使用的电子打靶产生X射线会受到磁场影响发生偏转，聚焦，偏离，散焦等情况，导致束流损失。而且，在磁场影响下，对X射线起到调制作用的多叶准直器中控制叶片到位精度的磁性编码器的性能可能会下降。此外，X射线与物质相互作用而释放的刺激电子也会受到磁场的影响。

二、SBRT技术

立体定向放射外科（stereotactic radiosurgery，SRS）和立体定向放疗（stereotactic body radiotherapy，SBRT）又称立体定向消融放疗（stereotactic ablative radiotherapy，SABR），是新颖且日益流行的放疗方法。SRS使用单次大剂量对脑部病变进行放疗，SBRT常用1~5个治疗分次对脑外体部肿瘤进行大剂量放疗。

（一）历史沿革

1951年，瑞典神经外科医生Lars Leksell最早引入立体定向放射手术（Stereotactic radiosurgery，SRS）的概念。1967年，Leksell和Borje Larsson合作开发了第一台SRS设备：伽马刀（Gamma Knife）。1980年前后，立体定向放疗开始使用直线加速器配合刚性立体定向头部框架。

其他SRS/SBRT照射技术还有断层放射治疗技术（称为Tomotherapy，Tomo刀），全身SRS机器人加速器系统（射波刀，Cyber-knife）和质子束立体定向放射外科（带电粒子放射外科）。

（二）技术原理

立体定向放疗的精确定义：通过图像引导高精确地定位肿瘤靶区，以非入侵方式将高剂量辐射剂量，以超大分割方式（通常不大于5次），输送到肿瘤位置，且在肿瘤周围形成高度适形剂量分布和陡峭剂量跌落梯度，从而避免照射到邻近危及器官。

所有类型立体定向放射外科和放疗都以类似方式工作。射线产生设备将许多小辐射束聚焦在肿瘤或其他目标上。由于辐射束入射角度广，单个辐射束对其通过的组织几乎没有影响，但在所有辐射束相交的位置，会叠加得到很高的辐射剂量累计。

（三）适应证

SRS使用许多精确聚焦辐射束来治疗大脑、颈部、肺、肝脏、脊柱和其他部位肿瘤和其他问题。

在胸部疾病中，SBRT可用于不可手术非小细胞肺癌治疗，对可手术的早期非小细胞肺癌，SBRT治疗仍存争议。SBRT也用来探索对晚期非小细胞肺癌治疗。对寡转移（转移的脏器单一，且转移灶≤5个），SBRT技术已被用来治疗肺转移和复发性肺癌患者。SBRT也可用于治疗复发性或持续性肺癌复发性疾病和既往放疗或化疗后持续疾病。

在头颈部疾病中，SBRT可用于动静脉畸形、声学神经瘤、脑（脊）膜瘤、垂体腺瘤、副神经节瘤、迷走神经鞘瘤和其他咽旁间隙肿瘤，脑转移、控制难治性三叉神经痛，帕金森氏症震颤、强直和运动障碍症状的缓解。

在腹部疾病中，SBRT可用于肝癌，胰腺癌，肾上腺肿瘤，肾癌，胆管癌，前列腺癌以及对肝脏和肺的转移性肿瘤进行积极的局部治疗。

SBRT也可用于治疗（a）化学难治性或（b）较早接受过照射的持续或复发性卵巢、子宫、宫颈或外阴转移性疾病。SBRT联合化疗进行持续性或复发性的姑息治疗。妇科SBRT也可用于医学上无法手术的妇科肿瘤或在常规放疗和近距离放疗时作为剂量增量。

在脊柱肿瘤治疗中，SBRT可治疗脊柱转移瘤快速持久疼痛缓解和持久有效的肿瘤控制率为80%~90%，硬脊膜外转移瘤手术减压的替代方法，原发性脊柱肿瘤（脑膜瘤、神经纤维瘤和神经鞘瘤等良性硬膜内髓外脊髓肿瘤）的手术切除替代方案，进行症状缓解和肿瘤控制。

（四）操作流程

SBRT/SRS技术多使用不超过5次的治疗次数将比传统分割更大的单次剂量精准

地输送到较小目标靶区，其特点是靶区边缘陡峭的剂量跌落和高度适形性，因此治疗计划和操作实施的准确性和精准度对治疗有着至关重要的作用。

1.病人信息录入

（1）病人医保信息验证与录入。

（2）查询病人过往医疗记录。

2.患者咨询

（1）医生为患者就疾病诊断、分期、治疗方案、可能的益处和潜在的风险等进行咨询。

（2）物理师为患者就可能使用的放疗物理技术进行交流。

3.患者选择

（1）放疗医生就患者病灶情况以及患者意愿判断是否适合SBRT/SRS治疗。

（2）评估患者可否耐受治疗和固定装置；对行运动管理者，评估肿瘤运动是否规律及患者配合度。

4.获取治疗所需的额外影像信息

获取额外用于图像融合的磁共振或PET-CT影像。

5.模具制作

根据需要制作用于固定的模具，包括热塑性塑料面罩、头部框架、真空固定垫、水塑形模具和真空头枕等。

6.患者固定与CT模拟定位

（1）使用定位模具并将患者置于治疗位置，确定是否需要造影剂，定位后执行CT扫描并对治疗位置进行标记。

（2）对于需要进行运动管理措施的患者，获取患者3D-CT或者4D-CT图像，并根据靶区勾画需求重建最大强度投影（MIP）、最小强度密度影（MinIP）和平均密度影（AverageIP）。

（3）用于颅脑各解剖结构勾画和治疗计划设计的图像应使用的切片厚度≤2 mm，并需覆盖颅骨和固定系统的完整结构。

7.传输图像及图像融合

（1）定位图像经验证过后需传输到治疗计划系统和外部储存系统，传输的图像需包括标记点和治疗床。

（2）将需融合的磁共振或PET图像传入治疗计划系统并与定位CT进行刚性或形变配准，保证关键解剖位置外部轮廓尽量重合。建议使用图像配准算法来补偿各种成像技术中患者位置的差异和内部器官解剖位置的变化。

8.靶区及正常组织勾画

（1）靶区勾画包括大体肿瘤区（GTV）、临床靶区（CTV）、内靶区（ITV）以及计划靶区（PTV）。

（2）正常组织勾画包括正常组织结构或亚结构的外轮廓勾画，以及某些关键部位扩展结构勾画。

（3）勾画结束后放疗医生须在最终治疗计划CT完成审查。

9.治疗处方及要求制定

（1）放疗医生根据靶区特定治疗参数，包括总剂量、分次剂量、治疗次数、治疗部位、治疗模式、射束能量和允许的目标剂量异质性等。

（2）根据靶区与正常组织的位置关系和正常组织吸收剂量耐受程度，制定正常组织的剂量限值。

（3）制定其他相关限制。

10.计划设计

（1）根据不同治疗技术要求选择合适治疗的仪器（例如：直线加速器、TomoTherapy、CyberKnife或伽马刀）以及放射治疗计划系统。

（2）根据靶区选择合适的技术（例如：容积调强技术、动态适形弧技术或固定野适形技术等），确定计算网格大小、射束照射范围及排列。为尽量减少患者治疗时间以及肿瘤移动的风险，推荐使用FFF光束的1200 mu/Min以上剂量率进行放疗计划设计。

（3）计算结束后进行剂量分布归一化使得在不超过剂量限值的情况下让100%处方剂量线覆盖尽量多的靶区体积。一般应满足PTV：V100%≥95%，V90%≥99%。V100%为100%处方剂量覆盖的PTV体积，V90%为90%处方剂量覆盖的PTV体积。

（4）创建剂量-体积直方图（DVH）曲线，进行符合性和剂量分布评估，靶区剂量以及正常组织剂量是否符合处方要求。

11.计划审核与批准

（1）医生和物理师共同审查计划，如有需要对计划进行修改。

（2）医生审核并批准最终治疗计划。

（3）打印留档书面计划并上传至电子病历系统。

12.治疗前QA

（1）计划上传至记录和验证系统中，对病人计划进行物理和执行审查，包括治疗系统、门控系统、体表成像系统或其他运动管理跟踪系统。审查患者影像中心点是否与计划中心点等一致。

（2）对需要进行患者剂量验证的计划，创建验证包括点剂量验证和二维或三维的剂量分布验证。选择合适的剂量测量探头、静电计和验证模体在剂量分布较为均匀的点进行点剂量验证，参考《AAPM-RSS实践指南9.a》给出推荐容差为5%以下。推荐使用EBT3变色膜胶片进行SBRT/SRS计划二维剂量分布验证，在使用2 mm/2%标准下γ

通过率大于90%提示验证通过。

13. 患者复位

使用治疗体位，中心射束标识相对于体表标识进行坐标对准。拍摄正位与侧位影像并与计划治疗系统生成的虚拟图像进行刚性配准与在线校正，记录头脚、腹背以及左右方向位移数据并修正患者体表标志线，完成复位。

14. 治疗开始

（1）每次SBRT治疗前应开展在线图像引导（IGRT），常见的IGRT方法包括使用二维平面千伏成像（带或不带金标）、三维千伏锥形束CT（CBCT）、兆伏锥形束CT（MVCT），以及同时使用金标和CBCT的综合方法。对于软组织目标，应将CBCT作为黄金标准，包括针对移动肿瘤的4D-CBCT。

（2）在治疗过程中可以抽选治疗单次进行影像板二维平面成像验证。

（3）在治疗过程中需时刻关注解剖学位置的变化，可使用体表成像等进行体表监测，并对变化进行处理。

15. 治疗结束

患者治疗结束后应完成治疗报告，治疗报告应包括剂量测定报告以及整个治疗期间数据的其他治疗附加数据。

16. 患者预后评估

患者治疗结束后，对数据库中的患者数据进行分析。

17. 患者随访

（1）需对治疗后的患者进行毒性管理和评估，包括肺炎、放射性脑损伤、胸壁毒性、心血管毒性、食管毒性以及支气管瘘或咯血等。

（2）治疗结束后放疗医生应与患者讨论随访方案，并安排后续复诊预约等。

（五）SBRT技术的局限性

1. 小范围射野场剂量计算的困难

立体定向放射治疗中常使用到小射野，然而小射野和非标射野的剂量测定和计算是一个挑战。小射野依赖校正因子来准确测量小射野输出因子（output factor，OF），而OF对剂量分布计算有直接影响，错误计算会直接转化计划系统对剂量分布的错误预测。由于平均效应，该问题对较大病灶治疗的影响较难发现，但对较小病灶的影响更加明显。

2. 小范围射野场剂量测定的困难

目前存在的大部分商用探测器由于体积过大，不适用小射野测量。小型电离室更适合SBRT/SRS计划的QA，但对于<1cm×1cm的静态小射野场，存在高达10%的剂量差异。文献显示有三种类型的小型电离室（Exradin A1SL，IBA CC04和IBA CC01）

适用于小射野的剂量，而其他某些电离室依然存在问题。半导体二极管具有更快的线性响应以及好的分辨率，但测量结果依赖校准因子的校正。塑料闪烁体由于小体积、水等效性好以及高空间分辨率，是目前较适用于小射野场剂量测定的探测器，但由于商用较晚因此在临床的使用并不广泛。EBT3胶片是目前一种常用的小射野绝对剂量和二维剂量分布测定设备，但由于胶片分析过程烦冗复杂容易产生较大误差，仍然不够理想。

3.多叶准直器（MLC）、机架和准直器等机械的精确度对治疗准确率影响较大

容积调强技术在SBRT/SRS计划中被经常使用，然而MLC对剂量-体积直方图（DVH）的影响较其他机械影响更大。基于日志文件的QA可减少MLC机械产生的问题，但日志文件可能存在记录偏差，且日志文件不能记录由机器校准或硬件故障等引起的错误。除此以外，由于高度依赖影像引导系统，针对影像系统的QA需更加严格。

（六）解决方法

1.准确模拟计算小射野剂量的方法

蒙特卡洛（Monte Carlo，MC）方法通常被认为是最准确的剂量分布预测方法，然而蒙特卡洛方法参数获取限制以及计算时间较长，难以直接应用到常规临床实践当中。针对用于SBRT/SRS计划治疗的放射治疗计划系统（TPS），应当使用蒙特卡洛模拟计算方法对TPS中的OF进行校准，也可以使用MC方法对一些极端小射野或非标射野计划进行独立计算，以验证TPS的计算结果。

2.使用合理的探测器和模体对SBRT计划进行独立的评估

小射野的测量需考虑到探测器敏感体积大小、敏感体积材料、响应速度以及信噪比等剂量学特性，任何不理想的QA结果都应该被彻底审查、诊断和纠正，并重复进行独立验证测试，以确定问题可能的原因。

3.加速器的日常QA应该比常规放射治疗更加严格

SBRT计划具有复杂性，对加速器的持续周期性质控应更加严格，应参考《AAPM-RSS实践指南9.a》和《AAPM TG-142报告》中的相应容差范围定期进行几何精度、剂量精度以及图像引导系统的质控。

参考文献

1.郎锦义.中国放疗三十年回顾、思考与展望.肿瘤预防与治疗，2017，30（01）：1-4.

2.张烨，易俊林，姜威，等.2019年中国大陆地区放疗人员和设备基本情况调查研究.中国肿瘤，2020，29（05）：321-326.

3.王绿化，朱广迎.肿瘤放射治疗学（第2版）.北京：人民卫生出版社，2021.

4.Purdy JA. 3D treatment planning and intensity-modulated radiation therapy. Oncology（Williston Park）. 1999；13（10 Suppl 5）：155-168.

5.Fatima K，Andleeb A，Sofi MA，et al. Clinical outcome of intensity-modulated radiotherapy versus two-dimensional conventional radiotherapy in locally advanced nasopharyngeal carcinoma：Comparative study at SKIMS Tertiary Care Institute. J Cancer Res Ther. 2022；18（1）：133-139.

6.崔念基，卢泰祥，邓小武.实用临床放射肿瘤学.广州：中山大学出版社，2005.

7.杨柳，余忠华.鼻咽癌放疗所致口腔黏膜反应的防治研究.医学信息，2020；33（05）：56-58.

8.Wortel RC，Incrocci L，Pos FJ，et al. Late Side Effects After Image Guided Intensity Modulated Radiation Therapy Compared to 3D-Conformal Radiation Therapy for Prostate Cancer：Results from 2 Prospective Cohorts. Int J Radiat Oncol Biol Phys. 2016，95（02）：680-689.

9.Hanania AN，Mainwaring W，Ghebre YT，et al. Radiation-Induced Lung Injury：Assessment and Management. Chest. 2019，156（01）：150-162.

10. Otto K . Volumetric modulated arc therapy：IMRT in a single gantry arc. Medical Physics，2008（01）：35.

11.徐慧军，段学章.现代肿瘤放射物理与技术（第2版）.北京：中国原子能出版社，2018.

12.International Commission on Radiation Units and Measurements. Report 62：Prescribing recording and reporting photon beam therapy（supplement to ICRU report 50）. Bethesda，MD：ICRU；1999.

13.ICRU Report No.83 Prescribing，Recording，and Reporting Photon-Beam Intensity-Modulated Radiation Therapy. ICRU，2010.

14.Miften M，Olch A，Mihailidis D，et al. Tolerance limits and methodologies for IMRT measurement-based verification QA：Recommendations of AAPM Task Group No. 218. Med Phys. 2018，45（04）：53-83.

15.W. Schlegel. New Technologies in Radiation Oncology，2006.

16.于金明，李宝生.调强放射治疗的临床应用现状与存在的问题.中华肿瘤杂志，2005（03）：63-65.

17.Huq MS，Fraass BA，Dunscombe PB，et al. The report of Task Group 100 of the AAPM：Application of risk analysis methods to radiation therapy quality management. Medical Physics. 2016，43（07）：4209.

18.国家癌症中心/国家肿瘤质控中心.调强放疗剂量验证实践指南.中华放射肿瘤学杂志，2020，29（12）：1021-1024.

19.Ezzell GA，Burmeister JW，Dogan N，et al. IMRT commissioning：multiple institution planning and dosimetry comparisons，a report from AAPM Task Group 119. Medical Physics. 2009，36（11）：5359-5373.

20.Klein EE，Hanley J，Bayouth J，et al. Task Group 142，American Association of Physicists in Medicine. Task Group 142 report：quality assurance of medical accelerators. Medical Physics. 2009，36（09）：4197-4212.

21.李慧敏，李建彬，李奉祥，等.4DCT、PET-CT与MRI勾画胸段食管癌大体肿瘤体积比较研究.中华放射肿瘤学杂志，2020，29（07）：508-512.

22.Panakis N，McNair HA，Christian JA，et al. Defining the margins in the radical radiotherapy of non-small cell lung cancer（NSCLC）with active breathing control（ABC）and the effect on physical lung parameters. Radiotherapy Oncology. 2008，87（01）：65-73.

23.戴建荣，胡逸民.图像引导放疗的实现方式.中华放射肿瘤学杂志，2006，15（02）：132-135.
24.Lim TY，Dragojević I，Hoffman D，et al. Characterization of the HalcyonTM multileaf collimator system. Journal of Applied Clinical Medical Physics. 2019，20（04）：106-114.
25.Zhou GX，Xu SP，Dai XK，et al. Clinical dosimetric study of three radiotherapy techniques for postoperative breast cancer：Helical Tomotherapy，IMRT，and 3D-CRT. Technology in Cancer Research & Treatment. 2011，10（01）：15-23.
26.Ren G，Du L，Ma L，et al. Clinical observation of 73 nasopharyngeal carcinoma patients treated by helical tomotherapy：the China experience. Technology in Cancer Research & Treatment. 2011，10（03）：259-266.
27.Sterzing F，Kalz J，Sroka-Perez G，et al. Megavoltage CT in helical tomotherapy - clinical advantages and limitations of special physical characteristics. Technology in Cancer Research & Treatment. 2009，8（05）：343-352.
28.Wilke L，Andratschke N，Blanck O，et al. ICRU report 91 on prescribing，recording，and reporting of stereotactic treatments with small photon beams：Statement from the DEGRO/DGMP working group stereotactic radiotherapy and radiosurgery. Strahlentherapie und Onkologie. 2019，195（03）：193-198.
29.Sheng K，Molloy JA，Larner JM，et al. A dosimetric comparison of non-coplanar IMRT versus Helical Tomotherapy for nasal cavity and paranasal sinus cancer. Radiotherapy Oncology. 2007，82（02）：174-178.
30.Pehlivan B，Sengul K，Yesil A，et al. Dosimetric Comparison of Lung-Sparing Radiation Therapy between Volumetric Arc Therapy and Helical Tomotherapy for Unresectable Malignant Pleural Mesothelioma. BioMed Research International. 2019；2019：4568958.
31.Gozal F，Gondhowiardjo SA，Kodrat H，et al. Dosimetric analysis of three-dimensional conformal radiotherapy，intensity-modulated radiotherapy-step and shoot，helical tomotherapy，and volumetric modulated arc therapy in prostate cancer radiotherapy. Journal of cancer research and therapeutics. 2021，17（04）：893-900.
32.Leksell，L. Gammathalanotomy in two cases of intractable pain. Acta Chir Scand，1968.134（08）：585-595.
33.王晖，罗静.旋转式γ射线立体定向治疗系统.中国医疗器械杂志，1998（05）：272-274.
34.Lindquist，C. and I. Paddick，The Leksell gamma knife perfexion and comparisons with its predecessors. Neurosurgery，2007. 61（3 Suppl）：130-40；discussion 140-141.
35.Ganz，J.C.，Changing the gamma knife. Prog Brain Res，2014. 215：117-125.
36.Betti O，Derechinsky V. Multiple-beam stereotaxic irradiation. Neurochirurgie. 1983，29（04）：295-298.
37.Avanzo R C，Chierego G，Marchetti C，et al. Stereotaxic irradiation with a linear accelerator. La Radiologia Medica，1984，70（03）：124.
38.Colombo F，Benedetti A，Pozza F，et al. External stereotactic irradiation by linear accelerator. Neurosurgery，1985，16（02）：154.
39.Podgorsak E B，Olivier A，Pla M，et al. Dynamic stereotactic radiosurgery. International Journal of Radiation Oncology Biology Physics，1988，14（01）：115.
40.Lutz W，Winston K R，Maleki N.A system for stereotactic radiosurgery with a linear accelerator. Int J Radiat Oncol Biol Phys，1988，14（02）：373-381.
41.Winston K R，Lutz W. Linear accelerator as a neurosurgical tool for stereotactic radiosurgery. Neurosurgery，1988，22（03）：454-464.
42.Hensley，Frank W. Present state and issues in IORT Physics. Radiation Oncology，2017，12（01）：37.
43.Schneider F，Madyan YA，Clausen S. PO-0991：A noval approach of superficial intraoperative radio-

therapy（IORT）using a 50 kV x-ray source. Radiotherapy & Oncology，2013，106：S381-S381.

44.Wenz F，Schneider F，Neumaier C. Kypho-IORT – a novel approach of intraoperative radiotherapy during kyphoplasty for vertebral metastases. Radiation Oncology，2010，5（01）：11-11.

45.Sedlmayer F，Reitsamer R，Fussl C. Boost IORT in Breast Cancer：Body of Evidence. International Journal of Breast Cancer，2014，2014：472516.

46.Palta JR，Biggs PJ，A JDH. Intraoperative electron beam radiation therapy：Technique，dosimetry，and dose specification：Report of task force 48 of the radiation therapy committee，American Association of Physicists in Medicine. International Journal of Radiation Oncology Biology Physics，1995，33（03）：725-746.

47.Gerbi BJ，Antolak JA，Deibel FC，et al. Recommendations for clinical electron beam dosimetry：Supplement to the recommendations of Task Group 25：TG70：Recommendations for clinical electron beam dosimetry. Med Phys. 2009，36（07）：3239-3279.

48.李智华.电子线斜入射对剂量分布影响的分析.中华放射肿瘤学杂志，2004，13（01）：3.

49.惠周光，张烨，张江鹄，等.2010年与2004年中国大陆地区乳腺癌改良根治术后放疗现状比较.中华放射肿瘤学杂志，2012，(04)：352-356.

50.Karzmark CJ，Loevinger R，Steele RE，Weissbluth M. A technique for large-field，superficial electron therapy. Radiology. 1960，74：633-644.

51.Veronesi U，Orecchia R，Maisonneuve P，et al. Intraoperative radiotherapy versus external radiotherapy for early breast cancer（ELIOT）：a randomised controlled equivalence trial. The Lancet Oncology. 2013，14（13）：1269-1277.

52.Correa C，Harris EE，Leonardi MC，et al. Accelerated Partial Breast Irradiation：Executive summary for the update of an ASTRO Evidence-Based Consensus Statement. Practical Radiation Oncology. 2017，7（02）：73-79.

53.Shah C，Vicini F，Shaitelman SF，et al. The American Brachytherapy Society consensus statement for accelerated partial-breast irradiation. Brachytherapy. 2018，17（01）：154-170.

54.中华医学会放射肿瘤治疗分会近距离治疗学组，中国医师协会放射肿瘤分会妇科肿瘤学组，中国抗癌协会近距离治疗专委会.宫颈癌近距离腔内放疗二维治疗技术规范中国专家共识.中华放射肿瘤学杂志，2020（09）：718-720.

55.中华医学会放射肿瘤治疗分会近距离治疗学组，中国医师协会放射肿瘤分会妇科肿瘤学组，中国抗癌协会近距离治疗专委会.宫颈癌图像引导三维近距离后装治疗中国专家共识.中华放射肿瘤学杂志，2020（9）：712-717.

56.肖遥，欧阳翼，陈锴，等.MRI引导下的宫颈癌三维后装治疗进展.中华放射肿瘤学杂志，2017，26（08）：4.

57.樊代明.中国肿瘤整合诊治指南（CACA）2022.天津：天津科学技术出版社，2022.

58.Bradley Pieters，Erik Van Limbergen，Richard Pötter，et al. THE GEC ESTRO HANDBOOK OF BRACHYTHERAPY Version 3，2022.08.01

59.Haie-Meder C，Pötter R，Van Limbergen E，et al. Recommendations from Gynaecological（GYN）GEC-ESTRO Working Group（I）：concepts and terms in 3D image based 3D treatment planning in cervix cancer brachytherapy with emphasis on MRI assessment of GTV and CTV. Radiother Oncol，2005，74，235-245.

60.中国抗癌协会妇科肿瘤专业委员会.子宫颈癌诊断与治疗指南（2021年版）

61.中国抗癌协会妇科肿瘤专业委员会.阴道恶性肿瘤诊断与治疗指南（2021年版）

62.中国抗癌协会妇科肿瘤专业委员会.外阴恶性肿瘤诊断与治疗指南（2021年版）

63.STROMBERG J，MARTINEZ A，GONZALEZ J，et al. Ultrasound-guided high dose rate conformal brachytherapy boost in prostate cancer：Treatment description and preliminary results of a phase III clinical trial. International Journal of Radiation Oncology* Biology* Physics，1995，33（01）：

161-171.
64.Yang R, Zhao N, Liao A, et al. Dosimetric and radiobiological comparison of volumetric modulated arc therapy, high-dose rate brachytherapy, and low-dose rate permanent seeds implant for localized prostate cancer. Med Dosim, 2016, 41 (3): 236-241.
65.Yang R, Wang J, Zhang H. Dosimetric study of permanent prostate brachytherapy utilizing 131 Cs, 125 I and 103 Pd seeds. Brachytherapy 2009, 8 (02): 156.
66.杨瑞杰，张红志，王俊杰.放射性粒子组织间永久性植入的物理学特性.中国肿瘤临床与康复，2008，15（06）：566-568.
67.Ji Z, Sun H, Jiang Y, et al. Analysis on the accuracy of CT-guided radioactive I-125 seed implantation with 3D printing template assistance in the treatment of thoracic malignant tumors. J Radiat Res, 2021, 62 (05): 910-917.
68.Zhang G, Wu Z, Yu W, et al. Clinical application and accuracy assessment of imaging-based surgical navigation guided 125I interstitial brachytherapy in deep head and neck regions. J Radiat Res. 2022, 63 (05): 741-748.
69.Zhu HD, Guo JH, Mao AW, et al. Conventional stents versus stents loaded with (125) iodine seeds for the treatment of unresectable oesophageal cancer: a multicentre, randomised phase 3 trial. Lancet Oncol. 2014, 15 (06): 612-619.
70.Zhang F, Wang J, Guo J, et al. Chinese Expert Consensus Workshop Report: Guideline for permanent iodine-125 seed implantation of primary and metastatic lung tumors. Thorac Cancer. 2019, 10 (02): 388-394.
71.吴文铭，陈洁，白春梅，等.中国胰腺神经内分泌肿瘤诊疗指南（2020）.中国实用外科杂志，2021，（06）：601-617+632.
72.陈跃，霍力，兰晓莉，等.（68）Ga-前列腺特异性膜抗原PET/CT前列腺癌显像操作指南.中国医学影像技术，2019，35（10）：1441-1444.
73.周星，申太鹏，姚玉唐，等.一步法合成18F-PSMA-1007及其对前列腺癌的PET/CT显像.中华核医学与分子影像杂志，2019，39（10）：4.
74.李迎春，程祝忠，江骁，等.11C-蛋氨酸的快速自动化合成及显像.西部医学，2020，32（06）：904-907+913.
75.Arulappu A, Battle M, Eisenblaetter M, et al. c-Met PET Imaging Detects Early-Stage Locoregional Recurrence of Basal-Like Breast Cancer. J Nucl Med, 2016, 57 (05): 765-770.
76.Liu Q, Zang J, Yang Y, et al. Head-to-head comparison of (68) Ga-DOTATATE PET/CT and (18) F-FDG PET/CT in localizing tumors with ectopic adrenocorticotropic hormone secretion: a prospective study. Eur J Nucl Med Mol Imaging, 2021, 48 (13): 4386-4395.
77.Filizoglu N, Ozguven S. 68Ga-DOTATATE PET/CT Findings of Cervical Esophageal Neuroendocrine Tumor. Clin Nucl Med, 2021, 46 (7): e393-e394.
78.Chan H. Noninvasive bladder volume measurement. J Neurosci Nurs. 1993, 25 (05): 309-312.
79.方光战，周山宏，朱钢，等.超声膀胱容量测试仪的研制.医疗卫生装备，2006，27（08）：25-28.
80.冯洋琴，陈菲.基于边缘检测的快速超声膀胱容积测量算法.计算机应用，2013.33（06）：1739-1741.
81.Liu-Ing Bih, Chi-Chung Ho, Su-Ju Tsai, et al. Bladder shape impact on the accuracy of ultrasonic estimation of bladder volume. Archives of Physical Medicine and Rehabilitation. 1998, 79 (12): 1553-1556.
82.Fu Jin, Huanli Luo, Juan Zhou, et al. A parameterized model for mean urinary inflow rate and its preliminary application in radiotherapy of cervical cancer. Scientific Reports, 2017, 7: 280.
83.Strandqvist M, Rosengren B. Television-controlled pendulum therapy. The British Journal of Radiology.

1958，31（369）：513-514.

84.Wallman H，Stålberg N. A television-roentgen system for pendulum therapy. The British Journal of Radiology. 1958，31（370）：576-577.

85.Herman MG，Balter JM，Jaffray DA，et al. Clinical use of electronic portal imaging：report of AAPM Radiation Therapy Committee Task Group 58. Medical Physics. 2001. 28（05）：712-737.

86.McCurdy BM，Greer PB. Dosimetric properties of an amorphous-silicon EPID used in continuous acquisition mode for application to dynamic and arc IMRT. Medical Physics. 2009，36（07）：3028-3039.

87.丘敏敏，林泽煌，邓永锦，等.图像引导放疗中两种验证方式的比较研究.中国当代医药，2021，28（30）：140-142+150.

88.吴冰，马广栋，王亮和.图像引导放射治疗技术不同验证模式对头颈部肿瘤调强放疗摆位误差的影响.广西医学，2019，41（01）：63-66.

89.田龙，席强，赵鑫，等.前列腺癌图像引导放疗中两种引导方法摆位误差的比较.癌症进展，2019，17（05）：4.

90.王艳阳，傅小龙，龚敏，等.电子射野影像仪与锥形束CT用于胸部肿瘤影像引导放疗的比较研究.中华放射医学与防护杂志，2009，29（06）：643-645.

91.Bortfeld T. IMRT：a review and preview. Physics in Medicine & Biology，2006，51（13）：R363.

92.Boda-Heggemann J，Lohr F，Wenz F，et al. kV cone-beam CT-based IGRT. Strahlentherapie und Onkologie，2011，187（05）：284-291.

93.Masahide S，Koji U，Hidekazu S，et al. Evaluation of the detection accuracy of set-up for various treatment sites using surface-guided radiotherapy system，VOXELAN：a phantom study. Journal of Radiation Research，2022（03）：3.

94.Beer K T . Introduction of SGRT in clinical practice. Technical Innovations & Patient Support in Radiation Oncology，2022，21（01）：27-30.

95.Camps SM，Houben T，Carneiro G，et al. Automatic Quality Assessment of Transperineal Ultrasound Images of the Male Pelvic Region，Using Deep Learning. Ultrasound Med Biol. 2020；46（02）：445-454.

96.Wang M，Samant P，Wang S，et al. Towards in vivo Dosimetry for Prostate Radiotherapy with a Transperineal Ultrasound Array：A Simulation Study. IEEE Trans Radiat Plasma Med Sci. 2021，5（03）：373-382.

97.麻亚茹，刘金迪，王亚娟，等.超声图像引导在宫颈癌放射治疗中的应用价值.中国妇幼保健，2022，37（04）：749-751.

98.Li W，Ye X，Huang Y，et al. An integrated ultrasound imaging and abdominal compression device for respiratory motion management in radiation therapy.Med Phys. 2022，49（10）：6334-6345.

99.Harris E，Fontanarosa D，Baldock C. In the future，ultrasound guidance in radiotherapy will become a clinical standard. Phys Eng Sci Med. 2021；44（02）：347-350.

100.Dai X，Lei Y，Roper J，et al. Deep learning-based motion tracking using ultrasound images. Med Phys. 2021；48（12）：7747-7756.

101.赵环宇，陈苇，李丽，等.超声引导宫颈癌自适应近距离放射治疗的研究进展.中国医学装备，2021，18（06）：188-191.

102.Li M，Hegemann NS，Manapov F，et al. Prefraction displacement and intrafraction drift of the prostate due to perineal ultrasound probe pressure. Präfraktionelle Verschiebung und intrafraktionelle Drift der Prostata durch Druck perinealer Ultraschallköpfe. Strahlenther Onkol. 2017，193（06）：459-465.

103.Fontanarosa D，van der Meer S，Verhaegen F. On the significance of density-induced speed of sound variations on US-guided radiotherapy. Med Phys. 2012，39（10）：6316-6323.

104.Fontanarosa D，Pesente S，Pascoli F，et al. A speed of sound aberration correction algorithm for curvilinear ultrasound transducers in ultrasound-based image-guided radiotherapy. Phys Med Biol. 2013，

58 (5): 1341-1360.

105.Kwong Y, Mel AO, Wheeler G, et al. Four-dimensional computed tomography (4DCT): A review of the current status and applications. Journal of Medical Imaging and Radiation Oncology. 2015, 59 (05): 545 - 554.

106.Pollock S, Keall R, Keall P. Breathing guidance in radiation oncology and radiology: A systematic review of patient and healthy volunteer studies: Systematic review of breathing guidance studies. Medical Physics. 2015, 42 (09): 5490 - 5509.

107.Biederer J, Hintze C, Fabel M, et al. Magnetic resonance imaging and computed tomography of respiratory mechanics. Journal of Magnetic Resonance Imaging, 2010, 32 (06): 1388-1397.

108.Zhang J, Srivastava S, Wang C, et al. Clinical evaluation of 4D MRI in the delineation of gross and internal tumor volumes in comparison with 4DCT. Journal of Applied Clinical Medical Physics. 2019, 20 (09): 51-60.

109.Steiner E, Shieh CC, Caillet V, et al. Both four-dimensional computed tomography and four-dimensional cone beam computed tomography under-predict lung target motion during radiotherapy. Radiotherapy and Oncology. 2019, 135 (01): 65-73.

110.Park YK, Son TG, Kim H, et al. Development of real-time motion verification system using in-room optical images for respiratory-gated radiotherapy. Journal of Applied Clinical Medical Physics. 2013, 14 (05): 25-42.

111.Chen L, Bai S, Li G, et al. Accuracy of real-time respiratory motion tracking and time delay of gating radiotherapy based on optical surface imaging technique. Radiation Oncology. 2020, 15 (01): 170.

112.Farrugia B, Knight K, Wright C, et al. A Prospective Trial Demonstrating the Benefit of Personalized Selection Of Breath-Hold Technique for Upper-Abdominal Radiation Therapy Using the Active Breathing Coordinator. International Journal of Radiation Oncology Bioloy Physics. 2021, 111 (05): 1289-1297.

113.Hamming VC, Visser C, Batin E, et al. Evaluation of a 3D surface imaging system for deep inspiration breath-hold patient positioning and intra-fraction monitoring. Radiation Oncology. 2019, 14 (01): 125.

114.Josipovic M, Persson GF, Hakansson K, et al. Deep inspiration breath hold radiotherapy for locally advanced lung cancer: comparison of different treatment techniques on target coverage, lung dose and treatment delivery time. Acta Oncologica. 2013, 52 (07): 1582-1586.

115.国家癌症中心/国家肿瘤质控中心. 体表光学图像引导放疗质量控制指南. 中华放射肿瘤学杂志, 2022, 31 (07): 595-598.

116.Heinzerling JH, Hampton CJ, Robinson M, et al. Use of surface-guided radiation therapy in combination with IGRT for setup and intrafraction motion monitoring during stereotactic body radiation therapy treatments of the lung and abdomen. Journal of Applied Clinical Medical Physics. 2020, 21 (05): 48-55.

117.凌国, 李振江, 李阔, 等. 肝癌磁共振引导放疗新型腹部加压技术应用研究. 中华肿瘤防治杂志, 2022, 29 (11): 845-850.

118.Daly M, McWilliam A, Radhakrishna G, et al. Radiotherapy respiratory motion management in hepatobiliary and pancreatic malignancies: a systematic review of patient factors influencing effectiveness of motion reduction with abdominal compression. Acta Oncologica. 2022, 61 (07): 833-841.

119.戚元俊, 李建彬, 张英杰, 等. 基于四维CT探讨腹部加压对周围型肺部肿瘤立体定向放疗靶区位移及外扩边界的影响. 中华放射医学与防护杂志, 2021, 41 (02): 134-139.

120.戴建荣, 胡逸民. 图像引导放疗的实现方式. 中华放射肿瘤学杂志, 2006, 15 (002): 132-135.

121.Holloway A F. A Localising Device for a Rotating Cobalt Therapy Unit. British Journal of Radiology, 1958, 31 (364): 227.

122.杨波, 隋辉, 胡克, 等. 新型"环形"机架加速器临床调试流程探讨. 中国医学装备, 2020

（12）：17.
123. 孙鸿飞，倪昕晔，杨建华. 肿瘤超声引导下的放疗研究现状. 中华放射肿瘤学杂志，2020，29（04）：4.
124. 高研，赵波，高献书，等. 基于实时超声图像引导技术和线性判别模型分析前列腺癌放疗分次内运动模式. 中华放射肿瘤学杂志，2020，29（06）：6.
125. 李谭谭，郇福奎，戴建荣. 光学体表引导放疗技术的临床应用. 中华放射肿瘤学杂志，2021，30（06）：5.
126. 汪之群，杨波，张悦，等. 利用三维水箱测量的“环形机架”加速器“典型射线数据”验证研究. 中国医疗设备，2021，36（04）：7.
127. 杨波，汪之群，李文博，等. 新型“环形”机架加速器在宫颈癌术后盆腔放疗的临床应用研究. 中国医疗设备，2021，36（04）：6.
128. 庞廷田，杨波，于浪，等. Tomotherapy计划系统中利用不同密度模体精确创建CT值密度曲线. 中国医疗设备，2022（2）：37.
129. 黄家升，钟庆初 .CBCT图像引导放射治疗技术对鼻咽癌放疗摆位误差的影响. 黑龙江医药，2021，34（05）：1162-1164.
130. 庞庭田，邱杰，杨波，张福泉 .CBCT在放疗摆位误差中的应用分析. 中华医学会放射肿瘤治疗学分会六届二次暨中国抗癌协会肿瘤放疗专业委员会二届二次学术会议论文集，2009.
131. 樊代明. 整合肿瘤学·临床卷. 北京：科学出版社，2021.
132. 樊代明. 整合肿瘤学·基础卷. 西安：世界图书出版西安有限公司，2021.
133. Leksell L. The stereotactic method and radiosurgery of the brain. Acta chirurgica scandinavica. 1951，102：316-319.
134. Halperin EC，Brady LW，Wazer DE，et al. Perez & brady's principles and practice of radiation oncology：Lippincott Williams & Wilkins；2013.
135. Conde-Moreno AJ，Zucca Aparicio D，Perez-Calatayud MJ，et al. Recommended procedures and responsibilities for radiosurgery（SRS）and extracranial stereotactic body radiotherapy（SBRT）：Report of the SEOR in collaboration with the SEFM. Clinical and Translational Oncology. 2021，23（07）：1281-1291.
136. Halvorsen PH，Cirino E，Das IJ，et al. AAPM-RSS medical physics practice guideline 9.A. For SRS-SBRT. Journal of Applied Clinical Medical Physics. 2017，18（05）：10-21.
137. 中华医学会放射肿瘤治疗学分会，中国抗癌协会肿瘤放射治疗学专业委员会，中国医师协会放射治疗医师分会. 早期非小细胞肺癌立体定向放疗中国专家共识（2019版）. 中华肿瘤杂志，2020，42（07）：522-530.
138. Lechner W，Alfonso R，Arib M，et al. A multi-institutional evaluation of small field output factor determination following the recommendations of IAEA/AAPM TRS-483. Medical Physics. 2022，49（08）：5537-5550.
139. Lechner W，Primeßnig A，Nenoff L，et al. The influence of errors in small field dosimetry on the dosimetric accuracy of treatment plans. Acta oncologica. 2020，59（05）：511-517.
140. Le Roy M，de Carlan L，Delaunay F，et al. Assessment of small volume ionization chambers as reference dosimeters in high-energy photon beams. Physics in Medicine & Biology. 2011，56（17）：5637-5650.
141. Huang Z，Qiao J，Yang C，et al. Quality assurance for small-field vmat srs and conventional-field imrt using the exradin w1 scintillator. Technology in Cancer Research & Treatment. 2021，20：15330338211036542.
142. Bacala AM. Linac photon beam fine-tuning in primo using the gamma-index analysis toolkit. Radiation Oncology. 2020，15（01）：8.

核素治疗

❖ 杀瘤无血　看我核素 ❖

❖ 甲癌术后　碘到病除 ❖

❖ 神泌肿瘤　核下成虏 ❖

❖ 前列腺癌　诊治同赴 ❖

❖ 转移骨瘤　还你如初 ❖

主　编

樊　卫　石洪成

副主编

徐文贵　杨　辉　杨国仁　张　旭

常务编委（以姓氏拼音为序）

陈志军　崔亚利　樊　卫　李　囡　石洪成　宋少莉　王　峰　徐文贵
杨国仁　杨　辉　于丽娟　张　旭　章英剑　赵新明　郑　容

编　委（以姓氏拼音为序）

巴　雅　边艳珠　陈　涛　陈　薇　陈志军　程竞仪　程向荣　程义壮
程祝忠　崔学军　崔亚利　戴　东　邓智勇　董　华　段　云　樊　卫
房　娜　冯贵生　冯彦林　冯志平　付　巍　付　正　甘美舍　高明达
高　鹏　高　识　高永举　顾　虹　关　锋　何　勇　贺　煜　胡　硕
胡四龙　胡莹莹　胡玉敬　黄劲雄　黄占文　霍宗伟　姜　磊　姜圣男
焦　举　康国庆　李洪生　李　娟　李　林　李林法　李　囡　李素平
李　文　李文亮　李晓敏　李　昕　李雪娜　梁　颖　廖　宁　林承赫
林端瑜　林岩松　刘　辰　刘　芳　刘文力　龙　斌　楼　岑　芦亚洲
路　凯　栾　厦　罗全勇　毛朝明　梅丽努尔·阿布都热西提　孟召伟
莫　逸　庞　华　邱大胜　邵亚辉　邵元伟　施常备　石　峰　石洪成
宋普姣　宋少莉　苏新辉　孙晓蓉　谭丽玲　唐明灯　陶绍能　田发奎
田　蓉　汪建华　汪世存　王　峰　王建方　王明华　王能超　王　攀
王　欣　王新华　王雪鹃　王玉君　王治民　温琥玲　温　强　吴　巍
武　瑜　武志芳　肖国有　肖　欢　谢新立　辛　军　徐建伟　徐文贵
许建林　薛建军　颜有霞　杨传盛　杨　光　杨国仁　杨　辉　杨建伟
杨　青　杨生佑　姚树展　叶　慧　殷艳海　尹红卫　于江媛　于丽娟
余　辉　余永波　原　凌　岳殿超　曾贤伍　张汝森　张万春　张　新
张　旭　张一帆　张　哲　章　斌　章英剑　赵春雷　赵　明　赵　倩
赵新明　赵义刚　郑　容　周大庆　周　硕　周伟娜

第一章

发展历程

一、概述

广义的核医学是指研究核技术在医学领域的应用及其理论的一门交叉学科，涉及物理、化学、生物学、工业制造、电子学等多个学科。随着医学、生物学和生命科学进步，核医学不断快速发展和扩大。狭义的核医学即临床核医学，它是研究利用放射性核素及其标记化合物所发出的射线进行疾病诊断与治疗的一专门学科。核素治疗是核医学的重要组成部分。

核素用于疾病治疗，是紧随人类和平应用放射性核素开始的。1895年Roentgen发现X射线；1896年2月法国物理学家Becquerel发现铀盐的天然放射性，人类首次认识了放射性核素，而Becquerel也作为度量放射性核素衰变的最小单位使用至今；1898年Curie夫妇成功提炼分离出放射性元素钋、铍和镭；而Curie夫人也因其卓越的工作两次获得诺贝尔奖，其名字同样作为度量放射性衰变量的单位沿用至今；随后不断发现或制造出新的放射性核素。

人类将放射性核素或放射性核素与特定生物分子的标记物产生的射线引入人体，研究其对某些疾病的诊断和治疗。在利用放射性核素治疗疾病方面，不同于现有的钴-60机、直线加速器、质子及重离子等从人体外对体内的肿瘤进行照射，它是将放射性核素用特定技术（例如，药物代谢、人工植入或直接贴敷的方法等）引入体内，聚集在靶病灶内部和周边，通过放射性核素产生射线的辐射损伤效应对病灶进行治疗。主要治疗方式有核素的内照射治疗、敷贴治疗、介入治疗和中子俘获治疗等。近十多年来，几种放射性核素被成功引入临床实践，用于核素显像诊断和核素治疗，并且诞生一个新的方向——诊断治疗学（theranostics，又叫诊疗一体化，或可视化治疗）。可视化治疗能动态观察药物的体内代谢分布，准确预判可能的疗效和不良反应，为按需给药和个性化治疗提供新思路，是未来医疗的重要方向。

中国核医学起步于20世纪50年代中期。1956年，在西安第四军医大学举办了中国首届放射性同位素技术学习班，并在第四军医大学建立同位素试验实验室。1957年国家主管部门选派部分专家赴苏联学习同位素技术，专家回国后先后在北京、天津、上海、广州举办学习班。1958年起全国多家医疗机构建立同位素室，核医学开始进入临床应用阶段。1954年台湾核医学起步，成立同位素实验室，用^{131}I诊断并治疗甲状腺功能亢进症；1970—1972年，台北荣民总医院和三军总医院创立核子医学部。香港核医学起步于1957年；1988年核医学列为专科。20世纪60年代初，中国原子能科学研究院同位素研究所联合多家医疗机构和药品检测机构协作攻关，实现部分医用同位素国产化，并且大力发展核素标记技术，形成多种诊断、治疗和体外核素产品，推动中国核医学发展。1994年中国第一台回旋加速器制造成功，并于次年安装。2021年中国制造的回旋加速器商品化，并推向市场。

二、放射性核素内照射治疗发展历史

广义的放射性核素内照射治疗是指将放射性药物或放射性微粒（如放射性粒子，放射性微球等），通过口服或经血管内注射，或直接注入病灶等途径引入体内，放射性核素聚集于病灶及其周围组织内，利用核素衰变释放射线所产生的电离辐射效应达到抑制或损毁病变组织的目的，这类治疗方法称为放射性核素内照射治疗（简称内照射治疗）。内照射治疗是放射性核素治疗的主要方式，放射性核素内照射治疗具有靶向性好，不良反应相对较少的优点。

狭义的放射性核素内照射治疗是指放射性药物的治疗，本节主要论述放射性药物治疗的发展历史，包括放射性药物靶向治疗及放射性核素的诊断治疗一体化。

（一）放射性药物的内照射治疗

1934年Joliot和Curie研发成功第一个人工放射性核素^{32}P，从此揭开放射性核素在生物医学应用的序幕。之后放射性核素^{131}I被发现；1936年Hamilbon和Stone用^{24}Na、Lawrence用^{32}P完成白血病治疗；1939年Hamiton、Soley和Evans首次用^{131}I诊断疾病；1942年Hertz和Robertet用^{131}I治疗甲亢，1947年Marriencelli等用^{131}I治疗分化型甲状腺癌。1948年塞德林总结他使用^{131}I治疗甲状腺癌的经验，引起广泛关注，继而^{131}I成为治疗甲状腺功能亢进症和功能性转移性甲状腺癌的标准治疗方法。1981年Mazzaferri报告了乳头状甲状腺癌患者仅手术、“手术+TSH抑制治疗”及“手术+^{131}I治疗+TSH抑制治疗”等三组不同治疗方法复发和死亡发生率，显示“手术+^{131}I治疗+TSH抑制治疗”组复发率、死亡率最低。目前，“手术+^{131}I+TSH抑制治疗”的方案已得到广泛应用。

多发性骨转移瘤的放射性核素治疗也是内照射治疗的重要内容。20世纪40年代初，有人用自显影方法证实骨肉瘤周围反应骨中就有非常高的^{89}Sr浓集。70年代发现^{89}Sr剂量30 μCi/kg有治疗作用，1976年Firusian等首次报告Metastron（^{89}Srcl$_2$）在前列腺癌骨转移患者中进行姑息治疗的优势。1989年、1993年和2007年^{89}SrCl$_2$分别在英国、美国和日本获准上市，2020年我国也实现国产化。同样钙类似物^{153}Sm-EDTMP于20世纪90代末得到FDA批准，在我国于21世纪初获准上市。^{188}Re和^{177}Lu标记物近几年也在不断探索进入临床中。

1902年，Curie夫妇从数吨沥青铀矿残渣中提炼出0.1克镭（以氯化镭的形式存在），测定其原子量为226（225.93），半衰期长达1600年。在Curie夫人指导下，^{226}Ra被应用到医疗领域，尤其是癌症的治疗。^{223}Ra作为天然存在的一种镭同位素，半衰期为11.4天，比^{226}Ra更适合医疗用。2000年后，随着回旋加速器和化学分离技术的进步，^{223}Ra完全实现人工制备生产。2013年，ALSYMPCA国际Ⅲ期临床研究结果显示，^{223}Ra可使去势难治性骨转移前列腺癌患者的总生存期延长近4个月并使死亡风险降低30%，同时副作用较小，这是α粒子临床治疗应用的里程碑。自此，^{223}Ra在骨转移瘤的治疗方面又开始一个新篇章。

（二）放射性核素靶向内照射治疗

放射性核素靶向内照射治疗是基于靶向性放射性药物提出来的，其靶向性主要依靠特异性的抗原抗体结合、受体配基结合、酶与抑制剂或激动剂结合来实现。核素靶向内照射治疗除^{131}I治疗分化型甲状腺癌外，^{131}I-MIBG治疗不能切除或转移的嗜铬细胞瘤和副神经节瘤（肾上腺素能组织肿瘤）也是一个成功的例子。

近年来，随着靶向性放射性药物的快速发展，核素靶向内照射治疗不断应用于临床。2002年，Zevalin（ibritumomabtiuxetan）批准用于复发难治性低度恶性非霍奇金淋巴瘤患者的二线治疗。2003年，Bexxar（^{131}I标记tositumomab）批准用于治疗化疗后复发的难治性、CD20阳性、伴或不伴转化的滤泡型非霍奇金淋巴瘤（NHL）。

在神经内分泌肿瘤（NET）靶向治疗发展中，^{111}In标记多肽最初用于成像，随后用于靶向治疗，称为多肽受体放射性核素疗法（PRRT）。其后对^{90}Y-DOTA-TOC、^{90}Y-DOTA-Tate和^{90}Y-DOTA-Lan的治疗潜力进行深入研究，发现^{90}Y标记的药物总体响应率优于^{111}In。后来研究发现^{177}Lu相比^{90}Y对微转移的治疗更有效、对周围骨髓辐射更小，且^{177}Lu衰变时释放的γ射线可用于体外成像和定量分析，便于病灶吸收剂量的计算和疗效的预判。目前，^{177}Lu已成为治疗播散转移性NET的首选放射性核素。除NET应用外，近年来^{177}Lu、^{225}Ac标记前列腺特异性膜抗原（PSMA）用于靶治疗取得成功。2022年，美国FDA批准Pluvicto（^{177}Lu-PSMA）治疗PSMA阳性转移性去势抵抗性前列腺癌患者，开启放射性核素靶向治疗的新篇章。

三、放射性核素介入治疗发展历史

放射性核素介入治疗是一种特殊形式的核素内照射治疗，特点是通过介入方式（物理靶向方法）将放射性核素引入到病灶内。1901年Pierre Curie首先提出近距离治疗的术语（brachytherapy），其定义为将具有包壳的放射性核素埋入组织间进行放射治疗。早期的放射性粒子使用的放射性核素为^{60}Co、^{192}Ir和^{226}Ra，如1914年法国巴黎镭生物学实验室的Pasteau和Degrais医生首次应用镭管经尿道插入治疗前列腺癌，但由于这些核素释放出高能γ射线，临床应用存在辐射安全及防护困难等问题，未能广泛用于临床。组织间植入粒子源使用的核素应具备合适的半衰期、理想的能量且容易获得。20世纪60年代，Donald C Lawrence发现^{125}I，Hilaris等在Slona-Kettering纪念医院进行临床应用，1972年Whitmore首次报道通过耻骨后植入^{125}I粒子治疗前列腺癌，这一研究为^{125}I粒子植入治疗其他恶性肿瘤打下了基础。1987年John Russell发现^{103}Pd粒子，Lawrence和Henschke发现^{131}Cs粒子，为恶性肿瘤的粒子治疗提供更为有效的粒子源。

2001年北京大学第三医院王俊杰教授完成我国第一例^{125}I粒子植入治疗，随后^{125}I粒子植入治疗在全国各地相继开展。2003年天津医科大学柴树德教授发明CT引导下固定支架结合共面模板指导肺癌的粒子植入治疗；2012年北京大学附属口腔医院张建国教授将3D打印非共面模板用于头颈部恶性肿瘤的粒子植入治疗。随着粒子支架、粒子链相继出现，气管、食道、门脉、胆道等部位的肿瘤也开始粒子植入治疗。

四、放射性核素敷贴治疗发展历史

放射性核素敷贴治疗是将发射β粒子或γ射线的放射性核素均匀地吸附在滤纸或银箔上，或采用喷沫冶金技术制成薄片，密封在塑料袋或其他材料如金、银片内，按临床治疗需要制成具有一定形状和大小的敷贴器，对身体表面病变（如皮肤血管瘤、瘢痕疙瘩、慢性湿疹等）进行局部敷贴放疗，射线在病变组织产生电离辐射生物效应，血管内皮细胞肿胀，微血管萎缩、闭塞，发生形态与功能改变，从而达到治疗目的。核素敷贴治疗是核医学中经济实用、疗效确切、比较成熟的技术，已发展成为核医学的特色治疗技术之一。该技术应用于临床，至今已有70多年历史。

1901年，Henri Alexandre Danlos（1844—1912）和Eugrne Bloch（1878—1952）首次将天然的放射性镭放置在皮肤表面以治疗皮肤结核病。1907年斯坦贝克用镭治愈皮肤癌，从而揭开“放射治疗”的序幕。

从20世纪开始，放射治疗在儿童皮肤血管瘤治疗中一直占据主导地位，20世纪50年代以前，西方国家使用发射高能量γ射线的^{226}Ra治疗皮肤血管瘤。从1909开始，^{226}Ra敷贴治疗是瑞典治疗血管瘤的主要方法。1939年，Strandquist系统报道^{226}Ra

发出的γ射线治疗血管瘤的技术规范和剂量选择。20世纪50年代末，^{226}Ra逐步被发射β射线的^{90}Sr、^{32}P所取代。

1970年King用电子加速器产生β射线治疗瘢痕患者获得较满意效果，成为β射线治疗瘢痕的一个新突破。利用^{90}Sr-^{90}Y敷贴器治疗皮肤血管瘤和眼科疾病临床应用越来越广泛。近年俄罗斯和其他欧洲国家用^{106}Ru-^{106}Rh敷贴器治疗眼内肿瘤。美国和日本则用^{125}I敷贴器治疗眼内肿瘤，国内也有数家医院眼科已用^{125}I敷贴器治疗眼内肿瘤，取得一定疗效。但眼、耳、鼻咽疾病的敷贴治疗与皮肤疾病的敷贴治疗相比，有一定风险，临床上未能广泛应用。

我国应用放射性核素敷贴治疗皮肤血管瘤及瘢痕疙瘩等疾病已有50多年历史，在临床上取得良好疗效，但目前还未形成一个统一的行业标准和指南。

五、肿瘤中子俘获治疗的发展历史

中子俘获治疗（neutron capture therapy，NCT）是将无放射性亲肿瘤组织的化合物引入体内，并结合于肿瘤内，然后用中子束局部照射肿瘤，使化合物中核素吸收中子后产生核反应，其次级辐射直接作用于并杀伤肿瘤细胞。

1932年，英国物理学家Chadwick首次发现中子，并因此获得诺贝尔物理学奖。1936年，美国Locher教授第一次提出NCT治疗肿瘤设想。NCT的发展大致经历初期探索、曲折前行、再度繁荣三个阶段。

1936—1990年为初期探索阶段，这一阶段主要是以NCT理论建立，早期探索性试验为主。1951年，Sweet团队在美国布鲁克海文国家实验室石磨研究反应堆开展了全球首例硼中子俘获疗法（boron neutron capture therapy，BNCT）临床研究，适应证主要为脑胶质瘤。受制于当时中子源通量与穿透深度限制，以及早期硼携带剂肿瘤靶向选择性差等缺陷，BNCT研究进展缓慢。

1990—2010年为曲折前行阶段，相比于早期反应堆BNCT设施，20世纪90年代以后的反应堆中子束皆改用能量较高的“超热中子”或“超热与热中子混合”束，在治疗深度上获得了显著提升，结合第二代硼携带剂如二羟基硼酰基苯丙氨酸（BPA）等，取得较好治疗效果，但受制于核反应堆不可普及性，以及全球反核热潮，BNCT在90年代兴起后又再次遇冷，多数BNCT反应堆因经费、环境、管理与政策因素逐步关停。

2010年至今为再度繁荣阶段，随着日本、芬兰等国纷纷启动加速器中子源计划，基于加速器的BNCT迅速发展，2020年3月，世界上第一台加速器BNCT设备和含硼药物BPA在日本获批，BNCT在世界上首次正式进入临床应用，开启发展新篇章。

目前BNCT的基础和临床研究主要集中在日本、欧美和中国，全球BNCT临床病例累计超过2000例，已证明BNCT治疗脑胶质瘤、复发头颈部肿瘤、脑膜瘤、恶性黑色素瘤及肝转移癌等实体肿瘤有较好疗效。

我国于1990年6月在北京首次召开BNCT学术研讨会，经过其后30余年发展，相继建成BNCT专用微型反应堆和高能加速器中子源BNCT设备，开展新一代含硼药物研发与BNCT临床试验研究，不久地将来我国BNCT将进入一个全新的发展阶段。

第二章

基本原理

一、概述

放射性核素治疗简称核素治疗，是利用放射性核素衰变过程中发射出的射线治疗疾病的技术方法。它依靠射线的电离辐射效应，直接造成组织细胞DNA的断裂和修复障碍或通过产生的自由基破坏DNA分子或其他生物大分子，进而使细胞发生凋亡或死亡，从而达到治疗的目的。

由于放射性核射线本身没有靶向性，且有发生环境污染的可能性，因此只有在临床上发挥高效、高性价比的核素治疗才有存在的意义。放射性药物的靶向性是关键要求。按照靶向性分为两类：①生物化学靶向（如^{131}I治疗、放射免疫治疗、受体介导放射性核素治疗等）；②物理靶向（如放射性粒子植入治疗、放射性核素介入治疗、放射性核素敷贴治疗等）。按照内照射治疗的射线种类分为α、β、俄歇电子等射线治疗。技术特点如下。

（1）高吸收剂量

药物的高靶向性使病变组织内浓聚更多的放射性核素，从而提高病灶的吸收剂量。

（2）持续低剂量率照射

浓聚于病灶的放射性核素所发出的射线对病变细胞进行非分割低剂量率照射，减少辐射损伤修复的可能性，增强对病灶的辐射治疗效应。

二、临床治疗常用放射性核素的特点

（一）发射α射线核素

α粒子是高LET射线（100~200 keV/μm），可打断DNA的双链导致细胞死亡，组织内的射程50~90 μm，约为10个细胞直径的距离。^{223}Ra、^{225}Ac、^{211}At、^{212}Bi核素已用

于临床。

（二）发射β射线核素

β粒子是低LET射线（<1 keV/μm），可打断DNA的单链，组织内的射程可分为：短射程（<200 μm），中射程（200 μm~1 mm），长射程（>1 mm）。^{131}I、^{32}P、^{89}Sr、^{90}Y、^{177}Lu核素已广泛用于临床。

（三）发射俄歇电子或内转换电子核素

俄歇电子是高LET射线，10~25 keV/μm，组织内的射程多为10 μm，^{125}I发射俄歇电子和一个能量为125~155 keV的内转化电子，在约一个细胞直径范围内产生与^{131}I相似的照射剂量。

第三章 适应证

一、^{131}I治疗分化型甲状腺癌的适应证

（1）对复发危险分层为高危患者，强烈推荐 ^{131}I 治疗。

（2）对复发危险分层为中危患者，可考虑 ^{131}I 治疗。

（3）对复发危险分层为低危患者，为便于通过监测血清 Tg 水平及 ^{131}I 全身显像后续随访，可行 ^{131}I 甲状腺清除治疗。

二、^{125}I粒子植入治疗的适应证

（1）细胞或病理学确诊的原发、复发或转移的恶性实体肿瘤。

（2）恶性肿瘤术后残灶。

（3）放化疗或其他治疗失败的恶性肿瘤。

三、$^{89}SrCl_2$治疗恶性肿瘤骨转移的适应证

（1）恶性肿瘤多发骨转移患者，^{99m}Tc-MDP 全身骨显像证实骨转移病灶处有明显浓聚者。

（2）原发性骨肿瘤未能手术切除或术后残留病灶或伴有骨内多发转移，且 ^{99m}Tc-MDP 全身骨显像证实病灶处有显像剂浓聚者。

（3）恶性肿瘤多发骨转移诊断明确，^{99m}Tc-MDP 全身骨显像浓聚对称分布，表现为“超级骨显像”者。

四、$^{223}RaCl_2$治疗恶性肿瘤骨转移的适应证

伴症状性骨转移且无已知内脏转移的去势抵抗性前列腺癌（CRPC）患者。

五、^{177}Lu-PSMA治疗前列腺癌的适应证

（1）转移性去势抵抗型前列腺癌患者常规疗法失效或不适用其他疗法。

（2）PSMA PET显像确认肿瘤PSMA表达阳性（阳性病灶摄取水平需大于肝脏摄取水平）。

六、^{177}Lu-DOTATATE治疗神经内分泌肿瘤的适应证

（1）进展期SSTR阳性胃肠胰腺神经内分泌肿瘤（GEP-NETs），包括成人的前肠、中肠、后肠NETs。

（2）对胰腺神经内分泌肿瘤、嗜铬细胞瘤、副神经节瘤、支气管肺/胸腺NET疗效及预后较好，但尚缺乏随机对照研究数据。

七、^{90}Y微球治疗肝脏肿瘤的适应证

不可手术切除的原发性或转移性肝癌，以肝脏肿瘤为主。

第四章

技术方法及流程

一、^{131}I治疗分化型甲状腺癌流程

（一）技术方法

1.指导原则

根据DTC术后病理特征及TSH刺激后（TSH >30 mU/L）Tg（s-Tg）水平等因素将患者复发风险分为低、中、高危组。利用这一分层系统指导是否对DTC患者进行^{131}I治疗，包括清除甲状腺残留组织、微小或隐匿病灶以及复发、转移病灶的核素内照射治疗。

2.应用方法

患者经过前期低碘饮食准备，TSH大于30 mU/L时，可以考虑^{131}I内放疗。目前，^{131}I治疗一般给药标准是：①对于无法手术切除的局部或远处转移灶，采用100~200 mCi进行清灶治疗；②对于伴有可疑或已证实的镜下残存病灶或高侵袭性组织学亚型（高细胞型、柱状细胞型等）但无远处转移的中、高危患者，推荐100~150 mCi进行治疗；③对于中、低危组患者，可采用30~100 mCi进行治疗。

（二）流程

1.治疗前评估

^{131}I治疗前评估是非常重要的一环，包括基于分化型甲状腺癌TNM分期（AJCC/UICC第八版）的死亡风险、复发风险等评估。有助于实时修正患者风险及预后判断，明确进一步^{131}I治疗指征、目标及获益等个体化整合诊疗决策。

2.预约与治疗前准备

排除妊娠期或哺乳期妇女、计划6个月内妊娠者、手术切口创面未完全愈合者和其他严重系统功能异常者，针对适合治疗患者预约治疗时间，确保患者治疗前处

于低碘状态，且TSH>30 mU/L。治疗前进行必要的影像学评估。

3. 医患沟通和知情同意

向患者及家属介绍治疗目的、实施过程、可能的不良反应等，并进行辐射安全防护指导，获得认可后签署 ^{131}I治疗知情同意书。

4. 不良反应与处置

轻度且短暂颈部疼痛和肿胀比较常见，一般会逐渐减轻。偶尔出现唾液腺损伤、味觉改变、口腔黏膜炎、泪腺损伤等，多出现于清甲治疗1~5天内，常自行缓解，无须特殊处置或仅需对症治疗。经多次 ^{131}I治疗后少部分病人可发生口干，个别广泛肺转移患者发生肺纤维化。

5. 随访

^{131}I治疗治疗的病人需要随访和治疗评估。复查方案常采用：①1~3个月复查，调整甲状腺素剂量，将TSH控制至相应的抑制水平；② ^{131}I治疗6月复查后，行小剂量 ^{131}I全身显像检查，评估清甲是否成功，必要时再次 ^{131}I治疗；③ ^{131}I治疗一年内3~6个月复查；④一般 ^{131}I治疗一年后6个月复查，必要时3个月复查；⑤ ^{131}I治疗5年后间隔1年复查，必要时6个月复查。

6. 儿童及青少年型DTC的 ^{131}I治疗

不推荐单纯 ^{131}I清甲治疗，清灶治疗指征与成人基本相同，肿瘤明显侵犯周围组织（分期为T3/T4）或伴有广泛颈部淋巴结转移者（N1a/N1b），可考虑行 ^{131}I治疗，减少疾病复发和转移风险。治疗流程参照成人。

二、^{125}I粒子植入治疗流程

（一）技术方法

1. 指导原则

^{125}I粒子植入治疗必须在有资质的医疗机构开展，一般需要：①《放射诊疗许可证》有 ^{125}I粒子植入治疗许可项；②《放射性药品使用许可证》有 ^{125}I粒子项目；③《辐射安全许可证》有 ^{125}I粒子植入治疗许可项。

操作人员需要经过严格培训，操作考核合格方能上岗。

粒子的使用和管理须严格按照放射性药品管理相关规定制定相关规章制度。

2. 应用方法

^{125}I粒子植入治疗是在影像指导下，根据术前的方案，将放射性核素粒子按照剂量学原则种植于病灶内，依靠 ^{125}I粒子辐射损伤效应抑制或杀灭肿瘤。临床应用最多的是前列腺癌、肝癌、胰腺癌等实体瘤的姑息治疗。

（二）流程

1.治疗前评估

^{125}I粒子植入治疗前评估是非常重要的一环，通过治疗前评估，严格掌握适应证及禁忌证，以及根据临床检查结果、病史、肿瘤性质及病理类型的分析，有助于对手术方式、相应手术风险、治疗效果、可能的不良反应进行准确判断。

2.签订知情同意书

实施肿瘤放射性粒子植入治疗前，医患双方应签署《^{125}I粒子植入治疗知情同意书》。同意书内容应包括治疗目的、疗效、手术风险、注意事项，可能的不良反应、备选治疗方案等，并进行辐射安全防护指导。

3.完善术前检查

检查内容包括血常规、凝血功能、乙肝病毒检测、梅毒及HIV抗体、肝肾功能、心肺功能、粒子植入部位的CT增强扫描等项目，必要时行全身骨显像、PET/CT等相关检查。

4.根据TPS制定粒子放射治疗计划

物理师和治疗医师一起根据临床检查结果、病史、肿瘤性质及病理类型，制定粒子治疗计划。根据病情确定肿瘤吸收剂量、单颗粒子源的活度、植入粒籽源总活度及粒籽源的数量。

TPS计划质量控制要求：$D_{90}≥100\%$ PD、$D_{100}≥90\%$ PD、$V_{100}≥90\%$、$V_{90}=100\%$、$V_{150}<60\%$、$V_{200}<40\%$。

5.查验粒子

治疗前应对粒子进行查验，包括：清点粒子数量、检测粒子外观、查验粒子活度，查验完毕进行分装、消毒，并做好标记。

6.术中植入及术后放射性剂量验证

根据TPS按要求植入粒子，并进行剂量验证，术后放射剂量验证率应当大于80%。

7.术后处置及防护

①手术结束后应对手术区域使用剂量率仪进行检测，避免粒子遗漏；②做好患者记录，包括姓名、性别、年龄、住院号、病理诊断、粒子植入部位、粒子植入时间、数量、剂量、登记人等信息，粒子植入患者应佩戴登记牌；③粒子植入患者入住专用粒子病房。

8.随访并发症及不良反应发生率

治疗的并发症主要有两方面。一是穿刺相关并发症：①感染；②出血；③气胸；④神经损伤。二是放射性损伤相关并发症：①皮肤溃疡；②放射性肺炎；③放射性脊髓炎；④放射性膀胱炎；⑤放射性肠炎；⑥放射性脑坏死。

9.随访及疗效评价

治疗后半年内每2月1次、半年至2年内每3月1次、2年至5年每半年1次、5年后每年1次对患者进行随访，并按Recist标准对疗效进行评估。建议使用SPECT/CT及PET/CT进行随访及疗效评估，SPECT/CT使用低能高分辨准直器，能峰29 keV，窗宽50%，256×1024矩阵，采集速度100~200 mm/min，采集全身及局部断层图像。

三、^{89}Sr治疗恶性肿瘤骨转移流程

（一）技术方法

1.指导原则

对于恶性肿瘤骨转移患者，根据骨显像结果、CT图像评估骨转移灶的范围及性质，血常规、肾功能以及患者疼痛情况进行综合评估和判断，指导患者进行^{89}Sr治疗。

2.应用方法

药物通用名为氯化锶【^{89}Sr】注射液，^{89}Sr常用剂量为148MBq（4mCi）/次。给药方法：先建立静脉通道，静脉缓慢推注^{89}Sr溶液（148MBq，4mCi），静脉推注完毕后，继续用生理盐水冲洗管道5 min左右。避免注射液渗漏。

（二）流程

1.治疗前准备

妊娠或哺乳期患者禁用。

治疗前准备：①全身骨显像及CT影像评价骨病变；②血常规、凝血功能、肾功能检查；③了解患者治疗病史，治疗前4~8周内、治疗后6~12周内应停用长效抑制骨髓功能的药物治疗。

2.治疗前评估

患者治疗前完成全身骨显像检查、脊柱四肢病变部位CT检查和血常规、肾功能检查。一般要求患者治疗前1周内的血红蛋白>90 g/L，白细胞≥3.5×10^9 /L，血小板≥80×10^9 /L。在没有合并慢性弥漫性血管内凝血情况下，权衡利弊，血细胞计数的下限可放宽至：白细胞计数≥2.4×10^9/L，血小板计数≥60×10^9/L。

^{89}Sr治疗联合局部放疗是安全的，但治疗前3个月内应避免大野放疗（半身放疗）。如受肿瘤侵犯的椎体骨骼有50%以上的骨质破坏（尤其是有脊髓压迫者），或者伴有病理性骨折，应避免单独使用^{89}Sr治疗。血肌酐大于180 μmol/L和（或）肾小球滤过率小于30 ml/min患者应避免接受^{89}Sr治疗。弥漫性血管内凝血（DIC）是引起

严重血小板减少症的危险因素，治疗前查凝血功能以排除亚临床DIC。预期生存期小于8周患者也不宜应用。

通过评估，明确治疗指征、目标及获益等个体化整合诊疗决策。重复治疗间隔3个月或以上时间。针对适合治疗患者预约治疗时间。

3.医患沟通和知情同意

向患者及家属介绍治疗目的、实施过程、治疗效果和可能的不良反应等，并进行辐射安全防护指导。获得认可后签署^{89}Sr治疗知情同意书。

4.不良反应及处置

部分患者会出现骨髓抑制，但骨髓严重抑制的发生率较低，血常规一过性轻度降低，不需特殊处理，一般治疗后10~16周恢复正常。^{89}Sr治疗后约5%~10%患者会出现短暂的疼痛症状加重，称为“反跳痛”，一般发生在注射后1周左右，持续约2~4天，如果出现反跳痛，调整止痛药多可缓解。

5.疗效评价与随访

^{89}Sr治疗骨转移疼痛总缓解率为60%~90%，尤其对成骨性改变为主的前列腺癌及乳腺癌骨转移的疗效最好。^{89}Sr为亲骨性核素，在成骨性病灶中的凝聚程度较高。约64%患者治疗后2~7天出现疗效，90%患者治疗后4周出现疗效，疼痛减缓一般可持续3个月。患者生活质量可获得显著改善，行为能力评分可提高20%以上。^{89}Sr治疗后部分患者病灶骨显像的放射性浓聚程度降低，部分患者转移灶数目减少或消失，CT检查显示病灶缩小，溶骨性病灶有再钙化现象。

早期转移灶较少、身体一般状况好、骨显像放射性浓聚程度较高的患者^{89}Sr治疗疗效较好，而多发骨转移、骨转移灶中有软组织病变、骨髓抑制较重者疗效较差。

6.^{89}Sr联合治疗

（1）局部外放射治疗联合^{89}Sr治疗单个病灶或多个病灶分布较局限的部位者，能够有效预防病理性骨折等并发症发生。

（2）^{89}Sr联合唑来膦酸、^{99}Tc-MDP（云克）等双膦酸盐类药可提高疗效，骨痛减轻疗效高于单独用药。

（3）^{89}Sr联合经皮椎体成形术治疗椎体转移瘤，患者术后疼痛的缓解及运动能力的恢复显著高于单纯手术。

四、^{223}Ra治疗前列腺癌骨转移流程

（一）技术方法

1.指导原则

根据前列腺癌骨转移患者骨显像、CT或PET/CT图像评估骨转移灶的性质及范

围，了解并排除内脏器官的转移，对骨转移的临床症状进行分析，结合患者血常规、肝肾功能等进行综合评估，对符合适应证的病人择期进行$^{223}RaCl_2$治疗。

2.应用方法

该药通用名为氯化镭【^{223}Ra】注射液，^{223}Ra常用剂量为50 kBq/kg/次。给药方法：缓慢推注^{223}Ra注射液1 min以上，静脉推注前后用生理盐水冲洗静脉导管，避免注射液渗漏。

（二）流程

1.治疗前准备与评估

^{223}Ra治疗前需要：①明确前列腺癌病理诊断，明确前列腺癌骨转移临床诊断；②了解该病人的临床治疗过程和目前全身骨转移的症状；③根据血常规、肝肾功能检查结果，明确骨髓储备功能、肝肾脏器功能及对治疗的耐受情况。确定患者对^{223}Ra的获益的可能性和程度，符合适应证者再确定治疗方案。

2.知情同意

向患者及家属介绍治疗目的、实施过程、治疗效果和可能的不良反应等，并进行辐射安全防护指导。获得认可后签署^{223}Ra治疗知情同意书。

3.^{223}Ra治疗的疗效观察

临床研究表明：^{223}Ra治疗延长前列腺癌患者的OS和PFS，ALP和PSA变化存在不确定性。因此，PSA水平的监测不是关键指标，生活质量的改善是监测的重要指标。

4.不良反应及处理

^{223}Ra治疗常见的不良反应是疲劳、腹部不适，需要加强支持疗法。少部分患者可出现骨髓抑制，多呈一过性降低，常不需特殊处理。^{223}Ra患者很少发生骨“反跳痛”，如发生，可给予镇静药和止痛药处理，多能缓解。

五、^{177}Lu-PSMA治疗前列腺癌流程

（一）技术方法

1.指导原则

治疗入组标准：①确诊为mCRPC的老年男性，血清PSA显著升高；②有手术无法切除的淋巴结和骨骼转移或内脏转移；③经ADT、化疗、放疗或阿比特龙和恩杂鲁胺治疗后病情仍进展；④^{68}Ga-PSMA PET检查提示肿瘤组织及转移病灶有明显摄取，且显著高于正常肝脾组织；⑤ECOG评分：0~1分。

禁忌证：①近6周内接受骨髓抑制治疗（包括多西他赛，卡巴他赛，^{223}Ra，^{153}Sm）

或其他放射性核素治疗；②治疗前4周内经过大手术（不包括血管通路的放置）或者治疗前2周内进行过小手术（不包括诊断性前列腺活检）；③HB<90 g/L；WBC<2.5×10^9/L；PLT<75 g/L；CREA>130 μmol/L；TBIL>2 mg/L；白蛋白<25 g/L；ALT，AST>正常值的5倍；④骨髓增生异常综合征或白血病病史；⑤有严重的心脑血管疾病。

2.应用方法

按治疗方案平均每10（±2）周进行一次个体化给药。

（二）流程

1.治疗前评估及准备

在开始治疗前，对患者进行基线血液学检查、肝肾功能检查及唾液腺功能检查。

告知患者在^{177}Lu-PSMA治疗可能出现的不良反应：①血象降低，有一定概率出现骨髓抑制；②乏力、嗜睡、头晕、头痛、胸闷、食欲不振、恶心、呕吐、药物过敏反应；③唾液腺损害引起的口腔干燥等症状；④高血压所致的脑出血、脑梗塞或视网膜病变；⑤肝肾功能受损，可能出现肾功能衰竭，心肌损害或心力衰竭；⑥治疗后出现可能疗效不佳或需重复治疗等情况；⑦其他不明治疗反应；⑧目前核素靶向治疗药物为进口药物，在国外已应用于临床，但在国内尚未列入国家药典（由于GMP及放射性药物严格的准入标准）等。

2.医患沟通和知情同意

向患者及家属详细说明目前药物治疗现状，并签署书面知情同意书。

3.药物质控

放射性药物^{177}Lu-PSMA的放化纯度需大于99%，无菌和内毒素检测符合标准。

4.给药方法

放射性药物^{177}Lu-PSMA用生理盐水稀释至20 ml，并在20 min内通过专用输液泵缓慢静脉输注（约60 ml/h），并密切观察患者体征。予泼尼松片预防放射性炎性反应；予“帕洛诺司琼注射液（止若）”“异丙嗪针”镇静止吐及“复方氨基酸”“呋塞米”“韦迪”“还原性谷胱甘肽”等护肝保肾抑酸护胃预防治疗；予以维生素C含服保护唾液腺功能；予番泻叶清理肠道。嘱咐患者休息，多饮水排尿。此外，在治疗期间，患者可以选择继续或改变其既往药物治疗方案（如激素治疗）。

5.治疗后^{177}Lu-PSMA SPECT/CT检查

注射^{177}Lu-PSMA后24h行全身平面显像，48 h进行SPECT/CT扫描，以记录放射性核素在人体的分布以及在肿瘤中的摄取。

6.临床观察及后续随访

（1）^{177}Lu-PSMA放射配体治疗期间和治疗后4 h，密切监测心率和血压的变化，并观察是否有恶心、呕吐、呼吸困难和疲劳等不良反应。在出院前进行血液学检查，肝肾功能检查，肿瘤标志物等实验室检查。

（2）每周期治疗后进行定期随访，在治疗后第4周获得血常规，肝肾功能检查指标；每8周测量PSA水平；每隔2治疗周期进行一次^{68}Ga-PSMA PET/CT检查。

（3）在所有疗程治疗结束后，每12周重复一次血液学检查，长期随访。

（4）除血液学检查外，还需要记录患者治疗期间或随访期间观察到的任何不良作用。每次治疗周期的就诊和随访评估中，询问每个患者是否存在一过性毒副作用，包括口干症、眼干症、口渴、口疮、体重减轻、厌食、疲劳、便秘等症状。

7.疗效评价

血清PSA是评估治疗生化反应的主要标志物。生化反应定义为血清PSA水平比基线下降30%，最佳生化反应定义为血清PSA水平比基线下降超过50%。部分缓解（PR）：PSA下降≥50%；疾病进展（PD）：PSA水平升高≥25%；疾病稳定（SD）：介于PR与PD之间。

六、^{177}Lu-DOTATATE治疗神经内分泌肿瘤流程

（一）技术方法

1.指导原则

治疗入组标准：①分化良好的NETs；②通过SSTR PET/CT或PET/MR显像发现NETs存在SSTR阳性表达；③患者有充足的骨髓功能、肾功能和肝功能储备。

禁忌证：①妊娠期与哺乳期；②严重急性伴发性疾病；③严重心脏、肝脏、肾脏或骨髓功能受损；④无法控制的精神障碍；⑤诊断性SSTR PET显像显示肿瘤缺乏显像剂摄取；⑥预期生存期小于3个月；⑦患者或家属不同意接受该治疗。

2.剂量和给药

^{177}Lu-DOTATATE通过外周静脉输注，其推荐剂量为200 mCi（7.4 MBq），每8周（6~10周）输注一次，共4次（3~5次）。根据原发病灶起源、分化程度、患者身体状况、药代动力学、治疗响应、不良反应等综合调整治疗剂量。

（二）流程

1.治疗前评估

在开始治疗前，对患者进行基线评估：①行SSTR PET显像，明确全身肿瘤负荷及肿瘤SSTR表达情况；②通过血常规、血生化、肾动态显像等评估患者肝、肾、骨髓功能储备；③建议MDT讨论，评估类癌危象风险，选择最佳治疗时机和治疗方案；④验证育龄期妇女妊娠状况。

2.治疗前准备

为提高^{177}Lu-DOTATATE受体结合的有效性，每次治疗前4周不要使用长效SSA（如奥曲肽LAR、兰瑞肽）。若有类癌综合征症状，按需使用短效奥曲肽控制；每次治疗前24 h停止使用短效SSA。SSA（短效和长效）可在每次^{177}Lu-DOTATATE治疗后4~24 h恢复使用。

3.医患沟通和知情同意

向患者及家属介绍治疗目的、实施过程、可能的不良反应等，并进行辐射安全防护指导，获得认可后签署知情同意书。

要告知患者可能存在以下风险：①将辐射暴露给自己和他人；②骨髓抑制，少数病例继发骨髓增生异常综合征（MDS）和白血病；③肾毒性；④肝毒性；⑤胚胎-胎儿毒性；⑥不育；⑦神经内分泌激素危象或类癌危象；⑧恶心/呕吐（与静脉输注氨基酸相关，但静脉输注氨基酸是PRRT治疗肾脏保护的关键）。

4.治疗期间注意事项

（1）氨基酸输注：放射性药^{177}Lu-DOTATATE注射前30 min，静脉输注氨基酸溶液及止吐药。^{177}Lu-DOTATATE输注期间及输注后持续静脉输注氨基酸溶液3 h。市售的氨基酸溶液比仅含有精氨酸/赖氨酸的溶液致吐性高，需对患者进行预防性止吐处理。另外，氨基酸输注可造成代谢性酸中毒或电解质不平衡，心功能不全者应选择氨基酸含量较低的配方，避免容量过大造成急性心功能不全。

（2）治疗过程中需进行心电监护，严密观察神经内分泌激素危象等症状及生命体征变化。

（3）关注患者心理护理。

（4）注意患者、家属、医护人员及治疗区域的辐射安全防护。

5.治疗后注意事项

（1）治疗患者需在核素治疗病房留观，出院后也应注意辐射防护。

（2）治疗当天及随后几天需行SPECT/CT显像评估药物体内分布及在病灶中浓聚情况。

（3）治疗后应监测患者血常规及肝、肾功能。

（4）^{177}Lu-DOTATATE治疗疗程完成后，应采用有效避孕措施（女性7个月，男性4个月）。女性在治疗期间和治疗完成后2~3月内避免母乳喂养。

6.不良反应及处置

（1）恶心和呕吐：少数患者可能出现轻度恶心和呕吐，多与氨基酸输注有关，停药后可缓解。治疗前1 h可预防性给予止吐剂和/或皮质类固醇。对于症状缓解不明显者，可间隔4 h再次给予止吐剂。

（2）肾功能损伤：肾脏是影响治疗的剂量限制性器官，30%左右的患者出现轻度肾功能损伤。在^{177}Lu-DOTATATE使用前、中、后，应确保氨基酸足量、通畅地输注入患者体内。鼓励患者多饮水、多排尿，有肾积水者应在治疗前尽可能纠正肾积水，对行动不便及尿失禁患者可留置尿管。

（3）骨髓抑制：治疗可减少白细胞、红细胞和/或血小板计数，多数程度轻微，可在3个月后恢复正常。3%~4%的患者出现骨髓抑制，极少数继发MDS或急性白血病。因此应积极监测血常规，严重者请血液科会诊并输注成分血、集落刺激因子等。

（4）其他：如疲劳、神经内分泌激素危象或类癌危象（表现为潮红、腹泻、低血压、低血糖、支气管收缩或其他体征和症状），后者可采用SSAs对症治疗。

7.疗效评价与随访

PPRT方法很少能达到治愈，但已被证明有助于缓解症状、提高生活质量、缩小肿瘤大小并提高生存率。一项Ⅲ期国际多中心随机对照研究（NETTER-1研究）结果显示，对于中肠NETs患者PRRT治疗与长效奥曲肽（30 mg）联用，疗效显著高于单纯使用长效奥曲肽（60 mg）的对照组（中位PFS 28.4个月 vs. 8.5个月，ORR 18% vs. 3%），OS获益趋势明显但无统计学意义（48个月 vs. 36.3个月，P=0.30）。治疗组后续抗肿瘤治疗比例低于对照组，对于中肠NETs患者激素过度分泌症状的缓解、整体健康状态、体重、体力、形象以及疾病相关焦虑等评分均显著优于对照组。

患者治疗2~4周后应进行门诊随访。检查包括血常规、肝/肾功能，有条件者可行肾动态显像及肾小球滤过功能测定评估肾功能。肿瘤标志物、液体活检、SSTR和/或^{18}F-FDG PET/CT显像可帮助评估治疗反应。

七、^{90}Y微球治疗肝脏肿瘤流程

（一）技术方法

1.指导原则

病人是否适合选择性内放射治疗（selective internal radiation therapy，SIRT）应由包括肝脏外科、介入科、肿瘤内科、放射治疗科和核医学科的多学科团队决定，并充分考虑病人的意愿、肝功能、体力状态、肿瘤位置和基础疾病等因素。

2.应用方法

通过介入技术把^{90}Y微球直接送达肝肿瘤内部，依靠肿瘤血供特点使放射性物质选择性地滞留在肿瘤组织中，通过释放β射线高效杀灭肿瘤，对肿瘤实施精准打击，而对正常组织损伤较小，具体治疗剂量根据不同患者术前评估情况决定。

3.^{90}Y微球的种类

^{90}Y微球由放射性核素^{90}Y和微球载体两部分组成，目前常用的^{90}Y微球主要有两种：玻璃微球（TheraSpheres）和树脂微球（SIR-Spheres），两种微球主要特性

见表36-1。

表36-1　玻璃和树脂 ^{90}Y 微球特性

名称	玻璃微球	树脂微球
微球直径	TheraSphere	SIR-Spheres
比重	20~30 μm	20~60 μm
比活度	3.6 g/dl	1.6 g/dl
微球数量/3 GBq	2500 Bq	50Bq
剂量瓶	$1.2×10^6$	$(40~80)×10^6$
剂量可调整性	需待衰变至所需剂量	可随意抽取所需剂量
产品规格	3 GBq至20 GBq之间	3 GBq
材料	玻璃及基质中的钇	树脂及结合钇

（二）流程

1.治疗前评估

（1）实验室检查

治疗前应监测患者的一些生物学指标，包括肿瘤标志物，如甲胎蛋白（AFP）、癌胚抗原（CEA）等，肝功、血常规、凝血功能等。

（2）影像学检查

CT和MRI：^{90}Y 微球治疗主要目的是给肿瘤提供治疗剂量的 ^{90}Y，同时将放射性肝炎和周围肝实质损害的风险降至最低。这就需要比较正常肝脏和病变肝脏的体积，因此，所有患者治疗前应对肝脏进行三期增强CT或MRI扫描测量肝脏体积（全肝、右肝叶和左肝叶）和肿瘤体积，以及门静脉通畅情况。

^{18}F-FDG PET/CT：对于转移性肝癌，应考虑患者分期情况，除外肝外转移灶，评估肝脏转移灶。由于 ^{90}Y 微球治疗通常是姑息性治疗，肝外小转移灶并非是该项治疗的绝对禁忌证。

^{99m}Tc-MAA显像：^{99m}Tc-MAA SPECT/CT显像是唯一可以进行 ^{90}Y 微球治疗术前适应证筛选和相关剂量计算的方法。在 ^{90}Y 微球灌注治疗前两周，在诊断性血管造影同时通过肝导管将 ^{99m}Tc-MAA注入至选定的肿瘤供血血管，用 ^{99m}Tc-MAA颗粒灌注模拟评估 ^{90}Y 微球的分布，通过 ^{99m}Tc-MAA显像计算肝-肺分流，并评估胃肠道分流情况以及肝脏肿瘤摄取情况。^{90}Y 微球消化道分流可能会增加辐射导致的消化道溃疡、消化道出血和胰腺炎风险，可以通过 ^{99m}Tc-MAA显像排除那些无法纠正肝内外异常分流的患者。因此，肝动脉 ^{99m}Tc-MAA SPECT/CT显像可以作为模拟手术来预测 ^{90}Y 微球在实际治疗中的分布并计算和确定需要注入 ^{90}Y 微球的剂量。

2.治疗前准备

按常规介入手术进行术前准备，根据术前评估结果进行治疗计划制定。

3.医患沟通和知情同意

向患者及家属介绍治疗目的、实施过程、可能的不良反应等，并进行辐射安全防护指导，获得认可后签署^{90}Y微球治疗知情同意书。

4.不良反应及处置

放射性肝炎是放射栓塞术后潜在的严重并发症，反复进行放射栓塞术和肝脏外照射治疗是发生放射性肝炎的重要危险因素。因为放射栓塞剂量学复杂，为避免并发症的发生不建议在^{90}Y微球治疗时使用经验性方法来计算剂量。

胆道并发症是放射栓塞术的潜在副作用。放射性胆囊炎可以通过识别胆囊动脉来预防，若发生则胆囊切除术是首选的治疗方法。发热、黄疸和右上腹疼痛可能代表放射栓塞术后放射性胆管炎，放射性胆管炎可能需要抗生素治疗。其他如脓肿等，需要对症处理。

放射性肺炎是罕见的，在一次治疗中进入肺部的剂量超过30 Gy或在多次治疗中累积剂量超过50 Gy被认为是相对禁忌证。可以通过^{99m}Tc-MAA SPECT/CT显像计算放射栓塞术治疗肝癌的平均肺剂量，这种方法可以提供对肺部辐射风险更准确的估计。

胃肠道并发症继发于肝胃、肝肠动脉交通，导致异常微球沉积，术前对肝胃、肝肠动脉交通的发现至关重要。如果临床怀疑胃肠道溃疡，建议使用内窥镜检查以确认诊断。而胰腺炎是非常少见的并发症，一般需要保守治疗。

放射性栓塞后综合征（postradioemblizationsyndrome，PRS）包括疲劳、恶心、呕吐、腹痛/不适和/或恶病质，PRS一般对症处理即可，严重者需要住院治疗。

5.疗效评价与随访

（1）术后影像学检查，术后影像学检查主要包括^{90}Y微球SPECT/CT轫致辐射显像和PET/CT显像，其临床意义如下。

评价经肝动脉注射后，^{90}Y微球在肝内实际分布是否与注射前^{99m}Tc-MAA显像肝内分布结果相符；明确有无^{90}Y微球肝外分布，如果有肝外分布（如胃、胆囊等），需要与相关临床科室沟通以便采取必要的干预措施；辐射剂量学计划验证。

^{90}Y微球术后评估及剂量验证既可以行PET/CT显像也可以行SPECT/CT显像。二者相比，PET/CT具有空间分辨率高，对肿瘤勾画更准确的优点，而SPECT/CT应用范围更广，成本效益更高。对于肝脏附近的非靶点，如胆囊底部、胃小弯、幽门和十二指肠近端等部位在解剖上往往与邻近的肝脏分不开，二者对这些非靶点活动的评估都非常困难。术后影像学检查可根据各单位实际情况采用^{90}Y微球SPECT/CT和/或PET/CT显像。

（2）随访，治疗后需进行实验室检查和影像学评价疗效及安全性。实验室检查主要包括肝功能和肿瘤标志物，影像学评估包括CT、MRI、PET/CT显像，推荐术后每3个月进行一次影像学评估。

第五章

局限性及改进措施

核素治疗在整个肿瘤的临床治疗方面占较小的比重，放射性核素粒子植入治疗和微球灌注治疗基本属于二线的姑息治疗，对部分患者的症状缓解和局部病灶控制有一定价值。放射性药物的靶向治疗有些属于标准治疗，如^{131}I治疗分化型甲状腺癌等；有些属于肿瘤治疗的一线方案，如^{223}Ra治疗前列腺癌骨转移等。肿瘤的核素靶向治疗是近年来核素治疗发展最快的内容，特别是肿瘤的可视化治疗或者诊疗一体化技术，为肿瘤的精准治疗提供新的路径和方向。

但同时也要看到，肿瘤核素内照射治疗存在不少需要改进的地方，如靶病灶的剂量不够高，部分病灶的靶向性不强，部分肿瘤细胞对射线的辐射敏感性不高，还有就是治疗过程中操作的可行性及射线防护的便利性不够等，这些都有待于将来的不断改进。

一、局限性

（一）靶病灶的吸收剂量问题

根据临床治疗学的剂量-效应关系，要取得一定疗效，病灶必须接受一定的剂量。核素内照射治疗在临床上多数属于姑息治疗，重要原因就是病灶的吸收剂量达不到根治量。给予更高放射性强度，人体受到的全身辐射剂量过高，人体的辐射反应过重，造成机体难以承受。

另一方面，临床给药方式主要采用内科方式，病灶真实受到的剂量不清。采用外照射治疗处方剂量方式计算过于烦琐，临床可行性不足。不能准确获得病灶内的吸收剂量，其生物学效应往往难以评估，不可避免地影响核素治疗的发展。如^{131}I治疗分化型甲状腺癌伴肺转移给予150~200 mCi就是经验剂量。

（二）病灶靶向性问题

核素药物的靶向性是影响核素内照射治疗的第二个关键因素。药物的靶向性直接影响药物产生的全身反应大小，选择性越差，毒副作用越大；同时也影响给药剂量的大小，靶向性差，必须减少给药量。如^{89}Sr只能给药4 mCi，给予14 mCi病人的骨髓毒性明显增加，治疗难以进行。

（三）可及性问题

放射性药物由于放射性核素的物理衰变和放射性药物辐射自分解的原因，药物制备好需要尽快应用，不能体外储存时间过久。这严重影响治疗的便利性，核素临床治疗的时间成本过高，再加环境成本的考虑，一旦普药接近放药的疗效，往往因为时间成本高被淘汰。

（四）其他管理因素问题

目前我国对放射性药物管理方式随政府管理部门的不同而不同。环境保护部门按放射源管理，实行许可转让模式；卫生部门按项目管理模式；药监部门按特药管理等。不同的管理 模式在项目申报、项目价格计算和卫生管理等诸多方面存在不便，项目审批成本很高，难以在临床开展。如，^{131}I治疗分化型甲状腺癌须在有辐射防护设施符合要求的专用病房内进行治疗，体内放射性低于400 MBq才能出院。

二、改进措施

针对上述问题，需在以后发展中不断完善和解决。比如研究新技术，提高临床应用的可行性。使用^{131}I胶囊，减少服药场所污染可能性。改用α新型治疗核素（如^{225}Ac、^{213}Bi、^{161}Tb）标记，提高治疗效能，减少核素用量，降低环境污染的处理成本等。

针对核素治疗的难题，不断改进环境保护技术，提高处理生活核素污染的能力，加大治疗病人的数量，解决核素治疗的瓶颈等。

参考文献

1. 田嘉禾，张永学 . 中华医学百科全书・核医学 . 北京：中国协和医科大学出版社，2020.
2. 谭天秩 . 临床核医学 . 北京：人民卫生出版社，2003.
3. 樊代明 . 整合肿瘤学 . 基础卷 . 治疗分册 . 西安：世界图书出版社，2021，333-346.
4. 中华医学会核医学分会转移性骨肿瘤治疗工作委员会 . 氯化锶[^{89}Sr]治疗转移性骨肿瘤专家共识（2017年版）. 中华核医学与分子影像杂志，2018，38（6）：412-415.
5. Isao Kuroda. Effective use of strontium-89 in osseous metastases. Ann Nucl Med .2012（26）：197－206.
6. Ye X，Sun D，Lou C. Comparison of the efficacy of strontium-89 chloride in treating bone metastasis of lung，breast，and prostate cancers. J Can Res Ther 2018；14：S36-40.
7. Parker C，et al. ALSYMPCA 研究：一项国际多中心、随机、双盲、安慰剂对照的Ⅲ期临床研究，旨在评估镭-223 在治疗 CRPC 骨转移患者中的有效性与安全性 . N Engl J Med. 2013；369（3）：213-223.
8. O.Sartor，et al. Lutetium-177－PSMA-617 for Metastatic Castration-Resistant Prostate Cancer. N Engl J Med. 2021 Sep 16；385（12）：1091-1103.
9. Whitmore WF. Retropubic implantation of iodine 125 in the treatment of prostatic cancer.J Urol.1972；108（6）：918-920.
10. Holm HH，Strøyer I，Hansen H，et al. Ultrasonically guided percutaneous interstitial implantation of iodine 125 seeds in cancer therapy. BJR. 1981；54（644）：665-670.
11. 王俊杰，黄毅，冉维强，等 .^{125}I 粒子近距离治疗前列腺癌临床应用 . 中华放射医学与防护杂志 . 2004；（6）：23-26.
12. 张福君，吴沛宏，赵明，等 . CT 导引下 ^{125}I 粒子植入治疗胰腺癌 . 中华医学杂志 . 2006；（4）：223-227.
13. 陈志军 .^{125}I 粒子植入治疗难治性甲状腺癌骨转移临床应用 . 中华核医学与分子影像杂志 . 2018；38（1）：3.15.
14. Sweet WH. The uses of nuclear disintegration in the diagnosis and treatment of brain tumor. N Engl J Med，195；245：875-878.
15. 庞筱安，韦智晓，李俊红，等 .^{90}S r敷贴在皮肤血管瘤治疗中的应用 . 中华核医学与分子影像杂志，2021，41（7）：435-437.
16. Diaz AZ. Assessment of the results from the phase Ⅰ/Ⅱ boron neutron capture trials at the Brookhaven national laboratory from a clinician’s point of view. J Neurooncol，2003；62：101-109.
17. Dymova MA，Taskaev SY，Richter VA，et al. Boron neutron capture therapy：Current status and future perspectives. Cancer Commun，2020；40：406-421.
18. Zhu SH，Sun XL，Zeng YJ，et al. Problems and prospects of clinical trials of boron neutron capture therapy（in Chinese）. Chin Sci Bull，2022；67：1490-1497.
19. Hofman MS，Emmett L，Sandhu S，et al.[177Lu]Lu-PSMA-617 versus cabazitaxel in patients with metastatic castration-resistant prostate cancer（TheraP）：a randomised，open-label，phase 2 trial. Lancet.2021 Feb 27；397（10276）：797-804.
20. Hofman MS，Violet J，Hicks RJ，et al.[177Lu]-PSMA-617 radionuclide treatment in patients with metastatic castration-resistant prostate cancer（LuPSMA trial）：a single-centre，single-arm，phase 2 study.Lancet Oncol.2018 Jun；19（6）：825-833.
21. Kratochwil C，Fendler WP，Eiber M，et al. EANM procedure guidelines for radionuclide therapy with 177Lu-labelled PSMA-ligands（177Lu-PSMA-RLT）. Eur J Nucl Med Mol Imaging，2019，46：2536-2544.
22. Ballal S，Yadav MP，Bal C，et al. Broadening horizons with 225Ac-DOTATATE targeted alpha thera-

py for gastroenteropancreatic neuroendocrine tumour patients stable or refractory to 177Lu-DOTATATE PRRT: first clinical experience on the efficacy and safety. Eur J Nucl Med MolImaging. 2020 Apr; 47 (4): 934-946.

23. 吴文铭，陈洁，白春梅，等.中国胰腺神经内分泌肿瘤诊疗指南2020.中华消化外科杂志2021，20（06）.

24. Sartor O， Bono J，Chi KN，et al. Lutetium-177-PSMA-617 for Metastatic Castration-Resistant Prostate Cancer.N Engl J Med.2021 Sep16；385（12）：1091-1103

25. Vilgrain V，Pereira H，Assenat E，et al.Efficacy and safety of selective internal radiotherapy with yttrium-90 resin microspheres compared with sorafenib in locally advanced and inoperable hepatocellular carcinoma（SARAH）：an open-label randomised controlled phase 3 trial.Lancet Oncol.2017 Dec，18（12）：1624-1636.

26. Salem R，Padia SA，Lam M，et al.Clinical，dosimetric，and reporting considerations for Y-90 glass microspheres in hepatocellular carcinoma：updated 2022 recommendations from an international multidisciplinary working group.Eur J Nucl Med Mol Imaging.2023 Jan，50（2）：328-343.

27. Strosberg J， El-Haddad G，Wolin E，et al. Phase 3 Trial of 177Lu-Dotatate for Midgut Neuroendocrine Tumors.N Engl J Med.2017 Jan 12；376（2）：125-135.

28. Strosberg JR， Caplin ME，Kunz PL，et al.177Lu-Dotatate plus long-acting octreotide versus high-dose long-acting octreotide in patients with midgut neuroendocrine tumours（NETTER-1）：final overall survival and long-term safety results from an open-label，randomised，controlled，phase 3 trial.ancet Oncol.2021 Dec；22（12）：1752-1763.

29. 中国临床肿瘤学会核医学专家委员会，北京市核医学质量控制和改进中心.钇-90（90Y）微球选择性内放射治疗原发性和转移性肝癌的中国专家共识.中华肝脏病杂志，2021，29（7）：648-658.

30. Becx MN，Minczeles NS，Brabander T，et al.A Clinical Guide to Peptide Receptor Radionuclide Therapy with 177Lu-DOTATATE in Neuroendocrine Tumor Patients.Cancers（Basel）.2022，14（23）：5792.

粒子治疗

❖ 粒子物理　潜内调强 ❖

❖ 粒子生物　高效轻伤 ❖

❖ 质子之手　优在护康 ❖

❖ 离子控瘤　人弱我强 ❖

名誉主编

于金明　夏佳文　申文江　蒋国梁　张红志　卢泰祥　王绿化　郎锦义
王俊杰　李宝生　杨克虎

主　编

王小虎　吴永忠　陈　明　尹　勇　孔　琳　张秋宁

副主编（以姓氏拼音为序）

陈佳艺　傅　深　高献书　胡钦勇　刘锐锋　刘士新　陆嘉德　穆向魁
潘建基　易俊林　张福泉　张红雁

编　委（以姓氏拼音为序）

白彦灵　郇志桐　蔡宏懿　蔡旭伟　曹　璐　陈　凡　陈佳艺　陈　明
陈志军　陈志凌　陈　中　崔亚利　单　超　邓小武　董　猛　董晓刚
杜开心　杜天奇　冯　梅　冯　勇　傅　深　高　飞　高　晶　高献书
高云生　耿一超　郭启帅　韩　光　韩苏夏　贺春语　洪俊强　侯　俊
胡集祎　胡　凯　胡钦勇　胡微煦　黄清廷　黄术林　黄晓延　惠周光
江冠铭　姜　新　金　晶　金献测　靳　富　孔　琳　孔祥泉　李　光
李　杰　李　强　李文辉　李　洋　李左峰　林小艺　刘宁波　刘锐锋
刘士新　刘宜敏　刘渊豪　刘志强　卢　冰　卢晓明　陆海军　陆嘉德
陆　军　路　顺　罗宏涛　马　彬　茅静芳　穆向魁　潘建基　祁伟祥
秦颂斌　邱　杰　邱献新　曲宝林　冉俊涛　邵春林　石　健　隋江东
孙世龙　孙新臣　唐劲天　田　源　汪　华　汪金泷　王　晖　王　谨
王　澜　王丽娜　王　培　王　平　王若峥　王　石　王骁踊　王小虎
王银霞　王　颖　王宇翔　王　征　吴德华　吴　昊　吴进盛　吴君心
吴永忠　伍　钢　夏　伟　谢金容　熊志成　徐本华　徐玉良　徐志勇
徐志渊　徐子程　杨道科　杨　婧　杨克虎　杨永净　杨禹坤　叶延程
易俊林　尹永智　尹　勇　余国政　郁志龙　袁太泽　袁响林　岳金波
张福泉　张红雁　张火俊　张秋宁　张秀春　张雁山　章　真　赵静芳
赵　仁　赵永涛　周　涛　周　伟　朱广迎　朱　骥　邹炳文

审　校

樊代明　蒋国梁　潘建基　王小虎　吴永忠　易俊林　刘士新　张福泉
卢　冰　金　晶　尹　勇　李　强　路　顺　李文辉　朱　骥　徐本华
章　真　曲宝林　邓小武　杨道科

编写秘书

刘锐锋　董　猛　杜天奇　王　茜　王丹丹　陈君茹　李　珊

第一章

粒子治疗概论

一、发展历史

粒子治疗是放射治疗的特殊类型，是利用荷能粒子线治疗肿瘤的一种先进放疗技术。粒子线包括质子、中子及氦、碳、硅和氩等离子束。目前用于肿瘤治疗主要有三种粒子线：质子治疗（proton therapy，PT）、碳离子治疗（carbon ion therapy，CIT）和硼中子俘获治疗（boron neutron capture therapy，BNCT）。

1946年，Wilson首次提出在放疗中使用质子束，通过在实验室回旋加速器研究加速质子的深度剂量分布，观察到质子剂量末端的能量沉积急剧增加，称为布拉格峰（Bragg peak）。1954年，美国伯克利国家实验室首次给患者提供质子治疗，1958年报道利用质子束照射26例晚期乳腺癌患者垂体的首次临床应用。之后，该技术一直仅限于物理实验室研究。直到1990年，Loma Linda大学医学中心（LLUMC）建成第一家以医院为基础的质子治疗中心并应用于临床。2001年，麻省总医院西北质子治疗中心（NPTC）开始运营。随后全球多家质子治疗中心运营，质子治疗才开始进入放疗实践。在这段历史中，质子治疗技术逐渐成熟，但图像引导技术及束流配送技术仍相对落后。随着2010年后锥形束CT（cone beam computerized tomography，CBCT）和室内CT（in-room CT）与质子治疗系统集成，图像引导质子治疗技术得到极大发展。

碳离子治疗于1994年在日本国家放射科学研究所（national institute of radiological sciences，NIRS）开始应用于临床。中国科学院近代物理研究所自1993年开始利用兰州重离子研究装置（HIRFL）提供的中能碳离子束，开始进行碳离子辐射生物学效应研究，历经近30年的科研攻关，具有自主知识产权的医用重离子加速器—碳离子治疗系统于2019年9月注册上市。碳离子的物理学剂量分布和生物学特征显著优于其他粒子，与常规光子放疗相比，具有显著放射物理学和生物学的优势。目前临床实践中，重离子治疗主要指碳离子治疗。PTCOG统计数据显示，截至2022年8月，全世界约有120个正在运行的粒子治疗中心，其中仅有13个中心拥有重离子治疗设备（其中日本7家，德国2家，中国2家，意大利1家，奥地利1家），其他中心均为质子治疗设备。2021年底，全球超过32万患者接受粒子治疗，较2020年底增长31935例；其中接受质子治疗的患者27.9万例，占总数的86.1%；接受碳离子治疗的患者4.1万例，占总数的12.7%；其余患者接受了He离子、π介子和其他离子治疗。

1936年，Locher首先提出硼中子俘获治疗概念，即应用热中子照射靶向聚集在肿瘤部位的^{10}B，^{10}B俘获中子后产生重粒子α和^{7}Li，进而杀灭瘤细胞。BNCT技术产生的α线和^{7}Li粒子与X线或γ线有很大区别，其辐射距离短（约为一个细胞长度），因此在瘤细胞内核反的α线与^{7}Li粒子对周边正常组织影响很小；但BNCT所达到的生物效应却是X线或γ线2~3倍以上，且物理效应与X线及γ线相当。因此，放疗界期待利用BNCT在复发性及难治性肿瘤方面取得更好效果。

目前，全球重离子治疗设备生产厂家主要有中国（兰州科近泰基新技术有限责任公司）、日本（三菱、日立）、德国（西门子），中国科学院近代物理研究所及其产业化公司兰州科近泰基新技术有限责任公司研制的具有自主知识产权的医用重离子加速器于2019年9月获批注册上市，实现了世界最大型医疗器械的国产化。质子治疗设备生产厂家主要来自美国（瓦里安、Optivus、Accsys、ProNova、Protom、Mevion）、日本（日立、三菱、住友）和比利时（IBA），国产首台质子治疗系统（上海艾普强粒子设备有限公司生产）于2022年9月注册上市。

在肿瘤粒子治疗规范化应用方面，虽然国际上有一些专著可作为参考依据，但缺乏规范性指南。随着我国粒子治疗迅速发展和治疗中心增加，肿瘤粒子治疗作为一种很有前景的放疗技术，其治疗适应证越来越多，目前缺乏适应我国国情和粒子治疗发展现状的指南来指导临床实践。

二、技术原理

（一）物理学特性

从物理学角度，光子射线（X、γ射线）不带电荷也无质量，而粒子束，如质子、重离子和中子等，具有一定的质量。光子治疗在近组织表面能量释放最大，随着穿过组织结构深度增加能量逐渐减少。而带电粒子束如质子和重离子会在入射组织后表现一个低剂量坪区，到达组织一定深度后沉积最大能量，即Bragg峰。根据肿瘤位置和大小，可调制展宽Bragg峰（spread-out bragg peak，SOBP），把SOBP准确地覆盖于肿瘤靶区，从而实现肿瘤较高剂量照射，而周围正常组织得到更好保护。由于质子和碳离子的线性能量传递（linear energy transfer，LET）不同，二者又各有特点。

质子的物理学特性：①纵向和横向方向上能形成近三维形状的剂量分布；②质

子近似直线的能量沉积轨迹，其剂量半影较为锐利；③通过限定射程，质子束在Bragg峰远端边缘之外几乎不沉积任何剂量。

碳离子的物理学特性：①与常规光子线比较，具有倒转的深度剂量分布特征；②碳离子束在入射组织中多重散射效应小，束流横向散射也小；③束流配送灵活，由于带电粒子在磁场作用下会发生偏转，因而可根据实际情况采用灵活多样的束流配送系统形成不同扫描方式，如均匀扫描、笔形束扫描等；④中高能碳离子束贯穿靶物质时与靶原子核碰撞发生核反应产生放射性同位素，在短时间内发生衰变放出正电子，利用正电子发射断层扫描（PET）来监测正电子发生湮灭的位置。

中子属于高LET射线，因其不带电荷，不具有其他高LET射线的物理学特性。中子与人体组织中的原子核相互作用，在轨迹上发生电离现象而传递部分或全部能量。

（二）生物学特性

质子属于低LET射线，虽然具有Bragg峰的物理学特性，在放射生物学方面，其相对生物学效应（relative biological effectiveness，RBE）较低，约为光子射线的1.1倍。

碳离子为一种高LET射线，具有较高电离密度和辐射损伤导致高的DNA损伤率，以DNA双链损伤为主，导致细胞死亡率较高。碳离子具有以下生物学效应：较高的RBE，一般为光子射线的2~5倍；较低的氧增强比（oxygen enhancement ratio，OER），能有效治疗对光子射线抗拒的乏氧肿瘤；对细胞周期的依赖性小，对光子射线抗拒的S期细胞也具较高辐射敏感性。因此，碳离子辐射导致细胞死亡的模式更加多样，包括凋亡、坏死、自噬、衰老、加速分化、子代细胞延迟增殖死亡和旁效应细胞死亡等。鉴于以上物理和生物学特性，碳离子治疗多用较少分次治疗方案，缩短了治疗时间。

中子对乏氧细胞比较敏感，其OER较低，在常用能量范围内为1.1~1.6，因此能够有效杀伤乏氧肿瘤细胞；中子对细胞周期各个时相的细胞均有杀伤作用，因此比较适合治疗增殖较慢的肿瘤；中子照射后产生的亚致死性和致死性损伤的修复较少，不仅可以直接破坏肿瘤细胞核内的DNA，而且还可以损伤细胞的其他结构，导致复杂不易修复的损伤。

三、粒子治疗适应证

质子治疗的适应证较为广泛，几乎涵盖了光子放疗的所有疾病类型，在降低正常组织毒副反应方面具一定优势，更加适合于儿童肿瘤治疗。

碳离子由于其独特的物理学和生物学优势，对常规光子放射不敏感肿瘤、乏氧肿瘤、复发肿瘤的再程放疗及某些特殊部位的肿瘤的治疗方面具明显优势。

目前BNCT主要集中于治疗局部复发肿瘤，在颅内恶性肿瘤、头颈部肿瘤及皮肤和黏膜恶性黑色素瘤中BNCT均展现了突出的疗效优势。

根据目前现有研究结果，粒子治疗的适应证如下。

（一）颅脑肿瘤

1. 颅底及上颈椎肿瘤（脊索瘤和软骨肉瘤）
2. 脑膜瘤
3. 高级别胶质瘤

（二）头颈部肿瘤

1. 黏膜恶性黑色素瘤
2. 腺样囊性癌
3. 眼部肿瘤（脉络膜恶性黑色素瘤）
4. 眶内肿瘤
5. 鼻咽癌（包括首次根治性放疗和复发后的再程放疗）
6. 其他肿瘤：涎腺肿瘤、耳部肿瘤、鼻腔鼻窦癌、口腔癌等

（三）乳腺癌

碳离子治疗乳腺癌尚处探索阶段；具有放疗指征的乳腺癌患者均可选择质子治疗，在降低放疗相关不良反应方面具潜在优势。

（四）肺癌

1. 早期周围型非小细胞肺癌（non-small cell lung cancer，NSCLC）
2. 早期中央型NSCLC
3. 寡转移或复发NSCLC
4. 局部晚期NSCLC

（五）消化系肿瘤

1. 肝细胞性肝癌
2. 肝胆管细胞癌
3. 肝转移癌（结直肠癌肝寡转移）
4. 胰腺癌
5. 直肠癌术后复发
6. 碳离子治疗食管癌尚处探索阶段，可用质子行根治性放疗和同步放化疗

（六）泌尿系肿瘤

1.前列腺癌

2.肾癌

（七）妇科肿瘤

1.宫颈癌：包括质子根治性治疗、放疗后复发肿瘤的碳离子治疗

2.子宫内膜癌

3.妇科恶性黑色素瘤

（八）骨与软组织肿瘤

1.骶尾骨脊索瘤

2.躯干及四肢软组织肉瘤

3.骨肉瘤

（九）儿童肿瘤

质子治疗具有降低毒副反应优势，与常规放疗比，质子治疗更适合儿童肿瘤。包括儿童中枢神经系统肿瘤（髓母细胞瘤、室管膜瘤、胶质瘤、非典型畸胎瘤/横纹肌样瘤、颅咽管瘤、生殖细胞瘤）和非中枢神经系统肿瘤（脊索瘤/软骨肉瘤、横纹肌肉瘤、尤文氏肉瘤、骨肉瘤、视网膜母细胞瘤、淋巴瘤、神经母细胞瘤和肾母细胞瘤）。碳离子治疗儿童肿瘤，建议开展临床研究。

四、粒子治疗禁忌证

粒子治疗的禁忌证相对较少，但治疗前仍要进行严格评估，当出现以下情况时不适宜接受粒子治疗。

（一）全身情况

（1）合并严重心、肺、肝、肾、血液或神经系统疾病或并发症。

（2）全身感染、败血症、脓毒血症未控者。

（3）治疗前各项常规检查不符合放射治疗基本要求者；

（4）癌症晚期合并严重贫血、消瘦、电解质紊乱，处于恶病质状态者。

（5）合并严重的精神及心理疾病，无法配合治疗者。

（二）肿瘤情况

（1）肿瘤晚期已出现广泛转移者，碳离子不宜作为姑息性治疗手段。

（2）昏迷、合并大量胸腹水、肿瘤所在脏器有穿孔、可能导致穿孔及大出血者为碳离子治疗绝对禁忌证。

（3）胃肠道等空腔脏器肿瘤、进展迅速的肿瘤为粒子治疗的相对禁忌证。

（4）照射部位有严重影响碳离子剂量计算的金属假体者。

（三）放射治疗情况

（1）短期内同一部位接受过放射治疗，或该部位已接受两次及以上放疗者。

（2）治疗部位已出现严重放射性损伤，如经久不愈的皮肤溃疡、放射性肺纤维化、放射性脏器坏死或严重管腔狭窄等。

第二章

粒子治疗实施流程

粒子治疗应充分利用粒子照射的物理优点和生物学优势，利用各个设备独有的束流配送系统，充分发挥各自的优点来实施治疗。

根据束流配送系统的不同，粒子治疗目前有均匀扫描和笔形束扫描两种治疗技术，后者可获得更好适形性。当前已有多种治疗计划系统，如Raystation，HIPAN，Xio-N，CiPlan（国产），Syngo等可用于临床研究或实践。治疗计划设计可选择单野优化或调强（多野同时优化）方法进行计划优化，前者鲁棒性更好、后者适形更佳。重复扫描（rescanning）技术还可增加对运动靶区剂量投递的准确性。临床剂量定义为RBE加权剂量，其单位为Gy（RBE）。DVH同样适于粒子治疗计划评估，剂量分布标准一般为95%处方剂量线覆盖99%CTV体积，90%处方剂量线覆盖90%PTV体积。

一、定位技术

CT图像是治疗计划设计的基础。粒子射线剂量分布受不同组织密度影响较大，精确地按治疗条件固定非常重要。根据各治疗中心束流配送系统特点及治疗头角度，结合肿瘤病变部位确定入射角度后，使用个体化固定装置。

体部肿瘤常用仰卧或俯卧位（取决于肿瘤位置），双手置于头顶上方或身体两侧，尽量避免侧卧位或斜位；眼部肿瘤治疗常用专用束流和治疗室，设计专用治疗椅采用坐位治疗。治疗床设计应充分考虑粒子治疗设备配送系统特点，允许床平面绕其纵轴旋转，配备能旋转的治疗舱、六维或机械臂治疗床，体位固定时可配合治疗床旋转来设计固定体位。

应用运动管理技术减少肿瘤运动及正常组织照射，胸部和腹部肿瘤采用呼吸门控系统进行治疗。目前多用由位置传感器、红外光标记物或压力变化监测等组成的呼吸感应系统监测和控制呼吸。

二、靶区定义及勾画

粒子治疗靶区定义同光子的靶区勾画原则，均按美国肿瘤放疗协作组织（radiation therapy oncology group，RTOG）的靶区勾画原则进行，要求在定位CT平扫图像上计算剂量，勾画靶区可采用图像融合技术，增强CT、MR、PET/CT等多种影像手段，并结合病史整合判断。大体肿瘤体积（gross tumor volume，GTV）为原发肿瘤和转移淋巴结；临床靶体积（clinical target volume，CTV）据肿瘤部位及性质，结合临床特点，在GTV上外扩，包括亚临床病灶和受累淋巴结区域，并据解剖学屏障予以调整；根据摆位误差和射程不确定性，再在CTV上外扩形成计划靶体积（planning target volume，PTV）。粒子不同于光子放疗，PTV需考虑射程不确定度的影响。根据肿瘤治疗深度不同，一般在射野侧方增加0.3~0.5 cm边界、沿入射方向增加0.7~1.0 cm边界。如采用碳离子联合光子或质子混合射线照射，靶区勾画同光子放疗，一般CTV采用光子或质子治疗，GTV采用碳离子推量。

三、危及器官限量

粒子治疗危及器官限量目前尚无统一标准，主要参照光子放疗数据。大分割治疗应参照立体定向体部放疗（stereotactic body radiation therapy，SBRT）治疗建议中各危及器官剂量限制要求，充分考虑各危及器官的早期和晚期毒副反应严格限制。参照国外（如日本MKM模型）和国内（如上海LEM模型）关于质子和碳离子治疗中危及器官的剂量限制，关注不同生物物理模型下危及器官的早晚期毒副反应，并进行相关研究（表37-1）。

表37-1　粒子治疗全身各危及器官剂量限制

危及器官	质子治疗剂量限制	碳离子治疗剂量限制
颅脑及头颈部肿瘤		
视通路（视交叉、视神经分别评估）	D_1<54 Gy(RBE)	D_{20}<30 Gy(RBE)
脑干	D_1≤54 Gy(RBE) $V60_{Gy(RBE)}$<1%PRV	D_{max}<45 Gy(RBE) D_1≤38.5 Gy(RBE)
颞叶	$V60_{Gy(RBE)}$≤1%	$V40_{Gy(RBE)}$<7.66 cc $V50_{Gy(RBE)}$<4.66 cc
脊髓	$V50_{Gy(RBE)}$<1%PRV D_{max}<45 Gy(RBE)	D_{max}<30 Gy(RBE) D_1≤31.5 Gy(RBE)
眼球	D_{mean}<35 Gy(RBE)	D_{mean}<30 Gy(RBE)
晶体	D_{mean}<6 Gy(RBE) D_1<8 Gy(RBE)	D_1<6 Gy(RBE)
耳蜗	$V55_{Gy(RBE)}$<5% D_{mean}<36 Gy(RBE)	D_{mean}<30 Gy(RBE)

危及器官	质子治疗剂量限制	碳离子治疗剂量限制
腮腺	D_{mean}<25 Gy(RBE)(双侧) D_{mean}<20 Gy(RBE)(单侧) $V20_{Gy(RBE)}$<0.2 cc(双侧) $V30_{Gy(RBE)}$<50%(单侧)	D_{mean}<21 Gy(RBE)(双侧) D_{mean}<18 Gy(RBE)(单侧)
颞颌关节	D_{mean}<35 Gy(RBE)	D_{mean}<30 Gy(RBE)
胸部肿瘤		
脊髓	$V50_{Gy(RBE)}$<1%PRV D_{max}<45 Gy(RBE)	D_{max}<45 Gy(RBE)
心脏和心包	D_{mean}<26 Gy(RBE) $V40_{Gy(RBE)}$<40% $V30_{Gy(RBE)}$<50%	Dmax<72Gy(RBE) Dmax<40Gy(RBE)(5 Gy(RBE)/F)
食管	D_{mean}<34 Gy(RBE), $V50_{Gy(RBE)}$≤50%	D_{max}<60 Gy(RBE) D_{max}<40 Gy(RBE)(5 Gy(RBE)/F)
全肺	$V20_{Gy(RBE)}$<30% D_{mean}<20 Gy(RBE)	D_{mean}<14 Gy(RBE) 和(对于每个肺) $V20_{Gy(RBE)}$<20% $V10_{Gy(RBE)}$<30% $V5_{Gy(RBE)}$<40%
气管(任意点剂量)	D_{max}<63 Gy(RBE)	D_{max}<63 Gy(RBE)
腹部肿瘤 (质子治疗为常规分割模式下OAR剂量限制;碳离子治疗为单次剂量在3~5 Gy(RBE),治疗次数12~16次治疗模式下OAR剂量限制)		
肝脏	D_{mean}≤30 Gy(RBE) $V30_{Gy(RBE)}$≤30%	非肝硬化肝,正常肝MLD < 30 Gy(RBE); 肝硬化(Child-Pugh A),正常肝脏MLD <23 Gy(RBE)
肾脏	D_{mean}≤18 Gy(RBE) $V12_{Gy(RBE)}$≤55% $V20_{Gy(RBE)}$<33%	单肾,$V18_{Gy(RBE)}$ < 80%; 双肾,一个>20 Gy(RBE),另一个$V18_{Gy(RBE)}$ < 10%
胃	D_{max}≤ 54 Gy(RBE) $V50_{Gy(RBE)}$≤2% $V45_{Gy(RBE)}$≤25%	$V58_{Gy(RBE)}$ < 0.03 cc; $V50_{Gy(RBE)}$ < 5 cc; $V45_{Gy(RBE)}$ < 30 cc
十二指肠	D_{max}≤55 Gy(RBE) $V45_{Gy(RBE)}$≤25%	$V59_{Gy(RBE)}$ < 0.03 cc; $V56_{Gy(RBE)}$ < 5 cc; $V45_{Gy(RBE)}$ < 30 cc
小肠	D_{max}≤60 Gy(RBE) $V54_{Gy(RBE)}$ ≤ 2% $V50.4_{Gy(RBE)}$ ≤ 5% $V45_{Gy(RBE)}$ ≤ 25%	$V58_{Gy(RBE)}$ < 0.03 cc; $V50_{Gy(RBE)}$ < 10 cc; $V45_{Gy(RBE)}$ < 30 cc
脊髓	D_{max} ≤ 45 Gy(RBE) $V50_{Gy(RBE)}$<1% PRV	D_{max} ≤ 45 Gy(RBE) $V50_{Gy(RBE)}$<1% PRV
盆腔肿瘤		
大肠	—	D_{max}<83%处方剂量

续表

危及器官	质子治疗剂量限制	碳离子治疗剂量限制
直肠	低危患者： $V50_{Gy(RBE)}$<35% $V60_{Gy(RBE)}$<25% $V70_{Gy(RBE)}$<15% 中危患者： $V50_{Gy(RBE)}$<40% $V60_{Gy(RBE)}$<30% $V70_{Gy(RBE)}$<20%	D_{mean}<50 Gy(RBE) D_{max}<66 Gy(RBE) D_5<60 Gy(RBE) D_{10}<50 Gy(RBE) 注：前列腺癌63~66 Gy(RBE)/20F分割方案的剂量限制
膀胱	$V65_{Gy(RBE)}$<25% $V40_{Gy(RBE)}$<50%	
股骨头	D_{max}<50 Gy(RBE) D_{mean}<18 Gy(RBE)	$V45_{Gy(RBE)}$<40% D_{max}<50 Gy(RBE)

【注释】质子治疗的OAR剂量限制根据光子IMRT的剂量限制换算而来。碳离子治疗的OAR剂量限制推荐主要参考NIRS碳离子治疗临床试验中的限制剂量。

四、位置验证

各种粒子治疗设备应具影像引导系统，多采用CBCT或DR影像引导设备进行位置验证，并与治疗床控制系统进行关联，实现在线校位。要求校正治疗床位置直至各方向上验证图像与参考图像上显示的组织或器官的位置差异小于3 mm，方可实施治疗。

另外，由于质子重离子治疗中与靶物质原子核碰撞会产生放射性同位素，并且在短时间内发生衰变放出正电子，因此可利用PET监测正电子位置，实现粒子实际剂量分布的验证。有条件单位可开展PET对粒子治疗实际剂量分布验证的研究。

五、照射技术

粒子治疗根据扫描方式不同分为均匀扫描（uniform scanning，US）和笔形束扫描（pencil beam scanning，PBS），不同粒子设备具有不同扫描方式，根据病变部位及肿瘤特点选择适合的扫描方式。从靶区适形性和剂量准确性要求，首选PBS，能实现调强质子治疗（intensity modulated proton therapy，IMPT）和调强碳离子治疗（intensity modulated carbon ion therapy，IMCT）。无PBS者，采用均匀扫描方式。治疗中采用呼吸运动管理技术。

六、不同部位肿瘤治疗剂量

质子治疗适应证与光子基本一致，治疗方案参照光子治疗剂量分割模式，质子治疗儿童肿瘤主要参照《儿童肿瘤质子治疗国际共识》的治疗建议。

碳离子治疗尚无标准治疗方案，多种治疗模式均处临床研究阶段，目前主要临床经验来自日本，国内上海质子重离子医院探索出部分常见肿瘤的上海方案（分别见表37-2和表37-3）。

表37-2　日本NIRS碳离子治疗肿瘤剂量分割模式（MKM模型）

部位	疾病类型	总剂量[Gy(RBE)]	分割次数	单次剂量[Gy(RBE)]	治疗时间(周)
头颈肿瘤	腺癌、ACC、MMM	57.6	16	3.6	4
		64.0	16	4.0	4
	肉瘤	70.4	16	4.4	4
颅底肿瘤	脊索瘤、软骨肉瘤	60.8	16	3.8	4
眼部肿瘤	脉络膜恶性黑色素瘤	70.0	5	14.0	1
眼部肿瘤	睑板腺ACC/腺癌	52.8	12	4.4	3
肺癌	周围型(T1-2N0M0)	50.0	1	50.0	1天
		60.0	4	15.0	4天
	纵隔淋巴结	48.0	12	4.0	3
	早期肺门型肿瘤(T1-2N0M0)	68.4	12	5.7	3
	局部进展期(T1-3N1-2M0)	72.0	16	4.5	4
肝癌	HCC	48.0	2	24.0	2天
	直肠癌肝转移	58.0	1	58.0	1天
骨与软组织肿瘤	骨肉瘤	70.4	16	4.4	4
	脊索瘤、软骨肉瘤	67.2	16	4.2	4
	脊柱、脊柱旁	64.0	16	4.0	4
前列腺癌	低危/中危/高危	57.6	16	3.6	4
		51.6	12	4.3	3
胰腺癌	局部不可切除	55.2	12	4.6	3
	术前碳离子治疗+吉西他滨化疗	36.8	8	4.6	2
直肠癌	无放疗史的术后复发病例	73.6	16	4.6	4
	盆腔复发肿瘤再程放疗	70.4	16	4.4	4
宫颈癌	全盆腔	36	12	3	4
	原发灶+阳性淋巴结	15	5	3	
	肿瘤病灶	16~19.2	4	4~4.8	

【注释】以上剂量分割模式参考Tsujii H等主编的*Carbon-Ion Radiotherapy: Principles, Practices, and Treatment Planning*中各肿瘤的剂量分割模式推荐

【缩略词】MMM，黏膜恶性黑色素瘤；ACC，腺样囊性癌；HCC，肝细胞肝癌

表37-3　上海质子重离子医院常见肿瘤质子、碳离子治疗剂量分割模式（LEM模型）

部位	疾病类型	总剂量[Gy(RBE)]	分割次数	单次剂量[Gy(RBE)]	治疗时间(周)
头颈	ACC	P:56 C:17.5	P:28 C:5	P:2.0 C:3.5	6.6
		C:70	20	3.5	4
	MMM	C:70	20	3.5	4

续表

部位	疾病类型	总剂量[Gy(RBE)]	分割次数	单次剂量[Gy(RBE)]	治疗时间(周)
头颈	葡萄膜恶性黑色素瘤	C:45	5	9	1
	软组织肉瘤	C:70	20	3.5	4
	复发NPC	C:63	21	3.0	4.2
	初诊鼻咽癌	P或X:56 C:17.5	P或X:28 C:5	P:2.0 C:3.5	6.6
	头颈部鳞癌	P或X:56 C:17.5	P或X:28 C:5	P:2.0 C:3.5	6.6
	头颈部肿瘤术后放疗	P:56~66	28~33	2.0	5.6~6.6
		C:60~63	20~21	3.0~3.5	4~4.2
颅内肿瘤	高级别胶质瘤	P:60	30	2.0	6
	胶质母细胞瘤(临床试验中)	P:60 C:15	P:28 C:3	P:2.0 C:5.0	7
	低级别胶质瘤	P:54	27	2.0	5.4
	脑膜瘤	P:50~60	25~30	1.8~2.0	5~6
	垂体瘤	P:54~60	27~30	2.0	5.4~6
颅底	脊索瘤、软骨肉瘤	P:70	35	2.0	7
		C:70	20	3.5	4
肺	早期周围型(T1-2N0M0)	C:60~68	8	7.5~8.5	<2
	早期中间型(T1-2N0M0)	C:60~70	10	6.0~7.0	2
肺	早期中央型(T1-2N0M0)	C:75~80	20	3.5~4.0	4
	局部晚期(T1-4N1-3M0)	C:79.2~80	20~22	3.6~4.0	4~4.2
肝	HCC	C:65	10	6.5	2
	直肠癌肝转移	C:65	10	6.5	2
骨与软组织	术后辅助放疗	P:50 C:20	P:25 C:5	P:2.0 C:4.0	6
	脊索瘤、软骨肉瘤	C:70.4	16	4.4	3.1
	脊柱、脊柱旁	C:72	18	4.0	3.6
泌尿系统	前列腺癌cT1-3N0M0	C:65.6	16	4.1	3.2
	前列腺癌cT1-3N1-2M0	P:46 C:32	P:23 C:8	P:2.0 C:4.0	7
胰腺	局部不可切除	C:67.5	15	4.5	3
直肠癌	无放疗史的术后复发	C:67.5	15	4.5	3
	盆腔肿瘤再程放疗	C:67.5	15	4.5	3
宫颈癌	全盆腔 原发灶+阳性淋巴结 肿瘤病灶	P:46 C:15 C:20~22	P:23 C:5 C:5	P:2.0 C:3.0 C:4~4.4	7

【注释】以上剂量分割模式参考上海市质子重离子医院实际治疗中各肿瘤的剂量分割模式
【缩略词】P，质子治疗；C，碳离子治疗；X，X线放疗；MMM，黏膜恶性黑色素瘤；ACC，腺样囊性癌；HCC，肝细胞肝癌

七、粒子治疗并发症

粒子治疗并发症与常规光子射线毒性谱和处理措施基本相同，但因物理剂量分

布优势，粒子治疗所致严重不良反应发生率低于传统光子放疗。由于碳离子治疗的正常组织限量尚未明确，建议及时监测及详细记载粒子治疗后的毒性反应，以便建立危及器官的剂量-效应关系并积累基础数据，对危及器官受高剂量照射后远期毒性需密切观察。

（一）头颈肿瘤粒子治疗常见并发症

与光子放疗比，粒子射线放疗可减少视网膜、视神经、视交叉、耳蜗、腮腺、脑干的剂量，降低急性口腔黏膜炎、长时间口干等毒副反应发生率，晚期脑损伤率也显著降低（如颅底恶性肿瘤晚期脑损伤发生率低于3%），显著提高患者治疗耐受性及生活质量。前瞻性研究表明，质子治疗鼻咽癌的3级黏膜反应为11%，远低于光子调强放疗（IMRT）的30%~40%，且无4级以上毒副反应。碳离子临床报道较少，现有国际各中心报道显示碳离子射线放疗降低不良反应更具优势，晚期不良反应发生率约为1%~7%，且多为轻至中度。再程碳离子射线放疗晚期严重毒副反应比再程光子放疗有大幅降低（大于或等于3级毒副反应发生率约7%）。随着粒子治疗持续进展，将显示更多优势。

（二）胸部肿瘤粒子治疗常见并发症

接受粒子治疗的早期肺癌，3级以上放射性肺炎发生率低于光子线SBRT。对伴间质性肺炎者，粒子治疗后放射性肺炎比例会增高。

对局部晚期肺癌，粒子治疗后最常见并发症是放射性肺炎及放射性食管炎。前瞻性研究发现，碳离子治疗2级放射性肺炎发生约6%，3级约2%，3级气管食管瘘发生率约2%。局部复发的NSCLC经再程碳离子治疗后，仅约2.1%患者出现3级放射性肺炎。

同期化疗可能增加粒子治疗毒性反应，特别是同期放化疗期间肿瘤缩小会导致靶区后方食管或脊髓等遭受高于计划剂量的照射，需特别注意，要采用自适应放疗技术。

（三）腹盆部肿瘤粒子治疗常见并发症

肝癌粒子治疗最常见并发症主要为肝毒性，治疗前基础肝功能差，肝储备功能不良，曾接受过放疗的患者发生率更高。因此，治疗前肝功能评估至关重要。其次为胆管系统损伤，包括肝管炎或胆管狭窄（14%~28%），还包括胃肠道毒性，可能出现出血性十二指肠炎，结肠出血性溃疡和食管炎（1%~7%）。当肝肿瘤靠近胸壁，特别是周围型肿瘤，肋骨骨折和胸壁疼痛综合征是潜在毒性风险，可能对肿瘤患者生活质量产生不利影响，出现肋骨骨折的中位时间约为 2 年。

胃肠道毒性是胰腺癌质子治疗相关的主要不良反应，表现为恶心、呕吐、腹痛等，重者可出现胃肠出血及穿孔，3级以上不良反应发生率占3%~12%。放疗诱发胃肠溃疡是引发胃肠相关症状的病因，其中胃窦部高达51%，十二指肠水平部占39%。

前列腺癌粒子治疗最常见并发症是放射性肠炎及膀胱炎。日本NIRS前列腺及精囊局部质子治疗的结果未发现≥3级不良反应，直肠（gastrointestinal，GI）和泌尿生殖系统（genitourinary，GU）2级反应仅为2.0%和4.1%。

直肠癌和宫颈癌粒子治疗最常见并发症是放射性肠炎及膀胱炎，与传统疗法相比，粒子治疗毒性反应控制有一定优势，但仍需研究。

（四）四肢骨与软组织肿瘤粒子治疗并发症

粒子治疗同光子一样，也会出现并发症：术后切口延迟愈合、骨与软组织生长发育异常、肢体不等长（差距在2~6 cm者，使用增高鞋，否则需行手术矫正）、受累骨骨质疏松、骨折风险增高、关节纤维化致功能障碍、软组织水肿、化疗药引发放疗回忆反应、皮肤褪色和/或毛细血管扩张、继发第二肿瘤等，缺乏同光子放疗直接比较数据。

八、疗效评估及随访

粒子治疗后疗效评价手段与光子放疗基本相同，对所有病例，依据实体瘤反应评价标准（response evaluation criteria in solid tumors，RECIST）进行基线及放疗后疗效评估，前2年每3~4个月，其后每6个月随访一次。每次随访包括病史、体检、肿瘤部位相关影像学检查（按需完成CT、MRI、骨扫描或PET/CT等）、实验室检查、肿瘤标志物等。采用CTCAE V5.0及RTOG标准进行毒副反应评估。所有粒子治疗病例均纳入研究，特别是碳离子与质子、光子比较的临床研究，详细记录粒子治疗近期疗效及长期生存结果，密切关注治疗相关急性及晚期毒副反应，为粒子治疗提供更多经验和研究数据。

第三章

颅脑肿瘤的粒子治疗

一、概述

颅脑肿瘤主要起源于中枢神经系统（central nervous system，CNS），来源于颅内各种组织，常见类型包括脑膜瘤和胶质瘤。脑膜瘤为最常见颅内良性肿瘤，胶质母细胞瘤为最常见颅内恶性肿瘤。质子治疗可更好保护颅内重要组织如脑干及视神经，已用于胶质瘤、脑膜瘤、听神经瘤、颅咽管瘤和垂体瘤治疗。目前尚无直接对比光子和质子的前瞻性临床研究。重（碳）离子剂量分布优于光子和质子，LET更大，生物学效应更高，但碳离子对脑组织损伤尚不清楚，尤其对良性颅内肿瘤，单纯碳离子治疗用于颅内肿瘤要非常慎重。

二、粒子治疗适应证

广义上，光子放疗在神经系肿瘤的适应证均适于质子治疗。对部分预后不佳的颅底恶性肿瘤（如颅底恶性脑膜瘤），碳离子治疗只在探索中，不建议单独用于颅内肿瘤。

三、粒子治疗禁忌证

质子治疗禁忌证同常规光子放疗，因稀缺性及性价比，下列情况不建议质子治疗：①接受过2次及以上常规光子放疗；②再程放射治疗与首程间隔小于6个月；③接受过放射性粒子植入治疗；④多发远处转移未控；⑤合并重要器官系统严重疾病，无法耐受放疗；⑥一般状况差，无法耐受放疗；⑦妊娠期间（经血清或尿β-HCG证实）。

四、粒子治疗方式

①笔形束扫描质子/重离子照射；②被动散射质子/重离子照射；③调强质子/重离

子照射；④适形质子/重离子照射；⑤立体定向放射治疗。

五、放疗靶区定义

粒子放射靶区（GTV和CTV）同光子放射，据解剖部位及病理类型定义。

六、放疗剂量

最佳粒子放射治疗方案尚未明确，还在探索中。

（一）质子治疗

建议采用与光子放疗相同的放射剂量。

（二）碳离子治疗

碳离子放射脑组织的生物学效应尚不明确，不建议全程碳离子放射治疗颅内肿瘤。颅底恶性肿瘤（如恶性脑膜瘤、脊索瘤等），建议全程碳离子治疗，总剂量60~72 Gy（RBE），分割剂量3~4 Gy（RBE）。

（三）质子/碳离子联合放疗

对颅底恶性肿瘤，可用质子治疗50~56 Gy（RBE）/ 25~28F（分割剂量2 Gy（RBE）/次）联合碳离子治疗15~20 Gy（RBE）[分割剂量3~4 Gy（RBE）/次]。对恶性度极高且术后残留的WHO 4级胶质瘤，可用质子治疗60 Gy（RBE）/30F[分割剂量2 Gy（RBE）/次]。对可见残留肿瘤（非重要功能区）给予碳离子治疗15 Gy（RBE）[分割剂量5 Gy（RBE）/次]。

七、危及器官限量

目前无证据对质子治疗神经系恶性肿瘤危及器官受量作出限制，相关临床研究主要参考RTOG标准：脑干 D_{max}<54 Gy（RBE）；视神经和视交叉 D_{max}<54 Gy（RBE）；脑≤1%体积<65 Gy（RBE）；视网膜 D_{max}<50 Gy（RBE）、D_{mean} <35 Gy（RBE）；脊髓 D_{max}<45 Gy（RBE）；晶体 D_{mean}<6 Gy（RBE）；眼球 D_{max}<50 Gy（RBE）、D_{mean}<35 Gy（RBE）。

八、不良反应

颅内肿瘤质子治疗剂量学研究发现，与IMRT/动态容积调强放疗（volumetric arc therapy，VMAT）比，IMPT能更好保护正常组织。Adeberg等研究发现，IMPT对全脑、脑干、对侧海马、幕上、幕下、垂体和对侧脑室的平均剂量降低分别为20.2%、

67.7%、98.9%、14.2%、91.0%、52.9%、62.7%；与VMAT比，IMPT对全脑、脑干、对侧海马、幕上、幕下、垂体和对侧脑室的平均剂量降低分别为22.7%、22.7%、28.1%、98.7%、20.8%、77.0%、52.5%、66.7%。同3D适形治疗（three dimentional conformal radiotherapy，3D-CRT）比，立体定向放疗（stereotactic radio-surgery，SRS）调强放疗（IMRT），PBS的质子治疗或者被动散射质子治疗（passive scattering proton therapy，PSPT）治疗颅内肿瘤，PBS和PSPT能更好降低如脑干、同侧视神经和眼睛的平均剂量，质子治疗可提供高度适形治疗，尤其适合多个、较大不适于光子SRS的病灶。

第四章

头颈部肿瘤的粒子治疗

一、概述

头颈部解剖结构复杂且特别，包括眼、耳、鼻、咽喉、口腔颌面等与视、听、言语、呼吸、消化相关功能的结构，危及器官多。质子及重（碳）离子放疗，尤其基于笔形束扫描术的调强质子/重离子治疗具更高适形性，既保证靶区剂量覆盖，更利于危及器官保护。此外，碳离子射线具更高生物学效应，对常规放射抵抗恶性肿瘤优势明显。因此，对头颈部恶性肿瘤，如鼻腔鼻窦恶性肿瘤、鼻咽癌、口咽癌、下咽癌具一定优势。

二、粒子治疗适应证

广义上，光子放疗头颈部肿瘤适应证均适于粒子治疗。尤其对无法或拒绝手术、术后残留或复发性病灶，及病理类型为腺样囊性癌、脊索瘤、软组织肉瘤、恶性黑色素瘤等。研究表明，碳离子射线在挽救性再程放疗疗效及安全性均具明确优势。

三、粒子治疗禁忌证

粒子治疗禁忌证同常规光子放疗，前者因其稀缺性及性价比，下列情况不建议应用：①接受过2次及以上头颈部常规光子放疗；②再程放疗与首程放射治疗间隔小于6个月；③接受过头颈部放射性粒子植入治疗；④多发远处转移未控、肿瘤进展；⑤合并重要器官系统严重疾病，无法耐受放疗；⑥一般状况差，无法耐受放疗；⑦妊娠期间（经血清或者尿β-HCG证实）。

四、粒子治疗方式

①笔形束扫描质子/重离子照射；②被动散射质子/重离子照射；③调强质子/重离子照射；④适形质子/重离子照射。

五、放疗靶区定义

粒子放射靶区（GTV和CTV）同光子放疗，据解剖部位及病理类型而定。

六、放疗剂量

据肿瘤解剖部位、放射敏感性用不同线束放射，最佳粒子放射方案在探索中。

放射高度敏感肿瘤：如鼻咽癌、口咽癌（尤其HPV+口咽癌）、诱导化疗后近完全消退的头颈部鳞癌。建议全程质子放射[剂量分割同光子放射，66~70 Gy（RBE），1.8~2.0 Gy（RBE）/F]，亦可采用质子[56 Gy（RBE）/28F]或光子（56 Gy/28F）联合碳离子[15~17.5 Gy（RBE）/5F]治疗。

放射中度敏感肿瘤：诱导化疗后无明显消退的鼻咽癌、头颈部鳞癌、大多数口腔癌。建议质子[56 Gy（RBE）/28F]联合碳离子治疗[15~17.5 Gy（RBE）/5F]，部分可采用全程碳离子治疗[70 Gy（RBE）/20F]。

放射相对不敏感肿瘤：腺样囊性癌、软组织肉瘤、恶性黑色素瘤等。建议全程碳离子治疗66~72 Gy（RBE），分割剂量3~4 Gy（RBE），或质子[56 Gy（RBE）/28F]联合碳离子治疗[15~17.5 Gy（RBE）/5F]。

再程放疗：首选碳离子治疗，充分考虑首程放疗剂量对正常组织损伤，尽量给予高剂量放疗。如鼻咽癌根治性放疗后，建议根据复发病灶大小和解剖部位，给予60~66 Gy（RBE）/20~22F。

七、危及器官限量

适用于首程放疗，见第二章表37-1。

八、不良反应

与光子放疗比，质子治疗可减少正常组织（如视网膜、视神经、视交叉、耳蜗、腮腺、脑干）剂量，降低急性口腔黏膜炎、长时间口干等毒副反应发生率，晚期脑损伤率也显著降低（如颅底恶性肿瘤晚期脑损伤发生率低于3%），可显著提高治疗耐受性及生活质量。由于碳离子临床报道较少，现有国际各中心临床报道显示碳离子治疗在降低不良反应更具优势，晚期不良反应发生率约为1%~7%，且多为轻至中度毒副反应。再程放疗中碳离子射线放疗的晚期严重毒副反应比再程光子放疗大幅降低（3级及以上毒副反应发生率约7%）。

第五章

乳腺肿瘤的粒子治疗

一、概述

质子治疗具有独特物理剂量学特点，主要是：①入射剂量低；②放射线达到一定深度（肿瘤区域）释放最大能量（布拉格峰，Bragg peak）；③肿瘤后方无剂量沉积。因此，质子治疗在靶区剂量分布和对危及器官（organ at risk，OAR）的保护具潜在优势，对肿瘤放疗有广泛适用范围及发展前景。目前乳腺恶性肿瘤质子治疗临床研究发现：具有放疗指征的乳腺癌患者均可从质子治疗中有剂量学获益，但对于生存及远期不良反应，仍缺高级别证据。相关Ⅲ期临床试验正在开展，期待可为乳腺癌质子治疗提供更多临床数据。碳离子治疗乳腺恶性肿瘤的临床数据非常缺乏，仅有一项来自NIRS前瞻性Ⅰ期剂量爬坡临床研究。也期待为碳离子治疗乳腺癌奠定基础。

二、质子治疗适应证

所有具放疗指征的乳腺癌患者均可选择质子治疗，在降低放疗相关不良反应具潜在优势。目前质子治疗费用昂贵且缺乏长期生存相关数据，临床实践中应选择可发挥质子治疗优势的人群：①用目前技术无法同时达到满意靶区剂量分布和OAR剂量限制；②预期可能出现较严重放疗相关心肺不良反应，质子治疗可体现明显优于光子治疗的剂量学优势。如有心肺基础疾病、左侧乳腺癌、同期使用心脏毒性的全身治疗药物（抗HER2靶向治疗和蒽环类药物等）、预期寿命大于15~20年等；③需再程放疗者。

三、质子治疗禁忌证

无绝对禁忌证。相对禁忌证：①合并重要器官的严重疾病，无法耐受放疗；②妊娠及哺乳期妇女。

四、质子治疗计划制定与实施

（一）质子治疗方式

①被动散射质子治疗（passive scattering proton therapy，PSPT）；②笔形束扫描（PBS），其中包含调强质子治疗（IMPT）。

（二）放疗靶区定义

推荐：大于或等于50岁，T1，无BRCA1/2基因突变，无新辅助治疗，雌激素受体阳性，无淋巴脉管侵犯，EIC阴性，单中心，切缘大于或等于2 mm且无腋窝淋巴结转移的浸润性导管癌或其他预后良好的浸润性癌，或满足以下条件的单纯导管原位癌：体检发现、低中级别、肿瘤小于2.5 cm且切缘大于或等于3 mm。

靶区勾画参考光子放疗的勾画标准。对于胸壁CTV，上下界分别为锁骨头下界和对侧乳房皱褶下1~1.5 cm，内侧界为胸肋关节，外侧界参考临床体检+腋中线，前后界分别为皮肤表面和肋胸膜交界。对于全乳CTV，上下界分别为乳房上界和乳房皱褶下1~1.5 cm，内侧界为胸肋关节，外侧界参考临床体检+腋中线，前后界分别为皮下0.5 cm和胸肌表面。对部分乳腺照射靶区：CTV包括瘤床（血清肿、金属标记）+1.5 cm，收至乳房皮下0.5 cm；PTV=CTV+0.5 cm，收至皮下0.5 cm。区域淋巴结CTV和瘤床加量靶区分别见表37-4和表37-5。

表37-4　区域淋巴结CTV勾画参考解剖边界

	上界	下界	内界	外界	前界	后界
锁骨上	环状软骨下缘	锁骨头出现层面上颈-锁骨下静脉交汇处	颈内动脉或颈内静脉的内缘	锁骨头内缘或皮下5 mm	胸锁乳突肌深面	颈内动脉背面或前斜角肌腹面或中斜角肌腹面
腋窝Ⅲ组（锁骨下区）	喙突	腋静脉	锁骨，肋骨，颈－锁骨下静脉交界的外缘	胸小肌内缘	胸大肌背面	肋骨前缘或锁骨下动脉和腋血管的背面
内乳	颈－锁连接上缘	第4肋骨	胸大肌背面，胸骨背面	胸膜或内乳血管背侧7 mm	胸膜或内乳血管外侧7 mm，头臂静脉外缘	胸膜或内乳血管内侧7 mm，头臂静脉内缘

表37-5　瘤床加量靶区勾画

GTV	包括血清肿和手术钛夹标记
CTV	GTV外扩1 cm，范围不超过全乳PTV

（三）正常组织勾画

（1）心脏：上界至肺动脉干分叉下，下界至心尖，包括心包，不包括肺动脉干、升主动脉和上腔静脉。

（2）双侧肺组织：在肺窗上勾画，左右肺分开勾画，包括从肺门伸入肺组织的小血管，不包括肺门、气管、支气管等纵隔结构，可以利用计划系统中的肺组织自动勾画功能进行快速勾画。

（3）脊髓：基于椎管的骨性界限勾画，上界至颅底，下界至第二腰椎下缘。

（4）肱骨头：在骨窗上勾画，包括整个肱骨头。

（四）放疗剂量

乳腺癌质子治疗剂量均参考传统光子治疗剂量：全乳/胸壁 50 Gy（RBE）/25F，瘤床 10~16 Gy（RBE）/5~8F；推荐全乳大分割方案，全乳 40~42.5 Gy（RBE）/15~16F。

部分乳腺质子治疗剂量各中心有区别，MGH采用的是32 Gy（RBE）/8F，每天2次，一周结束；采用2~3个野治疗，每次治疗1个野。其他研究多采用的是34~40 Gy（RBE）/10F，每天1~2次，1~2周完成。

注：RBE为1.1。

五、危及器官限量

见第二章表37-1。

六、不良反应

对乳腺癌，质子治疗较3D-CRT/IMRT/VMAT可明显降低OAR剂量，尤其是心肺剂量。既往回顾性研究，质子治疗心脏平均剂量大多数可限制在2 Gy（RBE）以下，较目前放疗技术（3D-CRT/IMRT/VMAT等）可降低2~3倍。乳腺癌质子治疗早期毒性主要表现在放射性皮炎和乏力，最大程度可至常见不良反应术语评定标准（common terminology criteria for adverse events，CTCAE）3级，均在临床可接受范围内。

Jimenez等发表的乳腺癌术后联合区域淋巴结（含内乳淋巴结）质子治疗是目前唯一的前瞻性Ⅱ期临床试验。该研究纳入69例传统技术无法达到满意靶区覆盖的乳腺Ⅰ期重建或心脏V20≥5%或左前降支剂量≥20 Gy的乳腺癌患者，接受3D-CPT和PBS质子治疗后，72%接受了Ⅰ期重建手术，67%应用PBS技术，主要研究终点为放疗3个月内的≥3级放射性肺炎或任何4级毒性反应发生率，中位随访时间55月。剂量学分析显示胸壁/全乳和内乳的中位剂量分别为49.7Gy（RBE）、48.8Gy（RBE），而心脏、LAD和同侧肺的平均剂量仅为0.5Gy（RBE）、1.1Gy（RBE）和7.72 Gy（RBE）。随访结果表明，≥3级的放射性肺炎或任何4级毒性反应的发生率为0，仅1例出现了2级放射性肺炎，且放疗后心脏超声或心脏生物标记物变化无统计学差异。该研究早期不良反应主要表现是皮肤反应、吞咽困难和乏力，对亚急性反应，虽未观察到淋巴水肿，但1级肋骨骨折发生率为7%，中位发生时间为15.9月，可能与放疗野的远界相关。在50例Ⅰ期重建患者中，14例出现放疗相关不良反应。

第六章

非小细胞肺癌的粒子治疗

一、概述

肺癌是最常见的恶性肿瘤，占肿瘤总数的20.4%，在男性肿瘤中排第一位，女性第二位。且发病率仍呈增长趋势，较1990年，2019年预计病例数将增长2倍，约83.3万例，死亡近75.7万例。在我国，吸烟是肺癌的主要原因，环境颗粒物污染的影响越发显著。预计2030年，我国肺癌死亡人数将增加42.7%。

质子、重离子（碳离子）放疗是治疗肺癌一种先进的放疗方法。与传统X线放疗比，粒子束产生陡峭Bragg峰，利用很少照射野（一般2~4个）即可达较理想剂量分布，显著减少正常组织照射量。尤其对局部解剖复杂，临近重要器官的肿瘤，粒子可提供安全有效治疗。此外，尤其是碳离子有更高生物学效应，可进一步增强局部疗效，是治疗肺癌理想的放疗手段。

有研究证实质子重离子在小细胞肺癌治疗中的安全性和有效性，但证据有限，需更多研究验证。因此本指南主要针对NSCLC的粒子治疗进行阐述。

二、粒子治疗适应证

（一）质子治疗的可能适应证

根据国际粒子治疗联合会（PTCOG）关于胸部肿瘤笔形束扫描质子治疗指南，NSCLC适应证如下：①早期NSCLC，包括体积较大肿瘤、中央型肿瘤、邻近臂丛神经肿瘤和多发肿瘤；②局部晚期NSCLC，原发瘤体积较大及纵隔淋巴结受累；③复发性NSCLC。

（二）碳离子治疗的可能适应证

碳离子治疗对NSCLC治疗的有效性及安全性已得到广泛认可，尤其在保护肺、心等重要器官上优势明显。日本群马大学重离子医学研究中心（GHMC）一项对比研究显示，碳离子治疗相较于SBRT可获更好局部控制率及生存期。基于日本GHMC、日本NIRS及上海质子重离子医院（SPHIC）的研究成果及临床经验，适应证总结如下：①早期周围型NSCLC；②早期中央型NSCLC；③局部晚期NSCLC；④寡转移或局部复发NSCLC。

三、粒子治疗禁忌证

①一般状况差，恶病质；②合并重要器官严重疾病，无法耐受放疗；③肿瘤侵犯食道或大血管，放疗可能造成气管食管瘘或致命大出血。

四、粒子治疗计划制定及实施

（一）放疗前准备及定位技术

粒子射线剂量分布受不同组织密度影响较大，摆位准确性及可重复性非常重要。使用个体化热塑体膜固定装置，取仰卧或俯卧位（取决于肿瘤位置），双手放头顶上方或身体两侧。胸部肿瘤受呼吸运动影响较大，呼吸门控系统应成为标准配置，以降低肿瘤呼吸运动影响，减少正常组织照射，保障治疗稳健性。尤其当实施大分割质子重离子治疗时，呼吸运动监测及管理至关重要。呼吸门控系统监测呼吸时，可扫描全呼吸时相CT并选择呼气末（内脏及靶区位置相对稳定的时相）作为门控窗口（即出束治疗的呼吸时相）重建计划CT，也可在呼气末附近进行CT扫描，扫描条件设为轴位扫描，扫描范围根据病变部位、范围设定。治疗中采用呼吸控制和检测装置，目前多使用由位置传感器、红外光标记物或压力变化监测等组成的呼吸感应系统来监测和控制呼吸。腹部加压装置须慎用，可能增加分次治疗误差 。

（二）靶区定义及放疗参考剂量

1. 肿瘤靶区

在定位CT上勾画靶区。肺窗上勾画肿瘤，推荐窗位-700，窗宽2000，并结合支气管镜、胸部增强CT及PET/CT等所见和病史综合判断。GTV定义为原发性肿瘤和转移淋巴结。CTV包括GTV在所有方向外扩5 mm，并根据解剖学屏障调整；包括受累的区域淋巴结，不建议做预防性淋巴结照射。根据摆位误差和射程不确定性以及CT值转换误差等，在CTV基础上外扩形成PTV。采用自由呼吸模式治疗时，外扩边界要充分考虑肿瘤呼吸运动。另外，为了补偿治疗深度变化对每个射野的影响，需在靶区的近、远端设置额外的边界，一般在射野侧方增加0.3~0.4 cm边界、沿入射方向增加0.3~0.5 cm。

2. 质子治疗参考剂量

对早期周围型NSCLC，多主张行大分割治疗方案。美国Loma Linda医疗中心推荐的最佳方案为70 Gy（RBE）/10F，日本筑波大学及爱知医疗中心方案为66 Gy（RBE）/10F；中央型NSCLC可采用72.6~80 Gy（RBE）/20~25F或60 Gy（RBE）/10F。局部晚期NSCLC的质子治疗同步化疗耐受性较好，副作用较光子明显降低，MD Anderson的推荐方案为74 Gy（RBE）/37F。再程放疗剂量并无统一标准，在不超出正常组织耐受剂量前提下，相较X线放疗，质子技术可更安全完成再程放疗。

3. 重离子治疗参考剂量

NSCLC碳离子治疗标准剂量尚未达成共识，一是已发表研究样本数量较小，存在差异，二是各碳离子机构间采用的RBE计算模型并不相同，需行转换才能比较。因此，本指南推荐剂量仅作为参考，各机构须根据具体情况而定。基于日本研究数据的参考剂量如下：早期周围型肺癌，采用52.8~60 Gy（RBE）/4F，或单次48~50 Gy（RBE）；早期中央型肺癌，采用61.2 Gy（RBE）/9F；局部晚期非小细胞肺癌，一般采用64~72 Gy（RBE）/16F，以上除单次照射方案外均每周行4-5次照射。我国SPHIC也积累了一定经验，但样本有限，仍处探索中，仅供参考，具体如下（基于LEM模型）：早期周围型肺癌，采用60~68 Gy（RBE）/8fF；早期中央型肺癌，采用75~80 Gy（RBE）/20F；局部晚期非小细胞肺癌，一般采用79.2~80 Gy（RBE）/20~22F，以上方案均每周4~5次照射。对再程放疗，NIRS数据表明，即使给予复发病灶根治剂量，造成的肺部毒性损伤非常有限，仅1例发生3级放射性肺炎（1%）。但重离子再程放疗证据较少，且OAR限量仍不十分明确，需谨慎实施。

（三）危及器官限量

见第二章表37-1。

（四）治疗计划设计及评估

因旋转机架尚未普及，目前多数中心仍以垂直+水平照射野为主。为实现更好剂量分布，模拟定位时可通过适当旋转治疗床（沿长轴旋转±15°以内）获得更多入射角度。具体情况，需医师与物理师根据病灶位置共同确认。一般治疗前需获两套不同角度的模拟定位CT影像，物理师进行两次计划设计，通过融合软件或增加虚拟照射野来评估整体计划。通过单野优化或调强（多野同时优化）的方法进行计划优化，前者的鲁棒性好、后者的适形性更佳。一般2~4个野即可达到较好剂量学分布。对移动度大的肺肿瘤，推荐采用四维运动管理技术、鲁棒性优化（robust optimization）或re-scanning技术将质子重离子技术与器官运动相关不确定降至最低。对局部晚期NSCLC，SPHIC建议每周行CT扫描了解病灶变化，必要时修改或重新设计放疗计划，执行自适应放疗。

治疗计划评估：处方剂量的95%剂量线覆盖99%CTV体积，PTV剂量分布尽量满足上述要求，若紧邻正常组织可适当妥协，但应保证90%线覆盖90%的PTV体积。

（五）治疗实施

采用与模拟定位时相同的体位及固定装置将患者定位在治疗床上，利用在线影像验证系统将摆位误差减少至2 mm以内。未配备三维影像验证系统的治疗中心，需提前留置金属标记进行患者体位和病灶位置验证。但考虑到肺部肿瘤位移及周围解剖组织变化，建议采用三维CT影像设备进行验证，当分次间肿瘤位移大于3 mm时采用肿瘤匹配更加安全。锥形束CT已整合在质子设备上并得到应用，对于重离子中心，目前建议配备室内三维影像系统（如CT-on rails 系统）进行验证。

治疗中建议采用呼吸控制或可借助4D-CT捕捉不同呼吸时相的肿瘤轨迹，并进行相应范围的放疗，也可采用有呼吸同步的门控系统进行呼吸同步照射。

五、同期化疗

对局部晚期NSCLC，质子治疗同步化疗的安全性得到了较多证据支持，来自MD Anderson的报告显示未增加毒副作用，患者耐受性较好。目前尚缺乏碳离子治疗同期化疗的安全性数据。如希望使用同期化疗治疗局部晚期肺癌，需要非常谨慎，并先行安全性研究。另一方面，同期化疗对疗效的提升作用主要是通过增加X线放疗的敏感性，因为碳离子生物学优势，其序贯化疗模式也获得不错效果。

六、粒子治疗并发症

肺癌粒子治疗并发症与光子线毒性谱和处理措施基本一致，需要注意同期化疗可能会增加放疗并发症。因剂量分布上有优势，整体上，粒子束照射导致的严重不良反应发生率低于传统X线放疗。由于碳离子胸部放疗正常组织限量尚未明确，建议及时监测及详细记载重离子治疗后产生的毒性反应，以便进一步建立危及器官的剂量-效应关系累积基础数据。对皮肤及骨组织等危及器官受到高剂量照射后远期毒性更需观察。另外，尽快建立基于大样本正常组织并发症概率模型对保障治疗安全及开展个体化质子碳离子治疗尤为重要。

接受质子碳离子治疗的早期肺癌患者，发生3级以上放射性肺炎发生率非常低，与光子线SBRT相比优势明显。对伴间质性肺炎的患者，早期NSCLC接受碳离子治疗后并未增加肺炎发生率，但对局部晚期肺癌，并发症有所增加。同时，质子碳离子治疗对高龄患者（大于80岁）显示明显的剂量优势，患者耐受性较好，但需充分评估一般状况。

对局部晚期肺癌，放疗后最常见并发症是放射性肺炎及放射性食管炎。前瞻性研究发现2级放射性肺炎发生约6%，3级放射性肺炎约2%，3级气管食管瘘发生率约2%。局部复发的NSCLC经再程质子碳离子治疗后，仅约1%~2.1%患者出现大于或等于3级不良事件。

同期化疗有可能增加毒性反应，特别同期放化疗期间肿瘤缩小会导致靶区后方食管或脊髓等遭受高于计划剂量的照射，需特别引起注意。因此，特别有必要采用自适应放疗技术。

七、疗效评估及随访

粒子治疗后疗效评价手段与光子放疗相同，根据实体瘤疗效评价标准进行疗效评价。放疗结束后，前2年每3~4个月复查一次，其后每6个月复查一次。每次随访至少包括病史收集，体格检查，胸部CT，腹部B超，呼吸功能检查和实验室检查。根据临床需要，可考虑增加MRI，骨扫描或PET/CT等检查。

第七章

食管肿瘤的粒子治疗

一、概述

食管肿瘤（esophagus cancer，EC）是世界范围内常见的恶性肿瘤，年新发病例数居恶性肿瘤第7位，死亡数居恶性肿瘤的第6位。我国是世界上食管肿瘤发病率和死亡率最高的国家之一，占全球食管肿瘤的50%以上，且绝大部分为食管鳞癌。2016年中国新发食管肿瘤25.3万，死亡19.4万，发病率及死亡率分别列全部恶性肿瘤第六位和第五位。

食管解剖学位置毗邻心、肺、脊髓、椎体、肾、肝和肠等重要危及器官，食管肿瘤放疗会致正常组织和器官急慢性放射损伤。质子束和碳离子束有优越物理学特性，剂量分布接近于理想放疗要求，在保持肿瘤治疗剂量同时，可大大降低正常组织内的积分剂量。临床数据表明，质子束优越物理剂量分布可为食管肿瘤患者带来获益，可降低目前光子单纯放疗/同步放化疗等引起的危及器官急性和/或慢性反应，并提供剂量升级可能，也可降低围术期心、肺、肠及手术切口并发症的发生，提高患者生存质量。

碳离子束与质子相近的物理特性和更好的生物学效应，可提高食管肿瘤放疗效果，但目前临床证据稀少，食管对碳离子治疗的耐受性仍不清楚，只有日本研究者发表了少数几篇文献。中国碳离子治疗食管肿瘤尚处于初步研究阶段，所以使用碳离子治疗食管肿瘤应谨慎。本指南主要涉及食管肿瘤的质子治疗。

二、粒子治疗适应证

颈段食管、胸段食管（上段、中段、下段肿瘤）、胃食管交界处肿瘤均可考虑接受质子治疗，质子治疗可用于术前或术后辅助治疗，以及根治性放疗。特别在以下情形时，建议使用质子治疗：①根治性治疗，可以减轻晚期毒性反应；②病人患有严重的内科疾病，特别是当存在心脏和/或肺部合并症时；③老年患者存在较高的治疗风险，可能会从质子治疗中更多获益；④局部或区域复发的食管肿瘤，或照射区内新发食管肿瘤；⑤进行剂量升级时，考虑使用质子治疗，可减轻危及器官副反应风险。以下情形，可用质子治疗但要谨慎使用：肿瘤侵犯胃贲门/胃体（肿瘤延伸至胃食管交界处远端大于或等于5 cm）。由于受到器官运动和胃充盈状态影响，可能会存在分次治疗内和治疗间（inter-and intra-fraction）肿瘤位置误差，有肿瘤靶区漏照风险。胃充盈变化（空气或液体）和呼吸运动引起误差要有效控制，特别在使用调强质子治疗（IMPT）时。

三、粒子治疗禁忌证

禁忌证同食管肿瘤放疗指南。

有起搏器患者是相对禁忌证，特别对依赖起搏器的患者，因为存在中子辐射导致起搏器故障风险。对这类患者，可考虑用IMPT，但要精心制定治疗计划以减少起搏器所受中子辐射量，同时在与心脏内科紧密配合下，谨慎实施质子治疗。

四、质子治疗计划的制定及实施

由于质子束布拉格峰物理特性，剂量分布受射束路径中组织密度变化影响较大，治疗中摆位误差、胃充盈造成靶区位移、以呼吸运动造成的靶区运动等因素会导致质子治疗的剂量误差。因此，有条件单位要据情况使用4D-CT扫描获得治疗计划CT，参照PET/PET -CT和超声食管、胃、十二指肠内镜结果进行靶区和正常组织器官勾画。在质子治疗计划制定过程中，要注意射束角度和数量以及治疗技术的选择。每次治疗前应使用DR或CBCT等技术进行位置验证。治疗中，需自适应放疗比较少，可根据实际情况予以重新定位和重新计划。

（一）放疗前准备及定位技术

模拟定位前，放疗医生、物理师、治疗技师应对将要治疗的靶区体积、固定技术以及胃充盈和呼吸运动造成的内部靶区运动进行讨论。通常要求患者在模拟定位和治疗时尽量保持空腹，减少胃充盈引起的误差。要求患者在模拟定位和治疗前2~3小时禁食，并避免食入易产气的食物。

患者采用头向机架、仰卧、手臂上举过头体位躺在定制的固定装置中，便于选择更多射束方向。无法举手过头或治疗颈段或胸上段肿瘤时，手臂可放在患者体侧，使用头颈肩热塑膜固定患者。为保持良好重复性，固定装置最好可以覆盖整个体部，固定臀部和下肢有利于脊柱的重复摆位。模拟定位时，要考虑射束路径中可能影响质子治疗剂量不确定性因素。

不使用造影剂，患者自由呼吸下行4D-CT扫描。呼吸门控技术可用于一些患者，但需做多个呼吸时相扫描，以便确定该技术重复性。扫描范围在X和Y平面上要覆盖身体的外轮廓，在Z平面上要包括全部肺和肾脏。治疗上纵隔和颈部淋巴结时，要包括颅底以下整个颈部。CT扫描/重建层厚小于或等于3 mm。有助于勾画靶区，可使用静脉造影剂，但要先做用于治疗计划的平扫CT。尽量不使用口服造影剂，如必须使用，先做用于治疗计划的平扫CT；服用造影剂后再做用于靶区勾画的CT。

（二）靶区定义及治疗剂量

1.放疗靶区、正常组织和危及器官勾画

肿瘤靶区、正常组织和危及器官应在平扫4D-CT上勾画。通常，CT系列平均（CT average series）CT值图像用于治疗计划，因为这能最好体现时间-平均组织密度、质子stopping power ratio，特别是在横隔区域，或使用最大呼气CT系列（横隔在其最大头向位置）。PET/PET-CT应与治疗计划CT融合辅助勾画靶区。此外，也要参照超声食管、胃、十二指肠内镜（EGD）报告确定肿瘤在影像中的范围。

肿瘤靶区勾画与光子放疗技术相似，可参照已出版的指南。大体肿瘤体积（gross tumor volume，GTV）应包括原发肿瘤（GTVp）和累及淋巴结（GTVn）。如模拟定位时患者自由呼吸，应勾画iGTV。在4D-CT各个呼吸时相图像或最大密度投影（MIP）图像上勾画GTV，并在各个呼吸时相图像上修改。临床靶体积（CTV）通常是GTVp沿着食管头、尾方向外扩3~4 cm，覆盖黏膜及黏膜下浸润；该体积通常进一步在轴向上外扩0.5 cm，覆盖潜在的食管周围和胃周围淋巴结转移；将未累及的危及器官（OAR），如心、肺和脊髓去除。CTV也包括GTVn外扩0.5~1 cm，也要去除未累及的OARs。选择性淋巴结区域常包括在CTV中（下段食管和食管胃交界处肿瘤要包括腹腔、肝胃、主动脉旁淋巴结，上段和颈段肿瘤要包括锁骨上淋巴结）。在4D-CT上进一步修改CTV，获得内靶体积（internal target volume，ITV）以包括呼吸运动的影响。在质子治疗中，计划靶体积（planning target volume，PTV）只是用于剂量和报告计划。如每次治疗前都行DR或CBCT验证，将iCTV外扩0.5 cm边界获得PTV。

2.放疗剂量推荐

（1）术前放疗处方剂量通常为41.4~50.4 Gy（RBE1.1），23~28次治疗，每次1.8~2 Gy。

（2）根治性放疗处方剂量通常为50.4~60 Gy（RBE1.1），25~30次治疗，每次1.8~2 Gy。

（3）术后辅助治疗处方剂量通常为45~50.4 Gy（RBE1.1），25~28次治疗，每次1.8~2 Gy。

质子束有物理学优势，有单位会提高处方剂量，但目前无随机临床试验数据支持。

（三）危及器官限量

与目前光子放疗相似，可参照已出版的相关指南。

（四）计划设计及评估

1.被动散射束质子治疗计划

射束角度选择：被动散射束（PSPT）治疗可选照射角度有前后野（AP）、后前野（PA）、左侧后斜野（LPO）、右侧后斜野（RPO）。使用2~3个照射野组合即可满足治疗计划剂量分布要求。AP/PA组合可有效避开肺照射，对颈段和上段肿瘤是比较好的选择，但是注意AP照射野有可能会增加脊髓的照射剂量。对中、下段和食管胃交界处肿瘤，AP/PA组合增加心脏照射剂量，越来越多临床证据表明要优先保护心脏，所以在有的单位已经将LPO/RPO组合作为PSPT的标准射束方向，与AP/PA和3个射束方向的治疗计划比，该组合可最好平衡肺和心脏的保护目的。

射束参数选择：射束方向选定后，准直器边界（aperture margins）要包括摆位误差，确定95%PTV接受处方剂量；射束方向上，远端和近端边界（distal margins and proximal margins）包括射程不确定性，组织补偿器设计包括平滑边界（smearing margins），确保靶区远端剂量覆盖。

计划评价：当治疗计划基于平均CT值图像完成后，将在T0和TExp系列CT图像上重新计算，可考虑用横膈密度覆盖（diagram density overrides）获得治疗计划和次间治疗的鲁棒性。调整射束、准直器、组织补偿器各参数，确保GTV、iCTV和PTV合适的剂量覆盖。

2.质子调强治疗

与PSPT比，IMPT剂量分布适形度更好，但对呼吸运动更敏感，所以技术实施更加充满挑战性。特别是治疗远端食管肿瘤时。

射束角度选择：用计算水等效厚度（water equivalent thickness）变化来评估呼吸运动影响。在机架角150°和210°间选择合适的照射野角度，可尽量避免射束路径中的横隔运动，一般在这个角度范围内可设置2~3个照射野。对颈段和胸上段食管肿瘤，可考虑使用AP野来降低肺剂量。

计划及参数选择：笔形质子束放疗计划可用单射野优化（single-field optimization，SFO）技术，即每个照射野都行优化设计并给靶区全部处方剂量；或用多射野优化（Multi-filed optimization，MFO）技术，即对所有射束的束斑同时进行优化。就目前食管肿瘤的处方剂量，SFO与IMPT治疗计划相似，SFO计划的脊髓剂量比IMPT略高，但仍在45~50 Gy（RBE1.1）范围内。

计划参数包括合适边界来覆盖射程不确定性、摆位误差等参数，并外扩iCTV来获得PTV边界，用于剂量评估。4D优化技术制定的IMPT计划要在多个4D-CT呼吸时相图像上达到剂量限值。

计划评价：不管用什么优化方法，都要对摆位、射程不确定性和运动等因素造成影响行评估。

（五）质量保证

与其他部位肿瘤一样，食管肿瘤质子治疗的QA也包括治疗计划评价，分析射程不确定性、摆位误差、呼吸运动等因素影响，并在模拟体内进行测量。可参照已有指南。

（六）治疗实施

对治疗计划实施，建议使用以下方法。

（1）IMPT使用重复扫描技术来减少呼吸运动造成的交互作用影响。

（2）用主动呼吸控制，如屏住呼吸、机械通气、腹部加压或呼吸门控技术来减少呼吸运动造成的交互作用。

（3）每天至少用DR影像行图像引导，强烈建议至少每周做一次CBCT行位置验证。

（4）在治疗后3-4周行CT扫描，并确定是否需要自适应重新制定治疗计划。

关于DR、CBCT及呼吸门控可参照已有相关指南。

五、粒子治疗并发症

同食管肿瘤常规治疗疗效评估及随访，可参照已有相关指南。

六、疗效评估及随访

同食管肿瘤常规治疗疗效评估及随访，可参照已有相关指南。

第八章

肝癌的粒子治疗

一、概述

原发性肝癌（primary liver cancer，PLC）简称肝癌，是世界范围内常见的消化系恶性肿瘤。全球肝癌年新发病例数居恶性肿瘤第6位，死亡居第3位。肝癌在我国发病率居第4位，死亡居第2位。肝癌的病理类型主要是肝细胞癌，少数为肝内胆管癌和混合型等，三者在发病机制、肿瘤生物学行为、临床表现、病理形态、分子特征、治疗预后等差异较大。本指南所指肝癌为肝细胞肝癌。

我国肝癌人群常合并病毒性肝炎及肝硬化背景，放射性肝损伤发生率较高，肝癌放疗一度被认为是非首选且不安全的治疗手段。随着放射技术发展及对肝脏放射生物学理解的加深，从常规二维放疗到三维适形/调强放疗、立体定向放疗，放疗在肝癌系统治疗中的地位日益提高。相较于传统光子放疗技术，粒子治疗由于其独特剂量分布特性，在降低正常肝组织照射从而降低放射相关肝损伤更具优势，尤其对包括立体定向放疗（SBRT）在内的常规放疗无法开展的大肝癌患者，以及基础肝功能相对较差的肝癌患者，粒子治疗将为这些患者带来治疗机会及生存获益。

全球开展粒子治疗机构较少，特别是重离子治疗机构更加有限，肝癌粒子治疗相关临床数据多为回顾性研究或Ⅰ/Ⅱ期临床研究，Ⅲ期临床研究较少，其适应证在全球尚无统一共识和标准。结合现有临床研究证据，对肝癌质子重离子治疗技术提供以下推荐。

二、粒子治疗的适应证

（一）质子治疗的可能适应证

在剩余肝体积照射剂量耐受前提下，日本筑波大学质子中心的回顾性，Ⅰ/Ⅱ期临床研究提示，质子治疗在大肝癌（直径大于10 cm），部分严重肝硬化（Child-C），高龄（大于80岁），门脉癌栓患者中更具优势。美国麻省总医院发表的一项Ⅱ期临床研究，质子治疗可适于无肝外转移不可手术的肝癌患者，肝肿瘤个数限定在1~3个内，单发肿块最大径不超过12 cm，两个肿块不超过10 cm，三个肿块不超过6 cm，肝功能Child- Pugh A/B均可；宾夕法尼亚大学学者推荐质子治疗优先用于大肝癌（直径大于5 cm），肝功能Child-Pugh B/C，已接受过肝脏放疗，或平均肝放射剂量在常规放疗技术中无法达到的中央型或靠近膈肌的肝癌。

（二）碳离子治疗的可能适应证

能开展碳离子治疗机构少，关于肝癌碳离子治疗的临床研究更少。由于碳离子束半影较锐利，如肿瘤位于胃肠道附近，碳离子治疗可能更为合适。我国上海质子重离子治疗中心肝癌治疗经验，肝癌质子重离子治疗获益人群为肝功能Child-Pugh A或B，肝内病灶数小于或等于3个且位置相对靠近，排除远处转移的原发性肝癌患者。对手术无法根治切除或临床无法手术的肝癌患者可用质子重离子治疗结合肝动脉化疗栓塞术（transcatheter arterial chemoembolization，TACE）；建议在2~4周期TACE治疗后开始放疗，同时建议质子重离子治疗后可继续接受TACE治疗。肿瘤病灶靠近消化道，距离小于1 cm推荐重离子联合质子治疗；肿瘤病灶远离消化道，距离大于或等于1 cm推荐质子治疗。

三、粒子治疗的禁忌证

一般体能状态差，恶病质，无法耐受放疗；预期生存时间小于3个月；存在活动性合并症如心血管或脑血管疾病等事件，消化道出血、穿孔，大量胸腹水，呼吸困难者；存在广泛器官转移性病变；已接受过同一部位放疗，危及器官已达最大耐受剂量。

四、粒子治疗计划的制定及实施

（一）放疗前准备及定位技术

对满足适应证的患者，可预先在治疗前一周于肿瘤周边区植入金标，标记肿瘤部位；模拟定位前2小时禁食，减少胃部充盈对靶区移动度的影响。定位时取仰卧位，双手臂上举置于头顶，并予翼板、腿部支架以及热塑体膜固定。CT扫描前需行呼吸运动训练及练习，以更好配合定位呼吸管理。4D-CT扫描，确定呼吸幅度范围，呼吸幅度小于10 mm，可采取自由呼吸下或呼吸门控技术下CT扫描收集影像；呼吸幅度大于或等于10 mm，基于是否耐受呼吸控制方式，采取呼吸门控技术，减少呼吸动度影响，对不可耐受深吸气屏气（deep inspiration breath holding，DIBH）的患者采取腹部加压控制呼吸动度。CT 扫描范围自膈肌顶上缘 5 cm 至髂棘水平，扫描层厚 1~3 mm，融合多个呼吸时相的 CT 影像，重建平均 CT 影像，用于靶区勾画。

（二）靶区定义及治疗剂量推荐

1. 肿瘤靶区

肝癌靶区勾画同RTOG 肝癌靶区勾画原则，同时勾画包括肝、心、食道、胃、十二指肠、小肠、大肠、肾和脊髓在内的危及器官（OAR）。

2. 质子治疗参考剂量

参考日本筑波大学放疗中心经验：对距胃肠道超过 2 cm 的肿瘤，建议给予 66 Gy（RBE）/10F[6.6 Gy（RBE）/F]分割剂量。对位于肝门 2 cm 范围内的肿瘤，建议给予 72.6 Gy（RBE）/22F[3.3 Gy（RBE）/F]分割剂量以降低晚期胆管狭窄的风险。对位于胃肠道 2 cm 之内的肿瘤，建议给予 77 Gy（RBE）/35F[2.2 Gy（RBE）/F]分割剂量，并在 40~50 Gy（RBE）后减少视野，以免对 OARs 的过多照射。

参考美国部分大学放射肿瘤中心的经验：对位于肝门 2 cm 以外的肿瘤，建议给予 67.5 Gy（RBE）/15F[4.5 Gy（RBE）/F]分割剂量；对位于肝门 2 cm 以内的肿瘤建议给予 58.05 Gy（RBE）/15F[3.87 Gy（RBE）/F]分割剂量；在 Loma Linda 大学，使用另一种 15 分次分割方案：63 Gy（RBE）/15F[4.2 Gy（RBE）/F]和 70.2 Gy（RBE）/15F [4.68 Gy（RBE）/F]分割剂量方案。

3. 重离子治疗参考剂量

上海质子重离子中心肝癌放疗经验：对距胃肠道大于或等于 5 mm 的肝癌，2 周内建议给予 55~65 Gy（RBE）/10F[5.5~6.5 Gy（RBE）/F]分割剂量；对距胃肠道 5 mm 以内的肿瘤，可考虑与质子联合放疗，或参考日本及德国重离子中心的参考剂量（见第二章表 37-2）。

（三）危及器官限量

见第二章表 37-1。

（四）治疗计划设计及评估

根据肝肿瘤部位不同，及对周围正常器官，组织结构的保护，给予不同射野设计。

治疗计划评估：GTV 被 95% 处方剂量所覆盖；PTV 被 90% 处方剂量所覆盖。

（五）治疗实施

每次治疗时，用固定装置将患者定位在治疗床上，用在线定位系统验证患者的位置。拍摄锥形束CT并传输至定位计算机。将定位CBCT图像与CT扫描数字重建的参考图像进行比较。如果定位差异大于2 mm，则移动治疗床，直至达到可接受位置。

五、粒子治疗并发症

粒子治疗最常见的并发症主要为肝毒性，治疗前基础肝功差，肝储备功能不良，接受过放疗的患者发生率更高，因此治疗前对患者肝功能评估至关重要。其次为胆管系统损伤，包括胆管炎或胆管狭窄（14%~28%）。还包括胃肠道毒性，可能出现出血性十二指肠炎，结肠出血性溃疡和食道炎（1%~7%）。肝肿瘤靠近胸壁，特别是周围型肿瘤，肋骨骨折和胸壁疼痛综合征是潜在毒性风险，可能对患者生活质量产生不利影响。肋骨骨折的中位时间约为2年。

六、疗效评估及随访

对所有病例，依据RECIST标准进行基线及放疗后疗效评估，并记录疗效。包括：体检、胸腹部影像学、腹部MRI、肿瘤标志物（AFP）及HBV、HCV病毒的监测，每2~3个月监测一次，连续1年，后续每3~6个月随访1次，至少随访5年。对转移性病变至少2~3月随访一次。

第九章

胰腺癌的粒子治疗

一、概述

2020年世界胰腺癌确诊病例为49.6万例，死亡46.6万例。2020年中国胰腺癌新发病例为11.5万例，病死达12.2万例，发病率和死亡率分居所有恶性肿瘤第七位和第六位，5年总生存率小于10%。

胰腺癌早期诊断率低，约80%的患者确诊时已无法手术，光子放射治疗是胰腺癌综合治疗重要的组成部分，但总体疗效差，中位生存时间（median survival，MS）6~12月，且毒副作用较高（≥G3：18%~24%），改变分割方法如用立体定向放疗（SBRT）疗效仍不理想（MS：5.4~18.6月）。

胰腺癌光子放疗效果差的原因：①胰腺周围正常器官放射耐受量的限制，特别是十二指肠紧贴肿瘤，放疗无法达到肿瘤根治剂量；②胰腺癌为乏氧肿瘤，有大量抗光子放射的乏氧细胞；③和胰腺癌细胞固有生物学特征导致阻抗相关。研究发现，胰腺癌细胞涉及12条核心信号通路，包括4个“高频驱动基因”：KRAS（突变率>95%）、TP53（50%~75%）、CDKN2A /p16（50%~75%）及SMAD4（~55%）；7个“低频驱动基因”：SMARC4A、CDH1、EPHA3、FBXW7、EGFR、IDH1及NF1，这些基因突变在胰腺癌细胞光子放射阻抗分子机理中起重要作用。

从物理剂量分布角度看，质子相较于光子，由于“布拉格峰”效应及较小的侧向散射，肿瘤近端的照射剂量较低，远端及两侧剂量急剧跌落，产生更好的物理剂量分布，能更好地保护正常组织器官。另一方面，从生物作用机理看，一般认为质子相对生物效应（relative biological effectiveness，RBE）是光子的~1.1倍，但目前研究认为质子作用不同胰腺癌细胞，产生的RBE存在不确定性（0.6~2.1倍不等）。目前研究显示，质子作用机理和光子有一定的差异性，包括质子产生簇状复合性DNA损伤，修复以同源重组（HR）为主，而光子多为DNA单链损伤，修复以非同源末端连接（NHEJ）为主；质子比光子可诱导持续时间更长的G2/M 细胞周期阻滞；质子治疗后以激活促凋亡基因传导路径为主，降低胰腺癌细胞HIF-1α表达，而光子辐射后可激活促生存基因传导路径，上调HIF-1α表达等产生获得性放射阻抗；质子和光子辐射相比，对肿瘤干细胞更加敏感等作用机制，导致胰腺癌细胞对质子放射更敏感性。因此，现有临床研究数据显示，质子治疗和光子比较，在疗效上有一定优势（MS：18.4~25.6月），毒副作用有降低趋势（≥G3：3%~8%）。

重离子（碳离子）较质子展现更小的射程岐离（更尖锐的布拉格峰）和侧向散射，有更好物理剂量分布；从生物作用机理看，作为高线性能量传递（linear energy transfer，LET）射线，碳离子产生的DNA损伤70%是双链断裂，对细胞有更强杀灭效应，其RBE为光子的约2~4倍。和光子、质子治疗相比，碳离子可进一步提升G2/M阻滞比例及持续时间；通过作用于胰腺癌光子放射阻抗相关基因如TP53、p16、KRAS下游基因（如PI3K）等，降低DNA放射损伤修复；对氧增强比（oxygen enhancement ratio，OER）依赖小，提高乏氧肿瘤如胰腺癌杀灭；对胰腺癌干细胞（CD44+/ESA+或CD44+/CD24+）更敏感等不同机制，增加碳离子对胰腺癌细胞的杀灭效应。因此，现有的临床研究数据显示，碳离子治疗比光子放疗有一定的疗效优势（MS：19.6~25.9月）；毒副作用有降低趋势（≥G3：0~3%）。

二、粒子治疗适应证

目前，粒子治疗胰腺癌多为临床回顾性分析及Ⅰ/Ⅱ期研究，且例数较少。

（一）术前新辅助放疗

对临界可切除胰腺癌，新辅助光子放疗±化疗可能提高手术切除率及疗效，但对可切除及不可切除胰腺癌未见明显获益，因此，新辅助放疗作用仍有争议。

目前，仅对可切除胰腺癌但存在术后高复发危险因素如转移淋巴结存在包膜侵犯等，或临界可切除胰腺癌患者，可考虑行术前质子治疗。

日本针对可切除小样本胰腺癌患者采用新辅助碳离子治疗，结果显示有明显生存获益；日本和意大利进一步开展了临床试验，但目前疗效与毒性仍未报道，推荐开展临床研究。

（二）术后辅助放疗

胰腺癌术后辅助光子放疗的价值存在争议，目前仅对R1切除（显微镜下残留），R2（肉眼残留），存在高复发危险因素如淋巴结转移或淋巴血管侵犯，特别是淋巴结包膜侵犯者，可考虑行术后辅助质子治疗。目前，暂无术后辅助碳离子治疗报道。

（三）根治性放疗或积极放疗

对拒绝手术、因医学原因不能手术切除患者或术后复发的胰腺癌患者，可考虑质子重离子治疗，分割方法可考虑常规分割或SBRT的大分割放疗。

三、粒子治疗禁忌证

除常规放疗禁忌证外，下列情况不建议行粒子治疗：①影像学和/或内镜显示肿瘤已侵犯消化道（特别是已侵犯黏膜表面）；②存在胃和/或十二指肠活动性溃疡；③存在活动期炎症性肠病；④未开展呼吸运动管理技术（门控或屏气）的治疗中心。

四、粒子治疗计划的制定及实施

（一）放疗前准备及定位技术

1.放疗前准备

①对已发生梗阻性黄疸患者，先行缓解黄疸治疗，在肝功能基本恢复正常后；②可见肿瘤局部放疗前一周建议放置金属标记，注意避开放置在射线的入射路径或肿瘤内，胆道已置支架者可不放；③饮食训练，定位前禁食水2小时；④呼吸训练。

2.定位技术

①体位固定。仰卧和俯卧；双手臂侧放身体双侧或上举置于头顶，应使用翼板、膝盖和/或足部支撑；采用真空垫和/或热塑膜组合固定。

②4D-CT模拟定位。扫描范围：膈顶上3~4 cm至L5下缘或根据实际需要调整（如采用非共面射野，应保证从射线进入体表的层面在扫描范围，确保剂量计算准确）；层厚层距小于或等于3 mm；造影剂注入（流速2.5~3 ml/s），推荐扫描动脉，静脉及延迟静脉相（扫描延迟时间分别为~25 s，~40 s，~70 s；胰体尾癌较胰头癌扫描延迟晚5~10 s），必要时口服碘造影剂显示消化道；注意事项：靶区勾画以平扫影像为基础。如采用屏气技术，推荐分别进行3~5次CT扫描，获得在不同次数屏气时，肿瘤位置停留的误差，以更准确确定ITV。

③4D-CT评估肿瘤运动幅度。肿瘤在各个方向的运动幅度<5 mm的患者，可以不使用呼吸控制技术；当肿瘤运动幅度>5 mm时，优选屏气技术（DIBH），次选呼吸门控技术，必要时结合腹部加压技术。

（二）靶区定义及治疗剂量推荐

见第二章。

（三）危及器官限量

见第二章。

（四）计划设计及评估

1.计划设计

（1）计划图像：平扫CT用做剂量计算的计划CT，增强CT扫描由于碘造影剂可致高达10 mm的粒子束范围误差。如有手术后金属标记和金属吻合器等，应采用去金属伪影减少算法对计划CT进行图像重建。去金属伪影减少算法应与CT扫描标准图像重建算法进行比较，以确认该算法不会显著改变为CT扫描标准图像重建算法而建立，用于质子碳离子剂量计算的相对线性阻止本领（relative linear stopping power）或质量密度校准曲线。

（2）射野设计：根据靶区大小和复杂程度一般采用3~5个射野，射野角度选择应尽量避开胰腺周围胃和肠道空腔较多的区域；射野路径建议选择分次间（interfraction）和分次内（intrafraction）变化幅度较小的区域；避开含可对质子或碳离子射程有较大扰动金属的区域，如无法避开，建议明确支架的材质，在进行校正材质的阻止本领后，进行放疗剂量的计算；由于肝、脾、肾脏和椎体运动幅度较小，可考虑背部射野照射。可采用150°~210°机架的左侧野与右后斜野，对于胰头肿瘤，结合240°~300°机架的右前野或右后野；对于胰体尾肿瘤，结合90°~150°机架的左后斜野。

（3）计划优化：单野均匀剂量优化算法（single field optimization，SFO）常用于大分割胰腺质子治疗，可采用射野特定计划靶体积（beam specific planning target volume，bs-PTV）为目标函数进一步优化靶区覆盖。如采用鲁棒性优化（robustness evaluation），为避免重复计算摆位（±5 mm）与射程不确定性（3%~5%），则应以CTV而不是bs-PTV剂量覆盖为目标函数；在应用多野调强优化算法（multiple field optimization，MFO）时建议采用鲁棒性，以考虑摆位误差、射程不确定性等因素，常以CTV或扩大1~3 mm CTV剂量覆盖为目标函数，在优化过程中可采用患者多套CT以考虑解剖结构改变，通过同时优化多套CT目标函数，以改善放疗计划对解剖结构的鲁棒性。

2.计划评估

放疗计划评估标准建议采用CB-CHOP原则。评估放疗计划建议采用鲁棒性评估工具，以DVH束为例，不确定因素可影响DVH变化范围，若DVH束越宽，说明治疗计划对不确定因素越敏感，鲁棒性越差。应充分评价计划实施过程中的鲁棒性，以保证实际照射剂量满足处方要求。

（五）治疗实施

每次治疗时，用固定装置将患者定位在治疗床上，用在线定位系统验证患者的位置，常规分割放疗时图像验证频率如采用CBCT，每周一次；如无CBCT，每日EPID kV验证。SBRT放疗时，每日CBCT或EPID kV验证。

第一次摆位时技师、医生、物理师在场，采用EPID kV或CBCT获得体位校正片并与治疗计划系统的DRR进行比较，摆位误差在X、Y、Z三个方向上小于3 mm，旋转误差小于1°作为接受标准。患者如采用运动管理技术，每次治疗期间密切监视控制屏，当出现明显异常呼吸和意外时终止射线。

目前，针对放疗过程中，尚无明确的触发计划变更相关参数及其阈值变化的共识。一般而言，当治疗过程中CTV剂量偏离初始计划目标2%~5%时，或OAR剂量超出临床可接受的目标值等情况，可考虑实施计划变更。

五、粒子治疗并发症

质子重离子治疗诱导的胃肠道毒性是主要的不良反应，表现为消化道溃疡及出血性病变等症状，大多为1–2级的并发症，≥G3不良反应发生率：质子治疗约为3%~8%，重离子治疗约为0~4%，和光子放疗相比，质子重离子治疗并发症较低。其他常见的毒性反应主要为血液学毒性，与常结合的化疗药物相关。

六、疗效评估及随访

（一）疗效评估标准

RECIST标准及肿瘤标志物值进行疗效评估。局部控制时间及无进展生存时间为首要观察重点；评估方法为腹部CT和或MRI，肿瘤标志物（CA19–9、CEA和CA125等），必要时复查PET/CT。CTCAE V5.0及RTOG标准进行毒副反应评估。

（二）随访

放疗后第1年，建议每3个月随访1次；第2~3年，每3~6个月随访1次；之后每6个月随访1次。随访时间至少5年，建议终身随访。随访内容包括体格检查、胸腹部影像学检查、血常规、血生化及肿瘤标志物等。

第十章

前列腺癌的粒子治疗

一、概述

临床常用于放疗的粒子主要包括质子和碳离子，它们具有独特物理学特性，较光子治疗可提高前列腺癌的肿瘤剂量，显著降低直肠、膀胱等正常组织受照射剂量，尤其降低了中低剂量区的体积，减少毒副反应，并降低射线诱导的第二肿瘤发生率。20世纪90年代，质子治疗前列腺癌主要是用于盆腔淋巴引流区光子放疗后的前列腺推量，与单纯光子放疗相比，质子可提高前列腺原发灶的照射剂量，并显著增加局控率，3级下消化道反应低于5%，无3级以上不良反应。2000年开始单纯质子治疗早期前列腺癌的研究，未发现大于3级不良反应。随着技术进步，目前已可通过笔形束扫描实现质子调强放疗技术，进一步提高靶区的剂量适形度并减少不良反应。2004年，日本最早开展了有关碳离子治疗前列腺癌（T1b-T3）的临床试验，确定了初步的剂量分割方案，并取得了令人满意的治疗效果。随后一系列研究陆续验证了碳离子治疗对高危患者、生化复发患者以及挽救性治疗的有效性及安全性，扩展了碳离子治疗前列腺癌的应用范围。截至目前最大的一项回顾性研究J-CROS 1508（N=2157）表明，接受碳离子治疗的高、中、低危患者5年无生化复发（bRFS）率分别达到92%、89%、92%，5年总生存率分别为100%、99%、96%。

二、粒子治疗适应证

低中高危前列腺癌患者，均可首选外照射，尤其是拒绝手术及年老者；中危前列腺癌还应联合短程内分泌治疗，高危者联合长程内分泌治疗。极高危、盆腔淋巴结转移者首选放疗联合长程内分泌治疗。对于寡转移患者，最新指南也推荐在全身治疗基础上联合局部放疗。以上外放疗技术均可采用粒子治疗，而且理论上来讲，照射部位越多、照射体积越大，粒子治疗技术的临床获益越多。

三、粒子治疗禁忌证

与光子治疗相同，禁忌证为一般状况差或合并症较严重无法耐受放疗者。

四、粒子治疗计划制定

（一）定位技术规范

增强CT定位并与诊断MRI图像融合进行靶区勾画，有条件者可采用MRI定位，MRI在分辨前列腺及包膜方面有明显优势。定位前应排空直肠，必要时使用缓泻药或灌肠。有条件者可在前列腺与直肠之间放置Spacer（水凝胶）以增大前列腺与直肠的间距，不仅可使质子、碳离子束充分发挥Bragg峰的优势，还可较常规X射线在保证直肠安全基础上进一步提高剂量。扫描前先排空膀胱，饮水500~1000 ml，1小时后或尿意明显时行扫描定位（注意部分老年患者存在控尿困难，可据情况调整饮水量）。重点是保证每次治疗时膀胱充盈状态与模拟定位时一致。CT扫描前至少20分钟静注造影剂，可使膀胱显影。扫描时患者应仰卧于全身体架上，双手上举抱肘置于额前，热塑膜成形体膜或真空负压气垫固定下腹部。扫描范围自腰3椎体至坐骨结节下5 cm，扫描层厚3 mm。

（二）靶区勾画

1.大体肿瘤靶体积（gross tumor volume，GTV）

$GTV_{前列腺}$：前列腺癌常为多原发病变，影像学常不能发现所有病灶，需把整个前列腺和包膜整体视为GTV；如可辨别明确病灶，则可勾画并适当局部加量。

$GTV_{精囊}$：T3b期前列腺癌需勾画明确受侵精囊腺；如膀胱及直肠受侵，应将病灶画出，以便局部加量。

$GTV_{淋巴结}$：影像学识别转移淋巴结尚无统一标准，主要结合MRI T2WI、DWI及增强扫描、序列判断，有条件者可做PSMA PET/CT。并结合以下方面综合判断：①淋巴结形态呈圆形或类圆形；②淋巴结短径>5 mm；③对内分泌治疗有反应（缩小）。注意内分泌治疗后淋巴结通常会明显缩小，建议参考内分泌治疗前部位勾画淋巴结，以便局部加量。

2.临床靶体积（clinical target volume，CTV）

CTV包括原发肿瘤的亚临床病灶和淋巴结预防照射区。包括$CTV_{前列腺}$、$CTV_{部分精囊}$、$CTV_{淋巴结}$。①$CTV_{前列腺}$：国外研究显示97.2%前列腺癌亚临床灶外侵小于5 mm。勾画CT图像可见前列腺组织时常已包括其包膜及周围几毫米结缔组织，即亚临床灶。故：$CTV_{前列腺} \approx GTV_{前列腺}$。②$CTV_{部分精囊}$：低危者极少受侵，不照射精囊；中/高危者受侵概率大于15%~20%，照射近端精囊（推荐中危：精囊腺根部1 cm；高危：精囊腺根部2 cm)；精囊受侵（T3b）者照射整个精囊。③$CTV_{淋巴结}$：低危及中危预后好者不进行预防照射；中危预后差及高危者推荐进行盆腔淋巴结引流区照射。盆腔照射范围包括：部分髂总、髂外、髂内及骶前淋巴结引流区，闭孔淋巴结引流区。

3.计划靶体积（planning target volume，PTV）

PTV范围要考虑直肠、膀胱充盈状态，器官生理运动，呼吸运动和摆位误差等。使用质子束照射时，前列腺和精囊PTV可在CTV基础上外扩5~10 mm，目前尚无统一标准，但在高剂量照射时要注意保护直肠。如有条件建议每天做CBCT引导PTV可适当缩小，如直肠前壁超量不能从物理学上达到满意，有时需人工修改该方向的PTV。当使用碳离子束照射时，对于低危前列腺癌，PTV应在CTV基础上向后外放2 mm，其他方向外放3 mm；对于中高危前列腺癌．PTV应在CTV基础上向后外放3 mm，其他方向外放4~7 mm。

（三）放疗技术选择

目前被动散射技术已有Ⅰ/Ⅱ期临床研究结果，调强粒子治疗（intensity modulated particle therapy，IMPT）也有剂量学研究结果，期待其未来临床研究数据。

（四）放疗剂量

目前日本国立癌症中心、静冈癌症中心、兵库县立粒子线医疗中心联合的Ⅱ期多中心临床研究中被动散射技术质子治疗的剂量为：低危前列腺癌74 Gy（RBE）/37F，中危前列腺癌的前列腺及精囊腺根部50 Gy（RBE）/20F后，仅前列腺推量24 Gy（RBE）/17F。群马大学附属医院重离子医学中心、神奈川县立癌症中心、大阪重离子治疗中心以及日本国立放射科学研究所（NIRS）碳离子治疗方案为51.6 Gy（RBE）/12F或57.6 Gy（RBE）/16F。但既往研究未照射盆腔，如技术条件允许，符合适应证的患者应照射盆腔，剂量方面可同光子。

（五）位置验证

当使用前野治疗时需充盈膀胱，尽量保证每次治疗时膀胱充盈状态与定位CT时一致。使用侧野治疗时不必充盈膀胱。治疗前必须排空直肠。每次治疗时，用计算机辅助、在线定位系统验证患者的位置。使摆位误差小于2 mm。

五、危及器官限量

由于不同医疗单位所用技术不同，因此危及器官限量也有差异。目前日本国立癌症中心、静冈癌症中心、兵库县立粒子线医疗中心联合的Ⅱ期多中心中被动散射技术质子治疗的剂量限制标准如下。直肠：低危患者V50<35%、V60<25%及V70<15%；中危患者V50<40%、V60<30%及V70<20%；膀胱：V65<50%、V70<35%；股骨头：D_{max}<50 Gy（RBE）。NIRS碳离子治疗的剂量限制标准为[以下均为EQD2 Gy（RBE）]：直肠：D_{max}<83.2 GyE，$D_{5\%}$<72 GyE，$D_{10\%}$<55 GyE，$D_{20\%}$<27 GyE；小肠：D_{max}<52 GyE。

六、粒子治疗并发症

放疗最常见并发症是放射性肠炎及膀胱炎。目前日本国立癌中心关于前列腺及精囊局部质子治疗的临床结果，未发现大于或等于3级不良反应，2级直肠反应（GI）和泌尿生殖系统（GU）反应分别为2.0%和4.1%。J-CROS 1508的结果显示，碳离子治疗的晚期大于或等于2级GI毒性和GU毒性发生率分别为0.4%和4.6%。

第十一章

肾癌的粒子治疗

一、概述

质子治疗以独特剂量分布特点，在肿瘤放疗中具有广泛适用范围及发展前景。传统观念认为肾癌是放射线抵抗肿瘤，但近年发现立体定向放射治疗（SBRT）可突破传统放射抗性，使肾癌成为一种放射线相对敏感的瘤种。目前质子治疗肾癌尚无临床研究，仅有物理计划对比研究及个案报道。

二、质子治疗适应证

早期肾癌；对侧肾功能障碍的肾癌；双侧肾癌；因内科合并症无法耐受手术；靠近或侵犯肾蒂、保肾手术困难且要求保肾治疗者；无法手术或拒绝手术者。

三、质子治疗禁忌证

患者一般状况差或合并症较严重无法耐受放疗；此外，肿瘤侵犯肠管，无法避开肠管者也不适合质子治疗。

四、质子治疗计划制定

（一）定位技术规范

国内最常用定位方式是CT定位。放疗靶区邻近胃、小肠者，建议至少空腹4小时，在500~1000 ml水中加入约10 ml造影剂后口服以充分显影肠道。建议使用呼吸门控及加压腹带控制呼吸运动带来的剂量不确定性。层厚3 mm。肾功能允许条件下应行增强CT。

（二）放疗靶区定义

（1）GTV：为影像学可见肿瘤，注意肿瘤侵犯空腔脏器时需酌情修改靶区。

（2）CTV：SBRT治疗中，无需外扩GTV，即CTV=GTV。在未明确淋巴结转移时，不照射区域淋巴引流区。

（3）ITV：内靶体积（ITV）为CTV在头尾方向外扩5~10 mm边界（取决于呼吸门控精度）。

（4）PTV：质子计划设计无需勾画PTV，建议沿射束方向进行鲁棒性优化，具体应根据各单位实际测试结果而定。

（三）放疗剂量

目前尚无充分研究证据支持，仅按照目前小样本临床研究证据推荐光子SBRT的剂量如下：小于5 cm肾癌：26 Gy（RBE）/1F、21~48 Gy（RBE）/3F；大于或等于5 cm肾癌：25~40 Gy（RBE）/5F。随未来质子治疗相关研究的开展，可能会出现参考该剂量。

（四）危及器官剂量限制

肾癌SABR放疗的危及器官剂量限制可依据2010年AAPM第101任务组发布的SBRT应用和质控报告（参考第二章有关内容）。

第十二章

直肠癌的粒子治疗

一、概述

结直肠癌是全球第三常见恶性肿瘤，是癌症相关死亡的第四大病因。对T3-4期和/或淋巴结阳性直肠癌，术前放化疗/术前短程放疗联合全直肠系膜切除术（total mesorectal excision，TME）为标准治疗模式，但4%~15%患者在根治性切除后会出现局部复发。在盆腔复发直肠癌中，盆腔廓清术虽具最高治疗潜力，但也会造成严重功能丧失。与初治直肠癌不同，局部复发直肠癌（locally recurrent rectal cancer，LRRC）肿瘤组织中存在大量乏氧细胞，具相对抗辐射性，故常规光子放疗对LRRC疗效并不满意（5年总生存率仅5%~6%）。粒子束（主要是质子和碳离子）不依赖于氧增强比（oxygen enhancement ratio，OER）或其他内源性因素，可诱导辐照细胞内DNA双链断裂，因此对放射性抗拒、乏氧和复发癌症的治疗有优势，且粒子束在改善剂量分布和使周围正常组织剂量最小化方面也有独特的物理学优势。小样本研究证实中国人群碳离子治疗（carbon ions radiotherapy，CIRT）对不可切除局部复发直肠癌有疗效和安全性。近年，随着免疫检查点抑制剂应用，放疗激活免疫远隔效应（abscopal effect）已成研究热点。动物实验表明CIRT对移植瘤小鼠可抑制转移和产生远隔效应。Ebner等报道两例在CIRT后对复发转移性CRC表现出远隔效应。多项研究提示重离子比光子对免疫治疗的增敏效果更强。

二、粒子治疗适应证

（一）直肠癌新辅助放疗

Wolff等纳入25例局部进展期直肠癌（UICC Ⅱ或Ⅲ期）行新辅助放化疗，分别接受质子（PSB-PT）、容积调强（VMAT）、调强放疗（IMRT）和三维适形放疗（3D-CRT），通过DVH分析显示，与其他技术相比，质子治疗明显减少危及器官受照剂量。另一项研究，11例ⅡA-ⅣB期直肠癌接受术前短程质子治疗（PSB-PT）（25 Gy/5F），同时为每个患者制定3D-CRT和VMAT计划，结果显示PBS-PT、3D-CRT和VMAT临床靶区覆盖相似，但PBS-PT对小肠、大肠、膀胱和股骨头的受照剂量显著降低，CT验证扫描均显示良好靶区覆盖率，临床靶区体积V100>95%。

（二）未接受过放疗的局部复发直肠癌

日本碳离子放射肿瘤学研究组（J-CROS）报告2003~2014年日本单纯手术后盆腔复发接受CIRT的224名直肠癌患，5年局部控制率（local control，LC）88%，5年总生存率（OS）为51%。3例出现3级急性毒性反应，12例观察到3级晚期毒性反应。Isozaki等报道CIRT治疗20例主动脉旁淋巴结复发的直肠癌，3年OS为57.9%，在包括结肠癌和直肠癌的全部34例中，未出现急性或晚期3级及以上毒性反应。GUNMA 0801是2011~2017年进行的前瞻性观察性研究，评估28例既往无放疗史的直肠癌盆腔复发者，CIRT治疗后3年OS、LC和无进展生存率（DFS）分别为92%，86%和31%。

（三）接受放疗后局部复发直肠癌

Habermehl等首次报道局部复发直肠癌再程放疗结果。从2011年至2013年，曾接受过50 Gy盆腔光子照射的19名患者，8名接受单束CIRT治疗，11名计划接受双束CIRT治疗，中位OS为9.1个月，中位无进展生存期（PFS）为20.6个月，未观察到3级或更高毒性反应。一项回顾性研究报告了14例盆腔曾接受过中位45 Gy光子照射的局部复发直肠癌进行再程CIRT治疗，骶前复发10例，会阴和肛周复发各1例，2例为尾骨前复发。首程放疗与再程CIRT中位间隔时间为65个月，GTV中位体积155 cm^3，CIRT分次中位相对生物等效剂量 3 Gy，中位总相对生物等效剂量60 Gy。1年和2年的LC分别为78%和52%，1年和2年的OS率分别为100%和76.2%，1年和2年无转移生存率分别为64.3%和43%，未观察到3级及以上急性/晚期毒性反应。

上述临床试验的结果显示，无论对初治直肠癌，或术后及放疗后复发直肠癌患者，粒子束放疗都具良好临床疗效，治疗相关副作用较小。但目前研究普遍为小样本单臂、Ⅰ/Ⅱ期或回顾性研究，缺乏相关大型随机对照研究，且需更长时间随访以确定长期疗效。

三、粒子治疗禁忌证

①一般状况差，恶病质；②合并重要器官严重疾病，无法耐受放疗；③全身广泛转移；④复发肿瘤侵犯消化道或膀胱。

四、粒子治疗方式

①笔形束扫描质子治疗（PBS-PT）；②被动散射质子治疗（PSPT）；③质子适形与调强放疗（IMPT）；④笔形束点扫描CIRT治疗；⑤均匀扫描CIRT治疗。

五、靶区定义

当使用3D-CRT治疗直肠癌时，俯卧位加“腹板”可使小肠盆腔环偏离靶体积。但对患者不仅舒适性欠佳，且常比仰卧位更不稳定。粒子治疗，精确的定位更关键，因此仰卧位突显优势。直肠癌患者俯卧与仰卧选择应因人而异。患者在固定装置对下肢进行指标性定位，以精确地重新定位骨盆区域。为制定治疗计划，进行2.0~5.0 mm的盆腔CT扫描，并在逐个病例基础上建议进一步成像，包括MRI和^{18}F-氟脱氧葡萄糖-PET/CT，以达最佳目标清晰度。

（一）质子治疗靶区定义

靶区据放射肿瘤协作组（RTOG）肛肠图谱指南、澳大利亚胃肠研究组（AGITG）针对肛管癌的勾画指南和图谱，以及2016年Valentini等发布的“国际专家共识指南”绘制，肿瘤靶体积（GTV）为基于盆腔增强CT、增强MRI和PET/CT所显示的肿瘤总体积和受累淋巴结。临床靶体积（CTV）应包括髂内淋巴结、直肠系膜和骶前间隙。如果可以，还应包括坐骨直肠窝。原发肿瘤临床靶体积（CTVp）特指原发灶的临床靶区，包括原发灶头脚方向外扩2 cm的范围。计划靶体积（PTV）是CTV在所有方外扩而获得，具体扩大范围据各机构标准进行，一般是CTVp或CTV左右、腹背方向外扩0.5~1.0 cm，头脚方向外扩1.0 cm，建议三维外扩。危及器官（OAR）勾画：①小肠：定义为L5上界以下所有小肠肠袢，或从PTV上界以上1.0 cm开始向下勾画所有小肠肠袢；②外生殖器：男性生殖器应包括阴茎和阴囊，女性应包括阴蒂和大阴唇，小阴唇到腹股沟折痕，外生殖器上缘应位于耻骨联合中间；③膀胱：包括膀胱外膜层以内从膀胱穹隆到颈部的所有体积；④左右股骨头：在骨窗条件下勾画，包括双侧股骨头、股骨颈、大转子、小转子、股骨干近端至坐骨结节底部的水平；⑤阴道：从阴道延伸到子宫下缘软组织。

（二）碳离子治疗靶区定义

GTV为基于盆腔增强CT、增强MRI和PET/CT显示的肿瘤总体积。CTV为GTV外扩0.5~1.0 cm，并包括区域淋巴结（LN）。考虑在靶区中的区域淋巴结包括髂内、髂外和骶前淋巴结。CTVp特指原发灶临床靶区，包括原发灶头脚方向外扩2 cm范围。PTV是CTV在所有方向外扩0.3~1.0 cm获得，建议三维外扩。如皮肤、肠道或膀胱等危及器官临近肿瘤，则对PTV进行修改。

六、放疗剂量

目前尚无充分研究证据，仅按照目前小样本临床研究证据推荐剂量如下。

（一）无放疗史的局部复发直肠癌

CIRT标准剂量为73.6 Gy（RBE）/16F，持续4周。处方剂量为DT=67.2~73.6 Gy（RBE）/16F，dpf =4.2~4.6 Gy（RBE），每周4天，共四周；对病灶靠近消化道且不适合做间隔物置入手术，CIRT处方剂量57.6 Gy（RBE）/12F，持续3周。也有推荐剂量为DT = 48~52.8 Gy（RBE）/12F，dpf = 4.0~4.4 Gy（RBE），每周4天，共3周。上海质子重离子医院，GTV的规定剂量为57~72 Gy（RBE），19~20次，每天3 Gy（RBE）、3.3 Gy（RBE）或3.6 Gy（RBE）。质子治疗剂量为50~79.2 Gy（RBE）/18~38F，平均处方剂量61.2 Gy（RBE），dpf = 2~4 Gy（RBE），每周至少4天。

（二）放疗后局部复发直肠癌

上海质子重离子中心，对接受过放疗患者，CTV给予剂量为48~75.6 Gy（RBE），16~21次，每天3 Gy（RBE）、3.3 Gy（RBE） 或3.6 Gy（RBE）。Habermehl等研究，纳入接受过50.4 Gy（范围50.4~60.4Gy）盆腔光子辐射，CIRT采用方案为DT =36~51 Gy（RBE）/12F，dpf = 3 Gy（RBE），每周4天，共3周；Barcellini等纳入接受过45 Gy（范围45~76Gy） 盆腔光子照射者，CIRT采用方案为DT = 35~76.8 Gy（RBE）/16F，dpf =3~4.8 Gy（RBE），每周4天，共4周。Takiyama等纳入接受过盆腔光子照射中位剂量为50 Gy（范围20~74 Gy），再次给予CIRT治疗剂量为70.4 Gy（RBE）[每次4.4 Gy（RBE）]，每周4天共16次。

七、危及器官限量

目前尚无证据对粒子治疗复发直肠癌危及器官限量做出限制，相关临床研究中主要参考RTOG标准进行危及器官限量。有一项对比质子、VMAT、IMRT和3D-CRT的研究中，危及器官限量为：膀胱V65≤25%，V40≤50%；小肠V50≤10 cm^3，V40 ≤ 100 cm^3；睾丸：视具体个体PTV而定，尽可能低。另一项研究中的危及器官限量为：小肠V15<300 cm^3，V20<50 cm^3，V25<2 cm^3；膀胱，V25<45%；股骨头$_{mean}$<18 Gy，V20<64%。

对既往盆腔放疗患者，CIRT肠道和膀胱D2cc剂量限制分别为50 Gy（RBE） 和60 Gy（RBE），结合既往放疗剂量分布后剂量限制为60 Gy（RBE）和70 Gy（RBE），也有限制为44 Gy（RBE）和50 Gy（RBE）。

在NIRS，消化道的限制剂量是根据前列腺癌、宫颈癌和复发直肠癌的治疗效果确定的，大肠的最大剂量应低于83%的处方剂量。肠和膀胱的剂量限制分别为最大剂量低于30 Gy（RBE）/9F和60 Gy（RBE）/16F。在GUNMA 0801研究中，危及器官限量定义为肠道的平均剂量（D_{mean}）<50 Gy（RBE），肠道最大剂量（D_{max}）<60 Gy（RBE），以及膀胱1 cm^3容积的剂量（D1cc）<60 Gy（RBE）。

八、不良反应

与光子治疗相比，粒子束放疗具独特物理学特点，可为肿瘤提供更适形剂量分布，在胃肠道和膀胱等危及器官保护方面更具优势。

多项研究评估了质子/重离子在未接受过放疗LRRC患者中的疗效和安全性。一项Ⅰ/Ⅱ期剂量爬坡试验中，235名LRRC患者（245个病灶）接受了CIRT，总剂量范围为67.2~73.6 Gy（4.2~4.6 Gy/4周）。其中仅1例出现3级急性毒性反应（胃肠道），未观察到其他严重急性反应；2例出现晚期3级皮肤反应。244个病灶的3年和5年LC分别为90%和88%。235名患者的3年和5年的OS分别为67%和46%。另一项研究评估了224例接受碳离子治疗的LRRC患者，总生存率为73%（3年）和51%（5年），局部控制率为93%（3年）和88%（5年）。其中有3名3级以上急性毒性反应，1人胃肠道毒性，2人盆腔感染；12名患者出现3级以上晚期毒性：皮肤损伤2例，胃肠道毒性2例，神经病变1例，骨盆感染7例。以上结果表明CIRT是治疗LRRC的一种安全有效的疗法，可提供良好局部控制率和总生存率，不良反应均在可接受范围。

对于接受过放疗的LRRC患者，正常组织可能已在初次治疗时接受了接近耐受剂量照射。由于担心再程放疗对正常组织，特别是肠道和膀胱的损伤，常采用姑息性治疗方式。一项研究表明，在77名接受CIRT再程放疗的LRRC患者，给予总剂量为70.4 Gy（16次，4.4 Gy/次），3年和5年总局部控制率分别为85%和81%，3年和5年总生存率分别为65%和38%。在治疗中，发生5例3级骨盆感染（2例合并疼痛，1例合并神经病变）。在16名患者中，发生29例次3级晚期毒性，包括盆腔感染13例，胃肠道中毒9例，皮肤反应1例，疼痛2例，神经病变4例。Chung等比较35名接受CIRT和31名接受X线放疗（XRT）的LRRC患者，结果表明CIRT较光子照射可显著提高局部控制率和总生存率，具更低晚期毒性反应。

对不可切除直肠癌的一线放疗，还缺乏针对质子/碳离子治疗与传统光子放疗比较的大型随机对照试验。有研究表明，质子/碳离子比三维适形放疗（3DCRT）在保护小肠、膀胱和股骨方面更具优势。在局部晚期直肠癌患者的术前治疗中，IMRT与笔形束扫描（PBS）PT的比较表明，PBS-PT可提供更低小肠V15（66 cc vs.286 cc）、膀胱和股骨头剂量。一项Meta分析表明，与传统光子放疗相比，PBT能够显著降低小肠辐射受量。计划分析显示，质子治疗明显降低危及器官和正常组织剂量，对计划联合强化疗方案患者和急性治疗毒性高风险患者，质子治疗可提高治疗耐受性。然而，目前尚缺乏针对原发性直肠癌质子/碳离子治疗的随机对照试验来验证其在疾病控制率、毒性和器官保留方面的潜在作用。

总之，与传统光子放疗相比，质子/重离子治疗在治疗局部复发直肠癌中具更好疾病控制率和更低毒性反应，而在原发性不可切除性直肠癌的围术期放疗，仍需进一步研究。

第十三章

妇科肿瘤的粒子治疗

一、宫颈癌的质子治疗

（一）概述

质子治疗以其独特剂量分布特点，在肿瘤放疗中具广泛适用范围及发展前景，对大多数恶性肿瘤，治疗效果优于普通光子治疗，不良反应及第二原发肿瘤的概率明显降低。质子治疗在妇科恶性肿瘤放疗中也有应用，目前研究已用于早期宫颈癌术后放疗、子宫内膜癌术后放疗、阴道癌、卵巢癌以及其他少见的妇科癌肿。但仅限于小样本临床Ⅰ/Ⅱ期研究，无随机对照研究。

（二）质子治疗适应证

在质子治疗（proton beam therapy，PBT）宫颈癌临床研究中，发现质子可用于与光子外照射联合治疗局部晚期宫颈癌（FIGO分期ⅡA-ⅣA期），可作为近距离放疗、光子放疗后宫旁推量及腹主动脉旁照射的替代疗法，尤其在外照射结束后，在与正常组织（肠道、膀胱）距离较近的原发肿瘤病灶的推量应用中具有优势。此外，可用于早期宫颈癌术后辅助放疗。也应用于妇科肿瘤放化疗后盆腔局部复发肿瘤的再程放疗。除宫颈癌外，在子宫癌、阴道癌中也可参照宫颈癌进行治疗。

（三）质子治疗禁忌证

①一般状况差，恶病质；②合并重要器官严重疾病，无法耐受放疗。

（四）质子治疗方式

①质子扫描照射；②质子立体放疗；③质子适形与调强放疗；④较大照射野的质子治疗。

（五）质子治疗计划制定与实施

1.放疗靶区定义

①质子治疗局部晚期宫颈癌：靶区与IMRT相同：CTV包括GTV、近端2/3阴道、子宫、阴道旁和宫旁组织、骶前和髂内、外和髂总淋巴引流区。

②质子治疗早期宫颈癌术后、子宫内膜癌术后：靶区与RTOG推荐的IMRT勾画指南相同，研究中肿瘤靶区PTV = CTV tumor +（10~13）mm，淋巴引流区PTV = CTV nodal +（7~8）mm，尚无OAR勾画标准，可参照IMRT中RTOG勾画指南进行勾画。

③局部晚期宫颈癌外照射结束后质子替代后装放疗：CTV为外照射同步放化疗三周时MRI显示的残留肿瘤病灶，PTV = CTV + 5 mm（根据GEC-ESTRO建议）。

2.放疗剂量

目前尚无充分研究证据支持，仅按照目前小样本临床研究证据推荐剂量如下：

①IMPT盆腔外照射：PCTV总剂量DT = 45~50.4 Gy（RBE）/25~28F；1.8~2.0 Gy（RBE）/次。PGTV DT = 46~63 Gy（RBE）/F；3.3 Gy（RBE）/次。GTV总剂量：DT = 74.5~92 Gy（RBE）。

②IMPT替代近距离照射：总剂量DT = 30 Gy（RBE）/5F；6 Gy（RBE）/次。

3.危及器官限量

目前无证据对质子治疗妇科恶性肿瘤危及器官受量作出限制，相关临床研究中主要参考RTOG标准、GEC-ESTRO推荐剂量进行危及器官限量。目前的研究中，IMPT外照射：膀胱D_{mean}=32~42 Gy（RBE），V45=28%~45%，直肠D_{mean}=41 Gy（RBE），V30= 75%~83%，小肠D_{mean}=13 Gy（RBE），V45=23%~34%，结肠V20=50%，V45 = 40%；骨盆骨髓V10 = 39.5%~61.1%，V20=27.4%~48%。替代后装放疗：膀胱D2cc= 20 Gy（RBE），直肠D2cc=12 Gy（RBE），小肠V5=88%，V20=22%，V45=1%~3%。结肠：D_{mean}=4 Gy（RBE），2cc=9 Gy（RBE）。

（六）质子治疗并发症

在质子治疗剂量学研究中，IMPT与IMRT/VMAT相比可减少膀胱、肠道、股骨头的剂量，重要的是减少直肠的剂量。此外，IMPT相对于VMAT的优势在低剂量区域（例如V5，接受5 Gy或以上剂量的体积）比高剂量区域（例如V45）更明显。尽管剂量学中质子治疗的毒性反应低，但对质子治疗后肠道及泌尿道毒性的临床报道不多，尚需进一步验证。此外，IMPT对于骨盆骨髓的保护要优于光子治疗，尤其对低剂量区域更有优势，也符合质子物理学特点，对正常组织保护要优于光子治疗。目前临床中观察到的质子联合顺铂单周化疗治疗宫颈癌，2级白细胞减少发生率为33%，3

级白细胞减少发生率为11%，相对较低。

二、宫颈癌的碳离子治疗

（一）概述

放疗是宫颈癌一种主要的疗法，包括早期宫颈癌术后辅助放疗，局部晚期宫颈癌的根治性放疗。目前在重离子治疗中，只有碳离子治疗宫颈癌，且仅适于局部晚期患者（ⅡB期-ⅣA期）。根据FIGO和NCCN指南推荐，体外放疗和腔内后装放疗联合以顺铂为基础的同步化疗是局部晚期宫颈癌的标准治疗方案。虽然该方案大大提高了局部晚期宫颈癌疗效，但晚期胃肠道毒性和泌尿道毒性的控制仍不理想，且该方案对局部大体积肿瘤和宫颈腺癌患者的疗效不佳。碳离子具有物理和生物学方面独特优势，适于辐射不敏感肿瘤的治疗；在体内散射较小，使直肠和膀胱照射剂量更低，能更好保护正常组织。宫颈癌位于盆腔，局部晚期宫颈癌大多肿瘤体积大，常伴有明显的缺氧坏死，对光子放疗不敏感，且周围被辐射敏感的器官（直肠、膀胱、小肠）包围，适合碳离子治疗。

（二）碳离子治疗适应证

所有碳离子治疗宫颈癌的临床证据支持碳离子在局部晚期宫颈癌（FIGO分期ⅡB-ⅣA期，鳞癌、腺癌、腺鳞癌）中的应用。其中，ⅣA期只包括膀胱侵犯，直肠侵犯者尚无证据支持可用碳离子治疗。此外，宫颈局部肿瘤大于或等于6 cm者更能从碳离子治疗中获益。

（三）碳离子治疗禁忌证

①患者一般状况差，恶病质；②合并重要器官系统严重疾病，无法耐受放疗；③肿瘤侵犯肠道（直肠、小肠），碳离子治疗可造成肠瘘。

（四）碳离子治疗计划制定及实施

1.放疗技术选择及放疗计划的制定

根据NIRS经验，碳离子治疗宫颈癌选择三维适形技术，（HIPAN和Xio-N计划系统）。碳离子治疗计划通过HIPAN和Xio-N计划系统进行计算，该系统用了笔形束算法并联合一个剂量计算引擎（K2-Dose），照射野通过被动辐射法产生。相对生物效应（RBE）被纳入吸收剂量中，并采用展宽布拉格峰的概念，临床剂量被定义为Gy（RBE）。两个照射野（前-后和后-前野）分成六个小野，处方剂量为3.0 Gy RBE×12，即36 Gy RBE。计算剂量分布以达到最小剂量覆盖（95%PTV体积的剂量）大于95%。

2.定位技术规范

（1）碳离子治疗宫颈癌定位前准备

为尽量减少宫颈移动，膀胱内灌注生理盐水100~150 ml，每次治疗时进行阴道填塞。此外，在最后7次治疗时，将无菌棉球浸泡在造影剂中进行阴道填塞，通过阴道填塞物的位置可以确定宫颈的位置。也可使用特制的阴道固定装置，用于固定患者的宫颈位置，并将直肠与肿瘤隔开，研究结果认为使用阴道固定装置可减少直肠高剂量体积。此外，需在整个治疗期间使用泻药预防便秘。

（2）CT模拟定位

患者仰卧于CT扫描床固定体架上，双臂上举抱头或交叉握杆，双腿自然并拢，全身放松，热塑体膜固定体部。扫描条件设为轴位扫描，层厚一般为5 mm，扫描范围根据病变部位、范围设定。

3.放疗靶区定义

（1）盆腔照射

包括全盆腔照射和局部加量。整个疗程中共计划进行3次CT扫描。GTV：根据MRI和临床检查确定的大体肿瘤体积。临床靶区CTV：CTV-1：全盆腔照射，包括原发部位（GTV、全子宫、宫旁组织、至少阴道上半部分和卵巢）和整个盆腔淋巴结区域（髂总、髂内、髂外、闭孔、和骶前淋巴结区域）。PTV-1：包括CTV-1加上考虑定位不确定性的5 mm安全外放边界和考虑子宫运动的1.5 cm安全边界。完成全盆腔照射后，CTV-2：包括原发部位和肿大淋巴结。PTV-2：增加5 mm或1.5 cm的边界。最后，CTV-3：缩至GTV，PTV-3不增加边界。注意：尽可能将正常组织结构，如直肠、乙状结肠、膀胱和盆腔内小肠从PTV中排除。如果PTV-1和PTV-2与正常组织重叠，则优先考虑靶区覆盖。PTV-3要完全排除肠道。

（2）盆腔及腹主动脉延伸野照射

治疗包括预防性扩大野照射和局部加量。整个疗程中共计划进行3次CT扫描，临床靶区（CTV）根据肿瘤缩小情况调整2次。扩大野照射（CTV-1）：包括原发肿瘤、子宫、卵巢、宫旁组织、至少阴道上1/2、腹主动脉旁淋巴结和盆腔淋巴结（髂总、髂内、髂外、闭孔和骶前淋巴结）。PTV-1：包括CTV-1加上5 mm安全边界。CTV-1至少包括处方剂量的90%。完成CTV-1照射后进行第二次CT扫描，CTV2：包括大体肿瘤体积（GTV）和子宫颈、子宫体、宫旁组织、阴道上1/2、卵巢和肿大淋巴结。PTV-2增加5 mm的外放边界。最后，再次CT扫描，CTV-3：缩小至GTV，PTV-3不增加边界。尽可能将正常组织结构，如直肠、乙状结肠、膀胱、盆腔内小肠等结构在PTV中排除。如果PTV-1和PTV-2与正常组织重叠，则优先考虑靶区覆盖。PTV-3要将肠道完全排除。

(3) 危及器官限量

在碳离子治疗宫颈癌的早期两项临床试验中，18%的患者在临床研究开始后发生了严重胃肠道（GI）并发症。因此，日本从2001年开始应用优化后的治疗技术，根据早期2项研究的剂量体积直方图（DVH）分析，需将胃肠道从PTV-3中完全排除，并将胃肠道的剂量限制在小于60 Gy（RBE），可大大减少严重胃肠道并发症的发生。此外，在碳离子治疗宫颈癌危及器官剂量方面的研究结果表明：根据直肠的剂量-体积直方图数据，≥1级直肠炎患者的D5cc和D2cc显著高于无直肠炎患者，≥1级膀胱炎患者的膀胱D5cc显著高于无膀胱炎患者。直肠D2cc与≥1级晚期直肠炎的发生相关，膀胱D5cc与≥1级晚期膀胱炎的发生相关。将D2cc维持在57.3 Gy（RBE）以下可以降低其风险。同时，单因素分析表明，将D5cc维持在64.8 Gy（RBE）以下可以降低膀胱疾病的风险。对于小肠、股骨头的剂量限制目前还缺乏标准，可参考SBRT正常组织剂量限制来执行。

4. 位置验证

每次治疗时，用固定装置将患者固定在治疗床上，用计算机辅助、在线定位系统验证患者的位置。拍摄数字正交X线图像，将定位图像与CT扫描数字重建的参考图像进行比较。如果定位差异>2 mm，则移动治疗床，直至达到可接受位置。计算靶区和周围正常结构的辐射剂量，以Gy（RBE）表示，Gy（RBE）定义为物理剂量乘以碳离子的RBE。

5. 同步放化疗

对碳离子治疗联合化疗方案在部分研究中已证实碳离子同步放化疗2年、5年LC、OS均优于单纯放疗。方案为碳离子治疗期间每周给予顺铂（40 mg/m^2）化疗，共5个疗程。顺铂周方案化疗均已证实其有效性及安全性，其他铂类药物、双药联合化疗方案尚未得到证实。

6. 后装腔内放疗

碳离子外照射联合后装腔内放疗疗效尚不十分明确，仅有一项研究报道了碳离子外照射联合影像引导三维后装放射治疗局部晚期宫颈癌，4年OS为83%。具体方案为：碳离子治疗包括全盆腔照射36 Gy（RBE）/12F，后原发部位和阳性淋巴结局部加量19.2 Gy（RBE），分4次。碳离子治疗结束后给予3次3D图像引导近距离放射治疗，高危CTV 28~30 Gy。同时每周给予顺铂40 mg/m^{2}化疗。碳离子治疗和3D图像引导近距离放射治疗的直肠乙状结肠D2cc总剂量在67.2~71.3 Gy，生物等效剂量为单次2 Gy。

7. 放疗剂量

目前尚无充分研究证据支持，仅按照目前小样本临床研究证据推荐剂量如下：

碳离子盆腔外照射：总剂量DT = 68~74.4 Gy（RBE）/20F。其中PTV1（全盆

腔）：DT = 36 Gy（RBE）；3 Gy（RBE）/次；PTV2（原发灶+阳性淋巴结）：DT = 13.2~19.2 Gy（RBE）；4~4.8 Gy（RBE）/次；PTV3（残留原发灶）：DT = 13.2~19.2 Gy（RBE）；4~4.8 Gy（RBE）/次。

碳离子盆腔+腹主动脉联合野外照射：总剂量DT = 72 Gy（RBE）/20F。其中PTV1（全盆腔+腹主动脉旁）：DT = 39 Gy（RBE），3 Gy（RBE）/次；PTV2（原发灶+阳性淋巴结）：DT = 15 Gy（RBE），3 Gy（RBE）/次；PTV3（残留原发灶）：DT = 18 Gy（RBE），9 Gy（RBE）/次。

碳离子盆腔外照射联合三维腔内后装放疗：碳离子盆腔外照射总剂量DT = 55.2 Gy（RBE）/16F。其中PTV1（全盆腔）DT = 36 Gy（RBE）/12F，3 Gy（RBE）/次；PTV2（原发灶+阳性淋巴结）DT = 19.2 Gy（RBE）/4F，4.8 Gy（RBE）/次。3D后装放疗剂量：CTVHR D90 = 28.6~36.4 Gy（RBE），分3次治疗。

（五）碳离子治疗并发症及防治

放疗最常见并发症是放射性肠炎及膀胱炎。根据长期随访结果，第二原发恶性肿瘤的发病率碳离子治疗治疗后与光子放疗相似。

1.放射性肠炎

碳离子治疗局部晚期宫颈癌，3-4级急性放射性肠炎发生率为0，3-4级晚期肠炎发生率可达0~1.7%，前提 是所有肠道，包括小肠、结肠、直肠最大剂量小于60 Gy（RBE），主要表现为直肠出血，肠瘘。碳离子治疗联合顺铂单周方案化疗，3-4级晚期肠炎发生率高于单纯碳离子治疗，可达3.2%；另外，宫颈癌ⅣA期患者，4级晚期肠炎发生率高达13.8%，表现为肠瘘，均为直乙结肠最大剂量大于60 Gy（RBE）。碳离子盆腔联合腹主动脉延伸野放疗增加了1-2级急性放射性肠炎的发生率，但并未增加3-4级放射性肠炎的发生率。

2.放射性泌尿道损伤

碳离子治疗局部晚期宫颈癌（Ⅱ-Ⅲ期），3-4级急性和晚期泌尿道损伤发生率低。对于伴有膀胱侵犯的ⅣA期患者，发生3-4级晚期泌尿道毒性的发生率高，据报道27.6%的患者发生膀胱阴道瘘，因此对于膀胱侵犯的Ⅳa期宫颈癌患者应慎重选择碳离子治疗。

（六）碳离子治疗后疗效评估及随访

碳离子治疗后疗效评价手段与光子放疗相同，根据实体瘤疗效评价标准进行疗效评价。主要包括：①体格检查：妇科检查是最直接的检查方式，由两名副主任医师以上医生判断肿瘤缓解情况；②盆腔MRI：治疗前后盆腔MRI可判断原发灶、转移淋巴结缓解情况；③胸腹部CT/MRI：评估远处转移；④PET/CT：放疗前后SUV值的变化可评估疗效；⑤宫颈刮片/活检：检测肿瘤局部复发情况。随访时间：治疗结束后前2年每1~3个月随访一次，此后每3~6个月随访一次。

三、其他妇科癌的重离子治疗

（一）不可手术切除子宫内膜癌

碳离子可作为不可手术子宫内膜癌的一种治疗选择，尽管碳离子治疗子宫内膜癌的研究显示了与光子联合同步放化疗治疗子宫内膜癌相似的生存率，但是，碳离子治疗可使患者免受腔内近距离放疗痛苦。因此，碳离子可被认为是不能手术的子宫内膜癌，且不愿腔内后装放疗患者的替代治疗。研究表明，碳离子治疗不可手术切除的子宫内膜癌，其2年、5年的局部控制率（LC）分别为：57.1%和42.9%；2年、5年的总生存率（OS）分别为：85.7%和57.1%。此外，碳离子治疗子宫内膜癌的结果提示，原发灶剂量大于68.0 Gy（RBE）是取得良好疗效的关键，特别是对于Ⅲ期患者。放疗靶区包括全盆腔照射和两次局部加量。全盆腔照射的临床靶区（CTV1），由原发部位（GTV、全子宫、宫旁组织、卵巢和至少阴道上1/2）和整个盆腔淋巴结区域（髂总、髂内、髂外、闭孔和骶前淋巴结区域）组成。全盆腔照射（PTV-1）的计划靶区（PTV）包括CTV-1加上3 mm外放边界和子宫加上运动内和运动间的10 mm外放边界。在完成PTV1照射后，首次局部加量（CTV-2）：由原发部位和肿大淋巴结组成。PTV-2在CTV-2上外扩5~10 mm。最后，CTV仅缩小至GTV（CTV-3），PTV-3不外扩边界。放疗剂量推荐：PTV1：DT = 36 Gy（RBE），3 Gy（RBE）/次；PTV2：DT = 13.2~19.2 Gy（RBE），3.3~4.8 Gy（RBE）/次；PTV3：DT = 13.2~19.2 Gy（RBE），3.3~4.8 Gy（RBE）/次；总剂量= 62.4~74.4 Gy（RBE）/20F。

（二）妇科恶性黑色素瘤

恶性黑色素瘤（MM）一直被认为是一种放射抗拒的肿瘤，光子放疗疗效差，即使采用单次大剂量放疗，完全缓解率仅有20%~30%。碳离子因其特殊的物理和生物学特性，适用于黑色素瘤等抗辐射肿瘤的治疗。根据目前报道，碳离子治疗妇科黑色素瘤的3年LC和OS结果分别为49.9%和53.0%，疗效与手术相似。而且外阴MM疗效优于阴道MM，而阴道MM优于宫颈MM。此外，肿瘤浸润深度可能影响碳离子治疗妇科黑色素瘤的预后。放疗靶区勾画推荐：临床靶区（CTV-1）包括肉眼和潜在显微镜下病变的所有区域，包括子宫、阴道和/或外阴、盆腔淋巴结（髂内、髂外、闭孔）和腹股沟淋巴结，PTV1在CTV1基础上外扩3~5 mm的安全边界。CTV-2包括GTV和肿大淋巴结，PTV2在CTV2基础上外扩3~5 mm，高危器官，如小肠、结肠、直肠和膀胱，尽可能从计划靶区（PTV）中排除。放疗剂量：PTV1：DT=36 Gy（RBE），3.6~4 Gy（RBE）/次；PTV2：DT=21.6 Gy（RBE），3.6 Gy（RBE）/次；总剂量=57.6 Gy（RBE）/16F。

（三）不良反应

重离子治疗其他妇科肿瘤不良反应与碳离子治疗宫颈癌类似。需注意如果PTV-1和PTV-2与正常组织重叠，则优先考虑PTV的覆盖范围。但是，要将胃肠道从PTV-3中完全排除，胃肠道的剂量限制在60 Gy（RBE）以下，避免发生严重晚期肠道损伤。

第十四章

骨与软组织肿瘤的粒子治疗

一、概述

骨与软组织肉瘤（bone and soft tissue sarcoma，BSTS）是指一类发生在间叶系统的肿瘤，包括原发恶性骨肿瘤和软组织肉瘤两大类，约占成人恶性肿瘤的1%，占儿童恶性肿瘤的15%。骨肉瘤（35%）、软骨肉瘤（30%）和尤文肉瘤（16%）是最常见的三种原发恶性骨肿瘤。而软组织肉瘤则病理类型复杂，含有众多组织亚型，目前已知亚型有50余种，其中最常见的是未分化多形性肉瘤、脂肪肉瘤及平滑肌肉瘤等。由于颅骨与下颌骨在解剖学上与中枢神经系统、五官及颌面关系密切，往往归于头颈部肿瘤的专业范围。内脏脏器组织中也包含有结缔组织，某些良、恶性肿瘤亦可起源于这些部位，由于这些肿瘤发生的部位与内脏解剖关系密切，影响内脏功能，因此此类肿瘤也不包括在骨及软组织肿瘤之中。本指仅涉及躯干及四肢部位骨与软组织肿瘤的重离子治疗。

病理组织学诊断、影像学诊断在骨与软组织肿瘤诊断中具举足轻重地位。外科手术是骨与软组织肿瘤的首选治疗手段，通过手术可进行外科分期，对肿瘤（尤其是恶性肿瘤）局部和远隔转移的危险程度进行分类。根据肿瘤的分化程度及肿瘤部位、是否存在远处转移等进行分类，对决定不同患者治疗方案非常重要。在骨与软组织肉瘤的手术治疗中，随着术后辅助放疗及挽救性治疗进展，保肢治疗方法越来越广泛使用。研究表明四肢软组织肉瘤患者采用保肢手术结合辅助放疗，其生存率与截肢术相当；而且四肢高级别软组织肉瘤的术后辅助放疗在提高局部控制率同时可延长患者生存时间。然而，许多部位肿瘤是不能完全切除，取决于肿瘤的位置、大小和/或侵袭深度；而累及脊柱、骨盆和身体其他中轴部位的肿瘤则不一定能行手术切除。

由于骨与软组织肿瘤的生物特性，大多数骨与软组织肿瘤对常规光子放疗不敏感，而质子/重离子由于独特的放射物理学和生物学优势，在辐射抗拒肿瘤治疗中显示一定优越性。

二、粒子治疗适应证

粒子治疗可用于四肢及躯干骨与软组织肿瘤的术前新辅助治疗、术后辅助治疗、根治性治疗和姑息性治疗。粒子治疗的常见肿瘤类型包括：起源于骨组织的肿瘤，如骨肉瘤、软骨肉瘤、尤文肉瘤、脊索瘤、恶性纤维组织细胞瘤、骨巨细胞瘤；起源于四肢及躯干软组织的肿瘤，如恶性纤维组织细胞瘤、脂肪肉瘤、平滑肌肉瘤、纤维肉瘤、滑膜细胞肉瘤、横纹肌肉瘤、恶性周围神经鞘肿瘤/恶性神经鞘瘤等。

三、粒子治疗禁忌证

①一般状况差，恶病质；②合并重要器官严重疾病，无法耐受放疗；③肿瘤局部感染、活动性出血等。

四、粒子治疗计划制定

（一）总体治疗原则

Ⅰ期肢体肿瘤，行单纯手术，如切缘距离肿瘤小于1 cm或切缘阳性者，补充术后放疗；Ⅱ-Ⅲ期肢体肿瘤，术前放疗+保肢手术或保肢手术+术后放疗，巨大深部肿瘤可考虑新辅助/辅助化疗。不可切除的肿瘤则予以根治性放疗，并序贯化疗或放化疗，有手术机会者行手术切除。

（二）靶区勾画

在增强薄层CT图像行靶区勾画，通过图像融合技术，用增强MRI评估肿瘤侵犯骨骼及软组织范围，PET/CT用于评估治疗后残留肿瘤区域。美国肉瘤放疗专家组发布了肢体肉瘤放疗靶区勾画的原则，GTV为影像可见肿瘤范围，GTV纵向外扩3 cm，横向外扩1.5 cm形成CTV，并包括CT和MRI图像上的病灶增强区域，均限于筋膜平面、骨或皮肤之内；对于组织学分级高、侵袭性强、术后复发肿瘤，CTV应包括更大的范围。在图像引导放疗的条件下，CTV外放5 mm形成PTV；如肿瘤毗邻重要脏器（如肠、皮肤和脊髓），适当减小外扩边界。

（三）治疗剂量

1.碳离子治疗剂量

碳离子治疗剂量主要参照日本国立放射研究所（NIRS）和德国海德堡离子束治

疗中心（HIT）的骨与软组织肉瘤的研究方案。NIRS建议总治疗次数为16F，每天1次，每周4次，共4周，照射剂量范围为52.8~73.6 Gy（RBE）。其中推荐给予四肢肉瘤的标准剂量为70.4 Gy（RBE），脊柱肿瘤为64.0 Gy（RBE），骶骨脊索瘤为67.2 Gy（RBE）。HIT建议总治疗次数为20F/22F，照射剂量范围为60~66 Gy（RBE）。其中推荐软骨肉瘤为60 Gy（RBE），脊索瘤为60~66 Gy（RBE）。

2. 质子治疗剂量

骨与软组织肉瘤的质子治疗经验主要来自美国和欧洲的研究。骨来源和软组织来源的肉瘤总剂量差异较大，单次剂量多为1.8~2.0 Gy（RBE）/F。推荐总剂量：骨肉瘤为68.4±5.4 Gy（RBE），软骨肉瘤为70~73.8 Gy（RBE），脊索瘤为74 Gy（RBE），横纹肌肉瘤为50.4 Gy（RBE）。

（四）定位及照射野设计

借助定位辅助工具，尽可能保持患者于舒适体位进行治疗；由于现有碳离子治疗设备没有旋转机架，通常为固定角度治疗头，因此必须根据肿瘤位置选择恰当的体位进行治疗，通常采用仰卧位、俯卧位和倾斜仰卧位，利用个体化固定装置进行固定后，采集CT/MR定位影像，设计三维碳离子治疗计划；一般采用3个及以上角度的射野以避免正常组织损伤。

每次治疗时，用固定装置将患者定位在治疗床上，用计算机辅助、在线影像验证系统验证患者的位置。EPID拍摄数字正交X线图像或Cone-beam CT采集实时CT图像，与定位CT数字重建参考图像进行配比，必要时通过移动治疗床进行位置校正，保证X、Y、Z各个方向的误差小于2 mm，然后开始治疗。

（五）注意事项

承重骨应至少保护1/2横断面范围；尽量避免全关节腔照射和大肌腱韧带照射；治疗中注意遮挡性腺以保留生育功能；治疗期间可配合物理治疗，以改善肢体功能；肢体照射时应注意留出1.5~2 cm范围皮肤引流区域；术后照射野尽可能包全瘤床、瘢痕及切缘外2 cm；手术瘢痕可作为照射野设计的标志；同步配合化疗时应适当降低治疗总剂量及单次剂量。

五、危及器官限量

大于20 Gy（RBE）会导致骨骺提早闭合；大于40 Gy（RBE）将导致骨髓溶解；骨皮质接受大于或等于50 Gy（RBE）照射时，可导致骨折及手术切口愈合延迟并发症。因此限定骨骺区小于20 Gy（RBE），骨髓小于40 Gy（RBE），骨皮质小于50 Gy（RBE），关节间隙小于45 Gy（RBE）。脊髓小于45 Gy（RBE），躯干部位肿瘤参照头颈、胸部、腹部及盆腔危及器官限量标准进行限制。

BSTS质子/重离子治疗的OAR剂量限制尚未建立统一标准，主要参考来自日本碳离子机构的临床数据。因碳离子优异的剂量分布，单次照射方案中OAR剂量并无特殊要求。

六、粒子治疗并发症

术后切口延迟愈合；骨与软组织生长发育异常；肢体不等长（差距在2~6 cm者，使用增高鞋，否则需行手术矫正）；受累骨骨质疏松；骨折风险增高；关节纤维化导致功能障碍；软组织水肿；化疗药物引发放疗回忆反应；皮肤褪色和/或毛细血管扩张；继发第二恶性肿瘤。

七、随访

至少包括功能状态检查、原发肿瘤MRI检查、胸部CT检查，前2年每3月随访1次，然后每年1次。如果有临床指征，考虑行骨扫描或PET/CT检查。

第十五章

儿童肿瘤的质子治疗

一、概述

儿童恶性肿瘤较为罕见，每年新发病率不到1%，但近年发病率有增加趋势。儿童肿瘤治疗领域在过去30年中取得重大进展，患者生存率显著提高。但肿瘤仍是仅次于意外事故的儿童第二大死因。

研究结果显示，2018年至2020年我国平均每年新发儿童和青少年肿瘤患者4.038万名；三年平均总发病率为126.48/百万；0-14岁儿童肿瘤的发病率为122.86/百万，15-19岁青少年癌症的发病率为137.64/百万。在儿童中，排名前三位的肿瘤依次为白血病（42.33 /百万）、中枢神经系统肿瘤（19.59/百万）和淋巴瘤（11.54 /百万）；而在青少年中，恶性上皮癌和黑色素瘤位居第一（30.39 /百万）、其次是白血病（30.08 /百万）和中枢神经系统肿瘤（16.75 /百万）。近60%的患者是实体瘤，说明儿童实体瘤流行病学占比此前显然被低估。

随着放疗和麻醉技术的发展、对放射生物学理解加深，从常规二维放疗到三维适形/调强放疗（3D-CRT/IMRT）、立体定向放疗（SRS/SBRT）等方式，儿童肿瘤的放疗致力于提高治愈率和之后发育期及其成人期的生活质量。

质子射线放疗（proton therapy，PT）作为放疗领域又一划时代进展，剂量学优势与传统光子或X射线相比，由于剂量沉积方式的固有差异，质子治疗降低正常组织照射剂量，尤其是沉积的积分剂量显著低于光子，有助于保护儿童生长发育和减少长期毒副反应。

由于质子治疗儿童肿瘤的预期获益，每年接受质子治疗的儿童人数迅速上升。2016年一项对全球11个国家54个质子治疗中心调查显示，接受质子治疗的1860例儿童及青少年患者中，排名前三位的肿瘤分别为横纹肌肉瘤、髓母细胞瘤和室管膜瘤。其中，中枢神经系统肿瘤、颅外肉瘤分别占48%和25%。

目前多数关于儿童肿瘤质子治疗的文献都是单中心回顾性或前瞻性二期临床研

究，近年也有一些相关共识发布。

值得注意的是，迄今为止大多数文献和共识中采用的质子射线治疗技术为被动散射（passive scattering，PS）技术。而铅笔束扫描（pencil beam scanning，PBS）技术，作为质子治疗的新兴技术，可对照射野的强度和能量进行逆向优化，被称为调强质子治疗（IMPT）。PBS技术治疗速度更快，具有更大照射野，且在束流路径中省略了补偿器和准直器，可大幅减少中子污染，种种优势使其预计将成为儿童肿瘤质子治疗中最为常用治疗技术。PBS技术既可采用单野优化（single filed optimization，SFO），也可采用多野优化（multi-field optimization，MFO），取决于剂量适形性和计划鲁棒性之间的取舍，因此需要仔细进行计划设计、鲁棒性评估和治疗实施。

二、质子治疗适应证

儿童肿瘤质子治疗的适应证包括中枢神经系统肿瘤（髓母细胞瘤、室管膜瘤、神经胶质瘤、非典型畸胎瘤/横纹肌瘤、颅咽管瘤、生殖细胞瘤）和非中枢神经系统肿瘤（脊索瘤、软骨肉瘤、横纹肌肉瘤、尤文氏肉瘤、骨肉瘤、视网膜母细胞瘤、淋巴瘤、神经母细胞瘤）和肾肿瘤。之后的小节将以横纹肌肉瘤、髓母细胞瘤和室管膜瘤为例，结合现有临床研究证据，提供以下推荐。

（一）横纹肌肉瘤

横纹肌肉瘤起源于恶性间叶组织，是最常见的儿童软组织肉瘤。横纹肌肉瘤具有双峰发病率，6岁及6岁以下儿童患者占约2/3，青少年患者占约1/3。

治疗方案需基于风险类别。风险类别基于肿瘤来源部位、组织学、淋巴结受累、转移播散和手术切除的程度划分。所有患者均应接受高强度化疗方案的化疗。

（二）髓母细胞瘤

髓母细胞瘤是儿童最常见的中枢神经系统恶性肿瘤，好发于颅后窝，具有沿软脑膜播散倾向。3岁以上髓母细胞瘤患者的标准治疗包括最大程度的手术切除，继以全脑全脊髓照射（Cranial-Spinal Irradiation，CSI）和化疗。治疗方案基于患者年龄、手术切除的范围、是否存在中枢神经系统播散及组织学特征的风险类别。

（三）室管膜瘤

室管膜瘤可能出现在任何年龄段，但在幼童中最为常见，占儿童脑肿瘤的10%。平均诊断年龄为6岁，但30%的室管膜瘤发病于<3岁儿童。脑部和脊髓中的室管膜细胞构成了脑脊液流动通道的内衬层，室管膜瘤就始于室管膜细胞。

对于儿童室管膜瘤，在最大限度的手术切除后，再进行局灶性头颅放疗，可获得最佳的生存结果。用质子治疗儿童颅内和脊柱室管膜瘤的一系列初步临床经验表明，与光子照射相比，术后质子治疗毒性低，疾病控制类似，是安全有效的。

三、质子治疗禁忌证

一般体能状态差、恶病质、无法耐受放射治疗；预期生存时间小于3个月；存在活动性合并症如心血管或脑血管疾病等事件，消化道出血、穿孔，大量胸腹水，呼吸困难者；存在广泛器官转移性病变；曾接受过同一部位放疗，危及器官已达最大耐受剂量；无法配合对应镇静或麻醉手段等。

四、质子治疗计划制定及实施

（一）放疗前定位及准备工作

基于患者年龄和认知状况，可考虑使用镇静或麻醉，有助于提高患者的舒适性和摆位准确性。体位固定是摆位重复性的关键。对于脑膜旁横纹肌肉瘤，建议使用三点面罩，但若需要淋巴结照射，则应首选五点面罩。CSI治疗可采用仰卧位或俯卧位，因仰卧位具有更好的舒适性、重复性，及方便实施麻醉，故应优先考虑。同时考虑使用面罩和真空塑形垫固定头部和肢体，以保证在照射整个脊柱长轴时的体位重复性。

若无禁忌证，有需要化疗的，可在化疗前后进行增强MRI、CT和PET/CT扫描，以评估颅内侵犯、神经外周扩散、肿瘤对化疗的反应和术后状态。多模态影像还应与模拟定位CT融合，若摄片体位不同则需进行形变配准，以帮助实施肿瘤的靶区勾画。用于制定治疗计划的模拟定位CT必须平扫，以降低剂量分布计算误差。

（二）靶区定义及治疗剂量推荐

儿童肿瘤质子治疗的分割方式，目前大多数文献报道都采用每日1.8 Gy（RBE）。以下推荐也均表示为Gy（RBE），并采用相同分次剂量。一项涉及儿童肿瘤质子治疗分割剂量的前瞻性四期临床试验（NCT03223766）正在美国圣裘德儿童研究医院（St. Jude Children′s Research Hospital，SJCRH）进行，目标入组1000名患者，将在2037年完成。之后小节将以仍横纹肌肉瘤、髓母细胞瘤和室管膜瘤为例，结合现有临床研究证据，提供以下靶区定义及治疗剂量推荐。

1.横纹肌肉瘤靶区定义及治疗剂量推荐

GTV_{36Gy}应包括诊断（化疗前）时所有肉眼可见和镜下可疑肿瘤，以及任何可能受累的淋巴结；$CTV_{36\,Gy}$由$GTV_{36\,Gy}$外扩1 cm的边界形成。

$GTV_{50.4\,Gy}$应包括在原发肿瘤部位和淋巴结（如最初受累）化疗后，MRI、CT和/或

PET中显示的任何肉眼可见的残留病灶和可疑异常病灶。基于诱导化疗后肿瘤的退缩情况可减少放疗的照射野。若化疗后出现肿瘤完全缓解（较罕见），则放疗照射剂量无需超过36 Gy；$CTV_{50.4Gy}$由$GTV_{50.4\ Gy}$外扩1 cm的边界形成。

2.髓母细胞瘤靶区定义及治疗剂量推荐

GTV_{CSI}应包括被硬脑膜包绕的整个大脑和椎管。CTV_{CSI}下界应包括脊柱MRI显示的马尾处，常位于S3椎体水平。

CSI剂量取决于风险类别，目前标准危险和高危患者的推荐剂量分别为23.4 Gy（RBE）和36 Gy（RBE），两者瘤床均需加量至总剂量达到50~55.8 Gy（RBE）。

3.室管膜瘤靶区定义及治疗剂量推荐

术前GTV包括手术切除前的影像诊断所确定的总肿瘤体积，术后GTV包含手术切除后的肿瘤腔和任何残留的肿瘤。

$CTV_{54\sim59.4\ Gy}$在术后GTV基础上扩大1 cm，并应进一步扩大，以包含术前GTV所包括的骨和结缔组织的表面（即与原发肿瘤接触的骨和/或结缔组织）。排除术前GTV原发肿瘤位置在术后的正常脑组织，排除骨，可依据解剖学边界进行适当裁切（例如在结缔组织处），并考虑邻近器官的剂量限值，而不是完全均匀外扩。

（三）危及器官限量

由于横纹肌肉瘤在身体的任何地方都可能发生，其危及器官限量可参照对应各部位的剂量限量。例如，对于脑膜旁横纹肌肉瘤，需保护口腔、晶状体、视网膜、脑干、颞叶、垂体、下丘脑、泪腺、腮腺和脊髓（见本指南第二章）。

脑干坏死是儿童肿瘤质子治疗尤为需要关注的，考虑到质子射程末端RBE的变化，部分射向脑干方向的射野，即便在剂量学上并未在脑干及其周边沉积超过限值的物理剂量，其生物效应仍可能由于RBE的变化而尚不明确。2014年，佛罗里达大学质子治疗中心（university of Florida health proton therapy institute，UFPTI）发布的研究显示，对脑干接受了质子治疗超过50.4 Gy（RBE）的所有患者，脑干坏死总发生率为3.8%，但对小于5岁患者，脑干坏死发生率为12.5%。截至目前，无证据表明RBE/LET的分布和脑干毒性、肿瘤复发相关。

（四）治疗计划设计及评估

治疗计划设计：PBS技术较散射式有更高适形性，且在皮肤保护也有优势。

对于前文中提到的脑干毒性，首先可考虑尽量避免使用正对脑干的射野，此外，如果无法避免使用PBS射野正对靶区后面的脑干时，则在该射野下，不在脑干和邻近脑干的靶区内布点，而依靠其他方向射野通过MFO覆盖该区域。

治疗计划评估：CTV被95%处方剂量所覆盖；应对治疗计划行鲁棒性评估。

（五）治疗实施

每次治疗时，用固定装置将患者定位在治疗床上，根据治疗情况选用三维（cone beam CT，CBCT/in-room CT），二维（正交X光），或光学体表等在线定位系统验证位置。在满足准确定位要求下，尽量减少影像定位产生的辐射剂量。

由于质子射程的高度敏感性，治疗中必须对肿瘤退缩情况严密监测。在治疗初期（0~4周），肿瘤即有可能出现显著退缩，此时应进行验证CT（verification CT）扫描，以检查肿瘤变化，尤其是在射束方向上肿瘤退缩情况。通常在治疗第3周进行验证扫描，以预留治疗计划修改时间。然而，上述策略在横纹肌肉瘤质子治疗目前已很少用于临床，因为患者目前通常首先接受化疗而非放疗。脑膜旁横纹肌肉瘤根治性放疗通常在13周及以后，大部分患者的肿瘤已在此化疗期间出现明显消退，故通常无需在质子射线治疗过程中修改计划。

五、质子治疗并发症

同其他放疗一样，儿童肿瘤质子治疗并发症与剂量有关，也常与体积有关。

急性型：常为急性放射综合征（acute radiation syndrome，ARS）中多器官损伤的一部分。脑部症状常发生于放疗过程中或照射后数天至1个月，多数在照射初期表现为头痛、恶心、呕吐、记忆力减退等症状。严重者可迅速进展至意识障碍、定向障碍、共济失调，部分可在数日内出现昏迷并死亡。消化道毒性主要表现为急性放射性食管炎（症状有吞咽困难、恶心呕吐等）、放射性胃炎（症状有腹痛、消化不良等）、放射性肠炎（症状有腹泻、便秘等）等。骨髓毒性表现为粒细胞数目减少、血小板数目减少等。

早迟发反应型：该型常发生于照射后1~6个月。脑部症状表现为嗜睡、恶心、呕吐、易怒、记忆力减退等，也可表现为一过性的疲劳感或局部神经系统症状的恶化，可见嗜睡综合征、脑干脑炎、肿瘤假性进展等临床亚型。

晚迟发反应型：该型出现于照射结束6个月后，又称晚发性放射性损伤。脑部常见于照射剂量大于50 Gy（RBE）者，例如，脑干坏死、神经认知障碍、神经内分泌缺陷、听力损失、视力受损、血管损伤风险增加和继发性癌症的发生。消化道方面，严重的食管炎会导致瘢痕形成和晚期食管狭窄，放射性肠炎可能也会形成长期的慢性改变。骨髓毒性方面，晚期骨骼副反应对儿童来说最严重，他们可能因骨骼生长受损/不对称而出现畸形。

六、疗效评估及随访

对所有病例，依据实体瘤临床疗效评价标准（RECIST）进行基线以及放疗后疗效评估，并记录疗效。评估内容包括：体格检查、影像学检查、肿瘤标志物（eg. AFP）等，每2~3个月监测一次，连续1年，后续每3~6个月随访1次，至少随访5年。对于转移性病变至少2~3月随访一次。

参考文献

1.Hamada N，Imaoka T，Masunaga S，et al. Recent advances in the biology of heavy–ion cancer therapy. J Radiat Res，2010，51（4）：365–383.

2.Sprave T，Verma V，Sterzing F，et al. Cost–effectiveness of carbon ion radiation therapy for skull base chordoma utilizing long–term（10–year）outcome data. Anticancer Res，2018，38（8）：4853–4858.

3.Combs SE，Hartmann C，Nikoghosyan A，et al. Carbon ion radiation therapy for high–risk meningiomas. Radiother Oncol，2010，95（1）：54–59.

4.Combs SE，Kieser M，Rieken S，et al. Randomized phase II study evaluating a carbon ion boost applied after combined radiochemotherapy with temozolomide versus a proton boost after radiochemotherapy with temozolomide in patients with primary glioblastoma：the CLEOPATRA trial. BMC Cancer，2010，10：478.

5.Takayasu Y，Kubo N，Shino M，et al. Carbon–ion radiotherapy combined with chemotherapy for head and neck mucosal melanoma：Prospective observational study. Cancer Med，2019，8（17）：7227–7235.

6.Akbaba S，Ahmed D，Mock A，et al. Treatment outcome of 227 patients with sinonasal adenoid cystic carcinoma（ACC）after intensity modulated radiotherapy and active raster–scanning carbon ion boost：A 10–year single–center experience. Cancers（Basel），2019，11（11）.

7.Tsuji H，Ishikawa H，Yanagi T，et al. Carbon–ion radiotherapy for locally advanced or unfavorably located choroidal melanoma：A phase I/II dose–escalation study. Int J Radiat Oncol Biol Phys，2007，67（3）：857–862.

8.Mizoguchi N，Tsuji H，Toyama S，et al. Carbon–ion radiotherapy for locally advanced primary or postoperative recurrent epithelial carcinoma of the lacrimal gland. Radiother Oncol，2015，114（3）：373–377.

9.Hu J，Bao C，Gao J，et al. Salvage treatment using carbon ion radiation in patients with locoregionally recurrent nasopharyngeal carcinoma：Initial results. Cancer，2018，124（11）：2427–2437.

10.Held T，Windisch P，Akbaba S，et al. Carbon ion reirradiation for recurrent head and neck cancer：A single–institutional experience. Int J Radiat Oncol Biol Phys，2019，105（4）：803–811.

11.Saitoh JI，Shirai K，Mizukami T，et al. Hypofractionated carbon–ion radiotherapy for stage Ⅰ peripheral non–small cell lung cancer（GUNMA0701）：Prospective phase Ⅱ study. Cancer Med，2019；8（15）：6644–6650.

12.Hayashi K，Yamamoto N，Nakajima M，et al. Clinical outcomes of carbon–ion radiotherapy for locally advanced non–small–cell lung cancer. Cancer Sci，2019；110：734–741.

13.Anzai M，Yamamoto N，Hayashi K，et al. Safety and efficacy of carbon–ion radiotherapy alone for stage III non–small cell lung cancer. Anticancer Res，2020；40：379–386.

14.Hayashi K，Yamamoto N，Karube M，et al. Feasibility of carbon–ion radiotherapy for re–irradiation of locoregionally recurrent，metastatic，or secondary lung tumors. Cancer Sci，2018；5：1562–1569.

15.Saitoh JI，Shirai K，Abe T，et al. A phase I study of hypofractionated carbon–ion radiotherapy for stage III non–small cell lung cancer. Anticancer Res，2018；38（2）：885–891.

16.Shiba S，Shibuya K，Katoh H，et al. A comparison of carbon ion radiotherapy and transarterial chemoembolization treatment outcomes for single hepatocellular carcinoma：a propensity score matching study. Radiat Oncol，2019，14（1）：137.

17.Kasuya G，Terashima K，Shibuya K，et al. Carbon–ion radiotherapy for cholangiocarcinoma：a multi–institutional study by and the Japan Carbon–Ion Radiation Oncology Study Group（J–CROS）. Oncotarget，2019，10（43）：4369-4379.

18.Makishima H，Yasuda S，Isozaki Y，et al. Single fraction carbon ion radiotherapy for colorectal cancer liver metastasis：A dose escalation study. Cancer Sci，2019，110（1）：303-309.

19.Kawashiro S，Yamada S，Okamoto M，et al. Multi-institutional study of carbon-ion radiotherapy for locally advanced pancreatic cancer：Japan Carbon-Ion Radiation Oncology Study Group（J-CROS）study 1403 pancreas. Int J Radiat Oncol Biol Phys，2018，101（5）：1212-1221.

20.Shinoto M，Terashima K，Suefuji H，et al. A single institutional experience of combined carbon-ion radiotherapy and chemotherapy for unresectable locally advanced pancreatic cancer. Radiother Oncol，2018，129（2）：333-339.

21.Nomiya T，Tsuji H，Kawamura H，et al. A multi-institutional analysis of prospective studies of carbon ion radiotherapy for prostate cancer：A report from the Japan Carbon ion Radiation Oncology Study Group（J-CROS）. Radiother Oncol，2016，121（2）：288-293.

22.Kasuya G，Tsuji H，Nomiya T，et al. Updated long-term outcomes after carbon-ion radiotherapy for primary renal cell carcinoma. Cancer Sci，2018，109（9）：2873-2880.

23.Imai R，Kamada T，Araki N. Carbon ion radiation therapy for unresectable sacral chordoma：An analysis of 188 cases. Int J Radiat Oncol Biol Phys，2016，95（1）：322-327.

24.Teichman S L，Do S，Lum S，et al. Improved long-term patient-reported health and well-being outcomes of early-stage breast cancer treated with partial breast proton therapy. Cancer Medicine，2018，7（12）：6064-6076.

25.Murata H，Okonogi N，Wakatsuki M et al. Long-term outcomes of carbon-ion radiotherapy for malignant gynecological melanoma. Cancers（Basel），2019，11（4）.

26.Ladra MM，MacDonald SM，Terezakis SA. Proton therapy for central nervous system tumors in children. Pediatr Blood Cancer，2018 Jul；65（7）：e27046.

27.Tsuji H，Ishikawa H，Yanagi T，et al. Carbon-ion radiotherapy for locally advanced or unfavorably located choroidal melanoma：A phase I/II dose-escalation study. Int J Radiat Oncol Biol Phys，2007；67（3）：857-862.

28.Wang Z，Wang WW，Shahnazi K，et al. Carbon ion radiation therapy for liver tumors. Practical Guides in Radiation Oncology Target Volume Delineation and Treatment Planning for Particle Therapy，2018，232-233.

29.Dragan T，Beauvois S，Moreau M，et al. Clinical outcome and toxicity after simultaneous integrated boost IMRT in head and neck squamous cell cancer patients. Oral Oncol，2019；98：132-140.

30.Sulaiman NS，Demizu Y，Koto M，et al. Multicenter study of carbon-ion radiation therapy for adenoid cystic carcinoma of the head and neck：Subanalysis of the Japan Carbon-Ion Radiation Oncology Study Group（J-CROS）Study（1402 HN）. Int J Radiat Oncol Biol Phys，2018；100（3）：639-646.

31.Hayashi K，Yamamoto N，Karube M，et al. Prognostic analysis of radiation pneumonitis：carbon-ion radiotherapy in patients with locally advanced lung cancer. Radiat Oncol，2017；12：91.

32.Nakajima M，Yamamoto N，Hayashi K，et al. Carbon-ion radiotherapy for non-small cell lung cancer with interstitial lung disease：a retrospective analysis. Radiat Oncol，2017；12：144.

33.Shinoto M，Yamada S，Okamoto M，et al. Carbon-ion radiotherapy for locally recurrent rectal cancer：Japan Carbon-ion Radiation Oncology Study Group（J-CROS）Study 1404 Rectum. Radiother Oncol，2019；132：236-240.

34.Cuccia F，Fiore MR，Barcellini A，et al. Outcome and toxicity of carbon ion radiotherapy for axial bone and soft tissue sarcomas. Anticancer Res，2020；40（5）：2853-2859.

35.Mizumoto M，Tsuboi K，Igaki H，et al. Phase I/II trial of hypofractionated concomitant boost proton radiotherapy for supratentorial glioblastoma multiforme. Int J Radiat Oncol Biol Phys，2010；77：98-105.

36.Shih HA, Sherman JC, Nachtigall LB, et al. Proton therapy for low-grade gliomas: results from a prospective trial. Cancer, 2015; 121: 1712-1719

37.Slater JD, Loredo LN, Chung A, et al. Fractionated proton radiotherapy for benign cavernous sinus meningiomas. Int J Radiat Oncol Biol Phys, 2012; 83: 633-637

38.Boskos C, Feuvret L, Noel G, et al. Combined proton and photon conformal radiother- apy for intracranial atypical and malignant meningioma. Int J Radiat Oncol Biol Phys, 2009; 75: 399-406

39.Zheng R, Zhang S, Zeng H, et al. Cancer incidence and mortality in China 2016. Journal of the National Cancer Center, 2022; 2 (1) : 1-9.

40.Fang Y, Li Z, Chen H, et al. Burden of lung cancer along with attributable risk factors in China from 1990 to 2019, and projections until 2030. J Cancer Res Clin Oncol, 2022.

41.Ma NY, Chen J, Ming X, et al. Preliminary safety and efficacy of proton plus carbon-ion radiotherapy with concurrent chemotherapy in limited-stage small cell lung cancer. Front Oncol, 2021; 11: 766822.

42.Verma V, Choi JI, Simone CB 2nd. Proton therapy for small cell lung cancer. Transl Lung Cancer Res, 2018; 7 (2) : 134-140.

43.Chang JY, Zhang X, Knopf A, et al. Consensus guidelines for implementing pencil-beam scanning proton therapy for thoracic malignancies on behalf of the PTCOG thoracic and lymphoma subcommittee. Int J Radiat Oncol Biol Phys, 2017; 99 (1) : 41-50.

44.Miyasaka Y, Komatsu S, Abe T, et al. Comparison of oncologic outcomes between carbon ion radiotherapy and stereotactic body radiotherapy for early-stage non-small cell lung cancer. Cancers (Basel), 2021; 13 (2): 176.

45.Zhang Q, Kong L, Liu R, et al. Ion therapy guideline (Version 2020) . Prec Radiat Oncol, 2021; 5: 73-83.

46.Makita C, Nakamura T, Takada A, et al. High-dose proton beam therapy for stage I non-small cell lung cancer: Clinical outcomes and prognostic factors. Acta Oncologica, 2015; 54 (3) : 307-314.

47.Nakamura N, Hotta K, Zenda S, et al. Hypofractionated proton beam therapy for centrally located lung cancer. J Med Imaging Radiat Oncol, 2019; 63: 552-556.

48.Chang JY, Verma V, Li M, et al. Proton beam radiotherapy and concurrent chemotherapy for unresectable stage Ⅲ non-small cell lung cancer: Final results of a phase 2 study. JAMA Oncol, 2017; 3 (8) : e172032.

49.Badiyan SN, Rutenberg MS, Hoppe BS, et al. Clinical outcomes of patients with recurrent lung cancer reirradiated with proton therapy on the proton collaborative group and university of florida proton therapy institute prospective registry studies. Pract. Radiat. Oncol, 2019; 9: 280-288.

50.Hayashi K, Yamamoto N, Karube M, et al. Feasibility of carbon-ion radiotherapy for re-irradiation of locoregionally recurrent, metastatic, or secondary lung tumors. Cancer Sci, 2018; 109 (5) : 1562-1569.

51.Yamamoto N, Miyamoto T, Nakajima M, et al. A Dose Escalation Clinical Trial of Single-Fraction Carbon Ion Radiotherapy for Peripheral Stage I Non-Small Cell Lung Cancer. J Thorac Oncol, 2017; 12 (4) : 673-680.

52.Ono T, Yamamoto N, Nomoto A, et al. Long term results of single-fraction carbon-ion radiotherapy for non-small cell lung cancer. Cancers (Basel) , 2020; 13 (1) : 112.

53.Karube M, Yamamoto N, Tsuji H, et al. Carbon-ion re-irradiation for recurrences after initial treatment of stage I non-small cell lung cancer with carbon-ion radiotherapy. Radiother Oncol, 2017; 125 (1) : 31-35.

54.Leeman JE, Cahlon O, et al. Practical Guides in Radiation Oncology: Target Volume Delineation and Treatment Planning for Particle Therapy II Proton Treatment Planning. Springer, 2018.

55.Li Y, Kubota Y, Kubo N, et al. Dose assessment for patients with stage I non-small cell lung cancer receiving passive scattering carbon-ion radiotherapy using daily computed tomographic images: A prospective study. Radiother Oncol, 2020; 144: 224-230.

56.Jia S, Chen J, Ma N, et al. Adaptive carbon ion radiotherapy for locally advanced non-small cell lung cancer: Organ-sparing potential and target coverage. Med Phys, 2022; 49 (6) : 3980-3989.

57.Li Y, Kubota Y, Tashiro M, et al. Value of three-dimensional imaging systems for image-guided carbon ion radiotherapy. Cancers (Basel) , 2019; 11 (3) : 297.

58.Hayashi K, Yamamoto N, Nakajima M, et al. Carbon-ion radiotherapy for octogenarians with locally advanced non-small-cell lung cancer. Jpn J Radiol, 2021; 39 (7) : 703-709.

59.Jethwa KR, Haddock MG, Tryggestad EJ, et al.The emerging role of proton therapy for esophagus cancer. Journal of Gastrointestinal Oncology, 2020. 11 (1) : p. 144-156.

60.Solidum JGN, Rojo RD, Wo JY, et al. Proton beam therapy for esophageal cancer. Cancers, 2022. 14 (16) .

61.Lin SH, Hobbs BP, Verma V, et al.Randomized phase IIB trial of proton beam therapy versus intensity-modulated radiation therapy for locally advanced esophageal cancer. Journal of clinical oncology: official journal of the American Society of Clinical Oncology, 2020. 38 (14) : 1569-1579.

62.Isozaki Y, Yasuda S, Akutsu Y, et al. Salvage carbon-ion radiotherapy for isolated lymph node recurrence following curative resection of esophageal cancer. Anticancer research, 2018. 38 (11) : 6453-6458.

63.Isozaki Y, Takiyama H, Bhattacharyya T, et al. Heavy charged particles for gastrointestinal cancers. J Gastrointest Oncol, 2020. 11 (1) : 203-211.

64.Apisarnthanarax S, Bowen SR, Combs SE. Proton beam therapy and carbon ion radiotherapy for hepatocellular carcinoma. Semin Radiat Oncol, 2018; 28 (4) : 309-320.

65.Tchelebi LT, Lehrer EJ, Trifiletti DM, et al. Conventionally fractionated radiation therapy versus stereotactic body radiation therapy for locally advanced pancreatic cancer (CRiSP) : An international systematic review and meta-analysis. Cancer, 2020; 126 (10) : 2120-2131.

66.Görte J, Beyreuther E, Danen EHJ, et al. Comparative proton and photon irradiation combined with pharmacological inhibitors in 3D pancreatic cancer cultuRes, Cancers (Basel) , 2020; 12 (11) : 3216-3231.

67.Tanaka H, Miyano S, Nakamura T, et al. Molecular classification and tumor microenvironment characterization of gallbladder cancer by comprehensive genomic and transcriptomic analysis. Cancers (Basel) , 2021; 13 (4) : 733-750.

68.Kobeissi JM, Simone CB 2nd, Lin H, et al. Proton therapy in the management of pancreatic cancer. Cancers (Basel) , 2022; 14 (11) : 2789-2803.

69.Sai S, Kim EH, Koom WS, et al. Carbon-ion beam irradiation and the miR-200c mimic effectively eradicate pancreatic cancer stem cells under in vitro and in vivo conditions. Onco Targets Ther, 2021; 14: 4749-4760.

70.D'Angelo FA, Antolino L, La Rocca M, et al. Adjuvant and neoadjuvant therapies in resectable pancreatic cancer: a systematic review of randomized controlled trials. Med Oncol, 2016; 33 (3) : 28-36.

71.Hyung J, Lee SS, Hwang DW, et al. Current status and future perspective of neoadjuvant therapy in locally advanced and borderline resectable pancreatic adenocarcinoma: a narrative review. Chin Clin Oncol, 2022; 11 (3) : 20-34.

72.Sanghvi SM, Coffman AR, Hsueh CT, et al. A phase II trial of gemcitabine and erlotinib followed by ChemoProton therapy plus capecitabine and oxaliplatin for locally advanced pancreatic cancer. J Gastrointest Oncol, 2022; 13 (4) : 1989-1996.

73.Rapp CT，Rutenberg MS，Morris CG，et al. Dose-escalated proton therapy with elective nodal irradiation and concomitant chemotherapy for unresectable，borderline resectable，or medically inoperable pancreatic cancer：a phase II trial. J Gastrointest Oncol，2022；13（3）：1395-1401.

74.Rutenberg MS，Nichols RC. Proton beam radiotherapy for pancreas cancer. J Gastrointest Oncol，2020；11（1）：166-175.

75.Liermann J，Shinoto M，Syed M，et al. Carbon ion radiotherapy in pancreatic cancer：A review of clinical data. Radiotherapy Oncol，2020；147（2020）：145-150.

76.Malouff TD，Krishnan S，Hallemeier CL，et al. Carbon ion radiotherapy in the treatment of pancreatic cance：A review. Pancreas，2020；49（6）：737-743.

77.Brunner TB，Haustermans K，Huguet F，et al. ESTRO ACROP guidelines for target volume definition in pancreatic cancer. Radiother Oncol，2021；154：60-69.

78.Koong AC，Mehta VK，Le QT，et al. Pancreatic tumors show high levels of hypoxia. Int J Rad Oncol Biol Phys，2000；48（4）：919-922.

79.Oar A，Lee M，Le H，et al. Australasian Gastrointestinal Trials Group（AGITG）and Trans-Tasman Radiation Oncology Group（TROG）guidelines for pancreatic stereotactic body radiation therapy（SBRT）. Pract Radiat Oncol，2020；10（3）：e136-e146.

80.Stefanowicz S，Stützer K，Zschaeck S，et al. Comparison of different treatment planning approaches for intensity-modulated proton therapy with simultaneous integrated boost for pancreatic cancer. Radiat Oncol，2018；22；13（1）：228-238.

81.Yu Z，Hong Z，Zhang Q，et al. Proton and carbon ion radiation therapy for locally advanced pancreatic cancer：A phase I dose escalation study. Pancreatology. 2020；20（3）：470-476.

82.Narita Y，Kato T，Takemasa K，et al. Dosimetric impact of simulated changes in large bowel content during proton therapy with simultaneous integrated boost for locally advanced pancreatic cancer. J Appl Clin Med Phys，2021；22（11）：90-98.

83.Versteijne E，van Dam JL，Suker M，et al. Neoadjuvant chemoradiotherapy versus upfront surgery for resectable and borderline resectable pancreatic cancer：Long-term results of the dutch randomized PREOPANC trial. J Clin Oncol，2022；40（11）：1220-1230

84.Sebastian M，Florian K，Thomas T，et al. Dosimetric accuracy and radiobiological implications of ion computed tomography for proton therapy treatment planning. Phys Med Biol，2019；64（12）：125008-125017.

85.Kammerer E，Guevelou JL，Chaikh A，et al. Proton therapy for locally advanced breast cancer：A systematic review of the literature. Cancer Treat Rev，2018；63：19-27.

86.Teichman SL，Do S，Lum S，et al. Improved long-term patient-reported health and well-being outcomes of early-stage breast cancer treated with partial breast proton therapy. Cancer Medicine，2018；7（12）：6064-6076.

87.Ovalle V，Strom EA，Shaitelman S，et al. Proton partial breast irradiation：detailed description of acute clinico-radiologic effects. Cancers，2018；10（4）.

88.Jimenez RB，Hickey S，DePauw N，et al. Phase II study of proton beam radiation therapy for patients with breast cancer requiring regional nodal irradiation. Journal of clinical oncology：official journal of the American Society of Clinical Oncology，2019；37（30）：2778-2785.

89.Verma V，Iftekaruddin Z，Badar N，et al. Proton beam radiotherapy as part of comprehensive regional nodal irradiation for locally advanced breast cancer. Radiotherapy and oncology：journal of the European Society for Therapeutic Radiology and Oncology，2017；123（2）：294-298.

90.Tran A，Zhang J，Woods K，et al. Treatment planning comparison of IMPT，VMAT and 4pi radiotherapy for prostate cases. Radiation oncology. 2017；12（1）：10.

91.Landry G，Hua CH. Current state and future applications of radiological image guidance for particle therapy. Medical physics，2018；45（11）：e1086-e1095.

92.Siva S，Pham D，Kron T，et al. Stereotactic ablative body radiotherapy for inoperable primary kidney cancer：a prospective clinical trial. BJU international. 2017；120（5）：623-630.

93.Cai X，Du Y，Wang Z，et al. The role of carbon ion radiotherapy for unresectable locally recurrent rectal cancer：a single institutional experience. Radiat Oncol，2020 Aug 28；15（1）：209.

94.Matsunaga A，Ueda Y，Yamada S，et al. Carbon-ion beam treatment induces systemic antitumor immunity against murine squamous cell carcinoma. Cancer，2010 Aug 1；116（15）：3740-3748.

95.Helm A，Ebner DK，Tinganelli W，et al. Combining Heavy-Ion Therapy with Immunotherapy：An Update on Recent Developments. Int J Part Ther，2018 Summer；5（1）：84-93.

96.Yamada S，Takiyama H，Isozaki Y，et al. Carbon-ion radiotherapy for colorectal cancer. J Anus Rectum Colon. 2021 Apr 28；5（2）：113-120.

97.Wolff HA，Wagner DM，Conradi LC，et al. Irradiation with protons for the individualized treatment of patients with locally advanced rectal cancer：a planning study with clinical implications. Radiotherapy and oncology：journal of the European Society for Therapeutic Radiology and Oncology. 2012；102（1）：30-37.

98.Jeans EB，Jethwa KR，Harmsen WS，et al. Clinical implementation of preoperative short-course pencil beam scanning proton therapy for patients with rectal cancer. Advances in Radiation Oncology，2020.

99.Shinoto M，Yamada S，Okamoto M，et al. Carbon-ion radiotherapy for locally recurrent rectal cancer：Japan Carbon-ion Radiation Oncology Study Group（J-CROS） Study 1404 Rectum. Radiotherapy and oncology：journal of the European Society for Therapeutic Radiology and Oncology，2019；132：236-240.

100.Isozaki Y，Yamada S，Kawashiro S，et al. Carbon-ion radiotherapy for isolated para-aortic lymph node recurrence from colorectal cancer. Journal of surgical oncology，2017；116（7）：932-938.

101.M. Fok，S. Toh，J. Easow，et al. Proton beam therapy in rectal cancer：A systematic review and meta-analysis，Surg Oncol，38（2021） 101638.

102.S. Yamada，H. Takiyama，Y. Isozaki，et al. Carbon ion radiotherapy for locally recurrent rectal cancer of patients with prior pelvic irradiation，Ann Surg Oncol，29（2022）.

103.S.Y. Chung，H. Takiyama，J.H. Kang，et al. Comparison of clinical outcomes between carbon ion radiotherapy and X-ray radiotherapy for reirradiation in locoregional recurrence of rectal cancer，Sci Rep，12（2022） 1845.

104.Okonogi N，Fukahori M，Wakatsuki M，et al. Dose constraints in the rectum and bladder following carbon-ion radiotherapy for uterus carcinoma：a retrospective pooled analysis. Radiat Oncol，2018；13（1）：119.

105.Okonogi N，Wakatsuki M，Kato S，et al. Clinical outcomes of carbon ion radiotherapy with concurrent chemotherapy for locally advanced uterine cervical adenocarcinoma in a phase 1/2 clinical trial（Protocol 1001）. Cancer Med，2018；7（2）：351-359.

106.Okonogi N，Wakatsuki M，Kato S，et al. A phase 1/2 study of carbon ion radiation therapy with concurrent chemotherapy for locally advanced uterine cervical squamous cell carcinoma （protocol 1302）. Int J Radiat Oncol Biol Phys，2019；104（3）：631-639.

107.Ohno T，Noda SE，Murata K，et al. Phase I study of carbon ion radiotherapy and image-guided brachytherapy for locally advanced cervical cancer. Cancers（Basel），2018；10（9）.

108.Nitta Y，Murata H，Okonogi N，et al. Secondary cancers after carbon-ion radiotherapy and photon beam radiotherapy for uterine cervical cancer：A comparative study. Cancer Med，2022；11（12）：2445-2454.

109.Shiba S，Wakatsuki M，Kato S，et al. Carbon-ion radiotherapy for locally advanced cervical cancer with bladder invasion. J Radiat Res，2016；57（6）：684-690.

110.Irie D，Okonogi N，Wakatsuki M，et al. Carbon-ion radiotherapy for inoperable endometrial carcinoma. J Radiat Res，2018；59（3）：309-315.

111.Sinasac SE，Petrella TM，Rouzbahman M，et al. Melanoma of the vulva and vagina：Surgical management and outcomes based on a clinicopathologic review of 68 cases. J Obstet Gynaecol Can，2019；41（6）：762-771.

112.Leiser D，Calaminus G，Maliyapa R，et al. Tumor control and quality of life in children with rhabdomyosarcoma treated with pencil beam scanning proton therapy. Radiother Oncol，2016；120（1）：163-168.

113.Mohamad O，Imai R，Kamada T，et al. Carbon ion radiotherapy for inoperable pediatric osteosarcoma. Oncotarget，2018；9：22976-22985.

114.Matsunobu A，Imai R，Kamada T，et al. Impact of carbon ion radiotherapy for unresectable osteosarcoma of the trunk. Cancer，2012；118：4555-4563.

115.Mattke M，Vogt K，Bougatf N，et al. High control rates of proton- and carbon-ion-beam treatment with intensity-modulated active raster scanning in 101 patients with skull base chondrosarcoma at the Heidelberg Ion Beam Therapy Center. Cancer，2018；124：2036-2044.

116.Imai R，Kamada T，Araki N，et al. Carbon ion radiotherapy for unresectable localized axial soft tissue sarcoma. Cancer Med，2018；7（9）：4308-4314.

117.Takakusagi Y，Serizawa I，Koge H，et al. Clinical outcomes of scanning carbon-ion radiotherapy for soft tissue sarcoma of the extremities. Anticancer Res，2022；42（7）：3701-3706.

118.Ciernik IF，Niemierko A，Harmon DC，et al. Proton-based radiotherapy for unresectable or incompletely resected osteosarcoma. Cancer，2011；117：4522-4530.

119.Walser M，Bojaxhiu B，Kawashiro S，et al. Clinical outcome of sacral chordoma patients treated with pencil beam scanning proton therapy. Clin Oncol（R Coll Radiol），2021；33（12）：e578-e585.

120.Holtzman AL，Rotondo RL，Rutenberg MS，et al. Clinical outcomes following dose-escalated proton therapy for skull-base chordoma. Int J Part Ther，2021；8（1）：179-188.

121.Indelicato DJ，Rotondo RL，Mailhot Vega RB，et al. Local control after proton therapy for pediatric chordoma. Int J Radiat Oncol Biol Phys，2021；109（5）：1406-1413.

122.Ludmir EB，Grosshans DR，McAleer MF，et al. Patterns of failure following proton beam therapy for head and neck rhabdomyosarcoma. Radiother Oncol，2019；134：143-150.

123.Buszek SM，Ludmir EB，Grosshans DR，et al. Disease control and patterns of failure after proton beam therapy for rhabdomyosarcoma. Int J Radiat Oncol Biol Phys，2021；109：718-725.

124.Bradley JA，Indelicato DJ，Uezono H，et al. Patterns of failure in parameningeal alveolar rhabdomyosarcoma. Int J Radiat Oncol Biol Phys，2020；107：325-333.

125.Indelicato DJ，Rotondo RL，Krasin MJ，et al. Outcomes following proton therapy for group III pelvic rhabdomyosarcoma. Int J Radiat Oncol Biol Phys，2020；106：968-976.

126.Parekh AD，Indelicato DJ，Vega RBM，et al. Proton radiotherapy for infant rhabdomyosarcoma：Rethinking young age as an adverse prognostic factor. Radiother Oncol，2021；163：215-220.

127.Mizumoto M，Murayama S，Akimoto T，et al. Preliminary results of proton radiotherapy for pediatric rhabdomyosarcoma：a multi-institutional study in Japan. Cancer Med，2018；7：1870-1874.

128.Indelicato DJ，Rotondo RL，Mailhot Vega RB，et al. 45 GyRBE for group III orbital embryonal rhabdomyosarcoma. Acta Oncol，2019；58：1404-1409.

129.Laughlin BS，Golafshar MA，Ahmed S，et al. Early experience using proton beam therapy for extremity soft tissue sarcoma：a multicenter study. Int J Part Ther，2022；9（1）：1-11.

130.Weber DC，Habrand JL，Hoppe BS，et al. Proton therapy for pediatric malignancies：Fact，figures and costs. A joint consensus statement from the pediatric subcommittee of PTCOG，PROS and EPTN.

Radiother Oncol，2018；128（1）：44-55.

131. Mizumoto M，Fuji H，Miyachi M，et al. Proton beam therapy for children and adolescents and young adults（AYAs）：JASTRO and JSPHO Guidelines. Cancer Treat Rev，2021；98：102209.

132. Laprie A，Bernier V，Padovani L，et al. Guide for paediatric radiotherapy proceduRes，Cancer Radiother，2022；26（1-2）：356-367.

133. Ladra MM，MacDonald SM，Terezakis SA. Proton therapy for central nervous system tumors in children. Pediatric Blood & Cancer，2018；65（7）：e27046.

134. Constine LS，Ronckers CM，Hua CH，et al. Pediatric Normal Tissue Effects in the Clinic（PENTEC）：an international collaboration to analyse normal tissue radiation dose-volume response relationships for paediatric cancer patients. Clin Oncol（R Coll Radiol），2019；31（3）：199-207.

135. 樊代明.中国肿瘤整合诊治指南（CACA）.天津：天津科学技术出版社，2022.

136. 樊代明.整合肿瘤学·临床卷.北京：科学出版社，2021.

137. 樊代明.整合肿瘤学·基础卷.西安：世界图书出版西安有限公司，2021.

光动力疗法

❖ 肿瘤难治　光懂未来 ❖

❖ 刀光见处　延年减害 ❖

❖ 光随镜至　早除晚在 ❖

❖ 镜光相辅　呼吸畅快 ❖

❖ 光束出鞘　生育再来 ❖

主 编

王洪武　胡韶山　胡效坤　高社干　陈谦明　李瑞珍

副主编（以姓氏拼音为序）

但红霞　董彩红　贾瑞诺　林存智　龙　发　李长忠　李　伟（安徽）
李　伟（山东）　李永哲　马洪明　单探幽　宋晓东　田　军　吴瑞芳
阴慧娟　邹　珩　张恒柱　张　楠　曾　昕

编 委（以姓氏拼音为序）

班承钧　毕　红　鲍峻峻　曹　彬　曾京华　柴　艳　陈　昊　程　森
陈恩国　陈明辉　程永毅　初　明　崔世超　崔植芳　丁卫民　董佳玮
范惠珍　冯铁虹　高　鸿　郭立宏　郭述良　郭子倩　韩苏军　何　园
胡林军　金　鑫　姜焕荣　李　波　李海涛　李王平　李　巍　李婉莹
李学达　李学良　李亚光　李耀斌　李兆沛　林殿杰　刘　斌　刘　彪
刘　成　刘慧龙　刘士锋　刘　伟　刘　欣　刘　昱　刘智慧　罗广裕
罗婉茹　宓　兵　马振文　倪金良　牛洪欣　齐义军　秦怀海　邱国钦
任传云　沈观乐　宋　莉　宋　文　孙加源　孙晓方　唐瑶云　陶梅梅
滕　俊　王　斌　王从晓　王　栋　王　红　王佳佳　王林洋　王　楠
王青兵　王晚萍　王　晓　王晓平　王　翔　王贤德　王永彬　王　智
王智娜　汪　涛　魏建军　吴红波　吴敏红　吴　平　武晓红　肖　竦
谢　蕊　徐　锋　闫秀伟　杨莉莉　杨　毅　叶涛生　尤　琦　于维霞
袁小志　袁　毫　詹　奇　张　浩　张华平　张梦曦　张儒有　张　伟
张晓宇　张旭光　赵冰冰　赵鸿韬　赵　行　赵玉达　郑颖娟　周红梅
周建成　周　炎　祖育娜

第一章

肿瘤光动力治疗的历史沿革

光动力治疗（photodynamic therapy，PDT）已有4000多年（古埃及时代）历史。当时发现植物中的补骨脂素口服后会积聚在皮肤中。患皮肤白斑病者口服某些草药（含补骨脂素成分）后，再照日光，白斑消失。但有关PDT的科学探索直到19世纪中叶才开始。

一、HP荧光属性的发现

1841年Sherer首先在研究血液成分时得到了HP，1911年，Walter Hausmann发现HP和光联合作用可杀灭细胞，他报道了HP和光照作用于草履虫和血红细胞的影响，以及注射HP后小鼠照光后的皮肤反应。小鼠给予10 mg HP，饲养在暗处，未出现任何症状，注射2 mg HP后暴露在阳光下，小鼠出现了红斑、浮肿和皮肤坏死。这些首创性发现为光动力疗法的发展和应用奠定了基础。

二、肿瘤光动力治疗的发展

1942年，Auler和Banzer报道皮下和肌肉注射外源性卟啉在恶性肿瘤中的定位和荧光，更容易富集在肿瘤、转移瘤和淋巴中。当用日光照射时可损伤肿瘤组织。这是人类首次发现HP对肿瘤组织的光敏杀伤作用。1972年，加州大学旧金山分校脑外科医师Diamond开始使用PDT一词，沿用至今。1974年PDT的先驱者Dougherty整合Diamond和Omson研究中各自的特点，以血卟啉衍生物（hematoporphyrin derivative，HpD）为光敏剂用于动物移植瘤实验，从而构成了当今PDT技术的雏形。1975年Dougherty和同事首次报道乳腺癌荷瘤小鼠注射HpD和红光激发后，48%的移植或诱发的动物肿瘤得到治愈，但若HpD或光剂量更低则不能引起肿瘤消减，单用HpD或红光也均无效。这是PDT发展的又一个重要里程碑。1976年PDT发展中的另一重大事件是，Kelly等观察了HpD-PDT对5例膀胱癌患者的治疗作用。1978年，Dougherty首次报道了PDT成功治疗25例肿瘤患者，113个原发或继发皮肤癌病灶，在给予HpD后24~168 h用氙灯产生的红光进行照射治疗，治疗后，98处癌灶完全消失，13处部分反应，只有2处病灶无效。Dougherty的这一工作成为PDT用于肿瘤临床治疗的里程碑式发现和奠基之作，也被公认为是肿瘤光动力治疗的先驱者。直到20纪60年代至70年代末，PDT逐渐成为一项治疗肿瘤的新技术，并被美国、英国、法国、德国、日本等不少国家批准。

中国1981年分离到HpD，并研究它们的光动力特性。1981年7月，北京同仁医院首次应用国产HpD成功治疗1例左下睑基底细胞癌患者，开创了国内PDT应用的先河。1981年，在北京成立了"北京地区PDT治疗协作组"。PDT诊治肿瘤曾被列为我国"六五""七五"科技重大攻关项目，取得了举世瞩目的成就，但近年来由于受光敏剂的影响，国内光动力的临床研究处于徘徊不前的状况。虽然国内有多款光动力治疗仪问世，但目前只有喜泊分被批准用于肿瘤治疗。

据悉，迄今为止，世界许多国家已批准了PDT治疗。日本、美国、欧洲国家和中国相继批准了用PDT来治疗一些癌症，如胃癌、肺癌、膀胱癌、胆管癌、脑胶质瘤等。

近年来，随着新光敏剂的不断开发和光源技术的发展，光动力疗法的基础研究和临床应用得到了深入和扩展，肿瘤临床应用方面已取得丰富经验。

第二章

肿瘤光动力治疗的机理

一、光动力治疗概念

PDT原称光辐射疗法（photoradiation therapy，PRT）、光化学疗法（photochemical therapy，PCT），它是利用光动力反应进行疾病诊断和治疗的一种新技术。在临床上，光动力疗法通常仅指光动力治疗，而将光动力诊断称为荧光诊断。

光动力反应的定义是由可见光、近红外光或紫外光所驱动的，通过生物组织中激发态光敏物质的退激而引发的一系列物理、化学和生物学过程。

在光动力反应体系中，物理退激与化学退激是同时存在而又相互竞争的两个反应过程。荧光诊断利用光动力反应过程中相对简单的物理过程，而光动力治疗则是利用其相当复杂的光化学—生物学过程，它的初级反应是光敏化反应，它的次级反应大多属于生物化学反应的范畴，随后发生的是一系列生物学反应。

二、光敏反应

光动力治疗的机制是光敏剂被细胞或组织吸收后，以特定波长激光照射下产生活性氧物种（reactive oxygen species，ROS），包括单线态氧（$^1O_2$）、超氧阴离子自由基（$O_2^-\cdot$）、羟基自由基（HO·）、过氧化氢（H_2O_2）、脂质过氧化中间产物（LO·，LOO·，LOOH·）等，它们具有很强的细胞毒性，目前认为光敏反应生成的ROS是靶体损伤的主要杀手。不同光敏剂的光物理和光化学特性差异很大，但产生光敏效应的途径相似。

（1）Ⅰ型机制（也称自由基机制）：光敏剂直接与底物或溶剂发生抽氢反应或电子转移，生产自由基或自由基离子。其中带负电荷的自由基与O_2发生电子转移作用，产生$O^{2-}\cdot$，进一步反应生成HO·等；碳中心的自由基可能会与氧反应生成过氧化自由基，进一步触发链反应导致大范围氧化性损伤。

（2）Ⅱ型机制（也称单重态氧机制）：光敏剂三重激发态直接与氧发生能量传递

反应，生成$^1O_2$，它具有高反应活性和高氧化性，能高效氧化生物分子，如不饱和脂肪酸、蛋白质、核酸和线粒体膜等，诱导肿瘤细胞死亡。

上述两种机制可同时出现，两者杀灭肿瘤作用大小取决于光敏剂的性质、底物、介质性质、氧浓度及底物与光敏剂的结合程度。两种过程相互作用，相互促进，有些活性物质还可相互转化。

三、PDT杀伤肿瘤的体内作用机制

（1）PDT对肿瘤细胞有直接杀伤作用，但在PDT治疗肿瘤时，有的以直接杀伤肿瘤为主，有的可导致癌细胞凋亡。定位于线粒体和内质网的光敏剂一般易引起细胞凋亡，如photofrin®、原卟啉、a-5-氨基酮戊酸（5-aminolevulinic acid，5-ALA）。很多研究者发现，弱PDT作用时，引起细胞凋亡；强PDT作用时，细胞迅速死亡。

（2）PDT的光敏反应可造成微血管破坏，激活血小板及炎性细胞，导致炎性因子释放，引起血管收缩、血细胞滞留凝集、血流停滞造成组织水肿、缺血、缺氧，从而杀伤肿瘤。

（3）间质是肿瘤细胞生长的“瘤床”，对物质扩散、运输和新生血管形成具有重要作用，间质中光敏剂含量很高，PDT对间质的破坏，对防止肿瘤的残留或复发很重要。

（4）PDT 的作用引起肿瘤处炎症反应（如淋巴细胞、白细胞和巨噬细胞浸润），炎症时组织感染和损伤外在反应，发炎过程与治疗部位的免疫反应程度密切相关。经 PDT 处理的肿瘤细胞外基质蛋白发生交联，交联蛋白可抵抗基质金属蛋白酶降解，阻碍癌细胞转移。同时，在PDT诱导炎症反应过程中释放的细胞外基质降解酶参与多种细胞因子和炎症因子的活化，促进免疫细胞在肿瘤局部的浸润。由此可见，肿瘤局部的复杂变化为架起连接固有免疫和适应性免疫的桥梁提供了一个适宜的环境。

动物实验显示，光照高能剂量PDT组的抑瘤效果显著高于光照低能剂量 PDT 组；PDT 可引起细胞毒性T淋巴细胞在肿瘤局部浸润增加，光照低剂量 PDT 组对肿瘤局部$CD8^+$ CTLs的免疫增强效应优于光照高剂量PDT组。

目前报道PDT制备肿瘤疫苗的相关方法，并且指出 PDT体外制备的疫苗具有免疫刺激效应。Gollnick 等将 PDT制备的肿瘤疫苗与紫外线及电离辐射制备的肿瘤疫苗进行比较，发现PDT制备的肿瘤疫苗具有肿瘤特异性，可诱导细胞毒性T细胞反应，且不需免疫佐剂即可发挥效应。PDT疫苗具有诱导 DC 细胞成熟，如分泌 IL-12 的能力。

第三章

光敏剂和光源设备及导光系统

一、光敏剂

（一）定义

在光化学反应（photochemical reaction，PCR）中，有一类分子，它们只吸收光子并将能量传递给不能吸收光子的分子，促其发生化学反应，而其本身则不参与化学反应，恢复到原先状态，这类分子称为光敏剂。由光敏剂引发的光化学反应称为光敏反应。

（二）分类

光敏剂可以按许多不同方法进行分类，各有不足。这么多的分类法，既反映了不同的科学家、临床医师及众多厂家之间的差异，也说明相互间缺少联系。

1.按代分类

（1）第一代出现于1841年，是基于卟啉的光敏剂，包括HP及其衍生物，通称HpD。该产品于1993年和1995年分别被加拿大和美国批准用于治疗各种肿瘤（如食道癌、膀胱癌和胃癌等）。

（2）第二代是在试图减少第一代光敏剂缺陷的基础上开发出来的光敏剂。第二代光敏剂包括卟啉类、扩展的卟啉类、叶绿素衍生物及染料等多种物质。

（3）第三代光敏剂包括结合各种修饰物的第一代和第二代光敏剂，如生物修饰、抗体和纳米颗粒等。偏见认为新一代光敏剂总会优于老光敏剂，临床实际并未对它们进行一一对比而证实或否定这一点；而且许多第二代和第三代光敏剂还未成为商品，所以即使真有改进，也不能让患者受益。

（4）第四代光敏剂是2017年刚被提出，认为由光敏剂分子作为主体而构建的纳米体系，也许可很好解决光敏剂聚集、生物相容性等问题，此类研究还不多，多为临床前研究阶段。

2.按作用靶点分类

有些光敏剂多在组织内积聚，而另一些则多存在于供血血管中。有些光敏剂如卟吩姆钠（porfimer sodium）可先广泛存在于血液循环中，然后再分室分布。在临床上，为了针对新生血管时就可采用这种血管性光敏剂。但几乎所有侵袭性肿瘤都有新生血管，是否为此而专门采用某一种光敏剂，并无关键性的意义。有人试图按照特异作用靶如细胞膜、亚细胞膜或其他区域来对光敏剂分类。HpD由较小的单体、二聚体和较大的寡聚体组成，较小成分可被摄入线粒体，较大成分则被活跃地吞噬进入质膜。Chlorin e6（MACE）通过内饮作用进入溶酶体。酞菁类在线粒体积聚。苯并卟啉衍生物（benzoporphyrin derivatives，BpD）多在高尔基器中集中。氨基酮戊酸（aminolevulinic acid，ALA）进入细胞膜、溶酶体和线粒体。将光敏剂与某些载体如纳米颗粒相结合，积聚部位可能发生很大变化。

3.按化学结构分类

化学家们广泛采用化学结构来表征光敏剂，但这对临床并无多大意义。

（三）应用于肿瘤治疗的光敏剂

1.光敏素（卟吩姆钠，porfimer sodium）

这种血卟啉衍生物可能认为是肿瘤PDT治疗的现代光敏剂之父，它使PDT走向了世界。30年来已有多种HpD制剂上市，治疗患者成千上万。这种光敏剂是由单体、二聚体和寡聚体组成的物质，是从HP通过不同化学加工而来，各种成分都具有临床活性，因生产过程不同，最终产物各种亚组分的含量会有不同。尽管有这些差异，但临床上表现还是相似的。在良好计划的临床试验的基础上，已获得多个国家批准，可用于治疗膀胱、皮肤、肺和食管肿瘤。

2.喜泊分（血卟啉注射液，Hematoporphyrin Injection）

喜泊分主要成分有HP、卟啉聚合体、羟乙基-乙烯基次卟啉及少量原卟啉。适用于定位诊断和治疗口腔、膀胱、支气管、肺、消化系统等部位的浅表癌症及白斑等癌前病变，并可用于治疗鲜红斑痣。注射本品5 h后，粪尿总排泄量占注射剂量的73.29%。第11天是91%，本品需遮光、密闭，在0℃以下保存。

喜泊分Ⅲ期临床研究参与单位为由北京肿瘤医院、解放军总医院、北京协和医院、北京医科大学口腔医院、中国医学科学院肿瘤医院。入组实体瘤患者共计428例，其中光动力诊断100例，治疗328例。在诊治激光照射前48~72 h静脉滴注，用药剂量5 mg/kg，用药前需做皮肤试验。治疗激光波长630 nm，输出功率密度平均

400 mW/cm², 光剂量密度200~400 J/cm²。诊断病例100例（食管癌28例，贲门癌56例，胃癌16例），采用荧光分光仪显示记录打印，判定标准分阳性，可疑与阴性，肿瘤阳性率91%，良性病变均阴性，荧光显示与病理符合率94%，假阴性率2.0%。治疗病例328例，其中浅表癌37例，口腔颌面癌40例，鼻咽癌2例，乳腺癌11例，肺癌74例，食管癌33例，贲门癌72例，胃癌21例，直肠癌1例，膀胱癌37例。腔内肿瘤经由内镜导入激光照射，治疗四周后判定疗效，按国际通用标准分为完全效应（CR），部分效应（PR），稍有效（MR）与无效（NR）。全组获CR114例，PR85例，MR 49例，NR 50例，总有效率（278/328）84.8%，CR+PR占69.8%。其中浅表恶性肿瘤总有效率高达97.8%，内腔恶性肿瘤总有效率79.8%。诊治后血常规、肝功能、肾功能复查均无异常，无造血与肝肾损害。用药后因避光不当发生暴露部位皮肤光敏反应者占全组2.3%，对症处理数日消退，1例治疗后低热（38℃以下），经3 d消退。综上所述，经Ⅲ期临床验证，喜泊分作为光动力学诊治恶性肿瘤的光敏剂，疗效肯定，不良反应轻，对重要脏器无毒性反应。且与激光联用能增强杀伤癌细胞的作用。

3. 氨基酮戊酸（aminolevulinic acid，ALA）

在体内，这种前体药是通过酶催化转换成为有活性的光敏剂原卟啉IX（protoporphyrin IX，PpIX），它继而转换成为血红素。而且，与正常组织相比，肿瘤组织中产生更多的过量PpIX，故而在肿瘤组织与周围正常组织之间形成明显浓度差。ALA的配方可口服、静脉或局部用药。已有多项精心设计的ALA-PDT治疗清除早期的和表浅的非黑色素性皮肤恶性肿瘤获得高度成功，其临床与容貌保存效果均优于其他皮肤科治疗。ALA也已成功用于治疗头颈部肿瘤、Barrett食管、膀胱肿瘤、前列腺癌。

4. 2-[1-己基氧乙基]-2-二乙烯基焦磷酸-a{2-[1- exyloxyethyl]-2-devinyl py - ropheophorbide-a，HPPH}

在400多种做过结构/活性定量检测的光敏剂中，二氢卟吩衍生物photochlor可能是最有希望的一种。这种亲脂性药物在体内不被代谢，从血浆清除相对较慢，经665 nm和408 nm的光激发，作用都很强，故表面照射或深度照射都可以。此光敏剂已用于治疗猫和狗的自发肿瘤。

5. 酞菁类

该染料家族及其相关化合物萘酞菁都是光动力活性很强的光敏剂。结构类似于卟啉，常包含有1个中心原子（常为锌、硅或铝），以增加其单线态氧产生。在670 nm附近有一个很强的吸收波段，能产生荧光，临床上可采用100 J/cm²的光激发。现已有多款产品进入Ⅲ期临床试验。

6. 他拉卟吩钠（Talaporfin sodium）

这种二氢卟吩衍生物有许多名称，包括MACE、NPe6、LS11、Laserphyrin、Litx™、

Photolon 及 Apoptosin ™。一般来说，二氢卟吩的单线态氧产额很高，是很有效的光敏剂。它以640 nm的光激发，必须在用药后2~4 h内照光，以取得最大效应。实际上用药后12 h已无光动力反应。治疗肝和头颈部复发癌的Ⅲ期临床试验目前正在进行之中。

7.特来汀（Turlytin）

乙基锡初紫红素（初卟啉锡）（tinethyl etiopurpurin，SNET2）是一种人工合成的红紫素，是叶绿素的降解产物。其中央的锡原子增强660 nm红光的吸收。此药的初步临床疗效甚佳，前景看好，有待实现商品上市。

8.帕多芬/帕德利莫金（Padoporfin/padeliporfin）

这两种光敏剂都是细菌叶绿素（细菌的叶绿素等价物）的细菌脱镁叶绿酸（bacteriophorbide）衍生物。Padoporfifin（WST9，Tookad）是疏水性的，需要载体。Padeloporfifin（WST11）是亲水性的，用药容易。目前的前列腺癌治疗研究采用 padeliporfifin，治疗结果尚待明确。

9.路德（Lutrin）/特克沙芬（Texaphyrins）

Lutrin 和 Texaphyrins 是合成的和扩展的卟啉类光敏剂，但其临床功能远超出 PDT 治疗。Lutrin（motexafifin lutetium，Lu-Tex）-PDT已经进入临床试验。Lutrin是一种水溶性光敏剂，容易通过静脉给药。清除迅速，1 d后已不引起光敏反应。

10.替莫卟吩（Temoporfin）

Temoporfifin 是二氢卟吩家族的一员，已有商品，广泛用于PDT治疗。它在652nm 光波照射下产生非常大量的单线态氧，是最强的光敏剂之一。Foscan 是一种临床功效很强的光敏剂，但比许多其他光敏剂更易受到不精确的计量学和日光曝露的影响。因其致瘘率高，现禁用于腔道肿瘤治疗。

二、光源设备与导光系统

（一）光源设备

1.基本原理

（1）光的作用

光动力治疗的根本是光动力反应（photodynamic action），也称为光敏化作用，或称敏化光氧化作用，概括地说是在有氧、光和敏化剂同时参与下的化学或生物化学变化。光、光敏剂和氧被称为光动力治疗的三大要素，缺一不可。光源作为光动力作用的动力，在光动力治疗中的作用非常重要。

由于光动力作用中光源是用来激发光敏剂的，它的作用就是给光敏剂发生能级跃迁提供光子能量，因此光源选择一定要与治疗用的光敏剂相匹配。不同的光敏剂发生能级跃迁所需要的能量不同，激发效率不同，产生的荧光和单态氧的量子产率不同，光漂白量子产率也不同，这是由光敏剂分子的自身特性决定的，而这种特性决定了激发光源的波长和能量。因此，光动力治疗中光源设备的选择由所用光敏剂决定。一般情况下，光源设备的选择主要看两个参数。

a.波长：光源设备一般会明确指出其中心波长或波长范围，将之与光敏剂的峰值激发波长相对比，刚好匹配或覆盖光敏剂的峰值激发波长的光源设备即可用于治疗。如果光源设备的中心波长或波长范围在光敏剂激发光谱峰值两侧，离峰值越远，激发效果越差。

b.功率：一般情况下，光源设备的功率都是可调的，功率范围在光动力治疗建议范围内即可。1~10 W的光源设备是比较合适的。

（2）光源设备的类型

光动力光源设备的类型主要包括激光器、窄带LED光源和宽谱白光。其中激光器最为常见，早期或有些情况下用弧光灯或荧光光源，加载窄带滤光片，现在已不常用。而近年来随着LED技术的发展，高功率窄带宽的LED被用于光动力光源设备的研发，特别是用于治疗面积较大皮肤病变的光动力治疗。

2.激光器

（1）原理

"激光"一词的英文原名"LASER"是"light amplifification by stimulated emission of radiation（受激辐射光放大）"取头一个字母的缩写。激光是一种单色性佳、相干性强、方向性好、亮度高的相干光束。激光器从微波量子放大器发展而来。世界上第一台激光器——红宝石激光器是1960年由梅曼研制成功。

激光的发光机制是受激辐射光放大。一般激光器由三部分组成：具有亚稳态结构的工作物质、激励能源、光学谐振腔。而产生激光的必要条件则是实现粒子数反转、光学谐振腔。

（2）分类

激光器件种类繁多，分类方法也有很多种。按产生激光的工作物质不同，可以分为气体激光器、固体激光器、半导体激光器、液体激光器、化学激光器、自由电子激光器等。按工作方式，激光器可分为连续和脉冲两大类。按激光技术，激光器可分为静态脉冲激光器、调Q激光器、锁模激光器，也可分为单模（单纵模和单横模）激光器和多模激光器。

（二）导光系统

导光系统又称光传输系统。其定义为：在光源与靶组织之间对光进行受控传输的系统。导光系统已经成为现代激光医疗系统中不可或缺的一部分。有时，激光治疗能否进行或进行得好坏，起决定作用的不再是激光器的选择，而是有否符合要求的导光系统。

1.基本原理

导光系统从结构上通常可分为输入端、导光部分和输出端三段。输入端的作用把激光器输出的激光束耦合进导光部分以供传输；导光部分的作用是把激光以最小的损耗引导到输出端，传输过程中要尽可能保持光束原有质量；输出端安装的光学元件（靶标光学元件）可根据需要变换激光束，以满足治疗需要。最早出现的激光导光系统是导光关节臂，即关节导光系统，是20世纪60年代末应CO_2激光手术的需要而发展起来的。光纤虽然在医疗器械中的应用很早（1960年即用于图像传感），但几年之后才作为传输系统传输激光能量以供治疗，首先应用的是石英光纤，可以传输300~2500 nm的激光。随着纤维光学技术的飞速发展，人们开发出了许多新型光纤和光波导，传输激光波长短到200 nm以下的远紫外光，长到十几微米的远红外光。

2.光纤

光纤是一种能够传输光频电磁波的介质波导，其传光机理是光的全反射原理。光纤的典型结构包括纤芯、包层和护套三部分。纤芯和包层构成传光的波导结构，护套只起保护作用。光纤的种类很多，按材料可分为玻璃光纤、塑料光纤和液芯光纤；按折射率分布可分为阶跃光纤和变折射率光纤；按使用波段可分为可见光光纤、紫外光纤和红外光纤；按所传输模的数目可分为单模光纤和多模光纤。按临床应用分为柱状光纤、点状光纤、透镜光纤、平头光纤、球囊光纤等。

光在光纤中传输会发生损耗，光纤损耗有下列两种主要根源：吸收损耗和散射损耗。①吸收损耗，是由于光纤材料和其中的有害杂质对光能吸收引起的，它们把光能以热能形式消耗于光纤中。材料吸收损耗是一种固有损耗，不可避免。只能选择固有损耗较小的材料来做光纤。石英在红外波段内吸收较小，是优良的光纤材料。②散射损耗，由于光纤制作工艺上的不完善，如有微气泡、内应力或折射率分布不均匀，则光在这些地方会发生散射，使光纤损耗增大。

三、安全事项

（一）剂量安全

PDT 面临的最主要的临床问题之一就是光照射剂量的控制。也就是要根据肿瘤及其周围组织的光学性质和形状，优化选择照射源的几何形状和辐射强度，使治疗组织体积内获得最合理的光能量分布，以避免治疗剂量不足造成的治疗后肿瘤再生长，或剂量过量造成的正常组织热损伤。光动力疗法的本质是光化学反应，光敏剂受光激发产生能量转移和电子传递，与周围的氧分子或其他底物发生化学反应。所以光动力疗法的光剂量不宜过大，以单独照射不引起不可逆损伤为标准。一般情况下，功率不超过1 W，但也要考虑光斑面积，功率密度在50~300 mW/cm^2。

（二）器件安全

器件安全主要是指与人体直接接触的光纤。由于光纤易脆、易断及不能对折等特点，在进行光纤操作时要注意以下几点。

（1）光纤不易直接接触组织，不管光纤是表面照射还是与内窥镜配合使用进行管腔内照射，都要注意不要将光纤直接与组织接触。光纤与组织直接接触会产生以下隐患：①造成组织损伤，因为光纤较为坚硬且尖锐，光纤与组织直接接触易造成组织损伤；②造成光纤断裂，光纤脆弱，碰到较硬的组织或用力过度，会造成光纤断裂，致使治疗中断。最危险的是光纤断头掉入组织中，未及时取出，造成后续医疗事故；③造成光纤烧蚀，因为组织和空气的热传导性能不同，当光纤端口被组织或组织液包裹时，容易产生过热，“烧糊”光纤外包层。

（2）光纤不能对折，光在光纤中传播的原理在上节中提到，是光的全反射传播，这需保持光路相对稳定。所以光纤虽然可以360°弯曲，但是不能对折或折叠，这是造成光的泄露，增加光纤损耗，导致治疗剂量不准确。

第四章

肿瘤光动力治疗的注意事项

一、环境及患者注意事项

（1）病房要求：病房门窗须用黑色遮光布，采用小功率乳白色灯光照明或使用台灯。

（2）患者注射光敏剂后需及时戴墨镜、入住暗房，并注意观察病情变化情况。

（3）注射光敏剂40~50 h后做PDT，必要时第2天重复一次。

（4）PDT术后3 d内应观察患者局部黏膜水肿情况，必要时可预防性使用激素3 d。

（5）PDT术后1个月内随时注意患者皮肤暴露部分，出现光过敏性皮炎，及时抗过敏对症处理。1个月后先让小部分皮肤暴露在阳光下，证实无过敏症状才可外出。

二、工作人员注意事项

（1）光动力仪产生的4级激光对眼睛有危险。应避免眼睛或皮肤暴露于光束，所有激光使用的区域必须给予保护措施。特别是当激光系统工作时，所有人都要戴保护眼镜。不要注视正在定位的光束或直接通过光学设备观察激光射线。室内避免放置金属和玻璃等反射材料。必须注意在手术室门上贴上明显标志，防止未戴防护眼罩的人员进入治疗室。保护眼镜应使用适于半导体激光波长范围630 nm、光密度（optical density，OD）>4的专用护眼镜，其他墨镜对眼睛保护是不适当的。合格的眼镜可从代理商处得到。

（2）应确保防护套消毒，避免光纤污染。消毒防护套由PTFE材料制成，可反复使用和用普通消毒液消毒。光纤不可高温高压消毒。

（3）不要使用可燃或易爆、可能被激光点燃的麻醉气体。避免在设备操作场所使用其他的可燃或挥发气体物质。

（4）使用者应该在操作激光设备之前通读并且彻底地熟悉机器的操作手册。

（5）实施PDT的医生必须取得我国执业医师资格证，经过肿瘤光动力治疗专业培训。

三、避光宣教

目前国内唯一获批应用于肿瘤治疗的光敏剂是喜泊分，作为血卟啉衍生物，在应用中最主要问题是光过敏反应。故治疗前对患者进行避光宣教，告知其避光时间及程度，尤为重要。

（一）给药第1周

患者皮肤和眼睛对光线十分敏感，此时需严格避光，避免直接暴露在阳光下。需留在暗室内，暗室内可使用一个60 W以下的黄炽灯泡的台灯，可观看电视，安全距离2米以上，并戴黑色眼镜。最好不要使用电脑或手机。

（二）给药第2周

患者眼睛对明亮光线仍十分敏感，仍需继续佩戴墨镜，皮肤对光线也是敏感的，仍需避免直接暴露于阳光下。但本周光敏药物处于代谢过程中，应逐渐增加室内光线照射亮度，直至恢复至正常室内照明状态。本周仍需避免使用手机或电脑，观看电视需保持安全距离。

（三）给药第3—4周

患者皮肤对光线还有一定的敏感性，需避免强烈阳光直射和室内强光照明。患者可在夜晚外出活动。如必须白天去户外，建议其阴天出行，或避开上午10点至下午2点光线最强时段。患者需戴上墨镜（<4%透光率），手套，宽边帽，长袖衬衫，长裤和袜子。此期间建议患者要避免明亮的光线如阅读灯的照射；尽管普通室内光线不是有害的，但天窗直接照射的光线也应避免，需要挂窗帘或躲避在阴影内。

（四）给药4周后

嘱患者进行光敏感试验。方法是将其手放在一个有直径约2cm的洞的纸袋内，将其暴露在阳光下照射10 min：如在24 h内出现肿胀、发红或水泡，则患者应继续避光直到2周之后，再进行重新测试；如在24 h内无任何反应，患者可逐渐恢复接触阳光。可尝试第一天暴露于光照下15 min，如无问题，可逐步增加暴露时间。初期建议避开阳光最强时段（10：00—14：00）。至少三个月不要进行日光浴或使用太阳灯、日光浴床。还需避免眼科灯光检查。

由于光动力治疗应用范围较广，现已广泛用于神经、呼吸、消化、妇科、介入等领域，不同专业具有各自独特的特点及注意事项。

第五章

肿瘤光动力治疗的优势

光动力治疗的优点不同于传统手术、放疗和化疗三大治疗手段，它对靶组织及损伤程度都具可选择性，可减少对正常组织损伤。与手术、化疗、放疗等常规治疗手段相比，光动力疗法有如下重要优点。

一、创伤小

借助光纤、内窥镜和其他介入技术，可将激光引导到体内深部进行治疗，避免开胸、开腹等手术造成的创伤和痛苦。

二、毒性低微

进入人体组织的光敏药物，只有达到一定浓度并受到足量光照射，才会引发光动力学反应而杀伤肿瘤细胞，是一种局部治疗的方法。人体未受到光照射的部分，并不产生这种反应，人体其他部位的器官和组织都不受损伤，也不影响造血功能，因此光动力疗法的毒副作用是很低微的。治疗后患者恢复迅速，缩短住院时间。

三、选择性好

光动力疗法的主要攻击目标是光照区的病变组织，对病灶周边的正常组织损伤轻微，这种选择性杀伤作用是许多其他治疗手段难以实现的。

四、适用性好

不同细胞类型的癌组织对放疗、化疗的敏感性可有较大差异，应用受到限制；而光动力疗法对不同细胞类型癌组织都有效，适用范围广。

五、可重复治疗

癌细胞对光敏药物无耐药性，患者也不会因多次光动力治疗而增加毒性反应，所以可重复治疗。

六、可姑息治疗

对晚期肿瘤患者，或因高龄、心肺肝肾功能不全、血友病而不能接受手术治疗的肿瘤患者，光动力疗法是一种能有效减轻痛苦、提高生活质量、延长生命的姑息性治疗手段。

七、可与多种治疗方法协同

①与手术联合：对某些肿瘤，先进行外科切除，再施以光动力治疗，可进一步消灭残留癌细胞，减少复发机会，提高手术的彻底性；对另一些肿瘤，有可能先做光动力治疗，使肿瘤缩小后再切除，扩大手术的适应证，提高手术成功率。②与化疗联合：近年来，化疗与光动力联合治疗恶性肿瘤逐渐用于临床，并取得了较好疗效。一方面，光动力治疗可辅助化疗，增强靶向特异性，并通过改变血管通透性介导药物更好在肿瘤区富集；另一方面，化疗可辅助光动力治疗，清除残余癌细胞并抑制损伤血管的再生。二者联合治疗，可增强控瘤疗效并减少全身毒副作用。③与放疗联合：放疗与卟啉类光敏剂-PDT联合应用是安全有效的。一般主张先做PDT后放疗，如先做放疗，需待1个月后放疗的急性炎性反应期过后，方可行PDT。④与分子靶向药物联合：目前研究表明，厄洛替尼联合PDT能增强PDT的疗效，同时PDT可降低TKI类药物的耐药性，改善患者预后。⑤与免疫治疗联合：光动力免疫疗法（photodynamic immunotherapy，PDIT）逐渐引起人们的关注，PDIT是将光动力治疗和免疫疗法联用于疾病治疗中，使两种疗法协同发挥疗效的治疗方法，但目前这些研究均在实验室阶段，尚无大规模临床应用证据。

八、可消灭隐性癌灶

临床上有些肿瘤，如膀胱移行细胞癌，在主病灶外可能有散在的肉眼看不见的微小癌巢，常规治疗手段只能去除主病灶，对隐性癌巢无能为力，但用光动力疗法采取全膀胱充盈后表面照射的方法，消灭可能存在的所有微小病变，从而大大减少肿瘤复发的机会。

九、可保护容貌及重要器官功能

对颜面部的皮肤癌、口腔癌、阴茎癌、宫颈癌、视网膜母细胞瘤等，应用光动力疗法有可能在有效杀伤癌组织情况下，尽可能减少对发病器官上皮结构和胶原支架的损伤，使创面愈合后容貌少受影响、保持器官外形完整和正常的生理功能。

第六章

肿瘤光动力治疗的临床应用

一、呼吸道肿瘤

（一）适应证和禁忌证

1.适应证

（1）早期病变的治疗：此类患者经过光动力治疗后，有望达到根治目的。

a.早期中央型肺癌。

b.原发性气管恶性肿瘤。

需满足如下条件：需经CT、超声支气管镜（EBUS）、光学相干断层成像技术（OCT）、窄波光支气管镜（NBI）或是荧光支气管镜（AFB）确认。病理证实为恶性肿瘤，且病变累及黏膜、黏膜下层，未累及软骨，病变厚度<1 cm，无淋巴结及远处转移，患者无法耐受手术或不接受手术治疗。

（2）姑息性治疗：

a.原发或转移性气管恶性肿瘤，管腔堵塞<50%。

b.原发或转移性支气管恶性肿瘤。

c.多源发中央型肺癌。

d.肺癌手术后残端局部复发。

e.中央型肺癌放疗后局部复发。

需满足如下条件：肿瘤呈管内型或管内+管壁型，以管外型为主的混合性病变不建议行腔道PDT。

2.禁忌证

（1）血卟啉症及其他因光而恶化的疾病。

（2）已知对卟啉类或对任何赋形剂过敏者。

（3）现在正在用光敏剂进行治疗。

（4）计划在30 d内行外科手术治疗者。

（5）存在眼科疾病需在30 d内需要灯光检查者。

（6）严重的心肺功能不全、肝肾功能不全，不能耐受支气管镜下治疗。

（7）明显的凝血功能障碍。

（8）肿瘤已侵犯大血管、气道食管肿瘤贯通性浸润。

（9）食管气管瘘、气管纵隔瘘、支气管胸膜瘘、支气管管壁结构被破坏。

（10）气管肿瘤致管腔重度狭窄者（>75%），严禁直接行光动力治疗。

（11）孕妇慎用：卟吩姆钠被认为是怀孕风险C级（毒性，无致畸）的药物，具有非透析性。

（二）操作流程

1.术前准备

（1）术前检查

a.实验室检查：血常规、肝肾功能、凝血功能、乙肝五项、抗HCV、性病组合。

b.功能检查：肺功能检查、心电图、超声心动图。

c.影像学检查：胸部CT平扫+增强+气管树的三维重建：明确管壁厚度、是否浸透全层、与邻近器官有无浸润、与邻近血管有无浸润、有无邻近淋巴结转移。

d.内镜检查：建议术前2周内行支气管镜检查，观察病变的部位、个数、厚度，管腔堵塞程度。如有条件建议同时行超声支气管镜、荧光支气管镜检查，明确病变的范围及厚度。

（2）知情同意及告知：术前应向患者及其家属解释光动力治疗的过程、治疗期间的可能出现的风险及并发症，我们可给予的应对措施、疗效及随访情况。同时应告知其他可选择的治疗方案，取得患者及家属的同意。并进行避光宣教（具体内容见前文）。

（3）病房要求：病房的窗户须用避光窗帘，房间内照明灯光需使用<60 W黄炽灯。

（4）患者要求：患者注射光敏剂后需戴墨镜、入住避光房间。

（5）医务人员要求：需经过光动力治疗规范培训，在进行治疗时需佩戴防护眼镜。

2.操作过程

（1）药物配制和用量

a.皮试：将光敏剂（喜泊分）稀释至0.01 mg/mL，0.1 mL皮内注射，注射区避强光。结果判断：15 min后观察局部反应，有无红肿硬结等过敏现象，皮试阴性者方可使用该药物。

b.给药方式：喜泊分从恒温冰箱中取出药品放置于太阳光不可照射到的地方，静置复温至药品从冰水混合物状态恢复至液体状态，抽取药品溶于250 mL生理盐水中，使用避光输液器输注，1 h内输毕。输液过程中加强巡视，必要时予心电监护，观察患者有无不适、生命体征变化及防止药液外渗。

c.药品的使用剂量：喜泊分2~3 mg/kg。

（2）光源选择

用于喜泊分-PDT的光源为半导体激光器，发射波长630±3 nm，功率0.1~2 W，照射多采用2~5 cm的柱状光纤，根据病变长度选择不同长度弥散段的光纤。

（3）照光参数

临床应用时，照光参数是极为重要的。能量密度、功率密度、照光时间是照光的三大参数，设计柱状扩散光纤PDT光剂量时要选定两个参数，即受治病灶的长度和总光剂量。辐射光的覆盖区应大于其边缘约0.5 cm。三者之间的换算公式如下：

照光时间（s）=能量密度（J/cm^2）÷功率密度（W/cm^2）

照光时间和功率密度是临床应用时可供调节的两个照光参数。照光时间越长、功率密度越大即能量密度越大，疗效越好，但不良反应也越重。

（4）治疗步骤

a.制定治疗计划：通过术前检查评估病变的范围、确定光纤的选择、照射方式、照射位置及输出功率和照射时间。

b.静注血卟啉液40~48h后，在局麻或全麻下行电子支气管镜，确定病变区域，将柱状光纤自活检孔道送至病变区，应用波长为630 nm、功率密度100 mW/cm^2，能量密度为150~200 J/cm^2进行照射。照射时光纤需超过病变范围两端各0.5 cm。如病变较长，可分段照射。

c.建议间断照光（照射3~5 min，间隔1~3 min）疗效明显优于持续照光。

d.初照与复照间隔24 h，复照前需先清理治疗部位表面的坏死物，切忌过度清理，避免出血，如出血量较多，说明清理范围大大超出光动力治疗深度，需立即停止。复照能量密度一般不超过初照。

e.照射结束3~5 d内需再次行支气管镜，镜下清理治疗部位表面坏死物，避免管腔堵塞。

f.对早期病变，可在局麻下或安定镇痛下用支气管镜引导直接进行照射。对姑息性治疗，先在全麻下经口插入硬质气管镜或气管插管，经硬镜或气管插管进可弯曲支气管镜，如有呼吸介入4级技术，可采用硬镜铲切、二氧化碳冷冻冻取、激光/氩气刀烧灼消融、电圈套器套扎肿瘤等技术将气管支气管内肿瘤进行减瘤治疗，再针对肿瘤的残存部位进行照射，可获得更优的疗效。对于支气管肿瘤如无法切除肿瘤，也可将治疗光纤直接插入瘤体内进行照射。

3.注意事项

（1）光照问题：输注喜泊分40~48 h后给予照射，常规照射2次，功率密度100 mW/cm²，每次的能量密度为150~200 J/cm²。

（2）治疗方式的选择：

a.中央气道Ⅰ-Ⅲ区肿瘤管腔堵塞<50%，直接行光动力治疗。

b.中央气道Ⅰ-Ⅲ区肿瘤管腔堵塞≥50%，进行支气管镜下减瘤治疗，处理后管腔狭窄<50%，再行光动力治疗，必要时PDT后立即置入气道支架，因金属覆膜支架可影响光线穿透，第二次照射前需将支架取出后再照射。

c.支气管（中央气道Ⅴ-Ⅷ区）肿瘤致管腔狭窄，单侧病变无论狭窄程度如何，均可直接行光动力治疗，双侧病变建议每次照射一侧，隔日进行，或照射后放置Y形气道支架。

●如支气管管腔狭窄<50%，直接行光动力治疗；

●如支气管管腔狭窄>50%，可减瘤后使管腔狭窄<50%，再行光动力治疗；

●如单侧支气管管腔狭窄>50%，亦可将光纤直接插入瘤体内，行间质光动力治疗，或与表面光动力治疗联合，照射后再减瘤，可降低术中出血风险；

●如支气管管腔狭窄>50%，亦可行光动力治疗后立即放置支气管支架。第二次照射前，再将支架取出。

（三）疗效评价

呼吸道肿瘤光动力治疗疗效评价标准（2019版）

1.近期疗效评价标准（评价时间：PDT治疗后1个月）

（1）完全缓解（CR）：支气管腔内癌变完全消除，黏膜活检病理未见肿瘤细胞。

（2）部分缓解（PR）：支气管腔内癌变的长度×厚度的乘积较治疗前缩小≥30%黏膜活检病理仍有肿瘤细胞。

（3）疾病稳定（SD）：既没缓解，也没进展，黏膜活检病理仍有肿瘤细胞。

（4）疾病进展（PD）：癌变范围超过原病灶区，活检有肿瘤细胞。

2.远期疗效评价标准

（1）总生存期（OS）：从治疗开始到因任何原因引起死亡的时间。

（2）无进展生存时间（PFS）：从治疗开始到肿瘤进展或死亡的时间。

（3）生活质量评分（KPS）。

治疗前后应定期评估，每次评估都需要行胸部CT平扫+增强、支气管镜检查、取组织活检作为客观评价依据。肿瘤的治疗不再着眼于肿瘤缩小，同时还要关注生活质量，故在远期疗效评价标准中引入生活质量评分。

（四）随访

光动力治疗后1个月，光敏试验阴性，患者可正常接触阳光后返院复诊。复诊时需记录与光动力治疗相关的症状和不良事件。复查胸部CT及支气管镜检查，对早期病变需在病变处活检，明确肿瘤残存情况；对姑息性治疗需观察组织坏死及修复情况，评估管腔狭窄程度。此后每隔3个月随访一次，随访内容包括临床症状及体征、实验室检查、影像学检查、支气管镜检查、病理等。对于早期患者如病理持续阴性，2年后改为每半年随访一次至满5年。

（五）并发症及其防治措施

1.常见并发症

（1）光敏反应

发生率5%~28%。临床表现主要为皮肤过度晒伤样改变，如充血、红肿、辣痛，少数出现皮疹，多为红斑、丘疹，伴瘙痒或灼痛，重者可能出现脱皮、水疱。后期可能出现色素沉着。进行避光教育是整个治疗的十分重要的部分（避光教育见总论）。一旦发生，在皮肤最初出现麻刺感或红斑时，应立即躲避阳光，用冷水湿敷发热红肿部位，此后需避免阳光直射2周。对出现皮疹者，可口服抗过敏药物，局部涂抹含激素类药膏。对明显肿胀、出现水疱者，为严重光毒性反应，需静脉使用激素类药物、口服抗过敏药，避免接触阳光。

（2）咳嗽

发生率15%~34%。以刺激性咳嗽为主，常伴有咳痰费力，进行照射后可予口服止咳祛痰药物。

（3）呼吸困难

发生率18%~32%。主要表现为胸闷、活动后气短。多见于照射后坏死物堵塞管腔，形成全肺不张时，可伴有胸痛。在进行照射后3~5 d内需行支气管镜检清除坏死物。在治疗过程中一旦出现呼吸困难，需及时行镜下治疗，通畅气道，必要时放置临时性气管支架，维持管腔通畅。

（4）发热

一般在37~38℃。多为肿瘤坏死的吸收热或是肿瘤照射后形成坏死物堵塞管腔导致阻塞性肺炎所致。对症退热、抗感染等即可，必要时行支气管镜下清理坏死物，保证气道通畅。

（5）咯血

多为血丝痰，见于清理坏死物时损伤正常组织，或对于结构较为松散的肿瘤组织照射后组织坏死脱落，肿瘤创面过大，渗血。对症药物止血或支气管镜下止血。

常见并发症相对轻微，均能耐受，对症处理后症状很快可以消失。

2.严重及少见并发症

（1）急性黏膜水肿

表现为突发呼吸困难，口唇紫绀，喉鸣，大汗，不能平卧，血氧饱和度进行性下降。心率增快，血压升高。严重时可出现窒息死亡。多发生于病变位于中央气道Ⅰ区邻近声门处的，光照后声门水肿所致。对于此类患者术后连用3 d激素如甲泼尼龙40 mg iv Qd。术后气切包备于床旁，必要时行预防性气管插管。一旦出现呼吸困难、血氧饱和度进行性下降，建议在支气管镜引导下行气管插管，插管困难时立即行气管切开。

（2）穿孔

当气管支气管、食管、胃肠道等空腔脏器恶性肿瘤进行PDT时，如肿瘤侵及空腔脏器管壁全层，照射后肿瘤组织坏死形成，随着坏死物脱落，较易形成穿孔。当病变累及邻近脏器（如食道）则出现食管气管/支气管瘘。常表现为咳嗽、咳痰突然加重，痰中带血量明显增多，伴有进食饮水呛咳时，需高度怀疑穿孔可能。尽快行胸部CT、上消化道造影（禁用硫酸钡造影）及支气管镜检查明确。一旦明确有食管气管瘘，可放置气道覆膜支架封堵瘘口。在瘘口未封堵成功前禁止经口进食水，需放置肠内营养管或是空肠造瘘，营养支持治疗。

（3）瘢痕狭窄

早期可无症状，后期随着管腔狭窄加重，逐步出现咳嗽，咳痰费力，活动后气短。考虑原因可能为PDT后肿瘤组织坏死脱落，局部黏膜纤维化形成瘢痕，瘢痕组织收缩导致管腔狭窄。行支气管镜检查可见病变处肿瘤消失，局部瘢痕化，管腔狭窄。可用球囊扩张、气道内支架置入等治疗，扩宽管腔，改善症状。

（4）致死性大咯血

可能原因：肿瘤已侵及邻近大血管，经PDT后肿瘤组织坏死脱落，形成气道-支气管动脉瘘，引发致命性大咯血。一旦出现应立即行气管插管，并建立静脉通路、患侧卧位，给予药物止血；如情况许可，可行支气管镜下球囊压迫止血、覆膜支架置入、支气管动脉栓塞止血等治疗，必要时外科干预。术前通过各项检查严格筛选出肿瘤已累及周围大血管的病例，可降低该并发症的发生。

（5）肉芽增生

PDT后1月时复查气管镜可见局部息肉样物质，活检病理为肉芽。考虑为黏膜受损后局部炎性反应所致。

（六）与其他技术联合治疗

1. PDT联合支气管镜下介入减瘤术

近些年来随着呼吸内镜介入技术如二氧化碳冷冻、高频电刀、氩离子凝固、激光等技术的发展，可弯曲支气管镜联合硬质气管镜下采用上述技术相互联合，可快速地将肿瘤组织部分或全部切除，并降低术中严重出血的发生率。治疗后在针对肿瘤的残存部位进行光动力照射，可显著提高光动力治疗的疗效。

2.PDT联合放疗

放疗与卟啉类光敏剂-PDT联用后既表现出加和作用，又表现出协同作用，任浙平等采用体外放疗联合支气管腔内PDT治疗肺鳞癌，治疗结束1个月后肺内肿瘤完全消失的比例，放疗联合光动力组明显优于单纯放疗组。同样Imamura等把体外胸部放疗与PDT结合用于治疗影像隐匿性肺癌也得到比较好的结果，提示可代替手术作为治疗影像隐匿性肺癌的新方法。Freitag报道应用32例患者不能手术的支气管肺癌或是手术后复发的支气管肺癌，病变局限于腔内，无淋巴结及远处转移。先予Photofrin 2 mg/kg输注，48 h后给予630 nm柱状光纤至于病变内进行照射，能量为200 J/cm^2，第二天清理坏死物后再行照射，能量为100 J/cm^2，6周后复查支气管镜，钳取病变部位，如有肿瘤细胞，行^{192}Ir-高剂量近距离放疗，每周分5次，4 Gy，每隔一周进行一次，最终总剂量为20 Gy。24例患者（75%）PDT后达到CR，联合治疗CR率97%，仅有一例联合治疗后仍有肿瘤细胞残存，平均生存期>24个月。无严重并发症发生。PDT联合放疗是安全有效的。一般主张先做PDT后放疗，如先做放疗，放疗后组织细胞受损后有瘢痕化表现，可影响光线穿透，需待1月后放疗的急性炎性反应期过后，方可行PDT。近年来随着放疗技术的提高，放疗的总剂量较前提高，临床中出现放疗后行光动力治疗出现组织结构破坏加重，故光动力治疗与放疗联合时剂量和间隔时间，仍需更多的研究。

3.PDT联合化疗

有两种常见的可以增强抗肿瘤效应的方法：①使肿瘤细胞对光动力疗法致敏；②干扰幸存肿瘤或基质细胞中光动力效应所引起的细胞保护性分子反应。任何光动力作用和光动力增敏剂的相互作用被限制在照明区域，因此，联合作用所增强的毒性作用不是系统性的，这对接受高强度治疗方案的晚期或虚弱的患者特别重要。此外，由于光动力作用依赖唯一的ROS细胞毒性效应，它能安全联合其他抗肿瘤治疗而不会引起交叉耐药，已经被成功地与化疗和放疗联用。已有文献报道对顺铂耐药性晚期食管癌患者应用5-Fu和奈达铂化疗后给予光动力治疗，有利于改善机体免疫功能，提高治疗效果，延长生存时间。

Akopov等报道纳入了42例ⅢA期和ⅢB期中央性非小细胞肺癌（主要是支气管和

其远端受累）患者，这些患者最初不符合手术条件，但在新辅助治疗后可能被认为是有手术的可能性。他们被随机分为两组，一组接受新辅助化疗和支气管内PDT，另一组接受单独化疗，然后进行手术切除。化疗前分别用光敏剂NPe6和662 nm激光进行PDT。新辅助治疗后，PDT组19例（90%）PR，而非PDT组16例（76%）PR（p=0.460）。无PDT组3例（19%）术后肿瘤无法切除。PDT组有14例肺切除和5例肺叶切除，而非PDT组有10例肺切除和3例肺叶切除。PDT组与无PDT组相比，切除完全度明显增高。新辅助PDT联合化疗是有效、安全的，可降期达到外科手术切除的标准。

所以，对晚期或KPS评分较低肺癌患者，在传统治疗方法疗效不佳或实施困难情况下，可试用PDT联合化疗。

4.PDT联合分子靶向药物

肺癌患者如检测到EGFR突变，适合使用EGFR-TKI类靶向药治疗。EGFR（表皮生长因子受体，也叫ErbB1或HER1）的异常激活，是驱动肺癌生长增殖的重要致癌分子机制，抑制EGFR是控制肺癌的重要策略。EGFR-TKI（表皮生长因子受体-酪氨酸激酶抑制剂）就是这样一类可以靶向抑制EGFR的药物总称。EGFR抑制剂能够增加PDT的细胞毒性。有体外试验表明，厄洛替尼联合PDT能够增强PDT的疗效，可能能够显著改善患者的预后。

5.PDT联合免疫治疗

光动力免疫疗法（PDIT）逐渐引起人们的关注。PDIT是将光动力治疗和免疫疗法联合应用于疾病的治疗中，使两种疗法协同发挥疗效的治疗方法。如将光敏剂与特定癌细胞的单克隆抗体交联，以单克隆抗体为载体，可显著提高癌细胞内光敏剂的浓度，加强PDT的疗效。分枝杆菌细胞壁提取物（mycobacterium cell-wall extract，MCWE）是一种非特异性免疫激活剂，Korbelik等将PDT与MCWE联合应用于肿瘤的治疗，可显著增加免疫效应细胞的活性。二甲基磺醌醋酸（DMXAA）是一种抑制血管生成的细胞因子，可诱导TNF-α产生。Bellnier等联合应用低剂量的DMXAA和低剂量的PDT后发现，肿瘤的复发率和正常组织的损伤程度均显著降低。还有，将PDT与补体激活剂联合应用，如肿瘤局部应用酵母多糖或全身应用链激酶，也可增强PDT疗效，降低肿瘤的复发率。在体外试验中，将小鼠模型肿瘤内注射光敏剂后给予激光照射，同时给予抗CTLA-4药物使用，长期存活率可达84%。但目前这些研究均在实验室阶段，尚无大规模临床应用证据。

（七）展望

1.肺小结节的光动力治疗

近年来随着CT的普及，肺小结节的检出率逐年增高，其中1 cm以内磨玻璃结节有一定的恶性的可能性，目前导航支气管镜、导航下隧道技术，可在导航下通过支气管镜将光纤送至病灶处，进行光动力治疗。因支气管镜进入自然腔道，无创伤。但因目前病例数极少，随访时间短，使用的光敏剂、药物的剂量、照射功率及总能量密度尚需临床数据支持。

2.周围型肺癌的光动力治疗

既往采用经皮穿刺将光纤插入瘤体内进行间质光动力。光线在组织内存在散射、折射，不同的组织光线在其内穿透的深度也不同，有动物试验显示波长630 nm在大鼠肉瘤组织中活体穿透深度为6.1 mm，离体为8.8 mm。离体组织如人支气管黏膜穿透深度为1.1 mm，人肺鳞癌细胞为1.6 mm。因而间质光动力进行时有关光的功率密度及能量密度的设定需要多中心的临床研究。

3.恶性胸膜疾病的光动力治疗

光动力治疗恶性胸膜间皮瘤疗效肯定，国外多采用胸腔镜下将病变切除后，将多根光纤分布在6~8个部位进行照射。而国内只有单通道的光动力激光发射器，而胸膜腔为不规则的腔道，使用单一光纤即使变更部位仍无法照射均匀。因设备受限，为了获得更好的疗效，国内针对恶性胸膜疾病的治疗仍在摸索阶段。

4.中医治疗介入光动力治疗

光动力治疗为药械联合技术，术后出现相关并发症，患者机体减弱，随着中西医结合理念的推广，王洪武教授带领的团队，根据个体辨证论治，尝试采用中药口服及外敷、针灸等技术联合，刺激机体免疫力，减轻并发症，达到扶正作用。但目前仍处于探索阶段，后续需进行多中心临床研究。

二、食管癌

（一）适应证和禁忌证

1.根治性治疗适应证

根治性光动力治疗是指经光动力治疗后病变完全缓解的一种治疗方法。

（1）食管癌的癌前病变，如：食管黏膜上皮内瘤变。

（2）早期食管癌T1N0M0患者。

（3）手术或放化疗后局部复发，或经过内镜微创治疗后局部复发的表浅肿瘤。

2.姑息治疗适应证

（1）不适宜手术、放化疗的晚期食管癌患者或患者要求行PDT治疗。

（2）放化疗后或术后肿瘤复发食管梗阻者。

3.绝对禁忌证

（1）对光敏剂过敏患者。

（2）原有血卟啉病或其他因光照加重的疾病，如系统性红斑狼疮、皮肌炎等。

（3）食管癌合并食管静脉曲张者。

（4）食管癌合并食管气管瘘或食管纵隔瘘者。

4.相对禁忌证

（1）患有严重或未控制的心肺疾病；或各种原因所导致生命体征不平稳者。

（2）明显的凝血功能障碍者。

（3）溃疡型病灶并出血或估计病灶坏死后容易发生穿孔者。

（4）超声内镜检查显示肿瘤侵犯食管全层，PDT后可能发生瘘者。

（5）存在眼部疾病，近一个月内需要接受眼科灯光检查的患者。

（6）计划在30 d内行手术治疗者；

（7）孕妇及哺乳期妇女慎用。

（二）操作流程

1.术前检查与准备

（1）对医生的要求

实施PDT的医生必须取得我国执业医师资格证，经过光动力治疗专业培训，熟悉光学剂量参数设计和计算，熟练掌握内镜操作技术。行PDT前必须熟知PDT使用的光敏剂与激光装置的说明，在PDT治疗过程中一定要注意戴防护眼镜以保护眼睛。

（2）常规术前检查与准备

a.内镜检查

1周以内的胃镜检查，必要时行放大胃镜及染色检查，有条件者最好行超声内镜检查，明确肿瘤的部位、大小、形态、梗阻情况及肿瘤浸润深度等。

b.影像学检查

钡餐造影：内镜不能通过的病灶，需做钡餐造影以明确肿瘤长度、梗阻程度及是否有瘘等，尤其是局部晚期食管癌无法正常进食的患者。

CT或MRI：有助了解肿瘤分期和治疗靶病灶的侵犯范围、深度、毗邻脏器的关系和淋巴结转移情况等。

骨扫描检查：明确全身有无骨转移，必要时行全身PET/CT检查。

c.实验室检查：血常规、肝肾功能、电解质、凝血功能、肿瘤标志物等。

d.功能检查：心电图、超声心动图、肺功能检查等。

（3）手术室配备急救物品：心电监护仪，吸氧、吸痰装置及简易呼吸球囊等。

（4）完成光动力设备调试，保证设备正常运行。

（5）光敏剂滴注

喜泊分皮试阴性，按照2~5 mg/kg的剂量加入250 mL生理盐水中，在1 h内用避光输液器滴注完毕。滴注过程中严密观察患者的生命体征。滴注结束后48~72 h，进行激光治疗。

（6）胃镜等检查设备准备

食管癌光动力治疗应在胃镜直视下完成，照射治疗前检查胃镜主机是否正常运行，胃镜的送水送气及吸引功能是否正常。

（7）患者准备

a.常规准备：患者治疗前需禁食水8~12 h。治疗前30 min，皮下注射阿托品以减少分泌物，必要时可以给予镇静及镇痛药物。如果患者有老年病如高血压和心脏病，或患者精神高度紧张，对治疗高度敏感，可行静脉麻醉。建立静脉通路，心电监护仪监测患者心率、呼吸、血压、心电图和血氧饱和度。治疗前给患者行胃镜检查，以明确肿瘤范围和大小，制订相应的光动力治疗计划，确定治疗方案。

b.签署知情同意书：告知患者及其家属PDT治疗的过程、术中及术后的风险及并发症、预后及随访情况。告知治疗的优缺点及可替代的治疗方案，征求患者及家属的知情同意。

c.避光宣教：告知患者避光注意事项。

2.操作步骤

激光光敏剂产生光动力作用的强度由能量密度决定；能量密度（J/cm^2）=功率密度（W/cm^2）×照射时间（s）。治疗时应根据患者的目标病灶调节输出功率，并由激光功率计检测光输出端的实际输出功率（W）。

（1）根治性PDT

早期食管癌和癌前病变进行PDT的目的是达到完全缓解，以保留正常食管的完整性，从而避免手术和放疗的创伤及副作用。患者行胃镜检查，取左侧卧位，咽部麻醉后插入胃镜，观察食管腔内情况，确定病变的部位和大小，将病变置于视野中央，由活检孔插入柱状光纤，照射时尽量使光纤贴近病变位置，根据病变的范围采用不同的柱状光纤（弥散端长度2.5~4.0 cm），照射范围需超过病灶边缘0.5 cm，使其充分覆盖病灶。治疗结束后观察有无活动性出血及其他异常，如无异常退镜。术后监测生命体征，为了防止术后胃酸反流损伤创面诱发出血等，建议术后常规使用PPI一到两周。如有必要应用抗生素及激素减轻炎症反应。功率密度为100~250 mW/cm^2，照射时间为900~1200 s，能量密度为120~300 J/cm^2，可根据肿瘤范围适当补充照射剂量。

（2）姑息性PDT

中晚期食管癌PDT目的是缓解梗阻、控制病情和延长生命，可按照如下操作进行。

a.激光初次照射

患者常规行胃镜检查，取左侧卧位，咽部麻醉后插入胃镜，观察食管腔内情况，确定病变的部位和大小，若管腔狭窄致胃镜不能通过，先行探条或球囊适当扩张，或更换超细胃镜。将病变置于视野中央，由活检孔插入柱状光纤，使光纤尽量贴近病变位置进行照射，根据病变的范围采用不同的柱状光纤（弥散端长度2.5~4.0 cm），照射范围需超过病灶边缘0.5 cm，使其充分覆盖病灶。治疗结束后观察有无活动性出血及其他异常，如无异常退镜。若管腔狭窄致胃镜不能通过也可在X线下行光动力治疗。术后监测生命体征，为了防止术后胃酸反流损伤创面诱发出血等，建议术后常规使用PPI 1~2周。如有必要应用抗生素及激素减轻炎症反应。照射光剂量为300~400 mW/cm^2，照射时间为750~1200 s，柱状光纤设定能量密度为225~480 J/cm^2。

b.复照

初次激光照射后，24 h需进行复照者，复照前需清除坏死组织，坏死组织的清除对于光动力治疗的临床疗效极为重要。复照要根据肿瘤大小和部位的不同而确定照射剂量，根据具体病灶情况适当降低或升高。

（三）疗效评价

1.早期食管癌和癌前病变的PDT疗效评价

以内镜及病理为主，辅助超声内镜，通过测量肿瘤浸润的深度进行判断，疗效评价标准中仅设CR和PD。CR为活检均阴性；PD为任意1点活检阳性。

2.中晚期食管癌姑息治疗PDT近期疗效评价

以实体瘤疗效评价标准（RECIST标准）为基础，内镜下测量管腔直径和稀钡造影综合判断肿瘤大小和管腔狭窄最小直径，也可辅助超声内镜、吞咽指数进行判定。

（1）内镜可通过的中、晚期食管癌以内镜下测量管腔狭窄段最小直径作为评价指标，不需要吞咽困难评分作为辅助评价指标。

（2）内镜无法通过的中、晚期食管癌狭窄段最小直径的测量，以内镜下测量或食管造影测量管腔最小直径作为主要评价指标，以食管癌吞咽困难评分标准（Stooler吞咽困难分级）作为辅助评价指标。

（3）食管癌姑息治疗PDT近期疗效评价观察时间为：治疗后4周；重复治疗时间为8~12周；评价标准中仅设PR、SD、PD，不设CR。

（4）具体判定标准如下：①治疗前后分别测量狭窄段管腔最小直径，PR为治疗后最小直径增加≥30%；PD为治疗后最小直径缩小≥20%；SD为治疗后最小直径变化在PR和PD两者之间。②治疗前后记录吞咽困难评分，PR为治疗后评分降低≥1分；PD为治疗后评分增加≥1分；SD为治疗后评分变化在PR和PD两者之间。

（四）随访

早期食管癌患者治疗后3个月返院复诊，随访内容包括临床症状及体征、实验室检查、影像学检查、胃镜检查、病理等，需记录与光动力治疗相关的症状和不良事件；胃镜检查时在病变处活检，如无肿瘤残留，半年后随访1次，如病理持续阴性，以后每年随访1次。对于局部复发的表浅肿瘤患者及姑息治疗后患者，光动力治疗后1个月光敏感试验阴性后复诊，随访内容同上，胃镜需观察组织坏死及修复情况，评估管腔狭窄程度及穿孔、出血风险，之后2年之内3~6个月复查一次，2~5年则需6~12个月复查一次。

（五）并发症及其防治措施

PDT术中及术后并发症的发生，与病灶大小，形态，所在部位及其与周边组织器官的解剖关系密切相关，并且与PDT参数设置、肿瘤坏死组织清除方法等有关。在进行PDT前，应充分评估患者一般情况，局部肿瘤情况，制定相应的方案以达到最大治疗效果，从而将风险降至最低。

1. 光过敏反应

根据过敏反应的不同等级对症治疗。

2. 胸骨后疼痛

胸骨后疼痛为食管癌PDT的常见并发症，30%~40%的患者术后出现胸骨后疼痛。疼痛的原因早期是治疗区域组织反应性充血水肿，后期则可能是肿瘤组织坏死脱落后合并感染所致。对面积比较大的病灶，PDT后常规给予皮质醇激素以减轻水肿反应。止痛药物可根据患者NRS评分给予不同阶梯的镇痛药物。要警惕食管瘘，晚期患者还要警惕大出血可能。

3. 发热

常为低热，与肿瘤组织坏死引起的全身炎症反应有关，一般无须特殊处理，必要时给予对症处理，如物理降温、口服解热镇痛药等。若发热持续不退，则应考虑是否合并感染，食管瘘等可能，需进一步行影像学检查，必要时胃镜检查。查血常规等实验室指标，必要时使用抗生素治疗。

4. 穿孔与瘘

穿孔与瘘为PDT最为严重的并发症之一，在消化道肿瘤中，以食管癌最为多见。当肿瘤侵犯食管壁全层时，易导致肿瘤组织完全坏死脱落，发生穿孔，术前需明确肿瘤的侵犯深度及其毗邻关系。在激光照射后密切观察该不良反应的发生情况，一旦发生穿孔，立即禁食水，建立全胃肠外静脉营养，予以抗感染治疗，必要时可以考虑放置食管覆膜支架、放置胃肠营养管或经皮胃（空肠）造瘘。

5.出血

在PDT后，伴随肿瘤的变性坏死过程而并发的血性渗出为正常现象，因肿瘤侵犯大血管，PDT可能会导致大血管破裂，需谨慎。一旦出血，需密切监测生命体征；采取侧卧位，保持呼吸道通畅；建立有效的静脉输液通道；使用止血药物如注射用血凝酶等；可采取内镜止血或介入止血治疗等，必要时手术。

6.食管瘢痕狭窄

食管癌行PDT后局部瘢痕狭窄的发生率较高，目前认为与PDT治疗后组织损伤引起炎症反应，继而局部发生纤维化有关。多次光动力治疗及既往接受放疗、化疗者，其发生率增加。根据患者具体情况，可行食管扩张术或放置食管支架缓解患者狭窄症状。

7.其他

食管中下段与心脏相邻，管壁薄，透光性好。该部位进行光动力治疗时，激光可波及心脏及其包膜，可能导致患者心律失常、心功能衰竭、心包积液等并发症。此并发症罕见，术前应评估心功能，告知患者及家属可能的风险及意外。一旦出现有临床意义的心律失常和/或心力衰竭，应立即停止治疗，密切心电监测和床边心电图检查，积极对症治疗，请心内科会诊；如果出现心包积液等，密切观察，积极治疗，必要时行心包穿刺引流。还可造成纵隔炎、胸腔积液等，行对症处理。

（六）与其他技术联合治疗

1.PDT与放疗

单纯放疗对一些早期肿瘤患者的治愈率可高达90%以上，晚期癌症患者的姑息放射治疗可以缓解症状，减轻疼痛，延长生存时间。然而，放射治疗的非特异性会对辐射野中的正常组织造成不同程度的损伤。此外，肿瘤组织内的缺氧细胞可能对放射治疗具有抵抗力。

PDT与放疗联合具有协同作用，对于放疗后局部未完全缓解或局部复发的病人，8~12周后可考虑行PDT，可以显著提高完全缓解率（complete resection，CR）和总生存（overall survival，OS）。对于放疗后复发的癌症患者，光动力疗法通常是一种补救手段。光动力疗法联合调强放射治疗可明显改善中晚期恶性肿瘤患者的症状，从而改善患者的生活质量，尤其是空腔脏器患者的生活质量。光动力联合放疗还可以缩短曝光时间或减少辐射剂量，Sazgarnia证明了将用于光动力治疗的光敏剂米托蒽醌作为增敏剂，联合应用电离辐射和光动力疗法，可以减少电离辐射剂量，而应用靛青绿并使用X线和PDT联合疗法也可以减少X线的剂量和PDT的光照强度，降低了副作用而疗效并没有改变。另外，Pogue等发现PDT联合放疗治疗纤维肉瘤C3H/He J鼠模型时，两种治疗间的时间间隔对肿瘤长到两倍体积所需的时间是有影响的，先放疗后PDT是（5.4±1.4）d，同时进行两种治疗是（8.1±1.5）d，所以联合治疗的时间间隔会影响疗效。而目前临床上大多采用放疗后1个月进行光动力治疗的方法进行研究，所以光动力治疗与放疗之间有一定的协同作用，但其中的剂量关系和间隔时间，还需要更多的探讨和研究。

2.PDT与化疗

化疗药物可以在一定程度上杀死癌细胞，但由于药物的非特异性，化疗对全身也有严重副作用，容易产生耐药性，限制了其临床应用。为克服化疗副作用和耐药性，提高疗效，尝试将PDT与化疗相结合。

PDT与化疗联合能显著提高疗效，具有协同作用。作用机理有：①肿瘤细胞对光动力疗法致敏；②干扰幸存肿瘤或基质细胞中光动力效应所引起的细胞保护性分子反应。PDT的显著特点是微创性和选择性毒性，但与化疗联合使用会带来非选择性毒性。肿瘤的乏氧是影响化疗及光动力疗效的原因之一，纳米光敏剂及新型光敏剂的问世有望克服这一难题。有研究发现，在PDT联合化疗中，使用IO-2响应型纳米载体NOP-DOX@BSA-FA作为给药系统，可以使DOX轻松到达肿瘤部位，有效杀灭癌细胞，从而减少化疗对身体的副作用。而使用核黄素作为光敏剂的光动力疗法可以显著降低和钝化顺铂对表皮角质形成细胞的遗传毒性。

3.PDT与免疫治疗（PDIT）

PDT除可通过活性氧直接杀伤肿瘤细胞外，还可诱导多种抗肿瘤作用。特别是PDT后肿瘤细胞的大量死亡引发免疫应答，包括免疫效应细胞的重新分布和激活，细胞因子的表达和分泌以及记忆T淋巴细胞的转化。免疫检查点阻断治疗可增强抗肿瘤作用。

（1）PDT与树突状细胞

肿瘤免疫治疗（cancer immunotherapy，CIT）成功的一个关键因素是树突状细胞（dendritic cells，DC）抗原表达的程度，树突状细胞吞噬肿瘤部位的肿瘤相关抗原（tumor-associated antigens，TAA），并迁移到肿瘤引流淋巴结激活T细胞，从而启动免疫清除肿瘤细胞。Liu WL等利用肿瘤和树突状细胞融合获得的混合细胞的细胞膜（cytomembranes，FMs）与母癌细胞具有相同的肿瘤自定位特性。在双侧荷瘤小鼠模型中，FMs包覆纳米热敏剂可引起持久的免疫反应，抑制原发肿瘤在纳米热敏剂诱导的PDT后的复发。Jie Ji发现5-氨基乙酰丙酸介导的光动力疗法诱导的凋亡鳞癌细胞产生的DC疫苗可以抑制小鼠的鳞癌细胞生长。结果表明，免疫原性凋亡细胞可以激活抗肿瘤获得性免疫，从而导致DC疫苗为基础的肿瘤免疫治疗。PDT是一种很有前途的基于DC的免疫治疗方案。

（2）PDT与PD-L1/PD-1

PDT损伤血管内皮细胞，改变肿瘤微环境的免疫状态，提高免疫检查点的抑制效果。PDT能够显著提高PD-L1/PD-1对血管生成的抑制作用，可以诱导免疫原性增强肿瘤T细胞浸润，提高肿瘤免疫治疗效率。通过产生局部和全身的抗肿瘤反应来消除原发性肿瘤和播散性转移。PDT联合单克隆抗体可提高光敏剂的特异性，减少其副作用。综上为光动力在免疫治疗的联合应用提供理论依据，上述研究尚需大规模临床试验验证。

4.光动力治疗与其他药物的联合作用

尽管PDT与化疗或放疗相比具有副作用低及耐药性低和良好的组织选择性等优点，但与光敏剂（photosensitiser，PS）相关的一些限制阻止了PDT在肿瘤领域的广泛应用。Li等研究发现双氢青蒿素（dihydroartemisinin，DHA）通过抑制NF-κB/HIF-1α/VEGF通路，对PDT具有协同作用，明显提高肿瘤细胞的敏感性。二甲双胍是一种有效的降糖药，可以改善肿瘤的氧合，提高缺氧引起的光动力治疗的效率。Jenni S等通过细胞研究表明，叶酸与PS能提高其靶向性，30 min照射后80%的细胞死亡，光毒性是非靶向PS的4倍。相信随着新光敏剂酞菁锌（zinc phthalocyanine，ZnPc）、卟啉钠、四苯基细菌叶绿素（tetraphenyl bacteriochlorin，TCTB）的研究在临床中的应用，PDT将会成为肿瘤治疗的重要方法。

（七）展望

随着新型光动力设备和光敏剂的发展，PDT围手术期管理的复杂性和不良事件发生率明显降低。在使用内窥镜的光动力治疗过程中，相对于正常细胞，光敏剂在肿瘤细胞吸收浓度更高，PDT选择性地杀死肿瘤组织，而不损伤周围的正常组织，因此，只要遵守操作规程，处理得当，它是一种安全的治疗方法。

一直以来，手术被认为是食管癌同步放化疗（concurrent chemoradiotherapy，CRT）局部控制失败之后最有希望的补救方法。然而，手术带来的吻合口瘘、感染等并发症不容忽视。鉴于最近PDT研究结果的报道，CRT局部治疗失败后的治疗策略，PDT有望成为更安全有效的补救措施，但需要进行更多的临床研究来探明。

而PDT作为一种相对较新的治疗方法，仍然面临一些困境：

（1）组织选择性不强，肿瘤和健康组织光敏剂浓度难以准确直观判断。

（2）患者避光时间过长，目前上市的喜泊分需要避光一个月，严重影响生活质量。

（3）目前的照射剂量及疗效评价缺乏大型多中心临床研究，缺乏统计学依据。

为了解决这些困境，可以寻找新的思路：

（1）新型光敏剂的研发：常规光敏剂的组织选择性不强，而纳米颗粒可以增强药物的渗透性，其与光敏剂结合能在保留光敏剂效应的同时优先进入特定组织，特别是肿瘤组织，提高光敏剂的肿瘤特异性和药物靶向性。而且纳米粒子中加入叶酸后，通过识别肿瘤细胞中过表达的叶酸受体，增加其选择性靶向肿瘤组织的能力。另外研究显示新型抗肿瘤光敏剂注射用焦叶绿酸己醚{2-[1-hexyloxyethyl] -2-devinyl pyropheophorbide-a，HPPH}具有很好的PDT活性、理想的作用光谱以及很好的靶向性，对肿瘤组织的穿透率高，且注射用HPPH的Ⅰ期临床研究也证实了其治疗食管癌的有效性和安全性，与第一代光敏剂相比，HPPH光毒性明显降低，避光时间短，使用方便。还有一种新型有机磷光纳米闪烁体，它具有闪烁体和光敏剂的双重能力，用于X射线诱导的光动力学治疗。由此产生的0.4 Gy的低剂量和可以忽略的不良反应表明了深部肿瘤治疗的巨大潜力。各种新型光敏剂的研究还在不断地探索和研究中，其对食管癌光动力治疗的发展至关重要。

（2）新的光动力疗法：研究显示，光动力治疗与其他治疗方式联合应用具有协同作用，比如与化疗、放疗以及免疫治疗的联合，前面已经做了论述。另外声动力疗法与光动力疗法同样具有协同作用，即声-光动力疗法（sono-photodynamic therapy，SPDT）。SPDT可以增强PDT的治疗效果，它可以应用更小的药物剂量获得更强的肿瘤细胞杀伤效果，减少药物在体内过度聚集对正常组织所带来的损伤，而且它具有更强的靶向性及强穿透性。所以探寻新的光动力疗法对提高疗效意义重大。

（3）开展大型、多中心、随机对照研究，探索和验证新型药物及治疗方式的有效性和安全性，可促进光动力治疗的发展，也可让患者尽早获得更好的治疗。

PDT是一种相对较新的治疗方法，其长期疗效还需要开展更多的临床研究来验证，但其可有效控制局部肿瘤，且具有侵袭性较小的优势，具有良好的临床应用和研发前景。

三、颅内恶性肿瘤

胶质瘤是成人最常见的颅内原发恶性肿瘤，恶性程度高，生存期短，生存质量差。其中恶性程度最高的胶质母细胞瘤（glioblastoma multiforme，GBM），在确诊后即使经过系统手术辅以放、化疗，中位生存期仅为14.6个月。为了延长患者生存时间，改善生存质量，各国神经外科专家、学者一直在探寻新的治疗方式。

自1980年Perria首次将光动力治疗应用到脑胶质瘤的临床治疗后，我国各医疗中心也在陆续对脑胶质瘤的光动力治疗进行探索。1986年我国的凌锋医生在动物实验的基础上，率先对17例脑胶质瘤患者进行了光动力治疗，同年工文仲报道了22例光动力治疗脑肿瘤的病例。岳武、胡韶山经过长时间对光动力治疗的探索与改良，术后患者1年生存率76.5%（26/34），2年生存率52.9%（18/34）。随着影像技术与分子研究的发展，我国对脑胶质瘤的光动力治疗也提升到了精准靶向级别，胡韶山团队提出了靶向脑胶质瘤“生发界面”的治疗理论，更加显著地提高了患者生存率，术后1年生存率为高达96.0%（24/25），2年生存率88.0%（22/25），并且出现了部分无瘤生存10年以上病例，为脑胶质瘤患者带来新的曙光。

（一）适应证与禁忌证

1.适应证

（1）原发局灶性脑胶质瘤（2-4级）。

（2）复发脑胶质瘤（单发或存在较小的卫星病灶）。

（3）各种来源引起颅内压增高的较大单发脑转移瘤。

2.相对适应证

以下几种疾病为相对适应证，治疗时应慎重对待，和患者及家属充分沟通：弥漫性低级别脑胶质瘤，脑胶质瘤病，多发（多生发中心）脑胶质瘤，多发脑转移瘤等。

3.禁忌证

（1）光敏剂过敏者。

（2）严重凝血功能障碍者。

（3）严重心脑血管疾病患者；多脏器衰竭、终末期患者。

（4）麻醉不耐受者。

（二）操作流程

随着医学发展，颅内肿瘤的治疗也在不断进步更新。肿瘤精准切除、手术创口小、功能保留多，越来越受到神经外科医生的重视，尤其是病变位置位于岛叶、基底节、丘脑和脑干等重要脑功能区。此时光动力治疗相比于传统手术的优势就大大体现出来，对于重要区域的无法手术切除的残余肿瘤，光动力可以有效杀伤肿瘤细胞，并重塑局部瘤周免疫微环境，形成对可疑复发肿瘤的有效抵抗。

1.术前准备

（1）实验室检查：术前血常规、凝血功能、生化系列等。

（2）影像学检查：CT、MRI检查、多模态MRI以初步判断肿瘤大小、水肿范围和恶性程度，脑灌注成像显露肿瘤高供血区域。

（3）功能检查：完善心电图检查、肺功能等检查以评估手术安全性。

（4）技术准备：严格掌握光动力治疗的操作技术、适应证以及禁忌证。改良后光动力需要根据患者的影像学检查，判断“生发中心”（影像学特点有：T2 Flair高信号；DWI高ADC值；DTI低FA值；MRS高Cho/ Cr值）和肿瘤可能扩散的潜在方向。对精准切除肿瘤后行靶向光动力治疗有一个整体规划，大致判断肿瘤体积和切除后照射面积，从而选择照射功率及时间。

（5）光敏剂准备：根据不同光敏剂选择给药时间和给药剂量。如喜泊分注射前需要皮试，如无过敏现象，给予5 mg/kg加入250 mL生理盐水，1 h滴注完毕。40~48 h后可进行手术。

（6）避光护理：从应用光敏剂开始，到光敏剂代谢完全为止，患者应该处于暗室中，即便外出病房检查时，也应使用避光单和佩戴避光帽。不同光敏剂避光时间不同：血卟啉单甲醚（HMME，商品名复美达）1~2周、其他血卟啉衍生物（Photosan等）3~4周。

（7）心理准备与知情同意告知：和患者充分沟通光动力治疗应用中可能的问题。另外对患者进行避光教育，让患者明白避光的重要性和合理性，消除暗室中对患者造成的不利影响。

（8）激光设备的准备：术前必须调试激光设备，完成机器的自检之后，还应检查光导纤维激光通过率、校准治疗光照功率和时间。准备所需要的光纤：柱状光纤、平切光纤和球形光纤等。

2.操作步骤

（1）常规消毒、麻醉、开颅（在较暗光线的环境下，注意暴露部位避免强光照射）、显露肿瘤。

（2）最大程度降低肿瘤数量级，近全切除肿瘤：显微镜下沿着肿瘤周边胶质增生带切除肿瘤，注意判断肿瘤"生发中心"；非功能区脑胶质瘤可以适当扩大切除范围。

（3）光动力治疗

肿瘤切除满意后，对残腔开始激光（波长：630 nm，红光）照射。传统光动力治疗：手术切除大部分肿瘤后，对瘤周激光（630 nm，红光）照射，功率密度100~200 mW/cm^2，能量密度50~150 J/cm^2。间质光动力：适用于直径不超过3 cm的胶质瘤。一般对肿瘤直接使用柱状光纤，能量密度为100~200 J/cm^2。改良后光动力：依靠"大树学说"，注重重点进攻（肿瘤"生发中心"），采用术中CT、MRI、导航、彩超，必要的电生理检测，术中唤醒手术，功能核磁，可视化荧光技术等，对肿瘤切除范围有一个严格的把握，保留脑组织功能的同时最大程度切除肿瘤。胶质瘤"生发中心"术中显微镜下特点：与正常界限模糊，交错生长；血供相对丰富。

肿瘤切除满意后，利用近似法将残腔看作圆锥、圆台、圆柱或者近似球体，估计残腔面积，掌握不同照射区域的面积。使用激光（630 nm，红光）照射，功率密度100~200 mW/cm^2，对肿瘤"生发中心"进行强化照射150~200 J/cm^2（能量密度），对界面清楚的残腔部分，可用较低剂量50~100 J/cm^2。间断生理盐水冲洗残腔。

（4）关颅选择

一般不用去骨瓣减压，常规关颅即可。如果病变深在（丘脑胶质瘤）或者后颅窝的脑干等部位、预测颅高压因素较多的，需要去骨瓣减压。

3.改良后光动力治疗操作技巧

（1）重点进攻：根据多种影像学资料和术中镜下所示比较，判断“生发中心”主要特点表现；局部可做高峰剂量照射达到150~200 J/cm²。

（2）围追堵截：根据水肿带的特点和解剖学基础来判断肿瘤侵袭和迁移的方向，可进行叠加照射，加强敏化效应，强化照射剂量：100~150 J/cm²。

（3）全面撒网：对所有肿瘤可能存在的瘤床，达到全面覆盖，发挥双靶向作用，一般照射剂量：50~100 J/cm²。

（4）术后护理：注意避光，加强和患者沟通，注意饮食平衡，观察颅压等生命体征变化。

（三）疗效评价

1.传统光动力和间质光动力

可以参考全国激光血卟啉会议制定的“光动力治疗疗效标准”。

（1）近期疗效标准

CR：可见的肿瘤完全消失，持续1个月。

SR：肿瘤的最大直径和其垂直直径或肿瘤高度的乘积小于50%以上，并持续1个月。

MR：肿瘤的最大直径和其垂直直径或肿瘤高度的乘积缩小不足50%，并持续1个月。

NR：肿瘤无缩小或增大。

（2）远期疗效标准

中数稳定期：第一次治疗开始到病灶两径乘积增大25%。

中数治疗后生存期：第一次治疗开始到死亡或末次随诊的时间。

2.改良后光动力技术评价标准

（1）近期评价标准：评价标准可分为有效、缓解、无效三种情况。

有效：与光动力靶向术前比较，术后3 d内增强核磁显示手术残留肿瘤消失或体积减小50%以上；卫星病灶减少或消失；Kamofsky评分提高或无变化。

缓解：与光动力靶向术前比较，术后3 d内增强核磁显示手术残留肿瘤体积减小25%以上；卫星病灶减少或消失，评分提高或无变化。

无效：与术前比较，术后3日内增强核磁显示手术残留肿瘤减小不足25%；卫星病灶无变化评分无变化或降低。

（2）远期评价标准：可分为有效和无效。

有效：生存时间超过常规治疗平均生存时间3个月以上（目前WHO 4级的恶性胶质瘤平均生存时间为14.6个月左右）；对于较大样本，”单中心或多中心样本2年生存率超过50%。

无效：生存时间没有超过常规治疗平均生存时间3个月以上，对于较大样本，单中心或多中心样本2年生存率没有超过50%。

（四）随访

光动力术后患者，推荐在术后24~48 h行增强MRI检查，与术前MRI对照，可评估肿瘤的切除程度；随后3~6个月规律行MRI检查；期间如果出现病情变化可调整复查时间及频率。

光动力术后一定时间核磁影像常见光动力瘢痕，其影像特点表现为部分强化与胶质瘤复发情况难以区别。这种情况下可以在MRI申请时标注此患者为光动力治疗患者，避免误认为复发胶质瘤。

（五）并发症及其防治措施

1.光敏反应

临床表现主要为皮肤过度晒伤样改变，如充血、红肿、刺痛，少数出现皮疹，多为红斑、丘疹，伴瘙痒或灼痛，重者可能出现脱皮、水疱。后期可能出现色素沉着。具体处理措施见前章。

2.发热

多在37~38℃。可能为肿瘤坏死的吸收热，进行对症退热、抗感染等治疗。

3.脑水肿

常见局部脑水肿，弥漫性全脑肿胀少见。肿瘤减压充分，一般水肿不严重，可酌情给予20%甘露醇250 mL或呋塞米40 mg脱水，较严重的加用地塞米松等激素类药物。脑组织移位严重，有脑疝倾向者可行内外减压术。

4.溶瘤综合征

深部较大肿瘤经非开放式光动力治疗，短时间内大量肿瘤的代谢产物释放和组织的坏死吸收，引发溶瘤综合征。可酌情给予脱水药物加用类固醇类激素药物。

5.颅内压增高

多数患者都会有一定程度的颅内压波动，有条件单位可应用颅内压监护设备，无条件者在术后进行严格的六联观察，辅助腰穿、CT、MRI等必要的检查，直到颅压稳定。

（六）与其他技术联合治疗

光动力疗法与放疗、化疗等方法有协同作用，光动力可以促进血-肿瘤屏障开放，治疗后的1个月内可以提高化疗效果。光动力与化疗联合治疗时，建议先应用光动力治疗后采用化疗治疗。随着影像与分子技术的发展，术前多模态核磁的普及、人工智能定位技术等使医生可以更加直观地看到肿瘤的血供分布、与周围神经传导束的毗邻关系、是否影响重要功能区，对光动力物理靶向有很好的指导作用。

（七）展望

癌症防治，赢在整合。随着医学技术的不断进步和基础研究的不断深入，对脑胶质瘤的认识更加深刻，在脑胶质瘤治疗的选择上更趋向多元化，临床治疗中多学科、多因素联合治疗或是对抗肿瘤的有效方式。光动力治疗在临床上已被广泛接受，成为继手术、化疗、放疗之后最有前景的疗法之一。光动力疗法自20世纪80年代首次用于治疗胶质瘤，至今已有40年的发展历史。基于“大树学说”的手术精准切除联合光动力靶向治疗的改良新技术有效地改善了肿瘤免疫微环境，采用“去干、拔根、改土”的综合治疗策略在临床胶质瘤的治疗中取得显著的疗效。单中心出现6例十年以上生存病例，为胶质瘤患者带来了新希望。开发更加具有靶向性和更少毒副作用的光敏剂，明确光动力治疗中的量效关系；有效结合免疫治疗以及其他治疗手段，是光动力未来发展的方向，也是面临的挑战。需要依靠多学科和多领域的探索和创新，才能实现诊疗一体化的全局部署。另外，我国目前正在积极开展对肿瘤基础的研究，使用包括中医治疗和心理诊疗等多学科治疗，多因素干预，对肿瘤患者进行个体化诊疗，以提升临床治疗效果。在肿瘤综合治疗中坚持以人为本，以病人的生活质量和生存时间为中心，强调肿瘤治疗的标准化、规范化、个体化、同质化理念。

四、女性下生殖道高级别鳞状上皮内病变

高危型人乳头瘤病毒（HPV）感染引起的下生殖道鳞状上皮内瘤样病变是鳞状上皮不典型增生，包括外阴鳞状上皮内瘤样病变（VIN）、阴道鳞状上皮内瘤样病变（VaIN）与宫颈鳞状上皮瘤样病变（CIN）。世界卫生组织（WHO）将外阴、阴道与宫颈上皮内瘤样病变统一命名为鳞状上皮内病变，并采用两级分类。根据其现阶段或未来癌变的风险性，分为低级别鳞状上皮内病变（low-grade squamous intraepithelial lesion，LSIL）和高级别鳞状上皮内病变（high-grade squamous intraepithelial lesion，HSIL），其中VIN1、VaIN 1和CIN1归入LSIL，VIN2/3、VaIN 2/3和CIN2/3归入HSIL，HSIL属于癌前病变。

目前，下生殖道HSIL的主要疗法为手术切除。宫颈锥切术是宫颈HSIL的标准治疗方法，切除性治疗带来的宫颈机能不全、宫颈狭窄等影响其生育功能，非切除性疗法有助于保护患者的宫颈结构和生育功能；阴道HSIL，因解剖结构上的复杂性导致治疗困难；外阴HSIL则由于局部切除常破坏局部解剖结构，对患者造成较大心理

创伤。

光动力疗法是使用肿瘤定位的光敏剂，联合合适波长激光，导致细胞光化学损伤，产生氧介导的细胞死亡。国际上已将光动力疗法列为肿瘤疗法之一，以系统性光动力治疗为主。

系统性光动力治疗下生殖道高级别鳞状上皮内病变，疗效确切，因其具有选择性好、重复性佳、愈合时间短、保护病变部位的外观及功能，及耐受性好，无严重并发症等优点，在无禁忌证情况下，可成为选择疗法之一。

（一）适应证与禁忌证

1.适应证

（1）外阴HSIL：VIN 2/3。

（2）阴道HSIL：VaIN 2/3。

（3）子宫颈HSIL：CIN 2/3。

上述病变患者知情同意并签署知情同意书。

2.禁忌证

（1）患有血卟啉症及其他因光而恶化的疾病或对卟啉类或对任何赋形剂过敏者。

（2）月经期、妊娠期或哺乳期。

（3）伴有明显肝功能异常、凝血功能障碍者及其他严重未控制的内科合并症。

（4）严重精神失常不合作的精神病患者。

（5）急性炎症期及一般传染病活动期。

（6）患免疫系统疾病并用免疫抑制或调节药物者（激素类药可降低PDT疗效）。

（7）正在大剂量使用抗血栓或抗血小板凝集的药物。

（二）操作流程

1.治疗前准备

（1）签署知情同意：需向患者及其家属告知接受PDT治疗过程中及治疗后可能的风险及并发症、治疗效果、病变转归及治疗后随访等情况。告知该项治疗的优缺点及其他可选择的治疗方案，在充分的知情下由患者及家属自愿确定是否选择PDT治疗。

（2）避光宣教见前文。

（3）月经干净2周内治疗，治疗前需完善血常规、血HCG、肝肾功能、白带常规及心电图等检查。

2.操作过程

（1）喜泊分皮试阴性者以2 mg/kg静脉输注，注射光敏剂48~72 h病变组织与周围正常组织中药物浓度差最大，注射光敏剂后48~72 h内进行激光照射。

（2）阴道镜再次评估病变大小、确定照射范围，并制定相应的治疗计划。

（3）治疗激光的测量：根据治疗所需的功率密度和治疗面积计算出所需的激光输出功率，将光纤与激光治疗机连接并预置激光输出功率，柱状光纤采用积分球功率计，平面光纤采用功率计，测量光纤输出端的激光功率。

（4）应用波长为630 nm半导体激光光动力治疗机进行治疗照射。医务人员在操作过程中必须佩戴能防护630 nm激光波长的防护眼镜。

（5）外阴高级别鳞状上皮内病变：使用平面（点状）光纤进行照射治疗，照射范围应超过病变边缘1 cm，治疗区激光功率密度为100~150 mW/cm^2，照射时间为1000~1300 s，能量照射密度为100~150 J/cm^2（能量照射功率密度=光功率密度×照射时间）。

（6）阴道高级别鳞状上皮内病变：阴道侧壁病灶使用柱状光纤，阴道穹窿顶端病灶使用平面光纤，照射范围应超过病变边缘1 cm，治疗区激光功率密度为100~150 mW/cm^2，照射时间为1000~1300 s，能量照射密度为100~150 J/cm^2。

（7）宫颈高级别鳞状上皮内病变：无论ECC结果是否阴性，均先予柱状光纤照射宫颈管，避免伸入过多（光纤头端距离宫颈内口>1 cm），导致宫颈内口粘连的可能，治疗区激光功率密度为100~120 mW/cm^2，照射时间为1000~1200 s，能量照射密度为100~120 J/cm^2。宫颈管照射后，对宫颈阴道部予平面光纤照射，照射范围应超过病变边缘1 cm，治疗区激光功率密度为100~150 mW/cm^2，照射时间为1000~1300 s，能量照射密度为100~150 J/cm^2。

3. 注意事项

（1）治疗前3 d禁止性生活、阴道上药、灌洗等。

（2）宫颈管照射时柱状光纤避免伸入过多（光纤头端距离宫颈内口>1 cm），导致宫颈内口粘连的可能。

（3）阴道壁照射后可放置凡士林油纱预防粘连，隔1天换纱。

（4）治疗后注意个人卫生，1个月禁盆浴，内裤需单独清洗，开水烫煮、消毒水浸泡或太阳暴晒，治疗后3个月避免性生活。

（5）治疗后饮食宜适量增加膳食纤维，如果蔬、粗粮等加速肠道排泄，同时多食富含β胡萝卜素的食物有助于抗光敏反应。避免食用可能会加重光过敏反应的食物，如血制品、海带、菠菜、火龙果、无花果、油菜、黄金螺以及芹菜等。避免熬夜，注意劳逸结合，具体遵医嘱。

（6）阴道渗液多发生在治疗后3~10 d内，呈淡黄色，后转棕色，可能伴少许血丝，出血量不多于月经量。

（7）治疗后可能出现一过性疼痛，多可耐受，少数痛阈低者可予对症治疗。

（8）治疗后可能出现发热，常为低热，与病变组织坏死引起的全身炎症反应有关，一般不需要特殊处理，必要时给予对症处理，例如物理降温、口服解热镇痛药等。

（9）操作医生须经过光动力剂量学培训及妇科肿瘤光动力治疗操作培训。

（三）疗效评价

以脱落细胞学检查、阴道镜HSIL面积、组织活检病理诊断为依据评价病变转归，高危型HPV感染状态不参与转归的评估。

1.病变转归

（1）完全缓解：细胞学、阴道镜及宫颈活检病理均提示无高级别病变。

（2）部分缓解：HSIL面积缩小≥50%。

（3）疾病持续：HSIL面积缩小<50%。

（4）疾病进展：治疗区域活检病理证实为浸润癌。

2.治愈率与有效率

（1）治愈率=完全缓解例数/治疗患者总数 ×100%。

（2）有效率=（完全缓解例数+部分缓解例数）/治疗患者总数×100%。

（四）随访

治疗后1个月、3个月、6个月及12个月复查。治疗后1个月、3个月观察治疗区域局部变化及恢复情况，治疗后3个月可行阴道镜检查，若阴道镜下见可疑病变，于病变部位取活检送病理。治疗后6个月、12个月复查HPV及细胞学，原病变为宫颈病变者于宫颈鳞柱状交界部位取材，为阴道或外阴病变者刮取原病变部位脱落细胞，任一结果阳性者均行阴道镜检查。每次随访记录患者月经情况和与光动力治疗相关的副反应及不良事件。

（五）并发症及其防治措施

1.光敏反应

避光期内如皮肤受阳光、火光等强光直射，可能出现光过敏临床症状，初期主要表现为受照皮肤红肿、轻度烧灼样痛，少数出现皮疹，严重者可能出现水疱、脱皮，后期可出现色素沉着。出现上述情况应立即做好避光防护，用冷水湿敷发热红肿的部位，此后需避免阳光直射2周。对于出现皮疹者，可口服抗过敏药物，局部涂抹含激素类的药膏。对于明显肿胀、出现水疱者，为严重的光毒性反应，需静脉使用糖皮质激素、口服氯雷他定等抗过敏药，避免接触阳光。

2.发热

操作时注意保暖，患者可穿长筒厚袜御寒，一般治疗后1~3 d体温在37~38℃，可能为病变坏死的吸收热，体温超过38℃伴明显不适时可对症退热等，如有感染则需抗感染治疗。

3.出血

发生率极低，注意光照时间及能量设定。当出血量超过月经量时，应及时行局部压迫或使用药物止血。

4.感染

治疗前充分消毒，治疗后注意个人卫生，勤换卫生巾及内裤，若发生感染予抗感染治疗。

5.疼痛

下腹隐痛一般可耐受，极少需要使用止痛药，外阴病变治疗时对照射部位吹风可帮助缓解疼痛。

6.远期并发症

如阴道粘连、宫颈粘连等，阴道壁照射后可放置凡士林油纱预防粘连，隔2天换纱；宫颈管照射前不扩宫口，照射时柱状光纤插入不超过宫颈内口，若发生粘连行宫腔镜检查处理。

（六）展望

系统光动力为精准、靶向、非切除性治疗方法，为女性下生殖道高级别鳞状上皮内病变提供了一种新的治疗选择，特别是在消除隐匿癌灶、保护组织器官结构的完整性及其功能方面具有独特优势。

五、口腔黏膜潜在恶性疾患

（一）适应证和禁忌证

1.适应证

（1）口腔白斑病。

（2）口腔红斑病。

（3）口腔扁平苔藓。

（4）其他口腔黏膜潜在恶性疾患（如慢性增殖型念珠菌病、光化性唇炎等）。

2.禁忌证

（1）妊娠期及哺乳期妇女。

（2）卟啉症患者。

（3）对卟啉、光敏剂成分及类似药物、局麻药物过敏者。

（4）对光敏感者。

（5）凝血功能障碍者。

（6）其他严重的全身疾病（未控制的高血压、心脏病、糖尿病、严重肝肾功能损害等）。

（二）操作流程

1.术前准备

（1）诊室环境

光动力治疗需要在暗室内进行，治疗室需建立严格的避光环境，要求在不同外界环境下，暗室光照度稳定，窗帘应采用避光性强的双层遮光布，尽量减少外界光线的干扰。

（2）光敏剂

目前文献报道的用于口腔黏膜潜在恶性疾患（oral potentially malignant disorders，OPMD）的光敏剂包括5-氨基乙酰丙酸（5-aminolevulinic acid，ALA）、二氢卟吩-e6（chlorin-e6）、间-四羟基氯苯酚（m-tetrahydroxyphenyl chlorin，m-THPC）、卟吩姆钠（porfimer sodium）和甲苯胺蓝（toluidine blue，TB）等。ALA本身并无光敏活性，但可在体内生成原卟啉IX发挥作用。既可通过系统给药，也可通过局部给药，其分子量小，作用时间短，在体内代谢快，不产生蓄积，避光时间短，耐受性好，尤其适合于皮肤、黏膜等部位的表浅病损的治疗，是目前在OPMD光动力治疗中应用最为广泛的光敏剂，最常用的工作浓度为20%。

（3）光源

OPMD光动力治疗采用的光源主要是激光，包括半导体激光、氩染料激光等，激光治疗仪的适宜激发波长取决于所选择的光敏剂，ALA的激发波长为630 nm，要求激光治疗仪的输出波长为630±5 nm，输出功率0.1~2 W，功率可调节。

（4）光纤

光纤的选择取决于目标病损的部位，口腔大部分病损可选择点状光纤或微透镜光纤，某些特殊部位，如上后牙前庭沟或口底后份等不易暴露的部位可采用柱状光纤。

（5）一般器械及药品

口腔一次性检查盘、一次性漱口杯、一次性注射器、局部麻醉药、无菌棉卷及纱球、无菌隔离薄膜、一次性吸唾器、消毒用具、护目镜、0.1%氯己定含漱液、医用棉签等。

（6）医师

医师严格掌握光动力治疗的操作技术、适应证以及禁忌证，向患者介绍可选的治疗方案及优缺点，使患者充分理解治疗目的、治疗计划、可能的结果、可能出现的不良反应及应对措施。

（7）护理人员

负责准备光动力治疗所需的仪器、药物以及耗材并认真核对病人姓名、性别、病历、诊断、拟手术部位等。

（8）患者

在充分理解治疗目的、治疗计划、可能的结果、可能出现的不良反应及应对措施的情况下，签署手术同意书。术前需完善血常规、血糖、凝血功能、肝肾功、感染性疾病标志物、心电图等检查。避免在空腹或劳累情况下进行治疗。

2.操作过程

（1）患者进入诊疗室，在安静环境休息5~10 min，采取坐位，测量血压和心率，建议在收缩压≤140 mmHg和舒张压≤90 mmHg、心率≤100 次/分情况下进行治疗。

（2）医护人员详细记录拟治疗部位病损情况并存档。

（3）清洁口腔：0.1%氯己定溶液含漱1 min。

（4）配制光敏剂工作液：用注射用水溶解ALA，配成20%的水溶液。

（5）涂布光敏剂：对拟治疗部位进行隔湿，使用配制好的光敏剂工作液浸湿棉片后，敷于病损表面，湿敷范围应超过拟治疗病损边缘3~5 mm，棉片表面采用无菌隔离薄膜隔湿，敷药时间2 h左右。在局部敷药期间应及时吸去口内的多余唾液，保证病损部位隔湿良好。

（6）麻醉：敷药结束后，清水漱口去除未吸收的光敏剂，再次清洁口腔。麻醉前再次核对病人姓名、性别、年龄以及拟治疗的病损部位和范围，进行神经阻滞麻醉或局部浸润麻醉。

（7）治疗参数设定：可根据病情选择合适的技术参数，包括照射时间、功率等，推荐照射病损区光剂量达到100 J/cm^2，照射时间的计算方法为：

照射时间（s）=光剂量（J/cm^2）×光斑面积（cm^2）/功率（W）。

（8）眼部防护：参数设定完成后，操作者、协助者和患者均佩戴防护眼镜。嘱患者术中保持双眼闭合以免激光刺激眼部。

（9）激光照射：激光照射需在暗室内进行，照射时光纤尽量与病损表面垂直，光纤末端与病损表面的距离不宜过远，以免影响照射效果。激光照射推荐采用分段照射方法，有助于维持有效的组织内氧浓度。一般照射3 min后，间隔3 min后再次照射，如此循环直至达到设定光剂量。

（10）治疗期间详细记录治疗过程中的治疗参数以及患者术中反应。

（11）术后处理：嘱患者保持口腔清洁，避免进食刺激性食物，避免饮酒。治疗后24 h内应严格防晒；若病损位于暴露部位（如：唇部），24 h后至治疗全部结束前，治疗部位也应尽量避免日晒。若出现治疗部位的水肿、疼痛、糜烂、溃疡、渗出、色素沉着等反应，可使用消毒防腐类漱口液（如：0.1%氯己定含漱液）和糖皮质激素局部制剂。

3.注意事项及操作技巧

口腔是消化道的起始，也是颌面部的重要组成部分，口腔损害及其相关的治疗与咀嚼、发音等生理功能和颌面部美观密切相关。OPMD的光动力治疗多在局部麻醉下进行，患者处于清醒状态，需长时间张口配合治疗。为了减少对病损周围正常组织的损伤，避免患者张口时间过长引起颞下颌关节脱位、功能紊乱等不良反应，对于大面积病损，治疗常常需分次进行。由于光敏剂的主要给药方式为局部湿敷，治疗过程中口腔颌面部尤其是舌体的运动、唾液的冲刷等常常影响光敏剂给药，治疗过程中应注意光敏剂棉片的固定和隔湿，必要时可采用黏膜下注射给药。此外，某些特殊部位，如口底后份、磨牙区颊舌侧牙龈等部位的病损，容易被牙齿和舌头的遮挡，某些患者可能因颞下颌关节紊乱或口腔黏膜下纤维性变等导致张口受限，影响光照入路，治疗时操作者可使用拉钩、口镜等辅助工具辅助张口和暴露病损部位，必要时可将发光末端为柱状的光纤放置在黏膜表面进行照射。

（三）疗效评价

1.治疗结束时间点

治疗结束时，病损完全消失或与上次就诊相比病损面积无变化。

2.病损面积计算

病损面积按如下公式计算：

病损面积（cm^2）=a（病损最长径，cm）×b（与a垂直的最长径，cm）。

3.疗效评价标准

OPMD疗效评价根据Maloth等报道的判定标准：计算光动力治疗前与光动力治疗结束后4周病损的面积，按照“（治疗前面积–治疗后面积）/治疗前面积”的公式计算病损面积缩小率，并按照下列标准对疗效进行评价：①完全缓解（complete remission，CR），临床可见病损完全消退；②部分缓解（partial response，PR），临床可见病损面积缩小≥20%；③无效（no response，NR），临床可见病损面积缩小<20%、无改变或增大。

（四）随访

目前尚无任何一种治疗方法可以完全预防OPMD癌变，因此，无论治疗后疗效如何，均应进行终身随访。癌变风险较高的OPMD，如口腔白斑病、口腔红斑病等，建议每1~3个月复诊一次，癌变风险较低的OPMD，如口腔扁平苔藓等，病情稳定后建议每3~6个月复诊一次。

（五）并发症及防治措施

1.病灶和周围组织的局部反应

临床表现：疼痛、充血、水肿、糜烂、溃疡、出血等。处理方案：较轻微的局部反应无须处理，可自行消退，若不适症状较重，需进行治疗。具体方案如下：①局部使用消炎防腐药物如0.1%氯己定含漱液，局部使用糖皮质激素制剂如泼尼松龙注射液等湿敷；②对于疼痛较为明显的病例，可局部涂抹复方苯佐卡因凝胶或复方甘菊利多卡因凝胶；③对于充血、水肿、糜烂等较为广泛的病例，可短期（3~5 d）小剂量（15~30 mg）口服醋酸泼尼松片进行治疗；④少量渗血可采用纱球压迫止血，若因小血管破裂造成持续出血，可采用手术结扎血管止血。

2.光敏感

临床表现：治疗部位经强烈的太阳光或室内灯光照射后，出现斑疹、丘疹、水疱、糜烂等。处理方案：避免治疗部位直接暴露在强烈的太阳光或室内光线下，如需在光线强烈时外出，需佩戴防护器具，如遮阳伞、口罩等。若病损位于唇部等暴露部位，ALA光动力治疗后24 h内应严格防晒（24 h后光敏剂ALA的代谢产物原卟啉IX即可从体内清除），24 h后至光动力治疗所有疗程全部结束之前，治疗部位也应尽量避免日晒，避免日晒可减少治疗部位色素沉着的产生。如因患者未能按要求避光而出现了上述不适症状，则需进行治疗：①首先，迅速远离光照区，立即就医；②口服抗组胺类药物如西替利嗪等，局部使用消炎防腐药物如0.1%氯己定含漱液，局部采用糖皮质激素制剂如泼尼松龙注射液等涂擦或湿敷；③如果出现皮肤损害，立即到皮肤科就诊。

（六）与其他技术联合治疗

OPMD的传统治疗主要是药物治疗、手术治疗、激光治疗等。药物治疗对于口腔白斑病、口腔红斑病等癌变风险较高的OPMD有效率低，用药时间长，停药后易复发；手术治疗、激光治疗能够快速去除肉眼可见的病损，但局部易形成瘢痕，当病损面积较大或累及重要解剖结构时，外科治疗可造成严重的组织缺损和功能障碍，复发后再治疗困难。光动力治疗与上述治疗方法联合使用可以扬长避短，进一步提高OPMD的治疗效果和患者的生活质量。

部分OPMD病损角化程度较高，不利于光敏剂渗入。进行光动力治疗前，可以使用具有角质溶解作用的药物如阿维A酸局部涂擦使角质层变薄，或者采用激光对病损表面进行预处理，以便光敏剂渗入，提高治疗效果。治疗后局部使用糖皮质激素制剂，可减轻局部的炎症反应，有利于创面愈合。对于疣状增生病损，采用手术治疗切除部分增生物后再进行光动力治疗，可减少光动力治疗次数，提高治疗效率。对于光动力治疗后仍不能消退或消退后仍反复发作的病损，若经临床评估有较高的癌变风险，可采用外科手术切除。

（七）展望

光动力治疗具有选择性高、不良反应轻微、对病损周围组织损伤小等优点，在去除OPMD病损的同时，能够有效地保护口腔颌面部的美观和功能，目前已逐渐成为口腔白斑病、口腔红斑病等OPMD的一线治疗手段。但光动力治疗仍存在一定的疗效异质性，部分病例存在治疗抵抗，未来仍需继续开发适应口腔特殊环境和口腔黏膜病损特点的新型光敏剂和光源，探索和验证光动力疗效异质性产生的机制以获取增效靶点，根据患者的临床病理特征制定个体化光动力治疗方案，从而进一步提高OPMD光动力治疗的疗效。

六、膀胱癌

（一）适应证和禁忌证

1.适应证

（1）对不愿行膀胱癌根治术的膀胱原位癌患者，PDT可用于一线治疗或BCG治疗失败后的二线治疗。

（2）非肌层浸润性膀胱癌经尿道膀胱肿瘤电切（TURBT）治疗后，PDT可作为辅助治疗。

（3）中高危非肌层浸润性膀胱癌卡介苗（BCG）灌注失败、无反应或不耐受，以及反复复发的高危非肌层浸润性膀胱癌患者，如果患者不愿意接受或者不能耐受膀胱根治性切除术，PDT可作为替代治疗。

（4）肌层浸润性膀胱癌不愿意接受或者不能耐受膀胱癌根治性切除者，PDT可作为保膀胱综合治疗的方法之一。

（5）晚期或转移性膀胱癌，如果出现严重膀胱血尿、疼痛、尿路刺激症状，不能接受手术、介入放疗，可以考虑用PDT对症姑息治疗。

2. 禁忌证

（1）对光敏剂过敏者。

（2）有严重尿路感染者。

（3）严重凝血功能障碍者。

（4）膀胱挛缩且容积小于150 mL者。

（5）尿道严重狭窄不能置入膀胱镜者。

（6）疑有膀胱阴道瘘或者膀胱直肠瘘患者。

（7）伴有严重的心脑肺疾患或身体情况差不能耐受麻醉或膀胱镜检查者。

（二）操作流程

1. 前期准备

（1）常用激光医疗设备

PDT激光肿瘤治疗仪，激光波长630 nm，功率连续可调，末端最大输出功率为2 W。

（2）光动力室建立

光动力室应设在安静、清洁、便于和相关科室联络的位置，需配置专门的设备及器械，在方便医师操作、保证患者得到有效治疗的原则上建立。需要时可以避光，光动力激光治疗仪多放置在操作医师的右侧，以方便操作医师操作为原则。

2. 术前检查及准备

（1）常规术前检查

①实验室检查：血常规、血型、肝肾功能、电解质、凝血功能、肿瘤标志物、尿常规、大便常规、尿脱落细胞学等。

②功能检查：B超，心电图，必要时查超声心动图及肺功能等。

（2）手术室配备与急救物品

手术室配备吸氧、吸痰装置，备有小型心电监护仪。

3. 光敏剂给药方式

（1）静脉滴注给药

光敏剂皮试：配浓度为0.01 mg/mL的血卟啉注射液，0.1 mL皮内注射，注射区避强光，15~20 min后观察局部反应或进行皮肤划痕试验。皮试阴性者方可注射光敏剂。

静脉滴注给药：皮试阴性者按体重2~5 mg/kg的剂量用药。用注射器将所有药品抽取并溶于250 mL生理盐水中，使用避光输液器输注1 h；（前15 min慢滴，观察患者有无特殊不适）。滴注过程中严密观察患者的血压脉搏，有个别患者可能出现血压偏低现象。光敏剂静脉滴注的患者给药后48 h行光动力治疗。

（2）膀胱灌注给药

治疗前将血卟啉注射液2~3支（50~75 mg），解冻后溶于以40 ml生理盐水中，再经导尿管注入膀胱，保留2 h后嘱患者排空膀胱后行光动力治疗。

4. 光动力开始前准备

按手术准备予建立静脉通道，心电监护仪监测心率、呼吸、血压、心电图和血氧饱和度，患者取截石位，视情况选择合适的麻醉方式：全麻、静脉麻醉、硬外麻等，已保证照射治疗时不会出现膀胱痉挛。治疗前予以2%利多卡因凝胶行尿道表面麻醉及润滑作用，以减少尿道的损伤及术后不适感。先进行膀胱镜检查，具备光动力诊断设备条件的情况下可先观察膀胱内光敏剂聚焦的情况，对光敏剂浓聚的黏膜予以活检2~3块组织送病理，再对浓聚黏膜予以电灼，然后冲洗膀胱2~3次，将膀胱内的光敏剂冲洗干净，冲洗完成后排空膀胱。

5.操作步骤

（1）激光治疗仪调试

光动力激光治疗前要先调试仪器，以免治疗时开机仪器失灵，无法进行正常的激光照射治疗。先连接相应治疗光纤，插入钥匙，正常开机，仪器自检；自检完毕后，检测光导纤维激光通过率，校调相应的治疗光照功率和时间；激光治疗仪调整完毕后伺机待用。

（2）手术准备和麻醉方式

建立静脉通道，心电监护仪监测心率、呼吸、血压、心电图和血氧饱和度，根据膀胱镜检查的要求采取截石位（硬镜）或平卧位（软镜）。视情况选择合适的麻醉方式，多采用局部麻醉或静脉麻醉，也可采用全麻硬外麻保证治疗时患者不会出现膀胱痉挛。治疗前予以2%利多卡因凝胶行尿道表面麻醉及润滑作用，以减少尿道的损伤及术后不适感。

（3）激光全膀胱照射

先进行膀胱镜检查，对光敏剂浓聚的黏膜予以活检2~3块组织送病理，再对浓聚黏膜予以电灼。光敏剂膀胱内灌注的患者先冲洗膀胱2~3次，将膀胱内的光敏剂冲洗干净。球状光纤穿过可调式水封帽固定于膀胱镜尾端，光纤通过水封帽轻柔置入膀胱内，防止光纤在膀胱镜内接口处折断光纤，拧紧水封帽以减少PDT治疗过程中漏液，输液延长管（鲁尔接头）连接于膀胱镜进水口，另一端接50ml注射器。经注射器注入PDT生理盐水膀胱黏膜无皱褶即可（治疗体积选择可参考附录4表38-1，临床多采用注入150~250 mL生理盐水），检查光纤位置是否位于膀胱中心，适当调整光纤位置，开始激光全膀胱照射。

常用治疗参数可参照附录表1。例如光照剂量常用20 J/cm^2，注入生理盐水200 mL对应膀胱表面积为165.18 cm^2，激光治疗仪的输出功率为1.8 W，治疗时间为1835.4秒，约30 min。照射时间计算公式如下：

照射时间（s）=光照剂量（J/cm^2）/输出功率（W）×膀胱内表面积（cm^2）。

6.术后护理

（1）早期常见的不良反应为尿痛、尿急等不适，予以对症即可。

（2）避光期：静脉注射给药治疗后由于光敏剂会扩散到全身，所以患者必须必采取适当避光措施，避免阳光直接照到皮肤。避光期视光敏剂的种类不同，在4 W左右。多喝水会加速光敏剂的代谢。术后严格避光一个月，如过早暴露于太阳等强光下，脸、手等暴露部位会出现皮肤水肿、瘙痒、红斑等光毒反应。出现较严重毒副反应的患者应当及时就诊。光敏剂灌注给药患者无须避光。

避光注意事项见第四章。

（三）疗效评价标准

有效性指标：

（1）无复发生存期（relapse-free survival，RFS），定义为从手术后开始至第一次发生膀胱肿瘤复发的时间。膀胱肿瘤复发的定义：膀胱肿瘤经TURBT术切除后，于随访中出现，并经病理学证实。

（2）无进展生存期（progression-free survival，PFS），定义为从手术后开始至第一次发生膀胱肿瘤进展的时间（非肌层浸润性膀胱患者出现肌层浸润，认为是肿瘤进展）。

（3）临床完全缓解（complete Response，CR）定义为尿液细胞学、膀胱 MRI/CT、膀胱镜检查和膀胱/前列腺尿道活检均为阴性。

（四）随访

膀胱癌光动力治疗目前主要用于中高危非肌层浸润性膀胱患者，前2年内每3个月复查尿液细胞学、膀胱 MRI/CT、膀胱镜检查和膀胱/前列腺尿道活检。对于高危非肌层浸润性膀胱患者在1年内增加膀胱内光动力治疗1~2次（与膀胱镜随访检查同步进行）可能提高疗效。

（五）并发症及其防治措施

膀胱癌光动力治疗并发症与光敏剂给药方式有关，经静脉注射光敏剂常见的并发症为皮肤黏膜光毒性反应，早期研究有膀胱挛缩的报道。而膀胱内灌注光敏剂治疗罕有发生全身毒性反应及膀胱挛缩的报道，常见并发症为膀胱局部刺激症状、血尿、耻骨上区疼痛及排尿不适感等。

1.皮肤黏膜光毒性反应

经静脉注射光敏剂可最显著的并发症是皮肤黏膜的光毒性反应。早期的光敏剂蓄积于皮肤黏膜时间较长，若避光不严格可导致的皮肤光毒性反应表现为“晒伤”样皮肤改变，出现皮肤痒感、红斑、水肿，严重者可起水泡，溃破后形成糜烂或溃疡。光动力治疗后眼部并发症包括视网膜色素上皮的撕裂、萎缩，视功能障碍，急性视力下降、视幻觉、黄斑孔、热点的产生等。所以通常静脉注射血卟啉后需要避免阳光或室内强光的照射达4周以上时间，出现视功能障碍应至眼科专科就诊。而膀胱内灌注使用血卟啉或5-盐酸氨基酮戊酸（5-ALA）时，光敏剂与膀胱黏膜通过直接接触渗透，罕有发生全身皮肤光毒性反应的报道，患者也无须长时间避光。偶有患者发生皮疹可能与光敏剂过敏相关，可使用抗组胺类药物如有马来酸氯苯那敏、氯雷他定、依巴斯汀、西替利嗪、苯海拉明、倍他司汀等对症处理或联合糖皮质激素治疗。

2.膀胱局部并发症

光敏剂引起膀胱局部相关不良反应和毒性的主要原因是光敏剂在正常尿路上皮中的非特异性积累而导致的组织破坏。膀胱光动力治疗后局部不良反应主要表现为膀胱刺激症状如尿频、尿急、尿痛、肉眼血尿、耻骨上区疼痛、膀胱痉挛、排尿不适感及急迫性尿失禁等。多数患者症状较轻，治疗结束后1周内可自行缓解，症状严重者可短期使用非甾体类抗炎药及止血、解痉、镇静等药物对症治疗。急迫性尿失禁患者可留置尿管处理。严重血尿患者需留置尿管持续膀胱冲洗或膀胱镜下清除膀胱内血块。使用软式膀胱镜进行膀胱光动力治疗有助于减轻治疗过程中的黏膜损伤，降低术后膀胱刺激症状程度及血尿的发生率。文献报道第一代光敏剂（光卟啉和血卟啉）有导致膀胱输尿管无症状反流的风险。如果肿瘤浸润透膀胱壁，静脉注射光敏剂行PDT后肿瘤坏死有膀胱穿孔的风险。

3.泌尿系感染

膀胱癌光动力治疗后出现膀胱局部刺激症状或发热、腰痛等不适，尿细菌学检测及培养阳性可诊断泌尿系感染。多数感染患者使用敏感抗生素可有效控制感染。光动力治疗过程中应严格遵循无菌操作，治疗前应明确尿细菌学检测，必要时预留取尿培养。

4.膀胱挛缩

为膀胱癌光动力治疗的严重并发症。早期Nseyo等报道非浸润性膀胱癌患者采用光卟啉静脉滴注给药后行全膀胱光动力治疗，36例患者中有19.4%（7例）的患者发生了不同程度的膀胱挛缩。膀胱挛缩发生的机理主要为光敏剂蓄积于膀胱肌层，光化学反应造成肌肉组织的损伤导致纤维化。膀胱挛缩目前无有效的治疗方法，有研究表明大计量照射时相较于小剂量照射，膀胱壁的顺应性及组织学变化更为明显，更容易出现膀胱挛缩，控制光照的剂量以及光敏剂的浓度以避免膀胱挛缩。随着光敏剂给药方式从静脉注射向膀胱腔内灌注的改变和第二代光敏剂的普遍使用，目前膀胱挛缩并发症的发生罕有报道。

（六）与其他技术的联合治疗

尿道膀胱肿瘤切除术（TURBt）是非肌层浸润性膀胱癌（NMIBC）的重要诊断和治疗方法，手术目的是获取准确的病理分期和切除肉眼可见病灶。对一些肉眼不可见的病灶需综合膀胱灌注化疗和（或）光动力治疗等。膀胱肿瘤光动力杀伤肿瘤细胞依赖（reactive oxygen species，ROS）的细胞毒性效应，与其他抗肿瘤治疗联合使用不会引起交叉耐药，光动力可增加癌细胞对化疗、靶向、免疫治疗和放疗的敏感性，提高疗效。

1.PDT联合膀胱灌注化疗

基础研究显示，光动力与化疗药物联合使用，能增加对膀胱癌细胞的杀伤作用。Shakibaie M等研究结果表明光动力可以增加促凋亡基因BAX的增加，将5637膀胱癌细胞抑制在G1期，降低癌细胞的葡萄糖消耗和乳酸形成，减少了肿瘤微环境中乳酸的分泌对免疫逃逸和转移的影响，增强顺铂对膀胱癌细胞的毒性作用。French等结果显示在膀胱癌细胞或耐药的膀胱癌细胞中，丝裂霉素C能够增强ALA-PDT的治疗效果。Arentsen H C等已证明了TPCS2a为光敏剂的光化学内化联合博莱霉素在体内可诱导协同抑制T24和AY-27膀胱癌细胞株生长，PDT联合博莱霉素的处理效果显著高于单一处理之和。这些研究均强调了PDT在药物增强和耐药逆转中的作用

Teplov等报道了ALA光动力疗法联合丝裂霉素与单用丝裂霉素相比能明显降低复发率，此外，在灌注前行ALA光动力治疗可增加肿瘤组织中裂霉素的浓度。中国医学科学院肿瘤医院深圳医院开展的前瞻性临床研究“膀胱内血卟啉灌注光动力疗法联合吡柔比星灌注化疗预防中高危非肌层浸润性膀胱癌术后复发有效性的多中心临床试验”（中国临床试验注册中心ChiCTR2100046736），患者1年复发率低于文献报道。临床试验初步显示，光动力治疗联合化疗是一种安全、有效、有临床实用价值的新的治疗策略，可能能进一步降低膀胱癌术后的复发率。

2.PDT联合卡介苗膀胱灌注治疗

由于单一的光动力治疗产生的免疫效应较弱，不足以改变免疫抑制肿瘤微环境，卡介苗膀胱灌注可引发机体局部和全身的免疫反应，为了获得更好的治疗效果，近年来卡介苗膀胱灌注联合光动力治疗的策略受到了人们的广泛关注。Durrani F等研究表明光动力疗法联合免疫疗法增强了小鼠膀胱癌的长期治愈率。Szygula M等报道接受PDT与BCG治疗相结合的14名复发性膀胱癌的患者，在2年的随访中复发率得到了改善（CR+PR=71%）。与迄今为止发表的文章中报道的TUR-BT后接BCG治疗或PDT相比，这一结果往往更好。Korbelik M等研究结果显示光动力疗法和卡介苗免疫疗法之间的协同作用可减少治疗小鼠原位膀胱癌的复发。

3.经尿道膀胱肿瘤电切联合术后即刻光动力治疗

Korbelik等研究发现经光动力治疗后的肿瘤细胞内会出现补体激活及免疫细胞活性明显提高，诱导抗肿瘤免疫力增强。目前国内有探索光动力联合经尿道膀胱肿瘤电切治疗非肌层浸润性膀胱癌疗效，在膀胱肿瘤电切前膀胱灌注血卟啉50 mg，或电切后膀胱灌注血卟啉50 mg并保留30~40 min，电切完后利用球状光纤通过膀胱镜进行全膀胱光照治疗，对比未进行光动力治疗患者，初步得到光动力疗法远期疗效较

好，并且在治疗过程中无严重不良反应，是一种可靠、安全的治疗方法。目前需要更大临床样本去证实这一结论。

4.PDT联合放疗

PDT治疗肿瘤的机制与放疗不同，两种治疗方法之间没有交叉抗性，这是联合治疗的良好基础。PM Schaffer等将光敏剂Photofrin Ⅱ作为放射增敏剂来增强放射治疗，一名患有不可切除的膀胱癌的女性和一名患有复发性不能手术的膀胱癌的男性接受了骨盆区域的放射治疗（44.8 Gy + 14 Gy boost），其中女性患者的肿瘤体积减小了约40%，男性患者减少了35%。另有报道在90例手术失败或无手术指征且有空洞或浅表中晚期恶性肿瘤的患者（32例胃癌、12例食管癌、24例直肠癌、8例膀胱癌、6例宫颈癌和8例浅表肿瘤）的PDT联合放射治疗中，PDT联合调强放疗可明显缓解症状，从而提高中晚期恶性肿瘤患者的生活质量。

5.其他

目前一些联合疗法虽然处于基础研究阶段，但为临床治疗策略提供了新的思路。Louis C.等研究表明光动力和热疗对膀胱癌T24细胞具有协同杀伤作用。Huvaneswari R等研究表明血管内皮生长因子（VEGF）和表皮生长因子受体（EGFR）的单克隆抗体与PDT的组合能够有效抑制膀胱癌细胞的迁移以及膀胱肿瘤异种移植模型中的肿瘤生长。Lin等制造了一种产生O_2的HSA-MnO2-Ce6 NPs纳米颗粒以克服肿瘤缺氧，从而增强膀胱癌治疗的光动力效应。Szliszka等结果表明TRAIL（肿瘤坏死因子相关凋亡诱导配体）和PDT的联合治疗对膀胱癌细胞死亡产生协同作用。

（七）展望

光动力治疗主要用于预防膀胱癌术后复发的辅助治疗，具有一定的优势。膀胱为空腔脏器，充盈后形状大致呈球体，激光照射均匀、光照剂量可准确控制。光敏剂经尿道灌注进入膀胱腔内，在局部起作用，消灭肉眼难以辨别的微小病灶，临床操作较为简单，几乎不会引起全身的毒副反应，患者无须避光、依从性好。国内外的临床资料也证实了膀胱癌光动力治疗的有效性和安全性，光动力具有独特的抗肿瘤机理，对膀胱灌注化疗或卡介苗治疗无效的患者光动力治疗也有一定的疗效。

但目前膀胱癌光动力治疗的临床数据主要来源于Ⅰ-Ⅱ期临床研究和回顾性研究，尚缺乏高等级证据的临床研究；光动力治疗的参数不统一，主要源于经验，较少有相关研究；膀胱癌的光动力治疗主要用于复发风险较高的患者，治疗中低危患者的临床资料较少；光动力治疗也多为单独使用，联合局部膀胱灌注化疗或卡介苗治疗，以及与免疫治疗、靶向治疗、抗体偶联药物及化疗的联合，是否能进一步提高疗效尚不明确。近年来光敏剂和激光技术发展迅速，实验研究显示有更好的疗效，临床中新药物和新技术的使用却明显滞后。我国还面临着临床可用的光敏剂单一、膀胱癌光动力治疗不规范等问题。未来膀胱癌光动力治疗的相关工作和研究将针对上述各个问题展开。

首先，将组织开展具有高等级证据的前瞻性临床研究，提供更科学和更可靠的临床数据，指导临床实践。研究方向主要包括：①明确膀胱癌光动力治疗的最佳参数。膀胱癌光动力治疗能量多采用20~30 J/cm^2，应兼顾疗效与副作用，明确膀胱癌光动力治疗适宜的能量。进一步探索光敏剂剂量、灌注时间、光动力治疗窗口等因素与疗效及副反应之间的关系。②拓展膀胱癌光动力治疗的适应证。目前光动力治疗主要针对卡介苗治疗失败、T1G3、多次复发的膀胱癌患者，光动力治疗对这些复发及进展风险高的患者具有一定疗效。尚不清楚对中低危风险患者的疗效，研究光动力治疗预防中低危膀胱癌患者的术后复发，将拓宽光动力治疗的应用范围，给患者带来更多的选择。③研究光动力治疗与膀胱灌注治疗是否具有协同作用。多项基础研究显示累积在细胞膜状亚结构的光敏剂，经光化学反应破坏细胞膜的耐药蛋白、线粒体、溶酶体，导致细胞去极化、蛋白水解、主动转运受抑制以及凋亡等，从而与化疗、靶向治疗、免疫治疗和放疗产生协同抗肿瘤作用。例如光动力可增强顺铂和丝裂霉素对膀胱癌细胞的杀伤作用。光动力治疗联合膀胱灌注治疗是否能进一步降低膀胱癌的复发率具有临床研究价值。

其次，探索新型光敏剂、新的激光技术等应用于膀胱癌的光动力治疗。近年来随着纳米技术的兴起，新型光敏剂的研发成为热点。与传统的光敏剂对比，由于纳米光敏剂的靶向性更好、定位更加准确，在细胞水平和动物水平，纳米光敏剂已显示出更强的杀伤和抑制肿瘤的作用，更为有效诱导机体免疫的作用，而对正常组织的损伤更小。相信未来这些高效低毒的纳米光敏剂将进入临床，逐步取代现有的光敏剂。推动开展新型光敏剂的临床应用将是未来光动力治疗的一个重要方向。此外，双光子、细胞内化、可植入微光源PDT光源监测及量化PDT等新技术也被研究用于光动力治疗，临床应用虽然仍有距离，但为肿瘤的光动力治疗开拓了更广泛的前景。

最后，必须结合我国的具体国情，规划膀胱癌光动力治疗事业的发展策略。国外已有多种光敏剂用于膀胱癌的临床治疗，引进或开发在国外已经应用于临床的光敏剂，让膀胱癌光动力治疗能有更多的选择。参考国内外现有的临床资料，制定较为合理的膀胱癌光动力治疗的规范，有高等级循证医学证据时及时更新，不断地推进膀胱癌光动力治疗的规范化，推广膀胱癌的光动力治疗的临床应用。

膀胱癌适于行光动力治疗，光敏剂膀胱内灌注光动力治疗简便、安全、有效，开展临床研究、探索新技术应用与临床、推动规范化治疗，相信光动力治疗有望成为非肌层浸润性膀胱癌术后常规辅助治疗的方式之一。

附录1：食管光动力治疗操作流程图

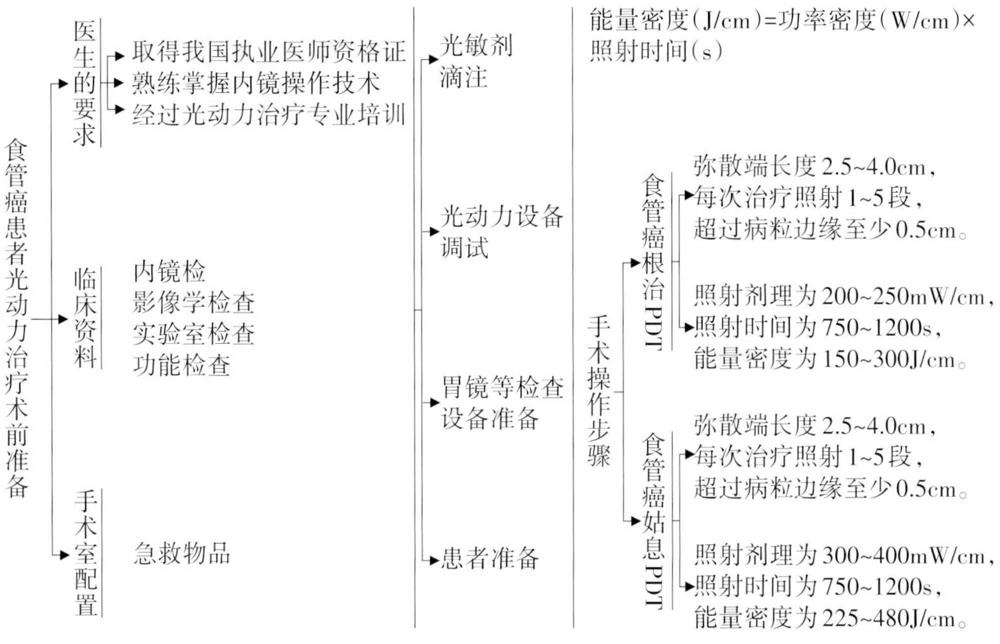

图38-1

附录2：实体肿瘤的疗效评价标准RECIST指南（版本1.1）

缓解标准

靶病灶的评价

完全缓解（CR）：

所有靶病灶消失。所有病理学淋巴结（无论是靶或者非靶淋巴结）的短轴直径都必须降到10mm以下。

部分缓解（PR）：

以基线直径总和为参考值，靶病灶的直径总和至少减少30%。

疾病进展（PD）：

以研究中最小直径总和为参考值（该值可包括基线直径总和），靶病灶的直径总和至少增加了20%。

疾病稳定（SD）：

靶病灶减少值不足以达到部分缓解且增加值不足以达到疾病进展的状态。

附录3：Stooler吞咽困难分级

0级：无症状、能进各种食物；

Ⅰ级：偶尔发生困难，能进饮食；

Ⅱ级：能进半流质饮食；

Ⅲ级：仅能进流质饮食；

Ⅳ级：不能进食，水也不能咽下。

附录4

表38-1　全膀胱照射治疗参数对照表

膀胱表面积 (m²)	膀胱治疗体积 (mL)	光纤末端输出功率 (W)	光照时间 (S)	光照剂量 (J)
104.1	100	1.8	1156.2	20.0
110.9	110	1.8	1232.1	20.0
117.5	120	1.8	1305.6	20.0
123.9	130	1.8	1377.2	20.0
130.2	140	1.8	1447.0	20.0
136.4	150	1.8	1515.1	20.0
142.4	160	1.8	1581.7	20.0
148.2	170	1.8	1646.9	20.0
154.0	180	1.8	1710.9	20.0
159.6	190	1.8	1773.7	20.0
165.2	200	1.8	1835.4	20.0
170.6	210	1.8	1896.1	20.0
176.0	220	1.8	1955.8	20.0
181.3	230	1.8	2014.6	20.0
186.5	240	1.8	2072.6	20.0
191.7	250	1.8	2129.8	20.0
196.8	260	1.8	2186.2	20.0
201.8	270	1.8	2241.9	20.0
206.7	280	1.8	2296.9	20.0
211.6	290	1.8	2351.3	20.0
216.5	300	1.8	2405.0	20.0
221.2	310	1.8	2458.2	20.0
226.0	320	1.8	2510.8	20.0
230.7	330	1.8	2562.8	20.0
235.3	340	1.8	2614.3	20.0
239.9	350	1.8	2665.3	20.0
244.4	360	1.8	2715.9	20.0
248.9	370	1.8	2765.9	20.0
253.4	380	1.8	2815.5	20.0
257.8	390	1.8	2864.7	20.0
262.2	400	1.8	2913.5	20.0

参考文献

1. 陈文晖，浦宇. 光动力疗法的起源和发展史. 中国医学文摘皮肤科学，2015，32（2）：109-118.
2. 丁慧颖. 光动力治疗基本原理及其应用. 北京：化学工业出版社，2014.
3. 王洪武. 电子支气管镜的临床应用. 2 版. 北京：中国医药科技出版社，2013.
4. 王欢欢，付之光，温宁. 阿霉素-光动力联合治疗在恶性肿瘤中的应用及展望. 中华老年口腔医学杂志，2018，16（1）：51-54.
5. 樊帆，朱敦皖，张琳华. 肿瘤化疗协同光动力疗法联合免疫治疗的研究进展. 国际生物医学工程杂志，2017，40（4）：262-268.
6. Wang M，Song J，Zhou F，et al.NIR-triggered phototherapy and immunotherapy via an antigen-capturing nanoplatform for metastatic cancer treatment. Adv Sci，2019，6（10）：1802157.
7. Railkar R，Agarwal PK. Photodynamic Therapy in the Treatment of Bladder Cancer：Past Challenges and Current Innovations. Eur Urol Focus，2018，4（4）：509-511.
8. Sorbellini E，Rucco M，Rinaldi F. Photodynamic and photobiological effects of light-emitting diode（LED）therapy in dermatological disease：an update. Lasers Med Sci，2018，33（7）：1431-1439.
9. Gao C，Dong P，Lin Z，et al. Near-Infrared Light Responsive Imaging-Guided Photothermal and Photodynamic Synergistic Therapy Nanoplatform Based on Carbon Nanohorns for Efficient Cancer Treatment. Chemistry，2018，24（49）：2827-2837.
10. O' Mahoney Paul，Neil H，Kenny W，et al. A novel light source with tuneable uniformity of light distribution for artificial daylight photodynamic therapy. Photodiagnosis Photodyn Ther，2018，23：144-150.
11. Marra K，Larochelle EP，Chapman MS，et al.Comparison of Blue and White Lamp Light with Sunlight for Daylight-Mediated，5-ALA Photodynamic Therapy，in vivo. Photochem Photobiol，2018，94（5）：1049-1057.
12. Chen L，Liu L，Wang R，et al. Light-triggered release of drug conjugates for an efficient combination of chemotherapy and photodynamic therapy. Biomater Sci，2018，6（5）：997-1001.
13. Qi Y，Jiang F，Saran L，et al. The concept and examples of type-III photosensitizers for cancer photodynamic therapy. Chem，2022，8，197-209.
14. Pang W，Jiang P，Ding S，et al. Nucleolus-Targeted Photodynamic Anticancer Therapy Using Renal-Clearable Carbon Dots. Advanced Healthcare Materials，2020，9，2000607.
15. 王洪武，邹珩，金发光，等. 呼吸道肿瘤光动力治疗临床应用中国专家共识. 中华肺部疾病杂志（电子版），2020，13（1）：6-12
16. Didkowska J，Wojciechowska U，Mańczuk M，et al. Lung cancer epidemiology：contemporary and future challenges worldwide . Ann Transl Med，2016，4（8）：150.
17. Meng Wang，Jun Song，Feifan Zhou，et al. NIR-Triggered Phototherapy and Immunotherapy via an Antigen-Capturing Nanoplatform for Metastatic Cancer Treatment. Adv Sci（Weinh），2019，13；6（10）：1802157.
18. Andrey Akopov，Garry Papayan. Photodynamic theranostics of central lung cancer：Present state and future prospects. Photodiagnosis and photodynamic therapy，2021，33（3）：102203.
19. Norihiko Ikeda，Jitsuo Usuda，Sachio Maehara.Photodynamic therapy for central-type early-stage lung cancer. General thoracic and cardiovascular surgery 2020，68（7）：679-683
20. Kai Wang，Boxin Yu，Janak L Pathak；An update in clinical utilization of photodynamic therapy for lung cancer. Journal of Cancer 2021；12（4）：1154-1160
21. Jiwoong Choi，Man Kyu Shim，Suah Yang，et al. Visible-Light-Triggered Prodrug Nanoparticles Combine Chemotherapy and Photodynamic Therapy to Potentiate Checkpoint Blockade Cancer Immunothera-

py. ACS nano 2021; 15 (7): 12086-12098.

22. Wenyi Dong, Ke Li, Shijie Wang, et al. Targeted Photodynamic Therapy (PDT) of Lung Cancer with Biotinylated Silicon (IV) Phthalocyanine. Current pharmaceutical biotechnology 2021; 22 (3): 414-422

23. Renjie Luo, Zhongtao Zhang, Lingfei Han, et al. An albumin-binding dimeric prodrug nanoparticle with long blood circulation and light-triggered drug release for chemo- photodynamic combination therapy against hypoxia-induced metastasis of lung cancer. Biomaterials science 2021 May 18; 9 (10): 3718-3736

24. Yongtai Zhang, Qing Xia, Tong Wu, et al. A novel multi-functionalized multicellular nanodelivery system for non-small cell lung cancer photochemotherapy. Journal of nanobiotechnology 2021; 19 (1): 245

25. 高社干，董彩红，单探幽.食管癌光动力治疗临床应用专家共识.食管疾病.2020; 01: 1-7.

26. Viswanath D, Won YY. Combining Radiotherapy (RT) and Photodynamic Therapy (PDT): Clinical Studies on Conventional RT-PDT Approaches and Novel Nanoparticle-Based RT-PDT Approaches under Preclinical Evaluation. ACS Biomater Sci Eng.2022; 8 (9): 3644-3658.

27. Sun B, Chen Y, Yu H, et al. Photodynamic PEG-coated ROS-sensitive prodrug nanoassemblies for core-shell synergistic chemo-photodynamic therapy. Acta Biomater.2019; 92: 219-228.

28. Caruso E, Cerbara M, Malacarne MC, et al. Synthesis and photodynamic activity of novel non-symmetrical diaryl porphyrins against cancer cell lines. J Photochem Photobiol B.2019; 195: 39-50.

29. Wang X, Meng G, Zhang S, et al. A Reactive 1O2 - Responsive Combined Treatment System of Photodynamic and Chemotherapy for Cancer. Sci Rep.2016: 1-9.

30. Cheng H, Fan GL, Fan JHA, et al. Self-Delivery Chimeric Peptide for Photodynamic Therapy Amplified Immunotherapy. Macromol Biosci.2019; 19 (4): e1800410.

31. Patente TA, Pinho MP, Oliveira AA, et al. Human dendritic cells: their heterogeneity and clinical application potential in cancer immunotherapy. Front Immunol.2019; 9: 3176.

32. Meng Z, Zhou X, Xu J, et al. Light-triggered in situ gelation to enable robust photodynamic- immunotherapy by repeated stimulations. Adv Mater. 2019; 31 (24): e1900927.

33. Im S, Lee J, Park D, et al. Hypoxia-riggered Transforming Immuno modulator for Cancer Immunotherapy via Photodynamically Enhanced Antigen Presentation of Dendritic Cell. ACS Nano.2019; 13 (1): 476-488.

34. Liu WL, Zou MZ, Liu T, et al. Expandable Immunotherapeutic Nanoplatforms Engineered from Cytomembranes of Hybrid Cells Derived from Cancer and Dendritic Cells. Adv Mater.2019; 1 (18): e1900499.

35. Bao R, Wang Y, Lai J, et al. Enhancing Anti-PD-1/PD-L1 Immune Checkpoint Inhibitory Cancer Therapy by CD276-Targeted Photodynamic Ablation of Tumor Cells and Tumor Vasculature. Mol Pharm. 2019; 16 (1): 339-348.

36. Patente TA, Pinho MP, Oliveira AA, et al. Human dendritic cells: their heterogeneity and clinical application potential in cancer immunotherapy. Front Immunol.2019; 9: 3176.

37. Li Y, Sui H, Jiang C, et al. Dihydroartemisinin Increases the Sensitivity of Photodynamic Therapy Via NF-κB/HIF-1α/VEGF Pathway in Esophageal Cancer Cell in vitro and in vivo. Cell Physiol Biochem.2018; 48 (5): 2035-2045.

38. Yao H, Zhang S, Guo X, et al. A traceable nanoplatform for enhanced chemo-photodynamic therapy by reducing oxygen consumption. Nanomedicine.2019; 20: 101978.

39. Jenni S, Sour A, Bolze F, et al. Tumour-targeting photosensitisers for one- and two-photon activated photodynamic therapy. Org Biomol Chem. 2019; 17 (27): 6585-6594.

40. Kuzyniak W, Schmidt J, Glac W, et al. Novel zinc phthalocyanine as a promising photosensitizer for

photodynamic treatment of esophageal cancer. Int J Oncol. 2017; 50 (3): 953-963.

41. Shi R, Li C, Jiang Z, et al. Preclinical Study of Antineoplastic Sinoporphyrin Sodium-PDT via In Vitro and In Vivo Models. Molecules. 2017; 22 (1): 112.

42. Alshehri S, Imam S S, Rizwanullah M, et al. Progress of Cancer Nanotechnology as Diagnostics, Therapeutics, and Theranostics Nanomedicine: Preclinical Promise and Translational Challenges. Pharmaceutics.2021; 13 (1): 24.

43. Jeon Y, Noh I, Seo Y C, et al. Parallel—Stacked Flexible Organic Light—Emitting Diodes for Wearable Photodynamic Therapeutics and Color—Tunable Optoelectronics. ACS Nano. 2020; 14 (11): 15688-15699.

44. 刘慧龙，李倩，刘彦芳，等. 注射用HPPH剂量递增光动力治疗食管癌的Ⅰ期临床研究. 中国激光医学杂志.2021; 02: 65-70.

45. Wang X, Sun W, Shi H, et al. Organic phosphorescent nanoscintillator for low-dose X-ray-induced photodynamic therapy. Nat Commun. 2022; 13 (1): 5091.

46. Zhu JX, Zhu WT, Hu JH, et al. Curcumin-loaded poly (L-lactide-co-glycolide) microbubble- mediated sono-photodynamic therapy in liver cancer cells. Ultrasound Med Biol.2020; 46 (8): 2030-2043.

47. 胡韶山，王齐，岳武，等. 光动力辅助显微手术治疗脑胶质瘤. 中华神经外科杂志，2004 (01): 33-35.

48. Castano AP, Mroz P, Hamblin MR. Photodynamic therapy and anti-tumour immunity. Nat Rev Cancer. 2006; 6 (7): 535-545.

49. Allison RR, Sibata CH. Oncologic photodynamic therapy photosensitizers: a clinical review. Photodiagnosis Photodyn Ther. 2010; 7 (2): 61-75.

50. Hou K, Liu J, Du J, et al. Dihydroartemisinin prompts amplification of photodynamic therapy-induced reactive oxygen species to exhaust Na/H exchanger 1-mediated glioma cells invasion and migration. J Photochem Photobiol B. 2021 Jun; 219: 112192.

51.Park YK, Park CH.Clinical efficacy of photodynamic therapy.Obstet Gynecol Sci. 2016 Nov; 59 (6): 479-488.

52. Choi M C, Kim M S, Lee G H, et al. Photodynamic therapy for premalignant lesions of the vulva and vagina: A long-term follow-up study. Lasers Surg Med. 2015, 47 (7): 566-570.

53. Min Chul Choi, Sang Geun Jung, Hyun Park, et al. Photodynamic Therapy for Management of Cervical Intraepithelial Neoplasia II and III in Young Patients and Obstetric Outcomes. Lasers in Surgery and Medicine, 2013 (45): 564 - 572.

54.Maloth KN, Velpula N, Kodangal S, Sangmesh M, Vellamchetla K, Ugrappa S, Meka N. Photodynamic Therapy - A Non-invasive Treatment Modality for Precancerous Lesions. J Lasers Med Sci. 2016; 7 (1): 30-6.

55.Chen Q, Dan H, Tang F, Wang J, Li X, Cheng J, Zhao H, Zeng X. Photodynamic therapy guidelines for the management of oral leucoplakia. Int J Oral Sci. 2019; 11 (2): 14.

56.Jin X, Xu H, Deng J, Dan H, Ji P, Chen Q, Zeng X. Photodynamic therapy for oral potentially malignant disorders. Photodiagnosis Photodyn Ther. 2019; 28: 146-152.

57.Li Y, Wang B, Zheng S, He Y. Photodynamic therapy in the treatment of oral leukoplakia: a systematic review. Photodiagnosis Photodyn Ther. 2019; 25: 17 - 22.

58.He Y, Deng J, Zhao Y, Tao H, Dan H, Xu H, Chen Q. Efficacy evaluation of photodynamic therapy for oral lichen planus: a systematic review and meta-analysis. BMC Oral Health. 2020; 20 (1): 302.

59.Shang Q, Wang Z, Dong Y, Cai L, Mao F, Deng J, Dan H, Zeng X, Zhou Y, Chen Q. Photodynamic therapy in the treatment of oral lichen planus with moderate-to-severe dysplasia: A case report. Dermatol Ther. 2020; 33 (6): e14490.

60.Yao Y，Shen X，Shi L，Tang G，Wu L. The combination of photodynamic therapy and fractional CO2 laser for oral leukoplakia：Case series. Photodiagnosis Photodyn Ther. 2020；29：101597.

61.李哲儒，但红霞，陈谦明.光动力治疗切除后复发的疣状型口腔白斑病1例.国际口腔医学杂志.2021；48（3）：318-321.

62.Chen Q，Dan H，Pan W，Jiang L，Zhou Y，Luo X，Zeng X. Management of oral leukoplakia：a position paper of the Society of Oral Medicine，Chinese Stomatological Association. Oral Surg Oral Med Oral Pathol Oral Radiol. 2021；132（1）：32-43.

63.Wang F，Shi Y，Dong Y，Liu T，Dan H，Wang J，Zeng X. Photodynamic therapy combined with laser drilling successfully prevents the recurrence of refractory oral proliferative verrucous leukoplakia. Photodiagnosis and photodynamic therapy. 2021；36：102564.

64.中华口腔医学会口腔黏膜病学专业委员会，中华口腔医学会中西医结合专业委员会.口腔扁平苔藓诊疗指南（修订版）.中华口腔医学杂志.2022；57（2）：115-121.

65.林娇，雷尚雪，但红霞.光动力治疗伴有重度异常增生的口腔红斑病1例.实用口腔医学杂志.2022；38（5）：681-682.

66.雷尚雪，但红霞.光动力治疗增效研究新进展.口腔医学研究.2022；38（6）：497-500.

67.Zhang Q，Wang F，Liang J，Kuang W，Zeng X，Zhang X. Photodynamic therapy for extensive oral verrucous/granular leukoplakia with moderate-to-severe dysplasia：A case study. Photodiagnosis Photodyn Ther. 2022；39：102910.

68.Yan Y，Li Z，Tian X，Zeng X，Chen Q，Wang J. Laser-assisted photodynamic therapy in proliferative verrucous oral leukoplakia. Photodiagnosis Photodyn Ther. 2022；39：103002.

69.Yao YL，Wang YF，Li CX，Wu L，Tang GY. Management of oral leukoplakia by ablative fractional laser-assisted photodynamic therapy：A 3-year retrospective study of 48 patients. Lasers Surg Med. 2022；54（5）：682-687.

70.Railkar R，Agarwal P K. Photodynamic Therapy in the Treatment of Bladder Cancer：Past Challenges and Current Innovations. European Urology Focus，2018，4（4）：509-511.

71.Shakibaie M，Vaezjalali M，Rafii-Tabar H，et al. Synergistic effect of phototherapy and chemotherapy on bladder cancer cells. Journal of Photochemistry and Photobiology B：Biology，2019，193：148-154.

72. Durrani F，Aly A，Guru K，et al. Abstract A02：Photodynamic therapy in combination with immunotherapy enhances the long-term cure of bladder cancer in tumored mice. Clinical Cancer Research，2020，26（15_Supplement）：A02-A02.

73.Lin T，Zhao X，Zhao S，et al. O2-generating MnO2 nanoparticles for enhanced photodynamic therapy of bladder cancer by ameliorating hypoxia. Theranostics，2018，8（4）：990-1004.

74.Aniogo Eric Chekwube，Blassan P，Abrahamse H. The role of photodynamic therapy on multidrug resistant breast cancer. Cancer Cell Int，2019，19：91.

75.Shakibaie M，Vaezjalali M，Rafii-Tabar H，et al. Synergistic effect of phototherapy and chemotherapy on bladder cancer cells. Journal of Photochemistry and Photobiology B：Biology，2019，193：148-154.

热疗技术

❖ 赓续千年 薪火相传 ❖

❖ 热能控瘤 其理鲜见 ❖

❖ 测温控温 技术在先 ❖

❖ 评人论病 步步周全 ❖

❖ 无创除瘤 且保器官 ❖

名誉主编

于金明　魏于全　顾　宁　杨道科

主　编

郑颖娟　李　涛　吴稚冰　陈锦飞　唐劲天　王若雨

副主编（以姓氏拼音为序）

崔书中　戈　伟　赫丽杰　李庆霞　李　雁　刘　珈　龙志雄　罗京伟
牛立志　孙建海　王　平　肖绍文　张素兰

编　委（以姓氏拼音为序）

Hee Chul Park　曹德东　常志伟　陈　刚　程先平　党诚学　樊海明
冯阳阳　顾锡冬　郭　浩　郭素敏　韩卫东　韩彧佳　侯晓荣　黄东宁
黄　昀　霍艳霞　蒋　萍　匡　浩　劳征虹　李从铸　李国权　李洪石
李建成　李利铭　李　宁　李忠军　梁宗志　林慧娟　刘彩霞　刘宁波
刘鹏远　刘　爽　刘晓丽　刘志强　卢彦达　逯宋梅　孟宪伟　任国钦
山门亨一郎　沈　虹　沈　洁　孙　研　王海琳　王　红　王若峥
王　伟　王　颖　蔚莉菲　魏　宁　徐东升　徐建宇　徐执政　许洪斌
闫　亮　杨琪帆　姚伟荣　尹春柱　尹岳松　于俊叶　于利莉　袁达伟
袁香坤　张　春　张丽霞　张占洁　郑荣辉　郑永法　周　瑾　周珏伊
庄　莉

编译组

侯晓荣　黄　昀　徐建宇　匡　浩　刘志强　冯阳阳　李　宁　杨琪帆
林慧娟　逯宋梅

编写秘书

党倩倩　查博娅　皇甫林宽　崔海洋　李培鸿　李妤馨

第一章

发展简述

一、肿瘤热疗的定义

热疗（hyperthermia）一词来源于希腊文，意思是高热或过热。是指将各种热源的能量传递至机体以治疗疾病的一类物理疗法。与放疗不同，肿瘤热疗是指利用不产生电离辐射的物理能量（射频、微波、超声和激光等）在肿瘤组织和正常组织传递过程中所产生的温度学变化及继发生物学效应的差异来治疗肿瘤。它利用肿瘤组织自身结构不健全、加温时较正常组织散热慢、恶性肿瘤细胞对高热敏感的特点，应用热疗方法，使瘤细胞坏死或凋亡而被控，因其对正常组织几无损伤，又有“绿色疗法”的美誉。

二、肿瘤热疗发展简史

热疗是一门古老医学，自从有了人类历史，就有了利用热来治疗疾病的记载。人类热疗的发展大致经历了三个阶段：

（一）古代

在中国古时早有用“热”来治疗疾病的传统，如砭石和火，并创造了灸术、药浴等方法，现在民间仍有用火针、烧红小烙铁来治疗浅表肿瘤的例子。《外台秘要》中千金灸、隔蒜灸治疗瘰疬，可能是肿瘤热疗最古老的记载。在西方，早在5000多年前的埃及，就有医生文稿记载了用“加热棒”治疗乳腺肿瘤的尝试。到公元前2000年，用烧灼法破坏肿瘤已成为一种广泛使用的肿瘤疗法。公元前400年西方医学之父-希波克拉底曾说过：药物不能治愈的疾病可通过手术治愈，无法通过手术治愈的疾病可通过火治愈，不能被火治愈的疾病，确实无法治愈。这是他对热疗最初的认识，在一定程度上预言了热疗在肿瘤治疗中的作用和地位。

（二）近代

温热治疗到近代受到医学界重视。1866年，德国医生Busch首先报告1例经病理证实为面部肉瘤的患者，因两次感染丹毒高烧后肿瘤消失而得以存活。1884年Bruns亦报告了1例晚期恶性黑色素瘤患者，感染丹毒高烧数天后肿瘤消失，随访8年肿瘤无复发转移。1893年Coley在《美国医学杂志》发表了他的“发热疗法”，意外地或实验性地注射化脓性链球菌及绿脓杆菌混合提取物（即丹毒毒素，也称Coley毒素），诱发患者发热（38℃~40℃），治疗晚期肿瘤38例，随访27年，共有12例治愈，19例好转，5年生存率达60%。Coley曾用人工接种丹毒法治愈10例肉瘤，其中2例发热最高的患者，分别存活了27年和7年，这是国际上第一个应用人工高热治疗恶性肿瘤的报告。1918年Robdendury报告了166例未经任何治疗自行消退的恶性肿瘤，发现其中72例有严重感染并发高热的病史。虽然很多人不认为这些效果是发热所致，但Westernmark（1898年）及Percy（1916）先后报道了用热水灌注局部加温法治疗晚期宫颈癌取得一定姑息效果；1913年William发现在子宫切除术前用烧灼器加热宫颈肿瘤，术后肿瘤扩散减少，治愈率提高；1932年Geotze报道热水浸泡治疗阴茎癌也收到很好疗效。这一系列临床发现证实了热能使肿瘤消退，并由此拉开了近现代热疗研究的帷幕，人们开始了寻求更加安全可控加温治疗技术的研发及实践。至20世纪60年代，陆续确认了射频、微波、超声、磁感应、激光等物理能量可用于肿瘤热疗，开启了肿瘤热疗设备的研发及热生物学机制的探索。

（三）现代

随着科技发展尤其是物理加温技术的发展，热疗进入了一个快速发展时期，在物理技术研发和生物学机制研究领域取得累累硕果，在临床应用转化方面也积累了丰富经验，逐步形成了多模态肿瘤热疗技术体系。

1.物理技术及设备研发

首先是加温技术手段的多样化，如出现了射频、微波、超声、激光、红外线和磁感应等加温新技术，其共同特点是大幅提高了治疗能量并能进行局部加温，使热疗的发展摆脱了传统加温方法的限制；随着加热技术加热效率的研究深入，肿瘤热疗逐渐从全身热疗迈向局部热疗，从低温热疗发展到高温热疗，提高了热疗对局部尤其是深层肿瘤的疗效。其次是测温技术的出现和发展，为肿瘤热疗可计量、安全、规范地实施提供了保障。测温技术的出现，使肿瘤热疗进入真正意义上的学科发展时代。测温是热疗装置的关键技术，经历了一个从易受干扰的热电偶及电阻元件的粗测到稳定敏感的光纤元件的细测、从侵入性局部有创测温逐渐形成无创区域测温的发展。目前无创测温技术仍未成熟而广泛地应用于临床，亟待突破。再者，现代电子技术和医学影像学的发展，使热疗过程中精确测控温和体内精确定位成为可能，肿瘤精准热疗逐步得以实施，在达到治疗目的同时使正常组织损伤程度降低。具体历程如下：

20世纪70年代，国外兴起高热治疗恶性肿瘤，研制了第一代肿瘤热疗机，但实际是传统的理疗加热设备，没有考虑加热 辐射器的热场特性及测温仪器等问题，仅凭患者热感控制加热功率进行治疗。此时国内热疗技术的研发也开始起步，研究重心为微波热疗技术，关注不同频率微波透热深度及其抗肿瘤生物学效应。20世纪70年代末，开始发展第二代肿瘤热疗机，加热辐射器可在标准体模下测出加热特性比吸收率（specific absorption rate，SAR）分布，这样能以量化的方法比较和评价辐射器物理加热持续性的好坏，并可由此了解有效加热面积（effective heating surface，EHS）及有效加热深度（effective heating depth，EHD）等；与此同时又强调了热疗时准确测温的重要性。20世纪80年代初期，微波热疗设备成为研发热点，设计重点是加热物理与辐射器，出现了各种单点、多点无干扰测温探头及仪器，逐渐为热疗加热技术的规范化和疗效保证提供了基本条件。20世纪90年代初，国内外均出现量产的915 MHz、433 MHz微波热疗机，机器有自动测温、控温系统，既能进行体表肿瘤的透热治疗，也能进行体腔内（食管、直肠、宫颈等）肿瘤的透热治疗，为肿瘤热疗的广泛开展提供了透热设备。同时，为了解决微波透热深度不足的问题，射频热疗技术研究兴起，国内外研发出不同频率射频电容场热疗系统。21世纪以来，射频和微波热疗技术不断改进，如南京恒埔HY7000大功率射频热疗机采用分时加热技术，很好地解决了射频技术易造成皮肤烫伤与脂肪硬结的问题；江苏诺万的N-9000型微波肿瘤热疗仪则通过采用大口径自会聚透镜聚焦辐射器及四象限加载433 MHz等多项新技术，很好地解决了微波透热深度不足的难题。采用多元辐射源的新一代肿瘤热疗机在国内外也陆续研制成功，即将多个小辐射源安排于一个大辐射器内，通过对各辐射源的功率及相位控制，操作和调节加热区SAR的形状和分布。如日本Kato提出6电容元阵（6对电容聚焦形）射频辐射器，美国Sigma60的环形排列8振元辐射器，法国的Jasmin三电容射频辐射器，代表性产品有：日本的RF8、美国多元射频系统BSD2000以及中国的大功率射频热疗系统（深圳先科医疗设备有限公司的射频热疗机和吉林省迈达医疗器械有限公司的双频射频热疗机）和大功率微波热疗机（湖南佑立医疗科技有限公司生产的UNI-3000多源多天线微波热疗机）。近年美国新一代Sonotherm超声16元阵辐射器革命更是将辐射器的多元阵化与肿瘤体积的多元化一一相对应。近年来，随着人工智能和计算机技术的高度发展，国内热疗设备研发也取得较大突破，大连奥瑞研制出在计算机控制和精确图像引导下，利用智能辐射器动态肿瘤靶向寻址技术，采用球冠形辐射器聚束电磁波等专利技术配合热疗计划系统，开发出射频智能深部聚束波热疗系统和微波动态聚能靶向热疗系统，在提高肿瘤靶向加热效能的同时，也很好地保护了正常组织。

另外靶向热疗技术也发展迅速。影像引导的射频、微波、氩氦刀和激光等局部热消融技术已在临床取得很好疗效；高强度聚焦超声系统（high-intensity focused ultrasound，HIFU）研制也受到重视，如Sonotherm1000，中国在20世纪90年代也先后研制出3类HIFU仪器，于1997年底正式开始临床试验，疗效显著。磁感应热疗技术取得突破性进展，国际上美国、德国、日本等已先后开发出应用于临床试验的磁感应热疗设备及介质。德国生产的MFH300F型磁感应治疗机于2007年获得欧盟CE许可，应用于脑胶质瘤临床治疗，并开展了前列腺癌临床试验，有望近期取得突破。磁感应热疗技术在我国也受到高度重视，国内清华大学、东南大学、上海交大、复旦大学以及中南大学等多家大学进行了技术攻关，体外实验、动物实验研究已取得令人鼓舞的效果，并且在临床试用中也显示出潜在优势。2007年清华大学与福州浩联医疗科技发展有限公司合作完成了肿瘤磁感应热疗临床样机研发，为第三代磁感应热疗设备，频率和外形均超过国外指标，提高了热疗安全性、有效性和可控性。纳米等新材料的研发，也为肿瘤热疗技术的进一步提升提供了新方向。

综上所述，我国热疗设备的研发，无论是微波热疗、射频热疗、全身热疗还是超声聚焦设备等，技术上都处于国际领先地位；在热疗技术开展和普及程度上，也高于国外水平，拥有大量的临床应用数据和学术研究成果。

表39-1　热疗加温技术的发展

年代	事件
1898	Westermark首次使用射频线圈做辐射器对宫颈癌进行热疗
1910	德国科学家发现超声的人体热效应
1936	Denier首次使用了微波(375 MHz)进行热疗
1957	Gilchris采用Fe_2O_3作介质首次进行磁感应热疗的研究
1961	高强度聚焦超声首次应用于乳腺癌晚期的辅助治疗
1965	McGuff首次将激光用于肿瘤治疗
1979	世界首台微波凝固治疗仪问世
1983	Nd:YAG激光组织间隙热疗正式用于治疗实体瘤
1990	射频消融技术用于肝恶性肿瘤的治疗
1996	肿瘤的射频消融治疗技术得到美国食品药品监督管理局(food and drug administration,FDA)认可
2003	磁感应热疗问世并进入临床应用

2. 肿瘤热生物学效应研究

如前所述，肿瘤热生物学效应很早就得到关注和应用。真正意义上的热生物学效应研究伴随着现代生物学技术发展而不断深入完善。自70年代开始，大量热生物学实验研究成果不断涌现：肿瘤微环境热效应研究、恶性肿瘤细胞热敏性研究、热损伤机制研究、热耐受机制研究、热剂量学研究、热生理学研究、热疗增敏放疗机制研究、热疗增敏化疗机制研究以及热免疫效应研究等，逐渐形成了日趋完备的肿瘤热疗生物学理论体系，夯实了肿瘤热疗学科的理论基础。

三、肿瘤热疗临床应用现状

随着热疗技术及设备研发，作为一种物理疗法，热疗以多种形式，如全身热疗、体腔热灌注治疗、区域热疗、精准热疗等，广泛参与到恶性肿瘤整合治疗中。随着对热疗机制的逐渐阐明和在临床实践中的广泛应用及观察，肿瘤热疗的控瘤效应、对其他控瘤治疗手段的增效减毒作用越来越受到关注，越来越多的临床实践证实，热疗与放疗、化疗、免疫、中医药等方法的整合在不增加毒副反应前提下，大大提高了多种恶性肿瘤疗效。故热疗在肿瘤整合治疗中的地位越来越受重视。由于安全性及耐受性良好，在肿瘤的预防和康复中，热疗也逐渐发挥越来越重要的作用。但由于这些临床研究多以回顾性研究为主，技术操作缺乏统一规范，数据循证级别低，使其在肿瘤整合治疗指南中仍未获得高级别推荐。未来需要开展更多多中心、前瞻性、规范化大型研究来改变这一现状。

随着热疗技术的发展，实时精准测温技术的突破，必将给热疗学科带来革命性改变。传统热疗之前所面临的治疗温度难以提高、温度控制不精确、测温难、温度分布不理想等问题将逐渐得到解决；新型高效热疗设备的研发以及新型磁性纳米介质等新材料的不断出现，将进一步克服传统热疗技术靶向性不足、有效性差的短板，大力推动如热疗与诊断、热疗与放疗、化疗、靶向治疗以及免疫治疗联合、肿瘤磁感应治疗等技术的成熟及推广，开启肿瘤物理治疗的全新时代。

第二章

技术原理

一、肿瘤热疗的生物学基础

（一）肿瘤组织的结构及微环境

肿瘤组织属于非正常组织，其结构显著不同于正常组织，形成了不同的肿瘤微环境。后者结构有如下特点：结构紊乱、形态异常。①由于组织生长的无序性，造成紊乱的血管格局，微血管延长、受压、呈线圈样扩张扭曲、杂乱，容易形成瘤内血栓或闭塞；血管管窦宽、有动静脉瘘，血流阻力大、有血管分布不足的区域；血管壁结构不健全，缺乏弹性基膜，表现为内皮细胞水肿、血细胞外溢，甚至无基底层，在高温、压力增高情况下容易破裂；血管神经感受器不健全，对温度感受力极差，不能通过神经系统对温度进行有效调节；毛细血管具有大量窦状隙，即使在正常状态下也处于开放状态，无法像正常组织一样控制血管内血液的流动量。这样的血管解剖学结构，使肿瘤组织血流量仅为正常组织的2%~15%，且肿瘤越大，每克肿瘤组织的血流量越低，散热机能就越差。②为满足生长需要，瘤细胞和相关基质细胞不断分泌血管内皮生长因子（vascular endothelial growth factor，VEGF）、血管生成素（angiopoietin，Ang）、血小板衍生生长因子（platelet derived growth factor，PDGF）等来诱导肿瘤新血管的生成；研究显示，在VEGF刺激下血管内皮细胞对热高度敏感。③肿瘤在生长过程中，通过激活肿瘤相关成纤维细胞（cancer-associated fibroblasts，CAFs）招募前体和诱导正常成纤维细胞活化为CAFs，使肿瘤组织中CAFs越来越多，肿瘤组织变得质地坚韧且被CAFS分隔成不同区域，同时反过来压缩或塌陷肿瘤血管，抑制肿瘤淋巴网络功能，造成肿瘤间质液压力增高；上述特点使瘤组织血流速度缓慢，血流量低，常不足邻近正常组织的20%。④异常的肿瘤脉管系统形成缺氧、酸中毒、低灌注和高间质压的肿瘤微环境，一方面对T淋巴细胞的浸润产生生物理屏障，另一方面降低肿瘤浸润效应T细胞的细胞毒性，募集免疫抑制性T淋巴细胞的聚集，形成适合肿瘤生长的免疫抑制微环境。这是肿瘤热疗生物学效应得以产生的组织结构基础。

（二）肿瘤细胞的热敏性

在环境和遗传因素影响下，肿瘤细胞通过基因组重编程、代谢重编程等发展成基因组不稳定、表观遗传可见、代谢异常的多克隆异质细胞群。研究显示，正常细胞和瘤细胞的致死温度临界点不同，正常细胞可高达45℃，而大多数瘤细胞的临界点温度为42.5℃~43℃；同步培养试验显示，处于不同细胞周期时相的瘤细胞群对热疗表现出不同热敏感性，S期细胞热敏性最高，M期次之，G1期则表现出相对热抵抗，余期对温热敏感性偏低。

二、肿瘤热疗的生物学效应

（一）不同温度组织热生物效应

温度是影响细胞存活的重要因素之一。不同组织在不同温度、不同加温方式（递升或递降）、不同加温时间及频次下会产生不同热生物学效应，这包含热损伤、热损伤修复、热耐受以及热抗拒等机制。

1.热剂量学

热疗同放疗一样有剂量学概念，反映肿瘤热疗热效应的最基本物理量是温度和时间。加热温度和时间与瘤细胞生存率之间的关系，存在典型的热生物学效应，可以Arrhenius模型来表示，公式如下：S = 1-（1-etT/To）n（tT：保持在温度T的时间；To：在温度T时杀死细胞的活化能）。其温度与反应率常数有关，其斜率反映了动力学变化。曲线斜率在43℃左右发生显著的斜率改变，存在一个“中断点（break）”，意味着在此温度上下活化能不同。模型结果显示：

（1）温度与细胞死亡存在关系，温度低于43℃和高于43℃所致的细胞损伤不同，43℃亦被称为肿瘤的温热临界点。

（2）热耐受：温度低于43℃时，热耐受在加热过程中会发生变化，高于43℃，则在加热过程中无发展。

（3）不同组织存在不同的温度敏感性。目前临床上常用的热剂量表达方式大体有如下几种：

a.等效温度剂量：即把不同温度和时间换算成相同温度时的分当量。在临床实践中应用非常重要。等效热剂量（equivalent thermal dose，ETD）是“相当于43℃的等效累计分钟数”，它和组织热损伤有关，其计算公式如下：CEM43=ΔtR（43-T）（Δt是治疗期间的时间增量，T是时间间隔内的平均温度，R是常数。当T<43℃时，R=

0.25，当T>43℃时，R=0.5)，说明在较高温度下，获得相同生物学效应所需的加热时间更短，在加热温度和时间这两个剂量因子中，温度更具决定意义，如在43℃以上的温度，在保持同等细胞杀伤效应情况下，每升高1℃，治疗时间需减半。而在较低温度（39℃~41.5℃）时，每升高1℃，治疗时间需延长3倍。

b.肿瘤最高温度（T_{max}）、最低温度（T_{min}）和平均温度（T_{ave}）：研究发现，最低温度（T_{min}）和平均温度（T_{ave}）与肿瘤消退率和局控时间有明显关系，而最高温度（T_{max}）则与正常组织损伤有关。但多变量分析显示，该治疗参数难以准确重复，不适宜临床广泛应用。

c.肿瘤温度十分位描记码（T_{index}）：T90是指在肿瘤全部测温点的全部温度数据中心90%的温度到此温度的数值。T50、T20依次类比。研究结果表明，热梯度和T20峰值与肿瘤体积有关，T90则与肿瘤缓解率有直接关系。本方式具有预测肿瘤治疗后预后的价值，却很难用于可以执行的治疗处方的制定，故有明显局限性。随着无损测温技术实施，这一方式将发挥重要作用。

2.热效应的其他影响因素

（1）人体不同组织热敏感性存在很大差异，已知皮肤、肌肉热敏感性要远低于脑组织和骨髓造血组织，故各组织致死临界点温度有所不同。

（2）改变细胞所处微环境可使热敏感性发生改变，已知降低pH值、减少血清蛋白含量、慢性缺氧及降低葡萄糖含量均可使细胞对热更敏感。

（3）临界点温度下加温会诱导热耐受发生。热耐受是细胞遇到热应激后产生的短暂保护性反应，其强度和持续时间与加温方式和所达温度相关。对需要多次温热治疗患者，加温方式及热疗频次也是影响热疗效应的一个重要因素。递降加温（SDH：是指首次加温用>43℃温度持续较短时间后立即给予<42℃的较低温度维持的加温方式）可减弱热耐受，使继后较低温度加热作用增强；热疗温度不同，产生热耐受强弱亦不同，多次热疗间隔时间也不同。

3.不同温度组织热生物学效应

温度和时间是决定热生物学效应的最重要的两个要素。在临界点之上，温度的决定意义更大。

表39-2

温度	热效应
39℃~45℃	时间依赖性,可逆性损伤
	增加组织灌注和组织渗透,提高药物浓度和活性作用
	增强细胞周期阻滞效应,改善缺氧,提高pH值,增加组织对放疗敏感
	抑制新生血管生成,增强免疫效应
>47℃	酶失活
50℃~100℃	蛋白质变性,凝固,损伤不可逆

续表

温度	热效应
>150℃	组织碳化
>200℃	组织气化
>500℃	组织燃烧，出现火光

将超高温所致气化、固化及凝固治疗统称为肿瘤热消融治疗，其产生效应称为热消融效应；而将常规高温（41.5℃~45℃）和亚高温热疗（39℃~41.5℃）统称为温热治疗，其产生效应称为温热效应。由于热消融效应是极高治疗温度在极短时间内造成的组织致死性损伤，瘤组织与正常组织生物学效应无明显差异，故被精准应用于肿瘤局部治疗，可激发机体抗瘤免疫。目前最常用的温热治疗是利用瘤组织和正常组织结构及微环境存在的显著不同，通过全身或区域加热，产生复杂多样的温热生物学效应，是肿瘤热疗学研究的重点和难点。

（二）温热治疗肿瘤组织生物学效应

临床上最常用的热疗是常规高温热疗（41.5℃~45℃）和亚高温热疗（39℃~41.5℃），统称为温热治疗。肿瘤组织结构特点决定了其在接受温热治疗后会产生和正常组织不同的生物学效应。具体如下：

1. 肿瘤组织热蓄积及血流变学改变

正常组织血管结构及功能均正常，故在加热后血管扩张，血流量明显增加，热量会很快被血液循环带走，不在局部产生明显热蓄积效应。瘤组织则不同，对大肿瘤，由于如前所述异常脉管及基质结构，使其血供非常差，仅为正常组织的2%~15%，在接受温热治疗后，会发生如下改变：肿瘤病灶出现区域性反应，一方面，瘤体近中央区脉管系统内皮细胞肿胀、管壁破裂渗漏、红细胞变硬聚集发生血管栓塞、血流停滞，乏氧、低营养、pH值降低、高间质压力等进一步加重，热量不能被带走而蓄积形成高温热岛，温度高于正常组织5℃~10℃，高于肿瘤外周1.5℃~3℃，继而产生一系列高热生物学效应；另一方面，瘤体边缘区血液灌注较前增加，虽仍明显低于瘤周正常组织，但乏氧等状态得以改善，增加了对放化疗敏感性，并吸引多种免疫细胞在局部浸润，改变了免疫微环境。随着温度升高和加热时间延长，肿瘤血液灌注减少区域逐渐增大。对小肿瘤，由于肿瘤血管结构紊乱不明显，温热治疗后肿瘤组织血流灌注增加，接近甚至高于正常组织，无热蓄积，故单独应用温热治疗肿瘤控制效果不佳。但温热治疗可增加小肿瘤的放化疗敏感性，抑制肿瘤新生血管生长，募集免疫细胞浸润，激发免疫效应。

2. 直接杀伤瘤细胞

肿瘤中心部位热蓄积使局部产生高温，瘤组织致死临界点温度为43℃。≥43℃高热可直接以细胞坏死形式杀死瘤细胞，出现核固缩、有丝分裂障碍、胞质稀疏、胞体溶解及细胞膜结构受损等变化。<43℃则主要引起瘤细胞凋亡。其机制：①热疗引起细胞膜改变，如流动性及通透性增加、膜结构改变、膜离子转运障碍（Ca^{2+}，Na^{+}，Mg^{2+}，K^{+}）、膜电位改变、跨膜离子泵改变；细胞表面电荷重分布，使细胞归于有序，恢复瘤细胞间接触抑制；②热疗损伤细胞骨架结构，使微管、微丝及中间丝解体解聚，抑制细胞多种功能；③热疗可影响细胞质变化，如蛋白结构和功能的变性、蛋白合成障碍、蛋白聚合以及热激蛋白（heat shock protein，HSP）合成的诱导；④热疗对细胞器的影响，如引起线粒体内膜通透性增大、线粒体膜电位去极化、ATP数量减少、活性氧生成、Ca^{2+}跨线粒体膜转运中断；导致错误折叠蛋白过度累积而引起内质网应激；使溶酶体活性增强，导致瘤细胞溶解；⑤热疗还可影响细胞核功能，如DNA/RNA合成障碍、DNA修复酶抑制、DNA构象改变、基因表达和信号传导的修正等，并通过加强凋亡相关基因表达，以p53依赖和非依赖方式诱导细胞凋亡；⑥热疗导致细胞周期延长并阻滞于G1期，由于热疗抑制了核酸和蛋白质的合成，对处于增殖S期细胞尤为敏感，对G1期杀伤最少，对放化疗协同增敏有重要临床意义。

3.损伤肿瘤血管内皮细胞和肿瘤基质细胞，抑制肿瘤侵袭转移

肿瘤异常血管生成和基质金属蛋白酶高表达是肿瘤发生侵袭转移的重要机制。受VEGF等生长因子刺激的肿瘤微血管内皮细胞对热高度敏感，损伤后破坏热岛中央区肿瘤血管，造成肿瘤血管栓塞，加剧缺血、缺氧，在短时间内提高肿瘤糖酵解代谢水平，使酸性代谢产物大量堆积，从而引起瘤细胞自噬、凋亡及坏死。另，缺氧是诱导VEGF过表达的因子，温热治疗可通过改善缺氧，抑制肿瘤源性VEGF及其产物表达而阻碍肿瘤血管形成。热疗还可通过损伤CAFs，抑制基质金属蛋白酶活性，并使其表达下降，具有温度依赖性，从而减少对基底膜和细胞外基质的消融、降解，抑制肿瘤的浸润、侵袭和转移。

4.增加放疗敏感性

热疗可增加瘤细胞放射敏感性。主要机制有：热疗可致细胞周期延长并阻滞于G1期；处于不同增殖周期的细胞对放疗和热疗的敏感性不同，同步培养的体外细胞试验证明，M期和G1期细胞对放疗敏感，S期细胞对放疗抗拒却对热疗敏感；放疗对肿瘤周边富氧细胞敏感，对肿瘤中心的乏氧细胞不敏感，热疗可使肿瘤周边血流量增高，使乏氧细胞复氧而增加放射敏感性；而中心区血流灌注进一步减少，乏氧、pH值、低营养状态更加剧而被热损伤；热疗可增加放射所致的DNA损伤并抑制其修复。

5.增加化疗药物敏感性

作用机制与下列因素有关：热疗改善肿瘤周边血液循环，血流量增加有利于药物进入肿瘤；热疗增加细胞膜通透性，有利于控瘤药物渗透吸收；加温可使药物摄

取及药物反应速度加快；热疗可致细胞周期阻滞于对化疗药物敏感的G1期；热疗可抑制受化疗药损伤的细胞修复，主要是抑制DNA损伤修复；热疗通过抑制肿瘤多药耐药基因表达，抑制P糖蛋白功能，可部分逆转肿瘤多药耐药性，恢复化疗敏感性。

6.诱导免疫学效应

热疗激发机体免疫反应以控制肿瘤，是其重要生物学效应之一。具体机制如下：热疗直接破坏肿瘤组织，消除或减少了肿瘤细胞产生的多种免疫抑制因子，使机体恢复对肿瘤的免疫应答；热疗所致的肿瘤细胞变性、坏死的分解产物，作为肿瘤相关抗原刺激机体免疫系统产生抗肿瘤免疫，促使树突状细胞成熟以及T淋巴细胞向细胞毒T效应细胞转化；直接增强T细胞、B细胞、NK细胞、单核巨噬细胞、中性粒细胞等免疫细胞功能，增强其对肿瘤抗原的识别和向肿瘤区域的趋化聚集；热疗使瘤细胞表面负电荷不可逆降低，恢复瘤细胞间的接触抑制，在减少转移同时，增加免疫细胞对癌细胞的接触吞噬；热疗也可通过促进IL-1、IL-6、IL-8及TNF等细胞因子合成，调控体液免疫来控制瘤细胞生长。热疗可使肿瘤细胞产生大量HSP，HSP是细胞在热应激下产生的一组有很强活性的分子伴侣蛋白。起初被认为通过诱导热耐受而抑制肿瘤免疫系统，而后发现S期等增殖细胞热耐受减退很快，细胞膜表达的HSP70可促进细胞凋亡且可呈递肿瘤相关抗原来激活影响免疫系统。

（三）温热治疗正常组织生物效应

了解正常组织热效应，对做好防护、安全有效开展肿瘤热疗至关重要。正常组织热效应亦和加热技术、部位、范围、温度及加热时间等多种因素相关。包括热损伤效应和热治疗效应。

1.热损伤效应

（1）大鼠的研究显示，40℃时，正常组织血管通透性几无改变；而≥43℃时，血管内皮出现损伤，血管通透性明显增加，导致组织微循环障碍，引发组织损伤，表现为：局部肿胀、充血，坏死及白细胞浸润。

（2）热损伤影响的是细胞及血管功能，比放射损伤出现得早。

（3）正常人体组织热敏感性不同，热敏性低的组织有：肌肉、脂肪、皮肤、口腔黏膜、食管、膀胱、周围神经、脊髓；热敏性高、易损伤组织有：睾丸、脑、肝、肾、骨髓、小肠、大肠。各组织热致伤温度也不同，例如直肠热致伤温度低于食管2℃；故脑、骨髓以及睾丸、小肠等高热敏组织在较低温度加热一段时间会出现损伤，而口腔、食管等消化道则对高热有很好耐受性。

（4）一些血供较差组织，因易产生过热，如脂肪、晶体、骨骼、瘢痕等也易发生热致伤。

（5）不同物理加温技术引起的热损伤部位也不同，超声热疗因界面反射引起的皮肤损伤和热致骨髂痛的发生率要高于电磁波加热技术。

(6) 人体组织热敏性研究还不完善，在进行热疗时，要注意严密观察，做好正常组织保护。

2.治疗效应

由于亚高温热疗可改善循环，增加血流量，改善局部代谢，增加局部营养和正向免疫功能，故可起到消除慢性炎症、减轻局部水肿、疼痛及肌肉痉挛、促进损伤修复、增强抗感染作用、延缓组织功能减退，从而快速提高患者的生活质量。

三、肿瘤热疗治疗技术原理

热疗是利用相关物理能量在组织中传递所产生的生物学效应来治疗疾病的。目前，临床用于肿瘤热疗的物理能量主要为非电离辐射的电磁波（射频、微波、激光、红外线等）和机械波（超声波等），还有生物热源等其他方法。

（一）电磁波技术

人体组织、体液等均由各种分子和带电离子组成，分子包括极性分子和非极性分子。当人体受到外加电磁场作用时，一方面，内部自由电子、离子形成电流产生欧姆热；另一方面，各种分子吸收能量后加速运动摩擦生热；这是电磁波治疗的物质基础。电磁波是由温度高于绝对零度的物质辐射发出的同相振荡且互相垂直的电场与磁场在空间传播的能量波，具有波粒二象性。与机械波传播需要弹性介质不同，电磁波传播无须介质，在空气中以光速传播，在遭遇不同介质时，会发生：穿透、反射、吸收，频率低的电磁波遇到较大体积物体时还会发生绕射。不同f或波长的电磁波传播特性不同，产生的生物学效应不同，用途亦不同。国际规定的医用电磁波频率一般为：8 MHz、13.56 MHz、27.12 MHz、40.68 MHz、433 MHz、915 MHz、2450 MHz。前四者为射频，后三者为微波。红外线、可见光及紫外线为频率更高的电磁波。随着电磁波频率增加，电磁波波长变短，其方向性及抗干扰能力也越来越好，但在介质中的传播深度越来越浅。较紫外线波长长的电磁波，光子能量不足以改变分子内部结构，具有非电离性，较射线安全，且可重复使用。下面是临床常用的物理热疗技术。

1.射频技术

射频波是指频率低于300 MHz的电磁波，目前临床应用的频率有：8 MHz、13.56 MHz、27.12 MHz、30.32 MHz、40.68 MHz，也有使用75-120 MHz。射频加温是利用高频振荡电流作用于组织，其电磁能以欧姆损耗和介质损耗形式被组织吸收，使组织温度升高，其中欧姆热为主要形式。射频加温深度比微波有明显优势，不足之处：方向性差、易散射，易被干扰，能量不易集中，容易导致皮肤、脂肪与肌肉界面的过热，为此类热疗技术需要重视和解决的问题。

目前射频热疗技术的主要方式有：电容式加温、感应式加温和电容感应混合加温3种。

（1）电容式加温：又称内生场热疗或短波、超短波透热疗法，是目前深部肿瘤最常用的区域热疗技术。通过形成垂直于极板的电容场，射频电流在通过极板之间人体组织时被吸收而产生热生物学治疗效应。由于加热部位各组织的介电常数不同、电阻抗不同，需通过调节极板的输出功率等来达到最佳匹配。注意事项：①两极板加温热场分布主要靠电极大小调整，增加电极直径可一定程度上增加有效治疗深度，主要热区靠近小极板一侧；当电极面积增大且与极板间距相近时热场分布最为均匀。②射频波散射明显，与频率呈负相关；并有反射，故在电极板附近的热场分布最不均匀，易产生过热烫伤，需增加水袋以预防。③射频波能量不易集中，电场分布较发散，加热效率低，且不可用金属测温装置。④脂肪、骨骼等乏水组织阻抗大，在应用射频波加温过程中会使大量电磁能量损耗后转为热能，易致皮下脂肪发生过热，产生硬结，甚至液化、坏死，并影响疗效。故研究显示，由于脊柱影响，电极左右对置优于前后对置；随着皮下脂肪厚度增加，加温效果明显下降。⑤受限于电极板之间最大间距，故传统电容式加温技术只适宜体型较小、较瘦的病人，不适于肥胖病人。⑥通过新技术突破，如增加电极板数量、多极板同时加热、改平面辐射器为球冠形辐射器以聚束射频波、设置去离子水囊、油冷装置等，很好地解决了治疗深度、加热效能、热场均匀度以及脂肪过热等问题。

（2）感应式加温：在人体表面放置感应线圈，通以电流产生交变磁场，在人体内感应出涡电流而发热。目前研究和应用最深入的是磁感应热疗。其是将磁热介质适形精确分布于肿瘤组织内，并置于交变磁场中，磁介质因感应涡流、磁滞损耗、奈尔松弛等机制而产热，并将这些热量传递到周围肿瘤组织，通过对加热参数的控制使治疗区域达到所需温度，从而达到杀灭肿瘤的一种高温治疗。磁介质是磁感应热疗技术的关键环节，是一类铁磁性物质，可在交变磁场中升温。根据介质粒径大小可分三级：毫米级、微米级和纳米级。毫米级磁介质主要指合金类热籽，常用Ni-Cu、Ni-Pd、Ni-Si、Pb-Co等合金制成，可根据需要制成不同大小及形状，以肿瘤组织间植入的形式进行磁感应热疗，产热机制主要为涡流效应。微米级磁介质属多指磁性颗粒，多以动脉栓塞的形式进入瘤体，产热机制主要为磁滞损耗。纳米级磁介质多指采用数纳米至几百纳米不等的铁氧化物（Fe_2O_3、Fe_3O_4等）磁液或磁粉，采用聚合物或吸附剂包裹后形成磁流体（magnetic fluid，MF）或磁性脂质体（magnetic liposomes，ML），多以直接注射的方法进入肿瘤组织及瘤细胞内，通过磁滞损耗等效应产热。磁感应热疗的另一个重要特点就是磁性介质有自控温现象，即磁性介质在交变磁场作用下升温，达到一定温度（居里点）后磁性消失，不再感应磁场继续升温；温度低于居里点温度后，介质磁性恢复，可感应磁场再次升温。利用磁介质这一自控温特性，可以较好控制磁介质在肿瘤组织中的加热温度，减少肿瘤治疗中侵入性测温和控温的损伤及难度，提高了治疗的安全性。磁感应热疗采用的交变磁场范围主要在中低频范围（10-500 kHz）。对于加热温度的控制主要通过对磁场参数（频率、功率、强度），时间参数，磁介质的量等参数来调控实施。磁感应热疗的优势：能极大提高肿瘤组织加热的靶向性，减少对正常组织热损伤，克服传统热疗方法加热特异性差和副作用多等不足，提高肿瘤深部热疗疗效。不足：磁介质与磁感应设备目前处于临床研究阶段，国外开展治疗的病种有脑瘤，国内开展治疗的病种有软组织肉瘤和淋巴结转移瘤。

（3）电容感应性混合加温：是指兼具电容式又有感应式的混合加温方式，目前仍多处于临床前研究阶段，随着纳米热敏新材料不断发展，此类加温技术将更高效更安全地应用于肿瘤热疗。

根据临床需要，射频加温技术不断改进，形成系列常用设备，其技术参数及应用如下：

（1）HG-2000体外高频热疗机：单个高频工作：工作频率13.56 MHz，输出功率50-1500 W连续可调，上下放置可控电极板（电极板直径24 cm、21 cm、17 cm）；5路光纤传感器测温，透热深度可达25 cm以上，治疗时间120 min内可调。设置水袋解决皮肤烫伤、脂肪过热的问题。适用于胸、腹及四肢区域肿瘤患者的深部热疗，不适合头颈肿瘤热疗。

（2）HY7000射频热疗机：单个高频工作：工作频率40.68 MHz，输出功率100-1500 W连续可调，加热方式：上下左右4个电极板分时旋转加热，上下电极板直径25 cm、30 cm，左右电极36 cm×23 cm；水袋、5路测温传感器，治疗时间120 min内可调。该设备采用四电极分时旋转加热专利技术，通过上下和左右电极交替循环加热的方式，使肿瘤部位始终有一组电磁波加热，而脂肪和皮肤部位是间歇式加热，在不影响加热效率的前提下，很好地解决了脂肪硬结和皮肤过热问题。适用于胸、腹及四肢区域肿瘤患者的深部及表浅肿瘤热疗治疗，不适合行头颈部肿瘤的区域热疗。

（3）NRL-003/004型射频热疗系统：高频双源工作频率：30.32 MHz、40.68 MHz，输出功率不小于1500 VA，加热方式：双源各2个电极板（4个电极板同时加热）：1号源电极板直径3种型号：200 mm、150 mm、80 mm、2号源电极板直径3种型号：200 mm、150 mm、80 mm；配备水袋和8路测温传感器。2组不同频率高频交叉作用，受热均匀，穿透深度深，003型装备保温仓系统，具有加温和保温功能，透热深度可达25 cm以上，易达到深部肿瘤治疗温度。治疗时间150 min内可调，可追加治疗时间150 min。两型均适用于肿瘤患者胸腹区域肿瘤热疗，不适合行头颈部的区域深部热疗；NRL-003型因配备保温仓可行全身热疗。

（4）BSD2000深部肿瘤相控阵热疗系统：工作频率75-120 MHz，连续可调变频；输出功率100-1300 W连续可调，加热方式：在热疗计划系统指导下，采用相控阵聚焦技术，通过计算机控制，调节环绕人体一周的4通道8对偶极子天线独立射出的电磁波的相位、振幅和频率，使其在75-120 MHz间连续可调，形成环绕相控阵列差频电磁波对人体肿瘤组织的聚焦加热，形成适合肿瘤形状、大小的调强热场；并利用去离子水循环水囊预防皮肤烫伤、脂肪过热，8路测温传感器，配备功率自动限制装置防止温度过高，治疗时间90 min内可调。该设备通过在治疗过程中不断改变电极的功率和相位，保证了患者治疗区域热场均匀和肿瘤部位有效治疗温度，并解决了皮下脂肪过热问题。设备为桶形环状，适用于胸腹区域肿瘤患者的深部及表浅肿瘤热疗治疗，不适合行头颈及四肢肿瘤的区域热疗。

（5）W2102系列智能深部聚束波热疗系统：单个高频工作：工作频率27 MHz，输出功率800 W连续可调，加热方式：采用专利球冠形辐射器聚束波电极专利技术，使电磁波能量聚束于肿瘤靶区；配备4D治疗计划系统，支持DICOM3.0传输协议，可直接导入患者CT或MRI数据，自动获得包括肿瘤的大小、面积、深度等临床数据，自动生成3D建模，且可在建模上直接标记肿瘤靶区，确认治疗时体表定位。并自动分析人体组织分布，根据不同组织对电磁波吸收率（SAR）的不同，推送治疗功率、时间 、温度、辐射器运动轨迹等数据，形成适合肿瘤大小、形状的热场。在计算机系统控制下，通过智能六轴联动机器人系统，自动寻址锁定肿瘤靶区，配合精准定位治疗平台和12路光纤温度传感器，在加热过程中对电磁波自适应调谐，实现对肿瘤旋转聚焦加热，透热深度可达25 cm以上；并配置油冷循环系统，贴合患者体表设计，内置医用硅油，减少电磁波的损耗，提高电磁波对肿瘤靶区的加热效率；并可在治疗中实时对皮肤表面脂肪层进行降温处理，避免脂肪过热及硬结的形成。适用于胸、腹及四肢区域肿瘤患者的深部及表浅肿瘤热疗治疗，不适合行头颈部肿瘤的区域热疗。

2.微波技术

微波是指频率在300 MHz-300 GHz之间的电磁波，目前临床应用的频率为：433 MHz、915 MHz、2450 MHz。微波频率高于射频波，易于集聚成束，方向性好，呈直线传播，但穿透深度浅于射频。微波加温技术是利用生物体内极性分子在微波高频电场作用下，发生反复快速取向转动，产生高速振荡摩擦生热，将微波能转变为热能。微波作用于组织，其能量是以介质极性分子振荡摩擦生热的形式被组织吸收，从而使组织温度升高。故微波对组织的加温效率，取决于组织的介电常数，介电常数大的物质微波吸收能力强。水分子属极性分子，介电常数较大，对微波具有较强吸收能力；而非极性分子如蛋白质、碳水化合物等介电常数较小，对微波吸收能力要远小于水，故微波对组织加热具有选择性，穿透能力也与组织含水量有关，含水量高，微波在组织中损耗大故穿透浅；而在乏水组织如骨骼、脂肪、肺等，微波能穿透入较深组织内部，故微波与射频相比，微波在脂肪中的吸收衰减大大低于肌肉，不会造成脂肪过热；在胸部穿透深度也要大于腹部。近年来研究发现，微波有效加温面积与辐射器尺寸和形状有关，一般为口面的40%左右；治疗深度不仅和微波频率相关，亦和微波功率和治疗时间相关；根据波动叠加原理，利用多源微波辐射器在增加EHS的同时，微波输出功率叠加，有效治疗深度增加。故随着微波透镜聚焦技术和大功率微波治疗仪的研发，微波从仅适用于浅表及腔道肿瘤的热疗，也逐渐步入深部热疗和全身热疗的行列。

微波加温技术的常用设备及适用范围：

（1）WE2102-A型微波治疗机：工作频率915 MHz，输出功率0-200 W连续可调，最大输出功率1200 VA，配置体外辐射器（ϕ165 mm圆形，额定功率200 W）、宫颈辐射器（ϕ30 mm，额定功率25 W）、直肠辐射器（直径12 mm，额定功率25 W）、食管辐射器（直径7.5 mm，额定功率15 W），四通路光纤温度传感器，穿透深度小于4 cm。适用于浅表肿瘤和腔道肿瘤的热疗。

（2）N-9000型微波肿瘤热疗仪：工作频率433 MHz，输出功率0-400 W连续可调，最大输出功率2000 VA，电压驻波比不大于2.5，采用大口径自会聚透镜聚焦辐射器及四象限加载433 MHz等多项新技术，将初级辐射源的弱方向性电磁波聚集为锐方向性电磁波束，使入射的微波功率密度增加，当微波穿透N个d（5 cm）按照振幅的1/e或能量$1/e^2$的物理特性降低后，仍有对其深部组织进行加热的能力，较好解决了深部位肿瘤和积液的有效加热问题。配置3个体表辐射器（ϕ220 mm圆形、方形两个：210×110、140×70）和一个腔内辐射器（宫颈辐射器ϕ30 mm）。4通路光纤温度传感器，治疗时间90 min内可调。适用于：浅表肿瘤、腔道肿瘤热疗；也用于深部肿瘤热疗。

（3）UNI-3000微波热疗机：工作频率2450 MHz；输出功率0-1500 W连续可调，最大输出功率4500 VA。加热方式：配备8套微波源及相应的微波天线，每套最大微波输出功率为250 W，有8路测温探头。本机采用多源均匀场加热专利技术，利用8个微波源产生的8束均匀微波从8个方向同时照射患者治疗部位，通过天线阵在患者躯干部位构成一个环绕全身的大型均匀场，大大降低了皮肤表面单位面积微波功率密度，安全性更好，加热面积远大于传统模式，可较好地进行全身或大区域热疗；本机通过8源天线阵微波聚焦技术，将这些互不相干的微波束，在治疗部位聚焦形成热场叠加，大大提高了加热效率；加之皮下组织的热量不断被血液循环带走，升高全身体温。优势是治疗过程时间比较短，无须进行麻醉，接受治疗者耐受性较好。但对升温与温控要求高，测温系统需要满足抗电磁干扰要求。适用于肿瘤患者全身热疗，胸、腹及四肢区域肿瘤的浅、深部热疗。

（4）WE2102智能动态聚能靶向微波热疗系统：工作频率915 MHz，输出功率0–200 W连续可调，最大输出功率1200 VA。本机配备4D治疗计划系统，支持DICOM3.0传输协议，可直接导入患者CT或MRI数据，自动获得包括肿瘤的大小、面积、深度等临床数据，自动生成3D建模，且可在建模上直接标记肿瘤靶区，确认治疗时体表定位。并自动分析人体组织分布，根据不同组织对电磁波吸收率（SAR）的不同，推送治疗功率、时间 、温度、辐射器运动轨迹等数据，形成适合肿瘤大小、形状的热场。在计算机系统控制下，通过智能六轴联动机器人系统，自动寻址锁定肿瘤靶区，配合精准定位治疗平台和12路光纤温度传感器，可对肿瘤靶区做动态适形靶向聚能式加热；并配置油冷循环系统，贴合患者体表设计，内置医用硅油，减少电磁波的损耗，提高电磁波对肿瘤靶区的加热效率；并可在治疗中实时对皮肤进行降温处理，避免过热及烫伤。适用于肿瘤的适形靶向热疗。

3.光波技术

光波是频率更高、波长更短、能量更强的电磁波，具有方向性好、波长单一、聚焦性好、高强度等特点，根据治疗方式，分为强激光治疗、弱激光治疗及光动力治疗。强激光治疗通过设定功率等，可利用激光进行肿瘤汽化、凝固及切除治疗。光动力治疗是利用富集在肿瘤组织中的光敏剂吸收特定波长激光的能量后，在发生能级跃迁及退激过程中，将能量传递给组织氧生成单态氧和氧自由基，导致瘤细胞死亡的疗法。由于强激光治疗技术和光动力治疗技术在本指南有专门章节论述，在此不再赘述。仅涉及弱激光治疗用于肿瘤热疗的红外全身热疗技术。

红外线的频率是介于微波与可见光之间的电磁波，频率为0.3–400 THz。红外线具有很强热效应，通过水过滤的近红外光A辐照全身皮肤，可深入到富含血管的皮肤真皮层和皮下组织，组织吸收热能，借助血液流动带到全身，使体温升高来治疗疾病。本频段的红外线是最适合皮肤传输的热源，且有刺激细胞活力、提高机体免疫力和加强新陈代谢的作用。红外全身热疗机是通过红外线对体表大面积辐射加热，通过皮肤下被加热的血液传导到体内，使之达到全身升温而实现的一种全身加温方法，这是目前临床最常用的全身加温手段，加温技术和测温技术的可控性都较好，设备也较为成熟，但存在需要麻醉、加热时间长和易致皮肤烫伤的问题。

（二）超声波技术

机械波是机械力导致的机械振动在连续的弹性介质内传播的过程。它传播的是机械能量，传播须有介质的存在；在不同介质间传播时，也和电磁波一样，会发生反射、折射、衍射、散射等现象；并随着传播距离增加，能量被逐步吸收而发生衰减。超声波是指频率大于20 kHz的机械波，频率范围很宽，医学使用的频率主要在

200 kHz至40 MHz之间。由于超声波频率高、波长短，可直线传播，且遵循能量波传播规律，在传播过程遭遇不同介质时会发生反射、折射、衍射、散射，能量可被吸收衰减转变成热。不同介质的声阻抗差愈大，超声波在两介质界面间的反射就越多，透射能量就越小。在人体，气体的声阻抗最小，骨骼声阻抗最大，体液与软组织的声阻抗接近。超声波在介质中的穿透深度与其能量、频率、介质密度以及温度等有关，当能量不变时，在相同介质，超声波频率越高，穿透越浅；而能量频率相同的超声波遇到高密度介质时，因黏滞吸收和扩散衰减，穿透深度小于低密度介质，如遇到骨骼，能量即会被大量吸收而透射极少；超声波在空气等气体中传播时，因分子弛豫吸收、黏滞吸收的存在，绝大部分能量耗减，故无法回波成像，在空气中的穿透距离也比较短。故，超声波很少用于含气组织及骨组织的诊断治疗。超声波在人体组织中传播时，产生的主要生物学效应有：机械效应、温热效应、空化效应及化学效应。

目前，国内外超声热疗的研究及临床应用主要集中在高强度聚焦超声治疗（HIFU），用于治疗肿瘤的超声频率范围为0.5-5 MHz，一般常用的频率为1 MHz。治疗通过点-线-面-体模式实现对肿瘤的热消融。HIFU治疗系统由超声换能器、治疗靶向位置定位系统、温度及其治疗过程等监控系统、水体脱气和循环系统、治疗规划系统和其他辅助系统等构成。超声换能器是HIFU设备中一个关键技术，有：大直径单阵元超声换能器、凹球面壳马赛克式换能器、多元自聚焦换能器、多元球面自聚焦和相控阵聚焦等四类。早期使用的是单阵元超声换能器，难以满足应用需求，使得其他换能器得以研发。目前HIFU多采用多阵元超声换能器，其中最具优势的是相控阵聚焦换能器。近几年来已研制出基于超声引导的HIFU便携式设备，它采用紧密包裹治疗头的水囊技术取代原有将治疗头浸于水槽，并在治疗中通过循环去气水冷却技术。便携智能HIFU消融设备不仅增加了系统的灵活性，也使其朝着更为智能化的方向不断发展。常规HIFU治疗系统主要用于具备完整超声波入射通道，使用影像学技术（如专用内置B超探头/MRI）可清晰观察肿瘤全貌位于盆腔、腹腔、体表软组织的实体肿瘤治疗；腔内HIFU治疗系统通过直肠进入到相应位置实现对于前列腺肿瘤治疗；经颅骨实施脑部疾病治疗的HIFU治疗系统目前尚处于临床研究阶段。

（三）体腔热灌注技术

是在体外将含药灌注液加热至一定温度（43℃~45℃）后灌注到胸腔、腹腔、膀胱等体腔，利用热辐射加温深部组织，通过热化学协同作用和流体灌注冲刷的机械作用，来杀灭和清除体腔内微小残留病灶。按加温维持方法不同，分为：

1.单纯热灌注法

该方法是将预先加热至一定温度的含药灌注液注入体腔，持续一段时间后将液体吸出或保留在体腔。此种方法简单易行，无需特殊治疗设备，有一定效果。但由于人体有很强体温调节机制，灌入体腔内的热量散失很快，很难保证体腔内各部位温度均匀和有效治疗温度及时间，属于传统意义热疗。多用于预防恶性胸腹腔肿瘤手术后癌细胞的种植转移。

2.体外高频热疗法

该法是将预先加热至一定温度的含药灌注液注入体腔，再用体外高频热疗仪对治疗部位进行区域加热，使体腔内温度达有效治疗温度并维持一段时间，以达到治疗目的。为保证治疗深度，体外加温热疗设备常选用：电容场射频热疗仪、大功率微波治疗仪以及全身热疗设备。这种方法与单纯灌注法相比，体腔内液体温度能得以持续保持在有效治疗温度。该技术优势：适应证广、简便易行、温度均衡性好、蛋白及电介质流失少、保管时间长等优势，适合需多次接受治疗者。是目前预防恶性胸腹腔肿瘤术后癌细胞的种植转移和治疗恶性胸腹腔积液的有效方法。但由于加热技术限制，体腔内温度存在不均匀，影响治疗效果。

3.持续循环体腔热灌注治疗

该方法是在体腔留置进液管和排液管，与体外无菌管道相连，通过体外循环泵将灌注液体泵入加热装置（恒温水浴箱、微波炉水盆、波导干式加热腔等）中进行加热，而后将加热后的灌注液泵入体腔，循环往复一段时间。与前两种方法比较，该方法的优势在于：温度控制相对精准，体腔内液体热量得到持续补充，可长时间维持在有效治疗温度，增加化疗药物疗效；且由于液体循环泵入、排出可对附壁肿瘤细胞起到一定程度的冲刷作用。不足之处：出水易因肠管阻塞或管道封闭受影响、操作要求较高、蛋白及电解质流失多、保管时间受限、设备操作较为复杂、治疗费用较高等。是目前预防恶性胸腹腔肿瘤手术后癌细胞的种植转移和治疗恶性胸腹腔积液的有效治疗方法，适合于术中及术后短时间内实施治疗者。疗效与治疗温度、治疗时间、所用药物及其胸腹膜吸收率、灌注液药物浓度等有关。详见本指南胸腹腔热疗的内容。

目前国内常用的热化疗体腔循环灌注设备的加热技术有：恒温水浴箱加热技术、微波炉加热技术和波导干式加热技术。代表性产品如下：

（1）BR-TRG-Ⅰ型体腔热灌注治疗系统：采用恒温水浴箱加热系统，流速范围（200-600 mL/min），流量控制精度≤±5%。测温精度（≤±0.1℃、空气误差≤±0.1℃），控温精度（≤±0.1℃、控温误差0.1℃），6路测温传感器。设备及管路均为国家三类，加热方式采用恒温水浴箱加热，水浴箱和热交换器为相互隔离的双循环系统，通过大面积热交换器对灌注液加热，升温过程平稳、迅速、安全，全程无辐射或其他有害物质释放。治疗管道具有双重超微过滤系统，过滤精度>40 μm，可过滤清除癌细胞团块等。

（2）HGGZ-103体腔热灌注治疗机：分别采用不同速率蠕动式加热循环泵（50-550 mL/min）、蠕动式灌注泵（50-550 mL/min）和蠕动式抽取泵（50-550 mL/min）3个，4路测温传感器测温（测温精度±0.3℃，控温精度±0.5℃），支持循环灌注、单灌单抽、被动引流模式，采用非接触式微波加热系统，升温速度快。

（3）RHL-2000A、RHL-2000B型热化疗灌注机：采用非接触式波导干式加热系统，分别采用不同速率蠕动式加热循环泵（0-600 mL/min、0-1000 mL/min）和灌注泵2个，8路测温传感器（精度±0.1℃、空气误差±0.1℃），控温精度（±0.1℃、控温误差0.9℃），加热方式采用波导干式加热系统，热惯性小升温速度快，温度恒定，治疗时间短。

（四）其他治疗技术

1.传统热疗技术

是通过将热物体的热能传递到身体不同部位的治疗方法。比较经典的有：石蜡疗法、泥疗法、湿热敷疗法、干热敷疗法、热气流疗法、药浴疗法、酒醋疗法等，由于热物体温度难以恒定维持且加热效率低下，目前主要用于理疗而不再用于肿瘤尤其是深部肿瘤治疗。

2.生物致热源法

是通过给人体注射生物制剂引起机体升温的方法，由于该方法无法预估机体对致热源的反应程度，温度不易控制，风险较大，目前临床已罕见使用。

3.体外血液循环法

是在动静脉间建立通路，与体外循环机及热交换器连接，在体外加热血液后，回输回人体，通过血液循环把热量带至全身的加热方法。此法加温速度快，但有创伤，易发生血管内凝血、血栓，使其临床应用受到一定限制。

（五）测温技术

热疗治疗能安全有效进行，必须有精准的测控温技术保证。实时精准热场温度测定是肿瘤热疗技术的重要内容。目前测温技术主要分为有创测温和无创测温两种类型。

1.有创测温

又称侵入性测温，是将测温探头置入人体热疗部位测温的方法，是目前临床上常用的测温技术。常用热疗设备所使用的测温探头多为医用热电偶探头和热敏电阻探头。由于这两类探头都属于金属材料，在电磁场中工作时探头和导线极易受到电磁干扰而严重影响测温效果；测温元件的植入还会影响温度场的分布及热疗效果，甚至会引发安全事故；无法很好实现高频电磁场热疗的实时准确测温。近年光纤和渗碳聚四氟乙烯温度传感器的研发和应用使高频电磁场热疗实时测温技术有所突破，后者具有很好电磁绝缘性能，可在强电磁场、强辐射条件下工作，耐高温、耐腐蚀、抗雷击，且灵敏度高，多通路实时测温为监测高频电磁场热疗机的工作提供了安全保障和实时数据。不足之处：有创测温给患者带来痛苦；肿瘤内测温造成转移风险；所测温度为有限几个点的温度，难以反映总体真实温度变化。

2. 无创测温

又称非侵入性测温，还未广泛用于临床，是测温技术发展方向和研究热点。目前主要技术研究有：电阻抗断层成像（electrical impedance tomography，EIT）测温、红外线热图引导技术、微波辐射测温、超声无损测温、磁共振测温技术（T1 和 M0 法、D 方法和 PRF 方法等）以及外加交变磁场的磁纳米测温法，技术尚不成熟，有待完善。

（六）基于治疗技术构建的肿瘤热疗技术体系

1. 根据加温所达治疗温度

由高到低依次分为：气化热疗（>200℃）、固化热疗（60℃~100℃）、高温热疗（45℃~60℃）、常规高温热疗（41.5℃~45℃）、亚高温热疗（39℃~41.5℃）。

2. 根据治疗范围

分为：全身热疗和区域或局部热疗。区域热疗通常指的是除外头颈部、四肢的躯干部分热疗；局部热疗则往往指的是病变部位的加热治疗。

3. 根据加热源的不同

又分为：红外线热疗、射频热疗、微波热疗、超声热疗等。

第三章

热疗技术适应证与禁忌证

一、适应证

热疗是利用肿瘤组织和正常组织在宏观和微观上结构、功能的不同，在给予非电离作用的物理能量后产生不同的生物学效应，来达到控制肿瘤而几乎不损伤正常组织的治疗技术。与放疗相比，对正常组织不会造成不可逆损伤，无长期损伤叠加效应，可重复进行。故被称为“绿色疗法”，适用于绝大多数实体瘤治疗。根据治疗目的，分为：

（一）协同其他治疗控制肿瘤

1.与手术协同

通过术前热化疗、热放化疗、热免疫等使肿瘤降期，增加治愈手术率；通过术中、术后热疗，防治肿瘤术中种植、术后复发转移。

2.与放疗协同

热疗通过对放疗抗拒的S期细胞、乏氧细胞敏感杀伤、增加肿瘤周边组织含氧量、干扰亚致死损伤修复等机制增效放疗，提高放疗有效率。

3.与化疗协同

热疗通过增加肿瘤血液灌注、改变细胞通透性、防止化疗药物耐药、增加药物毒性等机制增效化疗。

4.与免疫及中医药协同

热疗通过增加肿瘤部位免疫细胞浸润、增强免疫细胞抗原递呈及吞噬能力、改善肿瘤免疫微环境等，协同增效免疫药物及免疫细胞治疗疗效；与中医药协同，促进肿瘤患者康复。

（二）独立应用控制肿瘤

肿瘤气化、固化等热消融治疗用于早期小病灶恶性肿瘤的治疗，如甲状腺乳头状癌、肝癌、肺癌等，可达到媲美手术的效果，而无手术损伤。

（三）治疗良性疾病

如口腔良性肿瘤、乳腺增生、甲状腺良性结节，各种慢性炎症、各种原发免疫疾病、循环不良所致功能改变、疼痛以及严重抑郁等，亦可优先选择热疗，能取得良好疗效，缓解伴随症状。

二、禁忌证

1.重要脏器病变随时威胁生命者

（1）严重心血管疾病：心衰、心梗、频发不稳定心绞痛、严重高血压、严重心律失常。

（2）活动性哮喘、咯血等严重肺部疾病、强迫呼气量（FEV）<50%的患者。

（3）严重脑血管疾病：脑肿瘤合并未控高颅压。

（4）急性脑出血、脑梗死、脑栓塞、急性脑炎、癫痫发作频繁等。

（5）肝性脑病等严重活动性肝病。

（6）严重肾病。

（7）严重血液系统疾病导致重度贫血、血小板减少等。

（8）其他重要脏器病变随时威胁生命者。

2.有活动性出血和大出血倾向者

（1）妇女经期。

（2）弥散性血管内凝血（disseminated intravascular coagulation，DIC）。

（3）活动的消化道、呼吸道出血。

（4）各种原因导致的严重血凝异常，如血小板减少，单独热疗时血小板 $<50\times10^9/L$，合并化疗时血小板 $<80\times10^9/L$。

3.严重感染生命体征不稳定者

4.中重度水电解质紊乱未纠正者

5.恶病质患者

6.躁狂类精神疾病患者

7.孕妇

8.携有电子医疗设备患者

包括心脏起搏器、植入式除颤器、输液泵、胰岛素泵、心脏监测电极和设备、深部脑刺激器、人工耳蜗植入物，等等。携有射频识别设备的患者，或携有任何其他植入式有源电子设备或监测系统的患者，是射频电容场热疗的绝对禁忌。可行红外线热疗；若肿瘤位于远离电子医疗设备的部位，可选择微波进行热疗。

9.加热区域内有金属植入物或导电异物

第四章 技术操作流程及注意事项

一、操作流程

患者进行热疗时，要严格遵循以下操作流程，以保证医疗安全和疗效。

（一）治疗前充分评估和准备

1.充分评估，全面掌握患者情况，排除有禁忌证患者

（1）一般状况评估：生命体征、精神及神志、胖瘦、对热敏感度等。

（2）患者肿瘤情况评估：TNM分期及潜在致命风险（出血、穿孔、高颅压等）评估。

（3）合并症及重要脏器功能评估。

2.确定肿瘤热疗的目的和治疗方式

根据患者肿瘤及身体状况综合评估，结合肿瘤治疗目的，确立热疗在整合治疗中的地位和作用，并据此制定热疗治疗计划，包括：治疗部位、热疗方式（全身或局部、治疗温度）、热疗设备、热疗频次等。

3.查验所用治疗设备

确保其各项技术参数达标稳定（详见技术质控部分），保证治疗能安全有效进行。

4.充分与患者及家属沟通，签署知情同意书

治疗前须和患者及家属详细沟通病情，交代本次治疗目的、治疗方法、可能受益和并发症、治疗前、中、后注意事项及相应的预处理方案。征得患者及家属同意后，于治疗前签署知情同意书。

（二）治疗过程中规范操作和严密监测

（1）于治疗前检测患者体温、脉搏、血压、呼吸等生命体征，并协助患者保持

舒适体位，精神放松勿紧张。

（2）严格按各治疗设备规范化操作流程执行，做好测温元件及相关防护器具摆放。

（3）治疗中，勤与患者沟通并观察生命体征变化，根据患者耐热情况调整设备输出功率，防止功率过高产生热损伤；并通过观察温度曲线，调整输出功率进行控温，以达预期治疗温度。

（4）治疗中需采用实时测温方式进行温度监测，含体表测温和深部测温。胸部加温应用食管内传感测温器，瘤内测温最佳，腹盆部加温至少应用直肠内传感器测温。有条件行瘤内测温，最好多点测温。可设传感器测量口腔或腋下温度，以对全身温度进行监测。治疗中瘤内治疗温度原则上至少要>39.5℃，瘤周正常组织温度不能>43℃（颈部热疗时，外耳道温度≤41℃）。

（5）治疗中应监测血压和心率的变化，做好补液等支持处理。患者在热疗中出现全身温度过高、心率过快、出汗过多、血压异常升高或皮肤剧烈疼痛时必须立即中止治疗，采取措施缓解后可根据情况选择继续治疗，必要时停止治疗。

（6）建立完整治疗记录，应包括：辐射器大小、患者治疗体位、辅助设备如水袋等使用情况；使用功率、能量、各测温点的数据、温度曲线及温度参数；治疗过程中患者心率、血压、加温部位的热感觉、疼痛感觉、是否出现皮肤烧伤和是否出现皮肤硬结等情况。

（三）治疗结束观察与随访

治疗结束后为患者擦去汗液，更换干燥衣物，检测患者体温、脉搏、血压、呼吸、神志等生命体征，一切平稳，观察10~15 min后，返回病房。治疗后密切随访患者病情变化。

二、注意事项

（一）人员要求

作为一种物理治疗技术，热疗同放疗类似，是热疗物理学、热疗生物学和热疗治疗学相互融合发展的结果。所以，合格的从业人员是热疗技术安全有效实施的基本保障，包括热疗医师、物理师和技术员，均须经过规范的热疗技术理论培训和操作培训，经考核合格后，方可上岗。

1.肿瘤热疗医师

须经过肿瘤学科规范化和专业化培训以及系统热疗技术培训，熟悉肿瘤热疗技术体系及其抗肿瘤作用及方式，掌握技术的治疗适应证与禁忌证，有肿瘤综合治疗理念，可制定包含热疗在内的肿瘤多模态治疗计划，在整合治疗范畴内，正确使用热疗技术。

2.物理师和技术员

物理师和技术员须熟练掌握本单位热疗设备的操作方法，熟知其适用范围、禁忌证、操作流程、安全处理预案以及特别注意事项，做好治疗评估，应对不良反应，严格遵守治疗规范（包括足够治疗时间、有效间隔时段、联合治疗序贯），保证每次治疗效果（监测温度/热剂量/生物学效应），并重视治疗设备的质量控制及安全检查，制定技术执行SOP。

（二）设备质控

如前所述，不同物理加温技术有其独特的优势，亦有无法忽视的不足。为满足不同部位、不同治疗目的的肿瘤热疗需要，选择合适的治疗设备并在整个过程中进行严格质控是保证治疗安全有效顺利实施的关键。质控要求具体如下：

1.设备资质确认

不论是哪种肿瘤热疗设备，均需获得国家药品监督管理局的注册许可证，分类为Ⅲ类医疗器械。

2.使用前设备参数查验

（1）设备外观检查：包括：①检查仪器面板指示灯、数目及测量探头等相应功能状态；②辐射器是否有破损、输出电缆是否有磨损、微波是否有泄漏以及加热情况；③检查测温探头是否断裂、绝缘性保障等，以预知测温、控温作用的好坏。

（2）设备功能查验：是最基本的检验项目。热疗设备需检测辐射器热场分布图（包括SAR图形和热场分布图），根据结果判断设备使用范围与效能；若为HIFU设备，须验证聚焦点精准性及加热范围；冷冻设备须确认冰球成型速度与范围。SAR：是指单位质量物质对外加能量的吸收率，反映外加能量对组织的加热能力（产热率）以及组织对外加能量的吸收特性，所呈现的是瞬间热场图，加热时间比较短，一般在3~5 min。热场分布图则是在体模模拟执行装置（辐射器）实际应用情况的热分布图，用于了解设备的热场分布和EHD，所加热的时间比较长。

（3）了解不同加热源品质、性能及冗余量：作为用于临床治疗的功率源，应能承受一定的负载阻抗失配，无论产品说明书中是否注明该设备承载受负荷阻抗匹配能力如何，都应测试确定这一性能，熟悉此指标有助于使用者了解设备的性能。

（4）测温装置的数量与精准性：常用的测温元件有热电偶、热敏电阻、高阻导线热敏电阻和光纤。总体需满足国家医用标准委员会对热疗设备制定的标准；满足不同设备类型的测温装置硬性要求，包括测温通道数目、测温误差、测温线直径等。一般应随机提供标准温度计，以满足确定测温系统标定精度，用于校验设备所测量温度的准确性。

（5）其他：对加热控制所有软件、硬件查验，看其对温度或其他检测参数有否正确响应，确保不产生误操作或加温失控；进行远距离操作时应配有图像监控观察。

3.设备使用中的质量控制

热疗设备的基本结构单元有功率源、功率测量系统以及执行装置。微波设备的功率源为微波源，其执行装置为微波天线；射频设备的功率源为射频功率发生器，执行装置为成对电极；超声设备的功率源为超声波，其执行装置为超声聚焦换能器；冷冻设备的气体源是氩-氦气体；磁感应热疗设备的功率源是电磁场，执行装置为交变磁场。

（1）微波设备：包括进行温热治疗的普通微波治疗仪、高能微波聚束治疗机及进行热消融治疗微波消融仪。影响微波加热原因，主要有驻波比过高、微波天线异常（老化或故障）、电源故障等原因。故需对设备进行定期检查、维护、保养和检测。在使用微波设备进行热疗时，需要特别关注驻波比。驻波比是指合成场中最大值与最小值之比，亦称为驻波系数。在应用中理想最佳值为1，实际往往达不到，只要最大值≤3即可。发生驻波比增高的常见原因有：接口松动或氧化、传输线路老化，这些可能导致接触不良、微波传送障碍，使得局部发热，过热可能将设备烧坏。对于微波消融针需对包装进行密封性检查，避免发生微生物污染。

（2）射频设备：这类设备包括进行温热治疗的电容性射频治疗机以及进行热消融治疗的射频消融仪。射频加热治疗系统热场分布主要靠电极大小调整，存在脂肪层过热和电流集中效应的特点。临床应用较广泛的射频加热方法是容性射频加热法，在行加热治疗时，需特别关注匹配。匹配是指负载阻抗与激励源内部阻抗互相适配，得到最大功率输出的一种工作状态。在纯电阻电路中，当负载电阻等于激励源内阻时，输出功率为最大，称为匹配；否则称为失配。在使用射频热疗设备时常通过设备调配装置进行调整，要求入射功率与反射功率比值≤10%，最好≤ 5%。只有阻抗匹配处于最佳状态才能获得最大功率传输。治疗期间出现匹配增高，甚至出现失配原因很多，如汗水浸湿衣物、患者位置移动、射频输出改变等，在治疗时需不断进行调整，使匹配能一直处于较佳状态。

根据射频加热特点，在进行深部/区域加热时，水袋使用极为重要，不仅可增加极板与加热组织间的贴合度，有助匹配处于较佳状态；而且通过水袋本身，对体表起冷却作用，有助于减轻因脂肪过热和电流集中效应所致的局部疼痛。对射频设备的质量控制，除需对设备进行定期检查、维护、保养和检测外，还需对水袋进行定期检查和消毒，必要时进行更换。对于射频消融针需对包装进行密封性检查，避免发生微生物污染。

（3）高强度聚焦超声系统：高强度聚焦超声治疗系统是集诊断和治疗于一体的

治疗装置，采用影像（超声/MRI）诊断技术明确肿瘤大小后，利用计算机计算出治疗过程，将治疗区肿瘤分割成1、2、3、…、n小块，实现控制换能器处于某一聚焦位置，通过换能器来回转动，其转动角度根据肿瘤的形状大小而设置，聚焦换能器根据治疗设置移动一格，重复上述转动情况，也即通过点-线-面-体模式进行聚焦消融，直至完成整个肿瘤区域的治疗。因此，在通过高强度聚焦超声进行热消融治疗时，为保证治疗靶区的精准性与有效性，需要对以下指标进行特别关注：①聚焦点的范围；②由高分辨影像引导的定位系统与聚焦点的吻合度；③与肿瘤毗邻关系的组织（避免发生二次聚焦）；④治疗水脱气系统的负压值；⑤机械运动的精准性；⑥治疗水囊（或水袋）表面的消毒，避免发生交叉感染。为实现质量控制的要求，至少每周需要对以上关注点的相关指标进行验证，尤其是HIFU的焦点进行校准；有条件时，每日进行验证。详见本指南HIFU技术的章节。

（4）体腔循环热灌注机：此类治疗设备设计相对比较简单，其治疗作用包括高温控瘤和机械性冲洗，虽然不同设备设计各有千秋，但在质量控制方面有着一致性，即需对加热装置、升温速率、温度控制、进出入水流速以及置管和连通管密封度进行严格把关，避免出现通路漏液和微生物污染。

（5）红外全身热疗系统：此类治疗设备设计相对比较简单，在设备质控方面需要特别关注的主要是加热性能的稳定性、加热速率与温控以及测温系统的精准性。有关测温相关的质量控制详见测温系统部分。

（6）冷冻消融治疗设备：由于以氩氦刀为主流的冷冻消融设备，其冷冻消融是基于气体节流效应（焦耳-汤姆逊原理），高压气体流经小孔产生急剧膨胀，吸收周围热量使其周围温度发生显著降低的过程，高压氩气通过一段传输管路到达探针，再沿高压管道流动，高压气体从刀尖小孔进入较大空间发生节流效应进行制冷，最后气体再经过传输管路外的空间释放到大气中；刀杆有热绝缘性，以减少穿刺路径冷损伤。因此对于此类设备的质控，需要特别关注冷冻气体的压力、通道是否有破损以及消融针的完整性。详见本指南微创诊疗的章节。

（7）磁感应治疗系统：磁感应治疗系统由三部分组成：产生交变磁场的设备、在交变磁场下产热的介质以及磁感应热疗计划系统的医疗软件。要满足相应治疗条件，在质量控制方面根据以下要求实施。①磁感应治疗机：须保证磁场频率、磁极间磁场强度、磁场均匀度稳定，循环冷却水流速稳定，治疗床控制精准。②磁介质需有良好的组织相容性，以及无毒或低毒，并需获得国家药监局医疗设备的注册证。③医疗软件需获得国家药监局的软件注册证。

（8）测温系统：目前肿瘤热疗设备所配的测温装置多为热电偶、热敏电阻、光纤等温度传感器。使用设备前，需要了解所配温度传感器的物理特性，如测温精度、稳定性、响应时间、温度分辨率和空间分辨率；对抗电磁波干扰的敏感性；测温探头外套管对测温精度的影响；测温探头和引线弯曲或纽结所引起的效应。由于现在多种热疗设备所使用的测温传感器是通过测量电阻抗转换过来的，所反应的温度读数与通常使用的水银或酒精温度计不同，不是一种直接反映，因此在设备使用期间要定期进行温度校准。在进行温度校准时，要选择最接近临床实际治疗的条件进行校验，应重复若干次，比较各组测量数据，用以核查数据采集、测量、记录及显示精度，一旦发现异常需及时更换。

比较理想的温度传感器指标如下：①物理尺寸：直径以<1 mm为佳；②引线长度：在有足够信噪比的前提下，引线越长越好，至少要>200 mm；③测温精度：测温精度不能超过±0.3℃；④控温精度不大于±0.5℃；⑤稳定性：具备较强的抗电磁干扰能力；⑥对温度变化反应越迅速越好（要求<10 s）；⑦测温通道数量：温热热疗设备测温通道不少于5路，测温范围至少须包括35℃~45℃范围。

三、热疗技术护理要点

（一）治疗流程及护理常规

1.治疗前护理

（1）建立热疗前访视制度：①护士参与制定综合治疗方案，明确热疗形式。②了解热疗病灶部位及相关危及器官、病人生活质量评分、合并症，制定个体化热疗方案，包括消除和减轻热疗相关副作用方案。③给予心理护理，访谈患者及家属，对其讲解热疗相关知识，使其配合治疗。④签署患者知情同意书。

（2）患者准备：指导患者穿棉质衣服，上机前排空大小便，去掉手表、金属首饰，备干毛巾、一杯温水及更换衣服。

（3）保持治疗室环境整洁，温湿度舒适。

（4）核对检查治疗申请单、医嘱及知情同意书，为患者测量血压、心率。

（5）协助患者上机，置于正确、舒适体位。

2.治疗中护理

（1）调整机器各参数，开始治疗。

（2）密切监测温度情况，及时调整。

（3）与患者保持有效沟通，听取患者感受，以防烫伤。

（4）加强巡视，及时发现问题，以便给予及时处理。

（5）注意保护患者隐私。

3.治疗后护理

（1）治疗结束后，调至各参数归零。

（2）测量患者血压、心率，嘱休息3~5 min，协助其缓慢下床。

（3）安置患者于观察室，更换衣物，帮助患者饮用适量温开水。

（4）休息10~15 min无任何不适后，由陪护陪同离开。

（5）告知患者及陪护，保证患者营养均衡。多食优质蛋白质、高维生素等食物，少量多次饮用温开水，避免进食辛辣刺激类食物及不易消化类食物。

（6）治疗结束后做好记录，包括患者基本信息、给予功率、监测温度、治疗前后血压及心率。

（二）并发症的处理

1.热疗烫伤

（1）特点：一般为女性，肥胖者易发生。面积小，常见为局部红斑或小水泡，浅Ⅱ度以下。

（2）预防：①热疗前做好充分准备，评估热耐受情况，做好安全教育。②严格护理常规，选择合适的辐射器。③用水袋隔离。避开肌腱、瘢痕、骨突处，脂肪过多，使用水袋。④加强巡视，及时处理皮肤过热情况。⑤及时调整辐射器。

（3）处理：①皮肤潮红：皮肤降温，冰袋冷敷，15~20分钟/次，间隔5分钟。②水泡：如水泡大于1㎝，在无菌技术下穿刺抽吸积液，保持局部清洁。必要时涂抹烫伤膏，加强局部换药。

2.脂肪硬结

（1）特点：皮下脂肪过厚者容易发生，皮下脂肪吸热过多，散热不良所致。

（2）预防：使用冷水袋，调整功率，降低体表温度。

（3）处理：发生脂肪硬结无须处理，数周后可自行消散。

3.虚脱

（1）特点：患者身体虚弱，出汗过多所致。

（2）预防：做好热耐受评估，根据患者出汗情况及时调整功率及环境温度。

（3）处理：及时补充水分、营养，必要时给予静脉补液。

（三）随访

（1）建立患者完善的信息登记。护士在进行热疗前、中、后查看CT或MR等影像客观检查结果，用于评价肿瘤治疗后的情况。

（2）告知患者热疗后 1 、 3 、 6 个月均要进行复查，各项检查结果对照比较，了解治疗后的变化和决定后期是否继续治疗。

（3）热疗治疗后6个月以上者可 3 个月或半年复查一次，发现问题，及时治疗。

四、热疗临床疗效评价标准

肿瘤热疗的疗效评价并无特殊方法，而是借助于一些通用的临床方法，主要包括：生存质量评价和客观疗效评价。

（一）生存质量评价

1.生存质量的含义

生存质量又称生命质量、生活质量及生命质素等。WHO生存质量测定包括：①生理领域；②心理领域；③独立性领域；④社会关系领域；⑤环境领域；⑥精神支柱或宗教或个人信仰领域。每领域下包含不同指标，共24个方面。

2.生存质量评价

通过制定功能状态量表，以期更加准确而全面地评估患者生存质量变化。常用功能状态量表有：KPS评分量表、ECOG行为状态量表与QLQ-C30量表等。尚有针对某一种肿瘤患者的附加量表和肿瘤患者的生活质量核心问卷。

（二）客观疗效评价

实体瘤疗效评价标准（response evaluation criteria in solid tumors，RECIST），参照WHO标准和RECIST评价标准（详见本指南有关章节）。

第五章

技术的局限与不足

虽经长时间发展，热疗已成为继手术、放疗、化疗、生物治疗之后的第五大肿瘤治疗手段，但受科学技术本身发展限制，其在肿瘤整合治疗领域仍处于辅助治疗地位，目前还存在诸多局限和不足。

一、实时无创测温技术亟待突破

实践显示，在应用相同加热技术加热同等时间后，不同深度、不同大小、不同毗邻以及不同结构的肿瘤组织及邻近正常组织热场分布不均匀，表现为一点46°C，另外一点38°C，热生物学效应也随之明显不同。故要保证热疗安全有效进行，加热区域无创、实时、精准、全域热场分布监测是加温技术实施、调整及疗效保证的基础。目前临床上多采用有创测温技术，如把热电偶、热敏电阻之类的温度传感器插入肿瘤组织及正常组织进行单点或多点的直接测温，不仅不能全域反映肿瘤组织和正常组织在吸收物理能量后的真实温度变化，而且，此类侵入性肿瘤测温方法相对危险，且易受电磁场干扰，有很多技术缺陷，限制了肿瘤热疗效应研究及临床应用。近年来，无创性测温技术受到越来越多关注，如超声温度检测技术、微波温度检测技术、红外热成像技术、MRI温度检测技术等，但目前技术仍不成熟，临床上实现相当困难，如MRI温度检测技术来检测热疗过程，原理上可行，但其空间和温度分辨率仍相当低。因此，需要开发更精确、更灵敏无创实时温度监测技术，并与热疗仪器相整合，来推动热疗基础研究和临床应用深入拓展。

二、缺乏公认合理的热剂量单位

热生物学效应需要一个可客观反映强弱程度的评价标准，此标准应简便易行、可被处方化，且与治疗预后密切相关，能被业界普遍接受并共同使用，就像放射剂量“Gy”一样的剂量单位。拥有这样一个标准，才能使热疗基础研究及临床应用具可重复性，研究数据具有可信度和可比性。目前热疗常用热剂量表达有以下几种：

ETD，肿瘤最高温度、最低温度及平均温度，肿瘤温度十分位描记码，T90 43°C等效积累时间等。虽然有关热剂量研究较多，但由于测温技术、加温技术、肿瘤自身因素等诸多因素对热生物学效应均有干扰影响，目前，仍无一个公认、合理的热剂量表达单位，严重阻碍了肿瘤热疗学科理论体系的建立及技术水平的提升。

三、热疗生物学理论体系还有待系统和完善

有关热疗生物学机制研究较多，但尚未达成共识，有些热疗现象还无法完全解释。热疗许多机制仍是处于理论水平。例如，当温度超过41℃时，DNA修复抑制作用已在体外得到证实，但由于温度测量方面的挑战以及在患者治疗前后立即获得肿瘤样本的困难，体内所需温度尚无法证明。热疗治疗肿瘤的机制非常复杂，涉及基因、蛋白质、亚细胞器、组织结构等，也与温度、加温方式及持续时间等各种物理因子密切相关。系统研究不同水平的热疗生物效应可以为未来热疗有效治疗肿瘤奠定基础。

四、各种加温技术的局限性有待改进和突破

各种加温技术均具有本身的局限性，如超声波热疗，由于超声波在声阻抗相差很大的两种介质中传播时会发生大量反射而不能穿透，故不能穿透含气组织，也很少能穿透骨骼，因此不能治疗肺癌、食管癌，也不能治疗被肋骨阻挡的肝癌。微波热疗穿透深度浅，仅对人体浅层部位肿瘤治疗效果较佳，而对较深部位肿瘤疗效很差。多变量分析显示，肿瘤深度（<3 cm和≥3 cm）是影响肿瘤热疗缓解率独立预后因素。射频容式加温技术虽然穿透深度有所增加，但其易被干扰、易散射，聚束性差，加热效能低下，不能有效到达深部肿瘤形成均匀热场，不能有效地对肿瘤进行靶向性加温。光热疗法主要缺点之一是光对组织的穿透深度有限，这使其只能治疗位于表面或组织下几毫米处的实体瘤。与光热疗法相比，磁热疗法具优异磁场组织穿透力，能治疗位于任何组织的深部肿瘤。然而，较差磁热转换效率严重影响疗效，阻碍临床应用。近年来，随着热疗技术工程学发展，新的热疗技术如经颅骨超声聚焦治疗技术、大功率微波聚焦技术等，逐步改进了这些缺陷，进入临床，改善热疗技术应用现状。

五、热疗技术研发与应用转化尚未形成良性循环

热疗学科发展与技术提升，需要物理、生物、技术、医学、护理等多方面人才共同关注和参与。但由于上述因素所限，热疗在肿瘤治疗中一直处于辅助治疗地位而不被重视，弱化需求无法形成强大产业研发驱动和临床应用转化，故专业基础研究人员和临床应用研究人员很少，系统化理论研究、规范化多中心临床试验及相互

之间转化更是少之又少，使热疗临床数据等级不高，在诸多指南中不能获得推荐，继而又影响热疗在肿瘤整合治疗中的应用，形成恶性循环。这是目前限制肿瘤热疗技术提升的一大瓶颈，需要通过学术科普、加强医学本科生和研究生教育，纳入肿瘤综合学科规范化培训等多方面努力才能逐步改善。

第六章

全身热疗

一、技术方法

利用生物因子或物理能量如细菌毒素、射频电磁场、微波、红外线等，产生热效应使全身体温升高达到38.0℃~42℃，以治疗肿瘤又不损伤正常细胞及组织的一种治疗方法。目前常用的全身热疗技术有：水滤红外线A波段（water-filtered infrared A radiation，wIRA）辐照全身热疗，聚束微波全身热疗，远红外线辐照全身热疗，射频太空舱全身热疗。

二、适应证

（1）临床确诊的恶性肿瘤，患者能耐受并愿意接受全身热疗。

（2）配合放疗、化疗等其他抗瘤技术的整合治疗。

（3）肿瘤康复期预防复发转移治疗。

（4）其他治疗后复发的控瘤治疗。

（5）晚期全身广泛转移的姑息治疗。

（6）合并抑郁症肿瘤患者的心理康复治疗。

三、禁忌证

（1）重要脏器病变随时威胁生命者。

（2）有活动性出血和大出血倾向者。

（3）严重感染生命体征不稳定者。

（4）中重度水电解质紊乱未纠正者。

（5）恶病质患者。

（6）躁狂类精神疾病患者。

（7）孕妇。

（8）携有电子医疗设备患者。

（9）加热区域内有金属植入物或导电异物。

四、操作流程及注意事项

除遵守热疗技术共性操作流程和注意事项外，还需特别注意：

（1）对患者进行全面检查和评估，制定全身热疗和整合治疗方案。

（2）全身热疗每次治疗时人体参考点温度在38.0℃~41.5℃，维持45~60 min。配合化疗、放疗和免疫治疗时温度可适当降低。再次治疗时间间隔≥72 h，根据病情需要可重复多次治疗。

（3）加热前准备：确认可行全身热疗后，将患者送入热疗室。接受红外舱治疗的患者入舱后，固定背部传感器（肩角下角线与脊椎交点）、患者仰卧于治疗床上；接受高能微波全身热疗治疗者，需注意保护晶体及睾丸。布设体外、直肠温度传感器。监测生命体征和血氧饱和度，必要时吸氧。全麻情况下全身热疗，为防止褥疮发生，患者枕部、骶尾部及足跟部需加垫棉垫，使足跟部悬空；实施导尿，并留置导尿；固定四肢；患者眼睑内涂红霉素眼膏，并戴眼罩，敷凉毛巾。实施深度镇静在于减轻机体过度应激反应，深度镇静以患者维持睡眠状态，对言语刺激有反应，深反应减弱或消失，呼吸、心率、血压及尿量正常，对外界言语刺激有反应为基准，调节镇静剂用量。

（4）治疗中监测：①体温监测：a.体表温度监测要求体表温度监测点应均匀分布在体表各区域；b.体表温度监测点应≥ 5 个；c.必须实时、不间断观察各体表观测点温度；d.体表各点温度均需 ≤41.5℃。②体内温度监测：a.要求体内温度监测点≥ 1 个；b.体内监测点位于直肠（代表腹腔温度）；c.控制体内监测点温度≤41.5℃。红外线或微波体表加热时，人体皮肤温度首先升高，实时观察各体表观测点温度，控制设备使其均匀升高，要求≤41.5℃。体内温度观测点位于直肠，以该点温度代表腹腔温度／体核温度，加热过程中直肠温度持续上升，一般升温速度为每 5 min内0.2℃。如低于该速度，提示升温较慢，应分析升温慢的原因。人体体温达到38.5℃以上时，由于机体体温调节作用，常会出现排汗增加，影响升温，此时可静注东莨菪碱 0.3 mg 抑制排汗。当直肠温度达到40.0℃时停止高功率加热，维持一定时间，控制直肠温度 ≤41.5℃。人体监测点温度在39.0℃~41.5℃，维持60 min。③体液监测：随着体温变化，人体内环境处于应激状态，应随时记录补液量和尿量，根据心率和血压估测血容量情况，进行补液调节。④热剂量监测：全身热疗设备的软件，需有累积热剂量功能，为便于比较，建议该剂量定义为ETD38.0℃~41.5℃，单位为min。累计热剂量（ETD38.5℃）应该 >60 min。

（5）治疗中辅助治疗措施：①补液：随着体温升高，全身血管扩张，导致血容量相对不足，且此时大量出汗以及呼吸、尿液损失，治疗过程中应注意积极补液。麻醉情况下输液总量为4000~8000 mL，1000~2000 mL/h（参考监测数据）。晶胶体比为（2~3）：1；晶体：平衡液、25%~50%葡萄糖；胶体：羟乙基淀粉或琥珀明胶、白蛋白、血浆。保证24 h尿量≥800 mL（热疗后2 h内尿量至少>30 mL/h）。未麻醉下，根据出入量补液。②能量补充：葡萄糖1~3 g/kg，适量补充维生素。

（6）治疗后处理：①麻醉下，拔除温度传感器、监护电极，将患者平移出加热舱，返回病房后须保温卧床6 h以上。②术后常规热疗护理（预防迟发烫伤、褥疮护理），对局部皮肤红斑（轻微烫伤）部位进行重点冷敷治疗。③对面部浮肿明显患者，有可能存在脑水肿，可适当予甘露醇脱水治疗。④术后补足碳水化合物、氨基酸、脂肪和维生素类营养素。⑤全身热疗中、后期，会出现一过性血容量不足，甚至低血压，要给予充分液体补充，提高血容量。⑥热疗后第2~3 d，会出现体温反弹，一般在38.0℃~38.5℃，多系肿瘤组织坏死后蛋白碎片吸收热，不需特殊处理。但需排除继发感染。

五、不良反应处理

1.低血压

充分补充血容量，应用血管活性药物，如多巴胺、间羟胺等。

2.造血系统

使用集落细胞刺激因子，刺激骨髓造血细胞的分化成熟。

3.人体表皮或体内组织热损伤

在表皮表现为烫伤，一般Ⅰ-Ⅱ度。常规烫伤处理及护理即可，注意防止感染。

4.定向力障碍

少数患者（0~33%）会出现一定程度定向力障碍。敏感者，治疗过程中可用头部冰敷或冰帽。一般无须特殊处理，将在1~3 d内恢复正常。

5.心律失常等心血管异常

（1）窦性心动过速（心率持续>140次/分）：艾司洛尔即刻控制剂量为1 mg/kg，30 s内静注，继之给予0.15 mg/（kg·min）静脉滴注，最大维持量为0.3 mg/（kg·min）。

（2）室上性心动过速：普罗帕酮1~2 mg/kg静注，30 min后重复注射。合贝爽0.25 mg/kg生理盐水稀释至20 mL，缓慢静注5~10 min，必要时15~30 min后重复注射，维持5~10 mg/h静脉滴注12~24 h。

（3）室性心动过速：心率<200次/分钟：首选利多卡因。胺碘酮75~100 mg生理盐水稀释至20 mL分3次，每次5~10 min静注，维持0.5~0.75 mg/min静脉滴注，需要时15 min后重复注射，剂量<75~100 mg，总量<1.2 g/d；心率>200次/分钟（有发生室颤危险）：非同步电击复律。

(4) 早搏：室性早搏首选利多卡因50~100 mg静注，每5~10 min1次，总量<4 mg/kg，维持1.5~2.0 mg/min恒速静脉滴注，总量<3.0 g/d。

(5) 低血压：在充分补充血容量的基础上，运用血管活性药物，如多巴胺、间羟胺。多巴胺2~5 μg/（kg·min）使尿量增加，心排血量不变或轻度增加；6~10 μg/（kg·min）增加心排血量，尿量维持，开始时心率、血压增加；11~20 μg/（kg·min）使心排血量增加明显，心率和血压增加，肺毛细血管压增加，可致心律失常。

6.消化系统

部分患者治疗后会出现消化道反应，如恶心、呕吐、腹泻，可在化疗前或后给予恩丹西酮8 mg注射。

7.其他

(1) 红外线眼损伤：角膜损伤、白内障以及视网膜脉络膜灼伤。接受红外线治疗，若照射部位接近眼或光线可射及眼时，应用纱布遮盖双眼。并可适当涂抹护眼药膏。一旦发生红外线眼损伤应遮住保护双眼，预防感染，并对症处理。视网膜脉络膜灼伤后可用皮质类固醇、维生素B、血管扩张剂、扩瞳剂及球后注射激素等。

(2) 镇静药物副作用：主要是呼吸抑制，治疗过程中应密切观察生命体征变化，随时调整镇静药物剂量和速度。准备好抢救药物和器械。

六、护理要点

(一) 全身热疗前护理

1.患者评估

(1) 评估患者的生命体征、心肺功能、卡式评分、疼痛评分及意识状态：治疗前对患者进行全面评估，及时发现并排除治疗禁忌证；对疼痛评分≥4分者，应通知医生，暂缓治疗，及时干预，待疼痛缓解后再行治疗。

(2) 评估患者的皮肤及营养状况：注意保护患者皮肤瘢痕处、消瘦患者的骨隆突以及胸骨凹陷处，避免过度受热或积汗后导热增加引起皮肤刺痛，甚至烫伤以及避免长时间卧位导致压力性损伤；营养状况不佳者应根据需要适当补充能量合剂、氨基酸、脂肪和维生素等。

(3) 关注患者既往史及现病史，如服用心血管类、镇静类及止痛类药物，及时询问医生是否需要调整用药；因热疗会加速成分释放和加速药物吸收，应在热疗前撕去止痛贴剂，如芬太尼贴剂等。

(4) 有深静脉导管、血液透析导管、胸腹腔引流导管等特殊导管的患者，评估导管固定是否妥当，敷贴是否有卷边、破损等情况，有异常者应及时进行更换并妥善固定，防止治疗过程中因大量出汗导致导管滑脱或穿刺处感染。

（5）评估患者是否有植入性金属（例如：金属支架、骨科钢板等），告知医生及时排除禁忌证。

2.检验及检查

（1）检验：血常规、尿常规、生化指标、心肺功能、肿瘤标志物及免疫功能。

（2）检查：心电图和超声心动图、胸片或胸部CT、腹部或盆腔MRI。

3.全身热疗前准备

（1）休息与饮食：治疗前一晚嘱患者放松心情、保证充足睡眠以确保有足够体力耐受热疗，酌情给予小剂量镇静药物；治疗前一餐应进食清淡易消化食物，忌过饱和空腹。

（2）患者准备：穿棉质内裤及干净病患服，有尿路刺激征及尿失禁患者应穿纸尿裤；去除佩戴的金属物品、所带磁性物品、饰品、假牙以及假肢；治疗前排空二便；陪护一名。

（3）需携带物品准备：浴巾两条，一条垫于身下，一条用于进入太空舱前保护隐私，以及擦汗毛巾一条，因治疗过程中出汗较多，应准备吸水效果较好浴巾及毛巾；中单一个；水杯及吸管；棉质内裤一条；根据季节及天气选择合适外套；糖块、功能饮料或饼干。

（4）治疗相关知识宣教：用通俗易懂的语言向患者介绍全身热疗基本知识、治疗室环境及治疗过程；向患者解释不能穿衣服及内衣原因，可在治疗室的更衣室内脱掉衣物，用浴巾裹住身体，待太空舱关闭后再将浴巾去除；介绍治疗中体位配合，一般为仰卧位，告知患者治疗过程中并非保持不动，可小幅度调整卧位；告知患者全身热疗的无创性和无痛感；向患者说明可能出现的不适感及并发症，嘱其出现不适感时勿紧张，及时告知医护人员，并告知患者治疗过程中可随时停机出舱；告诉患者治疗过程中医护人员及陪护将全程在旁并能随时交谈，同时，通过监测设备时刻关注患者情况；告知患者治疗结束出舱后要及时穿衣保暖并更换干爽内裤，避免感冒。

（二）全身热疗中护理

1.一般护理

（1）根据治疗需要协助患者取仰卧位，注意观察受压部位皮肤，如有瘢痕、骨隆突等情况可酌情予以保护，同时关注患者卧位舒适度。

（2）在布设体外、直肠温度传感器时，除妥善固定外，要充分考虑患者舒适度，尽可能做到避免局部受压。

（3）治疗过程中应全程予以吸氧，维持充足的供氧，注意用氧安全。

（4）治疗过程中随体温上升，出汗增加，应及时擦干面部汗液，避免进入眼睛、耳朵引起感染；如出现大汗淋漓、血压下降、心率过快等不适，应及时告知医师并停止治疗，根据情况进行相应处理。

（5）治疗过程中患者皮温过高或主诉有烧灼样、针刺样痛感，应及时告知医师并停止治疗，观察患者皮肤有无烫伤，根据情况进行相应处理。

（6）如出现心悸、出冷汗、头晕、震颤、饥饿感等低血糖症状，嘱患者进食糖块、巧克力或功能饮料，并密切观察，如无缓解，及时告知医师并停止治疗。

（7）头部护理：高热状态下可直接导致中枢神经系统受损，过热可引起脑组织明显充血、出血和脑水肿，甚至惊厥。治疗过程中应持续观察温度变化，注意升温速度不宜过快，一般控制在每5 min升高0.02℃，当体温升至39℃时，置冰帽于头部以保护脑组织减少脑水肿，同时给予充足氧气吸入，必要时可给予利尿剂脱水降低颅内压，减轻脑水肿。

（8）注意保暖：治疗过程中如有出舱情况发生，应帮助患者擦干身上汗液，及时加盖衣物保暖并注意保护患者隐私。

（9）预防跌倒：因出汗较多，如需如厕，家属或陪护应须全程陪护在旁，防止发生跌倒造成机体损伤。

2.治疗中监测

（1）治疗全程予以心电监护：密切观察并记录患者生命体征变化及主诉，特别是体温、心率、血压、呼吸、血氧饱和度，有无胸闷及心悸等，如发现患者出现心悸、大汗淋漓、恶心、头痛等较严重反应时，及时通知医师予以处理，根据需要实施暂停治疗，确保患者安全。

（2）温度监测：体表各点温度≤41.5℃；控制体内监测点温度≤41.5℃；一般升温速度为每5 min内0.02℃，如低于该速度，提示升温较慢，及时进行调整；人体体温达到38℃以上时，由于机体体温调节作用，常会出现排汗增加，影响升温，此时需加强观察；当直肠温度达到40℃时停止高功率加热并维持60 min，需密切关注直肠温度及体表温度，确保直肠温度维持在≤41℃，体表温度在39.0℃~41.5℃。

（3）循环系统监测：随着体温升高，大量出汗，循环容量不足，心脏负荷过大，易引起窦性心动过速或血压下降等情况发生，应及时发现并根据情况进行处理；心律正常、心率推荐控制120~140次／分钟，维持血压≥80~90／40~50 mmHg，维持平均动脉压在60 mmHg。

（4）呼吸系统监测：高温状态下，阻力及容量血管均扩张，主要脏器灌注下降，细胞代谢增强，需氧量增加，应全程给氧；充分给氧，鼻吸氧流量2.0~2.4 L/min间；保持呼吸频率10次／分钟以上，血氧饱和度99%以上，必要时给予面罩给氧。

（5）体液监测：随着体温变化，人体内环境处于应激状态，注意观察患者出汗及排尿情况；根据心率、血压估测血容量情况，及时发现异常，遵医嘱补液调节或停止热疗；热疗过程中嘱患者补充水分。

（6）消化系统监测：经体外高频热疗治疗的患者，治疗时易出现呕吐，应为患者准备好塑料袋，一旦出现呕吐，协助其将头侧向一边，避免窒息。

（三）全身热疗后护理

1.返回病房前护理

（1）治疗结束后询问患者有无不适，在保温环境下，协助患者擦干身上汗液并加盖浴巾或衣物，检查皮肤有无烫伤、淤斑、水肿或压力性损伤。

（2）协助患者缓慢坐起，在家属或陪护陪同下至更衣室穿好衣物，过程中应多次询问有否头晕、心悸、呼吸困难等不适。

（3）嘱患者吹干头发（必要时戴帽子）后再返病房，途中注意遮风保暖，避免感冒。

2.返回病房后护理

（1）观察并记录患者的生命体征及主诉，告知患者2 h后方可沐浴。

（2）密切关注患者皮肤状况，如有难以消退的红斑或主诉感皮肤仍有疼痛，及时给予冷敷或烫伤膏，加强翻身，避免长时间受压，预防迟发烫伤或压力性损伤。

（3）关注出入量，保证24 h尿量≥800 mL（热疗后2 h内尿量至少>30 mL/h）；注意观察患者的面部及四肢有无水肿出现，避免发生脑水肿。

（4）询问并记录患者有无纳差、恶心、呕吐、腹胀腹泻、消化不良等胃肠道反应，嘱进食优质蛋白，清淡易消化食物，每日饮水量1500~2000 mL，严重不良反应者，酌情补充营养。

（5）全身热疗中、后期，患者会出现一过性血容量不足，甚至低血压，需加强血压的监测，及时补充液体，提高血容量。

（6）热疗后第2~3 d，患者会出现体温反弹，一般在38.0℃~38.5℃，多因肿瘤组织坏死后蛋白碎片吸收热，不需特殊处理，但需密切记录患者体温并排除继发感染。

（四）心理护理

（1）心理护理应贯穿全身热疗始终，在治疗前、治疗中及治疗后均应关注患者的心理状况，及时缓解患者的紧张情绪，提供轻松舒适的治疗氛围。

（2）首次治疗易产生恐惧与顾虑，向患者介绍全身热疗安全性及可行性，可引导其与接受过全身热疗的患者沟通，了解治疗过程及感受，缓解紧张情绪。

（3）治疗时允许家属或陪护陪伴，以满足其心理需求。

（4）治疗期间患者可以听音乐或观看视频，分散注意力，舒缓情绪。

（5）治疗中，经常询问患者感受，注意倾听患者主诉，尽量满足合理需求。

（6）治疗后，关注患者身心变化，出现并发症等及时处理，帮助缓解紧张情绪。

（五）常见并发症及处理

由于是经体表加温，局部皮肤血液循环不良或散热不佳，可致局部皮肤烫伤（一般为Ⅰ度-浅Ⅱ度）。对易烫伤部位（皮下组织较薄、血液循环欠佳部位，如腕部、尺骨鹰咀、髂前上棘、胫前和足背等）防护，可避免烫伤或降低烫伤发生率。

1. 循环系统

循环衰竭是全身热疗主要危险因素之一。在全身热疗的恒温期，全身血管扩张，心率会达120次/分钟以上，此时心输出量会相应降低，加之呼吸、汗液及尿液所致体液流失，容易造成循环衰竭。心脏负荷过重、心率加快、水电解质酸碱平衡紊乱易引发心律失常，也是诱发循环衰竭常见原因。所以，术前病人仔细筛选、术中依据中心静脉压和肺动脉楔压充分补液和有效维持水电解质酸碱平衡，以及有效给氧，对治疗安全十分重要。

2. 造血系统

全身热疗常与化疗联用。虽然41.8°C全身热疗具有一定骨髓保护作用，但不同化疗方案的骨髓毒性不尽相同；在全身热化疗条件下，不同程度骨髓抑制作用有时难以避免，可造成相应白细胞、血小板降低。解决办法为：①根据病人一般情况和相关药物热增强特性，相应减少化疗药剂量。②使用集落细胞刺激因子，刺激骨髓造血细胞的分化成熟。

3. 中枢神经系统

少数患者会出现一定程度定向力障碍，其原因包括：热疗期间大脑灌注压下降，过度通气、水电解质酸碱平衡紊乱以及麻醉、化疗药物，此外还与加温速度、贫血和患者既往饮酒史等有关，但头部温度升高可能是诱因之一。对敏感者，在治疗过程中可用头部冰袋或冰帽。症状出现，一般无须特殊处理，将在1~3 d内恢复正常。

4. 消化系统

部分患者在治疗后会出现消化道反应，如恶心、呕吐、腹泻，这与化疗药物和全身加温引起的消化道黏膜细胞凋亡有关。嘱患者进食清淡易消化饮食，重者遵医嘱对症处理。

（六）随访

（1）热疗后1、3、6个月要复查。各项指标的对照观察，并对患者心理状况、热疗部位皮肤情况、对热疗知识掌握及护理满意度进行调查，并根据调查结果给予针对性护理干预，如健康宣教、心理指导等。

（2）治疗后半年以上者可3个月或半年复查一次，发现问题，及时治疗。

第七章

浅部及腔内肿瘤温热治疗

一、技术方法

浅表肿瘤主要采用微波加热设备进行治疗，目前常用微波频率有433 MHz、915 MHz、2450 MHz，但随频率升高，其有效治疗深度会随之变浅，如2450 MHz加热深度为2~3 cm；也可使用射频容式加热技术，此技术易发生脂肪过热，导致局部硬结、液化甚至坏死，要注意防护。腔内肿瘤的温热治疗目前主要使用微波腔内辐射器进行治疗。

二、适应证

（一）浅表肿瘤

（1）全身各部位的皮肤癌，包括鳞状细胞癌、腺癌和黑色素瘤等。

（2）全身各浅表淋巴结的转移癌，如颈部、锁骨上区、腋窝和腹股沟等。

（3）浅表器官及肢体的恶性肿瘤：①头颈部较表浅的原发肿瘤，如唇癌、牙龈癌、颊黏膜癌以及面部、头皮和耳郭的癌；②外阴癌和肛门癌；③四肢肿瘤，如软组织肉瘤和骨肉瘤；④乳腺癌。

（4）位于体表的复发或转移肿瘤。

（二）腔道肿瘤

鼻咽癌、食管癌、子宫颈癌和直肠癌等。

三、禁忌证

除肿瘤热疗共性的禁忌证外，还应特别注意：

（1）加温区有明显的热积聚效应的金属物。

（2）加温区域有植入、佩戴或携带的医疗设备，包括心脏起搏器、植入式除颤器、输液泵、胰岛素泵、心脏监测电极和设备、深部脑刺激器、人工耳蜗植入物、设备上的射频识别设备或任何其他植入式有源电子设备或监测系统的患者。

（3）加温区域热感知、感觉障碍者（如：有假体植入）。

（4）腔道肿瘤有大而深的溃疡，管腔扭曲成角、管壁有形成瘘或出血倾向者。

四、操作流程及注意事项

严格按第四章之操作流程及注意事项执行。特别注意事项如下：

（1）对浅表肿瘤进行体外加温，使用微波设备加热时，需将辐射器对准需治疗部位，并尽量平行于该部位，测温线需放置在治疗区域中心；如使用射频加热，则需将极板与治疗部位之间用毡垫和水袋耦合。

（2）子宫颈癌、直肠癌、食管癌和鼻咽癌等腔内热疗时须用专用插入式微波辐射器，并可借助超声、CT 和 MRI 等影像设备辅助定位。

（3）瘤内治疗温度原则上要>39.5℃，皮肤表面温度<43℃，欲提高瘤内温度，表皮应加水冷或风冷，以减少皮肤烫伤。

（4）需保证每次有效治疗温度的维持时间 30~60 min；随肿瘤位置加深或满足不同温度下治疗需要，治疗时间可适当延长至 90 min。

（5）传统高温热疗（43℃~45℃）相邻 2 次治疗之间要求间隔 72 h；如采用亚高温热疗（<41.5℃）协同其他控瘤治疗，可酌情调整治疗温度、治疗时间及间隔时间，但 2 次热疗间隔也应 ≥24 h。

（6）协同治疗要求：为保证治疗安全，协同其他控瘤治疗常用亚高温热疗。同步放疗时，热疗应在放疗前、后 2 h 内进行，伴随整个放疗过程；协同化疗时，热疗可在化疗前、后或同时进行，化疗药物剂量一般不高于常规化疗用量；热疗配合抗血管生成和靶向治疗时，对治疗时序无特别要求；热疗协同免疫治疗时，最好在免疫治疗前进行。

（7）一般 6~8 次热疗后方可评估疗效，故人为一疗程；可根据具体患者的情况制定相应疗程数，因热疗副作用少且小，疗程间无须进行特别间隔。

（8）注意测试患者皮肤热感知能力，避免过热引起烫伤。如有瘢痕，因其吸热性强，要注意重点监测该区域的温度，避免损伤。

五、不良反应及处理

加温过程中患者有刺痛感，为防止皮肤烫伤，应立即停止热疗。热疗后如发现皮肤发红和出现水泡等烫伤问题，参照烫伤处理原则尽快进行对症处理。

六、护理要点

（一）治疗前护理

1.心理护理

大部分患者对热疗缺乏认识，会产生一定的恐惧感、抵触感。故在治疗之前应详细宣教肿瘤热疗的机制、方法及治疗过程中的注意事项，消除其紧张情绪及抵触心理，让患者保持良好状态接受治疗，且能积极配合。治疗过程中，可播放舒缓轻音乐，或与其交流，分散注意力，减轻不适。

2.评估

（1）医师及护理人员须仔细察看患者病历及询问相关病史，充分了解患者病情，病变部位、大小，并对其进行评估。

（2）了解体内是否安放心脏起搏器、金属支架，有无高血压或者心脏病等，评估其是否存在热疗禁忌证。

3.告知

告知患者整个热疗过程、方法、时间、注意事项及可能出现的并发症，并签署治疗知情同意书。

4.治疗前准备

（1）告知其去除身体佩戴的耳环、项链等金属部件，防止体外受热后导致烫伤。

（2）如有假牙、假肢等物品应及时取下。

（3）嘱其治疗前排空大小便，并尽量少饮水，避免在治疗期间由于大小便而中断治疗。

（4）嘱其治疗前加强体位锻炼，避免治疗过程中因改变体位不当造成烫伤。

（5）肿瘤热疗时间相对较长，协助患者取舒适体位。

（6）保持治疗区域局部皮肤清洁。

5.定位

嘱患者携带放射、超声等相关检查结果至热疗室，根据患者的CT、MR、超声检查结果，对肿瘤进行定位，并充分暴露治疗部位。

（二）治疗中护理

1.预热仪器

闭合控制台下方空气开关，旋转控制台钥匙至“开”位置，摆放极板完毕后，预热主机5~10 min，屏幕显示“预热完毕”。如治疗过程中需要暂停治疗时，不需要关机，重回预热即可。根据治疗部位的不同调整极板高度和治疗床，上极板距体表

3~7 cm，下极板升至合适位置（例如，胸腹等躯干部位为5~7 cm，四肢等部位为3~5 cm，男性生殖器照射时为7~10 cm）。

2.测温

如采用有损测温，常规进行局部的消毒，利用穿刺针的引导，对准需要测温的部位刺入温度感受器，此方法属于有创操作，测温准确但实施相对困难。可设传感器测量口腔、腋下或者肛门温度，对全身温度进行检查。胸部病变部位测温将传感器缚在鼻饲管内，下入到病灶处进行测温。腹盆加温采用直肠传感器测温，将传感器放入肛管外部，用胶布固定，胶布固定处应与传感器头部距离1 cm，肛管及传感器外部用避孕套套住，然后将其放入直肠内8~10 cm。

3.治疗中护理

（1）治疗过程中每15 min监测生命体征变化，并询问患者治疗部位有无疼痛感、热感程度。当热疗仪的温度上升到42.5℃时，患者的体温也会随之增高，从而加重心输出量，所以护理人员要严密观察患者血压、心率等。

（2）治疗过程中出现全身温度较高、心率过快、胸闷、气促、出汗较多、血压增高或皮肤灼热剧痛感时应立即终止热疗。采取相应对症措施，如胸闷、气促者给予吸氧；大汗淋漓及时擦拭并更换被褥，调整室内温度；呕吐者协助其将头偏向一侧，避免窒息。症状缓解后可由医师进行评估后再考虑是否继续治疗。

（3）对肺部肿瘤患者热疗过程中出现咳嗽咳痰加重，需高度警惕病灶脱落物质排出，必要时停机观察，待症状缓解后再次评估后续治疗。

（4）治疗时，体位变化会致人体产热效应，故应尽量保持体位不变，以免影响疗效。对骨转移瘤变换体位应严密观察，防止体位变换不当导致病理性骨折。

（5）治疗过程患者身体会带电，告知其不可触碰治疗电极，防止烫伤，其他人员也不可直接接触患者暴露皮肤，否则容易触电。

（6）应避免直接照射人体眼球，否则可导致失明。

（7）对颈部治疗，头应偏向对侧，极板倾斜照射以防对面部的直接照射。

（8）高频热疗对睾丸有杀精作用，将上级板略抬高遮挡并避免长时间照射。

（三）治疗后护理

1.治疗后护理

（1）治疗结束后，休息5~10 min后缓慢坐起，预防体位性低血压，待无不适方可离开。

（2）热疗期间大量出汗，热疗后需注意及时补充水分，同时向患者交代，热疗后应补充温水，忌饮冷水，避免胃肠不适。衣服被汗水渗湿后应及时更换，以患者感觉舒适为主。

（3）治疗后应保暖，避免感冒，3 h内不能洗浴，防止脱水。患者身体相对虚弱，应及时注意饮食调护，加强营养摄入，避免摄入具刺激性的油腻辛辣食物。

（四）并发症护理

热疗后部分患者会出现皮肤烧伤、皮下疼痛和硬结。

1. 皮肤烧伤

多表现为皮肤急性轻度烫伤，如红肿、水泡，嘱患者不可戳破水泡，告知小水泡可自行吸收愈合，无须特别处理，如出现皮肤破损，按照烧伤处理原则给予及时对症处理。

2. 皮下疼痛和硬结

是皮下脂肪过热引起，发生率在10%左右，脂肪硬结严重者可用50%硫酸镁溶液湿热敷，四黄散外敷促进硬结消退，也可不予处理，一般1~2周后会自行消退。

第八章

深部肿瘤区域温热治疗

一、技术方法

目前用于此类温热治疗的设备主要采用射频电容式热疗系统和大功率高能微波加热设备进行治疗。射频类设备主要包括：电容性射频肿瘤热疗机和智能深部聚束波热疗系统，频率有8 MHz、13.56 MHz、27.12 MHz、30.32 MHz、40.68 MHz、75~120 MHz等；微波类设备主要为：大功率高能微波肿瘤治疗机及动态聚能微波治疗仪，主要频率为433 MHz、915 MHz、2.45 GHz。

二、适应证

目前，温热治疗原则上不单独作为一种肿瘤根治手段，而需整合放疗、化疗或其他治疗手段以进一步提高肿瘤治疗的疗效。

（1）适用于全身各部位肿瘤：头颈部肿瘤，较大较深的复发或难治性癌或各种软组织肉瘤。

（2）胸部肿瘤，如食管癌、肺癌、纵隔肿瘤、胸膜肿瘤、心包肿瘤以及癌性胸腔积液等。

（3）腹部肿瘤，如肝癌、胰腺癌、胃癌、结肠癌、胆囊癌、腹膜后肿瘤和癌性腹腔积液等。

（4）盆腔肿瘤，如膀胱癌、前列腺癌、直肠癌、子宫颈癌和卵巢癌等。

（5）其他部位肿瘤：恶性淋巴瘤、骨与软组织肿瘤和恶性黑色素瘤等。

（6）骨转移瘤。

三、禁忌证

除外热疗共同的禁忌证外，还要特别注意以下禁忌：

（1）皮下脂肪过厚者，射频加热效果欠佳。

（2）加温治疗部位皮肤有感染和溃烂者。

（3）加温区有明显的热积聚效应的金属物。

（4）加温及邻近区域有植入、佩戴或携带医疗设备者，包括心脏起搏器、植入式除颤器、输液泵、胰岛素泵、心脏监测电极和设备、深部脑刺激器、人工耳蜗植入物、设备上射频识别设备或任何其他植入式有源电子设备或监测系统。

（5）加温区域热感知、感觉障碍者（如：有假体植入）。

四、操作流程及注意事项

在严格按第四章内容执行的同时，还需注意以下事宜：

（1）热疗前必须通过CT或MRI等以了解肿瘤部位和范围，以利加温区域定位及热疗计划的制定。

（2）所选设备不同，采用不同程序和方法。

①电容式射频热疗：治疗前，在极板与患者间用毡垫和水袋耦合好，极板与患者夹紧，尽力减少空间间隙，防止空气形成热点，必要时加用小型水囊填塞空隙；治疗期间关注体位变化，全程注意匹配调整，以满足皮肤表面温度相对较低、深部肿瘤温度高的治疗目的。

②美国环形相控阵列式热疗：先根据患者CT或MRI获取患者体宽、体厚及肿瘤位置等数据，然后将数据导入计划系统，通过调节频率、振幅和相位生成适形性的热场图，在精确计划基础上调节功率，使肿瘤受到较高热杀伤。

（3）大功率微波深部热疗时，目前多通过聚束形式进行深部热疗。

（4）需保证每次有效治疗温度的维持时间45~60 min；随肿瘤位置加深或满足不同温度下的治疗需要，治疗时间可适当延长至90 min。

（5）传统高温热疗（43℃~45℃）相邻2次治疗之间要求间隔72 h；如协同其他抗肿瘤治疗，可酌情调整治疗温度、治疗时间及相隔频次，采用亚高温热疗（<41.5℃）时，2次热疗间隔也应≥24 h。

（6）协同治疗的要求：同步放疗时，通常采用亚高温热疗，热疗应在放疗前、后2 h内进行，伴随整个放疗过程；协同化疗时，热疗可在化疗前、后或同时进行，化疗药物剂量一般不高于常规化疗用量；热疗配合抗血管生成和靶向治疗时，对治疗时序无特别要求；热疗协同免疫治疗时，最好在免疫治疗前进行。

（7）注意测试患者皮肤热感知能力，避免过热引起烫伤。如有瘢痕，因其吸热性强，要注意重点监测该区域的温度，避免损伤。

（8）治疗中监测血压和心率变化。在热疗中出现全身温度过高、心率过快、出汗过多、血压异常升高或皮肤剧烈疼痛时立即中止治疗，采取措施缓解后可根据情况选择继续治疗，必要时停止治疗。治疗前、后各测1次血压和心率。

五、不良反应及处理

（1）热疗中或热疗后出现全身温度过高、心率过快、血压异常、出汗过多而虚脱的全身反应，要及时处理。

（2）皮肤烧伤，多数表现为皮肤急性的轻度烫伤，如红肿以及水泡，按照烧伤处理原则给予及时对症处理；皮下疼痛和硬结，是皮下脂肪过热引起，发生率约10%，皮下脂肪厚度>2 cm发生率增加，应向患者事先说明，治疗以对症处理为主。

六、深部热疗护理要点

同浅部及腔内肿瘤温热治疗护理要点。

第九章

体腔热循环灌注治疗

体腔热灌注治疗（hyperthermic perfusion chemotherapy，HPC）是指将灌注液加热到一定温度后灌入患者体腔（胸腔、腹腔或膀胱），以持续恒温循环灌注或体外容式加温的方式，将组织温度保持在某一治疗温度并维持一定时间，通过热化学协同作用及大容量灌注液循环灌注冲刷等作用来有效地杀灭和清除体腔内残留癌细胞及微小病灶的一种肿瘤辅助治疗方法，对预防和治疗胸腹腔种植转移尤其是并发的恶性胸腹水，以及反复发生的浅表性膀胱癌等的治疗疗效显著。体外高频加热法同深部肿瘤温热治疗处置操作流程。本章节主要涉及应用热化疗体腔循环灌注设备进行体腔热循环灌注治疗，不同体腔治疗要点不同。现分别阐述如下。

一、胸腔热循环灌注化疗

自1994年Rusch等首次报道胸腔热灌注化疗用于治疗恶性胸水以来，国内外一直在不断改进和完善这项技术，从简单的灌注液加热后直接注入，到体外高频热疗法、恒温水浴箱法、到现在的持续灌注液循环法。2013年Ahmet Feridun等比较手术加热灌注治疗、单纯胸膜剥离术及胸膜切除术患者的预后，结果显示生存时间分别为15.4月、6个月、8个月，3组1年生存率分别为54.7%、0.6%和0.8%，提示胸腔热灌注能显著提高胸膜转移瘤患者的预后。Zhou等对1995—2016年的胸腔热灌注治疗相关文献进行系统评价及meta分析，结果胸腔热灌注组的平均生存时间及中位生存时间高于未行胸腔热灌注组患者。欧洲的“Theagenio”癌症研究所胸外中心，将2011年8月至2014年11月40名MPE和NSCLC受试者，随机均分为胸腔内热灌注化疗组和滑石粉胸膜固定组，胸腔内热灌注化疗和滑石粉胸膜固定术是治疗非小细胞肺癌中MPE安全有效的方法，但滑石粉固定组发热及胸膜反应发生率更高，临床已很少应用。国内外临床研究表明，采取胸腔热灌注化疗辅助深部热疗治疗NSCLC伴恶性胸水，治疗有效率高达86.84%，且血清肌酐增高等毒副反应发生率低。故胸腔热灌注化疗已成为恶性胸水的有效治疗手段。

（一）技术方法

应用热化疗体腔循环灌注设备进行胸腔持续恒温热循环灌注治疗杀灭清除胸膜腔残留癌细胞及微小病灶以治疗恶性胸水的一种肿瘤辅助治疗方法。常用设备有使用恒温水浴箱加热技术、微波炉加热技术和波导干式加热技术的热化疗体腔循环灌注设备。

（二）适应证

恶性肿瘤伴发的恶性胸腔积液。

（三）禁忌证

（1）重要脏器病变随时威胁生命者

（2）有活动性出血和大出血倾向者

（3）严重感染生命体征不稳定者

（4）中重度水电解质紊乱未纠正者

（5）恶病质患者

（6）躁狂类精神疾病患者

（7）孕妇

（8）携有电子医疗设备患者

（9）穿刺部位有感染或肿瘤侵犯

（四）操作流程及注意事项

在严格按第四章内容执行的同时，还需注意以下事宜：

1. 灌注容量及药物选择

（1）采用体腔热循环灌注机治疗时，灌注的循环溶液一般为1000~1500 mL，胸腔内留液一般是500 mL左右，因个体差异可有增减。

（2）灌注溶剂常为生理盐水、林格氏液、葡萄糖液或蒸馏水（慎用）。

（3）药物选择根据：①有效性：药物必须为对所患瘤种有效的药物，能通过其自身或其代谢产物杀死瘤细胞；必须通过肝脏代谢成为活性成分的药物不适合热灌注化疗，如抗代谢药物5-氟尿嘧啶；对静脉给药途径已经耐药的药物，应谨慎选择，即使热灌注局部高浓度可能也无法完全克服耐药。②药物必须有低的胸腔通透性。③药物必须能很快从血浆中清除。④药物必须有较强的穿透瘤组织的能力。⑤通过加热易增加敏感性、渗透性且热稳定性好的药物。⑥可胸腔灌注的药物：化疗药物（顺铂、卡铂、奈达铂、培美曲塞、博来霉素、丝裂霉素等）、抗血管生成药物（恩度、贝伐单抗）、生物制剂（白介素-2、干扰素、红色诺卡菌细胞壁骨架、肿瘤坏死因子、香菇多糖类）以及控瘤中成药（榄香烯乳、康莱特、复方苦参等）。

（4）用药原则：①既可选择单一给药，也可联合序贯给药。联合用药要注意配伍禁忌及药物间相互作用。②化疗药物剂量原则上以静脉用量为标准。灌注后不再胸腔内保留或保留量极少，可适当增加剂量；若联合静脉应用，剂量酌减。

2.灌注流程

（1）置管：患者取坐立位，常规探查患侧胸水情况，分别于患侧腋后线和肩胛下角线上寻找最佳置管位点，两点之间有一定位置落差（相隔1~2个肋间）。而后，在两个置管位置，进行置管操作，具体如下：常规消毒铺巾，应用利多卡因局部麻醉后，在超声引导下在穿刺点将穿刺针插入患侧胸腔，边进针边回抽，见胸水流出后，经穿刺针置入导丝，拔出穿刺针，沿导丝用扩张管扩张局部后，拔除扩张管，而后沿导丝将单腔带侧孔中心静脉导管置入合适深度，拔导丝，接注射器抽取胸水顺利无阻后，固定中心静脉导管。术毕观察无明显活动性出血征象。

（2）循环灌注：分为热灌注冲洗和热灌注循环化疗2个步骤。①热灌注冲洗：连接各管路，循环药液袋内输入预冲液1500~2500 mL，排尽袋内空气，插各测温传感线，加热预冲液至43℃~45℃。一侧引流管连接入体阀，一侧引流管连接一次性引流袋，开始冲洗胸腔，入体端泵速50~100 mL / min，一边冲洗一边开放引流，将循环药液袋内预冲液全部冲洗完后，尽量引流尽胸腔内液体，引流出的一次性引流袋内液体全部丢弃，注意此过程不产生循环，只是单纯的一端进液一端引流冲洗过程。②热灌注循环化疗：循环药液袋内输入含药灌注液300~1000 mL，将药液加热至43℃~45℃，一侧引流管接入体阀，另一侧接出体阀，开始循环热灌注化疗，入体端泵速50~100 mL / min，维持温度在43℃左右（≤45℃），期间每隔15 min协助患者变换体位1次，使药物与胸膜充分、均匀、持续地接触后，再回流到加热的循环药液袋，形成完全密闭的循环治疗系统，持续恒温循环50~60 min，根据出体温度调整流速。胸腔留液量根据灌注前患者最大胸水量和耐受性决定，原则上不超过此量。如患者不能耐受，需排出部分液体。

3.灌注频次

根据化疗方案、热耐受的要求及住院时间的限制，恶性胸腔积液一般热循环灌注3~5次为一疗程 。热循环治疗2次间隔以1~3 d为宜。最后一次治疗完成后，排空胸腔液体，夹闭管路3~5 d，观察胸水生成情况，若无新生胸水（平均日引流量≤20 mL）或彩超显示无胸腔积液，则治疗成功，可拔除管路。

4.注意事项

（1）治疗过程中须连续监测患者体温、心率、心电图、呼吸、血压和血氧饱和度等指标的变化，并维持各项生命体征在正常范围。

（2）根据患者情况调整灌注输入速度，原则上应控制在100 mL / min以内，防止诱发急性肺水肿。

（3）治疗中每隔10~15 min协助变换体位1次，保证药液与胸膜腔充分作用。

（4）灌注后胸腔留液量以不影响生活质量为准。

（5）循环灌注失败的补救措施：如各种原因导致热冲洗无法正常进行，在引流干净胸水后，将含药灌注液经两个引流管注入胸腔，并嘱变换体位促进药液在胸膜腔广泛分布。之后局部采用深部热疗继续加热50~60 min，以确保疗效。

（五）不良反应及处理

1. 手术操作所致的常见并发症

包括穿刺部位疼痛、出血、气胸等，按相关外科并发症处理原则处理。

2. 热循环灌注所致并发症

（1）胸痛：胸痛为灌注药物作用所引起，一般会逐渐减轻直至消失，剧烈疼痛时可根据医嘱给予止痛药物。

（2）发热：多为肿瘤细胞缺血坏死所产生的吸收热，2~3 d后逐渐下降，自行退热；如体温>38.5℃，要排除感染性发热，如无，可给予物理降温或药物退热；如为感染，则按相关感染性疾病处理。

（3）肺水肿：是胸腔热循环灌注过程中的严重并发症，与高龄患者、肺过度萎缩时间过长、肺复张速度过快、低蛋白血症以及并发心包积液等因素有关。关键在于：治疗前的心肺功能评估；治疗中灌注速度和温度的调控以及生命体征监测。一旦出现，要立即除去诱因，给予吸氧、利尿、强心等对症处理。

（4）化疗药物相关的不良反应：恶心、呕吐和食欲减退等胃肠道反应、肾毒性以及骨髓抑制等。按化疗药物应用的处置原则，给予提前预防及治疗后防治。

（六）护理要点

1. 灌注前护理

（1）护士参与制定综合治疗方案，明确胸腔热循环灌注化疗使用的药物。

（2）了解热灌注化疗病人是否已置入胸腔引流管，评估病人生活质量评分、合并症，制定个体化治疗方案，消除和减轻热灌注化疗相关副作用方案。

（3）治疗前应通过与患者详细交谈，了解病情及心理状态，使其消除焦虑及恐惧心理，树立信心，积极配合治疗。

2. 灌注中护理

（1）密切观察病情

灌注过程中应给予心电监护及吸氧，指导患者取半卧位，倾听患者主诉，如患者有呼吸困难，心慌等不适，应减慢灌注速度或暂停灌注，通知医生。

（2）观察引流出入量

a.护理过程中应严格观察每次灌入和引出量，保证注入的液体能充分引出。

b.保证治疗温度，整个灌注过程中应始终保持灌注液温度41℃~45℃。

c.密切观察引流液的性质，准确记录引流量。控制引流速度，避免因引流过快造成纵隔摆动及复张性肺水肿。

（3）灌注中引流管的护理

灌注开始时，应检查引流管是否通畅，保持引流管固定适宜，密切观察生命体征，尤其注意呼吸频率、节律。

3.灌注后护理

（1）灌注药物后立即关闭引流管，鼓励并协助患者依左侧、右侧、半卧位等顺序变换体位，变换体位时动作轻、慢，每种体位持续5~10 min，共6~8次，3 h后患者无不适，可适当下床活动，一般夹管24 h后再开放排液。

（2）严密观察生命体征，防止灌注化疗后出现发热、低血压、肺水肿和高血容量等。

（3）能进食者，指导进食高热量高纤维素清淡饮食，少量多餐。

4.并发症护理

（1）常见热灌注化疗后不良反应有消化道反应、肾脏毒性、骨髓抑制。

（2）如患者出现发热及胸痛，一般无须特殊处理，体温>38℃可给予物理降温；胸痛为药物作用所引起，会逐渐减轻直至消失，剧烈疼痛可根据医嘱给予止痛药物。

5.灌注后引流管的护理

（1）观察与记录：注意观察穿刺部位有无红肿、渗血、渗液，每3 d更换透明敷贴1次，如渗液较多应及时更换。

（2）保持引流管密闭，防止导管脱落、堵管，妥善固定，每班做好交接与记录。

（3）预防逆行感染。

（4）每周定期进行导管评估并记录，计划性拔管。

二、腹腔热循环灌注化疗

见本指南“C-HIPEC疗法”。

三、膀胱热循环灌注化疗

在我国，膀胱癌是泌尿系统发病率最高恶性肿瘤，在西方国家仅次于前列腺癌。膀胱癌根据浸润深度分为非肌层浸润性膀胱癌（non-muscle invasive bladder cancer，NMIBC）和肌层浸润性膀胱癌（muscle invasive bladder cancer，MIBC），大约 75% 是 MIBC，经尿道膀胱肿瘤电切术（transurethral resection of bladder tumor，TURBT）是治疗最主要方式。但不能完全切除病灶组织，超过 50% 患者会复发，尤其对不典型增生或微小原位癌患者，术后复发率更高，15%~30% 进展为 MIBC。故 TURBT 术后，需要对患者进行膀胱灌注化疗药物或免疫制剂以降低复发率。即使采用公认最有效的灌注药物卡介苗（bacillus calmette-guerin，BCG），膀胱癌复发率仍近 40%。膀胱热灌注治疗（hyperthermic intra vesical chemotherapy，HIVEC）为该问题提供了一个新的解决方式。Colombo 等首先报道热疗用于 NMIBC 治疗。膀胱镜和组织病理学证实用丝裂霉素 C（mitomycin c，MMC）热灌注化疗能有效杀死瘤组织，整体治疗有效率为 90.8%，且不伴严重不良反应。van der Heijden 对 90 例电切后 NMIBC 行 MMC 膀胱热灌注治疗，随访 2 年肿瘤复发率仅 24.6%，且无一例进展为更高级别肿瘤。Gofrit 对 52 例高级别 NMIBC 行热灌注治疗，随访 23 个月后发现 86.5% 患者保留膀胱。Dosiy 研究 53 例对 BCG 无反应或 BCG 禁忌高危 NMIBC 患者对 HIVEC 的反应，在 18 个月随访中，发现保膀胱率高达 92.4%，1 年 PFS 达 60.5%。Guerrero-Ramos 对比 BCG 和 MMC 热灌注治疗疗效，随访 2 年发现两组患者复发率无明显差异，且 MMC 热灌注组首次复发时间长于 BCG 组。显示 HIVEC 可作为 BCG 短缺时一种有效替代治疗。

（一）技术方法

应用热化疗体腔循环灌注设备进行膀胱持续恒温热循环灌注治疗杀灭清除膀胱壁残留癌细胞及微小病灶以治疗膀胱癌的一种肿瘤辅助治疗方法。常用设备有使用恒温水浴箱加热技术、微波炉加热技术和波导干式加热技术的热化疗体腔循环灌注设备。

（二）适应证

适用于各期膀胱癌患者，对 MIBC 有根治作用，对其他已有深部浸润病灶有姑息治疗作用。

（三）禁忌证

膀胱内活动性出血、膀胱穿孔和急性泌尿系感染。

（四）操作流程及注意事项

在严格按第四章内容执行的同时，还需注意以下事宜：

1. 灌注容量及药物的选择

（1）容量因技术与设备不同有所区别，一般准备 1000 mL 溶液量。

（2）灌注溶剂常为生理盐水、林格氏液、葡萄糖液或蒸馏水（慎用）。

（3）药物选择原则同胸腔热灌注治疗。常用药物有：表柔比星、吡柔比星、多柔比星、丝裂霉素、羟喜树碱、吉西他滨、红色诺卡菌细胞壁骨架等，其中吡柔比星溶剂必须是葡萄糖液或蒸馏水，其余可用生理盐水配制。

（4）用药原则：①既可选择单一给药，也可联合序贯给药。联合用药要注意配伍禁忌及药物间的相互作用。②化疗药物的剂量原则上以静脉用量为标准。

2.灌注流程

留置三腔尿管：患者取卧位，常规消毒铺巾，应用利多卡因局部麻醉后，石蜡油润滑尿管后自尿道置入尿管。将有测温功能的进出水管连接三腔导尿管的进出水端。配置合适的热灌注药物浓度，设定治疗温度约45℃，流速约150 mL/min，通过温度感应和调节装置控制温度，通过循环设备控制流速；根据药物不同和病人情况，热疗时间约60 min。灌注结束后，排出灌注药液。为防治化学性膀胱炎，可给予地塞米松+利多卡因各一支加入200 mL0.9%氯化钠注射液中，灌注入膀胱保留20~30 min后排出。

3.灌注频次

根据化疗方案、热耐受的要求及住院时间的限制，一般膀胱热循环灌注4~6次为一疗程 。2次热循环治疗间隔以3 d为宜。

4.注意事项

（1）治疗前避免大量饮水、补液及应用利尿剂。

（2）留置尿管注意操作细节：局部麻醉避免尿道痉挛、操作轻柔避免尿道损伤、无菌操作防止尿路感染。

（3）灌注化疗药液要注意配置浓度，尽量减少化学性膀胱炎的发生。

（4）治疗后嘱患者多饮水，并注意碱化尿液，必要时给予抗菌药物预防泌尿系感染。

（五）不良反应及处理

主要是化学性膀胱炎和血尿，严重程度和膀胱灌注量和频率相关，多数不良反应在停止灌注后可自行改善和消失。其他少见不良反应包括恶心、呕吐、发热、脱发和泌尿系统感染等，注意对症处理。

（六）护理要点

1.治疗前护理

（1）建立热疗前访视制度

①护士参与制定综合治疗方案，明确膀胱热循环灌注化疗使用的药物；②了解

热疗病人是否有D-j管置入等相关病史，热疗过程中是否会对膀胱以外的其他器官造成损伤，评估病人生活质量评分、合并症，制定个体化热疗方案，消除和减轻热疗相关副作用方案；③给予心理护理，访谈患者及家属，对其讲解热疗相关知识，使其配合治疗；④签署患者知情同意书。

（2）患者准备：指导患者穿棉质衣服，上机前排空大小便，备干毛巾、一杯温水及更换衣服。

（3）保持治疗室环境整洁，温湿度舒适。

（4）核对检查治疗申请单、医嘱及知情同意书，为患者测量血压、心率。

（5）协助患者上机，置于正确、舒适体位。

2.治疗中护理

（1）调整机器各参数，开始治疗。

（2）密切监测温度情况，及时调整。

（3）与患者保持有效沟通，听取患者感受，以防烫伤。

（4）加强巡视，及时发现问题，以便给予及时处理。

（5）注意保护患者隐私。

3.治疗后护理

（1）治疗结束后，调至各参数归零。

（2）测量患者血压、心率，嘱休息3~5 min，协助其缓慢下床。

（3）安置患者于观察室，更换衣物，帮助患者饮用适量温开水。

（4）休息10~15 min无任何不适后，由陪护陪同离开。

（5）告知患者及陪护，要保证患者营养的均衡。多食用优质蛋白质、高维生素等食物，少量多次饮用温开水，尽量避免进食辛辣刺激类食物以及不易消化类食物。

（6）治疗结束后做好记录，记录内容为患者基本信息、给予的功率、监测的温度、治疗前后的血压及心率。

4.并发症的处理

（1）热疗烫伤

a.特点：一般膀胱热疗造成烫伤并发症的患者较罕见，大多为之前有放射性膀胱炎、化学性膀胱炎或膀胱内并发较严重感染的病人，其膀胱组织较脆弱，对热疗耐受性较正常膀胱组织明显减弱，可能会在热疗后出现热损伤，多表现为血尿及膀胱刺激征等。

b.预防：热疗前做好充分准备，评估热耐受情况，做好安全教育；严格护理常规，选择合适的热疗温度；缓慢逐步将循环流量升至额定值，以免膀胱不耐受；加强巡视，及时处理发现；及时调整热疗机各项参数。

c.处理血尿：立刻降低温度、循环流量并停止热疗。后留置尿管，必要时持续膀胱冲洗。若血尿严重，可酌情使用止血药物，若出血量大且持续不能缓解，必要时内镜手术下止血。

d.膀胱刺激征：立刻降低温度、循环流量，必要时停止热疗。可应用M受体拮抗药如索利那新等改善症状。

（2）虚脱

a.特点：患者身体虚弱，出汗过多所致。

b.预防：做好热耐受评估，根据患者出汗情况及时调整功率及环境温度。

c.处理：及时补充水分、营养，必要时给予静脉补液。

3.随访

（1）建立患者完善的信息登记。护士积极与临床医生沟通，热疗前、后对比膀胱镜检结果、CT或MR等影像客观检查结果，用于评价肿瘤治疗后的情况。

（2）告知患者热疗后1、3、6个月均要进行复查，各项检查结果对照比较，了解治疗后的变化和决定后期是否继续治疗。

第十章

磁感应热疗技术

一、概念

肿瘤磁感应治疗是一种新型靶向加温治疗技术，利用植入肿瘤组织内或细胞内的磁性介质在外部中高频交变磁场作用下感应升温的原理，使肿瘤病灶局部迅速加热到处方温度，并保持一定时间，使细胞产生凋亡与坏死，从而达到治疗目的。与传统热疗相比，该技术更具靶向性，能将热能集中到肿瘤部位，且避免正常组织热损伤，是一种理想的肿瘤局部治疗方式。肿瘤磁感应热疗技术是具革命性靶向热疗技术，其突破在于：①靶向热疗。磁热介质存在实现了能量精准的二维传递，精准热疗副作用小；更好保护瘤旁组织，将物理治疗作用发挥到极致。②适应证广。可定制不同治疗介质，用于治疗脑瘤、非实体瘤、晚期肿瘤等。为满足不同肿瘤治疗需求，将源源不断地开发各类适用于该疗法的磁性医用材料，如热疗加诊断，热疗加化疗或主动靶加免疫治疗介质等，技术将引领我国磁性医用材料在肿瘤领域的创新与发展。③性价比更高，治疗和维护成本低。与现有以基因治疗为代表的生化属性精准治疗相比，磁感应治疗技术更具普惠性和经济性，将开启肿瘤物理治疗的新时代，可降低肿瘤药物研发负担。

二、国内外现状

（一）国外现状

伴随现代物理学、材料学和生物医学工程学等蓬勃发展，国际上已有美、德、日等国先后成功研发出运用于临床试验的磁感应治疗设备及介质。其中德国柏林洪堡医学院Jordan研究组的研究和产业化一直处于世界前列。2003年，Jordan与德国柏林Magforce公司联合研制出MFH300F型磁感应治疗机，工作频率为100 kHz，磁场强度为12~18 kA/m，并于2007年取得欧盟CE许可正式开展临床治疗，也是全球唯一获批企业，运用磁感应治疗手段治疗脑胶质瘤，治疗病人几百例。同时，自2008年该公司联合美国资本成立了美国分公司，在得克萨斯州圣安东尼奥、华盛顿西雅图和佛罗里达州的萨拉索塔建立了3个中心开展前列腺癌临床试验，预计将于2023年取得批准并大举进入美国市场。

（二）国内进展

我国在肿瘤磁感应治疗技术领域稳居国际第一梯队，但尚未将该技术实质化、规模化应用与推广。清华大学为代表的中国磁热疗设备、磁热介质和治疗计划系统等研究基础扎实，已有临床数据支持，亟待产业突破。肿瘤磁感应设备，工程样机经多次迭代，技术处于国际领先，已经具备量产条件。自2000年前后，国内清华、东南、上海交大、复旦、中南等大学的科研机构在交变磁场加热设备方面进行了大量研究。2004年东南大学吴亚、孙剑飞等率先开发出交变磁场小型试验加热模拟装置。清华大学通过多年研究，开发完成了包括磁芯式、平板式和线圈式全部3类医用肿瘤磁感应治疗工程样机，并于2011年完成我国首例肿瘤磁感应治疗临床试验，顺序开发的新一代全球首台套紧凑型智能化平板式磁感应热疗系统将于2024年进入临床。同时我国在热疗生物学方面的基础研究深入扎实，对于磁感应治疗的原理、机制、生物医学评价等方面的成果颇丰。围绕设备、介质、计划系统和治疗评价等4个方面，清华大学团队出版了一套全球唯一的肿瘤磁感应治疗专著，包括《肿瘤磁感应治疗》《肿瘤热疗生物学》和《磁性医药材料》。奠定了中国科学界在世界肿瘤磁感应治疗领域的领先地位。

三、原理及治疗系统

肿瘤磁感应治疗技术是由交变磁场发生设备、磁性发热介质和治疗计划系统组成。磁感应加温治疗主要原理是将铁磁性介质定位于肿瘤内，在外部交变磁场感应下使之感应加热，从而在肿瘤病灶的局部快速形成温升，区域温度可达50℃~70℃，与周围正常组织有较大温差，并保持一定时间，可使细胞产生凋亡与坏死。与传统热疗相比，更具有靶向性，能够将热能集中到肿瘤部位，避免正常组织热损伤，是一种理想肿瘤局部治疗方式。

（一）作用机制

1.磁场的生物学效应

磁场是指传递实物间磁力作用的场，具有波粒辐射特性。磁体周围存在磁场，磁体间的相互作用是以磁场作为媒介，两磁体不用在物理层面接触就能发生作用。生物体对电磁波（场）所产生的与生命现象有关的响应称为电磁场生物学效应。常可将其划分为热效应和非热效应。电磁场热效应是指由进入生物系统电磁波转变而来的焦耳热导致的温度变化，进而引起生物学效应。电磁场生物热效应的强弱仅与生物系统吸收的转变为焦耳热的那部分电磁功率大小成正相关。电磁场非热效应，是指由进入生物系统电磁波直接引起的生物学效应。非热效应具有相干性、“窗”特性和协同性。相干性即只有电磁波参数与生物系统内的目标组织固有参数间满足某一特定关系时才能产生生物学效应。“窗”特性指频率窗和强度（或功率密度）窗，即靶目标只对某些离散的、小范围频率和强度的电磁波才能产生效应。协同性指弱的电磁场与由它触发的生物系统的新陈代谢能协同激发出极强的生物学效应。

2.磁感应热疗的理论基础

（1）磁感应产热机制

磁感应加热是利用感应线圈形成的交变磁场在组织内形成的涡流使组织加温。对磁性材料在交变磁场作用下，各向同性铁磁性物质存在磁滞效应、涡流效应、磁后效应等，同时处于交变磁场中铁磁物质常同时显示铁磁性和介电性。发热温度与交变磁场参数及铁磁性介质大小、形状和结构等密切相关，根据材料参数的不同，主要产生涡流、磁滞和磁矢量发热。当磁性材料长轴在毫米水平时，其产热主要是靠涡流；对直径在微米级别磁性颗粒，其产热机制有所不同，涡流损耗减少，主要依靠磁滞损耗来大量吸收电磁波能量产热；对纳米磁性颗粒，两种产热机制都减弱了，取而代之是铁氧化物颗粒磁矢量旋转和颗粒本身的物理旋转，即奈尔弛豫和布朗弛豫。临床治疗所需磁感应热疗介质产热所需磁场频率各不相同，需在100 kHz 到500 kHz之间。

（2）磁感应热疗发挥在体内肿瘤的治疗作用的生物学机制

磁感应热疗经过筛选选取核心温度50℃作为治疗参数，在这个温度下通过直接杀伤肿瘤细胞作用、细胞凋亡效应、改变肿瘤微环境、激发免疫反应等多方面的机制杀伤瘤细胞（详述见第二章）。

（二）介质选择

1.毫米级介质

毫米磁性材料是指粒径大于1 mm的材料。交变磁场下，毫米级磁性介质主要依靠涡流效应产热，包括铁磁热籽（金属棒）和金属支架。毫米级磁性介质可以通过居里点实现自动控温功能，较好的实现对温度的控制，初始升温较快，迅速达到治疗温度，减少热疗时间。对于不同的加温温度的要求，如温热疗法、高温疗法和热切除等要求的温度，可以根据热籽材料成分的不同设计出满足要求的具有不同居里点的金属热籽或支架。

2.微米级介质

微米级磁性材料是指粒径大于100 nm，小于1 mm的材料。交变磁场下，微米级磁性介质主要依靠磁滞损耗产热，多用于直接注射热疗（direct injection hyperthermia，DIH）和动脉栓塞热疗（arterial embolization hyperthermia，AEH）。目前，研究较多的微米级磁性介质主要有羰基铁粉、不锈钢空心/实心微球、合成磁性微球以及钴基合金等。微米级磁性介质较适用于AEH，确保在阻塞毛细血管的同时避免穿过毛细血管，而不会经动静脉吻合支直接进入静脉循环。

3.纳米级介质

纳米级磁性介质主要是粒径介于1~100 nm的材料，具有纳米材料普遍存在的纳米效应。磁性纳米粒子由于具有巨大的比表面能，因而利用生物医学材料对磁性纳米粒进行表面修饰，防止聚集，提高生物相容性，是充分发挥磁性纳米粒功能的必要前提。而且合适的表面修饰能将一些具有组织选择性的抗体、配体等偶联到磁性纳米粒上，实现磁性纳米粒在体内的组织靶向功能，满足各种肿瘤的治疗需求。

（三）治疗模式

肿瘤磁感应技术应用在临床，根据临床需求分为联合治疗模式和独立治疗模式。由于磁感应热疗属于精准的物理治疗范畴，其治疗因子的普适性和治疗阶段的全覆盖性优势，使得在联合治疗模式下，可与外科、放疗、化疗和生物免疫治疗等现有治疗方式进行广泛而灵活的联合。一方面起到控癌作用，同时也起到增敏和提高免疫的作用，达到联合增效目的。

在独立治疗模式下，肿瘤磁感应热疗根据临床需求和治疗的范围，又可分为局部治疗与全身治疗两种治疗模式。相应地，不同治疗模式采用不同的治疗系统和磁热疗介质进行配合。局部治疗选择平板式的磁热疗设备及普通磁热介质或靶向介质进行治疗；全身治疗选择线圈式的磁热疗设备及靶向磁热介质进行治疗。具体情况视不同适应证而定。

（四）适应证

原则上磁感应治疗适于所有实体瘤和非实体瘤，分别由不同类型磁热介质来满足不同临床治疗需求。可单独应用，也可和手术、放化疗及免疫治疗联用。

（五）禁忌证

除热疗共同禁忌证（见第三章）外，因操作方法等原因，还有其特有禁忌：

（1）不能耐受手术。

（2）不具备可行的穿刺路径。

（3）肿瘤侵犯范围太广。

（4）不具有合适的介入血管。

（5）空腔脏器肿瘤禁用或慎用。

（6）预计生存期小于3个月。

（六）操作流程及注意事项

在严格按第四章内容执行的同时，还需注意以下事宜：

1. 临床操作人员应具备必要知识结构

包括肿瘤学基础、影像学基础、电磁学知识及磁感应治疗学技术，以及相关操作技术。相关人员专业来源包括与肿瘤治疗相关的外科医师、放射肿瘤科医师、影像科医师（包括CT、B超等）、介入治疗中心医师以及经过专业培训的磁感应治疗物理师。

2. 磁感应治疗对基本设施的要求

磁感应治疗室要求恒温环境，室内温度可控。采用空气冷却和热交换系统，进行持续设备降温。远离大型医疗设备，如：高场强磁共振、加速器等。

3. 磁介质导入

根据不同的治疗需求，在磁感应治疗计划系统（magnetic induction treatment planning system，MTPS）MTPS上面勾画靶区和危及器官，设计治疗计划，确定治疗剂量（温度/时间）、热籽位置、进针方向及深度、模板设置等。并采用等温线分布和温度体积直方图（temperature volume histogram，TVH）等工具进行剂量评估。而后根据治疗计划，经不同途径（组织间、肿瘤内注射、选择性动脉栓塞及静脉注射）将不同的磁介质导入肿瘤部位进行治疗。操作注意事项同各种操作。磁介质导入后，通过CT或MRI等设备，进行验证评估磁介质的分布，如分布较差，应根据进一步计划设计作以补充。

4. 加磁场进行感应热疗

在以磁极间隙中央为圆心、直径10 cm、高度为磁极间距的柱状区域内，磁场强度大于峰值电场的90%，可以用来进行治疗。距离中央22 cm的区域的场强衰减到50%，距离中央40 cm的区域场强衰减到5%。治疗时，考虑到磁感应设备内部磁力线分布，以磁极间隙的中心轴附近最为密集，升温效率最高，故应将靶区中心置于设备中心轴上。可调整治疗臂的位置便于患者通过磁极间隙，这样人体的所有部分都可以接受磁场的感应。

5. 治疗参数应根据医师处方决定

包括计划温度、治疗时间、疗程安排、治疗频率和磁场强度（kA/m）等。

6.治疗过程中酌情使用麻醉与镇静剂，持续监测患者生命体征，根据生命体征变化情况及时进行补液等对症处理

（七）不良反应及处理

1.急性副反应

肿瘤内部温度与采用的磁场强度密切相关，随着场强的逐渐增高，患者会感觉局部皮肤褶皱处和骨骼表面疼痛，更高的场强会因为局部皮肤温度过高而导致疼痛。这些副反应均可采取冷却措施、通风、盐水护垫屏蔽和及时拭去皮肤表面的汗液来避免。

2.亚急性副反应

在现有的研究中没有发生全身毒副作用和晚期副作用的报道，这也可能与目前随访时间短有关。已有的研究证明MF热疗在治疗实体瘤方面是可行且可耐受的，疗效确切，副作用小。

参考文献

1. Hornback N B. Is the community radiation oncologist ready for clinical hyperthermia? Radiographics, 1987, 7（1）：139-149.

2. Hanafy H M, Saad S M, Al-Ghorab M M. Ancient Egyptian medicine：contribution to urology. Urology, 1974, 4（1）：114-120.

3. Hornback N B. Historical aspects of hyperthermia in cancer therapy. Radiol Clin North Am, 1989, 27（3）：481-488.

4. Coley W B. II. Hawkins on Tubercular Peritonitis. Ann Surg, 1893, 17（4）：462-464.

5. Coley W B. The treatment of malignant tumors by repeated inoculations of erysipelas. With a report of ten original cases. 1893. Clin Orthop Relat Res, 1991,（262）：3-11.

6. Wiemann B, Starnes C O. Coley's toxins, tumor necrosis factor and cancer research：a historical perspective. Pharmacol Ther, 1994, 64（3）：529-564.

7. Nauts H C. Bacterial vaccine therapy of cancer. Dev Biol Stand, 1977,（38）：487-494.

8. Selawry O S, Goldstein M N, Mccormick T. Hyperthermia in tissue-cultured cells of malignant origin. Cancer Res, 1957, 17（8）：785-791.

9. 艾海明，吴水才，赵磊，等.微波热疗中的关键技术及其热点问题.中国组织工程研究与临床康复，2009，13（04）：731-734.

10. 姜晓婷，菅喜岐.高强度聚焦超声热疗技术的发展和应用.国际生物医学工程杂志，2006，（06）：379-381.

11. 吴祈耀.对我国肿瘤热疗技术发展的思考与见解.中国医疗器械信息，2005，（02）：58-61.

12. Atanackovic D, Pollok K, Faltz C, et al. Patients with solid tumors treated with high-temperature whole body hyperthermia show a redistribution of naive/memory T-cell subtypes. Am J Physiol Regul Integr Comp Physiol, 2006, 290（3）：585-594.

13. 唐露新，刘伟学，何爱军，等.交变磁场感应肿瘤热疗设备的研究.中国微创外科杂志，2007，（11）：1027-1030.

14. 邱学军，顾本广，赵洪斌，等.从一张白卷到五彩缤纷的肿瘤治疗设备.中国医疗器械信息，2010，16（01）：26-58.

15. 胡润磊，刘轩，徐波，等.磁流体热疗对小鼠Lewis肺癌治疗作用的实验研究.中国微创外科杂志，2007，（11）：1043-1045.

16. Johannsen M, Thiesen B, Jordan A, et al. Magnetic fluid hyperthermia（MFH）reduces prostate cancer growth in the orthotopic Dunning R3327 rat model. Prostate, 2005, 64（3）：283-292.

17. Tanaka K, Ito A, Kobayashi T, et al. Intratumoral injection of immature dendritic cells enhances antitumor effect of hyperthermia using magnetic nanoparticles. International Journal of Cancer, 2005, 116（4）：624-633.

18. Ito A, Matsuoka F, Honda H, et al. Antitumor effects of combined therapy of recombinant heat shock protein 70 and hyperthermia using magnetic nanoparticles in an experimental subcutaneous murine melanoma. Cancer Immunol Immunother, 2004, 53（1）：26-32.

19. Matsumine A, Kusuzaki K, Matsubara T, et al. Novel hyperthermia for metastatic bone tumors with magnetic materials by generating an alternating electromagnetic field. Clin Exp Metastasis, 2007, 24（3）：191-200.

20. Gneveckow U, Jordan A, Scholz R, et al. Description and characterization of the novel hyperthermia-and thermoablation-system MFH 300F for clinical magnetic fluid hyperthermia. Med Phys, 2004, 31（6）：1444-1451.

21. Oei A L, Vriend L E M, Krawczyk P M, et al. Targeting therapy-resistant cancer stem cells by hyper-

thermia.International journal of hyperthermia: the official journal of European Society for Hyperthermic Oncology, North American Hyperthermia Group, 2017, 33 (4): 419-427.

22. 马景，王丽雅.局部加热治疗中枢神经系统肿瘤的实验基础.国外医学（临床放射学分册），1997（05）：313-316.

23.Elliott A, Adams J, Al-Hajj M.The abcs of cancer stem cell drug resistance.IDrugs: the investigational drugs journal, 2010, 13 (9): 632-635.

24.Gao F, Ye Y, Zhang Y, et al.Water bath hyperthermia reduces stemness of colon cancer cells.Clinical biochemistry, 2013, 46 (16-17): 1747-1750.

25.Ruan J, Ji J, Song H, et al.Fluorescent magnetic nanoparticle-labeled mesenchymal stem cells for targeted imaging and hyperthermia therapy of in vivo gastric cancer.Nanoscale research letters, 2012, 7 (1): 309.

26. Atkinson R L, Zhang M, Diagaradjane P, et al.Thermal enhancement with optically activated gold nanoshells sensitizes breast cancer stem cells to radiation therapy.Science translational medicine, 2010, 2 (55): 55-79.

27.Capitano M L, Nemeth M J, Mace T A, et al.Elevating body temperature enhances hematopoiesis and neutrophil recovery after total body irradiation in an IL-1-, IL-17-, and G-CSF-dependent manner. Blood, 2012, 120 (13): 2600-2609.

28.Cho J A, Park H, Kim H K, et al.Hyperthermia-treated mesenchymal stem cells exert antitumor effects on human carcinoma cell line.Cancer, 2009, 115 (2): 311-323.

29.Pandey A, Yadav P, Shukla S.Unfolding the role of autophagy in the cancer metabolism.Biochemistry and biophysics reports, 2021, (28): 101-158.

30.Pontiggia P, Mclaren J R, Baronzio G F, et al.The biological responses to heat.Advances in experimental medicine and biology, 1990, (267): 271-291.

31.Sreedhar AS, Pardhasaradhi BV, Khar A, et al.Heat induced expression of cd95 and its correlation with the activation of apoptosis upon heat shock in rat histiocytic tumor cells.FEBS letters, 2000, 472 (2-3): 271-275.

32.Gomez-Pastor R, Burchfiel E T, Thiele D J.Regulation of heat shock transcription factors and their roles in physiology and disease.Nature reviews Molecular cell biology, 2018, 19 (1): 4-19.

33.Barna J, Csermely P, Vellai T.Roles of heat shock factor 1 beyond the heat shock response.Cellular and molecular life sciences: CMLS, 2018, 75 (16): 2897-2916.

34.Podolska MJ, Shan X, Janko C, et al.Graphene-induced hyperthermia (giht) combined with radiotherapy fosters immunogenic cell death.Front Oncol, 2021, (11): 664615.

35.Schildkopf P, Ott OJ, Frey B, et al.Biological rationales and clinical applications of temperature controlled hyperthermia-- implications for multimodal cancer treatments. Current medicinal chemistry, 2010, 17 (27): 3045-3057.

36.Werthmöller N, Frey B, Rückert M, et al.Combination of ionising radiation with hyperthermia increases the immunogenic potential of b16-f10 melanoma cells in vitro and in vivo.International journal of hyperthermia: the official journal of European Society for Hyperthermic Oncology, North American Hyperthermia Group, 2016, 32 (1): 23-30.

37.Srivastava P.Interaction of heat shock proteins with peptides and antigen presenting cells: Chaperoning of the innate and adaptive immune responses.Annual review of immunology, 2002, (20): 395-425.

38.Ikeda N, Hayashida O, Kameda H, et al. Experimental study on thermal damage to dog normal brain. International journal of hyperthermia: the official journal of European Society for Hyperthermic Oncology, North American Hyperthermia Group, 1994, 10 (4): 553-561.

39.Nakagawa M, Matsumoto K, Higashi H, et al.Acute effects of interstitial hyperthermia on normal monkey brain--magnetic resonance imaging appearance and effects on blood-brain barrier.Neurologia medico-chirurgica，1994，34（10）：668-675.

40. 王启弘，杨富明，杨世春.射频毁损脑深部肿瘤的应用研究.立体定向和功能性神经外科杂志，1997（04）：16-18+58.

41.Toglia A，Kittelson JM，Roemer RB，et al.Cerebral bloodflow in and around spontaneous malignant gliomas.International journal of hyperthermia：the official journal of European Society for Hyperthermic Oncology，North American Hyperthermia Group，1996，12（4）：461-476.

42.Pelz JO，Vetterlein M，Grimmig T，et al.Hyperthermic intraperitoneal chemotherapy in patients with peritoneal carcinomatosis：Role of heat shock proteins and dissecting effects of hyperthermia.Annals of surgical oncology，2013，20（4）：1105-1113.

43.Feldmann H J，Seegenschmiedt M H，Molls M.Hyperthermia--its actual role in radiation oncology.Part III：Clinical rationale and results in deep seated tumors.Strahlentherapie und Onkologie：Organ der Deutschen Rontgengesellschaft，1995，171（5）：251-264.

44. 唐劲天，洛小林，朱京丽.全身加温治疗的现状与展望.中华放射肿瘤学杂志，2000（02）：68-71.

45. 张阳德，彭健.肿瘤治疗新方法——热疗.中国现代医学杂志，2003（10）：43-46.

46.Sakaguchi Y，Stephens LC，Makino M，et al.Apoptosis in tumors and normal tissues induced by whole body hyperthermia in rats.Cancer Res，1995，55（22）：5459-5464.

47. 李方超，刘康，路中.深部热疗在卵巢癌合并恶性腹腔积液复发患者中的临床疗效.潍坊医学院学报，2020，42（06）：407-409.

48. 张金秋，张毅鹏，黄立等.腹腔灌注化疗联合深部热疗对卵巢癌合并腹水患者腹水中恶性分子表达的影响.海南医学院学报，2017，23（22）：3104-3107.

49. 陈永发，杨文，唐武兵等.热疗联合放化疗治疗宫颈癌的临床应用及对机体免疫力的影响.现代肿瘤医学，2016，24（03）：451-454.

50. 李向阳，梁广霞，周立霞.深部热疗联合化疗对结直肠癌患者免疫功能及生活质量的影响.慢性病学杂志，2020，21（09）：1384-1386.

51. 曲卓慧，王跃辉，张静静.深部热疗联合化疗治疗对结直肠癌患者免疫功能影响的研究.中国医药指南，2018，16（21）：7-9.

52. 王俊，刘良，邱红等.深部热疗联合化疗在局部晚期非小细胞肺癌中应用分析.人人健康，2019（02）：66-67.

53. 田春艳，郑元回，吴建明等.深部热疗联合化疗治疗晚期非小细胞肺癌效果观察.中国乡村医药，2017，24（24）：45-46.

54. 张焕明，倪栋梅，蔡守兵等.深部热疗联合化疗治疗晚期非小细胞肺癌的临床分析.临床合理用药杂志，2017，10（32）：40-41.

55.Zhang YS，Niu LZ，Zhan K，et al.Percutaneous imaging-guided cryoablation for lung cancer.Thorac Dis.2016；8（Suppl 9）：705-709.

56.Li H，Tang K，Niu L，et al.Carcinoembryonic antigen as prognostic factor for metastatic non-small cell lung cancer by percutaneous cryosurgery.Cancer Biomark.2013；13（5）：337-343.

57.Seifert JK，Springer A，Baier P，et al.Liver resection or cryotherapy for colorectal liver metastases：a prospective case control study.Int J Colorectal Dis.2005；20（6）：507-520.

58.Niu R，Yan TD，Zhu JC，et al.Recurrence and survival outcomes after hepatic resection with or without cryotherapy for liver metastases from colorectal carcinoma.Ann Surg Oncol.2007；14（7）：2078-2087.

59.Cornford P，Bellmunt J，Bolla M，et al.EAU-ESTRO-SIOG Guidelines on Prostate Cancer.Part II：Treatment of Relapsing，Metastatic，and Castration-Resistant Prostate Cancer.Eur Urol.2017；71（4）：630-642.

60.Yang Y，Ma WW，Zhou MW，et al.Application of cryoablation to treat peritoneal carcinomatosis from gastric cancer in a rabbit model.Cryobiology.2018;（85）：12-16.

61.Chang X，Wang Y，Yu HP，et al.CT-guided percutaneous cryoablation for palliative therapy of gastric cancer liver metastases.Cryobiology.2018;（82）：43-48.

62.Takada M，Toi M.Cryosurgery for primary breast cancers，its biological impact，and clinical outcomes. Int J Clin Oncol.2019；24（6）：608-613.

63.Pusceddu C，Paliogiannis P，Nigri G，et al.Cryoablation In The Management Of Breast Cancer：Evidence To Date.Breast Cancer（Dove Med Press）.2019;（11）：283-292.

64.唐红兰，王学红，张绪红.热疗烫伤创面瘘管形成的处理.中华护理杂志，2012，47（01）：85.

65.肖绍文，吴稚冰，张珂.肿瘤热疗中国专家共识.实用肿瘤杂志，2020，35（01）：1-10.

66.陶明哲，李涵葳，袁静等.恶性肿瘤患者全身热疗的麻醉处理.中华麻醉学杂志，2006，26（7）：598-601.

67.中日医学科技交流协会热疗专业委员会，中国肿瘤热疗临床应用指南（2017.V1.1）.中华放射肿瘤学杂志，2017，26（04）：369-375.

68.朱志荣，唐春林，张萍等.全身热疗对血流动力学的影响.广东医学，2003（08）：825-826.

69.易菁，陈怀生，文舜康.晚期肿瘤患者热疗术后的监护及并发症的诊治.实用医学杂志，2006（13）：1546-1547.

70.尚秀玲，戚兆娟，戚兆英.恶性肿瘤患者全身热疗术后护理体会.山东医药，2006（22）：77.

71.林海超.肿瘤热疗机制及临床应用研究进展.临床医药文献电子杂志，2018，5（16）：197-198.

72.Habash RWY.Therapeutic hyperthermia.Handb Clin Neurol.2018;（157）：853-868.

73.荆文华，丁亚媛.肿瘤热疗的临床应用研究进展.护理研究，2007（20）：1799-1800.

74.Mallory M，Gogineni E，Jones GC，et al.Therapeutic hyperthermia：The old，the new，and the upcoming.Crit Rev Oncol Hematol，2016，97：56-64.

75.Liu Y，Bhattarai P，Dai Z，et al.Photothermal therapy and photoacoustic imaging via nanotheranostics in fighting cancer.Chem Soc Rev，2019，48（7）：2053-2108.

76.Hurwitz MD.Hyperthermia and immunotherapy：clinical opportunities.Int J Hyperthermia，2019，36（sup1）：4-9.

77.Chao Y，Chen GB，Liang C，et al.Iron nanoparticles for low-powerlocal magnetic hyperthermia in combination with immune check-point blockade for systemic antitumor therapy.Nano Lett，2019，19（7）：4287 - 4296.

78.Chen Q，Fisher DT，Clancy KA，et al.Fever-range thermal stresspromotes lymphocyte trafficking across high endothelial venulesvia an interleukin 6 tran-signaling mechanism.Nat Immunol，2006，7：1299 - 1308.

79.Chang M，Hou Z，Wang M，et al.Recent Advances in Hyperthermia Therapy-Based Synergistic Immunotherapy.Adv Mater，2021，33（4）：e2004788.

80.李林芮，窦鹏挥，王尊宪等.热疗在恶性肿瘤中的临床应用、挑战及展望.医学理论与实践，2022，35（05）：759-760+748.

81.Liu X，Zhang Y，Wang Y，et al.Comprehensive understanding of magnetic hyperthermia for improving antitumor therapeutic efficacy.Theranostics，2020，10（8）：3793-3815.

82.Markus Notter，Andreas R Thomsen，Mirko Nitsche，et al.Combined wIRA-Hyperthermia and Hypofractionated Re-Irradiation in the Treatment of Locally Recurrent Breast Cancer：Evaluation of Therapeutic Outcome Based on a Novel Size Classification.Cancers（Basel），2020，12（3）：606.

83.Rhim H，Goldberg SN，Dodd GD 3rd，et al.Essential techniques for successful radio-frequency thermal ablation of malignant hepatic tumors.Radiographics，2001，p.S17-35；discussion S36-39.

84.Simon，C.J.，D.E.Dupuy，and W.W.Mayo-Smith，Microwave ablation：principles and applications. Radiographics，2005.25 Suppl 1：p.S69-83.

85.朱乔丹，王立平，徐栋.对《甲状腺良性结节、微小癌及颈部转移性淋巴结热消融治疗专家共识

（2018版）》的解读.中华医学超声杂志，2020，17（3）：251-254.
86.葛明华，徐栋.甲状腺良性结节、微小癌及颈部转移性淋巴结热消融治疗浙江省专家共识（2015版）.中国普通外科杂志，2016，25（7）：944-946.
87.Kim JH，Baek JH，Lim HK，et al.2017 Thyroid Radiofrequency Ablation Guideline：Korean Society of Thyroid Radiology.Korean J Radiol，2018，19（4）：632.
88.Papini E，Monpeyssen H，Frasoldati A，et al.2020 European Thyroid Association Clinical Practice Guideline for the Use of Image-Guided Ablation in Benign Thyroid Nodules.Eur Thyroid J，2020，9（4）：172-185.
89.Ha E J，Baek J H，Che Y.Radiofrequency ablation of benign thyroid nodules：recommendations from the Asian Conference on Tumor Ablation Task Force.Ultrasonography，2021，40（1）：75-82.
90.Mauri G，Hegedüs L，Bandula S，et al.European Thyroid Association and Cardiovascular and Interventional Radiological Society of Europe 2021 Clinical Practice Guideline for the Use of Minimally Invasive Treatments in Malignant Thyroid Lesions.Eur Thyroid J，2021，10（3）：185-197.
91.Ding M，Tang X，Cui D，et al.Clinical outcomes of ultrasound-guided radiofrequency ablation for the treatment of primary papillary thyroid microcarcinoma.Clin Radiol，2019，74（9）：712-717.
92.中国临床肿瘤学会（CSCO）肿瘤消融治疗专家委员会，中国医师协会肿瘤消融治疗技术专家组，中国抗癌协会肿瘤消融治疗专业委员会&中国医师协会介入医师分会肿瘤消融学组.（2021）.影像引导下热消融治疗原发性和转移性肺部肿瘤临床实践指南（2021年版）.中华内科杂志（12）：1088-1105.
93.徐大伟.原发性肝癌的热消融治疗研究进展.武警医学，2018，29（11）：1017-1020.
94.李磊，张磊，程文.超声引导下肝癌热消融的应用及进展.实用肿瘤学杂志，2022，36（04）：386-390.
95.杨秉辉，丛文铭，周晓军等.原发性肝癌规范化诊治的专家共识.实用肝脏病杂志，2009，12（05）：321-328.
96.陈敏山.肝癌局部消融治疗规范的专家共识.实用肝脏病杂志，2011，14（04）：243-245.
97.Kubyshkin VA，Ionkin DA，Kungurtsev SV，et al.History of cryosurgery.Khirurgiia，2015，5：62-74.
98.Korpan NN.A history of cryosurgery：its development and future.J Am Coll Surg，2007，204（2）：314-324.
99.Cooper SM，Dawber RP.The history of cryosurgery.J R Soc Med，2001，94（4）：196-201.
100.Mahnken AH，König AM，Figiel JH.Current Technique and Application of Percutaneous Cryotherapy.Rofo，2018，190（9）：836-846.
101.Zhang YS，Niu LZ，Zhan K，et al.Percutaneous imaging-guided cryoablation for lung cancer.J Thorac Dis，2016，8（Suppl 9）：S705-S709.
102.Gobara H，Matsui Y，Uka M，et al.Percutaneous cryoablation combined with prior transcatheter arterial embolization for renal cell carcinomas of 3 cm or larger：a prospective study.Int J Clin Oncol，2022，27（10）：1589-1595.
103.Khan SY，Snitman A，Habrawi Z，et al.The Role of Cryoablation in Breast Cancer Beyond the Oncologic Control：COST and Breast-Q Patient-Reported Outcomes.Ann Surg Oncol，2023，30（2）：1029-1037.
104.Zaouak A，Benmously R，Jannet SB，et al.Efficacy and Safety of Contact Cryosurgery in the Treatment of Earlobe Keloids.Skinmed，2021，19（5）：357-360.
105.Yumei Yang，Yanfang Zhang，Yumin Wu，et al.Efficacy and Safety of Percutaneous Argon-Helium Cryoablation for Hepatocellular Carcinoma Abutting the Diaphragm.J Vasc Interv Radiol，2020，31（3）：393-400.
106.Christian-Hendrik Heeger，Barbara Bellmann，Thomas Fink，et al.Efficacy and safety of cryoballoon

ablation in the elderly: A multicenter study.Int J Cardiol, 2019, 278: 108-113.

107.Chakradhar Yakkala, Alban Denys, Lana Kandalaft, et al.Cryoablation and immunotherapy of cancer. Curr Opin Biotechnol, 2020, 65: 60-64.

108.Regen-Tuero HC, Ward RC, Sikov WM, et al.Cryoablation and Immunotherapy for Breast Cancer: Overview and Rationale for Combined Therapy.Radiol Imaging Cancer, 2021, 3 (2): e200134.

109.Aarts BM, Klompenhouwer EG, Rice SL, et al.Cryoablation and immunotherapy: an overview of evidence on its synergy.Insights Imaging, 2019, 10 (1): 53.

110.Zheng Z, Zhao Y, An Y, et al. Efficacy of argon-helium cryoablation and its effects on immune function of patients with neck malignant tumours.Clin Otolaryngol, 2021, 46 (1): 206-212.

111.Erinjeri JP, Clark TW.Cryoablation: mechanism of action and devices.J Vasc Interv Radiol, 2010, 21 (8 Suppl): 403.

112.Song KD.Percutaneous cryoablation for hepatocellular carcinoma.Clin Mol Hepatol, 2016, 22 (4): 509-515.

113.Surtees B, Young S, Hu Y, et al. Validation of a low-cost, carbon dioxide-based cryoablation system for percutaneous tumor ablation.PLoS One, 2019, 14 (7): e0207107.

114.Wang H, Littrup PJ, Duan Y, et al.Thoracic masses treated with percutaneous cryotherapy: initial experience with more than 200 procedures.Radiology, 2005, 235 (1): 289-298.

115.魏颖恬，肖越勇.影像学引导肺癌冷冻消融治疗专家共识2018版.中国介入影像与治疗学，2018，15 (5): 5.

116.Wang H, Wang J, Wang X, et al.A reverse optimization algorithm for the thermoseed mediated magnetic induction hyperthermia preoperative treatment plan.2020 IEEE 5 th International Conference on Signal and Image Processing (ICSIP), 2020, 1045-1049.

117.Zhang YD, Zhang XW, Zhang LY, et al.Comparison of Five Numerical Simulation Algorithms in Temperature Prediction for Hollow Microspheres in Magnetic Induction Hyperthermia. CISP-BMEI 2018: 1-5.

118.Teo PS, Wang XW, Zhang JY, et al.LyP-1-conjugated Fe3O4 nanoparticles suppress tumor growth by magnetic induction hyperthermia. Biomaterials Science-Polymer Edition, 2018, 29 (2): 181-194.

119.Wu JA, Wang H, Zhang H, et al.Stainless Steel Hollow Microspheres for Arterial Embolization Hyperthermia.Medical and Biological Engineering.2017, 37 (6): 810-819.

120.Teo PS, Wang XW, Chen BK, et al.Complex of TNF-alpha and Modified Fe3O4 Nanoparticles Suppresses Tumor Growth by Magnetic Induction Hyperthermia.Cancer Biotherapy and Radiopharmaceuticals, 2017, 32 (10): 379-386.

121.Wang H, Wu JA, Zhang XW, et al.Preoperative Treatment Planning Method for Magnetically Induced Hyperthermia Using Thermoseeds.Medical and Biological Engineering, 2016, 36 (5): 726-732.

122.Wang H, Wu JA, Zhuo, ZH, et al.A three-dimensional model and numerical simulation regarding thermoseed mediated magnetic induction therapy conformal hyperthermia.Technology and health care: official journal of the European Society for Engineering and Medicine, 2016, 24 (S2): s827-s839.

123.Wang XW, Zhou JM, Chen BK, et al.Enhanced Intracellular Hyperthermia Efficiency by Magnetic Nanoparticles Modified with Nucleus and Mitochondria Targeting Peptides.Nanoscience and Nanotechnology, 2016, 16 (6): 6560-6566.

124.Zheng WP, Rong Z, Gao FP, et al.Folate-Conjugated Magnetic Nanoparticles for Tumor Hyperthermia Therapy: In Vitro and In Vivo Studies.Nanoscience and Nanotechnology, 2016, 16 (8): 8352-8359.

125.Zhao LY, Zheng YJ, Yan H, et al.2-Deoxy-D-Glucose Modified Magnetic Nanoparticles with Dual

Functional Properties: Nanothermotherapy and Magnetic Resonance Imaging.Nanoscience and Nanotechnology, 2016, 16 (3): 2401-2407.

126.Yang HX, Tang T, He P, et al.A novel and effective hyperthermia method for Schistosomiasis japonica prevention and treatment.Science Bulletin, 2015, 60 (16): 1461-1464.

127.Wu ZH, Zhuo ZH, Cai DY, et al.An induction heating device using planar coil with high amplitude alternating magnetic fields for magnetic hyperthermia.Technology and Health Care, 2015, 23 (S2): 203-209.

128.Wang XW, Zhang JY, Yang X, et al.In vivo assessment of hepatotoxicity, nephrotoxicity and biodistribution using 3-aminopropyltriethoxysilane-coated magnetic nanoparticles (APTS-MNPs) in ICR mice.Chinese Science Bulletin, 2014, 59 (16): 1800-1808.

129.Wang GH, Xu DR, Chai Q, et al.Magnetic fluid hyperthermia inhibits the growth of breast carcinoma and downregulates vascular endothelial growth factor expression.Oncology Letter, 2014, 7 (5): 1370-1374.

130.Zhuo ZH, Wang J, Zhai WM, et al.Numerical modeling and simulation of temperature distribution uncertainty subject to ferromagnetic thermoseeds hyperthermia.Chinese Science Bulletin, 2014, 59 (12): 1317-1325.

131.Wang H, Zhang L, Shi YR, et al.Abscopal antitumor immune effects of magnet-mediated hyperthermia at a high therapeutic temperature on Walker-256 carcinosarcomas in rats.Oncology Letters, 2014, 7 (3): 764-770.

132.Wang J, Wu ZH, Tang JT, et al.Computational simulation of transcranial current stimulation: based on an image-derived head model.2014 7th International Conference on Biomedical Engineering and Informatics (BMEI) .2014: 420-424.

133.Liu JY, Li N, Li L, et al.Local hyperthermia for esophageal cancer in a rabbit tumor model: Magnetic stent hyperthermia versus magnetic fluid hyperthermia.Oncology Letters, 2013, 6 (6): 1550-1558.

134.Zhao LY, Liu JY, Ouyang WW, et al.Magnetic-mediated hyperthermia for cancer treatment: Research progress and clinical trials.Chinese Physics B, 2013, 22 (10) .

135.Li L, Wang R, Shi HH, et al.In vitro study on the feasibility of magnetic stent hyperthermia for the treatment of cardiovascular restenosis.Experimental and Therapeutic Medicine, 2013, 6 (2): 347-354.

136.Wang XW, Chen BK, Yang X, et al.Functionalized superparamagnetic nanoparticles for highly-efficient gene delivery.Journal of Nanoscience and Nanotechnology, 2013, 13 (2): 746-750.

137.Zhao LY, Huo MJ, Liu JY, et al.In vitro investigation on the magnetic thermochemotherapy mediated by magnetic nanoparticles combined with methotrexate for breast cancer treatment.Journal of Nanoscience and Nanotechnology, 2013, 13 (2): 741-745.

138.Wang XW, Chen YP, Huang CS, et al.Contribution of a 300 kHz alternating magnetic field on magnetic hyperthermia treatment of HepG2 cells.Bioelectromagnetics, 2013, 34 (2) 95-103.

139.Jin HK, Xie XX, Hu BQ, et al.Hyperthermia inhibits the proliferation and invasive ability of mouse malignant melanoma through TGF-beta (1) .Oncology Reports, 2013, 29 (2): 725-734.

140.Zhuo ZH, Zhai WM, Cai DY, et al.Design and Implementation of Magnetic Induction Hyperthermia Treatment Planning Workflow Based on CT Images.2013 ICME International Conference on Complex Medical Engineering (CME) .2013: 40-44.

141.Wu JA, Cai DY, Cao XR, et al.A Novel Alternating Magnetic Field Measuring Device for Magnetic Induction Hyperthermia. 2013 ICME International Conference On Complex Medical Engineering (CME) .2013: 219-223.

142.Tang ZH, Wang XW, Pan L, et al.Preparation and characterization of PMMA-based cements containing magnetic nanoparticles for the magnetic hyperthermia. Advanced Materials Research，2013，647：155-159.

143. 范林林，钟雪，唐劲天，等.消癌平联合磁感应热疗对小细胞肺癌细胞的作用.中医药导报，2021，27（07）：51-55.

144. 范林林，钟雪，唐劲天，等.伊立替康联合磁感应热疗对小细胞肺癌细胞增殖、凋亡及周期的影响.现代肿瘤医学，2021，29（09）：1471-1475.

145. 路晓光，唐劲天，李利亚.磁感应热疗联合利妥昔单抗对Daudi细胞作用的研究.癌症进展，2018，16（09）：1091-1095.

146. 吴益，张荣华，王亨等.磁感应治疗计划系统中组织器官分割方法的研究.生物医学工程研究，2018，37（02）：173-176+181.

147. 路晓光，张晗，赵小红，等.磁感应热疗联合艾迪对Daudi细胞作用的研究.科技导报，2017，35（23）：52-57.

148. 武建安，吴祖河，王亨，等.基于有限元仿真的磁感应肿瘤治疗设备线圈优化设计.清华大学学报（自然科学版），2016，56（04）：406-410+416.

149. 刘晓红，赵东林，姚冉冉，等.超顺磁纳米Fe3O4磁性流体的制备及其在交变磁场中的发热性能.北京化工大学学报（自然科学版），2016，43（01）：40-44.

150. 崔瑞瑞，王晓文，李利亚，等.微米级磁性介质体外升温检测模型.现代肿瘤医学，2015，11：1482-1488.

151. 孔维超，张阳德，魏兰镔，等.载药纳米磁性碘化油微乳用于肝肿瘤综合治疗的体外评价.北京生物医学工程，2013，4：357-362，374.

152. 庞瑞，赵凌云，李景丁莎，等.载药磁性复合微球用于HT-1080细胞的磁感应热化疗.现代肿瘤医学，2013，12：2656-2660.

153. 卓子寒，翟伟明，蔡东阳，等.肿瘤磁感应热疗计划系统与现代医疗信息系统集成应用研究.生物医学工程学杂志，2014，1：187-191.

154. 薛阳，赵凌云，唐劲天，等.金磁纳米复合材料在生物医学中的应用研究进展.生物医学工程学杂志，2014，2：462-466.

155. 蔡东阳，卓子寒，王婕，等.基于模拟退火算法的磁感应治疗热籽分布.清华大学学报（自然科学版），2014，2：153-158.

156. 卓子寒，王婕，翟伟明，等.热籽介导磁感应热疗稳态温度场仿真.清华大学学报（自然科学版），2014，5：638-642，648.

157. 魏兰镔，崔瑞瑞，王晓文，等.用于肿瘤热疗的微米不锈钢介质筛选.现代肿瘤医学，2014，7：1483-1488.

158. 卓子寒，翟伟明，蔡东阳，等.肿瘤磁感应治疗计划系统适形热疗方法.清华大学学报（自然科学版），2014，6：706-710.

159. 孙宏亮，许林锋，唐劲天，等.兔VX_2肝癌模型纳米磁微粒栓塞热疗初步研究.中华临床医师杂志（电子版），2014，18：3328-3335.

160. 王晓文，胡妍文，李利亚，等.应用于肿瘤磁感应热疗技术的磷酸钙磁性骨水泥介质的研究.科技导报，2014，30：40-44.

161. 王露方，唐劲天，欧阳伟炜，等.磁流体靶向热疗对小鼠胰腺癌的作用.科技导报，2014，30：45-49.

162. 蔡东阳，李立，孔维超，等.磁感应热疗联合~（125）I籽源近距离放疗研究.科技导报，2013，1：18-22.

163. 李景丁莎，盛军，霍美俊，等.磁感应纳米热化疗用于肿瘤综合治疗的体外研究.现代肿瘤医学，2013，4：716-719.

164. 正海，王晓文，张友仁，等.磁性复合骨水泥的体外细胞毒性.中国组织工程研究，2013，21：3937-3943.

165.Xia QS，Liu X，Xu B.Feasibility study of high-temperature thermoseed inductive hyperthermia in melanoma treatment.Oncol Rep，2011，25（4）：953-962.

166.Sadhukha T，Niu L，Wiedmann TS，et al.Effective elimination of cancer stem cells by magnetic hyperthermia.Mol Pharmaceut，2013，10（4）：1432-1441.

167.Tanaka K，Ito A，Kobayashi T，et al.Heat immunotherapy using magnetic nanoparticles and dendritic cells for T-lymphoma.Journal of Bioscience and Bioengineering，2005，100（1）：112-115.

168.夏启胜，刘轩，徐波，等.热籽感应加温对荷瘤小鼠治疗效果的实验研究.中国微创外科杂志，2007，7（11）：1031-1034.

169.刘轩，徐波，夏启胜，等.磁感应加温对兔耳VX-2肿瘤的杀伤效应.中国微创外科杂志，2007，7（11）：1035-1037.

170.陈洪涛，张桂梅，张慧，等.Hsp70-肿瘤抗原肽复合物防治小鼠黑色素瘤B16肺转移的作用.中国肿瘤生物治疗杂志，2004，11（003）：166-169.

171.Wang H，Li X，Xi XP，et al.Effects of magnetic induction hyperthermia and radiotherapy alone or combined on a murine 4T1 metastatic breast cancer model.Int J Hyperthermia.2011，27（6）：563-572.

172.Nishimura Y，Urano M.The effect of hyperthermia on reoxygenation during the fractionated radiotherapy of two murine tumors，FSa-II and MCa.Int J Radiat BiolL.1994，29（1）：141-148.

173.Petros XEM，Ian R，John C，et al.MouratidisRelationship between thermal dose and cell death for “rapid” ablative and “slow” hyperthermic heating.Int J Hyperther.2019，36（1）：228-242.

174.刘嘉毅.支架磁感应热疗食管肿瘤的实验研究.中南大学，2011.

175.Elming PB，Sørensen BS，Oei AL，et al.Hyperthermia：the optimal treatment to overcome radiation resistant hypoxia.Cancers，2019，11（1）：60-72.

176.Zhang P，Wang D，Zheng G.Reversal effect of hyperthemia on multidrug resistant phenomena.West China J stomatology，2013，21（2）：127-129.

177.Rivera-Rodriguez A，Chiu-Lam A，Morozov VM，et al.Magnetic nanoparticle hyperthermia potentiates paclitaxel activity in sensitive and resistant breast cancer cells.Int J Nanomed，2018，13：4771-4779.

178.Olayanju A，Copple IM，Bryan HK，et al.Brusatol provokes a rapid and transient inhibition of Nrf2 signaling and sensitizes mammalian cells to chemical toxicity-implications for therapeutic targeting of Nrf2.Free Radical Bio Med，2015，78：202-212.

179.Sun X，Wang Q，Wang Y.Brusatol enhances the radiosensitivity of A549 cells by promoting ROS production and enhancing DNA damage.Int J Mol Sci，2016，17（7）：997-999.

180.Wu T，Harder BG，Wong PK，et al.（2015）.Oxidative stress，mammospheres and Nrf2-new implication for breast cancer therapy.Mol Carcinogen，2015，54（11）：1494-1502.

181.Tao S，Wang S，Moghaddam SJ，et al.Oncogenic KRAS confers chemoresistance by upregulating NRF2.Cancer Res，2014，74：7430-7441.

182.Kittiratphatthana N，Kukongviriyapan V，Prawan A，et al.Luteolin induces cholangiocarcinoma cell apoptosis through the mitochondrial-dependent pathway mediated by reactive oxygen species.Pharm Pharmacol，2016，68（9）：1184-1192.

183.Kyoung AK，Mei J，Yea SR，et al.Luteolin induces apoptotic cell death via antioxidant activity in human colon cancer cells.Int J Oncol，2017，51（4）：1169- 1178.

184.Wang Q，Wang H，Jia Y，et al.Luteolin reduces migration of human glioblastoma cell lines via inhibition of the p-IGF-1R/PI3K/AKT/mTOR signaling pathway.Oncol Lett，2017，14（3）：3545-3551.

185.Chian S，Li YY，Wang X，et al.Luteolin sensitizes two oxaliplatin-resistant colorectal cancer cell lines to chemotherapeutic drugs via inhibition of the Nrf2 pathway.Asian Pac J Cancer P，2014，15（6）：2911-2916.

186.Tang X, Wang H, Fan L, et al.Luteolin inhibits Nrf2 leading to negative regulation of the Nrf2/ARE pathway and sensitization of human lung carcinoma A549 cells to therapeutic drugs.Free Radical Bio Med, 2011, 50 (11): 1599-1609.

187.Xu H, Yang T, Liu X, et al.Luteolin synergizes the antitumor effects of 5-fluorouracil against human hepatocellular carcinoma cells through apoptosisinductionandmetabolism.Life Sci, 2016, 144 (1): 138-147.

188.Li S, Sun S, Gao J, et al.Wogonin induces Beclin-1/PI3K and reactive oxygen species- mediated autophagyin human pancreatic cancer cells.Oncol Lett, 2016, 12 (6): 5059-5067.

189.Rong L, Wang R, Zheng X, et al.Combination of wogonin and sorafenib effectively kills human hepatocellular carcinoma cells through apoptosis potentiation and autophagy inhibition.Oncol Lett, 2017, 13 (6): 5028-5034.

190.Janssen CW, Lowry CA, Mehl MR, et al.Whole-Body Hyperthermia for the Treatment of Major Depressive Disorder: A Randomized Clinical Trial.JAMA Psychiatry.2016, 73 (8): 789-795.

C-HIPEC 技术

❖ 温控有为 中国自创 ❖

❖ 评扶控护 生有另章 ❖

❖ 腹膜施功 胃来肠往 ❖

❖ 原发继发 绝处得望 ❖

❖ 肝胆胰癌 亦控亦防 ❖

主　编

崔书中　朱正纲　梁　寒　王西墨　王锡山　林仲秋

副主编

陶凯雄　李　雁　丁克峰　姜小清　王振宁　王丹波　程向东　李子禹
胡建昆　熊　斌　蔡国响　李乐平　吴小剑　张相良　彭　正　郑颖娟

编　委（以姓氏拼音为序）

巴明臣　鲍学斌　毕小刚　蔡国响　曹家庆　陈环球　陈笑雷　程向东
崔书中　狄茂军　丁克峰　范江涛　房学东　冯飞灵　高雨农　郭培明
韩　媛　何　勉　何显力　洪　莉　侯明星　胡建昆　胡文庆　黄广建
季　刚　姜小清　揭志刚　靖昌庆　雷子颖　李　丰　李红雨　李建生
李　晶　李乐平　李　雁　李永翔　李云峰　李子禹　梁　斌　梁　寒
梁　巍　林仲秋　刘建华　刘乃富　刘也夫　逯　宁　牟洪超　庞明辉
庞志刚　裴海平　裴　炜　彭　正　曲芃芃　石卫东　石　彦　宋　军
孙　浩　孙立峰　覃新干　覃宇周　谭晓冬　唐鸿生　陶凯雄　田艳涛
王丹波　王道荣　王　冬　王桂华　王　晶　王　珂　王　宽　王　莉
王　权　王曙逢　王　伟　王西墨　王锡山　王小忠　王玉彬　王振宁
魏寿江　温珍平　吴川清　吴小剑　吴晓梅　吴印兵　夏亚斌　熊　斌
徐泽宽　徐志远　薛　敏　严　超　严志龙　杨　振　尧永华　叶　峰
叶建新　易为民　尹兰宁　张　辉　张慧峰　张明生　张相良　赵　刚
赵　平　赵　群　赵晓宁　郑颖娟　支国舟　周岩冰　朱正纲

执笔人

崔书中　雷子颖　唐鸿生　韩　媛　蔡国响　李　晶　冯飞灵　张相良

秘　书

雷子颖　罗嘉莉

第一章

C-HIPEC历史沿革

一、C-HIPEC诞生背景

热疗（hyperthermia）是一种既古老又新兴的治疗技术，主要运用物理能量在人体全身或局部积聚产生热效应并维持一定时间，使肿瘤组织上升至有效治疗温度，利用肿瘤组织和正常组织对温度耐受力的特殊性差异，达到既杀灭瘤细胞又保护正常细胞的治疗技术。5000年前古埃及就曾用热疗治疗乳腺癌，希波克拉底曾预言："药物不能治用手术治，手术不能治用热疗治，热疗不能治就无法治"。19世纪80年代以来，陆续有患者高热后肿瘤消退的报道，随后不断有研究发现热疗联合其他疗法可增强肿瘤疗效。随着机制和疗效不断明确，热疗已逐渐成为肿瘤整合治疗的重要手段。近年来，随着热疗生物学和物理学的不断发展，自动化、信息化、智能化、临床应用功能全面的设备的不断问世，热疗在肿瘤整合诊治中的作用越来越得到医学界重视。1985年热疗被美国FDA公认为继手术、放疗、化疗和生物治疗后第五大治疗技术。2009年原卫生部把肿瘤深部热疗技术列入《首批允许临床应用的第三类医疗技术目录》。

热疗可激活机体抗瘤免疫应答能力，从而调动机体自然力来控肿瘤，热疗引入肿瘤整合治疗后将改变单纯杀瘤思路，重视调动人体自然力来控肿瘤，达到有效抑制肿瘤生长和重塑人体内环境平衡的目的。热疗作为肿瘤治疗的有效方法在临床上已广泛应用，并显示良好疗效。热疗技术根据治疗范围不同分为全身、局部和区域热疗等；根据治疗温度不同分为中低温热疗（39℃~42℃）、常规热疗（42℃~45℃）、高温热疗（45℃~60℃）和热消融治疗（60℃~90℃）等；根据治疗方式不同分为单纯外照射热疗、组织间热疗及体腔内热疗等。体腔内热疗根据治疗部位不同，又可分为腹腔热灌注治疗、胸腔热灌注治疗及膀胱热灌注治疗。

体腔热灌注治疗技术是将热疗和化疗相整合起来治疗肿瘤，传统上主要用恒温水浴箱将灌注液加热至有效治疗温度后，通过动力泵将其灌注到患者腹腔、胸腔或膀胱，然后引流至体外专用灌注设备进行持续循环灌注。该法通过动态持续循环加热方式可有效控制进入体腔灌注液的温度，灌注液处于流动状态，当流速达400~600mL/min时，体腔内灌注液温度基本可与进水温度保持一致。临床上也有非循环热灌注疗法，但灌注液温度控制不稳定，且受流速影响大，灌注缓慢不能及时补充热量散失，灌注过快又达不到既定温度，可控性差且液体易于积聚在腹腔、胸腔内凹陷或较低部位，达不到最佳临床疗效。

国内外对该技术进行不断探索，使体腔热灌注治疗技术日趋成熟，治疗设备也在不断创新和改进，在预防和治疗恶性肿瘤的腹/胸膜种植转移、恶性体腔积液及膀胱癌经电切除术后复发中取得了良好的疗效。但传统体腔热灌注治疗技术无临床治疗指南，无统一技术标准和操作规范，加热和灌注方法各异，控温不精准、灌注液无法完全充盈整个体腔而有治疗盲区，达不到该技术安全有效最大化，在一定程度上限制了体腔热灌注治疗疗效及其推广。

腹腔热灌注化疗（Hyperthermic Intraperitoneal Chemotherapy，HIPEC）是指将含化疗药物的灌注液加热到治疗温度、灌注到患者腹腔内并维持一定时间，以预防和治疗腹膜肿瘤及其引起的恶性腹水。该技术通过热疗、化疗、热化疗协同及机械冲刷作用可有效控制残余瘤组织和游离瘤细胞，显著提高腹膜肿瘤的整合疗效。自1980年HIEPC首次运用至今，国内外对HIPEC进行了不断探索，以欧美国家为代表的腹膜表面肿瘤国际协作组联盟（Peritoneal Surface Oncology Group International，PSOGI）推荐的HIPEC技术，特点是大剂量单药单次HIPEC治疗，药物主要使用奥沙利铂360~460 mg/m^{2}或丝裂霉素30~50 mg/m^2，方法多采用开放式（30 min）或闭合式（60~90 min），推荐使用治疗温度在41℃~43℃不等，且升温及灌注方法差别也很大，尤其控温精度不足，临床疗效存在较大差异，由于标准不一，尚不能科学地评价其安全性和疗效，无法体现HIPEC的确切疗效，该技术标准是否适于中国肿瘤患者值得商榷。

中国腹腔热灌注化疗（China Hyperthermic Intraperitoneal Chemotherapy，C-HIPEC）就是在这种背景下诞生的一种精准化和规范化的治疗技术。

二、C-HIPEC历史沿革

HIPEC诞生以来，国内外都在不断完善技术，各种设备不断迭代。1980年Spratt等认为早期HIPEC并未考虑人体腹腔温度较为恒定，提出将灌注液加热至高于腹腔温度以促进控瘤，并减少并发症。1988年Fujimoto等根据瘤细胞与正常细胞热耐受性的差异，提出腹腔内热灌注化疗概念。1989年Beaujard等研发了一台更新的HIPEC设备，在2000年报道了源于消化道的腹膜肿瘤治疗效果，发现HIPEC对<5mm的腹膜恶性转移灶具独特疗效。其间，1995年Sugarbaker发现了细胞减灭术（cytoreductive surgery，CRS）可最大程度切除肿瘤累及器官及浆膜，然后用HIPEC可控制残余瘤组织和游离瘤细胞，从此CRS+HIPEC的全新治疗理念飞速发展并在全球应用，对防治恶性肿瘤腹膜转移、提高患者生存率和生存质量疗效显著。

HIPEC经历了近40年的不断发展，主要有几种技术变迁：①灌注液加热后直接灌注法；②腹腔灌注液体外加热法；③恒温水浴箱或微波持续升温灌注法；④C-HIPEC技术。

国内学者早在2002年就率先开展了HIPEC研究，2006年研制成功拥有自主知识产权的HIPEC治疗系统，2009年获国家食品药品监督管理总局批准的Ⅲ类医疗器械注册证，同时研发成功配套的高精度体腔热灌注治疗设备和专用治疗管道组件，控温和测温精度达±0.1℃，不仅可高精度控温，且可将恒温液体持续循环灌入体腔内，并建立了高精度、大容量、持续循环、恒温灌注的中国-HIPEC技术方法，简称C-HIPEC。在此基础上，制定了C-HIPEC技术标准，疗效受到同行认可并在全国广泛推广。从原来简单粗糙的加热灌注HIPEC到目前精准控温的C-HIPEC，技术的不断迭代为HIPEC发展提供了良好基础，也将我国的HIPEC带入了崭新领域。

CACA指南《C-HIPEC技术》是以整合医学理念为引领，聚焦中国腹膜肿瘤流行病学特征及国人遗传背景，重点贯彻“评-扶-控-护-生（ASCPS）”全新医疗技术理念，为广大医务工作者提供肿瘤全程管理的技术应用指南。C-HIPEC有别于既往传统的HIPEC技术，是一项高度规范化和精准化的HIPEC治疗技术，为传统手段无法解决的腹膜转移医学难题提供了一种安全有效的治疗方法，已成为腹膜肿瘤防治领域不可或缺的关键技术。肿瘤治疗的“C-HIPEC模式”使C-HIPEC技术的临床应用更加科学合理，在腹膜肿瘤整合诊治中发挥重要作用。

（1）评：C-HIPEC技术是腹膜肿瘤整合治疗中一种安全有效的治疗手段，术前、术中及术后全程管理均需对患者行全面细致的评估，涵盖手术、操作、麻醉、护理、心理等各个细节的整体、综合评估，要严格把控技术的适应证和禁忌证。

（2）扶：扶正固本、支持治疗，为实现C-HIPEC技术最佳临床疗效，确保该技术安全有效最大化，要求在治疗前、中、后不同阶段，外科医师、内科医师、麻醉师、C-HIPEC专业技术人员及护理人员等组成C-HIPEC团队，对患者生理、心理等各方面进行适当的整合调理。

（3）控：C-HIPEC利用热疗与化疗的协同抗癌效应，可有效控制腹腔内微小的残余瘤组织和肉眼难以发现的游离瘤细胞的生长，热疗可激活机体自身抗肿瘤免疫应答能力，既重视控制肿瘤生长又可调动人体内在能力来治疗肿瘤，达到有效抑制肿瘤生长和重塑人体内环境新平衡的目的。

（4）护：C-HIPEC的最大优势是局部区域热化疗，热疗利用肿瘤和正常组织对温度耐受力的差异，既可抑制瘤细胞生长又保护正常细胞；腹膜-血浆屏障限制化疗药物从腹腔吸收入血可降低其全身毒性而保护重要器官。C-HIPEC相关不良反应可防可控，本指南也介绍了对心、肺、肝、肾等重要脏器的保护策略以及相关并发症的预防与处理措施。

（5）生：C-HIPEC技术主要用于原发和继发性腹膜肿瘤的整合治疗，高精度、大容量、持续循环、恒温灌注的C-HIPEC技术在防治恶性肿瘤腹膜转移方面疗效显著，可明显提高肿瘤患者远期生存率和生存质量，这是“双生”的重要体现。

第二章

C-HIPEC技术体系

一、C-HIPEC定义

C-HIPEC是指高精度控温、大容量充盈、持续循环、恒温灌注的HIPEC技术。其特点是体内外双循环热交换控温可使腹腔灌注液维持设定的恒温，从而提高控瘤效果，目前已广泛应用于胃癌、结直肠癌、卵巢癌、腹膜假黏液瘤（pseudomyxoma peritonei，PMP）、肝癌、胆管癌、胰腺癌、腹膜恶性间皮瘤（malignant peritoneal mesothelioma，MPM）等继发及原发性腹膜肿瘤的治疗，并取得显著疗效。

二、C-HIPEC原理

（1）利用瘤组织与正常组织对温度耐受阈值不同的特点，通过热效应靶向杀伤瘤组织。瘤细胞在43℃中被高温液体浸泡和冲刷，可出现不可逆热损伤，而正常组织可在47℃高温中耐受1小时。

（2）“腹膜-血浆屏障”限制腹膜对大分子药物的吸收，C-HIPEC的药物浓度比静注药物高20~1000倍，热疗可增强药物对腹膜肿瘤的直接杀伤效应；与静脉化疗相比，可大大减轻全身不良反应。

（3）热疗具多重热效应，可干扰瘤组织糖无氧酵解，造成酸性环境，使瘤组织散热下降或形成微小血管栓塞，造成瘤细胞缺氧、酸中毒、营养障碍；可抑制瘤血管再生及破坏瘤细胞稳态，诱导瘤细胞变性坏死；热疗在细胞水平可激活溶酶体，破坏胞浆、胞膜并直接导致S期或M期细胞死亡。

（4）热疗能增强化疗药物对瘤组织的渗透性和敏感性，甚至可穿透并针对腹膜或浆膜下层的瘤细胞，深度可由1~2mm提高至5mm。

（5）腹腔在持续循环灌注下，可对腹腔游离瘤细胞和腹膜微小转移灶起物理机械性冲刷作用，有效控制腹腔残留瘤细胞和微小瘤结节生长。

（6）热疗可直接导致瘤细胞膜的蛋白变性，使多分子复合物如受体、转导或转录酶功能失调，还可干扰蛋白质合成；热休克蛋白被高热激活，诱发免疫系统产生控瘤效应，导致肿瘤蛋白变性，阻断新生血管形成。

三、C-HIPEC技术标准

（1）开放式或闭合式：腹腔开放状态下或关闭腹腔后行C-HIPEC治疗。

（2）化疗药物：根据原发肿瘤的静脉化疗常用药物和敏感药物，选择穿透性高、分子量大、腹膜吸收率低、具有热协同作用、腹膜刺激性小的化疗药物。

（3）化疗药物剂量：参考全身系统化疗剂量。

（4）温度：43±0.1℃。

（5）时间和次数：60~90 min，每次间隔不少于24小时；预防性：1~2次，治疗性：1~3次，根据病情可酌情增加次数，行3~5次。

（6）容量：有效灌注液一般为4~6 L，以腹腔充盈为原则。

（7）速度：400~600 mL/min。

四、C-HIPEC化疗药物

腹腔内局部给药比静注具更佳药代动力学活性，药物选择须有直接细胞毒性，与热疗具协同作用且全身毒性低。根据个体和具体肿瘤情况、化疗药物特性、肿瘤敏感性等选择合适药物。剂量原则上以全身化疗为准，可据患者年龄、身体状况、耐受性和骨髓增生能力等适当调整。如联合用药，建议C-HIPEC治疗前后间隔2周以防骨髓抑制；使用顺铂常规行水化处理，硫代硫酸钠可缓解顺铂肾脏毒性，推荐硫代硫酸钠9g/m^2+0.9%NaCl 150ml，入泵40 min内滴注，从C-HIPEC开始即用药（首剂）；硫代硫酸钠12g/m^2+0.9%NaCl 1000mL，入泵首剂后维持6 h；使用紫杉醇常规预防过敏。常用化疗药物有：

（1）胃癌：奥沙利铂、丝裂霉素、顺铂、多西他赛、伊立替康等。

（2）结直肠癌：奥沙利铂、丝裂霉素、伊立替康、雷替曲塞等。

（3）卵巢癌：顺铂、多西他赛、伊立替康等。

（4）PMP：奥沙利铂、丝裂霉素、顺铂、表柔比星等。近年雷替曲塞等治疗结直肠癌腹膜转移取得一定效果，也可用于PMP治疗。

（5）MPM：顺铂、培美曲塞等。

（6）肝胆胰癌：奥沙利铂、丝裂霉素、多西他赛、顺铂、表柔比星、吉西他滨等。

五、C-HIPEC灌注液

常用灌注液有生理盐水、5%葡萄糖、蒸馏水等，容量一般控制为4~6L，保持腹腔充盈灌注，构建通畅的内循环系统。奥沙利铂使用生理盐水稀释易致药效不稳，故选择5%葡萄糖为稀释液，但患有糖尿病者，应慎用或不用。

六、CRS定义

CRS指在C-HIPEC前尽可能完全切除腹腔内肉眼可见肿瘤，可从腹膜壁层和脏层切除所有累及肿瘤，包括受累器官、组织、腹膜及相关区域淋巴结，争取将残瘤最大径减小至0.25 cm以下。同时需整合考虑患者状况、围手术期治疗、腹膜转移程度、远处转移及手术风险和并发症等，不是所有腹膜病灶都能被切除，行CRS前应全面评估患者情况并详细记录腹膜肿瘤指数（PCI）。

（一）术前PCI评分

PCI评分是临床常用的腹膜肿瘤分期系统，将腹部分成13个区域：通过两侧肋弓最低点的水平线、两侧髂前上棘最高点的水平线及双侧锁骨中线，将腹腔分为9个区域（0~8）：左、右上腹，上腹部，左、右腰部，中央区，左、右髂窝及盆底部；小肠分为4个区域（9~12）：空肠上、下段，回肠上、下段；共13个区域，对每个区域病灶大小（Lesion Size，LS）进行评分。各区LS分值累加即为PCI评分，总评分为0~39分。

（二）区域内肿瘤LS评分

①无肉眼可见肿瘤：0分。②肿瘤直径<0.5 cm：1分。③肿瘤直径0.5~5.0 cm：2分。④肿瘤直径>5.0 cm或肿瘤融合：3分。

PCI>20分应谨慎考虑手术。PCI分数与术后生存率和生存质量密切相关，对预测腹膜肿瘤患者生存率、并发症发生率及死亡率有重要参考价值，与CRS联合C-HIPEC为主的整合治疗疗效也密切相关，PCI是一种相对合理的腹膜肿瘤严重程度评价方法。

（三）术后CRS评价标准

CRS后需行细胞减灭程度（completeness of cytoreduction，CCR）评估，常用CCR评分法，残余瘤病灶<0.25 cm（CCR-0和CCR-1）为满意CRS。

术后CCR评分：①无肉眼可见瘤结节：CCR-0。②残余瘤径<0.25 cm：CCR-1。③残余瘤径0.25~2.5 cm：CCR-2。④残余瘤径>2.5 cm或腹部任何部位存在无法切除的病灶：CCR-3。

七、C-HIPEC模式

C-HIPEC模式包括预防模式、治疗模式和转化模式：

（1）预防模式：肿瘤根治术（curative intent surgery，CIS）CIS+HIPEC，即C-HIPEC，适用于行CIS后的腹膜转移高风险患者。C-HIPEC治疗可预防性清除腹腔游离瘤细胞及微小、亚临床病灶，能预防腹膜肿瘤发生和提高治愈率。

（2）治疗模式：CRS+HIPEC，即C-HIPEC，适用于行CRS后的腹膜肿瘤患者。经C-HIPEC治疗，争取使部分细胞减灭程度满意（CCR-0、CCR-1）患者达临床治愈，非满意（CCR-2、CCR-3）患者可提高生存率及生活质量。

（3）转化模式：Conversion+HIPEC，即C-HIPEC，适于首诊腹腔广泛转移或伴大量腹水的腹膜肿瘤患者。经C-HIPEC联合全身整合治疗后，争取瘤灶减少和缩小后转化为CRS+HIPEC。

八、C-HIPEC平台要求

C-HIPEC技术是将化疗与热疗相结合的治疗手段，需很好的技术平台控制灌注液温度及流量精度，因此，除手术器械外，C-HIPEC技术平台还需体腔热灌注治疗设备、配套管道系统、专用灌注和引流管及实时测温组件等组成。

体腔热灌注治疗设备是开展C-HIPEC技术的支撑平台，也是临床疗效和不良反应的决定性因素。C-HIPEC技术平台具有控温精度高、灌注流速控制精度高的特点。该技术平台采用内外两条相互独立的密闭循环回路。内循环系统将混合有化疗药的灌注液在腹腔内和灌注袋之间循环流动，确保回路中灌注液处于绝对无菌状态；外循环液体为密闭热源循环系统，根据实时所需进行热量交换；内、外循环回路通过高效热交换器进行热能传递，系统自动控制灌注液温度，使其维持在设定的治疗温度。

C-HIPEC治疗管路需与专用灌注、引流管与体腔热灌注治疗系统配合使用，用于治疗液体的体外加热、循环，集成了高效热交换、药液双重超微过滤、精准测温、药液流动换向以及大容量存储等功能。C-HIPEC外循环系统包括加热器、制冷器、外循环泵等，内循环系统包括内循环泵、人体等；外循环系统通过热交换器给内循环补充热量损失，内循环系统与人体腔相连通，与体腔构成闭合循环系统，液体为药液，容量4~6L，在C-HIPEC过程中可根据需要添加，确保流量控制精度在±5%，治疗温度在±0.1℃，保证临床治疗的安全。

C-HIPEC治疗需要精准实时测温，要求在适当的位置、精准的测温传感器进行实时测温，才可进行精准控温以保持体腔持续循环恒温。C-HIPEC治疗过程由大容量、均匀的药液持续循环流动，可采用较少的测温传感器。无损测温是一种非损伤性测温方法，不仅能测出表面，还可测出三维空间，是一种可与热疗同步进行的测温方法。C-HIPEC应用无损测温能实现整个靶区测温，具有测温精度高、抗干扰能力强、使用方便等优点，已在临床广泛应用。C-HIPEC测温组件体积小，可通过导管放入体内，测量方法简单易行，测量工具与加热设备互不干扰；时刻监测被透热组织的温度是否在相应范围内，确保热疗的安全性和有效性。C-HIPEC技术平台的测温和控温精度均在±0.1℃范围内，通过大量临床应用已证实其安全可靠性，是目前最理想的技术平台。

九、C-HIPEC团队建设

C-HIPEC团队的默契配合才能保证C-HIPEC顺利实施，是提高临床疗效的关键。C-HIPEC团队需要包括外科医生、内科医生、麻醉师、C-HIPEC专业技术人员及护理人员等组成。

C-HIPEC是在外科腹腔温热化疗基础上开展起来的腹腔局部化疗方法。C-HIPEC团队要有扎实的外科或腹腔镜手术基本功，具有丰富的临床工作经验及娴熟的手术操作技能，对C-HIPEC技术有深入研究，通常由临床外科专家、教授主导，需对肿瘤负荷有充分认知，对C-HIPEC具有深刻理解，制定合理的外科手术及C-HIPEC治疗方案，做到有的放矢，在麻醉医师安全麻醉下，带领团队全面把控手术进程，确保手术安全实施及C-HIPEC顺利进行。

C-HIPEC专业技术人员要经过专业技术规范化培训、获得从业资格证的临床医师或高年资护师，能熟练掌握C-HIPEC理论和完成C-HIPEC技术。C-HIPEC专业技术人员要妥善放置灌注管、引流管的位置，防止管道扭曲、弯折、受压等；严密观察各条灌注管内灌注液的流动是否顺畅以及储液袋内剩余液量的波动幅度，灌注过程中患者是否出现饱胀感、胀痛感等不适。需熟练掌握C-HIPEC术中故障处理方法和管道滑脱的紧急处理预案，灌注管堵塞的处理可通过调低流速或打开治疗管道间短路，再按流程处理；密切监测治疗仪的温度曲线，曲线出现异常波动时及时查找原因及解决。

护理质量直接关系到C-HIPEC能否顺利进行、切口能否愈合良好、术后康复效果等。为保证C-HIPEC的顺利进行，可采用口头健康教育、阅读书面健康教育资料、观看多媒体教材等形式进行健康宣教。详细记录C-HIPEC术后患者腹部留置4条灌注管的部位、目的以及注意事项。各引流管应标识清楚、妥善固定、长短适中，过长妨碍引流，过短影响患者床上活动且易被拉出。防止引流管受压、扭曲、折叠，保持引流通畅。妥善固定各条腹腔灌注管，记录各条管道的走行方向与置入深度，标识清晰。需特别注意管道滑脱高风险人群，包括存在意识障碍、活动能力受限、精神状态欠佳及呃逆、呛咳等患者，应及时进行风险评估。对于高危患者，及时制定防止管道滑脱的计划，加强管道固定，使用安全警示标志和加强巡视，做好交接班记录。对烦躁不安或意识不清者可适当约束，需先向家属做好解释并知情同意后再实施约束护理。

一个合格的C-HIPEC团队不仅要对患者解剖结构非常熟悉，还要有丰富C-HIPEC应用经验。只有对C-HIPEC各个环节的反复学习及规范化训练，才能完成标准的C-HIPEC治疗，也让患者感受到C-HIPEC所具有的局部治疗优势，显著提高C-HIPEC治疗效果，提升患者生存率和生存质量。

第三章

C-HIPEC操作规范

一、C-HIPEC分类

C-HIPEC技术按照实施时机分为术中C-HIPEC和术后早期C-HIPEC。

（1）术中C-HIPEC：指在CIS或CRS术中，在手术室进行C-HIPEC。优势是术中即以大量灌注液冲洗腹腔内的创面，将肉眼不可见的瘤细胞、炎症因子、纤维素、血凝块等可能引起术后炎症包裹形成粘连的因素冲洗干净，在控瘤同时减少术后炎性粘连，有证据证实，术中C-HIPEC不会增加吻合口漏和出血风险。

（2）术后早期C-HIPEC：指术后1周内行C-HIPEC。术后超过1周再行C-HIPEC可因腹腔内粘连影响疗效。对病情较重、手术较大，吻合口漏和出血风险大者，术中立即C-HIPEC可能不合适，经几天观察、确认排气安全后再行C-HIPEC，但预防性C-HIPEC最好在一周内完成。对行CRS者，可能需要3~5次C-HIPEC，一方面患者病情可能较重、手术较大，另一方面需要更多次数C-HIPEC治疗才能达到更好疗效，术后尽早完成C-HIPEC，最好不超过15天。

二、C-HIPEC麻醉与镇静

C-HIPEC术中非全麻下的辅助镇静与镇痛：B超引导C-HIPEC可在辅助镇静与镇痛下进行，需全程监测生命体征。推荐常用镇静药物：右美托咪定；镇痛药物：地佐辛和羟考酮。方法：①右美托咪定0.5 ug/kg溶入100 mL生理盐水缓慢静滴（10~20分钟滴完）。②地佐辛10 mg溶入10 mL生理盐水缓慢静注。③如镇静镇痛效果不理想，可给予羟考酮10 mg用生理盐水稀释为1 mg/mL，缓慢推注3~5 mg；3分钟后评效仍不佳时，追加药量1~2 mg，可反复追加直至疼痛缓解，若羟考酮10 mg用完仍不能达良效，应在麻醉医生指导下追加其他镇静镇痛药物或改为全麻。

（一）C-HIPEC标准化麻醉操作规程

（1）麻醉前评估：

①根据美国心脏病学会（ACC）/美国心脏病协会（AHA）和欧洲心脏病学会（EHA）指南及美国麻醉医师协会（ASA）术前评估指南，对患者进行评估。②严重系统性疾病、危重患者暂缓C-HIPEC。

（2）麻醉前准备：

①改善患者营养状况，如：贫血、低蛋白血症等。②纠正现有合发症，如：高血压、糖尿病等。③常规禁饮禁食，术前留置胃管，腹腔置管行C-HIPEC治疗者术前都视为饱腹患者，需行胃肠减压。

（3）麻醉中监测和输液：

①监测：常规HR、BP、ECG、SPO_2；气管插管全麻可加测PaCO2、CVP、ART、体温及血气分析等。②补液：晶体液，如醋酸林格钠和钠钾镁钙葡萄糖注射液等；胶体液，如羟乙基淀粉和琥珀酰明胶等。

（4）麻醉方式分类：

①非气管插管静脉全身麻醉：一般用于超声引导下置管和第2、3、4、5次C-HIPEC；②气管内插管全身麻醉：腹腔镜或开腹探查置管。

（5）非气管插管静脉全身麻醉：

1）常用药物：①地佐辛——新型的阿片受体激动-拮抗剂，最大优点对呼吸抑制小，对心脏及循环几乎无影响，镇静作用弱，同时具有较强镇痛作用，镇痛强度略低于吗啡，但起效时间快，成瘾性小。②羟考酮——为半合成纯阿片受体激动药，u受体和k受体双激动，对内脏痛效果更佳。③右美托咪定——新型镇静催眠药，高度选择性α2-肾上腺受体激动剂，与其他镇静药比，呼吸影响小，具有镇痛作用及血流动力学稳定等优点。有文献表明，右美托咪定有脏器保护作用。④丙泊酚——非巴比妥类静脉麻醉药（效果不佳时使用），丙泊酚2.5mg/kg催眠作用起效迅速（一次臂-脑循环），90~100 s达最大效应。单次注射丙泊酚引起意识消失的半数有效剂量（ED50）为1~1.5mg /kg。丙泊酚麻醉时血药浓度下降不到50%时即可苏醒，麻醉苏醒快，恶心呕吐发生率低。⑤舒芬太尼—麻醉性镇痛药（效果不佳时使用），舒芬太尼为苯哌啶衍生物，结构与作用类似芬太尼。为强效麻醉性镇痛药，镇痛强度约为芬太尼5~10倍，主要作用于μ受体。

2）麻醉方案：地佐辛10mg+羟考酮5mg+右美托咪定0.5ug/kg，效果不佳时追加羟考酮2mg（间隔3min如果效果不佳继续追加同等剂量，可反复追加），如效果还不理想，可考虑加用小剂量丙泊酚、舒芬太尼、氢吗啡酮和凯酚等其他镇静镇痛药物，也可以辅助神经阻滞麻醉（如腹横肌平面阻滞等）或改插管全麻。

（6）气管内插管全身麻醉：

1）术前用药：主要目的包括镇静、镇痛、降低应激反应和减少某些麻醉药物的副作用。常用药物有：①安定镇静药——咪达唑仑，作用：镇静、催眠、抗焦虑、抗惊厥，并具有顺行性遗忘的作用，对呼吸循环影响小。②抗胆碱药物——阿托品、东莨菪碱或盐酸戊乙奎醚（长托宁）等，作用：抑制多种腺体分泌和迷走神经反射。③麻醉性镇痛药——吗啡、哌替啶，作用：提高患者痛阈，与全身麻醉药物有协同作用。

2）麻醉管理：全麻诱导可选吸入诱导、静脉诱导与复合诱导。目前临床常用的是快速静脉诱导气管插管，可静脉注射咪达唑仑、依托咪酯、丙泊酚、芬太尼、舒芬太尼、瑞芬太尼、罗库溴铵、顺式阿曲库铵等。根据手术大小、时间长短和患者情况，选用单纯吸入或静吸复合方法进行麻醉维持。患者如合并冠心病则不宜使用丙泊酚、硫喷妥钠、异氟烷等药物。

三、术中重要脏器保护

C-HIPEC的热灌注液和化疗药，可能会对心脏、肺脏、肝脏和肾脏等重要器官带来一定影响，最常见并发症包括心律失常、肺水肿、肝功损伤和肾损伤等。

（1）心脏：高热较易诱导心律失常，一旦出现应行血气分析，纠正水电解质紊乱和酸碱失衡，必要时抗心律失常药控制，如可用艾司洛尔或胺碘酮控制心率。

（2）肺：体温持续升高可使氧耗增加，需保持环境安静、空气流通，给予吸氧，或提高呼吸机氧浓度，并监测血氧饱和度，必要时用呼吸末正压通气。

（3）肝脏：高浓度化疗药可经门静脉吸收入肝，药物选择不仅考虑疗效，还要考虑对肝的损伤，围手术期可行护肝治疗，预防或减轻肝损伤发生。

（4）肾脏：大量灌注液会增加腹腔压力，减少肾脏血流，造成肾灌注不足，致肾功能一过性受损。部分化疗药还可造成肾损伤，尽量减少肾代谢药物，注意观察围手术期尿量和肾功能变化，必要时利尿和保肾治疗。

四、C-HIPEC操作规范

（一）C-HIPEC置管规程

近年，C-HIPEC已用到微创外科领域，腹腔镜辅助或B超引导穿刺置管行C-HIPEC充分应用微创优势，并获更好效果。C-HIPEC置管方法有：开腹手术中置管、腹腔镜术中置管、B超引导下经穿刺器置管。通过右上腹或左上腹的戳孔分别将腹腔热灌注治疗专用管道放置在盆腔左侧或右侧最低位；通过右下腹或左下腹的戳孔分别将腹腔热灌注治疗专用管道放置在肝肾隐窝、脾门处。C-HIPEC置管时应尽量避免进水管放置在吻合口周围。

1.开腹置管

用于恶性肿瘤开腹术后，通常在CIS或CRS结束后进行。开腹CIS联合C-HIPEC，一般要求在全麻下完成，住院时间长、治疗费用多、患者创伤大，多适于术前检查提示腹腔粘连严重无法行腔镜或B超引导下置管者。CRS联合C-HIPEC则整合利用手术、区域化疗、热疗和大容量液体的灌洗作用，清除腹腔内游离的瘤细胞和微小癌灶。

可在腹腔四个象限留置腹腔热灌注治疗专用管道各一条。置管成功后，通过热灌注专用管道与高精度体腔热灌注治疗设备连接。具体操作步骤如下：①开腹手术后用等渗盐水冲洗腹腔或残留瘤细胞；②在腹腔四个象限戳孔放置腹腔热灌注治疗专用管道，固定后夹闭；③常规关闭腹腔。

缺点：CRS+C-HIPEC一般需在全麻下剖腹，腹腔内创伤大，术后恢复慢，出血、肠漏、感染等并发症风险高。这种整合疗法为部分腹膜瘤患者带来治愈机会，但晚期患者常健康状况不佳，部分不能耐受CRS手术。

2.腹腔镜辅助置管

该法用于腹腔镜治疗或探查结束后，在腹腔镜直视下放置灌注管。与B超、CT、MRI或PET/CT相比，腹腔镜检查在判断恶性肿瘤腹膜转移严重程度和分期具显著优势，从而避免不必要探查手术。腹腔镜辅助C-HIPEC可充分应用微创外科优势，先探查了解肿瘤部位、大小、临床分期、可否手术或再次手术。对不能切除者行C-HIPEC，可避免不能手术切除者大切口带来的痛苦。腹腔镜辅助置管安全性高，且可直视下观察腹腔内情况或直视下活检，腹腔镜辅助C-HIPEC具有创伤小、患者痛苦少、术后恢复快、疗效肯定等优点，尤其对治疗恶性腹水具更好的临床应用前景。

可在腹腔镜下先探查腹腔了解肿瘤部位、大小、临床分期、可否手术根治切除，手术完成后可在腹腔镜引导下自第二、三、四戳孔放入灌注和流出导管至左上腹、左下腹及右下腹，最后在腹腔镜指引下对准右上腹，拔出腹腔镜，在Trocar引导下将灌注管放至右上腹。具体操作步骤如下：①腔镜术后，在腔镜直视下经其中一个操作孔放置灌注专用管道；②同样方法在其余操作孔或经Trocar穿刺后放置灌注专用管道；③固定管道后夹闭；④关闭切口。

缺点：①操作过程需在全麻下进行，需由熟练掌握腔镜技术的外科医师完成。②在腹腔镜辅助C-HIPEC手术中，当二氧化碳充入腹腔时，腹腔中气压高于大气压，可有部分气体沿戳孔泄漏，恶性腹水内游离瘤细胞较多，可能会造成气体携带种植于戳孔处。③盆腹腔内粘连严重，腔镜下难以分离粘连以及腔镜置管困难者缺乏腔镜操作条件，不适宜行腹腔镜辅助C-HIPEC。

3.B超引导下置管

该法用于已确诊的恶性腹水患者，如腹水量少也可在腹腔内注入生理盐水、灭菌注射用水或5%葡萄糖建立人工腹水。B超引导下穿刺置管，选取腹腔内腹水较多、无肠管粘连处的腹壁作为穿刺点，操作应小心谨慎，避免伤及腹腔内脏器。B超引导可发挥B超检查无创伤，对腹水诊断具特异性的优点，具有创伤小、患者痛苦少、术后恢复快、疗效肯定、技术成熟、经济实用优势，可在静脉麻醉联合局麻下进行，不需气管插管全麻和腹腔镜技术介入。

患者取平卧位，静脉镇静基础麻醉达成后，先行B超检查确定腹水量，初步确定穿刺点位置并标记。B超引导下分别在左上腹、右上腹、左下腹、右下腹部位检查，选择腹水较深、腹壁与腹腔内组织无粘连的部位作为穿刺点。常规消毒铺巾，注意避开原腹壁手术切口部位，以5mm穿刺器在左下腹、右下腹穿刺点穿刺后经戳孔放置热灌注治疗专用管道，放置方向至左上腹、右上腹；左上腹、右上腹，穿刺方法同前，放置引流管方向至左下腹、右下腹。如患者腹水量不多，可借助体位使腹水积聚于左下腹选择第一个穿刺孔，放入灌注管道后向腹腔内灌入适量生理盐水使腹部隆起，再选择其他穿刺位点进行穿刺置管。置管成功后，通过热灌注专用管道与高精度体腔热灌注治疗仪连接。具体操作步骤如下：①B超引导下确定穿刺部位并标记；②麻醉后消毒、铺巾，无菌袋包裹超声探头；③尖刀切开长约0.5cm小口，切口处穿引并留置缝线；④将5mm Trocar小心刺入，有明显突破感后即进入腹腔；⑤见腹水流出确认进入腹腔，将热灌注专用管道沿Trocar置入腹腔；⑥用预留缝线固定体腔热灌注治疗专用管道，固定后夹闭。

缺点：该法具技术限制性，需由有经验的外科或内科或介入科医生开展。对腹盆腔内粘连严重，尤其既往有手术史或腹膜广泛转移者，超声难以看清腹盆腔内脏器结构，穿刺操作风险较大，限制了B超C-HIPEC的应用。

（二）C-HIPEC操作标准化规程

（1）治疗前准备：①检查水箱液位4~5.5L；②按开机键-双击系统-点击右上角灌注治疗-选择治疗部位-设置参数-确定-填写蓝色信息栏；③检查一次性使用灌注管道外包装无异常后开包使用，连接两个接口，关闭红、蓝夹子，打开白色夹子，悬挂液袋，刻度朝外，卡紧热交换器和过滤器，打开蠕动泵，红蓝对应，外拉蠕动管，卡紧外循环管路，连接测温管，红蓝对应；④注入灌注液，灌注袋液体达1000mL点击开始预热，预热至36℃~37℃，关闭白色夹→开放红、蓝管夹→让温热灌注液注入腹腔，循环通畅后加入化疗药物，腹腔内有一定量的灌注化疗药液后，点击开始治疗。

（2）参数设置：灌注管连接腹腔热灌注治疗系统，灌注液恒温、恒速、恒量地注入和排出腹腔（详见上述C-HIPEC技术标准）。

（3）化疗药物的选择：实施C-HIPEC时，既可选择单一给药，也可联合序贯给药。C-HIPEC的药物选择除考虑原发病种类外，也要参考患者以往对化疗药物的敏感性，同时兼顾药物本身的特性。（详见上述C-HIPEC化疗药物）。

（4）治疗期间设备系统监测：①储液袋：液面稳定，动态平衡，储液袋内至少有500 mL以上灌注液供循环灌注。②治疗曲线：入水温度平稳上升后稳定在43℃±0.1，出水温度缓慢上升后稳定。③短路：进水出水温差1℃以内，患者腹部不温热，无明显出汗。④堵管：出水温度下降，储液袋液面下降，腹部膨隆。⑤灌注液量：灌注总量4000~6000mL，治疗期间腹腔内至少有2500 mL以上灌注液。⑥灌注液颜色：正常淡红或淡黄，如鲜红或有粪水样液应停止治疗。⑦引流管口渗液：敷料加压包扎引流管口，必要时予丝线加固缝合引流管口，注意保护周围皮肤，及时换药，避免化疗药物刺激损伤皮肤。⑧紧急情况：堵管或不能耐受治疗时需打开短路，紧急停止治疗。

（5）堵管的处理：①如遇堵管现象，可将流速调低，或直接打开白色短路，不必点击紧急中断按钮；②挤压探针处管道，有时会发现许多坏死组织、血凝块通过挤压流出。③如仍不通畅，打开白管夹，关闭红蓝管夹，将流入管与流出管对调，可左右、上下多尝试几次。④仍然不通，在引流口处消毒皮肤及管道，用无菌镊将流出管适当转动或往外微拔，基本可以解决堵管问题。一般堵管通过上述方法都能解决，只要有两根管道（一进一出）保持通畅灌注都能顺利完成，管道的通畅程度与置管密切相关，需术者不断摸索掌握技巧。

（6）治疗结束后处理：治疗结束后打开循环短路，让灌注液尽可能放出，对腹水患者可保留部分腹水于腹腔中。夹闭4条连接高精度体腔热灌注治疗仪的管道，使灌注液保持在密闭管道和储液袋里，撤掉循环管道，将一次性循环管路置黄色医疗垃圾袋内作后续处理，关闭系统，腹腔引流管接引流袋。治疗结束，送复苏室或送回病房。

（7）治疗时机及疗程：治疗最好在术中或术后早期进行，对预防性治疗或CRS后的患者一般在生命体征稳定后就可行第1次C-HIPEC，后续每次治疗间隔为24~48小时。

第四章

C-HIPEC 围术期护理

一、C-HIPEC术前护理评估与准备

（一）术前评估

C-HIPEC治疗前，应对患者全身情况进行评估，重点评估生命体征与各项实验室检查结果，了解心、肺、肝、肾功能是否正常，评估肠功能状态如排气与排便形态及有无腹胀、腹痛、呕吐。如有生命体征不稳定，体温高于38℃以上，白细胞计数<4.0×10⁹/L，中性粒细胞<1.5×10⁹/L，血小板<100×10⁹/L，血红蛋白<90g/L，电解质紊乱，心、肺、肝、肾功能异常，严重全身性感染或出血等情况，均要及时报告医生，推迟或停止C-HIPEC治疗。

（二）C-HIPEC术前准备

（1）一般准备：遵医嘱完成心、肺、肝、肾及凝血功能等常规检查，正确给予控瘤辅助药、能量合剂等，以最大程度改善患者体能状态。如治疗使用顺铂，遵医嘱给予水化处理；使用紫杉醇，应注意预防过敏反应。

（2）皮肤准备：C-HIPEC治疗需置入灌注管，为方便置管操作及避免感染，应于首次治疗前对置管区皮肤按常规手术皮肤准备范围及要求进行备皮。

（3）胃肠道准备：指导患者在治疗前6 h禁食、禁饮，避免在热灌注治疗中发生呕吐引起误吸。禁食、禁饮期间应询问患者有无头晕、视物模糊、出冷汗、心悸等低血糖反应，必要时遵医嘱经静脉补充能量类药物。

（4）管道护理：遵医嘱留置胃管及尿管，妥善固定管道，保证引流通畅，观察引流液颜色、量、性质，做好护理记录。非首次C-HIPEC治疗，还应妥善护理腹腔灌注管。告知患者治疗后留置管道的种类、目的及注意事项。

（5）营养支持：评估患者营养状态及饮食情况，如胃肠道功能正常，鼓励患者

自主进食富含蛋白质、热量充足、易消化的食物，少量多餐，两餐之间加额外配方营养补充剂，如标准全蛋白配方制剂、免疫增强型营养制剂。对体质衰弱、食欲差及营养状况差的患者，除鼓励自主进食外，遵医嘱给予肠外营养，提高患者对C-HIPEC治疗的耐受力。

（6）心理护理：在C-HIPEC治疗前，应耐心、详细向患者及家属讲解其优点、流程、配合要点、不良反应等，使之积极配合，保证治疗顺利进行。

（7）治疗当日护理：认真检查治疗前准备情况。如患者生命体征异常、女性月经来潮，应及时告知医生，推迟或停止治疗。患者入手术室前取下活动性义齿、所有佩戴饰品，交家属保管。按医嘱准备好治疗所需化疗药、灌注液、病历、CT/MRI片等。测量并记录体重、腹围、血糖。与手术室护士仔细核对患者身份、治疗名称，交接所带物品、资料、留置管道等。病床按麻醉床准备，备好心电监护仪、吸氧装置、输液架等。

二、术中护理

（一）常规护理

（1）常规监护：C-HIPEC治疗中，应予持续心电监护及中低流量吸氧，密切监测神志、生命体征、SpO_2、出汗、尿量、尿色、出凝血情况，注意询问有无心悸、胸闷、腹痛等。

如出现大汗淋漓、心率>100次/min等，应评估血容量是否不足，遵医嘱给予静脉补液，必要时用血管活性药物。如出现呼吸抑制或SpO_2低等异常，应注意麻醉药物和灌注液用量，必要时停止治疗。治疗中患者可能出现发热，但一般体温≤38.5℃，无须特殊处理；若治疗结束后体温>38.5℃，要排除是否合并感染。精准记录C-HIPEC治疗总出入量。

（2）血糖监测：用5%葡萄糖为灌注液时，密切监测血糖变化，对合并糖尿病者尤其应加强观察，必要时遵医嘱用胰岛素调节血糖。

（3）对症处理：对非全麻治疗的患者，遵医嘱于灌注前30min给予镇静、镇痛等药物。灌注过程中密切关注患者有无出现腹胀、腹痛、胸闷等不适，加强评估，协助医生调节灌流速度与灌注液体量。采用各种放松疗法，舒缓患者紧张情绪。

（4）心理护理：患者进入手术室后，护士应热情接待，介绍手术间环境、医生、麻醉师及治疗基本流程等，及时解答患者疑问，帮助患者尽快缓解紧张及恐惧情绪。手术间可播放轻松音乐，治疗结束应询问感受，及时给予心理护理，进一步消除患者对治疗的恐惧。

（二）治疗曲线、灌注液流动性监测

（1）治疗曲线：监测热灌注治疗仪的治疗曲线，有异常波动时，及时报告医生，共同查找原因，解决问题。

（2）灌注通畅性：灌注液流动性差是阻碍治疗顺利进行的主要原因，不仅不能达到较好机械性冲洗的目的，而且因频繁调整管道等处理易使患者出现不同程度疼痛、惧怕、信心减弱甚至不能耐受治疗。因此，要做好灌注液流动性监测及护理。

①妥善放置管道：妥善放置各条灌注管，防止管道扭曲、弯折、受压等。

②密切观察：严密观察各灌注管内灌注液的流动是否顺畅，储液袋内剩余液量的波动幅度，患者是否出现腹胀、腹痛等不适。若发生出水管水流变缓慢或不出水，患者主诉不适，储液袋内剩余液量过少，应逐渐减慢入体水流速度，查找原因并及时处理，直到储液袋内液体有回升后再逐步恢复正常入体水流速度。

③灌注管堵塞的处理：可调低流速或直接打开治疗管道间通路，再配合医生处理：首先夹闭管道，反复挤捏引流管，使吸附于引流管入口端的渗出物、血块等流出；如仍不通畅，打开治疗管道间通路，关闭流入管与流出管管夹，并将流入管与流出管对调，左右、上下多试几次；如仍不通畅，消毒引流管体表出口的皮肤及引流管，用无菌镊将流出管适当转动或向外微拔，通常可解决堵管问题。

三、术后护理

（一）体位与活动

（1）体位：轻稳地将患者搬运至病床上，取平卧位，注意保护各条引流管、输液管道。C-HIPEC结束患者腹腔内留有约1000ml灌注液，为使化疗药进一步在腹腔内均匀分布以提高疗效，待患者完全清醒、生命体征平稳，协助患者每15min更换体位一次，以左右侧卧、仰卧、头低足高和头高足低位为佳。更换体位时，注意观察患者反应，如不能耐受，可适当缩短每种体位持续时间，增加变换次数。

（2）活动：治疗结束，如生命体征稳定，督促并指导患者开始早期床上活动，以保持肌力、关节活动度。若一般状态稳定，鼓励其尽早下床活动，首先进行低强度、短时间活动，如简单的拉伸类活动、散步，然后循序渐进增加活动强度与时间，尽量达到患者自身可承受的最大限度为宜。活动中应有专人陪伴，以防跌倒。

（二）病情观察及护理

（1）监测生命体征：给予持续床旁心电监护6h，待生命体征平稳改为每4h监测一次。给予中低流量吸氧，注意观察SpO_2变化。治疗后体温会有升高，但一般不高

于38.5℃，需密切监测体温，必要时遵医嘱给予物理降温和/或药物降温。

（2）监测体液平衡：详细记录24h出入量。患者如有恶性腹水、胸腔积液，应详细记录每次所放腹水、胸水的量、颜色、性质。动态观察血生化检查结果，有异常时及时告知医生。

（3）动态监测血常规变化：C-HIPEC治疗后部分患者可能出现骨髓抑制，术后10d内应监测血常规变化，如有红细胞、白细胞、血小板计数下降，及时告知并协助医生处理。

（4）监测腹围：存在恶性腹水者，每日测量腹围1次，动态对比监测结果，做好记录。

（三）手术切口护理

按外科切口常规护理，观察切口及引流管口周围皮肤有无红、肿、热、痛等，敷料有无渗血、渗液、脱落等，保持敷料清洁、干燥，严格执行无菌换药规范。

（四）引流管护理

（1）固定与通畅：妥善固定各条引流管，避免管道扭曲、受压、牵拉、脱出等，记录各条引流管的走行方向与置入深度，标识清晰，保持引流通畅。

（2）观察与记录：密切观察并记录引流液的颜色、量、性质的变化。首次术毕行C-HIPEC，引流液可呈淡红色液，之后逐渐变淡，呈淡黄色水液样。若引流液颜色鲜红或有浑浊现象，提示有出血或感染，及时报告并协助医生处理。

（3）更换引流袋：每天更换引流袋，更换引流袋时严格执行无菌操作原则。由于引流液含有化疗药物残留，操作时应戴无菌手套，做好职业防护，避免引流液溅到皮肤。一旦引流液污染皮肤，立即使用温和无添加剂的肥皂或皂液彻底清洗。医疗垃圾及引流液应规范处理，减少化疗药物对环境的污染。

（4）拔管：根据病情与治疗进展，按需配合医生拔除相应管道，详细记录拔除管道种类、拔管时间。

（五）营养支持

C-HIPEC治疗后，患者易出现食欲差，加上治疗前禁食、禁水及渗出较多而丢失蛋白，容易发生营养不良，应加强营养支持。支持方式应结合疾病类型、手术方式、C-HIPEC治疗部位、机体情况等综合考虑。可进食者鼓励少量多餐，进食高蛋白、高热量、高维生素、易消化、清淡饮食，同时指导患者继续使用额外配方营养补充剂，并至少持续至C-HIPEC治疗结束后5~7d。无法自主进食或进食无法满足机体所需时，加强肠外营养，保证患者营养供给充足。

（六）用药护理

遵医嘱正确给予扩容类药物、体液平衡调节类药物、白蛋白、镇痛药等，做好静脉给药通路护理，注意观察药物疗效及有无发生药物不良反应。

（七）并发症观察与护理

C-HIPEC后注意观察患者有无腹痛、腹胀等腹部不适症状，有无恶心、呕吐、疲乏等化疗副作用。如主诉有不适，注意观察不适症状的性质、程度、持续时间，及时告知医生，遵医嘱给予对症处理。

（八）心理护理

C-HIPEC治疗后，应及时给患者正向鼓励，关心患者，及时解答患者疑问。若需接受多次C-HIPEC，注意评估患者对C-HIPEC的认知程度、接受度、心理状态，针对性地进行知识介绍与心理疏导。待患者一般状况稳定后，鼓励患者采用适合自身的支持性心理疗法，持续、积极地调整心理状态。

（九）健康指导

保持心情舒畅，注意休息，劳逸结合，活动应循序渐进，合理摄入均衡饮食，逐步提高体能状态。如有营养不良及倾向者，需定时返院行营养咨询，必要时接受营养干预。加强自我监测，包括体重、腹围、血糖，有无出现腹胀、腹痛、恶心、呕吐、食欲下降、头晕、胸闷、心悸等不适，出现异常时及时返院就诊。出院后1、3、6、12个月常规返院复查，然后每6个月返院复查一次。出现任何不适，及时返院就诊。动员患者家属及朋友给予更多关心和照顾，提供精神及物质支持，增强患者自尊感和被爱感，使患者更好更快地适应家庭和社会角色。

第五章

胃癌C-HIPEC

一、胃癌C-HIPEC的意义

胃癌是我国发病率、死亡率居前三的恶性肿瘤。进展期胃癌占绝大部分，在首诊时约20%已发生腹膜转移，接受根治术后约50%会发生腹膜转移。腹膜转移是晚期胃癌患者死亡的首要原因，转移程度越重，预后越差。既往缺乏有效治疗手段，胃癌患者一旦出现腹膜转移或大量腹水，临床上只能给予支持或对症姑息处理，预后极差，中位生存期一般不超过1年，合并其他脏器转移者生存期仅3.3个月。

胃癌发生腹膜转移的机制尚不完全明确，核心机制符合“种子与土壤”学说的经典理论。癌细胞为“种子”，常为术前或术中从瘤组织游离的癌细胞（free cancer cell，FCC），主要经原发病灶突破浆膜直接种植或经淋巴及血行播散导致，“种子”通常起决定作用；腹膜则为“土壤”，常由裸露的间皮组织、淋巴孔、乳斑区、纤维素沉着、炎性细胞、血液残留物、血凝块等共同构成，FCC极易在此环境中种植。

近年，我国胃癌外科治疗水平取得了长足进步，规范化淋巴结清扫广泛普及，根治术后区域淋巴结复发、转移现象有所下降，但腹膜转移成了主要难题。腹膜转移常可导致肠梗阻、输尿管梗阻、大量腹水、饮食困难、贫血、低蛋白血症、严重营养不良等，已成为胃癌主要致死因素。

胃癌腹膜转移者病情复杂，临床表现常无特异性，就诊时多已处晚期，通常无法通过手术达到根治目的，需通过多学科整合诊治（multidisciplinary team to holistic integrative medicine，MDT to HIM）为患者制定个体化整合诊疗方案，从而延长其生存时间并改善其生活质量。近年来，以CRS联合C-HIPEC为主的整合治疗方案在预防与治疗胃癌腹膜转移取得较好效果，为临床探索出了一套防治胃癌腹膜转移行之有效的措施，值得不断完善和普及推广。

（一）C-HIPEC对胃癌腹膜转移的预防作用

胃癌患者根治术后，通过C-HIPEC行早期干预，以预防腹膜转移为重点目标。与治疗腹膜转移相比，预防或降低胃癌术后腹膜转移临床意义更大，是改善进展期胃癌患者预后的关键。腹膜是胃癌术后复发转移的最主要部位，影响腹膜转移的因素包括原发灶浸润浆膜、FCC阳性、淋巴结转移和印戒细胞癌等。

对进展期胃癌，围手术期应用预防性C-HIPEC，包括与全身性新辅助化疗联合的术前C-HIPEC、术中C-HIPEC、术后早期C-HIPEC等，主要针对术前已存在且肉眼难以发现的FCC与隐匿性腹膜微小转移灶、术中随血液或淋巴液溢入腹腔的FCC、术后着床于受损腹膜或腹膜下脂肪结缔组织的FCC。利用C-HIPEC的温热、化疗与机械冲刷灌洗协同效应，最大程度控制FCC和亚临床病灶，以降低术后腹膜转移复发率。国内多项回顾性研究已证实C-HIPEC在预防胃癌术后腹膜转移取得了较好疗效。C-HIPEC通过积极的围手术期早期干预，而非腹膜转移后的姑息性治疗，更符合肿瘤治疗原则，对腹膜转移的预防是积极有效的。

（二）C-HIPEC对胃癌腹膜转移的治疗作用

对胃癌腹膜转移患者，尽早发现、尽早诊断并行规范化CRS联合C-HIPEC为主的整合治疗方案是获得满意临床疗效的关键，能否行满意CRS和规范C-HIPEC治疗是影响患者术后生存率和生存质量的重要因素。

C-HIPEC应用于胃癌腹膜转移的治疗已较为成熟，其联合CRS治疗腹膜转移已取得较好临床疗效，尤其是CRS能达满意程度者（CCR-0和CCR-1）。但满意的CRS常限于病灶侵犯区域较小或转移范围较局限的腹膜转移患者，主要针对无其他远处转移的区域性腹膜转移。应在严格把控适应证、不增加并发症和死亡率风险条件下，行腹膜转移灶切除或联合受累脏器切除，以求最大程度减少肉眼可见的腹膜转移灶负荷，再行C-HIPEC进一步控制残存FCC或微小转移灶。尽早发现和诊断腹膜转移对获得满意CRS疗效极为重要，但胃癌腹膜转移发现时通常已伴有弥漫性转移，常难达到满意手术切除，且术后并发症发生风险相对较高，合并其他脏器转移者更是如此，患者往往接受姑息性手术以缓解症状，并降低原发灶出血、梗阻、穿孔等风险，为C-HIPEC整合治疗争取机会。目前大量研究显示CRS+C-HIPEC为主的整合治疗方案可显著提高胃癌腹膜转移患者的远期生存率和生存质量。

二、胃癌C-HIPEC适应证

（一）预防模式：CIS+C-HIPEC

适用于伴有腹膜转移高危因素的胃癌患者，接受D2根治术后，行1~2次C-HIPEC治疗，可清除残存FCC和亚临床病灶，降低术后腹膜转移和疾病复发，目前多项临床研究显示CIS+HIPEC可提高进展期胃癌患者远期生存率。

胃癌继发腹膜转移高危因素：①T3、T4期肿瘤；②腹腔冲洗液中游离瘤细胞检查阳性；③淋巴结转移；④腺癌伴印戒细胞癌；⑤Borrmann分型为Ⅲ、Ⅳ型；⑥Lauren组织学分型为弥漫型。⑦肿瘤穿孔或破裂；⑧伴有血管/淋巴管癌栓、神经侵犯。

（二）治疗模式：CRS+C-HIPEC

适于已发生腹膜转移的胃癌患者，腹膜转移较局限、PCI分数较低及治疗耐受性较佳者，CRS应在保证手术安全前提下，尽可能切除腹腔内肉眼可见的腹膜肿瘤病灶，最大限度地降低肿瘤负荷，尤其是获得满意CRS者，经1~3次C-HIPEC治疗可显著提高胃癌腹膜转移患者的术后生存率和生存质量。

胃癌腹膜转移C-HIPEC适应证：①年龄20~75岁；②KPS评分>70分；③中等程度腹膜转移（PCI≤20）；④病变局限于腹腔内转移。

（三）转化模式：Conversion+C-HIPEC

适于首诊伴弥漫性腹膜转移或合并大量腹水者，采用以C-HIPEC联合全身治疗的整合治疗方案，作为转化治疗措施来控制或缩小腹膜转移结节，使腹膜转移灶及胃癌原发灶减少和缩小，争取转化为CRS+C-HIPEC，可显著提高胃癌腹膜转移患者生存率和改善生活质量。

三、胃癌C-HIPEC禁忌证

（1）年龄>75岁或<20岁。

（2）吻合口存在水肿、缺血、张力大等愈合不良因素。

（3）各种原因所致患者腹腔内广泛粘连。

（4）完全性肠梗阻。

（5）各种原因导致无法置管的患者。

（6）有明显肝、肾功能不全的患者。

（7）有严重心脑血管疾病的患者。

（8）合并严重骨髓抑制或出血倾向及凝血功能障碍的患者。

(9) 合并有感染性疾病，特别是有严重腹腔感染的患者。

(10) 生命体征不稳定及恶病质患者。

四、C-HIPEC术后并发症

C-HIPEC包括手术治疗、热灌注治疗等步骤，相关并发症大致分为手术相关及热灌注治疗相关并发症两部分。C-HIPEC化疗药物可引起肾、肝脏、心脏以及神经毒性等，按静脉化疗不良反应行CTCAE标准评估和对症处理即可。总之，腹膜-血浆屏障限制了化疗药物从腹腔吸收到循环系统，减少了化疗药吸收入血的浓度，C-HIPEC与全身系统化疗相比可降低化疗药物全身毒性。

（一）手术相关并发症

(1) 术后出血/感染：C-HIPEC一般不会增加术后出血风险。如术后出现引流管出血>50mL/h或灌注液持续鲜红，应及时检查血常规，可疑术后出血者应立即停止C-HIPEC治疗。

(2) 吻合口漏：CIS或CRS联合C-HIPEC治疗后吻合口漏的发生主要与患者身体状况、术式选择和医生吻合技术相关，与C-HIPEC治疗无明确关联，对胃癌术后出现吻合口水肿、缺血、张力大等吻合口漏高风险的患者应慎用C-HIPEC治疗。C-HIPEC置管时应尽量避免进水管对吻合口的直接冲洗，推荐把腹腔右上象限的灌注管放于右膈下，以降低高流量水流对吻合口的机械冲刷。

(3) 戳孔种植转移：腹腔内FCC及其向套管针伤口的运输是戳孔转移的关键因素。一般认为CO_2气腹、烟囱效应可造成肿瘤细胞呈雾化状态，可能是促进肿瘤转移、导致戳孔转移的主要因素；患者腹水中高活性瘤细胞可能包含肿瘤干细胞，也可导致戳孔转移。术中应严格按照无瘤原则规范操作，注意切口保护、尽量避免挤压肿瘤造成医源性播散，取标本时应采用无菌保护套隔离肿瘤；术中排烟时应从戳卡阀门排气管缓慢排烟，术后应待气体排尽后再将戳卡拔出。

(4) 灌注管脱出：灌注管脱出概率较低，常为固定不良或受外力影响所致。术中置管应妥善固定、术后细致护理，如有脱出可综合评估再行置管。

（二）C-HIPEC相关并发症

(1) 腹痛、腹胀等胃肠道反应：C-HIPEC最常见并发症是腹痛、腹胀。临床多表现为轻度、暂时性腹胀和腹痛，常由灌注量大、局部热疗或药物刺激引起，一般在治疗前给予镇静镇痛可避免。轻度腹痛可不予以处理，中重度可追加适量止痛药物。恶心呕吐较常见，化疗药物会引起胃肠道不适，C-HIPEC治疗也会引起胃肠道不适，主要表现为恶心、呕吐及食欲减退。不严重者肌肉注射甲氧氯普胺等对症治疗多会缓解；对严重者，可给予镇吐、镇静等以及静脉补液和肠外营养；出现大量呕吐，应密切注意水电解质平衡。据情给予禁食、护胃、止呕、抑制胃酸、解痉、通便等对症支持治疗。

（2）体温升高、大汗淋漓、心率增快：C-HIPEC治疗时常会出汗，极少数会大汗淋漓。给予物理散热后多会缓解，治疗结束多可自行恢复正常。如治疗后出现持续高热，警惕合并腹腔感染、骨髓抑制等，应暂停C-HIPEC治疗，待排除感染、体温恢复正常后再继续C-HIPEC治疗。患者出现持续大汗淋漓和心率加快，需考虑低血糖或低血容量可能，应积极对症治疗。

（3）呼吸困难和血氧饱和度下降：主要由C-HIPEC治疗时大量灌注液快速进入腹腔导致腹内压增高，麻醉药物过量也可致血氧饱和度下降和呼吸困难，可据情增大氧流量，注意灌注液和麻醉药物用量，严重者需提前终止治疗。

（4）骨髓抑制：主要化疗药引起，表现为白细胞计数下降、血小板降低或贫血等。使用铂类药物对骨髓抑制常影响较小，使用丝裂霉素、吉西他滨应关注骨髓抑制可能。对骨髓抑制者，按常规处理，必要时可输注成分血。

（5）电解质紊乱和低白蛋白血症：C-HIPEC易致内环境不稳、能量失衡，也会引起食欲下降、呕吐，进而引起电解质紊乱或低白蛋白血症等，在C-HIPEC治疗前后应注意监测相应指标，及时补充能量、电解质或输注人血白蛋白等。

（6）引流管渗液和堵管：引流管渗液是C-HIPEC过程中常见并发症，多由腹腔内压增高、腹部肌肉及皮肤隆起拉伸后，引起置管孔径增大导致腹腔内液体渗出。引流管渗液应及时更换敷料，通过改变体位来改变腹壁张力或加压包扎以减少渗液。C-HIPEC灌注管阻塞引起灌注液流出不通畅时，会引起膈肌升高而诱发心率加快、大汗淋漓、呼吸浅快、血氧异常等表现。堵管常因腹腔内管道口被大网膜、残存血凝块、肠系膜包绕或肠粘连堵塞等引起，一般通过改变体位、连续加压灌注、调整管道位置等解决。

（7）一过性肾功能损伤：C-HIPEC早期可影响肾功能，多为一过性损伤，常无须特殊处理或预防，对症治疗即可。但对伴慢性肾衰竭的胃癌患者，行C-HIPEC治疗时应尽量避免使用有肾毒性药物（如顺铂），并密切监测肾功能变化。使用铂类化疗药物要常规行水化处理，补液量要求在2000mL以上，监测治疗后尿量及肌酐等变化，尤其对伴有肾基础疾病或合并肾损害危险因素者。

（8）肠梗阻/肠穿孔：C-HIPEC与手术（如CRS）联合可能会导致不良反应发生率较高，如腹腔脓肿、肠粘连、肠梗阻、肠麻痹等，多与患者身体状况、术式选择及医生的手术技术相关，与C-HIPEC治疗无明确关系。胃癌术后肠梗阻/肠穿孔高风险患者应慎用C-HIPEC治疗。大量研究证实只要充分做好术前、术中评估与准备，熟练掌握操作规范，C-HIPEC才可能达到安全、不良反应少的要求。可选用腹膜刺激较小的化疗药物，或在灌注液中加入地塞米松、利多卡因等药物以减少对腹膜的刺激，预防肠粘连或肠梗阻。

（9）出血、穿孔及吻合口漏：胃癌患者接受行C-HIPEC后一般不会出现胃肠吻合口漏、出血及穿孔，其发生常与患者营养状态、吻合口水肿、张力及供血情况、手术技术水平等相关，与C-HIPEC无明显关联。大量临床研究显示C-HIPEC不会增加胃肠吻合口漏、出血及穿孔风险。若C-HIPEC术后出现以上并发症，治疗原则按常规术后消化道漏、出血、穿孔来处理。

第六章

结直肠癌C-HIPEC

一、结直肠癌C-HIPEC的意义

结直肠癌是我国第二常见恶性肿瘤，5%~15%结直肠癌患者合并同时性腹膜转移，约20%结直肠癌接受根治术后会发生异时性腹膜转移，其中T4期可达36.7%。腹膜转移诊断困难，发现时常已病情严重，缺乏有效全身药物治疗，可致顽固性肠梗阻和大量腹水，是造成结直肠癌患者死亡的重要原因。

C-HIPEC在结直肠癌中的应用包括腹膜转移的预防和治疗。腹膜转移的预防包括：①局部进展期结直肠癌接受根治性手术切除联合C-HIPEC，以降低术后腹膜转移发生风险；②结直肠癌腹膜转移接受CRS联合C-HIPEC，以降低术后再发腹膜转移风险。C-HIPEC应用于腹膜转移治疗，包括对少量残留腹膜转移的治疗及腹膜转移所致顽固性腹水的姑息性治疗。

腹膜是结直肠癌仅次于肝、肺的第三常见远处转移部位，但其治疗效果明显差于肝、肺转移。通过C-HIPEC预防、降低结直肠癌术后腹膜转移发生风险，可提高结直肠癌患者术后生存率，主要获益人群是具有腹膜转移高危因素者。局限性腹膜转移通过CRS可获治愈机会，但术后腹膜复发风险很高，C-HIPEC通过控制脱落瘤细胞和残留瘤组织，可降低再发腹膜转移风险，提高结直肠癌腹膜转移的整合治疗效果。

二、结直肠癌C-HIPEC适应证

（一）预防模式：CIS+C-HIPEC

适用于伴有腹膜转移高危因素的结直肠癌患者，接受根治性手术切除后，行辅助性C-HIPEC治疗，以降低术后腹膜转移风险。

结直肠癌继发腹膜转移的高危因素：①T3、T4期肿瘤；②腹腔冲洗液中游离瘤细胞检查阳性；③肿瘤穿孔或破裂；④肿瘤引起肠梗阻；⑤切缘阳性；⑥淋巴结转移或淋巴结清扫不彻底（清扫数目不足12枚）；⑦黏液腺癌或印戒细胞癌；⑧伴有血管/淋巴管癌栓、神经侵犯。

（二）治疗模式：CRS+C-HIPEC

适于已经发生腹膜转移结直肠癌患者，腹膜转移范围较局限，PCI评分较低，耐受手术和C-HIPEC较佳的患者。CRS尽可能满意切除肉眼可见的腹膜肿瘤病灶，联合C-HIPEC治疗以降低术后腹膜复发风险、提高患者术后生存率。

结直肠癌腹膜转移C-HIPEC适应证：

（1）年龄不超过75岁。超过75岁但一般情况良好者，也可以酌情考虑CRS+C-HIPEC。

（2）KPS评分>70分。

（3）中等程度腹膜转移（PCI≤20）。PCI 21~25分，但仍可能达到R0/R1切除者，也可以酌情考虑CRS+C-HIPEC。

（4）合并可切除的其他部位远处转移。合并局限性肝转移、肺转移、卵巢转移、吻合口复发、区域淋巴结复发等，但仍可能达到其他远处转移的R0/R1切除或可达完全消融治疗者，也可以酌情考虑CRS+C-HIPEC。

三、结直肠癌C-HIPEC禁忌证

（1）年龄>75岁，且一般情况较差，无法耐受CRS+C-HIPEC。

（2）各种原因所致患者腹腔内广泛粘连，且无法满意分离。

（3）小肠系膜中重度挛缩。

（4）完全性肠梗阻。

（5）各种原因导致无法置管的患者。

（6）有明显肝、肾功能不全的患者。

（7）有严重心血管疾病的患者。

（8）合并严重骨髓抑制或出血倾向及凝血功能障碍的患者。

（9）合并有感染性疾病，特别是有严重腹腔感染的患者。

（10）生命体征不稳定及恶病质患者。

四、结直肠癌C-HIPEC并发症

C-HIPEC治疗并发症包括C-HIPEC相关并发症及CRS+C-HIPEC术后相关并发症。

（一）C-HIPEC相关并发症

患者在C-HIPEC治疗中可能出现出汗、腹胀、腹痛、低热、呼吸急促、心跳加快等症状。在治疗前可预防性使用止痛药物，如出现较强烈腹痛，可加用止痛药物，如出现无法耐受的腹痛，则暂停治疗或终止治疗。治疗期间常规给予心电监护、吸氧，以监测和缓解呼吸急促、心跳加快反应。出汗可给予棉巾擦拭、补充液体等处理。适当调整灌注液容量，可减轻腹胀反应。极少数可能出现热休克或因药物过敏反应出现休克，出现休克应暂停或终止C-HIPEC治疗，给予补液扩容、注射肾上腺素、激素等抗休克治疗，若突发心脏骤停即刻给予心肺复苏治疗。

C-HIPEC药物相关不良反应因使用药物而异。奥沙利铂常见不良反应包括：胃肠道（腹泻、恶心、呕吐以及黏膜炎）、血液系统（中性粒细胞减少、血小板减少）以及神经系统反应（急性、剂量累积性、外周感觉神经病变）。雷替曲塞的主要不良反应包括：胃肠道（腹泻、恶心、呕吐以及黏膜炎）、血液系统（中性粒细胞减少、血小板减少）和肝功能损害（AST和ALT的可逆性升高）。丝裂霉素常见不良反应包括：胃肠道（恶心、呕吐以及黏膜炎）、血液系统（中性粒细胞减少、血小板减少）、肝肾功能损害以及局部组织的刺激性（局部疼痛、溃疡）。其他少见不良反应详见相关药品说明书。

C-HIPEC属于区域性化疗，化疗药物虽可通过腹膜吸收进入血液产生不良反应，但较少出现骨髓抑制、肝肾功能损害等全身不良反应。在治疗前可采用预防性止吐，如再出现呕吐，可用甲氧氯普胺等处理。定期复查血常规，如出现骨髓抑制，采用重组人粒细胞刺激因子、重组人白介素-11（促血小板生长因子）等升白细胞、升血小板处理。

C-HIPEC治疗如用葡萄糖注射液为灌注液，治疗过程中可能产生高血糖，因此，治疗中应监测血糖，可予皮下注射胰岛素以控制血糖。C-HIPEC治疗中，可能因各种错误操作导致治疗过程意外中止，如系统失灵、人为意外移动设备和管道、软件程序错误等，通过重新启动系统常可解决，一般不会带来额外损害，定期设备维护可减少意外情况发生。

（二）CRS+C-HIPEC相关并发症

（1）热损伤：各种原因导致腹膜内膜热损伤，如设置恒温过高（>45℃）、超温报警装置失灵等。热损伤可致肠道功能恢复延迟、腹腔内出血、腹腔内感染、腹膜炎、吻合口漏、肠粘连、肠梗阻、肠穿孔、切口愈合延迟等。在精确控温条件下，热损伤直接导致的严重并发症已很少发生。

（2）腹腔出血：C-HIPEC一般不会增加术后出血风险，少数患者出现创面出血可能和血痂脱落相关。术中加强止血可减少术后创面出血。

（3）吻合口漏：吻合口漏主要与手术相关，与C-HIPEC治疗无明确相关性。存在吻合口漏高风险的患者应慎用C-HIPEC治疗，以减少在吻合口漏存在的情况下，腹腔灌洗导致肠内容物经漏口播散至腹腔其他部位。

（4）麻痹性肠梗阻、肠粘连：C-HIPEC的热效应可能会导致肠道功能恢复延迟，麻痹性肠梗阻，一般经保守治疗后可恢复，必要时可留置胃肠减压管等。肠粘连主要和手术相关，在精确控温下，C-HIPEC和术后肠粘连并无明确相关性。

（5）腹腔感染：腹腔感染主要和手术相关。C-HIPEC治疗后，灌注液引流不充分、积聚在局部区域，区域腹膜大面积剥离后影响液体吸收，可能导致局部腹腔积液，继而发生感染，一般使用抗生素、加强局部引流等处理能够治愈。

（6）引流管切口愈合延迟：化疗药局部刺激可能影响切口愈合，切实缝合切口，皮肤荷包缝合固定引流管，减少灌注液外渗，可减少切口愈合并发症。

第七章

卵巢癌C-HIPEC

一、卵巢癌C-HIPEC的意义

卵巢癌是致死率最高的生殖系统恶性肿瘤。2015年中国新发卵巢癌5.21万例，死亡2.25万例，5年生存率仅为38.9%，远低于欧美国家。卵巢癌高致死率和其播散方式有关，约75%患者诊断时已发生广泛腹腔播散，即便初治后完全缓解，约3/4患者仍在3年内复发。降低复发率、改善患者预后，是目前卵巢癌临床治疗中亟待解决的瓶颈问题。

CRS联合静脉化疗是目前卵巢癌治疗的标准方法，其中CRS后残留病灶体积是影响卵巢癌患者预后的最主要因素。目前已证实，满意CRS（CRS后残留病灶最大直径不超过1.0cm）完成率每增加10%，卵巢癌患者的中位生存率可增加5.5%。因此，CRS应以R0切除（术后无肉眼可见残留病灶）为目标。卵巢癌早期即可发生腹膜腔播散，即便R0切除后，腹腔内仍存大量FCC，这是导致卵巢癌容易复发的根源，R0术后复发，复发灶也多位于腹膜腔内。

因此，腹腔化疗在卵巢癌治疗中具有独特优势。与常规静脉化疗相比，腹腔内化疗具有多个药理学优势：①化疗药更接近瘤细胞；②化疗药在腹腔内半衰期更长；③腹腔药物浓度高于静脉化疗；④药物从腹腔内的清除速率低于静脉，因此作用时间更长。目前，已有3项前瞻性随机对照研究证实，与静脉化疗比，腹腔化疗可改善晚期卵巢癌的预后，将患者的中位OS延长16个月（65.6个月 vs. 49.7个月），每增加1次腹腔化疗，卵巢癌患者死亡风险可减少12%。

C-HIPEC本质是通过热循环并行腹腔化疗。治疗期间含有化疗药物的灌注液将在精准恒温状态下在腹膜腔内循环灌注、充盈腹腔并维持一定时间，最终达到治疗腹膜转移的目的。对卵巢癌患者，C-HIPEC可进一步强化CRS效果，充分控制术后腹膜腔内肉眼不可见的FCC和残留微小癌组织，进而改善卵巢癌患者预后。

C-HIPEC对卵巢癌患者的治疗价值已在临床研究中逐步得到确证。2018年发表在《新英格兰医学杂志》的OVHIPEC研究首次通过前瞻性随机对照，证实HIPEC对晚期卵巢癌患者的治疗价值：接受了新辅助化疗的晚期卵巢癌患者，中间型细胞减灭术（interval debulking surgery，IDS）后给予1次HIPEC可将中位无复发生存时间和总生存时间分别延长3.5个月和11.8个月。此外，HIPEC并不影响术后并发症发生率。基于此证据，NCCN指南已将HIPEC推荐作为接受IDS卵巢癌患者的辅助治疗方式。近期，西班牙学者开展的RCT和韩国学者公布的K-HIPEC结果，均证实IDS后进行HIPEC可显著改善患者预后。其中，值得关注的是，HIPEC对患者远期预后的改善结果优于近期。

2020年国内学者通过多中心回顾性队列研究对789例接受直接减灭术的晚期卵巢癌患者进行分析后报道，C-HIPEC可显著降低死亡风险（中位OS：49.8个月 vs. 34.0个月；P<0.001）。我国学者充分发挥其在热疗控温技术方面的优势，基于我国卵巢癌患者特点，探索了新辅助C-HIPEC的可行性和有效性，结果显示，对无法切除的肿瘤高负荷晚期卵巢癌患者，新辅助C-HIPEC较传统静脉化疗更具优势。目前，以精确控温为特色的C-HIPEC治疗模式已成为我国卵巢癌整合治疗中的重要方式。

二、卵巢癌C-HIPEC适应证

C-HIPEC主要用于预防和治疗卵巢癌的腹膜转移。

（1）卵巢癌（包括少见类型的卵巢肿瘤）的初治治疗。包括初治CRS后的C-HIPEC、用于新辅助化疗及IDS后的C-HIPEC。尤其适用于晚期特别是合并大量腹水、胸水患者。

（2）复发性卵巢癌。包括所有铂敏感性复发、特别是接受二次CRS达到肉眼未见残留病灶（R0）的铂敏感性复发患者。对于铂耐药性复发患者，C-HIPEC仅可用于控制恶性腹、胸腔积液。

（3）卵巢黏液性肿瘤术前或术中破裂、大量黏液溢进腹腔者。其中黏液性癌推荐使用C-HIPEC治疗，交界性和良性肿瘤推荐用单纯腹腔热灌注治疗。

三、卵巢癌C-HIPEC禁忌证

（1）肠梗阻。

（2）腹膜腔内存在广泛粘连。

（3）腹腔有明显炎症。

（4）存在吻合口愈合不良的高危因素，包括吻合口水肿、缺血、张力明显、严重低蛋白血症等。

（5）心脏、肾脏、肝脏和脑等主要脏器功能障碍。

（6）严重凝血功能障碍。

（7）胆道梗阻及输尿管梗阻。

（8）年龄≥75岁为相对禁忌证。

四、卵巢癌C-HIPEC主要并发症

在卵巢癌治疗中，目前已有大量证据证实C-HIPEC治疗并不增加并发症的发生率。治疗温度稳定是卵巢癌C-HIPEC治疗并发症发生风险低的最重要因素。

治疗后最常见的并发症为腹痛，其他相关的并发症及不良反应有：①热损伤：如温度过高（>45℃）可引起热损伤，并可能导致腹腔粘连，稳定控温是避免这一并发症的主要手段。②腹腔感染：术中无菌操作不严等可引起。③治疗过程中血氧饱和度下降：为腹腔压力增高、影响呼吸所致。④拔管困难或断裂。

主要并发症预防与处理：

高龄可能会增加C-HIPEC并发症发生率，年龄>75岁，并发症风险会明显增加，因此，不推荐在这个人群用C-HIPEC。卵巢癌患者中，约30%会接受肠切除和吻合，肠吻合术并非C-HIPEC禁忌证，由有经验的妇瘤医生或外科医生判断肠吻术后可否给予C-HIPEC，有助于降低术后吻合口并发症发生率。此外，新辅助化疗中选择C-HIPEC，可诱导肿瘤肿胀、坏死，导致瘤体增加，可能会加重患者腹胀症状，部分患者可出现肠梗阻（常见于患者腹腔内肿瘤负荷较大时）。通过保守处理（禁食、胃肠减压、必要时使用糖皮质激素），多数症状可在1周内缓解。

对C-HIPEC并发症，预防远大于治疗，卵巢癌C-HIPEC需重视如下问题：

（1）稳定控温：热损伤对CRS后患者的影响极大。C-HIPEC时，治疗温度应设定于43℃。灌注全程温度稳定是保证C-HIPEC疗效和安全性的重要因素。为此，需要实现精确控温，要求C-HIPEC控温精度±0.1℃、测温精度±0.1℃。

（2）选择合适药物和剂量：基本原则为单药对肿瘤治疗有效、组织穿透性高、分子质量相对大、热稳定、腹膜吸收率低、与热效应有协同作用、腹膜刺激性小。顺铂是疗效最为确切的单药。但需强调的是，顺铂具有肾毒性，且在热效应条件下，毒性会显著提高。对C-HIPEC后需用贝伐单抗的卵巢癌患者，推荐顺铂剂量不应超过80mg/m^2。亚洲人群接受C-HIPEC时，顺铂达到90mg/m^{2}时（40℃、治疗1小时），急性肾损伤发生率可达40%，其中37%可发展为慢性。由于顺铂肾毒性具人种差异，不推荐中国临床实践照搬国际指南推荐的顺铂剂量（100mg/m^2）。

中国人群剂量探索研究，中国妇瘤患者使用顺铂进行C-HIPEC时（43℃、治疗1小时），如后续治疗中不用贝伐单抗，最大耐受剂量为85 mg/m^2，需使用硫代硫酸钠缓解顺铂肾脏毒性。对卵巢癌患者，紫杉醇和顺铂联用行C-HIPEC可获更好疗效，研究发现紫杉醇联合顺铂行C-HIPEC时，最大剂量为175mg/m^2。

（3）C-HIPEC时出现大汗淋漓、心率>100次/分钟等症状，首先要排除血容量不

足。通过中心静脉管监测中心静脉压是评估血容量的有效方式。部分患者可能出现呼吸、血氧异常，要注意麻醉情况和灌注量。灌注管阻塞导致灌注液体排出不畅，可发生膈肌抬高，是诱发患者出现上述不适的重要原因。在降低灌注量基础上，解除相关原因后，如仍有上述表现或其他严重不适，应终止治疗。

第八章

腹膜假黏液瘤C-HIPEC

一、腹膜假黏液瘤C-HIPEC的意义

PMP是阑尾黏液性肿瘤或其他器官来源的黏液性肿瘤破裂或穿孔、广泛种植于腹盆腔腹膜，瘤细胞不断分泌黏液最终产生大量胶冻状黏液，形成的一种恶性肿瘤临床综合征。流行病学表明，PMP发病率较低，属罕见病。目前学界对PMP特征已基本达成共识，认为约90%PMP来源于阑尾黏液性肿瘤，经典病理发展过程为黏液性肿瘤细胞突破阑尾腔，并随着腹腔生理性腹水的流体动力学路径到达并种植于腹盆腔各个部位，即所谓“肿瘤再分布现象”。病理学上将PMP分为4类，包括无细胞性黏液、腹膜低级别黏液癌、腹膜高级别黏液癌、腹膜高级别黏液癌伴印戒细胞癌。

低级别PMP是一种侵袭行为较弱的肿瘤，较少浸润腹盆腔脏器实质，因此病程较长，高级别PMP则侵袭性强，进展较迅速。长期以来，国内对PMP认识不足、研究匮乏，经常出现误诊或漏诊。治疗上仅限于反复CRS、姑息性化疗等治疗手段，临床疗效不佳，患者生活质量及预后均较差。直至20世纪80年代，国外学者报道CRS联合HIPEC治疗PMP的成功案例，为PMP治疗指明了新方向。此后，国际上逐步发展形成了以CRS+HIPEC为核心的PMP整合治疗策略。近40年研究结果表明，经严格筛选的PMP患者，行规范性CRS+HIPEC可显著延长生存期，围手术期不良事件无明显增加，安全性可接受，已成为PMP的标准治疗方案。

二、腹膜假黏液瘤C-HIPEC适应证

由于C-HIPEC于CRS术后进行，其适应证和禁忌证与CRS直接相关。

（1）年龄不超过75岁。超过75岁慎重选择，一般情况良好者，可酌情考虑CRS+C-HIPEC。

（2）KPS评分>70分。

（3）中等程度腹膜转移（PCI≤20）。PCI >20分仍可达到满意CRS切除者，也可

酌情考虑CRS+C-HIPEC。与其他肿瘤来源腹膜转移不同的是，PMP即使PCI评分较高，通过彻底CRS后也可获得良好预后。

（4）外周血白细胞计数≥3.5×10^9/L，血小板计数≥80×10^9/L。

（5）适宜肝功能：总胆红素、AST、ALT≤2×正常值上限。

（6）适宜肾功能：血肌酐值<1.2×正常值上限。

（7）心、肝、肺、肾及其他主要脏器功能可耐受长时间大手术。

三、腹膜假黏液瘤C-HIPEC禁忌证

（1）各种原因所致腹腔内广泛粘连。

（2）吻合口存在水肿、缺血、张力等愈合不良因素。

（3）完全肠梗阻。

（4）严重心血管系统病变或明显肝肾功能不全。

（5）合并严重骨髓抑制，外周血白细胞、血小板低下。

（6）合并远处器官（肝脏、肺、脑、骨等）多处转移。

（7）严重感染性疾病，尤其是严重腹腔感染。

（8）严重出血倾向或者凝血功能障碍。

（9）生命体征不稳定。

（10）恶病质。

四、腹膜假黏液瘤C-HIPEC主要并发症

（一）主要并发症及原因

可分为与C-HIPEC相关和与手术相关两类。

（1）C-HIPEC相关并发症：

①骨髓抑制：主要与化疗药的副反应相关，75岁以上高龄、曾化疗致骨髓增生异常或一般情况差、营养不良、免疫力低等高危因素都可增加骨髓抑制发生率。

②腹腔感染：灌注导管维护，灌注过程操作有可能增加腹腔感染发生率。

（2）手术相关并发症：主要与术中操作相关，但可能会在进行C-HIPEC治疗过程中出现。

①出血：手术止血不彻底，血管夹脱落、CRS手术创面渗血等都会导致术后或C-HIPEC治疗时或治疗后腹腔出血。

②漏（吻合口漏、肠漏、胆漏、胰漏、尿漏）：吻合口漏和肠漏等发生主要与营养状况、吻合口血运和张力、吻合技术等相关，与C-HIPEC无明确相关。

③感染（肺部感染、腹腔感染）：源于肺炎所致的肺部感染、源于吻合口漏和肠

漏的腹腔感染将直接影响患者C-HIPEC治疗和预后。

（二）主要并发症的预防与处理

（1）骨髓抑制：对骨髓抑制高危患者，应充分评估C-HIPEC的化疗药物风险，如需应用，药物用量务必减量，不应以常规治疗为标准。一旦发生骨髓抑制，应尽早发现和处理，合理应用升白、升血小板治疗，甚至输注血小板，同时给予营养支持、提高免疫力、补充球蛋白等一系列系统性处理。

（2）感染：术前充分的呼吸道准备、化痰、加强肺功能锻炼，术后常规化痰、雾化咳嗽锻炼能够减少术后肺炎的发生；术中严格无菌原则、术后准确充分引流对预防和及时处理腹腔感染及吻合口漏或肠漏有帮助，加强灌注管道护理，灌注过程严循无菌操作，避免灌注源性感染。

（3）出血：手术充分检查创面，必要时予血管断端双重血管夹止血和加固缝合，CRS创面渗血需充分缝扎、电凝止血；发现出血后需积极止血、输血治疗，密切观察出血量及出血速度，必要时紧急手术止血。

（4）漏（吻合口漏、肠漏、胆漏、胰漏、尿漏）：术中精细操作，加强组织保护并及时发现组织损伤及薄弱区予以修补，保证吻合口良好的血运和张力，正确的吻合方式及加固、术前充分评估、术后肠内肠外结合营养支持，在一定程度上可减少各种漏的发生率。加强对腹腔引流液的观察和检测，及时发现漏并停止C-HIPEC治疗至关重要。出现吻合口漏的处理方法与常规术后消化道漏的处理原则一致。

第九章

腹膜恶性间皮瘤 C-HIPEC

一、腹膜恶性间皮瘤C-HIPEC的意义

MPM是来源于腹膜间皮的一种恶性肿瘤。MPM可分为上皮来源的上皮型、间叶来源的肉瘤型和二者来源的混合型。MPM可发生于腹膜壁层或脏层，呈弥漫型或局限型分布。MPM可直接侵犯腹、盆腔脏器，也可种植于腹盆腔脏器表面，晚期MPM患者瘤细胞也可通过淋巴或血行转移至其他脏器。MPM以手术、化疗、放疗等整合治疗为主，CRS+HIPEC可显著提高MPM长期存活率和无瘤生存期，改善生活质量，临床疗效较好。

20世纪90年代前，MPM患者常仅接受全身化疗、姑息手术，少数接受全腹放疗，总体疗效不佳，一般预后不良，未经治疗者生存期约为5~12个月，经多种方法治疗者中位生存期也仅16个月。与疾病自然生存期相比，治疗后生存期无明显提高。近年来，国内外学者把以最大限度肿瘤切除为目标的CRS及HIPEC引入伴腹膜扩散的各种实体瘤的治疗方案，取得明显疗效，后来成功引入MPM治疗，效果显著提高，中位生存期已接近5年。

MPM是一种对系统化疗反应较低的肿瘤。近20余年，通过系列临床试验，证实CRS+C-HIPEC为主的整合治疗对MPM生存获益明显优于系统化疗，CRS尽可能切除腹腔内肉眼可见肿瘤病灶，C-HIPEC可控制术后残留的FCC、微小转移结节及亚临床病灶。

二、腹膜恶性间皮瘤C-HIPEC适应证

C-HIPEC适应证与PMP基本相同。MPM患者确诊时多为晚期，单纯手术常难以根治切除，且多伴腹腔积液，因此，MPM患者均推荐使用C-HIPEC治疗，其应用主

要有以下三个方面。

（1）达到满意CRS后的C-HIPEC，可以预防MPM复发。

（2）CRS后治疗性的C-HIPEC，可治疗残存的MPM组织。

（3）姑息性C-HIPEC用于腹腔广泛转移或大量腹水不能手术的MPM患者。

三、腹膜恶性间皮瘤C-HIPEC禁忌证

（1）各种原因所致腹腔内广泛粘连。

（2）吻合口存在水肿、缺血、张力等愈合不良因素。

（3）完全肠梗阻。

（4）明显肝肾功能不全。

（5）合并严重骨髓抑制，外周血白细胞、血小板低下。

（6）严重心血管系统病变。

（7）感染性疾病，尤其是严重腹腔感染。

（8）严重出血倾向或者凝血功能障碍。

（9）生命体征不稳定。

（10）恶病质。

四、腹膜恶性间皮瘤C-HIPEC主要并发症

同上一章节的PMP。

第十章

肝胆胰癌C-HIPEC

一、肝胆胰癌C-HIPEC的意义

（一）肝细胞肝癌

肝细胞肝癌（hepatocellular carcinoma，HCC）是肝癌的主要组织学亚型，占原发性肝癌90%。我国是HCC高发国家，早期HCC以手术切除和射频消融等根治性治疗为主，术后5年存活率已达60%~80%，约70%患者在术后5年内出现复发。约10%的HCC最终因破裂出血致死，HCC破裂可致肿瘤腹腔播散，HCC本身也致腹腔肿瘤播散，即使手术切除，仍有部分出现腹膜种植转移，严重影响预后，以上原因均致腹水产生，临床处理棘手。患者需要通过MDT to HIM制定个体化整合诊疗方案，从而延长生存时间、提高生存质量。

（二）胆管癌

胆管癌指来源于胆道及胆囊上皮的一组高度异质性恶性肿瘤。预后很差，肿瘤无法切除或伴转移者，中位生存时间小于1年。其中，腹膜转移是胆管癌常见的转移方式，约占肿瘤转移的1/3，也是导致患者无法接受根治性手术的主要因素之一，至今仍是临床处理的难点。

（三）胰腺癌

胰腺癌（pancreatic carcinoma，PAC）恶性程度高、预后不良，发病年龄多为40~65岁，起病隐匿，早期无特异临床表现。预后极为不佳，年龄标准化后的5年生存率仅为7.2%。胰腺癌恶性程度高，根治术后复发率可达75%，大部分肿瘤复发位于腹腔内，在胰腺外复发中肝脏和腹膜复发约占86%。手术操作也是导致癌细胞在腹腔内播散的潜在因素，胰腺癌手术操作涉及切除器官多、时间长，腹腔内环境变化剧烈，研究发现，术中切除肿瘤前FCC检出率为8%，切除肿瘤后FCC检出率为33%。

综上所述，肝细胞肝癌、胆管癌和胰腺癌本身和根治术后均易出现腹膜复发转移。腹膜转移患者病情复杂，就诊时多已处晚期，临床表现常见大量腹水，可致肠梗阻、进食困难、低蛋白血症、严重营养不良等，已成为患者的主要致死因素，治疗和预防肝胆胰肿瘤的腹膜转移是提高患者生存率和生存质量的关键。

C-HIPEC在预防及治疗腹腔转移性肿瘤已广泛推广，在防治进展期胃癌、结直肠癌及卵巢癌等腹膜转移及恶性腹水有独特疗效。目前关于C-HIPEC在肝胆胰肿瘤中的应用也做了初步探索，开始用于肝胆胰肿瘤腹膜转移的预防和治疗，获得了较好的疗效并逐步推广应用。

二、C-HIPEC在肝胆胰癌腹膜转移防治中的应用

（一）肝细胞肝癌

HCC预后较差，因肿瘤破裂出血、肝硬化和血管癌栓等也易出现腹腔肿瘤播散，患者中位生存时间小于1年。C-HIPEC不仅可治疗HCC腹膜转移，还可降低术后腹膜转移发生率及并发的癌性腹水，能明显改善患者的临床症状。HCC患者因肿瘤破裂出血导致瘤细胞在腹腔内的广泛播散，行肝切除联合C-HIPEC能有效预防术后肿瘤复发，对预防腹腔种植转移有明显优势，在国内多家医院已取得良好疗效。

肝移植是肝癌根治性治疗手段之一，尤其适用于肝功能失代偿、不适合手术切除及消融治疗的小肝癌患者，显著改善了部分肝癌患者预后。但部分患者移植术后肿瘤复发转移，导致腹膜弥散转移甚至恶性腹水者并不少见。C-HIPEC用于肝癌肝移植术后出现腹膜转移，不仅能控制腹膜肿瘤还能控制恶性腹水。依据国内肝移植经验，不仅可在肝移植术前应用C-HIPEC治疗，如果肝移植术中意外发现已有腹膜转移，可考虑先行腹膜转移瘤切除并加做1次C-HIPEC治疗，待C-HIPEC治疗结束后再行肝移植手术，可降低术后腹膜转移复发率。不推荐肝移植术后行C-HIPEC以预防腹膜转移，主要考虑移植后血管、胆管吻合口在化疗药物浸泡和灌注液机械冲刷下可能会产生狭窄、破裂等并发症。

因此，C-HIPEC作为肝癌的一种疗法，疗效明确，具有创伤小、安全有效等优势，有很好应用前景。

（二）胆管癌

胆管癌容易出现腹膜转移，患者常失去根治术机会，化疗、靶向和免疫治疗总体效果不佳，中位生存期2~3个月。对胆道肿瘤无法根治者应用C-HIPEC，副作用明显小于常规静脉化疗，能延长生存时间和改善生活质量。对胆囊癌、肝内胆管癌伴

腹膜转移者，CRS联合C-HIPEC可明显延长生存时间，效果明显优于常规CRS，C-HIPEC不会增加胆肠吻合口漏、肝创面出血和胆漏等并发症，不会引起骨髓抑制、胃肠道反应、肝衰竭和肾衰竭等严重不良反应。

对胆囊癌和肝内胆管癌可接受根治术者，可用C-HIPEC模式中的预防模式：CIS+C-HIPEC。该模式不增加术后并发症发生率，对T3期及以上的胆囊癌和肝内胆管癌，CIS+C-HIPEC可有效预防术后腹膜转移，这部分患者的肿瘤虽未发生腹膜转移但已穿透浆膜，腹腔内可能已经出现FCC和亚临床病灶，手术操作也有可能导致FCC种植于腹膜。研究表明胆管癌的FCC阳性率可达57.9%，C-HIPEC可有效清除FCC和潜在的亚临床病灶，以降低腹膜转移和肿瘤腹腔复发转移的发生，从而提高远期生存率。

（三）胰腺癌

胰腺癌恶性程度高、容易出现FCC，外科操作也可引起瘤细胞腹腔播散，C-HIPEC结合热效应和腹腔内化疗优势，可有效清除FCC。但胰腺癌手术操作复杂，术后胰漏发生较常见，所致并发症处理更为棘手，尤其是胰头癌行胰十二指肠切除术常有3~4个吻合口，术后并发症较多。目前国内外只有少数几个胰腺癌治疗中心行胰十二指肠切除术+C-HIPEC治疗，但初步研究表明C-HIPEC并未增加胰腺癌患者术后吻合口漏发生率，特别是胰漏发生率并无明显增加，也未增加其他并发症发生率，且可延长胰头癌根治术后总生存时间。CACA指南已将C-HIPEC纳入胰腺癌整合诊治指南中，作为胰腺癌整合治疗中的新兴手段，目前受到国内外胰腺外科同道广泛关注，但需更大样本、更高质量临床研究证实其疗效。

恶性腹水是晚期胰腺癌常见临床表现，预后一般很差，1年生存率不足10%。大量腹水显著增加腹腔内压力，引起腹胀、腹痛、呼吸困难等症状，严重影响生存质量。C-HIPEC在治疗胰腺癌恶性腹水具有独特优势，可有效逆转胰腺癌细胞耐药性，降低化疗药物全身不良反应，减轻腹水症状、改善生活质量，提高晚期胰腺癌患者生存率，效果明显优于腹腔穿刺引流放液、利尿脱水治疗等。

综上所述，CIS联合C-HIPEC可降低肝胆胰癌术后腹膜转移发生率，延长根治术后患者的生存时间。CRS联合C-HIPEC可有效治疗肝胆胰癌伴腹膜转移，显著延长患者生存时间。C-HIPEC技术相关并发症和死亡率低，是安全有效的疗法。然而，目前研究仍较少，应用范围局限在国内几个大的肝胆胰中心，需要大样本随机对照研究来进一步验证临床效果，以便进一步在临床上推广应用。

三、肝癌C-HIPEC适应证和禁忌证

（一）肝癌C-HIPEC适应证

1.预防模式：CIS+HIPEC

适于肝癌术后腹膜转移高危者，包括：①肝癌破裂出血。②肿瘤突破肝包膜。③肿瘤侵犯膈肌或网膜粘连。④伴有血管癌栓。⑤肿瘤靠近大血管致手术切缘<0.5cm。HCC肿瘤切除后行1~2次C-HIPEC治疗，可清除腹腔内FCC和潜在亚临床病灶，降低术后腹膜转移和肿瘤复发，提高远期生存率。

2.治疗模式：CRS+HIPEC

适于已经发生腹膜转移的肝癌，患者肝功能和体力评分良好、耐受较佳，CRS应在保证手术安全前提下尽可能切除腹腔内肉眼可见的肿瘤病灶，最大限度降低肿瘤负荷。

肝癌腹膜转移C-HIPEC适应证：

（1）年龄20~75岁。

（2）KPS评分>70分。

（3）预计生存期>3个月。

（4）肝功能Child A级。

（二）肝癌C-HIPEC禁忌证

（1）腹腔内广泛严重粘连。

（2）存在门脉主干或脾静脉、肠系膜上静脉的血栓形成。

（3）各种原因所致无法置管。

（4）骨髓功能低下。

（5）重要脏器严重功能不全。

（6）严重腹腔感染。

（7）严重凝血功能障碍。

（8）术后腹腔持续较大量渗血。

（9）生命体征不稳。

（10）身体严重虚弱、恶病质。

四、胆管癌C-HIPEC适应证和禁忌证

(一)胆管癌C-HIPEC适应证

(1)预防模式:CIS+C-HIPEC

适于伴腹膜转移高危因素的胆管癌患者,包括①T3、T4期肿瘤。②FCC阳性。③淋巴结转移。④伴有血管/淋巴管癌栓、神经侵犯。⑤肿瘤≥5cm。

根治术后行1~2次C-HIPEC治疗,可清除腹腔内FCC和潜在亚临床病灶,降低术后腹膜转移和肿瘤复发,提高远期生存率。

(2)治疗模式:CRS+HIPEC

适于已经发生腹膜转移的胆管癌患者,或根据NCCN指南判断为不可切除胆管癌,如合并恶性腹水或肝转移等远处转移,患者耐受较佳、肝功能良好,CRS可在保证手术安全前提下,尽可能切除腹腔内肉眼可见的腹膜肿瘤病灶,最大限度地降低肿瘤负荷,尤其是获得满意CRS者,经C-HIPEC治疗可显著提高胆管癌腹膜转移患者术后生存率和生存质量。

胆管癌腹膜转移适应证:

(1)年龄20~75岁。

(2)KPS评分>70分。

(3)预计生存期>3个月。

(4)肝功能Child A级。

(二)胆管癌C-HIPEC禁忌证

(1)经过减黄治疗后,血清总胆红素水平仍高于100 μmol/L。

(2)各种原因所致无法置管,如肠梗阻腹胀严重、腹腔严重粘连。

(3)骨髓功能低下,外周血白细胞、血小板数低于正常值下限。

(4)各种重要脏器严重功能不全,包括心脏、肝脏、肾脏等。

(5)严重腹腔感染性疾病,如腹腔内脓肿。

(6)严重出凝血障碍。

(7)晚期肿瘤患者恶病质。

(8)术后有明显的活动性出血。

(9)术后怀疑有肝功能衰竭的风险。

五、胰腺癌C-HIPEC适应证和禁忌证

（一）胰腺癌C-HIPEC适应证

（1）预防模式：CIS+C-HIPEC

适于伴腹膜转移高危因素的胰腺癌患者，包括①T3、T4期肿瘤。②FCC阳性。③淋巴结转移。④伴血管/淋巴管癌栓、神经侵犯。⑤术中发现肿瘤侵犯浆膜面。

胰体尾癌根治术后可适用C-HIPEC，胰头癌行胰十二指肠切除术后也可适用C-HIPEC，术中放置管路后、关腹前行1次HIPEC，在保证安全前提下，可在术后3天内再行1次C-HIPEC。

（2）治疗模式：CRS+C-HIPEC

适于已发生腹膜转移的胰腺癌患者，或根据NCCN指南判断为不可切除胰腺癌，如合并恶性腹水或肝转移等。可用于腹膜转移较局限、PCI分数较低及耐受较佳者。CRS应在保证手术安全前提下，尽可能切除腹腔内肉眼可见腹膜肿瘤病灶，最大限度地降低肿瘤负荷，尤其是获得满意CRS者，经C-HIPEC治疗可显著提高胰腺癌腹膜转移患者术后生存率和生存质量。

胰腺癌腹膜转移适应证：

（1）年龄20~75岁。

（2）KPS评分>70分。

（3）中等程度腹膜转移（PCI≤20）。

（4）病变局限于腹腔内转移。

（5）根据组织病理学或细胞学诊断为胰腺癌，或影像学检查联合实验室检查结果及临床表现确诊为胰腺癌。

（二）胰腺癌C-HIPEC禁忌证

（1）各种原因所致腹腔内广泛粘连。

（2）各种原因所致无法置管，如肠梗阻腹胀严重。

（3）骨髓功能低下，外周血白细胞、血小板数量低于正常值下限。

（4）各种重要脏器严重功能不全，包括心脏、肝脏、肾脏等。

（5）严重腹腔感染性疾病，如腹腔内脓肿。

（6）严重凝血障碍。

（7）晚期肿瘤患者恶病质。

六、肝胆胰癌C-HIPEC主要并发症

（一）肝胆癌C-HIPEC主要并发症的预防与处理

（1）肝功能损害

多数患者伴有肝脏基础疾病，需行肝脏部分切除，甚至大范围肝脏切除，对肝癌术后C-HIPEC的肝脏损害应重点关注。如出现术后第5天凝血酶原时间<50%，同时存在血清胆红素>50μmmol/L，考虑暂停C-HIPEC治疗；无肝纤维化患者在肝切除术后血清胆红素峰值>120μmmol/L，也应暂停C-HIPEC治疗。

国际肝脏外科研究小组（ISGLS）提出了术后肝功能衰竭的严重程度分级标准（表40-1）。将其分为3级，其中A级表示肝功能暂时性、小范围恶化，不需侵入性治疗；B级表示偏离预期结果，但仍可控，不需侵入性治疗；C级表示出现严重肝衰竭及多器官功能衰竭，需要侵入性治疗。对A级患者，建议继续做C-HIPEC治疗，但化疗药物剂量减半，严密观察肝功能变化；B级建议暂停；C级建议终止。

表40-1　ISGLS PHLF分级标准

分级	诊断标准	临床表现
A级	尿排量>0.5mL/(kg·h) 尿素氮<150mg/dl 血氧饱和度>90% INR<1.5	无
B级	尿排量≤0.5mL/(kg·h) 尿素氮<150mg/dl 吸氧后血氧饱和度<90% 1.5≤INR<2.0	腹水 体重增加 呼吸急促 意识模糊 肝性脑病
C级	尿排量≤0.5mL/(kg·h) 尿素氮≥150mg/dl 吸氧后血氧饱和度≤85% INR>2.0	肾衰竭 血流动力学不稳定 呼吸衰竭 大量腹水 肝性脑病

（2）肾毒性反应

使用铂类化疗药物行C-HIPEC治疗时，注意补液量要在2000mL以上，监测尿量及肌酐变化，如既往有肾脏基础病或合并肾损害的危险因素，肌酐升高超过正常值时应暂停C-HIPEC治疗。

（3）骨髓抑制

应用5-FU和铂类药物行C-HIPEC治疗时对骨髓抑制较小，用吉西他滨应关注骨髓抑制，表现为白细胞或血小板降低，如白细胞计数低于2.0×10^9/L，应使用升白药物，待恢复正常后再考虑C-HIPEC治疗，血小板明显减少可用白介素-11治疗。

（4）胃肠道反应

腹痛、腹胀较常见，患者可能会有轻微不适，降低循环液流速，大部分患者适应后会有所缓解，如患者完全不能耐受，需立刻停止C-HIPEC治疗。恶心呕吐较常见，常为化疗药引起，可予肌注甲氧氯普胺对症治疗，多数会缓解，还需注意水电解质平衡。

（5）一过性体温升高

C-HIPEC治疗时患者常会出汗，极少数会大汗淋漓。给予通风处理或物理散热后多数可缓解，大部分治疗结束后即恢复正常；少部分患者C-HIPEC治疗后会有发热现象，一般为38℃以下，物理降温后可降至正常。如果C-HIPEC治疗后出现持续高热，应警惕有无合并腹腔感染、骨髓抑制等其他问题，同时暂停C-HIPEC治疗，待排除感染、体温恢复正常后再考虑C-HIPEC治疗。

（6）呼吸困难

可能与腹腔灌注液体量过多有关，应适当减少灌注量，降低灌注速度，同时解除心理因素，严重时暂停C-HIPEC治疗。

（7）水电解质紊乱

C-HIPEC一般用生理盐水做灌注液较少发生水电解质紊乱，如用葡萄糖注射液或灭菌注射用水作为灌注液，应检测患者电解质，注意调整补液量和种类，维持水电解质平衡。使用顺铂要水化，部分患者可能出现低钾血症，应口服或静脉补钾。

（8）术后出血

C-HIPEC治疗不会增加肝脏术后出血风险，对即将行C-HIPEC治疗的肝脏手术患者，术中肝脏创面处理应格外认真，肝断面应仔细缝扎每一处出血点，必要时可行肝创面对拢缝合以减少创面渗出和出血。如术后出现引流管出血每小时>50mL或灌注液持续鲜红，要及时检查血常规，可疑术后出血则停止治疗。

（9）胆肠吻合漏

C-HIPEC并不增加胆肠吻合口漏发生率。置管时尽量避免入水管对吻合口的直接冲洗，尽量避免文氏孔附近放置热灌注管，而把腹腔右上象限灌注管放于右膈下，若必须在文氏孔放置热灌注管，则尽量使其为出水管，以降低灌注液水流对吻合口机械冲刷力。

（10）心理抵触

需特别注意的是，多数患者常对C-HIPEC不了解，多会产生排斥、抵触、抗拒心理，需要跟患者仔细沟通，排除患者心理障碍，对不良反应减少很有帮助。

（二）胰腺癌C-HIPEC主要并发症的预防与处理

目前主要焦点在C-HIPEC是否会增加胰腺癌术后胰漏的发生率。胰漏是胰腺外科难题之一，尽管各种新方法、新技术不断推出，但胰漏始终伴随胰腺手术发生。C-HIPEC并不会增加胰漏、胆漏、胃肠漏等术后并发症。如发生相关手术并发症，如胰漏、胆漏、胃肠漏、出血、腹腔内脓肿和术后胃排空延迟等并发症，则立即停止C-HIPEC治疗，根据并发症行相应处理。此外，C-HIPEC在治疗胰腺癌中可能会出现以下并发症。

（1）腹痛、腹胀

腹痛、腹胀较常见，原因是在灌注中腹腔内液体量可达3000mL，液体冲刷腹腔内肠道和其他脏器也可增加腹痛、腹胀等症状，灌注结束后释放出腹腔大部分液体，腹痛、腹胀可自行缓解。在治疗前，应进行心理指导，以缓解紧张情绪。此外，镇痛药如哌替啶和氟比洛芬酯也可用于预防不良反应。

（2）心率加快

患者出现心率加速超过100次/min，要排除灌注管道堵塞，观察呼吸和血氧饱和度，加强补液同时口服β受体阻滞剂减慢心率。热灌注管堵塞原因可能：①腹腔内纤维素样物质、脱落组织和腹腔内渗出液堵塞管路。②体外热灌注管固定时打折弯曲，或灌注液注入后重力导致管路扭曲。③灌注管移位导致侧孔位于腹壁内。灌注中解决管路堵塞办法包括调换热灌注进水出水口位置、旋转管路、盐水冲洗管路、部分拔出管路后置入、患者取半卧位避免挤压管路等。

（3）体温升高

在C-HIPEC期间，患者体温通常会轻微升高，一般低于38.5℃，无须特殊治疗。如升至38.5℃以上，则需排除感染因素。

（4）肠粘连

C-HIPEC理论上可导致腹膜无菌性炎症，引起腹膜纤维蛋白渗出，导致肠粘连，但C-HIPEC产生的肠粘连导致的肠梗阻很少见。如果出现，暂停C-HIPEC治疗，予胃肠减压、肠外营养及药物积极治疗大部分可缓解。

（5）骨髓抑制

部分患者行C-HIPEC可能发生骨髓抑制，以中性粒细胞减少为主，予粒细胞集落刺激因子多可缓解；血小板减少为少见并发症，予白介素-11疗效明显。

参考文献

1.樊代明.中国肿瘤整合诊治指南（CACA）天津：天津科学技术出版社，2022.

2.樊代明.整合肿瘤学·临床卷.北京：科学出版社，2021.

3.樊代明.整合肿瘤学·基础卷.西安：世界图书出版西安有限公司，2021.

4.中国抗癌协会腹膜肿瘤专业委员会，广东省抗癌协会肿瘤热疗专业委员会.中国腹腔热灌注化疗技术临床应用专家共识（2019版）.中华医学杂志，2020，02：89-90.

5.Chen W，Zheng R，Baade PD，et al. Cancer statistics in China，2015. CA Cancer J Clin，2016，66（2）：115-132.

6.Sung H，Ferlay J，Siegel RL，et al. Global Cancer Statistics 2020：GLOBOCAN Estimates of Incidence and Mortality Worldwide for 36 Cancers in 185 Countries. CA Cancer J Clin，2021，71（3）：209-249.

7.崔书中.体腔热灌注治疗.北京：人民卫生出版社，2021.

8.Lei Z，Wang J，Cui S，et al. Hyperthermic intraperitoneal chemotherapy for gastric cancer with peritoneal metastasis：A multicenter propensity score-matched cohort study. Chin J Cancer Res，2020，32（6）：794-803.

9.关天培，雷子颖，崔书中.结肠直肠癌腹膜转移防治临床研究.外科理论与实践，2021，26（01）：7-10.

10.Lheureux S，Gourley C，Vergote I，et al. Epithelial ovarian cancer. Lancet，2019，393（10177）：1240-1253.

11.Chua TC，Moran BJ，Sugarbaker P H，et al. Early- and long-term outcome data of patients with pseudomyxoma peritonei from appendiceal origin treated by a strategy of cytoreductive surgery and hyperthermic intraperitoneal chemotherapy. J Clin Oncol，2012，30（20）：2449-2456.

12.Bonnot PE，Piessen G，Kepenekian V，et al. Cytoreductive Surgery With or Without Hyperthermic Intraperitoneal Chemotherapy for Gastric Cancer With Peritoneal Metastases（CYTO-CHIP study）：A Propensity Score Analysis. J Clin Oncol，2019；37（23）：2028-2040.

13.Van Stein RM，Aalbers AGJ，Sonke GS，et al. Hyperthermic Intraperitoneal Chemotherapy for Ovarian and Colorectal Cancer：A Review. JAMA Oncol，2021；7（8）：1231-1238.

14.Pascual-Antón L，Cardeñes B，Sainz de la Cuesta R，et al. Mesothelial-to-Mesenchymal Transition and Exosomes in Peritoneal Metastasis of Ovarian Cancer. Int J Mol Sci，2021，22（21）：11496.

15.Mikuła-Pietrasik J，Uruski P，Tykarski A，et al. The peritoneal "soil" for a cancerous "seed"：a comprehensive review of the pathogenesis of intraperitoneal cancer metastases. Cell Mol Life Sci，2018，75（3）：509-525.

16.李雁.腹膜肿瘤学理论与实践（第一版）北京：科学技术文献出版社，2021.

17.李雁，周云峰，梁寒，等.细胞减灭术加腹腔热灌注化疗治疗腹膜表面肿瘤的专家共识.中国肿瘤临床，2015，42（04）：198-206.

18.李晶，吴妙芳，林仲秋.FIGO 2018 妇癌报告——卵巢癌、输卵管癌、腹膜癌诊治指南解读.中国实用妇科与产科杂志，2019，35（03）：304-314.

19.Glehen O，Passot G，Villeneuve L，et al. GASTRICHIP：D2 resection and hyperthermic intraperitoneal chemotherapy in locally advanced gastric carcinoma：a randomized and multicenter phase III study. BMC Cancer，2014，14：183.

20.裴炜，熊斌，崔书中，等.结直肠癌腹膜转移预防和治疗腹腔用药中国专家共识（V 2019）中华结直肠疾病电子杂志，2019，8（04）：329-335.

21.李雁，许洪斌，彭正，等.肿瘤细胞减灭术加腹腔热灌注化疗治疗腹膜假黏液瘤专家共识.中华医学杂志，2019，20：1527-1535.

22.中国抗癌协会腹膜肿瘤专业委员会，中国抗癌协会肿瘤热疗专业委员会，北京癌症防治学会肿瘤热疗专业委员会. 弥漫性恶性腹膜间皮瘤诊治中国专家共识. 中华医学杂志，2021，101（36）：2839-2849.
23. 王锡山，孙力，崔书中，等. 中国结直肠癌卵巢转移诊疗专家共识（2020版）中华结直肠疾病电子杂志，2020，9（02）：115-121.
24. Zuo T，Wong S，Buza N，et al. KRAS mutation of extraovarian implants of serous borderline tumor：prognostic indicator for adverse clinical outcome. Mod Pathol，2018；31（2）：350-357.
25. Valasek MA，Pai RK. An Update on the Diagnosis，Grading，and Staging of Appendiceal Mucinous Neoplasms. Adv Anat Pathol，2018，25（1）：38-60.
26. Cascales-Campos PA，Gil J，Gil E，et al. Treatment of microscopic disease with hyperthermic intraoperative intraperitoneal chemotherapy after complete cytoreduction improves disease-free survival in patients with stage IIIC/IV ovarian cancer. Ann Surg Oncol，2014，21（7）：2383-2389.
27. Beeharry MK，Zhu ZL，Zhu ZG，et al. Prophylactic HIPEC with radical D2 gastrectomy improves survival and peritoneal recurrence rates for locally advanced gastric cancer：personal experience from a randomized case control study. BMC Cancer，2019，19（1）：932.
28. Brenkman HJF，Päeva M，van Hillegersberg R，et al. Prophylactic Hyperthermic Intraperitoneal Chemotherapy（HIPEC）for Gastric Cancer-A Systematic Review. J Clin Med，2019，8（10）：1685.
29. 梁寒，詹宏杰，王宝贵，等. 人结肠癌裸鼠移植瘤热疗和化疗及放疗后凋亡相关基因的变化. 中华胃肠外科杂志，2008（03）：270-275.
30. 梁寒，李景武，史玉荣，等. 热疗对人类结肠癌细胞株细胞黏附因子表达的影响. 中华医学杂志，2004（15）：73-77.
31. 梁寒. 热疗的生物学机制. 国外医学（肿瘤学分册），2001（06）：438-441.
32. Sugarbaker P H，et al. 腹膜表面肿瘤细胞减灭术与围手术期化疗. 科学出版社，2018.
33. Feldman AL，Libutti SK，Pingpank JF，et al. Analysis of factors associated with outcome in patients with malignant peritoneal mesothelioma undergoing surgical debulking and intraperitoneal chemotherapy. J Clin Oncol，2003，21（24）：4560-4567.
34. Ceelen WP，Flessner MF. Intraperitoneal therapy for peritoneal tumors：biophysics and clinical evidence. Nat Rev Clin Oncol，2010，7（2）：108-115.
35. Yan TD，Deraco M，Baratti D，et al. Cytoreductive surgery and hyperthermic intraperitoneal chemotherapy for malignant peritoneal mesothelioma：multi-institutional experience. J Clin Oncol，2009，27（36）：6237-6242.
36. Helm JH，Miura JT，Glenn JA，et al. Cytoreductive surgery and hyperthermic intraperitoneal chemotherapy for malignant peritoneal mesothelioma：a systematic review and meta-analysis. Ann Surg Oncol，2015，22（5）：1686-1693.
37. Lambert LA. Looking up：Recent advances in understanding and treating peritoneal carcinomatosis. CA Cancer J Clin，2015，65（4）：284-298.
38. Vogelzang NJ，Rusthoven JJ，Symanowski J，et al. Phase III study of pemetrexed in combination with cisplatin versus cisplatin alone in patients with malignant pleural mesothelioma. J Clin Oncol，2003，21（14）：2636-2644.
39. Sugarbaker P H. Prevention and Treatment of Peritoneal Metastases from Gastric Cancer. J Clin Med，2021，10（9）：1899.
40. 季加孚，沈琳，徐惠绵，等. 胃癌腹膜转移防治中国专家共识. 中华普通外科学文献（电子版），2017，11（05）：289-297.
41. 詹宏杰，梁寒，刘洪敏，等. 腹腔热灌注化疗对不同病理类型和Borrmann分型进展期胃癌患者的预后分析. 中国肿瘤临床，2020，47（03）：135-139.
42. 詹宏杰，梁寒，王宝贵，等. 进展期胃癌术中腹腔热灌注化疗的预后分析. 中国肿瘤临床，2012，39（22）：1730-1733.

43. 詹宏杰，梁寒，王宝贵，等. 60例进展期胃癌术中腹腔热灌注化疗的临床观察. 中国肿瘤临床，2010，37（04）：229-231.
44. Ba M，Cui S，Long H，et al. Safety and Effectiveness of High-Precision Hyperthermic Intraperitoneal Perfusion Chemotherapy in Peritoneal Carcinomatosis：A Real-World Study. Front Oncol，2021，11：674915.
45. Yang XJ，Huang CQ，Suo T，et al. Cytoreductive surgery and hyperthermic intraperitoneal chemotherapy improves survival of patients with peritoneal carcinomatosis from gastric cancer：final results of a phase III randomized clinical trial. Ann Surg Oncol，2011，18（6）：1575-1581.
46. Newhook TE，Agnes A，Blum M，et al. Laparoscopic Hyperthermic Intraperitoneal Chemotherapy is Safe for Patients with Peritoneal Metastases from Gastric Cancer and May Lead to Gastrectomy. Ann Surg Oncol，2019，26（5）：1394-1400.
47. Elias D，Lefevre JH，Chevalier J，et al. Complete cytoreductive surgery plus intraperitoneal chemohyperthermia with oxaliplatin for peritoneal carcinomatosis of colorectal origin. J Clin Oncol，2009，27（5）：681-685.
48. Elias D，Gilly F，Boutitie F，et al. Peritoneal colorectal carcinomatosis treated with surgery and perioperative intraperitoneal chemotherapy：retrospective analysis of 523 patients from a multicentric French study. J Clin Oncol，2010，28（1）：63-68.
49. Honoré C，Gelli M，Francoual J，et al. Ninety percent of the adverse outcomes occur in 10% of patients：can we identify the populations at high risk of developing peritoneal metastases after curative surgery for colorectal cancer?. Int J Hyperthermia，2017，33（5）：505-510.
50. Hallam S，Tyler R，Price M，et al. Meta-analysis of prognostic factors for patients with colorectal peritoneal metastasis undergoing cytoreductive surgery and heated intraperitoneal chemotherapy. BJS Open，2019，3（5）：585-594.
51. 中华人民共和国国家卫生和计划生育委员会医政医管局. 中国结直肠癌诊疗规范（2017年版）. 中国实用外科杂志，2018，38（10）：1089-1098.
52. Verwaal VJ，van Ruth S，De Bree E，et al. Randomized trial of cytoreduction and hyperthermic intraperitoneal chemotherapy versus systemic chemotherapy and palliative surgery in patients with peritoneal carcinomatosis of colorectal cancer. J Clin Oncol，2003，21（20）：3737-3743.
53. Botrel TEA，Clark LGO，Paladini L，et al. Efficacy and safety of bevacizumab plus chemotherapy compared to chemotherapy alone in previously untreated advanced or metastatic colorectal cancer：a systematic review and meta-analysis. BMC Cancer，2016，16（1）：677.
54. Safra T，Grisaru D，Inbar M，et al. Cytoreduction surgery with hyperthermic intraperitoneal chemotherapy in recurrent ovarian cancer improves progression-free survival，especially in BRCA-positive patients- a case-control study. J Surg Oncol，2014，110（6）：661-665.
55. Sioulas VD，Schiavone MB，Kadouri D，et al. Optimal primary management of bulky stage IIIC ovarian，fallopian tube and peritoneal carcinoma：Are the only options complete gross resection at primary debulking surgery or neoadjuvant chemotherapy. Gynecol Oncol，2017，145（1）：15-20.
56. Spiliotis J，Halkia E，Lianos E，et al. Cytoreductive surgery and HIPEC in recurrent epithelial ovarian cancer：a prospective randomized phase III study. Ann Surg Oncol，2015，22（5）：1570-1575.
57. Van Driel WJ，Koole SN，Sikorska K，et al. Hyperthermic Intraperitoneal Chemotherapy in Ovarian Cancer. N Engl J Med，2018，378（3）：230-240.
58. Lei Z，Wang Y，Cui S，et al. Evaluation of Cytoreductive Surgery With or Without Hyperthermic Intraperitoneal Chemotherapy for Stage III Epithelial Ovarian Cancer. JAMA Network Open，2020，3（8）：e2013940.
59. Falandry C，Rousseau F，Mouret-Reynier MA，et al. Efficacy and Safety of First-line Single-Agent Carboplatin vs Carboplatin Plus Paclitaxel for Vulnerable Older Adult Women With Ovarian Cancer：A

GINECO/GCIG Randomized Clinical Trial. JAMA Oncol，2021，7（6）：853-861.
60.Pignata S，Scambia G，Ferrandina G，et al. Carboplatin plus paclitaxel versus carboplatin plus pegylated liposomal doxorubicin as first-line treatment for patients with ovarian cancer：the MITO-2 randomized phase III trial. J Clin Oncol，2011，29（27）：3628-3635.
61.Burger RA，Brady MF，Bookman MA，et al. Incorporation of bevacizumab in the primary treatment of ovarian cancer. N Engl J Med，2011，365（26）：2473-2483.
62. Burger RA，Brady MF，Rhee J，et al. Independent radiologic review of the Gynecologic Oncology Group Study 0218，a phase III trial of bevacizumab in the primary treatment of advanced epithelial ovarian，primary peritoneal，or fallopian tube cancer. Gynecol Oncol，2013，131（1）：21-26.
63.Chang JS，Kim SW，Kim YJ，et al. Involved-field radiation therapy for recurrent ovarian cancer：Results of a multi-institutional prospective phase II trial. Gynecol Oncol，2018，151（1）：39-45.
64.Moran B，Baratti D，Yan TD，et al. Consensus statement on the loco-regional treatment of appendiceal mucinous neoplasms with peritoneal dissemination（pseudomyxoma peritonei）J Surg Oncol，2008，98（4）：277-282.
65.Kusamura S，Barretta F，Yonemura Y，et al. The Role of Hyperthermic Intraperitoneal Chemotherapy in Pseudomyxoma Peritonei After Cytoreductive Surgery. JAMA Surg，2021，156（3）：e206363.
66.广东省限制性临床应用技术质量控制中心，广东省医学会消化道肿瘤学分会.新型冠状病毒肺炎疫情下开展腹腔热灌注化疗防控指引（第一版）广东医学，2020，41（7）：649-651.
67.Wong EYT，Tan GHC，Kumar M，et al. Hematological toxicities associated with cytoreductive surgery and hyperthermic intraperitoneal chemotherapy. Asia Pac J Clin Oncol，2020，16（2）：e38-e46.
68.Maciver AH，Al-Sukhni E，Esquivel J，et al. Current Delivery of Hyperthermic Intraperitoneal Chemotherapy with Cytoreductive Surgery（CS/HIPEC）and Perioperative Practices：An International Survey of High-Volume Surgeons. Ann Surg Oncol，2017，24（4）：923-930.
69.韩媛.胃肠恶性肿瘤腹腔热灌注化疗个案管理护理实践模式的构建.广州医科大学，2017.
70.韩媛，崔书中，周英，等.晚期胃肠恶性肿瘤患者腹腔热灌注化疗围治疗期营养状况分析.广东医学，2017，38（14）：2135-2137.
71.Tan GHC，Chia CS，Wong JSM，et al. Randomized Controlled Trial Investigating Perioperative Immunonutrition for Patients Undergoing Cytoreductive Surgery（CRS）and Hyperthermic Intraperitoneal Chemotherapy（HIPEC）Ann Surg Oncol，2023，30（2）：777-789.
72.Hsu YC，Szu SY. Effects of Gum Chewing on Recovery From Postoperative Ileus：A Randomized Clinical Trail. J Nurs Res，2022，30（5）：e233.
73.Short V，Herbert G，Perry R，et al. Chewing gum for postoperative recovery of gastrointestinal function. Cochrane Database Syst Rev，2015，（2）：CD006506.
74.高洪莲，王春美，王晓敏，等.非药物干预促进胃肠道恶性肿瘤患者术后功能恢复的最佳证据总结.中华护理杂志，2022，57（02）：215-222.
75.陈北秀，王彩芳，何勇，等.ERAS理念在晚期卵巢癌患者肿瘤细胞减灭术联合腹腔热灌注化疗的护理实践.医学理论与实践，2022，35（10）：1764-1766.
76.王平利.卵巢癌术后腹腔热灌注化疗患者护理体会.临床研究，2022，30（06）：164-166.
77.戴凤君.优质护理对腹腔热灌注化疗晚期结直肠癌患者的影响.中国社区医师，2022，38（19）：112-114.
78.黄银英，陈娜，陈岳霞，等.卵巢癌腹腔热灌注化疗患者的护理体会.中国城乡企业卫生，2021，36（12）：206-207.
79.吕倩，宋保梅，方治宇.认知行为干预联合医护一体化护理模式对卵巢癌术后经腹腔灌注化疗患者的影响.齐鲁护理杂志，2020，26（04）：100-102.
80.崔晓晴.综合护理策略对结直肠癌腹腔灌注化疗患者不良反应的影响.系统医学，2021，6（15）：184-187.

81.Dranichnikov P，Mahteme H，Cashin PH，et al. Coagulopathy and Venous Thromboembolic Events Following Cytoreductive Surgery and Hyperthermic Intraperitoneal Chemotherapy. Ann Surg Oncol，2021，28（12）：7772-7782.

82.Sommariva A，Tonello M，Migliori E，et al. HIPEC as a risk factor for postoperative coagulopathy after cytoreductive surgery for peritoneal metastases. Updates Surg，2022；74（5），1715-1723.

83.李鑫宝，姬忠贺，张彦斌，等.肿瘤细胞减灭术加腹腔热灌注化疗围术期静脉血栓栓塞症的危险因素及防治技术.肿瘤防治研究，2019，46（2）：121-126.

84.李铮，井坤娟，马晨霞，等.手术病人下肢深静脉血栓基本预防依从性护理专案管理.护理研究，2021，35（23）：4282-4285.

85.Pillinger NL，Koh CE，Ansari N，et al. Preoperative cardiopulmonary exercise testing improves risk assessment of morbidity and length of stay following cytoreductive surgery with hyperthermic intraperitoneal chemotherapy. Anaesth Intensive Care，2022，50（6）：447-456.

86.李璐，王莉.腹腔热灌注化疗过程中灌注液流速影响灌注参数的相关因素分析.医药论坛杂志，2020，41（08）：88-92.

87.王劭恒，刘鹏飞，高腾，等.不同麻醉方式对腹腔热灌注化疗术患者术后早期疼痛的镇痛效果.吉林大学学报（医学版），2020，46（05）：1043-1049.

88.Akilli H，Gunakan E，Haberal A，et al. Complications of cytoreductive surgery plus hyperthermic intraperitoneal chemotherapy：An evaluation of 100 cases. Int J Gynaecol Obstet，2022，156（3）：560-565.

89.朱晓慧，甄莉，吴慧琴，等.腹腔热灌注化疗过程中管路不通的原因分析及护理.全科护理，2018，16（11）：1367-1369.

90.林文静，张兰梅，刘捷婷，等.晚期卵巢癌腹腔镜下肿瘤细胞减灭术联合腹腔热灌注化疗的护理体会.中西医结合护理（中英文），2019，5（07）：109-111.

91.Peng JS，LaPiano J，Wang K，et al. Restrictive Intraoperative Fluid Rate is Associated with Improved Outcomes in Cytoreductive Surgery and Hyperthermic Intraperitoneal Chemotherapy. Ann Surg Oncol，2022，29（1）：163-173.

92.王济国，冯兰云，林钧华，等.腹腔热灌注化疗治疗311例恶性腹水的疗效探讨.系统医学，2022，7（03）：191-195.

93.Jiao J，Li C，Yu G，et al. Efficacy of hyperthermic intraperitoneal chemotherapy（HIPEC）in the management of malignant ascites. World J Surg Oncol，2020，18（1）：180.

94.刘丹霞.先期化疗联合术后腹腔热灌注化疗治疗晚期卵巢癌患者的临床效果及对并发症及预后情况的影响.临床医学研究与实践，2021，6（15）：29-31.

95.王子君，杨雪莹，李雁，等.卵巢癌术后发生胸腔积液危险因素分析.肿瘤代谢与营养电子杂志，2021，8（02）：184-188.

96.翁雪玲，崇慧敏，汪无云，等.妇科恶性肿瘤患者腹腔热灌注化疗中不良反应观察及护理.重庆医科大学学报，2020，45（05）：679-683.

97.刘佳云，张灵，曾令瑜，等.一件式造口袋在卵巢癌术后腹腔热灌注化疗护理中的应用.护士进修杂志，2019，34（17）：1610-1612.

98.刘铎，王辉，袁紫旭，等.肿瘤细胞减灭术联合腹腔热灌注化疗能否提高结直肠癌腹膜转移患者生存率的Meta分析.中华胃肠外科杂志，2021，24（03）：256-263.

99.程国柱，蔡国响.结肠直肠癌腹膜转移的腹腔药物治疗研究.外科理论与实践，2021，26（01）：34-37.

100.Mo S，Dai W，Xiang W，et al. Predictive factors of synchronous colorectal peritoneal metastases：Development of a nomogram and study of its utilities using decision curve analysis. Int J Surg，2018，54（Pt A）：149-155.

101.Gong Q，Song C，Wang X，et al. Hyperthermic intraperitoneal chemotherapy with recombinant mutant human TNF-α and raltitrexed in mice with colorectal-peritoneal carcinomatosis. Exp Biol Med (Maywood), 2020, 245 (6): 542-551.

102.Quénet F, Elias D, Roca L, et al. Cytoreductive surgery plus hyperthermic intraperitoneal chemotherapy versus cytoreductive surgery alone for colorectal peritoneal metastases (PRODIGE 7): a multicentre, randomised, open-label, phase 3 trial. Lancet Oncol, 2021, 22 (2): 256-266.

103.Zhou S, Jiang Y, Liang J, et al. Neoadjuvant chemotherapy followed by hyperthermic intraperitoneal chemotherapy for patients with colorectal peritoneal metastasis: a retrospective study of its safety and efficacy. World J Surg Oncol, 2021, 19 (1): 151.

104.Li J, Wang AR, Chen XD, et al. Effect of hyperthermic intraperitoneal chemotherapy in combination with cytoreductive surgery on the prognosis of patients with colorectal cancer peritoneal metastasis: a systematic review and meta-analysis. World J Surg Oncol, 2022, 20 (1): 200.

105.Polderdijk MCE, Brouwer M, Haverkamp L, et al. Outcomes of Combined Peritoneal and Local Treatment for Patients with Peritoneal and Limited Liver Metastases of Colorectal Origin: A Systematic Review and Meta-Analysis. Ann Surg Oncol, 2022, 29 (3): 1952-1962.

106.Feenstra TM, Verberne CJ, Kok NF, et al. Anastomotic leakage after cytoreductive surgery (CRS) with hyperthermic intraperitoneal chemotherapy (HIPEC) for colorectal cancer. Eur J Surg Oncol, 2022, S0748-7983 (22) 00463-2.

107.Alteri R, Barzi A, Bertaut T. American Cancer Society. Cancer Facts and Figures 2017. In American Cancer Society, Atlanta, Georgia, 2017.

108.Colombo N, Sessa C, du Bois A, et al. ESMO-ESGO consensus conference recommendations on ovarian cancer: pathology and molecular biology, early and advanced stages, borderline tumours and recurrent disease. Ann Oncol, 2019, 30 (5): 672-705.

109.Bristow RE, Tomacruz RS, Armstrong DK, et al. Survival effect of maximal cytoreductive surgery for advanced ovarian carcinoma during the platinum era: a meta-analysis. J Clin Oncol, 2002, 20 (5): 1248-1259.

110.Armstrong DK, Bundy B, Wenzel L, et al. Intraperitoneal cisplatin and paclitaxel in ovarian cancer. N Engl J Med, 2006, 354 (1): 34-43.

111.Alberts DS, Liu PY, Hannigan EV, et al. Intraperitoneal cisplatin plus intravenous cyclophosphamide versus intravenous cisplatin plus intravenous cyclophosphamide for stage III ovarian cancer. N Engl J Med, 1996, 335 (26): 1950-1955.

112.Markman M, Bundy BN, Alberts DS, et al. Phase III trial of standard-dose intravenous cisplatin plus paclitaxel versus moderately high-dose carboplatin followed by intravenous paclitaxel and intraperitoneal cisplatin in small-volume stage III ovarian carcinoma: an intergroup study of the Gynecologic Oncology Group, Southwestern Oncology Group, and Eastern Cooperative Oncology Group. J Clin Oncol, 2001, 19 (4): 1001-1007.

113.Lim MC, Chang SJ, Park B, et al. Survival After Hyperthermic Intraperitoneal Chemotherapy and Primary or Interval Cytoreductive Surgery in Ovarian Cancer: A Randomized Clinical Trial. JAMA Surg, 2022, 157 (5): 374-383.

114.Antonio CCP, Alida GG, Elena GG, et al. Cytoreductive Surgery With or Without HIPEC After Neoadjuvant Chemotherapy in Ovarian Cancer: A Phase 3 Clinical Trial. Ann Surg Oncol, 2022, 29 (4): 2617-2625.

115.Li J, Wu M, Li H, et al. 2370 Effects of neoadjuvant hyperthermic intraperitoneal chemotherapy on chemotherapy response score and recurrence for high-grade serous ovarian cancer patients with advanced disease. Annals of Oncology, 2020, 31: S1336.

116.Gao T, Huang XX, Wang WY, et al. Feasibility and safety of neoadjuvant laparoscopic hyperthermic intraperitoneal chemotherapy in patients with advanced stage ovarian cancer: a single-center experience. Cancer Manag Res，2019，11：6931-6940.

117.Gouy S，Ferron G，Glehen O，et al. Results of a multicenter phase I dose-finding trial of hyperthermic intraperitoneal cisplatin after neoadjuvant chemotherapy and complete cytoreductive surgery and followed by maintenance bevacizumab in initially unresectable ovarian cancer. Gynecol Oncol，2016，142（2）：237-242.

118.Sin EI，Chia CS，Tan GHC，et al. Acute kidney injury in ovarian cancer patients undergoing cytoreductive surgery and hyperthermic intra-peritoneal chemotherapy. Int J Hyperthermia，2017，33（6）：690-695.

119.Chan CY，Li H，Wu MF，et al. A Dose-Finding Trial for Hyperthermic Intraperitoneal Cisplatin in Gynecological Cancer Patients Receiving Hyperthermic Intraperitoneal Chemotherapy. Front Oncol，2021，11：616264.

120.Wang WY，Wu MF，Wu DB，et al. Calculating the dose of cisplatin that is actually utilized in hyperthermic intraperitoneal chemotherapy among ovarian cancer patients. J Ovarian Res，2021，14（1）：9.

121.Younossi Z，Stepanova M，Ong JP，et al. Nonalcoholic Steatohepatitis Is the Fastest Growing Cause of Hepatocellular Carcinoma in Liver Transplant Candidates. Clin Gastroenterol Hepatol，2019，17（4）：748-755.e3.

122.Bray F，Ferlay J，Soerjomataram I，et al. Global cancer statistics 2018：GLOBOCAN estimates of incidence and mortality worldwide for 36 cancers in 185 countries. CA Cancer J Clin，2018，68（6）：394-424.

123.Schwarz L，Bubenheim M，Zemour J，et al. Bleeding Recurrence and Mortality Following Interventional Management of Spontaneous HCC Rupture：Results of a Multicenter European Study. World J Surg. 2018，42（1）：225-232.

124.Jin HB，Lu L，Xie L，et al. Concentration changes in gemcitabine and its metabolites after hyperthermia in pancreatic cancer cells assessed using RP-HPLC. Cell Mol Biol Lett，2019，24：30.

125.Piso P，Nedelcut SD，Rau B，et al. Morbidity and Mortality Following Cytoreductive Surgery and Hyperthermic Intraperitoneal Chemotherapy：Data from the DGAV StuDoQ Registry with 2149 Consecutive Patients. Ann Surg Oncol，2019，26（1）：148-154.

126.李斌，姜小清，易滨，等．“计划性肝切除”体系的肝门部胆管癌Bismuth-Corlette改进分型．中国实用外科杂志，2018，38（6）：679-683.

127.Mahmood J，Shukla HD，Soman S，et al. Immunotherapy，Radiotherapy，and Hyperthermia：A Combined Therapeutic Approach in Pancreatic Cancer Treatment. Cancers（Basel），2018，10（12）：469.

128.Groot VP，Rezaee N，Wu W，et al. Patterns，Timing，and Predictors of Recurrence Following Pancreatectomy for Pancreatic Ductal Adenocarcinoma. Ann Surg，2018，267（5）：936-945.

129.Steen MW，Van Duijvenbode DC，Dijk F，et al. Tumor manipulation during pancreatic resection for pancreatic cancer induces dissemination of tumor cells into the peritoneal cavity：a systematic review. HPB（Oxford），2018，20（4）：289-296.

130.牟洪超，崔书中．持续循环腹腔热灌注化疗治疗肝胆胰恶性肿瘤的临床应用．消化肿瘤杂志（电子版），2012，4（4）：223-227.

131.何坤，胡泽民，阮嘉后，等．肝切除联合腹腔热灌注化疗在肝癌自发破裂出血中的应用．肝胆胰外科杂志，2017，29（6）：464-467.

132.于建全，冯飞灵，沈洋，等．持续腹腔热灌注化疗治疗进展期胆管癌的临床疗效观察．第二军医大学学报，2017，38（5）：570-575.

133.高庆祥，冯飞灵，袁磊，等．腹腔热灌注化疗联合细胞减灭术对胆囊癌腹膜转移的临床疗效研究．中国肿瘤临床，2020，47（3）：140-144.

134.Leigh N, Solomon D, Pletcher E, et al. Is cytoreductive surgery and hyperthermic intraperitoneal chemotherapy indicated in hepatobiliary malignancies, World J Surg Oncol, 2020, 18 (1): 124.

135.Hernandez DL, Restrepo J, Garcia Mora M. Peritoneal Metastasis of Cholangiocarcinoma Treated with Cytoreductive Surgery and Hyperthermic Intraperitoneal Chemotherapy at the Instituto Nacional de Cancerología, Colombia. Cureus, 2020, 12 (1): e6697.

136.崔书中，巴明臣，唐云强，等.腹腔镜辅助持续循环腹腔热灌注化疗治疗肝移植术后恶性腹水一例.中华肝胆外科杂志，2010，16（12）：905.

137.Amblard I, Mercier F, Bartlett DL, et al. Cytoreductive surgery and HIPEC improve survival compared to palliative chemotherapy for biliary carcinoma with peritoneal metastasis: A multi-institutional cohort from PSOGI and BIG RENAPE groups. Eur J Surg Oncol, 2018, 44 (9): 1378-1383.

138.Feng F, Gao Q, Wu Y, et al. Cytoreductive surgery combined with hyperthermic intraperitoneal chemotherapy vs. cytoreductive surgery alone for intrahepatic cholangiocarcinoma with peritoneal metastases: A retrospective cohort study. Eur J Surg Oncol, 2021, 47 (9): 2363-2368.

139.Berger Y, Aycart S, Tabrizian P, et al. Cytoreductive surgery and hyperthermic intraperitoneal chemotherapy in patients with liver involvement. J Surg Oncol, 2016, 113 (4): 432-437.

140.Liu S, Zhong Z, Yi W, et al. Effect of Hyperthermic Intraperitoneal Perfusion Chemotherapy Combined with Radical Surgery and Capecitabine on Stage III Gallbladder Cancer. Can J Gastroenterol Hepatol, 2021, 2021: 4006786.

141.Thorgersen EB, Melum E, Folseraas T, et al. Cytoreductive surgery and hyperthermic intraperitoneal chemotherapy for pseudomyxoma peritonei in a liver-transplanted patient: a case report. World J Surg Oncol, 2018, 16 (1): 180.

HIFU 治疗

❖ 隔物发功　多能聚变 ❖

❖ HIFU 要赢　精评为先 ❖

❖ 直捣胰癌　锋回路转 ❖

❖ 除疾保宫　与人为善 ❖

❖ 控瘤护生　我可双全 ❖

主　编

赵　洪

副主编（以姓氏拼音为序）

黄金华　姜立新　李　芳(重庆)　孙海燕　杨武威　周　崑　周玉斌

编　委（以姓氏拼音为序）

艾星子·艾里　陈锦云　陈　行　陈旖旎　戴　春　戴杭兵　董　弘
冯兰云　冯玉洁　耿晓鸣　宫佳奇　顾文华　郭　蕾　郭　旭　韩　峰
韩　雪　何　佳　胡晓晔　花永强　黄凯峰　黄利辉　黄　勇　黄职妹
吉永烁　贾　朗　焦　桢　金成兵　李　芳(广西)　李　静　李　可
李　陶　李　颖　梁晓华　林金刚　蔺　强　刘春雨　刘　靖　刘晓婉
刘　秀　刘玉美　刘月娥　罗　丽　罗晓茂　马俊旗　孟志强　冉立峰
热孜婉古丽·吾布力　孙蓬明　孙　群　汤海涛　汪俊涛　王国经
王建宏　王可欣　王　琨　王时峰　王锡斌　王　勇　王玉东　王云东
魏　玺　吴　威　谢　波　徐　骏　徐莲薇　许馨之　许瑶琳　许永华
闫继慈　杨　斌　杨　岑　杨　炜　易金玲　袁　博　张　力　张群霞
张天奇　张晓霏　张晓丽　张　瑜　赵　怀　赵　明　赵庆文　郑　伟
钟　薏　周　航　周进学　周　敏　周英杰　周　贇　朱本鹏　朱　辉
朱绫琳　祝宝让　庄兴俊　邹大中

第一章

高强度聚焦超声(HIFU)的概述

高强度聚焦超声（High Intensity Focused Ultrasound，HIFU）是近20年发展起来的肿瘤局部微无创治疗技术，该技术利用超声波实时显像特性，以及穿透性和方向性（可聚焦性），将超声波聚焦于体内肿瘤，在焦点处达到较高能量密度，产生高温（65℃~70℃），使肿瘤组织产生变性或凝固性坏死；肿瘤周边正常组织由于不在焦点范围内避免了不可逆损伤。焦点层层叠加，可覆盖整个肿瘤，因此HIFU可以达到较好的适形性。超声波是机械波，对病人无辐射伤害，治疗可以重复进行。经20多年临床实践，HIFU技术作为一种独立的非侵入性疗法，已广泛用于肝癌、胰腺癌、骨肉瘤、乳腺癌，腹膜后肿瘤（原发或转移）等恶性肿瘤的治疗，同时在子宫肌瘤和子宫腺肌症等良性肿瘤治疗中也显示独特优势。

一、HIFU的历史沿革

HIFU的概念（即从体外发射超声波，并将其聚焦于体内病灶，通过高温使焦点组织产生凝固性坏死）由国外学者提出于20世纪40年代。到50年代，国外学者在动物实验中尝试聚焦超声加热体内病灶，由于当时受限于精准引导的影像监控技术缺乏和对超声生物学效应的理解不足，HIFU技术在之后几十年中鲜有突破。直至20世纪80年代，中国学者发明了监控超声探头与治疗超声探头一体化技术，从而实现了精准影像监控引导下的超声波能量精准投放，HIFU技术再次引起全世界关注。1997年，中国生产出全球第一台超声监控（引导）的高强度聚焦超声肿瘤治疗设备，并于1999年通过国家食品药品监督管理局认证。此后中国又有多款高强度聚焦超声设备上市，并迅速投放临床，获批的适应证集中在肝癌，乳腺癌，骨肉瘤及其他软组织肿瘤。超声引导的聚焦超声消融手术（ultrasound guided focused ultrasound ablation surgery，USgFUAS）开始用于子宫良性疾病及中晚期恶性实体肿瘤的治疗。2004年，由以色列Insightec和美国GE公司联合研发的磁共振监控聚焦超声手术（magnetic resonance imaging guided focused ultrasound surgery，MRgFUS）设备通过美国FDA认证，获批适应证是妇科子宫良性疾病的治疗；1987年Naren Sanghvi等开发出世界首台经直肠前列腺消融设备Sonablate-100，自2015年以来已有多款通过FDA、CE认证的经直肠聚焦超声治疗设备上市。

中国的HIFU工作者不但研发了全球首台体外高强度聚焦超声治疗设备，还积极推动了国际国内相关标准或指南的制定工作，2005年，全球首个《聚焦超声肿瘤治疗系统临床应用指南（试行）》发布，之后两年中，原卫生部先后批准了在重庆医科大学和复旦大学附属华东医院建立国家级“聚焦超声肿瘤治疗培训基地”；2013年，全球首个聚焦超声消融治疗设备工程技术国际标准（IEC 60601-2-62）颁布；2017年，HIFU消融技术被纳入《子宫肌瘤诊治中国专家共识》；2020年，中国发布了《聚焦超声消融手术临床应用技术规范专家共识》。截至2020年，中国HIFU创新团队累计主持2项行业标准制定，参与6项国际标准、1项国家标准、2项行业标准制定，以及1项国家标准修订；参与8项国家临床规范指南/共识制定。

在当前所有高端医疗设备中，HIFU是少有的中国拥有独立知识产权并成功实现规模化生产的集成系统，堪称“中国智造”。HIFU代表了肿瘤局部治疗中“微无创”和“精准、适形”的发展趋势，被称为21世纪的肿瘤绿色治疗。中国的HIFU创新科技团队和临床应用团队在过去30年中不断探索，不断发展壮大，为肿瘤微无创治疗理念的践行和HIFU技术的发展应用，做出了重要贡献。

二、HIFU的技术原理

（一）高强度聚焦超声（HIFU）原理

1.体外HIFU

超声波有穿透性和方向性，将在体外超声换能器产生的超声波聚焦于体内病灶(空间焦域或称焦斑，其线度一般为毫米量级)，使焦域声强高达每平方厘米几千乃至上万瓦，位于焦域的病灶组织，如肿瘤、增生等，在数秒内迅速升温至65℃~70℃以上。

超声焦域（-6dB）三维体呈椭圆体，其长轴（焦域纵向尺寸）约10~30mm，短轴宽度即焦域横向尺寸约1.2~3.0mm。椭圆体焦域即HIFU治疗的基本单位，HIFU依靠电脑控制系统采用点、线、面、体点阵适形精确扫描方式，立体覆盖肿瘤。

超声波也是一种显像手段，因此HIFU治疗可在超声波实时定位和全程监控下进行，确保定位准确性和治疗安全性。

2.经直肠HIFU

经直肠HIFU是指使用微小形聚焦超声探头经人体自然腔道贴近目标靶区进行体

内消融治疗的聚焦超声消融方式，经直肠聚焦超声设备通过声透镜来使超声束聚焦，制成较小棒状治疗探头，因其尽可能抵近目标靶区，可在较小焦距上进行治疗。这种治疗方式易于形成较小焦斑，一般可用于精确治疗。同时由于焦域直径小，可用较小输出功率形成较大声强，完成HIFU所需指标。

由于经腔道技术限于人体自然腔道尺寸，对换能器大小有严格要求。目前临床被广泛推广的仅有经直肠聚焦超声消融设备。美国Sonacare Medical公司的Sonablate和法国EDAP公司的Focal One是已获FDA及CE上市认可的两款设备。

（二）HIFU系统组成

HIFU设备由治疗头及声耦合装置、超声功率发生器、测位装置、定位装置、控制装置、患者承载装置和水处理装置组成。

1.聚焦声源

聚焦声源是HIFU设备的关键部分，由聚焦超声换能器和超声功率源组成。聚焦超声换能器有单元、多元、相控阵等多种换能器结构。单元换能器有声透镜、凹球面聚焦方式，其中声透镜聚焦换能器电声转换效率低。凹球面聚焦方式是电声转换效率高，聚焦声场性能及其稳定性是最理想化的聚焦换能器。独立的多元阵结构换能器，电声转换效率高，但是，聚焦声场性能较差。相控阵换能器由多个（大于等于300只）换能器基元有序排列成阵列组成，通过与基元对应数量的超声功率源相位、输出功率的控制，达到电子动态聚焦，即可动态调节焦域的大小、形状及其位置，以达到在特定声传播媒介条件下对靶组织进行动态跟踪治疗。由于实际制造工艺、控制程序均较复杂，声场聚焦性能效果还不能令人满意，还需进一步摸索发展。

2.测位装置

测位装置用于确定靶组织空间位置并在治疗中进行监控。HIFU用于临床的测位装置是B型超声诊断仪或磁共振（magnetic resonance imaging，MRI）。

（1）B型超声诊断仪：B超诊断探头安装在聚焦超声换能器辐射面中央圆孔，其超声成像的解析度基本可满足人体组织结构的显像，实现HIFU实时引导及焦域定位。如HIFU治疗达到组织消融，从而导致组织声阻抗值变化，则超声可实时监控到治疗区域的声灰阶变化。但是，由于这个灰阶值中包含了多方面因素的干扰，如组织空化和或气化所产生的气泡、快速温升和凝固性坏死结构的改变等，随着观察时间延长，回声强度会逐渐减弱，强回声范围逐渐减小。因此，HIFU治疗时声灰度的变化，仅为参考。

（2）MRI：MRI图像的软组织对比度明显高于B超和CT，能清楚分辨各种不同组织，反映组织器官详尽解剖学细节。还是一种多参数的成像方法，不仅能显示组织结构解剖学图像资料，还能提供组织特征和功能信息。人体组织内与温度相关的一些参数都会影响MRI图像，MRI温度成像仪可监测HIFU治疗靶区温度。MRI用于HIFU治疗温度成像，空间分辨力不高，虽然温度的分辨率可达1℃，成像时间可达秒级，但还不能实现“实时监控”。

3.定位装置

根据治疗头-声耦合装置与患者接触方式，HIFU定位装置分上和下置式两种：

（1）上置式 患者取仰卧位，与上置水槽水囊直接接触（表面涂有超声耦合剂），在水槽中的聚焦超声换能器由上向下发射超声束。取仰卧位不易疲劳，不直接接触水，安全卫生；上置式水囊脱气水重量压制患者，可防止患者移动，减小内脏器官移位，有利治疗安全。治疗时不需对患者进行绑定或麻醉，治疗快捷简便。由于在声通路中存在水囊膜干扰，超声图像质量会受到一定影响；另外，如皮肤和水囊膜耦合不佳，在接触面容易产生皮肤损伤。

（2）下置式 患者俯卧于承载装置上，直接接触下置水槽水面，下置水槽中的聚焦超声换能器，由下向上发射超声束进行HIFU治疗。由于声通路中患者和水直接接触，避免了水囊的干扰，在同样情况下，超声图像质量比较清晰。脱气水需消毒杀菌处理以防水介质对患者健康影响，特别是对表皮有破损者。患者取俯卧位较仰卧位易于疲劳，要控制治疗时间，如患者在清醒状态容易体位移动，治疗时需对患者进行绑定或麻醉。另外，俯卧位时，腹部肠道因重力下垂，有可能阻挡超声辐射声道，所以，下置式治疗深部肿瘤应特别注意肠管损伤。

4.控制装置

HIFU控制装置由专用控制软件和控制装置硬件组成。控制装置具有控制治疗头、患者承载装置等多维运动功能，专用控制软件具有控制换能器多维精确移动，换能器焦点定位，肿瘤适形治疗方案规划，换能器输出声功率、发射时间、停顿时间、点距等治疗参数的功能，测位装置有医学影像成像处理、患者信息处理计划等功能。专用控制软件的拓展功能有：焦点及其附近区域温度显示，治疗区域三维重建，医学影像图像融合，网络远程在线指导，医院信息系统（HIS）连接等。

（三）HIFU局部生物学效应原理

HIFU主要通过消融热效应、非消融热效应及其他非热效应引起局部生物学效应，各种效应并非独立存在，而是在一定程度上相互协同、相互影响。

1.热消融效应

热消融是HIFU消融治疗的主要方式。超声波在组织中传播引发介质振动，介质摩擦产生的部分能量转化为热量，热量的大小决定于介质吸收系数，以及超声波的强度和辐照时间。当体外超声波在靶组织焦域内聚焦时，可使局部组织温度升高至55℃以上，在较短时间内持续聚焦产热，使靶组织细胞内蛋白质变性，从而产生不可逆凝固性坏死，进而表现为靶组织细胞坏死、溶解、吸收，达到热消融目的。此外，超声波瞬时空化效应可协同热效应，有效提高热消融效率。

2.非消融热效应

非消融热效应指局部组织温度升高在43℃~55℃间且持续一定时间时，靶组织内相关信号通路激活可诱生以外源性为主的细胞凋亡，造成靶组织不可逆性损伤。对HIFU治疗而言，同时相对低强度的聚焦超声可通过声空化效应、声辐射力、微环境紊流剪切，在靶组织细胞或血管内皮细胞上形成暂时性、可逆性通道，细胞及血管通透性增加，不仅有利于炎症细胞聚集，同时也有利于增加全身协同治疗药物穿透。在肿瘤的HIFU治疗中，由于声通道中上层组织的干扰及肿瘤的血供差异，即使在完全标准治疗参数下，靶区未能达到热消融并非少见，但在随后临床观察中发现肿瘤生长仍受明显抑制。虽然目前在解释HIFU非消融热效应时会在一定程度上借用肿瘤热疗机制，由于在HIFU治疗中，焦域内肿瘤组织加热和升温时间很短，常在10秒内，而热疗的累计加温时间长达几小时甚至10小时以上，显然HIFU非消融效应机理和肿瘤热疗是不同的，还需进一步研究探讨。

3.机械效应

高频超声波通过介质时，施加给介质分子瞬时加速度，产生剪切力，从而改变物质结构，这就是超声波的机械效应。这种强度适当的机械效应作用于人体细胞时，在超声波作用下，生物组织将受到压力作用，并产生速度和加速度的变化，可使大分子降解、蛋白质变性、细胞变形。

4.空化效应

液体中微小泡核在超声波作用下，经历超声的稀疏相和压缩相，体积生长、收缩、再生长、再收缩，多次周期性震荡，最终高速度崩裂产生射力作用和微声流的动力学过程。空化作用需气泡存在，运用微泡造影剂能降低超声波的空化阈值，增强空化效应。

空化效应大致分两类：惯性空化（瞬时空化，transient cavitation）和非惯性空化（稳定空化，stable cavitation）。惯性空化特征是在超声作用下气泡膨胀为原大小的多倍，并且快速崩溃。在崩溃阶段，泡内气体被压缩，泡内温度明显上升，引发冲击波，甚至能产生自由基。以惯性空化效应为原理的“空化刀”/组织损毁技术（histotripsy），以非接触、非热效应机械作用在靶组织中产生破坏性气泡，将靶组织机械裂解为碎片，可产生媲美传统热消融的疗效。动物实验证实空化效应损毁肿瘤后，免疫反应水平比化疗和热消融更高，这可能与机械作用能在破坏肿瘤后更好保存肿瘤抗原活性、树突状细胞（dendritic cells，DC）受到的刺激更强有关。

非惯性空化是指超声压力非线性驱动气泡半径发生改变的过程。这时的气泡可理解为一个具有硬度和惯性的振荡器。其硬度由泡内的气体决定；运动的惯性则主要由气泡周围的液体决定。当用接近气泡自然共振频率的超声驱动时，气泡会出现共振现象，利用这种现象可刺激细胞表面的离子通道和干预细胞通路。

5.微小血管损伤

对直径小于0.2mm的微小血管，热消融可直接损伤瘤细胞内小血管血窦内皮细胞，引起内皮细胞核消失，血管肌细胞溶解，血窦结构塌陷，同时管腔内伴有红细胞大量聚集形成微血栓，可有效破坏瘤内微小血管。而对肿瘤内部及毗邻的较大血管，因血流量相对微血管更大，可带走更多热量，影响靶组织热沉积，HIFU难以对其造成损伤，这种对血管的选择性损伤机制在损伤肿瘤内部微小血管的同时可保护周边毗邻大血管，并促进局部新生肉芽组织对坏死的肿瘤组织的修复。

Yang等用HIFU（4 MHz，1500 W/cm^2）对活体兔腹主动脉和下腔静脉进行辐照未造成血管损伤，而将其用于辐照鼠肝脏时却发现肝内直径小于0.2 mm的血管被损伤、阻塞。

6.免疫效应

HIFU治疗作为肿瘤治疗中一种局部控制手段，还可通过多种机制调控免疫反应。在肿瘤免疫治疗时代，HIFU的免疫调控作用及其与免疫治疗联用策略格外值得研究和关注。近年来，越来越多证据显示HIFU对控瘤免疫反应具正向调控作用，其可能机制：

（1）消融促进肿瘤抗原释放：肿瘤抗原暴露与识别是启动特异性免疫应答必不可少的一环。局部消融原位毁损肿瘤，理论上可将所有肿瘤抗原保存并原位释放。在小鼠冷冻消融模型中，原位释放的肿瘤抗原可以诱生特异性控瘤免疫反应；冷冻消融后即刻去除产生的瘤细胞碎片，小鼠则无法产生有效的控瘤免疫记忆。在小鼠黑色素瘤模型中，使用射频消融及冷冻消融后均可见树突状细胞吞噬肿瘤抗原，2天后外周淋巴结中10%树突状细胞可特异性识别肿瘤抗原，进一步证实局部消融具释放抗原作用。HIFU空化效应等可使瘤细胞表面的抗原决定簇暴露，增加瘤细胞抗原性；HIFU消融可通过热效应或机械效应使瘤细胞发生坏死并产生细胞碎片，由其产生的肿瘤裂解物可诱导树突状细胞成熟。这种利用肿瘤抗原诱导的免疫应答具主动性和特异性，被认为是最安全、有效的肿瘤免疫治疗方式。但由于个体差异大，肿瘤特异性抗原缺乏是长期以来阻碍肿瘤免疫治疗疗效的重要因素之一。HIFU所产生的肿瘤裂解物在理论上包含肿瘤抗原完整信息，尽管如此，由于高温引起的肿瘤血管封闭和部分肿瘤抗原的变性失活，可能导致肿瘤对免疫细胞的通透性差和抗原释放不足。由于HIFU的设计和预期温度在70℃左右，低于射频、微波等插入式消融温度，提示HIFU消融对肿瘤抗原的保护可能优于插入式热消融。

（2）非消融效应诱导细胞凋亡：在HIFU消融区之外存在一个温度梯度，这个区域的肿瘤组织温度在50℃~60℃，另外未能达到消融疗效的HIFU治疗也使肿瘤组织达到同样温度区间，该区域细胞大多数发生了凋亡：细胞受热诱导热休克蛋白（Heat Shock Proteins，HSPs）的产生及促炎症因子，如白细胞介素12（IL-12）、干扰素-γ（IFN-γ）和肿瘤坏死因子-α（TNF-α）等细胞因子的表达，诱导免疫原性细胞死亡（immunogenic cell death，ICD），释放内源性危险信号（Damage-associated molecular pattern，DAMPs），导致免疫细胞分泌IFN-γ和/或TNF-α，使肿瘤中CD4+和CD8+细胞积累增加。与此同时，细胞凋亡后，死亡细胞可通过胞吞作用被巨噬细胞吞噬，吞噬了凋亡细胞的巨噬细胞产生IL-10、TGF-β、PGE2等抗炎分子，促进免疫复合物聚集，具有很强免疫原性。

（3）激活控瘤免疫应答：多项研究证据证实HIFU具免疫激活作用。用HIFU处理后的肿瘤疫苗免疫小鼠后可形成保护性免疫记忆，再次接种同种肿瘤后其生长受到显著抑制；在神经母细胞瘤模型中，通过HIFU消融后能诱导有效的控瘤免疫记忆，再次接种后成瘤率显著下降。肝癌模型进行HIFU消融后，肿瘤杀伤细胞数量和功能分子如IFN-γ和TNF-α分泌显著增加。将这些激活的肿瘤杀伤细胞输入荷瘤小鼠，与对照组相比，治疗组小鼠肿瘤减小甚至消退，存活率明显提高。值得注意的是，在一些动物模型中，HIFU的机械效应比热效应显示更强的免疫激活能力。通过调整HIFU治疗参数降低其热效应后，黑色素瘤小鼠体内激活的肿瘤杀伤细胞更多。同样，在小鼠肠癌模型中，低温度HIFU组肿瘤引流淋巴结中DC增加更为显著。此外，HIFU治疗的点阵密度也可影响其免疫激活作用。有研究提出DC主要积聚在损伤区外周，因此增大治疗点阵间隙的治疗方案能增加DC浸润。而且，疏松消融点阵能有效阻止热效应累积，低温可能更利于免疫激活。

（4）联合治疗的免疫效应：HIFU联合微泡治疗可增强空化效应，从而增强HIFU对肿瘤的破坏作用，激活更强免疫反应；低频HIFU还可提高免疫治疗药物递送效率，从而加强肿瘤免疫治疗效果；小鼠乳腺癌模型研究证实，HIFU治疗可重塑肿瘤免疫微环境，促进免疫细胞浸润，联合PD-L1抑制剂具协同作用，可引起全身控瘤免疫反应和远处肿瘤生长抑制作用；而在免疫治疗耐药模型中，HIFU联合CD40激动剂可激活CXCL9+CD8+T细胞，有效逆转PD-1耐药。以上结果提示通过优化HIFU治疗策略可能得到最佳的肿瘤消融疗效和更强的免疫激活效应。因此，未来进行机制研究及设计联合治疗方案时可将优化不同HIFU治疗策略纳入研究。

三、适应证与禁忌证

（一）技术适应证

（1）病灶能在监测影像上清晰显示（超声或MRI）；

（2）在病灶与皮肤间存在安全声通道，无充气扩张的胃肠道、含气组织、骨组织、瘢痕等，或通过充盈膀胱、增加水囊、人工胸腹水等方式创建安全声通道；

（3）不同治疗换能器对皮靶距要求不尽相同，常用上置式或下置式换能器通常要求病灶浅面与皮肤距离（皮-靶距）大于10~15mm，颈部，胸部皮肤较薄，皮-靶距要求在10mm左右，背部皮肤较厚，皮-靶距要求大于15mm。同时受到焦距限制，病灶深面距皮肤不超过120mm；

（4）病灶与周围重要结构，如神经、膈肌、输尿管、膀胱、椎体等保持5mm安全距离。病灶紧贴上述结构，制定治疗方案，应避开或适当降低功率。

（二）禁忌证

1.绝对禁忌证

（1）含气空腔脏器的溃疡型肿瘤（消化道凸出腔内实体瘤，如位置相对固定，可尝试治疗）；

（2）无安全声通道者；

（3）肿瘤已侵入消化道和气道内者；

（4）机载定位影像系统不能清晰显示的病灶，或不能完成定位的病灶；

（5）治疗部位皮肤破溃、感染及切口未愈合；

（6）超声治疗通道中存在腔静脉系统栓子；

（7）有严重凝血功能障碍者；

（8）治疗区内或声通道上重要血管有较大钙化、斑块，或血管内有栓子形成（门静脉癌栓除外）。

2.相对禁忌证

（1）合并心、肝、肾、脑、肺等器官衰竭，实施治疗可能发生意外者（医生评估确有治疗价值，且术前谈话病人及家属有强烈治疗意愿者例外）；

（2）合并严重恶病质、全身衰竭，或有重度腹水者；

（3）合并血液系统疾病，存在明显出凝血机制障碍者；

（4）采用上置式或水囊透声设备治疗时，水囊膜与治疗部位皮肤不能充分耦合，接触面积过小者；

（5）肿瘤内或治疗区存在急性感染且感染未被控制前；

（6）治疗通道上有金属或其他使超声波不能通过的物体；

（7）声通道上组织曾接受放疗剂量大于45Gy的放疗；

（8）声通道上组织有大量瘢痕的瘢痕体质者；

（9）心脏状况不稳定（不稳定性心绞痛、6个月内存在心肌梗死、充血性心衰、未被控制的严重高血压）；

（10）有癫痫大发作史者；

（11）严重脑血管病史者（多次脑血管意外或6个月内发生脑血管意外）；

（12）伴有严重糖尿病的患者；

（13）不能耐受相应麻醉或在镇痛镇静下治疗的患者；

（14）孕妇和严重胶原性疾病患者。

第二章

肿瘤的HIFU治疗

在20多年HIFU治疗实践中，经大量案例疗效观察，在原来比较宽泛的适应证中筛选出一部分已经形成共识的经典适应证，这些适应证一般具有以下特点：①HIFU完成治疗临床病例较多；②文献证据充足；③ HIFU的优势能充分体现。主要有：子宫肌瘤、子宫腺肌病、肝脏肿瘤、胰腺癌、良性前列腺增生、前列腺癌、乳腺肿瘤、软组织肿瘤、骨肿瘤、肾肿瘤、肾上腺肿瘤、膀胱癌，以及具有良好超声通道的腹盆腔或腹膜后实体瘤等。

一、肝脏肿瘤

针对原发性肝癌，除手术切除外，肿瘤消融（包括化学消融，射频/微波消融，冷冻消融）已在临床广泛应用，且取得满意疗效。肝脏肿瘤的HIFU治疗除具有非侵入性优势外，对肝脏肿瘤被肋骨阻挡、血流丰富、随呼吸移动等特点，和其他消融技术相比，未显太大优势。尤其对受到肋骨遮挡的右叶肝癌，超声波入射通路受较大干扰，因此HIFU治疗肝脏肿瘤多集中在不受肋骨阻挡的左叶肝癌，或低于肋弓的右叶肝癌。

（一）HIFU治疗肝癌临床适应证

（1）不可手术切除的原发性肝癌；

（2）不能耐受手术切除的体弱患者；

（3）拒绝外科手术切除的可切除原发性肝癌；

（4）手术后肝内复发转移肝癌；

（5）肝功能为Child-Pugh A级或B级，或经保肝治疗达到A/B级，有强烈治疗意愿的肝功能C级患者，可经谨慎评估后行姑息治疗；

（6）转移性肝癌。

（二）HIFU 治疗肝癌临床禁忌证

（1）被肋骨遮挡大部分或靠近膈顶的肝癌，经全麻控制下呼吸暂停或人工胸水仍未能建立满意声通道；

（2）弥漫性肝癌；

（3）下腔静脉瘤栓或血栓，且未行下腔静脉滤器置入术；

（4）肝功能为Child-Pugh C级，经保肝治疗无改善；

（5）伴活动性消化道出血，或有不可纠正严重凝血功能障碍，有严重出血倾向；

（6）食管-胃底静脉曲张破裂出血小于1个月；

（7）活动性感染；

（8）超声波通路上皮肤破溃或感染；

（9）ECOG>2分，或合并肝、肾、心、肺、脑等重要器官功能衰竭，肝性脑病；

（10）不能耐受HIFU治疗的麻醉（针对需要麻醉的治疗方案）；

（11）对表浅、体积较大肝肿瘤，如有较高肿瘤破裂风险时应慎用HIFU治疗。

二、胰腺肿瘤

胰腺癌是预后最差的实体瘤之一，手术切除率低，术后复发或转移率高，放化疗多不敏感，缺乏有效靶点，未经手术的胰腺癌生存期多在6个月以内。HIFU在胰腺癌治疗中体现诸多优势，在我国已累计治疗近1万例，有效性与安全性均满意，最长者已生存10余年。因此有理由期待，HIFU可作为胰腺癌治疗前端选项。

（一）HIFU 治疗胰腺癌临床适应证

（1）无法获得手术根治的患者；

（2）不能耐受或拒绝手术的患者；

（3）疼痛或止痛药物副作用明显影响生活质量；

（4）胰腺癌术后原位复发；

（5）预期生存期大于3个月；

（6）预期生存期较短，进行姑息止痛治疗的患者。

（二）HIFU 治疗胰腺癌临床禁忌证

（1）机载超声无法显示病灶；

（2）梗阻性黄疸，无法减轻或控制；

（3）胆-肠吻合内引流术后，肿瘤被空肠、胃等器官包围、粘连（这种类型不适合一次性HIFU治疗，可适当降低功率，增加治疗次数）；

（4）声通道内疤痕、金属、大钙化或大量气体干扰，经声窗调整，无法规避；

（5）肿瘤严重侵犯胃、肠，消融坏死可能波及上述器官，导致消化道穿孔；

（6）肿瘤或非肿瘤性肠梗阻；

（7）活动性出血、血栓或癌栓（下腔静脉放置滤器后可重新评估风险）；

（8）顽固性腹水，影响病灶的显像；

（9）无法控制的感染；

（10）肝、肾、心、肺等功能处失代偿范围；

（11）病人无法耐受相关体位（平卧位或俯卧位）的HIFU治疗。

三、乳腺肿瘤

治疗乳腺癌首选根治方法是外科手术，但近年有部分乳腺占位（包括乳腺癌）患者为追求生活品质而拒绝毁容性根治手术，也有老年患者，因高龄而不能耐受根治性手术。针对这类患者进行的局部替代治疗主要是肿瘤消融，HIFU由于非侵入性优势，可重复进行，受到部分乳腺癌患者关注。

HIFU作为局部治疗方法，可根据肿瘤外科原则，从体外完整杀灭肿瘤细胞，治疗靶区包括癌块和癌块周围1~2cm乳腺组织。治疗后乳房癌块逐渐缩小。此时，患者乳房外观、弹性等各项指标与健侧比较无明显差异。但是，HIFU治疗不能替代腋窝淋巴结清扫，对接受HIFU保乳治疗病人，应常规进行腋窝淋巴结清扫术。

（一）HIFU治疗乳腺癌临床适应证

（1）经定位、图像融合及实时评估系统能显示并消融直径大于等于1 cm，肿瘤最大径小于等于4cm病灶；

（2）肿瘤数目不超过4个；

（3）为了避免对皮肤的损伤，肿瘤和皮肤的距离要求大于10mm；

（4）肿块经局部加压后位置能够相对固定，具有安全的声通道。

（二）HIFU治疗乳腺癌临床禁忌证

（1）不能确定原因弥漫性或有恶性表现的微钙化病灶；

（2）乳房区有放疗史，放疗剂量达到40Gy；

（3）皮肤已溃破或皮肤已被肿瘤浸润；

（4）结缔组织疾病（胶原血管疾病）病史；

（5）炎性乳腺癌。

（三）乳腺纤维腺瘤及乳腺癌具以下情形者不宜HIFU治疗

（1）肿块或结节数超过4个；

（2）肿块浅面距离皮肤15mm以内。

四、子宫肌瘤

子宫肌瘤是育龄期女性发病率最高的良性肿瘤，约20%伴月经过多、贫血、压迫等症状，也是以往造成子宫切除最常见的原因。HIFU用于子宫肌瘤治疗已获美国FDA认证，并在欧洲、韩国等均已获得认证。近20年中，HIFU已在中国治疗了数十万例的子宫肌瘤，有效性和安全性均满意。国外使用的HIFU设备大部分来自于中国，主要用于子宫肌瘤治疗。

（一）HIFU治疗适应证

（1）主要针对已婚已育无生育要求的未绝经患者，明确诊断的子宫肌瘤；

（2）排除肉瘤、宫颈恶性病变及子宫其他病变；

（3）月经增多、经期延长导致贫血药物治疗无效；

（4）阴道分泌物增多导致反复感染者；

（5）引发尿频尿急、尿潴留或排便困难等压迫症状；

（6）肌瘤变性、扭转或短期内快速生长；

（7）严重下腹坠胀痛、腰酸、性交痛；

（8）导致不孕、反复流产的唯一原因；

（9）肌瘤数目无严格显示，如果数量很多，可以分次治疗；

（10）子宫前壁肌瘤最大径应大于2cm，后壁肌瘤最大径应大于等于4cm；

（11）患者子宫肌瘤为肌壁间肌瘤或非带蒂的浆膜下/黏膜下肌瘤。

（二）子宫肌瘤具有以下情形者不适宜HIFU治疗

（1）宫颈细胞学提示异常细胞：低度鳞状上皮内病变（L-SIL），高度鳞状上皮内病变（H-SIL）及癌细胞；

（2）有蒂肌瘤、后壁深达盆底的肿块、阔韧带肌瘤等；

（3）患者阴道流血时慎用；

（4）合并妇科其他疾病者（阴道炎、盆腔炎、肿瘤）；

（5）妇科检查可疑盆腔内组织、器官粘连；

（6）月经期、哺乳期或妊娠试验阳性；

（7）绝经后患者视为相对禁忌证；

（8）一般情况下，认为直径大于8cm、血流丰富的子宫肌瘤，应视为相对禁忌证；

（9）可疑子宫肉瘤者。

五、前列腺癌

前列腺癌好发于前列腺外周带，具体发病机制不详，与基因和环境有关，早期症状隐匿，手术、放疗、热疗更易损伤性神经，造成勃起功能障碍，其中热疗及放疗对性神经影响较小。Taimur T Shah等将Sonablate聚焦超声治疗与腹腔镜手术的无失败生存率和总生存率进行倾向性匹配对比研究，结果表明在至少6年观察期内，局灶消融在显著更低副作用的情况下，与腹腔镜手术相比在无失败生存率和总生存率上处于同一水平。

（一）经直肠HIFU治疗适应证

（1）不能和不愿接受开放手术患者；

（2）局限性及寡转移性前列腺癌；

（3）T1~T2期，Gleason评分小于7分，体积小于30ml；

（4）T3期以前（包括T3期）局限性前列腺癌患者，无PSA和Gleason评分限制；

（5）第一线治疗（包括根治性前列腺切除术、放疗、内分泌治疗）后复发者；

（6）可行局部减瘤治疗的晚期前列腺癌患者。

（二）前列腺癌及前列腺良性增生具以下情形者不宜HIFU治疗

（1）在治疗区域及声波通过区域，有串珠样前列腺结石或直径大于1cm的囊肿；

（2）有直肠手术史，治疗区域与周围组织分界不清者；

（3）严重泌尿系感染者；

（4）凝血功能障碍；

（5）尿道狭窄，尿道内有金属或其他植入物。

（三）前列腺良性增生具以下情形者慎行HIFU治疗

（1）前列腺中叶明显突入膀胱；

（2）有生育要求的患者；

（3）前列腺前后径小于26mm或横径小于28mm。

六、骨肿瘤

由于超声波束被骨骼强烈反射和衰减，最初普遍认为超声波不能穿透骨骼。

HIFU最初被认为不能治疗骨骼深部靶点。然而，由于骨皮质高吸声率和低导热率，目前利用这种高吸收率，可用相对较低水平的超声能量来实现加热和消融，将焦点定位在骨皮质深处，仍可在不损伤邻近组织情况下实现局部加热效应。

（一）HIFU治疗骨肿瘤适应证

（1）不适宜手术、拒绝手术或手术后复发的四肢、躯干骨肿瘤；

（2）经定位、图像融合及实时评估系统能显示并消融的直径≥1cm病灶；

（3）转移性骨瘤的局部止痛治疗。

（二）HIFU治疗骨肿瘤禁忌证

（1）监控技术超声成像或者磁共振成像不能识别病灶；

（2）目标靶区距离关键神经、膀胱、皮肤或肠道不到1cm；

（3）疤痕、植入物或其他金属物体位于治疗超声声场中，可能导致严重并发症者；

（4）严重的溶骨性破坏伴病理性骨折未愈合者慎行HIFU治疗；

（5）病灶位于潜在高风险发生病理性骨折的部位时慎行HIFU治疗；

（6）患者在手术过程中不能保持固定位置体位配合治疗的。

七、腹膜后占位

腹部恶性肿瘤后期大多会发生腹膜后淋巴转移，该位置紧贴甚至包绕腹主动脉和下腔静脉等大血管，基本不考虑手术。转移性肿瘤对腹腔神经丛的侵犯，导致剧烈顽固腰背疼痛。HIFU对腹膜后转移性占位治疗，能明显的控制肿瘤生长和缓解疼痛，周围大血管由于血流快速流动而带走热能，使血管壁处安全状态。

（一）HIFU治疗腹膜后占位适应证

（1）不适宜手术、拒绝手术或手术后复发的患者；

（2）预期生存期大于三个月；

（3）定位系统能清晰显示腹膜后占位性病变，肿瘤直径大于1cm；

（4）靶区（腹膜后占位）前方胃肠可通过压迫等干预，使声通道无胃肠道干扰。

（二）HIFU治疗腹膜后占位的临床禁忌证

（1）机载超声无法显示病灶；

（2）胆-肠吻合内引流术后，肿瘤被空肠、胃包围、粘连（这种类型不适合做HIFU消融治疗，可适当降低功率，增加治疗次数）；

（3）声通道内疤痕、金属、大钙化或大量气体干扰，经声窗调整，无法规避；

（4）肿瘤严重侵犯胃、肠，消融坏死可能波及上述器官，导致消化道穿孔；

（5）活动性出血、血栓或癌栓（下腔静脉放置滤器后可重新评估风险）；

（6）顽固性腹水，影响病灶的显像；

（7）无法控制的感染；

（8）肝、肾、心、肺等功能处失代偿期，病人无法耐受相关体位（平卧位或俯卧位）的HIFU。

八、肾脏肿瘤和肾上腺肿瘤

对不具备手术条件的肾脏肿瘤和肾上腺肿瘤，常采取局部消融。对功能性肾上腺肿瘤，如嗜铬细胞瘤，HIFU治疗具有非侵入性安全优势。

九、软组织肿瘤，包括软组织肉瘤、侵袭性纤维瘤等实体瘤

HIFU治疗适合一些反复术后复发而无远处转移的软组织恶性肿瘤，有治愈可能。其中侵袭性纤维瘤（AF）局部呈浸润性生长，极易复发但几乎不转移，好发于青少年，反复手术后导致致残甚至致死。但其生物学特性是肿瘤对热非常敏感，特别适合HIFU局部消融治疗，并有治愈案例。另外还有部分软组织瘤也可以HIFU姑息性治疗，一般可适当降低HIFU治疗强度，以改善症状和延缓肿瘤生长。

以下情形者不适宜HIFU治疗：

（1）侵犯主要的神经者；

（2）血管和淋巴来源的肉瘤；

（3）以水、浆液或黏液成分为主的肿瘤。

十、子宫腺肌病

子宫腺肌病是指子宫内膜（包括腺体和间质）侵入子宫肌层生长而产生的病变。主要临床症状包括月经过多（甚至致严重贫血）、严重痛经和不孕，会对患者身心健康造成严重影响。子宫腺肌病好发于生育年龄妇女，发病率为7%~23%。

（一）HIFU治疗子宫腺肌病的临床适应证

（1）有痛经、经期延长、月经量增多等典型症状患者；

（2）经影像学检查（MRI、超声）确诊为子宫腺肌症；

（3）病变处肌壁厚度大于3cm；

（4）患者一般情况好，能保持1小时左右或更长时间仰卧位或俯卧位；

（5）机载影像学设备定位成功，子宫与腹壁间无肠管阻挡或通过处理可消除肠

管阻挡的影响，具有安全治疗声通道；

（6）治疗后半年内无生育要求。

（二）HIFU治疗子宫腺肌病的临床禁忌证

（1）超声传导路径上可能有严重瘢痕（严重腹部瘢痕、多次腹部手术史、盆腔放疗史、腹部减脂术史、子宫周围组织有钙化等）、前下腹壁有大范围瘢痕（大于50%区域面积）；

（2）未被控制的盆腔炎急性发作期、生殖道急性或亚急性感染期；

（3）月经期、妊娠期、哺乳期以及绝经后患者；

（4）合并生殖系统非良性病变需行子宫切除者或临床诊断子宫腺肌病不明确，且肿瘤在短期内迅速增大或影像学怀疑恶性者；

（5）宫腔内有金属节育器；

（6）治疗区域皮肤破溃感染者；

（7）有重要器官功能衰竭者。

十一、其他

由于HIFU治疗是一种非侵入性、无辐射局部适形毁损治疗，被认为是目前最绿色的局部治疗方法，安全性与可控性极佳，恶性肿瘤传统治疗手段疗效经常不尽满意，因此HIFU在临床中经常被尝试用于无法手术的中晚期肿瘤和不适合手术的良性疾病，并有报道显示获得了较好结果。但是，总的病例量以及文献相关性证据不很充足，以上尝试仅处于研究与探索阶段，建议临床医生对此持谨慎态度，首先确保治疗安全性。

（1）无法手术的胃、肠、膀胱等空腔脏器肿瘤：这些肿瘤常因体积较大，侵犯周围重要器官而无法切除，HIFU治疗可降低功率，多次治疗；

（2）恶性梗阻性黄疸：胆道支架联合HIFU治疗的疗效，包括术后支架平均开放时间和病人平均总生存期均明显高于单纯接受胆道支架者；

（3）甲状腺良性结节：接受HIFU治疗患者甲状腺功能受影响更少，HIFU治疗后6个月结节体积缩小明显，住院时间更短，费用更低。但HIFU治疗中对浅表皮肤保护，以及术后甲状腺功能与消融范围之间的关系尚需要研究；

（4）脾功能亢进：HIFU治疗继发性脾亢，治疗后1年，脾脏体积缩小、血小板计数较术前明显上升。HIFU治疗避免了脾切除术和部分脾栓塞术后感染等并发症。

第三章

肿瘤HIFU治疗的操作流程

HIFU治疗整个过程可分为三个阶段：

（1）确定HIFU治疗：在该阶段完成病史采集、实验室检测、影像学检查、明确诊断、术前讨论、麻醉评估及签署知情同意书；

（2）HIFU治疗，分为治疗前的制定HIFU具体计划（方案），治疗前的专项准备（如进行备皮、导尿、留置胃管、人工胸水等），实施HIFU治疗的操作，治疗后对并发症的处理；

（3）治疗后：疗效评估、定期随访。

一、确定HIFU治疗的条件

（一）病史采集

HIFU是独立的肿瘤局部治疗技术，目前属限制类技术。接受HIFU的病人很可能在短时间内减少接受其他替代治疗的机会，因此治疗前必须采集完整住院病史。虽然HIFU属于微无创治疗，但对恶性肿瘤，不建议门诊HIFU治疗。病史应包括：病人一般情况，实验室检查（三大常规，肝肾功能，肿瘤标志物），影像学检查，原发和转移性肿瘤的描述（大小、位置、数量，与周围重要脏器的解剖关系），恶性肿瘤需标注肿瘤分期。特定病人需检查心肺功能。

（二）明确诊断

（1）对恶性肿瘤：放疗和化疗，由于治疗本身对身体有不可忽略的毒副作用，因此要求接受放化疗病人有恶性肿瘤的确诊依据，一般要求病理学依据。对拟行HIFU治疗的病人，要求尽量有肿瘤确诊依据，但对难于取材活检的肿瘤或穿刺活检风险较大的部位，如大血管旁的胰腺肿瘤，在确定失去手术机会前提下，可考虑不必冒较大风险穿刺活检，直接用HIFU治疗。理由是HIFU治疗对病人损伤极小，且HIFU还可用于良性肿瘤治疗。

（2）对良性疾病，如子宫肌瘤，HIFU治疗目的是微无创使肿瘤减负，避免创伤更大的手术。在这个情况下，如将恶性肿瘤误诊为良性肿瘤而错过了根治性手术，将给病人带来难以挽回的损失。因此，HIFU治疗良性疾病，如子宫肌瘤和前列腺增生等前，必须排除恶性肿瘤的可能性。

（三）影像学检查

尽管HIFU配有超声定位设备，能对占位性病变作出比较准确的影像学诊断。但对HIFU治疗占位性病变前的影像学评估，单靠HIFU治疗科室或HIFU操作医生的超声检查显然不够。特别在首次HIFU治疗前，以及HIFU治疗后的超声随访时发现瘤体有明显变化而需再次治疗时，需要第三方影像学检查（平扫+增强CT或平扫+动态增强MRI，必要时行PET/CT）佐证。

（四）HIFU治疗前讨论（术前讨论）

术前讨论是HIFU治疗前必不可少的环节，最好采取多学科整合诊治MDT to HIM形式。

（1）确定病人不适合外科手术：外科手术切除是实体瘤主要根治手段，讨论的病例诊断明确的，不适合外科手术基本分以下几种：①肿瘤侵犯周围重要器官，包绕主要大血管，外科判断无法根治性切除；②病人高龄或基本情况差，不能耐受根治性手术；③手术切除后远处多发转移，即使切除转移性病灶也不能达到根治；④患方在被告知手术意义后，仍拒绝手术。

（2）比较其他替代治疗手段：已经被判定不适合手术切除的肿瘤，如正处于HIFU治疗适应证范围，这时要考虑，该肿瘤可能也处于其他微创治疗适应证范围，如热消融、冷消融、放射介入治疗和组织间放疗等。这时MDT to HIM团队需慎重客观比较各种治疗方法利弊，甄别出对该病例在安全性和有效性方面最适合的治疗手段。如筛选出最适合治疗手段但本科或者本院不具备，则应该从“以病人为中心”原则出发，转科或转院。

（3）确定HIFU治疗肿瘤位置、大小、数量、形状，以及肿瘤和周围的重要脏器毗邻关系，判断HIFU治疗可能导致的风险。

（4）确定HIFU治疗的目的：覆盖性的消融，还是肿瘤减负，或仅是减缓肿瘤所致症状，以此为依据，进一步选择是否麻醉，一次治疗还是分多次治疗。

（5）讨论其他配合治疗手段，如全身治疗，放疗等。（见下表41-1）

表41-1 各种微无创治疗比较

	射频/微波消融	冷冻消融	高强度聚焦超声	放射治疗
定位方式	超声/CT/MRI	超声/CT/MRI	超声/MRI	CT/MRI
定位/监控	实时	实时	实时	前期
治疗机制	热效应	冷冻/复温循环	热效应、机械效应、空化效应	断裂肿瘤细胞DNA直接杀灭肿瘤细胞
产热温度	>100℃	低于-40℃	60℃~70℃	不产热
完全毁损	可以	可以	有概率，根据治疗方案能实现完全或者部分消融	有概率
病变部位	可安全穿刺的部位	可安全穿刺的部位	无骨、肺气遮挡的部位	全身各部位
不良反应	出血、感染各种形式	出血、感染各种形式	较少，皮肤损伤	各种形式（近/远期）
是否麻醉	是	是	均可	否
侵入操作	穿刺	穿刺	非侵入性	非侵入性
增强免疫	不明确	有报道	有报道	有报道
适形治疗	一般	好	非常好	一般

（五）知情同意

肿瘤HIFU治疗是近20年才逐步发展起来的新技术，相比手术、化疗、放疗及中医药等传统经典治疗手段，大部分病患对HIFU技术不甚了解，因此以下各方面在知情同意书中要充分体现：

（1）肿瘤HIFU治疗的基本原理；

（2）术前讨论已考虑到其他的替代治疗；

（3）此次HIFU治疗的目的：对恶性肿瘤的治疗，是根治目的（影像学消融），还是肿瘤减负，或减缓疼痛等症状。对良性肿瘤治疗是微无创减负，从而避免手术；

（4）HIFU治疗可能带来的风险：在列举可能出现的并发症后，可以提示相对风险较小，不应强调绝对“无创”；

（5）HIFU治疗后肿瘤的转归：肿瘤是功能性灭活，但绝大多数不会完全消失；

（6）不反对病人在接受HIFU治疗同时，接受其他可能有效治疗，尤其强调HIFU是局部治疗，不能替代全身治疗；

（7）控制肿瘤而不是完全杀灭肿瘤，是HIFU治疗大多数中晚期恶性肿瘤的最可能的期望和结果。在患者的生存期内，HIFU治疗可能按照肿瘤的进展状况而重复进行；

（8）术后需要定期随访。

二、HIFU治疗术前准备

（一）制定治疗方案

（1）汇总所有影像学资料，综合判断，根据最近一次影像学表现确定此次HIFU

治疗病灶，明确其数量、大小、位置；

（2）划分所治病灶周围重要脏器，如胃肠道、胆囊、膀胱，按常规解剖位置判断重要神经可能位置；这些重要器官在治疗时要注意保护，并在方案中有所体现（如在扫描这些部位时重新规划计量，减少功率但增加次数或干脆跳过）。具体实施治疗的医生要根据所使用设备特性，尤其是焦域范围，治疗时靶区及其周围组织移动度来预判HIFU治疗对周围重要脏器的可能伤害，慎重规划治疗范围及所用参数；

（3）CT、MRI与超声所示肿瘤大小不相符合时，从安全性出发，可选择范围小者或折中的区域划分，不要一味追求扩大范围的"根治"；

（4）按此前所定治疗目的，根据不同设备特性选择合适治疗参数，包括功率、每个单位焦域的治疗时间，脉冲式发射的设备还要确定占空比；

（5）确定术前准备具体项目：如备皮（明确备皮的范围）、脱脂、病人体位，是否需要麻醉、肠道准备、肠胃管、憋尿或留置导尿等；

（6）确定治疗次数：HIFU治疗一个病灶时，具体分几次完成，这仅是涉及临床操作医生的治疗方案，与各型号HIFU设备功率大小乃至性能优劣无明确对应关系。对一个肿瘤治疗的分次治疗（一般是1~5次），是一些临床医生在长期实践过程中为确保有效性，同时提高治疗安全性而总结出来的医疗方案，在某些中晚期恶性肿瘤治疗中更显出其临床意义，这些肿瘤的特点是体积大，周围有很多重要脏器，同时病人身体虚弱，不能耐受长时间持续治疗，如许多中晚期胰腺癌。对于同一肿瘤，在一个疗程中，不管分几次治疗，需确保本疗程全部完成后肿瘤全部覆盖；但对另一些肿瘤，肿瘤体积并不大，肿瘤升温效率高，同时患者年轻，基本情况好，针对一个病灶可实施一次性的HIFU，甚至一次HIFU治疗可覆盖多个病灶。

（二）治疗前的专项准备

（1）体位：按现有HIFU机型，接受HIFU治疗的病人，体位主要分仰卧位与俯卧位，各有特点，不分优劣。在此基础上，根据肿瘤的具体位置及声通道条件可二次调整HIFU治疗体位，如腹腔内偏离中轴的肿瘤，一些肾癌可选侧卧位；某些下置式探头的设备治疗前列腺癌或直肠癌时，可采取坐位，某些被骨组织轻微遮挡，同时活动度较大肿瘤，治疗时为使肿瘤充分暴露，可采取头高脚低位或头低脚高位；四肢部位骨肉瘤术中要变换不同体位，达到治疗完全覆盖肿瘤的目的。选取体位原则，主要不是为了病人的舒适感，而是达到肿瘤最佳暴露和入射途径最优化（距离最适合，骨或气体的干扰最少）。

（2）备皮：目的不是为了有利于消毒，而是减少超声波入射过程中在皮肤层面的干扰。如在介质与皮肤耦合层面出现微小气泡，则会引起超声波反射，并灼伤皮肤。因此在国人中，HIFU治疗前需要备皮的仅限于超声波入射通道的皮肤上毛发浓密者。

（3）导尿：治疗盆腔肿瘤，如子宫肌瘤，靶区前方充盈的膀胱常是绝佳的透声窗，同时会向两旁推压周围肠道组织，清理声通道，使图像清晰，并确保治疗安全。在治疗较大体积肿瘤时，耗费时间相对较长，在治疗过程中，随膀胱尿液逐渐增加，膀胱充盈度发生变化，靶区及相邻器官的相对位置会有改变，但HIFU中的超声或MRI所实施的实时监控定位能及时做出调整。但对尿失禁病人，由于无法憋尿，因此也无法达到膀胱充盈，可通过留置导尿，并通过导尿管引流比较精准控制膀胱内的尿量，从而控制膀胱充盈程度；对需要麻醉的病人，导尿为常规操作；治疗前列腺疾病（前列腺增生，前列腺癌），有时会防止HIFU治疗后尿道水肿所致排尿不畅，要求在HIFU治疗前留置导尿。建议尽量不要单纯为了能精准控制膀胱充盈程度，而对可以正常排尿的患者留置导尿管。

（4）胃肠道准备：HIFU治疗上腹部肿瘤，尤其是腹膜后肿瘤（如胰腺癌，肾上腺肿瘤，腹膜后转移性肿瘤）时，治疗病灶前方胃肠道内气体和残留食物是不可忽略的干扰因素，既影响肿瘤清晰显像和定位，又损耗入射超声波能量，从而影响靶区升温和消融效果。对这一类患者，一般要求HIFU治疗前至少禁食8小时，治疗前排便，这样大多数患者基本能达到HIFU治疗要求；少数患者禁食8小时后仍有胃肠道胀气，明显干扰治疗，这样的病人可尝试在一周内避免进食会引起胃肠道胀气的食物，也可口服莱菔子，促进排气；对胃潴留患者，为创造HIFU治疗条件，可插胃管；单纯胃胀气导致HIFU治疗无法进行者，可口服胃肠显影剂，但后者在胃内停留时间偏短，大多在20分钟，也可考虑做胃肠减压。肠道胀气者，单纯用胃肠减压效果不佳。值得强调的是：在胃肠道胀气而明显影响靶区显像时，不建议贸然做HIFU治疗，否则既增加了胃肠道损伤机会，又降低了HIFU治疗疗效；更不能单纯按照前期CT或超声图像中肿瘤深度和大致位置，在肿块不能很好显像情况下盲目勾边治疗。

（5）麻醉：虽然HIFU属于非侵入性微无创技术，大多数病人在治疗中不会感觉剧烈疼痛，因此“不流血，不麻醉”也被当成了HIFU治疗特点。但仍有一些病人在HIFU治疗中会感觉明显疼痛，有时甚至无法忍受。疼痛部位主要在皮肤和深部神经，尤其在治疗表浅肿瘤、治疗时间较长、一次覆盖性消融治疗时。这时为保证HIFU治疗顺利进行和病人良好体验，应用镇痛或麻醉将不可避免。除HIFU治疗前规范的麻醉评估及治疗中常规的麻醉操作外，负责HIFU治疗方案制定和具体操作的医生更要了解，HIFU的治疗风险会相应增加：在非麻醉状态下，病人意识清醒，局部疼痛（包括皮肤的强烈烧灼感，坐骨神经的放射样疼痛）会有效反馈给治疗医生，后者会做出及时参数调整。但这些感受和反馈在深部麻醉时不复存在，因此可能出现皮肤灼伤，神经损伤等并发症，这也是有些医师采取非麻醉而多次治疗原因。因此HIFU

治疗时是否采用麻醉，不能一概而论，对某些位置浅表的肿瘤，如硬纤维瘤等，治疗时的确疼痛难忍，由于周边相对安全，麻醉后能同时确保安全性和有效性；对计划一次性消融的子宫肌瘤，如病人确感剧烈疼痛，可考虑采用麻醉，在疼痛不甚剧烈情况下，可考虑用镇痛药物来提高痛阈，这时病人意识清醒，HIFU治疗安全性相对增高。

（6）治疗前超声造影：对血供相对丰富肿瘤，可在术前超声造影，了解肿瘤血供丰富程度、血流分布及有无坏死区域等情况，并为术后即刻评价疗效和长期随访肿瘤发展趋势提供依据。子宫肌瘤和肝肿瘤在HIFU治疗前后超声造影检查比较常用，某些乏血供肿瘤（如胰腺癌），如用超声造影比较治疗前后的血供，对比可能并不明显。

三、HIFU治疗术中操作

（一）超声引导下的HIFU

（1）病人仰卧位，外置超声结合术前超声、CT或MRI影像，确定肿瘤位置。

（2）病人摆放治疗体位后（针对下置探头的设备，病人需变换至俯卧位），皮肤接触介质（上置探头的设备，是水囊；下置探头的设备，是水），机载超声再次确定肿瘤位置，并且确定声通道，进行治疗前定位；下置探头治疗时，病人如取俯卧位，有时肿瘤前方肠道组织由于重力作用会下垂，挤占声通道，这时可考虑放置推挤水囊，将胃肠推挤至声通道之外，或通过挤压减少胃肠内气体；声通道上有胆道内结石或血管壁严重钙化时，应重新调整体位，改变声通道，因为HIFU治疗时可能引起超声波强烈反射，从而导致组织结构损伤。

（3）在机载超声清晰显示肿瘤截面后，沿截面垂直方向平移直至肿瘤两端，再次确定肿瘤长径（截面垂直方向的长度），按照每层5毫米或3毫米间距，计算分次扫描的层面总数。

（4）在每个层面勾画肿瘤边缘。如利用椭球形勾边治疗软件，分别勾画出相互垂直的两个截面，由计算机模拟重建肿瘤形态和位置；具有图像融合软件设备，可参考CT或MRI甚至PET-CT的图像，在超声图像中整合出肿瘤边界。

（5）治疗参数设定：按各型设备制造商所提供的参考数据，确定以下治疗参数：治疗功率，开放的换能器单元（适用于多单元换能器），占空比和每个点的打击次数（适用于脉冲式发射的设备）。理想治疗剂量应既能在靶区组织内产生确切凝固性坏死，又能保证靶区外组织安全。尽量利用分区参数设定软件，可在同一个界面不同部位设定不同治疗参数，如肿瘤和肠道交界部位，可将治疗强度减低，而治疗时间相应延长，确保治疗安全性。

（6）HIFU逐点扫描：一般选择肿瘤最大截面作为起始治疗层面，目的是在短时间内快速投放能量，产生热量累计。然后向两端平移。在每个层面内，逐点扫描，常用由深到浅的扫描治疗模式，即通常先治疗病灶深面，后治疗浅面，目的是避免上层已经经过HIFU治疗而凝固变性的组织在声通道上对超声波的阻挡，从而影响深部肿瘤治疗。虽然HIFU治疗大部分过程是电脑控制系统在按照原先计划自动扫描，但仍要求操作医师严密监控治疗整个过程，主要包括肿瘤及周围重要脏器相对位置变化、治疗靶区超声灰度的变化以及非麻醉（意识清醒）病人不适感受，且做出及时应对。尤其在扫描点走位到肿瘤和周边重要脏器交界处时（如肝肿瘤靠近肝脏膈面或/和脏面或胰头肿瘤紧贴十二指肠），可适当调整剂量，以确保安全；在关键部位显示不清时，不应盲目继续治疗，可暂时跳过，待该部位显示清晰后再追加扫描，或下次治疗时再补充治疗（针对分次治疗方案）。

（7）超声灰度参考作用：对采用超声影像监控的HIFU治疗系统，治疗过程中靶区组织在监控超声影像中产生的灰度变化（一般显示为回声增高）是实时反馈疗效和治疗剂量强度的重要指标。靶区出现团块状灰度变化后，随着治疗延续，灰度变化范围会逐步扩大，最终覆盖整体目标病灶。在大多数情况下，如整个治疗区域出现稳定、扩散性、团块状灰度增加，可停止治疗；如在HIFU治疗中一直未出现团块状灰度变化，可据术中超声造影情况及病灶内能量沉积情况（包括达到一定功率强度及治疗时间），停止治疗，即完成靶病灶治疗。需要说明的是，在治疗过程中靶区是否会出现超声图像中灰阶变化，在很大程度上取决于组织性质。需要注意的是，在少数情况下，治疗中出现强回声区域，并不能代表该区已完成消融，也有可能是消融产生的微小气泡游移并聚集于病灶某个局部区域；同样，如一直未出现超声灰度变化，也不能确定治疗无效，更不宜盲目追加剂量，以免出现安全隐患，以上2种情况均需超声造影明确消融区域。

（8）完成各截面之间切换，逐层扫描，最后覆盖整个肿瘤，完成治疗。需要逐层勾边HIFU，操作医生应尽量缩短每一层勾边操作时间，以此来减少散热时间。

（二）MRI引导HIFU消融（以子宫肌瘤为例）

原理：位于盆腔内子宫肌瘤受呼吸运动影响小，处于相对静止状态，具备MRI引导精确的实时（一帧/秒）靶区测温条件，可准确监测到40℃~110℃之间的温度变化。既能对焦域在体内的偏移实时校正，同时根据监测温度的变化调整超声辐照参数从而控制靶区温度在65℃左右，避免靶区能量过度沉积，而且及时发现其周围组织热量的提升改变，这样既达到准确、有效的消融效果，又保证治疗安全性。

（1）治疗前MRI检查：所有患者治疗前均行盆腔MRI平扫和增强检查，扫描方位包括横断位、矢状位和冠状位，平扫序列以矢状位方向为主，有利于显示子宫形态及肌瘤与影响超声消融的主要结构如骶骨和肠道的关系，应包括快速自旋回波（TSE）T2WI、T1WI 及 T2WI 脂肪抑制序列，横断位扫描 T2WI 及其脂肪抑制序列。增强扫描使用钆造影剂0.1mmol/kg，静脉团注。

（2）预定位：患者以手术体位俯卧于治疗床上，适度充盈膀胱（以覆盖子宫底为宜），可扫描如真稳态进动快速成像（trueFISP）、T2 Haste 等快速扫描序列，在模拟治疗状态下快速显示子宫肌瘤及其周围的组织结构。观察聚焦超声到达靶组织的声通道情况及靶组织与系统可治疗范围的关系。手动勾画出治疗区域边界，系统将自动计算需要治疗组织的体积及在治疗区域内显示需治疗的靶点，确认肌瘤超声消融安全声通道后制定超声消融治疗方案。

（3）定位：HIFU 治疗前定位图像扫描矢状面和横断位 TSE T2WI，扫描层厚 5mm。治疗区域可按以下原则在图像上确定：焦点到达位置与肌瘤的上（头侧）、下（足侧）左右边界之间的距离为 10mm；与肌瘤后层（背侧的肌瘤深面）边界和前层（腹壁侧的肌瘤浅面）边界的距离为 10mm；与内膜之间的距离大于等于 10mm。治疗焦点至腰椎骨、尾骨表面的距离必须大于 15mm。如治疗声通道上有肠道位于子宫肌瘤前方，则应用声通道适配球或适度充盈生理盐水的膀胱把声通道上的肠道推移开。

（4）消融：整个消融过程通过 MRI 质子共振频率位移温度图进行实时监测，开始治疗前通过温度图对生物学焦域位置进行校准。温度图序列采用梯度回波（gradient echo，GRE）序列，参数为 TR 20ms / TE14.30ms，BW150，FA 25°，层厚 2mm。焦点校准采用 50W/cm^2 的低能量输出，其步骤如下：超声辐照选择肌瘤最大层面，焦点置于肌瘤中心；HIFU 辐照功率：50W，辐照时间 2 秒，间隔时间 3 秒；温度图序列设定扫描层数为 3 层；当温度图显示温度达到 45℃时，停止辐照；3 个层面上温度最高点即为实际焦点，对比软件显示焦域是否与实际焦域相符，并调整软件使机器设置的焦域与实际焦域重合；焦域校准需在矢状位和横断位均进行，以确保其准确性。

（5）监测：MRI 引导下的聚焦超声消融是通过实时温度图来反映消融范围和对周围组织器官的影响。温度达到 60℃或以上的区域为消融区域，其他程度的温度变化反映聚焦超声对声通道组织影响程度的变化。在焦域校准完成后，按照制定治疗计划开始超声消融子宫肌瘤治疗，同时 MRI 温度图实时成像显示焦域及周围温度变化程度（红色表示达到 60℃~110℃、黄色表示达到 55℃~60℃、浅蓝色表示达到 50℃~55℃，深蓝色表示达到 45℃~50℃）。治疗方式为超声点辐照，治疗时 MRI 温度图成像以约每秒一幅，实时监控治疗区温度变化。治疗中 MRI 温度图成像可同时显示不同区域温度变化，通过实时温度变化达到监测目的，需监测的主要组织结构有靶肌瘤、腹壁、膀胱、子宫、子宫内膜、肠道、后方骶骨等。①靶肌瘤的监测是在超声辐照同时通过温度序列实时监测焦域处温度变化调整辐照参数，超声辐照功率从

200W开始，每次可增加50W，最高可达400W。当超声辐照使组织内靶区温度升高到60℃及以上（监控图像显示为红色），温度上升到65℃左右即停止超声辐照，此时可移动治疗焦域到紧邻的下一点，根据上一个辐照点的温度情况决定焦点移动距离，焦域位置位于上一个辐照点的红色边缘最好。每一次超声辐照时间为2秒，随后是2~3秒的冷却间歇。整个治疗通过超声辐照小焦域治疗单元的累积达到覆盖整个肌瘤，再通过每个层面的叠加使超声治疗辐照最终覆盖整个肌瘤体积。②声通道及周围组织温度的监测是通过MRI测温序列，确认其他区域未出现异常温度改变。当治疗区域以外其他组织脏器温度达到40℃~45℃，就应提高警惕，这是一个可引起伤害的温度，伤害与温度持续时间有关，因此需停止超声辐照，待升温非靶组织冷却，同时寻找引起超声能量较多沉积的原因，检查是否有影响安全的因素存在。③超声消融过程的监控：是指通过影像监测所获得的温度图信息，确定靶点和靶区是否消融和消融范围以及声通道上组织的受热程度，决定进行焦域位置和治疗剂量强度的调整或结束整个治疗。因为温度图不能反映声通道上皮下脂肪的受热程度以及声通道上组织所受超声机械刺激的强度，还需医生观察和结合患者主观感受如皮肤烫和疼痛程度等进行监控，以确保治疗的安全性和患者的耐受性。如超声能量辐照功率升高到400W，但温度还未能达到60℃时，可重复辐照直到温度达到60℃及以上；一旦实时温度监测焦域温度超过70℃时，可相应降低超声辐照功率。在治疗过程中，除了病人出现不能耐受的疼痛，或有向下放射至小腿的神经痛外，按治疗计划并根据治疗区域温度变化范围大小，布置和调整治疗辐照点，进行超声辐照，在完全覆盖计划消融范围后停止治疗。在MRI温度图引导下准确控制焦域位置，确保其位于计划治疗的靶区内，并在声通道安全情况下覆盖计划治疗区；在患者反应控制策略下（如镇静镇痛），及时观察温度图上组织结构的形态和位置是否变化，警惕患者体位移动引起的焦域偏移（脱靶），如患者因疼痛等原因引起身体移位，导致治疗靶区位置发生变化，需重新扫描定位图像，确保治疗焦域始终在靶肌瘤内。消融过程中患者可能出现治疗区疼痛、皮肤热、骶尾部疼痛等，99%患者都能耐受治疗，但出现以下情况时需中止治疗：患者不能耐受体位及能量刺激，不自主移动身体或出现生命体征改变，或声通道出现严重损伤性表现，及出现放射痛，调整治疗策略不能消除。

（三）体内（经自然腔道）HIFU消融

经自然腔道（HIFU）技术是指使用微小型聚焦超声探头经人体自然腔道贴近目标靶区进行体内消融治疗的HIFU消融方式，因为尽可能抵近目标靶区，所以可在较小焦距上进行治疗。这种HIFU治疗方式易于形成较小焦斑用于精确治疗，同时由于焦斑直径小，单位面积能量密度相应较大，可用较小输出功率来形成较大声强，达到HIFU所需指标。但由于经腔道技术限于人体自然腔道的尺寸，对换能器大小有严格要求。所以目前临床被广泛推广的仅有经直肠聚焦超声消融设备。

（1）术前准备：前列腺HIFU消融术可作为日间手术进行。在对前列腺癌性质、治疗风险、受益和替代方案进行充分告知后，获得医疗知情同意。所有患者之前进行过mpMRI和MRI-US融合引导的活检。患者接受常规术前评估，以及尿液培养。可继续服用抗凝剂。在手术前一天保持透明的流质饮食，并完成肠道准备。手术可在腰麻或全麻下进行。倾向于全麻，能确保设备校准和治疗准确性。应用抗菌药物预防感染。

（2）HIFU治疗步骤：治疗时间从1.5到3小时不等，取决于消融组织体积。HIFU探头与超声专用凝胶一起插入直肠。探头通过多轴步进器和探头臂固定。系统操作软件可用之前融合活检的MRI图像进行校准。使用超声图像定位前列腺，并确定治疗区域。插入式探头有一个双面换能器，焦距为3 cm或4 cm，分别用于近（后）或远（前）端消融。每个热损伤区域长10~12 mm，宽1.2 mm。依次定位的损伤区域构成治疗靶区。治疗首先从最前面组织（离探头最远）开始，通常按后退方向逐步消融前部组织，静脉丛可作为一个散热器，防止一定热量积累。逐步后退会形成一层绝缘层，确保在治疗过程中适当积累热量。超声波通常以3秒/6秒的占空比脉冲式发射，该占空比也可适当调节。3秒/6秒占空比可防止显著位置或前列腺周围脂肪组织的热量积聚，准确实时监测前列腺组织温度和疗效。系统使用组织变化监测软件，可识别组织中射频信号变化，并用不同颜色进行标记，以便医生了解组织变化程度，作为HIFU发射参考。标记绿色治疗区被认为是最小变化，可重新治疗。局灶/半消融的总消融时间一般在30~60分钟之间。Sonachill冷却系统在探头内循环冷水来冷却直肠壁，并提供换能器和组织间的超声耦合。持续测量治疗换能器和直肠壁间的直肠壁距离，反射率指数监测器可检测到直肠中不需要的空化形成。在治疗计划和发射过程中，要注意避开直肠、神经血管束和尿道。在治疗过程中，导尿管通常要留在体内。如需在尿道附近或穿过尿道进行治疗，则必须拔除导尿管。

（四）HIFU治疗中的其他制约因素

HIFU疗效、预后及并发症的产生还受其他一些因素影响，如血流、靶区及周围组织质地、各种原因引起的组织移动、骨或含气组织遮挡等。

（1）血流对HIFU治疗的影响：血流是影响HIFU治疗的重要因素，血流丰富病灶，获得完全消融机会较低；而乏血供病灶，易在HIFU治疗中出现团块样高灰度改变，获得完全消融机会较高。活体组织中的血流在HIFU消融过程中会带走部分热量，从而阻碍靶区组织热沉积，导致消融靶区温度降低、单次消融体积减小、治疗时间延长等。大量研究表明，HIFU治疗中，直径小于0.2mm的微血管可被破坏，而较大血管难以被损伤，可带走热量，影响靶区组织热沉积；血管中心越靠近声轴，对靶区组织热沉积的影响越大，超声能量在靶区组织内的不均匀分布越明显；HIFU治疗时的热扩散随着血流灌注率增加而增大；血流灌注越丰富，实现相同消融体积所需超声剂量越高。研究表明，HIFU治疗时会造成小组织血管损伤，对血流灌注产生一定影响。这为HIFU治疗过程中通过定向破坏组织血管，降低血流灌注，提高HIFU疗效提供依据。目前用于评估组织血流灌注的方法主要有以下几种：激光或功率多普勒测量、动脉自旋标记（Arterial Spin Labeling，ASL）MR、4D血流磁共振成像、动态增强磁共振成像、超声造影（Contrast Enhanced Ultrasound，CEUS）等。降低血流灌注对提高HIFU疗效具重要意义。对肿瘤营养血管进行定向HIFU消融可产生更有效肿瘤坏死，且治疗整个肿瘤所需超声剂量显著降低。然而，由于实现目标血管消融需术中血管造影图像精确3D定位，目前临床技术实现还比较困难。有研究者探究其他方法降低HIFU治疗时的组织血流灌注。如催产素使用可显著降低子宫肌瘤血流灌注，有助提高HIFU治疗过程中的热沉积；促性腺激素释放激素激动剂（Gonadotropin-Releasing Hormone analog，GnRH-a）可通过抑制垂体分泌激素，短暂收缩子宫病变的血管，缩小病灶体积，减少治疗创面，使HIFU治疗子宫病变达到较好疗效；超声造影剂可增强超声空化效应，增加血管损伤，降低血流灌注，增加热沉积效应，提高HIFU疗效，目前临床通常是在HIFU治疗前10分钟内注射超声造影剂以实现治疗增效；对血流较为丰富肿瘤，也有治疗前先用经动脉栓塞技术栓塞动脉，减少散热，同样提高HIFU加热效率和疗效。血流判断基于超声多普勒或超声造影、MRI或CT增强序列，需要综合动脉、静脉期的全景图像。穿行过肿瘤的正常解剖血管或分支不作为肿瘤血供丰富与否依据。

（2）组织质地（声阻抗）对HIFU治疗的影响：HIFU治疗时，声阻抗是影响超声能量转化为热能的重要因素，因此，声阻抗是决定HIFU治疗效果的独立且关键因素。声阻抗与肿瘤硬度、组织来源、细胞成分、纤维比例、含水量等因素相关。同一器官来源肿瘤在不同患者有不同声阻抗；目前还无法准确评估活体组织声阻抗的数值。一般认为声阻抗越大的组织，HIFU消融效果越好。比如肌肉吸收超声能量比脂肪高2倍左右。超声波在液体中传播吸收系数极低，无法在液体中蓄积升温，因而HIFU治疗囊肿无效。组织中含水量越低，组织声速、声衰减值越高，吸收系数越低，HIFU治疗时热能越易沉积，HIFU治疗效果越好；反之，组织中含水量越高，HIFU治疗效果越差。MR可评估组织含水量，用来评估靶区组织声学特征及声学环境，有助确定HIFU治疗参数。

（3）组织移动对HIFU治疗的影响：HIFU治疗时，组织移动可造成靶组织消融不足、周围组织或重要脏器损伤等问题。组织移动原因包括患者体位变化及脏器生理运动，如呼吸运动、大血管搏动以及肠蠕动等。采用可靠麻醉和固定装置，可在一定程度上减少患者移动，在治疗随呼吸而运动的脏器肿瘤时，可通过人工通气方法来控制呼吸频率和幅度，防止邻近脏器损伤，也可通过人工胸水来使肺远离靶区。为避免因肠蠕动而造成的肠损伤，可通过人工腹水来使肠道远离靶区，也可通过推挤装置将肠道推挤开。在治疗过程中，可通过影像设备（超声或MRI）动态监控原定靶区的运动轨迹，及时微调，并确定治疗是否按计划方案进行。自动跟踪靶区的HIFU装置在研发中。

（4）焦域畸变和位置偏移：当声通道上组织质地不均（例如组织多发水肿、筋膜炎、散在钙化、较大范围的骨组织），声阻抗差异较大时，声波在不均匀介质内发生反射和/或折射等现象，会引起焦域畸变和位置偏移。

（5）骨、含气组织等对HIFU治疗的影响：超声波在介质中传播时，传播界面声阻抗差异越大，反射及散射越多。介质密度越高声阻抗就越高，当声波遇到与软组织密度差异过大的组织或物质时，会发生大量反射及散射，声波难以通过。常见超声难以通过的组织和物质包括骨、气体、钙化灶等。在HIFU治疗时，需要确保声通道无含气组织（肠道、肺等）、骨、动脉硬化（钙化）或高密度异物等，因为它们可能导致HIFU大量反射及散射，难以到达靶区消融，而靶区周围组织过度加热造成损伤。同理，一些被大量气体或骨组织遮挡的肿瘤，如接近膈顶的右叶肝癌，某些被大量胃肠道气体遮挡的胰尾肿瘤、肾上腺肿瘤，纵隔内肿瘤（如食道癌、胸腺癌、纵隔转移癌等）由于声通道难以避开肺组织，难以进行HIFU治疗，或与其他插入式消融相比，HIFU在这些肿瘤治疗上无优势。

（6）皮-靶距：即所治疗肿瘤与皮肤距离，体外型的HIFU设备治疗深度可达11~13 cm，但如肿瘤过于浅表，如皮-靶距小于1.5cm，在HIFU治疗中由于没有足够大面积的皮肤分担入射的能量，有可能损伤皮肤，且在治疗时皮肤会产生剧烈疼痛（烧灼样疼痛）。因此，在治疗浅表肿瘤时，需要相应调整治疗功率、占空比，以及治疗时间。

四、HIFU治疗术后处理

（一）术后常规处理

（1）采用麻醉者，常规麻醉管理：全麻患者去枕平卧6小时，密切监测生命体征，术后常规禁食24小时；

（2）放置胃管者，一般保留24小时，视胃液引流量和胃肠道功能恢复情况，酌情拔除、逐步恢复饮食。禁食期间，常规给予静脉营养支持治疗，避免应激性溃疡等发生；

（3）治疗区皮肤出现红肿者，局部间断冷敷6小时，局部降温保护皮肤；

（4）腹部及盆腔部位病灶HIFU治疗后3天内密切观察腹部体征及全身状况；

（5）胰腺癌HIFU治疗后常规给予抑酸、保护胃黏膜等治疗3天，根据淀粉酶监测情况，可选择生长激素抑制剂类药物治疗，防治急性胰腺炎。胰腺癌分次HIFU治疗者，不良反应极少发生，如无特殊情况，可不用抑酸药；如出现腹痛，根据淀粉酶的情况决定下一步对症治疗方案；

（6）术后常规监测肝肾功能、血常规、尿量等；

（7）术后出现并发症者，参照并发症防治。

（二）并发症防治

主要并发症包括：发热、疼痛、皮肤损伤、无症状胸腹水等。根据SIR并发症分级标准，超过95%的并发症为轻度，如低热、I度皮肤灼伤、皮下组织肿胀、轻微疼痛、少量的胸腹水等，可医学观察或对症处理。对于重度并发症，需严密监控，及时采取相应治疗。

（1）发热：部分病人可出现38℃以下低热，通常持续1~3天，多为坏死组织吸收热，可嘱其多饮水或医学观察；超过38℃的吸收热可给予退热对症处理或适当补液。对38℃以上发热且确诊有感染者，应静脉应用抗生素及退热对症处理。

（2）疼痛：治疗区疼痛可持续数小时或数天，多为局部组织消融或热损伤后出现无菌性炎症所致，大多轻微。建议根据SIR疼痛分级标准进行判断，可采用WHO推荐的三阶梯止痛方法进行处置。严重疼痛者，需警惕消融治疗后局部继发感染，应密切监控，及时采取相应治疗。

（3）皮肤损伤：其原因是皮肤吸收了过多超声能量。在治疗过程中严密进行监控，当出现皮肤损伤前的影像变化时，通过增加冷却时间或更换治疗区、控制治疗剂量来预防皮肤严重损伤。皮肤损伤常见为以下表现：①皮肤Ⅰ度或者浅Ⅱ度灼伤，表现为红斑或薄壁水疱，皮肤弹性和血供正常。一般仅需间断冷敷并保持皮肤干燥，必要时可进行水疱抽吸，需避免局部皮肤破溃感染。②皮肤深Ⅱ度灼伤，表现为厚壁水疱或出现橘皮样改变，皮肤的血液供应正常或基本正常（皮肤毛细血管有充盈反应，但充盈时间正常或延长）。此种情况禁忌冷敷或热敷，需局部保暖，给予抑制炎症反应的药物，如非甾体抗炎或肾上腺皮质激素。③皮肤Ⅲ度灼伤，表现为表皮及皮下组织坏死，局部毛细血管充盈反应消失。需外科协助处理，通常建议在早期仅行坏死皮肤的局部切除及减张缝合，要避免清创。

（4）肝功能损害：变现为转氨酶、胆红素一过性升高，一般为轻度升高，可给予保肝、退黄治疗。严重肝功能损害很罕见，需要明确病因，积极治疗。

（5）肾功能损害：罕见，通常为消融后大量坏死组织在短期内入血，造成肾功能损伤或急性肾衰。建议控制消融范围，必要时术后及时给予水化、碱化尿液预防处置。术后需严密监测，一旦发生肾功能损伤，需专科诊治，必要时可给予透析治疗，大多预后较好。

(6) 胰腺功能损害：胰腺癌HIFU治疗后极少数病人可出现一过性血尿淀粉酶升高，通常不伴局部的显著疼痛，常规给予禁食、抑酸、抑酶、对症支持等治疗，一般在数天内可恢复。

(7) 继发感染：可发生在肝脏肿瘤HIFU消融术后几天到3个月，通常情况下在身体其他部位感染后出现。主要表现为肝区疼痛持续性进行性加重，伴或不伴持续发热，也有仅表现为原因不明持续高热。实验室及影像学检查提示肝脏局限性感染或肝脓肿形成。确诊后按照感染及肝脓肿治疗原则进行治疗，肝脓肿需行必要穿刺引流或外科治疗。

(8) 反应性胸腔积液：胸膜受到热损伤等刺激后出现反应性胸膜炎，表现为胸腔积液，伴或不伴胸痛，深呼吸时加重。一般为少量到中量胸腔积液，大多不需特殊治疗，积液可自行吸收；如严重影响呼吸功能和生活质量，可行胸腔穿刺引流或抽液治疗。

(9) 肠道损伤：罕见，发生原因可能是治疗靶区临近肠道，治疗超声的较高热量传导到临近肠壁，或者误将肠道组织作为靶区组织进行治疗，导致肠道损伤；也有可能超声治疗通道经过肠道，且肠道内存在一定量气体和肠内容物，致使治疗时超声波在局部发生反射和能量的沉积，或者产生空化效应，导致局部肠壁组织损伤。预防措施包括：HIFU治疗前严格进行肠道准备，清除肠道内的内容物和尽量减少肠道内的气体，尽量选择不通过肠道的声通道；如果治疗通道无法回避肠道，需尽量保持该段肠道内没有空气或者内容物，同时需要控制治疗参数、降低治疗强度。此外，术后须严密监控肠道恢复情况，待肠道功能恢复后方可进食。一旦发生肠道损伤，尽早请外科协助治疗。大多数情况下，HIFU治疗对肠道的影响仅表现为肠蠕动的减弱。

(10) 迟发性肋骨骨折：HIFU消融过程中，声通道上的肋骨可吸收部分能量，特别是较大肿瘤且靠近肝脏被膜，治疗区肋骨局部吸收能量会更多，可造成骨质损伤，甚可出现骨骼无菌性坏死。患者活动或肋骨受挤压时容易发生该区域肋骨骨折，多发生在HIFU术后6个月以上，很显然发生这样的并发症已经偏离了HIFU治疗“微无创”的初衷，给病人带来了较大痛苦。预防措施：严格把握治疗适应证，受肋骨阻挡的肝癌可考虑用插入式消融治疗；防治措施包括：HIFU治疗过程中尽量选择多个肋间隙进行治疗，避免超声能量直接辐照肋骨。一旦发生骨折，若无明显症状，一般无需特殊处理。

(11) 外周神经损伤：病灶周围有重要神经，并且在HIFU治疗时有神经损伤风险的患者，建议在非麻醉情况下，或者镇静镇痛下进行HIFU手术，这样术中可及时观察神经刺激症状，能有效降低神经损伤发生风险。周围神经损伤预后取决于神经与病灶的解剖位置关系，当神经干位于治疗超声的焦点时多产生不可逆性损伤，当神经位于超声散射束的低能量区域，多系可逆性损伤。如发生神经损伤，早期应给予地塞米松抑制炎症反应、扩张血管改善血循环，后期应用非甾体类消炎药合并营养神经药物。疼痛严重时可用卡马西平或加巴喷丁缓解症状。

（12）尿失禁：HIFU 后尿失禁的病因与局限性前列腺癌其他疗法中的不良反应类似，可能由损伤外部尿道括约肌引起。对HIFU后患者评估尿失禁的第一步是排除尿潴留或充溢性尿失禁。对于压力性尿失禁，在HIFU后的前12个月内应采取保守治疗，此后才可考虑手术治疗。

第四章

肿瘤HIFU治疗的疗效评估

HIFU治疗后的疗效评估一般是基于影像学评价为基础，同时结合临床评价的综合评估，包括影像学评价、临床综合评价和生存期随访。

一、影像学评估

影像学评价方法：主要包括灰阶超声、超声多普勒成像、超声造影、增强CT和/或增强MRI，必要时增加放射性核素显像（如PET/CT）等检查项目。部分患者治疗后灰阶超声可表现为病灶内部回声增强；超声造影表现为局部血流灌注缺损；增强CT和MRI可表现为局灶性低增强或无增强；PET/CT表现为肿块FDG摄取降低。但目前仍以实体瘤缓解评价标准（RECIST）作为评价的主要内容。

HIFU治疗后应定期做影像学检查以评估HIFU治疗部位肿瘤的转归（体积变化）、有无远处转移等，必要时做病理组织学检查。一般治疗后前三个月，每月随访一次，超声检查肿瘤体积变化。肿瘤体积计算公式：$V=\pi ab^2/6$（a为肿瘤的长径，b为短径）。疗效评价标准：①完全缓解：患者肿块完全消失；②部分缓解：肿块体积缩小低于50%；③稳定：肿块体积缩小低于50%或增大低于25%；④进展：肿块体积增大超过25%。治疗后三个月时，应行CT/MRI检查，并与治疗前CT/MRI图像进行逐层对比，以明确肿瘤转归。三月后，如肿块稳定，每两月随访一次，直至肿瘤进展。一般来说，完全缓解及部分缓解患者被认为HIFU治疗有效，如治疗部位肿瘤体积稳定并持续三个月以上，反映瘤细胞增殖活性降低，也是HIFU治疗有效的表现。

（一）早期影像学评估

1. 超声

（1）超声在HIFU治疗中不仅用于实时监控，还可用于治疗后的疗效判断。HIFU

治疗后组织凝固性坏死，早期在声像图上表现为回声增高，常为高回声或强回声，内部可出现伴声影的点状或斑片状的强回声；偶尔可见多个或片状的液化区域。肿瘤边界在治疗两周内边界较为模糊，以后逐渐变得清晰。

（2）超声造影可增强超声背向散射，增强血流回波信号和血流在血管中的多普勒信号，可显示病灶内部的微血管灌注，从而增强其与周围组织的声特性阻抗的对比度，有利于病灶范围及内部血供的观察。于HIFU治疗前及治疗后即时对患者实施超声造影检查，观察并对比病灶组织的血供情况，了解病灶组织内部是否存在残留血供和遗漏病灶，对未完全灭活的病灶可实施高强度聚焦超声补充治疗。超声造影评价HIFU的疗效具有即时性、精准性、多角度、操作简单及可重复性优势，但一般不适用于治疗前乏血供的病灶。

（3）治疗有效时的主要表现为：治疗区动脉期（或毛细血管期）、门静脉期（或实质期）和延迟期均无强化。治疗不完全时，治疗区内出现不规则强化区，大多数情况下分布于边缘区域，由于影响回声改变的因素较多，回声增强区不作为判断疗效的主要标准。治疗恶性肿瘤时，由于肿瘤周边常与其他空腔脏器、胰胆管系统、神经组织粘连或浸润，需避开这些重要的器官或组织以免发生严重并发症，因此很难完全消融整个肿瘤区域的血供。HIFU后即刻超声造影，常见肿瘤周边有带状或结节状残留强化区域。此时可用消融体积（NPV，non-perfused volume）百分比来判断治疗的消融率（=无强化区域的体积/整个肿瘤的体积×100%）。在良性肿瘤中，NPV百分比达70%以上即为早期治疗有效。

2.CT

治疗有效时早期主要表现为：①凝固性坏死在CT平扫呈低密度，动态增强扫描动脉期（或毛细血管期）、门静脉期（或实质期）和延迟期均无强化；②治疗区的边缘有一薄层较均匀的强化影。当治疗不完全时，治疗区内会出现不规则强化，特别是边缘区出现宽大强化或结节状强化。

3.MRI

治疗有效时图像表现为：凝固性坏死在T2W1（T2加权像）呈稍低信号，T1W1（T1加权像）呈稍高信号，用脂肪抑制后T1W1的稍高信号无变化（未被抑制）；动态增强扫描动脉期（或毛细血管期）、门静脉期（或实质期）和延迟期均无强化；治疗区边缘可见一薄层较均匀的强化影。

4.PET或PET/CT

PET/CT是解剖影像学的定位精确性和功能影像学相结合，既能准确对病变定位又可客观反映病变功能。如果治疗后使用FDG-PET扫描呈全阴性结果，则可认为此时癌组织代谢率已消失或转归正常，实质上达到了手术切除肿瘤消失的疗效。虽然实质脏器肿瘤死亡组织存在不符合CR标准，仍可评定为显效。治疗不完全时，早期可见肿瘤边缘呈环状或结节状FDG摄取增高区域。

（二）后期影像学评估

恶性肿瘤局部疗效评价，可按改良实体瘤疗效评估标准（modified response evaluation criteria in solid tumors，mRECIST）。良性肿瘤中，子宫肌瘤是HIFU治疗最多类型，其长期影像学评估采用肌瘤缩小百分比（FS%，fibroid shrinkage percentage）来检测（=肌瘤缩小的体积/治疗前肌瘤的体积×100%）。一般消融有效体积占总体积的90%以上时（即NPV百分比达90%以上），一年后FS%可达60%。

1. 超声

（1）对治疗有效肿瘤，后期的超声灰阶图像一般变化如下：肿瘤明显缩小时，边界变得模糊不清（良性肿瘤除外）。瘤体通常在治疗后第3个月开始明显缩小。一般情况下，恶性肿瘤缩小较良性肿瘤速度慢。肿瘤内部回声增强不如早期明显，但变得细小而均匀；常见多个或片状液化区域。

（2）超声造影：对治疗有效肿瘤，超声造影瘤内无增强。治疗不全时，治疗区内分布于边缘的强化区域，即边缘残留有血供区域，在后期可能向肿瘤内部生长，呈边缘带状或结节状强化，合并内部不规则结节状强化；或向周围组织浸润，呈边缘不规则强化带。

（3）在随访过程中，若病灶体积缩小缓慢，可通过超声造影监测病灶活性变化。

2. CT和MRI

后期随访见治疗区边界清楚，体积缓慢缩小，延迟期肿瘤周边一圈极薄的均匀增强带。治疗不完全时，表现同超声造影。

3.PET或PET/CT

后期随访观察肿瘤局部，可通过观察肿瘤区域是否有FDG摄取增高，或高摄取区域是否范围增大，来判断肿瘤是否复发或进展。行全身PET/CT检查可了解是否出现肿瘤远处转移，转移肿瘤大小、形态、数目及周边器官毗邻关系等，对临床治疗方案提供重要依据。

二、临床综合评价

（1）患者的生存质量、一般体力状况及功能评分，包括QOL、ECOG、KPS等；

（2）疼痛评分，多数采用VAS评分或者NRS评分；

（3）实验室检查以肿瘤标记物作为主要评价指标，免疫指标也可作为备选指标。在HIFU治疗后的1~2周内，由于瘤细胞大量坏死，抗原大量释放，某些肿瘤标记物可能一过性升高，一般在治疗后一个月肿瘤标志物恢复至原来水平。免疫指标一般以IgA、IgG、IgM、补体C3、补体C4、CD4+T细胞和CD8+T细胞等作为参考。

三、生存期评价

治疗后应对每一位患者进行长期生存随访，直至失访或死亡，治疗后前三月每月随访一次，三月后，每两月随访一次，直至肿块进展。如肿块进展，需重新评估，制定后续治疗计划。

第五章

肿瘤HIFU治疗的随访和展望

一、随访

在HIFU治疗结束后的第1、3、6、12个月，直至2年，进行随访。但按不同肿瘤的特点，随访周期不尽相同：如子宫肌瘤是良性肿瘤，通常HIFU消融比较完全，可按常规在HIFU治疗后第1、3、6、12个月做随访，随访内容主要是超声检查和临床表现记录；然而，不能手术的中晚期胰腺癌，进展迅速，必须在HIFU治疗后一个月做全面随访，随访内容包括原发肿瘤的体积、血供，影像学检查明确是否存在其他转移病灶，肿瘤标记物，肝功能等实验室指标，患者症状以及生存质量评分，生存期记录。前列腺癌经腔内HIFU治疗后，2~3个月首先进行临床评估和前列腺特异性抗原（Prostate Specific Antigen，PSA）检测，在术后6个月，患者再接受MRI检查和融合活检以确认治疗效果。

需要强调的是：虽然HIFU治疗是一个独立的局部治疗手段，但肿瘤病人尤其是中晚期肿瘤病人的治疗是一个整合治疗的复杂系统。接受治疗的病人很可能止步于HIFU治疗，而不去寻求其他可能有效的治疗方法，如全身系统治疗。作为具有整合治疗理念的临床医生，在肿瘤病人HIFU治疗后随访时，不应只局限于经过HIFU治疗的局部肿瘤，更要考虑到其他部位可能存在的转移性病灶，以及其他治疗手段。肿瘤随访不但是对既往治疗的评估，也要对下一步的治疗方案负责。如病人各方面发生较大变化时，可考虑再次启动MDT to HIM，重新制定整合治疗方案。

二、HIFU技术不足与展望

（一）超声引导：图像受干扰，不够清晰

尽管超声引导的HIFU治疗能在治疗中提供实时成像，但由于成像时换能器接收到显著的治疗声波干扰，确切地说，这种B型超声治疗“中”成像效果常不是非常令人满意。减少这种干扰的一种潜在方法是将成像换能器设计为比治疗换能器的中心频率更高；另一种方法是通过同步成像和治疗信号脉冲重复频率（PRF）来传输混合脉冲信号。最近有学者建议使用固定陷波过滤编码激发的方法，即成像用编码信号和治疗用连续波（CW）信号同时传输到目标，成像换能器接收反射混合信号。经过脉冲压缩和固定陷波滤波后，最终成像信号的旁瓣干扰可低于40 dB。目前，这些研究已在动物实验中取得良好成效。

（二）MRI引导的不足

基于MRI不受治疗声波干扰，治疗前后图像显示较超声引导更清晰。并且MRI具有更多参数指标，对治疗后评估及预后判定有更多参考指标。但MRI引导的HIFU治疗也存在价格昂贵、治疗时间长（主要因成像时间长）、无法为体内植入特定金属异物的患者提供治疗等缺陷。因此，US-MRI影像融合引导HIFU治疗可令二者影像学引导取长补短，近期正越来越受到临床研究者的重视。

（三）靶点的测温

MRI分辨率高，且对温度变化敏感的成像参数丰富，因此可无创监测HIFU治疗时的温度分布，判断焦点位置、判断靶区组织凝固性坏死程度、评估边界组织损伤风险。但有研究结果表明，HIFU治疗过程组织涉及43℃和60℃附近的相变，组织相变对测温有影响，43℃和60℃附近测温不准，而且相变前后组织中的测温线性会发生变化，传统MRI测温研究没有考虑HIFU治疗中组织相变的影响。相变过程中，测温参数结合水比例、活化能由一个常数变为另一个常数，组织测温线性关系发生变化，对相变前后组织MRI温度敏感参数与温度间具有不同关系，MRI测温存在困难。除MRI无损测温，近期还有许多测温技术尚在积极探索中，如基于频谱图像的无损测温，基于超声声辐射力的二维定量超声弹性成像算法等，都为无损测温展现了美好前景。

此外，HIFU靶点的温度是否越高越好，尚存争议。有学者认为瘤细胞加热至55℃下维持4s的HIFU治疗对刺激瘤周树突状细胞的成熟（根据IL-12/IL-10的产生和CD80/CD86的表达分析），较80℃下治疗更有效。

（四）HIFU能量的衰减和流失

由于超声能量随传播距离增加而衰减，到达深部治疗区域时，超声能量明显减少，另外，靶点位于大血管旁时，超声能量常被快速流动的血液带走，导致消融效果降低。虽可通过提高声功率和延长治疗时间来达到消融目的，但这也可能对声通道内的正常组织造成损伤，产生相应并发症。

为此，有学者提出引入增效剂来改变肿瘤组织的声环境，增加超声能量沉积，从而提高消融效率，防止并发症发生。此外，一些增效剂也具备成像功能，在HIFU增效同时能提供影像监控，这对提高HIFU治疗安全性至关重要。目前研究较多增效剂包括生物微粒修饰的靶向颗粒、各种微泡造影剂（如六氟化硫脂质微泡、N2O微泡）等，但在治疗过程中量化及控制仍存争议。

（五）数字化远程会诊及手术

HIFU治疗过程全部采用计算机自动化控制，操作简便、性能稳定，运行可靠、精确度高。从数字化角度看，HIFU超声治疗区别于传统外科和内科，需要以超声影像作诊疗基础，并通过全流程计算机自动化控制，结合先进5G远程平台，是最有可能实现诊断-治疗全流程数字化的一种介入治疗技术，有望实现HIFU超声治疗全闭环工作流程数字化技术覆盖：HIFU治疗过程中，借助5G技术影像实时传输，医生可借助高速信息网络通过计算机远程实时控制HIFU治疗探头的位移和能量，从而完成远程手术操作。利用数字化远程技术，打破医患交流时空限制，可以促进优质医疗资源下沉至县级医院，提高医疗服务水平，降低患者就医难度与成本，加速HIFU技术在基层的普及推广。

参考文献

1.Orloff L A, Noel J E, Stack B C, et al. Radiofrequency ablation and related ultrasound-guided ablation technologies for treatment of benign and malignant thyroid disease: An international multidisciplinary consensus statement of the American Head and Neck Society Endocrine Surgery Section with the Asia Pacific Society of Thyroid Surgery, Associazione Medici Endocrinologi, British Association of Endocrine and Thyroid Surgeons, European Thyroid Association, Italian Society of Endocrine Surgery Units, Korean Society of Thyroid Radiology, Latin American Thyroid Society, and Thyroid Nodules Therapies Association. Head & Neck, 2022, 44 (3): 633-660.

2.Lang B H, Wu A L H. High intensity focused ultrasound (HIFU) ablation of benign thyroid nodules - A systematic review. Journal of Therapeutic Ultrasound, 2017, 5 (1) .

3.Lang B, Wong C, Ma E. Single-session high intensity focussed ablation (HIFU) versus open cervical hemithyroidectomy for benign thyroid nodule: analysis on early efficacy, safety and voice quality. Int J Hyperthermia, 2017, 33 (8): 868-874.

4.Lang B H H, Woo Y, Chiu K W. High-intensity focused ablation (HIFU) of single benign thyroid nodule rarely alters underlying thyroid function. International journal of hyperthermia, 2017, 33 (8): 875-881.

5.Sinai A, Nassar M, Eran A, et al. Magnetic resonance-guided focused ultrasound thalamotomy for essential tremor: a 5-year single-center experience. J Neurosurg, 2019: 1-8.

6.Elias W J, Lipsman N, Ondo W G, et al. A Randomized Trial of Focused Ultrasound Thalamotomy for Essential Tremor. N Engl J Med, 2016, 375 (8): 730-739.

7.Chang J W, Park C K, Lipsman N, et al. A prospective trial of magnetic resonance-guided focused ultrasound thalamotomy for essential tremor: Results at the 2-year follow-up. Ann Neurol, 2018, 83 (1): 107-114.

8.Martinez-Fernandez R, Manez-Miro J U, Rodriguez-Rojas R, et al. Randomized Trial of Focused Ultrasound Subthalamotomy for Parkinson's Disease. N Engl J Med, 2020, 383 (26): 2501-2513.

9.Davidson B, Hamani C, Rabin J S, et al. Magnetic resonance-guided focused ultrasound capsulotomy for refractory obsessive compulsive disorder and major depressive disorder: clinical and imaging results from two phase I trials. Mol Psychiatry, 2020, 25 (9): 1946-1957.

10.Lipsman N, Meng Y, Bethune A J, et al. Blood-brain barrier opening in Alzheimer's disease using MR-guided focused ultrasound. Nat Commun, 2018, 9 (1): 2336.

11.Sentilhes Loïc, Kayem Gilles, Chandraharan Edwin, et al.FIGO consensus guidelines on placenta accreta spectrum disorders: Conservative management. International Journal of Gynecology & Obstetrics, 2018; 140 (3): 291-298.

12.Bai Y, Luo X, Li Q, et al. High-intensity focused ultrasound treatment of placenta accreta after vaginal delivery: a preliminary study. Ultrasound in Obstetrics & Gynecology, 2016, 47 (4): 492-498.

13.Wang Y, Wang W, Wang L, et al. Ultrasound-guided high-intensity focused ultrasound treatment for abdominal wall endometriosis: Preliminary results. European Journal of Radiology, 2011, 79 (1): 56-59.

14.Shi S, Ni G, Ling L, et al. High-Intensity Focused Ultrasound in the Treatment of Abdominal Wall Endometriosis. Journal of Minimally Invasive Gynecology, 2020, 27 (3): 704-711.

15.Wang S, Li B, Wang J, et al. The safety of echo contrast-enhanced ultrasound in high-intensity focused ultrasound ablation for abdominal wall endometriosis: a retrospective study. Quantitative Imaging in Medicine and Surgery, 2021, 11 (5): 1751-1762.

16.Zhu J, Zhu H, Mei Z, et al. High-intensity focused ultrasound ablation: an effective and safe treat-

ment for secondary hypersplenism. The British Journal of Radiology, 2014, 87 (1043): 20140374.
17.Xiao J, Sun T, Zhang S, et al. HIFU, a noninvasive and effective treatment for chyluria: 15 years of experience. Surgical Endoscopy, 2018, 32 (7): 3064-3069.
18.Niu S, Cheng L, Qiao Y, et al. Combined Stent Insertion and High-intensity Focused Ultrasound Ablation for Patients With Malignant Obstructive Jaundice. Surg Laparosc Endosc Percutan Tech, 2016, 26 (6): 488-492.
19.Elhelf, IAS, Albahar, H, Shah, U, et al. High intensity focused ultrasound: The fundamentals, clinical applications and research trends. Diagn Interv Imaging, 2018, 99 (6): 349-359.
20.Siedek, F, Yeo, SY, Heijman, E, et al. Magnetic Resonance-Guided High-Intensity Focused Ultrasound (MR-HIFU): Technical Background and Overview of Current Clinical Applications (Part 1). Rofo-Fortschr Rontg, 2019, 191 (6): 522-530.
21.吴玉（综述），邹建中（审校）.影响高强度聚焦超声能量沉积的血管因素分析.临床超声医学杂志，2014，（5）：325-326.
22.陈思瑶，李成海，周野，等.血流灌注对高强度聚焦超声消融子宫肌瘤的影响.中国医学物理学杂志，2021，38（11）：1412-1416.
23.Hynynen, K, Roemer, R, Moros, E, et al. The Effect of Scanning Speed on Temperature and Equivalent Thermal Exposure Distributions During Ultrasound Hyperthermia In Vivo.Ieee T Microw Theory, 1986, 34 (5): 552-559.
24.Wei, C, Fang, X, Wang, CB, et al. The predictive value of quantitative DCE metrics for immediate therapeutic response of high-intensity focused ultrasound ablation (HIFU) of symptomatic uterine fibroids. Abdom Radiol, 2018, 43 (8): 2169-2175.
25.Yang, R, Sanghvi, NT, Rescorla, FJ, et al. Liver cancer ablation with extracorporeal high-intensity focused ultrasound. EUR UROL, 1993, 23 Suppl 1 17-122.
26.Crezee, J, Lagendijk, JJ. Experimental verification of bioheat transfer theories: measurement of temperature profiles around large artificial vessels in perfused tissue. PHYS MED BIOL, 1990, 35 (7): 905-923.
27.Shih, T, Kou, H, Lin, W. Effect of effective tissue conductivity on thermal dose distributions of living tissue with directional blood flow during thermal therapy Int Commun Heat Mass, 2002, 29 (1): 115-126.
28.熊树华，刘宝琴，胡凯，等.碘油对肝脏高强度聚焦超声治疗剂量的影响.中华实验外科杂志，2003，20（2）：182-182.
29.张平，张晓静，朱元光，等.血管位置对HIFU焦域温度场的影响.国际生物医学工程杂志，2011，34（1）：16-19.
30.Yuan, P, Liu, H, Chen, C, et al. Temperature response in biological tissue by alternating heating and cooling modalities with sinusoidal temperature oscillation on the skin. Int Commun Heat Mass, 2008, 35 (9): 1091-1096.
31.Billard, BE, Hynynen, K, Roemer, RB. Effects of physical parameters on high temperature ultrasound hyperthermia. Ultrasound Med Biol, 1990, 16 (4): 409-20.
32.Yang R, Reilly CR, Rescorla FJ, et al: High-intensity focused ultrasound in the treatment of experimental liver cancer.Arch Surg 1991, 126: 1002-1010.
33.Shih, T, Kou, H, Lin, W. The impact of thermally significant blood vessels in perfused tumor tissue on thermal dose distributions during thermal therapies Int Commun Heat Mass, 2003, 30 (7): 975-985.
34.Zhao, LY, Liu, S, Chen, ZG, et al. Cavitation enhances coagulated size during pulsed high-intensity focussed ultrasound ablation in an isolated liver perfusion system. Int J Hyperther, 2016, 33 (3): 343-353.

35.陈锦云，陈文直，朱丽，等.子宫肌瘤的血液供应特征对超声消融治疗剂量的影响.中华妇产科杂志，2011，46（6）：403-406.

36.伍烽，陈文直，白晋，等.高强度聚焦超声对恶性实体肿瘤血管的破坏作用.中华实验外科杂志，2002，19（4）：314-315.

37.Wu，F，Chen，WZ，Bai，J，et al. Pathological changes in human malignant carcinoma treated with high-intensity focused ultrasound. Ultrasound Med Biol，2001，27（8）：1099-106.

38.Gannon，BJ，Carati，CJ，Verco，CJ. Endometrial perfusion across the normal human menstrual cycle assessed by laser Doppler fluxmetry. Hum Reprod，1997，12（1）：132-9.

39.Raine-Fenning，NJ，Campbell，BK，Kendall，NR，et al. Quantifying the changes in endometrial vascularity throughout the normal menstrual cycle with three-dimensional power Doppler angiography. Hum Reprod，2004，19（2）：330-8.

40.Takahashi，N，Yoshino，O，Hiraike，O，et al. The assessment of myometrium perfusion in patients with uterine fibroid by arterial spin labeling MRI. Springerplus，2016，5（1）：1907.

41.Kim，YS，Lim，HK，Kim，JH，et al. Dynamic contrast-enhanced magnetic resonance imaging predicts immediate therapeutic response of magnetic resonance-guided high-intensity focused ultrasound ablation of symptomatic uterine fibroids. Invest Radiol.，2011，46（10）：639-47.

42.Stoelinga，B，Dooper，AMC，Juffermans，LJM，et al. Use of Contrast-Enhanced Ultrasound in the Assessment of Uterine Fibroids：A Feasibility Study. Ultrasound Med Biol，2018，44（8）：1901-1909.

43.Voogt，MJ，van Stralen，M，Ikink，ME，et al. Targeted vessel ablation for more efficient magnetic resonance-guided high-intensity focused ultrasound ablation of uterine fibroids. Cardiovasc Inter Rad，2011，35（5）：1205-10.

44.熊燃.缩宫素在高强度聚焦超声治疗子宫肌瘤中的应用现状.临床超声医学杂志，2014，16（9）：619-621.

45.刘政，陈文直，陈锦云，等.非常规剂量缩宫素对子宫肌瘤血供影响的超声研究.中国超声医学杂志，2012，28（7）：645-647.

46.Wang，Y，Ren，D，Wang，W. The Influence of Oxytocin on the Blood Perfusion of Uterine Fibroids：Contrast-enhanced Ultrasonography Evaluation. J Med Ultrasound，2016，24（1）：13-17.

47.Khan，KN，Kitajima，M，Hiraki，K，et al. Changes in tissue inflammation，angiogenesis and apoptosis in endometriosis，adenomyosis and uterine myoma after GnRH agonist therapy. Hum Reprod，2009，25（3）：642-53.

48.Di Lieto，A，De Falco，M，Mansueto，G，et al. Preoperative administration of GnRH-a plus tibolone to premenopausal women with uterine fibroids：evaluation of the clinical response，the immunohistochemical expression of PDGF，bFGF and VEGF and the vascular pattern. Steroids，2004，70（2）：95-102.

49.秦艳，李全义，王琦，等.HIFU联合SonoVue损伤含较大血管肝组织的实验研究.重庆医科大学学报，2009，34（4）：439-442.

50.Keshavarzi，A，Vaezy，S，Kaczkowski，PJ，et al. Attenuation coefficient and sound speed in human myometrium and uterine fibroid tumors. J Ultras Med，2001，20（5）：473-80.

51.周永昌.超声医学（第六版）[M].北京：人民军医出版社，2011.

52.Barnett，SB，Rott，HD，ter Haar，GR，et al. The sensitivity of biological tissue to ultrasound. Ultrasound Med Biol，1997；23（6）：805-12.

53.李非，冉剑波，黄浩然，等.HIFU消融不同T2WI信号子宫肌瘤疗效差异的组织声学性质.中国介入影像与治疗学，2016，13（7）：434-437.

54.易根发，范宏杰，谢璇丞，等.高强度聚焦超声消融单发性子宫肌瘤能效因子的影响因素.中国介入影像与治疗学，2018，15（11）：674-678.

55.张卫星，邓卫萍，黄耀.高强度聚焦超声（HIFU）治疗肝癌中应用呼吸控制和人工胸水的安全性观察.临床和实验医学杂志，2007，6（5）：43-44.

56.Shin，E，Kang，B，Chang，J. Real-Time HIFU Treatment Monitoring Using Pulse Inversion Ultrasonic Imaging Appl Sci（Basel），2018，8（11）：2219.

57.Chanel，LA，Nageotte，F，Vappou，J，et al. Robotized High Intensity Focused Ultrasound（HIFU）system for treatment of mobile organs using motion tracking by ultrasound imaging：An in vitro study. Annu Int Conf IEEE Eng Med Biol Soc，2015，2015 2571-5.

58.Marquet，F，Aubry，JF，Pernot，M，et al. Optimal transcostal high-intensity focused ultrasound with combined real-time 3D movement tracking and correction. Phys Med Biol，2011，56（22）：7061-80.

59.Kim，YS，Rhim，H，Choi，MJ，et al. High-intensity focused ultrasound therapy：an overview for radiologists. Korean J Radiol，2008，9（4）：291-302.

60.McWilliams，JP，Lee，EW，Yamamoto，S，et al. Image-guided tumor ablation：emerging technologies and future directions. Semin Intervent Rad，2010，27（3）：302-13.

61.Shehata，IA. Treatment with high intensity focused ultrasound：secrets revealed. Eur J Radiol，2011，81（3）：534-41.

62.Clement，GT，Hynynen，K. A non-invasive method for focusing ultrasound through the human skull. Phys Med Biol，2002，47（8）：1219-36.

63.Legon，W，Sato，TF，Opitz，A，et al. Transcranial focused ultrasound modulates the activity of primary somatosensory cortex in humans. Nat Neurosci，2014，17（2）：322-9.

64.Zhu，H，Zhou，K，Zhang，L，et al. High intensity focused ultrasound（HIFU）therapy for local treatment of hepatocellular carcinoma：role of partial rib resection. Eur J Radiol，2008，72（1）：160-6.

65.Fukuda，H，Ito，R，Ohto，M，et al. Treatment of small hepatocellular carcinomas with US-guided high-intensity focused ultrasound. Ultrasound Med Biol，2011，37（8）：1222-9.

66.Feril LB，Fernan RL，Tachibana K. High-Intensity Focused Ultrasound in the Treatment of Breast Cancer. Curr Med Chem，2021，28（25）：5179-5188.

67.Knuttel FM，van den Bosch MA. Magnetic Resonance-Guided High Intensity Focused Ultrasound Ablation of Breast Cancer. Adv Exp Med Biol，2016，880：65-81.

68.Wu F，ter Haar G，Chen WR. High-intensity focused ultrasound ablation of breast cancer. Expert Rev Anticancer Ther，2007 Jun，7（6）：823-31.

69.Lynn JG，Zwemer RL，Chick AJ，et al. A new method for the generation and use of focused ultrasound in experimental biology.J Gen Physiol，1942，26（2）：179-193.

70.中国医师协会聚焦超声消融手术临床应用技术规范制定专家委员会.聚焦超声消融手术临床应用技术规范专家共识（2020年版）.中华医学杂志，2020，100（13）：974-977.

71.Wang ZB，Bai J，Li F，et al. Study of a “biological focal region” of high-intensity focused ultrasound. Ultrasound Med Biol，2003，29（5）：749-754.

72.Bond AE，Shah BB，Huss DS，et al. Safety and efficacy of focused ultrasound thalamotomy for patients with medication-refractory，tremor-dominant parkinson disease：a randomized clinical trial. JAMA Neurol，2017，74（12）：1412-1418.

73.Zhang L，Wang ZB. High-intensity focused ultrasound tumor ablation：review of ten years of clinical experience. Front Med China，2010，4（3）：294-302.

74.祝宝让，李静，盖绿华，等.聚焦超声消融联合TACE治疗10 cm以上大肝癌的临床效果分析.中华介入放射学电子杂志，2016，4（002）：86-90.

75.Orsi F，Zhang L，Arnone P，et al. High-intensity focused ultrasound ablation：effective and safe therapy for solid tumors in difficult locations. AJR Am J Roentgenol，2010，195（3）：W245-W252.

76.Jin C, Zhu H, Wang Z, et al. High-intensity focused ultrasound combined with transarterial chemoembolization for unresectable hepatocellular carcinoma: long-term follow-up and clinical analysis. Eur J Radiol, 2011, 80 (3): 662-669.

77.Marinova M, Huxold HC, Henseler J, et al. Clinical effectiveness and potential survival benefit of US-guided high-intensity focused ultrasound therapy in patients with advanced-stage pancreatic cancer. Ultraschall Med, 2019, 40 (5): 625-637.

78.Zhu B, Li J, Diao L, et al. High-intensity focused ultrasound ablation for advanced pancreatic cancer. Journal of Cancer Research and Therapeutics, 2019, 15 (4): 831-835.

79.祝宝让，刁立岩，李静，等.进展期胰腺癌的高强度聚焦超声消融治疗.中国超声医学杂志，2019，35（9）：817-820.

80.Chen W, Zhu H, Zhang L, et al. Primary bone malignancy: effective treatment with high-intensity focused ultrasound ablation. Radiology, 2010, 255 (3): 967-978.

81.Xiaowen Zhong, Mei Zhang, Zedan Tian, et al. The Study of Enhanced High-Intensity Focused Ultrasound Therapy by Sonodynamic N2O Microbubbles. Nanoscale Research Letters, 2019, 14: 381.

82.Chen J, Li Y, Wang Z, et al. Evaluation of high-intensity focused ultrasound ablation for uterine fibroids: an IDEAL prospective exploration study. BJOG, 2018, 125 (3): 354-364.

83.Zhang L, Rao F, Setzen R. High intensity focused ultrasound for the treatment of adenomyosis: selection criteria, efficacy, safety and fertility. Acta Obstet Gynecol Scand, 2017, 96 (6): 707-714.

84.Peek MC, Ahmed M, Scudder J, et al. High intensity focused ultrasound in the treatment of breast fibroadenomata: results of the HIFU-F trial. Int J Hyperthermia, 2016, 32 (8): 881-888.

85.Chaussy CG, Thüroff S. High-intensity focused ultrasound for the treatment of prostate cancer: a review. J Endourol, 2017, 31 (S1): S30-S37.

86.Rong Z, Jin-Yun C, Lian Z, et al. The safety and ablation efficacy of ultrasound-guided high-intensity focused ultrasound ablation for desmoid tumors. International journal of hyperthermia, 2021, 38 (2): 89-95.

87.Griffin M O, Kulkarni N M, O'Connor S D, et al. Magnetic Resonance-Guided Focused Ultrasound: A Brief Review With Emphasis on the Treatment of Extra-abdominal Desmoid Tumors. Ultrasound Quarterly, 2019, 35 (4): 346-354.

88.Joiner JB, Pylayeva-Gupta Y, Dayton PA. Focused Ultrasound for Immunomodulation of the Tumor Microenvironment.J Immunol, 2020, 205 (9): 2327-2341.

89.Cohen G, Chandran P, Lorsung R M, et al.Pulsed-Focused Ultrasound Slows B16 Melanoma and 4T1 Breast Tumor Growth through Differential Tumor Microenvironmental Changes.Cancers (Basel) .2021 Mar 27; 13 (7): 1546-1562.

90.Cohen G, Chandran P, Lorsung RM, et al.The Impact of Focused Ultrasound in Two Tumor Models: Temporal Alterations in the Natural History on Tumor Microenvironment and Immune Cell Response. Cancers (Basel), 2020, 12 (2): 350-. 350-369.

91.Abe S, Nagata H, Crosby EJ, et al. Combination of ultrasound- based mechanical disruption of tumor with immune checkpoint blockade modifies tumor microenvironment and augments systemic antitumor immunity. Journal for Immuno Therapy of Cancer, 2022; 10: e003717.

92.Eranki A, Srinivasan P, Ries M, et al. High Intensity Focused Ultrasound (HIFU) Triggers Immune Sensitization of Refractory Murine Neuroblastoma to Checkpoint Inhibitor Therapy. Clinical Cancer Research, 2019, 26 (5): 1151-1161.

93.Mouratidis P, Costa M, Rivens I, et al. Pulsed focused ultrasound can improve the anti-cancer effects of immune checkpoint inhibitors in murine pancreatic cancer. Journal of The Royal Society Interface, 2021, 18 (180): 20210266.

94.Kheirolomoom, A., M. T. Silvestrini, E. S. Ingham, L. M. et al. Combining activatable nanodelivery with immunotherapy in a murine breast cancer model. J. Control. Release，2019，303：42-54.

95. Bulner，S.，A. Prodeus，J. Gariepy，et al. Enhancing checkpoint inhibitor therapy with ultrasound stimulated microbubbles.Ultrasound Med. Biol，2019，45：500-512.

96. SonaCare Medical. Charlotte，NC. https：//sonacaremedical.com/ （Accessed October 24，2020）.

97. Koch MO，Gardner T，Cheng L，et al：Phase I/II trial of high intensity focused ultrasound for the treatment of previously untreated localized prostate cancer. J Urol 2007：178：2366-2371.

98. Tay KJ，Polascik TJ. Focal therapy for prostate cancer. In：Partin AW，Dmochowski RR，Kavoussi LR，Peters CA，eds. Campbell-Walsh-Wein Urology. 12th ed. Philadelphia，PA：Elsevier，2020，pp. 3616-3639，3629-3620.

99. Emberton M，Bass EJ，Ahmed HU. Focal therapies in the treatment of prostate cancer. In：Smith JA，Howards SS，Preminger GM，Dmochowski RR，Hinman F，Fitzpatrick J，eds. Hinman's Atlas of Urologic Surgery. 4th ed. Philadelphia，PA：Elsevier，2017，pp. 619-632.

100. Guillaumier Stephanie，Peters Max，Arya Manit et al. A Multicentre Study of 5-year Outcomes Following Focal Therapy in Treating Clinically Significant Nonmetastatic Prostate Cancer. Eur. Urol，2018，74：422-429.

101. Shah，T.T.，Reddy，D.，Peters，M. et al. Focal therapy compared to radical prostatectomy for non-metastatic prostate cancer：a propensity score-matched study. Prostate Cancer Prostatic Dis：24，567-574（2021）.

102. Kluiwstra J U A，Tokano T，Davis J，Strickberger S A and Cain C A 1997 Real time image guided high intensity focused ultrasound for myocardial ablation：in vivo study IEEE Ultrason. Symp，1327-30.

103. Azzouz H and Rosette J J M C H 2006 HIFU：local treatment of prostate cancer EAU-EBU Update Ser，462-70，

104. Seip R，Tavakkoli J，Wunderlich A，Sanghvi N T，Dines K A and Crum L A 2002 Real-time detection of multiple lesions during high intensity focused ultrasound （HIFU） treatments Proc. 2nd Int. Symp. on Therapeutic Ultrasound，pp 168-75.

105. Jeong J S，Chang J H and Shung K K 2009 Ultrasound transducer and system for real-time simultaneous therapy and diagnosis for noninvasive surgery of prostate tissue IEEE Trans. Ultrason. Ferroelectr. Freq，Control 56 1913-22.

106. Jong Seob Jeong，Jonathan Matthew Cannata，K Kirk Shung. Adaptive HIFU noise cancellation for simultaneous therapy and imaging using an integrated HIFU/imaging transducer. Physics in medicine and biology，Y55（2010）1889-1902.

107. 曾朝强，王晶，张小明，汤梦月，郭志伟，陈天武.基于多参数MRI对子宫肌瘤HIFU术后再干预风险预测模型的构建与评价.磁共振成像，2022，13（07）：68-74+111.

108. Stefanie J.C.G. Hectors，1，2 Igor Jacobs，et al. MRI Methods for the Evaluation of High Intensity Focused Ultrasound Tumor Treatment：Current Status and Future Needs. Magnetic Resonance in Medicine，75：302-317（2016）.

109. 刘当，何敏，张馨月，龚雪，陈文直，张炼，陈锦云.基于US-MRI影像融合引导HIFU消融智能手术培训学习曲线分析.中国超声医学杂志，2022，38（07）：815-819.

110. 洪声秀.组织凝固性坏死对纵向弛豫时间T1测温的影响研究.重庆医科大学，2018.

111. 胡强.基于频谱图像的无损测温方法研究.湖南师范大学，2017.

112. 王丽婷.超声弹性成像在HIFU温度监测中的应用研究.东北大学，2017.

113. Fang Liu，Zhenlin Hu，Lei Qiu，et al. Boosting high-intensity focused ultrasound induced anti-tumor immunity using a sparse-scan strategy that can more effectively promote dendritic cell maturation.Journal of Translational Medicine，2010，8：7.

114. 唐瑜.双歧杆菌适配体修饰的PFH/PLGA纳米粒超声成像及增效HIFU治疗肿瘤的实验研究.重庆医科大学，2022.

肝 脏 保 护

❖ 知肝知底　有肝有你 ❖

❖ 控瘤伤肝　佑肝有秘 ❖

❖ 化疗损肝　整合救宜 ❖

❖ 免疫制胜　无肝无依 ❖

❖ 减伤护肝　局介道理 ❖

主　编

陆　伟　张宁宁　陆伦根　任秀宝　田德安　韩国宏

副主编（以姓氏拼音为序）

曹宝山　高艳景　韩　风　李良平　李启炯　李树臣　李晓武　刘景丰
刘也夫　吕英谦　聂勇战　沈锡中　吴东德　武　强　徐　钧　幺立萍
张　宁　诸葛宇征

编　委（以姓氏拼音为序）

白　研　陈小兵　樊海宁　郭小平　胡英斌　荚卫东　焦作义　金永东
李　铎　李　钺　李润美　李文新　李相成　李志伟　梁　静　林　婷
刘韬韬　马　良　孟金成　彭　涛　孙诚谊　孙志强　王　鲁　王宏伟
王顺祥　王育生　魏小勇　夏丽敏　夏医君　谢　青　信　涛　徐　亮
徐　琦　徐建华　晏　冬　杨晋辉　杨长青　易建华　易永祥　于乐成
于松宁　张缭云　赵　月　朱　红　庄　昊

第一章

肝脏的结构与功能

一、肝脏的结构

肝脏（Liver）是人体重要的实质性器官，也是人体最大的消化腺。肝脏呈楔形，大部分位于右季肋部及上腹部，小部分位于左季肋区，右端圆钝，左端扁薄，可分上、下两面，前后两缘，左右两叶。正常成人肝重 1200~1600 g，长 25~26 cm，宽 15~16 cm，厚 5~6 cm。肝上缘凸起与膈肌接触称膈面，下缘扁平与腹腔脏器接触称为脏面。肝膈面左、右肋弓间的部分与腹前壁相贴，右半部借膈与右肋膈隐窝和右肺底相邻，左半部借膈与心膈面为邻，后缘近左纵沟处与食管相接触。肝的脏面毗邻复杂，除胆囊窝容纳胆囊、下腔静脉肝后段行经腔静脉沟以外，还与右肾上腺、右肾、十二指肠上部、幽门、胃前面小弯侧及结肠肝曲紧邻。肝的脏面中部呈“H”形的沟裂，由左、右纵沟和横沟组成。横沟位于脏面正中，亦称肝门，有肝管、肝动脉、肝的神经、淋巴管及门静脉等出入。

（一）肝脏的分叶与分段

自胆囊窝中点，向后上方抵于下腔静脉左壁的肝正中裂为界，将肝分为左右两半。左、右半肝又各以叶间裂为界，分成尾状叶、左外叶、左内叶、右前叶和右后叶。由于外科手术的需要，肝脏依据门静脉、动脉等管道的分布进一步划分为功能段。Couinaud 分段体系以肝裂和门静脉及肝静脉在肝内分布为基础，可将整个肝脏分为 8 个肝段（Ⅰ~Ⅷ分别是尾状叶段、左外叶上段、左外叶下段、左内叶段、右前叶下段、右后叶下段、右后叶上段、右前叶上段）。每个肝段中心有门静脉、肝动脉和胆管的分支。肝右静脉将右叶分为右前叶及右后叶。肝中静脉将肝脏分为左右肝叶（或左右半肝）。这个平面从下腔静脉延伸到胆囊窝。镰状韧带将左叶分为内侧叶（Ⅳ）和外侧叶（Ⅱ/Ⅲ）。以门静脉水平为标志将肝脏分为上段和下段。左、右门静脉向上和向下分支，投射到各段的中心。

（二）肝脏的血液供应

和其他脏器不同，肝脏具有双重血液供应，分别是肝动脉系统和门静脉系统。其中肝动脉压力较高，血流量占入肝总体血流量的20%~30%，主要提供丰富的氧气。肝动脉主要是起源于腹腔干的肝总动脉，在发出胃右动脉和胃十二指肠动脉后，主干向上延伸形成肝固有动脉，再分别发出肝左动脉和肝右动脉进入左右半肝。门静脉系统压力相对低，血流量占入肝总体血流量的70%~80%，内含丰富营养物质。肝门静脉主要由肠系膜上静脉、肠系膜下静脉和脾静脉汇合而成。

在第一肝门处门静脉主干又发出门静脉左支和门静脉右支分别进入左右半肝，在肝脏内与肝动脉分支伴行最终进入肝血窦内。

（三）肝脏的淋巴和神经

（1）肝脏的淋巴分为浅、深两组，浅组位于肝实质表面浆膜下，形成淋巴管网。深组在肝内形成升、降两干，升干随肝静脉出第二肝门，沿下腔静脉经膈注入纵隔后淋巴结；降干伴肝门静脉分支由肝门穿出，注入肝门淋巴结。

（2）肝脏的神经来自左、右迷走神经，腹腔神经丛和右膈神经。右膈神经纤维一部分分布于肝纤维囊，另一部分分布至肝内及胆囊和胆管。肝疾患所引起的右肩放射性疼痛，是经右膈神经传入的。肝痛常与肝大相伴随，而切割、烧灼、穿刺并不产生疼痛。一般认为肝痛是由于肝纤维囊及腹膜韧带牵拉所致。

（四）胆道系统

胆道系统主要由肝内外胆管以及胆囊构成。肝内胆管位于左右肝叶内，有多个分支，呈根系样，包括毛细胆管、小叶间胆管等。肝外胆管位于肝门外，与肝脏相邻，与肝内胆管相接，终端开口于十二指肠。肝外胆管分上下两段，胆囊管以上称肝总管，胆囊管以下称胆总管，与门脉平行形成双管结构，包括左肝管、右肝管、肝总管、胆总管。

（五）肝脏的组织结构

1.肝小叶

肝小叶是肝脏结构和功能的基本结构单位。肝小叶呈多面棱柱体，大小不均，平均长约2 mm，宽约1 mm，成人肝有50万~100万个肝小叶。每个肝小叶中央都贯穿一条静脉，称中央静脉，是肝静脉的属支。在肝小叶横断面，可见肝细胞排列成索状，围绕中央静脉呈放射状排列形成肝细胞索。肝细胞索有分支，彼此吻合成网。从立体结构上看，肝细胞排列呈不规则的、相互连接的板状结构，称肝板，相邻肝板互相吻合连接，肝血窦位于肝板之间，并经肝板上的孔道互相通连。肝细胞相对胞膜局部凹陷，形成微细小管，称毛细胆管，又称胆小管。胆小管互相连接成网。

2.肝细胞

肝细胞是构成肝小叶的主要成分，为多角形腺细胞，直径20~30 μm。每个肝细胞有1~2个核，位于细胞中央，有核仁，富含多种细胞器。电镜下，肝细胞内线粒体遍布细胞质内。线粒体是肝细胞进行功能活动的能量供应站，许多研究指出，肝小叶内不同部位肝细胞内的线粒体数量、大小、形态、酶含量和性质都各不相同，说明各部位肝细胞功能和代谢存在差异。肝细胞内含有丰富内质网和高尔基复合体，肝细胞许多重要功能活动与内质网和高尔基复合体有密切关系，粗面内质网与蛋白质合成有关，滑面内质网与糖原合成及解毒有关。

每个肝细胞有3种不同接触面，即相邻肝细胞接触面、肝细胞与肝血窦接触面和肝细胞与胆小管接触面。3种接触面的表面结构有不同，相邻肝细胞间有紧密连接复合体，使肝细胞与胆小管面及肝血窦面有许多微绒毛，有利于肝细胞呈现相应功能。

3.肝血窦

肝血窦位于肝板与肝板之间，并通过肝板上孔道彼此沟通，形成由一层内皮细胞构成的网窦壁。内皮细胞间有间隙，宽0.1~0.5 μm，内皮细胞膜上还有孔道。在肝血窦壁上还有一种具有极强吞噬功能的细胞，称库普弗细胞（Kupffer细胞）。细胞体积较大，呈不规则星形，其突起与窦壁相连，能做变形运动，具很强吞噬能力，可吞噬细菌及异物。电镜下，肝细胞与肝血窦内皮细胞间有间隙，称狄氏（Disse）间隙。肝细胞表面有许多微细绒毛伸入狄氏间隙内。此外，在肝细胞与血液间除内皮细胞外无其他屏障结构，因此，血浆内各种物质（除血细胞与血小板外）都能自由通过内皮细胞间隙和窗孔进入狄氏间隙内，与肝细胞充分接触，有利于肝细胞与血液间进行物质交换。

4.毛细胆管

毛细胆管（又称胆小管）是相邻两个肝细胞之间局部胞膜凹陷形成的微细管道，在肝板内连接成网。在苏木精-伊红染色法（hematoxylin-eosin staining，HE）染色中不易被看到，用银染法或腺嘌呤核苷三磷酸（adenosine triphosphate，ATP）酶组织化学染色法可清楚显示。电镜下，肝细胞的胆小管面形成许多微绒毛，突入管腔。靠近胆小管的相邻肝细胞膜形成由紧密连接、桥粒等组成的连接复合体，可封闭胆小管周围的细胞间隙，防止胆汁外溢至细胞间或窦周隙。当肝细胞发生变性、坏死或胆道堵塞而内压增大时，胆小管的正常结构被破坏，胆汁则溢入窦周隙，继而进入肝血窦，导致机体出现黄疸。

二、肝脏的功能

肝脏作为人体重要代谢器官具多种生理功能，主要包括：参与代谢、合成、解毒、转化、分泌胆汁及部分造血功能、免疫功能等。

（一）物质代谢

肝脏参与糖、脂类、氨基酸及蛋白质、维生素及激素等物质的代谢。

（1）糖代谢：肝脏中糖的代谢途径主要是糖异生、肝糖原合成与分解、糖酵解，在营养充足的情况下，过多的糖还可转化为脂类。

（2）脂肪酸代谢：肝脏在脂类的消化、吸收、分解与合成等过程中均起重要作用。肝脏是体内合成磷脂及胆固醇的重要场所，且将胆固醇转化为胆汁酸；肝脏可利用糖合成甘油三酯；肝脏还可分解脂肪酸及甘油三酯产生酮体为肝外组织供能。

（3）氨基酸及蛋白质代谢：氨基酸在肝内进行蛋白质合成、转氨及脱氨等代谢，合成的蛋白质经血流运输到全身各器官组织为其提供所需。肝脏还可将氨基酸代谢产生的氨合成尿素，并经血液流入肾脏，最终随尿排出。

（4）维生素代谢：肝脏是多种维生素储存和代谢的场所。

（5）激素代谢：人体产生的激素可在肝脏中灭活处理，以保持体内激素量的恒定。

（二）物质合成

肝脏能合成凝血因子、胰岛素样生长因子、促血小板生成素、血管紧张素原等物质。

（1）肝脏合成大部分凝血因子，包含凝血因子Ⅱ、Ⅴ、Ⅶ、Ⅹ，肝脏合成的凝血酶原、纤维蛋白原是非常重要的凝血因素。

（2）胰岛素样生长因子由肝脏合成，生长激素作用于肝脏表面生长激素受体，从而促进肝脏合成IGF-1，可直接反映机体生长激素水平。

（3）血小板生成素是一种蛋白激素，主要由肝脏分泌，其生物活性是刺激骨髓中巨核细胞分化、成熟及增殖，促进血小板生成，增加血小板数量。

（4）血管紧张素即血管收缩素或血管张力素，是由肝脏合成的一种血清球蛋白，能引起血管收缩，升高血压。

（三）解毒功能

肝脏是人体最主要解毒器官，不论从外部摄入还是自身代谢产生的有害物质，都需经肝处理解毒后随胆汁或尿液排出体外。

(1) 氧化作用：如摄入乙醇后，乙醇先会被肝内的乙醇脱氢酶氧化成乙醛，乙醛又会被乙醛脱氢酶氧化成乙酸，最后乙酸被氧化成二氧化碳和水。

(2) 结合作用：如蛋白质在肝代谢时会产生硫酸盐，硫酸盐可与大肠内食物残渣的腐败产物酚类和吲哚类结合，降低其毒性。

(3) 分泌作用：可随胆汁分泌将一些重金属及肠道病菌排出体外。

(4) 蓄积作用：有些毒物如吗啡等可在肝内蓄积，再逐渐排出体外，以减少中毒。

(5) 吞噬作用：肝内含大量Kupffer细胞，对病菌及毒素有很强吞噬能力。

(四) 分泌胆汁

胆红素的摄取、结合和排泄，胆汁酸及胆汁生成和排泄都由肝脏承担。肝细胞每天可分泌800~1000 mL胆汁，经胆管输送到胆囊，经胆囊浓缩后再排入小肠，帮助脂类消化和吸收。

(五) 造血和凝血

胎儿肝脏为重要造血器官，成人肝脏能贮存血液并参与造血调节，具潜在造血功能。肝脏能合成多种凝血因子，肝脏合成的凝血酶原、纤维蛋白原是非常重要的凝血因素。如出现肝功损伤，机体凝血机制会出现明显异常，首先表现为凝血因子合成减少，活性减低，并且在受到脾功能亢进影响下，血小板会明显下降，导致凝血检查中的凝血酶原时间（PT）、活化部分凝血活酶时间（APTT）等明显延长。

(六) 免疫功能

肝脏还是一个免疫器官，主要由Kupffer细胞、NK细胞及由肝脏分泌的某些生物活性物质组成。在生理或病理条件下，不仅能非特异地吞噬和清除血流中的细菌、异物等抗原性物质，还具特异性免疫应答、控瘤免疫、内毒素解毒、抗感染、调节微循环及物质代谢等方面作用，从而维持内环境稳定。

第二章

肿瘤性肝损伤的病理生理变化

肿瘤性肝损伤是指肿瘤本身，以及控瘤药物、手术、放疗、介入等治疗措施损害肝脏功能，使其代谢、合成、降解、解毒、转化、贮存、分泌胆汁，以及部分造血功能、免疫功能障碍，出现肝脏炎症、黄疸、凝血异常、严重感染、肝肾综合征、肝性脑病等临床表现的病理过程。

一、肿瘤治疗相关肝损伤的病理生理变化

（一）化疗药物相关肝损伤的病理生理变化

根据化疗药物所引起的肝脏生理病理变化不同主要分为肝细胞损伤型、胆管损伤型及混合型3种类型。①肝细胞损伤型：化疗药物及其代谢产物对肝细胞具有直接毒性，能抑制肝细胞DNA复制，导致RNA链断裂和蛋白质错误编码，干扰肝细胞ATP代谢，破坏肝细胞结构，导致剂量相关性肝细胞坏死。其肝脏病理生理学改变包括：肝细胞炎症坏死（小叶性肝炎）、脂肪变性及肉芽肿性病变。肝细胞损伤型常见的化疗药物包括异环磷酰胺、阿霉素、紫杉醇、顺铂、吉西他滨、卡莫司汀及甲氨蝶呤等。②胆管损伤型：化疗药物及其代谢产物对胆管具有直接毒性，可通过干扰肝细胞膜ATP酶活性而对肝内胆管产生直接毒性作用，减低肝细胞对胆汁的代谢能力，造成胆汁淤积型肝损害，其引起的肝脏病理生理学改变包括：毛细胆管损伤；小胆管上皮损伤；小叶间胆管消失，呈原发性胆汁性胆管炎（primary biliary cholangitis，PBC）改变；以及大胆管损伤，也呈PBC样改变。胆管损伤型常见化疗药物包括氟尿嘧啶、卡培他滨、伊立替康、吡柔比星等药物等。③混合型：还有一些化疗药物同时具备两种病理生理学改变，称为混合型化疗相关性肝损伤（chemotherapy-induced liver injury，CILI）。混合型常见化疗药物包括多西他赛、奥沙利铂、阿糖胞

苷等。

（二）靶向药物相关肝损伤的病理生理变化

靶向药物引起的肝脏病理生理变化主要通过非免疫机制和免疫机制实现。非免疫机制是指某些靶向药物经过肝脏 P450 酶系代谢产生自由基等毒性产物，与蛋白质和核酸等大分子共价结合或形成脂质过氧化，从而直接引起肝细胞膜、细胞器膜的损伤，最终导致肝细胞坏死和凋亡等病理生理改变。免疫机制是指靶向药物或其代谢产物作为半抗原引起变态反应形成抗原—抗体复合物，导致免疫反应，从而造成肝损伤。其引起的肝脏病理生理改变主要表现为：肝脏汇管区和小叶间隔，以及周围肝细胞呈碎片样坏死，伴炎细胞浸润，以淋巴细胞和浆细胞为主。肝细胞的持续性坏死，刺激胶原结缔组织增生及肝细胞再生结节形成，进而发展呈现纤维化样改变，同时伴肝内胆管及毛细胆管损伤，表现胆汁淤积的病理学特征。

（三）免疫治疗相关肝损伤的病理生理变化

免疫检查点抑制剂（immune checkpoint inhibitors，ICIs），增强免疫活化可引起类似自身免疫状态的炎症，ICIs 所致的免疫介导的肝炎（immune-mediated hepatitis，IMH）是间接药物性肝损伤（drug-induced liver injury，DILI），为免疫反应增强所致，ICIs 导致免疫相关不良反应（immune-related adverse events，irAEs）的机制为活化 T 淋巴细胞攻击正常肝组织、自身抗体的产生、细胞毒性 T 淋巴细胞相关抗原 4（cytotoxic T-lymphocyte-associated antigen 4，CTLA-4）脱靶效应导致的抗体依赖细胞介导的细胞毒性作用，以及免疫细胞释放炎性因子介导组织免疫损伤。其引起的肝脏病理生理改变主要表现为：肝细胞坏死及肝细胞再生结节形成，进而发展成纤维化样改变，同时伴胆汁淤积病理学特征。

（四）肝癌局部治疗引起肝损伤的病理生理变化

针对肝内肿瘤局部的治疗方式，主要包括介入治疗：常规肝动脉化疗栓塞术（transcatheter arterial chemoembolization，TACE）、载药微球 TACE、肝动脉灌注化疗（hepatic arterial infusion chemotherapy，HAIC），经皮消融治疗、射频消融治疗、微波消融（microwave ablation，MWA）、冷冻消融、经皮无水乙醇注射治疗（percutaneous ethanol injection，PEI）等。

TACE 引起的肝脏病理生理变化主要体现在以下几点。①栓塞后组织缺氧可致肝细胞产生、释放大量自由基，造成肝细胞损伤，并加重肝纤维化程度，还会激活溶酶体系统，抑制肝细胞 ATP 酶功能，造成肝细胞膜溶解断裂，降低肝细胞对化疗药物毒性作用的耐受性。②TACE 可激活慢性乙肝病毒感染者病毒 DNA，加重肝功能损害。③TACE中少量栓塞剂由于反流、侧支及吻合支等原因进入非瘤肝组织，导致肝部组织发生缺血性损伤。④多次TACE治疗会加重化疗药物累积毒性损伤，从而引起肝细胞坏死，导致周围正常组织缺血缺氧加重。HAIC引起的肝脏病理生理变化与化疗所引起的肝脏病理生理变化基本相同。

热消融治疗中产生的高热量引起瘤细胞不可逆凝固性坏死同时其热效应也会导致肝细胞变性坏死的病理生理学改变。此外最初直接热损伤停止后，热效应还产生后续间接组织损伤，包括肝细胞凋亡、肝脏微血管，以及相邻胆管损伤、缺血再灌注损伤等病理生理改变。射频消融相关血管损伤可致肝血管闭塞及局灶性缺血，引起缺血性肝细胞死亡及肝窦流出道阻塞所导致的肝内瘀血、肝损伤和窦性门静脉高压症等病理生理改变。

冷冻消融的病理生理改变表现为低温造成的直接肝细胞损伤，低温破坏肝细胞内的细胞器，导致肝细胞死亡。此外，在解冻阶段，出现的短暂充血变化和血管通透性增加，会导致毛细血管通透性增加、水肿和微血栓形成，继而出现局部血管损伤。同时部分患者免疫系统对冷冻消融破坏的组织致敏，引起冷冻刺激免疫组织损伤。

（五）放疗引起肝损伤的病理生理变化

放疗引起的肝脏病理生理变化：肝脏组织内水分子在射线照射后发生电离，形成大量氧自由基、过氧化物及羟基等自由基，造成生物膜结构被破坏，肝组织损伤，肝细胞坏死，肝功能丧失，最后肝细胞崩解。最常见的病理组织学特点为静脉阻塞性病变，肝小叶中央不同程度肝细胞变性、坏死，肝细胞索紊乱；中央静脉及血窦扩张、瘀血；胆管周围炎性细胞浸润，肝小叶内亦可见散在炎细胞浸润；中央静脉及血窦周围可见胶原纤维沉积；汇管区内胶原纤维沉积明显。

二、肿瘤合并疾病肝脏的病理生理变化

（一）病毒性肝炎

乙型及丙型肝炎病变基本相同，都是HBV及HCV作为嗜肝病毒感染人体后引起的免疫反应及免疫功能调节紊乱所致肝脏损伤。以肝细胞变性、坏死和凋亡为主，同时伴有不同程度炎细胞浸润、肝细胞再生和纤维组织增生，部分患者不经系统治疗易发展为肝硬化甚至肝癌。

（二）酒精性肝病（alcoholic liver disease，ALD）

酒精对肠黏膜屏障的破坏可能是酒精性肝病的先决条件。其中乙醇对黏膜的溶

解及细胞屏障的破坏导致肠道通透性增加，从而使门静脉循环中细菌内毒素及肠源性脂多糖升高，这种起源于微生物的炎症信号可通过激活TLR4（Toll样受体4）引发肝脏炎症。此外乙醇进入肝细胞后，经肝乙醇脱氢酶，过氧化氢体分解酶和肝微粒体乙醇氧化酶系二条途径氧化为乙醛。过量饮酒，大量乙醛对肝细胞有明显毒性作用，直接和间接导致肝细胞变性、坏死及纤维化，严重时可发展为肝硬化甚至肝癌。

（三）代谢相关脂肪性肝病（metabolic associated fatty liver disease，MAFLD）

MAFLD是一种代谢紊乱的肝脏表现，实际是一种代谢性疾病。非酒精性脂肪性肝病（non-alcoholic fatty liver disease，NAFLD）未反映其病因及病理生理特征，而代谢（功能障碍）相关脂肪性肝病被认为是一个更合适的总括性术语，NAFLD应更名为“代谢相关脂肪性肝病”。代谢相关脂肪性肝病是遗传-环境-代谢应激机制造成肝脏病生理变化。可用脂肪代谢异常及胰岛素抵抗加以阐述：脂肪代谢异常体现在游离脂肪酸输送入肝增加，脂肪酸在肝线粒体β氧化下降，肝脏游离脂肪酸和甘油三酯上升，低密度脂蛋白分泌减少，甘油三酯转运障碍从而导致肝细胞发生脂肪样变和炎症坏死，形成脂肪性肝炎。炎症持续存在激活肝星状细胞，从而启动肝纤维增生，形成肝纤维化。进展性肝纤维化及持续炎症坏死可致肝小叶结构改建，最终形成肝硬化。胰岛素抵抗通过促进外周脂肪分解和高胰岛素血症，引起肝细胞内脂肪储积而致肝细胞脂肪变性并进一步发生炎症坏死进而发生肝硬化甚至肝癌。

（四）自身免疫性肝炎（autoimmune hepatits，AIH）

自身免疫性肝炎特征性肝组织学表现包括：界面性肝炎、淋巴-浆细胞浸润、肝细胞玫瑰花环样改变、淋巴细胞穿入现象和小叶中央坏死等。典型病理生理特征是肝内淋巴-浆细胞浸润，呈混合性单核细胞异常聚集，包括：$CD8^+$细胞毒性T细胞、$CD4^+$辅助性T细胞、B淋巴细胞、成熟的浆细胞和嗜酸性粒细胞。其中浆细胞的出现对本病诊断和鉴别诊断最有意义。炎症浸润多以汇管区为中心，常不伴汇管区结构破坏，少数患者（10%）可伴轻度胆管炎症，多不伴明显胆管损伤。在部分患者汇管区与周围肝实质间的界板受到侵犯，称之为界面性肝炎。界面性肝炎可与气球样变和“玫瑰花结”相伴发。在一些特别严重的病例中，可能会出现明显肝细胞融合坏死。急性起病的AIH患者病理学特点与隐匿起病者存在差异。以暴发性肝衰起病者组织学上的界面性肝炎、小叶性肝炎、小叶结构紊乱、肝细胞坏死、中央静脉周围坏死和亚大块坏死等特点更加明显，但与慢性患者相比，纤维化和肝硬化程度相对较轻。

（五）肝硬化

前述各种原因都可能演变成肝硬化，肝硬化的基本病理生理变化包括以下四点。

①肝细胞功能障碍：上述肝细胞炎症性改变外，30%患者在诊断时组织学上还可表现为各种程度肝纤维化，包括桥接纤维化和明确的肝硬化。肝细胞脂肪变并不是AIH的典型特征，但常会合并存在。如有明显胆汁淤积、铁/铜沉积或明显肝细胞脂肪变，则需考虑其他病因。AIH也可与其他自身免疫性肝病重叠存在。肝细胞大量坏死、纤维化增生，肝实质总量减少，同时血管结构紊乱导致肝细胞营养障碍，肝细胞功能减退，因而合成血浆白蛋白及凝血因子减少，代谢氨及胆红素等有害物质能力下降。②门静脉高压症：门静脉高压症的病理生理比较复杂，主要体现在两个方面。其一，肝小叶结构破坏、纤维组织增生，门静脉系统阻力增加；其二，同时高动力内循环状态导致内脏血管扩张，门静脉回流量增加，最终形成门静脉高压，出现腹水、脾肿大、脾功能亢进及侧支循环建立等表现。③肝脏防御功能的改变：肝脏Kupffer细胞功能障碍，导致防御功能减弱、不能有效清除肠道经门静脉到达肝脏的细菌及毒素。④肠道微生态的改变：肠道微生物及代谢产物可通过肠-肝轴影响肝病患者代谢。肝硬化患者肠道菌群的多样性发生变化，微生物紊乱及相关微生物异位、内毒素异位导致其免疫功能障碍，反过来促进肝脏疾病进展。

（六）肝细胞癌（hepatocellular carcinoma，HCC）

肝细胞癌的病理生理是一个复杂的多步骤过程。各种因素相互作用是肝细胞恶性转化和肝细胞癌发生早期阶段的起源。这些因素包括遗传易感性、病毒和非病毒危险因素之间的相互作用、细胞微环境和各种免疫细胞及潜在慢性肝病的严重程度。微环境改变是癌症的关键特征之一，已知它参与恶性进展的所有阶段，从最初的转化阶段到侵袭，直至最后的转移。目前普遍认为肝细胞癌的病理生理是：在肝炎发生基础上广泛的肝细胞坏死，残存肝细胞结节性再生，结缔组织增生与纤维隔形成，从而导致肝小叶结构被破坏。有假小叶的形成，肝脏会逐渐发生变形、变硬而发展为肝硬化。此后肝硬化组织内出现成腺瘤样增生。继之，早期高分化肝癌出现在腺瘤样增生内，并且逐渐替代腺瘤样增生。其后HCC去分化，中度分化HCC在早期HCC内发育，形成结节内结节型肝癌。最后，结节内结节型肝癌持续进展成为进展性早期肝癌。此外新发再生结节直接发展为肝细胞癌也是可能的途径。在此过程中再生肝结节压迫周围血管和胆管等，导致门脉压力升高，可出现静脉曲张出血、脾肿大、血小板减少等门脉高压症状。原发性肝癌形成门静脉血栓或癌栓时，急性期造成管壁轻度炎症；慢性期可见静脉内膜呈串珠样增厚或残存内膜纤维化，不完全再通时可见管壁纤维化、管腔内大量蔓状血管通路或纤细分隔。门静脉小分支受累闭塞，形成闭塞性门静脉病，镜下可见血栓基本结构及血栓机化现象，血栓内多层胶原纤维预示反复血栓形成，机化血栓内可见肉芽组织及新生血管。原发性肝癌或肝转移瘤压迫门静脉时，严重者可出现肝衰竭。此外肝癌患者出现胆道损伤及胆道梗阻时，也会出现胆汁淤积及黄疸等临床表现。

（七）转移性肝癌

转移性肝癌主要是由全身其他部位原发的恶性肿瘤通过直接扩散、浸润转移、血行转移及淋巴道转移等方式在肝脏形成相应病灶。其相应的组织学特征与原发肿瘤相同或类似，癌细胞的转移的病理生理是多步骤的复杂过程，包括原发灶癌细胞脱落、透过脉管壁、进入血循环或淋巴系统后的生存、选择着床组织或器官、着床后癌细胞生长分裂形成转移灶等。肝脏的细微结构亦可能对发生肿瘤产生影响，

肝脏血流经肝窦，窦内皮细胞和 Kupffer 细胞起到将癌细胞驻留的作用；肝脏丰富的双重血液供应亦有助于转移癌细胞栓子取得营养供应，而肝窦内皮细胞的特点是具有大小不一的孔隙；肝窦内尚有 Kupffer 细胞，它的特点是善于捕捉肝窦血流中的颗粒性物质，拦阻血流中肿瘤细胞的去路。伴随着 Kupffer 细胞的血小板更有助于将肿瘤细胞捕捉。肿瘤细胞若要能生存下来，必须穿过肝窦内皮细胞层达到 Disse 间隙，否则便会被 Kupffer 细胞包围和消灭。在 Disse 间隙，该处为肿瘤细胞的生长提供了优良的生长条件，既有从肝窦血流来的富于营养素的滤过液，又无其他细胞的对抗和干扰，因而肝脏内转移灶的发展往往比其他部位转移灶的发展快得多。

综上所述，多种慢性肝病可发展为肝癌，肝癌及全身转移的肿瘤又可位于具有基础慢性肝病的肝脏上，二者可互为因果，诊治时应兼顾思维，以整合医学的理论处理两种情况，才能达到一箭双雕的效果。

第三章

控瘤药物相关性肝损伤

控瘤药物分为化疗、靶向药物[酪氨酸激酶抑制剂（tyrosine kinase inhibitors，TKIs）等]、免疫检查点抑制剂（ICIs）、中草药等。药物性肝损伤是控瘤药物常见的药物不良反应，重者可致肝衰竭甚至死亡，控瘤药物引发的肝损伤是目前临床及基础研究的热点问题。

在药物性肝损伤中，控瘤药所致肝损伤居第2位。阿糖胞苷、氟尿嘧啶等化疗药导致肝损伤发生率为44%~100%，化疗药联用所致肝损伤较单药发生率显著增加。随着小分子TKIs应用进展，开启了控瘤药在肿瘤治疗中的新时代，其肝损伤发生率为5%~50%，3级及以上发生率为0.461%~26.3%。ICIs的出现使治疗发生巨大变化。ICIs诱发肝损伤的潜在危险因素包括剂量、自身免疫状态、程序性死亡受体（programmed death-1 receptor，PD）PD-L1和PD-L2表达增加、潜在肝病、肝转移瘤等。研究表明CTLA-4抑制剂比PD-1和PD-L1抑制剂更易造成肝损伤。双免疫联合治疗如伊匹木单抗和纳武利尤单抗联用，较单独接受抗CTLA-4或PD-1药物治疗显著增加肝损伤风险。

中医药在控瘤治疗中应用日益广泛，中药引起的肝损伤一直是阻碍中医药在控瘤治疗中发展的关键。中国大陆地区住院患者药物性肝损伤的年发生率为23.8/10万人，其中中草药及膳食补充剂引起的药物性肝损伤占比26.81%。

一、化疗药物导致的肝损伤

（一）化疗药物分类及肝损伤特点

（1）烷化剂：用烷基代替DNA上的氢原子，导致DNA链内形成交联，阻止蛋白质合成而起作用。大多数已被证明会致短暂血清转氨酶升高，例如白消安、异环磷酰胺、奥沙利铂等少部分烷化剂有时也与严重急性肝损伤有关，通常是胆汁淤积，大剂量给药也可引起肝窦阻塞综合征，长时间给药可引起结节性再生性增生。

(2) 细胞毒性抗生素：具抗生素活性的天然化合物，如丝裂霉素、放线菌素等控瘤作用机制多样，应用广泛。大多数都可引起肝损伤，高剂量或与其他化疗药物联用存在肝窦阻塞综合征风险。这类药常与其他控瘤药物联用，因此通常很难确定导致肝损伤的原因。

(3) 抗代谢类：分为抗叶酸、嘌呤类似物、嘧啶类似物，主要是通过干扰DNA和RNA的合成起到控瘤作用。抗叶酸类甲氨蝶呤可引起血清酶急性升高，长期甲氨蝶呤治疗与血清肝酶轻度但频繁升高有关。所有嘌呤类似物、嘧啶类似物都具一定程度直接肝损伤潜能。氟尿嘧啶在大剂量给药时可引起高氨血症和昏迷快速发作，肝动脉输注氟尿苷时可引起胆囊和胆管瘢痕和炎症。

(4) 激素类：分为抗雄性激素、抗雌性激素、选择性雌激素受体调节剂、促性腺激素释放激素类似物等，主要通过与激素受体相互作用起到控瘤作用。非甾体抗雄激素都与肝损伤有关。

(5) 植物类：多是植物碱和天然产品，通过抑制有丝分裂或酶的作用，从而防止必需蛋白质合成。代表性紫杉烷类药物、长春花生物碱、拓扑异构酶抑制剂可能与治疗期间血清酶升高有关，但很少发生严重肝损伤。

(6) 另有一些不易归类的化疗药，被归为杂类，肝损伤机制复杂，尚不明确。

(二) 化疗药物肝损伤的临床特征

不同药物引起的肝损伤有不同的临床特征，依据症状、体征、辅助检查、病理结果不同，可对化疗药物性肝损伤进行分类。

(1) 以血清酶升高为特征的表现。①单纯性血清酶升高：无症状或出现轻微非特异症状（乏力、腹胀、食欲减退），丙氨酸氨基转移酶（alanine aminotransferase，ALT）、碱性磷酸酶（alkaline phosphatase，ALP）轻度升高为主，无明显TBIL升高。几乎所有化疗药，均有可能引起单纯血清酶升高。②急性肝炎：类似隐匿起病急性病毒性肝炎，潜伏期2~24周，可有明显非特异症状、免疫性过敏表现（发热、皮疹、嗜酸粒细胞增多）。实验室检查以明显转氨酶升高为主，ALP升高不明显，R值[（ALT实测值/ALT的ULN）/（ALP实测值/ALP的ULN）]> 5。肝活检以炎症型表现为主，最有可能导致急性肝衰。③急性肝坏死：潜伏期一般小于2周，与急性肝炎一定程度上存在重叠，起病较急性肝炎快速，症状一般较重，可出现免疫性过敏表现，及其他器官功能障碍。检验以明显转氨酶升高为主，ALP升高不明显，R值[（ALT实测值/ALT的ULN）/（ALP实测值/ALP的ULN）]> 5，黄疸出现较晚。病理以急性3区凝固性坏死伴少量小叶淋巴细胞浸润为主要表现，可致急性肝衰及肝硬化。常见致病化疗药物如甲氨蝶呤等。

(2) 以胆汁淤积为特征的表现。①单纯性胆汁淤积：潜伏期4~24 周，症状以黄疸、尿色加深、伴或不伴瘙痒为主。实验室检查以胆红素升高为主，总胆红素（total bilirubin，TBil）>2.5 mg/dL，ALT、ALP 升高不明显，ALT <5 倍正常值上限（upper limit of normal，ULN），ALP <2×ULN。病理提示为肝内胆汁淤积改变，伴轻微炎症或肝细胞坏死。激素类药物和硫唑嘌呤等抗代谢化疗药物可引起。②胆汁淤积型肝炎：潜伏期 2~24 周，症状常以疲劳和恶心开始，紧随其后是淤胆症状，可能会出现免疫过敏特征。化验以 TBil 升高为主，伴 ALT、ALP 升高，R 值[（ALT 实测值/ALT 的 ULN）/（ALP 实测值/ALP 的 ULN）]<2。病理提示肝内胆汁淤积、炎症、坏死。③混合型肝炎：同时具备胆汁淤积型肝炎及急性肝炎特征。潜伏期 4~24 周，非特异症状、胆汁淤积表现，可能伴随免疫过敏表现。血清生化检测：ALT≥3× ULN，ALP≥2× ULN，且 2<R<5，R=（ALT 实测值/ALT 的 ULN）/（ALP 实测值/ALP 的 ULN），伴胆红素升高。病理提示胆汁淤积、炎症、中重度坏死。

（3）以慢性病程为特征的表现。即慢性肝炎：慢性反复发生（大于 3 次）的轻度肝酶升高和/或胆红素升高，症状轻微。慢性肝炎的肝组织病理提示：门脉炎症，点状小叶炎症坏死伴界面性肝炎和不同程度的门脉纤维化。

（4）以脂肪肝表现为特征的表型。①非酒精性脂肪性肝病：潜伏期 3~12 个月，无症状或症状轻微，化验提示肝细胞损伤模式（R 值[（ALT 实测值/ALT 的 ULN）/（ALP 实测值/ALP 的 ULN）]> 5）的血清酶升高，影像提示脂肪肝，肝活检提示脂肪变性、炎症和气球样变。停药后肝损伤和脂肪肝消退或减轻。致病药物有他莫昔芬等激素类药物、甲氨蝶呤等。②肝脂肪变性和乳酸酸中毒：特征是急性脂肪肝、肝功能障碍、乳酸酸中毒，症状可有乏力、腹胀、食欲减退、黄疸（可较晚出现），酸中毒引起的呼吸急促、意识障碍、甚至昏迷。化验可有血清酶、胆红素升高。影像提示脂肪肝。肝活检提示肝微泡脂肪变性（小滴脂肪）。致病化疗药物有：5-氟尿嘧啶等。

（5）以门静脉高压为特征的表现。①肝窦阻塞综合征/肝小静脉闭塞：症状可见腹痛、腹胀、体重增加和门静脉高压症（腹水、脾大、脾亢、食管胃底静脉曲张等）。肝窦阻塞综合征病理：早期有血窦扩张和红细胞外渗到 Disse 间隙，随后肝窦和小肝静脉出现胶原沉积，伴有进一步充血、小叶中心（3 区）坏死和肝小静脉明显闭塞。肝细胞坏死程度与血清酶升高幅度和峰值及缺血性坏死时间相关。虽然患者可从急性肝窦阻塞综合征中恢复过来，但也可能进一步发展为肝硬化和结节再生。致病化疗药物有：白消安、铂类等烷化剂、嘌呤等抗代谢类等。②肝脏结节性再生性增生：是一种非肝硬化性门静脉高压症，潜伏期超过 6 个月，可由长期使用化疗药物引起。无明显诱因出现隐匿门静脉高压症体征或症状（无力、腹水、脾大、脾亢、食管胃底静脉曲张等）。血清 ALT（<120 U/L，即<3×ULN）或 ALP（<345 U/L，即<3×ULN）轻微升高或无升高。肝活检显示极少或无纤维化结节。嘌呤类化疗药及

甲氨蝶呤等可引起。

（6）以肿瘤为特征的表现。此类较为少见，其中患者长期使用雌激素，可能与肝腺瘤有关。雄激素类固醇与肝细胞癌发展及肝腺瘤和血管肉瘤罕见病例有关。

二、靶向药物导致的肝损伤

靶向药物目前主要分为激酶抑制剂、单抗及其他靶向药物。激酶抑制剂最易引起肝损伤。单抗靶向药被细胞代谢为小分子肽或氨基酸，对药物代谢酶或肝转运蛋白分子的活性无影响，一般认为较少引起肝损伤。目前靶向药物肝损伤机制尚未完全阐明，可能的机制如下。

（1）肝脏血运改变：靶向药物可通过抑制血管生成直接造成肝脏血运障碍或肝内微血栓引起肝损伤。贝伐珠单抗、雷莫西尤单抗等血管生成抑制剂可通过抑制血管生成直接造成肝脏血运障碍或肝内微血栓引起肝损伤。

（2）毒性代谢产物生成：某些靶向药物如仑伐替尼、索拉非尼等酪氨酸激酶抑制剂，经过肝脏细胞色素P450（cytochromep450，CYP450）酶系代谢产生自由基等毒性产物，与蛋白质和核酸等大分子共价结合或形成脂质过氧化，从而直接引起肝细胞膜、细胞器膜的损伤，最终导致肝细胞坏死和凋亡。激酶抑制剂导致肝脏毒性原因之一可能与药物P450的基因多态性有关。主要通过CYP3A4途径在肝脏中代谢，肝损伤可能与有毒中间体的产生有关。

（3）半抗原假说：靶向药物或其代谢产物作为半抗原引起变态反应形成抗原—抗体复合物，导致免疫反应，从而造成肝损伤，常可导致爆发性肝衰。

（4）肝炎病毒激活：靶向治疗前未充分评估肝脏本身存在的乙肝、丙肝感染状况，靶向治疗后抑制了人体的免疫力，使得乙肝、丙肝病毒激活，再次损伤肝脏。芦可替尼和伊马替尼等靶向药物能够增加HBV复制，可能导致临床上明显的乙型肝炎病毒再激活进而造成肝功能损害。

目前，肝损伤发生的具体分子生物学机制尚不十分清楚，因此需要深入对靶向药物导致肝损伤的发生、发展关键信号通路的认识和关键靶点的发现，以期研发出能够针对毒性机制的保护药物，在不影响药物疗效情况下，减少患者肝损伤的发生。

三、免疫检查点抑制剂相关肝损伤

（一）免疫检查点抑制剂发展现状

免疫检查点是指位于效应T淋巴细胞上的一些激活性和抑制性受体调节开关，激活可使T淋巴细胞处于效应状态，抑制可使T淋巴细胞处于沉默状态。免疫检查点的功能包括减弱T细胞对特定抗原的激活，并防止剧烈的免疫反应和自身免疫。该过程反复暴露于抗原，导致促炎细胞因子产生减少，细胞毒性活性丧失，增殖潜力下降和凋亡活性增加。T淋巴细胞要完全激活，需要多个步骤，包括抗原特异性细胞的克隆选择、淋巴组织中的激活和增殖，然后在靶组织中执行效应功能，这些步骤中的每一个都受免疫检查点蛋白的调节。肿瘤突变负荷产生肿瘤新生抗原，肿瘤上调PD-1等免疫检查点表达，从而发生免疫逃逸。ICIs通过抑制T淋巴细胞沉默抗体，激活T淋巴细胞对肿瘤细胞的免疫应答从而发挥控瘤作用。CTLA-4免疫检查点抑制剂（如伊匹木单抗）控瘤作用机制：一方面增强对肿瘤细胞具有杀伤效应的T淋巴细胞活性；另一方面抑制调节性T淋巴细胞活性，使辅助性T淋巴细胞（helper Tlymphocytes，Th）或细胞毒性T淋巴细胞重新识别肿瘤新生抗原。PD-1免疫检查点抑制剂（如信迪利单抗）与PD-L1免疫检查点抑制剂（如阿替利珠单抗）的抗肿瘤机制在于重启淋巴细胞增殖及细胞因子的产生，激活对肿瘤细胞的免疫再识别及杀伤。

目前临床上应用的ICIs有CTLA-4和PD-1及其配体（PD-L1）的单抗。

（二）免疫检查点抑制剂肝损伤机制

ICIs增强免疫活化可引起类似自身免疫状态的炎症，称免疫相关不良反应（irAEs）。任何脏器都可受其影响，常见有皮肤、肝脏、胃肠道与内分泌腺。ICIs通过靶向阻断肿瘤免疫逃避发挥作用，但会破坏机体免疫耐受平衡，从而引起免疫检查点抑制剂介导性肝炎（immune-mediated hepatitis，IMH）。IMH是间接药物性肝损伤为药物的生物作用影响宿主免疫系统时所导致的继发性肝损伤，为免疫反应增强所致，传统DILI是直接或特异性肝毒性引起。与特异质性DILI一样，间接肝毒性通常与给药剂量无关，潜伏期为数周至数月，临床表现各异。在发生irAEs的患者中一般控瘤效果较好，这或表明诱导控瘤免疫与自身免疫不良反应之间存在共同机制。

ICIs导致IMH的机制为活化的T淋巴细胞攻击正常肝组织、自身抗体的产生、CTLA-4脱靶效应导致的抗体依赖细胞介导的细胞毒性作用，以及免疫细胞释放炎性因子介导组织免疫损伤。

在正常的生理条件下，免疫检查点通过抑制树突状细胞介导的CTLA-4途径的活化或通过在炎症部位诱导T淋巴细胞衰竭PD-L1/PD-1途径来预防自身免疫事件的发生。细胞毒性T淋巴细胞在免疫治疗相关肝炎的发病机制中起核心作用，其机制为$CD8^+$T淋巴细胞导致肿瘤细胞的破坏，并从正常组织中释放肿瘤抗原、新抗原和自身抗原。这被称为表位传播并导致免疫耐受性降低。这种效应与TH1和TH17的激活一起导致促炎细胞因子的产生，包括IFN-γ和IL-17。因此，$CD8^+$T淋巴细胞的错位攻击及炎症因子的释放可能是造成肝损伤的机制。

四、控瘤中药相关性肝损伤

中药导致肝损伤可以分为以下几种情况。

（一）中草药直接导致肝损伤的可能机制

（1）中草药影响肝细胞 DNA 周期。如：黄药子（黄薯蓣的根茎）可通过抑制 miRNA-186-3p 和 miRNA-378a-5p 介导的周期蛋白依赖性激酶 1 表达，诱导肝细胞 G2/M 细胞周期阻滞。草醛素 A 也可通过抑制细胞 DNA 的复制，抑制肝细胞增殖。

（2）肝细胞线粒体功能障碍。如决明子可通过氧化应激，激活 BiP/IRE1α/CHOP 信号通路，进一步导致线粒体功能障碍，促进肝细胞凋亡。柠檬素可通过线粒体通透性转变，引起大鼠线粒体氧化损伤，导致 ATP 消耗和细胞色素 C 释放，最终触发细胞死亡信号通路。

（3）免疫损伤。某些中草药可激活炎症因子或信号通路，如：雷公藤可通过上调 toll 样受体信号通路激活小鼠体内 NKT 细胞，促脏局部炎症因子释放如肿瘤坏死因子 α（TNF-α）、IL-1β、IL-6、CXL1 和 MCP1 表达增加，促进肝细胞凋亡。芦荟大黄素可通过激活 NF-κB-P53 炎症-凋亡通路，导致肝细胞损伤。土三七通过上调 PAS 激活 TGF-β-Smad3 炎症信号通路，导致严重的肝肾毒性。

（4）诱导肝细胞铁死亡。如淫羊藿通过下调抑制铁死亡蛋白 GPX4 和 System x，上调促进铁死亡蛋白 ACSL4，引起肝细胞铁死亡。

（二）药物配伍不当

如人参，单药具有调节免疫、保肝、控瘤等作用，但人参和伊马替尼连用可出现明显的肝损伤，其机制与 CYP3A4 有关。绿茶提取物有减肥、遏制肿瘤发展和消炎的作用。藤黄常用于痈疽肿毒、溃疡湿疮、肿瘤、顽癣、跌打肿痛，创伤出血及烫伤。但绿茶提取物与藤黄两者合用，可引起中度至重度肝损伤。

（三）用药过量和/或用药时间过长

如齐墩果酸（oleanolic acid，OA）是一种天然的三萜化合物，在控瘤治疗方面具有发展前景，是国内广泛使用的肝保护药物。但 OA 在高剂量或长期使用后可引起肝毒性。胆汁酸代谢异常增加是 OA 肝毒性的关键因素。

（四）加工炮制不当

不合理炮制可能增加中草药肝损伤的风险，如生首乌或不规范炮制的何首乌的肝损伤发生风险高于规范炮制的何首乌。何首乌打粉饮片的肝细胞毒性显著强于何首乌块状饮片。

（五）外源性有害物质污染

中草药在生长、加工、炮制、储藏、运输等环节上受到污染或发生变质，导致中草药农药残留、重金属和微生物毒素等严重超标而引发肝损伤。

（六）品种混用

某些中草药存在同名异物、伪品混用的现象，如临床误以土三七作为三七使用而造成肝损伤。

五、控瘤药物性肝损伤的诊断

（一）控瘤药物相关性肝损伤诊断的基本条件

（1）有控瘤药物使用史。

（2）存在危险因素和药物以往的肝毒性信息。

（3）肝脏损伤发生在相应潜伏期，常在 1~4 周。IMH 可发生于首次使用后任意时间，最常出现在首次用药后 8~12 周。

（4）排除其他原因或疾病所致的肝功能损伤。

（5）停用控瘤药物后，肝功能指标有所改善。

（6）偶尔再次予控瘤药物后，再次出现肝功能异常，通常迅速激发肝损伤。其中（1）和（2）是诊断 DILI 的必要条件，（3）~（6）是非必要条件。

（二）控瘤药物相关性肝损伤的临床诊断标准

1. 实验室检查

①ALT/AST≥5 ULN 或 ALP≥2 ULN，或是两种情况均出现；②ALT≥3 ULN，同时 TBIL>2 ULN；③血清 TBIL>2.5 mg/dL，同时伴有 AST、ALT 或 ALP 水平升高；④国际标准化比值（International normalized ratio，INR）>1.5，同时 AST 、ALT 或 ALP 水平升高。

2. 影像学检查

①腹部超声检查应常规进行。②所有疑似控瘤药物相关性肝损伤的患者都应常规进行腹部 CT 检查，以排除肝硬化，肝脏局灶性病变及肿瘤、胆道扩张或梗阻及胰腺病变。③根据临床情况，进一步考虑肝脏 CT 增强或 MRI、MRCP 或 PET-CT 扫描。④MRCP 无法确诊的肝内外胆道扩张或梗阻，必要时行 ERCP 检查。

3. 病理学检查

经临床和实验室检查仍不能确诊控瘤药物相关性肝损伤或需进行鉴别诊断时，下列情况应考虑肝组织活检：①经临床和实验室检查仍不能确诊控瘤药物性相关性肝损伤，尤其是自身免疫性肝病仍不能排除时；②停用化疗药物后，肝功能持续恶化时；③需要排除肝脏转移瘤时；④怀疑慢性控瘤药物相关性肝损伤或伴有其他慢性肝病，尤其是自身免疫性肝病时；⑤长期使用某些可能导致肝纤维化的药物。

CILI 的病理学诊断：不同类型药物，同一药物不同剂量，患者个体差异导致 CILI 的组织学病理特征存在相对差异。肝脏穿刺活检的病理类型包括：炎症型、胆汁淤积型、脂肪变型、血管损伤型。

4.RUCAM量表

对临床上怀疑控瘤药物相关性肝损伤的患者，推荐采用RUCAM 量表进行系统和客观评估。RUCAM 量表的评估包括发病时间、病程、危险因素、伴随使用的药物、非药物原因、既往使用的可能导致肝损伤的药物及再给药的反应 7 个方面。随后根据得分判断其相关性：依总评分结果，将药物与肝损伤之间的相关性分为5 级：极可能（评分>8）、很可能（评分 6~8）、可能（评分 3~5）、不太可能（评分 1~2）和可排除（评分≤0）。但最近提出的RECAM 量表对控瘤药物性肝损伤的评估价值存在争议，需进一步临床实践验证。

（三）控瘤药物相关性肝损伤的临床分型、病程及严重程度分级

1. 控瘤药物相关性肝损伤的临床分型

基于基线 ALT 和 ALP 的比值，将控瘤药物相关性肝损伤分为 3 种临床分型：肝细胞损伤型、胆汁淤积型和混合型。该临床分型是由 R 值来分类的，R 值被定义为血清 ALT实测值/ULN除以血清 ALP实测值/ULN的值。控瘤药物相关性肝损伤的临床分型：R≤2 定义为胆汁淤积型，2<R<5 定义为混合型，R≥5 定义为肝细胞损伤型。

2. 控瘤药物相关性肝损伤的病程

基于病程分为急性控瘤药物相关性肝损伤和慢性控瘤药物相关性肝损伤。慢性相关性肝损伤定义为：肝损伤发生 6 个月后，血清 ALT、AST、ALP 及 TBil 仍持续异常，或存在门静脉高压或慢性肝损伤影像学和组织学证据。

3. 控瘤药物相关性肝损伤的严重程度分级

根据《常见不良反应事件评价标准（CTCAE）5.0 版》中 AST、ALT 或 TBIL 的分级对控瘤药物相关肝毒性的严重程度进行分级。CTCAE 将严重程度分为1~5级，5级指致死肝毒性。

表42-1 控瘤药物肝损伤严重程度分级

	1级（G1）	2级（G2）	3级（G3）	4级（G4）	5级（G5）
胆红素	1~1.5 ULN	1.5~3 ULN	3~10 ULN	>10 ULN	–
转氨酶（AST/ALT）	1~3 ULN	3~5 ULN	5~20 ULN	>20 ULN	–

ULN：正常值上限。AST：天冬氨酸转氨酶。ALT：丙氨酸转氨酶。

（四）诊断书写规范

1.控瘤药物相关性肝损伤诊断

（1）诊断命名（化疗药物、靶向药物、免疫药物、中药等所致肝损伤）。

（2）临床类型（肝细胞损伤型、胆汁淤积型、混合型、肝血管损伤型）。

（3）病程（急性、慢性）。

（4）RUCAM评分结果或专家意见评估结果（极可能、很可能、可能、不太可能、排除）。

（5）严重程度分级（1级、2级、3级、4级、5级）。

2.诊断书写举例

（1）化疗药物相关性肝损伤，胆汁淤积型，急性，RUCAM 9分（极可能），严重程度3级。

（2）靶向药物性肝损伤，肝细胞损伤型，慢性，RUCAM 7分（很可能），严重程度2级。

六、控瘤药物相关性肝损伤的鉴别诊断

控瘤药物相关性肝损伤要与：病毒性肝炎、酒精性肝病、自身免疫性肝炎、脂肪性肝病、原发性硬化性胆管炎、α_1-抗胰蛋白酶缺乏症、肝豆状核变性、血色病、肝转移瘤所致肝损伤等鉴别。

七、控瘤药物相关性肝损伤的治疗

（一）控瘤药物导致肝损伤的基本治疗原则

（1）原则上立即停用导致肝损伤的可疑控瘤药物，尽量避免再次使用可疑或同类药物，对不能停药的轻度肝损伤者，需在严密监控下减少控瘤药物用量。

（2）充分评估停药引起肿瘤进展和继续用药导致肝损伤加重的风险。

（3）根据控瘤药物导致肝损伤的机制和临床类型，针对性选用抗炎、抗氧化、解毒、肝细胞膜保护剂、利胆退黄等保肝药物。

（4）积极治疗病毒性肝炎、酒精性肝病、NAFLD等基础肝病。

（5）进展至急性/亚急性肝衰（acute liver failure/subacute liver failure，ALF/SALF）等重症患者可考虑人工肝支持，必要时行肝移植治疗。

（二）停药指征

1. 停药原则

对疑似控瘤药物导致的肝损伤患者，当肝脏生化指标迅速升高时，应立即停用可疑控瘤药物，大部分患者在停用导致肝损伤的药物后预后较好，肝功能可恢复正常。由于大多数人对控瘤药物肝毒性适应性较强，ALT和AST暂时性波动很常见，真正进展为严重肝损伤和急性肝衰竭情况相对少见，所以多数情况下血清ALT或AST升高（≥3×ULN）而无症状并非立即停药的指征，且肿瘤患者用药过程中应慎重停药，可酌情减量。但出现TBil和/或INR升高等肝脏明显受损情况时，若继续使用控瘤药物则有诱发ALF或SALF的危险。

参考美国FDA及国内外相关DILI停药原则，推荐如出现下列情况之一应考虑停用可疑药物：

（1）血清ALT或AST>8×ULN。

（2）血清ALT或AST>5×ULN，持续2周。

（3）血清ALT或AST>3×ULN，且TBil>2×ULN或INR>1.5。

（4）血清ALT或AST>3×ULN，伴有逐渐加重的疲劳、黄疸、恶心、呕吐、腹胀、右上腹痛、发热、皮疹和/或嗜酸性粒细胞增多（>5%）。

2. 免疫检查点抑制剂肝损伤再次用药和永久停药

相关建议如表42-2。

表42-2　免疫检查点抑制剂肝损伤再次用药和永久停药建议

分级	项目	推荐
G1	免疫治疗	继续
	肝功能监测频率	每周1~2次，如肝功能稳定，适当减少监测频率
G2	免疫治疗	暂停免疫治疗；肝功能恢复至G1级且激素减量至每日10 mg泼尼松龙时可重新启用
	肝功能监测频率	每3天检测1次肝功能
G3	免疫治疗	暂停免疫治疗；肝功恢复至G1级且激素减量至每日10 mg泼尼松龙时可重新启用
	肝功能监测频率	1~2天监测1次
G4	免疫治疗	永久停药
	肝功能监测频率	每天1次

（三）一般支持治疗

（1）适当休息。急性肝损伤尤其是有重症化倾向者早期应卧床休息，症状减轻后可少量活动，但要控制活动量。最好在餐后能安静休息 1~2 h，使血液集中于胃、肝、肠部，以利于肝脏血液循环。已婚的患者要酌情控制性生活频度，育龄妇女不宜怀孕，以利肝脏功能恢复。肝功能基本正常后，可适当增加活动。

（2）合理饮食。食欲不佳时饮食应以清淡为主，不宜进食高脂肪、高蛋白及高糖食物，因其对重症患者不但不能达到提供营养的目的，反而易产生有害代谢物质，增加肝脏负担。慢性肝病患者应注意补充高质量蛋白质，以利于肝脏修复，但每次摄入量不要过多，各类维生素也要保证供给。过去曾认为慢性肝炎患者应大量补充糖类，当前则认为此类患者多见糖耐受不佳，有糖尿病趋向者更易诱发糖尿病。

（3）保持良好生活方式。应避免酗酒和滥用药物。

（4）积极预防病毒性肝炎。应当加大对各类病毒性肝炎的预防意识，特别是对慢性乙肝病毒和慢性丙肝病毒的预防，控制病毒性肝炎在健康人群中传播。

（四）药物治疗

1. 轻、中度肝细胞损伤型和混合型肝损伤

（1）抗氧化类药物。

双环醇可抑制肝细胞损伤时多种炎性因子的表达和活性，抑制活性氧基团（ROS）和一氧化氮（NO）的生成，因此，减轻炎症反应和氧化应激性损伤，稳定肝细胞膜和细胞器膜，改善线粒体功能，保护肝细胞核 DNA 的结构和功能，抑制肝细胞凋亡和坏死，从而达到抗炎保肝的作用。双环醇片 25 mg 或 50 mg，3 次/日，在治疗急性药物性肝损伤中显示良好疗效和安全性。此外，研究显示预防性应用双环醇片可显著降低高龄肿瘤患者、既往化疗出现肝损伤，以及恶性血液病大剂量化疗患者药物性肝损伤的发生率及其严重程度，且安全性好。

水飞蓟素能增高肝微粒体及线粒体膜浅层流动性，同时能降低肝微粒体及线粒体膜深层流动性，从而拮抗四氯化碳等毒物对肝微粒体及线粒体膜浅层流动性增加及深层流动性降低引起的肝损伤；还能增强细胞核仁内多聚酶 A 的活性，刺激细胞内的核糖体核糖核酸，增加蛋白质的合成，促进肝功能恢复。

（2）抗炎类药物。

常用药物有甘草酸制剂。甘草酸类制剂具有类似糖皮质激素的非特异性抗炎作用，而无抑制免疫功能的不良反应，可改善肝功能。目前甘草酸类制剂发展到了第4代，代表药物为异甘草酸镁注射液、甘草酸二铵肠溶胶囊。药理实验证明，该类药品可针对炎性通路，广泛抑制各种病因介导的相关炎症，减轻肝脏的病理损伤，改善受损的肝细胞功能。

（3）肝细胞膜修复剂。

此类代表药物为多烯磷脂酰胆碱。多不饱和磷脂胆碱是肝细胞膜的天然成分，

可进入肝细胞，并以完整的分子与肝细胞膜及细胞器膜相结合，增加膜的完整性、稳定性和流动性，使受损肝功能和酶活性恢复正常，调节肝脏的能量代谢，促进肝细胞的再生，还具有减少氧化应激与脂质过氧化、抑制肝细胞凋亡、降低炎症、抑制肝星状细胞活化、防治肝纤维化。

（4）解毒类药物。

解毒类代表药物为谷胱甘肽（glutathione，GSH）、N-乙酰半胱氨酸（n-acetyl-cysteine，NAC）及硫普罗宁等，分子中含有巯基，可参与体内三羧酸循环及糖代谢，激活多种酶，从而促进糖、脂肪及蛋白质代谢，并能影响细胞的代谢过程，可减轻组织损伤，促进修复。研究显示硫普罗宁对预防化疗相关肝损伤具有一定疗效，给予200 mg硫普罗宁治疗后，化疗性肝损伤的发生率显著降低。

2. 胆汁淤积型肝损伤

（1）腺苷蛋氨酸。

腺苷蛋氨酸可通过转甲基作用，增加膜磷脂的生物合成，增加膜流动性，并增加Na^+-K^+-ATP酶活性，加快胆酸的转运；同时通过转巯基作用，促进细胞内GSH和NAC的生成，增加肝细胞的解毒作用和对自由基的保护作用。此外，它能调控肝细胞的生长，还能调控肝细胞的凋亡应答，并能抗炎和抗纤维化。

（2）熊去氧胆酸。

熊去氧胆酸可促进内源性胆汁酸的代谢，抑制其重吸收，取代疏水性胆汁酸成为总胆汁酸的主要成分，提高胆汁中胆汁酸和磷脂的含量，改变胆盐成分，从而减轻疏水性胆汁酸的毒性，起到保护肝细胞膜和利胆的作用。熊去氧胆酸对肺腺癌患者使用派姆单抗而致的胆汁淤积型肝损伤有较好治疗作用。

3. 重型肝损伤

重型肝损伤患者可选用NAC。NAC能刺激GSH合成，促进解毒以及对氧自由基反应的直接作用，维持细胞内膜性结构的稳定，提高细胞内GSH的生物合成。促进收缩的微循环血管扩张，有效增加血液对组织的氧输送和释放，纠正组织缺氧，防止细胞进一步坏死。重型患者临床越早应用NAC效果越好，总疗程不低于3 d。治疗过程中应严格控制给药速度，以防不良反应。成人药物性ALF和SALF早期，建议尽早选用NAC，视病情可按50～150 mg/(kg·d)给药，疗程至少3 d。对儿童药物性ALF/SALF，暂不推荐应用NAC。

4. 糖皮质激素治疗

（1）基本原则。

糖皮质激素治疗应严格掌握适应证，适用于自身免疫征象明显且停用肝损伤药物后生化指标改善不明显甚至继续恶化者，充分权衡治疗获益和可能的不良反应，避免诱发或加重感染、消化道出血、高血压、高血糖、骨质疏松等不良反应。

（2）糖皮质激素在免疫检查点抑制剂肝损伤中的应用。

表 42-3　糖皮质激素在免疫检查点抑制剂肝损伤中的应用

分级	项目	推荐
G1	激素干预	–
G2	激素干预	泼尼松龙 0.5 ~ 1 mg/kg 口服，如肝功能好转，缓慢减量，总疗程至少 4 周； 泼尼松龙剂量减至≤10 mg/d，且肝脏毒性≤G1 级，可重新 ICIs 治疗
G3	激素干预	AST 或 ALT < 400 U/L，且胆红素/凝血/白蛋白无异常，开始泼尼松龙 1mg/kg 口服； AST 或 ALT > 400 U/L，或胆红素升高/凝血异常/白蛋白低，开始甲泼尼龙/泼尼松龙 2 mg/kg 静脉输注，肝功能恢复至 G2 级等效改为泼尼松龙口服并继续缓慢减量，总疗程至少 4 周
	后线治疗	激素治疗 2 ~ 3 d 无改善，可加用吗替麦考酚酯（MMF）500 ~ 1000 mg，2 次/d 或抗胸腺细胞球蛋白（ATG）； MMF 治疗效果不佳可加用他克莫司； 激素和 MMF 等治疗无效或效果不佳或患者同时使用其他控瘤药物，建议肝病专家会诊
G4	激素干预	甲泼尼龙 2 mg/kg 静脉输注，肝功能恢复至 G2 级后可改为口服并继续缓慢减量，总疗程至少 4 周
	后线治疗	激素治疗 3 d 无改善，考虑加用 MMF 500 ~ 1000 mg，2 次/d； MMF 治疗效果不佳可加用他克莫司

5. 联合用药

保肝药物不是用得越多越好，而应根据患者不同的病因、病期和病情，针对性地选择 2~3 种联用。对于肝脏损伤较重情况，可以根据不同药物的作用机制和作用位点应用，不同药物合理的联合应用可望更好地发挥保肝作用。如甘草酸类制剂和抗氧化类药物（双环醇、水飞蓟素）分别作用于炎症因子产生前、后的各阶段，两药配合使用一方面可减少炎症因子的继续产生，避免肝损伤的继续加重；另一方面可中和已产生的炎症因子，减轻已造成的损伤。抗炎类药物（甘草酸类）与肝细胞膜修复剂（如多烯磷脂酰胆碱）联用可从不同环节起到保肝作用。抗氧化类药物（如双环醇）与抗胆汁淤积药物（如腺苷蛋氨酸、熊去氧胆酸）联合应用，可从保护肝细胞和抗胆汁淤积两个方面治疗混合型肝损伤。

6. 抗 HBV 治疗

肿瘤患者在应用化疗药物、分子靶向药物、免疫检查点抑制剂时，均面临 HBV 再激活的风险。

（1）所有接受化学治疗、免疫检查点抑制剂治疗的患者，起始治疗前均应常规筛查 HBsAg、抗 HBc。对 HBsAg 阳性者，在开始免疫检查点抑制剂及化学治疗药物前 1 周或至少同时进行抗病毒治疗，应用一线核苷（酸）类似物（NAs）如：恩替卡韦（entecavir，ETV）、富马酸替诺福韦酯（tenofovir disoproxil fumarate，TDF）或富马酸丙酚替诺福韦片（tenofovir alafenamide fumarate，TAF）。对于 HBsAg 阴性、抗

HBc 阳性者，若使用B细胞单克隆抗体或进行造血干细胞移植，建议应用ETV、TDF或TAF抗病毒治疗。

（2）靶向药物芦可替尼、伊布替尼、伊马替尼和尼罗替尼等也可引起HBV再激活，在开始治疗之前，应筛查检测患者乙肝病毒标志物和HBV-DNA，对于HBsAg阳性者，应用ETV、TDF或TAF预防HBV再激活。

（3）对合并HCV感染者，所有HBsAg阳性者都应筛查抗-HCV，如为阳性，则需进一步检测HCV RNA定量。HCV-RNA定量阳性者均需应用直接抗病毒药物（direct acting agents，DAA）治疗。此类患者有发生HBV再激活的风险，因此在应用抗-HCV治疗期间和停药后3个月建议联合恩替卡韦、TDF或TAF抗病毒治疗并密切监测。HBsAg阴性、抗HBc阳性者应用DAA治疗丙型肝炎过程中也有HBV再激活的风险，建议每月监测血清HBV-DNA定量和HBsAg，若出现转阳，建议应用NAs。

（4）按抗HBV应答顺序，肝损伤患者的抗病毒治疗应达到以下目标：①HBV-DNA达到NAs；②保持ALT长期在正常范围内；③实现HBeAg阳性患者HBeAg转阴/血清学转换；④HBsAg水平降低或消失，或HBsAg血清学转换。对于慢性乙型肝炎（chronic hepatitis B,CHB）患者予以积极有效的抗病毒治疗是防范控瘤治疗相关肝损伤的重要预防措施。对于CHB患者的抗病毒治疗建议选择一线NAs或Peg-IFN-α和干扰素-α（IFN-α）治疗，并根据患者对药物的应答情况及时调整治疗方案。对于正在进行抗病毒治疗的CHB患者，评估控瘤药物相关性肝损伤治疗效果指标为：HBV-DNA小于高灵敏度检测方法的下限，HBsAg转阴及ALT长期在ULN以下。对CHB患者的抗病毒治疗，其主要目标是应尽可能利用目前药物和治疗方案争取达到HBsAg清除，即功能性治愈。对于通过抗病毒治疗达到HBsAg消失的肝硬化患者（临床治愈），仍需定期随访监测。

（五）人工肝治疗

在控瘤治疗中导致的肝损伤除了药物治疗外，对于疾病进展迅速或出现肝功能衰竭的患者，非生物型人工肝治疗是一种可选择的治疗方法。

非生物型人工肝支持治疗已成为肝衰竭的重要治疗方法，在不同药物导致的重症肝炎及肝功能衰竭中得到广泛应用，其临床疗效已在不同研究中得到证实。免疫治疗在控瘤治疗中产生的免疫相关不良事件增多，其中包括不同程度免疫相关肝损伤甚至肝衰竭。此外，人工肝技术可辅助去除致病性抗体、趋化因子和细胞因子来调节免疫环境，由于许多ICIs具有较长的半衰期，人工肝技术增加ICIs的清除率可能会降低免疫相关不良事件的严重程度和持续时间，并有助于心肌炎、重症肌无力等肝外免疫相关不良事件的改善。目前有多项研究，分别报道了不同肿瘤患者中应用血浆置换、双重血浆分子吸附系统治疗ICIs及TKI导致的肝功能衰竭及严重胆汁淤积的病例，结果显示治疗后肝酶恢复，胆红素水平降低，凝血功能改善。这些研究表明人工肝在控瘤治疗导致的肝损伤中有改善肝功能的作用，尤其对于危及生命的肝衰患者，人工肝治疗可迅速减缓疾病进程并防止其恶化，减少肝功能恢复时间并为后续的控瘤治疗提供条件。人工肝技术的发展使其在控瘤治疗中不同类型及严重程度的肝损伤中具有不同的应用价值，但目前仍缺乏更多的队列研究等高质量的证据支持，且治疗时机、治疗方式、联合模式的选择及治疗疗效的评价仍需要进一步研究。

1.人工肝治疗的时机

（1）极度乏力，并有明显厌食、呕吐和腹胀等严重消化道症状。

（2）ALT 和/或 AST 大幅升高，黄疸进行性加深（85.5 μmol/L<TBil<171 μmol/L）或每日上升≥17.1 μmol/L。

（3）有出血倾向，40%<凝血酶原活动度<50%（INR<1.5）。

（4）出现肝性脑病、肝肾综合征、肝肺综合征。

2.人工肝治疗适应证

（1）各种原因所致的急性、亚急性和慢性肝衰竭进展期；晚期肝衰竭患者也可进行治疗，但并发症增多，治疗风险大，患者获益可能减少，临床医生应权衡利弊，慎重进行治疗，同时积极寻求肝移植机会。

（2）严重胆汁淤积型肝损伤，各种原因引起的严重高胆红素血症患者。

（3）其他疾病：如合并严重肝损伤的脓毒症或多器官功能障碍综合征。

3.人工肝治疗相对禁忌证

（1）严重活动性出血或弥散性血管内凝血者。

（2）对治疗过程中所用血制品或药品如血浆、肝素和鱼精蛋白等严重过敏者。

（3）血流动力学不稳定者。

（4）肿瘤多发转移，伴有血管瘤栓者。

（六）肝移植

1.肝移植的适应证

（1）对于急性/亚急性肝衰竭、慢性肝衰竭患者，终末期肝病模型 MELD 评分是评估肝移植的主要参考指标，MELD 评分在 15~40 分是肝移植的最佳适应证。

（2）对于慢加急性肝衰竭，经过积极的内科综合治疗及人工肝治疗后 MELD 评分在 15~40 分，且无明显改善者。

（3）对于合并肝癌患者，需符合米兰标准：单个肿瘤直径≤5 cm；多发肿瘤少于3 个，最大直径≤3 cm。

2.肝移植的禁忌证

（1）难以根治的肝外恶性肿瘤，或恶性肿瘤多处转移。

（2）持续严重的感染，细菌或真菌引起的败血症，感染性休克，严重的细菌或真菌性腹膜炎，组织侵袭性真菌感染。

（3）脑水肿并发脑疝。

（4）循环功能衰竭，需要血管活性物质维持，且对血管活性物质剂量增加无明显反应。

（5）严重的呼吸功能衰竭，需要最大程度的通气支持或者需要体外膜肺氧合支持。

（七）诊疗方案的制订

因为控瘤导致肝脏损伤，其诊疗往往需要兼顾基础肿瘤疾病及肝脏损伤，所以需要肿瘤内科、肝内科、肿瘤外科、介入科、化疗科、生物治疗科、放疗科等多学科整合诊疗 MDT to HIM 模式，根据患者预期生存获益整合判断，以确定最佳的整合治疗方案。

第四章

手术治疗相关性肝损伤

肿瘤外科引起的肝脏损伤多见于肝胆肿瘤手术对肝组织直接的作用而造成的肝损伤，非肝胆肿瘤手术通过间接的作用也会引起相关的肝损伤。

一、肝胆肿瘤手术所致肝脏损伤

肝切除术越来越多用于各种良性和恶性肿瘤的治疗，尽管围术期管理和手术技术在不断提高，但手术范围的扩大，分期手术、二次手术及靶免治疗后转化的患者给肝切除术带来了新挑战，手术所致肝功能损伤影响患者预后。肝功能损伤主要表现为转氨酶升高、黄疸、低蛋白血症、腹水、凝血功能障碍，重者出现肝衰、肝昏迷等。肝切除术后肝衰（posthepatectomy liver failure，PHLF）是肝切除术后主要死亡原因。根据目前定义 PHLF 发生率为8%~12%，主要危险因素包括肝脏基础疾病、切除范围和术中操作等。肝细胞癌和肝门胆管癌切除后PHLF发生率高于结直肠肝转移肝切除。PHLF 发生绝大多数与败血症、器官衰竭和肝性脑病有关，多出现于术后 1 个月之内。

（一）原因

肝切除术后肝损伤甚至肝衰因素非常多，主要包括患者因素、肝病背景、手术相关因素和术后并发症等。

1.患者因素

男性较女性术后肝衰发生率更高。年龄超过 65 岁、肥胖（BMI>30 kg/m^2）、营养不良、糖尿病、肾功能不全等都是术后肝衰的危险因素。

2.基础肝病因素

基础肝病因素包括肝硬化、肝纤维化、脂肪肝等；术前化疗导致肝窦瘀血、脂肪性肝炎；胆汁淤积、高胆红素血症、胆管炎等均是术后肝功能失代偿的危险因素。既往CHB患者由于手术引起肝炎活动，可造成术后肝功能损伤。其他肝炎病毒、免疫性肝病等也会造成肝损伤（或肝功能异常）。

3. 手术相关因素

肝切除范围过大，特别是超过 4 个肝段，剩余有功能肝体积不足，是术后肝功能不全的主要原因，尤其是硬化的肝脏，切除范围超过肝体积 50%，术后发生肝衰的可能性大。联合其他脏器切除如结肠及血管切除重建，与术后肝损伤（或肝功能异常）和肝功能不全相关。

肝切除术中由于肝组织离断造成机械性损伤，游离肝周韧带翻转右肝对肝组织挤压伤，术中阻断肝门时间过长所造成肝细胞热缺血再灌注损伤。术中或术后大出血（>1200 mL）及输血致循环障碍、低血压、肝脏缺氧等，引起肝组织破坏，出现术后肝功能异常。肝脏缺氧是长期重症监护和更高死亡率的独立危险因素。

肝切除过程中对所保留的肝叶或肝段血管或胆管的损伤，包括 Glisson 及肝静脉的损伤，会引起相应肝叶及肝段缺血、瘀血或淤胆，造成程度不同的肝组织破坏，这种情况常见于不规则肝切除。

第一或第二肝门血管的损伤也是术后肝功能失代偿的因素之一。肝门胆管癌手术，或胆囊癌及肝内胆管癌等需行肝门淋巴结清扫的操作，或肿瘤累及肝动脉，有可能引起肝固有动脉损伤，在无副肝血管和充分侧支血管情况下，术后肝内胆管缺血缺氧可致慢性肝功能异常，胆红素升高，肝脓肿形成。如果术中进行血管切除及重建需注意术后血栓形成风险。诊断可通过超声、强化 CT（或增强 CT）或血管造影证实。右侧半肝切除术后左肝发生扭转会影响肝静脉回流，导致肝脏瘀血。

4. 术后并发症

术后腹腔感染，肝切面出血渗出导致积液，创面合并小胆瘘，引流不畅易出现感染并形成脓肿。肝切除后残留过多坏死肝组织也会继发感染。腹水合并肠道菌群移位是术后感染主要原因之一。胆肠吻合口狭窄及胆道感染可引起继发肝功能损伤。恶性肿瘤复发累及胆总管、肝动脉或门静脉引起梗阻性黄疸或肝组织缺血损害。

（二）诊断标准

肝胆肿瘤术后肝损伤主要表现血清酶学升高、黄疸、低蛋白血症、腹水及凝血功能异常等，重者出现肝衰的表现。肝切除术后肝衰的诊断标准很多，目前常用“50-50 标准”和国际肝脏外科研究小组（ISGLS）标准。

有研究提出的“50-50 标准”对 PHLF 进行了客观定义：术后第 5 天或以上凝血酶原时间 PT<50%（INR>1.7）及血清 TBil>50 μmol/L（>2.9 mg/dl），即可诊断为 PHLF。“50-50 标准”具客观和量化的优势，有一定预测价值，但因只考虑两个指标，仅用于早期 PHLF 诊断。

2011 年，ISGLS 在既往 PHLF 研究基础上，提出 PHLF 的推荐定义和严重程度分级标准。将PHLF定义为肝维持其合成、分泌和解毒功能的能力受损，特征是术后第5天或之后，INR增加，并伴高胆红素血症（根据当地实验室正常限值）。PHLF严重程度应根据其对临床管理的影响分级。A级PHLF不需改变患者的临床管理。B级的临床治疗有异于常规治疗，但不需侵入性治疗。需侵入性治疗则为PHLF C级。患者PHLF根据所需治疗中最差的确定标准进行分级。

表42-4　ISGLS PHLF 分级标准

	A级	B级	C级
特殊治疗	不需要	冰冻血浆 白蛋白 每日利尿剂 无创通气 转移至中级/重症监护病房	转移到重症监护病房循环支持（血管活性药物） 需要葡萄糖输注 血液透析 插管和机械通气 体外肝支持抢救肝切除/肝移植
肝功能	INR<1.5 无神经症状	1.5≤INR<2.0 开始出现神经症状（即嗜睡和混乱）	INR≥2.0 严重神经症状/ 肝性脑病
肾功能	尿量>0.5 mL/kg·h 尿素<150 mg/dL	尿排量≤0.5 mL/（kg·h） 尿素氮<150 mg/dL 无尿毒症症状	使用利尿剂无法控制的肾功能障碍 尿素氮 ≥150 mg/dL 尿毒症症状
肺功能	血氧饱度>90%，可通过鼻插管或氧气面罩提供氧气	吸氧后血氧饱和度<90%，尽管通过鼻插管或氧气面罩提供氧气	严重难治性低氧血症（高浓度吸氧后血氧饱和度≤85%）
附加评估	不需要	腹部超声/增强CT； 胸部X线摄影； 痰、血、尿培养； 脑增强CT	腹部超声/增强CT； 胸部X线摄影； 痰、血、尿培养； 脑增强CT； 颅内压监测装置

（三）预防

在尚无有效药物治疗情况下，最好是通过对肝功能详细评估、优选手术患者和对潜在风险病人的严密监测及维护来降低发生风险。

1.肿瘤的精确定位与手术合理规划

术前和术中肿瘤的精确定位、合理的手术规划对预防肝切除所致肝损伤的预防十分重要。术前彩超、增强CT及MRI可精确定位肿瘤肝内位置及其与Glisson系统及肝静脉系统的关系，从而进行术前的手术规划。通过软件行三维重建可直观肿瘤和肝内管道解剖关系，更加精准进行术前规划。术中超声可在肝脏表面自由进行各个切面超声扫查，进一步明确术前影像规划。肝段肝叶染色及ICG分子荧光导航用到解剖性肝切除，可从肝表面到肝内部显示直观的肝脏离断面。这种完善术前和术中影像信息便于术者精准确定肝切面位置，预知切面所遇到的管道，确切切除肿瘤的同时，避免术中损伤保留侧肝实质及其流入流出道，减少保留功能肝组织的缺血及瘀血。

2. 术前肝脏功能评估

评估肝脏储备功能方法很多，主要包括肝脏血清生化学试验、综合评分系统、肝脏功能定量试验、肝实质及脉管病变的影像学评估、肝脏体积测量等。

（1）血清生化指标。

ALT、AST 等在肝细胞坏死或细胞膜损伤时释放到血液，是肝损伤的敏感指标。术前 ALT 在 2×ULN 以上，需在术前给予护肝药物。术前 ALT 在（2~10）×ULN，应在护肝治疗 1 周后复查，如 ALT 显著下降，可按期手术，反之则应延期手术。对术前 ALT 高于 10×ULN，应暂缓手术。胆道梗阻和胆汁淤积可导致 ALP 和谷酰转肽酶（gamma-glutamyl transpeptidase，GGT）升高。胆红素反映肝细胞摄取、结合、转化和排泄功能，既是肝细胞损伤也是肝功能的指标。肝脏特异合成蛋白如白蛋白（ALB）、凝血因子Ⅱ、Ⅴ、Ⅶ、Ⅹ，是肝细胞合成功能的重要指标。血浆 ALB、PT、INR 是目前常用的肝功能指标，多与其他指标联用或作为评分系统中项目使用。术后第 2 天 INR>1.60 是发生 PHLF 的危险因素。血清生化指标有助于对肝组织损伤及其程度做出大体判断，可作为非肝脏手术患者术前肝脏功能代偿状态评估方法，但不能作为肝脏手术术前精确评估肝脏储备功能和预测术后肝衰的可靠指标。

对术前应用化疗、介入及靶向免疫治疗患者，肝功能在术前有损伤，应等待药物性肝损伤的消除，肝功能恢复正常再行外科手术。术前应充分评估肝切除范围，尽可能保留有功能肝实质。

（2）肝纤维化指标。

肝纤维化指标是评估慢性肝病进展和疗效、衡量炎性活动度、纤维化程度的重要依据，目前主要采用瞬时弹性扫描等对肝纤维化程度进行评估。

（3）肝硬化及门脉高压评估。

肝硬度测量可通过超声和 MR 弹性成像技术获得。术前肝硬度测量可用来评估肝脏储备功能，预测 PHLF。门静脉高压也是肝切除术后肝功能失代偿的危险因素之一，食管胃底静脉曲张，或脾肿大且伴血小板减少，可诊断为门脉高压。肝静脉压力梯度 HVPG>10 mmHg 的肝癌病人手术后出现肝功能不全风险较高，而且长期生存率较低。

（4）肝功能定量试验。

常用靛氰绿滞留率试验。靛氰绿（indocyanine green，ICG）是一种深蓝绿色染料，经静脉注入血液中能与血清蛋白结合，选择性被肝脏摄取后以游离形式分泌至胆汁。其不参与肠肝循环，不经肾脏排泄，血浓度易于测定。排泄快慢取决于肝细胞受体的量和肝细胞功能，从而可间接估计肝细胞总量，反映肝储备功能。肝癌及肝硬化患者肝细胞量减少，吲哚靛青绿 15 分钟潴留率（$ICGR_{15}$）升高。目前认为肝两叶、三叶切除需满足 $ICGR_{15}<0.10$，左半肝、右前叶、右后叶或左外叶切除术需满足 $ICGR_{15}<0.19$。对于 $ICGR_{15}$ 在 0.20~0.29 的患者，仅能进行单个肝段的切除；若 $ICGR_{15}$ 在 0.30~0.39，仅能进行局限性肝切除；$ICGR_{15} \geqslant 0.40$ 患者仅可进行肿瘤剜除。需要注意，ICG 排泄试验会受到肝脏血流异常影响（门脉栓塞和肝内动—静脉瘘等），胆红素水平升高，胆汁排泌障碍或应用血管扩张剂等因素影响，这些情况下 ICG 排泄试验结果并不可靠。^{13}C-MBT 呼气试验、利多卡因清除试验及半乳糖清除能力试验也可用来评估肝储备能力，预测术后肝衰竭，临床应用较少。

（5）综合评分系统。

综合评分系统包括 Child-Pugh 评分，日本肝癌研究组（liver cancer study group of Japan，LCSGJ）肝损伤情况评分、终末期肝病模型（MELD）评分和白蛋白-胆红素（ALBI）评分等。

Child-Pugh 分级根据肝性脑病的有无及其程度、腹水、血清胆红素、血清白蛋白浓度及凝血酶原时间5个指标的不同程度进行评分，分数越高，肝脏储备功能越差。Child-Pugh A级未5~6分；B级未7~9分；C级未10~15分。Child-Pugh 分级常用于评估肝硬化病人预后，也用于术前评估病人肝储备功能。Child-Pugh 分级为 A 级者肝脏储备功能正常，承受各种肝切除术，B 级肝脏储备功能损失达50%以上，肝切除量限制在15%左右，C 级肝脏储备功能损失在80%以上，一般不宜手术。经过积极的护肝治疗可使部分B级或C级患者达到A级或B级。Child-Pugh分级用于预测肝硬化患者术后肝脏功能具有一定的意义，它与肝硬化患者术后并发症发生率和死亡率有一定相关性，但其并不适合非肝硬化患者。

MELD 评分是一种客观的衡量肝硬化患者病情严重程度和短期预后的指标，计算公式为：R=3.8×ln（TBiL，mg/dL）+11.2×ln（INR）+9.6×ln（肌酐，mg/dL）+6.4×病因（胆汁淤积型或酒精性肝硬化为 0，其他原因为1），得分范围为 6~40。目前 MELD 评分被欧美国家广泛用于指导肝移植患者的筛选，而 MELD 在评价 PHLF风险和围术期死亡具一定价值。MELD≤8 提示 PHLF 发生率较低，而 MELD 评分>9 者 PHLF发生率较高，死亡率高达 29%。7.24 分是预测患者术后死亡最佳截断值（7.24 分以上和以下组 30 d 死亡率分别为4.4%、1.1%）。术后 3~5 天内 MELD 评分升高，患者出现PHLF 衰的可能性增加。由于 MELD 评分是专门为终末期肝硬化患者设计的，因此在接受肝切除的代偿性 Child-Pugh A级患者中预测 PHLF 的准确性较低，且分级中使用的血清肌酐、INR 及胆红素等指标容易受非肝病因素影响，临床应用有限。

ALBI评分是一种评估肝功能和预测肝癌患者生存率的新型工具，在预测慢性肝病和肝癌患者的长期预后显示出良好效果，ALBI 评分血清 ALB 和 TBil 水平，计算公式为[$\log_{10}$TBil（μmol/L）×0.66]+[ALB（g/L）×（-0.0852）]。该评分进一步分为 3 个不同等级，临床应用：ALBI 1级（≤-2.60）、ALBI 2级（>-2.60~≤-1.39）和ALBI 3级（>-1.39）。与ALBI 1级患者相比，ALBI分级为2级和3级患者PHLF发生率增加。ALBI分级在进一步分层属于Child-Pugh A级肝细胞癌患者的预后显示更高准确性。

（6）肝体积计算。

肝癌切除术后肝功能失代偿与剩余的肝脏体积密切相关。术前可通过三维重建技术准确进行肝体积计算肝总体积（total liver volume，TLV）、残肝体积（future liver remnant，FLR）、功能性肝体积（functional liver volume，FLV），并计算FLR/TLV、FLR/FLV等指标。对无肝病背景患者，目前认为不发生PHLF的最低FLR/TLV为20%。避免切除肝体积过大导致PHLF。肝切除体积超过75%~80%为极量肝切除，术后肝功能失代偿发生率高。在应用肝体积评估手术决策时，须严格注意肝体积测量仅能体现形态体积，而不能反映肝脏储备功能情况，在有肝病背景患者中单纯评估体积并不可靠。对肝硬化患者，残余肝体积比<40%是PHLF发生的危险因素。正常成人标准肝体积（standard liver volume，SLV）是正常个体在健康状态下具有充分功能储备和代偿潜能的理想肝脏体积，大小取决于人体体表面积。与CT图像重建计算获得TLV相比，以SLV作为肝体积在预测PHLF更为准确。目前成人SLV多采用日本东京大学建立的公式来估算，SLV（mL）=706.2×BSA（m^2）+2.4。BSA（m^2）= 0.007184 × 体重（kg）$^{0.425}$ × 身高（cm）$^{0.725}$。应用SLV评估肝脏切除安全限量更为合理。

（7）功能影像学技术。

功能影像学技术包括^{99m}Tc-GSA去唾液酸糖蛋白受体显像、^{99m}Tc-Mebrofenin肝胆显像和钆塞酸二钠（Gd-EOB-DTPA）增强的MRI显像等，可望实现肝脏区域性功能体积的检测，对确定残肝功能和制定手术规划有很大帮助。在预测大部分肝切除的安全性方面都表现出优于传统肝脏功能储备检测和单纯肝体积测量的准确性。普美显（Primovist）为一种新型MRI造影剂，能在较大程度上反映病灶性质，该造影剂兼具非特异性细胞外对比剂与肝胆特异性对比剂的双重特性，可有效缩短检查时间，并获较为准确的检查结果。

（8）术前评估指标的整合运用。

整合应用肝酶学指标、Child-Pugh分级、$ICGR_{15}$、肝体积测量等参数对肝脏储备功能进行评估，可以为肝切除提供更准确的决策依据。

日本东京大学主要根据腹腔积液、胆红素水平及$ICGR_{15}$等3个参数，确立了肝脏储备功能的分级标准，并基于不同层级肝脏储备功能状态，推测其可耐受的肝段切除数量。

白蛋白-吲哚菁绿（ALICE）评分，线性预测值=0.663×$\log_{10}$ $ICGR_{15}$（%）-0.0718×白蛋白（g/dL），并按结果3级四分法分级：1级（≤-2.20）、2a级（-2.20~-1.88）、

2b级（-1.88~-1.39）及3级（>-1.39）。ALICE 1级患者PHLF风险很低，建议行解剖性肝切除术；2a级患者肝功能受损，肝切除范围应限于4个肝段；2b级患者术后并发症发生率及病死率较高，切除范围最好局限于3个肝段；3级患者预后较差，应慎重行手术治疗，建议行射频消融术或肝移植手术等。

结合标准肝脏体积SLV，对Child-Pugh A级肝硬化患者，若$ICGR_{15}$<10%，预留肝脏功能性体积须不小于SLV的40%；若$ICGR_{15}$为10%~20%，预留肝脏功能性体积须不小于SLV的60%；若$ICGR_{15}$为21%~30%，预留肝脏功能性体积须不小于SLV的80%。若$ICGR_{15}$<为31%~40%，只能行限量肝切除；若$ICGR_{15}$>40%或Child-Pugh B级，只能行肿瘤剜除术。Child-Pugh C级是行肝切除术的禁忌证。

3.术前门静脉栓塞及二步肝切除

门静脉栓塞（portal vein embolization，PVE）可通过栓塞肿瘤所在肝叶的同侧门静脉从而诱导残肝增生，降低肝切除PHLF的发生率和死亡率。术前一侧门静脉栓塞2~4周后，对侧肝脏体积可增加20%~40%。术前门静脉栓塞扩大了手术适应证，提高了原发性肝癌和多发肝转移癌切除率。有些学者认为对无肝硬化的肝脏，残肝体积低于25%是术前行门静脉栓塞的指征，或极量肝切除同时行胃肠道手术的患者。而合并肝硬化、肝脏局部化疗、大面积脂肪变性、胆汁淤积的患者，在进行半肝以上切除术前可考虑行门静脉栓塞。6.9%~29.6%的术前PVE患者因肝细胞增生不足而不能实施肝切除术，PVE后3~6周肝细胞增生程度<5%者，有较高PHLF发生风险。门静脉栓塞并发症发生率约为10%，主要为血肿、胆道出血和对侧门静脉栓塞。

二步肝切除也是为了减少超量肝切除引起的PHLF风险，对肝脏多发肿瘤是可选择的术式。首先楔状切除肝脏左叶的肿瘤，再应用门静脉栓塞诱导肝左叶增生，最后行肝大部切除术。联合肝脏分隔和门静脉结扎的二步肝切除术（associating liver partition and portal vein ligation for staged hepatectomy,ALPPS）可以较传统的二步切除缩短肝脏再生的时间，降低肿瘤进展而失去二次手术的机会，但短时间两次手术并发症及死亡率仍较高，须严格把握手术适应证。

4.梗阻性黄疸的术前减黄

术前减黄对术前因胆道梗阻引起黄疸的患者，可减少术后并发症及肝衰的发生，尤其是在需要切除肝脏的情况下。对肝内胆管细胞癌累及肝门或肝门胆管癌梗阻性黄疸患者，需行半肝及以上切除（≥3~4个肝段），或存在胆道感染且药物治疗无效者需行术前胆道引流。无合并肝硬化、活动性肝炎者，如拟行肝大部肝切除，总胆红素超过85 μmol/L或未来残余肝（FLR）胆管扩张者，建议术前行胆道引流减黄，使总胆红素降至85 μmol/L以下，并行肝储备功能等评价，再行肝切除术。合并肝硬化、活动性肝炎或术前黄疸持续时间超4周者，建议术前行胆道引流减黄，使总胆红素降至50 μmol/L以下再手术，以降低联合大范围肝切除术后发生肝衰的风险。I型和部分Ⅱ型肝门胆管癌患者不需切除肝脏，术前减黄仍有争议，不推荐常规术前减黄。壶腹周围肿瘤由于需要行胰头十二指肠切除，手术损伤大，对术前血清总胆红素>250 μmol/L，术前应积极减黄。减黄可经皮肝穿刺胆管引流（PTCD）或经十二指肠逆行胆管引流（ERBD）来实施。

5.术中减少阻断时间，减少出血量，提高操作技巧

术中出血量是术后发生肝衰竭独立危险因素。术中根据肿瘤部位和大小合理选择阻断肝门方法以减少术中出血，如第一肝门阻断、半肝阻断、全肝阻断等，如有副肝动脉应注意阻断及保护。第一肝门阻断最为常用。半肝血流阻断选择性阻断左、右门脉和肝动脉分支，可减少剩余肝热缺血再灌注损伤，适于肝储备较差的患者。全肝血流阻断是阻断入肝及出肝血流，使肝切除术在无血状态下进行，又称无血切肝术。全肝血流阻断法操作复杂，对循环系统影响大，且对肝脏损伤较重，仅选择性用于肿瘤侵犯肝静脉主干、腔静脉或伴有腔静脉癌栓患者。应减少术中阻断时间，尤其对有肝硬化者，第一肝门阻断时间每次不宜超过 15 分钟。术中用低中心静脉压技术可有效减少术中出血。

以肝叶、肝段及亚肝段为基础的解剖性肝段切除较非解剖性肝切除，可在肿瘤根治切除基础上，最大限度保留功能性肝实质，降低出血量，降低术后炎症反应及肝脏损害，对直径在5 cm 内肝癌建议选择规则肝段切除。在多发肝肿瘤切除或肝储备功能不足的情况下，可选择非规则性肝切除。具体切除术式应据肿瘤位置、大小、肝功能及肝硬化情况、肝体积计算等合理选择术式。

术中精细操作，避免过力或长时间挤压肝实质及翻转肝脏。对肝创面管道应仔细结扎、缝扎或用血管夹夹闭，特别是 Glisson 系统小分支，单纯烧灼易致术后胆瘘并继发感染。

6.术后肝功能监测

肝切除术后肝功能密切监测可及时了解肝功能恢复情况，早始处理，预防PHLF发生。术后需常规检查血常规、肝功能、凝血酶原时间等。术中肝门阻断和肝组织切割不可避免引起转氨酶升高，多于术后 3 天达峰值，此时不一定表明肝功能不全，若转氨酶持续不降或出现严重酶学改变（如 ALT>10×ULT）则有可能继发肝功能不全。INR 和乳酸值敏感度和特异度较高，动脉血乳酸水平降低表明肝功能好转。血小板低患者术后死亡率高且更易发生肝功能不全，可作为术后肝功能恢复差的指标。

7.避免胆肠吻合狭窄及术后胆系感染

遇有胆肠吻合应避免吻合口张力，充分游离小肠袢，应用 PDS 等可吸收线缝合胆道，避免使用 PROLINE 等不可吸收缝线缝合胆道，以免导致术后胆管狭窄及结石形成。胆肠吻合术后用熊去氧胆酸稀释胆汁，避免出现因吻合口胆泥或结石形成而造成的狭窄梗阻。胆肠吻合输出袢应保留至少40 cm，以防食物反流进入胆管引发逆

行感染。

8.术后感染的预防

慢性肝病患者多存在肠道屏障功能损害，有潜在肠道菌群易位和内毒素血症，对肝切除范围较大，肝硬化较重，预期有较多腹水发生情况时，可术前进行肠道准备，给予缓泻剂和抗生素，预防术后肠道菌群易位致腹水感染加重肝功能损害情况发生。术中精细操作，减少胆瘘发生及其所致腹腔脓肿形成。引流管放置在创面周围，术后注意观察，保持引流管通畅。引流管放置时间过长可引起医源性感染，注意引流液培养和抗感染治疗，排除出血和胆瘘术后及时拔除引流管。

9.围手术期抗病毒治疗

对慢性乙肝患者，即使术前HBV-DNA正常，术后也普遍存在HBV再激活，而HBV-DNA与肝癌复发密切相关。术前HBV-DNA载量高者，PHLF发生风险明显高于正常患者。因此肝癌合并乙肝的患者术前术后均应积极抗病毒治疗，围术期监测血清HBV-DNA，以避免手术创伤引起病毒激活，造成肝功能损害。如HBV-DNA水平较高，且ALT>2×ULN，可先予抗病毒和保肝治疗，待肝功能好转后再行手术切除，提高手术安全性。丙型肝炎患者多为慢性过程，围术期可密切观察病毒复制情况，择期抗病毒治疗。

10.围手术期的营养支持

肝恶性肿瘤患者大多合并有肝硬化，术后多存在不同程度营养不良和代谢障碍。蛋白质代谢方面，肝切除术后出现白蛋白合成减少、氨基酸代谢异常和尿素合成变化，出现低蛋白血症，支链氨基酸水平减低和芳香氨基酸水平增高。糖代谢方面，肝糖原储备减少，糖异生增加，糖耐量下降，胰岛素抵抗。脂代谢方面，肝切除后肝细胞脂肪含量增加，脂蛋白合成障碍，转运受阻，大量长链脂肪乳引起免疫障碍且加重蛋白转运负担，影响肝功能恢复。同时肝癌术后低磷血症等微量元素和维生素缺乏也常出现。

对肝切除后营养代谢特点，术后需补充白蛋白、支链氨基酸，输注葡萄糖时补充外源性胰岛素，应用中长链脂肪乳或结构脂肪乳作为必需脂肪酸来源，有利于肝功能改善和肝组织再生。同时在行营养支持时预防低磷血症，补充钙、镁、锌微量元素和各种水溶性和脂溶性维生素。

（四）治疗

术后肝功能不全的管理适用急性肝衰和器官功能障碍管理的一般原则。一旦发生应早诊断及早治疗，包括吸氧，改善凝血功能，维持水、电解质及酸碱平衡，控制蛋白摄入，营养支持治疗，停用或少用肝细胞毒性药物，应用保护肝功能和促进肝细胞再生药物。还要预防应激性溃疡等并发症发生，必要时行血浆置换、人工肝等。针对不同病因采取相应整合治疗措施，并积极防治并发症。如内科保守治疗和人工肝无效，可行肝移植治疗。

1.祛除病因

有可祛除的病因应积极处理。胆管梗阻引起肝功能损害应尽快解除梗阻，包括手术或介入方法。有血管流入流出道扭曲或血栓形成，应明确后通过手术、介入、抗凝治疗等方法改善肝脏缺血或瘀血。

2.术后常规护肝治疗

当前临床应用的护肝药物种类较多，包括抗炎类、抗氧化类、肝细胞膜修复剂、解毒类、利胆类药物等，应综合考虑药物作用机制、处方剂量、配伍禁忌及不良反应，术后应以抗炎类为基础有选择地合理使用，机制相同或相似药物不应联用。白蛋白过低者，应积极补充白蛋白或新鲜血浆等。避免使用对肝有害的药物。术后前2~3天转氨酶升高常反映手术机械损伤对肝细胞的破坏，不一定为严重肝功能不全，转氨酶及胆红素水平一般会在1周内恢复正常。但3~5天后严重酶学改变（如ALT>10×ULN）或胆红素进行性升高，有可能是继发肝功能不全。

3.维持液体平衡关注其他脏器并发症

术后补液须在毛细血管过度泄漏血管张力不足的情况下保持足够组织灌注，以避免肝缺血所致损伤。过度补液导致液体外渗和组织水肿也会致肝灌注不足。可据患者引流量、尿量和中心静脉压补充液体，维持液体出入量平衡。总液体入量控制范围为30~50 mL/kg，其中可适当补充一定人工胶体溶液。

急性肾损伤在PHLF常见，肾功能受损后，全身水分增加，导致电解质紊乱，如低钠血症。使用利尿剂后常伴低钾血症。急性肾损伤和液体负荷过大经常需要血液滤过来治疗。低灌注、利尿剂和血管活性药物及造影剂都可能导致患者持续肾损伤，应及早干预。由激素分解失败引起的醛固酮增多、与肾损害相关尿毒症及与肝再生相关的低磷血症可引起其他电解质紊乱，应积极维持电解质稳态。

急性肺损伤或急性呼吸窘迫综合征（acute respiratory distress syndrome,ARDS）等肺部并发症对PHLF患者预后不利。过度补液可致肺水肿和急性呼吸窘迫综合征。当前ARDS指南提倡早期插管和使用呼吸机支持。然而，长期使用增加的呼气末正压可能会加重肝充血，导致门脉高压、腹水进展和肝再生受损。

一些PHLF患者会出现低血糖，这是由于肝脏糖异生障碍和高胰岛素血症，以及剩余肝脏中糖原储存减少所致。可通过肠内或肠外途径给予葡萄糖。监测血糖状态很重要，持续低血糖被视为不良预后因素。

神经系统并发症包括脑水肿和肝性脑病（hepatic encephalopathy，HE）。颅内压升高是近15%患者死亡原因。血清氨水平升高与脑卒中相关，并可预测患者死亡风险。乳果糖已被常规用于HE治疗，但可引起过度的胃肠道紊乱和腹泻，可能会加重脱水、急性肾缺血和脑病。白蛋白也被单独或联合乳果糖用于治疗HE。肠道应用广谱抗生素对HE治疗也很重要。

凝血功能障碍经常出现在PHLF患者，常伴血小板减少，患者有出血并发症风险。患者耐受长期低血小板水平，不建议常规输注血小板或新鲜冷冻血浆，除非治疗需要或患者出现活动性出血。机械通气、肾功能衰竭、败血症和休克等也会导致胃肠道出血发生率升高。应用质子泵抑制剂预防应激性溃疡。

4. 积极控制感染

对感染引起的肝损伤术后应积极抗感染治疗，及时发现及处理外科相关感染，肝切除术后易合并感染，主要并发症是腹腔积液和胆漏。对合并感染的胆漏应遵循以下原则抗菌治疗：①通畅引流并行胆汁/引流液培养，必要时需行血液培养及药敏试验。②有细菌感染证据的病人均应立即使用抗菌药物。③开始可进行经验性治疗，以后应根据药敏结果选择合适的抗菌药物。④中度、重度感染者抗菌治疗应至少持续5~7 d，之后根据症状、体征及体温、白细胞、C-反应蛋白（CRP）、降钙素原等确定停药时间。对合并肝硬化及术中反复、长时间肝血流阻断病人，应注重防治肠道菌群易位导致的内毒素血症。

5. 支持治疗

注意全身营养状况，早期肠内营养和补充性肠外营养对病人术后康复有益。肠内营养有助于改善术后过度炎症反应，维护肠道屏障功能，防止肠道细菌易位。可先予易消的短肽型营养制剂，待肠道功能恢复后再予需消化整蛋白制剂。肠外营养方案设计应考虑患者术后高应激状态，初始不要给予全量热量，中长链脂肪乳或橄榄油脂肪乳对肝脏保护相对更有益。积极纠正贫血、低蛋白血症；纠正水、电解质平衡紊乱。有肝硬化、门脉高压者，术后常规应用质子泵抑制剂避免上消化道出血发生及诱发肝性脑病。糖尿病患者应积极控制血糖。

6. 人工肝支持和肝移植

人工肝支持主要目的是代替一些重要肝功能，直到原生肝脏充分再生以维持自身，或在肝衰不可逆转的情况下充当通向肝移植最终治疗的桥梁。分子吸附剂再循环系统治疗对PHLF患者既安全也可行。血浆置换、双重血浆分子吸附系统对PHLF患者也是有价值的方法。对不可逆PHLF唯一明确和潜在治疗方法是抢救性肝移植（liver transplant，LT）。要考虑进行LT，这些患者必须满足急性肝衰移植的标准。对肝癌肝切除病变需要符合米兰标准或加州大学标准。然而，抢救性肝移植短期和长期结果略低于常规适应证LT，围术期并发症发生率也很高。为PHLF患者进行活体供肝移植更具争议性和伦理挑战性。

二、非肝胆肿瘤手术所致肝损伤

肿瘤外科手术常切除范围广、淋巴清扫范围大、手术创伤大、大量输血、低氧血症、严重感染等都可导致肝损伤。

（一）原因

手术出血引起的肝损伤：术中大量出血；低血压导致肝组织缺血、缺氧；输入储存过久的血液，红细胞破坏多；输血引起溶血反应，可发生黄疸，也会引起相应肝损伤。

外科感染引起的肝损伤，全身感染尤其是败血症、脓毒血症、毒素吸收入血引起溶血性黄疸，毒素或细菌进入肝脏引起肝细胞被破坏和脓肿形成。

肿瘤外科致术中休克、缺氧、心衰、应激性溃疡、消化道出血、肾功不全、碱中毒、低血钾、大量腹水、术后长期肠外营养等，均可引起肝组织损伤，重者可诱发肝衰。

肝门淋巴结清扫及肝门操作的肿瘤手术，如胃癌根治、胰十二指肠切除等，胆管或肝动脉直接损伤及胆管血运障碍致继发胆汁淤积或胆道梗阻，引起肝损伤。

术中迷走神经损伤或术后长期禁食致胆囊体积增大扩张，胆囊收缩不良，胆汁淤积诱发胆道结石形成，结石性胆管梗阻致肝损害及黄疸形成。

原有肝疾病加重致肝细胞破坏，或手术致乙肝病毒激活，造成肝损伤。

肿瘤累及肝门或胰头后复发或淋巴结转移致胆管不同程度梗阻，引发肝功能损伤。常表现为术后晚期黄疸，多见于胃癌根治、胆囊癌根治术后。

转移性肝癌转移致肝损伤，多见于胰腺癌、SCLC 等高恶性肿瘤。

（二）预防

控制术中出血，积极维持术中、术后血流动力学稳定，避免肝灌注不足引发缺血、缺氧。避免大量输血，特别是库存血，避免溶血及弥散性血管内凝血发生。主张成分输血，输血同时输注新鲜血浆及补充凝血因子。

积极控制外科感染，避免出现败血症及脓毒血症。

保护心、脑、肾等重要脏器功能，预防应激溃疡和消化道出血。

尽可能早期经口进食或应用肠内营养，减少长期肠外营养导致的肝损伤。肝硬化及肝功能损伤患者，以支链氨基酸为主要氮源。输入脂肪乳应含必需氨基酸。

注意肝门及胰头区操作，肝门及胰头后淋巴清扫，避免胆管及肝动脉损伤。

术前合并胆囊结石或术中行肝门淋巴结骨骼化清扫可考虑切除胆囊，避免以后出现胆囊排空不良继发结石和胆囊炎。

严格掌握手术适应证，对局部晚期或出现广泛淋巴结转移患者应综合评估手术疗效，短期复发转移可引起黄疸及肝功能损害，严重影响手术疗效。

（三）治疗

参考本节肝胆肿瘤手术所致肝脏损伤的治疗。

三、肝硬化患者的非肝胆肿瘤手术

慢性肝病和肝硬化增加了非肝脏外科手术并发症的发生率和死亡率。对肝硬化患者有以下几种情况，包括急症手术、胃肠道手术、白蛋白< 30 g/L、转氨酶水平超过正常值上限3倍以上、腹水、门脉高压和术中输血，术后死亡总体风险增加。术前需对患者整体临床状态、肝功能不全程度、手术需求及手术干预都需仔细全面评估，以便做出适当决策。术后密切观察肝功能，以防肝衰。

除常规实验室检查外，Child-Pugh 分级及 MELD 评分可用来以评估肝功能障碍及失代偿水平，从而计算出并发症发生率和死亡率。建议 Child-Pugh A 级肝硬化患者实施非肝脏手术较为安全，Child-Pugh B 级应行术前治疗以转变为 Child-Pugh A 级，Child-Pugh C 级肝硬化非肝脏手术死亡率超过 40%，不建议手术治疗。MELD< 8，30 天死亡率为 5.7%；MELD>20，30 天死亡率超过 50%；MELD<11，术后死亡率较低，可接受择期外科手术。这些评分还与术后并发症发生率增加相对应，包括出血、感染、肾功能不全、腹水、脑病恶化和肝衰。

麻醉可致肝硬化患者急性肝功能失代偿。肝功能障碍可致常用麻醉和镇痛药物的代谢改变。几种常用围术期药物需减少剂量，如丙泊酚、右美托咪定、氯胺酮、咪达唑仑和吗啡。硬膜外麻醉对肝硬化患者有硬膜外血肿风险，凝血功能障碍是硬膜外麻醉禁忌证，需行凝血因子、血小板计数和凝血功能检测。

肝病患者可出现血管内容量不足，但全身容量超负荷。可用血管活性药物、白蛋白和血浆等血液制品，以预防腹水恶化、外周水肿和充血性心衰。对每个接受胃肠道手术的肝病患者，都应予抗生素预防。纠正凝血功能，维持血小板在 50×10^9 /L 以上，血红蛋白高于 70 g/L，活动性出血或围术期纤维蛋白原>1.5 g/L。

肝硬化患者腔镜胆囊切除术优于开口胆囊切除术，死亡率更低、并发症更少，与非肝硬化对照组相比，肝硬化患者转为开放手术概率更高。对腔镜胃肠手术较开放手术有更低并发症发病率和死亡率。肝硬化患者行心脏手术和其他需要使用体外循环的手术死亡率高于大多数其他外科手术。需体外循环手术患者，Child-Pugh B 级（42%~50%）和 C 级（100%）肝硬化死亡率显著增加。此外，超过 75% Child-Pugh B 级和 C 级患者出现肝功能失代偿。MELD 评分升高也预示死亡率增加。有临床意义的门脉高压是心胸外科手术禁忌证。

术后需监测肝硬化患者肝功能失代偿表现，包括脑病、凝血功能障碍、腹水、黄疸恶化和肾功能不全。发现这些指标有任何变化时，应立即开始支持治疗。凝血酶原时间是肝脏合成功能的最佳指标。血清胆红素升高可能提示肝功能恶化，但也可能因其他原因升高，包括输血、积血吸收或感染。必须密切监测肾功能。若肾功能不全，应确定病因并开始治疗。失代偿性肝硬化或急性肝衰可能因肝糖原储备不足和糖异生受损而发生低血糖。怀疑术后肝衰竭时，应密切监测血清葡萄糖水平。注意血管内容量维持将肝肾灌注不足风险降至最低，输注过多晶体液可致急性肝瘀血，静脉渗出和肺水肿增加，并致术后腹水，外周水肿和伤口裂开。

肝硬化患者围术期治疗策略与常规肝硬化治疗相似：避免使用肝代谢药物，监测血管内容量，避免代谢紊乱，以使用乳果糖治疗肝性脑病和阿片类药物引起的便秘。术后应用早期肠外营养。

四、麻醉所致肝脏损伤

（一）原因

麻醉和手术引起的肝血流量下降，供氧减少可引起肝功能障碍。麻醉和机械通气可使肝脏血流量减少 16%，外科手术可使肝脏血流量下降 10%，内脏手术可造成 40% 进一步下降。

麻醉药物也可引起肝损伤。

氟烷具潜在心肌抑制作用，造成肝血流下降，同时具有肝毒性，反复使用造成肝功能异常甚至肝衰的风险，原因可能与代谢、免疫与缺氧有关。

阿片类药物如芬太尼和舒芬太尼，肝储备功能下降或行大部肝切除术的患者存在蓄积风险。

肝病患者可表现出对非去极化肌肉松弛药物耐受和抵抗，所需剂量更大，术后存在肌肉松弛恢复延迟可能。

（二）预防

肝切除预后与快速的复苏、保温、维持脏器灌注和避免酸中毒有直接关系。

注意术中血流动力学监测，常规进行有创动脉压和中心静脉压监测，要保证足够静脉通道以备快速输液和输血。避免任何原因引起的全身血压和心输出量明显降低情况，如诱导性低血压、血容量不足及麻醉剂过量。

为实现控制中心静脉压稳定，在围术期麻醉全程都应严格控制入液量。采用控制性低中心静脉压技术结合目标导向液体治疗，维持重要脏器有效灌注。根据肝切除术不同阶段，调控中心静脉压。肝脏游离解剖阶段，控制中心静脉压<6 cm H_2O；

肝实质离断阶段，中心静脉压调控目标设定为<5 cm H_2O 在血管阻断时可用血管收缩药如去甲肾上腺素维持平均动脉压 50~75 mmHg；目标病灶切除后阶段，逐渐恢复中心静脉压至正常水平。因高中心静脉压会造成剩余肝脏瘀血，不利于术后肝功能恢复，因此，建议中心静脉压应<10cm H_2O 。采用低中心静脉压麻醉能明显减少术中失血及异体输血，并使围术期肝功能更稳定。麻醉诱导阶段入液量<2.5 mL/kg，手术切除过程中入液量<1 mL/（kg·h），手术标本完全离断后至手术结束入液量<5 mL/（kg·h）。

尽量避免麻醉药物引起的肝损伤。异氟烷对肝代谢影响几乎可忽略，可更好维持肝脏血流，对肝脏灌注影响很小，同时可减轻手术和肝脏挤压造成的氧耗量增加。七氟烷和地氟烷与异氟烷相似。芬太尼静脉复合麻醉对肝损伤患者肝功能无明显影响，但存在蓄积风险，应控制药物剂量。肝病患者术后存在肌肉松弛恢复延迟可能，建议常规使用肌肉松弛拮抗药物。

麻醉期间维护内环境稳态。监测凝血功能，有凝血功能异常应及时补充凝血因子。肝病患者糖原储备减少，长时间手术有发生低血糖风险，应根据监测结果适时补充葡萄糖。定时血气分析，监测酸碱与电解质水平。

（三）治疗

麻醉引起的肝损伤关键在于预防，祛除肝功能损害的相关因素。术后予以常规保肝治疗。术前肝损伤程度和手术是影响术后肝功能的主要因素，麻醉影响相对轻微。

第五章

放疗相关性肝损伤

一、放疗导致肝损伤的机制

放疗导致的肝损伤即放射性肝损伤（radiation-induced liver damage，RILD）是由放疗导致的肝脏损伤，主要发生于针对胸部和上腹部肿瘤的放疗，尤其是肝肿瘤放疗过程中。RILD 对胸腹部肿瘤，尤其是肝肿瘤患者的预后影响极大。本篇以肝肿瘤放疗为主要对象，对涉及 RILD 的发病机制、诊断与鉴别诊断、预防及治疗进行总结。

近年，随着放疗技术快速发展，如三维适形放疗（three-dimensional conformal radiation therapy，3D-CRT）、调强放疗技术（intensity-modulated radiation therapy，IMRT）、立体定向放射治疗（stereotactic body radiotherapy，SBRT）的出现，国内外广泛开展针对肝肿瘤放疗的研究，作为肝肿瘤放疗的严重并发症，RILD 受到广泛关注。放疗在肝肿瘤治疗中的作用，已逐渐从最初仅作为姑息治疗手段转向了根治性治疗。对晚期肝癌，在 TACE 的基础上辅以放疗，可弥补单纯介入治疗的不足，有效控制局部复发并提高疗效；对肝癌合并门脉或下腔静脉瘤栓患者，放疗可以缓解症状并延长患者生存期。

RILD 是继发于肝癌放疗最严重的剂量依赖性并发症，一旦发生，肝功能迅速恶化，死亡率极高。尽管现代放疗技术可基于肿瘤位置、大小和形态进行高剂量射线分布，减少周围正常组织射线受量，降低 RILD 发生率。但由于全肝对放射线耐受量较低，晚期肝癌常合并肝硬化且肝脏位于膈下，解剖位置导致肝脏受呼吸运动和摆位误差的影响等，导致在放疗过程中靶区分布无法和肿瘤区域高度重合，正常肝脏组织受更多射线照射，增加了 RILD 发生率，极大影响预后。

RILD 分为经典型和非经典型 2 种。经典型 RILD 表现为严重肝毒性，伴疲劳、腹痛、无黄疸性肝肿大和腹水等症状，碱性磷酸酶升高（>2 ULN）被认为是最敏感血清标志物，常发生在治疗后 2 周到 3 个月之间。病理表现为肝小叶中央静脉闭塞，逆行性充血及继发性肝细胞坏死。研究发现SIRT中放射栓塞可产生氧化应激，激活炎症细胞因子如IL-6和IL-8，诱发内皮损伤并激活凝血级联反应。非经典型RILD常发生在治疗后1周到3个月之间，病理表现为肝细胞减少和功能障碍伴肝窦内皮死亡和星状细胞激活，可能是继发于肝硬化中再生肝细胞的辐射诱导有丝分裂突变和乙肝病毒的重新激活。大多数非经典RILD出现常提示更严重肝功能损伤，包括血清转氨酶水平显著升高和Child-Pugh评分恶化（≥2分）。部分患者也可发生亚临床肝功能损害，表现为肝脏对 ^{99m}Tc-甲溴菲宁的摄取减少和吲哚菁绿清除减少。

RILD病理生理特征表现为逆行性充血，与静脉闭塞性疾病相似，在中央静脉周围明显，肝活检可见内皮细胞肿胀、肝小静脉终末狭窄、窦性充血、肝实质萎缩和胶原纤维沉积等特征。越来越多证据支持RILD发生与肝脏非实质细胞密切相关。研究表明，肝脏暴露于电离辐射后，肝细胞释放大量转化生长因子-β_1（transforming growth factor-β，TGF-β_1）、干扰素及cGAS-STING通路激活等可能是RILD发生的早期事件。

RILD发生风险与肝脏接受放射剂量相关，30 Gy时被认为是发生RILD的耐受剂量，整个肝脏照射剂量为30~35 Gy，发生RILD风险为5%~10%。全肝照射超过35 Gy，RILD 发生率可达48%。同时RILD风险也与潜在肝功能储备有关，在无肝硬化或肝硬化代偿良好的患者，SBRT发生最小的RILD百分比<5%。肝癌患者常伴慢性活动性肝炎或肝硬化等基础肝病，对放射线的耐受量要低于正常肝组织，Child-Pugh B级肝硬化更易诱导2级以上严重RILD。

二、放射性肝损伤的诊断与鉴别诊断

（一）诊断

对肝内肿瘤的放疗，可能诱发肝损伤，轻者表现为Child-Pugh评分升高、转氨酶升高，重者则出现RILD。RILD诊断仍采用1992年Lawrence定义。典型RILD：ALP>2×ULN，无黄疸，排除肿瘤进展导致的腹水、肝大。非典型RILD：转氨酶超过正常值上限或治疗前水平的5倍。RILD诊断必须首先排除其他常见肝损伤病因，在临床上，诊断放射性肝损伤需具备以下要点：有肝脏放疗史；肝脏密度改变区与照射野一致且与解剖结构无关；正常肝脏及肝硬化受照区CT平扫可见界限清晰的低密度改变，脂肪肝受照区可见界限清晰高密度改变；放疗后4个月内出现肝功能改变，即碱性磷酸酶高于正常值上限4倍，转氨酶高于正常值上限5倍，有非肿瘤性腹水。此外，核素扫描是最早用于RILD影像学诊断方式，表现为肝脏受照区放射性核素缺失或稀疏；超声提示相对未照射区，受照区呈低回声，这对脂肪肝患者尤为明显；增强CT常沿射线束带轨迹，在正常病变和低衰减间有一条清晰直线边界标志，根据照射后不同时期分为3型，Ⅰ型表现为在增强扫描各期均呈低密度，Ⅱ型为动脉期低密度，门脉期等密度，Ⅲ型为动脉期低或高密度，门脉期持续强化；RILD的MRI异常表现早于CT，最早可在放疗后3周观察到局限性肝损伤，平扫为T1WI低信号，T2WI高信号。诊断性腹穿一般表现为渗出液特征，血清/腹水白蛋白比>1.1，肝活检有助RILD诊断。

（二）鉴别诊断

RILD需与药物性肝损伤、病毒性肝炎急性发作、复发性肝癌、局限性脂肪肝、HBV再激活导致的肝损伤等进行鉴别。

三、放射性肝损伤的预防

急性放射性肝损伤预后极差，死亡率超70%。在预防RILD方面，可从放疗前肝功评估、优化放疗计划、放疗过程中的风险控制及监护等方面进行干预。

（一）放射治疗前肝功能的评估

大多数肝癌放疗前的肝功评估，仍采用Child-Pugh评分系统，在放疗前，有针对性优化肝功能和患者临床状态是必需的。既往肝病，如非酒精性脂肪肝、肝硬化，肝切除术后肝体积减小；既往化疗所致肝损伤，以及因血管或胆道受累导致的肝功能受损可能会增加RILD发生风险。虽然这些危险因素影响RILD发生机制尚不清楚，但需在放疗前进行严格肝功能评估，针对肝功能受损病因，充分考虑个体治疗风险，以制订严格个体化整合治疗方案。

晚期肝硬化的肝癌患者具更高RILD发生风险，在放疗前，需充分重视肝硬化并发症预防，包括仔细评估腹水、静脉曲张和肝性脑病的情况，通过针对性治疗优化肝功能和临床状态。对病毒性肝炎患者，RILD的发生风险较高与病毒激活有关，应仔细评估血清病毒状态及HBV-DNA水平；肝切除术后使肝脏有效体积减小，导致RILD发生风险增加，针对这些患者，应采用吲哚菁绿等指标评估肝功能状态，同时尽可能减少肝脏平均照射剂量，包括应用图像引导技术和呼吸动度管理。

ICG常规用于肝切除术前和术后的肝功能评估，以预测患者生存率。放疗后$ICGR_{15}$（15分钟内保留的ICG百分比）的升高与RILD发生高度相关，$ICGR_{15}$>50%与不可切除的HCC接受质子治疗后死亡率存在显著相关，通过$ICGR_{15}$评估患者肝功能，调整后续放疗剂量，2年局部控制率可达95%，将$ICGR_{15}$加入肝功能评价指标，可提高肝硬化患者放疗后肝功能失代偿预测效果。此外，放疗后1个月ICG测量与强化CT和MRI上肝门静脉灌注密切相关，也可用于评估RILD发生。

（二）优化放疗计划及放疗中风险控制

将放疗对肝损伤风险降到最低，关键是通过适当模拟，控制运动，确保每次放射野精度，并制订最佳治疗计划。评估放疗方案需考虑以下因素：肝功能、肝脏受照范围、剂量及分割数。

全肝照射易引发典型RILD，超过35 Gy时，RILD发生风险高达44%；放疗学组（RTOG）1项剂量递增实验显示，27~30 Gy/1.5 Gy/次，2 次/天的放疗方案未导致RILD发生，而剂量超过33 Gy时，约10%患者发生典型RILD。RILD与平均肝受量相关，当平均肝受量小于31 Gy时，发生RILD概率极低，且相对于肝转移癌，原发性肝癌发生RILD风险更高，这也提示潜在肝功能对避免RILD发生重要性。基于Lyman模型，发生典型RILD风险为5%时，肝转移癌平均肝受量为37 Gy/1.5 Gy/次，32 Gy/2 Gy/次，原发性肝癌平均肝受量为32 Gy/1.5 Gy/次，28 Gy/2 Gy/次。在3D-CRT治疗后，Child-Pugh A级RILD发生率约10%，正常肝耐受剂量23 Gy，Child-Pugh B级RILD发生率为60%左右，对晚期肝硬化患者的剂量受量尚未有明确限制，但建议根据Child-Pugh评分调整剂量，降低肝受量。此外，大分割放疗发生RILD的概率较常规分割要高，单次剂量对RILD影响有显著统计学差异，单次剂量越高发生RILD的概率越高，年龄、Child-Pugh分级、分期对RILD亦有显著影响。对于接受大分割放疗或SBRT治疗的患者，建议正常肝体积>700 cc，<15 Gy/次×3次是安全剂量阈值。目前，正常肝特征性剂量体积参数仍需研究。

评估肝功能后适合进行放疗的患者，在放疗过程中可通过应用功能影像技术及放射防护方式降低RILD的发生风险。

应用基于SPECT-CT的^{99m}Tc-sulfur功能影像技术，在射野内创建无照射区，可降低RILD的发生风险。^{99m}Tc-sulfur的SPECT-CT变化已用于评价RILD，在放射性肝损伤患者中，同位素吸收减少，同位素生物分布变化和肝功能下降具良好相关性。采用^{99m}Tc-sulfur SPECT-CT进行肝SBRT治疗可在保持良好局部控制情况下，显著降低3级及以上肝毒性。

基于钆造影剂Eovist MRI可用于检测肝功能变化，其摄取变化与放疗后肝损伤有关。HCC合并肝硬化患者接受SBRT治疗后肝胆期Eovist摄取减少，放疗后6~12周肝摄取Eovist的程度与早期RILD相关，建议Child-Pugh A级患者接受最高剂量为30 Gy，Child-Pugh B级最高剂量为25 Gy。应用Eovist MRI可辅助优化SBRT治疗方案，降低平均肝受量，有助于更好保护正常肝组织。将肿瘤大小、平均肝受量等指标纳入基于钆水平算法，可更好评估肝功能及区域剂量反应，为放疗个体化治疗提供指导。

放射性防护剂对降低RILD发生率有一定作用，在全肝放疗期间使用氨磷汀可降低 RILD 发生率，此外，低分子肝素、己酮可可碱和熊去氧胆酸也具一定放射保护作用，对降低 RILD 发生可能有效。

四、放射性肝损伤的治疗

一旦患者发展为 RILD，需予最佳支持治疗，包括保肝、降酶、利胆、褪黄、纠正凝血功能障碍等。出现腹水患者，应采用包括利尿剂或穿刺引流腹水及补充白蛋白或血浆等治疗措施；对疼痛患者，对症予以止痛治疗是必要的；类固醇药物可用于减轻肝脏瘀血；对已存在中心静脉血栓者可予组织型纤溶酶原进行溶栓治疗；针对放疗导致的中央性肝毒性，需长期使用抗生素和胆道引流以缓解胆道梗阻和感染。其他包括 Hedgehog 抑制剂和 CXCR4 抑制剂等小分子药物应用目前正在研究中。此外，放疗导致肝衰后唯一治愈方法可能是人工肝支持治疗，并作为肝移植过渡治疗，为肝移植争取时间。

中医认为 RILD 为热毒，导致气滞血瘀、代谢紊乱，可考虑采用益气活血中药扩张血管，改善微循环；另有研究认为 RILD 多为湿热毒瘀、肝郁气滞，采用疏肝利胆、清热解毒的药物有助于急性肝损伤的治疗。

第六章

肝瘤局部治疗相关性肝损伤

针对肝瘤的局部治疗是原发性肝癌及继发性肝肿瘤的主要治疗方式，包括介入治疗（常规经肝动脉化疗栓塞术、载药微球TACE、肝动脉灌注化疗）、经皮消融治疗（射频消融、微波消融、冷冻消融、经皮无水乙醇注射治疗）等。局部治疗在靶向肝肿瘤治疗的同时可能会对肝脏正常组织造成一定程度的损伤，导致局部治疗相关性肝损伤。

一、局部治疗相关性肝损伤的机制及表现

（一）血管介入治疗相关性肝损伤

肝动脉化疗栓塞术是用微导管技术，将控瘤药物直接输送到肝部癌组织，并对癌细胞供血动脉进行栓塞。肝损伤是明确的TACE后并发症。因栓塞剂在阻塞肿瘤组织供血血管的同时，对周边正常组织亦可产生影响，栓塞后组织缺氧可致肝细胞产生、释放大量自由基，造成肝损伤，并加重肝纤维化程度，TACE应用的化疗药还会促使肝细胞凋亡，产生细胞毒作用，加重肝损伤。TACE后出现肝损伤多为短暂，出现肝酶及胆红素水平升高可伴白蛋白下降，通常在TACE后3周内肝功能会恢复到基线水平。2%~17%患者在TACE术后出现肝衰竭，导致血清转氨酶和胆红素水平明显升高，腹水或肝性脑病。

TACE治疗是姑息性疗法，常要多次治疗，长期肝功能影响与反复TACE治疗相关。多次TACE治疗会加重化疗药累积毒性损伤，引起肝细胞坏死，导致周围正常组织缺血、缺氧加重。由于肝脏血供丰富，肿瘤血管侧支，吻合支建立，即使选择超选择栓塞术，也无法避免少量栓塞剂对病灶周边正常组织的损害，从而导致肝功能损伤加重。另外反复穿刺过程可造成肝脏动脉损伤及闭塞。与此同时，肿瘤治疗过

程中TACE常与其他局部治疗联用，TACE联合RFA治疗及TACE联合放疗较单独TACE治疗可能加重肝组织损伤。肝癌治疗常在有慢性肝病及肝硬化患者中进行，因此基础肝功能状态与TACE相关肝损伤密切相关，Child-Pugh评分越高则越易出现肝功能恶化，Child-Pugh B级肝功能及消化道出血病史是TACE术后肝衰竭的风险因素。

局部治疗所致预期肝功能损伤很大程度上与肿瘤位置、肿瘤负担、基础肝功能和操作者技术水平相关。肝癌介入治疗选择性栓塞技术，可能在减少非瘤性肝实质损伤及肝功能恶化发挥关键作用，减低TACE中控瘤药物剂量可能减少肝损伤。近年DEB-TACE应用增加了局部控制率，减少了栓塞后综合征及全身不良反应。近期一项前瞻性双盲对照研究对比选择性TACE与DEB-TACE治疗HCC，血清胆红素升高、肝酶升高及白蛋白减低发生率均明显低于传统TACE。但DEB-TACE治疗过程中胆道损伤及肝动脉损伤风险相对增高。

肝动脉灌注化疗（HAIC）是经肝动脉直接灌注化疗药使瘤细胞在较高浓度下延长药物暴露时间，减少全身毒性。HAIC治疗相关肝损伤主要与化疗药物肝毒性有关。氟脱氧尿苷FUDR是HAIC常用药物，其半衰期较短（<10分钟），有较强肝脏首过效应，因此导致肝脏药物暴露剂量增加100~400倍，增加肝脏毒性。1项回顾4580例应用肝动脉灌注化疗治疗结直肠肝转移的研究表明，肝损伤发生率约19%，血清转氨酶水平升高常是肝毒性早期表现，碱性磷酸酶和胆红素升高提示更严重的肝损伤。除此之外，胆管硬化是HAIC中胆道损伤表现，常与较大剂量FUDR应用相关。

（二）射频治疗相关性肝损伤

经皮消融是一种有效局部治疗选择，射频消融术（RFA）和微波消融术（MWA）在临床上已广泛用于肝肿瘤治疗。RFA和MWA通过热凝固或蛋白质变性在原位破坏肿瘤，实现组织坏死。射频消融治疗中产生的高热量引起肿瘤细胞不可逆凝固性坏死，热效应导致肝细胞变性坏死可引起肝实质损伤。最初直接热损伤停止后，热效应还产生渐进间接组织损伤，包括细胞凋亡、微血管损伤、缺血再灌注损伤、Kupffer细胞激活、细胞因子表达改变和免疫反应的改变。射频消融相关血管损伤可致肝血管闭塞及局灶性缺血引起缺血性肝细胞死亡和肝体积损失。热损伤引起炎症还可促进炎症细胞因子产生，如IL-1，IL-6和转化坏死因子等，加重全身急性炎症反应，抑制白蛋白合成。RFA过程中还存在热灌效应，靠近大血管肿瘤被消融时，射频消融过程中产生的部分热量由于散热效应，会沿着主血管流向相应的血管灌注区。血管排出的热量作用于肝组织，可导致肝组织损伤、体温升高等变化。当肿瘤体积小时，射频消融所需功率低，持续时间短，热灌效应对局部肝组织损伤较小。

但当肿瘤较大时，射频消融所需功率高，持续时间长，可使肿瘤完全失活，同时热灌效应对局部肝组织损伤较大。当 RFA 电极探针靠近门静脉（<5 mm）时，RFA 过程中的热冲洗效应对肝组织及门静脉造成热损伤，表现为肝细胞坏死、凋亡等。在肝瘤射频消融过程中，如肿瘤与邻近大血管局部不超过5 mm，术后肝功能损害更明显。射频后肝损伤表现肝酶升高，人血白蛋白下降及 Child-Pugh 评分升高，常很少出现严重肝损伤。肝功能储备良好 Child-Pugh 分级为 A 级或 B 级的患者热消融后很少发生肝功能损害。研究显示肝功能Child-Pugh B 级、肿瘤数量、病灶直径、消融体积、肿瘤临近大血管（≤5 mm）等因素与术后肝功能损伤发生率增高有关。

（三）冷冻消融相关性肝损伤

冷冻消融治疗目前被认为是一种有效且安全的局部治疗方式。冷冻消融术是通过压缩气体中被输送到冷冻探针的尖端，并通过微小孔隙开始膨胀，达到非常低的温度，形成细胞内冰晶在冷冻组织中心部位形成直接细胞损伤，破坏细胞内细胞器，导致细胞死亡。在解冻阶段，出现短暂充血变化和血管通透性增加，导致毛细血管通透性增加，水肿和微血栓形成，继而出现局部血管损伤。同时部分患者免疫系统对冷冻消融破坏组织致敏，引起冷冻刺激免疫组织损伤。经皮肝瘤冷冻消融在肿瘤组织坏死同时可出现正常肝实质肝细胞损伤，表现为 AST 和 ALT 轻度升高，冷冻消融后转氨酶升高水平与消融区非肿瘤肝脏体积成正比。冷冻消融相关胆红素水平升高常为自限性与小胆管受累有关，严重或持续的高胆红素血症不常见，术后早期严重的胆红素血症（>3.0 mg/dl）可能继发于胆道出血，应密切随访观察排除胆道损伤。

二、局部治疗相关性肝损伤的诊断

（一）与治疗相关的病史

局部治疗相关性肝损伤的诊断首先与局部治疗过程相关。TACE 治疗及射频治疗后的肝损伤常发生于治疗后3~7天，通常TACE后3周内肝功能会恢复到基线水平。射频消融后肝酶升高多在1周内恢复，肝功能评分下降可在几个月后恢复到治疗前水平。通常在冷冻消融后6小时达到峰值术后1~2周下降。

（二）症状及体征

介入治疗后肝损伤患者可表现为乏力、腹部不适、食欲下降及尿色加深及皮肤黄染。射频治疗肝损伤可伴全身炎症反应表现，出现腹部不适体温升高。局部治疗导致严重肝功能障碍可出现乏力、腹水增多、黄疸加重、凝血障碍及肝性脑病等肝衰表现。

（三）肝功能的变化

ALT及AST是具有较高敏感性及特异性的肝细胞损伤标志，介入治疗造成肝缺血缺氧、射频治疗后细胞膜通透性增大，以及冷冻治疗后细胞器损伤均可出现ALT及AST早期升高。此外，肝功能异常还表现为碱性磷酸酶、谷氨酰转移酶水平升高、低白蛋白血症及高胆红素血症。肝硬化患者出现肝功能恶化可表现为Child-Pugh评分增加（≥2分）。

（四）影像学改变

局部治疗导致的轻微肝损伤影像学常无明显改变。肝硬化患者出现肝功能恶化时腹部超声检查可见腹水和肝大。射频治疗相关的肝梗死，由于动脉和门静脉血流同时闭塞而引起的局灶性缺血损伤在增强CT中可表现为楔形无增强区，伴门静脉闭塞区。

三、局部治疗相关性肝损伤的鉴别诊断

局部治疗除对于肝脏可能造成损伤外，还可能影响其他系统疾病，如血液系统抑制、肾脏损伤、胃肠道反应、心肌损伤等。因此肿瘤的局部治疗后可引起全身反应，对导致肝损伤及肝功能恶化的所有病因均应给予鉴别，如化疗药物毒性作用、菌血症、败血症、全身及局部感染、心功能不全肝瘀血、门静脉血栓急性形成、应用肝毒性药物，造血干细胞移植后反应、消化道出血、胆道损伤造成的肝损伤均应进行鉴别诊断。给予咨询、询问病史、密切监测肝脏生物化学及感染指标、评估心功能和肾功能变化、进行全身影像学检查有助于对肝损伤的病因进行鉴别。

四、局部治疗相关性肝损伤的治疗

具体用药参考本指南控瘤药物相关性肝损伤的治疗。

第七章

肿瘤导致的肝损伤

一、肿瘤导致的肝损伤机制

临床上有部分肿瘤患者会出现肝功能异常，如肝癌、肝内外胆管癌、胆囊癌、肝脏转移瘤或血液系统肿瘤等，主要表现为血清转氨酶含量升高，少部分患者会同时出现胆红素升高。肿瘤患者出现肝功能异常原因复杂，肝损伤的发生包含了众多细胞和炎性因子的参与。

（一）肝胆肿瘤相关性肝损伤

1.原发性肝癌导致的肝损伤

原发性肝癌包括肝细胞癌和胆管细胞癌及其他罕见类型，其中肝细胞癌占75%~85%。大部分原发性肝癌患者都经历了由慢性肝炎、肝硬化等慢性肝病直至肝癌的长期发展过程。肝细胞炎性坏死是肝炎及肝硬化发生、发展的始动因素，且贯穿病变全过程。再生肝结节压迫并牵拉周围血管和胆管等，从而致血流受阻以致门脉压力升高，妨碍肝细胞与肝窦间营养物质交换，最终加重肝脏损伤。原发性肝癌或肝转移瘤可进一步压迫并牵拉周围血管，使肝脏正常组织结构和血供遭到不同程度破坏，不断发展从而致血流受阻以致门脉压力进一步升高，可出现食管胃底静脉曲张出血、脾肿大、血小板减少等门脉高压症状。原发性肝癌高度倾向于侵犯门静脉，造成门静脉血栓或癌栓，急性期门静脉主干内新鲜血栓或癌栓形成，管腔狭窄或闭塞，管壁轻度炎症；慢性期可见血栓机化再通，完全再通时仅见静脉内膜呈串珠样增厚或残存内膜纤维化，不完全再通时可见管壁纤维化、管腔内大量蔓状血管通路或纤细分隔。门静脉小分支受累闭塞，形成闭塞性门静脉病，镜下可见血栓基本结构及血栓机化现象，血栓内多层胶原纤维预示反复血栓形成，机化血栓内可见肉芽组织及新生血管。原发性肝癌或肝转移瘤压迫门静脉时，造成肝脏血液循环不畅，营养供给不足，严重者可引起门脉高压症、肝功能损伤乃至肝衰竭。

肝内细胞是肝脏发挥生理功能的核心，主要由肝实质细胞（肝细胞）和非实质细胞（内皮细胞、星状细胞、巨噬细胞和淋巴细胞等）构成，其中肝实质细胞约构成肝内细胞总数的65%，占肝体积的80%，其数量和体积的绝对优势表明其既是肝脏发挥生理功能的主体，又是肝脏受到“攻击”时受损的核心。原发性肝癌随着病情发展，肝纤维化将不断发展而致门脉压力升高，妨碍肝细胞与肝窦间营养物质交换，最终加重肝损伤。肝受损越严重，肝内质网膜结构破坏也更加明显，肝细胞内线粒体将出现退变，甚至消失，最终致肝细胞坏死。

肝癌患者易出现胆汁淤积及黄疸可能继发于许多原因，包括胆道出血、肿瘤直接浸润到肝外或肝内胆道、肿瘤压迫、肝细胞纤维化、失代偿性肝病或门脉淋巴结病。肿瘤细胞先侵入邻近小胆管上皮下，然后沿胆管壁持续生长至肝外胆管。由于胆管和门静脉一起包裹在Glisson鞘内，所以肿瘤可以侵入这两个结构。胆管肿瘤血栓（BDTT）被认为是预后不良的征象，预后分期系统如日本肝癌研究小组（LCSGJ）HCC分期系统认为BDTT的存在是肝癌晚期的一个指标，类似于大血管浸润，已知大血管侵犯与肝切除术或肝移植术后的高复发率和生存率降低密切相关。另外，在一些肝细胞癌患者中，与肿瘤组织相比，肿瘤周围肝脏中的DNA氧化损伤增加也是造成肝损伤的因素之一。

2.胆系肿瘤导致的肝损伤

胆系肿瘤主要包括胆管癌（肝内胆管癌和肝外胆管癌）和胆囊癌。胆系肿瘤易出现梗阻性黄疸引起胆道梗阻导致胆汁淤积，进而引发肝损伤，甚至引起全身多器官系统发生功能障碍。胆汁酸、胆固醇、胆红素、磷脂等胆汁主要成分在肝损伤中发挥重要作用。肝脏是胆固醇的主要合成器官。胆固醇在肝内的主要代谢去路是转化成胆汁酸随胆汁排出。胆汁酸全部在肝内合成，主要由胆固醇分解而来。胆汁酸在胆汁中以胆盐形式存在。胆盐包括亲水性胆盐和疏水性胆盐，其中亲水性胆盐具有细胞保护作用，而疏水性胆盐具有细胞毒性作用。当胆道梗阻时，胆汁排泄受阻，但肝细胞仍持续分泌胆汁，胆汁中胆盐成分会相应改变，疏水性胆盐升高而亲水性胆盐下降。胆汁酸盐可以通过死亡受体途径和线粒体途径导致肝细胞损伤和凋亡。当胆道发生梗阻时，淤积在肝内的胆汁酸可以通过下调胆固醇7α-羟化酶1的表达来抑制胆固醇在肝脏中转化为胆汁酸，从而导致胆固醇在肝脏蓄积。胆固醇晶体和游离胆固醇在肝脏中的积累可能导致胆固醇合成途径失调，引起肝脏损伤。胆固醇晶体在因脂毒性致肝细胞发生坏死的过程中可能发挥至关重要的作用。在周围组织中胆固醇晶体被肝脏Kupffer细胞摄取并渗透到巨噬细胞中，从而激活结节样受体蛋3并释放大量的白细胞介素，进而引起肝细胞凋亡或肝脏纤维化。

3.肝脏其他肿瘤导致的肝损伤

肝脏其他肿瘤，包括癌肉瘤、横纹肌肉瘤、上皮样血管内皮瘤和肝母细胞瘤，均较罕见。近年一些罕见类型肝恶性肿瘤时有报道，造成肝损伤机制包括肝纤维 化、胆道梗阻及肿瘤破裂出血等，确切细胞和分子机制尚有待进一步研究。

（二）肝外肿瘤合并肝转移导致肝损伤

1.肝外肿瘤合并肝转移导致的肝损伤

多种实体瘤容易出现肝转移，如：结直肠癌、乳腺癌、胰腺癌、肺癌、胃癌等。转移灶压迫肝脏或肝脏结构被破坏时可表现为肝区疼痛、肝肿大、腹水、黄疸等。肝转移过程主要分为在肝组织中形成转移前微环境、定植，再形成转移灶，每一过程有其独特的机制，但亦互相影响。

肝外肿瘤合并肝转移时肿瘤浸润转移引起的肝损伤主要是瘤细胞通过肝细胞表面各种跨膜蛋白进入狄氏腔内定植，形成肝转移灶，从而造成肝组织局部侵袭。当肝转移未得到有效治疗时，肝内转移灶增多增大，肝正常组织结构和血供遭到不同程度破坏，同时压迫阻塞肝内胆管，导致严重的肝功能损伤，血液学检查除了发现ALT或AST升高外，常合并TBil升高且以DBil升高为主，影像学检查肝内转移瘤均为弥漫多发或巨大转移性病变。控瘤治疗前无明显影响肝功能的用药史，此时如不能有效控制肿瘤只单纯给予保肝等对症处理无法从根本上改善患者预后。对该部分患者建议首选效率较高且肝毒性较小的药物，并据患者自身耐受情况采取单药、首次用药酌情减量，选择合理的治疗周期等个体化给药模式。

结肠癌易出现肝转移，据统计约20%患者首诊结肠癌时即发生同时性肝转移，15%~25%接受根治手术的患者在术后发生肝转移。结肠癌肝转移其在肝组织中的生长方式有：纤维型、膨胀型、替代型。目前认为，结肠癌肝转移的步骤包括细胞外基质的降解、细胞黏附性能的改变、肿瘤细胞局部浸润、肿瘤血管生成、肿瘤细胞循环内播散和免疫逃逸、肿瘤细胞血管内栓塞及肿瘤细胞在新的微环境重新生长等几方面。肝脏本身的间质细胞在此过程发挥重要作用。有研究表明，癌细胞入侵所引起的炎症反应可提高肝窦内皮细胞黏附分子的表达，进而增强癌细胞黏附和跨细胞进入窦周隙的能力，以此逃避Kupffer细胞和NK细胞的细胞毒效应。肝星形细胞在肝脏肿瘤转移灶形成过程中发挥重要作用。一方面，其可通过分泌趋化因子和细胞因子招募免疫细胞，进而参与转移前微环境的形成；另一方面，促血管生成的因素，如VEGF或血管生成素-1可促进血管新生，为新生转移灶的形成创造有利条件。肝实质细胞也直接或间接地促进肿瘤的转移。在肝脏转移灶形成的过程中，肿瘤细胞往往会黏附于肝细胞并相互作用，肿瘤细胞中负责细胞存活、运动与生长的基因特别是EGF基因家族表达量上调，当阻断肿瘤细胞与肝细胞的相互作用时，肿瘤的转移能力则受到抑制。在乳腺癌肝转移中，替代型是最常见的生长模式，表现为一种非血管生成的模式，保留了间质。乳腺癌也是合并肝转移的常见肿瘤，乳腺癌细胞在肝组织定植前，通过分泌多种因子使表达血管内皮生长因子受体-1的造血干细胞（vascular endothelial growth factor receptor 1+，VEGFR1+）迁移至肝组织中，形成一个富集纤维连接蛋白的微环境，这种微环境有助于循环中的乳腺癌细胞停留在肝组织中。VEGFR1+细胞表达VLA-4，肿瘤特异性生长因子可以上调成纤维细胞中VLA-4的配体，进而提供一个有利于乳腺癌细胞定植的环境。乳腺癌细胞在晚期获得了有助于生长的脉管系统，肝内转移灶迅速增多、增大，肝脏的正常组织结构和血供遭到不同程度的破坏，同时压迫阻塞肝内胆管，导致严重的肝功能损伤，血清转氨酶和胆红素出现不同程度的升高，并出现黄疸、腹水等症状，影像学可表现为肝脏内弥漫性转移病变。另外有研究报道，肿瘤细胞依赖有氧糖酵解消耗更多葡萄糖，从而正常细胞葡萄糖利用减少。结肠癌肝转移导致在正常肝脏组织中葡萄糖耗竭，以及糖原和葡萄糖储存减少，伴随肝脏受损和肝细胞坏死。

2.肝外肿瘤不合并肝转移导致肝损伤

恶性肿瘤伴肝损伤，临床可见于晚期不可切除的胰腺癌，其具有恶性程度高，病死率高的特点，约60%~70%的胰腺癌患者病灶发生在胰头部位，此类患者中有70%~80%会因为中心胆管梗阻而出现胆红素增高。晚期胰腺癌患者多伴有高胆红素血症、肝功能受损，此类患者的治疗较为复杂，缺乏合适的控瘤治疗用药剂量的依据。对于此类基础状况差、肝功能受损的患者，治疗时医师需要充分评价患者肝功能损伤类型、胆红素增高病因。

3.血液肿瘤导致的肝损伤

临床上如有原因不明且进展迅速的肝损伤，需警惕恶性血液病的可能，早期骨髓穿刺活检获得病理结果，明确诊断，可改善患者预后。针对原发病的治疗必须尽快进行，结果随着疾病缓解，肝功能可恢复正常。

化疗前肝损伤者以多脏器浸润为主要表现的肿瘤为多见，如淋巴瘤、白血病等。不仅转氨酶明显增高，而且伴有严重的黄疸。

恶性淋巴瘤引起的继发性肝脏受累较为常见，可发生于约50%的非霍奇金淋巴瘤患者和20%的霍奇金淋巴瘤患者。表现为肝内结节。临床上，不明原因肝脾肿大时，除了感染性因素，需考虑到恶性淋巴瘤的可能，并尽早进行相关检查以协助诊断。原发性肝淋巴瘤是指局限于肝脏和肝周淋巴结的淋巴瘤，在非霍奇金淋巴瘤中所占比例小于1%。患者常有ALP、胆红素和乳酸脱氢酶升高，影像学上多表现为孤立性肿块。霍奇金淋巴瘤可引起胆管缺失综合征和特发性胆管炎，临床上以胆汁淤积表现为主的患者难以明确病因时也需考虑本病。化疗前即出现肝功能损伤的恶性淋巴瘤患者预后可能较差，合并HBV感染也是影响预后的因素之一。AST升高很明显时，提示淋巴瘤分期较晚。

白血病患者出现肝功能异常亦较常见，肿瘤浸润、各种病原体引起的感染、免疫因素、营养不良等都可导致或促进肝损伤的形成。白血病细胞容易浸润肝脏，急性淋巴细胞白血病与急性非淋巴细胞白血病的肝脏浸润率分别为75%和40%，但尸检发现肝脏受累者均在90%左右。肝脏浸润最常见的临床表现为肝大，急性白血病患者中约75%的患者肝大，程度不一，其肿大程度与病情发展快慢无平行关系。急淋引起的肝大较急非淋常见，肝功能一般正常，常无黄疸。但有文献报道了在急性髓细胞白血病、急性T淋巴细胞白血病及B淋巴细胞白血病中，肝脏浸润以梗阻性黄疸为主要表现。对于白血病合并肝功能异常的诊治要具体分析病因，并及时处理，以免肝脏受到不可逆转的损害。

部分血液系统疾病以门静脉和肝静脉系统血栓形成为主要表现。易栓症包括遗传性易栓症和获得性易栓症。获得性易栓症主要发生于各种获得性疾病或具有获得性危险因素的患者，包括：抗磷脂综合征、活动性恶性肿瘤、骨髓增殖性肿瘤和阵发性睡眠性血红蛋白尿等，易栓症累及肝脏时，主要表现为门静脉系统和/或腔静脉系统血栓，前者包括急性血栓、慢性血栓、门静脉海绵样变性，后者包括布-加综合征。白血病细胞还可浸入血管，通过癌栓或使血液处于高凝状态形成血栓而继发布-加综合征，尤以急性早幼粒细胞白血病多见。

白血病患者病毒、细菌、真菌感染可能导致肝损伤。白血病患儿机体免疫功能受到抑制时，体内潜伏的病毒易激活或受到新的病毒感染。急性淋巴细胞白血病完全缓解期患儿在维持治疗期间，肝炎病毒感染对肝脏是一个重要的威胁，它与化疗药物对肝脏的毒性有相互促进的作用。肝炎患者化疗药物代谢能力下降，其肝毒性加重，而化疗药物除了直接导致肝损害外，还可通过免疫抑制，增加肝炎病毒感染的机会，促进肝炎病毒携带者体内病毒基因的激活，使肝炎病毒在肝脏细胞内长期存在及反复复制等。在强烈化疗或骨髓移植的血液恶性疾病中，肝炎病毒感染可引起急性重型肝炎。白血病患者在治疗中多有输血史或使用血制品史，输血后可继发丙型病毒性肝炎。巨细胞病毒是一种常见的弱致病因子，白血病患者机体免疫功能低下或抑制时，潜伏病毒可以被激活，导致巨细胞病毒性肝炎。细菌性败血症可以导致肝损伤，常发生在严重粒细胞缺乏阶段。败血症导致肝脏巨噬细胞的吞噬功能和清除内毒素功能受损，引起严重肝衰竭，出现肝性脑病、高氨血症和凝血障碍。另外，细菌内毒素除直接引起肝细胞坏死外，还能诱导肝巨噬细胞释放炎症介质、中性粒细胞释放溶酶体酶，损伤血管内皮细胞，从而激活凝血系统，在肝窦内发生弥散性血管内凝血，导致肝脏微循环障碍，因而引起肝功能受损。此外，白血病患者免疫功能低下，化疗过程中骨髓抑制明显，易导致急性侵袭性真感染及慢性播散性念珠菌病。慢性播散性念珠菌病是全身性侵袭性深部念珠菌感染的一种特殊临床和病理类型，最常见受累的靶器官为肝脾。

4. 其他情况导致的肝损伤

同种异体造血干细胞移植是多种恶性血液病的有效治疗方法，如白血病、骨髓瘤。在白血病的治疗中，肝损伤是造血干细胞移植技术常见的并发症，发生肝移植物抗宿主病（graft-versus-host disease，GVHD）是其主要的致病原因之一。肝GVHD在肝损伤症状出现前常有皮疹和胃肠道症状，继而出现黄疸，肝大，血清碱性磷酸酶、γ-谷氨酰基转肽酶显著升高，大于正常值上限20倍，而血清转氨酶升高在正常值上限10倍以内。但也有变异型，表现为血清转氨酶升高为主，总胆红素接近正常，类似肝炎表现。黄疸水平高低与肝GVHD的严重程度和死亡率有关，但需排除溶血，肾功能不全等影响因素。发生肝GVHD时，常合并感染，是患者死亡的主要原因。这种肝损伤的机制通常是骨髓移植后供者淋巴细胞对受者肝细胞的免疫损伤。

研究发现，多种细胞因子参与造血干细胞移植后肝损伤。IL-1β和IL-18在异基因造血干细胞移植后，在肝组织中显著升高并引起严重的肝脏炎性损伤。

二、肿瘤导致肝损伤的诊断

肝损伤主要表现为血清转氨酶等酶学指标增高、胆红素代谢异常、物质合成功能障碍及生物降解功能下降，临床表现主要是恶心、呕吐、消化功能障碍、眼黄、尿黄、不适伴乏力、纳差等全身症状，部分患者仅体检发现。

肿瘤本身引起的肝损伤主要由肝脏原发肿瘤或转移瘤浸润引起，血液系统肿瘤包括淋巴瘤、白血病、多发性骨髓瘤等侵犯肝脏也可导致肝损伤。诊断主要通过详细询问病史、临床表现、血清生化、影像学、组织学检查等排除其他病因所引起的肝损伤，要点如下。①临床表现为恶心呕吐、纳差、黄疸等肝功能异常症状，还可能伴有恶性肿瘤特有的症状，如原因不明的肝区疼痛、上腹饱胀、食欲减退、乏力、消瘦、不明原因的低热等。②常常有肝大，肝区叩痛，腹水等体征。③血清学指标，如血清转氨酶等酶类指标增高、胆红素升高、白蛋白降低及凝血异常等。④可结合超声、CT、MRI、PET、肝穿刺活检、骨髓穿刺活检等辅助检查。

三、肿瘤导致肝损伤的鉴别诊断

肿瘤本身引起的肝损伤的鉴别诊断需要排除其他炎症性、酒精性、自身免疫性、药物性等因素，尤其是药物性肝损伤。另外，肿瘤直接导致肝损伤也需要与控瘤治疗导致的肝损伤进行仔细鉴别。

参见本指南控瘤药物导致肝损伤的鉴别诊断。

四、肿瘤导致肝损伤的治疗

肿瘤本身导致的肝损伤，如肝癌或结直肠癌肝转移等导致的肝功能受损常错误地被归结于药物性肝损伤，肿瘤本身导致的肝功能损伤必须积极控瘤治疗，而不是保肝治疗，肿瘤本身导致的肝损伤使用保肝药物常效果不佳。需特别指出的是：恶性程度高、进展快、合并肝转移或肝脏侵犯的恶性肿瘤，如小细胞肺癌、淋巴瘤等，确诊后需尽快控瘤治疗，治疗方案选择尽可能在保证有效的前提下，选择对肝功能影响小的控瘤药物，并密切监测肝功能。通常情况下，肿瘤得到有效控制后，肝功能会有所好转。

（一）肝癌导致肝损伤的治疗

在积极治疗原发病的同时，对合并有 HBV 感染，特别是病毒复制活跃的肝癌患者，口服核苷（酸）类似物抗病毒治疗应贯穿治疗全程。宜选择强效低耐药的药物，如恩替卡韦、替诺福韦酯或丙酚替诺福韦等。

对于 HBV 相关肝癌患者，HBV-DNA 阳性肝癌患者接受抗 HBV 治疗可减少肝癌术后复发，提高总体生存率。抗病毒药物应选择快速、强效的 NAs（恩替卡韦、TDF 或 TAF）。无禁忌证患者也可应用干扰素 α。HBsAg 阳性而 HBV-DNA 阴性的肝癌患者接受肝脏切除、肝动脉化学治疗栓塞术、放射治疗或全身化学治疗时，都可能出现 HBV 再激活，建议使用恩替卡韦、TDF 或 TAF 进行抗病毒治疗。对于代偿期乙型肝炎肝硬化患者，推荐采用恩替卡韦、TDF 或 TAF 进行长期抗病毒治疗，或采用聚乙二醇干扰素 α（Peg-IFN-α）治疗，但需密切监测相关不良反应。对于失代偿期乙型肝炎硬化患者，推荐采用恩替卡韦或 TDF 长期治疗，禁用干扰素治疗，若必要可以应用 TAF 治疗。

对 HCV 相关肝癌患者，如果有肝炎活动，建议直接行抗病毒药物或聚乙二醇干扰素 α 联合利巴韦林抗病毒治疗。肝癌患者在自然病程中或治疗过程中可能会伴随肝功能异常，应及时适当地使用具有抗炎、降酶、抗氧化、解毒、利胆和肝细胞膜修复保护作用的保肝药物。此外，某些中药成分如复方苦参注射液联合保肝药物治疗能协同改善原发性肝癌患者的肝功能损伤，并且对癌性疼痛有一定镇痛作用，并能降低曲马多不良反应发生率。

（二）其他部位肿瘤肝转移导致肝损伤的治疗

其他部位肿瘤肝转移导致肝损伤首先应重视原发肿瘤的治疗。当原发肿瘤未得到有效治疗时，肝内转移灶也随之增多、增大，肝脏的正常组织结构和血供遭到不同程度的破坏，同时压迫阻塞肝内胆管，导致严重的肝功能损伤，血液学检查除了发现 ALT 或 AST 升高外，常合并胆红素升高并且以直接胆红素为主，影像学检查显示肝内弥漫性转移性病变。此时如果不能有效控制肿瘤只单纯给予保肝等对症处理无法从根本上改善患者预后。实体瘤并发肝转移引起重度肝功能异常患者，如果前期治疗不充分，继续行解救治疗仍然可能有效，但是建议首选效率较高的治疗，如化疗联合靶向治疗，同时注意选择肝脏毒性较小的药物，并根据患者自身耐受情况采取单药或者联合用药、首次用药酌情减量，选择合理的治疗周期等个体化给药模式。

另外针对HBsAg阳性的肿瘤患者，预防性抗病毒治疗至关重要。

（三）血液系统肿瘤导致肝损伤的治疗

积极治疗原发病，兼顾肝损伤的处理，如进行保肝、抗炎、退黄等治疗。具体用药参考本指南控瘤药物相关性肝损伤的治疗。

参考文献

1.Mudd T W，Guddati A K.Management of hepatotoxicity of chemotherapy and targeted agents.Am J Cancer Res，2021，11(7)：3461-3474.

2.Meunier L，Larrey D.Chemotherapy-associated steatohepatitis.Ann Hepatol，2020，19（6）：597-601.

3.Postow M A，Sidlow R，Hellmann M D.Immune-related adverse events associated with immune checkpoint blockade.N Engl J Med，2018，378（2）：158-168.

4.Eslam M，Sanyal A J，George J，et al.MAFLD：a consensus-driven proposed nomenclature for metabolic associated fatty liver disease.Gastroenterology，2020，158（7）：1999-2014.e1.

5.Fujiwara K，Fukuda Y，Yokosuka O.Precise histological evaluation of liver biopsy specimen is indispensable for diagnosis and treatment of acute-onset autoimmune hepatitis.J Gastroenterol，2008，43（12）：951-958.

6.Shen T，Liu Y，Shang J，et al.Incidence and etiology of drug-induced liver injury in mainland China. Gastroenterology，2019，156（8）：2230-2241.e11.

7.Sequist L V，Yang J C，Yamamoto N，et al. Phase III study of afatinib or cisplatin plus pemetrexed in patients with metastatic lung adenocarcinoma with EGFR mutations. J Clin Oncol，2013，31（27）：3327-3334.

8.Maemondo M，Inoue A，Kobayashi K，et al.Gefitinib or chemotherapy for non-small-cell lung cancer with mutated EGFR.N Engl J Med，2010，362（25）：2380-2388.

9.Galluzzi L，Humeau J，Buqué A，et al.Immunostimulation with chemotherapy in the era of immune checkpoint inhibitors.Nat Rev Clin Oncol，2020，17（12）：725-741.

10.Suzman D L，Pelosof L，Rosenberg A，et al.Hepatotoxicity of immune checkpoint inhibitors：an evolving picture of risk associated with a vital class of immunotherapy agents.Liver Int，2018，38（6）：976-987.

11.Wolchok J D，Neyns B，Linette G，et al.Ipilimumab monotherapy in patients with pretreated advanced melanoma：a randomised，double-blind，multicentre，phase 2，dose-ranging study.Lancet Oncol，2010，11（2）：155-164.

12.Hanahan D，WeinbergR A.Hallmarks of cancer：the next generation.Cell，2011，144（5）：646-674.

13.Larkin J，Hodi F S，Wolchok J D.Combined nivolumab and ipilimumab or monotherapy in untreated melanoma.N Engl J Med，2015，373（13）：1270 -1271.

14.Devarbhavi H，Aithal G，Treeprasertsuk S，et al.Drug-induced liver injury：Asia Pacific Association of Study of Liver consensus guidelines. Hepatol Int，2021，15（2）：258-282.

15.Seufferlein T，Bachet J B，Van Cutsem E，et al.Pancreatic adenocarcinoma：ESMO-ESDO clinical practice guidelines for diagnosis，treatment and follow-up. Ann Oncol，2012，23 Suppl 7：vii33-40.

16.Cao H，Huang T，Dai M,et al.Tumor microenvironment and its implications for antitumor immunity in cholangiocarcinoma：future perspectives for novel therapies. Int J Biol Sci，2022，18（14）：5369-5390.

17.Alard E，Butnariu A B，Grillo M,et al.Advances in anti-cancer immunotherapy：Car-T cell，checkpoint inhibitors，dendritic cell vaccines，and oncolytic viruses，and emerging cellular and molecular targets.Cancers，2020，12(7)：1826.

18.Wang D R，Wu X L，Sun Y L.Therapeutic targets and biomarkers of tumor immunotherapy：response versus non-response.Signal Transduct Target Ther，2022，7（1）：331.

19.Fontana R J，Liou I，Reuben A，et al.AASLD practice guidance on drug，herbal，and dietary supplement-induced liver injury.Hepatology，2023，77（3）：1036-1065.

20.Cheng A L，Hsu C，Chan S L,et al.Challenges of combination therapy with immune checkpoint inhibitors for hepatocellular carcinoma.J Hepatol，2020，72（2）：307-319.

21.Peeraphatdit T B，Wang J，Odenwald M A，et al.Hepatotoxicity from immune checkpoint inhibitors：a systematic review and management recommendation.Hepatology，2020，72（1）：315-329.

22.Affolter T，Llewellyn H P，Bartlett D W，et al.Inhibition of immune checkpoints PD-1，CTLA-4，and IDO1 coordinately induces immune-mediated liver injury in mice.PLoS One，2019，14（5）：e0217276.

23.Bagchi S，Yuan R，Engleman EG.Immune checkpoint inhibitors for the treatment of cancer：clinical impact and mechanisms of response and resistance.Annu Rev Pathol，2021，16：223-249.

24.Malnick S D H，Abdullah A，Neuman M G.Checkpoint inhibitors and hepatotoxicity. Biomedicines，2021，9（2）：101.

25.王宇，李钊颖，李爽，等.免疫检查点抑制剂所致肝脏不良反应的研究进展.临床肝胆病杂志，2022，38（1）：220-223.

26.Shi S，Yao L，Guo K，et al.Hepatocellular toxicity of oxalicumone A via oxidative stress injury and mitochondrial dysfunction in healthy human liver cells.Mol Med Rep，2018，17（1）：743-752.

27.Fan S，Zhang C，Luo T，et al.Limonin：a review of its pharmacology，toxicity，and pharmacokinetics.Molecules，2019，24（20）：3679.

28.Zhang F，Zhou Y，Yang X，et al. Gynura Rhizoma containing pyrrolizidine alkaloids induces the hepatic sinusoidal obstruction syndrome in mice via upregulating fibrosis-related factors.Acta Pharmacol Sin，2019，40（6）：781-789.

29.Quan Y，Gong L，He J，et al.Aloe emodin induces hepatotoxicity by activating NF-κB inflammatory pathway and P53 apoptosis pathway in zebrafish.Toxicol Lett，2019，306：66-79.

30.Vuppalanchi R，Bonkovsky H L，Ahmad J,et al.Garcinia cambogia, either alone or in combination with green tea，causes moderate to severe liver injury.Clin Gastroenterol Hepatol，2022，20（6）：e1416-e1425.

31.Feng H，Wu Y Q，Xu Y S，et al.LC-MS-based metabolomic study of oleanolic acid-induced hepatotoxicity in mice.Front Pharmacol，2020，11：747.

32.涂灿，王伽伯，肖小河，等.何首乌炮制前后对大鼠肝脏的损伤比较及敏感指标筛选.中国中药杂志，2015，4，654-660.

33.Teschke R.Traditional Chinese medicine induced liver injury.J Clin Transl Hepatol，2014，2（2）：80-94.

34.Chalasani N P，Maddur H，Russo M W，et al.ACG clinical guideline：diagnosis and management of idiosyncratic drug-induced liver injury.Am J Gastroenterol，2021，116（5）：878-898.

35.European Association for the Study of the Liver.EASL clinical practice guidelines：drug-induced liver injury.J Hepatol，2019，70（6）：1222-1261.

36.中华医学会消化病学分会.药物性肝损伤基层诊疗指南（实践版2019）.中华全科医师杂志，2020，19（10）：876-881.

37.Hazhirkarzar B，Khoshpouri P，Shaghaghi M，et al.Current state of the art imaging approaches for colorectal liver metastasis.Hepatobiliary Surg Nutr，2020，9（1）：35-48.

38.Delire B，De Martin E，Meunier L，et al.Immunotherapy and gene therapy：new challenges in the diagnosis and management of drug-induced liver injury.Front Pharmacol，2022，12：786174.

39.Fontana R J，Liou I，Reuben A，et al.AASLD practice guidance on drug，herbal，and dietary supplement-induced liver injury.Hepatology，2023，77（3）：1036- 1065.

40.Kleiner D E.Histopathological challenges in suspected drug-induced liver injury.Liver Int，2018，38（2）：198-209.

41.Kleiner D E.The histopathological evaluation of drug-induced liver injury.Histopathology，2017，70

（1）：81-93.

42.Gasmi B，Kleiner D E.Liver histology: diagnostic and prognostic features.Clin Liver Dis，2020，24（1）：61-74.

43.Goodman Z D.Phenotypes and pathology of drug-induced liver disease.Clin Liver Dis，2017，21（1）：89-101.

44.Andrade R J，Chalasani N，Björnsson E S，et al.Drug-induced liver injury.Nat Rev Dis Primers，2019，5（1）：58.

45.Hayashi P H，Lucena M I，Fontana R J，et al.A revised electronic version of RUCAM for the diagnosis of DILI.Hepatology，2022，76（1）：18-31.

46.Leal S，Rocha L，Silva A，et al.Evaluation of progressive hepatic histopathology in long-term tamoxifen therapy.Pathol Res Pract，2018，214（12）：2115-2120.

47.Bessone F，Robles-Diaz M，Hernandez N，et al.Assessment of serious acute and chronic idiosyncratic drug-induced liver injury in clinical practice.Semin Liver Dis，2019，39（3）：381-394.

48.Palmer M，Regev A，Lindor K，et al.Consensus guidelines：best practices for detection，assessment and management of suspected acute drug-induced liver injury occurring during clinical trials in adults with chronic cholestatic liver disease.Aliment Pharmacol Ther，2020，51（1）：90-109.

49.US Department of Health and Human Services，National Institutes of Health，National Cancer Institute. Common Terminology Criteria for Adverse Events (CTCAE) Version 5，2022.

50.Chalasani N P，Maddur H，Russo M W，et al.ACG clinical guideline：diagnosis and management of idiosyncratic drug-induced liver injury.Am J Gastroenterol，2021，116（5）：878-898.

51.Fontana R J，Liou I，Reuben A，et al.AASLD practice guidance on drug，herbal，and dietary supplement-induced liver injury.Hepatology，2023，77（3）：1036- 1065.

52.Hassan A，Fontana R J.The diagnosis and management of idiosyncratic drug-induced liver injury.Liver Int，2019，39（1）：31-41.

53.Delire B，De Martin E，Meunier L，et al. Immunotherapy and gene therapy：new challenges in the diagnosis and management of drug-induced liver injury.Front Pharmacol，2022，12：786174.

54.Da Cunha T，Wu G Y，Vaziri H.Immunotherapy-induced hepatotoxicity：a review.J Clin Transl Hepatol，2022，10（6）：1194-1204.

55.Aghemo A，Alekseeva O P，Angelico F，et al.Role of silymarin as antioxidant in clinical management of chronic liver diseases：a narrative review.Ann Med，2022，54（1）：1548-1560.

56.Tang J，Gu J，Chu N，et al.Efficacy and safety of bicyclol for treating patients with idiosyncratic acute drug-induced liver injury：a multicenter, randomized，phase II trial.Liver Int，2022，42（8）：1803-1813.

57.Li Y，Chen A，Li Z，et al.Effectiveness of polyene phosphatidylcholine and its combination with other drugs in patients with liver diseases based on real-world research.Expert Rev Clin Pharmacol，2022，5（11）：1363-1375.

58. Niu H，Sanabria-Cabrera J，Alvarez-Alvarez I，et al. Prevention and management of idiosyncratic drug-induced liver injury：systematic review and meta-analysis of randomised clinical trials.Pharmacol Res，2021，164：105404.

59.Albeltagy R S，Dawood S M，Mumtaz F，et al.Antioxidant capacity of N-acetylcysteine against the molecular and cytotoxic implications of cadmium chloride leading to hepatotoxicity and vital progression.Environ Sci Pollut Res Int，2023，30（9）：23237-23247.

60.Wang M L，Yin X J，Li X L，et al.Retrospective analysis of the clinical efficacy of N-acetylcysteine in the treatment of hepatitis B virus related acute-on-chronic liver failure.Front Med，2021，8：724224.

61.Squires R H，Dhawan A，Alonso E，et al.Intravenous N-acetylcysteine in pediatric patients with nonacetaminophen acute liver failure: a placebo-controlled clinical trial. Hepatology，2013，57（4）：

1542-1549.
62.Peeraphatdit T B，Wang J，Odenwald M A，et al.Hepatotoxicity from immune checkpoint inhibitors：a systematic review and management recommendation.Hepatology，2020，72（1）：315-329.
63.Thompson J A，Schneider B J，Brahmer J，et al.Management of immunotherapy-related toxicities，Version 1.2022，NCCN Clinical Practice Guidelines in Oncology.J Natl Compr Canc Netw，2022，20（4）：387-405.
64.European Association for the Study of the Liver.EASL recommendations on treatment of hepatitis C：final update of the series.J Hepatol，2020，73（5）：1170-1218.
65.Yang H，Yao Z，Zhou X，et al.Immune-related adverse events of checkpoint inhibitors：insights into immunological dysregulation.Clin Immunol，2020，213：108377.
66.Saliba F，Bañares R，Larsen F S，et al.Artificial liver support in patients with liver failure：a modified DELPHI consensus of international experts.Intensive Care Med，2022，48（10）：1352-1367.
67.Larsen F S.Artificial liver support in acute and acute-on-chronic liver failure.Curr Opin Crit Care，2019，25（2）：187-191.
68.Schlegel A，Foley D P，Savier E，et al.Recommendations for donor and recipient selection and risk prediction：working group report from the ILTS consensus conference in DCD liver transplantation.Transplantation，2021，105（9）：1892-1903.
69.Costentin C E，Bababekov Y J，Zhu A X，et al.Is it time to reconsider the milan criteria for selecting patients with hepatocellular carcinoma for deceased-donor liver transplantation?Hepatology，2019，69（3）：1324-1336.
70.Søreide J A，Deshpande R.Post hepatectomy liver failure（PHLF）- recent advances in prevention and clinical management.Eur J Surg Oncol，2021，47（2）：216-224.
71.Gilg S，Sandström P，Rizell M，et al.The impact of post-hepatectomy liver failure on mortality：a population-based study.Scand J Gastroenterol，2018，53（10-11）：1335-1339.
72.Reissfelder C，Rahbari N N，Koch M，et al.Postoperative course and clinical significance of biochemical blood tests following hepatic resection.Br J Surg，2011，98（6）：836-844.
73.Balzan S，Belghiti J，Farges O，et al.The “50-50 criteria” on postoperative day 5：an accurate predictor of liver failure and death after hepatectomy.Ann Surg，2005，242（6）：824-828.
74.方驰华，卢绮萍，刘允怡，等.复杂性肝脏肿瘤三维可视化精准诊治指南（2019版）.中国实用外科杂志，2019，39（8）：766-774.
75.中华医学会数字医学分会.数字智能联合吲哚菁绿分子荧光导航肝切除术中国专家共识（2021年版）.中国实用外科杂志，2022，42（3）：11.
76.中华医学会感染病学分会，肝脏炎症及其防治专家共识专家委员会.肝脏炎症及其防治专家共识.中国实用外科杂志，2022，42（3）：274-284.
77.Silva ANS，Greensmith M，Praseedom R K，et al.Early derangement of INR predicts liver failure after liver resection for hepatocellular carcinoma.Surgeon，2022，20（5）：e288-e295.
78.董家鸿，郑树森，陈孝平，等.肝切除术前肝脏储备功能评估的专家共识（2011版）.中华消化外科杂志，2011，10（1）：20-25.
79.孙惠川，沈英皓，李小龙，等.肝脏储备功能与肝癌术式选择.中国实用外科杂志，2018，38（4）：4-5.
80.Llop E，Berzigotti A，Reig M，et al.Assessment of portal hypertension by transient elastography in patients with compensated cirrhosis and potentially resectable liver tumors.J Hepatol，2012，56（1）：103-108.
81.Schneider P D.Preoperative assessment of liver function.Surg Clin North Am，2004，84（2）：355-373.
82.Kamath P S，Wiesner R H，Malinchoc M，et al.A model to predict survival in patients with end-stage

liver disease.Hepatology，2001，33（2）：464-470.

83.Johnson P J，Berhane S，Kagebayashi C，et al.Assessment of liver function in patients with hepatocellular carcinoma：a new evidence-based approach the ALBI grade.J Clin Oncol，2015，33（6）：550-558.

84.Marasco G，Alemanni LV，Colecchia A，et al.Prognostic value of the albumin-bilirubin grade for the prediction of post-hepatectomy liver failure：a systematic review and meta-analysis.J Clin Med，2021，10（9）：2011.

85.Shirata C.，Kokudo T，Arita J，et al.Albumin-Indocyanine Green Evaluation (ALICE) grade combined with portal hypertension to predict post-hepatectomy liver failure.Hepatol Res，2019，49（8）：942-949.

86.Schnitzbauer A A，Lang S A，Goessmann H，et al.Right portal vein ligation combined with in situ splitting induces rapid left lateral liver lobe hypertrophy enabling 2-staged extended right hepatic resection in small-for-size settings.Ann Surg，2012，255（3）：405-414.

87.中国抗癌协会.肝门部胆管癌规范化诊治专家共识（2015）.中华肝胆外科杂志，2015，21（8）：505-511.

88.Shen Z，Zhang J，Zhao S，et al.Preoperative biliary drainage of severely obstructive jaundiced patients decreases overall postoperative complications after pancreaticoduodenectomy：a retrospective and propensity score-matched analysis.Pancreatology，2020，20（3）：529-536.

89.蒋贝格，周伟平.肝切除术后肝衰竭早期诊断及预防.中华肝脏外科手术学电子杂志，2018，5（3）：345-349.

90.吴健雄.肝癌肝切除围手术期管理中国专家共识（2021版）.中华肿瘤杂志，2021，43（4）：414-430.

91.中华医学会外科学分会.外科病人围手术期液体治疗专家共识（2015）.中国实用外科杂志，2015，35（9）：960-966.

92.中华医学会外科学分会肝脏外科学组.肝切除术围手术期管理专家共识.中国实用外科杂志，2017，37（5）：523-530.

93.Teh S H，Nagorney D M，Stevens S R，et al.Risk factors for mortality after surgery in patients with cirrhosis.Gastroenterology，2007，132（4）：1261-1269.

94.Huo Y R，Eslick G D.Transcatheter arterial chemoembolization plus radiotherapy compared with chemoembolization alone for hepatocellular carcinoma：a systematic review and meta-analysis.JAMA Oncol，2015，1（6）：756-765.

95.De La Pinta Alonso C.Radiation-induced liver disease in the era of SBRT：a review.Expert Rev Gastroenterol Hepatol，2020，14（12）：1195-1201.

96.Pan C C，Kavanagh B D，Dawson L A，et al.Radiation-associated liver injury.Int J Radiat Oncol Biol Phys，2010，76（3）：94-100.

97.Fernandez-Ros N，Iñarrairaegui M，Paramo J A，et al.Radioembolization of hepatocellular carcinoma activates liver regeneration，induces inflammation and endothelial stress and activates coagulation.Liver Int，2015，35（5）：1590-1596.

98.Guha C，Kavanagh B D.Hepatic radiation toxicity：avoidance and amelioration.Semin Radiat Oncol，2011，21（4）：256-263.

99.Cheng J C，Wu J K，Lee P C，et al.Biologic susceptibility of hepatocellular carcinoma patients treated with radiotherapy to radiation-induced liver disease.Int J Radiat Oncol Biol Phys，2004，60（5）：1502-1509.

100.van der Velden S，Braat M N G J A，Labeur T A，et al.A pilot study on hepatobiliary scintigraphy to monitor regional liver function in 90Y radioembolization.J Nucl Med，2019，60（10）：1430-1436.

101.Kim T H，Kim D Y，Park J W，et al.Dose-volumetric parameters predicting radiation-induced hepatic toxicity in unresectable hepatocellular carcinoma patients treated with three-dimensional conformal radiotherapy.Int J Radiat Oncol Biol Phys，2007，67（1）：225-231.

102.Liang S X，Zhu X D，Xu Z Y，et al.Radiation-induced liver disease in three-dimensional conformal radiation therapy for primary liver carcinoma：the risk factors and hepatic radiation tolerance.Int J Radiat Oncol Biol Phys，2006，65（2）：426-434.

103.Ingold J A，Reed G B，Kaplan H S，et al. Radiation hepatitis.Am J Roentgenol Radium Ther Nucl Med，1965，93：200-208.

104.Kim J，Jung Y.Radiation-induced liver disease：current understanding and future perspectives.Exp Mol Med，2017，49（7）：e359.

105.Sun J,，Zhang A，Li W，et al.Biologically effective dose（BED）escalation of stereotactic body radiotherapy（SBRT）for hepatocellular carcinoma patients （≤5 cm）with CyberKnife：protocol of study. Radiat Oncol，2020，15（1）：20.

106.Russell A H，Clyde C，Wasserman T H，et al.Accelerated hyperfractionated hepatic irradiation in the management of patients with liver metastases：results of the RTOG dose escalating protocol.Int J Radiat Oncol Biol Phys，1993，27（1）：117-123.

107.Xu Z Y，Liang S X，Zhu J，et al.Prediction of radiation-induced liver disease by Lyman normal-tissue complication probability model in three-dimensional conformal radiation therapy for primary liver carcinoma.Int J Radiat Oncol Biol Phys，2006，65（1）：189-195.

108.Prayongrat A，Kobashi K，Ito Y M，et al.The normal tissue complication probability model-based approach considering uncertainties for the selective use of radiation modality in primary liver cancer patients.Radiother Oncol，2019，135：100-106.

109.王冬梅，高世乐，芦东徽，等.原发性肝癌放射治疗的疗效及放射性肝损伤的相关影响因素分析.安徽医药，2022，26（2）：243-246.

110.Rusthoven K E，Kavanagh B D，Cardenes H，et al.Multi-institutional phase I/II trial of stereotactic body radiation therapy for liver metastases.J Clin Oncol，2009，27（10）：1572-1578.

111.Matesan M M，Bowen S R，Chapman T R，et al.Assessment of functional liver reserve：old and new in 99mTc-sulfur colloid scintigraphy.Nucl Med Commun，2017，38（7）：577-586.

112.Sanuki N，Takeda A，Oku Y，et al. Threshold doses for focal liver reaction after stereotactic ablative body radiation therapy for small hepatocellular carcinoma depend on liver function：evaluation on magnetic resonance imaging with Gd-EOB-DTPA.Int J Radiat Oncol Biol Phys，2014，88（2）：306-311.

113.Tsegmed U，Kimura T，Nakashima T，et al.Functional image-guided stereotactic body radiation therapy planning for patients with hepatocellular carcinoma.Med Dosim，2017，42（2）：97-103.

114.Wang H，Feng M，Jackson A，et al.Local and global function model of the liver.Int J Radiat Oncol Biol Phys，2016，94（1）：181-188.

115.Feng M，Smith D E，Normolle D P，et al.A phase I clinical and pharmacology study using amifostine as a radioprotector in dose-escalated whole liver radiation therapy.Int J Radiat Oncol Biol Phys，2012，83（5）：1441-1447.

116.Seidensticker M，Seidensticker R，Damm R，et al.Prospective randomized trial of enoxaparin，pentoxifylline and ursodeoxycholic acid for prevention of radiation-induced liver toxicity.PLoS One，2014，9（11）：e112731.

117.Qu K，Yan Z，Wu Y，et al.Transarterial chemoembolization aggravated peritumoral fibrosis via hypoxia-inducible factor-1α dependent pathway in hepatocellular carcinoma. J Gastroenterol Hepatol，2015，30（5）：925-932.

118.Wang Y，Xiong B，Liang B，et al.Hepatic parenchymal changes following transcatheter embolization and chemoembolization in a rabbit tumor model.PLoS One，2013，8（8）：e70757.

119.Buijs M，Vossen J A，Frangakis C，et al.Nonresectable hepatocellular carcinoma：long-term toxicity in patients treated with transarterial chemoembolization, single-center experience. Radiology，2008，249（1）：346- 354.

120.Lu L，Zeng J，Wen Z，et al.Transcatheter arterial chemoembolisation followed by three-dimensional conformal radiotherapy versus transcatheter arterial chemoembolisation alone for primary hepatocellular carcinoma in adults.Cochrane Database Syst Rev，2019，2（2）：CD012244.

121.Li J X，Wu H，Huang J W，et al.The influence on liver function after transcatheter arterial chemoembolization combined with percutaneous radiofrequency ablation in patients with hepatocellular carcinoma.J Formos Med Assoc，2012，111（9）：510-515.

122.Choi T W，Kim H C，Lee J H，et al.The Safety and clinical outcomes of chemoembolization in Child-Pugh class C patients with hepatocellular carcinomas.Korean J Radiol，2015，16（6）：1283-1293.

123.Ikeda M，Arai Y，Inaba Y，et al.Conventional or drug-eluting beads? Randomized controlled study of chemoembolization for hepatocellular carcinoma：JIVROSG-1302. Liver Cancer，2022，11（5）：440-450.

124.Kelly R J，Kemeny N E，Leonard G D.Current strategies using hepatic arterial infusion chemotherapy for the treatment of colorectal cancer.Clin Colorectal Cancer，2005，5（3）：166-174.

125.Datta J，Narayan R R，Kemeny N E，et al.Role of hepatic artery infusion chemotherapy in treatment of initially unresectable colorectal liver metastases：a review. JAMA Surg，2019，154（8）：768-776.

126.Wake T，Tateishi R，Nakagomi R，et al.Ischemic complications after percutaneous radiofrequency ablation of liver tumors: liver volume loss and recovery.Hepatol Res，2019，49（4）：453-461.

127.Lee D H,，Lee J M，Yoon J H，et al.Thermal injury-induced hepatic parenchymal hypoperfusion：risk of hepatocellular carcinoma recurrence after radiofrequency ablation.Radiology，2017，282（3）：880-891.

128.陈敏山.中国肿瘤整合诊治指南-肝癌（2022精简版）.中国肿瘤临床，2022，49（17）：865-873.

129.Lee W S，Yang H，Chon H J，et al.Combination of anti-angiogenic therapy and immune checkpoint blockade normalizes vascular-immune crosstalk to potentiate cancer immunity. Exp Mol Med，2020，52（9）：1475-1485.

130.Ioannou G N.The role of cholesterol in the pathogenesis of NASH.Trends Endocrinol Metab，2016，27（2）：84-95.

131.王竞翊，马奇，夏添松，等.乳腺癌肝转移的机制及治疗.中国肿瘤外科杂志，2020，12（4）：375-379.

132.马玉花，邹亚伟，陈福雄，等.白血病肝损伤的研究进展.中国小儿血液与肿瘤杂志，2013，18（2）：93-96.

133.王贵强，王福生，庄辉，等.慢性乙型肝炎防治指南（2019年版）.中国病毒病杂志，2020，10（01）：1-25.

134.陈桦.预防性抗病毒治疗对HBsAg阳性的老年肺癌患者肝功能损伤及HBV再激活的影响.实用临床医药杂志，2020，24（7）：37-39.

肾脏保护

❖ 肾为娇脏　切记四纲 ❖

❖ 稳操肾券　控瘤有望 ❖

❖ 克敌治肾　肾要安强 ❖

❖ 放化控瘤　最损肾脏 ❖

❖ 靶免双刃　不可偏盲 ❖

名誉主编

刘志红

主　编

王理伟　陈小兵　黄湘华　寿建忠　肖秀英

副主编（以姓氏拼音为序）

方维佳　顾乐怡　李　琦　李小江　路　瑾　任红旗　杨铁军　臧远胜
张　波　张红梅

核心编委（以姓氏拼音为序）

安　刚　车妙琳　陈思宇　陈小兵　陈　瑜　邓立力　范秋灵　傅铮铮
高晓会　葛树旺　耿　刚　宫亚楠　顾乐怡　谷立杰　韩　婷　何丽洁
黄湘华　焦　锋　李国锋　李　琦　李小江　梁　婧　林晓琳　刘东伟
路　瑾　权　明　任红旗　孙吉平　孙振强　万绍贵　王理伟　王建正
王俊霞　王育生　汪　蕊　吴广宇　吴　骏　肖秀英　杨铁军　殷　飞
余红平　张　波　赵　达　周晓峰　朱传营

编　委（以姓氏拼音为序）

曹　丹　陈东芹　陈　明　陈　萍　陈书尚　陈　崴　陈晓农　崔越宏
方维佳　高　清　龚亚斌　谷　雨　郭胜杰　郝　炜　胡林军　胡章学
黄　方　黄英辉　蒋红利　李方印　李　恒　李　洪　李红玲　李　静
李素华　李晓照　李雪梅　梁新军　刘　红　刘　敏　卢创新　锁爱莉
王彩丽　王国勤　王海龙　王　亮　王凯锋　温　力　吴　莉　吴　瑾
肖　峻　许　青　徐天华　徐一鹏　薛　冬　燕　宇　杨宇齐　叶智明
游良琨　臧远胜　张爱莉　张红梅　张明军　张　雯　张逸寅　张　英
赵玉兰　赵月鸣　甄军辉　周红凤　周晓霜　祝　成　卓　萌

编写秘书

宫亚楠

第一章

肿瘤肾脏保护

一、肾脏结构和功能

（一）肾脏的结构

肾脏（kidney）是人体重要的实质性器官，形如蚕豆，成对位于脊柱两侧。正常肾脏重为120~150 g，长为11~12 cm。肾脏分上下两端，前后两面和内外两缘。外缘隆凸，内缘近脊柱渐向中央凹陷，为肾动脉、肾静脉、肾盂、神经和淋巴管出入处称肾门（renal hilum）。肾表面自内向外有三层被膜包绕，即纤维膜、肾周脂肪层和肾筋膜。冠状切面，肾实质可分为皮质和髓质两部分。皮质主要位于浅层，呈红褐色，为细小颗粒状，是肾小球、近曲小管和部分远曲小管分布部位；髓质位深层，色浅，呈条纹状，主要由小管结构组成。

肾实质主要由肾单位（nephron）、集合管（collecting ducts）、血管和结缔组织构成。组成肾脏结构和功能的基本单位称肾单位（nephron），包括肾小体（renal corpuscle）和与之相连的肾小管。肾小体由肾小球（glomerulus）和肾小囊组成。肾单位由肾小体和肾小管（renal tubule）构成。

1. 肾小球

肾小球由毛细血管襻和包曼囊（Bowman's capsule）组成。毛细血管由内皮细胞、基底膜和上皮细胞组成，构成肾小球特有的滤过屏障（filtration barrier）。肾小球滤过屏障包括：①肾小球内皮细胞表面的细胞衣，也称为多糖蛋白复合物；②毛细血管的有孔内皮细胞；③肾小球基底膜；④足细胞的裂孔隔膜。此外，足细胞下间隙也可能是肾小球滤过屏障的一部分。肾小球是血液超滤的基本结构，滤出液从毛细血管腔内流向Bowman囊囊腔，形成原尿。

2. 肾小管

肾小管包括近端小管、髓襻和远端小管。不同节段的肾小管形态和功能都有所不同，且具明显极性。其在管腔侧和基底膜侧分布不同转运蛋白，是水和溶质定向转运的结构和物质基础。

3.集合管

集合管分为皮质集合管、外髓集合管和内髓集合管。集合管主要由主细胞和闰细胞组成，是肾脏调节水和电解质平衡的最后部位。

4.肾间质

肾间质由间质细胞、间质胶原蛋白、微纤维及半流动状态的细胞外基质组成。

（二）肾脏的功能

肾脏的生理功能主要是排泄代谢产物，调节水、电解质和酸碱平衡，维持机体内环境稳定及内分泌功能。

1.肾小球滤过功能

肾脏的血液供应非常丰富，约占全心输出量的25%。通过肾小球滤过的原尿除不含血细胞和大颗粒蛋白外，其余均与血浆相似。肾小球滤过率（Glomerular Filtration Rate，GFR）是指单位时间内肾小球滤过液体总量。成年男性静息状态下约为120 mL/min/1.73 m^2，女性约低10%。

2.肾小管的重吸收和分泌功能

物质在肾小管的转运方式有5种：扩散、易化扩散、主动转运、内吞和溶剂拽拉。①近端肾小管是重吸收的主要部位。在近端肾小管，原尿中的葡萄糖、氨基酸全部被重吸收，大部分Na^+通过钠泵主动被重吸收，同时阴离子HCO_3^-、Cl^-也随Na^+一起被转运。近端肾小管还参与有机酸的排泄。②髓袢在髓质渗透压梯度形成中起重要作用。③远端肾小管重吸收Na^+、排出K^+，以及分泌H^+和NH_4^+。此外，肾脏通过肾小球滤过、肾小管分泌和重吸收，在多种外源性物质（包括药物、代谢物和毒素）和内源性化合物排泄中起重要作用。

3.肾脏的内分泌功能

①肾小球旁器分泌肾素，使血管紧张素原转变为血管紧张素Ⅰ，后者再转变为血管紧张素Ⅱ，发挥其升压、促进水钠潴留作用。同时表达激肽释放酶-激肽系统所有组分，参与调节肾血流和水盐代谢，并与RAS及其他血管活性物质相互作用，调节血压。②维生素D的生理功能与肾脏密切有关，25（OH）D_3在近曲小管合成的1-α羟化酶的作用下生成生物活性更强的1，25（OH）D_3，参与钙磷代谢调节。③血管升压素在肾脏主要刺激2型血管升压素受体并调节水通道蛋白，从而改变集合管上皮细胞对水的通透性，促进尿液浓缩。④肾脏还能分泌促红细胞生成素，促进红细胞成熟。

二、肿瘤肾脏保护定义与内涵

（一）肿瘤肾脏保护定义

肿瘤患者常合并肾损伤，可由肿瘤本身所致，更多是肿瘤治疗中所致急性和慢性损伤。肿瘤所致的肾疾病，如单克隆免疫球蛋白病相关肾病、多发性骨髓瘤肾损伤、实体瘤所致肾损伤等。肿瘤治疗（手术、化疗、免疫治疗、细胞治疗、放疗、造血干细胞移植等）均可导致肾损伤，其致伤机制、诊断监测、预防措施均缺乏系统深入研究。此外，肾病患者，特别是终末期肾病患者罹患肿瘤风险高于普通人群。男性患者以肝脏、膀胱和肾脏恶性肿瘤最为多见，女性患者以膀胱、肾脏和乳腺恶性肿瘤最为多见。血液透析和腹膜透析患者的肿瘤发生率也不同，腹膜透析患者的膀胱和泌尿道恶性肿瘤、肝细胞癌和甲状腺癌发生率更高。这可能与肾功不全导致的炎症微环境和氧化应激有关，这些都是肿瘤生长的理想条件。不仅如此，随着肿瘤患者存活率改善及人口老龄化，合并慢性肾病者不断增加。这类患者的肾功评估、药量调整、药物清除等缺乏专业指导和管理。上述现状的解决不仅需要肿瘤专家努力，需肾病专家参与，对多学科整合诊治MDT to HIM的现实需求催生了肿瘤肾脏病学（onconephrology）。肿瘤肾脏病学主要致力于探讨肿瘤患者肾功能受损的原因及伴肾功不全肿瘤患者化疗及放疗的调整与使用。倡导肿瘤科和肾科医师的密切合作，以保证肿瘤患者能得到最优化治疗方案和更佳临床预后。由此可见，肿瘤与肾病之间的关系错综复杂，“肿瘤肾脏病学”的提出显得尤为及时和重要，相关学科交叉整合，可进一步整合患者诊疗的优化和预后的提升。

（二）肿瘤肾脏保护内涵

1.肿瘤相关肾病的发病机制

按发生机制肿瘤相关肾病可分为3类：肾前性、肾性和肾后性（梗阻性）。肿瘤通过多种途径引发肾损伤，包括直接肾脏浸润，肿瘤生长、蔓延、压迫导致梗阻性肾病，肿瘤代谢和累及内分泌腺体而致各种电解质紊乱，肿瘤产生免疫复合物介导肾小球病变造成肾免疫损伤，肿瘤代谢产物导致肾脏受损等。直接浸润指肿瘤通过血行、淋巴转移或直接浸润肾脏及周围组织，造成肾脏损伤。

其次，高钙血症和低钾血症等也是引起肾损伤的重要原因。高钙血症导致肾损伤多见于多发性骨髓瘤、肺癌、乳腺癌、前列腺癌和甲状旁腺癌等，在恶性肿瘤的发生率高达10%~20%。肿瘤侵犯骨骼或甲状旁腺功能亢进导致血钙、尿钙升高会引发肾小管坏死和肾纤维化等。肿瘤患者钾摄入不足、胃肠丢失过多，部分肿瘤如垂体腺瘤、肾上腺皮质癌、肺癌、胰腺癌、结肠癌等，引起肾上腺皮质激素、肾素、醛固酮水平升高，导致低钾血症。长期低钾血症可进一步引起肾小管上皮细胞空泡变性，肾小管浓缩功能严重障碍，以及肾间质病变。

肿瘤溶解综合征也是造成肾损伤的重要原因，一些进展迅速、分解代谢旺盛的肿瘤以及控瘤治疗均会引起肿瘤溶解综合征。另外，肿瘤释放相关抗原诱导体内产生抗体，抗原抗体结合形成免疫复合物沉积于肾脏也会诱发肾损伤，最常见为膜性肾病。

部分肿瘤患者呈恶病质，合并全身多器官功能衰竭，营养不良，有效循环血容量降低，肾灌注不足，容易导致肾前性肾损伤。如无法及时纠正，可逐渐进展为实质性肾损伤。

2.肿瘤相关肾病的诊断标准

肿瘤相关肾病诊断有以下3条标准：肿瘤通过手术、化疗或其他疗法完全或部分缓解后，肾病得到缓解；肿瘤复发引起肾病复发；肾病与肿瘤之间有明确病理生理学关联，如在肾小球上皮下可检出肿瘤相关抗原（如癌胚抗原或前列腺特异性抗原）和抗瘤相关抗体等免疫复合物沉积。然而，这类免疫复合物沉积并不意味一定是致病因素，可以是肾小球滤过膜对蛋白质渗透性增加而被滤过沉积。

综上所述，肿瘤及相关治疗与肾病发生发展密切相关，肿瘤相关肾病的预后取决于肿瘤恶性程度及肾病严重程度。因此，无论是肾脏科还是肿瘤科的医生，都需提高对肿瘤相关肾病的认识，有利于对其早期发现、早期诊断及早期治疗。肿瘤相关性肾病的发病机制及诊治尚需进一步深入研究。

三、肿瘤相关肾病的流行病学

肿瘤患者的慢性肾病（Chronic Kidney Disease，CKD）和急性肾损伤（Acute Kidney Disease）发病率较显著高于常人。恶性肿瘤患者常多伴糖尿病和高血压等并发症，导致肾病患病率显著增加，肿瘤本身尤其是泌尿系恶性肿瘤，是导致急慢性肾病发生的主要风险因素。

（一）肿瘤相关慢性肾损伤

根据肾功能不全与抗癌药物研究（Renal Insufficiency and Anticancer Medications，IRMA）数据显示，在2010年前后，恶性肿瘤患者CKD患病率达52.9%。虽然血肌酐值显著升高者并不显著，但通过肾病饮食改良公式（Modification of Diet in Renal Disease，MDRD）对其估算肾小球滤过率（estimated Glomerular Filtration Rate，eGFR）进行计算即发现，超半数患者eGFR已下降至90 mL/min/1.73 m^2以下，更有12%已下降至60 mL/min/1.73 m^2以下。

肾细胞肿瘤患者肾功能不全发生率则更高。2006年一项回顾性队列研究显示，

87%肾细胞肿瘤患者在肿瘤切除术前eGFR已下降至90 mL/min/1.73 m²以下，eGFR低于60 mL/min/1.73 m²的患病率则达26%。不同手术方案对术后肾功能的影响有显著差异。与肾部分切除术比，行肾细胞肿瘤根治术者术后发生eGFR小于60 mL/min/1.73 m²的发生率增加14%，而发生eGFR小于45 mL/min/1.73 m²的概率则增加41%。这一情况在我国则较为不同，2014年北京大学第一医院数据显示，在泌尿外科就诊的肾细胞肿瘤患者，肌酐值无显著下降者为97.7%，其中可归为CKD Ⅲ-Ⅴ期仅有5.4%。

从临床诊疗中可见，肿瘤患者罹患CKD与其血肌酐值是否升高并不对等，这一现象在全球普遍存在。在BIRMA（Belgian Renal Insufficiency and Anticancer Medications），仅12.5%肿瘤患者表现为血肌酐值升高（血肌酐值大于1.2 mg/dL），已知CKD患者则为3.9%。然而eGFR低于90 mL/min/1.73 m²者则为64%。另一项研究同样发现，纳入的研究对象中，有22%的肿瘤患者虽然血肌酐值仍高于1.3 mg/dL，但其慢性肾病已达CKD Ⅲ-Ⅴ期不等。

近年，我国CKD患病率呈不断增长趋势：2012年，为10.8%；2020年，中部地区已增长至16.8%。与之相似，肿瘤患者CKD患病率也在近10年出现较为显著增长。究其原因，与肿瘤患病率增加，以及糖尿病、高血压、脂代谢异常等影响肾功能的慢性非传染性疾病患病率增长有不同程度相关性。2022年欧洲研究结果显示，在24种肿瘤患者中，CKD Ⅲ-Ⅴ期患病率达到了13.42%，显著高于同期欧洲的非肿瘤患者（8.8%）。其中，CKD 3a期占54.1%，3b期占23.7%，4期占17%，透析前期CKD 5期占5.15%。与前述结果相似，肾细胞肿瘤患者CKD患病率最高，达到50%；其次为尿路系统恶性肿瘤，为33.6%。结肠癌和脑瘤患者CKD患病率在24种肿瘤中最低，分别为5.3%和2.5%。

在当前研究中，CKD定义常用eGFR低于60 mL/min/1.73 m²为判断标准。根据既往流行病学研究显示，eGFR低于60 mL/min/1.73 m²患者，罹患终末期肾病（End-Stage Renal Disease，ESRD）甚至死亡风险都显著升高。然而，这一标准并未刻意针对生理性肾小球滤过率下降进行对应调整，众所周知，肿瘤疾病发生主要为高龄人群（年龄65岁以上人群）。随年龄增长，eGFR随之下降。因此，肿瘤患者eGFR下降与年龄之间存在何种关联度，eGFR下降可否完全客观反映其肾功下降程度，一直存在争议。有学者提出，根据年龄分层的CKD定义，应将eGFR下降阈值调整为45 mL/min/1.73 m²，以确保患者肾小球滤过率的下降与所患疾病的独立相关性。

（二）肿瘤相关急性肾损伤

根据全球改善肾脏病预后组织（Kidney Disease Improving Global Outcomes，KDIGO）定义，血肌酐值在7天内较基线升高1.5~1.9倍或48小时内升高0.3 mg/dL，6~12小时内，尿量低于0.5 mL/kg/h，即可定义发生了AKI。在肿瘤患者中，AKI发生率显著高于其他患者及健康人群。

2006年欧洲数据显示，肿瘤患者AKI发生率达25.8%。确诊恶性肿瘤第一年，AKI总体发生风险即达17.5%；其中风险最高的恶性肿瘤为肾细胞瘤，风险为44.0%，对应1012/千人年。随后为肝癌和胆囊癌，确诊后第一年分别为33.0%和33.6%，对应1016/千人年和768/千人年。确诊恶性肿瘤后5年整体AKI发病风险为27.0%。其中最高的为多发性骨髓瘤，为52.7%，对应125/千人年。随后为肾细胞肿瘤和胆囊癌，确诊后第五年分别为51.8%和42.6%，对应76/千人年和131/千人年。

随着对肿瘤相关AKI研究不断进展，以及临床诊疗中重视程度增长，AKI在肿瘤患者的发病率有所下降。2016年报告，肿瘤相关AKI的5年综合发生率为7.8%，对应27/千人年。其中，发生AKI风险最高的肿瘤为肾上腺肿瘤，5年综合发生率为38.5%，对应91/千人年；其次为多发性骨髓瘤和膀胱癌，5年综合发生率分别为26.0%和19.0%，对应91/千人年和72/千人年。肾细胞肿瘤患者AKI的5年综合发生率依旧较高，为13.9%，对应66/千人年。此外，恶性肿瘤分级较高、既往罹患CKD、糖尿病和高血压，是引起AKI发生率增高的风险因素。

特殊人群的AKI罹患情况值得关注。在2018年一项针对ICU住院患者中，肿瘤患者发生AKI的研究显示，有28%发生了AKI 3级，即血肌酐较之基线升高3倍，或升高4 mg/dL，或24小时尿量低于0.3 mL/kg/h。其中42%患者最终死亡。整体上，AKI发生率达到了59%，90天死亡率为37%。在ICU肿瘤患者中，罹患AKI的最主要病因为败血症、血容量减少导致的灌注不足、尿路梗阻、肿瘤溶解综合征和高钙血症。

（三）肿瘤相关继发性肾损伤

肿瘤作为一种全身性疾病，与不同病理类型肾病均有显著关联，较常见的肿瘤相关肾病包括继发性膜性肾病（Membranous Nephropathy，MN），肿瘤相关性血栓性微血管病（Thrombotic Microangiopathy，TMA），IgA肾病和膜增生性肾小球肾炎等。人群研究表明，年龄是肿瘤相关肾病最为主要风险因素。高于60岁的人群，膜性肾病和IgA肾病是肿瘤相关肾病最高发的两个肾病。

在临床诊疗中，膜性肾病多为原发性膜性肾病，但因肿瘤引起的膜性肾病同样不能忽视。总体上，约10%的继发性膜性肾病与肿瘤相关，占继发性膜性肾病一半。肿瘤相关MN与患者年龄有较显著的正相关性，既往数据显示，55岁以下MN患者肿瘤患病率约为2.2%，65岁以上者超过20%。性别差异在肿瘤相关MN并不显著。引发MN的肿瘤主要为肺癌和胃癌，其次为肾细胞肿瘤、前列腺癌和胸腺瘤，乳腺癌、结直肠癌和胰腺癌等。重度吸烟者是肿瘤相关MN发生的主要风险因素，这与肺癌为SMN的主要病因相互呼应。近年发现，胃癌和支气管癌是由MN引发恶性肿瘤中最为主要的两种类型。结合前述研究发现MN与肿瘤的发生互为因果关系，也从另一侧面表明在疾病发生机制层面，二者紧密相关。

2021年报道显示，TMA患者中，肿瘤相关TMA达19.1%。其中64%患者为实体瘤，半数伴随肿瘤转移；另36%患者为血液系统恶性肿瘤。与非肿瘤相关TMA患者相比，肿瘤相关性TMA表现为更高龄、男性更多。充血性心衰、慢阻肺、慢性肝脏疾病和糖尿病的患病率也更高。患者入院原因较多集中在发生败血症或弥散性血管内凝血。肿瘤相关TMA死亡率也显著高于非肿瘤相关TMA，达16.6%。进一步研究发现，肿瘤相关性TMA死亡风险比非肿瘤相关TMA高1.6倍。

实体瘤患者其他肾脏并发症包括微小病变（Minimal Change Disease，MCD）、局灶节段性肾小球硬化症（Focal Segmental Glomerular Sclerosis，FSGS）和膜增生性肾小球肾炎（Membranoproliferative Glomerular Nephritis，MPGN）。发生MCD最常见的肿瘤为肺癌、结直肠癌、肾细胞肿瘤及胸腺瘤；FSGS虽极少发生在实体瘤，但肾细胞肿瘤和胸腺瘤仍有相关报道；MPGN则与多种肿瘤存在不同程度相关性，包括肺癌、肾细胞肿瘤、乳腺癌、消化系统肿瘤、黑色素瘤以及胸腺瘤。

总之，肿瘤患者罹患急、慢性肾病的发病率和患病率在近年均有不断升高趋势，这不仅由于罹患肿瘤人数有所增长，肾毒性药物的应用、肾损伤相关并发症的患病率增加也与之息息相关。同时，肾病患者中恶性肿瘤发病率升高也提示肾病和肿瘤间相互关系十分紧密。加强对肿瘤患者的肾脏保护，密切关注肾病患者早期肿瘤指征，对疾病早期防治、降低疾病负担，意义重大。

第二章

肿瘤相关肾损伤的临床

一、肿瘤相关肾损伤的临床表现

肿瘤相关肾病临床表现多种多样，有肿瘤本身病变引发的肾病，还有肿瘤各种治疗引起的肾病。

（一）肿瘤本身引起的临床表现

肿瘤与肾病发生关系密切，可由肾肿瘤破坏肾结构或肾外肿瘤浸润肾脏造成，也可通过压迫肾动脉、输尿管导致缺血性肾病或梗阻性肾病等。临床主要表现为血尿、蛋白尿、肾病综合征、急性肾损伤（AKI）、水电解质紊乱等。

淋巴瘤侵犯肾脏表现：AKI、新发蛋白尿（包括肾病性和非肾病性）、血尿、胁腹痛等。

多发性骨髓瘤：主要表现为蛋白尿、肾病综合征和肾功能不全。偶表现为肾小管功能障碍，包括酸化和浓缩功能障碍、范科尼综合征、轻链管型肾病等。

肿瘤溶解综合征：表现为高尿酸血症、高钾血症、高磷血症、继发性低钙血症、代谢性酸中毒等。当尿酸浓度超过其溶解度导致沉淀可表现为：肾小管内梗阻、肾血管收缩和肾小球滤过率降低。

其他肿瘤浸润性病变：包括恶性黑色素瘤、肺癌、乳腺癌和胃癌等易转移至肾脏，临床表现为高血压、血尿及AKI。

（二）化疗药物所致肾病

化疗药物引起的肾病肾脏临床表现多样，包括AKI、伴有多种水、电解质酸碱平衡紊乱的肾小管间质性肾炎、高血压、蛋白尿和肾病综合征，以及血栓性微血管病。化疗对肾脏的影响可根据损伤主要部位来区分，如内皮细胞损伤表现为高血压和血栓性微血管病；系膜细胞和足细胞损伤表现为血尿、蛋白尿和肾病综合征；肾小管损伤表现为AKI、肾小管酸中毒、范科尼综合征等。

（三）放疗引起的肾病

临床常表现为蛋白尿，镜下血尿、水肿、贫血、高血压和肾功能不全。其分为急性放射性肾病，表现为AKI伴有微血管病理性血细胞溶血性贫血、血小板减少、高血压和液体容量超负等；慢性放射性肾病，表现为高血压、蛋白尿、尿浓缩功能减退及慢性肾衰竭等。

（四）靶向治疗引起的肾病

临床主要表现为：蛋白尿、CKD、急性肾小管间质损伤、血栓性微血管病变、肿瘤溶解综合征、高血压及AKI等。如抗血管内皮生长因子：引起蛋白尿、肾病综合征、高血压、血栓性微血管病、AKI等。表皮生长因子受体抑制剂：引起水电解质异常、AKI等。mTOR抑制剂：表现为蛋白尿、小管间质损伤、AKI等。BRAF抑制剂和MEK抑制剂：表现为蛋白尿、AKI和Fanconi综合征等。

（五）免疫治疗引起的肾病

免疫检查点抑制剂（Immune Checkpoint Inhibitor），如程序性细胞死亡蛋白1及其配体（PD-1/PD-L1）抑制剂和细胞毒性T淋巴细胞相关蛋白4（CTLA-4）抑制剂的引起的肾病，临床主要表现为急性肾损伤、电解质紊乱、急性间质性肾炎。CAR-T细胞疗法主要引起急性肾损伤（如肾小管损伤），为多因素所致，最重要原因是低血压导致肾灌注减少，另外，细胞因子介导的血管扩张（IL6、IL1、IL8）降低肾灌注和心输出量造成AKI。此外，还有电解质异常如低磷血症、低钾血症、低钠血症等。

（六）造血干细胞移植引起的肾病

急性肾损伤是造血干细胞移植常见并发症，发病率为30%~70%，肾前性因素是AKI常见原因。慢性肾病发病率为15%~20%，临床主要表现为蛋白尿和肾病综合征；血栓性微血管病（TMA）常在HSCT后6~12个月出现，其他治疗包括放疗、靶向治疗亦是TMA原因，有时诊断较难；病毒相关肾病常由BK多瘤病毒和腺病毒引起，这两者都会引起出血性膀胱炎和间质性肾炎等。

二、肿瘤相关肾损伤的实验室检查

（一）尿液检查

（1）尿常规和尿蛋白定量：尿微量白蛋白和24小时尿蛋白定量检测可用于明确尿中蛋白量。可表现从尿微量白蛋白增加到阳性蛋白尿，甚至大量蛋白尿。

（2）免疫固定电泳：血液系统肿瘤肾病，如多发性骨髓瘤肾病，表现为尿液中单克隆轻链蛋白增多，免疫固定电泳可明确尿蛋白类型。

（3）尿α_1微球蛋白、尿β_2微球蛋白及尿视黄醇蛋白：可反映肾小管功能损伤，有利于早期发现患者出现的肾损伤。

（4）尿沉渣镜检：不仅可观察尿中红细胞、白细胞、管型及结晶，更可通过分辨尿中红细胞形态，鉴别肿瘤导致肾组织破损出现的正常形态红细胞和肿瘤继发肾实质病导致的变形红细胞。

（二）肾功能检查

（1）血肌酐：是目前最常用肾功指标，检测方便经济。但在肾小球滤过下降至少1/3时才会出现血肌酐升高，因此，血肌酐检测难以早期发现肾损伤。

（2）血清尿素：其水平受多种肾外因素如高蛋白摄入、消化道出血等影响，准确性及敏感性均欠佳，测定血尿素仅可粗略估计肾功能。

（3）血清胱抑素C：对早期评价轻度肾功损伤可能较血肌酐更敏感，临床上广泛开展。

（4）肾小球滤过率：应用血肌酐根据公式换算获得估算肾小球滤过率（estimated Glomerular Filtration Rate，eGFR）更推荐应用于肾功能评估，可早期发现和诊断肾损伤。最常用公式有MDRD，特别是根据我国人群矫正的MDRD公式，以及CKD-EPI公式。

（5）核素肾小球滤过率：被认为是临床评价肾小球滤过率的“金指标”，由于要用放射性核素99锝及检测费用昂贵，无法短期内反复检测。

无论何种肾功能指标，严密监测和动态观察肿瘤患者肾功指标水平的变化，才能早期发现肾功损伤。

（三）其他检查

目前已知肿瘤相关肾病可能存在肿瘤组织与肾脏共同的致病抗原，如肿瘤继发膜性肾病患者中在肿瘤组织和肾组织中都发现有血小板反应蛋白7A域（thrombospondin type-1 domain-containing 7A，THSD7A）及神经表皮生长因子样1型蛋白（neural epidermal growth factor-like 1 protein，NELL-1）抗原沉积，因此可对这些患者进行血清THSD7A及NELL-1抗体检测。肿瘤治疗中出现溶瘤综合征可致高尿酸血症及高磷血症肾损伤，应检测血尿酸及血磷水平。

三、肿瘤相关肾损伤的病理诊断

肿瘤与肾病关系非常密切。除肾肿瘤可致肾损伤和肾功能下降外，全身肿瘤，尤其血液系统肿瘤也可产生肾损伤。在肿瘤诊治过程中，特别是控瘤治疗引起的急慢性肾损伤发病率非常高，其病理表现如下。

（一）原发性肾小球病变

（1）膜性肾病：膜性肾病（MN）是实体瘤患者最常见的肾小球病变。最常与MN相关的实体瘤是肺癌、支气管癌和胃癌，其次是肾细胞癌、前列腺癌和胸腺瘤。其他恶性肿瘤有结直肠癌、胰腺癌、食道癌和肝癌。

（2）其他肾小球病变：微小病变疾病（MCD）与肺癌、结肠直肠癌、肾细胞癌和胸腺瘤等实体瘤有关。但很少与胰腺癌、膀胱癌、乳腺癌和卵巢癌有关。局灶节段性肾小球硬化（FSGS）见于肾细胞癌、胸腺瘤，很少见于肺癌、乳腺癌和食道癌。肺癌、肾细胞肿瘤和胃癌患者可出现膜增生性肾小球肾炎。与IgA肾病相关的实体恶性肿瘤是肾细胞癌。新月体性肾小球肾炎（CGN）与肾细胞癌、胃癌和肺癌有关。血栓性微血管病（TMA）与产生黏蛋白的胃癌、肺癌和乳腺癌有关。在这些患者，ADAMTS13活性无异常，对血浆置换反应不佳。

（3）胸腺瘤相关肾小球疾病：MCD是最常见与胸腺瘤相关的肾小球疾病。其他报道的肾小球疾病有MN、FSGS、CGN和狼疮样肾炎。MN与上皮来源的胸腺瘤有关。MCD与淋巴细胞占优势的胸腺瘤相关。

（二）血液肿瘤相关的肾小球病变

（1）微小病变：MCD常与霍奇金淋巴瘤相关，尤其是混合细胞性和结节性硬化类型中。MCD常在诊断恶性肿瘤时出现，对皮质类固醇治疗反应不佳应怀疑潜在淋巴瘤。

（2）膜增生性肾小球肾炎：慢性淋巴细胞白血病（CLL）最常见的肾小球病变是膜增生性肾小球肾炎（MPGN），其次是MN。大多数MPGN伴冷球蛋白血症。MPGN和意义不确定的单克隆免疫球蛋白病、具有肾脏意义的单克隆免疫球蛋白血症（MGRS）之间有关。骨髓活检正常的单克隆免疫球蛋白病患者，肾活检组织有颗粒样免疫复合物沉积，这与血清和尿液单克隆免疫球蛋白相关。

（3）骨髓增生异常相关的肾小球疾病：在血液病引起的肾小球疾病中，以霍奇金淋巴瘤与MCD关系最为密切，FSGS也被报道见于霍奇金淋巴瘤，且对化疗反应良好。骨髓增生性疾病包括慢性粒细胞白血病（CML）、真性红细胞增多症（PCV）和原发性血小板增多症。骨髓增生性疾病患者多伴多细胞性系膜硬化，部分伴节段性硬化或TMA病变。原发性血小板增多症和PCV与FSGS和系膜增生性肾小球肾炎有关。PCV和原发性血小板增多症中肾小球疾病患病率为3%~4%。慢性粒细胞白血病最不可能与肾小球病变相关。

（4）浆细胞病可导致淀粉样变性（包括AL和AH）、单克隆免疫球蛋白沉积病（轻链或重链或两者均有），单克隆免疫球蛋白沉积的增生性肾炎、单克隆冷球蛋白血症、MPGN、C3肾小球病、纤维丝肾小球肾炎（FGN）和免疫触须样肾小球肾炎（ITG）。FGN和ITG是以组织在肾小球沉积为特征的罕见疾病。

（5）与淋巴增生性疾病相关的其他肾小球疾病：MN也见于CLL患者，但没有MPGN常见。这些疾病可以继发于淋巴增生性疾病。与FGN相比，ITG与肿瘤，特别是副蛋白血症和CLL更密切相关。肾小球疾病也与噬血综合征有关。噬血综合征也被描述为T细胞淋巴瘤。发生肾病综合征的噬血细胞综合征患者的肾活检组织病理可表现为MCD、FSGS和TMA的肾小球病变。

（三）造血干细胞移植（HSCT）相关的肾小球病变

在HSCT患者，肾病范围蛋白尿患者的肾活检病理可为MN、MCD和FSGS。

（1）慢性移植物抗宿主病：HSCT相关肾小球疾病大多为MN，其次是MCD。当HSCT患者出现MCD时，需排除原发性血液恶性肿瘤的复发。

（2）HSCT后血栓性微血管病：HSCT之后的TMA也被称为骨髓移植肾病，或在某些特定情况下，称为放射性肾病。HSCT相关TMA的诊断标准包括，血液中出现大于0.4%的破碎红细胞、新出现的持续或进行性血小板减少、乳酸脱氢酶突然持续增加以及血清结合珠蛋白减少。

（四）药物治疗相关肾小球病变

（1）传统化疗药物：丝裂霉素C是一种烷化剂，可引起TMA样综合征，其肾毒性呈剂量依赖性，常在几个月累积剂量为40~60 mg/m^{2}后出现。顺铂和吉西他滨也致TMA。停药可改善TMA。氯法拉滨是一种嘌呤核苷类似物，对核苷酸还原酶的抑制可能是该药物导致塌陷性肾小球损伤和/或肾损伤的原因。蒽环类抗生素如柔红霉素和多柔比星，已知会致肾病综合征，导致MCD、经典型FSGS或塌陷型FSGS、TMA的肾病理改变。

（2）二膦酸盐诱导的肾小球损伤：帕米膦酸盐用于治疗骨髓瘤中与恶性肿瘤相关的骨病，可导致塌陷型FSGS。该药物也可导致MCD。

（3）干扰素诱导的肾小球损伤：干扰素（IFN）-α、-β和-γ与中度蛋白尿有关，可致塌陷型FSGS。也可出现MCD。IFN-α用于慢性粒细胞白血病，可致TMA。

（4）钙调神经磷酸酶和mTOR抑制剂：钙调神经磷酸酶抑制剂可致TMA改变。组织学上与其他原因所致TMA难以区分。肾移植患者用雷帕霉素（mTOR）抑制剂，如西罗莫司、替西罗莫司/坦罗莫司和依维莫司可出现TMA和FSGS。MCD、FSGS、MPGN和IgA肾病也与西罗莫司相关。

（5）分子靶向药物：针对VEGF和酪氨酸激酶或多激酶抑制剂的单抗会致高血压、蛋白尿和肾血管损伤，病理表现为TMA和FSGS。VEGF维持肾小球内皮细胞、足细胞、肾小球膜和肾小管周围毛细血管的正常功能。因此，抑制VEGF可致剂量依赖性蛋白尿、血管内皮细胞肿胀和脱落、内皮细胞空泡化、隔膜破裂和nephrin下调。抗VEGF疗法包括贝伐单抗，酪氨酸激酶或多激酶抑制剂包括舒尼替尼和索拉非尼。在大多数情况下，蛋白尿和高血压随着治疗停止而消失或显著改善。在肾活检中，VEGF抑制剂常见肾脏病理表现为TMA，酪氨酸激酶或多激酶抑制剂肾病理表现为MCD或FSGS。

（6）蛋白酶体抑制剂相关肾小球疾病：硼替佐米会导致TMA，但其肾毒性不常见。卡非佐米是第二代蛋白酶体抑制剂，该药物可能导致TMA。

（7）免疫检查点抑制剂相关肾小球疾病：免疫检查点抑制剂主要包括抗人细胞毒性T淋巴细胞抗原4（CTLA-4）单抗和程序性死亡蛋白-1（PD-1）抑制剂。肾损伤的最常见组织病理表现为急性间质性肾炎（AIN），仅7%表现为肾小球损伤，常见的为寡免疫复合物肾血管炎、足细胞病和C3肾小球病。其他报道肾小球损伤有IgA肾病、狼疮性肾炎和TMA。

（五）肾小管间质性损伤病变

许多恶性肿瘤及其治疗也可致肾小管间质性损伤，主要表现为AIN和急性肾小管坏死（ATN）。

（1）实体瘤相关：肾细胞肿瘤手术切除导致肾单位减少过多、术中肾动脉阻断缺血过久，可致AKI。

（2）恶性血液病相关：骨髓瘤或浆细胞病患者可因轻链阻塞肾小管或巨细胞对肾间质损伤导致管型肾病。也可损伤远端小管致Fanconi综合征、ATN或间质纤维化。造血干细胞移植相关肾病常见表现为ATN。

（3）药物治疗相关：对比剂可对肾小管细胞直接产生毒性，或肾血管收缩引起的肾髓质缺氧。传统化疗药物如顺铂可能导致ATN和/或ATI，卡铂、奥沙利铂等可能导致ATI。异环磷酰胺、培美曲塞、唑来膦酸盐都可能导致ATN。大剂量甲氨蝶呤治疗（1~12 g/m^2）可发生肾毒性，长期常规给药很少发生。AKI主要由直接肾小管损伤（形成与远端管状管腔中MTX/7-OH MTX晶体的析出）引起。亚硝脲类药物可致慢性间质性肾炎。来那度胺可致AIN。蛋白酶抑制剂硼替佐米可致AIN，但不常见。分子靶向药物如ALK抑制剂和酪氨酸激酶或多激酶抑制剂都可致ATN和/或AIN；BRAF抑制剂导致急性或慢性肾小管间质损伤；EGFR抗体可致远端小管和集合管损伤；mTOR抑制剂可致ATN。免疫检查点抑制剂相关肾损伤中，93%为AIN；CTLA-4的单抗典型肾损伤病理表现为AIN；PD-1抑制剂肾损伤常表现为AIN或ATN。

（4）放疗相关：放射性肾炎与电离辐射致肾组织坏死、萎缩和硬化等有关。（具体表现详见第四章）

（5）肿瘤异常代谢产物损伤肾脏：溶瘤综合征产生的尿酸等堵塞肾小管，导致管型肾病。高钙血症导致肾小管间质损伤。

综上所述，鉴于肾病与肿瘤的相关性，对肾穿刺组织检查提示有继发性MN特征，或病理学类型为MCD、MPGN但伴不明原因贫血、血清蛋白电泳异常或肝、脾、淋巴结肿大等患者尤其应行肿瘤筛查。肾脏病理学检查对明确诊断肾脏病具有重要意义。新发蛋白尿（大于1 g/d）或肾功减退者，若无法明确其病因且确诊可能改变原有治疗方案时，应考虑肾穿刺活检病理学检查。对拟行手术治疗的肾细胞肿瘤患者，应完善非肿瘤部位肾组织病理学检查，以明确有无共存肾病。无肿瘤活动且预后良好者行肾穿刺活检的适应证应与一般人群相似。

四、肿瘤相关肾病的鉴别诊断

肿瘤相关肾损伤可表现为多种形式，如急性肾损伤（AKI）、慢性肾脏病（CKD）、血尿、蛋白尿、肾炎综合征、肾病综合征，以及各种电解质紊乱等。

（一）实体瘤相关性肾损伤

多种恶性实体瘤均可引起肾损伤，其中以肾细胞肿瘤、胃癌、肝癌、膀胱癌、肺癌、乳腺癌最为常见。肿瘤转移至肾脏影像学表现为双侧，多局灶实质结节或单一外生性病变。大多数病例临床症状不明显，部分可能出现高血压、腰痛和血尿。肿瘤相关肾病病理学类型多样，以副肿瘤性肾小球疾病为例，包括MCD、膜增生性肾小球肾炎、系膜增生性肾小球肾炎、Ig A肾病、FSGS、膜性肾病（MN）、新月体肾炎、血栓性微血管病（TMA）、淀粉样变、抗肾小球基底膜肾炎、抗中性粒细胞胞质抗体（ANCA）相关性血管炎等。MN是实体瘤相关肾小球疾病最常见的病理学类型，与肿瘤抗原介导的免疫复合物形成有关，需与原发性MN鉴别。肾穿刺活组织检查有助于鉴别两者。实体肿瘤相关膜性肾病与原发性膜性肾病的鉴别要点见表43-1。

表43-1　实体瘤相关膜性肾病与原发性膜性肾病的鉴别要点

	实体瘤相关膜性肾病	原发性膜性肾病
病史	大于65岁	相对年轻
	吸烟史：大于20包/年	无吸烟史
	可于肿瘤病史1年之内发生	无肿瘤病史
血清标志物	抗PLA2R抗体阴性 部分患者抗THSD7A抗体阳性	抗PLA2R抗体阳性 少数患者抗THSD7A抗体阳性
肾组织学	免疫复合物沉积于上皮下，也可见沉积于内皮下以及系膜区	免疫复合物仅沉积于上皮下
	肾小球IgG1/IgG2沉积为主	肾小球IgG4沉积为主
	肾小球PLA2R染色阴性或正常	肾小球PLA2R染色增强
	每个肾小球大于8个炎症细胞	每个肾小球小于8个炎症细胞
治疗反应	肿瘤经有效治疗，肾病缓解	常规免疫抑制治疗有效

对60岁以上的IgA肾病应除外实体瘤相关肾病。多数患者临床表现轻微，表现为无症状性血尿或（和）蛋白尿，约半数在术后2~3个月尿检异常可消失。实体瘤所致过敏性紫癜比较少见。在成人患者中，与恶性肿瘤相关的过敏性紫癜易出现肾受累，病理表现常为毛细血管内增生性肾小球肾炎。实体瘤引起肾小球微小病变的较少见，常为肾病综合征表现，多数患者肾功能正常。与原发性微小病变的主要不同点是多数患者发病年龄均超过65岁。有7%~9%新月体肾炎为实体瘤损伤表现，尤其在40岁以上新月体肾炎患者中。临床和病理表现与特发性新月体性肾炎相似，部分患者可出现ANCA相关性血管炎的相应表现。如胃癌、肺癌及乳腺癌细胞产生的黏蛋白与血栓性微血管病（TMA）发生有关。肿瘤相关TMA患者ADAMTS13活性下降不明显，对血浆置换治疗反应较差，预后较差。

（二）非实体瘤相关性肾损伤

（1）多发性骨髓瘤可见尿路感染，骨骼破坏，髓外瘤细胞侵犯肝、脾、淋巴结、肾脏，免疫功能异常等，可以根据血清或（和）尿M蛋白鉴别。

（2）白血病常见感染、出血、贫血、器官浸润；病理学检查可见骨髓象异常。在血液病引起的肾小球疾病中，以霍奇金病与MCD的关系最为密切，主要由T细胞功能缺陷所致。

（3）淋巴瘤：以无痛性淋巴结肿大为多见症状，采取淋巴结组织学或影像学确诊淋巴瘤，肾活检和免疫组化对早期诊断和预后评估有必要。病理学类型为MCD但伴不明原因贫血、血清蛋白电泳异常或肝、脾、淋巴结肿大等尤其应行肿瘤筛查。肾脏病理学检查对明确诊断肾病具有重要意义。以"具有肾脏意义的单克隆免疫球蛋白血症（Monoclonal Gammopathy of Renal Significance，MGRS）"为例，只有肾穿刺活检能证明M蛋白的肾毒性。对一些肾穿刺活检病理学结果符合C3肾小球病的患者，若免疫荧光检测未发现隐藏的M蛋白，则可漏诊MGRS，将患者误诊为单纯C3肾小球病。此外，部分伴有单克隆免疫球蛋白沉积的增生性肾小球肾炎（MGN）患者的血清和尿液中无法检出M蛋白，骨髓穿刺活检亦可能无法检出浆细胞或B细胞克隆，仅能在肾脏中检出M蛋白。

相较而言，非实体瘤比实体瘤相关肾损伤发病率高，根据典型临床表现、实验室检查及病理学检查，以此鉴别并不难。

（三）控瘤药物相关性肾损伤

控瘤药物相关急性肾损伤发生率高。肾损伤原因除与肿瘤治疗直接毒性有关外，还包括肿瘤治疗中发生TLS、感染，以及心脏、肝脏等其他脏器功能衰竭等。异环磷酰胺、伊马替尼、吉非替尼、培美曲塞、顺铂、双膦酸盐、甲氨蝶呤等控瘤药物治疗中发生急性肾损伤时应通过肾活检明确肾损伤病理类型，但肿瘤患者伴AKI时肾活检率低，导致肿瘤药物相关AKI的漏诊率较高。

五、肿瘤同时或异时合并的肾病

（一）肿瘤与肾病的同时发现

肿瘤和肾病同时发现的情况较为普遍。横断面研究显示肿瘤患者CKD（定义为eGFR<60 mL/min/1.73m^2）患病率为12%~25%。一项对4077名肿瘤患者的研究显示，30% eGFR<60 mL/min/1.73m^2，8.3% eGFR<45 mL/min/1.73m^2。特定部位的肿瘤（比如肾脏肿瘤和膀胱肿瘤）患者的CKD患病率更高。肾肿瘤和肾病同时出现，可能由于两者具有共同危险因素，如高血压、糖尿病和肥胖。研究表明，与健康肾脏捐献者相比，肾肿瘤患者中高龄、男性、肥胖、糖尿病和高血压比例更高。肾肿瘤大小、分期和组织学（特别是乳头状癌）与术前eGFR降低和基线CKD分期相关，表明肿瘤本身的物理性质可能导致肾功受损。值得注意的是，许多患者在部分或根治性肾切除术时发现有之前未被识别的肾病。研究表明，肾脏间质纤维化和肾小管萎缩、严重动脉硬化、女性及肾部分切除或根治性切除时CKD病史是基线检查时eGFR降低的独立风险因素。

肿瘤患者需对肾功进行定期监测，以便选择控瘤药物和调整用药剂量。目前，临床上可用放射性核素肾动态显像准确测量肾功能，或通过基于血清肌酐的eGFR公式进行估算。考虑到核素显像方法费时、检测操作烦琐且价格昂贵，eGFR公式估算肾功能仍为首选。目前尚无指南推荐何种eGFR公式更适合肿瘤患者肾功评估。不少研究报道，肿瘤患者蛋白质摄入和肌肉含量较低，血清肌酐波动大，采用eGFR公式估算肾功存在一定误差。在同时存在肿瘤和肾功不全（eGFR<60 mL/min/ 1.73 m^2）的患者中，5%~15%患者估算出的肾功处于正常范围。因此，在临床中对同时发现肿瘤和肾病患者采用eGFR公式进行肾功评价时需谨慎，未来亟须更多研究开发适合肿瘤患者肾功评估的新方法或新公式。

1.同时发现肿瘤和肾病患者的肾素-血管紧张素系统抑制剂的使用

对有肾素-血管紧张素系统抑制剂临床指征（如高血压、蛋白尿）的CKD患者，应考虑使用血管紧张素转换酶抑制剂（ACEI）或血管紧张素Ⅱ受体阻滞剂（ARB）。ACEI或ARB可能对控瘤药物血管内皮生长因子抑制剂相关高血压/蛋白尿患者有益，但目前尚缺乏同时发现肿瘤和肾病患者的肾相关结局数据。研究表明肿瘤患者使用ACEI或ARB可使复发风险降低40%，死亡降低25%。ACEI或ARB的临床获益主要在泌尿系肿瘤、结直肠癌和胰腺癌和前列腺癌患者，但在乳腺癌或肝细胞癌中的效果仍有争议。在接受积极全身治疗患者中，ACEI或ARB可能与AKI风险增加相关，对此类患者应采用个体化治疗决策。

2.同时发现肿瘤和肾病患者的贫血管理

目前对肿瘤相关CKD患者纠正贫血治疗的适应证与普通CKD相同。肾性贫血治疗血红蛋白（Hb）靶目标为：Hb大于等于110 g/L，但不超过130 g/L。有脑卒中、冠心病、肿瘤等病史者，应据原发病调整Hb靶目标。有恶性肿瘤病史或活动性肿瘤患者应仔细评估肿瘤进展，谨慎使用ESAs。2012年纳入超过20000名参与者91项试验的Meta分析显示ESA对肿瘤疾病进展无直接影响。进一步注册研究将有助于更好地了解接受ESA治疗的肿瘤患者生存率。在肿瘤患者中评估新型贫血治疗方法，例如缺氧诱导因子脯氨酸羟化酶抑制剂，对同时发现肿瘤和肾病患者的贫血管理具重要意义。

3.同时发现肿瘤和肾病患者中的控瘤治疗

同时发现肿瘤和肾病在接受控瘤治疗前要充分评估患者的肾功和控瘤治疗发生肾损伤的风险。化疗药物，如含铂化合物（尤其是顺铂）、异环磷酰胺、吉西他滨、甲氨蝶呤和培美曲塞可通过多种途径导致肾损伤。其他肾病包括急性肾小管坏死、血栓微血管病（TMA）、足细胞病、肾小管病（范科尼综合征、肾源性尿崩症）、急性/慢性肾小管间质肾炎和结晶性肾病等。抗血管生成靶向药物可致恶性高血压和蛋白尿，相关肾脏病理改变包括TMA、微小病变、局灶节段性肾小球硬化和急性间质性肾炎。免疫检查点抑制剂可引起急性肾损伤和蛋白尿，急性肾损伤的病理改变主要是急性间质性肾炎或急性肾小管坏死，蛋白尿出现的病理基础主要是微小病变和免疫复合物相关肾小球疾病。

（二）肾病与肿瘤

越来越多研究发现慢性肾脏病（chronic kidney disease，CKD）人群恶性肿瘤风险明显升高，合并CKD的恶性肿瘤病死率也明显升高。但CKD登记系统对患者随访期内肿瘤事件的录入信息常不完整，很多CKD患者罹患肿瘤后即转诊至肿瘤科，导致CKD患者肿瘤发生风险被低估。免疫系统紊乱及免疫抑制剂和激素治疗、炎症、肾素—血管紧张素系统的激活、内皮异常、红细胞生成素的应用、尿蛋白增加等都与CKD患者肿瘤发病相关。

1.CKD患者的肿瘤发生

基于中国健康与退休纵向研究（CHARLS）的CKD与肿瘤的研究是迄今为止中国规模最大最新的肾功能和肿瘤相关性的研究，发现eGFR <60 mL/min/1.73m^{2}肿瘤患者整体风险较肾功正常者增加2倍，并呈线性相关。国际上关于CKD患者出现肿瘤的比率，为4.6%~20%不等，多数在10%左右，远高于普通群体。Tendulkar等在20年随

访期间发现，20.1%的CKD患者患上肿瘤。最常见的是胃肠道恶性肿瘤、前列腺癌，其他包括尿路恶性肿瘤、肺癌、头颈部癌、妇科和血液系统恶性肿瘤。eGFR<30 mL/min/1.73m^{2}的患者恶性肿瘤风险是eGFR> 60 mL/min/1.73m^{2}的患者的1.5倍，与我国CHARLS研究结果相似。

蛋白尿与恶性肿瘤间的关系已讨论了几十年。韩国国民健康数据库8年随访中，群体肿瘤发生率4.6%，但蛋白尿与肿瘤发展风险增加有关（调整后HR1.154，95%CI：1.134~1.173），特别是食道癌、结直肠癌、肝癌、肺癌、肾癌、膀胱癌、前列腺癌和宫颈癌的发病率与蛋白尿程度成比例。同样是韩国涉及1 000万参与者的全国队列研究随访7.3年发现：微量蛋白尿组患肾癌的风险也较高（aHR = 1.19，95% CI：1.07，1.33），4+蛋白尿组的风险增加一倍以上（aHR = 2.08，95% CI：1.16，3.75）。日本在3.7年的随访中发现蛋白尿和肿瘤的死亡风险增加相关，微量、轻度和中重度蛋白尿的风险比分别为1.16、1.47和1.61。目前报道CKD患者肿瘤发生率不均一，可能与随访时间不同、入选范围差异、检测手段不一、种族差异、环境差异等有关，但仍然说明CKD患者肾功能及蛋白尿水平均与肿瘤的高发生风险、高死亡风险相关，CKD患者需对肿瘤进行强化监测。

2.慢性肾病相关治疗与肿瘤发生

慢性肾病不可避免需要应用免疫抑制剂等药物。免疫抑制剂使用改变了免疫状态与表型，降低了免疫细胞对肿瘤的免疫监测，抗病毒免疫，控瘤效应，可能会直接诱导肿瘤发生。因此2021KDIGO肾小球疾病防治指南即建议对接受免疫抑制治疗患者进行肿瘤相关筛查，包括肿瘤危险因素个体化评估、年龄特异性恶性肿瘤筛查、一年一度的皮肤检查、膀胱肿瘤等。

（1）烷化剂

环磷酰胺（Cyclophosphamide，CYC）是目前最有效的免疫抑制剂之一，可口服或静脉给药。已有CYC治疗增加白血病、皮肤癌和其他恶性肿瘤风险的报道。治疗累积剂量是烷化剂诱导恶性肿瘤的重要危险因素，累积剂量大于36 g的患者风险最高，发生除鳞状细胞癌外所有恶性肿瘤的年龄和性别标准化发病比为3.4（95%CI：1.5~6.4）。在接受CYC治疗后，高达8%的GPA患者可能发生MDS。当累积剂量大于100 g时，该比例为13%。一项回顾性研究纳入145例接受口服CYC治疗至少1年的GPA患者，中位随访8.5年和15年后发现，膀胱癌发病率分别为4.8%和16%，在CYC治疗累积剂量大于等于30 g的患者，5年时膀胱癌风险接近5%~10%，治疗后20年内均有新发病例。说明CYC的肿瘤风险可能在停药后持续存在数年。烷化剂副作用包括骨髓抑制、感染、性腺毒性、致畸性、膀胱毒性、低钠血症，以及恶性肿瘤风险增加等。CYC的累积剂量是其毒性的主要危险因素。减少累积剂量和用药时间可降低长期风险。例如，采用间歇性冲击给药方案、在病情缓解后将CYC换为其他毒性较弱药物等，既要考虑疗效，又需尽量减少累计剂量，避免副作用发生。

（2）钙调磷酸酶抑制剂（CNIs）

CNIs以他克莫司和环孢素为代表，目前尚缺乏直接观察CKD患者应用CNIs与肿瘤发生风险的研究，但已有较多移植后队列关注了CNIs后罹患肿瘤的风险。与正常人群比，长期CNIs治疗导致皮肤癌风险增加200倍，且具剂量依赖性。服用他克莫司的移植受体发生非黑色素瘤皮肤肿瘤者占31%，服用环孢素者比例达60.5%。在心脏移植后服用他克莫司患者中，结肠肿瘤最多见。肝移植服用他克莫司后恶性肿瘤以肝癌复发、非黑色素皮肤癌、肺癌、头颈部恶性肿瘤多见。高他克莫司累积量（相当于他克莫司血药浓度首月大于10 ng/mL，第2月起大于8 ng/mL，或3个月时累积暴露量大于840 ng·d/mL，12个月时大于3050 ng·d/mL）是发生肝移植后恶性肿瘤唯一免疫抑制治疗相关预测因子。环孢素促进肿瘤转化是以剂量依赖的方式抑制DNA修复，促进皮肤癌发生，本身可能就会通过生成TGF-β促进肿瘤进展。此外，环孢素可增加血管内皮生长因子表达，从而增强促血管生成效应并参与肿瘤形成与进展。

（3）抗代谢免疫抑制剂

抗代谢免疫抑制剂以硫唑嘌呤、霉酚酸酯类药物为代表。人群研究并未发现应用吗替麦考酚酯后恶性肿瘤的风险增高。基于两个大型登记数据研究显示，以麦考酚酯为基础的治疗相比不含麦考酚酯的治疗，恶性肿瘤风险存在下降趋势（但无统计学意义）。

与此相反，有研究报道接受硫唑嘌呤治疗的患者恶性肿瘤相对风险增加50~100倍，最常见肿瘤是皮肤鳞状细胞癌、非霍奇金淋巴瘤、Kaposi肉瘤、宫颈原位癌及外阴和会阴癌。提示：使用硫唑嘌呤治疗患者需要谨慎。

（4）糖皮质激素

糖皮质激素通过糖皮质激素受体（GR）发挥多种功能，包括阻断淋巴细胞生长或诱导细胞凋亡，是所有淋巴癌治疗的基础。但糖皮质激素也可通过促进肿瘤细胞逃避免疫监视、促进代谢功能紊乱或诱发胰岛素抵抗来促进肿瘤进展。糖皮质激素治疗与较高的原位乳腺癌风险和较低的浸润性乳腺癌风险相关。糖皮质激素可能通过突变雄激素受体或糖皮质激素受体（GRs）驱动前列腺癌生长，提示罹患乳腺癌或前列腺癌的患者使用糖皮质激素需谨慎。

（5）生物制剂

我国批准上市并已在临床用于肾小球疾病治疗的生物制剂包括：抗CD20单抗、BLyS特异性抑制剂和抗补体C5单抗。

利妥昔单抗（Rituximab）是第一个靶向CD20的单抗，多项利妥昔治疗膜性肾病的临床试验均未提示肿瘤风险增加。一项对323例ANCA相关性血管炎患者恶性风险影响的研究显示：接受利妥昔单抗治疗患者恶性肿瘤风险与普通人群相似，环磷酰胺治疗组的恶性肿瘤风险是利妥昔单抗治疗组的4.61倍。多项研究及荟萃分析提示：利妥昔单抗在淋巴瘤的治疗中不增加继发性肿瘤的风险，但既往有利妥昔治疗淋巴瘤后发生CD20阴性淋巴瘤和实体瘤的病例报道，从开始接受利妥昔单抗治疗到诊断第二恶性肿瘤的中位时间为5个月，最常报告的实体瘤是皮肤肿瘤、CD20阴性淋巴瘤、卡波西肉瘤。贝利尤单抗（belimumab）是人源化单抗，2020年9月发表的BLISS-LN是迄今为止全球规模最大的狼疮肾炎RCT研究，贝利尤组有偶发3例的报告，但风险与对照组比无统计学差异。2022年荟萃研究分析4170名患者，发现贝利尤组未提示肿瘤高风险。另外一项7年随访研究也未报道贝利尤组的肿瘤高风险。依库珠单抗（eculizumab）是一种人源化抗C5单抗，报道的药物副反应中肿瘤罕见（0.1%~1%），主要是恶性黑色素瘤、MDS。

肾病常用生物制剂目前已进行的临床试验均未提示肿瘤风险高，偶有发生肿瘤病例报道，但因其免疫抑制作用有潜在肿瘤风险，且生物制剂应用时间较短，数据及副反应报告尚不充分，建议密切监测并评估肿瘤风险。

（6）其他

CKD治疗会使用部分中药，比如雷公藤、白芍总苷等，部分肾病综合征患者还会使用抗凝剂。这些中药多数具有控瘤作用，比如雷公藤多甙主要用于妇科子宫肌瘤治疗，青藤碱不可用于乳腺癌、肝癌、胃癌等多种恶性肿瘤。但这些中药对肝脏、生殖、血液及心脏均有毒性，使用中需注意配伍。在抗凝剂方面，肝素以及低分子肝素有一定控瘤作用。Kakkar等对385例进展期实体瘤患者给予达肝素钠治疗1年，发现达肝素钠组中位生存期为43.5个月，对照组为24.3个月，对照组3年生存率是36%，达肝素钠组3年生存率为60%，出血风险相似。

综上所述，肾病治疗所需多数免疫抑制剂导致肿瘤发生的风险相对较高。随着医疗水平提高和人均寿命延长，肾病患者数量明显增多。肾病伴随着肿瘤发生、发展而逐渐进展，不仅影响控瘤疗效，限制控瘤治疗的继续实施，其本身对患者预后也产生不良影响。为减少感染及肿瘤发生，在寻求免疫抑制剂使用与肿瘤发生平衡中，需更多临床个体化经验。

（三）肾透析与肿瘤

肾替代治疗是维持终末期肾病（ESKD）患者生命的主要治疗措施，接受透析治疗的ESKD患者发生肿瘤风险增加（血透与腹透之间无明显的差别），恶性肿瘤是透析患者死亡的第三位因素（12%），仅次于心血管疾病（52%）和感染（25%），严重影响透析患者生存质量和生存期。如何对透析患者进行肿瘤早期筛查、诊断与治疗，是肿瘤科和肾病专家需共同关注的问题。

1.流行病学

国外报道，ESKD患者恶性肿瘤发生率3%~13%，国内报道2.7%~6.0%，透析患者的肿瘤发生风险增加10%~80%，其中泌尿生殖系统恶性肿瘤发病风险最高，透析患者肿瘤高发为肾细胞肿瘤、膀胱癌、甲状腺癌、尿道上皮细胞和其他内分泌器官的恶性肿瘤，合并肿瘤的透析患者生存率明显降低。

2.发病机制

（1）氧化应激：氧化应激和微炎症状态是引起透析相关疾病的主要原因。血液透析过程增加氧化应激原因：①生物不相容产生的活性氧（ROS）增加；②血液透析清除毒素等废物同时亦清除抗氧化物质如水溶性维生素。氧化应激程度与透析膜类型有关，纤维素膜与聚砜膜比在透析中产生活性氧明显增多。

（2）免疫功能失调：透析患者免疫功能受损包括固有免疫和适应性免疫，免疫激活及免疫抑制均受影响，高容量负荷状态参与免疫激活。不能完全被透析清除的毒素如肿瘤坏死因子α（TNF-α）、糖基化终产物（advanced glycation end products，AGEs），以及血液和透析器相互作用产生的相关因子在患者体内积蓄，均可损伤机体的免疫应答。

（3）病毒感染：透析患者免疫功能受损，感染病原微生物的风险增加，病毒复制增加。透析患者更易感染人乳头瘤状病毒（HPV），血清中EB病毒抗体滴度及病毒载量均高于健康对照组，宫颈癌、舌癌和泌尿系肿瘤的发病率增高，病毒性肝炎在透析患者中发病率高。

（4）药物：透析患者原发肾病治疗中常用激素及免疫抑制剂，有可能损害机体对肿瘤的免疫监管，从而增加肿瘤发生、促进肿瘤生长与转移。环磷酰胺的代谢产物丙烯醛或磷酰胺氮芥是主要致癌物，使膀胱癌、皮肤癌、骨髓增殖性疾病的发生率增高；硫唑嘌呤致癌风险相对较低；环孢素则主要表现在皮肤癌、淋巴癌方面；血透患者中膀胱癌的标准化发生率（SIR）分别为澳大利亚4.8、欧洲1.5、美国1.4，可能与止痛药或马兜铃酸类中药服用史有关；糖皮质激素通过干扰炎症过程、抑制抗原递呈、抑制细胞免疫和部分体液免疫来削弱免疫系统反应能力，从而增加肿瘤风险，危险程度与治疗时间相关；促红细胞生成素具促进血管生成作用，可刺激肿瘤细胞增殖、抑制凋亡，从而促进肿瘤进展。

（5）肾囊肿：透析10年以上，90%患者有获得性肾囊性病。随时间延长，在肾囊肿基础上可继发肾细胞肿瘤。血透合并肾细胞肿瘤以年轻患者、男性多发，癌组织为多中心及双侧，体积小，恶性程度低，预后较好。

（6）营养不良：透析患者营养不良发生率占18%~75%，常伴多种微量元素、维生素不足，与肿瘤的发生有关。比如：镁离子缺失可能提高炎症介质及自由基水平，从而导致氧化应激的DNA损伤，诱发肿瘤发生；叶酸缺乏与结直肠癌、乳腺癌、卵巢癌、胰腺癌、中枢神经系统肿瘤、肺癌和宫颈癌等有关。

（7）尿毒症毒素在体内的堆积：毒素（如亚硝基二甲胺）抑制淋巴细胞功能，使抑癌基因Klotho表达减低，促进肿瘤发生、刺激瘤细胞增殖，抑制凋亡从而促进肿瘤进展。

（8）DNA修复机制改变：透析患者体内DNA修复机制缺陷是其肿瘤发生的一个原因。但亦有研究表明ESKD患者透析后其DNA修复能力会增加。

3.诊断与筛查

（1）肿瘤标志物与ESKD

无论是否合并恶性肿瘤，CKD患者体内某些肿瘤标志物浓度均可高于健康受试者，如神经元特异性烯醇化酶NSE可出现假阳性结果。血清fPSA、fPSA/PSA、AFP在透析患者中无变化，提示其可作为ESKD患者恶性肿瘤的筛选指标；CA125水平受透析影响可以显著升高但不受肾移植的影响；而CA19-9、CEA与肌酐清除率的关系研究结果不统一。

（2）筛查

透析患者应定期做肾脏B超及基本尿液检验，询问血尿病史，HBV及HCV感染者定期做肝B超筛检。当出现不明原因消瘦、食欲不振、难以纠正的贫血和低血糖、无痛性血尿、一过性不明原因意识障碍等均应积极筛查恶性肿瘤。

4.治疗

一般首选手术，如采取化疗，应根据药物的药代动力学特点及能否被透析清除调整药物剂量，如卡铂、甲氨蝶呤等化疗药物需调整剂量，卡铂剂量=AUC×（25+eGFR），AUC为血浆浓度与时间曲线下面积，甲氨蝶呤剂量减少75%；经肝脏代谢的药物如索菲拉尼、伊马替尼、亮丙瑞林等不需减剂量。用药过程中警惕严重不良反应发生，早诊断、及时治疗，可改善预后。

5.危险因素与预后

透析和恶性肿瘤相互影响，互为危险因素。透析合并恶性肿瘤的危险因素包括年龄、贫血、透析龄、糖尿病史、获得性肾囊肿、长期应用镇痛药物、长期口服环磷酰胺、HPV感染、乙型肝炎、丙型肝炎、长期透析免疫力低下、维生素D缺乏、钙磷代谢紊乱等，透析患者合并肿瘤生存率明显降低，血液透析与腹膜透析合并肿瘤5年生存率分别为44%和46.6%，影响透析合并肿瘤患者预后的因素包括：发生肿瘤时的年龄、肿瘤部位、肿瘤类型、恶性程度及有无转移、是否及时治疗、透析充分性等。

（四）肾移植与肿瘤

对终末期肾病患者，肾移植是目前最有效的肾脏替代方案。鉴于免疫抑制剂在抑制移植排斥反应中的显著疗效，肾移植成功率逐步提高，但机体免疫系统监控能力也随之减低，导致更高的恶性肿瘤发生率。据统计，器官移植患者恶性肿瘤整体发病率是未接受移植人群的2~4倍。我国肾移植受者的恶性肿瘤发生率为0.6%~5.2%，且随生存期延长不断升高。肾移植术后常见恶性肿瘤以泌尿系肿瘤为主，约占55.8%，包括尿路上皮癌、前列腺癌等，其次为消化系肿瘤，约占17.8%，另有乳腺癌、甲状腺癌、淋巴瘤等。肾移植术后发生恶性肿瘤成为肾移植人群第二大死因，仅次于心脑血管病。如何防治移植术后肿瘤发生与进展是肾移植领域主要关注点之一。

肾移植术后发生恶性肿瘤是多因素的，包括年龄、性别、透析时间、免疫抑制剂血药浓度、Treg细胞水平、病毒感染、肿瘤家族史等，但尚未明确恶性肿瘤发生的具体机制。缩短透析时间、监测血药浓度及Treg细胞水平、避免病毒感染、改用mTOR抑制剂、重视移植术前的肿瘤筛查，或许能降低移植术后恶性肿瘤发生率，但仍需大样本临床研究进一步探索。推荐各移植中心建立移植和肿瘤登记随访系统，有助于完善移植术后肿瘤发生谱及危险因素，推进风险模型建立，指导临床工作。

肾移植后发生恶性肿瘤因病理类型和分期不同，治疗方式存在显著差异。原则上，应遵循相关肿瘤治疗原则，同时免疫抑制方案需进行调整。整体上，对局限期或局部进展期实体瘤，仍以手术治疗为主，围术期应注意减少使用损害肾功能药物；针对合并转移性肿瘤患者，接受系统治疗时应权衡肿瘤控制疗效与药物对移植器官的损害，建议肿瘤科医生与肾移植专科医生共同探讨治疗方案以实现最优个体化治疗。

原发肿瘤的手术时间与接受肾移植的时间间隔是原发肿瘤复发或转移的危险因素，所以肾移植术后肿瘤的复发或转移，一直是终末期肾病患者推迟接受肾移植的主要原因。目前针对合并恶性肿瘤手术史的患者接受肾移植手术的时机，尚无统一标准。国外指南推荐，根据肿瘤类型与分期，恶性肿瘤术后2~5年可接受肾移植手术，由于常见肿瘤术后2年是复发高风险期，所以推荐肿瘤术后患者至少等待2年再接受肾移植术。然而，随着人口老龄化增长趋势的日益显现，过久肾移植等待时间增加了高龄人群终末期肾病相关死亡风险，所以应根据患者机体情况与既往肿瘤诊疗情况，制定个体化的肾移植治疗方案。此外，应指出的是，合并恶性肿瘤手术史的患者接受肾移植后全因死亡率高于无恶性肿瘤病史的肾移植患者（HR：1.51）。因此，对肾移植术前合并恶性肿瘤手术史的患者人群，肾移植术后应接受密切随访与管理。

第三章

肿瘤相关性肾损伤的防治

一、实体瘤相关性肾损伤

（一）肾细胞肿瘤

肾细胞肿瘤是起源于肾实质的恶性肿瘤，不同病理亚型起源于近曲小管、远曲小管或集合管。肾细胞肿瘤在2016年中国癌症估算死亡人口中，死亡率达1.95/10 000。肾细胞肿瘤相关肾功能损伤包括急性肾损伤（acute kidney injury，AKI）与慢性肾病（chronic kidney disease，CKD）。约5.1%的急性肾损伤患者，疾病最终进展为终末期肾病（end stage renal disease，ESRD）。按导致肾功能异常的原因，可分为肿瘤自身因素所致肾损伤和肿瘤手术所致肾损伤。

1.肾细胞肿瘤本身导致的肾损伤

肾损伤原因包括肾肿瘤侵犯导致有效肾单位减少、周围正常肾实质受压引发微循环障碍、肿瘤导致局部炎症细胞浸润与炎症因子释放、肾肿瘤静脉癌栓导致血液回流障碍、巨大肾细胞肿瘤压迫肾盂输尿管继发梗阻等。肿瘤溶解综合征在肾细胞肿瘤中少见，但肾癌可伴有副瘤综合征，继发高血压、高钙血症等表现，从而诱发肾损伤。

2.肾细胞肿瘤手术治疗导致的肾损伤

手术是治疗早期与局部进展期肾细胞肿瘤的标准治疗方案，包括根治性肾切除术和肾部分切除术。手术导致肾细胞肿瘤患者术后肾功能损伤的原因分为麻醉因素及肾单位损失两方面，前者主要为麻醉过程血流动力学改变导致肾缺血再灌注损伤以及麻醉药物肾毒性，临床上相对少见；手术所致肾单位损失则可直接降低肾脏功能。对根治性肾切除术，由于患肾切除导致大量肾单位损失，术后短期急性肾功能不全发生率明显升高。而肾部分切除术后急性肾损伤的发生机制是手术切除肿瘤周围部分正常肾组织导致肾单位损失，还与术中常规短期阻断患侧肾动脉对肾实质缺血再灌注损伤以及缝合过程对周围正常肾脏机械损伤相关。此外，手术导致肾功能损伤的原因还包括术中意外损伤肾动脉、腹主动脉、下腔静脉等大血管导致大量出血或术后并发症休克引起的肾血流灌注不足等。肾细胞肿瘤术后22%~42%患者远期发生慢性肾功能不全。

3.肾癌药物治疗引起的肾损伤

晚期肾癌患者以药物治疗为主，目前推荐的药物以血管内皮生长因子-酪氨酸激酶抑制剂为主的靶向药物治疗或者靶向联合免疫检查点抑制剂，但此类肾癌患者多数已接受一侧肾切除，患者肾功能储备减少。而靶向药物的使用均可引起不同程度的肾损伤，肾损伤表现为蛋白尿（13.7%）、肌酐升高（14.6%）、肾衰竭（1.1%）；舒尼替尼、培唑帕尼的肾毒性风险相对较高，而阿昔替尼、索拉非尼可能更为安全。当患者出现蛋白尿，应检查24小时尿蛋白定量，轻度蛋白尿可继续靶向药物治疗，中度蛋白尿应调整药物减量，重度蛋白尿应停用药物。靶向联合免疫治疗造成肾毒性事件主要为蛋白尿、肌酐升高。在肌酐升高方面，“帕博丽珠单抗+阿昔替尼”组合应用相对安全；而“帕博丽珠单抗+仑伐替尼”组合应用，临床上更应关注患者尿蛋白的异常，及时调整药物剂量。

4.肾细胞肿瘤相关肾损伤的早期发现与防治

（1）肾细胞肿瘤相关肾损伤的早期发现

其早期发现主要包括围手术期监测尿量。术后及时复查血电解质、血肌酐及肾小球滤过率。此外，近年来研究表明相较于血肌酐等指标，血清胱抑素C能更准确评估与反映肾损伤程度，是一种发现早期肾损伤的可靠标志物。

（2）肾细胞肿瘤相关肾损伤的防治

首先是早期发现肾肿瘤，以获得更多的肾部分切除术机会。大量研究表明，相较于根治性肾切除术，肾部分切除术可降低术后急性肾损伤及远期慢性肾功不全的风险。肾肿瘤大小和分期与手术方案选择密切相关，肾肿瘤越大，肾部分切除术手术难度加大、缺血时间延长，肾功能损伤相应增加。提倡对肾细胞肿瘤高危人群进行筛查以早期发现肾肿瘤。

对合并高血压、糖尿病的患者，积极治疗基础病，纠正血压和血糖异常。合并感染应及时选择肾功能损害较小的抗感染治疗方案，在感染控制情况下尽早停用抗生素。

对肾脏手术患者，术前应充分评估两侧单肾功能，综合年龄、肿瘤大小、位置、分期等情况，综合考量选择手术方案。对技术可行的局限性肾细胞肿瘤，特别是合并有肾脏潜在损害疾病的患者，肾部分切除术可作为首选治疗手段。

腹腔镜下短期阻断肾动脉且创面双层缝合模式是目前最常用的肾部分切除术式，热缺血时间与缺血再灌注损伤及残余有效肾单位是影响术后肾功能的重要因素，因此临床上一定要尽量缩短热缺血时间。近年诸多研究旨在对肾部分切除术技术手段进行改革创新以加强对肾功能的保护。多项研究表明相较传统腹腔镜肾部分切除术，机器人辅助腹腔镜肾部分切除术可进一步缩短热缺血时间从而更好保护肾功能。对特定选择人群，不阻断肾动脉零缺血技术以及分支动脉阻断比完全肾动脉阻断在保护远期肾功能方面具备优势。免缝合及单层缝合技术相较双层缝合可缩短缺血时间。

术前术中的一些创新改良的检查手段也将有利于肾功能保护。术前肾血管三维重建对明确肾脏血管走行及发现解剖变异，降低出血和并发症风险具有重要价值。术中超声有助于明确肿瘤边界，精准切除减少肾单位损失，术中肾脏降温减少正常肾单位的热缺血时间等。

此外，诸多中药制剂的相关研究表明在急性肾损伤控制及慢性肾功不全的肾功能改善方面可能有效，包括金水宝、肾康、灯盏细辛、乌斯他丁、黄芪当归、红花注射液等。金水宝治疗可通过抑制TNF-α的作用防治顺铂化疗相关急性肾损伤，同时荟萃分析显示其对CKD患者具有一定的治疗作用，但这些药物多数在手术相关急性肾损伤患者中缺乏应用，其疗效需要进一步临床研究进行探索和验证。

（二）膀胱恶性肿瘤及上尿路癌

膀胱恶性肿瘤病理类型上主要为尿路上皮癌，其他少见类型有腺癌、鳞状细胞癌等，上尿路上皮癌主要为来源于肾盂、肾盏、输尿管的上尿路上皮癌（upper urinary rract urothelial carcinoma，UTUC），是一种发病率相对较低的肿瘤，占所有尿路上皮癌的5%~10%。初诊时约有17%患者合并膀胱肿瘤，术后22%~47%继发膀胱肿瘤，2%~6%出现对侧上尿路肿瘤，即双侧上尿路肿瘤。

膀胱恶性肿瘤及上尿路肿瘤在治疗前或治疗期间可发生肾损伤，其中为肾后性梗阻导致的肾损伤最为常见。

1.膀胱恶性肿瘤累及输尿管口或上尿路肿瘤导致梗阻，引起肾后性肾损伤

膀胱恶性肿瘤合并肾损伤多由膀胱恶性肿瘤累及输尿管口或膀胱三角区、瘤体较大阻塞尿道口或转移灶压迫输尿管造成梗阻引起，导致肾后性肾损伤。据报道，膀胱恶性肿瘤合并肾积水发生率可达29.8%，膀胱恶性肿瘤合并急性肾损伤发生率可达17.8%。肌层浸润性膀胱恶性肿瘤较非肌层浸润性膀胱恶性肿瘤更易引起梗阻性肾积水，进而引起急性肾衰竭。术前肾积水是膀胱恶性肿瘤患者的独立不良预后因素，合并肾积水的膀胱恶性肿瘤总生存率和肿瘤特异性生存率均明显低于无肾积水的膀胱恶性肿瘤患者。

上尿路肿瘤临床上主要分为低危和高危两种。低危UTUC临床上表现为单发病灶、肿瘤直径小于2cm、尿脱落细胞学为低级别尿路上皮癌、计算机断层扫描尿路造影（computerized tomography urogram，CTU）表现为非侵袭性肿瘤，临床上无输尿管

和肾积水的表现。高危UTUC为上尿路肾积水、多发病灶、肿瘤直径大于2 cm、尿脱落细胞学或输尿管镜活检病理为高级别尿路上皮癌或并存尿路上皮癌其他病理亚型、CTU表现为侵袭性肿瘤，因此高危性UTUC常合并有梗阻性肾损伤。邢云超等统计北大医院2003—2013年UTUC，其中87.2%的患者肾小球滤过率（eGFR）大于等于30 mL/min，12.8%的eGFR小于等于30 mL/min，56.9%的患者伴有同侧肾积水，其中16%血肌酐含量大于133 mol/L。

2.手术引起的肾损伤

膀胱癌患者根治性全膀胱切除术后，需要进行尿流改道，而回肠膀胱和原位新膀胱术是目前根治性膀胱切除术后最常见两种尿流改道术式。然而，根治性膀胱切除术围术期总并发症率可达40%~60%，1月内死亡率高达1%~3%。高龄、肥胖、长时间手术、患者基础疾病多是患者围术期导致肾性急性肾损伤的高危因素，而术后伴发肠梗阻、尿瘘、感染等并发症更易导致急性肾损伤发生。据报道，根治性膀胱切除术后发生急性肾损伤可高达22%。此外，输尿管与肠道的吻合狭窄或反流是尿流改道术后导致梗阻性肾积水的常见并发症之一，据报道发生输尿管吻合口狭窄可高达15%，而原位新膀胱患者常因新膀胱功能不佳，导致尿潴留、继发上尿路积水而影响肾功能。同时，膀胱恶性肿瘤根治性切除术后，输尿管再发肿瘤也是引起肾积水的原因之一。

上尿路肿瘤即肾盂及输尿管尿路上皮癌的主要治疗方法为根治性肾及输尿管全长切除和膀胱袖状切除术，因此采取根治性手术切除肾脏后，必然导致全身肾单位的减少，对患者肾功造成进一步损害或出现慢性肾病。虽然有些损害部分可逆，但绝大部分是终身不可逆的。因此，术前充分评估并选择合适的治疗方案对预后和生活质量非常重要。

3.新辅助化疗引起的肾损伤

基于顺铂的联合化疗方案是目前循证医学证据支持的肌层浸润性膀胱恶性肿瘤新辅助化疗方案，然而化疗药物的毒性也可引起肾损伤。据报道，新辅助化疗患者急性肾损伤的发生率可达40.6%，慢性肾病的发生率可达11.1%。近年膀胱恶性肿瘤的新辅助免疫治疗也逐渐在临床上开展，但新辅助免疫治疗也可引起治疗相关肾损伤。

4.临床治疗及处理流程

（1）病因治疗。①积极处理患者合并疾病，控制血压、血糖或尿酸等基础疾病。②中国UTUC患者的发病与服用马兜铃酸相关中草药有关，因此对于UTUC患者，要充分了解用药史，避免服用类似药物。③如为膀胱出口肿瘤堵塞尿潴留，留置尿管引流。④手术治疗解除尿路梗阻：根据膀胱恶性肿瘤的浸润程度和范围可行经尿道膀胱肿瘤电切术切除膀胱肿瘤，输尿管内留置输尿管支架管，引流肾积水的尿液或根治性膀胱切除术解决梗阻性肾积水。⑤停用肾毒性药物：若在新辅助化疗期间出现急性肾损伤，应立即减量、停用或更换化疗药物。

（2）对于上尿路肿瘤，低危患者可考虑保肾术，与患者充分沟通后，通过输尿管镜、经皮肾镜切除UTUC，同时保留同侧肾，以最大限度保留患者的肾功能。对于输尿管下段肿瘤，即使是高危肿瘤，也可考虑保肾手术，可选择输尿管下段加膀胱袖状切除和淋巴结清扫后，进行输尿管膀胱吻合术。

（三）前列腺癌

前列腺癌是男性泌尿生殖系最常见的恶性肿瘤，好发于前列腺外周带，我国前列腺癌发病率和死亡率分居男性恶性肿瘤的第6位和第7位，目前还在逐年上升。研究发现在所有前列腺癌中，约61.7%的患者存在有肾小球滤过率下降，原因不明。

1.肾损伤发病机制

（1）肾前性损伤：中晚期前列腺癌，容易发生盆腔淋巴结转移，当病情加重，可累及腹膜后肾门淋巴结，肿大淋巴结和腹膜后纤维化会压迫肾门血管，造成肾血流灌注不足，进而造成肾功能损伤。

（2）肾性损伤：由前列腺癌引起的肾实质损伤可分2种情况。一为前列腺癌发生肾转移，转移肿瘤组织快速生长，破坏正常肾皮质，但非常少见。二是由药物治疗引起，雄激素阻断疗法（androgen deprivation therapy，ADT）是晚期前列腺癌传统的药物治疗方式，长期进行ADT治疗发生急性肾损伤的风险增加。原因是ADT治疗会致患者血糖和脂代谢异常，继而引起肾间质内膜扩张和增厚，抑制肾血管舒张功能。研究表明，正接受ADT治疗者发生急性肾损伤相对风险是未接受者的2.68倍，随ADT治疗时间延长，急性肾损伤的风险会随之上升。

（3）肾后性损伤：前列腺癌浸润性生长造成泌尿系梗阻导致肾损伤，在临床上相对常见。局部进展期前列腺癌，肿瘤组织可突破前列腺包膜，侵犯膀胱颈引发膀胱出口梗阻，侵犯膀胱三角区甚至累及输尿管壁，引起输尿管出口梗阻。严重梗阻会进一步造成上尿路肾积水，继而引发肾功能不全表现。

2.临床表现与诊断

前列腺癌所致肾损伤可分为急性和慢性两种，急性肾损伤表现为患者突然少尿或无尿，伴腰部不适，酸痛感，血肌酐、尿素氮和血钾会在短期内急剧升高，常见于前列腺癌浸润性生长引起的尿路梗阻。慢性肾损伤表现为进行性肾功能不全，最终可进展至终末期肾病。对于ADT治疗相关性急性肾损伤，要详细询问病史，了解ADT治疗时长，同时要排除由其他肾毒性物质或肾原发性疾病如肾炎、肾小球肾炎、慢性肾盂肾炎等导致的肾实质损伤。引起尿路梗阻的疾病较多，前列腺癌浸润性生长引起的尿路梗阻需与尿路结石，膀胱或输尿管肿瘤或其他腹部肿瘤恶性侵犯等相鉴别。

3.治疗

对前列腺癌合并中重度肾损伤患者，病情一般较重，应首先明确肾损伤原因，如为梗阻，下尿路梗阻者可考虑留置尿管或膀胱造瘘管，如为肿瘤侵及输尿管下段，往往从膀胱镜下留置输尿管支架管不易成功，而多考虑肾穿刺造瘘以引流尿液，改善肾功能，必要时先接受透析治疗。在前列腺癌原发病的基础上，多选择内分泌药物治疗，待病情好转后再决定其他治疗手段以改善患者生存。

（四）胸部肿瘤与肾病

1.流行病学

随着人口老龄化加速，恶性肿瘤和肾病的发生率逐渐升高。肿瘤肾脏病学的发展使人们逐渐认识到肿瘤与肾病间的密切关系，两者常同时或先后发生，可互为因果，并有相似危险因素（如老龄化）。胸部肿瘤相关肾损伤发生率较低，如胸腺瘤相关性肾损伤的发生率约为2%。

2.病因学

（1）胸部实体瘤本病所致肾损伤

①转移瘤致肾损伤：主要见于肺部肿瘤和乳腺肿瘤。当肿瘤转移至肾门或腹主动脉旁淋巴结时，压迫肾动脉导致肾缺血或继发性高血压。肿瘤转移，可在微血管形成瘤栓，并使纤维蛋白沉积形成微血栓。红细胞在通过纤维蛋白网时可发生破碎。肿瘤分泌的促凝物质可促进血栓形成，外加瘤细胞对血管内皮损伤，进而可致肿瘤相关血栓性微血管病发生，主要以肺部肿瘤、乳腺肿瘤为常见。

②免疫介导：肿瘤可通过释放肿瘤相关抗原或产生各种免疫因子引起体液或细胞免疫反应，进而介导肾小球疾病发生。某些病毒感染还可同时导致血液系肿瘤（如白血病、淋巴瘤）和肾损伤。肾病主要表现为蛋白尿或肾病综合征，症状大多发生在肿瘤确诊之后或与肿瘤同时出现，也可在诊断前出现。肾病病情常因肿瘤治疗情况波动。当肿瘤根治或缓解后，肾病可缓解或好转；当肿瘤复发或恶化时，可复发或加重。

③代谢异常和电解质紊乱：肿瘤可致营养大量消耗，肾灌注不足；肿瘤代谢异常（如免疫球蛋白、补体、轻链和尿酸等）及电解质（钙、钠和钾等）紊乱可致肾小管间质损伤。肿瘤溶解综合征常发生在首次化疗后，也可自发出现。由于瘤细胞（比如小细胞肺癌）短期内快速崩解并大量释放核酸（将代谢为尿酸）、磷和钾等，导致高尿酸血症、高磷血症、低钙血症、高钾血症及AKI相应症状。

④肾后性梗阻：腹腔或腹膜后淋巴结转移，可压迫尿道而致梗阻性肾病。肾功能恢复主要取决于梗阻程度和持续时间，长时间梗阻将造成肾小管损伤和肾实质萎

缩。肾脏结局主要取决于肿瘤本身的治疗。

（2）胸部实体瘤诊治过程所致肾损伤

①检查相关肾损伤：胸部肿瘤完善分期检查时，需行头颅、颈部、胸腹部等增强MRI或CT及骨扫描、PET-CT等，较密集接受造影剂如碘普罗胺等。

②围术期相关肾损伤：根治术是分期较早胸部肿瘤整合治疗的重要组成。肿瘤患者受营养大量消耗，肾灌注不足影响，术中、术后对患者液体复苏时，可能用羟乙基淀粉酶会增加急性肾衰的风险，其分子量较大，不易被代谢，进而聚集在血管，从而使肾功受损，甚至发生急性肾衰。

③系统治疗相关肾损伤：除ⅠA期及部分ⅠB期非小细胞肺癌外，胸部肿瘤几乎都要接受系统治疗，相关化疗（如顺铂等）、靶向（如贝伐珠单抗等）、放疗、免疫等治疗中引起肾损伤。

3.临床表现

胸部肿瘤相关肾损伤的临床表现隐匿，易被忽视。临床表现无特异性，可表现为血尿和或蛋白尿、肾病综合征、急性肾损伤、慢性肾病及多种电解质（钠、钾、钙和磷等）紊乱等，可伴血压升高。

4.诊断

根据临床症状，结合尿常规、24小时尿蛋白定量、血生化等高度疑诊。确诊需肾脏病理，肾穿刺诊断“金标准”。肿瘤患者肾病的临床表现与肾脏病理的关系，即使相似临床表现也可能是不同病理类型。肾脏病理以膜性肾病、膜增生性肾小球肾炎为常见，可有系膜增生、新月体形成、肾小球硬化或肾小管间质损伤等。其中膜性肾病在肿瘤肾损伤病理类型中最常见，占44%~69%，并发肿瘤发生率为1%~22%。肿瘤相关膜性肾病诊断依赖于二者伴随性，不同研究发病率差别较大。肿瘤相关膜性肾病实体瘤以肺部肿瘤最常见。与控瘤药物（尤其是新型控瘤药物，如分子靶向药物、免疫检查点抑制剂）有关的肾病，临床主要表现为急性肾损伤或蛋白尿，肾脏病理以急性间质性肾炎、血栓性微血管病多见。

5.治疗

明确肾病与肿瘤关系，并予针对性治疗，对改善肾病预后及保障控瘤治疗具重要意义。在控瘤过程中预防治疗相关肾损伤非常重要。对肿瘤所致肾病综合征，按肾病综合征治疗，需关注控瘤治疗与肾病综合征的相互作用。出现肾衰竭者，应尽早安排肾替代治疗。对原发肿瘤，按原则治疗，部分治疗有效后，肾损伤可得好转或恢复正常。

6.预后

肾功能恢复主要取决于肾功能损害的程度和持续时间，长时间损害将造成肾小管损伤和肾实质萎缩。与控瘤药物有关的肾病，约一半经针对性治疗后可缓解或好转。肾脏结局主要取决肿瘤本身的治疗。

（五）腹部肿瘤与肾病

1.流行病学

全球肿瘤相关急性肾损伤占21.3%，40%~45%患者肾损伤在肿瘤确诊前出现；约40%与肿瘤同时出现。腹部实体瘤相关肾损伤确切数据目前未见报道。腹部实体瘤相关肾损伤，以胃部肿瘤、结直肠肿瘤、腹膜后肿瘤多见，肝、胆、胰等肿瘤相对少见。腹腔的肾上腺外嗜铬细胞瘤（腹膜后、腹主动脉旁等）、下腔静脉平滑肌肉瘤、抗利尿激素分泌异常综合征（胰腺肿瘤、十二指肠肿瘤等所致）、中晚期恶性肿瘤瘤栓等均可致肾损伤。早期识别并预防肿瘤相关肾损伤的危险因素显得尤为重要。

2.病因学

（1）实体瘤本病所致肾损伤

①肿瘤直接侵犯肾脏致肾损伤，如降结肠肿瘤、升结肠肿瘤、下腔静脉平滑肌肉瘤等直接侵犯肾脏；肿瘤挤压肾脏致肾损伤，如腹膜后巨大肿瘤等；肿瘤压迫输尿管造成输尿管及肾盂积水致肾损伤。

②肿瘤引起的免疫性肾损伤：肿瘤相关抗原刺激宿主产生抗瘤抗体，形成可溶性免疫复合物，沉积于肾小球而致病；坏死肿瘤产生大量瘤细胞DNA，使体内产生抗DNA抗体并形成免疫复合物，引起患者肾损伤。

③肿瘤并发症所致肾损伤：肿瘤异常所致的高尿酸血症及高钙血症、肝脏肿瘤合并大量腹水引起的腹腔间隔室综合征、中晚期肿瘤瘤栓等，肝癌晚期出现肝肾综合征导致肾损伤。肿瘤所致的摄入不足、消耗增加、消化道梗阻、出血、穿孔、休克等并发症导致有效循环血量不足、血流动力学改变等导致肾损伤。

（2）实体瘤诊治过程所致肾损伤

①放疗、化疗、靶向、免疫等治疗中肾损伤，某些检查所致肾损伤。

②手术治疗相关肾损伤。

a.围术期非手术操作相关肾损伤：术前合并有高血压病、冠心病、慢性肾脏病，及水电解质、酸碱平衡紊乱；术中手术时长、输注液体速度及血压过低；术后使用万古霉素，血容量不足，过度依赖肠外营养等。

b.手术操作所致肾损伤：为切除受侵肿瘤所致直接肾损伤；解剖层次不清损伤输尿管、膀胱及尿道所致继发性肾损伤。

3.临床症状

（1）肾脏表现

多数表现为血尿、大量蛋白尿、水肿、少尿等，可伴血压升高。当肿瘤直接浸润时，可引起肾区钝痛、胀痛；引起肾小管病变时，还可出现多饮、多尿、夜尿增多等症状；继发尿路感染，会出现发热、尿频、尿急、尿痛等症状。

（2）原发肿瘤肾外表现

①胃肿瘤：早期症状不明显，肿瘤部位不同症状不同，靠近贲门易表现为进行性吞咽困难，靠近幽门易表现为胃胀，位于胃体不易出现症状。最常见症状有体重下降、腹痛、恶心、厌食、吞咽困难、腹痛、胸痛等。约10%首诊时已出现胃部肿瘤转移后症状，如锁骨上淋巴结肿大、腹水、黄疸、肝脏肿大等。

②结肠肿瘤：主要症状包括排便习惯和粪便性质改变、腹痛、腹部包块、肠梗阻和贫血等。其中，排便习惯改变和大便带血常是最早出现的症状；肿瘤大到一定程度，可自己触及腹部肿块；晚期结肠肿瘤多表现为不全性肠梗阻和贫血，常引起腹胀、阵发性疼痛、大便困难、面色苍白、乏力、消瘦等。

③腹膜后巨大肿瘤：脂肪肉瘤、纤维肉瘤、恶性神经鞘瘤及恶性畸胎瘤等，随肿瘤增大可影响呼吸，上腹饱胀感、下腹部坠胀感。压迫脏器产生刺激症状，有恶心、呕吐；排便次数增多或慢性肠梗阻；腰背疼痛、会阴部及下肢疼痛；压迫静脉及淋巴管引起下肢水肿等。

④肝肿瘤：早期症状不典型，主要为消化道症状，如上腹部不适、腹胀、食欲缺乏、乏力、时有腹痛胁痛等。晚期症状以肝区疼痛为主，可伴有腹胀、纳呆、呃逆、腹泻、发热、消瘦、乏力、鼻衄、齿衄、呕血、便血及皮下瘀斑等。

4.临床检查

分为肾相关检查和原发肿瘤相关检查（详见第二章）。

5.诊断

根据血尿、蛋白尿、水肿、少尿、腰背痛等症状，结合体检及血常规、尿常规、24小时尿蛋白定量、血生化、肿瘤标记物、X线、CT、MRI、内镜、病理等即可确诊。

6.鉴别诊断

（1）原发性肾病：当原发肿瘤症状不明显，或以肾脏受累表现为首发症状时，要注意与原发性肾病鉴别。必要时行肾活检以资鉴别。

（2）非肿瘤引起的肾损伤：系统性红斑狼疮、糖尿病等。

（3）原发肿瘤相关鉴别：胃肠肿瘤与胃肠溃疡性疾病、炎性疾病、Lynch综合征等；肝癌与肝囊肿、肝血管瘤、肝包虫病等。

（4）其他，如肝肿瘤合并大量腹水、胃肿瘤腹腔种植、肠道肿瘤穿孔等。

7.治疗

以针对原发肿瘤治疗为主，肾脏治疗为辅。但在肿瘤治疗过程中需预防治疗相关肾损害，以防肾损害加重。对肿瘤所致肾病综合征，按肾病综合征原则常规治疗；对出现肾衰竭者，给予保护肾功能、适时安排肾替代治疗。对原发性肿瘤，根据治疗原则治疗，部分治疗有效，肾损害可得到好转或恢复正常。

（1）肾损伤治疗

①对症治疗：注意防治感染、出血、电解质紊乱等对肾功不利因素。②一般治疗：严重水肿、低蛋白血症者，需卧床休息。水肿消失、情况好转后再起床活动。③药物治疗。a.血管紧张素转换酶抑制剂（ACEI）、血管紧张素Ⅱ受体阻断剂（ARB）：在治疗肿瘤同时，可予ACEI、ARB，降低尿蛋白，保护肾功能。常用药物有卡托普利、贝那普利、缬沙坦、厄贝沙坦等。b.利尿药：适于水肿者，据情选择氢氯噻嗪、呋塞米、螺内酯等，利于利尿消肿。c.激素及免疫抑制剂：适于肾病综合征者，据肾脏病理类型及严重程度，必要时选择激素及免疫抑制剂治疗。常用药物有泼尼松、地塞米松、环磷酰胺等。d.别嘌醇：预防肿瘤溶解综合征。④解除存在的梗阻因素：腹腔肿瘤压迫输尿管导致梗阻，通过经皮肾脏造瘘术或支架植入术来解除梗阻。

（2）手术治疗

实体瘤肾损伤一经确诊，首先考虑手术切除肿瘤，不能及时切除者可选择放化疗等。据原发肿瘤病理类型、分化程度、临床分期、患者体质状况等整合考虑，选择合理术式。对肿瘤直接侵犯肾脏者，手术后肾损伤可部分缓解或恢复正常。

（3）其他治疗

肾替代治疗、激素治疗、肾移植治疗等。

8.预防

遵循早发现、早诊断、早治疗原则。多数患者肾脏表现为血尿、蛋白尿、水肿、少尿等，可伴轻度肾功减退；少数肾脏表现不明显，或被原发肿瘤症状所掩盖。不同类型实体瘤还会引起肾外症状。肝癌相关肾损伤积极抗病毒、抗肝硬化治疗。选择敏感性标志物，尽早发现和诊断肾损伤，尽早干预，有利于提高肾损伤疗效。

9.预后

腹部实体瘤肾损害的预后，主要取决于原发性肿瘤病理类型、病理分期、对治疗反应等临床病理特征及肾损害严重程度。同时，早发现、早诊断、早治疗尤为重要。随着医学水平提高，早诊率明显提高，多数患者成功接受早期合理治疗，肾功能可随原发肿瘤治疗而得到好转或恢复正常；部分中晚期恶性肿瘤伴肾损伤严重者，治疗难度大，预后差。

（六）妇科肿瘤与肾病

近年肿瘤的诊断、管理和治疗取得很大进展，患者预期寿命已经提高。但肿瘤及其治疗对正常器官造成相当大损害，同时可能出现全身继发性肿瘤风险。其中肿瘤相关肾损伤尤其值得关注。女性生殖系肿瘤（妇科肿瘤，简称妇瘤）相关肾损伤可分为急性肾损伤（AKI）和慢性肾脏病（CKD）。AKI和CKD在妇瘤患者中非常普遍，且与全因死亡风险增加有关。本指南涉及宫颈、卵巢及子宫内膜肿瘤相关AKI和CKD的发病机制及防治策略。

1.妇瘤与肾病

（1）AKI的发病机制

①前性AKI。

肿瘤患者易受到血流动力学影响，妇瘤亦是如此，60%~80%的患者会出现厌食、恶心和呕吐。需行详细查体早发现容量不足，但敏感性和特异性较低。

高钙血症与肿瘤转移所致钙的溶骨释放或通过释放肿瘤衍生内分泌因子刺激破骨细胞活性有关。高达30%肿瘤伴高钙血症，并通过多种机制引起AKI。在妇瘤，尤其骨转移高钙血症亦常发生。高钙血症通过激活位于髓袢升支粗段的钙敏感器，产生类似速尿效应，导致严重容量损耗。高钙血症还使入球小动脉收缩，肾小球内压下降；磷酸钙晶体沉淀和肾小管堵塞也是肿瘤合并高钙血症发生AKI机制之一。

②肾性AKI。

许多实体瘤和血液肿瘤可累及肾实质。肾转移瘤来源广泛，妇瘤是其中之一。妇瘤肾转移常表现为双侧、多局灶实质结节，也有单一外生性病变报道，发生转移常提示预后不良。妇瘤浸润引起的AKI主要是瘤细胞进展到肾致肾实质受侵犯进而导致肾小球、小管间质和微血管结构破坏，从而使GFR下降。多数病例临床症状不明显，部分出现高血压、腰痛和血尿。

③肾后性AKI。

尿路梗阻常发生在晚期腹部或腹膜后肿瘤，及腹膜后肿瘤转移患者，临床症状与梗阻进展速度及程度有关，缓慢起病及部分梗阻可无临床症状，急性起病的单侧或双侧尿路梗阻可伴腰痛和无尿性急性肾衰（双侧梗阻）。尿路梗阻是妇瘤患者肾后性AKI常见病因。常由瘤块引起管内阻塞或肾外梗阻。最常见的肾外梗阻，是由瘤块（如宫颈肿瘤、卵巢肿瘤）压迫输尿管所致，造成输尿管及肾盂积水，从而导致AKI。即使在无肾积水的情况下，也可因腹膜后肿瘤或腹膜后纤维化包裹集水系统阻止肾盂输尿管扩张，导致尿路阻塞。非扩张性尿路梗阻病（NDOU）是急性肾衰的罕见病因，发生率不到5%。常与盆腔内恶性肿瘤和导致腹膜后淋巴结肿大和腹膜后纤维化的疾病有关。非扩张性尿路梗阻病作为AKI致病原因常被遗漏。临床上，尽管已有慢性尿路梗阻，但患者仍可无症状。急性梗阻可致疼痛和血尿。如未发生完全双侧输尿管梗阻，尿量可能持续存在，因此存在尿液不能排除梗阻。超声、CT、MRI或核素成像等检查可显示泌尿系统扩张，泌尿系统造影可确定梗阻程度。

（2）CKD的发病机制

CKD是恶性肿瘤最关键的并发症之一，在许多方面与肿瘤相关。有研究提示，

CKD在肿瘤的患病率高于无肿瘤患者，可使患者预后恶化。肿瘤相关CKD的因可分两类。一是直接肾脏受累，包括原发肾肿瘤、转移性浸润、血管或尿路梗阻及副肿瘤性肾小球病；二是治疗并发症，包括肿瘤溶解综合征、肾毒性药物、肾切除术和骨髓移植肾病。急性肾损伤、电解质失衡和酸碱紊乱也在肿瘤相关CKD发生原因。研究表明，妇瘤与CKD呈阳性正相关。

①肾脏直接受累。

妇瘤扩散和生长常直接损害肾组织或阻断输尿管，终致肾功受损。在诊断后1~5年和5~10年间观察到子宫内膜肿瘤患者肾病风险较高。卵巢肿瘤肾盂积水（HR：35.94，95%CI：18.78~68.80），肾脏和输尿管疾病（HR：5.95，95%CI：4.65~7.63）风险增加，且在肿瘤诊断后1~5年内尿液潴留（HR：5.74，95%CI：2.98~11.06）风险增加。肿瘤诊断5年后，卵巢肿瘤患肾盂积水风险高于一般人群（HR：9.10，95%CI：4.29~19.33）。与肿瘤诊断5年以上一般人群相比，卵巢肿瘤急性肾衰（HR：2.42，95%CI：1.59~3.69），原因未明的肾脏和输尿管疾病（HR：2.62，95%CI：1.33~4.04）风险也高于一般人群。

②电解质紊乱。

妇瘤引起的恶心、呕吐、肠梗阻和腹水等并发症常致电解质紊乱，尤其卵巢肿瘤发病早期会出现腹膜转移，大量腹水，易致肠梗阻。

低钠血症（血清钠小于135 mEq/L）常与钠相关体内总水量过多有关，是肿瘤患者最常见的电解质紊乱。高钠血症（血清钠浓度大于145 mEq/L）也很常见，高钠血症使血清渗透压升高至295 mOsm/kg以上，当与高尿渗透压（通常高于血清渗透压）相关时，提示游离水过多和/或液体摄入不足。尿渗透压低（通常小于血清渗透压，接近100 mOsm/kg）可诊断肾源性或中枢性尿崩症，可通过缺水试验确诊。低钙血症定义为校正后总血钙小于8.5 mg/dL或电离血钙小于4.6 mg/dL。低钙血症主要原因是骨形成成骨细胞转移过度摄取导致钙被隔离。低钾血症被定义为血清钾水平小于3.5 mEq/L，原因可分为膳食钾摄入不足、肾外及肾钾损失增加，以及钾重新分布到细胞中。

2. 妇瘤相关肾损伤的防治

（1）治疗原发病

明确病因后，首先应积极治疗原发病，常采取手术治疗，术后配以化疗、分子靶向治疗等手段，控制肿瘤细胞不再继续扩散。如肾衰严重，除手术治疗原发病灶，还要保肾治疗甚至血液透析，同时结合中医治疗。不仅抑制肿瘤细胞扩散，还可缓解肾衰症状。

（2）肾前性AKI

初始治疗直接使用晶体液恢复血管内容量，容量超负荷可用利尿剂。无尿患者会迅速出现液体超负荷，并对利尿剂无反应，此时可行低钙血液透析治疗。初始复苏后可用降钙素或二膦酸盐，常用帕米膦酸盐和伊班膦酸盐。唑来膦酸成功用于血清肌酐小于4.5 mg/dL者，效果及安全性更佳。但对GFR小于30 mL/min/1.73 m^2者，不建议长期使用唑来膦酸。地诺单抗是一种针对核因子κB配体受体激活因子的中和性单抗，已用于肿瘤相关高钙血症治疗。

（3）解除梗阻因素

尿路梗阻严重程度及持续时间决定恢复期长短。梗阻一旦确诊，应行经皮肾造瘘术（PCN）或输尿管支架缓解。对任何尿路梗阻引起的AKI病例，肾脏适当减压都可能非常有益，在非扩张性尿路梗阻（NDOU）中尤其如此。恶性肿瘤转移和恶性输尿管梗阻是AKI总生存率较低的独立危险因素，中位生存期少于7个月，需判断哪些患者能从有创手术减压中获益。

（4）纠正电解质紊乱

低钠血症：对低血容量者，应使用等渗液体（例如0.9%生理盐水）行静脉补液。避免低渗液体，会加重低钠血症。对高血容量性低钠血症，应限制液体和盐分，并可根据需要用袢利尿剂治疗。高钠血症：以潜在病因治疗和口服水或低渗溶液（如0.45%盐水或5%葡萄糖）给药为中心，以降低高渗。高钙血症：药物治疗以积极容量复苏为中心，促进钙排泄。呋塞米不再推荐用于高钙血症常规治疗，除非存在容量超负荷。低钙血症：常通过连续静脉输注钙行治疗，并据随后钙水平和症状调整输注速度；同时，应提供肠内钙补充剂及活化形式的维生素D_3（骨化三醇）。低钾血症：治疗包括静脉或口服钾、增加膳食钾摄入量、避免使用可促进钾丢失的药物（如利尿剂）以及同时性低镁血症的共同纠正，最终需要治疗恶性肿瘤。

（七）神经内分泌肿瘤与肾病

神经内分泌肿瘤（neuroendocrine neoplasms，NENs）是一类起源于肽能神经元和神经内分泌细胞，具神经内分泌分化并表达神经内分泌标记物的少见肿瘤。肾原发NENs非常罕见，其发生可能与肾脏先天畸形（马蹄肾）有关。2016版WHO肾脏肿瘤分类将肾中高分化NET、高级别NEC（小细胞和大细胞NEC）及嗜铬细胞瘤/副神经节瘤统称为肾NET。原发性或转移性肾NET可直接侵犯肾实质（包括皮质和髓质），致正常肾单位减少。肾外NENs可转移至肾上腺，转移至肾脏非常罕见。转移性肾肿瘤多呈弥漫性生长、肿瘤包膜缺失、边界不清，对肾实质损伤更大。腹膜后NENs主要见于嗜铬细胞瘤和副神经节瘤。嗜铬细胞瘤通过释放过多儿茶酚胺物质致全身血流动力学改变，影响肾血流灌注；副神经节瘤分泌功能相对较差，但体积一般较嗜铬细胞瘤稍大，可通过压迫肾实质、肾蒂血管和肾盂输尿管，直接或间接造成肾脏缺血，肾实质萎缩，肾组织纤维化，最终导致慢性肾功能不全或肾衰。另外，胃肠道来源的NET可直接压迫或通过腹膜侵犯输尿管，引起输尿管梗阻、肾积水改变。

除直接压迫性机械损伤外，功能性NENs可分泌不同活性物质影响肾功能。嗜铬细胞瘤/副神经节瘤分泌过量儿茶酚胺引起高血压，发生率80%~90%。部分功能性支气管肺和胸腺NENs可分泌5-羟色胺引起类癌综合征，分泌ACTH引起的库欣综合征，会致继发性血压升高和血糖升高。长期高血压可引起肾内小动脉及细小动脉病变，造成动脉管腔狭窄，继发缺血性肾实质损害，并导致肾小球硬化、肾小管萎缩和肾间质纤维化。长期血糖升高可引起慢性肾损伤，持续性白蛋白尿排泄增加，和/或肾小球滤过率进行性下降，最终发展为终末期肾病。胃泌素瘤多引起“卓-艾综合征”，出现顽固性消化性溃疡及慢性腹泻，少数还伴高钙血症及高泌乳素血症。血管活性肠肽瘤分泌大量血管活性肠肽引起严重水泻、低钾血症、胃酸缺乏。严重腹泻可致肾血流灌注不足，引起急性肾损伤。来源于头颈部（包括甲状腺及甲状旁腺）NENs和遗传相关的多发性神经内分泌瘤Ⅰ型（MEN1）常过度分泌甲状旁腺素，引起高血钙、低血磷、高碱性磷酸酶血症。高钙血症使肾血管收缩、肾血流灌注减少、激活髓襻钙敏感受体导致钠丢失、抑制远端肾小管精氨酸加压素活性，引起水排泄增加，造成循环血量不足、从而导致肾急性损伤。此外，高钙血症还可导致钙盐沉积于肾脏并引起肾间质性病变。

NENs导致肾损伤的防治，需积极处理原发病，解除NENs直接对肾脏机械损伤和激素分泌所致间接危害。NENs治疗手段包括手术治疗、放射介入治疗、放射性核素治疗、化学治疗、生物治疗、分子靶向治疗等。疗法的选择取决于肿瘤分级、分期、发生部位及是否具有激素分泌的功能。积极预防和纠正功能性NENs的内环境和酸碱平衡紊乱。

二、血液肿瘤与肾病

（一）白血病与肾病

长期以来，一直有报道血液肿瘤相关肾损伤，但目前针对该病的诊治国内外尚缺乏共识，对该病的认识均来自病例报道。几乎所有肾病（如急性肾损伤、肾小球受累等）均有可能见于淋巴/髓系血液肿瘤。

白血病相关肾损伤主要指白血病细胞直接浸润、代谢产物、免疫反应等导致的肾损伤。

1.流行病学特征

由于发病率低及重视不足，病例数较少，患病率不明确。国外报道7%~34%的血液肿瘤伴肾脏受累，随诊断方法不同，该数值有一定的差异。常引起肾损伤的白血病有慢性淋巴细胞白血病（CLL）、急性淋巴细胞白血病、急性髓系白血病、慢性髓系白血病、慢性粒单核细胞白血病、大颗粒淋巴细胞白血病等。

2.病因和机制

常见白血病肾损害原因包括白血病细胞肾实质浸润、溶菌酶重吸收诱导肾小管坏死等，极少数因横纹肌溶解导致急性肾损伤，具体机制不明确。

3.临床和病理表现

（1）临床表现

临床主要为急性肾损伤（如血肌酐值在24小时内急速升高、少尿等）及肾病综合征（如水肿、蛋白尿、胸腹水等）相关表现。

（2）病理表现

主要病理表现为急性间质性肾炎及肾小球肾炎。2015年，Mayo中心指出CLL相关肾损伤最常见的病理表现为膜增生性肾小球肾炎，其中慢性淋巴细胞白血病浸润为主要原因。

4.诊断

确诊依赖肾活检及病理检查，尤其针对肾间质浸润细胞的免疫组化染色，初筛包括肾功能、尿蛋白定量、肾B超/MRI等。肾损害可能为白血病肾脏髓外复发的初始表现，且肾脏髓外复发一般早于骨髓复发，因此，白血病无论初诊与否，当出现不明原因肾功异常时，若无绝对禁忌，建议行肾活检病理检查，及时准确诊断是改变预后的关键。

5.治疗原则

一经确诊应尽早针对白血病本病治疗，白血病缓解可使大部分肾功能逆转。文献报道，CLL合并肾损害时，氟达拉滨或利妥昔单抗单药治疗可使患者血肌酐下降。

（二）淋巴瘤与肾病

1.淋巴瘤相关肾损伤临床表现

临床症状轻重不一，多有蛋白尿、急性肾功损伤（AKI）、部分以急进性肾小球肾炎（RPGN）起病。肾病理以膜增生性肾小球肾炎（MPGN样病变）最多见，其次是新月体形成，部分肾小球病变轻微，但肾小管间质病变较重。

2.淋巴瘤相关肾损伤发病机制

①肿瘤直接影响：腹膜后淋巴瘤和肿大淋巴结等压迫泌尿道或肾动（静）脉等损伤肾脏。②免疫反应相关肾损伤：淋巴细胞产生某种毒性物质影响肾小球基底膜通透性；肿瘤相关抗原与免疫球蛋白形成免疫复合物进而引起肾病；外周血出现混合型冷球蛋白等。③肿瘤相关高钙血症和高尿酸血症：急（慢）性高钙血症、高尿酸血症均可导致肾损伤。④治疗相关肾损伤：腹膜后或邻近位置淋巴瘤放疗可致放

射性AKI。多种控瘤药物、大剂量化疗后再行造血干细胞移植、免疫治疗和CAR-T治疗等高强度治疗都可致AKI。

3.淋巴瘤相关肾损伤的诊断与鉴别诊断

出现以下情形需考虑淋巴瘤所致肾损害：①出现与肾功能不全不相符合的贫血、白细胞异常增多或减少等造血系统异常；②多发浅表或深部淋巴结肿大、肝脾等结外器官受累；③鼻黏膜损害或特殊皮肤病变；④出现多种自身抗体、血清单克隆轻链、冷球蛋白；⑤肾组织出现灶性聚集且形态单一的淋巴样细胞浸润；⑥肾小球病变轻而肾小球管周毛细血管有大量的淋巴细胞聚集浸润。

4.淋巴瘤相关肾损伤治疗

淋巴瘤相关肾损害并不罕见。对出现单纯肾病变不可解释的临床症状患者，及时行相关淋巴结、骨髓或肾活检确诊对淋巴瘤肾损害诊断有重要意义。

（三）多发性骨髓瘤与肾病

1.多发性骨髓瘤肾损伤发病率及对生存的影响

多发性骨髓瘤是（Multiple Myeloma，MM）是一种克隆浆细胞异常增殖的恶性疾病，肾损伤是常见临床表现，初诊MM中20%~40%伴肾功能损伤，2%~4%需透析，MM肾损伤可增加早期死亡率，轻链型或IgD型MM肾损伤发生率较高。

2.MM引起肾脏损伤的机制

包括管型肾病、轻链型淀粉样变性、单克隆免疫球蛋白沉积病、近端肾小管病变，以及骨髓瘤细胞肾脏浸润、高钙血症、容量不足、高尿酸血症、肾毒性药物性和对比剂、高黏滞血症、感染等均可引起或加重肾损伤。

3.MM肾脏损伤的治疗

（1）支持治疗：水化；双膦酸盐可快速降低血钙，但帕米膦酸二钠与唑来膦酸均不可用于内生肌酐清除率小于等于30 mL/min者；肾损伤伴高钙血症优先选择地诺单抗，但尚无肌酐清除率小于或等于30 mL/min者安全性数据，使用过程中需检测血钙，对比造影剂、非甾体类消炎药、氨基糖苷类抗生素可加重肾损伤。

（2）MM肾损伤治疗MM药物剂量调整：需积极针对原发病治疗。激素冲击疗法有助快速恢复肾功能；硼替佐米、卡菲佐米、沙利度胺、泊马度胺、达雷妥尤单抗、伊莎妥昔单抗、塞利尼索、维奈托克不需因肾功能调整剂量，而来那度胺、美法仑在肾受损患者需据肌酐清除率调整剂量，伊莎佐米仅在肌酐清除率小于或等于30 mL/min者需调整剂量。含硼替佐米的三药方案可能优于两药方案。

（3）MM肾损伤自体造血干细胞移植（ASCT）：ASCT是适合移植MM患者的一线治疗选择，合并肾损害的MM患者肾功能经诱导治疗后部分可以完全恢复正常或明显改善，不影响后续ASCT。即使诱导治疗后肾功能不能完全恢复甚至还需规律血透，也不是行ASCT的绝对禁忌证。但需注意肾功能不全使移植相关毒副作用如黏膜炎、感染等并发症增加，因此，需据肾功能下降程度降低预处理药物剂量。G-CSF±趋化因子受体4拮抗剂在伴肾损伤的MM中进行动员较为安全。

第四章

肿瘤诊治相关肾损伤

一、肿瘤诊断用药相关肾损伤

在影像学检查中，会应用不同造影剂对肿瘤进行诊断。大部分造影剂药物原型及其代谢产物需经肾脏排出体外，有些造影剂可通过一种或多种机制发生毒性作用导致肾损害。造影剂肾病（contrast-induced nephropathy，CIN）是指排除其他肾损害因素，使用造影剂48h后，血肌酐升高大于等于44.2 μmol/L或较基础值增加超过25%，是肿瘤诊断中可能出现的严重并发症。超声和CT造影对肾有一定损伤，MRI和PET-CT造影剂一般对肾损伤不大。

（一）超声造影成像

超声造影成像（contrast-enhanced ultrasound，CEUS）可提高B超检查在多种肿瘤诊断中的价值。但超声造影技术造影剂使用可能会带来肾损伤。

1.CEUS相关肾损伤机制和临床表现

超声造影常用造影剂是六氟化硫微泡，是一种脂溶性超声增强对比剂，由内部包含惰性气体的微泡组成。六氟化硫气体经肺排出，不经肾滤过，不由肾分泌，对肾损伤比较小。六氟化硫导致CIN的机制不清，可能与过敏反应有关，通过激活补体，引起急性间质性肾炎。

临床表现为：①全身过敏反应，主要是药物热、药疹、全身淋巴结肿大、关节酸痛等；②肾过敏反应，表现为无菌性白细胞尿和肾小管损伤，严重时导致继发肾衰。

2.CEUS相关肾损伤的危险因素

①基础肾功能受损：慢性肾功能不全者使用六氟化硫造影剂行超声造影，发生CIN风险增加，尤其是肾小球滤过率小于60 mL/min/1.73 m^2时更严重。②糖尿病：糖尿病合并肾小球硬化导致肾缺血，容易造成CIN。③高龄：老年人肾体积减小，且可

能合并动脉硬化，造成肾血流量减少，肾小球滤过率下降，使高龄患者发生CIN概率明显增高。

3.CEUS相关肾损伤的预防

推荐超声造影前进行CIN风险评估，积极询问药物及食物过敏史，对六氟化硫、聚乙二醇4000、二硬脂磷脂酰胆碱、二棕榈磷脂酰胆碱甘油钠、棕榈酸等任一成分有过敏史者禁用。超声造影前后充分水化，可减少CIN发生。

4.CEUS相关肾损伤的监测

①尿检：尿液分析和尿沉渣定量、尿比重、24小时尿蛋白定量、尿β_2微球蛋白、尿微量白蛋白、尿蛋白/肌酐比值检测等。②肾功能：血肌酐、内生肌酐清除率、血清cystatin C、电解质等。③肾脏影像学：肾脏超声检查。④肾脏病理学：肾活检。

5.CEUS相关肾损伤的干预

①立即停药；②及时进行相关化验和影像学检查，动态监测；③如发生碘过敏反应，可短期应用糖皮质激素等免疫抑制剂及抗组胺药物等脱敏治疗；④加强水化，促进药物排泄；⑤纠正电解质紊乱和酸碱失衡；⑥严重肾衰，可行肾替代治疗。

（二）CT检查

CT检查是肿瘤诊断常用技术。增强CT通过注射造影剂对CT平扫显示不清的影像加以强化，让正常组织器官与病变部位有密度差异，以更好区分二者，判断病变范围、性质。临床上需关注增强CT造影剂相关肾损伤。

1.CT检查相关肾损伤的发病机制

临床上常用的增强CT造影剂为碘造影剂，如碘帕醇、碘海醇等。这些造影剂一般都以原型经肾排泄，通过直接毒性和渗透性毒性对肾造成损伤。

①直接肾毒性：由于肾小管在肾浓缩和重吸收中，暴露于高浓度碘造影剂，易受药物毒性影响，造成肾小管细胞代谢紊乱和诱导细胞凋亡，导致肾小管上皮细胞坏死。②肾小球内血流动力学改变：碘造影剂可引起肾血管收缩，血流量减少，使肾髓质低灌注，造成细胞缺血、缺氧性损伤。③其他机制：碘造影剂可使肾小管分泌的T-H蛋白形成管型，阻塞肾小管，引起阻塞性肾病变。碘造影剂还可引起过敏反应，通过激活补体，引起急性间质性肾炎。

2.CT检查相关肾损伤的临床表现

①肾损伤表现：主要是一过性肾损伤、急性肾衰（非少尿型多见）、无尿、尿潴留、少尿、尿失禁。临床表现为血尿、蛋白尿、不明原因水肿、高血压等。血肌酐、尿素氮快速升高，肌酐清除率下降，尿比重和尿渗透压降低，可伴代谢性酸中毒及电解质紊乱。②过敏反应：大多数过敏反应在用药后几分钟内出现，也有迟发的。常为皮肤过敏反应，多出现在药物注射后2~3天，极少数发生在药物注射后7天内。

3.CT检查相关肾损伤的危险因素

可能的危险因素包括：先存的肾损害、脱水、糖尿病、充血性心力衰竭、晚期血管疾病、高龄、同时使用肾毒性或利尿药物、多发性骨髓瘤/副蛋白疾病、重复和/或大剂量碘化造影剂。

4.CT检查相关肾损伤的预防

推荐增强CT检查前评估CIN风险。①过敏反应预防：积极询问既往过敏史，有造影剂过敏史和已知过敏症或其他超敏反应病史者，避免应用；预先使用抗组胺药或皮质类固醇；监测所有患者的超敏反应。②急性肾损伤预防：对肾功能不全仅使用最低必要剂量的碘造影剂；肾功能严重受损、合并肾病或无尿者禁用；碘造影剂使用前后，充分补水；给予前不用泻药、利尿剂或准备脱水治疗，尤其对晚期血管病、糖尿病更重视。

5.CT检查相关肾损伤的监测

①尿检：尿液分析和尿沉渣定量、尿比重、24h尿蛋白定量、尿β_2微球蛋白、尿微量白蛋白、尿蛋白/肌酐比值等。②肾功能监测：血肌酐、内生肌酐清除率、血清cystatin C、离子等。③肾影像学检查：肾超声检查。④肾病理学检查：肾活检。

6.CT检查相关肾损伤的治疗

①立即停药；②及时进行相关化验和影像学检查，动态监测；③如发生碘反应，可短期用糖皮质激素等免疫抑制剂及抗组胺药物等脱敏治疗；④加强水化，促进药物排泄；⑤纠正电解质紊乱和酸碱失衡；⑥严重肾衰，可行肾替代治疗。

二、肿瘤治疗引起的肾损伤

（一）手术治疗相关肾损伤

1.手术相关肾损伤的类型

①围术期非手术操作相关肾损伤：术前禁食水时间过长，术中失血、血管扩张药物等原因导致的有效循环血量减少及血压过低，术后补液不足等，导致肾前性肾损伤。②手术操作所致肾损伤：切除肿瘤直接损伤肾脏；手术操作损伤输尿管、膀胱及尿道，造成尿路梗阻。③术后腹腔粘连引起泌尿系梗阻，造成严重肾积水，引起肾后性肾损伤。

2.手术相关肾损伤的临床表现

①体征：水肿、高血压，当肾受压迫时，可引起肾区疼痛。②尿检：少尿、血尿、蛋白尿；引起肾小管病变时，还可出现多饮、多尿、夜尿增多等症状；继发尿路感染时，会出现发热、尿频、尿急、尿痛等症状。③实验室检查：血肌酐、尿素氮升高，肾小球滤过率下降，白蛋白和总蛋白降低，发生感染可有血象升高等。④影像

学检查：B超或CT可见肾脏缺失或形状异常（肾肿瘤术后）、肾积水等。

3. 手术相关肾损伤的治疗

①对症治疗：预防感染、出血，纠正电解质紊乱等。②一般治疗：卧床休息、加强营养。③药物治疗。a. 血管紧张素转换酶抑制剂（ACEI）、血管紧张素Ⅱ受体阻断剂（ARB）：降低尿蛋白，控制高血压，保护患者肾功能。b. 利尿药：减轻水肿，对血容量不足的患者禁用。c. 激素及免疫抑制剂：适用于出现肾病综合征者，根据肾脏病理类型及严重程度，必要时选择激素及免疫抑制剂治疗。d. 别嘌醇：预防肿瘤溶解综合征。④手术治疗：对肿瘤直接侵犯肾脏者，肿瘤术后肾损伤可部分缓解或恢复正常；对因梗阻引起的肾积水，可行手术解除梗阻。⑤其他治疗：肾替代治疗及肾移植治疗等。

（二）化疗相关肾损伤

化疗作为全身控瘤治疗基石，在肿瘤整个治疗过程中尤为重要。多种类型化疗药物可致多种类型肾小管间质损伤，包括单纯肾小管功能异常、急性肾小管损伤或坏死、间质性肾炎、血栓性微血管病、肾小球疾病等。

1. 化疗相关肾损伤的诊断

正常成年男性血肌酐正常值在53~106 μmol/L左右，女性在44~97 μmol/L左右；成人尿素氮正常范围为3.2~7.1 mmol/L；肾小球滤过率（GFR）是评价肾功能最常用参数，成人静息状态下男性约120 mL/min/1.73 m^2，女性约低10%。通过评估肾小球滤过率下降，可确定肾损害发生。

可辨别肾损伤严重程度的生物学标记物。①炎症生物标志物：如中性粒细胞明胶酶相关脂运蛋白（NGAL）、促炎细胞因子IL-6、IL-8。②细胞损伤生物标志物，如肾损伤分子-1（KIM-1）、肝脂肪酸结合蛋白（L- FABP）、钠/氢交换器3（NHE-3）和网蛋白1。③细胞周期标志物，如尿组织金属蛋白酶抑制剂-2（TIMP-2）和胰岛素样生长因子结合蛋白7（IGFBP-7）。

2. 化疗相关肾损害的分级

（1）肿瘤化疗药物所致肾损伤多为急性肾损伤，主要表现为急性肾小管坏死。甲氨蝶呤及骨髓瘤轻链蛋白等在肾小管内形成结晶，导致肾小管梗阻。

（2）化疗药物引起急性肾损伤后，及时停药部分患者可恢复肾功能，但仍有部分患者肾功能无法恢复甚至持续恶化，最终进展为慢性肾损伤。

3. 引起肾损伤的控瘤药物

（1）肾毒性较强的药物：甲氨蝶呤、丝裂霉素、顺铂、异环磷酰胺、普卡霉素、链佐星等。顺铂通过近端肾小管转运，在肾皮质浓度达到血液和其他器官的数倍，直接导致肾小管上皮细胞损伤。一般剂量每日超过90 mg/m^2即为肾毒性危险因素。其顺位的氯离子与肾毒性密切相关，用其他基团代替氯离子的卡铂、奥沙利铂等铂类控瘤药物的肾毒性则明显减轻。在一项肿瘤伴肾损伤的患者进行肾活检病理检查发现，异环磷酰胺、培美曲塞、卡铂除引起ATN，还有间质性肾炎。

（2）仅引起氮质血症的药物：达卡巴嗪、门冬酰胺酶。

（3）偶致不可逆肾毒性的药物：洛莫司汀、丝裂霉素、氟达拉滨、喷司他丁、链佐星等。有研究证实接受丝裂霉素C 50~70 mg/m^{2}患者TMA发生率为2%~28%，多在开始治疗后6个月发生，主要表现为肾功能不全和高血压。转移性肿瘤患者血液中ADAMTS13活性降低，吉西他滨在此基础上诱发TMA发生。急性肾损害一般见于用药后10~15天，血尿素氮及肌酐增高，肌酐清除率降低，多为可逆性，反复高剂量治疗可致持久性轻至中度肾损害。

（4）个别报道肾毒性的药物：卡铂、巯嘌呤、低剂量甲氨蝶呤。

4.化疗相关肾损伤的临床表现

①泌尿系统：急性肾损伤时会出现少尿期、多尿期、恢复期。②水、电解质酸碱失调：代谢性酸中毒、低钙血症、高钾血症、高血磷、高血镁。③消化系统：食欲不振、恶心、呕吐等。④心血管系统：多因尿少和水钠潴留，出现高血压和心力衰竭、肺水肿表现、高钾血症导致的心律失常、心肌病变等。⑤呼吸系统：主要表现为容量过多导致的尿毒症肺水肿，胸片提示“蝴蝶翼”征。⑥血液系统：可有出血倾向和贫血。

5.化疗相关肾损伤的风险评估

发生肾功能损害的可能原因包括肿瘤治疗相关的和/或患者本身肾功能异常，风险评估对确定初始干预计划是必需的。对于有基础疾病如糖尿病、高血压、感染、免疫抑制状态，需减少肾毒性化疗药剂量，或更换肾毒性较小同类型其他化疗药；对高肾毒性药物如顺铂，在治疗中大剂量水化和监测尿量，定期复查肾功能。

6.化疗相关肾损伤的治疗

（1）对CTCAE1级患者，可观察，定期复查肾功能、电解质；对CTCAE2级，可暂时停药，待恢复至1级后，继续原方案用药或据情适当减量处理；CTCAE3或4级，暂停使用相关肾毒性药物，或更改其他肾毒性较小药物。

（2）充分水化、利尿、减少药物剂量及分散药物剂量。氨磷汀可减少或防止顺铂肾毒性。在采用含顺铂方案化疗时，避免氨基糖苷类抗生素、两性霉素B或头孢噻吩等并用，这些药物可导致肾毒性叠加。MTX及BLM主要由肾脏排泄，顺铂所致肾损害会延缓其药物排泄，导致毒性增加，在联合治疗时应慎用。顺铂使用当天及使用后第2、3天，均应给予2000 mL以上静脉补液，并予以20%甘露醇、呋塞米等利尿，监测24小时尿量及尿常规。

（3）大剂量甲氨蝶呤使用时，应大量输液和碱化尿液，检测血液中甲氨蝶呤的药物浓度，必要时采取亚叶酸钙解救。

（4）环磷酰胺应用时，应大量摄取水分。

（5）积极保肾、降肌酐、血液透析等治疗。

7.化疗药物所致肾损伤的预防

在化疗药物使用前，充分评估患者可能存在肾损伤的自身因素及药物肾损伤风险，在合适时机选择合适控瘤药物，结合患者肾功能状态调整剂量。尤其患者存在血容量不足、感染、发热、电解质紊乱加重肾损伤的危险因素时，应积极纠正和去除危险因素，为后续控瘤治疗提供先决条件。在治疗中关注尿量、定时监测肾功能、电解质指标，包括肾小管损伤标记物（如尿糖、NGAL、RBP、NAG等），及早发现肾损伤。

（三）放疗相关肾损伤

1.放疗毒性

虽然放疗在控瘤生长和延长总生存期方面疗效显著，但在照射范围内对正常组织也产生不利影响。放疗主要靶点是DNA，DNA双链断裂（DSB）是放疗最严重不良事件。当损伤修复不成功时，DSB会导致基因组不稳定、细胞死亡或细胞衰老。急性放疗毒性以急性细胞死亡为特征，慢性放疗毒性以细胞外基质沉积为特征，引起慢性炎症和细胞衰老。

2.放射性肾病的临床表现

放射性肾病（radiation nephropathy，RN）临床过程如下：在放疗后6个月内无任何症状或临床体征，即RN潜伏期；临床症状最早出现在照射后的6~18个月（急性期）；放疗18个月后慢性期的临床症状变得明显。急性RN开始可能无症状，仅有氮血症或蛋白尿。当有症状时，可表现为疲劳、水肿、头痛和严重贫血，甚至高血压脑病或充血性心力衰竭。慢性RN（CRN）表现为高血压、蛋白尿和慢性肾衰，临床上与任何其他原因的慢性肾病（CKD）难以区分，CRN潜伏期可长达8~19年。目前认为，恶性肿瘤患者放疗后肾功能下降是化疗或抗生素等多种肾毒性药物共同使用的结果。

3.肾脏放疗毒性的剂量阈值及其意义

RN临床表现严重程度取决于放疗类型（部分vs.全身照射，内照射vs.外照射）、放疗剂量和照射的肾体积。临床使用的全身照射和内照射剂量要低得多，并引起涉及肾小球、小管间质和肾血管的晚期损伤。

临床建议将双肾平均剂量保持在18 Gy以下，以限制肾毒性。2 Gy分割模式中15~17 Gy总剂量是安全的，23 Gy可在5%病例中引起CKD，28 Gy可在50%病例中引起CKD。临床正常组织效应量化分析（QUANTEC）显示：如双肾接受平均剂量大于

18 Gy剂量照射，多达50%会出现临床相关肾损伤。如小于20%肾脏体积暴露于28 Gy（V28 <20%），只有5%会出现临床相关肾损伤。虽然肾脏剂量阈值和BED在不同放疗模式中可能不同，但其分子和细胞病理机制并非不同。

4.组织病理学

放疗后肾脏的急性形态学改变主要为血管和肾小球。内皮细胞丢失伴内皮下扩张是照射损伤早期表现，毛细血管袢闭塞和充血，血栓形成和退化红细胞铸型存在于肾小球毛细血管中，系膜血管溶解，电镜显示内皮细胞损伤和肾小球基底膜内皮下增宽。慢性改变特征是肾间质增加和肾单位损失，晚期表现为小叶间动脉和弓状动脉硬化、肾小管萎缩和肾小球瘢痕形成。

5.辐射毒性的病理机制

慢性炎症和细胞衰老是几乎所有CKD病因中纤维化过程的驱动因素。在RN中，最初肾细胞损伤，是通过电离辐射引起DNA的DSB，可通过DNA直接损伤，或间接通过水电离产物和/或活性氧来介导。急性DNA损伤可致肾细胞立即坏死。在急性期存活细胞中，DNA修复机制高度激活。即使细胞没有死于急性损伤，修复错误的DSB仍可长期诱导细胞死亡或细胞衰老。细胞死亡后释放的细胞因子、细胞衰老和电离辐射本身可触发慢性炎症。最后，慢性炎症和细胞衰老可致肾纤维化。RN分子和细胞信号通路始于肾DNA损伤及其修复机制。细胞死亡、氧化应激、血管功能障碍、细胞衰老、炎症、促纤维化剂的释放和肾素-血管紧张素-醛固酮系统（RAAS）激活，是放射性肾病公认的病理机制。

到目前为止，精确信号传导通路和病理机制尚未完全了解，数据大部分来自动物实验模型。肾素-血管紧张素-醛固酮系统似为很有前途的候选药物。实验性RN中存在细胞衰老，纤维化是RN终末期，阻断细胞外基质沉积可能是未来治疗很有前途的靶点。用于诊断和评估RN进展和严重程度的生物标志物仍需进一步探索，可能为RN研究和治疗靶点提供新途径。

（四）靶向治疗相关肾损伤

靶向治疗是依据肿瘤发生中涉及的异常分子和基因，设计针对特定分子和基因靶点的药物，选择性杀伤瘤细胞。这些针对突变或过表达基因的药物对肾有不同程度作用，进而引发肾损害。

1.抗血管内皮生长因子（vascular endothelial growth factor，VEGF）药物

VEGF及其受体VEGFR2是肿瘤血管生成的主要驱动因子，也是抗血管生成治疗主要靶点。VEGF-VEGFR2抑制剂根据其靶点分为两类：直接抑制VEGF的药物，如贝伐珠单抗等；抑制VEGFR2的酪氨酸激酶抑制剂（TKIs），如阿帕替尼、瑞戈非尼、索拉非尼、乐伐替尼等。

（1）致病机制：抗血管生成药物通过破坏VEGF通路，造成肾小球和管周毛细血管内皮细胞功能障碍，导致血栓性微血管病（TMA）和急性肾损伤。

（2）临床表现：急性肾损伤、高血压、蛋白尿等，肾活检包括血栓性微血管病、增殖性肾小球肾炎、低温球蛋白血症和免疫复合物肾小球肾炎。

（3）治疗策略：贝伐珠单抗诱发蛋白尿治疗，优先使用血管紧张素转换酶抑制剂（ACEI）或血管紧张素受体阻滞剂（ARB）等。若尿蛋白大于等于2 g/24 h，应暂停贝伐珠单抗治疗，当尿蛋白小于2 g/24 h时可恢复治疗。有中重度蛋白尿迹象的患者，应暂停贝伐珠单抗治疗，肾病综合征患者永久停用。

抗VEGF药物的肾脏排泄量较低，对轻中度慢性肾脏病肿瘤患者，不建议调整剂量，但须监测肾功能和蛋白尿。如发生恶性高血压或肾病综合征时，建议停止治疗。

对血液透析患者，贝伐珠单抗、酪氨酸激酶抑制剂舒尼替尼和索拉非尼均不能经过透析清除，因此可在透析当天治疗前后给药。

2.酪氨酸激酶抑制剂（tyrosine kinase inhibitors，TKIs）

（1）致病机制：酪氨酸激酶抑制剂（TKIs）的代表性药物：阿帕替尼、索拉非尼、瑞戈非尼、舒尼替尼、阿西替尼等，主要通过抑制VRGFR2发挥抗血管生成作用，其肾毒性主要与足细胞c-mip的高丰度相关，这可能是细胞骨架紊乱和足突消失，最终导致蛋白尿发生的主要原因。

（2）临床表现：急性肾损伤、高血压、蛋白尿等，肾活检显示微小变化肾病/局灶性节段性肾小球病（MCN/FSG）样病变，特征为足细胞足突消失。

（3）治疗策略：所有患者在开始TKI治疗前确定是否存在高血压（大于140/90 mmHg）并控制血压（小于140/90 mmHg，或在显性蛋白尿时小于130/80 mmHg）。血管紧张素转换酶抑制剂（ACEI）、血管紧张素II受体阻滞剂（ARBs）和二氢吡啶钙通道阻滞剂（氨氯地平、非洛地平），建议作为一线治疗药物。顽固性高血压（大于160/100 mmHg）应中断TKIs治疗，直到血压恢复正常，然后以较低剂量重新开始。当ACEI/ARB和CCB对正常血压无效时，可用利尿剂和β受体阻滞剂等其他抗高血压药物。

TKIs治疗中如尿蛋白大于等于2 g/24 h，应暂停治疗，当尿蛋白小于2 g/24 h时恢复治疗，有中重度蛋白尿迹象者应暂停治疗，肾病综合征永久停用。基于TKIs诱导蛋白尿的发病机制，足细胞损伤的可逆性和作用，在TKI治疗中直接保护足细胞可能会预防蛋白尿发生。TRPC5小分子抑制剂AC1903、小分子Bis-T-23、传统中药牛蒡子等，或许对TKIs诱导的肾损伤有保护作用。

3.BRAF抑制剂

（1）致病机制：BRAF抑制剂代表性药物有维莫非尼、达拉非尼等，通过选择性抑制BRAF发挥控瘤作用。但这些药物可能通过干扰下游丝裂原激活蛋白激酶

(MAPK)通路，增加缺血性小管损伤的易感性。BRAF被证明在发育和成熟的肾小球足细胞中表达和定位，足细胞中BRAF的互作子PLCε1，其突变可致肾病综合征可逆变异。另外，BRAF下游激活ERK通路，负责多种细胞因子和生长因子增殖效应，包括VEGF，而VEGF抑制可引起高血压、蛋白尿、TMA等肾损害。

（2）临床表现：急性肾损伤和电解质紊乱，肾活检主要表现为肾小管坏死和间质纤维化。

（3）治疗策略：建议在使用前评估肾功能，并每月监测血清肌酐、尿蛋白、血清嗜酸性粒细胞，以及钾、磷、钙、镁、钠等电解质。一旦发生肾小管毒性（蛋白尿，血肌酐升高和肾小球滤过率下降等），应立即中断药物治疗，在肾功能恢复正常后考虑继续使用。电解质紊乱应及时支持治疗。对在停止治疗和支持性护理后不能迅速缓解者，应考虑肾活检评估是否存在急性间质性肾炎，适当应用糖皮质激素可促进肾功能缓解。

4.间变性淋巴瘤激酶（anaplastic lymphoma kinase，ALK）抑制剂

（1）致病机制：ALK抑制剂代表性药物有克唑替尼、阿来替尼、赛瑞替尼、布加替尼、劳拉替尼等，其致肾损伤机制尚不清楚，有报道认为，克唑替尼抑制肾脏近曲小管、Henle近环和远曲小管部位间充质上皮过渡生长因子（c-Met）的表达，导致肾小管功能障碍。

（2）临床表现：急性肾损伤，电解质紊乱，获得性肾微囊肿等。肾活检显示弥漫性急性肾小管损伤/急性肾小管坏死，微小/局灶性肾小球系膜血管溶解，小动脉肌细胞空泡化等。

（3）治疗策略：肌酐水平显著高于正常范围者，可谨慎使用克唑替尼。由于克唑替尼对基于肌酐的eGFR影响机制不明，当eGFR降低时，应排除其他继发肾脏病。电解质紊乱应及时支持治疗。

5.表皮生长因子受体（epidermal growth factor receptor，EGFR）抑制剂

（1）致病机制：EGFR抑制剂代表性药物有西妥昔单抗、厄洛替尼、吉非替尼、帕尼单抗等。其损伤肾的机制：远曲小管的镁重吸收部分依赖于基底外侧膜上EGFR活性，激活的EGFR诱导上皮Mg^{2+}通道TRPM6激活，从尿液中重吸收镁。靶向EGFR单抗，如西妥昔单抗，可防止EGF与其受体结合，阻碍远曲小管对镁离子重吸收过程，导致低镁血症。

（2）临床表现：低镁血症、低钾血症、低钙血症等电解质紊乱。

（3）治疗策略：对1级或2级低镁血症，停用西妥昔单抗后口服Mg可缓解。不耐受口服Mg患者，可静注Mg，最高可达4 g。

6.其他导致肾损伤的靶向药物

（1）Bcr-abl酪氨酸激酶抑制剂，代表性药物有伊马替尼、达沙替尼、尼罗替尼、博苏替尼等。伊马替尼对肾的不良影响可能是由肿瘤溶解综合征，尿酸在肾小管中的沉淀和沉积，以及中毒性肾小管损伤引起。也有人提出毒性作用可能与血小板衍生生长因子受体（PDGFR）抑制有关，动物模型显示PDGF-β/PDGFR轴在急性肾小管坏死后肾小管细胞再生中起重要作用。主要通过监测肌酐水平和eGFR预防肾损伤发生。

（2）抗Her2靶点药物，代表性药物有曲妥珠单抗、帕妥珠单抗、拉帕替尼等。帕妥珠单抗和拉帕替尼目前尚无肾毒性的报道。目前认为，曲妥珠单抗的心脏毒性可继发性引起心肾综合征，同时，肾受损时可增加其心脏毒性作用。尚未见曲妥珠单抗单独引起肾功能障碍的报道。

（3）抗Claudin18.2靶向药，代表性药物有Zolbetuximab等。Claudin 18.2（CLDN18.2）在胃癌和食管癌中均有表达，是一种理想的单抗结合的候选者。目前研发进度最快的药物Zolbetuximab已处临床Ⅲ期阶段，一项最新Ⅱ期研究显示，Zolbetuximab治疗中不良事件主要以恶心（76.2%）、呕吐（54.8%）为主，尚未见肾毒性报道。不过，呕吐、腹泻等引起血容量减少，应警惕肾前性AKI发生。

（五）免疫治疗相关肾损伤

近年来，以免疫检查点抑制剂（ICIs）为代表的免疫疗法，通过激活患者自身T淋巴细胞的控瘤免疫功能，发挥杀灭肿瘤细胞的作用，已广泛用于临床。尤其备受关注的PD1/PDL1抑制剂、CTLA4抑制剂、CAR-T或肿瘤疫苗，在带来控瘤疗效同时，也有一定肾脏毒性反应，表现为急性肾损伤（AKI）、急性间质性肾炎（AIN）、肾小球疾病、移植肾排异和电解质紊乱等，成为肿瘤肾病学研究的重点。

1.免疫治疗相关肾损伤诊断

关于ICIs相关肾损伤诊断标准，目前尚未统一。要定期监测血肌酐水平来观察肾功能变化并排除其他原因导致的肾脏不良反应；定期监测尿蛋白水平。肾活检作为一种有创检查，是诊断肾病的金标准，但有无必要对使用ICIs后出现肾损伤患者都行肾活检，目前尚无定论。PET-CT可能辅助诊断ICIs相关AIN，尤其对不能及时肾活检者，目前仍缺乏高级别证据。

2.免疫治疗相关肾损伤的病理类型和临床表现

AKI在ICIs所致肾损伤最为常见，主要表现为少量蛋白尿和不同程度的血肌酐升高；少数可出现大量蛋白尿，部分有白细胞尿和镜下血尿；部分会合并至少一种肾外表现。

接受PD-1或PD-L1抑制剂治疗的肾损伤患者，最常见病理表现是AIN，如间质水肿并伴不同程度淋巴细胞、浆细胞浸润，这与其他药物如质子泵抑制剂、非甾体抗炎药等所致AIN并无显著差别。部分除AIN外还可伴肾小球病变，如局灶节段性肾小球硬化、膜性肾病、微小病变性肾病等少数患者也可仅表现为微小病变性肾病或IgA肾病。

3.免疫治疗相关肾损伤发病机制

（1）抑制肾组织PD-L1活性介导的肾小管细胞自身免疫损伤。除瘤细胞，正常肾脏的肾小管细胞亦可表达PD-L1，其中以近端肾小管最多见。因此，PD-1/PD-L1抑制剂可能结合肾小管上皮细胞上的PD-L1，从而抑制PD-1通路，增强T细胞活性，导致肾小管细胞受到自身免疫损伤。

（2）药物诱导的T细胞再次被激活。其他易导致AIN的药物（如质子泵抑制剂、非甾体抗炎药等）或其代谢产物，可作为一种半抗原与肾小管基底膜正常成分结合形成完全抗原，使T细胞致敏；使用PD-1/PD-L1抑制剂后可被重新激活，T细胞因被再次激活而失去免疫耐受，攻击自身组织肿瘤患者，进而导致进一步肾小管上皮细胞损伤。

（3）自身免疫反应增强。PD1和CTLA4通路在移植器官免疫耐受中也发挥重要作用，阻断该通路会导致自身免疫反应增强。研究提示，肾移植患者接受ICIs治疗可能诱发急性细胞或抗体介导的排斥反应。此外，接受CTLA-4抑制剂治疗的肿瘤患者，其血清抗双链DNA抗体和抗核抗体升高，并发生肾损伤，通过肾活检病理结果为狼疮性肾炎，停止ICIs治疗3个月后自身抗体水平下降至正常水平。由此推断CTLA-4抑制剂可能通过自身抗体水平升高而诱发自身免疫性肾损害。

4.ICIs相关AKI的治疗及管理

ICIs相关AKI的有效管理取决于早期诊断和及时干预，并根据不同肾损伤程度采取不同的免疫调节措施。ICIs治疗后一旦发生AKI，应尽早采取干预措施。首先停止ICIs治疗，排除常见引起AKI的原因（梗阻性肾病、容量不足、化疗药物及其他肾毒性药物），若肾功能恢复则可继续肿瘤免疫治疗。

在排除其他AKI病因后，肾功能仍维持AKI 1期甚至发展为AKI 2~3期，或经肾活检确诊病理型为AIN，应立即停用ICIs，并启动糖皮质激素治疗。不同患者对于免疫抑制治疗的反应不同，虽然通过糖皮质激素治疗后40%~45%的患者肾功能部分或完全缓解，但仍有部分患者肾功能并未恢复，且具有较高死亡率。对于难治性病例，可考虑更换或联用其他免疫抑制剂，如霉酚酸酯、英夫利昔单抗和利妥昔单抗等。

尽管暂停ICIs及使用激素治疗后，多数患者肾功能得以恢复，但这可能影响恶性肿瘤疗效并最终影响预后。因此，在开始ICIs治疗后应慎用糖皮质激素，并尽可能重新启动肿瘤免疫治疗或使用其他控瘤药物，但重新启动ICIs治疗后仍可能再发生AKI。目前认为，当血肌酐达到基础值3倍以上或大于4.0 mg/dL时，应永久停止ICIs治疗。目前关于复发性ICIs相关AKI的治疗建议尚不明确，何时应重新启动ICIs治疗仍待进一步定论。

（六）介入治疗相关肾损伤

1.热消融治疗相关肾损伤

热消融治疗常包括射频消融、微波消融、冷冻消融和高强度聚焦超声。对肾肿瘤，消融治疗导致的肾损伤主要由正常肾组织的热损伤造成。T1a期肾癌微波消融后AKI的发生率约18%，热消融后AKI 3期发生率为0~5.7%。AKI也是肝肿瘤热消融治疗的一种少见并发症。肝肿瘤大小及消融范围是AKI影响因素。据报道，在大肝癌（直径≥5 cm）微波消融患者中，AKI发生率可高达23.6%。肝热消融造成肾脏损伤的机制尚未完全明确。现在认为一方面与继发于肿瘤溶解综合征和红细胞破坏的肾小管堵塞、血管收缩、肾小球滤过率减低相关，另一方面也与术前禁食、术中体液流失造成的肾灌注不足相关。术后积极静脉补液，有助于维持肾脏血流灌注、促进坏死物及代谢废物排泄，从而减少AKI的发生。多数患者在消融后出现的AKI程度轻且无临床症状，仅需保守治疗或密切观察，少数严重患者需要积极补液，甚至透析治疗。

2.血管介入治疗相关肾损伤

肿瘤的血管介入治疗包括经导管动脉灌注化疗术、经导管动脉栓塞术和经导管动脉化疗栓塞术。术中所用造影剂和化疗药，及动脉栓塞造成的局部缺血都可能造成肾损伤。肾细胞肿瘤化疗效果较差，经导管动脉灌注化疗术及化疗栓塞术不推荐用于原发性肾细胞肿瘤治疗。对有严重血尿或腰部疼痛临床症状明显的肾细胞肿瘤患者，可考虑行局部动脉栓塞以缓解症状。肾动脉分支栓塞后，其分布区域的肾组织可发生缺血、坏死，继发肾功能障碍。肝动脉化疗栓塞术是原发性肝癌的常用治疗方法，也是医院获得性AKI的主要原因之一，术后AKI发生率为4.6%~23.8%。肝动脉化疗栓塞术导致的AKI一方面与原发性肝癌伴随的慢性肝病、肝硬化及血流动力学改变相关，另一方面与化疗药、造影剂、碘化油等肾毒性药物相关。治疗时应根据病因，选择适当的治疗措施。

（七）中药应用相关肾损伤

中药是肿瘤整合治疗重要手段，中西医整合治疗也是我国肿瘤治疗的特色。但中药（包括其制剂）不合理应用，也会对机体造成伤害，特别是对肾的损伤。

1.对肾脏有损害的中药分类

①含生物碱类如乌头、附子（乌头碱、次乌头碱、新乌头碱等）、马钱子（马钱子碱、士的宁）、益母草（益母草总生物碱）等；②含蒽醌类如大黄（大黄素、芦荟大黄素等）等；③含苷类成分如栀子（栀子苷）、商陆（商陆皂苷乙和商陆皂苷丙）等；④含萜类与内酯类如雷公藤（雷公藤甲素）、甘遂等；⑤含毒蛋白类如蜈蚣、苍

耳子等；⑥含金属离子成分如朱砂（硫化汞）、轻粉（氯化亚汞）、铅丹（四氧化三铅）、升汞（氯化汞）等；⑦含有机酸类如关木通、广防己等。

可导致肾脏损伤的中药还有：鸦胆子、苦参、马兜铃、斑蝥等。

2. 致肾损伤中药可导致的相关疾病

①急性肾功能衰竭；②肾病综合征；③肾小管-间质性肾炎；④慢性肾功能衰竭。

3. 中药导致肾毒性的原因

①药物本身具有肾毒性的活性成分；②中药相互作用或者代谢产物引起的肾毒性；③个体的差异及易感性；④儿童、老年特殊群体及有基础肾病的人群；⑤品种复杂、误用滥用；⑥中药剂量过大、服用太久；⑦炮制、煎煮不当；⑧药物污染（种植、运输、储存）。

4. 如何避免中药造成的肾毒性

①科学规范的使用中医药，因人制宜，辨证施治；②避免有毒药物的长期使用和超剂量使用；③针对使用有潜在风险药物的人群和特殊人群，要定期检测；④合理加工炮制和煎煮；⑤规范品种、保证质量。

5. 如何看待中药的肾毒性

既不可忽视中药的肾毒性，也不可盲目夸大，不能"因噎废食"，应结合中药的品种、炮制、剂量、煎煮和配伍情况，因人、因地、因时制宜，做到药证相符，辨证施治，才能更好应用中药，减少不良反应。同时结合现代医学中药药理研究成果，临床应用中尽量避免或减少使用有明确肾毒性的药物，才是避免中药导致肾损伤的有效手段。

（八）肿瘤溶解综合征

肿瘤溶解综合征（TLS）是因大量瘤细胞溶解导致细胞内容物进入体循环而引起的代谢急症。TLS发病机制的核心是核酸分解产生的尿酸快速积累，通过各种机制导致肾衰。肾衰会限制钾、磷和尿酸的清除，从而导致高钾血症、高尿酸血症、高磷血症和继发性低钙血症，进一步导致急性肾衰、癫痫、心律失常、酸中毒、氮质血症或猝死。

1.TLS相关AKI的危险因素

TLS引起AKI的危险因素包括对化疗高度敏感的恶性肿瘤、肿瘤负荷高、使用细胞溶解化疗方案、乳酸脱氢酶升高（>1500 IU）及有肾脏基础病等。容易引起TLS的恶性肿瘤多见于生长速度快且对化疗敏感的恶性肿瘤，如急性淋巴细胞白血病、小细胞肺癌等。除肿瘤类型，还包括高剂量化疗、脱水状态、酸中毒、肾功能不全和由于肿瘤浸润造成的肾损伤、尿路梗阻等。化疗药物如顺铂、环磷酰胺、氨甲蝶呤等用于化疗敏感性肿瘤易导致TLS。近年新肿瘤治疗手段日渐普及用于临床，Ⅰ-Ⅲ期临床研究发现，用单抗、酪氨酸激酶抑制剂、蛋白酶体抑制剂、促凋亡制剂和CAR-T等治疗肿瘤，均有TLS发生。

2.TLS引起AKI的机制

TLS引起AKI的机制为化疗后瘤细胞内容物释放、核酸代谢异常、细胞因子释放导致肾小管损伤，引起高尿酸血症、高钾血症、高磷血症和低钙血症等，导致急性尿酸性肾病、急性肾小管阻塞、肾小管间质肾炎和尿路结石等。高尿酸血症还可致肾血管收缩、活性氧自由基形成及炎性细胞因子释放，促进AKI发生。

3.TLS引起AKI的临床表现

TLS相关AKI通常在化疗后24小时左右发生，尤其对肿瘤负荷高、基础肾小球滤过率低、对化疗药敏感的肿瘤患者。TLS的典型代谢紊乱表现为“三高一低”，即高钾、高磷、高尿酸血症和低钙低镁血症。①高钾血症：可表现为烦躁不安、恶心、呕吐、胸闷、气短等症状，还可以引起神经肌肉异常。心电图表现T波高尖、QRS增宽、P-R间期延长与房室传导阻滞等。若同时存在肾损伤，则会加重高钾血症。②高磷血症：可诱发加重肾衰竭和低钙血症。高磷血症常表现为消化道症状，也可以继发肾受损表现。③高尿酸血症：可有恶心、呕吐等症状，可继发痛风和尿酸性肾病，临床多表现为关节疼痛和肾绞痛与肾损害症状。④严重低钙低镁血症：可致感觉异常、手足抽搐、足腕部及支气管痉挛、Chvostek征阳性和Trousseau征阳性。TLS的代谢紊乱可致肾功能不全，若不及时处理可危及生命。

4.TLS引起AKI的诊断标准

Cairo-Bishop分类系统（2004）将肿瘤溶解综合征分为实验室肿瘤溶解综合征（LTLS）和临床肿瘤溶解综合征（CTLS）。LTLS指化疗前3天或7天内出现大于等于2个实验室异常，包括4项：钾大于等于6.0 mmol/L（或6 mg/L）或增高25%基线水平；尿酸大于等于476 μmol/L（或8 mg/dL）或增高25%基线水平；磷大于等于2.1 mmol/L（儿童）/大于等于1.45 mmol/L（成人）或增高25%基线水平；钙小于等于1.75 mmol/L或降低25%基线水平。CTLS是指在LTLS的基础上合并大于等于1个以下临床表现：肌酐大于等于1.5正常值上限；心律失常或猝死；癫痫发作。也有研究认为血肌酐与患者年龄、水化情况等有关，存在个体差异，以肾小球滤过率作为诊断指标，更能反映肾功能。

5.TLS引起AKI的治疗

（1）静脉补液。目的在于改善肾灌注及肾小球滤过率，减少尿酸及磷酸钙在肾小管的沉积。液体量应控制在2500~3000 mL/（m^2·d），必要时予以利尿剂，保证尿量3000 mL/d以上，如利尿剂效果欠佳可考虑静脉应用甘露醇200~500 mg/kg。

（2）碱化尿液。以增加尿酸的溶解度，加速尿酸的排出，减少其在肾小管的沉积。推荐碱化尿液pH值维持在7~7.5，可予5%碳酸氢钠100~150 mL/d静脉滴注或碳酸氢钠6~8 g/d口服。尿少时碱化尿液无法防止尿酸结晶，对已发生TLS并存在显著高磷血症患者，碱化尿液可能促进磷酸钙和黄嘌呤结晶在肾脏中沉积。因此，碱化尿液仅用于代谢性酸中毒患者，对尿液高pH值和高血磷患者不需要。应用拉布立酶的患者也不需要碱化尿液。

（3）降尿酸治疗。①别嘌呤醇：可竞争性地抑制黄嘌呤氧化酶，阻断次黄嘌呤和黄嘌呤代谢生成尿酸。常规用法为10 mg/（kg·d），分3次口服（每日最大剂量不超过800 mg）。使用时应停用噻嗪类利尿剂，并调整氯磺丙脲和环孢素等药物用量。别嘌呤醇对已生成尿酸无作用，且别嘌呤醇起效较慢，主要经肾排泄，会引起黄嘌呤和次黄嘌呤底物堆积，故可能加重急性梗阻性肾功能不全。②非布司他：不推荐用于无临床症状的高尿酸血症者，在无拉布立酶或禁用拉布立酶情况下，不能耐受别嘌呤醇的高尿酸血症患者可谨慎使用非布司他。③尿酸氧化酶：通过催化尿酸氧化形成溶解度更大的尿素从肾脏排泄进而降低尿酸。拉布立酶作用快速高效安全性好，与别嘌呤醇比可有效降低血尿酸和血肌酐水平。静滴拉布立酶0.15~0.20 mg/（kg·d），静滴30分钟，一般应用5~7天。④血液透析：血液透析对急性尿酸性肾病引起的少尿作用显著。

（4）电解质紊乱。①高钾血症：血钾大于等于6 mmol/L或高出基础值25%，予心电监护并适当增加水化量。血钾大于等于6.5 mmol/L或出现急性心脏毒性，立即分次予以10%葡萄糖酸钙0.2~0.5 mL/kg，并予葡萄糖25 g+胰岛素5U静脉滴注，高血钾仍不能控制，应及时行透析治疗。②高磷血症：可采用持续水化、限制磷摄入、磷酸盐敖合剂（氢氧化铝凝胶，每天50~150 mg/kg；醋酸钙1334~2668 mg/餐，每日三餐与食物一起服用）；病情严重者可行血液透析治疗。③低钙血症：无症状者可暂不治疗，否则加重钙磷沉积。如血钙小于等于1.75 mmol/L或低于基础值25%、有症状患者可给予10%葡萄糖酸钙缓慢静推，单次最大剂量不超过1 g。

（5）早期肾替代治疗（RRT）。即使对高危患者及时进行干预，仍有部分会发展为急性肾衰。对难以纠正的电解质紊乱、水化后液体超负荷以及肾功能急剧恶化的，应该及时尽早进行透析治疗。对于透析患者支持治疗，主张早期只予碳水化合物，情况好转予优质蛋白低盐饮食。少尿期应低钾低磷食物。可使用碳酸钙中和胃酸预防胃肠道出血，同时可降低血清磷。在TLS中，RRT启动阈值可能低于其他临床情况，因细胞破裂过程正在进行，无法预测血清电解质快速增加。

（九）肿瘤支持治疗相关肾损伤

支持治疗（supportive care in cancer）针对所有肿瘤患者，贯穿肿瘤患者诊治开始至生命结束全程，已成为与化疗、靶免治疗、放疗、手术等并重的治疗手段，相关支持治疗药物亦会对肾造成不同程度损伤，其中以癌痛治疗和骨修复治疗为主。

1.癌痛药物治疗相关肾损伤

癌症疼痛是最常见肿瘤相关症状之一，药物治疗多以非甾体类抗炎药和阿片类为主。

（1）非甾体类抗炎药（NSAIDS），具镇痛、抗炎和抑制环氧合酶（COX）的作用。COX有COX-1和COX-2。COX-1在许多组织中组成性表达，并维持基本生理学功能，包括维持肾灌注和血小板聚集、调节和避免胃黏膜损伤。COX-2是前列腺素增加的主要原因。NSAIDS通过抑制COX降低前列腺素产生，导致肾血液灌流量和肾小球滤过率降低，造成急性肾损害，严重时可致肾小管坏死。这种抑制作用是可逆的，且药效和毒副作用产生均与血药浓度密切相关，在日常使用NSAIDS止痛患者中应密切随访肾功能。

（2）阿片类药物：阿片类药物主要通过肝脏代谢细胞色素P450酶CYP2D6和CYP3A4，代谢产物通过粪便或尿液排出体外。①曲马朵，是阿片类激动剂和单胺类神经递质再摄取抑制剂。曲马朵用于治疗中至重度疼痛，效果类似于吗啡或芬太尼。曲马朵及其代谢物主要通过肾脏排出。高剂量或长期使用曲马朵对肾有毒性作用。其机制并不明确，可能与线粒体损伤及氧化应激有关。②吗啡类：吗啡类药物是中-重度癌痛的主要用药，吗啡类药物在使用不当时可有肾毒性，比如所需剂量过大、体内存在其他毒性物质、脱水、前列腺肥大等情况。主要机制可能是阿片受体在中枢和外周神经系统中都有分布，阿片肽受体激活可抑制心肌兴奋-收缩耦联，可导致动脉压长期持续下降。中枢阿片肽激活使肾交感神经作用增强，导致肾血管收缩和肾缺血，从而促进交感神经反应，如果持续，可能导致缺血性AKI。且吗啡类药物，如吗啡片、盐酸羟考酮、芬太尼等药物，其中间代谢分解产物要经过肾脏代谢，可能对肾造成一定损伤。

（3）肾功能损伤肿瘤患者如何应用止痛药

肾功能不全患者由于药物排泄发生变化，可致药物蓄积，导致不良反应风险增加，对于此类患者应根据阿片类药物的药动学特点选择合适药物，在镇痛治疗同时，密切监测肾功能，以达到安全有效的疼痛管理。

肾衰患者使用曲马朵后可出现幻觉、癫痫危象和呼吸抑制等严重不良事件，应用时需据肾小球滤过率来调整剂量或延长给药间隔时间。在中重度肾功能不全者，可待因和吗啡及其代谢物清除率显著降低，代谢物的蓄积会进一步造成肾损伤。所以，肾功能不全者避免使用可待因和吗啡片。

肾功能不全患者使用盐酸羟考酮后血药浓度增幅较小，可考虑作为轻中度肾功能不全患者的二线用药，但仍要根据肌酐清除率和患者耐受情况调整剂量及给药间隔。同样，芬太尼在肾功能不全患者中，并不影响肾功改变，可在严密监测下应用芬太尼。目前国际上最常用的是以肾小球滤过率数值为标准的慢性肾功能不全分级，根据肾功分级，对阿片类药物进行剂量调整，GFR如大于或等于90 mL/min/1.73m^2，无须调整；大于或等于50且小于90 mL/min/1.73m^2，无须调整；大于或等于10且小于50 mL/min/1.73m^2，吗啡、氢吗啡酮、羟考酮减量50%，芬太尼减量25%或不减量，美沙酮可不减量；小于10 mL/min/1.73m^2，吗啡、羟考酮禁用，氢吗啡酮减量75%，芬太尼和美沙酮减量50%。

2.唑来膦酸治疗骨转移相关肾损伤

唑来膦酸是第三代双膦酸盐类药物，主要通过抑制破骨细胞的活性和诱导破骨细胞凋亡来抑制骨吸收，在临床上主要应用于骨继发恶性肿瘤的治疗。唑来膦酸临床上常见的毒副作用为肾损害，特别是肾小管损害，相关的机制研究发现唑来膦酸一方面可通过激活TGF-β-Smad3信号通路，导致胶原蛋白表达升高和金属蛋白酶抑制剂合成增加，胶原肾脏沉积增多，形成肾组织纤维化；另一方面通过促进长链脂肪酸转运蛋白SLC27A2表达增加脂肪酸摄取、同时抑制脂肪酸β氧化导致脂质积累，从而对肾组织产生脂毒性，促使肾小管或肾间质细胞去分化，进而促使肾纤维化。在开始治疗前，需检测病人的血清肌酐浓度和肌酐清除率（CrCl），根据CrCl水平调整唑来膦酸药物剂量如CrCl>60 mL/min：4.0 mg；CrCl 50~60 mL/min：3.5 mg；CrCl 40~49 mL/min：3.3 mg；CrCl 30~39 mL/min：3.0 mg。如果患者治疗前已经出现了严重的肾功能不全症状（CrCl<30 mL/min），此时不建议使用唑来膦酸进行治疗。从开始用药治疗之后，在每次给予唑来膦酸之前，均要对病人的血清肌酐浓度进行测定。

参考文献

1.樊代明.中国肿瘤整合诊治指南（CACA）.天津：天津科学技术出版社，2022.

2.樊代明.整合肿瘤学（基础卷）.北京：世界图书出版社，2021.

3.樊代明.整合肿瘤学（临床卷）.北京：科学出版社，2021.

4.Le Quintrec M，Pernin V et al. Endothelium structure and function in kidney health and disease. Nature Reviews Nephrology，2019，15（2）：87-108.

5.Pollak M R，Quaggin S E，Hoenig M P，et al. The glomerulus：the sphere of influence. Clinical journal of the American Society of Nephrology，2014，9（8）：1461-1469.

6.Matsuzaki T，Scotcher D，Darwich AS，et al. Towards Further Verification of Physiologically-Based Kidney Models：Predictability of the Effects of Urine-Flow and Urine-pH on Renal Clearance. Journal of Pharmacology and Experimental Therapeutics，2019，368（2）：157-168.

7.Acharya V，Olivero J. The Kidney as an Endocrine Organ. Methodist DeBakey cardiovascular journal，2018，14（4）：305-307.

8.刘志红.肿瘤肾脏病学：推动医学的交叉融合发展.中华医学杂志，2019，99（10）：721-724.

9.丁小强，陈晓泓.肿瘤肾脏病学：交叉学科的机遇与挑战.上海医学，2021，44（9）：628-632.

10.Malyszko J，Tesarova P，Capasso G，et al. The link between kidney disease and cancer：complications and treatment. Lancet，2020，396（10246）：277-287.

11.Alsharhan L，Beck L H Jr. Membranous Nephropathy：Core Curriculum 2021. Am J Kidney Dis，2021，77（3）：440-453.

12.Kim C S，Kim B，Suh S H，et al. Risk of Kidney Failure in Patients With Cancer：A South Korean Population-Based Cohort Study. Am J Kidney Dis，2022，79（4）：507-517.

13.何丽娜，楼伊云，何金灿，等.慢性肾脏病患者肿瘤发病情况和相关危险因素.中华肾脏病杂志，2020，36（6）：487-491.

14.Rovin B H，Adler S G，Barratt J，et al. Executive summary of the KDIGO 2021 Guideline for the Management of Glomerular Diseases. Kidney Int，2021，100（4）：753-779.

15.Gudsoorkar P，Langote A，Vaidya P，et al. Acute Kidney Injury in Patients With Cancer：A Review of Onconephrology. Adv Chronic Kidney Dis，2021，28（5）：394-401.

16.Gupta S，Short S A P，Sise M E，et al. Acute kidney injury in patients treated with immune checkpoint inhibitors. J Immunother Cancer，2021，9（10）：e003467.

17.Izzedine H，Perazella M A. Anticancer Drug-Induced Acute Kidney Injury. Kidney Int Rep，2017，2（4）：504-514.

18.Perazella M A. Onco-nephrology：renal toxicities of chemotherapeutic agents. Clin J Am Soc Nephrol，2012，7（10）：1713-1721.

19.Nihei S，Asaka J，Takahashi H，et al. Bevacizumab Increases Endothelin-1 Production via Forkhead Box Protein O1 in Human Glomerular Microvascular Endothelial Cells In Vitro. Int J Nephrol，2021：8381115.

20.Cortazar F B，Marrone K A，Troxell M L，et al. Clinicopathological features of acute kidney injury associated with immune checkpoint inhibitors. Kidney Int，2016，90（3）：638-647.

21.Ollero M，Sahali D. Inhibition of the VEGF signalling pathway and glomerular disorders. Nephrol Dial Transplant，2015，30（9）：1449-1455.

22.Jhaveri K D，Sakhiya V，Fishbane S. Nephrotoxicity of the BRAF Inhibitors Vemurafenib and Dabrafenib. JAMA Oncol，2015，1（8）：1133-1134.

23.Cortazar F B，Kibbelaar Z A，Glezerman I G，et al. Clinical Features and Outcomes of Immune Checkpoint Inhibitor-Associated AKI：A Multicenter Study. J Am Soc Nephrol，2020，31（2）：435-446.

24.Launay-Vacher V, Aapro M, De Castro G Jr, et al. Renal effects of molecular targeted therapies in oncology: a review by the Cancer and the Kidney International Network (C-KIN). Ann Oncol. 2015, 26 (8): 1677-1684.

25.Wanchoo R, Bayer R L, Bassil C, et al. Emerging Concepts in Hematopoietic Stem Cell Transplantation-Associated Renal Thrombotic Microangiopathy and Prospects for New Treatments. Am J Kidney Dis, 2018, 72 (6): 857-865.

26.E Hoxha, L H Beck, Jr., et al. An Indirect Immunofluorescence Method Facilitates Detection of Thrombospondin Type 1 Domain-Containing 7A-Specific Antibodies in Membranous Nephropathy. J Am Soc Nephro, 2017, 28: 520-531.

27.C Zhang, M Zhang, D Chen, et al. Features of phospholipase A2 receptor and thrombospondin type-1 domain-containing 7A in malignancy-associated membranous nephropathy. J Clin Pathol, 2019, 72: 705-711.

28.T N Caza, S I Hassen, Z Dvanajscak, et al. NELL1 is a target antigen in malignancy-associated membranous nephropathy. Kidney Int, 2021, 99: 967-976.

29.Rosner M H, Jhaveri K D, McMahon B A, et al. Onconephrology: The intersections between the kidney and cancer.CA Cancer J Clin, 2021, 71 (1): 47-77.

30.Rosner M H, Perazella M A. Acute kidney injury in patients with cancer. New England Journal of Medicine, 2017, 376: 1770-1781.

31.Perazella M A, Shirali A C. Immune checkpoint inhibitor nephrotoxicity: what do we know and what should we do? Kidney Int, 2020, 97 (1): 62-74.

32.Perazella M A, Shirali A C. Nephrotoxicity of Cancer Immunotherapies: Past, Present and Future. J Am Soc Nephrol, 2018, 29 (8): 2039-2052.

33.Belliere J, Mazieres J, Meyer N, et al. Renal Complications Related to Checkpoint Inhibitors: Diagnostic and Therapeutic Strategies. Diagnostics (Basel), 2021, 11 (7): 1187.

34.Jhaveri K D, Rosner M H. Chimeric Antigen Receptor T Cell Therapy and the Kidney: What the Nephrologist Needs to Know. Clin J Am Soc Nephrol, 2018, 13 (5): 796-798

35.Kunogi H, Yamaguchi N, Terao Y, et al. Dosimetric predictors of nephrotoxicity in patients receiving extended-field radiation therapy for gynecologic cancer. Radiat Oncol, 2021, 16 (1): 25.

36.Iff S, Craig J C, Turner R, et al. Reduced estimated GFR and cancer mortality. Am J Kidney Dis, 2014, 63 (1): 23-30.

37.Porta C, Bamias A, Danesh F R, et al. KDIGO Controversies Conference on onco-nephrology: understanding kidney impairment and solid-organ malignancies, and managing kidney cancer. Kidney Int, 2020, 98 (5): 1108-1119.

38.Dey S, Hamilton Z, Noyes S L, et al. Chronic Kidney Disease is More Common in Locally Advanced Renal Cell Carcinoma. Urology, 2017, 105: 101-107.

39.Casal M A, Nolin T D, Beumer J H. Estimation of Kidney Function in Oncology: Implications for Anticancer Drug Selection and Dosing. Clin J Am Soc Nephrol, 2019, 14 (4): 587-595.

40.Miyajima A, Yazawa S, Kosaka T, et al. Prognostic Impact of Renin-Angiotensin System Blockade on Renal Cell Carcinoma After Surgery. Ann Surg Oncol, 2015, 22 (11): 3751-3759.

41.Nyame Y A, Liang H, Arora H C, et al. Do Renin-Angiotensin Blockers Affect Renal Function and Cardiac Outcomes in Patients Undergoing Partial Nephrectomy? J Urol, 2017, 197 (3 Pt 1): 566-573.

42.Sun H, Li T, Zhuang R, et al. Do renin-angiotensin system inhibitors influence the recurrence, metastasis, and survival in cancer patients?Evidence from a meta-analysis including 55 studies. Medicine (Baltimore), 2017, 96 (13): e6394.

43.Song T, Choi C H, Kim M K, et al. The effect of angiotensin system inhibitors (angiotensin-converting enzyme inhibitors or angiotensin receptor blockers) on cancer recurrence and survival: a meta-analysis. Eur J Cancer Prev, 2017, 26 (1): 78-85.

44. Thavarajah S, Choi M J. The Use of Erythropoiesis-Stimulating Agents in Patients With CKD and Cancer: A Clinical Approach. Am J Kidney Dis, 2019, 74 (5): 667-674.

45. 中国医师协会肾脏内科医师分会肾性贫血指南工作组. 中国肾性贫血诊治临床实践指南. 中华医学杂志, 2021, 101 (20): 1463-1502.

46. Kidney Disease Improving Global Outcomes (KDIGO) Anemia Work Group. KDIGO Clinical Practice Gunidelne for Anemia in Chronic Kidney Disease. Kidney Int, 2012: 279-335.

47. Kozlowski L, Bielawska K, Zhymaila A, et al. Chronic Kidney Disease Prevalence in Patients with Colorectal Cancer Undergoing Surgery. Diagnostics 2022, 12: 2137.

48. Delaye M, Rousseau A, Try M, et al. Inclusion of patients with chronic kidney disease in randomized phase 3 clinical trials in patients with prostate, breast, lung, and colorectal cancer. Cancer Med, 2022 (26).

49. 上海市肾内科临床质量控制中心专家组. 慢性肾脏病早期筛查、诊断及防治指南 (2022年版). 中华肾脏病杂志, 2022: 453-464.

50. Lees J S, Elyan B M P, Herrmann S M, et al. The 'other' big complication: how chronic kidney disease impacts on cancer risks and outcomes. Nephrol Dial Transplant, 2022: gfac011.

51. Shirali A C, Sprangers B. Cancer Drug Dosing in Chronic Kidney Disease and Dialysis. Adv Chronic Kidney Dis, 2022, 29 (2): 208-216.

52. Yang K W, Xiong G Y, Li X S, et al. Prevalence of baseline chronic kidney disease in 2 769 Chinese patients with renal cancer: nephron-sparing treatment is still underutilized. World J Urol, 2014, 32 (4): 1027-1031.

53. Canter D, Kutikov A, Sirohi M, et al. Prevalence of baseline chronic kidney disease in patients presenting with solid renal tumors. Urology, 2011, 77 (4): 781-785.

54. Duan J Y, Duan G C, Wang C J, et al. Prevalence and risk factors of chronic kidney disease and diabetic kidney disease in a central Chinese urban population: a cross-sectional survey. BMC Nephrology, 2020, 21 (1): 115.

55. Zhang L, Wang F, Wang L, et al. Prevalence of chronic kidney disease in China: a cross-sectional survey. The lancet, 2012, 379 (9818): 815-822.

56. Kemlin D, Biard L, Kerhuel L, et al. Acute kidney injury in critically ill patients with solid tumours. Nephrol Dial Transplant, 2018, 33 (11): 1997-2005.

57. Hoxha E, Wiech T, Stahl P R, et al. A Mechanism for Cancer-Associated Membranous Nephropathy. N Engl J Med, 2016, 374 (20): 1995-1996.

58. Leeaphorn N, Kue A P P, Thamcharoen N, et al. Prevalence of cancer in membranous nephropathy: a systematic review and meta-analysis of observational studies. Am J Nephrol, 2014, 40 (1): 29-35.

59. Ronco P, Debiec H. Membranous nephropathy: current understanding of various causes in light of new target antigens. Curr Opin Nephrol Hypertens, 2021, 30 (3): 287-293.

60. Van De Louw A, Cohrs A, Leslie D. Clinical Features and Outcome of Thrombotic Microangiopathies: Comparison between Patients with and without Malignancy. Thromb Haemost, 2021, 121 (5): 565-572.

61. Mamlouk O, Selamet U, Machado S, et al. Nephrotoxicity of immune checkpoint inhibitors beyond tubulointerstitial nephritis: single-center experience. J Immunother Cancer, 2019, 7 (1): 2.

62. Guo K, Wang Z, Luo R, et al. Association between chronic kidney disease and cancer including the mortality of cancer patients: national health and nutrition examination survey 1999-2014. Am J Transl Res, 2022, 14 (4): 2356-2366.

63. Jhaveri K D, Shah H H, Calderon K, et al. Glomerular diseases seen with cancer and chemotherapy:

a narrative review. Kidney Int, 2013, 84 (1): 34-44.

64. Vogelzang J L, Van Stralen K J, Noordzij M, et al. Mortality from infections and malignancies in patients treated with renal replacement therapy: data from ERA -EDTA registry. Nephrol Dial Transplant, 2015, 30 (6): 1028-1037.

65. Vatsveen T K, Sponaas A M, Tian E, et al .Erythropoietin (EPO) -receptor signaling induces cell death of primary myeloma cells in vitro. J Hematol Oncol, 2016, 9 (1): 75.

66. Anna Julie Peired, Elena Lazzeri, Francesco Guzzi, et al.From kidney injury to kidney cancer. Kidney International, 2021, 100: 55-66.

67. 陈大进，陈江华. 关注肾移植术后肿瘤的发生、诊断和个体化治疗. 中华医学杂志，2019，99（10）：3.

68. Cheung C Y, Tang S C W. An update on cancer after kidney transplantation. Nephrol Dial Transplant, 2019, 34 (6): 914-920.

69. Au E H, Chapman J R, Craig J C, et al. Overall and Site-Specific Cancer Mortality in Patients on Dialysis and after Kidney Transplant. Journal of the American Society of Nephrology: JASN, 2019, 30 (3): 471-480.

70. Buxeda A, Redondo-Pachón D, Pérez-Sáez M J, et al. Sex differences in cancer risk and outcomes after kidney transplantation. Transplantation reviews (Orlando, Fla), 2021, 35 (3): 100625.

71. Acuna S A, Huang J W, Daly C, et al. Outcomes of Solid Organ Transplant Recipients With Preexisting Malignancies in Remission: A Systematic Review and Meta-Analysis. Transplantation, 2017, 101 (3): 471-481.

72. Zheng R, Zhang S, Zeng H, et al. Cancer incidence and mortality in China, 2016. Journal of the National Cancer Center, 2022, 2 (1): 1-9.

73. Abdel-Nabey M, Chaba A, Serre J, et al. Tumor lysis syndrome, acute kidney injury and disease-free survival in critically ill patients requiring urgent chemotherapy. Ann Intensive Care, 2022, 12 (1): 15.

74. Wu Y, Chen J, Luo C, et al. Predicting the risk of postoperative acute kidney injury: development and assessment of a novel predictive nomogram. J Int Med Res, 2021, 49 (8): 1-11.

75. Bravi C A, Vertosick E, Benfante N, et al. Impact of Acute Kidney Injury and Its Duration on Long-term Renal Function After Partial Nephrectomy. Eur Urol, 2019, 76 (3): 398-403.

76. Hou Q, Yu X, Cheng Z, et al. Acute kidney injury after nephron sparing surgery and microwave ablation: focus on incidence, survival impact and prediction. Int J Hyperthermia, 2020, 37 (1): 470-478.

77. Gontero P, Mari A, Marra G, et al. Is partial nephrectomy safe and effective in the setting of frail comorbid patients affected by renal cell carcinoma? Insights from the RECORD 2 multicentre prospective study. Urol Oncol, 2021, 39 (1): 78 e17-78 e26.

78. Lee Y, Ryu J, Kang M W, et al. Machine learning-based prediction of acute kidney injury after nephrectomy in patients with renal cell carcinoma. Sci Rep, 2021, 11 (1): 15704.

79. Martini A, Cumarasamy S, Beksac A T, et al. A Nomogram to Predict Significant Estimated Glomerular Filtration Rate Reduction After Robotic Partial Nephrectomy. Eur Urol, 2018, 74 (6): 833-839.

80. Rosiello G, Capitanio U, Larcher A. Acute kidney injury after partial nephrectomy: transient or permanent kidney damage?Impact on long-term renal function. Ann Transl Med, 2019, 7 (Suppl 8): S317.

81. Perazella M A, Dreicer R, Rosner M H. Renal cell carcinoma for the nephrologist. Kidney Int, 2018, 94 (3): 471-483.

82. Li Q, Huang Y, Zhang L, et al. Perioperative anemia predicts kidney injury after partial nephrectomy. Investig Clin Urol, 2022, 63 (5): 514-522.

83. 赵国臣，张彬，吴波，等. 肾部分切除术后慢性肾脏病发生及进展因素文献复习. 中华腔镜泌尿外科杂志（电子版），2021，15（02）：173-176.
84.郑玮，寿建忠，马建辉，等.根治性肾切除术后患者肾功能改变的长期观察.中华泌尿外科杂志，2014，35（06）：433-437.
85.Huang W C，Donin N M，Levey A S，et al. Chronic Kidney Disease and Kidney Cancer Surgery：New Perspectives. J Urol，2020，203（3）：475-485.
86.Wenzel M，Yu H，Uhlig A，et al. Cystatin C predicts renal function impairment after partial or radical tumor nephrectomy. International Urology and Nephrology，2021，53（10）：2041-2049.
87.Tong Y，Liu X，Guan M，et al. Evaluation of Serological Indicators and Glomerular Filtration Rate Equations in Chinese Cancer Patients. Med Sci Monit，2017，23：2949-2960.
88.Zhang S，Qin Z，Bi H，et al. A "3S+f" Nephrometry Score System to Predict the Clinical Outcomes of Laparoscopic Nephron-Sparing Surgery. Front Oncol，2022，12：922082.
89.韩松辰，宋宇轩，戴翔，等.热缺血时间对腹腔镜肾部分切除术后肾功能的影响.中华泌尿外科杂志，2022，43（05）：350-354.
90.陈路遥，熊思途，邓文，等.机器人辅助腹腔镜与腹腔镜肾部分切除术治疗完全内生型肾肿瘤的疗效比较.中华泌尿外科杂志，2022，43（05）：335-338.
91.Li M，Cheng L，Zhang H，et al. Laparoscopic and Robotic-Assisted Partial Nephrectomy：An Overview of Hot Issues. Urol Int，2020，104（9-10）：669-677.
92.Kubota M，Yamasaki T，Murata S，et al. Surgical and functional outcomes of robot-assisted versus laparoscopic partial nephrectomy with cortical renorrhaphy omission. Sci Rep，2022，12（1）：13000.
93.吴震杰，张宗勤，徐红，等.肾动脉分支阻断与主干阻断在机器人辅助腹腔镜肾部分切除术治疗早期肾癌中的疗效对比.中华泌尿外科杂志，2019（05）：328-332.
94.汪月明，蔡文，张进，等.分支阻断技术在机器人辅助腹腔镜肾部分切除术治疗肾门部肿瘤中的应用.中华泌尿外科杂志，2020，41（12）：892-895.
95.沈周俊，张小华，王先进，等.Off-clamping技术在机器人辅助腹腔镜肾部分切除术中的应用.中华泌尿外科杂志，2018，39（02）：87-90.
96.Deng W，Liu X，Hu J，et al. Off-clamp partial nephrectomy has a positive impact on short- and long-term renal function：a systematic review and meta-analysis. BMC Nephrol，2018，19（1）：188.
97.Liu P，Li Y，Shi B，et al. The Outcome of Sutureless in Partial Nephrectomy：A Systematic Review and Meta-Analysis. Biomed Res Int，2022：5260131.
98.杨诚，梁朝朝，等.安徽医科大学第一附属医院泌尿外科：高级成像技术在机器人辅助腹腔镜肾部分切除术中的应用进展.中华泌尿外科杂志，2019（05）：395-397.
99.刘学武，周志敏，姜德建，等.金水宝片对顺铂所致大鼠急性肾损伤的保护作用及机制.中国药科大学学报，2020，51（01）：76-83.
100.Xia C，Dong X，Li H，et al. Cancer statistics in China and United States，2022：profiles，trends，and determinants. Chin Med J（Engl），2022，135（5）：584-590.
101.Chen C，He H，Yu Z，et al. Renal and retroperitoneal metastasis from prostate adenocarcinoma：a case report. World J Surg Oncol，2016，14：74.
102.Kurtul N，Resim S，Koçarslan S. Giant renal metastasis from prostate cancer mimicking renal cell carcinoma. Turk J Urol，2018，44（4）：367-369.
103.Lapi F，Azoulay L，Niazi M T，et al. Androgen deprivation therapy and risk of acute kidney injury in patients with prostate cancer. JAMA，2013，310（3）：289-296.
104.Kbirou A，Hagguir H，Moataz A，et al. Acute renal failure and bladder tumors，about 106 cases. Nephrol Ther，2022，18（3）：202-206.
105.Zhong X，Pan Y，Xiong Y，et al. Preoperative hydronephrosis represents an unfavorable prognostic factor in muscle-invasive bladder cancer patients undergoing radical cystectomy from a single high-volume center. Asian J Surg，2022.

106. Patel V G, Oh W K, Galsky M D. Treatment of muscle-invasive and advanced bladder cancer in 2020. CA Cancer J Clin, 2020, 70 (5): 404-423.

107. Tanaka T, Shindo T, Hashimoto K, et al. Management of hydronephrosis after radical cystectomy and urinary diversion for bladder cancer: A single tertiary center experience. Int J Urol, 2022, 29 (9): 1046-1053.

108. Lone Z, Zhang A, Benidir T, et al. The role of enhanced recovery after surgery protocols in the development of acute kidney injury following radical cystectomy. Urol Oncol, 2022, 40 (10): 453 e1- e7.

109. Eriksson V, Holmlund J, Wiberg E, et al. Adverse events during neoadjuvant chemotherapy for muscle invasive bladder cancer-a Swedish retrospective multicentre study of a clinical database. Transl Androl Urol, 2022, 11 (8): 1105-1115.

110. Basile G, Bandini M, Gibb E A, et al. Neoadjuvant pembrolizumab and radical cystectomy in patients with muscle-invasive urothelial bladder cancer: 3-year median follow-up update of PURE-01 trial. Clin Cancer Res, 2022.

111. Seethapathy H, Street S, Strohbehn I, et al. Immune-related adverse events and kidney function decline in patients with genitourinary cancers treated with immune checkpoint inhibitors. Eur J Cancer, 2021, 157: 50-58.

112. Rouprêt M, Babjuk M, Burger M, et al. European Association of Urology Guidelines on Upper Urinary Tract Urothelial Carcinoma: 2020 Update. Eur Urol, 2021, 79 (1): 62-79.

113. 中国医师协会泌尿外科医师分会肿瘤专业委员会，中国医师协会泌尿外科医师分会上尿路尿路上皮癌（CUDA-UTUC）协作组.上尿路尿路上皮癌诊断与治疗中国专家共识.中华泌尿外科杂志，2018，39（7）：485-488.

114. 中国抗癌协会泌尿男性生殖系统肿瘤专业委员会微创学组.上尿路尿路上皮癌外科治疗中国专家共识.现代泌尿外科杂志，2018，23（11）：826-829.

115. Rouprêt M, Babjuk M, Compérat E, et al. European As-sociation of Urology Guidelines on upper urinary tract urothelial carcinoma: 2017 Update. Eur Urol, 2018, 73 (1): 111-122.

116. 郑茜子，高碧霞，喻小娟，等.胸腺瘤相关性肾小球病12例临床及病理特点分析.中华肾脏病杂志，2018，34（8）：587-591.

117. Yang L, Xing G, Wang L, et al. Acute kidney injury in China: across-sectional survey. Lancet, 2015, 386 (10002): 1465-1471.

118. 谢乙宁，于玲，谭宏宇.结直肠恶性肿瘤根治术后急性肾损伤的危险因素.中华麻醉学杂志，2021，41（04）：430-433.

119. Zafar W, Kalra K, Ortiz-Melo D I. Oncosurgery-Related Acute Kidney Injury. Adv Chronic Kidney Dis, 2022, 29 (2): 161-170.

120. Kala J, Finkel K W. Onconephrology. Critical Care Clinics, 2021, 37 (2): 365-384.

121. Zorrilla-Vaca A, Mena G E, Ripolles-Melchor J, et al. Risk factors for acute kidney injury in an enhanced recovery pathway for colorectal surgery. Surg Today, 2021, 51 (4): 537-544.

122. Stahl C C, Schwartz P B, Ethun C G, et al. Renal Function After Retroperitoneal Sarcoma Resection with Nephrectomy: A Matched Analysis of the United States Sarcoma Collaborative Database. Ann Surg Oncol, 2021, 28 (3): 1690-1696.

123. 赵婧菲，石小倩，侯小丫，等.原发性肝癌伴癌综合征的临床类型及相关机制的研究进展.中华肝胆外科杂志，2022，28（1）：71-76.

124. Shahzad M A, Baxi P V, Rodby R A. The Challenges of Diagnosing Nondilated Obstructive Uropathy: A Case Report. Can J Kidney Health Dis, 2022, 9: 20543581221086683.

125. Ishii T, Fujimaru T, Nakano E, et al. Association between chronic kidney disease and mortality in stage Ⅳ cancer. Int J Clin Onco, 2020, 25 (9): 1587-1595.

126. Soisson S, Ganz P A, Gaffney D, et al. Long-term, adverse genitourinary outcomes among endome-

trial cancer survivors in a large, population-based cohort study. Gynecol Onco, 2018, 148 (3): 499-506.

127.Chang C P, Chen Y, Blackburn B, et al. Genitourinary disease risks among ovarian cancer survivors in a population-based cohort study. Gynecol Oncol, 2020, 157 (2): 529-535.

128.Folkard S S, Banerjee S, Menzies-Wilson R, et al. Percutaneous nephrostomy in obstructing pelvic malignancy does not facilitate further oncological treatment. Int Urol Nephrol, 2020, 52 (9): 1625-1628.

129.樊代明，等.神经内分泌肿瘤.CACA指南.天津科学技术出版社，2022：1091-1142.

130.Rindi G, Mete O, Uccella S, et al. Overview of the 2022 WHO Classification of Neuroendocrine Neoplasms. Endocr Pathol, 2022, 33 (1): 115-154.

131.Yi Z, Liu R, Hu J, et al. Clinicopathologic Features and Survival Outcomes for Primary Renal Neuroendocrine Neoplasms. Clin Genitourin Cancer, 2021, 19 (2): 155-161.

132.Królewicz K, Steć Z, Niemczyk S. Hypercalcemia in the nephrology department patients - incidence, etiology and impact on renal function. Pol Merkur Lekarski, 2021, 49 (289): 9-12.

133.Morel A, Meuleman M S, Moktefi A, et al. Renal Diseases Associated with Hematologic Malignancies and Thymoma in the Absence of Renal Monoclonal Immunoglobulin Deposits. Diagnostics (Basel), 2021, 11 (4): 710.

134.王伊娜，董葆，李欣，等.白血病肾损害患者的临床病理特征研究.中国全科医学，2022，25(8)：956-962.

135.Ahmed S, Blanco P, MacDonald D A, et al. The Case | Nephrotic syndrome in a patient with chronic lymphocytic leukemia. Kidney Int, 2021, 99 (3): 777-778.

136.Kimura Y, Kiyota K, Koga H, et al. Renal lesions mimicking acute focal bacterial nephritis in pediatric leukemia. Pediatr Int, 2022, 64 (1): e14838.

137.Aratani S, Aburakawa S, Ryotokuji T, et al. Primary Tumor Infiltration and Severe Acute Kidney Injury in Patients with Acute Myeloblastic Leukemia. J Nippon Med Sch, 2020, 87 (1): 43-48.

138.Chiniwalar A, Fernando M E, Sujit S, et al. Rhabdomyolysis Induced Acute Kidney Injury in Acute Myeloid Leukemia: An Unusual Association. Saudi J Kidney Dis Transpl, 2020, 31 (4): 877-880.

139.Büttner-Herold M, Sticht C, Wiech T, et al. Renal disease associated with myeloproliferative neoplasms and myelodysplastic syndrome/myeloproliferative neoplasms. Histopathology, 2021, 78 (5): 738-748.

140.Maraj A, MacEneaney O, Doyle B, et al. Lysozyme-induced nephropathy: a rare manifestation of chronic myelomonocytic leukaemia. Br J Haematol, 2020, 189 (3): 393.

141.Asano M, Hase H, Naruse Y, et al. A rare cause of acute kidney injury with chronic myelomonocytic leukemia. CEN Case Rep, 2021, 10 (3): 320-325.

142.Sun C Y, Lin C C, Liao I C, et al. Acute kidney injury in a man with chronic myelomonocytic leukemia. J Nephrol, 2022, 35 (4): 1303-1304.

143.Zhao T, Hu N, Yu X, et al. Case Report: Endocapillary Glomerulopathy Associated With Large Granular T Lymphocyte Leukemia. Front Immunol, 2022, 12: 810223.

144.王冲，李月红.利妥昔单抗治疗慢性淋巴细胞白血病合并膜性肾病一例.中华肾脏病杂志，2021，37(3)：232-233.

145.Bridoux F, Cockwell P, Glezerman I, et al. Kidney injury and disease in patients with haematological malignancies. Nat Rev Nephrol, 2021, 17 (6): 386-401.

146.Zhang D, Zhang C, Bian F, et al. Clinicopathological features in membranous nephropathy with cancer: a retrospective single center study and literature review. Int J Biol Markers, 2019, 34 (4): 406-413.

147.Zhang C M, Zhang M C, Chen D C, et al. Features of phospholipase A2 receptor and thrombospondin type 1 domain-containing 7A in malignancy -associated membranous nephropathy. J Clin Pathol, 2019, 72 (10): 705-711.

148.郑茜子，高碧霞，俞小娟，等.胸腺瘤相关性肾小球病12例临床及病理特点分析.中华肾脏病杂志，2018，34（8）：587-591.

149.Song J, Jiang F, Liu H, et al. Effect factors related to a high probability of hemodialysis independence in newly diagnosed multiple myeloma patients requiring hemodialysis. J Clin Lab Anal, 2020, 34 (2): e23057.

150.Bridoux F, Arnulf B, Karlin L, et al. Randomized Trial Comparing Double Versus Triple Bortezomib-Based Regimen in Patients With Multiple Myeloma and Acute Kidney Injury Due to Cast Nephropathy. J Clin Oncol, 2020, 38 (23): 2647-2657.

151.Moreau P, Attal M, Hulin C, et al. Bortezomib, thalidomide, and dexamethasone with or without daratumumab before and after autologous stem-cell transplantation for newly diagnosed multiple myeloma (CASSIOPEIA): a randomised, open-label, phase 3 study.Lancet, 2019, 394 (10192): 29-38.

152.Usmani S Z, Kumar S, Plesner T, et al. Efficacy of Daratumumab, Lenalidomide, and Dexamethasone in Transplant-Ineligible Patients with Newly Diagnosed Multiple Myeloma and Impaired Renal Function from the Phase 3 Maia Study Based on Lenalidomide Starting Dose. Blood, 2021, 138: 1646.

153.中华医学会血液学分会浆细胞疾病学组，中国医师协会多发性骨髓瘤专业委员会.中国多发性骨髓瘤自体造血干细胞移植指南（2021年版）.中华血液学杂志，2021，42（5）：353-357.

154.Dimopoulos M A, Mikhael J, Terpos E, et al. An overview of treatment options for patients with relapsed / refractory multiple myeloma and renal impairment. Ther Adv Hematol, 2022: 20406207221088458.

155.Lameire N, Vanholder R, Van Biesen W, et al. Acute kidney injury in critically ill cancer patients: an update. Critical care, 2016, 20 (1): 1-12.

156.Mahamud O, So J, Chua M L K, et al. Targeting DNA repair for precision radiotherapy: Balancing the therapeutic ratio. Current problems in cancer, 2017, 41 (4): 265-272.

157.Humphreys B D. Annual review of physiology. Mechanisms of Renal Fibrosis, 2018, 80: 309-326.

158.Goligorsky M S. Chronic Kidney Disease: A Vicarious Relation to Premature Cell Senescence. The American journal of pathology, 2020, 190 (6): 1164-1171.

159.Wang J Y J. Cell Death Response to DNA Damage. The Yale journal of biology and medicine, 2019, 92 (4): 771-779.

160.Klaus R, Niyazi M, Lange-sperandio B. Radiation-induced kidney toxicity: molecular and cellular pathogenesis. Radiation oncology (London, England), 2021, 16 (1): 43.

161.Jayson G C, Kerbel R, Ellis L M, et al. Antiangiogenic therapy in oncology: current status and future directions. Lancet, 2016, 388 (10043): 518-529.

162.Estrada C C, Maldonado A, Mallipattu S K. Therapeutic Inhibition of VEGF Signaling and Associated Nephrotoxicities. J Am Soc Nephrol, 2019, 30 (2): 187-200.

163.Izzedine H, Mangier M, Ory V, et al. Expression patterns of RelA and c-mip are associated with different glomerular diseases following anti-VEGF therapy. Kidney Int, 2014, 85 (2): 457-470.

164.Nihei S, Sato J, Harada T, et al. Antiproteinuric effects of renin-angiotensin inhibitors in lung cancer patients receiving bevacizumab. Cancer Chemother Pharmacol, 2018, 81 (6): 1051-1059.

165.Zamorano J L, Lancellotti P, Rodriguez Muoz D, et al. 2016 ESC Position Paper on cancer treatments and cardiovascular toxicity developed under the auspices of the ESC Committee for Practice Guidelines: The Task Force for cancer treatments and cardiovascular toxicity of the European Society of Cardiology (ESC). Eur Heart J, 2016, 37 (36): 2768-2801.

166.Zhou Y, Castonguay P, Sidhom E H, et al. A small-molecule inhibitor of TRPC5 ion channels suppresses progressive kidney disease in animal models. Science, 2017, 358 (6368): 1332-1336.

167.Zhong Y, Lee K, Deng Y, et al. Arctigenin attenuates diabetic kidney disease through the activation of PP2A in podocytes. Nat Commun, 2019, 10 (1): 4523.

168.Perico L, Mandala M, Schieppati A, et al. BRAF Signaling Pathway Inhibition, Podocyte Injury, and Nephrotic Syndrome. Am J Kidney Dis, 2017, 70 (1): 145-150.

169.Seethapathy H, Lee M D, Strohbehn I A, et al. Clinical features of acute kidney injury in patients receiving dabrafenib and trametinib. Nephrol Dial Transplant, 2022, 37 (3): 507-514.

170.Jansen Y J, Janssens P, Hoorens A, et al. Granulomatous nephritis and dermatitis in a patient with BRAF V600E mutant metastatic melanoma treated with dabrafenib and trametinib. Melanoma Res, 2015, 25 (6): 550-554.

171.Izzedine H, Brocheriou I, Amoura Z, et al. Acute Tubular Injury and Renal Arterial Myocyte Vacuolization Following Crizotinib Administration. Kidney Int Rep, 2021, 6 (2): 526-528.

172.Malyszko J, Kozlowska K, Kozlowski L, et al. Nephrotoxicity of anticancer treatment. Nephrol Dial Transplant, 2017, 32 (6): 924-936.

173.Moentenich V, Gebauer F, Comut E, et al. Claudin 18.2 expression in esophageal adenocarcinoma and its potential impact on future treatment strategies. Oncol Lett, 2020, 19 (6): 3665-3670.

174. Sahin U, Tmreci, Manikhas G, et al. FAST: a randomised phase II study of zolbetuximab (IMAB362) plus EOX versus EOX alone for first-line treatment of advanced CLDN18.2-positive gastric and gastro-oesophageal adenocarcinoma. Ann Oncol, 2021, 32 (5): 609-619.

175.Ding M, Ma S, Tang X, et al. Oliguric acute kidney injury after microwave ablation of large liver tumors: incidence and preventive measures. International Journal of Hyperthermia, 2019, 35 (1): 141-149.

176.Mou Z, Guan T, Chen L. Acute Kidney Injury in Adult Patients With Hepatocellular Carcinoma After TACE or Hepatectomy Treatment. Frontiers in Oncology, 2022: 627895.

177.Gao L, Lin Y, Wang S, et al. Chronotoxicity of Semen Strychni is associated with circadian metabolism and transport in mice. J Pharm Pharmacol, 2021, 73 (3): 398-409.

178.闫潇，马骏，张楠，等. 马钱子总生物碱致肾毒性模型建立及甘草内生菌代谢产物减毒作用对比. 中药药理与临床，2022，38（04）：121-126.

179.Ji H, Hu J, Zhang G, et al. Aristolochic acid nephropathy: A scientometric analysis of literature published from 1971 to 2019. Medicine (Baltimore), 2021, 100 (27): e26510.

180.李彦桥，黄婉奕，梁雨生，等. 芦荟大黄素对小鼠肾毒性的作用机制. 中国实验方剂学杂志，2019，25（11）：48-53.

181.胡樱凡，黄婉奕，李彦桥，等. 大黄酸对小鼠肾脏的毒性机制. 中国实验方剂学杂志，2019，25（11）：54-59.

182.王丹，贾德贤，李真真，等. 草乌的安全性评价与风险控制措施的探讨. 中国中药杂志，2018，43（15）：3093-3100.

183.冯雪，方赛男，高雨鑫，等. 根据CONSORT HARMs声明评价雷公藤制剂相关肾毒性RCT的报告质量. 中国中药杂志，2018，43（03）：440-445.

184.王帆，王静，黄恺，等. 马兜铃酸I致急性肾损伤的分子机制研究. 天然产物研究与开发，2022，34（05）：848-855.

185.Cheson B D, Heitner Enschede S, Cerri E, et al. Tumor Lysis Syndrome in Chronic Lymphocytic Leukemia with Novel Targeted Agents. Oncologist, 2017, 22 (11): 1283-1291.

186.Calvo Villas J M. Tumour lysis syndrome. Med Clin (Barc), 2019, 152 (10): 397-404.

187.Howard S C, Trifilio S, Gregory T K, et al. Tumor lysis syndrome in the era of novel and targeted agents in patients with hematologic malignancies: a systematic review. Ann Hematol, 2016, 95 (4):

563-573.

188.Belay Y, Yirdaw K, Enawgaw B. Tumor Lysis Syndrome in Patients with Hematological Malignancies. J Oncol, 2017: 9684909.

189.Cooper, C, Chapurlat, R, Al-Daghri, N, et al. Safety of Oral Non-Selective Non-Steroidal Anti-Inflammatory Drugs in Osteoarthritis: What Does the Literature Say? 2019: 15-24.

190.Davison S N. Clinical Pharmacology Considerations in Pain Management in Patients with Advanced Kidney Failure.Clin J Am Soc Nephrol, 2019: 917-931.

191.Subedi M, Bajaj S, Kumar M S, et al. An overview of tramadol and its usage in pain management and future perspective, Biomed Pharmacother, 2019, 111: 443-451.

192.Ali H A, Afifi M, Saber T M, et al. Neurotoxic, Hepatotoxic and Nephrotoxic Effects of Tramadol Administration in Rats, J Mol Neurosci, 2020, 70: 1934-1942.

193.Borrego Utiel F J, Luque Barona R, Pérez Del Barrio P, et al. Acute Kidney Injury due to granulomatous interstitial nephritis induced by tramadol administration, Nefrologia (Engl Ed), 2018, 38: 227-228.

194.Mousavi K, Manthari R K, Najibi A, et al. Mitochondrial dysfunction and oxidative stress are involved in the mechanism of tramadol-induced renal injury.Curr Res Pharmacol Drug Discov, 2021, 2: 100049.

195.Amini R, Rahimpour E, Jouyban A. Determination of morphine and its metabolites in the biological samples: an updated review, Bioanalysis, 2020, 12: 1161-1194.

196.American Geriatrics Society 2019 Updated AGS Beers Criteria® for Potentially Inappropriate Medication Use in Older Adults. J Am Geriatr Soc, 2019, 67: 674-694.

197.Coluzzi, F. Assessing and Treating Chronic Pain in Patients with End-Stage Renal Disease. Drugs, 2018, 78: 1459-1479.

198.Cheng L, Ge M, Lan Z, et al. Zoledronate dysregulates fatty acid metabolism in renal tubular epithelial cells to induce nephrotoxicity, Archives of Toxicology, 2018, 92, 469-485.

胃肠保护

❖　保胃护肠　夯坝筑堤　❖

❖　洪蚀堤坝　由表及里　❖

❖　见微知著　切勿小视　❖

❖　控瘤护胃　标治本益　❖

❖　若得双生　从肠计议　❖

第一章

胃肠的结构和功能

一、胃的结构和功能

（一）胃的位置、大小、形态及解剖学结构

1.胃的位置与形态

胃位于上腹部、膈下，大部分位于左季肋区，上接食管，下连十二指肠。贲门和幽门位置相对固定，贲门位于第11胸椎左侧，幽门位于第1腰椎右侧，前壁右侧毗邻肝左叶，左侧毗邻膈和左肋弓，于剑突下紧贴腹前壁。后壁毗邻左肾上腺、左肾、胰腺、脾脏和横结肠等。胃底与膈肌、脾脏毗邻。

胃分为4部分，即贲门部、胃底、胃体和胃窦幽门部。

2.胃的解剖学结构

（1）胃壁结构

由内向外分4层：黏膜层、黏膜下层、肌层和浆膜层。胃黏膜主要由黏膜上皮、固有膜和黏膜肌层组成；胃腺体主要的细胞有主细胞、壁细胞、黏液细胞、内分泌细胞、G细胞和D细胞等。黏膜下层结构疏松，血管、淋巴管和神经丛丰富。肌层为外纵、中环、内斜三层平滑肌。浆膜层即脏腹膜。

（2）胃的血管

1）动脉：胃的动脉血供由腹腔动脉及其分支供应。

2）静脉：胃黏膜下层有丰富血管网，静脉汇成胃左、右静脉，胃网膜左、右和胃短静脉，与同名动脉伴行。

（3）胃的淋巴引流

胃的淋巴回流沿主要动脉分布，与动脉血流相反，引流淋巴液。胃周淋巴结分成4群，16组。

（4）胃的神经

胃由中枢神经和自主神经双重支配，中枢神经通过自主神经系统的交感神经和

副交感神经支配胃肠道。自主神经也被称为“肠脑”，存在于胃肠道黏膜下层、黏膜下神经丛（Meissner神经丛）和环形肌与纵行肌之间的肌间神经丛（Auerbach神经丛）。

（二）胃的生理功能

1.储存食物

贲门和幽门的协同运动，可使食物存储在胃腔内，合适时候排出到肠腔内。

2.胃的运动

胃的运动形式包括容受性舒张、紧张性收缩和蠕动，胃的运动使胃具有容纳、研磨和输送的功能。

3.分泌功能

正常成人每天分泌1500~2500 ml胃液。主要成分为胃酸、蛋白酶、黏液、电解质和水。壁细胞分泌盐酸，非壁细胞分泌偏碱性成分，主要阳离子为钠。

4.防御功能

胃的黏膜屏障，胃酸，分泌型免疫球蛋白IgG、IgA及淋巴组织等，可防止病原微生物及异物侵入。

二、肠的结构与功能

（一）肠的位置、大小、形态和解剖学结构

小肠上端始于幽门，下端在右髂窝与结肠相接，全长5~7 m，可分为十二指肠、空肠、回肠。

结肠上端始于右髂窝，下端终于肛门。结肠是介于盲肠与直肠之间的一段大肠，整体呈“M”形，包绕于空、回肠周围。结肠的主要功能是吸收水分、维生素和无机盐，将食物残渣形成粪便，排出体外。

1.十二指肠（duodenum）

（1）解剖位置与形态结构

十二指肠位于胃和空肠之间，是小肠最上段部分，因总长约有12个手指宽度（20~25 cm）而得名。其上端始于胃幽门，位于第一腰椎右侧，呈“C”形弯曲包绕胰头，下端至十二指肠空肠曲接续空肠，位于第二腰椎左侧。

（2）脉管及神经分布

1）动脉：十二指肠血液供应主要来自：①胰十二指肠上前、后动脉（anterior and posterior superior pancreaticoduodenal artery）；②胰十二指肠下动脉（inferior pancreaticoduodenal artery）。此外，十二指肠上部还有胃十二指肠动脉分出的十二指肠上

动脉、十二指肠后动脉，以及胃网膜右动脉的上行返支和胃右动脉的小支供应。

2）静脉：静脉多与相应动脉伴行，除胰十二指肠上后静脉直接汇入门静脉外，余均汇入肠系膜上静脉。

3）淋巴管：十二指肠淋巴引流与血管伴行，原发性十二指肠癌可直接侵犯或通过淋巴浸润胰腺，通常先扩散至十二指肠周围淋巴结和肝，胰腺癌通常转移至十二指肠上曲和十二指肠后淋巴结。

4）神经：十二指肠内部神经支配源自黏膜下（Meissner）神经丛和肌间（Auerbach）神经丛，副交感神经来自迷走神经前支和腹腔支，交感神经来自腹腔神经节的内脏神经。

2. 空肠（jejunum）和回肠（ileum）

（1）解剖位置与形态结构

1）空肠、回肠：全长3~5 m，占据结肠下区的大部分，上端始于十二指肠空肠曲，下端于右髂窝续于盲肠。

2）肠系膜：将空、回肠悬附于腹后壁，其在腹后壁附着处称肠系膜根（radix of mesentery）。肠系膜（mesentery）的肠缘连于空、回肠的系膜缘，与空、回肠全长相等。系膜缘处的肠壁与两层腹膜围成系膜三角，此处的肠壁无浆膜，小肠切除吻合术时应妥善缝合，以免形成肠瘘。

肠系膜根将横结肠及其系膜与升、降结肠之间的区域分为左、右肠系膜窦（left and right mesenteric sinuses）。

（2）脉管及神经分布

1）动脉：空、回肠动脉来自肠系膜上动脉（superior mesenteric artery，SMA）。

2）静脉：空、回肠静脉与同名动脉伴行，汇入肠系膜上静脉。

3）淋巴：小肠淋巴管始于黏膜绒毛中央的乳糜管，淋巴液汇集于肠系膜根部淋巴结，肠系膜根部淋巴结可达百余个，沿血管分布，其输出管汇入肠系膜上淋巴结。

4）神经：空、回肠接受交感和副交感神经的双重支配，起自腹腔神经丛，在肠系膜上动脉壁周围形成肠系膜上丛，沿肠系膜上动脉的分支分布到肠壁。

3. 盲肠（cecum）和阑尾（vermiform appendix）

（1）盲肠

盲肠是结肠的起始部，位于右髂窝，位置可随其充盈程度不同而有所改变，小儿盲肠位置较高。回肠末端突入盲肠形成上、下两个半月形的黏膜皱襞，称为回盲瓣（ileocecal valve）。

（2）阑尾

阑尾是附属于盲肠的一段肠管，似蚯蚓状，也称蚓突，开口于回盲瓣下方2~3 cm处。阑尾口下缘有一半月形黏膜皱襞，称阑尾瓣，可防止粪块或异物坠入腔内。

阑尾动脉起于回结肠动脉或其分支盲肠前、后动脉。阑尾静脉与动脉伴行，经回结肠静脉、肠系膜上静脉汇入门静脉。

4.结肠

（1）解剖结构及毗邻

结肠上接盲肠，终于直肠，呈“M”形围绕在空、回肠周围，按其行程和部位分为升结肠、横结肠、降结肠和乙状结肠四部分，侧面的腹膜转折表现为白色的Toldt线，可作为游离升结肠、降结肠、乙状结肠的标志。

1）升结肠（ascending colon）：位于右髂窝处，续于盲肠，沿腹腔右外侧区上行，至肝右叶下方转向左前下方移行为横结肠，所形成的弯曲称结肠右曲，又称肝曲。升结肠无系膜，升结肠的内侧为右肠系膜窦及回肠袢，外侧与腹壁间形成右结肠旁沟。此沟上通肝肾隐窝，下通右髂窝和盆腔，故膈下脓肿可经此沟流入右髂窝和盆腔，阑尾化脓时可向上蔓延至肝下。

2）横结肠（transverse colon）：始于结肠肝曲，向左呈下垂的弓形，横过腹腔中部，至脾前端折转下行续于降结肠，折转处称结肠左曲又称脾曲。横结肠左、右两端的系膜较短，位置较固定，中间部因系膜长故活动度较大。横结肠上方与肝、胃相邻，下方与空、回肠相邻。

3）降结肠（descending colon）：始于结肠左曲，沿腹后壁左侧向下，至左髂嵴处续于乙状结肠。降结肠长25~30 cm，直径4.4 cm，内侧为左肠系膜窦、空肠袢及左输尿管，外侧为左结肠旁沟，后方毗邻股神经、精索、卵巢血管等。

4）乙状结肠（sigmoid colon）：自左髂嵴起自降结肠，横过左侧髂腰肌、髂外血管、睾丸（卵巢）血管及输尿管前方降入盆腔，至第3骶椎平面续于直肠。呈乙状弯曲。

（2）脉管及神经分布

1）动脉：结肠的血供主要来自肠系膜上、下动脉。

回结肠动脉（ileocolic artery）：是肠系膜上动脉右侧的最下一分支，在肠系膜根内向右下方走行，近回盲部分为盲肠前动脉、盲肠后动脉、阑尾动脉、回肠支与升结肠支，分别供应盲肠、阑尾、回肠末段与升结肠的下1/3。

右结肠动脉（right colic artery）：在回结肠动脉上方发自肠系膜上动脉，行于壁腹膜后方，跨过右侧睾丸（卵巢）动、静脉和右输尿管后，在近升结肠内侧缘发出升、降两支，分别与中结肠动脉及回结肠动脉的分支吻合。

中结肠动脉（middle colic artery）：在胰颈下缘起自肠系膜上动脉，进入横结肠系膜，在系膜偏右侧向右下行。

左结肠动脉（left colic artery）：是肠系膜下动脉的最上分支，起于肠系膜下动脉距根部2~3 cm处，在壁腹膜深面行向左，分为升、降两支，营养结肠左曲及降结肠，并分别与中结肠动脉和乙状结肠动脉的分支吻合。

乙状结肠动脉（sigmoid artery）：起于肠系膜下动脉，有1~3支，大多为2支（53%）。

肠系膜上、下动脉的各结肠支均相互吻合，在近结肠边缘形成动脉弓，称为边缘动脉（colic marginal artery）。

2）静脉：结肠的静脉基本与动脉伴行。

3）淋巴引流：结肠的淋巴管穿出肠壁后沿血管行走，行程中有四组淋巴结。①结肠壁上淋巴结；②结肠旁淋巴结；③中间淋巴结；④肠系膜上、下淋巴结。

5.直肠（rectum）、肛管（anal canal）

（1）解剖位置和毗邻

1）直肠：为结肠的末端，位于盆腔内，在第3骶椎高度上续乙状结肠，沿骶尾骨前面下行穿过盆膈续为肛管，全长10~14 cm，从上向下，直肠由腹膜间位逐渐移行为外位。

直肠后借疏松结缔组织与骶、尾骨和梨状肌相邻，其间有直肠上血管、骶丛和盆内脏神经及盆交感干等结构。直肠两侧借直肠侧韧带连于盆侧壁。男性直肠前面隔着直肠膀胱陷凹与膀胱底上部、精囊和输精管壶腹毗邻，凹中有回肠和大网膜等脏器，凹底腹膜反折线以下则有膀胱底下部、精囊输精管壶腹、前列腺和输尿管盆段，它们与直肠之间隔以直肠膀胱隔。女性直肠前面隔着直肠子宫陷凹与子宫和阴道穹后部相邻，凹内有腹腔脏器，凹底腹膜反折线以下，直肠前面与阴道之间有直肠阴道隔分隔。

2）肛管：肛管长3~4 cm，上续直肠，下端终于肛门，肛门位于尾骨尖下约4 cm处，会阴中心体的稍后方，肛门周围皮肤形成辐射状皱褶。

直肠下端的环形平滑肌增厚，形成肛门内括约肌（sphincter ani internus），围在肛梳的外周，从肛管直肠交界向下延伸到白线。肛门内括约肌的外下方，围有肛门外括约肌（sphincter ani externus）。肛门外括约肌的浅部和深部、直肠下段的纵行肌、肛门内括约肌以及肛提肌等，共同构成围绕肛管的强大肌环称肛直肠环，此环对肛管起着极重要的括约作用，若手术损伤将导致大便失禁。

（2）脉管分布及神经支配

1）动脉：直肠的血供主要来自直肠上动脉、直肠下动脉及骶正中动脉的分支。

2）静脉：上述动脉都有同名静脉伴行，这些静脉都来自直肠肛管静脉丛。

3）淋巴引流：齿状线以上的淋巴管引流有4个方向：①沿直肠上血管上行，注入直肠上淋巴结；②沿直肠下血管行向两侧，注入髂内淋巴结；③沿肛血管和阴部内血管进入盆腔，注入髂内淋巴结；④少数淋巴管沿低外侧血管走行，注入骶淋巴结。齿状线以下的淋巴管注入腹股沟浅淋巴结。

4）神经支配：直肠和肛管齿状线以上由交感神经和副交感神经支配。

（二）肠的生理功能

1.肠的消化吸收功能

肠道作为消化系统的重要组成，发挥着消化吸收的功能。消化分为机械性消化和化学性消化。吸收主要发生于小肠。糖类、寡肽、氨基酸、脂肪水解产物、胆汁酸盐、电解质、维生素等绝大多数营养物质通过主动转运或被动转运在小肠被吸收。在肠道发挥消化吸收功能的过程中，肠道微生物扮演着重要作用。

2.肠的免疫功能

除了皮肤以外，肠道是人体与外界接触最多的器官，接触了包括肠道微生物在内的许多外来物质。肠道也被认为是重要的免疫器官，它可以诱导幼稚免疫细胞分化成熟，介导对有害致病菌的清除以及对正常共生细菌的耐受。

肠相关淋巴组织（Gut-Associated Lymphoid Tissue，GALT）是肠道免疫器官中最重要的组成。

肠道免疫中，幼稚淋巴细胞可以在肠道微生物等的抗原刺激下分化为不同类型的效应淋巴细胞。

3.肠的内分泌功能

肠道细胞中也包含了大量内分泌细胞，在局部消化产物（例如葡萄糖，氨基酸和脂肪酸）的刺激下，通过G蛋白偶联受体、营养转运蛋白和离子通道等一系列营养传感系统，肠道内分泌细胞在感受到营养物质后，分泌各种激素（包括胰高血糖素样肽-1、生长抑素、缩胆囊素、抑胃肽、胃动素、促胰液素、胰多肽等），在调节食物消化吸收，胰岛素分泌、胆汁排出以及食欲方面发挥关键作用。另一方面，肠道微生物群所产生的各种代谢物（包括短链脂肪酸、次级胆汁酸和脂多糖）亦可调节肠内分泌细胞，产生影响饮食摄入、微生物组成和上皮完整性的激素信号调控激素分泌。

综上所述，肠道在人体正常的生理过程中发挥着重要作用。

第二章

肿瘤相关胃肠损伤及机制

胃肠功能包括胃肠运动、消化吸收、黏膜屏障、调节肠道菌群和内分泌功能等。肿瘤自身及其治疗所致的胃肠损伤越来越受重视，相关研究逐渐深入。

一、肿瘤相关胃肠损伤的定义及分类

（一）定义

肿瘤相关胃肠损伤是指由于肿瘤疾病本身原因或肿瘤相关治疗导致的胃肠器质性损伤或胃肠运动、消化吸收、内分泌、黏膜屏障功能及微生态中的一种或多种功能损伤，严重可致胃肠功能衰竭。主要表现为恶心、呕吐、胃肠动力障碍、腹泻、肠梗阻、消化道出血、腹内高压等系列临床症状。

（二）分类

1. 根据损伤内容分器质性和功能性胃肠损伤

后者可进一步分为胃肠运动损伤、消化吸收功能损伤、黏膜屏障损伤、内分泌功能损伤及胃肠微生态失衡。胃肠功能及其调节是一复杂过程，人体出现胃肠损伤可同时见一种或多种损伤类型。

2. 根据损伤因素分原发性和继发性损伤

原发性损伤指胃肠原发肿瘤及治疗过程出现的胃肠损伤，继发性损伤指胃肠外其他肿瘤发展过程及相应治疗中出现的胃肠损伤，包括其他肿瘤胃肠累及、转移或腹腔转移瘤、腹膜后转移瘤等引起胃肠器质性变化，以及肿瘤微环境及内环境变化引起的胃肠功能损伤。另外肿瘤合并急重症并发症或恶病质引起的胃肠功能损伤等多器官功能损伤，也属继发性胃肠损伤的一种。

3. 根据损伤持续时间不同可分为：急性胃肠损伤（acute gastrointestinal injury，AGI）和慢性胃肠损伤（chronic gastrointestinal injury，CGI）

在1~3周内能通过自身或药物控制缓解的胃肠损伤称为AGI，超过4周仍未能控制缓解的胃肠损伤称为CGI。AGI分四级：Ⅰ—Ⅱ级被称为胃肠功能障碍，而Ⅲ—Ⅳ级被认为是胃肠功能衰竭。

二、肿瘤相关胃肠损伤的常见机制

（一）胃肠运动损伤

胃肠运动及其调节是一复杂过程，涉及中枢神经系统（交感和副交感神经）、自主神经系统（内源性肠神经）、Cajal间质细胞（interstitial cells of cajal，ICC）和胃肠平滑肌细胞，以及神经递质、胃肠激素和胃肠道内的化学物质调节，任何环节中断都会影响胃肠运动。肠神经包括肌间神经丛和黏膜下神经丛，肌间神经丛位于外肌层的内层和外层之间，而黏膜下丛位于黏膜下层，控制胃肠运动、分泌、吸收和血管张力。平滑肌可产生自发电活动，而ICC与平滑肌细胞电耦合，充当起搏器，启动和传播电节律。

1.肿瘤本身引起的胃肠运动损伤

不同肿瘤引起胃肠运动损伤的机制包括：①自主神经系统肿瘤的恶性浸润；②恶性肿瘤直接浸润胃肠肌间神经丛或肿瘤抗原引起的免疫反应导致黏膜下神经丛和肌间神经丛炎性浸润（肌间神经丛破坏引起假贲门失弛缓症或胃瘫）；③自身抗体介导的Cajal间质细胞破坏；④抗Hu抗体、电压门控钙通道抗体、浦肯野细胞胞质自身抗体Ⅰ型、崩塌反应介导蛋白5抗体等胃肠运动相关抗体受损；⑤神经病理性、平滑肌肌病性或ICC异常等多因素作用引起副肿瘤性胃肠功能障碍；⑥肿瘤侵犯和播散、体弱衰竭所致粪便嵌塞等引起机械性梗阻，肠道分泌-吸收平衡破坏进一步增加肠道异常蠕动加重梗阻。

2.肿瘤治疗引起的胃肠运动损伤

肿瘤接受治疗过程中也会引起胃肠运动损伤：①手术导致肌间神经丛神经元缺失引起相应节段运动异常，如贲门失弛缓症；②手术或放疗后迷走神经离断综合征引起胃排空障碍；③手术或放疗引起肠粘连；④围术期低钾血症等电解质紊乱；⑤阿片类药物激活阿片受体抑制肌间神经丛和黏膜下神经丛的乙酰胆碱、NO等递质释放。

化疗药物诱发恶心、呕吐的机制：①化疗药物对胃肠的直接刺激作用；②药物直接或间接刺激大脑的呕吐中枢：呕吐中枢和化学催吐感受区（CTZ）；③致吐的化学物质可刺激肠黏膜上含5-羟色胺（5-HT）嗜铬细胞释放5-HT，后者与肠壁内迷走神经和内脏中的5-HT受体结合，发出冲动到呕吐中枢或直接兴奋中枢的5-HT受体而引起呕吐。

（二）胃肠消化吸收功能损伤

恶性肿瘤患者胃肠消化吸收功能损伤主要表现为肿瘤患者食欲减退、分泌不足和肿瘤细胞代谢改变。

1.肿瘤本身引起的胃肠消化吸收功能损伤

肿瘤产生的代谢产物直接作用于下丘脑饮食中枢，血浆和大脑中色氨酸、白细胞介素-1、肿瘤坏死因子-α、白细胞介素-6、生长激素释放肽、瘦蛋白、酪酪肽及胰高血糖素样肽-1等在消化吸收功能损伤中发挥重要的作用。

2.肿瘤相关治疗引起的胃肠消化吸收功能损伤

1）低镁血症常见于化疗和靶向治疗，如以顺铂为基础的化疗、靶向上皮生长因子受体单克隆抗体（西妥昔单抗）治疗等。西妥昔单抗通过拮抗上皮生长因子抑制结肠黏膜TRPM6通道对镁的重吸收，改变全身镁平衡。

2）脂肪及脂溶性维生素吸收障碍。胰十二指肠切除手术后胰酶缺乏导致脂肪吸收障碍，同时伴随脂溶性维生素吸收障碍，并与脂肪泻的严重度有关。

3）钙、铁离子等物质吸收障碍见于胃癌和胰十二指肠手术后。原因包括：维生素D缺乏；术后胃酸的降低；吸收钙、铁离子的部位被切除等。

（三）胃肠屏障功能损伤

胃肠屏障是一个复杂而有效的防御功能系统，它在维持营养和电解质吸收的同时，限制腔内微生物进入体内环境。胃肠道对物质的通透性主要由屏障的理化性质决定，上皮、黏膜免疫和神经活动起主要作用，并受到神经激素和免疫成分的密切调节。

1.肿瘤本身引起的胃肠屏障功能损害

肿瘤细胞过度增殖造成的急性和慢性缺氧诱导肠上皮细胞凋亡导致胃肠屏障功能损害。另外，副肿瘤反应引起的肠道菌群紊乱、胃肠腔内pH值变化和杀菌自净能力差等同样会破坏胃肠屏障。

2.肿瘤相关治疗引起的胃肠屏障功能损害

消化道黏膜增殖活跃，易受化疗和放疗影响。化疗减弱黏膜再生能力，导致胃肠黏膜损伤炎症。同时，化疗对免疫细胞的损伤引起免疫细胞增殖和分化异常以及胃肠局部免疫调控异常，进而促进炎症介质释放，诱发机体炎症反应，诱导上皮细胞凋亡，直接或间接改变肠道通透性，造成肠黏膜损伤。

放疗能够损伤肠上皮细胞、肠干细胞，细胞损伤程度与放射强度相关，导致局部黏膜炎症和黏膜屏障破坏，使肠腔内微生物流入固有层，引发进一步炎症和免疫细胞募集，导致屏障功能受损，若大面积肠隐窝内干细胞丢失，将导致黏膜修复过程延长，并可能引起胃肠功能衰竭。另外，放疗损伤血管内皮细胞引起血管结构的破坏导致微出血、血栓和炎症的级联反应，导致血管闭塞和黏膜损伤部位的血供减少，加重黏膜损伤。

（四）胃肠微生态异常

肿瘤及肿瘤相关治疗会损伤黏膜的完整性和胃肠腔内环境变化，导致共生细菌的跨黏膜移位和比例改变。

1.肿瘤本身引起的胃肠微生态异常

胃肠微生态异常可由肿瘤引起机体免疫反应引起，胃肠道内细胞因子风暴有助于黏膜免疫系统的激活，不仅增强了免疫介导的炎症过程，而且影响肠道微生物群。肝胆肿瘤通过肠-肝轴影响肠道微生态，肝细胞肝癌患者肠道中产丁酸盐菌属比例减少，而具有潜在致病性的革兰氏阴性菌等变形杆菌比例增加。

2.肿瘤相关治疗引起的胃肠微生态异常

1）环磷酰胺（CTX）诱导的抗肿瘤免疫应答需要肠道微生物群组分激活肿瘤抗原再呈递树突状细胞，而这些生物群组分在CTX诱导的黏膜损伤后移位。

2）免疫检查点抑制剂具有免疫相关的副作用，抗CTLA-4免疫治疗可引起T细胞介导的黏膜损伤，引发微生物易位。

3）放疗辐射通过损伤肠道菌群损害肠道的生物屏障，最重要的通路是TLR通路。肠道细菌的脂多糖、细菌鞭毛蛋白和胞苷-磷酸-鸟苷都通过TLR通路维持肠道上皮完整性和肠道稳态。

（五）胃肠分泌功能损伤

1）血管活性肠肽（vasoactive intestinal peptide，VIP）和神经肽P物质（Substance P，SP）分泌异常。如胰腺血管活性肠肽瘤“Vipomas”以VIP分泌增加为主要特征；放疗会导致小肠VIP和SP在短期内分泌增加，而长时间后分泌下降。

2）胃动素分泌异常。以顺铂为主的化疗导致血浆中的胃动素水平暂时降低，为化疗后长时间胃排空障碍的一些症状提供了合理解释。

3）氯化物分泌过多。靶向治疗中，ERBB受体被抑制磷酸化时，不能负性调节氯化物分泌，导致氯化物过多进入消化道，为钠和水的细胞旁转运提供驱动力，导致分泌性腹泻。

三、肿瘤相关胃肠损伤的病理特征

在肿瘤发生、发展及治疗的过程中，多种理化因素均可引起胃肠黏膜损伤，常伴有以下相似的组织学特征。

（一）胃肠道细胞和组织的适应性改变

适应性改变主要表现为：肥大，增生，萎缩，化生。

1.肥大

胃肠切除手术后，剩余的残胃或肠出现代偿性肥大，黏膜增厚。

2.增生

药物刺激引起胃肠黏膜细胞的增生，紫杉烷类药物导致胃肠损伤组织学改变主要为黏膜上皮形成增生的小腔，见于食管鳞状上皮基底层，胃小凹的腺颈部，结肠隐窝底部，小肠隐窝及微绒毛。此外，肿瘤分泌激素过多或生长因子过多导致病理增生，如胃泌素水平增高引起胃黏膜壁细胞增生。

3.萎缩

肿瘤治疗过程中常伴有慢性的胃肠炎症，慢性胃炎时可出现胃黏膜萎缩，表现为胃黏膜层变薄，黏膜皱襞平坦或消失，胃黏膜固有腺的数量减少。慢性肠炎时可出现小肠黏膜绒毛萎缩，表现为小肠绒毛长度变短、增粗，或小肠绒毛完全消失。

4.化生

肿瘤发生和治疗过程中慢性炎症刺激，胃黏膜出现肠上皮化生较为常见，与胃癌的发生有关。血液肿瘤的靶向药艾代拉里斯（Idelalisib）可引起肠黏膜的潘氏细胞化生，组织学表现为降结肠、乙状结肠和直肠黏膜隐窝底部出现潘氏细胞，胞质含大量嗜酸性粗颗粒，位于靠腺腔侧。

（二）胃肠道细胞损伤

细胞损伤包括轻度损伤、细胞可逆性损伤和细胞死亡。

1.细胞可逆性损伤

常见的可逆性损伤包括水肿、色素沉着等。对胃肠黏膜长时间炎症刺激会引起局部水肿充血的病理表现，而放疗引起胃肠黏膜急性期损伤病理改变，常伴有黏膜固有层和黏膜下层间质水肿。

肿瘤辅助药物可能会引起色素沉着。含蒽醌类的泻药引起结肠黑变病，是一种伴随性、可逆转的良性病变，由上皮凋亡形成的脂褐素被巨噬细胞吞噬所致。中药大黄使黏膜出现黑色颗粒，停药后会逐渐缓解。大体可表现为结肠局灶性、节段性或全部结肠均受累。组织学上黏膜层可见数量不等吞噬色素的巨噬细胞，少见的情况下可出现于黏膜下层。硫酸亚铁引起上消化道黏膜损伤，主要见于胃、食管，偶见于十二指肠。活检表现为糜烂及溃疡（伴上皮反应性改变），组织中可见棕黄色结晶沉积；被氧化后则可呈蓝色略黑色。

2.细胞死亡

由于胃肠道干细胞增殖活跃，对化疗和放疗高度敏感。放化疗在一定程度上损害胃肠道干细胞DNA，导致干细胞死亡，从而导致肠道损伤。作用于细胞周期，阻断有丝分裂的化疗药物如紫杉烷类、秋水仙碱引起细胞死亡，病理可见环状核分裂和显著的凋亡小体。此外，伊匹木单抗、帕博利珠单抗、纳武利尤单抗、利妥昔单抗等免疫药物导致细胞死亡，病理表现为肠道隐窝或胃小凹上皮细胞凋亡、缺失，隐窝结构破坏等。

放射线作用于胃肠后数小时内即可导致组织学改变，早期表现为上皮细胞凋亡、固有层炎症、隐窝脓肿，后期的改变包括血管炎、小血管缺血、黏膜下层纤维化、肠壁增厚等。

（三）胃肠黏膜炎症

胃肠黏膜炎症是肿瘤相关胃肠损伤最常见的病理改变。

1.肿瘤药物治疗相关胃肠黏膜炎症

化疗引起全消化道黏膜损伤，包括胃、小肠和结肠黏膜，药物杀伤黏膜细胞后引起消化道黏膜炎症，表现为显著增多的炎症细胞浸润。ICIs相关性结肠炎病理与急性肠炎表现相似，如固有层细胞增多、单核细胞增多、上皮内嗜中性粒细胞浸润；也有部分表现为慢性炎症改变，包括上皮内淋巴细胞或基底淋巴细胞增多及隐窝结构扭曲。非甾体抗炎药引起化学性或反应性胃炎，特点为平滑肌肌纤维生长至黏膜固有层内，腺体呈螺旋状，黏液减少，炎症轻微，与胆汁反流性胃炎类似。

2.肿瘤放疗相关胃肠黏膜炎症

急性放射性胃肠损伤以黏膜炎性反应及间质水肿为主要表现，部分胃肠上皮坏死，黏膜层中性粒细胞、嗜酸性粒细胞等炎性细胞浸润，隐窝结构紊乱，伴黏膜下层间质水肿。慢性炎症表现为黏膜固有层大量淋巴细胞、浆细胞浸润，同时黏膜结构异常，进而引起慢性溃疡、出血、瘘管形成、肠梗阻等表现。

（四）胃肠黏膜糜烂和消化性溃疡

非甾体抗炎药对胃部损伤主要是前列腺素E2合成减少导致的黏膜糜烂及溃疡，右半结肠也可出现类似表现。组织学表现为黏膜糜烂及溃疡导致的凝固性坏死，散在以中性粒细胞为主的炎症细胞浸润，伴少许单核细胞。非甾体抗炎药长期使用引起膈样病变，多见于小肠，是该类药物所致糜烂和溃疡反复发作及愈合所致。小肠黏膜皱襞顶端糜烂的修复，使得黏膜下出现纤维化，这类纤维化可以形成凸起的嵴状，大体则类似黏膜搭桥样，严重者导致梗阻。

（五）胃肠道局部血液循环障碍、梗阻、穿孔

肿瘤压迫、手术或放化疗均可能引起胃肠局部血液循环障碍，引起急性的胃肠黏膜病变或损伤，导致缺血再灌注损伤相关的黏膜结构与功能改变，并进一步导致黏膜屏障功能受损，黏膜缺血、通透性增加、肠壁水肿、肠运动障碍，以及肠腔微生态改变。

在低容量状态时，交感神经兴奋使胃肠大容量血管和肠系膜静脉强烈收缩，大量黏膜与绒毛血管收缩，绒毛底部动静脉短路开放，绒毛顶部微小血管灌注降低甚至没有血流，时间延长会导致细胞缺血、坏死，黏膜糜烂、溃疡、出血等。

肿瘤增大可导致胃肠腔狭窄梗阻，空腔脏器肿瘤中间部位出现缺血坏死易导致穿孔。手术造成的肠道损伤一般有两种情况，一种是直接损伤引起穿孔；另一种是大面积剥离致浆肌层缺损，血运障碍，术后组织坏死肠穿孔。

放射性胃肠炎在发展过程中也会引起胃肠道局部血液循环障碍，其病理学发展过程遵循两条典型的发展路径：一是黏膜溃疡、穿孔、瘘、腹腔脓肿，二是肠壁纤维化、狭窄和肠梗阻。

四、抗肿瘤药导致的胃肠损伤

（一）化疗药物

化疗药物引起的胃肠损伤非常常见，包括黏膜炎、腹泻、便秘等，与化疗药物剂量呈正相关，反复多周期化疗会致不良反应加重，甚至造成组织或器官功能不可逆性损害。化疗药物在杀伤肿瘤细胞的同时破坏胃肠上皮细胞的DNA，或直接损伤肠道黏膜上皮，导致上皮细胞坏死脱落，出现小肠绒毛变短、排列紊乱甚至绒毛坏死，肠隐窝变浅，黏液层分泌的黏液蛋白减少，细胞间紧密连接松弛，最终引起胃肠黏膜通透性增加。化疗引起胃肠道反应后，在机体摄入不足的状态下，消化液分泌减少，造成肠黏膜化学屏障受损。同时，因营养吸收不足导致胃肠上皮细胞蛋白质合成及细胞增殖能力下降，可在组织学上观察到核分裂组织、环状核分裂、显著凋亡，引起胃肠黏膜修复能力下降，黏膜屏障功能受损。

化疗药物还可以引起免疫细胞的受损，导致免疫细胞增殖和分化异常，以及胃肠道局部免疫调控异常，进而促进炎症介质释放，诱发机体炎症反应。其机制涉及TLR2、TLR4、p53等信号通路被激活后产生多种炎症介质如TNF-α、IL-1、IL-6等，诱导上皮细胞凋亡、直接或间接改变肠道通透性，造成肠黏膜损伤。

另外，化疗药物还可导致肠道菌群的总数量明显减少，多样性下降、菌群比例失调，致病菌的数量及比例有所增加，总体呈现明显的菌群失调趋势。

（二）靶向药物

靶向药物引起的胃肠损伤表现为胃肠道血栓相关腹痛、黏膜出血、胃肠穿孔等，具体取决于靶向药物的目标信号通路。

1.抗VEGFR制剂相关胃肠损伤机制

抑制VEGFR后产生的胃肠损伤机制有：①降低内皮细胞的再生能力，并导致血管内皮缺陷，暴露腔内质膜或底层基质上的促凝磷脂，导致血栓形成或出血；②抑制eNOS激活，NO和PGI2的释放减少，同时过度生产促红细胞生成素来增加血压积和血液黏度可能会引发血栓栓塞事件；③限制胃肠的血流，延迟黏膜损伤后修复，导致腹泻、黏膜出血、肠梗死，若同时伴发肿瘤侵蚀、坏死、空化或其他并发病理改变，则会加大肠穿孔风险。

2.抗EGFR制剂相关胃肠损伤机制

EGFR抑制剂诱导胃肠损伤机制主要分为三类：抑制上皮再生、过度分泌氯化物和抑制药物转运体。药物相关的腹泻最为常见，主要原因为：①肠腔中的高渗物质过多；②控制肠细胞膜电解质通量的转运体受损；③肠道运动增加。

3.其他靶向药物引起的胃肠损伤机制

（1）ALK抑制剂相关的胃肠损伤机制

ALK抑制剂引起的不良反应包括恶心、呕吐、疲劳、腹泻和视力障碍等。鉴于ALK在视觉系统和肠道发育中的作用，推测几种常见的副作用反映了对本地蛋白质的直接抗ALK效应，胃肠损伤亦是如此。

（2）HER2抑制剂相关胃肠损伤机制

HER家族信号通路的全面抑制可能加重治疗相关的胃肠损伤，腹泻是最常见的一种。正常胃肠道中，HER2抑制剂与HER2的胞外部分特异性结合，会阻碍肠上皮细胞膜上表达的HER2与EGFR异源二聚化，从而抑制下游磷脂酰肌醇3-激酶（PI3K）和蛋白激酶C（PKC）途径使人结肠黏膜中氯离子分泌增加，为钠和随后的水的细胞旁运动提供驱动力，使得管腔中的液体积聚，导致分泌性腹泻，但并不会改变肠道上皮细胞增殖或上皮屏障功能，很少造成组织损伤。

（3）PARP抑制剂相关胃肠损伤机制

PARP抑制剂对处于快速分裂的细胞造成影响，可以损伤胃肠道上皮细胞，并延缓损伤的胃肠上皮细胞的自我修复。

（4）CDK4/6抑制剂相关胃肠损伤机制

周期蛋白依赖性激酶（CDK）4/6抑制剂通过释放Rb蛋白的抑制作用，使其能够发挥其作为G1-S细胞周期检查点的作用，最容易受到这种抗增殖作用的组织之一是胃肠道上皮。周期蛋白D-CDK4/6通路在胃肠道上皮细胞中的影响比较复杂，不仅是药物对黏膜的直接毒性影响，也可能是由于某些胃肠绒毛膜酶的功能缺陷、细胞对损伤的应答紊乱，以及与其他途径的相互作用。

（5）AKT抑制剂相关胃肠损伤机制

Hsp90β过表达可以减少缺氧诱导的细胞凋亡，增强了BAD磷酸化，从而减少了细胞色素C从线粒体中释放。Akt抑制剂LY294002可以削弱Hsp90β对细胞凋亡的保护作用。

（三）PD-1等免疫治疗药物

当ICI对正常组织发起免疫攻击时，将发生免疫相关不良事件（irAE）。免疫性肠炎（IMC）是胃肠损伤的主要形式，主要由T细胞的招募和炎症因子的产生引起。在自身免疫和肠道菌群的共同作用下，促炎通路（CTL、Th17细胞和中性粒细胞）增强，而抗炎通路（Treg分化和IL-10分泌）受到抑制，巨噬细胞通过趋化因子招募T细胞最终导致IMC。临床症状包括腹泻、腹痛、便血、发烧、恶心、呕吐和食欲不振，其中腹泻是最常见的症状，严重者还会导致肠穿孔、中毒性巨结肠，甚至危及生命。

（四）中医药治疗

中医药中皂苷成分能够引起腹泻、肠炎及黏膜刺激，多认为与皂苷增加肠道上皮通透性，使局部免疫系统与肠道中抗原物质结合，进而导致炎症反应。中医药引起胃肠道损害的具体机制仍需进一步深入研究。

（五）肿瘤治疗辅助用药

1. 双膦酸盐

双膦酸盐引起的食道损伤，可见糜烂和溃疡等损伤迹象，主要机制是药物和黏膜接触时间的过度延长，从而导致化学性食管炎。内镜检查可见食管远端被纤维蛋白覆盖的糜烂或溃疡。组织学可以显示溃疡的任何特点，包括坏死、纤维蛋白化脓性物质和肉芽组织特征，以及黄色可极化结晶异物（60%病例可见）和多核巨细胞（30%病例可见）。邻近鳞状上皮的典型特点为活动性炎症和再生外观，细胞核肿大，染色加深。口服双磷酸盐同样会导致胃肠损伤，如胃溃疡和胃炎。双膦酸盐诱导线粒体功能障碍，产生超氧化物等活性氧，活性氧诱导细胞脂质过氧化，会导致胃肠上皮细胞死亡。

2. 干扰素

恶心、呕吐、食欲不振是干扰素使用期间常见的不良反应。干扰素刺激机体释放炎性因子，刺激肠道细胞分泌单胺类神经递质，包括5-羟色胺，能降低迷走神经去极化阈，刺激呕吐中枢。

3. 阿片类药物

阿片类药物使用者的胃功能障碍发生率更高，胃潴留程度更高。吗啡介导的胃损伤是由于胃酸分泌增加和胃排空延迟导致胃酸积聚，从而增加了胃酸在胃中的滞留时间。严重的胃损伤包括胃黏膜细胞的显著破坏、腺体区域减少和胃细胞死亡增加。经典的阿片受体也参与胃黏膜损伤的机制，在胃的胃窦下部（靠近小肠）发现阿片受体的浓度很高。此外，μ-阿片和δ-阿片受体的激活抑制了黏膜下神经元，减少了氯依赖性水进入肠腔，随后使肠内容物脱水，导致大便更硬、更干燥。

4. 质子泵抑制剂

质子泵抑制剂导致胃部分泌胃酸减少、胃泌素水平反馈性升高，胃泌素水平增高可促使壁细胞增生。

5. 抗过敏药物

氯苯那敏、异丙嗪、苯海拉明等抗组胺类药，可刺激胃酸及胃蛋白酶分泌，导致胃溃疡或者出血。

五、肿瘤放疗导致的胃肠损伤

放疗引起胃肠损伤源于胃肠黏膜屏障损伤、上皮损伤相互作用，以及肠道免疫、神经和血管系统的改变。放射性肠炎是由于放射暴露引起的炎症反应，可分为急性放射性肠炎和慢性放射性肠炎。

（一）肿瘤放疗导致的急性胃肠损伤的机制

急性放射性肠炎是由于放射线作用于肠道后可于数小时内迅速诱导肠上皮细胞凋亡、固有层炎症、隐窝脓肿等组织学改变。破坏肠上皮细胞间的紧密连接，使ZO-1、claudin-1、occludin断裂，从而破坏肠道屏障。位于紧密连接下方的黏附连接结构解体、破裂。随后出现血管炎、小血管缺血、黏膜下层纤维化等变化。受损的血管内皮刺激炎性细胞因子、趋化因子和生长因子的分泌，增加黏附分子的表达，多形核中性粒细胞的出现是胃肠急性炎症和辐射损伤的标志。

电离辐射产生的电子、羟基自由基，通过多种机制造成细胞损伤甚至死亡，电离辐射的能量对DNA结构产生物理性损伤，导致单链和双链断裂，以及糖或碱基损伤。电离辐射还通过损伤肠道正常菌群，进而损害肠道的生物屏障。

（二）肿瘤放疗导致的慢性胃肠损伤的机制

放疗引起的慢性胃肠损伤以慢性炎症、纤维化、进行性闭塞性血管炎、缺血和内皮功能障碍为主，TGF-β/Smad信号通路在其中发挥核心作用。

慢性放射性肠炎的病理改变一方面是不可控的炎症、黏膜溃疡、穿孔、腹腔脓肿等；另一方面，随着炎性细胞因子的持续分泌，小动脉内膜炎的结缔组织纤维化、组织缺血、黏膜脆性、新血管形成和进行性纤维化导致狭窄和肠梗阻。除了纤维化、闭塞性血管炎、萎缩、肌肉纤维变性外，成纤维细胞、内皮细胞和上皮细胞都会发生相应的形态学变化。放疗还可以引起肠道内分泌能力减低，肠道VIP和SP的分泌和活性在辐照后会降低。

六、肿瘤手术导致的胃肠损伤

（一）腹部手术导致的胃肠损伤

1.腹部胃肠肿瘤手术导致的胃肠损伤

腹部胃肠肿瘤手术导致的胃肠损伤包括手术过程中的直接损伤和间接导致，其相关机制如下。

（1）胃肠手术引起神经炎症反应

胃肠道手术可激活下丘脑-垂体-肾上腺（hypothalamic-pituitary-adrenal，HPA）轴，释放应激神经肽（如CRF），调节大脑自主神经系统活动并减少胃迷走神经传出活动，从而抑制胃肠运动。CRF引起皮质醇释放增多导致肠道微生态失调，会减少细菌代谢物及短链脂肪酸，进而影响肠道屏障的完整性。皮质醇还可降低紧密连接蛋白的表达，损害胃肠屏障功能。手术机械刺激有助于诱导反应性ICC表型、其与免疫细胞协同释放促炎介质，破坏肠神经系统，最终导致术后胃肠运动损伤。

（2）胃肠外科手术破坏了胃肠道的连续性

手术引起肠道及肠神经连续性的破坏；还会造成ICC大量破坏，数量减少、结构损伤以及功能下降；手术后吻合口部位会形成异常的逆向慢波。

（3）胃肠手术影响肠道菌群分布

胃手术后胃酸分泌减少，肠液反流，胃液pH值增高，肠道菌群上移，胃内细菌以大肠杆菌和变形杆菌为主。小肠手术对肠道菌群也有一定的影响，涉及回盲部的小肠手术对菌群结构影响较大，这可能与食物在小肠内排空过速有关。结肠内菌群数量大、种类多，手术对菌群结构变化影响较大。与术前相比，术后双歧杆菌/大肠杆菌比值更低，而该比值是评价肠道菌群平衡状态是否正常的重要指标之一。

（4）胃肠手术导致消化吸收功能受损

食物在小肠内的输送时间明显缩短，小肠对食糜的机械消化时间缩短。迷走神经切断导致胰液和胆汁的分泌量下降。部分消化道重建术式如Roux-en-Y，由于十二指肠旷置，食物、胰液及胆汁的不同步会影响胆汁乳化和胰酶水解作用，从而影响脂肪、蛋白质的消化和吸收。胃、小肠及右半结肠切除，导致相应营养物的消化和吸收障碍。

2.腹部非胃肠肿瘤手术导致的胃肠损伤

胃肠外肿瘤直接侵犯胃肠道需行联合脏器切除、全身麻醉、术中操作、暴露以及气腹等因素所带来的胃肠功能损伤不在讨论之列。以下结合具体的非胃肠癌种来讨论胃肠功能损伤情况。

（1）肝癌

肝脏手术中肝血流阻断导致胃肠道缺血再灌注引起胃肠损伤。肝脏与肠道有着共同的胚胎学起源，通过肝-肠轴相互影响肠道菌群分布。

（2）肝外胆道恶性肿瘤

胆囊癌行单纯的胆囊切除手术引起的胃肠功能损伤包括：①由于胆囊切除术后胆汁不能有效浓缩、肠腔内胆汁酸的浓度及胆盐含量降低，引起术后不同程度的腹胀、腹泻等；②胆汁反流性胃炎或食管炎；③胆囊切除后破坏了“肝-胆汁酸-肠道微生态”轴，导致肠道微生态失调；④增加消化道肿瘤风险。

肝外胆管癌手术往往需要行胆肠吻合，同时也需切除胆囊。除胆囊切除术引起相关胃肠道损伤风险外，还因胆肠吻合后oddis括约肌功能丧失，胆汁更容易直接进入肠道，导致肠道微生态失调。另外，胃泌素、胆囊收缩素、肽YY（Peptide YY）等胃肠激素升高，造成胃十二指肠协同运动损伤，引起的胃肠功能受损较单纯胆囊切除更加严重。

（3）胰腺癌及壶腹癌

行胰十二指肠切除手术PD术后：①血浆中胃动力素浓度降低，通过减少胃、十二指肠和空肠近端的协调运动，导致胃排空延迟；餐后循环中胰高血糖素样肽-1、神经降压素和肽YY浓度增加可以减慢胃排空及小肠运动；手术导致的迷走神经的损伤导致残胃运动减弱，影响术后胃张力的恢复。②十二指肠切除术不仅破坏了胃和肠道协调运动，也破坏了消化运动、胰腺分泌以及胃肠道激素释放的协调性，导致胃肠道消化功能受损。③胰腺外分泌功能不全。④对脂溶性维生素及矿物质吸收障碍。⑤PD术后并发失血、感染性休克也会继发胃肠消化吸收、肠黏膜屏障功能障碍。

（4）前列腺癌

前列腺癌手术对胃肠功能损伤有：①胃肠运动功能损伤：腹膜前手术创面较大、CO_2气腹压力作用及局部炎性递质分泌增多导致一系列炎症反应；盆底神经的损伤，可能导致肠道刺激症状；②胃肠微生态的改变：接受雄激素改变肠道菌群丰度。

（5）妇科恶性肿瘤

手术的机械刺激、创伤及麻醉对神经的阻滞或周围低温环境对肠管的影响。

3.腹膜后肿瘤手术导致的胃肠损伤

腹膜后肿瘤手术引起的胃肠损伤可分为直接性损伤和间接性损伤。前者是由于手术中引起的胃肠壁或系膜血管的直接损伤，或是因腹膜后肿瘤侵犯胃肠道而行联合脏器切除造成胃肠损伤；后者是由于手术过程中麻醉、手术创伤或者腹膜后脏器切除术后所分泌的激素缺失等因素间接引起胃肠损伤，主要机制有：①手术操作时的创伤、胃肠牵拉、炎症渗出等因素影响胃肠运动的调控，表现为胃肠蠕动减弱或消失；②围手术期肠道准备、术前禁食及某些自身基础疾病致液体摄入不足，以及围术期的液体丢失、补充不足，造成胃肠灌注不足；③电解质紊乱；④腹膜后肿瘤手术影响胃肠道神经内分泌失调，术后血液中儿茶酚胺水平会相对明显升高，进而导致长时间胃肠运动受抑制。

（二）非腹部手术导致的胃肠损伤

1. 食管肿瘤引起的胃肠损伤

食管术后胃排空障碍包括功能性及机械性两类。

（1）功能性胃排空障碍

相关因素有：①迷走神经损伤；②胃周围压力改变；③术中对胃的机械性牵拉，出现胃组织充血水肿炎症；④术后胃肠减压时间过短；⑤自主神经的功能紊乱，激活交感神经，通过抑制胃肠道神经丛的兴奋神经元，也通过交感神经末梢释放儿茶酚胺与平滑肌膜上受体结合，抑制胃肠平滑肌收缩；⑥胃肠ICC减少；⑦并发症可致胃排空障碍。

（2）机械性胃排空障碍

常与手术不当操作有关，包括：胃扭转，膈肌裂孔疝，胃折叠、成角等。

2. 心脏肿瘤手术引起的胃肠损伤

体外循环术后腹部并发症大多出现于术后6~7天，前期表现为腹痛、腹胀，后期可能会有胃肠道穿孔、出血、伪膜性肠炎等。导致胃肠损伤机制有：①消化道低血流灌注；②血栓形成或栓塞；③炎性介质释放；④药物作用导致黏膜坏死、脱落，屏障功能受损。

3. 肺和支气管肿瘤手术引起的胃肠损伤

肺和支气管肿瘤手术后的胃肠道并发症并不少见，肺术后胃肠道并发症发生率为11%~51%，肺术后动力性肠梗阻发生率高达7.3%，主要症状为腹胀，排便排气停止或减少。主要由麻醉、术后药物治疗或电解质失衡引起，主要机制有：①术中直接或间接的迷走神经损伤；②部分麻醉药物造成胃肠道运动下降和呼吸抑制导致缺氧；③术后钾摄入不足，致低血钾，使胃肠平滑肌张力降低，失去正常收缩能力，使蠕动减慢；④术前心肺功能较差的患者，术后右心负荷过大诱发右心功能不良导致胃肠道淤血引起胃肠功能障碍。

4.乳腺肿瘤手术导致的胃肠损伤

因手术创伤、麻醉刺激及术后情绪改变等所致。另外，在乳房重建术大网膜重建过程中，胃肠显露、牵拉等手术操作及医源性损伤等导致胃肠道功能暂时性受到抑制，引起胃肠功能损伤。

5.脊柱和四肢肿瘤手术导致的胃肠损伤

骨科肿瘤相关的手术也会导致胃肠黏膜损害、屏障功能破坏，以及胃肠道运动障碍为主要特征的胃肠损伤。该并发症会引发患者发生腹痛、腹胀、腹泻、便秘、胃排空延迟和肠梗阻等。相关因素包括如下。

（1）术前因素

①腹膜后血肿压迫，造成内脏自主神经功能紊乱，导致胃肠蠕动减慢或消失，引起腹胀；②行动不便，导致长期卧床休息，从而造成便秘、胃排空延迟和肠梗阻等。

（2）术中因素

麻醉、应激、术中手术器械敲击椎体产生的机械刺激通过传导作用引起胃肠神经功能紊乱。

（3）术后因素

疼痛、卧床、电解质紊乱等。

6.颅脑及头颈肿瘤手术治疗导致胃肠损伤的机制

颅脑及头颈肿瘤术后导致的特异性胃肠损伤机制包括吞咽进食障碍后的营养并发症及神经内分泌因素导致的胃肠黏膜屏障受损、胃肠运动功能的障碍及肠道菌群失调。

副交感神经系统、交感神经系统和嵌入肠壁的内在肠神经系统等不同神经系统的调控异常都将对应特异性胃肠损伤模式。下丘脑-垂体-肾上腺轴（Hypothalamic-Pituitary-Adrenal axis，HPA）生理情况下受到糖皮质激素的负反馈。HPA轴的兴奋也造成机体对外源性应激因子的易感性增加，促使胃肠小血管痉挛，增加了应激性溃疡的概率。

甲状腺高功能腺瘤及甲状腺癌合并甲亢的患者，术后若出现甲状腺危象，大量甲状腺素入血对神经、循环及消化系统均可产生严重影响，可致膈肌和食管肌肉无力，胃壁运动功能障碍。

头颈及颅脑肿瘤术后吞咽进食障碍，长期不能进食导致胃肠损伤。

（三）其他有创治疗导致的胃肠损伤

1.内镜治疗导致的胃肠损伤

直接导致穿孔、出血的物理损伤；内镜治疗可导致术后电凝综合征/PEECS，由于重复的电凝止血和电切剥离黏膜下层组织，热量延伸到肠壁的固有肌层和浆膜层，造成透壁性烧伤，细菌通过暴露的创口进行播散，引起不同程度的炎性反应，导致局限性腹膜炎症状。

2.介入治疗导致的胃肠损伤

与血管造影剂不良反应或使用化疗药物引起的胃肠损伤相关。

七、其他治疗手段导致的胃肠损伤

（一）细胞免疫治疗导致胃肠损伤

细胞免疫治疗中细胞因子释放综合征（cytokine release syndrome，CRS）导致全身炎症反应升高，可能是导致胃肠损伤的机制之一。IL-6水平升高与sCRS的关键临床特征相关，包括缺氧、低血压、凝血功能障碍和器官系统衰竭，而缺血缺氧是导致胃肠功能障碍的原因之一。

（二）移植导致胃肠损伤

移植物抗宿主病（Graft-Versus-Host Disease，GVHD）是异基因造血干细胞移植后常见的并发症，主要机制为来源于供者的淋巴细胞攻击受者脏器产生的临床病理综合征。GVHD相关的急性胃肠损伤表现为恶心、呕吐、食欲不振、顽固性水样或血性腹泻、腹痛、白蛋白含量低、黄疸，严重者出现肠绞痛、便血和肠梗阻；慢性胃肠损伤表现为口腔食管干燥和溃疡，可伴口腔疼痛或口腔黏膜苔藓样变，食管病变可引起吞咽困难和疼痛，食管钡餐造影显示食管狭窄呈锥状改变。非亲缘异基因造血干细胞移植后并发aGVHD所致结肠炎，肠镜和病理活检示结肠黏膜充血水肿或上皮层坏死脱落，肠腔正常结构消失，直、结肠多发性溃疡，见较多淋巴细胞和浆细胞浸润，未见巨细胞病毒包涵体和巨细胞。

在胃肠道GVHD中，肠道巨噬细胞刺激树突状细胞释放IL-12，刺激宿主原始T细胞分化为Th1/1型CD8+T（Tc1）细胞和Th17/IL-17分泌细胞毒性T（Tc17）细胞而分泌IFN-γ。GVHD胃肠损伤与移植物穿孔素和颗粒酶介导的T细胞溶解有关。肠干细胞是移植物T细胞的主要GVHD靶点，IFN-γ诱导JAK1/STAT1通路激活促凋亡基因表达导致肠干细胞损伤。

（三）溶瘤病毒导致胃肠损伤

溶瘤病毒导致的胃肠损伤被认为是由抵抗局部抗原的T细胞过度刺激和增殖导致。

八、原发性损伤

胃肠肿瘤，包括胃癌、胃淋巴瘤、胃肠间质瘤、胃神经内分泌肿瘤、结直肠癌等，原发于胃肠黏膜上皮细胞或胃肠黏膜层或固有肌层，随着肿瘤进展可引发胃肠运动、消化吸收、黏膜屏障和微生态等改变，从而对原发部位造成损伤，产生一系列的症状。原发性胃肠损伤主要包括以下三个方面。

（一）胃肠道肿瘤直接导致的胃肠损伤

1.胃肠运动损伤

胃肠道肿瘤可合并胃排空延迟、麻痹性肠梗阻、机械性肠梗阻，腹膜后肿瘤侵犯神经可导致的急性假性结肠梗阻，神经内分泌肿瘤分泌组胺、5-HT、血管活性肠肽等多种激素可导致类癌综合征。

2.屏障功能损伤

肿瘤导致胃肠黏膜受损、局部炎症浸润或胃肠道梗阻导致黏膜水肿，可引起物理、化学和生物屏障破坏，还可继发局部感染、穿透、穿孔、出血、梗阻等相关急腹症。

3.消化吸收功能损伤

如壶腹部的梗阻可能影响胆汁和胰液排出，胃肠梗阻或黏膜水肿，影响消化吸收功能。

4.血运障碍

肿瘤压迫、浸润血管导致血管狭窄、血栓或瘤栓堵塞导致的血运障碍。

5.微生态异常

肠梗阻及抗生素使用导致微生态紊乱，甚至发生耐药的艰难梭菌大量繁殖。

6.全身功能状态

代谢紊乱、营养不良、贫血、恶病质、水电解质酸碱失衡、肿瘤周围感染、副肿瘤综合征、其他合并症或并发症、危重症状态等均可能使机体应对原发性损伤的器官系统功能储备能力和整体耐受性下降。

（二）引起胃肠道肿瘤的病因导致的损伤

炎症性肠病、遗传性胃肠道肿瘤等，如Crohn病可能导致难治性的肛门直肠周围脓肿；Peutz-Jeghers综合征可能引发肠套叠等。

（三）胃肠肿瘤的腹膜种植、腹膜后浸润

腹部恶性肿瘤的局部浸润、淋巴结转移、血行转移和种植转移可能导致腹膜或

腹膜后受累，影响胃肠功能。

九、继发性损伤

（一）恶性肿瘤诱发的共性病理生理改变导致胃肠损伤

1.恶病质

晚期恶性肿瘤患者往往发生恶病质，表现为厌食、机体严重消瘦、贫血和全身衰弱并伴有胰岛素抵抗、炎性反应等。恶病质对胃肠道的影响主要表现为：①恶病质可破坏肠黏膜的完整性，导致通透性增加，细菌移位以及炎症和感染性反应的建立；②恶病质患者中肠道菌群水平下降，肠道微生态和胆汁酸、有机酸等的代谢产物可作为肠道的信号分子，直接活化肥大细胞导致低水平的炎症反应，并参与内脏高敏感性的病理生理学机制，导致肠道生物学屏障受损，降低肠道蠕动能力，还会影响脂肪酸吸收，刺激结肠分泌大量液体，引起腹泻；③恶病质患者糖、脂肪和蛋白质代谢紊乱；④恶病质患者存在神经内分泌紊乱：神经内分泌系统参与癌症恶病质的发生与发展，作为食欲控制中心的下丘脑、垂体和肾上腺发挥着重要的作用。

2.凝血功能障碍

肿瘤通过多种途径打破机体凝血、抗凝纤溶系统平衡，使机体处于高凝状态，外加一些抗肿瘤治疗可以加重这种失衡，导致血栓形成。放化疗抑制骨髓造血功能，导致血小板生成减少及糖皮质激素降低Fbg水平等治疗副作用可导致恶性肿瘤出血的发生。

处于高凝状态时，微循环中易形成大量微血栓，肠道黏膜微血管栓塞可致黏膜下点状出血，严重时形成多发性栓塞性溃疡。另外，恶性肿瘤患者易形成血栓栓塞，若发生在肠系膜上动脉主干或其分支，则可致肠管缺血缺氧坏死等改变。

处于继发性纤溶亢进期时，产生大量纤溶酶，FDP形成，并且缺氧、酸中毒、细胞因子和自由基产生增多可引起微血管损伤，血管壁通透性增高，可导致胃肠黏膜出血。此外，白血病时巨核细胞受抑制而血小板生成减少，凝血和纤溶功能异常，导致全身多部位多脏器出血，胃肠道受累可表现为呕血、黑便、便血。

3.癌性疼痛及疼痛治疗

癌性疼痛对胃肠道的影响如下。

（1）神经-体液介导胃肠损伤

疼痛能刺激脊神经反射弧产生反射性消化道功能抑制的副作用。疼痛刺激还可以引发应激反应，使交感神经活动性增加，引起消化道运动减弱，腺体分泌抑制，血流量减少，同时可以通过内脏神经或外周NO的释放抑制迷走神经达到抑制胃肠功能的目的，也可能在神经反射的过程中生成促炎因子引起神经炎症。随即刺激血液中的儿茶酚胺及皮质醇分泌，进一步引发血管度收缩，导致胃肠道发生严重的缺氧性损伤和缺血性损伤，使得正常的肠道上皮细胞损伤和肠道屏障破坏。

（2）治疗疼痛的非甾体抗炎药和阿片类药物可导致胃肠功能损伤

（3）心理因素导致的胃肠损伤

由于疼痛导致病人出现失眠、焦虑、易怒、不安，甚至出现失望无助的感觉，这种心理因素加之疼痛的不利影响会引起较为严重的胃肠道并发症。

4.感染或低灌注状态

危重患者全身血流重新分配，肠系膜血流减少，黏膜水肿，绒毛变短，黏膜上皮刷状缘细胞骨架发生破坏，消化液、消化酶分泌不足，消化、吸收功能下降。同时因机体免疫力下降而发生胃肠道感染，导致腹泻。另外，大量使用抗生素时会破坏肠道正常菌群，导致肠道菌群紊乱，生物屏障破坏，影响正常的消化和吸收功能而发生腹泻。

（二）各系统肿瘤导致胃肠损伤

多个系统的恶性肿瘤都能够导致胃肠损伤，包括肿瘤直接侵犯或转移、腹膜转移或腹膜后转移、胃肠运动和消化吸收功能受损、肠道菌群改变等。本部分将简要论述各系统肿瘤导致的胃肠损伤及其发生机制。

1.胃肠外消化系统肿瘤

（1）肝癌

有50%~90%发生肝外转移，4%~12%累及胃肠道，胃是最常见的脏器，其次为十二指肠和结肠侵犯；肝硬化引起的门静脉高压症可以合并门静脉癌栓而导致门静脉及肠系膜上静脉的血液回流不畅，从而引起肠淤血。小肠静脉瘀血时，肠蠕动减慢，消化吸收功能减退，严重者可出现肠坏死、肠穿孔等严重的肠损伤，肝癌破裂出血可致突然腹痛或剧痛。

（2）胰腺癌

胃肠道症状表现有：食欲缺乏、腹胀、消化不良、腹泻或便秘。癌肿侵及十二指肠可致上消化道梗阻或消化道出血。

（3）胆囊癌

胃、十二指肠、结肠受肿瘤侵犯时可有胃肠型，肠腔狭窄可导致部分或完全性肠梗阻，腹膜转移时可致腹水。

（4）腹膜间皮瘤

巨大腹腔包块易引起胃肠道梗阻、腹腔脏器粘连，导致腹胀、腹痛、恶心、呕吐等临床表现。

（5）腹膜转移癌

腹膜种植转移可穿透肠壁进入肠腔，尤其是发生在易累及腹膜腔的肿瘤，如卵巢癌、结肠癌和胃癌。肿瘤也可能血行播散至肠道，最常见的血行播散至小肠的肿瘤是黑色素瘤、肺癌、乳腺癌、宫颈癌、肉瘤和结肠癌，可引起梗阻、出血或顽固性疼痛。

2.泌尿生殖系统肿瘤

局部晚期的泌尿生殖系统肿瘤可压迫或直接侵犯邻近的胃肠道，导致胃肠道解剖结构完整性的破坏。女性生殖系统肿瘤，如卵巢癌、宫颈癌等可侵犯周围肠管。另外，由于卵巢癌具有亲浆膜特性，晚期或复发卵巢癌易发生于腹膜、胃肠浆膜及其系膜表面。

3.呼吸系统肿瘤

肺癌的胃肠道转移主要表现为出血、梗阻、穿孔，与受累的器官不同有关，出血最常见的部分是胃，而穿孔多发生于小肠，梗阻多发生于小肠与直肠。胃肠道穿孔主要是由转移导致的缺血和坏死，腔内的阻塞和高压引起的，因小肠供血丰富，是胃肠道转移中最常受累的器官。

4.神经系统肿瘤分为颅内肿瘤及椎管内肿瘤

脑-肠轴是联系胃肠道与中枢神经系统的重要通路。中枢神经系统对胃肠道的调节主要通过自主神经和神经内分泌系统将调控信息传递到肠道神经丛或直接作用于胃肠平滑肌细胞，从而调整胃肠道各段平滑肌的活动。生理状态下，肾上腺分泌糖皮质激素（GC）对HPA轴有负反馈抑制作用，但在应激条件下，下丘脑促肾上腺皮质激素释放激素（CRF）分泌过多引起垂体促肾上腺皮质激素（ACTH）分泌增多，最终造成GC分泌过多，使HPA轴的负反馈机制失调，cRF、AcTH、Gc持续升高，表现为HPA轴功能持续亢进，引起机体损伤甚至疾病。其中，GC促进胃酸分泌而减少胃黏液分泌，HPA轴兴奋造成的胃肠道小血管痉挛，使胃黏膜坏死，以及HPA轴的亢进使得机体对外源性应激因子的易感性增加，导致胃肠损伤。中枢神经系统肿瘤的胃肠道并发症包括上消化道出血、呕吐、吞咽困难、腹泻、便秘、胃潴留等。上消化道出血的发病机制可能与应激时胃黏膜缺血性损伤及下丘脑胃酸分泌调节中枢受损，导致胃酸及胃蛋白酶分泌增加、胃内pH值改变，H^+对胃黏膜上皮细胞攻击造成损伤有关。而生长抑素能通过旁分泌途径间接抑制胃泌素或直接作用于壁细胞抑制胃酸分泌而使胃泌素、胃酸及胃蛋白酶的分泌受到抑制，使胃黏膜免受损伤。

椎管内肿瘤根据病变位置的不同，有不同的临床表现，骶节以上脊髓受压时产生便秘，而骶节以下脊髓受压时肛门括约肌松弛，可致大便失禁。盆腔神经鞘瘤或畸胎瘤可能压迫或推挤直肠引起胃肠功能损伤。

5. 内分泌系统肿瘤

甲状腺髓样癌相关腹泻的发病机制与前列腺素、血清素和降钙素升高密切相关。胃肠道神经内分泌肿瘤可分泌生物活性胺和激素，引起激素综合征，还可引起纤维化和胃肠道出血。

胃泌素瘤以高胃酸分泌、顽固性溃疡和胰岛非β细胞瘤为特征，主要临床表现为消化性溃疡和腹泻，90%的病人有消化性溃疡的症状，60%的病人有出血、穿孔或幽门梗阻等溃疡并发症。

嗜铬细胞瘤伴发胃肠症状多为急性发作期。急性发作期，患者通常经历剧烈的腹痛和呕吐。嗜铬细胞瘤患者由于长时间的儿茶酚胺过载，出现全身多血管收缩或者肠系膜动脉痉挛，进而引发胃肠血供不足及蠕动减慢，从而诱发缺血性肠梗阻或感染性腹膜炎。高水平的儿茶酚胺能够直接影响胃肠蠕动，抑制胃肠道的舒张和幽门及回盲肠括约肌的收缩。严重者可能出现假性肠梗阻，腹部肠形，重度麻痹性肠梗阻，扩张小肠袢或巨结肠。

（三）血液系统肿瘤导致胃肠损伤

胃肠道是血液系统恶性肿瘤最常见的淋巴结外受累部位之一。

（1）淋巴瘤

淋巴瘤主要分为霍奇金淋巴瘤和非霍奇金淋巴瘤（NHL），前者极少累及胃肠道，后者累及胃肠道相对常见。可表现为肿块型、浸润型、溃疡型和由于缺乏包含性结缔组织增生反应而导致的邻近结构穿孔和侵袭。最常见的表现包括腹痛、厌食、消化不良、体重减轻、腹泻和发热，出血和穿孔较少发生。Mantle细胞淋巴瘤又称淋巴瘤性息肉病，表现为无数1~4 mm的黏膜小息肉累及一个或多个胃肠道部位。肠病相关T细胞淋巴瘤常为多灶性的，通常浸润空肠或近端回肠黏膜，导致溃疡性病变或以肠病为背景的结节性肿块、肠壁坏死，表现为乳糜泻、肠穿孔等。

（2）多发性骨髓瘤

胃肠道受累并不常见，表现为胃肠道淀粉样变或出血。

（3）髓外孤立性浆细胞瘤

4%的髓外孤立性浆细胞瘤发生在胃肠道，表现通常是由于肿块导致的腹痛、肠梗阻。

（4）髓样肉瘤

表现为息肉样肿块或肠壁增厚，伴有或不伴有溃疡，表现为肠梗阻。

（5）白血病

相关胃肠损伤主要包括白血病细胞浸润胃肠道所致的损伤、白血病的全身表现（贫血、出血、感染、脾大等）继发引起的胃肠损伤，以及治疗白血病过程中造成的胃肠损伤（主要包括化疗与骨髓移植）。表现为上消化道出血、胃肠道肿瘤（由白血病细胞复发或继发第二恶性肿瘤）、胃肠炎症、肠梗阻、腹膜炎、急性阑尾炎、肠道菌群紊乱、化疗和骨髓移植后相关胃肠损伤等。

十、胃肠损伤相关标志物研究

胃肠黏膜炎（GIM）是胃肠损伤的常见类型，由于目前缺乏胃肠黏膜炎诊断的标准，其发生率被严重低估。理想的GIM生物标志物应该能够反映胃肠损伤所引起的病变，譬如胃肠道上皮屏障功能紊乱、凋亡、炎症、纤维化及缺血等，从而辅助诊断并评估GIM的严重程度。理想的生物标志物还需具备以下特征：①易于获取、无创及方便多次检测的；②存在于正常组织中并只在GIM发生时产生变化，比如增高或降低等。因此，最合适的生物标志物应来源于患者的血液、唾液或者粪便中，便于收集且能够迅速进行检测。

（一）潜在的血液样本生物标志物

1. 瓜氨酸

血浆或血清瓜氨酸有望成为胃肠黏膜炎的潜在标志物之一，特别是反应小肠的损伤。血浆中瓜氨酸含量与小肠长度相关，能反映小肠细胞数量和小肠吸收能力，且不受患者炎症状态或营养摄入影响。然而，肾衰会导致血液中的瓜氨酸水平升高，所以合并肾衰竭的情况下（肌酐清除率低于50 ml/min），血浆瓜氨酸水平不能用作GIM的生物标志物。

2. 细胞因子

胃肠黏膜炎通常伴随着细胞因子含量的升高，在接受化疗和放疗的患者中，促炎性因子的表达水平具有一定的预测价值，如TNF-α、IL-8等。然而，细胞因子水平并非黏膜炎的特异性指标，细胞因子水平作为GIM标志物的可靠性和诊断特异性均较低。

3. 肠脂肪酸结合蛋白和回肠胆酸结合蛋白

肠细胞中存在的肠脂肪酸结合蛋白（I-FABP）和回肠胆汁酸结合蛋白（I-BABP）都是由死亡的成熟肠上皮细胞释放的，因此也有可能作为肠上皮细胞丢失的标志物，能够反映人体组织样本和血液样本中肠的损伤。

在接受造血干细胞移植前预处理的患者群体中，瓜氨酸与I-FABP和I-BABP联合检测，不仅能评估小肠上皮细胞数量，还可能评估小肠上皮细胞的更新。

（二）潜在的粪便样本生物标志物

1. 粒细胞标志蛋白

粪便中的钙卫蛋白和钙粒蛋白（S100A12）都是粒细胞标志蛋白，同时是肠道炎症的潜在相关标志物。粪便钙卫蛋白或钙粒蛋白有可能成为放射性肠炎的生物标志物。而化疗性黏膜炎患者经常出现中性粒细胞减少，因此其不适合用于作为化疗相关黏膜炎的标志物。

2. 胃肠道微生态失调

放疗、化疗常导致肠道微生物菌群的改变，而胃肠微生态的异常能够反过来影响胃肠上皮屏障的完整性，胃肠道微生物变化作为临床生物标志物还需进一步研究确认。

（三）通过呼气实验测试肠道损伤

蔗糖呼气实验：^{13}C-蔗糖呼气测试（SBT）是小肠消化酶和肠上皮细胞的潜在标志物，能反映小肠功能，测试确定黏膜炎严重程度，如果肠道受损，呼气中的$^{13}CO_2$量将减少。SBT有着较好的有效性，但诊断准确性尚需进一步验证。

十一、合并胃肠肿瘤的多发肿瘤遗传易感性

全身肿瘤存在遗传易感性的分子机制导致胃肠肿瘤或炎症性肠病发病率增加也可认为是胃肠损伤的一种类型。

（一）全身肿瘤与胃肠肿瘤的共享遗传易感性

1. 免疫和炎症相关基因

CTLA-4是免疫球蛋白超家族中最基本的免疫抑制因子之一，CTLA-4-1661A/G多态与癌症风险增加显著相关，GA相较于AA型，胃癌风险增高1.65倍。

2.DNA合成修复相关基因

BRCA1和BRCA2是DNA损伤修复的关键蛋白，BRCA1的致病性变异（PVs）与男性胃癌和结直肠癌的风险有关，BRCA2 PVs与男性胃癌的风险增加相关。

TP53作为人体的抑癌基因，TP53密码子72多态性的Pro/Pro基因型与胃癌和结直肠癌的风险增加相关。

侧翼核酸内切酶1（FEN1）作为一种DNA修复蛋白，与AA基因型相比，FEN1-69GG和GA基因型与胃肠癌风险增加相关；与4150TT基因型相比，4150GG和GT基因型的发病风险增加了1.86倍和1.54倍。

MUTYH基因编码参与氧化DNA损伤修复的DNA糖基化酶，MUTYH基因型AluYb8可能与中国人群胃癌发生有关。

与FEN1-69A和4150T等位基因相比，FEN1-69G和4150G等位基因与正常胃肠道组织中FEN1 mRNA表达显著降低相关。与69AA携带者相比，69GG基因型携带者发生肝癌、食管癌、胃癌的风险均显著升高。4150G>T多态性也观察到类似的结果。

3. 代谢相关基因

MTHFR 基因是维持细胞内叶酸稳态和代谢的关键酶，MTHFR C677T（rs1801133）TT基因型与胃癌和结直肠癌的风险增加相关。

（二）全身肿瘤与炎症性肠病合并的共享遗传易感性

炎症性肠病（inflammatory bowel disease，IBD）是一种慢性非特异性炎症性疾病，包括溃疡性结肠炎与克罗恩病。IBD通常被认为是由遗传易感宿主对共生微生物不适当的持续炎症反应引起的。某些易感基因同时是IBD和部分肿瘤发生的风险因素，包括自噬相关基因（*NOD2/CARD15*、*ATG16L1*、*IRGM*、*LRRK2*）、免疫和炎症相关基因（*IL23R*、*IL10RA*、*PTPN22*）等。

第三章 肿瘤相关胃肠损伤的诊断和鉴别诊断

一、肿瘤本身所致胃肠损伤的诊断与鉴别诊断

（一）肿瘤相关性胃肠道症状

肿瘤相关胃肠损伤是指肿瘤发生发展过程中，直接侵犯和/或通过循环、营养及精神心理等因素对胃肠道产生的结构和/或功能破坏。包括反流、恶心、呕吐、吞咽困难、呃逆、腹痛、便秘、腹泻等。

1.反流

指在无恶心干呕和不用力的情况下，胃内容物的逆向运动，可流入口腔或咽部，是胃食管动力障碍的主要临床表现之一。

辅助检查：上消化道内镜检查结合病理活检可以明确胃、食管肿瘤的累及情况，超声内镜对肿瘤侵及消化道及毗邻情况可进行直接评估。此外，电子计算机断层扫描（CT）等影像学可进一步评估消化道肿瘤局部及远处转移情况、消化道外肿瘤。

临床诊断：具有新进出现和进行性加重的反流症状需要考虑，通常在内镜、病理活检及影像学评估后确诊。

鉴别诊断：需与胃食管反流病进行病因鉴别。结合内镜及病理评估消化道占位及性质，影像学对明确消化道肿瘤的侵及范围及消化道外肿瘤有重要意义。

2.恶心、呕吐

呕吐由中枢神经系统反射引起，通过胃、食管和膈肌的运动将胃内容物有力地推向口腔，呕吐前常有恶心表现。

辅助检查：血常规、肝功能、肾功能、电解质、甲状腺功能是明确恶心、呕吐原因具有重要提示作用的实验室检查。如肝胆肿瘤患者所致呕吐可以出现肝功能异常，肾脏肿瘤患者呕吐可以出现血清肌酐和尿素氮升高，一些内分泌肿瘤，如肾上

腺肿瘤可出现血电解质异常，垂体肿瘤可能引起甲状腺素水平降低等。上消化道内镜结合病理活检可以对消化道肿瘤进行诊断。颅脑CT、腹部计算机断层扫描（CT）、超声等影像学可进一步评估病灶性质及侵及范围。

临床诊断：当诱因不明的恶心、呕吐进行性加重时需要考虑。在实验室检查、内镜联合病理、影像学评估后确诊。

鉴别诊断：需与急性胃肠炎、消化道梗阻、胰腺炎、慢性咽炎、高血压脑病、糖尿病酮症酸中毒、肾功能衰竭、甲状腺减低、皮质醇功能减退症、周期性呕吐综合征等进行病因学鉴别。体格检查、实验室检查可以对呕吐病因及累及脏器做出重要提示，结合内镜、病理及影像学进一步明确疾病性质。

3.吞咽困难

食物从口腔至胃、贲门运送过程中受到阻力而产生咽部、胸骨后或剑突部位的梗阻和停滞的感觉，称为吞咽困难。

辅助检查：上消化道内镜检查结合病理活检可对胃食管肿瘤情况进行评估。电子计算机断层扫描（CT）等影像学可进一步评估消化道肿瘤局部及远处转移情况、消化道外肿瘤。颅脑部位的核磁共振（MRI）对可能的中枢肿瘤因素所致吞咽困难有重要诊断意义。

临床诊断：结合上消化道内镜、病理可以对胃食管部位肿瘤做出诊断。CT可以显示食管外占位所致吞咽困难。MRI可以在排除常见的局部原因后选择，对可能的中枢肿瘤有诊断意义。

鉴别诊断：需与贲门失弛缓症、脑血管疾病相关吞咽困难、皮肌炎/硬皮病/肌无力所致吞咽困难、功能性吞咽困难做病因鉴别。在近期出现的吞咽困难进行性加重时需要考虑肿瘤所致吞咽困难，结合内镜、病理及影像学进一步明确。

4.呃逆

呃逆即打嗝，指气从胃中上逆，喉间频频作声，声音急而短促，是由横膈膜痉挛收缩引起的。

辅助检查：上消化道内镜检查结合病理活检可对胃肠道肿瘤情况进行评估。CT等影像学可进一步评估膈肌周围情况及可能出现的中枢占位。

临床诊断：结合上消化道内镜、病理可以对胃食管部位肿瘤做出诊断。CT可以对膈肌周围的肿瘤病变做出显示。MRI可以对中枢肿瘤有重要诊断提示。

鉴别诊断：需与侵及膈肌周围的炎症性病变（如肺炎、膈下脓肿等）、膈肌痉挛等鉴别。在消化内镜、影像学明确占位，结合影像学改变特征及病理学结果可做出鉴别。

5.腹痛

腹痛的性质与病变所在的脏器、病变性质有关。绞痛常常表示空腔脏器的梗阻，胀痛则通常是由于内脏包膜张力的增大、系膜的牵拉或者空腔脏器的扩张。腹痛的部位和脊髓的阶段性分布有关，通常情况下疼痛部位即为病变部位。但相比于躯体感觉，内脏感觉定位不准确，需要依据具体情况加以分析。

辅助检查：上消化道内镜检查结合病理活检可对胃肠道肿瘤情况进行评估。CT等影像学可进一步评估腹腔及其他脏器情况。

临床诊断：腹痛的伴随症状是重要的判断依据，当近期出现腹痛，尤其合并腹水、黑便/血便、呕吐、不明原因贫血等警报征象时，需要考虑肿瘤所致腹痛。在肿瘤患者中，腹痛可以是慢性病程并进行性加重，如肠道肿瘤进行性加重的梗阻症状；也可以是急性病程，尤其是伴随感染、穿孔等情况。

在结合消化道内镜、病理可以对胃肠道肿瘤做出诊断。CT可以对腹腔脏器肿瘤占位提供重要依据。

鉴别诊断：需要与感染性及非感染性炎症（如胃肠炎、胰腺炎、胆囊炎等）、腹部血管疾病、妇产科疾病（如宫外孕、盆腔炎等）、脏器梗阻扭转、泌尿系结石、功能性疾病等相鉴别。在病史及临床表现评估后，结合实验室检查可初步判断。内镜及影像学检查可明确占位，结合病理结果做出鉴别。

6.便秘和腹泻

便秘包括排便次数减少、排便费力、大便干结、排便不尽感、肛门堵塞感和需要药物或者手法辅助排便等临床表现。腹泻是指排便次数明显超过日常习惯的频率，大便稀薄，水分增加，常常伴随有未消化的食物、排便急迫感、肛门不适等症状。

辅助检查：内镜检查及活组织病检是胃肠道肿瘤的诊断依据。CT等其他影像学检查可辅助诊断并评估周围脏器。

临床诊断：具有近期出现的便秘/腹泻患者，尤其是存在腹水、黑便/血便、呕吐、不明原因贫血等警报征象时，需要考虑肿瘤相关便秘/腹泻。通常依据影像学检查及内镜取样活检可以做出诊断。一些神经内分泌肿瘤，如胃泌素瘤、胰腺血管活性肽瘤、胺前体摄取脱羧细胞瘤等可通过实验室激素水平测定和在影像学中获得证据，通过病理进行诊断明确。

鉴别诊断：需要进行病因鉴别，如功能性肠病、胃肠道感染、甲状腺功能亢进、慢性胰腺炎、肠道吸收不良、药物相关便秘/腹泻等。通过病史及临床表现可做出初步鉴别，内镜、影像学特征结合病理检查可做出鉴别。

（二）肿瘤相关性胃肠急腹症

1.肠梗阻

肿瘤导致的肠内容物通过障碍称为肠梗阻。根据梗阻原因可分为机械性肠梗阻、动力性肠梗阻、血运性肠梗阻、假性肠梗阻。

临床表现为“痛、吐、胀、闭”四联征。体格检查：腹部不对称或固定包块提示闭袢性肠梗阻，固定部位压痛需警惕绞窄性肠梗阻，如出现肌紧张等腹膜炎表现提示绞窄性肠梗阻；肠鸣音亢进、可闻及气过水声是机械性肠梗阻的典型表现，肠鸣音弱多为动力性肠梗阻或者肠梗阻发生绞窄。实验室检查：可见水、电解质与酸碱平衡的紊乱，感染指标的升高需警惕绞窄性肠梗阻。影像学检查：立位腹平片可见局段肠段内气液平面，根据远端结肠内有无气体，提示不全性或完全性肠梗阻；腹部CT根据肠道近端扩张积液与远端萎陷的交界区可判断梗阻部位与可能原因，增强CT肠系膜上动静脉内充盈缺损、截断提示肠系膜血运障碍。

肠梗阻需要与急性胃肠炎、胆石症、泌尿系结石、急性胰腺炎等相鉴别。结合病史、查体及腹部B超、立位X线片，尤其CT等影像学检查有助于鉴别诊断。

2. 幽门梗阻

肿瘤导致的幽门通过障碍致胃内容物潴留。

临床表现为上腹胀满、呕吐宿食，完全性幽门梗阻时呕吐物内无胆汁。体格检查：可见胃形以及蠕动波，叩呈鼓音或浊音，可及振水音，胃肠减压可抽得大量胃液。影像学检查：胃扩张、可见气液平面，十二指肠以下肠道萎陷，口服泛影葡胺溶液不能通过幽门，肿瘤所致可见胃窦部、幽门区软组织肿物影。胃镜：可见胃内容物潴留，根据幽门结构有无异常，可鉴别肿瘤、十二指肠溃疡所致幽门梗阻或功能性胃排空障碍所致潴留。

3. 贲门梗阻

肿瘤导致贲门区食物通过受限。

临床表现为渐进性吞咽困难、进食哽咽、呕吐等。体格检查及实验室检查：可有不同程度脱水、营养不良表现。影像学检查：可见食道下段扩张，气液平，造影剂通过困难，潴留。肿瘤所致可见食道胃交界区软组织肿物影。胃镜：根据贲门区结构有无异常，可鉴别肿瘤、良性狭窄所致贲门梗阻或贲门失迟缓等功能性疾病所致贲门梗阻。

4. 肿瘤相关性胃肠出血

肿瘤导致的胃肠道血管破损，血液进入胃肠道。

临床表现为呕血、黑便，甚至便血，渐进性贫血。急性、大量的失血可导致低血容量，甚至休克。体格检查：可见贫血貌，肛门指诊可见血迹或黑便。辅助检查：血常规不同程度的贫血表现，粪便常规可见红细胞或隐血（+）。影像学检查可发现胃肠道新生物或肿瘤侵及胃肠道的征象，内窥镜检查可发现食道、胃、十二指肠，以及结肠、直肠、肛门病变，可进行活检，并局部采取止血措施。对于内窥镜难以发现的小肠出血病灶，可通过血管介入检查。出血的血管表现为造影剂外溢，发现后可同时给予出血血管栓塞治疗。需与急性坏死性肠炎、食管胃底静脉曲张破裂出血等相鉴别。

5.肿瘤相关性肠缺血坏死

肿瘤压迫或肿瘤相关性肠道动脉血栓栓塞导致肠组织坏死。

临床表现为肠系膜动脉栓塞三联征包括：剧烈急性腹痛、既往有器质性心脏病或肢体动脉栓塞史、强烈的胃肠道排空症状（如频繁呕吐及腹泻），可以作为诊断SMAE（superior mesenteric artery embolism，SMAE）的重要依据。早期腹痛症状与体征严重不符，这是SMAE特点之一。实验室检查中血清乳酸与D-乳酸水平的测定、肠型脂肪酸结合蛋白、D-二聚体的测定对SMAE早期诊断有一定意义。CT SMA血管造影是首选的检查方式，准确率可以达到95%~100%，可鉴别有无肠道血运障碍。需与狭窄型小肠梗阻及非闭塞性急性肠缺血等相鉴别。

6.肠套叠

一段肠道及其系膜套入其相连远端肠管腔内。肿瘤是成人肠套叠的主要原因。肠壁肿瘤被肠道运动向远端肠腔推移，携带基底部肠道套入远端肠道内。

临床表现为腹部绞痛、腹部包块和血便。查体可见腹部压痛性包块，可见肠梗阻的体征。通过B超、CT等影像学检查可见腹腔包块，表现为“靶环征”等肠管套入的征象。

7.胃肠道穿孔

肿瘤导致胃肠道透壁性破损，胃肠内容物外溢至胃肠腔外。

临床表现为突发剧烈腹痛并蔓延至腹腔其他部位。腹部查体：“压痛、反跳痛、腹肌紧张”腹膜刺激三联征，实验室检查感染指标升高，立位腹平片可见特征性膈下游离气体征象，腹部CT可见腹腔游离气体、胃肠道外的气液平面；如穿孔至腹膜后，可见腹膜后积气、渗出。并可发现胃肠道穿孔部位异常征象，如胃肠道肿物。需与急性胆囊炎、急性胰腺炎等相鉴别。

二、肿瘤治疗所致的胃肠损伤的诊断与鉴别诊断

（一）放疗相关性胃肠损伤

由于放疗过程中，一定剂量放射暴露导致胃肠损伤进而引起一系列并发症，多发生在盆腔、腹腔、腹膜后等接受放疗后的部位。

临床表现：急性放射性胃肠损伤主要表现为腹痛、腹泻、便血、恶心、呕吐、吞咽困难等非特异性消化道症状，严重者可伴有消化道穿孔引起的急性腹膜炎表现。慢性放射性胃肠损伤主要表现为反复腹痛、腹泻、乏力、腹胀、消化不良、贫血、消化道出血，严重者可出现肠梗阻、肠瘘等疾病症状。

辅助检查：内镜检查及活组织病检是放射性胃肠损伤必要的检查及严重程度分

级依据。内镜检查可见黏膜苍白、黏膜脆弱、毛细血管扩张、溃疡、狭窄等符合放射性损伤的黏膜特征。镜下组织学表现包括：弥漫性胶原沉积伴黏膜层和浆膜层增厚、炎症细胞浸润、血管硬化和闭塞性血管炎等。急性放射性胃肠损伤患者，可采用急性放射反应评分标准（RTOG/EORTC）进行分级；而慢性放射性胃肠损伤的内镜评价可依照维也纳评价标准。除此之外，CT、MRI及消化道造影等其他影像学检查可辅助诊断，并对原发肿瘤治疗效果进行评估。

临床诊断：具有腹盆腔放疗史的患者出现恶心、呕吐、腹痛、腹泻或消化道出血时，应考虑放射性肠损伤可能。确诊通常依据影像学检查或内镜取样活检发现放疗射野相对高剂量区域胃肠段炎症。

鉴别诊断：取决于临床表现并结合既往放射治疗的相对高剂量照射区域分布进行综合考虑，主要需与新发/复发肿瘤、感染性炎症相鉴别，结合病理检查能够帮助进一步明确。

（二）化疗相关性胃肠损伤

1.化疗相关性恶心、呕吐

化疗相关性恶心、呕吐（chemotherapy-induced nausea and vomiting，CINV）按发生时间可分为急性、延迟性、预期性、爆发性、难治性5种临床类型。采集症状发生的时间、诱因、呕吐特点、呕吐物性质及化疗史，判断恶心、呕吐的原因、分级、类型。通过体格检查排除颅内高压、前庭功能障碍、脑膜刺激征、肠梗阻，明确是否有可疑性包块、腹膜炎体征等。通过实验室检查、影像学检查排除器质性疾病。需与其他原因导致的恶心、呕吐相鉴别。

2.化疗相关性腹泻

化疗相关性腹泻（chemotherapy induced diarrhea，CID）是指化疗药物引起的排便次数明显超过平时习惯（>3次/日），粪质稀薄，含水量明显增加，大便可伴有黏液、脓血或未消化的食物。急性腹泻病程在2~3周内，而慢性腹泻（chronicdiarrhea）指病程超过4周，或间歇期在2~4周内的复发性腹泻。CID分级推荐使用WHO腹泻分级标准。了解腹泻发生的时间、诱因、24小时内排便次数、大便形状、性状及化疗史，判断腹泻病因及分级；通过体格检查及辅助检查（包括粪便常规检查、隐血试验、粪便培养、病原学检测及内镜检查等）排除其他原因导致的腹泻。需要与肿瘤、靶向治疗、免疫治疗、激素相关治疗、放疗、肠内营养、腹腔丛神经阻滞、外科手术等引起的腹泻相鉴别。

3.化疗相关性便秘

在化疗期间出现的慢性功能性便秘，诊断主要采用罗马Ⅳ诊断标准。①必须包括以下2项或2项以上：至少25%的排便感到费力；至少25%的排便为干球粪或硬粪；至少25%的排便有不尽感；至少25%的排便有肛门直肠梗阻感和/或堵塞感；至少25%的排便需手法辅助，每周自发排便<3次。②不用泻药时很少出现稀便。③不符合肠易激综合征的诊断标准。

通过体格检查（包括直肠指检）及辅助检查（粪便常规、隐血试验检查、腹部平片、结肠镜检查）排除其他原因导致的便秘。

需与肿瘤导致的梗阻性便秘、炎性肠病导致的便秘、放疗导致的便秘、阿片类药物诱导的便秘、本身肠道疾病导致的便秘（结肠憩室、巨结肠、结肠冗长等）、内分泌和代谢性疾病导致的便秘、非化疗药物导致的便秘相鉴别。

4.化疗相关性肠梗阻

在化疗过程中出现腹痛、呕吐、腹胀、排气排便停止等症状，通过实验室检查及影像学检查排除器质性病变及其他类型肠梗阻。

需与放疗后肠梗阻、恶性肠梗阻（malignantbowelobstruction，MBO）等进行鉴别；一般推荐腹部X线检查、CT扫描作为肠梗阻影像学鉴别的方法。

5.化疗相关性胃肠出血

症状因出血部位和出血速度不同而异，常表现为呕血与黑便、失血性休克、精神萎靡、烦躁不安、意识模糊、尿少或无尿、发热等。

根据病史、临床表现，结合实验室和影像学检查，基本可以做出化疗相关性消化道出血的临床诊断。呕血与黑便首先应与鼻、咽、喉、口腔等部位出血鉴别；呕血还应与咯血相鉴别。需与合并幽门螺杆菌感染患者消化性溃疡出血、长期服用低剂量阿司匹林和抗血小板药物相关上消化道出血、NSAID相关上消化道出血、长期应用NSAID且幽门螺杆菌阳性患者上消化道出血、上消化道血管病变相关出血及再出血患者的预防性治疗、特发性消化性溃疡出血等相鉴别。

6.化疗相关性胃肠穿孔

化疗相关性胃肠穿孔临床表现为刀割样腹痛、短时间疼痛蔓延至全腹，部分患者伴休克症状。腹部触诊呈板状腹。B超、腹穿、X线、CT等有助于诊断。需与消化性溃疡穿孔、药物性上消化道穿孔等相鉴别。

7.化疗相关性缺血性结肠炎

化疗相关性缺血性结肠炎是由于结肠血管闭塞性或非闭塞性原因，导致结肠血流灌注严重减少，不能满足代谢需求的一组疾病。以急性腹痛、腹泻和便血为主要临床表现，严重者可表现为肠梗阻或肠坏死穿孔等。包括一过型、狭窄型和坏疽型，其中以一过型最为常见。与结肠缺血有关的化疗药物包括紫杉醇、长春瑞滨和铂类等。

本病主要通过病史、体征、实验室检查、影像学检查、内镜及病理学检查等进行综合诊断。需与胆囊炎、消化性溃疡合并穿孔、溃疡性结肠炎、克罗恩病、放射性肠炎等相鉴别。

（三）中医药治疗相关性损伤

中药治疗导致的胃肠道损伤主要表现为恶心、呕吐、腹胀、腹痛、腹泻、胃肠不适、非特异性胃肠疾病等。此外，中药灌肠若温度与输注药物速度不当，可能会导致肠黏膜出血损伤。患者近期或正在使用相关中药行肿瘤治疗，在排除肿瘤本身及合并用药、手术、放疗等导致的相关损伤后，停止使用相关中药后相关症状及体征好转或未进展可明确诊断。

（四）免疫治疗相关性胃肠道损伤

免疫治疗相关性肠炎

肿瘤免疫治疗期间频繁出现非血性腹泻及恶心、呕吐和食欲下降等消化道症状。临床表现为水样、非血性腹泻，与其他结肠炎相比，免疫治疗诱导的肠炎出血的频率较低。排便频率可达4至6次，甚至失禁。可伴有恶心、呕吐和食欲下降。本病通过粪便培养、艰难梭菌毒素检测、腹部CT检查及内镜活检等与伪膜性肠炎、炎性肠病及感染性、缺血性肠炎等相鉴别。

（五）靶向治疗相关性胃肠道损伤的诊断及鉴别诊断

1.靶向治疗相关性腹泻

指应用靶向药物治疗期间患者排便次数明显超过日常的频率，粪质稀薄，水分增加，或含有未消化食物或脓血及黏液。患者有明确的使用靶向药物病史，外周血白细胞计数明显升高，行便常规、粪便隐血试验、影像学检查及肠镜检查有助于诊断。需与慢性胰腺炎、感染及炎性肠病等导致的腹泻相鉴别。

2.靶向治疗相关性便秘

应用靶向药物期间粪便通过大肠时运动减慢，导致肠道蠕动减慢、粪便干硬。完善便常规、粪便隐血试验、肿瘤标志物、肛门直肠指检、肛门镜及肠镜检查有利于诊断及鉴别诊断。对于慢性便秘患者，必要时可行胃肠传输试验、排粪造影、肛管直肠测压、盆底肌电图检查、结肠压力监测等。需与结直肠良恶性肿瘤、假性肠梗阻、先天性巨结肠、慢传输型便秘、放射性直肠炎相鉴别。

3.靶向治疗相关性急腹症

肠系膜动脉栓塞、肠坏死、消化道穿孔：患者突发上腹部剧烈疼痛，疼痛性质呈“刀割样”，迅速波及全腹部，患者面色苍白、出冷汗，常伴有恶心、呕吐。严重时可伴有血压下降、心率增快等感染性休克表现。查体时可见患者表情痛苦，取屈曲体位，腹式呼吸减弱或消失，全腹部压痛，但常以穿孔处为重，腹肌紧张呈“板状腹”，反跳痛明显，肠鸣音减弱或消失。实验室检查可见白细胞计数增高，行立位X线检查膈下可见新月形游离气体影。需与急性胆囊炎、急性胰腺炎、急性阑尾炎相鉴别。

4.消化道出血

靶向治疗导致消化道出血的临床表现与出血量及出血速度相关，出血量少者仅有黑便，出血量大且出血速度快时可伴有呕血，颜色呈红色，便血颜色呈黑色，便血前后可伴头晕、眼前发黑、心慌、全身乏力，严重者可出现晕厥甚至休克症状。短时间内出血量达800 ml时，患者可表现为烦躁不安、脉搏细速、呼吸急促及四肢湿冷等失血性休克的临床表现。腹部体征不明显，听诊肠鸣音增强，行血常规检测红细胞计数、血红蛋白及红细胞比容进行性下降有助于评估出血速度及出血量。需与胃十二指肠溃疡出血、食管胃底静脉曲张破裂、胃癌出血、应激性溃疡出血相鉴别。

（六）肿瘤生物治疗相关胃肠道损伤诊断与鉴别诊断

1. 中性粒细胞减少性肠炎

中性粒细胞减少性肠炎（neutropenic enterocolitis NE）是由严重骨髓抑制所致的小肠和结肠穿壁性炎症。为淋巴瘤自体造血干细胞移植常见并发症，发生率约为12%。

该病通常存在淋巴瘤自体造血干细胞移植相关病史及发热和腹痛、腹泻、肠梗阻等临床表现，血常规检查可见中性粒细胞减少。可通过艰难梭菌毒素检查以排除伪膜性肠炎，同时与急性阑尾炎、急性胃肠炎、局限性回肠炎、急性肠系膜淋巴结炎相鉴别。

2.生物治疗相关性腹泻

生物治疗期间出现腹痛、里急后重、水样泻、血便、黏液便等临床表现，可伴发热，同时可排除感染、肠道出血等引起的腹泻。需与急性细菌性痢疾、病毒性胃肠炎等相鉴别。

3.急性移植物抗宿主病（aGVHD）

移植物抗宿主病（graft-versus-host disease，GVHD）是骨髓移植（BMT）后出现的多系统损害（皮肤、食管、胃肠、肝脏等）的全身性疾病，是造成死亡的重要原因之一。通常发生在移植后1个月之内，主要有皮疹、黄疸、腹泻三大表现，轻症患者可仅表现为面积大小不等的皮疹，严重的可出现全身黄疸，大量水样泻，肠黏膜坏死，危及生命。

诊断除临床表现、病理等依据之外，需与感染、VOD、药物等其他因素引起的消化道症状相鉴别。

（七）外科治疗相关胃肠道损伤

外科治疗过程中引起的围手术期胃肠道损伤，通常与手术中直接或非直接接触相关，常见的有肠梗阻、消化道或吻合口出血、吻合口漏等器质性变化，以及胃肠功能性紊乱等非器质性改变。

临床表现为腹痛、腹胀、消化道出血、恶心、呕吐、腹泻、停止排气排便等特异性消化道症状，严重时可能出现发热、乏力等全身非特异性症状。

辅助检查：腹部影像学检查、内镜检查及实验室检查有助于相关诊断。腹部CT对消化道穿孔及梗阻的初步判断尤为重要，可提供损伤的间接证据，如气腹征、腹膜炎等；消化道造影可明确是否存在消化道瘘及吻合口狭窄；腹部立位片有助于肠梗阻、消化道穿孔的诊断。内镜检查可直观反映消化道损伤部位、判断损伤类型，具有较高的治疗价值。除此以外，实验室检查中，红细胞、血红蛋白和血细胞比容的下降可提示可能有出血事件的发生；吻合口漏、肠梗阻时白细胞及中性粒细胞数量、C反应蛋白、降钙素原等感染指标升高；粪便检查可协助诊断肠道菌群失调、消化道出血；引流液的胆红素、淀粉酶测定有助于胆瘘以及胰瘘的诊断；电解质、转氨酶、白蛋白等指标可反映患者的全身状态。

临床诊断：外科治疗相关胃肠道损伤病因复杂、影响因素多，其诊断需结合具体的病史、症状、体征及辅助检查综合判断。及时有效的识别是防治严重外科治疗相关胃肠道损伤的前提和关键。在排除器质性病变后，需考虑术后胃肠道功能恢复障碍。

鉴别诊断：主要依靠具体的病史、症状、体征、术中情况及辅助检查。其中，外科手术相关胃肠道损伤的原因可从引流液的量和性质上甄别。如吻合口漏可表现为吻合口周围引流液浑浊、气味改变；腹腔内出血可表现为引流出褐色或暗红色液体；不同的消化道瘘中，瘘管可分泌出不同性质的液体，胆漏中可见黄色胆汁样引流液，胰瘘中可见黄白色引流液，结肠瘘时可见粪样引流液。如同时出现腹痛、呕吐、腹胀、排气排便消失等症状时应高度重视肠梗阻，可通过呕吐物的气味及形状来初步判断梗阻位置，注意甄别血运性肠梗阻。

（八）介入治疗相关胃肠道损伤

介入治疗相关的胃肠道损伤多与操作不当引起的机械性副损伤及介入相关血供改变导致的组织损伤有关。

血管性介入技术相关的胃肠道损伤临床表现为栓塞过程中肿瘤坏死出血、非目标血管的栓塞导致的相应肠段缺血坏死等。非血管性介入技术相关的胃肠道损伤主要表现为肿瘤经皮射频消融技术中对于瘤周附近正常胃肠管壁的热损伤造成的管壁炎性改变，严重时可出现穿孔。金属内支架置入术相关的胃肠道损伤包括由于器械粗糙或操作不当造成的胃肠损伤出血、破裂穿孔，以及支架支撑力不足或黏膜过度增生造成的再狭窄或机械性肠梗阻。

辅助检查：影像学检查有助于介入治疗相关胃肠道损伤的诊断，其中腹部CT有助于瘤周血供、穿孔、支架周围情况的初步判断。数字减影血管造影（digital subtraction angiography，DSA）可更加明确判断是否出现非目标血管的栓塞及栓塞剂的反流。除此以外，内镜检查可直观地判断胃肠道黏膜的情况及金属内支架位置，同时有一定的治疗价值。实验室检查可辅助判断胃肠道损伤的严重程度。

临床诊断：介入治疗后出现剧烈的腹胀、腹痛、排气排便消失、血便等症状需高度警惕介入治疗相关胃肠道损伤，及时的影像学检查是确诊介入治疗相关胃肠道损伤的关键。

鉴别诊断：主要需与栓塞后综合征相鉴别。栓塞后综合征（postembolization syndrome，PES）表现为器官动脉栓塞后因组织缺血坏死引起的发热、恶心、呕吐、肝区闷痛、腹胀、厌食等症状。同时经肝动脉栓塞化疗术后呕吐等会导致黏膜撕裂出血、消化性溃疡加重、门静脉高压性食管胃底静脉曲张破裂出血等上消化道出血。

（九）内镜治疗相关胃肠道损伤诊断及鉴别诊断

1.内镜治疗相关胃肠道出血

按照出血所发生的时间，可将其分为术中出血和术后出血（迟发性出血）两种情况。术中出血指手术当日或次日血红蛋白降低20 g/L，此类出血与手术操作技巧、手术难度、手术部位等因素相关，一般在ESD中较为常见。术后出血多发生在术后2天，其与抗凝药物的使用、患者年龄、手术时间及黏膜和肌层的损伤程度等有关。对于出血的判断一般根据内镜下治疗的病史、临床表现及相关实验室检查来进行。临床表现主要为呕血、黑便、头晕等症状；辅助检查主要包括实验室检查、急诊内镜检查、血管造影检查、放射性核素显像。鉴别诊断常需与消化性溃疡、食管静脉曲张、应激性溃疡、贲门撕裂、其他部位肿瘤及胆道病变等进行鉴别。

2.内镜治疗相关胃肠道穿孔

穿孔是指胃肠道管壁穿破，导致胃肠道腔内与腹腔或胸腔相通的状态，若未及时处理可出现严重气胸、纵隔气肿、腹膜后气肿及弥漫性腹膜炎等体征。内镜下切除术导致穿孔发生的危险因素主要与病灶发生的部位、浸润深度及手术时间等有关。穿孔根据发生的时间可分为术中穿孔和迟发性穿孔。根据穿孔部位可分为食管穿孔、胃穿孔、结肠穿孔。术中穿孔指手术操作直接导致的穿孔，主要表现为胸腹痛、血流动力学不稳定等，除上述表现外还可有呼吸困难，逐渐加重的腹部疼痛、皮下气肿、气胸、液气胸及急性腹膜炎等。迟发性穿孔也称术后穿孔，指术后即刻无症状或游离气体存在，而术后突然出现腹膜刺激症状或胸痛，或术后腹部平片、胸腹部CT提示有游离气体存在的情况。不同位置的穿孔所带来的临床表现不尽相同，如食管壁没有浆膜层，手术即便没有导致穿孔，部分患者术后仍会存在不同程度的纵隔气肿。实验室检查常可见白细胞升高，腹部影像学检查可提示游离气体存在。但对一些不典型的病例，亦可发生误诊和漏诊。由于内镜下切除术后的穿孔一般较小，可不具备典型的"板状腹"等表现。同样，其他的一些特征性证据，如腹腔游离气体，当穿孔较小，漏入气体少时，在进行影像学检查也会出现假阴性的表现。结直肠穿孔由于肠道内细菌量多，可很快出现感染中毒性休克的表现。腹腔穿刺可有粪臭味的液体，膈下出现游离气体应高度怀疑本病可能。

3. 内镜治疗相关胃肠道狭窄

术后瘢痕纤维组织增生导致消化道管腔直径变小，影响消化道内容物正常通过。大多数狭窄发生在ESD术后几周，并在ESD溃疡愈合过程中。通过ESD切除贲门、幽门前叶部位病变超过周长的75%是狭窄发生的危险因素，胃腔的空间较大，一般发生术后狭窄的概率较小，但在贲门或者幽门这些区域进行较大范围切除后，术后容易出现狭窄，主要表现为进食困难或者进食后的呕吐，其表现与狭窄的部位及程度有关，狭窄严重可导致无法进食。

4. 电凝综合征

内镜手术中电凝止血设备使用频率的增高，使术后出血和穿孔的发生率逐渐下降，然而术中高频次使用电凝设备，电流产生的热量，不可避免会对固有肌层和浆膜层造成透壁性的烧伤，此时由于胃肠道内菌群的存在，细菌会在手术区域暴露的伤口进行播散，引起不同程度的炎症反应，即使没有发生穿孔，术后也可能出现肌层破裂或者热变性，临床表现可与穿孔相似，出现腹痛，疼痛程度不等，疼痛范围也不尽相同，可有腹肌紧张，并且伴有发热等全身症状。实验室检查同时出现白细胞等炎症指标的升高，此时多需进行影像学的补充检查，了解有无游离气体存在。

三、不同系统肿瘤的胃肠道损伤的诊断与鉴别诊断

（一）泌尿生殖系统肿瘤的胃肠道损伤特点

泌尿生殖系统肿瘤主要集中于盆腔，晚期肿瘤常可压迫肠管致肠梗阻。针对盆腔的放疗常可导致特异性的放射性直肠炎，影响直肠功能，而手术过程中也可合并肠道损伤。此类肿瘤诊断应注重病史辨析，明确既往手术及放射治疗史，从病因入手。

1. 晚期妇科肿瘤所致的肠梗阻

肠梗阻是晚期癌症患者常见的并发症，一般被称为恶性肠梗阻（malignant bowel

obstruction，MBO）。晚期妇科恶性肿瘤患者肠梗阻的发生尤以卵巢癌患者最为常见，且常是导致患者死亡的重要原因。

MBO因梗阻部位不同，其症状和严重程度亦不同，且多呈逐渐加重趋势。以小肠梗阻多见。持续性腹痛是最常见的症状，几乎90%的患者出现该症状，75%的患者有间歇性绞痛。如结肠受累，则疼痛较轻微，部位更深在，且间隔时间更长。在高位梗阻中，腹胀不明显，而当肠管被网膜或系膜的大量癌转移灶紧密包裹时，也会出现这种情况。在胃、十二指肠、小肠梗阻中呕吐出现较早，且量多，而在结肠梗阻中则出现较晚。

2.盆腔放疗所致的放射性直肠炎及直肠功能损伤

泌尿生殖系统恶性肿瘤接受放疗后可出现肠道放射性损伤，其中以直肠损伤最为常见且顽固。根据起病时间及病程变化，可分为急性和慢性放射性肠损伤，以3个月为界。接受盆腔放疗的患者超过75%会发生急性放射性直肠损伤，5%~20%的患者会发展为慢性放射性直肠损伤。慢性放射性直肠损伤迁延反复，易出现晚期严重并发症，如消化道大出血、穿孔、梗阻、肠瘘等。

症状出现的时间及与放疗的关系是诊治的要点。慢性放射性直肠损伤常见于放疗结束后6~18个月，亦可在放疗结束后数年至数十年出现。便血是慢性放射性直肠损伤的常见症状，可同时合并便频、便秘、黏液血便、里急后重和肛门疼痛症状。晚期严重并发症包括直肠狭窄、穿孔、瘘管形成和肛门失禁等，多见于放疗结束后的2~5年。

3.妇产科肿瘤手术过程中的胃肠道损伤

胃肠道损伤是妇科恶性肿瘤手术中可造成严重后果的并发症之一。损伤的常见部位依次为小肠、结肠、直肠，胃及十二指肠的损伤极少发生。肠道损伤多在开腹手术进腹、腹腔镜手术Veress穿刺针及第一个Trocar穿刺或分解盆腔黏连时发生。既往有腹盆腔手术史，反复发作的盆腔炎症史，盆腔放疗史、肿瘤累及肠管、手术医生经验不足均为胃肠道损伤发生的危险因素。

妇科恶性肿瘤手术中晚期卵巢肿瘤细胞减灭术及宫颈癌根治术胃肠道损伤的发生率最高。相关手术史可为诊断提供重要参考依据。

（二）骨及软组织肿瘤的胃肠道损伤特点

1.骨肿瘤行脊柱重建后骨水泥脱落所致肠梗阻

原发性骨肿瘤所致胃肠道损伤并不多见，但治疗骨肿瘤所致的骨破坏所用的材料可能滑脱引发肠梗阻。

聚甲基丙烯酸甲酯（Polymethylmethacrylate，PMMA）水泥，即骨水泥行脊柱重建后，可向前移位到腹膜后，移位的骨水泥与肠道黏连后，患者可出现恶心、腹痛等肠梗阻症状。

2. 多类型软组织肿瘤对胃肠道的不同影响

软组织肿瘤对胃肠道影响最大也最常见的为胃肠道间质瘤（gastrointestinal Stromal Tumors，GIST），其他还包括平滑肌肉瘤、脂肪肉瘤和纤维肉瘤。

（1）胃肠道间质瘤

胃间质瘤：好发于贲门或胃底，临床症状无特异性，包括消化道出血、上腹隐痛、腹部包块等，10%~30%的病人没有症状，即便瘤体已经很大。一般肿瘤<2 cm时，多数患者症状不明显。肿瘤体积过大时易出现腹部包块、上腹部疼痛、烧心、呕血、黑便等类似溃疡的症状。若病程迁延，可导致机体消耗症状，如贫血、乏力、体重下降等。若肿瘤破裂，可出现急性消化道出血及失血性休克。

小肠间质瘤：小肠间质瘤恶性程度明显高于胃间质瘤，但较少伴淋巴结转移。近端小肠发病率高于远端小肠，且大多为距屈氏韧带1 m内空肠。小肠间质瘤的临床表现缺乏特异性，消化道出血是最常见的临床表现。其余同胃间质瘤。

（2）平滑肌肉瘤

胃肠道平滑肌肉瘤临床少见，症状不典型，胃肠道损伤特点基本同GIST。小肠肿瘤有的可出现部分肠梗阻的体征。直肠平滑肌肉瘤则可能表现出排便困难，多可经指诊摸到直肠腔外的肿块，肠黏膜一般无异常，指套不染血。

（3）脂肪肉瘤

胃肠道原发脂肪肉瘤极为罕见，基本为胃来源，发病率极低，最常见于胃窦部。症状同GIST。但当伴随溃疡形成时，可以表现出血性腹泻，甚至呕血。有时肿瘤与其他部位原发脂肪肉瘤同时存在，表现为双源发肿瘤，在完善其他部位肿瘤相关检查过程中偶然发现。

（4）纤维肉瘤

先天性纤维肉瘤大多在1岁前发病，因此又称为婴儿型纤维肉瘤。该病以四肢及躯干为常见发病部位，胃肠道的CFS比较罕见。症状多变，一般以急腹症为首要表现，包括肠梗阻、肠套叠、肠穿孔、肠出血，积极治疗后预后良好。

（三）头颈部肿瘤

1. 头颈部鳞状细胞癌

与消化道直接连通的头颈部肿瘤，主要为头颈部鳞状细胞癌（head and neck squamous cell carcinoma，HNSCCs）。

既往一直认为HNSCCs继发癌症风险较高的解剖部位为耳鼻咽喉头颈部、肺和食管，但近年的研究发现上消化道系统中胃同样是一个容易继发癌症的部位，被认为是HNSCCs胃肠道损伤的新特点。

此类继发的胃癌诊断应关注既往史，尤其是HNSCCs的放疗史。吸烟史同样可以协助诊断。对HNSCCs患者，现在的研究普遍建议将胃镜列为常规的术前及术后的定期随访检查。

2.甲状腺肿瘤

现阶段，^{131}I治疗已成为分化型甲状腺癌患者治疗方案中的重要组成部分，然而，^{131}I治疗期间，患者胃肠道损伤相对常见。

患者出现胃肠道反应与其甲状腺功能水平及接受^{131}I治疗剂量密切相关，甲状腺功能水平较低者及治疗剂量大者易出现胃肠道反应。患者出现甲减时，易出现胃肠道反应，如恶心、呕吐、食欲减退等，在补充优甲乐治疗后症状缓解。清灶治疗者胃肠道反应发生率高于清甲者，且接受的^{131}I治疗剂量是其胃肠道反应的独立危险因素，即剂量越大，胃肠道反应发生率越高。

（四）血液系统肿瘤

1.白血病导致的胃肠损伤

（1）临床表现

白血病致胃肠道损伤可出现腹痛、呕血、黑便等上消化道出血症状，腹痛、腹泻伴发热、脓血便或洗肉水样便，部分病人可出现肛门疼痛及肛周脓肿。

（2）实验室检查

①血常规：发生中性粒细胞减少性小肠结肠炎患者中性粒细胞计数低；②凝血象：消化道出血患者出血时间、凝血时间均有不同程度延长，而纤维蛋白原检查则不同程度降低；③血生化：总胆红素可能增加，主要是直接胆红素；④粪便检查：便常规可见脓球，粪便潜血可为阳性；

（3）影像学检查

CT对肠梗阻、肠套叠、白血病胃肠道浸润等具有显著的诊断价值。

（4）内镜检查

白血病浸润内镜下可呈现斑片样或结节样，甚至形成息肉样肿块。病变充血较一般的胃肠道病变更为明显，活检更容易出血，表面相对比较光滑，多发病变可形成葡萄样外观。

（5）鉴别诊断

①急腹症；②胰腺疾病；③胃淋巴瘤。

2.淋巴瘤导致的胃肠损伤

（1）临床表现

胃肠道淋巴瘤的临床表现主要取决于受累部位，可能与淋巴瘤相关，也可能与部位相关。主要是非特异性上腹疼痛及消化不良症状，也可出现消化道出血、腹部包块等。

（2）实验室检查

①血清学：无特异性；②细胞遗传学：90%以上的淋巴瘤出现染色体异常。

（3）影像学表现

①CT：胃淋巴瘤CT表现主要分成浸润型、溃疡型及肿块型三种；②MRI：胃淋巴瘤肿瘤组织的T1WI表现为等信号或稍低信号，T2WI表现为等信号或稍高信号；肠道淋巴瘤MRI表现为T1WI和T2WI信号稍低，浆膜状态较好；③PET-CT：胃淋巴瘤^{18}FDG摄取呈弥漫性；小肠淋巴瘤可见多个强摄取灶，呈曲线状排列。

（4）内镜检查

1）弥漫性大B细胞淋巴瘤（DLBCL）：①胃DLBCL，溃疡型（单个或多个溃疡），主要位于胃体或胃底；②其他DLBCL，小肠淋巴瘤内镜特征为：肿块型、溃疡型、多发性息肉型、弥漫性浸润型、混合型；大肠最受累的区域是乙状结肠，内镜特征是溃疡。

2）黏膜相关淋巴样组织（MALT）淋巴瘤：①胃MALT淋巴瘤，非特异性，最常见和最典型的特征是胃结节或位于胃窦或胃体的褶皱扩大；②其他MALT淋巴瘤，十二指肠MALT淋巴瘤出现多处小糜烂和结节性抬高，球部出现弥漫性红斑；空肠淋巴瘤及小肠淋巴瘤极为罕见，为溃疡性瘢痕形成、多个息肉样病变、局部狭窄；回盲部MALT淋巴瘤罕见，内镜表现为多个白色结节或红色肿块，黏膜光滑；极少数情况下，MALT淋巴瘤发生在大肠中，其罕见且无特异性表现。

3）肠病相关性T细胞淋巴瘤（EALT）：常见的受累部位是小肠，以肠道溃疡形成为主要特点，回肠、结肠最多见，溃疡大小不一，数量多且形状不规则，深者达黏膜下层，甚至穿孔。也可出现肠壁增厚、狭窄的表现。

（5）鉴别诊断

①胃癌；②小肠癌；③结直肠癌；④胃肠道间质瘤；⑤胃肠道平滑肌瘤；⑥溃疡性结肠炎；⑦克罗恩病；⑧肠结核；⑨肠白塞病。

3.骨髓瘤导致的胃肠损伤

（1）临床表现

由于髓外受累，可出现消化道症状，临床表现多为恶心、呕吐和绞痛，呕血和黑便少见。

（2）实验室检查

①血常规检查：多表现为贫血；②血生化检查：血清异常球蛋白增多，而白蛋白正常或减少；尿本周氏蛋白阳性；特征性的M蛋白；③粪便检查：可有粪隐血阳性。

（3）影像学检查

①CT：出现胃壁、肠壁增厚或占位性病变，其中胃壁厚度、存在非典型溃疡畸

形、梗阻和占位是提示性特征；②MRI：显示受累胃壁、肠壁、胰腺等在增强扫描各期强化程度均明显高于临近正常部位；③PET-CT：腹部PET-CT常显示胃部肿瘤阳性，弥漫性肠壁增厚涉及远端横结肠、降结肠和乙状结肠。当出现心脏、骨盆等部位阳性肿瘤时常被定义为潜在的浆细胞瘤，是疾病进展的明确标志。

（4）内镜检查

胃浆细胞瘤的内镜表现可见增厚的皱褶、息肉病和溃疡及溃疡性肿块。活检的胃肠道组织病理学检查常显示淋巴管扩张，浆细胞浸润，淀粉样变性的胃黏膜组织中有明显的淀粉样沉积。

（5）鉴别诊断

①胃淋巴瘤；②胃癌；③淀粉样变性；④溃疡相关和无关的胃肠道出血疾病。

4.干细胞移植导致的胃肠损伤

（1）临床表现

急性移植物抗宿主病（GVHD）的上消化道症状主要包括厌食、消化不良、恶心、呕吐、间歇性腹痛；下消化道症状主要包括水泻、腹胀、肠梗阻，有时还会出现胃肠道出血。慢性GVHD胃和肠道很少累及。

（2）实验室检查

①血常规：血性腹泻可出现血红蛋白的降低，发生中性粒细胞减少性小肠结肠炎患者可见中性粒细胞计数降低；感染性胃肠炎患者可见白细胞计数的升高或降低。②血液培养：发烧和血性腹泻可培养出侵袭性肠道病原体和CMV，全血或血清CMV病毒载量升高。③粪便检查：粪便常规可见脓球，粪便潜血可为阳性。艰难梭菌是粪便培养最常查见的病原体。④NAAT检查：提高多种病原体诊断率。

（3）影像学检查

CT：以肠壁增厚、肠黏膜明显强化、肠系膜血管充血、肠管扩张、肠腔内充盈液体、肠系膜水肿等为主要CT征象。

（4）内镜检查

胃肠内镜检查和组织学活检仍是确诊急性胃肠道GVHD的“金标准”。

（5）鉴别诊断

①肠道细菌感染；②肠道巨细胞病毒感染；③中性粒细胞减少性小肠结肠炎。

（五）中枢神经系统肿瘤

1.胶质瘤导致的呕吐

（1）临床表现

呕吐多表现为喷射样呕吐。

（2）实验室检查

脑脊液的检查有助于了解是否合并中枢神经系统的感染。呕吐严重时应查血清钾、钠、氯、钙、镁、二氧化碳结合力及血液pH值以指导治疗。

（3）影像学检查

胶质瘤的影像学诊断主要包括CT和MRI。

（4）内镜检查

可见胆汁反流性胃炎、十二指肠球部溃疡等临床表现。

（5）鉴别诊断

①巨幼贫；②胃或十二指肠癌；③功能性消化不良；④溃疡性结肠炎；⑤糖尿病；⑥淀粉样变性；⑦乙肝；⑧癌性腹水；⑨急腹症；⑩肠梗阻；⑪腹部术后呕吐；⑫其他可以引起恶心、呕吐的疾病。

2.垂体瘤导致的肠梗阻

甲减引起交感神经兴奋性降低，抑制消化道的电生理活动及机械活动。黏多糖在肠壁内堆积，导致肠壁黏液性水肿，影响肠壁内神经传导及引发肠壁内神经病变。

（1）临床表现

与甲减相关的消化道症状，如反复发作的腹胀痛、隐痛、恶心、呕叶、停止排气、排便偶或有少量稀水样便后仍感腹胀等。

（2）实验室检查

泌乳素、生长激素、促肾上腺皮质激素、促甲状腺素、甲状腺素、促性腺激素等。

（3）影像学检查

腹平立位平片或腹部CT和彩超均提示小肠、结肠扩张，部分肠壁水肿增厚，肠间及盆腔积液等肠梗阻的表现。

（4）内镜检查

肠镜检查无器质性的病变，黏膜充血水肿为主要表现。

（5）鉴别诊断

①Ogilvie综合征；②麻痹性肠梗阻。

（六）呼吸系统肿瘤

肺癌副瘤综合征导致的胃肠功能紊乱

肺癌由于产生的某些特殊激素、抗原、酶或代谢产物作用于机体而引起的临床表现。

（1）临床表现

通常表现为恶心、呕吐、腹胀和早饱。

（2）实验室检查

血清检测自身抗体，特别是介导神经元退行性变的人抗神经元核抗体1型（ANNA-1）或抗Hu抗体。

（3）影像学检查

无特异性表现。

（4）内镜检查

上消化道超声内窥镜检查显示胃皱褶增厚。

（5）鉴别诊断

①胃肠手术后；②内分泌疾病；③风湿性疾病；④药物；⑤物理因素；⑥血管病变；⑦神经系统疾病；⑧病毒感染；⑨其他：如克罗恩病、胰腺疾病、进食障碍（包括神经性厌食症、神经性暴食症等）、妊娠等。

（七）消化系统肿瘤

1.消化系统肿瘤治疗导致的胃瘫

术后胃瘫又称功能性吻合口梗阻、胃无张力症或者功能性排空障碍，是手术后非机械梗阻因素导致的胃动力紊乱综合征，主要表现为胃排空障碍。可发生于多种消化道肿瘤根治术后。

（1）临床表现

呕吐为本病的主要表现，上腹饱胀和疼痛亦多见。食管癌术后的胸胃瘫可以合并胸闷、心慌、气短、呼吸困难。

（2）实验室检查

实验室检查往往无特殊异常，但因长期胃功能障碍加上胃液引流过多，可见不同程度的贫血、低蛋白血症、低钾血症、低钙血症，血气分析检查提示酸碱平衡紊乱，部分患者可有尿素氮升高。

（3）影像学检查

上消化道造影可见胃部存在扩张症状，内部残存食物，蠕动功能降低或完全无蠕动，造影剂潴留。

（4）内镜检查

胃蠕动功能衰退，存在扩张症状，幽门口较为明显，胃部出现水肿充血等症状，幽门关闭，但镜头可由幽门口较为顺利穿过，而且显示肠蠕动显著减弱或基本消失。

（5）鉴别诊断

①机械性梗阻；②内分泌疾病；③风湿性疾病；④药物；⑤血管病变；⑥神经系统疾病；⑦其他疾病：如克罗恩病、胰腺疾病、进食障碍（包括神经性厌食症、神经性暴食症等）。

2.消化系统肿瘤治疗导致的胃肠连续性破坏

吻合口瘘是消化道肿瘤手术后常见的并发症，一些医源性的操作不当导致的胃肠穿孔也是导致胃肠连续性破坏的常见原因。

（1）临床表现

通常表现为明显的急性腹膜刺激征，如剧烈腹痛、行走困难，检查可见板状腹。情况严重时，还可能会出现恶心、呕吐、休克的症状，检查可见板状腹，穿刺可见胃肠内容物。

（2）实验室检查

通过实验室化验可以观察到白细胞升高、中性粒细胞比例升高等表现；生化指标提示水电解质紊乱等。

（3）影像学检查

①X线：腹腔内可见游离气体，X线片表现为新月形阴影；CT主要特点是腹腔内出现游离气体。②腹部B超：明确腹腔内液体积聚的位置，协助腹腔穿刺抽液，同时还可排除其他腹腔内实质脏器的病变。

（4）内镜检查

胃肠镜检查观察到破口或者瘘道可以明确诊断，但如果怀疑有穿孔，在充气情况下，会加重病情。

（5）鉴别诊断

①急性胆囊炎；②急性胰腺炎；③急性阑尾炎；④胃肠道手术导致的胃结肠瘘；⑤结肠克罗恩病导致的胃结肠瘘。

第四章 肿瘤相关性胃肠损伤的治疗

一、肿瘤本身所致胃肠损伤的治疗

（一）肿瘤相关性恶心、呕吐

判断患者是急性恶心、呕吐，还是慢性症状（症状至少持续1个月），积极寻找病因。

完善相关检查，发现并纠正恶心、呕吐造成的并发症，如体液不足、低钾血症和代谢性碱中毒等。如果可能，应行针对性治疗，如手术治疗胃肠梗阻或恶性肿瘤。在其他情况下，应采用药物进行对症治疗。

目前常用的药物有止吐药和促胃动力药，有助于缓解急性或慢性恶心、呕吐。根据不同的病因，通常推荐不同的止吐药。药物疗效具体取决于基础疾病。

1.多巴胺受体拮抗剂

（1）甲氧氯普胺

既有止吐作用又有促胃动力作用，但可引起椎体外系副作用。该药可口服或静脉给药。静脉给药时，持续15分钟的缓慢静脉输注相比于快速静脉给药，静坐不能的发生率更低，且疗效相当。但该药不能用于乳腺癌消化道转移所致的恶心、呕吐。

（2）多潘立酮

不易穿过血脑屏障，因此，相较于甲氧氯普胺，多潘立酮引发焦虑和肌张力障碍的情况要少见得多。但要关注其心脏副作用，主要是QT间期延长和心律失常，因此要避免与其他有类似效应的药物合用，否则会增加猝死风险。由于多潘立酮主要在肝脏代谢，故肝功能不全的患者慎用。

2. 5-HT拮抗剂

目前主要指5-HT_3受体拮抗剂，主要有昂丹司琼、格拉司琼、多拉司琼和帕洛诺司琼，是控制化疗药物所致急性呕吐的常用药物，也可用于其他原因所致的恶心、呕吐。

3. 抗精神病药奥氮平

奥氮平是一种新的非典型神经安定药，具有阻滞5-HT_2受体和多巴胺D_2受体的作用，对预防高度致吐性化疗后的急性和迟发性恶心、呕吐有效，对肿瘤相关性恶心、呕吐有一定作用。

（二）肿瘤相关性腹痛

对于肿瘤相关性腹痛患者常规进行疼痛筛查，在此基础上进行癌痛量化评估。癌痛的量化评估，通常使用数字分级法（NRS）、面部表情评估量表法及主诉疼痛程度分级法（VRS）三种方法。癌痛评估遵循“常规、量化、全面、动态”的原则。

肿瘤相关性腹痛应当采用综合治疗的原则，治疗方法包括病因治疗、药物治疗和非药物治疗。

病因治疗：对于肿瘤相关性腹痛的主要病因给予针对性的抗癌治疗，包括手术、放射治疗、化学治疗、分子靶向治疗、免疫治疗及中医药治疗等。

药物治疗：根据世界卫生组织（WHO）《癌痛三阶梯止痛治疗指南》进行结合临床的改良实践，五项基本原则如下。

1. 口服给药

口服是最常用的给药途径；还可以根据具体情况选用经静脉、皮下、直肠和经皮给药等。

2. 按阶梯用药

指应当根据患者疼痛程度，选用不同性质、不同作用强度的镇痛药物。

（1）轻度疼痛

可选用非甾体类抗炎药物（NSAID）。

（2）中度疼痛

可选用弱阿片类药物或低剂量的强阿片类药物，并可联合应用非甾体类抗炎药物以及辅助镇痛药物（镇静剂、抗惊厥类药物和抗抑郁类药物等）。

（3）重度疼痛

首选强阿片类药，并可合用非甾体类抗炎药物以及辅助镇痛药物（镇静剂、抗惊厥类药物和抗抑郁类药物等）。

各阶梯间药物使用并无严格界限，如果镇痛效果良好且无严重不良反应，轻度和中度疼痛时也可考虑使用强阿片类药物。

3.按时用药

指按规定时间间隔规律性给予止痛药。出现爆发痛时，可给予速释阿片类药物对症处理。

4.个体化给药

指按照患者病情和癌痛缓解药物剂量，制定个体化用药方案。注意阿片类药物的剂量滴定和爆发痛的处理。

5.注意具体细节

尤其对于止痛药物的副作用管理，比如非甾体类抗炎药常见的不良反应，包括消化性溃疡、消化道出血、血小板功能障碍、肾功能损伤、肝功能损伤以及心脏毒性等，以及其止痛效果的“天花板”效应。阿片类药物的常见不良反应，包括便秘、恶心、呕吐、头晕、嗜睡、尿潴留、认知障碍以及呼吸抑制等。

非药物治疗。主要有放疗（姑息性止痛放疗）、介入微创治疗、针灸、物理治疗、心理支持治疗等。

（三）肿瘤相关性腹胀

胃肠道积气、腹水、腹腔的肿物都可以引起腹胀。肠道积气过多的可能原因包括：吞入过多空气、营养素吸收不良导致的肠腔内产气增多、胃肠道梗阻等。

针对腹胀的治疗主要还是对因治疗，针对基础疾病进行处理。其次是对症处理，如：腹水引起的腹胀可通过腹腔置管排放腹水缓解。胃肠道梗阻可考虑行胃肠减压管置入。目前缺乏明确的证据支持药物其能有效减轻腹胀/腹部膨隆，这些药物包括消泡剂（如西甲硅油）、吸附剂（如活性炭）和益生菌。

（四）肿瘤相关性梗阻

肿瘤导致肠梗阻的原因主要为机械性，可为肿瘤在肠壁生长或转移至肠壁导致肠腔狭窄、阻塞，或者腹腔或腹膜后肿瘤对肠壁的外在压迫；也可为动力性，如肿瘤所致水、电解质紊乱所致肠麻痹，或者副肿瘤综合征所致假性肠梗阻。

对于肿瘤相关性消化道梗阻的患者，应根据具体情况选择治疗方法，需考虑患者的临床状况、癌症分期、期望寿命、既往癌症治疗的疗效、体能状态、合并症，以及治疗的意愿。治疗方法可为外科手术或内科治疗。大多数有肠梗阻的癌症患者都应接受手术评估。一些患者是明确不能手术的，这类患者一般生存时间有限。

所有肠梗阻患者建议禁食并进行静脉营养。静脉营养的初始选择应取决于患者的基本状况和合并症。静脉营养的配方应基于患者身体机能状态，为机体提供足够的热量、氨基酸和电解质。接受药物（如阿片类、抗胆碱能类）治疗的患者，其肠梗阻可能加剧，停用或减少此类药物的使用有助于肠梗阻症状的缓解。肠梗阻可引起电解质异常（如低血钾、低血氯、碱中毒和高镁血症），这些因素还有可能加重肠梗阻。在此期间应根据需要监测并调整静脉营养配方。必要时留置导尿管监测尿量。对于不适合手术的患者，对症治疗方法包括：自膨式结直肠支架置入，胃肠减压管/胃造口管置入等治疗。

不可手术的消化道梗阻患者若不适合置入支架或通过胃肠管减压，建议接受抗分泌药物治疗。常用药物为生长抑素类似物-如奥曲肽，可抑制胃、胰腺和肠道的分泌，降低胃肠动力，并可缓解肠梗阻的疼痛及其他症状。非完全性梗阻患者也可使用甲氧氯普胺或奥氮平。但如果患者有完全性机械性梗阻或腹绞痛，应避免使用促胃肠动力药物。可在抗分泌的止吐药治疗的基础上加用糖皮质激素，或可产生协同效应。某些情况可加用丁溴东莨菪碱等抗胆碱能药物，尤其是高位肠梗阻或需要减轻腹绞痛时。

（五）肿瘤相关性胃肠道出血

对肿瘤相关消化道出血患者，初始应首先评估血流动力学稳定性，并决定是否需要液体复苏和/或输血。

对于血流动力学不稳定的患者（休克、直立性低血压）时，建议尽快建立中心静脉输液通道，并立即开始液体复苏。对于持续呕血或者呼吸/神志改变的患者，气管插管保持气道通畅可能有利于内镜操作并能降低误吸风险。

对于活动性/快速出血和低血容量的患者，是否输血应以血流动力学参数（例如脉搏和血压）、出血速度、估计失血量和止血能力为指导，而不是通过连续测量血红蛋白。如果初始血红蛋白水平较低（<7 g/dL），应开始输血。然而，对于急性出血患者，在等待实验室检查结果时不应延迟输血支持。

对于没有活动性出血的患者，如果已行液体复苏且血流动力学稳定，则像其他血流动力学稳定的患者一样处理。对于大多数病情稳定的患者，采用限制性输血策略是合适的，即血红蛋白<7 g/dL（<70 g/L）时才进行输血。

在接受初始评估的同时应开始静脉质子泵抑制剂（proton pump inhibitor，PPI）治疗。PPI治疗能提高胃液pH值，从而稳定血凝块并改善临床结局。因此，推荐所有溃疡性出血的患者使用PPI。

生长抑素及其长效类似物奥曲肽（常用于治疗静脉曲张破裂出血）因其能减少内脏血流量、抑制胃酸分泌且可能还对胃有细胞保护作用也可以酌情使用。

止血药：临床常用的全身止血药有：①促进凝血因子活性的止血药物，如维生素K、蛇毒血凝酶、去氨加压素等；②抗纤维蛋白溶解药物，主要为赖氨酸类似物，如氨甲苯酸、氨甲环酸、氨基己酸等；③收缩血管、改善毛细血管通透性、增强血小板活性的药物，如酚磺乙胺、垂体后叶素等；④凝血因子制剂，如成分输血（包括新鲜冰冻血浆输注）、纤维蛋白原等。局部应用药物有：去甲肾上腺素、生物蛋白胶等。

对于血流动力学相对稳定的患者，在条件允许情况下应行内镜检查以明确出血病因并行内镜下止血，或者进行消化道血管介入造影及出血部位栓塞。

（六）肿瘤相关性穿孔

肿瘤相关胃肠道穿孔的临床表现取决于受累器官和所释放内容物的性质（气体、肠液、粪便），以及周围组织包裹这些内容物的能力。胃肠道穿孔可导致腹腔内游离气体、液体和弥漫性腹膜炎，也可引起脓肿或形成瘘管。

肿瘤相关性胃肠道穿孔患者的初始治疗包括静脉补液、禁食和应用广谱抗生素。疑似上消化道穿孔的患者可静脉使用质子泵抑制剂。肠穿孔患者可能有重度容量不足。电解质紊乱的严重程度取决于消化道漏出物的性质和量。穿孔导致瘘形成的患者常有电解质异常，如胃外瘘导致的代谢性碱中毒。

很多胃肠道穿孔患者需尽快进行手术干预，以避免持续的腹腔污染并处理穿孔部位。只要确诊穿孔，甚至是强烈怀疑穿孔时，应立即请外科会诊，以判断是否需要立即进行外科干预，并确定何时实施外科手术。

（七）肿瘤相关性胃肠道黏膜损伤

胃肠道黏膜屏障是一个多维度的概念，由机械屏障、化学屏障、免疫屏障和生物屏障共同构成。肠道微生态在胃肠道屏障中也起着重要作用。各种激素分泌、胃肠道神经系统与胃肠道黏膜屏障功能密切相关。同时焦虑和/或抑郁等心理情绪变化也会影响黏膜屏障功能。

对于肿瘤相关性胃肠道黏膜损伤的主要内科治疗是使用黏膜保护剂。包括内源性和外源性黏膜保护剂，根据药物的结构和作用机制主要分为硫氢键类、铝镁剂、铋剂类、柱状细胞稳定剂和胃肠激素类等。内源性黏膜保护剂主要包括替普瑞酮、聚普瑞锌、瑞巴派特、伊索拉定、依卡倍特钠、胃肠激素类和谷氨酰胺类药物。内源性黏膜保护剂作用于黏膜屏障的不同靶点，可多方位提供保护作用。外源性黏膜保护剂包括各类铝镁剂、铋剂类，主要通过局部作用，起到中和胃酸、降低胃蛋白酶活性和增强黏膜屏障的作用。膳食纤维和益生菌也可通过改善肠道微生态来保护肠道黏膜。此外，中医中药在胃肠道黏膜保护中也有重要作用。

二、肿瘤治疗相关胃损伤的治疗

（一）内镜治疗导致的胃损伤

近年来，随着内镜治疗技术的普及，目前可供选择的术式主要包括内镜下黏膜剥离术（ESD）、内镜下黏膜切除术（EMR）术等。而内镜下治疗的相关并发症也随之而来。

1.出血

大多数研究报告显示出血概率发生在4%~6%之间，其中大部分发生在ESD术后24小时内，这与患者的年龄、病变部位、切除范围和手术时间等有关。对于出血的治疗，术中出血推荐直接电凝止血；而迟发性出血可用止血夹或电止血钳止血；血管造影栓塞技术可能适用于内镜治疗下无效的情况。

2.穿孔

与EMR相比，ESD更容易发生穿孔，其穿孔率一般在1.5%~9.6%之间。穿孔的危险因素主要包括：①病变部位位于胃上部三分之一处；②黏膜下存在浸润或纤维化；③较长的手术时间。当ESD过程中出现肉眼可见的穿孔时，超过97%的病例能够通过内镜下进行夹闭治疗；微穿孔或内镜下看不到的疑似穿孔，通常可以通过禁食和静脉注射抗生素进行保守治疗；当穿孔较大时，常难以通过内镜治疗而需要紧急手术。此外，需要注意迟发性穿孔的存在。

对于术前评估切除范围大、操作时间长或可能引起消化道穿孔者，可以考虑预防性使用抗菌药物。ESD或EMR术后，应根据临床症状和特殊情况考虑是否应用抗生素。

3.狭窄

胃腔狭窄或变形发生率较低，主要见于贲门、幽门或胃窦部面积较大的ESD术后。在治疗方面，虽然数据有限，但大多数患者的症状在治疗后能够得到改善，一般轻-中度症状患者，保守治疗即可，严重时可通过球囊扩张得到改善。

4.溃疡

内镜下切除早期胃癌术后溃疡，可使用质子泵抑制剂（PPI）或H_2受体拮抗剂进行治疗。

（二）化学治疗导致的胃损伤

恶心、呕吐是化疗最常见的毒副作用，目前临床上仍以药物治疗为主。化疗所致的恶心、呕吐的药物选择应基于治疗方案的催吐风险、既往的止吐经验及患者自身因素，进行充分的动态评估以进行合理管理。

1.药物治疗

目前，临床上对于化疗后急性呕吐的患者主要应用选择性5-HT_3受体拮抗剂和神经激肽1受体拮抗剂治疗。国外用药指南推荐，对于化疗可能导致的中等程度的呕吐，使用5-HT_3受体拮抗剂和皮质类固醇类药物止吐；对于化疗导致的高等程度的呕吐，可予“5-HT_3受体拮抗剂+神经激肽1受体拮抗剂+皮质类固醇类药物”治疗。因此，5-HT_3受体拮抗剂和神经激肽1受体拮抗剂是预防化疗相关恶心、呕吐的用药标准。其中，托烷司琼是常用的5-HT_3受体拮抗剂之一，效果显著。另有研究表明，葡萄汁、芳香疗法、音乐疗法及肌肉放松疗法均可减轻化疗患者恶心、呕吐的程度。

2.中医治疗

临床研究表明，中医外治法可有效降低化疗相关恶心、呕吐的发生率，改善患者生活质量，延长生存时间。中医外治法主要包括针灸、穴位敷贴、按摩、穴位注射和耳穴法等。

3.生活方式

生活方式的管理也可能有助于减轻化疗引起的恶心、呕吐症状，如少吃多餐，选择健康食品，控制食量，忌冷忌热等，必要时可进行饮食会诊。

（三）放疗导致的胃损伤

1.恶心、呕吐

丙氯拉嗪、甲氧氯普胺和硫乙拉嗪均可用于放疗所致的恶心、呕吐，不良反应少，且有多种剂型。如果患者恶心、呕吐症状比较严重，单药效果差，常常需要联合用药，推荐联合应用作用机制和不良反应不同的药物，且在随后每次放疗前预防性地使用昂丹司琼或格拉司琼。

2.放射性胃炎

放射性胃炎是上腹部接受放射治疗后引起的严重并发症。随着疾病谱的变化和放射治疗的开展，放射性胃炎的发病率逐渐增高。其临床症状主要表现为放射治疗后出现剑突下疼痛、吞咽困难、消化不良、烧心感和黑便等，严重者甚至反复排黑便、便血。临床报道放射性胃炎患者早期症状多在放疗后2个月出现。放射性胃炎的症状是非特异性的，所以当患者接受放射治疗后，只要出现上腹部症状，就可考虑放射性胃炎的可能，确诊需借助胃镜检查。

（1）药物治疗

①激素治疗：虽然激素治疗在某些放射性黏膜损伤中疗效确切，但仍无充分证据表明激素对放射性胃炎有明确疗效；②氨基己酸治疗；③“抑酸剂+胃黏膜保护剂”预防性使用；④内镜下使用甲醛。

（2）APC治疗

氩气等离子电凝技术（argon plasma coagulation，APC）是通过氩气离子流传导单极高频电流到生物组织表面致其凝固坏死，从而产生凝血作用。APC对于弥漫性渗血的止血疗效较确切，但APC治疗放射性胃炎的循证医学证据也仅限于个案报道。

（3）外科手术治疗

手术治疗曾经是放射性胃肠道损伤性出血的主要治疗方法和手段，然而围手术期的死亡率很高，一般不作为首选。

（4）高压氧治疗

高压氧能够提高氧分压，加速血流流速，改善微循环，增加组织供氧、细胞代谢，促进溃疡愈合。因此可作为放射性胃肠炎治疗的选择之一。

（5）中医药治疗

针对不同放射性胃炎患者的病情采用中医药治疗可获得一定的治疗效果。

（四）免疫治疗导致的胃损伤

免疫治疗被证实是一种广谱、有效、作用持久且相对安全的抗肿瘤治疗方式，目前已被批准用于治疗多个癌种。但是从免疫治疗中获益的同时，免疫治疗相关不良反应（immune-related adverse events，irAEs）也不容忽视。理论上，irAEs可以影响胃肠道的任何部分，但发生在上消化道的irAEs较为少见，一般表现为口疮、食道炎和胃炎。

临床上针对免疫相关不良反应最常用的是激素类药物。①轻度：可不予处理，密切观察，继续免疫治疗；②中度：暂停免疫治疗，局部或全身使用糖皮质激素；③重度：停用免疫治疗，全身糖皮质激素治疗；④危及生命：永久停用免疫治疗，全身糖皮质激素治疗，对糖皮质激素治疗3~5天后症状未能缓解的患者，可考虑在专科医生指导下使用其他免疫抑制剂。

（五）手术治疗导致的胃损伤

1. 吻合口出血

手术后吻合口出血的发生率为0~2%。常见的出血原因有：①吻合器选择或使用不当；②吻合缘周围血管处理不完善；③吻合组织水肿；④手工吻合时缝合结扎不确切；⑤吻合口黏膜坏死脱落等。临床上一般以术后24小时为界将其分为早期出血和延迟性出血。

2. 吻合口瘘

胃空肠吻合瘘的概率较低，而涉及食管的吻合口瘘发生率较高。

3. 吻合口狭窄

吻合口狭窄发生率为1.2%~4.9%，临床上需与吻合口水肿相鉴别。

4. 输入袢梗阻和输出袢梗阻

①急性输入袢梗阻；②急性输出袢梗阻。

5. 胃排空障碍

胃排空障碍指各种原因导致的胃排空延迟，是以胃流出道非机械性梗阻为主要征象的一种胃动力紊乱综合征，常继发于胃大部切除术、胰十二指肠切除术等术后。术后胃排空障碍的治疗与康复旨在于缓解症状，尽早恢复胃排空功能，主要包括减轻患者胃潴留、维持水电酸碱平衡、改善营养状况和促胃动力药物治疗等。

（1）基础治疗

采取禁食、持续胃肠减压等措施，使患者胃肠道得到充分休息。

（2）营养支持

早期进行静脉营养支持。

（3）药物治疗

①多巴胺受体拮抗剂：如甲氧氯普胺、多潘立酮等；②胃动素受体激动剂：如红霉素及其衍生物；③5-HT_4受体激动剂：如西沙必利、莫沙必利等；④止吐药：止吐药被美国胃肠病协会推荐为胃排空障碍的二线治疗药物。临床常用的药物还有吩噻嗪类（如奋乃静）、抗组胺药物（如异丙嗪）以及5-HT_3受体拮抗剂（如昂丹司琼）。止吐药目前仍主要用于促胃动力药物治疗无效的胃排空障碍患者。

（4）物理治疗

胃电起搏是通过外科手术或超声内镜将胃电刺激器植于胃壁肌层，通过高频低能量电刺激调节胃肠道肌电活动的异位起搏点，增强胃慢波运动，促进胃排空。其在临床上常应用于药物治疗效果不佳的胃排空障碍患者。

（5）心理治疗

应高度关注患者的心理变化，必要时给予心理辅导，通过心理暗示和鼓励，消除患者的紧张情绪，使处于抑制状态的迷走神经得到弛缓，减弱或消除在胃肠蠕动中迷走神经受到的抑制作用，从而显著提高治疗效果。

6.胆汁反流性胃炎

（1）药物治疗

①质子泵抑制剂：子泵抑制剂是临床上常用的治疗药物，但目前其治疗胆汁反流性胃炎的机制尚不清楚；②胃黏膜保护剂：如硫糖铝、熊去氧胆酸等；③促动力剂：如多潘立酮、西沙比利等。

（2）手术治疗

对于临床症状明显，如进食障碍引起的营养不良、消瘦、贫血，药物治疗效果不佳或不能耐受药物治疗者，诊断明确可行手术治疗。目前，可供选择的术式包括胃空肠吻合术（Roux-en-Y）、顺蠕动空肠间置术（Henley）和Braun肠肠吻合术等。

三、肿瘤治疗相关肠损伤的治疗

（一）化疗相关性腹泻

1.补液和维持电解质平衡

对于腹泻患者来说最主要的治疗措施为补液，应用口服或静脉的方式补充含有水、电解质、葡萄糖的液体有利于恢复腹泻患者丢失的液体。轻度的腹泻患者可采用口服电解质饮料或稀释果汁的方式，满足轻度腹泻患者对水、电解质、葡萄糖的需求。较严重腹泻患者可口服标准口服糖盐溶液。对于患有慢性心脏病或肾衰的老年患者，需警惕避免过度补液。对于3~4级化疗相关性腹泻或出现脱水症状的腹泻患者，静脉补液是首选方式。

2. 药物治疗

（1）洛哌丁胺

洛哌丁胺可以缓解大便失禁和便急，一般连续12小时无腹泻发生后可停止用药。当洛哌丁胺治疗轻症化疗相关性腹泻疗效较差时，可考虑代替使用其他阿片类药物如阿片酊、吗啡、可待因。若使用阿片类药物治疗化疗相关性腹泻48小时后症状仍无明显改善，应考虑应用其他药物控制腹泻。

（2）奥曲肽

奥曲肽具有抗腹泻的作用，起效快，使用安全，推荐应用于洛哌丁胺疗效不佳的难治性腹泻及3~4级腹泻。

（3）尿苷三乙酸酯

在完成5-FU或卡培他滨治疗后96小时内出现严重腹泻症状，是尿苷三乙酸酯的使用适应证，同时对过量服用氟尿嘧啶类药物也有治疗作用。

（4）布地奈德

布地奈德可用于治疗中低度炎症性肠病患者的腹泻，在洛哌丁胺治疗腹泻效果不佳时可考虑作为二线治疗药物。

（5）胆汁酸螯合物

未被吸收的胆汁盐通过刺激结肠分泌液体和运动引起腹泻，因此胆汁酸螯合物（如考来烯胺、考来替泊、考来维伦）的使用有时可使轻症化疗相关性腹泻得到有效控制。

（6）抗生素

广谱抗生素可以降低化疗相关性腹泻的发生率，推荐可在化疗前口服如新霉素等抗生素来进行防治。

（二）免疫治疗导致的肠损伤

免疫治疗导致的肠道损伤，对于G1级，只需进行临床或诊断性观察，可继续免疫治疗，必要时口服补液、使用止泻药物对症处理，并避免高纤维/乳糖饮食。对于G2级，建议暂停免疫治疗，并开始激素治疗或使用英夫利西单抗。对于G3~G4级，原则上G3级暂停继续免疫治疗，毒性缓解后可以考虑再次尝试，G4级永久停用；治疗上除了进行饮食指导（禁食、流食、全肠外营养）外，同样建议激素治疗，若激素治疗无改善或加重，在继续应用激素的同时考虑加用英夫利西单抗。

（三）放疗导致的肠损伤

1.内科治疗

（1）饮食原则

推荐高蛋白、高热量、低脂、低纤维素饮食，可减少乳糖摄入。低纤维素饮食可以改善放疗引起的腹泻症状，也可避免干硬大便摩擦导致直肠黏膜受损，引起出血和疼痛。高热量、高蛋白饮食可以逆转营养不良，为机体提供必要的能量。建议限制乳糖的摄入，对于放射性肠炎患者，特别是合并有乳糖不耐受的病人来说，可以缓解腹泻等症状。

（2）心理治疗

有研究表明，放射性肠炎的患者更容易患上抑郁症。因此，医护人员应和患者积极沟通，耐心讲解本病的发生发展规律和治疗方法，帮助患者了解手术的必要性，建立起良好的医患关系，减少患者恐惧、抑郁、紧张、信心不足等心理问题。

（3）营养治疗

肠内营养是首选，对于消化功能正常者优先选择经口进食。建议放射性肠炎患者使用低渣配方的口服营养制剂。

对于已经出现肠道功能衰竭的患者，完全的肠外营养是必需的，对于部分患者，甚至可考虑行长期肠外营养支持。血浆中的谷氨酰胺有利于肠道上皮细胞的修复，而放疗后血浆中谷氨酰胺浓度会明显下降，导致肠道黏膜上皮修复能力下降，因此，本病患者也可予补充谷氨酰胺。此外，适时补充益生菌，有助于改善腹泻症状。放射性肠炎患者还可能存在不同程度的维生素B12缺乏，引起神经系统症状或贫血，故应当适量补充。

（4）药物治疗

1）抗炎类药物：临床上常见的用于治疗放射性肠炎的抗炎类药物包括非甾体类消炎药（奥沙拉嗪、美沙拉嗪、巴柳氮、柳氮磺胺吡啶等）及类固醇类药物（氢化可的松、倍他米松和泼尼松龙），前者既可单独使用，也可搭配类固醇类药物一起使用。常见的给药途径包括口服和保留灌肠。

2）抗生素类药物：放射性损伤可能引起肠道菌群失调、易位及异常增殖，这些黏膜屏障的病变可能导致患者出现腹胀、腹泻等。若疑诊肠道细菌过度增殖，可给予7~10天的抗生素（如环丙沙星、甲硝唑）治疗，大多可改善患者腹胀、腹泻等症状。

3）益生菌：放疗可影响肠道内正常的微生态稳定，致使肠道菌群失调。益生菌的使用可帮助维持肠道菌群平衡，恢复肠道内环境正常的pH值，减轻腹胀、腹泻等症状。临床上常用的益生菌包括乳酸菌、肠球菌、双歧杆菌和乳杆菌等。

4）抗氧化剂：放疗的电离辐射可产生大量氧自由基，导致肠道细胞损伤。抗氧化剂（如维生素E、维生素C等）可清除自由基，因而可用于放射性肠炎的治疗。

5）止泻药：咯哌叮胺（易蒙停）是一种外周鸦片类受体激动剂，可显著使肠道蠕动的频率下降，减慢肠道运输肠内容物的速度，提升胆盐的吸收率。然而，对合并肠梗阻和肠炎症性狭窄的病人应当避免使用本类药物。

6）生长抑素：对止泻药物治疗无效的难治性放疗相关性腹泻，皮下注射生长抑素类药物如奥曲肽可起到可观的疗效。除此之外，生长抑素类药物对放射性肠炎产生的消化道出血、肠梗阻、腹泻、肠瘘也有较好的治疗效果。同时，奥曲肽也能减轻射线对消化道组织的损害和小肠的炎症。

7）中药治疗：中药按照用药方式可分为灌肠、口服和二者兼施，其在治疗放射性肠炎的基本原则是：清热解毒化湿、健脾胃、涩肠止泻。

8）角质化生长因子和免疫球蛋白治疗：有研究表明，角质化生长因子能促进电离辐射后肠黏膜的修复，而免疫球蛋白能够抑制细菌生长、凝结细菌、抑制细菌生长。部分研究表明，免疫球蛋白可能在肠道炎症反应中具有一定治疗作用，这为放射性肠炎的诊治提供了另一个的思路。

（5）保留灌肠

硫糖铝是一种临床常用的肠道黏膜保护剂，可以进行灌肠治疗，广泛应用于放射性肠炎的治疗。在此基础上，联合泼尼松龙灌肠，对放射性损伤引起的消化道出血也有一定治疗效果。

（6）甲醛局部治疗

甲醛可在病变的肠道黏膜表层新生血管内形成血栓从而达到止血的目的，推荐用于治疗药物治疗效果不佳的出血性放射性肠炎。但是，甲醛局部治疗也有一定不良反应，如肛门疼痛、直肠狭窄、大便失禁、肛管溃疡等。对于出现以上并发症的病人，使用甲醛治疗时应谨慎。

（7）内镜治疗

内镜下氩离子凝固术对治疗放射性肠炎引起的消化道出血安全而有效，亦是当前获得较多肯定的一种治疗方式。对于有经验和条件的临床中心，内镜下射频消融、双极电凝也是可选择的治疗方式。对因肠管纤维化程度较重而产生肠管狭窄的病人，可依据狭窄长度及病人的具体情况采用不同的治疗方式。若肠梗阻症状较轻，可先试行导泻、灌肠等保守治疗；若梗阻严重，可考虑行内镜下球囊扩张术或镜下肠道支架置入术以达到缓解肠梗阻的目的。

（8）高压氧治疗

高压氧可改善放射性肠炎因血管损伤而引起的组织缺血、缺氧及相应肠管的微循环障碍，其不良反应也相对较低，对治疗各种顽固性放射性肠炎是一种效果较好的治疗方式。

（9）干细胞治疗

用于治疗放射性肠炎的干细胞来源包括肠道上皮干细胞和间充质干细胞，前者能维持肠道黏膜内环境稳定、增殖分化的功能，但其来源有限；后者来源丰富，但目前在治疗放射性肠炎中的机制尚不明确，可能与间充质干细胞能分泌多种细胞因子、向损伤组织迁移归巢等作用相关。

2.外科治疗

手术的适应证包括：合并消化道大出血、肠瘘、肠穿孔、肠梗阻等严重并发症或者是经过积极内科治疗而效果不佳的顽固性肠出血、肛门疼痛等，若出现绞窄性肠梗阻、急性消化道大出血、急性消化道穿孔等急性并发症则需行急诊手术。

（1）粪便转流

转流性造口术是治疗放射性肠炎的一种安全、有效且简单的术式，该术式因减少了肠内容物对病变段肠管的直接刺激，炎症消退后症状便可迅速得到改善，尤其是生活质量、营养状况和贫血状态也可得到极大提高。

（2）病变肠管切除

单纯行粪便改道术后，对于严重的放射性损伤的部分肠管依旧可出现多种症状，对这部分病人和少数难治性肠道出血患者，行病变肠管切除手术可能是最佳的方式。手术方式可选择腹腔镜手术或开腹手术。术中必须切除近端狭小肠管和吻合口，找到压迫肠管致使肠管狭窄的纤维环并切开松解。

放疗可导致的严重并发症包括直肠尿道瘘与直肠阴道瘘，临床上较多应用的术式是游离皮瓣对直肠前壁进行加强和重建、清除感染灶。目前多采用带蒂皮瓣，如Martius皮瓣、股薄肌皮瓣，以增加吻合位置的血供，提高术后修复成功率。

（四）外科手术导致的肠道损伤的治疗

1.术中发生的损伤的治疗

（1）肠管损伤

①术中一旦发现肠管损伤，有经验者可行腹腔镜下肠管修补术，否则应开腹直视下修补。②术后一旦出现不明原因腹膜炎，应及时开腹探查。可根据受损肠管的特点进行修复，对于胃、空肠、回肠的损伤，可以一期修补；结肠损伤应当根据损伤后至确诊的间隔时间长短、腹腔感染程度及生命体征等情况决定行一期修补或者肠造口术。

（2）术中肠系膜血管损伤并出血

处理要点包括：①术中镇静；②团队默契配合；③适当应用各种止血工具，包括电凝、钛夹、普理灵缝线等。

2.术后发生的损伤的治疗

（1）吻合口漏

1）非手术治疗：禁食，必要时行胃肠减压。以充分引流作为治疗的基础，辅以抗感染、肠外营养、抑制消化液分泌等治疗。可进行引流液及血细菌培养，并及时调整敏感抗生素，避免二重感染。若引流通畅，腹膜炎局限，可先采取非手术治疗。对于较小的吻合口瘘，多可经保守治疗治愈。患者体温渐趋于正常，腹腔炎症基本局限后，应逐渐加强肠内营养，促进康复。

2）手术治疗：对于出现弥漫性腹膜炎、吻合瘘口较大、保守治疗失败的患者，建议在积极液体复苏、应用强效广谱抗菌药的同时，及早剖腹探查，行腹腔冲洗、置管引流及远端肠造瘘。由于局部感染存在，术中不建议修补或切除吻合口。建议于吻合口瘘愈合后3个月再行造口返纳术及肠瘘根治性手术。

（2）吻合口狭窄

吻合口狭窄通过早期发现并治疗通常可以治愈。直肠吻合口狭窄通常通过直肠指诊扩张即可，必要时增加指诊扩张的频率或次数。少部分存在严重瘢痕狭窄无法通过指诊扩张的，建议麻醉后先用器械扩张，再用手指扩张；或局部切开后再行扩张治疗。当吻合口位置较高、结肠吻合口狭窄或指诊扩张困难时，可在内镜下行球囊扩张、支架置入等。若以上治疗均失败，必要时可行手术治疗切除吻合口再吻合。

（3）吻合口或消化道出血

若出血量少、循环状况稳定，可先行保守治疗，包括静脉应用止血药物、输血补液等，也可在内镜下型行局部电凝、钳夹等方法止血。

若出血量多、经保守治疗后循环状况仍不稳定或内镜治疗下失败，应积极剖腹探查，明确出血原因并确切止血，具体可参考前述术中血管损伤的处理方法。

（4）肠梗阻

术后早期肠梗阻通过制酸、补液、抗感染、胃肠减压、抑制消化液分泌等保守治疗后多可好转。若保守治疗失败、梗阻情况进展或存在外科情况如黏连成角、压迫、扭转等无法通过保守治疗好转时，建议积极通过手术干预明确病因并于术中解除梗阻。

（5）肠套叠

术后肠套叠多通过CT等影像学检查确诊，通常采取手术治疗。由于术后肠套叠多为小肠套叠，部位较高，使用空气灌肠往往没有效果。术中若套叠肠管尚未坏死，可松解后复位；若已发生坏死，则需行坏死肠管切除。

（6）结肠造瘘口的并发症

1）造瘘口坏死：局部出现坏死征象时，应待坏死平面分界明显后，切除坏死肠管，局部放置引流，并重新缝合固定造瘘口。若为广泛坏死，应再次剖腹探查，游离近侧肠袢，切除坏死肠管，重新造口，并反复冲洗腹腔及置管引流，全身应用抗生素并加强支持治疗。

2）造口回缩：对轻度回缩患者，可严密观察，勤换敷料。对重度回缩，出现造口周围严重感染或腹膜炎体征时，应立即手术重建造瘘口，并在腹壁平面以上保持5~6 cm的造口肠管外突。

3）造口狭窄：应根据狭窄的部位及范围而定，对位置浅表的患者，可用手指或借助扩张器进行扩张治疗，直至示指能完全通过为止。若保守治疗无效且排便困难者则应手术治疗，可采用在缩窄环上做放射状切口松解、环形切除造口周围瘢痕组织或做整形术，部分严重者需重新造口。

4）造口脱垂：对轻度脱垂患者仅需减轻肛门袋的压迫即可。中度脱垂者，在将脱垂肠管回纳后，可用棉垫或海绵外加腹带或疝带压迫造口周围，以加强腹壁的抗力。若脱垂程度进行性加重，或影响静脉回流时，应考虑手术修补腹壁缺损，或行近侧肠曲固定术，必要时切除冗长的肠管或重建造口，并将系膜与腹壁固定。对急件脱垂者，可以手法轻柔立即复位。若脱垂时间较长，脱垂肠段黏膜水肿，可予高渗盐水湿敷消肿后再试以复位。若复位失败或嵌顿肠曲已坏死者应立即手术，应及时切除坏死肠段并重建造口。

5）造口旁疝：积极治疗各种引起腹内压增高的基础疾病。保守治疗的方法包括对较小且无症状的造口旁疝用棉垫或海绵外加腹带或疝带压迫造口周围，以加强腹壁的抗力。对症状明显或影响造口功能者则应手术治疗。手术方法可分为原位修补和造口移位修补，有条件者可使用补片于腹腔镜下进行修补。

6）内疝形成：内疝的治疗与机械性肠梗阻的治疗方式相同，若经过保守治疗患者症状不能缓解或进行性加重，甚至出现腹膜炎体征，应尽早剖腹探查。将疝入的小肠复位，并关闭引起嵌顿的孔隙。如肠管发生绞窄坏死，应切除坏死肠段。

7）造口肠管穿孔：一旦确诊，应立即手术，根据穿孔大小、时间、污染情况决定手术方式。对穿孔大、位置深，特别是出现明显腹膜炎体征的患者，应及时剖腹探查，直视下修补穿孔，并反复冲洗腹腔后重建造口；如有造口旁脓肿形成，充分引流脓液后放置橡皮片或胶管，同时全身应用抗生素。

8）造口出血：如有黏膜少量糜烂出血可用肾上腺素浸润的药棉外敷或凝血酶药粉涂洒在黏膜上即可止血。来源于肠系膜血管小分支的严重出血，应找到出血的血管，给予结扎或缝扎止血。

（7）小肠造瘘口的并发症

1）造口缺血坏死：应该首先明确坏死的范围和程度，合理选择保守治疗或手术治疗。可使用内窥镜或透明试管来明确肠管坏死长度，如延续到腹腔内，需立即选择手术治疗。如局限于腹腔外的肠管，可考虑采取单纯清创或观察性治疗，但有可能会导致造口回缩或造口狭窄。

a.保守治疗

适用于缺血坏死位置表浅、局限，坏死部位在腹壁筋膜以上，不影响肠管收缩者。治疗措施包括：清除坏死组织，局部引流、肠外营养支持、应用抗生素、造口处予溃疡粉保护、严密观察。

b.手术治疗

手术应先准备好用于造口的肠管，以便有足够的时间观察其血供。避免对肠系膜、脂肪垂的过度修整。如断端有出血点需要缝合或电凝止血，手术结束前应重新评估止血效果。

2）造口狭窄：可通过在造口置入粗乳胶管减压来进行初步的缓解。轻度狭窄者可进行适当的扩张，严重的狭窄以及炎症性肠病或缺血导致的狭窄，需要再次手术。

3）造口脱垂：轻度肠管脱垂如无特殊不适，可不必处理。对造口急性脱垂伴有嵌顿而无绞窄的患者，可使用高渗溶液湿敷减轻水肿，并尝试复位。注射硬化剂有助于防止复发。重度脱垂、症状明显或出现嵌顿者应及时手术切除脱垂肠管，重新造口。

4）造口旁疝：造口旁疝较小和症状轻微者可保守治疗。部分造口旁疝需手术治疗，包括嵌顿、绞窄、穿孔、造口缺血、坏死等情况，必要时应急诊手术治疗。有条件者可使用补片于腹腔镜下进行修补。

（8）Trocar疝

明确是Trocar疝，可沿着Trocar孔扩大切口，行疝返纳，修补缺损。

（9）乳糜瘘

建议予肠外营养（TPN）进行营养支持，同时立即应用生长抑素，延迟拔除腹腔引流管，腹胀严重者可行胃肠减压。

四、不同系统肿瘤所致胃肠损伤的治疗

针对不同系统的肿瘤导致的胃肠道损伤，一定要基于肿瘤本身的治疗原则，利用多学科联合诊疗（MDT），从而根据不同患者的疾病特性制定个体化的诊疗方案，以下将针对几种不同系统的肿瘤引起的胃肠道损伤的治疗进行阐述。

（一）泌尿、生殖系统肿瘤

1.尿路上皮癌

尿路上皮癌（urothelial carcinoma，简称UC）是指尿路覆盖上皮（其中包括肾盂、输尿管、膀胱及部分后尿道及前列腺大导管内覆盖上皮）恶变所致的上皮癌。而在

输尿管癌及膀胱癌根治术当中，最常见的尿流改道途径为经腹壁、尿道和经直肠乙状结肠，而后两种涉及肠道的重建，围术期相关并发症及其治疗方式包括如下。

（1）肠梗阻

禁食、胃肠减压、抑酸、补液、促进胃肠蠕动等保守治疗，术前胃肠道准备时减少肠道应激、微创手术减少肠道术中暴露、术后早期下床活动可有效缩短胃肠道恢复时间。

（2）肠瘘

回肠瘘往往起病较急，一旦发现应积极剖腹探查，避免进一步恶化。直肠瘘多为术中不经意损伤所致，往往瘘口较小，对漏出液局限、引流通畅、无明显腹腔感染症状者，可行保守治疗，否则，应积极手术。

（3）回肠导管缺血、坏死

术后发现回肠导管颜色变暗需密切观察，积极处理病因，明确导管坏死应积极手术。

（4）造口旁疝

回肠导管术后因腹壁部分肌肉缺损，长期随访可见造口旁疝。其手术修补困难，重在预防。回肠导管全腹膜外化能有效减少造口旁疝发生。

2.前列腺癌

（1）前列腺癌局部侵犯症状

前列腺癌本身侵犯引起直肠浸润往往较少，通常出现在即为晚期的患者，通常表现为直肠刺激症状，如排便聚集，排便困难，以及肛门周围疼痛等，此时可应用保守治疗，如改善粪便性状（软化大便，应用缓泻剂）、局部涂抹镇痛药物缓解肛门周围疼痛刺激。若压迫引起排便困难可留置肛管。若在原发肿瘤控制的情况下保守治疗无效，或原发肿瘤无法控制导致直肠肛门症状加重，可进行乙状结肠造口改善症状。

（2）前列腺癌术中损伤胃肠道

前列腺癌与直肠、肛提肌等结构关系密切，若手术过程中不慎损伤，可根据术中损伤程度进行直肠的浆肌层修补、全层修补、直肠切除吻合。若常规肠道准备不充分，可行转流性造口（回肠或结肠），利于损伤破口或吻合口的充分愈合，3~6个月后进行还纳。

3.宫颈癌

（1）放疗

放疗往往适用于所有分期的宫颈癌，放疗本身可能引起的胃肠道损伤的相关治疗在前篇已描述，这里不再赘述。若肿瘤侵犯直肠则需要行盆腔廓清，但尤其应当注意放疗后由于局部组织纤维化，可导致手术难度增加，应当经过多学科联合会诊，充分评估术前影像学检查，制定详尽的手术方案。

（2）姑息治疗

对于无法根治的宫颈癌，若出现肿瘤并发症（如肠梗阻、肠瘘等），可进行禁食、胃肠减压、抑酸、补液、促进胃肠蠕动等保守治疗，或进行手术治疗，根据情况行肠切除肠吻合、肠造口等。

4. 子宫内膜癌

晚期的子宫内膜癌，即FIGO分期为Ⅲ期和Ⅳ期的，往往需要进行肿瘤细胞减灭术，其也可发生胃肠道的种植转移，尤其以道格拉斯窝种植浸润、侵犯直肠前壁多见，可将肿瘤连同子宫附件和受累直肠整块切除，行乙状结肠-直肠（肛管）吻合。

5. 卵巢癌

晚期卵巢癌的标准术式为最大限度的肿瘤细胞减灭术，其往往也可以发生胃、小肠、阑尾、结肠、直肠等种植转移，应当尽可能剥除受累腹膜或对粟粒样转移灶行消融。若无法剥除，应当根据情况进行消化道的切除及吻合重建。

（二）消化系统肿瘤

1. 肝外胆管癌

若肝外胆管癌局部侵犯消化道，如肿瘤侵犯至周围小肠、结肠、大网膜等1个邻近器官，可扩大切除范围并力求使各器官组织切缘均为阴性。如肿瘤侵犯至胃、十二指肠、胰腺等1~2个胆囊邻近器官，虽然胰十二指肠等扩大切除范围的手术方案可能达到肿瘤R0切除，但鉴于胆囊癌高度恶性、辅助治疗效果不良、愈后极差的临床特点，扩大切除范围意味着需承受更高的手术风险及术后并发症风险而未能显著改善预后，故不建议常规实施。

2. 胰腺癌

胰腺癌对消化系统的损伤主要为肿瘤晚期导致的消化道梗阻（十二指肠梗阻）。胰腺癌合并消化道梗阻的治疗方式并未达成共识，除常规保守治疗外，开放或腹腔镜下胃空肠吻合术及内镜下消化道支架置入等均可改善梗阻症状。对合并消化道梗阻的晚期胰腺癌，预计病人生存期较长且一般情况良好时，建议行胃空肠吻合术；预计生存期较短或一般情况较差无法耐受手术者，可行内镜下支架置入。

（三）呼吸系统肿瘤

肺癌本身较少直接引起胃肠道损伤，往往是小细胞肺癌引起的副瘤综合征，表现为胃肠道功能紊乱，以及进行综合治疗的过程中如放疗、化疗、靶向、免疫治疗等引起的胃肠道不良反应，如腹痛、腹泻、便秘、恶心、呕吐等症状，通常经过对症治疗或调整药物剂量可以缓解。若出现转移导致的或综合治疗过程中导致的消化道穿孔、出血等，应积极评估患者手术指征，排除手术禁忌后可考虑手术治疗。

（四）骨及软组织肿瘤

常规的骨肿瘤或软组织肿瘤，往往位于四肢或躯干，较少累及腹部或腹腔脏器，造成胃肠道损伤较少，可能引起胃肠道症状最为常见的肿瘤为来源于骨盆的肿瘤，尤其是来源于骶骨的肿瘤，如骨肉瘤、尤文肉瘤、脊索瘤等。

1）来源于骶骨肿瘤增大，能够向前压迫直肠，最常见的就是引起排便困难甚至直肠梗阻，可采用经肛门放置肛管减压、配合缓泻、刺激排便等减轻梗阻症状。可在多学科联合会诊情况下制定手术方案，决定能否保留直肠或进行直肠切除、吻合或造口。若肿瘤无法切除，保守治疗效果不加，也可进行结肠或回肠造口解决梗阻症状。

2）除肿瘤对直肠的直接压迫，手术切除骶骨可能需要切除相应的骶神经，可能引起排便功能障碍，在保证肿瘤根治的情况下，尽可能多地保留神经，是预防排便功能障碍的方式。若术后神经损伤导致肛门排便功能障碍，可根据手术方式进行结肠永久性造口，粪便改道，解除排便功能障碍的问题。

3）骨肿瘤术后放置的钉棒、假体及骨水泥等植入物，可能出现松动、滑脱等风险，可能会向前影响到胃肠道，引发肠梗阻、出血、穿孔等，为明确上述问题，应通过积极手术探查进行确定。

（五）中枢神经系统肿瘤

1.恶心、呕吐

（1）多学科评估

需要联合神经科、胃肠科、影像科、放疗科、肿瘤科等进行多学科综合评估。通常以控制原发肿瘤病灶及降低颅内压（ICP）为主要原则。

（2）病因治疗

恶心、呕吐是中枢神经系统肿瘤导致的ICP增高等的临床表现之一，其治疗根本上需要对原发中枢神经系统肿瘤本身进行有效控制。

（3）ICP增高的治疗

1）一般治疗：头高30°的体位降低ICP。镇静、镇痛、控制胸腹压等措施降低ICP，防止ICP剧烈波动。

2）甘露醇：甘露醇是治疗ICP增高最常使用的一线药物。其使用需要监测患者临床表现、ICP、影像表现、电解质、循环容量、血浆渗透压、肾功能等指标。

3）高渗盐水：3%浓度的高渗盐水降低ICP。监测患者临床表现、ICP、影像表现、电解质、循环容量、血浆渗透压、肾功能等指标。注意高渗盐水停用时，需要逐渐减量。

4）苯巴比妥/硫喷妥钠：具有较高的低血压发生率，需要密切注意低血压风险。

5）呋塞米联合甘露醇可以增加甘露醇的降压效果，且延长有效降压时间，可以用于单用甘露醇降压效果不佳的患者。

6）此外，还可采用侧脑室分流、部分颅骨切除减压等降低颅内压，但对于颅内肿瘤患者应当同时评估颅内肿瘤病灶可切除性。

（4）止吐药物

1）甲氧氯普胺：必要时可联合地塞米松、托烷司琼增加止吐效果。

2）奥氮平。

3）丁酰苯类药物。氟哌啶醇和氟哌利多是此类药物中最广泛使用的药物。

2.脊髓肿瘤导致的大便失禁

（1）多学科评估

肿瘤直接压迫、椎体骨折或不稳定等原因压迫、损伤低级排便中枢可致大便失禁。应当联合脊柱外科、神经科、胃肠科、肿瘤科、影像科、放疗科等多学科充分评估。应当评估病灶的可切除性或脊柱生理结构的可恢复性，以及神经受压时间和程度，是否可逆等。

（2）病因治疗

控制原发病是最主要治疗原则和治疗措施。对于特定患者可采用局部手术切除压迫神经的病灶，或恢复椎体完整性。但是如果肿瘤压迫神经时间过长，导致神经出现不可逆的损伤，此时即使手术切除病灶也很难改善症状。

（3）对症治疗

加强护理，防止感染、失禁相关性皮炎等并发症。

（六）头颈部肿瘤

1.吞咽困难

（1）多学科评估

对于头颈部肿瘤导致的吞咽困难，需要联合头颈外科、胸外科、胃肠科、影像科、放疗科、肿瘤科等进行多学科综合评估。通过主观和客观评估工具评估吞咽困难的位置、程度、性质、误吸风险等，同时综合考虑患者身体条件及患者社会心理因素等。评估时间应当在治疗开始前，以及在患者疾病发展和治疗进程中适时重复筛查，动态评估。可采用饮水试验、功能性经口摄食量表、EORTC QLQ-C30量表、QLQ-H&N35量表、MD Anderson吞咽困难量表等。可通过吞咽造影检查、纤维鼻咽喉内镜吞咽功能检查等方式评估吞咽功能。

（2）病因治疗

吞咽困难治疗根本上需要对原发肿瘤进行有效控制。

（3）饮食治疗

1）应当重视对患者的教育，特别是在治疗开始前。

2）可适当改变饮食性状。常用的有液体增稠、质地改良饮食等方法。

3）吞咽练习：在进食吞咽时，可采用侧方吞咽、空吞咽、用力吞咽、点头样吞咽、声门上吞咽等方法；在非进食期，采用单音发声练习、吹口哨、鼓腮、舌部运动等强化口、唇、舌、颊等的运动功能；可以采用喉上抬练习、Valsava动作等改善咽喉运动能力。

（4）对症治疗

1）鼻胃管：留置鼻胃管并经鼻胃管给予肠内营养适用于结构和功能紊乱无法通过功能训练等措施改善，或者拒绝经口进食的患者，但不建议长期留置。

2）经皮内镜下胃造口术：对于需要永久或长期肠内营养支持的患者，可采用经皮内镜下胃造口术以降低鼻胃管带来的不适感，但预防性经皮内镜下胃造口术需要慎重。

3）肉毒毒素注射：可改善唾液过多症状。

4）柔性经鼻食管镜与球囊扩张：需要注意，球囊扩张存在复发的风险，以及穿孔、撕裂等并发症。

5）环咽肌切开术：对于环咽肌狭窄导致的吞咽困难，可以采用环咽肌切开术切断环咽肌以改善吞咽困难。

2.甲状腺髓样癌导致的腹泻

（1）多学科评估

需要联合内分泌科、头颈外科、胃肠科、急诊科、胸外科、影像科、放疗科、肿瘤科等进行多学科综合评估。

（2）病因治疗

应当以有效控制原发病灶为治疗首要原则。

（3）对症治疗

1）生长抑素类似物：生长抑素类似物（奥曲肽、兰瑞肽等）可有效改善患者的腹泻症状，降低排便次数和排便强度。

2）抗胃肠动力药物：洛哌丁胺可抑制肠道平滑肌的收缩，减少肠蠕动，延长食物在小肠的停留时间，促进水、电解质及葡萄糖的吸收。此外，还可使用阿托品、可待因等。

3）维持水电解质平衡：应当严密监测电解质、肝肾功等指标，及时予以对症治疗维持水电解质平衡。

（七）血液系统肿瘤导致的胃肠道损伤

1.胃肠道细菌感染的预防与治疗

（1）多学科评估

需要联合血液科、胃肠科、感染科、肿瘤科等进行多学科综合评估。通常以控制原发肿瘤为主要原则。但需要综合考虑肿瘤本身条件、干预性治疗后的预后、患者身体条件及患者社会心理因素等。

（2）病因治疗

注意化疗剂量及疗程长短的选择，与患者的一般状态相结合，注意个体差异。化疗既要达到预期疗效，又要充分评估粒细胞缺乏发生感染的风险。

（3）感染预防

1）粒细胞$<1.0\times10^{9}/L$时，应将患者安排在隔离病房。

2）粒缺期间，可用苏打水漱口，口服克霉唑、氟康唑、喹诺酮类预防感染。

3）集落刺激因子及时纠正粒缺。

（4）感染治疗

如有感染征象，及时留取标本。早期足量使用抗生素，采用广谱抗菌活性强的药物。之后根据病原检查结果调整方案。抗细菌治疗欠佳时，应当考虑合并真菌感染，及时加用抗真菌药物。

（5）支持治疗

应当予以营养支持治疗，及时纠正各项水、电解质、营养紊乱。

（6）真菌感染治疗

真菌感染可用嘧啶类、唑类、多烯类及棘白菌素类等药物。一线可用伊曲康唑、两性霉素B、氟康唑等；也可选用伏立康唑、卡泊芬净等。

2.胃肠道出血

（1）多学科评估

应当充分评估出血原因，联合血液科、肿瘤科、胃肠科、影像科、放疗科等。需要综合考虑肿瘤本身条件、预后、患者身体条件及社会心理因素等。

（2）病因治疗

首先应当有效控制原发疾病。

（3）凝血功能障碍导致胃肠道出血的治疗

应当根据具体的凝血障碍类型进行替代治疗。血小板低者可酌情补充血小板。凝血因子缺陷涉及多因子首选补充新鲜冰冻血浆。原则是缺什么补什么，缺多少补多少，必要时视缺乏的凝血成分补充相应凝血因子制剂。若患者出血程度较重，应先复苏再治疗。

(4) 胃肠道部位的血液系统肿瘤导致胃肠道出血的治疗

1) 支持治疗：消化道血管瘤引起的出血，通常需要消化内科医师通过内镜进行确诊，血管造影、核素显像均有重要的诊断意义。因此需要联合消化内科、胃肠外科、肿瘤科、介入科、影像科等多学科进行评估。

2) 药物治疗：可以局部或静脉使用止血药物，但静脉应用需注意血栓风险。上消化道出血常规应用质子泵抑制剂、生长抑素及其类似物等。

3) 内镜下治疗：出血患者初诊24小时内应完成内镜检查。如条件允许，可一并内镜下止血。常用的内镜治疗方法包括药物局部注射、热凝和机械止血等。

4) 血管栓塞治疗：内镜止血失败患者可选择经导管血管栓塞（Transcatheter arterial embolization，TAE）。

5) 外科治疗：对于病因及出血部位明确的消化道出血的患者，经药物、内镜和/或放射介入治疗等多学科治疗，出血仍然不能控制，病情紧急时应积极采用手术治疗止血。如选择手术治疗，应当同时评估原发病灶可切除性，尽可能做到R0切除。

3.消化道梗阻

(1) 多学科评估

血液系统肿瘤导致的消化道梗阻，需要联合血液科、胃肠科、影像科、放疗科、肿瘤科等进行多学科综合评估。通常以控制原发肿瘤病灶及解除梗阻为主要原则。综合考虑肿瘤本身条件、外科治疗指征、干预性治疗后的预后、患者身体条件及患者社会心理因素等。

(2) 病因治疗

根本上应当对原发血液系统肿瘤进行有效控制。

(3) 胃肠减压

胃肠减压是治疗消化道梗阻的主要措施之一，并应当首先进行。

(4) 纠正水、电解质紊乱和酸碱失衡

血液生化检查结果尚未获得前，要先给予平衡盐溶液。待测定结果出来后再添加电解质与纠正酸碱平衡。同时需进行尿量监测。

(5) 防治感染和中毒

应当预防性使用抗生素。

(6) 药物治疗

应当使用止痛、镇静、解痉等一般对症治疗缓解症状。并予以抑制肠道分泌、抗胃肠动力、减轻水肿等治疗。

(7) 手术治疗

非手术治疗无效，且评估可耐受手术的患者，可行手术治疗。应同时评估原发病灶可切除性，尽量兼顾肿瘤根治、梗阻症状缓解及营养状况改善。如无法达到肿瘤根治，也可以进行减瘤、旁路、造口手术等。

（8）不同部位梗阻的特殊治疗

1）上消化道梗阻：可放置肠内支架缓解幽门梗阻或放置食管支架缓解食管胃结合部/胃贲门梗阻。

2）结直肠梗阻：结肠镜下放置自膨式金属支架。

4.肠套叠

（1）多学科评估

应当尽早、快速进行多学科评估，联合血液科、胃肠科、影像科、放疗科、肿瘤科等。

（2）一般处理

禁饮食、胃肠减压、补液、营养支持等对症治疗，抗感染治疗。

（3）手术治疗

肿瘤导致的肠套叠原则上均应手术治疗。但需要充分评估患者的一般状况、肿瘤可切除性。

（八）恶性血管瘤的胃肠道损伤治疗

1.消化道出血

消化道血管瘤引起的出血，通常需要消化内科医师通过内镜进行确诊，血管造影、核素显像均有重要的诊断意义。因此需要联合消化内科、胃肠外科、肿瘤科、介入科、影像科等多学科进行评估。

其治疗参考本章节前述对消化道出血的治疗，但需要注意，手术治疗原则上应当在明确出血部位后实施。

2.肠梗阻

参考本章节前述对于肠梗阻的治疗。但需要注意，恶性血管瘤导致的肠梗阻较容易出现自发出血，或在治疗过程中出现继发出血，可能需要同时处理梗阻与出血，因此手术治疗具有更加重要的作用。

3.消化道穿孔

恶性血管瘤导致的消化道穿孔往往合并出血，需要综合、全面、快速进行多学科评估，包括括穿孔部位、严重程度、合并出血、全身感染严重程度、肿瘤情况、共存疾病及手术耐受程度等。原则上应首先考虑手术治疗，应以抢救生命为第一要务。最佳的手术方案应当能够同时兼顾对穿孔的紧急处理及对肿瘤病灶的根治性切除。

（九）腹膜后肿瘤的胃肠道症状

1.腹胀、恶心、呕吐

应当联合胃肠外科、消化内科、肿瘤科、影像科、病理科、放疗科等多学科进行评估，由于腹膜后肿瘤病理类型多，异质性大，手术难度大，因此更需多学科协作以明确诊断，制定治疗方式。

病因治疗是核心，对症治疗可参考本章节前述治疗方式。

2.神经内分泌肿瘤类癌综合征导致的腹泻

腹膜后肿瘤病理类型复杂，肿瘤异质性高，尤需联合胃肠外科、消化内科、肿瘤科、影像科、病理科、放疗科等多学科进行评估，明确诊断及治疗。

病因治疗为核心，如患者一般状况良好，经评估可耐受手术，应当进行手术切除原发病灶。药物治疗可参考本章节前述内容，采用生长抑素类似物、抗胃肠动力药物等。

参考文献

1.陈孝平，汪建平，赵继宗.外科学（第9版）.北京：人民卫生出版社，2018.

2.陈旻湖，杨云生，唐承薇.消化病学.北京：人民卫生出版社，2019.

3.Frank H，Netter.奈特人体解剖学彩色图谱.张卫光，译.北京：人民卫生出版社，2019

4.王庭槐.生理学（第9版）.北京：人民卫生出版社，2018.

5.王建枝，钱睿哲.病理生理学（第9版）.北京：人民卫生出版社，2018.

6.李一雷.病理学（第9版）.北京：人民卫生出版社，2018.

7.International Agency for Research on Cancer WHO. Gastric Source：Globocan 2020.

8.中华人民共和国国家卫生健康委员会医政医管局.胃癌诊疗指南（2022年版）.中华消化外科杂志，2022，21（9）：1137-1164.

9.中国抗癌协会胃癌专业委员会，徐惠绵，李凯.CACA胃癌整合诊治指南（精简版）.中国肿瘤临床，2022，49（14）：703-710.

10.葛均波，徐永建，王辰.内科学（第9版）.北京：人民卫生出版社，2018.

11.梁洁，卢媛媛.整合消化病学.西安：科学出版社，2022.

12.樊代明.整合医学：理论与实践.西安：世界图书出版西安有限公司，2021.

13.陈旻湖，张澍田.消化内科学高级进阶.北京：中华医学电子音像出版社，2019.

14.崔慧先，李瑞锡.局部解剖学.北京：人民卫生出版社，2018.

15.Sun W，Guo Y，Zhang S，et al. Fecal Microbiota Transplantation Can Alleviate Gastrointestinal Transit in Rats with High-Fat Diet-Induced Obesity via Regulation of Serotonin Biosynthesis. Biomed Res Int，2018，2018：8308671.

16.Fluhr L，Mor U，Kolodziejczyk A A，et al. Gut microbiota modulates weight gain in mice after discontinued smoke exposure. Nature，2021，600（7890）：713-719.

17.Zhao R，Coker O O，Wu J，et al. Aspirin Reduces Colorectal Tumor Development in Mice and Gut Microbes Reduce its Bioavailability and Chemopreventive Effects. Gastroenterology，2020，159（3）：969-983.e4.

18.Sullivan Z A，Khoury-Hanold W，Lim J，et al. γδ T cells regulate the intestinal response to nutrient sensing. Science（New York，NY），2021，371（6535）：eaba8310.

19.Sano T，Kageyama T，Fang V，et al. Redundant cytokine requirement for intestinal microbiota-induced Th17 cell differentiation in draining lymph nodes. Cell Rep，2021，36（8）：109608.

20.Xu M，Pokrovskii M，Ding Y，et al. c-MAF-dependent regulatory T cells mediate immunological tolerance to a gut pathobiont. Nature，2018，554（7692）：373-377.

21.Yan Y，Ramanan D，Rozenberg M，et al. Interleukin-6 produced by enteric neurons regulates the number and phenotype of microbe-responsive regulatory T cells in the gut. Immunity，2021，54（3）：499-513.e5.

22.Yang D，Jacobson A，Meerschaert K A，et al. Nociceptor neurons direct goblet cells via a CGRP-RAMP1 axis to drive mucus production and gut barrier protection. Cell，2022，185（22）：4190-4205.e25.

23.Gribble F M，Reimann F. Function and mechanisms of enteroendocrine cells and gut hormones in metabolism. Nat Rev Endocrinol，2019，15（4）：226-237.

24.Beumer J，Gehart H，Clevers H. Enteroendocrine Dynamics - New Tools Reveal Hormonal Plasticity in the Gut. Endocr Rev，2020，41（5）：bnaa018.

25.Chen Z，Luo J，Li J，et al. Interleukin-33 Promotes Serotonin Release from Enterochromaffin Cells for Intestinal Homeostasis. Immunity，2021，54（1）：151-163.e6.

26.Li T，Fu B，Zhang X，et al. Overproduction of Gastrointestinal 5-HT Promotes Colitis-Associated

Colorectal Cancer Progression via Enhancing NLRP3 Inflammasome Activation. Cancer immunology research，2021，9（9）：1008-1023.

27. Wang Y，Tong Q，Ma S R，et al. Oral berberine improves brain dopa/dopamine levels to ameliorate Parkinson's disease by regulating gut microbiota. Signal Transduct Target Ther，2021，6（1）：77.

28. Maini Rekdal V，Bess E N，Bisanz J E，et al. Discovery and inhibition of an interspecies gut bacterial pathway for Levodopa metabolism. Science，2019，364（6445）：eaau6323.

29. Watnick P I，Jugder B E. Microbial Control of Intestinal Homeostasis via Enteroendocrine Cell Innate Immune Signaling. Trends Microbiol，2020，28（2）：141-149.

30. Wang J，Ji H. Influence of Probiotics on Dietary Protein Digestion and Utilization in the Gastrointestinal Tract. Curr Protein Pept Sci，2019，20（2）：125-131.

31. Liu G，Chong H X，Chung F Y，et al. Lactobacillus plantarum DR7 Modulated Bowel Movement and Gut Microbiota Associated with Dopamine and Serotonin Pathways in Stressed Adults. Int J Mol Sci，2020，21（13）：4608.

32. Liu J，Wang H W，Lin L，et al. Intestinal barrier damage involved in intestinal microflora changes in fluoride-induced mice. Chemosphere，2019，234：409-418.

33. Paone P，Cani P D. Mucus barrier，mucins and gut microbiota：the expected slimy partners? Gut，2020，69（12）：2232-2243.

34. 鲍杰，孙悦，曹海龙.应激相关脑-肠轴失调在炎症性肠病中作用的研究进展.国际消化病杂志，2022，42（4）：205-208.

35. Mayer E A，Nance K，Chen S. The Gut-Brain Axis. Annu Rev Med. 2022，73：439-453.

36. Fesler Z，Mitova E，Brubaker P L. GLP-2，EGF，and the Intestinal Epithelial IGF-1 Receptor Interactions in the Regulation of Crypt Cell Proliferation. Endocrinology，2020，161（4）：bqaa040.

37. Kitamoto S，Kamada N. Untangling the oral-gut axis in the pathogenesis of intestinal inflammation. Int Immunol，2022，34（9）：485-490.

38. Jia L，Wu R，Han N，et al. Porphyromonas gingivalis and Lactobacillus rhamnosus GG regulate the Th17/Treg balance in colitis via TLR4 and TLR2. Clin Transl Immunology，2020，9（11）：e1213.

39. 张文杰，戴岳．“肺-肠轴”的研究进展.药学研究，2022，41（1）：53-56.

40. Aktas B，Aslim B. Gut-lung axis and dysbiosis in COVID-19. Turk J Biol，2020，44（3）：265-272.

41. Simbrunner B，Trauner M，Reiberger T. Review article：therapeutic aspects of bile acid signalling in the gut-liver axis. Aliment Pharmacol Ther，2021，54（10）：1243-1262.

42. Fiorucci S，Distrutti E，Carino A，et al. Bile acids and their receptors in metabolic disorders. Prog Lipid Res，2021，82：101094.

43. Giordano L，Mihaila S M，Eslami Amirabadi H，et al. Microphysiological Systems to Recapitulate the Gut-Kidney Axis. Trends Biotechnol，2021，39（8）：811-823.

44. Rukavina Mikusic N L，Kouyoumdzian N M，Choi M R. Gut microbiota and chronic kidney disease：evidences and mechanisms that mediate a new communication in the gastrointestinal-renal axis. Pflugers Arch，2020，472（3）：303-320.

45. Herlihy N，Feakins R. Gut inflammation induced by drugs：Can pathology help to differentiate from inflammatory bowel disease? United European gastroenterology journal，2022，10（5）：451-464.

46. Patil P A，Zhang X. Pathologic Manifestations of Gastrointestinal and Hepatobiliary Injury in Immune Checkpoint Inhibitor Therapy. Archives of pathology & laboratory medicine，2021，145（5）：571-582.

47. 中华医学会外科学分会结直肠外科学组，中国医师协会外科医师分会结直肠外科医师委员会与中国抗癌协会大肠癌专业委员会，中国放射性直肠损伤多学科诊治专家共识（2021版）. 中华胃肠外科杂志，2021，24（11）：937-949.

48. 胡彤，庞智.免疫检查点抑制剂相关性胃肠道损伤的研究进展. 胃肠病学和肝病学杂志，2020，

29（02）：208-211.

49.Tai F W D，Mcalindon M E. Non-steroidal anti-inflammatory drugs and the gastrointestinal tract . Clinical medicine（London，England），2021，21（2）：131-134.

50.Karamchandani D M，Westbrook L，Arnold C A. Drug-induced digestive tract injury：decoding some invisible offenders. Human pathology，2022.

51.Shafi M A. Gastrointestinal Motility Issues in Cancer Patients. Current gastroenterology reports，2019，21（12）：69.

52.Farmer A D，Holt C B，Downes T J，et al. Pathophysiology，diagnosis，and management of opioid-induced constipation. The lancet Gastroenterology & hepatology，2018，3（3）：203-212.

53.Pietropaolo G，Pugliese D，Armuzzi A，et al. Magnesium Absorption in Intestinal Cells：Evidence of Cross-Talk between EGF and TRPM6 and Novel Implications for Cetuximab Therapy. Nutrients，2020，12（11）：3277.

54.Dzutsev A，Badger J H，Perez-chanona E，et al. Microbes and Cancer . Annual review of immunology，2017，35：199-228.

55.Li Y，Zhao L，Li X F. Hypoxia and the Tumor Microenvironment. Technology in cancer research & treatment，2021，20：15330338211036304.

56.Dibaise J K. Paraneoplastic gastrointestinal dysmotility：when to consider and how to diagnose . Gastroenterology clinics of North America，2011，40（4）：777-786.

57.Akbarali H I，Muchhala K H，Jessup D K，et al. Chemotherapy induced gastrointestinal toxicities. Advances in cancer research，2022，155：131-166.

58.Liu L，Bai Y，Xiang L，et al. Interaction between gut microbiota and tumour chemotherapy . Clinical & translational oncology：official publication of the Federation of Spanish Oncology Societies and of the National Cancer Institute of Mexico，2022，24（12）：2330-2341.

59.武鑫，赵付雅，孙加玉，等.肠道菌群与肿瘤化疗之间的互作关系.中国微生态学杂志，2021，33（2）：242-245

60.王圣子，王杰，陈超.化疗引起肠道屏障功能障碍的机制及其防治研究进展.山东医药，2021，61（2）：88-91.

61.王学农.抗肿瘤中草药的药理分类及其临床价值.中国保健营养，2019，29（15）：354.

62.樊代明.整合肿瘤学·基础卷.西安：世界图书出版西安有限公司，2021.

63.Arora N，Gupta A，Singh P P. Biological agents in gastrointestinal cancers：adverse effects and their management. Journal of gastrointestinal oncology，2017，8（3）：485-498.

64.Kim Y，Quach A，Das S，et al. Potentiation of calcium-activated chloride secretion and barrier dysfunction may underlie EGF receptor tyrosine kinase inhibitor-induced diarrhea . Physiological reports，2020，8（13）：e14490.

65.Tao G，Chityala P K. Epidermal growth factor receptor inhibitor-induced diarrhea：clinical incidence，toxicological mechanism，and management. Toxicology research，2021，10（3）：476-486.

66.Soularue E，Lepage P，Colombel J F，et al. Enterocolitis due to immune checkpoint inhibitors：a systematic review. Gut，2018，67（11）：2056-2067.

67.Luoma A M，Suo S，Williams H L，et al. Molecular Pathways of Colon Inflammation Induced by Cancer Immunotherapy. Cell，2020，182（3）：655-671.e22.

68.樊代明，徐惠绵，等.中国肿瘤整合诊治指南（CACA）—胃癌.天津：天津科学技术出版社，2022.

69.中华医学会外科学分会结直肠外科学组，中国医师协会外科医师分会结直肠外科医师委员会，中国抗癌协会大肠癌专业委员会.中国放射性直肠损伤多学科诊治专家共识（2021版）.中华胃肠外科杂志，2021，24（11）：937-949.

70.Fan J，Lin B，Fan M，et al. Research progress on the mechanism of radiation enteritis . Frontiers in oncology，2022，12：888962.

71.Tourelle K M，Boutin S，Weigand M A，et al. The Association of Gut Microbiota and Complications in Gastrointestinal-Cancer Therapies. Biomedicines，2021，9（10）.

72.樊代明.整合肿瘤学·临床卷.北京：科学出版社，2021.

73.樊代明.整合肿瘤学·基础卷.西安：世界图书出版西安有限公司，2021.

74.戴伟钢，董文广.胰十二指肠切除术后胃肠功能的改变.消化肿瘤杂志：电子版，2011（4）：5.

75.中国抗癌协会妇科肿瘤专业委员会.妇科恶性肿瘤多学科诊疗中国专家共识（2022年版）.中国癌症杂志，2022，32（8）：747-756.

76.李偲，刘克玄，邓小明，等.术后胃肠功能障碍防治专家共识.国际麻醉学与复苏杂志，2021，42（11）：1133-1142.

77.Hussain Z，Park H. Inflammation and Impaired Gut Physiology in Post-operative Ileus：Mechanisms and the Treatment Options. Journal of neurogastroenterology and motility，2022，28（4）：517-530.

78.Bao Q，Yu L，Chen D，et al. Variation in the gut microbial community is associated with the progression of liver regeneration . Hepatology research：the official journal of the Japan Society of Hepatology，2020，50（1）：121-136.

79.Ypsilantis P，Lambropoulou M，Grapsa A，et al. Pringle maneuver deteriorates gut barrier dysfunction induced by extended-liver radiofrequency ablation . Digestive diseases and sciences，2011，56（5）：1548-1556.

80.Elgharably H，Gamaleldin M，Ayyat K S，et al. Serious Gastrointestinal Complications After Cardiac Surgery and Associated Mortality . The Annals of thoracic surgery，2021，112（4）：1266-1274.

81.李偲，等.术后胃肠功能障碍防治专家共识.国际麻醉学与复苏杂志，2021. 42（11）：1133-1142.

82.刘劲芳，江基尧.颅脑创伤后应激性溃疡防治中国专家共识.中华神经外科杂志，2018，34（7）：649-652.

83.Hanscom M，Loane D J，Shea-donohue T. Brain-gut axis dysfunction in the pathogenesis of traumatic brain injury. The Journal of clinical investigation，2021，131（12）：e143777.

84.李运景，李雪芹.全肠外营养引起的肠道并发症及其预防.药物不良反应杂志，2010，12（6）：415-418.

85.李奇林，张媛.重视中枢神经系统危重急症的胃肠道并发症，中华医学会急诊医学分会第十三次全国急诊医学学术年会.中国云南昆明，2010：383.

86.Lin T L，Yap A Q，Wang J H，et al. Long term survival in patients with hepatocellular carcinoma directly invading the gastrointestinal tract：case reports and literature review . Surg Oncol，2011，20（4）：e207-214.

87.魏薇，费贵军.焦虑抑郁状态在肠易激综合征发病机制中的作用.中国实用内科杂志，2018，38（1）：77-80.

88.Levi M. Disseminated Intravascular Coagulation in Cancer：An Update. Semin Thromb Hemost，2019，45（4）：342-347.

89.Molina-torres G，Rodriguez-arrastia M，Roman P，et al. Stress and the gut microbiota-brain axis. Behav Pharmacol，2019，30（2 and 3-Spec Issue）：187-200.

90.Zhao D，Han D F，Wang S S，et al. Roles of tumor necrosis factor-α and interleukin-6 in regulating bone cancer pain via TRPA1 signal pathway and beneficial effects of inhibition of neuro-inflammation and TRPA1. Mol Pain，2019，15：1744806919857981.

91.恶性肿瘤相关急腹症多学科管理中国专家共识.中华胃肠外科杂志，2020，（5）：421-437.

92.Hanafy A K，Morani A C，Menias C O，et al. Hematologic malignancies of the gastrointestinal luminal tract. Abdom Radiol，2020，45（10）：3007-3027.

93.马雪，郭桢楠，崔晓光.慢性疼痛影响术前胃排空机制的研究进展.临床与病理杂志，2021，41

(6): 1442-1447.
94.樊代明.整合肿瘤学·临床卷.北京：科学出版社，2020.
95.Badgeley A，Anwar H，Modi K，et al. Effect of probiotics and gut microbiota on anti-cancer drugs: Mechanistic perspectives. Biochimica et biophysica acta Reviews on cancer，2021，1875（1）: 188494.
96.Li Y，Dong J，Xiao H，et al. Gut commensal derived-valeric acid protects against radiation injuries . Gut microbes，2020，11（4）：789-806.
97.Wardill H R，Van Der Aa S A R，Da Silva Ferreira A R，et al. Antibiotic-induced disruption of the microbiome exacerbates chemotherapy-induced diarrhoea and can be mitigated with autologous faecal microbiota transplantation. European journal of cancer（Oxford，England：1990），2021，153：27-39.
98.李凯.CACA胃癌整合诊治指南（精简版）.中国肿瘤临床，2022，49（14）：703-710.
99.胃癌诊疗规范（2018年版）.中华消化病与影像杂志（电子版），2019，9（3）：118-144.
100.Young E，Philpott H，Singh R. Endoscopic diagnosis and treatment of gastric dysplasia and early cancer：Current evidence and what the future may hold. World J Gastroenterol，2021，27（31）：5126-5151.
101.Sumiyoshi T，Kondo H，Minagawa T，et al. Risk factors and management for gastric stenosis after endoscopic submucosal dissection for gastric epithelial neoplasm . Gastric Cancer，2017，20（4）：690-698.
102.葛婷，周建伟，刘志勇，等.化疗恶心呕吐治疗的研究进展.医学综述，2021，27（1）：95-99.
103.Asha C，Manjini K J，Dubashi B. Effect of Foot Massage on Patients with Chemotherapy Induced Nausea and Vomiting：A Randomized Clinical Trial . J Caring Sci，2020，9（3）：120-124.
104.Tan J Y，Liu J，Suen L K P，et al. Development and validation of an evidence-based auricular acupressure intervention for managing chemotherapy-induced nausea and vomiting in breast cancer patients. Complement Ther Med，2020，52：102502.
105.Hunter J J，Maunder R G，Sui D，et al. A randomized trial of nurse-administered behavioral interventions to manage anticipatory nausea and vomiting in chemotherapy . Cancer Med，2020，9（5）：1733-1740.
106.Smyla N，Koch T，Eberhart L H，et al. An overview of intravenous amisulpride as a new therapeutic option for the prophylaxis and treatment of postoperative nausea and vomiting. Expert Opin Pharmacother，2020，21（5）：517-522.
107.王刚，段春宇.托烷司琼与昂丹司琼对胸部肿瘤患者全身麻醉术后恶心呕吐的影响.实用癌症杂志，2020，35（3）：421-423.
108.Guo Y，Tian X，Wang X，et al. Adverse Effects of Immunoglobulin Therapy . Front Immunol，2018，9：1299.
109.陆云飞.胃癌手术并发症的处理.腹部外科，2018，31（1）：5-8，14.
110.陈哲，涂小雨，何俊彦，等.胃癌根治术后胃排空障碍的治疗与康复.中国医刊，2022，57（1）：14-17.

心血管保护

❖ 追源寻根　察病观症 ❖

❖ 心疾瘤疾　重在慎分 ❖

❖ 瘤源心病　双思二行 ❖

❖ 控瘤伤心　护扶为本 ❖

❖ 多助得道　化难为零 ❖

第一章 概述

肿瘤相关心血管疾病指肿瘤本身和肿瘤治疗相关的心血管系统损伤，包括心功能不全、冠心病、心肌炎、心律失常、高血压、心脏瓣膜病和心包疾病等。随着肿瘤治疗的飞速发展，患者生存期不断延长，肿瘤相关心血管损伤已成为严重影响患者预后的重要因素。为提升肿瘤与心血管疾病的整合管理水平，中国抗癌协会整合肿瘤心脏病学分会组织多学科专家制定本指南，致力于将肿瘤治疗相关心血管损伤降至最低，优化肿瘤治疗和监测管理方案，减少不必要的肿瘤治疗中断，以延长患者生存期，提高生存质量。

一、心脏结构和功能

心脏解剖结构包括左、右心房和左、右心室4个腔室。每个心动周期左室搏出量占左室舒张末期容积的百分比，称为左室射血分数（left ventricular ejection fraction，LVEF），是评估左室收缩功能的重要指标。左室收缩功能受心肌收缩力、前负荷和后负荷等影响。心脏舒张功能异常表现为心肌顺应性减退和充盈障碍。化疗、靶向治疗、免疫治疗和放疗等可通过多种机制导致心脏功能受损和结构重构。

心脏和出入心脏的大血管根部被心包包裹，分为两层，即脏层心包和壁层心包，心包腔内有少量液体起到润滑作用。恶性肿瘤侵犯心包时，可出现心包炎、心包积液或心包肿物，甚至引起心脏压塞。

心肌细胞包括工作细胞和自律细胞。工作细胞含大量肌原纤维，是心房肌和心室肌的主要组成部分，主要执行收缩功能，实现泵血。自律细胞组成心脏起搏传导系统，主要功能是产生和传导兴奋。正常情况下，窦房结为心脏起搏点，发出兴奋使左右心房除极收缩，同时经优势传导通路传播至房室交界区，再经房室束、左右束支及浦肯野纤维使左右心室兴奋和收缩。肿瘤或肿瘤治疗可损伤或干扰心脏起搏传导系统，导致多种心律失常。

二、血管结构和功能

血管系统由动脉、静脉和毛细血管组成。动脉和静脉血管壁包括内膜、中膜和外膜。内膜由内皮和内皮下层组成，为血液流动提供光滑表面，能合成和分泌多种生物活性物质。内皮功能和结构受损是多种抗肿瘤治疗致血管损伤的共同机制。中膜主要由平滑肌细胞组成，控制血管收缩与舒张，参与调节组织器官血流量。外膜由疏松结缔组织组成，以成纤维细胞为主，成纤维细胞具有修复受损血管外膜的能力。毛细血管壁薄，具有较高的通透性，是血液与周围组织进行物质交换的主要部位。

动脉系统包括主动脉、中动脉（冠状动脉、脑动脉和股动脉等）和小动脉。大剂量放疗可损伤主动脉可形成广泛钙化灶，即“瓷化”现象。冠状动脉由心外膜下大血管（大于500 μm）、前小动脉（100~500 μm）和小动脉（小于100 μm）组成，其中前小动脉和小动脉构成冠状动脉微血管。5-氟尿嘧啶等药物可作用于血管内皮导致冠状动脉痉挛；胸部放疗及免疫治疗等可引起冠状动脉损伤和动脉粥样硬化斑块进展，造成斑块破裂和血栓形成，导致急性冠状动脉综合征（acute coronary syndrome，ACS）。放疗及化疗还可引起冠状动脉微循环损伤。小动脉管腔细小但管壁肌层相对较厚，其紧张度是血压调节的重要因素，也是化疗及靶向药物治疗等导致高血压的主要作用靶点。

静脉是全身各处血液回流至心脏的通道。肿瘤本身、抗肿瘤药物和手术可致静脉内皮受损、血液淤滞和机体高凝状态，促进静脉血栓形成，甚至引起肺栓塞。

第二章

肿瘤相关心血管损伤的机制

一、心功能不全

（一）肿瘤相关心功能不全

机制包括如下。

（1）心脏肿瘤。①心脏原发性肿瘤。心脏黏液瘤是最常见的心脏原发肿瘤，多起源于左心房，肿块阻塞心腔可引起心功能不全。②心脏转移性肿瘤，可源自肺癌、淋巴瘤和乳腺癌等。

（2）血液系统肿瘤，如白血病和多发性骨髓瘤等，前者可直接浸润心肌或心包，后者如合并心脏淀粉样变性，可表现为心室壁增厚及心功能障碍。

（3）嗜铬细胞瘤和副神经节瘤分泌大量儿茶酚胺，增加心肌耗氧量，引起心肌细胞钙超载和功能障碍，导致儿茶酚胺性心肌病。

（4）肿瘤恶病质患者可出现心肌萎缩和纤维化等。

（二）肿瘤治疗相关心功能不全

常见抗肿瘤药物相关心功能不全的机制见表45-1。

表45-1　抗肿瘤药物相关心功能不全的机制

分类	代表药物	机制
蒽环类药物	多柔比星 表柔比星	抑制拓扑异构酶2β；氧化应激；线粒体损伤等
抗HER2靶向药物[a]	曲妥珠单抗 帕妥珠单抗	氧化应激；线粒体损伤；对细胞毒性药物损伤易感性增加等
BRAF抑制剂和MEK抑制剂	达拉非尼 曲美替尼	抑制MAPK信号通路的心肌保护作用；引起心肌细胞肥大、凋亡

续表

分类	代表药物	机制
烷化剂	环磷酰胺	内皮功能障碍;氧化应激;线粒体损伤等
VEGF/VEGFR抑制剂[b]	贝伐珠单抗 舒尼替尼 索拉非尼	氧化应激;肌动蛋白骨架破坏;抑制促存活信号通路转导;内皮功能障碍;血管新生异常;左室后负荷增加等
EGFR抑制剂[c]	奥希替尼	尚不清楚,推测可能与抗HER2靶向药物具有共同作用机制
PI[d]	硼替佐米 卡非佐米	蛋白质稳态异常;错误折叠蛋白积累;内皮功能障碍;心肌细胞凋亡;收缩功能障碍等

a.抗人表皮生长因子受体2（human epidermal growth factor receptor 2，HER2）靶向药物。
b.血管内皮生长因子（vascular endothelial-derived growth factor，VEGF）/血管内皮生长因子受体（vascular endothelial-derived growth factor receptor，VEGFR）抑制剂。
c.表皮生长因子受体（epidermal growth factor receptor，EGFR）抑制剂。
d.蛋白酶体抑制剂（proteasome inhibitor，PI）。

二、冠心病

（一）肿瘤相关冠心病

机制包括如下。

（1）斑块进展和破裂：肿瘤细胞释放肿瘤坏死因子α、白细胞介素-1和白细胞介素-6等损伤血管内皮，引起动脉粥样硬化进展和斑块破裂；肿瘤细胞还可直接诱导血小板活化和聚集，促进冠状动脉血栓形成。

（2）氧供需失衡：急性白血病患者因贫血引起窦性心动过速，甲状腺腺瘤分泌过量甲状腺素致心肌高代谢等。

（3）冠状动脉痉挛：一些起源于消化道、肺或肾脏的神经内分泌肿瘤可分泌缩血管物质，如血清素，引起冠状动脉痉挛。

（4）肿瘤压迫冠状动脉。

（二）肿瘤治疗相关冠心病

肿瘤治疗可通过引起内皮损伤、动脉粥样硬化斑块进展和斑块破裂、冠状动脉内血栓形成及冠状动脉痉挛等多种机制导致冠心病（见表45-2）。

表45-2　抗肿瘤治疗相关冠心病的机制

分类	代表药物	机制
氟尿嘧啶类药物	5-氟尿嘧啶 卡培他滨	冠脉痉挛;内皮损伤;冠脉内血栓形成;直接心肌毒性等
抗微管类药物	紫杉醇	冠脉痉挛等
烷化剂	顺铂	促凝;冠脉痉挛;内皮损伤;动脉粥样硬化斑块进展;血脂异常等

续表

分类	代表药物	机制
VEGF/VEGFR抑制剂[a]	贝伐珠单抗	促凝状态;内皮损伤等
	索拉非尼 舒尼替尼	促凝状态;内皮损伤;冠脉痉挛等
ICIs[b]	纳武利尤单抗 帕博利珠单抗	活化T细胞,释放颗粒酶等炎性因子,促进动脉粥样硬化斑块进展;冠脉内血栓形成等
PI[c]	卡非佐米 硼替佐米	冠脉痉挛等
放射治疗	–	动脉粥样硬化斑块进展;内皮损伤;斑块破裂;冠脉内血栓形成等

a. 血管内皮生长因子（vascular endothelial-derived growth factor，VEGF）/血管内皮生长因子受体（vascular endothelial-derived growth factor receptor，VEGFR）抑制剂。
b. 免疫检查点抑制剂（immune checkpoint inhibitors，ICIs）。
c. 蛋白酶体抑制剂（proteasome inhibitor，PI）。

三、免疫检查点抑制剂相关心肌炎

可能机制包括如下。

（1）共同抗原：激活的T细胞不仅可识别肿瘤细胞抗原，还可识别骨骼肌和心肌上高度同源的抗原，引起自身免疫性淋巴细胞性心肌炎。

（2）炎症因子表达增加：除T细胞和巨噬细胞浸润外，ICIs相关心肌炎时循环和心肌组织中肿瘤坏死因子α、颗粒酶B、γ干扰素、白细胞介素-6、白细胞介素-8、单核细胞趋化激活因子和粒细胞巨噬细胞集落刺激因子表达明显增加。

（3）调节性T细胞稳态失调：ICIs可引起调节性T细胞减少和功能下降。

（4）免疫耐受降低：心肌细胞可利用PD-1/PD-L1和CTLA-4通路来防止生理条件下T细胞过度激活，而ICIs可消除这种保护作用。

四、心律失常

（一）肿瘤相关心律失常

机制包括如下。

（1）心脏原发或转移性肿瘤侵犯心脏。

（2）颈部或纵隔自主神经系统肿瘤造成自主神经功能紊乱。

（3）肿瘤患者全身状况异常，如继发贫血导致窦性心动过速，呕吐和腹泻引起电解质紊乱，疼痛或情绪压力造成交感神经兴奋等诱发心律失常。

（二）肿瘤治疗相关心律失常

以心房颤动（房颤）最为常见。心室颤动是最危及生命的心律失常，常伴QT间期延长。除抗肿瘤药物心脏毒性外，肿瘤溶解综合征可引起高尿酸血症和严重电解质紊乱，心律失常发生率达23.9%。

1.心房颤动

肿瘤治疗期间房颤发生率为2%~16%，与全身炎症反应、氧化应激、交感神经和肾素-血管紧张素-醛固酮系统激活等密切相关（见表45-3）。

表45-3 抗肿瘤治疗相关房颤的机制

分类	代表药物	机制
烷化剂	顺铂	左室功能障碍;心肌细胞损伤(线粒体功能障碍、内质网应激、凋亡、氧自由基生成和炎症)等
	美法仑	左室功能障碍;心包疾病;心肌细胞损伤等
	环磷酰胺	心肌细胞损伤(溶酶体损伤、氧化应激和凋亡)等
蒽环类药物	多柔比星	左室功能障碍;心肌细胞损伤(线粒体功能障碍、内质网应激、凋亡、氧自由基生成和炎症)等
抗代谢类药物	5-氟尿嘧啶	左室功能障碍;心肌细胞损伤;心肌缺血等
	吉西他滨	心肌细胞损伤;促炎细胞因子释放等
抗微管类药物	紫杉醇	促炎细胞因子释放等
靶向药物	曲妥珠单抗	左室功能障碍;心肌细胞损伤(氧化应激和凋亡)等
	伊布替尼	可能与氧化应激、抑制PI3K-Akt通路和C-末端Src激酶等有关
	索拉非尼	左室功能障碍;心肌细胞损伤(氧自由基生成、线粒体功能障碍、细胞坏死)等

2.QT间期延长

QT间期是指心电图上QRS波起始至T波终点的时间。QT间期延长提示心脏复极延迟，明显延长时易诱发恶性室性心律失常。部分肿瘤治疗引起心肌细胞内向电流增加和外向电流减少，导致QT间期延长。肿瘤患者QT间期延长与多种危险因素相关，如肿瘤治疗药物不良反应、电解质紊乱、联合用药、合并其他疾病（如肝肾功能不全、心脏基础疾病）等，不同药物诱发QT间期延长风险不同。引起QT间期延长的抗肿瘤药物主要包括三氧化二砷、奥沙利铂、紫杉醇、多西他赛、5-氟尿嘧啶和部分酪氨酸激酶抑制剂（tyrosine kinase inhibitors，TKIs）及5-羟色胺3受体拮抗剂（如昂丹司琼、格雷司琼、多拉司琼等）。

3.室性心律失常

机制包括QT间期延长、心肌离子通道表达及功能改变、心肌炎症反应和心肌纤维化等。QT间期延长可诱发尖端扭转性室性心动过速，引起心室颤动甚至猝死。在儿童肿瘤幸存者中，胸部放疗患者室性心动过速发生率为4%，同时接受胸部放疗和蒽环类药物治疗的患者室性心动过速发生率为8%。

4.缓慢性心律失常

机制包括如下。

（1）副交感神经系统激活、心肌β_1肾上腺素受体被抑制和敏感性下降。

（2）电解质紊乱。

（3）心脏传导系统损伤。

（4）抗肿瘤治疗引起甲状腺功能减退。

引起缓慢性心律失常的常见抗肿瘤治疗包括胸部放疗和克唑替尼、培唑帕尼、阿来替尼、卡培他滨、紫杉醇、沙利度胺、曲美替尼、尼洛替尼、Alemtuzumab、Brigatinib等药物。

五、高血压

（一）肿瘤相关高血压

肾细胞癌、肝细胞癌、类癌和促结缔组织增生性小圆细胞肿瘤、神经内分泌肿瘤等可引起高血压，机制包括如下。

（1）肾功能下降和肾素-血管紧张素-醛固酮系统激活。

（2）肿瘤分泌缩血管物质，如嗜铬细胞瘤分泌儿茶酚胺，肾癌细胞大量产生血管紧张素Ⅱ、肾上腺髓质素和内皮素等血管活性肽，类癌分泌5-羟色胺或儿茶酚胺等，导致外周血管收缩，使血压升高。

（二）肿瘤治疗相关高血压

接受血管内皮生长因子（vascular endothelial-derived growth factor，VEGF）信号通路抑制剂治疗的患者中，高血压发生率可高达80%。肿瘤治疗相关高血压机制包括（见表45-4）：血管内皮一氧化氮（nitric oxide，NO）和前列环素生成减少、内皮素-1生成增多、氧化应激反应增强、肾小球功能受损、血管内皮细胞凋亡导致毛细血管稀疏、淋巴管生成减少等。头、颈部放疗可致交感神经活性增强和活性氧增加，甚至可因颈动脉压力反射失效引起高血压危象。腹部放疗可引起肾脏实质损伤和肾动脉狭窄，引发严重肾性高血压。另外，肿瘤辅助治疗药物如人重组促红细胞生成素可通过增加血液黏稠度和血管外周阻力引起血压升高，非甾体抗炎药通过抑制前列腺素合成使血压升高，糖皮质激素主要通过增加皮质醇水平和水钠潴留导致高血压（见表45-4）。

表45-4 抗肿瘤药物引起高血压的机制

分类	代表药物	机制
VEGF/VEGFR抑制剂[a]	贝伐珠单抗 索拉非尼 舒尼替尼	NO生成减少；内皮素-1上调；肾脏损伤；内皮功能障碍；氧化应激；内皮细胞铁死亡
BRAF抑制剂和MEK抑制剂	达拉非尼 维莫非尼 曲美替尼	NO、环磷酸鸟苷生成减少；内皮功能障碍等
BTK抑制剂[b]	伊布替尼 Acalabrutinib	热休克蛋白70下调；NO生物利用度降低等
BCR-ABL抑制剂	尼洛替尼 Ponatinib	内皮功能障碍；NO生成减少等
PI[c]	硼替佐米 卡非佐米	NO生物利用度降低；内皮功能障碍等
钙调神经磷酸酶抑制剂	环孢素A 他克莫司	血管收缩/舒张失衡；交感神经系统活性增加；钠水潴留等
铂类化合物	卡铂 顺铂 奥沙利铂	NO生物利用度降低；内皮功能障碍；肾脏损伤等
雄激素轴抑制剂	阿比特龙 恩杂鲁胺	盐皮质激素活性增加；代谢综合征等
mTOR抑制剂	依维莫司 西罗莫司	VEGF生物利用度降低等

a. 血管内皮生长因子（vascular endothelial-derived growth factor，VEGF）/血管内皮生长因子受体（vascular endothelial-derived growth factor receptor，VEGFR）抑制剂。
b. 布鲁顿酪氨酸激酶（Bruton tyrosine kinase，BTK）抑制剂。
c. 蛋白酶体抑制剂（proteasome inhibitor，PI）。

六、血脂异常

（一）肿瘤相关血脂异常

机制包括如下。

（1）脂肪酸合酶在乳腺癌、前列腺癌、肺癌和甲状腺癌中表达增高，促进脂肪酸合成。

（2）肿瘤细胞通过上调固醇调节元件结合蛋白-1加快脂质合成，并可激活PI3K-Akt信号通路调节胞内脂代谢、糖代谢和谷氨酰胺代谢。

（3）肝X受体激动剂破坏脂筏，下调丝氨酸/苏氨酸激酶信号，激活胆固醇转运。

（4）腺苷三磷酸结合盒转运体A1启动甲基化、降低胆固醇转运。

（二）肿瘤治疗相关血脂异常

机制包括：肿瘤内分泌治疗可影响性激素水平进而导致血脂异常，一些化疗药物可造成肝脏损伤或直接影响脂蛋白和三酰甘油脂肪酶的生成等（见表45-5）。

表45-5 抗肿瘤药物相关血脂异常的机制

分类	代表药物	机制
ALK抑制剂[a]	洛拉替尼	尚不清楚，推测可能继发于肾病综合征
mTOR抑制剂	依维莫司	减少载脂蛋白B100降解，增加LDL-C合成；降低脂蛋白脂肪酶活性，增加游离脂肪酸水平等
氟尿嘧啶类	卡培他滨	降低脂蛋白脂肪酶和肝脏三酰甘油脂肪酶活性等
拓扑异构酶抑制剂	托泊替康	抑制拓扑异构酶Ⅰ，减少磷脂转运蛋白合成，导致HDL-C下降，诱发高甘油三酯及高胆固醇血症等
铂类	顺铂	引起性腺功能下降，导致体内血糖上升及胰岛素抵抗，促进体内脂肪再分布等
BCR-ABL抑制剂	尼洛替尼	抑制c-ABL基因，引起胰岛素抵抗，导致糖脂代谢紊乱，诱发高脂血症等
ICIs[b]	帕博利珠单抗 纳武利尤单抗	致免疫性糖尿病，引起代谢综合征等
选择性雌激素受体调节剂	他莫昔芬	减少LDL氧化和降解等
芳香化酶抑制剂	来曲唑 阿那曲唑 依西美坦	增加脂蛋白脂肪酶活性，从而影响血脂水平等
卵巢/睾丸功能抑制剂	亮丙瑞林 戈舍瑞林	降低脂联素水平；增加皮下脂肪量，引起内脏脂肪堆积，诱发代谢综合征等
其他	全反式维甲酸	肝脏胆固醇和甘油三酯合成增加及载脂蛋白组分比例失调等
	左旋门冬酰胺酶	可能与脂蛋白脂肪酶活性降低后外源性乳糜微粒和内源性极低密度脂蛋白合成增加等有关

a. 间变性淋巴瘤激酶（anaplastic lymphoma kinase，ALK）抑制剂。
b. 免疫检查点抑制剂（immune checkpoint inhibitors，ICIs）。

七、血栓形成、栓塞及出血

（一）肿瘤相关血栓形成、栓塞及出血

恶性肿瘤细胞分泌组织因子和促凝物质，组织因子与活化凝血因子Ⅶ结合启动外源性凝血途径，促凝物质可直接激活Xa因子启动凝血反应；肿瘤损伤血管内皮，导致血小板激活和纤溶系统活性下降，导致静脉血栓栓塞（venous thromboembolism，VTE）；肿瘤侵犯血管直接导致血栓形成，如肾细胞癌侵犯下腔静脉、肝癌压迫肝静脉、纵隔肿瘤压迫上腔静脉、腹部或盆腔肿瘤压迫下肢静脉等。患者长期卧床、高龄、肥胖和遗传性易栓症等均增加VTE风险。肿瘤患者动脉血栓栓塞主要与血液高凝状态、内皮功能障碍及血小板激活有关。

肿瘤引起出血的机制包括以下几点。

（1）肿瘤侵犯破坏血管结构。

（2）肿瘤导致血小板减少；白血病细胞、淋巴瘤和实体瘤浸润骨髓，引起血小板生成减少；血液系统恶性肿瘤常引起脾大，血小板破坏增加。

（3）肿瘤患者因缺乏叶酸、维生素B_{12}或锌等，导致出血风险增加。

（4）凝血功能障碍：肿瘤如合并弥散性血管内凝血（disseminated intravascular coagulation，DIC）消耗凝血因子；肝癌患者因肝脏合成凝血因子不足、维生素K吸收障碍和纤维蛋白原合成减少等。

（5）肿瘤破裂导致出血。

（二）肿瘤治疗相关血栓形成、栓塞及出血

肿瘤治疗导致血栓形成机制包括内源性抗凝物质水平降低、诱导组织因子促凝活性增强、血小板激活和内皮细胞损伤等。手术、化疗、抗血管新生靶向治疗、内分泌治疗、免疫治疗、输血和中心静脉置管等均可增加血栓风险。出血常见于肿瘤治疗相关性血小板减少症，发病机制包括以下几点。

（1）血小板生成减少：化疗药物可对血小板生成各个环节产生影响，包括减少巨核细胞产生、抑制巨核细胞生成和释放血小板的功能等，导致血小板减少。

（2）血小板破坏增加及分布异常：如药源性免疫性血小板减少症：化疗药物导致门脉高压和脾功能亢进，血小板在脾内滞留和破坏增加。

八、周围动脉疾病

（一）肿瘤相关周围动脉疾病

肿瘤引起周围动脉疾病（peripheral arterial disease，PAD）的机制包括以下几点。

（1）损伤血管内皮。

（2）损伤心脏瓣膜，并在瓣膜上形成血栓，脱落栓子引起外周动脉栓塞。

（3）深静脉栓子通过卵圆孔或房间隔缺损处，右向左分流进入左心系统，引起体循环栓塞。

（4）肿瘤压迫动脉。

（二）肿瘤治疗相关周围动脉疾病

使用尼洛替尼等BCR-ABL抑制剂治疗慢性髓系白血病患者PAD发生率可达30%。肿瘤治疗导致PAD的主要机制是血管内皮损伤。对中、大血管，放疗引起PAD的机制还包括滋养血管闭塞导致血管中层坏死和纤维化、外膜纤维化和动脉粥样硬化加速等。

九、心脏瓣膜病

（一）肿瘤相关心脏瓣膜病

（1）类癌能分泌5-羟色胺，引起心脏瓣膜纤维化，常表现为三尖瓣和肺动脉瓣关闭不全和/或狭窄。因5-羟色胺经肺循环后失活，较少累及左心瓣膜。

（2）多发性骨髓瘤合并心脏淀粉样变患者可出现心脏瓣膜受累，表现为瓣膜毛糙或增厚、瓣膜反流或狭窄。

（3）心脏肿瘤如心脏乳头状弹力纤维瘤可引起主动脉瓣和二尖瓣反流。

（二）肿瘤治疗相关心脏瓣膜病

化疗药物通常不直接影响心脏瓣膜。心脏瓣膜病是左胸或纵隔放疗（心脏位于辐射野内）较常见的晚期心脏并发症，发生率可达10%，主要表现为瓣膜纤维化和钙化，损伤常累及主动脉根部、二尖瓣环、二尖瓣基底部及中部等，损伤程度与照射剂量相关。放疗可导致成纤维细胞增殖和胶原合成增加；主动脉瓣间质细胞经放疗照射后可转变为成骨型，导致瓣膜钙化等。

十、肺动脉高压

（一）肿瘤相关肺动脉高压

机制包括如下。

（1）肺肿瘤血栓性微血管病：癌细胞形成的癌栓随血液转移至肺，导致肺小动脉栓塞，并诱导血管内皮细胞增生，造成肺肿瘤血栓性微血管病，常见于肝癌、肾癌、乳腺癌、胃癌、膀胱癌和绒毛膜癌。

（2）肺动脉栓塞：肿瘤合并深静脉血栓，栓子脱落阻塞肺动脉；肿瘤压迫或阻塞肺动脉主干。

（二）肿瘤治疗相关肺动脉高压

肺动脉高压是某些抗肿瘤药物治疗后少见但严重的并发症。约11%应用达沙替尼治疗的患者出现肺动脉高压，在终止治疗后会改善，但不能完全逆转。抗肿瘤药物导致肺动脉高压的机制见表45-6。

表45-6　抗肿瘤药物导致肺动脉高压的机制

分类	代表药物	机制
TKIs[a]	达沙替尼	平滑肌增生和内皮功能障碍等
单克隆抗体	贝伐珠单抗	抑制多巴胺、去甲肾上腺素和血清素再摄取等
单克隆抗体	恩美曲妥珠单抗	可能继发于毛细血管扩张和肺间质纤维化等
	利妥昔单抗	免疫机制等
烷化剂	环磷酰胺	肺静脉闭塞性疾病等
抗微管药物	紫杉醇	肺静脉闭塞性疾病等
免疫调节剂	沙利度胺	机制不清
蒽环类药物	多柔比星 阿柔比星 表柔比星	左室功能障碍等
PI[b]	卡非佐米	内皮NO合酶和NO水平下降等
抗肿瘤抗生素	博来霉素	肺间质纤维化等
	丝裂霉素	肺静脉闭塞性疾病、肺间质纤维化等

a.酪氨酸激酶抑制剂（tyrosine kinase inhibitors，TKIs）。
b.蛋白酶体抑制剂 （proteasome inhibitor，PI）。

十一、心包疾病

（一）肿瘤相关心包疾病

肿瘤侵犯心包可表现为心包炎、心包肿物、心包积液或心脏压塞，常见于肺癌、乳腺癌、食管癌、黑色素瘤、淋巴瘤和白血病等。心包原发性肿瘤如畸胎瘤、间皮瘤、副神经节瘤和肉瘤等少见。心包炎可由癌细胞直接浸润或血行播散至心包、心包内出血等引起，可表现为急性心包炎和缩窄性心包炎。心包积液原因包括感染性或自身免疫性心包炎，或肿瘤影响纵隔淋巴液回流等。

（二）肿瘤治疗相关心包疾病

肿瘤治疗通过多种机制引起心包疾病。放疗是肿瘤治疗相关心包疾病最常见的原因之一。放疗致急性心包炎发病率为2%~5%，常发生在放疗后数天至数周内，与照射剂量相关，可在多年后演变为缩窄性心包炎。蒽环类、博来霉素、环磷酰胺、阿糖胞苷等化疗药物及达沙替尼等靶向药物也可引起心包炎和心包积液。ICIs治疗可导致心包炎、心包积液甚至心脏压塞。在ICIs引起的心包炎患者中，病理组织学显示存在淋巴细胞和巨噬细胞浸润。

第三章

肿瘤相关心血管损伤的临床表现、诊断及鉴别诊断

一、心功能不全

（一）临床表现

心功能不全可发生于肿瘤治疗早期，也可发生于肿瘤治疗结束后数年，因抗肿瘤治疗方案而异。主要表现为劳力性呼吸困难、端坐呼吸、咳嗽、咳痰、乏力和少尿等，可伴肺部湿啰音、颈静脉充盈或怒张及下肢水肿等体征。

（二）诊断及鉴别诊断

经胸超声心动图（transthoracic echocardiography，TTE）是评价心功能的最常用手段，推荐测量LVEF和心室整体纵向应变（global longitudinal strain，GLS）。LVEF能够反映左室收缩功能，但不如GLS敏感，GLS可在出现LVEF下降前更早检测到亚临床左室收缩功能障碍。心血管核磁共振成像（cardiovascular magnetic resonance，CMR）可发现心功能的轻微变化，且准确性及可重复性更好，还能发现早期心肌损伤的炎性改变和水肿以及晚期心肌纤维化，有助于鉴别导致心功能不全的病因。心脏生物标志物如肌钙蛋白（cTn）和利钠肽（BNP或NT-proBNP）具有较高阴性预测价值，利钠肽水平升高常提示心功能受损。

根据是否存在心衰症状，肿瘤治疗相关心功能不全（cancer therapy-related cardiac dysfunction，CTRCD）可分为无症状性CTRCD和症状性CTRCD。根据严重程度，又可将无症状性CTRCD分为轻度、中度和重度。

（1）轻度：LVEF大于或等于50%，且伴GLS较基线水平下降大于或等于15%，或新出现的心脏标志物利钠肽和/或cTn升高。

（2）中度：①新出现的LVEF下降大于或等于10个百分点但仍大于40%；②LVEF下降小于10个百分点并在40%~49%范围内，且伴GLS较基线水平下降大于15%或新出现的心脏标志物利钠肽和/或cTn升高。

（3）重度：新出现的LVEF小于40%。

CTRCD需与以下疾病相鉴别：原发于心血管疾病的心衰，表现为呼吸困难的肺部疾病、心包疾病、肝硬化腹水、血源性呼吸困难等。

二、冠心病

（一）临床表现

1.慢性冠状动脉综合征

慢性冠状动脉综合征（chronic coronary syndrome，CCS）包括稳定型心绞痛、缺血性心肌病及隐匿性冠心病。稳定型心绞痛以阵发性心前区或胸骨后疼痛为主要特点，可放射至左肩及左上肢，活动或情绪激动时发作，常在相同诱因下反复发生，部分患者胸痛症状不典型。缺血性心肌病和隐匿性冠心病通常无特异性症状和体征。恶性肿瘤患者的心绞痛症状易被原发疾病和肿瘤治疗副反应掩盖，造成漏诊。

2.急性冠状动脉综合征

ACS是以冠状动脉粥样硬化斑块破裂或侵蚀，继发血栓形成导致冠状动脉管腔完全或不完全闭塞为病理基础的一组临床综合征，包括ST段抬高型心肌梗死（ST-elevation myocardial infarction，STEMI）、非ST段抬高型心肌梗死（non-STEMI，NSTEMI）和不稳定型心绞痛（unstable angina，UA），后两者统称为非ST段抬高型ACS（NSTE-ACS）。STEMI患者胸痛持续时间常超过20分钟，程度更重，休息或舌下含服硝酸甘油多不能缓解。NSTE-ACS可表现为静息或夜间发作心绞痛，稳定型心绞痛1个月内症状加重或心肌梗死后1个月内发作的心绞痛。NSTE-ACS患者体检常无特殊表现，伴心功能不全时，可出现第三心音或肺部啰音。恶性肿瘤患者由于肿瘤治疗所致神经毒性可引起痛觉感知力下降，造成恶性肿瘤患者胸痛症状不典型。此外，部分抗肿瘤药物（如表柔比星、紫杉醇、贝伐珠单抗及利妥昔单抗等）可诱发过敏相关的ACS。

（二）诊断及鉴别诊断

1. CCS

静息心电图和TTE应作为疑似CCS患者的基本检查，但静息心电图正常不能排除心肌缺血。TTE有助于排除其他结构性心脏病。心肌缺血的负荷试验包括负荷心电图和负荷影像学检查（如核素心肌负荷试验、超声心动图负荷试验）。冠状动脉狭窄程度的评估可采用冠状动脉CT血管造影（computer tomography angiography，CTA）或冠状动脉造影。

对疑似CCS患者，首先通过病史初步排除ACS，再根据患者年龄、性别和胸痛特点采用验前概率法（pretest probability，PTP）推断患者罹患CCS的可能性（表45-7）。PTP小于15%（低概率）者基本可排除CCS；PTP为15%~65%（中低概率）者建议行负荷心电图试验或无创影像学检查；PTP为65%~85%（中高概率）者建议行无创影像学检查以确诊CCS；PTP大于85%（高概率）者可确诊CCS。CCS需与ACS、带状疱疹、消化系统疾病、肋间神经痛、心脏神经症及其他引起心绞痛的心血管疾病进行鉴别。

表45-7 稳定性胸痛症状患者的临床试验前概率（PTP，%）

年龄（岁）	典型心绞痛症状		非典型心绞痛症状		非心绞痛性质的胸痛症状	
	男性	女性	男性	女性	男性	女性
30~39	59	28	29	10	18	5
40~49	69	37	38	14	25	8
50~59	77	47	49	20	34	12
60~69	84	58	59	28	44	17
70~79	89	68	69	37	54	24
>80	93	76	78	47	65	32

注：典型心绞痛症状是指胸痛同时符合以下3项特征：胸骨后阵发性、压榨性疼痛，也可为烧灼感，持续时间数分钟至十余分钟；劳累或情绪应激可诱发；休息和/或硝酸酯类药物治疗后数分钟内可缓解。符合上述特征中两项者为非典型心绞痛，仅符合上述特征中1项或均不符合为非心绞痛性质的胸痛。

PTP区域灰度由浅至深分别对应低概率（PTP小于15%）、中低概率（15%~65%）、中高概率（65%~85%）和高概率（PTP大于85%）。

2.ACS

心电图及心肌坏死标志物对ACS诊断、鉴别诊断及危险分层具有重要意义，需动态观察。TTE可排除引起胸痛的其他结构性心脏疾病。冠状动脉CTA和冠状动脉造影对确定“罪犯”血管和病变、判断病情及指导治疗有重要价值。

根据心肌坏死标志物是否升高，ACS分为急性心肌梗死（acute myocardial infarction，AMI）及UA；根据心电图ST段是否抬高，AMI分为STEMI及NSTEMI。AMI诊断标准为cTn水平升高，同时至少合并以下情况之一：①典型心肌缺血症状；②新发缺血性心电图改变；③心电图新出现的病理性Q波；④影像学提示与缺血一致的新出现的存活心肌丧失或节段性室壁运动异常；⑤冠状动脉造影证实冠状动脉存在严重狭窄或完全闭塞。UA诊断基于上述临床表现，但cTn不升高。ACS需与ICIs相关心肌炎、主动脉夹层、急性肺栓塞等进行鉴别，如为肿瘤药物治疗期间出现的ACS伴过敏相关症状、体征和实验室检查异常，特别是血栓中发现嗜酸细胞和肥大细胞，则为过敏相关的ACS。

三、免疫检查点抑制剂相关心肌炎

（一）临床表现

ICIs相关心肌炎发生率为0.04%~1.14%，其中80%发生在治疗后12周内，部分患者仅接受1~2次ICIs治疗就出现严重心肌炎，致死率高达50%。ICIs相关心肌炎临床表现变化多样，早期常无特异临床症状，可表现为乏力、心悸、气短、肌痛、胸痛等，合并肌无力可出现复视、上睑下垂和斜视等，严重时可出现呼吸困难、下肢浮肿及晕厥，甚至导致心源性休克及猝死。

（二）诊断及鉴别诊断

ICIs相关心肌炎的症状、体征、心电图和实验室检验及影像学检查均缺乏特异性，心内膜活检是诊断心肌炎的“金标准”。根据Dallas病理组织学诊断标准，ICIs相关心肌炎主要病理学表现为心肌细胞损伤或坏死及心肌间大量炎性细胞浸润，可为局部斑片状或整体心脏的炎性细胞浸润。基于临床资料可将ICIs相关心肌炎分为“明确的心肌炎”“可能性较大的心肌炎” 和“有可能的心肌炎”（表45-8）。仅有心肌坏死标志物升高（排除其他疾病所致），伴或不伴利钠肽升高，而无临床症状、心电图、TTE或CMR改变的称为亚临床心肌损伤。

表45-8　ICIs相关心肌炎诊断标准

诊断	诊断标准
明确的心肌炎	符合以下任何一条： 1)心肌炎的病理组织学诊断(如心内膜心肌活检或尸检)； 2)CMR表现符合心肌炎诊断标准[b]+心肌炎临床综合征[a]+以下任何一项：①心肌坏死标志物升高；②心肌心包炎心电图证据； 3)TTE新出现不能用其他原因(如ACS、应激性心肌病、脓毒症)解释的室壁运动异常+心肌炎临床综合征[a]+心肌坏死标志物升高+心肌心包炎心电图证据+血管造影或其他检查排除阻塞性冠状动脉疾病
可能性较大的心肌炎	符合以下任何一种情况且不能用其他原因(如ACS、应激性心肌病、外伤)解释： 1)CMR表现符合心肌炎诊断标准[b]但无以下任何一项：①心肌炎临床综合征[a]；②心肌坏死标志物升高；③心肌心包炎心电图证据； 2)CMR非特异性表现提示心肌炎[b]+以下任意一项：①心肌炎临床综合征[a]；②心肌坏死标志物升高；③心肌心包炎心电图证据； 3)TTE新出现室壁运动异常+心肌炎临床综合征[a]+以下任何一项：①心肌坏死标志物升高；②心肌心包炎心电图证据； 4)符合有可能的心肌炎诊断标准+^{18}氟脱氧葡萄糖正电子发射断层显像(^{18}F-FDG PET)发现不完整的心脏氟脱氧葡萄糖摄取，且不能用其他疾病解释

诊断	诊断标准
有可能的心肌炎	符合以下任何一种情况且不能用其他原因(如ACS、应激性心肌病、创伤)来解释： 1)CMR非特异性表现提示心肌炎[b],但不伴以下任何一项：①心肌炎临床综合征[a];②心肌坏死标志物升高;③心肌心包炎心电图证据; 2)TTE新出现室壁运动异常+以下任何一项：①心肌炎临床综合征[a];②心肌心包炎心电图证据; 3)新出现的心肌坏死标志物升高(超过基线)+以下任何一项：①心肌炎临床综合征[a];②心肌心包炎心电图证据

[a] 心肌炎临床综合征：包括心悸、胸痛等症状，以及急性或慢性心衰、心包炎、心包积液的临床表现。

[b] CMR心肌炎诊断采用改良的Louis Lake标准。

ICIs相关心肌炎分为3型。轻症型心肌炎：临床情况介于亚临床损伤与重症型心肌炎之间，cTn与利钠肽轻度升高。重症型心肌炎：出现包括二度房室阻滞、束支阻滞、室壁运动异常、LVEF小于50%或心功能Ⅱ~Ⅲ级，cTn与利钠肽明显升高。危重型心肌炎：出现包括血流动力学不稳定、心功能Ⅳ级、完全性房室阻滞、室性心动过速或心室颤动、多器官功能衰竭，cTn与利钠肽显著升高。

ICIs相关心肌炎分为4级。1级：日常活动无症状或仅有轻微症状。2级：日常活动或劳累时出现症状。3级：轻微活动或静息状态下即出现明显症状，或出现需要干预治疗的其他情况。4级：危及生命，需要紧急治疗（如连续静脉输液治疗或机械循环支持）。

ICIs相关心肌炎需与ACS、肺栓塞和其他原因所致心律失常、心衰、心脏生物标志物升高及其他原因所致心肌炎进行鉴别。

四、心律失常

（一）临床表现

1.心房颤动

房颤通常表现为心悸、乏力、胸闷及运动耐量下降等，临床症状与房颤发作时心室率、房颤持续时间及心功能等有关。房颤时心脏听诊第一心音强弱不等、节律不齐，可伴脉搏短绌。

2.室性心律失常及QT间期延长

肿瘤患者出现室早可无明显症状，也可有心悸、胸闷和心跳停搏感。发生室速时多出现心悸和头晕症状，症状轻重与室速频率、持续时间及基础心脏疾病有关。QT间期显著延长可诱发尖端扭转型室速，可造成意识丧失、抽搐，抢救不及时可导致死亡。

3.缓慢性心律失常

缓慢性心律失常患者常伴疲倦、乏力、心悸、头晕及黑矇等症状，可出现运动耐量下降、晕厥甚至猝死。单纯右束支阻滞常无症状，左束支阻滞由于心室收缩不同步或并发潜在心脏疾病可出现心衰表现。

（二）诊断及鉴别诊断

1.心房颤动

心电图诊断标准包括：各导联P波消失，代之以大小不等、形态不同的f波；RR间期绝对不规则；QRS波群通常不增宽，如宽大畸形提示伴束支阻滞、室内差异性传导或预激综合征合并房颤。

2.室性心律失常及QT间期延长

对于疑似室性心律失常者，首先通过心电图或动态心电图检查以明确诊断，需与室上性心律失常伴束支阻滞或室内差异性传导鉴别。对不能确诊为室速的患者，可考虑侵入性心内电生理检查以明确心动过速发生机制。

QT间期测量值受多种因素尤其是心率影响，常需通过各种公式对QT间期测量值进行校正，即校正的QT间期（corrected QT interval，QTc）。推荐使用Fridericia校正公式来评估QT间期，即QTc^F，公式为$QTc^F= QT/\sqrt[3]{RR}$。一般人群QTc正常值为男性小于450 ms，女性小于460 ms。当QTc大于等于500 ms时，尖端扭转型室速发生风险显著增加。

3.缓慢性心律失常

心电图可识别心率、节律和传导异常。动态心电图及植入式心电记录仪有助于诊断间歇性发作的缓慢性心律失常。

五、高血压

（一）临床表现

1.肿瘤相关高血压

肿瘤引起高血压临床表现多样，常与肿瘤分泌激素有关，如醛固酮水平升高导致夜尿频多；皮质醇水平升高导致满月脸、水牛背、多种代谢紊乱及骨质疏松等；儿茶酚胺水平升高导致头痛、心悸、多汗和面色苍白等交感神经亢奋表现；5-羟色胺为主的活性物质增加导致阵发性皮肤潮红、发绀、呼吸困难、腹痛、腹泻及哮喘等。

2.肿瘤治疗相关高血压

肿瘤治疗引起高血压通常无症状，或缺乏特异性症状，易被恶性肿瘤临床症状及其治疗不良反应掩盖。高血压因抗肿瘤药物不同而发生时间不同，例如：VEGF/VEGFR抑制剂、BRAF抑制剂、MEK抑制剂、BTK抑制剂和抗雄性激素药物等，常在短期内诱发血压升高；铂类和抗微管蛋白药物长期使用后可引发血压升高；放疗对血管损伤可能继发高血压，且多发生在肿瘤治疗结束后。

（二）诊断及鉴别诊断

1.肿瘤相关高血压

原发性醛固酮增多症（原醛症）依靠血醛固酮/肾素比值筛查，联合卡托普利抑制试验和/或生理盐水试验可确诊，肾上腺彩超、CT和磁共振成像有助定位诊断，双侧肾上腺静脉分段采血是诊断原醛症优势分侧的“金标准”。库欣综合征诊断推荐行血皮质醇及昼夜节律检测，发现血皮质醇升高和昼夜节律紊乱时，小剂量地塞米松试验可确诊，进一步大剂量地塞米松试验、促肾上腺皮质激素水平测定和影像学检查有助于明确病因与定位。嗜铬细胞瘤诊断推荐首选血和尿甲氧基肾上腺素及甲氧基去甲肾上腺素检测，肾上腺超声、CT和磁共振成像有助于定位诊断，放射性间碘苄胍显像、生长抑素受体核素显像有助于定性定位诊断。类癌综合征诊断推荐测定24小时尿或血浆5-羟吲哚乙酸，具有高特异性和敏感性，定位分期通过CT、磁共振成像、放射性标记的生长抑素类似物及^{68}Ga-DOTATOC高分辨率PET-CT诊断成像获得。

2.肿瘤治疗相关高血压

正在接受肿瘤治疗或有明确抗肿瘤治疗史的患者，否认既往高血压病史且诊室血压非同日两次以上均大于或等于140/90 mmHg，应考虑为肿瘤治疗相关高血压，需排除疼痛、焦虑及抑郁等应激所致血压升高及“白大衣高血压”。建议行动态血压监测，24小时平均血压大于或等于130/80 mmHg，白天平均血压大于或等于135/85 mmHg，夜间平均血压大于或等于120/70 mmHg，有助于排除“白大衣高血压”。家庭血压监测也是重要的诊断手段，诊断标准为大于或等于135/85 mmHg。肿瘤治疗导致高血压本质上属于继发性高血压，需排除肿瘤合并原发性高血压、肿瘤本身引起高血压、其他原因引起的继发性高血压。

六、血脂异常

（一）临床表现

肿瘤治疗相关血脂异常包括高胆固醇血症、高甘油三酯血症、混合型高脂血症及低高密度脂蛋白血症等，常发生于治疗早期，也可发生在治疗后的2~3年，因抗肿瘤药物不同而异。可能出现的临床表现包括眼睑黄斑瘤、角膜环和肌腱黄瘤等。

（二）诊断及鉴别诊断

常用血脂检测项目包括总胆固醇、甘油三酯、低密度脂蛋白胆固醇（low-density lipoprotein cholesterol，LDL-C）及高密度脂蛋白胆固醇（high-density lipoprotein cholesterol，HDL-C）等。如果患者存在畏寒、乏力、反应迟钝、皮温低、颜面水肿等症状，应同时检测甲状腺功能，以鉴别诊断甲状腺功能减退。

肿瘤治疗相关血脂异常目前尚缺乏统一诊断标准，诊断界值可参考《中国血脂管理指南（2023年）》标准，通常认为肿瘤患者在接受肿瘤治疗后，血脂较基线出现明显波动时，在除其他原因引起的血脂异常后，可考虑为肿瘤治疗相关血脂异常。肿瘤治疗相关血脂异常主要需与甲状腺功能减退、慢性肾功能不全、肾病综合征、梗阻性肝病等疾病相鉴别。

七、血栓形成、栓塞及出血

（一）临床表现

1. 静脉血栓栓塞

包括深静脉血栓形成和肺栓塞。深静脉血栓形成常见于下肢深静脉，主要临床表现为单侧肢体肿胀、疼痛及沉重感等。急性肺栓塞临床表现多样，缺乏特异性，主要取决于栓子大小、数量、栓塞部位及患者是否存在基础心肺疾病等因素。呼吸困难、胸痛、晕厥及咯血是肺栓塞典型症状。胸痛多因远端肺栓塞引起胸膜刺激所致。呼吸困难在中心型肺栓塞中常见且严重，而在小的外周型肺栓塞通常轻微而短暂。既往存在心衰及或肺部疾病患者，呼吸困难加重可能是肺栓塞唯一症状。咯血提示肺梗死，多在24小时内发生，呈鲜红色，数日后可变为暗红色。晕厥不常见，但有时是急性肺栓塞唯一或首发症状。

2. 动脉血栓栓塞

不同部位动脉血栓栓塞可出现不同临床症状，栓塞发生在冠状动脉或脑动脉分支，常可危及生命。AMI临床表现参考本章第二节。脑血管栓塞多表现为偏瘫、失语及意识障碍。外周动脉栓塞可出现肢体苍白、疼痛及缺血性坏死等。

3. 心腔内血栓

心腔内血栓可无特异性临床表现，如血栓体积较大，可引起心腔充盈受限和心脏舒缩功能障碍，出现头晕、乏力、气促等症状。血栓一旦脱落，可造成栓塞，甚至直接堵塞左右心室流出道，引发猝死。

4. 出血

出血可表现为黑便、血尿、呕血、咯血、鼻衄、阴道流血和腹腔出血等。毛细血管损伤出血可引起瘀点或瘀斑。当出血量大于等于1000 ml且速度较快时，可引起头晕、心悸、出汗、脉搏细速、血压下降，进而出现皮肤湿冷和花斑、精神萎靡或烦躁，严重时发生休克，甚至危及生命。

（二）诊断及鉴别诊断

1.静脉血栓栓塞

详细采集病史和体格检查，包括肢体是否存在不对称性肿胀、疼痛及沉重感等；是否有不明原因的呼吸急促、胸痛、心动过速和晕厥；是否存在外周静脉置管，如PICC置管或输液港。推荐采用改良临床VTE诊断评估量表（简化Wells评分量表）对疑诊患者进行初步筛查。按照深静脉血栓形成诊断的临床特征评分，将患有深静脉血栓形成的临床可能性分为高、中、低。Wells评分为低度可能时，检测血D-二聚体，阴性排除血栓，阳性者进一步行超声检查。对中和高度可能的患者，应行静脉加压超声或其他影像学检查进一步明确诊断。

疑诊肺栓塞且血流动力学不稳定的患者首选床旁TTE检查，如发现右心功能障碍和肺动脉收缩压增高，在病情允许且CT设备可用时应立即进行肺动脉CTA检查以明确诊断。疑诊肺栓塞且血流动力学稳定的患者可根据肺栓塞临床可能性评估（预测可能性评分或临床经验判断），对于中、低概率或不太可能发生肺栓塞患者首选D-二聚体检测，阳性者再进一步完成肺动脉CTA；高概率或很可能发生肺栓塞患者首选肺动脉CTA检查以快速确诊。

2.动脉血栓栓塞

高血压、糖尿病、房颤、风湿性心脏病等心血管基础疾病是动脉血栓栓塞的危险因素，对诊断有重要提示意义。患者突然出现肢体偏瘫、偏盲、偏身感觉障碍、胸闷、胸痛、呼吸困难等临床表现，应高度怀疑可能存在动脉血栓栓塞，结合相应动脉影像学检查以明确诊断。

3.心腔内血栓

TTE可识别心腔内血栓，可见大小不一、形态不规则的团块。早期多呈低回声，随时间延长，血栓可呈等回声或高回声，血栓内可伴有钙化。血栓团块基底部通常较宽、无蒂，大多不活动或活动较小。CMR比TTE检测心腔内血栓特异性和敏感性高，是诊断心腔内血栓的“金标准”。

心腔内血栓需与心脏原发性及转移性肿瘤鉴别。黏液瘤是心脏最常见良性肿瘤，左心房内最多见，TTE多表现为心腔内回声均匀的圆形或椭圆形团块，多数有蒂连于卵圆窝处，活动度较大；心脏转移瘤TTE多表现为形态、边界不规则肿块，基底宽，与心房、心室壁连接紧密，活动度差，可伴心包积液。诊断困难时可采用超声增强剂协助鉴别诊断。

4.出血

病史和临床表现可提示出血原因。止血功能检查包括血小板计数及功能检测等；凝血系列检查包括活化部分凝血活酶时间、凝血酶原时间、凝血酶时间等。CT适于实质性脏器病变出血的诊断，消化道内镜可确诊消化道出血，妇科超声检查可更准确地诊断女性生殖系统肿瘤。

八、周围动脉疾病

（一）临床表现

大部分PAD患者早期仅表现为下肢轻度麻木不适，随病情进展可出现间歇性跛行及静息痛，甚至发生坏疽。一些抗肿瘤药物，如博来霉素、环磷酰胺、铂类药物、长春新碱和氟尿嘧啶类药物等，可诱发雷诺现象。副瘤性肢端血管综合征是抗代谢类化疗药物的罕见并发症，发病率为2/10万，表现为突然发作和快速进展的肢端缺血，约80%迅速发展为坏疽。

（二）诊断及鉴别诊断

踝肱指数（ankle brachial index，ABI）是临床上最简单、常用检查方法，正常值0.9~1.3，小于0.9为异常，严重肢体缺血时可小于0.5。CT血管造影与侵入性动脉造影具有确诊价值。依据典型间歇性跛行、静息痛等症状或体征，结合危险因素及相关辅助检查可诊断。鉴别诊断应与多发性大动脉炎、血栓闭塞性脉管炎及血管炎等非粥样硬化性动脉闭塞性疾病相鉴别。

九、心脏瓣膜病

（一）临床表现

肿瘤治疗相关心脏瓣膜病（valvular heart disease，VHD）常由放疗引起，可发生于放射治疗结束后数十年，主要累及主动脉瓣和二尖瓣，可导致瓣膜反流和/或狭窄。VHD发生风险与心脏放射总剂量（特别是大于30 Gy）及联合蒽环类药物化疗等因素密切相关。

轻度VHD患者通常无症状，严重主动脉瓣狭窄可出现呼吸困难、心绞痛甚至晕厥。心脏杂音是心脏瓣膜病的常见体征，主动脉瓣反流可在胸骨左缘第3、4肋间闻及舒张期叹气样杂音，主动脉瓣狭窄可于胸骨右缘1~2肋间闻及粗糙而响亮的收缩期喷射样杂音，二尖瓣反流在心尖可闻及收缩期粗糙的吹风样杂音，三尖瓣反流可于胸骨下端左缘闻及收缩期杂音。肿瘤患者出现新发或恶化VHD可能与并发ACS、心内膜炎、心脏肿瘤和机械瓣膜血栓等有关。

（二）诊断及鉴别诊断

TTE是首选检查，可显示心脏瓣膜形态、结构及受累范围，并能定量评估瓣膜狭窄及反流程度。经食管超声心动图（transesophageal echocardiography，TEE）作为TTE的重要补充，可提供更详细的影像学证据。二尖瓣前叶与主动脉根部钙化是放疗所致的VHD特征性改变。CT成像通常用于瓣膜钙化评估、介入手术方案制定及器械选择。肿瘤治疗相关VHD需与退行性及风湿性VHD鉴别。

十、肺动脉高压

（一）临床表现

肺动脉高压症状缺乏特异性，主要表现为活动后气促、疲乏、头晕、胸闷、胸痛、心悸和黑矇等。合并严重右心功能不全时可出现下肢浮肿、腹胀、纳差等。晚期静息状态下亦可出现上述症状。部分患者可因肺动脉扩张引起机械压迫症状，如压迫左喉返神经出现声音嘶哑、压迫气道引起干咳等。

（二）诊断及鉴别诊断

肺动脉高压定义为海平面、静息状态下，经右心导管检查测定的肺动脉平均压大于20 mmHg。因肺动脉高压早期症状无特异性，常被恶性肿瘤本身症状掩盖，易致漏诊或误诊。存在肺动脉高压基础病因及接受可能导致肺动脉高压肿瘤治疗的患者，应密切随访是否出现肺动脉高压相关症状。TTE是疑诊肺动脉高压患者首选的无创诊断筛查方法。如三尖瓣反流峰值流速小于或等于2.8 m/s且无其他肺动脉高压征象，肺动脉高压可能性较低。右心导管检查是诊断和评估肺动脉高压的标准方法。其他检查还包括心电图、胸部X线、肺动脉CTA（排查慢性肺血栓栓塞）、肺功能测定及放射性核素肺通气/灌注显像等。

肿瘤患者肺动脉高压诊断可参考肺动脉高压指南推荐的流程图。肿瘤治疗患者如怀疑肺动脉高压，需与特发性肺动脉高压及肺动脉型多发性大动脉炎相鉴别，以呼吸困难为主要表现时还应与心衰相鉴别。

十一、心包疾病

（一）临床表现

1.心包炎

心包炎有时是隐匿性肿瘤的首发表现，可伴胸痛、发热等症状，胸痛通常吸气加重而坐位减轻。急性心包炎典型体征为心包摩擦音，前倾坐位时在胸骨左缘第3~4肋间最易听到。

缩窄性心包炎常由放疗诱导纤维化所致，主要症状和体征包括呼吸困难、奇脉（吸气时收缩压下降大于10 mmHg）、Kussmaul征（吸气时颈静脉明显扩张）、心包叩击音、肝肿大、腹水、胸腔积液及下肢水肿等。

2.心包积液

心包积液临床表现取决于积液量和增长速度，常表现为运动耐力下降和呼吸困难。心包积液迅速积聚，可致心脏压塞伴急性血流动力学障碍，表现为呼吸困难、面色苍白、大汗淋漓、心动过速、低血压和颈静脉怒张等。

分化综合征是维甲酸或亚砷酸治疗急性早幼粒细胞白血病患者出现的一种致命性并发症，通常在开始治疗两周内达到高峰，主要表现为发热、水肿、呼吸窘迫、胸腔积液、心包积液、低血压、急性肾衰竭甚至死亡。

（二）诊断及鉴别诊断

1.心包炎

肿瘤患者心包炎诊断与非肿瘤患者的诊断原则相同，但症状可能不典型。心电图表现多为广泛ST段弓背向下抬高、PR段压低和窦性心动过速。TTE有助于监测心包积液变化和对药物治疗的反应。CMR可提供形态学及血流动力学信息，尤其在怀疑心肌受累时建议使用。CT在检测心包钙化和心包积液方面比胸部X线检查更敏感。血清炎症标志物（如C反应蛋白和血沉）和心肌损伤标志物也可用于心包炎病情评估和治疗监测。

肿瘤治疗引起的心包炎需与肿瘤进展（局部浸润、转移或纵隔淋巴回流受阻）和非肿瘤相关原因如感染等所致的心包炎相鉴别，特别是免疫功能低下的患者。此外，缩窄性心包炎需与限制性心肌病相鉴别。

2.心包积液

心包积液主要通过TTE确诊并进行监测评估。根据心包积液量可分为少量（仅分布于后壁、下壁，宽度小于10 mm）、中量（心脏四周均可见，宽度10~20 mm）和大量（心脏四周均可见，宽度大于20 mm，有心脏摆动征）。出现心包积液时，心电图可出现低电压和电交替等典型表现。心包积液量大于300 ml时，胸部X线片可显示心影向两侧扩大，呈普大或球形。诊断性心包穿刺并行心包液分析，如细胞学、肿瘤生物标志物、细菌培养及生化检测等，可明确心包积液性质及病因和进一步优化治疗方案。

肿瘤相关心包积液首先需与化脓性心包积液、结核性心包积液、全身炎症性疾病所致心包积液相鉴别，还需鉴别是恶性肿瘤还是抗肿瘤治疗所致。恶性心包积液常在首次发现时已经是中至大量，结合心包液细胞分析发现恶性肿瘤细胞阳性有助诊断。在肿瘤治疗导致心包积液中，应重视与分化综合征鉴别。

第四章

肿瘤治疗相关心血管损伤风险评估、监测及预防

一、肿瘤治疗相关心血管损伤风险的基线评估和监测原则

肿瘤治疗前进行基线心血管损伤风险评估是预防肿瘤治疗相关心血管毒性（cancer therapy-related-cardiovascular toxicity，CTR-CVT）的必要措施。识别高危患者，合理主动监测，优化肿瘤治疗方案，适时启动心脏保护治疗，能够避免不必要的肿瘤治疗中断，实现肿瘤和心血管损伤整合管理的最佳结局。为更好体现指南的实践指导意义，本指南将风险评估、监测、预防和整合管理相关推荐意见从强至弱分为“推荐”“建议”和“考虑”三个级别。

推荐所有患者接受心血管危险因素（高血压、糖尿病、吸烟、血脂异常、肥胖等）的筛查与评估。推荐采用多学科协作整合医学（multiple discipline team to holistic integrative management，MDT to HIM）模式评估心血管疾病患者实施肿瘤治疗的可行性并进行优化管理。CTR-CVT风险随抗肿瘤治疗方法调整呈动态变化。推荐根据患者年龄、性别、伴随心血管危险因素、基础心血管疾病、既往肿瘤治疗史、相关检查结果及拟采用的肿瘤治疗方案，对肿瘤患者进行基线CTR-CVT风险评估，区分为高危和非高危两类，并根据其危险分层制定个体化的主动监测方案。

二、肿瘤治疗相关心血管损伤预防的基本原则

一级预防旨在避免或最大限度地降低无心血管疾病患者出现CTR-CVT。推荐所有肿瘤患者戒烟酒、健康饮食并适当运动，根据相关指南控制血压、血糖、血脂和体重等危险因素。肿瘤患者的治疗常需多种药物联用，应注意药物间的相互作用并监测药物副作用，尽量避免同时使用影响抗肿瘤药物代谢的其他药物。预防和纠正内环境紊乱，减少心律失常的发生。

二级预防是对合并心血管疾病或曾发生CTR-CVT患者进行干预，避免心血管疾病恶化及肿瘤治疗中断，使患者完成有效抗肿瘤治疗。推荐对合并心血管疾病或CTR-CVT患者采取以下措施：①在肿瘤治疗前（尽量不拖延肿瘤治疗）、治疗期间和治疗结束后根据相关指南对心血管疾病进行规范管理，并按本指南进行合理主动监测；②预防性应用降低心血管损伤风险的药物；③选择合理的抗肿瘤治疗方案。

急性心血管疾病应暂缓肿瘤治疗，待病情稳定后组织MDT to HIM讨论下一步治疗方案。除急性心血管疾病外，不应将心血管疾病视为肿瘤治疗的禁忌证或随意更改一线抗肿瘤治疗方案。

三、肿瘤非手术治疗相关心血管损伤风险评估、监测和预防

（一）化学治疗

1. 蒽环类药物

蒽环类药物CTR-CVT通常呈剂量依赖性，但无绝对安全剂量，单次用药也可引起，主要表现为CTRCD。但发生时间、严重程度及进展过程在不同个体间差异很大，受年龄、性别、遗传因素、药物累积剂量、联合抗肿瘤治疗和心血管危险因素及基础心血管疾病等多种因素影响。早期发现和干预可减轻或逆转蒽环类药物CTRCD，如发展至临床心衰阶段多已不可逆。

具有大于或等于1项主要危险因素或同时存在多种次要危险因素合计评分大于或等于5分为蒽环类药物CTR-CVT高危人群（表45-9）。

表45-9 蒽环类药物CTR-CVT危险因素

类型	危险因素
主要因素	•年龄≥80岁 •既往心肌梗死、心肌病、心衰或CTRCD史 •稳定型心绞痛 •严重的心脏瓣膜病 •既往蒽环类药物化疗史 •既往左胸或纵隔放疗史 •计划接受高剂量蒽环类药物化疗（多柔比星≥400 mg/m^2，或表柔比星≥600 mg/m^2） •计划接受蒽环类药物化疗联合左胸或纵隔放疗 •基线LVEF＜50%
次要因素	以下因素每项2分： •年龄65~79岁 •基线LVEF 50%~54%

类型	危险因素
	以下因素每项1分： •高血压 •糖尿病 •慢性肾脏病 •肥胖 •当前吸烟或长期大量吸烟史 •既往非蒽环类药物化疗史 •基线cTn水平升高 •基线利钠肽(BNP或NT-proBNP)水平升高

*高血压：诊室血压SBP大于140 mmHg和/或DBP大于90 mmHg和/或正在接受降压治疗；糖尿病：糖化血红蛋白A1c（glycated hemoglobin A1c，HbA1c）大于或等于6.5%和/或正在接受降糖治疗；肥胖：身体质量指数（BMI）大于或等于28 kg/m²；慢性肾脏病：肾小球滤过率估计值eGFR小于60 ml/min/1.73 m²。

推荐所有接受蒽环类药物化疗的肿瘤患者进行基线心电图、TTE检查和cTn、利钠肽（BNP或NT-proBNP）水平检测。推荐使用双平面Simpson法测量LVEF。为及时发现早期CTRCD，推荐TTE检查时要尽可能同时测量GLS。

推荐CTR-CVT高危患者在蒽环类药物化疗每两个周期进行一次TTE检查，并在治疗结束后第3个月和第12个月复查；推荐CTR-CVT非高危患者在蒽环类药物化疗结束后第12个月复查TTE；治疗期间CTR-CVT非高危患者如多柔比星累积使用剂量大于或等于250 mg/m²（或其他蒽环类药物达等效剂量）时，也建议行TTE检查。

推荐CTR-CVT高危患者在蒽环类药物化疗每个周期前和化疗结束后第3个月和第12个月监测cTn和利钠肽。考虑CTR-CVT非高危患者在蒽环类药物治疗期间每两个周期监测一次cTn和利钠肽，并在治疗结束后第3个月再次监测。建议CTR-CVT非高危患者多柔比星累积使用剂量大于或等于250 mg/m²（或其他蒽环类药物达等效剂量）时，每两个周期监测一次cTn和利钠肽，并在治疗结束后第3个月再次监测。

蒽环类药物CTR-CVT高危患者预防CTRCD发生的措施包括以下几种。

（1）限制累积剂量、优化给药方式。

建议尽量限制终身累积剂量（多柔比星小于360 mg/m²，柔红霉素小于800 mg/m²；表柔比星小于720 mg/m²，伊达比星小于150 mg/m²，米托蒽醌小于160 mg/m²）。考虑采用持续给药方式（48~96 h）以降低血浆药物峰值浓度，从而降低CTRCD风险。

（2）选择脂质体剂型。

脂质体多柔比星较传统多柔比星显著降低心脏毒性风险且不影响抗肿瘤治疗效果。推荐CTR-CVT高危患者首次化疗即选择脂质体多柔比星。对于后续需要序贯抗HER2单克隆抗体治疗的患者，前置方案如选择脂质体多柔比星，较传统多柔比星方案可全程降低心脏毒性，并提高后续使用抗HER2单克隆抗体治疗的安全性。非脂质体蒽环类药物治疗过程中出现左心功能不全的患者，如确需继续使用蒽环类药物，推荐在接受基于指南指导的心衰药物治疗（guideline-directed medical therapy，GD-MT）的基础上改用脂质体剂型。

（3）心脏保护药物。

右雷佐生（dexrazoxane，DEX，曾用名“右丙亚胺”）能有效降低蒽环类药物心脏毒性。推荐所有成年肿瘤患者使用多柔比星累积剂量达300 mg/m^{2}或表柔比星达540 mg/m^{2}并需继续使用此类药物时开始应用DEX以降低CTRCD风险。首次蒽环类药物化疗前CTR-CVT风险评估为高危的患者，考虑在CTR-CVT高危患者蒽环类药物（非脂质体剂型）首次及此后每个周期化疗前给予DEX（剂量比例：DEX/多柔比星=10/1；例如每50 mg/m^{2}多柔比星给予500 mg/m^2 DEX）。不推荐在脂质体剂型蒽环类药物治疗前常规预防性给予DEX。

血管紧张素转化酶抑制剂（angiotensin-converting enzyme inhibitor，ACEI）/血管紧张素Ⅱ受体阻滞剂（angiotensinⅡ receptor blocker，ARB）和β受体阻滞剂：能够预防蒽环类药物和HER2靶向治疗引起的LVEF下降，但对预防心衰或其他临床结局作用不显著。建议给予CTR-CVT高危的成年患者ACEI/ARB、β受体阻滞剂作为一级预防。新近研究显示，血管紧张素受体脑啡肽酶抑制剂（angiotensin receptor neprilysin inhibitor，ARNI）沙库巴曲缬沙坦能够减轻多柔比星心脏毒性，改善心脏功能，也可考虑给予CTR-CVT高危患者ARNI作为一级预防。

他汀类药物可以降低蒽环类药物心脏毒性，对于蒽环类药物治疗前CTR-CVT高危的成年患者，可考虑给予他汀类药物作为一级预防。

一项小样本回顾性研究显示，钠-葡萄糖协同转运体-2（sodium-glucose cotransporter-2，SGLT-2）抑制剂对接受蒽环类治疗的恶性肿瘤合并糖尿病患者具有心脏保护作用。考虑给予合并糖尿病的CTR-CVT高危患者SGLT-2抑制剂作为一级预防。

（4）基线心功能不全拟接受蒽环类药物治疗患者的评估、监测及管理

推荐所有LVEF小于50%（无论是否存在心衰症状）和射血分数保留心衰（heart failure with preserved ejection fraction，HFpEF）患者接受心衰GDMT。推荐对治疗后LVEF恢复至大于或等于40%且无心衰症状体征的患者在心衰GDMT基础上选择脂质体剂型蒽环类药物，也可考虑对此类患者选择蒽环类药物（非脂质体）化疗每个周期前给予DEX预处理。推荐对治疗后LVEF仍小于40%或仍存在心衰症状体征的患者通过MDT to HIM讨论蒽环类药物化疗的风险/获益比和是否有可选的非蒽环类方案。对于蒽环类药物化疗获益大于风险的患者，推荐在心衰GDMT基础上选择脂质体剂型蒽环类药物，也可考虑每个周期蒽环类药物（非脂质体）化疗前给予DEX预处理。

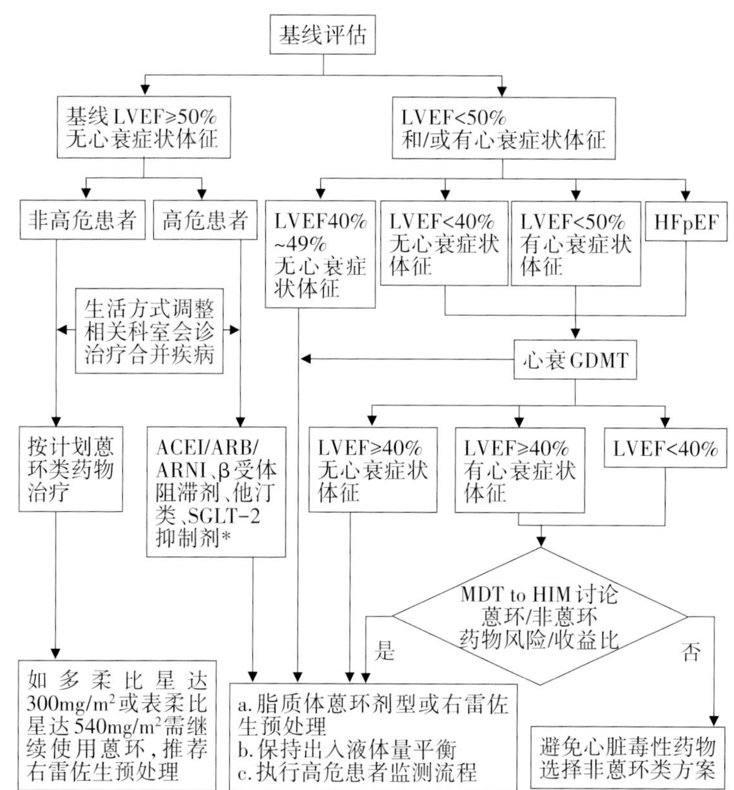

GDMT：指南指导的药物治疗。

*建议糖尿病患者选用SGLT-2抑制剂。

图45-1 拟接受蒽环类药物患者评估、监测及管理流程

2.氟尿嘧啶类药物

氟尿嘧啶类药物如5-氟尿嘧啶及卡培他滨可致心绞痛、心肌梗死、Takotsubo综合征、心肌炎和心律失常等。联合放疗、多药联合治疗、合并肾功能不全、存在心血管疾病危险因素、合并冠心病等心血管疾病都会增强氟尿嘧啶类的心脏毒性。氟尿嘧啶类相关心血管毒性常发生在第一个给药周期，尤其见于给药后72小时内，通常可逆。

推荐在启动氟尿嘧啶类药物治疗前进行基线心血管风险评估，包括血压、血脂、糖化血红蛋白A1c（glycated hemoglobin A1c，HbA1c）和心电图并基于China-PAR模型行10年动脉粥样硬化性心血管疾病（atherosclerotic cardiovascular disease，ASCVD）风险评估等。积极控制高脂血症、高血压、糖尿病和吸烟等危险因素。10年ASCVD风险大于或等于10%为氟尿嘧啶类药物CTR-CVT高危人群。对既往存在症状性心血管疾病患者，建议行基线TTE检查以确认是否存在左心功能不全或局部室壁运动异常的情况。心电图提示缺血性ST-T改变或基线cTn水平异常升高的患者，建议使用冠脉CTA或其他缺血评估技术评估冠脉病变。

未接受血运重建的严重冠心病患者如需接受氟尿嘧啶类药物治疗，建议使用雷替曲塞替代氟尿嘧啶。曾出现氟尿嘧啶类CTR-CVT的患者，不建议再次接受氟尿嘧

啶类药物治疗。对于必须应用氟尿嘧啶类药物患者，推荐由MDT to HIM讨论其风险/获益比并优化肿瘤治疗方案，如减少5-氟尿嘧啶剂量或换用卡培他滨。

（二）靶向治疗

1.抗HER2靶向药物

单克隆抗HER2靶向药物相关CTRCD发生风险可达15%~20%，常无症状，严重者可出现明显心衰表现，在停止单克隆抗HER2靶向药物治疗后心功能多数可恢复。曲妥珠单抗与帕妥珠单抗联合使用不额外增加CTRCD风险。小分子TKIs类抗HER2靶向药物致CTRCD风险相对较低。

具有大于或等于1项主要危险因素或同时存在多种次要危险因素合计评分大于或等于5分为抗HER2靶向药物CTR-CVT高危人群（表45-10）。

表45-10 抗HER2靶向药物CTR-CVT危险因素

类型	危险因素
主要因素	•年龄≥80岁 •既往心肌梗死、心肌病、心衰或CTRCD史 •稳定型心绞痛 •严重的心脏瓣膜病 •既往发生过曲妥珠单抗治疗相关心血管毒性反应 •基线LVEF＜50%
次要因素	以下因素每项2分： •年龄65~79岁 •既往心律失常(房颤、房扑、室速或室颤)病史 •既往蒽环类药物化疗史 •既往左胸或纵隔放疗史 •基线LVEF 50%~54% •基线cTn水平升高 •基线利钠肽(BNP或NT-proBNP)水平升高
	以下因素每项1分： •高血压 •糖尿病 •慢性肾脏病 •肥胖 •当前吸烟或长期大量吸烟史 •计划蒽环类药物化疗序贯曲妥珠单抗治疗

高血压：诊室血压SBP大于140 mmHg和/或DBP大于90 mmHg和/或正在接受降压治疗；糖尿病：HbA1c大于或等于6.5%和/或正在接受降糖治疗；慢性肾脏病：肾小球滤过率估计值eGFR小于60 ml/min/1.73 m^2；肥胖：身体质量指数（BMI）大于等于28 kg/m^2。

推荐所有患者在接受抗HER2靶向药物治疗前均行基线心动图、TTE、cTn和利钠肽（BNP或NT-proBNP）检测。

推荐接受单克隆抗体抗HER2靶向药物治疗患者，治疗期间每3个月进行一次TTE检查并在治疗结束后第12个月时复查。CTR-CVT非高危的HER2阳性早期乳腺癌患者如经过3个月抗HER2靶向药物治疗后未出现心衰症状且TTE评估心功能仍正常，可考虑将TTE监测频率减少至每4个月一次；CTR-CVT非高危的HER2阳性转移性乳腺癌患者治疗第一年每3个月进行一次TTE检查，如在第一年内未出现心衰症状且TTE评估心功能仍正常，后续治疗期间可考虑将TTE监测频率减少至每6个月一次。抗HER2靶向药物治疗过程中患者如出现心衰症状或心衰加重时应及时组织MDT to HIM会诊。

定期监测利钠肽和cTn可能有助于早期识别高风险患者和预测CTRCD。建议CTR-CVT高危的HER2阳性早期乳腺癌患者在治疗期间每2~3个周期内，并在治疗结束后第3个月和第12个月监测利钠肽和cTn；CTR-CVT非高危的HER2早期乳腺癌患者治疗期间可考虑每3个月进行一次利钠肽和cTn监测，并在治疗结束后第12个月复查。如监测发现利钠肽和cTn水平较前明显升高，建议复查TTE并进行心功能评估。

中断抗HER2靶向药物治疗会严重影响HER2阳性乳腺癌患者预后，应尽量避免有适应证患者因顾虑心血管毒性而延迟或停用抗HER2靶向药物治疗。抗HER2靶向药物（尤其是曲妥珠单抗）和蒽环类药物联用显著增加心衰发生风险，因此，当HER2阳性乳腺癌需蒽环类药物治疗时，推荐蒽环类药物序贯应用曲妥珠单抗，并延长蒽环类药物和曲妥珠单抗治疗的时间间隔，建议密切监测心脏功能，并在蒽环类药物化疗后、曲妥珠单抗治疗前进行利钠肽和cTn检测。

研究显示，ACEI/ARB、β受体阻滞剂和他汀类药物可预防曲妥珠单抗引起的CTR-CVT 。建议曲妥珠单抗治疗前给予CTR-CVT高危成年患者ACEI/ARB、β受体阻滞剂和他汀类药物作为一级预防。

基线LVEF小于50%的患者是抗HER2靶向药物治疗的CTR-CVT高危患者，应根据LVEF水平及症状进行管理。推荐LVEF小于50%（无论是否有心衰症状）和HF-pEF患者首先接受心衰GDMT。

SAFE-HEaRt研究纳入基线LVEF为40%~49%且无心衰症状的Ⅰ~Ⅳ期乳腺癌患者，分别接受曲妥珠单抗、帕妥珠单抗或TDM-1治疗，连续观察48周，发现90%的患者能够完成抗HER2靶向药物治疗计划。因此，建议基线LVEF 40%~49%的无心衰症状体征患者在心衰GDMT治疗基础上接受单克隆抗体抗HER2靶向药物治疗。

经治疗后LVEF大于或等于40%且无心衰症状体征患者，可考虑使用单克隆抗体抗HER2靶向药物治疗；经心衰GDMT后如LVEF仍小于40%或仍存在心衰症状，推荐MDT to HIM讨论风险/获益比后决策。

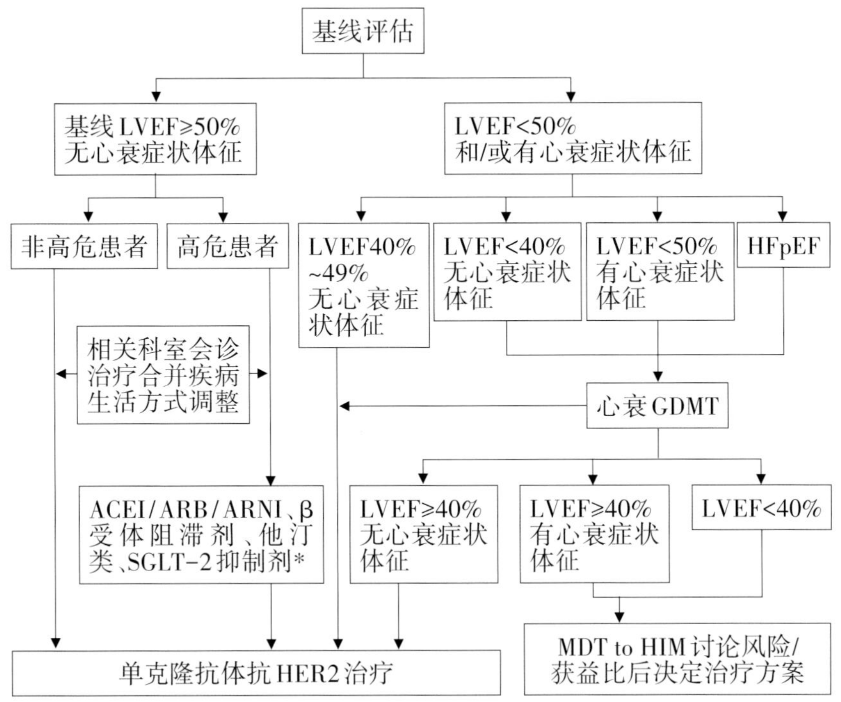

GDMT：指南指导的药物治疗。

HFpEF：射血分数保留心衰。

*建议糖尿病患者选用SGLT-2抑制剂。

图 45-2　拟接受抗 HER2 靶向药物治疗患者评估、监测及管理

2.VEGF/VEGFR 抑制剂

VEGF/VEGFR 抑制剂可致高血压、动脉血栓栓塞性疾病、心功能不全和QT间期延长等。高血压是VEGF/VEGFR 抑制剂治疗的类效应，可在治疗后数小时或数天内发生，呈剂量依赖性，停药后多可逆转。动脉血栓栓塞疾病与VEGF/VEGFR 抑制剂不存在剂量效应关系。VEGF/VEGFR 抑制剂导致的心功能不全通常是可逆的。

具有大于或等于1项主要危险因素或同时存在多种次要危险因素合计评分大于或等于5分为VEGF/VEGFR 抑制剂 CTR-CVT 高危人群（表45-11）。

表 45-11　VEGF/VEGFR 抑制剂 CTR-CVT 危险因素

类型	危险因素
主要因素	•年龄≥75岁 •高血压 •既往心肌病、心衰或CTRCD史 •既往动脉疾病（冠心病、TIA、脑卒中和外周血管病）史 •既往 VTE（深静脉血栓形成或肺栓塞）史 •既往蒽环类药物化疗史 •QTc ≥480 ms •基线 LVEF＜50%
次要因素	以下因素每项2分： •既往心律失常（房颤、房扑、室速或室颤）病史 •450≤QTc＜480 ms（男性）或460≤QTc＜480 ms（女性） •基线 LVEF 50%~54%

续表

类型	危险因素
	以下因素每项1分： •年龄65~74岁 •糖尿病 •高脂血症 •慢性肾脏病 •蛋白尿 •当前吸烟或长期大量吸烟史 •肥胖 •既往左胸或纵隔放疗史 •基线cTn水平升高 •基线利钠肽（BNP或NT-proBNP）水平升高

高血压：诊室血压SBP大于140 mmHg和/或DBP大于90 mmHg或正在接受降压治疗；糖尿病：HbA1c大于或等于6.5%和/或正在接受降糖治疗；慢性肾脏病：肾小球滤过率估计值eGFR小于60 ml/min/1.73 m²；肥胖：身体质量指数（BMI）大于等于28 kg/m²。

推荐所有患者进行心血管危险因素筛查并详细询问患者的心血管疾病、肿瘤及治疗史。对于高血压患者，除血压控制水平和治疗方案外，还应关注引起血压升高的继发原因。

推荐所有拟接受VEGF/VEGFR抑制剂治疗的肿瘤患者进行基线血压、心电图（包括QTc测量）、TTE和cTn及利钠肽（BNP或NT-proBNP）检查，以发现潜在的心血管疾病。在VEGF/VEGFR抑制剂治疗前，应使高血压患者的血压得到良好控制（通常小于140/90 mmHg，合并糖尿病、慢性肾脏病或脑卒中患者依据相关指南降压目标可更低）。存在左室功能受损患者在开始VEGF/VEGFR抑制剂治疗前应请心脏科医生会诊，给予心衰GDMT。

推荐所有接受VEGF/VEGFR抑制剂治疗的患者在第一个治疗周期及增加剂量后每周进行家庭血压监测，此后每2~3周监测一次。停止VEGF/VEGFR抑制剂治疗时，需预先考虑到血压下降，应相应减少和/或暂时中断降压治疗。接受VEGF/VEGFR抑制剂治疗的肿瘤患者应定期评估心衰的症状和体征，CTR-CVT高危患者在治疗第一年内每3个月复查一次TTE和利钠肽（BNP或NT-proBNP）水平，在第一年每3~6个月检查一次TTE和利钠肽（BNP或NT-proBNP）水平，此后每6~12个月复查一次。QT间期延长风险高的肿瘤患者，推荐在VEGF/VEGFR抑制剂治疗最初3个月每月进行一次QTc监测，如未见QT间期延长，其后可每3~6个月一次；在增加剂量、加用其他可延长QT间期药物或伴电解质紊乱时建议监测QT间期。

3.EGFR抑制剂

第三代EGFR-TKIs（如奥希替尼）与房颤、QT间期延长、VTE和心功能不全发生风险增加有关。此类药物引起的心功能不全常表现为无症状性LVEF降低，存在心血管危险因素时心功能不全发生率显著增加。

推荐对应用EGFR-TKIs患者行基线心血管风险评估，包括体格检查、血压、心电图、血脂和HbA1c等。建议存在心血管危险因素的患者在使用EGFR-TKIs治疗前进行基线TTE检查，并在治疗期间每3个月进行一次TTE评估。在治疗期间出现心脏症状或体征的患者也应进行包括TTE在内的心脏监测。除出现症状性CTRCD外，很少需要对EGFR-TKIs进行剂量调整或停药；EGFR-TKIs治疗过程中出现症状性CTRCD时可改用第一代EGFR-TKIs。治疗全程应密切监测血清镁离子水平，及时发现低镁血症并干预，以减少QT间期延长风险。

4.BRAF抑制剂和MEK抑制剂

BRAF抑制剂和MEK抑制剂可导致高血压、心功能不全、房性心律失常和QT间期延长等，两者联用时CTR-CVT风险更高。荟萃分析结果显示，BRAF抑制剂和MEK抑制剂联合使用时高血压、LVEF下降和肺栓塞发生率分别为19.5%、8.1%和2.2%，是BRAF抑制剂单药治疗时的1.49、3.72和4.36倍。与BRAF抑制剂和MEK抑制剂相关的最常见的心律失常是房颤，发生率为1%~4%。维莫非尼和Cobimetinib联用时还可导致QT间期延长。

具有大于或等于1项主要危险因素或同时存在多种次要危险因素合计评分大于或等于5分为BRAF抑制剂联合MEK抑制剂CTR-CVT高危人群（表45-12）。

表45-12　BRAF抑制剂联合MEK抑制剂CTR-CVT危险因素

类型	危险因素
主要因素	•既往心肌梗死、心肌病、心衰或CTRCD史 •稳定型心绞痛 •严重的心脏瓣膜病 •既往蒽环类药物化疗史
次要因素	以下因素每项2分： •高血压 •既往左胸或纵隔放疗史 •基线LVEF 50%~54% •基线cTn水平升高 •基线利钠肽（BNP或NT-proBNP）水平升高
	以下因素每项1分： •年龄≥65岁 •糖尿病 •慢性肾脏病 •肥胖 •当前吸烟或长期大量吸烟史 •既往心律失常（房颤、房扑、室速或室颤）病史

高血压：诊室血压SBP大于140 mmHg和/或DBP大于90 mmHg和/或正在接受降压治疗；糖尿病：HbA1c大于或等于6.5%和/或正在接受降糖治疗；慢性肾脏病：肾小球滤过率估计值eGFR小于60 ml/min/1.73 m^2；肥胖：身体质量指数（BMI）大于或等于28 kg/m^2。

推荐所有接受BRAF抑制剂和MEK抑制剂治疗患者行基线心血管检查和评估，包括血压测量、心电图、TTE、cTn和利钠肽（BNP或NT-proBNP）等。推荐治疗期间每个治疗周期测量血压，并在最初3个月每周至少监测一次，如血压控制良好改为每月监测一次。当血压超过140/90 mmHg时，应开始降压治疗，血压控制基本目标为小于140/90 mmHg。如果经过优化降压治疗后血压仍无法达标，建议减少MEK抑制剂的剂量。对接受维莫非尼和Cobimetinib联合治疗的肿瘤患者，建议初始治疗2周、4周及其后每3个月检查一次心电图，每次剂量增加后2周也应复查心电图。推荐CTR-CVT高危患者在整个治疗期间每3~4个月复查一次TTE。

5.CDK4/6抑制剂

CDK4/6抑制剂中瑞波西利导致QT间期延长风险最高，且呈剂量依赖性，通常发生在启动治疗后4周内，停药后可恢复。推荐在应用瑞波西利前进行基线心电图检查，并在第一个周期的第14天、第二个周期之前和增加剂量及出现临床症状时复查心电图进行QTc监测。对已经存在QT间期延长或QT间期延长高风险者，建议通过多学科团队讨论瑞波西利应用的风险和获益。应避免瑞波西利与延长QT间期的药物和/或强CYP3A抑制剂联用。瑞波西利与他莫昔芬联合使用时较瑞波西利单药治疗显著增加QT间期延长风险，通常不建议两者联用。使用帕博西尼和阿贝西利患者如基线QT间期延长（男性QTc^F大于450 ms，女性QTc^F大于460 ms）或伴有其他可能延长QT间期情况，也建议监测QT间期。

6.ALK抑制剂

ALK抑制剂治疗可致窦性心动过缓、房室阻滞、QT间期延长、高血压、血糖升高和血脂异常等。推荐在ALK抑制剂（尤其是克唑替尼）治疗前进行包括血压测量、心电图、TTE、cTn和利钠肽（BNP或NT-proBNP）等基线心血管检查和评估，并在治疗后4周及其后每3~6个月复查心电图。建议接受布格替尼、克唑替尼或洛拉替尼等ALK抑制剂治疗过程中进行家庭血压监测。建议应用洛拉替尼治疗者每3~6个月检测一次血脂水平；若患者年龄（男性大于或等于55岁；女性大于或等于65岁）和/或为ASCVD高危或极高危患者，使用他汀类或他汀联合降脂药物治疗后，监测频率需增加至每1~3个月一次；如血脂异常应进行相应处理。避免洛拉替尼与中强效CYP3A诱导剂、强效CYP3A抑制剂、CYP3A底物和P-糖蛋白底物同时使用。

7.BTK抑制剂

伊布替尼会增加高血压、房颤和心衰风险，还可引起QT间期不延长的室性心律失常。泽布替尼和Acalabrutinib等具较强BTK选择性，引起症状性心血管事件发生风险较低。

推荐所有拟接受BTK抑制剂治疗的肿瘤患者在治疗前详细评估心血管病史及危险因素，并进行心电图检查和血压测量，心血管疾病风险高或已确诊心血管疾病者还应进行TTE检查。经心血管医师评估存在潜在恶性或恶性室性心律失常和心脏骤停病史、严重且无法控制的高血压、急性发作或严重心衰（LVEF小于30%）的患者应尽量避免使用BTK抑制剂，尤其是伊布替尼。

既往房颤病史但无其他心血管危险因素患者多可耐受BTK抑制剂治疗。伴有房颤患者在接受BTK抑制剂治疗前应经多学科会诊进行基线心血管风险评估并优化房颤管理。拟行BTK抑制剂治疗的慢性淋巴细胞性白血病患者可考虑采用梅奥房颤积分（AF score）预测房颤发生风险。AF Score评分大于或等于3分的患者推荐使用新型BTK抑制剂如泽布替尼或Acalabrutinib或BCL-2抑制剂治疗。

表45-13　慢性淋巴细胞性白血病患者房颤风险评分工具——AF Score

危险因素	评分
年龄≥65岁	1分
男性	1分
中到重度的心脏瓣膜病	2分
其他心脏疾病	3分
甲状腺功能低下或亢进	2分
慢性肺部疾病	1分
2型糖尿病	1分
≥3级感染(CTCAE分级标准)	1分

AF score基于上述因素确定了4个风险组：0分、1~2分、3~4分和大于或等于5分，其2年房颤风险分别为0、5%、17%和40%。

建议接受BTK抑制剂治疗患者每次就诊时测量血压，并在治疗前3个月每周测量一次血压，此后每月测量一次。BTK抑制剂治疗期间推荐每次就诊时通过心电图或动态心电图监测有无房颤发生。推荐治疗期间出现新发房颤患者行TTE检查，并通过多学科会诊权衡房颤管理策略和继续BTK抑制剂治疗的获益，平衡患者出血与卒中风险。建议伊布替尼治疗过程中反复出现房颤的患者换用新型BTK抑制剂。

对于既往有室性心律失常病史、心脏骤停相关结构性心脏病、遗传性心律失常疾病（如长QT综合征、Brugada综合征等）或遗传性心肌病家族史者，应MDT to HIM讨论权衡 BTK抑制剂治疗的风险/获益比以及替代治疗的可行性。

8.BCR-ABL抑制剂

达沙替尼可致肺动脉高压、心衰、胸腔积液和心包积液等，而尼洛替尼和Ponatinib可引起高血压、心脑血管异常和外周动脉闭塞等。尼洛替尼还可诱导QT间期延长。年龄大于65岁糖尿病、高血压、冠心病病史患者心血管不良事件发生风险明显增加。

具有大于或等于1项主要危险因素或同时存在多种次要危险因素合计评分大于或等于5分为BCR-ABL抑制剂CTR-CVT高危人群（表45-14）。

表 45-14　BCR-ABL 抑制剂 CTR-CVT 危险因素

类型	危险因素
主要因素	•年龄≥75岁 •当前吸烟或长期大量吸烟史 •既往心肌病、心衰或CTRCD史 •既往动脉疾病（冠心病、TIA、脑卒中和外周血管病）史 •既往TKIs治疗相关动脉血栓栓塞史 •既往肺动脉高压史 •踝肱指数（ABI）≤0.9 •基线LVEF＜50% •QTc≥480 ms •心血管10年风险＞10%
次要因素	以下因素每项2分： •年龄65~74岁 •高血压 •既往VTE（深静脉血栓形成或肺栓塞）史 •既往心律失常（房颤、房扑、室速或室颤）病史 •450≤QTc＜480 ms（男性）或460≤QTc＜480 ms（女性）
	以下因素每项1分： •年龄≥60岁 •糖尿病 •高脂血症 •慢性肾脏病 •肥胖

高血压：诊室血压SBP大于140 mmHg和/或DBP大于90 mmHg和/或正在接受降压治疗；糖尿病：HbA1c大于或等于6.5%和/或正在接受降糖治疗；慢性肾脏病：肾小球滤过率估计值eGFR小于60 ml/min/1.73 m^2；肺动脉高压：静息下，TTE测量肺动脉收缩压大于30 mmHg；肥胖：身体质量指数（BMI）大于或等于28 kg/m^2；心血管10年风险评估基于CHINA-PAR模型计算。

推荐在使用BCR-ABL抑制剂前进行包括体格检查、血压、血脂、HbA1c、利钠肽、心电图和TTE在内的基线心血管评估，并在治疗过程中定期重新评估。拟接受Ponatinib治疗患者的初始检查还应包括ABI、动脉粥样硬化斑块检测及血管内膜-中层厚度。

推荐接受BCR-ABL抑制剂治疗的患者在治疗第一年每3个月进行一次心血管评估，之后每6~12个月进行一次。建议接受尼洛替尼治疗的患者在治疗第2周、第4周及剂量增加后2周进行QT间期测量，并在治疗第一年中每3~6个月复查一次。建议达沙替尼或Ponatinib治疗的CTR-CVT高危患者第一年中每3个月进行一次TTE检查；需长期服用（大于12个月）服用者，可考虑每6~12个月进行一次TTE检查。达沙替尼治疗过程中一旦出现肺动脉高压，建议立即永久终止达沙替尼治疗。

长QT综合征患者应避免使用尼洛替尼，存在低钾血症、低镁血症患者在尼洛替尼治疗前必须纠正。推荐接受尼洛替尼治疗患者在治疗开始后7天及其后定期进行血钾、血镁及心电图监测。治疗期间发现QTc^F大于480 ms时应暂停尼洛替尼；如2周内QTc^F恢复至450 ms以内且在基线20 ms以内，可考虑原剂量重启治疗；如大于2周QT间期才恢复至450~480 ms，尼洛替尼应减量至400 mg/天。恢复用药7

天后应当再次复查心电图以监测QT间期。应避免尼洛替尼与延长QT间期的其他药物、强效CYP3A4抑制剂联用。

9.蛋白酶体抑制剂

蛋白酶体抑制剂（proteasome inhibitor，PI）、免疫调节剂、单克隆抗体类和地塞米松等多种药物被联合用于多发性骨髓瘤治疗。联合药物治疗显著增加多发性骨髓瘤患者心血管不良事件风险。

具有大于或等于1项主要危险因素或同时存在多种次要危险因素合计评分大于或等于5分为多发性骨髓瘤患者PI和免疫调节剂CTR-CVT高危人群（表45-15）。

表45-15 多发性骨髓瘤患者蛋白酶体抑制剂和免疫调节剂CTR-CVT危险因素

类型	危险因素
主要因素	•年龄≥75岁 •既往心脏淀粉样变、心肌病、心衰或CTRCD史 •既往动脉疾病(冠心病、TIA、脑卒中和外周血管病)史 •既往VTE(深静脉血栓形成或肺栓塞)或动脉血栓栓塞史 •既往蒽环类药物化疗史 •既往曾发生蛋白酶体抑制剂或免疫调节剂致心血管毒性 •基线LVEF＜50% •基线利钠肽(BNP或NT-proBNP)水平升高
次要因素	以下因素每项2分： •既往心律失常(房颤、房扑、室速或室颤)病史 •LVEF 50%~54% •基线cTn水平升高
	以下因素每项1分： •年龄65~74岁 •高血压 •糖尿病 •高脂血症 •慢性肾脏病 •肥胖 •当前吸烟或长期大量吸烟史 •左室肥厚(左室壁厚度＞1.2 cm) •易栓症家族史 •既往左胸或纵隔放疗史 •地塞米松用量＞160 mg/月

高血压：SBP大于140 mmHg和/或DBP大于90 mmHg和/或正在接受降压治疗；糖尿病：HbA1c大于或等于6.5%和/或正在接受降糖治疗；慢性肾脏病：eGFR小于60 ml/min/1.73 m^2；肥胖：身体质量指数（BMI）大于或等于28 kg/m^2。

PI可致高血压、心衰、ACS、心律失常、肺动脉高压和VTE等。推荐所有拟采用PI治疗的多发性骨髓瘤患者进行基线心电图、TTE和利钠肽检测，建议可疑心脏淀粉样变性患者行CMR。

建议接受PI治疗的多发性骨髓瘤患者在每次访视时测量血压，并在治疗初始3个月内每周进行一次家庭血压监测，此后每月进行一次，治疗期间应将血压控制在140/

90 mmHg以下。心衰特别是HFpEF是心脏淀粉样变性的常见表现，也是PI治疗的常见不良反应之一，尤其多见于使用卡非佐米治疗时。接受卡非佐米治疗的CTR-CVT高危患者建议每3个周期进行一次TTE检查；非高危患者也可考虑每3个周期进行一次TTE监测。建议接受卡非佐米或硼替佐米治疗的患者在基线和前6个周期内每个周期检测利钠肽水平。对接受PI治疗的轻链心脏淀粉样变性患者，推荐每3~6个月进行一次TTE和利钠肽监测。

（三）免疫治疗

1.免疫检查点抑制剂

ICIs可引起免疫介导的全身多脏器毒性反应。心血管系统相关毒性反应主要包括心肌炎、心功能不全、心包疾病、ACS、Takotsubo综合征和心律失常等。不推荐使用激素预防ICIs相关心血管不良反应，推荐对接受ICIs治疗的患者采取主动监测策略（图45-3）。

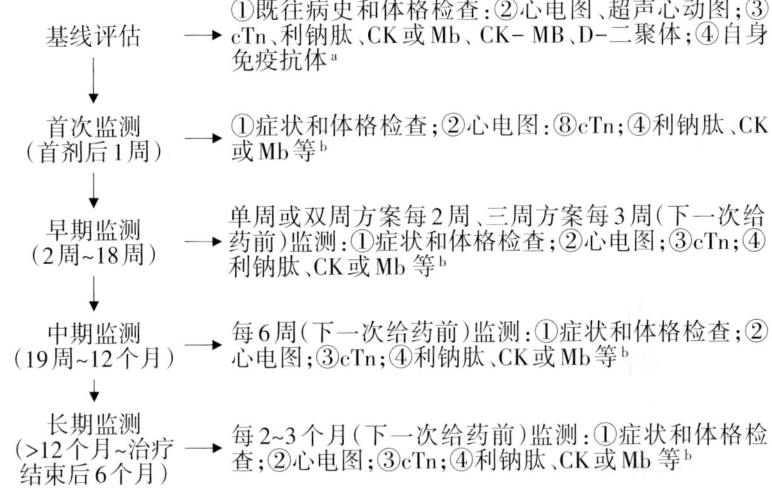

a.自身免疫抗体为可选项目。
b.利钠肽、CK、Mb等为可选或有指征时检测项目。

图45-3　ICIs治疗患者基线评估与监测流程

推荐所有接受ICIs治疗的患者在基线时进行心电图、TTE、cTn、利钠肽和D-二聚体检测等。建议所有接受ICIs治疗的患者在给予ICIs首剂后1周复查心电图和cTn等，此后分别在第2周至第18周、第19周至第12个月进行早期监测（单周或双周方案每2周一次，三周方案每3周一次）和中期监测（每6周一次），治疗12个月后每2~3个月监测一次直至治疗结束后6个月。在ICIs治疗过程中如出现新发心脏症状、心电图异常或心脏标志物变化，应由MDT to HIM讨论评估。根据诊断和分型采取不同的应对措施（见本指南第五章第三部分）。

2.CAR-T治疗和TIL治疗

接受嵌合抗原受体T细胞（chimeric antigen receptor T cell，CAR-T）治疗患者细胞因子释放综合征发生率可高达70%~90%，其相关心血管毒性主要包括心衰、心律失常、心包积液、Takotsubo综合征和心脏骤停等。推荐在CAR-T治疗前进行包括心电图、TTE和心脏标志物在内的基线检查。如存在异常，建议由MDT to HIM讨论干预措施和优化CAR-T治疗方案。细胞因子释放综合征常伴有低血压和休克，治疗过程中应密切监测血压；正在服用降压药物的患者应根据血压情况适时调整降压方案。早期扩容对细胞因子释放综合征相关低血压治疗十分重要，扩容效果欠佳时建议给予抗白介素-6治疗；如低血压持续存在，建议给予血管活性药物。对于持续性或反复发作低血压患者，建议进行床边TTE检查评估心脏功能。CAR-T治疗期间发现cTn升高时推荐再次行利钠肽、心电图和TTE检查。

肿瘤浸润淋巴细胞（tumor infiltrating lymphocyte，TIL）治疗已成为不可切除Ⅲ/Ⅳ期转移性黑色素瘤的有效治疗方案。TIL治疗前，患者的基线评估和心血管监测与CAR-T治疗推荐相同。

（四）内分泌治疗

1.乳腺癌内分泌治疗

芳香化酶抑制剂可增加肿瘤患者血脂异常、代谢综合征、高血压、心衰和心肌梗死风险。两项大型荟萃分析结果显示，芳香化酶抑制剂治疗时间越长，发生心血管损伤风险越高。因他莫昔芬显著增加VTE风险，不推荐用于高血栓风险患者。托瑞米芬和大剂量他莫昔芬可延长QT间期。接受芳香化酶抑制剂治疗的患者建议定期监测血脂和血压水平。

合并ASCVD的绝经后乳腺癌患者为内分泌治疗高危患者，建议选择对血脂影响较小的内分泌治疗药物，如他莫昔芬或依西美坦。

2.前列腺癌雄激素剥夺治疗

前列腺癌雄激素剥夺治疗（androgen deprivation therapy，ADT）所致的CTR-CVT主要包括高血压、冠心病和CTRCD等。荟萃分析结果显示，恩杂鲁胺和阿比特龙导致高血压发生率分别为14%和21.9%。既往心血管疾病病史患者是ADT治疗相关心血管毒性高危人群。症状性冠心病患者如需行ADT，建议选择GnRH拮抗剂。对无心血管疾病患者，推荐基于China-PAR模型，行10年ASCVD风险评估，10年ASCVD风险大于或等于10%患者应视为CTR-CVT高危患者。ADT很少会引起严重QT间期延长，如基线QT间期延长，建议进行连续心电图监测并纠正可能导致QT间期延长的因素。阿比特龙可导致低钾血症，建议接受阿比特龙治疗患者定期监测血钾。ADT治疗期间，推荐每年进行一次心血管风险评估。

（五）放射治疗

放射治疗相关心血管损伤风险主要与心脏受到照射总剂量和总体积有关，其他危险因素还包括年龄、基线心血管疾病以及联合其他抗肿瘤治疗（尤其是蒽环类药物化疗）等。

推荐所有接受左胸或纵隔放疗患者进行基线心血管疾病危险因素筛查，建议既往合并心血管疾病患者在放疗前行基线TTE检查。建议所有患者在接受放疗后每年至少进行一次包括基线心血管危险因素和TTE在内的检查。

放疗相关心血管损伤的一级预防主要依赖于放疗技术的进步。现代放疗技术可使辐射剂量分布更为精准，在保证治疗靶区剂量覆盖的同时尽可能减少心血管系统辐照剂量，减少放疗相关的心脏损伤。

预防策略：①在确定不漏靶的前提下，优化放疗计划（射野入射角度、剂量及权重），最大程度杀灭肿瘤，最大限度保护肿瘤周围组织器官。②对左侧乳腺癌及左下肺癌等，通过使用呼吸门控技术、深吸气后屏气技术、调强放疗、质子调强放疗等技术，尽量减少辐射对心脏及亚结构的影响。

质子射束具有“布拉格峰”独特放射物理效应，可在实现治疗靶区剂量覆盖同时，大幅度降低周边正常组织辐射剂量。但对于毗邻心脏的肿瘤病灶（如中心型肺癌、纵隔淋巴瘤等），目前不能完全避免心脏辐照。对于CTR-CVT高危患者，建议肿瘤心脏病团队综合评估放疗获益和放射性心脏损伤风险，进行个体化决策；在放射治疗实施时，对这部分患者需要给予更严格的心脏剂量控制。

积极处理心血管疾病的危险因素，避免与其他具有心脏毒性抗肿瘤治疗的协同作用，对预防放疗相关心血管损伤非常重要。

（六）造血干细胞移植治疗

多种因素增加造血干细胞移植（hematopoietic stem cell transplantation，HSCT）治疗相关心血管毒性风险，包括HSCT类型（同种异体HSCT风险更高）、多种未控制的心血管危险因素、心血管疾病史和接受过其他心脏毒性抗肿瘤治疗等。

房颤是HSCT治疗后早期（小于100天）最常见心血管事件，部分患者还可出现心衰、高血压、低血压、心包积液或VTE。晚期（大于100天）心血管毒性表现包括血脂异常、高血压、心衰、冠心病、传导障碍和心包积液等。

推荐HSCT治疗前对患者进行包括血压、血脂、HbA1c、心脏标志物、心电图和TTE等检查。HSCT治疗过程中，如使用喹诺酮类药物、易引起低镁血症药物或其他可能导致QT间期延长药物，密切监测，确保QTcF小于500 ms。推荐CTR-CVT高危患者在HSCT治疗后第3个月和第12个月进行一次TTE监测；对于不存在心血管危险因素的无症状成年患者，通常不需要进行连续TTE监测。

（七）其他治疗

环磷酰胺、异环磷酰胺和紫杉烷类（紫杉醇和多西他赛）可诱发CTRCD。环磷酰胺相关心血管毒性主要见于HSCT前接受高剂量（大于140 mg/kg）环磷酰胺者，通常发生在给药后数日内，停用环磷酰胺后轻度至中度CTRCD患者心功能在数周至数月内多可逆转。注射顺铂需要充分的水化可能诱发心衰，因此需保持出入液量平衡。含铂化疗方案（顺铂、卡铂、奥沙利铂）还可引起血管痉挛、心肌梗死、动静脉血栓栓塞等血管毒性反应，故对铂类化合物治疗过程中出现的胸痛需高度警惕。三氧化二砷可延长QT间期（发生率26%~93%），引起致命性室性心律失常，推荐三氧化二砷治疗前8周每周进行心电图监测并关注QTc变化，治疗过程中定期进行电解质监测，纠正可导致QT间期延长的其他原因。

四、肿瘤围手术期心血管风险评估和预防

手术治疗是恶性肿瘤治疗的主要手段之一，术前应综合考虑患者年龄、心血管危险因素、伴随疾病（尤其是心血管疾病）、肿瘤类型、手术策略和术前术后肿瘤治疗方案等对患者进行心血管风险评估。

对存在心血管危险因素和/或心血管疾病的肿瘤患者，术前建议行心电图和心脏生物学标志物（cTn和利钠肽）检测。对存在已知心脏病、心电图或心脏生物学标志物异常的患者应考虑行TTE检查。接受过潜在心血管毒性药物（包括但不限于蒽环类药物和抗HER2靶向药物）治疗的患者，应在术前进行左心室功能评估。

合并ACS的肿瘤患者在可行的情况下应优先考虑完成血运重建，并推迟任何非紧急的外科手术。肿瘤的手术时机取决于肿瘤切除的紧迫性和中断双联抗血小板治疗（dual antiplatelet therapy，DAPT）的合适时机。对于接受冠状动脉搭桥术（coronary artery bypass graft，CABG）的患者，非心脏手术的时间应至少推迟4至6周，以利于胸骨愈合。对于可疑冠心病患者，仅当评估结果预期可能改变围手术期干预措施时才有必要行进一步的缺血评估。

术前有房颤病史且临床稳定的患者，在围手术期除调整抗凝治疗外一般不需要进行额外评估和/或干预。除非出现血流动力学障碍或与严重的结构性心脏病或遗传性室性心律失常综合征有关。原有室性心律失常（室早、非持续性室速）通常不需要治疗，但围手术期新出现的持续性或非持续性室性心动过速建议由心内科进一步评估处理。

五、肿瘤患者静脉血栓栓塞评估和预防

推荐对所有抗肿瘤治疗患者进行血栓栓塞和出血风险评估，综合考虑合并疾病、药物相互作用、患者意愿和依从性等制定个体化方案并做动态调整。推荐对高血栓栓塞风险且低出血风险的患者进行预防性抗凝，不适合预防性抗凝患者建议采用机械预防。

建议对Khorana评分大于或等于2分的门诊化疗患者选择预防剂量利伐沙班或阿哌沙班等进行预防性抗凝，疗程为启动化疗后大于或等于6个月，如风险持续存在可考虑延长抗凝时间。建议对非维生素K拮抗剂口服抗凝药（non-vitamin K antagonist oral anticoagulants，NOAC）与抗肿瘤药物存在明显相互作用或消化道肿瘤、泌尿系肿瘤患者选择低分子肝素进行预防性抗凝，如同时有肝素诱导的血小板减少症病史，建议选择磺达肝癸钠。

建议使用中国多发性骨髓瘤患者VTE风险分层系统进行VTE风险（表45-16）评估。VTE风险分层及预防推荐：低于6分，不建议药物预防；低危组（6～8分），阿司匹林100 mg/日；高危组（9～12分），华法林（INR 2～3），预防剂量低分子肝素或预防剂量利伐沙班或阿哌沙班；极高危组（≥13分），治疗剂量低分子肝素或治疗剂量利伐沙班或阿哌沙班。

内科住院肿瘤患者VTE风险评估工具有Khorana评分、Vienna CATS评分、COMPASS CAT评分或Padua评分等，目前尚不能确定何种评分工具最优，建议选择其中一种或多种评分工具评估VTE风险。外科住院肿瘤患者VTE风险评估工具有Caprini评分或改良的Caprini评分，亦有观点认为所有接受大手术（包括腔镜手术）的肿瘤患者均为VTE高风险患者。

推荐对VTE高风险的内科住院肿瘤患者和外科住院肿瘤患者，选择低分子肝素、普通肝素或磺达肝癸钠预防性抗凝。若仅为单纯化疗的内科住院患者，建议对Khorana评分大于或等于2分患者预防性抗凝，药物选择和疗程同门诊化疗患者。推荐对接受腹部或盆腔肿瘤手术的VTE高危患者（VTE史、麻醉时间大于2小时、卧床大于4天、晚期疾病、年龄大于60岁）选择低分子肝素预防直至术后4周，妇科肿瘤术后患者可考虑选择阿哌沙班替代低分子肝素。

推荐对于肺叶切除术或肺段切除术的高危患者，以及全肺切除术或扩大切除术患者、食管切除术的患者，如患者为术后残留肿瘤、肥胖或有VTE病史，低分子肝素、普通肝素或磺达肝癸钠预防应延长为术后28~35天。

表 45-16　多发性骨髓瘤相关VTE风险分层

危险因素		积分
个体和疾病因素	遗传性易栓症	6
	VTE家族史	5
	VTE病史	5
	狼疮抗凝物阳性	4
	骨盆、臀部或股骨骨折	4
	浅静脉血栓病史	3
	患者需要卧床超过72 h	2
	大手术(1个月内)	2
	抗心磷脂抗体阳性	2
	年龄>75岁	2
	年龄60 ~ 75岁	1
	体质指数≥25 kg/m^2	1
	M蛋白浓度≥30 g/L	1
	充血性心力衰竭(1个月内)	1
	急性心肌梗死	1
	肺功能异常(慢性阻塞性肺疾病)	1
	糖尿病	1
	肾病综合征	1
治疗因素	免疫调节剂	4
	每周期地塞米松总量>160 mg	4
	每周期地塞米松总量120~160 mg	2
	蒽环类为主的多药化疗	3
	卡非佐米	2
	中心静脉置管	2
	促红细胞生成素	1

除存在抗凝禁忌或高出血风险外，不推荐对外科患者仅采取机械预防措施。高出血风险患者出血风险降低后可改为药物预防或机械预防联合药物预防。建议对接受腹部、盆腔或胸部肿瘤手术的VTE高危患者采用机械预防联合药物预防。

第五章

肿瘤治疗相关心血管损伤的整合管理

肿瘤治疗相关心血管损伤整合管理是通过MDT to HIM模式，积极治疗已发生的CTR-CVT，优化肿瘤治疗方案，努力完成有效抗肿瘤治疗，提高恶性肿瘤患者生存率和生活质量。

一、心功能不全

肿瘤治疗过程中出现疑似CTRCD时，推荐由心血管内科医师和专业超声医师对患者再评估以避免不必要的抗肿瘤治疗中断，不推荐由肿瘤医师独立做出中断抗肿瘤治疗的决定。

急性CTRCD遵循一般人群急性心衰治疗原则。对症状性和中重度无症状CTRCD患者，推荐以ACEI/ARB/ARNI、β受体阻滞剂、SGLT-2抑制剂和盐皮质激素受体拮抗剂为基础的“新四联”规范化抗慢性心衰管理，以减少心血管死亡、全因死亡和因心衰住院风险，延长生存时间。

“新四联”药物治疗前，应综合评估患者血压、液体潴留、利钠肽水平及肾功能等情况。收缩压大于或等于100 mmHg时，可同时启动ACEI/ARB/ARNI、β受体阻滞剂和SGLT-2抑制剂治疗，宜小剂量开始，并根据血压、容量负荷及肾功能等情况适时调整剂量；eGFR大于或等于30 ml/min/1.73 m^{2}且血钾小于5.0 mmol/L时联用盐皮质激素受体拮抗剂；ACEI/ARB/ARNI和β受体阻滞剂可在2~4周内滴定至目标剂量或最大耐受剂量。在“新四联”药物治疗的基础上，仍有症状的CTRCD患者，可考虑使用维利西呱。“新四联”药物在启动或加量过程中可能引起一过性尿素氮和肌酐水平升高，eGFR大于或等于30 ml/min/1.73 m^{2}时，不需停用或减量；eGFR小于30 ml/min/1.73 m^{2}时，推荐减半ACEI/ARB/ARNI剂量并暂停盐皮质激素受体拮抗剂；eGFR小于20 ml/min/1.73 m^{2}或肌酐水平升高大于或等于100%时，停用 ACEI/ARB/ARNI 和

SGLT-2抑制剂。待eGFR恢复至大于或等于30 ml/min/1.73 m^2时，可半量重启ACEI/ARB/ARNI和SGLT-2抑制剂治疗，密切监测下逐渐滴定至目标剂量或最大耐受剂量，eGFR仍大于或等于30 ml/min/1.73 m^2时再考虑使用 盐皮质激素受体拮抗剂。

对于发生CTRCD的恶性肿瘤患者，抗肿瘤治疗方案是否需要调整，需根据CTRCD严重程度以及心衰GDMT后病情改善程度，经MDT to HIM讨论，权衡肿瘤治疗获益与CTRCD风险进行决策。

（一）蒽环类药物相关CTRCD管理流程

蒽环类药物导致症状性CTRCD患者，推荐暂停蒽环类药物，给予心衰GDMT。早期发现并及时治疗能够逆转蒽环类药物所致的心功能下降。经治疗后CTRCD患者仍有症状或虽无症状但LVEF小于40%，建议终止蒽环类药物，改用非蒽环类药物方案，避免应用心脏毒性药物；如症状消失且LVEF大于或等于40%，推荐MDT to HIM讨论蒽环/非蒽环类药物风险/获益比，如蒽环类药物获益大于风险，推荐更换为脂质体蒽环药物继续化疗，也可考虑选择右雷佐生预处理后继续原蒽环类药物治疗，并均需密切监测。

对蒽环类药物导致重度无症状CTRCD患者，推荐暂停蒽环类药物，并给予心衰GDMT。经治疗后如患者LVEF仍小于40%，建议终止蒽环类药物，改用非蒽环类药物方案，避免应用心脏毒性药物；如LVEF恢复至大于或等于40%，推荐MDT to HIM讨论蒽环/非蒽环类药物风险/获益比，如蒽环类药物获益大于风险，推荐更换为脂质体蒽环药物继续化疗，也可考虑选择右雷佐生预处理后继续原蒽环类药物治疗，并均需密切监测。

对蒽环类药物导致中度无症状CTRCD患者，建议在心衰GDMT基础上更换为脂质体蒽环类药物继续化疗，也可考虑选择右雷佐生预处理后继续原蒽环类药物治疗，并均需密切监测。

对蒽环类药物导致轻度无症状CTRCD患者，推荐在ACEI/ARB和/或β受体阻滞剂治疗基础上继续原蒽环类药物治疗。研究提示，ARNI能够改善蒽环类药物所致CTRCD，SGLT-2抑制剂能够预防糖尿病患者蒽环类药物CTRCD，可考虑在轻度无症状CTRCD患者中应用ARNI和SGLT-2抑制剂。

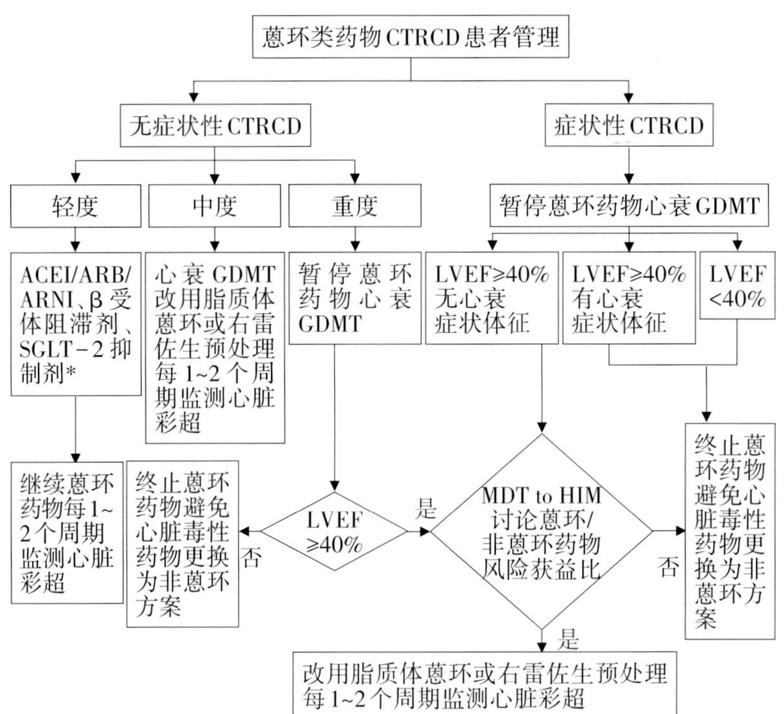

GDMT：指南指导的药物治疗。

*建议糖尿病患者选用SGLT-2抑制剂。

图45-4　蒽环类药物相关CTRCD管理流程

（二）抗HER2靶向药物相关CTRCD管理流程

单克隆抗体抗HER2靶向药物（如曲妥珠单抗、帕妥珠单抗等）导致症状性CTRCD患者，推荐暂停抗HER2靶向药物治疗，给予心衰GDMT。经治疗后患者仍有心衰症状或LVEF小于40%，推荐终止抗HER2靶向治疗并避免应用心脏毒性药物；如症状消失且LVEF大于或等于40%，建议在密切监测下继续抗HER2靶向药物治疗。抗HER2靶向药物治疗期间出现三次以上因心脏毒性而中断抗HER2治疗的患者，推荐更换为小分子TKIs或其他低心脏毒性的抗HER2药物，或终止抗HER2靶向药物治疗。

抗HER2靶向药物治疗导致重度无症状CTRCD患者，推荐暂停抗HER2靶向药物治疗，给予心衰GDMT并每4周评估一次LVEF。经4~8周治疗后，如LVEF恢复至大于或等于40%，建议在密切心脏监测下继续原抗HER2治疗方案；如LVEF小于40%持续超过8周，推荐更换小分子TKIs或其他低心脏毒性的抗HER2药物，或终止抗HER2靶向药物治疗。

抗HER2靶向药物治疗导致轻中度无症状CTRCD患者，推荐在ACEI/ARB/ARNI、β受体阻滞剂和/或SGLT-2抑制剂抗心衰治疗基础上，继续原抗HER2治疗并密切监测心脏血清标志物和TTE。

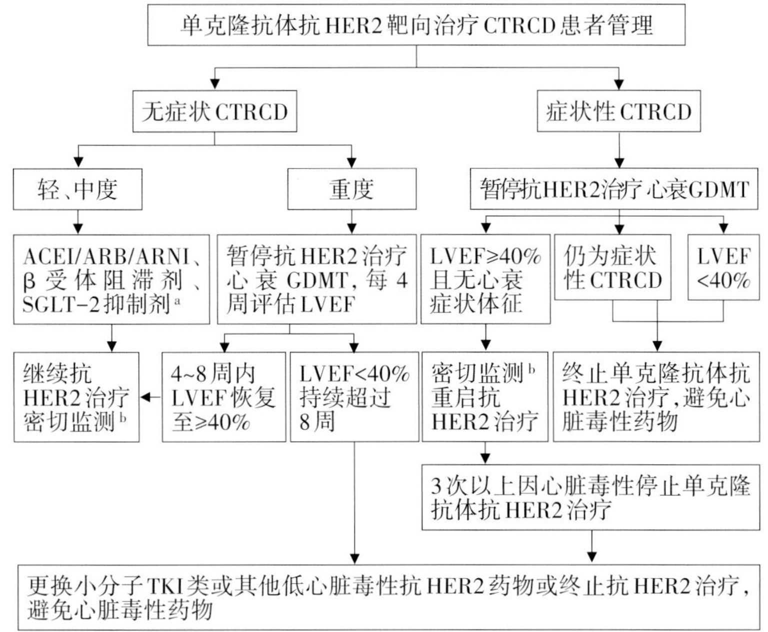

a. 建议糖尿病患者选用SGLT-2抑制剂。

b. 前4个周期每2个周期监测心脏血清标志物、TTE。

GDMT：指南指导的药物治疗。

图45-5　单克隆抗体抗HER2靶向药物相关CTRCD管理流程

（三）BRAF抑制剂和MEK抑制剂相关CTRCD管理

BRAF抑制剂和MEK抑制剂联合治疗过程中出现CTRCD，可采用以下管理方案：①轻度无症状CTRCD，建议继续原方案治疗，密切观察并定期复查TTE。②中度无症状CTRCD，建议暂停使用MEK抑制剂，启动心衰GDMT，包括使用ACEI和β受体阻滞剂等治疗；并在4周后复查TTE，如LVEF改善至轻度无症状CTRCD以上状态后，可考虑以减低剂量的MEK抑制剂重新启动治疗，如LVEF没有改善，建议停用MEK抑制剂。③症状性或重度无症状CTRCD患者建议永久停用MEK抑制剂并暂停BRAF抑制剂，接受心衰GDMT。基线LVEF小于50%患者应用BRAF/MEK抑制剂的安全性尚未确定，使用时需谨慎。

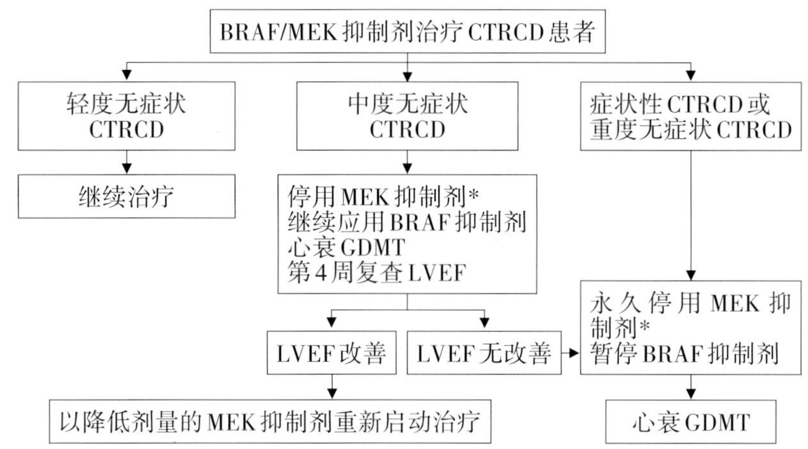

*停止治疗决策应在充分考虑疾病所处阶段和替代治疗方案后，结合患者意愿MDT讨论后决定。

图45-6　BRAF抑制剂和MEK抑制剂相关CTRCD管理流程

二、冠心病

肿瘤相关冠心病整合管理需综合考虑冠心病严重程度、伴随疾病、预期抗肿瘤治疗方案、肿瘤预后和个人意愿等因素，制定个体化治疗方案，最大限度实现有效抗肿瘤治疗。

（一）ACS治疗

1.血运重建策略

经皮冠状动脉介入治疗（percutaneous coronary intervention，PCI）能降低发生STEMI的恶性肿瘤患者主要心血管事件和全因死亡率。

对预期寿命大于或等于6个月的恶性肿瘤患者，如STEMI发病小于3小时，溶栓治疗与急诊PCI疗效相似，具备急诊PCI条件时推荐行急诊PCI；发病3~12小时内，急诊PCI优于溶栓治疗；发病大于12小时，如存在持续性心肌缺血证据、血流动力学不稳定或致命性心律失常，应行急诊PCI。对预期寿命小于6个月的STEMI患者，如血流动力学稳定，推荐MDT to HIM讨论是否行急诊PCI；如存在持续性心肌缺血导致的血流动力学不稳定或致命性心律失常，推荐行急诊PCI。

预期寿命大于或等于6个月的NSTE-ACS患者，推荐采用GRACE评分危险分层，高危患者推荐行积极PCI；中危患者推荐行MDT to HIM讨论、决定介入治疗时机及方案；低危患者如单纯药物治疗欠佳，可考虑行心肌血运重建。有报道与药物保守治疗相比，PCI不能降低晚期恶性肿瘤合并NSTE-ACS患者的死亡率，预期寿命小于6个月的NSTE-ACS患者建议首选药物治疗。合并冠状动脉多支严重病变的恶性肿瘤患者，若预期寿命大于12个月且不适合行PCI，可行CABG。胸部肿瘤手术可与CABG同时完成，对于CABG与肿瘤切除手术不能同期完成者，推荐两次手术间隔4~6周。

PCI推荐首选经桡动脉入路，也可考虑远桡动脉、尺动脉或肱动脉入路，以减少出血并发症。PCI过程中，冠状动脉病变经充分预处理后如残余狭窄小于30%、C型以下夹层且TIMI血流3级，推荐药物涂层球囊治疗，尤其适合伴高出血风险、近期需行外科手术、支架内再狭窄和小血管病变等。如需置入支架，推荐首选新一代药物洗脱支架，以减少支架内血栓风险并缩短DAPT时程。推荐使用血管内超声或光学相干断层成像等腔内影像技术，优化支架置入，减少支架内血栓等并发症风险。

2.抗血小板治疗

推荐依据患者ACS类型、血运重建方式、肿瘤严重程度及需外科手术和抗肿瘤药物治疗等情况，综合评估缺血和出血风险，制定个体化抗血小板治疗方案。

对合并ACS的恶性肿瘤患者，药物洗脱支架置入后DAPT首选阿司匹林联合氯吡格雷，疗程一般为6个月；高缺血且低出血风险患者，DAPT可考虑延长至12个月；高出血且低缺血风险患者，DAPT可缩短至3个月。阿司匹林不耐受者可考虑吲哚布芬替代治疗。对于曾发生支架血栓的恶性肿瘤患者，可选择替格瑞洛替换氯吡格雷，且需注意评估出血风险，必要时可考虑使用小剂量替格瑞洛。需紧急外科手术时，停用抗血小板药物原则与非肿瘤患者相同，可通过输注血小板来恢复血小板功能，但应避免在距离最后一剂氯吡格雷服用时间4~6小时（替格瑞洛为10~12小时）内输注血小板。

对合并ACS的恶性肿瘤患者，需抗血小板和抗凝联合治疗时，推荐短期三联抗栓治疗（1周~1个月）后，改为NOAC联合一种抗血小板药物（首选氯吡格雷）治疗，时长尽量不超过12个月。

血小板减少症在恶性肿瘤患者中的发生率为10%~25%。合并ACS的恶性肿瘤患者发生血小板减少症时，积极寻找并纠正病因，推荐在采用经上肢动脉入路、减少术中肝素用量（30~50 U/kg）和输注血小板（血小板计数小于20×10^9/ L）等预防出血措施的基础上行冠状动脉造影。当血小板计数小于30×10^9/ L时，不建议行PCI或给予抗血小板药物治疗；血小板计数小于50×10^9/ L时，显著增加CABG围术期出血风险。

PCI术后伴血小板减少症且血小板计数为（60~100）$\times10^9$/ L时，推荐阿司匹林联合氯吡格雷；血小板计数为（30~60）$\times10^9$/ L时，抗血小板治疗需权衡获益与出血风险，推荐阿司匹林或氯吡格雷单药治疗，避免使用替格瑞洛；血小板计数小于30×10^9/ L时，应暂停抗血小板治疗。

（二）CCS治疗

合并CCS的恶性肿瘤患者，如给予指南指导的最佳药物治疗后仍有较大范围心肌缺血表现，建议行血运重建。推荐以冠状动脉造影显示的病变狭窄程度和/或血流储备分数（FFR）指导血运重建。冠状动脉病变狭窄大于或等于90%时，可直接干预；病变狭窄小于90%时，建议对有明确缺血证据或FFR小于或等于0.8的病变进行干预。采用何种方式进行心肌血运重建（PCI或CABG）及干预时机推荐由肿瘤科、心内科及心外科组织MDT to HIM讨论决定。对已完成心肌血运重建的CCS患者，根据缺血和出血风险、恶性肿瘤及抗肿瘤治疗情况，制定个性化抗血小板治疗方案。

（三）抗肿瘤治疗方案

恶性肿瘤患者罹患ACS时，应暂时中断抗肿瘤治疗，采取最佳抗心肌缺血药物治疗和/或进行血运重建。待患者临床病情稳定后，推荐由MDT to HIM讨论决定是否继续实施原抗肿瘤治疗方案或更换为其他替代方案。

三、免疫检查点抑制剂相关心肌炎

所有疑似ICIs相关心肌炎患者在明确诊断前均需暂缓ICIs治疗。糖皮质激素为ICIs相关心肌炎的核心治疗药物，早期（24小时内）、足量应用可改善ICIs相关心肌炎患者的预后。激素剂量选择、是否联用其他免疫调节剂或非药物措施取决于心肌炎严重程度和有无并发症（图45-7）。

不推荐对所有亚临床心肌损伤患者均给予激素治疗。推荐对亚临床心肌损伤患者暂缓ICIs治疗，数日后复查cTn，如保持相对稳定或自然下降，判定为稳定或自愈的亚临床心肌损伤，不推荐使用激素治疗且建议恢复ICIs治疗，并在ICIs注射后每周监测cTn，心肌损伤保持平稳或痊愈后可恢复正常监测频率。如cTn进行性升高，判定为不稳定的亚临床心肌损伤，建议暂缓ICIs治疗并给予泼尼松1 mg/kg/日，激素治疗有效后逐渐减量直至心脏损伤生物标志物恢复到基线后停用激素。

对于可疑ICIs相关心肌炎且临床状态不稳定患者，建议在明确诊断之前使用1次甲基强的松龙500~1000 mg，并尽快完成相关检查明确诊断，根据病情变化及诊断结果决定继续使用或停用。

推荐轻症型心肌炎患者给予甲基强的松龙1~2 mg/kg/日（或等效泼尼松）治疗；推荐重症型心肌炎患者给予甲基强的松龙500~1000 mg/日治疗，48~72小时评估疗效后决定是否联合其他药物；推荐危重症型心肌炎患者在服用甲基强的松龙1000 mg/日基础上，早期联合其他免疫调节药物。联合免疫调节治疗方案应考虑本地区药物可及性、辅助检验结果和不同药物作用机制的协同，由MDT to HIM讨论制定。可供选择的药物有吗替麦考酚酯、他克莫司、抗胸腺细胞球蛋白、免疫球蛋白、托珠单抗、阿巴西普、Alemtuzumab、英夫利昔单抗和托法替布等。有研究提示，英夫利昔单抗可能使ICIs心肌炎患者心衰恶化，并增加心血管死亡率，因此建议慎用。心肌炎合并重症肌无力患者使用大剂量激素可能加重肌无力，需密切监测肌无力症状是否恶化，可考虑初始即联合丙种球蛋白治疗。

推荐将危重型心肌炎患者转至具生命支持治疗能力的心血管专科或重症监护室，必要时进行循环支持、呼吸支持和肾脏替代等治疗。

亚临床心肌损伤和1级心肌炎治愈后，可重启免疫治疗。2级及以上心肌炎治愈后通常不建议重启免疫治疗，但有病例报道重启后未再次发生心肌炎，建议无其他替代治疗方案且确需重启ICIs治疗患者由MDT to HIM讨论决定是否重启ICIs治疗。

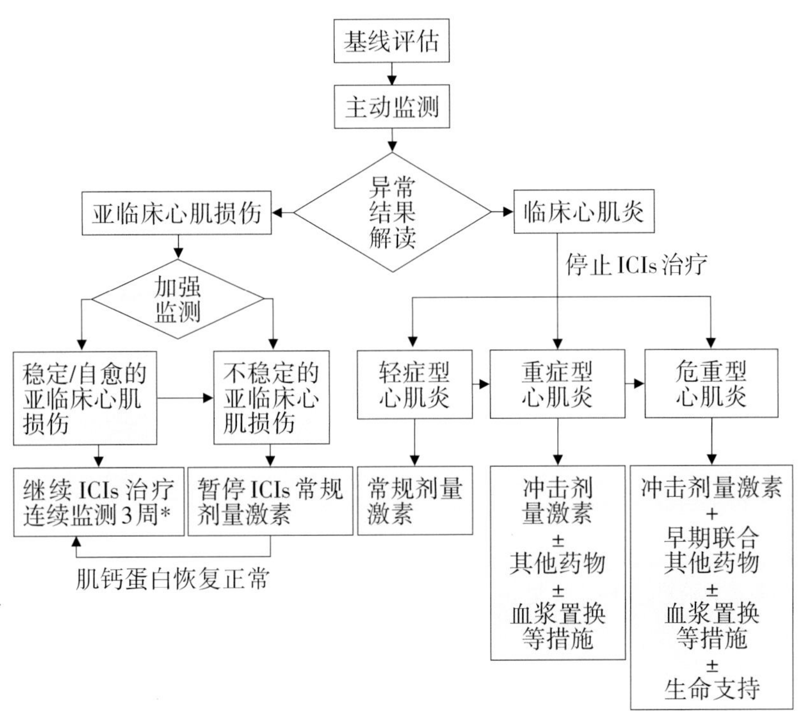

*无恶化，可恢复原监测频率。

图45-7 ICIs心肌炎管理流程

四、心律失常

（一）心房颤动

肿瘤相关房颤治疗遵循目前房颤指南治疗原则，综合评估心律（率）控制和抗凝治疗的获益与风险，以控制症状和预防栓塞等并发症，改善患者预后。

1.节律控制和心率控制

血流动力学不稳定的快速房颤患者应行紧急同步电复律治疗。血流动力学稳定的房颤患者推荐继续接受目前抗肿瘤治疗，并药物控制心室率，使静息心室率小于100次/分；如症状控制不理想，可进一步严格控制心室率小于80次/分。β受体阻滞剂作为控制心室率的一线药物，尤其适合慢性心衰患者；非二氢吡啶类CCB和地高辛是控制心室率的二线药物。非二氢吡啶类CCB包括地尔硫䓬和维拉帕米，具有负性肌力作用且与某些抗肿瘤药物（如VEGF/VEGFR抑制剂等）间存在相互作用，应谨慎使用。地高辛适合房颤合并心衰患者，需注意其与某些抗肿瘤药物（如甲氨蝶呤、氟尿嘧啶、环磷酰胺、多柔比星、长春新碱等）间的相互作用。对于血流动力学稳定的房颤患者完成阶段性抗肿瘤治疗后，以及合并心衰和/或症状仍无法控制的房颤患者，建议结合基础心脏病和肿瘤预后，经MDT to HIM是否复律或行消融治疗。

2.抗凝治疗

建议遵循TBIP模式（thromboembolic risk，bleeding risk，drug-drug interactions，and patient preferences，TBIP）进行评估，综合考虑血栓栓塞和出血风险、抗凝药物与抗肿瘤药物间的相互作用（表45-17）及患者意愿，制定个体化抗凝方案。不推荐NOAC与强P-糖蛋白诱导剂或抑制剂联合使用。接受强CYP3A4诱导剂或抑制剂治疗的恶性肿瘤患者合并房颤需要NOAC抗凝时，建议选择达比加群或艾多沙班。在肿瘤治疗中，建议动态评估肿瘤相关房颤患者的血栓栓塞和出血风险，不断优化抗凝治疗方案。

表45-17 NOAC与部分抗肿瘤药物间的相互作用

	P-糖蛋白途径（所有NOAC）	CYP3A4途径（主要为利伐沙班和阿哌沙班）
抑制效应	·TKIs,如伊马替尼 ·激素类药物,如阿比特龙 ·免疫调节剂,如他克莫司(强至中)	·免疫调节剂,如环孢素(中) ·激素类制剂,如比卡鲁胺(中) ·TKIs,如尼洛替尼(轻) ·拓扑异构酶抑制剂,如依托泊苷(轻) ·蒽环类药物,如伊达比星(轻) ·烷化剂,如环磷酰胺(轻)
促进效应	·蒽环类药物,如多柔比星 ·抗有丝分裂药物,如长春碱 ·免疫调节剂,如地塞米松	·免疫调节剂,如地塞米松 ·激素类药物,如苯扎鲁胺 ·抗有丝分裂药物,如紫杉醇(中) ·TKIs,如维莫非尼(中)

采用轻、中、强表示药物间相互作用；CYP3A4：细胞色素P450 3A4；NOAC，非维生素K拮抗剂口服抗凝药。

推荐肿瘤相关房颤患者首选NOAC抗凝，维生素K拮抗剂作为二线选择，低分子肝素是短期或桥接抗凝治疗的有益补充。对机械瓣置入或合并心脏瓣膜病的肿瘤相关房颤患者，首选维生素K拮抗剂预防卒中和血栓栓塞事件。

CHA_2DS_2-VASc评分大于或等于1分（男性）或者大于或等于2分（女性）的肿瘤相关房颤患者建议长期抗凝治疗。有报道，CHA_2DS_2-VASc评分可能低估恶性肿瘤患者实际血栓栓塞风险。因此，当CHA_2DS_2-VASc评分为0（男性）或1（女性）时，也可考虑抗凝治疗，但需采用HAS-BLED评分结合近期出血和肾功能等情况评估出血风险。不推荐抗血小板治疗用于肿瘤相关房颤患者的卒中和血栓栓塞预防。

血流动力学不稳定的快速房颤患者推荐电复律前立即给予普通肝素或低分子肝素抗凝；若无法事先抗凝，建议复律后立即给予抗凝药物。血流动力学稳定的房颤患者，经MDT to HIM会诊如有转复指征且房颤持续时间小于或等于48小时，可考虑在抗凝基础上行复律治疗；如有转复指征但房颤持续时间大于48小时或不明，建议规范有效抗凝3周后再行复律治疗，如需尽快复律，可考虑经TEE除外心房血栓后行复律治疗。所有患者复律后建议继续抗凝治疗4周，首选NOAC，然后根据CHA_2DS_2-VASc评分决定是否行长期抗凝治疗。

预计生存期大于12个月且有长期抗凝禁忌证的肿瘤相关房颤患者可考虑行左心耳封堵术。

（二）室性心律失常与QT间期延长

1.室性心律失常

肿瘤治疗导致室性心律失常的治疗遵循现有室性心律失常相关指南，应注意抗心律失常药物与抗肿瘤药物间的相互作用。

无症状室性心律失常如可自行终止，一般无需停止抗肿瘤治疗；如反复发生或合并多种心血管危险因素和/或心血管疾病，推荐组织多学科会诊决策是否继续抗肿瘤治疗，并积极控制心血管危险因素、伴随心血管疾病和心律失常。

症状性室性心律失常患者应减量或暂停抗肿瘤治疗，并由心内科医生参与评估和治疗。危及生命的症状性室性心律失常需紧急干预。Ⅰb类抗心律失常药物（如利多卡因、美西律）、β受体阻滞剂与抗肿瘤药物间相互作用少且延长QT间期风险低，推荐作为首选；血流动力学不稳定时，推荐行电复律。Ⅰa、Ⅰc和Ⅲ类抗心律失常药物与多种抗肿瘤药物间存在相互作用并有延长QT间期风险，需谨慎使用。

建议依据患者预计生存期、生活质量及并发症风险等情况，基于MDT to HIM会诊评估是否行植入式心律转复除颤器置入和/或射频消融术。

2.QT间期延长

推荐恶性肿瘤患者启动肿瘤治疗前评估基线QT间期，纠正可逆的延长QT间期原因。存在基线QT间期异常、使用延长QT间期药物、新发心脏症状（如晕厥或晕厥先兆等）和/或已知遗传性心律失常等情况时，建议进行心内科会诊，识别发生室性心律失常的高危患者，制定个体化治疗策略。

恶性肿瘤患者抗肿瘤药物治疗过程中，如QTc^F大于或等于500 ms，推荐暂停延长QT间期的抗肿瘤药物，纠正可能存在的电解质紊乱（低钾血症、低镁血症和低钙血症等），每天一次心电图监测QTc^F，直至QTc^F延长消失，并经多学科会诊讨论重启可延长QT间期抗肿瘤药物的时机和策略，或更改为其他方案；如QTc^F在480~500 ms，建议在肿瘤治疗过程中每周进行一次心电图监测。患者出现尖端扭转型室速或持续性室速时，应积极寻找可以纠正的因素，停用延长QT间期药物。尖端扭转型室速发作时推荐静脉注射硫酸镁，积极补钾，使血钾水平保持在4.5~5.0 mmol/L。心动过缓所致或长间歇依赖性尖端扭转型室速可考虑植入临时起搏器，起搏频率维持90次/分左右。等待植入临时起搏器期间，可考虑短时使用提高心率的药物，如阿托品、异丙肾上腺素等。如室性快速性心律失常持续且血流动力学不稳定，推荐行电复律。

3.缓慢性心律失常

缓慢性心律失常包括窦性心动过缓、病态窦房结综合征和房室阻滞等。一度房室阻滞和二度Ⅰ型房室阻滞通常反映房室结传导延迟或阻滞，一般为良性，尤其QRS波时限在正常范围时，可在密切监测下继续进行抗肿瘤治疗。如不存在可纠正的病因，无论是否伴有症状，二度Ⅱ型房室阻滞和三度房室阻滞均应考虑安置心脏起搏器。如血流动力学不稳定或伴明显症状，推荐紧急植入临时起搏器。

五、高血压

肿瘤治疗导致高血压的管理包括去除疼痛和心理应激等诱因、进行生活方式干预和降压药物治疗，旨在避免高血压急症和并发症发生，确保完成抗肿瘤治疗。

推荐将肿瘤治疗导致高血压患者血压控制到小于140/90 mmHg。伴蛋白尿、心功能不全、冠心病、慢性肾脏病和糖尿病时，建议进一步控制到小于130/80 mmHg。高龄、虚弱或预计生存期小于1年的恶性肿瘤高血压患者，可考虑降至小于150/90 mmHg。

长期应用ACEI/ARB、CCB、β受体阻滞剂和利尿剂等降压药物不增加恶性肿瘤发生风险。推荐肿瘤治疗导致高血压患者首选ACEI/ARB和二氢吡啶类CCB。非二氢吡啶类CCB可通过抑制P-糖蛋白和细胞色素P450 3A4活性影响抗肿瘤药物血药浓度，不建议在舒尼替尼和索拉非尼等靶向药物所致高血压治疗中使用。建议将β受体阻滞剂用于伴房颤、高交感神经张力、精神压力大或疼痛的高血压患者。噻嗪类利尿剂和盐皮质激素受体拮抗剂适用于伴有液体潴留的肿瘤高血压患者，使用过程中需监测血压、离子和肾功能。ARNI也可考虑用于肿瘤治疗导致高血压患者（尤其伴心功能不全时）。

血压大于或等于140/90 mmHg时推荐ACEI、ARB或二氢吡啶类CCB单药初始治疗；血压大于或等于160/100 mmHg时，推荐首选ACEI/ARB和二氢吡啶类CCB的单片复方固定制剂，也可自由联合治疗。血压仍未达标者推荐联合β受体阻滞剂和/或噻嗪类利尿剂。对肿瘤治疗导致的难治性高血压患者，建议联合使用盐皮质激素受体拮抗剂（如螺内酯）。对于VEGF/VEGFR抑制剂引起的难治性高血压，可考虑使用NO供体药物（如长效硝酸酯类药物）等。

一旦出现严重高血压（收缩压大于或等于180 mmHg或舒张压大于或等于110

mmHg），应暂停抗肿瘤治疗，迅速平稳降压，推荐静脉使用降压药物基础上联合口服降压药物；待血压控制到小于160/100 mmHg时，考虑逐渐停用静脉降压药物和调整口服降压药物。肿瘤治疗导致高血压通常是可逆的，降压治疗过程中需密切监测血压，及时调整降压药物剂量，避免发生低血压和缺血事件。待血压控制达标后，推荐MDT to HIM会诊决定重启抗肿瘤治疗时机，建议以减低剂量的抗肿瘤药物重启治疗。对曾发生高血压急症或严重并发症者，不推荐重启引起高血压的抗肿瘤治疗。

六、血脂异常

肿瘤患者的血脂异常管理与非肿瘤患者相似，依据《中国血脂管理指南（2023年）》进行危险分层，确定不同调脂治疗目标值，并采取不同强度干预措施，是血脂异常防治的核心策略。

1.调脂治疗目标值

降低LDL-C水平作为血脂异常管理的首要干预靶点，推荐将超高危险患者LDL-C降低至小于1.4 mmol/L且较基线降低幅度大于50%，极高危险患者LDL-C降低至小于1.8 mmol/L且较基线降低幅度大于50%，推荐将中、高危患者LDL-C降低至小于2.6mmol/L，考虑将低危患者LDL-C降低至小于3.4mmol/L。对于预计生存期短的肿瘤患者，可以适当放宽血脂管理目标。

2.调脂治疗药物选择

调脂治疗首选中等强度他汀类药物。除可改善心血管疾病预后外，荟萃分析还显示他汀类药物尤其是脂溶性他汀可能降低乳腺癌患者肿瘤相关死亡率和全因死亡率，但该结论仍需大规模前瞻性研究证实。现有证据推荐脂溶性和水溶性他汀类药物均可用于肿瘤患者血脂异常的治疗。如他汀类药物治疗后血脂仍未达标，推荐联合依折麦布、前蛋白转化酶枯草溶菌素9型（proprotein convertase subtilisin/kexin type 9，PCSK9）抑制剂和（或）贝特类等药物。无论是否进行药物调脂治疗，都必须坚持控制饮食和改善生活方式。

3.肿瘤相关血脂异常管理流程

肿瘤治疗开始后，出现符合常见不良反应术语判定标准（common terminology criteria for adverse events，CTCAE）1级血脂异常可继续抗肿瘤治疗，无需调整现有的降脂方案；出现CTCAE 2级血脂异常，则可继续行抗肿瘤治疗，建议强化现有的降脂方案；出现CTCAE 3级血脂异常，应暂停现有的抗肿瘤治疗方案，待血脂异常水平下降至CTCAE 2级后，再重新启动抗肿瘤治疗，可考虑适当减少引起血脂异常的抗肿瘤药物剂量，并强化现有降脂治疗方案；出现CTCAE 4级血脂异常，建议永久停用相关抗肿瘤治疗，避免持续严重的血脂异常诱发急性ASCVD事件，并调整肿瘤治疗方案（表45-18）。

表45-18 CTCAE血脂异常分级

	1级	2级	3级	4级	5级
高甘油三酯血症	1.71~3.42mmol/L	3.43~5.7mmol/L	5.71~11.4 mmol/L	危及生命	死亡
高胆固醇血症	6.0~7.75mmol/L	7.76~10.34mmol/L	10.35~12.92mmol/L	>12.92mmol/L	-

建议根据抗肿瘤药物引起血脂异常风险选择合适的监测周期：首次使用致血脂异常高风险抗肿瘤药物（洛拉替尼、西罗莫司、左旋门冬酰胺酶等）4~6周后监测血脂，达标后监测周期可放宽至每3~6月一次；若首次用药后4~6周监测血脂不达标，则调整降脂方案，4~6周后监测血脂，达标后监测周期放宽至每3~6月一次。如果连续达标，则可进一步延长监测周期。致血脂异常低风险抗肿瘤药物的监测流程与高风险的抗肿瘤药物类似，监测周期4~8周，达标后放宽至每6~12个月监测一次。

七、血栓形成、栓塞及出血

（一）血栓形成及栓塞

肿瘤相关VTE抗凝治疗药物选择应根据肿瘤类型和治疗史、肝肾功能、血小板水平及抗凝药物与抗肿瘤药物间相互作用、依从性等因素，通常情况下推荐选择低分子肝素或NOAC而非普通肝素或华法林。不推荐NOAC与强P-糖蛋白诱导剂或抑制剂联合使用，接受强CYP3A4诱导剂或抑制剂治疗的VTE患者需要NOAC抗凝时，建议选择艾多沙班而非达比加群，因后者缺乏肿瘤相关VTE的询证医学证据。以下情况不推荐使用NOAC：近期出血史、一周内大手术史、未经手术的胃肠道或泌尿系统恶性肿瘤、胃肠道共病、胃切除术或广泛肠切除术、血小板计数小于50×10⁹/ L或肌酐清除率小于15 ml/min。对NOAC治疗过程中VTE复发患者，需分析治疗依从性、恶性肿瘤进展及复发等因素，推荐采用低分子肝素代替NOAC治疗。偶然发现的肿瘤相关VTE与症状性VTE的复发率和致死率相似，两者治疗原则相同。

抗凝疗程需遵循个体化原则，通常3~6个月。对新诊断（6个月内）的恶性肿瘤、晚期恶性肿瘤或正在接受抗肿瘤药物治疗的VTE患者，抗凝疗程至少6个月。

抗凝治疗增加恶性肿瘤患者出血风险，需定期评估抗凝风险/获益比。对近期（小于1个月）肿瘤相关VTE患者，伴血小板减少症且血小板计数大于50×10⁹/ L时，推荐选择足量低分子肝素；血小板计数（25~50）×10⁹/ L时，建议经多学科会诊讨论是否启动抗凝治疗，可考虑使用半量低分子肝素治疗；血小板计数小于25×10⁹/ L时，推荐多学科会诊决策是否抗凝治疗。

导管相关血栓患者在导管移除后推荐继续抗凝至少3个月，并直至影像证实血栓已消失；如需长期留置导管，推荐长期抗凝治疗。

对于肿瘤相关动脉血栓栓塞和心腔内血栓患者，治疗遵循现有相关指南处理，综合分析血栓发生部位、栓塞风险、出血风险、抗栓药物与抗肿瘤药物间相互作用等因素，进行个体化抗栓治疗。

（二）出血

恶性肿瘤患者发生危及生命的出血时，应立即补充血容量和稳定生命体征，并积极寻找病因。如为严重血小板减少所致，应输注血小板治疗；如为抗凝治疗所致，需终止抗凝治疗，建议给予特异性抗凝药物拮抗剂和/或凝血因子浓缩物止血。近期曾发生血栓栓塞者，应避免使用重组激活因子Ⅶ或活化凝血酶原复合物，可考虑使用抗纤溶药物，包括氨甲环酸和6-氨基己酸等。

八、周围动脉疾病

肿瘤治疗导致PAD的治疗遵循现有相关指南处理，需注意药物间相互作用。

对合并雷诺综合征的恶性肿瘤患者，应积极去除诱因，包括四肢保暖、戒烟、适当锻炼、避免精神紧张、过度劳累及使用血管收缩药物等，建议使用二氢吡啶类CCB缓解血管痉挛。

对TKIs导致PAD的恶性肿瘤患者，应控制吸烟、肥胖、高血压、糖尿病及血脂异常等危险因素并采用抗血小板和/或抗凝治疗，继续抗肿瘤治疗；当疾病快速进展，甚至发生血管闭塞时，推荐MDT to HIM会诊决策抗肿瘤药物减量或换用其他低心血管风险TKIs，并在积极药物治疗基础上行血运重建治疗。

九、心脏瓣膜病

合并心脏瓣膜病的恶性肿瘤患者遵循现有心脏瓣膜病指南处理。对存在严重心脏瓣膜病的恶性肿瘤患者，推荐MDT to HIM讨论外科手术或经导管瓣膜介入治疗的必要性和可行性，通常当预计生存期超过1年且生活质量可接受时才考虑进行。对于曾行纵隔或胸部放疗患者，经导管主动脉瓣或二尖瓣置换术可能优于外科瓣膜置换术。

对机械瓣膜置换术后的恶性肿瘤患者，推荐在肿瘤治疗期间综合评估血栓栓塞和出血风险，密切监测凝血功能下进行个体化抗凝治疗。对疑似心脏瓣膜病新发或恶化的恶性肿瘤患者，如出现发热、呼吸困难、新发心脏杂音和血培养阳性时，需进行感染性心内膜炎筛查和管理。

十、肺动脉高压

肿瘤相关肺动脉高压治疗遵循现有肺动脉高压指南，推荐通过MDT to HIM讨论制定最佳治疗方案。

服用达沙替尼的慢性粒细胞白血病患者，如新出现症状性肺动脉高压或无症状性三尖瓣反流峰值流速大于3.4 m/s，推荐行右心导管检查，停用达沙替尼，并给予降肺动脉压治疗；待三尖瓣反流峰值流速小于2.8 m/s时，推荐使用其他BCR-ABL抑制剂替代治疗。新发无症状性三尖瓣反流峰值流速介于2.9~3.4 m/s时，推荐达沙替尼减量，并每月一次监测三尖瓣反流峰值流速；如三尖瓣反流峰值流速保持稳定或轻微升高，可继续达沙替尼治疗，其后每3个月一次监测三尖瓣反流峰值流速；如三尖瓣反流峰值流速持续性升高，推荐右心导管检查，停用达沙替尼，给予降肺动脉压治疗。

十一、心包疾病

肿瘤患者心包疾病建议依据恶性肿瘤类型和分期、肿瘤治疗及心包疾病类型和严重程度等进行整合治疗。

（一）心包炎

对肿瘤治疗相关心包炎患者，推荐通过MDT to HIM讨论是否暂时中断肿瘤治疗，推荐使用非甾体类抗炎药和秋水仙碱缓解症状和降低复发风险，避免进展为缩窄性心包炎。对非ICIs相关顽固性心包炎，推荐使用低至中等剂量糖皮质激素治疗。对合并缩窄性心包炎的恶性肿瘤患者，利尿治疗效果欠佳时可考虑行外科心包切除术。

ICIs相关严重心包炎，尤其伴中至大量心包积液时，建议暂停ICIs，推荐使用糖皮质激素（甲基强的松龙，1 mg/kg/天）治疗，或联合秋水仙碱治疗。对顽固性ICIs相关心包炎患者，考虑联合免疫抑制剂治疗。待心包炎控制后，通过MDT to HIM讨论后可考虑在严密心脏监测下重启ICIs治疗。

（二）心包积液

恶性肿瘤患者心包积液管理旨在缓解症状，防止复发，提高生活质量和延长生存期。

少至中量心包积液时，应积极寻找和治疗病因并定期监测，推荐首次诊断后7~14天重新评估，之后每4~6周监测1次。当发生心脏压塞时，推荐超声引导下经皮心包穿刺并置管引流。ICIs相关心包积液时应暂停ICIs，使用糖皮质激素。对细胞分化综合征导致心包积液患者，应立即使用糖皮质激素治疗并暂时停用维甲酸或亚砷酸治疗。

恶性包积液患者心包穿刺引流后，也可考虑使用秋水仙碱，也可考虑心包腔内注射硬化剂或细胞毒性药物，有助于降低恶性心包积液的复发率并改善预后。对不能经皮心包穿刺引流或复发性恶性心包积液患者，建议行外科心包开窗术。

附录

表 45-19 缩略词

英文缩略词	英文全称	中文名称
ABI	ankle brachial index	踝肱指数
ACS	acute coronary syndrome	急性冠脉综合征
ACEI	angiotensin-converting enzyme inhibitor	血管紧张素转化酶抑制剂
ALK	anaplastic lymphoma kinase	间变性淋巴瘤激酶
AMI	acute myocardial infarction	急性心肌梗死
ARB	angiotensin Ⅱ receptor blocker	血管紧张素Ⅱ受体阻滞剂
ARNI	angiotensin receptor neprilysin inhibitor	血管紧张素受体脑啡肽酶抑制剂
ASCVD	atherosclerotic cardiovascular disease	动脉粥样硬化性心血管疾病
BTK	Bruton tyrosine kinase	布鲁顿酪氨酸激酶
CABG	coronary artery bypass graft	冠状动脉搭桥术
CAR-T	chimeric antigen receptor-T cell	嵌合抗原受体T细胞
CCS	chronic coronary syndrome	慢性冠脉综合征
CMR	cardiovascular magnetic resonance	心血管核磁共振成像
CTA	computer tomography angiography	CT血管造影
CTRCD	cancer therapy-related cardiac dysfunction	肿瘤治疗相关心功能不全
CTR-CVT	cancer therapy-related-cardiovascular toxicity	肿瘤治疗相关心血管毒性
DAPT	dual antiplatelet therapy	双联抗血小板治疗
DEX	dexrazoxane	右雷佐生(右丙亚胺)
DIC	disseminated intravascular coagulation	弥散性血管内凝血
EGFR	epidermal growth factor receptor	表皮生长因子受体
FFR	fractional flow reserve	血流储备分数
GDMT	guideline-directed medical therapy	指南指导的药物治疗
GLS	global longitudinal strain	整体纵向应变
HbA1c	glycated hemoglobin A1c	糖化血红蛋白A1c
HDL-C	high-density lipoprotein cholesterol	高密度脂蛋白胆固醇
HER2	human epidermal growth factor receptor 2	人表皮生长因子受体2

续表

英文缩略词	英文全称	中文名称
HFpEF	heart failure with preserved ejection fraction	射血分数保留心衰
HSCT	hematopoietic stem cell transplantation	造血干细胞移植
ICIs	immune checkpoint inhibitors	免疫检查点抑制剂
LDL-C	low-density lipoprotein cholesterol	低密度脂蛋白胆固醇
LVEF	left ventricular ejection fraction	左室射血分数
MDT to HIM	multiple discipline team to holistic integrative management	多学科团队整合管理
NO	nitric oxide	一氧化氮
NOAC	non-vitamin K antagonist oral anticoagulants	非维生素K拮抗剂口服抗凝药
NSTEMI	non-ST-segment elevation myocardial infarction	非ST段抬高型心肌梗死
PAD	peripheral arterial disease	周围动脉疾病
PCI	percutaneous coronary intervention	经皮冠状动脉介入治疗
PCSK9	proprotein convertase subtilisin/kexin type 9	前蛋白转化酶枯草溶菌素9型
PD-L1	programmed death ligand 1	程序性细胞死亡蛋白配体1
PI	proteasome inhibitor	蛋白酶体抑制剂
PTP	pretest probability	验前概率
STEMI	ST- segment elevation myocardial infarction	ST段抬高型心肌梗死
QTc	corrected QT interval	校正的QT间期
SGLT-2	sodium-glucose cotransporter-2	钠-葡萄糖共转运蛋白2
TEE	transesophageal echocardiography	经食管超声心动图
TIL	tumor infiltrating lymphocyte	肿瘤浸润淋巴细胞
TKIs	tyrosine kinase inhibitors	酪氨酸激酶抑制剂
TTE	transthoracic echocardiography	经胸超声心动图
VEGF	vascular endothelial-derived growth factor	血管内皮生长因子
VEGFR	vascular endothelial-derived growth factor receptor	血管内皮生长因子受体
VHD	valvular heart disease	心脏瓣膜病
VTE	venous thromboembolism	静脉血栓栓塞
UA	unstable angina	不稳定型心绞痛

参考文献

1.Stoppel W L, Kaplan D L, Black L D. Electrical and mechanical stimulation of cardiac cells and tissue constructs. Adv Drug Deliv Rev, 2016, 96: 135-155.

2.Belloum Y, Rannou-Bekono F, Favier F B. Cancer-induced cardiac cachexia: Pathogenesis and impact of physical activity (Review). Oncol Rep, 2017, 37 (5): 2543-2552.

3.Henriksen P A. Anthracycline cardiotoxicity: an update on mechanisms, monitoring and prevention. Heart, 2018, 104 (12): 971-977.

4.Saleh Y, Abdelkarim O, Herzallah K, et al. Anthracycline-induced cardiotoxicity: mechanisms of action, incidence, risk factors, prevention, and treatment. Heart Fail Rev, 2021, 26 (5): 1159-1173.

5.Vejpongsa P, Yeh E T. Prevention of anthracycline-induced cardiotoxicity: challenges and opportunities. J Am Coll Cardiol, 2014, 64 (9): 938-945.

6.Kadowaki H, Akazawa H, Ishida J, et al. Cancer Therapeutics-Related Cardiac Dysfunction - Insights From Bench and Bedside of Onco-Cardiology. Circ J, 2020, 84 (9): 1446-1453.

7.Cote G M, Sawyer D B, Chabner B A. ERBB2 inhibition and heart failure. N Engl J Med, 2012, 367 (22): 2150-2153.

8.Gordon L I, Burke M A, Singh A T, et al. Blockade of the erbB2 receptor induces cardiomyocyte death through mitochondrial and reactive oxygen species-dependent pathways. J Biol Chem, 2009, 284 (4): 2080-2087.

9.Glen C, Tan Y Y, Waterston A, et al. Mechanistic and Clinical Overview Cardiovascular Toxicity of BRAF and MEK Inhibitors: JACC: CardioOncology State-of-the-Art Review. JACC CardioOncol, 2022, 4 (1): 1-18.

10.Iqubal A, Iqubal M K, Sharma S, et al. Molecular mechanism involved in cyclophosphamide-induced cardiotoxicity: Old drug with a new vision. Life Sci, 2019, 218: 112-131.

11.Tocchetti C G, Gallucci G, Coppola C, et al. The emerging issue of cardiac dysfunction induced by antineoplastic angiogenesis inhibitors. Eur J Heart Fail, 2013, 15 (5): 482-489.

12. Woitek F, Zentilin L, Hoffman N E, et al. Intracoronary Cytoprotective Gene Therapy: A Study of VEGF-B167 in a Pre-Clinical Animal Model of Dilated Cardiomyopathy. J Am Coll Cardiol, 2015, 66 (2): 139-153.

13.Truitt R, Mu A, Corbin E A, et al. Increased Afterload Augments Sunitinib-Induced Cardiotoxicity in an Engineered Cardiac Microtissue Model. JACC Basic Transl Sci, 2018, 3 (2): 265-276.

14.Bouitbir J, Alshaikhali A, Panajatovic M V, et al. Mitochondrial oxidative stress plays a critical role in the cardiotoxicity of sunitinib: Running title: Sunitinib and oxidative stress in hearts. Toxicology, 2019, 426: 152281.

15. Dobbin S J H, Petrie M C, Myles R C, et al. Cardiotoxic effects of angiogenesis inhibitors. Clin Sci (Lond), 2021, 135 (1): 71-100.

16.Piper-Vallillo A J, Costa D B, Sabe M A, et al. Heart Failure Associated With the Epidermal Growth Factor Receptor Inhibitor Osimertinib. JACC CardioOncol, 2020, 2 (1): 119-122.

17.Hahn V S, Zhang K W, Sun L, et al. Heart Failure With Targeted Cancer Therapies: Mechanisms and Cardioprotection. Circ Res, 2021, 128 (10): 1576-1593.

18.Touyz R M, Herrmann J. Cardiotoxicity with vascular endothelial growth factor inhibitor therapy. NPJ Precis Oncol, 2018, 2: 13.

19.Balanescu D V, Bloomingdale R, Donisan T, et al. Mechanisms of Myocardial Ischemia in Cancer Patients: A State-of-the-Art Review of Obstructive Versus Non-Obstructive Causes. Rev Cardiovasc Med, 2022, 23 (7): 227.

20.Fenning S J, Newby D E, Toumpanakis C, et al. Coronary artery spasm secondary to carcinoid syndrome. QJM, 2016, 109 (7): 483-484.
21.Virizuela J A, García A M, De Las Peñas R, et al. SEOM clinical guidelines on cardiovascular toxicity (2018) . Clin Transl Oncol, 2019, 21 (1): 94-105.
22.Nykl R, Fischer O, Vykoupil K, et al. A unique reason for coronary spasm causing temporary ST elevation myocardial infarction (inferior STEMI) – systemic inflammatory response syndrome after use of pembrolizumab. Arch Med Sci Atheroscler Dis, 2017, 2: e100-e102.
23.Giza D E, Boccalandro F, Lopez-Mattei J, et al. Ischemic Heart Disease: Special Considerations in Cardio-Oncology. Current treatment options in cardiovascular medicine, 2017, 19 (5): 37.
24.Badescu M C, Badulescu O V, Scripcariu D V, et al. Myocardial Ischemia Related to Common Cancer Therapy-Prevention Insights. Life (Basel), 2022, 12 (7) .
25.Kirresh A, White L, Mitchell A, et al. Radiation-induced coronary artery disease: a difficult clinical conundrum. Clin Med (Lond), 2022, 22 (3): 251-256.
26.Paris S, Tarantini L, Navazio A, et al. Cardio-oncology: the new frontier of clinical and preventive cardiology. Monaldi Arch Chest Dis, 2020, 90 (2) .
27.Mrotzek S M, Lena A, Hadzibegovic S, et al. Assessment of coronary artery disease during hospitalization for cancer treatment. Clin Res Cardiol, 2021, 110 (2): 200-210.
28.Ferreira M, Pichon E, Carmier D, et al. Coronary Toxicities of Anti-PD-1 and Anti-PD-L1 Immunotherapies: a Case Report and Review of the Literature and International Registries. Target Oncol., 2018, 13 (4): 509-515.
29. Vuong J T, Stein-Merlob A F, Nayeri A, et al. Immune Checkpoint Therapies and Atherosclerosis: Mechanisms and Clinical Implications: JACC State-of-the-Art Review. J Am Coll Cardiol, 2022, 79 (6): 577-593.
30.Poels K, Van Leent M M T, Boutros C, et al. Immune Checkpoint Inhibitor Therapy Aggravates T Cell-Driven Plaque Inflammation in Atherosclerosis. JACC CardioOncol, 2020, 2 (4): 599-610.
31.Poels K, Neppelenbroek S I M, Kersten M J, et al. Immune checkpoint inhibitor treatment and atherosclerotic cardiovascular disease: an emerging clinical problem. J Immunother Cancer, 2021, 9 (6) .
32.Palaskas N, Lopez-Mattei J, Durand J B, et al. Immune Checkpoint Inhibitor Myocarditis: Pathophysiological Characteristics, Diagnosis, and Treatment. JAHA, 2020, 9 (2): e013757.
33.Zou W, Lu J, Hao Y. Myocarditis Induced by Immune Checkpoint Inhibitors: Mechanisms and Therapeutic Prospects. J Inflamm Res, 2021, 14: 3077-3088.
34.Tsuruda T, Yoshikawa N, Kai M, et al. The Cytokine Expression in Patients with Cardiac Complication after Immune Checkpoint Inhibitor Therapy. Intern Med, 2021, 60 (3): 423-429.
35.Slawinski G, Wrona A, Dabrowska-Kugacka A, et al. Immune Checkpoint Inhibitors and Cardiac Toxicity in Patients Treated for Non-Small Lung Cancer: A Review. Int J Mol Sci, 2020, 21 (19) .
36.Barbar T, Jaffer Sathick I. Tumor Lysis Syndrome. Adv Chronic Kidney Dis, 2021, 28 (5): 438-446. e431.
37.Gangani K, Fong H K, Faisaluddin M, et al. Arrhythmia in tumor lysis syndrome and associated in-hospital mortality: A nationwide inpatient analysis. J Arrhythm, 2021, 37 (1): 121-127.
38.Chang H M, Okwuosa T M, Scarabelli T, et al. Cardiovascular Complications of Cancer Therapy: Best Practices in Diagnosis, Prevention, and Management: Part 2. J Am Coll Cardiol, 2017, 70 (20): 2552-2565.
39.López-Fernández T, Martín-García A, Roldán Rabadán I, et al. Atrial Fibrillation in Active Journal of arrhythmiaCancer Patients: Expert Position Paper and Recommendations. Rev Esp Cardiol (Engl Ed), 2019, 72 (9): 749-759.
40.Yang X, Li X, Yuan M, et al. Anticancer Therapy-Induced Atrial Fibrillation: Electrophysiology and

Related Mechanisms. Front Pharmacol, 2018, 9: 1058.

41. Tufano A, Galderisi M, Esposito L, et al. Anticancer Drug-Related Nonvalvular Atrial Fibrillation: Challenges in Management and Antithrombotic Strategies. Semin Thromb Hemos, 2018, 44 (4): 388-396.

42. Tamargo J, Caballero R, Delpón E. Cancer chemotherapy and cardiac arrhythmias: a review. Drug Saf, 2015, 38 (2): 129-152.

43. Yuan M, Tse G, Zhang Z, et al. The incidence of atrial fibrillation with trastuzumab treatment: A systematic review and meta-analysis. Cardiovasc Ther, 2018, 36 (6): e12475.

44. Chu T F, Rupnick M A, Kerkela R, et al. Cardiotoxicity associated with tyrosine kinase inhibitor sunitinib. Lancet, 2007, 370 (9604): 2011-2019.

45. Kawabata M, Umemoto N, Shimada Y, et al. Downregulation of stanniocalcin 1 is responsible for sorafenib-induced cardiotoxicity. Toxicol Sci, 2015, 143 (2): 374-384.

46. Ganatra S, Sharma A, Shah S, et al. Ibrutinib-Associated Atrial Fibrillation. JACC Clin Electrophysiol, 2018, 4 (12): 1491-1500.

47. Xiao L, Salem J E, Clauss S, et al. Ibrutinib-Mediated Atrial Fibrillation Attributable to Inhibition of C-Terminal Src Kinase. Circulation, 2020, 142 (25): 2443-2455.

48. Yang X, An N, Zhong C, et al. Enhanced cardiomyocyte reactive oxygen species signaling promotes ibrutinib-induced atrial fibrillation. Redox Biol, 2020, 30: 101432.

49. Herrmann J. Adverse cardiac effects of cancer therapies: cardiotoxicity and arrhythmia. Nat Rev Cardiol, 2020, 17 (8): 474-502.

50. Mir H, Alhussein M, Alrashidi S, et al. Cardiac Complications Associated With Checkpoint Inhibition: A Systematic Review of the Literature in an Important Emerging Area. Can J Cardiol, 2018, 34 (8): 1059-1068.

51. Van Dorst D C H, Dobbin S J H, Neves K B, et al. Hypertension and Prohypertensive Antineoplastic Therapies in Cancer Patients. Circ Res, 2021, 128 (7): 1040-1061.

52. Lankhorst S, Saleh L, Danser A J, et al. Etiology of angiogenesis inhibition-related hypertension. Curr Opin Pharmacol, 2015, 21: 7-13.

53. Timmers H J, Wieling W, Karemaker J M, et al. Baroreflex failure: a neglected type of secondary hypertension. Neth J Med, 2004, 62 (5): 151-155.

54. Barazzuol L, Coppes R P, Van Luijk P. Prevention and treatment of radiotherapy-induced side effects. Mol Oncol, 2020, 14 (7): 1538-1554.

55. Maki-Petaja K M, Mcgeoch A, Yang L L, et al. Mechanisms Underlying Vascular Endothelial Growth Factor Receptor Inhibition-Induced Hypertension: The HYPAZ Trial. Hypertension, 2021, 77 (5): 1591-1599.

56. Pandey A K, Singhi E K, Arroyo J P, et al. Mechanisms of VEGF (Vascular Endothelial Growth Factor) Inhibitor-Associated Hypertension and Vascular Disease. Hypertension, 2018, 71 (2): e1-e8.

57. Dong Z C, Wu M M, Zhang Y L, et al. The vascular endothelial growth factor trap aflibercept induces vascular dysfunction and hypertension via attenuation of eNOS/NO signaling in mice. Acta Pharmacol Sin, 2021, 42 (9): 1437-1448.

58. Liang C, Zhu D, Xia W, et al. Inhibition of YAP by lenvatinib in endothelial cells increases blood pressure through ferroptosis. Biochim Biophys Acta Mol Basis Dis, 2023, 1869 (1): 166586.

59. Kidoguchi S, Sugano N, Tokudome G, et al. New Concept of Onco-Hypertension and Future Perspectives. Hypertension, 2021, 77 (1): 16-27.

60. Wang Y, Kuhajda F P, Li J N, et al. Fatty acid synthase (FAS) expression in human breast cancer cell culture supernatants and in breast cancer patients. Cancer Lett, 2001, 167 (1): 99-104.

61. Notarnicola M, Altomare D F, Calvani M, et al. Fatty acid synthase hyperactivation in human colorectal

cancer: relationship with tumor side and sex. Oncology, 2006, 71 (5-6): 327-332.

62.Cruz M D, Wali R K, Bianchi L K, et al. Colonic mucosal fatty acid synthase as an early biomarker for colorectal neoplasia: modulation by obesity and gender. Cancer Epidemiol Biomarkers Prev, 2014, 23 (11): 2413-2421.

63.Long Q Q, Yi Y X, Qiu J, et al. Fatty acid synthase (FASN) levels in serum of colorectal cancer patients: correlation with clinical outcomes. Tumour Biol, 2014, 35 (4): 3855-3859.

64.Nomura D K, Cravatt B F. Lipid metabolism in cancer. Biochim Biophys Acta, 2013, 1831 (10): 1497-1498.

65.Jeon T I, Osborne T F. SREBPs: metabolic integrators in physiology and metabolism. Trends Endocrinol Metab, 2012, 23 (2): 65-72.

66.Smith B, Land H. Anticancer activity of the cholesterol exporter ABCA1 gene. Cell Rep, 2012, 2 (3): 580-590.

67.Vogel C L, Johnston M A, Capers C, et al. Toremifene for breast cancer: a review of 20 years of data. Clin Breast Cancer, 2014, 14 (1): 1-9.

68.Garg R, Angus E, Fincher S. Capecitabine-induced severe hypertriglyceridaemia and diabetes: a case report and review of the literature. Diabet Med, 2009, 26 (12): 1308-1309.

69.中国抗癌协会整合肿瘤心脏病学分会专家组.恶性肿瘤患者血脂管理中国专家共识.中华肿瘤杂志, 2021, 43 (10): 1043-1053.

70.Mcgee K, Stone N J, Wadhwani S, et al. A possible mechanism of hyperlipidemia in a patient with metastatic non-small cell lung cancer on lorlatinib therapy. J Oncol Pharm Pract, 2021, 27 (8): 2010-2013.

71.Grover S P, Hisada Y M, Kasthuri R S, et al. Cancer Therapy-Associated Thrombosis. Arterioscler Thromb Vasc Biol, 2021, 41 (4): 1291-1305.

72.Khorana A A, Cohen A T, Carrier M, et al. Prevention of venous thromboembolism in ambulatory patients with cancer. ESMO Open, 2020, 5 (6): e000948.

73.Valent P, Hadzijusufovic E, Schernthaner G H, et al. Vascular safety issues in CML patients treated with BCR/ABL1 kinase inhibitors. Blood, 2015, 125 (6): 901-906.

74.Campia U. Vascular effects of cancer treatments. Vasc Med, 2020, 25 (3): 226-234.

75.Gujral D M, Lloyd G, Bhattacharyya S. Radiation-induced valvular heart disease. Heart, 2016, 102 (4): 269-276.

76.Wang H, Wei J, Zheng Q, et al. Radiation-induced heart disease: a review of classification, mechanism and prevention. Int J Biol Sci, 2019, 15 (10): 2128-2138.

77.Price L C, Seckl M J, Dorfmuller P, et al. Tumoral pulmonary hypertension. Eur Respir Rev, 2019, 28 (151): 1800165.

78.Ala C K, Klein A L, Moslehi J J. Cancer Treatment-Associated Pericardial Disease: Epidemiology, Clinical Presentation, Diagnosis, and Management. Curr Cardiol Rep, 2019, 21 (12): 156.

79.Breccia M, Alimena G. Pleural/pericardic effusions during dasatinib treatment: incidence, management and risk factors associated to their development. Expert Opin Drug Saf, 2010, 9 (5): 713-721.

80.Wattal S, Rao M S, Chandra G N, et al. Dasatinib Induced Cardiac Tamponade-A Rare Association. J Clin Diagn Res, 2017, 11 (2): Fd03-fd04.

81.De Almeida D V P, Gomes J R, Haddad F J, et al. Immune-mediated Pericarditis With Pericardial Tamponade During Nivolumab Therapy. J Immunother, 2018, 41 (7): 329-331.

82.Yun S, Vincelette N D, Mansour I, et al. Late onset ipilimumab-induced pericarditis and pericardial effusion: a rare but life threatening complication. Case Rep Oncol Med, 2015, 2015: 794842.

83.Salem J E, Manouchehri A, Moey M, et al. Cardiovascular toxicities associated with immune checkpoint inhibitors: an observational, retrospective, pharmacovigilance study. Lancet Oncol, 2018, 19 (12): 1579-1589.

84.Altan M，Toki M I，Gettinger S N，et al. Immune Checkpoint Inhibitor-Associated Pericarditis. J Thorac Oncol，2019，14（6）：1102-1108.

85.中华医学会超声医学分会超声心动图学组，中国医师协会心血管分会超声心动图专业委员会，中国抗癌协会整合肿瘤心脏病学分会，等.抗肿瘤治疗心血管损害超声心动图检查专家共识.中华超声影像学杂志，2020，29（4）：277-288.

86.Anqi Y，Yu Z，Mingjun X，et al. Use of echocardiography to monitor myocardial damage during anthracycline chemotherapy. Echocardiography，2019，36（3）：495-502.

87.Liang H Z，Zhao H，Gao J，et al. Epirubicin-induced Kounis syndrome. BMC Cardiovasc Disord，2021，21（1）：133.

88.Kounis N G，Soufras G D，Tsigkas G，et al. Adverse cardiac events to monoclonal antibodies used for cancer therapy：The risk of Kounis syndrome. Oncoimmunology，2014，3：e27987.

89.Wang B，Sethwala A，Gurvitch R. Type 1 Kounis syndrome after paclitaxel infusion in a patient treated for lung adenocarcinoma. Intern Med J，2021，51（3）：448-449.

90.Kounis N G，Koniari I，Plotas P，et al. Emergence，development，and future of cardio-oncology in China：cardiohypersensitivity，cardiotoxicity and the Kounis syndrome. Chin Med J（Engl），2019，132（6）：753-754.

91.中华医学会心血管病学分会介入心脏病学组，中华医学会心血管病学分会动脉粥样硬化与冠心病学组，中国医师协会心血管内科医师分会血栓防治专业委员会，等.稳定性冠心病诊断与治疗指南.中华心血管病杂志，2018，46（9）：680-694.

92.Knuuti J，Wijns W，Saraste A，et al. 2019 ESC Guidelines for the diagnosis and management of chronic coronary syndromes. Eur Heart J，2020，41（3）：407-477.

93.Thygesen K，Alpert J S，Jaffe A S，et al. Fourth Universal Definition of Myocardial Infarction（2018）. Circulation，2018，138（20）：e618-e651.

94.中国抗癌协会整合肿瘤心脏病学分会，中华医学会心血管病学分会肿瘤心脏病学学组，中国医师协会心血管内科医师分会肿瘤心脏病学专业委员会，等.免疫检查点抑制剂相关心肌炎监测与管理中国专家共识（2020版）.中国肿瘤临床，2020，47（20）：1027-1038.

95.Friedrich M G，Sechtem U，Schulz-Menger J，et al. Cardiovascular magnetic resonance in myocarditis：A JACC White Paper. J Am Coll Cardiol，2009，53（17）：1475-1487.

96.Zeppenfeld K，Tfelt-Hansen J，De Riva M，et al. 2022 ESC Guidelines for the management of patients with ventricular arrhythmias and the prevention of sudden cardiac death. Eur Heart J，2022，43（40）：3997-4126.

97.Al-Khatib S M，Stevenson W G，Ackerman M J，et al. 2017 AHA/ACC/HRS guideline for management of patients with ventricular arrhythmias and the prevention of sudden cardiac death：A Report of the American College of Cardiology/American Heart Association Task Force on Clinical Practice Guidelines and the Heart Rhythm Society. Heart Rhythm，2018，15（10）：e73-e189.

98.Chuquin D，Abbate A，Bottinor W. Hypertension in Cancer Survivors：A Review of the Literature and Suggested Approach to Diagnosis and Treatment. J Cardiovasc Pharmacol，2022，80（4）：522-530.

99.中华医学会内分泌学分会肾上腺学组.原发性醛固酮增多症诊断治疗的专家共识.中华内分泌代谢杂志，2016，32（03）：188-195.

100.O'toole D，Grossman A，Gross D，et al. ENETS Consensus Guidelines for the Standards of Care in Neuroendocrine Tumors：biochemical markers. Neuroendocrinology，2009，90（2）：194-202.

101.Gabriel M，Decristoforo C，Kendler D，et al. 68Ga-DOTA-Tyr3-octreotide PET in neuroendocrine tumors：comparison with somatostatin receptor scintigraphy and CT. J Nucl Med，2007，48（4）：508-518.

102.中国血脂管理指南修订联合专家委员会.中国血脂管理指南（2023年）.中华心血管病杂志，2023，38（3）：237-271.

103. Konstantinides S V, Meyer G, Becattini C, et al. 2019 ESC Guidelines for the diagnosis and management of acute pulmonary embolism developed in collaboration with the European Respiratory Society (ERS). Eur Heart J, 2020, 41 (4): 543-603.

104. Armstrong G T, Plana J C, Zhang N, et al. Screening adult survivors of childhood cancer for cardiomyopathy: comparison of echocardiography and cardiac magnetic resonance imaging. J Clin Oncol, 2012, 30 (23): 2876-2884.

105. Hooks M, Okasha O, Velangi P S, et al. Left ventricular thrombus on cardiovascular magnetic resonance imaging in non-ischaemic cardiomyopathy. Eur Heart J Cardiovasc Imaging, 2020: jeaa244.

106. Ragland M M, Tak T. The role of echocardiography in diagnosing space-occupying lesions of the heart. Clin Med Res, 2006, 4 (1): 22-32.

107. Campia U, Moslehi J J, Amiri-Kordestani L, et al. Cardio-Oncology: Vascular and Metabolic Perspectives: A Scientific Statement From the American Heart Association. Circulation, 2019, 139 (13): e579-e602.

108. 中华医学会呼吸病学分会肺栓塞与肺血管病学组，中国医师协会呼吸医师分会肺栓塞与肺血管病工作委员会，全国肺栓塞与肺血管病防治协作组，等. 中国肺动脉高压诊断与治疗指南（2021版）. 中华医学杂志，2021，101（1）：11-51.

109. Sogaard K K, Farkas D K, Ehrenstein V, et al. Pericarditis as a Marker of Occult Cancer and a Prognostic Factor for Cancer Mortality. Circulation, 2017, 136 (11): 996-1006.

110. Adler Y, Charron P, Imazio M, et al. 2015 ESC Guidelines for the diagnosis and management of pericardial diseases: The Task Force for the Diagnosis and Management of Pericardial Diseases of the European Society of Cardiology (ESC) Endorsed by: The European Association for Cardio-Thoracic Surgery (EACTS). Eur Heart J, 2015, 36 (42): 2921-2964.

111. Cremer P C, Kumar A, Kontzias A, et al. Complicated Pericarditis: Understanding Risk Factors and Pathophysiology to Inform Imaging and Treatment. J Am Coll Cardiol, 2016, 68 (21): 2311-2328.

112. Visseren F L J, Mach F, Smulders Y M, et al. 2021 ESC Guidelines on cardiovascular disease prevention in clinical practice. Eur Heart J, 2021, 42 (34): 3227-3337.

113. Beavers C J, Rodgers J E, Bagnola A J, et al. Cardio-Oncology Drug Interactions: A Scientific Statement From the American Heart Association. Circulation, 2022, 145 (15): e811-e838.

114. Cardinale D, Colombo A, Lamantia G, et al. Anthracycline-induced cardiomyopathy: clinical relevance and response to pharmacologic therapy. J Am Coll Cardiol, 2010, 55 (3): 213-220.

115. Shen Y, Zhang H, Ni Y, et al. Tripartite motif 25 ameliorates doxorubicin-induced cardiotoxicity by degrading p85alpha. Cell Death Dis, 2022, 13 (7): 643.

116. Shen Y, Zhang H, Zhang Q, et al. Right Ventricular Ejection Fraction Assessed by Three-Dimensional Echocardiography Is Associated with Long-Term Adverse Clinical Cardiac Events in Patients with Anthracycline-Induced Cardiotoxicity. J Am Soc Echocardiogr, 2022, 35 (6): 600-608 e603.

117. Zhao R, Shu F, Zhang C, et al. Early Detection and Prediction of Anthracycline-Induced Right Ventricular Cardiotoxicity by 3-Dimensional Echocardiography. JACC CardioOncol, 2020, 2 (1): 13-22.

118. Zamorano J L, Lancellotti P, Rodriguez Munoz D, et al. 2016 ESC Position Paper on cancer treatments and cardiovascular toxicity developed under the auspices of the ESC Committee for Practice Guidelines: The Task Force for cancer treatments and cardiovascular toxicity of the European Society of Cardiology (ESC). Eur Heart J, 2016, 37 (36): 2768-2801.

119. Yamaguchi N, Fujii T, Aoi S, et al. Comparison of cardiac events associated with liposomal doxorubicin, epirubicin and doxorubicin in breast cancer: a Bayesian network meta-analysis. Eur J Cancer, 2015, 51 (16): 2314-2320.

120. Hu W, Lv K, Teng R, et al. Pegylated Liposomal Doxorubicin Versus Epirubicin as Adjuvant Therapy for Stage I-III Breast Cancer. Front Genet, 2021, 12: 746114.

121.Zhou D, Li L, Bao C, et al. Replacement of conventional doxorubicin by pegylated liposomal doxorubicin in standard RCHOP chemotherapy for elderly diffuse large B-Cell lymphoma: a retrospective study in China. Int J Clin Exp Med, 2015, 8 (12): 22497-22502.

122.Huang P, Huang J H, Zheng Y B, et al. Cardiac Safety in Breast Cancer Patients Receiving Pegylated Liposome Doxorubicin Sequential Anti-HER2 Monoclonal Antibody Therapy. Front Pharmacol, 2022, 13: 883600.

123.Curigliano G, Lenihan D, Fradley M, et al. Management of cardiac disease in cancer patients throughout oncological treatment: ESMO consensus recommendations. Ann Oncol, 2020, 31 (2): 171-190.

124.Macedo A V S, Hajjar L A, Lyon A R, et al. Efficacy of Dexrazoxane in Preventing Anthracycline Cardiotoxicity in Breast Cancer. JACC CardioOncol, 2019, 1 (1): 68-79.

125.De Baat E C, Mulder R L, Armenian S, et al. Dexrazoxane for preventing or reducing cardiotoxicity in adults and children with cancer receiving anthracyclines. Cochrane Database Syst Rev, 2022, 9 (9): CD014638.

126.Agency E M. Savene: EPAR—Product Information (Internet) 2008 (updated 2019) .

127.Caspani F, Tralongo A C, Campiotti L, et al. Prevention of anthracycline-induced cardiotoxicity: a systematic review and meta-analysis. Intern Emerg Med, 2021, 16 (2): 477-486.

128.Huang S, Zhao Q, Yang Z G, et al. Protective role of beta-blockers in chemotherapy-induced cardiotoxicity-a systematic review and meta-analysis of carvedilol. Heart Fail Rev, 2019, 24 (3): 325-333.

129.Vaduganathan M, Hirji S A, Qamar A, et al. Efficacy of Neurohormonal Therapies in Preventing Cardiotoxicity in Patients with Cancer Undergoing Chemotherapy. JACC CardioOncol, 2019, 1 (1): 54-65.

130.Li X, Li Y, Zhang T, et al. Role of cardioprotective agents on chemotherapy-induced heart failure: A systematic review and network meta-analysis of randomized controlled trials. Pharmacol Res, 2020, 151: 104577.

131.Fang K, Zhang Y, Liu W, et al. Effects of angiotensin-converting enzyme inhibitor/angiotensin receptor blocker use on cancer therapy-related cardiac dysfunction: a meta-analysis of randomized controlled trials. Heart Fail Rev, 2021, 26 (1): 101-109.

132.Boutagy N E, Feher A, Pfau D, et al. Dual Angiotensin Receptor-Neprilysin Inhibition With Sacubitril/Valsartan Attenuates Systolic Dysfunction in Experimental Doxorubicin-Induced Cardiotoxicity. JACC CardioOncol, 2020, 2 (5): 774-787.

133.Sheppard C E, Anwar M. The use of sacubitril/valsartan in anthracycline-induced cardiomyopathy: A mini case series. J Oncol Pharm Pract, 2019, 25 (5): 1231-1234.

134.Acar Z, Kale A, Turgut M, et al. Efficiency of atorvastatin in the protection of anthracycline-induced cardiomyopathy. J Am Coll Cardiol, 2011, 58 (9): 988-989.

135.Nabati M, Janbabai G, Esmailian J, et al. Effect of Rosuvastatin in Preventing Chemotherapy-Induced Cardiotoxicity in Women With Breast Cancer: A Randomized, Single-Blind, Placebo-Controlled Trial. J Cardiovasc Pharmacol Ther, 2019, 24 (3): 233-241.

136.Chotenimitkhun R, D'agostino R, Jr., Lawrence JA, et al. Chronic statin administration may attenuate early anthracycline-associated declines in left ventricular ejection function. The Canadian journal of cardiology, 2015, 31 (3): 302-307.

137.Seicean S, Seicean A, Plana JC, et al. Effect of statin therapy on the risk for incident heart failure in patients with breast cancer receiving anthracycline chemotherapy: an observational clinical cohort study. J Am Coll Cardiol, 2012, 60 (23): 2384-2390.

138.Abdel-Qadir H, Bobrowski D, Zhou L, et al. Statin Exposure and Risk of Heart Failure After Anthracycline- or Trastuzumab-Based Chemotherapy for Early Breast Cancer: A Propensity ScoreMatched Cohort Study. JAHA, 2021, 10 (2): e018393.

139.Obasi M, Abovich A, Vo J B, et al. Statins to mitigate cardiotoxicity in cancer patients treated with anthracyclines and/or trastuzumab: a systematic review and meta-analysis. Cancer Causes Control, 2021, 32 (12): 1395-1405.

140.Gongora C A, Drobni Z D, Quinaglia Araujo Costa Silva T, et al. Sodium-Glucose Co-Transporter-2 Inhibitors and Cardiac Outcomes Among Patients Treated With Anthracyclines. JACC Heart Fail, 2022, 10 (8): 559-567.

141.Mcdonagh T A, Metra M, Adamo M, et al. 2021 ESC Guidelines for the diagnosis and treatment of acute and chronic heart failure. Eur Heart J, 2021, 42 (36): 3599-3726.

142.Shiga T, Hiraide M. Cardiotoxicities of 5-Fluorouracil and Other Fluoropyrimidines. Curr Treat Options Oncol, 2020, 21 (4): 27.

143.中国心血管病风险评估和管理指南编写联合委员会.中国心血管病风险评估和管理指南.中华预防医学杂志，2019，(1)：13-35.

144.Martel S, Maurer C, Lambertini M, et al. Breast cancer treatment-induced cardiotoxicity. Expert Opin Drug Saf, 2017, 16 (9): 1021-1038.

145.Tan-Chiu E, Yothers G, Romond E, et al. Assessment of cardiac dysfunction in a randomized trial comparing doxorubicin and cyclophosphamide followed by paclitaxel, with or without trastuzumab as adjuvant therapy in node-positive, human epidermal growth factor receptor 2-overexpressing breast cancer: NSABP B-31. J Clin Oncol, 2005, 23 (31): 7811-7819.

146.De Azambuja E, Ponde N, Procter M, et al. A pooled analysis of the cardiac events in the trastuzumab adjuvant trials. Breast Cancer Res Treat, 2020, 179 (1): 161-171.

147.Eiger D, Ponde N F, Agbor-Tarh D, et al. Long-term cardiac outcomes of patients with HER2-positive breast cancer treated in the adjuvant lapatinib and/or trastuzumab Treatment Optimization Trial. Br J Cancer, 2020, 122 (10): 1453-1460.

148.胡月珍.曲妥珠单抗与蒽环类药物不同联合治疗方案对乳腺癌的疗效及患者心脏功能的影响.实用癌症杂志，2016，31（10）：1684-1686，1690.

149.Piccart-Gebhart M J, Procter M, Leyland-Jones B, et al. Trastuzumab after adjuvant chemotherapy in HER2-positive breast cancer. N Engl J Med, 2005, 353 (16): 1659-1672.

150.Romond E H, Perez E A, Bryant J, et al. Trastuzumab plus adjuvant chemotherapy for operable HER2-positive breast cancer. N Engl J Med, 2005, 353 (16): 1673-1684.

151.Slamon D, Eiermann W, Robert N, et al. Adjuvant trastuzumab in HER2-positive breast cancer. N Engl J Med, 2011, 365 (14): 1273-1283.

152.Smith I, Procter M, Gelber R D, et al. 2-year follow-up of trastuzumab after adjuvant chemotherapy in HER2-positive breast cancer: a randomised controlled trial. Lancet, 2007, 369 (9555): 29-36.

153.Guglin M, Krischer J, Tamura R, et al. Randomized Trial of Lisinopril Versus Carvedilol to Prevent Trastuzumab Cardiotoxicity in Patients With Breast Cancer. J Am Coll Cardiol, 2019, 73 (22): 2859-2868.

154.Pituskin E, Mackey J R, Koshman S, et al. Multidisciplinary Approach to Novel Therapies in Cardio-Oncology Research (MANTICORE 101-Breast): A Randomized Trial for the Prevention of Trastuzumab-Associated Cardiotoxicity. J Clin Oncol, 2017, 35 (8): 870-877.

155.Boekhout A H, Gietema J A, Milojkovic Kerklaan B, et al. Angiotensin II-Receptor Inhibition With Candesartan to Prevent Trastuzumab-Related Cardiotoxic Effects in Patients With Early Breast Cancer: A Randomized Clinical Trial. JAMA Oncol, 2016, 2 (8): 1030-1037.

156.Calvillo-Arguelles O, Abdel-Qadir H, Michalowska M, et al. Cardioprotective Effect of Statins in Patients With HER2-Positive Breast Cancer Receiving Trastuzumab Therapy. Can J Cardiol, 2019, 35 (2): 153-159.

157.Lynce F, Barac A, Tan M T, et al. SAFE-HEaRt: Rationale and Design of a Pilot Study Investigating Cardiac Safety of HER2 Targeted Therapy in Patients with HER2-Positive Breast Cancer and Reduced

Left Ventricular Function. Oncologist, 2017, 22 (5): 518-525.

158. Maitland M L, Bakris G L, Black H R, et al. Initial assessment, surveillance, and management of blood pressure in patients receiving vascular endothelial growth factor signaling pathway inhibitors. J Natl Cancer Inst, 2010, 102 (9): 596-604.

159. Steingart R M, Bakris G L, Chen H X, et al. Management of cardiac toxicity in patients receiving vascular endothelial growth factor signaling pathway inhibitors. Am Heart J, 2012, 163 (2): 156-163.

160. Anand K, Ensor J, Trachtenberg B, et al. Osimertinib-Induced Cardiotoxicity: A Retrospective Review of the FDA Adverse Events Reporting System (FAERS). JACC CardioOncol, 2019, 1 (2): 172-178.

161. Shinomiya S, Kaira K, Yamaguchi O, et al. Osimertinib induced cardiomyopathy: A case report. Medicine (Baltimore), 2020, 99 (39): e22301.

162. 曹莹，俞森权，郑健，等. 贝伐珠单抗联合奥希替尼治疗晚期肺腺癌致心力衰竭1例. 中国肿瘤临床，2020，47（3）：161-162.

163. Ewer M S, Tekumalla S H, Walding A, et al. Cardiac Safety of Osimertinib: A Review of Data. J Clin Oncol, 2021, 39 (4): 328-337.

164. Anand K, Ensor J. Cardiac Failure Because of Osimertinib. J Clin Oncol, 2021, 39 (18): 2049-2050.

165. Guha A, Jain P, Fradley M G, et al. Cardiovascular adverse events associated with BRAF versus BRAF/MEK inhibitor: Cross-sectional and longitudinal analysis using two large national registries. Cancer Med, 2021, 10 (12): 3862-3872.

166. Mincu R I, Mahabadi A A, Michel L, et al. Cardiovascular Adverse Events Associated With BRAF and MEK Inhibitors: A Systematic Review and Meta-analysis. JAMA network open, 2019, 2 (8): e198890.

167. Lyon A R, Dent S, Stanway S, et al. Baseline cardiovascular risk assessment in cancer patients scheduled to receive cardiotoxic cancer therapies: a position statement and new risk assessment tools from the Cardio-Oncology Study Group of the Heart Failure Association of the European Society of Cardiology in collaboration with the International Cardio-Oncology Society. Eur J Heart Fail, 2020, 22 (11): 1945-1960.

168. Welsh S J, Corrie P G. Management of BRAF and MEK inhibitor toxicities in patients with metastatic melanoma. Ther Adv Med Oncol, 2015, 7 (2): 122-136.

169. Santoni M, Occhipinti G, Romagnoli E, et al. Different Cardiotoxicity of Palbociclib and Ribociclib in Breast Cancer: Gene Expression and Pharmacological Data Analyses, Biological Basis, and Therapeutic Implications. BioDrugs, 2019, 33 (6): 613-620.

170. Im S A, Lu Y S, Bardia A, et al. Overall Survival with Ribociclib plus Endocrine Therapy in Breast Cancer. N Engl J Med, 2019, 381 (4): 307-316.

171. Wang L, Wang W. Safety and efficacy of anaplastic lymphoma kinase tyrosine kinase inhibitors in nonsmall cell lung cancer (Review). Oncol Rep, 2021, 45 (1): 13-28.

172. Rao V U, Reeves D J, Chugh A R, et al. Clinical Approach to Cardiovascular Toxicity of Oral Antineoplastic Agents: JACC State-of-the-Art Review. J Am Coll Cardiol, 2021, 77 (21): 2693-2716.

173. 周清，陆舜，李勇，等. 洛拉替尼特殊不良反应管理中国专家共识. 中国肺癌杂志，2022，25（8）：555-566.

174. Brown J R, Moslehi J, O'brien S, et al. Characterization of atrial fibrillation adverse events reported in ibrutinib randomized controlled registration trials. Haematologica, 2017, 102 (10): 1796-1805.

175. López-Fernández T, Canales M, Farmakis D, et al. Ibrutinib-associated atrial fibrillation: a practical approach. Ann Hematol Oncol, 2018, 5 (4): 1203.

176. Abdel-Qadir H, Sabrie N, Leong D, et al. Cardiovascular Risk Associated With Ibrutinib Use in Chronic Lymphocytic Leukemia: A Population-Based Cohort Study. J Clin Oncol, 2021, 39 (31): 3453-

3462.

177. Salem J E, Manouchehri A, Bretagne M, et al. Cardiovascular Toxicities Associated With Ibrutinib. J Am Coll Cardiol, 2019, 74（13）: 1667-1678.

178. Byrd J C, Hillmen P, Ghia P, et al. Acalabrutinib Versus Ibrutinib in Previously Treated Chronic Lymphocytic Leukemia: Results of the First Randomized Phase III Trial. J Clin Oncol, 2021, 39（31）: 3441-3452.

179. Tam C S, Opat S, D'sa S, et al. A randomized phase 3 trial of zanubrutinib vs ibrutinib in symptomatic Waldenstrom macroglobulinemia: the ASPEN study. Blood, 2020, 136（18）: 2038-2050.

180. Awan F T, Addison D, Alfraih F, et al. International consensus statement on the management of cardiovascular risk of Bruton's tyrosine kinase inhibitors in CLL. Blood Adv, 2022, 6（18）: 5516-5525.

181. Visentin A, Deodato M, Mauro F R, et al. A scoring system to predict the risk of atrial fibrillation in chronic lymphocytic leukemia. Hematol Oncol, 2019, 37（4）: 508-512.

182. Svennberg E, Tjong F, Goette A, et al. How to use digital devices to detect and manage arrhythmias: an EHRA practical guide. Europace, 2022, 24（6）: 979-1005.

183. Barber M C, Mauro M J, Moslehi J. Cardiovascular care of patients with chronic myeloid leukemia（CML）on tyrosine kinase inhibitor（TKI）therapy. Hematology Am Soc Hematol Educ Program, 2017, 2017（1）: 110-114.

184. Li W, Croce K, Steensma D P, et al. Vascular and Metabolic Implications of Novel Targeted Cancer Therapies: Focus on Kinase Inhibitors. J Am Coll Cardiol, 2015, 66（10）: 1160-1178.

185. Moslehi J J. Cardiovascular Toxic Effects of Targeted Cancer Therapies. N Engl J Med, 2016, 375（15）: 1457-1467.

186. Moslehi J J, Deininger M. Tyrosine Kinase Inhibitor-Associated Cardiovascular Toxicity in Chronic Myeloid Leukemia. J Clin Oncol, 2015, 33（35）: 4210-4218.

187. Buza V, Rajagopalan B, Curtis A B. Cancer Treatment-Induced Arrhythmias: Focus on Chemotherapy and Targeted Therapies. Circ Arrhythm Electrophysiol, 2017, 10（8）: e005443.

188. Weatherald J, Bondeelle L, Chaumais M C, et al. Pulmonary complications of Bcr-Abl tyrosine kinase inhibitors. Eur Respir J, 2020, 56（4）.

189. Herrmann J, Yang E H, Iliescu C A, et al. Vascular Toxicities of Cancer Therapies: The Old and the New——An Evolving Avenue. Circulation, 2016, 133（13）: 1272-1289.

190. Singh A P, Umbarkar P, Tousif S, et al. Cardiotoxicity of the BCR-ABL1 tyrosine kinase inhibitors: Emphasis on ponatinib. Int J Cardiol, 2020, 316: 214-221.

191. 中华医学会血液学分会. 慢性髓性白血病中国诊断与治疗指南（2020年版）. 中华血液学杂志, 2020,（05）: 353-364.

192. Chari A, Stewart A K, Russell S D, et al. Analysis of carfilzomib cardiovascular safety profile across relapsed and/or refractory multiple myeloma clinical trials. Blood Adv, 2018, 2（13）: 1633-1644.

193. Waxman A J, Clasen S, Hwang W T, et al. Carfilzomib-Associated Cardiovascular Adverse Events: A Systematic Review and Meta-analysis. JAMA Oncol, 2018, 4（3）: e174519.

194. Zheng Y, Huang S, Xie B, et al. Cardiovascular Toxicity of Proteasome Inhibitors in Multiple Myeloma Therapy. Curr Probl Cardiol, 2022, 48（3）: 101536.

195. Ramos-Casals M, Brahmer J R, Callahan M K, et al. Immune-related adverse events of checkpoint inhibitors. Nat Rev Dis Primers, 2020, 6（1）: 38.

196. Song W, Zheng Y, Dong M, et al. Electrocardiographic Features of Immune Checkpoint Inhibitor-Associated Myocarditis. Curr Probl Cardiol, 2023, 48（2）: 101478.

197. Lehmann L H, Cautela J, Palaskas N, et al. Clinical Strategy for the Diagnosis and Treatment of Immune Checkpoint Inhibitor-Associated Myocarditis: A Narrative Review. JAMA Cardiol, 2021, 6（11）: 1329-1337.

198. Ganatra S, Carver J R, Hayek S S, et al. Chimeric Antigen Receptor T-Cell Therapy for Cancer and Heart: JACC Council Perspectives. J Am Coll Cardiol, 2019, 74 (25): 3153-3163.

199. Neelapu S S, Tummala S, Kebriaei P, et al. Chimeric antigen receptor T-cell therapy - assessment and management of toxicities. Nat Rev Clin Oncol, 2018, 15 (1): 47-62.

200. Alvi R M, Frigault M J, Fradley M G, et al. Cardiovascular Events Among Adults Treated With Chimeric Antigen Receptor T-Cells (CAR-T). J Am Coll Cardiol, 2019, 74 (25): 3099-3108.

201. Goldman A, Maor E, Bomze D, et al. Adverse Cardiovascular and Pulmonary Events Associated With Chimeric Antigen Receptor T-Cell Therapy. J Am Coll Cardiol, 2021, 78 (18): 1800-1813.

202. Lefebvre B, Kang Y, Smith A M, et al. Cardiovascular Effects of CAR T Cell Therapy: A Retrospective Study. JACC CardioOncol, 2020, 2 (2): 193-203.

203. Fradley M G, Damrongwatanasuk R, Chandrasekhar S, et al. Cardiovascular Toxicity and Mortality Associated With Adoptive Cell Therapy and Tumor-infiltrating Lymphocytes for Advanced Stage Melanoma. J Immunother, 2021, 44 (2): 86-89.

204. Okwuosa T M, Morgans A, Rhee J W, et al. Impact of Hormonal Therapies for Treatment of Hormone-Dependent Cancers (Breast and Prostate) on the Cardiovascular System: Effects and Modifications: A Scientific Statement From the American Heart Association. Circ Genom Precis Med, 2021, 14 (3): e000082.

205. Amir E, Seruga B, Niraula S, et al. Toxicity of adjuvant endocrine therapy in postmenopausal breast cancer patients: a systematic review and meta-analysis. J Natl Cancer Inst, 2011, 103 (17): 1299-1309.

206. Goldvaser H, Barnes T A, Seruga B, et al. Toxicity of Extended Adjuvant Therapy With Aromatase Inhibitors in Early Breast Cancer: A Systematic Review and Meta-analysis. J Natl Cancer Inst, 2018, 110 (1).

207. Baum M, Budzar A U, Cuzick J, et al. Anastrozole alone or in combination with tamoxifen versus tamoxifen alone for adjuvant treatment of postmenopausal women with early breast cancer: first results of the ATAC randomised trial. Lancet, 2002, 359 (9324): 2131-2139.

208. Breast International Group 1-98 Collaborative G, Thurlimann B, Keshaviah A, et al. A comparison of letrozole and tamoxifen in postmenopausal women with early breast cancer. N Engl J Med, 2005, 353 (26): 2747-2757.

209. Barber M, Nguyen L S, Wassermann J, et al. Cardiac arrhythmia considerations of hormone cancer therapies. Cardiovasc Res, 2019, 115 (5): 878-894.

210. The Atac (Arimidex TaOICTG. Anastrozole alone or in combination with tamoxifen versus tamoxifen alone for adjuvant treatment of postmenopausal women with early breast cancer: first results of the ATAC randomised trial. Lancet, 2002, 359 (9324): 2131-2139.

211. Wang X, Zhu A, Wang J, et al. Steroidal aromatase inhibitors have a more favorable effect on lipid profiles than nonsteroidal aromatase inhibitors in postmenopausal women with early breast cancer: a prospective cohort study. Ther Adv Med Oncol, 2020, 12: 1758835920925991.

212. Zhu X, Wu S. Risk of hypertension in Cancer patients treated with Abiraterone: a meta-analysis. Clin Hypertens, 2019, 25: 5.

213. Salem J E, Nguyen L S, Moslehi J J, et al. Anticancer drug-induced life-threatening ventricular arrhythmias: a World Health Organization pharmacovigilance study. Eur Heart J, 2021, 42 (38): 3915-3928.

214. Hasegawa K, Ito H, Kaseno K, et al. Impact of Medical Castration on Malignant Arrhythmias in Patients With Prostate Cancer. JAHA, 2021, 10 (5): e017267.

215. Fradley M G, Beckie T M, Brown S A, et al. Recognition, Prevention, and Management of Arrhythmias and Autonomic Disorders in Cardio-Oncology: A Scientific Statement From the American Heart Association. Circulation, 2021, 144 (3): e41-e55.

216.Olsson H，Petri N，Erichsen L，et al. Effect of Degarelix，a Gonadotropin-Releasing Hormone Receptor Antagonist for the Treatment of Prostate Cancer，on Cardiac Repolarisation in a Randomised，Placebo and Active Comparator Controlled Thorough QT/QTc Trial in Healthy Men. Clin Drug Investig，2017，37（9）：873-879.

217.Gagliardi G，Constine L S，Moiseenko V，et al. Radiation dose-volume effects in the heart. Int J Radiat Oncol Biol Phys，2010，76（3 Suppl）：S77-85.

218.Pedersen L N，Khoobchandani M，Brenneman R，et al. Radiation-Induced Cardiac Dysfunction：Optimizing Radiation Delivery and Postradiation Care. Heart Fail Clin，2022，18（3）：403-413.

219.Loap P，Kirov K，Kirova Y. Cardiotoxicity in breast cancer patients treated with radiation therapy：From evidences to controversies. Crit Rev Oncol Hematol，2020，156：103121.

220.Banfill K，Giuliani M，Aznar M，et al. Cardiac Toxicity of Thoracic Radiotherapy：Existing Evidence and Future Directions. J Thorac Oncol，2021，16（2）：216-227.

221.Nogueira L M，Jemal A，Yabroff K R，et al. Assessment of Proton Beam Therapy Use Among Patients With Newly Diagnosed Cancer in the US，2004-2018. JAMA network open，2022，5（4）：e229025.

222.Oliveira G H，Al-Kindi S G，Guha A，et al. Cardiovascular risk assessment and management of patients undergoing hematopoietic cell transplantation. Bone Marrow Transplant，2021，56（3）：544-551.

223.Sorror M L，Maris M B，Storb R，et al. Hematopoietic cell transplantation（HCT）-specific comorbidity index：a new tool for risk assessment before allogeneic HCT. Blood，2005，106（8）：2912-2919.

224.Tichelli A，Bucher C，Rovo A，et al. Premature cardiovascular disease after allogeneic hematopoietic stem-cell transplantation. Blood，2007，110（9）：3463-3471.

225.Dulery R，Mohty R，Labopin M，et al. Early Cardiac Toxicity Associated With Post-Transplant Cyclophosphamide in Allogeneic Stem Cell Transplantation. JACC CardioOncol，2021，3（2）：250-259.

226.Rotz S J，Ryan T D，Hayek S S. Cardiovascular disease and its management in children and adults undergoing hematopoietic stem cell transplantation. J Thromb Thrombolysis，2021，51（4）：854-869.

227.Takatsuka H，Nakajima T，Nomura K，et al. Prognosis value of atrial natriuretic peptide and brain natriuretic peptide for heart failure in patients undergoing allogeneic bone marrow transplantation. Hematology，2006，11（5）：351-354.

228.Snowden J A，Hill G R，Hunt P，et al. Assessment of cardiotoxicity during haemopoietic stem cell transplantation with plasma brain natriuretic peptide. Bone Marrow Transplant，2000，26（3）：309-313.

229.Alvarez-Cardona J A，Zhang K W，Mitchell J D，et al. Cardiac Biomarkers During Cancer Therapy：Practical Applications for Cardio-Oncology. JACC CardioOncol，2020，2（5）：791-794.

230.Herrmann J. Cardiovascular Toxicity With Cisplatin in Patients With Testicular Cancer：Looking for Something Heavier Than Heavy Metal. JACC CardioOncol，2020，2（3）：456-459.

231.Porta-Sanchez A，Gilbert C，Spears D，et al. Incidence，Diagnosis，and Management of QT Prolongation Induced by Cancer Therapies：A Systematic Review. JAHA，2017，6（12）：e007724.

232.Fleisher L A，Fleischmann K E，Auerbach A D，et al. 2014 ACC/AHA guideline on perioperative cardiovascular evaluation and management of patients undergoing noncardiac surgery：a report of the American College of Cardiology/American Heart Association Task Force on practice guidelines. J Am Coll Cardiol，2014，64（22）：e77-137.

233.Wang T F，Zwicker J I，Ay C，et al. The use of direct oral anticoagulants for primary thromboprophylaxis in ambulatory cancer patients：Guidance from the SSC of the ISTH. J Thromb Haemost，2019，17（10）：1772-1778.

234.Key N S，Khorana A A，Kuderer N M，et al. Venous Thromboembolism Prophylaxis and Treatment in Patients With Cancer：ASCO Clinical Practice Guideline Update. J Clin Oncol，2020，38（5）：496-520.

235.Nccn. Cancer-Associated Venous Thromboembolic Disease（version1.2021）. 2021.

236.中国健康促进基金会血栓与血管专项基金专家委员会. 静脉血栓栓塞症机械预防中国专家共识. 中华

医学杂志，2020，100（7）：484-492.

237.Lyon A R，Lopez-Fernandez T，Couch L S，et al. 2022 ESC Guidelines on cardio-oncology developed in collaboration with the European Hematology Association（EHA），the European Society for Therapeutic Radiology and Oncology（ESTRO）and the International Cardio-Oncology Society（IC-OS）. Eur Heart J，2022，43（41）：4229-4361.

238.葛均波，霍勇，杨杰孚，等. 慢性心力衰竭“新四联”药物治疗临床决策路径专家共识. 中国循环杂志，2022，37（08）：769-781.

239.中华医学会心血管病学分会心力衰竭学组，中国医师协会心力衰竭专业委员会，中华心血管病杂志编辑委员会. 中国心力衰竭诊断和治疗指南2018. 中华心血管病杂志，2018，46（10）：760-789.

240.Vaduganathan M，Claggett B L，Jhund P S，et al. Estimating lifetime benefits of comprehensive disease-modifying pharmacological therapies in patients with heart failure with reduced ejection fraction：a comparative analysis of three randomised controlled trials. Lancet，2020，396（10244）：121-128.

241.Tromp J，Ouwerkerk W，Van Veldhuisen D J，et al. A Systematic Review and Network Meta-Analysis of Pharmacological Treatment of Heart Failure With Reduced Ejection Fraction. JACC Heart Fail，2022，10（2）：73-84.

242. Cardinale D，Colombo A，Bacchiani G，et al. Early detection of anthracycline cardiotoxicity and improvement with heart failure therapy. Circulation，2015，131（22）：1981-1988.

243.Martin-Garcia A，Diaz-Pelaez E，Martin-Garcia A C，et al. Myocardial function and structure improvement with sacubitril/valsartan in cancer therapy-induced cardiomyopathy. Rev Esp Cardiol（Engl Ed），2020，73（3）：268-269.

244.Gregorietti V，Fernandez T L，Costa D，et al. Use of Sacubitril/valsartan in patients with cardio toxicity and heart failure due to chemotherapy. Cardiooncology，2020，6（1）：24.

245.Bharadwaj A S，Swamy P M，Mamas M A. Outcomes of percutaneous coronary interventions in cancer patients. Expert Rev Cardiovasc Ther，2020，18（1）：25-32.

246.Neumann F J，Sousa-Uva M，Ahlsson A，et al. 2018 ESC/EACTS Guidelines on myocardial revascularization. Eur Heart J，2019，40（2）：87-165.

247.Lancellotti P，Suter T M，Lopez-Fernandez T，et al. Cardio-Oncology Services：rationale，organization，and implementation. Eur Heart J，2019，40（22）：1756-1763.

248.Mohamed M O，Van Spall H G C，Kontopantelis E，et al. Effect of primary percutaneous coronary intervention on in-hospital outcomes among active cancer patients presenting with ST-elevation myocardial infarction：a propensity score matching analysis. Eur Heart J Acute Cardiovasc Care，2021，10（8）：829-839.

249.Guddati A K，Joy P S，Kumar G. Analysis of outcomes of percutaneous coronary intervention in metastatic cancer patients with acute coronary syndrome over a 10-year period. J Cancer Res Clin Oncol，2016，142（2）：471-479.

250.中华医学会心血管病学分会，中国抗癌协会整合肿瘤心脏病学分会，中华心血管病杂志编辑委员会. 恶性肿瘤患者冠心病预防与管理中国专家共识. 中华心血管病杂志，2022，50（11）：1047-1057.

251.Iannaccone M，D'ascenzo F，Vadala P，et al. Prevalence and outcome of patients with cancer and acute coronary syndrome undergoing percutaneous coronary intervention：a BleeMACS substudy. Eur Heart J Acute Cardiovasc Care，2018，7（7）：631-638.

252.《药物涂层球囊临床应用中国专家共识》专家组. 药物涂层球囊临床应用中国专家共识. 中国介入心脏病学杂志，2016，24（2）：61-67.

253.Iliescu C A，Grines C L，Herrmann J，et al. SCAI Expert consensus statement：Evaluation，management，and special considerations of cardio-oncology patients in the cardiac catheterization laboratory（endorsed by the cardiological society of india，and sociedad Latino Americana de Cardiologia intervencionista）. Catheter Cardiovasc Interv，2016，87（5）：E202-223.

254.Gevaert S A，Halvorsen S，Sinnaeve P R，et al. Evaluation and management of cancer patients presenting with acute cardiovascular disease：a Consensus Document of the Acute CardioVascular Care（ACVC）association and the ESC council of Cardio-Oncology-Part 1：acute coronary syndromes and acute pericardial diseases. Eur Heart J Acute Cardiovasc Care，2021，10（8）：947-959.
255.Collet J P，Thiele H，Barbato E，et al. 2020 ESC Guidelines for the management of acute coronary syndromes in patients presenting without persistent ST-segment elevation. Eur Heart J，2021，42（14）：1289-1367.
256.Shi J，He M，Wang W，et al. Efficacy and safety of different ticagrelor regimens versus clopidogrel in patients with coronary artery disease：a retrospective multicenter study（SUPERIOR）. Platelets，2021，32（1）：120-129.
257.Iliescu C，Balanescu D V，Donisan T，et al. Safety of Diagnostic and Therapeutic Cardiac Catheterization in Cancer Patients With Acute Coronary Syndrome and Chronic Thrombocytopenia. Am J Cardiol，2018，122（9）：1465-1470.
258.中国医师协会心血管内科医师分会血栓防治专业委员会，中华医学会心血管病学分会介入心脏病学组，中华心血管病杂志编辑委员会. 急性冠状动脉综合征特殊人群抗血小板治疗中国专家建议. 中华心血管病杂志，2018，46（4）：255-266.
259.Urban P，Mehran R，Colleran R，et al. Defining High Bleeding Risk in Patients Undergoing Percutaneous Coronary Intervention. Circulation，2019，140（3）：240-261.
260.Wang C，Lin J，Wang Y，et al. Case Series of Steroid-Resistant Immune Checkpoint Inhibitor Associated Myocarditis：A Comparative Analysis of Corticosteroid and Tofacitinib Treatment. Front Pharmacol，2021，12：770631.
261.Thompson J A，Schneider B J，Brahmer J，et al. NCCN Guidelines Insights：Management of Immunotherapy-Related Toxicities，Version 1.2020. J Natl Compr Canc Netw，2020，18（3）：230-241.
262.Hindricks G，Potpara T，Dagres N，et al. 2020 ESC Guidelines for the diagnosis and management of atrial fibrillation developed in collaboration with the European Association for Cardio-Thoracic Surgery（EACTS）：The Task Force for the diagnosis and management of atrial fibrillation of the European Society of Cardiology（ESC）Developed with the special contribution of the European Heart Rhythm Association（EHRA）of the ESC. Eur Heart J，2021，42（5）：373-498.
263.中华医学会心电生理和起搏分会，中国医师协会心律学专业委员会，中国房颤中心联盟心房颤动防治专家工作委员会. 心房颤动：目前的认识和治疗建议（2021）. 中华心律失常学杂志，2022，(01)：15-88.
264.Pastori D，Marang A，Bisson A，et al. Thromboembolism，mortality，and bleeding in 2，435，541 atrial fibrillation patients with and without cancer：A nationwide cohort study. Cancer，2021，127（12）：2122-2129.
265.Farmakis D. Anticoagulation for atrial fibrillation in active cancer：what the cardiologists think. Eur J Prev Cardiol，2021，28（6）：608-610.
266.Mosarla R C，Vaduganathan M，Qamar A，et al. Anticoagulation Strategies in Patients With Cancer：JACC Review Topic of the Week. J Am Coll Cardiol，2019，73（11）：1336-1349.
267.Al-Khatib S M，Stevenson W G，Ackerman M J，et al. 2017 AHA/ACC/HRS guideline for management of patients with ventricular arrhythmias and the prevention of sudden cardiac death：Executive summary：A Report of the American College of Cardiology/American Heart Association Task Force on Clinical Practice Guidelines and the Heart Rhythm Society. Heart Rhythm，2018，15（10）：e190-e252.
268.中华医学会心电生理和起搏分会；中国医师协会心律学专业委员会. 2020室性心律失常中国专家共识（2016共识升级版）. 中华心律失常学杂志，2020，24（03）：188-258.
269.Pinski S L，Eguia L E，Trohman R G. What is the minimal pacing rate that prevents torsades de pointes? Insights from patients with permanent pacemakers. Pacing Clin Electrophysiol，2002，25（11）：1612-1615.

270.Cohen J B，Geara A S，Hogan J J，et al. Hypertension in Cancer Patients and Survivors：Epidemiology，Diagnosis，and Management. JACC CardioOncol，2019，1（2）：238-251.

271.Coleman C I，Baker W L，Kluger J，et al. Antihypertensive medication and their impact on cancer incidence：a mixed treatment comparison meta-analysis of randomized controlled trials. J Hypertens，2008，26（4）：622-629.

272.Bangalore S，Kumar S，Kjeldsen S E，et al. Antihypertensive drugs and risk of cancer：network meta-analyses and trial sequential analyses of 324，168 participants from randomised trials. Lancet Oncol，2011，12（1）：65-82.

273.Copland E，Canoy D，Nazarzadeh M，et al. Antihypertensive treatment and risk of cancer：an individual participant data meta-analysis. Lancet Oncol，2021，22（4）：558-570.

274. Kruzliak P，Novak J，Novak M. Vascular endothelial growth factor inhibitor-induced hypertension：from pathophysiology to prevention and treatment based on long-acting nitric oxide donors. Am J Hypertens，2014，27（1）：3-13.

275.Zhu X，Wu S. Risks and management of hypertension in cancer patients undergoing targeted therapy：a review. Clin Hypertens，2022，28（1）：14.

276.Cohen J B，Brown N J，Brown S A，et al. Cancer Therapy-Related Hypertension：A Scientific Statement From the American Heart Association. Hypertension，2023.

277.Mach F，Baigent C，Catapano A L，et al. 2019 ESC/EAS Guidelines for the management of dyslipidaemias：lipid modification to reduce cardiovascular risk. Eur Heart J，2020，41（1）：111-188.

278.Liu B，Yi Z，Guan X，et al. The relationship between statins and breast cancer prognosis varies by statin type and exposure time：a meta-analysis. Breast Cancer Res Treat，2017，164（1）：1-11.

279.Common Terminology Criteria for Adverse Events（CTCAE）Version 5. Published：November 27. US Department of Health and Human Services，National Institutes of Health，National Cancer Institute.

280.Den Exter P L，Hooijer J，Dekkers O M，et al. Risk of recurrent venous thromboembolism and mortality in patients with cancer incidentally diagnosed with pulmonary embolism：a comparison with symptomatic patients. J Clin Oncol，2011，29（17）：2405-2409.

281.《中国血栓性疾病防治指南》专家委员会. 中国血栓性疾病防治指南. 中华医学杂志，2018，98（36）：2861-2888.

282.Levine G N，Mcevoy J W，Fang J C，et al. Management of Patients at Risk for and With Left Ventricular Thrombus：A Scientific Statement From the American Heart Association. Circulation，2022，146（15）：e205-e223.

283.Vahanian A，Beyersdorf F，Praz F，et al. 2021 ESC/EACTS Guidelines for the management of valvular heart disease. Eur Heart J，2022，43（7）：561-632.

284.中华医学会呼吸病学分会肺栓塞与肺血管病学组，中国医师协会呼吸医师分会肺栓塞与肺血管病工作委员会，全国肺栓塞与肺血管病防治协作组，等. 中国肺动脉高压诊断与治疗指南（2021版）. 中华医学杂志，2021，101（01）：11-51.

285.Gong J，Drobni Z D，Zafar A，et al. Pericardial disease in patients treated with immune checkpoint inhibitors. J Immunother Cancer，2021，9（6）.

286.Saab J，Hoda R S，Narula N，et al. Diagnostic yield of cytopathology in evaluating pericardial effusions：Clinicopathologic analysis of 419 specimens. Cancer Cytopathol，2017，125（2）：128-137.

287.Kim S R，Kim E K，Cho J，et al. Effect of Anti-Inflammatory Drugs on Clinical Outcomes in Patients With Malignant Pericardial Effusion. J Am Coll Cardiol，2020，76（13）：1551-1561.

288.中华医学会血液学分会浆细胞疾病学组. 中华医学会血液学分会血栓与止血学组. 多发性骨髓瘤相关静脉血栓栓塞症防治中国专家共识（2022年版）. 中华血液学杂志，2022，43（9）：726-731.

289.中国胸外科静脉血栓栓塞症研究组. 中国胸部恶性肿瘤围手术期静脉血栓栓塞症预防与管理指南（2022版）. 中华外科杂志，2022，60（8）：721-731.

胰 腺 保 护

❖ 内外兼泌　委胰重任 ❖

❖ 瘤伤胰腺　可知理真 ❖

❖ 胰反常态　炎瀑效应 ❖

❖ 多瘤犯胰　胰难杂症 ❖

❖ 胰露艰辛　善保就赢 ❖

主　编

郭晓钟　陈其奎　邹多武　孙备　郭俊超　祝荫

副主编（以姓氏拼音为序）

白飞虎　陈平　高峰　郝建宇　霍丽娟　李宏宇　李建军　刘旭
祁兴顺　任贺　邵晓冬　王晓艳　王学红　吴东　张炳勇

编　委（以姓氏拼音为序）

边振光　曹宏　曹荣蓉　陈江　陈科全　陈腾祥　陈晓春　揣盛武
崔洁　董向前　冯吉　高春涛　高飞　高振娇　郭鹏　何昆
侯飞飞　侯悦　胡海　黄会芳　黄晓玲　姜春萌　金克敏　孔祥利
寇文静　李成坤　李惠凯　李佳宁　李娜　李升平　李希娜　李晓宇
李昭琪　林浩　林杰　林晓珠　刘芬　刘涵　刘诗　刘心娟
刘彦琦　刘自民　卢加杰　卢进　吕国悦　吕珂　吕瑛　马师洋
孟凡军　穆振斌　彭杰　覃山羽　任洪波　邵丽春　沈利娟　史强
史晓丹　宋继中　宋荣峰　孙志为　谭庆华　汤善宏　汤旭东　唐郡
滕菲　田德安　田宏　田野　万荣　汪鑫　王冬阳　王凤玮
王槐志　王曼　王孟春　王然　王志杰　文韵玲　吴飞翔　仵正
熊慧芳　徐建威　徐力善　许川　薛育政　晏冬　杨杰　杨生森
杨晓军　易永祥　殷香保　于凯　余深平　翟博　绽永华　张晟瑜
张峰　张海蓉　张辉　张建伟　张奇　张荣春　张瑞　张巍
张文秀　张先林　张艳琳　张永国　张宇飞　张远臣　张匀　张志刚
赵潇　郑桐森　郑跃　钟娃　朱鸿武

第一章

肿瘤相关胰腺损伤概述

一、胰腺结构和功能

胰腺位腹膜后，从右到左横跨第一至二腰椎前方，形扁长、质地软，重66~100 g，长14~19 cm，宽3~9 cm，厚0.5~3 cm。可分头、颈、体、尾四部分，相互间无明显界限。大体形态最常见为蝌蚪形，其次为弓形，其余为S形、腊肠形、波浪形、三角形及哑铃形等。胰腺由内、外分泌两部分组成。

（一）胰腺大体解剖

1.解剖位置

胰头前后扁平，位第2腰椎水平的十二指肠C形弯曲内，上邻幽门，下邻十二指肠水平部，右邻十二指肠降部。胰头上后部有胆总管穿过，下部在肠系膜上动脉左后上方突出如钩形，称为钩突，此突左侧的凹缘称胰切迹，肠系膜上动脉位于胰切迹内，在钩突后方为腹主动脉。胰颈部连接胰头与胰体，稍缩窄、扁薄，似三角形，上邻胃幽门和十二指肠上部起始段，下缘与横结肠和小肠系膜根部相连。胰体部为胰颈部向左延续，呈三棱形，前面稍向前上方凸隆，后面平坦，接腹后壁，下面略作S状弯曲。胰体前缘有横结肠系膜根部的大部附着，前面被覆腹膜，与胃后壁相邻。胰体下面也覆有腹膜，后面毗邻腹主动脉、肠系膜上动脉、左肾上腺、左肾及其血管，紧邻脾静脉，无腹膜覆盖。胰尾部由胰体向左延伸而变细，末端圆钝，位于左肾之前，紧邻脾脏及结肠脾曲，朝左上方进入脾肾韧带基部而接触脾门。胰尾多为腹膜内位，略可翻动，是胰腺唯一可移动部分。

2.胰管

主胰管居胰腺中心，起于胰尾，贯穿胰腺全长，沿途有小叶间导管汇入，管径逐渐增粗。主胰管行至胰头，即折而向下再向右，至十二指肠降部，约85%主胰管与胆总管汇合成肝胰壶腹[乏特氏壶腹（Vaters′ ampulla）]，再经肝胰壶腹括约肌

（Oddi括约肌）开口于十二指肠降部主乳头。Oddi括约肌可控制和调节胆汁排泄和储存，也可防止十二指肠内容物逆流入胆总管和胰管内。

副胰管短而细，居胰头上部，走行于主胰管前上方，水平向右行进，开口于十二指肠副乳头。约61%副胰管与主胰管相通，以主胰管为主引流胰液；约20%二者互不交通，分别开口于十二指肠内侧壁；约10%副胰管较主胰管粗大，两者相互交通，以副胰管引流胰液为主；约9%副胰管粗大，并与主胰管不相通，几乎引流整个胰腺胰液；约1%无副胰管，胰液全部由主胰管引流。

3.血管及淋巴管

胰头血供以胰十二指肠上、下动脉前、后弓为主，胰颈胰体血供来自胰背动脉、胰大动脉、胰横动脉、胰尾动脉和脾动脉及其属支，胰尾血供以脾动脉为主。

胰头静脉汇入胰十二指肠上前、上后、下前、下后静脉，胰颈部静脉汇入胰上静脉和胰下静脉，胰体、尾部静脉注入脾静脉、胃网膜左静脉或脾静脉下极支。

胰小叶间结缔组织内毛细淋巴管及淋巴管极为丰富。胰腺各部集合淋巴管呈放射状汇入胰腺周围淋巴结。胰腺淋巴液大部分汇入腹腔淋巴结及肠系膜上淋巴结，小部分汇入主动脉前淋巴结及主动脉外侧淋巴结。

4.胰腺的神经

胰腺受来自内脏神经的交感神经和来自迷走神经的副交感神经双重支配。交感神经主要扩张动脉血管，也是胰腺主要痛觉纤维。副交感神经有调控胰腺毛细血管血流及内、外分泌作用。胰管上皮细胞内副交感神经可控制胰管舒张和收缩。

（二）胰腺组织结构

1.内分泌部

胰腺有170万~200万个胰岛，占胰腺组织1%~2%。胰岛集中于体、尾部，头部少，甚可缺如。胰岛细胞直径为75~500 μm，呈索带状排列，其间为毛细血管网。

胰岛细胞主要包括以下几种。

1）胰高血糖素细胞（A细胞）：位于胰岛周边及血窦周围，分泌胰高血糖素，约占胰岛细胞总数20%。

2）胰岛素细胞（B细胞）：位于胰岛中部，是胰岛主要成分，分泌胰岛素，约占胰岛细胞总数70%。

3）生长抑素细胞（D细胞）：主要分布在胰岛周边部A、B细胞之间，约占胰岛细胞总数5%，分泌生长抑素。

4）胰多肽细胞（PP细胞）：主要存在于胰岛内，有时可见于腺泡细胞之间和胰腺导管部，占胰岛细胞数不足2%，分泌胰多肽。

5）其他细胞：分泌血管活性肠肽的D1细胞主要分布于胰岛周边部，占胰岛细胞数2%~5%，分泌血管活性肠肽。胰岛内偶见分泌胰泌素的S细胞，分泌5-羟色胺的EC细胞和分泌蛙皮素的P细胞等。

2.外分泌部

主要由腺泡及导管构成，占胰腺80%~85%，腺泡是外分泌部功能单位。腺泡细胞直径为120~150 μm。相邻腺泡细胞间细胞膜接触区内有紧密连接，其下方另有中间连接，再下面为桥粒，又称黏着斑。胰腺导管主要由闰管、小叶内导管、小叶间导管和主胰管组成。

（三）胰腺生理功能

1.胰腺内分泌功能

胰腺内分泌功能主要由胰岛完成，其分泌的内分泌激素及调节机制如下。

（1）胰岛素

胰岛素可加速体内各种细胞对糖类、蛋白质、脂肪的摄入和贮存，主要靶器官是肝脏、脂肪组织和骨骼肌。具体包括如下。①对糖代谢作用：a.促进糖原合成。b.促进葡萄糖利用。c.抑制糖异生。②对脂肪代谢作用：a.促进脂肪酸合成。b.抑制脂肪分解。③对蛋白质代谢作用：a.刺激蛋白质的合成。b.增加体内蛋白质的贮存。血糖浓度增加，胰岛素分泌也增加，反之，则减少。氨基酸和脂肪酸浓度增加，胰岛素分泌也增加。胃肠激素（胃泌素、促胰液素和胆囊收缩素）可促进胰岛素分泌。生长激素、甲状腺激素和皮质醇等可间接刺激胰岛素分泌。胰岛的其他激素：胰高血糖素能直接刺激胰岛素分泌；生长抑素可抑制胰岛素分泌。交感神经和肾上腺素可通过β肾上腺素能受体刺激胰岛素分泌，通过α肾上腺素能受体抑制胰岛素分泌；迷走神经促进胰岛素分泌。食物在进入胃肠道前的头期时相可通过迷走神经刺激胰岛素的分泌，在运动、饥饿和应激时，可通过神经反射抑制胰岛素分泌。

（2）胰高血糖素

胰高血糖素可促进肝糖原分解、肝糖原异生、脂肪分解和酮体生成，最主要靶细胞是肝细胞。血糖升高时，胰高血糖素分泌减少，反之，则增加。氨基酸与葡萄糖的作用恰恰相反，可促进胰高血糖素分泌。交感神经可促进胰高血糖素分泌，而迷走神经抑制其分泌。

（3）生长抑素

生长抑素可强力抑制胰岛素及胰高血糖素分泌，并可抑制生长激素及全部消化道激素分泌、抑制消化腺外分泌及促进肠系膜血管收缩。凡能促进胰岛素分泌的因素均能促进胰岛分泌生长抑素。但D-甘油醛能刺激胰岛素分泌，而完全阻抑生长抑素释放。同时，生长抑素释放受迷走神经和肾上腺素能双重神经调控，如葡萄糖引起胰岛生长抑素释放可被去甲肾上腺素和乙酰胆碱所抑制。

（4）胰岛的其他内分泌激素

1）胰多肽（pancreatic polypeptide，PP）：生理功能不明确。进食和低血糖可刺激PP细胞分泌，葡萄糖和生长抑素抑制其分泌。生长抑素抑制PP细胞分泌。

2）胃泌素：胚胎时胰岛有分泌胃泌素的类G细胞，类G细胞可发生肿瘤，又称胃泌素瘤。胃泌素瘤可分泌大量胃泌素，致胃酸长期分泌，使胃十二指肠发生溃疡。由胃泌素瘤引起的疾病亦称Zollinger-Ellison综合征，又称胰源性溃疡。

2.胰腺外分泌功能

胰腺外分泌功能是分泌胰液，胰液主要由水、胰酶及电解质组成，呈碱性。每日正常人分泌胰液750~1500 mL。

（1）胰酶

胰液中主要含有胰淀粉酶、胰脂肪酶、胰蛋白酶原和糜蛋白酶原，胰淀粉酶可水解淀粉为麦芽糖及葡萄糖，胰脂肪酶可使三酰甘油分解为脂肪酸、单酰甘油和甘油。酸和胰蛋白酶能使胰蛋白酶原活化，糜蛋白酶原可被胰蛋白酶激活为糜蛋白酶。胰蛋白酶和糜蛋白酶均能分解蛋白质，两者共同使蛋白质分解为小分子的多肽和氨基酸。糜蛋白酶还有较强凝乳作用。在非消化期间，胰液分泌很少，进食后，食物刺激胃、肠各部感受器均可引起胰液分泌参与消化。胰蛋白酶和糜蛋白酶分泌出来时均为无活性酶原形式，胰液进入十二指肠后，胰蛋白酶原被肠液中肠致活酶激活成具有活性的胰蛋白酶。

（2）胰液分泌调节

在非消化期，胰液几乎不分泌或少分泌；在进食时，胰液分泌可受神经和激素双重调节，但以激素调节为主，两者有协同作用。

1）神经调节：①头期胰液分泌：当人看到或嗅到食物时，可通过条件反射和非条件反射引起胰腺分泌，其量少而富含消化酶的液体。②胃期胰液分泌：食物进入胃后，头期的迷走-胃泌素机制继续发挥作用；食物扩张刺激胃底及胃体，兴奋迷走神经，促进胰腺分泌，或通过食物扩张胃窦部，引起窦胰反射，刺激胰腺分泌。③肠期胰液分泌：蛋白质、多肽和氨基酸等进入十二指肠均可刺激胰腺分泌胰酶；肠腔内的脂肪酸也是胰腺分泌的重要刺激物。

2）激素调节：胃肠激素占主导调节地位。①兴奋胰液分泌的激素：促胰液素、胆囊收缩素、胃泌素。②抑制胰液分泌的激素：胰高血糖素、生长抑素、胰多肽。

第二章

肺肿瘤相关胰腺损伤

一、肺肿瘤相关胰腺损伤及机制

（一）肺肿瘤对胰腺的损伤机制

肺肿瘤是发生于人体肺部组织的肿瘤，可分为良性肿瘤和恶性肿瘤。良性肿瘤多指发生于肺部组织的良性结节，如血管瘤、错构瘤等，其生长极为缓慢，不会对周围组织形成侵犯，也不会对患者造成较大影响。恶性肿瘤多指肺癌，恶性程度高，生长和扩散速度较快，已成为恶性肿瘤中最常见的死因，不仅造成局部损伤，也造成包括胰腺在内的全身其他组织和器官的损伤。肺癌引起胰腺损伤的可能机制如下。

1）肺癌可转移至胰腺造成转移性胰腺癌，继而引起胰腺损伤。转移途径包括：淋巴转移、血行转移、局部直接蔓延和局部种植，其中血行转移较为常见，其次为淋巴转移，其他转移途径少见。

2）转移性胰腺癌或胰腺受累的肿大淋巴结机械性压迫胰管导致胰管阻塞或破裂，进而激活胰蛋白酶，出现胰腺自溶损伤。

3）肺癌侵犯或包裹胰腺血管造成胰腺血供障碍或中断并致胰腺损伤。

4）肺癌伴发的副肿瘤综合征，可通过异位促肾上腺皮质激素（adrenocorticotropic hormone，ACTH）的产生引起类固醇胰腺炎。在神经内分泌来源的肺癌类癌和小细胞肺癌（small cell lung cancer，SCLC）中约50%与异位ACTH产生相关。这种异位ACTH可刺激肾上腺皮质，通过增加胰腺分泌物黏度和延迟排空影响胰腺。随着类固醇浓度增加，胰腺酶分泌减少，局部炎症增强。

5）肺癌还可通过高钙血症引发胰腺损伤。约23%鳞癌可表现为高钙血症。高钙血症主要原因是骨转移（20%）和恶性肿瘤体液性高钙血症（hypercalcemia，HHM）（80%）。骨转移可致骨溶解和骨骼钙释放，使血钙异常升高。HHM是由原发肿瘤产生的体液因子导致，目前已知有三种HHM诱导机制。较常见的是癌细胞分泌甲状旁腺激素相关蛋白（PTHrP），其次是甲状旁腺激素（PTH）。PTHrP与PTH具有较高的结构亲和力，两者均可激活位于成骨细胞前体上共同的PTH/PTHrP受体（PTH1R），导致核因子κB配体的受体激活剂表达、破骨细胞激活和骨吸收，从而促进血清钙升高。由恶性肿瘤产生的1，25-（OH）$_2$D是一种较少见的HHM机制，可促进肠道对钙的过度吸收。肿瘤导致的高钙血症通过分泌阻滞、分泌蛋白积累和可能的蛋白酶激活来诱导胰腺损伤。个案报道显示，非小细胞肺癌可通过多因素或不明原因诱发高钙血症，进而导致胰腺组织血栓性炎、坏死和钙化，出现重症急性胰腺炎。

（二）肺肿瘤治疗相关胰腺损伤机制

1.化疗药物

用于肺部肿瘤化疗的药物种类繁多，全反式维甲酸、阿糖胞苷和L-天冬酰胺酶、血管内皮生长因子受体和酪氨酸激酶抑制剂、免疫检查点抑制剂吉西他滨和卡培他滨等药物均可诱发胰腺损伤。药物性胰腺炎（drug-induced pancreatitis，DIP）发病机制可能涉及：①药物的直接毒性作用，多数DIP是由细胞毒性药物所致，其对某些蛋白质合成主要器官（如胰腺及肝脏）具有较强毒性作用，可高度抑制蛋白质合成，还可引起胰腺实质发生凝固性坏死、溶血，胰腺分化功能障碍及脂肪组织坏死等（如L-天冬酰胺酶）。②过敏反应，硫唑嘌呤等药物可致胰腺充血、水肿，从而释放激活胰酶的组胺等炎性介质而引发DIP。③特异体质反应，少数特异体质患者对某些药物比较敏感，也可引发DIP。④Oddi括约肌收缩或胆道梗阻，某些药物可致胆道内压力增高并超过胰管内压，致使胆汁反流至胰管，从而激活胰酶引发DIP。此外，药物继发的胰腺微循环障碍、胆系疾病、高脂血症、胰管堵塞和毒性代谢产物蓄积等也可能与DIP发病密切相关。

2.介入治疗

介入治疗包括给予化疗药物，使局部肿瘤组织接受高浓度化疗药物，以期达到增加局部杀伤肿瘤，起到靶向作用。必要时再给予栓塞剂，栓塞局部肿瘤供血动脉，使肿瘤血供减少，进一步控制肿瘤生长。还可对一些小的转移病灶进行杀灭。介入应用化疗药物导致DIP相关机制详见前述。

3.免疫治疗

免疫治疗可通过细胞毒性T细胞活化而清除癌细胞，对多种实体器官恶性肿瘤有效。由于其特殊作用机制，可能涉及全身各个系统和器官免疫功能的变化，包括诱发胰腺损伤。研究报道，约4%（82/2279）肺癌应用免疫检查点抑制剂可诱发免疫相关性胰腺炎，其中30%出现典型急性胰腺炎，更常见的是无症状脂肪酶升高或轻度症状性胰腺炎。其中，15%甚至出现长期胰腺损伤，包括慢性胰腺炎、1型糖尿病或胰腺外分泌功能不全。免疫检查点抑制剂导致的免疫相关性胰腺炎病理生理机制目前尚不清楚，可能与抗程序化细胞死亡配体-1（programmed cell death ligand-1，PD-L1）相关。值得注意的是，胰腺中CD8+组织驻留记忆T细胞表达高水平程序化细胞死亡-1（programmed cell death -1，PD-1），PD-L1主要由调节胰腺组织驻留记忆T细胞稳态的巨噬细胞表达。因此，免疫检查点抑制剂可能在胰腺巨噬细胞和组织驻留记忆T细胞之间的交叉对话中相互作用，导致胰腺局部免疫失调。

4.手术治疗

肺癌根治术后患者出现胰腺损伤病例较少，临床罕见。目前考虑与机体受到手术打击、处于应激状态、术中或术后组织缺血缺氧等因素有关。

二、肺肿瘤相关胰腺疾病

（一）肺肿瘤转移性胰腺肿瘤

肺癌是全世界死亡率最高的癌症，多数患者确诊时已发生远处转移，如肺内、肝、骨、脑、肾上腺等，胰腺是相对罕见的转移部位。目前已有不少SCLC或非小细胞肺癌（non small cell lung cancer，NSCLC）转移至胰腺的个案报道和小样本病例分析。随着影像学检查及活检手段不断进步，肺癌胰腺转移的发现率呈逐渐升高趋势。据国内外报道，较常出现胰腺转移的病理类型为SCLC，这可能是小细胞癌倍增快、侵袭性高，易早期经淋巴和血管弥漫性转移。肺癌发生胰腺转移的机制可能是：①肺部恶性肿瘤的某种分子或基因改变，导致其对胰腺实质亲和力升高。②化疗药物通过某种形式改变了肺肿瘤的生物学行为和肿瘤进展，这虽可能使肺肿瘤得到完全或部分缓解，但也可能会引起其他后果，如出现罕见的胰腺脏器转移。③动物试验发现烟草中的某种致癌物质不仅诱发肺癌，同时引起肺癌的胰腺转移。肺癌患者出现胰腺转移比较隐匿，多数缺乏特异临床表现，也很少有腹部体检及胰功异常。部分表现为急性胰腺炎、梗阻性黄疸、腰背痛等症状，甚至有少部分以上述症状为肺癌的首发表现。

（二）急性胰腺炎

0.12%~7.50%肺癌可出现恶性肿瘤转移相关性急性胰腺炎（metastasis-induced acute pancreatitis，MIAP），部分甚至以MIAP为首发表现。肺癌诱发MIAP的机制主要有：①转移性肿瘤阻塞胰管或继发于区域淋巴结的胰周压迫，可能会引起胰腺蛋白酶激活，导致胰腺自溶。②肿瘤直接破坏并造成血管损伤。肺癌MIAP临床表现为：腹痛、恶心呕吐、梗阻性黄疸，背部放射痛、消瘦等症状。临床对肺癌MIAP诊断标准：①病理学证实原发性肺癌；②临床符合AP诊断；③肺癌合并胰腺转移或胰周转移的诊断依据是影像学提示胰腺占位或胰腺周围占位；或活检证实病理为肺癌转移；

或肺癌诊治随访中胰腺或胰周病灶新发或增大，经控瘤治疗后病灶缩小；④除外其他非肿瘤因素所致AP。SCLC胰腺转移表现为急性胰腺炎的报道较多，但仍以个案报道为主，临床缺乏对该病的系统认识。早期发现肺癌MIAP有利于改善肺癌预后。肺癌不会直接导致慢性胰腺炎，但可诱发急性胰腺炎，引起慢性胰腺炎急性发作。

（三）自身免疫性胰腺炎

自身免疫性胰腺炎（AIP）是一种胰腺慢性纤维化炎性疾病，胰管呈弥漫性或局限性狭窄，可伴管壁不规则，胰腺呈弥漫性或局限性增大。有报道以AIP影像学及临床症状就诊，经进一步检查明确为肺癌转移到胰腺的病例，提示AIP可能与肺癌伴发或由肺癌诱发。AIP的存在还可能与胰腺外器官（如胃、肺和前列腺）肿瘤的风险相关。研究发现，肺癌、胃癌和前列腺癌约占在AIP诊断时或诊断后检测到的所有肿瘤的50%。在AIP诊断时或一年内检测到肿瘤的AIP患者中发现，AIP还可能作为肺癌的副肿瘤综合征出现。但AIP与胰腺外器官（如胃、肺和前列腺）而不是胰腺本身的癌变相关机制尚不清楚，未来仍需前瞻性研究确认相关机制。

（四）胰腺外分泌功能不全

肺癌治疗中免疫检查点抑制剂（ICIs）可能导致一系列免疫相关不良事件(irAEs)，包括胰腺等多个器官均可波及。ICIs可诱导胰腺萎缩，从而导致胰腺外分泌功能不全（PEI）。可能机制为ICIs增强了免疫应答，使活化和增加的CD8+T细胞浸润胰腺内部和周围，损害导管和腺泡细胞（外分泌胰腺），直至胰腺萎缩。进而导致胰酶分泌减少，影响碳酸氢盐、水和酶向十二指肠释放，随后出现ICIs相关胰腺外分泌功能不全（ICIs-PEI）。ICIs-PEI临床比较罕见，其临床症状会致生活质量低下，健康状态受累。

（五）其他

糖尿病见相关章节。

三、诊断和鉴别诊断

肺肿瘤导致胰腺疾病的诊断和鉴别诊断如下。

（一）诊断

1.临床表现

肿瘤相关胰腺损伤常以原发肿瘤引起的症状为主要表现。肺肿瘤患者一般有呼吸系统疾病史（如慢性支气管炎、慢性阻塞性肺疾病、肺癌等病史）或伴有呼吸系统相关临床症状（如呼吸道卡他症状、胸骨区疼痛，伴或不伴发热、呼吸困难等）。累及胰腺时可表现为腹部不适或腹痛、黄疸、背痛、恶心、呕吐、乏力、食欲不振、体重减轻。少数在肺癌转移后出现急性胰腺炎或梗阻性黄疸，极少数以急性胰腺炎和（或）黄疸为首发症状。胰腺外分泌功能不全相关的临床症状主要包括体重减轻、大便不规律、脂肪泻和腹痛等。

2. 实验室检查

与其他病因的胰腺疾病相似，血清淀粉酶、脂肪酶、天门冬氨酸转氨酶、丙氨酸转氨酶、谷氨酰转移酶、碱性磷酸酶、总胆红素、直接胆红素、血细胞计数、离子、凝血等实验室指标在肺肿瘤相关胰腺损伤诊断和鉴别诊断中有重要价值。胰腺外分泌功能不全检测分为直接和间接试验。尽管直接试验是检测胰腺外分泌功能的金标准，但操作复杂、费时费力、患者相对痛苦，也常用粪便胰腺弹性蛋白酶-1测定这一间接试验。

3. 影像学检查

由于胰腺为腹膜后器官，毗邻重要器官和大血管，穿刺活检风险高，因此基于影像学表现为主的诊断标准在临床中更为常用。肺癌胰腺转移灶的影像学表现缺乏特异性，B超多表现为胰腺的低回声结节，腹部CT可为单发结节，也可为多发结节，多表现为无明显强化或不规则强化，肿块可位于胰头，也可位于体和尾部，各部位发病率无显著差别。胸腹部CT可显示肺下叶肿块，气管旁纵隔、气管支气管及椎管下病变等，可伴有转移性肝肿大、肝内外胆管扩张或阻塞、胰腺钩突增大、胰腺弥漫性肿胀，周围脂肪组织可伴有脂膜炎、胰周多发淋巴结肿大，胰管常不扩张。弥散加权成像MRI可显示肿胀胰腺有多发结节性病变等。氟-18-氟代脱氧葡萄糖-正电子发射断层显像（^{18}F-FDG PET/CT）可提示肺部肿块伴纵隔淋巴结肿大等。

4. 内镜检查

内镜下逆行性胰胆管造影（ERCP）可用于检查胰腺损伤导致的胆总管末端狭窄，并可放置引流支架。内镜超声（EUS）可提示多种胰腺损伤的特征，如慢性胰腺炎有胰腺导管内结石、胰腺实质萎缩、钙化等。EUS引导下细针穿刺活检术（EUS-FNA）进行病原学研究及免疫组化检测有助明确胰腺损伤性质。

（二）鉴别诊断

与其他病因导致的胰腺疾病相比，肺肿瘤相关胰腺损伤常可结合肺部肿瘤病史或肺部影像学加以区分。也要结合胰腺的临床表现、实验室检查及影像学检查结果，以进一步明确胰腺损伤类型。临床上需与肺肿瘤性胰腺炎相关鉴别的胰腺疾病有急性胰腺炎、慢性胰腺炎、自身免疫性胰腺炎、胰腺囊性肿瘤、胰腺癌、胰腺神经内分泌肿瘤、胰腺假性囊肿、异位胰腺等。

四、肺肿瘤相关胰腺损伤的治疗

（一）肺肿瘤胰腺转移的治疗

肺肿瘤导致胰腺损伤主要集中在肺肿瘤转移到胰腺所致胰腺损伤，文献报道和回顾性研究显示，内科治疗（化疗和放疗）和外科治疗是最主要治疗手段。

1. 内科治疗

内科治疗主要包括全身化疗、局部化疗和（或）放疗，有助于减轻肺肿瘤胰腺转移后引发胰腺疾病症状，相比于姑息治疗，可显著提高中位存活时间。

一项单中心回顾性研究纳入42例肺癌伴胰腺转移患者，其中18例SCLC、9例初诊即合并胰腺转移，接受一线化疗方案（依托泊苷联合铂类），8例诊治中出现胰腺转移，接受二线化疗（拓扑替康或伊立替康）；1例因体能状态差，无法耐受化疗，仅接受支持治疗。24例NSCLC中16例接受全身化疗或化疗联合靶向药物治疗，其中12例为转移灶和原发灶同时诊断，一线治疗方案主要为紫杉醇/长春瑞滨/吉西他滨/多西他赛联合铂类（6例患者联合靶向药物治疗，包括厄洛替尼、吉非替尼以及克唑替尼，3例患者存在基因突变）。4例诊治过程出现胰腺占位，胰腺转移后的主要治疗为二线治疗方案：长春瑞滨/吉西他滨联合铂类或培美曲塞单药治疗。1例患者仅接受艾维替尼靶向药物治疗，无表皮生长因子受体（EGFR）基因突变；7例未接受控瘤治疗。多因素分析发现肺癌胰腺转移后接受化疗者预后明显优于未接受化疗者（HR=0.158，95%CI：0.049~0.512，P=0.002）。

在放疗方面，18例SCLC4例接受胰腺局部放疗，其中2例表现为腹痛、梗阻性黄疸，经局部放疗后症状较前明显好转，并继续接受多程化疗。24例NSCLC中2例接受局部放疗。研究发现放疗对预后无统计学意义，但因肺癌胰腺转移罕见，其中接受胰腺放疗者更少，因此具体疗效仍需大样本量分析。

2. 外科治疗

NSCLC转移常发生于胰头，胰十二指肠切除术是转移瘤最常治疗方法。接受切除术者总中位生存期为29个月，2年和5年生存率分别为65%和21%。

3. 其他治疗

内镜治疗：对怀疑胰腺内转移性肿块或转移性肾上腺肿块直接侵袭胰腺导致胰管阻塞引起的急性胰腺炎，在饮食限制和静脉输液保守治疗及化疗方案均无效情况下，根据患者身体状况，可行ERCP术，将支架植入胰管内，缓解梗阻。此外，转移性胰腺肿块导致胆道梗阻，除针对胰腺肿块制定相应化疗方案外，还应针对胆道梗阻进行ERCP胆道引流或经皮胆管支架植入，这不仅有助于预防胆管炎等并发症，还能预测症状控制情况。

（二）急性胰腺炎

肺癌合并转移性急性胰腺炎（MIAP）是一种罕见且预后不良的疾病。大多数肺癌患者的MIAP治疗仍是支持性的。化疗是其最主要的治疗方式。

既往大多数病例报告结果提示，SCLC相关MIAP的预后是严峻的，如无特殊治疗，大多数在3周内（范围，1~8周）死亡。类似地，如只接受保守治疗，大多数NSCLC合并MIAP患者在2周（范围，2天~8周）内死亡。对SCLC患者，建议积极化疗；对NSCLC患者，采用多种化疗或支持性治疗。

近几年发表的病例报告结果显示，肺癌合并MIAP患者经化疗和（或）放疗后，延长了生存期。一项回顾性队列研究纳入了33例肺癌合并MIAP，这些患者均采用以顺铂为基础的化疗，中位随访12周（范围1~24周）后的结果显示，33例肺癌合并MIAP患者中，5例（9%）存活。19例（58%）死于肿瘤进展，9例（29%）死于脓毒症；中位总生存期为26周。另一项纳入20例肺癌合并MIAP的回顾性队列研究结果表明，化疗可以提高肺癌MIAP存活率。肺癌合并MIAP的患者从确诊到死亡的平均生存期为108.7天（1~695天）；化疗组（n=11）的平均生存期为161.9天，明显长于未化疗组（n=7）25天（P<0.01）。

然而，轻型胰腺炎患者，化疗可能有利于胰腺炎的康复。重症胰腺炎对化疗耐受性很差，因此对Ranson评分较高（>3）者不建议化疗。

五、预防和康复

鉴于肺肿瘤化疗药物所致胰腺损伤的存在，在肺肿瘤治疗过程中，应注意所用药物的胰腺毒性，尽量选用无胰腺毒性或胰腺毒性小的药物。此外，在整个治疗过程中，还应密切监测胰腺损伤相关指标，对药物性胰腺损伤争取做到早预防、早发现、早治疗。已有研究证实，患者的病理类型、胰腺转移出现的时间、胰腺转移数目是影响生存的独立预后因素。全身化疗、胰腺占位的相关症状是影响总生存的独立因素。

第三章

肠道肿瘤相关胰腺损伤

一、肠道肿瘤相关胰腺损伤及机制

（一）肠道肿瘤对胰腺的损伤机制

肠道肿瘤发生于肠道组织，根据性质分为良性和恶性肿瘤；根据发生部位，分为小肠、结肠和直肠肿瘤。良性肿瘤，包括传统的腺瘤（管状腺瘤、绒毛状腺瘤、管状绒毛状腺瘤）、锯齿状腺瘤、平滑肌瘤、遗传综合征（息肉病以及非息肉病）、炎症性肠病相关的异型增生（上皮内瘤变）等，其生长极为缓慢，且不会侵犯周围组织，一般不会造成较大影响。恶性肿瘤多指小肠癌、结直肠癌（colorectal cancer，CRC）、类癌及恶性间质瘤等，以CRC多见。CRC恶性程度高，生长和扩散速度快，已成为世界上第四大致命肿瘤。

肠道恶性肿瘤可导致包括胰腺在内的全身其他组织和器官的损伤，其引起胰腺损伤的可能机制如下。

1）肠道恶性肿瘤可转移至胰腺造成转移性胰腺癌，继而引起胰腺损伤。胰腺转移瘤少见，占胰腺恶性肿瘤的2%~10%。肠道肿瘤转移至胰腺更加罕见，在胰腺转移瘤中结直肠癌占10%~27%。有两种假说可以解释CRC的转移模式：机械/血流动力学理论和“种子-土壤”理论。血流动力学理论基础是通过人体静脉和淋巴引流系统的转移。CRC通过癌细胞扩散流入门静脉系统并转移到肝脏，或通过其他全身途径转移到胰腺。有研究发现，右侧结肠腺癌更倾向于发生胰腺转移。这一观察结果与机械扩散理论一致，该理论认为盲肠肿瘤可通过回结肠和肠系膜上血管直接扩散到胰腺。“种子-土壤”理论基础是转移瘤细胞定植在适合其沉积和生长的组织床。通过检测基因表达有助于发现远处细胞上允许瘤细胞附着的特定分子受体，帮助解释癌细胞对某些转移位点的偏好。由于结直肠腺癌扩散到胰腺报道很少，转移机制还未完全了解。十二指肠降段、横结肠肝曲或脾曲的肿瘤可以通过直接蔓延以及局部播散转移至胰腺。胰腺转移瘤可以侵犯导管上皮细胞而被误诊为胰腺癌，也可造成急性胰腺炎（AP）。

2）十二指肠肿瘤对胰腺直接和间接损伤。十二指肠乳头附近肿瘤以及受累肿大淋巴结机械性压迫胰管导致胰管阻塞和胰管内压升高，腺泡细胞内 Ca^{2+} 水平显著升高，溶酶体在腺泡细胞内提前激活酶原，大量活化的胰酶消化胰腺自身，出现胰腺自溶性损伤，引起AP、黄疸等。十二指肠恶性肿瘤也可以通过浸润或转移造成胰腺损伤。

3）肠道类癌对胰腺的系统性损伤。类癌现在归属于神经内分泌肿瘤/癌（NET/NEC）的范畴，是来源于神经内分泌细胞的低度恶性肿瘤。1968年Peares将具有摄取胺前体和脱羟基（APUD）功能的细胞统称为APUD细胞，形成的肿瘤称为APUD细胞瘤。类癌能产生小分子多肽类或肽类激素，其分泌的5-羟色胺等生物活性物质，可使患者出现颜面潮红、喘息发作、心瓣膜病变等类癌综合征表现。类癌发展至晚期阶段，也可出现局部浸润、远处器官转移。类癌可发生于全身各个系统，最常见部位是消化道。肠道类癌主要分布于小肠、阑尾和直肠。类癌产生的血清素对胰腺血管有收缩作用，使胰腺缺血、缺氧，微循环障碍导致胰腺出血、坏死；缓激肽、组胺及前列腺素可扩张血管、增强血管通透性，从而导致血压下降、大量炎性渗出引起胰腺损伤。

4）肠道肿瘤与自身免疫性胰腺炎相关。自身免疫性胰腺炎（AIP）可能是一种自身免疫副肿瘤综合征。一项Meta分析发现AIP中发病率最高的肿瘤为胃癌和CRC。AIP和肿瘤是一系列炎症变化和代谢综合征相互交织、共同作用的结果。代谢综合征患者肿瘤发生率升高，一项Meta分析发现代谢综合征与CRC密切相关。此外，肿瘤与AIP也可能与肠道菌群有关，幽门螺旋杆菌可能是AIP免疫反应的激发原因之一。肠道屏障损害、炎症和吸收不良导致菌群失调，并移位到胰腺，通过启动Toll样受体信号通路调节免疫系统。不良菌群也可通过肠道-大脑轴和应激激素产生导致更严重的胰腺炎。

5）CRC骨转移可引起高钙血症，造成胰腺损伤。机制包括：肿瘤分泌甲状旁腺激素相关蛋白（PTHrP），骨溶解转移，1，25-羟基维生素D的产生和异位甲状旁腺激素（PTH）的分泌。高钙血症可诱发AP，但目前肠癌骨转移并不常见，高钙血症诱发AP可能通过分泌阻滞、分泌蛋白的积累和蛋白酶的激活来诱导胰腺损伤。高钙血症会降低胰管和组织间隙的屏障作用，易在碱性胰液中形成沉积和胰腺结石。钙是胰蛋白酶原转化为胰蛋白酶所必需的离子，钙浓度越高，胰蛋白酶的活力越大。

（二）肠道肿瘤治疗相关胰腺损伤及机制

1.化疗药物

与其他原因引起的AP相比，药物性胰腺炎（DIP）较少见，目前有120种以上的药物可引起AP，DIP发病率为0.3%~5.3%，占总胰腺炎的0.1%~1.0%。DIP发病机制可能与过敏反应、药物本身及其代谢产物的细胞毒性、诱发Oddi括约肌收缩、药物引起高甘油三酯血症等有关。最常见发病机制为过敏反应，一般于给药后4~8周发生，与剂量无相关性；毒性代谢产物在体内积聚后引起的AP，一般给药数周至数月后发生。DIP无特征性的临床表现及辅助检查，与其他AP表现基本一致。DIP的诊断应注意发生时间是否在药物使用期间，停药后症状是否缓解或消失，以及再次暴露后是否复发。大部分DIP在停用相关药物后病情可明显好转，预后较其他病因导致的胰腺炎好。

肠道恶性肿瘤以腺癌多见，目前用于肠道腺癌的化疗方案常用的有FOLFOX（氟尿嘧啶+奥沙利铂+醛氢叶酸），FOLFIRI（氟尿嘧啶+伊立替康+醛氢叶酸），FOLFOX-IRI（氟尿嘧啶+奥沙利铂+伊立替康+醛氢叶酸），XELOX（奥沙利铂和卡培他滨），伊立替康联合雷替曲塞等。5-FU是嘧啶衍生物，自20世纪70年代5-FU用于治疗AP，研究发现，5-FU有阻止胰腺自我消化的作用，被广泛用于胰腺炎的实验研究。5-FU本质上作为一种蛋白酶抑制剂，可降低淀粉酶和胰蛋白酶水平从而缩短胰腺炎患者的住院时间，减少死亡率，改善生存率。亦有报道认为，5-FU激活线粒体通路参与诱导胰腺腺泡细胞及炎症细胞凋亡，减少上述细胞坏死与炎症因子释放，减轻胰腺炎的炎症反应。目前有报道引起胰腺损伤的化疗药物主要包括奥沙利铂和卡培他滨，但基本为个案报道。药物继发的高脂血症是引起AP的另一主要原因，但引起高脂血症的具体机制尚不明确，可能是由于脂肪酶与一种或两种化疗药物（奥沙利铂和卡培他滨）络合，或脂肪酶与抗化疗药物的抗体结合导致高脂血症。研究报道6例胃肠道恶性肿瘤患者使用奥沙利铂联合其他化疗药物治疗并发AP，推测与奥沙利铂有关。吉西他滨为一种新的胞嘧啶核苷衍生物，卡培他滨是口服5-FU的前药，均为嘧啶类控瘤药物。个案报道吉西他滨和卡培他滨在治疗期间，可出现罕见副作用为混合性高脂血症和严重的高甘油三酯血症（大于20 mmol/L或1772 mg/dL），从而引起高甘油三酯血症相关的AP甚至重症AP。已有多项个案报道卡培他滨相关的高甘油三酯血症，其中3例还出现了卡培他滨诱发的急性坏死性胰腺炎，需要中断卡培他滨治疗。引起高脂血症的原因可能与降低脂蛋白脂肪酶和肝甘油三酯脂肪酶活性有关。卡培他滨联合奥沙利铂化疗，个案报道发现可以导致慢性胰腺炎（CP），病理提示胰腺炎伴大面积纤维化和胰腺实质严重萎缩，无动脉粥样硬化；也有发现无症状性、影像学阴性的脂肪酶升高，停药后恢复正常。卡培他滨还可在约25%的患者中引起高胆红素血症，但胰腺炎和高胆红素血症之间是否存在相关性尚不明确。

此外，药品说明书指出，卡培他滨辅助治疗CRC时，观察到4.4%的患者出现严重的高血糖，且达到3/4级。上市后报道显示，奥沙利铂用药过程中可能出现血糖异常。董利森等发现结肠癌患者（既往无糖尿病）术后使用XELOX化疗5个周期后，血糖持续升高。总结相关个案，多在5个化疗周期后出现血糖升高，给予相关降糖治疗后，患者血糖最长可在6个月后恢复并接近正常。引起血糖升高的作用机制尚不明确，可能由于药物本身对胰腺有毒性作用，影响胰腺功能，抑制胰岛β细胞分泌，导致血糖升高；另外，卡培他滨在体内转化为5-FU，动物研究显示，5-FU可通过诱导细胞凋亡及抑制细胞增殖，导致胰岛β细胞超微结构改变和数量减少，致胰岛素分泌不足。

2.分子靶向药物

CRC肝转移最为常见，当出现肝转移时，根据肿瘤组织KRAS、NRAS、BRAF等基因和微卫星状态，选用化疗药物联合靶向治疗如西妥昔单抗或贝伐珠单抗等。目前西妥昔单抗无胰腺相关不良反应的文献报道。研究发现贝伐珠单抗可引起胰腺体积减小、胰腺萎缩，但胰腺内分泌功能未见改变。关于贝伐珠单抗等抗血管内皮生长因子（VEGF）药物引起DIP的资料非常少。贝伐珠单抗相关胰腺炎的潜在机制可能是通过抗VEGF活性，因为其他抑制VEGF受体的药物如索拉非尼（Sorafenib），已证实与DIP相关。VEGF在胰腺毛细血管化和腺泡细胞周期中发挥作用。抑制血管内皮生长因子可能引起胰腺缺血、腺泡细胞凋亡、自身消化酶释放导致胰腺炎。

胃肠间质瘤（gastrointestinal stromal tumor，GIST）多见于小肠，少见于直肠、结肠或肠系膜。GIST对常规化疗不敏感，手术切除是主要疗法，发生转移及术后复发无法手术切除者，预后极差，中位生存期仅6~18个月，5年生存率小于10%。目前发现约85% GIST的受体酪氨酸激酶（TKs）中的原癌基因KIT或血小板源生长因子受体α（platelet-derived growth factor receptor α，PDGFR α）发生突变，自发性持续活化并激活下游信号通路，促进细胞增殖和分化导致肿瘤形成。目前GIST的一线/二线/三线/四线小分子靶向药物分别为伊马替尼/舒尼替尼/瑞戈非尼/瑞派替尼，作用靶点为GIST某个或多个不同位点突变基因。伊马替尼、舒尼替尼及瑞戈非尼均有文献报道导致胰腺损伤不良事件，如：AP或CP；影像检查发现胰腺肿大或萎缩。瑞派替尼用于临床时间短，暂未见类似文献报道。一项回顾性多中心研究48例伊马替尼治疗患者，在治疗前后100天及治疗后500天分别予腹部CT检查，发现胰腺肿大（41.7%）和胰腺萎缩（6.3%），无明显症状。发病机制尚不清楚，推测与药物抑制血管生成，使微血管缺如，从而导致胰腺萎缩；也可能是药物作用于胰腺表达的TKs导致胰腺炎症，使胰腺肿大而后出现萎缩。

3.免疫检查点抑制剂

在免疫检查点抑制剂（immune checkpoint inhibitors，ICI）治疗中有5%~8.5%患者导致AP。有研究报道在使用抗CTLA-4相关免疫抑制剂（Ipilimumab）和抗PD-1相关免疫抑制剂（Nivolumab）等ICI过程中，患者出现了胰腺炎等并发症。研究提示，可能在失去共抑制性免疫检查点受体的免疫监视后，免疫平衡状态被打破，大量炎症细胞因子被激活并迁移至胰腺组织，通过释放大量炎症因子和直接细胞毒性作用导致胰腺及全身炎症损伤。ICI损伤胰腺后不仅可以引起胰腺的内分泌功能障碍，导致ICI相关1型糖尿病（ICI-associated type 1 diabetes，ICI-T1D）；也可引起胰腺外分泌功能障碍，出现腹泻症状，需激素或胰酶替代治疗。在ICI治疗中发生ICI-T1D概率略低于1%，2型糖尿病发生率未知。在所有报道的ICI相关糖尿病（ICI-associated diabetes mellitus，ICI-DM）中，约97%是由抗PD-1/PD-L1或联合治疗引起的，而CTLA-4单药治疗病例报道非常罕见。目前尚不清楚ICI-T1D发病机制。PD-1/PD-L1抑制剂可能发挥相同作用，通过阻断PD-1通路促进胰岛反应性T细胞激活，破坏胰岛β细胞，从而导致ICI-T1D发生。分析发现CTLA-4抑制剂单独治疗和Nivolumab和Ipilimumab联合治疗都可能增加淀粉酶或脂肪酶升高风险，但与对照组相比，无显著增加胰腺炎的风险。

4.腹腔热灌注

1988年，Fujimoto等在腹腔化疗基础上应用热疗增加化疗药物疗效，将热疗和化疗整合，开发出腹腔热灌注化疗（hyperthermic intraperitoneal chemotherapy，HIPEC）技术。CRC腹膜转移或腹膜转移高风险患者术后可考虑HIPEC或同时加全身化疗。HIPEC毒副作用小，并发症少，除可能出现暂时性发热、腹胀、腹痛外无其他不适。CRC术后加HIPEC是安全的，可以提高患者生存率。目前暂无引起胰腺损伤不良反应报道，但不排除联合化疗会增加胰腺损伤风险。

5.手术治疗

十二指肠恶性肿瘤患者常需接受胰十二指肠切除术，手术本身可破坏胰腺实质、切除胰腺组织、损伤胰管，造成胰腺内外分泌不足、AP、胰瘘等胰腺损伤发生。接受腹部大手术治疗患者术后代谢水平升高，蛋白质合成代谢降低，分解代谢加速，产生神经内分泌改变。研究发现，腹腔镜术后高淀粉酶血症的发生率较高，术后感染等并发症发生风险明显增加。一项结肠癌术后AP发生率的回顾性分析发现在595例CRC手术患者中，血清淀粉酶升高79例，其中48例发展为术后AP。术中直接或间接损伤胰腺是诱发术后AP的主要原因。CRC患者术后AP可能与以下因素有关。①胆道疾病，泥沙样结石在术中或术后的掉落、引起Oddi括约肌的功能障碍可能是发生术后胰腺炎的主要原因；②高脂血症是引起AP的常见原因，术后静脉使用脂肪乳可能是诱发AP的高危因素；③腹腔感染，严重感染通过激活炎症介质等一系列放大反应，如细菌特异性酶、毒素及细菌原激活物均会促使单核细胞释放细胞因子而致AP；④术后不恰当使用吗啡等镇痛药易致Oddi括约肌痉挛，从而诱发术后胰腺炎。

6.介入治疗

AP是非选择性经导管动脉化疗栓塞（nonselective transcatheter arterial chemoembolization，TACE）治疗肝转移癌的一种罕见副作用，发病率从2%（临床胰腺炎）到40%（生物学胰腺炎）不等，通常由于肝外动脉侧支栓塞引起。TACE后AP常属轻症，也可伴胰腺坏死。高脂血症和栓塞可导致缺血后AP。如在肝副动脉栓塞或手术过程中出现用于TACE的颗粒反流至胰腺动脉，可能会发生更严重的胰腺缺血并发症。此外，导管尖端位置选择对避免肝动脉栓塞引起胰腺组织损伤非常重要。

7.放射治疗

胰腺作为一个腹膜后器官，是肠道肿瘤放疗剂量的限制性器官，不同部位肠道肿瘤放疗对胰腺损伤不尽相同，胰腺损伤与放射剂量相关。胰腺具有重要的内外分泌功能，随着肠道肿瘤患者生存时间延长，放射性胰腺损伤不容忽视。目前最大放射耐受剂量及其体积-剂量-效应关系国内外鲜有报道。十二指肠肿瘤放疗对胰腺影响最大，可致胰管压力增高，阻碍蛋白酶正常排泄，导致胰腺腺泡破裂，引发胰腺损伤。脾曲结肠癌放疗对胰尾影响较大，增加糖尿病发病风险。其他部位肠道肿瘤放疗发生胰腺损伤的概率较低，直肠肿瘤放疗对胰腺影响最小。

腹部放射可损伤胰腺血管导致迟发性胰腺损伤，发生CP，影响胰腺内外分泌功能。辐射引起胰腺内分泌细胞损伤会增加糖尿病风险。胰腺放射损伤的组织病理学改变是腺泡萎缩、血管损伤。慢性胰腺损伤包括胰管硬化、神经退化、腺泡萎缩纤维化、胰岛细胞死亡等。肠道恶性肿瘤放疗后引起的胰腺炎或胰腺功能不全并不常见。目前关于CRC放疗引起的胰腺炎尚无研究报道。

二、肠道肿瘤相关胰腺疾病

（一）急性胰腺炎

急性胰腺炎（AP）是消化系统常见危重疾病。胆石症、酗酒是AP最常见病因，其他病因包括高脂血症、创伤、手术、感染、药物、遗传代谢性疾病及自身免疫性疾病等。肠道肿瘤相关AP少见，主要有三种情况：①晚期肠道肿瘤引起高钙血症导致AP，相关机制已如前阐述；②胰腺转移性肿瘤导致胰管阻塞和胰液流出不畅，进而发生MIAP；③十二指肠乳头壶腹部肿瘤导致AP，十二指肠乳头壶腹部肿瘤可直接造成胆管、胰管的梗阻，主要以渐进性黄疸为首发症状，可出现反复发作性胰腺炎。

（二）慢性胰腺炎

慢性胰腺炎（CP）是胰腺组织慢性进行性炎症疾病，病理改变主要是胰腺纤维化、腺泡萎缩、胰管变形、钙化等，主要症状为腹痛、胰腺内外分泌功能受损。肠道肿瘤一般不直接导致CP，一般由AP反复发作引起。个案报道家族性息肉病壶腹癌合并小乳头腺瘤致复发性胰腺炎。

（三）自身免疫性胰腺炎

自身免疫性胰腺炎（AIP）是一种胰腺慢性纤维化炎性疾病，影像学呈现胰管弥漫性或局限性狭窄，胰腺呈弥漫性肿大；血清学表现为IgG4水平升高；组织病理学有T淋巴细胞和IgG4浸润。肠道肿瘤并不直接导致AIP。但研究表明AIP与肿瘤之间存在极高关联性，荟萃分析显示1.2% AIP同时患有结直肠癌，约3.7%在AIP诊断之前或诊断时发生肿瘤。AIP与肠道等胰腺外器官癌变相关的机制尚不清楚。

（四）胰腺外分泌功能不全

胰腺外分泌功能不全（pancreatic exocrine insufficiency，PEI）指由于各种原因引起人体自身胰酶分泌不足或胰酶分泌不同步，进而出现营养消化吸收不良等症状。肠道肿瘤引起胰腺外分泌功能不全与肿瘤胰腺转移和肿瘤相关CP有关。胰头肿瘤压迫胰管会致进食时胰酶分泌减少，CP长期炎症反应引起胰腺组织纤维化致胰酶分泌不足。

三、肠道肿瘤相关胰腺损伤的诊断和鉴别诊断

（一）诊断

1.临床表现

早期肠道原发肿瘤可无明显症状，病情发展到一定程度后可出现下列症状：①排便习惯改变；②大便形状改变；③腹痛或腹部不适，腹部痉挛性腹痛；④腹部肿块；⑤肠梗阻相关症状；⑥消化道出血相关症状：黑便、血便等；⑦全身症状：贫血、消瘦、乏力、低热等。神经内分泌细胞分泌5-羟色胺等生物活性物质，可使患者出现颜面潮红、喘息发作、心瓣膜病变等类癌综合征表现。

肠道肿瘤转移至胰腺，有50%无任何症状，常在对原发肠道肿瘤定期随访影像检查时发现。部分可表现为：腹痛伴或不伴有黄疸、瘙痒、纳差、乏力、体重减轻和厌食消瘦等。

肠道肿瘤在治疗中发生AP，出现AP相关症状，如中上腹痛可以放射至腰背部，

伴或不伴腹胀、恶心、呕吐、发热等，严重的患者可以出现气促、低血压、休克、少尿等多器官功能障碍及衰竭的表现。

肠道肿瘤在治疗中出现CP或少数患者在ICI治疗后出现ICI相关胰腺炎，可表现为：胰腺内分泌功能不全，如糖尿病临床症状；胰腺外分泌功能不全相关的临床症状，如腹痛、上腹饱胀、腹泻、脂肪泻、体重减轻等。

2.实验室检查

与其他病因的胰腺疾病类似，血清淀粉酶、脂肪酶、癌胚抗原（CEA）、糖类抗原19-9（CA19-9）、血糖、血脂、血钙、血沉在肠道肿瘤相关胰腺疾病的诊断和鉴别诊断中有重要作用。胰腺外分泌功能不全检测方法分为直接和间接试验。尽管直接试验是检测胰腺外分泌功能的金标准，但操作复杂、费时费力、患者相对痛苦；临床常用粪便胰腺弹性蛋白酶-1测定这一间接试验进行动态观察。

3.影像学检查

肠道恶性肿瘤最常转移到肝脏，但也可扩散到肺、脑、胰腺、腹膜或远处淋巴结。胰腺转移性肿瘤的总体影像学表现（超声、CT和MRI）与原发性胰腺导管腺癌无区别，对于有肿瘤病史患者，应考虑转移。胰腺转移性肿瘤的影像学表现为非特异性，可为孤立肿块、多个结节或整个胰腺弥漫性受累，以多发为主，直径较小，圆形或类圆形为主，边界清楚。多层螺旋CT表现有一定特征性：以中度或环形强化为主，少有胰腺实质外侵犯和胰周血管受累，增强扫描常为乏血供。MRI表现为胰腺病灶 T_1WI 呈低或中等信号，T_2WI 呈高或稍高信号，增强扫描信号低于周围正常胰腺组织。与原发性导管腺癌相比，在肿瘤大小，回声性和位置方面，原发性和转移性肿瘤间无统计学显著差异。转移瘤细胞并非起源于胰管上皮，一般不造成胰管扩张，除非转移瘤浸润到胰导管上皮细胞或位于胰头的病灶压迫胆总管可引起胰管扩张。原发胰腺癌多伴外侵，周围脂肪密度增高，可见条索影，并常累及周围血管；胰腺转移瘤大部分边界清晰，周围脂肪间隙存在，很少侵犯包膜外。

^{18}F-FDG PET/CT有利于发现胰腺转移瘤，有患者在术中探查发现胰腺浸润，最终确认以CT、B超引导下穿刺活检或术后病理为主。

4.内镜检查

疑有胰胆疾病（如胰胆管结石、肿瘤和狭窄等），实验室检查、B超、CT等未能确认者可行ERCP检查。研究发现超声内镜（EUS）对胰腺占位病变诊断灵敏度、准确度显著优于经腹超声、平扫CT、增强CT、MRI及PET-CT等常规影像学检查，尤其超声内镜引导下细针穿刺术（endoscopic ultrasound-guided fine-needle aspiration biopsy，EUS-FNA），有利于组织病理学检查和确诊。

（二）鉴别诊断

与其他病因导致的胰腺疾病相比，肠道肿瘤相关胰腺损伤疾病常可结合肿瘤病史或影像学检查加以区分。也需要结合临床表现、实验室检查、影像学检查及细胞病理学检查结果，进一步明确胰腺疾病损伤类型。特别要与胰腺癌、AP、CP、AIP、胰腺囊性肿瘤、胰腺神经内分泌肿瘤相鉴别。

四、肠道肿瘤相关胰腺损伤的治疗

（一）胰腺转移性肠道肿瘤治疗

1.内科治疗

内科治疗措施主要包括化疗、靶向治疗及放疗的整合疗法。CRC胰腺转移癌切除术后使用何种化疗药物仅有少数报道，目前最常用的化疗药物是5-FU、亚叶酸钙、奥沙利铂和伊立替康。研究发现，行胰腺转移远端切除联合脾切除术后继续5- FU、亚叶酸钙辅助化疗，患者生存期为6个月；从诊断结直肠Dukes C期腺癌到发现胰腺转移的时间间隔约为24个月，胰腺转移癌切除术后接受5个周期5- FU、奥沙利铂和贝伐珠单抗辅助化疗，症状消失9个月后复发；行胰腺远端转移切除和脾切除术后继续进行3个月的5- FU化疗，患者无症状生存至随访结束；行腹膜后肿大淋巴结切除及胰十二指肠切除术后给予5个周期的5- FU、亚叶酸钙和奥沙利铂（改良FOLF-OX6）作为辅助化疗，术后69个月无复发迹象。另有研究发现，直肠癌肝转移患者新辅助化疗后行直肠癌根治术及肝部分切除术，术后出现胰腺转移，给予6个周期化疗：5- FU、奥沙利铂加帕尼单抗；随后出现包括肝脏在内的多脏器转移，进一步予5- FU、伊立替康加贝伐珠单抗化疗，但情况仍然恶化，化疗药物改为曲氟尿苷和盐酸替比嘧啶，在初次手术后5.4年，患者仍生存。有关CRC胰腺转移的内科治疗，大部分为术后辅助化疗，其对CRC胰腺转移疗效不明确，化疗在胰腺转移中可能难以像在CRC肝转移中获得同样治疗结果。此外，化疗药物使用研究存在异质性，很难确定术后辅助化疗是否比单独手术更有效。

对胰腺转移病灶无法手术切除且疼痛症状明显患者，有研究显示立体定向放疗（SBRT）治疗胰腺转移瘤，不良反应可耐受，止痛起效快、效果好，作用持久，较好提高了晚期肿瘤胰腺转移患者生命质量，是一种安全有效的治疗手段。但该研究属回顾性研究，样本量少，部分生存期较短，因此对放疗远期效果评估影响较大，还需进一步研究。

2.外科治疗

肠道恶性肿瘤转移至胰腺的手术方式及范围仍存在争议，应根据患者具体病情及多学科讨论后决定。手术应完整切除胰腺转移病灶，同时又要尽可能保留胰腺内外分泌功能。术式主要有：胰十二指肠切除术、胰腺部分切除术以及全胰腺切除术。通过回顾1357例CRC患者，其中仅27例（2%）有胰腺转移，只有4例（0.3%）接受手术转移性切除术。Sperti等回顾胰腺转移性病例，发现只有18/546（3.2%）有转移性切除术指征，其中一半原发灶为CRC。CRC胰腺转移治疗经验较少，多为个案报道。有报道9例CRC单发胰腺转移外科治疗经验是目前关于外科治疗最大样本报道，该组5例接受胰十二指肠切除术，4例接受胰体尾切除术。术后7例进行了辅助治疗，1例做了放疗，1例未接受任何辅助治疗。无围手术期死亡病例，该组中位生存期为17个月，4例存活24个月以上，最长达33个月。一项回顾性研究从1980年至2009年329例切除的胰腺继发性恶性肿瘤，其中CRC胰腺转移66例，胰十二指肠切除术是最常用的手术方式，手术死亡风险为2.5%，术后中位生存时间和5年生存率分别为24个月和24.6%。手术需衡量风险和疾病程度，必须个体化处理。因手术治疗有利于明确诊断、改善预后、提高生存，可手术患者尽量考虑手术治疗，特别是孤立性转移病变。

（二）急性胰腺炎

肠道肿瘤导致AP报道较少。除按AP的一般治疗外，病因治疗是关键，如肿瘤原发病治疗（手术、放化疗、ERCP介入治疗等），停用引起胰腺炎可疑药物，高脂血症予降脂、血浆置换治疗，神经内分泌肿瘤予生长抑素治疗，药物相关自身免疫性胰腺炎予激素治疗和（或）胰岛素、胰酶替代治疗。

（三）慢性胰腺炎

肠道肿瘤导致CP文献报道极为罕见。有个案报道一例家族性腺瘤性息肉病（FAP）伴十二指肠腺瘤和壶腹部肿瘤导致CP患者，行胰十二指肠切除术（PD），术后3年随访无复发胰腺炎。该研究同时回顾相关文献，发现另5例FAP伴十二指肠腺瘤和壶腹部肿瘤导致CP患者，4名接受PD，1名接受十二指肠切除术，术后所有患者胰腺炎症状均缓解。

五、预防和康复

肠道肿瘤胰腺转移以及肠道肿瘤的治疗都可能导致胰腺损伤，临床中应予甄别。治疗中应尽量避免手术损伤胰腺，谨慎使用导致胰腺损伤的药物，密切监测血糖、血脂、胰酶等指标，以及胰腺影像学检查。对在肠道肿瘤诊断、治疗中出现的胰腺损伤要争取做到早预防、早发现、早治疗。

第四章

胃肿瘤相关胰腺损伤

一、胃肿瘤相关胰腺的损伤及机制

（一）胃肿瘤相关胰腺的损伤及机制

胃肿瘤是消化系统常见疾病，分恶性和良性，恶性肿瘤有胃癌、淋巴瘤和神经内分泌瘤等，以胃癌最常见。胃癌是指原发于胃的上皮源性恶性肿瘤。在我国发病率仅次于肺癌居第二位，死亡率排第三位。胃良性肿瘤占胃肿瘤2%，分上皮细胞瘤和间叶组织瘤。因其生长缓慢，手术疗效好，不会对患者健康造成太大影响。胃肿瘤发生发展过程中可能会对包括胰腺在内其他脏器组织产生损伤，可能机制如下。

1.胃肿瘤侵犯胰腺引起胰腺损伤

胰腺是胃肿瘤常见侵犯器官，最主要侵犯途径是肿瘤直接蔓延浸润胰腺。肿瘤主要侵犯胰头部，胃肿瘤切除术中对其胰腺（主要是胰头部）侵犯有大量报道，也伴胰腺和十二指肠、腹膜等其他部位侵犯报道；与其他器官相比，对胰腺周围血行淋巴转移报道较少。胃肿瘤直接侵犯引起的胰腺损伤具体机制可能包括以下几方面。

1）胃肿瘤直接侵袭并压迫胰头或胰周淋巴结浸润后导致壶腹部梗阻，进而引起胆汁反流或胰管破裂，胰酶排出受阻且提前激活，其中包括脂肪酶、弹力蛋白酶、磷脂酶A和血管舒缓素等。脂肪酶激活可造成胰腺内发生坏死。弹力蛋白酶激活可造成胰腺血管壁破坏导致出血。磷脂酶A的激活使卵磷脂转变成溶血卵磷脂，后者对腺泡细胞膜具强烈破坏作用而引起细胞坏死。血管舒缓素可影响胰腺血管舒缩功能，引起胰腺水肿等损伤。

2）胃肿瘤浸润破坏或压迫包裹胰腺血管所致供血不足，进而引起胰腺组织血流灌注减少引发缺血缺氧微环境，胰腺组织可能出现广泛水肿坏死，与此同时腺泡细胞大量分泌HIF-1α、TNF-α等细胞因子，加重胰腺炎症细胞浸润。从细胞和分子层面看，肿瘤扩散的过程很复杂，涉及细胞外基质分解、上皮-间充质转化、肿瘤血管生成、肿瘤微环境形成等一系列病理事件。上皮-间充质转化是肿瘤转移的关键，在此过程中上皮细胞失去了极性，失去与基底膜连接，细胞间黏附减少，更多的“游离”瘤细胞在胰腺位置扩散增殖。目前认为许多非编码RNA、胃肿瘤的干细胞、代谢通路和相关免疫反应等与上述机制有关。

2.胃肿瘤相关免疫反应引起胰腺损伤

胃肿瘤相关免疫反应除可促进原发肿瘤扩散外，还可改变细胞因子在浸润处、血浆和腹水中的水平，TNF-α、IL-6、IL-8、IL-10、IL-18和IL-33等常提示高分级、深度浸润等不良预后特征。这些可以作为胰腺损伤的刺激因素。大直径或晚期胃肿瘤或有血管神经侵犯者血浆IL-8、IL-10、TGF-β_1、TNF-α、IL-1β水平存在明显差异，这些因子水平同样与循环免疫细胞计数具一致性。在炎症诱导下，胰腺组织NF-κB、PKCδ/PKCε等通路可被快速激活，进一步上调TNF、IL6、IL1β、一氧化氮合酶、ICAM1、CCL2的表达，参与单核-粒细胞系统的活化以及淋巴细胞招募，从而调控胰腺组织细胞免疫损伤，与胰腺炎进展直接相关。

（二）胃肿瘤治疗相关胰腺损伤及机制

1.化疗药物

对复发转移、失去手术根治机会的胃癌患者，目前主要采取全身药物治疗为主的整合治疗，以铂类药物（顺铂或奥沙利铂）或紫杉醇类药物与氟尿嘧啶类药物（5-FU、卡培他滨、替吉奥）联合治疗为传统化疗药物的一线方案。病例研究发现，顺铂、紫杉醇、5-FU及卡培他滨均可诱发胰腺损伤。

血管内皮生长因子-血管内皮生长因子受体通路（VEGF-VEGFR）的靶向药物——雷莫卢单抗、甲磺酸阿帕替尼逐步被国内外批准为晚期胃癌三线或三线以上治疗药物。VEGFR抑制剂及其酪氨酸激酶抑制剂均有引发胰腺炎风险。

化疗药物给药前后常伴其他药物或治疗手段，因此难以排除可能导致急性胰腺炎的其他病因，同时由于伦理问题，缺乏再次给药后出现临床表现及胰酶升高（即激发试验阳性）的记录，故胰腺损伤机制尚未清楚。一般而言，药物性胰腺炎（DIP）发病机制可分为药物直接毒性和特异质反应（idiosyncratic reaction）。与肝脏类似，在胰腺内外分泌细胞中均存在影响药物代谢的酶，例如NADPH还原酶和细胞色素P450催化的混合功能氧化还原酶，因此，哺乳动物胰腺也可转化药物和外源性物质，会受到活性代谢产物直接毒性损伤，表现出剂量相关性。例如过量使用红霉素可能导致Oddi括约肌痉挛，胆道内压力增高以至超过胰管内压，使胆汁反流至胰管，激活胰酶引发DIP。直接毒性药物还包括对乙酰氨基酚和卡马西平。而多数DIP与药物剂量无关，因此常认为大多数DIP是由特异质反应所致，即以正常剂量使用药物中出现的不可预测的反应。特异质反应的可能机制有以下几方面：①免疫介导的过敏反应，如硫唑嘌呤等药物可介导胰腺充血、水肿等过敏反应，释放组胺等炎症介质，激活胰酶，从而引发DIP。②罕见非免疫介导的个体易感性，与代谢通路的遗传差异有关。③脱靶的药理学作用，即药物直接与靶器官外的其他系统相作用，如细胞毒性药物可对靶点以外的蛋白质合成代谢的主要器官（如胰腺、肝脏和肾脏）造成较强的毒性作用，如L-天冬氨酸酶、紫杉醇等，可造成胰酶异常激活、胰腺实质发生凝固性坏死、溶血、脂肪组织坏死以及胰腺分化功能障碍等。此外，药物继发的毒性代谢产物蓄积、微循环障碍造成的胰腺缺血、胆道系统疾病、高钙血症、高脂血症、胰液黏度增加、胰管堵塞等也可能与DIP发病密切相关。

2. 放射治疗

目前，放疗多与化疗一同作为胃癌切除术前后的辅助疗法，以改善肿瘤局部控制率，降低术前分期，提高手术切除率，弥补外科手术对淋巴结清除范围不足。对失去手术机会的患者，也作为传统或靶向化疗的辅助疗法，延长生存期。近年，随着放疗为胃癌手术辅助疗法的推广，腹部放疗对胰腺辐射毒性风险获得了重视：接受辅助放疗患者的胰腺平均体积比对照组明显缩小，并且一定程度上丧失功能。在胃癌辅助放疗中，胰腺吸收的平均放射剂量范围为32~48 Gy，平均值为44 Gy。80%患者胰腺在吸收剂量超过44.5 Gy后体积缩小；放疗总剂量达45 Gy可致亚临床胰腺功能不全（低胰蛋白酶血症和低淀粉酶血症）。

NCCN和ESMO指南推荐围术期放化疗，治疗期间易引发放射线诱导的胰腺外分泌功能下降。接受胃癌放疗后6个月至1年时间内，胰腺淀粉酶水平下降20%，脂肪酶下降48%。此外，Gemici发现，接受放疗后患者胰腺体积明显缩小，胰岛素水平也出现下降。但上述研究所体现的胰腺外分泌功能下降并未达到胰腺损伤程度，标准剂量下放疗不会导致胰腺严重受损。放疗后1500天内胰腺功能逐渐恢复，酶分泌迅速增加，说明胰腺对放射线有相当耐受性。

胰腺几乎完全位于胃癌辅助放疗辐射区内。放疗通过电离释放自由基破坏癌细胞和周围组织器官细胞的DNA和细胞内成分，使癌细胞和正常细胞死亡、凋亡，并可能引发细胞因子介导的免疫级联反应，造成多器官炎症和损伤。在胃癌放疗受损胰腺中观察到腺泡细胞坏死、导管细胞轻度损伤、小管萎缩、血管病变以及整个胰腺迟发弥漫性纤维化。同时，胃癌放疗也会影响胰腺内分泌功能，总放射超过10 Gy可引发糖尿病。

3. 介入治疗

胃癌介入治疗包括动脉灌注使局部肿瘤组织接受高浓度化疗药物，以增加局部杀伤肿瘤，起到靶向作用。必要时再给予栓塞剂，选择性阻断肿瘤局部的供血动脉，使血供减少，进一步控制肿瘤生长。还可选择性将导管留置供应肿瘤动脉血管，并将导管与埋置于皮下药盒连接，进行长期序贯化疗。有文献报道，经导管动脉化疗栓塞（transcatheter arterial chemoembolization，TACE）术后出现的罕见急性胰腺炎并发症，可能与患者动脉解剖结构异常有关。操作中给药量过大会致靶动脉中血液淤滞，增加栓塞物质回流，从而导致非靶栓塞胰腺供血动脉，引发胰腺炎。

4.免疫治疗

免疫检查点抑制剂通过促进人体细胞免疫，恢复T细胞活性以清除癌细胞。晚期胃癌三线治疗困难，针对程序性死亡受体-1（programmed cell death -1，PD-1）的纳武单抗（Nivolumab）和派姆单抗（Pembrolizumab）应运而生，为延长晚期胃癌生存时间提供了希望。然而，随着免疫检查点抑制剂新药临床试验展开，诱发的免疫相关不良事件（immune related adverse events，irAEs）也不断发生，影响86%~96%接受免疫疗法的患者，涉及全身器官，其中包括胰腺内外分泌部损伤。

免疫检查点抑制剂治疗胃癌引发胰腺损伤案例较少。在接受肿瘤免疫疗法患者中，约2.7%（211/7702）发生无症状脂肪酶升高，1.9%（150/7702）发生2级轻型胰腺炎，无胰腺炎致死案例；在接受PD-1抗体疗法的患者中，有0.94%受到胰腺损伤。因免疫检查点抑制剂引发的急性胰腺炎患者中，有后续或继发慢性胰腺炎、1型糖尿病或胰腺外分泌功能不全等慢性胰腺损伤。同时，有队列研究表明，免疫疗法导致胰腺内分泌部损伤的发生与外分泌部损伤并不完全相关，免疫检查点抑制剂可能对胰岛有特异毒性。免疫检查点抑制剂导致免疫相关性胰腺炎的病理生理学机制目前尚不清楚，值得注意的是，胰腺中特有的CD8+组织驻留记忆T细胞表达高水平的PD-1，同时胰腺中巨噬细胞通过表达PD-L1与其相互作用，调节胰腺组织驻留记忆T细胞稳态，从而维持组织免疫稳态。因此，免疫检查点抑制剂可能通过干扰PD-1/PD-L1通路，影响胰腺巨噬细胞和组织驻留记忆T细胞相互作用，导致胰腺局部免疫失调。

5.手术治疗

胃癌手术治疗包括经内镜、腹腔镜或开腹术切除肿瘤病灶，相应区域淋巴结清扫和消化道重建。术后并发的急性胰腺炎或胰瘘虽不常见——胰腺损伤的总发病率为1.07%（79/7336），急性胰腺炎发病率0.56%，胰瘘发病率1.39%，低于吻合口漏或狭窄、腔内出血或肺部并发症。但由于发病急、进展快，后果严重，是胃癌术后并发症致死的重要原因之一。随着外科手术技术进步，胃切除手术并发胰腺损伤的发病率显著下降，同时又有统计表明，相比传统切除术，经腹腔镜胃切除术带来胰腺损伤风险显著上升。

胃癌手术治疗引发胰腺损伤的可能原因有：①局部缺血。术中结扎胃十二指肠动脉和胰十二指肠上动脉或造成腹腔干和脾动脉的栓塞均可能造成胰腺缺血诱发胰腺炎。②术中创伤。肿瘤切除术网膜外或系膜外剥离及淋巴结清扫过程均围绕胰腺表面或上下缘进行，易致胰腺实质损伤，包括在离断十二指肠前从胰腺游离十二指

肠，淋巴结（特别是第6、8、11、13和16组淋巴结）切除术时剥离，无意中将胰腺缝合在十二指肠残端，或过度损伤Oddi括约肌。同时，超声手术刀造成的额外热损伤可能是腹腔镜手术并发胰腺损伤概率更高的原因。③术后水肿及其他局部炎症反应。如术后不可避免的长时间血管痉挛，也会产生胰腺损伤风险。实际上，胃癌切除术后胰腺损伤，可能是多种因素共同作用的结果。

胃癌胃切除术后可出现胰腺萎缩。有研究表明，胃癌行全胃切除术的患者术后5年胰腺萎缩发生率明显高于行远端胃切除术者。接受远端胃切除术患者中，行Roux-en-Y重建者胰腺萎缩发生率高于行Billroth-Ⅰ重建者。这可能与胃切除术后胰腺受到刺激减少，导致胰腺外分泌功能下降有关。

二、胃肿瘤相关胰腺疾病

胰腺作为恶性肿瘤转移的靶器官很罕见，据文献统计，转移肿瘤在胰腺肿瘤中约占2%。最常见胰腺转移瘤为肾细胞癌、肺癌、结肠癌、黑色素瘤和乳腺癌，胃癌转移到胰腺少见，病例报道不多。胃肿瘤转移性胰腺癌位于胰头部时，增生肿块可使胆管阻塞，随后出现黄疸；或使胰管阻塞，进而导致胰体尾部萎缩，主胰管呈串珠状改变。但上述情况报道不多，可能是原发瘤细胞通过血行或淋巴道转移到胰腺，并非起源于胰腺管上皮，也不浸润胆总管壁，仅肿瘤较大时产生压迫症状。胃癌发生胰腺转移的机制可能是：化疗药物以某种方式改变了肿瘤疾病的生物学进展模式，导致了部分非典型器官和部位转移。胃癌细胞某些分子或基因改变，致其对胰腺实质亲和力升高。

（一）急性胰腺炎

胃肿瘤相关急性胰腺炎分为治疗相关及非治疗相关。胃癌胃切除术后急性胰腺炎总发生率约0.56%。术后胰腺炎可能原因是：①手术造成的血管损伤及局部血供不足，如术中胰十二指肠上动脉的结扎引起的供血不足，以及术后血管痉挛；②切除及重建局部结构过程中造成的操作性损伤及热损伤。其中，微创手术引起急性胰腺炎发生率显著高于开放式手术。

胃肿瘤引起的非治疗相关急性胰腺炎的可能机制为：①肿瘤局部侵犯、压迫、转移或局部淋巴结受累所致的胰管阻塞、断裂，胰酶排出受阻；②肿瘤浸润破坏或压迫胰腺血管所致供血不足。胃肿瘤所致急性胰腺炎与其他病因所致急性胰腺炎临床特点非常相似，实验室检查方面也较难区分，因此需借助影像学检查明确是否有胰腺或胰周肿物，并需病理诊断提示肿瘤原发于胃部。

（二）慢性胰腺炎

胃肿瘤直接导致慢性胰腺炎未见文献报道，但慢性胰腺炎可由急性胰腺炎反复发作而产生。

（三）自身免疫性胰腺炎

自身免疫性胰腺炎（AIP）是以无痛性梗阻性黄疸和胰腺肿物为突出表现的胰腺慢性纤维化炎性疾病，可伴其余脏器受累。目前已有研究显示，AIP是肿瘤的危险因素，约20%AIP伴随肿瘤，其中，AIP诊断第一年发生肿瘤的风险最高，包括胰腺肿瘤及胰腺外肿瘤，对于胰腺外肿瘤，胃癌是最常见的（发生率约1.3%）。

此外，AIP也可能是继发于肿瘤的表现。研究显示约3.7%患者在诊断AIP前或诊断同时确诊存在肿瘤。机制尚不清楚，目前认为可能与副瘤综合征有关。部分早期胃癌合并AIP，胃癌经内镜治疗后，AIP未使用激素治疗自行好转。

（四）胰腺外分泌功能不全

胃肿瘤治疗如手术、免疫治疗及放疗等可造成胰腺外分泌功能不全（PEI）。此外，胃肿瘤累及胰腺可引起胰管阻塞，并可引起胰腺纤维化而致胰腺实质减少，进而引起胰腺外分泌功能受损，甚至功能不全。胃泌素瘤可因产生过量胃酸，导致胰酶腔内失活增加，出现PEI表现。此外，使用生长抑素类似物治疗胃肠道神经内分泌瘤时，因可抑制胰酶分泌，也可出现PEI表现。这种情况下，PEI的腹泻易被误诊为神经内分泌瘤的类癌综合征。研究显示，20%~38%接受生长抑素类似物治疗的神经内分泌瘤患者发展为PEI。因此，当神经内分泌瘤腹泻症状控制不佳时，需谨慎加量生长抑素类似物的剂量。同时应行吸收不良相关检查，并可尝试加用胰酶补充剂。

（五）其他

胃癌可经直接侵犯及淋巴转移等途径累及胰腺，来自日本人群研究显示，约20%胰腺继发肿瘤源于胃癌。此外，目前有胃癌累及胰腺并以胰腺脂膜炎为首要表现病例报道，机制尚不清楚。

三、胃肿瘤相关胰腺损伤的诊断和鉴别诊断

（一）诊断

1.症状

原发肿瘤的症状：常见上腹部疼痛或不适、早饱感、食欲减退、消瘦等，也可

无任何表现。若原发肿瘤导致幽门梗阻，可出现恶心、呕吐。溃疡型胃癌发生出血，可有呕血和（或）黑便。若转移至腹膜出现腹水，可表现为腹胀、腹围增加。胃切除术后并发术后胰瘘者可表现为腹腔引流液量增大，严重者可并发腹腔感染、腹腔出血、脓毒血症等。

胰腺受累时的表现：如与体位相关的中上腹痛伴放射痛。当胆总管受累时，可表现为黄疸。胰腺内、外分泌功能受损时，可出现胰源性糖尿病、脂肪泻、消化不良等症状。少数患者可出现急性胰腺炎症状。

2.体征

患者可无明显体征，部分可出现上腹部肿块及淋巴结肿大、肝大、腹水等转移征象。胰腺受累可出现黄疸、中上腹压痛、消瘦。少数合并副癌综合征，可表现为黑棘皮病、皮肌炎等。

3.实验室检查

（1）血液、尿液、粪便检查

早期可无异常结果。部分患者可出现血、尿淀粉酶和脂肪酶升高。当出现急性胰腺炎时，除胰酶异常，还可出现血清钙降低、血细胞比容升高等。若有黄疸，可出现血结合胆红素、血清碱性磷酸酶、γ-谷氨酰转肽酶升高，天门冬氨酸转氨酶、丙氨酸转氨酶也可出现异常；尿液颜色呈浓茶色，尿胆红素升高；粪便颜色变浅等。

（2）肿瘤标志物及分子标志物

目前尚无特异血清学肿瘤标志物用于诊断胃肿瘤和（或）胰腺受累，其中CEA、CA19-9、CA724、CA242等肿瘤指标常用于辅助诊断。由于单一肿瘤指标灵敏度及特异度均不高，常需联合检测多种肿瘤指标提高诊断率。血清分子标志物（如蛋白抗原、ctDNA和miRNA等）通过特异性监测肿瘤或转移灶释放到血液中肿瘤细胞或ctDNA碎片，展现对消化道肿瘤的诊断价值。目前，可联合多种分子标志物和肿瘤指标，提高诊断准确度。

（3）胰腺功能受损

PEI检测分为直接检测和间接检测。促胰液素-缩胆囊素试验可直接检测胰液分泌情况，但因操作复杂、为侵入性操作，临床开展较少。间接检测包括粪脂检测法、粪便弹性蛋白酶-1（FE-1）检测法、^{13}C-甘油三酯呼气试验、血/尿苯甲酸-酪氨酸-对氨基苯甲酸（BT-PABA）试验等，但只有胰腺功能严重受损时才可能出现阳性结果，诊断及推广价值有限。胰腺内分泌功能不全可出现血糖升高或糖耐量异常，可伴糖化血红蛋白、血浆胰岛素及C肽指标改变。

（4）影像学检查

1）腹部超声：一般用于初筛检查，可发现直径大于2 cm占位病灶、胰腺及胰管形态异常。但受周围组织影响较大，敏感性和特异性较低。

2）CT：是诊断胰腺相关疾病的首选检查，能显示胰腺实质、胰管及胰周异常，以及与周围组织关系，用于判断胃癌是否侵犯胰腺和是否有其他相关胰腺疾病。

3）MRI和MRCP：MRI诊断价值与CT相似。MRCP是非侵入性显示胰胆管病变的首选方式。

4）PET/CT：能发现胰腺转移性病灶，在评估全身转移情况方面有优势。

（5）内镜检查

1）超声内镜（EUS）及其相关技术：EUS对胰腺占位诊断的敏感性和特异性均高于腹部超声及CT，敏感度可达90%以上。超声内镜引导下细针穿刺/活检术（EUS-FNA/FNB）可对病灶进行组织活检，明确性质。造影增强EUS（CE-EUS）和EUS-弹性成像（EUS-E）有助于鉴别病灶良恶性，为组织活检提供指导。

2）ERCP：ERCP可显示胰胆管结构，与EUS配合能提高胰腺占位诊断准确率及微小病灶检出率。其为有创性检查，故病史典型，CT、MRCP或EUS明确者无须进行。

（二）鉴别诊断

应与急性胰腺炎、慢性胰腺炎、AIP、胰腺囊性疾病、胰腺癌和胰腺神经内分泌瘤等相鉴别。

四、胃肿瘤相关胰腺损伤的治疗

（一）内科治疗

针对胃肿瘤相关性胰腺炎治疗分两部分：①针对胰腺炎的治疗，与其他病因所致胰腺炎治疗原则基本一致，包括补液、镇痛、抗炎及肠内营养支持等。病情严重者需收入ICU行器官功能支持。由化疗药物或免疫治疗用药所致胰腺炎者，应停用相关药物。②针对胃肿瘤原发病治疗，可考虑化疗及联合靶向药物治疗等。合并AIP的胃肿瘤可能需要应用糖皮质激素治疗。出现PEI的胃肿瘤患者，应积极补充胰酶。

对失去手术机会的胰腺转移瘤，采取局部放疗联合化疗或腹腔热疗，也能提高生存质量和延长生存时间。胃肿瘤胰腺转移者常伴有局部淋巴结转移，可行局部病灶放疗联合腹腔或全身化疗，化疗以奥沙利铂联合氟尿嘧啶为主。如伴有胆管梗阻无法手术者行经皮经肝胆管内支架置入术，待黄疸和肝功能好转后行放化疗；对伴有腹水者可采用腹腔灌注化疗及热疗。

（二）外科治疗

胃癌胰腺转移属肿瘤晚期，应根据原发肿瘤的生物学特性选择不同模式的整合治疗。胰腺转移癌患者是否采取手术治疗意见尚不统一，但只有在原发肿瘤得到控制前提下，行胰腺转移瘤切除术才有意义。胰腺转移灶切除可明显缓解症状并能延长生存时间。但总切除率低，且同期切除原发肿瘤和胰腺转移瘤手术风险高。故应行分期手术切除，并在围术期配合系统化综合治疗。

对胃肿瘤侵犯胰腺所致胰腺炎，经新辅助治疗后若能获得根治性切除机会，应争取手术治疗。对合并各类局部并发症的胰腺炎，可根据病情需要选择经皮引流、内镜引流及手术清创引流。

（三）术后胰瘘

胃癌术后胰瘘常与局部胰腺组织及副胰管损伤相关，主胰管损伤极为罕见。因此，胃癌根治术后胰瘘多为隐性低流量性瘘，非手术整合治疗常获满意疗效。

目前主要根据胰瘘分级采取相应治疗措施，以防止胰液积聚引起感染、腐蚀血管发生大出血等严重后果。A级胰瘘一般采取持续腹腔引流，经充分引流后多可自愈，但应密切监测引流液淀粉酶含量变化。B级胰瘘需充分重视腹腔引流通畅性，如引流不充分应及时调整或重新放置引流管，必要时通过介入超声或CT引导下穿刺引流；合并感染症状者可针对性用抗生素；多数患者可带管出院。C级胰瘘可威胁生命，并发严重腹腔出血和感染，治疗须更积极。除上述治疗措施外，合并腹腔出血时可介入栓塞止血，必要时可二次手术，视术中情况采取处理措施。

五、预防和康复

熟悉各类控瘤药物对胰腺的潜在副作用，尽可能选择毒副作用较小的治疗手段。治疗过程中密切监测患者症状，疑有胰腺损伤者需及时检测血淀粉酶及影像学检查，力争早发现、早治疗，将胰腺损伤控制在最小范围。有学者提出采用胰腺非接触式胃切除术治疗胃癌可预防术后胰腺相关并发症。在手术中，通过无压迫牵拉连接胰腺下缘的组织构建胰上术野，以防止对胰腺本身的挤压、损伤，可显著降低术后腹腔引流液中淀粉酶含量，减少术后严重并发症发生率。

晚期胃癌患者以往推荐扩大淋巴结切除术，需要联合切除脾脏或胰腺。有研究发现，这会增加术后并发症和死亡率，尤其是术后胰瘘发病率会大大增加。随机对照试验表明，接受脾脏和胰腺保留扩大淋巴结切除术的胃切除术，长期生存率无差异。因此，在胃癌根治术中联合脾切除和（或）远端胰腺切除是否能使患者受益仍是未知数。未来需要进一步进行多中心、大样本随机对照研究来制定标准，筛选适宜于联合脾切除和（或）远端胰腺切除的晚期胃癌患者，避免不必要手术创伤。

胰周充分引流是防治术后胰瘘的关键。术中放置引流管位置必须恰当，术后应检查引流管是否通畅。术式选择也会影响胰瘘风险。赵华洲等研究发现，淋巴结清扫数目是腹腔镜胃癌根治术术后胰瘘的危险因素，且胃癌D2根治术比D1根治术的术后胰瘘风险更高。因此应该合理掌握淋巴结清扫范围不宜无限扩大化。进行腹腔镜胃切除术必须用腔镜器械且无法感觉到胰腺，因此在处理胰腺时需格外小心。尤其对肥胖症或胰腺包绕脾血管者，胰腺上缘区域的显露尤为困难。部分淋巴结侵犯胰腺，清扫时要小心谨慎，避免不必要的胰腺损伤。

第五章

肝肿瘤相关胰腺损伤

一、肝肿瘤相关胰腺损伤及机制

（一）肝肿瘤对胰腺的损伤机制

肝肿瘤是指发生在肝脏的肿瘤性病变。根据生长特征及其对人体的影响和危害，可分成良性和恶性肝肿瘤。肝良性肿瘤中最常见的是肝血管瘤，是由于血管扩张所致的血管畸形病变。肝血管瘤为先天性，不会发生恶变，主要为局部压迫作用，一般对机体影响较小。其他肝良性肿瘤还包括肝细胞腺瘤、肝管细胞腺瘤、错构瘤。肝恶性肿瘤即肝癌，亦指“原发性肝癌”，主要包括肝细胞癌（HCC）、胆管细胞癌（ICC）及混合细胞癌，其中HCC占75%~85%、ICC占10%~15%。肝恶性肿瘤除局部压迫外，常破坏和浸润邻近器官、组织，引起坏死溃破、出血、感染及远处转移，严重危及生命。肝肿瘤也可引起胰腺损伤，可能的机制如下。

1）肝癌可转移至胰腺造成转移性胰腺癌，继而引起胰腺损伤。原发性肝癌肝外转移临床上以血行转移最常见。肝癌患者尸检表明，肝外转移发生率为64%，转移部位有肝内、肺、肾上腺、骨等。虽然原发性肝癌胰腺转移罕见，但仍有相关报道，如原发性肝癌伴胰腺体尾部转移病例。

2）肝癌的瘤细胞生长可能会影响胰腺血流灌注，进而损害胰腺内外分泌功能。绝大部分原发性肝癌的显著特征是富血管性。新生血管是肿瘤快速生长的物质和形态学基础，肝癌等实体瘤生长及转移有赖于新生血管形成。后者会影响到周围脏器的血流灌注进而影响其功能。原发性肝癌存在与胰腺同源的供血动脉，肝癌血流变化易致胰腺供血再分布和非对称性分布，胰腺灌注不足直接影响胰腺实质功能状态，可致胰腺形态和功能改变。

3）肝癌侵犯胆管可继发多种并发症，如梗阻性黄疸、胆道出血、胆道感染等，致使胆总管下段阻塞造成胰腺损伤。其中，胆道出血是肝癌主要并发症之一，占

5%~6%，当肝癌呈浸润性生长长入肝内胆管，且发生破溃出血时，血液可流入胆管；肝癌侵及肝内大血管及肝内胆管时，会形成血管-胆管瘘，从而引起胆道大出血。当出现大量胆汁出血，出血速率超过胆汁固有纤溶能力时，血凝块产生，继而引发急性胰腺炎，其机制类似于胆源性胰腺炎。目前已有多例原发性肝癌合并胆道出血致急性胰腺炎的病例报道。

4）原发性肝癌在发生、发展中易侵犯脉管系统，形成癌栓，其中胆管癌栓（bile duct tumor thrombus，BDTT）在临床上较少见，在尸检和手术切除标本中胆管癌栓占2%~9%。肝癌合并胆管癌栓无特异症状，一般有右上腹不适、腹痛、发热、黄疸，诊断与胆管癌、壶腹癌及胆道结石难以鉴别。胆管癌栓可继发多种并发症，如梗阻性黄疸、胆道出血、胆道感染等。肝癌侵犯胆管形成癌栓主要有以下途径：肿瘤直接浸润肝内胆管；癌细胞侵入静脉或淋巴管，逆行侵入胆管；癌细胞沿神经末梢间隙侵入胆管等。原发性肝癌伴胆管癌栓可根据上述临床特点，并结合B超、CT、MRI/MRCP以及ERCP检查结果进行诊断。当癌栓脱落时，继发胆道梗阻，尤其是胆总管下段梗阻会导致胆汁与胰液的逆流，造成胰腺腺泡破裂，胰酶激活而发生急性胰腺炎。

5）肝癌异位内分泌引起的胰腺损伤。原发性肝癌常合并内分泌相关的临床症状，以高血钙和低血糖最多见，即所谓“伴癌综合征”或“旁癌综合征”。据统计3%~40%的原发性肝癌合并高血钙。高血钙发生原因可能与肝癌分泌副甲状腺类激素因子、前列腺素、破骨细胞活性因子等一种或多种引起高血钙的因子有关。高血钙会加重细胞膜通透性，促使胞外钙离子进一步内流从而过分激活钙离子依赖性磷脂酶A2（PLA2），PLA2可降解膜磷脂生成具有生物活性的溶血卵磷脂，引起膜结构排列紊乱和功能障碍，一旦溶酶体膜受损或破裂可释放出组织蛋白酶Cathepsin B，后者能直接激活胰蛋白酶原，该酶再激活其他酶原引起细胞自身消化，导致急性胰腺炎发生。临床上部分原发性肝癌患者还可合并低血糖，低血糖是原发性肝癌最常见的伴癌综合征。文献报道其发生率可达10%~30%。原发性肝癌伴低血糖可能机制为：①异位产生胰岛素；②产生胰岛素样活性物质；③产生促进胰岛素释放因子；④抗胰岛素激素受抑制；⑤肿瘤消耗大量葡萄糖；⑥糖原枯竭；⑦肝新生糖原发生障碍；⑧肝癌细胞内产生胰岛素活性肽类，从而导致自发性低血糖症。有文献指出高胰岛素血症的循环最终会导致胰腺细胞氧化和死亡。此外，由氧化应激诱导的胰腺细胞死亡可通过胰岛素来增强。因此，由于胰腺细胞氧化应激，胰岛素水平长期升高可能引发细胞凋亡和细胞死亡诱导机制。

6）原发性肝癌很多情况下是由慢性肝脏疾病、肝硬化发展而来，长期慢性肝损害会导致胆汁淤积，从而导致胆石症发生。胆石症是胆源性胰腺炎最常见病因，目前主要认为胆囊或胆管结石下移嵌顿于Vater壶腹部，Oddi括约肌痉挛、充血水肿，导致胆胰管共同通道阻塞，胆汁反流，胰管压力升高，激活胰蛋白酶，引发胰腺自身消化，同时炎症介质大量释放，激发机体炎症反应，导致急性胰腺炎。

（二）肝肿瘤治疗相关对胰腺损伤及机制

（1）化学治疗

许多化疗药物可引起急性胰腺炎，包括5-氟尿嘧啶、吉西他滨、卡培他滨、顺铂、阿霉素、雌孕激素、异环磷酰胺、伊马替尼、甲氨蝶呤、奥沙利铂、紫杉醇、他莫昔芬、沙利度胺、曲妥珠单抗、长春花碱和长春瑞滨。有研究报道，6例与奥沙利铂相关急性胰腺炎，奥沙利铂停药后，患者症状和体征均得到缓解，血清淀粉酶和脂肪酶水平均下降。药物性胰腺炎发病机制与药物的直接毒性作用、过敏反应及特异体质反应相关。多数药物造成的胰腺损伤是因细胞毒性药物所致，其可对蛋白质合成的主要器官肝脏产生较强的毒性作用。同时，其细胞毒性作用还可引起胰腺实质发生凝固性坏死、溶血，胰腺分化功能障碍及脂肪组织坏死等。此外，药物继发的胰腺微循环障碍、胆系疾病、高脂血症、胰管堵塞和毒性代谢产物蓄积等也可能与药物性胰腺炎的发病密切相关。药物（如吉西他滨）可引起高甘油三酯血症，进而导致急性胰腺炎。胰脂肪酶可将甘油三酯（TG）分解为甘油和游离脂肪酸（FFA），当代谢生成的FFA超过了清蛋白的结合能力，将造成FFA过剩，即为急性胰腺炎的发生提供了物质基础。发病机制包括：①FFA对胰腺腺泡和血管内皮细胞的直接细胞毒作用；②高浓度的FFA及TG增加了血液黏稠度，使胰腺血液循环受阻；③由于FFA的大量存在，可诱发酸中毒，激活胰蛋白酶原，导致胰腺自身消化。化疗药物也可引起高钙血症，进而导致急性胰腺炎。当血钙含量过高时，可能通过以下几种途径引起胰腺损伤：①可致胰酶过度活化，导致胰腺自身消耗增强；②促进氧自由基产生；③促进炎症介质释放；④促进磷脂酶A2（PLA2）过度激活，促进血小板活化因子（PAF）及血栓素A2（TXA2）产生，导致微循环障碍。

（2）靶向治疗

索拉非尼是一种针对多种酪氨酸激酶受体的抑制剂，包括血小板衍生生长因子受体（PDGFR）和血管内皮生长因子受体-2（VEGFR-2）。这些通路在细胞增殖和凋亡、血管生成和转移中发挥重要作用。索拉非尼通过抑制这些受体途径，减缓肝肿瘤生长和延缓疾病进展。索拉非尼现被批准用于晚期肝癌的一线治疗。与索拉非尼相关的副作用包括腹泻、高血压、手足皮肤反应和疲劳。然而，多例文献报道过索拉非尼相关性胰腺炎。索拉非尼是一种具有抗增殖和抗血管生成活性的多激酶抑制剂。其诱导胰腺炎的机制可能与药物（抗血管内皮生长因子）的抗血管生成作用导致胰腺缺血有关。其他可能机制包括化学诱导的血管收缩、血管壁直接损伤、血管内凝血和内皮通透性增加。因此对有腹痛表现服用索拉非尼患者，应考虑胰腺炎发生可能，一旦诊断为胰腺炎，应立即停药。约55%的患者在控制不良事件后可能能够重新开始治疗，但大多数报道一致认为，如再次发生胰腺炎或疾病进展到Child-Pugh C期或BCLC D期，建议停止治疗。

（3）免疫治疗

肝肿瘤免疫治疗旨在激活人体免疫系统，依靠自身免疫功能杀灭癌细胞和肿瘤组织。免疫检查点抑制剂通过阻断细胞毒性T淋巴细胞相关抗原4、抑制程序性细胞死亡蛋白-1（PD-1）或程序性死亡配体1（PD-L1）对T细胞活化和增殖，恢复T细胞对肝肿瘤的杀伤功能，从而消除肿瘤。免疫治疗使恶性肿瘤患者广泛受益的同时，还非特异性激活免疫系统引起相应器官出现炎症反应，称之为免疫相关性不良反应，如免疫相关结肠炎、AP、糖尿病等。免疫相关性AP常表现为腹痛伴发热，血、尿淀粉酶升高，血脂肪酶升高，有些患者早期症状可能只有脂肪酶和淀粉酶升高，部分活动性胰腺炎并无影像学表现，这造成部分病例诊断相对困难。有报道1例晚期肝细胞肝癌应用帕博利珠单抗（可瑞达）后出现AP，在PD-1抑制剂应用第16周出现典型的AP表现，予常规AP治疗后效果欠佳，应用激素后胰腺炎得到有效控制。免疫检查点抑制剂引起自身免疫性糖尿病常以糖尿病酮症酸中毒为首发症状，类似于1型糖尿病，MRI显示胰腺萎缩，胰岛功能大大受到破坏。免疫相关性不良反应发生机制可能为：免疫治疗导致T细胞无限制激活破坏机体免疫耐受状态，导致免疫相关性不良反应。

（4）放射治疗

放疗作为肝癌综合治疗的重要手段之一，主要适用于肝功能差不能手术切除患者，尤其针对肝外转移病灶，多属于姑息性治疗手段。在肝癌放疗中，放射野设计很重要，原则上要充分利用正常肝组织具有很强再生能力的特点，在设计放射野时务必保留一部分正常肝组织不受放射，在大部分肝脏受放射损伤时这部分正常肝能得到再生；且放射剂量设置应尽量减轻周围组织损伤，如胰腺等。一项动物实验报道，当胰腺接受大剂量放疗时，会导致胰腺组织损伤，且损伤程度与放疗剂量呈剂量依赖性。主要病理改变为胰腺组织损伤和炎症反应。组织损伤表现为组织细胞变性、坏死和凋亡。炎症反应表现为炎细胞浸润。然而，肝癌放疗导致人胰腺损伤未见报道。一项针对肝细胞癌淋巴结转移进行的^{125}I近距离放疗临床研究发现，22例接受治疗的患者，有3例出现轻型胰腺炎，主要表现为放疗后血清淀粉酶水平变化。其余肝癌放疗相关胰腺损伤未见报道。

（5）介入治疗

介入治疗包括给予化疗药物，使局部肿瘤组织接受高浓度的化疗药物，以期达到局部杀伤肿瘤，起到靶向作用。必要时再给予栓塞剂，栓塞局部肿瘤供血动脉，使肿瘤血供减少，控制肿瘤生长。还可对一些小的转移病灶进行杀灭。经导管动脉化学治疗栓塞术（TACE）是将导管选择性或超选择性插入到肿瘤供血靶动脉后，以适当速度注入适量栓塞剂，使靶动脉闭塞，引起肿瘤组织缺血坏死。使用抗癌药物或药物联合微粒、微球进行栓塞可起到化疗性栓塞作用。TACE是不能切除原发性肝癌主要治疗方法之一，疗效肯定，部分患者可获二期切除。但有时也会出现周围组织损伤，例如胰腺损伤。TACE可致多种并发症，包括栓塞后综合征、发热、肝内胆汁肿、胆囊炎、脾梗死、胃肠道黏膜病变、多发性肝内动脉瘤、急性胰腺炎，其中急性胰腺炎发生率在1.7%（急性临床显性胰腺炎）至40%（生物性胰腺炎）之间。一项针对在同一中心行肝动脉化疗栓塞术的1632例肝细胞癌患者回顾性分析显示，化疗栓塞术后发生急性胰腺炎7例（0.4%），其中6例行阿霉素化疗栓塞术，1例行顺铂化疗栓塞术。对重复手术、大量注射栓塞剂和非选择性TACE患者，需预防TACE后急性胰腺炎发生。介入治疗导致胰腺损伤的机制可能如下：①化疗药物本身对胰腺损伤；②化疗药碘油乳剂有时可随血流循环进入一些肝胆以外的重要器官，如胰腺，形成异位栓塞，并诱发缺血、缺氧、水肿、坏死而致急性胰腺炎。

（6）射频消融

肝癌射频消融术疗效佳、并发症少，成为临床上根治小肝癌手段之一。肝癌射频消融术后并发症发生率为0%~12%，主要有感染、消化道出血、腹腔内出血、肿瘤种植、肝衰竭和肠穿孔等。虽然临床上术后并发急性胰腺炎较罕见，但仍有相关报道。患者临床表现为在行肝癌射频消融术后，出现突发右上腹部剧烈疼痛，实验室检查血、尿淀粉酶升高，腹部CT显示：胰腺边缘毛糙、周围脂肪间隙模糊，腹腔、腹膜后渗出性改变，可诊断为急性胰腺炎。肝癌射频消融术后并发急性胰腺炎的发病机制尚不明确，可能与手术刺激和胆道结石等因素有关。

（7）手术治疗

肝移植是肝癌根治性治疗的重要手段之一，不仅可根除肿瘤病灶及硬化病肝，又可避免肝切除术后肝功能不足相关并发症。因此，肝移植治疗伴肝硬化的肝癌及不可切除肝癌具有明显优势。急性胰腺炎是肝移植术后的严重并发症之一，发病率相对较低（1.5%~3.6%），但死亡率高达50%~80%。其病因多认为是由于术中操作和缺血所致。肝移植后的胰腺损伤报道较少，仅有1例成人对成人活体供肝移植后的AP病例。肝移植过程中会对胰周组织进行一定程度的操作和损伤，而广泛的胰周剥离和直接的胰腺损伤都被证明是导致肝移植后AP的原因。此外，感染也与肝移植后急性胰腺炎发生有关。肝癌肝切除术引发急性胰腺炎病例很少。扩大淋巴清扫和Pringle手法引起长时间缺血可能是肝切除术后急性胰腺炎的原因，但肝切除术后急性胰腺炎的确切原因尚不清楚。Sophie 等报道3例肝切除术（未进行淋巴结清扫）后发生的急性胰腺炎，根据患者共同点推测急性胰腺炎的发生是由于在手术完成后进行胆汁漏白实验。可能机制是：由于在胆囊管内插入一根插管：在插管下夹住主胆管后缓慢注入脂肪乳剂，以筛查肝脏切片上的胆汁渗漏。拔除插管后，产品通过胆囊腔排出，然后关闭胆囊管以释放胆道内压力，而剩余肝管常在肝横切时关闭，最终导致主胰管反流。

二、肝肿瘤相关胰腺疾病

（一）肝肿瘤转移性胰腺肿瘤

原发性肝癌肝外转移以血行转移最常见，肝癌患者尸检表明肝外转移发生率达64%。转移部位有肝内、肺、肾上腺、骨等，其中肺转移率高达41.6%~43.4%，原发性肝癌胰腺转移罕见，但仍有原发性肝细胞癌、肝黏液表皮样癌导致转移性胰腺癌，以及肝移植术后新发胰腺癌的相关病例报道，与胰腺本身原发性癌好发于胰头部不同，转移性胰腺癌多发于胰腺体尾部。原发性肝癌胰腺转移的机制目前尚不清楚。有人提出肝移植术后新发胰腺癌可能与患者本身的基因有关，也可能与长期使用免疫抑制剂有关。移植患者在移植术后长期处于免疫抑制状态，机体免疫监视功能降低，对体内潜在瘤细胞的清除作用下降，最终导致肿瘤的增殖分化；另外，钙调磷酸酶抑制剂（包括他克莫司和环孢素A）致癌作用较为明确，同时会增加致癌病毒感染的机会，易新发恶性肿瘤。肝癌患者出现胰腺转移比较隐匿，大多数缺乏特异性表现，临床常以腹部不适就诊时被发现。因此，原发性肝癌患者、肝移植受者需行严密随访，对腹痛、消化不良、排便习惯改变等消化系统症状应引起重视，随访期间重视肿瘤标记物和腹部增强CT等检查，做到早发现、早诊断、早治疗。

（二）急性胰腺炎

原发性肝癌可继发多种并发症，如急性胰腺炎，虽然发生率不高，但随检验手段提高，相关报道逐渐增多。患者常表现为原发性肝癌基础上，突发餐后持续性刀割样疼痛，向腰背部放射，平卧位时加重，屈曲体位稍缓解，有患者出现多次呕吐，呕吐后症状不缓解。实验室检查：血清淀粉酶、脂肪酶均升高；腹部CT：胰腺边缘毛糙、周围脂肪间隙模糊，腹腔、腹膜后渗出性改变。相关机制可能如下：①原发性肝癌发生胆总管上段转移，同时癌栓脱落导致胆总管阻塞引起急性胰腺炎。原发性肝癌伴胆管癌栓临床上较少见，在尸检和手术切除标本中胆管癌栓占2%~9%，肝癌侵犯胆管主要有以下途径：肿瘤直接浸润肝内胆管、癌细胞侵入静脉或淋巴管，逆行侵入胆管、瘤细胞沿神经末梢间隙侵入胆管等。因此，当原发性肝癌突然出现上腹剧痛时，应考虑有无胆管癌栓形成导致急性胰腺炎发生。②原发性肝癌患者行TACE术后出现急性胰腺炎。患者常表现为术中或术后突发剧烈腹痛、呼吸急促等症状，发生机制可能是由于药物微囊及碘化油乳剂致肝动脉远端栓塞后，近端肝动脉内压力增高，使导管头退至肝总动脉，从而有可能致药物微囊及碘化油乳剂反流入胃十二指肠动脉及其分支，引起靶血管外栓塞，从而导致急性胰腺炎发生。因此，注射栓塞剂时压力不能过大、速度不能太快，同时应密切监视导管头位置与栓塞剂的走向，严防误栓。当肝动脉栓塞后，出现剧烈腹痛及不明原因休克时应警惕急性胰腺炎发生。③原发性肝癌病人大部分由慢性肝病发展而来，例如慢性非酒精性脂肪性肝病（NAFLD）。研究表明，合并NAFLD的肝癌患者急性胰腺炎发生具病情更重、并发症更多、预后更差的特点。张宇恒等对6952例患者分析后发现NAFLD是胆囊结石危险因素。胆石症是胆源性胰腺炎最常见病因，目前主要认为胆囊或胆管结石下移嵌顿于Vater壶腹部，Oddi括约肌痉挛、充血水肿，导致胆胰管共同通道阻塞，胆汁反流，胰管压力升高，激活胰蛋白酶，引发胰腺自身消化，同时炎症介质大量释放，激发机体炎症反应，导致胰腺出血坏死等。

（三）胰腺外分泌功能不全

肝癌治疗中免疫检查点抑制剂（ICIs）可能导致免疫相关不良事件（irAEs），包括胰腺等多个器官均可波及。研究发现，ICIs可诱导胰腺萎缩，从而导致胰腺外分泌功能不全（PEI）。可能机制为ICIs增强了免疫应答，使活化和增加的CD8+T细胞浸润胰腺内部和周围，损害导管和腺泡细胞（外分泌胰腺），直至胰腺萎缩。进而导致胰酶分泌减少，影响碳酸氢盐、水和酶向十二指肠释放，随后出现ICIs相关胰腺外分泌功能不全（ICIs-PEI）。ICIs-PEI虽罕见，但有PEI症状，会致患者生活质量低下，影响健康状态，应提高对该病的重视。

（四）自身免疫性胰腺炎

IgG4相关疾病（IgG4-RD）是近年新认识的一种全身性自身炎症伴纤维化疾病，几乎可累及人体各个器官，如肝脏、胆管、胰腺等。自身免疫性胰腺炎（AIP）作为一种特殊类型胰腺炎，具独特临床、影像学特点，由自身免疫介导，以胰腺肿大及胰管不规则狭窄为特征。患者常无明显临床症状，或仅有上腹部或后背部轻度不适。最常见临床症状是胰腺段胆总管狭窄所致进行性加重的无痛性黄疸，约占65%，这是AIP与其他胰腺炎相区别的特征性症状，但又成为常常误诊为胰腺癌的重要原因。研究显示，AIP可能与胰外器官（如胃、肺和前列腺）肿瘤的风险相关。肺癌、胃癌和前列腺癌约占在AIP诊断时或诊断后检测到的所有肿瘤的50%。但AIP与胰外器官癌变本身相关机制尚不清楚。

原发性肝癌患者常会使用ICIs杀伤肿瘤，但同时也会非特异性激活免疫系统引起相应器官出现炎症症状，称之为irAEs。有报道，1例晚期肝细胞肝癌患者应用帕博利珠单抗（可瑞达）后出现AIP，早期症状只有脂肪酶和淀粉酶升高，部分活动性胰腺炎并无影像学表现，这造成部分病例诊断相对困难。在充分排除胆结石、酒精和高甘油三酯血症等诱发胰腺炎的因素后，要考虑ICIs相关胰腺炎可能。ICIs相关胰腺炎发生率、相对风险尚不清楚。有文献指出，免疫相关性胰腺炎的发生与免疫检查点抑制剂种类、是否联用免疫检查点抑制剂及肿瘤种类有关。目前国外尚无免疫相关胰腺炎死亡病例报告，国内相关报道较少，但尽早识别irAEs在免疫治疗过程中至关重要，积极有效治疗有助于提高用药安全性，减少潜在并发症。与肝瘤相关AIP不同，单纯AIP中20%~40%患者伴随其他自身免疫性疾病，如系统性红斑狼疮、干燥综合征、Crohn病、原发性胆汁性肝硬化、原发性硬化性胆管炎等，且常伴自身免疫相关抗体，如抗核抗体、风湿抗体等。

（五）胰腺内分泌功能异常——糖耐量异常、糖尿病

部分患者在使用ICIs时还有血糖升高甚至发展为糖尿病。此类患者的胰岛β细胞功能常呈进行性下降，MRI提示胰腺萎缩，需依赖胰岛素控制血糖。国外有研究发现，在27例发生ICIs相关糖尿病患者中，42%患者诊断糖尿病前后发生过胰腺炎，提示ICIs相关胰腺炎及糖尿病有一定相关性，临床上，发现患者出现其中一种irAEs，要高度警惕另一种并发症出现。

三、肝肿瘤相关胰腺损伤的诊断和鉴别诊断

（一）诊断

1.临床表现

肝肿瘤相关胰腺损伤常以原发肿瘤所引起的症状为主要表现。肝肿瘤患者早期常无明显症状，中晚期临床表现常缺乏特异性，主要有右上腹疼痛、腹胀、食欲减退、恶心、呕吐、腹泻、上腹部包块、发热、乏力和消瘦，晚期常出现黄疸、腹水和下肢水肿等症状。病变累及胰腺时，可表现为新发左上腹隐痛、腹部不适、食欲减退、排便习惯改变、体重减轻等。合并急性胰腺炎时常有突发上腹痛、恶心、呕吐、黄疸等。少数因急性胰腺炎和（或）黄疸就诊，但急性胰腺炎症状控制后黄疸仍不减轻，进一步检查才确诊肝疾病。

2.实验室检查

肝肿瘤相关胰腺疾病实验室检查指标与其他病因所致胰腺疾病相似，血清淀粉酶、脂肪酶、胰蛋白酶原是实验室诊断重点，临床发现，急性胰腺炎发病3~6小时血清淀粉酶即迅速升高，10~12小时浓度减半，3~5天逐渐恢复正常，最终由肾脏排出。然而，血淀粉酶升高并不是胰腺炎的特异性标志，还需结合其他实验室检验结果综合判断。同时，天门冬氨酸转氨酶、丙氨酸转氨酶、谷氨酰转移酶、碱性磷酸酶、

总胆红素、直接胆红素、血细胞计数、离子、凝血等实验室指标对肝肿瘤相关胰腺损伤诊断和鉴别诊断也有重要作用。

3.影像学检查

临床用于胰腺癌诊断的常规手段包括超声、胆管造影、MRI及CT等，其中MRI与CT最常用，是可靠性较好的两种检查方式。其中CT操作方便、耗时短，能准确将肝癌大小、密度及病灶坏死程度等呈现于CT影像中，进一步增强扫描则能发现更小病灶，提高诊断准确率，MRI诊断肝癌特异度、准确率、阳性预测值均高于CT。

原发性肝癌腹部CT平扫示肝脏轮廓欠规整，呈波浪状，体积增大，密度不均，肿瘤可呈低密度或混合密度，瘤体可呈圆形、类圆形、分叶状、不规则形，可单发或多发，部分肿瘤边缘清晰，部分边缘不清；CT增强示动脉期肿瘤和肝脏均强化，肿瘤更明显，病灶内有液化坏死可表现为不均匀强化；门脉期强化程度下降，肿瘤多呈稍低密度，可见血管迂曲变形，延迟期肿瘤和肝实质密度均匀下降，二者对比减小。肿瘤在增强过程中表现“快进快出”特点，肝脏周围淋巴结肿大，患者已发生肿瘤肝内转移。转移性胰腺肿瘤缺乏特异影像学特征，不同种类原发肿瘤胰腺转移灶的影像学表现有差别。据报道，除转移性肾癌表现为高回声结节外，其余均表现为低回声结节，肿瘤血供不丰富。肿瘤边界清楚，形态不规则。CT平扫表现为胰腺单发或多发低密度结节，注射造影剂增强后无明显强化，动脉期、静脉期均低于正常胰腺组织。肿瘤显影好坏与肿瘤组织结构、肿瘤大小、造影剂注射速度和扫描时间有关。偶尔小的肿瘤仍示为等密度。主胰管扩张是胰腺癌特征表现之一，即胰头管径超过3 mm，体尾超过2 mm。典型病例胰管扩张均匀一致（不像慢性胰腺炎呈串珠样改变）。

MRI肝癌影像表现：MRI平扫肿瘤在T_1WI呈低信号，T_2WI呈高信号，通常信号不均，呈镶嵌现象，DWI高信号；MRI增强动态扫描示动脉期瘤体中度强化，坏死区无强化；门脉期及延迟期肿瘤信号减低，可见“假包膜”征。MRI转移性胰腺癌表现为T_1WI低或中等信号，T_2WI呈高或稍高信号，增强扫描信号低于周围正常胰腺组织。

CT作为常用检查方法在淋巴结转移诊断中有重要价值，尤其在原发灶不明确情况下，以往常规CT由于扫描速度限制，无法动态观察淋巴结转移的血供特点，螺旋CT对富含血供的淋巴结转移灶可动态观察其强化类型，对富血供淋巴结强化有助查找原发灶部位，有利鉴别诊断和诊断。

4.内镜检查

ERCP可用于检查胆胰管的通畅情况，对胆道出血及胆管癌栓诊断具有重要价值，并可同时置入胆管支架解除胆道梗阻。EUS在胰腺疾病早期检测、分期和术前评估、鉴别诊断及病理诊断等发挥至关重要的作用。EUS可在消化道腔内对胰腺实质、胰胆管形态以及周围组织进行实时扫查，最大程度避免腹腔脂肪及气体干扰，同时引导组织穿刺活检可精准且微创地取得胰腺组织标本，相比于CT、MRI等影像学手段存在独特优势。EUS具探查距离近、受气体干扰小、对胰腺分辨率高的优点，是检测胰腺病变最敏感的成像方法，在检测小实性病变和定性囊性病变发挥重要作用。EUS引导下细针穿刺活组织检查术（EUS-FNA）对胰腺癌组织病理学诊断准确性极高，有助于明确胰腺疾病性质。内镜超声弹性成像（EUS-E）和造影增强内镜超声（CE-EUS）等新技术也用到胰腺病变性质鉴别，为诊断提供更多依据，此外，CE-EUS和EUS-E可指导FNA选择最佳穿刺部位，提高穿刺准确性，减少穿刺次数及并发症。

（二）鉴别诊断

与其他病因导致的胰腺疾病相比，肝肿瘤相关胰腺损伤常可结合肝肿瘤病史或影像学检查加以区分。也需要结合临床表现、实验室检查及影像学检查结果，以进一步明确胰腺损伤类型。与急性胰腺炎、慢性胰腺炎、自身免疫性胰腺炎、胰腺良性肿瘤、胰腺癌、胰腺神经内分泌瘤、胰腺假性囊肿、异位胰腺等疾病的鉴别。

四、肝肿瘤相关胰腺损伤的治疗

（一）胰腺肝转移瘤

原发性肝癌胰腺转移罕见，早期诊断和治疗是改善肝转移性胰腺瘤患者预后的重要途径。因此，对肝癌患者突发腹痛、消化不良、排便习惯改变等消化系统症状应重视，争取早发现、早诊断、早治疗。针对原发性肝癌胰腺转移的治疗主要包括内科治疗（化学治疗、放射治疗）、外科治疗和内镜治疗等，临床常常将多种方法整合起来进行治疗。

1. 内科治疗

内科药物治疗可用于原发性肝癌伴胰腺转移各个期别患者，包括可手术切除和临界手术切除的术前新辅助治疗、根治术后的辅助治疗，以及局部晚期的治疗。药物治疗不仅可延长生存时间，还可减轻晚期患者的疼痛，提高生存质量。

术前新辅助化疗可提高手术根治切除率，延长无病生存期和总生存期。术后患者如无禁忌证，均应行辅助化疗，方案推荐以吉西他滨或氟尿嘧啶类药物（5-FU、卡培他滨或替吉奥）为基础；体能状态良好，建议联合化疗。对晚期手术无法根治者，采取化疗、放疗及分子靶向治疗在内的整合治疗方案。免疫治疗尚无证据推荐。还可尝试调整免疫抑制剂，包括减少原有免疫抑制剂剂量或更换免疫抑制剂。哺乳动物雷帕霉素靶蛋白（mammalian target of rapamyein，mTOR）抑制剂被认为具有控瘤和免疫抑制双重特性。

2. 外科治疗

手术切除是胰腺癌肝转移患者获得治愈机会和长期生存的有效方法。然而，超过80%的转移性胰腺癌因病期较晚失去手术机会。外科手术应尽力实施根治性切除（R0）。对部分肝癌合并胰头转移者可行肝胰十二指肠器官移植术，肝胰十二指肠器官簇移植为上腹部晚期恶性肿瘤患者提供延长生命的机会，更为晚期肝病伴胰功不良者的彻底治愈探索新术式。

3. 内镜治疗

原发性肝癌发生胰腺转移，可能会伴有胆管内癌栓形成，进而阻塞胆管导致胆管狭窄、胆汁淤积，理论上会提高手术治疗后并发症发生率，导致术后高致死率及致残率，术前引流亦可提高肝脏合成功能，提高内源性毒素清除及改善消化道黏膜功能，从而有助于手术顺利进行，因此ERCP可用于胰腺癌术前减黄治疗。80%以上转移性胰腺癌由于原发肝癌伴周围组织转移不能行根治性手术治疗，因此姑息治疗显得特别重要，目标是缓解症状、改善生活质量。一般推荐ERCP为姑息性胆管引流首选方法，不具备ERCP条件、操作失败或内镜治疗效果不佳时才考虑经皮胆道引流造影术（PTCD）。

（二）急性胰腺炎

肝癌栓塞作为急性胰腺炎的病因是罕见的。肝癌患者就诊时多属中晚期无法手术切除，选择TACE治疗肝癌疗效显著，部分患者可获二期切除及长期生存。

虽然TACE疗效显著，但患者在行TACE时可能出现各种并发症，除栓塞后综合征及一过性肝功能损害外，部分患者可出现少见严重并发症，如急性胰腺炎等。

1. 内科治疗

急性胰腺炎一旦诊断明确，需立即禁食、胃肠减压、抗生素、抑制胰腺外分泌药物如生长抑素等处理，对明显疼痛的急性胰腺炎应尽快给予镇痛治疗。针对急性胰腺炎患者的营养支持治疗，有研究显示，相较于肠外营养，肠内营养对不同程度急性胰腺炎患者更安全、可耐受，可降低感染性并发症、多器官功能障碍发生率和病死率。对无感染证据急性胰腺炎，不推荐预防性使用抗菌药物。

2. 外科治疗

多数肝癌导致急性胰腺炎病例经内科治疗后症状均能好转，但有案例报道，肝癌患者急性胰腺炎症状控制后，黄疸仍不减轻，此时除考虑胆总管结石、Oddi括约肌功能异常外，还应注意胆管及其周围肿瘤等原因，也应排除肝癌胆总管内转移可能，应在条件允许情况下尽可能手术切除原发肿瘤和解除胆管梗阻，减少胰腺炎复发，提高生存质量。

3. 其他治疗

（1）内镜治疗

原发性肝癌合并胆道出血为急性胰腺炎非常罕见的病因之一，有研究认为，ERCP对原发肝癌合并胆管癌栓致胆道出血、急性胰腺炎的早期诊治具重要价值，对无法耐受手术者可结合TACE治疗有效控制癌栓出血，从而有助延长生存期及改善生活质量。Tseng等报道1例肝癌合并胆管癌栓致胆道出血引起急性胰腺炎，行内镜下取血凝块+鼻胆管引流+选择性肝动脉栓塞等整合治疗后症状显著改善。

（2）心理治疗

患者年龄大，确诊肝癌后情绪低落且子女很少陪伴，故对于治疗失去信心甚至有抵触情绪。急性持续疼痛也使患者焦虑和紧张。针对性积极采取有效措施减轻疼痛，耐心解释，取得患者信任，鼓励患者子女多陪伴老人。

（三）自身免疫性胰腺炎

目前无研究报道肝癌本身导致自身免疫性胰腺炎的病例，但肝癌治疗中出现免疫检查点抑制剂导致免疫相关性胰腺损伤，国内外有PD-1/PDL-1导致免疫性胰腺炎的报道。对常规急性胰腺炎治疗效果欠佳，用激素后得到有效控制。

IgG4相关肝胆胰疾病治疗以减轻症状、预防相关并发症和不可逆纤维化为目的。迄今为止，糖皮质激素是诱导IgG4相关肝胆胰疾病缓解一线治疗。利妥昔单抗可作为糖皮质激素有禁忌或复发难治性患者的选择性治疗方案。最近一项回顾性研究比较了102例接受糖皮质激素和41例未接受糖皮质激素治疗的1型AIP患者，发现未接受激素治疗组发生胰腺严重钙化和慢性胰腺炎风险明显增高。因此，糖皮质激素治疗可有效预防胰管狭窄和慢性胰腺炎，对预防胰腺内外分泌功能不足也有获益。

五、预防和康复

肝癌胰腺转移行肝肿瘤和转移灶切除术后的康复，除与常规肝切除、胰腺切除术后相同的康复支持治疗，包括预防出血、感染、胰胆漏等并发症，以及相关支持治疗外，预防和及时发现原发灶和转移灶复发对延长患者生存期尤为重要。术后根据病变进展、组织学检查、免疫组化等结果，制定辅助化疗方案，能降低术后复发率。定期影像学、血清学、肿瘤标志物等检查能辅助早期发现原发灶和转移灶复发。有研究发现，乙肝病毒阳性和原发肿瘤3/4期分别为转移灶切除后复发的独立危险因素，因此对此类特征的患者应格外注意监测复发。

介入栓塞胰腺炎相关研究较多，有研究表明，急性胰腺炎发生率与术前是否靶向选择栓塞血管、评估有无血管异常、术中栓塞粒子用量及是否同时应用卡铂、多柔比星等因素相关。栓塞术中粒子用量过多会逆流进入为胰腺供血的动脉，导致胰腺缺血，所以术中观察栓塞粒子随动脉血流分布，监测动脉波形，在精确位置进行栓塞，控制栓子灌注速度，在出现逆流前停止注入，并确保无粒子进入胰腺供血动脉。评估血管情况及选择合适栓塞血管也很重要，如血管发育异常或过于狭窄则会增加栓塞物逆流可能。控瘤药物可导致血管炎及周围组织损伤，进而导致胰腺组织损伤，所以在精确部位局部使用合理剂量的控瘤药物也很重要。急性坏死胰腺炎有一定致死率，因此术后预防及早期发现和治疗很重要，栓塞术后密切检测胰酶水平可以及早发现胰腺缺血和损伤，对于预防术后胰腺炎及改善预后有重要意义。

研究表明，肝癌术后急性胰腺炎发生可能与术中肝十二指肠韧带结扎时间有关，术中在安全前提下应尽量缩短结扎时间，减少胰腺组织缺血时间，降低胰腺炎发生概率。术中使用脂肪乳行胆漏监测也能增加胰腺炎发生风险，所以选择合适染料和试剂进行胆漏监测很重要。既往报道肝切除术后继发急性胰腺炎预后较差，死亡率高，所以肝切除术后除密切监测生命体征外，需动态监测腹部症状体征、胰酶水平以及炎性指标等，这对早期发现胰腺炎并及时干预有重要意义。

肝移植术后急性胰腺炎相关的危险因素包括解剖结构、术中操作、术中及术后感染、术后处理以及并发症相关等。为减少术后急性胰腺炎发生率，注意术中操作尽量避免损伤胰腺组织，缩短胰腺术中缺血时间，术后预防性应用抗生素，加强腹腔引流，减少感染及渗出物对胰腺组织刺激，注意胆汁引流以避免胆源性胰腺炎。

鉴于肝肿瘤化疗药物所致胰腺损伤，在肝肿瘤治疗中，应注意所用药物的胰腺毒性，尽量选用无胰腺毒性或毒性小的药物，做到个体化治疗，根据个体对药物敏感性不同调整至合适用量。治疗全过程中，还要密切监测胰腺损伤相关指标，如血、尿淀粉酶，脂肪酶等，对于药物性胰腺损伤做到早预防、早发现、早治疗。

第六章

妇科肿瘤相关胰腺损伤

一、妇科肿瘤相关胰腺损伤及机制

（一）妇科肿瘤相关对胰腺的损伤机制

妇科肿瘤（gynecologic cancer，GC）是发生于女性生殖器官的肿瘤，根据性质分良性和恶性肿瘤。良性肿瘤（benign gynecologic tumors，BGTs）包括子宫内膜异位症、子宫腺肌病、平滑肌瘤和多囊卵巢综合征等。恶性肿瘤（malignant gynecologic tumors，MGTs）包括卵巢癌、宫颈癌、子宫内膜癌、绒毛膜癌等，恶性程度高，生长和扩散速度较快，其中卵巢癌与宫颈癌病死率及转移率尤为突出。导致妇科肿瘤危险因素及其自身不仅可造成局部损伤，也可导致全身其他组织和器官损伤，包括胰腺、肝脏等诸多临近重要脏器。妇科恶性肿瘤引起胰腺损伤的可能机制如下。

1）宫颈癌转移至胰腺造成转移性胰腺癌，继而引起胰腺损伤，转移途径为淋巴转移。目前未见宫颈癌经其他途径转移至胰腺的文献报道。发生胰腺转移的宫颈癌病理类型，按WHO分类分别为宫颈鳞癌、宫颈小细胞神经内分泌癌、宫颈混合性腺神经内分泌癌、宫颈腺癌、宫颈复合型小细胞神经内分泌癌等，但转移至胰腺的部位与宫颈癌病理类型无关，宫颈癌诊断至胰腺转移时间为11个月至8年。宫颈癌侵袭力较强，常会累及淋巴结，故考虑癌细胞系通过淋巴途径转移至胰腺。

2）卵巢癌胰腺转移罕见报道，均在进行转移性胰腺癌研究中，发现个别转移性胰腺癌来自卵巢。卵巢癌经常转移到整个腹腔、网膜，甚至肝、肺。然而，其扩散被广泛认为是通过腹膜循环发生的，与腹水形成有关，而不是通过传统血行途径的转移模式。这种经体腔传播途径只有当腹膜中存在过量液体时才会发生，否则，癌细胞运动仅限于原发部位，因此腹水在卵巢癌患者腹腔积聚，对患者胃肠道症状和腹部不适的发病率有重要影响，被认为在卵巢癌细胞扩散的这种被动机制中起关键作用。腹水病因尚未完全清楚，但临床前和临床观察显示，血管通透性增强因子血管内皮因子（vascular and endothelial growth factor，VEGF）是造成腹水积聚的原因，促进血管渗漏，大量液体通过其发生腹腔转移。在此过程中，转移性卵巢癌细胞经历上皮-间充质转化，并通过作为单个细胞从原发肿瘤脱落或作为球体成组进入腹水，并通过腹膜液湍流运动被动扩散；另外，癌细胞对淋巴管阻塞也可导致腹水积聚。瘤细胞通过腹水转移到其他器官，包括胰腺组织。总之，关于卵巢癌转移机制目前尚无共识，卵巢癌如何造成转移性胰腺癌，也需进一步研究。

3）妇科肿瘤产生的一次胰腺损伤，而后由胰腺自身不良事件发生发展导致二次胰腺损伤。转移性胰腺癌或胰腺受累的肿大淋巴结机械性压迫胰管导致胰管阻塞或破裂，进而激活胰蛋白酶，出现胰腺自溶损伤胰腺。

4）妇科肿瘤破裂导致急腹症引发急性胰腺炎（AP）等胰腺损伤。各类良性或恶性妇科肿瘤易发生蒂扭转，扭转后静脉回流受阻，瘤内极度充血或血管破裂瘤内出血，致使瘤体迅速增大，破裂风险提高及扭转附件复位后血栓栓塞事件概率升高，从而并发预期外急腹症。根据江苏省中医院168例妇科急腹症手术患者报道，探查证实是妇科肿瘤蒂扭转的17例，占急腹症10.12%。常见的是卵巢肿瘤的蒂扭转共15例，少见的是输卵管肿瘤蒂扭转2例，仅占1.19%。由于部分医生缺乏对一些重要妇科常见、多发和罕见妇科肿瘤的基础认识。往往妇科肿瘤破裂伴发急腹症，会导致以急性胰腺炎（AP）为代表的诸多胰腺损伤的不良事件发生，但这一重要发病条件往往会由于认识不够而被忽略。鉴于妇科急腹症病因多，病情变化快，对腹痛进行性加重或伴有生命体征不稳定、休克症状的患者应及早行探查术，以防胰腺损伤从而导致更严重连锁反应。

5）由基因突变导致的妇科肿瘤，存在并发胰腺损伤的潜在风险。妇科肿瘤的发病原因复杂，以卵巢癌为例，1971年首次发现一种常染色体显性遗传性状，使女性患乳腺癌和卵巢癌概率大大增加，至今已发现有5%~10%的卵巢癌与基因突变有密切关系，称为遗传性卵巢癌。最具代表性的有“遗传性乳腺癌-卵巢癌综合征（inherited cancer syndrome，ICS）”和“Lynch综合征（Lynch syndrome，LS）”等，最具代表性突变基因为“*BRCA1*”和“*BRCA2*”。巧合的是，*BRCA1*、*BRCA2*或两者（*BRCA*）基因功能丧失突变也与胰腺癌风险增加有关，据文献报道，4%~7%胰腺癌具有种系*BRCA*突变。目前尚无专门针对种系*BRCA*突变和胰腺癌的靶向治疗。对于*BRCA*基因突变这类患者，可对其自身或家属进行胰腺癌相关指标的早期筛查、降风险治疗或预防性治疗，对降低妇科肿瘤并发胰腺肿瘤的不良事件发生率、改善长期预后和生存质量具重要临床意义。

（二）妇科肿瘤治疗相关胰腺损伤及机制

1. 化疗药物

用于妇科肿瘤化疗的药物种类繁多，异环磷酰胺（ifosfamide，IFO）、顺铂（cisplatin，DDP）、阿糖胞苷（cytarabine，Ara-C）、紫杉醇（paclitaxel，PTX）、长春碱（vincristine，VCR）类等常见妇科肿瘤化疗药物均可诱发胰腺损伤。药物性胰腺炎（DIP）发病机制可能涉及：①药物的直接毒性作用，多数DIP是因应用细胞毒性药物所致，可对某些蛋白质合成的主要器官（如胰腺及肝脏）具较强毒性作用，可高度抑制蛋白质合成。②过敏反应，一些对化疗药物过敏的患者对环磷酰胺类等药物可导致胰腺充血、水肿，从而释放激活胰酶组胺（histamine，H）等炎性介质而引发DIP。③特异体质反应，少数特异体质患者对某些药物比较敏感，也可引发DIP。④Oddi括约肌收缩或胆道梗阻，某些药物可导致胆道内压力增高并超过胰管内压，致使胆汁反流至胰管，从而激活胰酶引发DIP。此外，药物继发的胰腺微循环障碍、胆系疾病、高脂血症、胰管堵塞、胰岛功能受损继发的胰岛素（insulin，I）分泌不足或胰岛素抵抗（insulin resistance，IR）和毒性代谢产物蓄积等也可能与DIP发病密切相关。

2. 介入治疗

介入治疗是指在数字减影血管造影（digital subtraction angiography，DSA）、CT、MR、超声等影像设备引导下，通过导丝、导管等专用器械对病变组织或器官进行诊断及治疗。包括恶性肿瘤血管介入治疗等。局部给予药物，使肿瘤组织接受高浓度化疗药物，以期增加局部杀伤肿瘤，起到靶向作用。介入应用化疗药物导致DIP相关机制详见前述。

3. 手术治疗

妇科肿瘤术后出现胰腺损伤较少，临床较为罕见。与机体受到手术打击、机体处于应激状态、术中或术后组织缺血缺氧等因素有关。

二、妇科肿瘤相关胰腺疾病

（一）急性胰腺炎

所有妇科急腹症手术病因中出血性疾病所占比例最多，占79.19%，肿瘤并发症占20.85%。妇科肿瘤引起急腹症的第二大类就是肿瘤破裂，妇科肿瘤引起急腹症主要是肿瘤蒂扭转、破裂，少数可见子宫肌瘤变性引起的急性腹痛，常见是卵巢肿瘤蒂扭转。对妇科肿瘤患者出现不明原因的腹部不适症状，就诊患者一般考虑急性胃肠炎及肝胆疾病，很少警惕胰腺炎，需借助化验检查血尿淀粉酶（amylase，AMY）

升高，以及CT、超声检查做出诊断。

（二）胰腺外分泌功能不全

妇科肿瘤自身导致胰腺外分泌功能不全未见文献报道，多数由于化疗药物的使用，导致胰岛功能受损，化疗药物导致DIP相关机制详见前述。

三、诊断和鉴别诊断

（一）诊断

1.临床表现

妇科肿瘤相关胰腺损伤病常以原发肿瘤引起的症状为主要表现。妇科肿瘤患者一般有胀气、恶心、消化不良、尿频尿急、性交痛和乏力等临床症状，且年龄大于50岁、未婚、不孕、使用促排卵药和不哺乳者是其发生妇科肿瘤的明显特点。宫颈癌临床表现为阴道流血、阴道排液与晚期继发性症状。阴道流血早期多为接触性出血，中晚期为不规则流血。老年患者常为绝经后不规则阴道流血。

根据相关案例报道，妇科肿瘤（宫颈癌）所导致的转移性胰腺癌患者表现为：皮肤巩膜明显黄染，腹平坦，腹部无压痛，腹部未触及肿块。转移性胰腺癌临床表现因胰腺转移部位不同而异，转移性胰腺癌出现胰胆管梗阻较少见，可能与原发肿瘤主要经过淋巴及血行途径转移侵犯胰腺而不侵犯胆胰管有关。

2.实验室检查

除妇科肿瘤诊断的实验室检查异常外，转移性胰腺癌出现梗阻性黄疸时会出现肝功能转氨酶（天门冬氨酸转氨酶、丙氨酸转氨酶、谷氨酰转移酶）和胆红素的升高，碱性磷酸酶升高；CA19-9升高；另外，还可出现血淀粉酶和脂肪酶升高。

3.影像学检查及内镜检查

诊断转移性胰腺癌常需用多种影像学检查，如超声、CT、MRI+MRCP、PET-CT等。转移性胰腺癌需与原发性胰腺癌鉴别，鉴别诊断有时较为困难。EUS-FNA可获得胰腺细胞学或组织学标本，以及可靠病理学诊断。既往报道中，3例宫颈癌胰腺转移通过EUS-FNA获取组织学标本得以确诊。

（二）鉴别诊断

妇科相关疾病，多与急性胰腺炎、慢性胰腺炎、胰腺肿瘤等相鉴别。

四、治疗

（一）内科治疗

对于妇科肿瘤破裂伴发急腹症导致急性胰腺炎（AP），在行外科治疗同时，要做好补液、麻醉及抗炎处理，防止病情失控恶化。目前，国内尚未见类似报道，国外也鲜有报道。对妇科肿瘤伴发转移性胰腺癌事件，目前国内尚有1例报道，国外鲜有相关报道。此例患者在宫颈鳞癌同步放化疗后再未复查，6年后转移至胰腺钩突，临床表现为梗阻性黄疸，行胰头十二指肠切除术，术后病理学检查考虑鳞癌，结合免疫组化考虑为宫颈癌来源。

（二）外科治疗

妇科肿瘤导致相关胰腺损伤的外科治疗，对妇科肿瘤破裂伴发急腹症导致急性胰腺炎（AP）患者，行肝胆、胰腺探查，判断胰腺表面张力是否较大，留置腹腔引流管后关腹，术后复查血淀粉酶（AMY）、脂肪酶（LPS）、血电解质、血钙，抗感染、抑肽酶静脉点滴及胃肠减压等对症治疗。

（三）其他治疗

心理治疗。有研究报道，社会心理因素与妇科肿瘤的关系。运用临床心理评定量表（LES、SDS）对某地区妇科肿瘤进行了病前和病后调查，分析60例该地区妇科恶性肿瘤患者病前遭遇的生活事件（LES）和病后抑郁程度（SDS），并与同地区妇科良性肿瘤患者和无任何肿瘤者各60例相比较。病后调查结果表明，该地区妇科恶性肿瘤组患者病后抑郁程度均显著高于对照组及良性肿瘤组（$P<0.01$）。在60例恶性肿瘤患者中有抑郁反应的患者共42例，占70%。社会心理因素与妇科肿瘤有较大的关系，在防治中应当重视。

五、预防和康复

鉴于妇科肿瘤化疗药物可致胰腺损伤，在妇科肿瘤的治疗过程中，应注意所用药物的胰腺毒性，尽量选用无胰腺毒性或毒性小的药物，此外，在治疗全过程，还应密切监测胰腺损伤相关指标，对药物性胰腺损伤争取做到早预防、早发现、早治疗。已有研究证实，患者的病理类型、胰腺转移出现的时间、胰腺转移数目是影响患者生存的独立预后因素。全身化疗、胰腺占位的相关症状是影响总体生存率的独立因素。

第七章

胆道肿瘤相关胰腺损伤

一、胆道肿瘤相关胰腺损伤及机制

（一）胆道肿瘤对胰腺的损伤机制

胆道肿瘤（biliary tract cancer，BTC）系一组起源于胆囊和胆管上皮的肿瘤，包括胆囊肿瘤和胆管肿瘤，根据病理分良性和恶性肿瘤。胆道良性肿瘤多指发生于胆囊和胆管上皮的良性肿瘤，以腺瘤和乳头状瘤多见，也有部分间质来源的血管瘤、脂肪瘤、纤维瘤、平滑肌瘤、黏液瘤等，这些肿瘤生长极为缓慢，不会对周围组织形成侵犯，多以胆道梗阻为首发表现，有望行手术切除根治。胆道恶性肿瘤包括胆管癌、胆囊癌及壶腹部癌，恶性程度高，生长和扩散速度较快，预后较差。胆道恶性肿瘤可导致包括胰腺在内的全身其他组织和器官损伤。本指南主要讨论胆道恶性肿瘤相关性胰腺损伤。

胆道恶性肿瘤引起胰腺损伤的可能机制如下。

1.胰胆管阻塞

包括胆道恶性肿瘤压迫胰管、继发胆总管结石及胰胆管合流异常（pancreaticobiliary maljunction，PBM）等。PBM是指在解剖学上胰胆管在十二指肠壁外汇合形成的共同通道过长，使十二指肠乳头部括约肌的作用不能调控整个合流部而发生胆汁、胰液互相逆流，从而引起胆道及胰腺的一系列疾病。肿瘤、胆管结石、乳头炎等所致PBM称为后天性胰胆管合流异常。因胆道肿瘤常合并有后天性胰胆管合流异常，伴有胆管、胰管及共同通道的形态异常，其胰胆管汇合处位于十二指肠壁外失去括约肌的控制，加上共同通道过长或狭窄引起胆管、胰管压力梯度的改变，胆汁流入胰管导致胰液中胰蛋白酶激活，胰蛋白酶又激活其他酶，如弹性蛋白酶和磷脂酶A，进而破坏血管壁和胰腺导管、胰腺细胞膜和线粒体膜的脂蛋白结构，从而引起一系列胰腺炎症反应。另外，胆道肿瘤患者常合并胆总管扩张，其胆汁中葡萄糖醛酸酶较多逆流入胰管后可破坏正常的胰管上皮的屏障，导致胰腺损伤的发生。

有研究表明，胆道癌栓脱落可能会阻塞胆道造成急性胰腺炎。胆道肿瘤累及壶腹部，可引起胆总管和胰管开口梗阻，表现为梗阻部狭窄，远端胆管或胰管扩张。胆汁及胰液排出不畅，胆管及胰管内压增高，损害胰小管和腺泡，使胰液渗入腺实质，激活胰酶，胰酶又可激活弹性蛋白酶及磷脂酶A2等，引发胰腺炎。

2.高钙血症

恶性肿瘤相关性高钙血症（malignancy associated hypercalcaemia，MAH）为最常见的伴癌内分泌综合征，胆囊癌是引起高钙血症的常见恶性肿瘤。高钙血症的两个主要原因是骨转移（20%）和MAH（80%）。骨转移可致骨溶解和骨钙释放，进而使血钙异常升高。MAH由原发肿瘤产生的体液因子所致，目前已有三种MAH诱导机制被描述。较常见的是癌细胞分泌甲状旁腺激素相关蛋白（parathyroid hormone related peptide，PTHrP），其次是甲状旁腺激素（parathyroid hormone，PTH）。PTHrP与PTH具有高结构亲和力，两者均可激活位于成骨细胞前体上PTH/PTHrP共同受体（PTH1R），导致核因子κB配体的受体激活剂表达、破骨细胞激活和骨吸收，促进血清钙水平升高。由恶性肿瘤产生的1，25-（OH）$_2$D是一种较少见的MAH机制，可促进肠道对钙过度吸收。胆道恶性肿瘤导致高钙血症通过分泌阻滞、分泌蛋白积累和可能蛋白酶的激活诱导胰腺损伤。

3.肿瘤干细胞

肿瘤干细胞（cancer stem cell，CSC）是一类具有与正常人体干细胞相似的“干性”特征，包括自我更新、自我分化及产生多种子代的特性，正是这类少量具干性特征的细胞亚群促使肿瘤发生并产生异质性。在胆囊癌中发现多种CSC，包括SOX-2、CD44、CD133、CD24等，其中CD24可通过多种信号通路诱发胰腺肿瘤发生。CD24受长链非编码RNA H19的调控，H19表达可上调CD24表达促进“血小板-癌栓”形成，促进胆囊肿瘤进一步向胰腺转移。另外，CD24在MiR-135b调节下增加SOX-2、OCT-4、Nanog、Aldh1、Slug等干性相关因子表达而致胰腺损伤。

4.胆道肿瘤转移

胆道肿瘤常通过血道转移、淋巴转移或直接蔓延导致转移性胰腺癌，造成胰腺损伤，胰腺功能障碍。胆道肿瘤也可引起胰腺周围淋巴结受累，肿大淋巴结机械压迫胰管导致胰管阻塞或破裂，进而激活胰蛋白酶，出现胰腺自溶。肿瘤浸润胰腺组织可引起巨噬细胞释放大量TNF-α等各种炎症介质，引起胰腺局部损害。其作用机理是：①TNF-α促进炎症部位白细胞聚集和活化，释放多种炎症介质（NO、氧自由基等）；②通过上调黏附分子（ICAM）等对血管内皮的作用，促使白细胞黏附和外渗，毛细血管渗漏及组织损害；③下调内皮细胞血栓调理素表达，激活凝血系统，促进微循环瘀血和血栓形成，从而导致胰腺受损。

（二）胆道肿瘤治疗相关胰腺损伤及机制

1.化疗药物

用于胆道肿瘤化疗的药物种类繁多，研究发现血管内皮生长因子受体和酪氨酸激酶抑制剂、阿糖胞苷和L-天冬酰胺酶、免疫检查点抑制剂、吉西他滨和卡培他滨等药物均可诱发胰腺损伤。药物性胰腺炎（drug induced pancreatitis，DIP）为临床少见的特殊类型胰腺炎，发病迅速、病程短，大多数表现为急性胰腺炎，极少数表现为慢性胰腺炎，临床表现几乎与其他病因所致的急性胰腺炎相似，缺少特异性检测指标。发病机制包括：①药物直接毒性作用：多数DIP是因应用细胞毒性药物所致，对某些蛋白质合成主要器官（如胰腺及肝脏）具较强毒性作用，可高度抑制蛋白质合成。细胞毒性作用还可引起胰腺实质发生凝固性坏死、溶血，胰腺分化功能障碍及脂肪组织坏死等（如L-天冬酰胺酶）。②过敏反应：硫唑嘌呤等药物可致胰腺充血、水肿，从而释放激活胰酶的组胺等炎性介质而引发DIP。③特异体质反应：少数特异体质患者对某些药物比较敏感，也可引发DIP。④Oddi括约肌收缩或胆道梗阻：某些药物可致胆道内压力增高并超过胰管内压，胆汁反流至胰管，激活胰酶引发DIP。此外，药物继发胰腺微循环障碍、胆系疾病、高脂血症、胰管堵塞和毒性代谢产物蓄积等也可能与DIP发病密切相关。

2.放射治疗

胰腺作为胆道邻近器官，在放疗过程中可能受电离辐射损伤，使胰腺组织中DNA、蛋白质和脂质细胞突变、死亡。文献报道，放疗可能造成胰腺迟发性损伤，表现为胰腺萎缩及胰腺内外分泌功能不全。因此，在胆道肿瘤放疗中应注意保护胰腺，避免射线对胰腺造成损伤。

3.介入治疗

胆道肿瘤常见介入治疗方式多样，除局部放化疗外，还包括以解除胆道梗阻、胆道引流为主要目的的经皮肝胆管引流（percutaneous transhepaticcholangial drainage，PTCD）、内镜逆行鼻胆管引流/支架（endoscopic nasobiliary drainage，ENBD/endoscopic retrograde biliary drainag，ERBD）、内镜逆行胰胆管造影（endoscopic retrograde cholangiopancreatography，ERCP），以增加残余肝体积，减少术后肝衰风险为目的的门静脉栓塞等。介入治疗引起胰腺损伤的可能机制包括：①介入操作过程中损伤了胆管、肝实质及血管等引起胆道出血，造成胆道阻塞，导致急性胰腺炎；②内镜下括约肌切开术或导丝、支架等通过胆总管末端或壶腹部时造成胰管开口处一过性损伤引起组织水肿，进一步导致胰管口阻塞；③支架阻塞胰管口造成胰液引流不畅；④支架置入后感染性胆汁、肠液反流至胰胆管，引起胰管损伤；⑤频繁注入造影剂，或造影剂注入过快引起胰管内压力升高，造成胰腺损伤。

4. 免疫治疗

免疫治疗可通过细胞毒性T细胞活化而清除癌细胞，对多种实体器官恶性肿瘤有效。由于其特殊作用机制，可能涉及全身各个系统和器官的免疫功能变化，包括诱发胰腺损伤。免疫抑制剂导致的免疫相关性胰腺炎的病理生理学机制目前尚不清楚，可能与抗程序化细胞死亡配体-1（PD-L1）相关。值得注意的是，胰腺中CD8+组织驻留记忆T细胞表达高水平的程序化细胞死亡-1（PD-1），PD-L1主要由调节胰腺组织驻留记忆T细胞稳态的巨噬细胞表达。因此，免疫检查点抑制剂（immune checkpoint inhibitors，ICIs）可能在胰腺巨噬细胞和组织驻留记忆T细胞间交叉对话中相互作用，导致胰腺局部免疫失调，进而造成胰腺损伤，被称为免疫检查点抑制剂诱导的胰腺损伤（immune checkpoint inhibitors related pancreatic injury，ICI-PI），是ICIs免疫相关不良事件的一种。

5. 手术治疗

早期胆囊癌及胆囊良性肿瘤常采用手术切除胆囊治疗，胆囊切除术后改变了原有胆汁储存、浓缩和排泄机制，破坏了胆汁酸肝肠循环正常通路，导致胆汁过多沉积在胆管中引起代偿性胆管扩张、胆管压力升高，间接致使胰管破裂，进而激活胰蛋白酶，出现胰腺自溶损伤而导致胰腺炎。

二、胆道肿瘤相关胰腺疾病

（一）急性胰腺炎

胆道肿瘤相关性急性胰腺炎（biliary tumor associated acute pancreatitis，BAP）是指与胆道肿瘤相关的胰腺急性炎症性疾病，多见于胆总管肿瘤。其引发急性胰腺炎的机制与胆源性胰腺炎相同，肿瘤梗阻于胆管，阻塞胆管和胰管共同通路致导管压力增加，从而致使胰管破裂，消化酶失控激活来促进胰腺炎症。

（二）慢性胰腺炎

胆道肿瘤相关性慢性胰腺炎（bile duct tumor associated chronic pancreatitis，BCP）是指与胆道肿瘤相关的胰腺慢性炎症性疾病，有报道以慢性胰腺炎影像学及临床症状就诊，其机制可能为胆总管恶性肿瘤通过胆总管和胰管的共同开口即十二指肠乳头，直接浸润蔓延至胰管中，引发胰腺慢性炎症。

（三）胰腺外分泌功能不全

胆道肿瘤治疗中ICIs可能导致一系列免疫相关不良事件（irAEs），包括胰腺等多个器官均可波及。研究发现，ICIs可诱导胰腺萎缩，从而导致胰腺外分泌功能不全

(PEI)。可能机制为ICIs增强了免疫应答，使活化和增加的CD8+T细胞浸润胰腺内部和周围，损害导管和腺泡细胞（外分泌胰腺），直至胰腺萎缩。进而导致胰酶分泌减少，影响碳酸氢盐、水和酶向十二指肠释放，随后出现ICIs相关PEI。ICIs导致PEI临床比较罕见，但一旦发生多数会导致生活质量低下，影响其健康状态，因此ICIs的临床使用应慎重。

三、胆道肿瘤相关肿瘤的诊断和鉴别诊断

（一）诊断

BTC包括良性及恶性肿瘤，良性肿瘤一般不发生浸润和转移，对胰腺影响很小，本指南主要讨论胆道恶性肿瘤中胆囊癌及胆管癌导致胰腺疾病的诊断以及鉴别诊断，从临床表现、实验室检查、影像学检查及内镜检查方面分别阐述。

1.临床表现

肿瘤相关胰腺疾病常以原发肿瘤引起的症状为主要表现。

胆囊癌起病隐匿，早期可无明显症状，若合并胆囊结石或炎症则可出现右上腹疼痛等表现，因此很难与胆囊良性疾病相鉴别。进展期胆囊癌主要临床表现是黄疸、腹部肿块及全身症状，黄疸主要是由于癌组织侵犯胆管，引起胆道梗阻所致；上腹部或右上腹部肿块的出现则提示病期已经很晚；全身症状约1/4的患者可出现低热，随着疾病的进展，可出现难以解释的消瘦、乏力、贫血、腹水及恶病质等。

胆管癌按所发生的部位可分为肝内胆管癌和肝外胆管癌。肝内胆管癌起源于肝内胆管及其分支至小叶间细胆管树的衬覆上皮，肝外胆管癌又以胆囊管与肝总管汇合点为界分为肝门部胆管癌和远端胆管癌。胆管癌约占所有消化道恶性肿瘤的3%，可引起胆管各个层面的梗阻，其诊断和治疗困难，主要症状是胆道恶性梗阻。由于症状出现晚，往往预后不良。临床表现早期依然缺乏特异性，表现为消瘦、纳差等，进展期胆管癌临床表现与肿瘤部位及大小有很强的相关性。肝内胆管由于分支众多，患者早期临床症状更为隐匿，随着病情进展，可出现腹部不适、腹痛、乏力、恶心、上腹肿块、黄疸、发热等症状，由于肝总管未发生梗阻，故黄疸较少见。肝门部胆管癌一般不引起临床症状，除非梗阻累及双侧胆道，其症状和黄疸程度与梗阻水平直接相关。肝外胆管癌出现胆道梗阻时，梗阻性黄疸可导致皮肤巩膜黄染、皮肤瘙痒、恶心、尿色加深、陶土样大便等；在病程晚期除胆道梗阻外，疾病会迅速发生局部侵袭，压迫或阻塞如胃、十二指肠、血管等邻近器官，出现消化道梗阻。如出现疼痛，通常会在中上腹或右上腹，可伴有背部放射痛，腰背痛说明肿瘤已侵犯腹膜后，也预示着肿瘤可能无法切除。胆总管下端癌是肝外胆道恶性肿瘤的一种，最常见是壶腹癌，较为特殊，绝大多数患者无明显特异性症状和体征，轻者出现上腹

不适、隐痛及食欲下降，重者并发黄疸、胆管和十二指肠双重梗阻、顽固性腹痛及不明原因的体重明显下降等。

当胆道恶性肿瘤累及胰腺时，其临床表现与肿瘤位置、大小、侵袭性均有关系。若胆总管下端癌阻塞主胰管或肝胰壶腹可表现为急性胰腺炎，出现腹部不适或腹痛、背痛、恶心、呕吐、乏力、食欲不振及血尿淀粉酶升高等。除此之外，若肿瘤直接浸润至胰腺实质，除了诱发胰腺炎之外，可能会出现胰腺内外分泌不全表现，如血糖升高、大便不规律、脂肪泻和腹痛等。

2. 实验室检查

实验室检查主要包括针对胆道恶性肿瘤及胰腺疾病的实验室检查。胆囊癌若未造成胆道梗阻，则不会引起血总胆红素（TBIL）、碱性磷酸酶（ALP）及谷氨酰转移酶（γ-GT）升高。有研究显示，胆囊癌血液检查可出现CA19-9及CEA等肿瘤标志物异常升高：CA19-9高于72 U/mL时，诊断胆囊癌敏感度和特异度约为52%和80%；CEA高于5 ng/mL，诊断胆囊癌的敏感度和特异度约为51%和72%，联用两种肿瘤标志物有助提高诊断率。胆管癌尤其是胆总管下端癌进展期可有明显梗阻性黄疸，表现为TBIL、ALP、γ-GT升高，但均无特异性。CEA及CA19-9也用于胆管癌诊断，尽管无特异性，但可作为预测肿瘤复发的指标。

与其他病因的胰腺疾病相似，血清淀粉酶（AMY）、脂肪酶（LPS）、天门冬氨酸转氨酶（AST）、丙氨酸转氨酶（ALT）、γ-GT、ALP、TBIL、DBIL、血常规、凝血等实验室检查指标在胆管肿瘤相关胰腺疾病诊断和鉴别诊断中有重要作用。有学者研究了miRNA对诊断胆囊肿瘤的价值，发现在胆管癌中表达上调的miRNA有miR-21、miR-221、miR-26a、miR-29a、miR-192等；表达下调的有miR-150-5p、miR-126、miR-106a、miR-191等，但其诊断价值及作用机制目前仍不清楚。

胆道恶性肿瘤对胰腺影响包括两部分，即阻塞胰管、侵犯胰腺。韩国一项针对51例胰腺转移癌患者的研究提示，最常见原发灶为肾细胞癌（14例），胃癌次之（11例），胆囊癌第6（2例）。BTC侵犯胰腺时，可能会有CEA及CA19-9升高。

3. 影像学检查

胆管癌的腹部超声主要表现为肝外或肝内胆管明显扩张，CT和MRI诊断价值明显优于超声检查，是首选检查方法。MRCP可明确肝内胆管和肝外胆管的解剖学信息，指导诊断及治疗计划。PET-CT可检测到小于1 cm结节性胆管癌，但对浸润性肿瘤检测不够敏感，且其灵敏度还依赖于临床医生经验。若通过影像学诊断初步考虑胆道恶性肿瘤，同时发现胰腺或胰管占位效应，则需高度怀疑BTC转移至胰腺。

4. 内镜检查

内镜超声（EUS）在诊断胆道恶性肿瘤和胰腺癌中起重要作用，对胆道恶性肿瘤，EUS不仅可精确观察形态学和壁层，且可观察肿瘤血流动力学。在EUS上胰腺转移瘤表现为低回声肿块，但常规EUS很难区分胰腺癌或局灶性自身免疫性胰腺炎。增强EUS可区分两者，胰腺癌是低强度和异质性增强，而胰腺炎是等强度，胰腺神经内分泌肿瘤是高强度。EUS引导的细针穿刺（EUS-FNA）也有助于BTC侵及胰腺病变的病理诊断。ERCP对诊断BTC有很大价值，可表现为充盈缺损及近端胆管扩张，但由于其为有创操作且对诊断胰腺肿瘤价值有限，逐渐被无创的MRCP所替代。

（二）鉴别诊断

与其他病因导致的胰腺疾病相比，胆道恶性肿瘤相关胰腺疾病常可结合胆道系统影像学检查加以区分，当其累及胰腺时还需进一步检查以明确胰腺疾病具体类型，还需与急性胰腺炎、慢性胰腺炎、胰腺假性囊肿、异位胰腺等进行鉴别诊断。

四、胆道肿瘤相关胰腺损伤的治疗

（一）胆道肿瘤转移性胰腺肿瘤

胆道肿瘤导致胰腺损伤机制除了继发性肿瘤外，还与二者特殊联动的生理功能相关，对胆道肿瘤转移性胰腺肿瘤的治疗，基于已发表的病例报告和回顾性研究显示，系统治疗和外科治疗是这类患者最主要的治疗手段。

1.系统治疗

目前对不可切除局部晚期或转移性胰腺癌总体治疗效果不佳，常用化疗药物包括吉西他滨、白蛋白结合紫杉醇、5-氟尿嘧啶、亚叶酸钙、顺铂、奥沙利铂、依立替康、替吉奥、卡培他滨等。对身体状况一般者，根据2022年胰腺癌诊疗指南，常用含吉西他滨的两药联合方案，包括联合紫杉醇、顺铂、卡培他滨、替吉奥等作为一线治疗标准方案，针对一线治疗失败者，如身体状况良好，可选择纳米脂质体依立替康联合5-氟尿嘧啶及亚叶酸钙。

胆系肿瘤的系统治疗可参考胰腺癌，包括辅助化疗和新辅助化疗、晚期系统治疗等，综合专家共识，辅助化疗多选择5-氟尿嘧啶或吉西他滨作为基础方案，新辅助化疗建议使用吉西他滨联合顺铂，而针对晚期的系统治疗，推荐使用吉西他滨联合顺铂作为一线治疗标准方案。有文献报道，晚期患者使用标准方案可将总生存期从8.1个月提高到11.7个月。

对拒绝手术治疗或因医学原因不能耐受手术治疗者，推荐高剂量少分次或SBRT放疗，同时结合新辅助或同期放化疗，SBRT的总剂量和分割剂量目前无明确标准，目前推荐分割剂量为每5次25~45 Gy或每5次33~40 Gy，每次6.6~8.0 Gy。进展速度相对缓慢转移性胰腺癌，原发病灶和转移灶均接受高剂量放疗，局部控制率可转化为生存时间延长。

2.外科治疗

肝门部胆管肿瘤导致转移性胰腺肿瘤未见治疗的文献报道。但远端胆管癌多因解剖部位毗邻，容易侵及胰腺，特别是胰头，建议行胰十二指肠切除术，在保证切缘阴性的前提下，手术取得的治疗效果和并发症发生率无明显差别。根治性R0切除是患者唯一获得治愈的有效手段，术中对胆管切缘、胰管切缘需进行术中冰冻病理检查，确认切缘未见肿瘤累及。标准的胰十二指肠切除术和保留胃幽门的胰十二指肠切除术疗效和并发症发生率无明显差别。早期远端胆管癌腹腔镜及机器人手术与开放手术相比远期疗效无明显差别，但在术后的快速康复方面有明显的优势。

3.其他治疗

内镜治疗：对怀疑胰腺内转移性肿块或转移性肿瘤直接侵袭胰腺导致的胰管阻塞引起的急性胰腺炎患者，在饮食限制和静脉输液的保守治疗以及化疗方案都无效的情况下，根据患者身体状况，可行ERCP术，将支架植入胰管内，缓解梗阻。此外，转移性胰腺肿块导致胆道梗阻，除了针对胰腺肿块制定相应的化疗方案外，还应针对胆道梗阻进行ERCP胆道引流或经皮胆管支架植入，这不仅有助于预防胆管炎等并发症，还能预测症状的控制情况。

（二）急性胰腺炎

胆道系统肿瘤导致急性胰腺炎的主要原因，考虑胆管癌栓脱落，但发生急性胰腺炎的情况较为罕见。

1.内科治疗

内科治疗方案基本同胆源性胰腺炎，主要包括以下几点：减少胰酶分泌、抑制已分泌的胰酶活性、抑制炎性反应、纠正内环境紊乱、营养支持等，并发感染者尽早给予抗感染治疗。急性重症胰腺炎在上述治疗基础上强化营养支持、抗感染治疗，并积极保护器官功能，应加大抑制胰酶、控制过度炎性反应的治疗，除予足够的药物治疗外，有条件的可加用血液净化，在维持内环境稳定的同时减少并清除炎性介质。由于胰腺炎患者对化疗耐受性很差，因此对Ranson评分较高（>3）的患者不建议进行化疗。

2.外科治疗/内镜介入治疗

由于胆管癌栓引起机械性梗阻原因是肿瘤沿着胆管生长，并向远端延伸，部分肿瘤组织自近端胆管腔内生长并脱落，进入远端胆管引起梗阻，继发化脓性胆管炎或胰腺炎。对于已不具备手术条件的胆管癌栓可用减黄手术或介入治疗。目前临床常用治疗方法包括内镜下乳头括约肌切开术+ERBD+肝动脉栓塞化疗等，其中ERBD是目前较为常用的减黄手段。通过ERCP，在内镜下切开壶腹部括约肌且插入超滑导丝进行球囊扩张，并沿导丝释放支架，且十二指肠乳头的切开有利于脱落的癌栓经胆道排出，是现阶段微创减黄手术中最常用的。如果患者胆管梗阻的同时合并有胆管感染或术中胆道出现出血，则应当先放置鼻胆管引流，待黄疸程度减轻、炎症得到控制及出血情况稳定后再放入支架。

对类似患者，已行肝叶切除且肝内肿瘤复发、无法再行肝切除+BDTT摘除术的患者，可行单纯取栓术，以解除黄疸、改善肝功能，提高患者生存质量。由于绝大多数癌栓与胆管壁无紧密粘连，癌栓易被取出，但取栓后BDTT根部出血是手术中的棘手问题。如今采用的胆管内射频治疗联合胆管支架植入，可有效地烧灼灭活残留癌栓及预防术后出血的发生。

（三）慢性胰腺炎

1. 内科治疗

急性发作期治疗原则同急性胰腺炎。非急性期的慢性胰腺炎，则以改善胰腺外分泌功能不全的治疗为主，应用外源性胰酶替代治疗，首选含高活性脂肪酶的肠溶包衣胰酶制剂，餐中服用；疗效不佳时可加服抑酸剂。营养不良的治疗以合理膳食+胰酶替代治疗为主，症状不缓解时可考虑补充中链甘油三酯。脂溶性维生素缺乏时可适当补充维生素D。此外，慢性胰腺炎反复发生，需要对患者进行血糖监测，怀疑存在胰岛素抵抗的患者，排除禁忌后可选用二甲双胍治疗；口服药物效果不佳时改为胰岛素治疗，对于合并严重营养不良患者，首选胰岛素治疗。

2. 内镜介入治疗

内镜治疗是解决慢性胰腺炎梗阻性疼痛的首选方法。通过内镜治疗解除梗阻后，此类患者疼痛完全缓解或部分缓解率可达71%及24%。内镜治疗后，临床上宜评估6~8周，如果疗效不满意，可考虑手术治疗。

远端胆道肿瘤随着病情进展可出现胆总管狭窄、侵及主胰管并狭窄或炎症，出现梗阻性黄疸持续1个月以上的胆汁淤积时，可行ERCP下胆道支架置入治疗改善症状。

（四）药源性胰腺炎

白蛋白结合紫杉醇作为胆道系统肿瘤的化疗药物选择之一，紫杉醇等均归类于明确与胰腺炎相关的药物，使用紫杉醇存在诱发药源性胰腺炎风险，在使用过程中需要监测症状体征、胰酶指标及腹部影像学。如考虑药物引起胰腺炎的药物，病情许可情况下，应当立即停药；如不能停用，优先选择其他类别的药物代替，否则选择同类别其他药物。后续治疗措施与胰腺炎诊治指南相同，对轻中度急性胰腺炎，给予禁食水、补液、抑酸和抑制胰酶分泌，纠正水、电解质紊乱等支持治疗，防止局部及全身并发症；重度急性胰腺炎，收入重症监护病房密切监测生命体征，进行液体复苏，维护脏器功能，营养支持，处理并发症。

用于肿瘤治疗的分子靶向疗法（molecularly targeted treatment，MTT）对肝脏和肠道毒性已被广泛报道，但对胰胆系统毒性了解较少。分子靶向治疗的胆胰毒性表现多样，严重程度不同，包括无症状的肝功能异常、急性胰腺炎、胆囊炎等，治疗取决于病情的严重程度。MTT相关的胃肠道副作用可能表现为恶心、呕吐、腹泻、腹痛、肝功指标升高和胰酶升高。应根据病情和化验指标（如胰酶）升高的严重程度，酌情评估是否减少甚至暂停治疗。在接受ICIs治疗的患者中若出现胰腺炎，可以给予免疫抑制剂、皮质类固醇或霉酚酸酯等治疗。

（五）胰管病变

胆系肿瘤可造成胰管结石或因继发肿瘤、胰腺炎反复发作导致胰管狭窄。胰管结石根据X线可否透过分为阳性结石与阴性结石，可单独或多发存在，主要分布于胰头部。对体积较小主胰管结石，ERCP可成功完成引流；对大于5 mm主胰管阳性结石，首选体外震波碎石术（ESWL）治疗，碎石成功后可再行ERCP取石，ESWL+ERCP主胰管结石完全清除率达70%以上，主胰管引流率达90%。

肿瘤合并胰管狭窄，治疗原则为解除狭窄，充分引流胰液。ERCP胆胰管支架置入是最主要治疗方法，辅以胰管括约肌切开、狭窄扩张等操作。对主胰管严重狭窄或扭曲，导致ERCP反复插管不成功者，可尝试经副乳头插管；对ERCP操作失败者，可采用EUS引导下胰管引流术行姑息治疗。

五、预防和康复

胰腺转移肿瘤多属于肿瘤晚期，根据原发肿瘤生物学特性选择不同模式的整合疗法。针对单个胰腺转移瘤，如无其他手术禁忌证应积极给予手术治疗，尽可能切除一切病灶。胰腺转移灶切除可明显缓解症状并能延长患者生存时间。对不能进行手术治疗的胰腺转移肿瘤，采用局部放疗联合化疗或腹腔热疗，可提高生存质量并延长患者生存时间。化疗则以奥沙利铂和氟尿嘧啶为主。放疗可使30%~50%的胰腺转移瘤所引起的疼痛得到缓解，并能抑制肿瘤生长。一旦做出分子靶向治疗药物相关急性胰腺炎诊断，肿瘤科可决定是否继续化疗，减少甚至停止可疑药物，也可尝试用相同类药物进行再治疗，尽管在再治疗过程中有很高的胰腺炎发生率。

第八章

淋巴肿瘤相关胰腺损伤

一、淋巴瘤相关胰腺损伤及机制

淋巴瘤侵犯胰腺所致继发性淋巴瘤较常见，非霍奇金淋巴瘤和霍奇金恶性淋巴瘤均可累及胰腺，继发性胰腺淋巴瘤占非霍奇金淋巴瘤30%。儿童非霍奇金淋巴瘤是最常见的胰腺继发肿瘤，其中弥漫大B细胞淋巴瘤、Burkitt淋巴瘤多见，大约10%患者在出现Burkitt淋巴瘤时会发生胰腺受累，多为局部浸润累及胰腺，胰腺的霍奇金淋巴瘤极少见。

（一）淋巴瘤相关胰腺损伤机制

淋巴瘤是起源于淋巴造血系统的恶性肿瘤，主要表现为无痛性淋巴结肿大，肝脾肿大，全身各组织器官均可受累，伴发热、盗汗、消瘦、瘙痒等全身症状。好发于淋巴结，由于淋巴系统全身分布特点，使淋巴瘤属于全身性疾病，几乎可以侵犯到全身任何组织和器官，包括胰腺。

淋巴瘤引起胰腺损伤的可能机制如下。

1）淋巴瘤累及胰腺引起胰腺转移癌。最常见受累方式是从腹膜后淋巴结、十二指肠或相邻胰周淋巴结延伸。

2）淋巴瘤可引发胰腺炎。可能机制包括肿瘤直接侵犯或胰周淋巴结受累后引起胰腺导管阻塞或破裂，或胰腺侵犯破坏血管引起。

（二）淋巴瘤治疗相关的胰腺损伤及机制

1.化疗药物

用于淋巴瘤化疗的药物种类繁多，包括长春新碱、多柔比星、环磷酰胺、依托泊苷、卡铂、泼尼松等。这些药物单用或联用有药物性急性胰腺炎（drug induced acute pancreatitis，DIAP）报道，包括多西他赛/卡铂、洛铂/依托泊苷、长春花碱/顺铂、长春新碱/多柔比星/环磷酰胺/异环酰胺/天冬酰胺酶联合化疗。DIAP损伤机制可能由于特异性反应（超敏反应或毒性代谢物累积），而非药物本身固有毒性。糖皮质激素是临床常用药物之一，主要不良反应包括骨质疏松症、糖尿病和消化性溃疡。有学者报道口服糖皮质激素可引起DIAP 。糖皮质激素诱发AP机制尚不清楚，可能与糖皮质激素对基因转录的影响有关。

左旋门冬酰胺酶（L-ASP）是一种酰胺基水解酶，广泛用于淋巴瘤治疗，有致急性胰腺炎风险，胰腺损害是使用门冬酰胺酶制剂引起的严重并发症之一，L-ASP引起的出血性胰腺炎约占2.5%，发生率虽低，但严重时可致死亡。门冬酰胺酶制剂引发胰腺损害发生的机制仍不清楚，可能与以下因素相关：①门冬酰胺（asparagine，Asn）是蛋白质合成的重要氨基酸之一，人体正常细胞能自身合成Asn，满足细胞蛋白质合成需要，肿瘤细胞由于缺乏Asn合成酶须从细胞外摄取，从而使生长繁殖受抑制。门冬酰胺酶具抑制蛋白质合成特性，过多消耗血循环中Asn，机体某些代谢旺盛器官，如胰腺的正常细胞机制也受影响；②门冬酰胺酶引起胰腺消化酶的激活，胰腺发生自身消化而引起的化学性炎症；③因消化酶激活，引起胰腺实质遭到破坏，蛋白酶原或胰腺内其他的酶逐步激活进一步加重胰腺自身消化或周围组织被消化，甚至可发生由炎症介质引起的瀑布级联式炎症反应，加上凝血功能障碍等，导致出血性胰腺炎，严重时可引起多器官功能衰竭。可能与遗传有关，因为急性胰腺炎通常在给予一次或几次ASP后发生，并且急性胰腺炎患儿在再次暴露时具有高复发的可能性。Shimizuv等发现，L-ASP治疗时，虽血清淀粉酶和脂肪酶无变化，但胰蛋白酶明显增高，这可能是造成胰腺损害的主要因素。近10余年来，培门冬酶（polyethylene glycol conjugated asparaginase，PEG-ASP）作为新型ASP制剂应用于临床，是一种经聚乙二醇化学偶联修饰的门冬酰胺酶制剂，具有半衰期长、低免疫原性的特点，其诸多优越性已有所体现，尤其是过敏反应发生率可明显降低。但国内外大样本资料显示，PEG-ASP相关急性胰腺炎也可高达2%~18%，与L-ASP相似。化疗后，患者免疫功能低下，骨髓造血功能处于Ⅱ度抑制，可导致胰腺机会感染，甚至导致胰腺气性坏疽发生。

2.放射治疗

淋巴瘤放疗可以导致慢性胰腺炎，出现间质水肿，胰腺实质纤维化，胰管扩张及血管纤维化。放疗引起慢性胰腺炎的主要生理病理机制是引起血管纤维化。

3.免疫治疗

淋巴瘤免疫治疗药物包括利妥昔单抗、本妥昔单抗及泊洛妥珠单抗等，经单抗靶向特异性识别瘤细胞表面抗原，然后利用细胞自身具有的内吞效果使化学小分子药物进入瘤细胞体内发生药力，从而达到杀死瘤细胞的意图，用于淋巴瘤等治疗。

有病例报告指出本妥昔单抗可诱发急性胰腺炎，在服药两周后出现急性上腹部疼痛，实验室和放射学检查结果证实为急性胰腺炎，经对症支持治疗后好转。其可能机制是循环中未结合的单甲基金黄色葡萄球菌素E或胰腺中出现孤立的CD30阳性的恶性细胞。利妥昔单抗在临床试验研究期间发现48例患者中有1例患者出现急性胰腺炎，且Anderson K等最近报道泊洛妥珠单抗联合苯达莫司汀及利妥昔单抗治疗淋巴瘤时出现急性胰腺炎，但具体机制不明。

PD-1 / PD-L1通路在肿瘤免疫逃逸中发挥重要作用，这为复发 / 难治性恶性淋巴瘤的治疗带来了新思路。临床已开展的针对PD-1 / PD-Ll通路的免疫检查点抑制剂主要为抗PD-1单抗，包括Nivolumab（Opdivo）和Pembrolizumb（Keytruda）。一项针对霍奇金淋巴瘤的Ⅰb期临床研究显示：Pembrolizumab治疗后随访17个月，70%的患者反应持续时间超过24周，其药物相关不良事件包括急性胰腺炎（4%）。

二、淋巴瘤相关胰腺疾病

（一）急性胰腺炎

淋巴瘤可引发急性胰腺炎，较少见。淋巴瘤累及胰腺或胰周组织可以导致急性胰腺炎发生。临近肿大淋巴结压迫胰腺也可导致急性胰腺炎发生。Lee AC等报道，Burkitt淋巴瘤中可出现急性胰腺炎，多见于15岁以下儿童。Hung SS等报道，29例可引起急性胰腺炎的转移性肿瘤中包括支气管癌（12例）、淋巴瘤（10例）、胃癌（5例）、黑色素瘤（1例）和扁桃体癌。

（二）慢性胰腺炎

淋巴瘤放疗后可出现慢性胰腺炎。Lévy P等报道，5名非酒精性慢性胰腺炎，包括霍奇金淋巴瘤4例及精原细胞瘤1例，这些患者均接受过6~20年（中位数为7年）剂量为3600~4050 rads的放疗。慢性胰腺炎的临床表现包括腹痛（n=5）、急性胰腺炎（n=3）、假性囊肿（n=3）、胆总管狭窄（n=2）、十二指肠狭窄（n=1）、脾静脉阻塞（n=1）、糖尿病（n=4）、脂肪泻（n=4）和胰腺钙化（n=1）。

（三）自身免疫性胰腺炎

慢性胰腺炎患胰腺癌高风险提示慢性炎症反应参与肿瘤发生发展。鉴于AIP是胰腺慢性纤维炎性疾病的一种独特形式，AIP亦可能是癌前状态。有研究报道，AIP与非胰腺肿瘤的发生有关，在AIP诊断后一年内，有相当数量的AIP患者被检测出有恶性肿瘤，包括胃癌、肺癌、前列腺癌、淋巴瘤等。AIP不是胰腺肿瘤的癌前状态，而可能是伴瘤综合征的一种表现，但其具体机制不明。Shiokawa等分析了患有肿瘤的AIP患者癌组织中IgG4的表达，发现部分癌组织中可见IgG4阳性的浆细胞表达，AIP患者的癌症和胰腺组织可能具有共同的关键免疫反应。

（四）胰腺外分泌功能不全

当放疗引起慢性胰腺炎之后，患者易出现内外分泌功能不全，给予补充胰酶制剂和调整血糖等对症支持治疗。

三、恶性淋巴瘤胰腺损伤的诊断和鉴别诊断

（一）诊断

1.临床表现

恶性淋巴瘤是具有相当异质性的一大类肿瘤，虽好发淋巴结，但淋巴系统呈全身分布特点，使淋巴瘤也几乎可侵犯到全身任何组织和器官。临床上有局部和全身表现。

转移至胰腺时，症状是非特异性的，包括腹痛、胃肠道出血和体重减轻。部分患者会出现胆总管梗阻伴黄疸、主胰管梗阻和急性胰腺炎，与胰腺导管腺癌相比，转移瘤中胆胰管梗阻的发生率较低。

2.实验室检查

完善血常规、肝肾功能、血沉、血清乳酸脱氢酶、β_2-微球蛋白、幽门螺杆菌检查，外周血EB病毒DNA滴度测定等检验；骨髓穿刺和活检可判断淋巴瘤是否浸润骨髓；脑脊液检查，包括脑脊液常规、生化和细胞学检查，尤其是一些特殊类型淋巴瘤，例如Burkitt淋巴瘤、淋巴母细胞淋巴瘤，必须常规行预防性腰穿鞘注化疗，随化疗方案而定。

3.影像学检查

转移性胰腺癌可表现为单发（50%~73%）、多发（5%~19%）和弥漫浸润（15%~44%）。由于肿瘤坏死，病灶可能是均质的、异质的或周边增强的低密度病灶。肿瘤可能是圆形、卵圆形，边界清楚，或边界不清，边缘浸润。大多数是实性的，但有些可能是囊性或有囊性成分。可能是等密度或高密度，以及乏血供或富血供。这些影像模式与原发性胰腺恶性肿瘤重叠。

4.内镜检查：EUS、ERCP等

EUS对怀疑转移瘤病例有较大价值，可更清晰判断肿块范围、形状，FNA可得到所需病理标本。对性质不明胰腺实性占位病变，可通过EUS-FNA行细胞病理学诊断，明确占位性质，EUS-FNA是胰腺病变进行病理学诊断首选方式。国外一项回顾性、多中心研究表明，EUS-FNA对疑诊胰腺转移肿瘤确诊率为100%，其中17%病例CT未能提供足够依据。FNA对胰腺淋巴瘤诊断具较高准确性，敏感性为88%，假阴性率为4%。FNA具一定假阳性率，目前发现流式细胞检查联合FNA能提高原发性胰腺

淋巴瘤（primary pancreatic lymphoma，PPL）诊断效能，准确率可增加至100%。Benning等报道，FNA确诊176例胰腺恶性病例中有19例胰腺转移癌，其中非霍奇金淋巴瘤7例，霍奇金淋巴瘤2例。现场细胞学评估显示，淋巴组织可疑淋巴瘤时应额外进行流式细胞学样本采集，有助疾病诊断。

ERCP可用于检查胰腺疾病导致的胆胰管狭窄，并可放置引流支架。

（二）鉴别诊断

需与急性胰腺炎、慢性胰腺炎、自身免疫性胰腺炎、胰腺肿瘤等进行鉴别诊断。

四、淋巴瘤相关胰腺损伤的治疗

淋巴瘤合并急性胰腺炎内科保守治疗方案需给予禁食、抑酶、补液等对症支持治疗，出现重症急性胰腺炎时，化疗药物有利于控制病情，也有报道在淋巴瘤出现急性胰腺炎后，放疗可缓解症状。然而，淋巴瘤患者接受化疗及免疫抑制剂治疗出现DIP时，诊治应更加慎重。由于停止化疗及免疫抑制剂治疗会严重影响患者预后，临床需仔细评估是否存在胰腺炎及其严重程度，不轻易中断治疗。无症状患者，若只有酶升高，可继续给药。淋巴瘤合并胰腺转移浸润时，需积极放化疗及生物治疗控制病情。

五、预防和康复

淋巴瘤诊治过程中，患者出现上腹痛、腹胀等不适时，应注意排除相关胰腺病变，明确有无胰腺转移癌、肿瘤或药物相关胰腺炎，以及放疗相关慢性胰腺炎，争取做到早发现、早治疗。胰腺损害是L-ASP最严重的不良反应之一，死亡率较高，一旦发现胰腺损伤迹象，应马上停药。主要预防措施：对曾发生严重L-ASP相关副作用患者在当次或下次L-ASP化疗疗程中谨慎改用小剂量L-ASP。原发性胰腺淋巴瘤生存率较胰腺癌高。Yoon等报道，1例接受化疗原发性胰腺淋巴瘤Ⅳ期患者，复发后行外周血干细胞移植，在随访至30个月时该患者仍存活。联合使用柔红霉素和泼尼松治疗的淋巴瘤患者其胰腺炎发生风险显著增加，而以地塞米松代替泼尼松可使其发生风险下降。此外，门冬酰胺酶相关胰腺炎发生率与用药频次有关，儿童肿瘤组织（pediatric oncology group，POG）的一项临床研究表明，高危组的pre-B-ALL患者使用PEG-Asp进行强化治疗，当密集使用PEG-Asp时，胰腺炎发生率可达30%。临床治疗中，需重视门冬酰胺酶相关胰腺损害的预防及监测，接受门冬酰胺酶治疗患者，需严格执行低脂饮食，给药前、中、后需定期检测血清淀粉酶、脂肪酶，发现胰腺炎两项指标升高而无临床症状时，先行动态观察，必要时停用门冬酰胺酶，一旦确诊胰腺炎，需立即停药。

第九章

肾肿瘤相关胰腺损伤

一、肾肿瘤相关胰腺损伤及机制

（一）肾肿瘤相关胰腺损伤机制

肾肿瘤占泌尿系肿瘤的第二位，仅次于膀胱肿瘤，2018年全球肾癌新增40.3万人，占所有新发恶性肿瘤的2.2%，排第16位，死亡17.5万人，占所有恶性肿瘤死亡病例的1.8%。肾肿瘤约95%是恶性的，良性很少见。肾良性肿瘤可能起源于肾皮质组织、肾实质内的各种间质细胞及肾被膜，包括良性肾囊肿、肾皮质腺瘤、后肾腺瘤、肾血管平滑肌脂肪瘤、肾嗜酸性细胞腺瘤、囊性肾瘤等，这些肿瘤多数采取手术切除治疗，部分无症状良性肿瘤可先观察。肾恶性肿瘤即肾癌，是一种异质性很强的肿瘤，起源于肾小管上皮的肾细胞癌占80%~90%，恶性肿瘤包括肾透明细胞癌、肾乳头状癌、嗜酸细胞性和嫌色肾肿瘤、集合管癌、分子定义的肾癌等。肾癌不仅可造成局部损伤，也可导致包括胰腺在内的全身其他组织和器官损伤。肾癌引起胰腺损伤的可能机制如下。

1）肾癌是转移性胰腺癌高发的原发肿瘤，继而引起胰腺损伤，转移机制仍有争议，目前有3种观点。①直接浸润：肾脏和胰腺均为腹膜后位器官，解剖关系密切，两者仅由肾周脂肪间隔，极易转移至胰腺；②淋巴转移：肾癌最重要的转移途径为淋巴转移，腹膜后淋巴管网丰富，癌组织存在沿淋巴管周围转移的可能性，但有报道在术后病理中淋巴结阳性仅5.1%，胰腺转移位置与肾癌原发灶位置在淋巴回流路径方面无相关性，且病灶周围很少淋巴结转移；③血行转移：该观点认为瘤细胞可能经丰富侧支血管播散到胰腺，病理学检查中26.2%患者存在血管浸润，但无法解释胰腺转移瘤发病部位与原发肾肿瘤位置关系并无联系，且其他器官并未出现同时转移情况。

原发性肾癌与胰腺转移灶的部位并无固定关系，病灶可发生于胰腺任何部位，其中以胰头部常见，其次是胰尾部、胰体部。转移类型包括单发型、多发型及弥漫型。

2）胰腺转移病灶阻塞胰管，可出现胰管扩张、胰腺萎缩及胰腺炎症状。有学者报道，以胰腺炎反复发作为主要表现的胰腺转移性肾透明细胞癌，胰腺头部肿块压迫胰管致胰液分泌不畅，进而导致急性胰腺炎反复发作。

3）肾癌还可通过高钙血症引发胰腺炎。肾癌患者可引起高钙血症，进而引起急性胰腺炎。高钙血症导致胰腺炎的机制包括：①胰腺导管内钙沉淀和结石形成，导致导管阻塞和继发性腺泡损伤；②胰腺细胞直接损伤；③与高钙血症相关的栓塞性或血栓性血管损伤；④通过离子钙浓度增加，胰腺内无活性胰蛋白酶原转化为活性胰蛋白酶。

（二）肾肿瘤治疗相关胰腺损伤及机制

1.化疗药物

肾癌对化疗不敏感，基本被靶向及免疫治疗所替代。而DIAP是药物诱发的一种消化系统急性炎症性疾病，关于肾癌化疗药物对胰腺损伤无相关病例报道。

2.放射治疗

传统认为放疗对肾癌疗效不佳。但作为晚期不能切除肾癌的姑息治疗，能减轻局部疼痛，缓解血尿等症状。近年，以立体定向体部放疗为代表的高剂量适形放疗可显著提升疗效，导致胰腺炎损伤未见文献报道。

3.介入治疗

肾癌若无法行外科切除手术，可行介入治疗，其中选择性动脉化疗栓塞术，通过灌注化疗药物杀伤瘤细胞，化疗药物引起胰腺损伤，目前无相关报道。

4.免疫治疗

免疫检查点抑制剂（ICI）主要包括抗PD-1抗体、PD-L1抗体和CTLA-4抗体等。为优化免疫治疗潜在获益，一些临床试验将抗PD-1/PD-L1抗体与抗CTLA- 4抗体或TKI联用作为肾癌一线治疗，联用效果整体优于TKI单一治疗。

ICI引起的典型急性胰腺炎并不常见，但单纯胰酶升高的却很多。ICI与TKI联用可能会增加胰腺炎发生率，因联用会加重药物对胰腺的毒性。患者有腹痛或恶心症状，应考虑免疫介导的胰腺炎可能。胰腺功能不全一般发生在ICI治疗后几个月，由胰腺β细胞免疫破坏引起胰岛素缺乏，从而引起糖尿病。

二、肾肿瘤相关胰腺疾病

（一）胰腺转移性肾癌

肾癌转移最常见部位是肺、骨、肝、脑和肾上腺。肾癌胰腺转移仅占转移癌少数，孤立性胰腺转移罕见，大部分与肾透明细胞癌有关，是肾透明细胞癌继发性病变主要集中的器官，常表现为唯一的播散部位，概率为2%~5%。肾癌可转移到胰腺任何位置，胰头最常见。肾癌胰腺转移瘤临床症状不典型，很难与其他消化道症状相鉴别。对236例肾癌胰腺转移的Meta分析发现，多数患者（35%）无症状，其次以上腹痛（20%）及上消化道出血（20%）较常见，也可见梗阻性黄疸（9%）、消瘦（9%）、反复发作胰腺炎（3%）及糖尿病（3%）等。

（二）急性胰腺炎

以胰腺炎反复发作为主要表现的胰腺转移性肿瘤，临床罕见。有关肾癌伴急性胰腺炎报道中描述患者血清钙和甲状旁腺相关肽水平均升高，提示肾癌引起的高钙血症是胰腺炎病因。还有病例报道，患者急性胰腺炎原因考虑为胰腺头部肿块压迫胰管致胰液分泌不畅，进而导致急性胰腺炎反复发作。

（三）自身免疫性胰腺炎

肾脏肿块是IgG4相关疾病胰外表现之一，其范围从小管间质性肾炎到结节性病变和类似肾癌的假性肿瘤。CT增强扫描在IgG4相关疾病中最常见的肾脏异常是多发性低密度病变，然而在3%~27%患者中也发现类似肾癌的肿块样病变。因此，自身免疫性疾病尤其IgG4相关肾病与肾癌常难鉴别。此外，有报道以自身免疫性胰腺炎影像学、血清学及临床症状就诊，经进一步检查或尸检明确为肾癌的病例，提示自身免疫性胰腺炎可能与肾癌伴发或由肾癌诱发。对自身免疫性胰腺炎和肾癌间是否有潜在联系并未进行解释。

三、肾癌相关胰腺损伤的诊断和鉴别诊断

（一）诊断

1.临床表现

肾癌首发临床表现可以是血尿、腰痛、腹部包块等“肾癌三联征”，也可以无明显临床表现而由影像学检查发现。肾癌易发生远处转移，原发灶因位置隐蔽可无明显症状或体征，因此一些肾癌患者可以转移灶临床表现就诊。部分肾癌胰腺转移有异时性，最常见是确诊后12~25年。超过50%胰腺转移性肿瘤无症状，肿瘤常在原发病变术后随访中被发现。出现症状时，常非特异性，主要是上腹痛，其他症状有贫血、体重减轻、呕吐、黄疸或消化道出血等。少数可出现急性胰腺炎。因此，在出现上腹胀痛等症状时，应注意明确有无胰腺转移癌及急性胰腺炎。

2.实验室检查

主要参考急性胰腺炎相关化验，包括淀粉酶、脂肪酶、CRP、降钙素原、血钙及甲状旁腺激素相关肽，以及胰腺外分泌功能检测等。

3.影像学检查

肾透明细胞癌的胰腺转移瘤出现时间较晚。有学者认为一些瘤细胞在术前就已发生了亚临床转移，胰腺内的环境使转移瘤细胞长期处于休眠状态，在术后很长时间后被唤醒。这种情况和常见的转移瘤出现时间不同，因此容易造成诊断困扰。有研究显示，多发肿瘤占多数，且大小不等，符合转移瘤表现。

CT对肾癌胰腺转移诊断具有重要价值，可发现胰腺占位性病变，但要注意区分转移瘤和原发肿瘤。大多数胰腺转移病灶强化程度和方式与原发肾癌相似，动脉期强化明显，静脉期强化减弱，延迟期强化明显减弱，呈现“快进快出”。胰腺癌动脉期可见轻度强化，静脉期延迟强化，延迟期增强。这与乏血供原发性胰腺癌相鉴别，但与胰腺神经内分泌瘤在影像学上特点相似，区分肾癌胰腺转移与胰腺神经内分泌瘤尚存一定困难，应结合病史、病理确诊。胆总管和主胰管梗阻较常见，邻近组织局部侵犯、淋巴结转移和肝脏转移较常见。鉴别时需综合考虑临床表现、血清标志物及既往病史。

MRI增强表现与CT类似，动脉期呈明显强化，静脉期及延迟期病灶信号均高于或等于正常胰腺组织。PET-CT有助排除其他器官转移，带^{18}F-FDG和^{68}Ga的双示踪PET-CT，常用胰腺神经内分泌瘤诊断，但有病例报道该检查的缺陷性，即双示踪PET-CT提示为高分化胰腺神经内分泌瘤，但针吸细胞检查提示为肾癌胰腺转移。

4.内镜检查

超声内镜下穿刺活检术可获取细胞病理学行疾病诊断，Kawakami等报道采用EUS-FNA/B术前确诊肾癌胰腺转移病例。

（二）鉴别诊断

需与急性胰腺炎、慢性胰腺炎、自身免疫性胰腺炎、胰腺肿瘤等鉴别。

四、治疗

（一）胰腺转移癌的治疗

1.外科治疗

肾癌胰腺转移具有选择性。当肾癌仅发生胰腺转移时，手术治疗常能取得较好疗效。当胰腺转移性肾癌不伴其他器官转移时，手术切除癌灶是首选治疗。对胰腺单发病灶，可行胰体尾切除术、胰十二指肠切除术或全胰十二指肠切除术。研究发现，对胰腺多发转移患者，即使存在其他转移部位或多灶性转移情况也应首选手术切除，单病灶和多病灶预后差异无统计学意义，但对多病灶病变或非典型切除的患者，复发率在50%以上。多数研究认为，对胰腺多发转移或存在胰外转移时，应评估患者年龄、基础疾病、术后并发症、预期生存期等综合因素，确定能耐受手术情况下应尽可能多地保留胰腺组织以维持其功能，并延长无病生存期。Sellner 等的荟萃分析也显示，全胰腺切除术后（30例）5年存活率与胰腺部分切除术（126例）比较差异无统计学意义，显著优于非手术治疗患者。

2. 内科治疗

随着靶向药物兴起，胰腺转移性肾癌的放化疗逐渐被靶向药物治疗替代，包括血管内皮生长因子（VEGF）通路抑制剂和哺乳动物雷帕霉素靶蛋白（mTOR）抑制剂。

靶向治疗：①酪氨酸激酶抑制剂（TKI），属于VEGF通路抑制剂，有研究发现，在肾透明细胞癌中，癌细胞既可分泌VEGF，也可表达VEGFR，实现自我调控，同时VEGF表达强度与肾癌血管密度相关，由于肾癌组织内血管内皮细胞常高表达VEGFR，这是目前多数TKI分子治疗的主要靶点。多项研究表明，当肾癌发生转移时，相比非胰腺转移者，应用TKI能显著延长患者中位生存期。例如Grassi等分析了应用TKI治疗354例肾癌，发生胰腺转移者（24例）与未发生胰腺转移者（330例）比较，中位生存时间明显延长（分别为39个月和23个月）。波兰的一项多中心研究，纳入34例胰腺转移肾癌和287例非胰腺转移肾癌，均应用TKI治疗，中位OS分别为46.1个月和23.1个月，胰腺转移患者的生存时间明显延长，胰腺转移并非独立预后因素，但可提示相对惰性生物学特征。②纳武利尤单抗，首个被美国FDA批准用于肾癌二线治疗的PD-1抑制剂，可抑制T细胞表面PD-1与瘤细胞表面PD-L1结合，干扰PD-1介导的免疫抑制反应，从而重新激活T细胞对瘤细胞免疫应答。对TKI治疗失败的肾癌，二线治疗Ⅰ级推荐药物包括纳武利尤单抗。且可用于治疗胰腺转移性肾癌。

（二）急性胰腺炎

肾癌免疫治疗药物PD-1或CTLA-4可诱发急性胰腺炎，该类胰腺炎可出现单纯胰酶升高，对此，静脉输液可预防远期不良后果，但具体补液方案尚无报道。

五、预防和康复

药物所致胰腺损伤，在肾癌治疗中，应注意所用药物的胰腺毒性，尽量选用无胰腺毒性或毒性小的药物，还应密切监测胰腺损伤的相关指标，对药物性胰腺损伤争取做到早预防、早发现、早治疗。肾透明细胞癌胰腺转移相较于其他肿瘤胰腺转移具更好预后，可能与肾透明细胞癌的生物学惰性、血管生成增强、无间质炎症特点有关。此外，严格随访方案，包括腹部CT、MRI或超声内镜，可带来延长生命的机会。

第十章

乳腺肿瘤相关胰腺损伤

一、乳腺肿瘤相关胰腺损伤及机制

（一）乳腺肿瘤相关胰腺的损伤机制

乳腺肿瘤是指发生在乳房腺上皮组织异常增生的肿块。早期表现为患乳单发的、无痛性并呈进行性生长的小肿块。位于外上象限最多见，其次是乳头、乳晕区和内上象限。根据性质分良性和恶性肿瘤。良性肿瘤主要包括乳腺纤维瘤和乳管内乳头状瘤，还有少见脂肪瘤、错构瘤等，良性肿瘤生长极为缓慢，不会侵犯周围组织，一般不会对患者造成较大影响。恶性肿瘤多指乳腺癌和乳腺肉瘤等，恶性程度高，生长和扩散速度较快，已成为乳腺肿瘤中最常见死因。乳腺肿瘤，尤其是恶性肿瘤，不仅可造成局部损伤，也可导致全身其他组织和器官损伤，包括胰腺。乳腺肿瘤引起胰腺损伤的可能机制如下。

1）乳腺恶性肿瘤可转移至胰腺造成转移性胰腺癌，继而引起胰腺损伤。转移途径包括：淋巴转移、血行转移、直接浸润和局部种植，其中淋巴转移和血行转移较常见，其他转移途径少见。

2）乳腺恶性肿瘤导致转移性胰腺癌压迫胰管导致胰管阻塞或破裂，进而激活胰蛋白酶，发生胰腺自溶，从而损伤胰腺。

3）乳腺恶性肿瘤可侵犯或压迫胰腺神经和血管，造成胰腺血液供应障碍或中断，进而引起胰腺损伤。

4）乳腺癌伴发副肿瘤综合征，是免疫系统对正常组织的一种异常反应，通过自身抗体产生或通过T细胞攻击，免疫调节功能障碍和免疫系统对肿瘤和正常组织的交叉反应，导致胰腺的损伤。还可通过异位促肾上腺皮质激素（ACTH）的产生引起类固醇胰腺炎。这种异位ACTH的产生可刺激肾上腺皮质的组织增生和皮质分泌亢进，后者可通过增加胰腺分泌物黏度和延迟排空影响胰腺。随着类固醇浓度增加，胰酶分泌减少，局部炎症增强。

5）乳腺肿瘤还可通过高钙血症引发胰腺损伤。高钙血症的两个主要原因是骨转移（20%）和恶性肿瘤体液性高钙血症（HHM）（80%）。骨转移可致骨溶解和骨钙释放，腺泡内钙信号的异常在腺泡细胞损伤转导中也起关键作用，导致局部溶骨性高钙血症，进而使血钙异常升高。HHM是由原发肿瘤产生的体液因子导致，目前已有三种HHM诱导机制。较常见的是癌细胞分泌甲状旁腺激素相关蛋白（PTHrP），其次是甲状旁腺激素（PTH）。PTHrP与PTH具有高结构亲和力，两者均可激活位于成骨细胞前体上的PTH/PTHrP共同受体（PTH1R），导致核因子κB配体的受体激活剂表达、破骨细胞激活和骨吸收，从而促进血清钙水平升高。由恶性肿瘤产生的1，25-（OH）$_2$D是一种较少见的HHM机制，可促进肠道对钙过度吸收。肿瘤导致的高钙血症通过分泌阻滞、分泌蛋白积累和可能蛋白酶激活来诱导胰腺损伤。

6）伴有BRCA1和BRCA2突变乳腺肿瘤，通过影响DNA修复过程，使患胰腺癌风险增加。

（二）乳腺肿瘤对治疗相关胰腺损伤及机制

1.化疗药物

近年，随着药物广泛应用，药物性胰腺炎（DIP）发病率呈上升趋势。DIP发病率为0.3%~5.3%，诊断要在胰腺病诊断基础上注意急性胰腺炎（AP）的发生时间是否在药物使用期间，停药后AP症状是否缓解或消失，以及再暴露后AP是否复发。研究发现，用于乳腺肿瘤化疗药物包括5-氟尿嘧啶、卡培他滨、环磷酰胺、紫杉醇和L-天冬酰胺酶等均可诱发胰腺损伤。药物导致胰腺炎发病机制包括药物直接毒性作用、过敏反应、特异体质反应、胰腺导管阻塞、药物引起高甘油三酯血症及高钙血症从而诱发AP。L-天冬酰胺酶等细胞毒性药物对胰腺具较强毒性作用，可高度抑制蛋白质合成，还可引起胰腺实质发生凝固性坏死、溶血，胰腺分化功能障碍及脂肪组织坏死等。硫唑嘌呤等药物可引起机体过敏反应导致胰腺充血、水肿，从而释放激活胰酶的组胺等炎性介质而引发胰腺炎。

2.放射治疗

放疗是乳腺肿瘤重要治疗手段，由于射线生物学特性，放疗过程中射线有效杀死癌细胞的同时也会对正常胰腺组织产生一定损伤。动物实验表明，放疗后胰腺腺泡细胞可出现萎缩、脱颗粒及坏死，胰腺组织放疗后胰酶分泌量持续减少。

3.介入治疗

乳腺癌以全身放化疗为主，但不良反应较重。患者会因无法耐受而中止治疗，影响疗效。因此，介入治疗也广泛用于治疗乳腺癌。介入治疗是指未手术情况下，借助影像学设备，通过导管及穿刺针将药物或器械经身体微小切口或自然通道到达肿瘤部位发挥作用，分为非血管和血管介入治疗，其中血管介入治疗包括栓塞治疗及经导管动脉灌注化疗。经导管动脉灌注化疗涉及的化疗药物可能会导致胰腺损伤，具体机制见化疗药物部分。

4.免疫治疗

乳腺癌的免疫治疗包括过继性细胞免疫治疗（ACT）、免疫检查点抑制剂（ICI）治疗、肿瘤疫苗治疗和非特异性免疫刺激治疗。正常情况下，免疫系统可识别、杀伤并清除瘤细胞。但为了生存，瘤细胞会抑制T细胞活化，使瘤细胞免疫耐受能力增强，最终发生肿瘤免疫逃逸。基于此，免疫治疗可人为调节人体免疫功能，恢复消灭瘤细胞的能力。以免疫检查点抑制剂为代表的免疫治疗在乳腺肿瘤中不断取得重大突破。接受免疫抑制剂治疗的乳腺肿瘤患者未报道有胰腺损伤的不良反应，但针对其他肿瘤有胰腺损伤发生，例如黑色素瘤和肺肿瘤。因此，免疫治疗乳腺肿瘤时也要密切监测淀粉酶和脂肪酶的变化。

5.手术治疗

目前，乳腺切除术对胰腺的直接损伤未见报道，但可能会通过术后乳腺癌转移至胰腺方式间接损伤胰腺。肿瘤术后转移的可能机制为：手术未完全清除癌细胞、术中免疫抑制、术后全身炎症反应。

6.其他治疗

内分泌治疗是乳腺癌治疗选择之一，有研究报道他莫昔芬使用后重度高脂血症诱发的急性胰腺炎。可能机制如下：抑制甘油三酯脂酶，增加血清甘油三酯浓度；下调脂肪酸合酶表达和活性，从而抑制脂肪酸β氧化；影响脂质代谢相关核受体表达，促进脂肪酸合成。高脂血症诱发胰腺炎可能与胰脂肪酶水解甘油三酯和形成诱导炎症变化的游离脂肪酸相关。

二、乳腺肿瘤相关胰腺疾病

（一）急性胰腺炎

研究显示，乳腺肿瘤可出现恶性肿瘤转移相关性急性胰腺炎（metastasis-induced acute pancreatitis，MIAP），部分甚至以MIAP为首发表现，同时也会误诊为原发性胰腺恶性肿瘤。乳腺癌常见转移部位包括淋巴结、骨骼、肝脏，胰腺是乳腺癌器官转移罕见部位，占所有恶性肿瘤6%~11%。乳腺肿瘤MIAP常不易发现，一般在随访中影像学发现胰腺肿块，少部分出现腹部疼痛、左肩背放射痛、恶心、呕吐等。可诱发MIAP的常见乳腺肿瘤主要包括乳腺印戒细胞癌、小叶原位癌等。这也仅限个案报道，临床缺乏对该病的系统认识。乳腺肿瘤诱发MIAP机制主要有：①胰腺和胰周淋巴组织受侵或十二指肠弥漫性转移，导致胰管远端梗阻产生机械性刺激，这会使腺泡细胞和胰管内分泌有活性的胰酶滞留，导致胰腺自溶。②乳腺肿瘤骨转移后导致血钙水平升高和乳腺肿瘤诱发血清甘油三酯水平升高均会导致急性胰腺炎，发生机制仍不清楚。

（二）慢性胰腺炎

乳腺癌常见转移部位包括骨、肝、肺、脑，胰腺转移罕见。恶性肿瘤胰腺转移，占胰腺恶性肿瘤5%，常见于周围脏器直接侵犯，如胃、肝、脾脏等。血行转移和淋巴转移常见于肾癌和肺癌，乳腺癌转移到胰腺极其罕见，仅在本已很小患者群体中占少数。乳腺癌转移到胰腺患者的诊疗的文献大多为病例报道。几乎所有描述胰腺转移的病例都是乳腺浸润性小叶癌（ILC），较少病例是浸润性导管癌（IDC）。*BRCA1* 和 *BRCA2* 是与乳腺癌和卵巢癌相关的肿瘤易感基因。研究表明，*BRCA1* 表达在慢性胰腺炎患者，尤其是在RNA水平上为下调状态。因为在流行病学和分子生物学水平上，慢性胰腺炎被认为是癌前病变，BRCA1 RNA下调可能是癌变过程的第一步。此外，由于在慢性胰腺炎患者，*BRCA1* 表达下调主要是在RNA水平上，*BRCA1* 蛋白表达未发生改变，这些细胞可能保留了对蛋白水平上 *BRCA1* 表达改变的补偿能力。慢性胰腺炎与胰外器官（如乳腺癌）而不是胰腺本身癌变相关机制未来仍需探讨。

（三）自身免疫性胰腺炎

自身免疫性胰腺炎（AIP）是一种胰腺慢性纤维化炎性疾病，在影像学上呈现胰管弥漫性或局限性狭窄，可伴有管壁不规则，且胰腺呈弥漫性肿大；血清学常表现为IgG4水平升高；组织病理学表现为T淋巴细胞和IgG4于胰腺周围和小叶间区聚集浸润。此外，在AIP患者中，AIP的存在可能与胰腺外器官（如胃、肺和前列腺）肿瘤的风险相关。但AIP与胰腺外器官（如胃、肺和前列腺）而不是胰腺本身癌变相关机制尚不清楚。

（四）胰腺外分泌功能不全

胰腺外分泌功能不全（PEI）特征是胰腺外分泌酶缺乏，导致所有常量营养素消化不足，脂肪消化不足最具临床相关性。PEI主要原因是慢性胰腺炎。然而，许多其他原因和条件可能与此也有关，包括囊性纤维化、胰管阻塞、胃和胰腺手术、糖尿病和其他肿瘤疾病。乳腺肿瘤致PEI临床罕见，但会导致患者产生消化吸收不良的临床症状，影响健康状态，因此临床应重视该病以尽早临床诊断。

三、乳腺肿瘤相关胰腺损伤的诊断和鉴别诊断

（一）诊断

1.临床表现

乳腺肿瘤相关胰腺疾病常以原发肿瘤引起的症状为主要表现。乳腺肿瘤常于偶然或常规体检时发现乳腺包块，进而确诊为乳腺肿瘤。当乳腺肿瘤转移累及胰腺时，大多患者表现为黄疸，可能与胰头胆管受压有关。部分可能以上腹痛或背痛，体重减轻，乏力，嗜睡，恶心，消化不良或食欲不振为主要临床表现。还有部分无明显临床表现，仅在常规检查或随访中发现胰腺占位。PEI相关临床症状主要表现为体重减轻、大便不规律、脂肪泻和腹痛等。

2.实验室检查

血清脂肪酶、淀粉酶、天门冬氨酸转氨酶、丙氨酸转氨酶、谷氨酰转移酶、碱性磷酸酶、总胆红素、直接胆红素、白细胞、血细胞计数、离子、凝血等实验室检查在乳腺肿瘤相关胰腺疾病诊断和鉴别诊断中有重要作用。此外，肿瘤标志物（如CA15-3、CA19-9、CA-125及CEA）在乳腺肿瘤相关胰腺疾病与原发性胰腺疾病鉴别诊断中有重要作用。PEI检测方法分为直接和间接试验。尽管直接试验是检测胰腺外分泌功能的金标准，但也常用粪便胰腺弹性蛋白酶-1测定这一间接试验。

3.影像学检查

B超多显示不均匀或均匀低回声病变，边缘清晰，胰管轻度扩张。CT可见一个或多个低密度肿块。肿块位于胰头、体和尾部，甚及胰周。还可见胰周炎性改变，胰腺弥漫性肿胀，胰周、腹盆腔多发积液。增强CT多显示均匀或不均匀强化。MRI示可伴肝内外胆管扩张或阻塞、胰腺钩突增大、远端胰管扩张、胰周多发淋巴结肿大。乳腺B超显示单发或多发低回声结节。^{18}F-FDG PET/CT提示乳房肿块伴锁骨或腋窝淋巴结肿大等，可用于晚期乳腺肿瘤淋巴结筛查。

4.内镜检查

ERCP可用于检查胰腺疾病导致胆总管末端狭窄，并可放置引流支架。内镜超声（EUS）可显示与多种胰腺疾病相似的超声特征，如慢性胰腺炎EUS征象包括胰腺实质萎缩、钙化、胰腺导管内结石等。EUS-FNA进行病原学研究有助明确胰腺疾病性质。

（二）鉴别诊断

与其他病因导致的胰腺疾病相比，乳腺肿瘤相关胰腺疾病常可结合乳腺肿瘤病史、实验室检查及影像学检查加以区分。需结合临床表现、实验室检查及影像学检

查结果，明确胰腺疾病类型。还需与急性胰腺炎、慢性胰腺炎、胰腺良性肿瘤、胰腺癌、胰腺神经内分泌瘤、胰腺假性囊肿和异位胰腺、自身免疫性胰腺炎鉴别。

四、乳腺肿瘤相关胰腺疾病的治疗

（一）急性胰腺炎

乳腺肿瘤合并转移性急性胰腺炎是一种罕见疾病，病因主要包括肿瘤相关高钙血症或应用化疗药物后引发的高脂血症，大多数乳腺肿瘤合并转移性急性胰腺炎的治疗仍是支持治疗，已发表的病例报道和回顾性研究显示，内科治疗是最主要治疗手段。

1. 内科治疗

既往已发表的病例报告显示，乳腺癌患者在接受雌激素受体拮抗剂他莫昔芬治疗后发生了高脂血症性胰腺炎，患者在经过停药、禁食水、胃肠减压、补液、抗炎、止痛、降脂等对症支持治疗后，血脂水平得到有效控制、逐渐恢复正常，临床症状有效改善，随后更换化疗药物后，胰腺炎症状未再复发；研究认为，胰腺癌在应用他莫昔芬等可能影响血脂水平的化疗药物时，尤其是对有糖尿病、高脂血症等高危因素者，应密切监测血脂水平，必要时停药或更换化疗药。Muzaffar等报道，乳腺癌患者在接受曲妥珠单抗、卡培西滨治疗后发生了DIP，经禁食水、补液、抗炎等保守治疗后，临床症状得到改善。

高钙血症是乳腺肿瘤合并转移性急性胰腺炎的另一常见病因，Chen等报道一例乳腺癌骨转移继发高钙血症引发急性胰腺炎患者，尽管经过积极治疗，但仍死于感染性休克和多器官衰竭；对于高钙血症引发转移性急性胰腺炎，及时充分液体复苏和双膦酸盐治疗至关重要，对不能接受液体复苏疗法的肾功能不全患者，血液透析是有效替代方法。

2. 外科治疗

乳腺肿瘤导致急性胰腺炎未见外科治疗文献报道。

（二）慢性胰腺炎

1. 内科治疗

乳腺肿瘤导致慢性胰腺炎未见内科治疗文献报道。但对乳腺肿瘤和慢性胰腺炎患者所遭受的疼痛，1986年世界卫生组织癌症疼痛镇痛阶梯是临床医生常用的治疗方法。在治疗慢性胰腺炎时，有指南推荐依据疼痛程度，扑热息痛和非甾体抗炎药（如双氯芬酸、布洛芬和萘普生）作为一线非阿片类镇痛药，逐步升级到弱阿片类药物（如曲马多、可待因），然后是强阿片类药物（如吗啡、羟考酮、芬太尼）。

2.外科治疗

乳腺肿瘤导致慢性胰腺炎未见外科治疗报道。但在治疗慢性胰腺炎疼痛过程中，若药物治疗不成功，可采取内镜或外科手术、引流手术以止痛。

（三）自身免疫性胰腺炎

Lekakis等回顾一例乳腺癌导致自身免疫性胰腺炎患者，发现患者在经足量糖皮质激素强的松治疗后，临床症状迅速改善，淀粉酶水平恢复正常。

（四）胰腺外分泌功能不全

乳腺肿瘤导致胰腺外分泌功能不全治疗未见报道。但对胰腺外分泌功能不全患者，即使诊断检测不明确，也应给予饮食咨询和胰酶治疗。

五、预防和康复

原发性乳腺癌转移至胰腺较为罕见（5%以下），准确诊断对治疗方案（手术切除、姑息性治疗、药物治疗）至关重要，应尽早行上腹部CT或MR，以排除腹腔内病变，有条件应行PET-CT检查，尽早明确肿瘤转移情况。近几十年胰腺切除术对疗效改善，对临床表现良好、肿瘤生物学良好、孤立胰腺转移的原发乳腺癌患者，在有足够技术专长的大型医疗中心行胰腺切除术是一种合理方法，可获得相当好的长期生存率和生活质量；但当患者乳腺癌存在广泛转移性、恶性肿瘤时，胰腺转移性切除术不太可能带来益处，故建议全面术前成像以排除其他部位转移性疾病。

内分泌治疗已成为激素受体阳性乳腺癌患者整合治疗的重要组成部分，其中他莫昔芬因有较弱的拟雌激素作用，且因价格低廉，疗效确定，在临床中被作为绝经前HR阳性乳腺癌内分泌治疗的首选药物。首次服用他莫昔芬辅助治疗乳腺癌的患者，需格外警惕高甘油三酯血症及继发胆囊结石，进而诱发急性胰腺炎发生，尤其是既往存在家族性高三酰甘油血症、2型糖尿病、代谢综合征、糖耐量受损及肥胖患者。临床应用他莫昔芬需动态监测血脂水平，必要时予以非诺贝特，或调整他莫昔芬用量至10 mg/d以减低高脂血症性急性胰腺炎发生风险，或更换托瑞米芬或甾体类芳香化酶抑制剂（依西美坦）完成后续内分泌治疗。此外，对于男性乳腺癌特殊群体行内分泌治疗时，更应关注此类并发症发生。若发生难以控制高脂血症建议更换为托瑞米芬或使用戈舍瑞林联合依西美坦治疗；鼓励患者戒烟戒酒，加强运动锻炼，改变不良生活习惯，并严密监测血脂水平。

第十一章

血液肿瘤相关胰腺损伤

一、血液肿瘤相关胰腺损伤及机制

血液肿瘤主要包括髓系增殖和肿瘤、髓系/淋系肿瘤及其他系列不明白血病、组织细胞/树突细胞肿瘤、遗传性肿瘤综合征。血液肿瘤本身可累及胰腺诱发胰腺损伤，同时治疗血液肿瘤各类药物亦可导致药物相关胰腺损伤，具体机制如下。

（一）血液肿瘤相关胰腺损伤机制

1.肿瘤细胞直接浸润

白血病细胞直接浸润胰腺组织，引起胰蛋白酶原、糜蛋白酶、激肽释放酶原等激活，导致胰腺自身消化。另外，胰管受压、胰液和胰酶分泌不畅后反流至胰腺组织加重胰腺损伤。严重可致组织弥漫性或局灶性坏死，甚至合并肠道细菌异位，继发胰腺感染。

2.瘤细胞分泌蛋白损伤胰腺

骨髓瘤细胞产生的Ig轻链淀粉样蛋白沉积于胰腺导致弥漫性胰腺肿胀，发生类似于自身免疫性胰腺炎（autoimmune pancreatitis，AIP）的胰腺损伤。胰腺腺泡由于大量淀粉样蛋白沉积而被破坏，导致胰外分泌功能不全而影响食物消化，可表现为脂肪泻。

3.瘤细胞通过高钙血症损伤胰腺

多发性骨髓瘤（multiple myeloma，MM）常因广泛骨质破坏导致高钙血症发生。有报道显示，17.19%的多发性骨髓瘤合并高钙血症。高钙血症可通过导致胰腺内钙盐沉积，激活胰蛋白酶原，增加胰液分泌，促进血管钙化，胰腺腺泡内钙超载和钙毒性等机制共同作用导致胰腺损伤发生。高钙血症还可导致钙异位沉积于胰腺管，使胰管钙化、管内结石，致胰液引流不畅，且钙能介导炎症介质及胰岛细胞线粒体损伤，同时可刺激胰酶大量分泌及活化，以上多种因素均可引发急性胰腺损伤。

（二）血液肿瘤治疗相关胰腺损伤及机制

1.化疗药物

用于血液肿瘤治疗的化疗药物种类繁多，包括L-天冬酰胺酶、全反式维甲酸、阿糖胞苷、酪氨酸激酶抑制剂（伊马替尼、尼洛替尼、波那替尼）、吉西他滨、卡培他滨、甲氨蝶呤、硫嘌呤类药物、异环磷酰胺、顺铂、紫杉醇、长春新碱、硼替佐米、伊沙佐米、沙利度胺、来那度胺、激素等药物，均可诱发胰腺损伤。药物诱发胰腺炎发病机制尚不清楚，可能与以下机制相关，包括免疫介导的炎症反应、直接细胞毒性作用、胰管狭窄、小动脉血栓形成和代谢效应等，且这种反应与多药物过量有关。此外，药物某些副作用可致高钙血症、高脂血症或胰液黏度增加，进一步加重氧化应激、内皮功能障碍和炎症，导致胰腺微循环缺血，加重胰腺组织损伤。

在急性淋巴细胞白血病（ALL）治疗过程中，化疗诱发糖尿病（CID）并不少见（27.5%~37.0%）。除皮质类固醇作用外，引发ALL高血糖的潜在因素还包括化疗药物，如L-天冬酰胺酶诱导的胰岛β细胞功能障碍。

2.免疫治疗

血液肿瘤免疫治疗主要包括各种抗体偶联药物（antibody-drug conjugate，ADC）、免疫调节剂、免疫检查点抑制剂、嵌合抗原受体T细胞（CAR-T）治疗。免疫治疗涉及全身各系统和器官免疫功能变化，也可诱发胰腺损伤。其中，共抑制性免疫检测点受体CTLA4和PD-1与急性胰腺炎密切相关，可通过调节T淋巴细胞功能参与急性胰腺炎免疫调控。在失去共抑制性免疫检查点受体的免疫监视后，免疫平衡被打破，大量炎症细胞因子被激活并迁移至胰腺组织，通过释放大量炎症因子和直接细胞毒性作用导致局部以及全身炎症损伤。

3.其他治疗

异基因造血干细胞移植（allogeneic hemopoietic stem cell transplantation，allo HSCT）是将供者造血干细胞移植到受者体内，以重建受者造血和免疫系统的一种治疗方法。研究报道，儿童接受骨髓或外周血干细胞治疗急性胰腺炎的4年累积发病率（CI）显著高于接受脐血治疗（4年时为7.2%对0.0%，P=0.02），Ⅱ~Ⅳ级急性移植物抗宿主病（GVHD）患者急性胰腺炎的CI高于未接受治疗患者（4年后为31.4%对1.4%，P<0.001）。多变量分析显示，Ⅱ~Ⅳ级急性GVHD是急性胰腺炎的独立危险因素，且与儿童HSCT后急性胰腺炎密切相关。另有单中心回顾性临床研究显示，异基因造血干细胞移植（allo HSCT）后54例患者有11例（20.4%）出现血淀粉酶升高，其中10例伴血脂肪酶升高，3例（5.6%）确诊为急性胰腺炎。多因素分析结果显示，有高胆固醇血症病史、应用改良全身照射/环磷酰胺预处理方案为导致胰腺相关指标

异常升高的独立危险因素（$P<0.05$）。研究报道，急性髓系白血病行异基因造血干细胞移植2年后并发慢性移植物抗宿主病（GVHD）者出现腹泻和脂肪泻，MRI显示胰腺普遍萎缩，无其他实质或导管改变，提示胰腺外分泌功能不全。具体机制尚不完全清楚，可能是由于T淋巴细胞浸润腺体，导致腺体萎缩，继而影响胰腺外分泌功能。

二、血液肿瘤相关胰腺疾病

（一）急性胰腺炎

目前关于"急性胰腺炎为表现的血液肿瘤"的研究大多为个案报道。多数病例发现瘤细胞侵犯胰腺及胰周，且胆管无明显扩张，考虑急性胰腺炎主要为瘤细胞累及胰腺所致。急性胰腺炎伴多器官病变按胰腺炎治疗效果欠佳，需警惕此类疾病。

由药物所致急性胰腺炎较常见。L-天冬酰胺酶作为治疗急性淋巴细胞白血病的重要药物之一，常见副作用包括诱发急性胰腺炎。据统计，2%~18%急性淋巴细胞白血病（ALL）治疗过程中会发生胰腺炎，其他药物如类固醇和硫嘌呤也会引起这种并发症。天冬酰胺酶诱导胰腺炎发病机制尚未完全阐明。可能受其免疫抑制、肠道微生物频繁易位、凝血障碍、与含天冬酰胺酶联合化疗相关的高脂血症及胰腺中改变微结构白血病浸润的影响，大多数病例通过停药和保守治疗能够得到改善。临床发现相关危险因素包括大剂量天冬酰胺酶使用及高龄。某些基因突变如羧肽酶A2（Carboxypeptidase A2，CPA2）中罕见的变异具有致胰腺炎高敏感性，嘌呤代谢和细胞骨架功能关键基因的变异也与胰腺炎发生有关。

（二）慢性胰腺炎

天冬酰胺酶相关性胰腺炎的长期后果包括胰岛素依赖性糖尿病和慢性胰腺炎。慢性胰腺炎会致胰腺解剖和功能发生不可逆变化。慢性炎症细胞纤维化和浸润可致外或内分泌功能衰竭或两者兼有。糜蛋白酶C基因（CTRC）编码蛋白质糜蛋白酶C，起分解过早激活的胰蛋白酶作用。CTRC基因变异可使接受天冬酰胺酶治疗者患慢性胰腺炎风险增加5倍。

（三）自身免疫性胰腺炎

部分血液肿瘤已证实与自身免疫现象有关，但大多为自身免疫性溶血性贫血和血小板减少症。并发自身免疫性胰腺炎的血液肿瘤罕见，多为个案报道。Tad Kim等报道一例以胆总管狭窄并发无痛性黄疸起病的病例，在接受手术治疗后对胰头进行组织学分析，显示淋巴浆细胞浸润伴间质纤维化，符合自身免疫性胰腺炎，而腹膜后淋巴结则证实被小淋巴细胞淋巴瘤累及。也有研究报道部分自身免疫性胰腺炎在长期随访中并发非霍奇金淋巴瘤风险增加，但其具体机制仍不明确。

（四）胰腺外分泌功能不全

有80%血液肿瘤患者在接受异体造血干细胞移植后可能出现移植物抗宿主病。主要是由供体T细胞识别来自受体外来抗原的免疫介导反应引起。胰腺外分泌功能不全是慢性移植物抗宿主病的罕见表现。然而，对异基因造血干细胞移植后出现腹泻者，甚至是有脂肪痢者，都应考虑此类并发症。移植物抗宿主病和胰腺外分泌功能不全之间的关系并不完全清楚，可能是由于T淋巴细胞浸润腺体，导致腺体萎缩。

三、血液肿瘤相关胰腺损伤的诊断和鉴别诊断

（一）诊断

1.临床表现

急性淋巴细胞白血病胰腺受累非常罕见。除了贫血、发热、胸骨疼痛、皮肤黏膜出血、肝脾淋巴结肿大等原发病症状，大多数会出现腹痛、黄疸、胆汁淤积或胰腺炎的相关症状。急性髓系白血病侵犯胰腺以胰腺肿块为主要表现，称之为胰腺髓样肉瘤（MS），类似于胰腺癌症状，几乎所有患者都有上腹部疼痛，但其他症状如黄疸、贫血、体重减轻、疲劳等相对少见。研究报道，11例急性髓样白血病伴急性胰腺炎（类似自身免疫性胰腺炎），包括成人T细胞白血病/淋巴瘤（n=5）、急性淋巴细胞白血病（n=3）、急性髓系白血病、急性早幼粒细胞白血病和慢性淋巴细胞白血病（CLL；n=1），患者表现为白血病和胰腺炎相关的症状，如上腹痛、发热、骨痛、肝脾及淋巴结肿大。

与多发性骨髓瘤相关高钙血症诱发急性胰腺炎临床表现主要有胃肠道症状，如恶心、呕吐、厌食、便秘、腹痛、罕见胰腺炎和消化性溃疡。

血液肿瘤化疗药物所致急性胰腺炎主要表现上腹痛、恶心、呕吐、发热等症状，也有少部分无胰腺炎相关症状，停药后胰腺炎症状减轻或消失。

慢性移植物抗宿主病相关的胰腺外分泌功能不全通常表现为腹泻、脂肪泻、体重减轻、大便不规则等症状。

2.实验室检查

与其他病因胰腺疾病相似，血清淀粉酶、脂肪酶、天门冬氨酸转氨酶、丙氨酸转氨酶、谷氨酰转移酶、碱性磷酸酶、乳酸脱氢酶、总胆红素、直接胆红素、血细胞计数、电解质、血糖血脂、凝血功能、免疫球蛋白IgG4、自身免疫抗体、CA19-9、GHbA1c等实验室检查指标在淋巴、血液肿瘤相关胰腺疾病诊断和鉴别诊断中有重要作用，此外，骨髓细胞学检查、组织标本免疫组化检查、流式细胞术检查对血液肿

瘤相关胰腺疾病的分型有重要作用。胰腺外分泌功能不全检测方法分为直接试验和间接试验。直接试验是检测胰腺外分泌功能的金标准，临床常用粪便胰腺弹性蛋白酶-1测定这一间接试验。

3.影像学检查

白血病胰腺浸润的影像学（CT、MRI）可表现为弥漫型或肿块型，胰头、体或胰尾均可受累，肿块型表现为类圆形、不规则状，弥漫型表现为受累部位肿胀，与胰腺轮廓一致。胰头病变可累及胆管及胰管，导致肝内外胆管及胰管扩张。CT增强扫描表现为轻度强化，强化程度明显低于胰腺，呈乏血供改变。MRI提示T_2WI呈等或稍低信号，DWI呈高信号，ADC值较低，增强扫描呈乏血供。胰腺淋巴瘤（原发和继发性）影像学（CT、MRI）特征：按其形态学改变分局灶肿块型及弥漫浸犯型，其中局灶肿块型多见，局灶肿块型好发于胰头部，这与胰头具有大量淋巴组织相关，体积较大（长径大于5 cm），边界较清。弥漫浸犯型表现胰腺体积弥漫增大，可取代胰腺正常实质，边界不清。钙化、囊变少见，无明显胆管、胰管扩张。增强扫描呈渐进性轻中度强化，病灶可包绕邻近血管，但无明显狭窄及梗阻（血管漂浮征）。PET检查可用于胰腺淋巴瘤诊断和分期。

4.内镜检查

EUS在胰腺肿瘤分期和细胞学评估方面具较大优势。EUS已被证明是对胰腺癌最敏感和最特异诊断检查。与胰腺癌中观察到的肿块不同，胰腺浆细胞瘤在EUS上显示为界限清晰的低回声肿块。胰腺淋巴瘤在EUS上常显示为弥漫性胰腺实质回声降低，或内部异质性胰头占位，边界模糊，可伴淋巴结肿大。EUS-FNA和细胞学或组织学检查对于诊断是必要的。与CT引导下的穿刺相比，EUS-FNA可降低恶性细胞增殖的风险，是一种安全且成熟的技术。ERCP对发现胰腺和（或）胆管异常具有较高的敏感性，最适用于CT或EUS未显示胰腺内肿块病变的患者，以及鉴别诊断慢性胰腺炎的患者。ERCP可显示胆总管及近端胰管是否狭窄、扩张。相较于胰腺癌导致胆管不规则狭窄，胰腺浆细胞瘤表现为胆管均匀狭窄更为常见。除了诊断，对于梗阻性黄疸的患者，ERCP还可进行塑料或金属胆道支架姑息治疗。

（二）鉴别诊断

需与急性胰腺炎、慢性胰腺炎、自身免疫性胰腺炎、胰外分泌功能不全等鉴别。

四、血液肿瘤相关胰腺疾病的治疗

（一）血液肿瘤侵犯胰腺疾病的治疗

针对血液肿瘤侵犯胰腺疾病的治疗，已发表的病例报道和回顾性研究显示，主要是原发病化疗、放疗、靶向药物、造血干细胞移植、免疫治疗等整合治疗。

1. 内科治疗

白血病胰腺浸润的内科治疗：急性髓样白血病伴急性胰腺炎常需全身化疗（如依达比星和阿糖胞苷诱导化疗）和造血干细胞移植来缓解胰腺炎和白血病相关症状。研究报道，成人急性淋巴细胞白血病伴胰腺受累案例中，给予长春瑞滨、强的松（VP）和伊马替尼方案化疗，患者在化疗开始后3周获得血液学缓解，胰腺、肝脏和肾脏病变消失。在慢性粒细胞白血病髓外急性淋巴细胞转变胰腺浸润的病例中，予以VDCD（长春新碱+柔红霉素+环磷酰胺+地塞米松）+达沙替尼联合化疗，24小时后患者胰腺炎症状明显减轻，48小时血清脂肪酶降至正常，胰腺超声提示胰腺形态正常，1个周期化疗后骨髓检查达到完全缓解。有研究报道，慢性淋巴细胞白血病引起的继发性胰腺炎，按胰腺炎治疗的同时，予IFN-α治疗慢性淋巴细胞性白血病，病情得以有效控制缓解。

2. 外科治疗

血液肿瘤可累及全身，单独手术治疗常疗效不佳，多为手术联合化疗的治疗方式。Koniaris等回顾122例胰腺淋巴瘤，显示针对局部病灶手术切除后辅助化疗的治愈率（94%）明显高于单纯化疗（46%）。何天霖等认为对仅累及胰腺原发胰腺淋巴瘤患者，应行根治性切除加术后化疗；对累及区域淋巴结者也应积极手术切除或减瘤手术加术后化疗、放疗；对继发胆道或消化道梗阻者，要实施胆道或消化道短路手术，解除症状，提高生存质量；对术前肿瘤体积较大并导致胰腺周围淋巴结广泛浸润者，可先考虑术前辅助化疗，再选择适当术式。

3. 其他治疗

内镜治疗：除针对血液肿瘤累及胰腺的化疗、放疗、靶向药物及造血干细胞移植等治疗外，合并有胰管狭窄或胆管梗阻者可通过ERCP内镜下胰管或胆管支架置入治疗胰管狭窄和梗阻性黄疸，也可通过经皮胆道支架引流，防治胆管炎发生。但由于原发性胰腺淋巴瘤尤其是胰头局限性肿块型胰腺淋巴瘤与胰腺癌、胆管癌鉴别诊断有时十分困难，因此ERCP胆道金属支架应慎重。

（二）血液肿瘤药物导致急性胰腺炎的治疗

急性髓系白血病联合化疗诱发急性胰腺炎：首先应立即停止化疗。予以禁食、输液和抑制胰腺分泌治疗，症状通常在停止化疗、对症支持治疗后逐渐缓解。L-天冬酰胺酶治疗儿童急性淋巴细胞白血病并发糖尿病酮症酸中毒和胰腺炎：主张采用保守治疗，早期给予肠内营养，液体复苏和胰岛素输注，纠正代谢性酸中毒，随着病情好转，胰岛素输注被皮下常规胰岛素替代，直至血糖正常化。

1. 多发性骨髓瘤与伊沙佐米相关急性胰腺炎

通过采取急性胰腺炎对症支持治疗和停用伊沙佐米可得到缓解。

2. 硼替佐米诱导的急性胰腺炎

停用责任药物和给予支持措施，例如静脉补液和镇痛药，所有病例均取得了良好的治疗进展。

3. 多发性骨髓瘤高钙血症诱发胰腺炎

大多数病例均接受静脉补液、液体复苏、双膦酸盐和降钙素/降钙素类似物治疗。

免疫检查点抑制剂和CAR-T治疗过程中导致的血清淀粉酶和脂肪酶升高，免疫相关性胰腺炎，大多数患者无须免疫抑制性治疗即可自愈，症状严重者则需相应免疫抑制治疗。

（三）胰腺外分泌功能不全的治疗

慢性移植物抗宿主病相关的胰腺外分泌功能不全，可通过胰酶替代治疗来得到有效缓解。

五、预防和康复

在血液肿瘤治疗过程中，应注意选用无胰腺毒性或毒性小的药物，注意监测胰腺损伤相关指标，研究表明，危险分层、白蛋白下降、三酰甘油升高是急性白血病并发急性胰腺炎风险预警因素，PCT水平升高、血钙水平降低可能对重症胰腺炎有提示作用。通过监测上述指标，可使临床对易并发急性胰腺炎高危患者进行早识别，及早防治，从而改善急性白血病相关胰腺损伤患者的预后。

第十二章

黑色素瘤相关胰腺损伤

一、黑色素瘤相关胰腺损伤及机制

（一）黑色素瘤相关胰腺损伤机制

黑色素瘤是一种由黑色素细胞恶变引起的恶性肿瘤，能够产生黑色素且高度恶性，死亡率很高。黑色素瘤发生于皮肤或接近皮肤的黏膜，也见于眼部、胃肠道、黏膜、软脑膜、泌尿生殖系统和淋巴管。该病以白种人发病率最高，中国虽不属于高发区，但进入21世纪后，黑色素瘤发病趋势逐年上升。黑色素瘤不仅可造成皮肤和黏膜损伤，也可导致全身其他组织和器官的损伤，远处转移多发于肺、肝和脑等脏器，此外，在临床中，偶尔也可见到胰腺和胃转移。黑色素瘤引起胰腺损伤可能机制如下。

1）黑色素瘤可转移至胰腺造成转移性胰腺癌，继而引起胰腺损伤。转移途径包括淋巴转移、血行转移、卫星转移和移行转移，其中淋巴转移和血行转移较为常见，其他转移途径较少见。淋巴转移、卫星转移和移行转移均是通过区域淋巴管发生，内脏转移多由血行转移引起，发生机制需进一步研究。

2）转移性胰腺癌或胰腺受累肿大淋巴结机械性压迫胰管导致胰管阻塞，胰腺导管黑色素瘤可直接导致胰管阻塞，上述均可激活胰蛋白酶，进而出现胰腺炎相关症状和体征。

（二）黑色素瘤治疗相关胰腺损伤及机制

1.化疗药物

近年，随着药物广泛应用，DIP的发病率呈上升趋势，为0.3%~5.3%，药物诱导的胰腺炎占急性胰腺炎（AP）5%。DIP诊断需在胰腺疾病诊断基础上注意发生AP时间是否在药物使用期间，停药后AP症状是否缓解或消失，以及再暴露后AP是否复发。既往研究认为，化疗是晚期黑色素瘤主要治疗方案。达卡巴嗪是一种用于治疗晚期黑色素瘤的化疗药物，并于1975年被美国食品和药物管理局（FDA）批准用于黑色素瘤治疗。化疗和免疫疗法结合，即生物化学疗法，已显示出对黑色素瘤有较高临床反应。但最近研究发现，多种治疗黑色素瘤药物可引起独特不良反应，其中包括AP。DIP发病机制包括胰管收缩、胰腺局部血管性水肿效应和小动脉血栓形成、细胞毒性和代谢作用、毒性代谢物或中间物积累以及超敏反应。

2. 免疫治疗

免疫治疗是指针对机体低下或亢进免疫状态，人为增强或抑制机体免疫功能以达到治疗疾病目的。黑色素瘤特征是在免疫功能低下患者发病率较高，原发肿瘤和转移瘤中淋巴细胞浸润活跃，浸润的T淋巴细胞可识别黑色素瘤抗原。免疫疗法分为四大类，第一类是生物免疫疗法，如细胞因子、干扰素和粒细胞-单核细胞集落刺激因子等。第二类是肽、全蛋白、病毒、DNA或树突状细胞的疫苗接种。第三类是细胞疗法，包括使用淋巴细胞激活的杀伤细胞、肿瘤浸润性淋巴细胞和其他特异性淋巴细胞。第四类是免疫检查点抑制剂（ICI），这种免疫治疗可人为调节人体免疫功能，恢复消灭瘤细胞的能力。然而，ICI使用会造成胰腺损伤，发病率很低，以个案报道为主，例如在接受抗CTLA-4抗体治疗的患者中，有1.5%患者发生了免疫相关性胰腺炎，表现为无症状淀粉酶和脂肪酶升高，一些患者伴有发热和不适、频繁腹痛，与血液检查结果增加程度不成比例，恶心呕吐罕见，伊匹单抗诱导的AP发病率为0.68%。PD-1是有效治疗多种肿瘤的ICI类药物，通过阻断PD-1发挥作用，增强控瘤免疫反应。在使用PD-1抑制剂患者有关胰腺损伤报道，如Song等报道了一例使用纳武利尤单抗治疗黑色素瘤12个月后出现CP，且EUS检查和活检结果提示该患者为2型AIP，具体机制未见报道。抗PD-1治疗的ICI所导致的胰腺损伤（ICI-PI）发生率为4%，抗PD-1和抗CTLA-4联合治疗ICI-PI发生率为8%，在3~4级脂肪酶升高患者，只有39%的患者出现胰腺炎症状，包括恶心、呕吐和腹痛。在接受免疫治疗患者，淀粉酶和脂肪酶升高能反映T细胞介导的炎症反应，亚临床炎症可能导致迟发性后遗症，例如胰腺外分泌功能不全、糖尿病或口腔黏膜毒性。有研究表明，经PD-1抗体治疗后，在环状胰腺中，由于发生了临床上无症状，但经组织学证实为脂肪酶性胰腺炎，出现了小肠梗阻。所以用免疫疗法治疗黑色素瘤时，应注意ICI类药物可能会对胰腺造成损伤，可能会导致胰腺炎，目前可能低估了DIP发生率，因为它可能不伴脂肪酶升高且在临床试验检查中无典型的胰腺炎指征。

3. 手术治疗

手术治疗黑色素瘤导致胰腺损伤案例在临床较少见，目前文献报道的黑色素瘤手术治疗导致胰腺损伤类型多为手术切除黑色素瘤胰腺转移瘤所致的胰腺损伤。黑色素瘤转移至胰腺较为罕见，但有文献报道位于胰腺原发性黑色素瘤案例。转移至胰腺体部的黑色素瘤可通过胰腺中段切除术治疗，转移至胰头的黑色素转移瘤常需切除胰头和部分十二指肠。由于切除部分甚至胰腺整体，手术治疗可导致如胰腺内分泌不足、损伤性胰腺炎等并发症，可能原因如下：手术治疗导致胰腺实质细胞减少，进而造成如胰岛素、胰高血糖素等激素分泌减少，导致胰腺内分泌功能减退。手术治疗可能导致胰腺实质细胞内胰酶外溢和不恰当激活，进而引发自身消化，从而导致AP的发生。

二、黑色素瘤相关胰腺疾病

（一）急性胰腺炎

多种治疗黑色素瘤的药物可引起胰腺损伤。同时，AP过度分泌胰腺炎相关蛋白I（PAP-I），可使黑色素瘤细胞黏附性下降，趋化运动增加，造成恶性循环。此外，黑色素瘤可伴胰腺转移，且有AP表现，但十分罕见，临床表现为严重腹痛、恶心、顽固性呕吐、上腹部触痛和血脂肪酶升高。

（二）慢性胰腺炎

黑色素瘤所引起的慢性胰腺炎（CP）报道并不多。目前仅报道一例使用黑色素瘤药物导致的CP，具体见免疫治疗部分。

（三）自身免疫性胰腺炎

ICI-PI有多种临床表现，包括梗阻性黄疸，临床过程类似于AIP，AIP由于可变的临床特征难以识别，在一例男性转移性肢端黑色素瘤病例中，使用纳武利尤单抗后，患者出现AIP症状。ICI治疗期间，可能会导致血清脂肪酶和淀粉酶的无症状升高，这有碍于AIP诊断。

（四）胰腺外分泌功能不全

黑色素瘤导致胰腺外分泌功能不全也是由于使用了ICI。胰腺外分泌功能不全是由于胰液及其消化酶，尤其是胰脂肪酶的分泌或活性减少引起的一种疾病，该疾病常见于CP和囊性纤维化患者。胰腺外分泌腺常不受影响。在单独使用PD-1抑制剂治疗后，胰腺外分泌部可能受到T细胞激活的潜在影响从而导致分泌异常。在使用ICI治疗黑色素瘤过程中，如出现消化不良、脂肪过多、皮肤干燥等症状时应考虑胰腺外分泌功能不全。

（五）胰腺癌

黑色素瘤与遗传性胰腺癌存在相同基因突变，有研究显示CDKN2A基因突变可致家族性非典型多痣黑素瘤（FAMMM）和胰腺癌，并提出一种新的遗传性癌症综合征可能性，即“FAMMM-胰腺癌综合征（FAMMM-PC）”。当前普遍认为胰腺癌筛查极其困难，一些研究发现FAMMM家族患胰腺癌风险增加了25%，通过FAMMM表型和CDKN2A突变来筛查胰腺癌可能是一种有效临床预防模式。此外，近期有研究发现KDM5A基因突变患者大多有黑色素瘤家族史或胰腺黏液腺癌。因此，应注意FAMMM也是胰腺癌高风险人群。

三、黑色素瘤相关胰腺损伤的诊断和鉴别诊断

（一）诊断

1.临床表现

黑色素瘤导致胰腺疾病以原发性胰腺疾病临床症状为主，最常见症状为黄疸、上腹痛或左上腹痛、并伴有背部放射痛，部分可出现新发2型糖尿病及体重减轻。治疗黑色素瘤会对胰腺造成损伤，部分患者会出现疲劳、厌食、皮疹。此外，黑色素瘤累及胰腺并不常见，多数无明显临床症状，常是在对转移性恶性黑色素瘤定期随访中意外发现，部分表现为黄疸、上腹部疼痛、腹胀、乏力、体重减轻、进食困难。

2.实验室检查

与其他病因胰腺疾病相似，黑色素瘤导致胰腺疾病可伴有血清淀粉酶、脂肪酶、碱性磷酸酶、胆红素和γ-谷氨酰转移酶升高，其中脂肪酶比淀粉酶保持升高时间更长。此外，免疫组化、组织病理和IgG4测定、血清CA19-9水平等实验室检查指标，对黑色素瘤相关胰腺疾病与胰腺原发疾病诊断和鉴别诊断有着重要作用。

3.影像学检查

黑色素瘤胰腺转移与原发性胰腺肿瘤影像学表现相似，影像学鉴别意义不大。超声多提示胰腺单或多个低回声肿块。CT示胰腺低密度肿块伴或不伴胆管和胰管扩张，增强CT示肿块边缘强化。黑素瘤胰腺转移灶在增强CT和MRI血供增加。MRI表现特异性信号特点，在T_1加权图像呈高信号。

4.内镜检查

胃镜和结肠镜无特异性表现。ERCP可示胰管狭窄、移位和扩张。EUS显示胰腺转移灶边缘规则，结构均匀，较周围胰腺组织低回声。EUS-FNA是诊断胰腺肿瘤主要工具，在诊断胰腺转移瘤时，具有较高敏感性和准确性。EUS-FNA法行细胞学及免疫组织化学染色检测将有助于确定黑色素胰腺转移瘤诊断，免疫组化显示HMB-

45、Melan-A阳性，S100阴性或阳性。

（二）鉴别诊断

需要与AP、CP、AIP、胰腺良性肿瘤、胰腺癌、胰腺神经内分泌瘤、胰腺假性囊肿等鉴别。

四、黑色素瘤相关胰腺损伤的治疗

黑色素瘤导致胰腺损伤的研究主要集中黑色素瘤转移到胰腺从而引起胰腺损伤，基于已发表病例报道和回顾性研究，内科治疗和外科治疗是这类患者最主要的治疗手段。孤立性胰腺转移是一种罕见事件，只占转移性黑色素瘤的1%。

（一）内科治疗

针对黑色素瘤胰腺转移的内科治疗主要包括生物制剂治疗和（或）化疗。转移性黑色素瘤用化疗和（或）生物制剂单独使用治疗。Legha等使用顺铂、长春碱、达卡巴嗪化疗药物（CVD）和使用白细胞介素-2（IL-2）、干扰素-α（IFN-α）生物制剂治疗转移性黑色素瘤。纳入所有患者均为晚期、不能手术的黑色素瘤患者，且未接受化疗或生物疗法治疗。CVD和生物治疗方案最初以6周间隔交替的方式整合，随后以序贯方式进行，患者随机接受CVD后立即接受生物治疗（CVD/Bio）或相反顺序进行治疗（Bio/CVD）。40名患者采用交替生物化疗方案，62名患者采用序贯生物化疗方案。在39名可评估患者中，交替方案中总有效率为33%。序贯方案中总有效率为60%。与Bio/CVD序列相比，CVD/Bio序列的缓解率更高。接受序贯生物化疗的患者中位生存期为13个月，而单用CVD治疗组为9个月。最终研究得出结论，CVD/Bio序贯方案增加了转移性黑色素瘤患者的完全应答数。与CVD方案相比，生物化疗方案明显提高了中位生存期。

由于缺乏可靠有效全身治疗，不可切除转移性黑色素瘤治疗是一个主要临床挑战。ICIs已成为治疗转移性黑色素瘤患者的一项重大突破，Hodi等人在403名不可切除转移性黑色素瘤患者中进行了一项随机、双盲、3期研究，结果显示使用伊匹单抗可提高生存率。一项病例报道表明，一名69岁黑色素瘤伴肺部及胰腺转移患者，先接受了派姆单抗治疗，后接受了纳武利尤单抗和伊匹单抗治疗。患者在接受治疗2年后，疾病未出现进展。

（二）外科治疗

针对黑色素瘤胰腺转移的外科治疗主要为胰腺切除术。Guerra等共纳入72项研究，共109例胰腺转移手术治疗患者。结果显示患者在诊断为胰腺疾病后接受胰腺切除术的1年、3年和5年总生存率分别为71%、38%和26%，中位生存期为24个月。不完全切除和伴随胰腺外转移是影响生存的唯一显著因素。孤立性胰腺转移患者接受根治性切除术的生存期明显更长，1年、3年和5年生存率分别为76%、43%和41%。一项大型单中心研究共纳入了1623例腹部黑色素瘤转移患者，其中336（20.7%）例胃肠道转移，697（42.9%）例肝脏转移，138（8.5%）例肾上腺转移，38（2.3%）例胰腺转移，109（6.7%）例脾脏转移，305例（18.8%）多部位转移。结果显示接受外科手术（18个月）的患者的总生存期明显优于接受非手术方案（7个月）的患者。胃肠道受累患者中位生存期最佳，1年、2年、5年和10年生存率分别为37%、30%、23%和11%。Wood等纳入了28例恶性黑色素瘤孤立性胰腺转移患者。研究发现8例胰腺切除术患者5年生存率为37.5%，中位生存期为23.8个月；而接受非手术方法治疗的20例患者的5年生存率为23%，中位生存期为15.2个月。完全手术切除患者的5年生存率为50%，中位生存期为24个月；而仅接受姑息治疗的患者的5年生存率为0%，中位生存期为8.2个月。总之，各项研究结果证实接受手术治疗比接受非手术治疗的患者生存率及中位生存期更高。

针对孤立性胰腺转移的胰腺切除术研究很少，并且胰腺切除术存在争议。转移性胰腺孤立癌灶标准手术包括部分胰腺十二指肠切除术，胰尾切除术及全胰腺切除术。完全手术切除是转移性黑色素瘤的最佳治疗方法，能够有效延长患者的生存期。接受黑色素瘤胰腺转移完全切除的患者的5年生存率为37%，中位无病生存期为24个月；而不完全切除的患者分别为0%和8个月。关于孤立性胰腺转移的不完全切除的报道较少。Nakamura等报道了一例恶性黑色素瘤病例，由EUS-FNA诊断为孤立性胰腺转移，患者在接受胰腺远端切除术后存活超过2年。Birnbaum等报道了一例因恶性黑色素瘤而发生孤立性胰腺转移的病例。患者在接受了胰十二指肠切除术（PD）治疗后，生存期延长6年。

（三）整合治疗

单独系统性治疗对转移性黑色素瘤相对无效，手术切除孤立部位转移瘤仍是提高生存率最佳单一治疗方法，但手术对多部位黑色素瘤治疗转移确切作用尚未明确。一项病例报道回顾了一例眼部黑色素瘤转移至肝脏和胰腺的患者，采用细胞减灭术治疗（包括肝部分切除术、远端胰腺切除术和门静脉淋巴结清扫术），随后采用达卡巴嗪和干扰素-α进行生物化疗。术后患者状态良好，在术后20个月的随访中未出现复发。细胞减灭术可能在治疗多部位黑色素瘤转移中发挥积极作用。未来需要来自细胞减灭术和生物化疗的创新性临床试验数据来确定这种联合方法的有效性。Larsen等报道了一例胰腺黑色素瘤转移患者在接受免疫疗法、放射疗法和手术联合治疗，随访22年后，患者仍存活。

（四）其他治疗

Baba等报道了一例病例，其在术中诊断为恶性黑色素瘤转移后，进行了腹腔镜远端胰腺切除术。病理诊断为恶性黑色素瘤胰腺转移。患者术后接受辅助ICI和化疗得到了长期的生存。Staudacher等研究中，4例患者进行腹腔镜胰十二指肠切除术。其中1例为转移性恶性黑色素瘤。该手术未出现并发症及死亡。所有患者中位随访时间为4.5个月（范围1~10个月）。黑色素瘤导致AIP鲜有文献报道。德国一家皮肤癌中心进行了一项回顾性分析，对患有转移性黑色素瘤和已有自身免疫性疾病的患者进行了伊匹单抗治疗。41例已有自身免疫性疾病（AD）的患者接受伊匹单抗治疗（甲状腺炎15例，类风湿11例，皮肤病10例，克罗恩病/溃疡性结肠炎3例，神经性2例，结节病2例，胰腺炎1例）。11例患者在伊匹单抗治疗时需要免疫抑制剂。12例（29.2%）患者既往AD发作，主要为类风湿或皮肤病患者。12例（29.2%）患者发生了额外的免疫相关不良事件。在23名患者（56%）中，既没有观察到AD的变化，也没有观察到额外的免疫相关不良事件。5例患者有缓解（1例完全缓解，4例部分缓解）。这是较大规模已知AD患者使用伊匹单抗治疗的报道。在这个患者亚组中，充分讨论利弊并考虑到先前存在AD的严重程度和活动性后，伊匹单抗可以作为一种治疗选择。

五、预防和康复

黑色素瘤转移至消化道常见部位是小肠，其次是结肠，胰腺是罕见转移部位。黑色素瘤恶性程度高，转移早，预后差，黑色素瘤一旦诊断明确，力争治愈性切除，这是唯一能延长生存期的方法，不完全切除和伴随胰腺外转移是显著影响生存的因素，故积极治疗原发性黑色素瘤对防治其胰腺转移有重要意义。

预防黑色素瘤也能改善黑色素瘤预后，减少黑色素瘤损伤胰腺的发生。紫外线是引起皮肤黑色素瘤主要诱因，避免长期日光暴露将有助于预防皮肤黑色素瘤的发生。此外，越来越多证据表明，饮酒与黑色素瘤风险增加呈正相关，饮酒是黑色素瘤的独立危险因素，如Rivera等发现，饮酒与侵袭性黑色素瘤的风险增加有关。Jones研究发现，吸烟与患黑色素瘤患者的前哨淋巴结转移、溃疡和Breslow浸润深度增加之间存在直接正相关，并且吸烟本身就是胰腺癌的风险因素，与不吸烟者相比，吸烟者患胰腺癌的风险高2~3倍。故良好的生活方式可能有助于预防黑色素瘤胰腺转移。

此外，黑色素瘤治疗相关药物可能会导致胰腺损伤，在原发病治疗过程中，应注意所用药物的胰腺毒性，尽量选用无胰腺毒性或毒性较小的药物。胰腺损伤患者多处于高分解状态，以及肿瘤导致体内大量蛋白质消耗，不利于损伤修复。术后营养支持是保证治疗成功的一个重要措施。在整个治疗过程当中，还应密切监测胰腺损伤的相关指标，对于药物性胰腺损伤争取做到早预防、早发现、早治疗。

对患者进行健康指导，监测患者因化疗、靶向治疗或免疫治疗引起的副作用，定期复查及完善胰腺相关影像学检查，尽早发现复发或新病变，都有助于提高黑色素瘤胰腺转移患者的生存期。

第十三章

食管肿瘤相关胰腺损伤

一、食管肿瘤相关胰腺损伤及机制

（一）食管肿瘤对胰腺的损伤机制

食管癌是所有癌症第九常见肿瘤，全球肿瘤相关死亡中排列第六。食管癌不仅造成局部损伤，也可导致全身其他组织和器官的损伤，包括胰腺。

食管癌引起胰腺损伤的可能机制如下。

1.流行病学研究表明肿瘤患者有较高再发风险

主要原因包括有肿瘤患者致癌习惯，如饮酒或吸烟，致癌基因如p53突变。据最新研究表明，即使是可治愈无淋巴结转移早期食管癌，再发口腔/咽喉癌、胰腺癌和白血病风险仍增加。

2.食管癌可转移至胰腺造成转移性胰腺癌

食管癌易出现远处转移，最常累及腹部淋巴结（45.0%）、肝脏（35.0%）、肺（20.0%）、颈部或锁骨上淋巴结（18.0%）、骨（9.0%）、肾上腺（5.0%）、腹膜（2.0%）、脑（2.0%），以及胃、胰腺、心包和脾脏（各0.7%），目前关于食管癌胰腺转移报道非常少。但尸检结果显示胰腺转移发生率高达1.6%~5.9%，转移途径主要包括淋巴转移及血行转移。胰腺转移多为实性结节，单灶多于多灶。食管癌与转移性胰腺癌诊断时间间隔为0~132个月不等。

3.食管癌还可通过高钙血症引发胰腺炎

罕见，仅个案报道食管癌可诱发急性胰腺炎。高钙血症常见于恶性肿瘤，特别是食管癌，Tachimori等人检查382例食管癌，发现38%复发性不可切除病例出现高钙血症。恶性肿瘤相关高钙血症被认为是由瘤细胞产生细胞因子或由瘤细胞激活的免疫细胞引起的，大致可分为恶性肿瘤体液性高钙血症（HHM）和局部溶骨性高钙血症（LOH）两种综合征。HHM是肿瘤过度产生一种甲状旁腺激素样激素PTHrP引起，占据高钙血症80%以上病因，LOH被认为是由瘤细胞和多发性骨髓瘤骨转移引起。

（二）肿瘤治疗相关胰腺损伤及机制

1.化疗药物

用于食管肿瘤化疗药物种类繁多，包括紫杉醇、多西紫杉醇类，替吉奥、卡培他滨，及顺铂、奥沙利铂等。研究发现紫杉醇、吉西他滨、顺铂均可诱发药物性急性胰腺炎（DIAP），DIAP占胰腺炎3%~5%，据报道，100余种药物可引起AP，但相关报道多为病例报道，鲜见随机、对照试验和大型药物流行病学调查研究。DIAP病理生理机制尚未完全阐明。与器官特异性损伤有关的药物分为具有内在毒性的药物和由随机不良反应引起损伤的药物，前者常呈剂量依赖性。DIAP多数为轻症，具有自限性，停药有利于病情缓解。

2.免疫治疗

恶性肿瘤具有逃避免疫监视特点，机制来自瘤细胞缺乏抗原表达或免疫耐受环境建立，虽然胃肠肿瘤不是传统免疫源性恶性肿瘤，但研究证实，瘤周浸润淋巴细胞数量与肿瘤进展和预后密切相关。近年，PD-1/PD-L1信号通路抑制剂已用于黑色素瘤，非小细胞肺癌和消化系统肿瘤，与传统治疗相比，抗PD-1免疫治疗是治疗胃肠肿瘤一个很有前景的新方向。但免疫检查点抑制剂易诱发免疫相关副作用，包括急性胰腺炎。使用抗PD-1抗体治疗肿瘤，血清淀粉酶和脂肪酶水平升高比例小于1%~2%，且常无症状，也有研究发现，约1.8%患者出现不同严重程度胰腺炎症状，且部分患者伴外分泌功能不全，出现腹泻、体重下降。

3.手术治疗

食管癌根治术后患者出现胰腺损伤病例罕见。在围绕腹腔动脉进行解剖分离时，可能会牵拉刺激胰腺，或导致主胰管阻塞，从而诱发胰腺炎。另外，围术期芬太尼及吗啡使用会引起Vater壶腹收缩并诱发胰腺炎。在食管癌术后，可发生PEI，胰酶缺乏是手术治疗食管癌后常见并发症之一。

二、食管肿瘤相关胰腺疾病

（一）食道肿瘤转移性胰腺肿瘤

食道肿瘤是常见消化道肿瘤，转移潜力大，预后差，约1/5患者就诊时有远处转移。国内外有报道食道鳞癌转移至胰腺的个案。目前尚未阐明确切机制。对转移性胰腺鳞状细胞癌，已提出5种理论解释：①已有腺癌鳞状转化；②能分化为鳞癌或腺癌原始细胞的恶性转化；③异常鳞状细胞恶性转化；④导管上皮鳞状化生恶变；⑤

肿瘤碰撞。

（二）急性胰腺炎

食管癌出现急性胰腺炎报道极少。仅见个案报道食管小细胞癌过度产生一种甲状旁腺激素样激素 PTHrP 引起甲状旁腺功能亢进，进而引起胰腺炎，其致病机制包括：①高钙血症升高血清胰蛋白酶水平；②高钙血症导致胰腺实质钙化和导管狭窄；③PTH 诱导血管微栓塞减少胰腺血供，且 PTH 可直接损伤胰腺实质。

（三）胰腺外分泌功能不全

使用抗 PD-1 抗体治疗的部分患者伴胰外分泌功能不全，脂肪酶及淀粉酶含量下降，粪便弹力蛋白酶减少，出现腹泻、体重下降，需予口服胰酶替代治疗。可能机制是免疫应答异常损害导管和腺泡细胞，进而导致胰酶分泌减少。

食道肿瘤切除术后部分患者存在 PEI，出现消化不良、吸收不良和体重减轻症状。由于胰腺组织实质在这种情况下形态完整，称为继发性 EPI。可能机制有①胰腺酶分泌是一个关键消化过程，受各种刺激（包括神经和激素刺激）的调节和控制。食道切除术后，导致激素和神经刺激减少，引起胰腺外分泌调节过程中断。②由于食道切除术后的解剖变化，食糜和胰腺酶混合不充分，可能会损害胰腺外分泌功能。

三、食管肿瘤相关胰腺损伤的诊断和鉴别诊断

（一）诊断

1. 临床表现

食管癌患者早期缺乏特异症状，可无明显症状，或在进食时有哽噎感、胸骨后异物感，中晚期表现为进行性吞咽困难、持续性胸骨后疼痛或背痛、明显消瘦。5 年生存率约 10%，5 年食管切除术后生存率为 15%~40%。转移至胰腺可出现上腹部胀、腹痛等。少数出现急性胰腺炎，有急性上腹痛症状。因此，在出现上腹胀痛等症状时，应注意明确有无胰腺转移癌及急性胰腺炎。

2. 实验室检查

完善血清淀粉酶、脂肪酶可明确有无急性胰腺炎，行肝功能、血脂、血钙等实验室检查有助排除急性胰腺炎其他病因。胰腺外分泌功能不全检测分为直接和间接试验。直接试验未常规开展，常用间接粪便弹力蛋白酶测定明确。

3. 影像学检查

转移性胰腺癌缺乏特异影像学特征，单从影像学表现很难将胰腺转移癌与胰腺原发肿瘤鉴别，必须结合既往有明确恶性肿瘤史。影像学表现多为实性结节，囊性

少见，单灶多于多灶，转移部位以胰头多见。

4.内镜检查

对性质不明胰腺实性占位病变，可通过EUS-FNA进行细胞病理学诊断，明确占位性质，EUS-FNA是胰腺病变进行病理学诊断的首选方式，总体敏感度达85%~93%，特异度达96%~100%。ERCP可用于检查胰腺疾病导致的胆胰管狭窄，并可放置引流支架。

（二）鉴别诊断

应与急性胰腺炎、慢性胰腺炎、自身免疫性胰腺炎、胰腺肿瘤等鉴别。

四、食管肿瘤相关胰腺损伤的治疗

（一）内科治疗

针对食道肿瘤胰腺转移的内科治疗主要包括：①术后辅助化疗，化疗主要以铂类+氟尿嘧啶为主。②靶向治疗，Zhang Lei等报道1例使用厄洛替尼+吉西他滨的姑息性治疗，不幸的是，患者在1个月后因多器官衰竭而死亡。内科治疗有助减轻食道肿瘤胰腺转移后引发胰腺疾病症状，抑制肿瘤生长。

食管癌合并急性胰腺炎时内科保守治疗方案给予禁食、抑酶、补液等对症支持治疗。患者出现重症急性胰腺炎时可因合并肾衰、代谢性酸中毒及DIC等而导致死亡。食管癌接受化疗及免疫抑制剂治疗出现DIP，需中断治疗，并给予激素，甚至霉酚酸吗啉乙酯治疗胰腺炎。

胰酶替代疗法（pancreatic enzyme replacement therapy，PERT）：食道切除术后患者可出现EPI，研究表明，对EPI进行PERT，可使90%患者症状改善。

（二）外科治疗

胰腺转移癌属于晚期肿瘤，治疗应根据原发肿瘤生物学特性选择不同模式的整合治疗，是否采取手术治疗意见尚未统一。研究表明，与不手术或姑息手术相比，彻底切除胰腺转移病灶可获更好预后，术后中位生存时间远高于原发性胰腺癌切除术。Koizumi等报道1例70岁食管癌胰腺转移患者行远端胰腺切除术后未行辅助治疗，临床随访24个月内无复发。陈平平等随访16个月得到了类似结果。但Reddy等发现胰腺转移癌切除术患者手术并发症发生率及围术期病死率与胰腺原发肿瘤无明显差别。如患者满足以下标准，可能会从胰腺转移癌切除术中受益：①原发性肿瘤病理类型预后较好；②原发肿瘤控制良好；③可切除的孤立性转移灶；④能够耐受胰腺切除手术。

五、预防和康复

食道肿瘤具有转移至胰腺能力，预后不佳，临床需密切随访，及早发现、及早诊疗。患者出现上腹痛、腹胀等不适，应密切监测肝肾功能、淀粉酶等指标，明确有无胰腺转移癌及肿瘤相关胰腺炎；在化疗及免疫治疗过程中，应警惕DIP可能，应注意所用药物胰腺毒性，避免选用具有胰腺毒性或毒性大的药物，密切监测胰腺损伤相关指标，对药物性胰腺损伤尽量做到早预防、早发现、早治疗。由于食道术后可致胰腺外分泌功能不全，药物治疗同时可对患者进行健康教育，提高生活质量。

第十四章

腹膜肿瘤相关胰腺损伤

一、腹膜肿瘤相关胰腺损伤及机制

（一）腹膜瘤对胰腺的损伤机制

腹膜由单层间皮细胞及少量结缔组织构成。腹膜瘤多指腹膜表面恶性肿瘤（peritoneal surface malignancies，PSM），包括腹膜原发肿瘤（腹膜间皮瘤和原发性腹膜癌）及腹膜继发肿瘤。腹膜原发肿瘤包括上皮来源肿瘤、平滑肌来源肿瘤及来源不明的肿瘤。上皮来源的原发腹膜肿瘤包括腹膜原发浆液性癌和腹膜原发浆液性交界性癌，平滑肌来源的肿瘤指播散性腹膜平滑肌瘤病，为少见良性病变。来源不明肿瘤极罕见，包括间变性小圆细胞肿瘤和实性纤维瘤，前者常发生于年轻男性，为多位于腹盆腔高度恶性软组织肉瘤。腹膜肿瘤多为继发性肿瘤，大多由腹膜内器官如消化道肿瘤、妇科肿瘤或肉瘤转移而来，其原发瘤常位于卵巢、胃、结肠、胰腺、膀胱、子宫和黑色素瘤。

腹膜瘤可直接浸润或转移至胰腺实质或胰腺周围组织，继而引起胰腺损伤。研究发现原发性腹膜恶性间皮瘤可侵犯胰腺，压迫胰管及供胰腺营养代谢的血管，造成胰腺缺血缺氧或胰酶激活，最终损伤胰腺。

（二）腹膜瘤治疗相关对胰腺损伤及机制

1. 化疗药物

分为腹腔热灌注化疗和全身化疗，包括顺铂、洛铂、卡铂、奥沙利铂、丝裂霉素、多西他赛、培美曲塞及多柔比星等。目前联合使用长春新碱、5-氟尿嘧啶、顺铂、白细胞介素-2、环磷酰胺和阿霉素治疗肿瘤可能导致急性胰腺炎，但腹膜肿瘤化疗药物导致胰腺损伤未见报道。

2. 放射治疗

主要为碘125粒子植入术，但导致胰腺损伤未见文献报道。

3. 免疫治疗

代表药物为沙利度胺、西妥昔单抗、贝伐单抗、卡瑞利珠单抗等，未见有导致胰腺损伤的报道。

4. 手术治疗

主要为肿瘤细胞减灭术。胃癌根治术在清扫胰腺周围淋巴结或剥离胰腺被膜时易致胰腺损伤，故术后胰腺损伤和胰瘘时有发生，但当前未见有腹膜瘤手术导致胰腺损伤的报道。

二、腹膜瘤相关胰腺疾病

（一）腹膜瘤转移性胰腺肿瘤

腹膜瘤容易转移，但胰腺是相对罕见的转移部位。小样本病例分析发现腹膜假黏液瘤或间皮瘤可转移至胰头，超声表现为实质内多发大小不等囊性结构，透声差，CT提示胰头质硬，腹腔有多个大的网膜和肠系膜结节型肿块。

（二）急性胰腺炎

腹膜瘤导致急性胰腺炎报道极少。机制主要是肿瘤相关组织压迫胰管导致胰液分泌不畅，胰酶激活，最终胰腺发生自溶。临床表现以急性上腹痛、恶心、呕吐、发热和血胰酶增高等为特点，病变程度轻重不等。

（三）胰腺外分泌功能不全

肿瘤相关组织压迫胰管，造成胰腺分泌各种消化酶减少，导致对食物消化吸收功能减退。临床通常表现为脂肪泻、腹胀、腹痛和体重下降等。

三、腹膜瘤相关胰腺损伤诊断和鉴别诊断

（一）诊断

1. 临床表现

无特异性，主要以腹部不适症状为主，包括恶心呕吐、食欲减退、乏力、消瘦、腹痛、后背痛、腹胀、腹水、腹围增大、腹部包块、黄疸、腹泻，甚至呼吸困难等。

2. 实验室检查

血常规、尿常规、便常规、血气分析、血电解质（钾、钠、氯、钙等）、肝功

能、肾功能、胰血尿淀粉酶测定、肿瘤标志物、胰腺内外分泌功能检查等实验室检查在诊断中有重要作用。此外，血清或腹水中透明质酸水平有助诊断弥漫性腹膜恶性间皮瘤。肿瘤细胞角蛋白、上皮膜抗原和几种典型瘤细胞表达的标记物（钙调素、IHC标记物）与胰腺转移性间皮瘤的诊断有关。

3.影像学检查

腹膜瘤侵犯胰腺影像学表现缺乏特异性，需结合腹膜瘤及胰腺病变影像学特征，腹水是最常见影像学表现。原发性腹膜瘤CT表现：弥漫型肿瘤腹腔积液显著，其腹膜结节或肿块不规则增厚和明显强化；局限型以囊实性为主，囊壁厚薄不均，有壁结节，肿瘤实性部分明显强化，一般无远处转移。腹膜转移瘤的CT表现：腹水多中到大量，种植转移型为局限性；网膜增厚，为结节状、饼状、污垢状、囊样改变；腹膜壁或脏腹膜增厚，有结节，表面有压迹，与正常腹膜强化不同；肠系膜为浑浊样、结节状改变；可伴腹腔淋巴结肿大。腹膜瘤侵犯胰腺影像学表现缺乏特异性，B超多表现为胰腺低回声结节，核磁可显示肿胀的胰腺有多发结节性病变，CT表现有3种类型：①单发圆形或类圆形肿块，位于胰头者可并发胆道系统扩张或胰管扩张；②胰腺多发肿块；③胰腺弥漫性肿大。无论单发还是多发转移灶，多呈低密度改变且边界较清，增强扫描强化轻微或不明显，等密度转移灶少见，少有坏死囊变。

4.穿刺活检

诊断性腹水穿刺、胰腺穿刺活检或腹膜活检结合免疫组化对腹膜瘤胰腺损伤诊断有重要价值，可采用腹腔镜直视下活检，亦可剖腹探查。

5.内镜检查

ERCP既可明确胰管病变，也能抽取胰液进行细胞学、免疫组化等明确胰腺病变性质，也可放置胰管支架缓解胰液排除不畅症状。胰腺瘤在EUS下为低密度灶，乏血供，可行细针穿刺活检明确胰腺病变性质。

（二）鉴别诊断

应与AP、CP、AIP、胰腺囊性肿瘤、胰腺癌、胰腺神经内分泌瘤、胰腺囊肿等鉴别。

四、腹膜瘤相关胰腺损伤的治疗

腹膜瘤损伤胰腺，不仅需要治疗肿瘤，还需治疗胰腺损伤。治疗包括化疗、肿瘤细胞减灭术（cytoreductive surgery，CRS）、放疗、靶向治疗及对症支持治疗。

（一）外科治疗

CRS是主要外科治疗手段之一。CRS是指切除腹腔内一切可见肿瘤组织，包括腹膜切除和受累脏器切除。目前肿瘤是否具有可切除性，应在考虑治愈可能性、生存率、手术风险等多方面因素后做出判断。同时，确保瘤细胞完全清除也是CRS关键一点。

（二）腹腔内化疗

腹腔内化疗区域内化疗药物高浓度的特点，可以保证肿瘤组织与化疗药物充分接触的同时，还能避免全身化疗带来的副作用。CRS联合HIPEC是目前治疗腹膜恶性肿瘤的标准方案，包括消化道肿瘤、卵巢肿瘤腹膜转移、腹膜间皮瘤和腹膜假黏液瘤。常被用于HIPEC的化疗药物有阿霉素、丝裂霉素C、多西他赛和顺铂等。术后尽早进行腹腔化疗可有效预防CRS引起腹腔粘连，可用于治疗存在腹膜转移消化道和女性生殖系统肿瘤。不仅HIPEC，加压腹腔内气溶胶化疗（pressurized intraperitoneal aerosol chemotherapy，PIPAC）也被用于腹膜恶性肿瘤局部化疗，这是一种在内镜下通过雾化方式在腹腔给药的化疗方式。

（三）全身化疗

全身化疗可有效预防腹膜恶性肿瘤转移，尤其是肝转移和肺部转移。有研究表明，全身化疗对延长腹膜恶性肿瘤患者生存期未见一定作用。腹膜恶性肿瘤患者使用顺铂或吉西他滨联合化疗药物培美曲塞，反而导致中位总生存期小于或等于27个月。

（四）靶向治疗

贝伐单抗对于胸膜间皮瘤具有一定治疗效果，或许也同样可用于治疗腹膜间皮瘤，尚未发现有关研究。其他靶向治疗，如抗间皮素抗体或脉冲树突状细胞，具有较好发展前景，但仍在研究中。

（五）放射治疗

目前，相比手术联合化疗腹膜恶性肿瘤标准方案，放疗方案显得作用有限，其治疗效果尚存争议，并且长期放疗会对患者产生一定副作用。

（六）其他治疗

腹膜瘤对胰腺造成的损伤，治疗应用禁食水、抑酸抑酶、肠内营养支持、液体复苏等有效手段。

五、预防和康复

围术期管理不佳会增加术后死亡率。强化康复，包括在3~4周术前进行专门营养、身体和心理准备，能降低手术并发症发病率和其他可能不利影响，缩短恢复预期治疗所需时间，从而改善长期预后。专门为老年患者设计的康复训练策略，如综合药物优化，以及根据老年患者具体需求调整现有身体和营养康复计划，能为高风险老年手术患者提供最大益处。

第十五章

其他肿瘤相关胰腺损伤

一、脂肪肉瘤相关胰腺损伤

脂肪肉瘤是成人最常见的恶性间充质肿瘤之一。去分化的脂肪肉瘤更易局部复发和转移。脂肪肉瘤导致胰腺损伤多为原发性胰腺脂肪肉瘤或者脂肪肉瘤转移至胰腺引起转移性胰腺脂肪肉瘤。由于临床症状相似，在多数病例中，很难鉴别胰腺转移脂肪肉瘤和胰腺原发肿瘤。50%的胰腺转移脂肪肉瘤患者无症状，仅在检查中意外发现。胰腺脂肪肉瘤患者常表现为疼痛和腹胀等腹部症状，偶尔也会出现全身性症状，如厌食症和体重减轻。无论是原发性胰腺脂肪肉瘤还是转移性胰腺脂肪肉瘤，肿瘤标志物、生化和血液常规检测可无异常。FISH和免疫组化已成为确认脂肪肉瘤类型有效的检测方法。检测高分化/去分化脂肪肉瘤最敏感和特异性的标记物为p16，MDM2敏感性和特异性较小。大多数黏液样/圆形细胞脂肪肉瘤胰腺转移瘤的CT表现为低密度，MRI表现为T_1、T_2信号长，动脉、静脉期边缘增强。超声内镜下细针穿刺活组织检查（EUS-FNA/B）可以显著提高诊断的准确性。在软组织肿瘤的进展过程中，对于转移性或不可切除的病变，常规放疗和细胞毒性化疗仍存在争议。因此，在脂肪肉瘤病理分类的基础上，需要更有效的全身治疗方案。外科治疗是黏液样/圆形细胞脂肪肉瘤胰腺转移瘤患者最主要的治疗手段。过去认为胰腺切除术有较高的死亡率和发病率；然而，最近对大样本量的临床分析显示，对胰腺转移瘤进行手术切除是安全的。大多数根治性切除后的胰腺转移瘤有良好的预后，特别是对于初次手术后无病生存时间较长的患者。对于软组织肉瘤孤立性胰腺转移的患者，特别是肿瘤分级低、疾病进展缓慢的患者，根治性手术可能预后良好。

二、甲状旁腺肿瘤相关胰腺损伤

甲状旁腺肿瘤可因高钙血症导致急性胰腺炎。其导致高钙血症的机制是由破骨细胞激活的细胞因子介导的骨溶解，这常与广泛的骨转移或骨髓瘤有关。研究显示以急性胰腺炎为首发症状的患者，在被误诊为胰腺癌后，接受了颈部超声检查和^{99m}Tc-高锝酸盐的甲状腺和甲状旁腺显影证实了左侧甲状旁腺下部肿瘤。在甲状旁腺切除术后约30天，复查腹部CT扫描，结果显示之前描述的所有胰腺和腹膜结节均显著减少。当高钙血症与胰腺疾病相一致的腹部症状相关时，应怀疑是高钙血症引起的急性胰腺炎。

三、骨原发性肿瘤相关胰腺损伤

骨肉瘤和尤文氏肉瘤是两种最常见的恶性骨原发性肿瘤，主要影响儿童和青少年。骨肉瘤转移至胰腺的情况较为罕见，间充质软骨肉瘤更罕见。研究发现对骨肉瘤或尤文氏肉瘤患者，使用EUS和EUS-FNA/B进行组织学诊断十分重要。骨肉瘤胰腺转移和原发性胰腺癌的鉴别诊断是治疗的关键。在诊断时，如果患者有肉瘤病史，且存在多个胰腺病变，可通过影像学提示诊断胰腺转移，但治疗仍十分棘手。胰腺转移瘤的预后一般较差，手术的作用尚不明确，但有报道称，在切除孤立性胰腺转移瘤后，生存时间可以延长。

四、前列腺肿瘤相关胰腺损伤

前列腺癌最主要的转移部位为淋巴结，其次为骨、肺、膀胱、肝和肾上腺等，胰腺转移极为罕见。研究者对1589名转移性前列腺癌患者进行的尸检报告表明，与骨（90%）和肺（46%）相比，胰腺是前列腺癌转移最罕见的部位（1.4%）。目前，仅见3例前列腺癌胰腺转移病例，且所有患者均有胰外转移。其临床表现以原发性胰腺疾病的症状为主，最常见的症状为黄疸、上腹痛、呕吐及体重减轻。目前多为对症治疗，平均生存期3个月左右。为了进一步优化原发性前列腺癌胰腺转移的防治，提高患者生活质量，仍需进行更多的相关领域研究。

五、鼻咽肿瘤相关胰腺损伤

目前关于鼻咽癌导致的转移性胰腺肿瘤在发病机制、临床表现、实验室及影像学检查和治疗的研究较少。其胰腺损伤机制可能与其他肿瘤导致的转移性胰腺肿瘤相似。此癌的相关性胰腺疾病常以肿瘤原发部位引起的症状为主，还可表现为腹痛、腹胀、黄疸、乏力、食欲不振等。鼻咽癌引起的转移性胰腺肿瘤的实验室指标缺乏特异性，影像学可协助诊断。EUS-FNA/B进行组织病理学及免疫组织化学染色检测是确诊鼻咽癌引起的转移性胰腺肿瘤的金标准。鼻咽癌导致的转移性胰腺损伤可使用顺铂联合5-氟尿嘧啶治疗，疗效尚可；亦可对转移性胰腺肿瘤手术治疗，然而手术的作用和效果尚不清楚。

参考文献

1.Talathi S S，Zimmerman R，Young M. Anatomy，Abdomen and Pelvis，Pancreas. StatPearls. Treasure Island（FL）: StatPearls Publishing Copyright © 2022，StatPearls Publishing LLC，2022.

2.丁自海，钟世镇.腹腔镜胰腺外科的应用解剖.腹腔镜外科杂志，2010，15（5）: 321-323.

3.胡建昆，周总光，杨开清.胰腺的应用解剖.世界华人消化杂志，2001，9（7）: 826-829.

4.郭晓钟，钱家鸣，王兴鹏.胰腺肿瘤学.北京：人民军医出版社，2012.

5.国家卫生健康委办公厅.原发性肺癌诊疗指南（2022年版）.协和医学杂志，2022，13（4）: 549-570.

6.Lin J T，Chen P M，Wang W S. Metastasis-Induced Acute Pancreatitis in Lung Cancer. Adv Ther，2005，22（3）: 225-233.

7.Imam Z，Hanna A，Jomaa D，et al. Hypercalcemia of Malignancy and Acute Pancreatitis. Pancreas，2021，50（2）: 206-213.

8.曹成亮，孙备，王刚.药物性胰腺炎研究进展.中国实用外科杂志，2016，36（12）: 1345-1347.

9.Ofuji K，Hiramatsu K，Nosaka T，et al. Pembrolizumab-induced Autoimmune Side Effects of Colon and Pancreas in a Patient with Lung Cancer. Clin J Gastroenterol，2021，14（6）: 1692-1699.

10.Porcu M，Solinas C，Migali C，et al. Immune Checkpoint Inhibitor-Induced Pancreatic Injury: Imaging Findings and Literature Review. Target Oncol，2020，15（1）: 25-35.

11.Allan S G，Bundred N，Eremin O，et al. Acute Pancreatitis in Association with Small Cell Lung Carcinoma: Potential Pitfall in Diagnosis and Management. Postgrad Med J，1985，61（717）: 643-644.

12.段建春，万蕊，沈剑钦，等.肺癌胰腺转移的临床特点及预后分析.中国肺癌杂志，2017，20（08）: 511-515.

13.Balasubramaniam R，Sammut J S，Britton I. Metastatic Small Cell Lung Cancer Presenting as Acute Pancreatitis: Diagnosis with Magnetic Resonance Cholangiopancreatography. Radiol Case Rep，2020，15（11）: 2250-2254.

14.Okamoto A，Watanabe T，Kamata K，et al. Recent Updates on the Relationship Between Cancer and Autoimmune Pancreatitis. Intern Med，2019，58（11）: 1533-1539.

15.Gardner T B，Adler D G，Forsmark C E，et al. ACG Clinical Guideline: Chronic Pancreatitis. Am J Gastroenterol，2020，115（3）: 322-339.

16.Beyer G，Habtezion A，Werner J，et al. Chronic pancreatitis. Lancet 2020，396（10249）: 499-512.

17.Cortez N，Berzosa M，Mahfouz M，et al. Diagnosis and Treatment of Metastatic Disease to the Pancreas. J Laparoendoscopic Adv Surg Tech A 2020，30（9）: 1008-1012.

18.Chen Y，Li M，Liu J，et al. sPD-L1 Expression is Associated with Immunosuppression and Infectious Complications in Patients with Acute Pancreatitis. Scand J Immunol 2017，86（2）: 100-106

19.George J，Bajaj D，Sankaramangalam K，et al. Incidence of pancreatitis with the use of immune checkpoint inhibitors（ICI）in advanced cancers: A systematic review and meta-analysis. Pancreatology 2019，19（4）: 587-594.

20.Haghbin H，Chuang J，Fatima R，et al. Correlation of Autoimmune Pancreatitis and Malignancy: Systematic Review and Meta-Analysis. Dig Dis Sci，2022，67（7）: 3252-3264.

21.Nathaly C，Manuel B，Mahmoud M，et al. Diagnosis and Treatment of Metastatic Disease to the Pancreas. J Laparoendosc Adv Surg Tech A 2020，30（9）: 1008-1012.

22.Ryo K，Akifumi H，Shiori A，et al. Imatinib-induced pancreatic hypertrophy in patients with gastrointestinal stromal tumor: Association with overall survival. Pancreatology 2021，21（1）: 246-252.

23.Su L，Wernberg J. Synchronous distal pancreatic metastatic lesion arising from colonic adenocarcinoma: case report and literature review. Cli Med Res 2014，12（3-4）: 166-170.

24.Singh S，Dey C，Kennecke H，et al. Consensus Recommendations for the Diagnosis and Management of Pancreatic Neuroendocrine Tumors: Guidelines from a Canadian National Expert Group. Ann Surg Oncol 2015，22（8）: 2685-2699.

25.Sperti C，Pasquali C，Berselli M，et al. Metastasis to the pancreas from colorectal cancer: is there a place for pancreatic resection? Dis Colon Rectum，2009，52（6）: 1154-1159.

26.Tian Y，Zhang Z，Yang X，et al. The Risk Ratio of Immune-Related Colitis，Hepatitis，and Pancreatitis in Patients With Solid Tumors Caused by PD-1/PD-L1 Inhibitors: A Systematic Review and Meta-Analysis. Front Oncol，2020，10: 261.

27.Vinklerova I，Prochazka M，Prochazka V，et al. Incidence，severity，and etiology of drug-induced acute pancreatitis. Dig Dis Sci，2010，55（10）: 2977-2981.

28.Smyth E C，Nilsson M，Grabsch H I，et al. Gastric Cancer. Lancet，2020，396（10251）: 635-648.

29.中华医学会胃癌临床诊疗指南（2021版）. 中华医学杂志，2022，16: 1169-1189.

30.Symeonidis D，Zacharoulis D，Kissa L，et al. Gastric Cancer Invading the Pancreas: A Review of the Role of Pancreatectomy. In Vivo，2022，36（5）: 2014-2019.

31.Coussens L M，Werb Z. Inflammation and Cancer. Nature，2002，420（6917）: 860-867.

32.Baj J，Korona-Głowniak I，Forma A，et al. Mechanisms of the Epithelial-Mesenchymal Transition and Tumor Microenvironment in Helicobacter Pylori-Induced Gastric Cancer. Cells，2020，9（4）: 1055.

33.Rojas A，Araya P，Gonzalez I，et al. Gastric Tumor Microenvironment. Adv Exp Med Biol，2020，1226: 23-35.

34.Yang J，Cao W，Xing E. Levels and Significance of Tumor Markers and Cytokines in Serum and Peritoneal Lavage Fluid of Patients with Peritoneal Metastasis of Gastric Cancer. Biomed Res Int，2022，2022: 9528444.

35.Polanowski P，Wydmanski J，Tukiendorf A，et al. The Analysis of Absorbed Dose by Pancreas During Gastric Cancer Radiotherapy. Radiotherapy and Oncology，2020，151: 20-23.

36.Yilmaz M，Baran A. Two Different Immune related Adverse Events Occured at Pancreas after Nivolumab in an Advanced RCC Patient. Journal of Oncology Pharmacy Practice，2022，28（1）: 255-258.

37.Li H Z，Chen J X，Zheng Y，et al. Laparoscopic-assisted Versus Open Radical Gastrectomy for Resectable Gastric Cancer: Systematic Review，Meta-analysis，and Trial Sequential Analysis of Randomized Controlled Trials. J Surg Oncol，2016，113（7）: 756-767.

38.Miyagawa K，Kumamoto K，Shinohara N，et al. Autoimmune Pancreatitis with Gastric Cancer: Some IgG4-related Diseases May Be Paraneoplastic Syndrome. Intern Med，2022，61（14）: 2155-2160.

39.Xiong Y，Zhao Y，Han X，et al. Clinical Characteristics and Outcome of Tumor-associated Acute Pancreatitis: a Single-center Cohort Study. Ann Transl Med，2021，9（8）: 639.

40.郭晓钟，李兆申，唐承薇，等. 中国急性胰腺炎诊治指南（2019年，沈阳）. 中国胰腺病杂志，2019，19（5）: 321-331.

41.赵玉沛. 重视胰腺良性肿瘤的诊断和治疗. 中国实用外科杂志，2008，(05）: 333-335.

42.许春芳，蒋文平，蔡衍郎，等. 高血钙对实验性急性胰腺炎的影响及机制探讨. 中华消化杂志，1997，(3）: 173.

43.Bucris E，Beck A，Boura-Halfon S，et al. Prolonged insulin treatment sensitizes apoptosis pathways in pancreatic β cells. The Journal of Endocrinology，2016，230（3）: 291-307.

44.李欣，周仁荣. 肿瘤化疗致急性胰腺炎2例. 临床肿瘤学杂志，2010，15（3）: 288.

45.Malet J，Melki B，Chouabe S，et al. Immune-related pancreatitis due to anti-PD-L1 therapy in a patient with non-small cell lung cancer: A case report. Medicine，2022，101（29）: e29612.

46.O' Neill R S，Duong T，Dionela W，et al. Pancreatitis and Biliary Obstruction Secondary to Duodenal Metastasis from Rapidly Progressing Lung Adenocarcinoma Treated with Common Bile Duct Stenting. Case Reports in Oncology，2020，13（2）: 962-967.

47.Nakashima T, Okuda K, Kojiro M, et al. Pathology of hepatocellular carcinoma in Japan. 232 Consecutive cases autopsied in ten years. Cancer, 1983, 51（5）: 863-877.

48.周尊强，关蛟，张正筠，等.肝移植术后新发胰腺体尾部癌一例.中华肝脏外科手术学电子杂志，2020，9（4）：397-398.

49.Sérée O, Altieri M, Guillaume E, et al. Longterm Risk of Solid Organ De Novo Malignancies After Liver Transplantation: A French National Study on 11, 226 Patients. Liver Transplantation: Official Publication of the American Association for the Study of Liver Diseases and the International Liver Transplantation Society, 2018, 24（10）: 1425-1436.

50.Imai D, Yoshizumi T, Sakata K, et al. Long-term Outcomes and Risk Factors After Adult Living Donor Liver Transplantation. Transplantation, 2018, 102（9）: e382-391.

51.Satoh S, Ikai I, Honda G, et al. Clinicopathologic evaluation of hepatocellular carcinoma with bile duct thrombi. Surgery, 2000, 128（5）: 779-783.

52.Mikolasevic I, Orlic L, Poropat G, et al. Nonalcoholic fatty liver and the severity of acute pancreatitis. European Journal of Internal Medicine, 2017, 38: 73-78.

53.Leung E, Prasher A, Francombe J, et al. Metastasis-induced pancreatitis: case report. Prague Medical Report, 2013, 114（1）: 39-42.

54.Lu T, Li X, Zhou Y. Pancreatic metastasis from squamous cell lung cancer: computed tomography and magnetic resonance imaging findings. J Int Med Res, 2021, 49（2）: 300060521996188.

55.Yang H, Lau W-B, Lau B, et al. A mass spectrometric insight into the origins of benign gynecological disorders. Mass spectrometry reviews, 2017, 36（3）: 450-470.

56.谢幸，沈源明.妇科肿瘤的防治现状与面临的挑战.中国实用妇科与产科杂志，2020，36（01）：20-22.

57.WHO Classification of tumours Editorial Board. Female Genital Tumours. WHO Classification of Tumours, 5th edition, vol. 4. IARC Press, 2020, 8.

58.Lengyel E. Ovarian cancer development and metastasis. Am J Pathol, 2010, 177: 1053-1064.

59.Yeung T L, Leung C S, Yip K P, et al. Cellular and molecular processes in ovarian cancer metastasis. A Review in the Theme: Cell and Molecular Processes in Cancer Metastasis. Am J Physiol Cell Physiol, 2015, 309: C444-456.

60.袁航，张师前，赵霞，等.女性附件扭转治疗的中国专家共识（2020年版）.实用妇产科杂志，2020，36（11）：822-826.

61.Golan T, Hammel P, Reni M, et al. Maintenance Olaparib for Germline BRCA-Mutated Metastatic Pancreatic Cancer. N Engl J Med, 2019, 381（4）: 317-327.

62.何晓军，刘洋，张洪义，等.胰腺转移肿瘤25例诊治分析.中国肿瘤临床，2010，37（11）：651-653.

63.祖瑞铃，叶波.不同肿瘤与并发胰腺炎患者血清AMY和LPS的分布水平及实验诊断价值研究.现代检验医学杂志，2019，34（1）：76-79.

64.叶浩，易晓雷，李旭辉，等.宫颈鳞癌胰腺转移致梗阻性黄疸1例报告.临床肝胆病杂志，2022，38（3）：646-648.

65. Mahajan S, Pandit-Taskar N. Uncommon metastasis to the pancreas form adenocarcinoma of the cervix detected on surveillance 18F-FDG PET/CT imaging. Clin Nucl Med, 2017, 42（12）: e511-512.

66.刘义彬，黄向华.卵巢恶性间皮瘤合并淀粉酶增高1例报道.实用妇产科杂志，2012，28（4）：316-318.

67.王如跃，邱幸凡，张六通.社会心理因素与妇科肿瘤关系的研究.医学与哲学（临床决策论坛版），2006，1: 34-36.

68.Baiu I, Visser B. Gallbladder Cancer. JAMA, 2018, 20（12）: 1294.

69.Valle J W, Kelley R K, Nervi B, et al. Biliary tract cancer. Lancet, 2021, 397（10272）: 428-444.

70. Afghani E，Klein A P. Pancreatic Adenocarcinoma: Trends in Epidemiology，Risk Factors，and Outcomes. Hematol Oncol Clin North Am，2022，36（5）：879–895.

71. Sachan A，Saluja S S，Nekarakanti P K，et al. Raised CA19–9 and CEA have prognostic relevance in gallbladder carcinoma. BMC Cancer，2020，20（1）：826.

72. 中华人民共和国国家卫生健康委员会官网．胰腺癌诊疗指南（2022年版）．临床肝胆病杂志，2022，38（5）：10.

73. 梁后杰，秦叔逵，沈锋，等．CSCO胆道系统肿瘤诊断治疗专家共识（2019年版）．临床肿瘤学杂志，2019，24（9）：828–838.

74. Nennstiel S，Tchurtshenthaler I，Neu B，et al. Management of Occluded Self–expanding Biliary Metal Stents in Malignant Biliary Disease. Hepatobiliary Pancreat Dis Int，2018，17（1）：49–54.

75. 陈雷，周正荣．21例胰腺转移性肿瘤的CT表现．中国癌症毒志，2011，21：77–80.

76. Simons–Linares C R，Elkhouly M A，Salazar M J. Drug–Induced Acute Pancreatitis in Adults: An Update. Pancreas，2019，48（10）：1263–1273.

77. 何艳霞，闫俊，王佳其，等．PD–1／PD–L1抑制剂治疗淋巴瘤的研究进展．现代肿瘤医学，2018，26: 3318–3321.

78. Centeno B A. Metastases，Secondary Tumors，and Lymphomas of the Pancreas. Monogr Clin Cytol，2020，26: 109–121.

79. 周和平，邹多武，黄文福，等．超声内镜引导下胰腺肿瘤穿刺活检的临床应用．右江民族医学院学报，2007，29: 437–438.

80. Zhou J，Wu H，Lin J，et al. Fine needle aspiration evaluation of pancreatic lymphoma：A retrospective study of 25 cases in a single institution. Dian Cytopathol，2018，46（2）：131–138.

81. Yachimski P，Lucas A，Dusetzina S B. Trends in performance of ERCP among patients with surgically unresectable pancreatic cancer: a Survival，Epidemiology and End Results–Medicare database study. Gastrointest Endosc，2021，94（4）：752–759.

82. Tosoian J J，Cameron J L，Allaf M E，et al. Resection of isolated renal cell carcinoma metastases of the pancreas: outcomes from the Johns Hopkins Hospital. J Gastrointest Surg，2014，18（3）：542–548.

83. 韩松辰，殷华奇，徐涛．基于肾癌肿瘤微环境的免疫治疗研究进展．中国医学科学院学报，2022，44（02）：305–312.

84. Tanaka T，Sakai A，Shiomi H，et al. An autopsy case of severe acute pancreatitis induced by administration of pazopanib following nivolumab. Pancreatology，2021，21（1）：21–24.

85. Benhaim R，Oussoultzoglou E，Saeedi Y，et al. Pancreatic Metastasis from Clear Cell Renal Cell Carcinoma: Outcome of an Aggressive Approach. Urology，2015，85（1）：135–140.

86. Sellner F，Tykalsky N，De Santis M，et al. Solitary and Multiple Isolated Metastases of Clear Cell Renal Carcinoma to the Pancreas: An Indication for Pancreatic Surgery. Annals of Surgical Oncology，2006，13（1）：75–85.

87. Klausner J M，Rozin R R，Lelcuck S，et al. Renal Cell Carcinoma Presenting as Acute Pancreatitis and GI Bleeding. J Urol，1983，130（4）：829.

88. Chaker K，Sellami A，Ouanes Y，et al. Renal tumor with pancreatic metastasis: About a case report. Urology Case Reports，2018，17: 12–14.

89. Choi Y J，Lee J H，Lee C R，et al. Laparoscopic total pancreatectomy for multiple metastasis of renal cell carcinoma of the pancreas: a case report and literature review. Annals of Hepato–Biliary–Pancreatic Surgery，2017，21（2）：96.

90. Guglielmo P，Pesella F，Sartorello A，et al. Metastasis From Clear Cell Renal Cell Carcinoma Mimicking Well–Differentiated Pancreatic Neuroendocrine Tumor at 18F–FDG and 68Ga–DOTATOC PET/CT. Clin Nucl Med，2022，47（7）：e498–499.

91. Noguchi G，Nakaigawa N，Taguri M，et al. Time–dependent change in relapse sites of renal cell carci-

noma after curative surgery. Clin Exp Metastasis，2018，35（1-2）：69-75.

92.Sellner F，Tykalsky N，Santis M D，et al. Solitary and multiple isolated metastases of clear cell renal carcinoma to the pancreas: an indication for pancreatic surgery. Ann Surg Oncol，2006，13（1）：75-85.

93.Grassi P，Verzoni E，Mariani L，et al. Procopio.Prognostic role of pancreatic metastases from renal cell carcinoma: results from an Italian center. Clin Genitourin Cancer，2013，11（4）:484-488.

94.Hamada K，Fujiwara R，Takemura K，et al. Tumor shrinkage patterns of nivolumab monotherapy in metastatic renal cell carcinoma. Int J Urol，2022，29（10）：1181-1187.

95.Derouane F，Yombi J C，Baurain J F，et al. When a metastatic breast cancer is mimicking a pancreatic cancer: case report and review of the literature. Acta clinica Belgica，2020，75（4）：301-307.

96.Ataallah B，Abdulrahman M，Al-Zakhari R，et al. Steroid-Induced Pancreatitis: A Challenging Diagnosis. Cureus，2020，12（7）：e8939.

97.郭晓钟.炎症性肠病相关性胰腺病变与炎症性肠病药物相关性胰腺炎.中华消化杂志.2020，（04）：217-220.

98.Singh S，Hassan D，Aldawsari H M，et al. Immune checkpoint inhibitors: a promising anticancer therapy. Drug discovery today，2020，25（1）：223-229.

99.刘畅，郭向阳.局部麻醉药物在肿瘤转移和复发中作用的研究进展.基础医学与临床，2022，42（03）：512-515.

100.Bachert S E，Stewart R L，Samayoa L，et al. Malignant phyllodes tumor metastatic to pancreas. The breast journal，2020，26（8）：1627-1628.

101.Zhao Z，Liu W. Pancreatic Cancer: A Review of Risk Factors，Diagnosis，and Treatment. Technology in cancer research & treatment，2020，19: 1533033820962117.

102.Ma Z Y，Gong Y F，Zhuang H K，et al. Pancreatic neuroendocrine tumors: A review of serum biomarkers，staging，and management. World J Gastroenterol，2020，26（19）：2305-2322.

103.Mundackal N，Arslan M E，Decker C，et al. The removal of ectopic pancreas to prevent carcinoma development. Am J Surg，2021，222（6）：1196-1197.

104.徐凯，吴传玲，尹凤娇，等.自身免疫性胰腺炎的临床特征、诊断与治疗.临床肝胆病杂志，2021，37（06）：1477-1482.

105.S Prakash P，Lee J W K，Tang S W，et al. A rare case report of recurrent metastatic breast cancer mimicking primary pancreatic cancer. International journal of surgery case reports，2020，77: 446-449.

106.Hara A，Minaga K，Watanabe T. Diffuse Pancreas Swelling in a Patient With Multiple Myeloma. Gastroenterology，2021，160（3）：e6-9.

107.Du X，Liu Z，Jia X，et al. Clinical analysis of asparaginase -associated pancreatitis in children. Pancreatology，2022，22（6）：706-712.

108.Jameel P Z，Lohiya S，Dongre A，et al. Concurrent diabetic ketoacidosis and pancreatitis in Paediatric acute lymphoblastic leukemia receiving L-asparaginase. BMC Pediatrics，2020，20（1）：228.

109.王惊华，曾高淳，张维娅，等.异基因造血干细胞移植后胰腺相关指标异常患者的临床特点和影响因素分析.循证医学，2020，20（03）：181-185.

110.Sumitani R，et al. Acute Myeloid Leukemia Developing with Acute Pancreatitis Mimicking Autoimmune Pancreatitis. Internal Medicine（Tokyo，Japan），2021，60（11）：1753-1757.

111.Imam Z，et al. Hypercalcemia of Malignancy and Acute Pancreatitis. Pancreas，2021，50（2）：206-213.

112.Junquera A E，Seoane B L，Cano Calderero F X. Bortezomib-induced acute pancreatitis，an uncommon adverse event. Rev Esp Enferm Dig，2021，113（1）：77.

113.宋杰，曹子龙，王春立，等.白血病胰腺浸润的影像学表现.放射学实践，2022，37（02）：

220-223.
114.Christine Le, Tyler Hamby, Anish Ray, et al. Successful use of enteral nutrition for asparaginase-induced pancreatitis in children with acute lymphoblastic leukemia and lymphoblastic lymphoma: A case series. Nutrition, 2022, 95: 111559.
115.吴颖，许清源，张瑞东，等.儿童急性淋巴细胞白血病并发急性胰腺炎的危险因素分析.中华实用儿科临床杂志，2022，37（11）: 825-830.
116.Friedman C F, Clark V, Raikhel A V, et al. Thinking Critically About Classifying Adverse Events: Incidence of Pancreatitis in Patients Treated With Nivolumab + Ipilimumab. J Natl Cancer Inst, 2016, 109（4）: djw260.
117.Rawson R V, Robbins E, Kapoor R, et al. Recurrent bowel obstruction: unusual presentation of pembrolizumab-induced pancreatitis in annular pancreas. Eur J Cancer, 2017, 82: 167-170.
118.章粉明，陈洪潭，高筱曼，等.胰腺转移性恶性黑色素瘤一例.中华消化内镜杂志，2020（04）: 295-296.
119.Jin Y, Ran C, Li F, et al. Melanoma of unknown primary in the pancreas: should it be considered primary? BMC Surg, 2020, 20（1）: 76.
120.Zaiem F, Alrifai A. Anorectal Malignant Melanoma Presenting as Acute Pancreatitis. Am J Med Sci, 2017, 354（3）: 327-328.
121.Prasannan T, McNeil M C, Nielsen T, et al. Isolated immune-related pancreatic exocrine insufficiency associated with pembrolizumab therapy. Immunotherapy, 2018, 10（3）: 171-175.
122.Johar J, Stueck A, Yeddala A, et al. Isolated metastatic melanoma to the pancreas in the context of myeloproliferative neoplasm: a rare occurrence. BMJ Case Rep, 2022, 15（3）: e246722.
123.Yuan Z, Yan H, Ling W, et al. Contrast-enhanced ultrasound of pancreatic melanoma: A case report and literature review. Front Oncol, 2022, 12: 989638.
124.Voudoukis E, Mpitouli A, Giannakopoulou K, et al. Disseminated metastatic cutaneous melanoma to pancreas and upper gastrointestinal tract diagnosed by endoscopic ultrasound: an unusual case. Clin J Gastroenterol, 2020, 13（1）: 134-138.
125.Vargas-Jiménez J, Vargas-Madrigal J, Arias-Mora R, et al. Pancreatic Metastasis from Malignant Melanoma: Not All That Glitters Is Gold. Case Rep Gastroenterol, 2021, 15（1）: 131-136.
126.Nakamura Y, Yamada R, Kaneko M, et al. Isolated pancreatic metastasis from malignant melanoma: a case report and literature review. Clin J Gastroenterol, 2019, 12（6）: 626-636.
127.Baba S, Akiyama Y, et al. Laparoscopic distal pancreatectomy for metastatic melanoma originating from the choroidal membrane: a case report. Surg Case Rep, 2021, 7（1）: 268.
128.Ohmori M, Ishihara R, Morishima T, et al. Excessive risk of second-cancer incidence and cancer mortality in patients with esophageal cancer. J Gastroenterol, 2021, 56（5）: 434-441.
129.史玉娟，徐萍，王静.食管癌胰腺转移一例.中华胰腺病杂志，2021，21（2）: 138-139.
130.Koizumi W, Kitago M, Shinoda M, et al. Successful resection of pancreatic metastasis from oesophageal squamous cell carcinoma: a case report and review of the literature. BMC Cancer, 2019, 19（1）: 320.
131.Kanno K, Hikichi T, Saito K, et al. A case of esophageal small cell carcinoma associated with hypercalcemia causing severe acute pancreatitis. Fukushima J Med Sci, 2007, 53（1）: 51-60.
132.Blonk L, Wierdsma N J, Jansma E P, et al. Exocrine pancreatic insufficiency after esophagectomy: a systematic review of literature. Dis Esophagus, 2021, 34（12）: doab003.
133.Bohl C E, Federico S M, Robinson G W, et al. FDG-PET CT in the evaluation of primary and secondary pancreatic malignancies. Pediatr Blood Cancer, 2018, 65（10）: e27115.
134.中国医师协会超声内镜专家委员会.中国内镜超声引导下细针穿刺抽吸/活检术应用指南（2021，上海）.2021，38（5）: 337-360.

135.Park C，Jang J Y，Kim Y H，et al. A case of esophageal squamous cell carcinoma with pancreatic metastasis . Clin Endosc，2013，46（2）：197-200.
136.Zhang L，Long X，Hu Z N，et al. An extremely atypical presentation of esophageal squamous cell carcinoma with pancreatic and hepatic metastases: A case report and overview of the literature. Medicine（Baltimore），2021，100（20）：e25785.
137.陈平平，张震生，武金才，等. 食管癌术后胰腺转移1例报告并文献复习. 中国现代手术学杂志，2020，24（04）：251-254.
138.Reddy S，Wolfgang C L. The role of surgery in the management of isolated metastases to the pancreas. Lancet Oncol，2009，10（3）：287-293.
139.Kepenekian V，Bhatt A，Péron J，et al. Advances in the management of peritoneal malignancies. Nat Rev Clin Oncol，2022，Epub ahead of print.
140.Sugarbaker P H，杨智冉，李雁. 国际腹膜癌治疗指南:肿瘤细胞减灭术加腹腔化疗临床路径. 中国肿瘤临床，2020，47（11）：541-551.
141.娄成，钱建新，顾小强，等.（125）I粒子植入治疗盆腔及后腹膜肿瘤23例分析. 介入放射学杂志，2016，25（07）：631-634.
142.Kang D，Kim I H. Molecular Mechanisms and Potential Rationale of Immunotherapy in Peritoneal Metastasis of Advanced Gastric Cancer. Biomedicines，2022，10（6）：1376.
143.李飞，周俭用，杨静如. 彩色多普勒超声诊断腹膜假黏液瘤侵袭肝、脾、胰1例. 中国医学影像学杂志，2012，20（2）：136-137.
144.周新红，吴声堂，高绪仲，等. 腹膜间皮瘤16例诊治分析. 山东医药，2013，53（26）：75-77.
145.Lin Y T，Wu B S，Yang S F，et al. Isolated pancreatic metastasis of a malignant pleural mesothelioma. Kaohsiung J Med Sci，2009，25（7）：395-400.
146.Cortés-Guiral D，Hübner M，Alyami M，et al. Primary and metastatic peritoneal surface malignancies. Nature Reviews Disease Primers，2021，7（1）：1-23.
147.Ullah A，Waheed A，Khan J，et al. Incidence，survival analysis and future perspective of primary peritoneal mesothelioma（PPM）：a population-based study from SEER database. Cancers，2022，14（4）：942.
148.Cao D，Wang J，Guo L. Pancreatic liposarcoma: A rare cause of pancreatic mass in adult. J Gastroenterol Hepatol，2019，34（8）:1275.
149.Zerbi A，Pecorelli N. Pancreatic metastases: an increasing clinical entity. World J Gastrointest Surg，2010，2（8）:255-259.
150.Lee S R，Gemenetzis G，Cooper M，et al. Long-term outcomes of 98 surgically resected metastatic tumors in the pancreas. Ann Surg Oncol，2017，24（3）:801-807.
151.Mignini I，Pizzoferrato M，Larosa L，Gasbarrini A，Rapaccini GL，Armuzzi A. Acute pancreatitis and parathyroid carcinoma: a case report and literature review. European review for medical and pharmacological sciences，2021，25（19）：5972-5977.
152.Bertucci F，Araujo J，Giovannini M. Pancreatic metastasis from osteosarcoma and Ewing sarcoma: literature review. Scandinavian journal of gastroenterology，2013，48（1）：4-8.
153.Zhu H，Sun J，Wei S，Wang D，Brandwein M. Well-Differentiated Laryngeal/Hypopharyngeal Liposarcoma in the MDM2 Era Report of Three Cases and Literature Review. Head Neck Pathol，2017，11: 146-151.
154.Ando T，K Watanabe，T Mizusawa，et al. Pancreatic metastasis from locally recurrent neuroendocrine differentiated prostate cancer after radical prostatectomy. Urol Case Rep，2020，31: 101155.
155.Teinor J，Groshek L，He J. Rare case of metastatic small cell carcinoma of the nasopharynx to the pancreas. BMJ Case Rep，2020，13（6）.
156.康敏. 中国鼻咽癌放射治疗指南（2022版）. 中华肿瘤防治杂志，2022，29（09）：611-622.

神经保护

❖ 神伤评估　整合才赢 ❖

❖ 转移防治　中枢要紧 ❖

❖ 瘤致损伤　控瘤致胜 ❖

❖ 放疗求准　忌伤神经 ❖

❖ 药疗有毒　如履薄冰 ❖

主　编

万经海　王晓光

副主编（以姓氏拼音为序）

曹依群　牟永告　陶荣杰　吴安华

编　委（以姓氏拼音为序）

包义君　陈圣根　陈世文　程怀东　出良钊　初君盛　戴晓芳　邓国军
邓万凯　丁新民　董　方　董凤菊　顾英豪　郭海涛　郭建忠　韩国强
洪新雨　华　磊　黄垂学　黄　琴　黄忻涛　季　晶　蒋　磊　金　勋
阚志生　李东海　李国文　李国元　李建峰　李　鹏　李　强　李少一
李世辉　李守巍　李文辉　李　艺　李臻琰　李忠东　梁　静　梁　鹏
刘　博　刘凤强　刘桂红　刘　颉　刘秋华　刘　群　刘晓民　刘　艳
刘艳辉　刘雨桃　吕中华　马　辉　马　力　马　莉　莫立根　欧　丹
蒲　军　邱晓光　赛　克　宋少军　孙才兴　孙国柱　谭　可　唐纯海
唐　涛　佟　静　万大海　汪　洋　王成伟　王春辉　王嘉炜　王　林
王若峥　王　嵩　王知非　尉辉杰　吴赞艺　夏海成　夏　亮　肖　瑾
肖顺武　杨海峰　杨　宏　杨　堃　杨怡萍　杨治花　姚凯华　岳君秋
曾而明　曾　辉　曾江正　张桂莲　张　慧　张金男　张瑞剑　张向阳
张学斌　张　烨　赵　兵　赵静霞　钟春龙　周　杰　周开甲

编委会秘书

王嘉炜

执　笔（以姓氏拼音为序）

陈莲珍　何　洁　惠　珂　李忠东　孟肖利　钱海鹏　孙　强　田　申
万经海　王嘉炜　王根柱　肖　瑾　苑　青　张　烨　赵　兵

第一章

概述

一、神经系统结构与功能

（一）神经系统基本结构

神经系统结构和功能的基本单位是神经元，即神经细胞，由胞体、树突、轴突构成。胞体内有细胞核和细胞器。细胞体位于脑、脊髓和神经节中，细胞突起延伸至全身各器官和组织。树突形状似分叉众多的树枝状突起，接受来自许多其他细胞的信号输入。轴突为细胞的信号输出端，由髓鞘包裹，称为神经纤维。在中枢神经系统内鞘状结构由少突胶质细胞构成，在周围神经系统的鞘状结构则由神经膜细胞（也称施万细胞）构成。神经纤维末端细小分支叫神经末梢。神经元间联系方式互相接触，称为突触。通常是一个神经元轴突与另一个神经元树突或胞体借突触发生机能联系，神经冲动由一神经元通过突触传递到另一神经元。神经元周围填充神经胶质细胞，数目是神经元的10~50倍，对神经元起支持、绝缘、营养和保护等作用，并参与构成血脑屏障。

神经系统分中枢和周围神经系统。中枢神经系统包括脑和脊髓。脑是人的高级中枢，生命机能的主要调节器，由端脑（大脑）、间脑、脑干和小脑组成。脑干包括中脑、脑桥和延髓，其内分布很多由神经细胞集中而成的神经核，并有大量上、下行神经纤维束通过，连接大脑、小脑和脊髓，在形态和功能上把中枢神经各部联系为整体。脑干向下延续到椎管内形成脊髓。脊髓上端在枕骨大孔处与延髓相连；下端呈圆锥状，称脊髓圆锥。周围神经系统由核周体和神经纤维构成的神经干、神经丛、神经节及神经终末装置等组成，分为脑神经、脊神经和自主神经，分别同脑和脊髓连接，功能是将外周感受器和中枢神经系统连起来，收集感受器反馈并传达中枢神经指令。脑神经与脑相连，共12对，包括嗅神经、视神经、动眼神经、滑车神经、三叉神经、外展神经、面神经、位听神经、舌咽神经、迷走神经、副神经和舌下神经各1对；脊神经共31对，每对均由与脊髓相连的前根和后根在椎间孔汇合而成。前根主要是运动纤维，由位于脊髓灰质前角细胞发出的运动纤维和侧角发出的交感性内脏运动纤维组成；后根是感觉纤维，由发自脊神经节假单极神经元的中枢突组成。自主神经包括交感神经和副交感神经，主要支配心脏血管、腹腔内脏、平滑肌及腺体等，以调节其功能活动。

（二）神经系统基本功能

神经系统是人体占主导地位的调节系统，控制全身其他各系统的功能活动，使人体成为一个有序整体，以适应各种内外环境变化。神经系统主要功能包括感官功能、运动功能和认知功能。

1.感官功能

感觉神经末梢感受器接受刺激，并转换为电信号传导至大脑相应部位，产生感觉。如视网膜接收外界光源刺激，会被视杆细胞转化为神经信号，最终发送到大脑视觉皮层，产生视觉。感官功能包括：①特殊感觉：视觉、听觉、味觉、嗅觉和平衡觉；②浅感觉：触、压、振动、温、冷和痛觉；③深感觉：位置觉、运动觉、深部压觉、深部疼痛；④内脏感觉：饥饿、胀、内脏痛。

2.运动功能

由主观意识支配产生的骨骼肌运动称随意运动。人体四肢及躯体的随意运动，由大脑皮质运动区锥体细胞发出纤维，经脑干和脊髓运动神经元中继后支配骨骼肌完成。调节中枢位于大脑皮层运动区，调控特点：①区域范围与运动功能的精细程度有关；②交叉支配，即一侧皮层运动区支配对侧躯体肌肉，头面部肌肉多为双侧性支配；③躯体各部位在运动皮层的代表区呈倒置分布。小脑功能主要包括维持姿势、调节肌紧张，以及协调随意运动。

3.认知功能

认知功能是指人脑加工、储存和提取信息的能力，即对事物构成、性能与他物的关系、发展动力、发展方向，及基本规律的把握能力，包括语言功能、理解功能、识别功能、情感表达功能等。

大脑与认知功能有密切联系，比如额叶与随意运动和高级精神活动有关，损伤后产生的精神症状主要为痴呆和人格改变，表现为记忆力减退，注意力不集中，自知力、判断力和定向力下降，反应迟钝，等等。顶叶接受对侧身体的深浅感觉信息，分辨触觉和实体觉，也是运用中枢和视觉语言中枢所在处。损伤后导致皮层感觉障碍、体象障碍、失用症和失认症等。颞叶与记忆、联想、比较等高级神经活动有关，损伤后导致记忆障碍，优势半球损伤易致失语。枕叶主要与视觉有关，损伤后易导致视觉失认、视觉变形、偏盲等。

二、肿瘤相关神经损伤的临床表现

肿瘤相关神经损伤是指肿瘤发生发展及诊疗过程中所有直接或间接影响中枢神经系统和周围神经系统产生的一系列临床综合征。主要包括直接损伤、间接损伤及医源性损伤。直接损伤是指原发于神经系统的肿瘤或全身其他部位肿瘤发生转移累及神经系统所造成的损伤。间接损伤是指由肿瘤产物导致的异常免疫反应或其他不明原因引起的副瘤综合征。医源性损伤是指在控瘤治疗过程中，手术、化疗、放疗、分子靶向治疗、细胞免疫治疗等多种治疗方式造成的神经系统损伤。熟悉肿瘤神经系统损伤临床表现对其早诊早治至关重要。

（一）肿瘤性脑损伤症状

1.头痛

头痛发生率约为50%，常表现为剧烈胀痛，并伴恶心和呕吐，和病变位置有一定对应关系。常发生在清晨或夜间睡眠时，咳嗽、打喷嚏或Valsalva动作均可使其加重。头痛可伴视乳头水肿，发生率为15%~25%。

2.癫痫发作

常见于原发性脑瘤和脑转移瘤。黑色素瘤（67%）和肺癌（29%）脑转移时，癫痫发生率明显高于胃肠道恶性肿瘤（21%）和乳腺癌（16%）脑转移瘤。颞叶和邻近运动皮层脑转移瘤，癫痫发作风险高于枕部、脑干或小脑肿瘤。颞叶和岛叶区域病变可引起难治性癫痫。此外，脑转移瘤数目增加或软脑膜受累，会增加癫痫发作的风险。

3.警示性精神状态/神经认知障碍

高达20%~25%脑转移瘤出现精神状态变化，尤其常见于多发性转移瘤和/或颅内压升高患者。常见症状有嗜睡、易怒、记忆力下降和性格改变。部分患者会出现情绪变化，表现为抑郁和冷漠。脑转移瘤可出现伴随认知功能障碍的脑病，主要原因为中毒性代谢性脑病（61%），而非颅内转移引起结构异常（15%）。

4.局灶性神经功能缺损

脑转移瘤可引起局灶性神经功能障碍，常呈渐进式发展。幕上病变可致运动或感觉障碍、视野缺损和/或失语，幕下转移瘤可致颅神经症状和小脑功能障碍。其中，运动障碍可因解剖位置而异，包括轻偏瘫或偏瘫、步态异常、共济失调和/或运动不协调。

（二）软脑膜转移癌（Leptomeningeal Metastasis，LM）相关症状

软脑膜转移在实体瘤的发病率为5%~8%，在血液系统恶性肿瘤中高达5%~15%。

LM症状可涉及整个神经系统，常表现为颅神经和脊神经功能障碍、颅内压升高、脑膜刺激征和弥漫性小脑功能障碍。病程从几天到几周不等。多发性颅神经症状是LM典型特征，最常受累颅神经为Ⅴ、Ⅵ、Ⅶ、Ⅷ，分别可致三叉神经痛、复视、面瘫和听力障碍，其中三叉神经痛约占20%。后组颅神经损伤可致吞咽困难、构音障碍和声音嘶哑。LM亦可影响脊髓神经根，进而导致神经根病或马尾综合征。此外，近20%患者出现弥漫性小脑功能障碍（步态不稳、头晕、平衡障碍）。

（三）脊柱脊髓受累相关症状

脊柱脊髓转移瘤绝大多数（94%~98%）为椎体或硬膜外病变，髓外硬脊膜下病变为5%~6%，髓内病变为0.9%~2.1%。约50%髓内转移瘤由原发性肺癌发展而来，尤其是小细胞癌，其次为乳腺癌、黑色素瘤、淋巴瘤和肾细胞癌。主要表现如下。

1.疼痛

疼痛为早期最常见症状，发生率高达83%~95%，常先于其他脊髓体征和症状出现（包括运动和膀胱功能障碍）。疼痛位置最常发生于胸椎（60%~70%），其次为腰骶部（20%~30%）和颈部（10%），常与肿瘤所在神经平面分布一致，典型表现为神经根痛。运动、Valsalva动作和颈部屈曲时，疼痛加重。

2.运动和感觉障碍

60%~80%患者可出现不对称肢体无力，部分患者可伴有痉挛并迅速发展为截瘫。亦可出现感觉障碍，包括感觉异常、灼热和刺痛等。运动和感觉障碍常始于远端，并随疾病进展向近端发展。运动和感觉障碍发展模式类似于Brown-Séquard综合征（肿瘤平面以下同侧肢体瘫痪和深感觉消失，对侧痛温觉缺失），并可发展为脊髓完全横断损伤综合征。与症状进展缓慢的原发性髓内肿瘤（如室管膜瘤）相反，大多数脊髓髓内转移症状常在一个月内快速进展。

3.自主神经功能障碍

膀胱和直肠功能障碍最为常见。腰骶节段以上肿瘤压迫脊髓时，膀胱充盈可有反射性排尿；腰骶节段肿瘤可产生尿潴留，但当膀胱过度充盈后出现尿失禁。骶节以上脊髓受压可产生便秘，骶节以下脊髓受压排便不受控制。此外，胸2以上因交感神经干受损还可引起同侧霍纳综合征（Horner综合征），表现为肿瘤平面以下躯体少汗或无汗。

4.马尾综合征

常见于腰骶椎管内大型占位性病变及软脑膜转移瘤患者，表现为腰痛、坐骨神经痛、下肢感觉运动障碍和肠道、膀胱功能障碍。完全性马尾综合征五个最常见症状为尿潴留、鞍区麻木、双下肢疼痛、麻木和无力。不完全性马尾综合征尿潴留发生率较低。直肠张力减低为晚期症状，但并非典型症状。

（四）肿瘤性和放射性神经丛病

肢体疼痛是肿瘤性神经丛病变的标志性特征，常在某一神经根区域，以间歇性疼痛为首发症状，后转变为持续性疼痛。其他常见症状包括多个神经支配区域的肌无力和感觉丧失、深反射减弱和肢端水肿。此外，腰骶神经丛病症状亦包括会阴和臀部疼痛，以及肠道、膀胱和性功能障碍。臂丛神经病变常见于乳腺癌、肺癌、淋巴瘤和头颈癌。腰骶丛神经病变常见于结直肠癌、肉瘤、妇科肿瘤和淋巴瘤。骶丛神经病变主要与前列腺癌、肛肠癌和妇科肿瘤相关。

放疗亦可致迟发性神经丛病，常发生于放疗后1.5年（3月至14年），发病率为2%~5%，与放疗分割剂量有关。与肿瘤性神经丛病变相比，放射性神经丛病变早期常无疼痛，进展缓慢，后期也可出现疼痛，症状涉及整个神经丛，而非特定主干或分支。Horner综合征多见于肿瘤性神经丛病变，而非放射性神经丛病变。此外，淋巴梗阻引起肿胀在放射性神经丛病变中更为常见。

（五）间接损伤相关症状

1.凝血系统功能障碍

某些肿瘤可分泌促凝物质，同时可通过多种途径激活凝血系统，导致缺血性卒中。特别是腺癌，发生缺血性卒中风险更高，约为14.6%。此外，原发性和继发性脑瘤可出现肿瘤内出血，特别是绒毛膜癌、黑色素瘤、甲状腺乳头状癌或肾癌引起的脑转移瘤。部分血液系肿瘤，如急性早幼粒细胞白血病，可通过凝血障碍导致自发脑实质内出血，表现为出血性卒中。

2.神经系统副肿瘤综合征（Paraneoplastic Neurological Syndromes，PNS）

PNS是指恶性肿瘤在体内未发生转移情况下，由于循环血液中肿瘤分泌的激素或免疫系统产生的抗体引起的全身性或系统性神经病变。多发性神经病表现为外周神经功能障碍，导致肢体无力、感觉丧失和反射减弱。

（六）医源性相关损伤

1.化疗相关周围神经病变（Chemotherapy-Induced Peripheral Neuropathy，CIPN）

50%~90%的化疗患者会发生CIPN，其中30%~40%会转变为慢性神经不良反应，多呈剂量依赖型特征。CIPN主要表现为感觉神经病变、小纤维神经病变、运动神经病变和自主神经病变等类型。按病程分为急性和慢性：急性CIPN多发生于化疗药物使用后短时间内，部分可逆转，部分发展为慢性；慢性CIPN在治疗期间和治疗后持续存在。

2.药物治疗相关中枢神经损伤

氨甲蝶呤可致多种中枢神经系统并发症，如无菌性脑膜炎、脊髓病、急性或亚急性脑病和后部白质脑病综合征。异环磷酰胺治疗中可出现嗜睡、精神错乱、抑郁、幻觉、眩晕、定向力丧失和脑神经功能障碍等多种症状。左旋门冬酰胺酶治疗儿童急性淋巴细胞白血病可诱发静脉窦血栓形成。环磷酰胺或顺铂可能诱发可逆性白质脑病综合征。利妥昔单抗长期使用与进展性多灶性脑白质病有关。伊匹单抗可致许多不同自身免疫性神经系统综合征，如垂体炎（导致中枢性甲状腺功能减退、肾上腺功能不全和性腺功能减退）、类似格林-巴利综合征的运动性轴索型多神经根病、重症肌无力、横断性脊髓炎和炎症性肌病。

3.细胞免疫治疗相关神经损伤

CAR-T细胞是一种经基因工程改造的淋巴细胞，可攻击瘤细胞，并对血液肿瘤表现出高度活性。接受这种治疗患者会出现细胞因子风暴，导致显著神经系统症状，从失语开始，发展为严重脑病，甚至反应迟钝，伴有或不伴癫痫发作。细胞因子风暴和癫痫得到适当控制，治疗相关神经毒性常可逆，但如不能迅速实施治疗，可能导致永久性损伤，尤其是无法控制的癫痫发作。

4.放疗和手术相关神经损伤

放射性神经损伤主要是辐射通过直接损伤、血管破坏、自身免疫及自由基损伤等引起神经组织破坏及炎症反应，常表现为认知功能障碍、精神异常、癫痫、运动、感觉障碍及失语等。神外手术除直接损伤病变邻近结构外，还易受各种细菌感染，导致术后出现细菌性脑膜炎。因其免疫反应迟钝，表现可能很轻，无头痛、发热、颈抵抗和精神状态改变典型四联征，易出现漏诊而延误治疗时机，尤其是早期使用抗生素治疗。

三、肿瘤相关神经损伤的评估

（一）临床评估

神经系统评估主要通过体格检查和各种量表完成，包括：一般状态、脑神经功能评估、运动功能、感觉功能、反射功能、特殊体征、自主神经功能和认知功能的评估。

1.一般状态评估

主要为意识状态评估和查体是否能够配合。意识状态水平评定为：嗜睡、意识模糊、昏睡、昏迷（轻度、中度、重度），具体状态的判断可参照格拉斯哥昏迷评分法（Glasgow Coma Scale，GCS）（表47-1）。

表 47-1 GCS量表

睁眼反应	计分	言语反应	计分	运动反应	计分
自动睁眼	4	回答正确	5	遵嘱活动	6
呼唤睁眼	3	回答错误	4	刺痛定位	5
刺痛睁眼	2	语无伦次	3	刺痛躲避	4
不能睁眼	1	只能发声	2	刺痛肢屈	3
		不能发声	1	刺痛肢伸	2
				不能活动	1

总分15分，最低3分。按得分多少，评定其意识障碍程度。13~14分为轻度障碍，9~12分为中度障碍，3~8分为重度障碍（多呈昏迷状态）。

2.脑神经功能评估

脑神经一共12对，检查重点内容包括上睑下垂（Ⅲ）、面部下垂或不对称（Ⅶ）、吐字发音的清晰度（Ⅴ、Ⅶ、Ⅹ、Ⅻ）、异常的眼球位置（Ⅲ、Ⅳ、Ⅵ）、瞳孔异常或不对称（Ⅱ、Ⅲ）。此外，嗅觉灵敏度、视力及视野、眼底检查、听力检查、眼裂、声音变化、相关肌肉形态及力量、眼球运动等。

3.运动功能评估

6个部分，分别是肌力（表47-2）、肌张力、肌容积、共济运动、不自主运动、姿势和步态。运动系统检查包括肌肉营养状态、肌力和肌张力检查、共济失调和步态及姿势异常。

表 47-2 评估肌力量表

0级	肌肉没有收缩
1级	肌肉可出现轻微收缩,但肢体无移动
2级	肢体在平面的方向能够运动
3级	肢体能够部分抵抗重力,即可以离开床面
4级	肢体能够完全抵抗重力,但是只能抵抗一定的阻力
5级	肢体可以抵抗阻力,正常活动

4.感觉功能评估

测试感觉包括浅感觉、深感觉和复合感觉（实体觉、图形觉、两点辨别觉），检测时需注重双侧对比。

5.反射功能评估

反射包括生理反射和病理反射，生理反射包括浅反射和深反射。病理反射主要是锥体束受损时的表现，故称病理反射，一旦出现即提示中枢神经系统受损。但1岁以下婴儿是正常的原始保护反射。临床主要病理反射：巴宾斯基征、戈登征、查多克征、奥本海姆征、霍夫曼征。

6.自主神经检查

自主神经检查包括对皮肤黏膜、出汗情况、毛发指甲及内脏及括约肌功能检查。

自主神经反射如竖毛试验、皮肤划纹试验、卧立位反射、发汗反射、眼心反射及颈动脉窦反射等。

7.认知功能评估

认知功能评估，先确认意识是否清楚。意识清楚是认知功能评定的前提条件，在此条件下，通过简明精神状态检查量表（MMSE）、蒙特利尔认知评估量表（MoCA）、Mattis痴呆评估量表（DRS）以及临床痴呆评定表（CDR）等筛查是否存在认知功能障碍，并行有针对性认知功能评定，如记忆力评定、单侧忽略评定等。成套认知功能测验是对认知功能较全面的定量评定，常用H.R神经心理学成套测验。

（二）影像学评估

1.影像学检查技术选择

MRI增强扫描是中枢神经系统转移瘤诊断和监测治疗反应的金标准。CT平扫在发现转移瘤、制订治疗计划或治疗后随访方面有效性较低，增强CT只在有MRI禁忌证时使用。但头部CT平扫可用于有急性神经功能障碍患者，以便进行紧急干预。MRI扫描技术选择中SE序列较GRE序列可发现大量更小转移病灶；脂肪抑制序列可显著提高骨转移瘤识别能力。MRI灌注、波谱成像可提高鉴别治疗后反应（假性进展、放射性坏死和免疫治疗反应）和真性肿瘤进展的准确性。PET也可补充MRI对肿瘤的评估，进而鉴别肿瘤真性进展和假性进展。

2.常见部位受累的影像学特点

（1）脑转移瘤

多达1/3的中枢神经系统转移瘤，无已知原发肿瘤；约半数脑实质转移瘤为单发病变。血行转移多发生在灰-白质交界处和动脉分水岭区。肿瘤内出血和坏死程度不同，影像学特征存在差异，肿瘤强化方式可表现为实性强化、环状强化，以及伴囊变、坏死的不均匀强化。多数都伴广泛的瘤周水肿。

（2）骨转移

CT和MRI评估骨组织病变可互补，MRI是评估骨髓受累、骨外软组织浸润和增强形式的最佳方法，CT是评估颅骨和脊柱骨质破坏的最佳方法。大多数转移病灶在CT表现为溶骨性，而前列腺癌和治疗过的乳腺癌最易导致骨增生性转移。^{99m}Tc骨扫描和^{18}F-FDG PET/CT对骨转移有较高阳性预测价值。

（3）脑膜转移

硬脑膜受累影像学常表现为局限性边缘凸起的脑外肿块，伴或不伴邻近脑实质占位效应，明显强化。弥漫性硬脑膜增厚和强化较少见，可能与弥漫性颅骨肿瘤浸润有关。T2/FLAIR高信号及邻近脑沟强化提示软脑膜受侵犯。相邻脑实质水肿提示脑实质受侵犯或静脉引流受阻。

增强MRI是软脑膜转移瘤首选的影像学检查。表现为受累蛛网膜下腔光滑或结节样强化，脑和脊髓表面弥漫性线样强化或沿脑表面多发结节样病变；累及脑室内可出现沿室管膜表面强化，也可见沿颅神经线样或结节样强化。FLAIR序列发现软脑膜疾病非常敏感。CT对软脑膜转移瘤的诊断作用有限，仅能识别继发脑积水等间接征象。

(4) 神经丛病变

放射诱发的神经丛炎常表现为弥漫性T2高信号和非肿块样增厚，伴神经支配的肌肉组织急性失神经性水肿。神经丛转移瘤和局灶性肿瘤浸润特征性影像学表现为病变强化，对应区域内T1低信号和T2高信号。极少数可表现为T2低信号。^{18}F-FDG PET/CT可见FDG代谢活性增加。

(三) 神经电生理评估

脑电图是诊断癫痫的重要工具。脑转移瘤有惊厥和非惊厥性癫痫发作风险，对出现意识状态改变者，应考虑脑电图检查。怀疑有周围神经病变推荐进行神经传导速度（NCS）与肌电图检测，通过测量运动神经和感觉神经传导，确定神经元受累部位。诱发电位在脑转移瘤诊疗中虽有价值，但主要用于术中监测。根据病变位置可选择一种或多种神经电生理监护技术，如躯体感觉诱发电位监测上行感觉神经传导系统功能；运动诱发电位监测下行运动神经传导系统功能；脑干听觉诱发电位通过听觉传导通路监测脑干功能及听神经功能；自由肌电图及刺激肌电图监测支配肌肉活动颅神经、脊神经根丝以及外周神经功能。

(四) 脑脊液检查

腰椎穿刺检测脑脊液是确诊脑膜转移的金标准，对临床症状、体征和/或影像学表现高度怀疑脑膜转移者推荐脑脊液检测，包括常规、生化、细胞学检查和流式细胞分析。腰穿建议在手术活检前或术后1周采集脑脊液样本，以免出现假阳性结果。此外，脑脊液循环肿瘤细胞（CTC）、循环游离DNA（ctDNA）、循环RNA（ctRNA）和外泌体检测可以用于脑膜转移早期诊断和治疗监测。正进行抗凝治疗、存在血小板减少或后颅窝占位有脑疝风险者需谨慎腰穿。

(五) 活检

1. 颅内肿瘤活检

颅外原发灶不明或取材困难，不能明确病理；或颅外原发灶病理明确，但脑部病变不典型，与脑原发肿瘤鉴别困难；或放疗后需要鉴别肿瘤复发与放射性坏死时需要活检。肿瘤活检方法有立体定向穿刺活检和开颅手术活检，前者创伤小，但获得组织量小，有可能出现阴性结果；后者能保证组织量，但需要微创开颅，适合肿瘤位置表浅同时需要减瘤、降低颅内压者。

2.周围神经活检

周围神经转移的患病率不到1%，原发瘤远比转移瘤常见。在影像学和肌电图检查不能够确诊的情况下需要手术活检。病理学上，癌最容易转移到周围神经，其次是肉瘤和淋巴瘤。黑色素瘤是另一种可以转移到周围神经的肿瘤类型，在临床和影像学上类似于恶性周围神经鞘瘤。

第二章

肿瘤合并神经疾病

本章介绍全身肿瘤同时合并五种常见神经疾病时如何处理。这些神经疾病不是由全身肿瘤及其治疗引起的，而是全身肿瘤的伴随疾病或称基础疾病。

一、神经系统原发肿瘤

恶性肿瘤合并神经系统原发肿瘤的发生率为2%~8%。脑膜瘤、神经鞘瘤、垂体瘤等是颅内常见原发性良性肿瘤，生长缓慢，早期无症状；生长到一定大小后可引起视力下降、单侧肢体无力、听力下降等神经功能障碍，最终也会引起头痛、呕吐等颅压增高症状。胶质瘤、中枢神经系统原发性淋巴瘤是神经系统最常见的原发肿瘤，进展快，易致神经功能障碍和颅压增高，预后较差。

全身肿瘤患者合并原发性颅内肿瘤如何处理视颅内外肿瘤性质、症状轻重而定。①恶性肿瘤合并颅内良性肿瘤，如颅内肿瘤无症状者可先处理颅外恶性肿瘤；如颅内肿瘤有神经功能障碍或颅压增高症状者先处理颅内肿瘤。②恶性肿瘤合并颅内恶性肿瘤如胶质瘤或淋巴瘤，一般先处理颅内恶性肿瘤。因颅内恶性肿瘤存在，患者不能耐受颅外肿瘤的手术和放化疗；且多数情况下，恶性胶质瘤或淋巴瘤生存期较颅外肿瘤短。③合并颅内恶性肿瘤但不能确定是原发胶质瘤、淋巴瘤还是转移瘤时，如颅内症状明显者先处理颅内肿瘤；如无症状先处理颅外肿瘤，结合颅外肿瘤术后病理和PET-CT检查结果综合考虑颅内肿瘤按原发肿瘤还是按转移瘤处理。如按转移瘤进行靶向治疗或/和放疗，无效则考虑颅内肿瘤活检或切除。

二、卒中

脑出血和脑梗死统称卒中。肿瘤和脑血管疾病都是导致死亡的常见原因。目前无证据支持卒中（包括出血性卒中和缺血性卒中）是肿瘤发生的危险因素，但有约15%的肿瘤患者出现脑血管事件，且中风风险显著增加。因此可将脑血管事件作为肿瘤或肿瘤治疗的伴随症状和/或并发症。

缺血性卒中占卒中事件约80%。合并缺血性卒中的肿瘤患者常表现出大脑多个区域受累，出现精神状态改变、偏瘫和癫痫发作等，临床诊断中须与肿瘤脑转移引起的类似症状仔细鉴别：与脑转移瘤临床表现相比，卒中常为急性起病，局灶性运动无力、失语和精神状态症状明显，经治疗后好转，MR及CTA检查有助于明确诊断。对隐源性卒中的诊断，应考虑患者是否存在脑转移瘤。

溶栓和/或溶栓桥接机械取栓对时间窗内的急性脑梗死患者是一线治疗方案，术后常需抗凝治疗。如这类患者合并颅外恶性肿瘤，在卒中发病和治疗后3个月内不宜行手术和放化疗。未接受手术但有阿司匹林治疗史的卒中患者在接受颅外肿瘤手术前停用阿司匹林2周，并评估凝血功能状态。出血性卒中患者无论手术与否，一般3月内不适合行肿瘤的手术和放化疗，要根据卒中恢复情况和肿瘤严重程度进行综合评估。

三、癫痫

癫痫患者患肿瘤时，控瘤治疗应考虑癫痫患者的特殊性。①对有脑转移瘤或原发性脑肿瘤的癫痫患者，颅内肿瘤本身可能是致痫因素。在评估此类患者对手术耐受后，应尽早进行肿瘤手术切除和/或放化疗，术后使用抗癫痫药物，以减低患者出现术后癫痫概率。②对有颅外肿瘤的癫痫患者，肿瘤与癫痫治疗应同步进行。在抗癫痫药物选择上，应考虑到控瘤药物与抗癫痫药物的互相影响。部分抗癫痫药物与化疗药物联用可导致严重副作用。而丙戊酸类药物有抑制肿瘤细胞生长和迁移的作用，与控瘤药物联用具一定协同作用。

四、神经退行性疾病

（一）阿尔茨海默病（Alzheimer Disease，AD）

AD作为一种慢性疾病，常不影响肿瘤治疗过程。肿瘤治疗可引起认知障碍，尤其是短期记忆和注意力障碍，如：约75%接受化疗者出现短期精神认知障碍，被形象称为“化疗脑”（Chemo brain）。易与AD混淆或加重AD症状。能同时增强人类自然免疫力和防止淀粉样蛋白团块积聚的药物有可能可预防化疗后AD样症状，但仍有待临床研究证实。

（二）帕金森病（Parkinson’s Disease，PD）

对合并有肿瘤的帕金森病患者，需仔细评估患者对手术、放化疗及靶向治疗的耐受程度，以选择对患者最为合适的治疗方式。推荐采用口服左旋多巴类药物、多巴胺受体激动剂，和/或植入脑深部电极刺激器等方式积极稳妥地控制帕金森病及其引发的一系列症状，以增强患者对肿瘤治疗的耐受。

五、精神障碍疾病

严重精神疾病主要考虑药物和心理治疗。三环类抗抑郁药（TCA）等除了可以有效改善患者抑郁症状外，还有可能改善潮热、神经性疼痛等其他症状。团体心理治疗有可能改善肿瘤患者的预后。对合并有抑郁症状的肿瘤患者，积极控制其精神症状，加强心理监护和干预，将有助于增强或改善肿瘤的治疗效果。

第三章

肿瘤相关神经损伤

一、脑与脑膜转移

（一）脑转移瘤

1.转移机制

脑转移瘤（Brain Metastases，BMT）是全身恶性肿瘤最常见的并发症，发病率为（8.3~11）例/10万人。肿瘤脑转移是一个复杂过程，而不是播散肿瘤细胞的偶然定植。“种子与土壤”假说认为循环瘤细胞（种子）对特定器官的微环境（土壤）具有特定亲和力。脑转移瘤形成包括一系列步骤或事件，每个步骤均涉及许多尚未有效解决的问题及可能理论。最基本的包括附着血管壁、侵入内皮细胞、穿透血脑屏障、在脑微环境中存活、增殖和生长，与脑常驻细胞相互作用，募集血管及多种生长模式。

2.临床表现

BMT与颅内原发瘤的临床表现有一定相似性，包括颅内压增高症状和局限性症状。前者表现为头痛、呕吐、视乳头水肿等；后者与肿瘤累及部位有关，如精神症状、癫痫发作、感觉障碍、运动障碍、失语症、视力下降、视野缺损等。小脑转移瘤的临床表现有较大差异，如眼球震颤、协调障碍、肌张力减低、行走困难及步态不稳等。

3.诊断和鉴别诊断

（1）影像学诊断

在无禁忌证前提下，推荐MRI作为确诊或除外脑转移瘤的首选影像学检查，包括平扫T1WI、T2WI/FLAIR序列与增强T1WI序列。对不宜行MRI检查者，可行头颅增强CT扫描，其对检出较小转移瘤或脑膜转移具有局限性。PET-CT及PET/MRI对明确手术指征、疗效评价及原发灶确定有一定价值，但不做常规推荐。

在CT和MRI上，转移瘤常呈圆形，边界清楚，无浸润，周围有广泛脑水肿，无钙化。使用对比剂后，肿瘤均有不同程度增强（均匀或环形），大小不一。脑转移瘤应与原发性脑肿瘤、脑脓肿、脑梗死和脑出血鉴别。部分脑转移瘤只有通过活检才能确诊。

（2）病理与分子病理诊断

脑转移瘤最常见的原发肿瘤是肺腺癌、乳腺癌和黑色素瘤，肾癌和结直肠癌呈上升趋势。肺鳞癌、鼻咽癌、前列腺癌、尿路上皮癌和胃癌等也有发生。

镜下转移瘤在脑实质内形成圆形或融合成界限清楚的包块，组织形态和原发部位相似，但可出现低级别向高级别转化，或肺非小细胞癌向小细胞癌转化。常有出血、坏死和瘤周血管增生等。黑色素瘤、肺癌及肾癌比其他转移瘤更常见出血灶。原发肿瘤分子病理改变可能会影响脑转移风险。

表47-3 脑转移瘤分子检测推荐表

病理类型	推荐分子检测项目
肺腺癌	KRAS,EGFR,ROS1,NTRK,ALK,RET,MET,BRAF,TMB,PD-L1
肺鳞癌	FGFR1,PD-L1,EGFR,ALK,TMB
乳腺癌	HER2,ER/PR,BRCA1/2(BRCAness),PIK3CA,EGFR,PTEN,PD-L1
结肠直肠癌	RAS,NRAS,BRAF,MSI,HER2,NTRK,PI3KCA,TMB
上消化道肿瘤	HER2,MSI,PD-L1
肾细胞癌	PD-L1
尿路上皮癌	PD-L1,FGFR2/3,TMB
子宫内膜癌	MSI,P53,POLE
卵巢癌	ER/PR,BRCA1/2(BRCAness),MSI
黑色素瘤	BRAF,MEK,KIT,NF1,NRAS,PD-L1

4.治疗

（1）手术目的

①切除转移瘤，迅速缓解颅内高压症状，解除对周围脑组织压迫。②获得组织标本，明确病理和分子病理诊断。③切除全部肿瘤，提高局部控制率。

（2）手术适应证

肿瘤活检适应证：①颅外原发灶不明或取材困难，不能明确病理；②颅外原发灶病理明确，但脑部病变不典型，与脑原发肿瘤鉴别困难；③颅外原发灶病理明确，但脑部肿瘤与原发肿瘤诊断间隔时间长，按原发肿瘤基因检测结果疗效不佳；④鉴别肿瘤复发与放射性坏死，评估前期放疗或内科治疗效果。

肿瘤切除适应证：①单发BMT：肿瘤位于大脑半球脑叶内或小脑半球内可手术切除的部位，伴明显高颅压症状；②多发性BMT（≤3个病灶）：肿瘤位于手术可切除部位，有明显脑移位和颅内压增高症状，病灶相对集中，可通过一个或两个骨窗切除；③多发性BMT（>3个病灶）：有明显颅内压增高症状，引起颅内压增高的责任病灶位于可手术切除部位；④BMT手术、放疗后复发，有脑移位和颅内压增高症状明显者。

（3）手术禁忌证

①有肿瘤病史，原发肿瘤为小细胞肺癌、绒癌、生殖细胞瘤和淋巴瘤等对放疗或内科治疗敏感者（有严重颅内压增高症状、容易脑疝者除外）；②肿瘤位于丘脑、基底节、脑干等手术不可及部位（肿瘤活检除外）；③年龄超过70岁，有严重基础疾病，一般情况差，KPS评分<70分。

（4）术前评估和准备

①完善常规术前检查，评估患者手术耐受性。②多学科讨论（MDT to HIM）评估原发肿瘤控制情况，是否控制良好或有有效治疗措施，是否有颅外转移，必要时行全身PET-CT检查。③完善脑CT和脑MRI平扫+增强，评估手术指征并制定手术方案。④多模式影像评估包括fMRI、DTI、ASL/PWI、MRS等。⑤各种手术辅助技术的准备和应用，常用有术中荧光造影技术（常用的两种为荧光剂5-ALA和荧光素钠）、神经导航技术、术中成像技术和术中脑定位技术等。

（5）手术方法

①肿瘤活检方法：最常用无框架立体定向活检。其他方法包括基于框架的立体定向活检、MR引导的立体定向活检，以及开放式活检。②肿瘤切除方法：遵循微创无瘤原则，做到最大程度切除，最小伤害。肿瘤切除技术包括分块切除、整块切除（En-bloc）和超全（扩大）切除。对于深部肿瘤或位于功能区部位的肿瘤，显微手术和术中神经电生理学监测、术中唤醒等技术相组合，在切除肿瘤过程中能最大限度地减少对正常脑组织的损害。

（6）术后处理

密切监测生命体征、意识、瞳孔、四肢活动等；术后12小时内复查脑CT了解术区情况，48小时内复查增强MRI了解肿瘤切除情况；术后酌情给予脱水、抗癫痫、抗感染等治疗。有症状的瘤周水肿均应考虑给予糖皮质激素治疗，糖尿病患者使用胰岛素控制血糖。地塞米松是治疗瘤周水肿常用药物，抗水肿作用具有剂量依赖性。根据症状调整用量，无症状者无须使用，症状轻微者给予4~8mg/日；症状明显者首日10mg负荷剂量+16mg/日维持剂量，此后维持剂量为16mg/日。注意激素相关副作用如消化道出血、感染、血糖升高、类固醇肌病等。推荐术后行常规分子病理检查，指导术后靶向治疗或免疫治疗。推荐手术部位（瘤床）放疗。

（7）药物治疗

a.抗癫痫类药物：丙戊酸钠、左乙拉西坦等，后颅凹转移瘤者常不需要。

b.皮质激素类药物：可缓解瘤周水肿，常用地塞米松。

c.化学治疗：可作为复发脑转移瘤的二线治疗。脑转移瘤对化疗相对敏感的有乳腺癌、小细胞肺癌、非小细胞肺癌、生殖细胞肿瘤和卵巢癌。常用药物有：顺铂、依托泊苷、环磷酰胺、拓扑替康、替莫唑胺。

d.靶向治疗：是最有前景的疗法。常用药物是针对主要生长因子受体（如EGFR、Her2、CD20）的单抗。如奥希替尼、利妥昔单抗和曲妥珠单抗分别对肺腺癌、非霍奇金淋巴瘤和乳腺癌脑转移瘤有效。

（8）放疗

放疗可缓解临床症状。全脑外照射仍是大多数脑转移瘤的主要疗法，适用于多发、不能手术切除或立体定向放疗的脑转移瘤。立体定向放射外科（Stereotactic Radiosurgery，SRS）是一种以单一或少量的分割次数，将聚焦射线照射到肿瘤边界范围内（即适形剂量）的方法，具有很高的精确度，适于大多数无颅内压增高、病灶数目较少的转移瘤和术后瘤床照射。

（二）软脑膜转移

1.转移机制

软脑膜转移（Leptomeningeal Metastasis，LM）又称癌性脑膜炎、肿瘤性脑膜炎（实体瘤）、白血病性脑膜炎（白血病）或淋巴瘤性脑膜炎（淋巴瘤），是肿瘤的严重并发症。发生LM时，恶性肿瘤细胞可浸润软脑膜和蛛网膜，并脱落至脑脊液。瘤细胞通过以下途径进入脑脊液：①直接播散：瘤细胞从毗邻蛛网膜下腔、脑室表面或脉络丛的脑或脊髓实质转移瘤延伸，并直接播散入脑脊液。②血行扩散：瘤细胞通过血行扩散入脑脊液，通过动脉循环进入脉络丛，然后进入脑室；也可通过软脑膜静脉进入脑脊液。③瘤细胞可沿颅神经或周围神经生长，并进入蛛网膜下腔，即所谓的离心扩散。

2.临床表现

脑膜转移最常见的症状为头痛、脑膜刺激征和癫痫发作。累及颅神经可致复视、上睑下垂、面部疼痛或麻木、面瘫、耳鸣、听力丧失、眩晕、构音障碍和吞咽困难等；引起梗阻性或交通性/非梗阻性脑积水时出现颅内压增高症状，包括头痛（在躺下和醒来起身时更为明显）、步态改变、认知迟缓、尿失禁、视力下降、视乳头水肿、恶心、呕吐、水平复视（颅底外展神经受压迫所致）和嗜睡。脊髓和传出神经根受瘤细胞浸润和神经根可引起运动或感觉症状，包括弛缓性无力、感觉减退、感觉异常和神经根疼痛。

3.诊断和鉴别诊断

腰椎穿刺脑脊液检查是确诊脑膜转移的金标准。应在头颅CT或MRI检查排除占位病变后进行。抽取脑脊液应大于10mL，且应及时送检。检查内容：测量颅内压（$LM>20cmH_2O$）；细胞学或脑脊液流式细胞术检测肿瘤细胞，后者敏感性更高；在淋巴瘤中，可采用脑脊液聚合酶链反应（PCR）寻找克隆性重排免疫球蛋白基因；细菌和真菌培养（包括不常见的微生物，如隐球菌）；肿瘤标志物：例如β-葡萄糖醛酸酶、CEA、AFP、β-人绒毛膜促性腺激素（β-HCG）、CA15-3和VEGF等；蛋白质/葡萄糖检测：蛋白质含量升高（>45mg/dL）、葡萄糖含量降低（<50~60mg/dL）。

脑和脊髓的钆增强MRI是诊断脑膜转移标准成像方式。LM最常见MRI表现包括沿脑沟、小脑叶、颅神经和脊神经根的软脑膜局灶性或弥漫性强化，脊髓线性或结节状强化，腰骶神经根增厚。如MRI是禁忌证，则可使用增强脑CT和CT脊髓造影。CT脊髓造影虽具侵袭性，但评估脊髓与MRI具有相似敏感度。

LM需与各种颅内感染性疾病所致脑膜炎（细菌性、真菌性、结核性脑膜炎）、蛛网膜下腔亚急性出血、急性或亚急性梗死及静脉窦血栓等鉴别。

4.治疗

LM治疗目标包括改善患者神经功能、提高生活质量、防止神经功能继续恶化和延长生存期。LM治疗包括放疗、鞘内化疗及全身治疗、手术，治疗上须采用整合医学原则，推荐“多学科整合诊疗（MDT to HIM）+参加临床研究”。对临床怀疑脑膜转移者，均推荐行脑脊液细胞学检测。放疗为脑膜转移瘤重要的局部治疗手段，但需配合全身性化疗[大剂量氨甲蝶呤（HD-MTX）或大剂量阿糖胞苷（HDAC）]或局部化疗（腰穿鞘内给药或脑室内给药）、分子靶向治疗、激素治疗和免疫治疗等。外科手术主要为化疗用Ommaya储液囊置入术和治疗脑积水的脑室-腹腔分流术。

二、脊柱转移

（一）转移机制

除肺、肝以外，骨骼系统是第三易发肿瘤转移部位，大多数为脊柱转移，其中90%~95%为椎体转移或脊髓硬脊膜外转移（Spinal Epidural Metastasis，SEM）。脊柱转移癌常发生于肿瘤的终末阶段，严重影响患者的生活质量。肿瘤细胞可通过多种途径转移至脊柱，包括动静脉系统、淋巴系统或通过椎旁直接侵犯及手术造成的瘤细胞播散。瘤细胞一旦定植于骨髓，在来自循环系统的激素、生长因子、蛋白酶和肿瘤微环境的某些成分共同作用下，加速生长、破坏骨质、压迫硬脊膜囊和神经根，导致早期血管损害、血管源性水肿和脱髓鞘病变发生。

（二）临床表现

有症状的脊髓硬膜外转移和转移性脊髓压迫常预示临床预后不良。最常见首发症状是疼痛，可表现为局部痛、机械性痛或神经根痛。其次是运动和感觉功能障碍，进展取决于肿瘤生长速度。脊髓前外侧和环状受压常致快速瘫痪，可能机制是脊髓前动脉受压导致脊髓缺血梗死。截瘫一旦发生，常不可逆。在确诊瘤细胞脊柱转移前，常出现相应平面皮肤感觉改变如刺痛和麻木，常与运动功能障碍严重程度一致。少数情况下，颈部屈曲会诱导从背部向四肢放射电击样感觉，即Lhermitte’s征，提示病变累及胸椎后柱。鞍区感觉丧失在马尾神经病变中较常见。脊髓或马尾受压可致副交感神经节前神经元破坏，引起自主神经回路失调，产生神经源性膀胱或胃肠症状，此外，霍纳综合征也可是脊柱转移表现之一。

（三）临床诊疗流程

MRI是目前诊断椎体转移和脊髓硬脊膜外转移的首选方法，可清楚显示脊髓病变和是否存在髓外、神经根和椎旁受累。CT可用于评估肿瘤引起的骨质破坏及其范围。CT脊髓造影术可用于无法行MRI检查者；放射性核素骨扫描常用于骨转移筛查，但对肿瘤类型无特异性，也不能显示相邻软组织异常。

肿瘤脊髓转移治疗包括手术、放疗和药物治疗。手术固定和减压可快速减压、缓解疼痛、恢复神经功能、提高生活质量，也为原发病理不明患者提供确诊机会。最常用的减压术包括椎体切除术、椎板切除术和经椎弓根减压术。常规外照射治疗和立体定向全身放疗也成为脊柱转移癌治疗的有效方式。皮质类固醇激素能迅速缓解疼痛，改善神经功能，但可能出现神经性和系统性并发症包括体重增加、高血糖、外周水肿、感染、肌病和精神障碍等，无临床症状者无须使用类固醇。

三、周围神经损伤

（一）损伤机制

本节周围神经指颅神经和神经丛。

肿瘤累及脑神经并不罕见。肿瘤通过多种机制损伤颅神经，包括骨转移直接扩散、局部肿瘤直接浸润及通过软组织和/或淋巴结转移扩散。肿瘤可利用同一或附近颅神经作为桥，沿神经扩散；也可通过吻合，沿着一条颅神经分布爬行到另一条脑神经。神经生长因子、神经细胞黏附分子、p75和其他神经系统免疫调节因子等已被证明可增强或抑制神经生长。不同肿瘤类型颅神经受损伤发生率不同，血液肿瘤和发生骨转移的患者出现颅神经受侵比例较高。随着各种恶性肿瘤预后改善，肿瘤侵犯颅神经机会也有所增加。

神经丛分为颈神经C2—C4腹侧支构成的颈丛、C5—T1构成的臂丛及L1—S5构成的腰骶丛。通过运动和感觉纤维支配相应部位的感觉与运动功能。肿瘤相关神经丛病可发生于恶性肿瘤形成或作为肿瘤治疗中的一种结果出现。临床表现因位置不同而不同。通常，颈丛、臂丛或腰骶丛最易受累。根据瘤种的不同，神经丛病变发生率也有较大差异。

（二）临床表现

1.颅神经损伤

根据受影响周围神经和/或邻近结构不同，出现的症状不同。颅神经中最常受累的是三叉神经上颌支（V2）和面神经（VII）。最典型表现为疼痛、感觉障碍或颅神经V或VII功能局灶性缺损。此外，沿颅神经可能会出现额外周围神经扩散，包括常见颅骨转移、颅底结构转移及下颌转移等。颅骨转移常在临床表现前通过影像学确诊，累及颅骨者常会表现非特异性症状，如头痛或可能无症状，当转移累及静脉窦系统时，可能出现颅内压增高。颅底转移常受累于邻近血管结构和神经，表现出不同临床症状，肿瘤影响鞍前或鞍旁区可诱发头痛。如延伸到邻近海绵窦，可能会引发海绵窦综合征（CSS）。最常见影响海绵窦的肿瘤由垂体肿瘤的直接侵袭、头颈部肿瘤的神经周围扩散或远处病变血行扩散所致。影响颅底后部的肿瘤常导致面部麻木，同时患者伴感觉缺陷和/或单侧咬肌和翼状肌无力。

2.神经丛损伤

肿瘤性神经丛病也会因受累位置不同而出现迥异的临床表现。头颈鳞癌、淋巴瘤及肺腺癌和乳腺癌常累及颈丛，表现为颈部或肩部深度疼痛，累及膈神经时可能导致呼吸困难。大多数累及臂丛神经的肿瘤起源于肺或乳房。如肿瘤侵入下丛可引起肺尖肿瘤综合征（Pancoast Syndrome），表现为腋窝和上肢顽固性疼痛；如同时侵犯颈交感神经干还可以引起Horner综合征，一种以患侧眼球内陷、瞳孔缩小、上睑下垂、血管扩张及面颈部无汗为特征的交感神经麻痹症候群。腰骶丛肿瘤性病变常会有臀部会阴持续数周或数月钝痛和酸痛，后常演变为非对称性肢体无力和感觉缺失及肌萎缩。

（三）临床诊疗

肿瘤性周围神经病也高度依赖于影像学诊断。最常用的包括CT、MRI和PET。MRI成像一般为首选。受神经周围肿瘤扩散影响的神经MRI常示血-神经屏障破坏和造影剂泄漏，随神经直径增加，神经周围脂肪组织（特别是在椎间孔处）趋于减少。当脑神经运动分支受累时，MRI能提示颅神经病变的肌肉内信号变化，包括神经增厚和强化、颅底孔向心性扩张、海绵窦增宽和肌肉萎缩等。PET扫描能示神经丛附近高代谢肿瘤。超声、肌电图检测等也有助提高诊断效率。对周围神经疾病，虽有明确的肿瘤史，仍须谨慎鉴别其他病因，如感染、免疫介导性疾病或非恶性肿瘤如神经鞘瘤、脑膜瘤等，病理检测是诊断肿瘤性周围神经病的金标准。特别是对神经丛疾病，放疗等引起的放射性臂丛神经病与肿瘤直接累及的神经丛疾病具有类似临床表现，需结合病史、治疗史及影像学等谨慎鉴别。

手术切除、全身治疗和放疗均可用于治疗肿瘤性周围神经疾病。早期发现有助于改善临床症状及预后。治疗方案选择应综合考虑：①受累神经的解剖位置及与相邻组织结构的毗邻关系；②受累神经的功能、支配范围，及对其他神经的相互影响；③不同类型瘤细胞的病理生理特性；④患者个体情况，对不同治疗方式的耐受程度等。同时，肿瘤相关周围神经疾病的治疗应纳入对肿瘤治疗的整合考量中，周围神经疾病治疗方案不应与原发瘤治疗相冲突。

四、脑血管损伤

肿瘤及其治疗均可引起脑血管损伤，如脑出血和脑缺血。肿瘤相关脑血管损伤有其特有发生机制和防治方法。

（一）损伤机制

1.脑出血

（1）肿瘤因素

富血管肿瘤表达血管内皮生长因子与肿瘤的出血倾向有关。脑转移瘤中黑色素瘤、肾癌和绒毛膜癌脑转移出血多见；多形性胶质母细胞瘤和垂体瘤易发生肿瘤卒中。肿瘤可引起颅内假性动脉瘤，发生部位和形成机制类似于真菌感染性动脉瘤，动脉瘤破裂导致脑出血。肿瘤骨髓浸润、肝转移可引起血小板减少或血清凝血因子缺乏、恶性肿瘤继发DIC均可引起凝血功能障碍和脑出血。

（2）肿瘤治疗因素

化疗后骨髓抑制和肝功能异常引起血小板减少或血清凝血因子缺乏，可诱发脑出血。抗血管生成剂贝伐珠单抗会引起血管内皮功能障碍和脑出血。溴隐亭治疗垂体瘤可致肿瘤卒中。放疗还可诱发脑动脉瘤、毛细血管扩张而增加脑出血风险。造血干细胞移植可能因凝血功能障碍、移植物抗宿主病等因素引起脑出血，

2.脑缺血

肿瘤相关性血栓如脑血管内凝血、肿瘤性栓子及肿瘤患者高凝状态所致下肢静脉血栓均可引起脑血栓、脑缺血。颅底肿瘤和颈动脉体瘤侵入或压迫颈内动脉或椎动脉可致脑缺血。淋巴瘤血管内淋巴增生、急性白血病白细胞增多可能会阻塞脑血管，导致脑缺血。脑部放疗可能诱发颅内动脉延迟性狭窄，继发脑缺血。

（二）临床表现、诊断与鉴别诊断

1.临床表现

肿瘤相关脑血管损伤临床表现与常见脑卒中相似，包括颅内压增高症状如突发

头痛、恶心呕吐、意识障碍和局灶性神经功能障碍如偏瘫、失语、动眼神经麻痹等。部分患者表现精神萎靡不振、嗜睡、短暂意识丧失。

2.诊断和鉴别诊断

当肿瘤患者出现典型脑出血或脑缺血症状时，需详细询问病史，并结合辅助检查，鉴别脑出血、脑缺血是由肿瘤引起的还是由高血压、脑动脉瘤等基础疾病引起的。CT评估急性脑出血，MRI评估脑缺血，CTA、MRA、MRV评估脑血管结构、PET-CT评估是否是脑转移瘤伴发出血及原发瘤情况。

3.诊疗流程

肿瘤患者出现脑卒中症状，先行影像学检查。如是脑出血，出血量大、有明显占位效应伴意识障碍者需手术治疗，并留取标本做病理检查，鉴别是否是肿瘤卒中出血；出血量小可予药物治疗。如是脑缺血则按照脑缺血进行处理。治疗前需要仔细评估是否存在造血干细胞移植、凝血功能障碍、骨髓抑制、血液疾病等肿瘤相关发病因素，以便控瘤治疗。

五、营养与代谢不良性脑病

代谢和营养障碍在肿瘤患者中很常见，常由肿瘤转移器官损伤（例如肝、肾和骨）、肿瘤药物治疗副作用、肿瘤有害衍生物质分泌、营养不良和感染所致，可引起大脑、脊髓、周围神经损伤。

（一）损伤机制

1.器官衰竭

肿瘤所致肺、肝、肾功能衰竭均可导致代谢性脑病。肺转移是全身性肿瘤常见并发症，伴不伴有肺炎均可引起低氧血症和高碳酸血症，甚至呼衰，导致脑缺氧。原发性或转移性肝癌最终导致肝衰，血氨等有毒物质可致肝性脑病。肿瘤急性肾衰和严重尿毒症因身体代谢产物未能排泄导致代谢性脑病。

2.电解质紊乱

高钙血症、低钠血症是肿瘤患者代谢性脑病常见原因。前者多与来自乳腺癌、肺癌、多发性骨髓瘤、白血病和淋巴瘤骨转移有关，可能是身体增加钙吸收或钙从破骨中释放，肾脏排泄减少，或因肿瘤产生维生素D、细胞因子或甲状旁腺激素所致；后者与肿瘤相关抗利尿激素分泌异常综合征（SIADH）有关。

3.血糖异常

低血糖可引起代谢性脑病，见于肝脏、肾上腺、垂体和巨大腹部或腹膜后肿瘤患者和食物摄入量少的晚期肿瘤患者；喷他脒、β-肾上腺素能阻滞剂、磺脲类药物、阿司匹林等药物也可引起低血糖。为控制脑水肿，长期使用皮质类固醇可诱发高血糖。血糖水平过高导致高渗性昏迷，可能系严重利尿致大脑细胞脱水所致。

4.其他

肿瘤患者因慢性营养不良、化疗呕吐等原因易出现维生素缺乏。维生素B_1、B_2缺乏可致Wernicke脑病。败血症是代谢性脑病常见原因，可能是炎症改变血脑屏障通透性，使不能透过血脑屏障的神经毒性物质进入脑内。阿片类止痛药、抗惊厥药、精神安定药和类似药物中毒可能致谵妄。部分化疗药物可致脑病（化疗脑），如氨甲蝶呤、顺铂（IA>IV）、5-氟尿嘧啶及干扰素和白细胞介素等。

（二）临床表现

代谢中毒性脑病大多起病隐匿，进展缓慢，早期表现为注意力下降、淡漠，慢慢出现嗜睡、昏睡或躁动、失眠。部分可出现轻偏瘫、视力障碍、扑翼样震颤（单侧或双侧）和癫痫发作及脑干症状。Wernicke脑病表现为急性精神状态改变和意识模糊、眼肌麻痹和共济失调。营养性脊髓病表现为肢体无力、反射亢进和步态异常。周围神经病变表现为肢端麻木、精细运动困难、肌肉压痛和小腿痉挛等。

（三）诊疗流程

采用PG-SGA评分标准评估病人营养状况。行头颅和/或脊髓MRI检查，排除颅内和/或椎管的器质性病变；行腰椎穿刺脑脊液化验和细胞学检查，排除可能的感染、脑膜转移、炎症等情况；完善血生化、内分泌、维生素水平检测，明确是否存在代谢相关异常。必要时行脑电图、肌电图和体感诱发电位等相关检查。

明确诊断后有针对性改善器官功能、纠正电解质紊乱和维生素缺乏、改善内分泌失调，必要时暂停相关药物治疗。

六、中枢神经系统感染

（一）感染机制

肿瘤相关CNS感染主要发生在两大高危亚群，即接受造血干细胞移植和原发性CNS肿瘤患者。接受造血干细胞移植患者CNS感染的可能机制包括：中性粒细胞减少症、B淋巴细胞/免疫球蛋白缺乏症、T淋巴细胞耗竭。引起CNS肿瘤感染的机制包括：血脑屏障破坏、植入物、长期使用皮质类固醇及放疗；低级别肿瘤患者，长期化疗伴随低CD4+计数增加感染风险。

（二）临床表现与诊断

两种最常见临床综合征是脑膜脑炎综合征和由局灶性脑损伤引起的综合征。检查包括血清学检查、腰椎穿刺术脑脊液检查、CT、MRI等。对实体瘤，建议在腰椎穿刺前行CT或MRI筛查，以排除转移性肿瘤或其他占位病变，血小板计数低于50×10^9/L者应通过输注血小板进行纠正。脑脊液白细胞计数大于200×10^6/L提示细菌性脑膜炎，脑脊液葡萄糖降低支持细菌或真菌感染。PCR检测病毒或细菌特异性IgM可辅助判断感染。MRI检查序列包括增强、灌注、弥散加权成像（DWI）、表观扩散系数（ADC）图和MR波谱的综合使用可鉴别肿瘤、感染和放射性脑损伤。脑或脑膜活检在MRI、MRS和脑脊液检查后仍未明确病因，极少数情况下仍是最终诊断方法。鉴别诊断需排除类似CNS感染表现的非感染性因素，如药物相关的不良反应、免疫检查点抑制物相关脑炎、副肿瘤性神经系统综合征等。

（三）治疗流程

根据抗生素耐药试验和医院感染常见病原，及患者肾脏和肝脏功能，整合调整治疗方案。对接受过激素治疗、有肾上腺功能不全者，需补充皮质类固醇。造血干细胞移植受者脑膜脑炎经验性治疗应覆盖可能细菌和病毒病原体。肿瘤患者常见CNS感染的治疗方案见表47-4。

表47-4　常见中枢神经系统感染的治疗方案

病原体	治疗方案和替代方案(静脉途径,除非另有说明)
细菌	
金黄色葡萄球菌	甲氧西林敏感:萘夫西林2g q4h +头孢噻肟2g q6h
	耐甲氧西林:万古霉素500mg q6h+/-脑室内万古霉素20mg/d
肺炎链球菌	对青霉素中度耐药,MIC[a]<0.1~1μg/mL:头孢吡肟2g q12h或头孢曲松2g q12h或头孢噻肟2g q4h
	对青霉素耐药,MIC>1μg/mL:上述头孢菌素之一+万古霉素500mg q6h+/-脑室内万古霉素20mg/d
单核细胞增生李斯特菌	氨苄西林2~3g q4h加庆大霉素2mg/kg q8h
革兰氏阴性菌(假单胞菌除外)	头孢曲松加庆大霉素1.5mg/kg q8h,粒细胞输注治疗后中性粒细胞减少
铜绿假单胞菌	头孢他啶2g q8h或头孢吡肟2g q12h或美罗培南2g q8h
星形奴卡氏菌	磺胺嘧啶8~12g/d
病毒	
单纯疱疹(脑炎)	阿昔洛韦10~12mg/kg q8h
水痘带状疱疹(脑炎、皮肤病)	阿昔洛韦10~12mg/kg,q8h;或伐昔洛韦1000mg,口服每日2次,10天;或泛昔洛韦500mg,口服每日3次,10天;或阿昔洛韦200mg,口服每日5次,10天
HHV 6,A型和B型	膦甲酸60mg/kg q8h
巨细胞病毒	更昔洛韦5mg/kg q12h+膦甲酸
爱泼斯坦-巴尔病毒(PTLD)	阿昔洛韦10mg/kg,q8h
肠道病毒	普乐康那利200mg,口服每日3次,连续7天

续表

病原体	治疗方案和替代方案(静脉途径,除非另有说明)
真菌	
新型隐球菌	两性霉素B 0.7mg/kg/d,然后是氟康唑400~800mg/d或两性霉素B脂质体5mg/kg/d,连续2周 +氟胞嘧啶150mg/kg/d治疗6周 伊曲康唑400mg/d可替代氟康唑
曲霉菌属	两性霉素B 0.8~1.25mg/kg/d,或两性霉素B脂质体+以上提到的三种药物
毛霉菌科	伊曲康唑600~800mg/d 4d,或两性霉素B脂质体5mg/kg/d,或两性霉素5mg/kg/d+外科清创术
念珠菌属	两性霉素0.7~1.0mg/kg/d+氟胞嘧啶25mg/kg每日4次
荚膜组织胞浆菌	两性霉素0.7~1.0mg/kg/d+伊曲康唑400mg/d抑制治疗
球孢子菌免疫炎	氟康唑800mg/d,或伊曲康唑400~600mg/d或伏立康唑400~600mg/d
寄生虫	
弓形虫	磺胺嘧啶1.5~2g,每日4次,乙胺嘧啶100~200mg口服负荷后75~100mg每日口服+叶酸10~50mg每日口服

(四)预防与康复

1.接受造血干细胞移植患者

移植前中性粒细胞减少期是医院获得性和从宿主组织获得性感染的高风险期，假丝酵母菌等菌血症高发；移植后1~6个月是CNS感染风险最大时期，随中性粒细胞数量增加，细菌感染风险降低，但机会性真菌、寄生虫、疱疹病毒和巨细胞病毒感染风险增高；移植后6个月至更久，持续大剂量免疫抑制患者，仍有CNS感染风险，且要警惕弓形虫感染。

2.脑瘤患者

手术后经血源性、耳源性或鼻窦性播散，细菌性脑膜炎风险最大；有植入物患者，凝固酶阴性葡萄球菌和金黄色葡萄球菌感染概率更高；非手术患者在化疗期间并发感染风险可能会增加，还需防治隐球菌及单纯疱疹病毒感染。

七、副肿瘤性神经疾病

副肿瘤性神经疾病（Paraneoplastic Neurological Disorder，PND）是指一组由肿瘤引起的广泛异质性神经障碍症候群。总体不到1%患者会出现PND。发生率前三位的依次是胸腺瘤（30%）、恶性浆细胞瘤（5%~15%）和小细胞肺癌（3%）。恶性肿瘤复发时也可能出现PND。

(一)发病机制

目前所知，PND可能源于自身免疫反应。肿瘤与神经系统表达有相同特异性抗原，肿瘤细胞凋亡后释放的肿瘤抗原通过抗原呈递细胞传递给T细胞，从而导致一种抗原特异性抗体或细胞介导的自身免疫反应。这种自身免疫反应分两种，一种针对神经受体或细胞表面抗原，另一种针对细胞内抗原。

（二）临床表现

PND可累及神经系统各个部位，包括中枢神经、周围神经、神经肌肉接头、肌肉及眼等，临床表现也非常复杂。

1.累及CNS的副肿瘤综合征

指肿瘤患者中枢神经系统受累的一组疾病，病变可累及颞叶和边缘系统（边缘叶脑炎）、脑干（脑干脑炎）、小脑（亚急性小脑变性）、脊髓（脊髓炎）、背根神经节（亚急性感觉神经元病）和自主神经系统（自主神经病）。当多部位受累时称副肿瘤性脑脊髓炎（Paraneoplastic Encephalomyelitis，PEM），主要累及一个区域的称为局灶性脑炎。

（1）副肿瘤性小脑变性（Paraneoplastic Cerebellar Degeneration，PCD）是最常见和最具特征的PND，占所有抗体相关PND的37%。常表现为急性起病的恶心、呕吐、头晕和轻度步态共济失调。随后在几周或几个月内迅速发展为四肢和躯干共济失调、构音障碍、吞咽困难、强直性眼球震颤和复视。常见于肺癌、乳腺癌、卵巢癌、子宫内膜癌或霍奇金淋巴瘤。小脑综合征可发生在原发肿瘤确诊之前。

（2）副肿瘤性边缘叶脑炎（Paraneoplastic Limbic Encephalopathy，PLE）常表现为困惑、易怒、睡眠障碍、抑郁、躁动、焦虑、幻觉、短期记忆障碍、痴呆和部分复杂癫痫，在数天到12周内亚急性进展。

（3）脑干脑炎（Brainstem Encephalitis），脑干受累包括眼球震颤、复视、眩晕、通气功能障碍、构音障碍、吞咽困难、凝视障碍、亚急性听力减退、面部无力、面部麻木。

（4）脊髓炎（Myelitis），主要表现为下运动神经元体征：痉挛、感觉丧失。涉及脊髓后柱功能及颈髓节段可能出现呼衰，甚至死亡。约25%出现自主神经系统功能障碍，如体位性低血压、胃轻瘫、肠功能障碍、心律失常、多汗、瞳孔异常、光刺激、出汗异常、神经源性膀胱和阳痿。PEM与自身抗体相关，主要是抗-Hu抗体，其他包括抗-Ta、抗-Ma、抗-CV2/CRMP5、抗-Zic抗体，以及不常见抗双载蛋白抗体、ANNA-3和浦肯野细胞抗体PCA-2。脑脊液异常表现是轻度淋巴细胞增多、蛋白升高、寡克隆带及IgG增加。MR在症状区域可见FLAIR像和/或T2加权像信号异常，与抗-Ma2抗体相关边缘叶脑炎在强化像上有异常增强。多数脑脊髓炎和副肿瘤性局灶性脑炎对任何治疗反应都很差，但边缘叶脑炎可随肿瘤治疗而改善，类固醇控制病情能起次要作用。

2. 累及周围神经系统的副肿瘤综合征

（1）斜视性眼阵挛-肌阵挛（Opsoclonus-Myoclonus），眼球不自主、无节律、无固定方向的高振幅集合性扫视运动。常间歇性发作，严重时，则为持续性发作。常伴肌阵挛、构音障碍、躯干性共济失调、眩晕等。半数以上患儿合并神经母细胞瘤，成年则20%患恶性肿瘤。

（2）僵人综合征（Stiff-person Syndrome，SPS）特征为中轴部位肌肉波动性强直，激动肌和拮抗肌同时收缩。首先是躯干下部和下肢，继而发展至肩部、上肢和颈部。情绪、听觉或躯体感觉刺激会引发疼痛性痉挛。睡眠及全身或局部麻醉后强直可消失。电生理检查常可观察到僵硬肌肉运动单元的持续活动，且可用地西泮缓解。

（3）副肿瘤性感觉神经元病（Paraneoplastic Sensory Neuronopathy），约占所有亚急性感觉神经元病20%。以感觉逐渐缺失为特征，初始症状常不对称或为多灶性，振动觉和本体感觉最明显，常有痛觉障碍，四肢、胸部、腹部和面部都可能受到影响，上肢是大多数发病部位。部分还有听力丧失和自主神经病变，并伴胃肠假性梗阻。70%~80%由肺癌所致，小细胞肺癌最多见，常有抗-Hu抗体。

（4）副肿瘤性神经病变（Paraneoplastic Neuropathies），常是进行性周围神经病变，常致轻到中度感觉、运动障碍。可同时表现出轴突变性和脱髓鞘特征。常见于肺癌和乳腺癌。浆细胞和淋巴细胞恶性肿瘤伴发的感觉运动神经病变通常表现出与慢性炎症性脱髓鞘神经病变相似特征。

（5）神经及肌肉血管炎（Vasculitis of the Nerve and Muscle），多见于老年男性，亚急性起病，对称或不对称痛性多发感觉运动神经病变，少数可表现为多个单神经病变，常见于小细胞肺癌和淋巴瘤。可见抗-Hu抗体。

3. 累及神经肌肉接头的副肿瘤综合征

（1）兰伯特-伊顿肌无力综合征（Lambert-Eaton Myasthenic Syndrome，LEMS）亚急性起病，通常表现为近端肢体无力，主要累及下肢。可伴肌痛和感觉异常。少数会出现短暂延髓症状，包括复视、上睑下垂或吞咽困难。可出现自主神经症状如干眼症、口干症、阳痿、直立性低血压等。LEMS有典型电生理模式，在静止状态下可见小幅度复合肌肉动作电位，低频率刺激（2~5Hz）可少量波幅递减，在高频率刺激（20Hz或更高）时波幅至少增加100%。P/Q型VGCC抗体是LEMS中最常见抗体。

（2）重症肌无力（Myasthenia Gravis，MG）典型症状是虚弱和肌肉疲劳，休息后改善，运动后加重。早期有明显眼轻瘫，局限于眼外肌和眼睑肌，表现为上睑下垂和复视。MG是一种突触后神经肌肉传递障碍性疾病，通常有抗-AChR抗体，也可表达MuSK抗体。多数MG患者有胸腺上皮瘤（胸腺瘤或胸腺癌），少数合并其他肿瘤如甲状腺肿瘤、小细胞肺癌、乳腺癌和淋巴瘤。

4.累及肌肉及眼的副肿瘤综合征

（1）副肿瘤性皮肌炎（Paraneoplastic Dermatomyositis）与非瘤性皮肌炎类似，表现为伴水肿的眼睑紫斑和指关节红斑病变，亚急性发作的近端肌无力和肌痛。常见皮肌炎相关肿瘤有乳腺、肺、卵巢、胰腺、胃、结肠肿瘤，以及霍奇金淋巴瘤。

（2）副肿瘤性视觉综合征（Paraneoplastic Visual Syndromes）有三种特征性表现。肿瘤相关的视网膜病变（Cancer-Associated Retinopathy）表现为双侧视锥细胞和视杆细胞功能障碍，光敏性、视力和色觉进行性丧失，中央和环形盲点及夜盲症等，多见于小细胞肺癌。黑色素瘤相关视网膜病变（Melanoma-Associated Retinopathy，MAR）见于转移性皮肤黑色素瘤患者，表现为急性发作闪光等幻觉、夜盲症，以及轻度周边视野缺损。副肿瘤性视神经炎（Paraneoplastic Optic Neuritis）主要发生在PEM患者，非常罕见，常表现为亚急性无痛性双侧视力丧失，眼底镜检查可发现视神经乳头水肿。抗-CV2/CRMP5和抗-Hu抗体与副肿瘤性视神经炎相关，小细胞肺癌是最常见相关肿瘤。

（三）诊断

PND诊断属排除诊断，因肿瘤本身或其治疗所致神经系统并发症更常见，如转移、代谢和营养缺陷、感染、脑血管疾病、凝血障碍及化疗和放疗所致神经毒性等。在除外以上原因外，有神经系统症状的肿瘤患者，应考虑为PND。诊断PND很少需脑活检。如怀疑有肿瘤，或临床、脑脊液和MRI发现异常，可考虑对MRI或FDG-PET识别的异常区域进行活检。支持PND异常表现包括单核细胞浸润、噬神经结节、神经元变性、小胶质细胞增殖和胶质增生，但无特异性。国际专家小组2004年给出的诊断标准如下。

明确是PND的诊断标准如下。

1）有典型综合征；神经系统疾病诊断的5年内有肿瘤病史。

2）有非典型综合征，在经肿瘤治疗（不含免疫治疗）后，消退或显著改善；该综合征不易自发缓解。

3）有非典型综合征；有肿瘤神经抗体（特异或非特异）；神经系统疾病诊断5年内有肿瘤病史。

4）有神经系统综合征（典型或非典型）；有特异性肿瘤神经抗体（抗-Hu抗体，抗-Yo抗体，抗-CV2抗体，抗-Ri抗体，抗-Ma2抗体，抗-amphiphysin抗体）；无肿瘤病史。

可疑是PND的诊断标准如下。

1）有典型综合征；无肿瘤神经抗体；无肿瘤病史，但有患肿瘤潜在高风险。

2）有神经系统综合征（典型或非典型）；有部分特异性肿瘤神经抗体；无肿瘤

病史。

3）有非典型综合征；无肿瘤神经抗体；2年内有肿瘤病史。

（四）治疗流程

PND治疗目标是防止出现永久性神经功能缺失或死亡。由于PND进展迅速，抗体检测需一定时间才能完成，推荐开始经验性治疗。

治疗针对神经受体或细胞表面抗原的PND时，一线治疗应包括静注甲基泼尼松龙，1000mg/d，持续3~5天。进一步治疗是血浆置换和/或静注免疫球蛋白。血浆置换每隔一天交换5~7次，而静注免疫球蛋白剂量为2g/kg，分3~5天输注。需要注意，血浆置换应在注射免疫球蛋白前进行，因为血浆置换过程会清除先前应用的IgG。如疗效不佳，其他治疗方案包括利妥昔单抗静脉内给药（初始剂量为1000mg，如耐受14天后再次给药1000mg，然后每6个月一次1000mg维持）和环磷酰胺（剂量为500~1000mg/m^2，每月一次）。

针对细胞内抗原的PND治疗更加困难。皮质类固醇、血浆置换、静注免疫球蛋白、利妥昔单抗和环磷酰胺常疗效有限。以针对淋巴细胞系（B细胞和T细胞）的治疗作为首选，包括环磷酰胺、霉酚酸酯和硫唑嘌呤。当PND进展迅速和严重时，应考虑静注或口服环磷酰胺。其他治疗选择还有他克莫司、西罗莫司和人绒毛膜促性腺激素。

八、慢性肿瘤疼痛综合征

（一）发病机制

慢性癌痛综合征具特殊疼痛特点，以及与基础疾病或其治疗相关体征，与不同病因学和病理生理学有关。30%~60%的患者会感到疼痛，其中超2/3患者为肿瘤恶化，大多数直接由肿瘤引起。疼痛降低生活质量，造成身体功能与社交障碍，且产生心理问题，干扰患者的饮食、睡眠、思考、社交能力，产生疲劳感。躯体疼痛比神经疼痛或内脏疼痛更常见，骨痛和神经结构受压是最常见原因，15%~25%慢性癌痛是手术、化疗、放疗的副作用。

（二）临床表现

1.骨痛

骨转移是引起肿瘤患者慢性疼痛的最常见原因，最常见于肺癌、乳腺癌和前列腺癌，由肿瘤直接浸润骨性结构引起。脊柱骨转移最常见于胸椎，项部或枕部疼痛是寰枢椎破坏或齿状突骨折的典型表现，C7或T1椎体浸润可能导致肩胛间区疼痛，

T12或L1椎体病变可致同侧髂嵴或骶髂关节疼痛，骶骨破坏引起放射至臀部、会阴或大腿后部的严重疼痛，坐着或平躺时加剧，站立或行走时缓解。肿瘤造成硬脊膜外压迫时首发症状是背部疼痛。骨盆和髋关节转移癌累及骨盆，可在行走和负重时引起偶发性疼痛。肿瘤累及髋臼或股骨头导致髋关节综合征，发生髋关节局部疼痛，并因髋关节负重和活动而加重。肥大性肺性骨关节病是一种副肿瘤综合征，包括杵状指、长骨骨膜炎及偶发的类风湿样多关节炎，多见于非小细胞肺癌。

2. 内脏疼痛综合征

内脏疼痛综合征系病变累及胃肠道或泌尿生殖道的空腔脏器、实质脏器、腹膜或腹膜后软组织。广泛肝内转移或与胆汁淤积相关，严重肝肿大可引起肝扩张综合征，表现为右侧肋下区不适、右侧颈肩部或右侧肩胛区牵涉痛。病变累及上腹部腹膜后可造成中线部腹膜后综合征，疼痛发生在上腹部、胸背部下方，为广泛性难以定位的钝痛和刺痛，卧床时加剧，坐起时缓解。肠梗阻症状主要由于肿瘤引起机械性梗阻，表现为持续性疼痛和绞痛，伴呕吐、厌食和便秘。腹膜转移癌多见于腹部或盆腔肿瘤的种植性转移，可引起腹膜炎、肠系膜栓塞、恶性粘连以及腹水，疼痛和腹胀是最常见症状。结直肠、女性生殖道、远端泌尿生殖系统肿瘤引起恶性会阴疼痛，疼痛呈持续性，久坐或站立时加剧。肾上腺转移瘤（在肺癌中常见）可导致肾上腺疼痛综合征，出现单侧腰痛，可并发出血，导致严重腹痛。小骨盆内的肿瘤压迫或浸润常引起输尿管梗阻，常见于宫颈癌、卵巢癌、前列腺癌和直肠癌，疼痛可伴或不伴输尿管梗阻，梗阻时表现为典型侧腹部慢性不适钝痛，辐射到腹股沟区或生殖器。卵巢癌疼痛发生在下腰部或腹部。肺门肿瘤患者的疼痛发生在胸骨或肩胛骨，上叶或下叶肿瘤分别累及肩部和下胸部。内脏肿瘤非创伤性破裂可致突发严重腹部或腰部疼痛，在肝细胞癌和其他肝转移癌中最为常见。带蒂内脏肿瘤扭转可产生痉挛性腹痛。

3. 头痛与面部疼痛

肿瘤患者头痛和面部疼痛最常见原因有颅内肿瘤、软脑膜转移瘤、颅底转移瘤和颅神经痛。颞骨、颞下窝的转移瘤可导致耳痛，牵涉性耳痛可见于肿瘤累及口咽或下咽部。视力模糊和眼痛是脉络膜转移瘤两种最常见症状。慢性眼痛与骨性眼眶、眶内结构肿瘤转移有关。单侧面部疼痛可能是同侧肺肿瘤牵涉痛。面部皮肤鳞癌由于广泛侵犯周围神经而引起面部疼痛，霍奇金淋巴瘤患者可出现类似于偏头痛症状。头痛可伴发脑梗死或脑出血，原因可能是矢状窦阻塞或播散性血管内凝血。

4. 累及周围神经系统的神经性疼痛

累及周围神经系统的神经性疼痛包括疼痛性神经根病、神经丛病、单神经病变或周围神经病变。神经根性疼痛是硬膜外和软脑膜肿瘤转移的一个重要表现。疱疹后遗神经痛在肿瘤人群中的发生率是普通人群的两到三倍。肿瘤浸润或对局部肿瘤的治疗（包括手术切除或放疗）会损伤颈丛、臂丛或腰骶神经丛，引起疼痛。

5.肿瘤治疗相关的慢性疼痛综合征

（1）化疗后疼痛并发症

化疗诱导的周围神经病变典型表现为手和/或脚的疼痛性感觉异常，伴轴突病变的恒定体征，包括“袜子、手套”样感觉丧失、虚弱、反射减退和自主神经功能障碍，为持续烧灼痛或刺痛，因接触而加重。骨髓移植后大剂量化疗可导致股骨头或肱骨头缺血性坏死，骨质坏死为单侧或双侧，累及股骨头最常见，常引起髋关节、大腿或膝盖疼痛，肱骨头坏死表现为肩部、上臂或肘部疼痛，运动时加重，休息时缓解。

（2）慢性手术后疼痛综合征

慢性疼痛是乳腺癌手术常见后遗症，最常见于腋窝淋巴结清扫术后，表现为局限于手臂内侧、腋窝和前胸壁紧缩样和灼烧样不适感，疼痛区常有部分区域感觉丧失。根治性颈淋巴清扫术损伤副神经（CNⅪ）常引起肩部疼痛。开胸术后疼痛最常见原因是病变局部复发和感染。幻肢痛综合征由截肢导致，呈持续性或阵发性疼痛，常伴感觉异常。乳房幻觉痛，常从乳头开始，继之扩散到整个乳房，疼痛性质多变。行直肠腹会阴切除术的患者会出现直肠幻觉痛综合征。截肢后数月至数年，手术瘢痕处会出现残肢痛，呈灼烧感或刺痛，因运动或压力而加重。骨盆底手术创伤可致残留骨盆底肌痛。

（3）慢性放疗后疼痛综合征

放射治疗引起的慢性疼痛常发生于晚期肿瘤患者。接受腹部或盆腔放射治疗的患者，会出现迟发性并发症慢性肠炎和直肠结肠炎。盆腔器官肿瘤的放疗可导致慢性放射性膀胱炎。乳腺癌患者放疗后可出现淋巴水肿，表现为手臂疼痛和紧缩感。前列腺癌患者近距离放疗可产生射线相关慢性盆腔疼痛综合征，排尿或盆腔压力升高时加重。放射性骨坏死是放疗的晚期并发症，闭塞性动脉内膜炎导致的骨坏死可产生局部疼痛。

（三）诊疗流程

治疗前要根据病史、体征、体格检查及CT、MRI、B超、放射性核素骨扫描等检查结果，并结合疼痛部位和可能病因进行整合评估，做出准确诊断，特别需要与肿瘤复发导致的疼痛相鉴别。治疗要采取合理且有序的阶梯治疗方案，首选低致残率和廉价的非侵入性方法。遇到疑难肿瘤疼痛患者，强烈建议多学科会诊，参与者包括肿瘤科医师、舒缓治疗科医师、麻醉科医师、神经外科医师、精神科医师等，制定合理的治疗策略。

1.病因治疗

直接治疗疼痛病因，手术、放疗或化疗可能缓解肿瘤浸润产生的疼痛；感染引起的疼痛可通过抗生素治疗或引流来缓解。放疗可有效治疗硬脊膜外肿瘤、骨转移瘤疼痛，以及脑转移瘤引起的头痛。外科手术可缓解空腔脏器阻塞、骨结构不稳定和神经组织受压。射频消融术造成肿瘤的凝固性坏死，可显著减轻癌痛，用于骶前和盆腔肿瘤复发、骨样骨瘤、疼痛性胰源肾和肾上腺肿瘤以及疼痛的骨转移瘤（包括椎体转移）。甲基丙烯酸甲酯椎体成形术和髋臼成形术可固化和稳定溶骨性病变，可缓解疼痛，恢复脊柱和髋臼稳定性。

2.合理应用阿片类药物

控症治疗应从阿片类药物开始。选择阿片类药物要考虑到疼痛强度、药代动力学和剂型，以及药物副作用等。中度疼痛常用含对乙酰氨基酚或阿司匹林加可待因、二氢可待因和丁丙诺啡片等组合药物。强烈疼痛常用吗啡、氢吗啡酮、芬太尼或美沙酮治疗。鞘内给药比硬脊膜外疗效更佳，脑室内应用小剂量阿片类药物（特别是吗啡）具长期镇痛作用。阿片类药物反应性个体差异巨大，应逐步增量来缓解疼痛。减少阿片类药物剂量会减少副作用，非甾体类抗炎药物与阿片类药物具协同作用。

3.应用辅助镇痛药

辅助镇痛药分为四类。①多用途辅助镇痛药：糖皮质激素是使用最广泛的多用途辅助镇痛药，使用最多的是地塞米松。外用局麻药可用于治疗皮肤和黏膜疼痛。②神经性疼痛的辅助镇痛药：抗抑郁药物（如阿米替林）常用于治疗持续性神经性疼痛，地昔帕明副作用较少。抗惊厥药物加巴喷丁具镇痛作用与良好的耐受性。③用于治疗骨痛的辅助镇痛药：骨痛常需联合用药，重症患者应使用糖皮质激素。双磷酸盐、锶-89可有效缓解疼痛。④用于内脏疼痛的辅助镇痛药：盐酸奥昔布宁可缓解膀胱痉挛疼痛，其他辅助治疗包括医用大麻、针灸和按摩疗法。

4.神经消融技术

腹腔丛神经消融可治疗上腹部内脏肿瘤浸润引起的疼痛，包括胰腺、腹膜后的上部、肝脏、胆囊和近端小肠。下腹部神经丛上部苯酚消融术可缓解由降结肠、直肠和下泌尿生殖系统结构引起的慢性癌痛。奇神经节（Walther神经节）的神经消融可缓解直肠、会阴或阴道内脏痛觉。背侧感觉根进行单节段或多节段性破坏手术切除或消融可治疗由于肿瘤侵袭躯体和神经结构引起的胸壁疼痛和顽固性上肢、下肢、骨盆或会阴疼痛。顽固性单侧面部或咽部疼痛可接受三叉神经消融（半月神经节阻滞）或舌咽神经消融；涉及舌或口底的单侧疼痛可通过蝶腭神经节阻滞治疗；肋间或椎旁神经消融是胸壁疼痛患者神经根切断术的替代方法；单侧肩痛可接受肩胛上神经消融；臂丛神经消融可缓解臂痛。前外侧脊髓丘脑束被消融使对侧痛温觉丧失，常适用于躯干或下肢出现严重单侧疼痛的患者。

5.镇静疗法

镇静疗法可充分缓解难治性疼痛，药物包括神经抑制剂、苯二氮䓬类药物、巴比妥类药物和异丙酚等。

第四章

放疗相关神经损伤

放疗是恶性肿瘤主要治疗手段之一，其中CNS恶性肿瘤及头颈部恶性肿瘤受制于重要功能器官解剖结构限制，手术难以做到根治切除，术后患者常需要放疗，无法手术者要行根治性放疗。高剂量照射对神经系统有不同程度损伤，主要包括脑、脊髓、外周神经、下丘脑-垂体内分泌轴及脑血管损伤。

一、损伤机制

放射性脑损伤（Radiation Induced Brain Injury，RIBI）指经放疗后引起的脑组织损伤，并在多种因素联合作用下导致神经元、神经胶质细胞变性、坏死而引发CNS疾病。脱髓鞘是RIBI典型病理改变，少突胶质细胞死亡是脱髓鞘的主要原因。脑组织的中、小血管管壁增厚，淀粉样变性、透明变性和纤维素样坏死，内皮增生，血栓形成，最后可致血管腔闭塞。血脑屏障通透性增加，血管周围水肿和血管萎缩，微循环障碍影响血流和能量供应，从而导致缺血或代谢障碍，表现为脑组织缺血和不可逆性坏死。

放射性脊髓损伤中，白质最易受累，少突胶质细胞和血管内皮细胞最易损伤。急性放射性脊髓损伤病理学改变主要为白质脱髓鞘改变。在动物实验中发现照射5~10Gy后可出现暂时性少突胶质前体细胞凋亡，后逐渐出现成熟少突胶质细胞减少以及髓鞘脱失，之后随着少突胶质细胞增加及髓磷脂合成恢复正常，症状逐渐消失。血管内皮细胞与少突胶质细胞损伤共同参与迟发放射性脊髓病发生。血管变化常发生较晚，常在照射后1年以上出现。血管变化包括毛细血管扩张、血管周围纤维化和炎症、水肿和纤维蛋白渗出、红细胞停滞和渗漏、血管闭塞和血栓形成。

放射性周围神经损伤的发病机制仍未明确，多数认为主要与两个机制有关：一是放射线对神经组织直接造成损伤；二是神经周围组织纤维化和神经营养血管损伤导致神经组织损伤。照射引起血管内膜和内膜下细胞增生，使血管纤维化而造成神经干供血不足。放疗也可影响周围组织，引起水肿和纤维组织增生，从而绞窄神经引起广泛脱髓鞘和轴索退变。放射性外周神经损伤急性期改变发生在照射后数天之内，包括生物电改变、酶变化和血管通透性改变。随后可观察到神经脱髓鞘和轴突缺失，此时神经损伤大多可逆。慢性期改变出现在照射后数月至数年，表现为小动脉坏死和玻璃样变性，神经纤维被纤维组织代替，神经束膜和外膜增厚。纤维化的发生进一步绞窄神经，造成继发性脱髓鞘，神经膜细胞与内皮细胞损伤。周围结缔组织纤维化，可加重神经轴突皱缩和神经纤维改变。结缔组织中还可见大量炎性细胞、成纤维细胞和各种细胞外基质成分浸润。轴突和髓鞘的丧失，加上血管损伤出现，表明血管损害在放射性神经病变中的作用。

放射性内分泌损伤主要是指下丘脑-垂体轴（Hypothalamic-Pituitary Axis，HPA）损伤。由于下丘脑是人体神经内分泌中心，垂体则是人体内最重要的内分泌腺，分泌多种激素以调控其他内分泌腺分泌。HPA接受高剂量照射（>50Gy）时垂体功能减退主要由垂体本身的放射损伤所致，在对接受过高剂量照射的垂体进行组织病理学分析时，可见受照射区域明显纤维化、鳞状化生及线粒体损伤等放疗后改变。放疗后垂体功能减退可能与垂体和下丘脑放射性损伤存在相关性，但各激素轴在不同剂量下损伤具体机制尚待研究。

二、临床表现

（一）放射性脑损伤

一般认为RIBI与脑部照射时年龄、生存时间、照射剂量、照射体积、分割方式及是否联合化疗相关。损伤包括急性和迟发性损伤。急性损伤指发生在放疗期间和结束后90天内出现的症状，包括需要皮质类固醇治疗的神经系统改变、癫痫发作、昏迷和瘫痪。迟发性损伤指放射结束90天后出现的症状，如头痛、嗜睡、严重中枢神经系统功能障碍，部分患者丧失感觉、运动障碍和昏迷。

RIBI诊断主要依据既往脑部照射史、相应症状，CT上表现为均匀的“指状”分布低密度灶，边缘较模糊，有轻中度占位效应，部分双侧不对称性病变或单侧病变可有脑室受压或扩大，中线向健侧移位，增强扫描无强化或轻微周边强化。MR表现为T1加权成像呈低信号，T2加权成像呈高信号，经典特征为“瑞士奶酪”和“肥皂泡”。前者特点是累及灰质和白质的广泛强化和坏死区混杂存在，后者是病变较局限的异质性增强，常伴一个坏死核。

RIBI应与肿瘤的颅内进展、放疗诱发脑肿瘤、出血性脑转移等鉴别，脑脓肿和颅内感染症状在实验室检查中易于鉴别。肿瘤和放射性坏死都会破坏血脑屏障，导致脑水肿，两者都会导致颅内高压，如何鉴别脑转移和放射性坏死常是临床难题。CT和常规MR难以鉴别，功能MR成像和特殊示踪剂的PET正被应用于临床。磁共振灌注成像（perfusion MRI，pMRI）：是通过静脉快速注射高浓度对比剂后进行的动态成像，以评价毛细血管床状态和功能。其主要指标有局部脑血容量（Relative Cerebralblood Volume，rCBV）、局部脑血流量（Regional Cerebral Blood Flow，rCBF）、平均通过时间（Mean Transistime，MTT）和对比剂峰值时间（Time to Peak，TTP）。测量局部脑血流量可提供病理血管信息，用于鉴别放疗反应、瘢痕或肿瘤复发。肿瘤复发患者rCBV高，放射性坏死灶由于缺乏新生血管，故rCBV明显低下。磁共振波谱（Magnetic Resonance Spectrum，MRS）通过定量检测脑内特定化合物含量而反映局部代谢状况和生化指标，主要代谢指标有：胆碱（Choline，Cho），N-乙酰天门冬氨酸（N -Acetyl-Aspartate，NAA），肌酸（Creatine，Cr），脂质—乳酸（Lip-Lac）。高水平Cho提示瘤细胞增殖时细胞膜磷脂合成增强，放射性坏死区域一般低水平Cho。NAA是神经元整合标志，由于神经元损伤，NAA在瘤组织中和放射性坏死区域中减少，NAA减少常发生在Cho或Cr变化之前。Cr是细胞能量代谢指标，在多数情况下相当稳定，因此临床常用Cho/Cr、NAA/Cr比率鉴别脑放射性坏死和肿瘤复发。但MRS不能精确判断放射性损伤和肿瘤复发同时出现的情况。PET-CT可在分子水平反映脑损伤组织的生化改变和代谢状态，可以用于在形态学改变出现之前的早期诊断。目前较为常用的方法是利用F脱氧葡萄糖（F-FDG）、蛋氨酸（MET）等作为示踪剂以测定损伤组织的葡萄糖及氨基酸代谢情况。放射性脑坏死区域代谢率低于正常脑组织。

（二）放射性脊髓损伤

急性放射性脊髓损伤常发生在放疗结束2~4个月的潜伏期之后，潜伏期的长短与脊髓受的照射剂量成反比，可持续数月到1年，但常是可逆的。急性放射性脊髓损伤早期症状是轻微和非特异性的，包括单侧感觉异常、麻木、行动迟缓、下肢无力或本体感下降。特征性表现是Lhermitte征。迟发放射性脊髓损伤是最严重的放疗并发症之一，常是不可逆转的。临床症状根据受照射脊髓位置、面积和损伤程度的不同而变化。早期症状和体征可能是非特异性的，常包括本体感觉和/或温度觉减退、运动功能减退（通常起始于腿部）和行动笨拙、步态改变、大小便失禁等，这些症状会随着损伤进展而逐渐加重，最终导致偏瘫或瘫痪。如损伤发生在上颈部，可能会引起膈肌功能障碍，导致呼吸停止。高位脊髓损伤还可导致膀胱或肠道功能障碍。放射性脊髓损伤评价标准可采用SOMA分级或不良事件（CTCAE）v3.0的常规术语标准进行分类。建议使用（CTCAE）v3.0评估急性和延迟性脊髓损伤。

放射性脊髓损伤的临床诊断需符合以下特点：第一，照射野要经过脊髓，照射区域、剂量及发生症状时间相吻合；第二，临床符合放射性脊髓损伤表现，如大多数影响下肢或上、下肢同时受累，但很少单纯累及上肢；第三，排除其他可引起相同神经系统症状的病因，如脊髓外压性病变，髓内转移，副瘤综合征或联合其他治疗的毒性。

影像学中，MR用于放射性脊髓损伤的鉴别诊断有困难，可能是非特异性的。在症状出现后几周内进行MR检查，结果可能是正常的，也可表现为脊髓肿胀，并伴有T1加权低信号和T2加权高信号，部分病例存在增强。症状发展几年后，MR可表现为无信号异常的脊髓萎缩。这些信号转化反映了正常红骨髓向脂肪骨髓转化。PET-CT检查在放射性脊髓损伤诊断中也具一定作用。放射性脊髓损伤患者在行PET检查时表现为脊髓受照节段FDG摄取增高，这可能与脊髓受照节段内的炎症反应有关。

（三）放射性周围神经损伤

周围神经系统（Peripheral Nervous System）是相对于CNS而言的，是指脑和脊髓以外的所有神经结构，包括神经节、神经干、神经丛及神经终末装置，包括12对脑神经、31对脊神经和自主神经（交感神经、副交感神经）。根据其与中枢相连的部位和分布区域不同，常把周围神经系统分为三部分：①与脊髓相连的称脊神经，主要分布于躯干和四肢。②与脑相连的称颅神经，主要分布于头面部。③与脑和脊髓相连，主要分布于内脏、心血管和腺体的称内脏神经。放射性周围神经损伤是指外周神经的神经根、神经丛及神经干受到照射后所引起的并发症。不同部位周围神经放射性损伤，虽然具体临床表现各异，但大多都表现为不可逆、进行性加重的感觉运动等功能失调，最终功能完全丧失。难治、顽固、进行性加重的神经性疼痛是其突出特点。放射性周围神经损伤是与多因素相关的。研究表明，照射分割剂量越高、总剂量越大，越容易引起严重晚期放射损伤。另外，放射敏感性的遗传学差异及个体差异是比较容易被忽视的因素。

放射性周围神经损伤诊断的主要依据是：有损伤神经的照射史；数月至数年的无症状间歇期后出现缓慢的、进行性加重的神经支配区感觉运动功能失调，神经支配区功能丧失；一般损伤嗅神经可致嗅觉减退、丧失；动眼神经、滑车神经、外展神经共同支配眼球运动，受损伤时可致眼球运动障碍；损伤三叉神经时，可致面部感觉异常、缺失、咀嚼无力等；损伤面神经时，可致面部表情肌的麻痹，味觉减退、缺失；损伤听神经时，早期可致耳鸣、高频率声区的失听，晚期致听力下降及听力丧失，眩晕、呕吐、平衡等障碍；损伤舌咽神经、迷走神经时可致软腭及咽后壁感觉减退、缺失，饮水呛咳及声嘶；损伤副神经时，可致耸肩及转颈无力或不能，有时可致慢性手臂痛。视神经损伤的初始表现为视野缺损（中心暗点、旁中心暗点、象限性或颞侧偏盲）、突发无痛的单眼视力丧失，也可继发于短暂的发作性视力模糊。某些患者在数周或数月内出现对侧视力下降，眼眶周围及眶后疼痛，临床分为眼球前部充血性视神经损伤及球后部视神经损伤两种类型。放射肿瘤治疗协作组

（RTOG）/欧洲癌症研究治疗组织（EORTC）对正常组织的晚期反应（Late Effects Normal Tissues，LENT）用主观、客观、处理、分析进行记录，简称SOMA。中国卫生部2009年发布了GBZ 214-2009放射性神经系统疾病诊断标准（强制性国家职业卫生标准）。该标准规定了放射性脊髓损伤、放射性颅神经损伤的诊断及处理原则。临床肿瘤患者接受放疗所致神经系统损伤参照该标准使用。GBZ 214-2009放射性神经系统疾病诊断标准主要参考了RTOG/EORTC的SOMA分级标准及美国国立癌症研究所（NCI）的常用毒性标准3.0版，将分级标准改称分度标准，只保留主观性指标及客观性指标，未采纳其处理及分析项目，并将其适当修改作为放射性神经系统损伤的分度标准。

放射性周围神经损伤的鉴别诊断主要是结合CT、MRI、PET等辅助检查，需要排除损伤神经周围的肿瘤复发、转移及其他疾病，例如球后视神经炎、继发性空蝶鞍综合征、缺血性视神经病变等。然而，由于放射性周围神经损伤的临床表现为非特异性，往往患者在出现神经症状多年后也很难确认该症状系放射性损伤。

（四）放射性内分泌功能障碍

垂体借垂体柄与下丘脑相连，将神经调节与体液调节紧密结合。垂体由垂体前叶及垂体后叶组成。垂体远侧部和结合部称垂体前叶，受下丘脑上游激素的调节，可分泌生长激素（Growth Hormone，GH）、促甲状腺激素（Thyroid-Stimulating Hormone，TSH）、促肾上腺皮质激素（Adrenocorticotropic Hormone，ACTH）、卵泡刺激素（Follicular-Stimulating Hormone，FSH）和黄体生成素（Luteinizing Hormone，LH）。生长激素主要促进骨和软组织生长，后四种激素则分别促进甲状腺、肾上腺皮质和性腺分泌活动。垂体后叶包括中间部和神经部，可贮存和释放抗利尿激素。下丘脑释放的多巴胺为泌乳素（Prolactin，PRL）释放抑制因子，可通过多巴胺分泌负向调节垂体泌乳素释放。HPA接受放疗后内分泌异常的机制尚不完全明确。目前已知不同内分泌轴之间的放射敏感性存在差异。根据现有研究报道，生长激素轴最易发生放射损伤，其次分别为性激素轴、肾上腺皮质激素轴及甲状腺激素轴。影响放疗后HPA轴的主要因素包括放疗剂量、随访时间、年龄、性别及放疗模式。

颅脑及头颈部肿瘤放疗后最常见垂体功能障碍为生长激素分泌不足。生长激素缺乏是儿童身材矮小的主要原因。发生生长激素缺乏的儿童及青少年患者中，约一半出现身材矮小、生长速度慢于同龄儿童等临床表现。年龄越小，受照剂量越高，出现身材矮小的风险越大，发病率随随访时间延长而持续增加。成年后生长激素缺乏可致身体成分改变，如脂肪成分增加、去脂体重减少、细胞外水分减少、血脂异常、骨密度降低等。临床多表现为疲劳、乏力、记忆力减退、注意力难集中、孤独感及性欲下降。血液中生长激素水平在一天不同时间内波动范围较大，因此单纯检测血液中生长激素水平并不足以客观反映生长激素分泌状况。胰岛素样生长因子-1（Insulin-Like Growth Factors -1，IGF-1）是反映生长激素轴功能一个更加可靠指标。此外，GHRH激发试验及胰岛素耐受试验中，正常生理状况下生长激素水平可升至大于6 μg/L；激发试验中GH 3~6 μg/L为生长激素部分缺乏，小于3 μg/L则为严重缺乏。

儿童发生垂体功能减退累及性腺轴的风险为3.5%~34%，风险随剂量和随访时间增加而提高。儿童性腺轴受累可能导致性腺功能减退或性早熟。低龄患者或受照剂量低可能与性早熟相关，性腺功能减退通常在放疗后10年逐渐开始出现，表现为不容易受孕。对成年患者，非垂体肿瘤放疗后性激素水平降低比例为15%~82%，接受垂体肿瘤放疗患者风险则达15%~96%。长期随访中，有明显临床症状性腺轴功能减退发生率在20%~50%。表现为男性患者的睾酮水平常处于正常范围的下限，或是稍低于正常；女性则发生卵泡不能正常发育或不能正常排卵，初期表现为月经稀少，继而出现停经及雌激素水平降低等表现；在绝经女性中，促性腺激素水平低下多无明显临床症状，但通常绝经女性的促性腺激素水平升高，在放疗引起垂体功能减退时，促性腺激素水平并不升高。女性患者的血清FSH、LH及雌二醇水平低于正常下限可确诊，男性低睾酮、FSH及LH即可诊断为性腺轴功能异常。

放射引起的垂体功能减退很少引起ACTH缺乏继而引起皮质醇缺乏，常与其他下丘脑-垂体功能减退伴发，且发生较晚。儿童患者发病风险为9%~38%，下丘脑接受超过40Gy剂量可能是其发病的剂量阈值。成年患者ACTH水平处于正常与非正常的临界范围。部分患者ACTH缺乏同时导致肾上腺分泌雄激素缺乏。在一些女性患者中，雄激素缺乏可能导致情绪低落、焦虑或强迫性神经官能症等情绪特征，甚至敌对情绪。通过随机的血清皮质醇检测，大于540nmol/L则可排除该诊断，小于100nmol/L可诊断为肾上腺皮质功能减退。也可通过促肾上腺皮质激素类似物试验或胰高血糖素刺激试验来确诊。

照射HPA可由于促甲状腺激素释放激素分泌减少引起继发性甲减，或因颈部放疗直接损伤甲状腺细胞引起甲状腺激素水平下降。临床表现为体重增加、颜面部水肿、情绪低落和嗜睡等甲减症状。在接受全脑放疗的儿童患者中，TSH缺乏发生率为3%~5%。头颈部肿瘤治疗后长期生存的患者发生甲状腺功能低下的比例高达75%。血FT4降低伴或不伴TSH降低均可确诊甲状腺功能减退。

高泌乳素血症在儿童放疗后患者中非常少见，或多为亚临床表现，升高的泌乳素水平会逐渐趋于正常。在少部分成年患者中观察到轻度的高泌乳素血症，多发生于女性。临床可无明显症状，或表现为月经稀发或乳头溢液。治疗结束后数年内患者泌乳素水平通常回到正常范围内。正常的血泌乳素水平超过正常上限时可诊断。

三、治疗

(一)放射性脑损伤RIBI

激素作为RIBI的常规治疗药物已在临床广泛应用，主要通过抗炎和免疫抑制作用发挥其放射保护作用。特别是基线水平认知功能越差的患者接受激素治疗获益越大，越能减轻急性期放射损伤。但有关糖皮质激素使用剂量、疗程、时机等方面的意见目前尚未统一。由于炎症反应多在放疗后急性期内即可发生，有报道称血管紧张素转换酶抑制剂可以缓解放疗诱导的神经障碍和炎症反应。

既往放射性脑坏死的动物模型显示VEGF表达升高，导致血脑屏障功能进一步恶化和脑水肿。已有较多前瞻和回顾性研究显示抗VEGF单抗（贝伐单抗）可以减少血浆和水通过泄漏的脑毛细血管内皮进入细胞外间隙，从而快速减轻相关水肿和坏死体积。近期研究还发现抗VEGF的小分子TKI药物阿帕替尼也可较好缩小坏死水肿，改善脑部症状。但阻断VEGF药物缩小的主要是坏死灶周围的水肿，而坏死灶本身缩小的程度有限，并无修复逆转；而且停药之后，部分患者可能反弹。

神经生长因子（Nerve Growth Factor，NGF）是神经系统最重要的生物活性分子。NGF对中枢和外周神经系统都有明显保护作用，可防止神经元凋亡和退化，促进受损伤神经元的功能修复和再生。有研究发现NGF能有效逆转鼻咽癌放疗后导致的颞叶坏死，毒性轻微。

神经节苷脂是一种复杂酸性糖脂，以较高浓度存在于中枢神经系统细胞中，是组成细胞膜的主要成分，主要位于细胞膜双分子层的外层。研究表明神经系统损伤后应用外源性单唾液酸四己糖神经节苷脂（GM1）后能够促进胆碱类和多巴胺类物质的活性，保护神经元免受退行性改变，从而促进神经功能修复，这就提示GM1对于CNS疾病或许有治疗作用。此外，一种选择性针对小胶质细胞分泌炎性因子的抑制剂（MW01-2-151SRM）可以缓解照射后神经炎症反应，并在照射后6及9个月认知功能障碍得到改善。

除药物治疗外，其他物理治疗包括高压氧治疗可提高组织氧分压，刺激VEGF生成，激发细胞及血管修复机制。高压氧能有效预防放射性脑损伤的发生。目前认为高压氧可作为与药物治疗同时进行的常规治疗方法。另外，也有研究发现神经干细胞移植有望减轻或改善实验动物认知功能的下降，但体外培养的神经干细胞因为传代过多而活力下降，生物学性状改变；移植神经干细胞后的安全性及功能恢复的评价标准尚无法确定。这些因素都限制了神经干细胞移植的临床价值，需要进一步研究。

（二）放射性脊髓损伤

放射性脊髓损伤主要处理是使用激素，但疗效有限。部分患者短时间内症状得到改善，这可能与减轻脊髓水肿有关。此外，联合应用肝素和华法林、高压氧治疗可能改善症状。近年来，血管活性药物治疗外伤性脊髓损伤取得一些进展，但对缓慢进展的放射性脊髓损伤作用较小。患者年龄大、脊髓功能损伤重、损伤平面高都是预后不良因素。

（三）放射性周围神经损伤

放射性周围神经损伤目前还无明确有效的治疗策略，以对症治疗及限制其诱发加重因素为主。由于疼痛明显，常需用到多种止痛药物，以非阿片类为主，如苯二氮䓬类、三环类抗抑郁药及抗癫痫药物。苯二氮䓬类药物可用于治疗感觉麻痹症状，膜稳定性药物（卡马西平）可减少类似于肌纤维颤搐的神经过度兴奋症状。另外，糖皮质激素用于治疗，一方面可减轻水肿、缓解神经受压和促进神经功能恢复；另一方面对成纤维细胞生长、增殖和Ⅲ型胶原合成有较强抑制作用；并通过降低成纤维细胞胶原合成酶水平而影响胶原合成，减轻组织纤维化。积极应用糖皮质激素控制急性炎症反应以减少炎症相关的纤维化范围及密度。常用皮质激素包括地塞米松、甲泼尼龙和泼尼松。对既往接受过手术的放射性周围神经损伤患者，神经松解术在理论上通过机械性分离手段，可减轻神经组织周围纤维化压迫，阻止病情发展，可能对早期病人有一定疗效，但对晚期病人，由于病情复杂、手术治疗难度大，效果欠佳。另外，额外手术操作可加重瘢痕形成、神经缺血等并发症，再次造成神经损伤，不但对缓解临床症状无任何帮助，反而有加重临床症状可能。因此，到目前为止手术治疗仍未被明确证明有效性。同样，高压氧治疗可减轻组织水肿、促进放疗后乏氧组织中新生血管形成，这可改善纤维化症状。最后，传统康复治疗包括针灸、电刺激、红外照射、功能锻炼等，在放射性神经损伤治疗中有利于改善局部血液循环，消除水肿，有一定保护神经功能及预防关节并发症发生的作用。治疗过程中应注意避免拉伸已经纤维化的神经丛，尤其是避免负重及伸展运动，否则可致突发性神经功能缺损。

（四）放射性内分泌功能障碍

内分泌功能障碍患者的治疗主要根据缺乏的激素，予以相对应补充。根据生长激素缺乏水平，儿童患者可给予4~12μg/kg/d外源性生长激素即可满足生理需要；对部分生长激素严重缺乏成人，可给予150~300μg/d的起始剂量，再根据临床需要加量至最大1mg/d。一般建议给予最小有效剂量。随年龄增长，生长激素需要量可逐渐减少，用药过程中应继续密切监测生长激素水平。生长激素过量可诱发肿瘤、颅内高压、增殖前期及增生期糖尿病视网膜病变，因此在给药剂量上应咨询有经验的内分泌科医师。对性腺损伤患者，若女性且未行子宫切除术可予雌激素和孕酮替代治疗，已行子宫切除术则只需予雌激素替代治疗。男性患者可给予经皮或肌内注射的睾酮行替代治疗。发生性早熟儿童，可给予GnRH拮抗剂治疗，一般不建议使用超过6个月，性质不明阴道出血及妊娠为用药禁忌。对ACTH缺乏儿童或成人患者，可每日分2~3次补充共计15~25mg氢化可的松。如患者处于情绪紧张、焦虑或处于感染或接受手术治疗等应激状态，补充剂量应加倍。对甲状腺功能减退患者，补充左旋甲状腺素片即可有效改善症状。但在继发性甲减患者，监测其肾上腺皮质功能非常重要，在甲减状态下，皮质醇清除率降低，继而导致血清皮质醇水平升高，在开始使用甲状腺素替代治疗后，血清皮质醇水平急剧降低，可能诱发肾上腺皮质危象。应注意在开始补充甲状腺素前补充皮质醇。对高泌乳素血症者，治疗可给予起始剂量每周500μg的多巴胺拮抗剂，并以每次增加500μg的剂量逐步加量至泌乳素水平达到正常。

四、预防与康复

（一）放射性脑损伤RIBI

针对脑转移瘤、原发脑肿瘤以及脑部良性疾病的立体定向放疗相关脑坏死，近期HyTEC推荐单分次、三分次和五分次治疗情况下，脑组织正常限制剂量，为立体定向放疗提供脑损伤预防建议。另外，RIBI中放射性颞叶坏死（Temporal Lobe Necrosis，TLN）临床研究较多，颞叶保护也更有证据支持。TLN主要与剂量大、大分割、超分割放疗有关。目前鼻咽癌IMRT计划中颞叶单独勾画，国内外有较多的限制推荐：Dmax<68Gy、D1cc<58Gy、绝对体积（aV40）<10%、占颞叶百分比（rV40）<5cc、D0.5cc<69Gy作为安全限量。除此之外，颞叶损伤与认知功能密切相关，有研究发现V45<15.1cc将有助于限制其坏死体积，保护认知功能。需注意的是，上述研究结论很大程度上受患者水平、放疗方案、颞叶范围定义乃至随访时间异质性影响，更为确切的颞叶剂量限制还待进一步研究。

另外，全颅照射引起的神经认知功能损伤也越来越受到关注，海马区受照剂量与认知功能下降存在线性关系。海马区域40%的生物等效剂量大于7.3Gy（即2.0Gy/f）时，就会出现认知功能缺陷。因此，全脑放疗时保护海马具重要意义。经典RTOG0933研究应用IMRT将海马回剂量限制在9Gy内，最大剂量小于16Gy，明显降低认知损伤。同时全脑放疗时口服美金刚，可降低认知功能损伤。目前对RIBI预防，重点在于提高照射技术，使用先进照射规划技术来治疗患者，以尽量减少正常脑组织受照射剂量及体积。尽管质子重离子理论上具保护正常组织优势，但仍缺乏能证明其应用降低脑组织损伤的随机数据。

（二）放射性脊髓损伤

脊髓损伤的预防最为关键，在精确调强放疗以及体部立体定向放疗的过程中，脊髓需要明确定义。脊髓定义常包括脊髓外扩2~3mm、硬脊膜及其内容物。此外，一些研究会在靶区上下多勾画6mm脊髓作为危及器官的体积。目前脊髓剂量限制主要基于QUANTEC研究结果。在常规放疗临床实践中常用的脊髓最大剂量是50Gy或更保守的45Gy。尽管脊髓剂量限值很低，但考虑到放射性脊髓损伤一旦发生会对患者生活质量产生严重影响。另外，对儿童，联合化疗或存在脊髓压迫的患者剂量限值应在不影响放疗疗效前提下尽量降低脊髓照射剂量，减少出现放射性脊髓损伤风险。随着二次放疗临床应用越来越多，如初次治疗接受较低的照射剂量和具有更长治疗时间间隔的患者，可接受较高再次治疗剂量。与传统二维放疗相比，立体定向放疗具有单次照射剂量大、脊髓中剂量分布不均匀的特点。常规放疗脊髓剂量限值在立体定向放疗中并不适用。已有研究结果表明对小体积脊髓可接受高剂量照射，而大体积脊髓只能接受小剂量照射。

（三）放射性周围神经损伤

由于放射性神经损伤目前无理想治疗办法，故预防极其重要。严格把握放疗适应证，对需放疗病人，要根据具体情况，采用个体化、合理化放射剂量和照射靶区，尤其在重要神经走行生理性狭窄部位。照射野每次分割剂量尽量不超过2.5Gy。对接受放疗的病人，采用先进放疗仪器及新型放疗方法。减少不必要照射，加强防护。另外由于患者对早期神经系统感觉运动障碍警惕性不高，加之放疗后有数月至数年无症状期，临床医生对该病认识不清，待患者出现典型症状到专科医院就诊时，多已中晚期，治疗困难且效果极差。因此，有必要建立对放疗病人定期随访制度，提高临床医生对该病认识。凡有放疗病史者，应定期到专科门诊复查，每位可疑病人都接受神经病学专家检查，以防漏诊、误诊，并早期发现、早期诊断、早期治疗。

（四）放射性内分泌功能障碍

减少下丘脑及垂体照射是预防放射性垂体功能减退关键。鼻咽癌的研究发现，对垂体保护可在不影响肿瘤控制率情况下明显降低放射引起的垂体功能减退。中颅窝肿瘤，对垂体保护则可能以牺牲肿瘤控制率为代价。采用更精确影像学技术可能降低照射体积，从而减小HPA受照剂量。目前已广泛开展的适形性更好的三维适形放疗及调强放疗，与常规放疗相比已可明显降低垂体及下丘脑区域受照剂量，但在靶区勾画时建议针对垂体和下丘脑区域进行规范勾画，并充分关注其剂量体积学参数。采用立体定向放疗和质子放疗等具剂量分布优势的放疗技术或计划模式，也有助于减少HPA受照剂量，或使部分HPA组织免于受照射。

第五章

药物治疗相关神经损伤

一、化疗相关神经损伤

（一）前言

化疗致神经损伤包括中枢神经系统（CNS）损伤和周围神经系统（PNS）损伤。神经系统损伤发生与化疗药物、累积剂量、给药方式和患者的潜在危险因素如酗酒、肾功能不全、甲状腺功能减退、维生素缺乏、感染（如HIV）以及自身免疫性疾病等有关。化疗诱发神经系统损伤的发生率在逐渐增加，严重影响患者生活质量，甚至使患者无法完成化疗。

（二）损伤机制

1.CNS损伤机制

血脑屏障（blood-brain barrier，BBB）阻止了许多大分子和亲水物质进入CNS，可保护CNS免受全身化疗相关的毒性损伤。在CNS某些区域BBB缺失，化疗药物能直接到达引发恶心和呕吐。腰椎穿刺或脑室内给药避开BBB、放化疗破坏BBB等增加CNS中药物浓度，也增强神经毒性。具体损伤机制有：减少胶质再生、产生大量炎细胞因子和发生慢性神经炎症、损害神经细胞的DNA及遗传背景因素等。

2.PNS损伤机制

化疗诱导的周围神经损伤（CIPN）更常见，具剂量依赖性和累积性，有时在停止治疗后毒性作用仍持续很长时间。损伤机制复杂，有抑制快速轴突运输、损伤轴突者如长春花生物碱和紫杉烷类；有影响神经血液供应、导致沃勒氏变性者如沙利度胺；有引起可逆短暂后束脱髓鞘者如顺铂；有破坏电压门控钠通道、导致急性可逆性神经病变者如奥沙利铂。初级感觉神经元的背根神经节因缺乏血脑屏障更易受到化疗药物直接损伤。

(三)临床表现

不同化疗药物、不同给药方式引起的CNS损伤不同；不同损害部位产生的临床症状不同。在脑部，症状可表现为急性意识混乱、视觉改变、幻听、嗜睡、癫痫和小脑症状及慢性的白质脑病、“化疗脑（CICI）”；在脊髓，表现为鞘内化疗后的横贯性脊髓炎或无菌性脑脊膜炎。CIPN是临床最常见的神经系统损伤，总发病率约为38%。常见症状依次为手脚麻木（30%）、脚和脚趾感觉减退（19%）、手或手指麻木（15%），以及脚趾或脚灼痛或闪痛（13%）。主要特征为对称性的“手套/袜子”分布，以感觉神经系统损伤为主且具剂量依赖性，以及滑行（coasting）现象，即有些化疗药物即使停用，症状不缓解甚至加重（表47-5）。

表47-5 化疗诱导的神经损伤临床表现

		神经损伤表现	
药物类型	特异性药物	中枢(CNS)	外周(PNS)
烷基化剂	亚硝基脲类	白质脑病,癫痫发作,视神经病变	—
	白消安	癫痫发作	—
	氯丁二烯	癫痫发作	—
	环磷酰胺	记忆混乱,视力模糊	—
	异环磷酰胺	脑病	疼痛性轴突感觉运动PN
	甲基苄肼(Procarbazine)	头痛,抑郁,精神病	—
	替莫唑胺	头痛	—
	噻替派(Thiotepa)	脑病,脊髓病[a]	—
	达卡巴嗪	头痛,癫痫发作	—
	雌莫司汀(Estramustine)	脑梗死	—
抗代谢药物	克拉屈滨(Cladribine)	头痛	感觉、运动PN,格林巴利样综合征
	卡培他滨	多灶性白质脑病,小脑性共济失调,高张力症	—
	阿糖胞苷	急性小脑综合征,无菌性脑膜炎[a]	—
抗代谢药物	氟达拉滨	头痛,精神错乱,急性白质脑病	—
	5-氟尿嘧啶	急性小脑综合征脑病	—
	吉西他滨	脑病	感觉和自主神经PN,急性炎性肌病
	羟基脲	头痛,精神错乱,镇静剂,癫痫发作	—
	氨甲蝶呤	无菌性脑膜炎[a],横贯性脊髓炎[a],急性脑病,迟发性白质脑病	—
铂化合物	顺铂	头痛,脑病,皮质盲,脊髓后束的短暂性脱髓鞘	耳毒性,感觉轴突PN
	卡铂	视网膜病变	—
	奥沙利铂	—	短暂性感觉异常,肌肉痉挛,寒冷,过敏症,感觉运动轴突PN

续表

		神经损伤表现	
抗肿瘤抗生素	阿霉素	脑梗死，亚急性升髓病[a]，脑病[a]	—
	道诺霉素(Daunorubicin)	亚急性升髓病[a]，脑病[a]	—
长春花生物碱	长春新碱	致命性骨髓性脑病[a]	感觉运动小纤维轴突PN，单神经病变，自主神经病变
	长春瑞滨	—	感觉主导的轴突PN
紫杉烷	紫杉醇	输液相关的光敏	感觉运动轴突PN，短暂性急性肌痛和关节痛
	多西他赛	—	大纤维感觉PN
拓扑异构酶抑制剂	伊立替康	头晕、构音障碍	—
	托泊替康(Topotecan)	头痛	感觉异常
	依托泊苷	头痛，脑病	感觉运动PN
生物制剂	干扰素	震颤，精神错乱，人格改变，脑病，高张力，癫痫发作	感觉运动轴突PN
	恩扎鲁胺	抑郁，癫痫发作	—
	L-门冬酰胺酶	硬脑膜窦血栓形成，脑梗死	—
免疫调节剂	沙利度胺	短暂性嗜睡	感觉运动轴突PN
其他类	硼替佐米	非特异性头晕	小纤维感觉PN，感觉共济失调自主神经病变

[a]鞘内给药时；PN，周围神经病变。

（四）诊断流程

1.化疗神经损伤诊断

化疗诱导中枢神经病变应采用排除性诊断。在早期和程度较轻时，影像学、脑电图或脑脊液等检查缺乏特异性表现，也缺乏明确定位体征，需与肿瘤转移、感染、代谢紊乱、副肿瘤综合征等情况相鉴别，需要自我认知测试、神经心理测验，必要时需神经专科医师和多学科会诊。鉴于临床常见化疗药物引起的CIPN以感觉神经病变为主，应首先进行感觉神经病变判断，再进行其他周围神经病变判断。化疗药物神经系统病变一般诊断流程如图47-1所示。

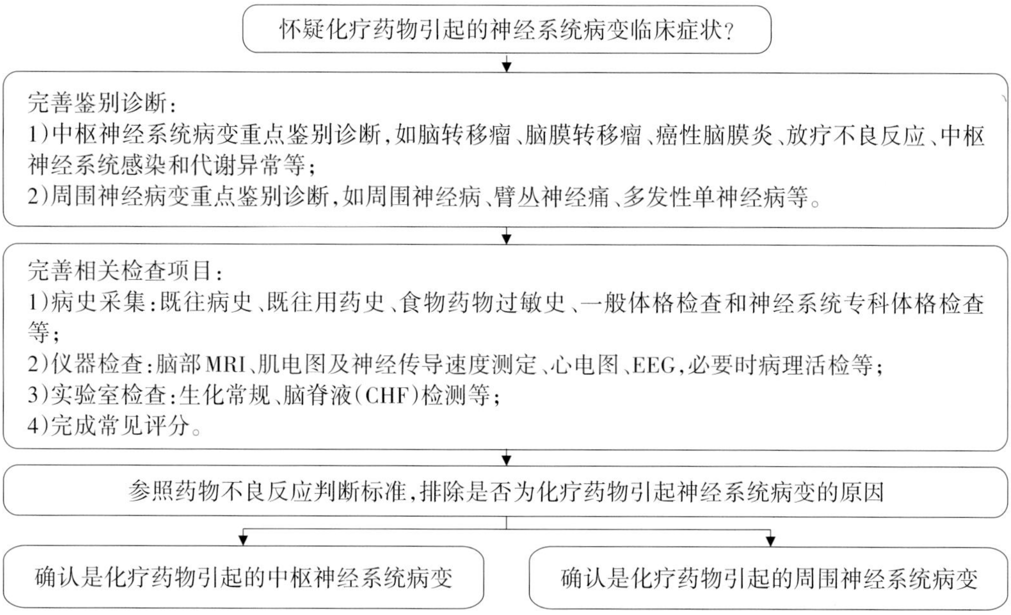

怀疑化疗药物引起的神经系统病变临床症状?

↓

完善鉴别诊断:
1)中枢神经系统病变重点鉴别诊断,如脑转移瘤、脑膜转移瘤、癌性脑膜炎、放疗不良反应、中枢神经系统感染和代谢异常等;
2)周围神经病变重点鉴别诊断,如周围神经病、臂丛神经痛、多发性单神经病等。

↓

完善相关检查项目:
1)病史采集:既往病史、既往用药史、食物药物过敏史、一般体格检查和神经系统专科体格检查等;
2)仪器检查:脑部MRI、肌电图及神经传导速度测定、心电图、EEG,必要时病理活检等;
3)实验室检查:生化常规、脑脊液(CHF)检测等;
4)完成常见评分。

↓

参照药物不良反应判断标准,排除是否为化疗药物引起神经系统病变的原因

↓

确认是化疗药物引起的中枢神经系统病变 | 确认是化疗药物引起的周围神经系统病变

图47-1 化疗药物神经系统病变一般诊断流程图

2.神经损伤常见评估工具

CIPN基于患者临床评估工具有EORTC QLQ-CIPN20、EORTC QLQ-CIPN30、FACT/GOG-NTX等;基于医师的评估工具有美国国立肿瘤研究所常见不良事件评价标准(NCI-CTCAE 5.0)和神经病变总体评分(TNS)、炎性神经病的病因和治疗(INCAT)、免疫状态量化评分体系(MISS)以及定量感觉检查(QST)等。

(五)治疗

1.CNS损伤的治疗

(1)药物治疗

a.糖皮质激素:广泛应用于化疗诱导的无菌性脑膜炎、癫痫发作、急性小脑综合征、肌病以及脊髓病等。如甲泼尼龙大剂量冲击治疗0.5~1g/d。小剂量地塞米松(4mg、bid)可用于预防化疗引起的头痛。

b.抗癫痫药物:苯妥英钠,可单独和联合其他抗癫痫药物对化疗引起的癫痫进行预防和治疗,也可用苯二氮䓬类药物和第2代抗癫痫药物左乙拉西坦进行预防。

c.其他药物:依达拉奉、阿司匹林、布洛芬、巴比妥类、尼莫地平、门冬氨酸钾镁、维生素B_1、川芎嗪等的有效性在实验室研究中得以证实,被认为可能有一定帮助,但目前临床循证依据较少。

(2)非药物治疗

a.传统运动疗法:如瑜伽、太极和高强度训练,被认为可以改善与肿瘤相关的认知情况。计算机相关辅助技术应用于认知的康复训练:通过数据预处理技术和特征

提取技术对海量数据的内在模式、统计域特征进行挖掘和提取，并通过数据库对数据进行管理和操作，来指导患者进行科学康复训练，提升生活质量。

b.认知行为疗法：认知行为疗法是鼓励患者进行放松训练、角色扮演、小组活动，并负性自我评价，使他们能够通过学习来适应环境，以避免警觉影响生活质量，被认为对“化疗脑”有一定的改善作用。其中，记忆和注意力适应训练是一种简单的认知行为疗法，通过帮助肿瘤患者学习并适应当前环境，以减少认知问题。

c.其他如食物疗法：适当摄入水果和蔬菜不但提供基础营养，还可减少氧化应激来保护神经元免受化疗所致的炎症性损伤。

2.PNS病变的治疗

（1）全身药物治疗方案

a.度洛西汀：为5-羟色胺和去甲肾上腺素再摄取抑制剂，循证医学显示其可作为一线药物用于CIPN疼痛的治疗。

b.普瑞巴林、加巴喷丁：RCT试验显示其可优先用于CIPN疼痛的治疗。

c.阿片类药物如羟考酮：可作为备选方案用于CIPN疼痛的治疗。

（2）药物局部治疗

a.辣椒素贴片：辣椒素占8%，有效成分含量为179mg，敷在身体疼痛部位，最多持续60分钟，最多同时敷4片，可每90天重复一次。使用前用利多卡因乳膏或口服止痛药进行预处理。

b.利多卡因5%贴剂：700mg/片，10cm×14cm，贴在干燥、完整、无刺激疼痛的皮肤部位，12小时一次，每24小时最多可贴3次。

c.其他外用制剂：局部应用1%薄荷醇凝胶，每日2次，可缓解CIPN疼痛。

（3）非药物治疗

针灸疗法和运动疗法等。

二、控瘤抗体相关神经损伤

（一）前言

传统靶点的抗体主要靶向瘤细胞或其微环境发挥作用，如抗表皮生长因子受体（EGFR）、抗人表皮生长因子2受体（HER2）以及抗血管内皮生长因子（VEGF）抗体等。抗体偶联药物（ADC）由抗体与高细胞毒性的“弹头”偶联而成，与特异性靶细胞结合后被内化，“弹头”释放到靶细胞中发挥作用，如靶向CD30的本妥昔单抗与具有微管毒性的单甲基澳瑞他汀E偶联而成的维布妥昔单抗。双特异性抗体是同时靶向肿瘤抗原和效应细胞活性受体的抗体，如靶向CD19和CD3受体的贝林妥欧单抗。ICIs是针对免疫检查点分子的抗体，如靶向程序性死亡受体1（PD-1）、程序性死亡受体配体1（PD-L1）和细胞毒性T淋巴细胞抗原-4（CTLA-4）抗体等。

控瘤抗体在临床中广泛使用，神经损伤发生率逐渐增多，临床诊治困难。

（二）临床表现

1.表现类型

控瘤抗体诱发的神经系统损伤多较为严重，CNS和PNS均可累及。CNS损伤相对少见，主要有脑血管事件、可逆性后部脑病综合征、进行性多灶性白质脑病、无菌性脑膜炎、垂体炎、脑炎和横贯性脊髓炎等，具体见表47-7；PNS损伤主要包括无神经损伤神经性疼痛、周围神经病、格林-巴利综合征、肌炎和重症肌无力等，具体见表47-8。控瘤抗体可诱发其他病变，如低镁血症、尿潴留、眼部神经病等。

2.检查

控瘤抗体诱发神经系统损伤的早期诊断/鉴别诊断较为困难，需仔细询问病史，尤其是既往药物治疗史，初步判断神经系统损伤类型；完善神经专科检查、实验室检查、脑脊液分析、电生理检查和影像学检查等。累及PNS者重点进行肌电图-神经传导功能检查，肌肉MRI适用于格林-巴利综合征或肌炎者，必要时病理活检；颅神经病和累及CNS的患者重点进行脑和/或脊髓MRI、脑脊液分析及脑电图检查等；任何类型神经系统损伤均需进行自身免疫性抗体检测；怀疑垂体炎者需进行内分泌功能检测。

3.治疗前评估

（1）诊断与鉴别诊断

一旦怀疑有神经系统损伤，应立即暂停控瘤抗体治疗，完善相关检查，明确诊断与鉴别诊断，详见表47-7、表47-8。

（2）损伤程度评估

表47-6　神经系统损伤程度评估标准

损伤程度分级	症状或体征描述
1级/轻度	无症状或轻微;仅为临床或诊断可见
2级/中度	需要较小、局部或非侵入性治疗;与年龄相当的工具性日常生活活动(如做饭、购买衣物、使用电话等)受限
3级/重度	严重或具有重要医学意义但不会立即危及生命;导致住院或者延长住院时间;致残;自理性日常生活(如洗澡、吃饭、穿脱衣、服药等)受限
4级	危及生命;需要紧急治疗
5级	死亡

所有≥3级的神经系统损伤必须住院评估。肌炎、重症肌无力和格林-巴利综合征患者必须反复进行呼吸指标评估。

（三）治疗

1.靶向药物相关神经损伤的治疗

贝伐珠单抗引起脑卒中者立即停药并按一般脑卒中处理。GD2单抗引起的神经性疼痛须将输液时间从5小时延长到10小时；输注速度降至0.875mg/m²/h；给药前、给药期间和给药结束后2小时内静注阿片类药物止痛或采用加巴喷丁、非阿片类镇痛剂和阿片类药物的三联疗法止痛；严重疼痛（≥3）者须永久停用。ADC引起2~3级周围神经病暂停治疗，直至症状改善至≤1级，然后重新从低剂量开始治疗；若剂量降低后仍发生4级周围神经病患者停止治疗。

2.ICIs损伤的治疗

1级：暂停ICIs治疗，评估获益/风险后再继续，在病毒PCR检测阴性结果之前，静注阿昔洛韦。

2~4级：停用ICIs并住院治疗，静注甲泼尼龙1~2mg/kg/d，根据症状改善情况逐渐减少类固醇剂量；如出现严重或进展症状或寡克隆带，考虑脉冲静注甲泼尼龙1g/d，持续3~5天，并静注免疫球蛋白0.4g/kg/d连续5天或血浆置换；4~6周后再逐渐减少剂量；如自身免疫性脑病或副肿瘤抗体阳性或糖皮质激素治疗7~14天后无改善，考虑托珠单抗或利妥昔单抗治疗。

3.注意事项

当高度怀疑神经系统损伤时，必须迅速使用糖皮质激素。如出现严重神经系统损伤，推荐大剂量静注糖皮质激素。但并非所有病人仅采用激素治疗，例如肌炎、重症肌无力和急性多发性神经根神经病（格林-巴利综合征样），除糖皮质激素外，还应考虑静注免疫球蛋白或血浆置换治疗。如果4~6周后无改善，考虑口服免疫抑制剂治疗，如霉酚酸、硫唑嘌呤、氨甲蝶呤等。此外，当肌炎或重症肌无力与心肌炎相关时，应考虑更积极免疫抑制剂治疗，因心肌炎致死率更高。CNS损伤如脑炎或脊髓炎以及周围神经病伴副肿瘤抗体阳性（如Hu或Ma2抗体）患者，预后差。除糖皮质激素外，还需考虑环磷酰胺、英夫利西单抗或利妥昔单抗等。

神经系统损伤得到治疗后，是否继续控瘤抗体治疗须据具体情况而定。肿瘤复发风险高且神经系统损伤轻微者可再次接受控瘤抗体治疗；神经系统损伤导致严重残疾者则不能再接受控瘤抗体治疗。

表47-7　控瘤抗体诱发CNS损伤的临床表现、诊断与鉴别诊断

神经损伤类型	药物/靶标	流行病学特点	临床表现	诊断及鉴别诊断
脑血管事件	贝伐珠单抗/VEGF	（1）发生率：0.5%~2.3%；（2）发生时间：1~50周，中位时间为3~4个月	脑缺血表现：突发性局灶性障碍；脑出血表现：头痛、局灶性障碍、意识下降	急诊CT可以显示脑出血部位与出血量；MRI可以显示脑梗死位置和范围

续表

神经损伤类型	药物/靶标	流行病学特点	临床表现	诊断及鉴别诊断
可逆性后部脑病综合征	贝伐珠单抗/VEGF	(1)发生率<0.8%；(2)发生时间：16小时至1年	癫痫发作、头痛、视觉障碍或皮质盲、意识混乱、意识下降和精神状态改变等	MRI可发现大脑的后部，特别是枕叶的部位，出现脑白质水肿异常信号
可逆性后部脑病综合征	西妥昔单抗/EGFR、曲妥珠单抗/HER2、利妥昔单抗/CD20	发生率：目前仅有个案报道	—	—
无菌性脑膜炎	西妥昔单抗/EGFR	(1)发生率：目前仅有个案报道；(2)发生时间：24小时内	发热、严重头痛、畏光、颈部僵硬、恶心和呕吐等	无菌性脑膜炎淋巴细胞增多，中性粒细胞大于80%和蛋白水平增加；要与癌性脑膜炎、感染性脑膜炎鉴别
	ICIs	(1)发生率：0.1%~0.2%，常见于CTLA-4单抗；(2)发生时间：1~7周	—	—
横贯性脊髓炎	达妥昔单抗、达妥昔单抗β、那西妥单抗/GD2	达妥昔单抗：(1)发生率：目前仅有个案报道；(2)发生时间为1~3天	双侧下肢无力、轻瘫、感觉丧失和尿潴留、尿失禁等自主神经功能障碍	排除感染、代谢、内分泌失调和副肿瘤综合征等其他病因。脑脊液通常正常但也可能有淋巴细胞增多、炎症细胞因子IL-6和14-3-3蛋白升高
	ICIs	尚不清楚	—	—
进行性多灶性白质脑病	利妥昔单抗、奥法木单抗、奥妥珠单抗/CD20	利妥昔单抗：(1)发生率：7.8/万~16.5/万；(2)发生中位时间为16个月	感觉丧失、视野缺损、失语或共济失调、构音障碍、混乱、偏瘫和步态功能障碍等症状	排除既往治疗和可能导致免疫抑制的基础疾病
	维布妥昔单抗、维泊妥组单抗	维布妥昔单抗：(1)发生率：目前仅个案报道；(2)发生中位时间<3个月	—	—
垂体炎	ICIs	(1)发生率：CTLA-4单抗3.2%，PD-1或PD-L1单抗0.4%，两者联合6.4%~13%；(2)发生中位时间：6~24周	约89%为非特性症状，表现为头痛、全身乏力和疲劳，10%~20%为垂体或内分泌功能障碍	实验室检查提示肾上腺皮质激素、促甲状腺激素和其他垂体前叶激素缺乏。MRI显示垂体增大及强化
脑炎	ICIs	(1)发生率：0.5%~0.9%，常见于PD-1单抗；(2)发生时间：12~13周	常见精神状态改变和认知障碍，此外还有意识模糊、头痛、癫痫发作以及发热等	脑脊液白细胞计数可能升高，但<250/μl且以淋巴细胞升高为主，蛋白轻度升高。要与代谢性脑病、可逆性后部脑病综合征鉴别

缩略词：EGFR，表皮生长因子受体；ICIs，免疫检查点抑制剂；PD-1，程序性死亡受体1；PD-L1，程序性死亡受体配体1；CTLA-4，细胞毒性T淋巴细胞抗原-4；GD2，二唾液酸神经节苷脂。

表47-8　控瘤抗体诱发PNS损伤的临床表现、诊断与鉴别诊断

神经损伤类型	药物/靶标	流行病学特点	临床表现	诊断及鉴别诊断
神经性疼痛	达妥昔单抗、那西妥单抗/GD2	发生率:33%~88%	腹痛、四肢疼痛、背痛、神经痛、肌肉痛和关节痛等	应与代谢紊乱、感染、中毒、血管病变、营养障碍、肿瘤、神经压迫等引起的神经性疼痛相鉴别
周围神经病	ADC	(1)发生率:5%~67%; (2)发生中位时间:10~15周	麻木、感觉异常、神经性疼痛、感觉性共济失调和轻度远端肢体无力等	贝林妥欧单抗和ICIs诱发的周围神经病常为急性/亚急性和非疗程依赖性。化疗和ADC引起的周围神经损伤通常是慢性、感觉性、长度依赖性多发性神经根病,与用药剂量或疗程相关,停药后症状仍持续进展。 肌电图或神经传导检查显示脱髓鞘改变和/或轴突改变。 ICIs诱发的周围神经病主要表现为蛋白质含量增加,但也有细胞计数增多
	贝林妥欧单抗/CD3和CD19	(1)发生率:约65%; (2)发生中位时间:9天		
	ICIs	NG		
	达妥昔单抗、那西妥单抗/GD2	≥3级发生率:1%~13%		
格林-巴利综合征或慢性炎性脱髓鞘性多发性神经根神经病	维布妥昔单抗/CD30-MMAE	发生率:目前仅有个案报道	远端感觉障碍、感觉共济失调、对称性肌无力等,重点关注对呼吸肌的影响	ICIs诱发格林-巴利综合征的特点是淋巴细胞增多,神经节苷脂血清抗体检测呈阴性以及更常见轴突丢失,导致传导波幅减小
	ICIs	(1)发生率:0.2%~0.3%; (2)发生中位时间:约4.5周期		
颅神经病	ICIs	尚不明确	面部肌肉无力(Ⅶ对神经功能障碍)和听力丧失(Ⅷ对神经功能障碍),大部分呈对称性存在	癌性脑膜炎可以引起复视(Ⅲ、Ⅳ和/或Ⅵ对神经功能障碍)和视力丧失(Ⅱ对神经功能障碍)。脑脊液检查可见癌细胞。化疗药物如长春新碱诱发弥漫性PNS损伤时伴有颅神经病,BRAF抑制剂(Encorafenib和Vemurafenib)可能导致短暂性面瘫。ICIs诱发的颅神经病常见的是淋巴细胞增多伴蛋白质含量升高
重症肌无力	ICIs	(1)发生率:0.12%~0.47%; (2)发生时间:1~4周期	四肢或延髓肌的波动性肌肉无力或易疲劳性、上眼睑下垂、复视、吞咽困难、构音障碍、面部肌肉无力等,多表现为晨轻暮重或活动后症状加重	与特发性重症肌无力相比,ICIs诱发的重症肌无力临床表现为更频繁地发生延髓或呼吸肌无力,还可同时合并肌炎和致命的心肌炎。ICIs诱发的重症肌无力中未检测到肌肉特异性酪氨酸激酶抗体,特发型重症肌无力中检出比例约10%

续表

神经损伤类型	药物/靶标	流行病学特点	临床表现	诊断及鉴别诊断
肌炎	ICIs	(1)发生率:0.4%;(2)发生时间:约60天	典型症状是肌痛,表现为隐匿起病的对称性近端肢体无力,并伴有进行性虚弱、乏力,以眼部、延髓和心肌受累更为常见	接受靶向小分子药物如MEK抑制剂(Cobimetinib, Trametinib, Binimeti-nib, Se-lumetinib)等治疗的患者很少出现"低头综合征",而甲状腺功能减退性肌病患者出现近端肌病时,除肌痛外,还伴有肌肉僵硬和可能的黏液水肿等症状

缩略词:ICIs,免疫检查点抑制剂;ADC,抗体偶联药物,包括维布妥昔单抗、维泊妥组单抗、维恩妥人单抗、恩美曲妥珠单抗等;GD2,二唾液酸神经节苷脂;MMAE,单甲基澳瑞他汀E。

三、干细胞移植相关神经损伤

(一)前言

造血干细胞移植(HSCT)是化疗和/或放疗后输注造血干细胞从而治疗血液和非血液系统肿瘤的治疗方式。病人先接受大剂量放疗或/和化疗预处理,清除体内瘤细胞和活性骨髓(清髓),抑制其免疫系统;然后接受自体或异体造血干细胞移植,重建正常造血及免疫系统。异体造血干细胞移植后需接受免疫抑制治疗,预防移植物抗宿主病(GVHD)效应。

HSCT神经系统损伤发生率为2.8%~56%。其发生与预处理方案神经毒性、治疗期间免疫力低下、全血细胞减少症、感染、营养代谢障碍和GVHD及免疫移植治疗密切相关。

(二)预处理相关损伤

全身放疗(TBI)广泛用于预处理方案,当TBI剂量超过12Gy时很容易出现神经系统损伤,如头痛、疲劳及延迟性神经认知功能障碍。大剂量化疗也会引起中枢神经损伤,如白消安诱发癫痫,阿糖胞苷引起小脑功能障碍,环磷酰胺引起脑与周围神经病变及后发可逆性脑病综合征(PRES),小剂量氟达拉滨引起头痛、嗜睡、意识模糊和感觉异常,大剂量引起迟发性进行性脑病伴癫痫发作、皮质盲、瘫痪和昏迷等。此外,阿仑珠单抗会增加进行性多灶性白质脑病(PML)风险。这些损伤目前尚无特异性治疗或预防措施,因此要严密监测症状和体征,及时停药并予对症、支持性治疗。

（三）中毒代谢性脑病

约5%患者移植前或移植后早期发生代谢性脑病。肝肾功能衰竭、电解质紊乱、内分泌紊乱、感染和药物毒性是其可能的诱因。术后长期全肠外营养和维生素B_1缺乏导致韦尼克脑病，而血浆渗透压改变和低钠血症的快速纠正会导致中央神经髓鞘溶解症。早诊早治能明显改善代谢性脑病的预后。

（四）脑血管相关性病变

HSCT患者可因血小板减少发生颅内出血，发生率从1.5%到32.2%不等，其中颅内出血死亡风险明显增加。移植患者治疗过程中药物神经毒性、感染等均可诱发缺血性脑卒中、免疫功能低下、脑血栓形成，引起脑血管病变。及时发现和纠正HSCT治疗中血小板减少、凝血功能异常能一定程度上预防脑血管相关性病变。

（五）CNS感染

HSCT患者因免疫功能低下、中性粒细胞减少、黏膜屏障受损及移植后免疫抑制剂治疗等因素容易发生CNS感染，发生率为2.0%~4.9%。最常见是真菌感染，其次是病毒、寄生虫和细菌感染。一旦出现CNS感染症状，需积极进行神经影像学检查、脑脊液分析和血感染指标检测，明确诊断，并在收集血液和脑脊液样本送检后立即开始经验性治疗，随后根据病原学证据进行调整。

（六）免疫抑制剂相关CNS损伤

钙调磷酸酶抑制剂环孢素和他克莫司经常被用来预防和治疗慢性GVHD，可引起震颤（30%）、主观感觉障碍（11%）和PRES，在使用过程中需控制血压，预防癫痫发作，必要时减少药物剂量。在PRES得到控制后若出现GVHD可重新加用或更换其他的免疫抑制药物。

四、激素治疗相关神经损伤

（一）前言

用于肿瘤治疗的激素主要是糖皮质激素。它具有多方面控瘤作用，是血液系统恶性肿瘤治疗方案的一部分，可用于减轻脑瘤、脊髓瘤相关水肿，还可以用于治疗肿瘤放化疗、靶向、免疫治疗神经系统相关并发症。常见副作用有血糖升高、诱发或加重感染、消化道溃疡等。

（二）神经系统损伤

1. 精神障碍

精神障碍发生率从13%到62%不等，常见有易怒、失眠、焦虑、震颤和运动亢进。严重精神症状平均发生率为5.7%，包括抑郁（41%）、躁狂（28%）、抑郁合并躁狂（8%）、精神病（14%）和谵妄（10%）。上述症状可在治疗期间任何时候发生，但大多发生在治疗早期。根据精神症状严重程度，需请神经科或精神科医生干预。如病情允许，类固醇应减量使用。

2. 认知障碍

大剂量、长时间使用激素可能抑制神经发生，使认知功能相关脑区萎缩，海马体积明显缩小，患者常表现为陈述性或言语性记忆缺陷，也可发生急性记忆障碍，与类固醇用量有关。急性记忆障碍在停药后可完全逆转；长期使用激素停药后脑萎缩能否恢复情况尚不清楚。

3. 类固醇肌病

类固醇肌病发生率从6%到60%不等，主要表现为四肢近端无痛性肌无力，具剂量依赖性。在肌电图可显示受累肌肉短暂运动低振幅和多相活动电位。使用最低有效剂量和物理疗法一定程度上可以预防。停药后大多数患者症状能在几周到几个月内好转，但少数可能永久存在肌无力后遗症。

4. 硬膜外脂肪增多症

长期激素治疗可致硬膜外脂肪异常堆积，压迫脊髓或马尾神经，出现背痛、神经根病、麻痹或神经源性跛行。MRI能清楚显示脂肪堆积范围和脊髓受压情况。硬膜外脂肪增多症的治疗包括逐渐降低皮质类固醇使用剂量，必要时考虑椎板减压术。

（三）防治

应该使用糖皮质激素的最低有效剂量且治疗时间应尽可能短。脑瘤合并脑水肿类固醇标准初始剂量每天16mg（4mg/6h），无颅内压升高临床表现和体征者，每天4mg地塞米松与每天16mg地塞米松效果相同。如脑转移患者后续不能放疗和/或手术，应谨慎长期使用激素替代控瘤治疗。在需控制顽固性脑水肿时可使用贝伐珠单抗。

突然减量皮质类固醇可致类固醇戒断综合征，最常见表现是抑郁、焦虑和疲劳，其次是头痛、低热、不适、恶心、双侧髋关节和膝盖关节疼痛、肌痛和其他继发于下丘脑-垂体-肾上腺轴受抑制的症状。通常类固醇剂量应逐渐减少。激素使用不超过2周者可在72小时内完全停药，治疗时间较长者须在4至12周内逐渐减量停药。

第六章

肿瘤相关精神心理损伤的慰灵治疗

一、前言

在肿瘤患者诊疗过程中，患者和家属常会存在精神和心理困扰，尤其是恶性肿瘤患者，表现为不同精神疾病。这些精神疾病可由疾病本身引起或表现为个体的一系列情绪反应，如谵妄、焦虑、抑郁、认知障碍等。在评估疾病对患者精神和心理的影响时，应采取全面生物-心理-社会模式，其中生物因素包括疾病本身和疗效；生理因素包括病前人格、应对机制和已有心理疾病；社会因素包括个人社会支持、经济稳定情况和获得医疗保健机会。

二、常见精神心理疾病

（一）谵妄

谵妄是一种常见的神经精神综合征，其特征是意识、注意力、认知和知觉随时间波动而突然出现紊乱。在肿瘤患者中，谵妄的发生率为25%~85%。谵妄预示潜在的生理紊乱，通常包括感染、代谢紊乱、停药或药物不良反应。

1.危险和易感因素

肿瘤是导致谵妄的一个危险因素，肿瘤对CNS的直接影响及疾病或治疗对CNS的间接影响都可能导致谵妄症状。相关因素如无法控制的疼痛、CNS肿瘤、脑转移、副肿瘤综合征、免疫疗法[如IL-2、干扰素和嵌合抗原受体T细胞（CAR-T）疗法等]、化疗（如异环磷酰胺、氨甲蝶呤、氟尿嘧啶、长春新碱、长春碱、博莱霉素、BCNU、顺铂、天冬酰胺酶、丙卡巴嗪和皮质类固醇等）、苯二氮䓬类药物和药物戒断（苯二氮䓬或阿片类药物）等是肿瘤患者谵妄常见原因。易感因素如年龄、功能障碍、疾病的性质和严重程度、痴呆、感觉障碍、低体重指数（BMI）和营养不良也与谵妄风险增加有关。

2.临床表现

谵妄的临床特征包括病程快速波动、注意力障碍、警觉和觉醒水平改变、精神运动活动增加或减少、睡眠–觉醒周期障碍、情感性症状、知觉障碍、思维紊乱、偏执狂、言语不连贯、定向障碍和记忆障碍。

3.诊治

纠正谵妄的标准方法包括寻找和纠正潜在病因，并通过药物和非药物干预来管理症状。期望结果是病人清醒、警觉、冷静、认知完整、沟通连贯。同时评估败血症、脱水、主要器官衰竭、代谢异常和感染等，减少或停用可能导致谵妄的药物。如未能发现谵妄可能的病因，可对大脑进行影像学和脑脊液检查，以确定谵妄来源。

支持性治疗措施包括创造平静、舒适、光线充足环境，为患者创造安静休息时间促进健康的睡眠–觉醒周期。

抗精神病药物是主要的治疗谵妄药物，常用药物是氟哌啶醇，其次有奥氮平、利培酮、喹硫平、齐拉西酮和阿立哌唑。劳拉西泮联合氟哌啶醇可有效快速镇静躁动性谵妄，并可减少氟哌啶醇相关的锥体外系症状。对伴焦虑患者，可将氟哌啶醇换成更镇静抗精神病药物氯丙嗪，但要注意氯丙嗪抗胆碱能和低血压副作用，特别是老年患者。

（二）焦虑障碍

17%~31%的肿瘤患者自觉存在中至重度焦虑症状。其中，女性、年轻和接受放疗前的患者更易出现焦虑障碍。焦虑障碍表现为一系列广泛躯体症状和体征、思维（即侵入性思维）和行为的变化。

1.临床表现

焦虑可是短暂的压力或焦虑体验，也可是达到临床诊断标准的焦虑障碍，如广泛性焦虑症、特定恐惧症和恐慌症。广泛性焦虑障碍表现为在至少6个月的时间和不同环境中，患者为过度担忧，至少存在以下6种症状中的3种：坐立不安或紧张、容易疲劳、难以集中注意力或大脑一片空白、易怒、肌肉紧张、睡眠障碍。特定恐惧症表现为由于对特定物体或情况的存在而引起持续和过度恐惧，例如对血液、针头、医院、MR成像机和辐射模拟器的恐惧可能会使维持治疗复杂化。

2.治疗

治疗目标为降低患者情绪困扰的整体水平，及减少可能损害社会或职业功能的特定目标症状。治疗方式有非药物治疗和药物治疗。

非药物治疗包括人际心理治疗、支持性心理治疗和认知行为治疗等。通过呼吸练习、冥想、肌肉放松等可缓解焦虑表现。

药物治疗主要有：①短期缓解急性焦虑的苯二氮䓬类药物如地西泮、劳拉西泮、氯硝西泮等；②长期使用的抗抑郁药有选择性5-羟色胺再摄取抑制剂，如艾司西酞普兰和舍曲林或5-羟色胺去甲肾上腺素再摄取抑制剂，如文拉法辛或度洛西汀等。

（三）抑郁障碍

抑郁症状可表现在心理上（如悲伤）、认知上（如缺乏自尊心）和行为上（卧床时间增加）的异常，是自杀的重要危险因素。特别要鉴别与肿瘤相关的正常悲伤、痛苦和抑郁障碍。抑郁症具有压倒性或破坏性，不是正常情绪反应。

1.危险因素

肿瘤患者出现抑郁症危险因素：化疗药物（包括长春碱、长春新碱、干扰素、丙卡巴嗪、天冬酰胺酶、他莫昔芬、环丙孕酮和皮质类固醇），患易引起抑郁的肿瘤（胰腺癌、头颈癌、乳腺癌和肺癌等），器官衰竭、疾病晚期，身体残疾，存在其他慢性疾病，既往有抑郁史、家族抑郁史、无法控制的疼痛，社会支持少，社会孤立，以及近期有重大精神创伤的经历，等等。

2.临床评估

对肿瘤患者抑郁症状的评估应集中在是否存在焦虑、快感缺乏、绝望、毫无价值、过度或不适当内疚和自杀想法。在患有抑郁症患者身上，妄想和幻觉可能是谵妄诊断的反应，应首先排除谵妄。

肿瘤患者抑郁症管理需一个整合的方法：评估、治疗和随访。需结合药物治疗和心理治疗。如抑郁症是由某种疾病或药物引起的，应治疗潜在疾病或更换药物，并同时使用抗抑郁药以尽快减轻患者痛苦。

3.治疗

（1）药物治疗

选择性5-羟色胺再摄取抑制剂（SSRIs）是治疗抑郁症的一线用药，包括氟西汀、舍曲林、帕罗西汀等。其他抗抑郁药包含：①安非他酮主要作用于多巴胺系统，对疲劳或精神运动迟缓的患者有益。但有增加癫痫发作的风险。②V-芬拉法辛和度洛西汀作为血清素和去甲肾上腺素的再摄取抑制剂（SNRI），患者耐受性良好。由于去甲肾上腺素能神经传递的增强，使用这类药物时需监测血压。③米氮平通过阻断5-HT_2、5-HT_3和α_2肾上腺素能受体位点起作用。它有镇静和体重增加副作用，更适合失眠和体重下降患者。此外，它还可阻断5-HT_3而具止吐作用。有可溶片剂形式，适合不能吞咽或有恶心呕吐患者。

（2）心理治疗

心理治疗常与药物干预相结合。最常用心理疗法是支持性心理疗法和认知行为疗法团体治疗，有助于改善社会网络，将患者与其他有相同诊断和/或治疗的人联系起来，减少患者孤立感。

（3）电休克疗法

电休克疗法是一种治疗抑郁症的有效方法，适用于难以接受精神药物治疗者、抑郁后出现严重体重减轻、表现急性精神病或有高自杀风险者，不适用于伴有CNS肿瘤或心脏问题患者。

（三）自杀评估和管理

与普通人群比，肿瘤患者自杀率更高，其自杀风险是普通人群4.5倍。

危险因素：既往精神疾病史、既往抑郁症或自杀未遂史、近期丧亲史、酗酒或其他药物滥用或依赖史、男性、家族抑郁症或自杀史、缺乏家庭或社会支持。此外，老年、头颈恶性肿瘤、肺癌、乳腺癌、泌尿生殖系统恶性肿瘤、胃肠道癌和骨髓瘤患者自杀风险较高。

（四）认知功能障碍

认知功能障碍为一个或多个认知领域功能下降，表现为大脑处理速度缓慢，注意力、信息编码和检索能力减弱，精神运动迟缓。

1.评估

认知功能的改变可通过客观或主观两种方式进行评估。

（1）客观评估

使用多种评估工具评估病前功能、简单和持续注意力、处理速度、执行功能、对抗性命名和语言流畅性、学习和回忆、运动能力和情绪调整能力，应注意结合受试者的负担及各自的认知功能情况进行适当调整。常用评估工具有简易智力状态检查量表（Mini Mental Status Examination，MMSE）、蒙特利尔认知评估量表（Montreal Cognitive Assessment，MoCA）、神经心理状态评估可重复测试（Repeatable Battery and Neuropsychological Status，RBANS）等，其中RBANS是比MMSE或MoCA更全面的测评工具，且对认知功能障碍的识别能力更好。

（2）主观测评

临床访谈和问卷调查用于主观测评。可设计一些具体领域问题及了解患者对困难的看法，了解客观测试无法获取的既往或当下的其他方面认知功能。Webexec量表是一个简单的执行功能调查示例，用于认知的主观测评。

2.治疗

目前，公认且有效的循证干预措施有限。现有的药物和非药物治疗均处于探索阶段。

（1）药物治疗

用精神兴奋剂可改善认知功能，如哌醋甲酯或右哌醋甲酯、美满霉素、多奈哌齐等。哌醋甲酯、地塞米松可改善患者的处理速度、注意力、记忆力和执行功能；多奈哌齐可改善注意力、集中力、记忆和处理速度；美满霉素可延缓认知能力的下降，特别是在记忆、执行功能和处理速度等方面。

（2）非药物治疗

包括如维生素E、银杏叶、褪黑激素的补充和药物替代，及身体/行为康复和认知训练，自然疗愈环境、运动和基于意念的减压、EEG生物反馈/神经反馈、想象、冥想、身体康复计划和认知训练计划等。

（五）行为障碍

肿瘤会影响患者日常行为，如食欲、睡眠和疲劳、运动/步态。这些症状变化可能是认知或情绪症状或直接治疗效果。

1. 食欲

恶性肿瘤患者更容易出现营养不良，建议营养筛查参数为体重减轻大于或等于5%、持续恶心和呕吐、吞咽困难和/或头痛。情绪低落、恶心和吞咽困难是肿瘤患者的三种常见症状，并可负面影响食欲。出现食欲下降或明显恶心呕吐者应用抗呕吐药、合成屈大麻酚或类固醇等药物。此外，心理治疗也可辅助改善和调节食欲。

2. 疲劳

肿瘤相关疲劳常指“与肿瘤或肿瘤治疗相关的身体、情绪和/或认知疲劳或疲劳得令人痛苦的持续主观感觉，与近期活动不成比例并干扰正常功能”。可表现为疲劳、虚弱或疲惫，导致患者日常生活的显著变化，包括就业状况、社交活动和睡眠模式的变化。运动和身体活动可有效治疗肿瘤相关疲劳，睡眠治疗可改善疲劳症状。

3. 睡眠

多个因素被认为导致肿瘤患者出现睡眠障碍，包括肿瘤的直接影响、药物和放疗的间接影响及同时出现的心理症状（如抑郁或焦虑）。失眠认知行为疗法（CBT-I）和基于正念的减压干预有助于改善睡眠障碍。

4. 运动技能

运动功能障碍包括震颤增加、步态不稳定、协调困难和面部僵硬等。如果出现应排除药物副作用，并在可能的情况下尽量减少剂量毒性。多学科康复干预措施，包括神经学、康复和姑息治疗等可显著提高肿瘤患者的自我护理、括约肌控制、运动和活动能力。

参考文献

1.Cagney D N，Martin A M，Catalano P J，et al. Incidence and prognosis of patients with brain metastases at diagnosis of systemic malignancy：a population-based study. Neuro-Oncology，2017.

2.Chan V，Sahgal A，Egeto P，et al.Incidence of seizure in adult patients with intracranial metastatic disease. J Neuro-Oncol，2017，131（3）：619-624.

3.Wu A，Weingart J D，Gallia G L，et al. Risk factors for preoperative seizures and loss of seizure control in patients undergoing surgery for metastatic brain tumors. World Neurosurg，2017，104：120-128.

4.Ruda R，Bello L，Duffau H，et al.Seizures in low-grade gliomas：natural history，pathogenesis，and outcome after treatments. Neuro-Oncology，2012，14（Suppl. 4）：iv55-iv64.

5.Chang S M，Messersmith H，Ahluwalia M，et al. Anticonvulsant prophylaxis and steroid use in adults with metastatic brain tumors：ASCO and SNO endorsement of the congress of neurological surgeons guidelines. J Clin Oncol Off J Am Soc Clin Oncol，2019，37（13）：1130-1135.

6.Wang N，Bertalan M S，Brastianos P K. Leptomeningeal metastasis from systemic cancer：review and update on management. Cancer，2018，124（1）：21-35.

7.Nayar G，Ejikeme T，Chongsathidkiet P，et al. Leptomeningeal disease：current diagnostic and therapeutic strategies. Oncotarget，2017，8（42）：73312-73328.

8.Moliterno J，Veselis C A，Hershey M A，et al.Improvement in pain after lumbar surgery in cancer patients with mechanical radiculopathy. Spine J，2014，14（10）：2434-2439.

9.Brouwers E，van de Meent H，Curt A，et al.Definitions of traumatic conus medullaris and cauda equina syndrome：a systematic literature review. Spinal Cord，2017，55（10）：886-890.

10.Gwathmey K G. Plexus and peripheral nerve metastasis. Handb Clin Neurol，2018，149：257-279.

11.Brejt N，Berry J，Nisbet A，Bloomfield D，et al. Pelvic radiculopathies，lumbosacral plexopathies，and neuropathies in oncologic disease：a multidisciplinary approach to a diagnostic challenge. Cancer Imaging，2013，13（4）：59

12.Delanian S，Lefaix J L，Pradat P F. Radiation-induced neuropathy in cancer survivors. Radiother Oncol，2012，105（3）：273-282.

13.Chandra P，Purandare N，Agrawal A，et al. Clinical utility of（18）F-FDG PET/CT in brachial plexopathy secondary to metastatic breast cancer. Indian J Nucl Med，2016，31：123-127.

14.Wanleenuwat P，Iwanowski P . Metastases to the central nervous system：Molecular basis and clinical considerations. Journal of the Neurological Sciences，2020，412：116755.

15.Schroeder T，Bittrich P，Kuhne J F，et al. Mapping distribution of brain metastases：does the primary tumor matter? J Neuro-Oncol，2020，147（1）：229-235.

16.Barajas R F，Cha S. Metastasis in adult brain tumors. Neuroimaging Clin N Am，2016，26（4）：601-620.

17.Sánchez Fernández I，Loddenkemper T. Seizures caused by brain tumors in children. Seizure，2017，44：98-107.

18.TJ，Smits M，Boxerman J，et al. Consensus recommendations for a standardized brain tumor imaging protocol for clinical trials in brain metastases. Neuro-Oncology，2020，22（6）：757-772.

19.Jeevanandham B，Kalyanpur T，Gupta P，et al. Comparison of post-contrast 3D-T1-MPRAGE，3D-T1-SPACE and 3D-T2-FLAIR MR images in evaluation of meningeal abnormalities at 3-T MRI. Br J Radiol，2017，90（1074）：1-10.

20.Alcaide-Leon P，Cluceru J，Lupo J M，et al. Centrally reduced diffusion sign for differentiation between treatment-related lesions and glioma progression：a validation study. Am J Neuroradiol，2020，41（11）：2049-2054.

21.Gulko E, Oleksk M L, Gomes W, et al. MRI brain findings in 126 patients with COVID-19: initial observations from a descriptive literature review. Am J Neuroradiol, 2020: 1-5.

22.Harris P, Diouf A, Guilbert F, et al. Diagnostic reliability of leptomeningeal disease using magnetic resonance imaging. Cureus, 2019, 11 (Lmd): 9-15.

23.Pan Z, Yang G, He H, et al. Leptomeningeal metastasis from solid tumors: clinical features and its diagnostic implication. Sci Rep, 2018, 8 (1): 1-13.

24.Castle-Kirszbaum M, Goldschlager T, Ho B, et al.Twelve cases of pituitary metastasis: a case series and review of the literature. Pituitary, 2018, 21 (5): 463-473.

25.He W, Chen F, Dalm B, et al. Metastatic involvement of the pituitary gland: a systematic review with pooled individual patient data analysis. Pituitary, 2015, 18 (1): 159-168.

26.Pinnix C C, Chi L, Jabbour E J, et al. Dorsal column myelopathy after intrathecal chemotherapy for leukemia. Am J Hematol, 2017, 92: 155-160.

27.Yoon J, Yoon J, Park H, et al. Diffuse cerebral vasospasm with infarct after intrathecal cytarabine in childhood leukemia. Pediatr Int, 2014, 56 (6): 921-924.

28.Barroso-Sousa R, Barry W T, Garrido-Castro A C, et al. Incidence of endocrine dysfunction following the use of different immune checkpoint inhibitor regimens a systematic review and meta-analysis. JAMA Oncol, 2018, 4: 173-182.

29.Kurokawa R, Ota Y, Gonoi W, et al. MRI findings of immune checkpoint inhibitor-induced hypophysitis: possible association with fibrosis. Am J Neuroradiol, 2020, 41 (9): 1683-1689.

30.Da Rocha A J, Nunes R H, Maia A C M, et al. Recognizing autoimmune-mediated encephalitis in the differential diagnosis of limbic disorders. Am J Neuroradiol, 2015, 36 (12): 2196-2205.

31.Chen H, Li X, Zhang X, et al. Late delayed radiation-induced cerebral arteriopathy by high-resolution magnetic resonance imaging: a case report. BMC Neurol, 2019, 19 (1): 1-5.

32.Olsen A L, Miller J J, Bhattacharyya S, et al. Cerebral perfusion in stroke-like migraine attacks after radiation therapy syndrome. Neurology, 2016: 787.

33.Carrilho Romeiro A, Valadas A, Marques J. Acute Ischemic Stroke on Cancer Patients, a Distinct Etiology? A Case-Control Study. Acta Med Port, 2015, 28 (5): 613-618.

34.Grazioli S, M Paciaroni, G Agnelli, et al.Cancer-associated ischemic stroke: A retrospective multicentre cohort study. Thromb Res, 2018, 165: 33-37.

35.Kim J M, K H Jung, K H Park, et al.Clinical manifestation of cancer related stroke: retrospective case-control study. J Neurooncol, 2013, 111 (3): 295-301.

36.Wang W Z, J Z Wu, D S Wang, et al.The prevalence and treatment gap in epilepsy in China: an ILAE/IBE/WHO study. Neurology, 2003, 60 (9): 1544-1545.

37.Morrell M J, C Halpern.Responsive Direct Brain Stimulation for Epilepsy. Neurosurg Clin N Am, 2016, 27 (1): 111-121.

38.Global, regional, and national burden of Parkinson's disease, 1990-2016: a systematic analysis for the Global Burden of Disease Study 2016. Lancet Neurol, 2018, 17 (11): 939-953.

39.Samii A, J G Nutt, B R Ransom.Parkinson's disease. Lancet, 2004, 363 (9423): 1783-1793.

40.Saxena S, Y Setoya.World Health Organization's Comprehensive Mental Health Action Plan 2013-2020. Psychiatry Clin Neurosci, 2014, 68 (8): 585-586.

41.Sotelo J L, D Musselman, C Nemeroff. The biology of depression in cancer and the relationship between depression and cancer progression. Int Rev Psychiatry, 2014, 26 (1): 16-30.

42.Valiente M, Ahluwalia M S, Boire A, et al. The evolving landscape of brain metastasis. Trends Cancer, 2018, 4: 176-196.

43.Takei H, Rouah E, Ishida Y. Brain metastasis: clinical characteristics, pathological findings and molecular subtyping for therapeutic implications. Brain Tumor Pathol, 2016, 33: 1-12.

44.Ferguson S D, Zheng S, Xiu J, et al. Profiles of brain metatases: prioritization of therapeutic targets. Int J Cancer, 2018, 143: 3019-3026.
45.Custodio-Santos T, Videira M, Brito M A. Brain metastasization of breast cancer. Biochim Biophys Acta Rev Cancer, 2017, 1868: 132-147.
46.Vossough A, Henson J W. Intracranial metastases. In: Newton HB, ed. Handbook of Neuro-Oncology Neuroimaging. vol. 52. 2nd ed. Amsterdam: Academic Press/Elsevier, 2016: 643-652.
47.Carapella C M, Gorgoglione N, Oppido P A. The role of surgical resection in patients with brain metastases. Curr Opin Oncol, 2018, 30: 390-395.
48.Phang I, Leach J, Leggate J R S, et al. Minimally invasive resection of brain metastases. World Neurosurg, 2019, 130: e362-e367.
49.Chua T H, See A A Q, Ang B T, et al. Awake craniotomy for resection of brain metastases: a systematic review. World Neurosurg, 2018, 120: e1128-e1135.
50.Newton H B. Chemotherapy for the treatment of metastatic brain tumors. Expert Rev Anticancer Ther, 2002, 2: 495-506.
51.Tosoni A, Lumachi F, Brandes A A. Treatment of brain metastases in uncommon tumors. Expert Rev Anticancer Ther, 2004, 4: 783-793.
52.Thiagarajan A, Yamada Y. Radiobiology and radiotherapy of brain metastases. Clin Exp Metastasis, 2017, 34: 411-419.
53.Lam T C, Sahgal A, Lo S S, et al. An update on radiation therapy for brain metastases. Chin Clin Oncol, 2017, 6 (4): 35.
54.Wang T J C, Brown P D. Brain metastases: fractionated wholebrain radiotherapy. Handb Clin Neurol, 2018, 149: 123-127.
55.Specht H M, Combs S E. Stereotactic radiosurgery of brain metastases. J Neurosurg Sci, 2016, 60: 357-366.
56.Sahgal A, Ruschin M, Ma L, et al. Stereotactic radiosurgery alone for multiple brain metastases? A review of clinical and technical issues. Neuro Oncol, 2017, 19 (Suppl 2): ii2-ii15.
57.Hatiboglu M A, Tuzgen S, Akdur K, et al. Treatment of high numbers of brain metastases with gamma knife radiosurgery: a review. Acta Neurochir, 2016, 158: 625-634.
58.Guidelines N. National Comprehensive Cancer Network. 2019.
59.El Shafie R A, Bohm K, Weber D, et al. Palliative radiotherapy for leptomeningeal carcinomatosis-analysis of outcome, prognostic factors, and symptom response. Front Oncol, 2018, 8: 641.
60.de Oca M, Delgado M, Cacho Diaz B, et al. The comparative treatment of intraventricular chemotherapy by Ommaya reservoir vs. lumbar puncture in patients with leptomeningeal carcinomatosis. Front Oncol, 2018, 8: 509.
61.Byrnes D M, Vargas F, Dermarkarian C, et al. Complications of intrathecal chemotherapy in adults: single-institution experience in 109 consecutive patients. J Oncol, 2019.
62.Zairi F, Le Rhun E, Bertrand N, et al. Complications related to the use of an intraventricular access device for the treatment of leptomeningeal metastases from solid tumor: a single centre experience in 112 patients. J Neurooncol, 2015, 124: 317-323.
63.Rittberg R, Banerji S, Kim J O, et al.Treatment and Prevention of Brain Metastases in Small Cell Lung Cancer. Am J Clin Oncol, 2021, 44 (12): 629-638.
64.Yekedüz E, Arzu Yaşar H, Utkan G, et al.A systematic review: Role of systemic therapy on treatment and prevention of brain metastasis in renal cell carcinoma. J Oncol Pharm Pract, 2020, 26 (4): 972-981.
65.Liu Y, Kosaka A, Ikeura M, et al. Premetastatic soil and prevention of breast cancer brain metastasis. Neuro Oncol, 2013, 15 (7): 891-903.

66.Perrin R G，Laxton A W. Metastatic Spine Disease：Epidemiology，Pathophysiology，and Evaluation of Patients. Neurosurg Clin N Am，2004，15（4）：365-373.

67.Phillips K A，Fadul C E，Schiff D. Neurologic and Medical Management of Brain Tumors. Neurol Clin，2018，36（3）：449-466.

68.Jaeckle K A. Neurologic Manifestations of Neoplastic and Radiation-Induced Plexopathies. Semin Neurol，2010，30（3）：254-262.

69.Janssen R M J，Satink T，Ijspeert J，et al. Reflections of Patients and Therapists on a Multidisciplinary Rehabilitation Programme for Persons with Brachial Plexus Injuries. Disabil Rehabil，2019，41（12）：1427-1434.

70.Franchini M，Tufano A，Casoria A，et al. Arterial thrombosis in cancer patients：An update. Seminars in thrombosis and hemostasis，2021，47（8）：942-949.

71.Lee E Q. Neurologic complications in patients with cancer. Continuum，2020，26（6）：1629-1645.

72.Muscaritoli M，Arends J，Bachmann P，et al. Espen practical guideline：Clinical nutrition in cancer. Clinical nutrition，2021，40（5）：2898-2913.

73.Harrison R A，Tummala S，de Groot J. Neurologic toxicities of cancer immunotherapies：A review. Current neurology and neuroscience reports，2020，20（7）：27.

74.Berisavac I I，Jovanovic D R，Padjen V V，et al. How to recognize and treat metabolic encephalopathy in neurology intensive care unit. Neurology India，2017，65（1）：123-128.

75.Grisold W，Grisold A，Löscher W N. Neuromuscular complications in cancer. J Neurol Sci，2016，367：184-202.

76.Krawczyk J，Kraj L，Ziarkiewicz M，et al. Metabolic and nutritional aspects of cancer. Postepy Hig Med Dosw（Online），2014，68：1008-1014.

77.Doriath V，Paesmans M，Catteau G，et al. Acute confusion in patients with systemic cancer. Journal of neuro-oncology，2007，83（3）：285-289.

78.Cavaliere R，Schiff D. Neurologic toxicities of cancer therapies. Current neurology and neuroscience reports，2006，6（3）：218-226.

79.Armangue T，Leypoldt F，Malaga I，et al. Herpes simplex virus encephalitis is a trigger of brain autoimmunity. Ann Neurol，2014，75：317-323.

80.Stuby J，Herren T，Schwegler Naumburger G，et al.Immune checkpoint inhibitor therapy-associated encephalitis：a case series and review of the literature. Swiss Med Wkly，2020，150：w20377.

81.Larkin J，Chmielowski B，Lado C D，et al. Neurologic serious adverse events associated with nivolumab plus ipilimumab or nivolumab alone in advanced melanoma，including a case series of encephalitis. Oncologist，2017，22：709-718.

82.Sechi E，Markovic S N，McKeon A，et al. Neurologic autoimmunity and immune checkpoint inhibitors：autoantibody profiles and outcomes. Neurology，2020，95：e2442-e2452.

83.Mann A P，Grebenciucova E，Lukas R V. Anti-N-methyl-Daspartate-receptor encephalitis：diagnosis，optimal management，and challenges. Ther Clin Risk Manag，2014，10：517-525.

84.Cortese I，Cornblath D R. Therapeutic plasma exchange in neurology：2012. J Clin Apher，2013，28（1）：16-19.

85.Widdess-Walsh P，et al. Response to intravenous immunoglobulin in anti-Yo associated paraneoplastic cerebellar degeneration：case report and review of the literature. J Neurooncol，2003，63：187-190.

86.Lee W J，et al. Rituximab treatment for autoimmune limbic encephalitis in an institutional cohort. Neurology，2016，86（18）：1683-1691.

87.Thone J，et al. Effective immunosuppressant therapy with cyclophosphamide and corticosteroids in paraneoplastic cerebellar degeneration. J Neurol Sci，2008，272（1-2）：171-173.

88.Gwathmey K G. Sensory neuronopathies. Muscle Nerve，2016，53（1）：8-19.

89.Stephen L.Hauser Harrison' s Neurology in Clinical Medicine 3RD EDITION. McGraw-Hill Education, 2013.

90.Allan H. Ropper, Martin A. Samuels, Joshua P. Klein, et al. Adams and Victor' s Principles of Neurology Eleventh Edition. McGraw-Hill Education, 2019.

91.Neufeld N J, Elnahal S M, Alvarez R H. Cancer pain: a review of epidemiology, clinical quality and value impact. Future Oncol, 2017, 13: 833-841.

92.Portenoy R K, Ahmed E. Cancer pain syndromes. Hematol Oncol Clin North Am, 2018, 32: 371-386.

93.Tye K, Engelhard H H, Slavin K V, et al. An analysis of radiation necrosis of the central nervous system treated with bevacizumab. J Neuro-Oncol, 2014, 117: 321-327.

94.Wang Y, Pan L, Sheng X, et al. Reversal of cerebral radiation necrosis with bevacizumab treatment in 17 Chinese patients. Eur J Med Res, 2012: 23, 17 (1): 25.

95.Wang Y, Wang E, Pan L, et al. A new strategy of CyberKnife treatment system based radiosurgery followed by early use of adjuvant bevacizumab treatment for brain metastasis with extensive cerebral edema. J Neurooncol, 2014, 119: 369-376.

96.Ji J F, Ji S J, Sun R, et al.Forced running exercise attenuates hippocampal neurogenesis impairment and the neurocognitive deficits induced by whole-brain irradiation via the BDNF-mediated pathway. BiochemBioph Res Co, 2014, 443: 646-651.

97.Ji S, Tian Y, Lu Y, et al.Irradiationinduced hippocampal neurogenesis impairment is associated with epigenetie regulation of bdnf gene transcription.Brain Res, 2014, 1577: 77-88.

98.Armstrong C L, Fisher M J, Li Y, et al. Neuroplastic Response After Radiation Therapy for Pediatric Brain Tumors: A Pilot Study. Int J Radiat Oncol Biol Phys. 2016, 95 (3): 991-998.

99.Marazziti D, Piccinni A, Mucci F, et al.Ionizing radiation: brain effects and related neuropsychiatric manifestations. Probl Radiac Med Radiobiol, 2016, 21: 64-90.

100.Makale1 M T, McDonald C R, Hattangadi-Gluth J A, et al.Mechanisms of radiotherapy-associated cognitive disability in patients with brain tumours. Nat Rev Neurol, 2017, 13 (1): 52-64.

101.Pospisil P, Kazda T, Hynkova L, et al. Post-WBRT cognitive impairment and hippocampal neuronal depletion measured by in vivo metabolic MR spectroscopy: Results of prospective investigational study. Radiother Oncol, 2017, 122: 373-379.

102.Chawla S, Schell M C, Milano M T. Stereotactic body radiation for the spine: a review. American Journal of Clinical Oncology, 2013, 36 (6): 630-636.

103.Redmond K J, Lo S S, Soltys S G, et al. Consensus guidelines for postoperative stereotactic body radiation therapy for spinal metastases: results of an international survey. Journal of Neurosurgery Spine, 2016, 26 (3): 1-8.

104.Flaum N, Lorigan P, Whitfield G A, et al. Integrating radiation therapy with emerging systemic therapies: Lessons from a patient with cerebral radionecrosis, spinal cord myelopathy, and radiation pneumonitis. Pract Radiat Oncol, 2016, 6: 110-113.

105.Kim D W N, Medin P M, Timmerman R D. Emphasis on Repair, Not Just Avoidance of Injury, Facilitates Prudent Stereotactic Ablative Radiotherapy. Semin Radiat Oncol, 2017, 27 (4): 378-392.

106.Denise B, Laila K, Anca G, et al. DEGRO practical guideline for central nervous system radiation necrosis part 1: classification and a multistep approach for diagnosis. Strahlenther Onkol, 2022, 198: 873-883.

107.Denise B, Laila K, Anca G, et al. DEGRO practical guideline for central nervous system radiation necrosis part 2: treatment. Strahlenther Onkol, 2022, 198: 971-980.

108.Jimm G, Lawrence B M, Andrew J, et al. High Dose per Fraction, Hypofractionated Treatment Effects in the Clinic (HyTEC): An Overview. Int J Radiation Oncol Biol Phys, 2021, 110: 1-10.

109.DeeDee S. Radiation toxicity in the central nervous system: mechanisms and strategies for injury reduction. Semin Radiat Oncol，2017，27：3332-3339.

110.Zhuo X H，Huang X L，Yan M S，et al. Comparison between high-dose and low-dose intravenous methylprednisolone therapy in patients with brain necrosis after radiotherapy for nasopharyngeal carcinoma. Radiotherapy and Oncology，2019，137：16-23.

111.Zhuang H Q，Shi S Y，Yuan Z Y，et al. Bevacizumab treatment for radiation brain necrosis：mechanism，efficacy and issues. Molecular Cancer，2019，18：21.

112.Xu Y T，Rong X M，Hu W H，et al. Bevacizumab monotherapy reduces radiation-induced brain necrosis in nasopharyngeal carcinoma patients：a randomized controlled trial. Int J Radiat Oncol Biol Phys，2018，101：1087-1095.

113.Li Y，Huang X L，Jiang J R，et al. Clinical variables for prediction of the therapeutic effects of bevacizumab monotherapy in nasopharyngeal carcinoma patients with radiation-induced brain necrosis. Int J Radiat Oncol Biol Phys，2018，100：621-629.

114.He L，Pi Y X，Li Y，et al. Efficacy and safety of apatinib for radiation-induced brain injury among patients with head and neck cancer：an open-label，single-arm，phase 2 study. Int J Radiat Oncol Biol Phys，2022，113：796-804.

115.Nicolay N H，Lopez Perez R，Debus J. Mesenchymal stem cells - A new hope for radiotherapy-induced tissue damage? Cancer Lett，2015，366：133-140.

116.Shukla L，Morrison W A. Adipose-derived stem cells in radiotherapy injury：a new frontier. Front Surg，2015，2：1.

117.Huang S，Wang X，Hu C，et al. Hypothalamic-pituitary-thyroid dysfunction induced by intensity-modulated radiotherapy（IMRT）for adult patients with nasopharyngeal carcinoma. Med Oncol，2013，30（4）：710.

118.Yuen K C，Heaney A P，Popovic V. Considering GH replacement for GH-deficient adults with a previous history of cancer：a conundrum for the clinician. Endocrine，2016，52：194-205.

119.Loprinzi C L，Lacchetti C，Bleeker J，et al. Prevention and Management of Chemotherapy-Induced Peripheral Neuropathy in Survivors of Adult Cancers：ASCO Guideline Update. 2020，J Clin Oncol，38（28）：3325-3348.

120.Committee of Neoplastic Supportive-Care C a-C A，Cancer Clinical Chemotherapy Committee C a-C A. [Chinese expert consensus on the diagnosis and treatment of chemotherapy-induced peripheral neuropathy（2022 edition）]. Zhonghua Zhong Liu Za Zhi，2022，44（9）：928-934.

121.Was H，Borkowska A，Bagues A，et al. Mechanisms of Chemotherapy-Induced Neurotoxicity.Front Pharmacol，2022，13：750507.

122.Jordan B，Margulies A，Cardoso F，et al. Systemic anticancer therapy-induced peripheral and central neurotoxicity：ESMO-EONS-EANO Clinical Practice Guidelines for diagnosis，prevention，treatment and follow-up. Ann Oncol，2020，31（10）：1306-1319.

123.Schlereth T. Guideline "diagnosis and non interventional therapy of neuropathic pain" of the German Society of Neurology（deutsche Gesellschaft fur Neurologie）.Neurol Res Pract，2020，2：16.

124.Freites-Martinez A，Santana N，Arias-Santiago S，et al. Using the Common Terminology Criteria for Adverse Events（CTCAE - Version 5.0）to Evaluate the Severity of Adverse Events of Anticancer Therapies. Actas Dermosifiliogr（Engl Ed），2021，112（1）：90-92.

125.Desforges A D，Hebert C M，Spence A L，et al. Treatment and diagnosis of chemotherapy-induced peripheral neuropathy：An update. Biomed Pharmacother，2022，147：112671.

126.Dietrich J，Han R，Yang Y，et al. CNS progenitor cells and oligodendrocytes are targets of chemotherapeutic agents in vitro and in vivo. J Biol，2006，5（7）：22.

127.Burgess J，Ferdousi M，Gosal D，et al. Chemotherapy-Induced Peripheral Neuropathy：Epidemiology，Pathomechanisms and Treatment. Oncol Ther，2021，9：385-450.

128.Zajaczkowska R，Kocot-Kepska M，Leppert W，et al. Mechanisms of Chemotherapy-Induced Peripheral Neuropathy. Int J Mol Sci，2019，20（6）.

129.Miltenburg N C，Boogerd W. Chemotherapy-induced neuropathy：A comprehensive survey. Cancer Treat Rev，2014，40（7）：872-882.

130.Addington J，Freimer M. Chemotherapy-induced peripheral neuropathy：an update on the current understanding.F1000Res，2016，5.

131.Starobova H，Vetter I. Pathophysiology of Chemotherapy-Induced Peripheral Neuropathy. Front Mol Neurosci，2017，10：174.

132.Fukuda Y，Li Y，Segal R A. A Mechanistic Understanding of Axon Degeneration in Chemotherapy-Induced Peripheral Neuropathy. Front Neurosci，2017，11：481.

133.Figley M D，Gu W，Nanson J D，et al. SARM1 is a metabolic sensor activated by an increased NMN/NAD（+）ratio to trigger axon degeneration. Neuron，2021，109（7）：1118-1136 e1111.

134.Ibrahim E Y，Ehrlich B E. Prevention of chemotherapy-induced peripheral neuropathy：A review of recent findings. Crit Rev Oncol Hematol，2020，145：102831.

135.Duggett N A，Griffiths L A，Mckenna O E，et al. Oxidative stress in the development，maintenance and resolution of paclitaxel-induced painful neuropathy. Neuroscience，2016，333：13-26.

136.Fumagalli G，Monza L，Cavaletti G，et al. Neuroinflammatory Process Involved in Different Preclinical Models of Chemotherapy-Induced Peripheral Neuropathy. Front Immunol，2020，11：626687.

137.Staff N P，Cavaletti G，Islam B，et al. Platinum-induced peripheral neurotoxicity：From pathogenesis to treatment. J Peripher Nerv Syst，2019，24 Suppl 2：S26-S39.

138.Salat K. Chemotherapy-induced peripheral neuropathy-part 2：focus on the prevention of oxaliplatin-induced neurotoxicity. Pharmacol Rep，2020，72（3）：508-527.

139.Beijers A J，Mols F，Tjan-Heijnen V C，et al. Peripheral neuropathy in colorectal cancer survivors：the influence of oxaliplatin administration. Results from the population-based PROFILES registry. Acta Oncol，2015，54（4）：463-469.

140.Hershman D L，Lacchetti C，Loprinzi C L. Prevention and Management of Chemotherapy-Induced Peripheral Neuropathy in Survivors of Adult Cancers：American Society of Clinical Oncology Clinical Practice Guideline Summary.J Oncol Pract，2014，10（6）：e421-e424.

141.Beijers A J，Mols F，Vreugdenhil G. A systematic review on chronic oxaliplatin-induced peripheral neuropathy and the relation with oxaliplatin administration. Support Care Cancer，2014，22（7）：1999-2007.

142.Mols F，Beijers T，Lemmens V，et al. Chemotherapy-induced neuropathy and its association with quality of life among 2- to 11-year colorectal cancer survivors：results from the population-based PROFILES registry. J Clin Oncol，2013，31（21）：2699-2707.

143.Cavaletti G，Cornblath D R，Merkies I S J，et al. The chemotherapy-induced peripheral neuropathy outcome measures standardization study：from consensus to the first validity and reliability findings. Ann Oncol，2013，24：454-462.

144.Zhi W I，Chen P，Kwon A，et al. Chemotherapy-induced peripheral neuropathy（CIPN）in breast cancer survivors：a comparison of patient-reported outcomes and quantitative sensory testing. Breast Cancer Res Treat，2019，178（3）：587-595.

145.Ferguson R J，Mcdonald B C，Rocque M A，et al. Development of CBT for chemotherapy-related cognitive change：results of a waitlist control trial. Psychooncology，2012，21：176-186.

146.Kesler S，Hadi Hosseini S M，Heckler C，et al. Cognitive training for improving executive function in chemotherapy-treated breast cancer survivors. Clin Breast Cancer，2013，13（4）：299-306.

147.Henneghan A M，Harrison T. Complementary and alternative medicine therapies as symptom management strategies for the late effects of breast cancer treatment. J Holist Nurs，2015，33（1）：84-97.

148. Vance D E, Frank J S, Bail J, et al. Interventions for Cognitive Deficits in Breast Cancer Survivors Treated With Chemotherapy. Cancer Nurs, 2017, 40 (1): E11-E27.

149. Zeng Y, Dong J, Huang M, et al. Nonpharmacological interventions for cancer-related cognitive impairment in adult cancer patients: A network meta-analysis. Int J Nurs Stud, 2020, 104: 103514.

150. How J, Blattner M, Fowler S, et al. Chemotherapy-associated Posterior Reversible Encephalopathy Syndrome: A Case Report and Review of the Literature. Neurologist, 2016, 21 (6): 112-117.

151. Akiyama K, Kume T, Fukaya M, et al. Comparison of levetiracetam with phenytoin for the prevention of intravenous busulfan-induced seizures in hematopoietic cell transplantation recipients. Cancer Chemother Pharmacol, 2018, 82 (4): 717-721.

152. Oberste M, Schaffrath N, Schmidt K, et al. Protocol for the "Chemobrain in Motion - study" (CIM - study): a randomized placebo-controlled trial of the impact of a high-intensity interval endurance training on cancer related cognitive impairments in women with breast cancer receiving first-line chemotherapy. BMC Cancer, 2018, 18 (1): 1071.

153. Derry H M, Jaremka L M, Bennett J M, et al. Yoga and self-reported cognitive problems in breast cancer survivors: a randomized controlled trial. Psychooncology, 2015, 24 (8): 958-966.

154. Lv L, Mao S, Dong H, et al. Pathogenesis, Assessments, and Management of Chemotherapy-Related Cognitive Impairment (CRCI): An Updated Literature Review. J Oncol, 2020, 2020: 3942439.

155. Dos Santos M, Hardy-Leger I, Rigal O, et al. Cognitive rehabilitation program to improve cognition of cancer patients treated with chemotherapy: A 3-arm randomized trial. Cancer, 2020, 126 (24): 5328-5336.

156. Kucherer S, Ferguson R J. Cognitive behavioral therapy for cancer-related cognitive dysfunction. Curr Opin Support Palliat Care, 2017, 11 (1): 46-51.

157. Orchard T S, Gaudier-Diaz M M, Weinhold K R, et al. Clearing the fog: a review of the effects of dietary omega-3 fatty acids and added sugars on chemotherapy-induced cognitive deficits. Breast Cancer Res Treat, 2017, 161 (3): 391-398.

158. Zuniga K E, Moran N E. Low Serum Carotenoids Are Associated with Self-Reported Cognitive Dysfunction and Inflammatory Markers in Breast Cancer Survivors. Nutrients, 2018, 10 (8) .

159. Lee E Q, Arrillaga-Romany I C, Wen P Y. Neurologic complications of cancer drug therapies. Continuum (Minneap Minn), 2012, 18: 355-365.

160. Salehifar E, Janbabaei G, Hendouei N, et al. Comparison of the Efficacy and Safety of Pregabalin and Duloxetine in Taxane-Induced Sensory Neuropathy: A Randomized Controlled Trial. Clin Drug Investig, 2020, 40 (3): 249-257.

161. Anand P, Elsafa E, Privitera R, et al. Rational treatment of chemotherapy-induced peripheral neuropathy with capsaicin 8% patch: from pain relief towards disease modification. J Pain Res, 2019, 12: 2039-2052.

162. Maihofner C, Heskamp M L. Prospective, non-interventional study on the tolerability and analgesic effectiveness over 12 weeks after a single application of capsaicin 8% cutaneous patch in 1044 patients with peripheral neuropathic pain: first results of the QUEPP study. Curr Med Res Opin, 2013, 29 (6): 673-683.

163. Filipczak-Bryniarska I, Krzyzewski R M, Kucharz J, et al. High-dose 8% capsaicin patch in treatment of chemotherapy-induced peripheral neuropathy: single-center experience. Med Oncol, 2017, 34 (9): 162.

164. Fallon M T, Storey D J, Krishan A, et al. Cancer treatment-related neuropathic pain: proof of concept study with menthol--a TRPM8 agonist. Support Care Cancer, 2015, 23 (9): 2769-2777.

165. Molassiotis A, Suen L K P, Cheng H L, et al. A Randomized Assessor-Blinded Wait-List-Controlled Trial to Assess the Effectiveness of Acupuncture in the Management of Chemotherapy-Induced

Peripheral Neuropathy. Integrative Cancer Therapies, 2019, 18.

166.Lu W, Giobbie-Hurder A, Freedman R A, et al. Acupuncture for Chemotherapy-Induced Peripheral Neuropathy in Breast Cancer Survivors: A Randomized Controlled Pilot Trial. Oncologist, 2020, 25 (4): 310-318.

167.D'alessandro E G, Nebuloni Nagy D R, De Brito C M M, et al. Acupuncture for chemotherapy-induced peripheral neuropathy: a randomised controlled pilot study.BMJ Support Palliat Care, 2022, 12 (1): 64-72.

168.Rostock M, Jaroslawski K, Guethlin C, et al. Chemotherapy-Induced Peripheral Neuropathy in Cancer Patients: A Four-Arm Randomized Trial on the Effectiveness of Electroacupuncture. Evidence-based complementary and alternative medicine: eCAM, 2013 (16) .

169.Han X, Wang L, Shi H, et al. Acupuncture combined with methylcobalamin for the treatment of chemotherapy-induced peripheral neuropathy in patients with multiple myeloma. BMC Cancer, 2017, 17 (1): 40.

170.Dhawan S, Andrews R, Kumar L, et al. A Randomized Controlled Trial to Assess the Effectiveness of Muscle Strengthening and Balancing Exercises on Chemotherapy-Induced Peripheral Neuropathic Pain and Quality of Life Among Cancer Patients. Cancer Nurs, 2020, 43 (4): 269-280.

171.Su Y, Huang J, Wang S, et al. The Effects of Ganglioside-Monosialic Acid in Taxane-Induced Peripheral Neurotoxicity in Patients with Breast Cancer: A Randomized Trial. J Natl Cancer Inst, 2020, 112 (1): 55-62.

172.Greenlee H, Crew K D, Capodice J, et al. Randomized sham-controlled pilot trial of weekly electro-acupuncture for the prevention of taxane-induced peripheral neuropathy in women with early stage breast cancer. Breast Cancer Res Treat, 2016, 156 (3): 453-464.

173.Ruddy K J, Le-Rademacher J, Lacouture M E, et al. Randomized controlled trial of cryotherapy to prevent paclitaxel-induced peripheral neuropathy (RU22151
1I); an ACCRU trial.Breast, 2019, 48: 89-97.

174.Mccarthy A L, Shaban R Z, Gillespie K, et al. Cryotherapy for docetaxel-induced hand and nail toxicity: randomised control trial. Support Care Cancer, 2014, 22 (5): 1375-1383.

175.Hanai A, Ishiguro H, Sozu T, et al. Effects of Cryotherapy on Objective and Subjective Symptoms of Paclitaxel-Induced Neuropathy: Prospective Self-Controlled Trial. J Natl Cancer Inst, 2018, 110: 141-148.

176.Beijers A J M, Bonhof C S, Mols F, et al. Multicenter randomized controlled trial to evaluate the efficacy and tolerability of frozen gloves for the prevention of chemotherapy-induced peripheral neuropathy. Ann Oncol, 2020, 31 (1): 131-136.

177.Griffiths C, Kwon N, Beaumont J L, et al. Cold therapy to prevent paclitaxel-induced peripheral neuropathy. Support Care Cancer, 2018, 26 (10): 3461-3469.

178.Sundar R, Bandla A, Tan S S, et al. Limb Hypothermia for Preventing Paclitaxel-Induced Peripheral Neuropathy in Breast Cancer Patients: A Pilot Study. Front Oncol, 2016, 6: 274.

179.Bandla A, Tan S, Kumarakulasinghe N B, et al. Safety and tolerability of cryocompression as a method of enhanced limb hypothermia to reduce taxane-induced peripheral neuropathy. Support Care Cancer, 2020, 28 (8): 3691-3699.

180.Kleckner I R, Kamen C, Gewandter J S, et al. Effects of exercise during chemotherapy on chemotherapy-induced peripheral neuropathy: a multicenter, randomized controlled trial. Support Care Cancer, 2018, 26 (4): 1019-1028.

181.Sundar R B A, Tan S. Cryocompression for enhanced limb hypothermia in preventing paclitaxel-induced peripheral neuropathy. J Clin Oncol, 2018, 36.

182.Tsuyuki S, Senda N, Kanng Y, et al. Evaluation of the effect of compression therapy using surgical gloves on nanoparticle albumin-bound paclitaxel-induced peripheral neuropathy: a phase II multicenter study by the Kamigata Breast Cancer Study Group. Breast Cancer Res Treat, 2016, 160 (1): 61-67.

183. Kanbayashi Y, Sakaguchi K, Ishikawa T, et al. Comparison of the efficacy of cryotherapy and compression therapy for preventing nanoparticle albumin-bound paclitaxel-induced peripheral neuropathy: A prospective self-controlled trial. Breast, 2020, 49: 219-224.

184. Zhu Y, Yang J, Jiao S, et al. Ganglioside-monosialic acid (GM1) prevents oxaliplatin-induced peripheral neurotoxicity in patients with gastrointestinal tumors. World J Surg Oncol, 2013, 11: 19.

185. Vilario N, Bruna J, Kalofonou F, et al. Immune-Driven Pathogenesis of Neurotoxicity after Exposure of Cancer Patients to Immune Checkpoint Inhibitors. International Journal of Molecular Sciences, 21 (16).

186. Duong S L, Barbiero F J, Nowak R J, et al. Neurotoxicities associated with immune checkpoint inhibitor therapy. J Neurooncol, 2021, 152 (2): 265-277.

187. Wesley S F, Haggiagi A, Thakur K T, et al. Neurological Immunotoxicity from Cancer Treatment. Int J Mol Sci, 2021, 22 (13): 6716.

188. Seet R C, Rabinstein A A. Clinical features and outcomes of posterior reversible encephalopathy syndrome following bevacizumab treatment. QJM: monthly journal of the Association of Physicians, 2012, 105 (1): 69-75.

189. Zuo P Y, Chen X L, Liu Y W, et al. Increased Risk of Cerebrovascular Events in Patients with Cancer Treated with Bevacizumab: A Meta-Analysis. Plos One, 2014, 9.

190. Mariotto S, et al. Clinical and neurophysiological serial assessments of brentuximab vedotin-associated peripheral neuropathy. Leukemia & lymphoma, 2019, 60 (11): 2806-2809.

191. Velasco R, Domingo-Domenech E, Sureda A. Brentuximab-Induced Peripheral Neurotoxicity: A Multidisciplinary Approach to Manage an Emerging Challenge in Hodgkin Lymphoma Therapy. Cancers, 2021, 13 (23).

192. Maritaz C, Metz C, Baba-Hamed N, et al. Cetuximab-induced aseptic meningitis: case report and review of a rare adverse event. Bmc Cancer, 2016, 16 (1): 1-5.

193. Rohrer C L, Grullon Z, George S K, et al. A case of aseptic meningitis in a cetuximab-experienced patient with metastatic colon cancer. Journal of oncology pharmacy practice: official publication of the International Society of Oncology Pharmacy Practitioners, 2018, 24 (8): 632-633.

194. Stein A S, et al. Neurologic adverse events in patients with relapsed/refractory acute lymphoblastic leukemia treated with blinatumomab: management and mitigating factors. Annals of hematology, 2019, 98 (1): 159-167.

195. Klinger M, et al. Adhesion of T Cells to Endothelial Cells Facilitates Blinatumomab-Associated Neurologic Adverse Events. Cancer research, 2020, 80 (1): 91-101.

196. Vogrig A, Muñiz-Castrillo S, Farina A, et al. How to diagnose and manage neurological toxicities of immune checkpoint inhibitors: an update. Journal of neurology, 2022, 269 (3): 1701-1714.

197. Schneider B J, et al. Management of Immune-Related Adverse Events in Patients Treated With Immune Checkpoint Inhibitor Therapy: ASCO Guideline Update. Journal of clinical oncology: official journal of the American Society of Clinical Oncology, 2021, 39 (36): 4073-4126.

198. Papageorgiou G I, et al. Central neurotoxicity induced by trastuzumab emtansine (T-DM1): a case report. Anti-cancer drugs, 2021, 32 (10): 1146-1149.

199. Ploessl C, Pan A, Maples K T, Lowe D K. Dinutuximab: An Anti-GD2 Monoclonal Antibody for High-Risk Neuroblastoma. The Annals of pharmacotherapy, 2016, 50 (5): 416-422.

200. Mody R, et al. Irinotecan-temozolomide with temsirolimus or dinutuximab in children with refractory or relapsed neuroblastoma (COG ANBL1221): an open-label, randomised, phase 2 trial. The Lancet.

Oncology, 2017, 18 (7): 946-957.

201.Ozkaynak M F, Gilman A L, London W B, et al. A Comprehensive Safety Trial of Chimeric Antibody 14.18 With GM-CSF, IL-2, and Isotretinoin in High-Risk Neuroblastoma Patients Following Myeloablative Therapy: Children's Oncology Group Study ANBL0931. Front Immunol, 2018, 9: 1355.

202.Keyel M E, Reynolds C P. Spotlight on dinutuximab in the treatment of high-risk neuroblastoma: development and place in therapy. Biologics, 2018, 13: 1-12.

203.Mastrangelo S, Rivetti S, Triarico S, et al.Mechanisms, Characteristics, and Treatment of Neuropathic Pain and Peripheral Neuropathy Associated with Dinutuximab in Neuroblastoma Patients. Int J Mol Sci, 2021, 22 (23): 12648.

204.Corbin Z A, et al. Characterization of the peripheral neuropathy associated with brentuximab vedotin treatment of Mycosis Fungoides and Sézary Syndrome. Journal of neuro-oncology, 2017, 132 (3): 439-446.

205.Lu D, et al. Time-to-Event Analysis of Polatuzumab Vedotin-Induced Peripheral Neuropathy to Assist in the Comparison of Clinical Dosing Regimens. CPT: pharmacometrics & systems pharmacology, 2017, 6 (6): 401-408.

206.Rosenberg J E, et al. Pivotal Trial of Enfortumab Vedotin in Urothelial Carcinoma After Platinum and Anti-Programmed Death 1/Programmed Death Ligand 1 Therapy. Journal of clinical oncology: official journal of the American Society of Clinical Oncology, 2019, 37 (29): 2592-2600.

207.Rosenberg J, et al. EV-101: A Phase I Study of Single-Agent Enfortumab Vedotin in Patients With Nectin-4-Positive Solid Tumors, Including Metastatic Urothelial Carcinoma. Journal of clinical oncology: official journal of the American Society of Clinical Oncology, 2020, 38 (10): 1041-1049.

208.Wong R L, Yu E Y. Enfortumab vedotin in the treatment of urothelial cancers and beyond. Future oncology (London, England), 2022, 18 (27): 3067-3084.

209.Chen X, Haggiagi A, Tzatha E, et al.Electrophysiological findings in immune checkpoint inhibitor-related peripheral neuropathy. Clinical neurophysiology: official journal of the International Federation of Clinical Neurophysiology, 2019, 130 (8): 1440-1445.

210.Fargeot G, et al. Brentuximab vedotin treatment associated with acute and chronic inflammatory demyelinating polyradiculoneuropathies. Journal of neurology, neurosurgery, and psychiatry, 2020, 91 (7): 786-788.

211.Dubey D, et al. Varied phenotypes and management of immune checkpoint inhibitor-associated neuropathies. Neurology, 2019, 93 (11): e1093-e1103.

212.Marini A, et al. Neurologic Adverse Events of Immune Checkpoint Inhibitors: A Systematic Review. Neurology, 2021, 96 (16): 754-766.

213.Higuchi O, Hamuro J, Motomura M, Yamanashi Y. Autoantibodies to low-density lipoprotein receptor-related protein 4 in myasthenia gravis. Annals of neurology, 2011, 69: 418-422.

214.Suzuki S, et al. Nivolumab-related myasthenia gravis with myositis and myocarditis in Japan. Neurology, 2017, 89 (11): 1127-1134.

215.Takamatsu K, et al. Immune checkpoint inhibitors in the onset of myasthenia gravis with hyperCKemia. Annals of clinical and translational neurology, 2018, 5 (11): 1421-1427.

216.Guidon A C. Lambert-Eaton Myasthenic Syndrome, Botulism, and Immune Checkpoint Inhibitor-Related Myasthenia Gravis. Continuum (Minneapolis, Minn.), 2019, 25 (6): 1785-1806.

217.Nora, Mhn, Gernot, et al. Neurological Immune Related Adverse Events Associated with Nivolumab, Ipilimumab, and Pembrolizumab Therapy-Review of the Literature and Future Outlook. Journal of clinical medicine, 8 (11): 1777.

218.Pinal-Fernandez I, et al. Longitudinal Course of Disease in a Large Cohort of Myositis Patients With Autoantibodies Recognizing the Signal Recognition Particle. Arthritis care & research, 2017, 69:

263-270.
219.Shah M, Tayar J H, Abdel-Wahab N, et al. Myositis as an adverse event of immune checkpoint blockade for cancer therapy. Seminars in arthritis and rheumatism, 2019, 48 (4): 736-740.
220.Kaneda H, Okamoto I, Satoh T, et al.Reversible posterior leukoencephalopathy syndrome and trastuzumab. Investigational new drugs, 2012, 30 (4): 1766-1767.
221.Ladwa R, Peters G, Bigby K, et al. Posterior Reversible Encephalopathy Syndrome in Early-Stage Breast Cancer. The breast journal, 2015, 21 (6): 674-677.
222.Abughanimeh O, Abu Ghanimeh M, Qasrawi A, et al. Trastuzumab-associated Posterior Reversible Encephalopathy Syndrome. Cureus, 2018, 10 (5): e2686.
223.Mavragani C P, et al. A case of reversible posterior leucoencephalopathy syndrome after rituximab infusion. Rheumatology (Oxford, England), 2004, 43 (11): 1450-1451.
224.Mizutani M, et al. Development of syndrome of inappropriate secretion of ADH and reversible posterior leukoencephalopathy during initial rituximab-CHOP therapy in a patient with diffuse large B-cell lymphoma. [Rinsho ketsueki] The Japanese journal of clinical hematology, 2013, 54 (3): 269-272.
225.Mustafa K N, Qasem U, Al-Ryalat N T, et al. Rituximab-associated posterior reversible encephalopathy syndrome. International journal of rheumatic diseases, 2019, 22 (1): 160-165.
226.Nannini S, et al. Immune-related aseptic meningitis and strategies to manage immune checkpoint inhibitor therapy: a systematic review. Journal of neuro-oncology, 2022, 157 (3): 533-550.
227.Barcikowski J, Fitzgerald M P, Jaffe A M, et al. Poster 463 Unexpected Transverse Myelitis after Dinutuximab Therapy for Relapsed Neuroblastoma: A Case Report. PM & R: the journal of injury, function, and rehabilitation, 2016, 8 (9s): S311.
228.Ding Y Y, et al. Transverse myelitis as an unexpected complication following treatment with dinutuximab in pediatric patients with high-risk neuroblastoma: A case series. Pediatric blood & cancer, 2018, 65 (1) .
229.Norris L B, Georgantopoulos P, Rao G A, et al.Association between rituximab use and progressive multifocal leukoencephalopathy among non-HIV, non-Hodgkin lymphoma Veteran' s Administration patients. Journal of Clinical Oncology, 2014, 32 (15_suppl): e19540-e19540.
230.Norris L B, Georgantopoulos P, Rao G A, et al.Rituximab is associated with increased risk of Progressive Multifocal Leukoencephalopathy developing among non-HIV-infected Veterans with Chronic Lymphocytic Leukemia. Journal of Clinical Oncology, 2015, 33 (15_suppl): e18033-e18033.
231.Raisch D W, Rafi J A, Chen C, et al. Detection of cases of progressive multifocal leukoencephalopathy associated with new biologicals and targeted cancer therapies from the FDA's adverse event reporting system. Expert opinion on drug safety, 2016, 15 (8): 1003-1011.
232.Bohra C, Sokol L, Dalia S. Progressive Multifocal Leukoencephalopathy and Monoclonal Antibodies: A Review. Cancer control: journal of the Moffitt Cancer Center, 2017, 24 (4): 1073274817729901.
233.Focosi D, Tuccori M, Maggi F. Progressive multifocal leukoencephalopathy and anti-CD20 monoclonal antibodies: What do we know after 20 years of rituximab. Reviews in medical virology, 2019, 29 (6): e2077.
234.Ryder M, Callahan M, Postow M A, et al.Endocrine-related adverse events following ipilimumab in patients with advanced melanoma: a comprehensive retrospective review from a single institution. Endocrine-related cancer, 2014, 21: 371-381.
235.Albarel F, et al. Long-term follow-up of ipilimumab-induced hypophysitis, a common adverse event of the anti-CTLA-4 antibody in melanoma. European journal of endocrinology, 2015, 172: 195-204.
236.Bertrand A, Kostine M, Barnetche T, et al.Immune related adverse events associated with anti-CT-

LA-4 antibodies: systematic review and meta-analysis. BMC Med, 2015, 13: 211.

237.Min L, et al. Systemic high-dose corticosteroid treatment does not improve the outcome of ipilimumab-related hypophysitis: a retrospective cohort study. Clinical cancer research: an official journal of the American Association for Cancer Research, 2015, 21 (4): 749-755.

238.Bossart S, et al. Case Report: Encephalitis, with Brainstem Involvement, Following Checkpoint Inhibitor Therapy in Metastatic Melanoma. The oncologist, 2017, 22 (6): 749-753.

239.Zurko J, Mehta A. Association of Immune-Mediated Cerebellitis With Immune Checkpoint Inhibitor Therapy. Mayo Clinic proceedings. Innovations, quality & outcomes, 2018, 2 (1): 74-77.

240.Johnson D B, et al. Neurologic toxicity associated with immune checkpoint inhibitors: a pharmacovigilance study. Journal for immunotherapy of cancer, 2019, 7 (1): 134.

241.Manson G, et al. Worsening and newly diagnosed paraneoplastic syndromes following anti-PD-1 or anti-PD-L1 immunotherapies, a descriptive study. Journal for immunotherapy of cancer, 2019, 7 (1): 337.

242.Vogrig A, et al. Cranial Nerve Disorders Associated With Immune Checkpoint Inhibitors. Neurology, 2021, 96 (6): e866-e875.

243.Chao S T, Dad L K, Dawson L A, et al. ACR-ASTRO Practice Parameter for the Performance of Stereotactic Body Radiation Therapy. American journal of clinical oncology, 2020, 43 (8): 545-552.

244.Gyurkocza B, Sandmaier B M. Conditioning regimens for hematopoietic cell transplantation: One size does not fit all. Blood, 2014, 124 (3): 344-353.

245.Dowling M R, Li S, Dey B R, et al. Neurologic complications after allogeneic hematopoietic stem cell transplantation: Risk factors and impact. Bone Marrow Transplant, 2018, 53: 199-206.

246.Schmidt-Hieber M, Silling G, Schalk E, et al. CNS infections in patients with hematological disorders (including allogeneic stem-cell transplantation) -Guidelines of the Infectious Diseases Working Party (AGIHO) of the German Society of Hematology and Medical Oncology (DGHO). Annals of oncology: official journal of the European Society for Medical Oncology, 2016, 27 (7): 1207-1225.

247.Shannon Fortin Ensign, Alyx B. Porter. Chapter 33 – Neurological complications of steroids and of supportive care. In: Herbert B. Newton, Mark G. Malkin, editors. Neurological Complications of Systemic Cancer and Antineoplastic Therapy (Second Edition): Academic Press, 2022: 553-561.

248.Battle D E.Diagnostic and Statistical Manual of Mental Disorders (DSM). Codas, 2013, 25: 191-192.

249.Ruark J, et al.Patient-Reported Neuropsychiatric Outcomes of Long-Term Survivors after Chimeric Antigen Receptor T Cell Therapy. Biol Blood Marrow Transplant, 2020, 26 (1): 34-43.

250.Titov A, et al.The biological basis and clinical symptoms of CAR-T therapy-associated toxicites. Cell Death Dis, 2018, 9 (9): 897.

251.Loughan A R, et al.Death-related distress in adult primary brain tumor patients. Neurooncol Pract, 2020, 7 (5): 498-506.

252.Tibbs M D, et al.Longitudinal Analysis of Depression and Anxiety Symptoms as Independent Predictors of Neurocognitive Function in Primary Brain Tumor Patients. Int J Radiat Oncol Biol Phys, 2020, 108 (5): 1229-1239.

253.Wachen J S, et al.Cancer-related PTSD symptoms in a veteran sample: association with age, combat PTSD, and quality of life. Psychooncology, 2014, 23 (8): 921-927.

254.Zaorsky N G, et al.Suicide among cancer patients. Nat Commun, 2019, 10 (1): 207.

255.Gehring K, et al.A randomized trial on the efficacy of methylphenidate and modafinil for improving cognitive functioning and symptoms in patients with a primary brain tumor. J Neurooncol, 2012, 107 (1): 165-174.

256.Shaw E G, et al.Phase II study of donepezil in irradiated brain tumor patients: effect on cognitive function, mood, and quality of life. J Clin Oncol, 2006, 24 (9): 1415–1420.

257. Rapp S R, et al. Donepezil for Irradiated Brain Tumor Survivors: A Phase III Randomized Placebo–Controlled Clinical Trial. J Clin Oncol, 2015, 33 (15): 1653–1659.

258. Brown P D, et al. Memantine for the prevention of cognitive dysfunction in patients receiving whole–brain radiotherapy: a randomized, double–blind, placebo–controlled trial. Neuro Oncol, 2013, 15 (10): 1429–1437.

259. M I J–K, et al. Prevalence of symptoms in glioma patients throughout the disease trajectory: a systematic review. J Neurooncol, 2018, 140 (3): 485–496.

260. Allen D. Dronabinol Therapy: Central Nervous System Adverse Events in Adults With Primary Brain Tumors. Clin J Oncol Nurs, 2019, 23 (1): 23–26.

261. Puetz T W, M P Herring. Differential effects of exercise on cancer–related fatigue during and following treatment: a meta–analysis. Am J Prev Med, 2012, 43: e1–24.

262. Armstrong T S, et al. Sleep–wake disturbance in patients with brain tumors. Neuro Oncol, 2017, 19 (3): 323–335.

263. Garland S N, et al. Mindfulness–based stress reduction compared with cognitive behavioral therapy for the treatment of insomnia comorbid with cancer: a randomized, partially blinded, noninferiority trial. J Clin Oncol, 2014, 32 (5): 449–457.

264. Khan F, et al. Effectiveness of integrated multidisciplinary rehabilitation in primary brain cancer survivors in an Australian community cohort: a controlled clinical trial. J Rehabil Med, 2014, 46 (8): 754–760.

265. Mulville A K, N N Widick, N S Makani. Timely Referral to Hospice Care for Oncology Patients: A Retrospective Review. Am J Hosp Palliat Care, 2019, 36 (6): 466–471.

血液保护

❖　血为人本　护之在精　❖

❖　肿瘤贫血　相伴相生　❖

❖　强白重道　控瘤扶正　❖

❖　防升并举　小板复兴　❖

❖　出凝平衡　八两半斤　❖

❖　移植重建　还你血本　❖

第一章

血液系统的结构与功能

一、造血器官的结构与功能

人类造血器官包括：骨髓、胸腺、淋巴组织、肝脏、脾脏、胚胎及胎儿造血组织。不同时期造血部位不同，分为胚胎期、胎儿期及出生后3个造血期，即中胚叶造血期、肝脾造血期及骨髓造血期。卵黄囊是胚胎期最早出现的造血场所，卵黄囊退化后，肝、脾代替其造血功能。胎儿从第4~5个月起肝、脾造血功能渐退，骨髓、胸腺及淋巴结开始造血，出生后仍保持造血功能。青春期后胸腺逐渐萎缩，淋巴结生成淋巴细胞和浆细胞。骨髓成为出生后造血的主要器官，骨髓储备力不足时，由骨髓以外器官（如肝、脾）参与造血，即所谓髓外造血（extramedullary hemopoiesis）。

（一）骨髓的结构与功能

骨髓是人体最大造血器官，存在于长骨（如肱骨、股骨）骨髓腔，扁平骨（如髂骨、肋骨）和不规则骨（胸骨、脊椎骨等）松质骨间网眼中的一种海绵状组织，分为红骨髓和黄骨髓。能产生血细胞的骨髓略呈红色，称红骨髓；成人有些骨髓腔中的骨髓含有很多黄色脂肪细胞，不能产生血细胞，称黄骨髓。人出生时，全身骨髓腔充满红骨髓，随年龄增长骨髓中脂肪细胞增多，黄骨髓取代相当部分红骨髓，几乎只有扁平骨松质骨中有红骨髓。当机体严重缺血时，部分黄骨髓可转变为红骨髓，重新恢复造血能力。

1. 骨髓的组织结构

狭义的骨髓仅指骨小梁之间的成分，骨髓中的造血成分约占50%；广义的骨髓则包括除骨皮质外的松质骨。出生后，随年龄增长，骨髓内造血组织中造血成分逐渐减少，脂肪组织逐渐增多。所以同样图像在不同年龄可以是正常或不正常，观察时要结合患者年龄具体分析。骨髓由神经、血管、基质细胞等组成，其间充以各种造血细胞。

（1）骨髓的血管与神经

骨髓血管系统丰富，动静脉在不同骨骼进出骨髓方式和途径不尽相同，有营养孔的骨骼，动静脉及神经通过营养孔进出；无营养孔的，通过骨膜血管，神经纤维与其伴行。动脉进入营养孔达骨髓后，与骨骼及干骺端血管吻合，逐渐形成放射状分支；与骨皮质中小动脉吻合成网络，分出分支形成毛细血管，与血窦相连，骨髓血窦形状不规则，腔内径25~35 μm，血窦壁由内皮细胞、基膜及外膜细胞组成。血窦内皮细胞与其他内皮细胞不同，细胞间连接不牢固，为重叠或交错对接。血窦间充满骨髓实质，称为造血索，造血索由造血细胞组成。骨髓血循环与骨皮质关系很密切。多数骨髓毛细血管先进入骨皮质的哈维管，再返回骨髓，连接于血窦。哈维管中聚集造血干细胞和其他体细胞，通过相互联系的血管提供骨髓。

骨髓神经来自脊神经和动脉，动脉都有神经束伴行，神经束分支缠绕动脉壁呈网状，神经纤维终止于动脉平滑肌。毛细血管只在行程的某些部分与很细的无鞘神经纤维接触。骨髓静脉系统也有神经，有些孤立的神经束在骨皮质与中央静脉间平行前行，与许多血窦接触，终止于血窦内皮。无数无髓神经纤维自骨髓长轴伸向骨髓表面，有的止于骨内膜，有的进入哈维管。无髓神经纤维末端含有神经介质，可影响造血。

（2）骨髓的造血细胞

骨髓红细胞系统：造血岛幼稚红细胞位于血窦及脂肪细胞之间，成群存在，称为红细胞造血岛，是红细胞生成的功能和解剖单位，中心为1~2个巨噬细胞；有核红细胞逐渐成熟，离开巨噬细胞主体，贴近血窦，脱核后成为网织红细胞，通过内皮细胞进入血窦，脱下的核被巨噬细胞吞噬。

骨髓粒细胞系统：位于造血索中部，粒系干/祖细胞在骨内膜下的髓索较多。骨髓中幼稚粒细胞与外膜网状细胞突起密切接触，通过Lectin样黏附分子“锚”于外膜网状细胞表面，随细胞成熟黏附分子逐渐消失。骨髓中成熟粒细胞表面糖蛋白的改变，有利于与内皮接触，进入窦腔时，首先部分胞质进入和穿过内皮细胞，细胞变形后进入窦腔。

巨核细胞系统：巨核细胞分布在血窦外侧，空间结构分布不连续，取决于相互间特异黏附和给不同的细胞系提供特异性的生长因子。巨核细胞与血窦间的密切关系可能与局部产生协同生长因子如白细胞介素-11、Kit-ligand、白介素-6和LIF有关。

骨髓淋巴细胞和巨噬细胞：集中于动脉附近造血索中央。通过计算机三维结构重建，确认人巨核细胞靠近血窦壁，粒细胞位于中央动脉壁周围。红细胞主要位于血窦壁周围，形成造血索。目前认为，中央动脉、血窦和造血索共同构成骨髓单元结构，作为骨髓功能结构单位，含脂肪细胞基质成分，巨噬细胞和造血干细胞的球样小体称为造血元。

（3）骨髓的髓血屏障（marrow-blood barrier，MBB）和细胞释放

人血细胞产生于骨髓髓索中，成熟血细胞进入血液循环须穿越MBB。每天约2×10^{11}个红细胞、1×10^{10}个粒细胞、4×10^{11}个血小板穿越MBB进入血液循环，单核细胞、淋巴细胞也是如此；血中造血干细胞的营养也要经过MBB。血细胞由髓索进入血循环，推动血细胞进入血窦的压力来自动脉。膜孔直径2~3 μm，穿过膜孔的细胞发生变形，幼稚红细胞核不能变形，不能通过MBB。只有网织红细胞能通过膜孔，核留在造血索内，称为骨髓“摘除”功能。患某些血液病和肿瘤时，血中出现幼稚红细胞提示MBB受损。巨核细胞胞质穿过内皮细胞与胞体分离进入血窦形成复合血小板碎片或前血小板，释放血小板后的巨核细胞核仍留在骨髓中，最后退化被吞噬。血小板在骨髓中几乎没有储备，血细胞大量丢失时，血小板恢复很慢。血细胞生成与释放的调节可能通过体液因子——各种糖蛋白，如红细胞生成素、集落刺激因子、血小板生成素等，它们可增加产出和促进释放。

2.骨髓的功能

（1）造血功能

成人红细胞、粒细胞、血小板和部分淋巴细胞都由红骨髓生成。每天生成的红细胞约10^{11}/kg，粒细胞约1.6×10^{9}/kg，B淋巴细胞也由骨髓产生。

（2）防御功能

红骨髓中巨噬细胞可吞噬细菌、毒物，也可清除衰老的红细胞，特别在溶血性贫血时，可见大量巨噬细胞，胞质内含有大量次级溶酶体。血红蛋白所含的铁由巨噬细胞储存，待重新利用。

（3）免疫功能

骨髓是B淋巴细胞产生的，向胸腺提供造血干细胞，在胸腺发育成T淋巴细胞。骨髓中还有浆细胞，可分泌免疫球蛋白。

（4）其他功能

骨髓中含有未分化的间充质细胞、成纤维细胞，以及成骨细胞、破骨细胞等，具有一定创伤修复及成骨作用。

（二）淋巴组织与淋巴结的结构与功能

1. 淋巴组织

淋巴组织指以淋巴细胞为主要成分的组织。由淋巴组织构成的器官为淋巴器官。淋巴组织常位于消化道及呼吸道黏膜中，淋巴器官常位于淋巴通路或血液通路上，如胸腺、脾、淋巴结及扁桃体等。

淋巴组织根据形态的不同分为弥散淋巴组织和淋巴小结两种。弥散淋巴组织

(diffuse lymphoid tissue) 无固定形态，以网状细胞和网状纤维形成支架，网孔中分布大量松散淋巴细胞，与周围结缔组织无明显分界，除含有T、B淋巴细胞外，还含有浆细胞和巨噬细胞、肥大细胞等。弥散淋巴组织中有毛细血管后微静脉（post capillary venule)，内皮为单层立方或矮柱状，故又称高内皮微静脉（high endothelial venule)，是淋巴细胞由血液进入淋巴组织的重要通道。弥散淋巴组织受抗原刺激后可出现淋巴小结。

淋巴小结（lymphoid nodule）又称淋巴滤泡（lymphoid follicle)，呈圆形或椭圆形密集的淋巴组织，直径为0.2~1.0 mm，内有大量B淋巴细胞、少量T淋巴细胞和巨噬细胞。淋巴小结形态结构随生长发育程度和免疫功能状态发生变化。淋巴小结有两种：初级淋巴小结（primary lymphoid nodule)，见于未受刺激的淋巴小结，体积较小，由分布均匀并密集的小淋巴细胞组成；次级淋巴小结（secondary lymphoid nodule）周围有扁平的网状细胞，境界清楚，小结中央部分染色较浅，常见细胞分裂象，产生淋巴细胞，故称生发中心（germinal center)。受到抗原刺激时，生发中心迅速增大，大量巨噬细胞聚集。在发育充分及免疫应答活跃的次级淋巴小结中央有明显的生发中心，有极性的结构。由内向外区分出暗区和明区。小结帽多位于淋巴流入方向，或朝向抗原进入的方向，为最先接触抗原的部位。抗原刺激与否及抗原刺激程度均影响淋巴小结出现的数量和形态结构，因此，淋巴小结是反映体液免疫应答的重要形态学标志。根据存在形式，淋巴小结分两种类型：单独存在的称为孤立淋巴小结(solitary lymphoid nodule)；由10~40个淋巴小结成群存在，称为集合淋巴小结（aggregated lymphoid nodules)。淋巴小结还分布于消化管、呼吸道及泌尿、生殖管道的黏膜中，构成免疫第一道防线。随着机体生理或病理状态不同，淋巴组织形态常处于动态变化之中。

2.淋巴结

淋巴结是哺乳动物特有的器官，圆形或椭圆形结构，与淋巴管连接。正常人浅表淋巴结直径多在5 mm内，共约450个。只有表浅部位才可触及，颈部、颌下、锁骨上窝、腋窝、腹股沟等易摸到。

淋巴结结构：淋巴结一侧隆突连接数条输入淋巴管，另一侧凹陷，称为“门”，有输出淋巴管和神经、血管进出。淋巴结表面被膜的结缔组织伸入淋巴结内形成小梁，构成淋巴结支架。被膜下为皮质区，淋巴结中心及门部为髓质区。皮质区由淋巴小结、浅层皮质区和皮质淋巴窦（简称皮窦）及深部皮质区组成。淋巴窦腔内有许多淋巴细胞和巨噬细胞，还有少见的面纱细胞，原为表皮内朗格汉斯细胞，浅层皮质主要含B淋巴细胞，淋巴小结又称淋巴滤泡，无生发中心的小结称为初级淋巴小结，主要由中心母细胞和中心细胞组成；有生发中心的小结称次级淋巴小结。淋巴小结呈单排分布在皮质被膜下，经常变化，可以从无到有，可以增大、增多或消失，与抗原刺激强度有关。深层皮质为无明显界限的淋巴组织，主要为T细胞，是胸腺依赖区，在细胞免疫反应时迅速增大，原始免疫细胞增多，分裂象增多。髓质区由髓索及髓质淋巴窦（简称髓窦）组成，髓索以网状内皮细胞为支架，内含以B淋巴细胞为主，还可见浆细胞、巨噬细胞、肥大细胞和嗜酸性粒细胞等。

淋巴结的淋巴管、血管从输入淋巴管流来的淋巴液先进入皮窦再流向髓窦，最后经输出淋巴管离开淋巴结。输出的淋巴细胞多数来自再循环，毛细血管后静脉在淋巴细胞再循环中起重要作用，参加再循环最频繁的是记忆性T和B细胞 。

3.淋巴结主要功能

（1）过滤淋巴液

病原体侵入皮下或黏膜后，进入毛细淋巴管，回流入淋巴结，淋巴液缓慢流经淋巴窦，巨噬细胞清除其中异物，对细菌的清除率可达99%，对病毒及癌细胞清除率很低。清除率与抗原的性质、毒力、数量以及机体的免疫状态等密切相关。

（2）免疫应答

抗原进入淋巴结后，巨噬细胞和交错突细胞捕获与处理抗原，使相应特异性受体的淋巴细胞发生转化，引起体液免疫应答。淋巴小结增多增大，髓索内浆细胞增多，引起细胞免疫应答，副皮质区明显扩大，效应T细胞输出增多。淋巴结内T细胞约占淋巴细胞总数的75%，B细胞占25%，大颗粒淋巴细胞极少或无，淋巴结内细胞免疫和体液免疫应答常同时发生，以何种为主由抗原性质决定。淋巴结实质内有许多神经末梢，淋巴小结内尚未发现。淋巴细胞表面有多种神经递质受体，说明神经系统对淋巴结内免疫应答有一定调节作用。

（三）胸腺的结构与功能

胸腺（thymus）为机体重要淋巴器官，位于胸骨后面，呈灰赤色，扁平椭圆形，分左、右两叶。胚胎后期及初生时，人的胸腺重10~15 g，至青春期体积逐渐增大可达40 g，青春期后逐渐退化，被脂肪组织代替，老年仅15 g。胸腺是T细胞分化、发育、成熟的场所，还分泌胸腺激素及激素类物质，具内分泌功能。

胸腺表面为结缔组织被膜，结缔组织伸入胸腺实质把胸腺分成许多不完全分隔的小叶。小叶周边为皮质，深部为髓质。皮质不完全包围髓质，相邻小叶髓质彼此衔接。皮质主要由淋巴细胞和上皮性网状细胞构成，胞质中有颗粒及泡状结构。网状细胞间淋巴细胞密集，胸腺淋巴细胞称为胸腺细胞，在皮质浅层细胞较大，为较原始淋巴细胞。中层为中等大小的淋巴细胞，深层为小淋巴细胞。皮质内还有巨噬细胞，无淋巴小结。髓质中淋巴细胞稀疏，上皮性网状细胞多，形态多样，胞质中有颗粒及泡状结构，为其分泌物。有散在的胸腺小体，由上皮细胞以同心圆式排列，作用尚不清楚。造血干细胞经血流迁入胸腺后，先在皮质增殖分化成淋巴细胞，胸腺中大部分淋巴细胞死亡，小部分继续发育进入髓质，成为近于成熟的T淋巴细胞，穿过毛细血管后微静脉管壁，循血流，迁移到周围淋巴结的弥散淋巴组织，此处称为胸腺依赖区。整个淋巴器官发育和机体免疫力必须有T淋巴细胞，胸腺为周围淋巴器官正常发育和机体免疫所必需的。

（四）脾脏的结构与功能

脾是人体最大的淋巴器官，脾约占体重0.1%，接纳心输出量6%。位于左季肋区胃底与膈之间，呈扁椭圆形，暗红色，质软而脆。脾分为内外两面，上下两缘，前后两端。内面凹陷与胃底、左肾、左肾上腺、胰尾和结肠左曲为邻，称为脏面。脏面近中央处有神经、血管出入，称脾门。外面平滑而隆凸与膈相对，称为膈面。上缘前部有2~3个切迹，称脾切迹。脾肿大时，脾切迹仍存在可作为触诊的标志。在脾附近，胃脾韧带及大网膜中，常可见到暗红色、大小不等、数目不一的副脾。

脾属于网状皮系统，结构与淋巴结相似，由被膜、小梁及淋巴组织构成。与淋巴结不同的地方是无淋巴窦，但具有大量血窦。脾脏实质分为白髓、红髓和边缘区。白髓是淋巴细胞围绕动脉及其分支形成的，由动脉周围淋巴鞘和脾小结构成。此处淋巴组织由T淋巴细胞为主构成，有散在交错突细胞和巨噬细胞，近边缘有少量B细胞、浆细胞前身和浆细胞，是机体发生特异性免疫的主要场所。淋巴鞘中淋巴小结以B淋巴细胞为主。抗原侵入脾引起体液免疫应答，白髓内淋巴小结大量增多。红髓由脾窦和脾索组成，脾索由网状细胞和网状纤维构成网架，是B淋巴细胞区，有较多小淋巴细胞、中淋巴细胞及浆细胞。脾窦由长条状平行内皮细胞和不完整基膜构成，红髓内血流缓慢，使抗原与吞噬细胞充分接触成为可能，是免疫细胞发生吞噬作用的主要场所。边缘区位于红髓和白髓的交界处，此区淋巴细胞较白髓稀疏，以B淋巴细胞为主，有较多巨噬细胞，是脾内捕获抗原、识别抗原和诱发免疫应答的重要部位。正常情况下，衰老的粒细胞、血小板和红细胞都可被脾清除，还可过滤细菌。脾的血管、网状结构、被膜的神经调节使脾收缩和舒张，提供储存细胞的潜在能力。成人脾内仍含有少量造血干细胞，在严重贫血或某些病理状态下可恢复造血。

（五）附属淋巴组织

1.肠联性淋巴组织

指沿消化道分布的淋巴组织：Waldeyer咽环，包括舌腭与咽扁桃体；从食管到直肠，在固有层和黏膜下层分布的淋巴细胞或淋巴小结。Peyer斑是位于回肠固有层内集合淋巴小结，与肠腔隔一薄层上皮，表面缺乏肠绒毛，抗原物易由此穿入。Peyer斑功能尚不清楚，存在B与T细胞，有B依赖性淋巴小结与T依赖性小结间区。回肠Peyer斑和阑尾淋巴组织是较高级的淋巴器官。

2. 支气管联性淋巴组织

指沿呼吸道分布的淋巴组织（除纵隔淋巴以外），位于各级支气管壁中，一般在固有层及黏膜下层，由淋巴细胞密集构成小结，无生发中心。该处淋巴组织以B细胞为主，T细胞仅占20%，与肠联性淋巴组织一样，主要是前体细胞池。免疫应答反应仅出现于迁移再定居之后。

二、干细胞及其应用

干细胞是一种有自我更新能力及分化潜能的细胞，是组织发生、再生或演化的单位。常分成胚胎干细胞（embryonic stem cell，ES细胞）和成体干细胞。人体骨髓中富含ES细胞及多种非造血干细胞，为干细胞治疗奠定了基础。

（一）干细胞生物学特点

干细胞是器官形成的基础，其自我更新能力、多能性与端粒长度及端粒酶活性有直接关系。端粒缩短可降低干细胞迁移能力，端粒酶过表达则增强干细胞离巢能力。干细胞具有可塑性及一定创伤修复能力。造血干细胞（hematopoietic stem cells，HSC）移植对其他衰竭器官有治疗作用，间充质干细胞（mesenchymal stem cells，MSC）对损伤部位有亲和力、免疫调节作用。HSC是一种主要存在于骨髓中的多能干细胞，其在人体骨髓及外周血处于循环状态。正常HSC具有多潜能及不对称分裂、静息和缓慢自我更新、干细胞巢依赖性、长期再生四大特征。其表面标志物构成复杂，缺乏绝对特异性指标，且不同阶段HSC鉴定方法不同，需综合分析。

（二）干细胞的微环境

1. 干细胞巢

干细胞巢指包括干细胞相邻细胞、黏附分子及基质等在内的，对干细胞有保护作用的微环境。骨髓的干细胞巢可分为成骨细胞巢及管道巢两类，分别调控干细胞的存储与增殖。干细胞归巢与迁移是干细胞移植和干细胞相关基因治疗的基础。微环境改变是干细胞归巢的始动因素，归巢干细胞通过识别所归器官微血管内皮细胞，归巢至不同器官组织。研究发现低氧微环境可持续吸引骨髓来源的干细胞归巢。

2. 髓外造血

骨髓是正常成体的造血系统，但血液系统疾病、大量出血、感染、先心病等可诱发髓外造血。可因三种病理情况：①脾脏等组织滤过作用增强；②骨髓或骨髓微环境异常、损伤导致外周HSC增多；③异常细胞因子及造血生长因子诱发局部造血微环境形成。实际上，髓外造血常受多种因素影响，应综合分析。

（三）干细胞病理学及肿瘤干细胞

1. 干细胞病理学

组织再生能力与年龄呈负相关，可能的原因是成体干细胞数量减少及功能衰退。老年人干细胞功能出现明显变化或与以下两方面有关：①随年龄增长持续积累的DNA损伤所致基因变异；②随年龄增长干细胞微环境出现衰退。造血系统恶性疾病发生多与HSC异变相关，例如骨髓增生异常综合征（myelodysplastic syndromes，MDS）及再生障碍性贫血（aplastic anemia，AA）。MDS目前较为接受的发病机制包括干细胞-基质损伤假说、凋亡失调假说和干细胞变异假说。

2. 肿瘤干细胞

肿瘤干细胞（cancer stem cell，CSC）是肿瘤中具有自我更新能力并可产生异质性肿瘤的细胞，是肿瘤异常增殖、侵袭、转移、耐药及复发的根源。

近年提出的重编程概念为CSC起源提供了新思路，白血病干细胞（leukemia stem cells，LSC）起源研究或为突破口。研究发现，病毒感染是启动重编程的常见诱因，可增加LSC演变概率。细胞重新编程不仅可诱导滋养层干细胞（trophoblast stem cells，TSC）生成，还可通过重编程逆转肿瘤细胞表型，为控肿瘤治疗提供新思路。

（四）干细胞的应用

1.HSC移植（hematopoietic stem cell transplantation，HSCT）

随着骨髓库等的广泛建立，HSCT应用范围不断扩大。其中，干细胞迁移与归巢是影响移植成败的关键之一。在干细胞迁移与归巢过程中，SDF-1与CXCR4结合起了重要作用。SDF-1还可增强造血祖细胞自我更新能力，并对其他瘤细胞也有明显作用。AMD3100为SDF-1拮抗剂，通过竞争性结合CXCR4，动员造血干/祖细胞进入外周血，用于移植。同时，HLA位点匹配是异体移植成功的前提，即使HLA位点全匹配仍可发生GVHD，提示部分非HLA编码基因也参与其中。

2. 干细胞工程

干细胞工程是在细胞培养技术基础上发展起来的一项新的细胞工程。在实际工作中，ES细胞因排斥反应、伦理问题及可能诱发肿瘤而受到限制。为此，科学家成功构建了人诱导性多能干细胞（induced pluripotent stem cells，iPS）。虽然iPS细胞系的建立促进了人体组织、器官研制开发，但其仍可能破坏细胞平衡，诱发癌症。且iPS与ES间基因表达不尽相同，iPS的程序重编并不完全，其差异性所致后果有待进一步研究。

三、造血微环境

人体造血系统每天能产生约5000亿个新细胞，要归功于大约11000个造血干细胞（hematopoietic stem cells，HSCs）在骨髓特定微环境中的自我更新和分化。1978年，Schofield首次提出了造血干细胞龛（HSC niche）概念，也被称为骨髓造血微环境（bone marrow hematopoietic microenvironment）。造血干细胞在这个微环境中完成一系列生理功能。2003年，Scadden证实成骨细胞是骨髓造血微环境中的关键组分。2005年，Morrison等研究发现血窦内皮是造血微环境中另一个支持造血的重要组分，这两大类细胞仍是造血微环境研究的焦点。2012年，美国科学家发现了维持造血微环境必需的细胞因子，首次揭示对维持体内造血微环境起关键性作用的细胞。目前认为造血微环境包含非造血类的间充质干细胞（mesenchymal stem cells，MSCs）、内皮细胞（endothelial cells，ECs）、神经类细胞等基质细胞，巨噬细胞、巨核细胞等造血类细胞，以及上述细胞分泌的生物大分子，通过多种方式调控HSCs的“SMART”特性，即HSCs的自我更新（Self-renewal）、成熟（Maturation）、凋亡（Apoptosis）、静息（Rest）和迁移（Trafficking）的特性。

（一）造血微环境的形态结构

既往鉴定骨髓造血微环境的主流方法基于Cre-Loxp重组酶系统。近年来，联合单细胞和空间转录组测序技术已明确骨髓造血微环境包含骨内膜区（endosteal niche）和血管区（vascular niche），是一个主要由间充质干细胞、成骨细胞、软骨细胞、成纤维细胞、血管内皮细胞和血管周围细胞6大类细胞及细胞外基质（extracellular matrix，ECM）共同组成的分子网络结构。ECM由纤维连接蛋白、硫酸肝素、蛋白多糖、骨桥蛋白和层粘连蛋白等组成，为干细胞功能提供基本的物理和化学支持。骨内膜区紧靠骨表面，位于骨与骨髓的交界处，主要包含间充质干细胞、成骨细胞、破骨细胞、富含趋化因子CXCL12的网状细胞（CXCL12—abundant reticular cells，CAR细胞）等细胞。虽然只有极少数造血干细胞位于骨内膜区，但其在调节造血干细胞静息、自我更新、归巢等方面发挥重要作用。血管区位于血管周围，包含动脉血管龛和窦状隙毛细血管龛，血管区的主要组成细胞是内皮细胞和不同类型的间充质干细胞。

（二）造血微环境的主要细胞组成

骨髓造血微环境中研究最多的是骨髓间充质干细胞（bone marrow mesenchymal stem cells，BMMSCs）、成骨细胞（osteoblasts，OB）和内皮细胞。BMMSCs在骨内膜龛和血管龛都存在，可以增殖分化形成成骨、软骨、脂肪细胞等多种骨髓基质细胞

(bone marrow stromal cells，BMSCs)。BMMSCs还可以通过分泌多种造血调控因子调控HSCs功能。成骨细胞是骨内膜造血微环境中第一个被鉴定能够调控HSCs功能的细胞，提高成骨细胞的数量能够促进HSCs的自我更新和造血活动。内皮细胞通过分泌细胞因子对HSCs的功能维持起重要作用。微环境中还有巨噬细胞、脂肪细胞等协同调控HSCs功能。

（三）造血微环境中的细胞因子

造血微环境对HSCs的调控既可通过细胞间直接接触实现，也可通过细胞因子介导的细胞信号转导实现。细胞因子主要包括趋化因子CXCL12、干细胞因子（stem cell factor，SCF）。不同细胞来源的CXCL12在造血调控中发挥不同功能。SCF帮助维持HSCs的静息状态，高浓度SCF可促进HSCs自我更新。造血微环境中还有众多其他细胞因子，既包括刺激各种祖细胞增殖的正调控因子，如促红细胞生成素（erythropoietin，EPO）、集落刺激因子（colony-stimulating factor，CSF）、促血小板生成素(thrombopoietin，TPO)、SCF、CXCL12等；同时亦有各系的负调控因子，两者互相制约，维持体内造血功能的恒定。

（四）造血微环境的信号通路调控

造血微环境中的造血稳态受许多信号通路调控，但各通路对造血的影响复杂多样，具体调控机制在很多方面尚无定论。研究较多的如Notch、Wnt、Tie2/Ang-1、PTEN/PI3K/Akt等信号通路，不同的信号通路之间相互作用，形成信号调控网络，共同调控HSCs的自我更新。

第二章

肿瘤及肿瘤治疗对血液系统的损害

血液系统是肿瘤及肿瘤治疗过程中的常见受累系统，红系、粒系、巨核系、凝血系统等均可累及，主要涉及肿瘤直接损害、肿瘤放化疗引起的骨髓抑制和血细胞破坏、失血、肿瘤引起的肝肾等器官损害等原因，机制复杂、涉及广泛，对肿瘤患者治疗及预后均有重要意义。

一、肿瘤相关性红细胞异常

（一）肿瘤相关性贫血

贫血是肿瘤患者的常见并发症，在进行放化疗患者中尤为多见，发生率为30%~90%，受肿瘤类型、分级、分期、病程、治疗方案、并发症等影响。肿瘤相关性贫血（cancer related anemia，CRA）是指肿瘤患者在疾病进展和治疗过程中发生的贫血。主要包括：继发于肿瘤本身的贫血（anemia secondary to cancer，ASC）、化疗诱导性贫血（chemotherapy induced anemia，CIA）、放疗等其他治疗引起的贫血、肿瘤引起的失血性贫血、营养不良性贫血或慢性肾脏病（chronic kidney disease，CKD）相关贫血等。

1.继发于肿瘤本身的贫血（ASC）

ASC常与肿瘤相关性炎症导致贫血、肿瘤侵犯骨髓造成红系生成受阻和骨髓病型贫血、肿瘤继发性溶血、继发性噬血、继发性纯红再生障碍性贫血（pure red-cell anemia，PRCA）等有关。此外，骨髓增生异常综合征（myelodysplastic syndrome，MDS）、白血病等大部分血液系统肿瘤可累及红系干祖细胞引发贫血。

其中，肿瘤相关性炎症导致的贫血最常见，发生机制目前尚未完全清晰，可能与肿瘤引起的γ干扰素（interferon-γ，INF-γ）、组织坏死因子α（tissue necrosis factor，TNF-α）和白介素-6（interleukin-6，IL-6）等细胞因子活化与释放有关。INF-γ可通过多种途径导致肿瘤患者贫血的发生：①诱导巨噬细胞内铁滞留，干扰体内铁的内稳态，破坏红细胞平衡；②通过加强巨噬细胞作用，导致红细胞破坏增多；③直接抑制红系造血干祖细胞集落的形成；④抑制红系早期分化和增殖。TNF-α可通过下调转录因子GATA-1（EPO启动子），直接抑制促红细胞生成素（erythropoietin，EPO）表达，导致内源性EPO分泌受抑。IL-6可通过影响铁代谢途径影响红细胞生成，铁调素为铁代谢的负调控因子，抑制巨噬细胞和肝细胞铁的释放，可引起低铁血症和发育期红细胞利用铁受限。IL-6在多种瘤细胞中过量表达，可通过增加肝细胞合成的铁调素，引起贫血等表现。肿瘤骨髓转移引起的贫血除与肿瘤导致红系生成受阻有关外，其导致的骨髓病型贫血也是潜在可能原因。在肺癌、乳腺癌和前列腺癌中报道相对较多，但总体少见，在骨髓活检中的检出率低于1%。肿瘤导致的溶血性贫血主要有两大原因：①瘤细胞侵犯导致血管狭窄或肿瘤导致慢性DIC，可使红细胞在血管发生微血管病性溶血性贫血；②肿瘤患者体内产生抗红细胞自身抗体，继发自身免疫性溶血性贫血。血细胞减少是噬血细胞综合征（hemophagocytic lymphohistiocytosis，HLH）的主要表现，肿瘤是继发性HLH的重要诱因，与炎症因子的异常活化和释放密切相关，常见于淋巴瘤、白血病等血液系统肿瘤，也可继发于胃癌、胸腺癌、胚胎细胞肿瘤等少数实体瘤。胸腺瘤、血液系统肿瘤、部分实体瘤患者可合并获得性纯红再生障碍性贫血，也可导致肿瘤患者贫血。

2.肿瘤治疗引起的贫血

肿瘤治疗引起的贫血主要包括肿瘤化疗诱导性贫血（chemotherapy-induced anemia，CIA）、放疗、靶向治疗、免疫治疗等其他治疗引起的贫血。红系前体细胞的合成过程可被相关化疗药物阻断，直接影响骨髓造血，细胞毒性药物的骨髓抑制作用可不断蓄积，导致化疗相关性贫血的发病率和严重程度随着治疗周期的增多而不断累加。铂类药物具有肾毒性，可通过促进红细胞凋亡和内源性EPO减少引起贫血。放疗辐射可影响骨髓造血能力，引起血细胞减少。近年来，随着新药研发和广泛应用，靶向治疗、免疫治疗等新药在带来新治疗选择同时，贫血等血液学不良事件也是这类药物的常见副反应，主要机制为骨髓抑制、溶血性贫血等。

3.其他

肿瘤可侵犯血管或消化道、子宫等部位引起慢性失血，可导致铁缺乏和缺铁性贫血（iron deficiency anemia，IDA），肿瘤患者手术治疗、侵入性操作也可导致失血性贫血。肿瘤患者由于纳差、消化道肿瘤部位手术切除、肿瘤压迫等原因可造成叶酸、维生素B_{12}、铁等造血原料摄入吸收不足、消耗过多等，可引起缺铁性贫血和巨幼细胞性贫血。肿瘤侵犯肾脏、肾脏肿瘤、药物引起肾功能不全等可导致EPO生成不足，造成肾性贫血。

（二）肿瘤相关性红细胞增多症

除骨髓增殖性肿瘤外，肿瘤相关性红细胞增多症多见于肾脏肿瘤、肝脏肿瘤、小脑血管瘤或子宫平滑肌瘤等肿瘤中，主要与瘤细胞产生和分泌EPO有关。对肿瘤患者，临床诊疗中需鉴别原发性和继发性红细胞增多症。

二、肿瘤相关性白细胞异常

（一）肿瘤相关性中性粒细胞减少

肿瘤相关性中性粒细胞减少主要包括肿瘤本身及控瘤治疗两方面对中性粒细胞的影响。肿瘤细胞浸润骨髓，可影响正常造血增殖，导致中性粒细胞减少。此外部分肿瘤诱发骨髓纤维化可进一步加重中性粒细胞减少。部分淋巴增殖性肿瘤患者体内，可产生中性粒细胞自身抗体，介导粒细胞凋亡。

药物导致的中性粒细胞减少是引起粒细胞减少最常见的病因。化疗药物具有潜在骨髓抑制和骨髓损伤的副反应，从而使血液循环中的中性粒细胞减少。烷化剂、蒽环类、嘧啶类似物、亚硝脲类、丝裂霉素C、甲氨蝶呤等具有骨髓毒性作用，常导致急性骨髓抑制。一般情况，当使用细胞周期特异性药物（如氟尿嘧啶、紫杉醇、吉西他滨等）后7~14天，外周中性粒细胞数计数会出现低谷，14~21天中性粒细胞数量逐步上升。而在使用细胞周期非特异性药物（如环磷酰胺、阿霉素、铂类等）时，10~14天中性粒细胞计数到达低谷，待21~24天期间中性粒细胞计数恢复。此外，肿瘤靶向治疗药物、免疫治疗药物及解热镇痛药、抗生素等部分肿瘤患者合并用药也可引起中性粒细胞减少。

骨髓是对放射线高度敏感的组织，其损伤程度主要取决于放射剂量大小、照射范围、部位、照射时间等因素。放疗可直接损伤或抑制造血干祖细胞及早期分裂细胞引起中性粒细胞减少。

肿瘤患者出现重症感染时，引起粒细胞局部大量消耗，可导致粒细胞消耗性减少。消化道肿瘤、营养障碍等的肿瘤患者，维生素B_{12}、叶酸等造血原料缺乏，可引起粒细胞成熟障碍，导致粒细胞生成减少。此外，肠黏膜通透性可能增高，导致细菌和内毒素移位。内毒素血症可引起中性粒细胞的分布异常，大量粒细胞转移到边缘池而循环池的粒细胞相对减少，白细胞计数也随之减少。

（二）肿瘤相关性中性粒细胞增多及类白血病样反应

肿瘤患者中性粒细胞增多的可能机制包括：①肿瘤患者合并感染引起中性粒细胞增多；②肿瘤患者自身应激状态或外源性糖皮质激素治疗导致皮质激素增加，中性粒细胞自骨髓进入血液的速度增加而清除率减慢；③肿瘤坏死产物导致骨髓储存池释放或骨髓与血循环屏障破坏，使骨髓粒细胞进入血循环；④实体瘤产生多种集落刺激因子（colony stimulating factor，CSF）、TNF等促进中性粒细胞的分化、增殖和成熟，使中性粒细胞从贮备池进入循环池；⑤慢性粒细胞性白血病等血液肿瘤；⑥初次化疗的病人通过自身调节，骨髓造血功能亢进，可出现一过性中性粒细胞计数增高；⑦肿瘤放化疗后中性粒细胞减少的患者经重组人CSF（recombinant human granulocyte colony-stimulating factor，rhG-CSF）治疗，可出现中性粒细胞增高，停药后5~6天内会恢复正常。

类白血病反应（leukemoid reaction）是某种因素刺激机体的造血组织而引起的外周血白细胞数显著增多（常超过$50\times10^9/L$），同时伴一种或多种幼稚细胞出现为主要特征的类似白血病的反应。恶性肿瘤是主要原因之一，原发肿瘤最常见的有乳腺癌、前列腺癌、肺癌、胃肠道癌及神经母细胞瘤、畸胎瘤等，也可见于多发性骨髓瘤、非霍奇金淋巴瘤等。肿瘤引起类白血病反应的可能机制有：①肿瘤细胞自分泌、骨髓浸润或作用于巨噬细胞，产生造血生长因子，促进粒细胞分化和增殖，使外周血粒细胞增多；②肿瘤坏死产物、内毒素等可损伤骨髓毛细血管内皮细胞使骨髓-血液屏障受损，导致部分幼稚细胞进入血液循环；③肿瘤转移过程中可能会分化成白细胞等血细胞。类白血病反应常需与白血病相鉴别。

（三）肿瘤相关性嗜酸性粒细胞增多

体积大、进展快的肿瘤，以及具有上皮细胞分泌黏蛋白组织学特性的肿瘤，如支气管肺癌、宫颈癌等易发生外周血嗜酸性粒细胞增多。恶性肿瘤引起嗜酸性粒细胞增多症的具体机制尚不明确，但有报道肿瘤相关组织嗜酸性粒细胞增多症（tumor-associated tissue eosinophilia，TATE）在结肠癌、口腔鳞状细胞癌、食道癌、鼻咽癌、阴茎癌、喉癌、肺腺癌、膀胱癌、前列腺癌等实体瘤中提示较好预后，且可被认为是独立预后因素。

三、肿瘤相关性血小板异常

（一）肿瘤相关性血小板减少

血小板减少（thrombothytopenia）是恶性肿瘤及其治疗的并发症之一，患者血小板计数低于$100\times10^9/L$，其发生率、严重程度与肿瘤类型、疾病分期和治疗方案等有关。

肿瘤相关性血小板减少发病机制主要如下：①血液肿瘤或实体瘤骨髓转移时抑制骨髓正常造血功能，导致巨核系分化成熟障碍，血小板生成减少；②淋巴增殖性肿瘤等患者体内可存在血小板自身抗体，介导血小板破坏增多；③肿瘤化疗相关性血小板减少症（chemotherapy induced thrombocytopenia，CIT），其发生机制涉及血小板生成减少、破坏增加和分布异常，化疗药物可对血小板生成的各环节产生影响，抑制造血干祖细胞和巨核系祖细胞增殖、抑制巨核细胞生成和血小板释放；部分化疗药可致药源性免疫性血小板减少症，如奥沙利铂与伊立替康；化疗药物引起的肝窦损伤和阻塞，可继发门脉高压和脾功能亢进，导致血小板破坏增加；④靶向药物、细胞免疫治疗及抗生素等肿瘤合并用药引起骨髓抑制，导致血小板减少；⑤肿瘤诱发弥散性血管内凝、血栓性血小板减少性紫癜/溶血尿毒综合征（thrombotic thrombocytopenic purpura/heomlytic uremic syndrome，TTP/HUS）、血管炎等微血管病变，导致血小板消耗与损伤增多；⑥消化道肿瘤、营养障碍等肿瘤患者，维生素B_{12}、叶酸等造血原料缺乏，可引起巨核系成熟障碍，血小板生成减少。

（二）肿瘤相关性血小板增多

20%~50%的肿瘤患者血小板计数增多，当血小板计数持续大于450×10^9/L时即存在血小板增多症，多与胃癌、结直肠癌、乳腺癌、卵巢癌等相关。

肿瘤引起的血小板增多一般认为与如下因素有关：①恶性肿瘤细胞释放IL-1、IL-3、TNF-α等细胞因子，特异性刺激血小板的生成与活化，而在卵巢癌中癌细胞可通过分泌IL-6促进TPO生成，增加血小板产生；②瘤细胞释放的IL-11、IL-6、G-CSF等促进骨髓巨核细胞造血，直接诱导血小板生成增多；③慢性失血或炎症等，引起血小板反应性升高；④肿瘤组织坏死，以及血小板活化、聚集、黏附等功能亢进，使血小板破坏增加，血小板可代偿性增加；⑤骨髓增殖性肿瘤，可以血小板增多为表现。

肿瘤相关性血小板增多会增加肿瘤患者血栓风险，与患者不良预后相关，尤其与脑、胰腺、消化道、血液肿瘤等相关。研究表明，血小板可与循环瘤细胞相互作用，与肿瘤转移有关，因而抗血小板治疗在肿瘤治疗中具重要作用与意义。

（三）肿瘤相关性血小板功能异常

血小板具有黏附、聚集和释放等基本功能，瘤细胞可引起血小板功能异常，导致血小板异常活化与聚集，即瘤细胞诱导血小板聚集（tumor-cell induced platelet aggregation，TCIPA），结直肠癌、肺癌、乳腺癌、前列腺癌和胰腺癌细胞株体外试验中均可观察到TCIPA。可能机制包括：①跨膜蛋白podoplanin在瘤细胞表面过度表达并与血小板表面的c型凝集素样受体2（c-type lectin-like receptor-2，CLEC-2）结合，触发血小板激活和聚集；②肿瘤源性组织因子释放诱发外源性凝血途径，所生成的凝血酶活化血小板；③血小板整合素αⅡbβ3与瘤细胞整合素αvβ3通过纤维蛋白原、血管性血友病因子（von willebrand factor，vWF）、纤维连接蛋白等结合形成血小板-瘤细胞聚集体，导致血小板功能障碍；④肿瘤组织坏死引起血管内皮细胞损伤，暴露内皮下胶原，通过vWF，聚集、活化血小板功能。

（四）肿瘤相关性血栓性血小板减少性紫癜

血栓性血小板减少性紫癜（thrombotic thrombocytopenic purpura，TTP）与恶性肿瘤及其相关治疗有关，最常见于胃腺癌、乳腺癌、结肠癌和小细胞肺癌。治疗潜在肿瘤可消除血栓性微血管病（thrombotic microangiopathy，TMA）。药物诱导的TMA多由免疫抑制剂、抗聚集剂和细胞毒性化疗药物引起。在细胞毒性化疗药物中，丝裂霉素和吉西他滨与TTP关系密切，并与累积毒性相关。

肿瘤相关性TTP的主要机制有：①内皮损伤，各种形式的TTP中均可见血管肥大和内膜增生。瘤细胞可直接侵犯血管，放疗或化疗可能对微血管系统造成非特异性、毒性损伤。内皮损伤和内皮下暴露后进一步促进血小板活化和凝血，这种血小板凝聚又会进一步损伤内皮，广泛的血管损伤或血管炎可导致TTP。血管内皮生长因子抗体或免疫复合物、自由基损伤等也可介导内皮损伤。微血管内皮细胞凋亡也可导致肿瘤相关TTP，并与这些细胞上的凋亡相关因子（factor-related apoptosis，Fas/CD95）的快速表达有关。②免疫相关，肿瘤诱导的补体蛋白活化可诱导TMA，瘤细胞表达的血小板衍生生长因子A和血管内皮生长因子的改变可能导致肺血栓性微血管病变，血栓形成患者肺癌组织中补体基因显著上调。C5a诱导释放细胞因子如IL-6、IL-8和TNF等，也可诱发肿瘤相关TMA，生成终末补体复合物和炎性补体片段。C5a与单核细胞上的受体结合，诱导组织因子表达。TNF-α和IL-6还可增加单核细胞和内皮细胞组织因子（tissue factor，TF）的表达，增强微血管血栓形成。C5a与血小板上的受体结合，导致其活化并诱导血小板聚集。

四、肿瘤相关性凝血功能异常

（一）肿瘤相关性弥散性血管内凝血

恶性肿瘤是弥散性血管内凝血（disseminated intravascular coagulation，DIC）的常见原因之一，常见于急性早幼粒细胞白血病、淋巴瘤、前列腺癌、胰腺癌及其他实体瘤。在实体肿瘤中，约7%的患者发生DIC，且多发生于进展期或晚期。DIC的发生本质是凝血系统失衡。

肿瘤相关性DIC的发生机制主要有：①组织损伤，肿瘤溶解、坏死等可导致组织因子（tissue factor，TF）及TF类物质释放入血，激活外源性凝血系统；②血管内皮损伤，肿瘤坏死及肿瘤治疗过程中产生的细胞因子、炎症介质等可引起血管内皮损伤，导致TF释放启动凝血系统；③血小板活化，肿瘤本身及治疗可诱发血小板聚集与释放，激活凝血系统；④纤溶系统激活，上述因素可进一步发展，可继发纤溶亢进，导致凝血-纤溶进一步失衡。

（二）肿瘤相关性获得性血友病

获得性血友病（acquired haemophilia，AH）主要可分为获得性血友病A（acquired hemophilia A，AHA）和获得性血管性血友病（acquired von Willebrand disease，AvWD）。大约10%的AH患者继发于恶性肿瘤，在实体瘤合并AH中，前列腺癌和肺癌分别占25%。

AHA的发生源于免疫耐受机制的破坏，血液循环中产生抗凝血因子Ⅷ（coagulation factor Ⅷ，FⅧ）自身抗体导致FⅧ活性（FⅧ：C）降低。AHA可继发于恶性实体瘤，也有报道继发于恶性肿瘤PD-1/PD-L1免疫检查点抑制治疗后。

引起AvWD的恶性实体瘤包括Wilms瘤、肾上腺皮质癌、肺癌、胃癌及外周神经鞘瘤等。肿瘤继发性AvWD的发生机制多与瘤细胞表面异位表达血小板GP Ib样受体，从而吸附清除血液循环中的vWF有关。也有个例报道发现在PD-L1抑制剂治疗肺癌中AvWD的发生，且停药后好转，认为是免疫抑制点治疗相关的不良反应。

（三）肿瘤相关性血栓

肿瘤常伴血液高凝状态，深静脉血栓和肺栓塞是其常见并发症。血管壁损伤、血液成分改变和血液流变学异常是Virchow血栓形成的“三要素”。①血管壁损伤：瘤细胞侵犯血管、放化疗、外科手术及侵入性操作等可引起肿瘤患者血管内皮细胞损伤；②血液成分改变：肿瘤患者体内可存在血细胞增多的情况（详见上文），另外，肝脏肿瘤、肿瘤累及肝脏或者合并肝功能异常等可导致获得性抗凝蛋白含量和活性异常；③血液流变学异常：血液成分改变可引起血液黏滞度增高、红细胞变形能力下降，另外，肿瘤患者特别是晚期肿瘤患者长期卧床、肿瘤局部压迫血管等也可引起血流瘀滞。

五、肿瘤相关性噬血细胞综合征

肿瘤相关性噬血细胞综合征（malignancy-associated hemophagocytic lymphohistiocytosis，MAHS）是一类由于继发性原因导致免疫异常的过度炎症反应综合征，特征是淋巴细胞、单核细胞和巨噬细胞系统异常激活、增殖并分泌大量炎性细胞因子。MAHS主要继发于淋巴瘤、白血病等血液系统恶性肿瘤，也可继发于少数实体肿瘤，如胃癌、胸腺癌和胚胎细胞肿瘤等。MAHS主要可分为两类：①肿瘤诱发的噬血细胞综合征，出现在肿瘤发生、进展及复发过程中，肿瘤本身及肿瘤相关病毒感染是主要诱因；②肿瘤治疗相关性MAHS，包括继发于肿瘤化疗、免疫检查点治疗或治疗相关性感染。实体肿瘤中发生MAHS多为后者。

目前，MAHS的发病机制尚不明确，可能机制如下：①肿瘤细胞对免疫细胞持续的抗原刺激导致促炎细胞因子分泌增高；②HAVCR2基因突变等使个体获得肿瘤及噬血细胞综合征的遗传易感性；③免疫检查点抑制剂等免疫治疗及肿瘤相关感染发生后导致免疫激活使细胞毒性T细胞及单核巨噬细胞活化，从而使单核巨噬细胞吞噬功能增强，分泌大量细胞因子如IL-18、IL-10、IL-12、TNF-α等，同时瘤细胞自身分泌大量细胞因子，两方面形成正反馈调节机制导致MAHS的发生。

第三章

血液肿瘤对血液系统的影响

血液肿瘤是起源于造血系统的恶性肿瘤，主要类型包括各种淋巴瘤、多发性骨髓瘤、急性/慢性白血病及骨髓增殖性肿瘤、骨髓增生异常综合征等。血液肿瘤常伴有细胞遗传学和/或分子学改变，导致血液肿瘤细胞的恶性克隆性增殖，直接或间接影响正常造血。血液肿瘤对血液系统的影响包括疾病本身的影响，也包括疾病治疗对血液系统的影响。

一、血液肿瘤对血液系统的影响及机制

（一）血液肿瘤疾病本身的对血液系统的影响

按照血液肿瘤主要的发生或生长部位及对造血系统的影响，可分为主要发生在骨髓的血液肿瘤和发生在骨髓外的血液肿瘤。前者包括各种白血病、骨髓增殖性肿瘤（myeloproliferative neoplasm，MPN）、骨髓增生异常综合征（myelodysplastic syndromes，MDS）、多发性骨髓瘤（multiple myeloma，MM）以及侵犯骨髓的淋巴瘤；后者主要是无骨髓侵犯的淋巴瘤。

主要累及骨髓的血液肿瘤对血液系统的影响普遍存在。体现在外周血和/或骨髓中，主要是正常血细胞减少（如贫血、血小板减少）和异常肿瘤性细胞（如白血病细胞）增多，有时伴出凝血障碍。有白血病时，白血病细胞常明显增多；真性红细胞增多症时，则异常红细胞增多。

正常造血抑制是最主要的血液系统异常。原因包括血细胞生成减少或无效造血、破坏增多、出凝血异常的影响等。具体机制包括：①最主要机制是肿瘤细胞在骨髓中大量增殖，直接影响正常造血干细胞分化增殖，包括正常干细胞数量减少、分化功能受抑制、造血龛被挤占，以及对造血原料的掠夺。但应看到，白血病情况下骨

髓内残存的正常造血干细胞，在脱离白血病环境后（包括疾病缓解后），其造血分化功能仍是正常的。②破坏增多（溶血）：部分血液肿瘤尤其淋巴系统肿瘤患者，合并自身免疫性溶血，如慢性淋巴细胞白血病、淋巴瘤、骨髓瘤。部分患者合并脾大、脾功能亢进，破坏血细胞增多；少部分情况下，如噬血细胞综合征，可造成血细胞破坏增加。③无效造血：造血干细胞分化产生的血细胞存在异常，导致原位破坏或凋亡，形成无效造血。主要见于骨髓增生异常综合征或其他情况下可能合并的异常造血。④出凝血异常：血液肿瘤患者会因各种原因容易出血，导致贫血；或存在DIC，可同时导致出血、血细胞破坏及凝血功能障碍。⑤造血原料缺乏：血液肿瘤患者由于食欲缺乏、消化功能下降、营养摄入明显减少，或者存在慢性失血，可导致铁、叶酸、维生素等造血原料严重缺乏，引起血细胞生成减少。

未累及骨髓的血液肿瘤，如淋巴瘤，对血液系统影响相对较小，其主要机制包括：合并自身免疫性溶血性贫血、肿瘤直接或间接分泌的造血负调控因子影响正常造血、合并脾功能亢进、合并噬血细胞综合征，以及出血、营养缺乏等。

（二）血液肿瘤治疗对血液系统的影响

1.药物化疗对血液系统的影响

治疗血液肿瘤的药物，包括各种细胞毒性药物、肾上腺糖皮质激素、靶向药物、免疫调节药物及免疫检查点抑制剂等，其中多数对正常造血都有抑制或杀伤作用。

治疗血液肿瘤的细胞毒性（化疗）药物，对正常造血的影响是显著和不可避免的。因此，在治疗过程中，几乎均可看到正常粒细胞、红细胞和血小板不同程度降低。血液肿瘤化疗后骨髓抑制一般在化疗后7~10天最明显，10~14天逐渐恢复。治疗淋巴系统肿瘤常用的肾上腺糖皮质激素，其对正常淋巴细胞也有杀伤作用。靶向药物（如酪氨酸激酶抑制剂、BCL-2抑制剂、BTK抑制剂、CD30单抗等）造血细胞影响较小，也存在不同程度的脱靶效应。免疫调节剂如来那度胺、泊马度胺等，对造血干细胞也有影响。近年发现少数患者应用免疫检查点抑制剂如PD1抗体后，出现严重的血小板降低，机制尚不清楚。

2.放射治疗对血液系统的影响

部分淋巴瘤患者可能采取放疗，如早期霍奇金淋巴瘤、NT/K细胞淋巴瘤、滤泡性淋巴瘤、边缘区B细胞淋巴瘤等，或Ⅲ-Ⅳ期伴大包块的侵袭性淋巴瘤患者。盆腔放疗后可能影响髂骨骨髓造血，引起血细胞减少。

3.其他

血液肿瘤患者化疗结束后，可能出现血细胞计数长期低于正常水平（可长达数年），除外其他血细胞减少的原因，考虑为骨髓增生减低引起，如果患者中性粒细胞 $>1.00\times10^9/L$、血小板 $>20\times10^9/L$、血红蛋白 >60 g/L，且无明显贫血、感染、出血倾向等相关症状，可予观察。

患者治疗结束数年，血常规已经恢复后可能再次出现血细胞减少，需警惕疾病复发，或继发其他血液系统或非血液系统疾病，应查找是否存在感染、造血原料缺乏、慢性失血等原因，可行骨髓穿刺检查协助明确诊断。但仍有一部分患者无法明确血细胞减少的原因，应密切随访，必要时复查骨髓穿刺。

二、治疗原则

血液肿瘤对血液系统产生影响，主要问题还是血细胞减少。存在血细胞持续减少的患者，需明确原因。初诊患者多数由原发病引起。但治疗过程中出现的则需要仔细检查分析。如进行骨髓穿刺除外疾病未缓解或化疗后骨髓抑制尚未恢复，检测血清铁、叶酸、维生素 B_{12} 水平除外造血原料缺乏，溶血、血小板抗体相关检测除外免疫相关血细胞减少，以及注意治疗相关的MDS等。根据血细胞减少的原因进行治疗。

（一）原发病的治疗是根本

血液肿瘤影响造血的主要原因是大量肿瘤细胞占据骨髓后影响了正常造血，因此，杀灭瘤细胞是第一要务。在血液肿瘤治疗之前，往往已经存在正常血细胞减少，化疗药物的使用，势必会“雪上加霜”，但没有疾病的缓解，就没有造血的恢复。因此，顶着风险进行化疗，常常是血液肿瘤尤其急性白血病治疗的无奈之举，所以需要积极对症支持治疗如抗感染、输血及血小板等。白血病缓解后，正常造血功能往往就能较快恢复。

（二）根据病因进行治疗

如伴有溶血性贫血的患者（表现为黄疸、血清间接胆红素升高、血浆游离血红蛋白增高、网织红细胞增多、直接Coombs试验阳性等），可应用糖皮质激素[如泼尼松1~1.5 mg/（kg·d）]，待红细胞数量正常后逐渐减量激素。造血原料缺乏患者，则予以补充相关造血原料。

（三）对症支持治疗

血细胞明显减少时，必要的支持治疗非常关键。骨髓抑制期中性粒细胞 $<1.00\times10^9/L$ 的患者可予重组人粒细胞刺激因子（rhG-CSF）3~5 μg/（kg·d）促进白细胞生成；淋巴瘤患者也可在化疗后24~48小时应用长效升白针进行预防性治疗。血小板 $<20\times10^9/L$ 的患者可成分输注血小板，必要时可应用重组人血小板生成素[TPO，300 U/（kg·d）]或重组人白介素-11[IL-11，25~50 μg/（kg·d）]促进血小板生成；血红蛋白

<60 g/L的患者可成分输注红细胞，如高龄或一般情况较差者可适当放宽输血指针。

三、几种主要血液肿瘤对血液系统的影响

（一）白血病

白血病是起源于造血干、祖细胞的恶性血液系统肿瘤。具有增殖和生存优势的白血病细胞在体内不受控制地增殖、累积，抑制正常造血，亦可侵犯其他器官和组织，导致患者出现贫血、出血、感染等症状，甚至导致死亡。

根据自然病程不同，白血病可分为急性白血病和慢性白血病。根据细胞起源不同，急性白血病（acute leukemia，AL）可分为急性髓系白血病（acute myeloid leukemia，AML）和急性淋巴细胞白血病（acute lymphoblastic leukemia，ALL）。急性白血病患者多在初诊时表现为贫血和/或血小板减少，白细胞计数可增多或减少。慢性白血病患者初诊时常检查出白细胞增多，伴或不伴贫血及血小板减少。

白血病患者贫血、血小板减少的主要原因是白血病细胞浸润骨髓，正常造血受到抑制。此外，化疗后骨髓抑制、造血原料缺乏、溶血、失血等也会引起贫血。

白细胞计数增高是白血病常见表现。高白细胞综合征发生于约5%的AML患者和15%的CML患者，AML患者白细胞计数>100×10^9/L，慢性髓细胞白血病（chronic myelogenous leukemia，CML）患者白细胞计数>300×10^9/L常会出现高白细胞综合征，引起肺功能不全、中枢神经系统功能障碍、颅内出血、阴茎异常勃起等症状。高白细胞综合征患者可通过化疗或/和靶向治疗改善，必要时行白细胞单采。当血液、骨髓和组织中大量白血病细胞被细胞毒性药物杀死时，会导致肿瘤溶解综合征，血清和尿液中尿酸显著增高，可引起梗阻性尿路病变和肾衰竭。对肿瘤溶解发生风险较高者，应密切监测相关血液指标（钾、尿酸、钙、磷及LDH等），同时进行充足的水化碱化，并应用别嘌醇预防尿酸形成。出现肿瘤溶解表现时应给予尿酸氧化酶。预治疗可降低发生肿瘤溶解的风险，如ALL、慢性淋巴细胞白血病（chronic lymphocytic leukemia，CLL）患者可应用糖皮质激素[如泼尼松或地塞米松等，按泼尼松1 mg/（kg·d）口服或静脉用，连续3~5天]进行预治疗，也可联用环磷酰胺[200 mg/（m^2·d），静滴，连续3~5天]；AML、CML患者可在化疗前应用羟基脲降低肿瘤负荷。

白血病对凝血系统也有较大影响，尤其急性早幼粒细胞白血病，可引起弥散性血管内溶血、纤溶亢进，也可引起血浆中蛋白C、蛋白S、抗凝血酶浓度下降，导致出血，如皮肤黏膜出血、关节腔出血、呼吸道出血、消化道出血，甚至脑出血等。血细胞异常增高，包括白血病引起的高白细胞综合征、骨髓增殖性肿瘤（myeloproliferative neoplasm，MPN）患者红细胞、血小板显著增高，可导致微血管血栓形成，甚

至大血管血栓形成，引起脑梗死、心肌梗死等并发症。需积极对症支持治疗，如输注血浆、凝血因子，必要时溶栓或连续肾脏替代治疗（continuous renal replacement therapy，CRRT）。

（二）多发性骨髓瘤

多发性骨髓瘤（multiple myeloma，MM）是最常见的浆细胞肿瘤。恶性浆细胞大量增殖，合成和分泌大量单克隆免疫球蛋白，引起骨质破坏、贫血、高钙血症、感染、高黏滞血症、肾功能不全等临床表现。多发性骨髓瘤对血细胞的影响，最常见的是贫血。贫血的主要原因是肿瘤细胞浸润骨髓，正常造血受到抑制。此外，肾功能不全、反复感染、营养不良等因素也与贫血相关。骨髓瘤细胞侵犯骨髓，也会引起血小板减少。此外，MM患者可能合并免疫性血小板减少。

贫血、血小板减少主要通过控制疾病得以改善，必要时可成分输血。伴肾功能不全的贫血患者，可检测血清促EPO水平，如EPO减低的患者可应用EPO治疗（3000~10000 U/次，1周3次）。

多发性骨髓瘤对凝血功能及血栓形成有较大影响。MM患者血清中的大量单克隆球蛋白覆盖于血小板及凝血因子表面，影响其功能，导致凝血功能异常。患者可表现为皮肤黏膜出血，甚至内脏出血、颅内出血。单克隆球蛋白包裹红细胞，导致红细胞之间的负电荷排斥力减低，红细胞容易发生聚集，血液黏滞度增加，易造成微循环障碍，引起高黏滞综合征，表现为头晕、头痛、视力障碍、肢体麻木、肾功能不全。有效化疗是治疗高黏滞综合征的首要措施。但高黏滞综合征症状较重者，如出现心力衰竭、视力减退、意识障碍时，可行血浆置换（每次交换2000~3000 mL，必要时可重复）。

MM患者应行静脉血栓（venous thromboembolism，VTE）风险评估，尤其接受免疫调节剂（沙利度胺、来那度胺、泊马度胺）治疗者，或存在VTE高风险者，应行预防性抗凝或抗血栓治疗，住院患者推荐应用低分子肝素或华法林，门诊患者推荐应用利伐沙班或阿司匹林预防。

（三）淋巴瘤

淋巴瘤是原发于淋巴造血系统的恶性肿瘤。可发生于淋巴结和/或淋巴结外组织，也可侵犯骨髓，以白血病形式存在。恶性淋巴瘤患者中10%~20%伴有贫血。贫血原因包括：淋巴瘤细胞侵犯骨髓、脾功能亢进导致血细胞破坏、溶血性贫血、造血原料缺乏、慢性失血等。淋巴瘤伴血小板减少的原因包括免疫性血小板减少、淋巴瘤侵犯骨髓、脾功能亢进、噬血细胞综合征等。

对出现贫血、血小板减少患者，首先应明确血细胞减少原因，通过骨髓穿刺，病毒筛查，溶血相关检测，血小板抗体检测，血清铁，叶酸，维生素B_{12}水平检测，血涂片红细胞形态，腹部B超，可溶性CD25，NK细胞活性检测等协助鉴别。骨髓侵犯或免疫相关血细胞减少，通过化疗、靶向治疗控制淋巴瘤疾病后可能得到改善，免疫相关血细胞减少可联合糖皮质激素治疗。合并噬血细胞综合征者应尽快控制原发病，可应用地塞米松、依托泊苷、芦可替尼等药物进行化疗。

第四章

肿瘤相关性白细胞减少

肿瘤相关性白细胞减少（cancer related leukopenia，CRL）是指肿瘤患者在肿瘤发生发展及治疗等过程中发生的白细胞减少（外周血白细胞总数低于$4.0\times10^9/L$），并由此导致的一系列临床症状。CRL常指肿瘤相关性粒细胞减少（granulocytopenia），包括中性粒细胞、嗜酸性粒细胞及嗜碱性粒细胞减少，最主要的是肿瘤相关性中性粒细胞减少（cancer related neutropenia，CRN）。CRN指成人外周血中性粒细胞绝对值低于$1.5\times10^9/L$（WHO低于$1.8\times10^9/L$），儿童低于$1.5\times10^9/L$，婴幼儿低于$1.0\times10^9/L$；中性粒细胞绝对值低于$0.5\times10^9/L$时称为粒细胞缺乏（agranulocytosis）。CRN是引起中性粒细胞减少症的一种病因，而中性粒细胞减少症还包含自身免疫疾病相关中性粒细胞减少症、先天性中性粒细胞减少症、周期性中性粒细胞减少症等。

一、病因及发病机制

CRN的病因及发病机制可归纳为两大方面。

（一）粒细胞生成减少或无效生成

①肿瘤治疗药物：包括细胞毒和非细胞毒化疗药物，还有靶向药物。②放射线。③化学物质：砷酸等。④感染：肿瘤患者合并感染可引起中性粒细胞减少，细菌、病毒、立克次体、寄生虫感染均可引起中性粒细胞减少。感染引起中性粒细胞减少的机制较为复杂，包括感染导致的造血前体细胞生成减少、中性粒细胞黏附与内皮细胞及消耗增多等，其中以病毒感染最多见。⑤获得性造血原料及微量元素缺乏：包括叶酸及维生素B_{12}、铜的缺乏等均可引起粒细胞减少，很多肿瘤病人进食差或无法进食等，易导致造血原料缺乏。⑥继发或合并血液病：骨髓转移瘤、骨髓纤维化、白血病、再生障碍性贫血、骨髓增生异常综合征等。

（二）粒细胞破坏增多

①脾功能亢进：脾功能亢进导致中性粒细胞在脾脏分布增加及破坏增多，通常亦存在血小板减少与贫血。②免疫性中性粒细胞减少：抗原-抗体复合物、自身抗体及细胞因子介导的细胞损伤，例如药物免疫性粒细胞减少，某些肝炎病例也可由于自身免疫机制而导致中性粒细胞减少等。

（三）粒细胞消耗增多

病毒性感染或败血症时中性粒细胞在血液或炎症部位消耗增多。

二、临床表现及分类

（一）分类

CRN根据中性粒细胞减少的程度分为：轻度（绝对值≥1.0×10^9/L）、中度[（0.5~1.0）×10^9/L]和重度的中性粒细胞减少（<0.5×10^9/L）。

（二）临床表现

患者有或无中性粒细胞减少或降低的症状或体征。一些患者，如中性粒细胞减少同时出现血小板减少和贫血，临床表现通常包括出血、乏力、心悸等。如中性粒细胞减少是偶然发现，孤立性中性粒细胞减少症患者可以无任何特定症状，也可有乏力、头晕、全身倦怠等症状，发热可能是患者的首发症状。

中性粒细胞减少最突出的表现是容易发生感染，最常见的感染部位是皮肤、口腔黏膜、上呼吸道和肺。感染的危险程度与中性粒细胞减的严重程度呈正相关，感染发生的频率和严重程度差异非常大，取决于中性粒细胞减少的机制、速度、程度和持续时间。轻度的中性粒细胞减少（绝对值≥1.0×10^9/L），几乎无感染风险。通常情况下，中度减少[（0.5~1.0）×10^9/L]除存在其他合并因素仅有轻的感染风险。重度中性粒细胞减少（<0.5×10^9/L）为感染的易患因素，当中性粒细胞低于0.1×10^9/L，细菌败血症及真菌感染的风险明显增加。此外皮肤黏膜的完整性、患者营养状态等也决定了感染发生的危险度。超过80%的血液肿瘤患者和10%~50%的实体瘤患者在不少于1个疗程化疗后会发生与粒细胞缺乏有关的发热。继发于恶性肿瘤骨髓转移，伴有骨痛、贫血、血小板减少等。肿瘤相关性脾功能亢进者可有脾大、贫血、血小板减少等。

三、诊断与鉴别诊断

CRN诊断流程图如下。

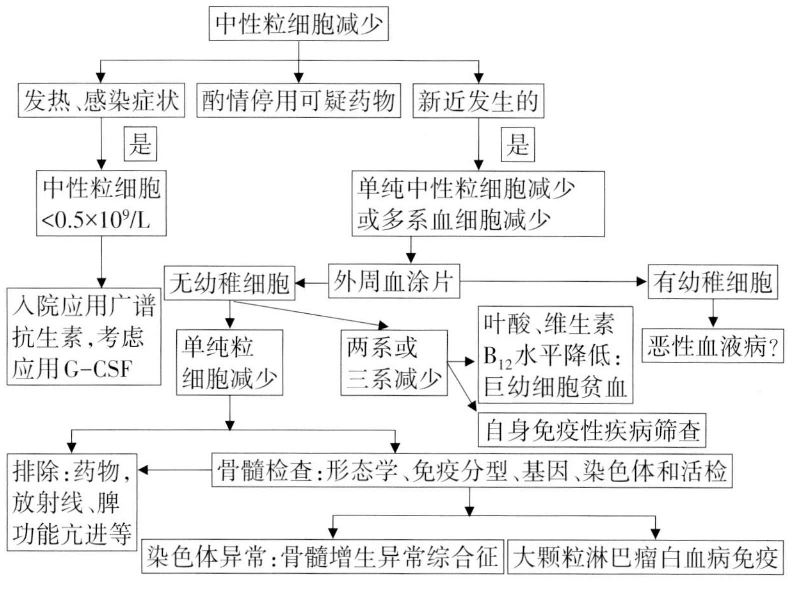

图48-1　CRN诊断流程

CRN患者首先需要明确疾病的严重程度及是否有发热和败血症等，若有严重CRN伴发热、败血症者则应立即给予静脉经验性抗生素治疗并进行细菌学检查，然后进行病因学诊断。

（一）病史

有肿瘤或肿瘤相关治疗史，近期有无感染史，既往有无白细胞减少史、是否反复发作，既往有无自身免疫疾病病史。

（二）临床表现

某些临床特点有助于病因诊断，注意诱发CRN的原发病体征，如中度、重度CRN（粒细胞绝对值$<1.0\times10^9/L$）是由于严重感染所致，则临床出现高热和畏寒等症状；如脾大则考虑是否为脾功能亢进；淋巴结肿大、肝脾大、胸骨压痛考虑肿瘤骨髓转移、淋巴瘤和白血病等。

（三）血常规

提示新近出现的中性粒细胞减少，伴或不伴血红蛋白及血小板减少。血常规及白细胞分类是确定和处置中性粒细胞减少患者的关键性检查，关注点：①中性粒细胞绝对值，而不是白细胞总数，因为大多数中性粒细胞缺乏的患者淋巴细胞数正常或接近正常，此时白细胞总数并无明显减少；②判断粒细胞减少的程度。

（四）病因诊断

1.外周血形态检查

有助于初步判断CRN的原因，如原始细胞增多提示白血病等血液恶性肿瘤，异型淋巴细胞增多需注意病毒感染。

2.感染指标

怀疑感染所致CRN者，检测细菌包括伤寒杆菌、志贺菌、布鲁杆菌、结核分枝感菌等；病毒包括普通的呼吸道病毒如呼吸道合胞病毒、流感病毒、CMV、EBV、HIV等，寄生虫包括杜氏利会曼原虫、疟原虫等。

3.影像学检查

CT或X线片了解有无感染；必要时行PET-CT以除外肿瘤全身转移或鉴别恶性疾病。

4.超声

可行肝脾、淋巴结及泌尿生殖系统超声检查，了解有无淋巴结肿大、肝脾肿大及占位性病变和感染灶。

5.骨髓穿刺

①血液疾病：例如急性白血病、再生障碍性贫血、骨髓增生异常综合征等，可行骨髓穿刺检查包括骨髓形态、骨髓活检病理、免疫分型、基因及染色体检查。②肿瘤转移至骨髓：伴有贫血及血小板减少，可行骨髓穿刺活检。但需指出，骨髓穿刺并不是诊断中性粒细胞减少的必需检查。只有高度怀疑血液病、需除外血液病或了解有无肿瘤骨髓转移时才考虑行骨髓穿刺。

6.除外其他引起中性粒细胞减少的全身性疾病

如疑为自身免疫性疾病，则应检测抗核抗体、类风湿因子、抗双链DNA、抗中性粒细胞抗体、免疫球蛋白等；如疑为甲状腺疾病，则应检测甲状腺功能。

四、治疗

（一）病因治疗

CRN的治疗主要是病因治疗，针对导致CRN的各种原发性疾病及诱发因素的治疗等，如肿瘤放化疗或靶向药物所致CRN者可根据中性粒细胞减少程度、有无感染、肿瘤本病的治疗等决定是否减停剂量和调整间隔；如感染所致CRN者，积极控制感染。

CRN的主要表现是感染，但感染发生的危险度与CRN减少程度相关：中性粒细胞数（1.0~1.8）$\times10^9$/L的患者感染发生的可能性小，（0.5~1.0）$\times10^9$/L的患者居中，<0.5$\times10^9$/L的患者可能性最大。此外，感染发生的频率和严重程度与CRN的原因和病程有关，一般来说，继发于细胞毒药物、放疗等所引起者，比其他原因所致患者其感染发生概率更大。因此CRN的治疗应因人而异，因病而异。

（二）升中性粒细胞数的治疗

1. 促白细胞生成药物

目前在临床上应用的升白细胞药物有很多，如维生素B_6、维生素B_4、肌苷、利可君等，但均缺乏肯定和持久疗效。因此，初治可选用1~2种，每4~6周更换一组，直到有效，若连续数月不见效，不必再续用。

2. 集落刺激因子治疗

主要有重组粒细胞集落刺激因子（rhG-CSF）和粒细胞-巨噬细胞集落刺激因子（rhGM-CSF）。一般用rh-CSF或rhGM-CSF治疗严重粒细胞减少（<0.5$\times10^9$/L）或粒细胞减少伴发热、感染患者。

（三）粒细胞缺乏（<0.5$\times10^9$/L）的治疗

1. 一般处理

粒细胞缺乏患者出现发热时，应按照内科急诊患者对待，立即收入院治疗，有条件应将患者置于层流病房或相对无菌病区内。注意房间、地板等消毒。患者常规每日3次用1：2000氯己定溶液漱口，每日2次高锰酸钾溶液坐浴，食物蒸透或用微波炉加热消毒后使用。医护人员需严格执行无菌操作。

2. 感染的治疗

完善血、尿、便等部位的病原菌检查后，立即给予经验性广谱抗生素治疗。经验性治疗抗生素原则是抗生素必须是杀菌剂、抗菌谱广、能减少耐药菌的发生以及毒副反应小且具安全性。其一为单药治疗方案，可选用头孢三代、四代或碳青霉烯类抗生素如亚胺培南或美罗培南。其二，如患者高度提示革兰阳性球菌感染，则用万古霉素、利奈唑胺或达托霉素联合头孢三代、四代或碳青霉烯类抗生素如亚胺培南或美罗培南双药联合用药方案。对接受抗感染治疗72~96小时后，未能明确病原菌者，在抗菌药物治疗无效时，需考虑真菌、病毒和其他病原菌感染的可能，调整抗感染药物。

3. 集落刺激因子治疗

主要有rhG-CSF[2~5 μg/（kg・d），皮下注射]和rh GM-CSF[3~10 μg/（kg・d），皮下注射]。治疗不仅通过促进骨髓内粒细胞生成和释放而使中性粒细胞数升高，而且可以激活成熟中性粒细胞，从而使其吞噬功能增强而有利于感染的控制。中性粒细胞绝对值＞1.0×10^9/L时停药。

4. 其他治疗

静脉丙种球蛋白可改善患者体液免疫缺陷状态，推荐剂量为5~10 g，每周一次。糖皮质激素应用尚有争议，如考虑自身免疫因素导致粒细胞缺乏，可使用泼尼松30~60 mg/d，如用药后无效即停药，以避免加重感染。

第五章

肿瘤相关性贫血

贫血是指人体外周血红细胞容量减少，低于正常范围下限的一种常见临床症状。由于红细胞容量测定较为复杂，所以临床上常以外周血中单位容积内血红蛋白量、红细胞数或红细胞比容来代替红细胞容量反映贫血程度，一般以血红蛋白量低于正常参考值95%的下限作为贫血的诊断标准。肿瘤相关性贫血（cancer related anemia，CRA）是指在肿瘤发生、发展及治疗、随访等过程中出现的贫血，是恶性肿瘤的常见并发症之一。CRA可发生在肿瘤诊治的任何阶段，发生率与患者年龄、肿瘤类型、临床分期及肿瘤治疗等因素密切相关，差异较大。据统计，30%~90%的肿瘤患者在病程中会发生贫血，晚期肿瘤患者更为常见。CRA患病率较高的血液肿瘤主要包括慢性粒细胞白血病、急性白血病和多发性骨髓瘤；实体瘤中患病率较高的是胃肠道、妇科和泌尿系肿瘤。CRA不仅影响患者对放化疗的耐受性，降低肿瘤组织对放化疗的敏感性，还可引起多种临床症状，如困倦乏力、心悸气短、头晕眼花、耳鸣失眠、注意力不集中、记忆力减退等，严重影响患者生活质量并降低生存时间。2019年针对我国97家医院7324例恶性肿瘤患者贫血现状的一项回顾性、横断面调查研究显示，我国CRA发生率约为49.24%，且92.84%患者未给予任何纠正贫血的措施和治疗，多因素回归分析显示CRA是独立于放化疗之外影响肿瘤患者生存的危险因素。因此，CRA已成为影响恶性肿瘤患者生活质量及生存预后的重要临床问题，应当引起足够重视。

一、CRA诊断分类

（一）CRA诊断分级

对于贫血，国内外诊断标准有所不同，我国标准是在海平面地区，成年男性血红蛋白（Hb）<120 g/L；非妊娠成年女性Hb<110 g/L；妊娠女性Hb<100 g/L。目前CRA的国际诊断分级标准主要有两个，分别是美国国立肿瘤研究所（national cancer institute，NCI）和世界卫生组织（world health organization，WHO）贫血分级标准。欧美国家大多采用NCI贫血分级标准。两者在轻中度贫血的分级上略有差别，中国根据临床实践和治疗方法也进行了分类，具体CRA分级如48-1。

表48-1　肿瘤相关性贫血分级标准

贫血分级	分级标准（g/L）		
	NCI标准	WHO标准	我国标准
0级(正常)	正常值[a]	正常值[b]	正常值[c]
1级(轻度)	100~正常值	110~正常值	90~正常值
2级(中度)	80~100	80~109	60~90
3级(重度)	<80	<80	30~60
4级(极重度)	威胁生命		<30

a. NCI标准正常值：男性Hb为140~180 g/L，女性Hb为120~160 g/L。
b. WHO标准正常值：成年男性Hb不低于130 g/L，非妊娠成年女性Hb不低于120 g/L，妊娠女性Hb不低于110 g/L。
c. 我国标准正常值：成年男性Hb不低于120 g/L，非妊娠成年女性Hb不低于110 g/L，妊娠女性Hb不低于100 g/L。

（二）CRA形态分类

CRA归类诊断常从形态学分类开始，将CRA分为小细胞性贫血、正常细胞性贫血、大细胞性贫血。还可根据红细胞及血红蛋白水平（如低色素性、正常色素性）或反映骨髓生成能力的网织红细胞计数来分类。低网织红细胞计数表明红细胞生成减少，而高网织红细胞计数示红细胞破坏增加，骨髓红系代偿性增生。

（三）CRA病因分类

1.肿瘤本病相关CRA

肿瘤本病相关CRA指由肿瘤本身因素引起的贫血，如肿瘤浸润骨髓，肿瘤相关慢性炎症，肿瘤所致出血、溶血、营养不良、铁代谢异常、肝肾功能损伤及肿瘤细胞分泌的各种细胞因子等原因，都会导致骨髓红系增生低下、外周红细胞破坏增多及红细胞对铁利用障碍等，从而引起CRA。这种类型的贫血多数是低增生性、正常红细胞性、正色素性、血清铁和转铁蛋白饱和度降低，而血清铁蛋白正常或升高。

2. 肿瘤治疗相关CRA

肿瘤治疗相关CRA指由肿瘤治疗因素引起的贫血，如手术、放疗、化疗、免疫治疗和靶向治疗等都可引起CRA。手术相关出血及术后脏器功能下降或紊乱常会引起营养物质吸收障碍而导致贫血。骨髓抑制是肿瘤化疗和放疗的常见不良反应。化疗药物可通过阻断红系前体细胞的合成直接影响骨髓造血。细胞毒性药物的骨髓抑制效应可能会在重复治疗周期的过程中蓄积，导致贫血发生率和严重程度随化疗周期延长而增高和加重。铂类药物导致的肾毒性为CRA发生的重要因素。此外，免疫治疗和靶向治疗药物也会引起血液毒性，如与PARP抑制剂（奥拉帕尼、尼拉帕尼等）相关严重贫血的发生率为9.1%，PD-1抑制剂卡瑞利珠单抗贫血发生率为11%，其中3~4级为2%。

二、CRA病情评估

（一）CRA启动评估时机

肿瘤患者存在贫血并不全是CRA，其中一些可能与肿瘤无关。因此，评估总体目标是在开始治疗前确定贫血特征，并确定任何潜在可纠正的共病。CRA评估启动时机一般为血红蛋白（Hb）≤110 g/L或低于基线值≥20 g/L。

（二）CRA病情评估原则

1.评估可能的贫血原因

1）结合血常规中网织红细胞计数（reticulocyte，RET）和红细胞平均体积（mean corpuscular volume，MCV）两个指标，初步将贫血分为增生活跃性或增生不良性两大类；其次根据红细胞体积分为大、中、小细胞性贫血。询问有无相关病史并行相应实验室检查：如出血（便隐血试验、内镜检查等）；溶血（直接抗球蛋白试验、弥散性血管内凝血检查、结合珠蛋白、间接胆红素、乳酸脱氢酶、红细胞寿命检测等）；营养（铁、总铁结合力、铁蛋白、维生素B_{12}、叶酸等）；遗传（询问有无相关既往史、家族史等）；肾功能异常［肾小球滤过率 < 60 mL/（min・1.73 m^2）不少于3月，内源性促红细胞生成素水平］；化疗诱导的骨髓抑制；放疗诱导的骨髓抑制；内分泌功能紊乱（性腺功能减退、肾上腺功能障碍、甲状腺功能亢进等）；炎症性贫血（如C反应蛋白、血沉）等。

2）铁缺乏评估：缺铁性贫血是全球最常见的贫血类型，也是CRA最常见的病因之一。肿瘤患者铁缺乏最常见原因是吸收不足（如胃切除术）、失血性铁丢失过多（如子宫、胃肠道或泌尿系统出血）及其他的肿瘤相关因素（如厌食所致的铁摄入不足）。怀疑铁缺乏者应行铁缺乏评估。骨髓铁染色被认为是判断铁缺乏的“金标准”，但具有损伤性，一般不作为常规检查。其他常见指标包括血清铁、总铁结合力、转铁蛋白饱和度、血清铁蛋白、锌卟啉/H、可溶性转铁蛋白受体等。血清铁蛋白反映铁储备状况，一般认为小于15 μg/L为铁缺乏，但应注意肿瘤相关慢性炎症可使血清铁蛋白水平出现假性升高。

2.评估病情严重程度

1）评估贫血严重性：可分为轻度（Hb 90 g/L~正常值）；中度（Hb 60~90 g/L）；

重度（Hb 30~60 g/L）；极重度（<30 g/L，危及生命，急需干预）。

2）评估症状严重性：观察患者有无心、肺、脑等相关症状，并询问有无心脏病、慢性肺部疾病或脑血管疾病等病史。

三、CRA治疗原则

（一）肿瘤本病相关CRA

1.实体瘤治疗原则

根据病因进行治疗是基本原则；如有明显乏氧症状应行输血支持治疗，尽快纠正贫血症状；如合并缺铁，可根据具体情况适时补铁；无明显症状密切观察；如是肿瘤根治性治疗或正在肿瘤治疗中，不建议使用促红细胞生成素类药物。

2.血液肿瘤治疗原则

1）骨髓异常增生综合征（MDS）对IPSS中危-2、高危及WPSS高危、极高危患者，以治疗原发病为主，可输血，特定情况可考虑使用促红细胞生成素（erythropoietin，EPO）类药物。对于IPSS低危、中危-1和WPSS极低危、低危、中危患者，如血清EPO>500 mU/mL，以治疗原发病为主或输血；如血清EPO≤500 mU/mL，可皮下注射EPO 10000 U每周3次，或36000 U每周1次；或静脉滴注40000~60000 U每周1次。

2）其他血液肿瘤应按相关指南进行针对病因治疗，根据症状轻重决定是否输血，并评估患者是否适用EPO类药物治疗。

3.对症支持治疗

无论实体瘤还是血液肿瘤，都可根据患者症状进行对症支持治疗，如有明显乏氧症状则进行输血；当为肿瘤姑息治疗，如无明显乏氧症状而欲提高患者生活质量时，可视具体情况使用EPO类药物。

4.肿瘤相关炎症所致CRA治疗

针对原发病治疗；如有明显乏氧症状，则采用输血治疗；如无明显乏氧症状而欲提高患者生活质量时，适用EPO类药物；如明确存在绝对性铁缺乏（如合并缺铁性贫血等）或EPO治疗低反应，可考虑采用铁治疗（推荐静脉铁剂）。

（二）肿瘤治疗相关CRA

1.存在以下情况者，首先考虑输血支持

重度及以上贫血患者；中度并伴有严重症状，需立即纠正Hb患者；有明确治愈意图肿瘤患者；进行姑息性化疗但需立即改善重度贫血患者；既往使用EPO治疗无效的患者。

2.存在以下情况者，推荐使用EPO类药物治疗

轻度贫血患者；中度但不伴有严重症状，休息和加强营养即可改善症状患者；进行姑息性化疗同时需要改善轻中度贫血的患者；有输血过敏史患者。

四、CRA治疗手段

（一）控肿瘤治疗

对肿瘤本病所致CRA，应按实体瘤或血液肿瘤相应治疗原则治疗。但对于肿瘤治疗所致CRA，应根据贫血严重程度，酌情考虑是否暂停或停止控肿瘤治疗。。

（二）对症支持治疗

1.输血治疗

（1）输血适应证

在CRA患者的Hb水平明显下降至70~80 g/L前，原则上不考虑输血治疗。存在以下情况者，需考虑输血治疗：①Hb<60 g/L或临床急需纠正缺氧状态时，可考虑输血治疗（Hb<60 g/L，无症状，无明显合并疾病，建议观察，定期再评价；Hb<60 g/L，无症状但合并心脏病、慢性肺病、脑血管疾病等或存在近期高强度化疗或放疗并伴有Hb快速下降等高风险者需考虑输血；Hb<60 g/L，出现持续心动过速、呼吸急促、胸痛、运动性呼吸困难、轻度头痛、晕厥、影响工作和惯常活动的重度疲劳等症状时，需考虑输血）。②对EPO治疗无效的慢性症状性贫血患者，可考虑输血治疗。③对无时间和机会接受EPO治疗的严重贫血患者，可考虑输血治疗。

（2）输血目标值

1）无症状输血：对无急性冠状动脉综合征且血流动力学稳定的慢性贫血患者，输血目标是将Hb维持在70~90 g/L。

2）有症状输血：对急性出血且伴血流动力学不稳定或氧气输送不足患者，输血目标是纠正血流动力学不稳定，并维持充足氧气输送。对症状性（包括心动过速、呼吸急促、直立性低血压等）贫血（Hb<100 g/L），输血目标是将Hb维持在80~100 g/L，以避免症状发生。在急性冠状动脉综合征或急性心肌梗死情况下的贫血患者，输血目标是将Hb维持在≥100 g/L。

（3）输血风险管理

1）铁过载风险，铁过载又称铁负荷过多，是指铁供给超过铁需求，引起体内总铁量过多，广泛沉积于人体某些器官和组织的实质细胞，常伴纤维组织显著增生，导致多器官功能损害。肝穿刺活检测定肝铁浓度是评价机体铁负荷状况的“金标准”，还可测定血清铁蛋白（serum ferritin，SF）和转铁蛋白饱和度（transferin saturation，TSAT），SF具有简单易行、相对便宜且可重复检测的特点，是诊断铁过载和监测去铁治疗疗效首选方法。利用MRI测定心脏T2+和肝脏R2值也是评估铁过载风险的方法之一。

2）其他风险：输血还存在感染、过敏、免疫抑制、血容量增大（充血性心衰）及血栓等其他风险。

2.红细胞生成刺激剂（ESA）治疗

（1）ESA起始治疗时机及目标值

红细胞生成刺激剂（erythropoiesis stimulating agents，ESA）是治疗CRA的重要方法。EPO是临床上最常用也是研究最多的ESA。一般ESA启动治疗时机是Hb≤100 g/L，目标值为110~120 g/L，如超过120 g/L，则需要根据患者的个体情况减少EPO剂量或者停止使用EPO。

（2）EPO使用剂量及剂量调整

EPO的主要优点是符合正常生理，生活质量明显改善，可用于门诊患者及耐受性好。主要缺点是仅约2/3患者有效，且要用药2~4周才起效。目前认为，EPO和输血均为治疗肿瘤患者贫血的主要手段，但EPO治疗的主要目标是减少输血。研究提示，EPO治疗贫血能改善生活质量，使输血需求下降。

EPO起始剂量：EPO为150 U/kg或10000 U每周3次，或36000 U每周1次，皮下注射，或40000 U每周1次，皮下注射或静脉滴注，1个疗程为4~6周。每周监测Hb，如使用EPO后2周内Hb上升≥10 g/L，则减量25%~50%；任何情况下Hb≥120 g/L，则停用EPO，如Hb又回落到≤100 g/L，应恢复EPO用药；如患者对EPO有反应，但仍有贫血症状，则根据本指南重新进行评估治疗。如使用EPO后无反应（使用EPO后6~8周内Hb上升<10~20 g/L），则调整EPO为300 U/kg，或20000 U每周3次，或36000 U每周2次，皮下注射，并根据情况补充铁剂，必要时重新评估潜在肿瘤进展或其他贫血原因。

（3）ESA获益与风险

使用ESA可有以下获益：有效升高和维持Hb水平；减少或避免输血需求；改善患者生活质量和贫血相关症状；增加对放化疗的敏感性等。但也存在以下风险。①血栓风险：肿瘤患者为静脉血栓栓塞（venous thromboembolism，VTE）的高危人群，在ESA治疗前应重视评估肿瘤患者血栓风险；对有高血栓形成的高危人群需行血栓风险管理，如出现血栓，则可用组织型纤溶酶原激活剂（tissue type plasminogenactivator，tPA）或低分子肝素或新型抗凝药磺达肝癸钠（安卓）治疗。用沙利度胺和来那度胺及靶向治疗患者亦可口服阿司匹林40~100 mg/d，以预防深静脉血栓。②可能的肿瘤进展风险：目前尚无临床证据显示在遵循说明书及指南治疗建议使用ESA时会刺激肿瘤疾病进展或复发。③血压升高，原有的高血压恶化和因高血压脑病而出现头痛、意识障碍、痉挛发生，甚至可引起脑出血。故高血压未控制者禁用ESA。在ESA治疗前，应检查血压，并定期监测。

3.铁剂治疗

（1）铁缺乏诊断标准

缺铁可分为3个阶段：储铁缺乏（iron depletion，ID）、缺铁性红细胞生成（iron deficient erythropoiesis，IDE）及缺铁性贫血（iron deficiency anemia，IDA），三者统称为铁缺乏症。绝对铁缺乏，表示铁储备将耗尽，SF减低，SF<30 μg/L且TSAT<20%；功能性铁缺乏，表示铁储备相对充足，SF正常或升高，SF为30~500 μg/L且TSAT<50%；可能的功能性铁缺乏，SF为500~800 μg/L且TSAT<50%；非缺铁，满足以下1项即可判断，SF>800 μg/L或TSAT≥50%。

（2）铁缺乏治疗

①绝对性铁缺乏：需补充静脉铁或口服铁；②功能性铁缺乏：考虑补充静脉铁剂；③可能的功能性铁缺乏：无须补铁，或对特定患者考虑静脉补铁；④非缺铁：无须补铁。口服铁剂的优点是使用方便。缺点是服用后仅有10%左右被人体吸收，同时胃肠道刺激症状较重，部分患者对口服铁剂过敏。口服铁剂包括硫酸亚铁、富马酸亚铁、葡萄糖酸亚铁、琥珀酸亚铁、乳酸亚铁。肠道外铁剂的优点是能被人体完全吸收，起效快，无胃肠道刺激症状。缺点是需注射使用，部分患者有过敏反应。肠道外铁剂包括右旋糖酐铁、异麦芽糖酐铁、蔗糖铁。

（3）静脉铁剂用法

右旋糖酐铁试验剂量需先缓慢滴注25 mg至少15分钟，再给予剩余剂量。用药剂量为100~200 mg稀释至100 mL生理盐水或5%葡萄糖中，最高100 mL/30分钟滴注完毕，每周2~3次；或100~200 mg稀释至10~20 mL液体中，缓慢静脉注射（0.2 mL/分钟），每周2~3次；或最高20 mg/kg总剂量，静脉滴注4~6小时。

蔗糖铁试验剂量需先5 mg缓慢静脉推注，观察15分钟再给予剩余剂量。用药剂量为100~200 mg，生理盐水稀释，静脉滴注每周不超过1次；或100~200 mg，生理盐水稀释，静脉注射至少10分钟，每周不超过3次。

异麦芽糖酐铁不需试验剂量。用药剂量为生理盐水稀释，静脉滴注：剂量≤1000 mg时，给药时间必须≥15分钟，剂量>1000 mg时，给药时间必须≥30分钟；或单次最大剂量500 mg，不经稀释或最多20 mL生理盐水稀释，静脉推注，给药速率最大为250 mg/分钟，每周最多3次。

静脉铁剂常见不良反应包括：低血压、恶心、呕吐或者腹泻、疼痛、高血压、呼吸困难、瘙痒、头痛和眩晕。

第六章

肿瘤相关性血小板减少症

肿瘤相关性血小板减少症指由恶性肿瘤本身以及控瘤治疗引起的血小板减少，分为肿瘤相关性血小板减少症和肿瘤治疗所致血小板减少症。早发现、早诊断、早干预对防止血小板减少导致严重出血及保证控瘤治疗具重要意义。

一、分类及临床表现

（一）肿瘤相关性血小板减少症

肿瘤相关性血小板减少症（cancer related thrombocytopenia，CRT），广义上属副瘤综合征范畴，临床表现为外周血血小板总数低于100×10⁹/L，并由此导致的系列临床症状。

1. CRT的常见病因

（1）免疫性血小板减少

免疫性血小板减少（immune thrombocytopenia，ITP）可发生于恶性肿瘤的任何阶段，以血液肿瘤多见。各种实体瘤均可伴发ITP，肺癌、乳腺癌发生率最高，其次为肾细胞癌和卵巢癌，前列腺癌发生率最低。

（2）血栓性微血管病

血栓性微血管病（thrombotic microangiopathy，TMA）是以微血管病性溶血性贫血、血小板减少、缺血性器官受累为特征的一组临床症候群，主要包括血栓性血小板减少性紫癜（thrombotic thrombocytopenic purpura，TTP）和溶血尿毒综合征（hemolytic uremic syndrome，HUS）及其他因素导致的TMA。HUS主要以微血管病性溶血性贫血（microangiopathy hemolytic anemia，MAHA）、血小板减少、急性肾损伤“三联征”为特征。TTP主要以MAHA、血小板减少、神经精神异常、发热及肾脏损害“五联征”为主要特征，TTP早期可能仅表现为MAHA和血小板减少；临床中出现MAHA、血小板减少及神经精神症状“三联征”较多见，占60%~80%；出现“五联征”

多为病程晚期，占20%~40%。

TMA的临床症状与微血栓形成导致器官功能障碍有关，最常见为急性肾损伤、蛋白尿、动脉高血压，其他症状包括紫癜、指端坏疽、神经损害（包括癫痫和意识障碍）、胃肠道症状、胰腺炎、肝炎和肺损害等。实验室异常包括血小板减少、Coombs试验阴性的MAHA（血清乳酸脱氢酶、直接胆红素、间接胆红素水平升高，结合珠蛋白水平显著降低）、血涂片中观察到破碎红细胞或裂细胞（对于诊断不是必需的）。TMA诊断要首先排除弥散性血管内凝血（disseminated intravascular coagulation，DIC），与DIC相比，TMA的凝血指标常为正常。

肿瘤诱导的TMA（tumor-induced TMA，Ti-TMA）在临床中较为少见，具体机制不完全清楚，瘤细胞可与宿主体内凝血纤溶系统相互作用，诱导机体发生凝血机制异常。Ti-TMA常发生于伴全身微血管转移的晚期肿瘤以及发生骨髓肿瘤细胞浸润或继发性坏死肿瘤患者中，与不良预后相关。

Ti-TMA发生较多的是胃癌，其次是乳腺癌、前列腺癌、肺癌等，Ti-TMA多发生在肿瘤复发时，绝大多数发生远处转移，约81.1%的患者发生骨髓浸润，且部分伴随骨髓坏死或纤维化，发生Ti-TMA提示预后不良。

（3）肿瘤相关合并症引起的血小板减少

恶性肿瘤可伴发DIC，肿瘤DIC可表现为出血、血栓形成或两者均发生。实体瘤DIC发病率约7%。一些肿瘤如胃癌和胰腺癌进展后可致慢性DIC，这种血小板减少症的患者通常D-二聚体水平伴随肿瘤进展进行性升高、纤维蛋白原水平降低，但通常凝血酶原时间和部分活化凝血酶时间延长很少。

肿瘤发生骨髓转移可致正常造血组织被瘤细胞替代，引起血小板生成减少。淋巴瘤、白血病、浆细胞瘤、肺癌、乳腺癌、前列腺癌、卵巢癌、胃癌、结肠癌及恶性黑素瘤等可直接侵犯骨髓。肿瘤合并肝脾肿大、感染也可致血小板减少。

（二）肿瘤治疗所致血小板减少症

肿瘤治疗所致血小板减少症（cancer therapy induced thrombocytopenia，CTIT）指控瘤治疗包括化疗、放疗、造血干细胞移植、靶向治疗、免疫治疗等所致血小板减少症，停用相应治疗后血小板减少相关症状及体征有减轻或血小板计数有所恢复，重用该治疗会再次出现血小板减少症。

1.不同治疗方式引起的CTIT

（1）化学治疗

化学药物是引起骨髓抑制和血小板下降最常见因素，尤以铂类和吉西他滨等为甚。多数化疗后血小板计数一般在第5~7天开始减少，10~14天降至最低。最低点出现时间和降低幅度视化疗方案、剂量、次数及患者个体差异等而不同。

（2）放射治疗

外照射放疗导致血小板减少程度取决于照射剂量、照射部位、照射野大小及照射持续时间。放疗导致血小板减少常出现在放疗后第7~10天，持续时间较长，有时会持续30~60天。如烷化剂或拓扑异构酶抑制剂与放疗联用，3~4级血小板下降的比例明显升高。

（3）放射性核素治疗

同位素（如锶-89）治疗乳腺癌或前列腺癌骨转移也常引起骨髓抑制导致血小板减少，持续时间可达3个月以上。

（4）靶向治疗

近年临床泛用的靶向药物，如替伊莫单抗、硼替佐米、伊马替尼、吉非替尼、厄洛替尼、依鲁替尼、达沙替尼、索拉非尼、舒尼替尼、培唑帕尼、瑞戈非尼、阿帕替尼、西达本胺等均可引起血小板计数下降。尤其与其他治疗联用时，血小板下降比例明显升高。

（5）免疫治疗

免疫治疗是通过重启并维持肿瘤-免疫微环境，增强机体免疫细胞功能，恢复控瘤免疫反应，从而清除肿瘤的治疗方法。如单抗类免疫检查点抑制剂（如PD- 1/PD-L1单克隆抗体）、治疗性抗体（如利妥昔单抗、曲妥珠单抗）、免疫细胞治疗（如CAR-T细胞）等在肿瘤治疗中均可引起一定程度的血小板下降。

2.CTIT常见病因

（1）药物诱导的免疫性血小板减少症（drug-induced immune thrombocytopenia，DITP）

DITP常伴较高出血风险，一般在药物暴露5~10天后出现，血小板计数常在停药4~5个药物半衰期后开始恢复。目前有300余种药物与DITP有关。传统细胞毒性药物、抗血管生成药物及免疫检查点抑制剂等均有报道。奥沙利铂被多个临床研究观察证实可诱发免疫性血小板减少，属第二类超敏反应，其作为半抗原引发机体产生可对血小板表面抗原分子糖蛋白发生免疫反应的IgG和/或IgM型抗体，激活补体和吞噬细胞，介导细胞裂解。免疫检查点抑制剂（immune checkpoint inhibitors，ICI）如PD-1/PD-L1单抗也可引发DITP。

（2）药物诱导的TMA（drug-induced TMA，Di-TMA）

导致Di-TMA主要原因有：剂量或时间依赖的内皮细胞毒性、非剂量相关特异性反应及免疫介导内皮损伤等，继而导致血小板聚集及毛细血管和小动脉微血栓形成，造成累积性损害。

已报道不少控瘤药物治疗可致TMA，常见药物包括丝裂霉素C、吉西他滨、铂类药物（顺铂、奥沙利铂、卡铂等）、博来霉素、多西他赛、VEGF抑制剂（贝伐珠单抗、阿柏西普）、蛋白酶体抑制剂、免疫检查点抑制剂等。TMA是肿瘤治疗中非常严重的药物不良反应，常见不良反应事件评价标准（common terminology criteria for adverse events，CTCAE）5.0将TMA分为3个严重等级：3级——实验室检查异常，伴有临床症状（如肾功能不全、瘀斑）；4级——危及生命（中枢神经系统出血/血栓形成/栓塞或肾功能衰竭）；5级——死亡。

（3）细胞毒性化疗药物常引起骨髓抑制

多数细胞毒性化疗药物常引起骨髓抑制导致血小板减少，表现为剂量限制性毒性。实体瘤化疗后血小板减少程度与化疗药物种类、剂量、化疗周期、剂型、辅助措施及个体差异等有关。相同药物用于不同器官肿瘤时，骨髓毒性尤其血小板减少程度不尽相同。

（4）治疗相关的骨髓增生异常综合征（therapy related myelodysplastic syndrome，t-MDS）

肿瘤患者生存期延长，会出现治疗相关远期并发症如骨髓增生异常综合征，临床表现为血小板减少，80%患者伴染色体异常。t-MDS常发生在化放疗后4~5年，相关化疗药物主要有烷化剂、拓扑异构酶抑制剂，放化联合等。

（5）其他

肿瘤继发噬血细胞综合征、肿瘤伴发感染及抗生素治疗、肿瘤治疗过程中肝素使用等都有可能导致血小板减少。

二、肿瘤相关血小板减少症的诊断标准

（一）诊断标准

CRT的诊断标准需具备三点：①确诊的恶性肿瘤患者；②外周血血小板<100×10^9/L；③排除其他非CRT的原因。

CTIT的诊断标准需具备：①确诊的恶性肿瘤患者；②外周血血小板<100×10^9/L；③发病前有确切应用某种能引起血小板减少的化疗药物或肿瘤靶向、免疫等治疗药物或放疗等控瘤治疗，且停药或停止放疗等治疗后血小板减少所致症状与体征逐渐减轻或血小板计数恢复正常；若短期血小板计数无法恢复，但血小板计数下降与肿瘤特异性治疗明确相关，也可考虑CTIT；④排除其他导致血小板减少症的原因，特别是排除所患基础病变和合并症，如再障、急性白血病、放射病、免疫性血小板减少症、脾功能亢进和骨髓肿瘤细胞浸润等；⑤排除使用能引起血小板减少的非控瘤治疗（包括化疗、靶向、免疫治疗等）药物，如磺胺类药物等；⑥排除以乙二胺四乙酸（EDTA）抗凝剂所致的假性血小板减少症；⑦患者伴或不伴出血倾向，如皮肤出血点、瘀斑或原因不明的鼻出血等表现，甚至出现严重器官组织出血；⑧重新使

用同样控瘤药物后血小板减少症再次出现。

（二）分级

根据CTCAE 5.0标准，血小板减少症可分为4级：1级：正常下限~75×10^9/L；2级：75×10^9~50×10^9/L；3级：50×10^9~25×10^9/L；4级：<25×10^9/L。

三、肿瘤相关血小板减少症的临床治疗

肿瘤相关血小板减少症的治疗原则为首先消除或治疗病因，为避免因血小板过低引起致命性出血，可采取血小板输注、药物和脾切除等治疗方式。必要时可联合常用的止血药物如卡络磺钠、氨甲苯酸、氨甲环酸、抑肽酶、维生素K_1等，以防治出血。凡能够加速造血干细胞至成熟巨核细胞全过程的药物，均有可能提升外周血中血小板计数。

（一）血小板输注

血小板计数<20×10^9/L伴出血或其他内脏出血者，输注单采血小板是有效治疗措施。预防性输注血小板治疗阈值尚有争论，多数以血小板计数（10~20）$\times 10^9$/L为预防性输注血小板的临界值。对由于血栓因素引起的消耗性血小板减少（如TTP等），输注血小板治疗要根据临床症状慎用，一般不建议输注，除非合并有致命性出血。

CRT患者输注血小板主要有两种作用：一是防止出血；二是避免因血小板减少延误化疗、放疗或手术等急需的控瘤治疗。血小板输注多与促血小板生成药物同时进行。以下情况可考虑输注血小板：①如有出血倾向或急需手术、化疗或放疗等控瘤治疗，血小板计数在20×10^9~50×10^9/L的患者；②血小板计数<20×10^9/L，患者自然出血可能性大，酌情输注血小板预防出血；临床上如存在感染、一般状况差、高龄、化疗骨髓抑制未达到最低点、伴有皮下淤血或出血点者，上述血小板输注的标准可适当放宽；③如有出血倾向，血小板计数低于10×10^9/L，应考虑预防性输注血小板。免疫性血小板减少患者，血清中存在血小板抗体，一般不建议输注血小板。

（二）促血小板生成药物

促血小板生成药物可特异性促进血小板生成，如重组人TPO、IL-11、罗米司亭、海曲泊帕、艾曲泊帕、阿伐曲泊帕等是目前治疗血小板减少的主要用药。

（三）免疫调节治疗

治疗肿瘤相关ITP，在治疗肿瘤原发病基础上仍然主要采用类固醇激素治疗，必要时实施脾切除，多数肿瘤合并ITP对类固醇激素治疗有效，部分效果欠佳者在控瘤

治疗后可得到较好缓解。

（四）ICI诱发的血小板减少症的治疗

目前尚无通用或特殊治疗方法。多数专家建议：1级血小板减少症（PLT<100×10^9/L），严密随访和实验室评估，可继续ICI治疗。2级血小板减少症（PLT<75×10^9/L），暂停治疗，严密监测和类固醇激素治疗，2~4周内给予强的松1 mg/（kg·d）[剂量范围为0.5~2 mg/（kg·d）]，此后该药物应在4~6周内逐渐减量至最低有效剂量。在血小板计数恢复1级后，可重新开始治疗。当血小板计数下降到50×10^9/L以下（3级和4级）时，暂停ICI治疗，监测血小板变化，血液科医生会诊，如病情恶化或未得改善，应给予1~2 mg/（kg·d）强的松或等效物并永久停止治疗。如需要更快速增加血小板计数，人免疫球蛋白可与糖皮质激素配合给予。如先前给予糖皮质激素和/或人免疫球蛋白治疗失败，随后治疗可能包括脾切除术，利妥昔单抗、血小板生成素受体激动剂或其他的免疫抑制剂（如环孢素等）等药物治疗。

（五）中医中药治疗

对难治性血小板减少患者可考虑中药或中成药治疗。

四、预防及康复

患者出现血小板计数减低时应警惕出血风险：血小板计数低于50×10^9/L时，患者存在皮肤、黏膜出血的风险；低于20×10^9/L时，有自发性出血的高度危险性；低于10×10^9/L时，则有自发性出血的极高危险性。患者出现3~4级血小板减少时，应减少活动以防受伤，避免有创性操作或者活动。为了尽可能减少肿瘤相关血小板减少症的发生，在临床实践中可早期采取预防措施。

一级预防主要是针对导致血小板减少的病因进行预防。如评估单独或联合足量使用导致血小板减少的、剂量限制性毒性的化疗或者靶向治疗药物，预期在第一次治疗结束后，有可能导致3级及以上血小板减低的患者，在血小板减低之前应用升血小板药物，从而减低血小板下降的等级并缩短最低点的持续时间，以保证患者的安全及其控瘤治疗顺利进行。

二级预防是指对于出血风险高的患者，为预防下一个化疗周期再发生严重的血小板减少，可预防性应用升血小板药物，以保证治疗的顺利进行。如患者前一周期治疗方案已经导致3~4级的血小板减低，且该方案有效需要继续使用或无法减量使用的患者，在血小板减低之前应用升血小板药物，从而保障患者安全，及时和有效地接受下一周期的控瘤治疗。

第七章

肿瘤相关性全血细胞减少

肿瘤相关性全血细胞减少（cancer related pancytopenia，CRP）指肿瘤患者在肿瘤发生发展及治疗等过程中发生的外周血中红细胞、白细胞和血小板三种有形成分同时减少或至少两系减少，并由此导致的一系列临床症状。CRP不是一种独立疾病，而是一组引起血液有型成分减少的疾病所产生的共同病理表现。

一、病因及发病机制

CRP病因复杂，是多种病因作用的结果。病因及发病机制可归纳为两大方面。

（一）血细胞生成减少或无效生成

1.肿瘤及肿瘤相关治疗

①药物：控瘤药物包括烷化剂、抗代谢药物、细胞毒药物、靶向药物等，抗血小板药物如噻氯匹定，解热镇痛药物如阿司匹林，抗菌药物如抗细菌的氯霉素等可导致骨髓造血功能减低；②放疗：引起造血干细胞损伤、骨髓抑制或影响血细胞代谢；③瘤细胞转移至骨髓抑制正常造血组织，亦称骨髓病性贫血；④瘤细胞分泌调控因子抑制骨髓造血功能；⑤瘤细胞摄取过多营养物质引起造血原料不足；⑥肿瘤引起免疫功能紊乱可影响血细胞代谢，使其生存期缩短；部分肿瘤如消化道肿瘤可引起失血。

2.感染性疾病

肿瘤患者合并感染如细菌、病毒、立克次体、寄生虫感染均可引起全血细胞减少，尤其以病毒感染多见，如CMV、EBV、细小病毒B19等。感染所致全血细胞减少可能与下列因素有关：①病原菌直接抑制造血功能或引起巨噬细胞及淋巴细胞释放介质，抑制造血；②引发免疫反应损伤造血细胞。

3.继发或合并血液病

①血液非恶性疾病：再障，造血原料叶酸、维生素B_{12}、铁缺乏或利用障碍包括

缺铁性贫血和巨幼细胞贫血、铁粒幼细胞贫血、阵发性睡眠性血红蛋白尿等；②血液肿瘤：如白血病、MDS、骨髓纤维化等。

（二）血细胞破坏增多

如脾功能亢进、噬血细胞综合征、药物免疫性全血细胞减少等。

二、临床表现

（一）主要表现

出血、贫血、感染。临床表现轻重取决于血红蛋白、白细胞和血小板减少程度，也与外周血细胞减少急缓程度有关。

1.出血

出血是CRP最常见症状，皮肤出血点、紫癜、鼻出血和齿龈出血最常见，有时还可有口腔血疱。育龄女性表现月经过多、经期延长和阴道不规律出血。严重者可见多部位出血如皮肤、黏膜、消化道、泌尿系统、眼底及颅内出血等。

2.贫血

CRP的贫血症状与其他疾病相似，不具特征性。表现为皮肤黏膜苍白、乏力、头晕、心悸、气短和耳鸣等。进展迅速时多伴严重出血和感染。

3.感染

CRP患者是否发生感染取决于中性粒细胞减少程度和速度。感染常位于口腔、呼吸系统、皮肤软组织和会阴肛门周围。感染表现取决于感染部位和进展速度，轻者表现口腔炎、上呼吸道感染等，重者可为肺炎；感染不易控制时可出现高热、全身中毒症状甚至感染性休克等。致病微生物以细菌最常见，其中革兰阴性细菌占大多数。近年留置管泛用，革兰阳性细菌和念珠菌感染有增多趋势，粒细胞缺乏者发生丝状真菌感染，特别是侵袭性曲霉菌感染并不少见。

另外，不少CRP患者缺乏明显临床症状，由常规检查血常规发现。

（二）CRP病因的相关表现

肿瘤转移：瘤细胞扩散到不同部位会有不同表现，如肺转移表现为咳嗽、咳痰、痰中带血、咯血、胸痛等；肝转移表现为腹痛、腹胀、黄疸等；骨转移的特点是骨痛和肢体功能障碍。感染性疾病，例如病毒感染可以出现肝脾肿大等。噬血细胞综合征，出现肝脾肿大、高热等。溶血性疾病可有黄疸、脾大。血液恶性疾病常伴淋巴结肿大、肝脾肿大。

三、诊断及鉴别诊断

CRP诊断流程图如下。

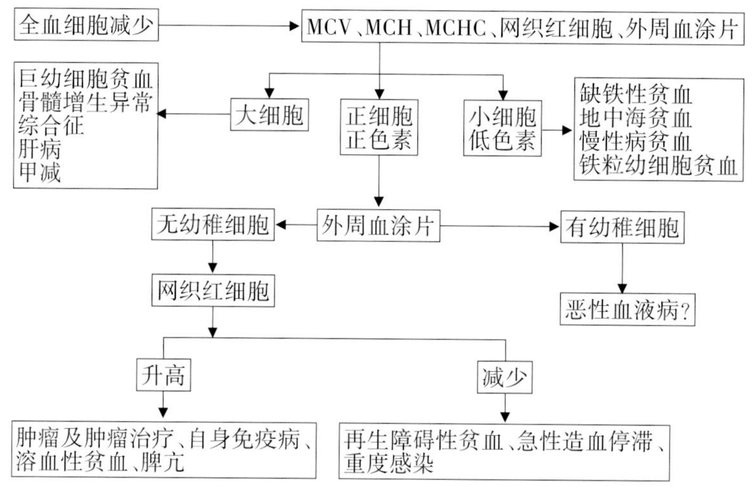

图48-2　CRP诊断流程

（一）病史

肿瘤或肿瘤相关治疗如放化疗、靶向药物治疗等，近期有无感染史，既往有无自身免疫病等。

（二）查体

注意诱发全血细胞减少的原发病体征，如高热、重症肺炎等需考虑重症感染可能；如脾大则考虑脾功能亢进可能；淋巴结、肝脾大、胸骨压痛考虑肿瘤骨髓转移或白血病可能。

（三）血液学检查

1.血常规

血常规中红细胞指数、网织红细胞计数和百分比是确定和处置CRP中贫血的关键性检查，即指：①红细胞指数即平均红细胞体积（mean corpuscular volume，MCV）、平均红细胞血红蛋白量（mean corpuscular hemoglobin，MCH）、平均红细胞血红蛋白浓度（mean corpuscular hemoglobin concentration，MCHC）。根据MCV、MCH和MCHC可将CRP中贫血分为四种（见表48-2）。②网织红细胞：减少见于再障、急性造血停滞，增多见于各类增生性贫血。

表 48-2　CRP中贫血类型

类型	MCV（fl）	MCH（pg）	MCHC（%）	病因
大细胞性	>100	>32	31~35	巨幼贫、MDS、甲减等
正常细胞性	80~100	26~32	31~35	再障、溶贫、白血病等
小细胞低色素性	<80	<26	<31	缺铁贫、铁粒幼等
单纯小细胞性	<80	<26	31~35	慢性病贫血

2.外周血形态检查

了解血细胞大小、形状，可初步判断CRP原因，如见原始细胞提示白血病等血液恶性肿瘤，异型淋巴细胞增多需注意病毒感染。

3.其他

肝功能、病毒学（甲型、乙型和丙型肝炎病毒、EBV、CMV、HIV）检查、血清叶酸和维生素B_{12}及自身抗体检查等。

（四）影像学检查

CT或X线片了解有无感染；必要时行PET-CT以除外肿瘤全身转移或鉴别良恶性疾病。

（五）超声

浅表淋巴结，腹部B超，超声心动图。

（六）骨髓穿刺

怀疑合并或继发血液病、除外血液病或怀疑肿瘤骨髓转移者行骨髓穿刺，包括骨髓细胞形态学、活检、流式细胞术、基因和细胞遗传学检查。

四、临床治疗处理流程

（一）病因治疗

首先要积极寻找病因，针对CRP病因治疗，如血清叶酸或维生素B_{12}缺乏所致巨幼细胞贫血性CRP者可纠正饮食习惯、改善营养状态、补充叶酸和维生素B_{12}；肿瘤放化疗或靶向药物所致CRP者可据全血细胞减少程度、有无感染、肿瘤本病的治疗等决定是否减低剂量、调整间隔或停药。

CRP的主要表现是贫血、出血和感染，症状危险度与CRP减少程度相关；中性粒细胞数$<0.5\times10^9/L$者感染可能性最大，血小板$<20\times10^9/L$者出血可能性最大。此外，出血和感染严重程度及血细胞是否能恢复与CRP原因及病程有关，控瘤药物如烷化剂、抗代谢药物、某些细胞毒抗生素均可导致CRP，通常是药物本身造成的一过性反

应，停药几周内能自行恢复。烷化剂白消安或其他化疗药可造成持续存在的重型再障，虽然少见，患者在停止化疗2~5年仍可发生骨髓增生不良，还可能演变成低增生性MDS。放疗诱发的CRP为非随机，具剂量依赖性，小剂量照射所致骨髓抑制常可恢复，大剂量照射可导致持续性、致死性骨髓抑制。CRP治疗应因人而异，因病而异。

（二）成分输血

贫血Hb<70 g/L或有贫血相关症状者建议输注浓缩红细胞，老年（≥60岁）、代偿反应能力低（如伴有心、肺疾患）、需氧量增加（如感染、发热、疼痛等）、氧气供应缺乏加重（如失血、肺炎等）时红细胞输注指征可放宽为HGB≤80 g/L，尽量输注红细胞悬液。心脏病患者建议Hb维持在100 g/L以上。

血小板计数<10×10⁹/L（发热患者<20×10⁹/L）或发生严重出血者不受上述标准限制，建议输血小板。拟行异基因造血干细胞移植者应输注辐照或过滤后的红细胞和血小板悬液。CRP患者临床常规操作或手术及接受药物治疗时血小板计数参考值：龈上洁治术及深度清洁，PLT≥（20~30）×10⁹/L；拔牙或补牙，PLT≥（30~50）×10⁹/L；小手术，PLT≥50×10⁹/L；大手术，PLT≥80×10⁹/L；神经外科大手术，PLT≥100×10⁹/L；单一抗血小板或抗凝治疗，PLT≥（30~50）×10⁹/L；抗血小板联合抗凝治疗，PLT≥（50~70）×10⁹/L。

（三）中性粒细胞减少的治疗

主要有重组人粒细胞集落刺激因子（recombinant human anulocyte-colony stimulating factor，rhG-CSF）和粒细胞-巨噬细胞集落刺激因子（recombinant human granulocyte-macrophage colony-stimulating factor，rhGM-CSF）。rh-CSF或rhGM-CSF治疗主要用于严重粒细胞减少（<0.5×10⁹/L）或粒细胞减少伴发热者。严重粒细胞减少（<0.5×10⁹/L）住院患者进行预防感染处理。有条件应将其置于层流病房或相对无菌病区内。发热者须进行咽部、痰、血、尿液、粪便及任何怀疑损伤部位细菌培养。广谱杀菌性抗生素需即用而不必等待培养结果。抗生素选择应据当地细菌流行情况和对抗生素敏感性决定。患者持续发热且多次培养阴性，需考虑抗真菌治疗。

（四）血小板减少的治疗

除输入血小板外，凡能加速造血干细胞至成熟巨核细胞全过程的药物，均可提升外周血血小板计数。促血小板生成药物包括：重组人白细胞介素-11（recombinant human interleukin-11，rhIL-11）、重组人血小板生成素（recombinant human thrombopoietin，rhTPO）及血小板生成素（thrombopoietin，TPO）受体激动剂（艾曲泊帕、海曲泊帕、阿伐曲波帕)、罗米司亭(romiplostim)等，为治疗血小板减少主要用药。目前，中国仅有rhTPO和rhIL-11被批准用于治疗肿瘤相关血小板减少。

(五)造血干细胞移植

对继发重型再障、MDS、急性白血病等，可据原发肿瘤控制情况、病人状态、血液病评估等考虑造血干细胞移植。

第八章

肿瘤相关性凝血异常

一、肿瘤相关静脉血栓栓塞症

人体血管受到损伤时，机体将通过一系列生理性反应，包括血管反应（血管收缩、内皮细胞的作用）、血小板活化（黏附、聚集及释放）和血液凝固（内源性及外源性凝血途径的激活），使出血停止。同时，机体存在抗凝和纤溶系统，正常机体抗凝和促凝处于平衡状态，以维持血液正常流动。血液在静脉内异常凝固，可致血管完全或不完全阻塞，即静脉血栓栓塞症（enous thromboembolism，VTE），包括深静脉血栓形成（deep venous thrombosis，DVT）、肺栓塞（pulmonary thromboembolism，PE）和导管相关VTE。

（一）肿瘤合并器官损害机制

肿瘤相关性VTE，是肿瘤患者的常见并发症，也是肿瘤死亡的第二大直接原因，仅次于肿瘤本身。肿瘤相关VTE的发病机制为多因素的过程，涉及血流淤滞、内皮细胞的损伤、血液高凝状态等多个环节。

1.血流淤滞

肿瘤微环境中由于肿瘤生长或局部转移对血管壁的物理压迫，引起血液流动缓慢和静脉血液淤滞，导致凝血活化；剪切应力改变，也可触发免疫细胞活化，进一步导致高凝环境。

2.内皮细胞损伤

内皮细胞损伤可源于肿瘤侵袭浸润或治疗措施。例如，静脉导管置入可致内皮细胞物理损伤，化疗药物非选择性杀伤可触发内皮细胞活化和凋亡，导致血管性血友病因子分泌和内皮下组织因子（tissue factor，TF）暴露，从而促进血小板黏附和凝血酶生成。

3. 血液高凝状态

瘤细胞可通过激活促凝信号分子及激活血细胞促凝功能导致血液高凝状态，促进血栓形成。瘤细胞可上调表达TF，直接激活凝血级联反应。正常情况下，活性TF表达仅限于内皮下成纤维细胞和血管平滑肌细胞，限制其与循环凝血因子相互作用，瘤细胞异位TF表达，可直接参与凝血反应，表达TF微粒也可从瘤细胞中脱落，进入血液循环。除TF外，其他凝血级联成分，如因子Ⅶ、Ⅷ、Ⅹ，在各种肿瘤微环境中均发现过量表达。瘤细胞可释放二磷酸腺苷、凝血酶等多种激动剂或表达血小板配体如平足蛋白、CD40等直接诱导血小板活化。此外，瘤细胞还可分泌多种调节巨核细胞生成的细胞因子和生长因子，诱导血小板增加，如血栓生成素，GM-CSF、白介素-1和-6。激活的中性粒细胞可形成中性粒细胞胞外诱捕网（neutrophil extracellular traps，NETs），后者是含有组蛋白、DNA和来自中性粒细胞颗粒的蛋白质胞外纤维。中性粒细胞和NET形成，也称为中性粒细胞的炎性细胞死亡（NETosis），其可作为血小板、红细胞和其他促凝因子支架。

癌细胞合成并分泌多种具有不同促凝能力的炎症分子，包括TNF-α、IL-1β、IL-6、IL-8和血管内皮生长因子。微小RNA（miRNAs）调控异常也与促凝表型增加有关。凝血/纤溶基因在不同原发肿瘤类型中表达，取决于瘤细胞与其血管微环境的相互作用和表观遗传转化事件，一些致癌突变，如*STK11/LKB1*、*KEAP1*、*MET*、*CTNNB1*、*CDKN2B*和*KRAS*，与血栓形成风险增加相关。

（二）临床表现及诊断

1. 临床表现

包括原发病肿瘤的临床表现及静脉血栓引起的症状和体征。根据栓塞血管不同临床表现有差异。如下肢深静脉血栓形成（下肢不对称肿胀、疼痛、浅表静脉曲张）；肺栓塞（急性起病者可表现为胸痛、咯血、呼吸困难、晕厥等，慢性起病者可表现为肺动脉高压和肺心病）；肠系膜静脉血栓形成（脐周绞痛，可伴恶心呕吐，查体可有腹部膨隆等体征）；门静脉血栓形成（腹痛、消化道出血、严重时伴发肠缺血症状等）；颅内静脉血栓形成（表现多样，如颅内高压、局灶性脑损伤、认知障碍等）；导管相关性VTE（导管所在肢体发红、肿胀、疼痛，导管功能下降，导管走形部位或邻近部位压痛等）。与普通人群相比，肿瘤患者VTE的临床表现更不典型。

2. 诊断

（1）恶性肿瘤原发病

恶性肿瘤患者发生VTE的危险因素包括肿瘤特异性因素（肿瘤的类型、肿瘤发生转移、肿瘤诊断后前3个月内、组织学类型）、治疗相关因素（化疗、手术、免疫治疗、靶向药物、免疫调节剂、中心静脉置管）、患者相关因素（既往VTE病史、高龄、肥胖、遗传性易栓症)。

(2)静脉血栓栓塞的症状和体征

同临床表现。

(3)实验室检查

全血细胞分类及计数、凝血酶原时间、活化部分凝血活酶时间、凝血酶时间、D-二聚体、纤维蛋白原、纤维蛋白降解产物等。恶性肿瘤本身会引起D-二聚体升高,因此D-二聚体在肿瘤相关VTE诊断中的价值有限,但D-二聚体正常在排除肿瘤相关VTE中有重要作用。

(4)影像学检查

根据栓塞部位选择合适影像学检查,如多普勒超声、肺动脉造影、计算机断层扫描、计算机断层扫描静脉造影、磁共振成像、磁共振静脉造影等。

(三)临床治疗

恶性肿瘤相关VTE治疗的核心是抗凝,因受到多种因素的影响而使其具有一定挑战性,包括药物-药物相互作用、药物副作用、血栓/出血风险权衡。此外,肿瘤类型和分期、患者偏好及其他危险因素也应考虑在内,以制定个体化抗凝方案。多种抗凝药物已用于治疗肿瘤相关VTE,包括维生素K拮抗剂(vitamin K antagonists,VKAs)、低分子肝素(low molecular weight heparins,LMWHs)、普通肝素、直接口服抗凝药物(direct oral anticoagulants,DOACs)。

1.初始治疗

推荐DOACs或者LMWHs作为初始标准治疗方案,其次,磺达肝癸钠和普通肝素仍是可接受的替代治疗方案。多项大型临床试验表明DOACs在防治肿瘤相关VTE、预防复发和降低死亡率方面不逊于LMWHs。

1)当肌酐清除率≥30 mL/min时,LMWH用于肿瘤VTE的初始治疗,每日1次;如患者有出血风险或中度肾衰,或需某些干预(如手术或需改变治疗方案),可用每日2次方案。

2)对于无胃肠道出血高风险者,当肌酐清除率≥30 mL/min时,利伐沙班、阿哌沙班或艾多沙班可用于肿瘤VTE的初始治疗。

3)有LMWH或DOACs的禁忌者,可用普通肝素或磺达肝癸钠。

4)溶栓治疗只在特殊情况下使用,之前应多学科MDT-HIM会诊。

5)当存在抗凝禁忌,或肺栓塞在最佳抗凝方案下复发时,可考虑下腔静脉滤器,建议定期评估抗凝禁忌证,安全时恢复抗凝。

2.早期(6个月内)及延长(>6个月)治疗

1)当肌酐清除率≥30 mL/min时,且不存在强烈药物-药物相互作用、胃肠吸收能力受损、出血风险高等情况，推荐用DOACs（艾多沙班、利伐沙班、阿哌沙班），依从性和综合获益优于LMWHs。

2）DOACs或LMWHs治疗应至少持续6个月，此后，应基于个体化评估（VTE/出血风险、耐受度、病人意愿、肿瘤活动度等）确定是否延长抗凝。

3.导管相关性血栓的治疗

对有症状的导管相关性血栓患者，建议用LMWHs，尚无LMWHs与DOACs、VKAs之间的疗效比较。对有导管相关血栓形成的肿瘤患者，如中心静脉导管功能正常、位置良好、未受感染，且在密切监测下症状得到良好解决，同时给予抗凝治疗，可保持其位置，目前尚无关于抗凝持续时间的标准方案，应至少持续抗凝3个月，或根据出血风险适度延长至拔出导管时。

二、肿瘤相关性弥散性血管内凝血

弥散性血管内凝血（disseminated intravascular coagulation，DIC）是在某些严重疾病基础上，由特定诱因引发的复杂的病理过程，包括由致病因素引起的人体凝血系统激活、血小板活化、纤维蛋白凝积，导致弥散性血管内微血栓形成；继之消耗性降低多种凝血因子和血小板；在凝血系统激活同时，纤溶系统亦可激活，或因凝血启动而致纤溶激活，进而导致纤溶亢进。临床上以出血、栓塞、微循环障碍和微血管病性溶血等为突出表现。DIC不是一个独立疾病，应视为由原发病引发的临床综合征，常见原发病主要有感染、实体瘤、恶性血液病、创伤或手术及产科并发症等。

研究表明，实体瘤DIC的发生率为7%，在急性白血病，特别是急性淋巴细胞白血病患者，DIC的发生率为15%~20%，在诱导化疗期间，发生率可能会增加。急性早幼粒细胞白血病患者，超过90%可能在诊断时或诱导治疗开始后合并DIC。实体瘤和血液系统肿瘤诱发的DIC在临床表现、实验室检查等与其他原因诱发的DIC不尽相同，各自有其特点。

实体瘤细胞分泌大量组织因子和肿瘤促凝剂、多种瘤细胞可产生促炎细胞因子（如IL-6等）、化疗损伤内皮细胞等均是肿瘤诱发DIC的可能病理机制。

（一）临床表现

DIC是众多疾病复杂病理过程中的中间环节，除原发病表现外，尚有DIC各期特点，故临床表现复杂且差异很大。典型的临床表现包括出血、微循环障碍、微血管栓塞和微血管病性溶血。肿瘤DIC的临床表现常比脓毒症和创伤所致DIC轻微，且常更隐匿和迁延，呈亚急性或慢性过程。弥漫的凝血激活在早期可无任何症状或仅有消耗性症状，后期因血小板和凝血因子极度缺乏最终导致出血（常在肿瘤原发部位或转移部位），出血可能是提示DIC存在的第一个临床症状。另一常见表现是血栓形成，包括明显的静脉血栓栓塞、微血管疾病和血栓性微血管病。

1.出血

肿瘤原发部位或转移部位出血常是实体瘤合并DIC第一个临床症状；某些类型急性血液系统恶性肿瘤，特别是急性早幼粒细胞或单核细胞白血病，常以多发出血倾向为主，且相较于实体瘤出血表现更严重，甚至导致重要脏器出血或全身广泛出血而危及生命。

2.微血管栓塞

在实体瘤中更常见，特别是在腺癌，比如前列腺癌、胰腺癌或其他消化系统肿瘤。广泛大量的微血栓形成可出现广泛性皮肤、黏膜栓塞，灶性缺血性坏死、脱落及溃疡形成，或造成不明原因肺、肾、脑等脏器功能障碍或衰竭。

3.微血管病性溶血

部分患者在血小板下降同时出现不明原因进行性贫血、黄疸和LDH升高，伴外周血破碎红细胞增多，应考虑微血管病性溶血可能。

4.微循环障碍和休克

在大部分实体瘤发生率低，少数类型急性血液系统恶性肿瘤可能出现，微循环障碍或休克不能用原发病解释，且顽固不易纠正。

（二）实验室检查

实验室检查包括两方面：一是反映凝血因子消耗的证据，包括凝血酶原时间（prothrombin time，PT）、部分激活的凝血活酶时间（activated partial thromboplastin time，APTT）、纤维蛋白原浓度及血小板计数；二是反映纤溶系统活化的证据，包括纤维蛋白原/纤维蛋白降解产物（fibrin/fibrinogen degradation products，FDP）、D-二聚体、血浆鱼精蛋白副凝固试验（3P试验）。

对于大部分肿瘤，血小板减少是DIC早期和敏感指标，发生率>90%，可表现为持续且缓慢地下降。DIC的凝血因子消耗是持续且缓慢的过程，只要肝功能不受影响，凝血因子合成增加可能会掩盖凝血因子持续消耗，早期较少出现PT、APTT延长和纤维蛋白原下降，甚至出现缩短和增高。尽管纤维蛋白相关标记物（如D-二聚体或FDP）会上升，但对肿瘤相关DIC特异性并不高。伴有微血管病性溶血，会出现进行性血红蛋白下降、间接胆红素和LDH升高、外周血破碎红细胞增多等异常。急性早幼粒细胞白血病相关DIC，常被认为是恶性肿瘤诱发DIC中最特殊的一种，以明显纤溶系统活化为突出表现。实验室检查为严重血小板减少和低纤维蛋白原血症、纤维蛋白降解产物水平明显升高、纤溶酶原和α_2-抗纤溶酶的显著消耗，同时伴凝血因子消耗而出现PT和APTT延长。

（三）诊断

DIC临床表现多样化，与许多血栓性或出血性疾病（如重症肝病、血栓性血小板减少性紫癜、抗磷脂综合征、静脉血栓等）临床表现及实验室指标都有相似之处，肿瘤DIC常较隐匿，给诊断尤其是早期诊断带来困难。DIC诊断首先需找基础疾病，然后观察临床表现，同时结合多项实验室指标来动态观察、综合评估，任何单一项目和单一时间点的常规实验诊断指标用于诊断DIC的价值都十分有限。少数情况下，肿瘤原发病十分隐匿，不易发现。临床如果出现不明原因的血小板进行性下降、不明原因进行性贫血和外周血破碎红细胞增多、不明原因反复多部位栓塞或脏器功能障碍，需要警惕潜在肿瘤可能。

2017年，中华血液学会提出中国弥散性血管内凝血诊断积分系统（Chinese DIC scoring system，CDSS）（见表48-3）。该系统突出了基础疾病和临床表现的重要性，强化动态监测原则，简单易行，易于推广，且适用于恶性血液病的亚急性DIC和实体瘤的慢性DIC，可供参考。

表48-3 中国弥散性血管内凝血诊断积分系统（CDSS）

积分项	分数
基础疾病	
存在导致DIC的原发病	2
临床表现	
不能用原发病解释的严重或多发出血倾向	1
不能用原发病解释的微循环障碍或休克	1
广泛性皮肤、黏膜栓塞，灶性缺血性坏死、脱落及溃疡形成，或不明原因的肺、肾、脑等脏器功能衰竭	1
实验室指标	
血小板计数	
非恶性血液病	
≥100×10^9/L	0
（80~100）×10^9/L	1
<80×10^9/L	2
24小时内下降≥50%	1
恶性血液病	
<50×10^9/L	1
24小时内下降≥50%	1
D-二聚体	
<5 mg/L	0
5~9 mg/L	2
≥9 mg/L	3
PT及APTT延长	
PT延长<3秒且APTT延长<10秒	0
PT延长≥3秒且APTT延长≥10秒	1

续表

积分项	分数
PT延长≥6秒	2
纤维蛋白原	
≥10 g/L	0
<1.0 g/L	1

注：非恶性血液病，每日计分1次，≥7分时可诊断为DIC；恶性血液病，临床表现第一项不参与评分，每日计分1次，≥6分时可诊断为DIC。

（四）治疗

原发病治疗是终止DIC病理过程最关键的措施。如肿瘤可得到缓解，DIC通常会自动消失。多数情况下，相应支持治疗，特别是纠正凝血功能紊乱的治疗是缓解病情的重要措施。

1.替代治疗

替代治疗并非单纯建立在实验室检查结果基础上，而是主要根据临床状况来决定。患者有活动性出血，或有出血高风险，或需创伤性诊疗，都需行替代治疗。替代治疗是否有效主要观察出血症状改善情况，并监测血小板计数和凝血相关实验。

（1）血小板

无出血且血小板计数低于（10~20）×10^9/L，或有活动性出血且血小板计数低于50×10^9/L的DIC患者，需紧急输入血小板悬液。血小板输注要足量，首次用量至少在1成人单位。

（2）新鲜冰冻血浆（fresh frozen plasma，FFP）

FFP所含血小板及凝血因子浓度比新鲜全血高1倍，并可减少输入液体总量，避免红细胞破坏产生膜磷脂等促凝因子进入体内，是DIC较理想的凝血因子补充制剂。

（3）凝血酶原复合物浓缩剂（prothrombin complex concentrates，PCC）

PCC具有容量小的优点，但缺少因子Ⅴ，且有可能加重凝血功能紊乱，发生血栓栓塞，故应慎用。

（4）纤维蛋白原浓缩剂和冷沉淀

适用于急性DIC有明显低纤维蛋白原血症或出血极为严重者。3 g纤维蛋白原浓缩剂预期可使血浆纤维蛋白原提高1 g/L。

（5）重组FⅦa

重组FⅦa成功治疗DIC和危及生命的出血有报道，但用于DIC的有效性和安全性均不明，需格外谨慎。

2.抗凝治疗

基于DIC为机体凝血系统的广泛激活，理论上抗凝治疗应为合理的治疗手段。然而到目前为止，抗凝治疗在肿瘤DIC患者中的有效性和安全性尚未在良好临床研究中进行过研究。小样本非对照研究提示低分子量肝素能够纠正DIC相关实验指标异常。值得注意的是，由于肿瘤患者大多存在静脉血栓形成高风险，临床使用普通肝素、低分子量肝素或机械方法预防DIC静脉血栓栓塞已成标准治疗。

明显多发性栓塞现象，如皮肤、黏膜栓塞性坏死，动静脉血栓形成致急性肾功能和呼吸功能衰竭等是治疗剂量肝素应用的适应证。对合并DIC危重病人，若无活动性出血，可使用预防剂量普通或低分子量肝素，以预防静脉血栓栓塞。

3.抗纤溶治疗

通常不推荐用于DIC所致出血。少数以原发或继发性纤溶亢进占优势的疾病，如急性早幼粒细胞白血病或一些继发于腺癌的DIC可考虑抗纤溶药物。非对照观察和一项随机对照临床试验已证明抗纤溶药物的有效性。

三、肿瘤相关性获得性血友病

获得性血友病指非血友病患者自发或在不同诱因作用下，产生抗凝血因子Ⅷ（FⅧ）/凝血因子Ⅸ（FⅨ）自身抗体，导致FⅧ活性（FⅧ：C）/凝血因子Ⅸ活性（FⅨ：C）降低的获得性出血性疾病。最常见的为凝血因子Ⅷ（FⅧ）抗体，凝血因子Ⅸ（FⅨ）抗体偶见。特点为既往无出血史和无阳性家族史患者出现自发性出血或在手术、外伤或侵入性检查时发生异常出血，严重时可危及生命。

（一）肿瘤合并器官损害机制

大约有50%的获得性血友病A患者可发现病因或基础疾病，肿瘤是常见病因之一，可见于实体瘤，包括前列腺癌、肺癌、乳腺癌、结肠癌等，组织病理多为腺癌；造血系统肿瘤中淋巴细胞来源肿瘤占多数。

CD4+ T淋巴细胞对外来抗原识别和B淋巴细胞抗体产生具有监视作用，作为异常克隆的瘤细胞对T淋巴细胞和自然杀伤细胞的功能调节具负面作用，故肿瘤患者体内免疫紊乱是导致FⅧ抗体产生的重要原因。慢性淋巴细胞白血病的白血病克隆和低度恶性B细胞淋巴瘤的肿瘤细胞本身可能会产生异常FⅧ抗体，与血浆中正常的FⅧ发生抗原-抗体反应，导致FⅧ：C下降，可能是造血系统肿瘤发生获得性血友病的机制之一。

（二）临床表现及诊断

1.临床表现

除原发肿瘤临床表现外，主要为在既往无出血史及无出血性疾病家族史情况下发生自发性或在手术、创伤，或侵入性检查后的出血。少数情况下，获得性血友病可发生在肿瘤发生之前数月起病。皮下出血最常见，其次为肌肉出血，也可表现为泌尿生殖系、胃肠道、腹膜后和颅内等其他部位出血，关节出血少见。少数无出血表现，仅检查发现孤立性APTT延长。

2.诊断

肿瘤患者出现不能用原发病或其他原因解释的新发出血或孤立性APTT延长需考虑本病。疑似患者需行APTT混合血浆纠正试验进行抑制物筛查，如同时伴PT延长等，需排除其他原因，如维生素K缺乏、服用抗凝药物等。此外，对起始未发现基础疾病（包括肿瘤）的获得性血友病患者，需排查肿瘤等相关因素。

APTT混合血浆纠正试验：确定APTT延长后应行正常血浆混合纠正试验（即APTT纠正试验），若不能纠正应考虑可能存在抑制物。因检测方法缺乏标准化，故不能单独用来确定或排除AHA诊断，需同时进行FⅧ：C、FⅧ抑制物定量和狼疮抗凝物检测。

凝血因子活性检测：单一FⅧ：C降低提示可能为AHA，需除外遗传性血友病A、血管性血友病（VWD）和获得性VW综合征（AVWS）。

抑制物定量：确诊AHA必须测定抑制物滴度，常用方法为Bethesda法及Nijmegen改良法。

（三）临床治疗处理流程

本病的治疗原则包括：治疗原发病、及时治疗及预防出血、尽早开始免疫抑制治疗（immunosuppressive therapy，IST）。

1.肿瘤原发病治疗

治疗肿瘤及其相关并发症，如为手术治疗，则需考虑手术时机，尽量在出血风险控制后且在预防性应用旁路途径止血药物基础上进行，需密切评估及监测出血情况。

2.止血治疗

（1）止血治疗原则

确诊后应立即采取措施预防发生严重出血，尽量避免有创操作或手术，如因肿瘤确诊或治疗无法避免，应在有经验的中心或专家指导下，预防性应用旁路途径止血药物后再进行。

根据患者出血的严重程度制定止血治疗策略，止血药物治疗以控制急性出血为首要目标。如无明显出血或仅有局部皮肤瘀斑，只需密切观察并给予清除抑制物治疗，无须特殊止血治疗；对腹膜后和咽后间隙、肌肉、颅内、消化道出血、泌尿道、肺和术后的出血以及多部位出血等应予积极止血治疗。

（2）止血药物

旁路途径药物：包括重组活化人凝血因子Ⅶ（recombinant human coagulation factor Ⅶa，rFⅦa）和凝血酶原复合物（prothrombin complex concentrate，PCC）。①rFⅦa：发生出血事件需止血治疗时，尽快给予rFⅦa 90 μg/kg每2~3小时/次至出血控制，如24小时后止血效果不佳，考虑转换其他止血药物。②PCC：当无法使用rFⅦa时，建议使用PCC止血，剂量一般不超过150 IU/（kg・d），分次使用，使用过程中应注意监测血栓事件的发生。③旁路途径药物联合应用：如患者出现难以控制的出血且rFⅦa或PCC效果均不佳时，综合权衡血栓事件并发症风险后，再谨慎选择序贯应用rFⅦa及PCC，使用过程中需严密监测血栓事件的发生。如由于药物可及性或经济原因无法持续应用rFⅦa，可以考虑与PCC序贯使用。

FⅧ浓缩剂：仅在无法获得旁路途径药物或其疗效不佳且患者为低滴度抑制物时使用高剂量FⅧ止血。首次给予高剂量FⅧ（50~100 IU/kg），在输注后结合临床疗效调整用药剂量及间隔。

1-去氨基-8-D-精氨酸加压素（1-deamino-8-D-arginine vasopressin，DDAVP）：DDAVP在部分滴度<2 BU/mL且FⅧ：C>5%的AHA患者中可能有一定疗效，一般剂量为每次0.3 μg/kg。DDAVP有可能发生水肿、心衰、持续低钠血症和抽搐等不良反应，仅在无其他选择且出血轻微时，经慎重评估后应用。

抗纤溶及其他药物：抗纤溶药物（氨甲环酸及氨基己酸等）可作为除泌尿系出血以外其他部位出血的辅助治疗。抗纤溶药物与旁路制剂的联用有增加血栓事件的风险，应避免PCC与抗纤溶药物同时使用。

双特异性抗体艾美赛珠单抗由于血药浓度达峰需要数周，只能用于预防出血，不能用于治疗急性出血。

人工辅助凝血酶或者纤维胶可用于某些部位出血，如鼻出血、口腔溃疡、皮肤出血和外科手术部位等。

3.抑制物清除

所有患者在确诊后应立即采取IST以清除FⅧ抑制物。在IST方案制定及实施过程中，应注意监测针对可能出现的并发症如骨髓抑制、糖皮质激素相关不良反应等，以避免继发感染等不良事件发生。

（1）一线治疗

表48-4　AHA患者IST一线方案

推荐一线方案	推荐剂量	说明	注意事项
糖皮质激素单药	波尼松1 mg·kg^{-1}·d^{-1}口服或等效剂量其他类型糖皮质激素口服或静脉给药，疗程一般不超过6周，逐渐减量至停用	预后不良组患者在3周内有效的可能性较小	监测潜在风险（高血糖、感染、骨质疏松、股骨头坏死及精神疾病等）
糖皮质激素联合环磷酰胺	糖皮质激素同上；环磷酰胺1.5~2 mg·kg^{-1}·d^{-1}，静脉或口服给药，疗程一般不超过6周	较糖皮质激素单用起效快、缓解率高	环磷酰胺潜在风险（骨髓抑制、继发感染等）

续表

推荐一线方案	推荐剂量	说明	注意事项
糖皮质激素联合利妥昔单抗	糖皮质激素同上；利安普单抗379 ng/m^{2}每周1次，静脉给药，最多4次或100 mg每周1次，共4次	不推荐单药，除非患者有其他免疫抑制药物禁忌证	原则上禁用于活动性乙型肝炎患者，注意感染监测及预防

糖皮质激素在患者获得缓解或用至6周后逐渐减停。

（2）二线治疗及其他治疗

AHA患者经过一线治疗3~5周后抑制物滴度无明显下降或FⅧ：C较基线值无明显上升时考虑给予二线治疗。对于糖皮质激素单药患者，二线治疗可以加用环磷酰胺或者利妥昔单抗。对于糖皮质激素联合环磷酰胺或者利妥昔单抗患者，二线治疗可换用之前未使用过的药物（利妥昔单抗或环磷酰胺）。

一线及二线治疗均无效时，可尝试其他免疫抑制剂，如霉酚酸酯、硫唑嘌呤、长春新碱、环孢素A、他克莫司、蛋白酶体抑制剂等。

血浆置换或者免疫吸附法可在难治性出血事件或需要外科干预等特殊情况下应用，可快速去除血浆中的抑制物并补充FⅧ，但无法持续清除抑制物。

第九章

肿瘤相关性噬血细胞综合征

一、流行病学

噬血细胞性淋巴组织细胞增多症（hemophagocytic lymphohistiocytosis，HLH）又称噬血细胞综合征（hemophagocytic syndrome，HPS），是一种由遗传性或获得性免疫调节功能异常导致的淋巴细胞、单核细胞和巨噬细胞异常激活、增殖和分泌大量炎性细胞因子引起的过度炎症反应综合征。以发热、血细胞减少、肝脾肿大及肝、脾、淋巴结和骨髓组织发现噬血现象为主要临床特征。

按照是否存在明确的HLH相关基因异常，HLH可分为“原发性”和“继发性”两类。原发性HLH由遗传性淋巴细胞毒功能受损或炎症活性相关基因缺陷导致，而继发性HLH可由恶性肿瘤、风湿免疫性疾病、感染等多种因素诱发，患者通常无已知的HLH致病基因缺陷及家族史。

恶性肿瘤是导致继发性HLH的重要病因之一。根据发生诱因不同，肿瘤相关性HLH可分为恶性肿瘤诱发的HLH、感染导致的HLH及免疫治疗相关的HLH。据报道，肿瘤相关性HLH在成人HLH中发生率高达45%，在儿童患者中仅为8%，常见于血液系统恶性肿瘤，其中淋巴瘤占比超过70%，白血病约6%，其他非特异血液系统肿瘤约14%，实体瘤约3%。

在恶性肿瘤诱发的HLH患者中，以淋巴瘤最常见。在西方国家和日本弥漫大B细胞淋巴瘤是导致HLH常见诱因，中国和韩国则以T细胞肿瘤为主，T细胞肿瘤中导致HLH较多见的是外周T/NK细胞淋巴瘤，包括NK/T细胞淋巴瘤鼻型、皮下脂膜炎样T细胞淋巴瘤、间变大细胞淋巴瘤、肝脾和皮肤γδ-T细胞淋巴瘤，淋巴母细胞淋巴瘤较少见。

虽然淋巴瘤相关HLH最多见，但白血病、多发性骨髓瘤、MDS、华氏巨球蛋白血症、Castleman病及实体瘤相关HLH均有报道，受病例数量限制，关于淋巴瘤以外肿瘤相关性HLH仍有待研究。

二、发病机制

对恶性肿瘤诱发的HLH，确切机制尚不明确，可能是瘤细胞本身分泌大量细胞因子，或肿瘤抗原刺激活化淋巴细胞分泌大量细胞因子，也可能与肿瘤浸润、转移等有关，当上述因素触发免疫系统反应后，首先使T细胞大量活化增殖，活化T细胞又刺激巨噬细胞，使巨噬细胞活化。活化后的巨噬细胞吞噬功能增强，分泌大量细胞因子如TNF-α、IL-1、IL-6等。这些细胞因子又正反馈活化细胞毒性T细胞和巨噬细胞，如此反复发生，构成恶性循环，最终使机体细胞免疫调节系统失控，导致肿瘤相关性HLH发生。

三、临床表现

肿瘤相关性HLH的临床表现主要包括发热、脾大、肝大、浅表淋巴结肿大、黄疸、皮肤瘀斑或出血点、中枢神经系统症状、皮疹、多浆膜腔积液等。

（一）发热

几乎所有的肿瘤相关性HLH患者均会出现发热，抗感染治疗无效，主要由高炎症因子血症所致，如IL-1、IL-6、TNF-α升高等。

（二）淋巴造血器官的肿大

肝脾大可能与淋巴细胞及组织细胞浸润有关，部分可伴全身多发淋巴结肿大。

（三）黄疸

可能因为活化巨噬细胞导致组织浸润，并产生大量炎性细胞因子造成组织损伤，导致肝功损害。

（四）皮肤瘀斑或出血点

肝功受损导致凝血因子合成障碍，且多合并血小板减少，导致皮肤瘀斑或出血点。

（五）中枢神经系统症状

由于炎症因子风暴累及血脑屏障，进一步浸润脑组织，患者表现相应神经和/或精神症状，病理特征为脑膜和血管周围间隙淋巴组织细胞浸润。

（六）皮疹

各种皮肤表现，包括全身斑丘疹样红斑性皮疹、全身性红皮病、水肿、脂膜炎、麻疹样红斑、瘀斑及紫癜等，可能与淋巴细胞浸润相关，也可发生噬血现象。

四、诊断

HLH是一种进展迅速的高致死性疾病，及时正确诊断至关重要。肿瘤患者出现临床无法解释的持续发热、血细胞减少、伴脾肿大、肝功能异常或组织中找到噬血现象时应怀疑HLH可能，诊断参考HLH-2004诊断标准（表48-5）。在明确诊断恶性肿瘤基础上，除外原发性噬血细胞综合征，满足8条临床指标中任意5条即可诊断肿瘤相关性HLH。但HLH-2004诊断标准是根据儿童患者相关数据和儿科专家意见制定的，故对成人肿瘤相关HLH有一定局限性，各项指标（如sCD25、血清铁蛋白和LDH等）的动态监测更为重要。

表48-5 HLH-2004诊断标准

1.分子诊断符合HLH 在目前已知的HLH相关致病基因中，如 *PRF1*、*UNC13D*、*STX11*、*STXBP2*、*Rab27a*、*LYST*、*SH2D1A*、*BIRC4*、*ITK*、*AP3B1*、*MAGT1*、*CD27* 等发现病理性突变
2.符合以下8条指标中的5条 (1)发热：体温＞38.5 ℃，持续＞7天； (2)脾大； (3)血细胞减少（累及外周血两系或三系）：血红蛋白<90 g/L，血小板<100×10^9/L，中性粒细胞<1.0×10^9/L且非骨髓造血功能减低所致； (4)高甘油三酯血症和/或低纤维蛋白原血症：甘油三酯＞3 mmol/L或高于同年龄的3个标准差，纤维蛋白原<1.5 g/L或低于同年龄的3个标准差； (5)在骨髓、脾脏、肝脏或淋巴结中找到噬血细胞； (6)NK细胞活性降低或缺如； (7)血清铁蛋白升高：铁蛋白≥500 μg/L； (8)sCD25（可溶性白介素-2受体）升高

五、治疗

肿瘤相关性HLH治疗缺乏前瞻性研究，首要治疗是针对HLH还是原发疾病，或是针对两者结合治疗尚无明确结论，仍需积极探索，需个体化治疗。

（一）淋巴瘤相关HLH的治疗

1.治疗原则

对器官功能尚可患者，推荐给予兼顾HLH及淋巴瘤的含依托泊苷的联合化疗方案，如DEP、DA-EPOCH或DEP样方案；对器官功能较差的“脆弱”患者，可考虑予HLH-94方案或非细胞毒性药物治疗。HLH得到控制后应积极过渡到标准的淋巴瘤化疗。

2.治疗方案

（1）HLH-94方案

目前广泛应用的标准HLH治疗方案是HLH-94或HLH-04方案。淋巴瘤相关HLH患者，首选HLH-94方案诱导治疗。对成人尤其是伴合并症的老年人，依托泊苷用药频率可减至每周1次，剂量可从150 mg/m²减至50~100 mg/m²。

（2）DEP方案

DEP方案是一种由脂质体多柔比星、依托泊苷和甲泼尼龙组成的联合化疗方案。淋巴瘤相关HLH患者推荐给予剂量调整DEP方案：脂质体多柔比星35 mg/m² d1，VP-16 100 mg/m² d1（可根据患者器官功能及年龄调整剂量），甲泼尼2 mg/kg d1~3，0.75 mg/kg d4~7，0.25 mg/kg d8~10，0.1 mg/kg维持至下一疗程；该方案2周重复1次。与芦可替尼或L-门冬酰胺酶联合应用时，脂质体多柔比星可减量至25 mg/m²。DEP方案可用于淋巴瘤相关HLH的初始诱导治疗，也可用于对HLH-94方案无应答的难治性患者。研究证实，DEP方案初始诱导治疗的2周及4周ORR均优于HLH-94方案；在HLH-94方案无应答的难治性淋巴瘤相关HLH患者中也有较好的二次应答率。

（3）其他含依托泊苷的化疗方案

对体能状态较好的淋巴瘤诱发HLH患者，可采用含依托泊苷的多药联合化疗方案，如Ru-DEP、L-DEP、Ru-DED、DA-EPOCH等，疗效可能优于HLH-94方案。与DEP方案联合应用时，芦可替尼的成人推荐剂量为10 mg bid。

（4）中枢神经系统预防/治疗

侵袭性淋巴瘤患者需评估中枢神经系统累及情况，给予腰椎穿刺及预防性鞘内注射。年龄调整大剂量甲氨蝶呤可用于部分患者预防中枢复发，但老年患者对此治疗耐受较差。

（5）其他

HLH的治疗新药物，如JAK1/2抑制剂（芦可替尼）、IFN-γ抑制剂（伊帕伐单抗）、CD52单抗（阿伦单抗）、IL-1受体拮抗剂（阿那白滞素）等均在治疗HLH方面获得一定疗效，但在治疗淋巴瘤相关HLH方面尚缺乏前瞻性临床研究。细胞因子吸附治疗（细胞因子吸附柱或血浆置换）可能短期改善患者症状及器官功能。

3.造血干细胞移植

（1）预处理方案及供者选择

推荐根据淋巴瘤疾病特点选择预处理方案，清髓性预处理方案可能更有利于控制原发病。在选择亲缘供者时应全面评估供者的NK细胞活性和脱颗粒功能，进行HLH缺陷基因蛋白表达水平检测，以及HLH缺陷基因筛查，并检测全血细胞及血浆/血清EBV-DNA。

（2）移植时机

移植应在患者药物治疗HLH达到临床缓解后及早进行，发病至移植的时间是影响预后的一个重要因素。

（3）造血干细胞移植方式选择

对于化疗后淋巴瘤疗效评估达到完全缓解的患者，若能够耐受强化治疗，推荐行自体造血干细胞移植（autologous haematopoietic stem cell transplantation，auto-HSCT），应用含大剂量依托泊苷的方案作为首次巩固治疗。明确诊断的原发HLH合并淋巴瘤，伴有CD27、CD70、4-1BB基因缺陷的淋巴瘤，有明确慢性活动性EB病毒感染病史的淋巴瘤患者，推荐早期予异基因造血干细胞移植（allogeneic hematopoietic stem cell transplantation，allo-HSCT）。HLH反复发作、合并HLH的难治/复发淋巴瘤、高度侵袭性淋巴瘤患者可考虑allo-HSCT。有条件的移植单位，即使只有单倍体供者，也可以积极进行。

（二）其他肿瘤相关性HLH的治疗

除外淋巴瘤相关HLH，其他肿瘤相关性HLH较为少见，由于病例数量有限，缺乏前瞻性研究，确诊后应优先进行针对HLH的治疗还是针对原发病的治疗尚无定论，可以引既往案例为鉴，总结归纳前人的临床经验，治疗过程中应及时进行疗效评估，对于治疗效果不佳的患者，及时更换治疗方案。

六、预后

淋巴瘤相关HLH疾病凶险，进展迅速，早期死亡率高，若不及时进行合理、有效的早期干预，中位生存期不足2个月。非淋巴瘤相关HLH较为少见，但发生HLH显著降低了患者的生存率，早期诊断及治疗是改善患者预后的关键。

第十章

肿瘤相关性骨髓纤维化

肿瘤相关性骨髓纤维化（myelofibrosis，MF）指血液系统肿瘤或其他肿瘤引起骨髓造血组织被纤维组织代替，影响造血功能，伴有脾、肝等器官髓外造血的病理状态，根据病因分为原发性骨髓纤维化（primary myelofibrosis，PMF）和继发性骨髓纤维化（secondary myelofibrosis，SMF）。PMF是一种BCR/ABL阴性的骨髓增殖性肿瘤，以贫血、脾大、外周血中出现未成熟粒细胞、幼红细胞、泪滴状红细胞，CD34+细胞增多及骨硬化为特点。SMF是指在原发病基础上出现骨髓纤维组织增生及造血功能异常，临床上可见于多种肿瘤相关性疾病，如慢性骨髓增殖性疾病、急慢性白血病、多发性骨髓瘤（multiple myeloma，MM）、骨髓增生异常综合征（myelodysplastic syndromes，MDS）和转移癌等。

一、原发性骨髓纤维化

PMF是一种骨髓增殖性肿瘤（myeloproliferative neoplasms，MPN），以骨髓中巨核细胞系和粒系增生伴有反应性纤维组织沉积和髓外造血为特征。病程早期（纤维化前期）各系造血细胞可呈不同程度过度增生，无或仅有少量网状纤维增生。约50%患者白细胞数可轻度升高，大多在（10~20）$\times10^9$/L。红细胞、血小板数也可轻度增高。病程晚期（纤维化期）以骨髓纤维组织显著增生伴髓外造血为特点，表现为进行性贫血、脾大、外周血出现幼稚细胞、泪滴样红细胞和骨髓干抽，还可伴随乏力、盗汗、发热、消瘦等全身症状。

（一）发病机制

骨髓纤维化是由异常骨髓造血干细胞克隆性增殖引起的成纤维细胞反应性增生。巨核细胞过度增生及其释放的各种细胞因子如血小板衍生生长因子（platelet derived growth factor，PDGF）及转化生长因子β（transforming growth factor-β，TGF-β）等，刺激骨髓内成纤维细胞分裂和增殖及胶原合成增多，并在骨髓基质中过度积聚，导致PMF发生。肝、脾、淋巴结内的髓样化生是异常造血细胞累及髓外脏器的表现，不是骨髓纤维化的代偿作用。*JAK2*、*CALR*、*MPL*是MPNs诊断与治疗的三种驱动基因，约50%的纤维化期PMF患者存在*JAK2 V617F*点突变，8%的PMF患者携带有*MPL515*基因突变，25%~35%的PMF患者有CALR-exon9插入或缺失突变。

（二）临床表现

约30%的患者在确诊时无任何症状，主要是因为查体或者偶然发现血常规异常或脾大而就诊。常见症状包括贫血和脾大引起乏力、食欲减退、腹胀、左上腹痛，代谢增高引起的低热、盗汗和体重下降。少数有骨痛和出血，严重贫血和出血为本病的晚期表现；少数可因高尿酸血症并发痛风及肾结石。几乎所有器官都可出现髓外造血灶，局部器官受累可以表现为脾大、肝大、淋巴结肿大等，90%的患者存在不同程度的脾大，巨脾是本病特征性表现，质硬、表面光滑、无触痛。50%~80%的患者可出现肝大，因肝及门静脉血栓形成，可致门静脉高压症。

（三）诊断和鉴别诊断

1. 诊断标准

采用WHO（2016）诊断标准，包括纤维化前（prefibrotic）/早（early）期PMF（表48-6）和明显纤维化（overt fibrotic）期PMF（表48-7）。骨髓纤维化分级标准见表48-8。

表48-6　纤维化前/早期原发性骨髓纤维化诊断标准

确诊需要满足3条主要标准及至少1条次要标准	
主要标准	1.骨髓活检有巨核细胞增生和异型巨核细胞，无明显网状纤维增多（≤MF-1），骨髓增生程度于年龄调整后呈增高，粒系细胞增殖而红系细胞常减少
	2.不能满足真性红细胞增多症、慢性髓性白血病（BCR-ABL融合基因阴性）、骨髓增生异常综合征（无粒系和红系病态造血）或其他髓系肿瘤的WHO诊断标准
	3.有*JAK2*、*CALR*或*MPL*基因突变，或无这些突变但有其他克隆性标志，或无继发性骨髓纤维化证据
次要标准	1.非合并疾病导致的贫血
	2.WBC≥11×10^9/L
	3.可触及的脾脏肿大
	4.血清乳酸脱氢酶水平增高

表48-7　明显纤维化期原发性骨髓纤维化诊断标准

诊断需满足以下3条主要标准及至少1条次要标准	
主要标准	1.巨核细胞增生和异形巨核细胞，常伴有网状纤维或胶原纤维（MF-2或MF-3）
	2.不能满足真性红细胞增多症、慢性髓性白血病（BCR-ABL融合基因阴性）、骨髓增生异常综合征（无粒系和红系病态造血）或其他髓系肿瘤的WHO诊断标准
	3.有*JAK2*、*CALR*或*MPL*基因突变，或无这些突变但有其他克隆性标志，或无继发性骨髓纤维化证据

诊断需满足以下3条主要标准及至少1条次要标准	
次要标准	1.非合并疾病导致的贫血
	2.WBC≥11×10^9/L
	3.可触及的脾脏肿大
	4.幼粒幼红血象
	5.血清乳酸脱氢酶水平增高

表48-8　WHO（2016）骨髓纤维化分级标准

分级	标准
MF-0	散在线性网状纤维，无交叉，相当于正常骨髓
MF-1	疏松的网状纤维，伴有很多交叉，特别是血管周围区
MF-2	弥漫且浓密的网状纤维增多，伴有广泛交叉，偶尔仅有局灶性胶原纤维和(或)局灶性骨硬化
MF-3	弥漫且浓密的网状纤维增多，伴有广泛交叉，有粗胶原纤维束，常伴有显著的骨硬化

2.鉴别诊断

导致反应性骨髓纤维化的常见原因有感染、自身免疫性疾病、慢性炎性疾病、毛细胞白血病或其他淋巴系肿瘤、MDS、转移瘤及中毒性（慢性）骨髓疾患。

纤维化前/早期PMF应与原发性血小板增多症（essential thrombocythemia，ET）鉴别，主要依靠骨髓活检病理组织学形态分析。“真正”ET患者年龄调整后的骨髓增生程度无或轻微增高，髓系和红系造血无显著增生，巨核细胞胞质和细胞核同步增大，体积大至巨大，细胞核高度分叶（鹿角状），嗜银染色纤维化分级常为MF-0；纤维化前/早期PMF患者年龄调整后的骨髓增生程度显著增高，髓系造血显著增生，红系造血减低，巨核细胞细胞核体积的增大超过胞质，体积小至巨大，成簇分布，细胞核低分叶呈云朵状，嗜银染色纤维化分级常为MF-0或MF-1。

有血细胞减少的PMF应与MDS合并骨髓纤维化进行鉴别诊断：近50%的MDS患者骨髓中有轻至中度网状纤维增多（MF-0或MF-1），其中10%~15%的患者有明显纤维化（MF-2或MF-3）。与PMF不同的是，MDS合并骨髓纤维化常为全血细胞减少，异形和破碎红细胞较少见，骨髓常显示明显三系发育异常，胶原纤维形成十分少见，而且常无肝脾肿大。

（四）治疗

对于无临床症状、病情稳定、可持续数年的病人不需要特殊治疗 。

1.支持治疗

成分血输注支持治疗，长期红细胞输注应注意铁过载，配合铁螯合剂治疗。EPO水平低者可用重组人EPO。

2.缩小脾脏和抑制髓外造血

白细胞和血小板明显增多、有显著脾大而骨髓造血障碍不明显时可用来那度胺、羟基脲、美法仑等。部分病人可改善症状，但不能改变自然病程。干扰素α和γ对有血小板增多的骨髓纤维化疗效较好。活性维生素D_3抑制巨核细胞增殖，并有诱导髓细胞向单核及巨噬细胞转化的作用。

3.脾切除

指征：①脾大引起压迫和/或脾梗死疼痛难以忍受；②无法控制的溶血、脾相关性血小板减少；③门静脉高压并发食管静脉曲张破裂出血。但脾切除后可使肝迅速增大，应慎重考虑。

4.靶向药物治疗

芦可替尼是JAK2抑制剂，用于治疗中或高风险骨髓纤维化，包括PMF、真性红细胞增多症（polycythemia vera，PV）、ET继发的骨髓纤维化。

5.HSCT

HSCT是目前唯一可能根治本病的方法，但年龄过高和相关并发症失败率高，近年采用减低剂量预处理（reduced-intensity conditioning，RIC）方案提高了成功率。

二、肿瘤继发骨髓纤维化

SMF是指在原发病基础上出现骨髓纤维组织增生，并出现造血功能异常，临床常见于各种类型急慢性白血病、淋巴瘤、MM、MDS等血液系统恶性疾病，另外一些非血液系统疾病，如实体瘤骨髓转移、自身免疫性疾病、化学药物或放射治疗等也可引起继发性骨髓纤维化。其中以血液系统恶性疾病继发多见，CML继发骨髓纤维化比例占72%，MDS占55.1%，CLL占20%~30%，MM占8%~30%，其余包括淋巴瘤、转移癌等。导致成人SMF的主要病因以血液肿瘤和实体瘤为常见，后者以乳腺癌、胃癌、前列腺癌和肺癌多见，易累及骨髓引起反应性骨髓纤维化，常与PMF相似，不易鉴别，但骨髓象与骨髓活检可以找到明显的异型性细胞，且随原发病的缓解或好转，骨髓纤维化程度可减轻。

（一）发病机制

对继发性骨髓纤维化的具体机制尚有争论，其中CML、MM及淋巴系统增殖性疾病病例数量居多，发生机制可能是MPN患者骨髓中成纤维细胞对各种促分裂剂的敏感性增强，进一步促进了骨髓中纤维细胞的增生。许多生长因子在骨髓中纤维母细胞增生和骨髓内纤维组织增殖中起到重要作用。其中最重要的有血小板衍生生长因子（platelet-derived growth factors，PDGF）、TGF-β和表皮生长因子（epidermal growth factor，EGF）等。其中PDGF是由巨核细胞产生的，是血清中主要的促细胞分裂剂，并对纤维母细胞有极强的促分裂作用，能分泌胶原蛋白，明显促进Ⅲ型胶原合成。另外，TGF-β和EGF等也可促进骨髓中纤维母细胞增生和骨髓中纤维组织增多。

（二）临床表现

SMF症状仍是与贫血、脾脏肿大相关的乏力、腹胀等不适，大多数患者脾脏肿大程度较轻，腹胀、左上腹痛症状不明显，伴有原发病引起相关症状，SMF症状易被原发病症状掩盖。因此，当患者出现原发病症状之外的血常规异常或脾脏肿大时应注意继发骨髓纤维化的可能。

（三）SMF诊断要点

患者的临床表现包括原发病相关临床表现和SMF相关症状，如乏力、腹胀等不适。除原发病相关检查外，建议完善骨髓涂片细胞形态学检查、骨髓活检、细胞遗传学分析（如骨髓“干抽”，可用外周血标本）、分子生物学，包括*JAK2*、*MPL*、*CALR*基因突变和*BCR-ABL1*融合基因检测（如骨髓“干抽”，可用外周血标本），*ASXL1*、*TET2*、*DNMT3a*、*SRSF2*、*U2AF1*、*EZH2*、*IDH1/2*、*SF3B1*、*TP53*和*CBL*等基因可作为二线检测。考虑淋巴瘤或其他实体瘤继发MF时，由于此类肿瘤合并MF往往表现为两系或三系血细胞减少，骨髓干抽，通常需靠骨髓活检发现MF，但常因取材的局限性出现结果的假阴性。而对于一些仅可检测到MF的早期淋巴瘤、实体瘤患者，常因无明显肿大淋巴结、肿物活检及骨髓穿刺未能检测到淋巴瘤细胞而导致原发病漏诊，此时可通过PET-CT来辅助诊断，其在骨髓浸润诊断方面均有较高的敏感性和特异性。

（四）诊断和鉴别诊断

1. SMF诊断标准

在满足骨髓中有巨核细胞增生和异形巨核细胞，且伴有网状纤维或胶原纤维的同时，若还满足PV、CML、MM、其他髓系肿瘤的WHO诊断标准及其他实体瘤诊断标准，则诊断为继发性骨髓纤维化。

（1）真性红细胞增多症后骨髓纤维化（post-PV MF）诊断标准

采用骨髓纤维化研究和治疗国际工作组（international working group-myeloproliferative neoplasms research and treatment，IWG-MRT）标准：主要标准（2条均需满足）：①此前按WHO诊断标准确诊为PV；②骨髓活检示纤维组织分级为2/3级（按0~3级标准）或3/4级（按0~4级标准）。次要标准（至少符合其中2条）：①贫血或不需持续静脉放血（在没有采用降细胞治疗情况下）或降细胞治疗来控制红细胞增多；②外周血出现幼稚粒细胞、幼稚红细胞；③进行性脾脏肿大（此前有脾脏肿大者超过左肋缘下5 cm或新出现可触及的脾脏肿大)；④以下3项体质性症状中至少出现1项：过去6个月内体重下降>10%，盗汗，不能解释的发热(>37.5 ℃)。

(2) ET后骨髓纤维化(post-ET MF)诊断标准

采用IWG-MRT标准：主要标准(2条均需符合)：①此前按WHO诊断标准确诊为ET；②骨髓活检示纤维组织分级为2/3级(按0~3级标准)或3/4级(按0~4级标准)。次要标准(至少需符合2条)：①贫血或血红蛋白含量较基线水平下降20 g/L；②外周血出现幼粒幼红细胞；③进行性脾脏肿大(超过左肋缘下5 cm或新出现可触及的脾脏肿大)；④以下3项体质性症状中至少出现1项：过去6个月内体重下降>10%，盗汗，不能解释的发热(>37.5 ℃)。

2. 各类疾病继发MF的鉴别

1) CML在SMF前有较长白血病病程，有特征性的Ph染色体和BCR/ABL融合基因，红细胞形态学正常，多无泪滴状红细胞，常脾脏肿大明显。

2) PV在发生SMF前有一段较长时间的红细胞增多和红细胞容量升高过程，有多血质的临床征象，且合并SMF的真性红血细胞增多症一般病情发展快。

3) ET在发生SMF前有很长一段时间以血小板明显升高为特点的病程，通常有血栓栓塞或出血性并发症，多无泪滴状红细胞。

4) 骨髓转移瘤引起的SMF，恶性肿瘤(尤其是乳腺癌、前列腺癌和甲状腺癌等恶性肿瘤)转移至骨髓易引起MF，部分能找到原发病灶，一般脾脏不大或轻度肿大，骨髓象或骨髓活检可以见到明显的转移瘤细胞。

5) MDS伴SMF患者，具备MDS特点，脾不大或轻度肿大，骨髓中有明显的病态造血现象，骨髓活检可见不成熟细胞异常定位，MF程度轻且以网状纤维为主，部分病人有遗传学异常。

6) 淋巴瘤与MM患者出现SMF时，纤维组织的增生区域与瘤细胞的分布一致，多呈灶性。

7) 化学药物或放射治疗引起SMF，患者有明确原发病治疗相关放化疗病史，放疗引起骨髓纤维化部位与放射治疗部位相关。

(五) 治疗

SMF治疗主要是治疗原发病，在常规对症支持治疗的基础上，针对原发病行相关治疗方案，部分患者骨髓纤维化可能有所缓解。

（六）预后及预防

SMF患者的预后主要取决于原发病的病理类型。多数学者认为，SMF预后不良，而且SMF程度越重，预后越差。也有学者认为SMF患者随着原发病的治疗，纤维化程度可以逆转，故而对原发病的预后影响不大。

由于骨髓纤维化目前仍然是一种病因不明的疾病，也就不存在有针对性的预防措施。因多继发于血液系统肿瘤，可参照血液病的预防措施：①避免长期接触有毒物质，如含苯的化学制品、农药等；②避免在有电离辐射的环境中过度暴露，如X射线、放射性物质等；③尽量远离污染的环境，如被污染的大气，或家庭装修导致的环境污染；④增强体质锻炼，规律作息不熬夜，保持心情舒畅。

第十一章

肿瘤相关性骨髓坏死

骨髓坏死（bone marrow necrosis，BMN）是多种病因和疾病所致骨髓内造血细胞发生原位死亡，即骨髓造血组织和基质大面积坏死，以骨髓正常组织破坏伴随大量脂肪组织丢失为特征，而不包括造血功能无继发改变的局灶性坏死和伴随骨坏死的骨髓坏死。骨髓坏死不是一个独立疾病，是诸多疾病的共同病理变化，原发病因包括肿瘤和非肿瘤两大类。骨髓坏死是一种罕见的临床综合征。国外发生率为0.3%~2.2%，国内为0.12%。

一、病因

骨髓坏死原发病因包括肿瘤和非肿瘤两大类。恶性肿瘤是其发病的主要原因（约占90%），非肿瘤因素仅约10%。血液系统肿瘤在恶性肿瘤中约占60%。血液系统肿瘤中急性淋巴细胞白血病最常见，其他包括各种类型白血病、多发性骨髓瘤、恶性淋巴瘤、MDS等。实体瘤多见于胃癌、前列腺癌、尤文氏肉瘤、原始神经外胚层肿瘤、神经母细胞瘤、横纹肌肉瘤和导管乳腺癌等。

此外，部分骨髓坏死在肿瘤治疗过程中发生，有一些细胞因子如干扰素、粒细胞集落刺激因子和肿瘤坏死因子。化疗药物如维甲酸、氟达拉滨、伊马替尼、羟基脲和利妥昔单抗等也可引起骨髓坏死。免疫治疗药物如PD-1抑制剂和靶向治疗药物如TKI等引起骨髓坏死也有报道。

二、发病机制

骨髓坏死发病机制多样且复杂，是多种因素共同作用的结果。肿瘤相关性骨髓坏死发病机制可能为：①微循环衰竭致局部组织缺血可能是发病的最主要原因，可见于白血病细胞大量增殖阻塞骨髓毛细血管窦及实体瘤骨转移在骨髓滋养血管时形成癌栓。②恶性肿瘤细胞释放的酶及促炎因子，或强烈化疗后坏死的肿瘤细胞释放细胞毒性物质或酶直接或间接损伤骨髓细胞。③激活的免疫系统损伤骨髓造血细胞及基质细胞。④多种治疗药物，如氟达拉滨、羟基脲和伊马替尼等均可引起骨髓血管损伤，进而导致骨髓坏死等。⑤细胞凋亡的外源性途径。

三、临床表现

骨髓坏死的临床表现与原发病密切相关，无特异性的临床表现，主要是骨痛和发热。

1）典型症状：骨痛为全身骨痛、关节痛或局部骨骼疼痛。多呈进行性加重且剧烈难忍，多发生在造血组织活跃的骨组织部位，如胸部、腰背部、骶髂部和脊柱等。

2）最常见症状：发热多为高热，热型不规则。可由原发病所致，也可由骨髓坏死组织释放炎症因子导致，常无感染证据。

3）进行性加重的贫血也是较常见症状。

4）肝脾肿大，还可合并浅表淋巴结肿大、皮肤黏膜出血、皮下结节、水肿等。

5）其他：骨髓坏死时脂肪或骨髓颗粒可引起肺动脉或脑、肾血管脂肪栓塞，进而出现低氧血症、呼吸窘迫综合征和多脏器功能不全等严重并发症。

四、检查

（一）血常规

骨髓坏死患者外周血常规多为三系或二系减少，常以血红蛋白和血小板减少较为多见，白细胞则根据原发病不同可表现为增多、减少或正常。外周血涂片可见幼稚粒细胞和有核红细胞等，呈幼红-幼粒细胞性贫血。主要与髓外造血，肿瘤细胞侵犯骨髓排挤幼红和幼粒细胞，大量肿瘤细胞破坏骨髓屏障导致幼红、幼粒细胞进入外周血等有关。还可见大小不一、不规则形、棘形、泪滴形和破碎红细胞等。若非血液系统肿瘤外周血涂片见幼稚细胞，需警惕骨髓坏死发生。

（二）生化和凝血

骨髓坏死患者可出现血清碱性磷酸酶、乳酸脱氢酶、血清钙、血沉、胆红素、血尿酸和谷草转氨酶升高等异常。骨髓坏死普遍处于高凝状态，存在不同程度DIC。

（三）骨髓穿刺和活检

骨髓坏死的诊断主要依靠骨髓穿刺和活检。骨髓穿刺易干抽，在一定程度上影响了骨髓坏死的检出率。多部位穿刺及加做骨髓活检有助于提高诊断率。

1.骨髓细胞学

①骨髓抽出物外观浑浊，可呈血水样、黄色泥浆样，多有腥臭味；②骨髓涂片经瑞氏-姬姆萨染色镜检示涂片中多数细胞呈溶解状态，细胞失去正常的结构和染色

特点，胞膜多消失，胞浆内结构模糊无法辨认，胞核浓染，呈强嗜碱性，存在不同程度核固缩、核溶解、核碎裂，坏死细胞间充满大片无定性嗜酸性物质；③轻度骨髓坏死时骨髓涂片可见形态较为完整的成熟红细胞，而原始细胞、肿瘤细胞、中性杆状核和分叶核细胞，以及中晚幼红细胞仅形态残存依稀可辨；④骨髓坏死严重者骨髓涂片仅余一片粉红色细胞痕迹，视野背景呈均匀一片嗜酸性物质，偶见间杂有形态较完整的幼红、幼粒细胞或肿瘤细胞。

2.组织学特点

正常造血组织和基质结构破坏，染成均一的嗜酸性物质，以缺乏胞核和胞质微细结构的嗜酸细胞空影为特征。多数可见伴有网硬蛋白增生和胶原纤维增生，有时可见骨髓纤维增生。

3.超微结构

电镜下所见骨髓有核细胞极度减少，仅见少数成熟红细胞及无结构的破坏细胞。残存细胞表现为细胞膜、细胞器及细胞核不同程度破坏。

（四）影像学检查

1.^{99m}Tc骨髓显像

可显示骨髓网状内皮成分，相当于造血组织区域，骨髓坏死区无核素摄取，也能显示残存骨髓组织，以便引导骨髓穿刺获原发病信息。

2.MRI

对骨髓坏死的诊断及疗效观察具重要意义。MRI为无创评估骨髓的方法。骨髓信号强度变化反映脂肪和细胞中水元素比例变化。骨髓坏死时造血组织水成分增加，脂肪减少，表现为高信号。MRI有助于判断骨髓坏死范围，并指导骨髓穿刺位置，亦有助于了解造血组织恢复。

3.PET-CT

从“分子水平”上反映恶性肿瘤的代谢及功能改变。对于白血病、多发性骨髓瘤和淋巴瘤等血液系统恶性肿瘤诊断具重大意义。可用于骨髓坏死诊断的依据可能为：①炎性细胞浸润坏死病灶，活化的炎性细胞表面葡萄糖转运蛋白的表达增加，因此可增加坏死病灶对氟[^{18}F]-脱氧葡萄糖摄取；②骨髓坏死时缺氧、缺血的微环境导致代谢增加，从而增加对葡萄糖的摄取。

五、诊断

（一）诊断依据

①多数患者有原发疾病；②临床以剧烈骨痛、发热、进行性贫血、出血及肝、

脾、淋巴结肿大症状多见。③外周血常规可见三系不同程度减低，呈幼红-幼粒细胞性贫血。④骨髓涂片和活检有典型骨髓坏死表现。

有些病例原发病灶非常隐蔽，临床无明显症状，仅因血液学出现异常，在骨髓涂片中找到瘤细胞，进行相应检查后才发现原发病灶，从而为恶性肿瘤提供诊断的唯一证据。

（二）骨髓坏死分级

依据Maisel半定量法对骨髓活检组织切片进行分级：Ⅰ级（轻度坏死），骨髓坏死总范围低于整张骨髓标本的20%；Ⅱ级（中度坏死），骨髓坏死总范围占整张骨髓标本的20%~50%；Ⅲ级（重度坏死），骨髓坏死总范围高于整张骨髓标本的50%。

骨髓坏死常合并骨髓纤维化，采用Gomori银染色法及Foot网织纤维染色法，判断网硬蛋白的增生程度及骨髓纤维化程度。

六、治疗

原发病的治疗是骨髓坏死治疗的关键措施，因此骨髓坏死总的治疗原则是针对病因即针对原发病进行积极治疗，同时辅以对症治疗，包括通过放射治疗、糖皮质激素、间充质干细胞、造血干细胞移植等改善微循环、促进造血和预防骨髓纤维化。

（一）原发病治疗

肿瘤相关性骨髓坏死主要因肿瘤细胞侵犯骨髓、阻塞骨髓微血管及对氧的过量需求所致，所以原发病治疗是关键。选择相应化疗方案可对瘤细胞扩散进行抑制，并对术后残存瘤细胞造成杀伤效果。明确原发病，根据骨髓坏死情况、其他器官耐受程度和并发症严重程度，拟行个体化化疗方案，可起优化疗效作用，从而改善患者远期生存率及降低复发率。

（二）放射治疗

放疗是当前骨转移瘤所引起骨髓坏死临床治疗中效果显著的治疗技术，能有效缓解疼痛，具有显著镇痛效果，从而减轻患者不适症状并减少药物摄入，使患者能减少对药物的依赖。

（三）糖皮质激素

恶性肿瘤可出现各种副瘤免疫现象，如免疫性溶血性贫血。免疫异常可能会损害骨髓造血干细胞，进而影响细胞的增生、分化及凋亡，导致骨髓坏死的发生。糖皮质激素有益于原发病的治疗和缓解炎症反应导致的骨髓损伤。但应注意不合理使用糖皮质激素也会导致骨髓坏死，故应权衡利弊。

（四）间充质干细胞

间充质干细胞有良好多向分化潜能、活跃增殖特性，内含大量细胞因子及生长因子，有促进造血和改善骨髓造血微环境的功能。体外培养的间充质干细胞具修复受损组织和免疫调节潜能，可用于治疗骨髓缺陷及坏死。

（五）造血干细胞移植

有报道，恶性淋巴瘤合并骨髓坏死成功获取自体造血干细胞并移植成功。

（六）支持治疗

骨髓坏死除积极处理原发病之外，针对症状给予支持治疗，如输血、镇痛、抗感染、改善循环、抑制骨髓纤维化和营养支持等，减轻患者痛苦。对于全血细胞减少患者，应及时输注红细胞、血小板及进行抗感染治疗。难以控制的感染和严重出血往往是骨髓坏死直接引发死亡的原因，早期成分输血治疗有助于帮助患者度过危险期、挽救生命，输注悬浮红细胞不但可维持重要脏器的功能，还可改善骨髓供血供氧，利于坏死骨髓的修复。应用血管活性药物，保证骨髓供血供氧，减缓疾病进展及促进恢复。

七、预后

多数研究者认为骨髓坏死的预后主要取决于原发病，而与坏死程度无关。肿瘤相关性骨髓坏死，大多预后差，仅少数预后良好的肿瘤可获长期生存。骨髓坏死可加速肿瘤患者的死亡，死因多为严重感染、败血症、出血、栓塞和DIC等。

第十二章

肿瘤相关性单克隆免疫球蛋白病

单克隆免疫球蛋白血症是指血中出现单克隆免疫球蛋白，既可是浆细胞病的特征，也可出现于某些非浆细胞疾病或原因不明。原因不明的单克隆免疫球蛋白病称为“意义未明单克隆免疫球蛋白病”（monoclonal gammopathy of undetermined significance，MGUS），可能与多种因素刺激导致单克隆B细胞或浆细胞过度增殖并分泌单克隆免疫球蛋白有关。1978年，Kyle观察到具有单克隆免疫球蛋白的人具有发展成多发性骨髓瘤、Waldenstrsm巨球蛋白血症、轻链淀粉样变性或相关疾病的风险，而后将该病命名为MGUS。肿瘤相关性单克隆免疫球蛋白病（cancer related monoclonal gammopathy，CRMG）是指肿瘤患者在肿瘤发展及治疗等过程中出现的单克隆免疫球蛋白血症，可出现在血液系统恶性肿瘤及实体瘤中，其发生率目前无明确流行病学数据，发病机制不十分明确。CRMG可引起多种临床症状，影响患者对放化疗的耐受性。CRMG不仅导致患者生存质量下降，而且降低对放化疗的敏感性，并作为独立因素影响肿瘤患者预后，在肿瘤治疗过程中应予以重视。

一、病因和发病机制

CRMG的病因和发病机制不十分清楚，分子基础未知。有报道部分实体瘤中IL-6水平升高。众所周知，IL-6是体内非常重要的炎症因子。已证实IL-6是骨髓瘤细胞生长因子，它的过度分泌与恶性浆细胞病的发病密切相关，CRMG的发病机制上IL-6是否起重要作用尚待研究。对部分淋巴瘤相关MGUS，淋浆阶段属人为划分，实际演化过程是连续的，因此两种疾病可能出现重叠交叉。

二、CRMG的临床表现

（一）原发肿瘤的表现

（二）单克隆免疫球蛋白血症的相应表现

患者可出现肾脏、皮肤和神经系统的症状，表现为感觉性共济失调、动眼神经和延髓肌或冷凝集素的运动无力；蛋白尿、血尿、高血压及急性肾功能不全；黄色至橙色丘疹、斑块，和/或累及眼睑的结节等。也可以无任何表现。

三、CRMG的诊断与鉴别诊断

（一）CRMG的诊断

有三个重要特征：①确诊肿瘤；②M蛋白的存在；同时符合以下两条标准：a.血清单克隆M蛋白（IgG型或IgA型）<30 g/L，和尿M蛋白<500 mg/24小时；并且骨髓单克隆浆细胞比例<10%；b.无SLiM、CARB等终末器官损害表现，无浆细胞增殖导致的淀粉样变性。③有或无M蛋白导致的临床症状。

（二）CRMG的常见疾病

1.实体肿瘤

（1）骨内神经鞘瘤

骨内神经鞘瘤是一种罕见的疾病，占原发性骨肿瘤的0.175%。这些肿瘤通常不累及长骨，大多数骨内神经鞘瘤见于颅骨、下颌骨和脊柱。因此，它们经常被误诊为更严重的骨溶性病变，包括转移性疾病和骨髓炎，导致患者的过度治疗或过度检查。免疫组化表现为CD56在MGUS（10%）和神经鞘瘤均阳性。尽管对肿瘤发生的控制机制或两种疾病之间的关系缺乏明确的认识。MGUS可能是骨内神经鞘瘤的潜在危险因素。

（2）前列腺癌

基于登记研究表明，MGUS和前列腺癌（prostatic cancer，PCa）可能存在关联。有研究分析了来自2385名男性（年龄45~85岁）的基于前瞻性人群的队列研究的数据：在19名被诊断为MGUS和偶然发现的前列腺癌患者中，MGUS与PCa的HR为2.00（95% CI：1.23~3.25）。按免疫球蛋白的类型分层，IgM-MGUS与PCa的相关性最强。已经有研究表明抗体或抗原和抗体的复合物可以阻断细胞毒性淋巴细胞的抗肿瘤作用，从而促进癌细胞的生长。另有研究显示，强大的遗传易感性似乎是MGUS

和前列腺癌之间关联的潜在原因。前列腺癌是男性中最常见的癌症，而MGUS的患病率为3%~4%，了解这种关联的本质对临床决策很重要。

（3）直肠癌

直肠癌是指从齿状线至直肠乙状结肠交界处之间的癌，是消化道最常见的恶性肿瘤之一。我国直肠癌发病年龄中位数在45岁左右。青年人发病率有升高的趋势。

（4）非黑色素瘤皮肤癌

有相关报道发现单克隆免疫球蛋白患者中存在的免疫抑制和循环血中的趋化因子可能会导致非黑色素瘤皮肤癌的进展。

2.血液肿瘤

（1）黏膜相关淋巴组织淋巴瘤

M蛋白的生成可发生于多种类型的B细胞NHL中，尤其是分化较晚的淋巴瘤。黏膜相关淋巴组织淋巴瘤（mucosa-associated lymphoid tissue，MALT）是一种具有独特临床病理特点的淋巴瘤，据报道其合并M蛋白血症的比例可达27%~36%。

（2）滤泡性淋巴瘤

有研究报道了311例滤泡性淋巴瘤患者，其中82例（26%）患者出现单克隆免疫球蛋白。中位随访4.6年，血清免疫固定电泳阳性与早期复发风险较高相关（POD 24，27% vs. 15%，P=0.02），无进展生存期较短（PFS；5年42% vs. 52%，P=0.008），总生存率较短（OS；59% vs. 10年77%，P=0.046），是预后不良的预测因素。这些发现鼓励我们进一步研究其与B细胞生物学和肿瘤微环境的关系。

（3）T细胞大颗粒淋巴细胞白血病

T细胞大颗粒淋巴细胞（T-large granular lymphocytic，T-LGL）白血病是一种慢性淋巴增生性疾病，其特征是具有细胞毒性表型（CD3、CD8和CD57）。T-LGLs是一种克隆扩增，是相对罕见的恶性肿瘤，在美国慢性淋巴增生性疾病中占2%~5%。一项对1994年1月至2018年6月在梅奥诊所就诊的所有诊断为T-LGL白血病和浆细胞疾病（plasma cell dyscrasia，PCD）的患者进行了回顾性研究。T-LGL白血病大多数是在MGUS诊断的同时或之后诊断的，22例患者被诊断为T-LGL白血病和PCD。其中MGUS占13例，这强调了在监测MGUS患者时需要保持警惕，特别是那些出现不明原因的中性粒细胞减少症的患者。

（4）慢性骨髓增殖性肿瘤及骨髓增生异常综合征

在BCR-ABL阴性的MPN患者中，3%~14%的患者同时出现MGUS。单克隆免疫球蛋白血症在骨髓增生异常综合征（MDS）患者中的发生率为2%~10%。

四、治疗

（一）原发肿瘤的治疗

控瘤治疗：对肿瘤本病所致CRMG，应按实体瘤或血液肿瘤相应治疗原则进行治疗。若肿瘤本身已经缓解或手术切除，M蛋白仍然存在，需据患者是否有M蛋白相关临床表现以及M蛋白血症的转归情况选择相应的治疗。

（二）对症支持治疗

1.抗感染

在CRMG的患者中观察到几种可能影响癌症预后的免疫紊乱，包括低γ球蛋白血症和调节性T细胞亚群频率的改变。CRMG患者菌血症和肺炎的风险中度升高，可能增加与某些癌症和使用细胞毒性治疗相关的严重感染的风险。因此，临床中这类患者进行抗肿瘤治疗的同时需注意监测淋巴细胞亚群，必要时需预防性地应用抗感染药物。另外要警惕CRMG与分枝杆菌感染的关系，在肿瘤治疗过程中应进行这方面的监测。

2.静脉血栓的预防

不管是实体瘤还是血液肿瘤患者都是静脉血栓发生的高危人群，研究表明，MGUS患者浅表血栓性静脉炎的发生率增加，而一项针对患有MGUS的美国退伍军人的研究发现，他们发生静脉血栓栓塞的风险增加。因此，对CRMG患者应行血栓风险评估，必要时予阿司匹林或肝素类抗凝药预防静脉血栓。

3.对肾功能的监测和保护

抗肿瘤治疗过程中要注意对肾脏的保护和监测，许多抗肿瘤药物可引起肾损伤。主要可表现为肾小管功能障碍、肾内梗阻、急性和慢性肾衰竭、溶血性尿毒症综合征。要保护肾脏功能，避免使用非甾体类止痛药、静脉造影剂等，给予充分水化、利尿。而CRMG中的单克隆免疫球蛋白也可以导致肾脏的损害，出现蛋白尿、高血压、血尿及肾功能损害。必要时可使用糖皮质类固醇。若肾脏活检证实为轻链沉积病或者有肾脏意义的MGRS，需进一步明确是否具有浆细胞克隆或者B细胞克隆，选择相应的治疗。

4.治疗冷球蛋白血症

对IgM型CRMG需要警惕冷球蛋白血症出现。这是一种多系统疾病，通过冷球蛋白的血管内沉积和其形成的免疫复合物沉积，皮肤表现最为多见。患者常由于寒冷引起皮肤紫癜、冷性荨麻疹和痛性溃疡。还有的病人以小血管炎病变为主，表现为关节疼痛，肾脏和周围神经受累更加常见。

冷球蛋白血症主要采用病因治疗，包括丙肝的抗病毒治疗，大多数Ⅱ型和Ⅲ型患者经过持续抗丙肝病毒治疗，缓解率>50%。其余治疗包括利妥昔单抗和免疫抑制剂，血浆置换用于严重终末器官衰竭的患者。

5. 预防骨质疏松及骨折

有报道MGUS患者中骨质疏松症和骨折发生率增加，即使患者未进展到多发性骨髓瘤。对CRMG患者可适当补钙及维生素D_3。

第十三章

肿瘤相关性反应性浆细胞增多

一、肿瘤相关性反应性浆细胞增多的概述和流行病学

肿瘤相关性反应性浆细胞增多（reactive plasmacytosis，RP）一般指由于某种肿瘤，导致患者骨髓和/或外周血浆细胞数量明显升高，并且常常伴有球蛋白升高。一般认为这种现象是机体反应性的。肿瘤相关性RP的基础病因非常复杂，主要分为以下几类：①血液系统恶性肿瘤，主要见于急性髓性白血病、急性淋巴细胞白血病、慢性髓性白血病、慢性淋巴细胞白血病、霍奇金淋巴瘤、非霍奇金淋巴瘤（特别是血管免疫母细胞性T细胞淋巴瘤）、骨髓增殖性肿瘤、骨髓增生异常综合征等，几乎涵盖了各种血液系统恶性肿瘤；②非血液系统恶性肿瘤，目前报道的如累及支气管、胸腺、乳腺、肝脏、肾上腺、骨、胆道、胃肠道、前列腺、卵巢、子宫、膀胱的恶性肿瘤及恶性间皮瘤等。因此，从理论角度讲，常见肿瘤都有可能表现为RP。这意味着大部分肿瘤都需要警惕有无RP的发生。

RP的流行率目前报道不一，国外报道为8.7%~28.6%，而国内报道为6.6%，明显低于国外结果。由肿瘤所致RP的流行率目前无相关报道。

二、反应性浆细胞增多的筛查和诊断

（一）反应性浆细胞增多的筛查

到目前为止，RP的发生机制尚不清楚。从目前研究来看，大部分肿瘤相关性RP的可能发生机制与肿瘤细胞分泌高水平IL-6有关。另外，少数肿瘤导致RP可能与IL-10升高有关。

对不明原因血清球蛋白升高，以及骨髓和/或外周血出现浆细胞的肿瘤患者，应该

筛查RP的可能。相反，以RP为首发表现的患者，一定注意筛查有无潜在肿瘤可能。

（二）反应性浆细胞增多的临床表现

肿瘤相关性RP的临床表现异质性非常强，主要取决于导致RP的基础疾病。RP共同的表现主要为骨髓中浆细胞升高，一般在20%以下，但罕见情况可达50%左右。RP也可以表现为外周血中浆细胞升高，还可同时伴有红细胞缗钱样排列。外周血中罕见时可出现浆细胞比例超过20%，甚至达到30%~40%，非常类似于浆细胞白血病，容易导致误诊。另外，RP常常出现血清球蛋白升高，可表现为IgG、IgA和/或IgM升高。若主要为一种球蛋白升高，背景蛋白浓度通常不降低，即无背景蛋白免疫麻痹。若RP合并由于基础疾病导致的贫血、骨骼破坏以及肾功能不全，极易误诊为多发性骨髓瘤，需要谨慎鉴别。

（三）反应性浆细胞增多诊断所需检测项目

RP的检查项目核心目的是明确浆细胞多克隆增殖（具体项目见表48-9）。

表48-9　初诊RP需要进行的检查

		具体内容
基本检查	血液检查	血清蛋白电泳（包括M蛋白含量）、免疫固定电泳（包括IgD）、外周血涂片（浆细胞百分数）、血清免疫球蛋白定量（包括轻链）、血清游离轻链
	尿液检查	尿蛋白电泳、尿免疫固定电泳、24h尿M蛋白、24h尿轻链
	骨髓检查	骨髓细胞学涂片分类，骨髓活检+免疫组化（骨髓免疫组化建议应包括针对如下分子的抗体：CD19、CD20、CD38、CD56、CD138、κ轻链、λ轻链、纤维染色），流式细胞术（建议抗体标记采用4色以上，应包括针对如下分子的抗体：CD38、CD138、CD45、CD19、CD56、CD20、CD27、CD28、CD81、CD117、CD200、CD269、κ轻链、λ轻链）
	影像学检查	全身骨骼低剂量CT（包括头颅、骨盆、股骨、肱骨、胸椎、腰椎、颈椎）或全身弥散加权MRI成像（包括颅骨、颈椎、胸椎、腰椎、骨盆、长骨、肋骨）或PET-CT
特殊检查	血清细胞因子检查*	IL-2，IL-6，IL-10及IL-12
备注：*有条件的诊疗中心可以开展		

1.确认浆细胞多克隆增殖的检查

主要包括单克隆免疫球蛋白和/或其轻链（M蛋白）、骨髓细胞学及病理组织学检查。M蛋白检测手段包括血清蛋白电泳（包括M蛋白含量）、血尿免疫固定电泳（包括IgD）、血清游离轻链、尿M蛋白定性和定量。骨髓穿刺及活检均是发现骨髓浆细胞的重要手段，可以互相补充。骨髓活检也是确诊RP基础病因的重要手段，这点在血液及非血肿瘤均有重要诊断价值。免疫分型是确定浆细胞克隆性的重要手段。

2.单克隆免疫球蛋白（M蛋白）

所有RP患者均应该进行血、尿M蛋白检测。血清蛋白电泳（serum protein electrophoresis，SPEP）无法检出M蛋白的基础上，采用更敏感的血清免疫固定电泳（immunofixation electrophoresis，IFE）进行确认。尿蛋白电泳（urine protein electrophoresis，UPEP）及尿IFE筛查也很重要，以排除轻链型多发性骨髓瘤。在血、尿IFE均未检出M蛋白之后，用血清游离轻链（serum free light chain，sFLC）进一步验证。经过以上所有检查仍不能检出M蛋白者，M蛋白的筛查方可结束。

3.骨髓细胞学及病理组织学检查

骨髓中多克隆性浆细胞增多是诊断RP的关键指标。为区分单克隆浆细胞增多，可通过骨髓流式细胞分析或骨髓活检免疫组化以确定表达κ或λ轻链浆细胞的比例（即轻链的限制性表达），辨别浆细胞是否为多克隆性增殖。注意，仅仅依赖浆细胞形态的差异是无法可靠地将多克隆浆细胞与单克隆浆细胞区分开来。与多发性骨髓瘤单克隆浆细胞类似，RP的多克隆浆细胞也可表现为双核浆细胞、mott样细胞、火焰状细胞以及在细胞浆中出现Auer小体样包涵体。另外，大部分RP患者骨髓中浆细胞比例低于20%，而对于浆细胞5%~15%患者而言，有研究显示应用免疫组化染色区分多克隆还是单克隆增殖不可靠。对于这样的患者，流式细胞检测更具有优势。

4.浆细胞免疫表型检测

骨髓浆细胞流式细胞学检测有助于RP的诊断。CD38和CD138是常用的浆细胞标志抗原，通常以CD138和CD45设门，结合胞浆κ、λ轻链检查，可对骨髓浆细胞进行克隆性分析。正常浆细胞免疫表型为$CD38^+$、$CD138^+$、$CD45^+$、$CD19^+$、$CD56^-$及缺乏轻链限制性表达；典型单克隆浆细胞免疫表型为$CD38^+$、$CD138^+$、$CD45^-$、$CD19^-$、$CD56^+$及轻链限制性表达阳性。反应性浆细胞本质为一过性扩增的短寿命多克隆不成熟浆细胞。应用流式细胞分析，RP的浆细胞可以分为两群。一群为原始浆细胞，具有高度增殖活性，表型为$CD38^+$、$CD138^-$、$CD45^+$、$CD19^+$、$CD56^-$及轻链限制性表达阴性；另外一群为早期浆细胞，增殖活性较原始浆细胞下降，但仍高于正常人成熟浆细胞，表型为$CD38^+$、$CD138^+$、$CD45^+$、$CD19^+$、$CD56^-$及轻链限制性表达阴性。

5.影像学检查

对于RP，需要常规进行骨骼评估，以明确有无骨骼破坏。可采用全身低剂量CT扫描。全身低剂量CT扫描也是目前诊断多发性骨髓瘤骨病的标准诊断手段，可发现骨皮质的溶骨性破坏。此外，全身PCT/CT也可用于骨骼评估，但由于价格高昂，应用受限。全身弥散加权成像（WB-DWI）也可用于骨骼评估，优点是无电离辐射，是评估骨髓浸润的金标准，缺点是扫描时间长，应用受限。RP的浆细胞为多克隆浆细胞，不会侵犯骨骼。若发现骨骼破坏，而流式细胞检测提示为多克隆浆细胞，需要除外基础病或其他原因所致。

6.血清细胞因子检测

细胞因子检测非强制检测项目，但由于RP的研究相对较少，需要积累更多资料来进一步分析，建议有条件的中心选择进行检测。常用的血清细胞因子检测谱如下：IL-2、IL-6、IL-10及IL-12。

（四）诊断标准

骨髓浆细胞数量的正常值国外报道一般为1%~3%，国内报告为0~1.2%。国外学者认为超过2%或2.5%为异常，而国内学者通常一般定为3%以上为异常。目前，一般把骨髓多克隆浆细胞数量≥3%作为诊断RP的界值。而外周血中，正常情况下无浆细胞存在。若在外周血中发现多克隆浆细胞，无论比例高低，均为异常。而重度RP的定义为外周血中多克隆浆细胞＞$2\times10^3/mm^3$，或比例超过20%，这种情况文献报道常见继发于血管免疫母细胞性淋巴瘤。

三、RP的临床意义

新诊断肿瘤伴随RP的临床意义，目前尚不明确。无论基础病为血液肿瘤，还是非血液肿瘤，由于大部分RP报道均为病例报告，缺乏大队列研究，因此RP的临床意义有待澄清。但从目前一些初步研究看，RP似乎对基础病的预后无不利影响。而肿瘤治疗后出现RP，似乎是预后良好的提示，这点在多发性骨髓瘤获得深度缓解序贯来那度胺维持治疗期间出现RP得到证实。

四、治疗

（一）治疗时机

由于RP为机体对基础疾病的反应性增生，因此，在基础病尚未明确情况下，不建议对RP进行治疗。建议在支持治疗基础上，尽快完善相关检查，明确基础病因后再制定治疗策略。

（二）治疗策略

根据基础疾病的不同，制定相应的治疗策略。不建议针对RP制定单独治疗策略。一般情况下，基础病缓解后RP即相应缓解。若基础病缓解后，RP仍无法完全缓解，需要警惕合并存在浆细胞疾病的可能，可进一步完善检查，验证浆细胞的克隆性。

参考文献

1.樊代明.整合肿瘤学·临床卷.北京：科学出版社，2021.

2.樊代明.中国肿瘤整合诊治指南.血液肿瘤卷.天津：天津科学技术出版社，2022.

3.Liu L. Linking Telomere Regulation to Stem Cell Pluripotency. Trends Genet，2017，33（1）：16-33.

4.Li F，Ge Y，Liu D，et al. The role of telomere-binding modulators in pluripotent stem. cells. Protein Cell，2020，11（1）：60-70

5.Liesveld J L，Sharma N，Aljitawi Os. Stem cell homing：From physiology to therapeutics Stem cell homing：From physiology to. therapeutics. Stem Cells，2020，38（10）：1241-1253.

6.Amiri F，Kiani Aa，Bahadori M，et al. Co-culture of mesenchymal stem cell spheres. with hematopoietic stem cells under hypoxia：a cost-effective method to maintain self-renewal and homing marker expression . Mol Biol Rep，2022，49（2）：931-941.

7.Sameri S，Samadi P，Dehghan R，et al. Stem Cell Aging in Lifespan and Disease：A. State-of-the-Art Review . Curr Stem Cell Res Ther，2020，15（4）：362-378.

8.Eun K，Ham Sw，Kim H. Cancer stem cell heterogeneity：origin and new. perspectives on CSC targeting . BMB Rep. 2017，50（3）：117-125.

9.Menendez Ja，Alarcon T. Nuclear reprogramming of cancer stem cells：Corrupting. the epigenetic code of cell identity with oncometabolites . Mol Cell Oncol，2016，3（6）：e1160854.

10.Teshigawara R，Cho J，Kameda M，et al. Mechanism of human somatic. reprogramming to iPS cell. Lab Invest，2017，97（10）：1152-1157.

11.Liu L，Zhang Sx，Liao W，et al. Mechanoresponsive stem cells to target cancer. metastases through biophysical cues. Sci Transl Med，2017，9（400）：eaan2966.

12.Watson Cj，Papula A l，Poon Gyp，et al. The evolutionary dynamics and fitness. landscape of clonal hematopoiesis. Science，2020，367（6485）：1449-1454.

13.Sánchez-Lanzas R，Kalampalika F，Ganuza M. 'Cell-ebrating' diversity in the bone. marrow niche：Classic and novel strategies to uncover niche composition published online ahead of print，2022 Jul[15]. Br J Haematol，2022，10.1111/bjh.18355.

14.Weijts B，Yvernogeau L，Robin C. Recent Advances in Developmental. Hematopoiesis：Diving Deeper With New Technologies. Front Immunol，2021，12：790379.

15.Yvernogeau L，Klaus A，Maas J，et al. Multispecies RNA tomography reveals. regulators of hematopoietic stem cell birth in the embryonic aorta. Blood，2020，136（7）：831-844.

16.Baccin C，Al-Sabah J，Velten L，et al. Combined single-cell and spatial. transcriptomics reveal the molecular，cellular and spatial bone marrow niche organization. Nat Cell Biol，2020，22（1）：38-48.

17.Al-Sabah J，Baccin C，Haas S. Single-cell and spatial transcriptomics approaches. of the bone marrow microenvironment. Curr Opin Oncol，2020，32（2）：146-153.

18.Shu Hs，Liu Yl，Tang Xt，et al. Tracing the skeletal progenitor transition during. postnatal bone formation. Cell Stem Cell，2021，28（12）：2122-2136.e3.

19.Yu Z，Yang W，He X，et al. Endothelial cell-derived angiopoietin-like protein 2. supports hematopoietic stem cell activities in bone marrow niches. Blood，2022，139（10）：1529-1540.

20.Kenswil Kjg，Pisterzi P，Sánchez-Duffhues G，et al. Endothelium-derived stromal. cells contribute to hematopoietic bone marrow niche formation. Cell Stem Cell，2021，28（4）：653-670.

21.中国抗癌协会肿瘤临床化疗专业委员会，中国抗癌协会肿瘤支持治疗专业委员会.中国肿瘤化疗相关贫血诊治专家共识（2019年版）.中国肿瘤临床，2019，46（17）：869-875.

22.中国抗癌协会肿瘤临床化疗专业委员会，中国抗癌协会肿瘤支持治疗专业委员会.肿瘤化疗导致的中性粒细胞减少诊治专家共识（2019年版）. 中国肿瘤临床，2019，46（17）：876-882.

23. 田宁，张培彤. 中性粒细胞增多与恶性肿瘤进展及转移关系的研究. 中国肿瘤，2010，19（07）：470-476.

24. 史艳侠，邢镨元，张俊，沈波. 中国肿瘤化疗相关性血小板减少症专家诊疗共识（2019版）. 中国肿瘤临床，2019，46（18）：923-929.

25. Haemmerle M，Stone R l，Menter Dg，et al.The Platelet. Lifeline to Cancer：Challenges and Opportunities. Cancer Cell，2018，33（6）：965-983.

26. Weitz I C. Thrombotic microangiopathy in cancer. Thromb Res，2018，164 Suppl. 1：S103-S105.

27. Masias C，Vasu S，Cataland Sr. None of the above：thrombotic microangiopathy. beyond TTP and HUS. Blood，2017，129（21）：2857-2863.

28. 周玉兰，张荣艳，李菲. 恶性肿瘤相关噬血细胞综合征的研究新进展. 中国肿瘤临床. 2016；43（21）：958-961.

29. Hisada Y，Mackman N. Cancer-associated pathways and biomarkers of venous. thrombosis. Blood，2017，130（13）：1499-1506.

30. Sumi T，Nakata H，Chiba H. Squamous cell carcinoma associated with acquired. von Willebrand disease due to immune checkpoint inhibitor treatment. Lung Cancer，2021，155：196-198.

31. Setiadi A，Zoref-Lorenz A，Lee Cy，et al. Malignancy-associated haemophagocytic lymphohistiocytosis. Lancet Haematol，2022，9（3）：e217-e227.

32. Thomas Mr，Scully M. How I treat microangiopathic hemolytic anemia in patients. with cancer. Blood，2021，137（10）：1310-1317.

33. Kramer R，Zaremba A，Moreira A，et al. Hematological immune related adverse. events after treatment with immune checkpoint inhibitors. Eur J Cancer，2021，147：170-181.

34. Levi M. Disseminated Intravascular Coagulation in Cancer：An Update. Semin. Thromb Hemost，2019，45（4）：342-347.

35. Napolitano M，Siragusa S，Mancuso S，et al. Acquired haemophilia in. cancer：A systematic and critical literature review. Haemophilia，2018，24（1）：43-56.

36. Ferreyro Bl，Scales Dc，Wunsch H，et al. Critical illness in patients with. hematologic malignancy：a population-based cohort study . Intensive Care Med，2021，47（10）：1104-1114.

37. Terwilliger T，Abdul-hay M. Acute lymphoblastic leukemia：a. comprehensive review and 2017 update . Blood Cancer J，2017，7（6）：e577.

38. De Kouchkovsky I，Abdul-hay M. 'Acute myeloid leukemia：a. comprehensive review and 2016 update' . Blood Cancer J，2016，6（7）：e441.

39. Narayanan D and Weinberg Ok. How I investigate acute myeloid leukemia . Int J Lab Hematol，2020，42（1）：3-15.

40. Liu W，Liu J，Song Y，et al. Burden of lymphoma in China，2006-2016：an. analysis of the Global Burden of Disease Study 2016 . J Hematol Oncol，2019，12（1）：115.

41. 中国抗癌协会血液肿瘤专业委员会，中华医学会血液学分会白血病淋巴瘤学组. 中国成人急性淋巴细胞白血病诊断与治疗指南（2016年版）. 中华血液学杂志，2016，37（010）：837-845.

42. 中华医学会血液学分会. 慢性髓性白血病中国诊断与治疗指南（2020年版）. 中华血液学杂志，2020，41（05）：353-364

43. 中国医师协会血液科医师分会，中华医学会血液学分会. 中国多发性骨髓. 瘤诊治指南（2022年修订）. 中华内科杂志，2022，61（5）：480-487.

44. Escrihuela-Vidal F，Laporte J，Albasanz-Puig A，et al. Update on. the management of febrile neutropenia in hematologic patients. Rev Esp Quimioter，2019，32 Suppl 2（Suppl 2）：55-58.

45. Kochanek M，Schalk E，Von Bergwelt-Baildon M，et al. Management of sepsis in neutropenic cancer patients：2018 guidelines from the Infectious Diseases Working Party（AGIHO）and Intensive

Care Working Party（iCHOP）of the German Society of Hematology and Medical Oncology（DGHO）. Ann Hematol，2019，98（5）：1051-1069.

46.Casanovas-Blanco M，Serrahima-Mackay A. Febrile neutropenia management in cancer patients receiving anti-cancer agent's treatment：Deepening the search to. offer the best care. A critical review follow-up. Crit Rev Oncol Hematol，2020，153：103042.

47.Amaral Rac，Oliveira Pp，Fonseca Dfd，et al. Bundle for the prevention and management of complications of

neutropenia in cancer patients. Rev Bras Enferm，2021，74（2）：e20200195.

48.中华医学会血液学分会 中国医师协会血液科医师分会. 中国中性粒细胞缺乏伴发热患者抗菌药物临床应用指南（2020年版）. 中华血液学杂志2020，41（12）：969-978.

49. Lustberg Mb. Management of neutropenia in cancer patients. Clin Adv Hematol，Oncol，2012，10（12）：825-826.

50. Tralongo Ac，Antonuzzo A，Pronzato P，et al. Management of chemotherapy-induced neutropenia in patients

with cancer：2019 guidelines of the Italian. Medical Oncology Association（AIOM）. Tumori，2020，106（4）：273-280.

51.Mehta Hm，Malandra M，Corey Sj. G-Csf and Gm-Csf in Neutropenia.J Immunol，2015，195（4）：1341-1349.

52. Villeneuve S，Aftandilian C. Neutropenia and Infection Prophylaxis in. Childhood Cancer. Curr Oncol Rep，2022，24（6）：671-686.

53.Braga Cc，Taplitz Ra，Flowers Cr. Clinical Implications of in. Febrile Neutropenia Guidelines the Cancer Patient Population. J Oncol Pract，2019，15（1）：25-26.

54. 闫晨华，徐婷，郑晓云，等 中国血液病患者中性粒细胞缺乏伴发热的多中心前瞻性流行病学研究. 中华血液学杂志，2016，37（3）：177-182.

55.Madeddu C，Gramignano G，Astara G，et al. Pathogenesis and. Treatment Options of Cancer Related Anemia：Perspective for a Targeted Mechanism-Based Approach. Front，Physiol，2018，9，1294.

56.Paita V，Allcarraz C，Leonaedo A，et al. Anemia as a prognostic factor in. cancer patients. Rev Peru Med Exp Salud Publica，2018，35（2）：250-258.

57.宋正波，陆舜，冯继锋，等. 中国肿瘤相关性贫血发生率及治疗现状的流行病学调查研究. 中国肿瘤，2019，28（9）：718-722.

58.De Pr，Geboes K，De Mm，et al.Treatment of anemia in patients with solid. tumors receiving chemotherapy in palliative setting：usual practice versus guidelines. Acta Clin Belg，2018，73（4）：251-256.

59.Family L，Xu L，Xu H，et al.The effect of chemotherapy-induced anemia. on dose reduction and dose delay.Supportive Care in Cancer，2016，24（10）：4263-4271.

60. 马军，王杰军，等主编. 中国临床肿瘤学会（CSCO）2022肿瘤相关性贫血临床实践指南，人民卫生出版社，北京，2022.

61. 中华医学会血液学分会. 骨髓增生异常综合征中国诊断与治疗指南（2019. 年版）. 中华血液学杂志，2019，40（2）：89-97.

62. Chih Cc，Jen Ts，Jing Yc，et al. Impact of peri-operative anemia and blood transfusions in patients with gastric cancer receiving gastrectomy . Asian Pac J Cancer Prev，2016，17（3）：1427-1431.

63.Broccoli A，Argani L，Stefoni V，et al. Efficacy and safety of biosimilar. epoetin alpha in patients with chronic lymphoid neoplasms and chemotherapy induced anaemia：An observational，retrospective，monocentric analysis. Hematol Oncol，2018，36（1）：136-143.

64.Zhao F，Wang Y，Liu L，et al. Erythropoietin for cancer-associated malignant. anemia：A metaanalysis. Mol Clin Oncol，2017，6（6）：925-930.

65. 中国临床肿瘤学会肿瘤与血栓专家委员会. 肿瘤相关静脉血栓栓塞症预防与治疗指南（2019版）. 中国肿瘤临床，2019，46（13）：653-660.

66. Rodgers GM，Gilreath JA，Achebe MM，et al. Cancer and chemotherapy induced. anemia，version 1. J Natl Compr Canc Netw，2018，6（6）：536-564.

67. 杨渤彦. 实体肿瘤相关性血小板减少的识别和处理. 中华医学杂志，2019，99（08）：561-565.

68. Krauth M T，Puthenparambil J，Lechner K. Paraneoplastic autoimmune. thrombocytopenia in solid tumors. Crit Rev Oncol Hematol，2012，81（1）：75-81.

69. 戴艳玲，代思源，李晓照，等. 血栓性微血管病临床诊疗进展. 中华医学杂志，2018，98（48）：3987-3990.

70. Font C，de Herreros M G，Tsoukalas N，et al. Thrombotic microangiopathy（TMA）. in adult patients with solid tumors：a challenging complication in the era of emerging anticancer therapies. Support Care Cancer，2022：1-11.

71. Thomas M R，Scully M. Microangiopathy in Cancer：Causes，Consequences，and. Management. Cancer Treat Res，2019，179：151-158.

72. Decaestecker A，Hamroun A，Provot F，et al. Retrospective study of 59 cases of. cancer-associated thrombotic microangiopathy：presentation and treatment characteristics. Nephrol Dial Transplant，2022.

73. CSCO指南工作委员会. 肿瘤相关性血小板减少症诊疗专家共识2020. 上海：上海科学技术出版社，2020.

74. Marini I，Uzun G，Jamal K，et al. Treatment of drug-induced immune. thrombocytopenias. Haematologica，2022，107（6）：1264-1277.

75. Michot J M，Lazarovici J，Tieu A，et al. Haematological immune-related adverse. events with immune checkpoint inhibitors，how to manage?. Eur J Cancer，2019，122：72-90.

76. Brahmer J R，Lacchetti C，Schneider B J，et al. Management of Immune-Related. Adverse Events in Patients Treated With Immune Checkpoint Inhibitor Therapy：American Society of Clinical Oncology Clinical Practice Guideline. J Clin Oncol，2018，36（17）：1714-1768.

77. Valério P，Barreto J P，Ferreira H，et al. Thrombotic microangiopathy in oncology. - a review. Transl Oncol，2021，14（7）：101081.

78. Jodele S，Dandoy C E，Myers K C，et al. New approaches in the diagnosis，pathophysiology，and treatment of pediatric hematopoietic stem cell transplantation-associated thrombotic microangiopathy. Transfus Apher Sci，2016，54（2）：181-190.

79. 肿瘤化疗所致血小板减少症诊疗中国专家共识（2018版）. 中华肿瘤杂志，2018，40（09）：714-720.

80. Morice Pm，Chrétien B，Da Silva A，et al. Occurrence of Pancytopenia Among. Patients With Cancer Treated With Poly（Adenosine Diphosphate-Ribose）Polymerase Inhibitors：A Pharmacoepidemiologic Study.JAMA Oncol，2021，7（12）：1899-1900.

81. Onuoha C，Arshad J，Astle J，et al. Novel Developments in Leukopenia. and Pancytopenia. Prim Care，2016，43（4）：559-573.

82. 中华医学会血液学分会红细胞疾病（贫血）学组再生障碍性贫血诊断与治疗中国专家共识（2017年版）. 中华血液学杂志，2017，38（1）：1-5.

83. Wu V，Shen J，Chung Sy，et al. Pancytopenia after administration of. hyperthermic intraperitoneal chemotherapy with mitomycin-C：local therapy and systemic toxicity. Anticancer Drugs，2021，32（8）：894-896.

84. Chiou B l，Ho Cc，Yang Cc. Hematologic adverse drug reactions leading to. hospitalization among cancer patients：A retrospective case-control study. J Chin Med Assoc，2020，83（8）：784-790.

85. Uehara J，Yoshino K，Sugiyama E，et al. Immune-related pancytopenia caused. by nivolumab and ipil-

imumab combination therapy for unresectable melanoma of unknown primary.J Dermatol, 2020, 47 (6): e237-e239.

86.Wang Y, Kong Y, Zhao Hy, et al. Prophylactic Nac promoted hematopoietic reconstitution by improving endothelial cells after haploidentical Hsct: a phase 3, open-label randomized trial. Bmc Med, 2022, 20 (1): 140.

87.Kong Y, Cao Xn, Zhang Xh, et al. Atorvastatin enhances bone marrow. endothelial cell function in corticosteroid-resistant immune thrombocytopenia patients. Blood, 2018, 131 (11): 1219-1233.

88.Kong Y, Wang Y, Zhang Yy, et al. Prophylactic oral Nac reduced poor. hematopoietic reconstitution by improving endothelial cells after haploidentical transplantation. Blood Adv, 2019, 3 (8): 1303-1317.

89.Kong Y, Song Y, Tang Ff, et al. N-acetyl-L-cysteine improves mesenchymal. stem cell function in prolonged isolated thrombocytopenia post-allotransplant. Br J Haematol, 2018, 180 (6): 863-878.

90.Dhami Sps, Patmore S, O'Sullivan Jm. Advances in the Management of Cancer-Associated Thrombosis. Semin Thromb Hemost, 2021; 47 (2): 139-149.

91.Kim As, Khorana Aa, McCrae Kr. Mechanisms and biomarkers of cancer-associated thrombosis. Transl Res, 2020, 225: 33-53.

92.Kacimi Seo, Moeinafshar A, Haghighi Ss, et al.Venous. thromboembolism in cancer and cancer immunotherapy. Crit Rev Oncol Hematol, 2022, 178: 103782.

93.Falanga A, Brenner B, Khorana Aa, et al.Thrombotic complications in. patients with cancer: Advances in pathogenesis, prevention, and treatment-A report from ICTHIC 2021. Res Pract Thromb Haemost, 2022, 6 (5): e12744.

94.Sevestre Ma, Soudet S. Epidemiology and risk factors for cancer-associated thrombosis. Jmv-Journal de Médecine Vasculaire, 2020, 45 (6): 6S3-6S7.

95.Streiff Mb, Holmstrom B, Angelini D, et al. Cancer-Associated Venous Thromboembolic Disease, Version 2.2021, NCCN Clinical Practice Guidelines in Oncology. J Natl Compr Canc Netw, 2021, 19 (10): 118-201.

96.Carrier M, Blais N, Crowther M, et al. Treatment Algorithm in Cancer-Associated Thrombosis: Updated Canadian Expert Consensus. Curr Oncol, 2021, 28 (6): 5434-5451.

97.Ay C, Beyer-Westendorf J, Pabinger I. Treatment of cancer-associated venous. thromboembolism in the age of direct oral anticoagulants. Ann Oncol, 2019, 30 (6): 897-907.

98.Farge D, Frere C, Connors Jm, et al.2022. international clinical practice guidelines for the treatment and prophylaxis of venous thromboembolism in patients with cancer, including patients with COVID-19. The Lancet Oncology, 2022, 23 (7): e334-e347.

99.Elshoury A, Schaefer Jk, Lim My, et al.Update on. Guidelines for the Prevention of Cancer-Associated Thrombosis. J Natl Compr Canc Netw, 2022: 1-8.

100. Khorana Aa, DeSancho Mt, Liebman H, et al. Prediction and Prevention of Cancer-Associated Thromboembolism. Oncologist, 2021, 26 (1): e2-e7.

101.Brown Lb, Streiff Mb, Haut Er. Venous Thromboembolism Prevention and. Treatment in Cancer Surgery. Adv Surg, 2020, 54: 17-30.

102.Wang M, Kou H, Mei H, et al. Retrospective Evaluation of New Chinese. Diagnostic Scoring System for Disseminated Intravascular Coagulation. PLoS One, 2015, 10 (6): e0129170.

103.中华医学会血液学分会血栓与止血学组.弥散性血管内凝血诊断中国专家共识（2017年版）.中华血液学杂志，2017，38（5）：361-363

104.Levi M.Clinical characteristics of disseminated intravascular coagulation in. patients with solid and hematological cancers .Thromb Res, 2018, 164 Suppl 1: S77-S81.

105.中华医学会血液学分会血栓与止血学组，中国血友病协作组.获得性血友病A诊断与治疗中国指南（2021年版）．中华血液学杂志，2021，42（10）：793-799.

106.M Napolitano， S Siragusa， S Mancuso，et al.Acquired haemophilia in cancer：A systematic and critical literature review.Haemophilia，2018 Jan，24（1）：43-56.

107.Tiede A， Collins P， Knoebl P， et al. International recommendations on the. diagnosis and treatment of acquired hemophilia A. Haematologica， 2020， 105（7）： 1791-1801.

108.Srivastava A， Santagostino E， Dougall A， et al. WFH Guidelines for the. Management of Hemophilia，3rd edition. Haemophilia， 2020， 26Suppl 6：1-158.

109.Daver N，Mcclain K，Allen Ce，et al. A consensus review on malignancy-associated hemophagocytic lymphohistiocytosis in adults. Cancer，2017，123（17）：3229-3240.

110.Lehmberg K，Nichols Ke，Henter Ji，et al. Consensus recommendations for the. diagnosis and management of hemophagocytic lymphohistiocytosis associated with malignancies. Haematologica，2015，100（8）：997-1004.

111.Wang Y，Huang W，Hu L，et al. Multicenter study of combination DEP regimen as a salvage therapy for adult refractory hemophagocytic lymphohistiocytosis. Blood，2015，126（19）：2186-2192.

112.Pi Y，Wang J，Zhou H，et al. Modified DEP regimen as induction therapy for. lymphoma-associated hemophagocytic lymphohistiocytosis：a prospective，multicenter study. J Cancer Res Clin Oncol，2022，Epub ahead of print.

113.Meng G，Wang Y，Wang J，et al. The DEP regimen is superior to the HLH-1994. regimen as first-line therapy for lymphoma-associated haemophagocytic lymphohistiocytosis. Leuk Lymphoma，2021，62（4）：854-860.

114.La Rosée P. First prospective clinical trial in adult HLH. Blood，2015，126（19）：2169-2171.

115.Tefferi A. Primary myelofibrosis：2021 update on diagnosis，risk-stratification and management. Am J Hematol，2021 Jan，96（1）：145-162.

116.Bose P，Verstovsek S. SOHO state of the art updates and next questions：identifying and treating " progression " in myelofibrosis . Clin Lymphoma Myeloma Leuk，2021，21（10）：641- 649.

117.中华医学会血液学分会白血病淋巴瘤学组.原发性骨髓纤维化诊断与治疗中国指南（2019年版）.中华血液学杂志，2019，40（1）：1-7.

118.王建祥.血液系统疾病诊疗规范.第2版.北京：中国协和医科大学出版社，2020.

119.Arberda，Orazia，Hasserjianr，et al. The 2016 revision to the World Health Organization classification of myeloid neoplasms and acute leukemia.Blood，2016，127（20）：2391-2405.

120.中华医学会血液学分会白血病淋巴瘤学组.真性红细胞增多症诊断与治疗中国指南（2022年版）．中华血液学杂志，2022，43（7）：537-541.

121.中华医学会血液学分会白血病淋巴瘤学组.原发性血小板增多症诊断与治疗中国专家共识（2016年版）．中华血液学杂志，2016，37（10）：833-836.

122.Nicolosi M，Mudireddy M，Patnaik Mm，et al. A retrospective survey of exposure history to chemotherapy or radiotherapy in 940 consecutive patients with primary myelofibrosis. Am J Hematol，2018，93（4）：E103-E107.

123.Saliba An，Ferrer A，Gangat N，et al. Aetiology and outcomes of secondary myelofibrosis occurring in the context of inherited platelet disorders：A single institutional study of four patients. Br J Haematol，2020，190（5）：e316-e320.

124.Lindsey S，Kristin B，Pu Jeffrey J.Primary myelofibrosis and its targeted therapy.Am Hematol，2017，96：531-535

125.翟元梅，蒋雪玮，张庭华，等．骨髓增生异常综合征患者骨髓纤维化程度定量分析及其预后价值．中华医学杂志，2021，101（31）：2460-2464.

126.Marcellino Bk，Verstovsek S，Mascarenhas J. The myelodepletive phenotype in myelofibrosis：clinical relevance and therapeutic implication.Clin Lymphoma Myeloma Leuk，2020，20（7）：415-421

127.Hamid A, Ashrsf S, Qamar S, et al. Myelofibrosis in patients of chronic. myeloid leukemia in chronic phase at presentation . J Coll Physicians Surg Pak, 2019, 29 (11): 1096-1100.
128. Wool Gd, Deucher A. Bone marrow necrosis: ten-year retrospective review of. bone marrow biopsy specimens.Am J Clin Pathol, 2015, 143 (2): 201-213.
129.Mavrovi E, Rosset R, Dupré A, et al. Spinal bone marrow necrosis after. retroperitoneal lymph node dissection.Spine J, 2016, 16 (8): e509-510.
130. Paone G, Stüssi G, Pons M, et al.Bone Marrow Involvement in Unknown Acute. Myeloid Leukemia Detected by 18F-FDG PET/MRI.Clin Nucl Med, 2015, 40 (10): e486-487.
131.Dirlik Serim B, Gurleyen Eren T, Oz Puyan F, et al.18F-FDG PET/CT Imaging. of Burkitt Lymphoma Presenting With Unusual Muscle Involvement.Clin Nucl Med, 2016, 41 (8): 643-645.
132.Lozano-Chinga M, Draper L, George Ti, et al. Bone marrow necrosis in. pediatric malignancies: 10-Year retrospective review and review of literature. Pediatr Blood Cancer, 2021, 68 (3): e28806.
133. Harada N, Nishimoto M , Ikemoto A, et al. Recurrence of Acute Lymphoblastic Leukemia with Bone Marrow Necrosis: A Case Report and Review of the Literature on the MRI Features of Bone Marrow Necrosis. Intern Med, 2021, 60 (7): 1083-1088.
134.Chen R, Wu J, Yang J, et al. Analysis and Clinical Characteristics of 23 Cases. Of Bone Marrow Necrosis .Clin Lymphoma Myeloma Leuk, 2021, 21 (4): e356-e364.
135. Catherine Atkin , Alex Richter , Elizabeth Sapey.What is the significance of. monoclonal gammopathy of undetermined significance?.Clin Med (Lond) 2018, 18 (5): 391-396.
136.Lamb Mj, Smith A, Painter D, et al.Health impact of monoclonal gammopathy of undetermined significance (MGUS) and monoclonal B-cell lymphocytosis (MBL): findings from a UK population-based cohort.BMJ Open, 2021, 11 (2): e041296.
137.Hornung N, Frank M, Dragano N, et al.Monoclonal gammopathy of undetermined significance is associated with prostate cancer in a population-based cohort study .Sci Rep, 2021, 11 (1): 19266.
138.Mozas P, Rivero A, Rivas-delgado A, et al.Baseline correlations and prognostic. impact of serum monoclonal proteins in follicular lymphoma .Br J Haematol, 2021, 193 (2): 299-306
139.Yu Y, Feng Yd, Zhang C, et al.Aseptic abscess in the abdominal wall accompanied. by monoclonal gammopathy simulating the local recurrence of rectal cancer: A case report. World J Clin Cases, 2022, 10 (5): 1702-1708
140.Hameed M, Raziq F. Reactive Plasmacytosis: A Diagnostic Conundrum In Acute Myeloid Leukaemia. J Ayub Med Coll Abbottabad, 2021, 33 (2): 335-338.
141.Faisal H, Hussain Sa, David R, et al.Angioimmunoblastic T-cell lymphoma with exuberant plasmacytosis and spontaneous tumor lysis syndrome . Proc (Bayl Univ Med Cent), 2022, 35 (2): 250-251.
142. Hassoun H, Roshal M, Sabari J, et al. Immunophenotypic evidence for reactive polyclonal marrow plasmacytosis in multiple myeloma patients receiving lenalidomide maintenance. Leukemia & lymphoma, 2017, 58 (12): 2962-2965.

肺脏保护

❖ 肺司供氧　人体首脏 ❖

❖ 外疠犯肺　挫敌护疆 ❖

❖ 内外相辅　解阻除障 ❖

❖ 防凝抗栓　确保通畅 ❖

❖ 药物控瘤　正气不伤 ❖

❖ 手术放疗　避防保康 ❖

第一章

呼吸系统的结构与功能

呼吸系统由呼吸道和肺组成。呼吸道包括鼻、咽、喉、气管和支气管等。通常称鼻、咽、喉为上呼吸道，气管和各级支气管为下呼吸道。肺由肺实质和肺间质组成，前者包括支气管树和肺泡，后者包括结缔组织、血管、淋巴管和神经等。呼吸系统结构是维持肺呼吸功能的重要支撑。

一、呼吸系统的结构

（一）上呼吸道

鼻是呼吸道起始部，也是嗅觉器官。从鼻到各级支气管负责传送气体；咽上部与鼻腔、口腔相通，下部与喉和气管相通，是食物与气体的共同通道；喉兼有发音功能。

（二）下呼吸道

气管上端自喉，由环状软骨下缘向下延伸11~13 cm至胸骨角水平分为左右主支气管（1级支气管）。右主支气管长约2.5 cm，较左侧的粗且直，左主支气管较右侧的细，较倾斜，比右侧长2倍。左右支气管入肺后，继续分为叶、段、亚段、细支气管、终末细支气管（16级），行气体传输功能。

气管和大支气管的组织结构相似，黏膜由假复层纤毛柱状上皮和分泌黏液的杯状细胞组成，黏膜下为弹性纤维组成的固有膜，外膜则由“C”字形软骨和结缔组织构成。随着支气管向外分支，管腔逐渐变小，软骨成分渐少，平滑肌渐增多，因此，受外界有害颗粒或过敏原刺激时，支气管平滑肌收缩可致广泛气道痉挛，导致呼吸困难。气管与支气管中黏液纤毛运动则发挥机体防御外界有害颗粒与病原体侵袭的重要功能。

（三）终末呼吸单位

终末细支气管远端，称终末呼吸单位，内含三级呼吸性细支气管（17—19级），后再接肺泡管（20—22级）、肺泡囊（23级）和肺泡，行气体交换功能。肺泡直径约为0.25 mm，肺泡总数为3亿~7.5亿个。正常人肺泡的内表面积可达100 m^2，具有巨大的呼吸储备能力。肺泡上皮细胞包括Ⅰ型、Ⅱ型细胞和巨噬细胞。Ⅰ型细胞占肺泡上皮细胞总数的25.3%，覆盖了肺泡97%的表面积。Ⅰ型为扁平型，胞质薄而宽，是肺泡毛细血管膜的主要组成部分。肺泡毛细血管膜的厚度仅为0.2~10 μm（平均1.5 μm），有利于气体弥散。Ⅱ型胞体较小，呈立方形，突向肺泡腔，产生表面活性物质，维持肺泡表面张力，防止其萎陷。肺泡巨噬细胞20~40 μm，核偏，细胞外有皱褶和足突，分泌溶菌酶以及吞噬溶酶体发挥免疫防御作用。

肺间质指肺泡细胞基底膜和肺泡毛细血管周围支持组织，包含细胞、结缔组织、血管、淋巴管、神经等，内多含蛋白多糖、弹性纤维和成纤维细胞。许多疾病都会累及肺间质，引起免疫炎症反应，甚至导致不可逆肺纤维化。

（四）呼吸系统的血液供应

气管的血液供应主要来自甲状腺下动脉，胸段气管也接受支气管动脉供血。肺有双重血液供应。支气管动脉是肺和支气管的主要营养血管，支气管动脉起自胸主动脉，也可起自肋间动脉、锁骨上动脉或乳内动脉，与支气管伴行至呼吸性细支气管水平，形成毛细血管网，营养各级支气管。支气管静脉与动脉伴行，收纳各级支气管的静脉血，最后经上腔静脉回右心房。

肺动脉干分为左、右肺动脉，经肺门入肺，随肺段支气管及其以下各支气管逐级分支，形成管壁极薄的毛细血管网，分布于肺泡囊和肺泡壁，在此处经气体交换使空气中氧气进入血液，血中二氧化碳排出，肺内毛细血管网汇成小静脉，并相互接合后汇至肺上、下静脉，随肺动脉和支气管反向到肺门，引流高氧血液回左心房。肺循环具高容量、低阻力、低压力特点，缺氧可使小肺动脉收缩。

（五）呼吸系统的淋巴引流

气管的淋巴管汇入气管前和气管旁淋巴结。肺淋巴管分浅、深淋巴丛，前者从脏层胸膜结缔组织流向肺门，与深部淋巴管吻合。深部淋巴管围绕支气管和血管周围，流至支气管近端肺淋巴结，再向肺门和纵隔淋巴结引流，最后大部分通过右淋巴管，左侧通过胸导管到达锁骨上淋巴结等颈深淋巴结。肺部淋巴管分布，有利于清除入肺有害颗粒，但也是感染和瘤细胞播散和转移的重要途径。

（六）呼吸系统的神经分布

气管和肺的神经主要来自迷走神经和胸2~4交感神经节纤维，支气管平滑肌、肺动脉和大的肺静脉受肾上腺素能和胆碱能两种神经支配。在较大的肺动脉，肾上腺素能神经占优势，支气管动脉则仅受肾上腺素能神经支配。迷走神经兴奋时支气管平滑肌收缩、内径缩小、腺体分泌增加和血管扩张。交感神经兴奋时通过β肾上腺素受体使支气管平滑肌松弛、管腔扩大和血管收缩。肺的牵张感受器迷走神经的传入纤维向中枢传导神经冲动，可以控制呼吸运动。

（七）胸膜

胸膜是衬覆于胸壁内面、膈上面、纵隔两侧面和肺表面等部位的一层浆膜。依据衬覆部位不同，将胸膜分为脏层和壁层胸膜。两层胸膜间潜在的腔隙称胸膜腔，内含一层浆液，容许呼吸时双层胸膜紧密贴合与滑动。壁层胸膜有感觉神经末梢，脏层胸膜无痛觉神经，因此，胸痛由壁层胸膜发生病变或受刺激引起。

二、呼吸系统的功能

呼吸系统的功能主要为肺的呼吸功能，还包括一些非呼吸功能，如呼吸系统防御功能、肺代谢功能及神经内分泌功能。

（一）肺的呼吸功能

人体组织细胞不断新陈代谢，代谢所消耗的氧随时从空气中吸收，氧化代谢产生的二氧化碳则排出体外。吸入氧气、排出二氧化碳，称为气体交换，是肺最重要的功能。呼吸全过程包括肺通气、气体运输和肺换气。肺通气是气体在外界大气和肺泡之间的交换过程；肺换气是气体在肺泡和血液间的交换过程。呼吸生理十分复杂，包括肺容量、通气、换气、呼吸动力、血液运输和呼吸调节等过程。

（二）呼吸系统的非呼吸功能

在呼吸过程中，外界环境中的有机或无机粉尘，包括各种微生物、蛋白变应原、有害气体等，会进入呼吸道及肺引起各种疾病，因而呼吸系统的防御功能至关重要。防御功能包括物理防御功能（鼻部加温过滤、喷嚏、咳嗽、支气管收缩、黏液纤毛运输系统）、化学防御功能（溶菌酶、乳铁蛋白、蛋白酶抑制剂等）、细胞吞噬如肺泡巨噬细胞，以及免疫防御功能（B细胞分泌IgA、IgM等，T细胞免疫反应等）等。此外，肺对某些生理活性物质、脂质及蛋白质、活性氧等有代谢功能。肺还有神经内分泌功能，起源于肺组织内某种具有特殊功能细胞的恶性或良性肿瘤，常表现为“异位”神经-内分泌功能，引起肥大性骨关节病、皮质醇增多症等。

第二章

肿瘤相关性呼吸损伤机制

一、肿瘤对呼吸系统的损伤机制

肺部恶性肿瘤包括原发性支气管肺癌及肺转移瘤。前者简称肺癌，为起源于支气管黏膜或腺体的恶性肿瘤。肺转移瘤由身体其他部位的恶性肿瘤转移而来，多见于消化系统、泌尿生殖系统和软组织肿瘤，可通过血行播散、淋巴道转移等在肺内形成病灶。肺癌与肺转移瘤对呼吸系统的损伤机制与肿瘤所在部位有关。气管、支气管、肺实质的不同破坏导致呼吸系统出现障碍。

（一）原发性肺癌对呼吸系统的主要损伤机制

1. 肺不张

肺不张为一个或多个肺段或肺叶的容量或含气量减少。由于肺泡内气体吸收，常伴受累区透光度降低，邻近结构向不张区聚集，有时可见肺泡腔实变，其他肺组织代偿性气肿。肺不张主要原因为肿瘤在支气管腔内生长导致阻塞，发生阻塞的肺部分或完全无气，体积萎缩，有时腔外肿瘤和转移肿大淋巴结亦可压迫支气管，导致管腔狭窄，肿瘤侵及胸膜形成恶性胸水压迫肺组织也会引起肺不张。

2. 阻塞性肺炎

原因很多：①肺部肿瘤引起气管内阻塞或外压，常致梗阻远端支气管内引流不畅并发细菌感染；②肿瘤浸润性生长会使支气管黏膜正常防御功能受损害，癌灶周围管壁不同程度充血水肿，管腔狭窄；③肿瘤表面坏死物会使支气管出现不全或完全阻塞，导致引流不畅，细菌滞留感染。

3. 胸水

肿瘤侵犯胸膜，破坏毛细血管壁，导致液体外渗增多；或癌细胞堵塞胸膜淋巴管，使淋巴液回流受阻，胸膜毛细血管静水压升高，可产生恶性胸水。大量恶性胸水导致肺组织被压缩，产生咳嗽、胸闷、呼吸困难等症状。

4. 咯血

肿瘤侵犯支气管黏膜可致咯血，多为痰中带血。当肿瘤侵及小血管使管壁破溃或癌性空洞壁中肺动脉分支形成的小动脉瘤破裂，则会造成中-大量咯血。

5. 肺栓塞

当瘤细胞侵入静脉血管，迅速增长并脱落即形成癌栓，进入肺部血管，会致肺栓塞。常起病急剧，为临床急症。患者突然发生不明原因虚脱、面色苍白、出冷汗、呼吸困难、胸腔刺痛、咳嗽、咯血、脑缺血等症状。

（二）肺转移瘤对呼吸系统的主要损伤机制

肺转移瘤途径主要为血行性、淋巴性、胸膜播种性。

1. 血行性肺转移

肺外原发灶的瘤细胞就近侵入静脉（体静脉系统），肺癌经肺外支气管静脉进入体循环静脉，并以瘤细胞团形式存在，继而通过右心进入肺动脉，再逐级到达肺小动脉成瘤栓。

2. 淋巴性肺转移

血行转移至肺的瘤细胞在末梢血管内形成癌栓可致淋巴性肺转移；纵隔和肺门淋巴结转移，引起淋巴回流受阻，经肺内淋巴管逆行性向末梢肺组织进展可致淋巴性肺转移；转移至胸膜的癌细胞经肺内淋巴管倾向性向肺门淋巴结进展可致淋巴性肺转移。淋巴性肺转移主要表现为癌性淋巴管炎。肺淋巴管位于肺组织支架结构中，如小叶内间质、小叶间隔、支气管-血管束周围、胸膜下等部位，瘤细胞可在其中浸润、堆积、水肿、渗出和纤维化，形成白色网状隆起，还可沿淋巴管蔓延或支气管-血管束周围的血管丛蔓延，导致淋巴管炎。

3. 胸膜播种性转移

肺外原发瘤可经血液系统转移至胸膜，在胸膜表面广泛种植，形成胸膜结节或恶性胸水。转移到肺的常见恶性肿瘤有以下几种。

（1）乳腺癌：症状和对呼吸系统损伤因转移方式和病变程度而异，如转移至肺间质主要表现为孤立性肺结节，较少出现症状。位于支气管内膜时，可表现为咳嗽、血痰、阻塞性肺炎或肺不张等类似原发性中心型肺癌症状。侵犯胸膜产生胸水，主要表现为胸闷、气急等。同时伴有纵隔转移，可表现为声音嘶哑、上腔静脉综合征、膈麻痹及食道或气管压迫症状，偶因瘤栓致进行性呼吸困难，表现为急性肺栓塞。

（2）肺癌：肺癌可经淋巴转移、逆行播散等发生肺内转移。临床表现多同原发肺癌，如刺激性干咳、反复持续痰中带血、胸痛，正规抗感染、抗结核治疗无效，有时应特别注意肺癌肺外表现，如声音嘶哑、头痛、肢体麻木、肌力下降、骨痛等。

（3）食管癌、胃癌、结直肠癌：上述肿瘤转移至肺临床表现无特异性，不典型，多数无明显症状，病情发展多为咳嗽、胸痛、胸闷，偶咯血或胸部填塞感。晚期食管癌局部侵犯气管、支气管可致食管气管瘘，出现胸痛、饮水或进食后呛咳，部分肺部感染会致发热。

（4）肾癌：肾癌肺转移一般在发现原发肿瘤后，症状也可在原发肿瘤发现之前，早期常缺乏明显症状，如为支气管内膜转移，症状与原发性中心型肺癌几乎无区别，表现为咳嗽、咳痰、咯血和胸痛等，偶尔出现杵状指和肺性肥大骨关节病等。

（5）绒癌：绒癌早期可经血液转移至全身脏器，肺转移率高达70%，典型症状为发热、咳嗽、咳痰，有时痰中带血，原发灶行手术治疗后，可出现乏力、胸闷、气短等，亦可无症状，严重者可致低氧血症和呼吸衰竭。

第三章

肿瘤相关性肺部感染

一、常见肺部感染的发生机制

肺部感染的前提是病原微生物进入下呼吸道，并增殖、产生致病因子，最终导致炎症反应和组织损伤。微生物入侵下呼吸道和肺的途径有：①空气中微生物被吸入：空气中大部分微生物存在于悬浮颗粒表面。正常情况下，肺泡巨噬细胞能快速清除大部分微生物，但肿瘤患者免疫功能低下，微生物可逃避巨噬细胞的杀菌作用。②口咽部分泌物误吸：口咽部以低毒力的混合菌群为主，在应用广谱抗菌药物、危重病、胃肠道反流等情况下，会出现菌群紊乱和致病菌定植，吸入下呼吸道，可能造成感染。③肺外感染灶的血行种植。④通过纵隔或膈下区直接蔓延。前两者是发生肺炎的最常见机制。此外，体内潜伏微生物在免疫功能下降活化也可导致肺部感染。

进入下呼吸道的致病菌超过了机体清除能力，则发生肺部感染。正常情况下，防止下呼吸道微生物增殖的机制有：①支气管黏液捕获病原体，再经纤毛上皮细胞摆动和咳嗽动作将黏液排出到咽部；②溶菌酶、乳铁蛋白、免疫球蛋白和补体等呼吸道分泌物中的体液免疫因子，可杀死细菌或抑制黏附；一些分泌蛋白和胶原凝集素有抑制呼吸道病毒的作用；③肺泡巨噬细胞等细胞免疫功能。在下列病理生理情况下这些机制可受到损害，相应发生肺炎的可能性大大增加。①纤毛系统异常：如纤毛运动功能失调综合征中呼吸道纤毛运动紊乱可导致黏液淤滞，无法将病原体排出；②咳嗽反射受损；③病毒感染、理化损伤、气管插管等导致支气管黏膜破损，从而病原体易于黏附和定植；④支气管扩张等结构损害；⑤贫血、肿瘤、肝肾功能不全、营养不良、大创伤、大手术等严重的全身性疾病以及应用糖皮质激素和免疫抑制剂情况下免疫功能受损；⑥原发性免疫功能缺陷病、HIV感染等各种固有免疫和获得性免疫受损。

二、肿瘤相关肺部感染的发生机制

发生肺部感染与否取决于侵入下呼吸道病原体的毒力和数量，以及机体机械屏障和免疫功能状态。肿瘤及其相关治疗以多种方式损害了机体的免疫状态而导致肺部感染易感性增加。

（一）肺部原发瘤与肺部感染

（1）支气管管腔内新生物导致相应叶段黏液引流不畅导致阻塞性肺炎。

（2）上皮屏障破损，如肺鳞癌支气管上皮黏膜受损致细菌、真菌感染增加。

（二）肺外肿瘤或转移瘤与肺部感染

（1）血液系统肿瘤导致白细胞数量和功能异常，例如急性白血病、淋巴瘤继发感染，有时发热、咳嗽等肺部感染症状可作为肿瘤首发症状，接诊医生应注意鉴别，特别是反复、多部位感染的患者。

（2）肿瘤恶病质导致机体免疫功能下降增加易感性。

（3）食道肿瘤相关进食困难导致贫血、营养不良等。

（4）颅脑肿瘤导致神志障碍影响吞咽、咳嗽反射，导致吸入性肺炎。

（三）控瘤治疗与肺部感染

（1）免疫抑制剂：包括化疗药物、骨髓/实体器官移植后抗排异药物、用于治疗免疫相关性肺炎及放射性肺炎的糖皮质激素、部分靶向药物等。

（2）气管、支气管肿瘤性狭窄支架置入致局部屏障功能受损而继发感染。

（3）免疫检查点治疗相关感染，如潜伏结核复燃。

（4）鼻咽癌等头颈部肿瘤放疗导致吞咽功能受损而增加吸入性肺炎风险。

（5）胸部肿瘤手术并发症：如食管癌术后食管气管瘘、食管纵隔瘘所致的肺部感染，胸部手术后胸腔感染、残端感染或残腔感染等。

三、肿瘤相关性肺部感染危险因素的评估

肿瘤相关肺部感染的原因可以是肿瘤患者既往肺部基础疾病引起的感染发生或加重，亦可是肿瘤所致免疫力低下或因控瘤治疗所致骨髓抑制、肺间质病变、肺结构改变等引起的感染，诊断前需分析高危因素：①原发性免疫缺陷疾病；②活动性或1年内的恶性肿瘤，不包括局限性皮肤癌和早期癌（如Ⅰ期肺癌）；③接受肿瘤化疗或放疗；④获得性免疫缺陷综合征（AIDS）伴随CD4+T淋巴细胞计数<200个/μl；⑤实体器官移植后；⑥造血干细胞移植术后；⑦长期系统性激素治疗：等效泼尼松≥

20 mg/d持续14天以上或总剂量>700 mg；⑧接受生物免疫调节剂治疗；⑨正在使用抗风湿药或其他免疫抑制剂（如环孢素、环磷酰胺、羟氯喹、甲氨蝶呤）。

四、临床表现

（一）呼吸系统表现

发热、咳嗽、咳痰、气促，严重者发绀、呼吸困难等。

（二）全身症状

累及全身多器官系统时引起相应症状，如头痛、咽痛、鼻塞、全身乏力、肌肉酸痛；畏寒、寒战；腹痛、腹泻；尿频、尿急，等等。

（三）肿瘤相关肺部感染

如阻塞性肺炎或吸入性肺炎。

五、临床诊断

建议在肺炎诊断上积极寻找病原学依据，实现目标治疗。

（一）原则

结合症状、体征、实验室检查、影像学及排除非感染疾病后诊断。

（1）症状：咳嗽、咳痰、发热等。

（2）体征：干湿啰音或无明显体征。

（3）实验室检查：WBC升高或降低，特别注意中性粒细胞降低和淋巴计数（尤其是CD4+淋巴细胞）、C反应蛋白、降钙素原升高有一定特异性，血沉升高为一定依据。

（4）影像学：渗出、实变、结节、间质改变（磨玻璃影、机化等）、胸腔积液等。可为新发，也可为既往加重，需与肿瘤相关非感染疾病鉴别。

（二）病原学检测

1.标本获取

血液、合格痰标本、下呼吸道分泌物、支气管肺泡灌洗液、胸水、尿液等均可作为送检标本。对无禁忌证患者，积极行支气管镜检查，采用气管吸引、保护性毛刷和支气管肺泡灌洗留取标本，并及时送检。在抗菌药物使用或更换前采集上述标本。

2. 主要病原学检测

（1）涂片、培养、药敏。直观可靠，敏感性及特异性高。药敏结果可指导抗菌药物使用；但耗时长，技术要求高，受培养方法、抗菌药物使用、标本送检时机等影响。

（2）血清学检查。简单快速，廉价；需急性期与恢复期双份血清标本呈现4倍及以上变化才具临床价值，且抗体产生受宿主免疫状态影响，不作为早诊依据。

（3）分子诊断技术。PCR技术、宏基因组二代测序技术（mNGS）、基因芯片技术。mNGS技术检测敏感性及特异性高、无偏倚，在疑难、危重、特殊患者中有较好临床价值，尤其适用免疫抑制患者少见病原体或混合感染的检测，也用于肺部弥漫病变中感染与非感染因素的鉴别。

六、鉴别诊断

肿瘤相关肺部感染主要需与可致肺部影像学改变的非感染性疾病鉴别。

（一）肺原发疾病

肺部肿瘤进展、非感染性肺间质性疾病、肺水肿、肺不张、肺栓塞、肺嗜酸性粒细胞浸润症及肺血管炎等。

（二）控瘤药继发/诱发的肺毒性和损伤

1. 免疫性肺炎如免疫检查点抑制剂相关肺炎

使用免疫检查点抑制剂后（9天到19个月不等）新出现呼吸困难和/或其他呼吸症状体征（包括咳嗽和活动耐量下降），影像学提示新发肺部浸润。其影像学急性期以急性间质性肺炎为主，组织期表现为组织性肺炎，进展至纤维化期则以非特异性间质性肺炎为主。

2. 维甲酸诱导分化综合征

指急性早幼粒白血病使用分化剂（全反式维甲酸和三氧化二砷）治疗出现难以解释的发热、伴间质肺浸润的呼吸窘迫和/或导致急性肾衰为特征的综合征。影像学特征为周围网状结节和磨玻璃样渗出及胸水。

3. 过敏性肺炎

部分控瘤药物（如甲氨蝶呤、博来霉素、曲磷胺）可致过敏性肺炎，影像学表现为弥漫性或以上叶为主的小叶中心性磨玻璃结节，可能伴空气潴留，可发展为上叶坏死及牵拉支气管扩张。

4. 弥漫性肺泡出血

控瘤药物（如环磷酰胺、白消安、博来霉素、丝裂霉素、环己亚硝脲）引起肺泡微循环损伤、炎症和/或细胞因子释放所致临床综合征，以咳嗽、咯血、低氧血症为主要特征。

5.机化性肺炎

传统化疗药（博来霉素、阿扎胞苷、吉西他滨、奥沙利铂）、分子靶向药物（雷帕霉素、依维莫司、利妥昔单抗）、免疫治疗药物（伊匹单抗、纳武单抗）等引起，典型影像学为散在分布的单侧或双侧实变影，最常累及下肺，可伴空气支气管征，实变周围可见轻度支气管扩张，有时伴网状影；磨玻璃衰减、反晕征、带状影也是其特征性改变。

6.药物性肺水肿

可由控瘤药（如甲氨蝶呤、环磷酰胺、阿糖胞苷）等引起，影像学多表现为双肺弥漫片状实变或磨玻璃影，以肺门为中心向心性分布。

（三）放射性肺炎

常于放疗后6个月内发生，影像学主要表现为与受照射范围一致的斑片状淡薄密度增高影、空气支气管征、条索影。肺实变影或蜂窝样改变，早期改变可在受照射后6个月内消散，也可进展为晚期纤维化改变。

（四）继发性肺泡蛋白沉积症

可发生于恶性肿瘤（最常见于血液系统恶性肿瘤，也可见于肺癌）患者。以干咳、呼吸困难、低氧血症为主要特征。胸部CT见特征性“地图样”改变或“铺路石”征。

（五）肺外肿瘤累及肺部

如间变性大细胞淋巴瘤，多以咳嗽、进行性呼吸困难为首发表现，常被误诊为肺炎，影像学以结节、肿块或实变为主，沿淋巴管分布小结节或小叶间隔增厚亦常见。

（六）免疫重建炎症综合征（IRIS）

使用某些控瘤药物（如单抗和酪氨酸激酶抑制剂）的患者处于免疫抑制状态，停药后，宿主从免疫抑制突转为相对免疫激活和促炎状态，原生免疫反应重建可导致对机会性感染的过度反应。当肺部发生IRIS时，常表现为发热、咳嗽、喘息等症状，胸部影像学进展，以及既往未受累脏器新发病变；但影像学表现缺乏特异性。

（七）植入综合征

造血干细胞移植后可表现为非感染性发热、皮疹、毛细血管渗漏和非心源性肺水肿。影像学见弥漫性网结节状阴影或间质水肿、胸水。

七、肿瘤相关肺部感染的治疗

（一）常用经验性抗菌治疗

按CAP/HAP核心病原体+肿瘤因素所致特定病原体拟定治疗方案。

1. 肿瘤合并社区获得性肺炎

本质上仍为社区获得性肺炎，如无特殊高危因素，可参考社区获得性肺炎指南覆盖包括肺炎链球菌、非典型病原体、流感嗜血杆菌等在内的核心病原体。常可选择喹诺酮类抗菌药物、β内酰胺类抗生素联合四环素类或大环内酯类抗生素抗感染治疗。如肿瘤患者反复住院和/或反复抗菌药物使用，需充分评估医院相关病原体的社区发作，注意铜绿假单胞菌、金黄色葡萄球菌高危因素的识别，病原体评估过程中需充分考虑个体高危因素、疾病严重程度、既往定植或感染过的病原体、3个月内使用的抗菌药物等因素，结合当地当时流行病学环境。常用抗菌药物包括酶抑制剂复方制剂或碳青霉烯类抗生素，考虑MRSA可能时选择万古霉素或利奈唑胺。

2. 肿瘤合并医院获得性肺炎

肿瘤患者住院期间出现肺炎，最常见由细菌感染引起，也可出现真菌或病毒感染，常见病原菌的分布及其耐药性特点随地区、医院环境、暴露于抗菌药物情况不同而异。我国HAP常见病原菌包括铜绿假单胞菌、肺炎克雷伯杆菌、鲍曼不动杆菌、金黄色葡萄球菌、大肠埃希菌等。院内获得性肺炎常选择的抗菌药物：酶抑制剂复方制剂或碳青霉烯类抗生素，考虑MRSA可能时选择万古霉素或利奈唑胺。多重耐药革兰阴性菌抗感染治疗时可考虑联合治疗，如β-内酰胺类抗菌药物联合喹诺酮或氨基糖苷类抗菌药物，鼓励根据药敏结果，尤其是联合药敏结果选择药物。

3. 肿瘤合并呼吸机相关性肺炎

肿瘤患者在机械通气期间出现呼吸机相关性肺炎面临的耐药菌风险甚至高于医院获得性肺炎，患者所在病区的流行病学资料对抗菌药物选择至关重要。抗菌药物选择整体策略与医院获得性肺炎相似。

4. 肿瘤导致的阻塞性肺炎

肿瘤导致支气管堵塞所致阻塞性肺炎的治疗除常规覆盖需氧菌外，还需兼顾厌氧菌。如选择酶抑制剂复方制剂或碳青霉烯类抗生素时可覆盖厌氧菌，如选择其他不能覆盖厌氧菌抗菌药物时可通过联合治疗覆盖厌氧菌，如甲硝唑等。

（二）肿瘤合并肺真菌感染的治疗

因肿瘤或肿瘤治疗药物所致免疫功能受损均可成为真菌感染的高危因素。肿瘤患者发生肺部感染情况下应充分评估患者免疫状态，根据临床症状、影像学等评估真菌感染可能和真菌感染的种类。

（三）肿瘤合并病毒感染的治疗

病毒是重要的社区获得性肺炎病原体，也可成为院内肺炎的病原体。流感病毒、呼吸道合胞病毒、腺病毒等是重要的社区获得性肺炎病原体，在高度怀疑或明确流感病毒肺炎的患者中推荐早期抗病毒治疗，治疗药物包括奥司他韦、阿比多尔等。在免疫缺陷肿瘤患者中还可出现巨细胞病毒等机会病原体感染，巨细胞病毒肺炎首选抗病毒药物更昔洛韦。

（四）肿瘤合并肺部感染的目标治疗

肿瘤及控瘤治疗药物均可导致患者免疫功能下降，机会性致病原感染机会增加。机会病原体的经验性评估困难，应在经验性治疗同时积极进行病原学检查，争取尽快明确病原体实现目标治疗。

（五）非抗感染治疗

（1）维持呼吸道通畅，积极翻身拍背，体位引流，必要时行气管镜吸痰，引流分泌物。

（2）口腔清洁护理，防止反流误吸。合理氧疗，必要时行机械通气和体外膜肺氧合。

（3）控瘤治疗以纠正肿瘤所致免疫低下，营养支持，痰液引流和廓清等。

（4）对症治疗：维持液体、电解质和酸碱平衡，控制血压血糖，防应激性溃疡。

（六）控瘤治疗继发肺部感染的特殊考虑

（1）化疗药物可导致白细胞下降，对粒细胞减少或粒细胞缺乏患者呼吸道感染的治疗要兼顾细菌及真菌，常需广谱抗生素。

（2）控瘤治疗相关的免疫功能低下的纠正，包括停药和相关治疗：如PD-1/PD-L1抗体类药物相关的呼吸系统感染；小分子靶向药物相关的呼吸系统感染，如CD20单抗与PJP、TNF-α单抗与TB；激素使用与呼吸系统感染等。

第四章

肿瘤与肺栓塞

静脉血栓栓塞症（venous thromboembolism，VTE）包括深静脉血栓形成（deep vein thrombosis，DVT）和肺血栓栓塞症（pulmonary thromboembolism，PTE），是同一种疾病在两个不同阶段的临床表现。DVT是指血液在深静脉腔内异常凝固，阻塞静脉管腔，导致血液回流障碍，引起远端静脉压力升高、肢体肿胀、疼痛及浅静脉扩张等一系列临床症状。血栓一旦脱落，随血流进入肺动脉，阻塞肺血管引起PTE的发生。静脉血栓栓塞是肿瘤常见的并发症之一，也是肿瘤患者的第二大死因。国外流行病学调查发现，肿瘤患者发生血栓风险升高4.1倍，而化疗者升高6.5倍。17%~29%的新发VTE由恶性肿瘤导致，VTE是肿瘤患者独立的预后危险因素，合并VTE的肿瘤患者生存期较不合并者缩短。

一、肿瘤合并VTE的机制

肿瘤合并VTE的机制是多方面的，主要包括以下几个方面。

（一）激活凝血系统

与正常细胞比，肿瘤细胞可表达分泌多种促凝物质，特别是在某些基因突变的肿瘤患者中，例如*STK11/LKB1*、*KEAP1*、*MET*、*CTNNB1*、*CDKN2B*以及*KRAS*突变。促凝物质包括：tissue factor（TF/F3）、podoplanin，以及其他因子（poly-phosphate chromatin，proteinase activated receptor 1-2 [PAR1-2]、factor VII [FVII]、FVIII）。这些物质可激活血小板聚集和凝血系统导致血栓。

（二）抑制纤溶系统和抗凝系统

瘤细胞通过表达纤溶酶原激活物抑制剂1（PAI-1）、PAI-2等，抑制机体纤溶功能。瘤细胞还可使肿瘤微环境血管内皮细胞蛋白受体表达降低，导致蛋白C活性降低，促进血栓形成。

（三）损伤血管内皮

巨噬细胞吞噬瘤细胞，能释放肿瘤坏死因子、白细胞介素-1、白细胞介素-6等物质损伤血管内皮；肿瘤侵犯血管内膜，会致血管内皮损伤，诱发血栓。

（四）肿瘤直接压迫血管

肿瘤可压迫邻近血管，导致血流不畅、血液瘀滞，诱发血栓。

（五）治疗相关性机制

各种控瘤药物、放疗等可杀灭瘤细胞，释放细胞内更多促凝物质，外科手术亦可通过损伤血管内皮细胞诱发血栓。

二、临床表现

在原有肿瘤临床症状基础上，可出现肺栓塞相关的临床表现，可因肺动脉血栓栓塞部位、程度不同而表现不同。肺动脉主干及左右肺动脉干栓塞，可出现低血压休克，及心跳、呼吸骤停导致猝死；中小肺动脉分支栓塞，主要表现为咳嗽、呼吸困难、胸痛。有的可出现咳血，部分小的肺动脉栓塞临床表现不明显。肺栓塞的临床表现无特异性。

三、诊断及鉴别诊断

（一）肺栓塞诊断方法

（1）CT的肺血管造影（CTPA），是目前最为常用的方法，可发现肺动脉充盈缺损。CTPA主要用于叶段以上肺动脉栓塞的诊断。

（2）放射性核素通气灌注扫描，也就是肺的V/Q扫描，肺栓塞可导致肺动脉灌注不足，在核素灌注扫描图像上表现为冷区域，通常受累区肺通气正常，造成通气与灌注不相符的图像表现，即肺内通气正常区的灌注降低或消失，常用于亚段以下肺栓塞的诊断依据。

（3）MRI，可直接显示肺动脉内栓子及急性肺栓塞所致低灌注区，常适用于孕妇（避免辐射到胎儿）和肾脏用造影剂有损害的人群。

（4）肺动脉造影是诊断急性肺栓塞的“金标准”，直接征象有肺动脉内造影剂充盈缺损，伴或不伴“轨道征”的血流阻断；间接征象有肺动脉造影剂流动缓慢，局部低灌注，静脉回流延迟。由于有放射线暴露，目前已被CTPA逐渐替代，但在行经皮导管介入治疗时仍采用。

（5）D-二聚体阴性在非肿瘤患者中具有重要阴性诊断价值，但多数肿瘤患者D-二聚体水平非特异性增高。有研究显示，将D-二聚体临界值提高至700 μg/L或使用年龄校正临界值，可使肿瘤患者急性肺栓塞排除比例由8.4%升至13%或12%，而相应假阴性比例无明显变化。

（二）肺栓塞分层诊断

肺栓塞诊断后，须行危险分层，与患者预后及不同治疗方案密切相关。

1. 高危肺栓塞

发生休克或持续低血压（收缩压低于90 mmHg或血压下降大于40 mmHg持续15分钟以上）为高危肺栓塞。

2. 中危肺栓塞

未发生休克或持续低血压，但超声心动图提示右心室形态功能异常（右心室增大、室间隔左移、右心室射血分数降低）及/或心脏生物学标志物异常（pro-BNP及肌钙蛋白升高）者为中危肺栓塞，若右心室形态功能及心脏生物学标志物两者均异常为中高危肺栓塞，只有一项异常者为中低危肺栓塞。

3. 低危肺栓塞

未发生休克或持续低血压，且无超声心动图提示右心室形态功能异常及心脏生物学标志物异常者为低危肺栓塞。

（三）肺栓塞鉴别诊断

由于急性肺栓塞临床表现无特异性，需和其他可致呼吸困难、胸痛及咳血的疾病相鉴别。主要包括急性心肌梗死、肺炎、气胸等。

四、肿瘤合并肺栓塞的治疗

肿瘤合并肺栓塞的治疗目的和方法与普通肺栓塞相类似。目的在于恢复闭塞肺动脉的血流以挽救生命，或预防潜在致命性栓塞再发。治疗方法包括一般治疗、药物治疗、手术介入治疗。

（一）肺栓塞治疗原则

1. 高危急性肺栓塞

高危急性肺栓塞患者住院期间死亡风险极高，尤其在入院后数小时。应及时给予血流动力学和呼吸支持。起始抗凝首选静脉普通肝素。直接再灌注治疗是高危急性肺栓塞患者的最佳选择。有溶栓禁忌或溶栓失败伴血流动力学不稳者，可行外科血栓清除术。对全量全身溶栓有禁忌或溶栓失败者，也可经皮导管介入治疗。再灌注治疗后序贯抗凝治疗。

2.中危及低危急性肺栓塞

不推荐常规全身溶栓治疗，抗凝治疗为关键。皮下注射低分子量肝素或磺达肝癸钠是大多数不伴血流动力学障碍的急性肺栓塞患者初始治疗的最佳选择，需除外合并严重肾功能不全患者。对中高危患者，应严密监测，以及早发现血流动力学失代偿，一旦出现低血压及休克即启动补救性再灌注治疗。对中低危患者，建议给予抗凝治疗。低危患者，可考虑早期出院和家庭治疗。

（二）一般治疗

包括吸氧、镇静、止咳，必要时止痛及安静休息。

（三）药物治疗

包括抗凝治疗及溶栓治疗，抗凝治疗是肺栓塞治疗的基础，需根据肺栓塞危险分层行个体化治疗。

1.抗凝治疗

肿瘤合并肺栓塞的抗凝治疗药物包括肝素类、新型口服抗凝药物及维生素K拮抗剂（vitamin K antagonist，VKA）。一旦确诊，如无禁忌证，应立即启动治疗。选择抗凝药物应综合考虑肿瘤类型、出血风险、胃肠耐受性及在用药物与抗凝药间的相互作用等因素。首选药物是低分子肝素，与VKA相比，疗效明显占优，且大出血风险显著降低。初始抗凝治疗时，低分子量肝素和磺达肝癸钠优于普通肝素，发生大出血和肝素诱导血小板减少症（HIT）的风险也低。普通肝素具半衰期短，抗凝效应易监测，可迅速被鱼精蛋白中和的优点，推荐用于拟直接再灌注的患者，以及严重肾功能不全（肌酐清除率<30 mL/min）或重度肥胖患者。只要肿瘤仍处于活动期，即应长期给予抗凝治疗。

抗凝治疗的禁忌证：①严重的活动性出血（脑、消化道、泌尿系或其他部位等）；②3个月以内发生脑血管事件（脑梗死、脑出血）；严重的凝血功能障碍；肝功能衰竭；10天内消化道出血病史；合并消化道溃疡、消化道恶性肿瘤等；3个月以内神经系统（颅内、脊髓）手术病史；③3个月以内发生颅内创伤性疾病；10天以内心肺复苏病史；10天以内的重大非血管手术或创伤病史；未获良好控制的高血压患者：收缩压≥180 mmHg，舒张压≥110 mmHg；颅 内肿瘤；近期眼外科手术病史。上述很多禁忌证为相对禁忌，必须权衡抗凝利弊，必要时即使存在抗凝禁忌，也可在严密观察下抗凝药剂量减小下抗凝。

（1）普通肝素：首先给予负荷剂量2000~5000 IU或80 IU/kg静脉注射，继之以18 IU/kg/h持续静脉滴注。抗凝必须充分，否则将严重影响疗效。在初始24 h内需每

4~6 h测定活化的部分凝血活酶时间（APTT）1次，并根据APTT调整普通肝素的剂量，使其尽快达到并维持于正常值的1.5~2.5倍。对于每日需要较大剂量普通肝素（一般指剂量>35000 U/d）仍不能达到治疗范围APTT的患者，推荐通过测定抗Xa因子水平以指导普通肝素剂量。在使用普通肝素的第3~5天必须复查血小板计数。若患者出现血小板计数迅速或持续降低超过50%，或血小板计数<100×10⁹/L，应立即停用，一般停用10天内血小板数量开始恢复。肝素治疗的患者若出现严重的出血，应立即停用或减量，一般4 h后抗凝作用消失。严重者可用硫酸鱼精蛋白中和，硫酸鱼精蛋白注射液1~1.5 mg可中和1 mg肝素。

（2）低分子量肝素：自2003年首次证实，低分子肝素明显优于以往长期用于肿瘤合并VTE的VKA以后，其逐渐成为治疗肿瘤合并VTE的首选抗凝药物。低分子肝素由普通肝素直接分离或普通肝素降解后再分离而得，其平均分子量大约是普通肝素的1/3。其主要与AT、Xa因子结合形成低分子肝素-AT-Xa复合物发挥抗凝作用。低分子肝素半衰期较长（约4 h），皮下注射，一般情况下无须监测凝血指标，但在妊娠期间需定期监测抗Xa因子活性。血小板减少的发生率也显著低于普通肝素，目前已逐步取代普通肝素。临床上按体质量给药，每次100 U/kg，1次/12 h。由于低分子肝素皮下注射不方便，且费用偏高，一定程度上限制了其在临床中用于肿瘤合并VTE的治疗。新型口服抗凝药就成为替代选择。但需要注意的是，对于有高度出血危险的患者以及严重肾功能不全的患者，抗凝治疗应该首选普通肝素而不是低分子肝素。

（3）磺达肝癸钠：磺达肝癸钠是选择性Xa因子抑制剂，2.5 mg皮下注射，每天1次，无须监测。其清除随体重减轻而降低，对体重<50 kg的患者慎用。严重肾功能不全（肌酐清除率<30 mL/min）的患者，可造成磺达肝癸钠体内蓄积而增加出血风险，应禁用。中度肾功能不全（肌酐清除率30~50 mL/min）的患者应减量50%。

（4）新型口服抗凝药：无论是否合并肿瘤，维生素K拮抗剂是应用最早、最为广泛的口服抗凝药物，是抗凝治疗的基石，其中华法林国内最常用。但目前已被新型口服抗凝药所取代。近年来，新型口服抗凝药广泛用于临床。

非维生素K依赖的新型口服抗凝药（NOAC）：包括直接凝血酶抑制剂（达比加群）和直接凝血因子Xa抑制剂（利伐沙班、阿哌沙班、艾多沙班）。其对肿瘤相关肺栓塞明显优于VKA，VTE复发率低且出血风险相当，已广泛应用于临床。利伐沙班15 mg，每天2次，连续3周；继以20 mg，每天1次，可有效治疗急性肺栓塞。阿哌沙班口服治疗10 mg，每天2次，持续7天；继以5 mg，每天2次。艾多沙班口服治疗60 mg，每天1次（肠道外抗凝治疗5天后），若有以下情况之一，减至30 mg，每天1次：①CrCl 15~30 ml/min；②体重≤60 kg；③同时使用强效P-gp抑制剂。利伐沙班和阿哌沙班可作为单药治疗（不需合用肠道外抗凝剂），但急性期治疗的前3周（利伐沙班）或前7天（阿哌沙班）需增加口服剂量。有研究证实与低分子肝素比较，利伐沙班治疗组VTE的复发率相当，但在胃肠肿瘤患者中，其出血风险增高。在艾多沙班的应用中，也观察到类似的现象。因此，在肿瘤合并VTE患者拒绝或者无法使用低分子肝素时，艾多沙班、利伐沙班可以作为替代选择，但对于合并胃肠道肿瘤患者，需要更多研究来支持口服NOAC治疗。日本前瞻性多中心ExCAVE研究显示,艾多沙班治疗胃肠道肿瘤伴无症状血栓形成的患者，60 mg或30 mg每天一次（未预先使用肝素预治疗），总体安全性良好，无出血相关死亡事件。由于NOAC依赖CYP3A4和P糖蛋白代谢，所有抑制这两种途径的药物均会影响NOAC的抗凝效果，因此不建议NOAC与唑类抗真菌药物（伊曲康唑、伏立康唑、泊沙康唑）及HIV蛋白酶抑制剂全身应用时联合使用。艾多沙班相较于其他NOAC，经CYP3A4和P糖蛋白代谢比例较少，药物相互作用更少。

（5）华法林：对于肿瘤合并肺栓塞的患者，如果因为经济原因无法承担低分子肝素或者NOAC的费用，可以考虑使用VKA抗凝治疗。通常初始与普通肝素、低分子量肝素或磺达肝癸钠联用。推荐初始剂量为1~3 mg，某些患者如老年、肝功能受损、慢性心力衰竭和出血高风险患者，初始剂量还可适当降低。为达到快速抗凝的目的，应与普通肝素、低分子量肝素或磺达肝癸钠重叠应用5天以上，当国际标准化比值（INR）达到目标范围（2.0~3.0）并持续2天以上时，停用普通肝素、低分子量肝素或磺达肝癸钠。需要长期应用时，应定期检测INR，维持在有效治疗区间之内。

2.溶栓治疗

溶栓治疗可迅速溶解血栓，恢复肺组织灌注，逆转右心衰竭，增加肺毛细血管血容量及降低病死率和复发率。临床常用溶栓药物及用法：我国临床上常用的溶栓药物有尿激酶和重组组织型纤溶酶原激活剂（rt-PA）阿替普酶。尿激酶的用法为20000 IU/kg/2 h静脉滴注。目前我国大多数医院采用的方案是rt-PA 50~100 mg持续静脉滴注，无需负荷量。

溶栓禁忌证：①绝对禁忌证：出血性卒中；6个月内缺血性卒中；中枢神经系统损伤或肿瘤；近3周内重大外伤、手术或头部损伤；1个月内消化道出血；已知出血高风险者；②相对禁忌证：6个月内短暂性脑缺血发作（TIA）发作；应用口服抗凝药；妊娠或分娩后1周；不能压迫止血部位的血管穿刺；近期曾行心肺复苏；难以控制的高血压（收缩压>180 mmHg)；严重肝功能不全；感染性心内膜炎；活动性溃疡。对危及生命的高危急性肺栓塞多数禁忌证应视为相对禁忌证。

溶栓时间窗：急性肺栓塞发病48 h内开始行溶栓治疗，疗效最好，对于有症状的急性肺栓塞患者在14天内溶栓治疗仍有一定作用。

溶栓治疗结束后，每2~4 h测定APTT，水平低于基线值的2倍（或<80 s）时，开始规范的肝素或口服抗凝药物治疗。

（四）外科血栓清除术

高危急性肺栓塞和部分中高危急性肺栓塞的患者，尤其对于溶栓禁忌或失败的患者。在血流动力学失稳前，多学科讨论迅速干预并实施个体化血栓清除术，可使围手术期的死亡率降低至6%或更低。术前溶栓增加出血风险，但不是外科血栓清除术的绝对禁忌证。

（五）经皮导管介入治疗

经皮导管介入治疗可去除肺动脉及主要分支内的血栓，促进右心室功能恢复，改善症状和存活率，适用于溶栓绝对禁忌证的患者。介入方法包括猪尾导管或球囊导管行血栓碎裂，液压导管装置行血栓流变溶解，抽吸导管行血栓抽吸以及血栓旋切。对无溶栓禁忌证的患者，可同时经导管溶栓或在机械捣栓基础上行药物溶栓。

第五章

肿瘤与气道阻塞

一、肺癌导致气道并发症治疗

（一）气道狭窄

恶性中心气道狭窄是指气管、隆突、左右主支气管及中间段支气管因原发或转移瘤所致狭窄，可致患者临床上出现不同程度呼吸困难或窒息死亡。

（二）干预措施

1. 指征

对不能经过外科手术进行根治切除治疗，或因各种原因患者明确拒绝外科手术，且伴明显呼吸困难的患者，可以考虑通过呼吸道介入疗法以缓解呼吸困难症状、改善生活质量、赢得更多时间进行其他治疗。但需注意，对气管上段严重狭窄、远端管腔通畅者，尤其是当评估支气管镜下治疗及金属支架置入风险较高时，气管切开也是一种保证通气的选择。

2. 干预时机

对介入治疗的最佳时机，目前尚有争议。大多数恶性气道狭窄患者选择呼吸介入治疗，一方面是不得已的选择（从病程、时间上，当下就是能把握的最佳时机），另一方面是一种过渡疗法。

3. 干预措施

呼吸介入疗法主要包括热消融、冷消融、临时性气道扩张、机械性清除（硬质支气管镜前端铲除或活检钳清除）及支架置入。不同分区（分段）、不同病理类型、不同气道狭窄类型的恶性气道狭窄患者，治疗方法、支架选择等有一定差异。单纯腔内型狭窄，可通过冷、热消融治疗或机械清除将瘤组织清除而改善气道通畅度；单纯外压型狭窄，可选择临时性气道扩张及置入支架，达到支撑气道作用；对混合型狭窄，可先通过冷、热消融或机械清除削减肿瘤组织，然后置入支架维持气道通畅度。

（1）镜下治疗。

1）热消融治疗：热消融治疗包括高频电切、圈切、氩气刀、激光、微波等。是通过不同形式、对组织产生热效应，对目标组织行切割、止血、汽化、炭化，从而达到消减瘤组织目的。不同热消融工具及方法，可据临床医师的操作经验及习惯进行选择。如：针形电刀：适用于腔内或混合型新生物的切割。高频圈套：适用于腔内型或混合型新生物的圈套切除。氩气刀：适于基底部宽广新生物、气道内黏膜表面弥漫性病变消融，止血。管壁型狭窄气道新生物的消融可考虑此方法。激光：用于腔内新生物的消融和切除，也可用于难度大的金属支架取出时。

对于单纯外压型狭窄（如巨大纵隔肿瘤导致气道外压狭窄），应避免选择热消融治疗。

术中注意事项：①热消融治疗对气道刺激较大，术中需加深对气道麻醉，以减轻对患者刺激及术后呛咳反应。（一般操作过程中追加使用2%或1%利多卡因局部麻醉）；②低流量给氧或选择空气，避免气道着火。如患者氧饱和度下降，停止治疗，提高给氧浓度，待患者氧饱和度恢复正常，调至低流量给氧或空气，再次治疗；③对针形电刀和激光，消融深度、范围尽量局限于狭窄部位，不伤及软骨或深层组织、不破坏周围正常组织结构，避免瘘的产生；④高频电治疗会干扰电生理，术中需持续检测生命体征，保证生命安全。

2）冷消融治疗：冷冻治疗包括冻融和冻切治疗。在恶性气道狭窄中，多采用冻切治疗，冻切是通过将冷冻探头接触目标组织进行冷冻后，利用冷冻的机械性黏附作用，将探头拽出气道时会将部分组织撕脱带出体外，其过程类似于机械切除。

术中注意事项：①严重气道狭窄在开通气道之前不要使用冻融，因其可引起气道水肿，加重气道狭窄从而加重病情，甚至导致窒息；②冻切没有止血作用，对于血供丰富的新生物，慎重选择。

3）临时性气道扩张治疗：临时性气道扩张治疗包括球囊扩张和硬质支气管镜扩张。恶性气道狭窄（通常为腔外型或混合型狭窄）中球囊扩张通常用于支架置入后扩张不良时快速使支架扩张；而硬质支气管镜扩张则是利用硬质支气管镜通过狭窄部位后停留数分钟以起到扩张狭窄部位的作用，其优点在于扩张的同时不影响通气。

术中注意事项：①尽量减少术中咳嗽；②扩张时一定保持镜下视野清晰。球囊扩张前，应将支气管镜通道内的分泌物等清理干净以便保持视野的清晰；球囊扩张整个过程，都应在清晰视野中进行，以便观察球囊位置、扩张是否充分、有无出血或气道撕裂等并发症发生；③避免暴力扩张。球囊扩张时需根据气道预估直径选择压力，且通常压力应由低到高、循序渐进，球囊膨胀的时间第一次可维持30 s至

1 min。无明显出血后可反复2~4次；④球囊充盈扩张时，气道狭窄处会有反作用力，使得球囊中间或一端收缩，而向近端或远端移位，术中要注意及时发现并纠正；⑤硬质支气管镜扩张时要注意患者生命体征、恶性心律失常、顽固性低氧血症。避免气道平滑肌撕裂损伤。

4）机械性清除：机械性清除包括硬质支气管镜前端铲除和活检钳清除。硬质支气管镜前端铲除新生物是一种高效率的机械减瘤方法。其适用于气管支气管内源性肿瘤引起的狭窄，不适用于外压导致的狭窄。

需要注意的是：①硬质支气管镜应尽量保持与气道纵轴平行，避免气道穿孔；②铲除的过程应该在直视下将硬质支气管镜前端斜面由新生物基底部的对侧开始旋转并向前推进，将新生物从气道壁钝性分离；③硬质支气管镜铲除新生物后有渗血，可结合氩气刀进行止血。分离后的新生物可由活检钳、异物网、冷冻或吸引取出。活检钳清除新生物效率较低，一般适用于新生物经热治疗或硬质支气管镜切除后的取出。

（2）支架：若恶性气道狭窄能通过冷热消融等治疗后，气道再通良好，可暂不考虑支架置入。外压型狭窄或混合型狭窄需考虑支架置入。支架置入作为一种持续性扩张疗法，可起到维持气道通畅作用。恶性气道狭窄中常用的有金属覆膜支架和硅酮支架；金属裸支架极少用于恶性气道狭窄。恶性气道狭窄首选金属覆膜支架，通过相关治疗后，病灶控制缩小，疾病所致原气道狭窄处气道扩张后可取出支架。

注意事项：①对无法耐受全麻、无法平卧、无法行硬质支气管镜、无法ECMO支持（经济受限、基础疾病等），但可行局麻支气管镜检查的危急患者可优先选择金属支架（金属支架置入的流程相对简单、操作时间短，可局麻下置入）；②检查中提前评估气道情况，选择合适气道支架（包括直径、长度）或裁剪合适形状大小的硅酮支架，避免支架置入后反复调整支架或重新置入支架，导致出血、窒息等严重并发症；③支架长度应保证上下缘均越过狭窄段约5 mm；④金属支架置入时，可观察置入器近端标记物确定支架放置位置是否为佳；支架释放后，需调整支架位置时，支架由远端向近端调整易，由近端向远端调整难。调整支架时，尽量通过活检钳收拢支架近端的线结来调整，避免活检钳直接拖拽金属丝调整时造成活检钳卡顿；若支架释放后，位置尚可但略感欠缺，则不建议调整位置，可待支架继续扩张1~2天后复查；⑤一般情况下金属覆膜支架释放后不需球囊扩张；⑥支架置入后要加强气道湿化、利于痰液排出，尽量不要剧烈咳嗽，以防止支架移位。如出现呼吸困难需立即排查原因；⑦支架置入后，务必要定期随访，以尽早发现相关并发症。支架置入术后2~3天内需复查一次；若第一次复查时情况良好，则一般为术后2~4周再次复查；情况良好，可门诊随访观察。复查支气管镜时，主要观察支架是否移位、支架的支撑效果，是否痰液潴留，患者症状是否改善；并进行气道分泌物的清理治疗，评估其他治疗（如放疗化疗）后病灶是否缩小、气道通畅度是否改善，是否需要取出支架等一系列问题。

二、消化道-气道瘘

消化道-气道瘘指呼吸道与消化道之间存在异常通道，导致消化道内的消化液、食物及水和呼吸道内的气体相互流通，患者不能正常进食、剧烈咳嗽，常存在难以控制的肺部感染，患者生活质量差，生存期较短。

（一）临床分类

1. 食管气管瘘（esophagorespiratory fistula，ERF）

指呼吸道与邻近食管破溃形成病理性交通，最常见为食管中段与左主支气管之间；良性ERF常见于外科术后、气管插管或气管切开损伤气道等医源性因素，还有感染性因素（如结核等肉芽肿性疾病）；恶性ERF多继发于晚期食道癌、晚期肺癌或其他肿瘤转移至呼吸道或消化道。

2. 胸腔胃-呼吸道瘘

食管癌行食管-胃弓上吻合术或颈部吻合术后，胃上提至胸腔或走行于后纵隔食管床，胃与呼吸道间相通而形成瘘。

3. 食管吻合口-呼吸道瘘

食管癌经手术切除弓上吻合后，吻合口区放疗或肿瘤复发、浸润呼吸道易造成吻合口瘘；另外，吻合口狭窄扩张治疗后、出现感染等也易导致吻合口瘘的形成。

4. 食管-肺泡瘘

食管-肺泡瘘主要源于食管癌和支气管肺癌，放化疗导致食管瘘，及瘘破坏纵隔、胸膜和肺组织，造成食管-胸膜腔-肺泡瘘口形成。

（二）干预原则

1. 指征

对良性继发性消化道-气管瘘患者，如有手术机会应尽量争取手术切除瘘管和病变组织。但恶性继发性消化道-气管瘘患者一般为肿瘤晚期，身体状况差，大多不适合手术治疗，多采用介入治疗和内科保守治疗。

2. 干预时机

一旦发生消化道-气管瘘，将会严重影响患者生存质量及生存率，因此，早期干预是改善患者生存质量及生存时间的关键。

（三）治疗措施

1. 手术治疗

外科手术是良性消化道-呼吸道瘘的首选疗法，主要术式包括直接瘘切除修补、软组织瓣膜修补、瘘切除气管食管重建、食管旷置、肺切除及胸腔镜手术等。

2. 支架介入治疗

介入治疗是恶性消化道-呼吸道瘘的首选疗法，作为一种姑息疗法，可提高生存质量，延长其生存期。

（1）食道支架：适用于消化道-呼吸道瘘，首选自膨式金属覆膜支架（self-expanding metal stents，SEMS），其中全覆膜的SEMS比半覆膜的SEMS容易移位；可采用X线透视下引导或胃镜直视引导，将导丝向远端进入胃，沿着导丝推进支架输送系统，到达食道瘘口处，释放支架封堵瘘口，通过胃镜或食管造影确认支架放置部位和瘘口有无封堵完全，如存在食道狭窄时，放置支架前需用球囊扩张。缺点是：①食道无支撑结构，安置食道支架后由于支架张力过大可能会导致瘘口的扩大；②安置食道支架后可能会压迫气道造成呼吸困难；③由于外科手术致食道解剖结构发生变化，并不适用于所有的消化道-呼吸道瘘口。

（2）气道支架：目前常用两种气道支架—金属支架和硅酮支架，两种支架在安全性、有效性、并发症发生率及存活率方面没有显著差异。由于恶性消化道-呼吸道瘘患者生存期较短，受金属支架耐久性差的影响较小，临床应用率更高。气道支架形状的选择需根据瘘口的性质、位置及大小而定。封闭瘘口的气道支架直径应大于正常气道直径10%，支架长度应至少超过病变范围20 mm。

（3）食道和气道双支架：虽然有一些情况适合置入双支架，比如瘘合并消化道或呼吸道狭窄时，并且有报道双支架可改善患者生活质量。但临床工作中使用双支架比较谨慎，主要有以下考虑：①食道和气道支架同时置入后，会摩擦两者间的组织，导致组织坏死，从而使瘘口扩大；②容易发生致死性大咯血。

3. 保守治疗

一般情况较差不能耐受手术的继发性气道消化道瘘，内科保守治疗是基本治疗措施，包括使用抗生素控制肺部感染，静脉高营养、空肠造瘘等支持治疗，化痰、适当止咳等对症治疗。此外，对气道-胸腔胃瘘、食管吻合口-气道瘘，除禁食外，还需留置胃管、胃肠减压，以减少酸性胃液流入气道。

（1）抗感染：一旦发生继发性气道-消化道瘘常预后不良，多数患者于1个月内会死于呼吸道感染和营养不良。国内有研究报道ERF患者下呼吸道病原学培养以革兰阴性菌和真菌为主，分别占64.7%和25.5%，其中以铜绿假单胞菌最为常见，这可能与反复使用抗生素及肠道菌群移位有关。

（2）营养支持：ERF患者由于无法经口进食，以及感染所导致的应激及炎症反应，患者常出现严重的营养不良。营养不良一方面导致瘘口延迟愈合或无法愈合，同时也导致临床并发症显著增加。因此，积极有效的营养支持对ERF的整体治疗至关重要。

第六章

肿瘤与呼吸衰竭

呼吸衰竭是晚期肿瘤常见表现，晚期肺癌患者发生率超74%。主要表现呼吸困难、低氧血症，部分合并高碳酸血症。肿瘤合并呼吸衰竭的治疗遵循基本原则：通畅呼吸道；改善呼吸功能，纠正缺氧和二氧化碳潴留；积极治疗基础疾病、诱发因素和合并症、并发症；加强支持治疗和保护重要脏器功能。

一、肿瘤所致气道阻塞性呼衰的常见原因

气道阻塞是肿瘤合并呼吸衰竭的最常见原因，包括肿瘤气道内生长、肿瘤侵犯气管或气道外肿瘤压迫均可引起气道狭窄；肿瘤引起癌性淋巴管炎、肿瘤在肺部广泛转移、肿瘤治疗引起弥漫性肺损伤、肿瘤晚期恶病质患者无力咳嗽导致气道内分泌物潴留；肿瘤出血；肿瘤引起基础肺部疾病加重等多重因素。治疗选择需据呼吸衰竭发生的原因个体化。

（一）手术治疗

对局限型气管恶性肿瘤，应争取行气管切除重建术。术前准确评估病变范围及气管可切除长度。气管切除长度5 cm以内的可行气管肿瘤切除重建术。气管隆突部位的肿瘤或支气管肿瘤累及隆突，可行气管隆突切除重建术。气道病变过于广泛，可考虑人工气管置换、气管切开肿瘤切除术或气管侧壁切除成形术，再辅以放疗。气管肿瘤合并喉返神经麻痹或上腔静脉阻塞综合征，或合并远处转移，或其他部位肿瘤气道转移等为相对手术禁忌。

（二）内镜治疗

对不能手术切除的气道肿瘤，可考虑内镜下治疗。对范围较大无法根治性切除的气管内肿瘤，在硬质气管镜或电子支气管镜下，通过圈套、激光电灼、射频消融、冷冻、氩氦刀、放射性粒子置入等手段，能对肿瘤引起的气道梗阻和出血起治疗作

用，达到减轻呼吸困难的目的；对气道壁肿瘤侵犯或肿瘤外压引起气道狭窄所致呼吸衰竭，可气管内支架置入扩张支气管来通畅气道，缓解呼吸衰竭。对合并严重呼吸衰竭的气道肿瘤可考虑行机械通气或ECMO呼吸支持下内镜下气道肿瘤介入治疗。对气道内肿瘤多种治疗联用，效果更好。

（三）气管插管或气管切开

是通畅呼吸道最可靠方法，对气管肿瘤病变术前要充分评估，气管导管能否通过以及能否解决气道通畅问题。

二、改善呼吸功能，纠正缺氧和二氧化碳潴留

肺癌晚期病人出现呼吸困难，需给予氧气治疗，一般为持续低流量吸氧，维持基本生命体征。如发生严重Ⅰ型呼衰甚至Ⅱ型呼衰，要在通畅呼吸道前提下采取高流量氧疗、无创通气或有创通气治疗，才能有效改善缺氧及呼衰。机械通气难以维持呼吸功能，不能保证组织器官有效氧供，在评估预后，尤其对控瘤治疗有效的初诊肿瘤患者，可考虑使用V-V ECMO。

如病人同时伴有痰多、支气管痉挛，可选用支气管扩张剂、糖皮质激素、化痰药物，同时使用抗生素控制感染。

三、肿瘤性呼衰的病因治疗

（1）肿瘤所致支气管狭窄，除局部介入治疗外，还应积极控瘤治疗如化疗、靶向治疗、免疫治疗和放疗。

（2）肿瘤晚期脑转移引起呼吸困难，立即用甘露醇脱水，甲泼尼龙静推治疗。

（3）肺癌晚期引起心包积液、胸水，可予穿刺抽液或闭式引流。胸水引流后无明显肺脏萎陷，且控瘤治疗不能控制的恶性胸水可考虑胸膜固定术。对胸膜固定术失败者，如体能状况好，推荐行胸腔镜检查及滑石粉喷洒术。此外还可考虑胸腔内注射化疗药或胸腔热灌注治疗恶性胸水。

（4）对部分肿瘤所致癌性淋巴管炎所致呼吸衰竭，可予挽救性化疗。

四、肿瘤性呼衰并发症治疗

在肿瘤手术、化疗、放疗、免疫治疗过程中发生的弥漫性肺损伤也可致急慢性呼衰，病因包括继发严重肺部感染、控瘤治疗诱发肺损伤、ARDS、肺水肿、放射性肺炎、免疫相关肺炎等。针对性给予抗感染治疗、糖皮质激素治疗。

五、肿瘤性呼衰合并症治疗

（1）肺癌晚期合并慢阻肺或支气管哮喘急性发作，用甲泼尼龙静推解痉止喘、布地奈德和复方异丙托溴铵雾化、口服多索茶碱对症处理。

（2）合并血栓：若患者出现肺动脉栓塞，有胸痛、呼吸困难等症状较明显时，应行溶栓或抗凝治疗；对肿瘤相关肺栓塞合并严重呼衰机械通气难以维持呼吸功能，短时间内无条件行溶栓或介入取栓治疗时，评估患者预后，尤其是对控瘤治疗有效的初诊恶性肿瘤患者，可考虑用ECMO。

（3）肺癌合并心力衰竭，可予强心利尿、营养心肌对症治疗。

六、肿瘤性呼衰的对症支持治疗

电解质紊乱和酸碱平衡紊乱是呼吸衰竭常见并发症，酸碱失衡进一步加重缺氧，影响其他脏器功能，纠正酸碱失衡掌握“宁酸勿碱”的原则。注意液体平衡，在维持血压稳定基础上适当负平衡有利于改善氧合。保证充足的营养和热量供给。注意胃黏膜保护，预防消化道出血和弥散性血管内凝血。

第七章

控瘤治疗与肺损伤

一、手术相关肺损伤

（一）手术相关肺损伤的机制

1.手术麻醉及机械通气相关肺损伤的机制

全麻时，患者失去意识，呼吸中枢被抑制，要用呼吸机辅助通气以维持生命体征。呼吸机造成肺损伤的因素大致分为物理因素和生物因素。物理因素所致肺损伤，主要是肺容积伤（volutrauma）、气压伤（barotrauma）、肺不张伤（atelectrauma）。当肺容积较大时，高潮气量（容积伤）和高气道压（气压伤）可能会致肺泡破裂、漏气及严重气压伤，如气胸、纵隔气肿等。肺部过度膨胀，还可导致肺泡毛细血管通透性增加和严重肺水肿。有学者认为，容积伤是引起肺部在高容积时受损的主要因素，高气道压则是先引起肺容积过大再产生损伤，为间接因素。

当肺容积较小时，肺泡单位及气道反复开合、肺泡表面物质的变化及肺局部缺氧，会产生上皮细胞脱落、肺泡-毛细血管通透性增加及肺水肿为特征的肺损伤，称肺不张伤。超四分之三的患者在接受涉及神经肌肉阻断药物全麻时会出现部分肺不张，且无法通过体位改变改善。导致肺不张的因素包括肺组织被直接压迫、给予较高的吸氧浓度（FIO_2）。

上述物理性损伤，不仅可直接导致肺部各种细胞受损从而产生肺损伤，还会通过肺上皮细胞、内皮细胞或炎症细胞中的细胞信号通路促进细胞内各种介质释放，如肿瘤坏死因子α（TNF-α）等。这些介质会直接损伤肺部、导致术后肺纤维化，甚至会导致肺泡巨噬细胞、中性粒细胞等在肺部蓄积，释放更多有害分子，导致肺损伤，即生物性损伤。在此过程中，由于肺泡-毛细血管通透性增加，进入外周循环的炎症因子、介质会增加，很可能会引起多器官功能障碍。

2. 手术相关肺损伤的特殊机制

在行肺切除等手术时，单肺机械通气及手术本身会对肺产生损伤。单肺通气过程中由于术中缺氧肺血管收缩、肺萎陷、手术操作和肺动脉夹闭增加肺血管阻力，心排血量重新分布。此外，单肺通气下，萎陷肺的缺血-再灌注损伤、高FIO_2通气等都可能造成肺损伤。

3. 肺缺血/再灌注损伤

肺缺血/再灌注损伤（lung ischemia/reperfusion injury，LIRI）以内皮功能障碍、毛细血管渗漏和炎症反应为特征，肺毛细血管内皮细胞受损是LIRI的特征性改变。

4. 手术输液超载相关肺损伤

围术期过量输液是导致ALI发生的主要原因。多项研究报告了ALI与液体给药之间的关系，过多输注会迅速导致肺内积液和低氧血症。

5. 手术输血相关性肺损伤（transfusion-related acute lung ingury，TRALI）

TRALI的发生发展涉及炎症细胞浸润、氧化应激、肺泡毛细血管屏障破坏及通透性改变、细胞凋亡等系列生物学过程，有众多免疫及炎症相关分子和信号通路参与其中。输血、机械通气、TRALI和ARDS间相互作用复杂，机械通气促进肺部炎症和激发中性粒细胞，输血进一步促进此过程，导致肺血管通透性增加。

（二）手术相关肺损伤的临床表现

1. 症状

常见症状包括气促或呼吸困难、咯血、胸痛、发热，当继发感染后体温升高常伴呼吸道感染的其他表现。严重者合并休克并出现四肢湿冷、血压下降、尿量减少等组织低灌注表现。

2. 体征

轻症或早期肺部体征可无异常；典型者可有肺部渗出或实变表现，可闻及两肺湿啰和/或干啰音、管状呼吸音，合并严重肺水肿可闻及大水泡音。

3. 实验室检查

血气分析可见氧合受损：PaO_2<8 kPa，早期$PaCO_2$<4.67 kPa，氧分压/吸入气体氧浓度（PaO_2/FiO_2）≤300 mmHg。血白细胞反应性升高，部分患者可伴炎症反应指标升高（如CRP、IL-6等）和D-二聚体升高。胸部影像学检查早期可无异常或轻度间质改变，表现为双侧肺纹理增多；继而出现点斑片状阴影，逐渐融合成大片状或绒毛状、弥漫性浸润阴影，其中可见支气管充气征。通常心脏无扩大征象亦无肺血管充血表现。

（三）手术相关肺损伤的诊断

（1）肺手术或其他病因开胸手术后1周内出现新发或恶化的呼吸道症状（呼吸频数或呼吸窘迫）。

（2）X线胸片或胸部CT出现双侧模糊影且不能用积液、塌陷或结节解释。

（3）呼吸衰竭不能用心功能或容量超负荷完全解释。

（4）低氧血症：$PaO_2/FiO_2 < 300$ mmHg（1 mmHg=0.133 kPa）。

同时符合以上4条者可诊断为手术相关肺损伤。

（四）手术相关肺损伤的鉴别诊断

手术相关肺损伤需与心源性肺水肿、急性肺梗死、重症肺炎和肺不张等鉴别。

（五）手术相关肺损伤的治疗

1. 氧疗

发生术后肺损伤伴呼吸困难或低氧血症患者，首选鼻导管或面罩进行氧疗，缓解呼吸困难。氧疗中密切监测呼吸窘迫情况和血氧饱和度。对普通氧疗效果不好，SpO_2仍小于93%者，可尝试做高流量氧疗，建议流量维持40~50 L/min水平。

2. 机械通气

机械通气包括无创和有创通气。常规氧疗或高流量氧疗效果不佳，可尝试无创通气。实施前需评估神志清晰及一定的气道保护能力，以免发生气道引流不畅导致感染发生或加重，以及窒息风险。对需要气管插管机械通气患者应积极实施肺保护性通气策略，实施小潮气量（6~8 mL/PBW），限制平台压30 cmH_2O以内，驱动压15 cmH_2O以内。对典型ARDS伴呼吸窘迫还应根据ARDS指南进行镇静、肌松和俯卧位通气治疗。

3. 保持呼吸道通畅

鼓励主动咳嗽、深呼吸、拍击胸壁，结合体位引流，协助排痰。术后配合物理治疗和雾化治疗，可使痰液变稀，黏稠度降低，易于咳出，能加速呼吸道黏膜纤毛功能，改善痰液转运功能。对存在高危因素，如长期大量吸烟史、高龄、肥胖、合并COPD、哮喘等基础性肺病或伴糖尿病等合并症者更应重视。

4. 镇痛

术后有效镇痛可促进患者早期配合康复运动、咳嗽排痰，减少恐惧咳嗽继发的气道引流不佳和肺部感染并发症。术后镇痛药用量应个体化，加强术后麻醉访视，避免过度镇静或呼吸抑制。早期拔除不必要的胸腔引流管亦可减轻痛感。

5.早期下床活动

术后早期恢复性运动锻炼可防止术后肺部并发症，增加患者姿势调整，尽早下床活动，增加肩部运动。

6.合理应用有效的抗生素

对合并肺部感染者应早期进行病原学检查，根据院内获得性病原菌流行病学、患者基础疾病选择经验抗生素治疗。病原菌明确后采取目标治疗。

二、放疗相关性肺损伤

放射性肺损伤是由于对胸部的恶性肿瘤进行放疗引起的并发症，最多见于对肺癌、乳腺癌，其次是对食管癌、纵隔恶性肿瘤的放疗。因放射剂量、部位和范围不同，肺损伤轻重有差异。大面积、高剂量放疗全使肺损伤的发生率增高和严重程度加大。射线引起肺损伤后，出现肺充血、肺泡蛋白渗出增多或透明膜形成，最后形成肺间质纤维化。

（一）病因和发病机制

放疗是目前肺癌治疗的重要手段。由于电离辐射对肺很敏感，常能破坏肺组织的固有修复能力，导致永久性损伤。肺部辐射的影响常分为急性放射性肺炎（RIP）和慢性放射性肺纤维化（RILI），其中包括组织纤维化、坏死、萎缩和血管损伤等。这些反应涉及上皮细胞、内皮细胞、成纤维细胞、细胞外基质分子和浸润免疫细胞等。电离辐射诱导肺组织损伤有两个主要机制：直接DNA损伤和活性氧（ROS）生成。在照射几分钟后，DNA或细胞质和细胞器的损伤触发细胞内信号传导，导致基因表达发生改变，并立即释放转化生长因子（TGF-β）、血小板衍生生长因子（PDGF）和白细胞介素1（IL-1）等生长因子，以促进炎症和免疫反应。此外，水分子的电离会产生ROS，如超氧化物、过氧化氢、羟基自由基和氮等物质。活性氧可导致细胞丢失、肺泡壁水肿、血管通透性增加以及蛋白渗入肺泡腔，从而进一步减少肺泡间隔和血管完整性，导致肺泡上皮细胞的凋亡。

（二）放疗相关性肺损伤的临床表现

1.症状

胸部照射在早期会致放射性肺炎，后期会致纤维化。临床上，多数患者不出现任何症状。临床症状无特异性，放射性肺损伤的首发症状是呼吸困难，此症状常呈隐匿性，仅在劳累后逐步产生呼吸困难，严重者可达呼吸窘迫。咳嗽也是早期的症状，一般为持续而无效率的干咳和气短，很少出现咳痰或咯血。发热多为低热，伴感染时也可高热。低氧血症、胸膜炎和胸部不适等也常出现。

2.体征

体检可能有呼吸音粗糙，干湿性啰音，呼吸音减低和胸膜摩擦音等。可能与既存肺病（如COPD）有关。治疗区可见皮肤红斑或色素过度沉着，皮肤萎缩变薄，毛细血管扩张等。放射性肺损伤出现肺源性心脏病，提示预后不良。

3.辅助检查

（1）胸部CT：早期表现为照射野内散在小片状磨玻璃样影，密度低，边缘模糊，可出现“袖套征”。中期表现不按肺叶、肺段分布的肺实变，内见支气管充气征，肺泡囊、小叶间隔增厚，部分边缘整齐，呈星状，可超出放疗照射野。晚期表现为照射野内长条状、大片状密度增高影，边缘锐利呈“刀切状”，同侧胸膜增厚，支气管、肺门、纵隔、横膈牵拉移位等肺容积缩小改变。几乎所有患者胸部照射后都有RILF影像学征象。

（2）血常规：中性粒细胞百分比高于正常，白细胞总数多无明显升高。红细胞沉降率或C反应蛋白可能升高，但都是非特异性的。

（3）肺功能检查：弥散功能是最敏感的指标之一。常表现为肺活量和肺容量降低，小气道阻力增加，肺顺应性降低；弥散功能障碍，气血屏障增加。严重时可有血氧和血二氧化碳水平改变。

（三）放疗相关肺损伤的诊断

1.诊断放射性肺损伤应参考如下指征

（1）既往有肺受照射史，多发生于放疗开始后6个月内。

（2）CT主要为局限在照射区的斑片影、条索影、空气支气管征、肺实变影或蜂窝样改变，少数伴有放射区外相应影像学改变。

（3）有咳嗽、气短、发热等症状，且为放疗后新出现或较前加重。咳嗽最常见，其次气短，轻者为活动后，重者平静呼吸亦气短，约半数常伴发热。

（4）排除上述症状由下列因素所致：肿瘤进展、肺部感染（细菌、真菌或病毒）、COPD急性加重、心源性疾病、肺梗死、贫血、药物性肺炎等。

（5）放射性肺损伤肺部体征多无明显特异性，最常表现为呼吸音粗糙，包括干啰音、湿啰音、呼吸音减低等。

（6）血象多表现为中性粒细胞百分比高于正常，白细胞总数多无明显升高，C反应蛋白、血清LDH、血沉等可能升高。

（7）肺功能异常主要表现为弥散功能减低，也可伴肺容量降低，肺通气功能降低，呼吸频率可能增加。肺顺应性降低，小气道阻力增加。

2.急性放射性肺损伤RTOG分级标准

0级：无变化。

1级：轻度干咳或劳累时呼吸困难。

2级：持续咳嗽需麻醉性止咳药/稍活动即呼吸困难，但休息时无呼吸困难。

3级：重度咳嗽，对麻醉性止咳药无效，或休息时呼吸困难/临床或影像有急性放射性肺炎证据/间断吸氧或可能需类固醇治疗。

4级：严重呼吸功能不全/持续吸氧或辅助通气治疗。

5级：致命性。

（四）放射相关肺损伤的鉴别诊断

需与感染性肺炎，肿瘤进展或复发，肺梗死，药物性肺损伤或其他肺病鉴别。

（五）放射性肺损伤的治疗

1.治疗原则

1级：定期观察。

2级：无发热：密切观察，对症治疗，必要时使用抗生素；发热、急性渗出期或NEUT%升高：对症治疗＋抗生素，必要时使用激素。

3级：糖皮质激素＋抗生素＋对症支持治疗，必要时吸氧。

4级：糖皮质激素＋抗生素＋对症支持治疗＋机械通气支持。

2.糖皮质激素用法

早期、足量、足程、缓慢减量、个体化应用。

（1）1级RP通常无须特殊治疗，定期检测观察为主。

（2）症状明显的2级RP首选口服泼尼松，剂量为0.5~1.0 mg/（kg・d）。在2~4周复查CT病情好转症状稳定1周以上，在4~12周内按每周或每2周5~10 mg逐步减量。减量过程中出现病情反复，除外其他因素，需重新调整激素用量及减量方案，可恢复至最小有效剂量或略高剂量，并适当放慢减量速度。

（3）3级和4级RP首先使用地塞米松或甲基泼尼松龙静注［按甲基泼尼松龙1~4 mg/（kg・d）等效剂量计算］，待咳嗽、呼吸困难等好转并稳定后（通常用药1~2周后）逐渐减量。根据初始剂量及病情不同，减量方案遵循个体化原则。可每3天减去原剂量1/4~1/3，直至较小剂量。若病情稳定或好转至≤2级改口服泼尼松并逐渐减量，若仍为3~4级适当增加用量，但更高剂量疗效改善有限。

（4）用药注意：大剂量激素治疗期间应预防性使用质子泵抑制剂以减少胃黏膜损伤；长期用糖皮质激素应补充钙剂和维生素D以降低骨质疏松风险；在正确时间对不同等级RP患者给予合适剂量个体化治疗，降低潜在并发症风险。

3.抗生素使用

有症状2级和3~4级RP易发生肺部感染。若无感染证据，预防感染，用非限制性抗生素。若合并感染，先经验性用药，后据痰培养及药敏结果及时调整抗菌药物，尤其警惕孢子菌及其他肺部真菌感染发生。

4.对症治疗

针对症状用止咳、化痰、平喘等药物，严重时给予吸氧、雾化等对症支持治疗。有多个研究探索RP相关的治疗药物：用己酮可可碱可下调促炎细胞因子（尤其是TNF-α）的生成，从而抑制炎症反应，并抑制血小板聚集；间充质干细胞不仅替代受损肺上皮细胞，且通过分泌抗炎和抗纤维化因子促进组织修复；阿奇霉素因其免疫调节及抗炎作用也被用于RP治疗；还可应用止咳祛痰养阴等中药如：汉防己甲素、双氢青蒿素等。加强营养，补充维生素。

（六）放射性肺损伤的预防护理

1.预防

可采用增加分割次数、隔日照射、单次剂量减少、周围型靠近胸壁，靶区勾画调整来预防；严格放疗适应证，改善周身状态，治疗原有肺部疾患如：慢性支气管炎感染等。预防感冒，戒烟，避免同期化疗等诱发因素；应用放射防护剂氨磷汀可使放疗后急性肺毒性的发生风险降低，且不影响疗效。但副作用明显如低血压、严重恶心和耐受性差；加强对高危患者的监测，做好患者教育，出现相关症状立即就医。

2.护理

心理护理：对患者行心理疏导，保持良好精神状态，树立患者信心；呼吸道护理：保持房间空气新鲜，定期开窗通风，避免刺激性气味。室温需维持在18~25 ℃，湿度在50%~60%。劝告患者戒烟，指导咳嗽剧烈、痰多者学习呼吸锻炼方式及咳嗽、排痰方法。对于痰中有血的病人，警惕大咯血，一旦出现置患者于平卧位，将头偏向一侧，避免误吸。对刺激性干咳可给予镇咳剂，并适量饮用温开水。注意患者的呼吸情况，如有胸闷、气促、呼吸困难等症状严重者给予半卧位及氧气的吸入；饮食护理：放疗期间嘱患者进食高热量、高蛋白、高维生素、低脂肪、易消化的饮食；用药护理：大剂量糖皮质激素增加炎症渗出吸收，其副作用易致二重感染、菌群失调、免疫抑制等，并可出现胃部不适、大便颜色改变、面色潮红等症状，嘱患者饭后服用，并观察药物不良反应及时处理。

三、化疗相关性肺损伤

（一）化疗相关性肺损伤的机制

化疗在血液和实体瘤治疗中起至关重要作用，但化疗药物如控瘤类抗生素、烷化剂、顺铂类药物、抗叶酸类药物等常与严重的肺毒性相关，包括肺炎和纤维化的发展。

控瘤类抗生素，如博来霉素，在DNA多核苷酸链附近释放破坏性氧化剂，从而释放出游离基或其原衍生物，但引起肺损伤的确切机制尚不清楚，可能通过诱导脂质过氧化作用对细胞造成损伤，也可能与其控瘤作用相关，包括产生ROS、诱导DNA损伤和抑制新DNA合成。博来霉素引起肺损伤包括间质水肿，炎症细胞和免疫细胞大量涌入，可导致肺纤维化发展。烷化剂类药物诱导肺纤维化可能也与DNA损伤和氧化应激有关。顺铂类药物引发肺损伤可能与肺内免疫细胞失衡有关，有报告显示，该药物可诱导嗜酸性粒细胞性肺炎。抗叶酸类药物如甲氨蝶呤可使细胞间室中产生过量自由基，从而使线粒体功能失调，增强肺泡上皮细胞损伤和异常肺重构。

近来有研究表明，化疗药物，如博来霉素、卡莫司汀、丝裂霉素等，还与肺静脉闭塞症（PVOD）发展相关。能引起PVOD的主要化疗药物为烷化剂，在法国肺高压登记网中，近半数化疗引起的PVOD病例中，使用药物为环磷酰胺，可能与诱导肺静脉重构和毛细血管增殖有关。

综上，化疗药物存在诱导和加剧肺损伤风险，可增强肺组织氧化应激，产生ROS诱导DNA损伤或与细胞膜上的脂肪酸反应直接损伤细胞，还可致肺内免疫失衡，炎症细胞和免疫细胞的大量涌入破坏肺内正常免疫微环境，致使组织损伤，导致肺炎和肺纤维化。化疗药物还可重构肺部血管，与PVOD发展相关。

（二）化疗相关性肺损伤的临床表现

主要临床症状为发热、咳嗽及胸闷，严重者可出现低氧血症或呼吸衰竭，与其他原因导致的肺损伤难以区分，主要诊断依据为影像学表现及用药史。

化疗相关性肺损伤分急性肺损伤和慢性肺损伤，急性肺损伤一般发生于治疗后1~3个月，表现为化疗后肺炎，慢性肺损伤多出现在治疗后3~6个月，表现为化疗后肺纤维化。

在急性肺损伤病变早期，呼吸道及肺组织充血水肿，肺泡毛细血管床通透性增加，大量血细胞和血浆渗透入肺泡、肺泡间隔及血管、支气管周围。肺CT表现为肺野透亮度降低，呈磨玻璃样改变，随着液体量逐渐增多，小叶间隔增厚，CT表现为模糊网格样高密度影。病变进一步发展，间质内大量炎症细胞进一步浸润至肺实质，肺实质呈炎症改变，这时肺部CT表现为片样高密度影，可见明显网格样、蜂窝样改变。特征性X线表现为以间质性改变为主，病变范围广，短期内复查胸片病变形状有变化，经大量抗炎加激素治疗后两肺野透光度增强，小叶性炎症病变逐渐吸收，但间质性病变仍然存在。

急性肺损伤期炎症若未得到有效控制或反复感染，可致肺纤维化，即慢性肺损伤，临床表现多为“麦利兰肺”或与其相似，症状为咳嗽，呼吸困难，发热。大多数病例开始症状隐匿，逐渐发生，个别病例可急性发病，表现为进行性呼吸困难，严重者出现紫绀，病情恶化迅速。胸片可表现为弥漫性肺泡及间质浸润，呈多发结节状致密影，很少发生胸膜渗出、纵隔及淋巴结肿大。

化疗药物还可致肺动脉高压及PVOD。组织学改变为肌性肺动脉中膜增厚、远端微血管新肌化和小叶间隔充血与增生，以及肺静脉显著性肥厚和间质纤维化，可伴随血管炎。CT显示小叶间隔增厚，多发小结节，主动脉和中心肺动脉扩张。临床表现为非特异性，表现为肺动脉高压和右心衰，最常见进行性活动后呼吸困难，随着病情的发展，进而出现发绀、颈静脉怒张等右心衰症状和体征。

临床上可根据用药史及症状、影像学表现，初步对化疗后肺损伤做出诊断，后续结合其他检查，排除肺部感染、肿瘤浸润、肿瘤转移等后，做出确切诊断。

（三）化疗相关性肺损伤的治疗

1. 化疗相关性肺损伤评估

临床发现化疗相关性肺损伤，需行肺损伤评分以指导治疗。临床评价有许多内容，如患者肺泡塌陷的范围、氧合情况、器官功能、机械通气支持条件等。

目前采用最广泛的定量评价，主要采用Murray提出的肺损伤程度评分法，这包括三方面内容：肺损伤程度的定量评分、是否具有ARDS危险因素，以及是否合并肺外器官功能不全。评分包括四部分：胸部X线片，低氧血症（氧合指数），PEEP，呼吸系统顺应性。该评分的优点是：考虑到PEEP和肺顺应性的因素，将损伤程度予以区别，同时，影像学变化更具特征性。0分代表无肺损伤，0.25~2.5分代表轻中度肺损伤，大于2.5分代表重度肺损伤。

2. 类固醇类激素治疗

类固醇类激素治疗各种控瘤药物（如吉非替尼、伊立替康、帕尼单抗和厄洛替尼）所致肺损伤有良好结果，作用机制有以下几点：①激活上皮细胞的钠泵，加速肺泡液吸收，达到肺液平衡。②降低肺泡毛细血管膜通透性，减轻肺间质水肿和肺透明膜形成所致弥散障碍。③增加肺表面活性，减低肺表面张力，减小肺泡萎缩所致肺内分流。④抑制各种促炎细胞因子释放，特别是肺泡内上皮细胞核内核转录因子活性，减少促炎因子表达，减少对肺部的损伤。⑤抑制纤维原细胞生长发挥抗纤维化作用。

临床上用甲强（1~2 mg/kg）联合泼尼松（40~60 mg/d），口服2~4周，3~12周逐渐减量至停药。“早期、中小剂量、延长时间、逐渐减量”是备受国内外推崇的方案，但其合理性和有效性尚待实践证实，在应用时机、使用剂量、持续时间上还需研究完善。但值得注意的是，老年患者发生化疗相关肺损伤对预后影响较年轻人更大，肺损伤缓解程度更慢，对激素药物不良反应所致感染等并发症也更严重。

3. 抗纤维化治疗

化疗药物可致肺纤维化，病理特点为肺泡上皮细胞损伤及异常增殖，细胞外基质沉积和成纤维细胞增殖和活化，导致肺部组织结构破坏和呼吸功能丧失。化疗相关肺损伤的病理过程与ILD的动物模型具有高度相似性。目前对肺纤维化的上市药物主要有吡非尼酮和尼达尼布，其能有效延缓肺功能恶化，起延缓病情作用。

吡非尼酮是一种口服吡啶，能下调转化生长因子-β表达及活性，对成纤维细胞增殖有抑制作用，还能抑制胶原合成。尼达尼布是一种多靶点酪氨酸激酶抑制剂，能阻断血小板衍生生长因子（PDGF）受体α和β、成纤维细胞生长因子受体以及血管内皮生长因子受体，具有较好抗炎和抗肺纤维化作用。吡非尼酮剂量推荐：在初期，每次200 mg，每日三次；在两周时间内，通过每次增加200 mg剂量，最后将本品用量维持在每次600 mg（每日1800 mg）。可据临床症状减量或停药，症状减轻，可再逐步增加给药量，最好将维持用量调整在每次400 mg（每日1200 mg）以上。尼达尼布剂量推荐：每次150 mg，与食物同服，每天两次，相隔约12 h。如错过了尼达尼布剂量，则应在下一个预定时间服用下一个剂量，但不超过建议的每日最大剂量300 mg。对轻度肝功能不全者，建议尼达尼布剂量为100 mg，每天两次，每次间隔约12 h，与食物同服。

目前临床对化疗后肺纤维化仍无特效方法，吡非尼酮和尼达尼布具一定修复效应，可延缓肺功能恶化，对肺功能恢复尚需机制研究和大规模临床探索。

4. 细胞因子风暴的治疗

肿瘤化疗药物有的可引发免疫系统过度激活，体液中多种细胞因子在短期内大量产生，导致细胞因子风暴。尤其CD4+/CD8+水平的变化要显著低于治疗前水平，而CD3+CD8+以及CD16+CD56+、NK细胞水平却较治疗前显著升高。正常时，CD4+/CD8+比值相对稳定，反映机体的T细胞免疫功能状态。二者比值发生变化，则机体发生免疫紊乱。细胞因子风暴可引起发烧、低血压、心脏问题，并可导致组织损伤，甚至器官衰竭和死亡。

治则包括：①结合患者情况，观察病情变化，酌情修改、暂停或推迟化疗计划。②用免疫调节剂抑制过多免疫细胞活化和细胞因子产生，降低因细胞因子风暴所致器官损伤，恢复机体致炎-抗炎系统平衡。③针对升高的细胞因子，使用单抗中和，防止病情重症化和死亡。④支持和对症治疗：积极氧疗，常规输液，维持水、电解质及酸碱平衡，营养支持等。

临床使用较多针对细胞因子风暴的靶点药物有：白介素阻断剂、TNF抗体、过氧化物酶体增殖剂激活受体激动剂、1-磷酸鞘氨醇受体1激动剂、环氧合酶抑制剂、IFN-γ抗体、免疫球蛋白、趋化因子受体拮抗剂、乙酰胆碱及其类似物、血管紧张素转化酶抑制剂/血管紧张素受体阻滞剂、内源性抗炎物质、肾上腺皮质激素等。这些药物具有不同作用靶点，但均可通过相应信号通路影响炎性细胞因子产生或抑制其与受体结合，可用于治疗或预防细胞因子风暴和感染性疾病。

四、靶向治疗相关性肺损伤

针对肿瘤驱动基因（*EGFR*、*ALK*、*ROS1*、*MET*、*RET*、*BRAF*等）的小分子靶向药物酪氨酸激酶抑制剂（tyrosine kinase inhibitors，TKIs）广泛用于肿瘤治疗，整体上安全可靠，耐受性良好。但靶向药物也可引起相关性肺损伤并累及肺泡和间质区、气道、血管和胸膜。主要表现为间质性肺疾病（interstitial lung disease，ILD）。不同靶向药物诱发ILD发生率和死亡率有不同，接受吉非替尼和厄洛替尼治疗的非小细胞肺癌患者中，ILD发生率为1.2%，死亡率为22.8%；接受奥希替尼的NSCLC患者ILD发生率约为6.5%，死亡率约为11.8%。

（一）靶向治疗相关性肺损伤的发病机制

靶向治疗药物相关性ILD的发病机理尚未完全明确。潜在机制包括两种：一是直接的、剂量依赖毒性；二是免疫介导性，二者相互依赖。药物毒性可直接损伤I型肺泡上皮细胞、毛细血管内皮细胞或气道上皮细胞，上皮细胞的改变是纤维生成的触发器，I型和II型肺泡上皮细胞的死亡也是ILD的始动因素。此外，药物可作为抗原，诱发各种免疫反应，大多数反应主要由T细胞介导。持续抗原暴露、肺部固有抗炎机制受损导致慢性炎症，慢性炎症和上皮细胞损伤刺激成纤维细胞迁移、增殖和产生细胞外基质，从而导致进行性纤维化和肺组织重塑。

（二）靶向治疗相关性肺损伤的临床表现

发生时间短在用药后数天，长则数年，不同药物差异较大，起病中位时间通常在3~12周。危险因素包括吸烟≥50包/年、既往或当前存在ILD、合并慢性阻塞性肺病或支气管扩张症、东部合作肿瘤学组表现状态（eastern cooperative oncology group performance status，ECOG-PS）≥2、晚期肿瘤、年龄≥55岁、男性、亚裔人群、合并胸腔积液、肌酐清除率≤80 mL/min、化疗史、胸部放疗史等。其临床表现缺乏特异性，轻者可无症状，常由随访影像学检查发现；可突发起病，也可缓慢进展，症状包括疲乏、干咳、呼吸困难、低氧血症、胸痛等。部分可出现发热和皮疹等全身症状。随疾病进展可出现进行性加重的呼吸困难和活动耐力减退，部分患者肺部听诊可闻及细小湿啰音或Velcro啰音等，但体检正常不能排除靶向治疗药物相关性肺损伤。

（三）靶向治疗相关性肺损伤的诊断及鉴别诊断

患者接受一种已知可能导致ILD相关的靶向药物时，出现原有呼吸道症状加重或新出现呼吸道症状，且与靶向药物治疗具有时间关系，或有肺部影像学出现浸润影或间质性改变时，应考虑靶向治疗药物相关性ILD。应仔细询问症状，用药情况、肺损伤危险因素、职业或自身免疫性疾病等病史。密切关注生命体征，检查氧饱和度，详细心肺听诊、检查皮肤和口腔黏膜、浅表淋巴结触诊等，并结合实验室和影像学检查等整合评估。

靶向治疗药物相关性肺损伤诊断标准包括：①胸部影像学检查提示新发肺浸润影或间质性改变，或原有间质性改变加重；②在靶向药物治疗后发生；③排除其他可引起类似改变的疾病，如：感染性疾病、放射性肺炎、免疫治疗相关性肺炎、心源性肺水肿、结缔组织病相关性肺损伤、肿瘤进展、癌性淋巴管炎等。对有争议的病例，建议由多学科MDT-to-HIM团队全面评估做出最终诊断。

1.实验室检查

血液、微生物等检查作为辅助手段，不具特异性，主要用于排除其他肺损伤原因。首先要排除肺部各种病原体导致的感染性疾病。其次，要排除结缔组织疾病相关ILD，可送检自身免疫抗体标记物。监测肿瘤标志物有助于判断肿瘤进展，但仍不能排除药物诱发的ILD。有条件可送检表面活性蛋白A（surfactant protein A，SP-A）、表面活性蛋白D（surfactant protein D，SP-D）和肿瘤分化抗原（krebs von den lungen-6，KL-6），TKIs靶向治疗诱发的ILD血清中SP-A、SP-D和KL-6水平升高，监测KL-6还有助于评估EGFR-TKIs诱导的ILD进展和严重程度。

2.肺功能与血气分析

怀疑ILD，推荐肺功能作为常规检查，也可作为随访监测呼吸功能工具。靶向药物所诱发的ILD常表现为限制性通气功能障碍，肺总量、残气量、肺活量和一氧化碳弥散量下降；动脉血气分析可监测血氧饱和度和动脉血氧分压，明确是否存在呼衰，肺损伤患者肺氧合指数（PaO_2/FiO_2）降低，但也可正常。

3.胸部高分辨率CT（high resolution computed tomography，HRCT）

相较于胸片，胸部高分辨率CT在检测靶向治疗药物相关性ILD方面具有更高敏感性，HRCT是目前评估药物诱导ILD最佳的非侵入性方法。怀疑ILD，建议尽早、优先考虑HRCT；在首次诊断为靶向治疗药物相关性肺损伤后，应在2周后复查，间隔可据临床病程进行调整。常见影像学特征：广泛斑片状实变影、磨玻璃影，伴或不伴小叶间隔增厚等。但这些特征并非靶向治疗药物相关性ILD特异性表现。

4.支气管镜检查/支气管肺泡灌洗液/经支气管肺冷冻活检

体格检查、常规血液及影像学检查仍未能明确诊断或难以鉴别感染和肿瘤进展时，建议尽早行支气管镜检查及肺泡灌洗和/或活检，支气管肺泡灌洗有助于排除感染、肿瘤等；肺活检可明确肺损伤的组织病理学类型，需注意这些组织病理学类型也是非特异的。与支气管镜下钳夹相比，支气管镜冷冻活检可获更大组织样本，但出血和气胸风险更高。经支气管肺冷冻活检在组织病理学上诊断ILD与外科肺活检一致性较高，诊断可靠，有条件医院评估风险后也可考虑经支气管肺冷冻肺活检，通常不建议手术肺活检。

（四）靶向治疗相关性肺损伤的治疗

明确诊断靶向药物相关性ILD时，不同类型靶向药物治疗策略有不同，应据CT-CAE分级，采取以下分级治疗策略。

1.EGFR-TKI相关性ILD

Ⅰ级：建议中断治疗，密切观察，直到完全缓解后可同样剂量药物再次尝试，也可尝试使用其他靶向药物。

Ⅱ级：中断治疗，予以口服泼尼松龙，0.5~1 mg/kg/d或等效药物，3~5天无效或症状加重可增加至2 mg/kg/d或等效药物，或改用静注；口服4周后逐渐减量，总疗程不小于6周。直至恢复至Ⅰ级或完全恢复，权衡个体风险利益后，可尝试再次使用药物，也可尝试使用其他靶向药物。

Ⅲ-Ⅳ级：永久停用靶向药物，住院治疗，甲泼尼龙冲击治疗，0.5~1 g/d，3天后改口服泼尼松龙，1 mg/kg/d或等效药物，4周后逐渐减量，总程不少于8周。

如果激素耐药，可尝试使用尼达尼布，也可以考虑英夫利昔单抗、吗替麦考酚酯（mycophenolate mofetil，MMF）、免疫球蛋白、硫唑嘌呤（azathioprine，AZA）、甲氨蝶呤、环磷酰胺等其他免疫抑制剂。

如果有低氧血症，建议吸氧，确保气道通畅和安全，尽早评估和决定辅助通气的方式，避免紧急插管和意外事件的发生；如存在心脏前负荷过高，应适当利尿，避免因肺水肿加重ILD病情；不能排除潜在感染或需预防继发感染，可使用广谱抗生素治疗；做好激素使用的支持治疗（补钙、维生素D、质子泵抑制剂、血糖控制等）。

2.ALK-TKI相关性ILD

无论分级如何，均应立即中断治疗并永久停用；激素用法用量可参照上述，激素无效也可考虑使用其他免疫抑制剂，做好对症支持治疗。

五、抗血管生成治疗相关性肺损伤

肿瘤抗血管生成药物引起的肺损伤是抗肿瘤血管生成药物在治疗过程中导致的呼吸系统（包括气管、肺实质、肺血管以及胸膜）不良反应的总称。

目前临床用于实体瘤治疗的抗血管生成药物可分为小分子多靶点血管生成抑制

剂、大分子单靶点血管生成抑制剂和内源性泛靶点血管生成抑制剂三类。小分子多靶点血管生成抑制剂包括索拉非尼、舒尼替尼、培唑帕尼、凡德他尼、卡博替尼、瑞戈非尼、阿昔替尼、尼达尼布、乐伐替尼、阿帕替尼、安罗替尼、呋喹替尼、索凡替尼和厄达替尼；大分子单靶点血管生成抑制剂主要为贝伐珠单抗和雷莫卢单抗；内源性泛靶点血管生成抑制剂为恩度。

以上药物引起的肺损伤症状体征既有相似之处，也存在一定差异。

（一）抗血管生成治疗相关性肺损伤的机制

目前肿瘤抗血管生成治疗相关肺损伤的确切机制尚不清楚，可能包括DNA损伤、肺泡细胞凋亡、肺泡细胞增殖受抑制等多种因素。

肿瘤抗血管生成药物的主要靶点包括血管内皮生长因子（VEGF）或血管内皮生长因子受体（VEGFR）。VEGF又称血管通透性因子（VPF），在人体所有器官，以肺组织中VEGF mRNA的表达量最高，对维持肺泡上皮细胞正常功能和调节血管内皮细胞功能起重要作用。

VEGF缺乏可导致血管发育不良、结构退化，使用VEGF受体抑制剂可致新生大鼠脉管系统过度凋亡，并阻碍新生血管生长及肺泡极化。在严重肺气肿患者支气管肺泡灌洗液、痰和肺组织中VEGF水平均明显降低。抗血管生成药物治疗可降低肺内VEGF浓度，从而导致肺泡上皮细胞及肺内血管内皮细胞功能失调，诱导急性肺损伤。

（二）抗血管生成治疗相关肺损伤的临床表现

肿瘤抗血管生成治疗相关肺损伤多在治疗后4~12周内出现，临床表现具多样性特点，但缺乏特异性，常见：咯血、肺栓塞、间质性肺病样病变（肺炎、间质性肺炎等）、肺出血，肺动脉高压、气胸等相对少见；咳嗽、呼吸困难、胸痛、发热、咯血、乏力等为常见症状，肺部查体可无阳性体征，部分听诊双下肺可闻及爆裂音，少数可闻及哮鸣音或湿性啰音。胸部影像学表现为磨玻璃影、小叶间隔增厚、小叶中心性结节及实变等。肺功能检查常表现为混合性通气功能障碍和弥散障碍，弥散功能下降甚至早于症状出现。重症患者可出现呼衰。目前缺乏特异性血清标志物。支气管肺泡灌洗液（bronchoalveolar lavage fluid，BALF）中淋巴细胞增高，尤其CD8+淋巴细胞增多对诊断有一定提示作用。

该病诊断较为困难，常需满足以下标准中①③和④：①有肿瘤抗血管生成药物治疗史；②有咳嗽、呼吸困难、发热、胸痛、咯血等临床症状或阳性体征；③胸部影像学有磨玻璃影、小叶间隔增厚、小叶中心性结节及实变等改变；④必须排除引起同样或类似临床表现的其他疾病（如肺部感染、充血性心力衰竭、肺癌进展、其他间质性肺疾病、急性肺栓塞等）。对有争议病例，建议多学科整合诊治团队全面评估后做出最终诊断。

如患者经肿瘤抗血管生成治疗后出现新症状、体征和影像学改变，停药后症状有缓解，则应考虑药物性肺损伤。当抗血管生成药与靶向治疗、免疫检查点抑制剂、化疗联合使用后出现肺损伤，需考虑联合治疗所致肺损伤。

（三）抗血管生成治疗相关肺损伤的治疗

临床治疗包括针对前述肺部不良反应和症状进行处理。特别强调：发生抗血管生成治疗肺损伤，均应停药。

1.肺出血/咯血的治疗

（1）止血治疗：对轻度咯血，可用止血药止血，包括氨甲环酸、卡络磺钠、血凝酶等。对中重度咯血在止血药治疗疗效不佳可考虑介入栓塞术止血。

（2）保持气道通畅：对肺出血量或咯血量较大者，防止窒息、保持气道通畅非常重要，可取患侧卧位，必要时行气管插管术。

（3）呼吸支持治疗：对肺出血或咯血致呼衰患者应给予呼吸支持治疗，根据缺氧程度考虑氧疗，严重者应考虑机械通气治疗。

（4）补充血容量：咯血量大致失血性休克者，建议补充血容量，如输注红细胞、血浆制品等。

2.肺栓塞治疗

（1）一般治疗：绝对卧床休息、呼吸支持（根据缺氧程度选择氧疗或机械通气）及其他对症支持治疗。

（2）抗凝治疗：对低、中危肺栓塞行抗凝治疗，包括依诺肝素、华法林、达比加群、利伐沙班、艾多沙班等；对高危肺栓塞，若无禁忌，行溶栓治疗，溶栓后继续抗凝治疗。

（3）对存在溶栓禁忌证的高危肺栓塞可考虑取栓治疗。

3.间质性肺炎治疗

间质性肺炎是抗肿瘤血管生成药物少见不良反应。间质性肺疾病影像学、病理学表现不同，对激素敏感程度不一，建议多学科讨论决定治疗方案。一般分为呼吸支持治疗、糖皮质激素治疗、免疫抑制剂使用、抗纤维化治疗及基础疾病的治疗。

六、免疫治疗相关性肺损伤

近年，肿瘤免疫治疗取得了飞速发展。以细胞毒性T淋巴细胞相关蛋白4（cytotoxic t-lymphocyte-associated protein 4，CTLA-4）单抗和程序性死亡受体1（programmed cell death protein 1，PD-1）/程序性死亡配体1（programmed cell death 1 ligand 1，PD-L1）单抗为代表的免疫检查点抑制剂（immune checkpoint inhibitor，ICI）在肿瘤晚期、局部晚期及围手术期治疗中应用日益广泛。其他类型的免疫治疗，如治疗性肿瘤疫苗、免疫细胞治疗、免疫佐剂等疗法也取得迅速进展。同时，免疫相关不良反应（immune-related adverse event，irAE）也逐渐增多，给临床工作带来巨大挑战。本章节主要集中在ICIs为主的免疫治疗相关性肺损伤（Pulmonary irAE）。

ICIs对肺的损伤可分为四方面：①肺间质的损伤；②气道损伤；③胸膜损伤；④肺血管损伤：ICIs可致DVT风险升高，增加PE可能性。ICIs还可诱发系统性血管炎，如GPA或EGPA，进而累及肺血管。

上述四种肺损伤模式中，最常见是ICIs药物对肺间质的损伤，临床上称为检查点抑制剂相关肺炎（checkpoint inhibitor-related pneumonitis，CIP），或免疫检查点抑制剂相关肺炎（immune checkpoint inhibitor-related pneumonitis，ICI-pneumonitis），免疫相关性肺炎（immune-related pneumonitis，ir-pneumonitis），或免疫检查点抑制剂相关间质性肺病（immune checkpoint inhibitor-related interstitial lung disease，ICI-ILD）。

（一）流行病学和危险因素

目前报道CIP发生率在3.5%~19%。肿瘤类型不同，使用免疫治疗药物不同，CIP发生率差异较大。

CIP多发生在免疫治疗后2~3个月，但在开始数天或停药后也可发生。ICIs联合治疗，CIP发生时间更早。与其他肿瘤患者比，肺癌发生CIP的时间更早。

研究表明，发生免疫治疗相关性肺损伤的危险因素有以下几个方面。

肿瘤类型：肺癌接受免疫治疗后CIP的发生率高于其他肿瘤。

（1）免疫治疗药物类型：相比PD-L1单抗，PD-1单抗发生CIP风险更高。相比PD-（L）1或CTLA-4单药治疗，PD-1单抗联合CTLA-4单抗治疗，CIP风险较高。

（2）伴随治疗：正在或既往接受胸部放疗者发生CIP风险更高。奥希替尼联合PD-（L）1单抗治疗，或PD-（L）1单抗后立刻续贯奥希替尼治疗。

（3）基础肺疾病：合并有间质性肺疾病、慢性阻塞性肺疾病、哮喘的肿瘤患者，接受免疫治疗后发生CIP风险可能更高，但前述合并症不是免疫治疗禁忌证。

（4）吸烟史：吸烟≥50包/年是发生CIP的独立危险因素。

（二）发病机制

目前研究提示，CIP的发病机制主要包括以下方面：细胞免疫（T细胞）和体液免疫（B细胞）的异常激活，固有免疫（中性粒细胞、嗜酸性粒细胞）的失调，多种炎症因子（IL-3，IL-6，IL-10，IL-17，TNF-α，TGF-β）的异常分泌，以及受累脏器和肿瘤组织中共抗原的表达。

（三）免疫治疗相关肺损伤的临床表现和影像学表现

临床表现缺乏特异性，包括免疫治疗后新出现或明显加重的干咳、憋气、喘息、呼吸急促、呼吸困难、胸痛、活动耐量下降、乏力、发热等。部分患者无明显症状，在评估肿瘤治疗疗效时发现新发肺部影像学异常。

CIP影像学表现分以下几类。

1.机化性肺炎（organizing pneumonia，OP）

双侧或单侧斑片状实变影，常伴磨玻璃影及小结节影、支气管充气征，偶尔为肿块影，沿胸膜下或支气管血管束周围分布，常以中、下肺为主。OP更常见于免疫治疗前接受过胸部放疗，放射野的肺组织区域。

2.非特异性间质性肺炎（nonspecific interstitial pneumonia，NSIP）

双肺对称分布的磨玻璃和网格影，伴牵张性细支气管扩张，沿胸膜下分布，双下肺为主。

3.过敏性肺炎（hypersensitivity pneumonitis，HP）

小叶中心磨玻璃影、结节，可伴空气潴留征或马赛克灌注，弥漫性或上叶分布为主。

4.急性间质性肺炎（acute interstitial pneumonia，AIP）

起病急骤，快速出现双肺弥漫磨玻璃影、斑片状实变，可伴铺路石征、牵张性支气管扩张、蜂窝征、胸水等多种表现，以双下肺为主，可累及全肺。

5.其他

结节病样反应（sarcoid-like reaction）、弥漫肺泡出血（diffuse alveolar hemorrhage，DAH）、闭塞性细支管炎（bronchiolitis obliterans，BO）等。

部分CIP的影像学缺乏特异性，难以归类，所以常常需要临床症状、影像学检查、病原学筛查等多种辅助检查结果综合判断。

需注意，免疫治疗合并基础肺病者，影像学可表现原有基础肺病加重。对此前接受过放疗者，免疫治疗后可在放射野出现放射性肺炎样表现，称为（radiation recall pneumonitis，RRP），这种现象也可见于部分细胞毒药物，如多柔比星、依托泊苷、吉西他滨和紫杉醇。

（四）免疫治疗相关肺损伤的诊断和鉴别诊断

对临床怀疑CIP者，尽快行胸部CT评估，同时需完善病原学筛查：如鼻咽拭子、痰培养、外周血培养、尿培养等。部分患者需行气管镜检查，并获得肺泡灌洗液的病原学筛查和细胞学分类，以及经气管镜肺活检。CIP的BALF细胞学分类常表现为淋巴细胞比例或嗜酸性粒细胞比例升高。近期研究发现BALF中IL-17a和IL-35的浓度升高，提示CIP可能。需要注意，对BALF病原学NGS不能作为鉴别感染和CIP的唯一证据，需结合临床表现、影像学表现和其他辅助检查。对支气管镜肺活检无法确诊者，可考虑经支气管肺冷冻活检（transbronchial lung cryobiopsy）或外科肺活检。

在免疫治疗前和治疗中定期监测肺功能。研究显示在发生CIP的患者中，免疫治疗前一秒用力呼气容积（forced expiratory volume in 1 second，FEV1）更低。开始免疫治疗后，一氧化碳弥散量（diffusing capacity of lung for carbon monoxide，DLCO）下降可能早于临床症状或肺部影像学改变。

此外，完善血常规、C反应蛋白、PCT。数项研究提示外周血中性粒细胞比例、中性粒细胞/淋巴细胞比例、嗜酸性粒细胞比例和CRP升高跟irAE发生风险增加有关，但缺乏特异性。肿瘤本身、放化疗及合并感染均可致中性粒细胞比例、CRP升高。部分肿瘤相关高炎症状态患者，亦可出现PCT升高。所以血常规、CRP、PCT均不能作为鉴别CIP和肺部感染的唯一指标。

怀疑有哮喘发作者，需完善肺功能评估。怀疑肺栓塞，完善V/Q显像和/或CTPA评估。出现胸水者，完善胸水细胞学检查，明确ICI所导致的胸水抑或癌性胸水。

irAE可累及多个系统，对CIP的患者要完善系统性评估，如肝肾功能、CK、CK-MB、cTnI、NT-proBNP、胰功、甲功、肾上腺皮质功能、凝血功能等检查。

鉴别诊断，需考虑以下方面：①肿瘤本身的临床表现：癌性淋巴管炎、恶性胸腔积液等；②肿瘤化疗或靶向治疗导致的肺损伤；③肿瘤免疫治疗导致的其他脏器损伤，如免疫相关性心肌炎、免疫相关性肾上腺皮质功能不全、免疫相关性肌炎等；④其他合并症：如肿瘤治疗期间新发肺部感染；心功能不全；肺栓塞；基础COPD、哮喘或ILD的加重。

（五）免疫治疗相关肺损伤的治疗

CIP的治疗主要依据CTCAE（Common Terminology Criteria for Adverse Events）分级。

1级（G1）：无症状，病变局限于单个肺叶或<25%的肺实质。

2级（G2）：有轻度症状，病变累及多个肺叶，且达25%~50%肺实质。

3级（G3）：有严重症状，自理能力受限，病变累及所有肺叶或>50%肺实质，需吸氧。

4级（G4）：危及生命的呼吸衰竭，病变累及所有肺叶或>50%肺实质。

5级（G5）：所有与呼吸相关的死亡。

G1患者，暂缓免疫治疗，密切监测血氧饱和度，观察有无新发相关症状，并在2~3周后复查胸部CT。如影像学缓解，可恢复免疫治疗，同时密切随访。如出现新发呼吸系统症状或影像学进展，则开始糖皮质激素治疗。如复查影像学无改变，可考虑继续治疗并密切随访直至出现新症状。

对G2患者，暂缓免疫治疗，给予口服或静脉糖皮质激素（1 mg/kg）。如果症状缓解，2~3周后复查胸部CT，糖皮质激素可在6周内减停。治疗后CIP若缓解至G1，可继续免疫治疗。如治疗48~72 h后，症状无改善，按G3-G4治疗。

对G3-G4患者，需考虑永久停用免疫检查点抑制剂治疗，并住院接受糖皮质激素（2~4 mg/kg），同时予经验性抗感染治疗。对治疗48~72 h后，症状逐渐缓解者，糖皮质激素可减量至1 mg/kg，后续规律减量，8周内可减停激素，减量速度要根据患者临床症状和影像学变化，以及是否出现其他系统irAE等情况而定。

如治疗48~72 h后，症状无改善，可考虑用以下药物。

1. 生物制剂

TNF-α单抗—英夫利昔单抗；IL-6单抗—托珠单抗。相比于传统免疫抑制剂，生物制剂起效更快。数项研究证实TNF-α单抗和IL-6单抗在CIP治疗有效。与TNF-α单抗相比，IL-6单抗对机体抗感染免疫应答负面影响更小，在CIP治疗，尤其不能除外感染者更安全。IL-6单抗在治疗irAE同时，可增强PD-（L）1单抗疗效，起协同作用，避免免疫抑制治疗给抗肿瘤治疗带来负面影响。

2. 免疫球蛋白

对肺部感染和CIP均有效，200~400 mg/kg，连续3~5天。

3. 免疫抑制剂

吗替麦考酚、环磷酰胺等，整体起效相对较慢，尤其环磷酰胺，常需剂量累计效应。

第八章

慢性肺病与肿瘤

一、慢阻肺与肿瘤

（一）慢阻肺合并肿瘤的流行病学

多种肿瘤与慢阻肺具有共同的危险因素（如：吸烟、空气污染、职业暴露及老龄等）和发病机制（如遗传易感性、免疫应答异常、慢性炎症反应、氧化应激等），两者存在很高的共患病状态，其中以原发性肺部恶性肿瘤（肺癌）的发病与慢阻肺最为密切。研究显示：与非慢阻肺相比，慢阻肺患者罹患肺癌风险升高6.35倍。另一项含31个临床研究，共计829490例慢阻肺患者的Meta分析显示，5.08%的慢阻肺患者合并肺癌，其中，男性占5.09%，女性占2.52%；病理类型以腺癌为主（1.59%），其次为鳞癌（1.35%）。我国一项研究显示，有0.7%慢阻肺患者合并实体瘤。另一方面，慢阻肺在肺癌患者中高发，不同人群和国家的数据显示，肺癌患者中慢阻肺的发病率高达19%~70%。

（二）慢阻肺对肿瘤病理生理的影响

1. 慢阻肺对肺癌的影响

慢阻肺对肺癌的影响是多方面的。复旦大学中山医院发现，肺癌合并慢阻肺较未合并者肿瘤分化不良率显著更高（53.2 vs. 43.6%），且术后更易发生肺炎等合并症，并影响预后。慢阻肺促进肺癌发生发展的病理生理机制复杂，主要涉及慢性炎性、免疫功能受损、肿瘤抑制基因和DNA修复基因功能障碍、促细胞增殖信号通路激活等机制；目前认为，长期烟雾暴露引起肺泡屏障功能障碍、慢性炎症、内皮细胞损伤在慢阻肺向肺癌转化过程中发挥作用；而长期炎症导致气道、肺泡损伤和修复过程中发生的上皮间充质转化、内皮细胞间充质转化和肺泡细胞异常增殖等均又增加基因突变风险，组织修复异常，最终导致肿瘤细胞生成。慢阻肺患者长期缺氧状态所致HIF-1α、VEGF、血管生成素、PDGF-B等通路激活，促进血管新生，也为肿瘤存活和转移提供条件，并可能导致病情恶化。

2.慢阻肺对肺外肿瘤的影响

目前关于慢阻肺对肺癌以外肿瘤影响的研究较少，需进一步探索。

（三）肿瘤合并慢阻肺的治疗

1.可手术患者的治疗（围手术期的治疗）

肺癌是肿瘤合并慢阻肺围术期管理中的最大难题。肺叶切除术是早期非小细胞肺癌的标准术式，但其可能对慢阻肺患者肺功能产生不利影响。研究显示，合并慢阻肺的肺癌患者行肺叶切除术后，短期（3~6个月内）的FEV1平均下降0.11 L，长期（1~2年内）平均下降0.15 L。因此，如何尽可能降低手术对合并慢阻肺患者的肺功能损伤，改善生存质量是重中之重。一项回顾性队列研究纳入268例合并慢阻肺的非小细胞肺癌切除术患者，其中112例在围术期接受支气管扩张剂治疗，结果发现术后1个月、4个月和1年内FEV1下降值显著低于未接受治疗者，而且治疗组并未增加术后并发症。

在合并慢阻肺的肺外肿瘤围术期管理研究显示，既往诊断慢阻肺和有术前6周内吸烟史者术后出现肺炎、急性肺损伤、气管造口瘘等并发症较多，尽早戒烟可使患者获益。围术期间吸入“ICS±支气管舒张剂”能通过减轻气道黏液、降低气道反应性、祛痰和促排痰等功效减轻术后气道黏液分泌和肺功能损失，降低术后气道高反应性所致气道并发症，减少痰潴留和肺不张等术后严重并发症的风险，且不增加术后肺炎等并发症的风险。

综上，围术期戒烟，行“ICS±支气管扩张剂”治疗，对降低合并慢阻肺的肿瘤围术期患者的肺功能损失和减少术后并发症发生都有显著效果。

2.不可手术患者合并慢阻肺的稳定期及急性加重期治疗

合并慢阻肺的肿瘤患者，在予控瘤治疗同时，对慢阻肺进行积极干预是延长生命、改善生活质量和降低肺功能损失的重要措施。一项回顾性临床研究显示，合并慢阻肺的肺癌患者，吸入ICS治疗组的PFS显著优于未吸入组（6.6月 vs. 5.1月，$P<0.05$），吸入ICS能有效改善ECOG的评分（3.1 vs. 3.8，$P<0.05$）。“ICS+LABA”治疗能减轻肺癌合并慢阻肺的肺功能（PEF、FVC%、FEV1%、FEV1/FVC）损失和血清炎症因子（IL-6、IL-8）水平。但国内一项临床研究显示，符合肺癌合并慢阻肺的62例患者中，仅7.1‰诊断了慢阻肺，进行慢阻肺规范治疗的患者仅有4.3‰。由此可见，在肿瘤临床诊疗过程中，医生的关注点更多放在了病死率更高的肿瘤上，倾向于把治疗时呼吸道症状的加重归咎于肿瘤，而忽视了合并慢阻肺等基础疾病对患者的影响。因此，需要重视并加强对肿瘤合并慢阻肺的管理，注意识别呼吸道症状

加重是肿瘤还是慢阻肺急性加重所致，并给予慢阻肺稳定期及急性加重期针对性的治疗。

二、间质性肺病与肿瘤

间质性肺病（interstitial lung disease，ILD）是一组弥漫性实质性肺部疾病，主要累及肺泡和周围肺间质，致使肺泡毛细血管功能单位丧失，病变慢性进展，最终形成肺纤维化。ILD病因复杂，种类繁多，常见病因包括特发性、结缔组织疾病（connective tissue disease，CTD）、职业环境暴露、药物和放射等因素。多种不同原因的ILD均可同时患肿瘤性疾病，但文献报道以合并肺癌（lung cancer，LC）最多。研究发现ILD是LC发生的独立危险因素，而CTD-ILD患者易患多种肺外肿瘤。

（一）间质性肺病与肿瘤的流行病学

研究表明多达22%的ILD患者最终发展为肺癌，风险约是普通人群的5倍。ILD患者LC发病率较高，尤其伴有慢性阻塞性肺病（chronic obstructive pulmonary disease，COPD）的患者。一项回顾性队列研究中，COPD组、ILD组和COPD-ILD组的LC每年发病率分别为126.98、156.62和370.38例/万人。研究发现CTD-ILD组和ILD组的肺癌总发病率分别为165.7和161.8/10000人年，年龄< 60岁的CTD-ILD患者LC发病率高于同龄单纯ILD患者，50~79岁CTD-ILD患者的全因死亡率高于单纯ILD患者。在CTD-ILD中，以（systemic sclerosis，SSc）合并LC较为常见。在CTD-ILD的回顾性观察研究中，LC在SSc患者中发病率达11.1%，（rheumatoid arthritis，RA）为4.5%，多发性肌炎为4.4%。结节病的免疫缺陷致其肿瘤发生率增高，在25000结节病患者中，发生浸润性癌症的相对风险为1.19。在原发性干燥综合征患者（primary sjögren’s syndrome，pSS）人群中，老年pSS患者更易出现ILD和淋巴瘤，淋巴瘤患病率高，且有不同的诱发因素。

其他类型的ILD，如肺泡蛋白沉积症（pulmonary alveolar proteinosis，PAP）、慢性过敏性肺炎（chronic hypersensitivity pneumonia，CHP）等均有合并肺癌的病例报道。

（二）间质性肺病对肿瘤的影响

1.ILD对肺胸肿瘤的影响

多种ILD最终进展形成肺纤维化，而肺纤维化是一种慢性进行性疤痕性疾病，异常的损伤愈合过程中，由于反复性损伤刺激，可致进行性肺瘢痕形成，这个过程易形成肺癌。异常增殖、基因改变和肺成纤维细胞的组织浸润均与肿瘤生物学密切相关。由于ILD不仅累及肺间质，且可以累及肺实质，导致肺结构及其生物力学特性发生巨大变化，由于肺泡气体交换障碍和肺生理功能下降，影响肺的通气和换气功能，可能会影响胸部肿瘤的生长及转移。

2.ILD对肺外肿瘤的影响

据报道，ILD尤其是纤维化型患者可以合并胃癌，而pSS-ILD患者淋巴瘤的发生率明显升高。肺泡蛋白沉积症（PAP）合并乳腺癌的报道。肺部是多种胸部以外肿瘤常见的转移部位，如果同时存在ILD，可能导致患者肺通气和弥散功能降低，肺功能恶化，容易合并感染和呼吸衰竭。目前，虽然ILD患者可同时出现多种胸外肿瘤，但关于ILD对胸部以外肿瘤的病理生理影响的罕见报道。

（三）肿瘤合并ILD的治疗

1.可手术患者的治疗

对肿瘤可以手术治疗的ILD患者，无论肺部和非肺部手术，都可以导致肺纤维化患者急性加重（acute exacerbation，AE）发生。术前需要评估肺功能状态，除了患者呼吸系统临床症状稳定，应该针对ILD患者不同原因进行积极治疗，以避免术后出现ILD急性加重。

（1）肺功能和肺部间质性病变程度的评估。术前评估包括血气分析、6分钟步行试验（six minute walk test，6MWT）、肺通气和弥散功能测试及胸部高分辨CT检查（HRCT）。以上检查可判断ILD病情严重程度，也是调整治疗方案的重要依据。

（2）针对ILD不同原因的治疗。ILD种类繁多、病因复杂。术前应积极完善相关检查明确ILD的病因及疾病活动性和病情严重程度。除IPF外，如CTD-ILD、HP和结节病患者可能需用糖皮质激素和/或免疫抑制剂治疗。如需手术，建议在激素和免疫抑制剂减量到最小剂量，建议泼尼松剂量减量到15 mg/d以下。对于长期使用激素和免疫抑制剂患者，围手术期可服用复方新诺明预防机会感染，术后建议常规使用二代或三代头孢菌素等预防肺部感染，以避免因术后感染导致ILD急性加重。

（3）抗纤维化治疗。目前，国内外指南都推荐的抗纤维化药物包括吡非尼酮和尼达尼布。吡非尼酮是一种具有抗纤维化及抗炎作用的新型小分子药物，主要作用于TGF-β信号通道。研究发现服用吡非尼酮的IPF患者肺癌发病率较对照组明显降低，这可能与吡非尼酮抑制TGF-β及诱导癌细胞的细胞周期停滞有关。回顾性研究和多中心II期临床试验的结果显示，吡非尼酮治疗在ILD-LC的围手术期是安全的，且有助于降低术后AE-IPF发生率，改善患者的生存及预后。

2.不可手术患者的治疗

（1）稳定期ILD患者的治疗。对于稳定期IPF患者，一经诊断，推荐使用吡非尼酮或者尼达尼布这两种药物进行抗纤维化治疗。对于SSc-ILD治疗，推荐尼达尼布单独或联合免疫抑制剂（MMF或环磷酰胺）。对非IPF的进行性肺纤维化（progressive pulmonary fibrosis，PPF）患者，推荐采用尼达尼布进行抗纤维化治疗，而吡非尼酮在PPF中需要进一步研究。

对CTD-ILD患者，建议使用激素和免疫抑制剂控制基础疾病的活动性，稳定期建议小剂量激素和/或免疫抑制剂维持治疗。

HP患者在脱离职业环境暴露的同时，建议激素治疗，对非纤维化型HP，激素疗效明显；但对纤维化型HP患者，临床回顾性研究和小样本RCT研究显示激素治疗并不能使肺功能和生存获益，免疫抑制剂AZA、MMF可改善部分纤维化型HP临床症状和肺功能。

对肺结节病的治疗，对I期和II期肺结节病、肺功能FVC预测值>70%，且无肺外器官受累者，建议随访观察。经放射学或肺功能诊断为进行性疾病、症状明显或需治疗肺外疾病的患者，口服糖皮质激素是一线治疗方法。二线可使用AZA、来氟米特、甲氨蝶呤、MMF、羟氯喹治疗，三线可用生物制剂。

（2）急性加重期（AE）ILD患者的治疗。由于AE可发生于非IPF的ILD患者，其临床过程、影像学和病理学表现和AE-IPF类似，治疗方案可以参照AE-IPF方案。

首先，在激素使用上，建议根据原发病、是否存在感染、合并症及疾病严重程度等综合考虑，决定激素治疗的起始剂量，范围可从口服泼尼松（0.5~1 mg/kg/d）到静注甲强龙500~1000 mg/kg/d，然后减量为口服或等效剂量泼尼松，4~8周内逐步减到维持剂量。对AE-IPF，RCT临床研究证实不推荐采用大剂量激素联合环磷酰胺及血栓调节蛋白α的治疗。

对CTD-ILD急性加重患者，建议使用激素联合免疫抑制剂，如每半月一次静脉CYC 0.4~0.8 g方案。虽对F-HP、iNSIP和U-ILD患者发生AE，临床医生可能会选择联合免疫抑制剂，但目前尚无临床研究证据支持。

另外，建议常规采用广谱抗生素抗感染治疗，必要时可联合抗病毒治疗，常规采用预防性下肢深静脉血栓措施，防止肺栓塞发生。

三、肺结核与肿瘤

（一）肺结核对肺部肿瘤的影响和治疗原则

肺结核合并肺部肿瘤并不罕见。肺结核可能增加肺部肿瘤风险，肺部肿瘤可能造成整体免疫受损，进而导致肺结核感染或复燃。肺结核增加肺部肿瘤风险的原因可能在于慢性炎症与肺纤维化在肺癌中的作用。通过持续局部炎症以及修复或纤维化过程导致肺癌进展。肺部炎症可导致肺上皮损伤，浸润的淋巴细胞和巨噬细胞释放细胞因子（通常为肿瘤坏死因子及白细胞介素-1）诱导细胞因子级联反应以及肺上皮细胞增殖。微环境中炎症细胞产生ROS可导致染色体断裂以及DNA突变积累，从而导致癌症发生及发展。

肺结核和肺部肿瘤均为消耗性疾病，肺结核使肺癌的全身治疗复杂化，两病同患的患者免疫力减弱，常存在免疫缺陷，抗结核及控肿瘤部分药物间的相互作用使两种疾病的治疗效果均变差，但对两种疾病合并的患者，治疗上以挽救患者生命为首要原则，优先治疗严重威胁生命的疾病，以控制病情发展。

（二）肺部肿瘤合并活动性肺结核时肺结核的治疗

对肿瘤合并活动性肺结核患者，尽早应用抗结核药物，抗肿瘤和抗结核化学治疗可同时进行，但注意化疗方案选择上要避免药物间相互作用及毒副作用的叠加，特别是对需要使用靶向等免疫制剂的肿瘤患者，需要根据患者耐受情况制定合适用药方案并密切观察各种指标。

（三）肿瘤手术治疗的围术期管理

早期肺癌初始诊断时，合并肺结核诊断的确立通常是基于痰涂片阳性或呼吸道标本核酸阳性。关于肺癌术前抗结核治疗持续时间的数据较少。有文献指出，对敏感的结核分枝杆菌进行两周四联强化抗结核治疗后，痰中结核杆菌清除迅速，因此在进行两周强化抗结核治疗后复查痰涂片，转阴后进行肺癌手术治疗通常是安全的。但较高的痰菌载量及形成空洞病变可能会延长痰涂片转阴时间。推荐应用分子技术检测利福平耐药性，尤其是在结核高负担的国家和地区。术后需继续抗结核治疗，根据患者耐受情况选择合适的控肿瘤放化疗方案等综合治疗。

（四）肿瘤的细胞毒药物化疗

目前有限的研究结果显示，在细胞毒化疗期间进行抗结核治疗是有效且相对安全的。韩国一项回顾性研究报告了接受恶性肿瘤细胞毒化疗的结核病患者的临床过程和治疗结果。该研究对比了24例恶性肿瘤化疗期间的活动性结核患者与匹配的48例无恶性肿瘤的结核患者，所有患者均采用含有利福平的标准抗结核方案。结果显示两组细菌学、影像学反应以及副作用均无显著差异。

（五）靶向治疗

关于合并结核病且携带EGFR突变位点的肺癌的发病率及预后的文献较少。台湾地区的一项研究指出合并结核病的患者EGFR突变发生率较高。然而有研究表明合并肺结核的携带EGFR突变的肺腺癌患者接受TKIs治疗后的反应较差。

（六）免疫检查点抑制剂治疗

肺癌免疫治疗期间治疗活动性结核的临床经验有限，少量证据提示恶性肿瘤合并结核病患者同样获益于免疫检查点抑制剂治疗，联合抗结核治疗时患者耐受性尚可。

四、尘肺与肿瘤

（一）流行病学

尘肺病是一种慢性疾病，其发生与长期生产性粉尘接触有关，粉尘在体内停留并引起肺部广泛纤维化，从而使呼吸道系统的防御机制受到损伤，免疫力下降，继而合并多种合并症和并发症（如呼吸系统疾病、循环系统疾病、恶性肿瘤等），影像学主要表现为不同形态小阴影、大阴影，胸膜斑等，这几种影像表现与患者吸入的粉尘量、肺纤维化程度相关，决定了尘肺病分期，代表着尘肺病的严重程度。我国尘肺根据影像学表现分期分为Ⅰ、Ⅱ、Ⅲ期，Ⅲ期尘肺患者肺功能存在差异，随着尘肺期别的增加，肺功能障碍程度增加，肺通换气量与弹性降低，气道阻力增加，增高肺动脉压力，增加心脏负荷，进而影响患者生存质量和生存时间。有研究发现尘肺死因中肺结核、肺源性心脏病构成比逐渐下降，而恶性肿瘤占比逐渐增加。因此，肿瘤合并尘肺治疗方案的选择需认真考量如何保护好病患肺功能、实现最大获益。

（二）尘肺对肿瘤治疗的影响

1. 尘肺对肺部肿瘤诊疗的影响

（1）对肺部肿瘤诊断的影响：尘肺合并肺癌症状表现不具特异性，影像学表现较为复杂，临床存在一定误诊情况，主要误诊为尘肺团块、肺结核、肺炎、肺不张、肺脓肿等。所以，当尘肺患者胸部CT检查发现肺部阴影形态异常，同时存在咳嗽、呼吸困难或咯血、胸痛，需警惕肺癌可能性，尽快开展临床及病理诊断。

（2）对肺部肿瘤治疗的影响：对TNM分期评估可外科手术的肺部肿瘤，尘肺对其产生的影响主要表现在术前评估肺功能受限与否、手术过程以及术后并发症上。对TNM分期评估可手术而因尘肺肺功能受限患者，可根据临床情况选择对肺功能要求低的微创肿瘤消融减瘤或根治术或保守治疗。而对非肺功能受限的TNM分期评估可手术的尘肺合并肺部肿瘤患者：因尘肺常出现胸膜致密粘连、淋巴结纤维化和淋巴结钙化，术中清扫淋巴结、游离粘连胸膜可能损伤肺组织以致术后长期漏气，延长拔管时间；甚至导致术式改变（从胸腔镜手术转换为开放手术或胸腔镜辅助）。此外，尘肺肺功能降低，部分患者合并慢性肺源性心脏病，进而引起心功能不全，且尘肺合并肿瘤患者BMI往往低于单纯肿瘤患者。心肺功能不全及营养状况不佳均会影响手术进行、延长住院天数、增加术后并发症风险。

对TNM分期评估不可手术的尘肺合并肺部肿瘤患者，尘肺容易引发慢阻肺、呼吸道感染、肺结核、肺源性心脏病等并发症，影响生活质量（ECOG评分），进而影响或限制控瘤药物及局部（尤其是胸部）放疗手段选择。

2.尘肺对肺外肿瘤诊疗的影响

对可手术的肺外肿瘤，尘肺对其产生的影响主要体现在手术耐受性和术后并发症方面。尘肺患者心肺功能不全及营养状况不佳同样会影响肺外手术的进行、延长住院天数以及增加术后并发症风险。

对不可手术的肺外肿瘤，尘肺对其产生的影响同样体现在控瘤药物及局部放疗手段的选择上。

（三）尘肺合并肿瘤的治疗

目前为止，国内外均无针对尘肺肺纤维化有效的治疗药物和措施。主要治疗原则是加强健康管理，积极开展综合治疗（对症治疗、并发症/合并症治疗、康复治疗），延缓疾病进展，减轻患者痛苦。

1.尘肺的治疗

首先健康管理：戒烟，避免粉尘接触，加强营养及养成良好的生活习惯，增强机体抵抗力；其次是综合治疗：根据患者临床症状对症药物治疗及氧疗，积极预防和治疗并发症；药物治疗目前共识推荐有汉防己甲素；目前大容量全肺肺泡灌液术尚不是尘肺病的常规治疗方案；对于终末期尘肺患者可考虑肺移植手术。

2.尘肺合并肿瘤的治疗

（1）尘肺合并肿瘤的手术治疗：

1）术前评估：尘肺患者因肺功能损伤合并有呼吸功能不全，必须对尘肺患者的有关情况进行评价，了解粉尘接触情况，以及尘肺分级、肺功能损伤程度、有无合并活动感染等。注意心肺X线所见和血气分析结果，控制肺部感染，纠正低氧血症。

2）术中管理：麻醉前用药要认真考虑，引起支气管收缩的药物，如吗啡不宜使用，阿托品用量不宜过大，以免引起脉搏增快和气道分泌物黏稠。不论何种麻醉，术前都要充分供氧，维持动脉血氧分压（PaO_2）和二氧化碳分压（$PaCO_2$）在正常范围。术中应采取保护性肺通气策略。术中应注意掌握液体输入量，不宜过快，以免引起术后肺水肿。

3）术后管理：尘肺患者建议术后进入ICU室监护，进行动脉血气、心电、氧饱和度及呼吸功能等各项监测，根据情况，给予合适的氧疗，必要时机械通气，同时，做好气道管理和呼吸康复。尘肺患者术后易并发肺炎和肺不张，早期适量应用广谱有效的抗生素，严格记录出入量，注意心肺功能，防止液体量过多或不足。

（2）尘肺合并TNM分期不可手术肿瘤的治疗：Ⅰ期尘肺患者常无呼吸道症状，PS评分在小于2分的情况下可积极控瘤治疗，但因考虑肺部影像学轻微改变，在控瘤方案选择中考虑到放疗、靶向及免疫药物治疗对肺部的损伤，需慎重选择，以免加重肺功能恶化。Ⅱ—Ⅲ期尘肺出现较为严重呼吸系统症状，或合并感染、气胸及心脏疾病情况下，通常PS评分较差，建议谨慎选择控瘤治疗方案。同时要通过尘肺种类、期别、症状、肺功能、血气分析、并发症6项指标充分评估病情。根据评估结果，给予对症支持治疗、积极抗感染、改善心肺功能、治疗并发症等措施。

五、哮喘与肿瘤

（一）哮喘合并肿瘤的流行病学

大规模临床研究显示哮喘增加肺癌发生的风险。国内周清华团队也发现哮喘病史与小细胞肺癌的发病风险增加有关。但哮喘合并肿瘤的患病率和死亡率等数据尚不明确。

（二）哮喘对肿瘤的影响

1.对胸部肿瘤的影响

慢性气道炎症作为哮喘的基本特征，主要由2型辅助型T细胞（t helper 2，Th2）/2型固有淋巴细胞（innate lymphoid cell 2，ILC2）等免疫细胞和白介素（interleukin，IL）-4、IL-5、IL-13等细胞因子介导。哮喘伴随的肺局部免疫和炎症微环境对肿瘤的作用是复杂和矛盾的，可促进血管生成、抑制抗肿瘤免疫细胞功能，反之微环境组分也可直接杀伤瘤细胞或发挥有效的免疫调节作用。合并哮喘可能会增加NSCLC患者免疫治疗后发生免疫检查点抑制剂相关性肺炎（CIP）的风险。

2.对胸部外肿瘤的影响

哮喘对胸部以外肿瘤的影响主要体现在长期慢性气道炎症和免疫失衡，对肿瘤发生、发展有不利作用，间接影响放化疗、靶向治疗和免疫治疗等效果，加重肿瘤患者的疾病负担，并给治疗带来一定困难。微血管通透性增加和局部免疫细胞产生的微环境可能导致肿瘤转移风险增加。但哮喘作为合并症存在异质性并伴随诸多混杂因素，仍需更深入临床研究获得相关证据支持。

3.肿瘤合并哮喘的治疗

（1）可手术患者的治疗：合并哮喘的肿瘤患者在围术期出现急性发作多见于个例报道。术中哮喘发作可致严重后果，甚至危及生命。重视哮喘围术期的管理，让合并哮喘的肿瘤患者成功接受肿瘤的手术治疗。

合并哮喘的肿瘤患者的围术期管理包括：①哮喘控制的准确评估：完善肺功能、呼出气一氧化氮（fractional exhaled nitric oxide，FeNO）等检查；②肿瘤手术的合适时机、术式和麻醉方式选择；③术前哮喘治疗药物的规范化应用，根据检查结果适当给予药物预处理，充分控制气道高反应性；④术中麻醉的规范使用，一旦术中发生哮喘发作，可吸入支气管扩张剂、静脉注射激素等；⑤良好的术后管理，包括镇痛、减少应激等，可以减少急性发作和术后并发症。

（2）不可手术患者的治疗：针对不可手术的患者，也需及时控制哮喘发作。

对稳定期的哮喘患者，应根据国内外哮喘指南进行规范化治疗，并定期调整治疗方案，以维持患者的控制水平。

对急性发作期的哮喘患者，应尽快缓解气道痉挛，纠正低氧血症，恢复肺功能，并积极防治并发症。

合并重症哮喘的肿瘤患者常难耐受抗肿瘤治疗，应通过治疗缓解哮喘症状。可考虑高剂量ICS联合或不联合口服激素，加用白三烯调节剂和抗IgE单抗联合治疗。其他可选择的方案包括IL-5/5R单抗、IL-4R单抗、TSLP单抗、免疫抑制剂、支气管热成形术等。

部分接受免疫治疗者可出现免疫治疗不良反应，极个别可引起严重支气管哮喘。发作时使用全身激素治疗可缓解症状，IL-5单抗等生物制剂在重症哮喘患者中可能有效。

参考文献

1.Friedrich Paulsen，Jens Waschke. Sobotta Atlas of Human Anatomy. 15th ed. Elsevier. Urban & Fisher. Copyright，2013.

2.Susan Standring. Gray's Anatomy. 42nd ed. Elsevier. Copyright，2020.

3.王吉耀，廖二元，胡品津.内科学.北京：人民卫生出版社.2011.

4.V.Courtney Broaddus，Murray & Nadel's Textbook of Respiratory Medicine，7thEdition，2021.

5.Lee Goldman，Andrew I. Schafer. Goldman-Cecil Medicine，26th Edition，2019.

6.葛均波，徐永健，王辰.内科学（第九版）.北京：人民卫生出版社，2018.

7.万学红，卢雪峰.诊断学（第九版）.北京：人民卫生出版社，2018.

8.王庭槐.生理学（第九版）.北京：人民卫生出版社，2018.

9.张金铭.继发性肺肿瘤——转移性肺肿瘤.天津：天津科技翻译出版公司，2014.

10.陈军.胸部肿瘤学（第二版）.北京：清华大学出版社，2021.

11.Zelefsky M J，Yamada Y，Greco C，et al. Phase 3 Multi-Center，Prospective，Randomized Trial Comparing Single-Dose 24 Gy Radiation Therapy to a 3-Fraction SBRT Regimen in the Treatment of Oligometastatic Cancer. Int J Radiat Oncol Biol Phys，2021，110（3）：672-679.

12.Kimura T，Fujiwara T，Kameoka T，et al. Stereotactic Body Radiation Therapy for Metastatic Lung Metastases. Jpn J Radiol，2022，40（10）：995-1005.

13.Gutiérrez E，Sánchez I，Díaz O，et al. Current Evidence for Stereotactic Body Radiotherapy in Lung Metastases. Curr Oncol，2021，28（4）：2560-2578.

14.Quinton L J，Walkey A J，Mizgerd J P. Integrative Physiology of Pneumonia. Physiol Rev，2018，98（3）：1417-1464.

15.Niederman M S，Cilloniz C. Aspiration pneumonia. Rev Esp Quimioter，2022，35 Suppl 1（Suppl 1）：73-77.

16.Winthrop K L，Mariette X，Silva J T，et al. ESCMID Study Group for Infections in Compromised Hosts（ESGICH）Consensus Document on the Safety of Targeted and Biological Therapies：An Infectious Diseases Perspective（Soluble Immune Effector Molecules [II]：Agents Targeting Interleukins，Immunoglobulins and Complement Factors）. Clin Microbiol Infect，2018，24 Suppl 2：S21-S40.

17.Redelman-Sidi G，Michielin O，Cervera C，et al. ESCMID Study Group for Infections in Compromised Hosts（ESGICH）Consensus Document on the Safety of Targeted and Biological Therapies：An Infectious Diseases Perspective（Immune Checkpoint Inhibitors，Cell Adhesion Inhibitors，Sphingosine-1-phosphate Receptor Modulators and Proteasome Inhibitors）. Clin Microbiol Infect，2018，24 Suppl 2（Suppl 2）：S95-S107.

18.Khalid M，Neupane R，Anjum H，et al. Fungal Infections Following Liver Transplantation. World J Hepatol，2021，13（11）：1653-1662.

19.Ramirez J A，Musher D M，Evans S E，et al. Treatment of Community-Acquired Pneumonia in Immunocompromised Adults：A Consensus Statement Regarding Initial Strategies. Chest，2020，158（5）：1896-1911.

20.Di Pasquale M F，Sotgiu G，Gramegna A，et al. Prevalence and Etiology of Community-acquired Pneumonia in Immunocompromised Patients. Clin Infect Dis，2019，68（9）：1482-1493.

21.Falanga A，Brenner B，Khorana A A，et al. Thrombotic Complications in Patients with Cancer：Advances in Pathogenesis，Prevention，and Treatment-A report from ICTHIC 2021. Res Pract Thromb Haemost，2022，6（5）：e12744.

22.中华医学会心血管病学分会，中国医师协会心血管内科医师分会肺血管疾病学组，中国肺栓塞救治团队（PERT）联盟.急性肺栓塞多学科团队救治中国专家共识.中华心血管病杂志，2022，

50：25-35.

23.Woodruff S，Lee A Y Y，Carrier M，et al. Low-molecular-weight-heparin Versus a Coumarin for the Prevention of Recurrent Venous Thromboembolism in High- and low-risk patients with Active Cancer：A Post Hoc Analysis of the CLOT Study. J Thromb Thrombolysis，2019，47（4）：495-504.

24.Giugliano R P，Ruff C T，Braunwald E，et al. Edoxaban versus Warfarin in Patients with Atrial Fibrillation.N Engl J Med，2013，369（22）：2093-2104.

25.Raskob G E，van Es N，Verhamme P，et al. Edoxaban for the Treatment of Cancer-Associated Venous Thromboembolism. N Engl J Med，2018，378（7）：615-624.

26.Michio Nakamura.et al. Feasibility of edoxaban for asymptomatic cancer-associated thrombosis in Japanese patients with gastrointestinal cancer：ExCAVE study. BMC Cancer，2022，22（1）：1322.

27.Jessica L Mega，et al. Pharmacology of antithrombotic drugs: an assessment of oral antiplatelet and anticoagulant treatments. Lancet，2015，386（9990）：281-291.

28.Edith A Nutescu，et al. Pharmacology of anticoagulants used in the treatment of venous thromboembolism. J Thromb Thrombolysis，2016，41（1）：15-31.

29.Young A M，Marshall A，Thirlwall J，et al. Comparison of an Oral Factor Xa Inhibitor With Low Molecular Weight Heparin in Patients With Cancer With Venous Thromboembolism：Results of a Randomized Trial（SELECT-D）. J Clin Oncol，2018，36（20）：2017-2023.

30.Riess H，Prandoni P，Harder S，et al. Direct Oral Anticoagulants for the Treatment of Venous Thromboembolism in Cancer Patients：Potential for Drug-drug Interactions. Crit Rev Oncol Hematol，2018，132：169-179.

31.Key N S，Khorana A A，Kuderer N M，et al. Venous Thromboembolism Prophylaxis and Treatment in Patients With Cancer：ASCO Clinical Practice Guideline Update. J Clin Oncol，2020，38（5）：496-520.

32.Ernst A，Feller-Kopman D，Becker H D，et al. Central Airway Obstruction. Am J Respir Crit Care Med，2004，169（12）：1278-1297.

33.中国抗癌协会肿瘤光动力治疗专业委员会.继发性消化道-呼吸道瘘介入诊治专家共识（第二版）.临床内科杂志，2021，38（8）：573-576.

34.Lenz C J，Bick B L，Katzka D，et al. Esophagorespiratory Fistulas：Survival and Outcomes of Treatment. J Clin Gastroenterol，2018，52（2）：131-136.

35.Larson B，Adler D G. Endoscopic Management of Esophagorespiratory Fistulas. Techniques in Gastrointestinal Endoscopy，2019，21（2）：65-70.

36.Herth F J，Peter S，Baty F，et al. Combined Airway and Oesophageal Stenting in Malignant Airway-oesophageal Fistulas：a Prospective Study. Eur Respir J，2010，36（6）：1370-1374.

37.Goligher E C，Combes A，Brodie D，et al. Determinants of the Effect of Extracorporeal Carbon Dioxide Removal in the SUPERNOVA Trial：Implications for Trial Design. Intensive Care Med，2019，45（9）：1219-1230.

38.Li L，Mok H，Jhaveri P，et al. Anticancer Therapy and Lung Injury：Molecular Mechanisms. Expert Rev Anticancer Ther，2018，18（10）：1041-1057.

39. Hay J，Shahzeidi S，Laurent G. Mechanisms of Bleomycin-induced Lung Damage. Arch Toxicol，1991，65（2）：81-94.

40.Hecht S M. Bleomycin：New Perspectives on the Mechanism of Action. J Nat Prod，2000，63（1）：158-168.

41.Hoyt D G，Lazo J S. Acute Pneumocyte Injury，Poly（ADP-ribose）Polymerase Activity，and Pyridine Nucleotide Levels After in vitro Exposure of Murine Lung Slices to Cyclophosphamide. Biochem Pharmacol，1994，48（9）：1757-1765.

42.郑东，董菲，庞萌，等.含利妥昔单抗化疗方案治疗弥漫大B细胞淋巴瘤致急性肺损伤患者26例临床分析. 中国实验血液学杂志，2020，28（6）：1919-1922.

43. 燕明宇，陈亮，熊文激，等. 恶性疾病化疗后急性肺损伤的影像学表现. 中国实验诊断学，2010，14（5）：745-746.

44. 杨朝群，刘刚，赵静，等. 肺癌化疗后放射治疗致急性肺损伤的X线表现. 农垦医学，2004，26（6）：404-405.

45. Liu T，De Los Santos F G，Phan S H. The Bleomycin Model of Pulmonary Fibrosis. Methods Mol Biol，2017，1627：27-42.

46. 徐世荣. 抗癌药物致肺部疾病（文献综述）. 河北医药，1980，（1）：51-53.

47. 王聪，盛修贵，李庆水，等. 博来霉素致肺纤维化5例. 中国抗癌协会妇科肿瘤专业委员会第十一届全国学术会议，2011.

48. Gupta R，Ettinger N A. Beyond Conventional Therapy：Role of Pulse Steroids in Bleomycin Induced Lung Injury. Respir Care，2014，59（1）：e9-e12.

49. 李全. 糖皮质激素对急性肺损伤的治疗分析. 现代养生，2014，（16）：64-65.

50. 潘珏，何礼贤. 糖皮质激素作为重症肺炎的辅助治疗：现状和展望. 临床药物治疗杂志，2012，10（3）：1-5.

51. 徐慧敏. 非小细胞肺癌放射性肺损伤的临床特征、治疗转归及生物学相关因素分析. 北京协和医学院，2013.

52. 董菲，郑东，王翔宇，等. 老年非霍奇金淋巴瘤化疗后肺损伤临床用药特点的分析. 中国临床药理学杂志，2022，38（7）：727-730.

53. 刘丽云，赵娜，王琳琳，等. 吡非尼酮和尼达尼布药物的研究进展. 山西化工，2022，42（2）：49-51.

54. 郑小兵，金琳羚，黄文，等. 进展性纤维化性间质性肺疾病与抗纤维化治疗. 中华结核和呼吸杂志，2021，44（6）：569-573.

55. 张凌云，田飞，龚正，等. 尼达尼布治疗放射性肺损伤一例并文献复习. 中国呼吸与危重监护杂志，2021，20（8）：584-587.

56. 杜芳瑜，薛盖君，刘中博，等. 细胞因子风暴及其治疗方法的研究进展. 中国药物化学杂志，2021，31（1）：39-54.

57. Wu Y L，Tsuboi M，He J，et al. Osimertinib in Resected EGFR-Mutated Non-Small-Cell Lung Cancer. N Engl J Med，2020，383（18）：1711-1723.

58. Yang Y，Zhou J，Zhou J，et al. Efficacy，Safety，and Biomarker Analysis of Ensartinib in Crizotinib-resistant，ALK-Positive Non-Small-Cell Lung Cancer：A Multicentre，Phase 2 Trial. The Lancet Respiratory medicine，2020，8（1）：45-53.

59. Paz-Ares L，Barlesi F，Siena S，et al. Patient-reported Outcomes from STARTRK-2：A Global Phase II Basket Study of Entrectinib for ROS1 Fusion-positive Non-Small-Cell Lung Cancer and NTRK Fusion-positive Solid Tumours. ESMO open，2021，6（3）：100113.

60. Wolf J，Seto T，Han J Y，et al. Capmatinib in MET Exon 14-Mutated or MET-Amplified Non-Small-Cell Lung Cancer. N Engl J Med，2020，383（10）：944-957.

61. Drilon A，Oxnard G R，Tan D S W，et al. Efficacy of Selpercatinib in RET Fusion-Positive Non-Small-Cell Lung Cancer. N Engl J Med，2020，383（9）：813-824.

62. Planchard D，Besse B，Groen H J M，et al. Phase 2 Study of Dabrafenib Plus Trametinib in Patients With BRAF V600E-Mutant Metastatic NSCLC：Updated 5-Year Survival Rates and Genomic Analysis. J Thorac Oncol，2022，17（1）：103-115.

63. Kubo K，Azuma A，Kanazawa M，et al. Consensus Statement for the Diagnosis and Treatment of Drug-Induced Lung Injuries. Respiratory investigation，2013，51（4）：260-277.

64. Jänne P A，Baik C，Su W C，et al. Efficacy and Safety of Patritumab Deruxtecan（HER3-DXd）in EGFR Inhibitor-Resistant，EGFR-Mutated Non-Small Cell Lung Cancer. Cancer Discov，2022，12

（1）：74-89.

65.Noronha V，Patil V M，Joshi A，et al. Gefitinib Versus Gefitinib Plus Pemetrexed and Carboplatin Chemotherapy in EGFR-Mutated Lung Cancer. J Clin Oncol，2020，38（2）：124-136.

66.Nagaria N C，Cogswell J，Choe J K，et al. Side Effects and Good Effects From New Chemotherapeutic Agents. Case 1. Gefitinib-induced interstitial fibrosis. J Clin Oncol，2005，23（10）：2423-2424.

67.Ohmori T，Yamaoka T，Ando K，et al. Molecular and Clinical Features of EGFR-TKI-Associated Lung Injury Int J Mol Sci，2021，22（2）：792.

68.Shi L，Tang J，Tong L，et al. Risk of Interstitial Lung Disease with Gefitinib and Erlotinib in Advanced Non-Small Cell Lung Cancer：a Systematic Review and Meta-Analysis of Clinical Trials. Lung Cancer，2014，83（2）：231-239.

69.Gemma A，Kusumoto M，Sakai F，et al. Real-World Evaluation of Factors for Interstitial Lung Disease Incidence and Radiologic Characteristics in Patients With EGFR T790M-positive NSCLC Treated With Osimertinib in Japan. J Thorac Oncol，2020，15（12）：1893-1906.

70. Matsuno O. Drug-Induced Interstitial Lung Disease：Mechanisms and Best Diagnostic Approaches. Respir Res，2012，13（1）：39.

71.Conte P，Ascierto P A，Patelli G，et al. Drug-Induced Interstitial Lung Disease During Cancer Therapies：Expert Opinion on Diagnosis and Treatment. ESMO open，2022，7（2）：100404.

72.Matsumoto K，Nakao S，Hasegawa S，et al. Analysis of Drug-Induced Interstitial Lung Disease Using the Japanese Adverse Drug Event Report Database. SAGE open medicine，2020，8：2050312120918264.

73.Komada F，Nakayama Y，Takara K. Analysis of Time-to-onset and Onset-pattern of Interstitial Lung Disease after the Administration of Monoclonal Antibody Agents. Yakugaku Zasshi，2018，138（12）：1587-1594.

74.Terbuch A，Tiu C，Candilejo I M，et al. Radiological Patterns of Drug-induced Interstitial Lung Disease（DILD）in Early-phase Oncology Clinical Trials. Clin Cancer Res，2020，26（18）：4805-4813.

75.Gemma A，Kusumoto M，Kurihara Y，et al. Interstitial Lung Disease Onset and Its Risk Factors in Japanese Patients With ALK-Positive NSCLC After Treatment With Crizotinib. J Thorac Oncol，2019，14（4）：672-682.

76. Koshikawa K，Terada J，Abe M，et al. Clinical Characteristics and Risk Factors of Drug-Induced Lung Injury by ALK Tyrosine Kinase Inhibitors：A Single Center Retrospective Analysis. Thoracic cancer，2020，11（6）：1495-1502.

77.Kudoh S，Kato H，Nishiwaki Y，et al. Interstitial Lung Disease in Japanese Patients with Lung Cancer：a Cohort and Nested Case-Control Study. Am J Respir Crit Care Med，2008，177（12）：1348-1357.

78.Shibaki R，Ozawa Y，Noguchi S，et al. Impact of Pre-existing Interstitial Lung Abnormal Shadow on Lung Injury Development and Severity in Patients of Non-small Cell Lung Cancer Treated with Osimertinib. Cancer medicine，2022，11（20）：3743-3750.

79.Spagnolo P，Bonniaud P，Rossi G，Sverzellati N，Cottin V. Drug-induced Interstitial Lung Disease. Eur Respir J，2022，60（4）：2102776.

80.Tarantino P，Modi S，Tolaney S M，et al. Interstitial Lung Disease Induced by Anti-ERBB2 Antibody-Drug Conjugates：A Review. JAMA oncology，2021，7（12）：1873-1881.

81.Johkoh T，Lee K S，Nishino M，et al. Chest CT Diagnosis and Clinical Management of Drug-Related Pneumonitis in Patients Receiving Molecular Targeting Agents and Immune Checkpoint Inhibitors：A Position Paper From the Fleischner Society. Chest，2021，159（3）：1107-1125.

82.Kawase S，Hattori N，Ishikawa N，et al. Change in Serum KL-6 Level from Baseline is Useful for Predicting Life-Threatening EGFR-TKIs Induced Interstitial Lung Disease. Respir Res，2011，12（1）：

97.
83.Inomata S, Takahashi H, Nagata M, et al. Acute Lung Injury as an Adverse Event of Gefitinib. Anti-cancer Drugs, 2004, 15 (5): 461-467.
84.Chetta A, Marangio E, Olivieri D. Pulmonary Function Testing in Interstitial Lung Diseases. Respiration, 2004, 71 (3): 209-213.
85.Troy L K, Grainge C, Corte TJ, et al. Diagnostic Accuracy of Transbronchial Lung Cryobiopsy for Interstitial Lung Disease Diagnosis (COLDICE): a Prospective, Comparative Study. The Lancet Respiratory medicine, 2020, 8 (2): 171-181.
86.Eaden J A, Skeoch S, Waterton J C, et al. How Consistently do Physicians Diagnose and Manage Drug-Induced Interstitial Lung Disease? Two Surveys of European ILD Specialist Physicians. ERJ Open Res, 2020, 6 (1): 00286-2019.
87.Wu L, Zhong W, Li A, et al. Successful Treatment of EGFR T790M-mutant Non-Small Cell Lung Cancer with Almonertinib After Osimertinib-induced Interstitial Lung Disease: a Case Report and Literature Review. Ann Transl Med, 2021, 9 (11): 950.
88.Wang L, Wang W. Safety and Efficacy of Anaplastic Lymphoma Kinase Tyrosine Kinase Inhibitors in Non-Small Cell Lung Cancer (Review). Oncol Rep, 2021, 45 (1): 13-28.
89.Turk H M, Adli M, Simsek M, et al. Successful Retreatment with Erlotinib after Erlotinib-related Interstitial Lung Disease. Tumori, 2021, 107 (6): Np84-np6.
90.Kodama H, Wakuda K, Yabe M, et al. Retrospective Analysis of Osimertinib Re-Challenge after Osimertinib-Induced Interstitial Lung Disease in Patients with EGFR-mutant Non-Small Cell Lung Carcinoma. Invest New Drugs, 2021, 39 (2): 571-577.
91.Nasu S, Suzuki H, Shiroyama T, et al. Safety and Efficacy of Afatinib for the Treatment of Non-Small-Cell Lung Cancer Following Osimertinib-Induced Interstitial Lung Disease: A Retrospective Study. Invest New Drugs, 2020, 38 (6): 1915-1920.
92.谷俊杰，白帆，宋兰，等. EGFR突变非小细胞肺癌患者奥希替尼诱导间质性肺疾病后奥希替尼再挑战：病例报道. 中国肺癌杂志，2021，24（11）：804-807.
93.Oxnard G R, Yang J C, Yu H, et al. TATTON: a Multi-arm, Phase Ib Trial of Osimertinib Combined with Selumetinib, Savolitinib, or Durvalumab in EGFR-mutant Lung Cancer. Ann Oncol, 2020, 31 (4) : 507-516.
94.Schoenfeld A J, Arbour K C, Rizvi H, et al. Severe Immune-Related Adverse Events are Common with Sequential PD- (L) 1 Blockade and Osimertinib. Ann Oncol, 2019, 30 (5): 839-844.
95.Berse B, Brown L F, Van de Water L, et al. Vascular Permeability Factor (vascular endothelial growth factor) Gene is Expressed Differentially in Normal Tissues, Macrophages, and Tumors. Mol Biol Cell, 1992, 3 (2): 211-220.
96.Kaner R J, Crystal R G. Compartmentalization of Vascular Endothelial Growth Factor to the Epithelial Surface of the Human Lung. Mol Med, 2001, 7 (4): 240-246.
97.Tang K, Rossiter H B, Wagner P D, Breen E C. Lung-targeted VEGF Inactivation Leads to an Emphysema Phenotype in Mice. J Appl Physiol (1985), 2004, 97 (4): 1559-1549.
98.Koyama S, Sato E, Haniuda M, et al. Decreased Level of Vascular Endothelial Growth Factor in Bronchoalveolar Lavage Fluid of Normal Smokers and Patients with Pulmonary Fibrosis. Am J Respir Crit Care Med, 2002, 166 (3): 382-385.
99.Prat A, Martínez P, Serrano C, et al. Acute Lung Injury Associated with Docetaxel and Bevacizumab. Clin Oncol (R Coll Radiol), 2007, 19 (10): 803-805.
100.刘文生，温晓娜. 国内期刊药源性肺疾病文献的回顾性分析. 中国新药杂志，2012，21（9）：1063—1066.
101.Sridhar S, Kanne J P, Henry T S, et al. Medication-induced Pulmonary Injury: A Scenario- and

Pattern-based Approach to a Perplexing Problem. Radiographics, 2022, 42 (1): 38-55.

102.Meyer K C, Raghu G, Baughman R P, et al. An official American Thoracic Society Clinical Practice Guideline: the Clinical Utility of Bronchoalveolar Lavage Cellular Analysis in Interstitial Lung Disease. Am J Respir Crit Care Med, 2012, 185 (9): 1004-1014.

103.Müller N L, White D A, Jiang H, et al. Diagnosis and Management of Drug-Associated Interstitial Lung Disease. Br J Cancer. 2004; 91 Suppl 2: S24-S30.

104.Nishino M, Giobbie-Hurder A, Hatabu H, et al. Incidence of Programmed Cell Death 1 Inhibitor-Related Pneumonitis in Patients With Advanced Cancer: A Systematic Review and Meta-analysis. JAMA Oncol, 2016, 2 (12): 1607-1616.

105.Geng Y, Zhang Q, Feng S, et al. Safety and Efficacy of PD-1/PD-L1 Inhibitors Combined with Radiotherapy in Patients with Non-Small-Cell Lung Cancer: a Systematic Review and Meta-Analysis. Cancer Med, 2021, 10 (4): 1222-1239.

106.Li B, Jiang C, Pang L, et al. Toxicity Profile of Combining PD-1/PD-L1 Inhibitors and Thoracic Radiotherapy in Non-Small Cell Lung Cancer: A Systematic Review. Front Immunol, 2021, 12: 627197.

107.Pozzessere C, Bouchaab H, Jumeau R, et al. Relationship Between Pneumonitis Induced by Immune Checkpoint Inhibitors and the Underlying Parenchymal Status: a Retrospective Study. ERJ Open Res, 2020, 6 (1): 00165-2019.

108.Shaverdian N, Lisberg A E, Bornazyan K, et al. Previous Radiotherapy and the Clinical Activity and Toxicity of Pembrolizumab in the Treatment of Non-Small-Cell Lung Cancer: a Secondary Analysis of the KEYNOTE-001 Phase 1 Trial [published correction appears in Lancet Oncol. 2017 Jul; 18 (7): e371]. Lancet Oncol, 2017, 18 (7): 895-903.

109.Liu X, Shi Y, Zhang D, et al. Risk Factors for Immune-Related Adverse Events: what have we Learned and what Lies Ahead?. Biomark Res, 2021, 9 (1): 79.

110.Zhang M, Fan Y, Nie L, et al. Clinical Outcomes of Immune Checkpoint Inhibitor Therapy in Patients With Advanced Non-small Cell Lung Cancer and Preexisting Interstitial Lung Diseases: A Systematic Review and Meta-analysis. Chest, 2022, 161 (6): 1675-1686.

111.Shibaki R, Murakami S, Matsumoto Y, et al. Association of Immune-Related Pneumonitis with the Presence of Preexisting Interstitial Lung Disease in Patients with Non-Small Lung Cancer Receiving Anti-Programmed Cell Death 1 Antibody. Cancer Immunol Immunother, 2020, 69 (1): 15-22.

112.Chao Y, Zhou J, Hsu S, et al. Risk Factors for Immune Checkpoint Inhibitor-Related Pneumonitis in Non-Small Cell Lung Cancer. Transl Lung Cancer Res, 2022, 11 (2): 295-306.

113.Naidoo J, Wang X, Woo K M, et al. Pneumonitis in Patients Treated With Anti-Programmed Death-1/Programmed Death Ligand 1 Therapy [published correction appears in J Clin Oncol. 2017 Aug 1; 35 (22): 2590]. J Clin Oncol, 2017, 35 (7): 709-717.

114.Rashdan S, Minna J D, Gerber D E. Diagnosis and Management of Pulmonary Toxicity Associated with Cancer Immunotherapy. Lancet Respir Med, 2018, 6 (6): 472-478.

115.Nishino M, Ramaiya N H, Awad M M, et al. PD-1 Inhibitor-Related Pneumonitis in Advanced Cancer Patients: Radiographic Patterns and Clinical Course. Clin Cancer Res, 2016, 22 (24): 6051-6060.

116.Ikeda T, Yamaguchi H, Dotsu Y, et al. Diffuse Alveolar Hemorrhage with Pseudoprogression During Nivolumab Therapy in a Patient with Malignant Melanoma. Thorac Cancer, 2018, 9 (11): 1522-1524.

117.Pozzessere C, Lazor R, Jumeau R, et al. Imaging Features of Pulmonary Immune-related Adverse Events. J Thorac Oncol, 2021, 16 (9): 1449-1460.

118.Cousin F, Desir C, Ben Mustapha S, et al. Incidence, Risk Factors, and CT Characteristics of Radiation recall Pneumonitis Induced by Immune Checkpoint Inhibitor in Lung Cancer. Radiother Oncol, 2021, 157: 47-55.

119.Teng F, Li M, Yu J. Radiation Recall Pneumonitis Induced by PD-1/PD-L1 Blockades: Mechanisms and Therapeutic Implications. BMC Med, 2020, 18 (1): 275.

120.Kowalski B, Valaperti A, Bezel P, et al. Analysis of Cytokines in Serum and Bronchoalveolar Lavage Fluid in Patients with Immune-Checkpoint Inhibitor-Associated Pneumonitis: A Cross-Sectional Case-Control Study. J Cancer Res Clin Oncol, 2022, 148 (7): 1711-1720.

121.Reuss J E, Brigham E, Psoter K J, et al. Pretreatment Lung Function and Checkpoint Inhibitor Pneumonitis in NSCLC. JTO Clin Res Rep, 2021, 2 (10): 100220.

122.Franzen D, Schad K, Kowalski B, et al. Ipilimumab and Early Signs of Pulmonary Toxicity in Patients with Metastastic Melanoma: a Prospective Observational Study. Cancer Immunol Immunother, 2018, 67 (1): 127-134.

123.Chu X, Zhao J, Zhou J, et al. Association of Baseline Peripheral-Blood Eosinophil Count with Immune Checkpoint Inhibitor-Related Pneumonitis and Clinical Outcomes in Patients with Non-Small Cell Lung Cancer Receiving Immune Checkpoint Inhibitors [published correction appears in Lung Cancer. 2021 Mar; 153: 197]. Lung Cancer, 2020, 150: 76-82.

124.Shi Y, Liu X, Liu J, et al. Correlations Between Peripheral Blood Biomarkers and Clinical Outcomes in Advanced Non-Small Cell Lung Cancer Patients who Received Immunotherapy-Based Treatments. Transl Lung Cancer Res, 2021, 10 (12): 4477-4493.

125.Brahmer J R, Abu-Sbeih H, Ascierto P A, et al. Society for Immunotherapy of Cancer (SITC) Clinical Practice Guideline on Immune Checkpoint Inhibitor-Related Adverse Events. J Immunother Cancer, 2021, 9 (6): e002435.

126.Thompson J A, Schneider B J, Brahmer J, et al. NCCN Guidelines Insights: Management of Immunotherapy-Related Toxicities, Version 1.2020. J Natl Compr Canc Netw, 2020, 18 (3): 230-241.

127.Shannon V R, Anderson R, Blidner A, et al. Multinational Association of Supportive Care in Cancer (MASCC) 2020 Clinical Practice Recommendations for the Management of Immune-Related Adverse Events: Pulmonary Toxicity. Support Care Cancer, 2020, 28 (12): 6145-6157.

128.Schneider B J, Naidoo J, Santomasso B D, et al. Management of Immune-Related Adverse Events in Patients Treated With Immune Checkpoint Inhibitor Therapy: ASCO Guideline Update [published correction appears in J Clin Oncol. 2022 Jan 20; 40 (3): 315]. J Clin Oncol, 2021, 39 (36): 4073-4126.

129.Delaunay M, Prévot G, Collot S, et al. Management of Pulmonary Toxicity Associated with Immune Checkpoint Inhibitors. Eur Respir Rev, 2019, 28 (154): 190012.

130.Shannon V R, Anderson R, Blidner A, et al. Multinational Association of Supportive Care in Cancer (MASCC) 2020 Clinical Practice Recommendations for the Management of Immune-Related Adverse Events: Pulmonary Toxicity. Support Care Cancer, 2020, 28 (12): 6145-6157.

131.Dimitriou F, Hogan S, Menzies A M, et al. Interleukin-6 Blockade for Prophylaxis and Management of Immune-Related Adverse Events in Cancer Immunotherapy. Eur J Cancer, 2021, 157: 214-224.

132.Campochiaro C, Farina N, Tomelleri A, et al. Tocilizumab for the Treatment of Immune-Related Adverse Events: a Systematic Literature Review and a Multicentre Case Series. Eur J Intern Med, 2021, 93: 87-94.

133.Hailemichael Y, Johnson D H, Abdel-Wahab N, et al. Interleukin-6 Blockade Abrogates Immunotherapy Toxicity and Promotes Tumor Immunity. Cancer Cell, 2022, 40 (5): 509-523.e6.

134.Stroud C R, Hegde A, Cherry C, et al. Tocilizumab for the Management of Immune Mediated Adverse Events Secondary to PD-1 Blockade. J Oncol Pharm Pract, 2019, 25 (3): 551-557.

135.Dolladille C, Ederhy S, Sassier M, et al. Immune Checkpoint Inhibitor Rechallenge After Immune-

Related Adverse Events in Patients With Cancer. JAMA Oncol, 2020, 6 (6): 865-871.

136.Simonaggio A, Michot J M, Voisin A L, et al. Evaluation of Readministration of Immune Checkpoint Inhibitors After Immune-Related Adverse Events in Patients With Cancer. JAMA Oncol, 2019, 5 (9): 1310-1317.

137.Allouchery M, Lombard T, Martin M, et al. Safety of Immune Checkpoint Inhibitor Rechallenge After Discontinuation for Grade ≥2 Immune-Related Adverse Events in Patients with Cancer [published correction appears in J Immunother Cancer. 2021 Feb; 9 (2): 1]. J Immunother Cancer, 2020, 8 (2): e001622.

138.Kartolo A, Holstead R, Khalid S, et al. Safety of Immunotherapy Rechallenge After Immune-related Adverse Events in Patients With Advanced Cancer. J Immunother, 2021, 44 (1): 41-48.

139.Guo M, VanderWalde A M, Yu X, et al. Immune Checkpoint Inhibitor Rechallenge Safety and Efficacy in Stage IV Non-Small Cell Lung Cancer Patients After Immune-Related Adverse Events [published online ahead of print, 2022 Aug 8]. Clin Lung Cancer, 2022, S1525-7304 (22) 00166-8.

140.Bylsma S, Yun K, Patel S, et al. Immune Checkpoint Inhibitor Rechallenge After Prior Immune Toxicity. Curr Treat Options Oncol, 2022, 23 (9): 1153-1168.

141.Haanen J, Ernstoff M, Wang Y, et al. Rechallenge Patients with Immune Checkpoint Inhibitors Following Severe Immune-Related Adverse Events: Review of the Literature and Suggested Prophylactic Strategy. J Immunother Cancer, 2020, 8 (1): e000604.

142.Wang C, Xu J, Yang L, et al. Prevalence and Risk Factors of Chronic Obstructive Pulmonary Disease in China (the China Pulmonary Health [CPH] study): a National Cross-sectional Study. Lancet, 2018, 391 (10131): 1706-1717.

143.Butler S J, Ellerton L, Gershon A S, et al. Comparison of End-of-Life Care in People with Chronic Obstructive Pulmonary Disease or Lung Cancer: A Systematic Review. Palliat Med, 2020, 34 (8): 1030-1043.

144.Zhao G, Li X, Lei S, et al. Prevalence of Lung Cancer in Chronic Obstructive Pulmonary Disease: A Systematic Review and Meta-Analysis. Front Oncol, 2022, 12: 947981.

145.Bao H, Jia G, Cong S, et al. Phenotype and Management of Chronic Obstructive Pulmonary Disease Patients in General Population in China: a Nationally Cross-Sectional Study. NPJ Prim Care Respir Med, 2021, 31 (1): 32.

146.Balata H, Harvey J, Barber P V, et al. Spirometry Performed as Part of the Manchester Community-Based Lung Cancer Screening Programme Detects a High Prevalence of Airflow Obstruction in Individuals without a Prior Diagnosis of COPD. Thorax, 2020, 75 (8): 655-660.

147.Young R P, Hopkins R J, Christmas T, et al. COPD Prevalence is Increased in Lung Cancer, Independent of Age, Sex and Smoking History. Eur Respir J, 2009, 34 (2): 380-386.

148.Undrunas A, Kasprzyk P, Rajca A, et al. Prevalence, Symptom Burden and Under-Diagnosis of Chronic Obstructive Pulmonary Disease in Polish Lung Cancer Screening Population: a Cohort Observational Study. BMJ Open, 2022, 12 (4): e055007.

149.Hu X L, Xu S T, Wang X C, et al. Status of Coexisting Chronic Obstructive Pulmonary Disease and its Clinicopathological Features in Patients Undergoing Lung Cancer Surgery: a Cross-Sectional Study of 3, 006 cases. J Thorac Dis, 2018, 10 (4): 2403-2411.

150.Sekine Y, Yamada Y, Chiyo M, et al. Association of Chronic Obstructive Pulmonary Disease and Tumor Recurrence in Patients with Stage IA Lung Cancer after Complete Resection. Ann Thorac Surg, 2007, 84 (3): 946-950.

151.Wang D C, Shi L, Zhu Z, et al. Genomic Mechanisms of Transformation from Chronic Obstructive Pulmonary Disease to Lung Cancer. Semin Cancer Biol, 2017, 42: 52-59.

152.Hou W, Hu S, Li C, et al. Cigarette Smoke Induced Lung Barrier Dysfunction, EMT, and Tissue

Remodeling: A Possible Link between COPD and Lung Cancer. Biomed Res Int, 2019, 2019: 2025636.

153.Eapen M S, Hansbro P M, Larsson-Callerfelt A K, et al. Chronic Obstructive Pulmonary Disease and Lung Cancer: Underlying Pathophysiology and New Therapeutic Modalities. Drugs, 2018, 78 (16): 1717-1740.

154.Wei S, Chen F, Liu R, et al. Outcomes of Lobectomy on Pulmonary Function for Early Stage Non-Small Cell Lung Cancer (NSCLC) Patients with Chronic Obstructive Pulmonary Disease (COPD). Thorac Cancer, 2020, 11 (7): 1784-1789.

155.Shin S H, Shin S, Im Y, et al. Effect of Perioperative Bronchodilator Therapy on Postoperative Pulmonary Function Among Lung Cancer Patients with COPD. Sci Rep, 2021, 11 (1): 8359.

156.Zhang J, Lin W C, Chiu K C, et al. Current-Smoking-Related COPD or COPD With Acute Exacerbation is Associated With Poorer Survival Following Oral Cavity Squamous Cell Carcinoma Surgery. Chronic Obstr Pulm Dis, 2022, 9 (2): 181-194.

157.Yamanashi K, Marumo S, Shoji T, et al. The Relationship between Perioperative Administration of Inhaled Corticosteroid and Postoperative Respiratory Complications after Pulmonary Resection for Non-Small-Cell Lung Cancer in Patients with Chronic Obstructive Pulmonary Disease. Gen Thorac Cardiovasc Surg, 2015, 63 (12): 652-659.

158.车国卫，李为民，刘伦旭.快速肺康复需要围手术期流程优化.中国胸心血管外科临床杂志，2016，23（3）：216-220.

159.秦茵茵，周承志，张筱娴，等.原发性支气管肺癌合并慢性阻塞性肺疾病患者的临床研究.中国呼吸与危重监护杂志，2013，12（1）：65-68.

160.李慧敏.布地奈德福莫特罗吸入治疗对慢阻肺合并肺癌稳定期患者的疗效.数理医药学杂志，2021，34（3）：428-429.

161.胡斌，张龙富，余荣环，等.布地奈德福莫特罗粉吸入治疗肺癌合并慢阻肺患者的临床疗效及对患者生活质量的影响.现代生物医学进展，2017，17（29）：5686-5689.

162.张荣葆，谭星宇，陈清，等.胸外科住院肺癌合并慢性阻塞性肺疾病的调查结果分析.中国肺癌杂志，2017，20（3）：163-167.

163.Lin P, Fu S, Li W, et al. Inhaled corticosteroids and Risk of Lung Cancer: A Systematic Review and Meta-Analysis. Eur J Clin Invest, 2021, 51 (2): e13434.

164.Lee Y M, Kim S J, Lee J H, et al. Inhaled Corticosteroids in COPD and the Risk of Lung Cancer. Int J Cancer, 2018, 143 (9): 2311-2318.

165.Brenner D R, Boffetta P, Duell E J, et al. Previous Lung diseases and Lung Cancer Risk: a Pooled Analysis from the International Lung Cancer Consortium. Am J Epidemiol, 2012, 176 (7): 573-585.

166.Liang H Y, Li X L, Yu X S, et al. Facts and Fiction of the Relationship between Preexisting Tuberculosis and Lung Cancer Risk: a Systematic Review. Int J Cancer, 2009, 125 (12): 2936-2944.

167.Ardies C M. Inflammation as Cause for Scar Cancers of the Lung. Integr Cancer Ther, 2003, 2 (3): 238-246.

168.Coussens L M, Werb Z. Inflammation and Cancer. Nature, 2002, 420 (6917): 860-867.

169.Ballaz S, Mulshine J L. The Potential Contributions of Chronic Inflammation to Lung Carcinogenesis. Clin Lung Cancer, 2003, 5 (1): 46-62.

170.Weitzman S A, Gordon LI. Inflammation and Cancer: Rrole of Phagocyte-Generated Oxidants in Carcinogenesis. Blood, 1990, 76 (4): 655-663.

171.Wang J Y, Lee L N, Yu C J, et al. Factors Influencing Time to Smear Conversion in Patients with Smear-Positive Pulmonary Tuberculosis. Respirology, 2009, 14 (7): 1012-1019.

172.Domínguez-Castellano A, Muniain M A, Rodriguez-Baño J, et al. Factors Associated with Time to

Sputum Smear Conversion in Active Pulmonary Tuberculosis. Int J Tuberc Lung Dis，2003，7（5）：432-438.

173.Kim D K，Lee S W，Yoo C G，et al. Clinical Characteristics and Treatment Responses of Tuberculosis in Patients with Malignancy Receiving Anticancer Chemotherapy. Chest，2005，128（4）：2218-2222.

174.Luo Y H，Wu C H，Wu W S，et al. Association between Tumor Epidermal Growth Factor Rreceptor Mutation and Pulmonary Tuberculosis in Patients with Adenocarcinoma of the Lungs. J Thorac Oncol，2012，7（2）：299-305.

175.Xie Y，Su N，Zhou W，et al. Concomitant Pulmonary Tuberculosis Impair Survival in Advanced Epidermal Growth Factor Receptor（EGFR）Mutant Lung Adenocarcinoma Patients Receiving EGFR-Tyrosine Kinase Inhibitor. Cancer Manag Res，2021，13：7517-7526.

176.中华医学会，中华医学会杂志社，中华医学会全科医学分会，等. 肺结核基层诊疗指南（2018年）. 中华全科医师杂志，2019，18（8）：709-717.

177.中华预防医学会劳动卫生与职业病分会职业性肺部疾病学组. 尘肺病治疗中国专家共识（2018年版）. 环境与职业医学，2018，35（8）：677-689.

178.Cao Z，Song M，Liu Y，et al. A novel pathophysiological Classification of Silicosis Models Provides some New Insights into the Progression of the Disease. Ecotoxicol Environ Saf，2020，202：110834.

179.李颖，张晓华，罗光明，等. 职业性尘肺病患者并发症临床分析. 中国职业医学，2019，46（1）：75-77.

180.中华人民共和国国家卫生和计划生育委员会. 职业性尘肺病的诊断：GBZ70-2015. 北京：中国标准出版社，2016.

181.卞明敏. 尘肺病肺功能及相关影响因素分析. 安徽医科大学，2022.

182.GBD 2016 Occupational Chronic Respiratory Risk Factors Collaborators. Global and Regional Burden of Chronic Respiratory Disease in 2016 Arising from Non-Infectious Airborne Occupational Exposures：a Systematic Analysis for the Global Burden of Disease Study 2016. Occup Environ Med，2020，77（3）：142-150.

183.Shi P，Xing X，Xi S，et al. Trends in Global，Regional and National Incidence of Pneumoconiosis Caused by Different Aetiologies：an Analysis from the Global Burden of Disease Study 2017. Occup Environ Med，2020，77（6）：407-414.

184.国家卫生健康委发布2020年全国职业病报告. 职业卫生与应急救援，2021，39（04）：381.

185.苏冬梅，李朋起，张磊. 2006—2019年河南省职业性尘肺病患者死因分析. 中国工业医学杂志，2021，34（5）：430-432.

186.李雅惠，张云云，李建军，等. 煤工尘肺病患者的临床特征及死亡原因分析. 巴楚医学，2021，4（2）：41-45.

187.张建红，化静. 煤工尘肺并发肺癌的临床分析. 中国继续医学教育，2021，13（18）：130-133.

188.袁杨，周雨霏，陈伟，等. 合并尘肺的非小细胞肺癌患者围手术期安全性分析. 四川大学学报（医学版），2022，53（3）：488-492.

189.马小平. 尘肺患者合并急腹症的处理：附46例报告. 中国普通外科杂志，2008，17（10）：1048-1050.

190.He M M，Lo C H，Wang K，et al. Immune-Mediated Diseases Associated With Cancer Risks. JAMA Oncol，2022，8（2）：209-219.

191.Woo A，Lee S W，Koh H Y，et al. Incidence of Cancer after Asthma Development：2 Independent Population-Based Cohort Studies. J Allergy Clin Immunol，2021，147（1）：135-143.

192.Fan Y G，Jiang Y，Chang R S，et al. Prior Lung Disease and Lung Cancer Risk in an Occupational-Based Cohort in Yunnan，China. Lung cancer. 2011；72（2）：258-263.

193.Hammad H，Lambrecht B N. The basic immunology of asthma. Cell，2021，184（6）：1469-1485.

194. Ellyard J I, Simson L, Parish C R. Th2-Mediated Anti-Tumour Immunity: Friend or Foe?. Tissue Antigens, 2007, 70 (1): 1-11.

195. Sul J, Blumenthal G M, Jiang X, et al. FDA Approval Summary: Pembrolizumab for the Treatment of Patients With Metastatic Non-Small Cell Lung Cancer Whose Tumors Express Programmed Death-Ligand 1. Oncologist, 2016, 21 (5): 643-650.

196. Gergen P J. Adult-onset asthma and cancer: Causal or coincidental? J Allergy Clin Immunol, 2021, 147 (1): 52-53.

197. Jensen-Jarolim E, Bax HJ, Bianchini R, et al. AllergoOncology: Opposite Outcomes of Immune Tolerance in Allergy and Cancer. Allergy, 2018, 73 (2): 328-340.

198. 王长征. 围手术期哮喘的管理. 中华医学杂志, 2019, 99 (16): 1207-1209.

199. Sumi T, Nagahisa Y, Matsuura K, et al. Successful Management of Severe Bronchial Asthma Exacerbated by Anti-PD-L1 Treatment: A Report of Two Cases. Respirol Case Rep, 2021, 9 (11): e0868.

内分泌保护

❖ 控瘤稳糖　亦升亦降 ❖

❖ 保甲护身　启下承上 ❖

❖ 佑庇垂体　指挥呈祥 ❖

❖ 关注肾上　阴阳消长 ❖

❖ 扶根爱巢　鸟语花香 ❖

主　编

周　琦　陈　兵　王丹波　向　阳　王树森　邹冬玲

副主编（以姓氏拼音为序）

蔡红兵　蔡建良　李乃适　李　强　李因涛　鹿　斌　芈伟奇　蒲丹岚
孙　阳　谭惠文　王　莉　吴绮楠　夏百荣　徐书杭　颜新林　杨　雁
张师前　赵健洁　周坚红

编　委（以姓氏拼音为序）

常　静　陈　杰　陈　洁　陈莉丽　陈　锐　陈　勇　陈月梅　程　艺
仇　胜　丛　丽　代　喆　范江涛　龚　奕　郭　莉　韩　睿　胡东晓
黄　炜　季欢欢　季立津　贾运涛　简　丽　蒋翠萍　蒋　娟　蒋　升
雷小添　冷蔚玲　黎英荣　李　冲　李　封　李　静　李俊东　李力今
李　林　李　凌　李　娜　李晓林　李秀琴　李艳娇　李咏生　李长忠
李　政　廖　鑫　廖　涌　刘　斌　刘芳容　刘光辉　刘乃富　刘小军
龙行涛　娄　阁　马德琳　马晓欣　潘红艳　彭　澎　秦健勇　荣贵川
尚忠明　盛　巍　宋　萃　宋　坤　孙蓬明　唐　凤　唐秋姗　唐万燕
滕小春　田建卿　万　静　万　沁　万学思　汪　洋　王东林　王海霞
王　覃　王小元　王新军　王雪芹　王　弋　王颖梅　王　于　王中京
魏　静　魏　薇　吴婉莉　吴雪清　吴永忠　席家庄　谢志君　徐　春
徐　勇　杨　冰　杨刚毅　杨隽钧　杨梦柳　杨　涛　杨　薇　杨　卓
于常华　于　萍　俞　梅　曾　宇　张红敏　张　辉　张　劼　张　婕
张　琼　张素珍　张秀红　张　燕　张友忠　赵伟鹏　赵辛元　赵秀娟
钟历勇　周广举　周杨洋　祝之明

第一章

肿瘤相关内分泌代谢系统损伤概述

内分泌是指人体内分泌腺及某些脏器中内分泌组织将其分泌产物（激素）直接释放入血的分泌方式，由经典内分泌腺、弥散性神经–内分泌细胞系统和具有合成和分泌激素能力的其他细胞和组织等组成。

调控机制包括：①经典激素的反馈性调节；②神经–内分泌–免疫系统的网络性调控；③局部组织的旁分泌/自分泌调节。

内分泌疾病诊断包括四个层次：①功能诊断：如症状与体征、相应实验室检查如激素及其相关生化指标测定和各种动态试验（兴奋试验和抑制试验）；②病因诊断：如基因检测、细胞染色体核型检查、自身抗体检测；③定位诊断，如影像学检查、放射核素扫描、穿刺细胞学检查、选择性静脉插管激素测定；④病理诊断，如细胞学诊断、组织学诊断。

治疗原则包括：①病因治疗；②功能减退性内分泌疾病的治疗；③功能亢进性内分泌疾病的治疗；④放射治疗；⑤介入治疗。

内分泌受新陈代谢（简称代谢）调控。新陈代谢是人体生命活动的基础，包括物质合成代谢和分解代谢两个过程。合成代谢是通过众多化学反应，将小分子合成为较大分子并转化为自身物质的过程；分解代谢是体内糖原、蛋白质和脂肪等大分子物质分解为小分子物质的降解反应。其中某一环节或多个环节出现障碍，则引起代谢性疾病，包括：糖代谢障碍、脂肪代谢障碍、蛋白质代谢障碍、水盐代谢障碍、其他代谢障碍。诊断原则包括：病因和诱因、发病机制主要环节、发展阶段和具体病情，实验室检查是确诊依据。

防治原则包括：①病因和诱因防治；②临床前期和早期防治；③针对发病机制的治疗；④遗传咨询和生育指导。

内分泌代谢紊乱与肿瘤发生发展密切相关。随着科技发展，该科学问题越来越受重视，尤其在肿瘤发生发展及治疗过程中出现的内分泌激素和各种能量物质的代谢障碍：如糖、脂肪、蛋白质等能量物质的代谢异常对恶性肿瘤发生发展和转移的影响，各种肿瘤合并内分泌代谢病（如肿瘤合并高血糖或糖尿病），以及在肿瘤治疗中出现的内分泌代谢问题（如放化疗引起的垂体-肾上腺/性腺功能减退，肿瘤治疗相关性高血糖或糖尿病，免疫检查点抑制剂导致的多种内分泌代谢不良反应等）引起了越来越多的关注。

第二章

肿瘤相关性糖代谢紊乱

一、肿瘤合并高血糖

（一）定义与病因

肿瘤合并高血糖是指患者发生肿瘤之前或被诊断恶性肿瘤时就已出现高血糖或诊断为糖尿病，排除肿瘤本身及肿瘤治疗过程导致的高血糖。糖尿病患者恶性肿瘤发生率明显增加，在2型糖尿病中男性患前列腺癌、血液癌、皮肤癌、甲状腺癌、肾癌、肝癌、胰腺癌、肺癌、结直肠癌和胃癌的风险增加；女性患结直肠癌、乳腺癌、子宫内膜癌、宫颈癌、鼻咽癌、肝癌、食管癌、甲状腺癌、肺癌、胰腺癌、淋巴瘤/白血病和胃癌的风险增加。高血糖状态增加患肿瘤风险，空腹血糖大于6.1~7.0 mmol/L的肿瘤患者死亡风险也同样增加。

糖尿病与非糖尿病患者相比，肿瘤确诊时肿瘤组织学分级更高、分期更晚，血糖控制不佳手术后并发症、非计划再次手术率和病死率增加1.5倍，围术期不良结局显著增多，恶性肿瘤合并糖尿病人群生存期明显缩短，生存率明显下降。高血糖可加剧术后或化疗后感染风险，营养状况恶化，增加癌痛程度。因此，糖尿病和/或高血糖与多种恶性肿瘤不良预后关系密切。

（二）诊断与鉴别诊断

1.诊断标准

参考2020年中华医学会糖尿病学分会诊断标准。

（1）肿瘤相关高血糖：肿瘤患者静脉血浆葡萄糖随机（PG）大于或等于7.8 mmol/L或空腹大于或等于6.1 mmol/L，（随机血糖：不考虑上次进食时间任一时相血糖；空腹血糖：禁热量摄入至少8小时）。

（2）肿瘤相关糖尿病：肿瘤患者有典型糖尿病症状（多饮、多尿、多食、不明原因体重下降），满足任一条件：①随机PG大于或等于11.1 mmol/L。②空腹PG大于或等于7.0 mmol/L；或OGTT时，2小时静脉血浆葡萄糖（2 hPG）大于或等于11.1 mmol/L。③糖化血红蛋白大于或等于6.5%，无典型症状者，需复查确认。

2.鉴别诊断

（1）应激性血糖升高：见于脑出血、麻醉、大量消化道出血、骨折、手术等应激情况时，血糖呈暂时性升高，部分甚至发展成糖尿病。

（2）其他因素所致的高血糖：高糖饮食、药物损伤、肝功异常、胰腺损伤、类固醇性高血糖。

（3）类固醇性高血糖/糖尿病还可能伴满月脸、向心性肥胖、高血压等症状。

（三）分层管理

总体原则：对肿瘤合并高血糖患者血糖控制应细化分层管理，血糖目标须满足患者需求和偏好，强调基于肿瘤状态与特征的个体化目标管理，综合平衡治疗风险和益处，优化患者参与度和自我管理效能。

恶性肿瘤患者血糖控制目标包括三个层次：严格、一般、宽松。严格控制目标：空腹或餐前血糖：4.4~6.1 mmol/L，餐后2小时或随机血糖：6.1~7.8 mmol/L，糖化血红蛋白：小于7.0%；一般控制目标：空腹或餐前血糖：6.1~7.8 mmol/L，餐后2小时或随机血糖：7.8~10.0 mmol/L，糖化血红蛋白：7.0%~8.0%；宽松控制目标：空腹或餐前血糖：7.8~10.0 mmol/L，餐后2小时或随机血糖：7.8~13.9 mmol/L，糖化血红蛋白：8.0%~9.0%。

根据患者的手术类型、放化疗方案、是否需进ICU等情况，结合恶性肿瘤患者的具体病情，包括院内外血糖水平和内外科情况等制定血糖控制目标。调整原则：在可接受治疗方案下安全达到更严格的目标，预期寿命足以从严格目标中获益，推荐更严格目标；如果强化目标所带来益处会致患者预期寿命无法实现，风险和负担超过了潜在益处，则建议宽松目标。具体为：院外病情稳定带瘤生存的患者，应采取严格的控制目标；新诊断、非老年、无并发症及伴发其他疾病，降糖治疗无低血糖风险，应采取严格的控制目标；心脑血管病高危人群，伴稳定心脑血管疾病，采取一般的控制目标；低血糖高危人群、合并心脑血管疾病者，应采取宽松的控制目标；特殊治疗期间如使用糖皮质激素、大中小手术、器官移植手术、放疗、化疗、靶向治疗、免疫治疗，应采取一般的控制目标；大于75岁或胃肠内、外营养患者，应采取宽松的控制目标。入住外科ICU，采取一般的控制目标，入住内科ICU，应采取宽松的控制目标。

健康教育并提供糖尿病自我管理教育，评估患者自我管理知识和行为能力。

（四）血糖控制

血糖控制可通过糖化血红蛋白（HbA1C）、糖化白蛋白（GA）、持续血糖监测（CGM）和自我血糖监测（SMBG）进行。

1）HbA1C反映取血前8~12周平均血糖水平。

2）GA反映近2~3周的血糖水平。

3）SMBG可用于自我管理和药物调整，特别在评估1型糖尿病肿瘤患者和血糖波动较大、难以控制、低血糖风险高的肿瘤患者治疗有效性和安全性上起重要作用。

4）肿瘤患者合并高血糖应行病情评估，除年龄、预期寿命、是否存在器官功能不全、是否需行手术，还应考虑患者营养状态、进食情况（禁食、正常摄食，或胃肠外营养）等。

5）肿瘤诊治中出现或伴随的应激事件（如放化疗、靶向治疗、糖皮质激素应用，免疫治疗、手术等）可能会恶化血糖控制，导致酮症酸中毒或非酮症性高血糖高渗状态，危及生命。

6）任何导致血糖控制恶化情况都需增加监测血糖频率；易生酮症者需监测尿酮或血酮。

7）重视多学科团队包括肿瘤专科与糖尿病专科的联合诊断与治疗。

（五）放化疗期间血糖管理

肿瘤患者在化疗或放疗期间，高血糖定义为随机血糖水平大于或等于7.8 mmol/L，血糖持续监测高于这一水平应干预，若入院HbA1C大于或等于6.5%，表明糖尿病发病早于住院治疗。胰岛素是住院患者控制血糖的首选疗法，基础胰岛素或“基础+餐时”方案是非危重病住院患者首选方案。为保证住院患者良好的营养摄入，建议使用胰岛素泵治疗。

正常进食患者，胰岛素注射应与进餐一致，如进食摄入量很低，在进食后立即注射餐时胰岛素更安全，并据摄入食量大小调整剂量。不能进食或正接受持续肠内/肠外营养，每4~6小时注射一次以纠正高血糖；预混胰岛素方案不推荐住院期间使用，因低血糖发生率显著增加。

降糖方案的选择如下。

1）胰岛素治疗：持续静脉胰岛素输注多用于危重症患者，根据血糖波动及时调整胰岛素剂量。从静注到皮下注射胰岛素过渡方案的制定：当血糖稳定达标，在停止静脉输注胰岛素2小时前给予患者皮下注射基础胰岛素，根据最后6小时胰岛素输注率计算基础胰岛素剂量。注意胰岛素治疗期间的低血糖（血糖水平小于3.9 mmol/L），实施低血糖预防和管理流程。采用《中国2型糖尿病防治指南（2020版）》对于低血糖症的分级：1级：血糖浓度3.0~3.9 mmol/L；2级：血糖浓度小于3.0 mmol/L，可存在导致的中枢神经系统症状；3级：没有特定的血糖界限，出现以精神和/或身体功能改变为特征的临床事件，需要他人的帮助才能康复。

2）非胰岛素降糖方案：在糖尿病专科医生指导下使用非胰岛素降糖药物，如胰岛素促泌剂，二甲双胍，α糖苷酶抑制剂，胰高血糖素样肽1（GLP-1）受体激动剂和二肽基肽酶4（DPP-4）抑制剂，钠-葡萄糖转运蛋白2（SGLT2）抑制剂，合并酮尿症或酮症酸中毒者、长期禁食、手术过程中应避免使用。合并心衰慎用沙格列汀和阿格列汀。对血容量不足患者，用SGLT2抑制剂治疗前应纠正。

（六）围术期管理

血糖控制目标：普通手术采用宽松标准。

术前最后一次给予胰岛素应减量25%，使围术期血糖水平在目标范围内，低血糖风险降低。基础胰岛素加餐前短效或速效胰岛素（基础联合餐时）方案与多次短效胰岛素注射方案相比，可改善血糖控制和降低围术期并发症发生率。

手术日停止口服降糖药，给予一半剂量的中效胰岛素（NPH）或75%~80%剂量的长效类似物或泵基础胰岛素。对于持续时间长的大手术、术后无法恢复进食的糖尿病患者，手术日换用短效胰岛素持续静脉泵注。

避免术前长时间禁食，糖尿病患者择期手术应优先安排在当日第一台进行。

特殊处理：术前对有缺血性心脏病的高危糖尿病患者，有自主神经病变或肾衰患者，应行风险评估。在无麻醉风险情况下二甲双胍应在手术当天保留；肾功能不全者术前24~48小时停用二甲双胍；术前3~4天停用SGLT-2抑制剂。目前还无围术期GLP-1或超长效胰岛素类似物使用和/或对血糖影响的数据。

（七）肠内/肠外营养

接受肿瘤治疗患者需肠内/外营养，建议肠内营养者目标血糖范围为6~12 mmol/L，为谨慎避免低血糖，可放宽血糖控制范围。二甲双胍可显著改善血糖控制，低血糖风险较低。

对需胰岛素治疗的肠内/外营养患者，方案的选择上应注意：①在喂养起点和中间可用预混或基础胰岛素，大多数接受基础胰岛素治疗患者应继续使用基础剂量；②每日营养成分中的胰岛素剂量可计算为配方奶粉中每10~15 g碳水化合物配方1单位胰岛素；对于1型糖尿病患者来说，即使停止进食，也要继续接受基础胰岛素治疗，也可建议每天使用两到三次NPH胰岛素（每8或12小时一次），根据血糖情况调整胰岛素剂量；③若需要控制餐后血糖升高，使用人常规胰岛素或普通胰岛素应每6小时皮下注射一次；④对接受肠内导管进食者，每次喂食前应根据每10~15 g碳水化合物换算约1单位常规人胰岛素或速效胰岛素的比例进行皮下注射。

为防止肠内营养患者低血糖，应加强血糖监测频率。如果发生低血糖，则通过营养管快速给15~20 g碳水化合物，或肌内注射胰高血糖素或口服葡萄糖。

（八）高血糖危象处理

高血糖危象指发生糖尿病酮症酸中毒（DKA）与高渗性高血糖状态（HHS）两种病态表现差异，从正常血糖或轻度高血糖和酸中毒到严重高血糖、脱水和昏迷，需要根据仔细的临床和实验室评估进行个体化治疗。管理目标包括恢复循环容量和组织灌注，纠正高血糖，纠正电解质失衡和酸中毒。

治疗合并症，防范败血症、心肌梗死或中风等潜在的原因很重要，以下几点需要注意：①对患DKA或HHS危重患者和精神迟钝患者，推荐持续静注胰岛素；②成功将患者从静注胰岛素过渡到皮下注射胰岛素需在停止静脉输注胰岛素前2~4小时给予基础胰岛素，以防止再发酮症酸中毒和反跳性高血糖；③无并发症DKA患者使用皮下注射胰岛素治疗，比静脉输注胰岛素更安全、更具成本效益，同时需要频繁床旁血糖监测；④对任何并发感染的患者给予治疗同时应行适当随访，以避免复发性DKA；⑤在DKA患者中过早使用碳酸氢盐对酸中毒缓解或减少出院时间方面无明显获益，因此一般不建议常规使用碳酸氢盐。

（九）筛查与随访管理

鼓励糖尿病患者接受肿瘤筛查和随访管理，积极控制肿瘤风险高危因素包括肥胖、缺乏体育锻炼和吸烟等。对已合并高血糖和糖尿病的肿瘤患者，由于高血糖和糖尿病会影响患者预后，应强调长期预防的重要性，包括糖尿病高危人群和合并高血糖的肿瘤患者进行长期筛查和随访管理。

随访内容如下。

1）营养状况和体重变化，是否发生脱水、纳差、感染等可能诱发急性并发症的情况。

2）自我血糖监测结果的评价，评估血糖控制是否达标。

3）查看近期变更的控肿瘤治疗中可能引起高血糖的药物，是否需要相应调整降糖方案。

4）发生低血糖，确定低血糖发生的原因并采取处理措施。

5）评估降糖治疗方案有效性和患者依从性，监测降糖药物副反应；根据患者肿瘤病情和控肿瘤治疗方案变化调整控糖目标。

6）提供饮食、运动生活方式，并发症预防的健康指导。

7）检测酸碱电解质紊乱、肝功、肾功、电解质、静脉空腹血糖等，每2~3月检测HbA1c。

8）每年检测尿微量白蛋白尿或白蛋白/肌酐比值，眼底筛查每年一次。既往无糖尿病史者，应于基线及每次就诊时检查血糖（推荐糖化血红蛋白检测）、询问患者低血糖/高血糖征兆及症状；具体目标参见分层管理章节。

二、肿瘤相关高血糖

（一）定义与病因

肿瘤相关高血糖定义为肿瘤疾病机制导致的血糖升高或糖尿病，需与合并糖尿病及所致糖尿病鉴别。

肿瘤本身对糖代谢的影响与肿瘤细胞能量代谢特点、分泌异位激素及瘤细胞的破坏作用密切相关。肿瘤患者血糖升高也与瘤细胞在有氧条件下摄取葡萄糖并产生乳酸有关。常见于嗜铬细胞瘤、肾上腺皮质瘤、垂体瘤、胰高糖素瘤等引起儿茶酚胺激素、肾上腺皮质激素、胰高糖素拮抗胰岛素等升糖激素分泌增加，或小细胞肺癌等神经内分泌瘤异位分泌的激素如胰高血糖素、促肾上腺皮质激素、肾上腺皮质激素、异源生长激素、血清胰淀粉样肽等，这些激素可诱发胰岛素抵抗，引起糖代谢异常、血糖升高。此外，发生于胰腺的肿瘤，随瘤细胞生长可直接破坏胰腺β细胞，使胰岛素合成和分泌减少，血糖升高。

（二）诊断与治疗

肿瘤本身所致高血糖的诊断标准和血糖控制与肿瘤合并高血糖相同。

肿瘤本身所致高血糖其病因与合并高血糖有实质差别，治疗上又有其特殊性，主要表现在原发恶性肿瘤治疗后血糖控制可能会随各种升糖激素下降得到一定程度好转或缓解。

生长激素瘤导致的生长激素分泌增加，在未治疗前出现糖尿病的症状与临床表现，但手术治疗或放化疗后，部分患者血糖可完全正常，需停用降糖药物。此类因肿瘤本身导致的高血糖需进一步分类。

1）病因为神经内分泌瘤分泌各种升糖激素释放过多导致的血糖升高，原发病控制后需重新评估血糖状态及胰腺功能，决定是否需要继续降糖药物治疗。

2）病因为胰腺本身肿瘤所致血糖升高，目前存在争议，认为胰腺癌是糖尿病的诱因，新发糖尿病患者在1~3年内被诊断为胰腺癌的风险较正常人高5~8倍，且在胰腺癌手术切除后，部分患者血糖可得到改善。因此对胰腺本身肿瘤导致的糖尿病在全切手术后必须长期胰岛素替代治疗，但对部分切除及继续需要放化疗者也需动态评估胰腺分泌功能及血糖状态，及时调整治疗方案。

三、肿瘤治疗相关性高血糖

（一）定义与病因

肿瘤治疗引起的高血糖指在诊断恶性肿瘤时不存在高血糖和/或糖尿病，在肿瘤治疗过程中因治疗导致的胰腺损害逐渐出现的血糖升高及糖尿病。目前无专门针对所有肿瘤治疗导致的糖尿病患病率相关流行病学调查，尤其是在免疫检查点抑制剂广泛应用于各类恶性肿瘤治疗后，治疗引起的高血糖发生率呈逐年增加趋势。根据治疗方式不同将肿瘤治疗相关高血糖分为：手术相关性、放疗相关性、化疗药物相关性、靶向药物相关性、内分泌治疗相关性及免疫治疗相关性高血糖。

（二）诊断与治疗

1. 手术治疗相关性高血糖

患者由于手术造成创伤、术后疼痛和自身焦虑、抑郁、自卑等负面情绪导致处于一种应激状态，致使下丘脑-垂体-肾上腺皮质轴和交感神经系统激活出现高血糖。与交感神经兴奋激活下丘脑-垂体-肾上腺皮质轴，释放大量升糖激素，通过作用于胰岛β细胞膜上的α受体抑制胰岛素分泌，同时胰高糖素与肝细胞膜上胰高糖素受体结合，激活糖异生有关的酶使血糖升高有关。此外，手术应激导致机体释放大量损伤胰岛β细胞的促炎性细胞因子，诱导胰岛β细胞凋亡，并通过STAT3-SOCS3信号通路影响胰岛素受体信号通路的传导，增加胰岛素抵抗，降低外周葡萄糖利用率；以上因素共同导致胰岛素分泌减少，引起血糖升高。

2. 放疗相关性高血糖

放疗与糖尿病相关，机制仍不清楚，可能与细胞直接损害及患者自身免疫障碍相关。另外，放疗引起的炎症可能需要糖皮质激素治疗，也是诱发高血糖的原因之一。

3. 化疗药物相关性高血糖

化疗药物，如顺铂、5-氟尿嘧啶、紫杉醇、环磷酰胺、甲氨蝶呤、左旋门冬酰胺酶、强的松等可诱发糖尿病。其机制包括药物的直接毒性：铂类、环磷酰胺等在杀伤肿瘤细胞的同时损伤了胰岛β细胞，导致胰岛素分泌减少。药物的间接毒性：化疗药物引起肝功能损伤诱发糖代谢异常，导致葡萄糖的摄取和肝糖原合成发生障碍，使血糖升高。另外，化疗过程中常使用糖皮质激素作为佐剂，减少了组织对糖的利用和加速肝糖异生也是血糖升高的重要原因。

4. 靶向药物相关性高血糖

mTOR抑制剂（依维莫司和替西罗莫司）和酪氨酸激酶抑制剂（尼罗替尼和帕唑

帕尼）可出现血糖升高的副反应，主要是由于抑制mTORC1，减少细胞内胰岛素信号通路，增加胰岛素抵抗，直接影响胰腺β细胞分泌胰岛素。靶向PI3K/Akt信号抑制剂也可诱导高血糖，此类药物可阻止骨骼肌、脂肪细胞和心肌细胞等胰岛素介导的葡萄糖摄取，引起血糖升高。靶向IR或IGF-1R治疗致高血糖发生率更高。

5.内分泌治疗相关性高血糖

大剂量糖皮质激素导致高血糖和胰岛素抵抗。雄激素剥夺疗法治疗前列腺癌，LHRH激动剂是下丘脑分泌的激素，对睾酮抑制后血糖升高与胰岛素抵抗有关。同样用于女性乳腺癌及子宫内膜癌相关内分泌治疗性药物也有类似升糖机制。

6.免疫治疗相关性高血糖

免疫检查点抑制剂诱导的糖尿病主要表现为严重且持续的胰岛素缺乏，可诱发自身免疫性糖尿病，与其他肿瘤治疗引起的高血糖表现有很大差别。其特征为：①糖尿病酮症酸中毒（DKA），或胰岛素C肽水平低或缺乏，多数患者急性起病，临床表现多样，起病前可无流感样症状。患者可在短时间内出现高血糖或DKA，糖化血红蛋白可正常轻度或明显升高；②在急性诊断期后至少数周至数月出现胰岛素依赖，胰岛功能衰竭快，多数患者起病时C肽水平低或检测不出，几乎无残存胰岛功能，需要依赖胰岛素治疗；③几乎不可逆且类固醇激素治疗不能逆转细胞功能障碍；④免疫抑制剂诱导的糖尿病患者中49%存在胰岛自身抗体呈阳性；以谷氨酸脱羧酶抗体（GAD65抗体）最常见；⑤易合并其他内分泌腺体受损，包括甲状腺、垂体、肾上腺等，其中甲状腺损伤发生率较高。

（三）血糖管理与治疗

肿瘤治疗引起的高血糖及糖尿病，与肿瘤合并高血糖及糖尿病在诊断标准与分层管理、血糖控制方面并无差别，详见“肿瘤合并高血糖”章节。

针对免疫检查点抑制剂诱发的自身免疫性糖尿病，需按1型糖尿病管理，推荐终身胰岛素替代治疗。

第三章

肿瘤相关性甲状腺功能紊乱

一、概述

甲状腺激素（thyroid hormone，TH）可调节机体新陈代谢，在正常组织的细胞增殖和分化中也起重要作用。TH通过调节信号通路（如PI3K/Akt、RAS-ERK、microRNA-21等）直接或间接控制与肿瘤相关靶基因的转录。TH与膜核受体特异性结合，通过调控癌细胞增殖、血管生成，加速侵袭和迁移，抵抗细胞凋亡等途径促进肿瘤的发生和发展。TH还通过调节炎症和免疫反应、激活ATM/PRKAA促进癌细胞衰老，发挥控瘤作用。TH水平影响TSH水平，TSH信号传导可刺激血管内皮生长因子分泌，诱导新生血管生成，加速甲状腺组织基因组不稳定。

越来越多证据表明，甲状腺功能紊乱影响多种恶性肿瘤发生和预后，甲状腺激素水平升高与肿瘤患者预后较差和死亡率增加有关。甲状腺功能减退可降低肿瘤风险，具有潜在保护作用，特别是对于肾恶性肿瘤。甲状腺功能减退症与肿瘤患者预后更好和生存期延长有关。

二、甲功紊乱与肿瘤

甲功亢进与甲状腺癌发病率增加有关，甲亢病程越长，患病风险越大。T3水平与晚期分化型甲状腺癌（DTC）预后不良呈正相关。多项研究表明，TSH水平升高与甲状腺癌发病率增加及DTC分期明显呈正相关，与不伴甲亢的DTC患者相比，伴甲亢者发生多灶性疾病和远处转移风险升高。

甲功紊乱与非甲状腺肿瘤发病率风险因肿瘤类型而异。与甲功正常者相比，甲功紊乱增加肺癌、结肠癌、前列腺癌和乳腺癌发病风险。T4、T3、抗甲状腺过氧化物抗体和抗甲状腺球蛋白抗体升高与乳腺癌患病率呈正相关。同样，自身免疫性甲状腺炎在乳腺癌患者中更常见。

TH在不同恶性肿瘤中的效应和作用不同，一项前瞻性队列研究发现，较高FT4水平、较低TSH水平与较高前列腺癌风险相关，TSH每增加1 IU/L，风险降低30%。较高T3水平与前列腺癌不良预后因素存在有关。FT4水平越高，肺癌风险越高，TSH水平小于0.50 mU/L也与肺癌风险增加有关。甲功亢进与卵巢癌风险较高和总体死亡率较高有关，说明TH促进其发展，甲功低下抑制卵巢癌生长，有研究显示TH在卵巢癌转移中发挥一定作用。

T4和T3对胃肠肿瘤细胞影响不同。细胞内T3浓度增加通过诱导HIF1α表达直接促进肿瘤进展，HIF1α反过来激活促血管生成VEGF表达。T3在胰腺肿瘤细胞中的作用取决于肿瘤类型。T3抑制来自高度侵袭性胰腺癌细胞系的增殖。从机制上讲，T3导致细胞周期蛋白D1和E下调，以及CDK抑制剂p21和p27上调。此外，T3减弱细胞周期蛋白-CDK复合物活性，导致Rb磷酸化和G1细胞周期停滞减少。相比之下，胰腺癌细胞增殖、迁移和侵袭受T3体外刺激。甲功亢进患者的胰腺癌和胃食管癌发生风险增高。

TH与$\alpha v\beta_3$受体结合，触发促增殖和促血管生成信号分子的表达，包括细胞周期蛋白、PCNA和VEGF，刺激内皮细胞的促血管生成活性，可能有助T细胞淋巴瘤进展。急性白血病患者FT3、FT4、T3、T4值显著更高，TSH水平较低。MDS患者FT3和FT4水平升高，TSH水平降低。

甲状腺激素水平的变化与一些肿瘤（包括甲状腺本身）发生风险有关，甲状腺功能紊乱对患者生活质量和肿瘤治疗效果产生不利影响。

值得注意的是，未识别的甲状腺功能紊乱可能与治疗毒性相关症状混淆，甚至影响肿瘤的治疗。因此，临床上应注意筛查肿瘤患者的甲状腺功能，及时发现潜在甲状腺功能紊乱。

甲状腺功能亢进与某些类型肿瘤的预后较差有关，因此，有必要确定甲亢病因，控制甲状腺功能，早期诊断和治疗也可消除甲亢对无肿瘤患者可能产生的不良致癌效应。亚临床甲减与某些肿瘤发病率和死亡率增加有关。

为防止任何原因引起的甲状腺功能减退症漏诊，应警惕甲状腺功能减退症相应的体征和症状较为隐匿，特别是在非甲状腺癌患者，甲状腺功能减退症可能被误诊为不同于甲状腺毒性的肿瘤治疗毒性反应，从而导致制定错误的甲状腺素替代剂量或停用可能挽救生命的抗肿瘤治疗措施。因此，甲状腺功能减退症的诊断应建立在可疑临床表现和检测血清TSH和FT4水平异常的基础上。

LT4抑制治疗多为亚临床甲亢。应避免LT4抑制治疗期间出现明显的甲亢。因此，要在抑制TSH水平以达到无癌生存与亚临床甲亢相关不良反应间取得平衡。仍需对不同肿瘤患者进行更大规模前瞻性研究，以确认甲功紊乱与肿瘤发生、预后和结局间的关系。

三、肿瘤相关甲功紊乱

（一）甲状腺肿瘤功能紊乱

毒性结节性甲肿（TMNG）和毒性腺瘤（TA）是内源性甲亢常见原因。调节甲状腺生长和激素合成的基因的体细胞激活突变导致甲状腺激素的自主分泌，发生毒性腺瘤。编码TSH受体基因的种系突变可致散发性或家族性非自身免疫性甲亢，并伴甲状腺弥漫性肿大。虽然毒性结节性甲状腺肿比格雷夫斯病（GD）少见，但其患病率随年龄和碘缺乏增加。在碘缺乏地区，毒性结节性甲状腺肿可能比GD更常见。对由TMNG和TA引起的临床甲亢，建议接受放射性碘（RAI）治疗或甲状腺切除术。治疗目标是快速和持久消除甲亢。

分化型甲状腺癌（DTC）起源于甲状腺滤泡上皮细胞，是最常见的甲状腺癌。高分化甲状腺癌包括甲状腺乳头状癌、甲状腺滤泡性癌和Hurthle细胞甲状腺癌。低分化型甲状腺癌是一种比DTC更具侵袭性的滤泡源性甲状腺癌。甲状腺乳头状癌是最常见亚型，总体预后最好，向颈部淋巴结转移常见，肺转移少见。

滤泡性甲状腺癌、Hurthle细胞甲状腺癌和低分化型甲状腺癌是高危肿瘤，易发生远处转移，尤其是肺和骨。甲状腺未分化癌较罕见，常表现为肿块迅速增大、声音嘶哑、吞咽及呼吸困难。甲状腺功能减退与甲状腺癌风险增高相关。少数甲状腺癌，特别是滤泡癌，瘤细胞可同时分泌甲状腺激素，致血清TSH水平降低，外科手术是甲状腺癌主要治疗手段。

（二）非甲状腺来源肿瘤

1.鞍区肿瘤

（1）鞍区肿瘤（如垂体腺瘤）占位效应

垂体腺瘤是鞍区常见肿瘤，非选择性尸解与鞍区MRI发现垂体意外瘤多达20%~30%，其中大多数为无功能垂体微腺瘤，大腺瘤少见，可伴腺垂体功能减退，存在一种或联合腺垂体–靶腺轴系激素缺乏，而过量分泌腺垂体激素的为功能性垂体腺瘤，包括泌乳素瘤、肢端肥大症、库欣病、促甲状腺激素腺瘤等。垂体瘤伴腺垂体功能减退可能与肿瘤鞍区占位效应如肿瘤增大直接压迫腺垂体有关，也可能与肿瘤手术、放疗等治疗后有关。颅咽管瘤为鞍区肿瘤，多位于鞍内鞍上，可为囊性或囊实性，肿瘤周边常伴钙化，在儿童青少年与成人均有发病，发病年龄呈双峰，常有伴下丘脑综合征、腺垂体功能减退与中枢性尿崩症，肿瘤的鞍区占位效应也可导致视力视野损害。其他鞍区占位性病变，如鞍区生殖细胞瘤、鞍区脑膜瘤、视路毛星形细胞瘤及起源于第三脑室底部的肿瘤均可导致下丘脑综合征、腺垂体功能低下与中枢性尿崩症。上述情况甲功多表现为TSH水平降低，T3和T4水平也降低的中枢性甲状腺功能减退。

（2）TSH瘤

TSH瘤是一种罕见功能性垂体腺瘤，占所有垂体瘤的0.5%~3%，TSH瘤是中枢性甲亢主要原因。除鞍区肿瘤占位效应症状外，可能还递次出现甲状腺功能亢进的高代谢症候群、高循环甲状腺素导致的多系统相关临床症状；甲状腺功能可表现为T3、T4水平增高，而腺垂体合成分泌的TSH不被外周较高循环水平的甲状腺素所抑制，TSH多表现为正常或正常偏高，此为TSH瘤功能性自主性分泌TSH的典型临床特征之一。

大多数TSH瘤起病隐匿，病程漫长。过量TSH分泌导致甲状腺激素合成和分泌增加，出现怕热、多汗、心悸、消瘦、易怒等症状。同时，TSH可诱导不同程度甲状腺肿大，甚至甲状腺结节。据报道，TSH瘤患者弥漫性或结节性甲状腺肿发生率约为70%。无自身免疫性甲状腺疾病的表现，如突眼和黏液水肿。

经蝶鞍神经外科手术为TSH瘤的首选治疗措施。鉴于TSH瘤对生长抑素类似物治疗敏感，围手术期可以选择短效奥曲肽治疗以控制甲状腺功能，有利于降低围手术期麻醉风险。对术后未达甲状腺功能生化缓解的患者，可以酌情采用生长抑素类似物联合长效多巴胺D2受体激动剂药物治疗、二次手术或立体定向放射外科治疗。

（3）甲状腺转移癌

内分泌器官是几种原发肿瘤的转移靶点，直接瘤细胞蔓延转移，或通过血液和淋巴途径转移，可通过直接从邻近结构延伸或从远处原发瘤转移灶发展。甲状腺可受到肾癌、结直肠癌、肺癌、乳腺癌和黑色素瘤影响，但很少与甲功障碍相关。

在所有疑似甲状腺癌而接受手术患者中，从非甲状腺恶性肿瘤转移到甲状腺只占1.4%~3%。转移约占所有甲状腺恶性肿瘤2%，最常见是肾癌、结直肠癌、乳腺癌、肺癌和淋巴瘤。约1.9%转移到甲状腺的肿瘤来自未知原发癌。甲状腺转移女男之比为1.4：1。在头颈部肿瘤中，鼻咽癌是最常转移到甲状腺的原发性肿瘤。甲状腺转移可在肿瘤最初诊断后很长时间出现，平均间隔为69.9个月，胃肠神经内分泌瘤最长为21年；在20%病例中，转移可与原发肿瘤诊断同步。

甲状腺转移发生率较低，转移发展可能受腺体微环境影响，快速动脉血流量和高浓度氧和碘可能会阻止循环瘤细胞生长。甲状腺转的临床表现具异质性，仅在少数患者有临床表现，且大多是偶然发现的。常表现为可触及的无痛性颈部肿块，且很少有吞咽困难、气管受压或发音困难。关于甲功数据较少，但大多数正常。甲减症的发生与肿瘤大量浸润甲状腺有关。甲状腺毒症很少发生，很可能是由于肿瘤浸润后激素从甲状腺渗漏。

对于肿瘤患者，当发现甲状腺肿块时，特别是超声提示有可疑特征甲状腺结节，都该评估是否存在肿瘤远处转移。甲状腺转移治疗取决于原发瘤部位、其他部位转移存在、甲状腺肿块所致症状和/或甲功改变。外科手术是金标准，特别是生长缓慢的肿瘤，如起源于乳腺或肾脏的肿瘤。此外，不同器官多发转移患者应接受全身治疗。对甲状腺以外转移部位的患者，当转移引起压迫症状，如气道阻塞和皮肤溃疡时，甲状腺手术仍可缓解症状。

甲状腺转移与预后不良有关，大多数确诊后死于播散性疾病。各种治疗方法有异质性，转移到内分泌腺体的处理很少能达成共识，但重要的是要意识到诊断的存在。

（4）其他肿瘤

肝脏在甲状腺激素的激活、失活、运输以及代谢中起重要作用。甲功异常可见于肝病，如慢性丙型肝炎、肝硬化、肝癌（HCC）和胆管癌。与酒精性肝病或丙型肝炎的HCC相比，病因不明的HCC患者甲减患病风险显著增加。同时，HCC也可能存在甲状腺转移。胆管癌（CCA）是胆管系统恶性肿瘤，可能起源于肝或肝外胆管，终止于壶腹。与HCC类似，尽管罕见，但CCA也可存在甲状腺转移。迄今为止，已有两篇报道CCA患者的甲状腺转移。因此，对于肝癌患者，建议治疗前3个月监测和评估甲状腺功能。自身免疫性甲状腺炎并不是肝癌患者免疫治疗的绝对禁忌。

四、肿瘤治疗相关甲功紊乱

（一）放疗

放疗是目前肿瘤治疗的重要部分，头颈部鳞癌，尤其是鼻咽癌、喉癌，中枢神经肿瘤以及霍奇金淋巴瘤等通常都需颈部接受放疗。由于照射分散、解剖结构复杂、放疗技术选择性不足，头颈部放疗中非靶器官暴露在所难免，甲状腺是颈中线部位的重要内分泌腺体，呈蝶型分布，对放射线尤为敏感。累及头颈部、胸部的肿瘤放疗都可能累及甲状腺，诱发甲功异常，包括甲减、甲亢、甲状腺相关性眼病及放疗相关甲状腺肿瘤。

1.放疗相关的甲状腺功能减退症（甲减）

放疗相关甲减在放疗相关甲状腺疾病中发病率最高，为30%~70%，其中一半发生在放疗后5年内，2~3年为高峰，也有治疗20余年后报道甲减。发病率随时间延长而增加。

放疗导致甲减的发病机制主要是因甲状腺小血管和腺体包膜受损所致，也包括辐射对甲状腺细胞的直接损伤、免疫介导的损伤，另外辐射诱发颈动脉粥样硬化也可导致甲状腺相对缺血从而导致甲减。放疗相关甲减症发生风险与多因素相关，放射剂量超过30 Gy，甲减发生率明显增加，其他因素如种族、肿瘤种类、是否联合手术、是否接受化疗、是否使用碘造影剂、放疗剂量、放疗场高度、超过1/2的甲状腺处于放疗范围等均增加甲减风险。

放疗相关甲减可表现为临床性甲减（TSH水平升高，FT4、FT3水平下降）或亚临床甲减（TSH水平升高，FT4、FT3水平正常或正常值底限）。约一半患者存在甲状腺过氧化物酶抗体（TPOAb）、甲状腺球蛋白抗体（TGAb）水平升高。临床甲减症状与其他病因所致甲减类似，如疲乏、怕冷、皮肤干燥、浮肿、体重增加、多浆膜腔积液、高胆固醇血症、精神抑郁等，进一步发展可导致动脉粥样硬化性心脏病、充血性心衰等。亚临床甲减缺乏特异性临床表现。

绝大部分为永久性甲减，需终身左甲状腺素替代治疗。起始剂量一般为1.6~1.8 μg/kg/d，老年人可减量至1.0 μg/kg/d起始。对于亚临床甲减，若TSH超过10 mIU/L，或存在明显甲减症状，可考虑甲状腺激素替代治疗。治疗中需定期监测甲功，调整药物剂量。因甲减发展可能存在延迟性、进展性，故即使未达到治疗指征也需定期复查甲功。有文献报道亚临床甲减患者自行恢复正常。

2. 放疗相关Graves病

比较放疗相关甲减，由放疗导致的Graves病相对少见，发病率为0.1%~0.5%，约0.05%可能发生甲状腺相关性眼病。据报道，接受过甲状腺辐射的人群，Graves病发病率是未接受人群的7~20倍。放疗引起的Graves病的病理生理机制尚不清楚，可能是放射性甲状腺损伤后抗原释放，促进了甲状腺相关抗体的产生。

放疗相关Graves病表现为TSH水平降低，FT3、FT4水平升高，促甲状腺受体抗体（TRAb）阳性，甲状腺弥漫性肿大。临床甲亢患者常有高代谢症候群涉及循环、肌肉、神经系统等，表现为心跳快、多汗、易饥多食、体重下降、手抖、大便次数增加、烦躁、睡眠差、精神异常等。值得注意的是，Graves病导致甲亢需与甲状腺炎导致的甲状腺毒症相鉴别，后者有类似的临床症状及TSH下降，FT3、FT4升高的检测结果，但TRAb常阴性。临床表现也具一定自限性，部分患者未来会发生甲减。

放疗相关Graves病的治疗与其他病因所致甲亢类似，首选甲巯咪唑，起始剂量15~20 mg，需定期复查甲功，逐渐减少剂量，维持治疗1年以上。

3. 放疗相关甲状腺肿瘤

儿童或青少年时期甲状腺辐射暴露剂量为20~40 Gy，辐射诱发甲状腺肿瘤预期频率为80%~90%。若是成年后接受放疗，甲状腺肿瘤风险较前者大为降低。放疗诱导甲状腺肿瘤以分化型甲状腺肿瘤为主，如滤泡性甲状腺腺瘤、乳头状甲状腺癌。也有甲状腺良性肿瘤，如良性甲状腺腺瘤、多结节性甲状腺肿等。目前治疗方式与其他散发分化型甲状腺肿瘤、甲状腺良性肿瘤一致。

（二）化疗相关甲功紊乱

化疗的作用是全身性的，在杀死瘤细胞的同时也会对正常组织、细胞产生广泛不良影响。甲状腺组织对化疗药物较敏感，可导致甲状腺组织和细胞损伤，影响甲状腺功能。不同化疗药物或化疗方案，影响甲状腺功能的程度不同。当然不是所有接受化疗药物的肿瘤患者都会发生甲状腺功能改变。霍奇金淋巴瘤患者在接受MOPP化疗方案后约44%出现TSH水平升高；睾丸肿瘤患者化疗（顺铂，依托泊苷，博莱霉素，长春碱，达替霉素）后，约15%出现原发性甲减；儿童颅脑肿瘤接受头颈部照射后，联合化疗会加重对甲状腺的损伤；柔红霉素或曲膦胺化疗后出现甲功异常（TSH水平升高）比例更高；乳腺癌患者化疗后可出现甲功异常，大多表现为T3、FT3、T4、FT4水平下降，但TSH水平变化不一致。

化疗造成甲状腺功能障碍的病理生理机制：①化疗可能改变下丘脑-垂体-甲状腺轴状态；②在某些恶性肿瘤患者化疗后，甲状腺激素结合球蛋白合成或清除发生改变，从而引起总甲状腺激素而非游离甲状腺激素水平改变；③在慢性肿瘤患者中甲状腺激素代谢发生变化，即甲状腺功能正常的病态综合征。

因此，对恶性肿瘤接受化疗后要定期评估甲状腺。尽管某些指标变化可能只是短暂异常，如存在明确临床相关性，可考虑治疗，而长期随访和观察监测十分必要。

（三）靶向治疗相关性甲功紊乱

近年来，靶向治疗成为多种恶性肿瘤的重要治疗手段。不同于传统细胞毒药物，靶向药物在发挥控瘤作用的同时，更易损伤甲状腺组织。其中，最主要靶向药物为酪氨酸激酶抑制剂，其他靶向药物包括贝沙罗汀，以及作用于白介素受体2的Denileukin Diftitox等。

酪氨酸激酶（tyrosine kinases，TKs）在多种肿瘤的发病机制中起重要作用。多种TK受体（TKR），包括表皮生长因子受体（epidermal growth factor receptor，EGFR）、血管内皮生长因子受体（vascular endothelial growth factor receptor，VEGFR）、血小板衍生生长因子受体（platelet-derived growth factor receptor，PDGFR）等可能在瘤细胞突变或过表达，触发异常信号通路，诱发肿瘤。因此，酪氨酸激酶抑制剂（tyrosine kinases inhibitors，TKIs）通过与TK结构域的三磷酸腺苷结合位点竞争，阻断酶活性，抑制肿瘤生长。尽管TKIs在几种肿瘤中已被用作一线治疗，但因其多靶点机制，可能会产生多器官不良事件，包括损伤甲状腺。

TKIs引起的甲状腺功能损伤主要表现为甲减。接受TKIs治疗患者，13.2%发生亚临床甲减，26.8%发生临床甲减，发生的中位治疗时间为6周。不同类型TKIs，报道的甲减的发生率不同，舒尼替尼发生率相对较高（前瞻性研究为36%~71%），其他

TKIs如索拉非尼、伊马替尼等相对较低。值得注意的是，在部分接受TKIs治疗患者中观察到破坏性甲状腺炎表现，即一过性甲状腺毒症，随后发展为暂时性或永久性甲减。除在甲状腺功能正常者引起甲减，TKIs还可加重甲状腺切除术后患者的甲减。据临床研究报道，在接受TKIs治疗的甲状腺切除患者中，出现血清促甲状腺激素（TSH）水平升高，需增加左甲状腺素（L-T4）剂量并不少见。TKIs引起甲状腺功能损伤的机制尚不明确，可能与TKIs靶向作用于VEGFR导致毛细血管退化、甲状腺萎缩，以及TKIs导致甲状腺滤泡细胞凋亡等相关。

当患者出现与甲状腺毒症或甲减症状时，应高度怀疑甲状腺疾病。甲状腺毒症症状包括心悸、体重减轻、怕热、便次增多、震颤、近端肌肉无力、心动过速、失眠和发热等。甲减的症状包括疲劳、体重增加、皮肤干燥、便秘、心动过缓和低体温等。此外，可能合并其他靶器官受累表现，如垂体受累时出现头痛和垂体前叶激素缺乏的相关症状。

诊断TKIs相关甲功异常应结合TKIs用药史。TKIs治疗后出现以下情况，均需考虑TKIs相关甲状腺损伤可能性：①一过性甲状腺毒症，随后发展为暂时性或永久性甲减；②亚临床或临床甲减；③原有甲减加重，需增加左甲状腺素（L-T4）替代剂量。在肿瘤患者中，许多甲减症状如乏力、便秘本身就较为常见，应避免漏诊。

1.处理原则

1）定期评估甲功：对接受TKIs治疗患者，在治疗前、中、后均应密切监测甲状腺激素水平，注意有无甲状腺毒症或甲减的临床征象。

2）早期识别、积极治疗：如未及时识别，可能会将其与TKIs治疗相关副作用相混淆，导致TKIs治疗不恰当调整；甲减或甲状腺毒症还可能会对其他药物代谢造成影响。因此应早期识别、积极治疗。

3）甲状腺毒症：多为一过性，以观察随访为主，视症状轻重可予β受体阻滞剂如普萘洛尔对症治疗，必要时考虑抗甲状腺药物治疗。

4）甲减：予L-T4替代治疗，定期监测甲功以调整替代剂量。需警惕的是，尽管罕见，TKIs诱发的甲减可能导致黏液水肿昏迷和心脏损害。因此，应及时予以充足L-T4替代治疗，避免上述严重并发症。

TKIs相关甲状腺功能异常若能得到适当诊治，通常预后较好。永久性甲减需长期激素替代治疗。在TKIs治疗中，建议在治疗前测量甲功，之后4个月内每4周测量一次，继后每2~3个月测量一次。同时，定期监测甲状腺超声也具一定临床意义。

其他靶向药物，贝沙罗汀是类视黄酮X受体（RXR）的选择性激动剂，可用于治疗皮肤T细胞淋巴瘤。有研究提示，贝沙罗汀可直接影响TSH分泌，与中枢性甲减有关。需要注意的是，使用贝沙罗汀治疗导致中枢性甲减替代治疗时，应监测游离T4水平。而不是TSH水平。作用于白介素受体2的Denileukin Diftitox也可用于治疗皮肤

T细胞淋巴瘤。该药可能在甲状腺过氧化物酶抗体（TPO-Ab）阳性者中引发甲状腺毒症，并在随后发展为永久性甲减。

TKIs治疗引起的甲状腺损伤并不少见，以甲减为主要表现。因此，在TKIs治疗前后应密切监测甲功，必要时启动相应治疗，并行规范随访。

（四）免疫检查点抑制剂治疗相关甲功紊乱

免疫检查点抑制剂（immune checkpoint inhibitors，ICIs）国内已广泛用于治疗恶性肿瘤，极大改善患者预后。其可通过阻断细胞毒性T淋巴细胞表面标志物细胞毒性T淋巴细胞相关抗原4（cytotoxic T lymphocyte associated protein-4，CTLA-4）单抗和程序性死亡受体1（programmed death-1，PD-1）及其通路，从而激活T淋巴细胞对抗恶性肿瘤。然而ICI在激活T细胞对抗肿瘤的同时，也可在不同器官系统引发自身免疫样表现即免疫相关不良事件（immune-related adverse events，irAEs），在内分泌系统irAEs发生率较高，其中以甲状腺损伤最常见，我国报道为7.2%。

ICI相关甲功紊乱病因可为破坏甲状腺细胞导致的原发性甲功异常，包括甲状腺毒症及甲减，也可是ICI所致垂体炎继发性甲减。有极少数Graves病病例报道。

多数ICI相关甲功紊乱症状较轻且无特异性，即使实验室检查明显异常，临床表现也较轻微，多为定期监测甲功中发现，故需结合患者既往病史及ICI使用情况。出现以下症状或体征需考虑甲状腺毒症：体重下降、心动过速（大于90次/分）、怕热、皮肤潮湿、手抖、大便次数增加、腱反射活跃等高代谢症状，重者可发生甲状腺危象。甲状腺毒症常为一过性表现，可发展为甲减，表现为乏力、体重增加、畏寒、便秘、皮肤干燥、面部浮肿、腱反射迟钝，重者可出现黏液性水肿昏迷。

诊断主要在明确ICI用药史前提下，评估甲功。TSH小于正常范围下限同时FT4升高，诊断为甲状腺毒症，如甲状腺毒症持续不缓解可检测TRAb、甲状腺超声、甲状腺吸碘率等；TSH小于正常下限同时FT4水平正常，为亚临床甲亢。TSH大于正常上限同时FT4下降或TSH大于10 μIU/mL诊断甲减；TSH高于正常上限且小于10 μIU/mL为亚临床甲减。若TSH和FT4或总T3均降低，需与继发性甲减鉴别。

1. 处理原则

定期监测：接受ICI治疗患者治疗前应完善基线甲功评估，并在治疗后每4~6周或每次使用ICI治疗前监测甲功，注意有无甲状腺毒症或甲减临床表现。亚临床甲功异常无需处理，监测即可。

对于甲状腺毒症，应将监测频率增加至每2~3周1次，直至出现甲减。出现明显高代谢症状（怕热、多汗、心悸、排便次数增加等）时，尽量避免使用碘造影剂、摄入高碘食物，予普萘洛尔10~20 mg每4~6小时1次，或阿替洛尔25~50 mg/d、美托洛尔等β受体阻滞剂治疗，根据心率及临床症状调节剂量，直至症状消失后停药，并继续ICI治疗；对出现严重甲状腺毒症或合并心血管疾病的老年患者，应立即停用ICI，可用大剂量激素治疗；如甲状腺毒症持续不缓解并经辅助检查诊断为Graves病，需启动抗甲状腺药物治疗。

对于甲减：无需停用ICI，在除外肾上腺皮质功能减退后，尽快开始左甲状腺素1.6 mg/kg或75~100 mg/天起始剂量替代治疗，对老年患者应减量至25~50 mg/天，治疗后每4~6周监测甲功，目标维持TSH正常参考范围或年龄对应参考范围。

预后及临床转归：ICIs致亚临床功能障碍常转为正常甲状腺功能；甲状腺毒症患者多数临床转归为甲减，应用甲状腺素替代治疗后，一般不影响生活质量；即使出现严重甲状腺毒症在积极治疗后仍预后较好。但甲减即使停用ICI后常难恢复，需长期随访监测甲功。

第四章

肿瘤相关性垂体功能减退症的防治

垂体是人体是十分重要的内分泌器官，按照解剖及功能分为垂体前叶（腺垂体）和垂体后叶（神经垂体）。垂体功能减退症是指垂体前叶或后叶分泌的一种或多种激素缺乏，主要表现为女性月经紊乱、闭经或不孕，男性性功能减退，多饮、多尿，儿童或青少年生长发育障碍，以及乏力、纳差、恶心、呕吐等；严重时可危及生命。肿瘤性疾病以及相关治疗均可能导致垂体功能减退，需提高对肿瘤相关性垂体功能减退症的认识，早诊早治。

一、病因

（一）鞍区肿瘤性疾病

鞍区肿瘤种类繁多，最常见的为垂体腺瘤，其他还包括颅咽管瘤、生殖细胞肿瘤、脑膜瘤等。由于其位置的特殊性，鞍区肿瘤可能影响垂体及其周围的重要结构而导致相应的临床表现，如视神经功能受损、内分泌功能异常、代谢紊乱等。

1.垂体前叶肿瘤

垂体腺瘤：起源于腺垂体细胞，可根据肿瘤细胞形态学特征、分泌激素类型和超微结构进行分类。近来“垂体神经内分泌肿瘤（pituitary neuroendocrinetumor，Pit-NET）”与“垂体腺瘤”并列使用，联合垂体前叶激素和转录因子对垂体腺瘤进行分类，以强调转录因子在细胞分化和调控特定垂体前叶激素中的作用。垂体腺瘤功能形态学分类可分为：Pit-1细胞谱系腺瘤类型（主要包括生长激素细胞腺瘤、泌乳素细胞腺瘤、促甲状腺激素细胞腺瘤、Pit-1阳性多激素细胞腺瘤等）、T-Pit细胞谱系腺瘤（主要包括促肾上腺皮质激素细胞腺瘤、Crooke细胞腺瘤）、SF-1细胞谱系腺瘤（促性腺激素细胞腺瘤）、细胞谱系未定腺瘤（零细胞腺瘤）及复合细胞谱系腺瘤

（多激素腺瘤）。垂体腺瘤的临床表现包括肿瘤占位效应、垂体激素分泌过多或分泌不足相应的临床症状和体征。垂体腺瘤本身较少引发垂体前叶功能减退，除垂体腺瘤卒中外极少出现尿崩症。垂体腺瘤影像学首选增强核磁共振（magnetic resonance imaging，MRI）检查，常规平扫对于微腺瘤的诊断价值有限。微腺瘤（最大直径小于1 cm）T1加权像（T1 weightedimage，T1WI）为低信号或等信号；T2加权像（T2WI）以等信号及稍高信号为主，但也可表现为低信号。增强扫描后典型的垂体腺瘤强化方式为“慢进慢出”，可与早期明显强化的正常垂体组织形成对比，表现为低强化改变。大腺瘤（最大直径大于等于1 cm）部分可表现为侵袭性生长，鞍区类圆形或分叶状肿块向上生长过程中可受床突间韧带阻碍而见明显的切迹，又称“腰身征”或“雪人征”；部分肿瘤瘤内可见长T1长T2信号囊变。增强扫描实性部分明显强化，囊变区不强化。垂体腺瘤突然发生出血或梗死可引起垂体腺瘤卒中：早期在T1WI上可看到略高信号和低信号交替存在（“毛刷征”）以及T2WI不均匀的低信号改变。

垂体癌：极为罕见，当垂体腺瘤出现颅脑脊髓和/或全身转移时称为垂体癌。诊断时必须排除其他部位起源的癌。垂体腺瘤的原发病史、转移灶与原发灶相似或一致的形态学和免疫组化表现有助于诊断。

2.垂体后叶肿瘤

包括垂体细胞瘤、颗粒细胞瘤、梭形细胞嗜酸细胞瘤和鞍区室管膜瘤；有共同的垂体后叶细胞起源，属于垂体后叶的特殊胶质细胞，其标志物TTF-1免疫反应阳性表达。这些肿瘤沿神经垂体生长，形成鞍上或鞍区肿块，可侵袭海绵窦或鞍底。临床表现与垂体无功能腺瘤相似，包括头痛、视野缺损、垂体功能减退等，尿崩症不常见。影像学常难以区分，多需依赖病理诊断。

3.颅咽管瘤

一种组织学良性、但具有侵袭性生长特点的囊性和/或实性肿瘤，起源于Rathke囊的胚胎残余。可分为两种组织学类型：造釉细胞型颅咽管瘤（adamantinomatous CP，ACP）和乳头型颅咽管瘤（papillary CP，PCP）。该病发病率为（0.5~2）/100万人每年，发病高峰年龄段在5~14岁和50~74岁。颅咽管瘤常发生于鞍上，可累及鞍区周围结构，黏附于垂体柄、腺垂体、下丘脑及周围血管神经，呈侵袭性生长，导致下丘脑-垂体功能异常。儿童以颅内高压症状和生长发育障碍为主，确诊时已出现至少一种垂体激素缺乏的患儿可占到40%~87%；成人以视觉障碍和垂体功能减退多见。影像学在鉴别诊断中具有重要作用，CT平扫表现为低密度，增强后则表现为混合密度影，钙化常见；鞍区MRI可见含有各种组织、钙化和分隔的囊肿表现，增强扫描肿瘤实质和包膜可以出现强化。

颅咽管瘤的主要治疗为手术切除，采取的方式有根治性切除术、部分切除术和部分切除联合放疗。其病理类型虽为良性，但却具有恶性生长特征，术后易复发。

无论是颅咽管瘤本身对鞍区的侵犯，还是手术、放疗的损伤，均易出现下丘脑-垂体功能异常，导致垂体功能减退症、下丘脑综合征、视觉和神经系统受损等。

4. 生殖细胞肿瘤

颅内生殖细胞肿瘤（intracranial germ celltumors，iGCTs）是一组来源于生殖细胞的中枢神经系统肿瘤，较少见，占颅内肿瘤的0.6%~2.7%，好发于儿童和青少年，松果体GCTs多见男性，鞍区GCTs以女性为主。病灶常位于脑的中线结构，好发部位依次为松果体区、鞍上区、丘脑基底节区、第三脑室及侧脑室侧壁、第四脑室、小脑蚓部等。iGCTs包括生殖细胞瘤和非生殖细胞瘤性生殖细胞肿瘤（nongerminomatous germ cell tumor，NGGCT）两大类。NGGCT包括胚胎癌、卵黄囊瘤、绒毛膜癌、畸胎瘤（成熟型、未成熟型和畸胎瘤伴体细胞恶变）和混合性生殖细胞肿瘤。其中由两种或两种以上不同生殖细胞肿瘤成分构成的肿瘤称为混合性生殖细胞肿瘤。除成熟型畸胎瘤属良性外，其余均为恶性肿瘤。iGCTs中以生殖细胞瘤最多见，占半数以上。iGCTs患者血清人绒毛膜促性腺激素（HCG）或甲胎蛋白（AFP）升高者称为分泌型iGCTs；若AFP和HCG皆为正常则称为非分泌型iGCTs。

鞍区GCTs可侵犯下丘脑，尿崩症为最常见的首发症状，并可在较长时间（数月至数年）内为唯一症状。多数病例有视力减退和视野缺损。儿童病例表现为生长迟缓、性器官发育不良。成年病人可出现垂体功能减退的症状。垂体激素的测定及功能试验检查有助于功能性垂体腺瘤的鉴别。

iGCTs的诊断需结合临床表现，CT及MRI检查的影像学证据以及血清肿瘤标记物。影像学CT上iGCTs多表现为均匀的等、高密度或略高密度，增强扫描后均匀强化，部分肿瘤有囊变。MRI的T1WI多为等或低信号，囊变时有低信号区。T2WI上肿瘤呈高信号，囊变部分信号更高；实质性部分血供丰富，增强时明显强化。血清肿瘤标记物阳性结合影像学证据常可诊断iGCTs。血清肿瘤标记物阴性iGCTs如生殖细胞瘤，成熟畸胎瘤及部分血清肿瘤标记物阴性的非成熟畸胎瘤需要手术病理明确诊断。治疗上iGCTs采用放疗、化疗和手术等综合治疗手段，应根据血清肿瘤标志物、肿瘤部位和大小、患者症状和脑积水的严重程度综合判断来制订治疗方案。鞍区GCTs多以内分泌症状起病，初诊时及治疗前后（包括活检、手术、放疗、化疗）均需完善垂体功能和代谢指标评估以保证长期预后、提高生活质量。

5. 鞍区其他原发性肿瘤

包括间质和间充质肿瘤（脑膜瘤、神经鞘瘤、脊索瘤、软骨肉瘤、孤立性纤维瘤/血管外皮细胞瘤等）、神经元和副神经元肿瘤（神经细胞瘤、神经节细胞瘤和混合垂体腺瘤-神经节细胞瘤、副神经节瘤、神经母细胞瘤等）、胶质瘤、淋巴造血系统肿瘤（组织细胞增生症、淋巴瘤等）等。本章节根据其在鞍区患病情况简述以下2个肿瘤。

（1）脑膜瘤

脑膜瘤（meningioma）是发生于硬脑膜处缓慢进展的一种良性肿瘤，也是颅内发病率最高的良性肿瘤之一，占颅内肿瘤的15%~24%，鞍结节脑膜瘤约占颅内脑膜瘤的7.8%。不同部分脑膜瘤临床表现差异较大，1/3脑膜瘤患者无任何症状；生长于鞍上的脑膜瘤常有头痛、视力改变；鞍结节脑膜瘤累及垂体后叶时可出现尿崩症，垂体前叶受压时可出现垂体前叶功能减退症，或全垂体功能减退。CT平扫肿块呈圆形或椭圆形的均匀等密度或稍高密度影，20%~25%的肿块有钙化。MRI平扫时肿块与脑皮质信号相近，T1WI呈等信号，T2WI呈等或略高信号，肿块信号可不均匀；增强后绝大多数肿块呈明显强化，常不均匀。脑膜瘤主要采取手术治疗，对位于颅底及重要结构附近、术后残留或早期复发、存在手术禁忌的可予以立体定向放射外科治疗，其他还包括试验性药物化疗等辅助治疗。鞍区脑膜瘤术前术后需要重视垂体内分泌功能评估。

（2）朗格汉斯细胞组织细胞增生症（langenhans cell histiocytosis，LCH）

起源于髓样树突状细胞，好发于儿童和青少年，可累及单或多个器官，好发部位依次为骨骼、皮肤、垂体、肝脏、脾、造血系统、肺、淋巴结和中枢神经系统除垂体外的其他部位。中枢神经系统LCH以下丘脑-垂体部位最为常见，临床主要表现为尿崩症。影像学表现可累及全身骨骼，CT可见溶骨性破坏；累及肝脏常提示预后不佳，可表现为肝大、局灶性实性或囊性病变；下丘脑垂体可表现为垂体后叶高信号消失或鞍区、鞍上肿块；肺部CT可表现为多发类圆形不规则囊样病变，多分布于肺上叶。病理诊断是金标准，LCH的基本病理学特点是朗格汉斯细胞异常增生、浸润，呈簇状或片状分布，伴有比例不等的嗜酸性粒细胞、中性粒细胞、淋巴细胞和泡沫细胞等，有时可见嗜酸性脓肿形成。免疫组化显示S-100、CD1a和Langerin阳性。

6.转移性肿瘤

鞍区是转移性肿瘤扩散的罕见部位，转移病灶最常见的来源是乳腺癌和肺癌，其他包括肾癌、前列腺癌、胃肠道肿瘤、黑色素瘤等。垂体转移瘤通常早期无症状或非特异性症状（如乏力、全身不适等），病情可进展迅速，临床表现包括尿崩症、垂体前叶功能减退的症状、头痛、视力障碍、眼肌麻痹等。影像学与其他常见鞍区病变较难区分，MRI可表现为鞍区或鞍上肿块，TIWI通常为等或低信号，T2WI为高信号；可表现垂体后叶高信号消失或下丘脑强化等。CT可表现为鞍区骨质侵袭。PET-CT可提示其他部位原发肿瘤。对于老年患者、出现尿崩症和/或颅神经受损症状，伴有鞍区肿块且肿瘤快速生长侵袭邻近结构时应提高对垂体转移瘤的识别。如有恶性肿瘤疾病的病史，结合临床症状及影像学可做出转移瘤的诊断。然而，垂体病变可能是未知恶性肿瘤的第一个征象，因此较难诊断，需结合病理诊断。治疗主要为姑息性治疗。

（二）治疗相关性垂体功能减退症

1. 鞍区肿瘤手术

手术是鞍区肿瘤的主要治疗手段之一，总体上分为两大类，即经鼻手术和开颅手术。经鼻手术可采用显微镜或内镜，开颅手术主要采用经眶上入路、翼点入路和经纵裂入路。复杂鞍区肿瘤可采用联合入路（经鼻和开颅）。手术可能导致垂体功能减退症，但随着神经外科微创治疗技术的快速进展，相关并发症的发生已大幅减少。垂体手术术后发生垂体功能减退症与术前肿瘤大小及手术医生的经验有关。大部分垂体腺瘤术后无须常规应用糖皮质激素治疗，但对有以下情况者应使用：①术前已存在下丘脑-垂体-肾上腺轴（HPA轴）功能减退；②手术操作损伤正常垂体或垂体柄。对于垂体功能减退者，需要进行激素替代治疗（详见第三节）。鞍区肿瘤术后常出现不同程度的尿崩症状，不同病种的处理方式存在差异：①对于大多数垂体腺瘤、鞍区脑膜瘤、斜坡脊索瘤等，手术操作一般仅轻度影响垂体后叶或垂体柄功能，多表现为一过性尿崩。此类患者由于下丘脑口渴中枢功能完整，建议根据口渴程度按需饮水即可。如患者饮水困难，可给予静脉补液并使用去氨加压素控制尿量；②对于颅咽管瘤和其他下丘脑垂体柄肿瘤，术中往往不可避免地影响垂体后叶功能，尿崩症状常持续且较为严重。此时要在按需饮水的基础上，使用去氨加压素静脉或口服制剂。累及下丘脑口渴中枢时患者可缺乏口渴感，无法自主摄水，此时需密切关注患者出入液量、电解质、血浆渗透压、中心静脉压等重要指标，动态调整容量状态，避免发生低血容量性休克及严重电解质紊乱。

2. 肿瘤放射治疗导致垂体功能损伤

颅脑放疗（cranial radio therapy，CRT）是颅脑和头颈部肿瘤的重要治疗手段，其治疗照射野常涵盖下丘脑-垂体所在区域。放疗可导致垂体功能减退症，称之为放疗引起的垂体功能减退（radiotherapy-induced hypopituitarism，RIH）。有明确的鞍区/鞍上区肿瘤放疗史，或既往头颈部肿瘤放疗照射野累及下丘脑-垂体时，应考虑RIH及其鉴别诊断。

放疗导致RIH的机制尚不完全明确。高剂量放疗更容易导致RIH。常规放疗接受超过50 Gy的较高剂量后，垂体病理学分析可见受照射区域发生明显纤维化、鳞状化生及线粒体损伤等改变。根据现有研究，RIH可引起一种或多种激素缺乏，其中生长激素轴最易受累，其次为下丘脑-垂体-性腺轴，最后为下丘脑-垂体-肾上腺轴及下丘脑-垂体-甲状腺轴。常规放疗本身一般很少引起垂体后叶功能减退，除非高剂量放疗后引起垂体柄迟发型放射损伤，可能会引起中枢性尿崩症，但临床上少见。肿瘤侵犯垂体-垂体柄-下丘脑可导致尿崩症，放疗后肿瘤缩小，部分患者尿崩可显著改善。影响RIH的因素还包括：年龄、性别、放疗技术和放疗后随访时间等。新型放射外科技术如伽马刀、射波刀等，优点是减少靶区外的放射剂量，如靶区位于鞍区-垂体柄-下丘脑系统外，伽马刀和射波刀放疗可减少RIH的发生；但若放射外科的靶区本身包含鞍区-垂体柄-下丘脑系统，由于伽马刀和射波刀单次放疗剂量较高，与常规放疗（每次低剂量放疗）相比可能更容易出现RIH。

从放射物理学角度，采用更精确的影像引导放疗技术会降低照射容积，从而减小下丘脑-垂体的受照范围。目前已广泛开展的调强放疗具有较好的放射适形性和剂量均匀性，与传统二维放疗时代实施的大范围放疗相比，明显降低垂体及下丘脑区域正常脑组织的受照剂量，也减少了受照区域内高剂量放疗热点。但放疗科医师在肿瘤靶区勾画时，须对垂体和下丘脑区域进行规范勾画，并且充分关注其剂量体积参数。新型放疗技术如立体定向放射治疗、立体定向放射外科治疗和质子放疗等具有放射剂量分布的优势，有助于减少正常组织的受照剂量，或使部分正常组织免于照射。

从放射生物学角度，放疗的分割剂量与正常脑组织的迟发性放射损伤相关。分割剂量低有利于正常脑组织放射后损伤修复，以及减少迟发性放射损伤，而较高的分割剂量可能会增加迟发性RIH的发生率。这对放射外科医师提出更高要求。因为放射外科的技术特点是单次剂量高，有时会在靶区中央往往处方更高的接近于毁损性治疗的放射剂量。所以，精准地定位技术以及精准的肿瘤和正常脑组织勾画，将有助于减少放射线所致RIH发生。

针对RIH主要采取激素替代治疗（详见第三节）。减少下丘脑及垂体的照射容积和剂量是预防RIH的关键。鼻咽癌的放疗实践发现，对垂体的保护可以在不影响肿瘤控制率的情况下明显降低RIH发生率。而当肿瘤累及下丘脑垂体，则需要多学科会诊以及和患者及家属充分讨论，权衡肿瘤控制和RIH发生，采取获益比最大的放疗及综合治疗方案。

3.肿瘤免疫治疗引起的自身免疫性垂体炎（详见本章第四节）

二、垂体功能减退症的诊断与治疗

（一）下丘脑-垂体-靶腺轴

垂体位于蝶鞍的腹侧面至膈面，按解剖及功能分为垂体前叶和垂体后叶。垂体前叶（腺垂体）主要分泌6种激素：①泌乳素（prolactin，PRL）；②生长激素（growth hormone，GH）；③促肾上腺皮质激素（adrenocorticotropic hormone，ACTH）；④黄体生成素（luteinising hormone，LH）；⑤卵泡刺激素（follicle-stimulating hormone，FSH）；⑥促甲状腺激素（thyroid stimulating hormone，TSH）。垂体激素以脉冲

形式分泌，受下丘脑释放因子调控；每种垂体激素对外周靶组织有特定的效应，而外周腺体产生的激素又会反馈性调节下丘脑及垂体激素的分泌，即内分泌经典的下丘脑-垂体-靶腺轴的反馈调节。垂体后叶直接受下丘脑神经元支配，储存和释放抗利尿激素（antidiuretic hormone，ADH）及催产素。

表 50-1　下丘脑-垂体-靶腺轴

轴腺	下丘脑	垂体	靶腺及分泌激素
下丘脑-垂体-肾上腺轴(HPA轴)	促肾上腺皮质激素释放激素(CRH)	促肾上腺 皮质激素 (ACTH)	肾上腺 皮质醇 (cortisol)
下丘脑-垂体-甲状腺轴(HPT轴)	促甲状腺激素释放激素 (TRH)	促甲状腺激素(TSH)	甲状腺 甲状腺素(T4)、三碘甲腺原氨酸(T3)
下丘脑-垂体-性腺轴(HPG轴)	促性腺激素 释放激素 GnRH	卵泡刺激素(FSH) 黄体生成素(LH)	女性:卵巢 雌二醇(E2) 男性:睾丸 睾酮(T)
泌乳素 PRL	多巴胺	泌乳素 (PRL)	乳腺等
生长激素 GH	促生长激素 释放激素 (GHRH)	生长激素 (GH)	肝脏 胰岛素样生长因子 (IGF-1)
垂体后叶	抗利尿激素(ADH)		远曲肾小管、集合管

（二）垂体功能减退症的临床表现及筛查对象

垂体功能减退症临床上可表现乏力、嗜睡、怕冷、体重减轻、食欲减退等非特异性症状，严重者可出现低血糖昏迷、感染性昏迷、失钠性昏迷、低温性昏迷等垂体危象表现。对有明确的鞍区疾病或手术病史、中重度颅脑外伤史、头颈部放疗史、产后大出血史等高危因素的人群需进行垂体功能的评估；对不明原因的多饮、多尿、乏力、纳差、恶心、呕吐、低血钠、低血糖、体重下降、低血压等应警惕垂体功能减退症可能。

表 50-2　垂体功能减退症的临床表现

临床表现/体征	垂体促激素缺乏
一般	
疲劳、虚弱	ACTH,TSH,LH/FSH,GH
体重增加	TSH
体重减轻	ACTH
运动能力下降	ACTH,TSH,LH/FSH,GH
生活质量受损	TSH,LH/FSH,GH
抑郁	TSH,GH,LH/FSH
认知功能减退	ATCH,TSH,GH
畏寒、怕冷	TSH

续表

临床表现/体征	垂体促激素缺乏
皮肤	
苍白	ACTH,LH/FSH
干燥	ACTH,TSH
头发稀疏、毛发脱落	ACTH,TSH,LH/FSH
心血管/代谢	
高血压	TSH,GH
低血压,特别是直立性低血压	ACTH
心动过缓	TSH
瘦体重降低,脂肪质量增加	GH
高脂血症	TSH,GH
胰岛素抵抗,糖耐量受损	TSH,GH
低血糖	ACTH
心功能受损	ACTH,TSH,GH
动脉粥样硬化	TSH,GH
肺	
呼吸急促,呼吸困难	TSH
胃肠道	
厌食	ACTH
恶心/呕吐、腹泻/稀便	ACTH
便秘	TSH
骨骼肌肉	
肌无力	ACTH,TSH,LH/FSH,GH
骨质疏松,骨折	ACTH,TSH,LH/FSH,GH
肾脏	
口渴、多尿,夜尿增多	ADH
生殖	
月经稀发/闭经	ACTH,TSH,LH/FSH
勃起功能障碍	LH/FSH
性欲降低	LH/FSH
潮热	LH/FSH
不孕	LH/FSH
阴道干燥	LH/FSH

（三）垂体功能减退症的诊断

1.下丘脑-垂体-肾上腺轴（HPA轴）

ACTH和皮质醇的分泌呈现经典的昼夜节律，上午8—9时的血清皮质醇可作为判断肾上腺皮质功能减退的主要诊断指标。如无特殊应激情况，早晨血皮质醇大于13 μg/dL可排除肾上腺皮质功能减退；早晨血皮质醇小于3 μg/dL、有垂体功能减退的高危因素及相关临床表现并排除使用外源性糖皮质激素可诊断为肾上腺皮质功能减退症；如患者具有危险因素但无明显临床表现，早晨血皮质醇在3~13 μg/dL者，应行兴奋试验（方法详见附录）以明确诊断。兴奋试验包括胰岛素耐受试验（ITT）和小剂量ACTH兴奋试验。虽然随机血皮质醇并不被推荐用于肾上腺皮质功能减退的诊断，但在急重症应激情况下，血皮质醇小于13 μg/dL可提示肾上腺皮质储备功能不足。

2.下丘脑-垂体-甲状腺轴（HPT轴）

测定血清促甲状腺激素（TSH）、总三碘甲腺原氨酸（TT3）、总甲状腺素（TT4）、游离三碘甲腺原氨酸（FT3）及游离甲状腺素（FT4）。中枢性甲状腺功能减退时，TT4和FT4降低，严重者血清FT3和TT3也可降低，其下降程度不如TT4和FT4，TSH水平可降低、正常，甚至轻微升高，明显区别于原发性甲状腺功能减退时TSH升高的水平。

中枢性甲状腺功能减退需与非甲状腺性病态综合征相鉴别，后者多无鞍区疾病病史，而常见于有急性或严重系统性疾病的患者，如颅脑手术、糖尿病酮症酸中毒、急性心肌梗死、肝硬化、营养不良、使用糖皮质激素类药物等，表现为低T3综合征或低T3、低T4综合征。低T3综合征表现为FT3和TT3的降低、反T3的升高，而TT4、FT4正常；低T3、低T4综合征时FT4、TT4也降低，但是T3的下降更明显。TSH值一般正常，也可降低或升高。随着基础疾病的好转，甲状腺激素水平可恢复正常。

3.下丘脑-垂体-性腺轴（HPG轴）

绝经期女性E2低而FSH和LH无相应升高则可诊断中枢性性腺功能减退；育龄期女性出现闭经或月经稀发，E2低下而FSH和LH无相应升高可诊断。男性睾酮水平降低而FSH和LH无相应升高可诊断。戈那瑞林（LHRH）兴奋试验可进一步判断病变在垂体或下丘脑。

4.生长激素（GH）

GH通过GH/IGF-1轴发挥生理作用。GH分泌呈脉冲式，正常成人30岁以后GH分泌呈指数下降。GH和IGF-1分泌受多种因素影响，如垂体轴功能、年龄、性别和体重指数（body mass index，BMI）等都会影响GH水平；而血清IGF-1水平可因营养不良、控制不佳的糖尿病、肾衰竭和慢性肝病等慢性消耗性疾病影响而降低。因此不单独使用随机GH或IGF-1来确诊成人生长激素缺乏（GHD）。对于有明确鞍区病变的患者，若有其他3种垂体激素缺乏伴IGF-1低于正常参考范围低限（2SDS），可直接诊断GHD。当IGF-1水平大于或等于0 SDS时，成人GHD存在的可能性较低，对临床疑似患者建议长期随访。对疑似GH缺乏的患者、有器质性下丘脑-垂体疾病，存在小于等于2种垂体激素缺乏伴IGF-1水平小于0 SDS时不能直接诊断成人GHD，建议进行GH激发试验。包括ITT、胰高糖素激发试验、马昔瑞林兴奋试验（国外指南推荐，国内尚无该试剂供应），详见附录。需注意在合并其他腺垂体激素分泌不足时，ITT试验前须保证肾上腺皮质激素和甲状腺激素替代治疗达标。

5.泌乳素（PRL）

垂体功能严重受损时可表现为PRL降低，但临床上泌乳素降低少见。

6. 垂体后叶

抗利尿激素（ADH）缺乏表现为中枢性尿崩症，即多饮多尿等症状。部分下丘脑受损患者伴有渴感缺失，可无多饮症状，仅表现为多尿和高渗。尿量增多[尿量大于50 mL/（kg·24h）或大于2.5 L/d]、低比重低渗尿提示中枢性尿崩症，确诊一般需行禁水加压试验。对于有明显多饮多尿症状、高钠血症且有明确相关病因者（如垂体柄占位、颅咽管瘤手术）可进行去氨加压素（DDAVP）试验性治疗诊断。

（四）治疗

垂体功能减退症主要采取激素替代治疗。替代治疗的原则：尽可能模拟人体激素的生理性分泌；多种垂体-靶腺激素缺乏时注意激素替代治疗的顺序，首先给予糖皮质激素，其次是甲状腺激素，再予以性激素、生长激素等替代治疗。

1. 垂体功能减退症替代治疗

（1）肾上腺糖皮质激素

本指南建议首选氢化可的松或醋酸可的松行生理剂量替代，当以上两种药购买不到时，可选泼尼松或泼尼松龙，但不推荐地塞米松。常用剂量氢化可的松片15~20 mg/d（醋酸可的松片12.5~25 mg/d或其他糖皮质激素等效剂量），分2~3次服用，晨起1/2~2/3剂量，剩余放在中餐及晚餐服用（每日3次）或下午服用（每日2次）。氢化可的松每日最大生理替代剂量不建议超过30 mg。根据患者的自我感觉和临床指标（体重、精神、胃纳、血压、血钠及血糖等）来判断日常替代剂量是否适宜，但是常出现替代过量，在国内临床上还常结合24小时尿游离皮质醇、24小时尿17羟类固醇及服药前后皮质醇测定等辅助判断替代剂量是否合适。应激状况下，应根据严重程度和持续时间决定应激剂量的增加幅度和使用时间。轻度应激可选择激素剂量加倍，中重度应激可静脉选择糖皮质激素治疗，并根据病情随时调整剂量，应激缓解后逐步将剂量减至原维持剂量。若替代过量可导致骨质疏松、高血糖、肥胖等；如若替代不足则影响患者生活质量，严重时可诱发肾上腺皮质危象。

（2）甲状腺激素

如若同时合并肾上腺皮质功能减退，优先补充糖皮质激素后进行甲状腺激素替代。推荐选用左旋甲状腺素片（L-T4），小剂量起始，常用剂量为每天25~150 μg。开始用药或剂量改变后4~6周复查血清FT3、FT4、TT3、TT4，以TT4、FT4维持在正常参考范围中上水平为目标，不可以根据TSH水平调整剂量。

（3）性激素

性激素替代治疗方案因不同性别、不同年龄、不同的生育需求而不同，青春期前一般不予治疗。替代治疗前后及过程中需要监测激素水平，女性乳腺、子宫内膜、卵巢，男性前列腺等。

女性：育龄期女性在无禁忌证的情况下建议尽早启动性激素替代治疗，常用雌孕激素序贯方案，并维持至普通女性自然绝经的平均年龄，建议在妇科内分泌专科医师指导下进行替代治疗。达到青春期年龄时采用小剂量雌激素促进第二性征发育。有生育要求者需要多学科团队可进行生育重建，常用尿促性素（HMG）促进卵泡发育，卵泡成熟后绒促性素（HCG）诱发排卵。

男性：推荐在无禁忌证的情况下进行雄激素替代治疗，国内常用的雄激素替代包括十一酸睾酮胶囊或丙酸睾丸酮注射剂。替代治疗的评估指标包括第二性征、性功能、睾酮水平和精液。有生育需求者，可选择HCG联合HMG的治疗方法，针对下丘脑病变引起的性腺功能减退可选用GnRH脉冲治疗。

（4）生长激素

生长激素缺乏在儿童、青少年期常表现为生长停滞或延缓，在成人常表现为非特异性症状如乏力等，并且增加代谢综合征和心血管疾病风险，因此在无禁忌证者建议行GH替代治疗。成人治疗建议结合年龄、性别及合并症从低剂量起始重组人生长激素（rhGH）治疗。对60岁以上、糖代谢异常、肥胖者建议低剂量起始0.1~0.2 mg/d；30~60岁可于0.2~0.3 mg/d起始；30岁以下0.4~0.5 mg/d。治疗目标为：临床症状改善、无不良反应和血清IGF-1在性别年龄相应正常范围。达标后每半年评估临床表现、可能的不良反应和IGF-1水平。儿童和青少年GHD采用个体化原则，小剂量起始，根据体重、生长速度或IGF-1水平调整剂量，IGF-1不应超过性别年龄相应正常范围的高限。过渡期患者需注意重新评估GHD是否持续存在。

目前尚无证据显示生长激素替代会增加肿瘤的发生或复发风险；在生长激素缺乏的肿瘤患儿中，生长激素替代与肿瘤死亡率增加之间不存在关联证据。GH替代的时机尚无共识，需要患者及家属、肿瘤科、神经外科、内分泌科等多方共同讨论决定，权衡因素包括肿瘤性质（良性或恶性）、治疗方式等。颅咽管瘤患儿如影像学病灶稳定可在治疗后3个月评估生长激素轴功能以及对生长发育及代谢的影响，其他肿瘤患者可在治疗后且影像学稳定12个月后评估生长激素轴。成人垂体腺瘤或颅咽管瘤患者可在手术或放疗后至少随访1年，无肿瘤复发证据才可考虑起始替代治疗，但目前尚未达成共识。其他成人起病的恶性肿瘤例如乳腺癌，国际共识推荐至少无病间隔5年后再考虑生长激素替代。

（5）抗利尿激素

药物首选去氨加压素（DDAVP），常用口服片剂，每天0.05~1.2 mg，每日分1~4次给药。常以睡前给药作为起始治疗以减少夜尿，之后可按需加用早晨和/或中午给药。在不能口服给药或其他紧急情况下，可使用注射剂。治疗目标是改善多饮多尿症状，同时应避免过度治疗导致水中毒，治疗期间注意监测渴感、尿量、血钠、尿比重，必要时测量血尿渗透压，以指导调整药物剂量。

2. 垂体危象的处理

垂体功能减退性危象（简称垂体危象）即垂体功能减退时由于肾上腺糖皮质激素和甲状腺激素缺乏，机体应激能力下降而诱发。突出表现为消化系统、循环系统和神经精神系统症状，如高热、恶心呕吐、循环衰竭、抽搐、昏迷等。对垂体危象昏迷的患者应立即进行抢救，此类患者病情往往复杂多变，建议MDT共同参与治疗。垂体危象重在预防，及时诊断和治疗垂体功能减退；同时需加强患者教育，在寒冷、感染、创伤、手术等应激情况下，糖皮质激素剂量适当增加。

危象抢救：①大剂量糖皮质激素为首选治疗：氢化可的松200~300 mg/d，分次静滴，情况好转后逐步过渡到生理替代量。②对症治疗：纠正低血糖、扩容等。③诱因治疗：积极抗感染、镇痛、治疗心脑血管疾病等。

（五）随访

接受治疗（包括鞍区手术、放疗史、免疫治疗等）的鞍区肿瘤患者，建议治疗前后进行全面的垂体-靶腺激素评估，及时发现垂体功能减退并开始替代治疗，定期随访激素水平，避免垂体危象及其他并发症的发生。病情稳定患者就诊内分泌科、肿瘤科；病情变化或复杂患者建议多学科门诊随访。

三、肿瘤免疫治疗引起的自身免疫性垂体炎

肿瘤免疫治疗是近年来癌症治疗模式上的一次重大变革与进步，已发展成为众多癌症的标准治疗方案。免疫检查点抑制剂（immune checkpoint inhibitors，ICIs）作为一类新型抗肿瘤药物，已经在多种恶性肿瘤治疗中表现出显著的疗效。ICIs主要分三类，细胞毒性T淋巴细胞相关抗原4（cytotoxic T-lymphocyte-associated antigen 4，CTLA-4）抑制剂、程序性细胞死亡受体1（programmed cell death protein 1，PD-1）抑制剂和程序性死亡配体1（programmed cell death ligand 1，PD-L1）抑制剂。ICIs在肿瘤治疗过程中及治疗后发生的副作用称为免疫相关不良事件（immune-related adverse events，irAEs）。免疫检查点抑制剂治疗相关性垂体炎（immune-related hypophysitis，irH）是接受ICIs治疗的肿瘤患者常见的irAEs之一，多见于伊匹木单抗（Ipilimumab）治疗。

（一）流行病学

irH的发生及发生时间与使用ICIs的种类、剂量和方案有关。有Meta分析显示CTLA-4抑制剂伊匹木单抗诱发垂体炎的发生率可达3.2%，PD-1抑制剂诱发的垂体炎发生率仅0.4%，而PD-L1抑制剂发生率小于0.1%。与淋巴细胞性垂体炎不同，irH更好发于老年男性，男女之比约为（2~5）：1。单用CTLA-4抑制剂发生irH时间为

8~12周，PD-1/PD-L1抑制剂发生irH时间为12~20周，联合治疗时出现垂体炎相对较早。

（二）临床特点

irH临床表现缺乏特异性，差异也很大，部分患者早期可无任何症状。主要症状有：①头痛和乏力最为常见；②垂体前叶功能减退相关症状；③垂体占位效应和垂体后叶受累症状罕见。irH可出现一种或多种垂体激素缺乏，最常见的是TSH、ACTH、LH/FSH缺乏，GH缺乏和泌乳素异常少见，中枢性尿崩症极为罕见。其中，中枢性甲状腺功能减退及性腺功能减退常为一过性，肾上腺皮质功能减退多为永久性。

（三）实验室检查

1.垂体相关激素的检测详见第三节

2.抗垂体相关抗体

irH作为近年来一种新发自身免疫性垂体炎，针对抗垂体抗原的自身相关抗体在其中的发病机制、诊断价值及疾病预后中仍不十分清楚。研究较多标志物有：抗垂体抗体（anti-pituitary antibody，APA）、人类白细胞抗原（human leukocyte antigen，HLA）抗体和抗下丘脑（anti-hypothalamus，AHA）抗体。抗垂体相关抗体对于irH的诊断可能存在预测作用，目前受限于临床可及性、检测方法、准确性和特异性等因素，其诊断价值尚需进一步深入研究。

3.影像学检查

垂体MRI是辅助irH诊断和鉴别诊断的首选影像学检查方法，有助于鉴别肿瘤转移、感染性垂体疾病和垂体腺瘤等。垂体影像学改变可在垂体炎临床和生化证据之前出现。MRI检查常显示垂体体积中度弥漫性增大，增强后明显强化，部分不均匀，有时伴有垂体柄增粗。但须指出，ICPis相关垂体炎的早期垂体MRI改变可能是轻微的、一过性的，因此MRI正常不能完全排除垂体炎。

4.病理特点

垂体活检取材困难，缺乏相关病理资料。

（四）诊断

目前暂无确切的诊断标准，根据现有研究建议参考以下：①有明确ICIs药物使用史，包括CTLA-4抑制剂、PD-1抑制剂或PD-L1抑制剂，且垂体炎发病在使用药物之后。②若在用药前基线垂体功能正常，用药后垂体激素缺乏大于或等于1种（必须有ACTH或TSH）且存在MRI异常；或用药后垂体激素缺乏大于或等于2种（必须有

ACTH或TSH）以及有头痛或其他症状。

在诊断irH后，需要进一步对irH进行病情评估，以便指导其治疗及后续随访。根据不良反应通用术语标准（common terminology criteria for adverse events，CTCAE）分1—5级（1=轻，2=中，3=重，4=危及生命，5=死亡）。建议成立irH多学科诊疗协作组（irH-MDT）共同参与讨论和决策治疗。

（五）治疗

1.激素替代治疗

对于接受ICIs治疗患者，特别是CTLA-4抑制剂治疗患者，应密切监测垂体激素水平和相关临床症状，注意避免感染等容易导致垂体危象的诱因。

（1）HPA轴

临床有可疑垂体功能减退的征象，条件允许情况下立即留取血样测血皮质醇和ACTH，无须等待检查结果即开始口服或静脉使用糖皮质激素。怀疑急性ACTH缺乏时，应立即采血测定皮质醇，同时予静脉氢化可的松治疗，待病情改善后逐渐减量过渡到口服生理剂量替代。

（2）HPT轴

通常ICIs停用后可部分恢复，甲状腺激素替代可以在密切随访的情况下决定是否启用。首选左甲状腺素片，但注意开始替代前需评估HPA轴功能，如存在HPA轴功能减退优先替代糖皮质激素再予甲状腺激素替代。

（3）HPG轴

考虑到HPG轴功能多数可自行恢复，通常先随访观察。

（4）GH

基础疾病为恶性肿瘤，不推荐GH替代。

（5）垂体后叶

垂体后叶功能受损罕见。如需治疗，药物首选去氨加压素（DDAVP）。

2.CTCAE分级确定后续免疫治疗

CTCAE1-2级，可继续使用ICIs，并密切监测。CTCAE3-4级的严重irH，急性期暂停或推迟使用ICIs治疗。待病情逐渐恢复、激素替代治疗平稳后，建议由irH-MDT决策是否继续使用ICIs治疗。

（六）随访管理

与ICIs所导致的其他相关不良反应相比，irH早期诊治后预后相对较好。HPA轴受损较难恢复，一般需长期糖皮质激素替代治疗，垂体其他轴腺功能常可恢复。

建议随访项目及频率：①垂体激素及靶腺激素测定（见第三节），此外电解质、尿比重、血尿渗透压等也可同时测定。确诊后前半年每个月评估1次；后半年可每3个月评估1次；之后至少每2年复查1次，我们强调专科医生定期评估的重要性；②影像学检查：建议每3个月复查1次垂体MRI。

ICIs作为肿瘤治疗领域的重大突破，但是需要临床医师充分认识irAE，并予以高度关注。

[附录]

1.胰岛素耐受试验（ITT）

方法为静脉注射普通胰岛素0.05~0.15 IU/kg，疑有垂体功能减退的患者可用0.05 IU/kg，肥胖、胰岛素抵抗者采用0.15~0. 3 IU/kg。注射前及注射后15、30、45、60、90和120分钟采血测血糖及血皮质醇及ACTH，生长激素。当血糖小于2.2 mmol/L或有低血糖症状如心悸、出汗、饥饿感等提示试验成功，进食纠正低血糖，严重者经生理盐水通路静推50%葡萄糖注射液。如45分钟仍未出现低血糖，予追加注射等量短效胰岛素，重新按第2次注射后时间点采血检测。

ITT是评判HPA轴功能的金标准，峰值皮质醇小于18 μg/dL提示肾上腺皮质储备功能减退。此试验慎用于老年人（大于或等于65岁），禁用于有心脏疾病和癫痫患者。

ITT是诊断GHD金标准。成人GH正常峰值大于等于5.0 μg/L，当GH峰值小于5.0 μg/L提示GHD。行此试验时注意肾上腺皮质功能减退者和甲状腺功能减退者先补充相应激素，并排除其他应激情况和药物对GH的影响。对于儿童和青少年，ITT中GH峰值小于或等于10 μg/L提示GHD，但需结合另一种激发试验才能确诊GHD。

2.小剂量ACTH兴奋试验

外源性ACTH可促进肾上腺皮质快速分泌皮质醇。原发性肾上腺皮质功能减退者或较长时间缺乏内源性ACTH刺激的中枢性肾上腺皮质功能减退患者对外源性ACTH反应减弱。临床疑似中枢性或原发性肾上腺皮质功能不全患者、长期应用糖皮质激素治疗者逐步减量至最小剂量的停药前评估。该功能试验方法较低血糖兴奋试验安全、简便；中枢性肾上腺皮质功能减退病程不足3个月者不适用，可出现假阴性结果。

国外采用静脉注射1 μg合成的ACTH1-24（Cosyntroprin）注射液。国内因ACTH1-24未上市，方法多采用25单位ACTH加入5%葡萄糖250 mL中稀释，静置半小时充分溶解后取1 mL（即0.1单位ACTH）静脉推注，注射前0分钟，注射后30、60分钟采血检测皮质醇。峰值小于18 μg/dL提示肾上腺储备功能不足。

3.戈那瑞林（LHRH）兴奋试验

在正常生理情况下注射LHRH可刺激腺垂体释放黄体生成素（LH）和卵泡刺激素（FSH），特别是LH可升高数倍。该试验主要用于了解垂体促性腺激素的储备情况。方法为将LHRH100 μg溶入10 mL生理盐水中，在30秒内静注完毕，分别于注射前、注射后15、30、60、90和120分钟采血检测LH、FSH。单次注射LHRH后FSH、LH反应差，可采取延长试验，即每日静注LHRH100 μg，连续3~5天，最后一次注射后重新按上述时间采血复测LH、FSH。注射后30~45分钟内出现峰值，正常者LH升高3~6倍以上，FSH升高20%~50%以上。如病变在下丘脑，基础值不高，注射后LH能相应升高，或单次注射LHRH后垂体反应差，但在LHRH注射数日后能良好兴奋；如病变在垂体，基础值不高，单次和多次注射LHRH后LH均不能被兴奋。

4.胰高糖素激发试验（GST）

评价GHD的功能试验之一。GST具体重复性好，安全可靠，操作简单。但需肌肉注射给药，试验持续时间长，对糖耐量异常患者的诊断准确性不明确。方法为肌内注射胰高糖素1 mg（体重小于或等于90 kg）或1.5 mg（体重大于90 kg），注射后0、30、60、90、120、150、180、210和240分钟采血测血糖及血GH。对BMI小于25 kg/m^2，或BMI 25~30 kg/m^{2}且高度怀疑成人GHD患者，以GH峰值小于或等于3 μg/L作为诊断切点；对BMI大于30kg/m^2，或BMI 25~30 kg/m^{2}且低度怀疑时，以GH峰值小于或等于1 μg/L作为诊断切点。

5.禁水加压试验

正常人禁水后抗利尿激素（ADH）分泌增加，使尿量减少、尿渗透压升高，血渗透压和血容量基本保持不变。中枢性尿崩症因缺乏ADH，禁水后尿量减少不明显、尿渗升高不明显，由于禁水可出现体重下降、血渗透压升高；而注射垂体后叶素后尿量明显减少、尿比重和渗透压升高；肾性尿崩症患者ADH不能正常发挥作用，禁水和垂体后叶素均不能使尿量减少，尿比重和渗透压无明显升高。已发生脱水、高钠血症的患者禁用。

方法：记录禁水试验前基础值，包括每小时尿量、尿比重、尿渗透压、血渗透压、血钠、体重、血压及心率。开始禁水时间根据患者尿量而定，轻者可从试验前夜22时开始，重者可从当天6时开始，需记录禁水后每次排尿量。试验日晨7时排净尿液，此后每小时排尿1次，记录每小时尿量、测定尿比重并留尿样10 mL送检尿渗透压，每小时测体重、血压及心率并记录。连续2次尿量变化不大和尿比重不变判断为“平台期”，或出现体重降低达3%或血压下降时采血测定电解质和血渗透压；皮下注射垂体后叶素5单位，监测注射后每小时尿量、尿比重和尿渗透压，连续2小时。

结果判读：完全性中枢性尿崩症患者禁水后尿量减少不明显，尿比重、尿渗透压上升不明显，伴体重下降，可伴血钠和血渗透压升高；注射垂体后叶素后尿量明显减少，尿比重、尿渗透压上升幅度超过50%。部分性中枢性尿崩症者，禁水后尿液有一定程度的浓缩，但注射垂体后叶素后尿渗透压上升幅度至少达到10%。

第五章

肿瘤治疗相关肾上腺皮质功能损伤

肾上腺皮质功能减退症除传统意义上原发肾上腺皮质功能减退及下丘脑-垂体功能低下而致的肾上腺皮质萎缩及功能低下外。近年，日新月异的肿瘤治疗方案造成肾上腺皮质功能损伤越发受关注。

一、抗肿瘤药物治疗引起的肾上腺皮质功能损伤

近年来，药物治疗成为肿瘤综合治疗不可或缺的方法之一，肾上腺对控瘤药物极为敏感，容易受到药物毒性影响。多种控瘤药物如激素类、化疗、靶向药物和免疫检查点抑制剂均在发挥控瘤作用的同时引起肾上腺皮质功能损伤。

（一）免疫检查点抑制剂

免疫检查点抑制剂（ICPis）是一类通过调控细胞毒性T细胞活化增强机体免疫应答对抗肿瘤。目前用于临床的ICPis主要三类：CTLA-4抑制剂、PD-1抑制剂、PD-L1抑制剂。过度活化的免疫细胞可致机体产生自身免疫损伤，即免疫相关不良反应（irAEs）。ICPis所致内分泌不良反应可能由自身反应性T细胞、自身抗体和细胞因子等多种途径共同导致。内分泌腺体血供丰富可能增加其对上述机制敏感性，从而成为较常受累靶点之一。内分泌系统irAEs对原发疾病治疗和生活质量有显著影响，重者甚至危及生命，是肿瘤免疫治疗的新挑战。

ICPis相关肾上腺皮质功能不全（primary adrenal insufficiency，PAI）可为ICPis治疗相关垂体炎导致垂体功能减退首要表现，也可能是ICPis治疗后引起PAI。

1.临床表现

ICPis相关PAI临床表现缺乏特异性，结合患者既往病史和ICPis用药史，出现以下症状或体征时需考虑PAI：全身乏力、疲劳、脱水、发热、低血压、消化系统症状

（厌食、恶心、呕吐、腹痛、腹泻等）、精神症状（冷漠、焦虑、抑郁等）、皮肤色素沉着、体重下降等，重者可发生肾上腺危象。

2.诊断原则

考虑ICPis相关PAI应结合ICPis用药史及既往用药史。可通过8：00血皮质醇、ACTH和血清电解质等检查评估HPA轴功能，必要时可行ACTH兴奋试验。需与继发性肾上腺皮质功能不全鉴别。可检测抗21-羟化酶抗体及肾上腺CT排除其他病因，具体诊断和鉴别步骤见本节后肾上腺功能损伤的诊断部分。

3.处理原则

见后面诊断治疗章节。如疑为ICPis治疗后引起肾上腺功能减退，应立即启动糖皮质激素治疗，避免垂体危象或肾上腺危象发生，同时注意控制感染等诱因。必要时还需补充盐皮质激素（氟氢可的松0.05~2 mg/d）。由于后续需要长期糖皮质激素替代治疗，应接受内分泌激素长期随访和监测。具体治疗和管理见后肾上腺功能损伤的治疗和管理部分。

4.预后及临床转归

ICPis相关PAI较为罕见，若能得到及时诊治常预后较好。未能得到及时救治的PAI可能是永久的，需长期激素替代治疗。在ICPis单药或联合治疗过程中建议每2至3周监测8：00血皮质醇、ACTH以及生化指标，根据检查异常结果，给予相应处理。部分患者肾上腺皮质功能不全症状出现较晚，甚至在ICPis治疗结束后才出现，因此建议在ICPis治疗后至少随访1年以监测症状和上述检查结果。ICPis相关PAI患者在接受激素替代治疗且病情稳定后，可考虑重启ICPis治疗，此外，患者肿瘤应答状态也是决定是否重启ICPis治疗的一个重要因素。

综上所述，免疫检查点抑制剂引起的内分泌系统并发症首发症状可能不典型，常误认为由肿瘤本身引起。因此，肿瘤患者在接受ICPis治疗过程中应进行全程管理，关注内分泌激素改变引起的临床症状，及时完善相应内分泌激素和生化指标检测。

（二）激素类药物

激素类控瘤药物主要通过与激素受体特异结合发挥作用，包括糖皮质激素、人工合成孕激素制剂等。

1.糖皮质激素诱导的肾上腺皮质功能不全

长疗程和大剂量使用糖皮质激素（glucocorticoid，GC）不仅可抑制下丘脑分泌CRH和垂体分泌ACTH，还可直接抑制肾上腺合成和分泌皮质醇，是导致继发性肾上腺皮质功能不全主要原因之一。临床症状常不典型，轻者为恶心、纳差、乏力等，重者可因急性应激突然出现严重酸中毒、电解质紊乱、休克等，危及生命。因此，加强接受长期GC治疗患者宣教，停用GC治疗后出现上述症状患者及时进行肾上腺皮质功能评估，如出现肾上腺皮质功能不全，应及时予生理剂量氢化可的松治疗。

2.人工合成孕激素制剂

人工合成的17α-羟孕酮类孕激素制剂（如甲羟孕酮、甲地孕酮、环丙孕酮和氯地孕酮）越来越多用于乳腺癌、子宫内膜癌、前列腺癌等恶性肿瘤治疗。人工合成孕激素制剂因结构与GC相似，可与GC受体结合，通过抑制HPA轴引起肾上腺皮质功能不全。这种抑制作用发生率与人工合成孕激素制剂累积用药剂量和用药时间呈正相关。

大部分肿瘤患者在使用人工合成孕激素制剂治疗期间，因药物产生糖皮质激素类似作用，通常在此段患者无肾上腺皮质功能不全症状，而在长期停用人工合成孕激素制剂治疗后，被抑制的HPA轴功能尚未恢复，此阶段会出现肾上腺皮质功能不全症状，需引起临床警惕，及时进行HPA轴功能评估并及时给予GC替代治疗。

（三）化疗药物

FOLFOX/FOLFIRI（亚叶酸+5-氟尿嘧啶+奥沙利铂/伊立替康）序贯化疗方案对多种恶性肿瘤有效。化疗药物可通过不同代谢阶段协同作用，包括DNA损伤和调节参与细胞凋亡和增殖信号通路，诱发多种毒性从而对HPA轴及RASS系统产生影响。研究发现用FOLFOX/FOLFIRI序贯化疗治疗胃肠肿瘤，患者血液中ACTH和皮质醇水平先下降后升高，可能机制为奥沙利铂释放的草酸螯合胞内Ca^{2+}，引起Ca^{2+}浓度下降，暂时抑制了下丘脑、垂体及肾上腺细胞分泌功能，而伊立替康具胆碱能样作用，可促进ACTH和皮质醇合成与分泌。

（四）靶向药物

靶向药物可特异性与病变部位结合发挥作用，并在目标部位蓄积或释放有效成分。靶向制剂可使药物在目标局部形成相对较高浓度，从而在提高药效同时抑制毒副作用，减少对正常组织和细胞的伤害。

舒尼替尼及其体内代谢产物是一种小分子多靶点酪氨酸激酶抑制剂，可以通过时间和剂量依赖方式诱导大鼠和食蟹猴肾上腺皮质毛细血管损伤，且血液中激素水平变化先于形态学改变，提示舒尼替尼引起相关肾上腺损伤是多种因素共同作用结果。

血管内皮生长因子（VEGF）在多种肿瘤细胞上均有表达，因此VEGF或其受体靶向药物被广泛用于治疗各种肿瘤。全身系统性使用抗VEGF药物可引起毛细血管窗孔形成障碍、降低毛细血管网密度从而影响血液中肾上腺皮质激素含量，同时血流灌注减低会对肾上腺腺体产生一定破坏作用。目前关于抗VEGF药物导致肾上腺损伤临床研究越来越多，研究报道贝伐珠单抗、仑伐替尼、凡德他尼等均可致肾上腺皮质功能不全，但因相关临床研究样本量小、未设对照等缺乏说服力，未来还需探索与验证。此外，部分靶向药物也可影响垂体ACTH细胞和下丘脑CRH细胞，对细胞增殖和肾上腺GC分泌具调节作用。

二、放疗引起的肾上腺皮质功能损伤

肾上腺对放疗具有一定耐受性，肿瘤放疗直接导致肾上腺皮质功能损伤报道少，肿瘤放疗引起肾上腺皮质功能不全多见于脑部肿瘤放疗后引起的下丘脑或垂体功能减退，导致CRH或ACTH分泌减少而引起三发性或继发性肾上腺皮质功能不全。动物研究发现低剂量照疗会致小鼠肾上腺发生皮质腺瘤，但临床尚无放疗对人肾上腺致癌的文献报道。

三、手术治疗所致肾上腺皮质功能损伤

在肿瘤治疗过程中，如采取手术方式选择双侧肾上腺部分切除或孤立肾上腺的患者进行单侧肾上腺部分切除，术后需关注继发性肾上腺皮质功能减退的发生。

四、肾上腺皮质功能损伤诊断

患者存在某些非特异性症状（皮肤变黑、疲劳、厌食、体重减轻、低血压、低钠血症和高钾血症等），应怀疑肾上腺功能不全（AI），如病情危重，应考虑肾上腺危象可能。一般检查：①低血糖（空腹血糖小于70 mg/dL）；②低钠血症（血清Na小于135 mEq/L）；③正色素性贫血（男性：小于13 g/dL，女性：小于12 g/dL）；④低血清总胆固醇水平（总胆固醇小于150 mg/dL）；⑤外周血嗜酸性粒细胞增多（嗜酸性粒细胞大于等于8%）；⑥外周血相对白细胞减少和淋巴细胞增多；⑦高钾血症；⑧高肾素低醛固酮水平。尿游离皮质醇检测不应用于肾上腺功能不全诊断。

首先行功能诊断，是否为肾上腺皮质功能减退（如图50-1、图50-2），再行病因诊断，如图50-3所示。

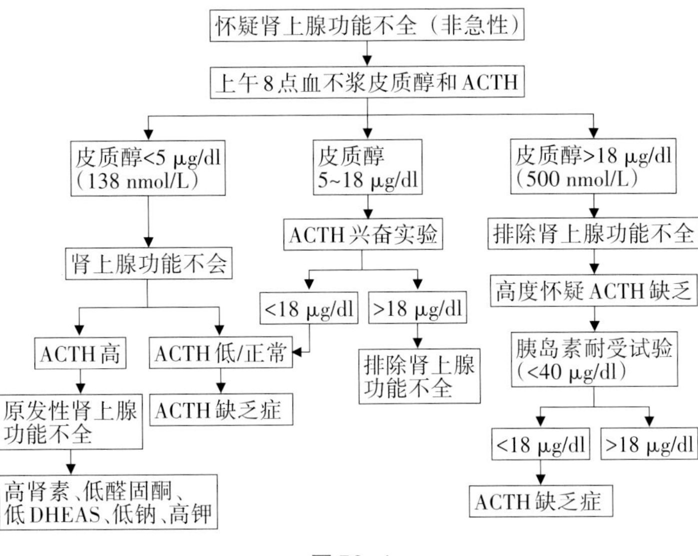

图50-1

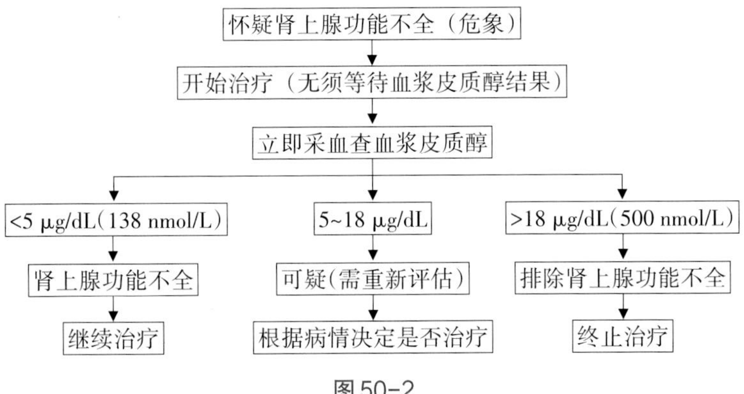

图50-2

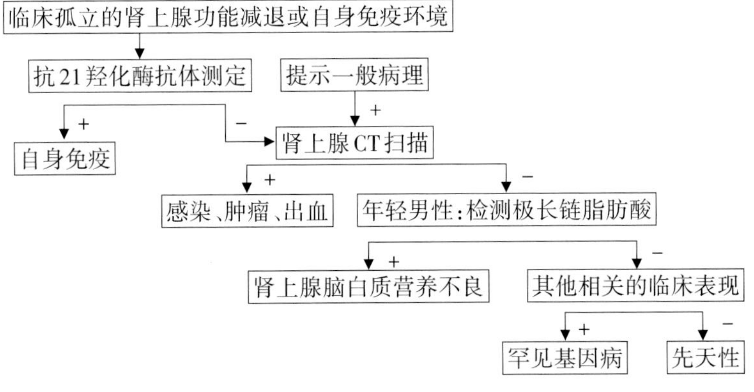

图50-3

五、肾上腺皮质损伤的预防

1）增强自身身体素质，避免发生各种微生物感染（结核、真菌、病毒等）。

2）加强医务工作者培训学习，让其尽早识别原发性肾上腺皮质功能不全（primary adrenal insufficiency，PAI）这一疾病并行规范化治疗，以便在危象发生前做出处理。

3）加强已确诊PAI患者的教育，预防肾上腺危象发生。

六、肾上腺皮质功能损伤的治疗

1）对有肾上腺危象的成人，立即静注氢化可的松100 mg，使血皮质醇浓度达到正常人在发生严重应激时水平，然后每6小时100 mg，第2、3天减至每天300 mg，分次静滴，如病情好转，继续减至每日200 mg，继而100 mg。若呕吐停止，可进食者改为口服。如肾上腺功能不全诊断前尚不清楚，则需在进行皮质醇和ACTH检测后，立即开始治疗。补充液体：第一个小时内给予1 L等渗生理盐水，第1、2日内补充生理盐水每日2000~3000 mL，根据患者临床表现和血流动力学监测，调整输注速度和等渗盐水容量（低血糖时为10%葡萄糖）。积极治疗感染和其他诱因。

2）围术期，为预防肾上腺危象，根据手术侵袭性建议氢化可的松（HC）的剂量：小手术HC 30~50 mg/d，轻至中度手术25~75 mg/d，大手术150 mg/d。上述剂量可给药几天，此后可逐步减量。

3）长期GC替代疗法，每日皮质醇生理生成量为5~6 mg/m^{2}的体表面积。氢化可的松推荐剂量为15~25 mg，通常每天2~3次，50%~66%在早上醒来时服用。如每天给药2次，第二次剂量常在早上剂量后6~8小时给药。如每天给予3次，第二次剂量在清晨剂量后4~6小时给予，第三次剂量在此剂量后4~6小时给予。根据体重调整剂量（早餐前0.12 mg/kg），以减少白天皮质醇浓度过量的时间间隔，并减少皮质醇含量变异性。关于给药频次决定还基于患者偏好、日常活动差异和患者经验。

4）目前还无可靠生化标志物来评估GC替代治疗中的剂量适宜性，因此剂量调整是由临床判断和对GC替代不足和过度替代症状和体征主观感知指导的。目标是以最低日剂量类固醇达到最佳的临床结果。皮质醇日曲线在常规监测中价值不大。只有当怀疑吸收不良或代谢清除率增加时，定时测量血清皮质醇才有价值。监测血浆ACTH无价值。24小时尿游离皮质醇排泄显示很大个体间变异性，与正常参考范围比较无价值。这是因为GC制剂的药代动力学特性，在外源性给予GC后，可快速克服肾脏排泄阈值。由于药物代谢酶（如CYP3A4）诱导需要增加氢化可的松剂量的药物有利福平、抗癫痫药物如苯妥英、苯巴比妥、卡马西平、丙戊酸、丙酮和乙氧磺酰胺，以及降糖药如吡格列酮。使用米托坦时，有时需增加GC替代剂量，因为它对皮质醇结合球蛋白（CBG）有增强作用，因此需要增加GC替代剂量。以下药物可能增强GC作用，当这些药物与GC同时使用时，需减少GC剂量。抑制CYP3A4活性的药物包括地尔硫卓、西咪替丁、阿瑞吡坦、伊曲康唑、利托那韦（和其他抗逆转录病毒药物）和氟西汀（和其他选择性5-羟色胺再摄取抑制剂）等。

5）GC替代治疗后，患者仍有失盐迹象，有必要使用氟氢可的松0.05~0.20 mg每天早上一次，结合患者水肿、血钠和钾浓度、尿钠排泄、血浆肾素活性（PRA）调整剂量等。PRA完全正常化可能导致高血压、水肿和低钾浓度；因此，最好将PRA设置在正常范围高值。

6）肾上腺雄激素缺乏发生于PAI，一些随机研究已检验了脱氢表雄酮替代对肾上腺功能不全影响。总的来说，脱氢表雄酮有益主观影响很小，但每天10~25 mg剂量可改善性欲、情绪和心理健康。因长期使用安全数据不够，最近内分泌学会指南建议不要常规使用。

7）病因治疗。

七、肾上腺皮质功能低下的管理

对患者教育要点：①不要根据自己主观判断停止口服GC。②在身体应激期间，例如流感、发烧、拔牙和增加身体活动（包括不习惯地运动或体育比赛时）需额外增加服用GC。在运动开始前给予2.5~5.0 mg氢化可的松，在运动期间每2~4小时重复给药都是有益的。耐力运动员可能还需增加氟氢可的松剂量，或在长时间运动时额外补充盐分，特别是在炎热气候条件时。同样，前往炎热环境患者可能需要增加氟可的松剂量或增加盐摄入量，或两者兼有。③要清楚认识到，如果在应激状态下没有及时增加类固醇剂量可能导致肾上腺危象，其表现：明显全身不适、恶心、呕吐、发烧、腹痛和低血压等。严重者可出现意识障碍和低血容量性休克。④随身携带一张急救卡，注明：疾病名称、治疗方法、联系人以及负责您的医生的详细信息。⑤每年至少到内分泌科门诊复诊一次。

第六章

肿瘤相关女性性腺和乳腺功能紊乱

恶性肿瘤患者，有性腺和生育力保护意愿者越来越多，随着恶性肿瘤治疗进展，患者长期生存率得到很大提高，如乳癌患者5年生存率可达90%，女性生殖细胞恶性肿瘤和绒癌可化疗或化疗联合手术治愈，很多恶性肿瘤通过综合治疗可获长期生存。然而，细胞毒性药物、放疗与手术等可致女性生育力严重损伤，如经骨髓移植前的超大剂量化疗后，可致大约70%以上患者发生早发性卵巢功能不全，早绝经风险可升高20倍。因此，肿瘤相关性女性性腺和乳腺功能紊乱的防治显得十分重要，应引起相关学科高度重视。

一、肿瘤本身导致的女性性腺功能紊乱

女性性腺功能紊乱主要指卵巢激素分泌功能和排卵功能紊乱或丧失。有研究显示子宫也有激素分泌能力，但子宫分泌激素量极少，因此本指南女性性腺功能指卵巢功能。

1）卵巢原发肿瘤或转移性肿瘤都可能导致卵巢功能紊乱或丧失。卵巢肿瘤最多见的是上皮性肿瘤，一般无激素分泌紊乱，由于卵巢肿瘤本身需卵巢切除，会导致卵巢内分泌激素丧失，引起相应激素缺乏所致器官功能减退。

2）卵巢原发肿瘤中部分性索间质肿瘤具甾体激素分泌功能（如颗粒细胞瘤、卵泡膜细胞瘤、支持-间质细胞瘤等），导致过量雌激素，有时出现高雌（雄）激素，可致相应高雌激素、雄激素临床表现。卵巢甲状腺肿瘤可分泌甲状腺素，可出现程度不一甲亢症状。卵巢绒癌可分泌大量绒毛膜促性腺激素，引起闭经甚至类早孕反应。

3）卵巢转移瘤可通过破坏正常卵巢内分泌细胞（如颗粒细胞、支持细胞、间质细胞等）引起卵巢激素分泌功能受损。部分卵巢转移瘤本身具有分泌异位激素能力，如具有激素分泌能力的胃癌转移到卵巢，可能表现异位激素分泌的相关症状。

由于卵巢激素分泌功能受下丘脑-垂体-性腺轴调节，因此来自CNS的肿瘤（主要是下丘脑和垂体肿瘤）可通过异常分泌促性腺激素或促性腺激素释放激素导致卵巢甾体激素分泌异常，引起性早熟、闭经、月经紊乱等激素相关症状。

二、肿瘤治疗导致女性性腺功能紊乱

（一）化疗导致的卵巢功能损伤

已知可能对卵巢功能产生不良影响因素，化疗药物能诱导卵巢衰竭或功能丧失。

化疗是通过化学药物杀伤增殖瘤细胞，根据化疗药物与细胞周期关系，可以分为周期特异性药物和周期非特异性药物，无论是周期性或非周期性化疗药都通过影响细胞分裂来杀灭瘤细胞，增殖速度快的细胞和组织受化疗影响最大，细胞周期非特异性药物，作用机制是直接破坏DNA双链，可杀伤包括静止期（G0期）细胞在内的各种增殖状态细胞因而对癌细胞作用强而快。在能耐受的毒性范围内，剂量-效应曲线接近直线，在浓度和时间关系中浓度是主要因素。周期非特异性药物对癌细胞作用较强而快，能迅速杀死癌细胞，其杀伤能力随剂量增加而增加。主要包括烷化剂、蒽环类抗生素和铂类，还有鬼臼毒素类和喜树碱类细胞周期特异性药物只能杀伤处于增殖周期中特定时相细胞，有些药物能在几个时相同时发挥作用，作用弱而慢，需一定时间才能发挥杀伤作用。因此有剂量-效应曲线，时间是主要疗效影响因素，因此需要持续给药。周期特异性药物作用较弱而慢，需要一定时间才能发挥其杀伤作用。常用的有：M期特异性药物，如长春碱类、紫杉类。

（二）影响卵巢功能的化疗药物

卵巢不同发育阶段的卵泡细胞受化疗药物影响大，影响程度也不一样。不同化疗药物，对卵巢组织的毒性作用也不相同。依据化疗药物对卵巢组织的损伤程度不同。可分为：①对卵巢有损伤的药物：如环磷酰胺，对性腺有明显毒性作用，烷化剂通过改变碱基对导致DNA交联，并引发DNA断裂。因此，烷化剂既可影响卵母细胞等静息细胞，也可影响分裂细胞，同时能加速原始卵泡启动并形成熟卵泡转化，使卵泡池耗竭。使用环磷酰胺化疗可致雌孕激素水平低下，出现闭经。这些影响呈年龄、剂量和药物依赖性。相比年龄较大的女性，年轻女性受影响较少，可能是因为后者剩余卵母细胞更多。②对卵巢近乎没有损伤的药物，包括甲氨蝶呤、氟尿嘧啶等，其作用主要针对分化期细胞。而此时卵巢始基卵泡细胞尚处于静止期，故几乎不引起卵巢损害。③对卵巢损害作用未能明确的药物有如阿霉素、顺铂等。

来自性索间质成分的卵巢颗粒细胞和卵泡膜细胞具有较快的分裂能力，因此化疗药物对卵巢颗粒细胞和卵泡膜细胞的影响比对非分裂状态卵母细胞更大。由于颗粒细胞和卵泡膜细胞是产生雌激素的主要细胞，因此化疗药物对颗粒细胞的影响主要表现为性激素分泌水平下降。

化疗对卵巢功能的影响十分明显，差异很大，曾接受化疗女性患者，其卵巢原始卵泡数量减少，较大成熟卵泡数量减少更多，对卵泡发育影响超过对卵母细胞储备的影响，卵泡耗竭，导致卵巢早衰或永久性卵巢功能减退，造成不可逆卵巢早衰和永久性闭经。

接受化疗的许多患者，尤其是40岁以下者，在化疗期间发生闭经，并伴有血清促性腺激素浓度升高，但停止治疗后数月至数年，部分患者月经和生育力有可能恢复。说明部分化疗药物对卵巢功能影响可能非永久性的，或卵巢通过某些机制部分代偿了化疗药物不良影响。

不同肿瘤化疗药物所致卵巢功能损害差异很大：在大剂量单药治疗后，部分女性卵巢功能正常，而另一些同龄女性会发生永久性闭经。由于大多数女性会接受多药联合化疗，评估某特定化疗方案对卵巢功能影响的临床价值更大。例如，治疗霍奇金淋巴瘤的“氮芥+长春新碱+丙卡巴肼+泼尼松”（MOPP）方案在12%~46%女性中诱发永久性卵巢功能减退，特别是24岁以上女性中闭经发生更快且发生率更高。而“多柔比星+博来霉素+长春碱+达卡巴嗪”（ABVD）方案导致卵巢功能衰竭发生率更低。一项研究纳入了35例接受不同治疗青春期前或青春期后白血病女孩，在治疗后平均49个月仅3例发生原发性腺功能减退；其中2例分别在8个月和14个月后恢复了月经。经环磷酰胺、阿糖胞苷和其他药物治疗及脑部放疗急性淋巴细胞白血病女孩青春期发动提前，但血清卵泡刺激素水平升高、抑制素浓度降低，提示颗粒细胞和卵泡膜细胞受到损伤。

目前还无法预测接受化疗的患者是否能恢复卵巢内分泌和排卵功能。

（三）放疗导致的卵巢功能损伤

卵巢位于盆腔，卵巢对射线非常敏感，电离辐射可直接引起卵泡DNA损伤，导致卵泡萎缩，卵巢卵泡储备减少，对卵母细胞的损伤较大，且不可逆转。几个因素已被确定为卵巢衰竭的重要决定因素，包括辐射剂量、辐射暴露时年龄和放疗野范围。因此，盆腹腔放疗对卵巢组织有直接损伤，根据放疗部位和剂量产生不同损伤，小于等于2 Gy放射剂量可摧毁50%未成熟卵母细胞，儿童接受10~20 Gy，成人接受4~6 Gy会导致卵巢功能永久性丧失，放疗肿瘤学协作组（RTOG）提出的卵巢剂量限制性损伤剂量：Dmax小于12 Gy、TD50/5=6.25~12 Gy、TD5/5=1 Gy。

用数学模型计算出不同年龄女性诱发女性即发/永久性不育症的有效照射剂量，供参考。

表50-3

	出生时	10岁	20岁	30岁
继发不育(Gy)	20.3	18.4	16.5	14.3
永久性损伤(Gy)	18.9	16.9	14.9	12

40岁以下的妇女对放射线敏感性相对较低，估计20 Gy才会导致卵巢功能永久丧失，而超过40岁的妇女则仅需6 Gy射线即可导致卵巢功能永久衰竭。大于40岁的移位卵巢保留功能的成功率较低，因此建议小于40岁的年轻妇女放疗时需考虑卵巢功能保护。

（四）靶向免疫治疗导致的卵巢功能损伤

卵母细胞对DNA损伤和传统肿瘤治疗非常敏感，通常比非转化的体细胞甚至癌细胞更敏感。研究证实肿瘤放化疗可能对女性卵巢产生不可逆损伤，导致不孕和过早绝经，治疗前需做好充分预防。然而，靶向治疗及免疫治疗对卵巢功能和生育力影响研究较少。

酪氨酸激酶抑制剂（TKIs）是一类能阻断细胞表面酪氨酸激酶受体磷酸化从而抑制细胞信号转导的小分子靶向抗癌药物，TKIs大大提高了胃肠道间质瘤、慢性粒细胞性白血病等肿瘤患者的无进展生存期，随肿瘤诊疗水平的提高，育龄期肿瘤幸存者数量呈指数级增长，相应地，有保留生育功能需求的患者也相应增加。Rambhatla A等综述了TKIs（伊马替尼、尼洛替尼、达沙替尼和博苏替尼）对男性和女性生育能力、胚胎发育和早期妊娠的影响，并探讨使用TKIs患者保持生育能力的考虑因素；结果显示TKIs对卵母细胞和精子成熟、性腺功能和整体生育潜力有一定负面影响。TKIs已被证明可破坏初级卵泡发育过程，通过阻断PDGFR-a受体减少总卵泡数。同样，大量证据表明src家族激酶在中期II卵母细胞成熟和减数分裂纺锤体功能中具有重要作用。在伊马替尼存在下，卵巢功能会受到损害，从而影响患者的生育能力，TKIs通过减少原始卵泡比例对卵巢储备产生负面影响。尽管研究已经表明TKI会影响卵泡发育，但仍有大量案例报告，使用TKI时怀孕的女性至少保留了一些性腺功能。

随着免疫治疗在越来越多的实体瘤中取得可喜临床进展，其已成为肿瘤不可或缺的治疗手段，但由于免疫检查点抑制剂等免疫治疗药物在FDA批准前并未进行生殖毒性或生育研究，因此对这方面所知甚少。近期，澳大利亚研究人员利用小鼠模型，评估了PD-1和CTLA-4对卵巢的影响，发现免疫检查点抑制剂增加卵巢内免疫细胞浸润和肿瘤坏死因子-α表达，减少了卵泡储备，损害了卵母细胞成熟和排卵能力。表明免疫检查点抑制剂有可能损害女性肿瘤患者的生育能力，由于原始卵泡一旦耗尽就无法补充，因此，免疫检查点抑制剂对生育能力的不利影响可能是永久性的。提示对于接受免疫治疗的女性，应考虑如何保持生育能力，并应在未来研究预防策略。

三、卵巢功能紊乱的筛查

目前还无办法准确预测接受治疗的肿瘤患者是否会出现卵巢功能衰退及其程度。

临床上常用血清抗苗勒管激素、抑制素和卵泡刺激素来评估卵巢储备功能。血清抗苗勒管激素浓度在放、化疗期间快速下降，可能有助于评估放、化疗方案的卵巢毒性。但是这几种血清标志物的临床价值还不明确。接受烷化剂治疗、盆腔外照射放疗、中枢神经系统放疗（尤其下丘脑或垂体放疗）的育龄期患者是发生卵巢功能紊乱的高危人群，育龄期的宫颈癌患者如接受盆腔外照射将导致极高比例闭经，这些高危患者应做卵巢功能的筛查。

临床上还需根据患者的肿瘤病理类型进行卵巢功能紊乱筛查。对血流丰富的盆腔实性包块，尤其合并有不规则阴道出血或闭经、声音低沉、痤疮、喉结突出、体毛增多等性激素异常表现时，应进行血清雌激素、雄激素、卵泡刺激素（FSH）、黄体生成素（LH）检测，有条件可检测AMH和抑制素，以明确有无功能性卵巢肿瘤导致的激素水平异常。当患者有性激素异常表现，但是无卵巢肿瘤证据时，要注意排查肾上腺、中枢神经系统疾病。对接受放化疗患者，可通过对比雌激素、雄激素、FSH、AMH、抑制素基线水平和治疗期间动态变化及早发现卵巢功能衰退。

四、卵巢功能紊乱或功能丧失的诊断

部分患者卵巢功能纹紊乱轻微，激素水平升降不大，因此无症状。这些患者常是在发现卵巢肿瘤后行激素水平测定才发现激素异常。另一些患者会出现激素水平过高/缺失的相应临床表现。比如，卵巢颗粒细胞瘤分泌过量的雌激素，出现阴道不规则出血、月经周期紊乱、绝经后阴道出血。如出现高雄激素血症，则导致月经减少、闭经、体毛增加、声音低沉、痤疮等雄激素过多表现。激素异常相关症状是有些患者首发或最明显症状，随后才发现相关肿瘤。

接受化疗和放疗的患者，主要出现激素水平降低、排卵障碍甚至不排卵表现，临床表现为月经稀发、经量减少乃至闭经。通过测定血清雌激素、睾酮、卵泡刺激素和抗苗勒氏管激素可定量说明卵巢功能紊乱程度。

五、肿瘤治疗导致卵巢功能紊乱的预防

（一）化疗药物对卵巢损害的防治与保护

化疗对于卵巢的损害及生殖功能的影响是肯定的。在放、化疗期间通过抑制卵巢功能，主要是抑制卵母细胞激活和卵泡发育并最终抑制排卵。因此要尽量减少治

疗对卵巢的毒性。烷化剂化疗早期，卵巢损害主原理为原始卵泡急剧消耗，所以化疗期间阻止原始卵泡过度启动是保存卵巢功能重点。随着化疗周期数增加，卵巢局部血供障碍，颗粒细胞破坏明显，雌、孕激素、促卵泡素和黄体生成素等性激素发生紊乱，临床表现为月经周期异常或闭经，或终将致卵巢早衰，因此，化疗药物对卵巢毒性作用是复杂而长期的，而卵巢保护则应贯穿于化疗各阶段始末。

（二）药物保护

注射下丘脑促性腺激素释放激素（GnRH）激动剂或口服避孕药是目前采用的两种方法。在动物中，GnRH激动剂可降低化疗诱导卵巢损伤风险。这种方法对人类是否有效还无充分证据。目前还无大型、前瞻性对照研究证明GnRH激动剂对卵巢功能的保护作用。添加GnRH激动剂可能对保护月经功能有益，无证据证实GnRH激动剂能提高化疗后自然受孕率。促性腺激素释放激素激动剂（GnRH-a）类似物，可在一定程度上减轻化疗药物对卵巢损伤，但临床上尚无消除化疗药物对卵巢组织损伤的有效措施，在确定化疗方案之前，应重视对化疗药物选择和卵巢功能的保护，预防化疗后卵巢早衰发生。

由于部分肿瘤细胞表达GnRH受体，因此有人认为使用GnRH激动剂可能对肿瘤预后不利。口服避孕药通过抑制排卵发挥作用，但其对化疗期间卵巢保护作用证据更少。另外，恶性肿瘤和化疗都是血液高凝导致血栓的危险因素，口服避孕药，有的孕激素是否会进一步增加血栓风险也是值得关注的问题。

（三）化疗或放疗前卵巢冻存与移植

卵巢组织冻存与移植主要针对预期寿命长，卵巢发育成熟，化疗效果好的恶性肿瘤患者，包括儿童血液病、生殖细胞恶性肿瘤最佳适应证为青春期或青春前患者、育龄期或有生育意愿且放化疗无法延迟的患者。主要适应证为年龄小于等于35岁，也可根据卵巢储备情况和个人意愿适当放宽年龄限制，实验室检查卵巢储备功能较好，需排除卵巢恶性肿瘤或卵巢转移，或转移风险高的患者。卵巢组织冻存与移植包括：卵巢组织活检取材与转运，卵巢组织处理与冻存，卵巢组织移植与移植后随访等关键技术实施等。冷冻保存卵巢组织是近年开展的试验性卵巢功能保护手段，理论上既能保留卵子发育，也能保留卵巢激素分泌功能。但卵巢移植和保存尚处于试验性研究阶段，且冻存卵巢组织移植回体内后能在多大程度上恢复性腺功能还有待研究。

胚胎冷冻保存技术成熟，包括胚胎冷冻、卵母细胞冷冻和卵巢组织冷冻。可为准备行辅助生殖患者储存剩余胚胎。胚胎冷冻对于未婚女性或者不准备采取辅助生殖措施的女性不适合，并且也不能减轻化疗药物对卵巢激素分泌功能的损害。卵母细胞冷冻保存是另一个选择，对未婚女性或不准备采取辅助生殖措施的女性可能更适合，但卵母细胞冻存在技术上比胚胎冷冻更困难，同样也不能解决化疗药物对卵巢激素分泌影响的问题。

冷冻卵巢和胚胎冷冻实施前需要充分了解患者意愿、知情同意及技术实施可行性，对肿瘤分期及评估，整个过程需肿瘤专科、生殖医学科等多学科配合。

（四）盆腔放疗的卵巢功能保护

预防放疗引起卵巢损伤是治疗时进行遮挡以及手术将卵巢移出放射野。比如对可能接受放疗的育龄期宫颈癌患者通过手术将卵巢悬吊于真骨盆以外，以避开放射线照射范围。但需要和患者交代，即便采用保护性腺的措施，也不能完全避免射线对卵巢损伤。保护措施如下。

1）卵巢移位：在需要盆腔放疗的年轻宫颈癌患者，在保证无卵巢转移时，为提高病人生活质量，尽量避免卵巢早衰及相关不孕，放疗前利用手术将卵巢移位于放射野以外的部位，建议移位卵巢应位于髂嵴上方1.5 cm以上，利用放疗技术设计保护卵巢的放疗计划，辐射剂量限制在Dmax小于9.8 Gy，Dmean小于4.6 Gy，移位卵巢应高于计划目标容积（PTV）上边界髂嵴平面上方大于1.12 cm处，可保留移位卵巢功能；当卵巢低于PTV的上边界，横向距离应大于3.265 cm且卵巢最大剂量（Dmax）小于或等于4 Gy，若横向距离大于2.391 cm且卵巢Dmax小于或等于5 Gy；Yin L学者卵巢限量应为卵巢最大剂量小于9.985 Gy，平均剂量小于5.32 Gy和V5.5小于29.65%。可见卵巢移位的距离是放疗中能否保留住卵巢功能的关键所在。

2）放疗技术改进：妇科盆腔放疗中采用前后2D两野对穿，对卵巢保护性更好，但其他正常组织不受剂量保护，如直肠、膀胱及小肠将承受更多剂量。基于IMRT、VMAT和HT技术探讨在宫颈癌双侧卵巢功能保留放疗方式，HT与IMRT，VMAT和3D-CRT比较，可降低卵巢最大剂量和平均剂量，并保证PTV和其他危及器官有较好剂量学分布。

3）体外放疗是卵巢功能衰减的主要风险因素，单纯手术治疗的患者卵巢保存率为100%，术后阴道近距离放疗患者卵巢保存率为90%，术后外放疗和阴道近距离放疗患者卵巢保存率为60%，在预防髋部异位骨化放疗中，提出通过分野放疗SBT和光子能量超过6 MV情况下，同侧卵巢剂量可减少一半，对侧可减少四分之一卵巢受量，以减少对卵巢功能损伤。

（五）靶向免疫治疗的卵巢功能保护

对年轻有生育要求女性肿瘤患者，因TKIs等靶向药物或免疫治疗对卵巢功能有损害，故在进行这些药物治疗时需采取有效卵巢保护措施。由于停用TKIs对生育率长期影响研究不足，因此建议服用TKI期间避免怀孕妊娠。在服用TKI期间妊娠的女性，应在停用TKI导致复发严重风险与对胎儿潜在风险间平衡。在严密监测下，可考虑洗脱TKI后进行控制的卵巢刺激，以冷冻保存卵母细胞或胚胎，并计划恢复TKI，直到准备怀孕或移植胚胎以快速怀孕。

如TKI患者需促性腺毒素疗法（如骨髓/干细胞移植方案）或影响生育能力的生殖手术，也应提示保留生育能力。因免疫治疗进入临床时间尚短，对免疫治疗包括内分泌系统在内的多系统副反应认识仍不足，虽最近已有个别动物试验显示免疫检查点抑制剂对卵巢功能有损害，但仍需更深入研究评估免疫治疗的生殖毒性。

六、肿瘤导致卵巢功能紊乱的治疗和管理

去除肿瘤是治疗肿瘤本身引起的卵巢功能紊乱最直接、最重要措施。根据不同肿瘤类型，可采用手术、放疗、化疗或者整合治疗。例如具甾体激素分泌功能的卵巢性索间质肿瘤，经手术切除后体内激素水平常可迅速恢复正常，患者激素相关症状逐步减轻乃至消失。

由于化疗、放疗或因肿瘤切除导致的卵巢功能丧失，可采用激素替代治疗，主要是雌激素替代治疗。对育龄期患者，在排除使用雌激素禁忌证后，可予人工合成雌激素治疗。如患者同时保留了子宫，需采用雌、孕激素联合治疗或替勃龙治疗，以免雌激素无拮抗地刺激子宫内膜增生。如患者不愿或不能接受雌激素替代治疗，可采用升麻萃取物、选择性5-羟色胺再摄取抑制剂等非激素药物缓解雌激素低落症状。必须强调的是，由于部分肿瘤属于激素依赖性（如子宫内膜癌、子宫肉瘤、卵巢低级别浆液性癌、卵巢透明细胞癌、卵巢恶性性索间质肿瘤），不适当激素补充或替代有恶化肿瘤预后风险。一般认为，卵巢高级别浆液性癌、黏液性癌、生殖细胞肿瘤、交界性肿瘤、各种病理类型的宫颈癌患者进行激素补充或替代治疗是安全的；卵巢子宫内膜样癌、子宫特殊病理类型的恶性肿瘤患者接受激素补充或替代治疗需权衡利弊。所以激素替代治疗方案应由妇科肿瘤和妇科内分泌专家共同制定。

七、肿瘤相关性乳腺功能紊乱的防治

乳腺是多种内分泌激素的靶器官，体内激素水平变化会影响乳腺组织结构或功能，其中卵巢激素（雌激素、孕激素及少量的雄激素）和垂体激素对乳腺影响最大，其次是甲状腺激素、胎盘激素、肾上腺皮质激素及胰岛激素等。肿瘤和肿瘤治疗及乳腺假体植入对乳腺结构和功能有一定影响。

（一）肿瘤及性激素导致乳腺功能紊乱

肿瘤引起雌激素分泌增加，导致乳腺增生可能有以下几种情况：①卵巢肿瘤诱

导卵巢功能亢进；②腺垂体肿瘤导致下丘脑、垂体功能亢进，诱导促性腺激素分泌增多；③肺癌、胸腺癌等腺垂体以外组织分泌异源性促性腺激素。④肾上腺肿瘤引起肾上腺皮质网状区雌激素分泌过多。

肾上腺皮质癌（adrenocortical carcinoma，ACC）也会导致乳腺发育异常。功能性ACC常伴糖皮质激素分泌过多，而雄激素、雌激素或醛固酮高分泌相对罕见。雄激素向雌激素的外周转化和/或雌激素共分泌会诱导显著症状，1%~3%男性ACC患者会产生过量雌激素进而抑制性腺轴导致乳房发育和睾丸萎缩。米托坦是ACC首选辅助治疗药物，男性治疗剂量超过4g/d时可能出现乳房发育，治疗过程应监测其血药浓度。

外源性雌激素或雌激素类化合物会干扰乳腺组织发育。成年女性雌二醇（E2）水平升高可促进乳腺小叶增生和腺泡分泌性扩张，当其水平过高，还会导致乳房发育不良、乳房下垂、左右乳房大小不一等。长期食用或接触含有雌激素成分的食品、药品和保健品会提高乳腺早熟风险；儿童肿瘤患者长期使用含皮质激素的软膏治疗，放疗导致的皮肤干燥、瘙痒也会导致乳腺提早发育。

乳腺增生症（hyperplasia of mammary glands，HMG）是乳腺功能紊乱最常见疾病，其发生与周期性激素分泌紊乱或乳腺组织对激素敏感性增加有关。HMG症发病诱因常为雌孕激素比例失衡（E2分泌增多，孕激素分泌下降）及黄体期泌乳素（prolactin，PRL）分泌增多。在内分泌激素刺激下，乳腺发育和退化过程失常，会导致乳腺腺泡、导管上皮细胞及结缔组织增生。

（二）乳腺癌药物治疗引起的性腺功能紊乱

1.雄激素

此类药物有丙酸睾酮（testosterone propionate，丙酸睾丸素）、甲睾酮（methyltestosterone，甲基睾丸素）等，主要用于维持男性生殖功能，促进性器官和第二性征发育，提高性欲，大剂量可抑制腺垂体分泌促性腺激素，也可减少雌激素分泌，有抗雌激素作用。在治疗功能失调性子宫出血、卵巢癌、子宫肌瘤、乳腺癌和女性再生障碍性贫血时，用药时间长可引起多毛、痤疮、闭经、乳腺退化及性欲减退等男性化现象，孕妇用药则可引起女婴男性化。

2.苯丙酸诺龙

苯丙酸诺龙（nandrolone phenylpropionate，多乐宝灵）主要用于蛋白质不足和分解亢进、损失过多等病例（如营养不良、严重烧伤、手术前后、老年性骨质疏松、生长发育迟缓和恶性肿瘤晚期等）及大剂量皮质激素的负氮平衡，也常用于功能失调性子宫出血和子宫肌瘤的治疗。较长期使用时有轻微男性化作用，可致女性患者胡须生长、痤疮增多、多毛、声音变粗、阴蒂肥大、闭经和月经紊乱等，孕妇使用致女婴男性化。

3.多巴胺受体拮抗剂

胃肠动力剂多潘立酮（domperidone，吗丁啉）、甲氧氯普胺（metoclopramide，胃复安/灭吐灵）和西沙必利（普瑞博思，prepulsid）等，这类药物能对抗多巴胺对PRL分泌的抑制作用，使PRL分泌增多，血PRL增高，乳腺胀痛和溢乳。长期使用患者出现症状无须处理，停药后自行消失。

4.H_2受体阻滞剂

H_2受体阻滞剂常用于治疗消化道溃疡、慢性结肠炎、荨麻疹与瘙痒症和湿疹等，可通过阻滞腺垂体γ-氨基丁酸能受体解除γ-氨基丁酸能神经对泌乳素释放的抑制，从而引起乳腺胀痛或溢乳。停药后症状可消除。

（三）其他肿瘤治疗导致的乳腺功能紊乱

乳腺癌放化疗也可影响乳腺组织结构。新辅助化疗（NAC）可能诱导对侧乳腺体积（BV）、纤维腺体体积（FGV）和乳腺腺体密度（BD）的降低。放疗过程中，乳腺可发生明显畸形改变，在治疗计划中应予以考虑，需要在乳房表面增加大于或等于8 mm的额外边界。

（四）乳腺假体植入对乳腺的影响

隆乳术有假体置入式、注射法及自体组织移植几种方法。异物植入后对乳腺结构有不同程度影响。研究显示，隆乳术后部分患者引发临床不适感，原因是乳房假体或注射的聚丙烯酰胺水凝胶（PAHG）周围包膜不均匀增厚，诱导腺体结构紊乱，密度欠均匀或增高；或自体脂肪注射导致多发颗粒样低密度影，部分边缘钙化。聚丙烯酰胺水凝胶乳腺注射剂，由于很多患者注射后出现乳房变形等多种并发症，已被撤销医疗器械注册证，全面停止生产、销售和使用。因此，无论何种隆乳术均属于异物植入，会引起术后乳房结构及形态改变，对机体有一定侵害。

此外，单病例报告和单病例对照研究显示，乳房假体可能增加间变性淋巴瘤激酶阴性的间变性大T细胞淋巴瘤（anaplastic large T-cell lymphoma，ALCL）发生风险，概率为百万分之一，但无前瞻性流行病学研究证实。

第七章

肿瘤相关男性性腺功能紊乱

一、概述

睾丸是男性的主要性腺器官，包括曲细精管与间质细胞组织，前者是精子产生的部位，后者具有内分泌功能，可分泌雄性激素。男性体内雄激素主要来自睾丸和肾上腺，其中睾丸分泌的雄激素约占95%，肾上腺来源的雄激素占5%。睾丸间质细胞（Leydig细胞）分泌的雄激素主要有睾酮（testosterone，T）、双氢睾酮（dihydrotestosterone，DHT）、脱氢异雄酮（dehydroisoandrosterone，DHIA）和雄烯二酮（androstenedione）等，其中双氢睾酮的生物活性最强，其次是睾酮。

睾丸功能的内分泌调节：下丘脑肽能神经元分泌的促性腺激素释放素（gonadotropin-releasing hormone，GnRH）经垂体门脉系统作用于腺垂体，促进其分泌促卵泡激素（follicle-stimulating hormone，FSH）和黄体生成素（luteinizing hormone，LH），LH促进睾酮形成发挥作用。反之，血中睾酮达到一定水平，负反馈机制抑制GnRH和LH分泌。

泌乳素（prolactin，PRL）对男性生殖腺功能也有影响。在睾酮存在条件下，PRL可增加睾酮生成量，促进雄性性成熟，但慢性高催乳素血症血睾酮水平下降。

男性性腺功能紊乱除原发肿瘤相关病史、临床表现和治疗史外，病史采集不能只满足主要症状和体征，还应了解出生后生长发育、青春期启动年龄和过程、婚姻、性生活和生育等病史。此外，一些肿瘤化疗、放疗或免疫靶向治疗对生育和性功能都有影响。

睾酮（T）降低或雌二醇（E2）升高，T/E2比值降低，可见于各种原因引起的睾丸功能减退症。测定肾上腺雄激素方法是测定24小时尿17-酮类固醇（17-KS）和17-生酮类固醇（17-KGS）。它们的化合物，如17-羟孕酮（17-OHP）、雄烯二酮和去氢异雄酮可应用放射免疫测定法直接从血中测定。

影像学检查，包括B超、X线片、CT、MRI、PET等均可用于男性性腺功能相关疾病的诊断与鉴别诊断。

二、肿瘤导致的男性性腺功能紊乱

（一）垂体腺瘤

垂体腺瘤（pituitary adenoma）是发生于腺垂体的良性肿瘤，约占颅内肿瘤15%。垂体瘤瘤体局部压迫垂体正常组织，引起促性腺激素水平低下，导致男性性腺功能低下。具有内分泌功能的垂体腺瘤可通过分泌激素直接或间接影响下丘脑-垂体-性腺轴，引起男性性腺功能紊乱，如功能性促性腺激素瘤（functioning gonadotroph adenomas，FGA）和泌乳素瘤（prolactinoma）。

（二）泌乳素瘤

男性垂体PRL瘤患者的血清PRL过度分泌，破坏促性腺激素释放激素的脉冲式分泌，从而抑制垂体产生促性腺激素释放功能，FSH和LH分泌减少，直接影响睾丸生精功能，并导致雄激素水平下降，引起性功能障碍。另外，垂体肿瘤本身局部压迫效应也可破坏分泌促性腺激素的垂体前叶细胞，并阻断下丘脑促性腺激素释放激素通路，而且也阻断正常情况下垂体PRL抑制通路。

男性PRL瘤早期以性功能减退为主，瘤体增大时表现为压迫症状，引起头痛、视力减退、视野缺失和垂体功能低下等。

血清泌乳素（PRL）、促卵泡素（FSH）、黄体生成素（LH）、雌二醇（E2）、孕酮（P）、睾酮（T）、三碘甲状腺原氨酸（T3）、甲状腺素（T4）、游离三碘甲状腺原氨酸（FT3）、游离甲状腺素（FT4）、生长激素（GH）、促肾上腺皮质激素（ACTH）、皮质醇（CoR）等测定.

蝶鞍平片或CT扫描可直接显示肿瘤形态、大小、供血情况及有无囊性变等，冠状位增强扫描还可显示肿瘤与其周围骨性结构关系。蝶鞍区MRI诊断垂体腺瘤最大优点在于其能从轴位、冠状位和矢状位三方面进行定位，了解肿瘤与海绵窦和蝶窦等周围结构的关系。对垂体微腺瘤多采取垂体动态增强MRI（PWI），以明确病变部位和大小。

治疗原则为抑制或破坏瘤细胞发展，从而防止、减轻肿瘤对正常垂体组织的压迫，以恢复、保护垂体功能。抑制肿瘤分泌过多PRL，从而纠正和改善对垂体及性腺的抑制作用，恢复性腺轴功能。

手术治疗主要针对较大腺瘤，少数对服用多巴胺2型受体兴奋类药物反应严重或耐药的垂体微腺瘤患者。手术是目前应用最广泛且效果显著的疗法，其效果与肿瘤大小、位置、扩展方向、是否侵袭性生长及恰当的手术入路和方法有关，常用两种手术入路。①经额开颅肿瘤切除术：适于向鞍上、鞍旁、额下和向斜坡等方向生长的肿瘤。②经鼻蝶窦肿瘤切除术：由于PRL腺瘤多为微腺瘤，故采用本手术较多。PRL患者可伴有垂体功能减退，表现为靶器官功能减退，术后需靶器官激素替代治疗。术后应注意监测患者意识状态、生命体征和血糖，维持水电解质平衡。

对神经放射学、组织学和术中观察认为肿瘤为侵袭性生长入海绵窦者，药物治疗不耐受者可考虑行立体定向治疗。

药物治疗主要是多巴胺受体兴奋类药物，如溴隐亭具降低血清PRL水平和缩小瘤体作用，但需长期服用，且有头晕和胃肠反应。比较特殊的是男性患者，尽管肿瘤巨大，且呈侵袭性生长，手术无法完全切除，但短期大剂量治疗如10 mg/d，肿瘤可显著缩小，激素水平下降，长期服用效果比较理想。

（三）功能性促性腺激素瘤

功能性促性腺激素瘤（functioning gonadotroph adenomas，FGA）是能分泌促性腺激素的垂体瘤，发病率非常低，一般仅在出现明显临床表现时才被确诊。FGA在形态上与垂体无功能腺瘤无明显区别。发病机制不清楚，研究推测可能与GnRH受体基因高表达有关。

FGA男性患者常表现睾丸增大，部分患者可表现为视野缺陷，性功能减退。血清LH、FSH、睾酮浓度、游离睾酮、双氢睾酮均增高。

FSH水平高，LH和睾酮可下降、正常或增高，抑制素正常或轻度增加。影像学检查：超声显示睾丸增大，非囊性及实性肿块样肿大；垂体影像学多为大腺瘤；FSH增高；睾丸活检可见曲细精管长度增加，精子生成不足，睾丸间质细胞形态学正常。

应该和其他原因导致的睾丸增大鉴别。包括睾丸微石症、骨髓纤维化、先天性睾丸囊肿、恶性睾丸病变、淋巴瘤、急性淋巴细胞白血病等。

治疗：手术切除腺瘤仍是最优方法，术后可使FSH下降，使其对男性睾丸的作用减弱，使男性睾丸体积减小。儿童病例，手术成功后，促性腺激素分泌回到正常发育期的模式，性早熟迹象被部分或全部逆转。放疗主要用于术后复发患者。药物治疗有多巴胺受体激动剂、生长激素抑制素类似物、GnRH受体激动剂和拮抗剂，上述药物部分可能对改善症状及性激素水平有效，但不能控制肿瘤生长。故药物治疗目前不作为首选方案。

三、肿瘤合并男性性腺功能紊乱

（一）肾上腺皮质瘤

肾上腺皮质瘤，即肾上腺皮质腺瘤或肾上腺皮质癌可分泌过量的肾上腺的雄性或雌性激素从而导致性征异常。这些肿瘤组织可分泌大量脱氢表雄酮和雄烯二酮，在外周组织转化为睾酮，然后通过反馈作用使患者垂体的ACTH分泌处于抑制状态。

肾上腺皮质肿瘤分泌过量性激素，若发生于幼儿或儿童期，男性表现为性早熟或巨阴茎症，骨骺过早愈合。肿瘤若发生于成年，则表现为男性女性化，可出现双侧乳房发育，乳汁分泌，常有睾丸萎缩并性欲减退。肾上腺皮质肿瘤患者还可表现为混合性内分泌紊乱综合征，除性征异常改变外，常伴发高皮质醇症、高醛固酮症等临床表现。

实验室检查：染色体检查以确定患者的性别并排除真两性畸形。皮质醇与性激素测定，肾上腺皮质癌时血17-酮类固醇（17-KS）多明显升高，腺瘤仅轻到中度升高，性激素异常，ACTH激发试验，地塞米松抑制试验。

肾上腺皮质功能亢进患者，不论其病原为增生或肿瘤，小剂量地塞米松抑制试验（每日1 mg），尿17羟（17-OHCS）抑制一般不大于对照值的50%。如地塞米松小剂量抑制时，尿17羟（17-OHCS）仍无明显下降，改用大剂量法（即每日9 mg），此时尿17羟降低到对照值的50%以下，表示肾上腺皮质可能增生，无明显改变者，可能为肾上腺皮质肿瘤。

影像学检查：超声、CT、MRI均能进行形态学诊断，可见肾上腺皮质腺瘤大小。

肾上腺功能性肿瘤引起性征异常在幼儿、青春期及成人均可发生。男性化肾上腺肿瘤在幼儿发病绝大多数为癌，常伴库欣征，男性表现同性性早熟；女性化肾上腺肿瘤多发生在男性成人，极少见，多数以乳房胀痛、增大就诊，同时伴性欲减退，睾丸萎缩，雌二醇增多等症状。血尿皮质醇和性激素测定和肾上腺区影像学检查可辅助诊断。需要与先天性肾上腺皮质增生、睾丸肿瘤、肝肿瘤、染色体异常、性激素和药物滥用等所致性征异常鉴别。

（二）后天性肾上腺皮质瘤的治疗

1.激素替代治疗

GC抑制ACTH释放，阻止雄激素过高所致骨骺过早融合，使患者接近或达到正常身高，阻止男性患儿假性性早熟，保证患儿正常生长发育过程，从而获得生育能力。盐皮质激素可协同GC作用，使ACTH分泌进一步减少。

2. 手术治疗

肾上腺肿瘤一经确诊应尽早手术，良性腺瘤有完整包膜，手术难度较小，预后较好；恶性肿瘤多数体积较大，如肿瘤出现局部浸润或远处转移，则术后易复发，预后差。良性肾上腺肿瘤切除后体内激素可很快恢复正常，性早熟症状明显改善，且患者身高与性发育不受影响，预后较好。

3. 化疗和放疗

对不能手术切除的恶性肿瘤或术后复发、转移患者，也可用化疗或放疗。化疗药物临床多采用邻对二氯苯二氯烷、甲砒酮、氨基导眠能、酮康唑等，能抑制类固醇的过度产生，但不能提高存活时间。放疗只能起姑息性治疗作用。

建议终生随访。随访指标包括身高、骨龄、体重、血压、皮质醇、睾酮、血浆肾素活性、电解质及睾丸超声等，ACTH通常可不作为监测指标。婴儿期每3个月随访1次，儿童每年1次骨髓X线片评价骨龄，成年后每4~12个月1次。

（三）睾丸间质瘤

睾丸间质细胞瘤（leydig cell tumor，LCT），又称为Leydig细胞瘤，是最常见的性素/性腺间质肿瘤，病因尚不明确。占睾丸肿瘤的1%~3%，可发生于任何年龄，最常见于30~60岁的成人，另一个发病高峰期为3~9岁。约3%患者为双侧睾丸间质细胞瘤，可同时发生，也可相继发生。本病多数良性，约10%患者可发生肿瘤恶变，多为成人。约8%的Klinefelter综合征患者可合并Leydig细胞瘤。

常表现为阴囊内无痛性肿块，体积较大，时有坠胀或疼痛。发生于青春前期（平均年龄5岁），常表现为性早熟，第二性征发育；成人有乳腺增大（约10%）、性欲下降、阳痿。

实验室检查雌激素和雌二醇激素水平升高，睾酮水平降低，LH和FSH水平升高。AFP、hCG、LDH和PLAP常阴性。

影像学检查，超声可能探及睾丸中边界清楚、低回声和高血流信号病灶。但这种超声表现较为多变，且很难与睾丸生殖细胞肿瘤相区别。超声造影检查或增强MR可提高检出率。

病理：镜下肿瘤组织均匀，细胞呈多角形，核略偏一侧，胞浆丰富，嗜伊红，细颗粒状，部分胞浆内含有类脂质空泡，脂褐素以及棒状Reinks结晶。本病多为良性，约10%睾丸间质细胞瘤为恶性，当出现以下征象时提示恶性：①体积大于5 cm；②高龄；③有丝分裂活跃（大于3/10HPF）；④血管侵犯；⑤肿瘤细胞异形性明显；⑥MIB-1表达升高；⑦肿瘤坏死；⑧周围侵犯；⑨肿瘤侵透睾丸实质；⑩DNA非整倍体。

检查须包括肿瘤标志物，内分泌检查（至少要包括睾酮、LH和FSH），双侧睾丸超声探及睾丸中边界清楚、低回声和高血流信号病灶。超声造影检查或增强MRI可提高瘤检出率。

（四）睾丸间质瘤的治疗

1.手术治疗

睾丸间质细胞瘤有一定恶性度。宜尽早手术，对睾丸实质内小体积肿瘤，其出现男性乳腺增大或激素异常病例，考虑为非生殖细胞肿瘤可能，可考虑行术中冷练切片，争取术中明确肿瘤良恶性，确定保留睾丸组织肿瘤切除术（testicular-sparing surgery，TSS）还是睾丸根治性切除术。一般青春期前的Leydig细胞肿瘤患者常表现为良性过程（良性率约80%），保留患侧睾丸对男性的外观、心理健康具有重要意义。因此，对于青春期前，且有强烈保留睾丸意愿的患者，尽量行保留睾丸组织病灶切除术（TSS），术后定期复查，该法可考虑作为青春期前Leydig瘤首选疗法，对术后出现淋巴结转移者应早期行淋巴结清扫术以获较好预后。对青春期后发病患者应行根治性睾丸切除术，在间质肿瘤中出现恶性病理特征时，根治性腹股沟睾丸切除术或加腹膜后淋巴结清扫术。

2.化疗和放疗

主要用于术后辅助化疗。但是对于淋巴结，肺，肝或骨转移的患者，放疗或化疗的反应较差，预后不良。

3.随访及预后

对于良性Leydig细胞肿瘤，应定期行胸部和腹部CT，定期测定睾酮和雌激素的水平。一期患者行腹膜后淋巴结清扫术预后较好，二期患者行腹膜后淋巴结清扫术后总体预后较差。

（五）支持细胞瘤

睾丸支持细胞瘤（sertoli cell tumer，SCT），又称男性母细胞瘤，较少见，约占睾丸肿瘤的1%。可发生于任何年龄段，包括婴儿，但以成人多见，平均年龄约45岁。按病理可分为三类：①典型睾丸支持细胞肿瘤；②大细胞钙化型；③硬化型。

睾丸支持细胞瘤多表现为睾丸内质硬包块，较大肿瘤可有阴囊坠痛。大细胞钙化型支持细胞肿瘤患者可同时伴遗传综合征（卡尼综合征或黑斑息肉病），40%左右患者存在内分泌紊乱，部分会有男性乳腺发育、色斑等症状。查体可触及睾丸内质硬肿物，多无触痛。

实验室检查雄性激素、雌性激素、促性腺激素升高，但也可正常。睾丸肿瘤标志物AFP、hCG、LDH和PLAP通常为阴性。

影像学检查：睾丸超声，以及胸部和腹部CT。睾丸支持细胞瘤超声检查常呈低回声表现，不能完全区分睾丸生殖细胞瘤，部分有钙化声影。部分可见转移征象。

病理：组织学多为上皮小管或间质，也可伴精原细胞瘤、绒毛膜上皮癌及畸胎瘤成分。瘤细胞表达vimentin、cytokeratins、inhibin（40%）和protein S-100（30%）。部分肿瘤呈现恶性征象，恶性率为10%~22%。睾丸支持细胞瘤恶性征象如下：①体积大于5 cm；②有丝分裂活跃（大于5/10HPF）；③有核仁，伴多形性细胞核；④肿瘤坏死；⑤血管侵犯。

临床表现缺乏特异性，所以术前明确诊断较困难，诊断主要根据术后病理结果。

（六）支持细胞瘤的治疗

1.手术治疗

目前推荐对较小睾丸肿瘤可先进行睾丸部分切除术（TSS），以保留睾丸内分泌功能，得到最终病理结果后再做进一步处理，尤其对有男性乳房发育症、激素紊乱、钙化超声图像（具有钙化灶的小而局限的肿瘤）等明显支持细胞肿瘤征象患者。对年轻双侧睾丸小肿瘤（小于2 cm）可做保留睾丸肿瘤切除术。如最终病理提示为非间质细胞瘤（如生殖细胞肿瘤）可二次行睾丸切除术。如病理提示恶性征象，尤其老年患者，推荐行根治性睾丸切除术及早期腹膜后淋巴结清扫，以防肿瘤转移。但对临床分期Ⅰ期的低危患者，不推荐行预防性腹膜后淋巴结清扫术。

2.放疗或化疗

对淋巴结、肺、肝或骨转移患者，放疗或化疗反应较差，预后不良。对无临床恶性征象，但存在病理恶性征象患者，在睾丸切除术后进行个体化监测。对高危患者，每3~6个月进行体检、内分泌检查，阴囊及腹部超声，胸部X线片或CT检查。

四、肿瘤治疗相关男性性腺功能紊乱

（一）前列腺癌内分泌治疗引起性腺功能紊乱

雄激素剥夺治疗（androgen deprivation therapy，ADT）通过阻断下丘脑-垂体-性腺（睾丸）轴和肾上腺的雄激素分泌途径或抑制雄激素受体的生物学功能，限制瘤细胞生长，是前列腺癌治疗中广泛采用的基础疗法。ADT主要适用于转移性前列腺癌、根治性治疗前后的新辅助或辅助治疗以及不能耐受根治性治疗的患者。

1.病因和病理

ADT可有效减少雄激素生成，抑制前列腺癌生长，但同时会对免疫、消化、心血管、骨骼、代谢等造成影响，形成一种男性雄激素缺乏（androgen deficiency，AD）的临床综合征，即雄激素剥夺治疗后代谢并发症。

2.临床表现

ADT可表现为潮热、男性性欲减退，偶见乳房肿胀和硬结；骨密度下降和骨质疏松，易发生骨折事件；ADT可降低胰岛素敏感性，增加糖尿病风险，同时ADT后肌肉减少和脂肪堆积，导致体重、腰围增加，引起腹型肥胖；低雄激素血症削弱了雄激素对机体造血功能的促进作用，部分患者可出现贫血。

3.诊断

对前列腺癌ADT患者除定期检测前列腺抗原（tPSA）、睾酮、胸部X线平片或CT和骨扫描外，还要监测BMI、血常规和血生化和超声心动，了解血压、血糖、血脂变化，定期进行代谢风险和心脏功能评估。目前骨质疏松症临床诊断是根据双能X射线吸收仪的T值检查结果，即T值低于健康成人的平均值2.5标准差。综合ADT骨代谢特点，在前列腺癌开始ADT时用双能X射线吸收仪对骨密度（bone mineral density，BMD）进行系统评估，其后进行BMD定期监测，对骨折风险进行评估。血清碱性磷酸酶、Ⅰ型胶原羧基末端肽、骨钙素、骨特异性碱性磷酸酶等均较正常参考值升高，这些骨代谢生化指标有助于诊断和评估骨质疏松。

4.治疗和干预

针对ADT代谢并发症的干预措施：①教导患者戒烟戒酒，控制血压、血糖和血脂在合理范围；②积极进行生活方式干预，必要时咨询营养师调节饮食配比，以防止体重增加和胰岛素抵抗。③为减少骨质不良事件发生，可采取干预措施包括适当锻炼、补充钙和维生素D、双膦酸盐、选择性雌激素受体调节剂（如托瑞米芬）和靶向RANK配体抑制剂（狄诺塞麦）等。④ADT与心血管疾病关联尚不明确，但仍要高度警惕其潜在致死性心血管不良反应，特别对既往患者在接受ADT治疗时，更需关注心功能状态。

预防ADT代谢并发症最好方法是避免过度治疗，只在具有绝对指征时进行ADT。对接受ADT者，要做好代谢并发症监测，必要时生活方式干预和药物治疗以改善预后。

（二）其他肿瘤治疗相关性腺功能损伤

肿瘤治疗包括手术、化疗和放疗，随着分子生物学技术发展，近年来靶向和免疫治疗在杀伤肿瘤同时也会对男性性腺产生影响，甚至造成性腺功能损伤。

1.放疗

放疗不但可能直接损伤睾丸，还可能通过下丘脑-垂体-性腺轴对性功能和生育力造成损伤。当放疗照射剂量在0.1~1.2 Gy便会对精子产生不良影响，当达到4 Gy剂量，可能会对睾丸生精功能产生不可逆影响，造成少精子症或无精症。研究显示睾丸精原细胞瘤在放疗8年后，约50%患者生精功能受损后无法完全恢复。

为最大程度保护性腺器官和生精功能，在恶性肿瘤放疗时，采用精准、调强、三维适形放疗，以对肿瘤病灶进行精确照射，降低性腺受到不必要辐射剂量，减少睾丸受到破坏。在放疗过程中注意性腺放射防护，可在睾丸处使用铅板或铅勺等挡板进行保护。

2.化疗

环磷酰胺等烷化剂是肿瘤化疗常用细胞毒类药物，这类药物可诱导睾丸精原细胞凋亡，并且影响支持细胞内分泌功能，抑制精原细胞生长因子分泌，导致生精功能障碍。研究报道，使用烷化剂化疗患者在27个月后约70%无法恢复生育。

为降低烷化剂对男性性腺损伤，对有生育需求患者，建议优化肿瘤化疗方案，如在对淋巴瘤化疗中，采用ABVD方案替代CHOP或MOPP方案，减少药物对生精和血清中卵泡刺激素（FSH）的影响。另外，化疗期间给予抗氧化药物，如左卡尼汀、谷胱甘肽和维生素E，以保护睾丸功能，提高精子质量，对抗化疗药物对睾丸性腺功能的损伤。

3.靶向治疗

近年靶向药物已广泛用于恶性肿瘤治疗，靶向药物多是一些酶抑制剂或单抗。酪氨酸激酶抑制剂，如舒尼替尼和伊马替尼，能抑制癌细胞血小板生长因子和干细胞因子受体的活性，从而发挥抑制瘤细胞生长作用，但该类药物可破坏睾丸间质细胞的产生，阻断络氨酸激酶参与的睾酮的合成，增加血清卵泡刺激素（FSH）、促黄体生成素（LH）和雌二醇浓度。临床表现主要是男性乳腺发育症，患者出现乳房增大，乳房肿块，可伴有乳房胀痛、压痛，泌乳等症状，还可伴性功能减退和男性假两性畸形等。组织学改变早期为乳腺腺管增生，数年后可出现上皮细胞纤维化，腺管数目减少。

对出现乳房胀痛、泌乳等不适症状患者停药后多数可在数月症状消失，症状不能自行消退者可予睾酮和抗雌激素药他莫昔芬等治疗。对病程超过1年或药物治疗不能恢复患者，可采取手术切除乳腺组织，以消除患者紧张、焦虑情绪。

第八章

肿瘤相关性骨代谢紊乱

一、肿瘤相关性骨代谢紊乱

肿瘤与肿瘤相关治疗可直接或间接引起骨量丢失、骨代谢紊乱，出现如骨质疏松、病理性骨折、高钙血症、骨质软化症等表现，影响患者健康状态、活动能力和生存质量，严重威胁肿瘤患者生命安全。积极预防和有效治疗肿瘤相关骨代谢紊乱是肿瘤整合管理的重要环节，及时筛查和正确干预是减少肿瘤患者骨骼相关疾病的措施。

（一）肿瘤相关性骨代谢紊乱分类

依据导致或合并骨代谢紊乱的机制不同分为以下类型。

1.原发骨肿瘤所致骨代谢紊乱

原发于骨的肿瘤，如骨巨细胞瘤、骨软骨瘤、骨纤维瘤、成骨细胞瘤、骨囊肿等，通常导致局部骨代谢紊乱。以骨巨细胞瘤为例，骨巨细胞瘤局部破骨活跃，扩张性溶骨性病灶，浸润性生长，侵犯整个骨骺和干骺端后，骨皮质膨胀变薄如蛋壳，骨皮质破坏较重者容易骨折。溶骨性发生在局部骨骼的，血钙磷水平通常正常，全身骨代谢情况无太大影响。部分骨巨细胞瘤可表现为恶性，发生早期转移，可累及范围较广的骨骼时也可发生高钙血症。原发于骨骼的恶性肿瘤，如骨肉瘤、骨纤维肉瘤、骨外软骨肉瘤、骨釉质瘤、血管外皮细胞瘤等。常表现为局部骨组织溶骨性改变，伴骨痛、畸形或病理性骨折，部分组织可有成骨性改变。晚期由于肿瘤累及骨骼范围增加，可出现血钙及骨转换标志物升高。

2.骨转移肿瘤所致骨代谢紊乱

乳腺癌、前列腺癌和肺癌等恶性肿瘤容易发生骨转移。转移性骨痛常基于影像学表现判断为溶骨性改变或成骨性改变。成骨细胞性骨转移多见于乳腺癌，其次见于前列腺癌、星状细胞瘤、胸腺瘤、类癌、鼻咽癌、神经胶质瘤、胃泌素瘤、宫颈癌等。这些骨转移肿瘤的微环境中含大量成骨细胞及其分泌的生长因子，除促进肿瘤生长，内皮素-1、成纤维细胞生长因子（FGF）、骨形态发生蛋白（BMP）、血小板衍生生长因子（PDGF）等增强骨形成活性。乳腺癌导致的骨转移常是溶骨性的。乳腺癌和前列腺癌均可同时分泌促进骨形成和刺激骨吸收两类细胞因子，因此二者均具溶骨-成骨型骨转移特征，可能是骨溶解或骨形成病灶。在成骨性骨转移为主病变中，钙磷大量向骨基质中沉积，导致血钙磷降低，甲状旁腺素（PTH）水平升高，骨形成和骨吸收标志物升高，其中以骨形成标志物升高为主；局部或全身骨密度升高，而在溶骨性骨转移为主病变中，钙磷大量向血液中释放，导致血钙磷升高，PTH水平被抑制，骨形成和骨吸收标志物升高，其中以骨吸收标志物升高为主；局部或广泛的骨密度降低，局部可出现病理性骨折。

3.功能性神经内分泌瘤所致骨代谢紊乱

功能性神经内分泌瘤通过自主分泌某种影响骨骼的激素导致骨代谢紊乱。如散发型原发性甲状旁腺腺瘤/癌引起的甲状旁腺功能亢进或过量分泌甲状旁腺素（PTH）促进钙在肾小管重吸收，同时通过增强破骨细胞活性增加钙磷从骨基质中释放。骨骼改变可表现为骨质疏松、病理性骨折，严重者出现棕色瘤。实验室检测可表现为高钙、低磷，PTH水平和骨转换标志物均升高。其他类型肿瘤也可导致原发性甲旁亢，如多发性内分泌腺肿瘤（MEN）1型和2A型、家族性孤立性甲旁亢、家族性甲旁亢-颌部肿瘤综合征等。垂体促肾上腺皮质激素（ACTH）细胞腺瘤/癌和肾上腺皮质腺瘤/癌等可导致肾上腺分泌过量糖皮质激素，导致糖皮质激素所致骨质疏松症（GIOP）。临床表现为骨量减少、骨密度降低，常伴有椎体压缩性骨折和肋骨骨折，骨坏死和肾结石也较为常见。垂体生长激素细胞腺瘤患者分泌过量的生长激素，刺激全身骨骼不同程度肥大、骨刺形成、骨关节炎患病增加。骨密度不能预测其骨折风险，但有研究发现约60%患者会发生椎体骨折。嗜铬细胞瘤分泌过量的儿茶酚胺，自主性高功能性甲状腺腺瘤分泌过来的甲状腺素，二者均可甲亢骨转换，增加骨基质分解及骨吸收，导致低骨量、骨质疏松和骨折等。这类患者由于骨吸收增加，可出现轻度非PTH依赖性高钙血症。部分甲亢患者中可出现骨膜增厚、骨质增生等肥大性骨关节病表现。

4.副瘤综合征所致骨代谢紊乱

部分肿瘤可分泌成纤维细胞生长因子-23（fibroblast growth factor-23，FGF-23）。FGF-23主要通过抑制磷在肾小管重新吸收发挥降低血磷作用，也可抑制25OHD向1，25（OH）$_2$D转换，导致患者出现低磷血症和血清1，25（OH）$_2$D下降，进一步引起骨矿化受损，类骨质增加和骨形成率下降。临床特点是低血磷性佝偻病/骨质软化症。肿瘤性骨质软化症（tumor induced osteomalacia，TIO），与其他类型低磷性佝偻病/骨质软化症相似，主要有骨痛、骨骼畸形、多发骨折等。引起佝偻病/骨软化症的肿瘤大多属于良性间叶来源的肿瘤，如血管瘤、皮肤细胞瘤、血管外皮细胞瘤等。部分恶性肿瘤也可导致TIO，如前列腺癌、乳腺癌、肺燕麦细胞癌、多发性骨髓瘤等。多数肿瘤引起高钙血症机制是分泌PTH相关肽（PTH related peptide，PTHrP），可发挥PTH作用，导致类似原发性甲旁亢骨骼改变，如高钙低磷、骨质疏松、病理性骨折等。肺神经内分泌细胞癌等肿瘤可分泌过量促肾上腺皮质激素释放激素（corticotropin releasing hormone，CRH）或ACTH，引起异位CRH或ACTH综合征，合成的过量皮质醇可导致糖皮质激素相关骨质疏松的改变。

5.内分泌肿瘤导致骨代谢紊乱

原发或转移至下丘脑-垂体的肿瘤，导致下丘脑-垂体损伤，进一步导致内分泌激素的紊乱。引起骨代谢紊乱的特征与原发疾病相关。如患者发病年龄较早，如颅咽管瘤和起病年龄较早的巨大垂体瘤等，主要作用途径是能量代谢引起的成骨细胞紊乱与骨形成异常。由于生长激素和性激素缺乏，多数表现为峰值骨量降低，骨形成不足，骨密度降低，骨折发生风险升高。如果肿瘤发生于达到峰值骨量以后，则对骨代谢的影响则主要为垂体-性腺功能减退，骨量流失增加。其他由于肿瘤本身或肿瘤占位效应导致垂体前叶功能减退，性激素、生长激素等缺乏的情况可对骨骼产生相似的影响。

6.肿瘤合并骨代谢紊乱

肿瘤合并骨代谢紊乱指骨代谢紊乱发生于肿瘤发生或诊断前，主要指肿瘤合并骨质疏松症。随着恶性肿瘤诊治技术的提高，肿瘤患者生存期显著延长，部分肿瘤患者在带瘤生存或肿瘤治疗缓解后随着绝经、年龄增长逐渐出现骨量减少和骨质疏松。肿瘤合并骨质疏松症，患者的临床表现与原发性骨质疏松症相似，可表现为骨痛、脆性骨折等。

（二）肿瘤相关性骨代谢紊乱的评估与诊断

全面评估：全面病史采集、体格检查、骨密度测定、骨折风险评估、影像学检查及必要的实验室测定。针对不同特征的肿瘤患者可能需要评估不同方面。

1.骨密度测量

使用双能X线吸收检测法（DXA）测量骨密度，其他的骨密度测定方法，如定量超声、外周骨定量CT等，均无骨质疏松的诊断标准，不作为常规开展。CT在国内普及，也可选择定量CT（QCT）法测定腰椎或股骨近端松质骨骨密度。还可用于骨量的评估、骨质疏松症的诊断、骨折风险的预测和药物疗效评估，主要测量的是中轴骨骨密度（股骨近端及腰椎）。

对合并原发性甲旁亢（PHPT）患者，或腰椎和髋部骨密度测量受限时，可加测非优势侧桡骨远端1/3骨密度。针对前列腺癌患者，应按照对一般人群的推荐进行骨密度和骨质疏松筛查。值得注意的是，部分肿瘤合并的是局灶性骨代谢紊乱，不一定能通过DXA或QCT骨密度测量反映出其对骨骼的影响。推荐应用基于DXA测定的骨密度分类标准。

表50-4

分类	T值
正常	T值≥常的1.0
低骨量	-2.5<T值<-1.0
骨质疏松	T值≤-2.5
严重骨质疏松	T值≤-2.5+脆性骨折

T值：（实测值-同种族同性别正常青年人峰值骨密度）/同种族同性别正常青年人峰值骨密度的标准差。

2.骨折风险评估

骨折风险评估工具（fracture risk assessment tool，FRAX），根据患者临床危险因素和股骨颈骨密度建立模型，用于评估患者未来10年发生髋部骨折及主要骨质疏松性骨折的风险。肿瘤本身并不属于FRAX模型中的危险因素，但如肿瘤患者合并长期未治疗的甲亢、性腺功能减退症或早绝经、慢性营养不良或吸收不良等，则在应用FRAX时应包括继发性骨质疏松这一危险因素。

（1）骨骼X线检查

可用于评估骨质疏松、骨折、局部骨质改变（如溶骨性改变、成骨性改变、骨质软化、原发于骨骼的肿瘤）等。X线影像骨结构稀疏可用于判断有无骨质疏松，但敏感性不够，通常骨质丢失大于30%才能显示，且不易量化，不用于骨质疏松症的早期诊断。胸腰椎正侧位X线影像可作为骨质疏松椎体压缩性骨折及其严重程度判断首选方法。检测早期骨转移瘤方面，X线敏感度低，难发现早期病灶，不作为骨转移常规检查手段，而常用于对有临床症状的部位（如疼痛或发生病理性骨折）或其他影像学检查（如骨扫描或MRI）所发现异常的补充评估。

（2）放射性核素显像

包括放射性核素骨扫描、^{18}F-FDG/NaFPET-CT/MRI、奥曲肽或^{68}Ga-DOTATATE等标记的PET-CT/MRI等。放射性核素骨扫描是骨转移首选筛查方法，能够早期发现成骨、溶骨或混合性骨转移灶，特别是对成骨性骨转移具有独特优势。在肿瘤所致代谢性骨病，如原发性甲旁亢、骨质软化等疾病中也有特征性改变。骨扫描具有灵敏度高、全身性骨组织一次成像不易漏诊优点，但特异性相对较低。^{18}F-FDG或^{18}F-NaF标记的PET/CT对骨转移灵敏度、特异度相对于放射性核素骨扫描更高，可评价肿瘤全身分期。奥曲肽或^{68}Ga-DOTATATE等标记的PET-CT/MRI对神经内分泌瘤伴骨转移或可导致TIO的肿瘤定位具很好的敏感性及特异性。

（3）CT/MRI

CT对发现骨质破坏，尤其是溶骨性改变敏感性高。较常规X光平片检测骨转移瘤的敏感度高，对原发于骨骼肿瘤、骨转移诊断、骨质破坏程度评价较准确。同时可获临近软组织病变信息，可显示病变血供特点、与周围神经及血管结构的关系等。但对判断骨密度及发现骨髓病变敏感性低。

MRI对骨髓局部病变的敏感性高，相较于CT对转移灶侵犯部位或原发于骨骼病灶性质、范围、周围软组织浸润情况显示更准确，有助于骨转移与其他累及骨骼病变的鉴别。对评估累及脊柱骨转移病灶，MRI敏感性比骨扫描更好。由于新发骨折常合并骨髓水肿，故MRI对新发骨折诊断有较好敏感性。

（4）骨代谢生化标志物

包括一般生化标志物、骨代谢调控激素和骨转换标志物。

一般生化标志物主要指血尿钙磷，肿瘤患者应常规筛查血钙磷水平。肿瘤引起血钙、血磷水平异常原因较多。如筛查中发现肿瘤患者合并血钙或血磷异常，常提示肿瘤可能导致骨代谢紊乱，需进一步评估引起血钙磷异常病因。如肿瘤患者出现高血钙，需首先评估有无肿瘤骨转移。骨代谢调控激素检测，PTH、25OHD、1，25（OH)$_2$D，怀疑肿瘤所致低磷骨质软化症可检测血FGF-23水平。

骨转换标志物包括骨形成标志物和骨吸收标志物，可反映成骨细胞活性及骨形成状态及破骨细胞活性、骨吸收状态，能够动态、敏感地反映全身骨骼代谢的状态。有助于鉴别原发性和肿瘤继发性骨质疏松、判断骨转换类型、预测骨丢失速率、评估骨折风险、监测药物疗效及依从性等。肿瘤如果累及骨骼，通常会导致高骨转换状态。以溶骨性改变为主要表现的患者，通常骨吸收标志物升高程度会大于骨形成标志物；反之，以成骨性改变为主要表现的患者，通常骨形成标志物的升高程度会大于骨吸收标志物。

（三）肿瘤相关性骨代谢紊乱的诊断

包括高钙血症、骨质疏松症、骨质软化症、骨质硬化症、肿瘤骨转移。

1）高钙血症：无特异症状与体征：血清钙大于2.75 mmol/L，可伴血钾低、血磷低、血镁低。

2）诊断骨质疏松：要排除代谢性骨病、肿瘤骨转移等导致骨量丢失和骨折发生。骨质疏松症诊断主要基于DXA骨密度测量结果和/脆性骨折。诊断标准（符合以下三条中之一者）：①髋部或椎体脆性骨折；②DXA测量的中轴骨骨密度或桡骨远端1/3骨密度的T值≤-2.5；③骨密度测量符合低骨量（-1.0<T值≤2.5）+肱骨近端、骨盆或前臂远端脆性骨折。

3）骨软化症（TIO）：诊断靠临床症状及实验诊断：如有骨痛、肌无力、脆性骨折等，实验室检测血磷降低、尿磷排出增加，FGF23水平显著增高，肾小管磷重吸收率（%TRP）或肾小球滤过率校正肾小管磷最大重吸收（TmP/GFR）得到尿磷排出值。FGF23介导的低磷血症、临床表现、实验室检查，必要基因检测等可以鉴别其他遗传或获得性（肿瘤源性）FGF23水平升高。肿瘤相关病史及病理结果可为TIO原发肿瘤提供分型依据。

4）骨硬化症：临床表现为骨痛，短时间内出现局部或全身骨密度升高，有新骨形成，骨形成标志物升高明显。部分患者由于骨形成活跃，大量钙磷沉积在骨骼中，可出现低钙血症。全身骨显像为成骨样改变。以前列腺癌、乳腺癌、胰腺癌、胃肠道黏液腺癌、类癌、淋巴瘤多见。

5）其他类型的骨代谢紊乱，肿瘤骨转移、甲状旁腺素相关性骨病等，在鉴别诊断中会提示不同于骨质疏松症的表现，如高钙血症、骨质破坏、高骨转换状态等。可通过明确相应原发病得到诊断。

（四）肿瘤相关性骨代谢紊乱的预防与治疗

肿瘤可直接导致表现多样的骨代谢紊乱，也是骨质疏松和骨折的重要危险因素。

1.预防

尽可能减少骨质疏松/骨折的危险因素，定期监测，及早干预；必要时使用药物减少肿瘤骨转移的发生。

2.治疗

原则包含两个方面：针对原发肿瘤发生机制进行治疗；针对骨代谢异常性疾病病因和发病机制进行治疗。治疗目标为预防和减少骨相关事件（SREs）发生、延缓疼痛、延长生存期和改善患者生活质量。针对不同类型的骨代谢紊乱有不同的治疗方案。

二、肿瘤相关性骨质疏松症的预防

（一）预防

肿瘤相关性骨质疏松症预防为主。

1.生活方式干预

合并肿瘤患者骨质疏松的预防措施包括戒烟、限酒、预防跌倒、规律负重运动、摄入含钙丰富及优质蛋白的饮食等。

2.钙剂及维生素D补充

多数肿瘤患者钙剂和维生素D摄入推荐与一般人群无差异。参照中国居民膳食营养素参考摄入量建议，成人每日元素钙推荐摄入量800 mg，50岁及以上人群每日推荐摄入量为1000~1200 mg。尽可能通过饮食摄入充足的钙，饮食中钙摄入不足时，可给予钙剂补充。维生素D用于骨质疏松症防治时，剂量可为800~1200 IU/天。对于维生素D缺乏的高风险人群，可通过检测血清25-OHD水平评估维生素D营养状态，指导维生素D补充；建议将25-OHD水平维持在75 nmol/L及以上。补充过程中应常规监测血钙及尿钙等水平，对于已经合并高钙血症的患者应避免补充钙剂及维生素D。

（二）肿瘤治疗

一些类型肿瘤治疗方案本身可以引起显著骨代谢紊乱，另一些类型肿瘤，如导致库欣综合征的垂体、肾上腺或非神经内分泌肿瘤，肿瘤治疗本身即可显著改善骨骼健康。其他功能性神经内分泌瘤、副瘤综合征、原发于骨骼的肿瘤等所致骨代谢紊乱，针对肿瘤本身的治疗同样可能逆转或显著改善其带来的骨骼损伤。

（三）抗骨质疏松症药物治疗

肿瘤合并骨质疏松症患者的抗骨质疏松治疗原则与一般骨质疏松症患者相似。常首选具有较广抗骨折谱的药物（如唑来膦酸、阿仑膦酸钠、利塞膦酸钠和地舒单抗等）；对高骨折风险及口服不能耐受或禁忌的患者，首选注射制剂（如唑来膦酸、特立帕肽和地舒单抗等）。

1. 双膦酸盐

临床常用的有阿仑膦酸钠、唑来膦酸、利塞膦酸钠、伊班膦酸钠等。口服或静脉双膦酸盐均可用于肿瘤患者骨质疏松症的预防和治疗。双膦酸盐类药物总体安全性较好，但使用时需注意双膦酸盐对肾功能的要求，长期使用应警惕下颌骨坏死和不典型股骨骨折的发生。

2.RANKL抑制剂

地舒单抗是一种RANKL的人源单抗，通过抑制破骨细胞增殖、分化和功能发挥抑制骨吸收作用。每6个月皮下注射一次。整体安全性良好，肾功能不全使用时无禁忌。

3. 甲状旁腺素类似物

甲状旁腺素类似物是促骨形成的代表性药物，特立帕肽可提升骨密度、改善骨质量及降低椎体和非椎体骨折的发生风险。对于合并髋部高骨折风险的患者不建议选择甲状旁腺素类似物。对存在骨转移或骨骼恶性肿瘤病史、既往涉及骨骼的外束或植入性放疗患者，不推荐使用特立帕肽。对合并易发生骨转移的肿瘤患者，特立帕肽也尽可能避免。

4. 其他类型抗骨质疏松药物

目前包括绝经后性激素治疗、选择性雌激素受体调节剂、锶盐、降钙素等均较少选择作为长期的抗骨质疏松治疗方案。

5.抗骨质疏松治疗疗程

与一般的骨质疏松症患者类似，肿瘤合并骨质疏松症的患者抗骨质疏松症疗程应个体化。3~5年治疗期后，应该全面评估患者发生骨质疏松性骨折的风险，包括骨折史、新出现的慢性疾病或用药情况、骨密度变化、骨转换标志物水平、有无颌骨坏死的表现等。后续的治疗应该结合患者的骨折风险、目前用药方案、停药后骨密度及骨转换标志物变化等综合判断。

（四）肿瘤骨转移预防和治疗

地舒单抗不推荐用于预防肿瘤骨转移。对绝经后或绝经前使用GnRH类似物，且存在高复发风险早期乳癌患者，可用双膦酸盐预防肿瘤骨转移。其他情况均不推荐使用双膦酸盐预防肿瘤骨转移。已发生骨转移的肿瘤患者，使用双膦酸盐和地舒单抗可有效降低骨骼相关事件发生。具体药物选择、剂量、用药间隔均需个体化考虑，如患者发生骨骼相关事件风险、肿瘤控制程度、肾功能水平等。

三、肿瘤相关性高钙血症的防治

存在肿瘤骨转移的患者使用骨改良药物可有效预防高钙血症的发生。对已发生高钙血症处理，需考虑高钙血症程度以及血钙升高速度，通常决定了临床症状和治疗的紧迫性。同时不同的治疗措施降低血钙的强度、起效时间及作用维持时间是不一样的。选择治疗方案时应考虑到这些差异。

（一）轻度高钙血症

无症状或症状轻微的高钙血症（血钙小于3.0 mmol/L）通常不需要立即治疗。但应建议患者避免可导致血钙进一步升高的因素，包括使用噻嗪类利尿剂、使用钙和/或维生素D补充剂、长时间卧床、高钙饮食等。同时注意监测血钙动态变化。

（二）中度高钙血症

如血钙水平中度升高（血钙3~3.5 mmol/L），治疗方案的选择及起始治疗的时机取决于患者的临床表现。无症状或症状轻微的慢性中度高钙血症可能不需要立即治疗。如果血钙短期内升高至该水平、合并神志改变等表现则需按重度高钙血症处理。

（三）重度高钙血症

重度高钙血症（血清钙大于3.5 mmol/L）或合并有肾脏、神经系统（如嗜睡、昏睡等）症状的高钙血症患者需积极治疗。重度高钙血症的治疗包括积极静脉补充等张盐水、袢利尿剂、骨吸收抑制剂、血液透析等，通常需在积极补充等渗盐水的基础上联用骨吸收抑制剂。

1.等渗盐水扩容

多数重度高钙血症患者存在明显的血管内容量不足，部分患者合并肾前性肾功能不全。积极静脉补充等张盐水可纠正容量不足，增加尿钙排泄，起效迅速。通常建议先补充1~2 L生理盐水，后续予100~150 mL/h的速度维持，保证尿量至少100 mL/h。不常规使用袢利尿剂，但对合并肾功能不全或心力衰竭的高钙血症患者，可能需要密切监测并在充分扩容后合理使用袢利尿剂，以防止液体过剩。

2.降钙素

由于降钙素起效迅速（用药后4~6小时起效），对重度高钙血症，尤其是合并神经系统症状的患者需要即刻短期治疗时，建议给予降钙素。初始剂量为4~8 U/kg，皮下或肌内给药，紧急情况静脉给药更有效。由于长期使用可发生脱逸现象，降钙素难以持续发挥降钙作用，所以针对肿瘤病变引起的长期高钙血症，在初始使用降钙素治疗后，通常需加用作用时间更持续的骨吸收抑制剂。

3.双膦酸盐

双膦酸盐类药物能有效抑制骨吸收，降低血钙水平。使用后通常需要2~4天发挥作用，但相较于降钙素能更有效及持续地降低血钙，所以建议在重度血症患者中应尽早使用双膦酸盐。在高钙血症中推荐的双膦酸盐类药物是帕米膦酸和唑来膦酸，其中唑来膦酸的降钙效果更强。但需注意使用双膦酸盐对肾功能的要求。

4.难治性高钙血症或双膦酸盐禁忌证

对使用双膦酸盐后治疗效果不佳，或因重度肾损伤或过敏存在双膦酸盐禁忌的高钙血症患者，可使用地舒单抗。但需注意目前地舒单抗在国内仅批准用于实体肿瘤骨转移、多发性骨髓瘤和骨巨细胞瘤，并非所有肿瘤导致的高钙血症均可使用地舒单抗。透析可能适用于存在恶性肿瘤相关重度高钙血症且有肾功能不全或心力衰竭的患者。

四、肿瘤性相关性骨软化症（TIO）的治疗

TIO最重要的治疗是尽早手术摘除肿瘤。绝大多数磷酸盐尿性间叶肿瘤都能通过手术切除达到治愈的目的，即使肿瘤只能部分切除也能使半数以上患者的临床症状得到缓解。术后1小时FGF23水平降至正常是提示肿瘤完全切除的有效指标，但临床中FGF23检测并未常规开展，所以通常通过血磷是否恢复正常间接判断。血磷水平通常在术后数天逐渐恢复正常。术后骨骼可能需要长达1年的时间修复，在这个过程中积极补充钙剂及活性维生素D有助于促进骨骼矿化，提升骨密度和骨折部位愈合。如果肿瘤不能被完全切除（如多发或肿瘤过大），或影像学检查未能明确肿瘤定位，

可通过补磷及活性维生素D作为替代治疗方案。由于过度及长期补磷可引起较多并发症，药物治疗的目标是维持血磷及PTH水平在正常低限，维持血钙水平正常；治疗过程中需定期检测血钙磷、PTH、肾功、骨转换标志物、尿钙等水平。经此治疗可使患者症状得到部分缓解。2021年中国国家药监局批准布罗索尤单抗用于治疗TIO，该药是FGF23的全人源单抗，可结合并抑制FGF23活性从而升高血磷水平，改善患者症状。但目前存在该药价格过于昂贵，未被医保覆盖等诸多问题，在临床中应用较少。

五、肿瘤治疗相关骨代谢紊乱的防治

肿瘤治疗引起骨代谢紊乱的防治目标为以预防和减少骨相关事件（SREs）的发生、延缓疼痛、延长生存期和改善生活质量。治疗原则建议结合患者的具体情况，采取多学科综合治疗（multi-disciplinary team，MDT），制定个体化治疗方案，包括全身抗肿瘤治疗、镇痛对症、放射治疗或外科治疗，并推荐尽早使用骨代谢调节药物。

肿瘤治疗引起骨代谢紊乱的治疗包括局部治疗和全身治疗。全身治疗包括控瘤治疗和骨调节药物，如双膦酸盐，地舒单抗等。局部治疗包括射频消融，局部放疗，及局部骨的外科治疗。另外，生活方式干预也十分重要，尽量避免发生骨折，积极补充钙剂和维生素D。

（一）肿瘤治疗相关骨代谢紊乱治疗方法和药物

1.骨改良药物治疗

推荐地舒单抗和双膦酸盐用于肿瘤相关骨代谢紊乱治疗。在预防SREs发生方面，地舒单抗和双膦酸盐能够使患者获益。

（1）双膦酸盐类药物

双膦酸盐有较强的骨亲和性，能特异地与骨质中的羟磷灰石结合，抑制破骨细胞活性，从而抑制骨质吸收。唑来膦酸是FDA目前批准用于肿瘤骨转移患者发生SREs风险的唯一双膦酸盐类药物。唑来膦酸能有效预防SREs；治疗恶性高钙血症；预防肿瘤患者的骨量减少。方法：治疗肿瘤骨转移推荐唑来膦酸盐4 mg，静脉注射大于15 min，每4周1次；预防肿瘤患者骨质疏松，推荐剂量为5 mg/1次，每年1次。需注意的是，本药物禁用于肌酐清除率小于30 mL/min的患者。

（2）地舒单抗

1）地舒单抗是特异性靶向RANKL的全人源的单抗（IgG2单抗），可阻止RANKL和RANK结合，抑制破骨细胞增殖和活化，减少骨溶解，增加骨密度。美国FDA于2010年批准地舒单抗用于预防实体瘤引起的SREs。预防SREs；治疗双膦酸盐无法控制的恶性高钙血症；预防接受控瘤药物治疗的骨量减少。

2）用药方法：用于治疗肿瘤骨转移患者预防SREs，建议每次使用120 mg，皮下注射，每4周1次；用于预防骨质疏松的推荐剂量为60 mg，皮下注射，每6个月1次。

2.用药时机和用药时长

临床荐肿瘤骨转移确诊时即考虑使用骨改良药物治疗。用药时长尚无充足证据，Ⅲ期临床研究中，地舒单抗和双膦酸盐用于治疗骨转移的中位药物暴露时间分别为11.9（5.6~18.2）和10.2（4.9~16.6）个月。

3.不良反应及用药注意事项

骨改良药物具有良好的耐受性，常见不良反应为非特异症候群，如乏力、虚弱和恶心等，此外，偶有注射部位轻度反应及无须治疗的无症状血浆磷酸盐水平降低等。其他罕见不良反应包括下颌骨坏死、低钙血症或肾功能不良反应等。

（二）镇痛治疗

镇痛药物是缓解肿瘤骨转移疼痛的主要治疗方法之一。镇痛药物应遵循WHO癌症疼痛治疗基本原则，首选口服及无创给药途径，依照阶梯给药、按时给药和个体化给药原则。

（三）放射治疗

放疗是肿瘤骨转移的主要治疗方法之一，对椎体不稳、骨折风险较高患者可预防病理性骨折，缓解脊髓压迫症状。对疼痛患者，放疗能有效减轻或消除症状、改善生活质量、延长生存期。局部放疗是缓解肿瘤骨转移疼痛的有效手段。但是值得提醒的是，部分患者放射性核素治疗后会出现明显骨髓抑制且恢复较慢，影响化疗等后续全身治疗，因此在治疗过程中应严格掌握适应证。

（四）外科治疗

骨外科治疗可缓解骨转移引起的疼痛、预防及治疗骨折、提高患者生存质量和避免长期卧床所引发的并发症，此外还能获取病灶的组织标本、明确肿瘤的组织学特征以明确下一步治疗方案。外科手术治疗骨转移的方法主要有固定术、置换术和神经松解术。外科治疗的手术方式应根据不同病灶部位、累及范围以及是否存在病理性骨折等因素进行考量。最终手术可明显缓解疼痛、保留骨与关节的功能，提高患者生存质量。

六、介入治疗

常用的介入治疗方式分为消融治疗和骨成形术。

（一）消融治疗

针对溶骨性破坏为主的肿瘤骨转移病灶，可通过冷冻消融、射频消融、微波消融等物理性消融方式或化学性（乙醇）消融达到控制肿瘤，缓解症状的目的。

1.适应证

全身各部位以溶骨性骨破坏为主的肿瘤骨转移肿瘤，病灶数目小于等于3个，最大直径小于5 cm者（需考虑消融后骨骼的承重能力）；多发骨转移肿瘤的减瘤治疗；肿瘤骨转移的止痛治疗；失去手术和放化疗机会，或拒绝手术和放化疗者。

2.禁忌证

椎体超过2/3骨破坏，消融后严重影响椎体负重，有截瘫风险者；肿瘤邻近关节、大血管、神经干，消融可能影响其功能者；弥漫性转移者；凝血功能障碍者。

（二）骨肿瘤经皮骨成形术

在影像技术引导下经皮穿刺病变骨骼，将骨水泥注射到骨骼病变区域，从而达到加固骨骼，灭活肿瘤，达到缓解疼痛的目的。目前临床上多采用经皮椎体成形术及经皮骨成形术。

七、放疗相关骨代谢紊乱的防治

放疗通过电离辐射作用于细胞DNA损伤导致肿瘤死亡，能有效治疗恶性肿瘤，并有效缓解患者的临床症状，但是放疗的生物物理效也可能对暴露的周围器官和组织的产生毒性。放疗对骨骼的急性影响包括炎症和骨髓抑制，放射治疗可能引起“疼痛急性发作”，这主要是由于炎性细胞因子的释放和肿瘤反应有关。糖皮质激素可有效预防放疗相关疼痛发作和治疗基线肿瘤相关骨痛。但需要警惕糖皮质激素防治所致的糖代谢紊乱或GIOP。

放疗的晚期骨骼副反应对儿童来说最严重，他们可能因骨骼生长受损而出现畸形。骨质疏松症和肿瘤相关的骨软化可能会增加症状性骨折，尤其是肋骨、股骨和骨盆骨转移的风险。骨盆功能不全骨折在女性、老年人和其他体重指数或骨密度低的人中更为常见。椎体骨折可能在脊柱转移瘤放疗后数周至数月发生，这些往往是亚急性反应而不是晚期反应，主要原因是肿瘤细胞死亡造成的不稳定，然而，肿瘤进展的风险超过了放疗带来的风险。另外，接受放疗的患者可能由于唾液分泌减少及牙釉质和牙本质-牙釉质连接处的脱矿质而有患龋齿的风险，但是大多数患者通过保守治疗改善。建议放疗前后进行牙科评估，以及包括局部应用氟化物托盘在内的干预措施。有临床前研究表明使用延长疗程的维生素E、氯膦酸盐、抗生素和糖皮质激素去除失活组织具有良好的疗效。

肿瘤治疗引起骨代谢紊乱的防治需要整合放射治疗师、剂量师、肿瘤学专家和临床医生的工作，以优化工作流程并确保患者安全。随着免疫治疗、新手术技术和大分割放射计划的不断进步，放射治疗毒性的认识也在不断提高。建议进行放射肿瘤学咨询，以协助诊断和管理放疗相关毒性；审查包含器官剂量的放疗计划。

八、化疗相关骨代谢紊乱的防治

肿瘤患者容易发生骨转移以及骨代谢紊乱引发的骨相关事件（skeletal related events，SREs）。SREs不仅降低患者的生活质量，还增加患者的经济负担和死亡率。因此，在积极治疗原发病灶的同时，如何降低SREs的发生率或延缓SREs的发生显得尤为重要。

许多传统肿瘤化疗药物，如甲氨蝶呤、5氟尿嘧啶（5-fluorouracil，5-Fu）和6-硫嘌呤（6-MP）本质是代谢抑制剂，同样可能对骨代谢有不同程度影响。骨髓抑制是化疗最常见副作用，严重程度和持续时间与化疗药物的类型、剂量、联合用药以及患者本身因素相关。

九、靶向治疗相关骨代谢紊乱防治

靶向药物（如：索拉非尼、舒尼替尼、伊马替尼和尼洛替尼）治疗肿瘤时可导致继发性甲旁亢，特征是血清磷减少、尿钙浓度下降，甲状旁腺素（PTH）增高，血清钙浓度正常或减少。常规生化监测并非必需，但低维生素D与甲旁亢协同有助于索拉非尼诱导的肌肉减少症，致骨软化。补充维生素D对低磷血症和PTH浓度改善有帮助。低磷血症经常发生在伊维莫司治疗中，在HDAC、MEK和ALK抑制剂中也有报道。抗癌协会专家组认为规律监测是有必要的，并给予磷的补充，只有严重病例需要中断ICIs药物治疗。多个Ⅲ期临床试验数据显示，地舒单抗在乳腺癌、前列腺癌、肺癌等实体瘤和多发性骨髓瘤中，均具有延长患者首次发生SRE时间、降低多次SRE风险、延缓疼痛等疗效。研究显示，与唑来膦酸组相比，地舒单抗组的骨转换指标降低更明显，中重度疼痛的出现显著推迟，且健康相关生命质量（HRQoL）得到有临床意义改善的患者构成比增加。地舒单抗的不良反应类型与唑来膦酸无明显差异。在乳腺癌患者、前列腺癌等实体瘤患者和多发性骨髓瘤患者中，地舒单抗组的肾脏损害、急性期反应、疼痛等相关不良反应发生率低于唑来膦酸组。

十、免疫治疗相关骨代谢紊乱防治

免疫治疗药物为肿瘤治疗提供了新的治疗选择。免疫治疗相较于传统的放化疗和手术治疗的疗效更好，不良反应更小，尤其适用于不适合手术且有广泛转移风险的恶性肿瘤患者。目前免疫检查点抑制剂（ICIs）治疗已逐步成为多种实体瘤的新的治疗标准。免疫检测点抑制剂还有可能为患者带来一系列的毒副作用，包括前述章节的内分泌毒性，如垂体炎和甲状腺功能障碍等，还包括骨代谢紊乱等不良反应。肿瘤细胞本身和免疫治疗可能破坏成骨细胞与破骨细胞之间的平衡，不断地促进骨吸收，导致骨骼变得疏松，引发一系列SRE发生。双膦酸盐和地舒单抗（denosumab，D-mab）在预防SREs发生方面，患者均可从治疗中受益。

参考文献

1.Abudawood M. Diabetes and cancer：A comprehensive review. J Res Med Sci，2019，24：94.

2.He S，Wang J，Shen X，et al. Cancer and its predictors in Chinese adults with newly diagnosed diabetes and impaired glucose tolerance（IGT）：a 30-year follow-up of the Da Qing IGT and Diabetes Study. Br J Cancer，2022，127（1）：102-108.

3.Supabphol S，Seubwai W，Wongkham S，et al. High glucose：an emerging association between diabetes mellitus and cancer progression. J Mol Med（Berl），2021，99（9）：1175-1193.

4.Yao D，GangYi Y，QiNan W. Autophagic dysfunction of β cell dysfunction in type 2 diabetes，a double-edged sword. Genes Dis，2021，8（4）：438-447.

5.Cheung K S，Chan E W，Chen L，et al. Diabetes Increases Risk of Gastric Cancer After Helicobacter pylori Eradication：A Territory-Wide Study With Propensity Score Analysis. Diabetes Care，2019，42（9）：1769-1775.

6.Nie J，Wang J，Aune D，et al. Association between employment status and risk of all-cause and cause-specific mortality：a population-based prospective cohort study. J Epidemiol Community Health，2020，74（5）：428-436.

7.朱大龙，等. 中华医学会糖尿病学分会. 中国2型糖尿病防治指南（2020版）. 中华糖尿病杂志，2021，13（4）：317-409.

8.周琦，等. 中国抗癌协会肿瘤内分泌专业委员会.肿瘤相关性高血糖管理指南（2021年版）. 中国癌症杂志，2021，31（07）：651-688.

9.Danlan Pu，Ling Li，Jingxia Yin，et al. Circulating ANGPTL8 is Associated with the Presence of Metabolic Syndrome and Insulin Resistance in Polycystic ovary syndrome Young Women. Mediators of Inflammation，2019，2019：6321427.

10.吴绮楠，童南伟.《肿瘤相关性高血糖管理指南（2021年版）》解读. 中国癌症杂志，2021，31（12）：1153-1161.

11.Akirov A，Grossman A，Shochat T，et al. Mortality among hospitalized patients with hypoglycemia：insulin related and noninsulin related. J Clin Endocrinol Metab，2017，102：416-424.

12.Pu D，Lei X，Leng W，et al. Lower limb arterial intervention or autologous platelet-rich gel treatment of diabetic lower extremity arterial disease patients with foot ulcers. Ann Transl Med，2019，7（18）：485.

13.Sheng Qiu，Zerong Liang，Qinan Wu，et al. Hepatic lipid accumulation induced by a high-fat diet is regulated by Nrf2 through multiple pathways. FASEB J，2022，36：e22280.

14.Fayfman M，Galindo R J，Rubin D J，et al. A randomized controlled trial on the safety and efficacy of exenatide therapy for the inpatient management of general medicine and surgery patients with type 2 diabetes. Diabetes Care，2019，42：450-456.

15.Pérez-Belmonte L M，Osuna-Sánchez J，Millán-Gómez M，et al. Glycaemic efficacy and safety of linagliptin for the management of non-cardiac surgery patients with type 2 diabetes in a real-world setting：Lina-Surg study. Ann Med，2019，51：252-261.

16.Vellanki P，Rasouli N，Baldwin D，et al. Linagliptin Inpatient Research Group. Glycaemic efficacy and safety of linagliptin compared to basal-bolus insulin regimen in patients with type 2 diabetes undergoing non-cardiac surgery：a multicenter randomized clinical trial. Diabetes Obes Metab，2019，21：837-843.

17.Moghissi E，Inzucchi S. The evolution of glycemic control in the hospital setting. In Managing Diabetes and Hyperglycemia in the Hospital Setting. Draznin B，Ed. Alexandria，VA，American Diabetes Association，2016：1-10.

18.DemmaL J, Carlson K T, DugganE W, et al. Effect of basal insulin dosage on blood glucose concentration in ambulatory surgery patients with type 2 diabetes. J Clin Anesth, 2017, 36: 184-188.

19.Umpierrez G E, Smiley D, Hermayer K, et al. Randomized study comparing a basal-bolus with a basal plus correction insulin regimen for the hospital management of medical and surgical patients with type 2 diabetes: basal plus trial. Diabetes Care, 2013, 36: 2169-2174.

20.Umpierrez G E, Smiley D, Jacobs S, et al. Randomized study of basal-bolus insulin therapy in the inpatient management of patients with type 2 diabetes undergoing general surgery (RABBIT 2 surgery). Diabetes Care, 2011, 34: 256-261.

21.Jiang J, Pu D, Hu R, et al. Evaluation of the Efficacy of the Hospital Glycemic Management System for Patients with Malignant Tumors and Hyperglycemia. Diabetes, Metabolic Syndrome and Obesity: Targets and Therapy, 2021, 14: 2717-2725.

22.Hsia E, Seggelke S A, Gibbs J, et al. Comparison of 70/30 biphasic insulin with glargine/lispro regimen in non-critically ill diabetic patients on continuous enteral nutrition therapy. Nutr Clin Pract, 2011, 26: 714-717.

23.Lei X, Wu Q, Leng W, et al. Exenatide reduces cardiomyocyte apoptosis by stimulating adiponectin secretion and activating APPL1-AMPK-PPARα axis. Ann Transl Med, 2019, 7 (14): 326.

24.Vellanki P, Umpierrez G E. Diabetic ketoacidosis: a common debut of diabetes among African Americans with type 2 diabetes. Endocr Pract, 2017, 23: 971-978.

25.Harrison V S, Rustico S, Palladino A A, et al. Glargine co-administration with intravenous insulin in pediatric diabetic ketoacidosis is safe and facilitates transition to a subcutaneous regimen. Pediatr Diabetes, 2017, 18: 742-748.

26.Leng W, Jiang J, Chen B, et al. Metformin and malignant tumors: Not over the hill. Diabetes, Metabolic Syndrome and Obesity: Targets and Therapy, 2021, 2021, 14: 3673-3689.

27.Kitabchi A E, Umpierrez G E, Fisher J N, et al. Thirty years of personal experience in hyperglycemic crises: diabetic ketoacidosis and hyperglycemic hyperosmolar state. J Clin Endocrinol Metab, 2008, 93: 1541-1552.

28.GBD 2017 Disease and Injury Incidence and Prevalence Collaborators. Global, regional, and national incidence, prevalence, and years lived with disability for 354 diseases and injuries for 195 countries and territories, 1990-2017: a systematic analysis for the Global Burden of Disease Study 2017. Lancet, 2018, 392: 1789-1858.

29.Cho N H, Shaw J E, Karuranga S, et al. IDF Diabetes Atlas: global estimates of diabetes prevalence for 2017 and projections for 2045. Diabetes Res Clin Pract, 2018, 138: 271-281.

30.Leng W, Pu D, Jiang J, et al. Effect of Metformin on Breast Density in Overweight/ Obese Premenopausal Women. Diabetes, Metabolic Syndrome and Obesity: Targets and Therapy, 2021, 14: 4423-4432.

31.GBD 2017 Causes of Death Collaborators. Global, regional, and national age-sex-specific mortality for 282 causes of death in 195 countries and territories, 1980-2017: a systematic analysis for the Global Burden of Disease Study 2017. Lancet, 2018, 392: 1736-1788.

32. American Diabetes A. Diabetes Technology: Standards of Medical Care in Diabetes-2021. Diabetes Care, 2021, 44 (Suppl 1): S85-S99.

33.Liu C, QiNan W, XiaoTian L, et al. TERT and Akt Are Involved in the Par-4-Dependent Apoptosis of Islet β Cells in Type 2 Diabetes. J Diabetes Res, 2018, 2018: 7653904.

34.Gillies R J, Pilot C, Marunaka Y, et al. Targeting acidity in cancer and diabetes. Biochim Biophys Acta Rev Cancer, 2019, 1871 (2): 273-280.

35.DL Pu, J Jiang, C Song, et al. Evaluation of the Efficacies of Liraglutide and Glargine in Type 2 Diabetes Patients with Malignant Tumors Treated with Glucocorticoids. Indian Journal of Pharmaceutical Sciences，2021，83（7）：168-177.

36.Lei X，Qiu S，Yang G，et al. Adiponectin and metabolic cardiovascular diseases：Therapeutic opportunities and challenges，Genes & Diseases，https：//doi.org/10.1016/j.gendis.2022.10.018.

37.胡铭洋，吴绮楠，吴永忠.肝癌的靶向和免疫治疗.重庆医科大学学报，2019，44（12）：1547-1552，1524.

38.王任直，金自孟，等.中华医学会糖尿病学分会.中华医学会神经外科学分会.中国肢端肥大症诊治指南（2013版）.中国实用内科杂志，2013，33（7）：519-529.

39.Qinan W，Ling Z，Bing C. The Influence of the Telomere-Telomerase System on Diabetes Mellitus and its Vascular Complications. Expert Opin Ther Targets，2015，19（6）：849-864.

40.Puzanox I，Diab A，Abdallah K，et al. Managing toxicities associated with immune checkpoint inhibitors：consensus recommendations from the Society for Immunotherapy of Cancer（SITC）Toxicity Management Working Group. Jhnniunother Cancer，2017，5（1）：95.

41.Mifsud S，Schembri E L，Gruppetta M. Stress-induced hyperglycaemia. Br J Hosp Med（Lond），2018，79（11）：634-639.

42.Wang C R，Tsai H W. Anti- and non-tumor necrosis factor-alpha-targeted therapies effects on insulin resistance in rheumatoid arthritis，psoriatic arthritis and ankylosing spondylitis. World J Diabetes，2021，12（3）：238-260.

43.Groot H J，Gietema J A，Aleman B M P，et al. Risk of diabetes after para-aortic radiation for testicular cancer. Br J Cancer，2018，119（7）：901-907.

44.Vergès B. mTOR and Cardiovascular Diseases. Transplantation，2018，102（2S）：S47-S49.

45.Huang X，Liu G，Guo J，et al. The PI3K/Akt pathway in obesity and type 2 diabetes. International Journal of Biological Sciences，2018，14（11）：1483-1496.

46.Deligiorgi M V，Trafalis D T. The Clinical Relevance of Hypothyroidism in Patients with Solid Non-Thyroid Cancer：A Tantalizing Conundrum. Journal of clinical medicine，2022，11（12）.

47.Fröhlich E，Wahl R. Mechanisms in endocrinology：Impact of isolated TSH levels in and out of normal range on different tissues. European journal of endocrinology，2016，174（2）：29-41.

48.Wu Z，Xi Z，Xiao Y，et al. TSH-TSHR axis promotes tumor immune evasion. Journal for immunotherapy of cancer，2022，10（1）.

49.Tosovic A，Bondeson A G，Bondeson L，et al. T3 levels in relation to prognostic factors in breast cancer：a population-based prospective cohort study. BMC cancer，2014，14：536.

50.Journy N M Y，Bernier M O，Doody M M，et al. Hyperthyroidism，Hypothyroidism，and Cause-Specific Mortality in a Large Cohort of Women. Thyroid：official journal of the American Thyroid Association，2017，27（8）：1001-1010.

51.Søgaard M，Farkas D K，Ehrenstein V，et al. Hypothyroidism and hyperthyroidism and breast cancer risk：a nationwide cohort study. European journal of endocrinology，2016，174（4）：409-414.

52.Petranović Ovčariček P，Verburg F A，Hoffmann M，et al. Higher thyroid hormone levels and cancer. European journal of nuclear medicine and molecular imaging，2021，48（3）：808-821.

53.Chan Y X，Knuiman M W，Divitini M L，et al. Lower TSH and higher free thyroxine predict incidence of prostate but not breast，colorectal or lung cancer. European journal of endocrinology，2017，177（4）：297-308.

54.Puhr H C，Wolf P，Berghoff A S，et al. Elevated Free Thyroxine Levels Are Associated with Poorer Overall Survival in Patients with Gastroesophageal Cancer：A Retrospective Single Center Analysis. Hormones & cancer，2020，11（1）：42-51.

55.L'Heureux A，Wieland D R，Weng C H，et al. Association Between Thyroid Disorders and Colorectal Cancer Risk in Adult Patients in Taiwan. JAMA network open，2019，2（5）：e193755.

56.Krashin E，Piekiełko-Witkowska A，Ellis M，et al. Thyroid Hormones and Cancer：A Comprehensive

Review of Preclinical and Clinical Studies. Frontiers in endocrinology, 2019, 10: 59.

57.Ross D S, Burch H B, Cooper D S, et al. 2016 American Thyroid Association Guidelines for Diagnosis and Management of Hyperthyroidism and Other Causes of Thyrotoxicosis. Thyroid: official journal of the American Thyroid Association, 2016, 26 (10): 1343-1421.

58.Cabanillas M E, McFadden D G, Durante C. Thyroid cancer. Lancet (London, England), 2016, 388 (10061): 2783-2795.

59.Tran T V, Kitahara C M, de Vathaire F, et al.N. Thyroid dysfunction and cancer incidence: a systematic review and meta-analysis. Endocrine-related cancer, 2020, 27 (4): 245-259.

60. Haugen B R, Alexander E K, Bible K C, et al. 2015 American Thyroid Association Management Guidelines for Adult Patients with Thyroid Nodules and Differentiated Thyroid Cancer: The American Thyroid Association Guidelines Task Force on Thyroid Nodules and Differentiated Thyroid Cancer. Thyroid: official journal of the American Thyroid Association, 2016, 26 (1): 1-133.

61.Malchiodi E, Profka E, Ferrante E, et al. Thyrotropin-secreting pituitary adenomas: outcome of pituitary surgery and irradiation. The Journal of clinical endocrinology and metabolism, 2014, 99 (6): 2069-2076.

62.Papi G, Fadda G, Corsello S M, et al. Metastases to the thyroid gland: prevalence, clinicopathological aspects and prognosis: a 10-year experience. Clinical endocrinology, 2007, 66 (4): 565-571.

63.Straccia P, Mosseri C, Brunelli C, et al. Diagnosis and Treatment of Metastases to the Thyroid Gland: a Meta-Analysis. Endocrine pathology, 2017, 28 (2): 112-120.

64.Lewis S C, D'Cruz A K, Joshi A, et al. Thyroid Mass: Metastasis from Nasopharyngeal Cancer - An Unusual Presentation. Indian journal of palliative care, 2017, 23 (1): 104-108.

65.Nixon I J, Coca-Pelaz A, Kaleva A I, et al. Metastasis to the Thyroid Gland: A Critical Review. Annals of surgical oncology, 2017, 24 (6): 1533-1539.

66.Surov A, Machens A, Holzhausen H J, et al. Radiological features of metastases to the thyroid. Acta radiologica (Stockholm, Sweden: 1987), 2016, 57 (4): 444-450.

67.Piantanida E, Ippolito S, Gallo D, et al. The interplay between thyroid and liver: implications for clinical practice. Journal of endocrinological investigation, 2020, 43 (7): 885-899.

68.Park M H, Cho J S, Lee J S, et al. Thyroid gland metastasis arising from primary liver cholangiocarcinoma: The first case report involving surgical operation. International journal of surgery case reports, 2012, 3 (2): 78-81.

69.Darvish L, Ghorbani M, Teshnizi S H, et al. Evaluation of thyroid gland as an organ at risk after breast cancer radiotherapy: a systematic review and meta-analysis. Clinical & translational oncology: official publication of the Federation of Spanish Oncology Societies and of the National Cancer Institute of Mexico, 2018, 20 (11): 1430-1438.

70.Jereczek-Fossa B A, Alterio D, Jassem J, et al. Radiotherapy-induced thyroid disorders. Cancer treatment reviews, 2004, 30 (4): 369-384.

71.Prpic M, Kruljac I, Kust D, et al. Dose-volume derived nomogram as a reliable predictor of radiotherapy-induced hypothyroidism in head and neck cancer patients. Radiology and oncology, 2019, 53 (4): 488-496.

72.杨涛，赵家军，等.中华医学会内分泌学分会免疫内分泌学组.免疫检查点抑制剂引起的内分泌系统免疫相关不良反应专家共识（2020）.中华内分泌代谢杂志，2021，37（01）：1-16.

73.Mortezaee K, Ahmadi A, Haghi-Aminjan H, et al. Thyroid function following breast cancer chemotherapy: A systematic review. Journal of cellular biochemistry 2019; 120 (8): 12101-12107.

74.Trenker R, Jura N. Receptor tyrosine kinase activation: From the ligand perspective. Current opinion in cell biology, 2020, 63: 174-185.

75.Lechner M G, Vyas C M, Hamnvik O R, et al. Hypothyroidism During Tyrosine Kinase Inhibitor Therapy Is Associated with Longer Survival in Patients with Advanced Nonthyroidal Cancers. Thyroid：official journal of the American Thyroid Association，2018，28（4）：445-453.

76.Basolo A，Matrone A，Elisei R，et al Effects of tyrosine kinase inhibitors on thyroid function and thyroid hormone metabolism. Seminars in cancer biology，2022，79：197-202.

77.Fallahi P，Ferrari S M，Vita R，et al. Thyroid dysfunctions induced by tyrosine kinase inhibitors. Expert opinion on drug safety，2014，13（6）：723-733.

78.Valerio L，Bottici V，Matrone A，et al. Medullary thyroid cancer treated with vandetanib：predictors of a longer and durable response. Endocrine-related cancer，2020，27（2）：97-110.

79.Sherman S I，Gopal J，Haugen B R，et al. Central hypothyroidism associated with retinoid X receptor-selective ligands. The New England journal of medicine，1999，340（14）：1075-1079.

80.Shi Y，Fang J，Zhou C，et al. Immune checkpoint inhibitor-related adverse events in lung cancer：Real-world incidence and management practices of 1905 patients in China. Thoracic cancer，2022，13（3）：412-422.

81.Chang L S，Barroso-Sousa R，Tolaney S M，et al. Endocrine Toxicity of Cancer Immunotherapy Targeting Immune Checkpoints. Endocrine reviews，2019，40（1）：17-65.

82.武凌鸽，徐燕，李乃适.免疫检查点抑制剂相关甲状腺毒症.协和医学杂志，2021，12（1）：129-135.

83.Louis David N，PerryArie，Wesseling Pieter，et al. The 2021 WHO Classification of Tumors of the Central Nervous System：a summary. Neuro Oncol，2021，23：1231-1251.

84.Higham Claire E，Johannsson Gudmundur，Shalet Stephen M. Hypopituitarism. Lancet，2016，388：2403-2415.

85.Margaret C S，Boguszewski，Cesar L，et al. Safety of growth hormone replacement in survivors of cancer and intracranial and pituitary tumors：a consensus statement. Eur J Endocrinol，2022，186（6）：P35-P52.

86.Prodam Flavia，Caputo Marina，Mele Chiara et al. Insights into non-classic and emerging causes of hypopituitarism. Nat Rev Endocrinol，2021，17：114-129.

87.Wright Jordan J，Powers Alvin C，Johnson Douglas B，Endocrine toxicities of immune checkpoint inhibitors. Nat Rev Endocrinol，2021，17：389-399.

88.Xiang Boni，Zhu Xiaoming，He Min et al. Pituitary Dysfunction in Patients with Intracranial Germ Cell Tumors Treated with Radiotherapy. Endocr Pract，2020，26：1458-1468.

89.卢琳，陆召麟.库欣综合征患者围手术期的糖皮质激素替代治疗现状及应用策略.中华医学杂志，2020，100（36）：2801-2803.

90.Fleseriu M，Auchus R，Bancos I，et al. Consensus on diagnosis and management of Cushing's disease：a guideline update. Lancet Diabetes Endocrinol，2021，9（12）：847-875.

91.Tabarin A，Assie G，Barat P，et al. Consensus statement by the French Society of Endocrinology（SFE）and French Society of Pediatric Endocrinology & Diabetology（SFEDP）on diagnosis of Cushing's syndrome. Ann Endocrinol（Paris），2022，83（2）：119-141.

92.Braun LT，Vogel F，Zopp S，et al. Whom Should We Screen for Cushing Syndrome? The Endocrine Society Practice Guideline Recommendations 2008 Revisited. J Clin Endocrinol Metab，2022，107（9）：e3723-e3730.

93.Naruse M，Katabami T，Shibata H，et al. Japan Endocrine Society clinical practice guideline for the diagnosis and management of primary aldosteronism 2021. Endocr J，2022，69（4）：327-359.

94.Mulatero P，Monticone S，Deinum J，et al. Genetics，prevalence，screening and confirmation of primary aldosteronism：a position statement and consensus of the Working Group on Endocrine Hypertension of The European Society of Hypertension. J Hypertens，2020，38（10）：1919-1928.

95.吴绮楠.法国内分泌协会关于免疫治疗的内分泌副反应指导意见解读.重庆医科大学学报，2019，

44（12）：1529-1534，1524.

96. Ambrosini V，Kunikowska J，Baudin E，et al. Consensus on molecular imaging and theranostics in neuroendocrine neoplasms. Eur J Cancer，2021，146：56-73.

97. Fishbein L，Del Rivero J，Else T，et al. The North American Neuroendocrine Tumor Society Consensus Guidelines for Surveillance and Management of Metastatic and/or Unresectable Pheochromocytoma and Paraganglioma. Pancreas，2021，50（4）：469-493.

98. Garcia-Carbonero R，Matute Teresa F，Mercader-Cidoncha E，et al. Multidisciplinary practice guidelines for the diagnosis，genetic counseling and treatment of pheochromocytomas and paragangliomas. Clin Transl Oncol，2021，23（10）：1995-2019.

99. Cambos S，Tabarin A. Management of adrenal incidentalomas：Working through uncertainty. Best Pract Res Clin Endocrinol Metab，2020，34（3）：101427.

100. Fassnacht M，Arlt W，Bancos I，et al. Management of adrenal incidentalomas：European Society of Endocrinology Clinical Practice Guideline in collaboration with the European Network for the Study of Adrenal Tumors. Eur J Endocrinol，2016，175（2）：G1-G34.

101. Zahedi M，HizomiArani R，Tohidi M，et al. Nasopharyngeal B-cell lymphoma with pan-hypopituitarism and oculomotor nerve palsy：a case report and review of the literature. BMC Endocr Disord，2020，20（1）：163.

102. 吴永忠，吴绮楠，蒲丹岚，等.免疫检查点抑制剂主要内分泌不良反应急症处理中国专家共识.重庆医科大学学报，2023，48（01）：1-12.

103. Reznik Y，Barat P，Bertherat J，et al. SFE/SFEDP adrenal insufficiency French consensus：Introduction and handbook. Ann Endocrinol（Paris），2018，79（1）：1-22.

104. Oshino S，Saitoh Y，Kinoshita M，et al. Characteristics of Nonfunctioning Pituitary Adenomas That Cause Secondary Adrenal Insufficiency. World Neurosurg，2021，153：e275-e281.

105. Husebye E S，Pearce S H，Krone N P，et al. Adrenal insufficiency. Lancet，2021，397（10274）：613-629.

106. Hahner S，Ross R J，Arlt W，et al. Adrenal insufficiency. Nat Rev Dis Primers，2021，7（1）：19.

107. Kennedy L B，Salama A K S. A review of cancer immunotherapy toxicity. CA Cancer J Clin，2020，70（2）：86-104.

108. Wright J J，Powers A C，Johnson D B. Endocrine toxicities of immune checkpoint inhibitors. Nat Rev Endocrinol，2021，17（7）：389-399.

109. Broersen L H，Pereira A M，Jorgensen J O，et al. Adrenal Insufficiency in Corticosteroids Use：Systematic Review and Meta-Analysis. J Clin Endocrinol Metab，2015，100（6）：2171-2180.

110. Han H S，Park J C，Park S Y，et al. A Prospective Multicenter Study Evaluating Secondary Adrenal Suppression After Antiemetic Dexamethasone Therapy in Cancer Patients Receiving Chemotherapy：A Korean South West Oncology Group Study. Oncologist，2015，20（12）：1432-1439.

111. Colombo C，De Leo S，Di Stefano M，et al. Primary Adrenal Insufficiency During Lenvatinib or Vandetanib and Improvement of Fatigue After Cortisone Acetate Therapy. J Clin Endocrinol Metab，2019，104（3）：779-784.

112. Abdel-Rahman O. Impact of postoperative radiotherapy on the outcomes of resected adrenocortical carcinoma-a real-world，population-based study. Strahlenther Onkol，2022，198（1）：73-79.

113. Franzese C，Stefanini S，Massaro M，et al. Phase II trial of stereotactic body radiation therapy on adrenal gland metastases：evaluation of efficacy and impact on hormonal production. J Cancer Res Clin Oncol，2021，147（12）：3619-3625.

114. Oktay K，Harvey B E，Partridge A H，et al. Fertility Preservation in Patients With Cancer：ASCO Clinical Practice Guideline Update. J Clin Oncol，2018，36（19）：1994-2001.

115. Nguyen Q N，Zerafa N，Liew S H，et al. Cisplatin- and cyclophosphamide-induced primordial folli-

cle depletion is caused by direct damage to oocytes. Mol Hum Reprod，2019，25（8）：433-444.
116.Gracia C R，Sammel M D，Freeman E，et al. Impact of cancer therapies on ovarian reserve. Fertil Steril，2012，97（1）：134-140.e1.
117.阮祥燕.卵巢组织冻存与移植中国专家共识.中国临床医师杂志，2018，46（04）：496-500.
118.Wallace W H，Thomson A B，Saran F，et al. Predicting age of ovarian failure after radiation to a field that includes the ovaries. Int J Radiat Oncol Biol Phys，2005，62（3）：738-744.
119.Hwang J H，Yoo H J，Park S H，et al. Association between the location of transposed ovary and ovarian function in patients with uterine cervical cancer treated with（postoperative or primary）pelvic radiotherapy. Fertil Steril，2012，97（6）：1387-1393.e1-2.
120.Xu H，Guo C，Zhang X，et al. Significance of ovarian transposition in the preservation of ovarian function for young cervical cancer patients undergoing postoperative volumetric modulated radiotherapy. Ann Transl Med，2021，9（23）：1717.
121.Lv X J，Cheng X L，Tu Y Q，et al. Association between the location of transposed ovary and ovarian dose in patients with cervical cancer treated with postoperative pelvic radiotherapy. Radiat Oncol，2019，16；14（1）：230.
122.周琦，张师前，王晓红，等.乳腺癌内分泌辅助治疗相关子宫内膜病变管理指南（2021年版）.中国实用妇科与产科杂志，2021，37（08）：815-820.
123.Mourad W F，Packianathan S，Yan W，et al. Reliable Radiation Technique to Minimize Ovarian Dose During Radiation Prophylaxis of Heterotopic Ossification. Anticancer Res，2017，37（12）：6929-6935.
124.王玉东，王颖梅，王建东，等.遗传性妇科肿瘤高风险人群管理专家共识（2020）.中国实用妇科与产科杂志，2020，36（09）：825-834.
125.Rambhatla A，Strug M R，De Paredes J G，et al. Fertility considerations in targeted biologic therapy with tyrosine kinase inhibitors：a review. Journal of assisted reproduction and genetics，2021，38（8）：1897-1908.
126.Salem W，Ho J R，Woo I，et al. Long-term imatinib diminishes ovarian reserve and impacts embryo quality. Journal of assisted reproduction and genetics，2020，37（6）：1459-1466.
127.Winship A L，Alesi L R，Sant S，et al. Checkpoint inhibitor immunotherapy diminishes oocyte number and quality in mice. Nature cancer，2022，3（8）：1-13.
128.李汉忠，等.中国医师协会泌尿外科分会.肾上腺皮质癌诊治专家共识.现代泌尿外科杂志，2021，26（11）：902-908.
129.张波，等.北京协和医院罕见病多学科协作组.米托坦治疗肾上腺皮质癌专家共识（2021）.协和医学杂志，2021，12（05）：674-683.
130.徐微.乳腺癌放疗对乳腺畸形的影响及额外边界设置的必要性分析.实用肿瘤杂志，2021，36（02）：149-153.
131.邹辣，吴绮楠.激素受体阳性乳腺癌的内分泌治疗.重庆医科大学学报，2021，46（01）：91-96.
132.段临涛，杨志杰，王茜.高频与彩色多普勒超声分析隆胸术后乳腺的结构变化与预后评估.赣南医学院学报，2014，34（02）：242-244.
133.Stamatiades G A，Carroll R S，et al. GnRH-A Key Regulator of FSH. Endocrinology，2019，160（1）：57-67.
134.Tirosh A，Benbassat C，Lifshitz A，et al. Hypopituitarism patterns and prevalence among men with macroprolactinomas. Pituitary，2015，18（1）：108-115
135.Daly A F，Beckers A. The epidemiology of pituitary adenomas. Endocrinol Metab Clin North Am，2020，49（3）：347-355.
136.母义明.垂体瘤诊治进展.解放军医学杂志，2017，42（07）：576-582.

137. 李磊，郭晖，杨润娇.功能性促性腺激素瘤的诊治.中华内分泌代谢杂志，2015，31（10）：921-924.
138. 黄健.中国泌尿外科和男科疾病诊断和治疗指南（2019版）.北京：科学出版社，2019：85-144.
139. Jayusman P A，Mohamed I N，Shuid A N. The Effects of Chemical Castration with Degarelix on Bone Turnover：Densitometric and Biomechanics Bone Properties of Male Rats. Int J Endocrinol Metab，2018，16（3）：e64038.
140. Wang K，Tepper J E. Radiation therapy-associated toxicity：Etiology，management，and prevention. CA Cancer J Clin，2021，71（5）：437-454.
141. Dunne E M，Fraser I M，Liu M，et al. Stereotactic body radiation therapy for lung，spine and oligo-metastatic disease：current evidence and future directions. Ann Transl Med，2018，6（14）：283.
142. 匡安仁，等.中华医学会核医学分会转移性骨肿瘤治疗工作委员会.氯化锶[89Sr]治疗转移性骨肿瘤专家共识（2017年版）.中华核医学与分子影像杂志，2018，38（06）：412-415.
143. Ye X，Fan W J，Wang H，et al. Expert consensus workshop report：Guidelines for thermal ablation of primary and metastatic lung tumors（2018 edition）J Cancer Res Ther，2018，14（4）：730-744.
144. 郭卫.乳腺癌骨转移临床诊疗专家共识.中国肿瘤临床，2022，49（13）：660-669.
145. Dasari A，Shen C，Halperin D，et al. Trends in the incidence，prevalence，and survival outcomes in patients with neuroendocrine tumors in the United States. JAMA Oncol，2017，3（10）：1335-1342.
146. 陈洁，等.中国抗癌协会神经内分泌肿瘤专业委员会.中国抗癌协会神经内分泌肿瘤诊治指南（2022年版）.中国癌症杂志，2022（6）：545-580.
147. 叶定伟，等.中国抗癌协会泌尿男生殖系统肿瘤专业委员会.前列腺癌骨转移和骨相关疾病临床诊疗专家共识（2021版）.中华肿瘤杂志，2021，43（10）：1016-1026.
148. 梁赟，吉顺荣，虞先濬，陈洁.神经内分泌肿瘤药物临床试验进展.中国癌症杂志，2022，32（09）：757-764.

生 育 保 护

❖ 控瘤保育　精足种强 ❖

❖ 修屋补库　不丢刀枪 ❖

❖ 保蕾护花　要有土壤 ❖

❖ 护院守城　志在还阳 ❖

❖ 今有我在　香火留长 ❖

名誉主编

黄荷凤

主　编

王丹波　叶定伟　金　丽

副主编（以姓氏拼音为序）

蔡国响　曹新平　董　梅　郭红燕　何志嵩　林仙华　潘洁雪　邢金春
杨佳欣　杨　卓

编　委（以姓氏拼音为序）

蔡　建　陈　刚　陈　琦　陈小军　戴甜甜　傅向红　高　玲　高　岩
高玉华　郭瑞霞　哈春芳　韩　钦　郝　瀚　胡晓欣　黄红兵　黄　萍
黄　奕　姜　帅　康　山　郎廷元　李　达　李　晶　李珺芸　李　莉
李新宇　李　妍　李　圆　林　蓓　林　慧　刘岿然　刘　萍　刘文欣
刘志民　龙再秋　娄　阁　卢淮武　陆骁霖　马彩玲　马春光　牛菊敏
乔　宠　曲芃芃　商宇红　沈　杨　沈益君　沈源明　施德兵　史艳侠
宋　坤　宋雪凌　宿恒川　孙立新　孙　丽　孙小单　孙　阳　田小飞
汪　辉　汪希鹏　王　晨　王纯雁　王　丹　王登凤　王　辉　王慧芳
王瑾晖　王　莉　王　宁　王人杰　王世宣　王　涛　王新宇　王秀霞
温　灏　吴　郁　夏百荣　徐　珽　薛　敏　闫存玲　杨　洁　杨祖威
于晓辉　俞　梅　袁　勇　岳　瑛　翟　青　张　姬　张开颜　张　颐
张翼海　张　颖　张　瑜　张宗峰　赵卫东　赵喜娃　郑　虹　智　多
周承亮　周　峰　周慧梅　周圣涛　朱　虹　朱颖军　庄　炫　卓长华
邹冬玲

编写秘书（以姓氏拼音为序）

陈慧汐　冯　静　黎思健　刘　洋　张珂铭　张馨月

前言

癌症是威胁人类生命健康的主要杀手之一，随着医学的科学技术进步，人们对肿瘤发病机理的认识，以及早期诊断早期治疗的技术不断更新，肿瘤治疗模式越来越多元化发展，因此，肿瘤患者治愈机会大幅增加，生存期也在延长。同时，肿瘤发病年龄有年轻化趋势，伴随着晚婚晚育的社会现象，使具有生育要求的肿瘤患者越来越多，肿瘤治疗同时，生育保护越来越受到关注。

生育保护包括：①生殖器官保留；②生育力保护：对可能引起生育能力下降的各种因素采取早防早治及手术、药物或辅助生殖技术等一些特殊的保护措施，维持生殖内分泌功能或生殖潜能，以达到产生遗传学后代的能力；③生育力保存技术：指保存卵子、精子或生殖组织的方法和手段。有生育要求的肿瘤患者在肿瘤治疗中对生育保护的实践指南尚不完善，特别是肿瘤治疗中与交叉学科相关的生殖器官保留、生育力保护和生育力保存技术等容易被忽视，而顾此失彼现象也是困扰问题，只有利用多学科整合优势，才能让肿瘤患者实现生育愿望。

我们整合了中国妇科肿瘤、泌尿生殖肿瘤、辅助生殖、产科等相关领域的专家，制定肿瘤生育保护技术指南，包括生殖器官肿瘤患者生殖器官保留的治疗、毗邻器官肿瘤治疗的生育力保护、肿瘤常用治疗技术的生育力保护、肿瘤患者生育力保存技术四大篇章，旨在为临床应用提供规范、全面、具体的生育保护技术科学实践指南，推动我国生育保护工作的有序发展。主要技术汇总见表51-1。

表51-1　生育保护技术汇总表

简称	技术名称	技术类别	肿瘤
eCC-SOS	早期宫颈癌保留生殖器官的手术	器官保留	宫颈癌
EC-SOS	子宫内膜癌保留生殖器官的手术	器官保留	内膜癌
OV-SOS	卵巢癌保留生殖器官的手术	器官保留	卵巢癌
GTN-SOS	妊娠滋养细胞肿瘤保留生殖器官的手术	器官保留	妊娠滋养细胞肿瘤
PCa-NSRP	前列腺癌保留神经的手术	生育力保护	前列腺癌
PCa-PPI	阴茎假体植入手术	生育力保护	前列腺癌
PC-SOS	阴茎癌保留生殖器官的手术	器官保留	阴茎癌

续表

简称	技术名称	技术类别	肿瘤
TC-SOS	睾丸癌保留生殖器官的手术	器官保留	睾丸癌
UC-SPC	膀胱癌保留性功能的手术	生育力保护	膀胱癌
RC-PANP-TME	直肠癌保留盆腔自主神经的直肠全系膜切除术	生育力保护	直肠癌
CT-FP	化疗中的生育力保护技术	生育力保护	泛肿瘤
RT-FP	放疗中的生育力保护技术	生育力保护	泛肿瘤
EC-FP	肿瘤患者的胚胎冷冻技术	生育力保存	泛肿瘤
EF-FP	肿瘤患者的卵子冷冻技术	生育力保存	泛肿瘤
OF-FP	肿瘤患者的卵巢组织冷冻技术	生育力保存	泛肿瘤
SBT-FP	精子库技术	生育力保存	前列腺癌
AET-FP	人工取精技术	生育力保存	泛肿瘤

SOS：save organ surgery，保留器官手术；FP：fertility protection，生育保护；SPC：sexual preserving cystectomy，保留性功能膀胱切除手术；NSRP：nerve-sparing radical prostatectomy，保留性神经前列腺癌根治术；PPI：penile prosthesis implantation，阴茎假体植入术；TME：total mesorectal excision，全直肠系膜切除；PANP：pelvic autonomic nerve preservation，保留盆腔自主神经。

第一章

生殖器官肿瘤治疗的生育保护

生殖器官常见恶性肿瘤包括宫颈癌、子宫内膜癌、卵巢癌、妊娠滋养细胞肿瘤、前列腺癌、阴茎癌及睾丸癌，这些器官肿瘤治疗过程直接影响生育功能，都可能导致患者的生育能力暂时性或永久性丧失。因此，本章将针对具备保留生育功能适应证的患者获得规范的治疗技术实践指导，使患者获得保留生育功能的肿瘤治疗。

一、宫颈癌治疗的生育保护

2020年最新统计宫颈癌的发病率位于女性肿瘤第5位，近年来发病年轻化趋势明显，新发宫颈癌患者中15~44岁患者占比约31%，因此早期宫颈癌患者生育力保护技术具有重要价值。为年轻有生育需求的患者选择性提供保留生育功能治疗，在不影响肿瘤学结局的前提下，带来生育希望。

（一）宫颈的解剖位置、结构与生理功能

子宫是孕育胎儿的重要生殖器官，宫颈为子宫的重要组成部分。宫颈管黏膜内腺体分泌碱性黏液，可形成黏液栓堵塞宫颈管，防止细菌侵入，是女性生殖系统的生理屏障之一；排卵期，受大量雌激素影响，宫颈管变柔软，宫颈口微开如瞳孔状，黏液量增加10倍以上，质薄如蛋清，有利于精子通过，促进妊娠，特别是孕早期宫颈黏液在孕激素作用下的改变对妊娠具有保护作用。

宫颈是保证胎儿在宫内安全生长直至妊娠足月的门户，也是胎儿娩出的通道。宫颈管肌肉和结缔组织的走向呈螺旋状，具有括约作用。正常宫颈质地中等，宫颈内口处于关闭状态，直到足月分娩时才逐渐变软展平，并随产程进展逐渐扩张，胎儿通过扩张宫颈再经阴道娩出母体。宫颈机能不全是引起习惯性晚期流产和早产的

原因之一。

（二）宫颈癌影响生育的机制

宫颈癌将导致宫颈丧失正常生理功能。宫颈癌的标准治疗包括根治性子宫切除手术和根治性放射治疗，肿瘤治疗的同时生育力丧失，根治性放射治疗会直接导致子宫和卵巢的生理功能遭到破坏，不适合保留生育功能。宫颈癌患者卵巢转移率低，仅0.2%~0.8%，早期病变局限，且预后良好，经过谨慎评估后可以选择保留生育功能的手术治疗。保留生育功能的手术治疗主要包括宫颈锥形切除术、宫颈切除术及宫颈根治性切除术（radical trachelectomy，RT）。

（三）生殖器官保留的宫颈癌手术治疗

1.适应证

①有强烈生育愿望；②年龄≤45岁；③病灶局限于宫颈，未侵犯宫颈内口；④FIGO分期（2018）ⅠA1—ⅠB1期，部分选择性的ⅠB2期；⑤无淋巴结转移；⑥病理类型为鳞癌、腺癌和腺鳞癌。

2.禁忌证

①特殊病理类型：神经内分泌癌、胃型腺癌、癌肉瘤等。②经多学科诊治（multiple discipline team，MDT）评估，无生育能力、有妊娠禁忌证等。

3.手术类型

（1）宫颈锥形切除术

宫颈锥形切除术包括冷刀锥切术和电环形切除术。主要适用于无淋巴脉管浸润（LVSI）的ⅠA1期宫颈癌。

手术标准：①切缘至少有3 mm阴性距离；②阴道镜评估病变范围、转化区类型，指导锥切的深度及面积，切除深度至少为10 mm，可增加到18~20 mm；③尽量整块切除，保持标本完整性；④切除组织形状和深度需与术前评估的病灶大小、形状和部位一致；⑤宫颈管可疑浸润性腺癌与原位腺癌，应行窄高锥切，延至宫颈内口，以免遗漏导致宫颈管病变；⑥送病理切缘：内切缘为宫颈管内口处；外切缘为宫颈阴道部；基底侧切缘为宫颈纤维间质离断面切缘。宫颈内切缘和基底侧切缘阳性者病变残留风险明显高于外切缘阳性者。

（2）宫颈根治性切除术

宫颈根治性切除术主要适用于ⅠA1期伴有淋巴脉管浸润（LVSI）、ⅠA2期、ⅠB1期及部分ⅠB2期宫颈癌。RT技术比较成熟，入路可选择经腹或经阴道，在保证无瘤保护前提下，也可选择腹腔镜或机器人辅助腹腔镜手术。

手术要点：①淋巴结切除或前哨淋巴结显影活检：术中先要判断盆腔区域性淋

巴结情况，如冰冻快速病理有淋巴结转移，需放弃保留生育功能。②确定安全切缘：早期宫颈癌很少向上侵犯宫体，主要向侧方宫旁转移，或向下侵犯上段阴道，因此，建议阴道切缘1~2 cm，宫颈旁输尿管水平切除主韧带（1~2 cm），兼顾功能影响最小，ⅠB1期保证阴性切缘5~8 mm；ⅠB2期首选经腹路径手术，阴性切缘8~10 mm。③可以酌情行“宫颈内口环扎”（图51-1）。

宫颈根治性切除术后辅助化疗指证：肿瘤直径≥3 cm，深肌层浸润>1/2，伴LVSI。化疗方案可考虑紫杉醇联合卡铂化疗3~6个疗程，化疗期间同时使用GnRH-a保护卵巢功能。

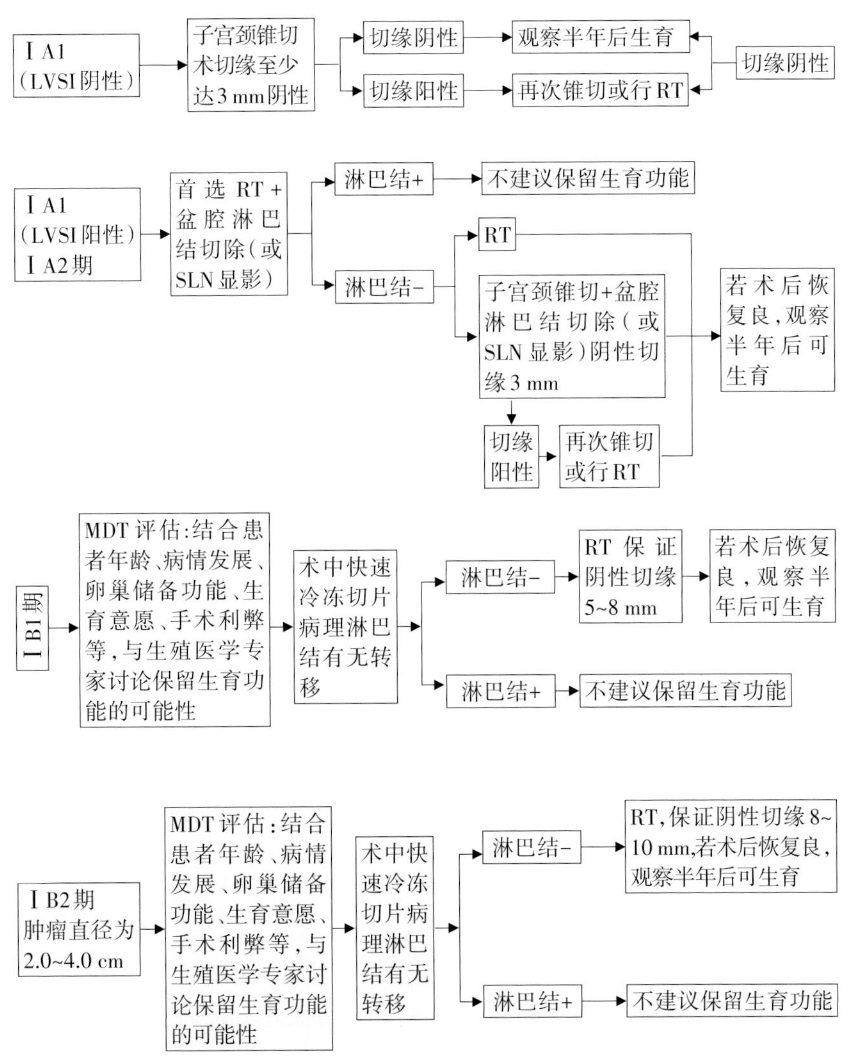

图51-1 保留生育功能的宫颈癌临床诊疗流程

（四）保留生育功能的宫颈癌新辅助化疗

宫颈根治性切除术无论是阴式、开腹或微创路径，术后患者因宫颈机能障碍导致妊娠率低、流产率高一直是保留生育的最大难题。我国多中心研究表明，宫颈癌保留生育功能术后总妊娠率为26.0%，活胎率仅为16.9%，其中开腹术后妊娠率最低，仅为8.8%。越来越多探索性研究，例如，利用新辅助化疗（neoadjuvant chemotherapy，NACT）缩小瘤体而使手术范围缩小，可提高术后活胎率。相关Meta分析纳入了18项研究，主要筛选FIGO分期（2009）为ⅠB1—ⅡA1期、病灶大小为2~4 cm、无淋巴结转移的249例宫颈鳞癌患者接受新辅助化疗后再行保育手术，NACT方案以含顺铂化疗药为主，后续保育手术40.4%经阴道RT，12.3%经腹RT，11.4%经腹腔镜下RT，22.8%行冷刀锥切术，7%经阴道单纯宫颈切除术，6.1%行锥形激光术。结果显示总活产率达76.6%，其中早产率为9.4%，肿瘤复发率仅6.1%。因此，先行新辅助化疗再行保留生育功能手术，特别对病灶直径大于2 cm的患者，值得密切关注。

联合新辅助化疗的保留生育功能的宫颈癌手术还处于探索阶段，建议充分知情选择，严密监测术后随访。该治疗方式只推荐于宫颈鳞癌和腺癌，宫颈腺鳞癌新辅助化疗后保留生育功能目前争议较大，鉴于同等危险因素条件下较宫颈鳞癌或腺癌预后差，建议谨慎选择。

治疗流程：一般先行腹腔镜下盆腔淋巴清扫和/或腹主动脉旁淋巴结取样，确定阴性再行NACT，然后行RT。动脉栓塞化疗会影响卵巢功能，以保育为目的的NACT建议采用静脉化疗。化疗中可考虑联用GnRH-a，大量研究证实GnRH-a对保护卵巢功能、预防卵巢功能早衰有益。

（五）生殖器官保留的宫颈癌手术治疗的康复与生育评估

宫颈癌保留生育功能的诊治应重视整合医学倡导的多学科整合诊治（holistic integrative management，HIM）的作用，制定个体化整合诊治方案，实现最大化整合诊治效果。

1. 宫颈机能恢复

宫颈根治性切除术导致宫颈机能障碍是影响术后妊娠率或活产率的主要原因，宫颈环扎术是恢复宫颈机能的主要方式。首选在RT术中同时行宫颈环扎，环扎材料可选Mersilene、Gore-Tex或Gynemesh等。对术中未行宫颈环扎或环扎线脱落者，建议在孕前评估其残留宫颈长度及宫颈功能，必要时可在孕前或妊娠早期经腹腔镜或经阴道行宫颈环扎。环扎不理想者可进行再次环扎以达到预期目标。

2.妊娠时机

手术后未接受辅助化疗者建议术后半年可以尝试妊娠。接受过新辅助或辅助化疗者建议化疗结束1年后再尝试妊娠。计划妊娠前肿瘤监测评估，无肿瘤复发迹象可按照计划实施。

3.生育评估及辅助生殖

早期宫颈癌保留生育功能治疗前，需进行生育力评估；治疗后、孕前需再请生殖医生评估，必要时性伴侣同时行生育力评估。

（1）基本检查

通过B超、心电图、肝肾功能、传染病、血压等相关辅助检查评估心肝脾肾等机能状态；生殖道有无感染：阴道炎、宫颈炎、子宫内膜炎、支原体衣原体感染、HPV（乳头瘤病毒）感染、病毒感染。

（2）卵巢功能评估

通过内分泌包括雌/孕激素、FSH、LH、FSH/LH比值、B超观察基础窦卵泡数、抗苗勒氏激素检测（AMH）等指标，判断卵巢储备功能是否完备。

（3）输卵管检查

必要时阴道超声监视下子宫输卵管造影（SHSG）：可清楚显示造影剂填充的宫腔及输卵管腔，提供通畅情况、梗阻部位、输卵管形态及内腔的病变等信息，有助于判断输卵管走行及梗阻部位。

若存在不孕不育因素或试孕1年仍未妊娠者则需转诊生殖医学专家。常用辅助生育技术包括：促排卵、宫腔内人工授精（IUI）和体外受精-胚胎移植（IVF-ET）等。宫颈切除术后残余重塑的宫颈外口粘连是常见现象，发生率较高，术后宫颈粘连易导致宫腔积液、经血排出不畅，宫腔积血及降低妊娠率、继发不孕。为避免术后宫颈粘连、狭窄，一般术后1个月常规行宫颈口扩张。是否使用预防宫颈外口粘连的工具，目前暂无指南推荐，但众多文献报道，使用预防宫颈外口粘连工具（如导尿管、Smit套管）可减少术后宫颈管粘连的发生。中山大学孙逸仙纪念医院妇瘤科经验是联合使用“宫颈环+硅胶管”放置半年，然后取出，可减少宫颈粘连发生。由于宫颈切除术后残余宫颈较难定位，部分患者宫颈狭窄导致胚胎移植器械难以进入宫颈口需行宫颈扩张，有些还需要多次扩张甚至长期放置导尿管或宫颈扩张管，这些都会降低辅助生殖技术的成功率，导致受孕失败或需多次受孕。需要注意的是，辅助生殖技术增加了单次妊娠的胎儿数量概率，同时也增加了流产和早产风险，为此建议在实施辅助生殖技术时尽量防止多胎妊娠，建议移植一个胚胎。

4.产科处理

保留生育功能后妊娠期间建议：①目前认为卧床对预防流产及早产的益处并无明确的证据，加之孕期高凝容易有血栓，所以建议正常生活，适量活动，建议从14

周开始定期产检，可考虑每2~4周复查阴式超声，监测宫颈长度、内口是否扩张及形态改变；②为减少孕期感染和未足月胎膜早破，每次产检要评测有无细菌性阴道病；③出现流产迹象、宫口开放时，可以选择紧急环扎术，但超过28周则不建议行宫颈环扎术。

宫颈锥切术术后妊娠的分娩方式由产科医师全面评估决定，无绝对剖宫产指征，RT术后妊娠的分娩方式建议选择剖宫产术；如流产需终止妊娠时，根据宫颈管解剖、妊娠周数可选择负压吸宫、钳刮术或剖宫取胎术。

5.疾病随访

无论是否成功妊娠，治疗结束2年内，仍需每3~6个月随访1次，治疗结束3~5年，每6~12个月随访1次，除常规肿瘤复查外，宫颈液基薄层细胞检测（TCT），HPV检测也应纳入检测项目。

（六）完成生育后的治疗

宫颈锥切后复发率为1.4%~3.7%，而根治术后复发率仅为1.0%。宫颈根治性切除术后生育的患者，生育并未影响肿瘤的结局。建议完成生育后无须预防性切除子宫。少数患者产后因随访条件差，可以知情选择预防性全子宫切除术。

二、子宫内膜癌治疗的生育保护

子宫内膜癌（uterus endometrial cancer，EC）是妇科最常见的恶性肿瘤之一，发病率不断升高。发病年龄多为绝经后与围绝经期，但仍有高达14%的患者为育龄期女性。子宫内膜癌的一线治疗方案为“全子宫+双附件”切除术，使年轻患者彻底丧失生育功能。现代女性结婚、生育的年龄延迟，使得越来越多患者在诊断子宫内膜癌时尚未完成生育或仍有生育要求，因而，对子宫内膜癌患者行保留生育功能治疗十分必要。

从发病机制分析，长期雌激素刺激无孕激素抵抗是导致子宫内膜癌的主要原因之一，以孕激素为基础的保守治疗方法可以一定程度上逆转内膜病变，且育龄期女性发现的子宫内膜癌大部分为早期、高分化、雌激素和孕激素受体阳性，发生淋巴结转移或卵巢转移风险低，仅为1%~2%，为子宫内膜癌患者的生育力保存与保护提供了可行性依据。

（一）子宫体的解剖与生理功能

子宫是孕育胎儿的重要内生殖器官，位于骨盆腔中央，呈倒置的梨形。子宫上部较宽，称子宫体，其上端隆突部分，称宫底，子宫底两侧为子宫角，与输卵管相通。子宫的功能是孕育胚胎，为胎儿提供场所，为非孕期产生月经提供场所。子宫内膜会随卵巢周期发生变化，增殖期在雌激素作用下，内膜厚度自0.5 mm增厚至3~5 mm；分泌期受到卵巢分泌的孕激素影响，内膜厚且松软，利于受精卵着床；月经期由于孕酮和雌激素作用减退，子宫内膜发生崩解脱落，碎片及血液从阴道流出，即月经来潮。

当女性内分泌发生紊乱时，雌孕激素分泌出现异常，会导致子宫异常出血；内膜缺乏孕激素对抗时会发生子宫内膜增生，甚至癌变。

（二）生殖器官保留的子宫内膜癌治疗适应证与禁忌证

1.适应证

①患者保留生育愿望强烈，充分知情保留生育治疗并非标准治疗方式；②年龄≤40岁，无遗传性癌症风险；③FIGO分期ⅠA期（病变局限于子宫内膜）；④组织学类型为高分化子宫内膜样腺癌；⑤影像学排除子宫外转移；⑥生育力评估卵巢功能尚佳；⑦无药物应用禁忌证；⑧有良好的依从性，能规律随诊。

2.禁忌证

①特殊组织学类型：如浆液性癌、透明细胞癌、癌肉瘤、神经内分泌癌等；②分化差的内膜样癌；③严重的肝肾功能异常、高凝状态等无法耐受大剂量孕激素等药物治疗者；④其他严重的子宫病变或合并症不适合妊娠者；⑤Ib期及以上的子宫内膜癌患者；⑥如有条件完善分子分型检测，对于高拷贝型不良预后亚型，不建议保留生育功能。

（三）治疗前的评估

确定患者是否满足以上条件，需要进行全面的评估。

（1）全面的病史采集及体格检查。

（2）宫腔镜或诊刮进行子宫内膜取样，确定组织学类型和分级，有条件的可以进行分子分型检测。

（3）影像学检查CT和/或MRI，建议首选MRI，明确无卵巢累及、无淋巴结转移以及宫颈间质侵犯，无深肌层浸润。

（4）肿瘤标记物检查，特别关注有无CA125的升高。

（5）生育力评估，包括但不限于AMH、FSH及卵巢窦卵泡数计数。

（6）乳腺超声等检查，排除其他可能伴发肿瘤。

（7）进行肝功能、肾功能、血脂等相关生化检查，行双下肢超声检查除外双下肢血栓，明确有无药物应用禁忌。

（四）药物为主的保留生育功能综合治疗策略

子宫内膜癌保留生育功能治疗原则以高效孕激素治疗为主，包括系统全身用药联合局部药物应用、内分泌治疗及宫腔镜下病灶切除术等，全程管理及监测。

（1）进行以妇科为主导，影像科、生殖医学科、病理科、内分泌科等共同参与的多学科会诊，对合适的患者进行遗传咨询或基因检测，制定个体化治疗策略。

（2）建议患者在内分泌或妇科内分泌医生指导下积极去除导致内膜病变的高危因素，肥胖者建议减重；合并2型糖尿病或胰岛素抵抗者，可考虑同时使用二甲双胍每日750~2000 mg，提高治疗有效率。

（3）宫腔镜切除病灶辅助内分泌治疗：宫腔镜下病灶切除术，减少肿瘤负荷，提高疗效，缩短达到完全缓解（CR）所需时间。注意：操作时间不宜过长，膨宫压力适当调低，防止医源性肿瘤扩散，并注意预防宫腔粘连。

（4）口服孕激素治疗：醋酸甲羟孕酮和醋酸甲地孕酮是最常用的药物，能取得较高的缓解率和一定的妊娠率。醋酸甲羟孕酮每日250~500 mg，或醋酸甲地孕酮每日160~320 mg，可分2~3次口服，持续应用3~6个月，并分别在用药3个月与6个月时行影像学及组织学评估。治疗期间可根据有无阴道出血、子宫内膜厚度的变化在上述剂量范围内增减剂量。数据显示，口服孕激素治疗的完全缓解（CR）率为60.17%~88.7%，妊娠率30.4%~52.0%，复发率15.8%~36.7%。

（5）含左炔诺孕酮的宫内节育系统（LNG-IUS）：局部孕激素应用可以避免口服药物的全身作用，包括体重增加、血栓风险、肝功能异常等，适合有肥胖、糖尿病等并发症及肝功能异常的患者。但亦需要在3个月与6个月时行影像学及组织学评估，必要时更换。近期一项回顾性研究显示，单用LNG-IUS治疗的复发率较高（38.5%）。建议根据情况将LNG-IUS与口服孕激素或促性腺激素释放激素激活剂（GnRH-a）联合使用。

（6）其他药物：芳香化酶抑制剂，例如来曲唑2.5 mg，一日1次口服。

对于药物综合治疗疗效欠佳患者，需要全面评估疾病状态，除外疾病进展。根据病人合并症及激素状态，酌情调整药物，或终止保留生育功能治疗，行手术治疗。如暂时没有生育意愿，推荐孕激素为主的维持治疗，包括口服孕激素维持治疗、置入含左炔诺孕酮的宫内节育系统（LNG-IUS），并严密随访，每3~6个月行B超随访内膜情况，必要时行内膜活检。

（五）药物治疗的辅助管理

1.药物治疗期间的疗效监测

治疗期间每3个月进行一次内膜活检评估疗效，可进行诊刮或宫腔镜联合诊刮。

治疗满3个月评估，如果病变逆转，可再用药治疗至6个月，直到连续两次内膜活检阴性，亦有文献报道，3个月时达到CR可考虑妊娠；治疗3个月评估病变未逆转者，需要治疗至6个月，并进行宫腔镜评估。如果用药治疗6个月时病变逆转，鼓励尽快怀孕或助孕。文献报道内膜癌保守治疗6个月的CR率为87%~95.3%。若药物治疗6个月病变仍未逆转者，建议终止保留生育功能治疗，行手术治疗，特殊情况下可考虑再继续药物治疗3个月，可以采用原方案，或者更改药物。对已经连续两次病变逆转的女性，建议每6~12个月进行一次内膜活检。流程管理见图51-2。

2.不良反应监测

长期大剂量孕激素的应用可能发生体重增加、水肿、头痛、不规则阴道流血、肝肾功能受损及血栓风险，要定期随访，每月监测肝肾功能，定期血栓风险评估。

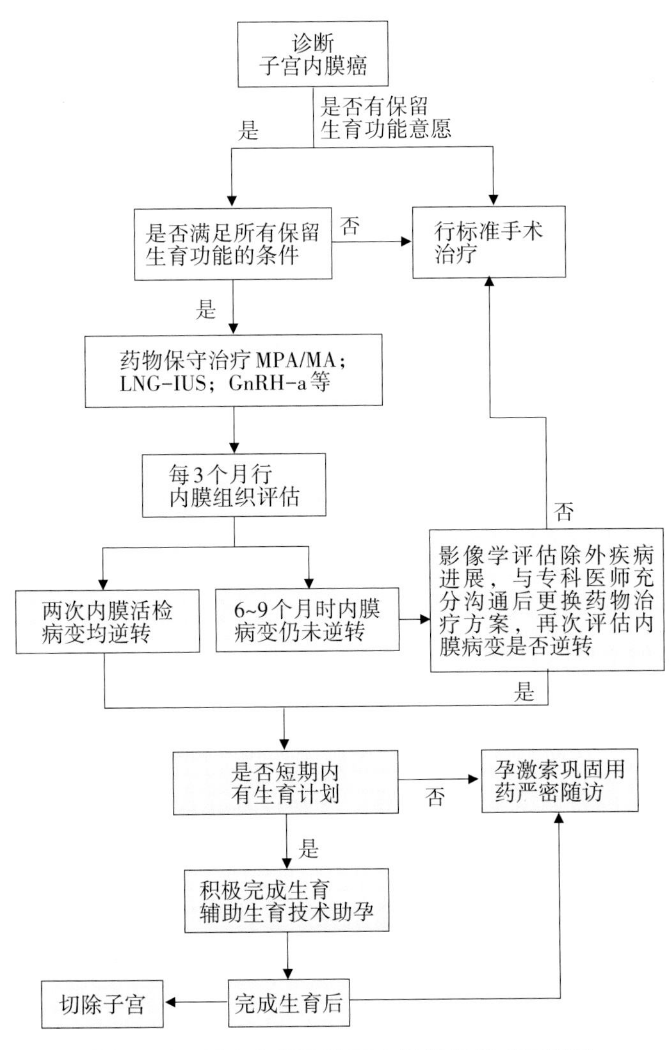

图51-2　子宫内膜癌生育力保留与保护流程图

（六）保留生育功能治疗后生育

1.妊娠时机

内膜癌保留生育功能治疗完全缓解后，建议尽快妊娠。进行全面生育力评估后，给予患者最佳妊娠方式建议。无不孕症因素的患者可以尝试自然妊娠，但由于内膜病变患者很多存在代谢异常及排卵障碍，自然妊娠率低，所有子宫内膜癌药物治疗后CR的患者均建议行辅助生育技术助孕。

2.随访

治疗达到CR后建议尽快妊娠，助孕前准备期间推荐维持治疗。

3.生活方式干预

年轻子宫内膜癌患者多伴有多囊卵巢综合征（polycystic ovary syndrome，PCOS）或代谢综合征（metabolic syndrome，MS），这些患者大多肥胖、合并排卵功能障碍、肝肾功能异常及血糖血脂代谢异常，在助孕治疗前建议进行生活方式干预，减体重、控糖降脂等治疗，应用二甲双胍有助于改善卵母细胞质量及产科结局。

4.助孕方式选择

子宫内膜癌患者具有内分泌相关不孕因素的患者较多，建议所有患者积极进行生育指导，研究显示接受任何形式的助孕治疗，活产率是未接受助孕者的5.9倍。在助孕治疗前建议进行遗传肿瘤综合征相关基因筛查，如引起Lynch综合征（遗传性非息肉病性结直肠癌，HNPCC）的MLH1、MSH2、PMS2、MSH6等基因检测，以及引起Cowden综合征的PETN基因检测，并可选择通过单基因遗传学筛查，移植表型正常的胚胎（即PGTM技术）进行子代阻断。选择PGTM前，应充分告知患者相关风险，例如获得囊胚的数量受年龄、卵巢储备等多种因素的影响；理论上50%的胚胎不携带致病性基因突变，但并不意味着每例患者获得的囊胚中有50%不携带致病性突变，有时这种概率可能为零。

助孕治疗时可以同时放置LNG-IUS，以20 μg/d恒定剂量持续性释放左炔诺孕酮，抑制子宫内膜增殖，从而起到保护子宫内膜的作用，同时不影响卵子和胚胎的质量，妊娠率和活产率也同对照组无明显差异。不孕症合并早期内膜癌患者药物保守治疗后IVF-ET助孕是相对安全有效的，虽然促排卵过程有超生理水平的雌激素，但是取卵后黄体产生孕激素及常规外源性孕激素黄体支持及时对内膜进行转化，因此促排卵过程中高水平雌激素是一过性的，而非持续性，因而对病变复发及预后无明显不良影响。妊娠指导与助孕流程详见图51-3。

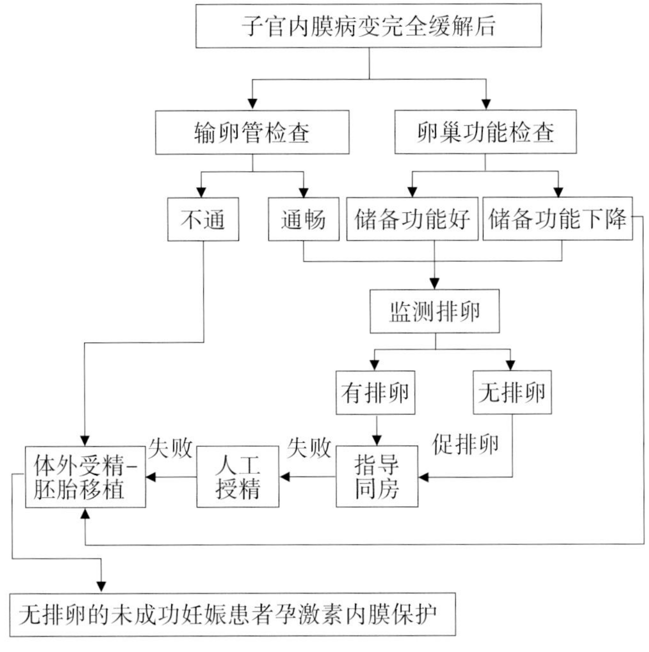

图51-3　子宫内膜癌保留生育功能治疗CR后助孕流程图

（七）孕妇围产期管理

1. 妊娠期监测

（1）孕期严密监测患者糖尿病合并妊娠、妊娠期糖尿病、妊娠期高血压疾病、高脂血症、甲状腺功能异常等妊娠期代谢系统相关并发症，一旦诊断，参照相应的临床指南进行管理。

（2）评估发生静脉血栓栓塞症的风险。

（3）监测胎盘位置，警惕前置胎盘或胎盘植入。

（4）监测胎儿生长发育过程，警惕胎儿宫内生长受限或长成巨大儿。

2. 分娩期处理

终止妊娠的时机及分娩方式根据产科指征决定，子宫内膜癌不是剖宫产的手术指征。由于患者具有多次宫腔操作史，存在胎盘粘连、胎盘植入等导致产后出血的高危因素，需积极预防并处理。剖宫产术中可同时行子宫内膜多点活检。随着生育政策的放开，患者可能仍有后续生育计划，不建议剖宫产术中同时切除子宫。

（八）完成生育后的治疗

若患者孕激素治疗成功且已完成生育，没有高质量数据表明是否需要切除子宫。但文献报道CR后短期复发率高达20%~33.2%，总复发率为30%~40%，中位复发时间约15个月（4~66个月），因此，如无再生育计划，可以选择手术切除子宫，根据情况保留卵巢。对于要求保留子宫的患者，应评估内膜癌相关高危因素，根据危险因素持续存在情况而判断复发可能性，可以在严密追踪随访前提下，适度酌情应用口服避孕药物或LNG-IUS，降低复发概率。一旦再次出现复发，需要积极进行手术。

（九）复发后再次保留生育治疗

子宫内膜癌保留生育治疗后复发，不是再次保留生育的绝对禁忌，需结合患者意愿、适应证和前次治疗反应性，制定治疗方案。复发后再次药物治疗仍然可以获得较高的缓解率，文献报道为82.6%~90.7%，但低于初次治疗的缓解率。

复发患者的二次复发风险会增高，5年内无复发生存率约11.2%，显著低于初治患者，多次复发的患者建议行子宫切除术。

（十）保留卵巢的子宫内膜癌治疗

子宫内膜癌患者保留卵巢释放雌激素会增加术后复发风险，卵巢也可能是子宫内膜癌潜在的转移部位，故规范的子宫内膜癌分期手术需切除卵巢。但卵巢兼具生殖、内分泌两大功能，合成分泌的激素在维持女性第二性征、保持正常生殖及内分泌功能等方面发挥重要作用。研究发现，年龄<45岁的早期子宫内膜样癌患者保留卵巢是安全的。而保留卵巢也是生育力保留与保护的一种模式，但助孕治疗需严格遵照国家法律进行。

子宫内膜癌切除子宫保留卵巢适应证：①组织学G1级子宫内膜样癌，不存在其他高危因素（包括肌层浸润≥1/2、LVSI阳性、淋巴结受累），肿瘤病灶≤2 cm，分子分型非P53突变型；②年龄≤45岁，有保留卵巢的迫切需求；③无遗传性高风险肿瘤家族史，例如遗传性乳腺癌-卵巢癌综合征、Lynch综合征家族史等；④术中探查卵巢外观无异常，排除卵巢转移；⑤腹腔冲洗液细胞学阴性。

三、卵巢恶性肿瘤治疗的生育保护

卵巢恶性肿瘤是妇科恶性肿瘤中死亡率最高的一类肿瘤，不同组织学类型的卵巢恶性肿瘤的临床表现不同，处理和预后亦不尽相同。卵巢恶性肿瘤保留生育功能的手术和治疗方式主要取决于患者的年龄、组织学类型及临床分期。

（一）卵巢的解剖与生理功能

卵巢由骨盆漏斗韧带（也称为卵巢悬韧带）悬吊于盆腔深处，是女性内分泌激素之源，也是产生卵子的器官。卵巢发育主要分为三个阶段：生殖细胞分化、持续的卵泡生长和持续的卵泡闭锁。任何一个阶段都有发生恶性肿瘤的可能，根据发生卵巢肿瘤的病理组织类型决定后续治疗方案。卵巢为成对的生殖器官，也为单侧早期卵巢癌保留生育功能提供了可行性。

（二）卵巢恶性肿瘤影响生育的机制

大多数上皮性卵巢癌患者诊断时已为晚期，远处转移占50%，区域淋巴结转移占22%，局部病变占19%，未分期占9%，累及双侧卵巢时则需要切除双侧卵巢，患者将永久丧失生育能力，因此，上皮性卵巢癌的完全分期手术对于制定治疗计划和预后至关重要，只有Ⅰ期上皮性卵巢癌患者可以保留对侧正常卵巢及子宫，后续可以完成生育。对于恶性生殖细胞肿瘤，不论期别早晚，均可以实施保留生育能力的手术治疗，而Ⅰ期以内性索-间质细胞瘤也可选择保留生育功能的手术治疗。

（三）生殖器官保留的卵巢恶性肿瘤治疗适应证、禁忌证

1. 上皮性卵巢癌

对于上皮性卵巢癌患者施行保留生育功能（保留子宫和健侧附件）的治疗应持谨慎的态度，必须经过系统分期和严格评估，同时向患者和家属交代保留生育功能治疗的利弊和风险，征得其理解和同意，并签署书面知情同意书。

适应证：①年龄小于40岁，渴望生育；②ⅠA期或ⅠC期（经全面分期手术确定的手术病理分期）；③组织类型为黏液性癌、浆液性癌、子宫内膜样癌；④对侧卵巢外观正常时一般不推荐活检，必要时行活检组织学检查除外受累；⑤“高危区域”（子宫直肠陷凹、结肠侧沟、肠系膜、大网膜和腹膜后淋巴结）探查及多点活检均阴性；⑥有随诊条件。

禁忌证：如组织学类型为卵巢未分化癌、癌肉瘤、神经内分泌癌等不可保留生育功能。

2. 卵巢恶性生殖细胞肿瘤

多数卵巢恶性生殖细胞肿瘤为单侧，对侧卵巢及子宫受累情况比较少见，对“博莱霉素+依托泊苷+顺铂（BEP）”/“博莱霉素+长春新碱+顺铂（BVP）”两种联合化疗方法都很敏感，且切除对侧卵巢和子宫并不改善患者预后，因此，卵巢恶性生殖细胞肿瘤的治疗，只要患者有生育要求，保留生育功能是基本治疗原则，而且不受期别的限制。

3. 卵巢性索-间质细胞瘤（SCST）

年轻SCST患者实施保留生育功能手术需综合考虑病理学类型和期别。Ⅰ期以内SCST可选择保留生育功能的单纯卵巢-输卵管切除术。

4. 卵巢交界性肿瘤

卵巢上皮性肿瘤包括良性肿瘤、交界性肿瘤及上皮性癌，其中卵巢交界性肿瘤在年轻女性患者群体中高发，有生育需求的患者占比高。保留生育功能治疗前必须向患者和家属交代保留生育功能治疗的利弊和风险，征得其理解和同意，并签署治

疗同意书。

适应证：①年轻的、单侧卵巢交界性肿瘤；②双侧交界性卵巢肿瘤，有正常卵巢组织存在；③期别较晚的卵巢交界性肿瘤，无浸润性种植，也可在减瘤基础上保留生育功能。

禁忌证：有妊娠禁忌证。

（四）卵巢恶性肿瘤保留生育功能治疗方式

1.保留生殖器官的卵巢癌分期手术

（1）上皮性卵巢肿瘤

早期卵巢上皮癌保留生育功能的标准全面分期手术包括腹腔细胞学检查（冲洗液或腹水）、患侧附件完整切除、保留子宫及对侧附件、盆腔及腹主动脉旁淋巴结系统切除、结肠下或胃下网膜切除。

卵巢交界性肿瘤需保留生育手术多不主张进行腹膜后淋巴结切除，且早期患者术后不需要进行化疗。即使晚期患者，仍然可以考虑保留生育功能。

（2）卵巢恶性生殖细胞肿瘤

患侧附件完整切除，避免手术中肿瘤破裂，开腹附件切除是首选，谨慎选择腹腔镜手术，如果选择微创手术应该由有经验的妇科肿瘤医生实施；外观正常的对侧卵巢可以不用活检，可疑对侧卵巢异常时活检；淋巴结没有肿大不需要做系统淋巴结清扫。

早期无性细胞瘤和G 1级的未成熟畸胎瘤手术时需同时全面探查大网膜和腹膜后淋巴结情况，必要时行全面保留生育功能的分期手术。晚期的恶性生殖细胞肿瘤手术目的是减小肿瘤负荷，明确诊断，以期尽早化疗，手术范围恰当以期不影响后续化疗。

2.早期卵巢恶性肿瘤的术后辅助化疗

卵巢上皮性癌，手术病理分期证实为FIGO2014ⅠA期，除特殊高危病理类型，术后可不用化疗，但需要考虑随诊。

卵巢恶性生殖细胞肿瘤，对于高危组织类型及期别较晚，术后辅以及时、足量、规范的一线化疗（BEP方案）；对切除干净的晚期无性细胞瘤可采用卡铂联合VP16的（CE）方案化疗。同时注意化疗对卵巢的毒性，可同时进行卵巢药物性保护。Ⅰ期G2或G3的未成熟畸胎瘤也可以考虑主动随诊，避免化疗对生育力的伤害，主动随诊后有复发的情况再开始化疗，不影响预后。

（五）生殖评估及随诊

建议组建肿瘤生育学（oncofertility）专家小组，包括妇科肿瘤专家、影像科专家、病理科专家、妇科内分泌专家和生殖医学专家，共同制定诊疗方案。应根据患者的肿瘤解剖部位、组织学类型、临床分期、生育状态、生活方式和偏好、治疗后不育的风险和肿瘤复发的概率等相关因素进行综合考虑，制定个体化的治疗。

1. 生殖内分泌评估

以生殖内分泌专家为主，妇科肿瘤医生要参与治疗方案的制定和患者的随访。卵巢功能评估：通过内分泌包括雌/孕激素、FSH、LH、FSH/LH比值、B超观察基础窦卵泡数，抗苗勒氏激素检测等指标，判断卵巢储备功能是否完备。

生殖内分泌相关的治疗包括：排卵监测、促排卵、人工授精、胚胎冷冻、成熟卵子冷冻、不成熟卵子的冻存、卵巢移植和卵巢组织冷冻和移植等。辅助生殖的方案取决于患者的年龄、组织学诊断、治疗类型、是否已结婚或男性伴侣的参与以及患者个人和家属的意愿，推荐多学科团队共同制定适宜方案。

2. 妊娠及产科处理

卵巢恶性肿瘤保留生育功能手术后有正常对侧卵巢及子宫，在妇科宫颈癌、内膜癌、卵巢癌三大恶性肿瘤中，妊娠率最高。妊娠后应如期进行产前检查及肿瘤的随诊，分娩方式是以产科医生评估为准，妇科肿瘤的治疗本身不是剖宫产的指征。

3. 卵巢恶性肿瘤的相关肿瘤遗传学咨询

上皮性卵巢癌应该筛查相关遗传基因，BRCA基因突变携带者，尤其是BRCA1突变者，卵巢的储备功能较低，对排卵诱导反应差，更容易产生化疗导致的不育。对这些妇科肿瘤患者在咨询化疗后不育可能性的时候应给予高度重视。

对于有家族遗传性肿瘤的患者，采用卵子或胚胎冷冻保存可能获益更大，因为通过胚胎活检可检测相应基因突变，移植前基因诊断也可提供重要的线索和依据。

4. 卵巢恶性肿瘤的肿瘤随诊

遵循卵巢恶性肿瘤的组织学类型及分期，对肿瘤患者进行长期随诊。上皮性卵巢癌第1~3年内每3个月随诊1次，3年后半年随诊1次，5年后一年随诊1次；恶性生殖细胞肿瘤以及性索间质细胞肿瘤建议第1年每2~3个月1次，第2年每3~4个月1次，第三年每6个月1次，5年后每年1次。

（六）完成生育后治疗

对于早期上皮性卵巢癌完成生育后依据患者对后续生育能力的需求、年龄、肿瘤分期以及患者及家属的意愿，可以密切随诊或者在特殊情况下选择手术切除子宫及对侧卵巢。卵巢交界性肿瘤、卵巢恶性生殖细胞肿瘤患者年龄较轻，肿瘤治愈后建议密切随诊，仍保留对侧正常卵巢及子宫。

四、妊娠滋养细胞肿瘤治疗的生育保护

妊娠滋养细胞肿瘤（gestational trophoblastic neoplasma，GTN）是来源于妊娠滋养细胞的恶性肿瘤，包括侵蚀性葡萄胎、绒毛膜癌、胎盘部位滋养细胞肿瘤、上皮样滋养细胞肿瘤等，其中以侵蚀性葡萄胎、绒毛膜癌两者居多，称为狭义上的GTN。

（一）妊娠滋养细胞结构与生理功能

妊娠滋养细胞是胚胎发育中重要的组织，由受精卵发育而来，附着于子宫内，而子宫是女性重要的生殖器官，参与女性的内分泌调节，产生月经，起到孕育胎儿及盆底组织的保护支撑作用。

（二）妊娠滋养细胞肿瘤治疗影响生育机制

妊娠滋养细胞肿瘤常发生在年轻育龄女性，恶性程度高，易血行播散发生远处转移，GTN患者对化疗药物非常敏感，85%的患者可通过化疗治愈，但治愈后再次妊娠仍然需要排除疾病复发。GTN常见累及部位位于子宫，部分发生生殖系统外转移，包括肺，脑等。而与生殖密切相关的器官，如输卵管或卵巢，则很少累及，因此给GTN保留生育功能奠定了基础。

（三）保留生育功能的妊娠滋养细胞肿瘤治疗方案

GTN保留生育功能的治疗是可行的，并且是以药物化疗为主的治疗，GTN也是妇科恶性肿瘤中唯一可以没有组织病理诊断，依靠血肿瘤标记物及临床诊断即可以开始药物治疗的恶性肿瘤。

1.化疗

GTN患者对化疗药物极其敏感，多数可以被治愈，因此化疗往往作为首选标准治疗方案，无论是否有生育要求，均无须主动放弃生育功能。GTN的治疗采用FIGO解剖学分期和WHO预后评分系统相结合，选择合适的化疗方案。对于评分为低危的患者，可以考虑给予单药化疗；而对于高危的患者，则往往需要选择联合化疗方案。如果发生耐药，则需更换化疗方案，或采取其他综合治疗手段。在给予化疗前，需要充分告知化疗的副作用，包括近期不良反应（如卵巢功能影响，脱发、骨髓抑制等）和远期不良反应（第二肿瘤如血液系统疾病的发生）。

化疗方案包括：①单药方案，包括以5-FU（5-氟尿嘧啶），MTX（甲氨蝶呤），KSM（更生霉素，国产）或Actinomycin-D（放线菌素-D，进口）为单一静脉用药方案。②联合用药方案，常用联合用药方案包括VCR（长春新碱）/5-FU+KSM（FAV方案），VCR/5-FU+KSM+VP-16（FAEV方案），EMA-CO方案（依托泊苷+甲氨蝶

呤+放线菌素-D/长春新碱+环磷酰胺），EMA-EP方案（依托泊苷+甲氨蝶呤+放线菌素-D/依托泊苷+顺铂）等等。

2.特殊情况的手术治疗

手术不是GTN治疗的主要手段，但急诊出血、耐药复发及特殊组织病理类型时可以选择手术治疗，一般选择耐药病灶切除，甚至子宫切除。如果患者有生育要求，可以考虑选择“子宫局部病灶切除+子宫重建”手术。

（1）适应证

患者多次化疗后血HCG值仍维持在正常值以上，并且排除了假阳性的可能。

影像学提示子宫存在局限性病灶，子宫外无或有很少的病灶；局限于一侧某段肺叶或肝脏局部耐药病灶，可行耐药病灶切除手术。

无法耐受多次化疗，并且要求保留生育功能。

子宫破口修补术，仅仅适用于GTN部分患者发生子宫破裂出血，甚至危及生命。

子宫破裂，病灶较大、破裂口较小的患者，可以切除部分肿瘤组织，送快速病理检查。如病理类型为侵蚀性葡萄胎或绒癌，不强调一次切除干净病灶，可采取单针或“8”字缝合止血，术后辅以有效的化疗方案。

对年轻、渴望生育、低危且病灶局限的中间型滋养细胞肿瘤（placental site trophoblastic tumor，PSTT）患者，可在充分知情同意的前提下，采用彻底刮宫、子宫病灶切除和/或联合化疗等方法。

（2）禁忌证

病理类型为化疗不敏感、非局限病灶的中间型滋养细胞肿瘤。

化疗相对不敏感的滋养细胞肿瘤，例如病变弥漫的PSTT、上皮样滋养细胞肿瘤（epithelioid trophoblastic tumour，ETT）等等。

（四）康复与生育评估

GTN患者多为育龄期女性，化疗/手术等治疗后使多数GTN患者成功保留了生育能力。关于GTN患者化疗后治愈的妊娠率和妊娠结局有较多的报道。多项回顾性研究显示GTN结束化疗后妊娠结局与一般人群相似，并没有增加流产率，胎儿畸形的风险。即使是联合化疗，其继发妊娠的结局也与正常人群无明显差异。当然对年龄大的GTN患者需要妇科肿瘤、生殖医学专家之间紧密的合作，联合制定方案，提高妊娠成功率。生殖技术如胚胎冷冻，卵巢组织的冻存，均为生育困难保留生育功能的患者提供机会。

1.妊娠时机

化疗结束1年后妊娠是相对比较安全的时间间隔。妊娠滋养细胞肿瘤与妊娠相关，也存在鉴别诊断问题，因此，建议停止化疗1年内严格避孕，1年后如无复发迹象，可解除避孕。

2.影响因素

影响妊娠的重要因素是年龄和妊娠意愿。

3.妊娠期注意事项

（1）切除子宫局部病灶术后造成的瘢痕妊娠，胎盘植入。

（2）子宫局部手术后增加剖宫产率。

（3）子宫局部手术后有存在妊娠晚期及分娩期子宫破裂的风险。

因此，妊娠期应按照高危妊娠的要求进行管理及监测，包括监测血HCG水平。且一般选择行剖宫产终止妊娠。分娩后应对胎盘行病理学检查，监测血HCG水平至产后6个月。

五、前列腺癌治疗的生育力保护

前列腺癌多发于老年患者。但由于前列腺筛查及PSA检测的广泛应用，前列腺癌发病年龄呈下降趋势，部分人群在40~50岁就已诊断，60岁之前诊断前列腺癌的比例逐渐增多。这部分患者在诊断时或者治疗后仍处于生育年龄。辅助生殖医学的进步及接受控癌治疗的前列腺癌患者生存率提高导致这部分患者对生育保留需求不断增长。临床上，除了随访观察，几乎所有针对前列腺癌的治疗均会影响患者的生殖功能，因此需要加以关注和保护。

（一）影响前列腺癌患者生育力原因

1.肿瘤对男性生育的影响

前列腺癌患者多为老年人，理论上讲，尽管发生了与年龄相关的下丘脑-垂体-性腺轴（HPG轴）的变化，但内分泌功能通常足以维持老年男性的生殖能力。尽管恶性肿瘤与生殖能力低下存在关联，但大多数新诊断为前列腺癌的男性精子参数接近正常。研究显示，仅13.6%的前列腺癌患者出现少精症。另一方面，研究结果表明，慢性前列腺炎，前列腺增生和前列腺癌不会诱导针对精子、精子特异性抗原和精浆成分的抗体形成。因此，肿瘤本身对早期前列腺癌患者的生育影响不大。

2.前列腺癌治疗对男性生育的影响

前列腺癌治疗期间通过多种因素可以影响精子产生，从而导致严重的少精症或无精症，影响男性生育。另外，各种针对前列腺癌的治疗，可能影响男性患者性欲和勃起功能，从而降低正常自然受孕的可能性。

（1）手术对男性生育的影响

前列腺癌根治术是局限性前列腺癌治愈性治疗手段之一。手术切除前列腺、精囊、输精管，不可逆转地改变了射精系统的解剖结构，导致梗阻性无精症。另外，手术中电灼热损伤、血管损伤导致的神经缺血、手术后的局部炎症反应和直接切开神经可能会导致前列腺和精囊相邻的海绵体神经损伤。海绵体神经损伤导致的神经失用进一步引起术后患者勃起功能障碍，无法正常射精。这些都造成了对男性生育的影响。

（2）放疗对男性生育的影响

在男性中，无论年龄大小，睾丸中的精原细胞对辐射都极为敏感。低至2.0~4.0 Gy的辐射剂量就会导致大多数男性出现永久性无精症。另一方面，间质细胞在青春期前对辐射高度敏感，而在成年期，细胞变得更具抵抗力。所以尽管成年患者表现为无精症，但仍可保留间质细胞功能和睾酮生成。放疗后出现勃起功能障碍是神经元、血管和肌肉损伤的结果。前列腺癌根治术将导致患者术后不久即出现明显勃起功能障碍，与之不同，放疗对勃起功能的影响是比较缓慢的，一般在1~3年内缓慢下降。

1）外照射放疗：剂量>0.7 Gy时可能发生暂时性无精症，而在2.0 Gy时会发生最终性无精症。外部放疗会致前列腺癌患者不育。由于睾丸的屏蔽并不是常规进行，因此针对前列腺癌的外放疗，有相当高的辐射剂量输送到睾丸。对前列腺的EBRT使睾丸组织暴露于3%~8%的总辐射剂量，1.0~4.0 Gy，将使患者出现永久性无精症。在放疗期间，使用现代放疗技术定位前列腺（例如金标记、图像引导放疗）和睾丸屏蔽可减少辐射剂量。

2）近距离放射治疗：前列腺癌近距离放疗，可作为唯一的治疗方法或为外照射放疗后提供额外剂量的辅助。目前有两种类型的前列腺近距离放疗：① 植入放射性^{125}I粒子的低剂量近距离放疗，该粒子将保留在前列腺中，半衰期约为60天；②间质近距离放疗，在前列腺中植入针头并通过源投影仪传送剂量，治疗时间为2小时至2天。前列腺近距离放疗后对睾丸的计算辐射剂量较低。有文献报告男性接受前列腺近距离放射治疗后伴侣自然怀孕。这些男性在治疗后进行的精液分析显示对精子参数的影响很小甚至没有影响。

（3）内分泌治疗对男性生育的影响

正常的精子发生依赖于促性腺激素以脉动方式协同释放和足够的睾丸内睾酮浓度。雄激素剥夺疗法（ADT）消除了睾丸内的睾酮，导致治疗后出现无精症，或严重的少精症，从而影响男性的生育。另外，ADT降低体内的睾酮水平，进而导致性唤起和性欲下降。ADT还会导致阴茎结构变化、阴茎长度和睾丸大小减少。这些变化使勃起和维持勃起变得更加困难。

（4）化疗对男性生育的影响

化疗通过对生发上皮、支持细胞以及较小程度的睾丸间质细胞的影响而大大减少精子的发生。化疗后无精症的发生率介于0~63%。另一方面，化疗对生殖细胞的

DNA会造成损害。研究表明，具有显著DNA损伤的精子无法使卵母细胞受精，或导致所产生的胚胎无法着床。

（5）局部治疗导致勃起功能障碍

针对前列腺癌的局部治疗使用不同能源疗法，例如超声波和冷冻疗法，旨在避免引起副作用的附带损伤，但男性治疗后可能会患勃起功能障碍。高强度聚焦超声（HIFU）在治疗前列腺肿瘤期间热扩散到神经血管束引起的神经血管损伤可致治疗后勃起功能障碍。对前列腺癌进行冷冻治疗，同样会引起附近神经血管组织冷冻受损导致勃起功能障碍。

（二）前列腺癌生育力保护相关技术

1.生育咨询

适应证：所有诊断为前列腺癌的患者。

对所有育龄男性，在进行肿瘤治疗前均应了解有关保留生育能力选择的信息。在为新诊断出前列腺癌的患者提供咨询时，应询问其对未来生育的渴望。无论患者的年龄、婚姻状况或以前孩子的病史如何，都应进行询问。如果患者对未来的生育能力感兴趣，应建议在最终治疗之前冻存精子，因为这可能会为患者节省成本并确保其伴侣的安全。但目前仍有大量男性肿瘤患者在开始控瘤治疗之前未得到充分咨询。美国临床肿瘤学会建议告知患者，在开始控瘤治疗后收集的精子发生遗传损伤的风险高于平均水平。如果患者有需求，可以借助生殖中心MDT团队，通过精子冷冻技术或者人工取精术，留取患者精子。

2.精子冷冻技术

适应证：所有诊断为前列腺癌需要接受相关治疗，并且有生育需求的患者。精子冷冻技术详见“第四章：肿瘤患者生育力保存技术”。

3.人工取精术

适应证：射精失败或者精液中未发现精子者（如前列腺癌根治术后）。人工取精术详见“第四章：肿瘤患者生育力保存技术”。

（三）与ED相关的男性生育力保护

1.保留神经的前列腺癌根治术

适应证：低危及中危局限性前列腺癌患者。对局限性低、中危前列腺癌，尽可能保留双侧神经血管束（neurovascular bundle，NVB）。前列腺癌包膜外侵犯是保留NVB手术的相对禁忌证，在控瘤基础上尽可能保留单侧NVB。

前列腺癌根治性切除术，在术中保留阴茎海绵体的NVB，术后有部分患者可恢复阴茎勃起功能。因此，在手术过程时，应尽量避免阴茎海绵体的NVB损伤。选择施行根治性前列腺切除术的患者多能保留NVB。

Walsh总结有以下技巧。

（1）背静脉复合体缝扎离断后，为避免背侧出血，前列腺表面的背静脉复合体近侧断端应予缝扎，缝扎时采用连续“V”形缝扎，而非集束向中线缝扎，因为后者可能导致NVB向前列腺前侧移位，造成解剖困难。

（2）横断尿道及周围括约肌时，仅分离至尿道侧方括约肌，避免分离尖部下组织，而尚未离断的后侧括约肌应在尿道远侧断端和前列腺尖部之间以直角钳提起后离断，且左右两侧分次离断。

（3）当从前列腺侧面游离NVB时，为了避免过度牵拉NVB，尿道横断后应去除尿管，游离时应将前列腺推向对侧。

（4）从膀胱颈部至前列腺尖部切开盆筋膜浅层后，前列腺变得更加活跃，NVB也移向侧方，这时在前列腺后外侧可见一浅沟，NVB正是附着于此沟，循此沟至前列腺尖部可在尿道横断面水平识别出NVB。此时才能进行分离前列腺直肠间隙的操作而不致损伤NVB。

（5）自NVB进入前列腺的血管可能影响NVB的游离，为保护神经的完整性，这些血管应该用小血管钳结扎后离断，而不能用电凝切割。

（6）离断从NVB发出经过精囊供应前列腺基底血供的小动脉，可以使NVB彻底从前列腺游离。

（7）因为盆丛神经的中部覆于精囊尖部，分离精囊时应格外小心，特别在精囊外侧面，经常遇到小的动脉分支，结扎这些小动脉分支应贴近精囊。前列腺静脉丛结扎后分离前列腺外侧盆内筋膜，即可分离出NVB。此时，NVB从膜部尿道走行至精囊的全程清晰可见。

机械臂辅助腹腔镜前列腺癌根治术，相较于普通腹腔镜或开放前列腺癌根治术，在NVB的保留上更有优势。为了术中更好地鉴别出性神经并加以保护，有些学者采用术中电刺激神经来观察阴茎勃起反应。阳性反应提示有性神经，但阴性则不能完全排除有性神经的可能，因为有时操作不当也可能出现阴性反应。术后患者的性功能恢复情况有时并不和术中电刺激结果完全一致，提示术后性功能恢复受到多种因素影响。Rabbani等就报道过患者术后性功能恢复情况，不仅和术中NVB保留情况密切相关，而且和术中阴茎肿胀及其消退程度密切相关。近来还有报道称高压水枪在术中解剖出NVB的过程中能使解剖更精确、更有选择性，而且有操作快捷、减少术中出血的优点。

2.阴茎勃起功能障碍的治疗

前列腺癌治疗后患者中勃起功能障碍（erectile dysfunction，ED）的治疗选择与普通ED的选择一致。在多数情况下，可应用传统的三线治疗法推荐治疗。其中包括：一线口服疗法、二线局部疗法和三线手术治疗。

（1）一线治疗：口服PDE5抑制剂

适应证：所有患ED的患者，尤其是行保留神经的前列腺癌根治术后患者。

5型磷酸二酯酶（PDE-5）抑制剂形式的口服药物通常用作ED的一线治疗。早期预防性使用PDE-5抑制剂可促进保留神经根治性前列腺切除术后勃起功能的早期恢复。PDE-5抑制剂具有良好的依从率。据报道，在根治性前列腺切除术后两年内有高达89%的患者仍在服用此药。研究人员已经证明，与安慰剂相比，睡前服用西地那非可显著提高RigiScan记录的ED男性夜间勃起的整体质量和数量。小剂量他达拉非（5 mg）每天一次是一种副作用较低的替代剂量选择，常让患者及其伴侣更愿意接受。在尝试性交前可额外服用10~20 mg以帮助勃起反应。PDE-5抑制剂并非对所有人都有效。如果担心副作用，可根据需要滴定剂量并缓慢增加剂量。理想情况下，每种药物应在相对较短时间内以最大剂量尝试至少八次，如仍无效则停药。研究表明，定期使用比按需使用效果更好。

（2）二线治疗：局部疗法

a.血管活性药物治疗

适应证：PDE-5抑制剂无反应或有处方禁忌的患者。

对未行保留神经的前列腺癌根治术后患者是治疗的首选。常用血管活性药物为前列地尔，可经尿道给药和经阴茎海绵体注射给药。前列地尔的作用是放松阴茎的肌肉和血管，从而改善流入阴茎的血液，使阴茎勃起。经尿道给药，通常在5~10分钟内起作用，持续30~60分钟。可从500 μg剂量开始，滴定至1000 μg。一般经尿道给药相对无痛，耐受性良好，全身副作用小。最常见的副作用是阴茎疼痛和尿道刺痛。另外，前列地尔海绵体内自我注射给药，一般注射后10~15分钟内可达到胀大效果。这种治疗不需要性刺激，可维持勃起时间30~60分钟。患者需要学习如何进行自我注射。海绵体内注射常见副作用包括出血、肌肉痉挛、阴茎疾病、性功能障碍和皮肤反应等。为优化海绵体内注射治疗的长期依从性和成功率，建议在手术后前3个月内开始治疗。

b.真空勃起装置

适应证：所有ED患者。

真空勃起装置（vacuum erection device，VED）是一种可产生人工勃起的机械泵。泵产生真空，将血液吸入阴茎，然后将橡胶环放置在阴茎根部以防止血液溢出，从而提供可用的勃起。同时，VED可适当增加患者阴茎的长度和周长。使用VED时，应确保患者接受有关其正确使用的适当培训。高达80%的男性认为VED有效，其中65%~83%对其作为一种治疗方法和出色的长期依从性感到满意。

(3) 三线治疗：手术

a.阴茎假体植入物

适应证：ED其他治疗失败的患者。

阴茎假体植入物是放置在阴茎内的装置，可让男性进行人工勃起。可以是充气的或可延展的，都需要进行手术才能插入。据报道86.8%患者对植入物感到满意。另一个开创性的概念是在行根治性前列腺切除术的同时放置阴茎假体。

b.海绵体神经移植术

适应证：海绵体神经损伤的患者。

虽然保留神经的解剖性前列腺癌根治使部分患者在术后恢复了比较满意的性功能。然而，其总体恢复率仍不理想，为11%~87%。有很多患者需要按照肿瘤根治的原则切除一侧或双侧的海绵体神经，从而导致术后勃起功能的延迟恢复或永久丧失。为解决这一难题，国内外学者运用各种移植物重建海绵体神经，为勃起功能障碍的治疗提供了新途径。但结果尚待进一步验证。Walsh等在6例非保留神经的前列腺癌根治术中首次运用自体生殖股神经移植对海绵体神经进行修复，但术后患者在勃起功能恢复方面并无明显优势。Kim等自1997年首先运用腓肠神经供体（SNG）在前列腺癌根治术中修复海绵体神经损伤，SNG的平均长度为5.0~6.5 cm。通过勃起功能问卷和夜间阴茎勃起试验记录术后勃起功能的恢复情况，通过1年随访发现，在12例双侧海绵体神经修复患者中有4例（33%）恢复了自发勃起并能进行满意性交，另外5例（42%）部分恢复了自发勃起，而在同期12例对照组患者中无一例恢复勃起功能。

（四）与保留生育相关的前列腺癌治疗策略

1.等待观察和主动监测

适应证：①低危型前列腺癌、预期寿命大于10年者（临床分期<T2a，且ISUP分组1且PSA<10 ng/ml）；②部分预后良好的中危型前列腺癌（Gleason分级4级小于10%）、预期寿命大于10年者；③患者充分知情，为避免局部治疗的不良反应及影响生活质量，主动选择并可配合主动监测及随访。在观察随访时患者生殖以及勃起功能能得到较好保护。

2.间歇性内分泌治疗

适应证：选择内分泌治疗的患者可考虑间歇性内分泌治疗。

持续内分泌治疗可能引起大量副作用，而间歇性内分泌治疗是一种基于以下假设的治疗方法，即雄激素去势治疗中断继以再暴露可能延缓激素抵抗的进程、减少治疗并发症和改善生活质量。一项随机对照试验对比间歇性内分泌治疗与连续性内分泌治疗，发现前者尽管死于前列腺癌较后者多7%，但这被连续性内分泌治疗组更多非肿瘤性死亡所抵消，因而总生存时间不劣于后者，且生活质量和不良反应方面间歇性内分泌治疗具有轻微优势。亚组COX生存分析显示，Glesaon评分>7分者接受间歇性内分泌治疗中位生存时间（6.8年）较持续性内分泌治疗少14个月，因此在某些情况下应向患者提供选择来权衡内分泌治疗对生存期的影响及对生活质量的影响。

3.近距离放射治疗

适应证：低危局限性前列腺癌患者。

尽管已证明前列腺近距离放疗后生育能力是可能的，但接受这种治疗的男性维持或恢复精子发生的比例尚不清楚。有些男性在外照射放疗或化疗后也会恢复精子发生，然而，恢复可能需要很多年，其中一部分男性将患有永久性无精症。由于无法预测哪些患者会恢复生精能力，本指南提倡对未来希望生育孩子的患者进行预处理精子冷冻保存。

六、生殖器官保留的阴茎癌治疗

阴茎是发挥勃起功能的主体，有着排尿、性交和射精等功能，阴茎由阴茎头、阴茎体及阴茎根组成。阴茎背神经，是阴茎躯体感觉的主要传入通路，分布于阴茎上，负责阴茎的感觉神经支配。阴茎皮肤和龟头接受刺激后产生的神经冲动，通过阴茎背神经传到阴部神经以及中枢神经；神经中枢发出信号通过骶神经、阴部神经和阴茎背神经等作用在阴茎上，控制阴茎勃起和射精。阴茎可能发生各种病变，如阴茎癌，在治疗过程中损伤阴茎背神经，会对男性勃起产生不良影响。

（一）影响阴茎癌患者生育力下降的原因

阴茎癌最常发生于阴茎头、冠状沟和包皮内板，表现为表浅糜烂或深凹溃疡，边缘凸起或卷状，容易发生淋巴结转移。阴茎癌治疗，需根据肿瘤大小，组织学分期、分级及患者自身情况决定，这些治疗会改变阴茎长度以及阴茎表面皮肤的感觉，进而对患者性功能产生影响。因此，治疗原则是在切缘阴性的前提下尽可能保留更长的阴茎。有研究结果显示，尽管阴茎癌患者术后性功能障碍有所增加，但大多数患者在接受阴茎癌治疗后仍保持比较活跃的性生活，患者也更愿意接受最大程度的保留性功能治疗。

（二）保留生殖器官的阴茎癌治疗技术

1.保留阴茎器官的治疗

包皮环切术、阴茎头局部切除术、保留阴茎体的阴茎头切除术是现阶段保留阴茎长度与功能的手术方法，通过术中冰冻切片检查，行保留器官手术是相对安全的。保留阴茎治疗可能导致局部复发风险增加，但再次治疗后对患者长期生存的影响不大，故尽量保留阴茎的治疗策略是合理的。莫氏显微外科手术，尽可能保留正常阴茎组织，尤其是对阴茎近端的浅表性肿瘤患者，可能获益更大。与部分切除术相比，保留阴茎头有助于增强患者对性交的信心，有助于减少术后勃起功能障碍和对性能力的消极心理障碍，并促进恢复令人满意的性表现。

2.阴茎部分切除术

如肿瘤侵犯海绵体或肿瘤较大，分级高的患者应行阴茎部分切除术或全切术，但该术式会对患者勃起以及射精功能产生不良影响。一组为18名52岁患者的研究中，阴茎部分切除术后所有患者勃起功能国际问卷评分下降，只有33.3%的患者维持术前性生活频率，并对性生活感到满意。另一项研究，对14例患者进行随访发现，阴茎部分切除术后9/14的患者性功能正常或轻微下降，3/14患者术后无性生活。阴茎切除过程中，在保证切缘阴性的前提下，尽量保留阴茎长度，以减少对性生活质量的影响。

3.全阴茎头切除及重建

对较大的阴茎肿瘤，阴茎头局部切除或半切后，阴茎头将不可修复，而“阴茎头切除+皮肤移植”是安全有效的办法，该术式在阴茎筋膜下的解剖层面剥离及切除阴茎头，随后使用取自自身大腿上部的中厚皮片来重建新的阴茎头，同时尿道中央化。术后阴茎外观能够减轻患者的心理障碍，临床预后类同于阴茎部分切除术。一项研究7例接受该治疗，1例表示术后阴茎顶端感觉无变化，5例感觉性生活有改善，患者总体满意度较高。

4.阴茎癌的放射治疗

对Ta，直径小于4 cm，局限性的T1-2期肿瘤患者，放疗也是一种保留阴茎的办法，治疗方式包括最低60 Gy的外放疗联合近距离放疗，或单独短距离放疗。治疗目标是保留阴茎头感觉或最大程度保留阴茎长度，避免阴茎切除，可保留性功能。放疗之前，需行包皮环切术以显露病变，防止包皮水肿和放疗后粘连引起的包茎问题。如果复发，可应用挽救性手术治疗。

5.激光治疗

常用的激光源是二氧化碳、氩、钕钇铝石榴和磷酸钛氧钾激光。阴茎原位癌激光切除后的总复发率为7.7%，T1期为10%~25%，应用钕钇铝石榴激光治疗的患者复发率更低。Frimberger等使用钕钇铝石榴激光治疗29例原位癌及T1期肿瘤患者，平均随访46.7个月，只有2例复发（6.9%），同阴茎部分切除术后复发率相当。因此，激光切除是可行的，患者需严密随访及自查，以便早期发现复发。

6.心理治疗

阴茎部分切除术后，患者焦虑抑郁发生率明显增加，半数以上患者曾出现心理问题，因阴茎体积小和没有阴茎头而感到羞耻，进而影响性功能。另外，伴侣的性接纳程度也会影响患者的性心理状态，进而影响性生活质量。因此，对于阴茎癌患者及其配偶的心理治疗也极为重要。

七、保留生殖器官的睾丸癌治疗技术

睾丸位于阴囊内，具有生殖和内分泌两种功能，由精曲小管、支持细胞及间质细胞组成。睾丸的支持细胞与间质细胞具有内分泌功能。间质细胞分泌睾酮，支持细胞分泌抑制素。睾酮能够促进男性生殖器官的生长发育，促进精子的生成，维持性欲。睾丸可发生多种疾患，如隐睾、睾丸炎或睾丸肿瘤。其中，睾丸肿瘤是成年男性常见的恶性肿瘤之一，是15~34岁发病率最高的实体肿瘤。睾丸肿瘤一般表现为患侧阴囊单发无痛质硬肿块，也有20%~27%的患者合并阴囊坠胀和疼痛。10%左右患者出现远处转移的相关表现，如锁骨上包块，咳嗽或呼吸困难等呼吸系统症状。

（一）影响睾丸癌患者生育力下降的原因

研究发现，有50%~60%睾丸肿瘤患者在治疗前出现精子异常和间质细胞功能障碍，高达24%的睾丸肿瘤患者是无精子症，几乎50%的患者在治疗前精子数量异常。性器官缺失，不育和性腺功能减退导致的心理和社会因素，也会对患者生育功能产生影响。在接受治疗后，患者生育能力大约下降30%。此外若进行化疗或放疗，精子数量可暂时性或永久性减少，进而影响生育。由于睾丸肿瘤治疗效果较好，目前被认为属于可治愈的恶性肿瘤，而好发于男性最佳生育年龄，因此应该尽量保留这些患者生育能力。

（二）生育保护的睾丸癌治疗技术

1.精子冻存技术

所有患者应提供精子保存作为最具成本效益的生育能力保存策略，以及治疗前的生育能力评估（睾酮、黄体生成素和促卵泡激素水平）。精子冷冻技术详见“第四章：肿瘤患者生育力保存技术”。如果在睾丸切除术前没有安排，应在化疗或放疗前进行。

2.睾丸部分切除术

睾丸部分切除术可在切除肿瘤时进行，最大程度保留正常睾丸组织。但睾丸部分切除术的适应证是一个具有争议的话题。由于睾丸恶性生殖细胞肿瘤，存在多发病灶或原位癌的可能，保留睾丸手术对于控瘤存在一定风险。但也有学者认为双侧睾丸肿瘤或孤立睾丸出现肿瘤患者，如果其血清睾酮水平正常且肿瘤体积小于睾丸体积的30%，在结合术中冰冻的基础上，可以考虑保留睾丸组织手术，术后辅助放疗以清除可能存在的阳性切缘和原位癌，病人需具有较好的随访依从性。睾丸保留手术相比于根治性手术具有一定优势，如降低了补充睾酮的需要、减轻患者心理负担及保留患者的生育能力。目前，睾丸部分切除术是否在控瘤同时，保留患者生育功能，仍需高质量随机对照研究作为证据支撑。

3.睾丸癌根治切除术后的治疗

对早期睾丸肿瘤患者，根治性睾丸切除术在控瘤同时，也能明确病理诊断。睾丸肿瘤术后需据病理结果及分期予以不同治疗，尽可能在治愈肿瘤的同时，最大程度保留睾丸及生育功能。

（1）观察随访策略

Ⅰ期精原细胞瘤患者五年复发风险为12%~20%，睾丸肿瘤体积及睾丸血管淋巴网侵犯与否与复发概率相关，当瘤体小于4 cm，但无睾丸血管淋巴网侵犯时，复发风险可低至6%。据有经验的中心数据，选择合适患者进行随访监测，肿瘤特异性生存率可超过99%。对Ⅰ期非精原细胞瘤患者，若无淋巴血管网侵犯，可考虑随访检测，从而避免放化疗或手术对性功能以及精子造成不良影响。

（2）腹膜后淋巴结清扫术（retroperitoneal lymph node dissection，RPLND）

睾丸淋巴回流到主动脉旁和主动脉下腔静脉间淋巴结，RPLND能将睾丸肿瘤可能存在或已经存在的微转移灶予以切除，从而降低睾丸癌转移概率，在睾丸肿瘤治疗过程中起着重要作用。但RPLND可能引起逆行射精等并发症，影响患者生育功能。通过微创入路（腹腔镜或机器人辅助）及保留性神经方式进行RPLND能够有效降低并发症。手术中识别节后交感神经纤维和上腹下神经丛是极为重要的，广泛的腹膜后分离可导致这些神经丛的破坏引起精囊排放或膀胱颈闭合功能的丧失，保留神经的RPLND能够使得90%~100%的患者术后保留顺行射精功能，预后也不受影响。保留神经的腹膜后淋巴结转移主要适用于Ⅰ期非精原细胞瘤，若病理为青春后期畸胎瘤伴体细胞恶性成分，对Ⅱ期可切除的腹膜后淋巴结转移，也可选择保留神经术式。

（3）睾丸癌患者治疗后的生育力判定

睾丸肿瘤患者完成治疗后，若需判定生育能力，需进行精子常规检查以及睾酮、黄体生成素和促卵泡激素水平等激素检查，根据结果采用药物等治疗。对双侧睾丸切除术或治疗后睾酮水平较低患者，长期补充睾酮是必要的。睾丸癌治疗期间睾酮水平的降低可能导致勃起困难或性欲降低，还可能导致骨质疏松、疲劳和情绪低落等情况的发生。而睾酮替代疗法有助于减少这些问题。但睾酮替代疗法会影响精子的产生，在准备生育前应咨询医生调整治疗方案。

第二章

毗邻器官肿瘤治疗的生育力保护

尽管膀胱癌及直肠癌不是生殖器官肿瘤，但因为这些器官毗邻男性及女性生殖器官，这类肿瘤患者在接受治疗时，会影响生育相关的盆底神经及相邻的生殖器官，进而影响患者生育以及勃起功能。因此这类患者在治疗时，需要告知患者相关的风险性并获取充分的知情同意，实施个体化治疗方案，尽可能保留这些患者生育及勃起功能。

一、膀胱癌治疗的生育力保护

根治性膀胱全切是肌层浸润性膀胱癌的标准手术治疗方式，同时，对部分高危的非肌层浸润性膀胱癌，以及一些难治性膀胱良性疾病，也可能需要膀胱根治性切除。在男性中，根治性膀胱全切需要完整切除膀胱、前列腺和精囊；在女性中，则需要完整切除膀胱、子宫、双侧卵巢、输卵管、宫颈和阴道前壁。

无论男性还是女性，膀胱根治性切除术会对术后性功能产生较大程度影响。膀胱切除术和尿路改道术后，80%的男性会出现不同程度的勃起功能障碍，因而是术后性功能障碍最主要的原因；女性术后的性功能障碍，多源于阴道结构的改变。此外，手术相关的一些其他因素，如尿流改道后引起的身体外观改变、患者自身及其配偶的情绪和心理改变、与尿路改道相关的社交方式改变等，都可能损害性生活质量和性满足感。目前，对男性前列腺癌根治术后性功能障碍已受到相当大关注，但对膀胱切除术后性功能结果的研究相对较少。

（一）膀胱癌术后性功能评价方法

对术后性功能评定，目前有多种方法，包括患者的主观评定和客观评估等手段。主观评定最为常用，也常能够较全面反映患者的术后性功能。有普适性性功能量表，以及专门为术后性功能评定设计的量表。较为常用的有：国际勃起功能指数（international index of erectile function，IIEF）量表；男性性健康调查表（sexual health inventory for men，SHIM）。以上量表也有局限性，因为对膀胱全切术后的患者，勃起功能障碍仅仅是其性功能障碍的一部分。对女性，最常用的是女性性功能指数（female sexual function index，FSFI）。此外，有些诊断膀胱癌的特异性问卷，如膀胱癌指数（bladder cancer index，BCI），膀胱癌患者生活质量量表（functional assessment of cancer therapy-Bladder，FACT-BL），以及EORTC-QOL-B20等问卷，其中也有涉及性功能不全的部分，目前应用也较普遍。

（二）男性膀胱癌患者的生育力保护

1.男性膀胱全切术后勃起功能障碍的原因

勃起功能障碍是男性盆腔术后常见并发症，无论是结直肠手术，还是泌尿外科手术，都有较高发生率。尽管是盆腔术后常见并发症，但对术后勃起功能障碍，目前临床仍无通用统一定义。因此不同研究因为评价标准不同，勃起障碍发生率存在较大差异。有研究仅以能完成性交作为勃起功能恢复标准，也有研究认为更应关注勃起的质量。临床常用量表，如FACT-B和BCI，仅对术后性功能有涉及，对勃起功能以外的其他因素，如阴茎长度改变、术前性功能情况，以及性伴侣的精神心理问题等，则常被忽视。

膀胱癌有多种治疗方式，其中根治性切除对勃起功能影响最大。Allareddy等发现，根治性膀胱全切术后勃起功能障碍为89%，而采用其他术式仅为32%。经尿道手术治疗及其他腔内治疗的患者，性功能评分显著高于膀胱全切（BCI性功能评分42.2对20.0）。其他研究也发现，膀胱全切术后不仅广泛存在勃起功能障碍，对性生活的兴趣也显著降低。患者年龄、基线性功能情况，手术方式，如是否采用保留性神经技术，以及是否进行原位膀胱改道，均与术后勃起功能障碍相关。在一项研究中，全切后行尿流回肠输出道的31位患者，仅1位保有性功能；而行原位膀胱手术的患者达6/26。Hedgepeth等人的研究表明，行原位新膀胱的患者术后性功能优于行回肠输出道，但尿流改道与性功能的保留，影响因素众多，如患者平均年龄更小，接受性神经保留的比例更高。

对于男性，医源性勃起功能障碍是术后性功能障碍的最重要原因，主要包括：术中对勃起神经的直接破坏、神经病变、炎症纤维化、激素水平改变以及缺血等因素。即便有些患者能保有部分勃起功能，其硬度也不足以维持正常性交。尽管术后性功能障碍会影响患者生活质量，但目前保留性神经的膀胱全切，或保留前列腺的膀胱全切术，应用并不十分普遍，主要顾虑是可能会对控瘤产生不利影响。Hekai等人的研究显示，保留性神经的膀胱根治性切除，术后54.5%可不借助其他辅助手段恢复自主勃起。对合适患者，应尽可能选择保留性神经的术式，尤其是对术后性功能有较强需求者。为最大程度保留术后性功能，近年来也有学者在尝试采用保留前列腺，或保留前列腺包膜（prostate capsule）的膀胱切除术，但对膀胱癌而言，保留前列腺是否合适仍存争议。一项研究采用保留前列腺的膀胱切除术，77.5%患者成功保留了勃起功能。而Ong等膀胱切除时同时保留前列腺和精囊，最终79%患者保留了勃起功能。近期研究显示，采用保留前列腺的膀胱切除术患者，IIEF-5评分是19.8，而未保留前列腺组仅为5.7。

2.男性膀胱癌患者生育力保护相关技术

（1）保留性功能的膀胱全切术

对男性膀胱癌患者，根治性膀胱全切的标准范围包括膀胱，前列腺，精囊，远端输尿管，以及区域淋巴结清扫。保留性功能的根治性膀胱全切，主要有以下几种方式。①保留前列腺的膀胱切除：术中保留完整的前列腺或者部分前列腺，同时保留精囊、输精管以及血管神经束。②保留前列腺被膜的膀胱切除：前列腺被膜或前列腺外周部分予以保留。同时保留精囊，输精管和血管神经束。③保留精囊的膀胱切除：术中保留精囊、输精管和血管神经束。④保留性神经的膀胱切除：仅保留血管神经束。

（2）男性膀胱癌患者保留性神经的手术适应证

大多数涉及保留性功能膀胱全切的研究，采用的是原位新膀胱的尿流改道形式。优选局限性病变（临床分期≤T2期），无局部淋巴结转移；同时，确保不存在膀胱颈及前列腺尿道肿瘤；患者术前性功能正常。

根治性膀胱全切术后前列腺偶发癌为21%~50%。通常认为，前列腺偶发癌并不影响术后总生存。但对拟保留前列腺者，术前仍建议常规排除前列腺癌。

在控瘤方面，目前多数研究显示保留男性功能的膀胱全切不影响整体肿瘤预后。对采用保留性神经术式者，局部复发率1.2%~61.1%，而未保留组为16%~55%。

保留男性性功能的膀胱切除术，随着保留前列腺的不同程度，术后勃起功能也有不同。保留前列腺者，术后80%~90%能保有勃起功能；保留前列腺包膜者为50%~100%，单纯保留性神经者为29%~78%。但目前数据较少，无法说明哪种保留方式更有优势。

因此，对选择合适的病例，在保证控瘤前提下，可选择保留男性性功能的膀胱全切手术，但术前需与患者充分沟通。

（3）年龄和其他健康因素引起的男性功能障碍

性功能障碍与年龄因素存在较大相关性，膀胱癌发病人群更多集中在老年群体。他们很多合并有糖尿病、高血压、心血管疾病等。尤其是合并有糖尿病或心血管病者，高达50%可能会合并勃起功能障碍。在70岁以上男性中，勃起功能障碍的比例约为70%。而因膀胱癌需行膀胱全切的患者，主要为70岁以上的高龄患者。因此，术前有必要评估基线性功能。

(三)女性膀胱癌患者的生育力保护

1. 女性膀胱全切后性功能障碍的原因

女性膀胱根治性切除术后性功能障碍的原因，一方面是由于手术对盆底性神经的破坏，另一方面是由于阴道前壁切除再成型后，造成了阴道的缩短或狭窄，以及阴道顺应性和阴道分泌物减少。这些因素都有可能造成术后性交困难。其他因素，如身体外观改变以及其他因素引起的性欲降低，也可能在其中发挥作用。针对女性术后性功能障碍，最常见的包括无法获得高潮（45%）、阴道润滑下降（41%）、性欲减低（37%），以及性交困难（22%）。仅有不到1/2的患者在术后仍能维持正常性生活，其中绝大多数反映术后性功能明显减退。另一项研究显示，39%的女性患者在术后与配偶的关系变差，其中26%表示不再有性生活。在外科技术上做出的改良，如保留性神经的女性膀胱全切，或保留阴道的膀胱全切，可在最大程度上减少对阴道的影响。但需明确一点，保留阴道的术式，仅适用于一部分高选择的患者，对肿瘤位于尿道、三角区、膀胱颈及膀胱后壁者，仍应慎重选择。有研究显示，采用保留阴道的膀胱全切的患者，80%术后仍能保持性生活活跃。采用保留性神经的术式，也能在一定程度上降低术后性功能障碍的发生。泌尿外科医师对女性膀胱癌患者，术前有必要就性功能障碍问题与其进行沟通。

女性术后性功能障碍主要来源于阴道前壁切除后引起的阴道容量降低，顺应性和润滑能力变差。尽管对部分患者可选择保留性神经或保留阴道的手术，但依然会对性功能产生一定影响。

2. 女性膀胱癌患者生育力保护相关技术

（1）保留性功能的根治性膀胱全切术

女性膀胱癌患者，标准的根治性膀胱切除范围包括：完整切除膀胱、女性尿道、紧邻的阴道前壁、子宫、远端输尿管和区域淋巴结。在术前，需对患者的妇科情况进行详细评估，包括宫颈癌筛查、异常阴道出血情况评估、盆腔脏器脱垂情况评估，并在询问病史时对家族遗传性乳腺癌/卵巢癌进行筛查。女性的保留性功能技术主要涉及几个术式：①保留尿道的根治性膀胱切除；②保留血管神经束的膀胱切除；③保留阴道的膀胱切除；④保留阴道、子宫的膀胱切除；⑤保留卵巢的膀胱切除；⑥保留阴道、子宫和双侧卵巢的膀胱切除。

（2）女性膀胱癌保留性神经的手术适应证

优选病灶局限性的病例（临床分期≤T2期），无局部淋巴结转移；同时确保不存在膀胱颈及尿道肿瘤；患者术前应保有正常性功能。对尚未绝经的患者，可考虑保留卵巢；对疑有阴道侵犯，或术前双合诊有明显异常者，不宜保留女性器官。

膀胱癌同时合并妇科肿瘤的概率相对较少，膀胱癌术后再发妇科恶性肿瘤的概率也相对较低。对绝经前妇女，保留双侧卵巢，有助于维持体内的正常激素水平，从而可帮助减少认知功能障碍，减少心血管事件发生，并预防骨密度丢失。但对绝经后妇女，膀胱全切时建议同时切除双侧卵巢。对合并有遗传性乳腺癌或卵巢癌风险的患者（如合并*BRCA1/2*基因突变），超过40岁后建议切除卵巢。

对拟行原位新膀胱者，保留子宫和阴道可能会对新膀胱起更好支撑作用，降低术后尿潴留发生。但对术前即合并有盆腔脏器脱垂者，建议切除子宫。

目前研究认为，对部分选择合适的患者，保留女性器官并不影响控瘤，同时可带来更好的功能学结果。

（四）其他导致膀胱癌患者性功能障碍的原因及对策

1.器质性与非器质性性功能障碍

尽管勃起功能障碍是膀胱全切术后性功能障碍的最重要因素，但其他非器质性因素也参与了术后性功能障碍的发生，如性欲功能低下和高潮困难等。术后无法高潮、强度降低、高潮射尿、高潮疼痛等均可能发生。术后性腺功能低下也是可能原因之一。在30~79岁男性中，有症状的性腺功能低下约占5.6%，且随年龄增加逐步增高，在大于60岁男性中，有症状的性腺功能低下占18.5%。

因此，针对膀胱全切术后性功能障碍，需要进行系统、客观评估。对男性，最常见原因是勃起功能障碍，但其他术后常见因素，如术后抑郁和焦虑情绪，也应评估，并酌情干预。对女性，术后盆底结构改变也不是唯一原因，抑郁情绪发生，身体外观改变，担心配偶会对自身情感改变和随之而来的沮丧情绪，以及社会生活关系改变等因素都会对术后性功能产生影响。因此，需对性功能障碍的产生进行全面分析，并制定有针对性的治疗策略。

2.精神心理因素与性功能障碍

在膀胱癌围术期，精神心理上的沮丧情绪是常见现象。除对疾病状态和肿瘤复发的担忧之外，膀胱癌患者在接受膀胱全切和尿流改道后，对手术带来的身体外观上的改变也会产生额外精神压力。适应尿路造口的过程，既会引起对身体外观的担忧，也是产生焦虑、抑郁情绪的原因之一。即便是接受了原位新膀胱的患者，虽然不像做了回肠输出道对身体外观的影响大，但对控尿情况以及尿失禁的恐惧，也是产生术后精神压力的重要原因，从而影响性生活的活跃程度。Gerherz等研究显示，接受原位新膀胱的患者。在日常体力、精神状态、社交能力以及休闲活动等方面，均优于其他改道方式。但Hedgepeth等研究显示，原位新膀胱术后患者在体表外观上的评分与回肠输出道并无显著差异。Mansson等研究膀胱全切术后经皮可控性尿流改道或原位新膀胱术后的男性患者，采用了FACT-BL和医院焦虑和抑郁量表（hospital anxiety and depression scale，HADS）进行评估，两组患者焦虑和抑郁评分均较低且都在正常范围之内。然而，膀胱全切以及尿流改道之后，对精神和心理上的影响目前仍然研究较少。

3.基于生活方式改变和配偶相关的性功能障碍

接受了膀胱全切的患者，可能会对其日常生活和人际关系产生较大影响。尤其是与配偶之间的关系，可能会由于性生活方面受到影响而发生改变。Somani等人分析了膀胱全切术前和术后对生活质量影响最大的因素，其中，家庭、人际关系、健康和经济等因素的影响最大。因此，社交和生活方式的影响，对患者术后的生活质量影响巨大，需要引起泌尿科的关注。配偶对患者体表上佩戴的集尿装置及身体上存在造口的态度，在一定程度上会对术后两性关系产生影响，从而引起性功能障碍。

（五）膀胱全切术后性功能障碍的治疗

对膀胱全切术后性功能障碍，目前有多种治疗方式。但对膀胱全切术后性功能障碍的治疗，目前研究远少于前列腺癌根治术，诸如口服磷酸二酯酶抑制剂（PDE5I），阴茎海绵体注射（ICI），或使用真空负压泵等装置。对内科药物治疗无效者，可考虑阴茎假体置入等外科治疗手段。性功能咨询也是非常重要的辅助治疗手段。性功能咨询可提高ICI治疗效率，减少治疗脱落比例。增强对PDE5I的治疗反应。在性功能咨询方面也建议采用多学科团队形式。术后各种辅助装置的使用有助于性功能康复，建议采用适当的术后宣教。

二、直肠癌治疗的生育力保护

直肠癌疾病或者治疗的因素可能影响患者生育，患者有权知晓他们所患疾病和治疗方案可能对生殖造成的影响，以及相应的预防措施及治疗方案。

直肠癌患者生育的预防、保护和康复治疗需要包括结直肠外科、泌尿科、妇科、肿瘤内科、放疗科以及生殖医学科等多学科的参与，另外，社会心理方面的问题同样不能忽视，适当的心理干预也能提高生育保护的效果。

（一）男性直肠癌性功能、生育损害的原因、预防保护和治疗

男性直肠癌患者性功能、生育损害的原因包括疾病因素和治疗因素。疾病因素主要是直肠癌原发癌或者转移癌侵犯、累及性生殖器官组织，比如性神经、输精管、精囊腺和前列腺等。治疗因素包括手术、放疗和化疗导致的性功能、生育损害。

1.直肠癌术后男性性功能障碍发生的病因

（1）手术损伤

术后盆腔解剖结构改变、术后盆腔炎症以及术中神经损伤可能导致术后性功能

障碍。其中术中神经损伤是影响直肠癌术后性功能障碍的主要原因。一方面，由于复杂的神经分布、狭小的操作空间、肥胖、既往盆腔手术史、局部晚期肿瘤侵犯、邻近器官的粘连、术中出血，可能导致术中神经识别困难；另一方面，术野暴露过程中，对组织过度牵拉、组织切割和止血过程中的热损伤及手术创伤引起局部炎症反应，均可能导致神经的损伤。在结扎肠系膜下血管或清扫第253组淋巴结时，可能导致上腹下丛损伤；分离骶前间隙时可能导致腹下神经损伤。在分离直肠前方和侧方时易损伤盆丛。这些神经损伤导致的性功能障碍包括勃起功能和射精功能障碍，损伤盆交感神经伤可能导致不能射精、逆行性射精或射精疼痛，损伤副交感神经则导致不同程度的勃起障碍。

不同的手术方式及腹腔镜、机器人手术的运用对性功能障碍亦有着不同的影响。①腹会阴联合直肠癌切除术（APR）：APR与保肛手术相比增加了性功能障碍的发生率。在直肠穿过肛提肌平面上方约2 cm处，直肠固有筋膜和盆筋膜壁层紧密相连，肛提肌神经与切除平面紧密相连。阴茎背神经是阴部神经的终末分支，在勃起或射精时发挥重要作用。在会阴部手术时，尽管这些神经很少受到直接损伤，但在暴露过程中，过度的牵拉或术中长时间电凝可能导致这些神经损伤。另外，APR术后造口也被认为是直肠癌术后性功能障碍的危险因素之一，这可能与心理因素相关。②侧方淋巴结清扫（LLND）：LLND术后性功能障碍的严重程度与术中神经损伤和侧方淋巴结清扫的程度有关。LLND对勃起功能的影响比射精功能更大，因为盆内脏神经与髂血管间的距离较腹下神经和髂血管间的距离更近，在沿血管进行淋巴结清扫的过程中，距离越近越容易发生损伤。③腹腔镜/机器人手术：腹腔镜/机器人系统能够提供高清、放大的视野，有助于细小神经的辨认和保护，可能有助于改善术后患者的性功能，但目前尚无高级别的循证医学证据支持这一结论。

（2）术前放疗损伤

术前放疗是影响术后性功能的因素之一。术前放疗对于性功能的影响主要包括以下几个方面：①对神经的损伤：放疗可能使正常组织纤维化，导致神经卡压、继发脱髓鞘和血管损伤，神经和血管的损伤会导致相应的功能障碍，特别是阴茎海绵体的血管损伤，导致血流量减少，影响阴茎勃起功能。术前放疗的患者在手术时组织已进入纤维化期，解剖困难，手术难度增加，术中神经损伤的危险性亦相应增加。②对性腺功能的损伤：直肠癌放疗可能增加性腺功能衰退的风险，进而引起血睾酮水平的降低，睾酮浓度低于8 nmol/L与勃起功能障碍具有明显的相关性。

（3）其他影响因素

直肠癌术后患者的性功能与年龄、肿瘤位置及大小密切相关。随着年龄增长，性功能逐渐下降。年龄>50岁的患者术后国际勃起功能评分（IIEF-5）明显低于年龄<50岁患者。肿瘤距离肛缘<6 cm、肿瘤位于直肠前壁及肿瘤最大径>4 cm的直肠癌患者术后发生性功能障碍的可能性更大。根据不同的肿瘤位置和分期，临床采用不同的手术方案，低位直肠癌接受用腹会阴联合手术（APR）、侧方淋巴结清扫（LLND），直肠前壁的肿瘤往往需切除Denonvilliers筋膜，这些对盆腔自主神经的损伤较其他术式更严重。肿瘤体积越大术中操作越困难，自主神经损伤的风险也越大。直肠癌术后性功能易受心理因素的影响。手术对患者的打击、部分患者术后躯体形象的改变以及患者对恶性肿瘤的恐惧都会导致术后性活动时信心不足，从而造成性功能障碍。

2.直肠癌术后男性性功能障碍和生育损害的预防

术中对重要神经组织的保护是预防术后性功能障碍的关键，保留盆腔自主神经的直肠全系膜切除术（PANP-TME），对于保护中低位直肠癌患者的性功能具有重要意义。术中应按照正确的解剖层次进行分离，包括：①牵拉乙结肠系膜保持张力，远离骶骨岬及其表面行走的上腹下神经丛；将肠系膜下动脉后方束带状神经推向后方，血管和神经分离后再切断血管；距肠系膜下动脉根部0.5 cm以上处离断肠系膜下动脉，可有效减少主动脉前方上腹下丛的损伤。②通过肾前筋膜前平面分离可保护上腹下丛。③在直肠系膜和腹下神经前筋膜之间的疏松间隙进行分离。保持直肠系膜（固有筋膜）完整性并顺其弧度进行分离，紧贴直肠系膜操作。保持腹下神经前筋膜的完整性。在分离骶前间隙时，以中线为中心，沿直肠系膜表面向两侧进行锐性分离，在接近两侧直肠旁沟皱褶时，首先暴露双侧腹下神经；当分离至直肠旁沟皱褶的帐篷样薄膜结构时，再逐步切开至腹膜反折，对于部分神经不易找到的患者，紧贴直肠系膜分离，可能减少神经的损伤。④精细处理直肠侧韧带，注意保护细小丛状纤维（神经血管束），勿过于靠近盆侧壁，勿过度牵拉直肠侧韧带，尽量贴近直肠侧壁分离。当分离至精囊腺尾部时，及时转入直肠前间隙，避免过度分离引起神经的损伤。对于肿瘤未侵及直肠前壁，可保留Denonvilliers筋膜，减少盆神经的损伤。

对于年轻男性或者具有生殖要求的男性患者，可以在术前、放疗前、化疗前冻存精子，以减少由于治疗因素导致的生育损害。

3.直肠癌术后男性性功能障碍的康复治疗

直肠癌术后性功能障碍由多种因素导致，术后对性功能障碍的管理应尽早开始。心理治疗可减轻术后患者的不良心理变化，改善夫妻关系，增强患者的自信心。对于直肠癌术后男性功能障碍，主要的治疗措施：①磷酸二酯酶-5抑制剂（PDE5-Is）：是勃起障碍的一线治疗方案，包括西地那非、伐地那非、他达那非。西地那非用于直肠癌术后性功能障碍患者，其中69%的患者性功能得到改善。PDE5-Is主要使阴茎海绵体内血流增加，改善勃起的硬度，但并不能引起患者的性欲。②真空负压勃起装置（VED）：VED主要通过负压吸引，促使阴茎海绵体快速充血，同时阻止静脉回流，加速阴茎勃起，达到足够的硬度。VED有增加阴茎长度和硬度、恢复阴茎自然勃起、不受神经完整性限制的优点。VED治疗勃起功能障碍的有效率为65%~90%。

③尿道内给药（IUS）：性活动之前在尿道放置前列腺素E1颗粒，通过尿道吸收进入阴茎海绵体，增加cAMP的水平，使钙离子水平降低，达到勃起。④阴茎海绵体注射（ICI）：向阴茎海绵体直接注射血管活性药物，使海绵体平滑肌舒张，海绵体充分充血达到勃起。主要用于PDE5-Is治疗效果不佳或不能耐受者。⑤阴茎假体植入：主要用于其他方法治疗无效，可以耐受手术的患者。⑥中医疗法：中药及针灸已用于勃起功能的治疗，具有疗效持久、性欲提高的优点，但起效较慢。

（二）女性直肠癌性功能、生育损害的原因、预防保护和治疗

女性直肠癌患者性功能、生育损害的原因包括疾病因素和治疗因素。疾病因素主要是直肠癌原发癌或者转移癌侵犯、累及性生殖器官组织，比如子宫、卵巢、输卵管等。治疗因素包括手术、放疗和化疗导致的性功能、生育损害等。

1.女性直肠癌术后性功能障碍、生育损害发生的原因

（1）外科手术

术后盆腔解剖结构改变、术后盆腔炎症以及术中神经损伤也是导致女性术后性功能障碍的重要原因。术后直肠阴道瘘，可能严重影响患者的性生活。手术创伤、造口以及对肿瘤复发的恐惧等心理因素也可能影响女性患者的性功能。表现为性欲下降、性唤起障碍、性高潮障碍和性交疼痛等。术后盆腔粘连形成，导致输卵管和卵巢间的正常解剖关系被破坏，可能导致不孕。原发癌侵犯卵巢或者发生卵巢转移，切除双侧卵巢将导致生育的丧失。

（2）化疗

部分化疗药物对卵巢的粒层细胞、鞘细胞、卵母细胞的功能损伤会导致卵巢功能早衰，引起不孕症。

（3）放疗

盆腔放疗可能损伤卵巢，导致原始卵细胞减少以及卵母细胞染色体损伤，导致生育能力下降甚至丧失。子宫也可能在放疗中受到损害，即使是孕期妇女，由于子宫受到辐射后的影响，也可能发生流产、低出生体重和早产。

2.女性直肠癌性功能障碍和生育损害的预防

术中对重要神经组织的保护也是预防女性患者术后性功能障碍的关键。男性直肠癌手术中遵循的盆腔神经保护的原则和操作细节同样适用于女性患者。和男性患者不同的是，女性距离腹膜反折3 cm处切断Denonvilliers筋膜，或者保留Denonvilliers筋膜，有助于减少盆神经的损伤。术中避免损伤阴道，减少阴道瘘发生的可能，也是保护女性性功能和生育的重要环节。

对于年轻女性或者具有生殖要求的女性患者，可以在术前、放疗前、化疗前采取卵子冻存、卵巢移位等措施。

第三章

肿瘤常用治疗技术的生育力保护

抗肿瘤治疗越来越多元化，手术、放疗、化疗是经典的肿瘤治疗技术，靶向治疗、免疫治疗等综合诊疗策略也为延长肿瘤患者生存期做出了重要贡献。但是，对于生育年龄肿瘤患者，在接受放疗、化疗等治疗时，获得保护生育的指导、采取保护生育的措施值得肿瘤医生关注。

一、化疗中的生育力保护

恶性肿瘤采用的手术、化疗、放疗、内分泌治疗等多种综合方案，有可能损伤患者的性腺功能，在女性中引起月经紊乱、闭经甚至不孕；在男性中导致精液量及其浓度显著下降，给患者带来不安和恐慌。因此保护生育力治疗已成为肿瘤患者人性化治疗的重要内容之一，并逐渐成为恶性肿瘤领域研究的热点和亮点。

（一）控瘤药物影响生育的机制及分类

根据来源不同，用于肿瘤治疗的药物主要分为化学药物和天然药物两类。根据其作用机制又可以分为传统细胞毒化疗药物和分子靶向治疗药物。由于细胞复制为正常细胞和肿瘤细胞共有的特点，传统细胞毒化疗药物在杀伤瘤细胞同时也会杀伤正常细胞，尤其是增殖旺盛的骨髓、胃肠道上皮、头发根部的细胞，导致人体正常机能和免疫能力遭到破坏，严重时还会引发肝脏、肾脏等重要脏器损伤，有些药物还会引起远期的生殖系统毒性导致不孕不育。如环磷酰胺对女性和男性的生殖系统均具毒性作用，可引起女性卵巢早衰、功能损伤，胚胎致畸，男性精子畸形率升高、活性下降，使睾丸和附睾无法正常产生精子，激素水平降低，氧化应激反应减弱，细胞凋亡，从而影响生殖功能。顺铂对精子产生及男性生育能力存在严重毒副作用，且不可逆转。目前检测到天然药物对机体重要器官毒性作用较少。但是White TE等发现青蒿琥酯有明显的胚胎毒性，能导致心血管和骨骼发育畸形。Stopper H等在体外体系中发现槲皮素有遗传毒性。大豆异黄酮是一类植物雌激素，主要有染料木黄酮和黄豆苷元两种，高剂量摄取黄豆苷元，对雌性大鼠有一定生殖毒性，人群试验也发现高剂量摄食染料木黄酮时，雌激素水平升高会致生殖毒性，还会增加人体乳腺癌和生殖道肿瘤的发生概率。分子靶向治疗药物的生殖毒性也有报道，如妊娠妇女使用抗HER2曲妥珠单抗单药或联合化疗治疗时发生羊水过少，表现为肺发育不良、骨骼异常及新生儿死亡。

化疗是卵巢功能下降甚至衰竭的重要原因，可致卵巢细胞凋亡，以及结构与功能损伤。化疗所致卵巢功能下降程度取决于化疗药物的种类和个体卵泡储备量，年轻患者卵泡储备较多，发生卵巢早衰、提前绝经和闭经风险相对较低。不同化疗药物对卵巢功能影响程度不一，按生殖毒性可分为3类（见表51-2）。

表51-2　对生殖系统有影响的常用控瘤药物及毒性

类别	机制分类	代表性药物	毒性分类
化学药物	烷化剂类	环磷酰胺、异环磷酰胺、铂类化合物	高级
	抗代谢类	甲氨蝶呤、卡培他滨、5-FU、吉西他滨、阿霉素、伊立替康	低级
天然药物	细胞微管	紫杉醇、长春碱	中级
	萜类	青蒿素、冬凌草甲素、B-榄香烯	高级
	黄酮类	木犀草素、槲皮素、芹菜黄素、黄芩苷、金合欢素、大豆异黄酮	中级
	生物碱类	喜树碱	低级
	多糖	灵芝多糖、香菇多糖、云芝多糖	低级

（二）控瘤治疗中保护生育力的药物

1.保护卵巢功能的辅助药物

细胞凋亡是化疗药物引起卵巢结构和功能破坏的重要机制。化疗后卵母细胞凋亡可能由神经酰胺和1-磷酸鞘氨醇介导。化疗药物中烷化剂最易引起卵巢功能失调，而烷化剂中以环磷酰胺（CTX）最具代表性。可能与其促进生长卵泡的凋亡率、甾体激素分泌减少，反馈性引起促性腺激素释放激素（GnRH）、卵泡刺激素（FSH）和黄体生成激素（LH）的分泌性增加，加速原始卵泡向生长卵泡的发展，再次受到CTX的破坏，形成恶性循环，最终耗尽原始卵泡的储备有关。顺铂作为周期非特异性细胞毒性药物，主要影响卵泡生长成熟，导致卵泡破坏和卵巢纤维化。

（1）GnRH可保护化疗药物对卵巢的损伤

促性腺激素释放激素（GnRH）类似物包括GnRH激动剂（GnRH-a）和GnRH拮抗剂（GnRHA），目前GnRH-a在临床应用较广泛。GnRH类似物降低性腺损害的机制包括：①GnRH类似物抑制卵巢活动，卵泡保持在静止期，因而对化疗药的细胞毒性敏感下降。②GnRH-a可降低血中GnRH浓度因而降低FSH，阻断FSH诱导的卵泡募集及闭锁过程。诱导卵巢功能静止，使卵泡保持在发育初始状态，从而减少卵泡在性腺毒性药物中的暴露。③GnRH类似物可对1-磷酸鞘氨醇等生物分子进行正调节。④GnRH-a可减少子宫卵巢血流灌注从而减少性腺毒性化疗药物在子宫卵巢的堆积。⑤GnRH-a直接影响GnRH受体激活从而减少细胞凋亡。最近研究证实GnRH-a可在体外性腺不足的环境中减少化疗药的性腺毒性。⑥对精胺醇-1 -磷酸盐（S-1-P）的潜在作用。研究显示S-1-P在卵巢内或体外可保护卵巢不被化疗药损害，GnRH-a可上调S-1-P在卵巢内的含量。⑦GnRHa可保护卵巢干细胞系。

关于GnRHa保护卵巢功能的重要临床研究主要是在乳腺癌中进行。POEMS研究结果显示在早期乳腺癌患者化疗期间使用GnRHa，能够使HR阴性的绝经前患者2年卵巢早衰率从22%下降到8%，其具有统计学差异；而化疗联合GnRHa相较于化疗不仅能够改善生育率，而且对远期生存不会产生不良影响。第二项临床研究是PROMISE研究，纳入了HR阳性或阴性的绝经前乳腺癌患者，结果显示“化疗+GnRHa”组患者的早期绝经率比化疗组明显减少，分别为25.9%和8.9%，意义具有统计学差异，对患者的远期生存也没有产生负面的影响。2018年发表在*JCO*杂志上的荟萃分析，纳入5项研究总共873名乳腺癌患者，其中ER+患者约占40%，结果同样显示在化疗基础上联合GnRHa可以显著降低卵巢早衰率，提高治疗后的妊娠率，而且对EFS和OS无显著影响。鉴于以上的结果推荐化疗前2周开始使用GnRHa，每28天1次，直至化疗结束后2周给予最后一剂药物。

（2）雌-孕激素保护化疗药物的卵巢损伤

雌-孕激素周期疗法模拟生理周期治疗可以使卵巢处于静息状态。给予孕激素可以拮抗雌激素持续刺激导致的子宫内膜癌变风险，同时要监测乳腺癌变风险，建议在妇科内分泌医生指导及监测下使用。对已完成青春期发育却继发闭经者，给予激素替代疗法可降低心血管疾病及骨质疏松发病风险，利于维持正常性功能。

2.保护男性生殖系统的辅助药物

男性生殖系统的损伤可由多种原因引起，包括放疗、化疗药物的应用等。目前，男性生殖系统损伤的病因和发病机制尚未阐明，西医的临床诊疗手段有限，疗效欠佳；中医药在该方面积累了丰富经验，似有不可替代的优势。

（1）LBP对雄性生殖系统的保护作用

枸杞多糖（lycium barbarum polysaccharide，LBP）是一种具有天然活性的植物多糖，可维持正常细胞形态结构，修复受损细胞形态，还能抑制氧化损伤引起的细胞活力下降和凋亡，其机制主要表现为清除多余的脂质过氧化物，如乳酸脱氢酶（LDH）、丙二醛（MDA），提高细胞内超氧化物歧化酶（SOD）、谷胱甘肽（GSH）等抗氧化物酶的水平。

（2）黄芪对生殖系统的保护作用

黄芪注射液可能通过有效抑制COX-2的催化活性减少PGE2表达而发挥抑制前列腺癌PC-3细胞及其他肿瘤细胞的生长。有研究发现黄芪对大鼠睾丸氧化损伤具有一定的保护作用。

（3）淫羊藿对生殖系统的保护作用

淫羊藿是小檗科（*Berberidacea*）淫羊藿属（*Epimedium*）多种植物的干燥叶。淫羊藿苷（*Icariin*）是一种从淫羊藿中提取的，含量最高、活性最强的黄酮类化合物。中医认为淫羊藿“主阴痿绝伤，益气力，强志”，一直将淫羊藿用于不孕不育的治疗。淫羊藿（苷）对男性生殖系统具保护作用，可以促进睾酮合成、促进精子生成并改善精子生成的微环境，同时对雄性生殖系统损伤后恢复也具有积极促进作用；还可促进阴茎勃起，治疗早泄等。但有研究发现，淫羊藿（苷）使用浓度过高，对男性生殖系统功能有损伤作用，因此临床使用剂量要适宜。

（三）生育力保护技术的局限性和副作用

辅助生殖技术是目前女性肿瘤患者保留生育力最常用方法，包括冻存胚胎、卵母细胞、卵巢组织，以备受精或胚胎移植。冻存胚胎适用于已婚女性，但在卵巢进行药物刺激过程中的高雌激素治疗对激素依赖性肿瘤（如乳腺癌、子宫内膜癌等）可能产生不利影响，可通过调整常规的卵巢药物刺激方案，选择芳香化酶抑制剂或选择性雌激素调节剂（如他莫昔芬）更为合适。未婚女性肿瘤患者更多采用卵母细胞冷冻保存技术来保留生育力。冻存卵巢组织或冻存整个卵巢适用于各年龄段，移植后不但能提供卵母细胞，还可恢复自身生殖内分泌功能，但该技术较为复杂和困难，且冻存组织有携带瘤细胞致复发的潜在危险性。

卵巢移位术主要用于需盆腔放疗的年轻肿瘤患者，在盆腔放疗前，保留卵巢血液供应，将卵巢移位至照射野以外部位固定，以避免放疗对卵巢功能造成损害。

促性腺激素释放激素激动剂GnRHa可用于化疗前，抑制下丘脑-垂体-卵巢轴，使大部分卵泡处于静息状态，从而保护卵巢，但其保护程度仍待进一步研究。同时，低雌激素状态可增加骨质疏松、心血管疾病等风险。

二、放疗中的生育力保护

（一）外照射治疗的历史沿革

放射治疗是肿瘤治疗的重要方式之一，主要是利用放射线治疗、杀灭肿瘤的一种重要的局部治疗方法。1990年以前，放疗采用相对简单的技术，如对穿二维照射。图像引导使用X线平片，即制定放疗计划时使用X线平片来勾勒体内恶性组织部位作为治疗靶点。

计算机断层扫描（CT）的发明使肿瘤和脏器的三维成像成为现实。三维适形放疗技术、调强技术（包括拉弧技术）已经成为治疗的主流标准措施。这些技术的关键是以三维剖面图像为基础，同时勾勒出各种类型的靶区和危及器官（OARs）。在过去的几十年里，计划评估也从针对肿瘤和靶区的原始点评估，逐渐发展到使用剂量体积直方图（DVH）对各种临床靶区（CTV）的体积吸收剂量的评估。

随着放疗技术和影像技术的发展，许多施源器与CT和/或（磁共振成像）MR兼容，近距离放疗由传统的以X射线为基础的二维治疗发展为CT/MR阴道的三维近距离治疗。在三维治疗时代，施源器置入后，可使用CT/MR进行检测，以明确施源器、靶区以及危及器官是否已处于最合适的空间位置。从以A点剂量代替靶区受照剂量（2D）转变为根据剂量-体积分布图评价和优化剂量-体积（3D）。2D到3D的转变使得局控率、临床治愈率都有较大的提高，副作用也明显减少。

（二）近距离治疗（腔内治疗）的历史沿革

近距离治疗，也称作内照射放疗，是将小体积的密封放射源直接放置于治疗部位或附近进行照射的一种治疗模式。在19世纪初建立起的近距离剂量学体系，包括“斯德哥尔摩系统、巴黎方法、曼彻斯特系统”。它们均以226镭（^{226}Ra）为放射性元素，其中，曼彻斯特系统（A点剂量体系）在目前的近距离放射治疗中仍普遍使用。但是由于安全风险的存在，很多国家和地区的官方机构已逐渐禁用226镭（^{226}Ra）。它逐渐被人工放射性核素，比如60钴（^{60}Co）、137铯（^{137}Cs）、192铱（^{192}Ir）所取代。137铯和192铱为伽马射线，能量较低，简化了防护问题。

经过几十年的演变，携带^{226}Ra的低剂量率施源器，已逐渐被修改为携带^{192}Ir的高剂量率（HDR）和脉冲剂量率（PDR）施源器。包括穹窿卵圆体-宫腔施源器、环形-宫腔施源器、个体化模具-宫腔施源器、柱形-宫腔施源器、组织间插植联合或不联合宫腔、阴道施源器等。

（三）放疗对生育的影响机理

放射治疗是肿瘤致死性治疗方式，无论是生殖器官肿瘤还是非生殖器官肿瘤，在接受放射治疗时，都可能直接或间接影响生殖功能，特别是性腺，例如卵巢、睾丸等都对放射剂量耐受性很低，导致丧失生育风险较大。

1.卵巢

卵巢对放射线非常敏感，接受2.5~3.0 Gy的剂量功能就被抑制，累计受量5.0~15.0 Gy以上时可能发生永久性卵巢功能衰竭。放疗剂量为2.0~3.0 Gy时，卵巢功能受到抑制，TD达到5/5，即在标准治疗条件下，治疗后5年内小于或等于5%的病例发生严重并发症的剂量；而导致永久性卵巢功能衰竭风险的最大耐受剂量为6.25~12 Gy，TD达到50/5，即在标准治疗条件下，治疗后5年，50%的病例发生严重并发症的剂量。研究证实，射线对卵巢功能的影响与照射剂量、照射方式、分割剂量方式、患者年龄以及接受射线时卵巢周期的时段相关。另有研究显示，卵巢在接受单次剂量4.0 Gy或分次剂量累计15.0 Gy时功能完全丧失。同时，年龄越大，卵巢耐受的放射剂量越低。另外，处于颗粒细胞分裂期的卵巢受射线影响最大，排卵后颗粒细胞停止分裂，卵巢处于对放射线的相对抗拒时期，射线对卵巢的影响相对较小。

2.子宫

子宫坏死、穿孔的照射剂量为>100 Gy（TD5/5），最大耐受剂量为200 Gy（TD50/5）。目前缺乏子宫内膜对放射线敏感性的相关报道，故尚不能得出明确结论。射线照射后子宫内膜的相关病理学表现包括子宫内膜腺体和间质萎缩，子宫内膜细胞中可见含脂肪颗粒的泡沫细胞。后装治疗后切除子宫的标本中可见内膜溃疡及坏死形成。根据既往经验，绝大多数患者在接受根治剂量的放疗后，即使移位卵巢功能得到足够的保护，即使卵巢还有功能，也不会恢复自然月经，主要原因是子宫内膜在根治剂量放射线照射后丧失了增殖活性。黄曼妮教授团队2020年曾个案报道过一例宫颈癌患者，在经过卵巢悬吊术、根治性放化疗后4个月恢复月经周期，推测可能该患者残存部分有增殖活性的子宫内膜，故而月经能够恢复。遗憾的是，未能再检索到类似的个案报道。

3.睾丸

睾丸对放射治疗同样高度敏感，永久不育的照射剂量为1.0 Gy（TD5/5），最大耐受剂量为4.0 Gy（TD50/5）。如果需要保持生育，需要咨询生殖医生，治疗前留取精液冻存。

4.垂体

在生殖器官的发育中，垂体是关键的中枢器官，儿童发育期如果垂体经过较高剂量的照射，也会间接影响生殖功能，例如：垂体瘤患者经过照射，一定会影响生育功能，但是目前这方面的资料很少，无法给出临床指导，只能起到提示作用。

（四）保护生育力的放疗技术操作

1.女性生殖器官肿瘤放射治疗的生殖器官保护

女性生殖器官肿瘤如果必须选择放射治疗或术后需要补充放疗，卵巢移位是保护卵巢功能的重要方式，主要应用于宫颈癌患者。

（1）适应证

早期宫颈癌：病理为鳞癌、腺癌，选择手术治疗时，同时行卵巢移位。

局部晚期宫颈癌：选择放疗的年轻患者，如果病理为鳞癌，可以知情选择卵巢移位后放疗。

（2）禁忌证

①病理证实为腺鳞癌、神经内分泌癌、胃型腺癌等特殊病理类型宫颈癌；②局部晚期或晚期宫颈腺癌；③晚期宫颈癌。

（3）操作方法

早期宫颈癌如果初始治疗选择手术，可以同时进行卵巢移位至放疗野外，如果术后病理具有补充放疗指征，可以减少放疗对卵巢的影响；如果初始治疗选择放疗，可以先行卵巢移位手术后再进行放疗。目前对放疗后生活质量的考量主要集中在保持一定的卵巢内分泌功能方面。通过卵巢移位术联合适当的放疗照射野，可以有效保护年轻子宫颈癌患者的卵巢功能。除手术移位卵巢使其远离高剂量区以外，要求放疗计划中卵巢的平均剂量需低于2.5 Gy，最大剂量需小于5.0 Gy。

2. 男性生殖器官肿瘤放射治疗的生育保护

男性生殖器肿瘤，如果需要放射治疗，唯一保护生育的办法是放疗前辅助生殖技术留存精液，为之后辅助生殖留存备用。

3. 生殖器官遮挡保护的放射治疗

生育年龄肿瘤患者，当选择放射治疗时，应该考虑到性腺及生殖器官的保护，并知情告知，必要时组织包括生殖医生在内的MDT团队，制定保护生育的治疗计划，并充分知情告知。在生殖器官的毗邻器官肿瘤放疗时可以选择遮挡保护技术。

（1）适应证及禁忌证

生殖器官遮挡保护技术主要适用于生殖器官位于放疗野外的照射治疗。而禁忌证则为生殖器官位于放疗野内的放射治疗或影响疗效的放射治疗。

（2）操作方法

可以使用铅衣、含铅橡胶、铅板或者其他遮挡效果良好的重金属材料，对照射野外生殖器官进行局部遮挡，以降低散射线，对生殖器官的功能有一定的保护作用，必须每次照射时使用。

（五）局限性及副作用

生殖功能的保护在放射治疗中非常困难，主要是卵巢和睾丸对于射线非常敏感，阈值很低，只有放疗剂量的1/50左右。同时生殖器官链条的其他器官，例如：子宫内膜、输卵管内膜、前列腺上皮对放疗都比较敏感，如果位于照射野内是无法保留功能的。因此，宫颈癌保留卵巢（卵巢移位）手术，必须是无淋巴结转移的患者，否则放疗的时候卵巢功能无法保留，同时，卵巢移位必须在髂嵴以上。宫颈癌、子宫内膜癌全量放疗，子宫和卵巢功能目前无法保留，但是，卵巢可以放疗野外移位，或者体外冷冻保存。

第四章

肿瘤患者生育力保存技术

随着年轻肿瘤患者存活率的提高、生育力保存技术的发展，以及对生育力保存意识的增强，肿瘤患者已有机会进行生育。由于生育年龄的推迟和肿瘤患者年轻化，导致被诊断肿瘤时还未完成生育患者逐渐增加，因此，生育能力保存需求也将不断增强。目前医学界对肿瘤患者生育力保存存在四大挑战：加强患者个性化治疗；减少肿瘤治疗对生育能力造成的损伤；选择安全有效的生育治疗方式；为因肿瘤治疗失去性腺内分泌功能制定对症治疗计划。目前针对女性肿瘤患者的生育力保存技术，根据发展进程及临床应用，可大致分为两类：第一类是已经成熟开展的生育力保存技术，包括胚胎及卵子冷冻技术，已广泛应用于辅助生殖治疗之中；第二类是实验性开展的技术，包括卵母细胞体外成熟技术及卵巢组织冷冻技术，通过不断改进，已逐渐超越实验阶段。上述技术为生育力保存的发展开辟了新思路，也是该领域未来的研究方向。针对男性肿瘤患者的生育力保存技术有精子库或人工取精等。

一、肿瘤患者生育力保存技术的历史沿革

人类胚胎冷冻技术起源于20世纪80年代，从最初使用的慢速冷冻技术到目前最新的胚胎玻璃化冷冻技术，已经成为人类辅助生殖实验室的常规技术，且随着新技术的不断发展，现在不但可以冷冻卵裂期胚胎，还可冷冻桑葚期和囊胚期的胚胎，2013年美国生殖医学会年会上达成国际共识认为该技术可以作为临床女性生育力的保护/保存方法之一。随之发展的，还有卵母细胞冻存和卵巢组织冻存。尽管冻存卵母细胞技术已愈发成熟，但由于卵母细胞的特殊性，对于冻存耐受性欠佳，其成功率较胚胎冻存低。目前研究数据显示因为良恶性疾病进行生育力保护冻存卵母细胞后使用率不足5%。卵巢组织冻存利用低温生物学原理冷冻保存卵巢组织，待女性生育力降低或丧失后将卵巢组织移植回体内，恢复生育力及内分泌功能。自2004年报道了全球首例卵巢组织冻存自体移植后活产，该技术得到快速发展，至2020年，全球经此技术出生的婴儿或已超过200例。首都医科大学附属北京妇产医院建立了我国

首个人卵巢组织冻存库，并于2016年完成中国首例冻存卵巢组织移植，继而进行了10例冻存卵巢组织移植均成功，在2021年实现中国首例自体卵巢组织冻存移植后自然妊娠，标志着我国在该技术应用上的重大突破。随生育力保存领域的持续发展，人工卵巢及干细胞诱导分化为成熟生殖细胞的技术虽尚在探索阶段，但也是生育力保存的未来发展方向。

二、肿瘤患者生育力保存技术的操作

（一）总适应证

1）恶性肿瘤是生育力保存最常见的适应证，包括血液系统恶性肿瘤，需要进行性腺毒性治疗、造血干细胞移植等；乳腺癌、盆腔肿瘤等术后需要化疗、放疗等，可导致医源性早发性卵巢功能不全。

2）良性肿瘤疾病对于需要进行性腺毒性治疗从而过早丧失生育力的育龄期女性，如重型地中海贫血、再生障碍性贫血、镰状细胞贫血和骨髓增生异常综合征的患者，由于需要进行造血干细胞移植，从而导致有极高风险发生早发性卵巢功能不全（premature ovarian insufficiency，POI）。

3）自身免疫性疾病患者，也需要化疗、放疗，有时甚至需要进行骨髓移植。

4）法律允许的情况下，青春期后且有固定伴侣或愿意使用供精的女性。

（二）禁忌证

1）晚期恶性肿瘤患者，一般情况差或远处转移。

2）夫妻双方离异或一方意外身亡，胚胎的处理需通过伦理审核。

3）法律或政策不允许的国家的公民。

（三）操作方法

1.胚胎冷冻技术

适应证：非激素敏感性类肿瘤患者或短期内无须治疗的良性肿瘤及自身免疫系统性疾病患者。少数激素敏感性肿瘤（乳腺癌）在充分评估后可在特定促排卵方案进行胚胎冻存。

冷冻保存方法可分为慢速程序化冷冻及玻璃化冷冻。

（1）慢速冷冻法

慢速冷冻多用于受精后第2~3天卵裂期胚胎的冷冻。慢速冷冻又被称为平衡冷冻，旨在通过低浓度或无毒的冷冻保护剂渗透并填充胚胎，降低胚胎细胞中冰的形成。在冷冻前，胚胎被放入含有一定浓度的渗透冷冻保护剂中，此时细胞外渗透压高，细胞内水通过细胞膜流向细胞外，同时渗透冷冻保护剂慢慢地进入细胞，此时由于水渗透速度更快，细胞会产生皱缩。随时间推移，渗透性冷冻保护剂进入细胞，一旦达到平衡，细胞体积就会恢复。

随后，胚胎被转移到非渗透性冷冻保护剂的溶液中，使细胞持续脱水，体积减小，减少冰晶形成。被装入0.25 ml吸管或离心管中，放入一个冷冻仪。胚胎按照-2 ℃/min的速率被冷却至-6~-8 ℃，略低于冷冻溶液的冰点。

用于慢速冷却的冷冻保护剂的浓度是不足以防止细胞内的冰晶形成的，因此通过在冷却过程中诱导细胞外冰晶形成（植冰）来升高细胞外冷冻剂的浓度。作为水过渡到冰，细胞外冷冻保护剂和其他物质更加集中，创造出另一个渗透梯度，促使更多的水离开胚胎，并允许更多的冷冻保护剂进入细胞，从而可以更好地降低细胞内冰晶的形成。植冰主要是通过液氮预冷的棉签、钳子触碰冷冻容器壁，植冰部位需尽可能远离胚胎。

植冰后冻存容器温度需在-6~-8 ℃维持10分钟，使胚胎平衡，然后以-0.3 ℃/min缓慢下降到-30 ℃。此时，细胞内的冷冻保护剂足以防止额外的细胞内冰晶的形成，最后胚胎被放入到液氮中。慢速冷冻及解冻具体方法见相关专业指南。

（2）玻璃化冷冻

玻璃化冷冻本质与慢速冷冻类似，通过冷冻保护剂实现细胞脱水。但与慢冻过程中不同，玻璃化冷冻没有试图保持细胞膜两侧的平衡，而是通过更高浓度冷冻保护剂处理细胞，快速降温使细胞内外液体达到玻璃化状态。胚胎玻璃化比慢速冷冻简单得多，也不需要程序化冷冻仪或其他昂贵的设备，其效果不低于慢速冷冻甚至优于慢速冷冻，因此目前广泛使用。

玻璃化冷冻通常采用两步的方法。第一步，使胚胎在50%最终浓度的冷冻保护剂暴露5~15分钟，使细胞内水离开细胞，并使冷冻保护剂渗透进入细胞建立平衡。第二步将胚胎置于100%最终浓度的冷冻保护剂中，经过较短的时间（通常小于60秒）观察到细胞收缩。随后将胚胎放入冷冻载杆，投入液氮保存。

复苏时快速将胚胎从液氮中拿出，将其浸泡在预热的溶液中，渗透性冷冻保护剂必须快速除去，减少胚胎在有毒溶液中的暴露时间。与慢冻的复苏一样，复苏液包含一定浓度的非渗透性冷冻保护剂（通常是1M的蔗糖）作为渗透性缓冲液，使渗透性冷冻保护剂缓慢离开细胞，水逐渐渗入细胞中，从而恢复胚胎正常生理状态。玻璃化冷冻及解冻具体方法见相关专业指南。

2.卵子冷冻

适应证：青春期女孩、无生育伴侣女性，或因个人原因无法选择IVF-胚胎冷冻方法保存生育力的女性肿瘤患者。

由于人类卵母细胞体积大，细胞中含水分多，细胞膜较胚胎期细胞渗透性差，其冷冻过程中脱水速度较胚胎明显减慢，容易在细胞内形成冰晶。同时，卵母细胞中的一些特殊结构（如纺锤体、皮质颗粒等）也容易受到冷冻的影响，从而影响卵母细胞功能。因此卵母细胞冷冻较胚胎冷冻更加困难且复苏成功率低。

即使是一次成功的卵母细胞冷冻和复苏，也并不意味着会成功获得一枚胚胎甚至一个活产。有研究显示，35岁以下女性，冷冻10枚卵母细胞获得成功活产的概率仅为60.5%，35岁以上获得相同数量的卵子活产率仅为29.7%。获卵数又与年龄有关，26~35岁女性其平均获卵数为15.4±8.8，36~40岁仅为9.9±8.0。年龄越大，冷冻卵子的活产率越低，因此超过38岁的女性一般不建议行卵子冷冻，卵子冷冻技术推荐在35岁之前进行。肿瘤患者的促排卵方案，建议使用芳香化酶抑制剂（如来曲唑2.5~5.0 mg/d），可有效降低雌二醇浓度50%以上，且使用来曲唑并不减少获卵数及卵母细胞的受精能力，也不增加子代先天性缺陷的发生率。他莫昔芬也可用于对抗高雌激素水平的影响，但因缺乏足够证据临床不常用。截至目前，无足够证据表明促排卵以保留生育能力对乳腺癌或其他恶性肿瘤女性的生存率有不利影响。卵巢刺激常见的并发症，包括由药物引起的并发症以及取卵的并发症，如卵巢出血和盆腔感染，严重的卵巢过度刺激综合征，在肿瘤患者中比较少见。

目前卵母细胞冻存的有效方法是玻璃化冷冻技术。卵母细胞玻璃化冷冻方法较胚胎玻璃化冷冻在步骤上有少许差别，但总体上讲仍是将卵母细胞放入高浓度的冷冻保护剂中平衡一段时间后直接投入液氮中进行冷冻保存。原理是利用高浓度冷冻保护剂冷却后黏滞性增加，当黏滞性达到非临界值时发生凝固化，形成一种玻璃化的稳定而非晶体化的固态。玻璃化冷冻技术是一种急速降温的冷冻方法，由于消除了对细胞危害最大的冰晶形成，可获得较高的胚胎存活率。玻璃化冷冻过程是在降温和细胞幸存之间达到平衡，既要有合适的降温速度，又要避免透明带或细胞破裂及高浓度冷冻保护剂产生的毒性和渗透压改变；为了获得玻璃化冷冻成功需极速降温，避免致死性冰晶形成，以减少对卵母细胞的损害。虽然一些研究报告说，肿瘤女性中复苏的卵母细胞数量无减少，但其他研究发现与非肿瘤人群相比，其受精率和种植率均降低，因此导致活产率更低。卵子冷冻及解冻的具体方法见相关专业指南。

3.卵巢组织冷冻技术

适应证：因治疗时间紧迫或禁忌证等不能接受通过促排卵而冻卵或冻胚的肿瘤患者，可选择冻存卵巢组织的方法保存生育力。

冻存卵巢组织可通过自体原位或异位移植，恢复患者内分泌功能和/或排卵功能。卵巢组织低温保存是性腺毒性治疗前生育能力保存的替代方法。虽然卵巢组织冷冻保存在有些国家只处于实验阶段，但美国生殖医学学会建议可以将卵巢组织冷冻保存作为某些特定人群的一个常规治疗选择。由于抗肿瘤治疗时间紧迫，无法进行促排卵后卵子或胚胎冷冻时，常选择卵巢组织低温保存。卵巢组织冷冻常在全身麻醉下通过腹腔镜进行全层皮质或单侧卵巢切除术，术前无须预处理，因此，该过程所需时间短，根据病情需要术后第二天即可开始化疗。卵巢组织低温保存也可在初始的低强度性腺毒性治疗方案后进行，以降低卵巢组织中残留肿瘤细胞的风险。虽然对卵巢组织冷冻保存的最大年龄无明确共识，但通常只建议在年龄≤36岁的女性中进行卵巢组织冷冻。卵巢组织超低温保存应仅在指定的专业机构实验室中进行，以确保组织超低温保存的质量和安全性。虽然卵巢组织玻璃化冷冻速度更快、更便宜，但慢速冷冻仍是常用方法。

对后续的自体移植，无论是原位移植还是异位移植，都是目前临床实践中唯一一种使用冷冻卵巢组织恢复卵巢功能和生育能力的方法。人卵巢组织冷冻保存联合自体原位或异位移植恢复生育力已有成功的报道。2004年，Donnez为一例霍奇金淋巴瘤患者进行了冻存卵巢组织原位移植手术，患者恢复排卵并自发妊娠，成功分娩一名女婴，为世界首例。据统计，全世界已有超过300名妇女接受了该手术，95%的病例在4~9个月内恢复卵巢功能。利用该技术已有180多个婴儿出生。大约85%接受卵巢移植的女性是肿瘤幸存者，活产率约为40%，其中一半为自然受孕。与卵母细胞和胚胎的低温保存一样，影响卵巢组织成功率的主要因素是年龄，接受卵巢组织低温保存的年轻妇女在卵巢组织移植后的生育率优于高龄妇女，35岁以上的女性妊娠率低。卵巢组织的收集和移植常通过腹腔镜进行。手术风险较低，常见并发症有出血、皮肤感染、膀胱损伤、中转开腹可能等（发生率为0.2%~1.4%）。

卵巢组织移植过程中的主要安全性问题，是卵巢皮质内残留的瘤细胞存在再次导致肿瘤复发的风险，特别是在盆腔肿瘤或系统性疾病，如白血病等。晚期肿瘤，如伯基特淋巴瘤、非霍奇金淋巴瘤、乳腺癌和肉瘤，也可能有卵巢受累的风险。在最近的研究报道中，230名肿瘤患者行卵巢组织移植，其中有9例在移植后复发，但分析均与卵巢移植手术无关。因此，卵巢组织移植前应利用免疫组化和分子标记物等手段全面评估肿瘤复发的概率。另外，也有学者提出促排卵可与卵巢组织冷冻保存相结合，以提高女性生育力保存的成功率。腹腔镜下切除一半卵巢1~2天后开始促排卵。虽然数据非常有限，但获得的卵母细胞数量与未切除卵巢患者相比无明显下降。两种治疗方法联合使用所需的时间约为2.5周。

无论是慢速冷冻还是玻璃化冷冻，卵巢组织冷冻存在两个关键问题：一是冷冻保护剂在卵巢组织块内渗透性差和细胞毒性，二是移植后组织缺血损伤和血供重建。此外，冻存卵巢组织中是否携带肿瘤细胞，关系到移植的安全性。目前这些问题尚未得到有效解决。近年来，关于人卵巢组织冻存联合自体原位或异位移植的成功报道逐渐增多，经过进一步探讨和改进后，将是保存女性生育力的理想途径。有关卵巢组织获取，冷冻处理过程等参考相关行业的指南。

4. 精子库

适应证：所有诊断为前列腺癌需要接受相关治疗，并且有生育需求的患者。

精子库现被认为是男性患者的一线生育保护选择。在治疗前冷冻精液或在治疗后从附睾或睾丸中提取精子，采用胞浆内精子注射（ICSI）能降低诊断后非自愿不育风险。精液的采集和冷冻是一种无创性操作，不会延迟肿瘤开始治疗时间。理想情况下，该程序包括收集至少3个精液样本，样本之间的禁欲期至少为48小时，然后对精子样本进行冷冻保存，尽管通常必须在同一个样本中采集一个以上的精液样本避免延误肿瘤治疗。

精子库进行精子冻存（sperm cryopreservation）是指在超低温下（液氮中，-196℃）长时间稳定维持精子细胞活性的冷冻保存方法。精子冷冻技术已是一项成熟、稳定、安全的辅助生殖技术。

一般来说，青春期开始后，精子发生才开始，睾丸中的精原干细胞通过不断分化，最终形成成熟精子。对青春期发育后的肿瘤患者，可对成熟精子进行冷冻，目前临床上已经开展。青春发育期的精子冷冻时机，因人而异，据研究报道，最小的精液冷冻患者只有11岁，而在11~14岁间的肿瘤患者精液成功冷冻率达到64.5%，理想的精液标本推荐常规冷冻、空卵膜冷冻法；此外根据精子数量多少可选择麦管、超细麦管及各种新型冷冻载体冷冻、单精子冷冻等。精子冻存的关键在于“慢冻速融”，配合细胞保存液的使用，解决了在冻存过程中细胞的损伤，保证了细胞膜的完整性不被破坏。同时在液氮中保存时，细胞处于非活动耗能状态，减少有害物质产生堆积、维持细胞理化性质稳定、防止DNA、mRNA降解、防止核蛋白易位以及半胱氨酸自由基二硫键断裂等，从而维持遗传物质稳定性。

总而言之，人类精子冷冻技术可对不同精液质量采取不同的冷冻方式，进一步保障广大男性的生育权，对有生育需求的患者建议尽早结婚生子，维护社会家庭的安定和谐。但对青春期前以及肿瘤患者的生育力保存需结合具体情况提供更完善的个体化方案。具体冷冻和解冻过程参见相关行业指南。

5. 人工取精术

适应证：射精失败或者精液中未发现精子者（如前列腺癌根治术后）。

在射精失败或射精中未发现精子的情况下，可以由生殖男科完成附睾精子抽吸来获取精子[可以是经皮取精（PESA）或显微手术取精（MESA）]以及睾丸精子提取（TESE）或电射精。之后需要辅助生育治疗，例如体外受精（IVF）或单精子胞浆内注射（ICSI）。Hourvitz 等人回顾分析使用肿瘤治疗前获得的冷冻精子对夫妇进行IVF/ICSI 的结局。与其他肿瘤诊断相比，患有前列腺癌男性的女性伴侣年龄较大（平均女性年龄为40岁），但分娩率仍能达到18%。

参考文献

1.樊代明.整合肿瘤学・临床卷・腹部肿瘤.北京：科学出版社，2021：458-496.

2.樊代明.整合肿瘤学・临床卷・腹部肿瘤.北京：科学出版社，2021：677-690.

3.Sung H，Ferlay J，Siegel R L，et al. Global cancer statistics 2020：GLOBOCAN estimates of incidence and mortality worldwide for 36 cancers in 185 countries. CA Cancer J Clin，2021，71（3）：209-249.

4.Zhang S，Sun K，Zheng R，et al. Cancer incidence and mortality in China，2015. Journal of the National Cancer Center，2020.

5.黄留叶，赵雪莲，赵方辉.宫颈癌的发病与死亡变化趋势及其预防策略进展.肿瘤综合治疗电子杂志，2021，2（7）：21-25.

6.谢幸，孔北华，段涛.妇产科学.9版.北京：人民卫生出版社，2018.

7.沈铿，马丁.妇产科学.3版.北京：人民卫生出版社，2015.

8.马丁，沈铿，崔恒.常见妇科恶性肿瘤诊治指南.5版.北京：人民卫生出版社，2016.

9.樊代明.整合肿瘤学・基础卷.西安：世界图书出版西安有限公司，2021.

10.Lin J，Chen L，Qiu X，et al. Traditional Chinese medicine for human papillomavirus（HPV）infections：A systematic review. Bioscience trends，2017，11（3）：267-273.

11.Khan M J，Werner C L，Darragh T M，et al. ASCCP Colposcopy standards：Role of colpos copy，benefits，potential harms，and terminology for colposcopic practice. Journal of lower geni-tal tract disease，2017，21（4）：223-229.

12.Katki H A，Schiffman M，Castle P E，et al. Benchmarking CIN 3+ risk as the basis for incor porating HPV and pap cotesting into cervical screening and management guidelines. Journal of lower genital tract disease，2013，17（5 Suppl 1）：S28-35.

13.黄爱娟，赵昀，邹晓莲，等.子宫颈高危型HPV阳性而细胞学阴性患者临床管理方法的初步探讨.中华妇产科杂志，2017，52（11）：745-750.

14.Hammes L S，Naud P，Passos E P，et al. Value of the international federation for cervical pathology and colposcopy（IFCPC）terminology in predicting cervical disease. Journal of lower geni-tal tract disease，2007，11（3）：158-165.

15.WHO classification of tumours editorial board. Female Genital Tumours. WHO Classification of Tumours，5th edition，vol. 4. Lyon：IARC Press，2020：8.

16.Olawaiye A B，Baker T P，Washington M K，et al. The new（Version 9）American joint committee on cancer tumor，node，metastasis staging for cervical cancer. CA Cancer J Clin，2021，71（4）：287-298.

17.Minion L E，Tewari K S. Cervical cancer -state of the science：from angiogenesis blockade to checkpoint inhibition. Gynecol Oncol，2018，148（3）：609-621.

18.Cibula D，Abu-rustum N R，Benedetti-panici P，et al. New classification system of radical hysterectomy：emphasis on a three-dimensional anatomic template for parametrial resection. Gynecol Oncol，2011，122（2）：264-268.

19.Ramirez P T，Frumovitz M，Pareja R，et al. Minimally invasive versus abdominal radical hysterectomy for cervical cancer. New England Journal of Medicine，2018，379（20）：1895-1904.

20.肖银平，陶祥，赵晨燕，等.LEEP标本的切缘状态与全子宫标本中HSIL及以上病变残留关系的研究.中华妇产科杂志，2019，54（1）：19-23.

21.Fontham E T H，Wolf A M D，Church T R，et al. Cervical cancer screening for individuals at average risk：2020 guideline update from the American Cancer Society. CA Cancer J Clin，2020，70（5）：321-346.

22.Rositch A F，Levinson K，Suneja G，et al. Epidemiology of cervical adenocarcinoma and squamous cell carcinoma among women living with HIV compared to the general population in the United States. Clinical infectious diseases: an official publication of the Infectious Diseases Society of America, 2021.

23.Silver M I, Gage J C, Schiffmanm, et al. Clinical outcomes after conservative management of cervical intraepithelial neoplasia grade 2 (CIN2) in women ages 21-39 years. Cancer prevention research (Philadelphia, Pa), 2018, 11 (3): 165-170.

24. 中国抗癌协会妇科肿瘤专业委员会.早期子宫颈癌保留生育功能中国专家共识.中国实用妇科与产科杂志，2022，38（6）：634-641

25.Wright T C J R, Cox J T, Massad L S, et al. 2001 Consensus guidelines for the management of women with cervical cytological abnormalities. Jama, 2002, 287 (16): 2120-2129.

26.Coakley K, Wolford J, Tewari K. Fertility preserving treatment for gynecologic malignancies: a review of recent literature. CurrOpin Obstet Gynecol, 2020, 32 (1): 51-56.

27.Gonthier C, Douhnai D, Koskas M. Lymphnode metastasis probability in young patients eligible for conservative management of endometrial cancer, Gynecologic Oncology, 2020, 157 (1): 131-135.

28. Obemair A, Baxter E, Brennan D J, et al. Fertility-sparing treatment in early endometrial cancer: current state and future strategies. Obstet Gynecol Sci, 2020, 63 (4): 417-431.

29.Qin Y, Yu Z, Yang J, et al. Oral progestin treatment for early-stage endometrial cancer: a systematic review and meta-analysis. Int J Gynecol Cancer, 2016, 26 (6): 1081-1091.

30. Leone Roberti Maggiore U, Martinelli F, Dondi G, et al. Effificacy and fertility outcomes of levonorgestrel-releasing intra-uterine system treatment for patients with atypical complex hyperplasia or endometrial cancer: a retrospective study. J Gynecol Oncol, 2019, 30 (4): e57.

31.Fan Z, Li H, Hu R, et al. Fertility-Preserving treatment in young women with grade 1 presumed stage IA endometrial adenocarcinoma: A Meta-Analysis. Int J Gynecol Cancer, 2018, 28 (2): 385- 393.

32. Kim M K, Seong S J, Kim Y S, et al. Combined medroxy progesterone acetate/ levonorgestrel-intrauterine system treatment in young women with early-stage endometrial cancer. American Journal of Obstetrics and Gynecology, 2013, 209 (4): 358.

33. Laurelli G, Falcone F, Gallo M S, et al. Long-Term oncologic and reproductive outcomes in young women with early endometrial cancer conservatively treated: a prospective study and literature update. Int J Gynecol Cancer, 2016, 26 (9): 1650-1657.

34.Palomba S , Piltonen T T, Giudice L C. Endometrial function in women with polycystic ovary syndrome: a comprehensive review. Hum Reprod Update, 2021, 27 (3): 584-518.

35. Harrison R F, He W, Fu S, et al. National patterns of care and fertility outcomes for reproductive-aged women with endometrial cancer or atypical hyperplasia.Am J Obstet Gynecol, 2019, 221 (5): 474.e1-474.e11.

36.Gerstl B, Sullivan E, Ives A, et al. Pregnancy outcomes after a breast cancer diagnosis: a systematic review and meta-analysis. Clinical Breast Cancer, 2018, 18 (1): e79-e88.

37.Kim H, Kim S K, Lee J R, et al. Fertility preservation for patients with breast cancer: the Korean society for fertility preservation clinical guidelines, Clin Exp Reprod Med 2017, 44 (4): 181-186.

38.Guo Y, Zong X, Li H, et al. Analysis of IVF/ICSI outcomes in infertile women with early-stage endometrial cancer and atypical endometrial hyperplasia after conservative treatment. Assist Reprod Genet, 2022, 39 (7): 1643-1651.

39. 赵静，黄国宁，孙海翔，等.辅助生殖技术中异常子宫内膜诊疗的中国专家共识.生殖医学杂志，2018，27（11）：1057-1064.

40.Chen J, Cheng Y, Fu W, et al. PPOS protocol effectively improves the IVF outcome without Increasing the recurrence rate in early endometrioid endometrial cancer and a typical endometrial hyperplasia patients after fertility preserving treatment, Front Med (Lausanne), 2021, 27 (8): 581927.

41.Adeleye A J，Aghajanova L，Kao C N，et al. Impact of the levonorgestrel-releasing intrauterine device on controlled ovarian stimulation outcomes. Fertil Steril，2018，110（1）：83-88.

42.王玉东，王颖梅，王建东，等.遗传性妇科肿瘤高风险人群管理专家共识（2020），中国实用妇科与产科杂志，2020，36（9）：825-834.

43.Kim M J，Choe S A，Kim M K，et al . Outcomes of in vitro fertilization cycles following fertility-sparing treatment in stage IA endometrial cancer .Arch Gynecol Obstet，2019300：975-980.

44.Vitale S G，Tossetti D，Tropea A，et al. Fertility sparing surgery for stage IA type I and G2 endometrial cancer in reproductive aged patients：evidence based approach and future perspectives. Updates in surgery，2017，69（1）：29-34.

45.Zhang Q，Qi G，Kanis M J，et al. Comparison among fertility-sparing therapies for well differentiated early-stage endometrial carcinoma and complex atypical hyperplasia. Oncotarget，2017，8（34）：57642-57653.

46.Gunderson C C，Fader A N，Carson K A，et al. Oncologic and reproductive outcomes with progestin therapy in women with endometrial hyperplasia and grade 1 adenocarcinoma：a systematic review. Gynecol Oncol，2012，125（2）：477-482.

47.Wang Y，Yu M，Yang J X，et al. Prolonged conservative treatment in patients with recurrent endometrial cancer after primary fertilitysparing therapy：15-year experience. Int J Clin Oncol，2019，24（6）：712-720.

48. Yamagami W，Susumu N，Makabe T，et al. Is repeated high-dose medroxyprogesterone acetate（MPA）therapy permissible for patients with early stage endometrial cancer or atypical endometrial hyperplasia who desire preserving fertility. J Gynecol Oncol，2018，29（2）：e21.

49.Wright J D，Buck A M，Shah M，et al. Safety of ovarian preservation in premenopausal women with endometrial cancer. J Clin Oncol，2009，27（8）：1214-1219.

50.Sun C，Chen G，Yang Z，et al. Safety of ovarian preservation in young patients with early- stage endometrial cancer：a retrospective study and meta- analysis.Fertil Steril，2013，100（3）：782-787.

51.Loren A W，Mangu P B，Beck L N，et al. Fertility preservation for patients with cancer：American society of clinical oncology clinical practice guideline update. J Clin Oncol，2013，31（19）：2500-2510.

52.Lee S J，Schover L R，Partridge A H，et al. American society of clinical oncology recommendations on fertility preservation in cancer patients. J Clin Oncol，2006，24（18）：2917-2931.

53.Liu Q，Ding X，Yang J，et al. The significance of comprehensive staging surgery in malignant ovarian germ cell tumors. Gynecol Oncol，2013，131（3）：551-554.

54.Munster P N，Moore A P，Ismail-Khan R，et al. Randomized trial using gonadotropin-releasing hormone agonist triptorelin for the preservation of ovarian function during（neo）adjuvant chemotherapy for breast cancer. J Clin Oncol，2012，30（5）：533-538.

55.Oktay K，Buyuk E，Libertella N，et al. Fertility preservation in breast cancer patients：a prospective controlled comparison of ovarian stimulation with tamoxifen and letrozole for embryo cryopreservation. J Clin Oncol，2005，23（19）：4347-4353.

56.Noyes N，Porcu E，Borini A. Over 900 oocyte cryopreservation babies born with no apparent increase in congenital anomalies. Reprod Biomed Online，2009，18（6）：769-776.

57.Cao Y，Xing Q，Zhang Z G，et al. Cryopreservation of immature and in-vitro matured human oocytes by vitrification. Reprod Biomed Online，2009，19（3）：369-373.

58.Cobo A，Bellver J，Domingo J，et al. New options in assisted reproduction technology：the cryotop method of oocyte vitrification. Reprod Biomed Online，2008，17（1）：68-72.

59.Kajiyama H，Mizuno M，Shibata K，et al. Recurrence-predictingprognostic factors for patients with early-stage epithelIAlovarIAn cancerundergoing fertility-sparing surgery：a multi-institutional study.

Eur JObstet and GynecolReprodBiol，2014，175：97-102.
60.Kajiyama H，Shibata K，Mizuno M，et al. Long-term survival of young women receiving fertility-sparing surgery for ovarian cancer in comparison with those undergoing radical surgery. Br J Cancer，2011，105（9）：1288-1294.
61.Ditto A，Marinelli F，Bogani G，et al. Long-term safety of fertility sparingsurgery in early stage ovarian cancer：comparison to standard radicalsurgical procedures. Gynecoloncol，2015，138（1）：78-82.
62.Fruscio R，Ceppi L，Corso S，et al. Long-term results of fertility-sparing treatment compared with standard radical surgery for early-stage epithelial ovarian cancer. Br J Cancer，2016，254：641-648.
63.Mirabeau-Beale K L，Kornblith A B，Penson R T，et al. Comparison of the quality of life of early and advanced stage ovarian cancer survivors. Gynecol Oncol，2009，114（2）：353-359.
64.Power L，Lefas G，Lambert P，et al. Hormone use after nonserous epithelial ovarian cancer：Overall and disease-free survival. ObstetGynecol，2016，127（5）：837041.
65.张颖，杨佳欣，早期上皮性卵巢癌保留生育功能手术患者预后与妊娠状况的影响因素，山东大学学报，2018，56（5）：13-17.
66.Jiang X，Yang J，Yu M，et al. Oncofertility in patients with stage I epithelial ovarian cancer：fertility-sparing surgery in young women of reproductive age. World Journal of Surgical Oncology，2017，15（1）：154.
67.杨佳欣，沈铿，曹冬焱，等.妇科恶性生殖细胞肿瘤的诊治与研究进展.中国科学：生命科学，2021，51（8）：1007-1016.
68.Hogen L，Brar H，Covens A，et al. Is adjuvant chemotherapy beneficial for surgical stage I ovarian clear cell carcinoma. Gynecol Oncol，2017，147（1）：54-60.
69.Zhao Y，Wang S，Qu Y M，et al. Prognostic analysis for Chinese patients with stage I ovarian endometriod carcinoma Journal of Ovarian Research，2017，10（1）：63.
70.Matsuo K，Huang Y，Matsuzaki S，et al. Minimally invasive surgery and risk of capsule rupture for women with early-stage ovarian cancer. JAMA Oncol，2020，6（7）：1110-1113.
71.Ji M，Jiang S，Zhao J，Wan X，et al. Efficacies of FAEV and EMA/CO regimens as primary treatment for gestational trophoblastic neoplasia. Br J Cancer，2022，127（3）：524-530.
72.Clark J J，Slater S，Seckl M J. Treatment of gestational trophoblastic disease in the 2020s. Curr Opin Obstet Gynecol，2021，33（1）：7-12.
73.Joneborg U，Coopmans L，van Trommel N，et al. Fertility and pregnancy outcome in gestational trophoblastic disease. Int J Gynecol Cancer，2021，31（3）：399-411.
74.Ngan H Y S，Seckl M J，Berkowitz R S，et al. Diagnosis and management of gestational trophoblastic disease：2021 update. Int J Gynaecol Obstet，2021，155 Suppl 1（Suppl 1）：86-93.
75.Seckl M J，Sebire N J，Fisher R A，et al. Gestational trophoblastic disease：ESMO clinical practice guidelines for diagnosis，treatment and follow-up. Ann Oncol，2013，24 Suppl 6：vi39-50.
76.Shen X，Xiang Y，Guo L，et al. Fertility-preserving treatment in young patients with placental site trophoblastic tumors. Int J Gynecol Cancer，2012，22（5）：869-874.
77.Wang X，Yang J，Li J，et al. Fertility-sparing uterine lesion resection for young women with gestational trophoblastic neoplasias：single institution experience. Oncotarget，2017，8（26）：43368-43375.
78.Zhao J，Xiang Y，Guo L，et al. Reservation of fertility for seventeen patients with placental site trophoblastic tumor. Zhonghua Fu Chan Ke Za Zhi，2014，49（4）：265-269.
79.蒋诗阳，赵峻.妊娠滋养细胞肿瘤保留生育功能治疗的研究进展.中国癌症防治杂志，2020，12（2）：149-153.
80.王玉芬，程晓东.妊娠滋养细胞肿瘤保留生育功能治疗策略.中国临床医生杂志，2020，48（4）：408-412.
81.Student S，Hejmo T，Poterała-Hejmo A，et al. Anti-androgen hormonal therapy for cancer and other

diseases. European Journal of Pharmacology, 2020, 866: 172783.

82.Duthie C J, Calich H J, Rapsey C M, et al. Maintenance of sexual activity following androgen deprivation in males. Critical Reviews in Oncology/Hematology, 2020, 153: 103064.

83.Oktay K, Harvey B E, Partridge A H, et al. Fertility preservation in patients with cancer: ASCO clinical practice guideline update. J Clin Oncol, 2018, 36 (19): 1994-2001.

84.McMahon C G. Current diagnosis and management of erectile dysfunction. Medical Journal of Australia, 2019, 210 (10): 469-476.

85.Cai Z, Song X, Zhang J, et al. Practical approaches to treat ED in PDE5 in onresponders. Aging Dis, 2020, 11 (5): 1202-1218.

86.Qin F, Wang S, Li J, et al. The early use of vacuum therapy for penile rehabilitation after radical prostatectomy: systematic review and meta-analysis. Am J Mens Health, 2018, 12 (6): 2136-2143.

87.Jones P, Sandoval Barba H, Johnson M I, et al. Erectile dysfunction after robotic radical prostatectomy: real-life impact of vacuum erection device clinic. Journal of Clinical Urology, 2021, 14 (5): 325-331.

88.Stainer V, Skews R, Aning J J. Managing erectile dysfunction after prostate cancer treatment. Prescriber, 2022, 33 (1): 10-14.

89.Kinnaird W, Kirby M G, Mitra A, et al. The management of sexual dysfunction resulting from radiotherapy and androgen deprivation therapy to treat prostate cancer: a comparison of uro-oncology practice according to disease stage. International Journal of Clinical Practice, 2021, 75 (4): e13873.

90.Grin L, Girsh E, Harlev A. Male fertility preservation-methods, indications and challenges. Andrologia, 2021, 53 (2) .

91.Brannigan R E, Fantus R J, Halpern J A. Fertility preservation in men: a contemporary overview and a look toward emerging technologies. Fertility and Sterility, 2021, 115 (5): 1126-1139.

92.Del-Pozo-Lérida S, Salvador C, Martínez-Soler F, et al. Preservation of fertility in patients with cancer. Oncology Reports, 2019, 41 (5): 2607-2614.

93.Ziegelmann M. Commentary on posteroperative vaccuum therapy following AMS LGX 700 inflatable penile prosthesis placement: penile dimension outcomes and overall satisfaction. Int J Impot Res, 2020, 32 (1): 142-143.

94.Madan R, Dracham C B, Khosla D, et al. Erectile dysfunction and cancer: current perspective. Radiat Oncol J, 2020, 38 (4): 217-225.

95.Cai Z, Song X, Zhang J, et al. Practical approaches to treat ED in PDE5i nonresponders. Aging Dis, 2020, 11 (5): 1202-1218.

96.Hamzehnejadi M, Ranjbar Tavakoli M, Abiri A, et al. A review on phosphodiesterase-5 inhibitors as a topical therapy for erectile dysfunction. Sexual Medicine Reviews, 2022, 10 (3): 376-391.

97.Alencar AM Jr, Sonpavde G. Emerging therapies in penile cancer. Front Oncol, 2022, 12: 910335.

98.Stroie F A, Houlihan M D, Kohler T S, et al. Sexual function in the penile cancer survivor: a narrative review. Transl Androl Urol, 2021, 10 (6): 2544-2553.

99.Bandieramonte G, Colecchia M, Mariani L, et al. Peniscopically controlled CO2 laser excision for conservative treatment of in situ and T1 penile carcinoma report on 224 patients. Eur Urol, 2008, 54 (4): 875-882.

100.Leijte J A, Kirrander P, Antonini N, et al. Recurrence patterns of squamous cell carcinoma of the penis: recommendations for follow-up based on a two-centre analysis of 700 patients. Eur Urol, 2008, 54 (1): 161-168.

101.Machan M, Brodland D, Zitelli J, et al. Penile squamous cell carcinoma: penis-preserving treatment with mohs micrographic surgery. Dermatol Surg, 2016, 42: 936-944.

102.Suarez-Ibarrola R, Cortes-Telles A, Miernik A, et al. Health-related quality of life and sexual function in patients treated for penile cancer. Urol Int 2018，101（3）：351-357.

103.Alei G，Letizia P，Sorvillo V，et al. Lichen sclerosus in patients with squamous cell carcinoma. Our experience with partial penectomy and reconstruction with ventral fenestrated flap. Ann Ital Chir，2012，83：363-367.

104.Whyte E，Sutcliffe A，Keegan P，et al. Effects of partial penectomy for penile cancer on sexual function：a systematic review. PLoS One，2022，17（9）：e0274914.

105.Pappas A，Katafigiotis I，Waterloos M，et al. Glans resurfacing with skin graft for penile cancer：a step-by-step video presentation of the technique and review of the literature. Biomed Res Int，2019，2019：5219048.

106.邓云山，李月娥，伍耀凡，等. 保留阴茎头手术治疗浅表性阴茎癌的临床疗效观察.中国男科学杂志，2013，26（11）：45-48.

107.Martz N，Bodokh Y，Gautier M，et al. High-dose rate brachytherapy in localized penile cancer：5-year clinical outcome analysis. Clin Transl Radiat Oncol，2021，27：89-95.

108.Mercuri S R，Paolino G，Brianti P，et al. Ultra pulse carbon dioxide laser plus methyl aminolevulinate-photodynamic therapy for the treatment of penile cancer. Case Rep Dermatol，2022，14（2）：210-213.

109.Jakobsen J K，Sørensen C M，Krarup K P，et al. Quality of life，voiding and sexual function of penile cancer patients：DaPeCa-10-a cross-sectional questionnaire survey. BJUI Compass，2022，3（5）.

110.Bandak M，Jørgensen N，Juul A，et al. Preorchiectomy leydig cell dysfunction in patients with testicular cancer. Clin Genitourin Cancer，2017，15：e37.

111.Petersen P M，Skakkebaek N E，Rørth M，et al. Semen quality and reproductive hormones before and after orchiectomy inmen with testicular cancer. J Urol，1999，161（3）：822-826.

112.Gilbert K，Nangia A K，Dupree J M，et al. Fertility preservation for men with testicular cancer：Is sperm cryopreservation costeffective in the era of assisted reproductive technology Urol Oncol，2018，36（3）：92.e1-92.e9.

113.Fankhauser C D，Roth L，Kranzbühler B，et al. The role of frozen section examination during inguinal exploration in men with inconclusive testicular tumors：a systematic review and meta-analysis. Eur Urol Focus，2021，7（6）：1400-1402.

114.Song G，Xiong G Y，Fan Y，et al. The role of tumor size，ultrasonographic findings，and serum tumor markers in predicting the likelihood of malignant testicular histology. Asian J Androl，2019，21（2）：196-200.

115.Nason G J，Aditya I，Leao R，et al. Partial orchiectomy：The princess margaret cancer centre experience. Urol Oncol，2020，38（6）：605.e19-605.e24.

116.Aparicio J，García Del Muro X，Maroto P，et al. Patterns of relapse and treatment outcome after active surveillance or adjuvant carboplatin for stage I seminoma：a retrospective study of the Spanish Germ Cell Cancer Group. Clin Transl Oncol，2021，23（1）：58-64.

117.Nayan M，Jewett M A，Hosni A，et al. Conditional risk of relapse in surveillance for clinical stage I testicular cancer. Eur Urol，2017，71（1）：120-127.

118.Tandstad T，Smaaland R，Solberg A，et al. Management of seminomatous testicular cancer：a binational prospective population-based study from the Swedish norwegian testicular cancer study group. J Clin Oncol，2011，29（6）：719-725.

119.Supron A D，Cheaib J G，BILes M J，et al. Primary robotic retroperitoneal lymph node dissection following orchiectomy for testicular germ cell tumors：a single-surgeon experience. J Robot Surg，2021，15（2）：309-313.

120.Calaway A C，Einhorn L H，Masterson T A，et al. Adverse surgical outcomes associated with robotic retroperitoneal lymph node dissection among patients with testicular cancer. Eur Urol，2019，76（5）：

607-609.

121.Giannatempo P，Pond GR，Sonpavde G，et al. Treatment and clinical outcomes of patients with teratoma with somatic type malignant transformation：an international collaboration. J Urol，2016，196（1）：95-100.

122.Brydøy M，Fosså S D，Klepp O，et al. Paternity and testicular function among testicular cancer survivors treated with two to four cycles of cisplatin-based chemotherapy. Eur Urol，2010，58（1）：134-140.

123.Veskimäe E，Neuzillet Y，Rouanne M，et al. Systematic review of the oncological and functional outcomes of pelvic organ-preserving radical cystectomy（RC）compared with standard RC in women who undergo curative surgery and orthotopic neobladder substitution for bladder cancer. BJU international，2017，120（1）：12-24.

124.Avulova S，Chang S S. Role and indications of organ-sparing "radical" cystectomy：the importance of careful patient selection and counseling. The Urologic clinics of North America，2018，45（2）：199-214.

125.Tang S，Hao H，Fang D，et al. Prostate cancer incidentally discovered at the time of radical cystoprostatectomy does not decrease overall survival：results from a large Chinese medical center. Int Braz J Urol，2018，44（2）：258-266.

126.Voskuilen C S，Fransen van de Putte E E，Pérez-Reggeti J I，et al. A two-center study. Eur J Surg Oncol，2018，44（9）：1446-1452.

127.Abdelaziz A Y，Shaker H，Seifelnasr M，et al. Early oncological and functional outcomes of prostate capsule sparing cystectomy compared with standard radical cystectomy. Current urology，2019，13（1）：37-45.

128.Bai S，Yao Z，Zhu X，et al. The feasibility and safety of reproductive organ preserving radical cystectomy for elderly female patients with muscle-invasive bladder cancer：a retrospective propensity score-matched study. Urology，2019，125：138-145.

129.Huang H，Yan B，Shang M，et al. Is hysterectomy beneficial in radical cystectomy for female patient with urothelial carcinoma of bladder A retrospective analysis of consecutive 112 cases from a single institution. BMC Urol，2019，19（1）：28.

130.Khorrami M H，Moosaie M R，Javid A. Erectile function after radical cystectomy：comparing surgical stapler with LigaSure in division of vascular pedicles.Int J Urol，2019，26（12）：1157-1158.

131.刘雪军，刘天遥，谢尚训，等.机器人辅助腹腔镜下保留性神经全膀胱切除术临床应用及疗效分析.中华男科学杂志，2019，25（9）：797-801.

132.Saad M，Moschini M，Stabile A，et al. Long-term functional and oncological outcomes of nerve-sparing and prostate capsule-sparing cystectomy：a single-centre experience. BJU international，2020，125（2）：253-259.

133.Catto J W F，Downing A，Mason S，et al. Quality of life after bladder cancer：a cross-sectional survey of patient-reported outcomes. Eur Urol，2021，79（5）：621-632.

134.Goonewardene S S，Ventii K，Bahl A，et al. Prostate sparing cystectomy：a systematic review. Management of muscle invasive bladder cancer. Springer International Publishing，2021：229-239.

135.Moussa M，Papatsoris A，Abou Chakra M，et al. Erectile dysfunction post radical cystectomy. The role of early rehabilitation with pharmacotherapy in nerve sparing and non-nerve sparing group：A randomized，clinical trial. Arch Ital Urol Androl，2021，93（1）：58-64.

136.Clay R，Shaunak R，Raj S，et al. Oncological and functional outcomes of organ-preserving cystectomy versus standard radical cystectomy：A systematic review and meta-analysis. BJUI Compass，2022.

137.Proietti F，Licari L C，Flammia R S，et al. Pregnancy after sexuality preserving cystectomy with urinary diversion for bladder cancer：case report and review of the literature. BMC Urol，2022，22（1）：

143.
138. 中国性学会结直肠肛门功能外科分会，中国医师协会结直肠肿瘤专业委员会器官功能保护学组，中国医师协会外科医师分会结直肠外科医师委员会. 直肠癌手术盆腔器官功能保护中国专家共识. 中华胃肠外科杂志，2021，24（4）：283-290.
139. 池畔，王枭杰. 直肠侧方膜解剖完整对盆丛神经保护的意义. 中华胃肠外科杂志，2021，24（4）：297-300.
140. 杜涛，傅传刚. 3D腹腔镜下直肠癌根治术中植物神经保护的研究. 中华结直肠疾病电子杂志，2019，8（4）：349-352.
141. 中国医师协会结直肠肿瘤专业委员会微创解剖学组，中国性学会结直肠肛门功能外科分会. 保留邓氏筋膜全直肠系膜切除术（iTME）中国专家共识（2021版）. 中华胃肠外科杂志，2021，24（6）：467-472.
142. 易小江，刁德昌，廖伟林，等. 筋膜导向腹腔镜直肠癌根治术的临床效果分析. 结直肠肛门外科，2021，27（3）：214-220.
143. 韩方海，周声宁. 直肠癌盆腔的膜解剖与网络保留自主神经手术. 中华胃肠外科杂志，2021，24（7）：587-592.
144. Wei B，Zheng Z，Fang J，et al. Effect of Denonvilliers' fascia preservation versus resection during laparoscopic total mesorectal excision on postoperative urogenital function of male rectal cancer patients：initial results of Chinese PUF-01 randomized clinical trial. Ann Surg，2021，274（6）：e473-e480.
145. Li K，He X，Zheng Y. An optimal surgical plane for laparoscopic functional total mesorectal excision in rectal cancer. J Gastrointest Surg，2021，25（10）：2726-2727.
146. Towe M，Huynh L M，El-Khatib F，et al. A review of male and female sexual function following colorectal surgery. Sex Med Rev，2019，7（3）：422-429.
147. Frankland J，Wheelwright S，Permyakova N V，et al. Prevalence and predictors of poor sexual well-being over 5 years following treatment for colorectal cancer：results from the ColoREctal Wellbeing（CREW）prospective longitudinal study. BMJ Open，2020，10（11）：e038953.
148. Notarnicola M，Celentano V，Gavriilidis P，et al. PDE-5i management of erectile dysfunction after rectal surgery：a systematic review focusing on treatment efficacy. Am J Mens Health，2020，14（5）：1557988320969061.
149. 赵晶，朱虔兮. 我国常见生殖系统疾病流行概析. 生殖与避孕，2016，36（7）：589-595.
150. 狄文，蒋萌. 生殖肿瘤学在妇产科中的应用. 上海医学，2019，（6）：3.
151. 邵帅，王开秀，丁涛，等. 男性肿瘤患者生育力保存的研究进展. 生殖医学杂志，2020，29（11）：7.
152. 梁晓燕，李晶洁. 女性生育力保存技术. 中国实用妇科与产科杂志，2022，38（6）：4.
153. 张曦文，李乐乐，江素鑫，等. 环磷酰胺生殖毒性的研究进展. 中国研究型医院，2018，5（1）：27-32.
154. Silici S，Ekmekcioglu O，Eraslan G，et al. Antioxidative effect of royal jelly in cisplatin-induced testes damage. Urology，2009，74（3）：545-551.
155. White T E，Clark R L. Sensitive periods for developmental toxicity of orally ad- ministered artesunate in the rat. Birth Defects Res B Dev Reprod Toxicol，2008，83（4）：407-417.
156. Stopper H，Schmitt E，Kobras K. Genotoxicity of phytoestrogens. Mutat Res 2005：574（1-2）：139-155.
157. 顾崇娟，张学红. 恶性肿瘤综合治疗中女性生殖功能保护现状. 中国肿瘤临床，2012，39（13）：939-942.
158. Wolff M V，Montag M，Dittrich R，et al. Fertility preservation in women a practical guide to preservation techniques and therapeutic strategies in breast cancer，Hodgkin's lymphoma and borderline ovari-

an tumours by the fertility preservation network FertiPROTEKT. Archives of Gynecology & Obstetrics, 2011, 284（2）: 427.

159. 彭萍，杨冬梓，莫亚勤，等.一磷酸神经鞘氨醇预防化疗大鼠卵巢功能损害的实验研究.中山大学学报：医学科学版，2007，28（1）：15-18.

160. 王磊，邵小光.女性血液系统恶性肿瘤的生殖保护策略.国际生殖健康/计划生育杂志，2012，31（5）：408-412.

161. 欧阳健明，彭花.植物多糖对细胞氧化损伤的保护和修复作用.暨南大学学报：自然科学与医学版，2012，33（5）：8.

162. 包卿兵，林建中.黄芪注射液对前列腺癌PC-3细胞环氧化酶-2及前列腺素PGE2表达的影响.山西医药杂志，2012，41（7）：26-28.

163. 郭青春.黄芪复方剂提取物总黄酮抗睾丸氧化损伤研究.中鲁医学杂志，2010，6（4）：13-14.

164. 国家药典委员会.中华人民共和国药典.北京：中国医药科技出版社，2020，340-342.

165. 李铖，崔毓桂，覃莲菊等.淫羊藿（苷）对男性生殖系统的作用和机制.国际生殖健康/计划生育杂志，2022，41（3）：236-239.

166. Moore H C，Unger J M，Phillips K A，et al. Goserelin for ovarian protection during breast-cancer adjuvant chemotherapy. N Engl J Med，2015，372（10）：923-932.

167. Moore HCF，Unger J M，Phillips K A，et al. Final analysis of the prevention of early menopause study（POEMS）/SWOG intergroup S0230. J Natl Cancer Inst，2019，111（2）：210-213.

168. Del Mastro L，Boni L，Michelotti A，et al. Effect of the gonadotropin-releasing hormone analogue triptorelin on the occurrence of chemotherapy-induced early menopause in premenopausal women with breast cancer：a randomized trial. JAMA，2011，306（3）：269-276.

169. Lambertini M，Boni L，et al. Ovarian suppression with triptorelin during adjuvant breast cancer chemotherapy and long-term ovarian function，pregnancies，and disease-free survival：a randomized clinical trial. JAMA，2015，314（24）：2632-2640.

170. Azim HA Jr，Ameye L，Paesmans M，et al. Reply to S. A. Narod et al. J Clin Oncol，2020，38（36）：4352-4354.

171. Lambertini M，Moore H C F，Leonard R C F，et al. Gonadotropin-releasing hormone agonists during chemotherapy for preservation of ovarian function and fertility in premenopausal patients with early breast cancer：a systematic review and meta-analysis of individual patient-level data. J Clin Oncol，2018，36（19）：1981-1990.

172. Childress J，范瑞平，王明旭等.关于生命伦理学四原则的对话.中国医学伦理学，2022，33（11）：1295-1299.

173. Hall W，Paulson E，Li X，et al. Magnetic resonance linear accelerator technology and adaptive radiation therapy：an overview for clinicians. CA Cancer J Clin，2022，72（1）：34-56.

174. Prescribing，Recording，and Reporting Brachytherapy for Cancer of the Cervix. Journal of the Icru，2013，13（1-2）：NP.

175. 孙健衡，盛修贵，白萍，等.妇科恶性肿瘤的近距离放射治疗.2版.中国协和医科大学出版社，2015.

176. 殷蔚伯，余子豪，等.肿瘤放射治疗学.4版.中国协和医科大学出版社，2015.

177. 杨晰，安菊生，李晓光，等.子宫颈癌卵巢移位术后根治性放化疗后恢复月经周期一例.中华妇产科杂志，2020，55（7）：487-489.

178. Husseinzadeh N，van Aken M L，Aron B. Ovarian transposition in young patients with invasivecervical cancer receiving radiation therapy. Int J Gynecol Cancer，1994，4（1）：61-65.

179. Hwang J H，Yoo H J，Park S H，et al. Association between the location of transposed ovary andovarian function in patients with uterine cervical cancer treated with（postoperative or primary）pelvic radiotherapy . Fertil Steril，2012，97（6）：1387-1393.e1-2.

180. 黄荷凤.实用人类辅助生殖技术.北京：人民卫生出版社，2018.
181. Lambertini M，Peccatori F A，Demeestere I，et al. Fertility preservation and post-treatment pregnancies in post-pubertal cancer patients：ESMO Clinical Practice Guidelines. Ann Oncol，2020，31（12）：1664-1678.
182. Oktay K，Harvey B E，Partridge A H，et al. Fertility preservation in patients with cancer：ASCO clinical practice guideline update. J Clin Oncol，2018，36（19）：1994-2001.
183. Mulder R L，Font-Gonzalez A，Hudson M M，et al. Fertility preservation for female patients with childhood，adolescent，and young adult cancer：recommendations from the PanCareLIFE consortium and the international late effects of childhood cancer guideline harmonization group. Lancet Oncol，2021，22（2）：e45-e56.
184. Dolmans M M，Donnez J. Fertility preservation in women for medical and social reasons：Oocytes vs ovarian tissue. Best Pract Res Clin Obstet Gynaecol，2021，70：63-80.
185. Mulder R L，Font-Gonzalez A，Green D M，et al. Fertility preservation for male patients with childhood，adolescent，and young adult cancer：recommendations from the PanCareLIFE consortium and the international late effects of childhood cancer guideline harmonization group. Lancet Oncol，2021，22（2）：e57-e67.
186. Schlegel P N，Sigman M，Collura B，et al. Diagnosis and treatment of infertility in men：AUA/ASRM guideline part I. Fertil Steril，2021，115（1）：54-61.
187. Oktay K，Harvey B E，Partridge A H，et al. Fertility Preservation in Patients With Cancer：ASCO Clinical Practice Guideline Update. J Clin Oncol，2018，36（19）：1994-2001.
188. Dolmans M M，Donnez J，Cacciottola L. Fertility preservation：the challenge of freezing and transplanting ovarian tissue. Trends Mol Med，2021，27（8）：777-791.
189. Mulder R L，Font-Gonzalez A，Hudson M M，et al. Fertility preservation for female patients with childhood，adolescent，and young adult cancer：recommendations from the PanCareLIFE consortium and the international late effects of childhood cancer guideline harmonization group. Lancet Oncol，2021，22（2）：e45-e56.

发育保护

❖ 控瘤是金　保育为本 ❖

❖ 众轴相拥　整体平升 ❖

❖ 强化免疫　御敌入侵 ❖

❖ 保控相宜　长大成人 ❖

主　编

汤永民　高怡瑾　王　珊　竺晓凡　王焕民

副主编（以姓氏拼音为序）

蔡娇阳　方拥军　黄东生　黄礼彬　金润铭　梁立阳　徐晓军　杨明华
杨文钰　袁晓军

编　委（以姓氏拼音为序）

蔡　骞　曹　清　曹文枫　常丽贤　陈开兰　陈琼妮　陈日玲　成海燕
董岿然　杜忠东　费　怡　傅鹏高　高　举　高　亚　谷　灿　韩亚丽
郝良纯　贺湘玲　胡慧敏　胡　榕　江　莲　姜大朋　蒋德林　蒋马伟
鞠秀丽　柯志勇　黎巧茹　黎　阳　李　杰　李　毓　李长春　廖柳华
刘爱国　刘安生　刘　芳　刘　莉　刘　潜　刘四喜　刘　涛　刘　炜
陆小溦　吕　凡　吕志宝　钱小强　秦　红　阮　敏　沈南平　苏　雁
宿玉玺　孙立荣　汤燕静　唐燕来　唐　毅　田　朗　万　扬　汪　健
汪希鹏　王　城　王广海　王金湖　王景福　王文娟　王　霞　王娅萍
王　瑶　王一卓　王柱军　文　川　吴小艳　谢清云　徐　敏　薛　瑶
闫　杰　严　媚　杨　超　杨丽华　杨　维　殷敏智　张伟令　张文林
张　谊　张翼鷟　赵明一　赵　强　赵珍珍　周　芬

第一章

呼吸系统

一、儿童呼吸系统特点和功能

呼吸系统是人体重要的生理屏障，是机体氧气和其他气体交换的主要场所，是机体新陈代谢的基础支撑。与成人相比，儿童呼吸系统特点主要是发育不完善，气道和支气管腔较狭窄，气管软骨发育不成熟，气管壁层平滑肌相对薄弱，同时肺弹力组织发育不良，故易出现气道塌陷及梗阻，影响通气功能。此外，儿童呼吸道黏膜柔软且血管丰富，易发生感染，出现黏膜充血、水肿，气道平滑肌收缩，黏液分泌增加等症状，且由于纤毛运动能力差，易出现喘息、咳嗽等症状，严重时可出现多脏器受累等。

肺是呼吸系统最重要的器官，位于胸腔内的纵隔两侧，分为左肺和右肺。肺泡是气体交换的场所，但儿童肺泡发育不完善，其气体交换单位少、肺泡直径小，同时血管丰富，整个肺脏含血量多，含气量相对较少，故儿童更容易发生肺部感染等疾病。

二、呼吸系统受损机制

儿童肿瘤合并呼吸系统受损很常见，这包括原发肿瘤转移及治疗过程引起的肺部并发症，如化疗、放疗、手术、造血干细胞移植以及移植后免疫抑制剂的使用等因素，均会影响患儿呼吸系统的正常生理功能。

（一）原发肿瘤转移

与成人相比，儿童肿瘤多来源于间叶组织，容易发生血行转移也是儿童肿瘤的特点。肺是最常见的转移部位，研究显示10%~40%的实体瘤患儿在诊治过程中会出现肺转移，其多为血源性播散，达到肺血管末端后肿瘤细胞驻留形成转移瘤，因此多发生在双肺的边缘或血管末端供应区。在儿童肺转移瘤中，肾母细胞瘤最常见，其次是骨肉瘤，其他还包括尤文氏肉瘤、横纹肌肉瘤、白血病、淋巴瘤、肝细胞癌、肝母细胞瘤、神经母细胞瘤和生殖细胞肿瘤，其起病隐匿，临床症状不典型，整体预后较差。

（二）化疗

采用抗肿瘤药物治疗的患者有10%~20%会发生肺毒性，但发生率受药物类型、剂量等因素影响。化疗药物可通过多种机制引起肺损伤，主要包括药物对肺部的直接毒性、机体的免疫反应以及毛细血管通透性增加，从而引起间质性肺炎、闭塞性细支气管炎、弥漫性肺泡出血等多种肺部疾病。其中，产生肺毒性最典型的药物是博来霉素，主要通过氧自由基和激活中性粒细胞抑制DNA功能，损伤毛细血管内皮细胞，其代谢产物进入间质及肺泡表面，激活肺泡巨噬细胞产生炎症因子，介导胶原蛋白的形成，进一步促进肺纤维化和间质性肺炎。另外，烷化剂（白消安、环磷酰胺）、抗代谢类（甲氨蝶呤、阿糖胞苷）、亚硝脲类（卡莫司汀、司莫司汀）等多种抗肿瘤药物均可引起肺毒性，表现可为隐匿性，也可呈急性进展。

（三）放疗

放射性肺损伤是儿童肿瘤放疗的常见损伤之一，主要机制是辐照对DNA的氧化损伤，导致细胞损伤凋亡。而肺组织对放射性损伤非常敏感，目前已达成共识的是：血管内皮细胞和肺泡Ⅱ型上皮细胞是射线造成肺组织损伤的主要靶细胞。在短期放射后，即有血管内皮细胞死亡形成基底膜剥脱区域，进一步造成血管腔被碎屑、血栓堵塞；照射3~6月后，出现肺泡壁硬化，血管内皮细胞损伤加重并伴有数量减少，部分毛细血管消失、纤维化出现；照射半年后，肺泡隔内弹力纤维和胶原蛋白沉着并增厚，残存肺泡缩小，血管壁增厚，最终肺泡萎缩，被结缔组织替代，即出现“肺纤维化”。

（四）造血干细胞移植

造血干细胞移植（hematopoietic stem cell transplantation，HSCT）后肺部并发症总发生率为25%~50%，也是移植后死亡的主要原因之一。研究发现，移植后非感染性并发症比感染性并发症更常见，且不同疾病发病时间各异，移植后早、中期可出现弥漫性肺泡出血、植入综合征、血栓性微血管病等，主要与移植前放疗、预处理及各种炎性因子的释放等因素有关；而晚期主要与移植后免疫重建延迟及移植物抗宿主病（graft versus host disease，GVHD）等相关，其中闭塞性细支气管炎（bronchiolitis obliterans，BO）是公认的HSCT后唯一可诊断为肺部GVHD的并发症，儿童HSCT后BO的发病率为2.7%~14.2%，其机制是供者免疫细胞攻击受者小气道，刺激炎症和纤维组织的形成，导致终末和呼吸性细支气管的管腔闭塞，从而引起阻塞性通气功能障碍。

三、呼吸系统受损临床表现、诊断及鉴别诊断

儿童肿瘤的肺损害表现多种多样，本节仅聚焦于临床工作中常见的疾病类型，这包括肺部感染、化疗后药物肺损伤以及HSCT后的肺部疾病等。

（一）肺部感染

在肿瘤患者中，感染是呼吸功能损害的常见原因。通常这类人群的免疫功能低下，易出现各种机会性肺部感染及肺炎的症状，但临床表现多不典型，易发展成重症病例。在肿瘤患儿出现发热及肺部表现时，需快速评估生命体征，进行相关病原体检查及影像学评估；结合症状、肺部体征、实验室检查及胸片或胸部CT基本可明确病原体。此外，由于患儿免疫功能受损，炎症反应被削弱，会导致感染征象缺失及肺部病变延迟，因此需尽快完成评估。

（二）药物相关性肺损伤

化疗药物引起的肺损伤多表现为间质性肺疾病，其症状及病理变化多不具有特异性。一般来说，具备以下特点可考虑抗肿瘤药物相关性肺损伤：①抗肿瘤治疗开始后的数周至数月内出现症状；②感染及其他原因无法解释的呼吸衰竭；③停药并应用糖皮质激素后好转。临床上常表现为化疗后渐加重的干咳及活动性呼吸困难，胸部影像学可有间质性改变，少数患儿也可能正常；肺功能检查可表现为肺体积减小和肺泡弥散功能下降。此外，间质性肺疾病的鉴别诊断涉及心力衰竭、肺高压等，因此在初始评估时应完成心脏功能检查。

（三）阻塞性肺病

阻塞性肺病常发生在造血干细胞移植后，最常见的疾病为BO，多见于慢性GVHD患者，也是导致HSCT后患者死亡的重要原因之一。患儿多在移植3个月后出现干咳、劳力性呼吸困难或伴有喘鸣、低氧血症甚至呼吸衰竭等症状，胸部CT有小气道增厚或支气管扩张及空气潴留的证据，肺功能提示FEV1/FVC小于0.7，FEV1小于预计值的75%。其症状多为隐匿且不典型表现，确诊时多已进展成中重度疾病，肺功能已发生不可逆改变，故病死率较高。

四、治疗或保护方法

在儿童肿瘤治疗及康复过程中，医务人员应及时诊断肺部并发症并给予合适治

疗。明确患有肺部疾病时，应正确评估患儿病情及生命体征，依据严重程度实施治疗及保护方案。

（一）一般治疗与护理

保持呼吸道通畅，及时清除呼吸道分泌物；医护人员及家长对患儿加强护理，院内保证设有层流病房或具备隔离环境，院外避免人群聚集，预防交叉感染。

（二）监测及支持保护

定期进行监测，如怀疑药物或放射性肺损伤，应立即停止化疗或放疗。出现呼吸困难、喘憋、口唇发绀及低氧血症时，均应及时给氧以保证血氧饱和度；对于喘憋严重患儿，可予支气管解痉剂及雾化吸入等支持治疗。

（三）抗感染治疗

在感染高风险期，可予抗生素进行预防性治疗；在出现感染相关症状时，需立即予初始经验性治疗，待病原体明确后，再进行针对性治疗。根据病原药敏来选择敏感性抗生素，应注意足剂量、足疗程。肿瘤患儿治疗期间免疫功能下降，建议长期使用氟康唑、伏立康唑预防霉菌感染，口服复方磺胺甲噁唑预防卡氏肺囊虫感染等。

（四）糖皮质激素

糖皮质激素具有抗过敏、抗炎及抑制免疫反应等作用，是目前最有效的抗炎药物，亦可改善放疗、化疗及HSCT后肺损伤的进展。对于急性起病或症状严重的患者，必要时可使用糖皮质激素治疗。

（五）并发症治疗

肿瘤患儿一般基本情况较差，整个肿瘤治疗过程较长，感染严重者可并发全身系统功能障碍，故其他并发症的防治，如保持水、电解质和酸碱平衡，保护肝肾功能，纠正心功能不全，改善贫血及低蛋白血症等治疗尤为重要，可定期使用静脉丙种球蛋白支持治疗。

（六）定期随访

部分疾病临床表现多不典型，患儿应定期进行肺功能或胸部影像学检查，监测肺部疾病有无进展，尽早明确诊断及合适治疗。

五、预防及康复

从肿瘤确诊，到抗肿瘤治疗期间及长期随访阶段，医务人员及家长都需要关注患儿呼吸系统受损的风险，从而尽早采取预防措施，是降低肺损害最简单、最重要的手段。本部分将从治疗方法、生活方式、预防接种等多方面提出建议，旨在为儿童癌症幸存者预防呼吸系统损害做出教育指导。

（1）在肿瘤治疗前应充分评估患儿病情及一般情况，对有危险因素的患儿应尽量限制肺毒性药物或放疗的累积剂量，为特殊患儿制定个体化的治疗方案。

（2）定期进行随访及体检，严密监测患儿肺部症状或体征，可以每3~6月完成一次肺功能评估，监测肺部疾病是否发生或有进展。

（3）对于已经出现肺损伤的患者，应尽早干预或行康复治疗，经详细评估后制定个体化的干预措施，必要时可由血液肿瘤科、呼吸科、影像科及康复科组成的多学科团队协作诊治。

（4）培养良好的生活方式，加强个人卫生，要确保室内空气的流通，同时避免二手烟或有害物质的吸入；保证良好的营养状态，饮食上注意营养均衡，不食用过敏性或刺激性食物；同时患儿可进行适当的日常锻炼，以增强肺功能及机体免疫力。

（5）进行预防接种是降低感染的有效手段之一，如肿瘤患儿完成免疫评估后，可定期接种流行性感冒（流感）疫苗、肺炎球菌疫苗等灭活疫苗，具体实施计划可参考本指南免疫系统章节。

（6）社区或医院可以定期开展多种形式的健康教育及健康促进活动，以儿童癌症幸存者这一特殊群体为重点，对家长及患儿普及预防相关健康知识，增强人们的健康预防及保护意识。

第二章

循环系统

一、儿童循环系统的结构和功能

循环系统由心脏、动脉、静脉及毛细血管组成，心脏是循环系统的中枢，儿童循环系统随年龄增长而逐渐发育成熟。循环系统主要功能是输送氧气、二氧化碳、营养物质、激素和血细胞，并为机体提供营养，帮助抵抗疾病、稳定温度和pH值，并保持体内稳态。

二、肿瘤合并循环器官受损机制

许多疾病都会影响循环系统，恶性肿瘤所致心血管疾病已成当今危害人类健康的主要原因之一。因此出现了肿瘤心脏病学，是一门新兴发展的交叉学科。肿瘤心脏病学日益受到心血管病和肿瘤学界的重视。放射治疗（放疗）、常规化学治疗（化疗）、免疫治疗和靶向药物治疗等抗肿瘤治疗导致近、远期心血管系统并发症日益多见，不仅降低了肿瘤患儿生活质量，也严重影响了患儿预后。为此，欧洲已经发布关于肿瘤心脏病学的多学科共识，以阐明肿瘤治疗对心血管系统的影响，帮助指导肿瘤病学和心血管病学医师的临床实践。

儿童肿瘤种类与成人不同，随着肿瘤治疗及管理体系的不断完善，儿童肿瘤存活率已提高至80%以上，但仍为儿童死亡的第一大病因。追其原因，是由于儿童肿瘤幸存者生存时间远大于成人患者，故其罹患慢性疾病的风险也随之增加，而其中循环系统并发症是肿瘤复发和继发恶性肿瘤后最常见的直接死亡原因。因此，心血管疾病的负担很有可能将伴随儿童肿瘤幸存者的一生，导致患儿死亡风险明显增加，甚至超过其原发病或复发导致的死亡，儿童肿瘤心脏病学的开展迫在眉睫！我们必须针对这一特殊人群，通过终生定期随访促进心血管疾病的早期发现、早期或预防性治疗。

（一）化疗药物损害循环系统的主要机制

化疗药物种类较多，损伤的基础主要表现在心肌细胞超微结构坏死、脂质过氧化、线粒体功能障碍和活性氧以及心血管血流的影响为主要的病理机制。

1. 蒽环类药物

蒽环类药物对心肌细胞内线粒体亲和力强，从而容易进入心肌细胞并直接损伤心肌细胞超微结构，造成坏死，导致心功能受损，且随着化疗剂量的累积，对心肌的影响大多不可逆。蒽环类药物也可通过与心肌细胞内铁形成复合物，导致自由基和活性氧产生，同时通过脂质过氧化作用、消耗谷胱甘肽过氧化物酶等途径引起细胞损伤和死亡。其他导致的心脏毒性机制还包括一氧化氮合成酶的上调和基因表达的改变，导致线粒体肌酸激酶活性和功能受损；线粒体钙调节的破坏，导致线粒体膜的不稳定，从而减少 ATP 的合成，最终导致细胞死亡。近来，心肌细胞内拓扑异构酶Ⅱβ的改变也被认为是蒽环类药物介导心肌毒性的一种机制。不过，心肌细胞对蒽环类药物的易感性是多方面的，并不依赖于单一的理论，具体复杂的毒性机制仍需进一步研究。

2. 烷化剂抗肿瘤药物

烷化剂类抗肿瘤药主要包括环磷酰胺和异环磷酰胺等，这类化疗药物导致循环系统损害，脂质过氧化、线粒体功能障碍和活性氧产生是其主要的病理机制。

3. 其他化疗药物

如5-氟尿嘧啶可引起冠脉痉挛，导致心绞痛或急性心肌梗死，其中冠脉痉挛发生率约10%，常见于治疗早期阶段。铂类药物（顺铂、卡铂）因其促凝血作用及因动脉血栓/栓塞所致的血管内皮功能障碍，也可致心肌缺血并增加患者 20 年后冠心病发生的风险。

（二）放疗对循环系统的损害机制

放疗是多种肿瘤治疗方案的重要组成部分之一，有35% 肿瘤患儿确诊后 1 年内会接受放疗，心血管并发症可于放射性物质暴露后急性发作，也可于20年或更长时间内缓慢出现。放射性物质会致心脏大血管及周围毛细血管内皮细胞功能障碍，主要表现为内皮细胞受损，导致内皮细胞增殖、肿胀、变性等。放疗促进机体产生前列环素、血栓烷素、白细胞三烯等花生四烯酸样物质；研究显示，放疗后数月趋化血小板的血栓烷素A（thromboxane A2，TXA2）水平持续升高，促进微血栓形成。放疗过程中，花生四烯酸样物质水平的升高促进心脏大血管内斑块形成，加速动脉粥样硬化进程，在毛细血管内形成微血栓，也可促进间质纤维化。

（三）其他控瘤治疗的循环损伤机制

随着肿瘤治疗研究进展，靶向药物、免疫检查点抑制剂（immune checkpoint inhibitors，ICIs）也逐渐用于儿童恶性血液疾病及肿瘤的治疗。靶向治疗影响其他信号通路时可出现不良反应，对再生能力较差的器官（如心脏和血管）尤为重要。以儿童肿瘤治疗中较为常用的VEGFR抑制剂为例，其通过抑制血管生成发挥控瘤作用。此类药物最突出的心血管并发症是血压升高，有80%患者可出现剂量依赖性高血压，停药后血压常可恢复。使用VEGFR抑制剂后血压可迅速升高，但短期内缺乏适应机制，可增加卒中或心肌梗死等血管事件风险。不同VEGFR抑制剂延长QTc间期效应差异较大，可能与其对心肌细胞钾通道直接作用不同有关。ICIs相关心肌炎可能与自身免疫介导有关，该药所致心肌炎发生率为1%~2%。目前尚不清楚如何有效识别高危患者。

三、临床表现、诊断及鉴别诊断

2022年欧洲心脏病学会（European Society of Cardiology，ESC）发布了首部心脏肿瘤学指南，对肿瘤治疗相关性心血管毒性的定义、诊断、治疗和预后均进行了详细描述。肿瘤治疗相关性心脏毒性（cancer therapy-related cardiovascular toxicity）按损伤类型不同主要包括5个部分，分别对临床表现、诊断及鉴别诊断进行描述。诊断及监测肿瘤治疗相关性心脏毒性的检查手段主要包括心电图、超声心动图[左心射血分数（LVEF）、整体纵向应变（GLS）]、生物标记物（cTnI、cTnT、BNP及NT-proBNP）、放射性核素显像、心脏核磁共振（CMR）及心内膜心肌活检（EMB）等。因此，在肿瘤开始及治疗中均应定期进行心功能检查及评估。

（一）肿瘤治疗相关心脏功能障碍/心力衰竭

肿瘤治疗会对心脏结构和/或功能产生不利的影响，出现无症状性心功能障碍或有症状心衰（heart failure，HF），统称为肿瘤治疗相关心功能障碍（cancer therapy-related cardiac dysfunction，CTRCD），主要表现为乏力、活动不耐受、气促、呼吸困难、水肿、乏力等，包括有症状的CTRCD（HF）和无症状CTRCD。

1.有症状CTRCD

（1）轻度：有心衰症状，但无须强化治疗。

（2）中度：符合心衰诊断但需要门诊给予强化利尿和抗心衰治疗。

（3）重度：指需要住院治疗的心功能障碍或心力衰竭。

（4）极重度：需要予以肌力支持、机械循环支持的HF，或考虑心脏移植。

2. 无症状CTRCD

（1）轻度：LVEF大于等于50%，与基线比，新GLS相对降低大于0.15%和/或心脏生物标记物再升高。

（2）中度：LVEF再降低大于10个百分点至LVEF为40%~49%或LVEF再降低小于10个百分点至40%~49%，以及与新基线相比GLS再降低大于0.15%或者心脏标记物再升高。

（3）重度：LVEF降低至小于40%。

（二）心肌炎

最常见心肌炎为ICIs心肌炎，可为病理组织学的诊断或临床诊断。病理学诊断ICIs心肌炎为光镜下见多灶性炎性细胞浸润，心肌细胞明显丢失。临床诊断需排除急性冠脉综合征（acute coronary syndrome，ACS）和急性感染性心肌炎后，cTn升高（与基线相比新的或显著变化），符合1项主要标准或2项次要标准。ICIs心肌炎诊断需与病毒性心肌炎及其他心肌炎鉴别。

1.ICIs心肌炎诊断

（1）主要诊断标准：急性心肌炎的CMR诊断（改良的Lake Louise标准），至少满足1项对水肿敏感的序列（T2加权成像或T2 mapping）以及至少1项T1序列（T1 mapping，ECV，心肌延迟强化成像），同时阳性才能诊断。

（2）次要诊断标准：①临床综合征（包括以下任何一种：疲劳、肌痛、胸闷、复视、上睑下垂、呼吸短促、直视、下肢水肿、心悸、头晕、晕厥、肌无力及心源性休克）；②室性心律失常（包括心脏骤停）和/或新的传导系统疾病；③左心室收缩功能下降，有或无非takotsubo模式的局部室壁运动异常；④其他免疫相关不良事件，特别是肌炎、肌病或重症肌无力；⑤提示性CMR。

2. 急性心肌炎分度

（1）爆发性心肌炎：血流动力学不稳定，需要无创或有创通气的HF，完全或重度心脏传导组织和/或严重室性心律失常。

（2）非爆发性心肌炎：包括有症状但血流动力学和电学稳定的患者，以及与其他免疫相关不良事件同时诊断的偶发病例。患儿LVEF可能降低，但无严重疾病特征。

（3）类固醇难治性心肌炎：尽管使用大剂量甲基强的松龙，但心肌炎无法治愈或恶化（排除其他病因后临床恶化或持续肌钙蛋白升高）。

3. 免疫相关性心肌炎分级

（1）G1级：仅为心脏生物标志物或心电图异常，无临床症状。

（2）G2级：轻微症状或中等量活动后有症状，伴心脏生物标记物和/或心电图异常。

（3）G3级：休息或轻微活动后症状明显，心脏生物标志物大于正常值上限（upper

limit of normal，ULN），超声心动图和/或心电图明显异常/CMR显示心脏结构和功能异常。

（4）G4级：症状严重，中重度失代偿，血流动力学不稳定，心脏标志物钓大于3ULN，危及生命需紧急治疗。

（三）血管毒性

肿瘤相关血管毒性包括无症状血管毒性和有症状血管毒性。无症状血管毒性包括冠心病和肺动脉疾病、颈动脉疾病、静脉血栓形成、动脉血栓形成、外周血管痉挛、冠脉心外膜血管痉挛和冠脉微血管痉挛，虽无症状，但影像学有相应诊断依据。有症状血管毒性包括卒中、短暂性脑血管发作、心肌梗死、血管痉挛性心绞痛、微血管性心绞痛、雷诺现象等。有相应血管受累的临床症状和定位体征。

（四）高血压

高血压的临床表现主要为头晕、头痛、鼻出血、食欲减退等，严重高血压可出现共济失调、失语、惊厥、昏迷等。高血压诊断标准与成人不同，不同年龄段儿童高血压诊断标准不同。1~13岁儿童正常血压标准：收缩压（SBP）和（或）舒张压（DBP）在3个时点均小于同年龄、同性别、同身高儿童血压第90百分位（P90）时判定为正常血压；大于等于13岁儿童正常血压值为小于120/80 mmHg。肿瘤治疗相关高血压需与原发性高血压、常见继发高血压如肾性高血压等鉴别。

（五）心律失常和QTc间期延长

心律失常包括各种类型心律失常、不同治疗方式、不同药物种类所致的心律失常不同。主要为心动过缓，室上速，室性心律失常和房颤。QT间期延长指根据不同性别、年龄，判断QTc间期延长（男大于460 ms，女大于480 ms）。不同年龄组正常QT间期范围见（表52-1）。

表52-1　QT间期随年龄和心率的变化（秒）

年龄	心率（次/min）					
	小于70	71~90	91~110	111~130	131~150	大于150
出生~1天		0.29	0.23~0.39	0.26~0.34		
1~7天			0.26~0.30	0.24~0.30		
8~30天			0.28	0.23~0.27		0.21~0.24
1~3个月				0.26~0.30	0.24~0.28	0.24~0.26
4~6个月			0.27~0.34	0.25~0.32	0.23~0.34	0.21~0.24
7~12个月			0.26~0.34	0.24~0.31	0.22~0.28	0.24~0.28
1~3岁		0.28~0.33	0.26~0.32	0.24~0.30	0.23~0.30	0.24~0.27
4~5岁		0.28~0.36	0.28~034	0.27~0.32	0.22~0.36	0.21
6~8岁	0.34	0.30~0.38	0.29~0.36	0.29~0.30	0.23~0.28	0.22
9~12岁	0.37~0.38	0.30~0.36	0.30~0.36	0.30~0.32		
13~16岁	0.34~0.40	0.32~0.40	0.31~0.35	0.26		

四、治疗与保护

（一）无症状心血管毒性的治疗

1. 无症状性cTnI/T异常的治疗

请心内科医生会诊（如条件允许，优先推荐肿瘤心脏病科医生会诊），应用超声心动图检测LVEF、GLS，评价冠状动脉情况，明确有无缺血性心肌病，同时可考虑启动心肌保护治疗（ACEIs/ARBs/ARNI和/或β受体阻滞剂）；如为蒽环类化疗药物，可用右雷佐生；如仅为cTn轻度升高，无明显心功能不全表现，可继续控瘤治疗。

2. 无症状性LVEF下降的治疗

请心内科医生会诊（如条件允许，优先推荐肿瘤心脏病学医生会诊），启动抗心衰治疗（ACEIs/ARBs/ARNI和/或β受体阻滞剂）；如蒽环类化疗药物出现的无症状LVEF下降，是否继续应用药，需权衡利弊，如病情需继续用蒽环类药物，可改用脂质体多柔比星减轻心脏毒性或应用右雷佐生保护心肌治疗；同时需1~2周期复查一次LVEF，每周期复查生物标记物，检查心血管体征。

3. 无症状性GLS下降的治疗

可考虑启动心肌保护治疗，如无心衰症状，每3个月复查LVEF、GLS，随诊过程中出现HF症状，需及时复查及评估LVEF、GLS及生物标记物。如仅GLS异常，可暂不调整化疗方案。

（二）症状性心血管毒性的治疗

1. 心肌损伤与心衰处理原则

急性心衰可威胁生命，立即联系心脏科医生协助诊治。慢性心衰药物治疗为：①利尿剂（托拉塞米，呋塞米，布美他尼，托伐普坦等；②ACEIs/ARBs/ARNI；③β受体阻滞剂（美托洛尔、比索洛尔、卡维地洛）。如LVEF小于40%，不推荐用蒽环类药物。其他治疗需遵循目前心衰治疗指南，长期治疗应兼顾肿瘤治疗的有效性及可行性。

2. 免疫相关性心肌炎处理原则

G1级：主动监测，肿瘤心脏病团队会诊，完善心脏生物标志物及炎性标记物、D-二聚体、心电图、超声心动图，有条件行CMR、冠脉CT/造影。如免疫相关心肌炎诊断成立，暂停ICIs，必要时予甲泼尼龙治疗。

G2级：此类病人需停用ICIs，并住院治疗，心电监护，立即予甲泼尼龙治疗（初始剂量1~4mg/kg.d），心功能恢复至基线后缓慢减量至少4~6周后停药，同时完善心脏生物标志物及炎性标记物、D-二聚体、心电图、超声心动图，有条件行CMR、冠脉CT/造影、心内膜活检。

G3及G4级：需立即永久停用ICIs，卧床休息，重症监护，肿瘤心脏病团队会诊，检查同G2，立即予甲泼尼龙冲击治疗3~5天，心功能恢复至基线后缓慢减量至少4~6周停药（必要时6~8周），必要时安装临时起搏器或永久起搏器。如糖皮质激素治疗24 h无改善，加用“免疫抑制剂±血浆置换±生命支持”等措施。

（三）高血压

肿瘤相关高血压降压药物首选为ACEIs、ARBs及二氢吡啶类钙通道阻滞剂（CCB），慎用药物为噻嗪类利尿剂、醛固酮受体拮抗剂及β受体阻滞剂等。

（四）心律失常

肿瘤患儿治疗过程中可能发生多种类型心律失常，可分为快速型和缓慢型心律失常，有些心律失常可能产生严重临床症状甚至威胁生命。肿瘤治疗引起的心律失常需与贫血、发热、感染、外科手术、合并用药及合并基础心血管病等继发原因所致心律失常鉴别。常见心律失常的治疗原则：对于窦速，去除诱因，必要时应用β受体阻滞剂、CCB减慢心率。心房颤动治疗原则和目标与一般人群大致相同。放疗后出现的窦房结功能障碍和传导异常多为永久性不可逆性，化疗药物紫杉醇和沙利度胺可致窦房结功能障碍、缓慢心律失常及心脏传导障碍。QT间期延长，亦称LQTS，主要表现为心室复极延长，易产生恶性心律失常尤其是尖端扭转性室性心动过速，导致晕厥、心脏骤停甚至猝死等不良事件。

（五）心血管系统功能的长期监测

儿童肿瘤患者长期幸存者群体不断增加，控瘤治疗的心血管损伤（如瓣膜损伤、血管损伤、心律失常、心肌与心包疾病、血管疾病等）可能会在数十年后才显现，因此在治疗结束后1年应开始心脏专科定期随诊（ECG、心脏彩超、CMR和血管超声等），监测心血管病危险因素（CVRF），提高对继发性心血管病的认识，而女性备孕前和怀孕初期应接受心脏检查，同时也需注意保存既往治疗方案和长期随访记录。

五、预防及康复

坚持“预防评估、治疗监控、康复随诊”闭环式的管理模式。肿瘤患者制定控瘤治疗方案前均评估心血管并发症风险，治疗过程中定期监控，对已出现的并发症积极干预处理，必要时进行心血管康复，以进一步提高肿瘤患者的远期生存率和生活质量。

（一）预防

肿瘤治疗中，进行心血管毒性（CVT）一级预防是为了避免非心血管疾病（CVD）患者发展成CTR-CVT，或将这种可能性最小化。二级预防是指对已有CVD患者进行干预，包括既往或新发CTR-CVT患者。对并发复杂CVD的肿瘤患者，由于CVD可能会影响肿瘤治疗，建议进行多学科会诊（MDT）。建议制定并提供合适预防和监测计划来应对潜在CV并发症。为了促进肿瘤治疗并改善患者预后，必须对CVRF和已有CVD患者进行优化管理。

肿瘤治疗期间，基于特定肿瘤治疗和基线CV毒性风险，可选择包括3D超声心动图、GLS和心脏标志物在内的具体监测途径来检测CV毒性。肿瘤治疗期间和之后的CTRCD治疗建议取决于CTRCD的严重程度和症状。

肿瘤治疗完成后，肿瘤心脏病学团队重心应转移至长期随访的协调工作，该协调工作从治疗一年后“治疗结束”评估开始，即对接受心脏毒性控瘤治疗的肿瘤患者进行回顾，重新评估其心血管毒性风险，并指导长期监测规划。

（二）康复

肿瘤患儿康复包括饮食指导、运动康复指导、鼓励患儿及家属参与疾病自我管理和随访指导四个方面。

1.饮食指导

针对患儿肿瘤类型，治疗过程中均给予针对性饮食指导；针对并发心血管疾病等高风险患儿，适当限制食盐摄入量和饮水量，针对合并糖尿病，高血压等其他慢性病者，给予相应饮食指导。

2.运动康复指导

运动负荷及心功能评估：心肺运动试验，6 min步行试验等，评估指标包括最大运动耐量，最大无氧阈等，如有严重心律失常，骨关节相关疾病为评估禁忌证。安全性评估包括：专业心脏康复机构，严密观察患儿运动过程中各项生命体征及运动参数变化；居家运动者，指导患儿掌握自行监测生命体征方法，出现不耐受时立即停止运动，及时就医。

3.鼓励

患儿参与或家长参与疾病的自我管理 改变生活方式，体重管理，控制血压及血脂，积极参与运动。提高对疾病的认识，定期随诊。提升饮食及服药依从性。心理自我调整，如呼吸放松训练、音乐疗法等。

4.随访指导

针对心功能正常的无症状患儿，建议控瘤治疗后6~12个月进行心功能评估筛查，此后按建议定期随访。发现左心功能障碍或心衰患儿，建议在可耐受情况下，无限期接受心衰治疗，按心衰指南进行随访。接受胸部放疗患儿，治疗后2~4年心血管事件发生率开始增加。出现心肌毒性症状及未出现症状患儿提出不同级别的随访建议。

第三章

消化系统

一、儿童消化器官的结构与功能

儿童消化系统包括口腔、食管、胃肠道等消化道，以及肝胆、胰腺、唾液腺等消化器官，执行消化、吸收、代谢营养物质的功能。儿童消化系统解剖结构发育较早，其生理功能仍处在逐渐成熟中。儿童消化道的黏膜薄、血管丰富、通透性高，肠管长度相对成人较长，肝脏代谢旺盛、再生能力强。因此，在肿瘤患儿诊疗过程中易发生各种消化道急性并发症，但远期并发症相对较少。

二、肿瘤对消化系统的影响因素

肿瘤患儿消化系统的影响取决于肿瘤及其治疗方式和患者本身的因素，包括肿瘤类型、累及器官、手术类型、手术范围、化疗药物类型、剂量和疗程；放疗类型、部位和剂量，是否造血干细胞移植，患者性别、年龄、既往疾病、遗传因素、家族史、社会经济地位、卫生习惯等。

1.疾病因素

儿童横纹肌肉瘤可发生于口腔任何部位，呈膨胀性生长，且多伴骨吸收破坏影响进食。肝母细胞瘤、腹腔淋巴瘤等均易有消化系统并发症。

2.治疗因素

实体瘤手术切除，如肝母细胞瘤可能需行肝大部分切除甚至肝移植、肿瘤致肠梗阻坏死导致肠切除等；化疗及造血干细胞移植预处理方案致黏膜、胰腺损伤、恶心呕吐、应激性溃疡等；腹腔放疗大于25 Gy可造成肠道远期并发症增多；移植后合并肠道或肝移植物抗宿主病（GVHD）、肝窦阻塞综合征等。

3.患者因素

患儿平素口腔卫生习惯、龋齿，既往有无幽门螺杆菌（HP）感染史、单纯疱疹病毒（HSV）感染、胃十二指肠溃疡、糖尿病家族史等，均可影响化疗期间消化道功能。

三、临床表现及诊治

肿瘤对消化系统的影响主要发生在儿童肿瘤治疗期间和治疗后早期。放化疗所致口腔炎（oral mucositis，OM）、化疗所致恶心呕吐（chemotherapy-induced nausea and vomiting，CINV）、转氨酶升高乃至药物性肝损伤（drug-induced liver injury，DILI）、胰腺炎等均是儿童肿瘤治疗过程中非常常见的并发症，亦对儿童肿瘤治疗进程产生较大影响。

（一）口腔黏膜炎（OM）

口腔黏膜炎指口腔炎性或溃疡性损伤，是儿童肿瘤治疗常见并发症，中位发生率约53%。口腔黏膜炎主要表现为口腔黏膜充血、红斑、水肿、糜烂以及不同程度溃疡等，常表现为局部疼痛、进食困难、口干及味觉障碍等。口腔黏膜炎的高危因素主要是头颈部放疗、含大剂量甲氨蝶呤和烷化剂的化疗、造血干细胞移植、继发感染等。

口腔黏膜炎的诊断分级主要根据世界卫生组织（WHO）分级标准分为0—4级，其中15.8%为严重病例，表现为明显疼痛、出血、进食困难、继发感染等，严重影响患儿生活质量、增加治疗费用和住院时间、甚至危及生命。因此，强调对OM进行全程规范化管理，包括发生OM风险评估、预防OM发生、根据OM分级治疗和护理、健康指导减少OM再发。

关于OM预防和治疗推荐：①冷疗：在化疗给药时间短、能配合的患儿在放疗及注射化疗期间使用口腔含冰水或冰块进行局部冷疗，不推荐注射时间超过1 h以上的化疗期间使用冷疗；②低剂量激光光疗，但在小年龄儿童较少使用；③营养支持，包括补充谷氨酰胺0.4g/kg/d，尽量选择经口营养，无法进食者可通过管饲给予肠内营养，必要时肠外营养补充；④保持口腔清洁，通过软毛牙刷刷牙、餐后漱口等方式保持口腔清洁，注意在口腔护理时避免加重出血，咀嚼口香糖、碳酸氢钠漱口、蒸馏水、洗必泰、苄达明、蜂蜜、姜黄素、吗啡漱口液、利多卡因黏性溶液、过饱和磷酸钙漱口液等可能有清洁、抑菌、止痛、促修复功效而发挥治疗作用，角质形成细胞生长因子、口腔黏膜保护剂、白介素11漱口等可能有一定效果，但仍需更多研究证实。

（二）化疗相关恶心呕吐（CINV）

化疗所致恶心呕吐是肿瘤化疗过程中常见不良反应，如不预防，发生率达70%~80%。按发生时间及治疗效果，通常分为5种类型：①急性恶心呕吐：给药后数分钟至数小时发生，5~6 h达高峰，多在24 h内缓解；②延迟性恶心呕吐：化疗24 h后发生，常见于顺铂、卡铂及环磷酰胺等化疗时，可持续6~7 天；③预期性恶心呕吐：患者在前一次化疗时经历了难以控制的CINV，在下一次化疗开始之前即发生恶心呕吐；④突破性呕吐：即使进行预防处理但仍出现的呕吐，并需挽救性治疗；⑤难治性呕吐：以往化疗周期中使用预防性和/或挽救性止吐治疗失败，在后续化疗周期中仍出现呕吐，需除外预期性呕吐。

不同CINV发病机制不同，但不同机制间可共存。CINV的发病机制主要包括外周和中枢神经系统途径。外周途径主要参与急性CINV的发生：化疗药产生的自由基刺激胃肠道嗜铬细胞，导致5-羟色胺3（5-HT_3）释放，随后通过5-HT_3受体与肠迷走神经传入神经结合，通过中枢神经系统的孤束核（NTS）和化学受体触发区（CTZ）触发呕吐反射（24h之内）。5-HT_3受体信号传导也可在延迟性CINV中起作用，但程度比急性CINV小。延迟性CINV主要神经递质是P物质。化疗药物触发中枢和外周神经系统神经元释放P物质，与孤束核的神经激肽-1（NK1）受体结合，诱导呕吐。预期性CINV是对先前CINV发作的条件反应。CINV发作时出现的感觉刺激（如视觉、声音、气味）使患者将该刺激与恶心呕吐联系起来，随后暴露于刺激物会引发恶心和呕吐条件反应。

CINV管理需注重全程与个体化，包括风险评估、预防为主的治疗，生活方式管理和再评估。根据化疗药物如不给予预防措施发生CINV的可能性，分为4个致吐风险等级：高度（发生CINV的可能性大于90%），中度（30%~90%），低度（10%~30%），轻微（小于10%）。结合病人个体差异，给予预防性治疗。目前临床上常用防治CINV药物，根据作用机制大致分为：5-HT_3受体拮抗剂如昂丹司琼、格雷司琼、帕洛诺司琼等，NK-1受体拮抗剂如阿瑞吡坦，糖皮质激素如地塞米松，还有非典型抗精神病药物如奥氮平，苯二氮䓬类药物如阿普唑仑、吩噻嗪类药物如苯海拉明、氯丙嗪，其他止吐药物甲氧氯普胺、东莨菪碱等。对高致吐风险药物，建议用药前予5-HT_3受体拮抗剂+糖皮质激素+NK-1受体拮抗剂三联预防；对中致吐风险药物，建议用药前予5-HT_3受体拮抗剂+糖皮质激素±NK-1受体拮抗剂二联或三联预防；对低致吐风险药物，建议用药前单用5-HT_3受体拮抗剂预防。

（三）肝损伤

肝损伤是儿童肿瘤治疗期间常见并发症，其发生与肿瘤累及肝脏、手术、药物损伤、病毒感染、代谢等有关。最常见原因是药物性肝损伤（DILI）。

DILI指由各类处方或非处方化学药物、生物制剂、传统中药、天然药等所诱发的肝损伤。一项儿童实体瘤调查发现，约14%实体瘤患儿发生肝损伤，其中31%为药物性肝损伤，其余原因有感染、原发病累及、围术期等。在儿童恶性血液肿瘤中，

DILI是最常见的药源性疾病，常用化疗药物如巯嘌呤、甲氨蝶呤、阿糖胞苷、门冬酰胺酶、预防性使用的抗真菌药如伏立康唑、泊沙康唑等均可导致DILI。使用造血干细胞移植治疗的患儿，预处理方案中的全身放疗、烷化剂、预防GVHD药物如环孢素等均易造成DILI。

DILI症状可有低热、厌食、恶心呕吐、右上腹疼痛、黄疸、大便颜色变浅或深色尿、胆汁淤积引起的瘙痒，严重者可发生急性肝衰竭凝血障碍、肝性脑病。但是，DILI患者常无症状，只有通过实验室检查才发现。判定肝损伤是由药物引起的关键因素如下：药物暴露是在肝损伤发生之前，排除了基础性肝病；停用药物可使肝损伤有所好转；再次用药可发生迅速而严重肝损伤复发。当出现DILI时，及时停用可疑药物，尽量避免再次用可疑或同类药物，应充分权衡停药引起原发病进展和继续用药导致肝损伤加重的风险。根据DILI临床类型选用适当保肝治疗，肝细胞损伤型DILI可用甘草酸制剂、双环醇、多烯磷脂酰胆碱、水飞蓟素类药物等；胆汁淤积型DILI可用熊去氧胆酸（UDCA）、腺苷蛋氨酸。急性/亚急性肝衰竭（ALF/SALF）等重症患者必要时可考虑紧急肝移植。

（四）胰腺炎

儿童肿瘤合并胰腺损伤主要见于使用门冬酰胺酶相关性胰腺炎，少数与腹腔手术、放疗有关。门冬酰胺酶是儿童急性淋巴细胞白血病/淋巴母细胞淋巴瘤常用药物，但门冬酰胺酶治疗相关胰腺炎发生率较高，与患儿年龄、急淋白血病高危类型、使用门冬酰胺酶剂量大小等因素有关。门冬酰胺酶治疗相关胰腺炎发生机制尚未完全阐明，可能与门冬酰胺酶导致血氨基酸不平衡、个体差异、基因多态性等有关。

门冬酰胺酶治疗相关胰腺炎常发生在使用门冬酰胺酶后1个月内，临床表现为腹痛、腹胀、呕吐、高血糖等，血液监测淀粉酶、脂肪酶可能升高（或高于基线），腹部CT提示胰腺水肿，少数严重病例可出血坏死。

除停用门冬酰胺酶外，门冬酰胺酶治疗相关胰腺炎治疗与普通胰腺炎治疗方法基本一致。尽可能肠内营养，给予低脂饮食，严重病例需短时间禁食和肠外营养支持，药物治疗抑酸、生长抑素、必要时预防性抗感染治疗。考虑门冬酰胺酶对儿童急性淋巴细胞白血病/淋巴母细胞淋巴瘤的重要性，对水肿型胰腺炎，待症状控制后，可谨慎再用门冬酰胺酶，但需注意胰腺炎再发率较高。建议改用短效左旋门冬酰胺酶，有怀疑胰腺炎再发时可随时停药。有研究提示再用门冬酰胺酶时给予奥曲肽可预防胰腺炎再发，值得尝试。少数病例可导致胰腺假性囊肿等慢性胰腺炎。

四、消化系统远期并发症的康复管理

总的来说，癌症对消化系统的远期影响较少，但不容忽视。研究表明，肿瘤幸存儿童胃肠道疾病累积发生率高于健康对照人群。手术、放疗可导致口腔、食管运动障碍、食管狭窄、肠炎、排便习惯改变和继发肿瘤等远期并发症。放疗前用直结肠硅胶扩张器可减少放疗性肠炎。肝脏远期不良事件主要表现为谷丙转氨酶、谷胱甘肽酶、胆红素升高。放化疗也可引起胰腺远期损伤，导致胰岛素抵抗甚至糖尿病。

由于消化系统远期并发症症状隐匿，管理较为困难，常被忽略。对有上述危险因素的儿童肿瘤康复者，建议每年随访一次。医师要详细询问病史，以及进行详细的口腔、腹部检查，监测血谷丙转氨酶、谷草转氨酶、谷胱氨肽酶、总胆红素及分类、糖化血红蛋白等，必要时进行肝胆和胰腺彩超检查。有放疗相关直结肠肿瘤风险者，建议每5年做一次肠镜。

第四章

神经系统

一、神经系统的结构和功能

神经系统由中枢神经系统和周围神经系统构成，中枢神经系统包括脑和脊髓。

（一）脑的结构和功能

脑发育要经历一个非常复杂的过程，新生儿大脑实质只有350~400 g重。3岁前儿童的大脑发育不仅包括神经细胞数量增加、轴突生长、树突分支和突触形成，白质的微结构也会发育且快速生长，主要表现为髓鞘形成和轴突髓鞘化等神经发育活动。但此时轴突髓鞘化并未发育完善，刺激引起的冲动传入大脑时易泛化，不能形成明显兴奋灶。3~5岁，幼儿脑细胞继续增长和分化，脑细胞分支也不断加长加深，使各神经细胞之间的联系更加广泛。5~6岁，儿童大脑里各种与学习、记忆有关的物质代谢非常活跃，是人生中智力开发和增长的重要阶段。7~8岁，儿童脑重量已接近成人。在儿童后期及青少年期，脑白质发育仍持续进行，该时期是塑造大脑认知和行为的关键时期。

（二）脊髓的结构和功能

脊髓位于椎管内，是中枢神经系统的一部分。脊髓呈管状，包围着脑脊液，从内到外依次为中央管、灰质、白质。脊髓始于枕骨，穿过大孔，在颈椎开始处进入椎管，向下延伸至第一和第二腰椎之间，并在此终止。封闭的脊柱保护相对较短的脊髓。脊柱的生长比脊髓快，导致脊髓尾端位置相对脊柱升高，出生时脊髓已较成熟，其下端达第三腰椎水平（成人在第一腰椎水平上），4岁时达第1-2腰椎水平。脊髓的主要功能是将神经信号从运动皮质传递到身体，以及从感觉神经元的传入纤维传递到感觉皮质。它也是协调许多反射的中心，并且包含可以独立控制反射的反射弧。

（三）周围神经系统的结构和功能

周围神经包括颅神经、脊神经和自主神经，其主要功能是传导冲动。除自主神经的节后纤维无髓鞘以外，其余均有髓鞘。神经的髓鞘化进程因神经种类不同而异，颅神经在儿童生后3个月可完成，脊髓神经从胎儿5~6个月开始形成，2岁是髓鞘形成阶段，4岁时已相当成熟，以后仍在缓慢进行直至成年。由于婴儿时期神经纤维髓鞘形成不全，故兴奋传导易波及邻近神经而引起泛化现象。

二、神经系统受损的机制

无论是原发瘤（脑瘤）、累及中枢的白血病及其他肿瘤的压迫或浸润，还是控瘤治疗（手术、放疗、化疗、细胞治疗/造血干细胞移植）都有可能造成神经系统损伤。

（一）肿瘤导致的神经系统损伤

肿瘤可直接损害神经系统的结构和功能，造成不同程度的近期和远期后遗症。中枢神经系统肿瘤患儿的脑损伤风险较大，常出现梗阻造成的颅内压增高，尤其是累及第四脑室的肿瘤（最常见为髓母细胞瘤），表现为头痛、晨起呕吐、共济失调和嗜睡等。累及中枢神经系统的白血病患儿，可出现白血病细胞浸润导致的颅神经受损和功能障碍，此外，高白细胞血症（白细胞数大于$100\times10^9/L$）还会增加中风的风险。

（二）手术导致的神经系统损伤

颅内肿瘤术后早期，可能合并脑水肿、脑出血、惊厥、颅神经损害等急性损伤，应密切监测生命体征和手术相关脑损伤的表现。残存肿瘤和脑膜转移导致蛛网膜下腔阻滞可造成术后脑积水。儿童后颅窝肿瘤，术后可能出现后颅窝综合征（也称为小脑性缄默症），为双侧小脑齿状核受累所致，术后立即出现缄默症可能是直接损伤齿状核造成，而几天后出现缄默症则可能是术后供应小脑半球的动脉痉挛，引起齿状核区的局部缺血、水肿引起。前者缄默症持续时间长；后者缄默症持续时间短。研究发现即使只需手术治疗的良性中枢神经系统肿瘤患儿，也有约35%会并发惊厥、运动障碍、共济失调等后遗症，只有约1/3患儿不出现远期并发症。

（三）放疗导致的神经系统损伤

电离辐射直接或间接（通过氧自由基）损伤DNA，引发可能导致细胞死亡的一系列事件。细胞抵抗此种损伤的程度因细胞分化程度和有丝分裂率等特性以及损伤累积和每次分割剂量的不同而不同。由于放疗是一种针对肿瘤本身的局部治疗，其神经毒性主要发生于脑和脊髓，发生于周围神经相对较少。因放疗方式、剂量和患者年龄的不同，放疗会导致放射区域神经组织不同程度水肿/炎症，导致颅内压升高、神经胶质细胞损伤伴神经元脱髓鞘、血管内皮损伤。其中血管内皮损伤会导致血管内皮生长因子（VEGF）过度表达和异常小血管形成等。

放疗所致脑和脊髓血管损伤，是由于放射线损伤血管内皮，早期导致血管通透性增加发生脑水肿，后期导致血管壁增厚和瘢痕形成，加速动脉粥样硬化，最终导致该区域缺血。

脱髓鞘病变与少突胶质细胞前体细胞的损害有关，而且放疗对处于形成时期髓鞘的损害大于对已有髓鞘的损害，前者会造成青少年时期脑白质密度减低。组织学改变包括亚急性白质脑病、矿化微血管病和皮质萎缩。

放疗可能会通过影响下丘脑-垂体轴而导致内分泌疾病，并且可能会因手术或肿瘤毒性而累积。对垂体的影响呈剂量依赖性和年龄依赖性。生长激素、催乳素和甲状腺激素缺乏症出现在剂量小于30Gy时。性腺激素对儿童的影响也很突出，可能会影响生育能力和青春期开始的时间。在较高剂量（大于50 Gy）下，促肾上腺皮质激素（ACTH）可能会受到影响，同时其余激素的缺乏更为明显。接受垂体定向放疗的患者中，50%可能会出现不同临床表现的内分泌疾病。

此外，放射线也可诱发与放射剂量相关的继发肿瘤，以脑瘤为主，也可是急性髓系白血病等，平均潜伏期5~10年。大剂量放射引起细胞水平的突变，多诱发恶性肿瘤，小剂量放射后，在产生局部组织非特异性炎症基础上，发生组织错生而形成肿瘤，多为良性肿瘤。

（四）化疗导致的神经系统损伤

化疗是一种对癌症患者的系统性治疗，受血脑屏障的限制，化疗药物的神经损伤以周围神经毒性和感受器毒性为主。大剂量甲氨蝶呤、鞘内注射化疗药物和其他血脑屏障通透性较高的药物，也可导致中枢神经毒性，发生机制可能有以下几种。

化疗药物通过血脑屏障后直接破坏中枢神经系统的小胶质细胞、少突胶质细胞和神经元轴突，从而改变神经递质水平。一些化疗药物（如氟尿嘧啶、卡莫司汀、顺铂和阿糖胞苷）可损害中枢神经系统原始细胞。化疗药物引起DNA损伤会影响中枢神经系统从而增加氧化应激水平。

化疗药物及其代谢产物导致脑和脊髓的血管内皮损伤、血管源性水肿、免疫介质的释放、血管通透性增加、血脑屏障破坏等。发生化疗相关的脑血管病和可逆性后部脑病综合征（PRES）。

有些化疗药物可导致周围神经病变，比如长春新碱、长春花生物碱类、紫杉类药物、铂类等。铂类药物还可以引起听力障碍等。

化疗引起的神经毒性与性别、年龄、肿瘤类型等有关。化疗的总剂量、间隔时间、给药途径、联合用药等对神经毒性也有影响，当患者同时接受化疗和放疗时，神经毒性的发生率也有可能增加。

（五）嵌合抗原受体T细胞（chimeric antigen receptor-t cell，CAR-T）等免疫治疗的神经毒性

CAR-T疗法的主要毒副作用是神经毒性，也称为免疫效应细胞相关神经毒性综合征（immune effector cell-associated neurotoxicity syndrome，ICANS），CAR-T治疗过程中内皮细胞激活，导致血管通透性增加，血脑屏障的完整性被破坏，单核/巨噬细胞活化介导的IL-6、IFN-γ和TNF-α等多种细胞因子选择性通过血脑屏障，进入中枢神经系统，促进了ICANS的发展。

三、临床表现与诊断

（一）后颅窝综合征（小脑性缄默症，cerebellar mutism，CM）

CM多发生于后颅窝肿瘤广泛切除术后，约90%肿瘤位于小脑近中线部位。潜伏期多为术后1~3天，平均持续时间7~8周。术后即出现CM者，神经功能恢复慢，缄默症持续时间相对较长，可达数月；潜伏期长者神经功能相对恢复较快，缄默症持续时间短，可为数天。常见临床表现有：拒食、躁动、情绪易变、在床上屈曲、懒动、哭闹、尖叫等精神症状与行为改变；意识清楚，但缺乏行为主动性，记忆力、理解力和问题处理能力下降；经口进食减少、吞咽及咀嚼运动不协调等口咽部肌肉运动功能障碍，其特征是言语困难、发声障碍、进食困难等球麻痹三主征。可出现病理性脑干反射、锥体束征阳性、排尿不连续及尿潴留等症状。

（二）急性中枢神经毒性

急性中枢神经毒性在静注大剂量MTX、阿糖胞苷和鞘注MTX的患儿中更常见。常见表现为惊厥，还可出现感觉异常、虚弱、头痛、失语、共济失调、构音障碍、蛛网膜炎和舞蹈病等神经毒性表现。CT和MR检查中最常见的是脑白质低密度影伴或不伴微血管病变钙化灶，约10%患儿可出现该影像学表现。

（三）放疗后脑坏死

发生放射性脑坏死的患者可能无症状，影像学有轻微的放射学水肿，也可能有严重的类似肿瘤复发的神经系统症状，影像学表现为类似肿瘤进展的扩大的环状增强。活检病理是诊断的“金标准”。

（四）周围神经病变

最常导致周围神经病变的化疗药物有长春花生物碱类、紫衫类和铂类药物。主要表现为：①麻木（失去感觉）、麻刺感或烧灼感等感觉异常（常出现在手部或足部、口腔）、下颌疼痛、对触摸或温度敏感；②步态不稳、走路方式发生变化、肌肉无力、精细动作不能等运动异常症状；③便秘或排尿困难、出汗减少、血压变化等自主神经异常症状。

（五）脑血管病变

放疗后烟雾病是一种慢性血管闭塞性疾病，易累及颈内动脉床突上段和Willis环。合并神经纤维瘤病1型，放疗剂量越高、患儿年龄越小，患烟雾综合征风险更高。可逆性后部脑病（PRES）是一种急性血管源性水肿，表现为急性神经系统症状，如癫痫发作、脑病、头痛、视觉障碍等，本病通常是可逆性的，包括影像学表现和临床症状，预后多数较好，但若没有及时诊治也可能会发生永久性损伤。

（六）神经认知功能障碍

神经认知障碍是放化疗的潜在晚期效应，在治疗后数月至数年间出现。在儿科患者中，对发育中的脑组织进行放疗可能导致低智商和心理健康问题。

神经认知障碍表现为记忆力差、注意力不集中、言语缓慢、处理信息速度减低、精细运动协调能力差，视觉空间能力和感觉功能障碍。神经认知功能障碍常见于以下患儿：①中枢神经系统肿瘤患儿；②白血病或非霍奇金淋巴瘤并接受预防性中枢化疗和/或放疗患儿；③面部、眼部或颅骨肿瘤并接受放疗患儿；④接受全身放疗和清髓性预处理方案的异基因造血干细胞患儿；⑤在发育关键时期接受治疗，长时间和反复住院实体瘤或白血病患儿。治疗时年龄小、放疗剂量高、放疗区域大均为导致神经认知功能损害的危险因素，且随随访时间延长，发生机会增加。围术期并发症、脑积水和血管病变也进一步增加神经认知损伤风险。

（七）放疗和化疗后的继发性肿瘤

大样本研究报道，中枢神经系统肿瘤患儿，在确诊后25年第二肿瘤累积发生率为10.7%，其中以更具侵袭性和耐药性的中枢神经系统肿瘤最为常见，发生在放疗区域居多，说明放疗增加第二肿瘤发生概率。此外，由于采用包含烷化剂（环磷酰胺）和依托泊苷的化疗，增加了继发血液系统恶性肿瘤的概率。

（八）内分泌功能障碍

放疗和颅内手术，还可能造成患儿性早熟或青春期延迟等远期不良反应；下丘脑-垂体区的肿瘤本身及手术损伤，可导致尿崩症、下丘脑性肥胖等；鞍上区肿瘤本身及手术损伤，可能出现生长激素分泌缺乏等远期不良反应，具体见本指南“内分泌系统”章节；头颅放疗后视觉和听觉问题见本指南“五官与肢体保护”章节。

（九）CAR-T等免疫治疗的神经毒性

临床主要表现为：伴有意识模糊和行为异常的各种脑病改变，语言障碍、精细运动障碍和其他乏力的表现，严重病例会变得迟钝或有癫痫发作，在极少数情况下，患者可能会发生致命性恶性脑水肿。ICANS通常是自限性的，症状通常持续5~17天。ICANS的发病时间、持续时间和严重程度可能因CAR产品和患者的疾病状态不同而异。

四、治疗或保护

（一）异常表现

当出现异常表现时，要尽快告诉自己的专科医生，分析引起症状的原因，并及时调整当前的治疗计划。

（二）认知功能受损

通过正确的评估，确认受损程度，寻求神经心理学专家和学习专家帮助。大剂量维生素E通过清除自由基，可能有一定预防和改善中枢不良反应的作用，尚不确定。为了预防放疗相关的认知障碍，可在医生指导下，在放疗前应用美金刚，放疗后应用多奈哌齐等药物。

（三）后颅窝综合征

有相关表现后，应及时行头部CT、MRI或SPECT检查，了解有无术后出血、水肿及脑积水，并及时做相应处理；明确CM的诊断后，积极开展包括物理治疗、日常技能治疗和言语治疗在内的综合康复治疗，营养支持、心理学支持和学校支持也很重要。

（四）周围神经病变

需更换导致该不良反应的化疗药物。使用弥可保等神经保护剂，中药和针灸也有一定的治疗作用，康复支持和疼痛管理也很重要。

（五）脑血管病变

烟雾病治疗以阿司匹林等脑血管病二级预防药物及扩容治疗为主，避免脱水、情绪激动、剧烈运动等发作诱因。

（六）放疗后脑坏死

类固醇是有症状患者的首选治疗方法，贝伐珠单抗（一种血管内皮生长因子抑制剂）对类固醇难治的患者有一定疗效。如果怀疑存在潜在的肿瘤进展，可能需要手术。

（七）内分泌功能障碍

脑瘤本身以及放疗和化疗导致的内分泌疾病，需要请内分泌会诊。

（八）CAR-T等免疫治疗的神经毒性

参照《嵌合抗原受体T细胞治疗相关神经系统毒副反应管理中国专家共识（2022年版）》，临床处理主要根据评分量表进行分层治疗。对已经出现神经系统症状的患者，应依据量表进行动态监测，根据患者病情变化，随时调整治疗策略。对于评分达到3~4级的患者，建议转入重症监护病房，必要时予机械通气支持。在处置ICANS过程中，建议多学科联合治疗。

五、预防及康复

多学科合作和支持治疗的进步使儿童肿瘤生存率得到改善，预防和治疗肿瘤本身及治疗相关神经并发症的研究越来越受到重视。重点是在成功控瘤与治疗相关神经毒性并发症之间做好平衡，采取精准治疗，尽可能减少不必要的放疗和化疗。

尽早发现、尽早干预是控制肿瘤和治疗相关神经毒性并发症的关键，应注意以下几点。

（1）根据患儿原发病情况、治疗方案，充分了解患儿神经毒性的发生风险。

（2）患儿发生神经毒性的相关症状后，及时请多学科会诊，做相关的检查及测试，进行评估和分级。

（3）制定干预措施，及时调整后续治疗方案。

（4）做出周密的随访计划。

（5）多学科合作诊治神经毒性（如神经科、内分泌科等）。

（6）康复治疗是治疗远期神经毒性的重要手段（包括物理治疗等）。

（7）为患儿及家庭提供心理咨询、教育和职业咨询、健康生活习惯宣教。

第五章

内分泌系统

一、内分泌系统的结构和功能

内分泌系统是人体重要的调节系统之一。人体内分泌器官主要包括下丘脑、垂体、甲状腺、甲状旁腺、肾上腺、胰腺、性腺（卵巢、睾丸）等，其中垂体被称为主腺，与下丘脑共同构成下丘脑-垂体神经内分泌系统。下丘脑、垂体、靶器官三者连成具有重要调节功能的神经内分泌轴。人体重要的神经内分泌轴主要有下丘脑-垂体-生长轴、下丘脑-垂体-甲状腺轴、下丘脑-垂体-肾上腺轴、下丘脑-垂体-性腺轴，分别调控生长激素、甲状腺激素、肾上腺皮质激素和性激素分泌，从而参与调节和维持特殊的生理功能。

二、内分泌系统受损机制

一些儿童肿瘤治疗可能对内分泌系统造成损伤，如垂体功能减退、甲状腺功能异常及性发育异常等。

（一）化疗

不同化疗药物会导致不同内分泌功能损伤，烷化剂对正常增殖的细胞有毒性作用，因此会影响性腺功能如睾丸间质细胞功能障碍；铂类药物会使原发性性腺癌发生风险显著升高；全身类固醇激素治疗影响骨骼健康及新陈代谢，并显著影响儿童身高增长；靶向药如酪氨酸激酶抑制剂可通过影响生长激素-IGF-I轴及骨骼使生长缓慢，同时会引起继发性甲状腺功能减低。

（二）放疗

放疗可直接引起细胞DNA损伤或触发慢性炎症而导致内分泌系统功能异常。脑部放疗会影响下丘脑-垂体、甲状腺或性腺轴功能，从而引起相应内分泌功能缺陷。

损伤程度与接受放疗总剂量、持续时间及放疗方式等有关。放疗引起下丘脑垂体功能障碍仅限于垂体前叶疾病，其中生长激素缺乏最常见，当垂体区域接受18Gy剂量放疗时就可能发生；18~50 Gy剂量放疗可导致性早熟；促甲状腺激素、促肾上腺皮质激素、促卵泡生成素和促黄体生成素缺陷与大于等于30 Gy剂量有关；高泌乳素血症与大于等于40 Gy剂量有关。其他部位如脑、脊髓、颈部、胸部或纵隔，腹部、盆腔、睾丸及全身接受放疗时，均可致这些区域内内分泌腺功能障碍。

（三）手术

内分泌腺及周围组织手术会引起相应内分泌功能障碍，如切除垂体、脑部手术过程中损伤下丘脑或垂体会致垂体功能缺乏或减退；卵巢或睾丸切除术会直接导致相关激素生成障碍甚至不育不孕。

（四）免疫治疗

免疫治疗会致自身免疫性反应提高而损伤内分泌系统，主要包括垂体炎、甲状腺功能异常，还有少见肾上腺功能不全及自身免疫性糖尿病。

（五）造血干细胞移植治疗

造血干细胞移植的预处理方案涉及化疗（烷化剂）和/或全身放疗（TBI），都会增加内分泌疾病风险。此外，移植后为预防移植物抗宿主病（GVHD）使用的药物如他克莫司或激素，也会对内分泌系统造成损伤。

三、临床表现及诊治处理

（一）垂体功能减退

1.垂体功能受损的危险因素

垂体功能减退是指一种或多种垂体激素的减少或缺乏，三种或三种以上的垂体激素缺乏称作全垂体功能减退。导致垂体功能减退的危险因素有：①脑部放疗，尤其是30 Gy（3000 cGy/rads）或更高强度的照射；②手术，如切除垂体、脑部手术过程中损伤下丘脑或垂体；③下丘脑、垂体及邻近部位肿瘤的破坏；④颅内感染或脑水肿；⑤颅内出血。

2.垂体功能减退的临床表现和诊断

垂体功能减退的临床表现取决于缺乏的激素种类，最终对成年身高、青春期发育、生育能力、身体成分和生活质量产生不利影响。

（1）促肾上腺皮质素缺乏症（ACTHD）：肾上腺受ACTH调控产生皮质醇，当垂体分泌ATCH不足时，皮质醇的生成也会受影响，从而出现全身不适、乏力、倦怠、食欲减退、恶心、体重减轻等表现。对存在ACTHD风险的儿童癌症幸存者可通过检测早晨8点的血清皮质醇水平进行筛查。晨起血清皮质醇水平低者可考虑使用刺激试验进行评估。有多种激发试验可用于诊断ACTHD，包括胰岛素耐受试验、标准剂量和低剂量ACTH刺激测试。皮质醇缺乏定义为激发后血清皮质醇峰值小于540 nmol/L。

（2）生长激素缺乏症（GHD）：GH影响机体各组织、骨骼、肌肉生长及脂肪、糖类代谢。GHD最常见的表现是线性生长受损，其他症状包括体成分异常、骨密度下降、活力与精力下降等。儿童癌症幸存者表现为身材矮小（身高低于同年龄、同性别正常儿童的-2SD）或出现线性生长受损（儿童期生长速率小于5 cm/年或缺乏青春期身高增长加速），并且排除了其他潜在生长障碍的病因（例如营养不良、脊柱骨折、甲状腺功能减退症、性腺功能减退症等）时可考虑检测血清胰岛素样生长因子1（IGF-1）水平进行筛查。当怀疑患有GHD时可进行GH激发试验，可使用与诊断非肿瘤人群GHD相同的激发试验标准来诊断儿童癌症幸存者的GHD，即两次刺激试验中GH峰值均小于10μg/L。在诊断HP轴放疗后GHD时注意不要单用生长激素释放激素或与精氨酸联合激发。如果儿童癌症幸存者同时存在其他2~3种垂体激素缺乏时可不做GH激发试验。

（3）促卵泡生成素/促黄体生成素缺乏症（FSH/LHD）：LH和FSH调控第二性征的发育。FSH/LHD临床表现为青春期延迟（女孩超过13岁，男孩超过14岁仍无青春发育），缺乏第二性征发育、青春发育中断或无法完成。在缺乏自发性青春期、青春期中断或停止的患者中，在FSH/LH低下的情况下，血清雌激素/睾酮水平低下或无法检测到，可进一步进行GnRH刺激试验。FSH/LHD定义为外源性GnRH刺激后血清黄体生成素水平和性激素水平无增加，仍处于青春期前范围内。

（4）促甲状腺激素缺乏症（TSHD）：TSH刺激甲状腺分泌甲状腺激素。甲状腺激素对大脑发育、生长及代谢的作用至关重要。TSHD的患儿可能出现疲乏、嗜睡、体重增加、生长迟缓、食欲下降、怕冷、皮肤干燥、便秘、头发干枯稀疏。可通过检查血清T4和TSH水平诊断，当游离T4（fT4）低于正常，TSH水平正常、低于正常水平或轻度升高时可考虑TSHD。

（5）抗利尿激素（ADH）缺乏：ADH不足可能会引起口渴、多饮、尿液过多等症状。

1）治疗或保护方法：针对垂体及邻近区域放疗尽量调强精准或用质子放疗，手术时尽可能减少损伤。及时处理颅内感染和出血，发现相应内分泌器官功能受损时积极治疗。

①ACTHD的治疗：包括每日使用氢化可的松生理替代和出现疑似肾上腺危机时的应激治疗。方案与非肿瘤的肾上腺皮质功能低下患者一致。建议临床医生指导所

有ACTHD患者掌握有关应激剂量和紧急糖皮质激素的使用。

②GHD的治疗：对于有肿瘤病史者，传统观点认为GH可能会促进肿瘤生长、复发、转移乃至新肿瘤发生，因此一般采用保守态度。2022年的《生长激素替代治疗在癌症以及颅内肿瘤患者中安全性的共识声明》中指出，目前研究不认为GH替代会导致GHD肿瘤患者复发及死亡风险增加，即替代剂量的GH治疗与儿童癌症幸存者肿瘤复发之间无关。权衡风险及获益后，推荐在儿童癌症幸存者无病后至少一年，可考虑开始补充GH，可以遵循和一般GHD患者相同的替代剂量及监测方法，但需更密切监测儿童癌症幸存者的血清IGF-Ⅰ浓度，并确保其在同性别、年龄和青春期状态的正常范围内，以避免过度治疗。

③FSH/LHD的治疗：治疗取决于性别和有无生育要求。男性无生育需求的FSH/LHD，可接受睾酮替代治疗。治疗剂量的选择与原发性性腺功能减退男性一致。通过测定血清睾酮水平来确定治疗是否充分。对于有生育需求的继发性性腺功能减退的男性，若为垂体疾病，可用促性腺激素治疗；若为下丘脑疾病，可用促性腺激素或促性腺激素释放激素治疗。

对于FSH/LHD女性若无生育需求，可先用雌激素促进乳房和子宫生长，诱导青春期发育。首选经皮给予雌二醇，然后周期性雌激素和黄体酮诱导月经。若需生育者，可给予诱导排卵。

④TSHD的治疗：可每日服用左旋甲状腺素片替代药物，用法与其他TSHD的患儿/青少年相同。特别指出的是在开始使用甲状腺激素替代药物前需确认肾上腺轴功能完整。中枢性甲减在调整剂量或开始GH替代后4~6周重新检查fT4水平，并将fT4水平维持在正常范围中上半部，而不追求TSH正常。

2）预防及实施计划：对有风险的儿童癌症幸存者，在肿瘤诊断或治疗暴露后至少15年内均应监测HP功能障碍。所有儿童癌症幸存者应每年体检一次，检查的项目包括身高体重的测量、青春期发育状况评估、整体健康状况评价等。对HP区域肿瘤及暴露于HP轴放疗大于等于18 Gy（例如：各种脑瘤、鼻咽癌、急性淋巴细胞性白血病、淋巴瘤）的患者每6个月须进行身高和青春发育状态监测。对接受HP区域手术治疗的肿瘤和暴露于大于等于30 Gy HP区辐射的儿童癌症幸存者应终生每年一次有关TSHD、ACTHD的实验室检测，到达青春期年龄者应行黄体激素/促卵泡激素缺乏症的筛查。发现内分泌问题，如垂体功能减退，需做进一步检查并转诊至内分泌科。在内分泌专家指导下进行评估和治疗。

（二）生长激素缺乏

1.生长激素缺乏的危险因素

生长激素缺乏的危险因素有：①年龄，在达到成人身高前接受控瘤治疗，特别是对于年龄非常小的病人；②任何下列部位的放疗：大脑（颅）、眼睛或眼眶、耳或颞下区、鼻咽部或全身；③脑部手术，特别是垂体所在的鞍上区域；④垂体及附近区域感染或出血。

2.生长激素缺乏的临床表现和诊断

生长缓慢是儿童生长激素缺乏最明显的信号之一。生长激素缺乏患儿较同龄人矮小，通常年增高低于相应年龄段的最低增长值，如3岁后青春发育期前每年身高增长小于5 cm。生长激素缺乏的成人或青春发育期后的青少年有各种不同的生理症状，例如骨骼小、肌肉强度低、身体脂肪增加或血胆固醇水平高，有时还伴有精神情感症状，如疲劳、焦虑、烦躁、郁闷、无心向学或性兴趣降低。

诊断依据：①匀称性身材矮小，身高落后于同年龄、同性别正常儿童生长曲线第3百分位数或2个标准差以下者；②生长缓慢，生长速率小于7 cm/年（3岁以下）或5 cm/年（3岁~青春期）；③骨龄落后于实际年龄1岁及1岁以上；④两种激发试验结果均提示生长激素峰值低下（小于10 μg/L）；⑤智能正常；⑥排除其他影响生长的疾病。

3.治疗或保护方法

对于正常儿童而言，当生长激素缺乏时，可以通过注射生长激素以替代治疗。对于有肿瘤病史患儿，传统认识都以为生长激素可能会促进肿瘤的生长、复发、转移乃至新肿瘤发生，所以一般采用保守态度，尽量不用生长激素替代补充。2022年的《生长激素替代治疗在癌症以及颅内肿瘤患者中安全性的共识声明》中指出，目前研究证据不认为生长激素替代会导致生长激素缺乏的肿瘤患者复发及死亡风险增加；与人体本身基因缺陷及肿瘤相关治疗相比，生长激素导致继发肿瘤的风险很小。权衡风险及获益后，肿瘤缓解期成人生长激素缺乏患者可以考虑进行生长激素补充，儿童过于矮小可以考虑生长激素替代治疗，替代药物的剂量和监测方法遵循一般患者的相关建议，但需保持更高的警惕，以免过度治疗，并及时监控可能的肿瘤反复。

4.预防及实施计划

所有儿童肿瘤幸存者应每年至少体检一次，包括身高和体重测量、青春期状态和营养状况评价以及整个身体状况。对于有以上危险因素的患儿，应该每6个月做一次检查，直到生长发育完成。如有生长不良的迹象，应做左手骨龄片检查，并在儿童内分泌专家指导下治疗。

（三）中枢性性早熟（CPP）

1.CPP的危险因素

中枢性性早熟的风险因素有：①脑部的放疗，18 Gy或更高剂量；②女性；③肿瘤治疗时年龄过小；④性早熟在超重儿童中也更常见；⑤下丘脑、视神经通路肿瘤

（例如低度神经胶质瘤）和1型神经纤维瘤；⑥合并脑积水。

2.CPP的临床表现和诊断

目前我国将男童在9岁前、女童在8岁前出现第二性征定义为性早熟。男性第二性征主要表现有阴茎及睾丸增大、喉结突出、变声、痤疮、阴毛及胡须。女性的第二性征主要表现有乳房发育、身材变化（皮下脂肪丰满、骨盆宽大）、出现痤疮、阴毛及月经初潮。

根据临床表现、体检评估青春发育情况、测定血清促性腺激素水平和睾酮或雌二醇水平以及通过超声评估子宫长度和卵巢容积帮助诊断CPP。需注意对接受过性腺毒性药物（如烷化剂）或睾丸放疗治疗的男性肿瘤康复患者，不能将睾丸体积用作性发育程度的主要指标或唯一指标。

3.治疗或保护方法

可以使用与非肿瘤人群中CPP的适应证和治疗方案相似的促性腺激素类似物（GnRHa）药物暂时阻止性发育和降低骨骼成熟率。性早熟患儿虽然外表成熟，但他们的思想、情感和行为仍处于实际年龄水平，因此尽早评估和处理性早熟带来的心理影响十分重要。

4.预防及实施计划

所有儿童肿瘤患者至少每年进行1次体检，包括身高和体重测量，及青春期进展评估。如有加速生长和性早熟迹象，可测定促性腺激素水平（FSH和LH）以及睾酮或雌二醇水平。有时也可通过X线测量骨龄。

（四）甲状腺疾病

化疗治疗相关甲状腺损伤主要包括甲状腺功能低下、甲状腺功能亢进、甲状腺结节和甲状腺癌。

1.甲状腺疾病的危险因素

甲状腺疾病的风险因素有：①放疗，头部、脑部或颈部的放疗或高剂量^{131}I-MIBG（有时用于治疗神经母细胞瘤），特别是超过30 Gy的高剂量照射治疗；放射性碘治疗（^{131}I甲状腺消融）；②甲状腺切除术也可能导致甲状腺激素水平的下降，这取决于去除或破坏的甲状腺组织的范围；③女性；④治疗时年龄小。

2.甲状腺疾病的临床表现和诊断

（1）甲状腺功能减退症：甲状腺功能减退症的临床表现有疲乏、声音嘶哑、情绪低落、便秘、眼睛浮肿、生长发育缓慢、皮肤干燥、头发枯黄、心率减慢、运动耐力差等。以下是儿童肿瘤患者中可能出现的三种甲状腺功能减退症：①原发性甲状腺功能减退症，由甲状腺直接损伤（或手术切除）引起，这类患者血清TSH升高，而T3和T4低于正常水平；②中枢性甲状腺功能减退症，是由下丘脑或垂体的损伤引起的。通常游离T4（fT4）低于正常，TSH水平可正常、低于正常水平或轻度升高；③代偿性甲状腺功能减退症，TSH高于正常水平，而T3和T4处于正常水平。

（2）甲状腺功能亢进症：甲状腺功能亢进症的临床表现包括：心动过速或不规律、出汗增多、焦虑、震颤、月经不规律、腹泻、眼球突出等。可通过检测甲状腺功能帮助明确诊断。

（3）甲状腺结节和甲状腺癌：表现为生长缓慢的无痛性肿块，一般不引起任何症状。颈部触诊或甲状腺B超是诊断的常用手段。

3.治疗或保护方法

（1）所有类型的甲状腺功能减退症都需要每日服用甲状腺激素替代药物，用法与其他患有TSHD的儿童/青少年相同，将fT4水平维持在正常范围的中上水平，而不追求TSH正常。

（2）甲状腺功能亢进症可以通过几种方式进行治疗，包括通过抗甲状腺药物减少甲状腺激素的产生，甲状腺消融术（^{131}I的放射性碘治疗）破坏腺体中产生激素的细胞，手术切除甲状腺也是一种治疗方法。内分泌专家应根据患者情况确定最佳治疗方案。

（3）甲状腺结节需要更多的检查，一般使用超声和组织活检对甲状腺组织取样检查是否有癌变。若担心进展为甲状腺癌，可以进行手术治疗来清除较大的结节。

（4）甲状腺癌治疗方法是手术切除癌灶和部分周围的正常甲状腺组织。手术后可进行放射性碘（^{131}I）治疗来破坏残留的甲状腺组织。术后患者需要日常服药补充甲状腺激素。

4.预防及实施计划

由于甲状腺疾病可能在肿瘤治疗多年后发生，建议对有患甲状腺疾病风险者进行定期检查。包括儿童和青少年生长情况评估，检查甲状腺及血液中TSH和T4水平。在快速发育期，应更频繁监测甲状腺激素水平。

（五）卵巢功能异常（POI）

1.POI的危险因素

某些化疗药物、放疗和手术会损害卵巢，导致卵巢功能衰竭，使卵子及相应激素产生减少。

（1）化疗：烷化剂（例如环磷酰胺、氮芥和白消安）、铂类，总剂量越高，卵巢受损的可能性越大。

（2）放疗：整个腹部、骨盆低位脊椎、全身及脑部高剂量放疗可能导致卵巢功能衰竭。卵巢或卵巢附近放疗会直接引起卵巢功能衰竭，损伤程度与年龄及放疗剂量相关。当接受同样放射剂量时，女童比青少年或成熟年轻女性的损害要小。无论年龄如何，大多数女性中高剂量都会导致卵巢停止运作。脑部放射会间接引起卵巢功能衰竭。因为脑部高剂量放疗可损害垂体，导致FSH和LH两种激素呈低水平。

（3）卵巢切除术。

2.POI临床表现及诊断

卵巢功能不全可表现为青春期延迟（女孩大于13岁仍无青春发育）、青春发育中断、月经周期不规则、月经暂时停止及永久停止（过早绝经）、不孕不育。

POI 被定义为 40 岁以下月经后女性大于或等于 4 个月无月经周期（闭经）和 2 次血清促卵泡激素水平升高达到绝经范围，或大于或等于 13 岁女孩青春期延迟或进展停滞。

3.治疗或保护方法

对儿童肿瘤幸存者可用与其他原来导致性腺发育不良相同的治疗方法，包括适当增加钙摄入和维生素D补充，以及雌激素替代治疗。雌激素替代治疗以模拟正常青春期发育进程为目的。目前国内雌激素替代治疗，多采用口服戊酸雌二醇。治疗起始从小剂量开始（约为成人替代剂量的1/10~1/8），然后每6个月增加1次剂量（25%~100%），2~3年后逐步达到成人剂量。大多数治疗6个月内出现乳腺硬结，2年左右乳房发育可至Tanner 4期。为维持正常乳腺和子宫发育，推荐开始使用雌二醇治疗两年后或有突破性出血发生后，加用孕激素建立人工。

周期，即模拟正常月经周期，每月服用雌激素21天，在第12天或2周末联用孕激素，联用8~10天同时停药，以产生撤退性出血。

4.预防与实施

曾接受过任何可能影响卵巢功能的控瘤治疗的女性应该每年做1次体检，包括青春期仔细评估发育进展、月经史；检测激素水平（FSH、LH和雌激素）。如果发现任何问题，可以咨询内分泌医生。对于已经发生卵巢衰竭者来说，骨密度检测以评估骨质疏松情况十分必要。

儿童时期接受控瘤治疗的女性在怀孕期间有以下风险需关注：整个腹部、骨盆、低位脊柱或全身接受过放疗的女性可能有增加流产、早产或分娩过程中出现问题的风险；接受蒽环类化疗药物和接受上腹部或胸腔放疗的女性，可能存在心脏问题，使怀孕和分娩变得更艰难。

（六）男性健康受损

1.男性生殖系统的发病风险及机制

儿童期控瘤治疗可能造成不育症、睾酮缺乏，对男性生殖功能的影响取决于很多因素，包括男童在接受控瘤治疗时的年龄、肿瘤分型和部位以及治疗方式：

（1）化学治疗：包括烷化剂、铂类、非经典烷化剂（如达卡巴嗪、替莫唑胺）。

（2）头部（尤其是剂量大于30 Gy）、睾丸（大于等于12 Gy）及全身放疗；针对睾丸或睾丸附近的辐射；生精细胞对放疗非常敏感，大部分接受大于6 Gy睾丸辐射的男性都会患不育症，产生睾酮的间质细胞对放疗和化疗有更强抵抗力，但如对睾丸放射剂量达到12 Gy以上，间质细胞也可受损并停止功能，导致睾酮缺乏，对脑部放射可能会损伤垂体，从而影响其传递给睾丸的信号，使其产生精子和睾酮的激素（FSH和LH）水平低下。

（3）手术治疗：双侧睾丸切除术将直接导致不育和睾酮缺乏，骨盆手术，如腹膜后淋巴结清扫术，或脊柱手术有时会致神经损伤而妨碍射精。前列腺或膀胱切除术可致勃起或射精困难。

2.临床表现及诊断

男性体内睾酮水平严重下降可表现为体毛脱落，如胡须少或无、喉结较正常人小、肌肉出现萎缩和无力、皮肤变得光滑细嫩等。

3.治疗或保护方法

睾酮水平低的男性患者应接受睾酮替代治疗，睾酮可通过口服十一酸睾酮或肌注人绒毛膜促性腺激素以提高血清睾酮水平。双侧睾丸切除的男童应从11岁起定期在儿童内分泌医师或泌尿外科医师处随诊，补充睾酮以维持第二性征。有生育要求的男性需要定期行精液分析，如果结果提示无精症或精子减少症，可咨询生殖专家寻求帮助，利用辅助生殖技术等解决生育问题。因手术导致射精困难的患者，因精子生成未受到影响，可通过人工采精、人工授精方法生育。

4.预防及实施计划

接受过使生殖系统疾病发病风险升高治疗的患者，应每年至少进行1次包含性发育评估在内的检查。检测激素水平（FSH、LH、睾酮），如发现任何问题，推荐转诊到儿童内分泌医师、泌尿科医师或生殖专家处治疗。

单侧睾丸全切或部分切除术后，生育能力和睾酮的产生通常不会受影响，但患者仍应采取措施保护残存睾丸免遭伤害，在参加任何有可能造成腹股沟区受伤的活动时，穿戴带有护裆的下体弹力护身。双侧睾丸切除术前可考虑将精子冷藏保存。

（七）肥胖与代谢疾病

1.发病风险与机制

肥胖、代谢综合征和糖尿病（DM）是儿童肿瘤幸存者最常见和最显著的内分泌并发症。中枢神经系统肿瘤、淋巴瘤、接受急性淋巴细胞白血病（ALL）治疗及造血细胞移植后的患者尤易发生此类并发症。儿童肿瘤幸存者发生肥胖和代谢疾病的潜在机制包括瘦素和脂联素改变、胰腺功能不全、不良饮食习惯、久坐不动的生活方式，及肠道微生物群组成的变化。具体如下。

（1）放射治疗：脑瘤手术或颅脑放疗可能会导致下丘脑饱食中枢信号损害并破坏脂联素、瘦素和生长素释放激素信号，引起生长激素缺乏和/或瘦素不敏感，导致食欲亢进。性腺机能减退、甲状腺机能减退等会致空腹胰岛素浓度升高、腹部肥胖和血脂异常。下丘脑损伤还可导致交感神经活动受抑制、肾上腺素分泌减少；交感神经张力降低会降低脂肪组织的脂肪分解和基础代谢率，引起身体成分改变、体重增加；治疗神经母细胞瘤、肾母细胞瘤、软组织肉瘤和生殖细胞瘤等的腹部放疗与胰腺β细胞功能受损之间的关联；TBI导致肌肉质量的损失，骨骼肌胰岛素信号传导能力降低，在BMI不增加的情况下诱导胰岛素抵抗，最终无法维持葡萄糖稳态。

（2）化疗：肿瘤住院治疗期间缺乏运动，护理人员过度保护，同时使用皮质类固醇、神经毒性药物以及由于肌肉质量减少和恐惧而避免体育活动都会在癌症治疗结束后难以维持健康的生活方式，而富含脂肪的饮食，化疗导致肠道菌群的改变会导致胰岛素抵抗、肝脏脂肪变性和肥胖等代谢紊乱。许多化疗药与脂肪组织中炎症反应增强有关，从而导致肥胖，抗癌抗生素阿霉素通过其对脂肪细胞炎症反应的影响与胰岛素抵抗有着广泛的联系。

（3）其他风险因素包括久坐不动的生活方式、低（≤2.5 kg）和高（>4 kg）出生体重以及儿童早期超重等。

2.儿童肿瘤幸存者继发肥胖和代谢疾病的临床表现和诊断

超重的定义为BMI = 1.036−1.644 SD（年龄和性别的第85%~94.9%）。肥胖定义为BMI大于或等于1.645 SD（年龄和性别大于或等于95%）。儿童肿瘤幸存者体重增加可发生在诊断前、诊断后的肿瘤治疗期间及治疗完成后数年，尤其是在治疗第一年。研究表明，约26%儿童肿瘤幸存者在肿瘤诊断后中位数15年会超重，肥胖风险也比其兄弟姐妹高。与男性相比，女性在接受肿瘤治疗后肥胖的概率更高。

3.预防及实施计划

主张由医生、营养师、护士和物理治疗师在内的多学科整合团队（MDT）在整个治疗期间及之后向儿童肿瘤幸存者及其父母提供咨询。随访期间，应特别关注接受大于或等于20 Gy CRT治疗的儿童中枢神经系统肿瘤幸存者，并应特别关注BMI增加患者及暴露于腹部辐射或全身辐射的个体，定期监测HbA1c、血压、血脂和进行糖尿病筛查。加强对患儿的随访和对家庭的教育。

儿童肿瘤治疗期间或治疗后应改变家庭环境和生活方式，如优质饮食、体育锻炼干预能预防肥胖及代谢综合征。强调健康生活方式外，应每年对有颅脑放射史的幸存者进行肥胖筛查。

第六章

泌尿系统

一、正常泌尿系统的结构及功能

儿童泌尿系统包括肾脏、输尿管、膀胱和尿道。儿童尿量与液体摄入量、气温、食物种类、活动量及神经因素密切相关。婴儿尿量每天400~500 mL，幼儿500~600 mL，学龄前儿童500~800 mL。幼儿肾脏相对较大，位置偏低，随年龄增长可逐渐上升至腰部。儿童期肾脏储存、吸收及排泄功能较差，容易出现水肿、脱水及肾功损害等疾病。儿童输尿管比成人宽但弹性差且弯曲度大，易出现尿流不畅、儿童尿道短等因素，导致泌尿系感染发生率明显比成人高。

二、泌尿系统受损机制

实体瘤导致肾损害具体机制不详，可能与肿瘤直接侵犯、机体免疫调节异常以及肿瘤代谢异常如高尿酸血症和高钙血症导致肾小球通透性、肾小管重吸收功能障碍造成肾损害有关。控瘤药物导致肾功能损伤与儿童肾脏结构密切相关，主要有以下几方面原因。

（1）儿童肾血流丰富占心输出量20%~25%，大剂量静脉化疗药物随血液流入肾脏，导致对肾脏直接损害。

（2）肾脏浓缩作用导致化疗药物代谢产物在肾浓度增高，以及肾小管分泌及重吸收功能进一步增加代谢物与肾小管上皮细胞接触加重肾功损害。

（3）婴幼儿期肾储备功能较低，增加了化疗药物对肾脏损害易感性。

三、临床表现、诊断及鉴别

约40%患者肾损害与肿瘤发生密切相关，患者疾病初期常见临床表现为血尿、蛋白尿、水肿、少尿等，可伴血压升高。当肿瘤直接浸润时，会引起肾区扩张导致腰背部隐痛。当肾小管产生病变时，也可出现多饮、尿频、夜尿增多等症状；继发性尿路感染，会出现发热、尿频、尿急、尿痛等症状。同时常伴原发性肿瘤临床表现。化疗药物引起肾功损害多为剂量依赖性，联合其他肾毒性药物可引起肾功损害进一步加重，临床表现异质性较强，轻重程度及持续时间不同，有的药物肾毒性具可逆性，有些药物可持续数年。

当出现血尿、蛋白尿、水肿、少尿症、腰痛等肾功能损害症状时，需及时就医。医生对病人进行病史询问、查体及实验室检查包括：血、尿、便三大常规，24小时尿蛋白质定量、尿蛋白电泳、血液生化、肿瘤标志物、X光、超声波、CT、MRI、内镜、病理活检等可明确诊断。同时注意鉴别原发性肾功损害或由于实体瘤、化疗药物引起的继发性肾功损害，后者常具有原发疾病病史或化疗药物用药史，详细病史询问及原发病检查将有助于疾病的诊断及鉴别诊断。

四、治疗或保护

（一）肿瘤导致泌尿系统损害的治疗及保护

实体瘤泌尿系统损害的治疗原则是以治疗原发性瘤为主，改善肾功能为辅。确诊为肿瘤侵犯导致肾实质损害的患者，应首先考虑手术切除肿瘤。不能及时切除肿瘤者根据患者的病理类型、分化程度、临床分期和体质情况，选择合理的治疗方式。关注肿瘤治疗期间与化疗药物相关的肾功能损害情况。肿瘤引起的肾病综合征可根据肾病综合征的一般原则进行治疗。肾衰者密切注意泌尿系统保护避免肾功能进一步恶化，必要时建议肾移植。泌尿系保护，主要包括预防和治疗感染、出血、电解质紊乱和其他对肾功不利的因素；对存在严重水肿和低蛋白血症的患者，注意卧床休息，加强营养支持；合理饮食保证机体正常运转，对疾病起到辅助控制、维持疗效、促进疾病康复的作用。对透析患者，应控制水及钠、钾摄取量。肾性贫血患者，可补充富含铁的食物，如猪肝、燕麦、黑芝麻、黑米、紫菜、黑木耳、菠菜等，同时注意叶酸和维生素B_{12}等造血原料补充。对放化疗后患者，宜清淡饮食，选择低盐、高优质蛋白少渣类食物。

（二）药物引起泌尿系统损害的治疗及保护

肾脏是药物代谢的重要器官，药物对泌尿系统的损害主要是对肾功能损害，包括肾小球过滤、肾小管重吸收及分泌以及肾间质功能受损。临床应提高对不同药物致肾损害的认识，以减少药物导致肾损害发生。化疗药物对肾功能损害常具有剂量依赖性，尤其对儿童患者肾脏发育不完善，具有独特药物代谢特征，因此不同化疗药物给予剂量及疗程差异显著，对儿童患者药物引起肾功能损害的治疗主要为立即停用引起肾损害药物，对代谢物可在肾小管形成结晶体的药物（如磺胺及甲氨蝶呤等化疗药物）可给予患者碱化液输注或嘱大量饮水并使用速尿清除结晶体；对过敏反应导致急性间质性肾炎患者如使用青霉素类抗生素或引起过敏反应的化疗药物，可予肾上腺糖皮质激素减轻炎症反应，反应不佳者亦可用免疫抑制剂治疗。

对化疗药物所致肾小管上皮细胞损害引起肾功能异常可予保护上皮细胞及促进细胞再生药物治疗，包括维生素E制剂、肝细胞生长因子及表皮生长因子，还有研究报道钙离子拮抗剂可预防并治疗氨基糖苷类药物引起的肾小管上皮细胞损害；化疗药物引发急性肾功能损害患者给予血液净化或腹膜透析清除体内药物及有害代谢产物；化疗药物治疗引发肿瘤溶解综合征是由于化疗药物导致瘤细胞大量、快速破坏，代谢产物释放入血引发的一组急性代谢紊乱综合征，急性肾损害是最常见的临床表现之一，动态监测电解质及肾功能指标和充分水化是最重要的治疗措施。此外肿瘤溶解综合征发生时的高尿酸血症可通过尿酸氧化酶治疗，尿酸氧化酶是一种快速强效尿酸降解酶，对化疗药物引起肿瘤患者相关高尿酸血症治疗产生积极影响，可显著降低肿瘤溶解综合征引起的急性肾损伤及死亡发生率。

总之，药物引起肾功能损害预后较好，多数可通过及时停用肾脏损害药物和正确治疗达到肾功能恢复，但少数严重肾衰、病情复杂患者肾功能恢复缓慢或难以恢复，表现为进展性肾功能不全，最终发展为晚期肾衰。有研究发现卡莫司汀、司莫司汀等亚硝脲类药物和肽类抗生素等药物可能导致肾脏不可逆或进行性损害，临床使用时需重点关注。

五、预防及实施

鉴于儿童泌尿系统特殊性，对正常儿童泌尿系统损害采取预防措施尤为重要，主要包括积极做好家长宣教工作，指导家长做好各种预防措施，养成良好的卫生习惯，排便前后均应洗手，保持会阴部清洁，教育幼儿养成便后从前往后清洗外阴的习惯；日常鼓励儿童多饮水，养成良好的排尿习惯，不宜用乳制品或饮料代替白开水；提供幼儿舒适的排尿环境，婴幼儿应及时更换一次性纸尿裤；婴幼儿衣物应与家人分开洗涤，避免交叉感染；定期进行尿常规检测及时发现隐匿性感染。保持良好的生活及饮食习惯，注重儿童身心健康，母亲孕期重视孕期检查，定期做超声检查，婴幼儿定期进行健康查体，有肿瘤家族史的，在肿瘤高发地区定期进行包括腹部超声在内的影像学检查等相关肿瘤筛查，做到早发现、早诊断并早治疗，积极做好儿童肿瘤及泌尿系统损害的预防及筛查工作。

肿瘤患者泌尿系统损害预防及康复手段：儿童肿瘤发病有规律可循，一般1~3岁是各种母细胞肿瘤发病高峰期，12~14岁常是骨肉瘤和非霍奇金淋巴瘤高峰期，预防肿瘤引起的肾功能损害应该首先了解儿童肿瘤高发年龄，警惕发病高峰期患儿特征性表现并及时就诊。对原发肿瘤侵犯泌尿系预防的首要措施为积极治疗原发病，原发病好转可有效预防泌尿系进一步损害。如为孤立的实体瘤可通过手术切除，避免肿瘤进展侵犯泌尿系统。如病初期肿瘤已进展并累及泌尿系统，可据肿瘤类型及分期采用术前辅助放疗、化疗使肿块体积变小，减轻肿瘤与泌尿系统局部粘连及脏器损害，有助于手术对肿瘤的完整切除及泌尿系功能的保护。此外肿瘤患儿手术康复后应定期复查了解疾病及肾功恢复情况。

化疗药物引起泌尿系损害预防及康复手段：化疗药物引发泌尿系统损害临床表现异质性强，多呈现剂量依赖性，因此给予合适药物剂量，严格掌握药物累积剂量，化疗药物前及使用过程中充分水化，适度碱化，避免多种肾毒性药物联用以及定期监测肾功是预防肿瘤肾功能损害的重要措施。

（一）预防铂类肾功能损害

（1）减少药物剂量，延长药物输注时间。

（2）充分水化，补充血容量保证充足尿量，可以给予速尿增加尿钠排泄。

（3）应用氨磷汀等氧自由基清除剂改善化疗药物对肾脏氧化损伤作用。氨磷汀是一种广泛的细胞保护剂，进入体内可与细胞膜上结合的碱性磷酸酯酶作用转化为渗透性强、具有游离巯基的WR-1065，直接与烷化剂、铂类结合，有效清除化疗产生的自由基，减少正常组织凋亡，减轻细胞毒药物对细胞损伤。

（二）预防环磷酰胺及异环磷酰胺肾功能损害

加强水化作用，使用美司钠预防环磷酰胺及异环磷酰胺对泌尿系统损伤。美司钠为半胱氨酸化合物，能与重复活化环磷酰胺或异环磷酰胺毒性代谢产物丙烯醛相结合形成非毒性产物排出体外，可有效预防出血性膀胱炎及其他泌尿系统损害。

（三）预防甲氨蝶呤肾功能损害

（1）化疗前可监测甲氨蝶呤代谢基因，对甲氨蝶呤基因杂合突变或纯合突变患者根据肾小球滤过率、BMI指数及体表面积过大患儿可酌情减量使用甲氨蝶呤。

（2）充分水化、碱化尿液，使尿pH值维持在7.0以上，促进甲氨蝶呤代谢产物尽快排出体外。

（3）给予亚叶酸钙进行解救，甲氨蝶呤作为叶酸拮抗剂与二氢叶酸还原酶结合阻断叶酸向四氢叶酸转化，亚叶酸钙可直接提供叶酸在体内活化形式，促使与二氢叶酸还原酶结合的甲氨蝶呤解离，加速甲氨蝶呤从细胞内排出，恢复细胞内四氢叶酸含量及正常细胞功能，具有解救过量叶酸拮抗剂在体内毒性反应的作用。

（四）预防肿瘤溶解综合征肾功能损害

急性肾功能损伤是临床诊断肿瘤溶解综合征的重要依据，也是引发患儿死亡的独立预后因素，应高度重视儿童肿瘤患者化疗前肿瘤肾脏浸润及肾功能状况。预防肿瘤溶解综合征肾功损害包括积极治疗感染，纠正低血容量，避免使用肾毒性药物，给予低钾、低磷及低蛋白饮食，监测电解质及肾功能，减低剂量化疗；化疗前充分水化，保证充足尿量[儿童大于 3~4 mL/（kg · h）]促进尿酸和磷的排泄；给予尿酸氧化酶加速尿酸降解，进一步降低肿瘤溶解综合征及其相关急性肾损伤和死亡发生。

第七章

免疫系统

一、免疫系统结构及功能

免疫系统是识别自我，排斥“异己”的复杂网络，包括固有免疫和适应性免疫系统。此外，人体皮肤和黏膜的物理、化学和生物屏障作用也在机体抵御感染中发挥重要作用。正常的免疫功能帮助机体抵御病原微生物侵袭，识别和清除自身突变（恶变）细胞及外源性异质细胞。

二、免疫系统受损机制

所有针对儿童癌症的全身治疗（化疗药物、靶向和免疫治疗），以及脾切除或腹部放疗等局部治疗手段，都会影响免疫系统。

（一）常规化疗

研究显示，化疗结束时，绝大多数急性淋巴细胞白血病（ALL）儿童的淋巴细胞绝对计数低于正常值，65%的患儿血淋巴细胞绝对值要在停药1个月后恢复至正常；但B淋巴细胞功能恢复较为缓慢，血清免疫球蛋白水平恢复至少需6个月；部分患儿即使在结束化疗后1年，仍表现出一种或多种免疫球蛋白亚型或特异性抗体滴度异常。化疗对儿童肿瘤康复者细胞免疫功能的损伤以CD4+T细胞减少最为显著。CD4+T细胞增殖、恢复主要通过两种途径，一种为胸腺依赖性途径，主要产生高分子量的CD45RA亚型，即naïve T细胞，因疾病本身和化疗会损伤到胸腺，因而naïve T细胞恢复很慢；另一种为非胸腺依赖性途径，主要产生低分子量的CD45RO亚型，即记忆T细胞，在化疗期间及化疗结束时，几乎所有T细胞都表达CD45RO，这些细胞在再次接触到某些抗原时可迅速增殖，从而对机体产生保护。研究认为，化疗结束后6个月内，CD4+T细胞数量恢复水平与年龄呈负相关。

（二）造血干细胞移植

接受造血干细胞移植（HSCT）后，中性粒细胞、单核细胞、和自然杀伤细胞（NK）计数在2~3周后即可恢复，但其正常免疫功能恢复大约需2个月，而淋巴细胞数量和功能的恢复更为缓慢。一般而言，CD4+T细胞在移植后1~3个月均保持低水平（小于200 cells/μL），无慢性移植物抗宿主病（GVHD）患儿CD4+T细胞恢复至正常至少需1年，而发生慢性GVHD患儿的免疫重建可推迟至数年；CD8+T细胞恢复至少需6个月；B淋巴细胞在移植后1~3个月同样维持在极低水平，移植后3~12个月恢复，恢复至完全正常通常需12~24个月。不同移植方式的免疫重建速度不同，自体造血干细胞移植患儿免疫功能改变程度较轻，可在几个月内进行免疫重建，而异基因HSCT受者免疫重建可能需要1年或更长时间。

（三）靶向及免疫治疗

单克隆抗体、小分子抑制剂、免疫检查点抑制剂的发展与应用，使许多肿瘤儿童的预后得到显著改善，但对疫苗接种策略却是巨大挑战。例如，广泛应用于CD20阳性B细胞淋巴瘤和急性淋巴细胞白血病儿童的抗CD20单抗（利妥昔单抗），可导致正常B细胞的快速和长时间耗竭，长期使用甚至可导致低丙种球蛋白血症，从而严重损害机体体液免疫功能，B细胞数量的恢复在治疗结束后6~9个月才开始，恢复至正常水平则需9~12个月。大多数研究数据都是通过利妥昔单抗获得，但其他抗B细胞抗体的作用及对免疫的影响大致相似。另外一些小分子抑制剂，如哺乳动物雷帕霉素靶标抑制剂依维莫司或替西罗莫司，可增强机体免疫反应。免疫检查点阻断剂，如抗PD1、抗PD-L1或抗CTLA4抗体，也会增强而不是减少免疫反应。

（四）脾切除或腹部放疗

脾切除和腹部放疗可引起脾功能不全。放射剂量与脾功能减退程度之间的关系尚不清楚。一般认为，脾照射剂量超过40 Gy会出现脾功能不全。但有报道，低-中剂量照射（10~19 Gy），也可致脾出现不同程度功能受损。

三、受损临床表现、诊断及鉴别诊断

免疫系统缺陷会致感染、自身免疫系统疾病及恶性疾病易发。本章仅聚焦感染性疾病。已知儿童肿瘤长期存活者感染性疾病发生率高于健康人群，但针对该人群感染性疾病的临床研究极少，且有限研究也仅集中于ALL和HSCT后病人，实体瘤存活者鲜有报道。

肺是儿童肿瘤存活者最常见感染部位。由于该人群经常出入医院，院内感染尤为多见。相较其他人群，肺部感染后此人群临床表现常不典型，病程进展迅速，感染周期长，易发展成重症病例，晚期并发症发生率也很高。一项包括641名接受HSCT后长期存活者的回顾性研究显示，5年累计感染性疾病的发病率是31.6%，其中多重感染的发生率是10.1%。从病原分析，接受异基因HSCT患儿，细菌感染最常见，其次分别为病毒和真菌。细菌感染中，依次为葡萄球菌、假单胞菌和大肠埃希氏菌。病毒感染中，水痘病毒、巨细胞病毒和流行性感冒（流感）病毒最常见。曲霉菌和念珠菌为最常见的真菌感染。自体HSCT存活者中，细菌感染以葡萄球菌和假单胞菌常见，病毒感染中水痘病毒居首位。

四、治疗或保护方法

如果及时诊断并合适治疗，儿童肿瘤总体存活率目前已经超过80%。作为儿童肿瘤专科医生，应当在儿童肿瘤康复者回归正常学校生活和工作场景前，为他们做一些准备工作，以保证他们可以“安全”进入社会生活：①准备一份患儿既往肿瘤治疗小结，包括诊断、诊断时间及所接受的所有治疗总结；②明确写明病人最可能罹患的感染性疾病，以及为了避免这些感染而应当提供的卫生防护要求；③描述病人目前服用的预防感染药物，因为可能需要在学校或工作场所服用，也可能因为这些医疗行为导致缺课或缺工（如定期静脉丙种球蛋白输注）；④如果出现发热等与感染相关的急症，应对措施；⑤安排一次“提问”时间，回答学校老师或单位同事的问题；⑥告知该康复者所在初级医疗机构、儿童肿瘤或造血干细胞移植中心存活者专科门诊联系方式。

儿童肿瘤存活者特定感染的干预措施参考相应指南，即肿瘤或HSCT儿童侵袭性真菌临床诊断、预防和治疗指南和粒缺发热处理指南。

五、预防及实施计划

从社区初级医疗，到儿童（成人）癌症或HSCT中心的存活者专科门诊，都需关注儿童肿瘤长期存活者的感染风险（免疫系统受损所致）。可预防性感染性疾病进行疫苗再接种是降低其感染风险最简单、经济且有效手段。开展针对儿童肿瘤康复者的预防接种，首先需对下列问题慎重考量：①评估患儿免疫状态；②慎重权衡利弊；③灭活疫苗可安全地用于免疫低下患儿，而活菌疫苗不推荐使用；④及时更新并结合本地区健康儿童最新的免疫接种推荐方案；⑤对与患儿密切接触的亲属及医疗保健工作者进行预防接种。实际操作中，建立高质量儿童肿瘤或HSCT康复者免疫接种项目的核心要素是流程和免疫接种方案。具体说明如下。

1. 建立多学科整合诊治MDT to HIM团队

包括儿童肿瘤科医生、感染科医师、各级疾病预防控制中心医师和社区初级医疗免疫接种医师。

2.确立针对儿童肿瘤或HSCT存活者的免疫接种方案

（1）乙型肝炎（乙肝）疫苗：乙肝疫苗属基因重组疫苗，安全性好。研究表明，80%以上儿童血液肿瘤康复者血清乙肝抗体呈阴性，因而其较同龄健康人群更易感染乙肝病毒并发展为慢性肝病。但常规化疗后，开始乙肝疫苗接种的时间尚未统一。对接受HSCT患儿，由于目前普遍认同至少需6个月机体才能获得完全免疫应答，故接种开始时间较为统一，但具体接种方案仍有差异。部分指南建议在移植后6、7、8、18个月分别给予4次双倍剂量（20 μg）；另一些指南建议，在移植后6~12个月内接种3次，如仍无法获得理想抗体滴度，再追加3剂。此外，为减少疫苗接种次数，有条件地区，推荐使用6合1疫苗（即包括百白破、脊髓灰质炎、B型流感嗜血杆菌和乙肝）。需注意的是，儿童肿瘤康复者再次接种乙肝疫苗后，虽然血清抗体转阳率可达70%以上，但抗体水平下降速度较普通人快，应定期检测乙肝抗体水平并及时给予再接种。

（2）流行性感冒（流感）疫苗：目前可供选择流感疫苗包括三价灭活疫苗和减毒活疫苗。由于标准三价灭活流感疫苗较减毒活疫苗具有更好安全性和免疫原性，可更好为免疫功能有缺陷患儿提供保护，故推荐使用灭活流感疫苗。对接受化疗儿童，美国儿科学会（2009）建议在化疗结束后至少3~4周且中性粒细胞和淋巴细胞计数大于1 000 cell/μL时进行接种；对之前接受单克隆抗体治疗患儿，因其可在6~12个月内抑制机体对接种疫苗的反应，需延长至化疗结束后至少6个月进行接种。对接受HSCT儿童，接种间隔最好不少于6个月。但在流感爆发期间，HSCT后4个月即可考虑接种。与其他健康儿童一样，所有儿童肿瘤康复者均应终身保持每年接种1剂三价灭活流感疫苗。

（3）B型流感嗜血杆菌（Hib）疫苗：Hib疫苗属多糖结合疫苗。研究发现，42.6%儿童血液肿瘤康复者血清抗B型流感嗜血杆菌（Hib）抗体阴性，故感染风险高。健康儿童Hib接种计划包括3剂Hib结合疫苗，分别在出生后2、4和6月时接种。对接受常规化疗康复者，可在化疗结束后3个月开始恢复接种Hib疫苗。对于HSCT后患儿，美国感染性疾病协会建议，可在HSCT后6~12个月开始，接种3剂Hib结合疫苗，每剂间隔1个月；为减少疫苗接种次数，如有6合1联合疫苗，可在移植后6个月开始，给予3剂6合1疫苗，并在移植后18个月给予1剂增强剂量。

（4）麻腮风（MMR）疫苗：MMR疫苗属减毒活疫苗，使用不当可能对免疫缺陷个体产生严重副作用。由于普通人群疫苗接种覆盖率低或保护性抗体丧失，可致麻疹和腮腺炎暴发，从而容易累及部分肿瘤患儿并产生严重后果。因此，在合适时间有必要对此人群进行MMR疫苗接种。对从未接种过MMR疫苗患儿，在治疗结束后3个月内不建议接种MMR疫苗；对化疗前已接种儿童，可在化疗结束后6~12个月按照当地健康儿童预防接种计划继续接种（对接受单抗治疗患儿接种开始时间应延长）。但在疾病暴发流行期间，若患儿与确诊麻疹患者有过密切接触，需积极接受被动免疫，即在接触72 h内接受1剂特异性免疫球蛋白。HSCT后患儿，MMR抗体滴度呈逐渐下降趋势。目前指南建议，移植后至少24个月，且在无活动性GVHD、未使用免疫抑制剂及基础疾病无复发情况下，给予1剂MMR联合疫苗，但对接种剂量仍存争议，部分专家建议间隔1个月给予两剂MMR疫苗。

（5）水痘-带状疱疹疫苗：水痘疫苗属减毒活疫苗，仅适于对水痘无免疫保护的个体。对血清学阴性患儿，如在开始化疗或HSCT之前，尚未处于免疫抑制状态，且计划至少4周后才开始免疫抑制治疗，可考虑先接种1剂水痘疫苗。对完成化疗且血清学阴性肿瘤患儿，建议在化疗结束后至少3个月接种水痘疫苗，而接受单抗治疗患儿应延长到至少12个月后。对带状疱疹疫苗，不仅是减毒活疫苗而且其病毒含量是水痘疫苗的14倍，因此目前指南均不推荐肿瘤儿童使用。接受HSCT后的康复者，如无慢性GVHD、未使用免疫抑制剂及CD4+T细胞计数大于200cells/mm^{3}且血清学抗体阴性，可在HSCT后24个月开始水痘疫苗接种，共两剂，两剂之间间隔两个月。此外，也有研究显示，HSCT后1、2和3个月分别给予患儿一剂热灭活水痘疫苗，也可取得较好预防效果，但这种灭活疫苗目前国内暂无法获得。

（6）肺炎球菌疫苗：肿瘤患儿B淋巴细胞功能低下，是侵袭性肺炎球菌感染的高风险人群。目前广泛使用的肺炎球菌疫苗有两种，一种是非T细胞依赖性23价肺炎球菌多糖疫苗（PPSV 23），虽无法产生免疫记忆，但可覆盖多种重要肺炎球菌血清型；另一种是T细胞依赖性7价和13价肺炎球菌结合疫苗（PCV），研究表明重复接种这两种肺炎球菌结合疫苗可产生抗体增强效应。美国疾病预防控制中心和英国“绿皮书”均建议，化疗结束后3~6个月开始，先接种PCV13或PCV7，并在间隔至少8周后给予1剂PPSV23，从而发挥PPSV23覆盖多种血清型优势，但此种策略对肿瘤康复儿童效果如何尚不清楚。对接受HSCT后儿童，从移植后3~6个月开始，接种3剂PCV13，每剂间隔1个月；并在移植后12~18个月接种1剂PPSV 23；如患儿存在慢性GVHD，因其对非结合疫苗缺乏反应，最后一次PPSV 23应更改为PCV13。初始接种后，应对血清肺炎球菌抗体滴度进行检测以指导后续疫苗接种。

（7）百白破疫苗：百白破疫苗属灭活疫苗。研究表明，在化疗结束后3、6、9个月开始接种均可获得保护性抗体，且抗体水平间无显著差异。因此，为减少化疗结束与再接种之间的间隔，可于化疗结束后3个月开始接种。接受HSCT后患儿会丧失对破伤风和白喉的免疫（移植后2年内抗体均阴性）。因此，从移植后6~12个月开始，接受3剂百白破疫苗（每剂间隔1个月），并可在移植后18个月给予一剂增强注射。

（8）脊髓灰质炎疫苗：目前可供选择的脊髓灰质炎疫苗包括脊髓灰质炎减毒活

疫苗和灭活脊髓灰质炎疫苗，由于灭活脊髓灰质炎疫苗具有更好的安全性，故推荐儿童肿瘤康复者使用：①对于化疗前未接种或未完全接种脊髓灰质炎疫苗患者，建议在化疗结束后3个月开始或继续接种；②对于化疗前已经完成基础接种的患儿，建议在化疗结束后3个月给予1剂增强剂量；③HSCT后患儿应从移植后6~12个月开始，间隔1个月接受共3剂，并在移植后18~24个月接受1剂增强剂量。为减少疫苗接种次数，可以使用6合1疫苗。

3. 制定患儿密切接触亲属及医疗保健工作者的免疫接种方案

与肿瘤儿童密切接触家属及医疗保健工作者均应例行接种推荐的疫苗，以更好降低患儿感染疫苗可预防性疾病的概率。对活病毒疫苗，如MMR、水痘疫苗、诺如病毒疫苗，使用时需注意：如接种水痘疫苗后出现水泡性皮疹，应避免与患儿接触，直至皮疹消退；接种诺如病毒后1周内，患儿应避免接触疫苗接种者粪便，且所有家庭人员应注意手卫生；常规推荐的灭活疫苗包括脊髓灰质炎疫苗、三价流感疫苗，其中与年龄大于或等于6个月的患儿密切接触者应每年接种一剂灭活流感疫苗。

第八章

心理行为保护

儿童期是机体形态功能、心理行为、社会人格全面发育发展的重要时期，该时期是否身心健康对儿童影响重大。儿童心理行为问题是指异常行为在严重程度和持续时间上超过了相应年龄所允许的正常范围，其表现形式多种多样，主要包括行为障碍、情绪障碍、心理/情绪因素引起的身体器官功能障碍和心神疾病四大类。肿瘤的诊断与治疗直接导致患儿身心痛苦、适应不良、错过教育机会、与同龄人接触减少，从而对儿童及其家庭成员产生严重的心理和社会功能影响。

一、肿瘤儿童心理行为问题的影响因素

（一）基因与遗传

儿童个性、气质、智力和性格的差异受基因的调控，个体的遗传特征决定其接触外界环境后产生的体验感。性格是影响肿瘤儿童心理行为的重要因素，性格乐观外向的孩子具有良好的心理适应性，而神经质性格的孩子则相反，难以适应环境。比如在髓母细胞瘤幸存者中，纯合GSTM1基因缺失的患儿更易出现焦虑、抑郁和整体痛苦症状。

（二）肿瘤类型

研究显示肿瘤类型是影响心理社会结局不良的突出危险因素。中枢神经系统肿瘤幸存者普遍存在适应不良及社会适应困难，更易出现抑郁和躯体化。骨肿瘤患者因为身体健康受损及疼痛增加可引发焦虑和躯体化。肉瘤幸存者易出现睡眠中断。血液肿瘤患儿的行为问题检出率高达12.9%~21.1%。霍奇金淋巴瘤幸存者比非霍奇金淋巴瘤更易出现躯体化症状。

（三）家庭因素

子女患有肿瘤对父母而言是一种创伤性事件，严重影响其日常活动和身心健康。研究显示肿瘤患儿父母创伤后应激障碍（PTSD）的患病率高达26%。父母心理社会适应性差会影响肿瘤儿童心理、疾病的治疗与预后。而肿瘤的诊疗给家庭带来巨大经济压力，有研究显示大部分恶性肿瘤患儿的家庭月支出是其收入的7倍，即使在有经济援助的情况下，非医疗费用仍为人均收入的2.5倍。经济压力可导致家庭成员产生抑郁、焦虑等症状。父母的不良心境、家庭经济压力等都能使家庭功能受损，研究表明适应能力较好的家庭，家庭成员的负性情绪较少。父母的教养方式同样对儿童的心理发展至关重要，家庭越以肿瘤患儿为中心，对患儿的期望与实际差距就越大，患儿越容易发生心理行为问题。

（四）社会支持

长期住院治疗及父母的过度保护使肿瘤患儿社交减少，研究显示50%~70%的肿瘤患儿存在社会孤立感，导致重返校园困难、同伴关系困难等问题，并且同伴关系困难也会进一步影响肿瘤患儿成年后的社会化功能。

（五）其他

男孩比女孩更容易发生心理行为问题，学龄前期（3~7岁）的儿童行为问题检出率和负性情绪发生率明显较高，可能与该期为性格、习惯养成的关键时期有关。患病时间大于3年的患儿，由于疾病的迁延会表现出更强烈的失望和逃避情绪，容易发生心理行为问题。强化化疗方案及含有烷化剂的化疗方案易出现抑郁、焦虑和躯体化的心理困扰。接受放疗的幸存者易出现躯体化，并且其受教育程度、残疾状态、未婚也与不良心理症状有关。

二、肿瘤儿童心理行为问题的常见类型、诊断与鉴别诊断

肿瘤对儿童心理行为的影响体现在多方面，不同肿瘤类型、不同疾病时期、不同性别及不同年龄阶段的影响各不相同。

恶性肿瘤患儿的心理行为问题检出率为25.4%，男性患儿主要表现为交往不良、社交退缩和攻击性，女性患儿主要表现为抑郁、社交退缩和分裂样。在心理适应不良方面，2~7岁患儿主要表现为恐惧和过度依恋，8~18岁患儿主要表现为急躁、烦躁、焦虑。在行为适应不良方面，2~7岁的患儿主要表现为独立行为减少和对电子产品产生依赖，而8~18岁的儿童则主要表现为学习障碍和网络成瘾。儿童脑肿瘤幸存者的抑郁、焦虑、自杀意念、精神分裂症及其相关精神病和行为问题发病率较其他

类型肿瘤均升高。临床上肿瘤儿童心理行为障碍常被躯体疾病所掩盖，照顾者及医护人员早期识别心理行为问题的异常信号可减少对儿童生长发育的影响，常见的心理行为问题异常信号有：过度悲伤或持续情绪低落，总是烦躁或脾气暴躁，对许多事情不感兴趣，总是疲惫或昏昏沉沉，入睡困难或睡眠时间增多，注意力不集中，与家人朋友互动减少，厌食或暴饮暴食，自杀念头或行为，头痛、腹痛等躯体症状。其次，对肿瘤儿童及家长常规做相关心理行为量表筛查有利于早期发现心理行为问题，常见的筛查量表见（表52-2）。对可疑焦虑、抑郁、创伤后应激症状者选用儿童焦虑障碍自评量表（SCARED）、儿童抑郁量表（CDI，适用于7~17岁）、创伤后应激障碍反应指数（PTSD-RI）进行筛查，必要时及时转至精神心理科就诊。

表52-2 心理行为问题筛查量表

量表类型	适应年龄	筛查内容	推荐频次
心理痛苦温度计（DT）	大于2岁	筛查心理痛苦程度。2~4岁儿童为3种不同面部表情，5~6岁儿童为10个等级的视觉模拟量表，大于7岁将心理痛苦定义为“担忧、焦虑、悲伤、恐惧”进行0-5-10的评分	每3月1次
学龄前儿童行为量表	2~6岁	可筛查儿童焦虑、抑郁、退缩、躯体化、多动、攻击和注意力的心理行为问题	至少每年1次
Achenbach儿童行为量表（CBCL）	4~16岁	用于评估儿童注意缺陷多动障碍、对立违抗障碍、品行障碍、焦虑障碍、抑郁障碍	至少每年1次
症状自评量表（SCL-90）	大于16岁	快速筛查躯体化、强迫症状、人际关系敏感、抑郁、焦虑、敌对、恐怖、偏执和精神病性的心理问题	至少每年1次
家庭管理测量量表（FaMM）	所有年龄	慢性病儿童家庭对疾病的反应和照顾方式，包含对疾病的认可、关注、照顾与管理能力及家长关系，早期发现疾病对家庭关系的影响，以便更好地获得家庭与社会支持	至少每年1次
心理社会评估工具（PAT）	所有年龄	评估恶性肿瘤患儿及其家属（父母、兄弟姐妹）的社会心理风险	至少每年1次

三、肿瘤儿童心理行为的治疗干预与综合管理

推荐以家庭为中心的社会心理综合管理模式，对肿瘤患儿及其家庭成员进行综合的社会心理评估与管理，重点是对肿瘤儿童和肿瘤家庭的心理社会支持。

（一）肿瘤儿童的心理社会支持

应为肿瘤儿童及青少年提供心理社会支持干预，建议以专业心理工作者为主导的多学科合作，用认知行为疗法（CBT）、游戏疗法、艺术疗法、心理健康教育疗法、图书阅读疗法、社交技能培训、混合型疗法等干预方法，改善患儿情绪，促进患儿适应社会。认知行为疗法是一组通过改变思维、信念的方法来改变不良认知，达到和消除不良情绪和行为的方法，可结合自身医院条件和儿童特点，由心理治疗师制定个体化行为认知干预方案，同时注意保护患儿隐私。推荐腰穿、骨穿、化疗、干

细胞移植等治疗过程中播放舒适音乐，分散患儿注意力，有利于平复其负面情绪。推荐肿瘤病房联合志愿者每1~2周开展健康科普讲座、绘画工作坊、手工艺品制作、励志电影、志愿者阅读陪伴、团队心理辅导等活动，丰富住院生活，加强患儿间的交流与合作，改善其焦虑、恐惧、社会孤独感等不良情绪，增强战胜疾病信心。最新研究表明手机游戏、机器人、视频游戏或虚拟现实等新技术也可明显改善儿童和青少年肿瘤患者的疼痛、焦虑或抑郁情绪。

（二）肿瘤家庭的心理社会支持

应为肿瘤患儿家庭成员提供适当心理社会干预措施，以促进儿童、父母及家庭整体健康发展。建议以专业心理工作者为主导的多学科合作，用以下干预方法帮助恶性肿瘤患儿家庭。针对父母或其照护者的干预：如以压力管理干预方案（PRIAM）为代表的复原力训练、以认知行为技术为核心的干预及问题解决技能培训等干预。压力管理干预方案涵盖压力管理、目标设定、认知重组和意义发现4个部分，通过主动学习压力管理有效提升恶性肿瘤患儿照顾者的心理复原力。以肿瘤患儿家庭为中心的干预：如结合认知行为原则和家庭疗法的肿瘤生存能力训练计划（SCCIP）、针对儿童肿瘤幸存者家庭以家庭为导向的干预（FAMOS）。治疗期间应对儿童肿瘤家庭进行经济困难风险评估。评估内容应包括经济困难的风险因素，如：父母的就业状况、先前存在的低收入或经济困难、单亲家庭状况以及预期的长期强化治疗方案。应根据评估结果，有针对性地向家庭介绍支持资源。

肿瘤治疗全程中，应及时向肿瘤患儿及其家庭提供疾病相关的信息，如肿瘤类型、治疗程序、预期结果、短期和长期的影响，并在必要时为患儿及其家庭提供情绪支持，以减轻家庭对疾病的不确定感，改善心理结果。建立以肿瘤患儿为中心，家庭—学校—社区—医院分级多向管理干预模式，不断提高恶性肿瘤儿童社会生活能力及远期生存质量，让肿瘤儿童尽快步入健康儿童的生活轨迹。

四、预防及康复

肿瘤患儿及其家庭成员经历的心理社会症状常会随疾病进展而改变，建议医务工作者在疾病发展的关键节点，如诊断时，或治疗发生改变时，向患儿及其家庭成员开展适当心理教育，主动预防心理社会不良行为的发生与发展。建议医务工作者将心理行为问题筛查纳入长期幸存者的随访诊疗工作，并向肿瘤儿童青少年及其家庭提供相应的心理咨询指导。诊断后的重返校园有助于肿瘤儿童和青少年的社会适应，建议医务工作者为患儿重返校园提供支持，协助家庭同学校的教育工作者联系，向教育工作者提供癌症及其治疗可能对患儿的学习生活带来影响的信息，增加教育工作者对于儿童肿瘤的认识，促进患儿重返学校。

第九章

生育保护

一、生殖器官的结构和功能

正常女性生殖器官发育是一个非常复杂的过程。中肾、中肾管和副中肾管（或称米勒管）通过复杂的联合作用形成子宫、阴道和上泌尿道，未分化的性腺形成卵巢。

（一）卵巢的发育特点及功能

卵巢是产生和排出卵子并分泌甾体激素的性器官。大小及解剖位置与年龄有关。胎儿卵巢位置位于腰部和肾附近，新生儿卵巢位置较高，成人卵巢位置较低，位于子宫底后外侧。幼儿卵巢大小为3mm×2.5mm×1.5 mm，直至青春前期接近成人大小。3岁前卵巢体积1 cm^3，青少年期卵巢平均体积为3 cm^3，至青春期前可达9.8 cm^3。

胚胎第5周，双侧中肾内侧间皮增厚，形成泌尿生殖嵴。胚胎第4周，原始性腺细胞自胚胎卵黄囊沿背部上皮凹陷迁移，于胚胎第6周达性腺泌尿生殖嵴的间充质内整合入原始性腺中。胚胎6~8周，卵原细胞数目大约60万个。胚胎10周，如无SRY蛋白、雄激素等作用，性腺分化出卵巢结构。胚胎16~20周，生殖细胞数目达高峰，两侧卵巢共含600万~700万个。胎儿期卵泡不断闭锁，出生时剩100万~200万个。出生后，新生儿期，女婴受胎盘和母体激素影响，卵巢有一定程度发育。儿童早期（4~8岁），由于下丘脑、垂体对低水平雌激素（≤10 pg/mL）的负反馈及中枢性抑制因素高度敏感，下丘脑-垂体-卵巢轴功能处于抑制状态，此时卵泡虽能大量自主生长，但仅发育到窦前期即萎缩、退化，此时卵巢位于腹腔内。儿童后期（8~12岁）下丘脑促性腺激素释放激素抑制状态解除，卵巢内卵泡有一定发育并分泌性激素，但仍不能成熟，此时卵巢形态逐步变为卵圆形，卵巢逐渐下降至盆腔。从青春期开始至绝经前，卵巢在形态和功能上发生的周期性变化为卵巢周期，卵泡开始发育。青春期时，每侧卵巢的卵泡数大约8万个；到35岁时，每侧卵巢只剩2.5万~5万个卵泡。

1.子宫和输卵管的发育

胚胎第7周，中胚层来源的副中肾管与位于其外侧的中肾管同步开始发育，最终形成输卵管、子宫、宫颈和阴道上段。胚胎第8周，双侧副中肾管迁移至中肾管内侧于中线处汇合，中段管腔融合、吸收形成子宫，其中中胚层部分形成子宫内膜和肌层。在融合的最初阶段，子宫内存在一纵隔，一般在胎儿20周吸收消失，若持续存在，形成子宫纵隔畸形。未融合的双侧副中肾管头段，后续发育成输卵管，头段开口形成输卵管伞端。

子宫体的形状、大小及位置随年龄增长而产生变化，与不同年龄的雌激素水平密切相关。初生儿及胎儿的子宫位置较高，位于骨盆上口之上，子宫颈特别发达，子宫颈较子宫体长而粗，约占全长2/3，但子宫颈阴道部却很短，子宫肌层薄，子宫底不明显。从初生到10岁，子宫发育迟缓，变化很小。3~8岁幼女子宫（包括子宫体和子宫颈）长1.5~3 cm，宽0.5~1 cm；10岁子宫增大至3.5 cm左右，13岁增大至6.2 cm左右。近性成熟期，子宫体发育迅速，宫壁增厚，宫腔扩大；至性成熟期，子宫底隆突，子宫平均的长、宽、厚分别为7.5cm×5cm×2.5cm。子宫体与子宫颈管的比例因年龄而异，婴儿期为1∶2，静止期（4~7岁）为1∶1，青春前期（8~10岁）为1.5∶1，青春期与生育期为2∶1，老年期为1∶1。

子宫体腔的形态、大小可随年龄、生育及周期性激素的变化而变化，其形态经X轴测量多为倒等腰三角形，宫腔底长度与高度的比例为1∶2。子宫体腔上段指子宫底水平横线下方中上12~15mm的范围，形态类似等腰梯形，是子宫内膜腔最宽阔及肌层较厚处。子宫体腔下段为子宫峡部的内腔，称为子宫颈管，为漏斗形短管，此段肌层多为环状和网状肌纤维，易受异物激惹而收缩，使子宫颈被动扩张。其上口称颈管内口，在解剖学上狭窄，又称解剖学内口；下口又称颈管外口或组织学内口，为子宫内膜转变为子宫颈内膜的部位。

妊娠20周胚胎期子宫内膜分化完成，子宫腺体形成；妊娠32周出现少量分泌功能；出生后激素撤退，有些女婴可发生阴道出血；出生后14天内膜萎缩退化，青春期前子宫内膜厚度约0.4 cm；青春期、性成熟期子宫内膜受卵巢雌激素和孕激素的影响，而发生周期性增生、分泌、撤退来潮（增殖期、分泌期、月经期）的变化。

2.阴道的发育

中胚层来源的左、右副中肾管的尾段合并形成阴道上段（上2/3至4/5），内胚层来源的尿生殖窦形成阴道下段（下1/3至1/5）。也有观点认为阴道完全由尿生殖窦单独衍生而来。

（二）睾丸的发育特点及功能

男性外观的形成是一系列分子和形态学精确变化的结果。中胚叶位于内胚叶与外胚叶之间，早胚的泌尿生殖嵴在此生成。泌尿生殖嵴包含了未分化性腺和中肾组织，是产生生殖管道—午非氏管和苗勒氏管的场所。嵴的形成需要一些重要基因，包括肾母细胞瘤因子（WTI）和类固醇生成因子（SF-I）。在泌尿生殖嵴形成过程中，原始生殖细胞必须从胚胎外的外胚叶依次迁移，经过胚胎外胚层、原条、基底尿囊、后肠肠壁，最后进入泌尿生殖嵴并寄居于未分化性腺内。睾丸分化需要Y染色体信号，睾丸决定基因位于Y染色体短臂的假常染色体区附近。Y染色体性别决定区（SRY）存在于性腺嵴，在睾丸分化前表达。

在所有哺乳动物的胚胎期，雄性和雌性的原始生殖道会并存一段时间。附睾、输精管和精囊腺的始基，即午非氏管的发育需要睾酮刺激。胎儿睾丸由生精小管组成，周围围绕以支持细胞（Sertoli细胞）和由间质分化形成的间质细胞（Leydig细胞），能合成分泌男性分化所需的两种产物，即苗勒氏管抑制物质（MIS）和睾酮。前者可抑制苗勒氏管的分化，后者能刺激午非氏管结构的形成。

在胚胎时期睾丸位于腹腔内，在肾脏附近。在卵子受精后12周至7个月间，睾丸由腹膜后腰部经腹股沟管下降。出生前后，睾丸和附睾一起经腹股沟管下降至阴囊中，这一过程称为睾丸下降。如下降未到位，就会出现隐睾。

睾丸的主要作用是产生性激素，维持男性重要生理功能；青春期后就开始有产生精子的能力。儿童时期睾丸可产生激素，包括雄激素、雌激素、泌乳素等，这些激素对男性骨骼、神经系统、青春期后精子及第二性征等发育起重要作用。

二、肿瘤或化疗导致的生殖器官损害机制

（一）肿瘤导致的生殖器官损害机制

1.卵巢肿瘤

卵巢肿瘤是儿童及青少年生殖系统中最常见的肿瘤。卵巢肿瘤大多起源于卵巢表面的原始体腔上皮衍化而来的生发上皮，具有分化为各种苗勒上皮的潜能。如向输卵管上皮分化，则形成浆液性肿瘤；如向宫颈黏膜分化，则形成黏液性肿瘤。依据细胞分化程度分为良性、交界性和恶性。小儿卵巢肿瘤大约90%是良性，恶性占比少，儿童及青少年最常见的卵巢肿瘤是生殖细胞瘤，包括畸胎瘤（成熟型、未成熟型、单胚层型、成熟型畸胎瘤伴体细胞恶变）、无性细胞瘤、卵黄囊瘤、胚胎性癌、绒毛膜癌、混合性生殖细胞瘤等，而上皮性肿瘤及交界性肿瘤较少见。良性肿瘤分化较成熟，生长缓慢，病灶局限，局部压迫卵巢组织。恶性肿瘤侵袭及浸润周围组织与邻近组织发生粘连，可以在腹膜及脏器表面形成种植结节，也可通过血液循环向肝、肺等远处转移，可形成区域及远处淋巴结转移病灶。小儿的卵巢周围韧带和输卵管的发育不成熟，容易错位而导致扭转，致使卵巢及肿瘤发生坏死，也可

破裂出血和继发感染。有些瘤种分泌雌激素促进性早熟。

2.子宫及阴道肿瘤

小儿原发子宫肿瘤罕见，婴幼儿可见横纹肌肉瘤，儿童可有平滑肌肉瘤、未分化子宫肉瘤、血管周围上皮样细胞瘤（perivascular epithelioid cell tumor，PEComa）等。青少年可见子宫内膜间质肉瘤、腺肉瘤、子宫内膜癌等。子宫作为孕育器官，功能易受到肿瘤的侵袭和影响。肿瘤生长初期可压迫子宫，继而侵犯宫旁组织，可向真骨盆外延伸。

儿童阴道恶性肿瘤少见，常见为横纹肌肉瘤、内胚窦瘤等，小儿子宫颈和阴道呈移行状，宫颈唇不发达，所以，很多阴道肿瘤蔓延并侵犯子宫颈，但侵犯子宫体的病例少见。阴道前壁易发生，肿瘤初期在阴道皱襞内黏膜下开始呈小结节状增生，继续发展成有蒂或无蒂的葡萄状肿物，似息肉样，可形成串珠，起于一个中心或多个中心，压迫阴道壁，穿透阴道黏膜突向阴道，可充满整个阴道而突出于阴道口外。病变发展较多见向尿道、膀胱后壁、膀胱阴道隔浸润，直肠转移偶见。

波及盆腔组织可压迫或侵犯神经干，亦可压迫或侵犯输尿管，至肾功能不全，压迫或侵犯膀胱时，严重者膀胱瘘道形成、脏器功能受损甚至衰竭。常发生腹股沟区域淋巴结转移，及远处肺转移和骨转移。

3.睾丸肿瘤

原发性睾丸瘤中大多为生殖细胞瘤如卵黄囊瘤、畸胎瘤，非生殖细胞瘤如睾丸间质细胞（Leydig细胞）瘤，支持细胞瘤等其他组织肿瘤少见。睾丸肿瘤早期呈圆形或卵圆形，包膜完整，切面实性，夹有多数小囊，含胶状囊液，可压迫正常睾丸组织。中晚期破坏睾丸正常细胞后向周围组织侵袭并可与阴囊发生粘连，可致静脉回流障碍；常有淋巴道转移，可至腹股沟、髂内、髂总、腹主动脉旁及纵隔淋巴结转移，肿瘤可产生促性腺激素致性早熟。

（二）化疗对卵巢、子宫、阴道的损害机制

1.化疗对卵巢的损害

化疗药物可通过两条途径导致卵巢损害：一是通过下丘脑-垂体神经系统引起卵巢功能紊乱，二是直接损伤卵巢组织。化疗药物对卵巢损伤程度与药物种类、用药剂量、开始化疗年龄、原本卵巢功能状态等有关。不同化疗药物对卵巢影响各不相同：有明确卵巢毒性的药物主要有环磷酰胺、美法仑、白消安、氮芥等烷化剂。不同药物影响细胞种类也不同，可直接影响卵子质量、诱导卵母细胞凋亡，也有影响颗粒细胞等支持细胞。颗粒细胞有丝分裂活跃，更易受到多种化疗药物影响，随FSH和LH受体数目减少，导致卵巢早衰。化疗药物诱导卵母细胞凋亡的机制未明，可能与DNA修复通路相关；化疗药物也可诱导卵泡发生自我吞噬；化疗药物还可触发静

止期卵泡活化和生长，通过PI3K/PTEN/Akt信号通路导致卵巢储备卵子数目减少；化疗药物还可通过损伤卵巢血管、影响血供减少原始卵泡数目。如化疗药物主要作用于成熟卵泡，则停止化疗后月经大多可以恢复。如化疗药物导致卵子数量减少，会导致卵巢功能减退、衰竭，丧失生育能力。环磷酰胺、白消安等烷化剂、顺铂等铂类制剂，是导致卵子减少的代表性药物。一般随药物剂量增大，卵泡数量减少越明显；接受化疗的年龄越大，发生卵巢早衰可能性越大。

2.化疗对子宫、阴道的损害

化疗对子宫、输卵管、宫颈和阴道损伤并不明显，化疗结束后未见明显、典型的后遗症。

（三）化疗对睾丸的损害机制

化疗对长期存活的青春期前男性患者生殖系统的影响有多方面，其中包括对生精上皮的直接破坏以及通过破坏下丘脑和垂体而引起间接影响，生精上皮对细胞毒性物质的破坏比间质细胞更为敏感。研究显示，约六成以上经控瘤治疗的儿童及青年被评估为在生育问题上具有风险。此外，由此引发的疾病如精子传输障碍、勃起功能障碍等。

三、临床表现、诊断及鉴别诊断

（一）卵巢肿瘤

1.临床表现

早期肿瘤体积小时不易扪及，无特异症状，偶诉有腹痛、腹胀，常不能早发现。

（1）腹部包块：为主要体征，小儿骨盆狭小，包块容易在腹部扪及，卵巢肿瘤与输卵管形成柄蒂，当体积小与周围组织无粘连时，移动性较大，同一病儿不同时间可在下腹部或上腹部扪及其包块。当体积大并与周围组织粘连时，可扪及固定包块。

（2）腹痛：常为首发症状，多为脐周或下腹部间歇性疼痛，系因肿瘤牵拉周围组织刺激所致。有时恶性肿瘤自行穿破也可引起腹痛。小儿卵巢肿瘤瘤蒂常被拉长，加之小儿活动度大，易发生蒂扭转，引起急性腹痛，体检扪及腹部压痛，可并发腹膜刺激征。

（3）性早熟症状：功能性肿瘤，性索间质肿瘤中的颗粒细胞瘤、卵泡膜细胞瘤、环管状性索间质瘤、原发性绒癌等可出现内分泌功能，一旦具有内分泌性，可引起小儿体内激素水平变化，出现第二性征变化，包括月经来潮、乳核增大、乳房发育、阴道流血、阴蒂增大、阴毛、腋毛生长、骨龄提前等。多数在切除肿瘤组织后逐渐恢复正常。

（4）压迫症状：恶性变时，肿瘤迅速增长可造成相应压迫症状，出现排尿、排便困难，严重者可引起肠梗阻或肾积水。

（5）肿瘤播散：恶性肿瘤可穿破包膜向周围浸润、播散，发生腹膜种植，有时出现血性腹水。早期转移到区域淋巴结，晚期经血循环广泛播散。

（6）其他症状：晚期病人出现衰弱、体重明显下降、面色苍白、无力、食欲不振、贫血、肌肉萎缩等恶病质现象。

2.诊断与鉴别诊断

腹痛、腹块、腹胀、腹部增大为主要临床表现，结合超声、CT以及MRI的辅助检查帮助诊断。肿瘤标志物及性激素检测：甲胎蛋白AFP在内胚窦瘤、胚胎性癌及未成熟畸胎瘤患者可升高，绒毛膜促性腺激素β-hCG在卵巢原发性绒癌患者升高是敏感可靠的肿瘤标记，血CA125对卵巢上皮性癌特别是浆液性囊腺癌的升高有重要参考价值，黏液性囊腺癌可有CEA异常升高。

卵巢畸胎瘤应与腹腔内或腹膜后肿瘤鉴别。卵巢肿瘤发生扭转时，注意与阑尾炎、梅克尔憩室炎相鉴别。青少年卵巢恶性肿瘤要与盆腔结核鉴别，结核菌素试验及甲胎蛋白（AFP）检测可作为鉴别诊断的方法之一。

（二）子宫肿瘤

1.临床表现

良性的子宫肿瘤，早期无症状，肿瘤增大可引起下腹部的疼痛。恶性的子宫肿瘤症状如下。

（1）典型症状如下。

阴道流血：90%子宫体恶性肿瘤的早期主要症状为少量至中等量的阴道流血，青少年可伴出血性月经紊乱、月经淋漓不尽。

阴道异常排液：部分患者早期可表现为稀薄的白色分泌物或少量血性白带。如果局部有感染、坏死，可排出恶臭的脓血样液体。

（2）其他症状如下。

疼痛：瘤灶及其出血与排液的瘀积刺激子宫不规则收缩而引起下腹阵发性疼痛；侵犯宫旁组织时有胀感、钝痛；累及腹膜则剧痛；压迫或侵犯盆腔神经干，持续性疼痛，并向下肢放射；累及输尿管引起肾盂积水，出现腰部钝痛；压迫或侵犯膀胱，会引发尿频、血尿及尿痛，严重者出现尿闭或尿瘘，甚至引起尿毒症。

转移症状：多发于肺转移和骨转移，不同转移的部位，会出现相应的症状。

全身衰竭：晚期患者可出现贫血、消瘦、发热、恶病质等。

2.诊断与鉴别诊断

临床表现结合影像学和病理组织活检可以诊断。体检时注意阴道口有无分泌物及流血，肛查及同时腹部扪诊宫颈有无肿物及子宫位置、大小、硬度及活动度，两侧附件及宫旁组织有无肿块、增厚、结节及压痛等。需与其他来源于膀胱、尿道等腹盆腔肿瘤、宫颈息肉等鉴别。

（三）阴道肿瘤

1.临床表现

阴道突出肿物及阴道出血为主诉症状。常于换尿布时发现阴道流血和/或阴道口肿块脱出。婴儿哭闹时由于腹压增加容易将肿物逐出于阴道口外，一般不伴疼痛等症状。中晚期病灶继续向盆腔器官浸润，可出现尿频、尿潴留、肾盂积水等，可扪及盆腔内包块，两侧腹股沟触及增大淋巴结。晚期出现纳差、消瘦、低热，有时伴腹水等现象。

2.诊断与鉴别诊断

儿童及青少年生殖器尚未发育成熟，阴道长度：婴儿时约2 cm，儿童时期平均为4~5 cm，穹隆尚未形成，儿童晚期时，阴道长度平均约为7.5 cm，青春期时为8~12 cm。小儿宫颈扁平，似纽扣状突起。妇科检查不做首选，阴道窥镜适用于有创活检及手术时，一般常规行腹部和肛门双合征检查，辅以经腹和会阴部的超声检查、腹盆腔CT或MRI可显示阴道肿瘤位置、范围和与周围组织器官的关系，对诊断及治疗有重要意义。血清AFP检查有助诊断，肿瘤组织病理诊断是“金标准”。与阴道血肿、性早熟及与阴道囊肿、纤维瘤、平滑肌瘤等良性肿物相鉴别。

（四）睾丸肿瘤

1.临床表现

（1）早期症状不明显，典型临床表现为逐渐增大硬实的无痛性阴囊肿块。

（2）可出现睾丸沉重，局部有牵拉下坠不适感或轻度疼痛，若发生睾丸肿瘤扭转，则常有阴囊部位突发疼痛。

（3）异位隐睾发生恶变时，腹盆腔至腹股沟管区可出现逐渐增大肿块。睾丸肿瘤有时可为双侧性同时或先后发生。

（4）偶有睾丸滋养细胞癌、间质细胞癌及胚胎癌患者，出现内分泌失调症状，表现为男性乳房肥大、性早熟或女性化等。

（5）肿瘤出血、坏死可有类似急性睾丸炎症状，部分患者有阴囊积液。

（6）肿瘤转移相关表现，腹股沟及腹膜后转移淋巴结融合成团块，可引起腹部和后腰背部疼痛，肺转移可出现咳嗽、气急等。

2. 诊断与鉴别诊断

依据临床表现，结合血清AFP检查，辅予B超，对鉴别睾丸肿瘤有临床意义。胸腹部增强CT扫描可发现肿大的腹膜后淋巴结及肺部转移灶。病理活检是诊断和分型的“金标准”。需与单纯性睾丸扭转、急性睾丸炎、附睾炎及腹股沟疝或鞘膜积液、睾旁横纹肌肉瘤等鉴别。

四、治疗或保护方法

生育保护是指使用手术、药物或实验室措施对处不育风险的成人或儿童提供帮助，保证其产生遗传学后代的能力。

（一）保育手术

1. 卵巢

卵巢肿瘤一经诊断即应尽早手术切除，以免发生扭转、破裂或恶变等并发症。无论分期或病理，尽可能保留生育能力和减少创伤性较大手术是现在比较公认的原则。手术既要完全切除肿瘤，同时也要尽量保留儿童及青少年的内分泌及生育功能。资料显示，保留卵巢方法的增长趋势为从2016年的极少到2018年的78%，同时卵巢切除术同比从2016年的100%下降到2018年的22%。研究表明，卵巢保留术后残留卵巢组织与其对侧卵巢之间的窦状卵泡的体积和数量无差异，表明在良性肿瘤情况下，即使最大程度伸展的卵巢皮质也值得保留。卵巢只要保留直径1.5 cm以上组织，就可保证术后绝大部分患者月经正常，妊娠率可达71.4%。

良性卵巢肿瘤保育术式：良性卵巢肿瘤仅行肿瘤剥除术，保留正常卵巢组织；发生卵巢肿瘤扭转者，判断其卵巢未完全缺血坏死及继发感染，尽早在开腹或腹腔镜下行卵巢扭转复位术，争取保留卵巢及其功能，延期行卵巢肿瘤剥除术，仅对蒂扭转卵巢已坏死者，行患侧附件切除术。

卵巢恶性生殖细胞瘤及卵巢交界性肿瘤保育术式原则：①单侧卵巢瘤，完整切除受累卵巢（不做穿刺抽液）及输卵管，若输卵管无受累可保留；②双侧卵巢恶性生殖细胞瘤，先行活检，经术前化疗后再行二期手术时尽可能行肿瘤剥除术，除非影像学及术中探查肉眼下确定双侧均无正常卵巢组织才行双附件切除，并保留子宫；③双侧卵巢交界性肿瘤只要有正常卵巢组织存在，就可行肿瘤病灶切除术并保留正常卵巢组织；④早期如为ⅠA、ⅠB期、肿瘤光滑活动、细胞高分化（G1、G2）的卵巢上皮性癌包括浆液性、黏液性或子宫内膜样癌，可实施保守手术，晚期卵巢上皮性癌术后预后差，一般不考虑患者年龄和生育需求，同时切除子宫及双侧附件。

保育术中注意减少电凝对剩余卵巢组织的电灼伤，避免钳夹卵巢及输卵管，尽量保留全部正常卵巢组织及输卵管，注意避免损伤卵巢门的血管，以避免手术造成剩余卵巢组织和卵母细胞数目减少至卵巢功能不全，推荐用开腹手术实施。同时对影像学和术中探查可疑的淋巴结和腹膜结节及可疑部位的大网膜做切除活检，不做系统性切除术，检查对侧卵巢仅对可疑者活检，术中收集腹水做细胞学检查。

另外，盆腔放疗前实施保护卵巢的腹腔镜下卵巢移位术，游离并将卵巢牵出放射野或盆腔并选择安全位置予固定，同时在术中对卵巢进行标记以便于放疗医生制定放疗计划时对卵巢进行保护。卵巢转位的目的是将卵巢放置在照射野之外：放疗射野在中线照射区域（泌尿生殖系统肿瘤或髓母细胞瘤），两个卵巢通常远离中线，外侧在结肠旁沟，或外侧和前方靠近腹股沟环（双侧卵巢转位）；在侧位肿瘤（横纹肌肉瘤或尤文氏肉瘤）的情况下，可能受损的卵巢被放置在肿瘤的相反位置（单侧卵巢转位）；某些霍奇金淋巴瘤，当照射野涉及双侧髂链和腹股沟区域时，卵巢与髂嵴排列一致（双侧卵巢转位）。病情需要时行卵巢移植术，如可将卵巢植入乳房外侧，卵巢动静脉与胸壁外侧动静脉吻合。

2.子宫与阴道

女性生殖道功能特殊，给局部肿瘤根治同时保护其生育功能带来独特的挑战。过去几十年里，为保存生命常采取子宫切除术、全阴道切除术或膀胱切除术等涉及单器官或多器官联合切除的根治性手术。回顾性分析显示，单纯根治性甚至扩大根治性切除对总体生存率并无显著性提高。随着医学的发展、术前转化治疗手段的出现和提升，大量临床研究表明，实施精准肿瘤切除术、部分阴道切除术、部分或全部宫颈切除术等保守手术，联合术后化疗及必要时放疗已初步展示显著增高的总体生存率和良好的保育生存质量。

婴幼儿和儿童保育器官及功能的手术原则如下。

（1）婴幼儿及儿童，初治和复发病灶Ⅰ期原位局限体积小，评估实施完整切除而不影响子宫阴道形态、完整性、容积及功能者，可先行精准病灶切除术。

（2）如存在子宫体或子宫颈原发病灶大、阴道大块肿瘤或疾病范围广等影像学危险因素，需行术前化疗后再实施保育切除手术。

（3）保育手术理念为完全切除肿瘤但不损失器官及功能，包括：精准的肿瘤摘除术、部分阴道切除及重建术、部分宫颈或宫体切除及重建术等。阴道肿瘤推荐经阴道入路手术，宫颈肿瘤依据情况选择经阴道或经腹部入路，宫体肿瘤大多经腹部入路。经阴道入路手术时注意选择小号阴道窥镜或用宫腔镜行婴儿阴道肿瘤切除手术。

（4）资料显示，在初诊和复发横纹肌肉瘤治疗患者中，大约18%患者在仅接受单纯化疗后完全缓解，33%患者在化疗结合保育手术后完全缓解，34%患者在接受放疗（包含近距离放疗）后完全缓解，仅12%的患者需要通过根治性手术后获得完全缓解。

青少年女性有生育要求的Ⅰa期高中分化的子宫内膜样腺癌，雌激素依赖型可行宫腔镜电切联合孕激素治疗实施保育。青少年女性子宫颈最常见腺癌，Ⅰa-Ⅱa期的早期患者，可行宫颈广泛切除术及盆腔淋巴结清扫的保育手术加化疗，既要彻底清除病灶，又要注意保留血管神经。青少年女性阴道原发性恶性肿瘤最常见腺癌，对肿瘤直径小于2 cm、浸润深度小于3 mm的囊管状透明细胞腺癌患者，若肿物远离子宫颈且可完整切除，则手术可保留生育功能，采用“局部切除+阴道模具”腔内近距离放疗。

3.睾丸

青春期前良性睾丸肿瘤术中经冰冻切片证实行保留睾丸的肿瘤摘除术，而恶性者，则行腹股沟探查通过内环处精索的高位结扎完成根治性睾丸切除术。恶性生殖细胞肿瘤中使用部分睾丸切除术仍有争议，目前在严格适应证下的双侧睾丸肿瘤或单侧睾丸肿瘤的成年患者中已有少数报道，但必须在与患者及家属充分沟通后进行，并建议对所有因恶性肿瘤而接受部分睾丸切除术的患者进行辅助放疗。不推荐术前肿瘤穿刺活检，避免肿瘤分期升级。

在盆腔放疗中，睾丸可能被意外暴露，可以选择保护装置放置于阴囊区保护睾丸。在一些睾丸旁横纹肌肉瘤或膀胱-前列腺近距离放疗的患者中，可进行经腹股沟区行一侧或双侧睾丸临时转位术，将睾丸置于腹股沟管外环的腹外斜肌上方，放疗结束后再置回原位。另外，病情必要时行睾丸移植手术等保育方法。

（二）生育保护的其他措施

1.对子宫、阴道的保护措施

年轻患者患子宫癌、宫颈癌、阴道癌的可能性极低。目前记录患宫颈癌的最小年龄为15岁。针对有生育要求的宫颈癌患者，尽量做保子宫的控瘤治疗。CIN Ⅲ级，鳞状上皮-柱状上皮交界确认暴露完整，除宫颈锥切术外可用激光消融术或冷冻凝固术。

有报道显示子宫癌病例采用大剂量孕激素进行生育力保存的治疗，药物种类和剂量推荐醋酸甲羟孕酮100~800 mg/天，多为600 mg/天。但这并非子宫体癌的标准治疗方案。目前尚无在恶性肿瘤化放疗期间对子宫、阴道的特殊保护性措施。

2.对卵巢的保护措施

（1）化疗方案和剂量选择是决定化疗后卵巢功能减退发生的重要因素。对有生育要求的女性在保证化疗疗效前提下尽可能选择用生殖毒性较弱的控瘤药物。

（2）借用辅助生殖技术进行保存生育力的治疗。面对未成年女性，尚无配偶，其生育力保存主要为卵子冷冻和卵巢组织冻存。

1）卵母细胞冷冻与未成熟卵母细胞体外培养。

青春期及以后女性，可冷冻卵子。目前卵子冷冻主要针对成熟卵母细胞。方法有程序化慢速冷冻卵子和玻璃化冷冻卵子两种。后者卵子复苏率、受精率和妊娠率均优于前者，玻璃化冷冻出生子代与新鲜卵子出生子代在出生体重和出生缺陷方面均无统计学差异。但目前数据多来源于年轻患者和不孕症女性，治疗结局与其所处年龄段、不孕症治疗和肿瘤患者提供卵子等因素是否相关，还需进一步研究。卵子冷冻方法虽很成熟，但肿瘤患者卵子冷冻的有效性和安全性、肿瘤的遗传风险等，还无相关充分的临床数据。

2）卵巢组织冷冻与卵巢体外激活。

胚胎或卵子冷冻保存需使用超促排卵药物刺激卵巢排卵，因此存在延迟肿瘤治疗的顾虑，获得卵子数目也有限，多为青春期及以后女性可能采用的保存生育力方法。卵巢组织冷冻，可用通过低创腹腔镜手术取得卵巢组织，青春期前的女孩也可以进行。获取卵巢组织的方法有卵巢活检、卵巢楔形切除、卵巢切除。最常用的是切除整个卵巢，然后将卵巢皮质切成小块后玻璃化冻存。

2004年Donnez等报道首例人类利用卵巢组织冷冻保存和移植获得的活产儿，但卵巢组织冷冻必须行腹部手术、卵细胞损失率大、肿瘤患者本人及家属考虑未来生育问题较少、不冻存以后还可尝试借卵受孕等原因，目前国内开展该项目的医疗机构很少，且均以科研为主。而卵巢组织冷冻具有以下明显优势：保存并延缓生育力；获得卵子数将远大于卵子冷冻或胚胎冷冻，可更换配偶；适合疾病进展快及对激素敏感的肿瘤患者；保留了内分泌功能；能生育血亲后代。

但卵巢组织冻存也可能存在残存瘤细胞转移导致肿瘤复发风险。年轻恶性肿瘤患者拟进行生育力保存时，有必要同时进行是否为遗传性肿瘤的筛查。目前认为霍奇金淋巴瘤、非霍奇金淋巴瘤、乳腺癌等是人卵巢组织冷冻的适应证。进行移植前，通过病理组织检查、免疫组化染色、PCR检查等，评价有无肿瘤细胞存在。目前认为异种移植20周以上观察是比较有效的方法。

目前卵泡丢失是卵巢组织冷冻复苏移植后的主要问题之一，一般认为其与以下几个方面有关：卵巢组织大小；卵巢组织冷冻复苏效率；移植后的缺血-再灌注损伤；添加外源性物质改善血管生成和卵细胞活性；以及卵巢体外激活（in vitro activation，IVA）技术的效率。

3.对睾丸的保护措施

青春期前男童由于尚未发育有精子，可通过活检方式冻存睾丸组织，为成年后睾丸组织移植奠定基础，然后通过ICSI（卵胞浆内单精子注射）的方式达到生育目的。青春期及以后男性，化疗及放疗前精子冷冻。

尽管睾丸组织移植技术在技术和伦理方面尚存在一些有待解决的问题，但这一技术在临床应用中仍然具有潜在的价值。理论上，在肿瘤治疗前通过睾丸活检获得未成熟睾丸组织，将其切割成小块进行冷冻保存，待患者恢复或成年后可以采用从保存组织中获得的干细胞进行自体移植，或将睾丸组织异位移植到患者自身或异种移植到其他受体使其发育成为精子，最后通过辅助生育技术便可实现保存生育能力之目的。

（三）放疗的影响与保护措施

保持第二性征和生育功能对儿童肿瘤幸存者意义重大。对男性而言，放疗过程中照射男性患儿的睾丸和下丘脑-垂体轴，会增加精子生成受损、性早熟、性功能障碍，睾酮不足的风险。生成精子的生精细胞比产生雄激素间质细胞更易受到放射损伤，若睾丸照射剂量1~3 Gy，幸存者患长期或永久无精子症的风险增加；若只接受单侧睾丸切除且不接受额外对性腺有影响的治疗，幸存者通常可维持足够的睾酮生成；暴露年龄在9岁以下的男性患者，下丘脑累积剂量大于18 Gy时会释放过多的促性腺激素释放激素，从而增加发生性早熟的风险；睾丸照射剂量大于20 Gy和下丘脑-垂体照射剂量大于30 Gy均可能导致雄激素缺乏，且随着照射强度的增加，睾酮不足的风险逐渐增加。如果筛查证实青春期延迟或发育停滞的幸存患儿存在雄激素不足，可通过肌肉注射或经皮贴片或凝胶给药增加睾酮衍生物的剂量，同时监测不良反应。

对女性患儿，放疗可能导致幸存者后代出现早产、低体重胎儿和小于胎龄儿。研究报道，与未接受过放疗者相比，子宫放疗剂量大于5 Gy者早产率（50.0% vs. 19.6%），低体重胎儿（36.2% vs. 7.6%）和小于胎龄儿（18.2% vs. 7.8%）均显著增加，且较低的子宫放疗剂量也明显增加了风险（早产儿从50 cGy开始，低体重胎儿从250 cGy开始）。

特别是针对性腺的放疗以及全身照射，通常会导致永久性不育。低剂量放疗可能导致生精上皮损伤，从而影响精原细胞而导致少精症；而大剂量放疗（大于20 Gy）可能会影响到间质细胞，导致血清睾酮降低及血清促性腺激素增加。因此，优良的设备及精准定位，放疗剂量恰当，同时注意放射野避开生殖腺非常重要。

五、预防及康复

在欧美国家随着对诊断年龄小于等于25岁的儿童、青少年和年轻成人（childhood，adolescent，and young adult，CAYA）恶性肿瘤的治疗进展，其5年生存率已超过80%，我国一些诊疗领先的儿童肿瘤专科的总体长期生存率也已上升至70%，因此儿童期肿瘤患者存活到成人的数量明显增加。这一成就使得越发关注如何减少治疗相关的晚期不良反应以及提高CAYA肿瘤幸存者的生活质量。绝大多数CAYA肿瘤幸存者及其家庭都渴望未来拥有正常的生殖生活能力，然而，相当大比例的CAYA肿瘤幸存者在肿瘤治疗后生殖功能受损，随着肿瘤治疗计划完成，不孕不育逐渐成为长期压力，导致患者及其家人产生高度的痛苦，尤其是女性、围青春期或青春期发病、少数族裔、接受化疗或放疗等患者，对生育问题的担忧最严重。男性CAYA肿瘤患者因精子生成障碍和雄激素缺乏可导致不孕或生育能力降低，女性患者生殖系统损伤主要表现为卵巢早衰和不孕。

来自PanCareLIFE联盟和国际儿童癌症指南协调小组提出了建设性意见，研究显示：①高等级证据表明烷化剂的剂量与男性CAYA肿瘤幸存者精子生成障碍（累积剂量大于或等于4000 mg/m²）、女性卵巢功能早衰（累积剂量大于或等于6000~8000mg/m²）相关；②不同等级证据均显示睾丸、卵巢、颅脑放疗引起性腺功能减退及不孕的风险。

如果治疗计划包括任何剂量的烷化剂（高质量证据）、睾丸放疗（中等质量证据）、卵巢放射治疗（高质量证据）、造血干细胞移植（专家意见）、顺铂（低质量证据）、睾丸切除术（专家意见）、单侧卵巢切除术或头颅放疗，以及这些治疗的组合，均可导致CAYA肿瘤患者发生不孕的潜在风险。因此在治疗前，开展有关生育保护的教育非常重要，医务人员应与CAYA肿瘤患者及其家人讨论保留生育能力和替代计划生育的备选方案。参与讨论人员可包括儿科肿瘤医生、儿科内分泌医生、男科医生、生育专家、专科护士等。需要强调的是在就生育率保持和未来的计划生育做出决定时，医务人员和患者及其家庭之间的共同决策至关重要。保留生育能力的具体方法因患者接受治疗的初始年龄（青春期前、青春期或青春期后）、治疗手段而异，应让患者及其家庭了解与生育保护相关的潜在好处、危害、成本和后续问题，以利于其做出明智的决定。

因此，首诊病情评估时，依据个体疾病制定综合治疗方案时，我们主张在控瘤治疗中对患儿生殖器官发育进行保护。同期对生育风险进行评估，对高风险者及时MDT讨论控瘤治疗中的保育对策，在保障同等治疗效果的情况下，恰当组合措施：如生殖器官的保育手术，避免或减少及减量生育毒性药物的应用，放疗豁免、减量及放疗前卵巢睾丸移位术、必要时移植术，及可能的睾丸组织、精子、卵巢组织、卵子的冷冻等。同时关注在儿童控瘤治疗中已经逐步开展使用的靶向及免疫治疗和骨髓移植对儿童及青少年生育能力的影响。

同时，控瘤治疗前、治疗中、结疗后长期对幸存者进行生育功能评估的随访，包括激素水平检测、第二性征发育、子宫卵巢发育及月经情况、睾丸发育及勃起、射精情况和精液质量检查，青春期及以后年龄的IIEF-5问卷和FSFI量表填写，遗传学咨询等。

相比健康对照者，上述CAYA肿瘤幸存者中认知缺陷、抑郁和心理障碍、焦虑、癌症相关痛苦、创伤后应激障碍和症状、自杀意念的发生率都更高。幸存者们会担心肿瘤复发、过度警惕症状、担忧家庭和经济状况、感受到管理健康需求的压力、自我知觉变化、形体改变和感到脆弱无助。此外注意力不集中、疲乏和睡眠困难等躯体症状，生长迟缓、肥胖、甲状腺功能障碍和不完全性性早熟等内分泌疾病，铂类药物导致的听力损失、蒽环类药物相关性心肌毒性、慢性肾损害以及继发性恶性肿瘤发生率都高于一般人群。

因此，对于所有肿瘤生存者，推荐除外按照原发疾病诊疗规范进行相应的指标复查时，每次随访时尚需监测生殖发育及功能指标和心理健康状态，持续终生。

第十章

五官与肢体保护

近年来，随着手术、化疗及放疗等多种治疗模式的综合应用，儿童肿瘤患者生存期较前明显延长，5年生存率高达85.9%，但治疗相关毒副反应也日益凸显，因此如何减轻治疗对儿童生长发育的影响是一个特别的挑战。

一、正常结构和功能

儿童骨骼有两个快速生长期，一是出生后至3岁之间；二是在青春期（一般女孩在11~13岁，男孩在12~14岁）。骨骼是高度动态变化的器官，不断变化和再生。其拥有结构及代谢的两个方面的功能：结构功能对运动、呼吸和内部器官的保护至关重要；代谢功能主要作为钙、磷和碳酸盐的储藏库，同时有助于缓冲氢离子浓度的变化。

二、肿瘤或化疗导致损害的机制

（1）儿童及青少年口腔颌面部恶性肿瘤以横纹肌肉瘤最为多见。横纹肌肉瘤是来源于能分化为横纹肌的原始胚胎间充质细胞，占儿童软组织肉瘤的50%以上。横纹肌肉瘤好发于儿童及青少年四肢，很多患者就诊时肿瘤已浸润周围组织，引发局部外观畸形及功能障碍。除此之外横纹肌肉瘤也易发生转移，其中淋巴结转移率为20%，血行转移为46%。

（2）骨肿瘤损害机制比较复杂，主要包括两个方面：一是通过化学介质（如骨组织局部微环境的变化）；二是通过机械变形（肿瘤的占位效应及所造成的压力等）。恶性骨肿瘤对人体危害是多方面的，包括：损害器官的功能；诱发大出血；导致恶病质；诱发各种感染；除此之外还有引起疼痛、导致贫血、诱发病理性骨折等。由于儿童骨骼不同于成年人，儿童骨骼有骨骺，骨骺是骨骼生长的基础。因此当儿童肿瘤影响到骨骺时，要切除骨骺或破坏骨骺，就会影响骨骼生长。

（3）化疗药物在治疗肿瘤的同时常伴有药物毒性。例如化疗药物中铂类所致的耳毒性。铂类是以致双侧、高频感音神经性听力损失为特征，其耳毒性可能会影响其语言发育和读写能力，导致儿童社会情感发展延迟。另外耳毒性具有不可逆性、延迟性、进展性等特征。铂类药物中以顺铂的耳毒性最强，有研究报道接受顺铂治疗者发生耳毒性的患儿，平均累积剂量为391 mg/m^2（范围120~630 mg/m^2）。

三、临床表现、诊断及鉴别诊断

（一）临床表现

（1）五官及颌面部肿瘤：通常早期表现为无疼痛肿块，当肿瘤生长并向周围及深层组织浸润时，可出现疼痛、五官变形，严重者可出现压迫阻塞症状，生长迅速的肿物可破溃、感染、出血，也可向颈部淋巴结及颅内转移。

（2）肢体软组织肿瘤：表现为局部皮下或肌间无痛性肿物，生长速度较快，质地较硬，活动度较差。随疾病发展可出现肢体疼痛、关节活动范围减小和活动障碍，晚期可出现恶病质表现。

（3）骨肿瘤：表现包括：①疼痛：肿瘤的生长速度快、压迫神经所致，发生出血时压迫加剧，疼痛明显。②肿块：早期肿瘤位于骨内，随肿瘤生长，骨质扩张膨胀向周围肌肉侵犯而形成，表面皮肤温度高，皮下静脉显露。③功能丧失：患肢出现力弱、跛行和运动受限等表现，脊柱肿瘤可能发生肢体瘫痪。④畸形：肿瘤生长使骨质膨胀变形，骨骼的坚固性受到破坏，易因负重发生弯曲变形。⑤病理性骨折：骨内肿瘤生长致使轻微外力等就可以发生骨折。

（二）诊断及鉴别诊断

五官及颌面部和骨及软组织肿瘤的诊断必须是“临床、影像及病理”三者结合，病理组织检查是其确诊的唯一可靠标准，可鉴别明确横纹肌肉瘤、纤维肉瘤、恶性周围神经鞘瘤、脂肪肉瘤、尤文肉瘤、骨肉瘤等亚型。

四、治疗或保护的方法

总体原则：部分颌面部的肿瘤可通过化疗及放疗达到完全缓解，没有达到完全缓解的患儿需要通过术前转化处理，待瘤灶缩小后手术，达到尽可能切除肿瘤的同时保外观、保器官、保功能，手术过程中应贯彻“无瘤原则”。术后加强综合辅助治疗：化疗、放疗、免疫、靶向等。

（一）五官及颌面部肿瘤手术原则

完全切除肿瘤同时需要保存五官和外貌，有效的术前转化处理，为局部剜除肿瘤提供了可行性。颌面部手术尽可能选择对美容影响较小的隐蔽切口，应尽力避免广泛切除致毁容。皮肤肿瘤切除后有缺损部位可利用菱形皮瓣法进行修复。皮肤缺损大者，可通过邻近区皮瓣转移或者选择皮肤颜色、厚度、质地最接近植区的隐蔽部位皮肤行皮瓣移植而获得良好的美容效果。皮下肌肉肿瘤切除后的凹陷畸形，可以利用邻近肌肉行充填矫形。手术中注意五官和面神经的保护，熟练掌握面神经的走行和分布，术中操作时层面准确的细致解剖是至关重要的，同时尽量减少牵拉和电传导带来的神经损伤。

（二）肢体软组织肿瘤保肢保功能手术

目前完整切除即R0切除，是最常用的术式，是肢体软组织肉瘤最重要的手术疗法，切除范围至少应包括肿瘤周围1 cm正常组织或至相当厚度的筋膜屏障组织边缘或阴性切缘大于1 mm，即显微镜下切缘阴性。当肿瘤邻近重要血管、神经或骨骼时，可行边缘切除以完全切除肿瘤并保留血管神经或骨骼，保存肢体功能。随着技术的发展，即便神经、血管乃至骨骼受累亦可以进行保肢手术，但在血管、神经、骨骼修复重建之前，要保证创面局部肿瘤完全切除无残留，同时评估在预期修复重建后肢体的功能优于假肢时才行修复重建，否则应建议截肢治疗。功能重建包括循环、动力、骨骼、创面覆盖等多方面。瘤内切除和根治性切除（切缘≥5 cm）通常在儿童不推荐。

（三）骨肿瘤的保肢手术

大约90%的患者可接受保肢治疗，保肢适应证为：ⅡA期肿瘤、化疗有效的ⅡB期肿瘤、重要血管神经束未受累、软组织覆盖完好、预计保留肢体功能优于义肢；对于化疗反应好的Ⅲ期肿瘤及远隔转移者，也可行保肢治疗；特殊情况下可行姑息性保肢治疗。无论是截肢还是保肢术后，因儿童肢体持续生长的特点，术后将会面临双侧肢体不等长，及其所导致脊柱侧弯和骨盆倾斜等一系列的问题，所以我们在进行治疗时需做好的规划（比如制定可延长假体、尽量保护骨骺等），避免后期所面临的肢体及功能的问题。保肢手术方法可分为三个阶段，第一阶段是骨肿瘤的完整切除；第二阶段是骨骼系统的重建；第三个阶段是局部软组织及血管、神经的重建。保肢手术的重建方法包括骨重建与软组织重建。骨重建即重建支撑及关节功能，软组织重建则修复动力、提供良好覆盖。按照重建的特点又可以分为生物重建和非生物重建。目前临床上可供选择的重建方法有：①人工假体，假体功能良好，易于操作，但人工假体最主要的问题是松动、感染和机械性损坏；②异体骨关节移植，其最大优点是可以提供关节表面、韧带和肌腱附着点，缺点是并发症的发生率高，有报道包括感染，骨折等在内的并发症发生率高达40%~50%；③人工假体-异体骨复合体，一般认为其兼顾两者的特点，肢体功能恢复快，但同样也结合两种重建方式的缺点；④游离的带血管蒂腓骨或髂骨移植；⑤瘤段骨灭活再植术，由于肿瘤灭活不确切、复发率高，目前已基本弃用；⑥可延长式人工假体，适宜儿童患者，须定期实行延长手术；⑦旋转成形术，适宜于儿童患者，年龄较大的患者易发生心理问题。

（四）放疗的肌肉骨骼远期并发症

相较于成人，放疗对生长发育阶段患儿的肌肉骨骼产生的抑制作用更为严重、影响更为深远。肌肉骨骼远期不良反应与患儿暴露剂量和年龄相关，包括面部发育不全、眼眶缺陷、锁骨狭窄、臂长差异、腿长差异、不对称、畸形、病理性骨折、脊柱侧凸等。通常情况下，20~30 Gy的剂量会闭合长骨的骨骺板，大于20 Gy的辐射可导致肌肉发育不良和骨质变薄，对于婴幼儿而言，低至10 Gy的放射剂量都会产生影响。在头颈部肉瘤的放射治疗中，如翼状肌和咬肌接受放射剂量大于40 Gy则会影响下颌的正常功能。脊柱放疗可导致患儿身材矮小和脊柱侧弯，肾母细胞瘤协助组研究发现接受10~15 Gy放疗剂量的患儿身高减少为3~7 cm，剂量超过24 Gy的则与脊柱侧弯风险显著升高相关。大于40~50 Gy的放射剂量可导致骨折或骨坏死，且在同时使用类固醇和化疗时风险增加。

（五）预防及康复

（1）接受铂类药物治疗的患者治疗前后定期接受听力监测，建议给予患者耳毒性较小的铂类药物或预防性使用拮抗耳毒性的药物，如硫代硫酸钠、氨磷汀、N-乙酰半胱氨酸等。

（2）肿瘤无论良性或恶性，宜早诊断、早治疗。并发病理性骨折的患者要用石膏外固定。注意饮食调养，清洁卫生，若久病卧床者，应注意预防发生褥疮。

（3）手术后的康复主要分为两个方面。一是心理康复，二是生理康复。心理康复阶段要靠家人的陪伴，社会的支持以及患儿自己的适应；生理康复主要是术后疼痛期的管理和术后康复训练。疼痛期的管理一般采用分级止痛药物。术后康复锻炼对于不同病变部位及手术方式制订不同的个体化恢复计划。

（4）放射治疗过程中常需要扩大靶区范围至包括全同层面椎体，同时椎体的左右和胸背方向剂量应尽量均匀，以避免脊柱侧弯。对于婴幼儿尽量避免全脑放疗以规避致颅骨过早生长停滞或颅缝早闭的风险。面部发育不全和不对称是颅面照射的常见后果，放疗过程中可使用IMRT尽量减少对同侧或对侧生发中心的损伤。随着光子调强、旋转照射和质子治疗等现代化放疗手段的介入，能更好地减小放疗的副作用。

参考文献

1.江载芳，实用小儿呼吸病学.北京：人民卫生出版社，2020.

2.Arroyo-Hernandez M，et al.，Radiation-induced lung injury：current evidence. BMC Pulm Med，2021. 21（1）：9.

3.常丽.儿童呼吸系统疾病治疗的生理基础.中国实用儿科杂志，2021，36（3）：188-190.

4.Heaton T E，A M Davidoff. Surgical treatment of pulmonary metastases in pediatric solid tumors. Semin Pediatr Surg，2016，25（5）：311-317.

5.Morin C E，et al. Early pulmonary complications related to cancer treatment in children. Pediatr Radiol，2022，52（10）：2017-2028.

6.Haustraete E，et al. Idelalisib-related pneumonitis. Eur Respir J，2016，47（4）：1280-1283.

7.Bondeelle L，A Bergeron. Managing pulmonary complications in allogeneic hematopoietic stem cell transplantation. Expert Rev Respir Med，2019，13（1）：105-119.

8.Walther S，et al. Long-term pulmonary function testing in pediatric bronchiolitis obliterans syndrome after hematopoietic stem cell transplantation. Pediatr Pulmonol，2020，55（7）：1725-1735.

9.Possick J D. Pulmonary Toxicities from Checkpoint Immunotherapy for Malignancy. Clin Chest Med，2017，38（2）：223-232.

10.Faraci M，et al. Imatinib melylate as second-line treatment of bronchiolitis obliterans after allogenic hematopoietic stem cell transplantation in children. Pediatr Pulmonol，2020，55（3）：631-637.

11.Barker A F，et al. Obliterative bronchiolitis. N Engl J Med，2014，370（19）：1820-8.

12.Wenger D S，et al. Incidence，Risk Factors，and Outcomes of Idiopathic Pneumonia Syndrome after Allogeneic Hematopoietic Cell Transplantation. Biol Blood Marrow Transplant，2020，26（2）：413-420.

13.Adachi Y，et al. Patterns of onset and outcome of cryptogenic organizing pneumonia after allogeneic hematopoietic stem cell transplantation. Int J Hematol，2019，109（6）：700-710.

14.Miller K D，et al. Cancer treatment and survivorship statistics，2019. CA Cancer J Clin，2019，69（5）：363-385.

15.Tukenova M，et al. Role of cancer treatment in long-term overall and cardiovascular mortality after childhood cancer. J Clin Oncol，2010，28（8）：1308-1315.

16.Rose-Felker K，et al. Cardio-oncology Related to Heart Failure：Pediatric Considerations for Cardiac Dysfunction. Heart Fail Clin，2017，13（2）：311-325.

17.2022 AHA/ACC/HFSA Guideline for the Management of Heart Failure. J Card Fail，2022，28（5）：e1-e167.

18.Bansal N，et al. Chemotherapy-induced cardiotoxicity in children. Expert Opin Drug Metab Toxicol，2017，13（8）：817-832.

19.Bergom C，et al. Past，Present，and Future of Radiation-Induced Cardiotoxicity：Refinements in Targeting，Surveillance，and Risk Stratification. JACC CardioOncol，2021，3（3）：343-359.

20.Lyon A R，et al. 2022 ESC Guidelines on cardio-oncology developed in collaboration with the European Hematology Association（EHA），the European Society for Therapeutic Radiology and Oncology（ESTRO）and the International Cardio-Oncology Society（IC-OS）. Eur Heart J，2022，43（41）：4229-4361.

21.中国临床肿瘤学会指南工作委员会.中国临床肿瘤学会（CSCO）肿瘤治疗相关心血管毒性防治指南-2021.北京：人民卫生出版社，2021.

22.胡亚美，江载芳，申昆玲，等.诸福棠实用儿科学（第8版）.北京：人民卫生出版社，2002.

23.Bolling T，et al. Acute and late side effects to salivary glands and oral mucosa after head and neck radiotherapy in children and adolescents. Results of the "Registry for the evaluation of side effects after radiotherapy in childhood and adolescence". Head Neck，2015，37（8）：1137-1141.

24.Patel P, et al. Clinical practice guideline for the prevention of oral and oropharyngeal mucositis in pediatric cancer and hematopoietic stem cell transplant patients: 2021 update. Eur J Cancer, 2021, 154: 92-101.

25. 抗肿瘤治疗引起急性口腔黏膜炎的诊断和防治专家共识. 临床肿瘤学杂志, 2021, 26 (05): 449-459.

26.Navari R M. Management of Chemotherapy-Induced Nausea and Vomiting in Pediatric Patients. Paediatr Drugs, 2017, 19 (3): 213-222.

27.Patel P, et al. Prevention and treatment of anticipatory chemotherapy-induced nausea and vomiting in pediatric cancer patients and hematopoietic stem cell recipients: Clinical practice guideline update. Pediatr Blood Cancer, 2021, 68 (5): e28947.

28. 中国临床肿瘤学会抗淋巴瘤联盟, 等. 恶性血液病患者药物性肝损伤的预防和规范化治疗中国专家共识（2021年版）. 中华血液学杂志, 2021, 42 (03): 185-192.

29.Raja et al. Asparaginase-associated pancreatitis in children. British Journal of Haematology, 2012, 159 (1).

30. 马军, 等. 培门冬酶治疗急性淋巴细胞白血病和恶性淋巴瘤中国专家共识. 中国肿瘤临床, 2015.

31.Palmer J D, et al. Late effects of radiation therapy in pediatric patients and survivorship. Pediatric Blood & Cancer, 2021, 68 (S2).

32.Schultheiss T E, et al. Radiation response of the central nervous system. International Journal of Radiation Oncology Biology Physics, 1995, 31 (5): 1093.

33.Jacola L M, et al. Longitudinal Assessment of Neurocognitive Outcomes in Survivors of Childhood Acute Lymphoblastic Leukemia Treated on a Contemporary Chemotherapy Protocol. Journal of Clinical Oncology Official Journal of the American Society of Clinical Oncology, 2016: 1239.

34. Krull, et al. Chemotherapy Pharmacodynamics and Neuroimaging and Neurocognitive Outcomes in Long-Term Survivors of Childhood Acute Lymphoblastic Leukemia.

35.Kadan-Lottick N S, et al. A comparison of neurocognitive functioning in children previously randomized to dexamethasone or prednisone in the treatment of childhood acute lymphoblastic leukemia. Blood, 2009, 114 (9): 1746.

36.Bowers D C, et al. Late-occurring stroke among long-term survivors of childhood leukemia and brain tumors: a report from the Childhood Cancer Survivor Study. J Clin Oncol, 2006, 24 (33): 5277-5282.

37.Lenchik L, et al. Automated Segmentation of Tissues Using CT and MRI: A Systematic Review. Acad Radiol, 2019, 26 (12): 1695-1706.

38.Ullrich N J, et al. Moyamoya following cranial irradiation for primary brain tumors in children. Neurology, 2007, 68 (12): 932-938.

39.Merchant T E, et al. Late effects of conformal radiation therapy for pediatric patients with low-grade glioma: prospective evaluation of cognitive, endocrine, and hearing deficits. J Clin Oncol, 2009, 27 (22): 3691-3697.

40.Krull K R, et al. Neurocognitive Outcomes and Interventions in Long-Term Survivors of Childhood Cancer. J Clin Oncol, 2018, 36 (21): 2181-2189.

41.Santomasso B D, et al. Clinical and Biological Correlates of Neurotoxicity Associated with CAR T-cell Therapy in Patients with B-cell Acute Lymphoblastic Leukemia. Cancer Discov, 2018, 8 (8): 958-971.

42.Sklar C A, et al. Hypothalamic-Pituitary and Growth Disorders in Survivors of Childhood Cancer: An Endocrine Society Clinical Practice Guideline. J Clin Endocrinol Metab, 2018, 103 (8): 2761-2784.

43.Chemaitilly W, C A Sklar. Childhood Cancer Treatments and Associated Endocrine Late Effects: A Concise Guide for the Pediatric Endocrinologist. Horm Res Paediatr, 2019, 91 (2): 74-82.

44.Tamhane S, et al. GH Therapy in Childhood Cancer Survivors: A Systematic Review and Meta-Analysis. J Clin Endocrinol Metab, 2018, 103 (8): 2794-2801.

45.Casano-Sancho P，A C. Izurieta-Pacheco，Endocrine Late Effects in Childhood Cancer Survivors. Cancers（Basel），2022，14（11）.

46.Haller M J，D A Schatz.Endocrine complications of childhood cancer therapy：evaluation and management. Pediatr Endocrinol Rev，2007，4（3）：196-204.

47.Gebauer J，et al. Long-Term Endocrine and Metabolic Consequences of Cancer Treatment：A Systematic Review. Endocr Rev，2019，40（3）：711-767.

48.Skinner R，et al. Recommendations for gonadotoxicity surveillance in male childhood，adolescent，and young adult cancer survivors：a report from the International Late Effects of Childhood Cancer Guideline Harmonization Group in collaboration with the PanCareSurFup Consortium. Lancet Oncol，2017，18（2）：e75-e90.

49.van Dorp W，et al. Recommendations for Premature Ovarian Insufficiency Surveillance for Female Survivors of Childhood，Adolescent，and Young Adult Cancer：A Report From the International Late Effects of Childhood Cancer Guideline Harmonization Group in Collaboration With the PanCareSurFup Consortium. J Clin Oncol，2016，34（28）：3440-3450.

50.Wang K W，et al. Overweight，obesity and adiposity in survivors of childhood brain tumours：a systematic review and meta-analysis. Clin Obes，2018，8（1）：55-67.

51.Friedman D N，E S Tonorezos，P Cohen. Diabetes and Metabolic Syndrome in Survivors of Childhood Cancer. Horm Res Paediatr，2019，91（2）：118-127.

52.A prospective survey study of lower urinary tract dysfunction in childhood cancer survivors after vincristine and/or doxorubicin chemotherapy. Pediatric Blood & Cancer，2021.

53.Latoch E，et al. Late effects of childhood cancer treatment in long-term survivors diagnosed before the age of 3 years - A multicenter，nationwide study. Cancer Epidemiol，2022，80：102209.

54.Santos M，et al. Nephrotoxicity in cancer treatment：An overview. World J Clin Oncol，2020，11（4）：190-204.

55.Chiruvella V，P Annamaraju，A K Guddati. Management of nephrotoxicity of chemotherapy and targeted agents：2020. Am J Cancer Res，2020，10（12）：4151-4164.

56.Faught L N，et al. Drug-induced acute kidney injury in children. Br J Clin Pharmacol，2015，80（4）：901-909.

57.O'Sullivan D. Late effects of chemotherapeutic agents on renal function in childhood cancer survivors：a review of the literature. Ir J Med Sci，2017，186（1）：49-55.

58.Crona D J，et al. A Systematic Review of Strategies to Prevent Cisplatin-Induced Nephrotoxicity. Oncologist，2017，22（5）：609-619.

59.Guilcher G，et al. Immune function in childhood cancer survivors：a Children's Oncology Group review. Lancet Child Adolesc Health，2021，5（4）：284-294.

60.Sy A，et al. Late-occurring infections in a contemporary cohort of hematopoietic cell transplantation survivors. Cancer Med，2021，10（9）：2956-2966.

61.Ramsay J M，et al. Respiratory emergency department use from diagnosis through survivorship in children，adolescents，and young adults with cancer. Cancer，2018，124（19）：3924-3933.

62.袁晴，高怡瑾.儿童血液肿瘤康复者预防接种计划及实施.中华实用儿科临床杂志，2021，36（3）：5.

63.Rubin L G，et al. 2013 IDSA clinical practice guideline for vaccination of the immunocompromised host. Clin Infect Dis，2014，58（3）：309-318.

64.Shetty A K，M A Winter. Immunization of children receiving immunosuppressive therapy for cancer or hematopoietic stem cell transplantation. Ochsner J，2012，12（3）：228-243.

65.袁晴，等.化疗和（或）造血干细胞移植后儿童乙型病毒性肝炎疫苗再接种有效性及安全性研究.中华儿科杂志，2020，58（10）：5.

66.Deng P，et al. Prospective clinical trial of hepatitis B vaccination for children with hematological malignancies：a study on the safety and immunogenicity efficacy. Hum Vaccin Immunother，2021，17（11）：4578-4586.

67.杨天，等.上海市浦东新区白血病儿童麻疹、风疹、流行性腮腺炎抗体水平分析.中国生物制品学杂志，2018，31（8）：4.

68.Shi L，et al. Prevalence and predictors of posttraumatic stress symptoms in parents of children with ongoing treatment for cancer in South China：a multi-centered cross-sectional study. Support Care Cancer，2017，25（4）：1159-1167.

69.van Warmerdam J，et al. Prevalence of anxiety，depression，and posttraumatic stress disorder in parents of children with cancer：A meta-analysis. Pediatr Blood Cancer，2019，66（6）：e27677.

70.张萍，等.不同心理干预方法对恶性肿瘤患儿负性情绪干预效果的网状Meta分析.重庆医科大学学报，2017，42（9）：6.

71.Zhang K，et al. Effects of Drawing Therapy on Pediatric Oncology Patients：A Systematic Review. Cancer Nursing，2021，publish ahead of print.

72.Willard V W. Social skills interventions for survivors of pediatric brain tumors：A review and reformulation. Pediatr Blood Cancer，2018，65（12）：e27434.

73.Lopez-Rodriguez M M，et al. New Technologies to Improve Pain，Anxiety and Depression in Children and Adolescents with Cancer：A Systematic Review. Int J Environ Res Public Health，2020，17（10）.

74.Luo Y H，et al. Psychological interventions for enhancing resilience in parents of children with cancer：a systematic review and meta-analysis. Support Care Cancer，2021，29（11）：7101-7110.

75.Andriastuti M，et al. Palliative Home Visit Intervention and Emergency Admission in Pediatric Cancer Children：A Randomized Controlled Trial. Curr Pediatr Rev，2022.

76.Tang W P，et al. The effects of psychoeducational interventions on caregivers of children with cancer：A meta-analysis of randomized controlled trials. J Child Health Care，2020，24（1）：123-142.

77.Meyler E，et al. Review of family-based psychosocial interventions for childhood cancer. J Pediatr Psychol，2010，35（10）：1116-1132.

78.Salem H，et al. Home-based cognitive behavioural therapy for families of young children with cancer（FAMOS）：A nationwide randomised controlled trial. Pediatr Blood Cancer，2021，68（3）：e28853.

79.Vrijmoet-Wiersma C M，et al. Assessment of parental psychological stress in pediatric cancer：a review. J Pediatr Psychol，2008，33（7）：694-706.

80.Thompson A L，T K Young-Saleme. Anticipatory Guidance and Psychoeducation as a Standard of Care in Pediatric Oncology. Pediatr Blood Cancer，2015，62 Suppl 5：S684-S693.

81.Lown E A，et al. Psychosocial Follow-Up in Survivorship as a Standard of Care in Pediatric Oncology. Pediatr Blood Cancer，2015. 62 Suppl 5（Suppl 5）：S514-S584.

82.Thompson A L，et al.Academic Continuity and School Reentry Support as a Standard of Care in Pediatric Oncology. Pediatr Blood Cancer，2015，62 Suppl 5（Suppl 5）：S805-S817.

83.石一复，等.小儿与青少年妇科学.北京：科学出版社，2019.

84.日本肿瘤治疗学会.儿童、青春期以及年轻恶性肿瘤患者的生育力保存诊疗指南.上海：上海科学技术出版社，2021.

85.Fertility preservation and reproduction in patients facing gonadotoxic therapies：a committee opinion. Fertil Steril，2013，100（5）：1224-1231.

86.Donnez J，M M Dolmans.Fertility Preservation in Women. N Engl J Med，2017，377（17）：1657-1665.

87.Wallace W，et al. Fertility preservation for girls and young women with cancer：population-based validation of criteria for ovarian tissue cryopreservation. Lancet Oncology，2014.

88.Palmer J D，et al. Late effects of radiation therapy in pediatric patients and survivorship. Pediatr Blood

Cancer, 2021, 68 Suppl 2: e28349.

89. Mulder R L, et al. Fertility preservation for female patients with childhood, adolescent, and young adult cancer: recommendations from the PanCareLIFE Consortium and the International Late Effects of Childhood Cancer Guideline Harmonization Group. Lancet Oncol, 2021, 22 (2): e45-e56.

90. Mulder R L, et al. Communication and ethical considerations for fertility preservation for patients with childhood, adolescent, and young adult cancer: recommendations from the PanCareLIFE Consortium and the International Late Effects of Childhood Cancer Guideline Harmonization Group. Lancet Oncol, 2021, 22 (2): e68-e80.

91. Anderson R A, et al. The impact of cancer on subsequent chance of pregnancy: a population-based analysis. Hum Reprod, 2018, 33 (7): 1281-1290.

92. Anderson R A, et al. Cancer treatment and gonadal function: experimental and established strategies for fertility preservation in children and young adults. Lancet Diabetes Endocrinol, 2015, 3 (7): 556-567.

93. Marchak J G, et al. Recommendations for the surveillance of mental health problems in childhood, adolescent, and young adult cancer survivors: a report from the International Late Effects of Childhood Cancer Guideline Harmonization Group. Lancet Oncol, 2022, 23 (4): e184-e196.

94. Yang C, et al. Childhood malignant ovarian germ cell tumors: A single institution experience. European Journal of Gynaecological Oncology, 2017, 38 (5): 700-703.

95. Woo L L, J H Ross. Partial orchiectomy vs. radical orchiectomy for pediatric testis tumors. Transl Androl Urol, 2020, 9 (5): 2400-2407.

96. Minard-Colin V, et al. Localized vaginal/uterine rhabdomyosarcoma-results of a pooled analysis from four international cooperative groups. Pediatr Blood Cancer, 2018, 65 (9): e27096.

97. Spinelli C, et al. Surgical management of ovarian teratomas in childhood: a multicentric study on 110 cases and a literature review. Gynecol Endocrinol, 2021, 37 (10): 950-954.

98. 中国抗癌协会妇科肿瘤专业委员会.阴道恶性肿瘤诊断与治疗指南（2021年版）.中国癌症杂志，2021，31（06）：546-560.

99. 中华医学会骨科学分会骨肿瘤学组.四肢骨肉瘤保肢治疗指南.中华骨科杂志，2019，39（1）：9.

100. Holm C E, et al. Implant and limb survival after resection of primary bone tumors of the lower extremities and reconstruction with mega-prostheses fifty patients followed for a mean of forteen years. Int Orthop, 2018, 42 (5): 1175-1181.

101. 郭卫，等.少年儿童膝关节恶性骨肿瘤切除后的重建方法.中华解剖与临床杂志，2019，24（3）：6.

102. Rao A D, et al. A Road Map for Important Centers of Growth in the Pediatric Skeleton to Consider During Radiation Therapy and Associated Clinical Correlates of Radiation-Induced Growth Toxicity. Int J Radiat Oncol Biol Phys, 2019, 103 (3): 669-679.

103. Moke D J, et al. Prevalence and risk factors for cisplatin-induced hearing loss in children, adolescents, and young adults: a multi-institutional North American cohort study. Lancet Child Adolesc Health, 2021, 5 (4): 274-283.

104. Sambri A, et al. Margin Assessment in Soft Tissue Sarcomas: Review of the Literature. Cancers (Basel), 2021, 13 (7).

105. Yu K, et al. Impact of Limb Salvage on Prognosis of Patients Diagnosed With Extremity Bone and Soft Tissue Sarcomas. Front Oncol, 2022, 12: 873323.

106. Parikh R P, J M Sacks. Lower Extremity Reconstruction After Soft Tissue Sarcoma Resection. Clin Plast Surg, 2021, 48 (2): 307-319.

107. Broglie L, et al. Pulmonary Complications in Pediatric and Adolescent Patients Following Allogeneic Hematopoietic Cell Transplantation. Biol Blood Marrow Transplant, 2019, 25 (10): 2024-2030.

老年保护

❖ 老年保护　任重道远 ❖

❖ 人本医疗　评估在先 ❖

❖ 控瘤有度　决策周全 ❖

❖ 扶生佑体　重在器官 ❖

❖ 中助西治　摧疾无坚 ❖

主　编

李小梅　刘端祺

副主编（以姓氏拼音为序）

白静慧　陈　军　陈万青　丛明华　李胜棉　刘东颖　闵　婕　石丘玲
王子平　邬　麟　薛　冬　张宏艳

核心编委（以姓氏拼音为序）

陈超武　陈火国　陈　衍　褚　倩　高　峰　高伟健　葛　伟　管维平
贺宇彤　李必迅　李　方　梁　峰　梁　军　梁新政　刘　娜　刘震雄
马　望　唐丽丽　王伟夫　王永生　王羽丰　魏智民　温珍平　吴　瑾
吴世凯　武文斌　肖文华　徐建明　徐世平　姚庆华　张革红　张　华
张燕军　张　英　朱广卿

编　委（以姓氏拼音为序）

仓顺东　曹　立　曾　焘　陈　琼　陈小兵　范海燕　冯世英　高明宇
郭长存　何婷婷　何　毅　胡　星　姬颖华　贾文焯　贾小诺　姜　虹
金　风　靳楠楠　靳文剑　孔东辉　来纯云　李　刚　李　贺　李　录
李　楠　李倩茹　李全福　李仁廷　李世军　李小江　李晓松　李元青
梁冀望　梁　逍　林　根　林　劼　林晓琳　刘春玲　刘　昊　刘红亮
刘理礼　刘维帅　刘雅卓　刘也夫　路　平　罗　辉　吕嘉晨　聂彩云
宁　静　祁玉娟　祁志荣　尚　进　石光跃　石雯锐　宋　扬　王　飞
王刚石　王楠娅　王姗姗　王　维　王　霞　王雨竹　王玉栋　王　喆
吴敏慧　吴稚冰　肖秀英　谢恒革　许　云　颜丽晖　杨文慧　杨　扬
姚成云　于芝颖　余慧青　张百红　张　峰　张海波　张　衡　张籍鹏
张　兰　张玲玲　张　敏　张玉松　赵　岚　赵　仁　赵　翌　赵赟博
周国仁　周红凤　朱　巍　朱相宇　邹本燕

编写顾问（以姓氏拼音为序）

焦顺昌　李萍萍　刘晓红　沈　琳　于世英

编写秘书

王　飞

第一章

老年肿瘤流行病学

一、流行病学现状

（一）总体发病和死亡情况

我国老年人群恶性肿瘤负担较重，归纳GLOBOCAN 2020年数据，主要表现为：①发病率高：60岁及以上老年人群恶性肿瘤新发病例为274.2万，发病率为1088.8/10万；占全球老年肿瘤患者的22.2%，占我国总新发病例数的60.7%。②死亡率高：死亡病例数为215.6万，死亡率为856.3/10万；占全球老年肿瘤死亡患者的30.4%，占我国肿瘤总死亡人数的73.7%。③发病和死亡风险高：分别为60岁以下人群的8.5倍和14.0倍。④老年男性发病率及死亡率均高于女性：发病率分别为1339.0/10万和858.8/10万，死亡率分别为1081.8/10万和648.9/10万，男性死亡率为女性的1.67倍。

老年人群常见恶性肿瘤主要为肺癌和消化系肿瘤，约占老年人群恶性肿瘤新发病例65.0%和死亡病例70.0%。我国老年人群发病谱前5位恶性肿瘤依次为肺癌、结直肠癌、胃癌、食管癌、肝癌。死亡谱前5位依次为肺癌、胃癌、食管癌、结直肠癌、肝癌。肺癌位居我国老年恶性肿瘤发病及死亡之首，新发病例及死亡病例分占老年人群恶性肿瘤的21.7%和25.7%。食管癌、胃癌、肝癌、结直肠癌等消化系肿瘤约占老年人群恶性肿瘤新发病例的43.4%，死亡病例的45.2%。

（二）年龄别发病和死亡现状

我国老年恶性肿瘤发病率随年龄增长，死亡率亦随之上升。GLOBOCAN 2020数据显示，年龄别发病率及死亡率在30岁前均较低，30岁后快速上升，50岁年龄组发病率及死亡率分别约达470.6/10万和258.2/10万，发病人数在60岁年龄组达峰，发病率高达883.7/10万，死亡率为598.3/10万。

我国老年人群中，肺癌及消化系肿瘤发病率及死亡率随年龄均呈显著上升趋势，但女性乳腺癌发病率随年龄呈先增后降趋势，死亡率上升幅度亦较缓慢。

（三）城乡发病率和死亡率区别

2013年我国国家癌症中心数据显示，城市老年恶性肿瘤发病率略高于农村，发病率分别为1040.3/10万和1016.1/10万，城市新发病例数为农村的1.2倍，死亡病例为农村的1.1倍，分别为84.5万和75.6万。

从发病谱及死亡谱看，存在城乡区别。城市老年人群前5位常见恶性肿瘤依次为肺癌、结直肠癌、胃癌、肝癌和食管癌，农村前5位依次为肺癌、胃癌、食管癌、肝癌和结直肠癌。城市与农村人群肺癌年新发病例分别约为28.7万与24.4万，城市老年肺癌发病人数占我国老年人群肺癌发病例数的54.0%，结直肠癌发病人数占我国老年结直肠癌发病例数的66.0%，女性乳腺癌发病例数占我国老年人群女性乳腺癌发病例数的68.0%。

城市与农村老年人群肺癌标化死亡率近似，分别为201.1/10万与200.3/10万，按死亡人数排序，城市前5位致死老年恶性肿瘤依次为肺癌、肝癌、胃癌、结直肠癌和食管癌，农村为肺癌、胃癌、食管癌、肝癌和结直肠癌。城市老年人群肺癌死亡病例占我国老年人群肺癌死亡人数的55.0%，结直肠癌死亡病例占我国老年结直肠癌死亡人数的65.0%。

（四）恶性肿瘤发病和死亡趋势

我国恶性肿瘤发病率呈持续上升趋势。近十多年来，平均每年上升约3.9%，男性上升幅度略低，年度平均变化百分比为3.4%，女性上升幅度相对较快，平均每年上升4.6%。调整年龄结构后，平均每年上升约1.2%，其中男性调整年龄结构后增幅趋于平稳，而女性从年平均增幅4.6%降低至2.4%，说明我国近十多年恶性肿瘤发病率的上升主要由人口老龄化所致。

从死亡趋势看，老年人群成为恶性肿瘤死亡的主要人群。20世纪70年代、90年代、2004—2005年开展的三次全国性死因调查显示，恶性肿瘤死亡率的上升主要归因于老年人群死亡率的大幅增长。①2013—2014监测数据显示，与第三次数据相比，死亡率随年龄增加而上升，85岁年龄组死亡率最高。②2019—2020监测数据与2013—2014数据相比，各年龄组死亡率略有下降，但高死亡率仍主要集中在老年人群。

（五）生存率变化趋势

来自17个肿瘤登记处长期连续监测数据显示，2003—2005年间至2012—2015年间，我国恶性肿瘤患者5年相对生存率从30.9%上升至40.5%。与年轻患者相比，老年肿瘤患者5年生存率的提高缓慢。5年相对生存率随年龄增长而下降，2012—2015年间，45岁以下、75岁及以上患者的5年相对生存率分别为67.6%和24.3%，生存率相差43.3%。按肿瘤类型，宫颈癌的5年生存率差异最大，45岁以下年龄组为83.4%，64~74岁年龄组为36.4%，二者相差47.0%。

二、预防和筛查

老年肿瘤预防遵循世界卫生组织恶性肿瘤三级防治策略。一级预防提倡健康生活方式，避免罹患恶性肿瘤；二级预防通过筛查和体检早期发现肿瘤，避免罹患晚期肿瘤，提高恶性肿瘤治愈率和生存率。三级预防通过规范治疗，延长寿命、减轻痛苦、改善生活质量，最大限度从治疗获益。

我国老年肿瘤三级防治工作相对落后。主要表现在一级和二级预防开展的远远不够，对危害老年人健康的常见恶性肿瘤缺乏系统性防治，多数地区针对老年人常见恶性肿瘤的筛查和体检项目尚未纳入医保报销目录。数据显示，我国老年肿瘤新发病例中，三分之二已为晚期，大量医药费和医疗资源都用于晚期肿瘤的诊断和治疗，给患者和家庭带来巨大痛苦和经济负担，因病致贫、因病返贫的现象并不少见。亟须变被动为主动，制定肿瘤防治的长远规划，将早诊早治作为防治重点。要快速提升我国肿瘤患者5年生存率，通过早诊早治降低晚期肿瘤患者比例，远比通过昂贵控瘤药物延长晚期患者寿命更有效、更明智。

（一）一级预防

1.倡导健康生活方式

通过生活方式干预可减缓部分老年个体的生物老化，降低肿瘤发生率。证据表明，在任何年龄段戒烟都可降低罹患肺癌风险，因此，不论其年龄，均鼓励和支持老年人戒烟。世界癌症研究基金和美国癌症研究所（WCRF/AICR）通过预防肿瘤的饮食建议项目显著降低了老年人罹患肿瘤的风险，包括：限制摄入高能量食物，避免含糖饮料；尽量食用植物来源食物（水果/蔬菜和纤维）；限制红肉摄入量，避免加工肉类摄入；限制酒精饮料；限制盐摄入和避免发霉谷物或豆类。

2.控制感染

疫苗接种对感染相关性肿瘤有积极预防作用，一般在尚无病毒感染的儿童和青少年中开展，不提倡在老年人群中大规模开展。小样本研究显示老年人接种乙肝疫苗后获得血清保护的比例仅为29%。目前也无指南建议老年女性接种人乳头瘤病毒（HPV）疫苗。对于老年人群，通过抗幽门螺杆菌治疗预防胃癌发生的策略暂无强证据支持，因此应考虑治疗本身给老年人带来的潜在不良影响。

（二）二级预防

二级预防旨在通过对老年常见恶性肿瘤的筛查，达到早诊早治目的，以提高治愈率，降低死亡风险。我国老年肿瘤的二级预防与发达国家相比存在巨大差距，亟须建立全国性的二级预防项目。这些项目不仅可快速提升群体5年生存率，还可避免患者遭受晚期肿瘤的病痛，并能节约大量医疗资源和经费。从流行病学数据看，我国老年肿瘤的二级预防应重点筛查肺癌和消化系肿瘤，高危人群的定期低剂量肺CT、胃肠镜和腹部影像学检查应作为主要筛查手段。

强调筛查重要性的同时，要从整体上平衡筛查风险、获益程度，避免过度筛查。如预期生存期<5年，不推荐在无任何症状和体征情况下进行肿瘤常规筛查；如预期生存期≥5年，需评估控瘤意愿和自身健康状况，对有控瘤意愿且能承受控瘤治疗者，根据有无高危因素，确定筛查计划和有针对性的筛查项目。

（三）三级预防

恶性肿瘤的三级预防旨在通过规范治疗，避免过度治疗或治疗不足，实现生活质量和生存期的双重获益。受遗传与衰老、健康管理、慢病控制等多因素影响，老年患者的健康和功能状态存在显著个体差异，要求肿瘤工作者具备基本的老年医学素养，在全面评估、精准诊断基础上综合制定诊疗方案，并动态观察和调整。

第二章

老年肿瘤的发病机制及临床表现

一、发病机制

正常细胞转变为癌细胞是一个多基因突变、多阶段接续的过程。老年肿瘤的发生不仅与致癌因素的长期累积相关，也与细胞和微环境老化等因素密切相关。

（一）细胞衰老

衰老发生于机体所有细胞，其结果是产生不可逆的细胞周期迟滞甚至停滞和复制能力丧失，衰老细胞促进了肿瘤的发生和发展。

1. 细胞损伤与突变累积

研究表明：DNA突变和损伤随龄增加。与衰老相关的分子生物学表现包括：①表观遗传改变；②蛋白质稳态丧失；③线粒体功能障碍；④细胞周期停滞；⑤干细胞衰竭。上述改变以年龄依赖方式存在于不同组织器官的细胞中并逐渐积累，经多代细胞结构变异最终导致细胞转化，形成恶性肿瘤。

基因突变累积是老年肿瘤发生的重要因素。一项针对成人急性髓系白血病患者的瘤细胞基因突变进行的研究发现，老年血液肿瘤患者携带突变基因的数目随龄增加。

2. 端粒磨损

最常见的细胞衰老原因。老年人端粒磨损所致的端粒缩短可致基因组不稳定和染色体丢失，导致细胞恶变。已在多种肿瘤发现端粒缩短，包括胰腺癌、前列腺癌、膀胱癌、胃癌、肾癌、肺癌和骨肿瘤等。

（二）衰老的微环境

1. SASP分泌增加

衰老的微环境是肿瘤发生的重要机制之一。微环境改变涉及外基质的生物结构、细胞分泌因子和免疫系统等多方面。其中衰老相关分泌表型（SASP）与肿瘤发生发展密切相关。随着衰老细胞累积，SASP在“自体/旁分泌”作用下持续分泌，导致衰老加速及肿瘤发生。

2. 慢性炎症

衰老的标志之一是系统性低度慢性炎症增多。慢性炎症会损害DNA并影响细胞的增殖和复制，使基因突变率增高，同时还使机体免疫力下降，甚至阻断控瘤免疫，最终导致肿瘤的发生。约20%的肿瘤发生与慢性炎症有关，此外炎症还会促进肿瘤转移。

（三）衰老的免疫系统

机体的免疫力随年龄呈下降趋势，表现为T细胞功能紊乱、造血干细胞更新能力降低、T细胞克隆能力下降等，导致免疫监视功能减低。免疫衰老还影响免疫治疗的疗效，衰退的免疫系统在肿瘤的发生发展中发挥的作用远超预期。

二、生物学特点

老年恶性肿瘤的生物学特点呈现高度异质性，不同个体和瘤种存在显著差异，尚无可遵循的一致性规律。

（一）组织学亚型特征

肿瘤亚型是决定肿瘤生物学特征的重要因素。以老年乳腺癌为例，恶性程度较高的浸润性乳腺癌随年龄增长而持续下降，预后较好的Luminal亚型随年龄增长而逐渐增加，侵袭性高且预后差的HER-2阳性乳腺癌、三阴性乳腺癌明显减少。但临床研究发现，乳腺癌预后呈现“两头差，中间好”的特征，即40岁以下和80岁以上的乳腺癌预后都较差。亚组分析发现，80岁以上的老年乳腺癌确诊时局部肿块较大，T4肿瘤占比高，淋巴结转移率高、晚期肿瘤占比高，这些不利因素抵消了老年乳腺癌在生物学上低侵袭性的优势。由此可见，决定老年恶性肿瘤预后的因素是多方面的，不能孤立看待。

尽管多数老年肿瘤都呈现恶性程度较低、侵袭性较弱的特征，但也并非完全如此。老年结肠癌研究发现，80%的散发性结直肠癌都经历由腺瘤癌变的过程，而老年结直肠癌更多是通过锯齿状息肉这一途径演变而来，因而病灶更多发生在右半结肠，具有较高的恶性潜能。

上述这些复杂的且不同于年轻肿瘤患者的组织学特征无法笼统地用“老年”解释，但相关研究特别匮乏，亟需改进。

（二）基因组学差异

研究发现，基因的个体差异随龄增加而扩大，肿瘤突变负荷（tumor mutation burden，TMB）也随龄增加，但老年肿瘤的基因特征远不止于此。在非小细胞肺癌患者中，EGFR、ALK和MET等驱动基因突变显示明显年龄差异。我国一项纳入7858例肺癌患者的研究显示，ALK、ROS1、RET融合、EGFR突变随年龄呈现减少趋势。ALK基因融合多见于50岁以下NSCLC患者，MET突变常见于70岁以上患者，EGFR外显子21L858R突变和KRAS突变在老年人群中发生率更高。同样，老年结直肠癌患者微卫星不稳定性和BRAF突变的发生率更高。

（三）免疫学特征

老年肿瘤患者存在“免疫衰老”现象，是免疫监视作用减低的主要原因。肿瘤周围浸润淋巴细胞与免疫治疗的疗效呈正相关。随年龄增长，三阴性乳腺癌中的肿瘤浸润淋巴细胞百分比降低，且与乳腺癌不良预后相关。从恶性肿瘤基因组图谱计划的胃癌数据中发现，与<65岁组比较，≥65岁组的微卫星不稳定发生率（25.3% vs.10.8%）、TMB（453.5 vs. 259.8）及肿瘤新抗原负荷（439.9 vs. 116.6）均显著升高，但在≥75岁和<75岁两组间未发现类似差异。

三、临床特点

老年患者的四个典型特征“衰老、共病、老年综合征和失能”与老年肿瘤患者的临床特点密不可分。①衰老是老年病发生发展的危险因素，可诱发疾病并导致“病态老龄化”。②共病指同时患有两种或两种以上慢性疾病。共病已替代急性疾病，成为老年人致死的主要原因。③老年综合征是发生在老年期，由多因素造成的一种临床表现或一组症候群，衰弱、日常功能受损及跌倒高风险最常见。④失能是指衰弱导致的日常基本活动能力、生活能力丧失或受限。我国老年人的失能率随年龄快速上升；相同年龄段，老年女性失能率高于男性。上述这四个老年特征在不同年龄段存在程度差异，与老年肿瘤生物学特征共同形成以下临床特点。

（一）恶性程度较低

1. 高分化型较多见

老年肿瘤多表现为高分化型，肿瘤增殖复制相对缓慢，侵袭性较弱，恶性程度较低。病理机制主要为血管老化，循环减慢导致瘤细胞血供下降；也与老年人机体代谢能力下降、瘤细胞增殖速度减慢有关。一项胃癌患者术后病理特征研究发现，分化程度差的患者比例在65岁以下组达69.6%，而65岁及以上组仅39.8%。

2. 转移率较低

美国一项对32819例结肠癌的调查发现，肿瘤转移发生率与年龄呈负相关。国内一项对肺癌患者的回顾性调查显示，青年组发生纵隔及肺门淋巴结转移、肺内及肺外转移的比例明显高于老年组。

尽管如此，也不能笃定地认为所有老年瘤种都表现为高分化、转移少、进展慢。一项纳入2385例软组织肉瘤的多中心研究发现，老年亚组表现为发现晚、肿瘤大、分化差、转移率高，与成年亚组相比存在显著差异。

3. 隐匿性肿瘤较多

无症状的隐匿性肿瘤随龄增加。国外研究表明，尸检诊断为隐匿性肿瘤的平均年龄为83.13岁。约8%胰腺浸润性导管腺癌呈无症状进展，多在尸检时发现。国内一项研究对738例因前列腺增生而手术的患者术后组织病理进行肿瘤形态学和免疫组化诊断，其中有88例确诊为前列腺癌，占11.92%。

（二）实体瘤高发

基于GLOBOCAN 2020统计数据，在全球65岁以上老年人最常见的前10位恶性肿瘤中，前9位均为实体瘤，非霍奇金淋巴瘤位列第10。尽管中国老年肿瘤发病谱顺位与全球整体情况存在差别，但第1~9位也为实体瘤，非霍奇金淋巴瘤也位列第10。

（三）多原发癌较常见

多原发癌在老年患者中明显增多，以双原发癌最多见。首尔国立大学医院的一项回顾性分析发现，在接受胃癌手术的4593例老年患者中，3.4%曾被诊断为另一种原发癌。一项对1503例多原发癌的回顾性研究发现，70岁以上组多原发癌患病率为15%，70岁以下组为6%，存在显著差异。

（四）易误诊和漏诊

老年肿瘤起病隐匿，症状不典型，易被老年共病和老年综合征所掩盖。肿瘤常与老年共病共存，临床中容易聚焦于基础疾病而忽略肿瘤诊断。一项对14096例肿瘤合并共病的研究发现，共病可致肿瘤早期症状被忽视，在最高共病负担的乳腺癌亚组患者中，远处转移概率是无共病负担组的近4倍。老年肿瘤误诊和漏诊的原因分析指出：老年人不同程度的记忆力减退，表达不准确，病史叙述不清等可能与误诊和漏诊有关。

（五）病情危重者多

老年肿瘤患者因出现无法耐受的症状或严重并发症才被迫就医的情况比较常见，此时肿瘤多已发展至中晚期，加之长期慢性消耗和营养不良，容易出现病情急剧变化和多脏器功能受累情况。一项对16家急症医院4108例死亡患者的数据分析发现，26.3%的患者在最后一次住院时被诊断为肿瘤，这些患者年龄普遍较大，中位年龄为74岁，82%为晚期肿瘤。

老年患者因肿瘤高凝状态、免疫功能低下及动静脉血管老化，更易发生血栓性疾病和重症感染。肺动脉栓塞是肿瘤患者猝死的常见原因，国内对老年肿瘤相关动脉血栓栓塞症的临床分析表明：高龄、共病、肿瘤是否转移均是肺动脉栓塞的独立危险因素。

（六）营养不良多见

营养不良的发生率与年龄呈正相关。一项对1472例65岁及以上老年肿瘤患者的多中心数据分析中，按2019年全球营养领导人发起的营养不良（GLIM）评定标准，老年肿瘤住院患者营养不良发生率为51.8%，其中中度营养不良为29.6%，重度营养不良为22.3%。

老年患者化疗后容易出现营养不良。荟萃分析显示：在接受化疗的老年患者中，营养不良发生率高达83%；其中，三分之一以上在接受化疗前就已合并营养不良；40%~91.6%在化疗过程中出现体重减轻。老年肿瘤围术期营养不良发生率超过其他患者。一项对外科住院老年腹部肿瘤患者的营养状况调查中发现，65岁以上老年患者营养不良发生率为30.1%，80岁以上组为37.5%，而65岁以下组仅为17.6%。

（七）心理异常更常见

一项纳入1092例老年肿瘤患者的研究中，28.4%的患者通过基于DSM-IV（人格障碍）诊断标准的半结构化访谈诊断为临床抑郁症，胰腺癌和肺癌患者的抑郁症发生率是其他亚组的两倍。另一项对321例老年肿瘤患者的焦虑研究中，与60~69岁和70~79岁组相比，焦虑症状在80岁以上组评分最高。

（八）失能者预后更差

丧失生活自理能力的老人称为“失能老人”，失能分为完全失能和半失能。一项对993例老年肿瘤患者的前瞻性队列研究发现，失能与老年肿瘤患者的死亡相关，可作为一年内死亡的预测指标。失能老年患者对危险的规避能力差，在照护过程中易发生意外，加之这类患者主动配合治疗的能力明显减低，导致其与功能独立的患者相比，治疗相关副作用更常见，预后更差。

四、诊疗现状

在老年肿瘤患者诊疗过程中，面对临床研究证据缺乏、合并症较多、体能和功能减低的情况，判断治疗获益和风险是复杂和困难的。单纯以年龄判断和决策面临着过度治疗和治疗不足的双重风险。

（一）过度治疗

医生对患者采取的治疗措施超过患者的实际需要或耐受力。在我国，肿瘤过度治疗表现为：①根治性手术时过度清扫和超范围切除；②放化疗的剂量过大、次数过多，忽略了治疗对老年患者的全身性和累积影响；③终末期肿瘤患者给予不获益的全肠外营养、血液制品和白蛋白等支持治疗；④使用疗效不确切的所谓“辅助用药”或民间偏方等。过度治疗的常见原因包括以下几个方面。

1. 忽视老年特点的循证医疗

老年患者的控瘤治疗普遍缺乏循证医学证据，临床医生常参照一般成年患者为老年人制定诊疗方案，尽管可能采取减量或减药策略，但因为对老年特点的把握度不够，治疗安全性显著下降，并发症明显增多。

2. 评估意识和经验不足

在老年肿瘤患者的诊疗中，医生遇到的问题远比一般成年患者多，由于相应的培训不足，只能被动地沿用常规诊疗程序，很少能结合老年特点进行评估和治疗，导致影响治疗耐受性的老年问题被搁置或低估。

3. 患者及家属期望值过高

在确诊肿瘤后，部分患者及家属治疗意愿极为迫切，希望医生能给予最彻底、最有效的治疗手段，这也是导致过度治疗的原因之一。

（二）治疗不足

老年肿瘤治疗不足现象很常见。要认识到：通过规范治疗，部分患者可长期带瘤生存；大多数晚期患者生活质量明显改善。如果无视这些客观事实，一味“谈癌色变”，或因其他原因放弃治疗或治疗不充分都可视为治疗不足。治疗不足的常见原因包括以下几个方面。

1. 对疗效和耐受性缺乏理性判断

有的医生由于缺乏实践经验，“不敢”对老年人尤其是高龄老人实施控瘤治疗，进而贻误了治疗时机。实际上，随着老年人体质的增强、各种控瘤方法的不断改进，大多数老年患者都能得到生活质量改善和生存期的延长。需重视对老年人肿瘤治疗经验的积累，尽量不要放弃对老年肿瘤的治疗，尤其是旨在减轻躯体和心理痛苦的缓和医疗。

2.经济负担过重

老年肿瘤患者在治疗过程中，有的患者由于无法负担治疗费用不得不放弃治疗。一项山东农村肿瘤患者就医行为及影响因素分析，对858例患者的治疗延迟原因进行调查，发现支付能力不足居首位，占总人数的32.8%。

3.采取不适宜的治疗措施

肿瘤患者存在病急乱投医现象，对死亡的恐惧和强烈的求生欲望，导致患者寄希望于“神医妙药”、听信民间偏方而接受不规范治疗。很多老年患者错误地认为“做手术伤元气”“化疗和放疗会缩短寿命”，从而拒绝正规治疗。部分患者因缺乏医学常识，花费大量钱财寻求“偏方”，由此错失规范治疗的最佳时机和延误病情的情况比较普遍。

4.对治疗价值存在认知偏差

认知偏差是指个体以完全否定或悲观方式去解释信息过程，包括任意推断、过分夸大或缩小以及消极注视等曲解类型。肿瘤患者一旦产生认知偏差常不易纠正，可能导致两方面不良结果，一是对现有治疗产生强烈抵触情绪；二是产生抑郁、焦虑、恐惧、愤怒等负面情绪。二者都会影响治疗依从性和耐受性，进而影响疗效。

5.决策权被剥夺

研究表明，家庭内部决策倾向等因素影响患者的就医态度。我国普遍对肿瘤患者实行“保护性医疗”，大部分老年患者子女或亲属对患者本人隐瞒诊断和病情。实际上，患者参与临床决策的意愿比较高，一项肿瘤患者就医行为调查显示：77.7%的患者希望参与治疗决策。临床实践中，患者不知晓病情、家属代为决策的情况非常普遍。家属掌握决策权，认为患者年事已高，无治疗的必要性，患者本人因为不知病情，自主决策的权利被剥夺，导致治疗不足。

6.医疗资源配置不均衡

包括人力和物力两方面。部分经济落后地区缺乏医疗设施和设备，无法开展新技术和新业务。目前，我国从事老年肿瘤工作的基层医务人员绝大多数未接受过老年医学系统培训，难以形成专业的知识体系，核心胜任力普遍不足。

第三章

老年肿瘤的综合评估

一、概述

老年肿瘤患者因机体功能衰退、脏器功能降低、免疫功能低下、代谢平衡被破坏、认知功能下降和肢体活动障碍等病理生理特点，常罹患多种不能治愈的慢性疾病，伴发衰弱等多种老年综合征，健康状况和功能储备也有显著差异。

老年筛查和老年综合评估（comprehensive geriatric assessment，CGA）全面关注与老年人功能和健康状态相关的具体问题，从衰弱评估、躯体及认知功能、心理状态和社会支持等多层面对老年患者进行综合评估，并据此制定以维持及改善功能为目标的治疗和康复计划，最大程度维护并提升老年人的生活质量。整合医学（HIM）从全人角度出发，将医学各领域最先进的技术手段和最有效的实践经验加以整合，从方法学上改进了临床医生的知识体系，对老年肿瘤的规范治疗至关重要。

二、预期寿命

老年肿瘤的诊疗决策相对复杂，要兼顾肿瘤和老年因素对预期寿命和生活质量的影响，而不仅仅是肿瘤本身的影响，即死亡的竞争风险。目前常用的预期寿命预测方法主要包括临床生存预测和预期寿命计算器。

临床生存预测是指临床医生根据现有的临床数据、患者情况，结合一些非正式的主观方法（如临床经验等），对生存期做出预判。该方法较灵活方便，但受认知和经验水平等因素影响，准确性较低。

本指南依据我国2020年人口普查数据，计算得出60岁及以上年龄人群平均预期寿命四分位数（图53-1）。在临床应用中，例如判断80岁男性的预期寿命时，上四分位数的预期寿命为12.4年，中位数为7.8年，下四分位数为4.0年。尽管很难准确预测特定患者的预期寿命可能属于哪个区间，但通过老年评估获得额外信息，可提高预测的准确性。国际老年肿瘤学会（SIOG）、NCCN和ASCO推荐使用ePrognosi网站

（www.eprognosis.org）中经过验证的预期寿命计算工具，如Schonberg指数或Lee指数。

需指出，预期寿命计算器不是一种决定性的预测手段，不能盲目和机械地使用，理解预期寿命评估的意义和适用人群远比得出的具体数值更重要。

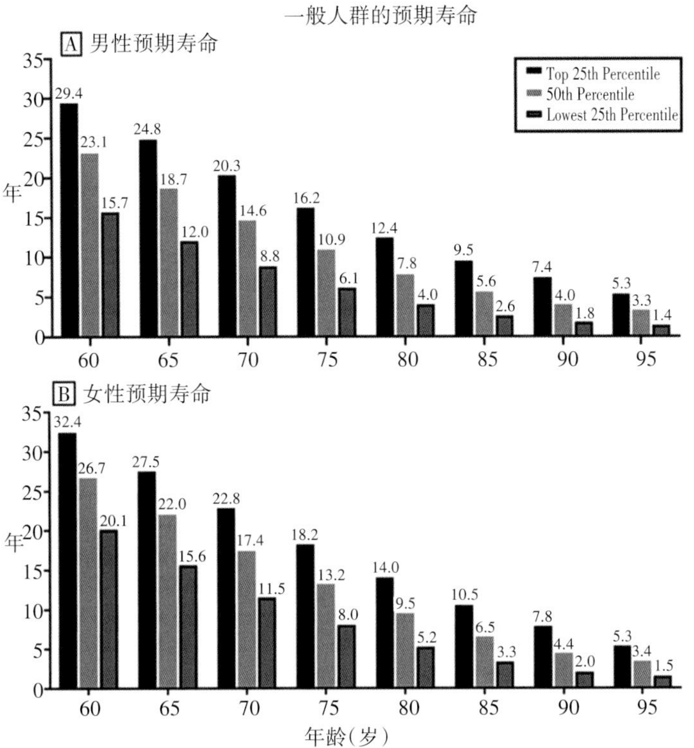

图53-1　60岁及以上一般人群预期寿命四分位数（第25，50及75百分位点）

（根据2020年人口普查数据计算https：//data.cnki.net/yearbook/Single/N2022040097）

三、老年筛查

（一）目的和适用人群

老年筛查的目的是快速找出能够从完整的老年综合评估中获益的患者，以便有针对性地实施评估。推荐60岁以上患者都进行老年筛查。

（二）工具选择和结果判断

老年筛查的工具包括量表、问卷或躯体功能测试等。如筛查结果正常，原则上可按照指南推荐进行控瘤治疗；如结果异常，应接受完整的老年综合评估。这一评估专业性较强，建议请老年专科医生进行，没有老年专科评估条件的医疗机构可根据本指南推荐的内容，由肿瘤专科医生做出初步判断，以多学科会诊的形式完成评估。

系统评价显示，多个筛查工具能识别出完整老年综合评估将得出异常结果的人群。这些筛查工具从老年综合评估的评估量表中衍生开发而来，或者其本身就是衰弱的经典筛查工具。验证过的老年肿瘤患者筛查和评估工具包括：G8问卷（geriatric-8）、VES-13（the vulnerable elders survey-13）、aCGA（abbreviated comprehensive geriatric assessment）、GFI（the groningen frailty index）、FFC（fried frailty criteria）、SAOP2（revised senior adult oncology program）及TRST（triage risk screening tool）等，G8问卷和VES-13拥有最多的研究证据。G8问卷具有较高的敏感性（76.5%~97%），条目简洁，国内应用较多；VES-13具有较高的特异性（70%~100%），用于患者自评。上述工具尚缺乏在中国人群中应用的信效度验证研究。

本指南推荐优先采用G8问卷进行老年筛查，由临床医生或护士操作，老年医学团队是最佳实施人。推荐进行中国人群的老年筛查工具研究，探索最适合中国人群的筛查工具。

表53-1　G8问卷

条目	得分（总分17分）
A 过去三个月中，是否因食欲下降、消化问题、咀嚼或吞咽困难而进食量减少？	0 = 进食量严重减少
	1 = 进食量中度减少
	2 = 进食量没有减少
B 过去三个月中，有体重下降吗？	0 = 体重下降> 3 kg
	1 = 不知道
	2 = 体重下降 1~3 kg
	3 = 没有体重下降
C 行走能力	0 = 只能躺卧或坐着，不能行走
	1 = 能离开床或椅子行走，但不能出门
	2 = 可以出门
E 神经精神问题	0 = 严重痴呆或抑郁
	1 = 轻度痴呆
	2 = 没有精神心理问题
F 体重指数BMI（kg/m^2）	0 = BMI < 19
	1 = BMI 19~21
	2 = BMI 21~23
	3 = BMI > 23
H 每天服用三种以上处方药吗？	0 = 是
	1 = 否
P 与同龄人比较，患者如何评价自身健康状态？	0.0 = 更差
	0.5 = 不知道
	1.0 = 一样好
	2.0 = 更好
年龄	0 = > 86 岁
	1 = 80~85 岁
	2 = < 80 岁

结果判断：总分≤14分，判断为异常，需行完整老年综合评估。

四、老年综合评估

（一）躯体功能评估

日常生活能力评估常用于评价老年人的躯体功能缺陷及独立生活能力，它包括基本日常生活活动能力（basic activity of daily living，BADL）和工具性日常生活活动能力（instrumental activity of daily living，IADL）评估。目前国内医疗机构多采用Barthel量表评估BADL，该量表从进食、转移、修饰、如厕、沐浴、平地行走、上下楼梯、穿衣、尿便控制等10个条目进行评估；常用Lawton生活用具使用能力量表评估IADL，该量表包括使用电话、购物、做饭、做家务、洗衣物、使用交通工具、药物服用和管理个人财产等8个条目。BADL、IADL量表均是得分越高，提示被评估者生活能力越高。BADL、IADL受损与肿瘤恶化、复发，不能完成治疗疗程、总生存期下降存在相关性。

本指南建议将评估认定的日常生活能力受损患者转诊至老年医学科或康复科，以便同步实施相应干预措施，改善其日常生活能力。

（二）跌倒风险评估

老年肿瘤患者跌倒风险明显增加。研究表明，69%的老年人在进行肿瘤手术、放疗或化疗后的2~3个月内，在居家环境或住院期间至少发生过1次跌倒，其中51.4%的老年肿瘤患者至少发生过2次跌倒，远高于全球范围内非肿瘤老年人33.3%的跌倒发生率。

跌倒不仅会造成皮肤损伤、骨折等，还会导致老年人因害怕再次跌倒而减少活动，继而导致功能减退，并形成恶性循环，影响生活质量、抗肿瘤治疗的耐受性、肿瘤治疗的顺利实施等，甚至导致疾病快速进展至寿命缩短、严重不良事件致患者死亡等。

跌倒风险可通过简单问题进行筛查，如：过去6个月是否跌倒及跌倒次数、是否自感走路不稳、是否害怕跌倒等。如果存在上述情况，可进一步应用Morse跌倒风险评估量表进行评估，并根据评估风险分级给予对应的预防措施。

建议对存在跌倒风险的老年患者施行多元化的预防干预措施，包括：提高患者对跌倒的认知，减低药物不良反应所致的跌倒风险，居室环境无障碍设计等；对于有骨质疏松和肿瘤骨转移的高危跌倒患者，建议在康复科指导下酌情使用助行设施、穿髋部防护裤等降低跌倒风险、减轻跌倒的伤害程度。

（三）共病及多重用药评估

1.共病评估

共病（multimorbidity）是指一个人同时存在2种或2种以上慢性健康问题（multiple chronic conditions，MCCs），老年人共病的发生率与年龄呈正相关，包括以下3类：①慢性躯体疾病；②慢性精神心理疾病；③老年综合征。50%以上老年肿瘤患者具有至少一种可能会影响其肿瘤治疗的共病。共病不仅影响老年肿瘤患者的健康及生活质量，而且影响肿瘤的预后。大量研究表明，具有共病的肿瘤患者生存时间短于无共病者。

老年肿瘤患者的共病评估尚无统一标准。Charlson共病指数（charlson comorbidity index，CCI）为常用评估工具，对短期死亡率和长期死亡率均具有较好的预测作用。建议在控瘤治疗前请专科医师会诊，优化处理每一种合并的疾病及健康问题，最大限度减轻共病对治疗的不良影响。

2. 多重用药评估

多重用药指为治疗已有明确诊断的共病时，使用5种及以上药品，包括长期用药和临时加用的短期治疗药物。用药合理性指数量表（medication appropriateness index，MAI）为常用评估工具，MAI量表从适应证、疗效、药物使用方法、药物剂量等方面评价处方合理性及老年患者非必需用药情况。

（四）营养及症状评估

1. 营养评估

我国老年肿瘤患者营养风险的发生率达60%以上，营养不良的发生率为40%以上，消化道肿瘤患者中至重度营养不良的发生率最高。营养不良是老年肿瘤患者预后不良的独立危险因素，推荐在诊断之初就进行营养状态评估，并在整个治疗过程中定期评估。推荐简易营养评定法简表（MNA-SF）、营养风险筛查2002量表评分（nutritional risk screening，NRS2002）作为筛查工具。此外，临床上反映营养状态的指标还有非自主体重变化、身体质量指数（BMI）、皮褶厚度及臂围、血清白蛋白水平等，推荐采用综合多项指标的量表进行营养状态评估。

营养筛查和评估目的是指导营养治疗。无营养不良者，不需要营养干预，直接进行抗肿瘤治疗即可；可疑营养不良者，在营养教育的同时，实施抗肿瘤治疗；中度营养不良、恶液质及肌肉减少症的肿瘤患者，在人工营养（EN、PN）的同时，实施抗肿瘤治疗；重度营养不良者，应先行1~2周人工营养，然后在继续营养治疗的同时，进行抗肿瘤治疗。无论有无营养不良，所有患者在完成一个疗程的控瘤治疗后，均应重新进行营养评估。

2. 症状评估

老年肿瘤患者可因肿瘤进展、控瘤治疗毒性累积、衰弱及其他并发症和基础疾病原因产生“症状群”。研究表明，每个老年肿瘤患者平均报告8个症状，70%患者报告曾有疲乏和疼痛。精准的症状评估不仅有助于减轻患者痛苦、改善生活质量，还可通过及时发现治疗相关不良反应，提高治疗安全性和耐受性。临床常用埃德蒙顿症状评估量表（the edmonton symptom assessment scale，ESAS）对肿瘤患者的常见症状进行评价，该量表评估9种症状：疼痛、疲乏、恶心、抑郁、焦虑、嗜睡、食欲、气短和自我感觉。

症状的综合评估还包括：严重程度、发生原因（与肿瘤本身、肿瘤治疗所致、伴发慢性疾病或衰弱相关）、病理学机制、对生活和社会交往的影响、加重或缓解因素、既往治疗和疗效等；需要临床医生通过问诊、体格检查并结合影像学资料综合做出判断。

（五）抑郁评估

老年肿瘤患者面临衰老和肿瘤的“双重打击”，身体功能下降、共病、丧偶等老年问题使患者更加孤独，对控瘤治疗的耐受性产生重大影响。因此，强调必须对老年肿瘤患者进行心理评估。

工具评估是可行的办法，但基于临床经验的评估往往更具个体化和灵活性。临床常使用老年抑郁量表（geriatricdepressionscale，GDS）进行自评筛查，该量表包含以下症状：情绪、心境低落，活动减少，容易被激惹，有痛苦退缩的想法，对过去、现在以及将来的消极评价等。如筛查异常，应由精神心理科医师进一步完成详细评估及进行诊断和治疗。

老年抑郁的治疗强调药物与非药物治疗并重，目标是改善症状，降低自杀风险，防止复燃复发，促进功能康复，提高生活质量。

（六）认知功能评估

65岁以上老年肿瘤患者痴呆的发生率为3.8%~7%。肿瘤和抗肿瘤治疗可加剧潜在的认知障碍。治疗前的认知功能筛查有助于检测出这些疾病并考虑其对治疗决策的影响。

建议在诊断初始就评估基线认知功能，以支持治疗决策。推荐先用简易认知评估表（Mini-Cog）筛查，该量表包括3个词的延迟回忆（0~3分）和画钟测试（0或2分），若总分<2分，则需要由具备认知评估经验的专科医生（如老年医学科、神经内科、精神心理科等）进行更详细的神经心理学测试，以评估是否存在谵妄、轻度认知损害、痴呆等，并决定是否需要多学科评估或转诊至专科进一步诊治。

五、控瘤治疗风险与获益

老年患者与一般患者在控瘤治疗获益上存在一定共性，但增龄带来的生理功能减退、共病、衰弱等会使老年人受到更多治疗相关损伤，因此在治疗决策时，更要权衡获益与风险。判断控瘤治疗是否有益，需首先评估肿瘤的侵袭性、肿瘤是否会引起显著影响生活质量的症状；其次，要预估非肿瘤预期寿命，即预测在肿瘤引起显著症状之前死于其他疾病的概率。如评估认定肿瘤可能会影响患者的生活质量，建议多学科讨论基于证据的最佳疗法和耐受性：①相关临床研究是否纳入了类似年龄、合并症和健康状况的患者？②不同年龄层的患者在治疗获益上是否有区别？③研究结果是否能够推广至老年患者？④研究中是否包含改善生活质量或功能的数据？如果没有以上数据，应及时与患者及家属沟通，告知现有治疗方案缺乏老年人的证据以及疗效的不确定性。

此外，还要对治疗目标与风险、潜在不良反应进行评估。制定治疗目标时需从全人角度考虑，不能只考虑有效率等预后指标，更要兼顾生活质量和远期结局，例如，治疗是否有可能延长预期寿命、治疗是否会导致生活依赖和生活质量下降等。治疗相关不良结局的高风险因素包括认知功能损害、躯体功能依赖、营养不良及衰弱。

常用评估工具包括：①老年肿瘤术前评估（preoperative assessment of cancer in the elderly，PACE），将CGA和手术风险评估相结合，用于老年肿瘤患者术前评估；②癌症及衰老研究组（cancerand aging research group，CARG）化疗风险评估量表及高龄患者化疗风险评估量表（chemotherapy risk assessment scale for high-age patients，CRASH），可用于预测化疗耐受性和3~5级不良事件发生风险。

基于风险与不良反应评估结果，应适当调整控瘤治疗方案（如降低术式风险等级、减少化疗剂量）或干预老年人的健康问题，在保证治疗获益的前提下，降低控瘤治疗引起的伤害，减少额外医疗支出。

第四章

老年肿瘤的诊断与治疗

虽然老年患者已成为肿瘤专科医护人员日常诊疗工作中的主要服务对象，但我国针对这一患者群体特点的诊疗规范尚未形成。目前，老年肿瘤诊疗的循证医学证据不足，主要原因在于老年人群的异质性突出，衰老和慢性病在人群间的个体差异很大，很难在老年人群中开展同质性研究，基于真实世界的回顾性研究正成为老年肿瘤决策的主要参考依据。

恶性肿瘤是影响老年患者预期寿命和生活质量的主要原因，但老年慢性病和衰弱的影响也不容忽视。整合医学提倡将患者作为一个整体看待，这与老年肿瘤诊疗的“全人”管理理念高度契合，是建立在循证医学基础上更高层面的医学实践，有助于避免单纯以肿瘤角度看待患者带来的决策局限性。

一、诊断

包括临床分期、病理和分子病理诊断及合并症诊断。与一般成年患者不同，老年尤其是高龄患者，临床诊断恶性肿瘤时，要首先判断肿瘤的侵袭性是否会缩短患者的非肿瘤预期寿命或出现症状，进而判断是否需要进行病理活检和治疗。

（一）分期诊断

制定诊疗方案和判断预后的重要依据。老年患者和其他患者一样，也采用TNM分期系统，严格按照CACA各瘤种指南进行分期检查。

老年患者进行分期诊断的相关检查时应注意：①肾功不全时，应慎行增强CT检查，可用增强MRI代替或CT平扫，避免CT造影剂加重肾损伤。②腹部增强MRI或CT检查不能进行吸气配合时，可酌情行MRI平扫。③在分期诊断时，不用超声代替MRI和CT检查。④对初次诊断的老年肿瘤患者，根治性手术前要优先考虑全身PET-CT检查，以减少漏诊和误诊造成的决策失误。⑤需要禁食的检查应警惕检查过程中发生低血糖和低血压。⑥有幽闭恐惧症的老年患者应提前接受心理干预。⑦对衰弱的老年患者，要优化检查项目，避免过度检查。

（二）病理诊断

1.重视针对病理活检的医患沟通

病理诊断是恶性肿瘤诊断的金标准，活检是获取病理诊断的最常用途径。老年患者对活检的顾虑较多，临床医生要充分沟通和耐心解释，避免老年患者止步于活检，失去后续潜在获益的治疗机会。

2.活检途径和风险控制

活检途径包括：穿刺活检、内镜活检、手术活检和体液活检等。应根据肿瘤的具体部位、生长方式和取材难易程度选择活检方式。在组织学优先前提下，老年患者尽量选择侵入性较小的活检途径。

老年患者活检风险控制：①询问有无出血和血栓病史。②询问是否正在口服抗凝或抗血小板药物，一般应停用1周以上，并采用低分子肝素桥接。③慢病患者要多学科评估活检的风险和耐受性，例如冠心病患者要评估急性冠脉综合征风险，避免活检诱发急性冠脉事件。④常规检查和检验必须齐备。⑤胃肠镜检查及活检前需禁食、口服泻药等，要适当补液，避免低血压、低血糖、低血钾等导致术中重要脏器灌注不足和诱发房颤等心律失常。⑥耐心解释穿刺过程，减轻紧张和焦虑情绪。⑦穿刺后严密监测生命体征和症状，及时安排必要检查和会诊。

（三）分子病理诊断

分子生物学、信息遗传学和蛋白质组学等多学科理论在临床病理诊断中的应用，是肿瘤精准治疗的依据，也有助于预测疗效及预后。

1.分子病理诊断方法

主要包括免疫组化技术、核酸分子杂交技术、核酸扩增技术、基因测序技术和基因芯片技术。

2.诊断目的

通过分子分型，协助病理诊断和鉴别诊断，分子特征可提供肿瘤生物学行为相关信息，并可对预后进行初步判断。分子病理诊断可指导肿瘤靶向治疗、内分泌治疗、免疫治疗并预测疗效。此外，肿瘤易感基因检测特别适合家族中有肿瘤病例的人群，可评价个体患病风险，进行肿瘤预防和早期诊断。

（四）合并症诊断

1.共病诊断

老年肿瘤患者常合并慢性疾病，与肿瘤及治疗相互影响，共病对患者的不利影响主要表现为：①降低肿瘤治疗的耐受性，如长期高血压患者肾功减退，化疗后易出现肾损伤；血管靶向药物治疗可导致患者原有的高血压加重。②共病如未有效控制，也会给患者带来痛苦症状，影响控瘤治疗实施，并缩短预期寿命。③治疗共病的药物有可能增加肿瘤治疗风险，如抗凝、抗血小板药物可增加血管靶向药物的出血和血栓事件风险。④恶性肿瘤及并发症增加了慢病控制难度，如肿瘤高凝状态不利于冠心病治疗，中央型肺癌导致阻塞性肺炎加重慢阻肺患者的低氧血症等。

2.并发症诊断

肿瘤相关并发症包括：疼痛、乏力、贫血、静脉血栓、肿瘤相关感染等。老年肿瘤患者体能减低、内环境脆弱且容易失衡，脏器储备功能减低，病情易快速恶化导致多脏器功能受累，要提高对严重并发症的警惕性，强化风险和筛查意识。

常见的严重并发症包括：①肿瘤高凝状态至急性肺动脉栓塞；②肿瘤骨转移至脊柱压缩性骨折、截瘫；③肿瘤颅内和脑膜转移至颅高压、脑出血、偏瘫、失语等；④恶性肠梗阻继发严重代谢紊乱及酸碱失衡等。

二、治疗决策与沟通

老年肿瘤患者的诊疗决策要基于对肿瘤恶性程度、进展速度、对生活质量的潜在影响、体能和功能状态、预期寿命等因素的综合判断。在充分医患沟通前提下，强调要尊重老年患者本人意愿，这应被视为最重要的决策因素。

（一）判断是否需控瘤治疗

对高龄、体质较弱、预期寿命有限的患者，如临床诊断为早期肿瘤，且预期不太可能缩短患者的预期寿命或导致痛苦症状，就可采取动态观察策略，避免因肿瘤过度治疗缩短寿命、导致衰弱和降低生活质量；对这部分患者进行动态观察不是“不给治疗”，一旦在观察期间发现肿瘤快速进展，可随时调整诊疗策略。至于进展期肿瘤，无论患者年龄高低，都应采用积极诊疗策略，因为处于该阶段的肿瘤都会引起症状并缩短预期寿命。

建议将老年患者按年龄分为3层：①65~75岁的青年老人；②76~85岁的中年老人；③85岁以上的长寿老人。在制定诊疗方案时可先按这一方法将老年患者初步分层，再细化评估和决策。

（二）病情告知和共同决策

1.病情告知

老年患者在被告知病情前要先行认知功能筛查，以确定具备完全的决策能力。决策能力评估主要基于以下四方面：①理解：能够理解医生提出的医学检查和治疗方案；②意识：能够了解与自己相关的当前医疗状况和疾病原因等；③逻辑思维：能够有逻辑地比较医生提出的治疗方案的风险和获益；④表达：能够用语言或其他方式表达自己的选择和意愿。不具备决策能力的老年患者应指定决策代理人或授权委托人，一般为患者的子女或配偶。

要以老年患者可接受的方式循序渐进地告知病情，确保安全告知。在我国，子女代为决策的情况比较普遍，为避免此类现象，提倡对患者子女进行宣教，使其认识到告知病情的重要性，更要让他们知晓隐瞒病情的弊端，从而形成良性的医患沟通和互信。

2.共同决策

共同决策（shared decision making，SDM）相对于传统的家长式决策而言。主张在充分告知病情及治疗方案的利弊后，尊重患者本人意愿和选择，医生在患者方案选择上发挥专业的指导和帮助作用。

三、治疗方法

老年肿瘤的治疗包括对因和对症两方面。对因治疗即控瘤治疗，包括：手术、放疗、化疗、分子靶向、免疫、内分泌和细胞治疗等，旨在最大限度实现治愈或减轻肿瘤负荷、延长生存期。对症治疗又称控症治疗，包括支持治疗和缓和医疗，旨在减轻患者痛苦，改善生活质量。

（一）手术治疗

老年患者体能下降，基础病较多，因此手术治疗要基于准确评估和充分准备：一是要在全面肿瘤分期诊断基础上，明确手术目的是根治性还是姑息性，避免患者不获益的“开关手术”、避免晚期肿瘤因术前检查不足而按早期肿瘤处置的“根治性手术”；二是要严格评估手术的耐受性。

根治性手术适于早期和部分局部进展期肿瘤患者，根治性手术的清扫范围要适度，要考虑老年患者的承受力。姑息性手术适于晚期患者，可通过局部病灶的姑息性切除缓解或预防肿瘤导致的压迫、梗阻、出血等问题。老年患者应避免评估和准备不足的急诊手术，此类手术常仓促上阵，并发症风险明显高于择期手术。

在术式选择上，优先推荐微创手术（包括胸腔镜、腹腔镜、宫腔镜、消化内镜、机器人手术等），创伤相对较小，利于术后恢复。

老年患者围术期并发症管理和术后康复属外科、老年科和康复科范畴。

（二）放射治疗

1.注意事项

明确放疗目的是根治性或姑息性，并以此选择放疗范围、分割方式及总剂量。

老年患者放疗期间尤其注意动态评估耐受性，随时调整治疗计划。经CGA评估不能耐受手术或不愿手术的早期和部分进展期老年肿瘤患者，可行根治性放疗。尽管部分研究表明联合放化疗可显著改善老年患者的生存，但虚弱高龄患者应慎用，如确需联合，化疗和放疗剂量都应酌减。伴有脊柱畸形、肢体活动障碍的老年患者，尤其要考虑体位固定的舒适性、放疗体位的可重复性。要及时发现并处理放疗期间的毒副反应，加强支持治疗，提高放疗依从性。

2. 技术优化

（1）采用精准放疗技术

先进放疗技术，如调强放疗（IMRT）、容积调强放疗（VMAT）、图像引导放疗（IGRT）、质子治疗和立体定向放疗（SBRT）或立体定向消融放疗（SABR）有助靶区得到足够剂量，且降低周围正常组织损伤，提高老年患者放疗耐受性。

SABR已成为早期肺癌患者手术替代方案，为不能耐受手术的老年患者提供了治疗选择。SBRT是寡转移病灶局部控制的优选非手术疗法。质子治疗的放射性损伤更小，在老年前列腺癌放疗中有明显优势。

（2）改变分割模式

改变放疗的分割模式可提升老年患者放疗的依从性和耐受性。虚弱的依从性差、行动不便或以姑息性放疗为目的的老人，可采用大分割短疗程放疗（HFRT），一般分5~7次完成。

（3）缩小放疗范围

治疗目的为姑息减症。虚弱或预期寿命较短的高龄患者，可考虑缩小放疗的照射范围，如仅行受累野放疗和部分器官照射等。

3. 常见毒性特点

老年肿瘤患者的放疗毒性特点和注意事项包括：①老年头颈部鳞癌患者接受姑息放疗最常见的3级以上毒性为黏膜炎和吞咽困难，继发营养不良或脱水，甚至出现低血压、重要脏器灌注不足等严重不良事件，需加强放疗期间的支持治疗，并动态监测和调整治疗。②接受胸部放疗的老年肺癌和食管癌患者易发生放射性肺损伤，放疗期间要密切监测呼吸道症状，及时处理。③接受放疗的胃癌和老年直肠癌患者更易发生放射性肠炎，重者可脱水和电解质紊乱而危及生命，需警惕。

（三）化学药物治疗

1. 毒性风险预测

对老年患者，推荐通过老年筛查和CGA来识别常规肿瘤评估中未捕捉到的老年个体化危险因素。对于化疗相关毒性，目前尚无公认的预测工具，可采用CARG化疗风险评估量表及高龄患者化疗风险评估量表（CRASH），以避免3级以上毒性反应。

2. 剂量调整

区分化疗目的是辅助性还是解救性，有助于明确治疗方向和调整剂量。辅助化疗在兼顾疗效和安全性的前提下，优先考虑安全性；如临床医师基于量表评估或经验判断，认为患者出现3级以上毒性反应概率较大，就应果断减量。在解救化疗上建议尽量低剂量起始，患者可耐受，则通过缩短治疗间隔来保持剂量强度，避免单次大剂量化疗后出现难以纠正的副作用和不可逆损伤和功能下降。

3. 方案选择

老年患者选择化疗方案时注意年龄相关限制性因素，如骨髓造血储备功能减低、消化系统反应偏重、心脏和肾脏容易产生治疗相关损伤等。对70岁以上老年患者，单药化疗多于联合化疗，单药化疗联合血管靶向药物或免疫治疗药多于联合化疗，目的是发挥协同效应、减轻毒性反应和提高耐受性。

4. 常见毒性特点

老年患者常见化疗毒副反应和注意事项包括：①血液学毒性最常见，表现为粒细胞减少、贫血和血小板减低，老年患者由于骨髓造血储备功能减低、营养不良等因素，容易产生重度骨髓抑制，甚至危及生命，应积极防治，具体处理措施详见相关CACA技术指南。②对评估化疗方案发生粒缺风险≥20%的老年患者，推荐使用G-CSF进行一级预防。对风险为10%~20%的65岁以上患者，尤其是有其他合并症患者，应详细评估其用药情况，并按高危患者管理。③老年患者化疗相关恶心呕吐（CINV）防治要注意止吐药物副作用：5-HT_3受体拮抗剂导致的便秘，在老年人可造成肠梗阻等严重并发症；奥氮平剂量过高可致嗜睡和低血压；地塞米松治疗可致高血糖、水钠潴留和兴奋失眠。④要重视化疗药物的心血管系统毒性，如蒽环类、紫杉类和氟尿嘧啶类药物，有心血管系统基础疾病的老年患者应用时应提高警惕，治疗前需评估心功能，治疗期间需加强监测。⑤老年患者铂类化疗的肾毒性高于一般成年患者，合并高血压、糖尿病者铂类化疗相关毒性风险增加。⑥长春碱类、奥沙利铂和紫杉类药物会产生外周神经毒性，老年患者易受神经毒性影响，特别是合并糖尿病神经病变时，周围神经病变导致肠梗阻、跌倒和功能损害的风险也需关注。

（四）分子靶向药物治疗

分子靶向药物是指靶向恶性肿瘤发生发展特定分子通路或靶点的小分子酪氨酸激酶抑制剂和大分子单抗。与化疗相比，分子靶向治疗高效低毒，尤其适合老年患者，但疗效和安全性研究较少。

1. 治疗原则

分子靶向药物种类多，作用机制和适应证各不相同，详见CACA各瘤种指南。老年患者分子靶向药物治疗的基本原则：①患者本人和亲属对靶向药物的接受度明显高于传统放化疗，期望值也较高，但临床应用还应严格掌握适应证，治疗前进行充分医患沟通，详细介绍治疗目的、预期疗效和主要副作用。②分子靶向药物与传统化疗的副作用存在显著区别，骨髓抑制轻，肝肾毒性低，但乏力、厌食发生率并不低，明显影响生活质量，应注意观察和治疗。③与传统化疗相比，分子靶向药物，尤其是小分子TKI治疗，其副作用与剂量之间的量-效关系不明显，不可预测性大，加之老年患者靶向治疗的副作用发生率较高、程度较重，所以治疗期间需严密观察。④关注共病状态下的多药治疗和药物相互作用，特别是肝药酶代谢、靶向药物与基础疾病之间的相互影响。⑤分子靶向药物种类繁多，毒性反应类型也多，即便是同一类药物，其毒性谱也不尽相同，老年患者的药物和剂量选择、不良反应监测至关重要。

2.常见毒性特点

老年患者靶向药物治疗的常见毒性和注意事项包括：①相对于化疗，尽管靶向治疗的血液学毒性显著下降，但仍会发生，如PARP抑制剂，对于骨髓造血储备功能减低的老年患者尤其要注意监测。②恶心呕吐、腹泻和便秘等胃肠道毒性常见于EGFR-TKI、ALK-TKI、抗EGFR单抗和多靶点TKI，老年患者应用时要加强支持治疗，避免脱水、电解质紊乱和肾功能不全等并发症。③多数靶向药物经肝脏代谢，小分子TKI出现肝脏毒性的概率较大，常见肝毒性为胆红素和转氨酶升高等，老年人较常见，建议动态监测。④血管靶向药物可损伤血管内皮细胞，容易诱发严重心血管事件和栓塞事件，抗Her-2治疗可引起心肌损害，严重时可致心力衰竭，对老年患者应特别重视。⑤血管靶向药物可引起肾损伤，如蛋白尿、微血管肾病等，使有基础肾病的老年患者肾功恶化。⑥EGFR-TKI、EGFR单抗常引起痤疮样皮疹，还可合并甲沟炎、口腔炎等皮肤黏膜毒性，一旦发生，应减量或暂停治疗。⑦药物相关间质性肺病或肺炎多在使用小分子TKI中出现，老年患者常合并慢阻肺，发生肺毒性风险增加，处理也更棘手。⑧其他少见毒性如视觉障碍，会使老年白内障、青光眼症状加重；外周水肿会严重影响老年患者活动能力和功能状态；神经认知障碍和情绪改变在老年人中常会误判为老年痴呆等。

（五）免疫药物治疗

免疫治疗进展，尤其是免疫检查点抑制剂（immune checkpoint inhibitors，ICIs）的问世，彻底改变了包括老年人在内所有肿瘤患者的常规治疗。但老年人在ICIs研究中所占比例仍较少，此外，与衰老相关的免疫系统改变可能影响疗效。因此，对老年肿瘤患者应用ICIs的疗效和安全性指导很重要。

1.风险评估和预测

目前，基于G8筛查和CGA评估老年肿瘤ICIs治疗的研究和证据不足。与化疗相比，尽管有严重的免疫相关不良事件（irAEs）发生，但ICIs的总体毒副作用较小，老年人更易耐受。建议医生对老年患者考虑行ICIs治疗前进行充分评估，以便发现不适合免疫治疗的患者。

评估要点：①充分的脏器功能评估依赖于完整的病史询问、体格检查和实验室检查。②重视共病和合并症诊断，还要对功能状态、情绪、认知、多重用药和治疗意愿等进行全面评估。③评估是动态的，需对治疗前、治疗时和治疗后三个环节进行全程评估与密切监测。④对新出现症状和实验室指标异常要高度重视。

2.方案选择

目前尚缺乏老年肿瘤患者应用ICIs的大型前瞻性Ⅲ期临床研究，大多研究为临床试验的亚组分析或回顾性分析及荟萃分析，报道结果不一致，总体证据等级较低，未来还需针对老年肿瘤患者开展大规模临床试验以客观评价疗效。ICIs治疗药物和方案的选择参照CACA各瘤种指南。

老年肿瘤ICIs治疗方案选择上应注意：①多数情况下，老年人更倾向于选择免疫单药治疗，在体能状况较好、合并症较少的老年患者，单药PD-1/PD-L1抗体的疗效不弱于整体人群。②当考虑对老年患者采用免疫联合化疗时，要对免疫和化疗耐受性进行充分评估，严格筛选适合的患者。③因联合用药的毒性叠加，高龄患者需要减量使用或采用单药化疗、节拍化疗等形式。④不同作用机制的ICIs联合治疗，如PD-1/PD-L1抗体联合CTLA-4抗体，导致免疫相关毒性反应（immune-related adverse events，irAEs）的风险明显增加，老年患者需慎重选择。⑤在老年患者，与抗血管生成药物或放疗的联合应用数据有限，需考虑毒性叠加。

3.治疗相关毒性管理

总体上，老年患者irAEs的发生率和严重程度与一般成年患者相似，但也有不同报道；而且同样级别的免疫相关副作用，老年人的治疗面临更多风险，并发症更多，住院时间更长，所用激素治疗和/或其他免疫抑制剂的时间也更长，其临床转归也较差。

老年肿瘤患者免疫治疗相关毒性管理需注意以下几方面：①免疫治疗导致的毒性可发生在全身各个系统，老年患者受共病和老年综合征影响，表现更为复杂；irAEs为排他诊断，鉴别诊断尤为重要。②老年患者感觉迟钝及反应能力下降，免疫治疗期间需详细观察、问诊及体检，以便早期发现不良反应并及时干预。③老年人常合并多种慢性疾病，需要终身服用多种药物，要了解药物相互作用，避免治疗风险。④Ⅲ~Ⅳ级的irAEs在老年患者中常是致命的，需要多学科团队协作处理。⑤在使用糖皮质激素治疗irAEs时，老年患者的使用时间一般更长，会导致原有慢性病加重，如糖尿病、骨质疏松、高血压、谵妄、失眠，甚至精神症状等。⑥难治性irAEs患者可能需要较长时间的激素或其他免疫抑制剂的治疗，尤其在老年患者，发生机会性感染的风险更高，使原有的病情变得更为复杂，预后更差。

4.常见毒性特点和处理

老年患者常见各器官系统irAEs的特点和注意事项包括：①老年人免疫相关性皮肤副作用较年轻患者更常见，皮肌炎或肌炎严重时可造成横纹肌或平滑肌溶解、肌红蛋白入血并造成肾功能不全。②ICIs引起免疫性肺炎（checkpoint inhibitor pneumonitis，CIP）的发生率常被低估，合并慢性肺部疾病的老年患者，发生CIP机会更大。③老年CIP临床表现常缺乏特异性或较隐匿，CT表现为多种影像学特征，应与病原体感染和肿瘤进展鉴别，在经验性抗感染治疗后改善不明显者，可加入糖皮质激素诊断性治疗。④免疫性结肠炎多表现为腹泻及血便，老年患者出现腹泻时症状常更严重，易发生电解质紊乱、营养失衡和出现肾前性肾衰危及生命，应尽早使用激素并加强支持治疗。⑤与成人患者相比，老年患者的内分泌毒性发生率较低，甲状腺功能异常最常见，大多数表现为甲减，初期可表现为甲亢，并可诱发心律失常。⑥免疫相关性糖尿病在老年人常见的2型糖尿病基础上有发生酮症酸中毒及休克风险，需选用胰岛素控制血糖。垂体炎有时在乏力的老年患者中难以识别。⑦免疫相关心脏毒性总体发生率虽低，但是致命性的，老年人常合并心脏基础疾病，一旦发生免疫性心肌炎结局更差，需早期识别和心脏专科会诊。

（六）内分泌治疗

主要用于前列腺癌和乳腺癌患者，具体参照各瘤种治疗CACA指南。常见内分泌治疗手段包括激素受体调节剂、抗雌/雄激素类药物、芳香化酶抑制剂、雌/雄/孕激素类、药物去势、手术去势等。

老年患者内分泌治疗的注意事项包括：①尽管毒性较低，但长期应用时仍不可忽视，老年患者身体状况的个体差异大，需综合评估并平衡获益和风险；②老年患者合并用药多，需注意并监测药物相互作用和不良反应，应用三种以上药物与内分泌治疗不良反应发生率升高呈正相关；③与他莫昔芬（TAM）相比，芳香化酶抑制剂（AI）的骨丢失事件更多见，但血栓事件和子宫内膜癌的风险更低，老年患者应进行个性化选择。④黄体生成素释放激素类似物（LHRHa）注射初期会出现一过性睾酮升高，导致临床症状加剧，如骨痛、急性尿潴留、梗阻性肾衰、脊髓压迫以及高凝状态导致的致命心血管疾患，尤其是老年患者，因此初次用药需提前服用抗雄激素药物。⑤老年女性多合并骨质疏松，内分泌治疗期间需注意监测并预防骨相关事件，建议每年监测骨密度，每半年监测血钙、血磷、甲状旁腺素、骨代谢指标，并常规预防性补充维生素D及钙剂。

（七）细胞治疗

根据是否进行基因修饰，将细胞治疗分为两类：非基因修饰的免疫细胞治疗

（如DC、CIK、TIL、NK、巨噬细胞等）及基因修饰的免疫细胞治疗，如CAR-T、TCR-T、CAR-NK/NKT等。

截至目前，国内有两款CAR-T细胞获批作为药品用于临床治疗，主要适应证是血液系恶性肿瘤，对部分老年血液肿瘤患者，免疫细胞治疗有潜力成为新的有效治疗选择。目前，对实体瘤细胞治疗的探索还在进行中，但因疗效和安全性数据有限，尚不推荐在老年患者中使用。

细胞治疗在老年患者中的应用数据非常有限，且细胞治疗不同于其他药物治疗，不仅会引起骨髓抑制、感染等常见并发症，还可能引发一些特殊的毒性反应，如细胞因子释放综合征（CRS）、神经毒性综合征、免疫细胞异常扩增及定植等，尤其在65岁以上老年患者中，毒性反应可能呈放大效应。

有鉴于此，对老年肿瘤患者实施细胞治疗时应注意：①避免夸大疗效，由于细胞治疗的毒性难以预测，因此老年患者在治疗前后都应进行全面评估和密切监测。②老年患者治疗相关毒性的发生率较高，出现严重毒性反应的风险较高，治疗难度较大。此外，老年患者毒性反应表现隐匿或不典型，容易延误对毒性反应的识别和处理。③需要重视治疗前后症状和体征变化，力求尽早识别相关毒性并进行早期干预，建议住院治疗及监测。④用于治疗相关毒性反应的大剂量糖皮质激素必须谨慎使用，因其可能使老年患者的原有疾病恶化或导致认知功能障碍，同时会产生感染等并发症。

（八）缓和医疗与安宁疗护

缓和医疗也称姑息治疗或对症治疗，是与对因治疗或控瘤治疗相伴而行，旨在减轻患者的躯体和心理痛苦，改善生活质量的临床实践。缓和医疗强调全程、全人、全家、全队管理，即所谓“四全照护”。缓和医疗的服务对象包括恶性肿瘤及其他不可治愈的慢性疾病。在我国，老年肿瘤患者的缓和医疗服务需求大，但专业性有待进一步提高。

缓和医疗服务应贯穿控瘤治疗全程，在肿瘤发展的不同阶段缓和医疗的任务和侧重点不同，随着疾病进展，姑息性治疗所占比例逐渐增多，当死亡不可避免，预期生存3~6个月时，则进入安宁疗护阶段，服务地点也从医疗机构逐渐转至社区和家庭。

在临床实践中，老年肿瘤患者缓和医疗服务的重点是：①医患沟通：沟通内容应结合老人的需要和特点，如：病情和预后告知、疾病演变过程和主要决策方法、主要任务和目标、生前预嘱和死亡教育等。②痛苦筛查、评估和治疗：包括肿瘤、慢性病和老年综合征给患者带来的躯体和心理痛苦。要尽量用简单的方法缓解影响老年患者生活质量的多重症状，要重视保护老年人的认知功能和生活自理能力。③要避免老年肿瘤患者临终前的心肺复苏、胸外按压、气管插管和呼吸机辅助通气、全肠外营养等无效抢救和治疗。

第五章

老年肿瘤中西医整合治疗及康复

一、老年肿瘤中西医整合治疗现状概述

中药治疗在我国老年人群中受到普遍认可，使用比例很高。2010年发表的一项北京大学与美国杜克大学合作开展的基于中国老年肿瘤患者综合状况和治疗现状的问卷调查显示：在老年肿瘤患者中，中药治疗的比例最高，达到64.8%，种类包括草药、中药注射液、口服中成药等；在中西医整合治疗模式下，联合使用最多的中药种类为草药，占50.8%。

目前中西医整合治疗老年恶性肿瘤的应用越来越广泛，归根结底源于中西医整合治疗显示出一定疗效和优势。一项中医药整合化疗的老年肿瘤Meta分析，筛选了21篇符合标准的随机对照或半随机对照临床研究；其中，试验组为中医药整合化疗，中医药治疗的类型主要包括口服中成药、中草药汤剂，使用中药注射液；对照组为单纯化疗；评估指标包括肿瘤治疗反应、生活质量（KPS评分）、免疫功能、胃肠反应、肝肾功能异常及血液毒性等；结果提示，中医药整合化疗在提高疾病控制率、生存质量、免疫功能，减轻骨髓抑制、减少胃肠道反应以及肝肾功能损害等方面均优于单纯化疗。另一项旨在为老年肿瘤患者制定个体化整合治疗方案、提供科学依据的中医院肿瘤科住院患者调查，通过病历采集、问卷调查（FACT-L4.0量表中文版和临床症状评分）、医生咨询三种方式对120例老年肿瘤患者的特征及治疗特点进行分析，结果表明：困扰老年肿瘤患者第一位的症状为乏力，占21.7%，证候要素中气虚证占80.0%；在中医治疗的满意度评价中，很满意的比例占47.8%；对其中经中药干预3个月以上的59例患者进行疗效评价及1年生存率分析，疾病稳定的比例高达59.3%，1年生存率为66.1%；使用中药的时间（≥3个月）与生存时间呈正相关。这项研究证实了中医药在改善患者症状、提高生活质量及治疗满意度等方面具有一定

优势，及早使用中药干预有利于延长老年肿瘤患者的生存期。

（一）认知和态度

老年人对中医的认可度较高。一项国内研究采用整群抽样法调查270例老年肿瘤患者对中医辅助治疗、传统中医特色技术（如艾灸、推拿等）在肿瘤防治中作用的态度及认知，结果显示：老年患者对中医药治疗肿瘤的作用有一定了解，知晓中医在肿瘤治疗中的一些优势，但对中医辅助治疗相关知识了解较少；超过半数调查对象知晓中医辅助治疗可调养体质，提高免疫力，降低疾病复发率，可减少化疗相关毒副作用。此外，老年肿瘤患者对中医辅助治疗肿瘤持积极态度，52.9%的调查对象认为有必要加强推广中医特色保健；在治疗模式上，89.1%的调查对象更倾向于中西医整合治疗。老年患者对中医药的较高认可度是基于传统中医药在我国的悠久历史而形成的普遍现状，也与近年在肿瘤治疗领域开展的中医药研究项目逐渐增多并取得积极效果有关。

（二）治疗需求

老年肿瘤患者中医药治疗需求主要包括改善症状和促进康复两方面。国内一项多中心研究调查了康复需求，该研究采用便利抽样法纳入65岁及以上的有病理学诊断的老年肿瘤患者，通过日常生活活动能力量表（activities of daily life，ADL）、Charlson共病指数（charlsoncomorbidity index，CCI）、安德森症状问卷-中医版（MDASI-TCM）及康复需求调查问卷等形式调查患者的康复需求。在637例被调查者中，近半数认为影响患者生活质量的首要因素是未控制的症状。在接受康复治疗的需求方面，81.0%的患者愿意接受中医康复治疗，并希望能达到增加免疫、调节躯体功能、减轻症状和改善体能等目的。

（三）治疗价值

1.减轻控瘤治疗不良反应

中医药治疗通过减轻化疗相关毒性反应，提高治疗的耐受性和依从性。多项随机对照研究显示，中医药治疗能显著改善老年肿瘤患者化疗相关恶心呕吐、食欲下降、口淡无味、倦怠乏力、口干、腹部不适、便秘、腹泻等不良反应，缓解化疗引起的全身症状，提高治疗耐受性。此外，还有研究显示：紫草油、凉血膏等涂擦或外敷可有效防治化疗药物输注所致的静脉炎。中医特色护理技术联合健康教育对减轻老年肿瘤患者化疗期间胃肠道反应也有积极作用，相关研究显示在缓解患者的不适症状、促进护理满意度上都有显著提升。五行音乐疗法联合中医特色健康教育能显著改善老年肿瘤患者的化疗毒副反应并能改善心境，进而提高化疗依从性。

放疗所致的局部组织器官损伤及功能障碍，如放射性肺炎和放射性食管炎等，是导致老年肿瘤患者治疗后生活质量下降、出现严重并发症、无法完成治疗计划的常见原因。研究显示，中医药治疗在减轻放疗相关组织损伤方面具有重要作用。

近年，靶向及免疫治疗在老年肿瘤患者中的应用越来越广泛，其相关不良反应也渐受关注。对这些不良反应的中医药处理，尚在探索阶段，基本与一般成年患者发生类似不良反应时的处理方法相同，多采用中医辨证论治原则异病同治，以达到减轻不良反应、加快组织修复及脏器功能恢复的作用。

2.控症治疗有优势

在我国老年肿瘤患者的症状管理中，中西医整合治疗能显著缓解常见症状、减轻痛苦并改善生存质量，这一作用已经多项研究证实并得到普遍认可。一项随机对照研究表明：清肺化痰汤加减显著降低了老年晚期非小细胞肺癌（痰热郁肺证）患者的临床症状，与对照组单纯化疗相比，咳嗽、咳痰黄稠、气喘或气急、喉中痰鸣、发热和口渴等症状明显缓解。对痰瘀互结型老年肺癌患者，涤痰逐瘀类中药在疲乏、疼痛、失眠、食欲不振、便秘等诸多症状中均有显著作用。老年胃癌患者接受化疗联合健脾消积类中药方剂治疗、老年乳腺癌患者接受化疗联合中医药整合治疗等研究结果均证实中医药在减轻患者负性情绪及疲乏程度上有积极作用。研究显示，八段锦、针刺联合拔罐等中医特色诊疗技术在改善老年肿瘤患者症状方面也有一定作用，可减轻疲乏、疼痛、恶心呕吐、呼吸困难、失眠、食欲减退、便秘、腹泻等症状，并能显著改善抑郁状态。

3.控瘤治疗有效果

中西医整合治疗模式对控制老年肿瘤进展有重要应用价值。多项临床对照研究显示：与单纯化疗相比，中药注射液联合化疗对老年肺癌、老年宫颈癌、老年胃癌等瘤种的疗效显著，提高了疾病控制率，并显著改善细胞免疫功能和患者生活质量。尽管这些研究都采用随机对照设计，但质量参差不齐，纳入病例数也有限，在随机方案、分配隐藏、盲法实施、失访和随访时间及意向性分析等方面存在不足或缺陷，可能导致研究结果的可信度受到一定影响。

4.促进康复

老年肿瘤患者兼具老年人和肿瘤患者的双重特性，康复治疗是针对这一人群病情复杂、多系统功能下降的特点而开展的多学科协作。康复治疗需权衡利弊，以使患者最大程度获益为目标。中医康复治疗包括躯体、心理和社会三方面。以提升患者生活质量为核心的康复治疗是疾病全程生活质量管理的重要内容。对进展期老年肿瘤患者，中医药在缓解躯体症状、减轻心理痛苦和提高社会适应力等方面发挥积极作用。

（四）发展趋势

虽然老年肿瘤患者的中医药治疗方法和手段涵盖了辨证论治、针灸按摩、药物贴敷、药物熏洗等外治法、药膳养生、体质调护、起居饮食调护等中医治疗各领域，且多项研究也显示中西医整合治疗在老年肿瘤不同阶段均能发挥重要作用，但总体来看，老年肿瘤患者的中西医整合治疗模式仍处于探索阶段。

（1）从方法学看，在中医药治疗肿瘤的临床研究领域，西医的循证医学方法被普遍采用，其优势在于群体性研究，而这对于需要辨证施治的中医来说存在很大局限性。探索中医药在肿瘤治疗领域中的作用，应始于方法学研究。

（2）尽管老年肿瘤的中西医整合治疗已得到较广泛应用，但仍未满足临床需求。主要原因在于医务人员和公众对中医防治肿瘤的认知普遍不足，导致中医特色技术在老年肿瘤防治中的实践不足。

（3）针对存在的问题和挑战，加强老年肿瘤治疗领域的中西医整合治疗协作，客观评价中医治疗的作用，利用中医特点和优势、扎实开展临床研究是未来发展的主要趋势。在中西医整合治疗老年肿瘤领域，提倡开展以下几方面工作。

1）按照传统中医的学科发展规律和人才培养特点，结合西医肿瘤诊疗领域的特点和进展来培养青年医师，避免顾此失彼。

2）理智看待中医和西医的本质区别，鼓励建立中西医整合的临床实践和研究协作团队，发挥中西医各自优势，开展高质量创新研究，避免重复性研究。

3）鼓励开展国际合作与交流，发挥我国在这一领域的引领作用。

4）鼓励通过发布指南和共识形式规范老年肿瘤中西医整合治疗和研究。提倡根据老年肿瘤患者的中医治疗需求，开展特色中医治疗，避免千人一面。

5）重视患者教育，引导老年患者客观看待中医作用，不能因为接受中医治疗而拒绝常规治疗，也不能将中医作为西医疗效不佳的被动选择。

二、老年肿瘤中医病因病机、证候要素及治则

中医学认为，老年人的生理特点为形体渐弱、脏腑虚衰、气血阴阳亏虚，故老年肿瘤患者的发病基础以本“虚”为特征。

（一）中医病因病机

1. “正虚”是老年肿瘤发病的主要原因

邪不能独伤人，老年肿瘤患者正气亏虚，不能抵御外邪侵袭，从而产生邪实之证，此即“因虚致实”。

2.“邪实”是老年肿瘤发展的重要因素

邪毒侵袭、饮食劳倦或七情内伤等，致脏腑功能失调、气血津液运行失常，致瘀血、顽痰、邪毒等病理产物相互搏结，蕴结体内而发肿瘤。癌毒耗散气血津液，使体质渐弱，致使肿瘤进一步发展，此属“因实致虚”。

（二）中医证候要素

老年患者素体阳虚，罹患肿瘤后易寒化伤阳，而虚损又易导致经络及三焦道路失畅，致痰、瘀等病理产物堆积，故多虚中夹实。其中，本虚以气虚、阳虚最为明显，病位以脾肾为主，中医证候以脾肾阳虚、脾胃虚弱、肾气虚衰最为常见；所兼标实则以痰饮、瘀血、阴寒、郁热、癌毒为多见。

（三）中医治则

老年肿瘤患者以虚为本，治疗应以扶正培本为主，控瘤解毒为辅；控瘤不伤正，扶正不留邪为最佳治疗思路；扶正培本应贯穿始终。根据患者虚之所在予以温阳益气、健脾和胃、滋补肝肾；根据邪之特点予以活血化瘀、清热解毒、祛痰逐湿；在注重补益先后天之本（健脾益肾）同时，加强祛邪药应用，起到增效、减毒、改善症状、提高生活质量及延长生存期的目的。

三、老年肿瘤治疗中的中医论治

不同西医治疗阶段的中医治疗，需充分考虑老年体质特点，以最大限度保护正气为主要原则。

（一）围术期

1. 辨证论治

以气血亏虚证及脾胃虚弱证为多见。

（1）气血亏虚：神疲乏力，少气懒言，自汗，面色淡白或萎黄，头晕目眩，心悸失眠，肢体麻木，舌淡白，苔薄白，脉弱或虚。

治则：补气养血。

方药：八珍汤、归脾汤。

（2）脾胃虚弱：纳呆食少，神疲乏力，大便稀溏，食后腹胀，面色萎黄，舌淡，苔薄白，脉细弱。

治则：健脾益胃。

方药：补中益气汤、参苓白术散。

2.常见术后并发症

（1）术后疼痛：手术部位疼痛。

治则：行气活血。

针灸取穴：多以疼痛局部与相及脏腑所属筋脉远端穴位配合取穴。

（2）术后胃肠功能紊乱：以气滞湿阻证多见。症见：胃脘胀满，时有疼痛，嗳气吞酸，恶心呕吐，不欲饮食，小便色黄，大便溏泄，舌红，苔白腻，脉滑。

治则：行气化湿。

方药：香砂六君子汤。

（二）放疗阶段

1.辨证论治

以阴虚内热证及气阴两虚证为多见。

（1）阴虚内热：干咳无痰，口干舌燥，五心烦热，或日晡潮热，盗汗，大便干结，小便短赤，舌红或绛，可见裂纹，苔花剥，或光绛无苔，脉细数。

治则：清热养阴，滋阴降火。

方药：百合固金汤、麦门冬汤。

（2）气阴两虚：神疲乏力，少气懒言，干咳少痰或痰中带血，胸闷气短，面色淡白，舌淡红或红，苔白干或无苔，脉细或细数。

治则：益气养阴。

方药：生脉饮。

2.放疗相关副反应

（1）放射性肺炎：咳喘，胸闷，气短，口干咽燥，干咳无痰，或痰黏难咯，或伴咯血，五心烦热，舌红，少苔，脉细。

治则：清热养阴。

方药：沙参麦冬汤。

（2）放射性口腔黏膜炎：口干口渴，灼热不适，口疮红肿疼痛，五心烦热，舌红，少苔，脉细数。

治则：清胃益气养阴。

方药：益胃汤。

（3）放射性肠炎：腹痛，腹泻，里急后重，甚则便血，恶心，呕吐，消瘦，乏力，纳差，舌淡，苔薄白，脉虚。

治则：补中益气，升阳止泻。

方药：补中益气汤。

（三）化疗阶段

1.骨髓抑制

多见气血两虚证。症见：面色淡白或萎黄，唇甲淡白，神疲乏力，少气懒言，自汗，或肢体肌肉麻木，舌淡，苔少，脉虚细而无力。

治则：益气养血。

方药：人参养荣汤。

2.消化道反应

多见脾胃气虚证。症见：胃脘饱胀，食欲减退，恶心呕吐，腹胀或腹泻，舌多胖大，舌苔薄白、白腻，脉沉细。

治则：补气健脾。

方药：参苓白术散。

3.心脏毒性

多见气阴两虚证。症见：体倦乏力，口干舌燥，潮热盗汗，五心烦热，或见喘促短气，咳呛痰少质黏，舌红，苔薄，脉细数。

治则：益气养阴。

方药：炙甘草汤。

4.周围神经毒性

多见气虚血瘀证。治以化瘀通痹，方药：黄芪桂枝五物汤。

（四）靶向治疗阶段

1.皮疹

以风热证、湿热证、血热证多见。

（1）风热证：皮疹呈风团状，鲜红灼热，遇热加重，得冷则减，伴有发热恶寒，咽喉肿痛，舌红，苔薄白或薄黄，脉浮小数。

治则：益气养阴，祛风解毒消疹。

方药：消风散、五味消毒饮。

（2）湿热证：皮疹为红斑、丘疹、风团、水疱，甚则糜烂渗液，表皮剥脱，伴灼热剧痒，口干，大便燥结，小便黄赤，或有发热，舌红，苔白或黄，脉滑或数。

治则：清热利湿。

方药：龙胆泻肝汤、四妙勇安汤。

（3）血热证：皮疹鲜红或紫红，甚则为紫斑、血疱，灼热痒痛，伴高热，神志不清，口唇焦躁，口渴不欲饮，大便干结，小便短赤，舌红绛，苔少或镜面舌，脉洪数。

治则：清热凉血，解毒护阴。

方药：清营汤。

2.腹泻

以脾气亏虚、脾肾阳虚证多见。

（1）脾气亏虚：大便时溏时泻，迁延反复，稍进油腻食物，则大便溏泄，或完谷不化，伴食少纳呆，脘闷不舒，面色萎黄，倦怠乏力，舌淡，苔白，脉细弱。

治则：理气健脾祛湿。

方药：参苓白术散。

（2）脾肾阳虚：神疲乏力，腰膝下腹冷痛，久泻久痢，或五更泄泻，完谷不化，或全身浮肿，形寒肢冷，面色㿠白，小便不利，舌淡胖，苔白滑，脉沉迟无力。

治则：温补脾肾。

方药：桂附理中丸。

（五）免疫治疗阶段

老年肿瘤免疫治疗相关不良反应的中医辨证论治尚无太多研究证据。皮疹常见，临床以湿热蕴结证多见。治以清热利湿，祛风止痒。方药：龙胆泻肝汤。

（六）单纯中医治疗阶段

对于身体状况较差，不能接受西医抗肿瘤治疗的患者，可采用纯中医方法治疗。临床采用病证结合辨治，以扶正攻邪、攻补兼施为治疗原则，运用中医内服与外治的综合治疗方法。

（1）气滞痰凝证：治以行气解郁、化痰降逆，方选逍遥丸或越鞠丸。

（2）湿热郁毒证：治以清热利湿、解毒散结，方选龙胆泻肝汤。

（3）瘀毒内阻证：治以活血化瘀、理气散结，方选血府逐瘀汤。

（4）脾气亏虚证：治以补虚扶正、健脾益气，方选补中益气汤。

（5）肾气虚弱证：治以温补肾气，方选肾气丸。

（6）气血双亏证：治以益气养血、扶正控瘤，方选八珍汤。

四、常见症状的中西医结合治疗

老年肿瘤患者的常见症状包括疲乏、失眠、厌食、便秘、疼痛等，这些症状常互为因果、伴随出现，严重影响生活质量及治疗信心。

（一）疲乏

中医学将疲乏归于“虚劳”范畴。病机为正气不足，以脾、肾、肺虚弱为主，治以补益脾肾、益气养血为主。

1. 辨证论治

（1）脾气亏虚：面色萎黄，语声低微，气短乏力，食少便溏，舌淡，苔白，脉虚弱。

治则：补气健脾。

方药：补中益气汤。

中成药：参芪扶正注射液、补中益气丸。

（2）肾阳虚衰：倦怠乏力，少气畏寒，腰膝酸痛，面色苍白，舌淡，苔薄白，脉沉。

治则：温阳补气。

方药：保元汤。

中成药：参附注射液、正元胶囊。

（3）气血双亏：气短自汗，面色萎黄，头晕目眩，四肢倦怠，气短懒言，心悸怔忡，舌淡，苔薄白，脉细弱或虚大无力。

治则：益气补血。

方药：归脾汤或人参养荣汤。

中成药：参一胶囊、八珍颗粒。

（4）肺气不足：神疲乏力，声音低怯，咳喘气短，自汗畏风，易感外邪，舌淡，苔白，脉沉细。

治则：补肺健脾。

方药：补肺汤。

中成药：参苓白术散。

2. 中医外治

（1）针灸：穴位选择以足三里、内关、命门、关元、血海等为主。

（2）足浴：以健脾益肾为组方原则。

（二）失眠

中医将失眠归于“不寐”范畴。以阴虚神扰为主要病机，治以养阴安神、滋阴潜阳。

1. 辨证论治

（1）心肝血虚：虚烦失眠，心悸不安，头目眩晕，两目干涩，视物模糊，咽干口燥，舌淡，苔白，脉弦细。

治则：补益心肝。

方药：酸枣仁汤。

中成药：枣仁安神液。

（2）心脾两虚：失眠多梦，心悸健忘，神疲食少，头晕目眩，伴四肢倦怠，面色少华，舌淡，苔薄，脉细无力。

治则：健脾益气，养心安神。

方药：归脾汤。

中成药：归脾丸。

（3）心肾阴虚：失眠（入睡困难，眠浅易醒，早醒）多梦，心悸心烦，伴头晕，耳鸣，健忘，口干津少，腰膝酸软，舌红，少苔，脉细而数。

治则：交通心肾、滋阴安神。

方药：孔圣枕中丸。

中成药：交泰丸、百乐眠胶囊。

2.中医外治

（1）针灸：选穴百会、四神聪、神庭、安眠、内关、三阴交等。

（2）穴位贴敷：选穴以肾经、心经、肝经上的穴位为主。贴敷用药以吴茱萸、肉桂和酸枣仁等单药或辨证组方。

（3）耳穴：取穴以神门、皮质下、心、肝、肾、交感及脑点为主。

（4）穴位按摩：运用推、拿、按、揉等手法刺激涌泉穴、三阴交、太溪穴等穴位。

（三）厌食

中医病机为脾气亏虚，治疗以健脾益气为原则。

1.辨证论治

（1）脾虚湿阻：纳食不香，口中黏腻无味，厌油腻，肢体困倦而重，或头重如裹，脘腹胀满，大便溏而不爽，舌淡，苔白腻，脉滑。

治则：健脾化湿。

方药：香砂六君子汤。

中成药：枳术丸、香砂养胃丸。

（2）脾胃虚弱：不思饮食，食欲减退，甚至不知饥饿，食后腹胀痞满等症，舌淡，苔薄白，脉弱。

治则：健脾理气。

方药：四君子汤。

中成药：健胃消食片。

（3）胃阴不足：食欲不振，饥不欲食，伴有口渴喜饮，唇红口干，大便干结，小便短少，舌红，少苔，脉细或细数。

治则：滋阴养胃。

方药：益胃汤。

2. 中医外治

（1）针灸：选穴以关元、足三里、三阴交、中脘、神阙等为主，根据虚实寒热分证论治。

（2）耳穴：刺激脾胃、神门、皮质下等诸穴位，功能健脾益气、消食和胃。

（四）便秘

中医病因多与老年久病、元气亏损、气血不足、失于润养有关，或情志不舒、饮食积滞、气机郁滞、传导失职而致。

1. 辨证论治

（1）中气不足：虽有便意，但排便困难，汗出气短，便后乏力，神疲懒言，舌淡，苔白，脉弱。

治则：补益中焦、升清降浊。

方药：补中益气汤。

中成药：芪蓉润肠口服液。

（2）脾肾阳虚：排便困难，腹中冷痛，四肢不温，小便清长，舌淡，苔白，脉沉弱。

治则：温补脾肾。

方药：济川煎。

中成药：便通胶囊。

（3）阴虚肠燥：大便干结，口渴喜饮，皮肤干燥，舌红，苔燥，脉弱。

治则：滋阴润肠。

方药：增液汤合润肠丸。

中成药：麻仁润肠丸、通便灵胶囊。

（4）气机郁滞：大便干结，或不甚干结，欲便不得出，或便而不畅，肠鸣矢气，腹中胀痛，胸胁满闷，嗳气频作，饮食减少，舌暗，苔薄，脉弦。

治则：顺气导滞。

方药：六磨汤。

中成药：四磨汤口服液。

2. 中医外治

（1）针灸：穴位选择以天枢、足三里、中脘、支沟、上巨虚、下巨虚、三阴交、阴陵泉等为主。

（2）穴位贴敷：选择以神阙、天枢、气海、关元为主；临床可采用单味药、药对或组合用药，使用醋、茶或精油等溶剂调配外敷。配合热奄包效果更佳。

（3）耳穴：主穴可取大肠、三焦、脾、腹、皮质下，配穴可取肺、乙状结肠；虚秘者配脾胃、肾等穴。

（4）穴位按摩：通过腹部穴位刺激，达到通腑泻实、滋阴通便的作用，取穴为中脘、左右天枢及神阙。

（五）疼痛

"不荣"则痛为主要病机，采用益气养血、调和阴阳、甘温缓急等治法。

1.辨证论治

（1）气滞血瘀：治以行气活血，方选血府逐瘀汤。中成药：血府逐瘀口服液（胶囊）、元胡止痛片等。

（2）寒凝血瘀：治以温经通络，方选加味乌头汤，中成药：草乌甲素片。

（3）气血亏虚：治以补益脾肾、益气养血，方选归脾汤和芍药甘草汤，中成药：参芍片等。

2.中医外治

（1）针灸：选穴以足三里、合谷、阿是穴、三阴交和内关为主，可配以五输穴、合穴、下合穴。

（2）其他：如穴位贴敷、耳穴压豆等多种中医外治法。

五、中医特色康复治疗

（一）基本原则

中医康复采用以中医辨证施药为主导，配合针灸理疗、辨证施膳、辨证施乐等中医整合模式，与现代医学技术和手段相结合的康复管理方式，有计划地参与老年肿瘤治疗的各个阶段。

（二）营养康复

1.原则与方法

（1）手术后：老年患者术后常呈现正气虚损及脾胃虚弱的证候，此时中医食疗应以扶助正气、补益脾胃为主，如山药薏仁粥、茯苓大枣粥、八宝粥等。

（2）化疗期间：中医食疗应以理气和胃、降逆止呕为主。饮食宜清淡怡口，药膳如鲜藕姜汁粥、鲜芦根汤等。

（3）放疗期间：中医食疗应以养阴生津为主，如百合山药粥、秋葵粥。

2. 饮食发物禁忌

“发物”通常泛指辛辣、燥热、生冷、肥甘厚味的食物。肿瘤既非过敏性疾病，也非传统意义上的疮疡肿毒，没有证据表明“发物”会引起肿瘤的复发转移。肿瘤患者能否食用“发物”应遵循因人、因时、因病制宜的原则综合考量。应加强宣教，摒弃落后甚至错误的认知，避免由此导致营养不良。

（三）心理康复

全面评估后运用中医情志学说，结合西医心理疗法，强调在形神共养的原则下，根据个体情况选择适宜的中医心理康复方法，以达“恬淡虚无，真气从之，精神内守，病安从来”的状态。

运用中医七情辩证法则进行辨证施治，如柴胡疏肝散、逍遥散等疏肝健脾或八珍汤、归脾汤等补益心脾方剂，还可酌情加减补肾开窍类中药。中医外治法（如针灸、贴敷、推拿等）、中医情志疗法（如五行音乐疗法、修身养性疗法等）和中医健身功法（如五禽戏）有助于老年患者的心理康复。

（四）具有中医特色的康复治疗

1. 针灸理疗

针灸通过对机体局部的温热刺激，达到增强局部血液循环和淋巴循环，缓解和消除平滑肌痉挛等作用。老年患者脏腑功能衰减、脾胃虚弱，中药膳食难以充分吸收，针刺调理脏腑、扶正培本的腧穴，可调动患者自身正气，促进膳食及药物的吸收。针灸在治疗癌痛、放化疗后产生的消化道副反应及骨髓抑制等方面，都有显著疗效。

2. 辨证施乐

控瘤治疗期间合理运用中医五行音乐疗法，有助于减少焦虑、抑郁等不良情绪。《内经》将五音按五行进行分类，并与脏腑、经络相联系。五行音乐疗法遵循五行相应法、五行相生法、五行相胜法的治疗原则，根据患者的生理和心理状态，对患者的体质和病理状态进行辨证，结合主观诉求，制定合理的音乐治疗方案，并进行动态辨证及方案调整。如肿瘤在肝胆，可选用“角”调式乐曲，如《春之声圆舞曲》《江南好》；当患者出现肝血亏虚，可选择“羽”调式音乐，取“金生水”之意，如《梅花三弄》《船歌》；当患者肝气过旺，可根据“金克木”原则，选择“商”调式乐曲以佐金平木，如《将军令》《黄河》。如肿瘤在肾，可选择“羽”调式乐曲，如《江河水》《二泉映月》等；老年肿瘤患者多久病及肾，肾气亏虚，不能制水，水气泛溢，根据“土克水”的原则，可选用“宫”调式乐曲以培土制水，如《春江花月夜》《平湖秋月》等。

3.其他中医特色康复疗法

穴位按摩、耳穴压豆、太极拳、气功及八段锦等中医特色疗法亦可协助身心放松、有效促进恢复，在老年肿瘤康复治疗中发挥有益作用。

第六章

老年肿瘤的器官保护

老年肿瘤器官防护要求以“整合”为宗旨，实施“一心两面三防护”：以患者为中心；充分考虑老年脏器功能和肿瘤两方面特点，做好三级防护。一级防护要求“全”，即全面评估，全因预防；二级防护注重“早”，即及早发现，尽早干预；三级防护紧扣“准”，即精准诊断，标准治疗。对于多病因、多脏器的老年肿瘤器官损伤，需多学科协作进行全面的器官保护，分析问题要由表及里、由此及彼，以维持老年脏器功能“牵一发而动全身”的脆弱平衡，将“整合医学”理念贯穿始终。

一、老年器官功能改变、肿瘤损伤及保护要点

（一）心血管系统

1.老年心血管系统功能改变

增龄会伴随进行性心脏结构改变和功能下降。老年人心肌细胞凋亡、自噬能力降低、胶原蛋白积聚等因素致舒张功能障碍、射血分数降低，瓣膜功能异常及传导阻滞等称为心脏老化。与之伴行的是血管老化，如血管内膜增厚、平滑肌细胞肥大、胶原纤维含量增加、血管脉搏波传导速度增加，导致中心动脉压和收缩压升高、血管功能衰退、血管钙化等异常。因而，老年心血管器官储备能力和应激能力均下降。

2.肿瘤对老年心血管器官的损伤

老年心血管系统原发肿瘤较少见，心脏肿瘤50%为良性黏液瘤，极少数为恶性黏液肉瘤，瘤体表面血栓易脱落，猝死发生率为5%~8%；肿瘤侵犯心包可引起心包积液、心包填塞等致命损伤；老年、肿瘤及控瘤药所致凝血机制异常会增加静脉血栓风险，发病率高达4%~20%，老年恶性肿瘤深静脉血栓患者死亡风险是非深静脉血栓患者的3.26倍；功能性神经内分泌瘤释放的儿茶酚胺会加重老年心血管系统的器官损伤；老年肿瘤患者常合并营养不良、癌痛、失眠、焦虑、代谢紊乱等，会致心脏自主神经功能障碍而诱发心律失常；恶液质、水钠潴留及炎症反应等可诱发心衰；

肿瘤相关生物学作用或治疗所产生的理化效应可致肿瘤相关缺血性卒中，2020年*Neurology*发表的荟萃分析纳入1000万病例，结果显示与非瘤组相比，肿瘤组存活者卒中相对风险为1.66。

3.老年肿瘤心血管系统损伤的特点

（1）共同病因：心血管疾病和肿瘤具有很多共同危险因素，比如肥胖，脂肪组织产生的IL-6等细胞因子，不仅会导致高血压，还可抑制瘤细胞凋亡，刺激肿瘤血管新生；血管紧张素Ⅱ刺激血管内皮生长因子生成，不但会引起心血管系统损伤，也会促使体内肿瘤的发生和发展。针对50万例代谢综合征随访12年的研究提示，血压每升高10 mmHg，男性肿瘤死亡风险增加12%，女性增加6%。越来越多的研究证实：肥胖、高血糖、血脂异常、高血压及高尿酸血症等代谢综合征是老年心脏疾病发生的危险因素，也与恶性肿瘤有直接或间接关系。

（2）预后不良：心血管疾病和肿瘤是老年人最主要的两大死亡原因。随着肿瘤早期诊断和治疗技术不断进步，患者生存期明显延长，控瘤药导致的心脏毒性已成为肿瘤长期生存者的第二大死因。心肌损伤、心衰、冠脉疾病、心律失常、血栓栓塞性疾病及脑卒中均会带来突发的致命危害。

4.器官保护策略

鉴于老年心血管系统的上述特点，在罹患肿瘤后要积极防护，建议进行“共因评估、分层管理”，在制定控瘤治疗方案之前，先权衡心血管系统疾病和肿瘤的死亡风险。

（1）一级防护

评估危险因素：心血管疾病和肿瘤存在共同危险因素，需要进行全方位生活方式干预。对合并不可变高危因素者，如种族、性别、年龄、遗传等，要同时监测心血管系统器官功能和肿瘤发生；对可变因素如吸烟、肥胖、久坐、高血压、糖尿病等要进行积极干预，改善生活方式，降低老年肿瘤患者心血管系统器官的损伤和肿瘤的发生。

多学科制定方案：建立跨学科整合医疗团队，共同制定适合老年患者的个体化诊疗方案，建议团队包括肿瘤专科（如肿瘤内科、肿瘤外科、放疗科）、病理科、心血管内科、老年医学科、其他共病科室等；最大限度保护器官功能，提高治疗耐受性和安全性。

（2）二级防护：通过整体评估，对心血管系统功能、肿瘤负荷、共病、治疗意愿等进行综合评价和分层，制定个体化筛查方案，以期早发现和早处理。按照无创、便利、经济优先原则，完善心电图、血压监测、心脏彩超、心肌酶、血栓性疾病等相关检查，并根据专科意见加以补充。

（3）三级防护：老年心血管系统疾病和进展期肿瘤都属于不可治愈性疾病，均需全程管控。控制肿瘤进展同时，要动态了解器官功能变化，权衡利弊并及时调整诊疗方案。2015年胡荣发表的“痊愈的肿瘤患者又面临心脏病威胁”一文指出，肿瘤患者乃至肿瘤痊愈患者可能会在多年后再面临心血管系统的威胁。建议长期以至终身随访是避免不良结局的重要环节。

（二）呼吸系统

1.老年呼吸系统功能改变

老年人咽部肌肉衰弱、喉软骨骨化致上气道阻力增加、喉部气道保护作用减弱；胸壁顺应性降低、呼吸肌功能减退；气管直径缩小、小气道塌陷等因素使气道阻力增大；支气管免疫力降低致肺部感染概率增加；老年肺血管和肺循环出现胶原纤维与弹力纤维比例失衡而致管壁增厚、僵硬，加重肺泡通气/血流比例失调，影响静息肺血管压力和血流动力学；老年人常合并慢性心衰，也严重影响呼吸功能；咽反射减弱、吞咽障碍，容易出现进食呛咳和显性误吸，夜晚睡眠时会发生食管反流和隐性误吸，住院的老年肺炎病例中，约70%为误吸导致的吸入性肺炎，成为老年呼吸系统损伤死亡的重要原因。

2.肿瘤对老年呼吸系统的损伤

呼吸系统是老年肿瘤最易发生的部位，原发性支气管肺癌占恶性肿瘤发生率和死亡率第一位，我国肺癌发病及死亡的高峰均为75岁左右。

肺部原发或转移瘤都会因解剖结构的破坏直接损伤呼吸系统，如中心型肺癌易致气道阻塞或肺不张；肿瘤浸润引起肺部癌性淋巴管炎、胸腔积液等。肺外原发肿瘤可能间接损伤呼吸系统，如老年肺外肿瘤因高凝状态致四肢深静脉血栓继发肺动脉栓塞等，有研究报告：16.7%进展期胃癌患者会发生肺部的肿瘤血栓性微血管病。

3.老年肿瘤呼吸系统损伤的特点

（1）症状隐匿：老年人常伴程度不等的认知功能减退，近记忆力减退，肿瘤引发的症状常被忽略；老年人对疼痛的感知能力下降，肺癌胸痛的比例较低；咳嗽反射减退和排痰能力减弱，咳嗽症状常不明显，因此只有15%~20%老年肺癌患者主述有咳嗽或胸痛等典型症状。建议结合老年患者症状与器质损伤程度不成正比的特点，应从主观症状和客观检查两方面仔细评估病情。

（2）病因复杂：老年患者呼吸系统的生理功能减退，共病及合并用药等因素均可损伤呼吸系统。如老年慢阻肺合并肺癌，加重气道狭窄、阻塞、缺氧和肺部感染风险；营养不良也会损害呼吸系统结构，导致肺通气/血流比例失衡，降低肺免疫防御功能，影响肺组织的损伤修复，致呼吸功能不全。建议应从基础病及肿瘤两个层面综合考虑病情，注意鉴别诊断。

（3）确诊困难：呼吸系统损伤的诊断性检查在老年肿瘤患者中难以全面开展，

如体弱或认知障碍者较难配合肺功能检查、严重肺纤维化者穿刺活检的气胸风险增加、心功能不全和高龄老人不能耐受气管镜检查等。建议区分必要检查和次要检查，根据病情和耐受性合理安排。

4.器官保护策略

鉴于上述老年呼吸系统结构和功能特点，在罹患肿瘤后要以整合医学观念，按照“全面评估、早诊早治、精准处理”原则施行器官保护措施。

（1）一级防护：①预防感染：重视呼吸系统锻炼，尤其要防止吸入性肺炎，例如进食抬高上身至少30度，维持20~30分钟，防止食物反流，对易呛咳的患者建议进食稠糊状食物；翻身叩背，促进痰液排出；及时清理口腔食物残渣，进行口腔护理，保持口腔卫生；避免长时间卧床等造成坠积性肺炎；避免与呼吸系统感染者（如新冠病毒、流感病毒、肺部感染患者等）直接接触；注意手卫生、注意通风以保持室内空气清洁，保持合适的室内温度和湿度，注意消化道和呼吸道废弃物处理，避免社区交叉感染；提倡老年肿瘤患者适时接种预防呼吸道感染疫苗，例如老年人和肿瘤患者均是感染新冠病毒后引发重症的危险人群，2022年11月29日，国务院联防联控机制印发《加强老年人新冠病毒疫苗接种工作方案》，要求加快提升80岁以上人群接种率，继续提高60~79岁人群接种率。老年肿瘤患者的疫苗接种建议因人施策，最大限度让老年患者从中获益。②调整生活状态：戒烟限酒；加强慢性基础病的管理和用药咨询；特别重视老年人营养问题，合理膳食，参照《2022老年人营养不良防控干预中国专家共识》，规范营养筛查，进行全面营养评估，制定个体化营养支持计划。③建议权衡肿瘤诊断性检查方法的风险和获益，特别是长期吸烟、有粉尘接触史、合并慢阻肺、肺大泡、肺气肿、肺纤维化、肺部间质增生等疾病的患者，以避免相关损伤。

（2）二级防护：建议采用呼吸系统损伤风险的评估量表进行功能评估，例如常用肺炎严重指数（pneumonia severity index，PSI）评估肺炎的风险，Ⅰ级低危（<50岁，无基础疾病）、Ⅱ级（≤70分）和Ⅲ级（71~90分）；Ⅳ级中危（91~130分）；Ⅴ级高危（>130分）；慢阻肺可通过慢阻肺筛查问卷进行筛查，并将患者分层进行个体化监测。

如因控瘤需要，拟行呼吸系统器官损伤风险较高的诊疗方案，应在治疗前充分评估耐受性和预后，合理药物预防，治疗后监测发热、胸痛、咳嗽、咳痰、胸闷、气短等症状，分析诊疗相关性，及时调整治疗方案并处理症状。

（3）三级防护：对已发生呼吸系统损伤的老年肿瘤患者，应做出明确诊断，积极纠正导致损伤的可逆因素，注意维护功能和生活质量。

（三）消化系统

1.老年消化系统功能改变

消化系统具有良好的功能储备，衰老对消化系统的影响相对较小。老年人口腔黏膜角化程度高、口腔感觉功能下降、唾液腺分泌减少、牙周萎缩及牙齿缺失等，致食物咀嚼和初步处理能力降低；食管继发和原发蠕动减弱、食管上下括约肌压力降低等，致胃食管反流风险增加，食管对反流物的清除能力下降；胃排空及容受性扩张下降、胃黏液细胞减少、胃黏膜前列腺素分泌降低，胃黏膜-碳酸氢盐屏障功能减弱；小肠乳糖酶水平下降，对乳制品的耐受性下降；小肠细菌过度生长的发生率增加，影响维生素 B_{12}、铁剂和钙质等营养素吸收；结肠转运功能稍有下降、直肠容受性收缩能力降低，加上老年人运动减少，因此便秘发生率增加；胆总管发生不同程度的扩张、胆囊体积缩小、胆囊壁增厚、胆囊平滑肌收缩能力减低，导致胆囊排空能力下降；胰腺体积缩小、脂肪浸润增加、纤维组织增生，导致胰腺内分泌功能（如：胰岛素、生长激素释放抑制激素、胰高血糖素、血管活性肠肽等）和外分泌功能（如：淀粉酶、蛋白酶、碳酸氢盐等）均降低；老年人肝脏体积缩小、血流灌注减少、肝脏免疫细胞吞噬、清除能力下降，肝脏代谢功能降低，对应激的耐受能力减弱。

2.肿瘤对老年消化系统引起的损伤

我国老年消化系统肿瘤总发病和死亡人数最多。消化系统原发肿瘤的损伤包括肿瘤占位导致的梗阻，如胆管和胰腺肿瘤引起的梗阻性黄疸等；其次是肿瘤局部浸润导致的出血、穿孔等损伤；肿瘤还会导致消化腺功能受损，如胰腺癌导致的胰腺炎、糖尿病；肝脏血供丰富，是最容易出现转移瘤的脏器，老年人肝脏代谢、储备、再生等能力下降，多发肝转移的老年患者更易出现肝损伤。

老年非消化系统肿瘤，常导致食欲减退、进食减少、电解质紊乱等并发症，从而影响消化系统功能；卧床、疼痛等问题会加重消化系统功能恶化；肿瘤伴发的副瘤综合征会导致腹泻、呕吐等症状，影响患者的营养和体能状态。

3.老年肿瘤消化系统损伤的特点

（1）发病率高：我国老年肿瘤发病率前5位依次为肺癌、胃癌、食管癌、肝癌、结直肠癌，消化道肿瘤患病人数最多。全身各系统肿瘤都会影响消化系统，例如厌食几乎是所有肿瘤的共同症状。对老年肿瘤极易引发消化系统功能异常的问题要予以重视，并进行主动评估和积极干预。

（2）症状复杂：消化系统是体内拥有最多脏器的系统，器官损伤可发生在各个部位，定位和定性都有一定困难。肿瘤或治疗相关的脏器损伤早期症状与老年生理状况常不易区分，例如食欲减退、腹部不适或疼痛、排便习惯改变等。增龄对老年人消化系统的影响与肿瘤相关损伤互相叠加，处理更为复杂，极易漏诊和误诊。建议老年患者出现消化系统症状时，要结合病史、体格检查、影像学资料、共病和肿瘤及控瘤治疗综合考虑，注重鉴别诊断。

4.器官保护策略

消化系统器官损伤在老年肿瘤中难以规避，且消化系统功能复杂，损伤后表现多样，因而对器官保护提出更高的要求。

（1）一级防护：①主动营养筛查及饮食摄入评估：老年肿瘤患者早期的营养不良处于机体功能维持与缺损的平衡期，不易被发觉，建议要主动进行营养风险筛查，建议筛查工具包括：营养风险筛查（nutrition risk screening，2002；NRS 2002）和营养不良通用筛查工具（malnutrition universal screening tool，MUST）。营养不良评估工具有主观整体评估（subjective global assessment，SGA）等量表。营养不良是一个动态发展的过程，营养风险筛查及营养评估应贯穿全程，及时给予有效的干预措施非常重要。②调整饮食和生活习惯：保护牙齿，细嚼慢咽，减轻胃肠道负担；适当摄取膳食纤维，保持大便通畅；少量多餐，保持心情舒畅和积极的情绪，精神焦虑、抑郁等可引起胃肠功能紊乱；适度锻炼和体力劳动可以促进食物的消化和吸收。老年肿瘤患者营养不良治疗应满足能量、蛋白质、水及微量元素的目标需求量，调节异常代谢、改善免疫功能。老年消化道肿瘤患者的营养素补充推荐如下：能量20~30 kcal/（kg·d），蛋白质1.0~2.0 g/（kg·d）；非蛋白热卡/氮比例为（100~150）/1。注重消化系统相关共病的治疗，为控瘤治疗提供较好的功能状态。

（2）二级防护：分析消化系统器官损伤的风险因素，个体化监测症状变化，完善查体及相关检查。所有控瘤治疗都会直接或间接影响消化系统，应在治疗和随访期监测新发消化系统症状，找出病因，及时调整治疗方案并处理症状。与控瘤治疗相关的消化道症状不仅引起营养失调、代谢紊乱，还造成患者精神紧张、焦虑，降低治疗依从性，甚至中断治疗、影响生存期。为避免治疗相关性消化系统损伤，应注重预处理用药。

（3）三级防护：对于消化系统损伤的患者，应做出明确诊断，及早纠正和治疗，老年医学、消化内科和营养专科会诊有助于改善症状、减轻损伤带来的不良后果。

（四）神经系统

1.老年神经系统功能改变

老年人自由基蓄积和线粒体衰老、蛋白质变性、遗传因素、细胞凋亡和自噬异常、神经递质失衡等因素会引起中枢神经系统衰老，也称脑老化。老年人的丘脑-垂体系统发生退行性改变，导致应激能力减弱；代谢紊乱引起动脉硬化及高血压等所致的脑血管老化，会使脑血流量与氧代谢率降低、神经生理功能减退，表现为记忆、语言、理解等认知功能减退；脊髓前角运动神经元丢失，加之肌肉质和量的下降，表现为动作迟缓、平衡障碍、易跌倒；四肢感觉和位置觉减退；听觉、嗅觉及味觉下降；自主神经功能减退可出现排尿障碍、胃肠道功能失衡等全身器官功能障碍。

2.肿瘤对老年神经系统引起的损伤

老年神经系统原发肿瘤如中枢原发性淋巴瘤、胶质瘤的发生率较低，但转移瘤很常见，导致中枢神经系统损伤；肿瘤局部浸润和压迫也可致周围神经受损。

老年肿瘤患者并发的疼痛、焦虑、抑郁等问题，会致自主神经功能紊乱，引起失眠、血压异常等问题；肿瘤相关贫血、脱水和维生素缺乏会对神经系统造成损伤。小细胞肺癌、卵巢癌、胃癌、乳腺癌等通过远隔效应引起神经系统发生功能障碍，称为神经系统副瘤综合征，主要为血管周围间隙的炎症细胞浸润，可累及中枢神经系统、周围神经系统及神经肌肉接头和肌肉，出现相关症状。血清及脑脊液中抗Hu抗体、抗Yo抗体的检出可辅助诊断。

3.老年肿瘤对神经系统引起损伤的特点

（1）症状复杂：神经系统是受衰老影响最大的系统之一。老年人常见记忆力减退、视力下降、听力减退、嗅觉和味觉障碍、动作缓慢、平衡障碍、跌倒等症状，多种症状一般合并出现，表现为脑脊髓炎、视神经炎、边缘叶脑炎、感觉神经元病、感觉运动神经病、亚急性小脑变性、自主神经病、舞蹈病、僵人综合征、小脑性共济失调等特征，与肿瘤神经系统损伤表现并无差别。建议要重视询问老年肿瘤患者的既往病史，分析老年肿瘤神经系统器官损伤的临床表现，注意损伤的定性和定位，动态观察病情变化。

（2）交流障碍：老年认知功能减退，记忆力受脑衰老影响最为严重，还可出现明显语言障碍、人格改变及精神行为异常等，影响患者自己对症状的认识和描述，极易漏诊。建议对患者和照顾者进行面对面问诊，准确全面掌握其病情发生发展过程。

4.器官保护策略

（1）一级防护：提高对老年肿瘤神经系统器官损伤的警惕性。积极纠正和逆转可变危险因素如高血压、糖尿病、血脂异常、心脏病、吸烟和饮酒等。康复锻炼、适当的物理治疗和作业治疗等可提高体力、平衡、协调和行走能力；增加老年患者的社会交往有助于维护认知和语言功能。

（2）二级防护：肿瘤负荷未必与其症状和体征成正比，鉴于老年神经系统器官衰老且症状复杂，要注意动态观察，及早发现老年肿瘤引起神经系统的器官损伤，及时治疗。病史和查体、实验室检查、影像学检查、神经功能量表评估都是可选的诊断方法。

（3）三级防护：老年患者因肿瘤或控瘤治疗引起神经系统器官损伤，应准确评估、诊断和个体化治疗，具体内容参见CACA器官保护章节诊疗方法。

（五）内分泌系统

1.老年内分泌功能改变

老年人内分泌腺体重量减轻、结缔组织增生、血液供应下降导致激素分泌减少，如老年人促性腺激素、生长激素、促甲状腺素、褪黑激素和促肾上腺皮质激素的脉冲式分泌和昼夜节律、幅度都不如年轻人活跃；此外，靶器官对激素的敏感性下降，如发生胰岛素抵抗等。

2.肿瘤对老年内分泌器官的损伤

主要表现在两方面：一是肿瘤或控瘤治疗对内分泌器官的损害导致功能减退，二是功能性肿瘤引起功能亢进。例如垂体瘤常引起垂体功能减退，功能性垂体肿瘤则导致肢端肥大和库欣综合征；肾上腺肿瘤会导致肾上腺皮质功能不全和库欣综合征。虽然机制与中青年肿瘤器官损伤一致，但激素紊乱在老年患者中引起的症状及预后更差。

3.老年肿瘤内分泌器官损伤的特点

起病部位隐匿，临床表现不典型，如乏力症状，为呼吸系统、循环系统和内分泌系统等各系统疾病的共同症状。建议结合老年肿瘤的部位、生物学特性，提高对内分泌器官损伤的筛查意识，影像检查与功能性检测并重。

4.器官保护策略

（1）一级防护：老年内分泌系统肿瘤相关损害的临床表现隐匿，因此要重视老年相关内分泌疾病的控制，例如糖尿病患者要加强生活方式宣教，合理控制血糖，避免低血糖，疑似脑卒中或痴呆时要注意鉴别有无低血糖或肿瘤发生。控瘤治疗相关性内分泌系统器官功能损伤，要做好基线评估，治疗期间定期复查，形成常态监测模式。

（2）二级防护：老年内分泌器官的退行性生理状态，在合并肿瘤时可能给机体造成更多损伤。因而，各种基础病在病情变化时应结合老年生理特点早期、积极、谨慎处理，例如老年人甲状腺功能减退替代治疗应从小剂量开始，监测甲功并进行调整。及早诊断、及早处理，把握平衡，避免引发严重不良事件，为控瘤治疗准备良好器官功能条件。

（3）三级防护：老年肿瘤患者出现内分泌系统器官功能损伤，要按照危急程度进行专科规范治疗；控瘤治疗引起的器官损伤需要多学科综合诊疗。

（六）血液系统

1.老年血液系统功能改变

血液系统会发生增龄性衰老改变，骨髓中造血的红骨髓容量减少、造血干细胞数量减少和质量下降；血红蛋白水平下降；红细胞的细胞膜和胞质成分发生改变，生物学功能也发生变化，如细胞渗透脆性增加、抗机械作用能力下降，导致红细胞碎裂或渗透性溶解等；衰老白细胞对微生物的趋化性、吞噬性及杀伤性均下降；此外T、B细胞数量和功能的变化会引起细胞和体液免疫能力下降，使老年人易发生呼吸道、泌尿系等部位感染；由于骨髓粒细胞储备降低，白细胞应激能力下降，导致感染时老年人白细胞的上升程度低于年轻人；血小板的老化表现为体积缩小、重量减轻，止血作用降低、存活时间缩短等；老年人血液黏稠度较高，血小板黏附和聚集性增加，血液呈高凝状态，容易形成血栓。

2.肿瘤对老年血液系统的损伤

老年人较中青年患者更易罹患血液系统肿瘤，如慢性淋巴细胞性白血病、恶性淋巴瘤、多发性骨髓瘤、骨髓增生异常综合征、急性粒细胞白血病、急性单核细胞白血病等。此外，所有原发于非造血系统的恶性肿瘤可以转移到骨髓，引起造血功能障碍，易致贫血、感染、凝血功能异常而致出血或血栓，甚至发生DIC。

3.老年血液系统肿瘤损伤的特点

老年血液系统损伤患者常患共病、症状不典型性。老年人免疫功能低下，血液系统损伤一旦发生极易发生感染、出血等严重的全身性疾病。结合造血系统生理特点，损伤发展迅速会导致多脏器功能衰竭。建议老年肿瘤血液系统损伤按“急症、重症”进行诊疗，诊疗中要注重尽量保持出凝血功能和纤溶功能的平衡，谨防多脏器功能衰竭。

4.器官保护策略

（1）一级防护：结合老年人血液系统生理状态，评估血液系统损伤的发生风险，提供病因防护建议。准确评估肿瘤对血液系统损伤的严重程度，结合器官保护措施，制定治疗方案，避免加重损伤。

（2）二级防护：关注患者的症状和体征，及时行血常规、凝血功能、骨髓穿刺和活检等检查，有助于老年常见造血系统疾病的诊断，诊断后要及早治疗，如纠正贫血，避免老年肿瘤患者因摄入不足、局部出血等加重贫血，避免贫血导致重要脏器缺氧和功能不全。衰弱的老年肿瘤患者活动减少或长期卧床，会加重血栓栓塞风险，因此要注意保持内环境稳态，避免脱水和酸中毒，积极控制共病，评估血栓风险后酌情抗凝。

（3）三级防护：老年肿瘤患者一旦诊断为血液系统损伤，要及时请血液转科会诊，纠正可逆因素，避免损伤导致的多脏器受累和生活质量下降。

（七）泌尿系统

1.老年泌尿系统的功能改变

肾脏是泌尿系统的核心器官，老年人功能性肾单位的数量减少和体积下降，肾小球基底膜增厚以及肾小球硬化，肾小球滤过率每年下降0.75~1.0 ml/（1.73 m^2/min）；老年肾小管萎缩和纤维化，钠离子的重吸收减少、钾离子的排泌下降以及尿液浓缩功能减退；衰老亦可导致肾动脉硬化，而高血压和糖尿病等老年共病会加重肾损伤。研究显示：我国80岁以上老人慢性肾病发病率达64.1%；老年人膀胱顺应性和膀胱收缩力均下降，加之前列腺增生等因素，也会出现泌尿系统功能改变或增加感染风险，是住院老年患者仅次于呼吸道的第二大感染因素。

2.肿瘤对老年泌尿系统损伤及特点

肾癌、尿路上皮癌、膀胱癌、前列腺癌等均与老年相关，肿瘤直接引起脏器结构破坏，导致功能障碍；肿瘤局部侵犯会引起血尿、疼痛及尿路梗阻等症状；发病急、进展快的部分肿瘤，如小细胞肺癌和淋巴瘤等，容易导致自发性溶瘤综合征，肿瘤细胞内成分短时间内大量入血，经肾排泄，导致肾衰，国内一项调查显示：膀胱癌、白血病和淋巴瘤等肿瘤引起急性肾损伤的发病率为7.5%，病死率为12%，国外报道发病率为12%~25.8%，病死率为15%左右；老年肿瘤患者卧床、导尿和留置尿管、免疫力低下等原因会导致泌尿系统感染率高发。

3.老年泌尿系统肿瘤损伤的特点

（1）病因复杂：年龄、共病及药物使肾储备功能下降，肿瘤浸润、检查用造影剂、控瘤治疗如手术应激、药物的肾毒、反复泌尿系统感染等，都是老年肿瘤泌尿系统器官损伤的原因。

（2）进展缓慢：老年泌尿系统损伤常为不可逆的缓慢过程。老年肿瘤患者应注意保护肾功能，减少应激性损伤，延缓肿瘤进展的同时也要延缓泌尿系统脏器功能损伤进展。建议应将对泌尿系统脏器功能的保护与控瘤治疗置于同等位置。

4.器官保护策略

（1）一级防护：需对老年泌尿系统器官损伤进行预估，根据病因进行相应的防护。老年肿瘤患者应避免应用肾毒性药物；积极控制糖尿病、高血压等共病；注意心力衰竭患者的容量管理，合理应用利尿剂；积极改善营养状况，提高免疫力，减少感染风险；控瘤治疗要考虑老年特点，尽量避免肾损伤、出血性膀胱炎等并发症。

（2）二级防护：对基础病、肿瘤和控瘤治疗的潜在损伤要有预估和监测，合并高血压、糖尿病、肿瘤初始治疗、血管靶向及免疫治疗时要重点防护。

（3）三级防护：泌尿系统尤其是肾发生急性损伤时，需进行容量管理和血压监测，保证肾脏灌注的同时也要兼顾减轻肾脏负担，为肾功能恢复创造较好条件。对于肾损伤持续不恢复、专科会诊认为需要启动肾脏替代治疗的老年患者，应谨慎评估获益和风险。

二、控瘤治疗相关脏器损伤及保护

老年肿瘤常用治疗方法包括药物治疗、放疗和手术等。临床医生要提高脏器保护意识，预估损伤风险并积极预防；控瘤治疗期间要制订有针对性的监测计划，及早发现和及早治疗，避免连锁反应和多脏器功能受累。

（一）药物治疗相关器官损伤及保护

老年肿瘤患者与药物存在不可调和的矛盾，多病共存需多重用药，但脏器功能减退，药物代谢清除能力降低，易发生药物不良反应。建议参考老年用药原则：①受益原则（受益/风险>1）；②半量法则也称小剂量法则：新用某种药物时应从半量或更小剂量开始，再酌情增量；③试验用药也称观察用药，用于老年人时要注意观察和随访；④暂停用药：当怀疑患者新出现的某种临床异常为药物所致时，应暂停可疑药物，等待观察，通常无须其他处理；⑤使用必需药物，不用或少用辅助性药物；⑥5种药物法则：调查显示，老年人同时应用5种以上药物时，不良反应显著增加，所以必须尽量控制用药种类和数量。

1. 化学治疗

（1）骨髓抑制特点及防护建议：老年肿瘤患者化疗更易出现骨髓抑制，例如接受卡铂治疗的老年患者比年轻患者更易发生血小板减少症，中性粒细胞减少性发热死亡风险最高。

防护建议：①一级防护：首先要熟知化疗药物的骨髓毒性，评估老年患者骨髓和肝肾储备功能，可通过量表辅助判断血液学毒性风险，骨髓抑制高风险者选择毒性较小的化疗方案；其次，中性粒细胞减少性发热的中危风险老年肿瘤患者，建议列入高危患者管理，建议预防性用药；第三，明确化疗目标，辅助化疗要确保安全，解救化疗要确保治疗的可持续性，因此老年患者要根据耐受情况调整方案。②二级防护：化疗后密切监测体温、不适症状和有无出血倾向，定期复查血常规，关注变化趋势；既往发生过血液学毒性的患者，按相关指南进行分级管控和预防性治疗。③三级防护：均需血液学和老年医学专科会诊，实施紧急救治，避免多脏器功能不全。

（2）胃肠道毒性：老年肿瘤患者化疗相关厌食、恶心呕吐、腹泻等胃肠道反应的发生率与中青年患者基本一致，但易出现水电解质紊乱及酸碱失衡，甚至导致脱水、低血压、休克等严重后果。

防护建议：①一级防护：按化疗药物致吐风险分级，采用规范的预防方案；②二级防护：化疗期间密切监测消化道症状，如一级预防后仍出现恶心呕吐，应积极解救治疗或暂停化疗，避免患者拒绝或终止化疗，避免预期性呕吐或难治性呕吐发生。③三级防护：熟知止吐药物的作用机制，分析患者发生胃肠道反应的个体化原因，应用作用机制不同的药物进行解救治疗，避免胃肠道严重反应带来的水电解质紊乱等“次生灾害”；要重视止吐药物在老年患者的合理应用及不良反应。

（3）心脏毒性：氟尿嘧啶和蒽环类药物会直接损伤心脏，且蒽环类药物的清除率与年龄呈正相关。研究发现，老年肿瘤患者是蒽环类药物导致充血性心衰的高危人群，尤其在累计剂量达400 mg/m^2以上时，心脏损伤常不可逆。

心脏毒性防护建议：①一级防护：治疗前需基线评估，包括基础病及心肌酶、脑利钠肽、肝肾功、心电图和左心室射血分数等检查；未控高血压和冠心病等患者应暂缓化疗，经专科治疗病情稳定后再评估。②二级防护：化疗期间动态监测心功能状态，一旦发现心功能受损，应立即暂停用药，积极对症处理。③三级防护：心脏毒性发生后，按毒性分级规范治疗，永久终止用药。

（4）肾脏毒性：经肾排泄的化疗药物均可产生肾损伤，尤以顺铂为著。老年患者肾储备功能下降，更易出现治疗相关肾损伤。

防护建议：①一级防护：慢性肾功不全的老年肿瘤患者禁用顺铂、足叶乙甙等肾损伤药物，肾功能正常的老年患者也应慎用；治疗期间应水化和利尿，加速排泄；避免同期使用血管紧张素转换酶抑制剂和血管紧张素受体阻滞剂、非甾体抗炎药、别嘌呤醇和静脉造影剂等影响肾功能的药物。②二级防护：注意出入量和体重，监测血肌酐、电解质、动脉血气等指标，及时发现异常。③三级防护：发生肾损伤，按分级处理，老年患者透析等肾功替代治疗要权衡获益和风险。

2. 分子靶向治疗

分子靶向治疗的不良反应取决于药物作用靶点的独特性、药物设计的精准性。老年患者分子靶向治疗的毒性反应普遍高于中青年患者，与衰老和共病有关。

（1）皮肤黏膜毒性：酪氨酸激酶抑制剂常见皮肤及黏膜损伤，作用于EGFR通路药物最常见。老年患者皮肤、黏膜保护和修复功能均减退，营养不良、维生素缺乏等比较常见，所以靶向治疗导致的皮肤黏膜损伤不易修复、口腔炎容易加重至溃疡，出现进食疼痛，甚至影响营养摄入。

防护建议：①一级防护：对拟行靶向治疗的老年患者，在治疗前应进行患者教育，提高防护意识；温和清洁、合理保湿和修复皮肤屏障；做好物理及化学防晒；做好手足护理，避免甲沟炎；糖尿病患者要积极控制血糖。②二级防护：对既往出现过丘疹和脓疱型皮疹者，建议靶向药物减量或更换药物；存在皮肤黏膜基础疾病患者，注意基础病的控制和病情变化。③三级防护：按照不良反应分级，1级皮损，建议局部使用抗生素类软膏；2级皮损，局部抗生素类软膏联合口服米诺环素或多西环素，口服扑尔敏等抗过敏药物；3级皮损，暂停靶向药，局部抗生素及糖皮质激素用药联合米诺环素，疗效欠佳者联合阿莫西林克拉维酸钾和克拉霉素，皮损恢复后建议从小剂量开始恢复应用；4级皮损，停用靶向药，局部治疗同前，可考虑应用广谱抗生素或根据药敏试验结果选择抗生素。

（2）肝脏毒性：靶向药物体内代谢中间产物或终产物是产生肝毒性的主要原因，老年患者肝脏储备功能下降，共病合并用药加重肝脏负担，更易出现严重肝损伤。

防护建议：①一级预防：基线筛查有无病毒性肝炎、酒精肝、自身免疫性肝病等，进行基础病控制；注意共病用药对肝功的影响，避免多药协同损伤；长期饮酒者应戒酒或限制饮酒。②二级预防：治疗期间监测肝功能，及时给予保肝治疗并视情调整靶向药物剂量和方案。③三级预防：1级ALT或AST水平升高，暂不需调整剂量，密切动态观察；2级异常可暂停治疗，直至恢复正常后再考虑重新开始治疗并减量；3级暂停靶向治疗直至恢复正常水平，考虑重新启动治疗需权衡获益和风险；4级或复发3级异常，建议终止治疗。

（3）心血管毒性：抗HER-2靶向药物可能脱靶结合心肌细胞而引起心肌直接损伤；靶向VEGF/VEGFR的药物常见高血压、出血和血栓形成等副作用；酪氨酸激酶抑制剂可致QT间期延长，甚至引发尖端扭转性室速及猝死。老年肿瘤患者心血管系统功能"脆弱"，要兼顾共病管理和毒性监测。

防护建议：①一级防护：加强心血管系统共病管理，建议抗HER-2靶向药物如曲妥珠单抗治疗前常规行毒性风险筛查，建议心肌肌钙蛋白、B型脑利钠肽或N末端B型脑利钠肽前体、心电图、左室射血分数（LVEF）等检查；基线心功能异常者（40% ≤ LVEF<50%）需行专科会诊和治疗，暂缓曲妥珠单抗治疗或考虑低心脏毒性替代方案，LVEF<40%者不建议使用。酪氨酸激酶抑制剂如吉非替尼等治疗前，需基线心电图检查，尤其关注QT间期，治疗期间密切随访，无症状者每2~3个月复查；VEGF/VEGFR靶向治疗如安罗替尼、贝伐珠单抗等，用药前评估肿瘤相关出血风险，如肺鳞癌、未愈合伤口等老年患者禁用。②二级防护：治疗期间动态监测心血管毒性，尤其射血分数减少、QT间期延长、高血压、出血等，评估靶向药物相关性，早发现，早停药。③三级防护：心血管损伤2级以上的老年患者均建议停药，按分级规范化处理。

（4）消化道毒性：靶向药物较少引起恶心呕吐，长期治疗时腹泻更常见。腹泻影响老年患者营养吸收、容易导致脱水、电解质紊乱、肠道及肛周感染等严重后果。

防护建议：①一级防护：加强患者教育，提高防护意识；初始治疗期间建议低脂低纤维饮食，忌食含咖啡因和酒精的饮品，少食奶制品、果汁和辛辣食物。②二级防护：出现大便次数增多或大便性状变化应及早就诊和治疗；注意肛周护理，避免大便次数增多引起的老年肛周问题加重；必要时减量或暂停用药。③三级防护：按分级规范处理，1~2级腹泻可采用饮食调节、益生菌和思密达治疗，无效者考虑洛派丁胺治疗；3~4级暂停靶向治疗，推荐洛派丁胺（最高剂量16 mg/天）治疗，视情联合可待因治疗，并予最佳支持治疗；无效者建议奥曲肽治疗。

（5）肾脏毒性：抗血管生成靶向药物易致肾损伤，常表现为蛋白尿、肾小球血栓性微血管病、急性肾衰等，以蛋白尿最多见。老年肿瘤患者肾储备功能减低，高血压、糖尿病等常见老年共病均会加重靶向药物的肾损伤风险。

防护建议：①一级防护：积极评估及控制高血压和糖尿病等基础病；根据肌酐清除率制定靶向药物治疗方案和剂量；保证有效循环血量，避免肾前性肾损伤。②二级防护：治疗期间监测血压和尿量，定期复查血肌酐和尿常规。③三级防护：肾损伤发生后要分析原因，纠正可逆因素，如降压、改善肾灌注不足、暂停靶向药物治疗等。

（6）肺毒性：靶向药物引起的肺损伤主要表现为肺间质改变。老年肿瘤，尤其是肺癌患者，常伴慢阻肺、肺纤维化等基础病，当治疗相关肺间质改变出现后，胸闷、气短等缺氧症状会显著加重，甚至出现低氧血症或继发感染。

防护建议：①一级防护：治疗前应行基线检查，包括基础病评估及动脉血气分析、肺功能及肺CT等检查；合并肺部感染者应先抗感染治疗，慢阻肺患者酌情呼吸科会诊并调整药物治疗方案。②二级防护：治疗期间动态监测患者症状和末梢血氧饱和度，及时发现异常并进一步行血液学和影像学检查。③三级防护：发生肺间质改变应立即停药；推荐糖皮质激素治疗，经验性抗生素治疗和氧疗；1~2级肺炎经治疗恢复者，谨慎重启治疗，3~4级者建议换方案治疗。

3. 免疫治疗

老年肿瘤患者的免疫治疗以免疫检查点抑制剂为主。常见不良反应包括腹泻、疲乏、皮肤反应（皮疹、瘙痒、白癜风等）、内分泌系统反应（甲状腺功能减退或亢进、糖尿病、肾上腺功能减退等）、肝肾功能损伤等。严重不良反应包括免疫性肺炎、心肌炎、脑炎及致死性腹泻等。

（1）免疫治疗相关性结肠炎：老年肿瘤患者的发生率与中青年患者一致，迟发性腹泻有可能发生在治疗结束后1~5个月。一旦发生，老年肿瘤患者易出现脱水、酸碱失衡及电解质紊乱，甚至低血压、休克等严重后果。建议及时止泻及支持治疗。

防护建议：①一级防护：治疗前评估患者肠道功能状况，尤其注意有无溃疡性结肠炎等免疫性肠炎，如有，应在疾病活动期避免应用免疫检查点抑制剂；评估共药对免疫性结肠炎发生风险有无影响；治疗期间清淡饮食，避免其他因素导致的结肠炎。②二级防护：注意观察大便次数、性状及腹痛等结肠炎症状，并行相关检查包括便常规（含病原体）、乳铁蛋白、钙卫蛋白等，必要时可行CT及结肠镜检查以协助确诊。③三级防护：按照免疫相关结肠炎分级处理，1级结肠炎建议暂停免疫治疗，给予补液、洛哌丁胺或地芬诺酯/阿托品治疗；2级以上，推荐应用美沙拉嗪、消胆胺，同时应及早给予糖皮质激素，如2~3天控制不佳，联合英夫利昔单抗、维多珠单抗等免疫调节剂，老年肿瘤患者应用糖皮质激素治疗期间注意预防消化道出血和继发感染；英夫利昔单抗禁用于中重度心力衰竭患者，肝功能不全或左室射血分数下降的老年人慎用。3级以上结肠炎建议终止免疫治疗。

（2）免疫相关性肺炎：多项研究表明合并慢阻肺、间质性肺炎等肺部基础病的老年患者、PD-L1高表达者，免疫治疗后更易发生免疫治疗相关性肺炎。

防护建议：①一级防护：治疗前需评估基础性肺病的控制情况，酌情调整药物治疗，积极控制原发肺部基础疾病；建议行动脉血气分析、肺功能和肺CT检查，评估肺的储备功能；预防呼吸道感染。②二级防护：治疗期间需严密观察患者有无咳嗽、咳痰、呼吸困难等症状及体征，动态复查动脉血气、胸片或肺CT，必要时进行支气管灌洗排或活检，排除感染及肿瘤侵犯，及早确诊；不能完全排除感染，给予经验性抗生素治疗。③三级防护：及时评估严重程度并积极干预，避免呼吸衰竭及多脏器功能衰竭。建议1级肺炎暂停免疫治疗，动态评估；2级及以上肺炎，一旦确诊开始糖皮质激素治疗，2~3天治疗效果不理想，应立即加用其他免疫调节药物如英夫利昔单抗、丙种球蛋白等，IL-6升高者建议托珠单抗治疗。3级及以上肺炎，建议永久终止免疫治疗。

（3）免疫治疗相关性心肌炎：老年患者免疫治疗相关性心肌炎发生率低，但致死率高，且多数并无特异性症状，仅少数呈轻度反应或暴发性心肌炎表现。此外，免疫治疗还会发生心肌梗死、心律失常、心包炎等其他心脏毒性，加重器官功能损伤。

防护建议：①一级防护：治疗前进行详细的心血管功能评估，高血压性心脏病、肺源性心脏病、冠脉粥样硬化性心脏病、扩张型心肌病等病史都属于临床研究排除标准，并无证据证明免疫治疗的安全性；专科会诊并调整用药，控制慢性心血管疾病，使心功能和血压处于良好状态。②二级防护：治疗期间关注患者的症状如乏力、心慌等症状，密切监测心率和血压、心肌标志物和心电图等指标变化，如有异常，建议进行炎性标记物如血沉、C反应蛋白等检测，必要时可进行心脏核磁共振检查协助确诊，老年肿瘤患者不常规推荐心肌活检。③三级防护：免疫治疗相关性心肌炎确诊后建议老年肿瘤患者永久终止免疫治疗，大量糖皮质激素冲击治疗，24小时如无缓解建议加用丙种球蛋白、抗胸腺细胞球蛋白、阿巴西普单抗、吗替麦考酚酯等治疗；左室射血分数下降者，慎用英夫利昔单抗；应用丙种球蛋白注意老年患者血栓形成。

（4）免疫治疗相关性甲状腺功能异常：以周围型甲减最多见，也可见甲亢及中枢型甲减。老年患者常仅表现为乏力。免疫治疗相关性垂体炎发生率较低，但导致的内分泌功能紊乱涉及多系统。

防护建议：①一级防护：治疗前常规检测甲功；甲状腺基础病者应稳定控制。②二级防护：治疗期间监测症状、甲功变化，发现甲减时应鉴别是原发性甲减，还是免疫相关性垂体损伤所致的中枢性甲减。对存在中枢性甲减患者应同时检测肾上腺激素和性激素等内分泌指标，需及时纠正。③三级防护：无论是有或无症状，补充甲状腺素是周围型甲减治疗的主要方式，建议促甲状腺素>10 mU/L开始应用左旋甲状腺素片治疗。老年肿瘤患者建议低剂量起始，每4~6周复查甲功调整用药，防止甲亢发生。合并甲减时应关注老年肿瘤患者的联合用药，比如吗啡会增加黏液性水肿昏迷，增加甲减危象的风险，故癌痛时如发生甲减，应避免应用吗啡止痛。甲减在替代治疗稳定后，建议继续免疫治疗。

（二）放疗相关脏器损伤及防护

1.常见脏器损伤及特点

放疗为局限期肿瘤但不能耐受手术的老年患者提供了替代的根治性治疗方法，一项随机对照研究表明，对T1-2aN0M0的非小细胞肺癌患者，立体定向放疗（SABR）与手术相比，3年OS率分别为95%和79%（*HR*= 0.14，*P*=0.037），3年PFS率为86%和80%（*HR*=0.39，*P*=0.54）不良反应更小。放疗对于晚期肿瘤也是重要的姑息治疗方法。

老年肿瘤患者器官功能衰退的影响、共病、肿瘤对脏器损伤，导致放疗耐受性较差，获益与毒性难以均衡，例如在老年食管癌治疗中，多项回顾性研究肯定了CRT生存明显获益，但≥3级不良反应显著增加。放疗引起的全身反应和局部器官损伤与照射部位、放疗剂量、放疗技术、照射野大小有关，也与其他治疗方法的累积毒性、与放疗的协同效应等相关。有必要建立老年各脏器放疗风险评估模型，指导临床决策。

老年患者放疗后的损伤和不良反应谱与中青年患者基本一致。例如颅内放疗引起的颅高压，后期认知功能障碍、放射性脑坏死等；头颈部放疗引发口腔黏膜炎症或溃疡，后期味觉改变、口干、张口困难、颈部皮下组织纤维化、甲减、放射性龋齿和放射性颌骨坏死等；胸部放疗会引起放射性肺损伤、食管损伤、心脏损伤等；腹盆部放疗可致消化系统、泌尿系统等损伤，严重者可致膀胱萎缩、阴道直肠瘘、生育能力丧失、性功能减退等；放射性皮炎表现为皮肤红斑、皮肤疼痛或烧灼感、干性脱皮，重者可出现湿性脱皮等。

2.器官防护

年龄、共病、脏器功能等问题都不应视为老年肿瘤放疗的绝对禁忌证，放疗前需整体评估，放疗期间和结束放疗后应严密观察和随访。

（1）一级防护

肿瘤评估：根据肿瘤部位、大小、病理类型和分子病理特征、症状和患者治疗意愿、预后等展开评估，制定放疗策略。

照射器官功能评估：评估肿瘤放疗累及器官，头颈部放疗前对认知功能、垂体功能、甲状腺功能、口腔状况等评估；胸部肿瘤放疗前评估心肺功能；腹盆腔放疗前评估肝肾功能等。

共病评估：共病类型、目前疾病状态、治疗方法、疾病转归对放疗方案的选择、毒副反应预测以及可能发生毒副反应的处理均应在治疗前评估。

（2）二级防护

精准定位下的精准放疗。基于老年特点选择固定装置和放疗体位，确保患者舒适度；依据治疗目的、放疗技术、剂量分割等选择目标病灶，采用多模态影像融合技术和人工智能等进行靶区勾画；选择先进放疗技术降低放射性损伤，如调强放疗、VMAT、TOMO、IGRT、质子治疗等；对老年患者应严格评估靶区周围各重要器官的受照剂量，根据患者身体状况，重点防护心脏、肺、肝脏、肾脏、胃肠道器官功能等；可选择使用细胞防护剂氨磷汀进行器官防护。

精心计划下的合理分割剂量。老年患者缩短治疗时间有助于保留功能储备，同时要考虑所选择剂量分割的毒性、治疗机器可操作性、患者及照护者就医便利性等诸多因素，建议预先考虑方案的可行性和治疗中断造成的不良后果；衰老与功能储备的进行性下降有关，目前尚无老年患者放疗正常组织剂量限制标准，根据临床经验，建议正常组织剂量限制标准上浮10%~15%作为老年患者放疗正常组织剂量限制指标的参考。

（3）三级防护

放射性损伤重在预防，对已经发生的放射性损伤，如放射性肺炎、食管炎、直肠炎、膀胱炎等的治疗主要以糖皮质激素、抗生素及质子泵抑制剂为主。中医中药也有一定疗效。

（三）手术及麻醉相关器官损伤及防护

1.概述

老年肿瘤患者的手术风险和围手术期管理建议麻醉、外科、老年医学、肿瘤科、营养、心理和护理等医护人员组成整合医疗团队，共同完成术前评估和干预、围手术期管理和术后康复。

老年肿瘤患者手术治疗麻醉风险较高，麻醉方式的选择应根据手术类型、手术时长、患者情况等因素综合考虑。老年患者认知功能易受麻醉药物影响，应优先选用区域麻醉技术（包括椎管内麻醉、周围神经阻滞等）。随着年龄增长，椎骨后间隙变窄，且对局麻药敏感性增加，因此硬膜外腔使用的局麻药物剂量应酌减。而全静脉麻醉在认知功能保护上具有潜在优势。

2. 围术期器官损伤及防护建议

（1）恶心呕吐：老年肿瘤患者建议避免吸入麻醉药和阿片类药物的应用；对恶心呕吐的高危老年患者，应慎用抗胆碱能类药物，可联用不同作用机制的止吐药：常用药物包括5-HT_3受体拮抗剂、糖皮质激素、多巴胺受体拮抗剂等。

（2）寒战和低体温：老年患者体温调节功能严重减退，易发生低体温，致伤口愈合延迟、心血管事件增加、术后苏醒延迟、远期肿瘤复发率升高等风险。建议通过主动措施（如保温毯、热风机、液体加温）和被动措施（如覆盖裸露部位、呼吸回路中加湿热交换器）等，维持术中体温不低于36 ℃。因低体温而寒战的患者还可给予哌替啶、曲马多或右美托咪啶。

（3）围术期谵妄：老年患者围术期谵妄发生率高，主要与手术应激、术中麻醉和术后止痛、疼痛和睡眠障碍、水电解质紊乱和酸碱失衡等因素有关，建议根据具体原因，进行病因治疗。建议改善认知功能和定向力、改善睡眠、控制术后疼痛、纠正水电解质紊乱等；药物治疗包括氟哌啶醇和非经典类精神药物如喹硫平、奥氮平及右美托咪啶。

3. 重要器官防护建议

（1）呼吸系统防护：术前应控制肺部原发基础疾病，预防肺部感染，术前戒烟，评估肺功能符合麻醉方式的要求。术中监测肺通气和换气指标，参照《中国老年患者围术期麻醉管理指导意见》，建议机械通气者实施低潮气量+中度呼气末正压（PEEP）5~8 cmH_2O策略，低潮气量为标准体重6~8 ml/kg；每小时给予连续3~5次手控膨肺，FiO_2不超过60%；吸呼比例1:（2.0~2.5）；术中实施GDFT联合预防性缩血管药物或限制性液体管理方案；老年肥胖者建议俯卧位手术，采取悬空腹部、定期膨肺等措施，同时控制腹内压≤20 cmH_2O，避免急性冠脉综合征发生；麻醉药建议应用短效镇静镇痛药，避免中长效药的残余效应对麻醉苏醒期和术后康复的影响。术后抬高床头，早期坐起及下地活动。

（2）心血管系统防护：术前充分评估老年肿瘤患者合并的心脏疾病，避免漏诊无症状患者，建议应用Goldman心脏风险指数评估老年患者围术期心脏事件风险，应用改良心脏风险指数（RCRI）预测术后重大心血管事件的发生概率；注意评估合并用药。术中维持全身氧供需平衡，优化血流动力学指标，老年患者术中心率应维持在术前一天平静状态基线心率±20%，术中血压维持在基础血压值的90%~110%，平均动脉压（MAP）保持在65~95 mmHg。若有较高基础血压非心脏手术，其目标是将血压保持在基础值的80%~110%，且收缩压低于160 mmHg。对术中怀疑心肌缺血患者，需通过分析原因逆转不稳定血流动力学状态，盲目给予扩张冠脉药可能使心肌氧供需平衡恶化。

（3）脑保护：术前评估神经系统功能及认知功能（参见CACA指南“整体评估”分册），近期（<3个月）脑卒中患者肿瘤择期手术时，建议在脑卒中发生3个月后进行。对脆弱脑功能老年患者，如合并脑卒中及TIA等病史，需维持患者平静状态血压的基线水平至120%范围，并施以GDFT联合预防性缩血管药物。老年人易出现谵妄，应避免使用苯二氮䓬类药物和抗胆碱药物。对脆弱脑及高龄患者（>75岁），最好给予短效镇静镇痛药，如丙泊酚和瑞芬太尼，避免中长效镇静镇痛药物。

（4）肝肾防护：老年患者药物代谢功能减退，缩血管药物的长期应用会加重肝功能损伤，如有基础肝脏疾病患者更为显著。同时慢性肝病所致的凝血功能障碍也是肿瘤手术中的风险因素，因而除评估肝功能、凝血功能评估同样重要，建议采用Child-Pugh进行评估，其中C级被列为高危患者。肝功能受损的老年患者应避免使用维库溴铵或罗库溴铵等肌松药物。

老年肿瘤患者，手术创伤、失血、低血压等会引起肾功能可逆性损伤，如合并肾功能不全或术前接受肾透析治疗，术中除维持全身氧供需平衡外，需要维持血压在术前平稳状态，严格控制液体输入量，避免给予胶体溶液，维持血流动力学稳定，不建议使用羟乙基淀粉扩容；建议避免使用哌库溴铵等肌松药物，对肝肾功同时受损的老年患者可选用不经肝肾代谢的顺式阿曲库铵更为合理。

参考文献

1.樊代明.中国肿瘤整合诊治指南（CACA）.天津：天津科学技术出版社，2022.

2.樊代明.整合肿瘤学·临床卷.北京：科学出版社，2021.

3.Zheng R，Zhang S，Zeng H，et al. Cancer incidence and mortality in China，2016. Journal of the National Cancer Center，2022，2（1）：1-9.

4.Prince M J，Wu F，Guo Y，et al. The burden of disease in older people and implications for health policy and practice. The Lancet，2015，385（9967）：549-562.

5.Smetana K Jr，Lacina L，Szabo P，et al. Ageing as an Important Risk Factor for Cancer. Anticancer Res，2016，36（10）：5009-5017.

6.Cleries R，Ameijide A，Marcos-Gragera R，et al. Predicting the cancer burden in Catalonia between 2015 and 2025：the challenge of cancer management in the elderly. Clin Transl Oncol，2018，20（5）：647-657.

7.Li S，Zhang X，Yan Y，et al. High Cancer Burden in Elderly Chinese，2005-2011. Int J Environ Res Public Health，2015，12（10）：12196-12211.

8.Zeng H，Chen W，Zheng R，et al. Changing cancer survival in China during 2003-15：a pooled analysis of 17 population-based cancer registries. Lancet Glob Health，2018，6（5）：e555-e567.

9.陈万青，郑荣寿，张思维，等.2013年中国老年人群恶性肿瘤发病和死亡分析.中华肿瘤杂志，2017，39（2）：60-66.

10.王宇，孟群.中国死因监测数据集2015.北京：中国科学技术出版社，2016.

11.张学飞，闫贻忠，庞丽娟，等.中国老年人群恶性肿瘤疾病负担.中国老年学杂志，2017，37（21）：5325-5329.

12.Coll P P，Korc-Grodzicki B，Ristau B T，et al. Cancer Prevention and Screening for Older Adults：Part 1. Lung，Colorectal，Bladder，and Kidney Cancer. J Am Geriatr Soc，2020，68（10）：2399-2406.

13.Shams-White M M，Brockton N T，Mitrou P，et al. The 2018 World Cancer Research Fund/American Institute for Cancer Research（WCRF/AICR）Score and All-Cause，Cancer，and Cardiovascular Disease Mortality Risk：A Longitudinal Analysis in the NIH-AARP Diet and Health Study. Curr Dev Nutr，2022，6（6）：nzac096.

14.Wolters B，Junge U，Dziuba S，et al. Immunogenicity of combined hepatitis A and B vaccine in elderly persons. Vaccine，2003，21（25-26）：3623-3628.

15.Drolet M，Bénard É，Pérez N，et al. HPV Vaccination Impact Study Group Populationlevel impact and herd effects following the introduction of human papillomavirus vaccination programs：updated systematic review and meta-analysis. Lancet，2019，394（10197）：497-509.

16.王江滨.老年幽门螺杆菌感染者根除治疗的获益/风险评价及抗生素应用相关问题.中华医学杂志，2020，100（30）：2343-2345.

17.Schüler SC，Gebert N，Ori A. Stem cell aging：The upcoming era of proteins and metabolites. Mech Ageing Dev，2020，190：111288.

18.Muñoz-Lorente M A，Cano-Martin A C，Blasco M A. Mice with hyper-long telomeres show less metabolic aging and longer lifespans. Nat Commun，2019，10（1）：4723.

19.Maciejowski J，de Lange T. Telomeres in cancer：tumour suppression and genome instability. Nat Rev Mol Cell Biol，2017，18（3）：175-186.

20.Fane M，Weeraratna A T. How the ageing microenvironment influences tumour progression. Nat Rev Cancer，2020，20（2）：89-106.

21.Hu M，Tan J，Liu Z，et al. Comprehensive Comparative Molecular Characterization of Young and Old

Lung Cancer Patients. Front Oncol，2022，11：806845.
22. Van Herck Y，Feyaerts A，Alibhai S，et al. Is cancer biology different in older patients? Lancet Healthy Longev，2021，2（10）：e663-e677.
23. 陆懿，王德强，应乐倩，等. 老年胃癌的免疫相关多组学分子特征. 临床肿瘤学杂志，2022，27（06）：514-521.
24. Cai L，Chen Y，Tong X，et al. The genomic landscape of young and old lung cancer patients highlights age dependent mutation frequencies and clinical actionability in young patients. Int J Cancer，2021，149（4）：883-892.
25. 李倩，肖谦. 老年人共病与衰弱的研究进展. 实用老年医学，2022，36（06）：619-622.
26. 陈习琼. 中国老年人口失能现状及地区差异. 中国老年学杂志，2022，42（05）：1197-1201.
27. Wu C-W，Chen M-H，Huang K-H，et al. The clinicopathological characteristics and genetic alterations between younger and older gastric cancer patients with curative surgery. Aging，2020，12（18）：18137-18150.
28. Rebecca L，Siegel，Kimberly D，et al. Cancer statistics2022. CA：A Cancer Journal for Clinicians，2022，72（1）：7-33.
29. Ferlay J，Ervik M，Lam F，et al. Global cancer observatory：cancer today. International Agency for Research on Cancer. Lyon，France，2020.
30. Xia C，Dong X，Li H，et al. Cancer statistics in China and United States，2022：profiles，trends，and determinants. Chin Med J（Engl），2022；135（5）：584-590.
31. 王昱，席少枝，郭娜，等. 老年肿瘤相关静脉血栓栓塞症的临床分析. 中华老年医学杂志，2020，39（11）：1297-1300.
32. Antonio M，Gudiol C，Royo-Cebrecos C，et al. Current etiology，clinical features and outcomes of bacteremia in older patients with solid tumors. J Geriatr Oncol，2019，10（2）：246-251.
33. Dotan E，Walter L C，Browner I S，et al. NCCN guidelines insights：older adult oncology，version 1.2021：featured updates to the NCCN guidelines. J Natl ComprCancNetw，2021，19（9）：1006-1019.
34. Outlaw D，Abdallah M，Gil-Jr L A，et al. The Evolution of Geriatric Oncology and Geriatric Assessment over the Past Decade. Semin Radiat Oncol，2022，32（2）：98-108.
35. Mizutani T. Practical management of older adults with cancer：geriatric oncology in Japan. Jpn J Clin Oncol，2022，52（10）：1073-1081.
36. Hamaker M，Lund C，Te Molder M，et al. Geriatric assessment in the management of older patients with cancer - A systematic review（update）. J Geriatr Oncol，2022，13（6）：761-777.
37. Shahrokni A，Alexander K，Wildes T M，et al. Preventing Treatment-Related Functional Decline：Strategies to Maximize Resilience. Am Soc Clin Oncol Educ Book，2018，38：415-431.
38. Alekseeva Y V，Semiglazova T Y，Kasparov B S，et al. The role of comprehensive geriatric assessment in the treatment of cancer patients in elderly and senile age. Adv Gerontol，2020，33（1）：65-73.
39. Zuccarino S，Monacelli F，Antognoli R，et al. Exploring Cost-Effectiveness of the Comprehensive Geriatric Assessment in Geriatric Oncology：A Narrative Review. Cancers（Basel），2022，14（13）：3235.
40. Verduzco-Aguirre H C，Gomez-Moreno C，Chavarri-Guerra Y，et al. Predicting Life Expectancy for Older Adults with Cancer in Clinical Practice：Implications for Shared Decision-making. Curr Oncol Rep，2019，21（8）：68.
41. Iwamoto M，Nakamura F，Higashi T. Estimated life expectancy and risk of death from cancer by quartiles in the older Japanese population：2010 vital statistics. Cancer Epidemiol，2014，38（5）：511-514.
42. Garcia M V，Agar M R，Soo W K，et al. Screening Tools for Identifying Older Adults With Cancer

Who May Benefit From a Geriatric Assessment: A Systematic Review. JAMA Oncol, 2021, 7 (4): 616-627.

43. Bellera C A, Rainfray M, Mathoulin-Pélissier S, et al. Screening older cancer patients: first evaluation of the G-8 geriatric screening tool. Ann Oncol, 2012, 23 (8): 2166-2172.

44. Xi Z, Meng T, Qi Z, et al. The GLIM criteria as an effective tool for nutrition assessment and survival prediction in older adult cancer patients. Clinical Nutrition, 2021, 40 (3): 1224-1232.

45. 唐天娇，曹立，董碧蓉，等.中华医学会老年医学分会.老年人多病共存名词和定义专家共识（2022）.中华老年医学杂志，2022，41（09）：1028-1031.

46. Hanlon J T, Schmader K E. The Medication Appropriateness Index: A Clinimetric Measure. Psychother-Psychosom, 2022, 91 (2): 78-83.

47. Magnuson A, Ahles T, Chen B T, et al, Cognitive Function in Older Adults With Cancer: Assessment, Management, and Research Opportunities. J Clin Oncol, 2021, 39 (19): 2138-2149.

48. Beauplet B, Soulie O, Niemier J Y, et al, Dealing with the lack of evidence to treat depression in older patients with cancer: French Societies of Geriatric Oncology (SOFOG) and Psycho Oncology (SFFPO) position paper based on a systematic review. Support Care Cancer, 2021: 563-571.

49. Sattar S, Haase K, Kuster S, et al. Falls in Older Adults with Cancer: An Updated Systematic Review of Prevalence, Injurious Falls, and Impact on Cancer Treatment. Support Care Cancer, 2021: 21-33.

50. DuMontier C, Loh K P, Soto PC E, et al. Decision Making in Older Adults With Cancer. Journal of clinical oncology: official journal of the American Society of Clinical Oncology, 2021: 39 (19).

51. Richardson D, Loh K. Improving personalized treatment decision-making for older adults with cancer: The necessity of eliciting patient preferences. Journal of geriatric oncology, 2021: 13 (1).

52. 朱鸣雷，黄宇光，刘晓红，等.老年患者围手术期管理北京协和医院专家共识.协和医学杂，2018，9（01）：36-41.

53. Rostoft S, O'donovan A, Soubeyran P, et al. Geriatric Assessment and Management in Cancer. J Clin Oncol, 2021: 2058-2067.

54. Bertagnolli M M, Singh H. Treatment of Older Adults with Cancer - Addressing Gaps in Evidence. N Engl J Med, 2021: 1062-1065.

55. Bluth M J, Bluth M H. Molecular Pathology Techniques: Advances in 2018. Clin Lab Med, 2018, 38 (2): 215-236.

56. Van Herck Y, Feyaerts A, Alibhai S, et al. Is cancer biology different in older patients? Lancet Healthy Longev, 2021, 2 (10): e663-e677.

57. Elwyn G, Frosch D, Thomson R, et al. Shared decision making: a model for clinical practice. J Gen Intern Med, 2012; 27 (10): 1361-1367.

58. Wildiers H, Heeren P, Puts M, et al. International Society of Geriatric Oncology consensus on geriatric assessment in older patients with cancer. J Clin Oncol, 2014, 32 (24): 2595-2603.

59. Dotan E, Walter L C, Browner I S, et al. NCCN Guidelines Insights: Older Adult Oncology, Version 1.2021. J Natl ComprCancNetw, 2021, 19 (9): 1006-1019.

60. Korc-Grodzicki B, Downey R J, Shahrokni A, et al. Surgical considerations in older adults with cancer. J Clin Oncol, 2014, 32 (24): 2647-2653.

61. Ghignone F, Van Leeuwen B L, Montroni I, et al. The assessment and management of older cancer patients: A SIOG surgical task force survey on surgeons' attitudes. Eur J Surg Oncol, 2016, 42 (2): 297-302.

62. Kozek-Langenecker S, Fenger-Eriksen C, Thienpont E, et al. European guidelines on perioperative venous thromboembolism prophylaxis: Surgery in the elderly. Eur J Anaesthesiol, 2018, 35 (2): 116-122.

63. Miller E D, Fisher J L, Haglund K E, et al. The Addition of Chemotherapy to Radiation Therapy Im-

proves Survival in Elderly Patients with Stage III Non-Small Cell Lung Cancer. J Thorac Oncol, 2018, 13 (3): 426-435.

64.Ji Y, Du X, Zhu W, et al. Efficacy of Concurrent Chemoradiotherapy With S-1 vs Radiotherapy Alone for Older Patients With Esophageal Cancer: A Multicenter Randomized Phase 3 Clinical Trial. JAMA Oncol, 2021, 7 (10): 1459-1466.

65.Wang K, Tepper J E. Radiation therapy-associated toxicity: Etiology, management, and prevention. CA Cancer J Clin, 2021, 71 (5): 437-454.

66.Mohile S G, Dale W, Somerfield M R, et al. Practical Assessment and Management of Vulnerabilities in Older Patients Receiving Chemotherapy: ASCO Guideline for Geriatric Oncology. J Clin Oncol, 2018, 36 (22): 2326-2347.

67.Wildiers H. Chemotherapy dosing in elderly cancer patients - SIOG guidelines. Ejc Supplements, 2007, 5 (5): 406-408.

68.Hall P S, Swinson D, Cairns D A, et al. Efficacy of Reduced-Intensity Chemotherapy With Oxaliplatin and Capecitabine on Quality of Life and Cancer Control Among Older and Frail Patients With Advanced Gastroesophageal Cancer: The GO2 Phase 3 Randomized Clinical Trial. JAMA Oncol, 2021, 7 (6): 869-877.

69.Mohile S G, Mohamed M R, Xu H, et al. Evaluation of geriatric assessment and management on the toxic effects of cancer treatment (GAP70+): a cluster-randomised study. Lancet, 2021, 398 (10314): 1894-1904.

70.Feliu J, Heredia-Soto V, Gironés R, et al. Management of the toxicity of chemotherapy and targeted therapies in elderly cancer patients. Clin Transl Oncol, 2020, 22 (4): 457-467.

71.Hurria A, Dale W, Mooney M, et al. Designing therapeutic clinical trials for older and frail adults with cancer: U13 conference recommendations. J Clin Oncol, 2014, 32 (24): 2587-2594.

72.Duan Z Y, Liu J Q, Yin P, et al. Impact of aging on the risk of platinum-related renal toxicity: A systematic review and meta-analysis. Cancer Treat Rev, 2018, 69: 243-253.

73.Dent SF, Kikuchi R, Kondapalli L, et al. Optimizing Cardiovascular Health in Patients With Cancer: A Practical Review of Risk Assessment, Monitoring, and Prevention of Cancer Treatment-Related Cardiovascular Toxicity. Am Soc Clin Oncol Educ Book, 2020, 40: 1-15.

74.Ramsdale E, Mohamed M, Yu V, et al. Polypharmacy, Potentially Inappropriate Medications, and Drug-Drug Interactions in Vulnerable Older Adults With Advanced Cancer Initiating Cancer Treatment. Oncologist, 2022, 27 (7): e580-e588.

75.Lebreton C, Cantarel C, Toulza E, et al. Incidence and prognostic factors of clinically meaningful toxicities of kinase inhibitors in older patients with cancer: The PreToxE study. J Geriatr Oncol, 2021, 12 (4): 668-671.

76.Greillier L, Gauvrit M, Paillaud E, et al. Targeted Therapy for Older Patients with Non-Small Cell Lung Cancer: Systematic Review and Guidelines from the French Society of Geriatric Oncology (SoFOG) and the French-Language Society of Pulmonology (SPLF) /French-Language Oncology Group (GOLF). Cancers (Basel), 2022, 14 (3): 769.

77.Battisti N M L, Decoster L, Williams G R, et al. Targeted Therapies in Older Adults With Solid Tumors.J Clin Oncol, 2021, 39 (19): 2128-2137.

78.Gutierrez C, McEvoy C, Munshi L, et al. Critical Care Management of Toxicities Associated With Targeted Agents and Immunotherapies for Cancer. Crit Care Med, 2020, 48 (1): 10-21.

79.Choucair K, Naqash A R, Nebhan C A, et al. Immune Checkpoint Inhibitors: The Unexplored Landscape of Geriatric Oncology. Oncologist, 2022, 27 (9): 778-789.

80.Nebhan C A, Cortellini A, Ma W, et al. Clinical Outcomes and Toxic Effects of Single-Agent Immune Checkpoint Inhibitors Among Patients Aged 80 Years or Older With Cancer: A Multicenter International-al Cohort Study. JAMA Oncol，2021，7（12）：1856-1861.

81.Gomes F，Lorigan P，Woolley S，et al. A prospective cohort study on the safety of checkpoint inhibitors in older cancer patients - the ELDERS study. ESMO Open，2021，6（1）：100042.

82.Landre T，Des Guetz G，Chouahnia K，et al. Immune Checkpoint Inhibitors for Patients Aged ≥ 75 Years with Advanced Cancer in First- and Second-Line Settings：A Meta-Analysis. Drugs Aging，2020，37（10）：747-754.

83.Johns A C，Wei L，Grogan M，et al. Checkpoint inhibitor immunotherapy toxicity and overall survival among older adults with advanced cancer. J Geriatr Oncol，2021，12（5）：813-819.

84.Samani A，Zhang S，Spiers L，et al. Impact of age on the toxicity of immune checkpoint inhibition. J Immunother Cancer，2020，8（2）.

85.Hayashi-Tanner Y，Polewski P J，Gaddam M，et al. Immune checkpoint inhibitor toxicity and associated outcomes in older patients with cancer. J Geriatr Oncol，2022，13（7）：1011-1016.

86.Paderi A，Fancelli S，Caliman E，et al. Safety of Immune Checkpoint Inhibitors in Elderly Patients：An Observational Study. Curr Oncol，2021，28（5）：3259-3267.

87.Nayyar A，Strassle P D，Iles K，et al. Survival Outcomes of Early-Stage Hormone Receptor-Positive Breast Cancer in Elderly Women. Ann Surg Oncol，2020，27（12）：4853-4860.

88.Abdel-Razeq H，Abu Rous F，Abuhijla F，et al. Breast Cancer in Geriatric Patients：Current Landscape and Future Prospects. Clin Interv Aging，2022，17：1445-1460.

89.Boukovala M，Spetsieris N，Efstathiou E. Systemic Treatment of Prostate Cancer in Elderly Patients：Current Role and Safety Considerations of Androgen-Targeting Strategies. Drugs Aging，2019，36（8）：701-717.

90.Zettler M E，Feinberg B A，Phillips E G Jr，et al. Real-world adverse events associated with CAR T-cell therapy among adults age ≥ 65 years. J Geriatr Oncol，2021，12（2）：239-242.

91.Shouse G，Danilov A V，Artz A. CAR T-Cell Therapy in the Older Person：Indications and Risks. Curr Oncol Rep，2022，24（9）：1189-1199.

92.李小梅，黄海力，王欣，等.中国肿瘤医院和三级医院院长关于缓和医疗服务的全国性调查.中华老年多器官疾病杂志，2022，(21)：819-826.

93.Hui D，Bruera E. Models of palliative care delivery for patients with cancer. J Clin Oncol，2020，38（9）：852-865.

94.王薇，李萍萍.老年肿瘤患者综合评估的现状.癌症进展，2010，8（3）：255-258.

95.董倩，刘娅宁，吴皓.中医肿瘤综合康复治疗的尝试与初探.中国肿瘤临床与康复，2013，20（1）：76-79.

96.夏红梅，尹卫华，史国军.中医药联合化疗治疗老年肿瘤的Meta分析.实用中西医结合临床，2016，16（6）：4-7.

97.薛冬，许轶琛，蒋姗彤.根据一项回顾性研究分析开展老年肿瘤综合评估的意义.世界科学技术—中医药现代化，2015，17（12）：2452-2456.

98.Sun Q，He M，Zhang M，et al. Traditional Chinese Medicine and Colorectal Cancer：Implications for Drug Discovery.Front Pharmacol，2021，12：685002.

99.Xue D，Li P，Chen T H，et al. Utility of a Patient-Reported Symptom and Functioning Assessment Tool for Geriatric Oncology Care in China.Value Health Reg Issues，2022，29：28-35.

100.吴珺玮，张俊.老年肿瘤评估及决策新体系.中国肿瘤临床，2022，49（09）：449-454.

101.黄国贤.中西医结合治疗老年肿瘤化疗患者消化道毒副反应的临床疗效分析.中国实用医药，2020，15（26）：163-165.

102.杨天地，王琦，冯淬灵.中医药治疗肿瘤靶向及化疗药物相关皮疹探析.北京中医药，2022，41（02）：168-170.

103.唐辉，周建凤，白春梅.老年肿瘤免疫检查点抑制剂临床治疗进展.协和医学杂志，2020，11

（04）：459-464.

104.Zhang X，Qiu H，Li C，et al.The positive role of traditional Chinese medicine as an adjunctive therapy for cancer. Biosci Trends，2021，15（5）：283-298.

105.李文宇，卞丽红，魏国利，等.化疗相关性周围神经病变中医证机述要.中国中医药信息杂志，2022，29（10）：20-23.

106.何曦冉，李萍萍.老年肿瘤康复需求与目标.世界科学技术—中医药现代化，2015，17（12）：2470-2472.

107.《中成药治疗优势病种临床应用指南》标准化项目组.中成药治疗癌因性疲乏临床应用指南（2020年）.中国中西医结合杂志，2021，41（5）：543-541.

108.Yichen Xu，Xin Shelley Wang，Yanzhi Chen，et al. A Phase II Randomized Controlled Trial of RenshenYangrong Tang Herbal Extract Granules for Fatigue Reduction in Cancer Survivors. J Pain Symptom Manage，2020，59（5）：966-973.

109.李晔，王宝，于普林.老年人功能性便秘中西医结合诊疗专家共识.中华老年医学杂志，2019，38（12）：1322-1327.

110.薛冬，蒋姗彤，张培彤.老年肿瘤患者治疗与康复需求国内多中心调查结果.中国康复医学杂志，2017，32（03）：313-317.

111.倪婷，孙莉，高玲.红黄煎剂联合八段锦对老年乳腺肿瘤化疗患者负性情绪、疲乏程度及生活质量的影响.临床与病理杂志，2021，41（09）：2012-2017.

112.徐海燕，张黎丹，夏兴梅，等.五行音乐疗法对中晚期肿瘤患者负性心理及睡眠质量的影响.中医杂志，2019，60（11）：954-956.

113.American Geriatrics Society abstracted clinical practice guideline for postoperative delirium in older adults. J Am Geriatr Soc，2015，63（1）：142-150.

114.Carbone A，Bottino R，Russo V，et al. Takotsubo Cardiomyopathy as Epiphenomenon of Cardiotoxicity in Patients With Cancer：A Meta-summary of Case Reports. J Cardiovasc Pharmacol，2021，78（1）：e20-e29.

115.DeSantis C E，Miller K D，Dale W，et al. Cancer statistics for adults aged 85 years and older，2019. CA Cancer J Clin，2019，69（6）：452-467.

116.Dilalla V，Chaput G，Williams T，et al. Radiotherapy side effects：integrating a survivorship clinical lens to better serve patients. Curr Oncol，2020，27（2）：107-112.

117.Dougan M，Luoma A M，Dougan S K，et al. Understanding and treating the inflammatory adverse events of cancer immunotherapy. Cell，2021，184（6）：1575-1588.

118.Soto-Perez-de-Celis E，Sun C L，Tew W P，et al. Association between patient-reported hearing and visual impairments and functional，psychological，and cognitive status among older adults with cancer. Cancer，2018，124（15）：3249-3256.

119.Herrmann J. Adverse cardiac effects of cancer therapies：cardiotoxicity and arrhythmia. Nat Rev Cardiol，2020，17（8）：474-502.

120.Johnson D B，Reynolds K L，Sullivan R J，et al. Immune checkpoint inhibitor toxicities：systems-based approaches to improve patient care and research. Lancet Oncol，2020，21（8）：e398-e404.

121.Miyazaki K，Sato S，Kodama T，et al. Clinicopathological features in elderly ALK-rearrangednon-small cell lung cancer patients.In Vivo，2020，34（4）：2001-2007.

122.Mohamed M R，Ramsdale E，Loh K P，et al.Associations of Polypharmacy and Inappropriate Medications with Adverse Outcomes in Older Adults with Cancer：A Systematic Review and Meta-Analysis. Oncologist，2020，25（1）：e94-e108.

123.Schneider J L，Rowe J H，Garcia-de-Alba C，et al. The aging lung：Physiology，disease，and immunity. Cell，2021，184（8）：1990-2019.

124.Siegel R L，Miller K D，Fuchs H E，et al. Cancer statistics，2022. CA Cancer J Clin. 2022，72

（1）：7-33.
125.Ligibel J A，Schmitz K H，Berger N A. Sarcopenia in aging，obesity，and cancer. Transl Cancer Res，2020，9（9）：5760-5771.
126.Pergolotti M，Battisti N M L，Padgett L，et al. Embracing the complexity：Older adults with cancer-related cognitive decline-A Young International Society of Geriatric Oncology position paper. J Geriatr Oncol，2020，11（2）：237-243.
127.Wildiers H，de Glas N A. Anticancer drugs are not well tolerated in all older patients with cancer. Lancet Healthy Longev. 2020，1（1）：e43-e47.
128. Nightingale G，Schwartz R，Kachur E，et al. Clinical pharmacology of oncology agents in older adults：A comprehensive review of how chronologic and functional age can influence treatment-related effects. J Geriatr Oncol，2019，10（1）：4-30.
129.史金明，金晶，陈欢，等.老年综合评估状态对老年直肠癌患者放疗摆位误差的影响.中华放射医学与防护杂志，2022，42（1）：7-11.
130.余其贵，谢军.肿瘤心脏病学及老年肿瘤患者抗肿瘤治疗相关心血管毒性研究进展.临床医学进展，2020，(4)：629-635.
131.张国华，王强，赵丽云，等.中国老年结直肠肿瘤患者围手术期管理专家共识（2020版）.中华结直肠疾病电子杂志，2020，9（04）：325-334.
132.《中国临床肿瘤学会（CSCO）头颈部肿瘤诊疗指南》专家组.中国头颈部肿瘤放射治疗指南（2021年版）.国际肿瘤学杂志，2022，49（2）.
133.中华医学会麻醉学分会老年人麻醉与围术期管理学组国家老年疾病临床医学研究中心国家老年麻醉联盟.中国老年患者围手术期麻醉管理指导意见（2020版）.中华医学杂志，2020，100（31）：2404-2415.

骨骼保护

❖ 控瘤伤骨　保骨索因 ❖

❖ 防损治伤　评估先行 ❖

❖ 除瘤塑骨　破立同赢 ❖

❖ 控痛救瘫　还你双生 ❖

名誉主编

张英泽

主　编

唐佩福　王　臻　郭　卫　牛晓辉　肖建如　曲国蕃

副主编（以姓氏拼音为序）

毕文志　樊征夫　黄　鑫　姬　涛　李浩淼　李健雄　李振峰　刘　芳
刘虎诚　刘建湘　刘　傥　刘铁龙　刘　婷　刘巍峰　闵　理　彭　江
彭　亮　曲宝林　商冠宁　石　磊　孙　伟　汤小东　汪进良　王宏伟
王守丰　王　玉　韦　峰　吴　超　项东全　许　猛　严望军　燕　翔
姚伟涛　周光新

编　委（以姓氏拼音为序）

蔡博宁　陈嘉杰　邓　元　杜　宁　付　艳　关聪聪　管延军　郭子轩
韩　纲　何瑞超　胡琰琰　华莹奇　黄　翔　贾金鹏　李超超　李晨曦
李　南　李秋文　李小康　廖　松　孟繁琪　全辰良　单验博　孙胜杰
万一群　王李杰　王　威　王梓颖　武亚楠　武艳斌　熊英杰　闫　石
俞　伟　张　帆　张　鹤　张　健　张迎龙　张增亮　赵慧霞　赵雪林
赵子仪　朱庆岩

编写秘书

彭　江

第一章

骨的结构与功能

一、骨的形态、解剖及组织结构

（一）骨的形态

骨是主要由特殊化结缔组织构成的器官，由骨组织和骨膜组成，内含骨髓。成人共有206块骨，按部位分为颅骨、躯干骨和四肢骨，前二者合称中轴骨。按形态，骨可分为四类：

1.长骨

分布于四肢，呈长管状，分为一体两端。体又称骨干，内有空腔称髓腔，容纳骨髓。表面可见血管出入的滋养孔，两端膨大的骺和表面光滑的关节面。

2.短骨

形似立方体，多成群分布于连结牢固且运动较灵活的部位，如腕骨和附骨。

3.扁骨

呈板状，参与构成颅腔、胸腔和盆腔壁，可保护脏器，如颅盖骨和肋骨。

4.不规则骨

形状不规则，如椎骨。有些不规则骨内有与外界相通腔洞，称含气骨，如上颌骨。

位于肌腱内的扁圆形小骨称为籽骨，运动中起着减少摩擦和改变肌肉牵拉方向的作用，髌骨是人体最大的籽骨。

（二）骨的结构

骨由骨质、骨膜和骨髓构成。

1.骨质

骨质由骨组织构成，按结构分为密质和松质。骨密质结构致密，抗压抗扭曲性强，分布于骨表面。骨松质呈海绵状，由相互交织骨小梁排列而成，配布于骨内部。骨小梁排列方向与骨所承受压力和张力方向平行，因而骨能承受较大重量。

2. 骨膜

骨膜主要由纤维结缔组织构成，被覆于关节以外骨表面，含丰富神经、血管和淋巴管，对骨营养、再生和感觉有重要作用。骨膜分内、外两层，外层致密，有许多胶原膜。衬在骨髓腔内面和骨松质的骨小梁表面的薄层结缔组织膜称骨内膜。内层和骨内膜有分化成骨细胞和破骨细胞能力，可产生新骨质、破坏原骨质以重塑骨。幼年期骨膜功能活跃，促进骨生长；成年时相对静止，维持骨生理状态。

3. 骨髓

骨髓为充填于骨髓腔和骨松质间隙内的软组织。分红骨髓和黄骨髓。红骨髓含不同发育阶段红细胞和其他幼稚型血细胞，呈红色，有造血和免疫功能。胎儿和幼儿骨髓均为红骨髓，5岁后，长骨骨干内红骨髓逐渐被脂肪组织代替，呈黄色，称黄骨髓，失去造血能力。失血过多或重度贫血时，黄骨髓能转化为红骨髓，恢复造血功能。

（三）骨的血供

动脉血供来自：①进入骨干的滋养动脉；②骨骺和干骺端的动脉；③骨外膜动脉。滋养动脉多由局部主要动脉的分支供给，供应长骨全部血量的50%~70%，有1~2支，经滋养管进入骨髓腔，分升支和降支达骨端，分支分布于骨干密质的内层2/3、骨髓和干骺端。干骺动脉和骺动脉均来自骨附近的动脉，进入骨内后，经骨小梁之间，到达关节软骨下面，发出分支，互相吻合成动脉弓。这些动脉弓穿过关节软骨下面的薄层密质骨，进入关节软骨钙化层，发出袢状的终末动脉。骨外膜动脉系统由围绕长骨的肌肉中心血管分支组成，其小动脉细支穿过外环骨板的穿通管，与骨单位内的血管吻合，供应骨干密质骨外层1/3。

静脉回流：长骨有一个较大的中央静脉窦，骨髓毛细血管床的血，经横向分布的静脉管道汇入中央静脉窦，后者进入骨干滋养孔，作为滋养静脉将静脉血引流出骨。长骨的静脉血经骨外膜静脉丛回流。另有相当量的静脉血经骨端的干骺端血管回流。

（四）骨神经

骨的神经分布：长骨两端、椎骨、较大的扁骨及骨膜，均有丰富神经分布，骨神经可分为有髓和无髓两种，有髓神经纤维伴随滋养血管进入骨内，分布到骨单位血管周围间隙，有些有髓神经纤维还分布到骨小梁之间、关节软骨下面及骨内膜；无髓神经纤维主要分布至骨髓及血管壁。

（五）骨单位

骨干骨密质的主要部分由许多骨单位构成。骨单位为厚壁的圆筒状结构，与骨干的长轴呈平行排列，中央有一条细管称中央管。围绕中央管有5~20层骨板呈同心圆排列，宛如层层套入的管鞘。中央管与其周围的骨板层共同组成骨单位又称哈佛氏系统。众多骨单位依骨长轴平行排列，因此在横切面上可见一小的圆形开口，在纵切面上为一长条裂口。无数骨小管呈放射状，从中央管向骨陷窝走行，使中央管与陷窝相通，其功能是使陷窝内骨细胞获得营养液，同时将代谢产物排出。陷窝是扁形或椭圆形结构，其内壁有无数小裂隙，与骨小管相通，骨细胞的许多细长的突起，经裂隙伸入骨小管内。

（六）骨组织组成

1. 骨组织的细胞

骨组织的细胞包括骨祖细胞、成骨细胞、骨细胞和破骨细胞，其中，仅骨细胞位于骨组织内部，其余三种则分布于骨质边缘。

（1）骨祖细胞：是软骨组织和骨组织共同干细胞，位于软骨膜和骨膜内层。主要为间叶细胞，在生理功能和周围环境影响下，分化成不同形态成骨细胞、破骨细胞和软骨母细胞。

（2）成骨细胞：起源于生骨节，常见于生长期骨组织中，大都聚集在新形成骨质表面，是由骨内膜和骨外膜深层的成骨性细胞分化而成。绝大部分骨基质有机成分均由成骨细胞合成和分泌。除合成骨基质外，成骨细胞还有引起骨质矿质化和调节细胞外液与骨液间电解质的流动作用。

（3）骨细胞：是骨组织中主要细胞，由钙化骨基质包绕的成骨细胞衍生而成。骨细胞被认为是在成骨细胞谱系中最成熟和终极分化细胞。骨细胞不但参与骨形成与骨吸收，且在传导信号和启动骨更新修复过程中起重要作用。

（4）破骨细胞：是一种可游走的多核巨细胞，主要功能是吸收矿化的骨、牙本质和钙化软骨，具有强大溶骨能力。

2. 骨基质

骨基质分无机质和有机质。无机质占组织60%~70%，水占5%~8%，剩下为有机质。

无机质：无机质又称骨盐，主要成分为磷酸钙（84%）和碳酸钙（10%），还有枸橼酸钙和磷酸氢二钠等，以结晶的羟基磷灰石和无定形胶体磷酸钙形式分布于有机质中。

有机质：有机质中90%为胶原纤维，主要由Ⅰ型胶原蛋白构成，余为其他类型骨胶原和非胶原基质蛋白等。胶原是骨与软骨中主要蛋白，决定了骨与软骨体积、形状和强度。胶原蛋白富韧性和弹性，是由许多平行、直径均匀的胶原纤丝组成。胶原纤丝由很多原胶原基本分子组成，每个原胶原分子由3条肽链相互缠绕形成一个三联螺旋结构，称为三联螺旋构型。胶原毗邻分子之间交联赋予胶原抵抗物理应力能力，且羟基磷灰石结晶沿胶原纤维长轴排列，两者配置使骨组织有很强的机械性能。

二、骨的生理功能

骨是由骨组织、骨膜和骨髓等构成的坚硬器官，在机体中主要起支持、运动和保护作用，能不断地进行新陈代谢，并有修复、再生和改建能力。

（一）形成体腔壁，保护重要器官

骨参与形成颅腔、胸腔、盆腔等体腔的体腔壁，避免重要器官在外力作用下发生功能性及器质性改变，起到保护作用。颅腔是由顶部额骨、枕骨和顶骨，底部的蝶骨，两侧的颞骨，后方的枕骨和前方的额骨、筛骨紧密相连围成的腔隙，保护脑、眼等器官。胸腔、盆腔壁也通过骨骼和骨骼肌围成的空腔保护心脏、肺、子宫等重要器官等。

（二）构成骨支架，支持人体质量

骨借关节相连形成骨骼，构成坚韧的骨支架。当机体处于静止或运动过程中，骨骼通过骨骼肌和韧带与外力的相互作用，使各个器官保持相对固定，起到支持人体质量，赋予人体基本形态的作用。

（三）组成运动系统，参与随意运动

骨、关节和骨骼肌共同组成运动系统。骨骼肌附着于骨，在神经系统支配下产生收缩和舒张运动，以关节为支点牵引骨改变位置，产生运动。运动中，骨起杠杆的作用，关节是运动的枢纽，骨骼肌则是动力器官。

（四）作为主要造血器官，维持血细胞动态平衡

骨髓存在于长骨（如肱骨、股骨）骨髓腔和扁平骨（如髂骨）骨松质间的网眼中，是一种海绵状组织，分为红骨髓和黄骨髓。人出生时，红骨髓充满全身骨髓腔，随年龄增大，脂肪细胞增多，相当部分红骨髓被黄骨髓取代，最后几乎只有扁平骨骨髓腔中有红骨髓。此种变化可能是由于成人不需要全部骨髓腔造血，部分骨髓腔造血已足够补充所需血细胞。当机体严重缺血时，部分黄骨髓可被红骨髓替代，骨髓的造血能力会显著提高。近30年来，血细胞生成的研究发展很快，现已证明人类

骨髓中存在造血多能干细胞，数量不到骨髓总细胞数的百分之一，它们具有高度自我更新能力，且能分化为各血细胞系统的祖细胞（如淋巴系干细胞、粒系干细胞），再大量分化增殖为各种原始和成熟血细胞，最后，这些成熟血细胞通过骨髓进入血液，发挥各自生理作用。人体造血干细胞由于存在部位不同，产生不同效能。一部分存在于干细胞池，是人体造血细胞再生的储备库，以适应和满足各种状态下造血需要；另一部分存在于增殖池，这些细胞不断增殖更新，以弥补因细胞衰老或丢失所致血细胞不足，维持人体血流平衡。

（五）与免疫系统双向作用，调控骨代谢

骨骼系统与免疫系统间存在不可分割的联系。骨髓是造血的主要场所，含有造血干细胞、髓系和淋巴祖细胞，以及成熟的免疫细胞，包括B细胞、中性粒细胞、巨噬细胞和T细胞。骨骼和免疫细胞共享相同微环境，并相互作用，共同执行“骨免疫系统”功能，该系统包括骨髓中所有细胞。1972年，Horton等首次报道牙周炎中免疫细胞和骨细胞间的相互作用，在牙周炎中，细菌抗原刺激免疫细胞产生破骨细胞激活因子。2000年，Arron和Choi创造了“骨免疫学”一词，以强调在自身免疫性关节炎背景下，T细胞介导破骨细胞生成的调节。既往认为免疫系统通过T细胞、B细胞和巨噬细胞等对骨骼系统直接作用，或通过分泌细胞因子间接影响骨骼系统。近期也有研究者提出，骨免疫作用并不局限于免疫系统对骨代谢单向影响，骨细胞也可调节免疫系统，包括骨祖细胞在造血干细胞调节中的作用以及成骨细胞介导的骨与恶性肿瘤间的动态相互作用。T细胞与破骨细胞关系的建立标志着骨免疫学的开端，RANKL/RANK/OPG信号通路则是连接骨骼系统与免疫系统的重要纽带。

对破骨细胞生成中RANKL-RANK轴下游信号通路的阐明揭示了骨骼和免疫细胞间许多共享分子和信号机制。骨细胞来源的RANKL与破骨细胞祖细胞表达的RANK结合导致信号级联激活，包括通过衔接蛋白TRAF6的有丝分裂原活化蛋白激酶和核因子κB通路。RANK与来自含有免疫球蛋白样受体（例如，TREM2、SIRPβ1、OSCAR、PIRA和FcγRIII）的基于免疫受体酪氨酸的激活基序（ITAM）的信号协同。信号分子，如酪氨酸激酶SYK、BTK和TEC，以及衔接分子BLNK和SLP76，在RANK和ITAM的下游被激活，并导致磷脂酶Cγ介导的钙信号激活。这些细胞内信号级联最终导致活化T细胞转录因子核因子1（NFATc1）的诱导和激活，引起破骨细胞生成的上调。

（六）储备钙磷盐，调节电解质平衡

骨是人体钙磷的储备仓库，与体内钙磷代谢有密切关系。钙离子与肌肉的收缩有关，在血中要保持一定浓度，血中钙与骨中钙不断交换。磷是神经组织重要组成

部分，同时与ATP形成有关。骨内矿物质储备使骨具有刚性，钙和磷酸盐等矿物质像骨中的“水泥”，形成晶体在胶原纤维附近沉积。这些矿物质不仅赋予骨硬度，且能从骨中释放，并作为极其重要的化学元素对人体起作用。同时，骨髓腔内黄骨髓富含脂肪细胞，在机体内起营养骨质、储备能量的作用。

第二章

骨疾病的病理生理

骨的病理生理主要是指机体因先天或后天性因素破坏或干扰了正常骨代谢和生化状态，导致骨生化代谢障碍而发生骨疾患。本部分主要陈述骨疾病、骨外疾病、肿瘤治疗所导致的代谢性骨病的病理生理变化。代谢性骨病是指各种原因所致的以骨代谢紊乱为主要特征的骨疾病，以骨重建紊乱所致的骨转换率异常、骨量和骨质量改变，骨痛、骨畸形和易发病理性骨折为主要临床表现。

一、骨疾病导致的骨病理生理变化

（一）骨质疏松症

骨质疏松症是多种原因导致骨密度和骨质量下降，骨微结构破坏，造成骨脆性增加，从而易发生骨折的全身性骨病。骨质疏松症分为原发性、继发性两大类。原发性骨质疏松症又分为绝经后骨质疏松症（Ⅰ型）、老年性骨质疏松症（Ⅱ型）和特发性骨质疏松。继发性骨质疏松包括任何可明确病因的骨质疏松，病因较多，主要有内分泌性疾病、骨髓增生性疾病、药物性骨量减少、营养缺乏性疾病、慢性疾病、先天性疾病、失用性骨丢失及其他能引起骨质疏松的疾病和因素，其病理生理变化如下。

1. 内分泌因素相关骨质疏松症的病理生理改变

性激素、糖皮质激素、生长激素、胰岛素、甲状腺激素、甲状旁腺素、降钙素等激素在骨代谢调节中发挥着重要作用，与骨疾病密切相关。其骨的病理生理变化详见骨外疾病导致的骨的病理生理变化。

2. 营养因素相关骨质疏松症的病理生理改变

肿瘤等消耗性疾病可引起蛋白质、钙、磷、维生素及微量元素摄入不足或过度消耗。蛋白质含量过低对钙的平衡和骨钙含量起负性调节作用。实验证实，体内蛋白含量低会减少胰岛素样生长因子Ⅰ，该因子通过刺激肾脏无机磷运转和1,

25（OH）$_2$D$_3$的合成而在钙磷代谢中起重要作用，将导致骨量和骨强度减低。血磷含量与年龄呈明显负相关，老年人由于血磷降低、维生素K缺乏可影响骨钙素的羧化，未羧化骨钙素升高可加速骨量丢失，加重骨质疏松。

3.失用因素相关骨质疏松症的病理生理改变

随着年龄增长，户外运动减少是老年人易患骨质疏松症的重要原因。机体负荷可增加骨转换率，刺激成骨细胞生物活性，增加骨重建和骨量积累。长期坚持有规律负重行走或跑步、爬楼梯，可增加椎体骨密度。研究表明，若卧床1周，椎骨矿信号降低0.9%，当骨矿物质含量减少30%时极易发生骨折。此外，老年人行动不便，户外运动及日照减少，使维生素D合成降低，60岁以上老年人血中1，25（OH）$_2$D$_3$含量比20岁青年人下降30%，维生素D合成降低可使肠道钙磷吸收下降，使骨形成及骨矿化降低，增加骨质疏松风险。

（二）佝偻病

维生素D缺乏、日光紫外线照射不足、生长过速、胃肠道疾病、肝脏疾病及呼吸道感染等原因都可影响维生素D及钙、磷的吸收和利用，而引起佝偻病。其主要病理生理变化表现在骨骼，骨生长由于无机物质显著减少而停止在软骨或骨样组织阶段，因钙盐不足不能完全骨化，导致骨骺软骨增生，骨骺增大；原有骨质脱钙或被吸收，出现骨质软化，继而骨干因负重发生畸形。组织病理学观察发现，佝偻病患儿骺板肥大细胞层增厚，且异常钙化，而静止层及增殖层无改变。成熟细胞柱状排列消失，轴向厚度和宽度增加，先期钙化带未能发生钙化，导致血管有趋向地长入生长板。原始松质区钙化障碍，导致干骺端各种畸形。

（三）骨的原发肿瘤或转移性肿瘤

病理性骨折指在某些疾病基础上出现的骨折,最常见原因是骨的原发或转移性肿瘤，特别是溶骨性原发或转移性肿瘤。原发性良性骨肿瘤如骨囊肿、非骨化性纤维瘤、动脉瘤样骨囊肿、内生软骨瘤等，原发性恶性骨肿瘤如骨肉瘤、Ewing肉瘤等，转移性骨肿瘤如转移性肾癌、乳腺癌、肺癌、甲状腺癌等，以上骨的原发瘤或转移瘤均可致骨质破坏，从而发生病理性骨折。

其他可能导致病理性骨折的因素还有骨质疏松、内分泌紊乱以及骨与软骨的发育障碍性疾病等。与单纯外伤性骨折不同，病理性骨折的骨骼预先被某些病侵蚀、破坏、蛀空，再遇到轻微的外力，甚至没有外力只因自身的重力作用就可以自发骨折。

（四）骨感染

急性骨髓炎的病理生理变化：感染开始后48 h细菌毒素即可损害干骺端的毛细

血管循环，在干骺端生成脓液，经过哈弗氏系统和福尔克曼管进入骨膜下，使骨膜剥离，导致骨质破坏、坏死，与由此诱发的修复反应（骨质增生）同时并存。早期以破坏和坏死为主，骨皮质内层接受干骺端的血液供应，血供受损后，骨质坏死，肉芽组织将其与存活的骨分开，形成死骨片，骨膜反应生成新骨称为包壳，包裹感染骨和坏死骨，而后包壳出现缺损形成骨瘘和窦道，引流脓液。后期以骨增生为主。

慢性骨髓炎的病理生理变化：从急性骨髓炎到慢性骨髓炎是一个逐渐发展变化过程，不能机械地按时间划分。若在急性期未能得到及时恰当治疗，形成死骨，虽脓液穿破皮肤后得以引流，急性炎症逐渐消退，但因死骨未能排出，其周围骨质增生，成为死腔。有时大片死骨不易被吸收，骨膜下新骨不断形成，可将大片死骨包裹起来，形成死骨外包壳，包壳常被脓液侵蚀，形成瘘孔，经常有脓性分泌物自瘘管流出。如是反复发作，成为慢性骨髓炎。

骨结核的病理生理变化：骨结核多为血源性，好发部位在长骨端，多累及骨骺，并扩展至关节腔。除长骨外，脊椎的发病率很高。在结核性肉芽组织内有干酪样坏死。骨组织变化以溶骨为主，少有新骨形成。病程进展缓慢，病变可扩展至软组织，形成灰白色、实质性或半实质性的干酪样坏死物质，积聚在软组织内，无急性炎症表现，称为寒性脓肿。例如脊柱结核的病变开始是在椎体，而后侵袭椎间盘和邻近椎体，病变的椎体由于溶骨性破坏造成塌陷，脊柱向后成角畸形。当结核扩展至骨膜和邻近软组织时，则形成椎旁脓肿，若脓肿穿破后，可沿肌肉、血管和神经扩散至远近组织。骨破坏可长期存在，愈合很慢。

（五）其他全身性骨病

骨质软化症是以新近形成的骨基质矿化障碍为特点的一种骨骼疾病。表现为骨组织中新生的类骨上矿物盐沉着不足，骨样组织增加，骨质软化，致使脊柱、骨盆及下肢长骨抗应力强度减弱而出现畸形和不全骨折。其基本病理变化为骨内膜的骨化受损，骨质仍保持原来吸收的规律，但新骨形成发生缺陷，以致大量骨密质为骨松质所取代，皮质变薄而骨松质的骨小梁也变小、纤细。骨骼抗应力的强度逐渐减弱，在应力的作用下产生弯曲畸形及病理骨折。

佩吉特骨病又称变形性骨炎、畸形性骨炎，是一种骨的慢性疾病，表现为病变骨变形、肿胀和变软。该病可累及任何骨，但最常见的是骨盆、股骨、颅骨、胫骨、脊柱、锁骨和肱骨。正常情况下，破骨细胞和成骨细胞的代谢是处在一个动态平衡状态，以维持骨的正常结构和完整性。在畸形性骨炎中，破骨细胞和成骨细胞在骨的某些区域变得异常活跃，它们在这些区域的代谢速度超常地增加。这些过度活跃的代谢区域不断扩大而骨的结构却变得异常，使骨变得脆弱。特点是失控的破骨细胞所致的溶骨性损害，伴继发性骨形成增加，但新生骨的排列不规则，故易发生病理性骨折。

纤维性骨营养不良综合征（mccune-albright syndrome，MAS）为临床罕见且极为复杂的综合征，其典型三联征表现为青春期早熟、纤维性结构不良及牛奶咖啡斑。MAS基因突变发生于胚胎早期，骨骼中GNAS基因突变激活Gas蛋白，后者可致骨骼干细胞分化受损而形成离散的膨胀性纤维性结构不良病变，临床表现为骨折、骨骼疼痛及运动功能障碍。MAS可导致孤立或多发性纤维性结构不良，最常累及颅骨、股骨近端和骨盆。

二、骨外疾病导致的骨病理生理变化

（一）肾脏疾病引起的骨病理生理变化

肾性骨营养不良（renal osteodystrophy），是由慢性肾功能衰竭导致的骨代谢病，表现为钙磷代谢障碍、酸碱平衡失调、骨骼畸形。肾功能不全时，氧化磷酸化过程发生障碍，维生素D在肾脏的代谢产物1，25（OH）$_2$D$_3$生成下降，线粒体的钙结合作用及细胞内的钙转运均受到影响，从而使钙吸收降低。当肾小球滤过率低于10 mL/min时，尿磷排泄降低而血磷升高，低血钙继发甲状旁腺功能亢进使骨吸收增加，这也导致了血磷的升高。此外，肾功能不全患者由于酸性代谢产物不易排出，常合并有酸中毒。由于尿排泄H^+障碍而使体液H^+升高，引起代谢性酸中毒，而使骨钙释出。

（二）肝脏疾病引起的骨病理生理变化

肝性骨营养不良（hepatic osteodystrophy disease，HOD）也称肝性骨病，是慢性肝病相关的一种骨病。国外已有报道，其发生率为11%~53%，表现为骨质疏松及骨质软化。HOD是以全身骨量减少，骨小梁变细、断裂、数量减少，皮质骨多孔、变薄，骨脆性增高，骨折危险性增加为特征的一种全身性骨病。肝病时，肝脏25-羟化酶的活性降低，肝脏合成25-OH-D$_3$减少，继而1，25（OH）$_2$D$_3$的含量大幅降低。1，25（OH）$_2$D$_3$的主要功能是通过促进肠钙吸收、肾小管重吸收钙和促进小肠磷的转运来提高血浆钙磷浓度。故而肝病患者钙磷代谢障碍，持续日久即可引起代谢性骨疾病。

（三）甲状腺疾病引起的骨病理生理变化

甲状腺腺瘤、甲状腺功能亢进等疾病可引起甲状腺激素大量分泌。大量甲状腺激素对骨骼有直接作用使骨吸收和骨形成同时加强，但以骨的吸收更为突出，致骨量减少。甲状腺功能亢进患者全身代谢亢进，骨骼中蛋白基质不足，钙盐沉积障碍也是发生骨密度减低的原因。1，25（OH）$_2$D$_3$是维生素D活性激素，它能增加肠道对钙和磷的吸收刺激骨的生长和骨矿物化。由于大量甲状腺激素影响肾1-α-羟化酶活性，干扰了1，25（OH）$_2D_3$分解代谢，甲状腺功能亢进时1，25（OH）$_2D_3$水平降低，而使肠道吸收钙减少，粪钙排出增多肾回收钙减少，肾排出钙增加。胶原组织分解加强尿羟脯氨酸排出增加，造成负钙平衡。

甲状腺髓样癌可分泌降钙素（calcitonin，CT）。降钙素是一种重要参与钙磷代谢调节的多肽类激素，主要生理作用是降低破骨细胞的数量、抑制破骨细胞的活性，减少骨吸收；抑制小肠对钙离子的吸收，降低体内血钙浓度，使血中游离钙沉积于骨组织中；抑制肾小管远端对钙磷的重吸收，增加尿钙排泄；还可直接作用于人成骨细胞，刺激成骨细胞增殖和分化。

（四）甲状旁腺疾病引起的骨病理生理变化

甲状旁腺素（parathyroid hormone，PTH）的异常增高通常由甲状旁腺腺瘤引起。甲状旁腺素是含有84个氨基酸的碱性单链多肽，对维持机体钙磷平衡和调节骨代谢起着重要作用。PTH对组织各种细胞，如间质细胞、原始骨细胞、前破骨细胞、破骨细胞、前成骨细胞、成骨细胞及骨细胞均有影响。PTH可动员骨细胞，发挥其溶骨吸收作用同时促进少数无活性的前破骨细胞变为有活性的破骨细胞，加快溶骨吸收作用，致骨钙盐外流血清钙上升，骨丢失大于骨形成。

（五）糖尿病引起的骨病理生理变化

糖尿病患者由于胰岛素相对或绝对不足导致蛋白质合成障碍，体内呈负氮平衡，骨有机基质生成不良骨氨基酸减少，胶原组织合成障碍，肠钙吸收减少骨质钙化减少。此外，糖尿病患者因高尿糖渗透性利尿，导致尿钙磷排出增多及肾小管对钙、磷回吸收障碍，导致体内负钙平衡引起继发性甲状旁腺功能亢进，进而PTH分泌增加，骨质脱钙，进一步加重骨质损害。

（六）脑垂体疾病引起的骨病理生理变化

垂体前叶嗜酸性粒细胞肿瘤或增生，分泌过量的生长激素，出现垂体功能亢进。在儿童时期发病者，即过度生长，为巨人症。其骨的病理生理变化为：软骨细胞生长活跃，无正常排列，呈杂乱无章状态。细胞间的基质增加，新生血管和成骨间质细胞增多，成骨活跃。在骨膜下，成骨细胞繁殖加速，新骨形成较多。在成人骨骺闭合后发病者，发展为肢端肥大症。其骨的病理生理变化为：全身骨骼及软组织皆增生、肥大、皮肤变厚。骨的改变因骨膜生骨和某些部位的软骨内生骨造成皮质异常增厚，这种变化在下颌骨、额部、手足趾更明显。

在儿童早期，由于先天性垂体前叶发育不良或压迫性病变导致垂体萎缩等原因，所引起的脑垂体功能低下者，身材矮小，称垂体性侏儒症。其骨的病理生理变化为：骨骺板恒存及骨骺停止生长，骨骺板的主要改变为干骺端与骨板之间形成一薄的致密骨层，封闭了干骺端的骨髓腔。

（七）卵巢或睾丸疾病引起的骨病理生理变化

女性卵巢疾病，如多囊卵巢综合征、卵巢囊肿、卵巢癌等，可引起机体雌激素水平的改变。骨组织是雌激素作用的重要靶组织，雌激素受体α和β在骨和骨髓中广泛表达。雌激素主要通过与雌激素受体α作用发挥骨代谢调节作用。雌激素与受体结合后，通过多种途径调节成骨细胞和破骨细胞活性，参与骨代谢活动。雌激素可抑制氧化应激反应，促进成骨细胞增殖，抑制成骨细胞凋亡，延长成骨细胞生存时间，促进胶原合成，促进骨形成蛋白合成，提高骨矿化；雌激素对破骨细胞的抑制作用可分为直接作用和间接作用，直接作用是通过雌激素与雌激素受体结合介导产生的，间接作用主要是利用成骨细胞与免疫细胞分泌的细胞因子，通过抑制破骨细胞活性，诱导破骨细胞凋亡维持骨密度，保护骨组织。此外，雌激素还可通过钙代谢调节系统影响骨代谢活动。

男性睾丸疾病，如无睾症、双侧隐睾、先天性曲细精管发育不全等，可引起机体雄激素水平的改变。睾酮在骨骼的生长代谢、骨量维持及抗骨量丢失方面均起着重要作用。儿童期表现尤为突出，如促进骨骼肌发育、促进骨骼中钙盐沉积，使骨骼增厚生长等作用；青春期主要增加骨松质与骨皮质的骨量，对达骨峰值起着重要作用；成年后则主要促进骨形成并抑制骨吸收，并与其他调节骨代谢的激素共同维持骨量，调节骨代谢。

三、肿瘤治疗引起的骨病理生理变化

（一）化疗药物引起的骨病理生理变化

许多化疗药物可对骨骼系统产生影响，导致代谢性骨病的发生。甲氨蝶呤可通过减少成骨细胞活性、增加破骨细胞生成而引起骨质疏松，长期大剂量应用甚至导致甲氨蝶呤骨病；环磷酰胺可引起成骨细胞损伤造成骨发育不全，并影响骨代谢；异环磷酰胺有激素依赖性骨作用，剂量≥50 g/m^2或联合顺铂时，可产生暂时性或永久性肾小管损伤、导致肾磷阈降低，磷的重吸收减少，严重者可致低磷血症性骨软化症；阿霉素通过抑制成骨细胞使骨髓质和骨皮质的厚度下降；干扰素α（INF-α）通过影响成骨细胞—破骨细胞系统来抑制骨增生；糖类皮质激素通过影响成骨细胞的活性，增加骨吸收，降低钙吸收，导致继发性甲状旁腺功能亢进，进而导致骨量丢失。

（二）放疗引起的骨病理生理变化

头颈部癌和颅内肿瘤放射治疗后，引起生长激素不足。放射剂量与生长激素反应呈逆向关系。下丘脑—垂体放射量超过24 Gy，可导致生长激素缺乏，生长激素分泌受损，骨密度下降。急性淋巴细胞性白血病治疗中的颅脑放疗损伤丘脑下部，导致性腺反馈调节系统破坏，促性腺激素降低，进而易发生代谢性骨病。此外，放疗后的病人不愿意进食，钙与维生素D吸收有限，易造成骨软化症和骨质疏松症。

（三）内分泌治疗引起的骨病理生理变化

芳香化酶抑制剂，如阿那曲唑、来曲唑等，是绝经后乳腺癌患者骨丢失危险因素。雌激素可促进破骨细胞凋亡，抑制骨吸收并促进成骨细胞分化，芳香化酶抑制剂能够降低雌激素水平，从而加速患者的骨丢失，增加骨折风险。促性腺激素释放激素类药物，如亮丙瑞林、戈舍瑞林、曲普瑞林等，也会引起骨质疏松，增加骨折风险。

第三章

肿瘤相关骨损伤的评估与实验室检查

一、骨密度的检查

骨密度（bone mineral density，BMD）是指单位体积（体积密度）或者单位面积（面积密度）所含的骨量。目前，无创性评价BMD的方法较多，一般通过对脊柱与外周骨不同部位的皮质与骨小梁的骨量进行测量，判断有无骨质疏松及其程度。现可用来评估骨量的主要技术方法有双能量光子吸收测量法（dual photon absorptiometry，DPA）、双能量X线吸收测量法（dual energy X-ray absorptiometry，DXA）、定量计算机断层扫描（quantitative computed tomography，QCT）和定量超声（quantitative ultrasound，QUS）等。

目前公认的骨质疏松症诊断标准是基于DXA测量的结果。对于绝经后女性、50岁及以上男性，建议参照WHO推荐的诊断标准，基于DXA测量的中轴骨（腰椎、股骨颈或全髋）骨密度或桡骨远端1/3骨密度对骨质疏松症的诊断标准是T值≤-2.5。对于儿童、绝经前女性和50岁以下男性，其骨密度水平的判断建议用同种族的Z值表示，Z值=（骨密度测定值-同种族同性别同龄人骨密度均值）/同种族同性别同龄人骨密度的标准差。将Z值≤-2.0视为“低于同年龄段预期范围”或低骨量。

二、骨代谢指标

（一）一般生化标志物

1.血钙

反映钙稳态的基本指标主要为血清总钙和游离钙。血液中约50%钙与白蛋白及球蛋白结合，而未与蛋白质结合的钙称为游离钙。血清总钙受白蛋白影响，结合钙受血pH值影响，游离钙受甲状旁腺素、维生素D和降钙素等的精细调控，能更准确地反映钙代谢状态。成人血清总钙正常值范围2.2~2.7 mmol/L，血钙异常时，应考虑人血白蛋白、血液稀释或浓缩及其他因素的影响，并进行校正。校正公式：血清总钙校正值（mmol/L）=血钙测量值（mmol/L）+0.02×[40−人血白蛋白（g/L）]。血游离钙可用游离钙测定仪检测，其正常水平为（1.18±0.05）mmol/L。血钙增高见于甲状旁腺功能亢进症、维生素D中毒、甲状腺功能亢进症、多发性骨髓瘤、肿瘤骨转移、阿狄森病、结节病等。血钙降低见于甲状旁腺功能减退症、慢性肾功能不全、佝偻病、软骨病、吸收不良性疾病、大量输入柠檬酸盐抗凝等。

2.尿钙

临床上常用24 h尿钙排出量或尿钙/肌酐比值反映0尿钙排泄水平。通常24 h尿钙排出量>7.5 mmol（300 mg）为高尿钙症；低尿钙症的判断需考虑钙摄入量、尿钙排出量和血钙水平等因素，目前尚无公认标准。引起尿钙增加的常见原因包括钙摄入过多、骨吸收加快等疾病（如甲状旁腺功能亢进症、库欣综合征、甲状腺功能亢进症、肾小管酸中毒、肿瘤骨转移或恶性骨肿瘤等）、长期制动、慢性代谢性酸中毒、维生素D过量或中毒、结节病等。引起尿钙减少的主要原因有维生素D缺乏、代谢性碱中毒、佝偻病、骨软化症等。

3.血磷

磷是人体必需营养素，也是多种组织和骨骼的重要组成成分。血磷主要指以磷酸盐形式存在的无机磷，约12%与蛋白结合，不能从肾小球滤过。磷在体内具有重要生理作用，与骨转换和骨骼矿化密切相关。血磷正常范围与年龄相关，成人为0.84~1.45 mmol/L（2.6~4.5 mg/dL），儿童较高，为1.29~2.26 mmol/L（4~7 mg/dL）。需注意的是，血磷受饮食影响。血磷浓度升高见于肾功能衰竭、甲状旁腺功能减退症、恶性肿瘤、肢端肥大症、骨骼快速丢失等。血磷减低见于甲状旁腺功能亢进症、维生素D缺乏、低血磷性佝偻病或骨软化症、范可尼综合征、肾小管性酸中毒或其他肾小管疾病等。

4.尿磷

临床上常用24 h尿磷排出量、尿磷/肌酐比值反映尿磷排泄水平。尿磷排出量受多种因素影响，主要包括来源于肠道、骨骼和软组织的磷含量、肾小球磷滤过率和肾小管磷重吸收率等。理论不同年龄阶段的肾磷阈值为0.87~1.32 mmol/L。若低磷血症患者的尿磷水平无减少，即提示不适当性尿磷排泄增加，多见于PTH分泌过多、成纤维细胞生长因子−23（fibroblast growth factor−23，FGF−23）水平升高、范可尼综合征、低血磷性佝偻病或骨软化症等。

（二）骨代谢调控激素

1.甲状旁腺激素

甲状旁腺激素（PTH）是调节血钙水平的主要激素，其重要的生物效应有：①升高血钙浓度；②降低血磷浓度；③通过降低肾小管对磷的再吸收，增加尿中磷的排泄量；④增加肾小管对钙的再吸收，降低钙经尿丢失（尿钙）。高血钙会抑制PTH分泌，而低血钙则促进PTH的分泌。维生素D的缺乏会导致PTH的作用减弱，在使用大剂量激素的情况下可得到纠正。PTH对骨形成和骨吸收具有双重效应，持续大剂量PTH促进骨吸收，间歇性小剂量PTH促进骨形成。PTH还可提高骨形态发生蛋白2（BMP2）的表达和功能，刺激骨形成。PTH对肾脏的直接作用是促进远曲小管对钙的重吸收，抑制近曲小管对磷的重吸收，使磷酸盐重吸收下降，对维持钙环境稳定起很重要的作用。

2.维生素D

维生素D是一类胆固醇衍生物的总称，是调节钙磷代谢的重要物质。可升高血钙与血磷，有利于骨质矿化和骨形成。其协助小肠吸收钙，对骨矿物质的沉积必不可少。在缺乏维生素D时会产生软骨钙化过程和骨样组织矿质化过程受阻，骨生长中出现佝偻病和骨软化症。相反则会刺激PTH，产生骨质吸收，使血清钙水平增高，钙转移性沉积，增加尿排泄，形成磷酸钙管型和结石。外源性1，25（OH）$_2$D$_3$能选择性刺激骨母细胞的活性，不会增加骨的破坏，补充适当钙饮食在治疗某些骨质减少性疾病是很有用的。

3.降钙素

降钙素（CT）由甲状腺滤泡旁细胞合成和分泌的，是通过靶细胞发挥其功能，主要由肾脏代谢。CT降低血钙是通过抑制破骨细胞与增加尿钙排出来实现的，对于高钙状态者作用明显，而对正常血钙者无明显降血钙作用。低血磷的发生是降钙素直接作用的结果，增加了磷从血浆进入软组织和骨的量，以及抑制了骨的吸收。降钙素最初可增加骨形成，但长期服用会导致骨形成和骨吸收都减少。

（三）骨形成标志物

1.骨特异性碱性磷酸酶

碱性磷酸酶（alkaline phosphatase，ALP）是指碱性条件下水解多种磷酸酯并具有转磷酸基作用的一组糖蛋白酶。骨特异性碱性磷酸酶（bone specific alkaline phosphatase，BALP）是成骨细胞的一种细胞外酶，其主要作用是在成骨过程中水解磷酸酶，为羟基磷灰石的沉积提供磷酸，同时水解焦磷酸盐，解除其对骨盐形成的抑制作用，有利于成骨。BALP参与骨形成过程，在血清中稳定，是成骨细胞成熟和具有活性的标志。BALP被认为是最精确的骨形成标志物之一。BALP能够反映骨细胞的形成和活动状态，稳定性好，半衰期长。它的定量测定与动态观察对骨代谢疾病的早期诊断、治疗效果的监测、病情预后的判断等提供有效的依据。血清BALP检测的参考范围，男性：11.6~20.1 μg/L，女性绝经前：8.5~14.3 μg/L，女性绝经后：12.5~22.4 μg/L（化学发光法Access2）。ALP和BALP的增高可见于变形性骨炎（Paget′s病）、原发和继发性甲状旁腺功能亢进、甲状腺功能亢进、骨转移癌等。应用双膦酸盐类药物治疗骨质疏松可以使BALP下降，而这种下降往往在骨密度增加之前，所以BALP是骨质疏松治疗疗效评价的重要指标之一。

2.骨钙素

骨钙素（bone glaprotein，BGP或osteocalcin，OC）又称为γ-羧基谷氨酸骨蛋白（R-hydroxy glutamic acid protein，GLa蛋白），属于非胶原酸性糖蛋白，是一种维生素K依赖性钙结合蛋白，是骨组织中含量最丰富的非胶原蛋白，占非胶原蛋白的10%~20%，主要由成熟的成骨细胞（OBs）、成牙质细胞和增生的软骨细胞合成，是骨基质矿化的必需物质。BGP反映了骨代谢的总体水平，是反映骨形成的特异性生化指标，不仅参与骨吸收的调节，更重要的是参与基质的矿化过程及成骨细胞分化，与骨转换相关，能够维持骨的正常矿化速率，抑制软骨的矿化速率，并抑制骨异常的羟磷灰石结晶形成。因此，BGP通常被认为是反映骨形成的生化指标。另外，抗骨吸收药物可使BGP水平下降，刺激骨形成治疗则使BGP水平上升。血清骨钙素检测的参考范围，健康女性绝经前：11~43 ng/mL，健康女性绝经后：15~46 ng/mL，女性骨质疏松症：13~48 ng/mL，健康男性18~30岁：24~70 ng/mL，健康男性30~50岁：14~42 ng/mL，健康男性50~70岁：14~46 ng/mL（电化学发光法Cobase）。血清骨钙素浓度升高主要见于变形性骨炎（Paget′s病）、成骨性骨转移瘤、甲状旁腺功能亢进症、尿毒症等，提示骨形成速率加快，老年性骨质疏松症可有轻度增高。BGP水平与绝经后骨质疏松的骨丢失率明显相关，其BGP升高明显，雌激素治疗2~8周BGP可下降50%以上。

3.Ⅰ型前胶原C-端前肽/N-端前肽

Ⅰ型胶原是人体内含量最丰富的胶原类型，也是矿化骨中唯一的胶原类型，其合成与分解的代谢产物可间接反映骨转换的状况。Ⅰ型胶原衍生自一个较大的蛋白，即Ⅰ型前胶原。前胶原去除下来的羧基端附加肽段称Ⅰ型前胶原羧基末端肽（PICP），氨基端附加肽段称Ⅰ型前胶原氨基末端肽（PINP）。PICP或PINP在血清中的含量反映成骨细胞合成骨胶原的能力，可用于监测成骨细胞活力和骨形成。其血液中的含量主要反映Ⅰ型胶原的合成速率和骨转换的情况，是新骨形成特异性的敏感指标。在众多骨代谢指标中，PICP、PINP在预测骨质疏松的发生、评价骨量、监测抗骨质疏松疗效等都有较高的特异性和敏感性，PINP表现得尤为明显，且不受激素影响，在临床研究和应用中有着重要的意义。因此，推荐空腹血清PINP为反映骨形成敏感性较高的标志物。血清Ⅰ型前胶原羧基末端肽（PICP）检测的参考范围：女性50~170 μg/L，男性38~202 μg/L（酶联免疫分析法）。血Ⅰ型前胶原氨基末端肽（PINP）检测的参考范围：女性31.7~70.7 ng/mL，平均21~78 μg/L（酶联免疫分析法）。

骨代谢疾病、肾功能不全患者血清总PINP升高。儿童发育期、妊娠晚期、骨肿瘤、骨转移、畸形性骨炎、酒精性肝炎、绝经后妇女、肺纤维化、严重肝损害等血清PICP升高。

4.骨保护素

骨保护素（ostoeprotegerin，OPG）又称护骨素、骨保护蛋白、破骨细胞生成抑制因子，在骨髓基质细胞、成骨细胞、成纤维细胞等细胞中均有表达。OPG主要通过OPG/核因子κB受体活化因子（RANK）/RANK配体（RANKL）系统发挥调节骨代谢作用。OPG的主要作用是影响骨代谢，可抑制破骨细胞（OCs）发生，并促进成熟OCs的凋亡。血清OPG水平随年龄的增长而增加，并受种族、检测试剂等多种因素的影响，正常血清OPG参考值目前尚未统一确定。OPG水平增高可见于：类风湿关节炎、强直性脊柱炎、前列腺癌、肺癌；而肿瘤转移引起的溶骨性破坏OPG表达明显降低。

（四）骨吸收标志物

1.抗酒石酸酸性磷酸酶

抗酒石酸酸性磷酸酶（tartrate resistant acid phosphatase，TRACP）是酸性磷酸酶6种同工酶中的一种，在肺泡巨噬细胞和破骨细胞中含量丰富。在正常人血清中，TRACP以两种不同的糖基化形式存在，即TRACP-5a和TRACP-5b。其中TRACP-5a主要来源于炎性巨噬细胞，而TRACP-5b则主要来源于破骨细胞。TRACP-5b由于其特异性高、不受昼夜变化、饮食、肝、肾疾病影响，故在监测骨代谢方面有重要作用。TRACP-5b作为第2代骨吸收标志物，是一个高特异性和敏感度的骨吸收指标。TRACP-5b血清、血浆检测的参考范围：女性绝经前0.5~3.8 U/L，绝经后0.5~4.8 U/L，男性0.5~3.8 U/L（色谱法）。TRACP增高见于甲状旁腺功能亢进、畸形性骨炎、骨转移癌、慢性肾功能不全及绝经后骨质疏松症；降低见于甲状腺功能减退症。恶性肿瘤骨转移造成骨代谢活跃，主要表现为骨吸收大于骨形成，血清中TRACP-5b升高。

2.Ⅰ型胶原交联羧基末端肽

Ⅰ型胶原交联羧基末端肽（type I collagen carboxy-terminal peptide，CTX）反映了破骨细胞骨吸收活性，其升高程度与破骨细胞活性增高的程度相一致，是骨吸收的重要生化标志物，是使用最为广泛的胶原降解标志物。CTX与骨重吸收程度相关，对抗骨吸收治疗反应迅速而灵敏，检测血清CTX水平可以预测转换异常的严重程度，并作为临床评估骨转换相关疾病的重要参考指标。CTX的参考范围，女性绝经前：均值0.299 ng/mL；女性绝经后：均值0.556 ng/mL；男性30~50岁：均值0.3 ng/mL；男性50~70岁：均值0.304 ng/mL；男性超过70岁：均值0.394 ng/mL（电化学发光法Co-base）。骨质疏松症、Paget′s病、多发性骨髓瘤和肿瘤骨转移等患者血清CTX水平升高。

3. Ⅰ型胶原交联氨基末端肽

Ⅰ型胶原交联氨基末端肽（N-telopeptide of type Ⅰ collagen，NTX）是骨胶原在肝脏中降解后尿中出现的一种稳定的最终产物，主要反映破骨细胞骨吸收活性，可灵敏地反映骨代谢的变化，是评价骨形态计量学骨吸收的重要参数，被认为是诊断骨吸收破坏特异性较高的指标，对代谢性骨病的早期预防、诊断与鉴别诊断、治疗转归判断具有重要意义。在多种用于肺癌骨转移诊断的血清学指标中，尿NTX是诊断骨转移最有效的标志物。NTX的代谢几乎不受食物影响，晨起和夜间的尿NTX最能反映骨吸收情况。临床上NTX常在尿液中测定。NTX在尿液中检测的参考范围，女性绝经前：5~65 nmol BCE/mmol Cr，男性：3~63 nmol BCE/mmol Cr；在血清中检测的参考范围，女性：6.2~19 nmol BCE/L，男性：5.4~24.2 nmol BCE/L（酶联免疫测定法）。骨质疏松、原发性甲状旁腺功能亢进症、畸形性骨炎、甲状腺功能亢进症、肿瘤骨转移和多发性骨髓瘤等都观察到NTX水平的升高。

第四章

肿瘤相关骨损伤的临床表现、诊断及治疗

一、原发性骨肿瘤导致的骨损伤

（一）流行病学

原发性骨肿瘤导致的骨损伤，是指因原发于骨的运动系统肿瘤本身引起的骨质破坏，或者继发于肿瘤而引起的正常骨质丢失或病理性骨折等骨骼系统损伤，而损害骨的完整性和正常的生理功能。肿瘤相关骨损伤的发生率和类型在不同的原发肿瘤之间可能存在差异，但可能引起的骨痛、病理性骨折、高钙血症、脊髓神经损伤等骨骼相关事件（skeletal-related events，SREs），均严重影响患者的生活质量。因此，对存在骨并发症风险的肿瘤患者进行早期诊断和预测，改善患者的临床管理，不仅可以提高患者的生活质量，还可以为患者的后续治疗创造条件。

原发性骨肿瘤相对少见，国家癌症中心发布的2016年我国癌症发病情况的数据显示：2016年新发骨肿瘤2.6万例，发病率约为1.87/10万，其中男性略高于女性（2.11∶1.62）；死亡率约为1.33%，新增死亡人数1.8万。原发性骨肿瘤大多数为良性，但良性骨肿瘤的真实发病率尚不明确，部分患者可能因无症状而一生都难以发现。原发性恶性骨肿瘤发病率不足全部肿瘤类型的0.2%。骨肉瘤和Ewing肉瘤在10~20岁的儿童和青少年中发病率相对较高，而普通型软骨肉瘤在中老年更常见。骨肉瘤是青少年最常见的原发性恶性骨肿瘤（发病率：0.3/10万/年）。普通型软骨肉瘤是成人最常见的原发性恶性骨肿瘤（发病率：0.2/10万/年）。Ewing肉瘤是第三大最常见的原发性恶性骨肿瘤（发病率：0.1/10万/年）。

（二）发病机制

原发性骨肿瘤除了骨肿瘤瘤体本身或其充血直接压迫正常骨质外，破骨/成骨失衡是其导致骨损伤的重要原因，破骨细胞异常激活，分泌各类蛋白酶和酸等溶解骨组织，造成骨损伤。虽然具体的作用机制还未彻底阐明，但目前普遍认为破骨细胞的激活与以下几个方面的原因有关。

1.RANKL/OPG比例失调

RANK-RANKL信号通路的激活，会促进破骨细胞分化和成熟，增加骨损伤。反过来，破骨细胞的分化受到骨保护素（OPG）的抑制，OPG由成骨细胞产生并与RANKL结合，从而阻止与RANK的相互作用。RANKL和OPG的比例异常导致骨损伤在乳腺癌、炎症性肠病中已经被证实。在骨肿瘤导致的溶骨性骨损伤患者中，患者血浆中的RANKL的水平升高、OPG的水平降低，显示出明显的比例异常。

2.CCL3/CCR1信号通路的异常激活

CCL3/CCR1信号通路在引起骨损伤的多种骨肿瘤的生长、耐药等方面发挥着重要作用。研究发现，它还通过促进破骨前体细胞迁移和融合到多核TRAP阳性细胞中来诱导破骨细胞的发生，从而导致骨损伤的发生。

3.其他机制

破骨细胞激活相关细胞因子的异常分泌，如细胞因子IL-1、IL-6、IL-3、IL-7、CCL-20等在导致骨损伤的骨肿瘤患者的血浆中异常增高，这些细胞因子会促进破骨细胞分化成熟。或者，在某些类型骨肿瘤引起的骨损伤中，肿瘤细胞会分泌Dickkopf相关蛋白1（Dkk-1），它能通过抑制Wnt信号通路，在抑制OPG分泌的同时促进RANKL的分泌。

（三）临床特征

不同类型的原发性骨肿瘤通过增加溶骨或成骨，促进肿瘤相关骨损伤的形成。溶骨性病变和成骨性病变在影像学上表现为密度的减低或增高，临床上可以通过骨破坏的类型、程度，判断骨肿瘤的临床特征。

1.骨密度减低

（1）囊状骨破坏

囊状骨破坏边界清楚，若破坏区边缘包绕有厚薄不等的致密硬化环，提示肿瘤生长缓慢且有反应骨形成，是良性骨肿瘤组织呈团块状局部生长造成的骨损伤。若囊状破坏区边界锐利、无硬化边缘，提示破坏区骨小梁残端达到肿瘤边缘，X线片显示的边界即为肿瘤真正边界，可见于良性巨细胞瘤、骨囊肿、内生软骨瘤等，提示生长速度较有硬化环包绕的肿瘤快。

（2）囊状扩张性骨破坏

骨破坏区皮质形成膨胀的菲薄骨性包壳，是肿瘤病变造成溶骨性破坏时，外层骨膜不断增生形成的骨损伤，但此时病变仍局限于骨内，这常见于良性肿瘤如骨囊肿、内生软骨瘤、巨细胞瘤、软骨黏液纤维瘤、软骨母细胞瘤等造成的骨损伤。在少数恶性肿瘤生长相对缓慢部分，或少数恶性度较低的肿瘤亦可有类似损伤的X线表现。

（3）筛孔状骨破坏

骨皮质出现多发、大小几乎均匀一致的筛孔、细线样的密度减低区，其边界不清。常见于动脉瘤样骨囊肿。有时在局限性骨质疏松时，亦可见到类似的征象。

（4）虫蚀状骨破坏

多个筛孔状骨破坏融合，在皮质处形成类似虫咬状的破坏区，在松质骨处表现为骨小梁模糊、消失，局部密度减低，边界不清。常见于恶性骨肿瘤如骨肉瘤、软骨肉瘤、纤维肉瘤和小圆细胞肉瘤。

（5）斑片状溶骨破坏

筛孔状、虫蚀状骨破坏融合后形成大片的骨质溶解缺损，X线平片呈现出大片的低密度区，局部骨皮质、骨小梁消失，边界不清、呈浸润状，常见于恶性骨肿瘤如骨肉瘤、纤维肉瘤、软骨肉瘤和血管肉瘤等。

2.骨密度增高

（1）肿瘤性新生骨

肿瘤性新生骨在X线上表现为云雾状、斑片状、象牙质样等各种形态的致密影，其密度高但无骨小梁结构。密度高而边界清楚为成熟的新生骨，是良性成骨性肿瘤造成的骨损伤X线征象，主要见于骨瘤、骨样骨瘤、骨母细胞瘤。斑片状密度增高影及磨砂玻璃样影，常见于骨纤维异常增殖症，是骨样组织的X线征象。棉团状边缘模糊，密度增高影分散存在，为生长较活跃的新生骨的X线征象，常见于恶性程度高或较早期的骨肉瘤，这种肿瘤细胞形成的骨称为瘤骨，对于诊断骨肉瘤十分重要。瘤软骨所形成的新生致密骨，在髓腔内表现为大片状或团块状，在皮质旁时可与皮质融合，当硬化均匀时，很难区别它是骨母细胞成骨或软骨母细胞成骨造成的骨损伤。

（2）肿瘤性软骨钙化

肿瘤性软骨钙化在X线上表现为小斑点状、斑片状、环弧状密度增高影，其大小不一，可仅数毫米至3厘米，钙化环是环绕在软骨成骨区外层的肥大软骨细胞基质的钙化带，提示软骨类肿瘤和骨肿瘤中存在软骨组织。环形钙化致密清晰且连续，提示良性软骨瘤，如骨软骨瘤、良性内生软骨瘤。环形钙化密度低，分散不连续或伴有软组织肿块，提示恶性软骨瘤，如软骨肉瘤、骨软骨瘤恶性变。骨软骨瘤钙化位于骨性肿物的表面，呈分叶状、菜花样边缘。内生软骨瘤钙化位于病变中心，而骨肉瘤的钙化多位于软组织肿块内，或于骨膜反应的旁侧。钙化由致密清晰变为低淡模糊及分散，或原有钙化转化为钙化消失，提示肿瘤由良性或低恶性向高恶性转化。环形钙化的X线表现应与结核脓肿的钙化、软组织脂肪瘤以及软组织海绵状血管瘤的钙化相区别，如骨结核的脓肿，脂肪瘤的低密度脂肪组织，血管瘤的钙化伴有软组织增生增厚，静脉石及钙化呈斑条状等征象。

（3）反应性新生骨

反应性新生骨表现为在骨髓内肿瘤溶骨区周围环绕着骨硬化环，肿瘤外围密度增高，是骨肿瘤造成的骨组织增生、骨化，是正常的骨组织。硬化环一般是良性骨肿瘤的X线征象，如内生软骨瘤，良性成软骨细胞瘤的密度减低区外常有硬化环包绕，恶性骨肿瘤很少在肿瘤边缘出现反应性新生骨。创伤、感染和许多全身骨疾患，也能引起骨质增生、骨化形成反应性新生骨。

3.骨膜反应

骨肿瘤骨损伤后骨膜反应X线表现有多种形态；单层、多层、葱皮样、花边样、贝壳样、针状和Codman三角等，是骨外膜间叶细胞不断增生分化，骨化后附加于骨干表面形成的骨损伤。各类骨肿瘤与骨感染、骨创伤以及骨外其他系统病变等原因所致的骨膜反应骨损伤并无本质区别，骨膜反应不能作为定性诊断依据，但却反映骨内或体内有病变，反映病变的恶性程度和病程长短。骨膜反应分连续型和中断型两种。

（1）连续型骨膜反应

良性骨肿瘤导致的骨损伤较少出现单层或多层状的骨膜反应，但常有皮质增厚，即实性骨膜反应。皮质增厚骨局部肥厚，提示肿瘤病程进展缓慢，如骨样骨瘤，较大的内生软骨瘤。在皮质外新生骨形成的同时，皮质内膜吸收超过新生骨的形成，就形成一个薄的骨包壳。若原有的骨皮质全部吸收消失，则只有一个新生骨形成的骨包壳存在，包壳形态光滑、分叶或有骨嵴，替代原始骨皮质。良性骨肿瘤多见骨包壳，如骨巨细胞瘤、内生软骨瘤、软骨母细胞瘤、软骨黏液纤维瘤。病程长、病变发展缓慢，骨包壳厚。骨包壳内面骨吸收速度不一致则有骨嵴形成，骨嵴又称骨间隔或皂泡状改变，骨嵴表面可见新骨形成，如非骨化性纤维瘤、病程长的巨细胞瘤、软骨瘤、低恶性的软骨肉瘤、纤维肉瘤。

（2）中断型骨膜反应

多数恶性骨肿瘤骨损伤均有厚薄不等和形态不同的骨膜反应。X线表现骨膜反应较薄且整齐，表示肿瘤早期、恶性程度低或距肿瘤病灶较远。骨膜反应连续、骨包壳中断，残缺不齐或边界模糊，反映肿瘤生长迅速、恶性度高，肿瘤进展突破了皮质骨与骨膜反应骨进入软组织。Codman三角除恶性骨肿瘤外，有时在急性骨髓炎、骨膜下血肿等病变也能见到。

（四）诊断

原发性骨肿瘤导致骨损伤的诊断需要临床-影像-病理三者结合。由于骨肿瘤的临床表现特异性较低，当出现以下症状时：①疼痛，这在恶性骨肿瘤中常最先出现，骨肉瘤和Ewing肉瘤常有持续性的骨痛，休息或者夜间出现；②关节肿胀；③无外伤史或轻微外伤时出现关节疼痛、功能障碍等，可初步怀疑存在骨肿瘤，考虑进入下一步诊断流程，即进行影像学检查和病理学检查，进行诊断和（或）鉴别诊断。

1.影像学检查

通过临床表现初步考虑有骨肿瘤引起的骨损伤存在时，下一步应进行影像学检查，进一步明确。目前在骨肿瘤诊断方面常用的影像学技术包括X线片、计算机断层成像（CT）、磁共振成像（MRI）、放射性同位素骨扫描和氟脱氧葡萄糖正电子发射断层成像（FDG-PET）等。在临床应用上，各种检查方法均有其优势及不足，因此需要骨肿瘤专科的临床医生能熟悉各种影像技术的适用性，做到合理有效的应用。

（1）X线

X线片是原发性骨肿瘤骨损伤诊断过程中的首选方法，具有检查方便、价格低廉、观察范围广的特点，能够及时有效地给临床医生提供骨损伤的基本信息，如损伤的部位、边界情况，基质的特点，尤其是对骨膜反应的观察，较细微的骨膜反应都可以在X线片上观察到。X线片也有不足的地方，对一些生长迅速、侵袭性较强的肿瘤引起的骨损伤的范围判断上可能会有偏差。此外如果溶骨性骨损伤的骨性成分丢失少于50%，可能在X线平片上就不那么容易观察到。

除了X线片上提供的诊断信息外，还需结合病人年龄、病变数目、病灶所累及的系统等临床资料，进一步明确引起骨损伤的骨肿瘤的类型，因为许多骨肿瘤有特定的发病部位。

（2）CT

CT的断层成像能力可以更好地显示病变的内部及边界特征，尤其对于一些发生在较复杂部位的病变，如骨盆，CT能克服X线平片中的影像重叠问题，充分显示病变的解剖结构及来源（是否起源于骨）。对于肿瘤内部基质特点观察，CT也能成为X线的重要补充。同时，CT检查还是评估骨皮质是否受到破坏的最有效的手段，特别适用于观察发生在骨皮质的病变，如骨样骨瘤、应力性骨折等。但由于CT扫描的空间分辨率较低，对一些细小的骨膜反应观察有限。

（3）MRI

MRI的成像原理不同于传统的X线片及CT，它能够更好地显示髓腔内的变化及软组织内的肿块，为骨肿瘤引起的损伤的诊断提供更多的影像依据。对骨肿瘤的MRI检查需包括横断面、冠状位及矢状位，横断面用于重点观察病变对骨皮质的破坏程度以及是否突破骨皮质形成软组织包块，冠状位和矢状位则主要观察病变在髓内（包括骨外）的病变范围和是否存在跳跃病灶。常规序列的T1加权像可以清晰地显示病变的侵袭范围，T2加权像可显示肿瘤特性及骨髓的变化，可以说MRI是评估骨病变范围、量化病变体积的最准确的方法。大多数原发恶性骨肿瘤的T1、T2信号不均匀，肿瘤实体部分T1多为偏低或中等强度信号，T2为中等、偏高强度信号；骨髓受累时，T1信号明显降低；肿瘤内部出现坏死及囊性变时，T1表现为低信号区域，T2为高信号；肿瘤内出血通常表现为长T1、长T2信号。MRI对骨膜反应、血管神经结构及解剖间室的观察也是十分清晰的。同时，MRI检查还可用于评估肿瘤治疗后的反应，包括病灶范围是否缩小，肿瘤的坏死程度。

（4）其他影像学检查

放射性同位素骨扫描和正电子发射计算机断层扫描在骨肿瘤的诊断中主要用于检测全身是否存在多发性的骨肿瘤导致的骨损伤，或孤立性骨肿瘤是否存在其他部位的骨转移等。

2.实验室检查

原发性骨肿瘤骨损伤的实验室检查没有特异性，但对鉴别骨损伤是否由其他系统肿瘤造成有一定意义。最新研究表明：可以通过测量肿瘤相关骨病患者的骨标志物（bone markers，BMs）评估骨的健康状况。BMs的水平不仅可以反映骨损伤的程度，还可以为患者提供更多的诊断和预后信息。血清碱性磷酸酶（ALP）是诊断和评估骨肉瘤骨损伤预后的常用指标，ALP水平越高表明疾病越严重。ALP在成人的诊断中较为可靠，儿童和青少年的血清ALP水平因年龄、性别和青春期等出现差异，使骨肉瘤骨损伤的诊断出现偏差。

3.病理检查

临床病理在骨肿瘤的诊断和治疗中具有非常重要的作用。首先，明确的病理诊断是骨肿瘤治疗的基础，对于下一步手术方式、治疗方案的制定，都起着决定性的作用，尤其对于高度恶性骨肿瘤，常常要在术前进行新辅助化疗，此时，术前活检的病理诊断的准确性就显得非常重要。其次，病理在骨肿瘤的疗效评估及预后判断上也很有意义。对术后标本，病理诊断除了要明确肿瘤类型外，还要判断切缘是否干净、肿瘤的侵袭范围如何，如果是化疗后的标本，还需要对化疗反应进行评估，看治疗是否有效。随着肿瘤遗传学的发展，分子诊断在一些导致骨损伤的骨肿瘤的分型中得到应用，且发挥出越来越重要的作用。比如对EWS/ETS融合基因的检测用来诊断Ewing肉瘤/原始神经外胚层肿瘤（PNET），但相对骨肿瘤，分子检测在软组织肿瘤中应用可能更广泛。

4.鉴别诊断

骨肿瘤需与非肿瘤性疾病导致的骨损伤相鉴别，一些急、慢性炎症、结核、创伤后骨痂生长以及某些全身性、内分泌疾病等，其骨损伤的X线征象有时与某些骨肿瘤骨损伤有相似之处，甚至有时单从影像学表现上鉴别有困难，需要临床、影像、病理三结合进行综合分析。另外，还需要对造成骨损伤的骨肿瘤的良恶性进行鉴别，总结如下：

表54-1　良、恶性骨肿瘤的临床鉴别

	良性骨肿瘤	恶性骨肿瘤
症状、发病情况	先有包块	先有疼痛
生长速度	缓慢，病程长	迅速，侵及周围
疼痛程度	无或轻	中度或剧痛，夜间重
全身症状	无	发热、消瘦，晚期恶病质
体征、肿块界限	清楚，不侵及周围	不清楚，周围组织浸润粘连
肿块表面	多无改变	红热，静脉扩张
压痛	无或轻	明显压痛
听诊	一般无杂音	血供丰富者，可有杂音
转移	无	晚期可有
X线表现生长方式	膨胀性，环绕硬化	浸润性
肿瘤界限	清楚	不清楚，边缘不规则
松质骨	多有残留	溶骨性、不规则破坏
骨皮质	完整或变薄	早期有虫蚀样破坏缺损
骨膜反应	无	早期即有放射样、光芒状、三角样或葱皮样反应
软组织影像	无	明显肿瘤浸润
对邻近组织影响	不侵及，可因压迫使之移位、畸形和破坏	侵蚀
细胞形态（结构）	分化成熟	异形明显，大小不一，排列紊乱，核大染色体多，核分裂不正常，分化不成熟
实验室检查	多无异常	贫血，白细胞多，碱性磷酸酶增高，血沉快
预后	不致命	常致命
血管造影	血管分布正常，可受压移位、畸形或分离	血管幼稚，动静脉分支，血湖征，不规则毛丛状，坏死区无血管，血管增多且粗

（五）评估

原发性骨肿瘤导致的骨损伤是一类特殊的损伤类型，它是由肿瘤本身或者继发于肿瘤而引起的骨质破坏、正常骨质丢失或病理性骨折等骨骼系统损伤。在对骨损伤及导致损伤的骨肿瘤进行综合评估后，制定的治疗措施应涵盖修复骨损伤及清除骨肿瘤两个方面，主要包括化学治疗、放射治疗等综合治疗以及外科治疗。此外，良好的康复锻炼是治疗后恢复功能所必需的。下面就原发性骨肿瘤导致骨损伤的评估、综合治疗、外科治疗及康复等方面进行概述。

当明确诊断骨损伤由原发性骨肿瘤引发时，下一步的治疗目标在于缓解疼痛、清除肿瘤、稳定骨骼、预防或者治疗即将或者已经出现的病理性骨折以及保护或恢复功能。但是，在确定治疗方式之前，需要结合患者的一般情况、骨损伤的程度等因素进行综合评估。

1. 系统性评估

全面的病史采集和体格检查是必要的，年轻患者常以骨损伤相关症状如疼痛、肿胀或功能障碍为主诉前往医院就诊。如果首诊的医师缺乏经验，在未明确损伤病因的情况下，进行骨损伤的修复手术，可能导致骨肿瘤播散、骨损伤加重。对于老年患者，对于无明显诱因出现的骨损伤，应对患者进行涵盖甲状腺、乳腺、前列腺、肺、肾等器官的病史采集和体格检查，以初步排除转移性骨肿瘤导致骨损伤的可能性。在制定治疗方案时，也应结合患者的年龄、一般状况或者既往史等综合考虑。例如年龄较大的患者，身体恢复较慢，功能需求相对较低，化疗或者生物重建就应慎重，此时尽早地修复损伤、恢复功能是临床医师应首先达到的目标。此外，对于既往史中存在心、肝、肾等重要脏器疾病病史的患者，化疗用药更应慎重。例如存在先天性心脏病或者心功能不全病史的患者，在治疗中应尽量避免使用多柔比星。存在肾功能不全病史的患者，在治疗中应尽量避免使用顺铂。

良、恶性骨肿瘤的Enneking分期系统详见CACA指南《骨肿瘤》章节。

2. 病理性骨折的Mirel's评分

除了应用Enneking分期系统评估骨肿瘤的良恶性及引起的骨损伤程度外，对于四肢骨肿瘤引起的骨损伤，我们还可以应用Mirel′s评分评估其发生病理性骨折的风险。当评分≤7分时，病理性骨折风险较低，一般<4%；当评分等于8分或者9分时，骨折风险分别为15%和33%；当评分≥9分时，应进行预防性内固定。

表54-2　Mirel's评分

	评分（分）		
变量	1	2	3
部位	上肢	下肢	转子周围
疼痛	轻度	中度	重度
病变性质	成骨性	混合性	溶骨性
病变大小	< 1/3	1/3 ~ 2/3	> 2/3

3. 判断脊柱稳定性的SINS 评分

表54-3　SINS评分系统

SINS组成	分数	SINS组成	分数
部位		脊柱力线的放射学	
结合部位(枕骨-C2,C7-T2,T11-L1,L5-S1)	3	半脱位	4
移动椎(C3-C6,L2-L4)	2	脊柱后凸,侧弯	2
半固定椎(T3-T10)	1	正常	0
固定椎(S2-S5)	0	脊柱压缩骨折程度	
疼痛		≥ 50%	3
有	3	< 50%	2

续表

SINS组成	分数	SINS组成	分数
偶尔有，但不是活动痛	1	无塌陷但椎体侵犯> 50%	1
无	0	无	0
骨病变性质		脊椎后柱受累	
溶骨型	2	双侧	3
混合型	1	单侧	1
成骨型	0	无	0

对于脊柱骨肿瘤导致的骨损伤，容易因肿瘤侵犯骨质或者破碎的骨块压迫脊髓或神经根引起严重的疼痛，甚至可能发展为截瘫。在这种情况下，需要应用SINS评分评估脊柱的稳定性。当SINS评分0-6分时，认为脊柱稳定，无需过多干预；当SINS评分大于6分时，即代表存在脊柱潜在不稳定或不稳定，应尽早咨询专科医师。

4.影像学评估

影像学评估是骨肿瘤导致骨损伤治疗前评估的重要手段，常用的X线、CT及MRI均可提供各自的价值。X线片简单、快捷、价格低廉，有助于观察正常骨质的完整性以及评估辅助治疗方案的治疗效果。例如，当溶骨性病变经过新辅助化疗后，X线片上显示病变区域密度增高、骨质增加，可初步判定治疗效果良好。再者，X线片还可以用于观察全身骨量的情况。例如，肿瘤患者往往因长期卧床或者缺乏体育锻炼导致骨量流失，此时X线片可以用来初步判定是否存在骨密度减低的情况。

CT对于诊断钙化、骨化及骨皮质的完整性最有帮助，外科手术计划的实施有赖于矢状位和冠状位CT的重建。在某些禁止做磁共振成像检查的情况下，如带有心脏起搏器的患者，此时CT或者增强CT能提供最多的影像学信息。CT在骨肿瘤导致骨损伤的修复中有非常高的应用价值。①CT可以协助术者确定手术方式。例如当骨皮质完整时，病变局限于髓腔内，可行刮除或扩大刮除术；当骨皮质完整性丧失、肿瘤穿破骨皮质侵犯周围软组织时，此时不再适合行刮除手术，应行扩大切除术为主的根治性手术。②CT三维重建可提供患者的解剖数据信息，进行3D打印重建骨损伤部位。某些特殊部位的骨肿瘤导致的骨损伤，如锁骨或肩胛骨等不规则骨，在肿瘤切除后必须使用3D打印的假体重建解剖的连续性和功能的完整性，以达到修复骨损伤的目标。③CT还可以广泛应用于骨肿瘤导致的骨损伤的术中导航。对于骨样骨瘤等特殊类型的病例，除了术前可以利用CT基本明确诊断外，术中还可以CT导航下精确定位瘤巢，进行微波消融或者射频消融，减小手术创伤。MRI用于明确肿瘤的大小、范围和解剖关系，以及骨内外疾病的界限及神经、血管的解剖关系，但是对于骨损伤的诊断，MRI的诊断效力不如CT。

（六）治疗

1.原发骨肿瘤骨损伤的整合治疗

骨肿瘤导致的骨损伤的治疗目标在于缓解疼痛、清除肿瘤、稳定骨骼、预防或者治疗即将或者已经出现的病理性骨折以及保护或恢复功能。对于骨肿瘤导致的骨损伤来说，首先应彻底清除肿瘤，当肿瘤清除后，部分骨损伤可能自愈，无需额外的处理。但是对于大多数病例来说，由于肿瘤导致的骨损伤的程度较重，或者在清除肿瘤过程中会导致进一步的骨损伤，所以对于这一类病例来说，在清除肿瘤后需要进行骨骼的重建，以恢复解剖的连续性及功能的完整性。以下的综合治疗概述的是针对骨肿瘤的综合治疗方案，骨肿瘤导致骨损伤的外科重建将在外科治疗中进行概述。

（1）化学治疗

只有高度恶性的骨肿瘤才对化学治疗敏感，例如骨肉瘤、Ewing肉瘤、间叶性软骨肉瘤等，低度恶性或者良性骨肿瘤一般不需化疗。

目前原发性骨肿瘤的化学治疗多采用的是新辅助化疗联合辅助化疗。新辅助化疗的优势在于：①促使肿瘤边界清晰化，缩小切除肿瘤所需的外科边界，使得外科手术更易于进行，尽可能减少骨损伤的程度；②降低局部复发率，使得保肢手术可以更安全地进行；③可以迅速改善症状，结合肿瘤坏死率评估疗效和判断预后；④杀灭机体潜在的微小转移灶。辅助化疗的目的是术后治疗假定的微小转移灶。

虽然假定多数恶性肿瘤细胞来源于单一细胞，但是实际上肿瘤由异源群体细胞组成。这是肿瘤细胞快速更新及基因不稳定的结果，因此在相同肿瘤内的各种细胞发展为不同的耐药机制。为了拮抗肿瘤细胞耐药的多样性，多数化疗方案包括联合使用细胞毒性药物。虽然骨与软组织肉瘤的化疗方案正迅速发展，但确定的总原则已制定。当肿瘤被发现时体积较小，药物治疗最有效。多药联合较单药治疗更有效。药物剂量、给药顺序及时间似乎是达到最大效应最重要的因素。所有化疗药物对正常组织均是有毒性的，应由熟练掌握药物使用的医师在可控的输液装置内给药。

主要依据肿瘤的生物学特性及对抗肿瘤药物的敏感性来选择化疗药物，以治疗引起骨损伤的骨肿瘤。如骨肉瘤是以大剂量甲氨蝶呤、顺铂、阿霉素、异环磷酰胺为主的化疗。Ewing肉瘤是以长春新碱、阿霉素、放线菌素D、环磷酰胺和依托泊苷（VP-16）为主的联合化疗。

骨肉瘤新辅助化疗的推荐方案如下：

●MAP方案（大剂量甲氨蝶呤，多柔比星，顺铂）

●AP方案（多柔比星，顺铂）

●多柔比星，顺铂，异环磷酰胺和大剂量甲氨蝶呤

●异环磷酰胺，顺铂和多柔比星

（2）放射治疗

Ewing肉瘤对于放射治疗敏感。对于肿瘤较大、位于中心部位、无法切除的Ewing肉瘤，当外科手术无法切除时，通常可采用放射治疗。在新辅助化疗后，复查患侧X线片通常显示骨化增加，复查MRI通常显示软组织肿块明显变小。基于此点，如广泛切除肿瘤后患者能够接受由此造成的功能缺陷，应采用外科手术治疗原发瘤。如很难进行广泛切除或难以接受手术造成的功能缺陷，放射治疗也是可接受的选择，可最大限度保留骨质的完整，减少骨损伤。

骨肉瘤对放疗不敏感，不能接受手术的骨肉瘤单纯放疗治疗效果较差，因此可以作为综合治疗的一种手段，研究报道，新辅助化疗后再接受辅助放疗患者的10年局部控制率、无病生存率和总生存率可达到82%、58%和73%。此外，放疗也可用于以下情况：①因内科疾病不可外科手术的骨肉瘤；②不可或难以手术切除部位（如骶骨/骨盆/脊柱等）的骨肉瘤；③切缘阳性的骨肉瘤。但即使是非R0手术切除联合放疗的预后也优于单纯放疗，因此骨肉瘤的放射治疗应尽量结合手术切除。

（3）免疫治疗

最近的基础和临床研究已经证实了免疫检查点与恶性肿瘤进展的关系，以及免疫检查点抑制剂对各种恶性肿瘤的疗效。但基于目前骨肿瘤免疫治疗的临床研究结果，在有效率不高且可能存在严重不良反应的情况下，本指南尚无法推荐治疗引起骨损伤的骨肿瘤的免疫治疗方案。免疫检查点抑制剂在骨肿瘤治疗中的应用仍需要基础和临床研究来证实。此外，也迫切需要寻找可以预测免疫治疗疗效的分子标志物。

（4）靶向治疗

骨肿瘤的靶向治疗中目前研究较多的是酪氨酸激酶抑制剂—阿帕替尼。阿帕替尼是我国自主研发的对血管内皮生长因子受体2（VEGFR2）具有高选择性的小分子酪氨酸激酶抑制剂（TKI），在胃癌、乳腺癌等肿瘤中发挥着良好的抗肿瘤作用。北京大学人民医院郭卫团队的体外研究表明，阿帕替尼不仅能导致细胞周期阻滞，还能促进细胞凋亡从而抑制骨肉瘤的生长。此外，还证实阿帕替尼可以和STAT-3结合，下调骨肉瘤细胞中STAT-3和BCL-2的表达，从而诱导骨肉瘤细胞的凋亡和自噬。目前，部分研究报道阿帕替尼在治疗晚期骨肉瘤患者也取得了良好的缓解效果。Zheng等报道10例接受口服阿帕替尼治疗的骨肉瘤肺转移患者，无进展生存期中位数达到7.5个月，疾病控制率达到70%。Tian等对27例接受阿帕替尼治疗的晚期高级别骨肉瘤患者回顾性分析，其疾病控制率达到66.67%。综上所述，可见阿帕替尼在晚期骨肉瘤中有着广阔的应用前景。

（5）微创治疗

随着认识水平的提高、微创设备的改进及临床应用的拓展，微创治疗已经被广泛应用于骨肿瘤的治疗，微波消融、射频消融等已经成为临床上常见的微创治疗手段，下面以微波消融治疗为例，从保留骨损伤骨质方面，对微波消融的适应证进行阐述。①经皮微波消融治疗四肢骨样骨瘤临床疗效确切，可有效避免开放手术带来的骨质丢失，降低病理性骨折发生的风险。②经皮微波消融治疗四肢骨转移癌应预防病理性骨折发生，联合骨水泥成形术有助于增强骨强度。③骨肉瘤髓腔内单一跳跃病灶采用微波消融处理有助于保留更多的骨质。股骨近端是骨肉瘤髓腔内跳跃病灶最常发生的部位，广泛切除跳跃病灶势必造成更多股骨近端骨质的丧失，甚至整个股骨。骨肉瘤髓腔内跳跃病灶较小，周围皮质有轻度或无明显破坏，是微波消融的理想适应证，可采取经髓腔或经皮微波消融骨肉瘤髓腔内单一跳跃病灶。

2.原发性骨肿瘤骨损伤的外科治疗

20年纪70年代以来由于新辅助化疗的不断发展，加之先进的影像学诊断及外科技术的进步，使得骨肿瘤外科的治疗发生了根本性的转变。特别重要的是Enneking所建立的骨骼肌肉肿瘤外科分期系统在临床上的广泛应用，使得人们更加深刻地认识肿瘤的生物学行为和侵袭性，为外科治疗选择手术方法提供了科学依据，保肢手术越来越成为主流。保肢手术的一个关键步骤是骨骼重建阶段，即实现一个稳定、无痛、可长期存在的支撑结构。按照重建使用的材料的类型，可分为生物重建和机械重建两大类。

（1）生物重建

①瘤段骨灭活

瘤段骨灭活又可再分为原位灭活或者离体灭活。瘤段骨原位治疗有氩氦刀原位灭活术与微波高温原位灭活术；瘤段离体灭活的方法有液氮法、无水酒精法、巴氏法以及高压蒸汽法等，灭活后再用内固定的方式对灭活骨段进行加强。此种方法能最大限度保留骨质的完整性，但是受侵袭的瘤段骨由于自身生物力学强度降低，并且又经历了灭活，术后易发生骨折等并发症，所以必须预防性使用内固定。

②同种异体骨移植

同种异体骨由专业的骨库制备，在瘤段切除后，根据缺损部位长度、大小等截取移植骨，植入缺损部位，以修复骨损伤。一般采取钢板和髓内钉固定，必要时用骨水泥辅助固定。异体骨可以提供存活组织的再生骨架、正常形态附着面，允许肌肉、肌腱及韧带等的再连接，维持组织的结构完整性。

③复合生物重建

Capanna等考虑到带血管蒂游离腓骨在骨不愈合与骨吸收所引起的大段骨缺损保肢手术中的良好作用，结合异体骨移植，首次用对侧带血管蒂游离腓骨与大段异体骨移植相结合的方法，进行复合生物重建，在提高愈合成功率的同时，也使得术后感染率明显下降。

④牵引性骨生长术

牵引性骨生长术Tsuchiya等根据Ilizarov张力-应力原则，利用外固定架进行缓慢牵拉可增加局部组织的代谢活跃度，刺激延长区的细胞增殖和生物合成功能，进而在延长区域出现生长带、骨小梁，并促进延长区与周围的血液循环，使周围软组织、肌腱及皮肤等组织均呈现增长的改变，从而肢体一定程度上得到延长。牵引性骨生长的手术方法，在近关节处骨肿瘤切除后的节段骨损伤重建中有广泛应用。

⑤膜诱导技术

膜诱导技术又称为Masquelet技术，分两个阶段重建骨缺损，首先是在骨缺损处放置一个聚甲基丙烯酸置入物发生炎症，伴有炎症细胞的浸润和水肿，最终形成诱导膜的新组织；第二阶段是切开诱导膜，在膜内的空隙用自体松质骨移植物填充后，再选择合适的外固定架固定骨断端，可以观察到移植物逐渐皮质化合重塑。膜诱导技术主要适用于骨肿瘤导致的骨缺损骨损伤较长的病例。

（2）机械重建

近年来，关于肿瘤切除后大段骨损伤重建的文献均认为人工假体重建是首选的重建方法。人工假体重建的优点包括：术后即刻稳定，可以允许患者早期开始负重，患者恢复周期较短，较好的短期功能等。并且，随着3D打印技术的不断发展，对于骨盆、肩胛骨、锁骨等复杂部位的骨缺损，人工假体都可以很好地进行重建，提高了骨损伤修复的准确性，降低了不匹配并发症的发生风险。

（3）新型生物材料重建技术

用于修复重建骨肿瘤导致骨损伤的生物材料应该具有强度高、诱导成骨、生物可降解、能促进血管生成，且不引起免疫排斥反应或疾病传播等特点，目前比较成熟的是磷酸钙基材料。新型生物材料主要适用于填充骨肿瘤刮除后形成的腔隙性骨损伤上。

（七）康复

通过外科治疗仅能从解剖学上重建骨损伤，真正实现骨损伤的功能学重建或恢复，合理的康复治疗是必需的。

1.康复的重要性

在抗感染、抗血管痉挛、抗血栓及切口换药的骨科常规护理康复的基础上，加入早期康复因素，给予适当石膏托或者支具外固定的前提下，在手术医师的指导下有计划、分步骤地进行关节功能活动训练，有利于移植物成活，并且可有效地避免关节僵硬和肌腱粘连等并发症的发生，更有利于术后的功能康复，临床疗效更佳。

2.康复方案的实施

每个部位骨肿瘤导致的骨损伤康复策略有所不同，下面以自体腓骨修复桡骨远端长段骨缺损骨损伤为例进行说明。术后应给予适当的石膏托或支具外固定6~8周，石膏托远端过腕关节达掌指关节，近端过肘关节达上臂中段，各关节处于功能位。术后2周开始手指和肩关节的功能锻炼，如手的伸张与抓捏活动、肩关节的屈伸收展与旋转活动。6~8周拆除外固定，开始肘、腕关节的屈伸活动功能锻炼，不能作前臂的旋转活动，因为旋转活动对骨端的稳定性不利，不利于断端的愈合。功能锻炼遵循先被动后主动、先小后大、循序渐进的原则。同时给予患者适当的心理辅导，稳定患者的情绪，取得配合增强功能康复的信心。

3.注意事项

①注意做好患者的心理辅导，消除顾虑，增强信心，取得积极配合，才能有效地开展功能康复锻炼；②根据切口及骨痂愈合的时间来先后开展各关节的功能锻炼；③各关节的功能锻炼要遵循先被动后主动、先小活动度后大活动度、循序渐进的原则，为后期的进一步康复治疗打好基础。

二、转移性骨肿瘤导致的骨损伤

骨转移癌骨损伤是指原发于骨与软组织以外器官的恶性肿瘤，通过血液循环或淋巴系统，转移到骨骼所产生的继发性骨肿瘤，损害骨的完整性，引起疼痛、病理性骨折、脊髓压迫及高钙血症等骨骼相关事件（SREs），进而出现相应的骨损伤症状。

骨骼是继肺脏和肝脏之后第三常见的远处转移器官，中轴骨是骨转移癌中最常见的转移部位，依次排序为脊柱、骨盆、股骨近端、肱骨，其中，脊柱转移癌排序为胸椎、腰椎、颈椎。骨转移癌的原发灶根据转移概率从高到低的顺序，依次是乳腺癌、肺癌、前列腺癌、甲状腺癌、肾癌。

通过CT、MRI、PET、SPECT等影像学检查发现骨转移灶。

治疗晚期骨转移癌骨损伤往往需要多学科综合治疗（multidisciplinary treatment，MDT），可以使用化疗、激素治疗、靶向治疗或这些方案的组合。最近，出现了许多新的缓解骨转移癌骨损伤的治疗方案，如立体定向体外放射治疗、放射性药物、椎体成形术、经皮椎弓根螺钉微创脊柱稳定术、髋关节成形术、栓塞术、热消融技术、电化学疗法和高强度聚焦超声波。这些技术对那些可能无法从手术或放疗中获益的病人是非常有益的。

（一）流行病学

骨转移癌骨损伤的流行病学在不断变化发展，随着癌症的靶向治疗、免疫治疗等发展，患者生存时间逐年增加，骨转移癌骨损伤的发病率不断增加。Coleman和Rubens在回顾性研究中发现，发生骨转移癌骨损伤的概率分别为：乳腺癌（70%）、肺癌（30%~40%）、前列腺癌（68%）、甲状腺癌（60%）、肾癌（20%~25%）。

Bubendorf L和Kimura T在文献中报道：乳腺癌和前列腺癌的患者中发生骨转移概率为70%~90%，肺癌、甲状腺癌、肾癌的患者中发生骨转移概率为37%~50%，一些血液系统恶性肿瘤（包括淋巴瘤、多发性骨髓瘤（60%））的患者也会出现骨损伤；44%~50%的骨转移患者出现SREs，脊柱转移的概率为：胸椎（60%~70%）、腰椎（20%~30%）、颈椎（约10%）。

据Selvaggi G报道，当骨转移癌确定后，乳腺癌中位生存期为2~3年，前列腺癌为2年，肺癌和肾癌不到1年，多发性骨髓瘤或淋巴瘤发生SREs患者的5年生存率分别为34%和64%。

乳腺癌发病率在女性恶性肿瘤中排第1位，且年轻女性乳腺癌发病率逐渐上升，1999—2008年全国流行病学研究发现，中国乳腺癌的平均诊断年龄比西方国家早了大约10年。2018年全球确诊超过210万例，死亡约63万例。在我国，发病率和死亡率分列女性恶性肿瘤第1位及第5位，人口标化率分别为31.54/10万及6.67/10万，年均新发病例26.86万例，因病死亡6.95万例。随着疾病筛查、诊断、手术和医疗手段的进步，乳腺癌患者的生存时间明显延长，在全球乳腺癌诊断后的平均5年生存率为61%，发展中国家为57%，发达国家为73%。

最新2018年国家癌症中心发布的数据显示，2014年肺癌发病率为57.13/10万人，总体发病人数78.2万，死亡人数62.6万人，肺癌发病率及死亡率仍居全国众癌之首且发病隐匿，确诊时约50%为晚期（Ⅳ期），骨转移后患者的中位生存时间仅为6~10个月，经过治疗后1年生存率仅为40%~50%，46%的肺癌骨转移患者并发SREs，患者生存时间将缩短一半。

在欧美发达国家，前列腺癌居男性肿瘤发病率首位，由于我国前列腺癌筛查和早期诊断尚不普及，部分患者确诊时已经处于晚期，大多数患者最终会发展为转移性去势抵抗性前列腺癌（mCRPC），骨转移在mCRPC男性中很常见，30%的患者在去势抵抗后2年内发生，而90%的患者在病程中发生。mCRPC诱导的骨转移患者的整个骨骼都会出现病变，这些患者的5年生存率为47%。

甲状腺癌仅占所有报告的恶性肿瘤的3%，在分化型甲状腺癌（DTC）和低分化甲状腺癌（PDTC）患者中，5年和10年生存率分别为61%和27%，发生骨转移癌的患者占所有甲状腺癌（TC）患者的4%~13%。Farooki等人报道，在患有BM的DTC患者中，有78%的SREs发生率；中位数为10.7个月后，65%的患者再次出现SREs。

肾癌约占成人恶性肿瘤的3%，肾细胞癌（RCC）占肾癌的90%~95%，在转移性肾细胞癌（mRCC）患者中发生骨转移的比例约为29.5%。发生骨转移的中位时间为

2~3年，肾癌转移患者中骨是唯一转移部位者约占20%。70%至85%的患者在病程中至少经历过一次SREs，大部分患者（80%）接受了放疗，约三分之一的患者接受了骨手术，近20%的患者经历了病理性骨折，26%的患者出现了脊髓压迫。

除此之外，多发性骨髓瘤（multiple myeloma，MM）是一种克隆浆细胞异常增殖的恶性疾病，是血液系统第二常见恶性肿瘤，多发生于老年。多发性骨髓瘤骨病是指由于骨髓瘤溶骨破坏导致的SREs等一系列临床并发症，发生率高达80%以上。

（二）发病机制

骨转移癌的生物学特性是由肿瘤细胞的内在特征及骨微环境相互作用决定的，骨转移癌骨损伤按病变特征可分为以下三种类型：溶骨性、成骨性和混合型，分别取决于占主导地位的是骨破坏（或/和）骨沉积。溶骨性转移癌往往更具侵袭性，多来自乳腺癌、非小细胞肺癌、甲状腺癌、肾癌、多发性骨髓瘤，约占转移癌的70%；而成骨性病变常来自前列腺癌和膀胱癌，约占骨转移癌的10%；混合型多来自前列腺癌、乳腺癌，约占20%。

在骨转移过程中，肿瘤细胞通过释放一些因子，改变成骨细胞形成骨的因素和增加破骨细胞对矿化骨的吸收，破坏正常的骨平衡；反过来，再从重新吸收的骨基质中释放的生长因子，促进了骨骼肿瘤的生长，形成了一个导致骨破坏的反馈循环。除了骨细胞，骨髓细胞（免疫细胞、内皮细胞、脂肪细胞和神经细胞）也参与了肿瘤的骨转移，新的靶向药物研究开发就是基于对肿瘤细胞和骨髓微环境中的细胞之间的信号传导机制。

骨转移癌骨损伤是一个循序渐进的过程，包括肿瘤细胞在骨髓中定植、对微环境的适应、癌巢的构建、对正常骨细胞的破坏、吸收骨基质中释放的信号，促进骨转移瘤生长。

骨转移癌骨损伤在新的微环境内，至少包括四个步骤：定殖（循环癌细胞进入骨髓）、休眠（癌细胞适应骨微环境并保持休眠）、重新激活（癌细胞从休眠状态切换到活跃增殖状态）和重建（癌细胞破坏原始骨结构和功能）。

丝氨酸/苏氨酸激酶（AKT）信号转导是一种调节细胞代谢、增殖、存活和血管生成以响应各种细胞外信号的中心途径，通常，骨转移癌的形成与AKT信号的激活相关，在实验性抑制AKT后，转移受到抑制。此外，肿瘤细胞衍生因子可以激活骨细胞中的AKT途径，促进骨细胞的分化和活性。

核因子-κB配体（RANKL）途径的受体激活剂RANK在许多细胞表面表达，如乳腺上皮细胞、树突状细胞、乳腺癌细胞、破骨细胞前体、成熟破骨细胞、前列腺癌细胞等，RANKL是RANK的相关配体；骨保护素（OPG）是一种由间充质细胞衍生的细胞分泌的可溶性糖蛋白，OPG可以竞争性地抑制RANKL与RANK的结合，从而抑制破骨细胞的分化和成熟，达到骨保护的效果。成骨细胞分泌的RANKL与其在破骨细胞前体上的RANK结合，导致成熟破骨细胞的形成和破骨细胞介导的骨吸收。在乳腺癌、前列腺癌和肺癌中，肿瘤细胞可以高表达RANK，可能与骨转移率增高有关。

高表达E-选择素的血管内皮细胞分泌的趋化因子（chemokine ligand-12，CXCL-12；chemokine receptor-4，CXCR-4）、内皮细胞衍生的细胞外基质蛋白（thrombospondin-1，TSP-1）在体内可以诱导癌细胞的持续休眠，当TSP-1表达减少，且促进肿瘤生长的前转移因子（periostin、tenascin、fibronectin）表达增强时，可以促进癌细胞增殖和骨转移形成。

一些肿瘤优先转移到骨骼，而其他肿瘤很少转移到骨骼。这表明肿瘤类型与转移部位的微环境可能存在关联。由于转移瘤本应避开血液和靶器官的免疫监视，因此存在“种子和土壤”假说。该假设易发生转移的器官是转移肿瘤细胞（“种子”）和转移部位微环境（“土壤”）之间良好相互作用的产物。当原发肿瘤细胞与骨微环境相容时，将发生骨转移。这种偏好的原因包括：向红骨髓的有效输送、趋化因子梯度、造血干细胞（HSC）生态位的沉积以及骨重塑区域提供的促进生长的土壤。

（三）临床特征

骨转移癌骨损伤通常会引发SREs，降低了患者生活质量和总生存率。SREs常见的症状有骨痛、病理性骨折、脊髓压迫及高钙血症。

1.骨痛

在骨转移癌骨损伤所有症状中，骨痛（cancer-induced bone pain，CIBP）是最常见的，是一种严重影响功能和生活质量（quality of life，QoL）的致残、慢性、病态状态。

CIBP的特点是复杂的多因素病理生理机制，涉及肿瘤细胞、骨细胞、炎症微环境和神经元组织等，有可能无法完全缓解疼痛；因此，目标应该是达到允许患者接受的QoL的最低可能疼痛水平。因此，建议采用外科、放射、医学和行为技术的多模式方法来管理CIBP。

CIBP严重程度的评估：对药物产生耐药性，并且导致长期频繁住院；身体和社会行为能力的下降，导致患者抑郁、焦虑和心理痛苦增加。

CIBP的病理生理可能涉及炎症、缺血性、压迫性神经病机制，因此，疼痛可以是伤害性的、内脏性的或神经性的，CIBP与外周和中枢分泌的促炎介质（前列腺素、白介素-1、肿瘤坏死因子等）增加相关，导致神经元超敏状态。

2.病理性骨折

一部分患者以骨转移癌伴发病理性骨折为首发症状，如果骨折是自发发生的或在低能量创伤后发生的，或者如果患者在骨折前几天经历过严重的局部疼痛，则很可能是病理性骨折。

当患者患有已知的癌症，发生骨转移癌病理性骨折通常预示着病情的恶化；骨折部位先发生肿胀后出现骨折也暗示骨转移癌骨损伤可能，大于50岁患者骨转移癌骨损伤更常见。

3.脊髓压迫

椎体转移癌骨损伤压迫或并发病理性骨折压迫相应节段脊髓或神经根，可导致肢体麻木或无力、大小便失禁、截瘫等症状。

4.高钙血症

高钙血症骨转移的一个重要代谢并发症，是骨转移癌骨损伤的致死原因之一，通常与破骨细胞的骨吸收增加、副肿瘤分泌的甲状旁腺激素相关肽（PTHrP）或25-OH-D_3异常激活有关。临床表现多种多样，包括恶心呕吐、胃肠道症状、急性肾功能不全、意识紊乱、昏迷甚至死亡等。

5.非转移性肿瘤相关骨损伤

（1）肿瘤诱发的骨软化症

肿瘤诱发的骨软化症（tumor-induced osteomalacia，TIO）是一种罕见疾病，主要由间质肿瘤引起，如硬化血管瘤、血管肉瘤、巨细胞修复性肉芽肿等。本病的病因尚不清楚，某些肿瘤可产生诸如成纤维细胞生长因子-23（FGF-23）的磷酸化蛋白，引起磷利尿。检测FGF-23有助于诊断TIO，FGF-23也被常于TIO患者的随访。

（2）甲状旁腺瘤引发钙磷代谢异常

甲状旁腺瘤临床表现有很大的差异，患者可能出现多种体征和症状，包括反复肾结石、消化性溃疡、精神变化，以及较不常见的骨骼变化。骨骼变化范围从单纯的骨质减少到骨吸收、骨囊肿，以及非常罕见的棕色肿瘤。

继发性甲状旁腺功能亢进（secondary hyperparathyroidism，SHPT）是甲状旁腺瘤的常见并发症，作为维持矿物质稳态的适应性反应。SHPT是慢性肾脏疾病矿物质和骨骼疾病（CKD-MBD）的一部分，包括血清钙、磷酸盐、PTH、维生素D和FGF-23的变化、骨骼异常和血管钙化。

患者表现为高钙血症、低磷血症、PTH升高，以及骨密度降低。在更严重的情况下，由于脊髓受压，可以观察到病理性骨折、肌肉力量下降、感觉丧失甚至瘫痪。这种复杂的疾病与发病率和死亡率的增加相关。

（四）诊断

1.X线

是最基本的方法，应与临床症状和ECT联合使用，单独使用时敏感度低，难以发现早期骨转移灶，在其他影像学检查发现异常时，用来评估骨质破坏程度及评价病理性骨折的风险。

2.CT

比X线敏感度高，可精确地显示骨质破坏范围及软组织肿块，可诊断骨转移癌骨损伤并评价骨质破坏程度；增强CT可以显示骨转移癌的血供、与邻近血管关系、是否突入椎管等。对于SPECT检查阳性而X线阴性、有局部症状、怀疑有骨转移、MRI禁忌的患者诊断价值尤其高，但对骨皮质早期转移、骨髓浸润患者CT诊断的敏感度较低。

3.MRI

对骨转移的诊断有较高的敏感度和特异性，能准确显示转移灶侵犯的部位、范围及周围软组织受侵犯的情况，敏感度优于单光子发射计算机断层扫描（single photon emission computed tomography，SPECT），尤其适用于伴有神经症状的脊柱转移灶，评估脊髓和神经根受累情况。当怀疑骨转移但全身骨显像和CT均不能确定时，可行MRI检查，对骨髓腔早期转移灶有较高的敏感度，是评价骨转移骨髓浸润的首选检查，但对骨皮质转移的诊断有一定局限性。

4.放射性核素骨扫描

放射性核素骨扫描是指同位素全身骨扫描，通过放射性核素或其标记化合物检测骨组织的形态或代谢异常，以诊断骨骼和关节疾病。它与X线的检查不同之处是检查前先要注射放射性的药物，等骨骼充分吸收2~3个小时之后再用探测放射性的显像仪器，探测全身骨骼放射性的分布情况。骨扫描比X线发现病灶要早，最早可达3~6个月，在临床上广泛应用于继发性的骨肿瘤、转移性骨肿瘤、恶性原发性骨肿瘤以及无菌性的骨坏死、股骨头缺血等病变的诊断。

5.PET/CT及PET/MRI

^{18}F-FDG PET/CT对于溶骨性及骨髓转移的灵敏度高，而^{18}F-NaF PET/CT对于成骨性转移的灵敏度高，优于^{99m}Tc-MDP SPECT骨显像。对前列腺癌原发病灶为神经内分泌癌或经ADT治疗发生神经内分泌分化的转移灶的判定，目前认为^{18}F-FDG PET/CT优势明显。最近，^{18}F-PSMA还可以与多种放射性核素（如^{177}Lu）稳定结合，用于放射性靶向治疗和放射免疫引导手术，实现诊疗一体化，为骨转移癌的临床决策提供新的视角。

PET/MRI集合了PET及MRI的多重优势，与PET/CT相比，可更早发现更小、更多的骨转移病灶，但临床应用效价比有待进一步分析。

6.病理检查

骨病灶的组织病理学检查是诊断骨转移癌骨损伤患者的金标准。如果临床上可行，应积极对可疑骨病灶进行组织学检查以明确诊断，尤其是首次出现的可疑转移灶和单发骨病灶。

组织病理学检查应遵循肌肉骨骼系统肿瘤活检取材的原则，对于特殊解剖部位可在影像学引导下进行。活检方式主要有粗针穿刺活检和切开活检。活检前应完善患处CT或MRI扫描，以进行全面的术前规划，尽量避开坏死区域，选取活跃溶骨性区域取材。原则上应避开重要血管神经束，穿过最少的组织解剖学间室。取材量应满足常规组织病理学及分子病理学诊断的要求。

7.分子生物学检查

应同时对转移灶的分子分型进行判断，尤其在治疗反应不符合原发灶肿瘤分子分型特点，及原发病灶分子分型不明确的患者中更为重要。

药物靶点检测：不能作为骨转移诊断的方法。仅在相关靶向药物可及的情况下，为治疗困难，进展迅速的特殊类型乳腺癌骨转移患者提供挽救治疗思路。

8.骨代谢的血清学检查

骨代谢的生物化学标记可反映骨转移癌骨损伤过程中骨吸收和形成速度，提示骨破坏和修复程度，是近期发现可潜在用于诊断和监控疾病进展的新技术，但除了碱性磷酸酶（ALP）以外，其他的指标暂不建议临床常规使用，ALP可作为骨转移灶骨质破坏或修复的参考标志物。

反映溶骨代谢水平的标记有：Ⅰ型胶原羧基末端肽（carboxyterminal propeptide of type Ⅰ procollagen，ICTP），Ⅰ型胶原N末端肽（n-telopeptide of type Ⅰ collagen，NTX）、Ⅰ型胶原α1羧基末端肽（CTX）、骨唾液蛋白（bone sialoprotein，BSP）等；反映成骨代谢水平的标记有：骨特异性碱性磷酸酶（BALP）、ALP、Ⅰ型溶胶原N末端肽（PINP）等。

肺癌骨转移患者的ICTP、尿NTX-Ⅰ、血清NTX-Ⅰ、吡啶啉（pyridinium，PYD）和脱氧吡啶啉（deoxypyridinoline，DPD）等浓度高于无骨转移患者。

前列腺癌骨转移患者的ICTP、CTX-Ⅰ、BALP、抗酒石酸酸性磷酸酶5b（tartrate-resistant acid phosphatase-5b，TRACP-5b）等浓度高于无骨转移患者。

乳腺癌患者血清中的PINP、CTX和ICTP等，可以预测乳腺癌患者骨转移发生的风险。

（五）评估

骨转移癌骨损伤患者的生活质量因骨骼相关事件而降低，如顽固性疼痛、被迫固定、高钙血症、脊髓压迫和病理性骨折。骨转移癌骨损伤具有症状重和致残率高的特点。SREs导致骨转移患者的行动能力丧失以及生活质量的严重下降，并对晚期癌症患者的生命安全产生严重威胁。诊断与鉴别诊断的准确性是患者治疗获益的根本，并可能影响患者的预期寿命。因此，必须对每个患者进行反复评估，以优化其预期寿命和治疗效果，同时将发病率降至最低。

治疗骨转移瘤的患者需要仔细检查、系统和有计划的方法，应该在多学科团队和专业肿瘤中心进行管理和协调。

1. 生存期的评估

制定治疗策略时首先需要准确预测生存期。生存期评估的目的是制定合理的治疗策略，既能延长患者生存期，又能提高患者生活质量。1年生存期被认为是“长期”生存期，与手术的中位生存期大致吻合，并且在考虑持久效果的最佳手术策略时很重要。

生存预后评分系统常用的有Tokuhashi修正评分，Bauer评分，Tomita评分，Katagiri评分，Sioutos评分，van der Linden评分，Oswestry脊柱风险指数（OSRI），新英格兰脊柱转移瘤评分系统（NESMS），国际骨肿瘤研究组提出的SORG机器学习模型。

表54-4　Tokuhashi修正评分

大项	小项	评分
全身情况（根据Karnofsky功能评分确定）	差	0
	中等	1
	良好	2
脊椎外骨转移灶数目（以全身同位素骨扫描为准）	≥3个	0
	1~2个	1
	0个	2
受累脊椎数目（以全身同位素骨扫描为准）	≥3个	0
	2个	1
	1个	2
主要脏器转移灶（头部CT、胸腹部CT或B超确定）	不能切除	0
	可以切除	1
	无转移灶	2
原发肿瘤部位	肺、胃肠道、食道、膀胱和胰腺	0
	肝、胆囊、原发灶不明者	1
	淋巴、结肠、卵巢和尿道	2
	肾脏、子宫	3
	直肠	4
	甲状腺、乳腺、前列腺	5
瘫痪情况（根据Frankel神经功能分级确定）	完全瘫（Frankel分级AB）	0
	不全瘫（Frankel分级CD）	1
	无瘫痪（Frankel分级E）	2

在Tokuhashi修正评分系统中，总分0~8分、9~11分、12~15分，预示着患者的预期生存时间分别为6月以下、6~12月、12月以上。

表54-5 Tomita评分

大项	小项	评分
原发肿瘤的部位及恶性程度	原发于乳腺、甲状腺、前列腺、睾丸等生长较慢的恶性肿瘤	1
	原发于肾脏、子宫、卵巢、结直肠等生长较快的恶性肿瘤	2
	原发于肺、胃、食管、鼻咽、肝、胰腺、膀胱、黑色素瘤、肉瘤(骨肉瘤、Ewing肉瘤、平滑肌肉瘤等)等生长快的恶性肿瘤、其他少见的恶性肿瘤以及原发灶不明者	4
内脏转移情况	无内脏转移灶	0
	内脏转移灶可通过手术、介入等方法治疗者	2
	内脏转移灶不可治疗者	4
骨转移情况(以全身同位素骨扫描为准)	单发或孤立脊柱转移灶	1
	多发骨转移(包括单发脊柱转移灶伴其他骨转移、多发脊柱转移伴或不伴其他骨转移)	2

Tomita评分2~3分者，预期寿命较长，外科治疗以长期局部控制脊柱转移瘤为目的，对肿瘤椎体采取广泛性或边缘性肿瘤切除术；4~5分者，以中期局部控制肿瘤为目的，可行边缘性或囊内肿瘤切除术；6~7分者，以短期姑息为目的，可行姑息减压稳定手术；8~10分者，以临终关怀支持治疗为主，不宜手术。

表54-6 新英格兰脊柱转移瘤评分系统（NESMS）

NESMS特点	点数分配
1.改良 Bauer评分	
无内脏转移(1分)	–
原发肿瘤不是肺癌(1分)	–
原发肿瘤是乳腺癌、肾癌、淋巴瘤或骨髓瘤(1分)	–
单骨转移(1分)	–
改良 Bauer评分≤2	0
改良 Bauer评分≥3	2
2.步态功能	
无法自主行走	0
可自主行走	1
3.人血白蛋白	
<3.5 g/dL	0
≥ 3.5 g/dL	1

新英格兰脊柱转移瘤评分系统（NESMS）考虑了原发性肿瘤特征和癌症负担，以改良的Bauer评分为特征，非卧床状态（代表预处理功能）和人血白蛋白（代表一般健康状况和耐受治疗的能力）。得分为0的患者的1年术后生存率为18.5%，得分1和2的患者的术后1年生存率分别为34.9%和46.2%，得分为3的患者为68.3%。

2.治疗方案的评估

针对脊柱转移性病灶，常用的有改良SINS评分、NOMS流程图、Tokuhashi评分，Tomita评分、ESCC分级等。

（1）脊柱稳定性评估

常用的脊柱稳定性评估方法是SINS评分，对不稳定或潜在不稳定病变的敏感性和特异性分别为96%和80%。SINS的目的是改善不同医学专家之间的交流和转诊，已被广泛用于评定脊柱不稳定程度。此外，SINS已被纳入多种治疗指南，使其对脊柱肿瘤相关不稳定的报告和定义更加统一，同时使不稳定脊柱转移的治疗方法更加标准化，并最终改善临床结果。

（2）脊髓压迫程度评估

常用脊髓压迫程度评估是硬膜外脊髓压迫（epidural spinal cord compression，ESCC）分级，是一种可靠和信息丰富的工具，可以指导治疗决策，该量表考虑了放射肿瘤学的最新进展和脊柱肿瘤手术治疗的相关修改。

（3）设计治疗方案

现代转移性脊柱肿瘤的治疗框架必须强调持久的肿瘤控制，尽量减少与治疗相关的发病率，同时考虑有效的药物、放射和手术治疗方案来实现这一目标。NOMS流程图提供了一个促进决策和优化患者护理的框架。

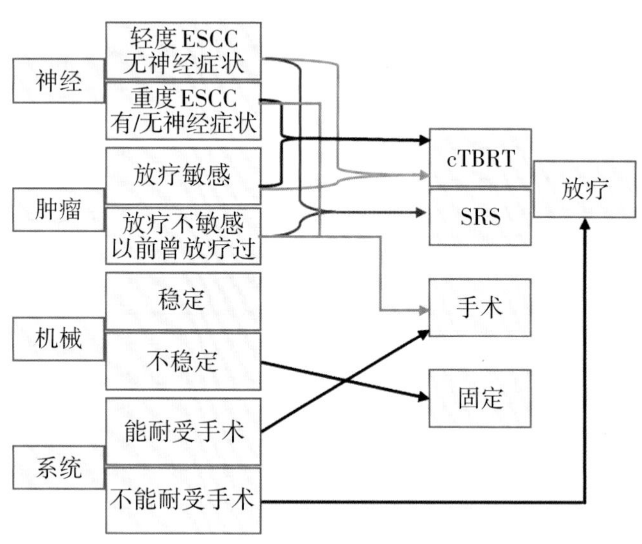

图54-1

cEBRT常规外放疗；ESCC硬膜外脊髓压迫；SRS脊柱立体定向放疗。

（4）病理性骨折风险评估

Mirel's评分系统是临床上常用于病理性骨折风险评估的方法，确保基于客观的临床和X线特征对每个危险因素进行准确分析。该系统根据风险程度为每个风险因素分配1分、2分或3分，最高可获得12分。在判断即将发生的骨折风险时，这些因素的总和应该比任何单一因素提供更大的准确性。

3.治疗疗效的评估

骨转移癌骨损伤患者在接受药物、放疗、手术等过程中，应根据治疗周期进行治疗疗效评估，以判断治疗的有效性。疗效评价主要从患者症状、实验室检查及影像学检查等多个方面综合进行。

一般来说，患者主观骨痛症状的减轻，骨损伤边界清晰化、密度增高，软组织包块体积缩小，骨损伤中心出现液化坏死，ECT或PET-CT提示摄取减少等，均可能提示骨损伤治疗有效。

治疗后疗效评估系统有疼痛等级评分、QLQ-BM22亚量表评分、QLQC15、QLQ-C30、生物标志物评估（包括碱性磷酸酶和乳酸脱氢酶）以及中位总生存时间。次要评估指标包括并发症类型以及主要和次要并发症的比率。

4.恶病质评估

难治性恶病质是骨转移癌骨损伤终末期的一种常见表现，与WHO提出的患者表现状态和预期寿命小于3个月的有限自我护理或完全残疾情况相对应。此时，患者预计不会受益于任何体重管理治疗，治疗干预仅限于缓解恶病质相关并发症，因此强调了患者治疗过程中评估的重要性。

存在以下一种或多种症状，患者被视为恶病质：①过去6个月内体重下降>5%；②体重下降>2%，体重指数（BMI）低于20；③体重下降>2%，上臂中部肌肉面积（MUMA）检测到的肌减少（男性<32 cm^2；女性<18 cm^2），双能X射线吸收测定法（DXA）测定的阑尾骨骼肌指数（男性<7.26 kg/m^2；女性<5.45 kg/m^2），计算机断层扫描（CT）测定的腰椎骨骼肌指数，男性<55 cm^2/m^2；女性<39 cm^2/m^2），或生物电阻抗法（BIA）测定无骨脂肪质量指数（男性：<14.6 kg/m^2；妇女：<11.4 kg/m^2）。

（六）治疗

骨转移癌骨损伤的治疗需要多学科综合治疗（MDT），化疗、放疗、激素、靶向治疗、外科手术干预等多种手段的综合方案。骨转移癌骨损伤患者的治疗目的是减轻疼痛和提高生活质量，治疗决策主要取决于其位置、患者的一般情况和迄今为止患者所接受的治疗，通常是局部治疗和全身治疗相结合。

1.治疗目标

骨转移癌骨损伤总的治疗目标是：延长生存时间、缓解症状、降低骨折风险和提高生活质量（QoL）。随着寡转移、微创手术、立体定向消融RT（SABR）、放射外科（SRS）、热消融和免疫、靶向等全身抗癌治疗新概念的出现，多学科治疗骨转移癌骨损伤的方案发生了质的转变，其治疗目的也相应添加了日常生活活动（ADL）和功能的保持。

2.治疗原则

（1）患者治疗的预期寿命应超过治疗的恢复时间。

（2）所有骨损伤区域以及随后可能损伤的区域都应在干预处理的范围内。

（3）治疗后应能尽早负重，并且能延长患者的预期寿命。

（4）多学科综合治疗，个性化制定治疗方案。

3.治疗方案

（1）病因治疗

原发病灶癌症的治疗方案应参考相应的治疗指南。

（2）骨转移癌导致骨痛（CIBP）的管理

CIBP处理原则：根据患者病情、体力状况、疼痛的部位及其特点，采取恰当的综合治疗手段，达到消除疼痛，提高生活质量的目的。

CIBP的管理需要多学科方法，包括非治疗措施以及治疗措施（手术、放射治疗和消融治疗）。

医学治疗包括全身抗癌疗法（SAT）、镇痛剂、破骨细胞抑制剂疗法和骨靶向放射药物疗法。

消融疗法包括冷冻消融、微波消融、射频消融和高强度聚焦超声。

手术措施包括重建不稳定的脊柱或固定即将发生的骨折、椎体成形术和脊髓减压手术。这些措施通常需要6个月以上的预期寿命和良好的全身状态。通常需要结合外束RT或立体定向体RT作为额外疼痛控制的辅助治疗。

止痛药物应遵循世界卫生组织癌症疼痛治疗的基本原则，即首选口服及无创途径给药、依照阶梯给药、按时给药和个体化给药，同时注意具体细节。合理用药可使多数患者的疼痛得到良好控制；对于严重疼痛，服用强效阿片类药物；除了镇痛药，皮质类固醇可用于治疗多种骨骼疾病的疼痛。此外，肿瘤骨转移患者因疼痛和行动受限等因素还常合并焦虑及抑郁等精神症状，对于此类神经性和混合性疼痛，建议将镇痛药与抗抑郁药或抗惊厥药联合使用。

（3）内分泌治疗

内分泌治疗是骨转移癌骨损伤治疗中最基本的治疗方式，主要方式有：手术和激素药物、受体抑制剂、生物合成抑制剂。

①乳腺癌骨转移

对于激素受体阳性、Her-2阴性、不伴广泛的或症状明显的内脏转移的乳腺癌骨转移患者可优先考虑内分泌治疗。

芳香化酶抑制剂+CDK4/6抑制剂、氟维司群+CDK4/6抑制剂、单药氟维司群等均为可选方案，近年来，HDAC抑制剂、PI3K抑制剂等亦有循证证据。

应参考患者在辅助治疗阶段及复发转移后使用内分泌药物的种类、时间和月经状态进行。对于既往内分泌治疗有效（临床有效或持续稳定）的患者，无论是否绝经，仍有可能从后续内分泌治疗中获益，故在疾病进展后可换用其他不同机制的内分泌药物治疗。

连续三线内分泌治疗无效通常提示内分泌治疗耐药，应换用化疗。治疗药物详见乳腺癌治疗指南。

②前列腺癌骨转移

雄激素剥夺治疗（androgen deprivation therapy，ADT）是骨转移前列腺癌的基础治疗。内分泌治疗主要方式有：手术或药物单纯去势、雄激素受体抑制剂、雄激素生物合成抑制剂、最大限度雄激素阻断（maximal androgen blockade，MAB）。

阿帕鲁胺（apalutamide）是一种新的非甾体雄激素受体抑制剂，其与雄激素受体的结合力是比卡鲁胺的7-10倍，能够强效抑制雄激素受体的功能，SPARTAN临床试验研究显示阿帕鲁胺相比安慰剂能明显延长非转移去势抵抗性前列腺癌患者无转移生存期的中位时间（40.5月 vs. 16.2月）。

恩杂鲁胺也是非甾体雄激素受体阻断剂，其与雄激素受体的结合力是比卡鲁胺的5-8倍，能够强效抑制雄激素受体的功能。AFFIRM临床试验显示，对于经过多西他赛化疗的CRPC患者，口服恩杂鲁胺组较安慰剂组能明显延长总生存率（18.4月 vs. 13.6月）。

醋酸阿比特龙是雄激素生物合成抑制剂，通过抑制雄激素合成途径的关键酶CYP17，从而抑制睾丸、肾上腺、前列腺癌细胞的雄激素合成。国际COU-AA-301研究表明，对于多西他赛化疗后进展的转移性去势抵抗性前列腺癌（metastatic castration-resistant prostate cancer，mCRPC）患者，醋酸阿比特龙联合泼尼松治疗组较安慰剂联合泼尼松组能明显延长患者中位生存期（15.8月 vs. 11.2月），降低死亡风险26%。

（4）化疗方案

根据病理及分子生物学结果制定化疗及免疫靶向治疗方案。

①化疗

骨转移患者在经过手术和或放疗的局部治疗后，采用全身新辅助或辅助抗癌化疗。对于激素受体阴性、Her-2阳性、伴有广泛的或有症状的内脏转移、疾病发展较快以及激素受体阳性但对内分泌治疗无效的乳腺癌骨转移患者应考虑化疗。

联合化疗通常起效快，作用强，有更好的客观缓解率，适合肿瘤生长较快、肿瘤负荷较大或广泛内脏转移的患者，但是常伴有明显的不良反应，可能影响患者的生存质量且生存获益有限。

对于肿瘤生长较慢、肿瘤负荷较小、无明显症状，难以耐受联合化疗的患者可考虑单药序贯化疗。单纯骨转移患者一般不采用联合化疗。化疗方案详见乳腺癌治疗指南。

对于乳腺癌骨转移患者，应尽量再次检测骨转移灶的Her-2状态，对Her-2阳性（免疫组织化学强阳性或荧光原位杂交检测显示HER-2基因扩增）的乳腺癌骨转移患者，应以抗Her-2治疗作为基础。抗Her-2治疗一线方案应首选曲妥珠单抗（trastuzumab）及帕妥珠单抗（pertuzumab）双联靶向抗Her-2治疗联合紫杉类药物。治疗药物详见乳腺癌治疗指南。

②免疫治疗

在骨微环境内骨髓免疫对癌细胞生长进展有着复杂作用和机制，引起了学者们对消除骨转移癌的新型免疫治疗干预潜力的关注。

肿瘤细胞可以促进骨髓细胞产生促炎症细胞因子，如白细胞介素-6（IL-6）和肿瘤坏死因子-α（TNFα），以及促进增殖和血管形成的生长因子，包括TGFβ和血管内皮生长因子（VEGF）。

癌细胞招募骨髓细胞进入原发肿瘤微环境，在那里它们可以抑制抗肿瘤免疫力，促进慢性炎症，导致癌细胞增殖和扩散。

阻断免疫检查点是目前肿瘤免疫治疗中研究最多、应用最广泛的方法之一。免疫检查点，如程序性细胞死亡蛋白1（PD-1）、程序性细胞凋亡配体1（PD-L1）和细胞毒性T淋巴细胞相关蛋白4（CTLA4），是介导肿瘤免疫逃逸的最重要的信号分子。

2011年美国食品和药物管理局（FDA）批准第一种CTLA-4抑制剂（ipilimumab），PD-1抑制剂（尼沃单抗、彭布罗珠单抗）和PD-L1抑制剂（atezolizumab、阿维鲁单抗和杜伐单抗）。

③靶向治疗

由于纳米颗粒或微球和具有可控性质的可植入生物材料发展，靶向和局部药物递送系统可以优化化疗药物的生物分布。

药物递送动力学可以通过智能和持续/局部药物递送系统进行优化，以实现器官靶向响应性递送和持续递送。

这些精心制造的药物递送系统具有特殊的基质、结构、形态和修饰，可以通过整合多种药物或多种功能，最大限度地减少系统递送引起的意外毒性，实现组织器官、甚至细胞器的靶向递送，并达到预期效果。

（5）骨改良药物

①双磷酸盐类

双膦酸盐类药物（BPs）是一类用于防止骨转移和干预恶性肿瘤骨相关事件的重要药物。BPs能够紧密地结合在钙化的骨基质上，通过抑制破骨细胞的活性和或减少破骨细胞的数量，抑制骨吸收，可用于治疗骨质疏松症、恶性肿瘤骨转移以及并发的高钙血症等。

影像学检查提示有骨破坏或骨转移癌时，如无应用禁忌证，均推荐应用骨改良药物治疗，只存在骨转移风险（LDH或ALP增高）但未确诊骨转移癌的患者不推荐使用骨改良药物治疗。随机临床试验证实，双磷酸盐的应用可明显降低骨痛、病理性骨折、高钙血症等骨相关事件的发生，改善患者的生存质量。

双膦酸盐类药物目前已发展至第三代，第三代双膦酸盐延长了侧链，药物活性进一步增强，如加入饱和羟链的伊班膦酸钠和环状结构的唑来膦酸。第三代双磷酸盐药物（唑来膦酸、伊班膦酸钠和因卡膦酸二钠）除能减轻症状，还能降低骨转移的高钙血症，增加骨质密度，减少骨代谢紊乱。

确诊骨转移癌骨损伤患者首选推荐唑来膦酸及伊班膦酸，用于治疗骨转移的中位时间为9~18个月，每3个月1次的使用可有效预防SREs的发生，持续给药18~24个月能够明显降低SREs的发生率。

即使在应用双膦酸盐治疗过程中发生SREs，仍建议继续用药，并根据患者获益情况考虑是否长期用药。

药物性颌骨坏死是一种因为治疗颌骨以外的疾病需要使用双膦酸盐类药物或其他靶向药物后而发生的严重颌骨坏死并发症，发生率为1%~9%。药物性颌骨坏死多发生于下颌骨（约2/3以上），约1/4发生于上颌骨，也可上下颌骨同时累及。治疗前需要口腔评估，定期随访，做好自身的口腔护理。

治疗过程中应尽早补钙并定期监测血清钙或钙离子含量，避免严重低钙血症的发生。用药前应进行肾功能评估，用药过程中定期监测肾功能，及早发现肾脏损伤并尽早予以必要的干预措施。

流感样症状相对其他不良反应发生率高，但多为一过性，且通过对症处理可明显缓解，必要时可予以预防用药。

②地舒单抗

研究显示地舒单抗可以延迟骨转移癌患者SREs发生时间，降低SREs发生次数，效果优于双膦酸盐。

地舒单抗通过与RANKL结合，从而抑制破骨细胞表面受体RANK及其下游信号通路的激活，使破骨细胞前体分化受损，从而使破骨细胞的增殖和功能受损甚至凋亡。

地诺单抗有一个方便的、每4周一次的皮下给药计划，建议使用120毫克。与地诺单抗相关的罕见但严重的毒副作用包括颌骨坏死、低钙血症和非典型股骨骨折事件，治疗中止后有多处椎体骨折的报道。

（6）放疗

放疗的选择取决于许多因素，包括疾病状态、总体生存预后、合并症、对未来全身治疗的可能耐受性、肿瘤是否对辐射敏感、患者是否曾接受过辐射、受累程度、从发病到诊断的时间以及诊断时的活动状态。淋巴瘤、骨髓瘤、小细胞肺癌、前列腺癌、乳腺癌和卵巢癌对辐射相对敏感。

恶性骨骼转移的放射治疗的主要目的是：缓解骨疼痛，降低病理性骨折的风险，抑制病变进展。放疗不仅是原发病灶的主要治疗方式，也是骨转移癌的有效治疗手段。放疗方式分为体外照射和体内照射。

①体外照射

体外照射是骨转移瘤姑息性放疗的首选方法，能达到缓解疼痛、预防病理性骨折、缓解脊髓压迫症状和促进病理骨折愈合的目的。

体外照射：局部或区域放疗，骨转移放射治疗的常规放疗方法。体外照射适应证：用于有骨疼痛症状的骨转移灶，缓解疼痛及恢复功能；选择性地用于负重部位骨转移的预防性放疗（如脊柱或股骨转移）。

体外放疗常用的剂量及分割方法（选择下列方法之一）：300 cGy/次，共10次；400 cGy/次，共5次；800 cGy/次，共1次。

体外照射是骨转移姑息性放疗的首选方法，局部放疗可迅速有效地缓解骨破坏和软组织病变导致的疼痛，减缓局部疾病进展。外束放射治疗联合镇痛药物是晚期骨转移疾病的基本姑息治疗，是一种非常有效的疼痛缓解治疗方法。除杀死肿瘤和炎症细胞，防止邻近神经不适外，它还通过破坏破骨细胞促进骨化，从而稳定骨骼。

②体内照射

放射性核素全身性体内照射放疗是骨转移癌可供选择的放疗方法，酌情选择性用于有严重骨疼痛的全身广泛性骨转移患者。全身放射性核素治疗后骨髓抑制发生率较高，恢复较慢（约12周）。

放射性核素治疗对治疗多发骨转移癌具有确切疗效，但应严格掌握适应证。体内照射仅考虑选择性应用于全身广泛性骨转移患者缓解骨痛症状，且^{99m}Tc-MDP骨显像证实骨转移病灶处有浓聚的病例。

体内照射是指用放射性核素治疗，主要包括^{89}Sr治疗和^{125}I粒子植入。

^{89}Sr适用于诊断明确的全身多发骨转移癌。由于多数患者接受^{89}Sr治疗后会出现较长时间的骨髓抑制，导致全身化疗中断或延期，因此在临床上并不优先推荐。

^{125}I粒子植入治疗骨转移瘤有较高的局控率及近乎100%的疼痛缓解率，但由于粒子位置的准确性缺乏有效的控制方法，造成治疗计划的执行可能存在较大误差，此方法主要适用于不适合手术或体外照射以及手术或体外照射后复发的患者。

③调强适形放疗

调强适形放疗（intensity modulated radiation therapy，IMRT）三维适形放疗（three-dimensional conformal radiation therapy，3D-CRT）技术的出现，较普通放疗显著提高了放疗效率，同时降低了对周围组织损伤和并发症。

随着放疗技术的发展，而对于脊柱，骨盆等骨转移部位，因为紧邻脊髓、马尾等重要复杂解剖结构，立体定向放疗成为主流治疗技术。

SBRT又称立体定向消融放疗（stereotactic ablative radiotherapy，SABR），通过提高单次放疗剂量增加细胞杀伤效应，该方法精度高，且对正常组织损伤小。

SBRT治疗脊柱寡转移的局控率为70%~100%，与全脊椎整块切除术的疗效相似。部分单纯骨转移的乳腺癌患者在SBRT治疗后可存活超过10年。SBRT对于骨转移灶有更好的局部控制率。

（7）消融治疗

目前常用的有CT介导的热消融技术、高强度聚焦超声波消融技术。

射频消融的适应证：用于脊柱手术中通过消融椎体转移性恶性病变的姑息治疗。

禁忌证：心脏起搏器或其他电子设备植入的患者，C1–C7椎体水平的脊柱肿瘤。

工作原理是高频交流电通过组织时形成摩擦并产生热量，将热能传导穿过组织以形成最终消融区域，导致消融区域内癌细胞凝固死亡，直接射频加热通常出现在探头周围几毫米的范围内，射频穿刺针头中心温度达到90℃~95℃，周边温度70℃。

（8）手术治疗

①手术治疗原则

预计病人可存活三个月以上；全身状况好，能够耐受手术创伤及麻醉；预计外科治疗后较术前有更好的生活质量，能够立即活动，要有助于进一步治疗和护理；预计原发肿瘤治疗后有较长的无瘤期；经全身治疗后，溶骨病灶趋于局限、骨密度增高；孤立的骨转移病灶；病理骨折风险高者。

②外科治疗的目的

a.明确肿瘤的组织学性质，以利于肿瘤的进一步治疗；

b.获取病灶的组织标本，便于分子病理学及遗传学分析，利于靶向及免疫治疗；

c.缓解骨转移引起的疼痛；

d.预防以及治疗骨折；

e.提高患者生存质量；

f.减少或避免患者长期卧床所引发的深静脉血栓形成、坠积性肺炎等并发症。

③手术治疗适应证

骨损伤固定术、置换术和神经松解术手术治疗选择性用于病理性骨折或脊髓压迫，预期生存时间>3月的骨转移患者。

预防性固定术选择性用于负重长管状骨转移灶直径>2.5 cm，骨皮质破坏>50%，预期生存>3月的骨转移患者。

负重长管状骨内固定的适应证：正常活动预计将会发生骨折；病理性骨折；病变直径>2.5 cm或>1/2骨皮质的溶骨性破坏；疼痛非手术治疗无效。

脊柱转移癌手术适应证：脊柱不稳或有椎体塌陷；肿瘤压迫导致明显的神经功能障碍；对放疗、化疗或激素治疗均不敏感的肿瘤；顽固性疼痛非手术治疗无效；需要进行病理组织学确诊；肿瘤环硬脊膜生长、压迫脊髓。

骨盆转移癌手术适应证：髋臼即将或已发生病理骨折；顽固性疼痛；对侧即将

发生骨折。

④手术时机

a.尽可能在骨折发生前进行外科干预；

b.Mirel's评分系统可有效评估病理骨折风险，指导预防性内固定；

c.评分≤7分可继续内科治疗或放疗、暂不考虑手术；

d.评分>等于9分者应手术治疗，预防性内固定。

⑤手术方式选择

手术方式的选择取决于病变位置及患者预期寿命，应充分体现个体化。

总的来说，对于预期寿命较短、全身治疗效果不佳、疾病进展迅速、病变数量较多的患者，病变位于肢体的应以姑息性固定手术为主，位于脊柱的应以神经根减压、脊髓减压、分离手术为主，尽量恢复骨的连续性和机械性，缓解疼痛，减轻神经和脊髓的物理性压迫，为放疗提供条件。

对于预期寿命较长、全身治疗有效、疾病进展相对缓慢、孤立性病变的患者，应更多考虑病变切除、重建的手术方式，以期一次手术能为患者在后续生存期内达到控制局部肿瘤和恢复肢体功能的目的。手术干预必须适合疾病的阶段、患者的状况以及患者的偏好和愿望。一般来说，手术选择包括使用髓内钉，脊钢板和螺钉，骨水泥补充，内假体，或这些的组合。

骨盆转移癌的手术治疗方式则要结合转移部位的解剖特点进行。累及髋臼的病灶可出现负重疼痛，应选择病灶刮除骨水泥结合内固定或全髋关节置换；对不涉及力学传导的区域如髂骨翼、耻和坐骨，可选择单独切除、消融或放疗的方式。

（9）高血钙治疗方法

a.扩容、促尿钙排泄；

b.利尿：争取尿量达到3~4 L，避免用噻嗪类利尿剂，限制钙摄入；

c.抑制破骨细胞活性：常用双膦酸盐，适用于中度或重度高钙，推荐确诊后尽早用药，2~4日起效，4~7日达最好疗效，60%~70%患者，血钙降至正常水平，效果持续1~4周，再次用药与前次间隔7~10天；

d.峰钙素：起效快，但疗效不如双膦酸盐。

（七）康复

1. 营养支持

欧洲临床营养与代谢学会（ESPEN）建议：①筛查营养风险，无论BMI或减肥史如何；②评估食物摄入、身体成分、炎症、能量消耗和身体功能；③全面评估患者的临床、心理和社会状况；④针对营养、社会和运动制定量身定制的干预措施；⑤采用个体化多模式治疗，以改善营养摄入，减轻炎症和代谢压力，并增加体力活动。

2. 运动康复

研究表明，运动可降低31%~67%的肿瘤生长速度，并可降低肿瘤转移风险，其相关生物学机制主要体现在以下3个方面：代谢改变，肿瘤血管生成以及机体免疫调节。

运动被认为可以影响癌症发病的某些机制，可降低肿瘤的生长速度和复发转移风险，提高患者生存率，除了对肿瘤本身的抵抗作用，还可提高抗肿瘤治疗的疗效。

有氧运动、抗阻运动、有氧运动联合抗阻运动可以改善常见的癌症相关症状，包括焦虑、抑郁、疲乏以及改善其心血管健康状况，增强肌肉力量，提高身体机能和生活质量。

运动干预可加速患者术后机能恢复，改善患者放、化疗引起的癌因性疲乏等症状，在一定程度上能改善恶性肿瘤生存者预后，降低死亡风险等，可降低26%~69%的肿瘤特异性死亡风险。应鼓励身体活动和锻炼，以提高肌肉力量、耐力、感觉运动功能、灵活性和功能状态。此类康复计划应根据个人情况量身定制和调整，以维持患者的病情并将风险降至最低。在康复过程中应注意充分掌握患者和护理人员的信息，开展有关身体活动的教育，制订维持肌肉质量的特定营养计划，以及新残疾患者的心理评估。

三、肿瘤相关治疗导致的骨损伤

（一）控肿瘤药导致的骨损伤

骨恶性肿瘤患者常常需要接受化疗、靶向治疗、免疫治疗、激素替代治疗等综合治疗，使用的药物会影响骨细胞的活力和数量，导致骨量丢失，骨损伤风险明显增高。如长期大剂量应用甲氨蝶呤会降低成骨细胞的活性，增加破骨细胞的数量而引起骨质疏松，甚至可能导致甲氨蝶呤骨病（骨痛、压缩性骨折等）；环磷酰胺易引起成骨细胞损伤造成骨发育不全，影响骨代谢；阿霉素则会通过抑制成骨细胞活性，使骨髓质和骨皮质的厚度下降。若应用化疗药物的同时合并其他常见的骨损伤风险因素，包括长期使用糖皮质激素、甲状腺激素以及抗癫痫药物等，将导致SREs发生风险进一步增加。

1. 化疗药物相关骨损伤机制

常见化疗药物导致骨损伤的机制：一是通过降低成骨细胞活性、增加破骨细胞生成引起骨质疏松；二是引起肾毒性，导致钙磷代谢异常，从而引起低钙血症、低镁血症，影响骨形成；三是许多化疗药物可以引起骨髓抑制，增加骨吸收导致骨损伤。

骨形成（成骨细胞，OBs）和骨吸收（破骨细胞，OCs）之间的动态平衡受到多种因素的精细调节，其中RANKL/RANK/ OPG轴的异常激活在骨吸收中起主要作用。RANK过度表达会导致破骨细胞数量增多，造成大量的骨吸收，降低了骨密度（BMD），导致骨骼脆弱和骨质疏松。此外，骨损伤重塑过程还受到多种内分泌因素的调节，如甲状旁腺激素（PTH）、1，25（OH）$_2D_3$、降钙素（CT）、雌激素和雄激素等。

OCs起源于造血祖细胞，并在多种因素的影响下分化，包括巨噬细胞集落刺激因子（M-CSF）、RANKL和骨钙素（OPG）；OBs成熟受多种生长因子、受体和转录因子的调节，其中一些是Runt相关转录因子2（Runx2）、成纤维细胞生长因子（FGF）、PTH和成骨相关转录因子抗体（Osterix）。

雄激素和雌激素以及其他生殖激素在保持骨骼健康方面起着至关重要的作用。雄激素促进OBs分化和活性，同时抑制OCs前体，阻断RANKL诱导的信号通路激活。雄激素的合成代谢和抗吸收作用也受到特定生长因子的调节，如受到胰岛素样生长因子（IGF）和转化生长因子β（TGF-β）的上调以及白细胞介素-6（IL-6）的下调。在雄激素剥夺治疗（ADT）介导的骨丢失中，小梁骨和皮质骨都受到影响，导致BMD降低和骨完整性破坏。雌激素通过雌激素受体α、β（ERα、ERβ）促进成骨细胞增殖，促进胶原合成，提高骨矿化，抑制破骨细胞活性，诱导破骨细胞凋亡，维持骨密度，保护骨组织，两者均由OBs和OCs表达。此外，雌激素可以影响免疫系统反应，通过抑制单核细胞分泌促炎细胞因子（IL-6和TNF-α）、核因子活化B细胞κ轻链增强子（NF-κB），刺激OBs分化和OCs凋亡。雌激素的缺乏会增加骨细胞死亡，导致骨重建单位（BMU）数量显著增加，增加皮质孔隙度并扩大小梁表面的吸收面积，导致骨脆性增加。这种现象是由于雌激素和细胞因子间的复杂相互作用，导致OBs凋亡增加、OCs寿命的增加并在骨表面募集。

（1）烷化剂及铂类药物导致的骨损伤

烷化剂及铂类药物的抗癌机制是通过配体与DNA链中的一个碱基反应，形成DNA交联复合物，导致DNA变形和扭曲，进而被一种或多种结合蛋白识别，启动细胞凋亡或DNA破坏的修复程序。常用烷化剂和铂类药物主要有环磷酰胺、顺铂、氮芥、异环磷酰胺、卡莫司汀、洛莫司汀等。它们会沉积在肾皮质，对近端小管造成严重损害，进而导致肾损害，甚至肾衰竭，引起钙磷代谢异常、低镁血症等，最终造成骨损伤。

环磷酰胺及其代谢产物磷酰胺芥能够以剂量依赖的方式损害颗粒细胞和卵母细胞，导致性腺毒性效应，从而降低雌激素水平。此外，环磷酰胺可以通过阻断成骨细胞和破骨细胞前体的分裂，从而抑制骨形成和吸收，造成药物性骨损伤。

（2）细胞毒性抗生素导致的骨损伤

具有抗生素活性的天然化合物，抗肿瘤作用机制多样，应用广泛，代表药物有：

阿霉素、平阳霉素、放线菌素D、丝裂霉素及博来霉素等。细胞毒性抗生素虽然比环磷酰胺的性腺毒性小，但也可以通过TGF-β诱导卵巢早衰和体外破骨细胞分化增加，进而造成骨损伤。

（3）抗代谢类导致的骨损伤

抗代谢类药物可分为抗叶酸、嘌呤类似物、嘧啶类似物，常见的代表药物有：甲氨蝶呤、5-氟尿嘧啶、阿糖胞苷以及培美曲塞，主要是通过干扰DNA和RNA的合成起到抗肿瘤作用。甲氨蝶呤是二氢叶酸还原酶的竞争性抑制剂，通过抑制Wnt信号通路影响成骨细胞增殖和分化，诱导骨细胞发生凋亡；通过炎症细胞因子的诱导，促进破骨细胞分化，导致骨损伤。甲氨蝶呤还可以导致68%的绝经前妇女卵巢功能衰竭、发生继发性闭经，从而引起雌激素水平降低，导致骨损伤和骨质疏松。

（4）激素替代治疗导致的骨损伤

芳香化酶抑制剂（如阿那曲唑、来曲唑等）是治疗雌激素受体阳性乳腺癌常用的激素疗法，芳香化酶抑制剂在数周至数月内显著降低循环雌激素水平，甚至在绝经后妇女中也是如此。雌激素水平的降低可以抑制破骨细胞凋亡、增加破骨细胞活性，促进骨吸收，加速骨量丢失，增加骨损伤风险。

大多数局部晚期或前列腺癌骨转移的患者把雄激素剥夺治疗（ADT）作为治疗的金标准，通过LHRH激动剂、LHRH拮抗剂来降低体内的雄激素，从而实现ADT治疗。ADT开始后，睾酮水平迅速下降，在2~4周内达到最低水平（睾酮低于正常水平的5%）。尽管ADT显著提高了前列腺癌患者的生存率，但它会导致骨量大量丢失，另一个严重后果是肌肉质量损失，造成虚弱并增加跌倒风险，使患者面临骨损伤甚至危及生命的风险。此外，促性腺激素释放激素激动剂（如戈那瑞林、戈舍瑞林）也会抑制体内雌激素和雄激素水平，选择性雌激素受体调节剂（如托雷米芬和雷洛昔芬）通过抑制雌激素活性，进而增加骨损伤风险。

在前列腺癌和多发性骨髓瘤患者的治疗中，皮质类固醇常与其他抗肿瘤药物一起使用。皮质类固醇可以导致成骨细胞活性降低、凋亡增加，减少肠道钙吸收、增加尿钙流失和诱发性腺功能减退等，导致骨损伤风险增加。

（5）植物类抗癌药导致的骨损伤

植物类抗癌药多是植物碱和天然产品，通过抑制有丝分裂或酶的作用，从而抑制细胞再生必需的蛋白质合成。代表性的紫杉烷类药物、长春花生物碱、拓扑异构酶抑制剂等，此类药物可导致骨髓抑制、骨吸收增加，引起骨损伤。

（6）靶向治疗导致的骨损伤

常用于胃肠道间质瘤和白血病的靶向药物（如伊马替尼、达沙替尼等）可以靶向血小板衍生生长因子（PDGF）受体和巨噬细胞集落刺激因子（M-CSF）受体，而该类受体在骨微环境中也发挥着重要作用，导致干骺端的成骨细胞活性降低，破骨细胞活性增加，从而导致骨损伤风险增加。

酪氨酸激酶抑制剂（如舒尼替尼、索拉非尼等），临床上用于治疗转移性肾细胞癌、晚期肝细胞癌和胰腺神经内分泌肿瘤等，但该类药物通过影响甲状旁腺激素，引起钙磷代谢异常，导致骨损伤的发生。

（7）免疫治疗导致的骨损伤

免疫检查点抑制剂（ICIs）的常用靶点包括细胞毒性T淋巴细胞相关蛋白-4（CTLA-4）、程序性细胞死亡蛋白-1（PD-1）和程序性细胞死亡配体-1（PD-L1）。免疫检查点抑制剂（ICIs）可以改善晚期癌症的预后，但也会导致免疫相关不良事件（immune-related adverse events，IRAE），IRAE通常累及皮肤、胃肠道、内分泌器官、肺或肌肉骨骼系统，其中，骨损伤引起的疼痛较为常见。ICIs可以通过激活T细胞增强骨吸收，从而导致骨量丢失和骨质脆弱，增加骨折风险。管理IRAE的核心原则包括早期识别、及时干预和跨专业协作。

（8）控肿瘤药导致的骨损伤对生长的影响

骨骼结构最明显的生长发生在儿童和青少年的成熟期，且骨骼的稳态在整个生命周期中仍然是一个动态系统，当该年龄段癌症患者使用抗肿瘤药物时，会破坏该动态系统，导致骨损伤，影响患儿骨骼的生长。对生长的影响考虑与以下原因有关：一是化疗药物对卵巢和睾丸的直接损害，导致性激素缺乏和性腺功能减退；二是化疗药物导致生长激素分泌减少；三是化疗药物引发胃肠道症状、营养欠佳和体力活动减少等。

2.化疗药物导致的骨损伤诊断

目前常用的骨损伤风险筛查评估工具有：骨折风险评估工具（FRAX）、骨质疏松症风险评估工具、骨质疏松风险指数（OSIRIS）和骨质疏松症自我评估工具（OST）等。当肿瘤患者应用上述化疗药物进行抗肿瘤治疗，特别当出现乏力、骨痛等骨骼肌肉系统的症状时，应定期应用上述评估工具进行风险筛查，早期诊断、早期干预，避免严重SREs的发生。

3.化疗药物导致的骨损伤预防和治疗

预防和治疗骨损伤对肿瘤患者的整体健康至关重要，因为在长期的抗肿瘤治疗过程中，需要药物和非药物方法的长期平衡，以保持并在可能的情况下加强骨的结构硬度。骨健康的初步评估应通过测量血钙、血磷、25（OH）D_3、PTH、血红蛋白、C-反应蛋白、碱性磷酸酶、肌酐清除率和蛋白质电泳（血清和/或尿液）水平等来完成。骨损伤的预防和治疗建议从改变生活方式开始，即减少饮酒和戒烟，以及定期和适度的运动；进一步补充维生素、蛋白质及矿物质；纠正钙磷代谢异常及药物干预。

（1）补充维生素、蛋白质及矿物质

维生素D、矿物质（如钙、钾、镁）和蛋白质的补充摄入可以有效改善骨密度、降低骨折风险，预防抗肿瘤药物导致的骨损伤。

欧洲骨质疏松症诊断和治疗指南建议：50岁以上每天至少摄入1000 mg的钙、800 IU的维生素D；女性和男性的每日镁摄入量分别为310~360 mg和400~420 mg；每天摄入1.0~1.2 g/kg的膳食蛋白质，每顿至少摄入20~25 g优质蛋白质；保持血清25-羟基维生素D水平>50 nmol/L和1 g/kg体重的蛋白质。

（2）纠正钙磷代谢异常

恶性肿瘤高钙血症（hypercalcemia of malignancy，HCM）是肿瘤学急症之一，任何癌症都可能导致HCM，但最常见的恶性肿瘤是肺癌、乳腺癌、多发性骨髓瘤、头颈癌和尿路癌。HCM的治疗措施：限制钙摄入；静脉液体扩容、利尿、促使尿钙排泄；抑制破骨细胞活性（包括双膦酸盐、皮质类固醇、降钙素和地舒单抗）；纠正低磷血症等。

（3）药物治疗

详见骨转移癌骨损伤治疗及康复。

（二）肿瘤放疗导致的骨损伤

放射治疗是恶性肿瘤治疗的重要手段之一，可以损伤肿瘤细胞DNA，激活肿瘤细胞一系列的信号通路，诱发肿瘤细胞周期停滞等一系列反应，最终导致肿瘤组织血管损伤和纤维化、细胞坏死、凋亡以及增值侵袭迁移黏附能力的下降，从而达到减少恶性肿瘤复发概率，改善患者预后的效果。

放射治疗的并发症也是显而易见的，放射性骨损伤容易被忽视。放疗后的辐照区域骨组织出现血管损伤以及局部炎症反应，导致骨愈合减慢，容易出现病理性骨折或术后放射治疗导致的骨缺损。而肿瘤侵袭加上局部放射治疗，直接损伤骨组织，导致骨损伤和骨量丢失，增加病理性骨折风险，影响患者生活质量，给家庭和社会带来沉重的经济负担。本文从放疗损伤的机制、临床表现、诊断鉴别诊断、治疗和预防等方面逐一介绍。

1.放射性骨损伤定义

放射性骨损伤，又称放射性反应（radiation-induced reactions，RIR）按照损伤程度及临床表现分为放射性骨质疏松、放射性骨髓炎、放射性骨折、放射性骨坏死（osteoradionecrosis，ORN）和放射性骨发育障碍。盆骨、股骨、椎体等红骨髓丰富部位，受照射后容易发生RIR。在头颈部肿瘤以及子宫颈恶性肿瘤放射治疗中，骶骨、下颌骨ORN是最严重的骨不良反应。术后放疗也因局部伤口愈合不良，辐照区域的骨组织会出现血管损伤以及局部炎症反应，诱发放疗靶区周围相关的骨髓炎和病理性骨折。

2. 损伤机制

放射性骨损伤的机制并未完全清楚，主要有以下观点。第一，辐射诱导组织细胞产生活性氧物质，使组织细胞产生炎性细胞因子和趋化因子等，诱发细胞因子级联瀑布效应，导致局部急性炎症。早期表现为微血管功能性改变，如张力减退型、张力障碍、坠积性充血和溢血区形成；晚期则发生血管壁增厚、管腔狭窄、血栓形成，最终导致血管腔闭塞，骨营养障碍并脉管渗漏和闭塞而失去血供，从而导致局部骨组织流失和纤维化、细胞的死亡。第二，骨骼中成骨细胞及骨祖细胞对射线敏感，钙质吸收的射线比周围软组织多30%~40%。当辐照剂量超过阈值水平后，造成骨髓间充质干细胞和成骨细胞的DNA损伤等，减少成骨细胞的来源，破坏成骨-破骨细胞的平衡，造成骨流失，增加骨质风险，造成凋亡或增值和分化功能丧失，等同于细胞死亡。第三，一定剂量的电离辐射激活单核巨噬细胞，增加和活化破骨细胞的数量，打破成骨-破骨平衡，增加骨组织流失。

3. 病理及临床表现

RIR骨的病理生理学是放疗导致内皮骨髓窦的通透性增加、细胞质肿胀和骨髓细胞迅速降解，骨组织脱钙、细胞变性和坏死，骨重建细胞受损，造成骨质疏松，导致骨降解。若继发细菌感染，易发生骨髓炎、骨坏死或病理性骨折。

骨质疏松：轻者表现为骨小梁稀疏、粗糙；重者骨小梁网眼稀疏，有斑片状透光区，骨皮质显著增厚呈层板状或皮质白线消失。

骨髓炎：皮质密度减低、变薄、表面不光滑，骨质有不规则破坏伴附近骨质疏松，并可见不规则的斑片状透光区，有的伴死骨形成。

骨折：有骨质疏松或骨髓炎基础，两断端有骨质疏松或骨髓炎改变，骨折线一般较整齐。

骨坏死：在骨质疏松区内或骨折断端附近出现不规则的片状致密阴影，夹杂透光区。

骨发育障碍：骨与软骨生长发育迟缓，甚至停滞，骨长度变短，骨干变细，骨皮质变薄。

放射性骨损伤的发生时间为射线照射后的2.4~10.0年，有学者报道骨组织受到射线照射后，最短2.1个月即可出现骨损伤。大多数患者表现为局限性放射性骨炎，骨髓在1~2年内恢复。放射性骨坏死相对罕见，下颌骨ORN发生率为8.6%~44%，骨盆ORN发生率为2.1%~34%，在临床上易误诊为骨转移，骨扫描或MRI检查均有助于区别放射性骨坏死和骨转移。下颌骨ORN可发生在放射治疗后的几个月到几年不等，放疗后4~5年发生率达到峰值。如放疗后1年内拔牙，ORN的发生风险为8%，放疗后2~5年增加至23%，5年后下降至17%。

4.相关影响因素

骨损伤程度与照射剂量、照射次数、间隔时间等因素有关。照射剂量大、间隔时间短、骨损伤出现时间早、程度重，受同等剂量照射时，一次大剂量照射比分次小剂量照射损伤重。

（1）剂量影响

放射性骨损伤属于确定性效应，存在剂量阈值。对人与哺乳动物的骨组织来说，对射线的耐受性极大。成年人5年内50%并发症发生率的耐受剂量（TD 50/5）为100 Gy，成年人5年内5%并发症发生率的耐受剂量（TD 5/5）为60 Gy。但即使在2 Gy的低剂量，也会出现骨流失和骨损伤的现象。在一定剂量照射（>20. 0 Gy）下，骨有机质合成代谢减低，骨组织脱钙，当骨骼中钙水平丢失20.0%~25.0%时，X射线检查可呈现骨脱钙的征象。生长的软骨对放射线敏感，10 Gy的照射剂量即可造成软骨生长减慢或暂时停止生长；10-20 Gy的照射减缓骨生长，>20 Gy的照射造成不可逆损伤。对儿童脊柱以及生长骨照射，均可导致脊柱侧凸、骨的生长紊乱等。成人骨的耐受剂量为30-50 Gy，即可引起骨细胞死亡。照射50-60 Gy即可发生骨损伤，胸骨为55-70 Gy，锁骨为74-102 Gy；也有报道引起胸骨和肩胛骨损伤的累积剂量为15-18 Gy。

（2）危险因素

RIR对细胞和结构损伤的程度取决于治疗相关因素，如放疗设备、临床靶区勾画、照射类型（外照射/腔内照射）、总剂量、放疗持续时间、分割模式、照射体积以及是否联合其他治疗手段等，同时年龄、体重、性别、骨骼合并症（如骨质疏松）和联合用药如皮质类固醇等也是重要的影响因素。如双膦酸盐类药物可通过其他机制引起骨坏死，而化疗、抗血管生成药物与双膦酸盐类药物同时使用可增加发生骨坏死的风险。

（3）放疗方式的影响

随着放疗技术的快速发展，如三维适形放疗（3D-CRT）、调强放疗（IMRT）、立体定向放射治疗（stereotactic body radiotherapy，SBRT）以及质子调强放疗（intensity-modulated proton therapy，IMPT）的出现，可进一步对靶区、正常组织器官的剂量进行调整，保护正常的组织器官，从而获得最精准的放疗效果，同时使RIR的发生率明显降低。需要关注的是，临床研究一般很少关注或报道骨损伤，所以真实世界RIR的发生率可能较报道值有所增加，未来研究应更关注放疗相关骨毒性。

5.诊断

放射性骨损伤的诊断需放疗科、影像科、骨科、耳鼻咽喉科、口腔科等共同协作得出，需结合射线照射史、照射剂量、临床表现和X线片、CT、MRI、骨扫描等综合分析，同时需排除血行感染所致的化脓性骨髓炎、肿瘤骨转移或老年性骨质疏松症等疾病。

骨损伤早期临床症状可不明显，如无大的创伤，骨骼可以在很长时间内维持自身的形态和功能，这也给早期诊断带来困难。因此受照射部位需定期进行影像学评估随诊。

放射治疗导致的骨折现象并不罕见，主要是盆腔照射后的骨盆不全骨折以及股骨头骨折等。放射性骨折的发病机制尚未阐明，可能与接受放射治疗后BMD降低、绝经后雌激素水平下降等因素有关。放射治疗引起的骨折多为不全性骨折，临床症状不明显，可有轻微疼痛，但无特异性，与其他病变较难辨别。影像学检查发现骨折的平均时间为照射后14.1个月，其最佳诊断方法为FDG-PET/CT或骨扫描联合MRI检查。

6.预防和治疗

放射性骨损伤，目前临床上尚无很好的预防方法，对于有辐照史的肿瘤患者，应定期检查，密切随访。

对受到大剂量照射的四肢和其他部位应注意防止过度活动和外力撞击，及时正确处理皮肤及软组织损伤，如出现溃疡应及时手术治疗，用血液循环丰富的皮瓣或肌皮瓣覆盖创面，以改善局部血供，保护骨组织。给予富含钙和蛋白质的饮食，尤其是早期服用活血化瘀、改善微循环和促进组织再生、修复的药物，如复方丹参、谷胱甘肽、降钙素、维生素A、维生素D、司坦唑醇（康力龙）等，以及含钙制剂药物，可以延缓或减少骨损伤的发生。辅以高压氧治疗，部分患者可获得较好疗效。

发生骨髓炎、骨ORN者，在有效抗生素的控制下，及时手术治疗，彻底清除死骨，以带血管蒂的肌瓣或肌皮瓣充填腔穴、修复创面；也可用骨-肌皮瓣同时移植，既可修复骨缺损，又可修复创面。单个指（趾）骨出现骨髓炎、骨坏死时，应及时截指（趾）；如多个指（趾）或掌骨受累且功能丧失时，可考虑截肢。放疗后牙齿侵入性手术如拔牙为高风险操作，会增加下颌骨ORN的风险，放疗后短期内应尽量避免。

参考文献

1.丁文龙，应大君.系统解剖学（第八版）.北京：人民卫生出版社，2018.

2.胥少汀，葛宝丰，徐印坎.实用骨科学（第四版）.北京：人民军医出版社，2012.

3.吴孟超，吴在德.黄家驷外科学（第七版）.北京：人民卫生出版社，2008.

4.李继承，曾园山.组织胚胎学（第九版）.北京：人民卫生出版社，2018.

5.刘伟，宋慧，董鹏.骨免疫学研究进展.骨科临床与研究杂志，2020，5（2）：124-126.

6.Tsukasaki M，Takayanagi H. Osteoimmunology：evolving concepts in bone-immune interactions in health and disease. Nature Reviews Immunology，2019，19（10）：626-642.

7.Khosla S，Hofbauer LC. Osteoporosis treatment：recent developments and ongoing challenges. The Lancet Diabetes & Endocrinology，2017，5（11）：898-907.

8.葛继荣，王和鸣，郑洪新，等.中医药防治原发性骨质疏松症专家共识（2020）.中国骨质疏松杂志，2020，26（12）：1717-1725.

9.陈德才，廖二元，徐苓，等.骨代谢生化标志物临床应用指南.中华骨质疏松和骨矿盐疾病杂志，2015，8（4）：283-293.

10.张萌萌，张秀珍，邓伟民，等.骨代谢生化指标临床应用专家共识（2020）.中国骨质疏松杂志，2020，26（6）：781-796.

11.中华医学会骨质疏松和骨矿盐疾病分会.骨转换生化标志物临床应用指南.中华内分泌代谢杂志，2021，37（10）：863-874.

12.Siegel RL，Miller KD，Fuchs HE，et al. Cancer statistics，2022. CA：A Cancer Journal for Clinicians，2022，72（1）：7-33.

13.Bethesda. SEER cancer statistics fact sheets：bone and joint cancer.（2019-01-23）.[2022-12-16].

14.De Pinieux G，Karanian M，Le Loarer F，et al. Nationwide incidence of sarcomas and connective tissue tumors of intermediate malignancy over four years using an expert pathology review network. PLoS One，2021，16（2）：e0246958.

15.Gatta G，Capocaccia R，Botta L，et al. Burden and centralised treatment in Europe of rare tumours：results of RARECAREnet-a population-based study. Lancet Oncology，2017，18（8）：1022-1039.

16.Strauss SJ，Frezza AM，Abecassis N，et al. Bone sarcomas：ESMO-EURACAN-GENTURIS-ERN PaedCan Clinical Practice Guideline for diagnosis，treatment and follow-up. Annals of Oncology，2021，32（12）：1520-1536.

17.Moschen AR，Kaser A，Enrich B，et al. The RANKL/OPG system is activated in inflammatory bowel disease and relates to the state of bone loss. GUT，2005，54（4）：479-487.

18.Lentzsch S，Gries M，Janz M，et al. Macrophage inflammatory protein 1-alpha（MIP-1 alpha）triggers migration and signaling cascades mediating survival and proliferation in multiple myeloma（MM）cells. Blood，2003，101（9）：3568-3573.

19.Han JH，Choi SJ，Kurihara N，et al. Macrophage inflammatory protein-1alpha is an osteoclastogenic factor in myeloma that is independent of receptor activator of nuclear factor kappaB ligand. Blood，2001，97（11）：3349-3353.

20.Giuliani N，Colla S，Sala R，et al. Human myeloma cells stimulate the receptor activator of nuclear factor-kappa B ligand（RANKL）in T lymphocytes：a potential role in multiple myeloma bone disease. Blood，2002，100（13）：4615-4621.

21.Giuliani N，Morandi F，Tagliaferri S，et al. Interleukin-3（IL-3）is overexpressed by T lymphocytes in multiple myeloma patients. Blood，2006，107（2）：841-842.

22.Qiang YW，Chen Y，Stephens O，et al. Myeloma-derived Dickkopf-1 disrupts Wnt-regulated osteoprotegerin and RANKL production by osteoblasts：a potential mechanism underlying osteolytic bone lesions in multiple myeloma. Blood，2008，112（1）：196-207.

23. 徐万鹏，冯传汉．骨科肿瘤学（第2版）．北京：人民军医出版社，2008.

24. 程晓光，屈辉，王云钊．骨肿瘤X线平片分析方法．中国临床医学影像杂志，2003，14（5）：364-368.

25. Yoon BH，Yu W. Clinical utility of biochemical marker of bone turnover：fracture risk prediction and bone healing. Journal of bone and mineral metabolism，2018，25（2）：73-78.

26. Ornstrup MJ，Kjær TN，Harsløf T，et al. Comparison of bone turnover markers in peripheral blood and bone marrow aspirate. Bone，2018，116：315-320.

27. 褚彦青，张匣，张谦倩．骨标志物在肿瘤相关骨病中的研究进展．临床与病理杂志，2020，40（8）：2183-2187.

28. 牛晓辉，王洁，孙燕，等．经典型骨肉瘤临床诊疗专家共识．临床肿瘤学杂志，2012，17（10）：931-933.

29. Holditch SJ，Brown CN，Lombardi AM，et al. Recent advances in models，mechanisms，biomarkers，and interventions in cisplatin-induced acute kidney injury. International journal of molecular sciences，2019，20（12）：3011.

30. Steffner RJ，Jang ES. Staging of bone and soft-tissue sarcomas. Journal of the American Academy of Orthopaedic Surgeons，2018，26（13）：e269-e278.

31. Le Corroller T，Vives T，Mattei JC，et al. Osteoid Osteoma：percutaneous CT-guided cryoablation is a safe，effective，and durable treatment option in adults. Radiology，2022，302（2）：392-399.

32. Collins M，Wilhelm M，Conyers R，et al. Benefits and adverse events in younger versus older patients receiving neoadjuvant chemotherapy for osteosarcoma：findings from a meta-analysis. Journal of Clinical Oncology，2013，31（18）：2303-2312.

33. 郭卫，杨荣利，汤小东，等．成骨肉瘤新辅助化学药物治疗的疗效分析．中华医学杂志，2004，84（14）：46-50.

34. 牛晓辉，蔡槱伯，张清，等．ⅡB期肢体骨肉瘤189例综合治疗临床分析．中华外科杂志，2005，43（24）：1576-1579.

35. Balamuth NJ，Womer RB. Ewing's sarcoma. Lancet Oncology，2010，11（2）：184-192.

36. Sole CV，Calvo FA，Alvarez E，et al. Adjuvant radiation therapy in resected high-grade localized skeletal osteosarcomas treated with neoadjuvant chemotherapy：long-term outcomes. Radiotherapy and Oncology，2016，119（1）：30-34.

37. DeLaney TF，Park L，Goldberg SI，et al. Radiotherapy for local control of osteosarcoma. International Journal of Radiation Oncology Biology Physics，2005，61（2）：492-498.

38. Zheng B，Ren T，Huang Y，et al. Apatinib inhibits migration and invasion as well as PD-L1 expression in osteosarcoma by targeting STAT3. Biochemical and Biophysical Research Communications，2018，495（2）：1695-1701.

39. 中国医师协会骨科医师分会．四肢骨肿瘤微波消融治疗临床指南．中华骨科杂志，2020，40（19）：1299-1308.

40. Bacci G，Longhi A，Fagioli F，et al. Adjuvant and neoadjuvant chemotherapy for osteosarcoma of the extremities：27 year experience at Rizzoli Institute，Italy. European Journal of Cancer，2005，41（18）：2836-2845.

41. 杨毅，郭卫，杨荣利，等．恶性骨肿瘤保肢治疗中灭活再植技术的操作流程和常见问题．骨科，2018，9（3）：247-252.

42. 贺杰，常祺．四肢恶性骨肿瘤骨切除后大段骨缺损的生物重建．中国组织工程研究，2021，25（3）：420-425.

43. Lu Y，Zhu H，Huang M，et al. Is frozen tumour-bearing autograft with concurrent vascularized fibula an alternative to the Capanna technique for the intercalary reconstruction after resection of osteosarcoma

in the lower limb? The Bone & Joint Journal，2020，102-B（5）：646-652.
44.Wang W，Yang J，Wang Y，et al. Bone transport using the Ilizarov method for osteosarcoma patients with tumor resection and neoadjuvant chemotherapy. Journal of Bone Oncology，2019，16：100224.
45.廖松，毕文志，王威，等. 骨搬移技术在下肢骨肉瘤保肢治疗中应用. 中华肿瘤防治杂志，2018，25（8）：555-560.
46.Klein C，Monet M，Barbier V，et al. The Masquelet technique：current concepts，animal models，and perspectives. Journal of Tissue Engineering and Regenerative Medicine，2020，14（9）：1349-1359.
47.郭卫. 肿瘤型人工关节假体的发展现状及优化策略. 中华解剖与临床杂志，2022，27（3）：129-137.
48.Zhang M，Matinlinna JP，Tsoi JKH，et al. Recent developments in biomaterials for long-bone segmental defect reconstruction：a narrative overview. Journal of Orthopaedic Translation，2020，22：26-33.
49.Rossi F，Ricci F，Botti S，et al. The Italian consensus conference on the role of rehabilitation for children and adolescents with leukemia，central nervous system，and bone tumors，part 1：Review of the conference and presentation of consensus statements on rehabilitative evaluation of motor aspects. Pediatric Blood & Cancer，2020，67（12）：e28681.
50.Guo Y，Ngo-Huang AT，Fu JB. Perspectives on spinal precautions in patients who have cancer and spinal metastasis. Physical Therapy，2020，100（3）：554-563.
51.施涛，魏嘉. 恶性肿瘤骨转移靶向治疗及免疫治疗进展. 中国肿瘤临床. 2021，48（21）：1093-1099.
52.Hayashi K，Tsuchiya H. The role of surgery in the treatment of metastatic bone tumor. International Journal of Clinical Oncology，2022，27（8）：1238-1246.
53.Kähkönen TE，Halleen JM，Bernoulli J. Osteoimmuno-Oncology：therapeutic opportunities for targeting immune cells in bone metastasis. Cells，2021，10（6）：1529.
54.Gouveia AG，Chan DCW，Hoskin PJ，et al. Advances in radiotherapy in bone metastases in the context of new target therapies and ablative alternatives：a critical review. Radiotherapy and Oncology，2021，163：55-67.
55.Coleman R，Body JJ，Aapro M，et al. Bone health in cancer patients：ESMO clinical practice guidelines. Annals of Oncology，2014，25 Suppl 3：iii124-137.
56.Coleman R. Bone-targeted agents and metastasis prevention. Cancers（Basel），2022，14（15）：3640.
57.Barton LB，Arant KR，Blucher JA，et al. Clinician experiences in treatment decision-making for patients with spinal metastases：a qualitative study. Journal of Bone and Joint Jurgery-American volume，2021，103（1）：e1.
58.Ban J，Fock V，Aryee DNT，et al. Mechanisms，Diagnosis and treatment of bone metastases. Cells，2021，10（11）：2944.
59.Marie JC，Bonnelye E. Effects of estrogens on osteoimmunology：a role in bone metastasis. Frontiers in Immunology，2022，13：899104.
60.Chen F，Han Y，Kang Y. Bone marrow niches in the regulation of bone metastasis. British Journal of Cancer，2021，124（12）：1912-1920.
61.Wu S，Pan Y，Mao Y，et al. Current progress and mechanisms of bone metastasis in lung cancer：a narrative review. Translational Lung Cancer Research，2021，10（1）：439-451.
62.Alsamraae M，Cook LM. Emerging roles for myeloid immune cells in bone metastasis. Cancer and Metastasis Reviews，2021，40（2）：413-425.
63.Mollica V，Rizzo A，Rosellini M，et al. Bone targeting agents in patients with metastatic prostate cancer：state of the art. Cancers（Basel），2021，13（3）：546.
64.Iñiguez-Ariza NM，Bible KC，Clarke BL. Bone metastases in thyroid cancer. Journal of Bone Oncology，

2020，21：100282.

65.Berish RB，Ali AN，Telmer PG，et al. Translational models of prostate cancer bone metastasis. Nature Reviews Urology，2018，15（7）：403-421.

66.叶定伟，魏少忠，边家盛，等. 前列腺癌骨转移多学科诊疗专家共识（2020版）. 肿瘤防治研究，2020，47（7）：479-486.

67.Kang J，La Manna F，Bonollo F，et al. Tumor microenvironment mechanisms and bone metastatic disease progression of prostate cancer. Cancer Letters，2022，530：156-169.

68.郭卫，于秀淳，王晋，等. 多发性骨髓瘤骨病外科治疗专家共识（2022版）. 中国肿瘤临床，2022，49（15）：800.

69.Weller S，Hart NH，Bolam KA，et al. Exercise for individuals with bone metastases：a systematic review. Critical Reviews in Oncology Hematology，2021，166：103433.

70.He N，Jiang J. Contribution of immune cells to bone metastasis pathogenesis. Frontiers in Endocrinology，2022，13：1019864.

71.Xie T，Chen S，Hao J，et al. Roles of calcium signaling in cancer metastasis to bone. Exploration of Targeted Anti-tumor Therapy，2022，3（4）：445-462.

72.Sarazin BA，Ihle CL，Owens P，et al. Mechanobiology of bone metastatic cancer. Current Osteoporosis Reports，2021，19（6）：580-591.

73.Nørregaard KS，Jürgensen HJ，Gårdsvoll H，et al. Osteosarcoma and metastasis associated bone degradation-a tale of osteoclast and malignant cell cooperativity. International Journal of Molecular Sciences，2021，22（13）：6865.

74.Moon JB，Yoo SW，Lee C，et al. Multimodal imaging-based potential visualization of the tumor microenvironment in bone metastasis. Cells，2021，10（11）：2877.

75.Casimiro S，Vilhais G，Gomes I，et al. The roadmap of RANKL/RANK pathway in cancer. Cells，2021，10（8）：1978.

76.Li B，Wang P，Jiao J，et al. Roles of the RANKL-RANK axis in immunity-implications for pathogenesis and treatment of bone metastasis. Frontiers in Immunology，2022，13：824117.

77.Ben-Ghedalia-Peled N，Vago R. Wnt signaling in the development of bone metastasis. Cells，2022，11（23）：3934.

78.Rodriguez-Merchan EC，Peleteiro-Pensado M. Newly released advances in the molecular mechanisms of osseous metastasis and potential therapeutic strategies. Archives of Bone and Joint Surgery，2022，10（9）：741-755.

79.Liu C，Wang M，Xu C，et al. Immune checkpoint inhibitor therapy for bone metastases：specific microenvironment and current situation. Journal of Immunology Research，2021，2021：8970173.

80.Kapoor R，Saxena AK，Vasudev P，et al. Cancer induced bone pain：current management and future perspectives. Medical Oncology，2021，38（11）：134.

81.Han X，Huang R，Meng T，et al. The roles of magnetic resonance-guided focused ultrasound in pain relief in patients with bone metastases：a systemic review and meta-analysis. Frontiers in Oncology，2021，11：617295.

82.Yoneda T，Hiasa M，Okui T，et al. Sensory nerves：a driver of the vicious cycle in bone metastasis? Journal of Bone Oncology，2021，30：100387.

83.Cadieux B，Coleman R，Jafarinasabian P，et al. Experience with denosumab（XGEVA®）for prevention of skeletal-related events in the 10 years after approval. Journal of Bone Oncology，2022，33：100416.

84.Vargas E，Lockney DT，Mummaneni PV，et al. An analysis of tumor-related potential spinal column instability（Spine Instability Neoplastic Scores 7-12）eventually requiring surgery with a 1-year follow-up. Neurosurgical Focus，2021，50（5）：E6.

85.McMahon KR，Lebel A，Rassekh SR，et al. Acute kidney injury during cisplatin therapy and associations with kidney outcomes 2 to 6 months post-cisplatin in children：a multi-centre，prospective observational study. Pediatric Nephrology，2022.

86.Bellorin-Font E，Vasquez-Rios G，Martin KJ. Controversies in the management of secondary hyperparathyroidism in chronic kidney disease. Current Osteoporosis Reports，2019，17（5）：333-342.

87.Park JJ，Wong C. Pharmacological prevention and management of skeletal-related events and bone loss in individuals with cancer. Seminars in Oncology Nursing，2022，38（2）：151276.

88.Hu J，He S，Yang J，et al. Management of brown tumor of spine with primary hyperparathyroidism：a case report and literature review. Medicine，2019，98（14）：e15007.

89.Zheng MH，Li FX，Xu F，et al. The interplay between the renin-angiotensin-aldosterone system and parathyroid hormone. Frontiers in Endocrinology，2020，11：539.

90.Gao B，Wang MD，Li Y，et al. Risk stratification system and web-based nomogram constructed for predicting the overall survival of primary osteosarcoma patients after surgical resection. Frontiers in Public Health，2022，10：949500.

91.Cook GJR. Imaging of bone metastases in breast cancer. Seminars in Nuclear Medicine，2022，52（5）：531-541.

92.Orcajo-Rincon J，Muñoz-Langa J，Sepúlveda-Sánchez JM，et al. Review of imaging techniques for evaluating morphological and functional responses to the treatment of bone metastases in prostate and breast cancer. Clinical & Translational Oncology，2022，24（7）：1290-1310.

93.郭卫，于秀淳，牛晓辉，等.乳腺癌骨转移临床诊疗专家共识.中国肿瘤临床，2022，49（13）：660-669.

94.Cheng X，Wei J，Ge Q，et al. The optimized drug delivery systems of treating cancer bone metastatic osteolysis with nanomaterials. Drug Delivery，2021，28（1）：37-53.

95.Li H，Wu H，Abakumov MA，et al. The 100 most cited papers on bone metastasis：a bibliometric analysis. Journal of Bone Oncology，2022，35：100443.

96.Cheng X，Wang Z. Immune modulation of metastatic niche formation in the bone. Frontiers in Immunology，2021，12：765994.

97.Bindeman WE，Fingleton B. Glycosylation as a regulator of site-specific metastasis. Cancer and Metastasis Reviews，2022，41（1）：107-129.

98.褚彦青，张匣，张谦倩，等.骨标志物在肿瘤相关骨病中的研究进展.临床与病理杂志，2020，40（08）：2183-2187.

99.Clézardin P，Coleman R，Puppo M，et al. Bone metastasis：mechanisms，therapies，and biomarkers. Physiological Reviews，2021，101（3）：797-855.

100.Dai R，Liu M，Xiang X，et al. Osteoblasts and osteoclasts：an important switch of tumour cell dormancy during bone metastasis. Journal of Experimental & Clinical Cancer Research，2022，41（1）：316.

101.MacDonald IJ，Tsai HC，Chang AC，et al. Melatonin inhibits osteoclastogenesis and osteolytic bone metastasis：implications for osteoporosis. International Journal of Molecular Sciences，2021，22（17）：9435.

102.Ucci A，Rucci N，Ponzetti M. Liquid biopsies in primary and secondary bone cancers. Cancer Drug Resistance，2022，5（3）：541-559.

103.Ghori AK，Leonard DA，Schoenfeld AJ，et al. Modeling 1-year survival after surgery on the metastatic spine. The Spine Journal，2015，15（11）：2345-2350.

104.Versteeg AL，Verlaan JJ，Sahgal A，et al. The spinal instability neoplastic score：impact on oncologic decision-making. Spine，2016，41 Suppl 20：S231-S237.

105.Laufer I，Rubin DG，Lis E，et al. The NOMS framework：approach to the treatment of spinal metastatic tumors. Oncologist，2013，18（6）：744-751.

106.Gaafer OU，Zimmers TA. Nutrition challenges of cancer cachexia. Journal of Parenteral and Enteral Nutrition，2021，45（S2）：16-25.

107.Tsukamoto S，Kido A，Tanaka Y，et al. Current overview of treatment for metastatic bone disease. Current Oncology，2021，28（5）：3347-3372.

108.Fizazi K，Scher HI，Miller K，et al. Effect of enzalutamide on time to first skeletal-related event，pain，and quality of life in men with castration-resistant 109.prostate cancer：results from the randomised，phase 3 AFFIRM trial. The Lancet Oncology，2014，15（10）：1147-1156.

109.Takei D，Tagami K. Management of cancer pain due to bone metastasis. Journal of Bone and Mineral Metabolism，2022.

110.秦叔逵，王杰军，于世英，等.癌症疼痛诊疗规范（2018年版）.临床肿瘤学杂志，2018，23（10）：937-944.

111.Yu SY，Jiang ZF，Zhang L，et al. Chinese expert consensus statement on clinical diagnosis and treatment of malignant tumor bone metastasis and bone related diseases. The Chinese-German Journal of Clinical Oncology，2010，9（1）：1-12.

112.Gradishar WJ，Anderson BO，Abraham J，et al. Breast Cancer，Version 3.2020，NCCN clinical practice guidelines in oncology. Journal of the National Comprehensive Cancer Network，2020，18（4）：452-478.

113.Smith MR，Saad F，Chowdhury S，et al. Apalutamide treatment and metastasis-free survival in prostate cancer. The New England Journal of Medicine，2018，378（15）：1408-1418.

114.Al-Salama ZT. Apalutamide：First Global Approval. Drugs，2018，78（6）：699-705.

115.Scher HI，Fizazi K，Saad F，et al. Increased survival with enzalutamide in prostate cancer after chemotherapy. The New England Journal of Medicine，2012，367（13）：1187-1197.

116.Fizazi K，Scher HI，Molina A，et al. Abiraterone acetate for treatment of metastatic castration-resistant prostate cancer：final overall survival analysis of the COU-AA-301 randomised，double-blind，placebo-controlled phase 3 study. The Lancet Oncology，2012，13（10）：983-992.

117.Swain SM，Miles D，Kim SB，et al. Pertuzumab，trastuzumab，and docetaxel for HER2-positive metastatic breast cancer（CLEOPATRA）：end-of-study results from a double-blind，randomised，placebo-controlled，phase 3 study. The Lancet Oncology，2020，21（4）：519-530.

118.Barrett-Lee P，Casbard A，Abraham J，et al. Oral ibandronic acid versus intravenous zoledronic acid in treatment of bone metastases from breast cancer：a randomised，open label，non-inferiority phase 3 trial. The Lancet Oncology，2014，15（1）：114-122.

119.Hortobagyi GN，Van Poznak C，Harker WG，et al. Continued treatment effect of zoledronic acid dosing every 12 vs 4 weeks in women with breast cancer metastatic to bone：the OPTIMIZE-2 randomized clinical trial. JAMA Oncology，2017，3（7）：906-912.

120.Zhang W，Bado I，Wang H，et al. Bone metastasis：find your niche and fit in. Trends in Cancer，2019，5（2）：95-110.

121.Stopeck AT，Lipton A，Body JJ，et al. Denosumab compared with zoledronic acid for the treatment of bone metastases in patients with advanced breast cancer：a randomized，double-blind study. Journal of Clinical Oncology，2010，28（35）：5132-5139.

122.郭卫，姬涛.对脊柱转移癌如何进行合理的治疗.北京大学学报（医学版），2015，47（2）：200-202.

123.赵志庆，叶志鹏，燕太强，等.骨转移瘤患者生活质量评估的研究进展.中华骨科杂志，2017，37（18）：1177-1184.

124.郭卫，汤小东，杨毅，等.骨盆转移瘤外科治疗的疗效评估.中华外科杂志，2008，（12）：891-894.

125.Li S，Peng Y，Weinhandl ED，et al. Estimated number of prevalent cases of metastatic bone disease in the US adult population. Clinical Epidemiology，2012，4：87-93.
126.郭卫，孙馨，姬涛，等.髋臼转移瘤的外科治疗.中华外科杂志，2009，(22)：1718-1721.
127.郭卫，姬涛，杨毅，等.骨盆转移瘤外科治疗的方法及疗效分析.中华骨与关节外科杂志，2015，8（1）：49-55.
128.Patel AV，Friedenreich CM，Moore SC，et al. American college of sports medicine roundtable report on physical activity，sedentary behavior，and cancer prevention and control. Medicine and science in sports and exercise，2019，51（11）：2391-2402.
129.KOELWYN GRAEME J，QUAIL DANIELA F，ZHANG XIANG，et al. Exercise-dependent regulation of the tumour microenvironment. NATURE REVIEWS CANCER，2017，17（10）：620-632.
130.Hojman P，Gehl J，Christensen JF，et al. Molecular mechanisms linking exercise to cancer prevention and treatment. Cell Metabolism，2018，27（1）：10-21.
131.Aveseh M，Nikooie R，Aminaie M. Exercise-induced changes in tumour LDH-B and MCT1 expression are modulated by oestrogen-related receptor alpha in breast cancer-bearing BALB/c mice. The Journal of Physiology，2015，593（12）：2635-2648.
132.Ashcraft KA，Peace RM，Betof AS，et al. Efficacy and mechanisms of aerobic exercise on cancer initiation，progression，and metastasis：a critical systematic review of in vivo preclinical data. Cancer Research，2016，76（14）：4032-4050.
133.Segal R，Zwaal C，Green E，et al. Exercise for people with cancer：a clinical practice guideline. Current Oncology，2017，24（1）：40-46.
134.Campbell KL，Winters-Stone KM，Wiskemann J，et al. Exercise Guidelines for Cancer Survivors：Consensus Statement from International Multidisciplinary Roundtable. Medicine and Science in Sports and Exercise，2019，51（11）：2375-2390.
135.Pollán M，Casla-Barrio S，Alfaro J，et al. Exercise and cancer：a position statement from the Spanish Society of Medical Oncology. Clinical & Translational Oncology，2020，22（10）：1710-1729.
136.Crevenna R，Kainberger F，Wiltschke C，et al. Cancer rehabilitation：current trends and practices within an Austrian University Hospital Center. Disability and Rehabilitation，2020，42（1）：2-7.
137.Calabrese LH，Calabrese C，Cappelli LC. Rheumatic immune-related adverse events from cancer immunotherapy. Nature Reviews Rheumatology，2018，14（10）：569-579.
138.Filippini DM，Gatti M，Di Martino V，et al. Bone fracture as a novel immune-related adverse event with immune checkpoint inhibitors：case series and large-scale pharmacovigilance analysis. International Journal of Cancer，2021，149（3）：675-683.
139.Peymanfar Y，Su YW，Hassanshahi M，et al. Therapeutic targeting Notch2 protects bone micro-vasculatures from methotrexate chemotherapy-induced adverse effects in rats. Cells，2022，11（15）：2382.
140.Peymanfar Y，Su YW，Xian CJ. Notch2 blockade mitigates methotrexate chemotherapy-induced bone loss and marrow adiposity. Cells，2022，11（9）：1521.
141.Sobecki JN，Rice LW，Hartenbach EM. Bone health and osteoporosis screening in gynecologic cancer survivors. Gynecologic Oncology，2021，160（2）：619-624.
142.von Moos R，Costa L，Gonzalez-Suarez E，et al. Management of bone health in solid tumours：From bisphosphonates to a monoclonal antibody. Cancer Treatment Reviews，2019，76：57-67.
143.李建福，程天民.放射性骨损伤病理学改变的研究近况.中华放射医学与防护杂志，2000，20（3）：218.
144.Wright LE，Buijs JT，Kim HS，et al. Single-limb irradiation induces local and systemic bone loss in a murine model. Journal of Bone and Mineral Research，2015，30（7）：1268-1279.
145.刘树铮.医学放射生物学.北京：原子能出版社，2006.

146. Baxter NN，Habermann EB，Tepper JE，et al. Risk of pelvic fractures in older women following pelvic irradiation. JAMA，2005，294（20）：2587-2593.
147. Frankart AJ，Frankart MJ，Cervenka B，et al. Osteoradionecrosis：exposing the evidence not the bone. International Journal of Radiation Oncology Biology Physics，2021，109（5）：1206-1218.
148. Kim HJ，Boland PJ，Meredith DS，et al. Fractures of the sacrum after chemoradiation for rectal carcinoma：incidence，risk factors，and radiographic evaluation. International Journal of Radiation Oncology Biology Physics，2012，84（3）：694-699.
149. Zhang W，Zhang X，Yang P，et al. Intensity-modulated proton therapy and osteoradionecrosis in oropharyngeal cancer. Radiotherapy and oncology，2017，123（3）：401-405.
150. 原发性骨质疏松症诊疗指南（2017）. 中华骨质疏松和骨矿盐疾病杂志，2017，10（5）：413-444.
151. Guise TA. Bone loss and fracture risk associated with cancer therapy. Oncologist，2006，11（10）：1121-1131.
152. Grossmann M，Hamilton EJ，Gilfillan C，et al. Bone and metabolic health in patients with non-metastatic prostate cancer who are receiving androgen deprivation therapy. Medical Journal of Australia，2011，194（6）：301-306.
153. Grossmann M，Ramchand SK，Milat F，et al. Assessment and management of bone health in women with oestrogen receptor-positive breast cancer receiving endocrine therapy：position statement summary. Medical Journal of Australia，2019，211（5）：224-229.
154. 中国抗癌协会乳腺癌专业委员会. 早期乳腺癌女性患者的骨健康管理中国专家共识（2022年版）. 中国癌症杂志，2022，32（3）：274-286.
155. 孟斌，程黎明，海涌，等. 骨科急性骨丢失防治专家共识. 中华骨与关节外科杂志，2021，14（7）：577-583.
156. 中国乳腺癌内分泌治疗多学科管理骨安全共识专家组. 绝经后早期乳腺癌芳香化酶抑制剂治疗相关的骨安全管理中国专家共识. 中华肿瘤杂志，2015，000（007）：554-558.
157. 中华医学会肿瘤学分会肿瘤支持康复治疗学组. 中国癌症相关性疲乏临床实践诊疗指南（2021年版）. 中国癌症杂志，2021，31（9）：852-872.
158. Denlinger CS，Sanft T，Baker KS，et al. Survivorship，Version 2.2018，NCCN clinical practice guidelines in oncology. Journal of the National Comprehensive Cancer Network，2018，16（10）：1216-1247.
159. Campbell KL，Cormie P，Weller S，et al. Exercise recommendation for people with bone metastases：expert consensus for health care providers and exercise professionals. JCO Oncology Practice，2022，18（5）：e697-e709.
160. Piercy KL，Troiano RP，Ballard RM，et al. The Physical Activity Guidelines for Americans. JAMA，2018，320（19）：2020-2028.
161. Paluch AE，Bajpai S，Bassett DR，et al. Daily steps and all-cause mortality：a meta-analysis of 15 international cohorts. The Lancet Public Health，2022，7（3）：e219-e228.
162. 中国老年骨质疏松症诊疗指南（2018）工作组，中国老年学和老年医学学会骨质疏松分会. 中国老年骨质疏松症诊疗指南（2018）. 中国骨质疏松杂志，2018，24（12）：1541-1567.
163. 中华医学会骨质疏松和骨矿盐疾病分会. 骨转换生化标志物临床应用指南. 中华骨质疏松和骨矿盐疾病杂志，2021，14（4）：321-336.
164. 中国抗癌协会骨肿瘤和骨转移瘤专业委员会，郭卫. 乳腺癌骨转移临床诊疗专家共识. 中国肿瘤临床，2022，49（13）：660-669.
165. 中国抗癌协会泌尿男生殖系肿瘤专业委员会前列腺癌学组. 前列腺癌骨转移多学科诊疗专家共识（2020版）. 肿瘤防治研究，2020，47（7）：479-486.
166. 林雅静，王燕. 对双膦酸盐类药物所致不良反应的分析. 当代医药论丛，2019，17（22）：119-

120.
167. 钟红，邓慧远，周义录，等. 骨靶向药物双膦酸盐和地舒单抗治疗实体瘤骨转移的研究进展. 中南药学，2021，19（10）：2118-2122.

皮肤、黏膜保护

❖ 皮之不存　何有整体 ❖

❖ 体无完肤　不可小视 ❖

❖ 知己知彼　有我有你 ❖

❖ 重症药疹　快速处置 ❖

主　编

高天文　朱冠男　粟　娟　陶　娟　杨吉龙　李春英

副主编（以姓氏拼音为序）

蔡　涛　辜东成　郭伟楠　刘　玲　申　晨　石　琼　万学峰　王　晋
王　璐　许雪珠　杨　柳　张　宇　赵　爽

编　委（以姓氏拼音为序）

阿克拜尔·苏来曼　布文博　陈凤鸣　陈明亮　陈薇雨　陈　勇
付　萌　高　琳　郭宁宁　郭也也　黄　慧　黄宇靖　金莹莹　康晓静
李　玲　李　婷　刘　栋　刘　芳　刘　茜　刘彤云　刘　宇　罗钟玲
屈欢欢　宋　丹　宋建民　宋　璞　索慧男　王　雷　王　萍　王睿祺
王婷婷　王　焱　邢卫斌　熊健霞　杨　蕴　姚　煜　俞　晨　张　超
张　弛　张　聪　张健烽　张丽娟　张维红　周　航　朱惠军

第一章 皮肤、黏膜的结构与功能

一、正常皮肤、黏膜的结构

（一）皮肤的结构

皮肤位于人体表面，在人体腔口处与其表面黏膜互相移行，具重要功能。

皮肤结构主要包括表皮、真皮和皮下组织，基底膜带连接表皮与真皮。皮肤中有多种附属器，如毛发、皮脂腺、汗腺和甲等，还含丰富脉管、神经和肌肉结构。

1. 表皮

表皮由外胚层分化而来，包含的主要细胞成分有：角质形成细胞、黑素细胞、朗格汉斯细胞和梅克尔细胞等。

（1）角质形成细胞

角质形成细胞是表皮最主要细胞组分。根据不同分化阶段特点可分为5层，由深至浅分为：基底层、棘层、颗粒层、透明层和角质层。基底是一层立方形或圆柱状基底细胞，基底细胞底部借半桥粒附着在基底膜带上。棘层含有4~8层多角形细胞，该层细胞表面有许多小突起，且互相连接构成桥粒。颗粒层富含透明角质颗粒，正常情况下该层与角质层的厚度成正比。透明层仅见于表皮较厚部位，如掌跖处，包含2~3层较扁平细胞。角质层由5~20层已死亡扁平细胞组成，该层上部细胞间桥粒消失或形成残体，容易脱离。

（2）黑素细胞

黑素细胞数量与部位、年龄有关，不受肤色、人种、性别的影响。电镜下可见胞质内含特征性黑素小体，是合成黑素的细胞器，含酪氨酸酶。黑素通过黑素细胞树状突输送到基底细胞内，发挥遮挡和反射紫外线作用，以保护皮肤组织。

（3）朗格汉斯细胞

朗格汉斯细胞起源于骨髓单核-巨噬细胞，是一种免疫活性细胞，多分布于表皮中上部，占表皮细胞数量的3%~5%。发挥抗原呈递功能，在炎症状态下成熟、活化后，迁移至淋巴结并活化初始T细胞，启动免疫应答。

（4）梅克尔细胞

梅克尔细胞是与负责轻触觉的传入神经末梢相连的一种特殊上皮细胞，位于基底层细胞之间，主要集中在感觉敏锐部位，如指尖和鼻尖。

（5）表皮与真皮间连接

桥粒是连接角质形成细胞的主要结构，在角质形成细胞分化过程中，该结构可分离或重新形成，使表皮细胞不断上移至角质层并规律脱落。半桥粒是连接基底层细胞与下方基底膜带主要结构。基底膜带存在于表皮与真皮连接处，也可见于皮肤附属器与真皮之间、血管周围。

2.真皮

真皮由中胚层分化而来，主要分为乳头层及网状层，这两层无明确界限。真皮属于不规则致密结缔组织，主要成分为纤维、基质和细胞，其中纤维占主要部分。正常真皮中细胞成分包括成纤维细胞、肥大细胞、巨噬细胞、朗格汉斯细胞及噬色素细胞等。

3.皮下组织

皮下组织又称皮下脂肪层，位于真皮下方，由疏松结缔组织及脂肪小叶组成。皮下组织含脉管、神经和汗腺等，厚度随部位、性别及营养状况差异有不同。

4.皮肤附属器

皮肤附属器由外胚层分化而来，包括毛发、毛囊、皮脂腺、汗腺和甲等。

（1）毛发与毛囊

毛发由角化的角质形成细胞构成，由内向外可分髓质、皮质和毛小皮。髓质结构位于毛发中心，由2~3层立方形细胞构成。皮质是毛发主要组成部分，由梭形细胞构成。毛小皮由一层互相重叠的角化细胞构成。

毛囊是毛发生长必需的构成部分，包含上皮细胞和结缔组织。皮脂腺于毛囊部开口，自皮脂腺开口以上区域称为毛囊漏斗部，自皮脂腺开口以下至立毛肌附着处之间的毛囊区域为毛囊峡部，毛囊末端膨大呈球形，称为毛球。毛囊从内到外分为内毛根鞘、外毛根鞘和结缔组织鞘。

（2）皮脂腺

皮脂腺产生脂质，由腺泡和较短导管构成，存在于掌跖和指（趾）屈侧以外大多数部位，头面及胸背上部等处较多。皮脂腺导管在颊黏膜、唇红部、妇女乳晕、大小阴唇、眼睑、包皮内侧等特殊区域直接开口于皮肤表面，不与毛囊相连。

（3）汗腺

汗腺根据结构与功能不同分为小汗腺和顶泌汗腺。

小汗腺由分泌部和导管部构成。分泌部位于真皮深部和皮下组织，由单层分泌细胞组成。分泌细胞包括明细胞和暗细胞，明细胞主要分泌汗液，暗细胞主要分泌黏蛋白及回收钠离子；导管部管径较细，由两层立方形细胞构成。

顶泌汗腺分泌部位于皮下脂肪层，腺体是一层扁平形、立方形或柱状分泌细胞，肌上皮细胞和基底膜带包绕其外；导管与小汗腺结构相似，但直径约为其10倍。

（4）甲

甲由多层角化细胞构成，甲露于外面的部分称为甲板，周围皮肤为甲廓，甲伸入近端皮肤中的部分为甲根，近甲根处的新月形淡色区称为甲半月，甲板下皮肤区称为甲床，其中位于甲根下的区域是甲的生长区，称为甲母质。

5.皮肤的神经、脉管和肌肉

（1）神经

皮肤组织分布有丰富神经，包括感觉和运动神经。感觉神经由神经小体和游离神经末梢组成，神经小体分囊状小体和非囊状小体（如梅克尔细胞-轴突复合体）。游离神经末梢主要分布在表皮下和毛囊周围，呈细小树枝状分支。运动神经来自交感神经节后纤维。

（2）血管

皮肤血管分布于真皮及皮下组织内，由内而外分别为皮下血管丛、真皮下血管丛、真皮中静脉丛、乳头下血管丛、乳头层血管丛，大致呈层状分布，平行于皮肤表面。皮肤小动脉及微动脉都具有3层血管结构，即内膜、中膜和外膜。皮肤毛细血管由单层内皮细胞构成管壁，相邻内皮细胞间有细胞连接，构成连续型血管。

（3）淋巴管

皮肤毛细淋巴管起始于真皮乳头层，逐渐汇合为管壁较厚淋巴管，再汇入皮肤深层和皮下组织大淋巴管，最后进入全身大循环。毛细淋巴管管壁仅由一层内皮细胞及稀疏的网状纤维构成。

（4）肌肉

皮肤主要由两种肌肉类型构成，最常见的是平滑肌，多见于立毛肌、阴囊肌膜、乳晕、血管壁及汗腺周围肌上皮细胞。另一种则是横纹肌，主要位于面颈部，构成表情肌及颈阔肌。

（二）口腔黏膜结构

口腔黏膜和健康皮肤具许多共同特征，但具内在的组织学差异。它由两层结构组成：带有基底膜的黏膜上皮以及包括牙槽上纤维组织、血液、淋巴管和神经在内的下层结缔组织。通常黏膜上皮由数层立方形细胞构成，上皮细胞下方的组织为固有膜及黏膜下层，黏膜的固有膜相当于皮肤真皮的乳头层，黏膜下层相当于真皮的网状层及皮下组织。但黏膜最外层常无颗粒层和角质层，角化部位存在于口唇皮肤与黏膜移行区。黏膜上皮的细胞虽由基底细胞分化而来，但不一定经过像皮肤那样的层次和形态变化。与皮肤相比，口腔黏膜上皮通常更厚，腭和颊黏膜细胞层更多，基底层增殖率也更高。

二、皮肤、黏膜的功能

皮肤覆盖人的整个体表，具屏障和吸收、分泌和排泄、体温调节、感觉、免疫、代谢等重要生理功能，参与全身各种功能活动并维持内环境稳定。

口腔黏膜与皮肤相似，通过其物理和免疫屏障功能保护身体免受环境暴露、物理和化学损伤、微生物和毒素侵害、防止体液流失。此外，口腔黏膜拥有仅次于肠道的多样化微生物群，共生微生物定植在牙齿表面和口腔黏膜软组织中，维持口腔健康，与宿主保持动态平衡。

（一）屏障与吸收功能

人体正常皮肤不仅可抵御外界有害因素损伤，还可防止组织内各种营养物质、水分、电解质等丢失。皮肤对物理性损伤的屏障作用体现在机械性损伤的防护、光防护及电损伤防护作用。皮肤主要通过角质层实现对化学性刺激的防护。皮肤可通过自身组织结构及生理特性防御病原微生物侵入，同时皮肤表面定植的共生微生物群也可从多个方面加强其屏障功能。此外，皮肤的角质层结构具有半透膜功能，可封锁体内营养物质、电解质和水分。

皮肤主要通过角质层、毛囊、皮脂腺、汗腺进行经皮吸收，其中角质层是皮肤吸收的主要途径。皮肤的吸收功能受皮肤本身的结构和位置、角质层的水合程度、被吸收物质的理化性质、外界环境因素、病理情况等因素的影响而有所不同。

（二）分泌和排泄功能

皮肤主要通过汗腺和皮脂腺来完成其分泌和排泄功能。

汗腺分为小汗腺和顶泌汗腺，两种腺体有不同生理活动，但都有分泌和排泄汗液的能力。

小汗腺分泌能维持体内电解质平衡，该过程受体内外温度、精神因素、药物及饮食影响。青春期顶泌汗腺分泌旺盛，尤在情绪激动和环境温度增高时增加。

皮脂腺分泌和排泄能产生皮脂。该过程受各种激素影响，此外年龄、性别、人种、温度、湿度、部位、营养等因素也会影响其分泌。皮脂包含多种脂类，能参与形成皮表脂质膜、润滑毛发及皮肤、防止皮肤干裂，其脂酸作用可轻度抑菌。

（三）感觉功能

皮肤是人体最大感觉器官，受多种感觉神经元亚型支配，感知疼痛刺激的痛觉感受器、传递瘙痒的瘙痒感受器、记录温度信息的温度感受器等将疼痛、温度、瘙痒和触碰等信息传递至中枢神经系统，从而产生不同性质感觉。此外，由几种不同感受器或神经末梢共同感知，由大脑皮质综合分析后还可产生复合感觉，如潮湿、干燥、粗糙、平滑等。

（四）体温调节功能

皮肤具有体温调节作用，使产热和散热过程动态平衡，以维持正常体温，从而支持机体进行新陈代谢和正常生命活动。皮肤可通过温度感受器来感受环境温度变化，并向体温调节中枢传递相应信息；此外皮肤可接受中枢信息，通过骨骼肌运动、汗液分泌、交感神经调节血管舒缩等反应调节体温。

（五）免疫功能

皮肤是人体抵御外界环境有害物质的第一道防线，不仅有较强非特异性免疫防御能力，且具非常重要的特异性免疫功能，是一独特免疫器官。皮肤驻留的免疫细胞主要包括淋巴细胞、巨噬细胞、树突状细胞、粒细胞等，此外中性粒细胞很少在健康皮肤中发现，因此不是皮肤驻留细胞。皮肤免疫系统的体液成分包括细胞因子、免疫球蛋白、补体、抗微生物肽、神经多肽等。

（六）代谢功能

由于其独特的解剖结构和生理功能，皮肤的生化代谢有一定特殊性。皮肤新陈代谢包括糖类、脂质和蛋白质代谢。皮肤是机体水分贮存的一个主要场所，当人体脱水时，皮肤可提供水分以维持循环血容量稳定。皮肤中的电解质主要贮存于皮下组织，能维持细胞间晶体渗透压和细胞内外酸碱平衡。

第二章

肿瘤患者的皮肤、黏膜特点

肿瘤患者皮肤、黏膜特点是肿瘤发生、发展及诊疗过程中所有直接或间接影响产生的一组皮肤及皮下组织的损伤，使皮肤的结构、代谢、合成、防护、吸收、感觉、分泌和排泄、体温调节、免疫、美学等功能障碍，出现相应的病理生理变化的一组临床综合征。主要包括皮肤原发肿瘤、内脏肿瘤及内脏转移性肿瘤及肿瘤医源性损伤导致的损伤。恶性肿瘤相关皮肤、黏膜改变常由一组广泛的过度增生性和炎性反应、肿瘤产生激素或代谢因素引起的疾病，或自身免疫性结缔组织疾病组成。直接损伤是指原发于机体各个系统的肿瘤或全身其他部位发生肿瘤转移累及皮肤及皮下组织所造成的损伤。间接损伤是指由肿瘤产物导致的异常免疫反应或其他不明原因的副瘤综合征。医源性损伤是指在肿瘤治疗过程中手术、化疗、放疗、分子靶向治疗、细胞免疫治疗等多种治疗方式造成的皮肤组织损伤。

一、皮肤原发肿瘤

现已明确紫外线是导致皮肤肿瘤的重要因素，如Bowen病、基底细胞癌、鳞状细胞癌、黑色素瘤、光化性角化病等疾病均与紫外线或长期光照密切相关。紫外线的长期累积暴露可加速皮肤老化与癌变，使皮肤生物学及临床反应发生改变，包括急性损伤（日晒伤）和慢性损伤（光老化、光癌变或色素沉着等）。紫外线导致的皮肤光老化和光癌变病理生理变化如下：

（一）老化

UVA具有较高穿透能力，辐射穿透真皮乳头层影响真皮甚至皮下组织区域的成纤维细胞、血管内皮细胞和朗格汉斯细胞等，激活基质金属蛋白酶（matrix metallo-proteinases，MMP）家族，促进皮肤胶原蛋白及弹性纤维降解，使皮肤表皮萎缩、色素沉着、毛细血管扩张等老化现象。

（二）皮肤肿瘤

1. 日光性角化病（原位癌）、基底细胞癌及鳞状细胞癌

日光性角化病皮损为边界不清的肤色至淡红褐色或淡黄色斑片或丘疹，上覆有不易剥脱的黏着性鳞屑。基底细胞癌最具特征的表现为损害周边可见珍珠样隆起，表面常有毛细血管扩张。皮肤鳞状细胞癌呈红色斑丘疹、结节或斑块，可有鳞屑及溃疡，而口唇鳞状细胞癌常表现为小溃疡，反复出现不易治愈。

UVB可导致嘧啶二聚体及6-4光产物（6-4）PP的形成，从而诱导端粒末端转移酶的变异和p53基因过度表达引起日光性角化病。当UVB损伤DNA造成p53突变后，突变型p53失去对细胞周期的正常调控，使受损DNA继续复制，从而提高了染色体畸变偶发率和遗传不稳定性，角质形成细胞极易发生克隆增生和恶性转化导致鳞状细胞癌发生。UVA导致细胞自由基生成、脂质过氧化能力增强，间接产生活性氧从而导致DNA氧化性损伤而致单链及双链断裂。p53缺失增加了G蛋白偶联受体样蛋白（smoothened，SMO）表达，上调Hedgehog途径活性，最终使角质形成细胞经诱导突变形成基底细胞癌。

2. 黑色素瘤

皮肤、黏膜黑色素瘤具有ABCDE的大体观，即不对称（A，asymmetry）、边缘不规则（B，border）、颜色不均匀（C，color）、直径大于6 mm（D，diameter）和皮损隆起或进展（E，elevation/evolving）等特征。

UVA通过多种信号机制比如Sestrin2，负性调节Nrf2，以促进黑素细胞中的氧化应激积累，也抑制8-氧鸟嘌呤DNA糖苷酶1（8-oxoguanine DNA Glycosylase，OGG1）识别，损害氧化损伤的修复并进一步促进氧化应激，诱导DNA损伤。UVB暴露引发皮肤黑素细胞中CCR2和ATF2的上调，促进巨噬细胞和中性粒细胞浸润，刺激巨噬细胞产生CCL2、MMP-9和IFN-γ。巨噬细胞和中性粒细胞募集产生的炎症反应促进血管生成，以及黑色素瘤细胞的侵袭、存活和转移。细胞周期调控、凋亡相关信号通路MAPK、PI3K/AKT、NF-κB、Wnt、MITF等的失调促进黑色素瘤发生发展。蛋白信号途径激活与基因突变相关：如突变的BRAF上调其自身激酶、MEK和ERK的活性，从而促进细胞增殖。皮肤黑色素瘤常见突变基因有BRAF、CDKN2A、NRAS和TP53等。

二、内脏肿瘤的皮肤、黏膜特点

内脏恶性肿瘤患者皮肤、黏膜表现可能是内脏恶性肿瘤的第一个征兆，亦有罕见情况下，恶性瘤细胞可直接扩散至皮肤或转移性浸润，可作为诊断内脏恶性肿瘤

的首发标志。

（一）肺恶性肿瘤皮肤、黏膜特点

肺恶性肿瘤相关皮肤、黏膜特点以副瘤综合征为主，了解内脏恶性肿瘤皮肤体征有助于发现隐匿性肿瘤。副肿瘤性皮肤病表现具有异质性，包括异位促肾上腺皮质激素（adrenocorticotropic hormone，ACTH）综合征、支气管类癌变异综合征、继发性肥大性骨关节病/杵状指、匐形性回状红斑、恶性黑棘皮病、Leser-Trélat征、牛肚掌、毳毛性多毛症、副肿瘤性肢端角化症和皮肌炎。

肺恶性肿瘤的皮肤表现以副瘤性综合征为主，是异位内分泌综合征的结果，由激素分泌性肿瘤引起。

1.异位ACTH综合征

副瘤性异位ACTH综合征中最常见表现是皮肤色素沉着，而库欣综合征患者中此种情况发生率不到10%。皮肤色素沉着过度可能是由释放的前阿片黑素细胞皮质激素（proopiomelanocortin，POMC）引起，这是一种ACTH前体肽，也包括黑素细胞刺激素（melanocyte stimulating hormones，MSH）的氨基酸序列。过量皮质醇还可导致葡萄糖耐受不良、高血压和低钾性代谢性碱中毒。同时重症肌无力样表现伴近端肌肉严重无力也可能是一个体征。在长期存在异位ACTH综合征可能出现典型的库欣综合征，综合征表现为向心性肥胖、萎缩性条纹（妊娠纹）、多毛症和易挫伤。

导致异位ACTH综合征常见肿瘤是支气管类癌、小细胞肺癌和腺癌、甲状腺癌、肝癌、嗜铬细胞瘤等。

2.支气管类癌变异综合征

典型类癌综合征包括面部、颈部和胸部的间歇性潮红，持续时间从30秒到30分钟，经常伴随腹泻和支气管痉挛，被认为与原发肿瘤释放5-羟色胺和5-羟色氨酸有关。长期并发症包括毛细血管扩张和心脏瓣膜病。但在支气管类癌中潮红更严重，持续时间更长（持续数小时至数天），并可伴有焦虑和意识模糊。

3.匐行性回状红斑（erythema gyratum rapens，EGR）

EGR的病变是瘙痒性斑块，具锯齿状、多环形态。皮疹迅速扩散，常从躯干开始扩散至四肢，瘙痒显著，患者常有外周嗜酸性粒细胞增多。70% EGR患者患恶性肿瘤。肺癌最常见（43%），其次是胃癌、食管癌和乳腺癌。EGR比恶性肿瘤诊断平均早7个月。EGR发生机制可能与肿瘤产生的抗原抗体免疫复合物的皮肤沉积有关。通常情况下，治疗原发恶性肿瘤后皮肤损害可消退。

4.恶性黑棘皮病（acanthosis nigricans，AN）

AN表现为皮肤黑褐色天鹅绒样至疣状、角化过度斑块，累及部位广泛且不典型（可累及口腔、手足）。该疾病发病迅速、进展快，并伴有瘙痒。胃癌最常见，其次是肺癌。同时发生多发性皮赘、Leser-Trélat体征和牛肚掌。肿瘤诱导的生长因子，如转化生长因子-α（transforming growth factor-α，TGF-α）、胰岛素样生长因子-1（insulin like growth factor-1，IGF-1）和成纤维细胞生长因子（fibroblast growth factor，FGF）参与恶性肿瘤相关AN发生。治疗原发恶性肿瘤可缓解。

5.牛肚掌（掌棘皮症）

牛肚掌特征是手掌皮肤柔软增厚，呈嵴状或皱纹状，常与AN并存，肺癌最常见，其次为胃癌，机理同AN。

6.毳毛性多毛症（hypertrichosis lanuginosa，HLA）

副瘤性HLA以头尾方式进展，从额头、耳朵、鼻部和颞部开始，可进展至躯干和四肢，但不累及手掌、足底和生殖器。多毛症也与恶性肿瘤相关。当与基础肿瘤相关时，HLA被称为"恶性进展"。结直肠癌最常见，其次为肺癌、乳腺癌。肿瘤生成的成纤维细胞生长因子可致副瘤性HLA中毛发生长增加，可在恶性肿瘤之前或之后诊断，并可通过治疗原发瘤缓解，但大多数患者诊断时已发生恶性转移。

7.上腔静脉综合征（superior vena cava syndrome，SVCS）

上胸部可见浅表血管扩张和充血。也可发生面颈部水肿、声音嘶哑和眼球突出。SVCS最常见原因是恶性肿瘤，肺癌最常见，尤其是中央型小细胞肺癌。高达4%肺癌将发生SVCS，小细胞肺癌该比例增加至10%。治疗原发瘤可缓解。

8.皮肌炎

皮肤损害有水肿性紫红色斑（Heliotrope征）、Gottron丘疹和皮肤异色症。确诊为皮肌炎的成人（尤其是60岁以上）发生恶性肿瘤风险较高，常见于肺癌、胃肠肿瘤（特别是肝癌）、乳腺癌和妇瘤（特别是卵巢瘤）。最常见肿瘤诊断时间是在皮肌炎发作前或后2年内。应与实验室评估一起进行适合年龄的肿瘤筛查。皮肌炎病理生理机制尚不清楚，可能与肿瘤诱导的周围细胞外基质改变导致非病变组织的抗原性致癌相关。

（二）肝脏恶性肿瘤

肝脏恶性肿瘤皮肤、黏膜表现常见有皮肤、黏膜黄疸、皮肤血管异常（肝掌、蜘蛛痣等）、皮肤瘙痒以及非恶性皮肤疾病等。

1.黄疸

肝脏肿瘤（如肝细胞癌）致肝细胞广泛病损时，胆红素摄取、结合和排泄功能障碍，相当量的非结合胆红素潴留于血中，同时因肝细胞损害和肝小叶结构破坏，致使结合胆红素不能正常排入细小胆管而反流入血，发生肝细胞性黄疸。

癌肿侵犯或压迫肝内胆管或肝门淋巴结压迫胆管，或其他部位肿瘤扩散到肝脏，如胰腺癌或结肠癌，由于肿瘤阻塞胆总管，胆红素无法排出，发生肝外胆汁淤积，出现梗阻性黄疸。

2.皮肤血管异常（肝掌、蜘蛛痣等）

由于肝细胞功能衰竭，主要在肝脏灭活雌激素水平增高，在外周组织雄激素转换为雌激素转换率增高，患者可出现肝掌、蜘蛛痣等皮肤表现。由于肝脏合成障碍导致凝血因子合成减少，凝血酶原时间延长，血小板有质与量的降低，在皮肤则表现为瘀点、瘀斑、紫癜，黏膜易出血（如鼻出血、牙龈出血）。当伴门静脉高压时，腹壁上可见静脉曲张。

3.瘙痒

发生黄疸时，可出现不同程度瘙痒，尤其是胆汁淤积性黄疸，其参与瘙痒的介质有胆汁盐、组织胺、血清素、类固醇、内源性阿片类和溶血磷脂酸。

4.正圆形秕糠疹（pityriasis rotunda，PR）

PR是一种边界清楚的圆形皮损，可表现为1~30 cm大小单发或多发椭圆形皮损。常见于躯干、侧腹和下肢，分为Ⅰ型和Ⅱ型，其中Ⅰ型常与恶性肿瘤有关，治疗原发肿瘤后可消退。

5.落叶型天疱疮（pemphigus foliaceus，PF）

PF是一种浅表水疱性病变，伴大疱形成。PF是一种类似于寻常型天疱疮（pemphigus vulgaris，PV）Ⅱ型自身免疫性皮肤病，IgG和补体沉积在真皮表皮交界处，与淋巴增生性肿瘤相关，亦可能与肝癌有关。

6.迟发性皮肤卟啉病（porphyria cutanea tarda，PCT）

PCT以水疱和大疱为主要表现，见于手背和其他日光暴露部位。分为Ⅰ型（获得性）和Ⅱ型（非获得性），后者患肝癌风险增加。

（三）血液系肿瘤

主要为白血病（包括血小板减少性紫癜），其皮肤黏膜表现为：

1.出血

白血病患者可出现皮肤、黏膜瘀点、瘀斑、牙龈渗血和鼻出血，或可见大块瘀斑和血疱伴疼痛。由于血小板减少或血小板聚集功能下降、凝血功能障碍、血管壁损伤等原因导致。

2.贫血

白血病患者皮肤、巩膜苍白，呈贫血貌，其原因有：①白血病细胞克隆能抑制正常多能造血干细胞以及红系祖细胞；②脾大致脾功能亢进；③自身免疫性溶血性贫血；④药物或化疗继发的骨髓抑制；⑤无效性红细胞生成。

3.感染

常伴有蜂窝织炎等皮肤感染，是由白血病细胞抑制骨髓正常粒系祖细胞的生成，以及化疗药物对骨髓的抑制毒性原因所致。

4. 其他

慢性粒细胞白血病因嗜碱性粒细胞增多，组胺释放出现荨麻疹、皮肤瘙痒等。偶有中性粒细胞浸润至真皮层而表现为急性发热性中性粒细胞皮病（Sweet综合征）。

（四）皮肤转移瘤

据报道，在内脏恶性肿瘤患者皮肤转移瘤发病率为5%~10%。另一研究在恶性肿瘤最常见转移部位中皮肤位居第18位，恶性黑色素瘤和乳腺癌皮肤转移最常见，其次为结直肠癌和肺癌、前列腺癌。在儿童神经母细胞瘤和横纹肌肉瘤是最常见皮肤转移瘤。皮肤转移性病变偶尔是原有内脏恶性肿瘤的首发临床表现，与原发瘤具相同组织学特征，大于60%为腺癌，约15%为鳞状细胞型。

皮肤转移瘤最常见表现为突然出现的多发、散在、无痛、可活动的结节及溃疡，也可表现为斑块或脱发区，需与皮肤原发瘤相鉴别。根据原发瘤性质，转移瘤也可有各不相同临床表现。

三、肿瘤治疗相关皮肤表现

（一）移植物抗宿主病（graft versus host disease，GVHD）

GVHD是由于供体的T细胞识别受体组织抗原并发动免疫攻击而产生的一种免疫性疾病，也是异体造血干细胞移植后常见并发症，主要累及皮肤、肝脏和胃肠道，可分为急性与慢性两类。

1. 急性GVHD

急性GVHD通过以下三个过程发生：

（1）移植前受化学或放射性预处理损伤受体的组织导致多个炎症因子释放（细胞因子风暴）及抗原递呈细胞的活化。

（2）供体中含有成熟淋巴细胞进入具有炎症性细胞因子环境，接触到表达不同宿主抗原，引起供体T细胞活化与增生。

（3）同种异体反应性T细胞扩增形成细胞毒性效应T细胞释放炎性细胞因子，进而诱导组织损伤。

急性GVHD皮肤表现最常见，可见始于面部、耳、手掌和足底的红斑、斑丘疹或麻疹样皮疹。皮损扩散至躯干，可发展呈红皮病，严重时发生中毒性表皮松解性坏死症（toxic epidermal necrolysis，TEN）。有瘙痒感。非特异性临床表现与毛发红糠疹、获得性鱼鳞病和寻常型银屑病样皮疹相似。黏膜亦可受累，如口腔、眼、生殖器黏膜等。

2.慢性GVHD

慢性GVHD皮疹表现多样化，可见口腔扁平苔藓样皮损、硬皮病样皮疹和皮肤异色病皮疹，其他相关的临床症状还包括脱发、指（趾）甲发育不良、结膜炎、角膜炎等。发病机制尚未清楚。

（二）放疗

放疗是恶性肿瘤综合治疗的重要组成部分，在肿瘤治疗的各阶段发挥作用。射线必须穿透皮肤组织才能治疗浅表或深部的肿瘤，因此在一定程度上会损伤表皮及皮肤基底层细胞。由于皮肤对辐射敏感，其严重副作用之一为皮肤损害。放疗引起的皮肤损伤有多种形式，在急性阶段皮肤可出现毛囊丘疹、红斑、水疱、糜烂或溃疡，这种急性反应通常在放疗完成后1~2周达到高峰，而后缓解。随着放疗时间的延长，部分损伤未得以修复呈慢性损伤，如皮肤纤维化、持续色素沉着或皮肤溃疡，甚至出现放疗后的皮肤黏膜恶性肿瘤，如皮肤鳞状细胞癌。

辐射通过对基底层细胞和皮下小血管的直接损伤、血管破坏、自身免疫及自由基损伤等机制引起皮肤及皮下组织破坏和炎症反应。

第三章

肿瘤治疗相关皮肤、黏膜损伤机制

肿瘤患者在接受局部或系统药物治疗的过程中，也可出现治疗相关的皮肤、黏膜损伤。具体的机制可包括：

一、药物超敏反应

（一）速发型反应/Ⅰ型反应

Ⅰ型反应特点是发生快，消退也快，可致生理功能紊乱，具个体差异及遗传倾向，主要机制是抗原诱导机体产生IgE并结合到肥大细胞或嗜酸性粒细胞表面，导致细胞脱颗粒并释放组胺及其他生物活性介质。顺铂、卡铂、奥沙利铂等铂类药物引起的输液反应大多是典型的Ⅰ型反应。荨麻疹、瘙痒、血管性水肿及全身性过敏反应的其他症状常在给药后1 h内出现，也可在给药后24 h才出现。尽管如此，1 h足以鉴别大多数速发型反应，若再次暴露于同样药物，则这类患者有再次发生全身性过敏反应的可能。

（二）Ⅱ型反应

Ⅱ型反应涉及抗体介导的细胞破坏，特点是IgG /IgM结合细胞表面抗原。IgG/IgM与细胞表面成分的结合通过调理和吞噬作用损伤靶细胞、炎症损伤及ADCC作用三种机制引起免疫损伤，临床可表现为天疱疮、溶血性贫血、输血反应等。

（三）Ⅲ型反应

Ⅲ型反应是因抗原-抗体复合物形成并沉积于组织所导致。复合物沉积的常见部位包括小动脉、肾小球和关节的滑膜囊，从而分别引起脉管炎、肾小球炎和关节炎。

因此，与Ⅲ型反应相关的症状是由免疫复合物沉积的部位决定，而不由抗原来源决定。参与Ⅲ型反应的抗原可为自身的，如包括狼疮在内的自身免疫性疾病；也可为外来的，如各种药物引起的血清病反应，包括蛋白质（如胸腺球蛋白）或小分子药物（如青霉素或普鲁卡因胺）。

（四）Ⅳ型反应

Ⅳ型反应不由抗体介导，是在抗原刺激下产生效应T细胞，导致单个核细胞浸润的一种炎症性免疫应答。反应发生较慢，常在抗原暴露后数小时或多日发生，因此称迟发型超敏反应。有些情况下也涉及其他细胞类型，如巨噬细胞、嗜酸性粒细胞或中性粒细胞。由化疗药引起的典型Ⅳ型变态反应有局部用氮芥导致的接触性皮炎。

根据产生的细胞因子及细胞类型不同，T细胞可产生不同形式的炎症反应，进而引起从Ⅳa-Ⅳd的不同亚型反应。由于皮肤贮存有大量的T细胞，所以涉及T细胞的反应有较突出的皮肤表现。很多皮肤T细胞接触抗原后成为效应性记忆细胞，在免疫原性物质穿透皮肤屏障或从循环扩散至皮肤内时可迅速发生反应。已公认的皮肤受累表现如下：

1.接触性皮炎

接触性皮炎是局部用药产生的一种反应，表现为红斑、水肿并伴水疱或大疱，水疱或大疱往往破裂并留痂。亚急性和慢性接触性皮炎的特征包括苔藓样变、红斑及鳞屑。

2.斑丘疹（包括麻疹样皮疹）

斑丘疹是迟发型药物反应最常见形式之一，原因包括Ⅳ型免疫反应及其他机制。俗称为“皮疹”，通常涉及有不同程度的细胞浸润，因此呈红斑、凸起样皮损外观。

3.对称性药物相关性间擦部及屈侧疹（symmetrical drug-related intertriginous and flexural exanthema, SDRIFE）

旧称“狒狒综合征”，是一种独特药疹，常在暴露于药物后数小时至数日发生，表现为臀部/肛周或腹股沟/生殖器周围区域分界清楚的V形红斑，常累及至少一个其他屈侧区域，如腋窝、肘或膝。有些类型的SDRIFE可能与急性发热性嗜中性皮病有关，如急性泛发性发疹性脓疱病（acute generalized exanthematous pustulosis，AGEP）。

4.急性泛发性发疹性脓疱病（AGEP）

AGEP是一种罕见类型的反应，特征为无菌性的浅表脓疱，通常在应用致病药物后24 h内出现。

5.药物热

发热可以是药物超敏反应的唯一症状或最显著症状，在少部分病例中可伴非荨麻疹性皮疹或其他器官受累。

6.Stevens-Johnson综合征（SJS）和中毒性表皮坏死溶解症（TEN）

严重起疱性皮炎（如SJS和TEN）是可能危及生命的反应，特征包括发热及导致表皮坏死和脱落的皮肤、黏膜病变。

7.药物诱发的超敏反应综合征（DiHS/DRESS）

DiHS（drug-induced hypersensitivity syndrome）又称为DRESS（drug reaction with eosinophilia and systemic symptoms），是严重药物超敏反应，可出现皮疹、发热（38℃~40℃）和多器官衰竭。肝脏、肾脏、心脏和/或肺是DiHS/DRESS最常累及器官。目前对这一综合征的最准确命名仍有争论，因为仅有约70%的病例出现外周嗜酸性粒细胞增多。存在非典型淋巴细胞（激活的 $CD8^+$淋巴细胞）是更一致的表现，这些细胞在停药后仍可持续存在数月。

（五）其他类型

还有两种免疫性药物反应不能通过Gell和Coombs系统分类，即药物诱导的自身免疫性疾病和固定型药疹。

1.药物诱导的自身免疫性疾病

狼疮样疾病是典型例子，使用了普鲁卡因胺、苯妥英、异烟肼、柳氮磺吡啶、胺碘酮、米诺环素和青霉胺等药物后可发病。暴露于青霉胺后可引起天疱疮样疾病。IgA大疱性皮肤病与万古霉素及多种其他抗生素药物相关。

2.固定型药疹

主要特征是每次摄入特定药物时，身体固定位置出现皮疹。皮疹为伴浅灰色或明显大疱的红斑性和水肿性斑块。再次用药时，病变恰好在同一部位复发（常为唇和舌、外生殖器、面部和肢端），会留下炎症后色素沉着。

二、免疫相关皮肤、黏膜不良事件

免疫检查点抑制剂（immune checkpoint inhibitors，ICIs）对晚期肿瘤患者有显著疗效，然而CTLA-4和PD-1的抑制导致一般免疫增强，对正常器官系统和组织造成额外损害，临床上可能表现为自身免疫样/炎症性副作用，称为免疫相关不良反应（irAE）。其发生机制取决于所用ICIs疗法类型，CTLA-4抑制剂可诱导若干细胞的改变，如促进T细胞活化和增殖、使得 $CD4^+CD25^+$Treg细胞存活受阻和17型T辅助细胞（Th17）数量增加，此外还可诱导抗肿瘤T细胞与正常细胞上抗原之间的交叉反应和自身抗体的产生。PD-1和PD-L1抑制剂则导致Treg细胞存活数量减少和Treg细胞抑制功能降低，以及细胞因子产生增加。

irAE发生于皮肤、胃肠、肝脏、内分泌等系统，见于90%接受CTLA-4抑制剂治疗的患者，70%接受PD-1/PD-L1抑制剂治疗的患者，以及几乎所有接受联合治疗的患者。使用糖皮质激素、TNF-α拮抗剂、吗替麦考酚酯或其他免疫抑制类药物常可有效治疗irAE。

皮肤部位的irAE是最早且最常见的毒性反应，由于淋巴细胞丰富，皮肤常受影响，损害由ICIs诱导的T细胞激活引起。皮肤毒性在表型上非常多样，皮肤炎症反应是最常见的表现，但也存在免疫性大疱病、血管炎、中性粒细胞性皮肤病等表现，罕见情况下还会产生重度皮肤药物反应。需根据疾病严重程度及对患者功能状态的影响来考虑皮肤irAE的治疗。

（1）斑丘疹是免疫抑制剂治疗中观察到最常见的皮肤副作用，也最先出现，常累及躯干和四肢，也常累及面部。与抗PD-1/抗PD-L1和联合治疗相比，CTLA-4抑制剂和联合治疗导致皮疹产生的风险增加。

（2）苔藓样药疹相对常见，继发于许多药物，包括β-肾上腺素能阻滞剂、抗疟药、青霉胺、奎宁、抗高血压药物、质子泵抑制剂、静脉注射免疫球蛋白（IVIGs）、抗肿瘤坏死因子-α（TNF-α的单克隆抗体，如依那西普、阿达木单抗、英夫利昔单抗）和抗CD20（利妥昔单抗）等。

（3）大疱性类天疱疮（bullous pemphigoid, BP）是一种自身免疫性皮肤病，其中IgG抗体与半桥粒蛋白和基底膜带半桥粒蛋白180与230结合，导致补体系统激活并促进炎症细胞在半桥粒部位的浸润。在BP中，紧张性大疱可出现在皮肤的任何部位。免疫抑制剂诱导大疱性类天疱疮的机制目前尚不清楚。

三、细胞毒性药物的皮肤、黏膜副作用

（一）手足综合征

肢端红斑也称为掌跖感觉丧失性红斑、化疗导致的四肢末端红斑。表现为手掌和脚底疼痛性红斑（皮肤发红），伴或不伴大疱（大水疱）。还可能发生肿胀、刺痛、角化过度、皲裂和溃疡。这些症状之前可能出现感觉迟钝（皮肤感觉改变）。确切发病机制尚不清楚。推测主要是由肿瘤患者接受化疗药和分子靶向药引起，其中以卡培他滨最严重，随着卡培他滨使用范围扩大，手足综合征越来越多，该病可影响肿瘤药物疗效并严重降低患者生活质量。本病主要通过药物进行治疗，一般预后较好。

（二）脱发

化疗药物引起脱发主要为两种方式：生长期脱发，指对快速分裂的毛发细胞毒性作用；休止期脱发，指正常毛发细胞脱落增加。脱发常是暂时的，在停止治疗后会消退，但一些化疗药物如白消安和环磷酰胺会导致永久性脱发。它发生在治疗后7~10天，并在2~3个月内持续进展。

最常引起脱发的化疗药物是：紫杉烷类（如紫杉醇和多西他赛）、蒽环类药物（如阿霉素、伊达比星、表柔比星和米托蒽醌）。

（三）光敏性

某些化疗药物会导致光敏性增加。最小日光暴露即可导致日晒伤。

最常引起光敏性的化疗药物是：甲氨蝶呤、氟尿嘧啶、达卡巴嗪。

（四）放射记忆性皮炎

放射记忆性皮炎是患者先前接受放疗的部位出现局部急性炎症性皮肤反应。通常由化疗药物诱发。发病机制尚不完全清楚。推测可能是由于化疗药物损伤已恢复的角质形成细胞。可能导致这种情况的最常见药物是：吉西他滨、甲氨蝶呤、多西他赛、依托泊苷、阿霉素。

（五）皮肤坏死

大多数化疗药物对皮肤有毒。本应输送到静脉和动脉的药物可能会泄漏到皮下组织（外渗）。皮肤坏死反应有两种类型：刺激物-化疗药物引起静脉炎（静脉炎症）和化学蜂窝织炎（皮肤深层炎症）；发疱/水疱药物-化疗药物会导致严重的组织坏死，形成溃疡并最终造成疤痕。阿霉素最易引起皮肤水疱，可导致皮肤坏死、溃疡和血栓形成。

（六）中性粒细胞性小汗腺炎

是一种良性、中性粒细胞性皮肤病，病因不明。与成人白血病并接受化疗有关，特别是用于治疗急性髓性白血病的阿糖胞苷和蒽环类药物。好发于眶周区、四肢和躯干，常表现为红斑、丘疹、斑块，表面光滑，直径数厘米。病理可见中性粒细胞围绕内分泌腺，腺体和导管中可见液泡皮炎及细胞坏死。具有自限性，停止化疗后逐渐消退。最常见相关药物是：阿糖胞苷、博来霉素

（七）鞭挞样皮炎

表现为条索状红斑，略有水肿或表皮剥脱，类似鞭挞瘢痕。皮损常发生于躯干和四肢，起初表现为条索状平行红斑，炎症消退后残留持续性色素沉着。具自限性，再次用药可能加重皮疹，抗组胺药物及糖皮质激素能减轻症状。最常见的相关药物是：博来霉素、多烯紫杉醇、香菇多糖。

（八）指甲改变

指甲可能发生几种变化。是由于化疗药物对甲板的直接毒性。

（1）Beau线——指甲板上的横向凹槽。

（2）甲剥离——将甲板与下面甲床分离。

（3）脱甲症——整个指甲缺失。

（4）指甲疼痛、增厚和/或变薄。

（5）色素沉着过度或色素减退（先天性白甲）——甲板上有苍白或深色条纹。

（6）甲沟炎。

（九）黏膜炎

黏膜炎指黏膜表面炎症，口腔和胃肠道的内壁极易受化疗药损伤。高达80%的化疗患者患有这种并发症，几乎所有化疗药都有可能引起黏膜炎。影响DNA合成且具S期特异性药物最易引起黏膜炎。常见药物包括：甲氨蝶呤、蒽环类药物

（十）硬化性皮肤反应

类似于硬斑病或系统性硬化症的瘢痕样皮肤反应。在某些情况下，这种皮肤反应在停药后消退。确切发病机制尚不清楚。推测这些药物会增加皮肤中成纤维细胞的活性。常见药物包括：博莱霉素、西紫杉醇。

（十一）雷诺现象和血管炎

雷诺现象是血管对低温或情绪压力的过度反应。症状是手指皮肤颜色变化。血管炎指血管壁炎症，血管腔受损导致组织缺血和坏死。表现为网状青斑、溃疡和血栓形成。常见药物包括：博莱霉素、顺铂、吉西他滨、利妥昔单抗。

（十二）干燥病

干燥常见于接受表皮生长因子受体EGFR抑制剂的患者。常可见干燥的皮肤伴有类似于脂溢性皮炎的油腻鳞屑。据推测，EGFR抑制剂引起角质形成细胞生长停滞并导致终末成熟。皮肤、黏膜，如阴道、口腔和眼睛可能受累。

第四章

肿瘤治疗相关皮肤、黏膜损伤的表现

一、免疫治疗药物相关皮肤、黏膜损伤的临床表现

免疫检查点在维持正常免疫学平衡中具有关键作用，瘤细胞表面的自身抗原（如PD-L1）与T细胞上的免疫检查点（如PD-1）结合，抑制T细胞免疫反应，促进肿瘤免疫逃逸。免疫检查点抑制剂（ICI）的开发是肿瘤治疗的重大突破之一，通过阻断T细胞上受体与抗原递呈细胞（如肿瘤细胞、巨噬细胞等）上配体结合，激活细胞毒性T淋巴细胞，促进免疫系统的控瘤活性，从而抑制肿瘤生长。目前被广泛运用的免疫检查点抑制剂包括抗PD-1单抗（如纳武单抗和帕博利珠单抗）、抗CTLA-4单抗（如伊匹单抗、替西木单抗），抗PD-L1抗体（阿替利珠单抗、度伐鲁单抗、阿维鲁单抗）等。此外，一系列新的免疫检查点抑制剂（如抗Tim-3单抗、抗LAG-3单抗等）正在进行临床试验。

由于其独特的作用机制，免疫检查点抑制剂的应用可能导致一系列免疫相关不良事件（irAEs），这些事件大多由于过度激活细胞毒性$CD4^+/CD8^+$T细胞所导致。尽管不同单抗导致的不良事件的发生率有差异，但其具有相似临床表现。据统计，超过60%接受治疗的病人最终会出现与irAEs，如甲状腺炎、皮炎、肺炎、结肠炎、肝炎、骨骺炎、葡萄膜炎、多发性神经炎、胰腺炎等。其中，皮肤免疫相关不良事件（irCAE）是最常见的irAEs，超过三分之一患者会出现皮肤、黏膜反应，如瘙痒、斑丘疹、白癜风、银屑病、自身免疫性皮肤病等。此外，irCAE常是免疫检查点抑制剂应用后最早出现的不良反应。绝大多数irCAE具有自限性，正确认识这些免疫治疗药物相关皮肤、黏膜损伤的临床表现，有助于及时处理并控制免疫治疗药物相关不良反应。

（一）炎症性皮肤反应

1.瘙痒

瘙痒是最常见的irCAE之一。PD-1抑制剂引起的无皮疹瘙痒发生率在13%~20%，CTLA-4抑制剂或CTLA-4/PD-1双重阻断剂引起的瘙痒发生率可高达30%。瘙痒发生时间差异较大（1~17个周期），中位治疗周期为3个治疗周期。

从形态学上看，无皮疹的瘙痒常表现为单纯性痒疹病变，包括不连续表皮剥脱；也可表现为结节性痒疹。常累及头皮和四肢，面部一般不受影响。根据常见不良事件评价标准（CTCAE），1级瘙痒以轻度和局限性为特征，2级和3级毒性更广泛和慢性，常影响患者健康相关生活质量和心理健康。保守治疗无效时，需对顽固性瘙痒患者进一步检查，包括血常规、肝功能和肾功能等实验室检查，同时应考虑皮肤活检和免疫荧光检测，以排除大疱性类天疱疮早期阶段。

2.斑丘疹

瘙痒性斑丘疹（MPR）是PD-1/PD-L1和CTLA-4抑制剂观察到的最常见irCAE。常在前几个治疗周期后发生（有时从第一个治疗周期开始），呈剂量依赖性。当使用伊匹单抗或联用免疫检查点抑制剂时发生较早（抗PD-1抗体5周，抗CTLA-4抗体3~4周，伊匹单抗和纳武单抗联用平均2周）。

临床表现非特异性，特点是麻疹样斑丘疹，多为低级别（1和2级）。皮损最常发生于躯干和四肢伸侧，常不累及面部，表现为淡红斑和平顶细小鳞屑性丘疹，可融合成斑块，少数在曝光部位可出现突起性皮疹，常伴瘙痒。外伤（例如表皮剥脱）可致新皮损形成（即Koebner现象）。

值得注意的是，在接受纳武单抗和帕博利珠单抗治疗的患者，以及联合抗CTLA4/PD-1治疗的黑色素瘤患者中，MPR的发生与总体生存结局的改善有关。这种非特异性斑丘疹可能是免疫检查点抑制剂诱发的特征性irCAE的最初表现，包括苔藓样皮炎、银屑病样皮炎（新发或已有银屑病的复发）、Grover's病或更罕见的危及生命的严重皮肤不良反应。

（二）丘疹/鳞屑样皮炎（苔藓样和银屑病样皮炎）

1.苔藓样皮炎

苔藓样皮炎常见于抗PD-1或抗PD-L1药物治疗患者。皮损在治疗数周或数月后开始，相较于其他皮疹，苔藓样皮损出现常较晚。临床表现多样，可表现为躯干/四肢紫色丘疹和斑块的发疹性扁平苔藓，或肥厚性扁平苔藓、反转性扁平苔藓、掌跖角化、脂溢性角化病、Grover's病等。部分患者可出现湿疹皮炎和苔藓样皮炎的重叠特征，病理学可同时表现为苔藓样淋巴细胞界面皮炎和海绵水肿性皮炎。此外，其他罕见表现可能包括大疱性苔藓样皮炎和晕痣。皮损主要发生在躯干和四肢，也可出现口腔或肛门生殖器黏膜病变，可表现为紫红色丘疹、白色花边状Wickham纹或糜烂性黏膜病变。偶尔累及指/趾甲引起角化过度、甲营养不良、纵嵴以及甲周病变，导致疼痛及甲外观变化。苔藓样皮炎通常伴随瘙痒且难以控制，即使在停止ICPI治疗后，苔藓样皮炎也可能持续存在。皮炎的患者较未发生患者相比，具有更长的无进展生存期和总生存期。

2. 银屑病样皮损

银屑病样皮损通常发生于有银屑病病史的患者中，但亦有部分患者是ICPI治疗后出现新发银屑病。皮损约在治疗3周后出现，躯干/四肢上出现边界清楚的鳞屑性红斑。斑块状银屑病是最常见的表现，也有斑块状、脓疱状或反向银屑病和脂溢性银屑病，可累及头皮和掌跖部位。皮肤活检显示角化不全，颗粒层减少，棘层增厚伴表皮突延长和血管周围淋巴细胞浸润。此外，亦有部分ICPI治疗患者可发生银屑病关节炎。

（三）白癜风样色素减退

白癜风样色素脱失常见于接受ICPI治疗的黑色素瘤患者，在使用纳武单抗治疗患者中，约10%~24%见白癜风样色素脱失，接受伊匹单抗治疗的患者较少见（<10%）。

特发性白癜风好发于口周和肢端，与此不同的是，白癜风样色素脱失最常见发生于曝光部位，且对称分布。在ICPI诱导的白癜风中，脱色斑出现之前也可能存在炎症期，同时可能并发白睫和白发。其他可能的并发症还包括泛发型白癜风、色素减退、晕痣、雀斑消退、脂溢性角化病和色素痣的消退。

（四）大疱性皮肤病

大疱性类天疱疮（BP）的发生与使用抗PD-1/PD-L1药物治疗和特定肿瘤类型（包括黑色素瘤、非小细胞肺癌、尿路上皮癌和头颈部鳞状细胞癌）相关。皮损一般在治疗后14周出现，前驱期表现为非大疱性瘙痒，随后全身或局部出现浆液性或血性紧张性水疱；10%~30%的患者口腔黏膜受累。出现瘙痒或皮质类固醇难治性皮疹时，应高度怀疑BP。通过酶联免疫吸附实验，可检测特异性自身抗体，有助于确诊、了解疾病严重程度和监测治疗反应。此外，诊断需病理学和直接免疫荧光（DIF），分别需要获取皮损组织和皮损周围正常组织的活检标本。组织病理学特征包括表皮下裂隙伴嗜酸性粒细胞浸润。DIF可见沿表皮基底膜带的有线状连续的免疫球蛋白G（IgG）和C3沉积，在瘢痕性类天疱疮和获得性大疱性表皮松解症可见到相同的特征；利用盐裂皮肤间接免疫荧光，BP患者血清中的IgG自身抗原能与水疱的表皮侧（顶）

结合。

其他免疫性大疱反应包括大疱性多形红斑、副肿瘤性天疱疮和大疱性扁平苔藓，偶有疱疹样皮炎的报道。

（五）结节病

结节病常见于使用抗PD-1/PD-L1药物或伊匹单抗治疗患者，既往存在结节病患者可能出现病情进展。肺是最常见受累部位（如肺部微结节和磨玻璃结节，纵隔淋巴结肿大和肝脏肉芽肿性炎症），有时可能会被误诊为肺癌。与经典皮肤结节病类似，表现为典型的红褐色丘疹/结节，多见于头部、躯干、四肢以及既往有瘢痕或纹身部位。少见皮肤表现包括皮下结节、红皮病及多形红斑样皮损。

（六）中性粒细胞性皮肤病

1.Sweet综合征

Sweet综合征可见于使用伊匹单抗和纳武单抗治疗患者。临床表现为疼痛的紫色、水肿性丘疹和斑块，好发于头部、颈部和四肢，同时伴有包括发热、关节痛等全身症状。

2.坏疽性脓皮病

坏疽性脓皮病见于使用伊匹单抗治疗的患者。表现为疼痛性脓疱、潜行性溃疡，周围有紫色硬斑；也可发生同形反应（即Koebner现象）。

（七）严重皮肤不良反应（SCARs）

SCAR可能危及患者生命，因此识别与SCAR相关的症状和体征并进行适当处理至关重要。由于伴有严重全身症状和多器官损害，所有级别的SCAR均需停止免疫治疗，甚至永久停止。肿瘤患者经常接受各种不同疗法的序贯联合，而在ICPI之后使用靶向药物（例如BRAF抑制剂）常与SCAR发展密切相关。

1.急性泛发性发疹性脓疱病（AGEP）

AGEP见于使用抗CTLA-4和抗PD-1药物治疗患者，特征是在水肿性红斑基础上突然形成许多小的非毛囊性无菌脓疱。常伴持续高热，也可伴面部水肿、水疱、大疱和黏膜受累，是鉴别AGEP与脓疱型银屑病和痤疮样药疹的关键。

2.伴嗜酸性粒细胞增多和全身症状的药物反应（DRESS）

DRESS常见于使用抗CTLA-4和抗PD-1药物单独治疗以及联合治疗患者。初起时可表现为麻疹样皮疹，但伴有发热、面部水肿、淋巴结肿大、外周嗜酸性粒细胞增多或多器官功能障碍。可通过RegiSCAR评分系统衡量上述症状，综合实验室指标和组织病理学结果，可评估DRESS的严重程度。

3.Stevens-Johnson综合征/中毒性表皮坏死松解症（SJS/TEN）

少数患者在ICPI治疗中可能出现Stevens-Johnson综合征/中毒性表皮坏死松解症（SJS/TEN）样表现，伊匹单抗、纳武单抗、帕博利珠单抗和阿替唑仑单抗以及CTLA-4和PD-1联合治疗均有相关报道。临床表现为疼痛性暗红色丘疹和斑块并伴有黏膜侵蚀，迅速进展为全层脱落。大多数与抗PD-1治疗相关的SJS/TEN样症状出现在早期/在第一个或第二个治疗周期内。

（八）其他皮肤临床表现

1.干燥综合征

原发性干燥综合征的发生可能提示病情加重，其特点为泪腺和唾液腺功能下降，出现眼干和口干，临床上口腔干燥更常发生。

2.皮肌炎

少数患者在ICPI治疗中出现皮肌炎的典型皮肤表现。临床特征表现为眼眶周围出现水肿性暗紫红色斑，可扩展至前额、颊部、耳前、颈和上胸部。皮损可迅速出现，从抗体治疗的第一个周期开始。

3.痤疮样皮疹和丘疹性玫瑰痤疮

抗CTLA-4，抗PD-1或抗PD-L1单克隆抗体的使用均可能导致痤疮样皮疹（或丘疹性毛囊炎）的发生，表现为集中在面部，胸部和背部的丘疹和丘脓疱疹，可能累及四肢。合并玫瑰痤疮的患者在免疫治疗中可能出现皮损加重，主要表现为面部丘疹性玫瑰痤疮，伴或不伴有瘙痒，严重时可能发生细菌重叠感染。

4.淋巴瘤样皮疹

少数伊匹单抗（抗CTLA-4）治疗导致CD30阳性淋巴细胞聚集，临床表现与皮肤淋巴瘤样丘疹类似。临床表现为边界清楚的暗红色或紫红色结节，质地较硬，可伴红肿、疼痛，发生在颜面及躯干部。

5.血管炎

ICPI治疗与多种脉管炎的发生有关。大血管血管炎和神经系统血管炎是最常见的报告亚型；CTLA-4，PD-1和联合治疗可能导致巨细胞多动脉炎，肉芽肿性多血管炎、Ⅲ型冷球蛋白血症以及包括白细胞碎裂性血管炎和肢端血管炎在内的小血管，表现为紫癜、水肿性红斑、坏死性小丘疹、水疱、血疱和小结节等。

6.反应性皮肤毛细血管增生症

反应性皮肤毛细血管增生症（reactive cutaneous capillary endothelial proliferation，RCCEP）是一种典型的由抗PD-1单抗等ICPI导致的irCAE。在卡瑞利珠单抗（抗PD-1单抗）治疗患者中，RCCEP的发生率可高达78.8%。反应性皮肤毛细血管增生症主要发生在头面部和躯干部，口腔、鼻腔或眼睑极少见，尚无呼吸道和消化道黏膜受累报道。按照外观形态，大致可分为“红痣型”“珍珠型”“桑葚型”“斑片型”和“瘤样型”5种类型，最常见为“红痣型”和“珍珠型”，同一患者身上可以出现多种形态。初始常为鲜红色点状，直径约小于等于2 mm（“红痣型”），少数为“斑片型”或“桑葚型”；部分“红痣型”病变可以逐渐发展为“珍珠样”结节，颜色鲜红或暗红，易破溃出血；少数“珍珠样”结节可以增大发展为“瘤样型”（直径>10 mm）。

7.脱发

与ICPI相关的自身免疫性脱发常以斑秃的形式出现，表现为无瘢痕的圆形脱发斑块，进展后可累及头皮和眉毛，甚至全身毛发脱落（普秃）。组织学检查显示为非瘢痕性脱发，毛囊周围有T淋巴细胞浸润。接受抗PD-1抑制剂治疗患者，斑秃发生率为1%~2%，接受联合治疗或CTLA-4抑制剂治疗患者发生率略高，常在开始后3~6个月发生。

ICPI治疗也可致头发质地变化及颜色变化。部分接受抗PD-1/PD-L1疗法治疗的肺癌患者表现出弥漫性进行性毛发色素沉着。这种色素沉着开始于枕部和颞部，其次延伸到额部和顶部。

8.指/趾甲变化

有极少数患者在接受ICPI治疗后出现指/趾甲萎缩，可能与甲沟炎有关。弥漫性甲沟炎和副甲沟炎也可发生，可能与银屑病或苔藓样变皮损相关。

9.黏膜毒性

接受抗ICPI治疗患者也可出现口腔症状，常被临床忽视。口腔溃疡、口腔苔藓样反应和咽喉肿痛是主要表现。相较于抗PD-1/抗PD-L1治疗，抗CTLA-4治疗导致口腔受累的情况相对较少。

（1）口腔干燥

约有4%~7%抗PD-1和3%抗PD-L1治疗患者会出现口腔干燥，重时可影响口腔功能。组织学主要是$CD4^+$/$CD8^+$T淋巴细胞浸润，围绕唾液腺分布。血清中抗SSA/SSB抗体常阴性。除干燥综合征的特殊情况外，口腔干燥一般独立发生。

（2）口腔苔藓样变

口腔苔藓样变发生率不低，但易被忽略。常单独发生在口腔，也可与皮肤、指/趾甲或生殖器苔藓样变有关。临床表现为与Wickham纹一致的白色网状条纹和白色融合性丘疹，有时伴有斑块状、溃疡性、萎缩性、红斑性病变。病变可能累及舌头、口唇、牙龈、硬腭、颊黏膜、肛周和外阴，可伴/不伴疼痛。组织学分析示固有层上部有斑片状或苔藓样界面淋巴细胞浸润，$CD4^+$T和$CD8^+$T细胞浸润。

皮肤irAEs是接受ICPI治疗中最常见毒性类型，极少数情况下可致死亡。皮肤irAEs形态表现不同，可能类似于常见的皮肤病，如银屑病、扁平苔藓、大疱性类天疱疮和白癜风。现有自身免疫性疾病的恶化和更严重的皮肤毒性也有报道，包括DI-HS、中性粒细胞性皮肤病和SJS/TEN样表现。关注并正确认识皮肤irAEs，有助不良事件的早期识别和及时治疗，提高生活质量，改善预后。

二、靶向治疗药物相关皮肤、黏膜损伤的临床表现

肿瘤的发生与遗传、环境等多种因素有关。其中，细胞内基因的改变，如突变、缺失等，对瘤细胞生物学特性改变极为重要。肿瘤驱动基因的发现和靶向药物的开发为肿瘤打开了希望之门。靶向治疗是针对已经明确的致癌位点，设计相应治疗药物，抑制瘤细胞生长/诱导其死亡，从而控制肿瘤进展。由于驱动基因在机体其他组织中亦有表达，因此靶向治疗可能造成相应器官损害。皮肤及其附属器是人体最大的器官，靶向治疗可致几乎所有患者的皮肤、口腔黏膜、毛发和/或甲损伤。

（一）分子靶向药物的分类

控瘤分子靶向药物据其分子量分为小分子或大分子。小分子通过抑制特定生化途径在细胞内发挥作用，主要代表是酪氨酸激酶抑制剂（TK抑制剂），作用于细胞中的酪氨酸激酶，抑制下游信号传导。

这一类代表性药物是BRAF蛋白抑制剂（BRAF抑制剂）、丝裂原活化蛋白激酶抑制剂（MEK[MAPK/ERK]抑制剂）和雷帕霉素机制靶点抑制剂（mTOR抑制剂）。这些药物会抑制相应的特定信号级联通路，从而起到治疗作用。大分子药物的代表是单抗，作用于细胞外环境中细胞表面循环蛋白（配体）或蛋白质（跨膜受体）。在大多数情况下，靶蛋白在瘤细胞表面过度表达或过度活化，并表现出促进细胞生长功能，如表皮生长因子受体（EGFR）或人表皮生长因子受体（HER）。

（二）靶向药物治疗相关皮肤损伤表现

1.掌跖红斑感觉障碍（palmar-plantar erythrodysesthesia，PPE）

PPE开始时掌跖部位灼热感，随后出现明显红斑，伴或不伴水肿。有时会出现起疱和脱皮。常在治疗后2~3周发病，也有部分患者延迟几个月后发生。组织病理学常示轻度海绵状组织反应。

PPE发生率随给药剂量和时间不同而不同。较长血浆半衰期的药物或制剂具更大风险，10%~60%接受MKIs治疗的病例报告有手足皮肤反应（HFSR），联用贝伐单抗和索拉非尼发生率达79%。HFSR特征为炎症期，压力点出现局部起疱和病灶周围红斑，随后出现角化过度期，具软性角化病样斑块。临床引起HFSR的7种药物包括索拉非尼、舒尼替尼、维莫非尼、阿西替尼、帕唑帕尼、瑞戈替尼和卡博替尼。

2. 中性粒细胞性小汗腺炎（neutrophilic eccrine hidradenitis，NEH）

NEH表现为四肢、头颈及躯干部位的疼痛性红斑性丘疹、脓疱或斑块。发热通常伴随皮疹发作，并在初始用药1~2周内发生。停药后数天至数周内皮疹消退，一般无后遗症。病理学特点是小汗腺中性粒细胞浸润和空泡变性，并伴残存顶囊。NEH被认为是由外泌腺排泄药物所致，从而产生局部毒性。BRAFi、达拉菲尼、维莫非尼、伊马替尼和西妥昔单抗均可致NEH发生，常在停药数日后可自行消退。

3. 汗腺鳞状上皮化生（eccrine squamous syringometaplasia，ESS）

ESS是一种罕见皮疹，特征是开始治疗后约2~30天出现红斑、丘疹和斑块。最常见于双侧对称屈侧部位。受累部位比例由高到低依次为腋窝、腹股沟和颈部侧面。约2~4周自行消退，伴细碎鳞屑和偶有炎症后色素沉着。与NEH类似，多认为是药物在汗腺中蓄积和分泌致汗腺损伤。病理学上，角化鳞状细胞取代正常汗腺导管和立方上皮。与ESS相关靶向药物包括伊马替尼、舒尼替尼、维莫非尼。

4. 超敏反应（hypersensitivity reactions，HSRs）

多种靶向药物与HSRs有关，最常见的是IgE介导的速发型变态反应和Ⅳ型迟发型变态反应。对单抗大多数反应表现为输注反应，皮肤受累少见（瘙痒、潮红和荨麻疹）。偶尔可发生特殊类型皮肤相关损伤如中毒性表皮坏死松解症（TEN）、Steven-Johnson综合征（SJS）和多形红斑（临床表现可见第二章第一节）。最常导致SJS/TEN的靶向药物是伊马替尼、EGFRi、维莫非尼和西妥昔单抗。

5. 痤疮样丘脓疱疹

脂溢部位痤疮样无菌性丘脓疱疹是EGFRi特征性皮肤相关损伤。MEKi、mTORi和凡代替尼也可发生类似皮疹。发病率超过75%。其临床表现为治疗1~2周后，出现感觉障碍，随后出现红斑、丘疹和/或脓疱，破溃结痂。不同于痤疮，无粉刺或囊肿。

少数患者可出现毛细血管扩张和色素沉着的后遗症。约10%患者发生严重皮疹（体表面积受累>30%），严重影响生活质量。病理学表现为毛囊漏斗部周围T细胞浸润，演变成肉芽肿和损毁性毛囊炎。

6. 泛发性皮疹

cKIT和Bcr-abl抑制剂在初始治疗约9周后，出现弥漫性瘙痒性麻疹样药疹。近半数接受伊马替尼治疗的患者发疹，多见于躯干和四肢。75%的使用BRAFi患者发生瘙痒性红斑性皮疹伴小的角化过度性毛囊性丘疹，主要累及躯干和四肢。伊马替尼可引发银屑病样皮损，表现为甲盖至钱币大小的红色斑片，表面银白色鳞屑，发病部位头皮、躯干及四肢均可受累。抗血管生成酪氨酸酶激酶抑制剂治疗的初始数日内出现泛发性红色斑丘疹。发生率由高到低依次为索拉非尼（50%发病率）、舒尼替尼、雷戈非尼、阿西替尼和帕唑帕尼（低于10%）。

7. 色素改变

色素沉着是靶向药物引起的最常见色素改变。可能是黑素细胞刺激或炎症后的色素沉着。可表现为弥漫性、局限性或图形样色素沉着。某些靶向药物与皮肤色素减退有关。Bcr-abl抑制剂（伊马替尼、达沙替尼）、EGFRi（吉非替尼），血管内皮生长因子抑制剂（VEGFi）（舒尼替尼、帕唑帕尼）、BRAFi（维莫非尼）可导致皮肤色素减退。下游酪氨酸酶活性抑制可能是可逆性色素脱失原因；伊马替尼也可引起反向性色素沉着。

8. 光敏感

皮肤记忆反应是炎症性化疗引起的皮疹发作，皮疹发生在既往光照或光损伤部位。这种皮肤效应被认为是既往受损皮肤的药物毒性叠加所致。皮损局限于既往光照区域产生的界限清楚红斑，并可在既往全身照射的患者中泛发。50%使用维莫非尼的患者存在UVA光敏性，出现日光暴露部位的红斑和水肿。EGFRi可致光敏性皮疹所致炎症后色沉。其他相关药物包括培美曲塞、吉非替尼、贝伐单抗及曲妥珠单抗。

9. 皮肤肿瘤

靶向治疗可能导致新发皮肤肿瘤，其中BRAFi（维莫非尼，达拉菲尼）治疗导致皮肤肿瘤（如脂溢性角化病、疣或皮角等）的发生率可高达72%和66%，通常发生于治疗开始后6~12周内。导致皮肤鳞状细胞癌（cSCC）的发病率分别为36%和26%，cSCC多分化良好，在BRAFi治疗3个月内发生，多表现为发疹性丘疹伴边缘角化过度。临床和组织学上类似角化棘皮瘤。光损伤和乳头瘤病毒感染可能会加剧cSCC发病的风险。部分BRAFi治疗患者可出现爆发性痣、先前存在的黑素细胞痣、发育异常痣和原发性黑色素瘤的改变，新发黑色素瘤的发病率为1%~2%。因此在整个治疗期间应进行密切的皮肤科监测。

10. 干燥症

干燥症是EGFRi和mTORi引起的一种常见皮肤损害，约1/3治疗的患者受累。MEKi和c-KITi也会导致干燥。发生在治疗初始3个月内，最常见于四肢。干燥症可与瘙痒、皲裂和继发性葡萄球菌或疱疹感染相关。

11. 瘙痒

靶向药物治疗导致的瘙痒发生率约为17%，尤以EGFRi最常见（23%~55%）。

12. 其他皮疹

有报道依维莫司和选择性VEGFi可能导致创面愈合时间延长，因此围手术期应避免使用。部分患者使用伊马替尼可发生眶周水肿；约35%的患者使用mTORi、舒尼替尼和帕唑帕尼时出现四肢水肿。

（三）靶向药物治疗相关附属器损伤表现

1. 毛发损伤

脱发是最常见和最明显的不良事件之一，索拉非尼可致约半数患者出现轻度非瘢痕性脱发。吉非替尼和埃洛替尼也有瘢痕性脱发的报道。使用EGFRi的患者可出现睫毛增多，在初始治疗的数月内发生。睫毛变得浓密、长而卷曲，向内生长的睫毛可能会致结膜炎。少数患者可出现面部多毛症，特别是上唇、脸颊和眉毛。MKI可引起头发结构和颜色变化。在索拉非尼和舒尼替尼治疗的患者中，约50%患者在3~6个月后头发变得卷曲毛躁。有报道舒尼替尼（7%~14%）和帕唑帕尼（44%）可发生可逆性头发颜色变浅。

2. 甲变化

靶向药物治疗引起的指/趾甲改变可累及数个或所有指/趾甲，并在初始治疗后数周内发生。临床特征因受累甲单位和致病药物而异，对指/趾甲上皮的直接药物毒性可导致Beau线的发生；黑素细胞受到刺激以及甲板中药物蓄积可导致甲变色；甲床血管受累导致雷诺现象和碎片状出血的发生。下游EGFR抑制可导致甲沟炎、化脓性肉芽肿样病变，导致角质形成细胞凋亡和甲周表皮变薄。

（四）靶向药物治疗相关黏膜损伤表现

靶向药物导致的口腔损伤最初症状常是灼痛和黏膜红斑，随后口腔溃疡，常合并真菌或病毒感染。溃疡常在初始治疗的3~4天内发生，并在停止靶向治疗后2~3周愈合。引起口腔炎最常见靶向药物是mTORi和EGFRi。

贝伐单抗和雷尼珠单抗（选择性VEGFi）可导致皮肤、黏膜出血。约1/3使用贝伐单抗的患者出现鼻出血。

三、化疗药物相关皮肤、黏膜损伤的临床表现

化学疗法，简称化疗，是肿瘤治疗的关键组成部分，随着肿瘤发病率的增加，与化疗药物相关的皮肤、黏膜损伤的发病率也逐渐增高，但由于化疗药物的复杂性，化疗药物导致皮肤、黏膜损伤的机制不明，因此，掌握与化疗药物相关的皮肤、黏膜损伤的临床表现对临床非常重要。

（一）化疗相关性中毒性红斑

化疗相关性中毒性红斑常在用化疗药物后2天至3周出现，伴有手和足和/或软骨间区域的疼痛、瘙痒、感觉异常和触痛。表现为红斑块或水肿性斑块，常分布在肢端皮肤和皱褶部位（腋窝、腹股沟和乳房下皱襞）。较少情况下，可波及肘部，膝部

和耳部。在某些部位，红斑可能会变暗，或含有瘀点。偶见皮损部位出现水疱。在接受持续、低剂量静脉输注化疗药物的患者中，可观察到治疗2~10个月后化疗相关性中毒性红斑延迟发病。常见导致化疗相关性中毒性红斑的化疗药物有阿糖胞苷、蒽环类抗生素（如阿霉素）、5-氟尿嘧啶、卡培他滨、紫杉醇、烷化剂（如多西他赛）、甲氨蝶呤等。

1.手足综合征

在化疗开始后24小时至3周开始的肢端红斑反应。患者最初主诉发病前有刺痛或烧灼感。当出现皮肤体征时，会出现界限分明的掌跖红斑并伴有水肿，病变皮肤会出现水疱，糜烂。该反应常在停止化疗后1~2周消退。阿霉素、阿糖胞苷、多西他赛、氟尿嘧啶和卡培他滨是最常见相关药物。紫杉烷（尤其是多西他赛）与卡培他滨的组合与掌跖感觉异常发生率增加有关。减少化疗药物剂量常可缓解症状。

2.化疗相关间擦疹

这种皮疹出现在化疗周期开始后的1~25天。特征是暗红色丘疹聚集成斑片和斑块，病变皮肤红斑可能会变暗。皮疹主要发生在皮肤皱褶处，尤其是腋窝、腹股沟褶和肘前窝，也可在衣物遮盖区域看到。随后皮疹出现炎症后色素沉着和脱屑，最终自然消退。

3.中性粒细胞性汗腺炎

特征为红色丘疹、结节或斑块，常累及四肢、躯干、面部和手掌。常在化疗开始后2天至3周出现，前驱症状可有发热。在出现皮肤症状时，常会出现中性粒细胞减少。脓疱、紫癜和荨麻疹样皮损也可出现。中性粒细胞性汗腺炎可由多种化疗药引起，尤其是阿糖胞苷，常在停药4周内自行消退。

（二）化疗相关性丘疹性脓疱疹

丘疹性脓疱疹是由化疗药引起的痤疮样皮肤损害，病变形态和分布与寻常痤疮相似，但常无痤疮成分（不包含痤疮丙酸杆菌增殖等）。丘疹性脓疱疹是目前用于肿瘤治疗的许多新型靶向药物副作用之一，尤其表皮生长因子受体（EGFR）抑制剂，及酪氨酸激酶（TK）抑制剂和丝裂原活化蛋白激酶（MAPK）抑制剂。

常见导致化疗相关性丘疹性脓疱疹的化疗药物为以下三类：①EGFR靶向单克隆抗体：西妥昔单抗（用于治疗结肠直肠癌）、帕尼单抗（用于治疗结肠直肠癌）、西妥昔单抗（用于治疗头颈癌）；②酪氨酸激酶抑制剂：厄洛替尼（用于治疗肺癌和胰腺癌）、吉非替尼（用于治疗肺癌）、拉帕替尼（用于治疗乳腺癌）；③丝裂原活化蛋白激酶抑制剂：曲美替尼（用于治疗BRAF突变黑色素瘤）、司美替尼（用于治疗肺癌）。

与EGFR、MEK和TK抑制剂有关的丘疹性脓疱疹常发生在治疗前2周内。在皮损出现之前，患者可能会主诉灼痛和瘙痒。皮损呈脂溢性分布在头皮、面部、胸部和背部；其他可能受累的部位包括四肢、腹部和臀部。皮疹由无菌脓疱和丘疹组成。皮疹的演变会经历四个阶段：①面部和躯干上部出现伴有感觉异常的红斑和水肿；②丘疹性脓疱病变；③结痂；④持续性干燥症、红斑和毛细血管扩张。皮肤白皙的患者特别容易出现EGFR抑制剂诱发的丘疹性脓疱疹。

（三）化疗相关性口腔黏膜炎

口腔黏膜炎是指口腔黏膜表面的炎症。口腔黏膜由于细胞再生和生长速度快，极易被化疗药物破坏。高达80%的化疗患者患有这种并发症。几乎所有化疗药物都有可能引起黏膜炎，但影响DNA合成的药物和S期特异性药物（细胞周期的合成阶段）引起的口腔黏膜炎最多。包括：①抗代谢类药物：甲氨蝶呤等；②蒽环类药物：包括阿霉素、表阿霉素、柔红霉素和阿柔比星等；③烷化剂：环磷酰胺等。临床特征为口腔明显灼烧感和红斑，随后出现强烈疼痛的糜烂和溃疡。

（四）化疗相关性毛发损伤

1.脱发

化疗对毛囊的细胞抑制作用可导致头发和体毛的损失，化疗诱发毛发脱落的总发病率估计为65%。因为化疗药物针对的是分裂细胞，这会干扰毛发基质细胞的细胞分裂，最终导致毛发脱落。毛发脱落的程度取决于特定的化疗药物、给药方案、疗程和给药途径。与单一药物治疗相比，由两种或更多药物组成的联合治疗通常会产生更严重的毛发脱落发生率。

常见导致毛发损伤相关化疗药物有：①抗微管药物（如紫杉醇、多西紫杉醇）；②拓扑异构酶抑制剂（如依托泊苷、阿霉素）；③烷化剂（如环磷酰胺、异环磷酰胺）；④抗代谢药物（如5-氟尿嘧啶）。

毛发脱落通常在开始治疗的数日到几周内突然出现。头发通常首先从头顶和耳部上方的头部两侧脱落。到2~3个月时，毛发会出现更广泛、弥漫的或斑片状的毛发模式，并在整个治疗过程中持续。在停止治疗时，脱发通常是可逆的，在1~3个月内自然恢复，6个月后完全恢复。有时化疗后，毛发可能会长出不同的质地、颜色和密度。永久性脱毛是一种罕见副作用，是在化疗后6个月出现不完全或完全无毛发再生。与之相关最常见的药物是硫酸软骨素、环磷酰胺和紫杉烷类。

2.化疗相关多毛症

化疗药物可引起头发和体毛过度生长。多毛症作为肿瘤治疗的副作用，在EGFR抑制剂中最为常见。这些药物与身体不同部位的毛发变化有关，包括：①面部多毛症；②生长缓慢、易断、卷曲的头发；③眉毛和睫毛的密度、长度和弧度增加。EG-

FR抑制剂也可引起头皮和全身的弥漫性非瘢痕性脱发。同时，多靶点受体TK抑制剂，包括舒尼替尼和达沙替尼，可能导致可逆的头发脱色。此外，干扰素α、西妥昔单抗、厄洛替尼、吉非替尼也可导致。在接受EGFR抑制剂治疗时，患者可能会出现身体不同部位毛发的质地、长度和密度的变化。头发变化往往发生在EGFR抑制剂治疗开始后的2~6个月。倒睫是毛发过长并发症之一；睫毛向眼球方向生长，导致角膜擦伤，并有结膜炎的风险。

（五）化疗相关性甲损害

指/趾甲异常是全身化疗的常见副作用，特别是当需要长期维持治疗时，如使用EGFR抑制剂时，可导致显著的发病率。药物引起的指/趾甲变化的临床表现取决于毒性损害的持续时间和严重程度，也取决于所涉及的指/趾甲成分。

相关化疗药物及对甲的不良影响如下。

（1）多西紫杉醇，紫杉醇：甲剥离，Beau氏线，甲下色素沉着，脱甲，甲下出血。

（2）索拉非尼、舒尼替尼：甲下出血。

（3）曲马替尼：甲剥离、甲沟炎。

（4）西妥昔单抗、帕米妥珠单抗：甲剥离、甲沟炎。

（5）博莱霉素：甲剥离、营养不良。

（6）环磷酰胺：Beau氏线、甲剥离。

（7）放线菌素D：Beau氏线。

（8）柔红霉素：横向白甲（Mee氏纹）。

（9）阿霉素：甲剥离、Beau氏线。

（10）氟尿嘧啶：甲剥离、甲营养不良、甲沟炎。

（11）吉非替尼、甲羟基脲：甲剥离、甲营养不良。

（12）拉帕替尼：甲沟炎。

（13）美法仑：横向白甲（Mee氏纹）。

（14）甲氨蝶呤：甲沟炎，甲剥离。

作为化疗药物的副作用而发生的指/趾甲变化包括甲床萎缩、甲剥离、脱甲、Beau氏线、横向白甲（Mee氏纹）、黑甲、甲下红斑、甲下出血和甲沟炎。所有接受EGFR受体抑制剂的病人通常在治疗1~2个月后，都有发生甲损害的风险。患者主诉甲板和甲皱触痛和疼痛，可能伴有出血、结痂和渗出物。患甲生长缓慢且易碎，周围的皮肤干燥、质硬。与EGFR受体抑制剂有关的甲沟炎常为化脓性甲沟炎，疼痛明显，一般主要波及拇指（趾）。严重时，甲周化脓性肉芽肿可破裂，累及侧方甲皱襞。随后可能发展为甲剥离和甲营养不良症。在接受MEK抑制剂患者也可看到类似变化。

（六）化疗相关性色素沉着或色素脱失

皮肤、黏膜和甲的色素改变是化疗药物非常常见的副作用之一。色素沉着过度和色素脱失都可以发生。

过度色素沉着可发生在输注部位的局部或泛发性分布。博莱霉素导致的鞭痕样色素沉着过度的特征是多条斑点状线性条纹，最初为红色，随后变为色素沉着。条纹通常形成十字交叉的图案，看起来像是鞭痕。5-氟尿嘧啶、长春瑞滨和柔红霉素可引起色素沉着，这种色素沉着沿静脉分布，被称为蛇形静脉上色素沉着过度。同时甲、黏膜和牙齿也是过度色素沉着的多发部位。导致色素沉着的相关化疗药物有博来霉素、白消安、卡培他滨、卡莫司汀、环磷酰胺、柔红霉素、阿霉素、表柔比星、5-氟尿嘧啶、羟基脲、异环磷酰胺、甲氨蝶呤、长春瑞滨。

化疗引起的色素脱失是由于黑素细胞的破坏所致，临床上表现为部分和/或全部皮肤色素的丧失。褪色斑和无色斑的发展与特发性白癜风相似，呈对称性。受影响的部位通常包括远端手指和口周部位。导致色素脱失的相关化疗药物有阿霉素、伊马替尼、达沙替尼、吉非替尼、维莫非尼、咪喹莫特、干扰素α、干扰素β、白细胞介素2、白细胞介素4、米托蒽醌。

四、放疗相关皮肤、黏膜损伤的临床表现

放疗是肿瘤治疗中常见有效手段之一，接受放疗的患者有约90%经历不同程度的放射性皮肤和黏膜损伤。放疗所致皮肤、黏膜损伤主要表现为照射部位皮肤出现红斑、灼热、瘙痒、疼痛、水疱、脱屑及色素沉着等症状，严重者可出现糜烂、出血、溃疡、局部坏死及挛缩等症状。皮肤及黏膜损伤的发生不仅增加治疗期间的痛苦，影响局部美观，降低患者生活质量；更严重的可能导致放疗中断甚至终止，增加患者感染风险，最终影响患者的生存。

（一）放疗所致皮肤、黏膜损伤发病机制及影响因素

放疗所致皮肤、黏膜损伤的发病机制复杂，主要涉及辐射对表皮及皮下组织的直接损伤和持续性的炎症反应等。不良反应出现的时间、持续时间与个体不同部位的组织对放疗敏感性差异、放疗的能量、渗透率、射线来源、剂量和剂量率、照射时间、剂量分布、区域大小等因素有关。

（二）放疗所致皮肤损伤

放疗所致皮肤损伤又被称作放射性皮炎，常包括急性和慢性两种类型。两者在

病情严重程度、病程以及预后方面存在较大差异。常发生于头颈部肿瘤、乳腺癌、宫颈癌等放疗过程中。照射野内皮肤，依照射每次所给的剂量，随着照射次数的递增，皮肤会出现不同程度的反应。通常在2周左右开始出现红、肿、热及微痒等反应，像太阳暴晒后的皮肤。随着放疗剂量累积，皮肤可出现色素沉着，干性脱屑，部分发展为湿性皮炎，甚至放射性皮肤溃疡。

1.放射性皮肤损伤分型

（1）急性放射性皮肤损伤

接触放射线6个月内发病。辐射引起的损伤首先表现为原发性短暂红斑，可在首次治疗后的最初24 h内发生，这种早期红斑通常在几天内可自行消退。在放疗的第2~4周，可能会出现更持久的全身性红斑，并伴有干燥、脱发和色素沉着等其他皮肤改变。当放疗进行到第3~6周，若累积辐射剂量达20 Gy，则会出现干燥及脱屑。当总辐射剂量为40 Gy或更大时，可能会出现更严重的湿性脱皮反应，如真皮层暴露、水肿、渗出并有可能形成大疱。一般而言，急性皮肤反应在放疗结束后1月内逐渐恢复。

（2）慢性放射性皮肤损伤

长期反复小剂量放射线或由于急性放射性皮炎迁延不愈转变而成，潜伏期数月至数十年不等。皮肤变化包括表皮萎缩、毛细血管扩张、纤维化及真皮增厚。在皮肤损伤严重区域，色素沉着、皮肤坏死伴溃疡；甲及其他皮肤附属器永久性缺失；局部无毛囊及皮脂腺，出现脱发、少汗、无汗等症状。

（3）放疗所致皮肤损伤特殊表现

1）放疗回忆性皮炎

放疗回忆性皮炎是当患者开始采用全身治疗后引发先前放疗照射区域内的皮肤炎症反应。主要表现为皮肤红斑、水肿、水疱、斑丘疹、脱屑，甚至坏死，同时可伴或不伴有疼痛或瘙痒。放疗回忆性皮炎的实际发生率尚不可知，放射治疗剂量、全身治疗类型、从放射治疗结束到全身治疗的时间以及全身治疗剂量可能是影响其发生的因素。

2）放疗相关嗜酸性多形性瘙痒性皮疹

放疗相关嗜酸性多形性瘙痒性皮疹是放疗引起的一种相对罕见皮肤反应。通常与女性患病癌种相关（乳腺癌放疗患者相对多见），不仅局限于放疗区域，临床常表现为局限性或泛发性、多形性、瘙痒性的红色丘疹、风团，偶可见水疱、大疱、脓疱、结节等非典型皮损。

3）放疗后硬斑病

放疗后硬斑病是一种罕见的放疗后皮肤并发症，其发生率约为0.2%，多见于乳腺癌术后放疗患者，在放疗后1个月至32年均可发病，但大多发生在放疗后1年内。

其临床主要表现为水肿性红斑、丘疹，常伴有疼痛，偶见水疱、大疱，之后可逐渐演变成紫红色硬化性斑块并伴有色素沉着。

4）皮下营养不良钙化

皮下营养不良钙化的发生可能与放疗所致皮肤损伤的晚期不良影响有关，放疗引起的肿瘤坏死、急性及慢性皮肤反应中细胞损伤提供了这样一种容易形成病理钙化的环境。

2.放射性皮肤损伤分级

目前，美国肿瘤放射治疗协作组（radiation therapy oncology group，RTOG）的分级标准，美国卫生及公共服务部、美国国立卫生研究院、美国国家癌症研究所的不良事件通用术语标准（common terminology criteria for adverse events，CTCAE）5.0版以及世界卫生组织（WHO）癌症治疗结果报告手册中的分级标准可用于评估放疗所致的皮肤损伤分级。

表55-1　常见放疗所致皮肤损伤分级标准

参考标准	0级	Ⅰ级	Ⅱ级	Ⅲ级	Ⅳ级	Ⅴ级
WHO放射性皮炎	无症状	皮肤红斑	干性脱皮、水疱、瘙痒	湿性脱皮、脱屑、溃疡	剥脱性皮炎、坏死部分需要手术干预	—
NCI CTCAE 5.0放射性皮炎	—	淡红斑或干燥性鳞屑	中度红斑和片状湿性脱屑，多局限于皮肤褶皱处；中度水肿	非褶皱部位湿性脱屑，轻伤或摩擦出血	危及生命；皮肤全层的坏死或溃疡；受累部位可自发性出血，植皮	死亡
RTOG急性放射性皮炎	无症状	滤泡样暗红色斑，脱发，干性脱皮，出汗减少	触痛性或鲜红色斑片状湿性脱皮，中度水肿	皮肤皱褶以外部位的融合的湿性脱皮，凹陷性水肿	溃疡，出血，坏死	—
RTOG慢性放射性皮炎	无症状	轻度的萎缩，色素沉着，些许脱发	片状萎缩，中度毛细血管扩张，全部头发脱落	显著的萎缩，显著毛细血管扩张	溃疡	—

（三）放疗所致黏膜损伤

射线穿过软组织到达深部肿瘤，除了表皮会出现放射性损伤，管腔内黏膜组织也会出现损伤。不同部位放疗时，可能出现相应部位的黏膜反应。

1.放射性黏膜炎分型

（1）口腔黏膜炎

口腔黏膜炎是头颈部肿瘤放疗常见且较严重的并发症之一，约有80%的患者会发生，自身口腔卫生不良、营养不良、吸烟等因素影响较大。在6~7周放疗过程中，其典型表现为，接受放疗的前2~3周为口腔黏膜红斑、糜烂，并随着辐射剂量的增加而发展为溃疡和假膜。非角化口腔组织（颊黏膜、舌侧、软腭、口底）比角化的口腔组织更易受辐射影响。口腔黏膜炎常在放疗结束时达到高峰，症状可持续2~4周，常需要数周才能恢复。若临床表现异常或持续时间延长，需考虑继发感染，如念珠菌或单纯疱疹病毒感染。

（2）食管黏膜炎

放射性食管黏膜炎是颈胸部肿瘤如食管癌、肺癌、乳腺癌等放疗期间发生的一种非特异性炎症，多为放疗后3周内出现的急性反应，当放疗剂量达18.0~21.0 Gy时，即出现食管损伤，且放射线剂量越大，损伤程度越重。内镜检查下表现多样，可见食管黏膜红斑、糜烂、黏膜脱落、溃疡和出血。临床以疼痛、进食梗阻感、吞咽困难、反酸、胸骨后烧灼感为主要表现，尽管放射性食管黏膜炎是自限性的，但若出现慢性黏膜损伤引发食管穿孔、大出血和气管食管瘘等危急重症甚至可威胁生命。

（3）放射性肠炎

放射性肠炎是患者在接受腹腔、盆腔放疗中出现的肠黏膜损伤，包括结肠、小肠和直肠的黏膜损伤，其中直肠的黏膜损伤症状最显著。急性放射性肠炎的发病机制主要与局部水肿和黏膜炎症反应有关，是在放疗过程中及3个月内出现的，通常出现在第4~5周，临床主要表现为腹痛、腹泻、便血、里急后重及黏液便等，当累及直肠时，可观察到肛门出血、直肠疼痛及肛门失禁。此外，还有患者可出现体重减轻、嗜睡等非特异性症状。急性肠黏膜损伤具有自限性特点，不影响放疗的进程，多能在放疗结束后逐渐恢复。而慢性放射性肠黏膜损伤则症状迁延不愈，严重可出现消化道出血、肠穿孔、梗阻、肠瘘等，影响患者生活质量甚至危及生命。

（4）放射性膀胱炎

放射性膀胱炎是盆腔肿瘤，尤其是宫颈癌、前列腺癌患者接受放疗后发生损伤所引起的常见并发症。当膀胱接受超过耐受剂量10%的放射线照射，或照射时间持续3~4周即可出现放射性膀胱炎，最多见的是尿频、尿急、尿痛等尿路刺激症状，以及肉眼血尿。放疗结束后肉眼血尿大多会消失，但尿路刺激症状仍会持续，一般在放疗结束1个多月后多数患者上述症状会明显缓解。若发生慢性损伤则会引起膀胱出血及挛缩，导致膀胱功能下降。

2. 放射性黏膜损伤分级

用于评估放射性皮肤损伤的分级标准如RTOG分级标准，CTCAE 5.0版以及WHO分级标准也被推荐用于推荐评估放疗所致黏膜损伤分级。

表55-2　常见放疗所致黏膜损伤分级标准

参考标准	0级	Ⅰ级	Ⅱ级	Ⅲ级	Ⅳ级	Ⅴ级
WHO放射性口腔黏膜炎	无症状	疼痛、红斑	溃疡，能进食固体食物	溃疡，只能进食流质食物	无法进食	—
NCI CTCAE 5.0放射性口腔黏膜炎	无症状	无症状或症状轻微，无需干预	中度疼痛或溃疡，需要进食流质	严重疼痛，影响进食	危及生命，需要紧急干预	死亡

续表

参考标准	0级	Ⅰ级	Ⅱ级	Ⅲ级	Ⅳ级	Ⅴ级
NCI CTCAE 5.0 放射性咽/喉黏膜炎	无症状	内窥镜检查异常，轻度不适，摄入量正常	中度疼痛，有镇痛剂用药指征，摄入量减少，影响日常活动	严重疼痛，饮食/吞咽严重改变，需要医疗干预	威胁生命的气道损伤，需要紧急干预（如气管切开术或插管术）	死亡
RTOG 急性放射性黏膜炎	无症状	充血，可有轻度疼痛，无需止痛药	片状黏膜炎或有炎性血液分泌物，中度疼痛，需要止痛药	融合的纤维性黏膜炎，可伴重度疼痛，需麻醉药	溃疡、出血、坏死	—
RTOG 慢性放射性黏膜炎	无症状	轻度萎缩和干燥	中度萎缩或毛细血管扩张，无黏液	重度萎缩伴随完全干燥，重度毛细血管扩张	溃疡	—

五、手术及局部治疗相关皮肤、黏膜损伤的临床表现

手术治疗是大部分早期恶性肿瘤患者的首选治疗方式，然而外科手术必然会带来手术部位皮肤和组织的损伤。早期预防和发现手术及局部治疗相关皮肤、黏膜损伤，可以减少手术并发症，为患者提供更好的治疗。

（一）术区出血

1.术中出血

术中出现伤口出血是不可避免的，大部分手术中出血都可在手术操作前进行药物性预防性止血，或在术中进行技术性止血，以减少患者出血量。另外，很多患者会因服用影响血小板功能的药物（华法林、肝素及其低分子的同类制剂、阿司匹林等）引起术中出血量增加。术中出血量的大小主要与手术的部位、范围，手术波及的组织深度，患者自身基本情况密切相关。术前权衡抗凝药物的使用、术中运用相关药物与手术技术及术后引流管的使用等可以改善手术后出血情况。

2.术后出血

术后出血及局部淤血与多种因素有关，如术中血管结扎不够、结扎线脱落、剧烈活动、肌肉撕裂、术区创面大渗血多而引流不通畅、出血性疾病等。一般表现为伤口区周围皮下渗血、皮肤紫黑、皮肤淤青，出血或者淤血量大时局部明显膨隆或者波动感明显。

（二）伤口局部感染

伤口感染主要发生于未遵循无菌原则的手术操作、创伤及切除有炎症反应但未化脓的皮损时，或者术后患者在维护期间汗液、生活用水等无意间对伤口的浸渍污染。术后伤口感染通常在手术后第3~8天才会显现出来，此时表浅的缝线还被保留而深层缝线还没有开始吸收。临床表现是不断加重的红肿、疼痛并有伤口区域明显的

渗液、渗脓。大部分皮肤局部的急性感染经过局部处理后都会愈合，也有部分病变演变为慢性感染，尤其是深部组织的感染，容易出现迁延不愈的情况。关节周围的感染尤其是存在植入物的情况下，因局部血供及营养不足，感染很难控制，可能需要长时间的抗感染治疗或者截肢。

若皮瓣下方或者深部软组织感染，特别是合并有植入物感染，则后果非常严重。膝关节假体置换术后部分患者会出现皮瓣坏死或者感染，会导致假体急性及慢性感染，可能需要长时间的治疗或者截肢。

（三）伤口皮片及皮瓣坏死

伤口单纯闭合、皮片或皮瓣的坏死常常是由于血液灌注不足，最终导致受损组织缺氧的结果。缺血是造成坏死最常见原因，其他一些潜在因素也可引起局部缺血。例如伤口过度的张力是皮瓣坏死最常见的原因。患者本身的因素，如吸烟、酗酒和糖尿病，会损害微循环最终影响血供。血肿和伤口裂开都会损害局部的血液循环，如果不及时处理就可能导致坏死。某些类型的伤口闭合方法自身就有局部缺血的危险性，全厚皮肤移植比分层皮片坏死的危险性高，某些皮瓣的远端比皮瓣其他部分更容易坏死。

如果坏死不是由明显感染、血肿或伤口裂开引起，则皮瓣或皮片坏死的最初征象可能是苍白或发绀，继而由深棕色变为黑色或形成黑痂。皮瓣在术后如即刻皮片呈现瓷白色，则提示皮瓣缺血，可能预示皮瓣会出现坏死而结果不良。

淋巴结清扫术后常出现皮瓣坏死且常在近期出现，以腹股沟区域清扫最为常见。腋窝区域较少发生皮瓣坏死。一般在术后3~5天即可看到明显的皮肤缺血区域，表现为暗红色或黑色的皮肤改变，边界清晰，伴感染时可出现切口破溃渗液或流脓。在之后的恢复过程中，坏死的皮瓣会结痂并脱落，若其下方出现感染和积液，则坏死的皮瓣很易裂开，需要进一步行外科清创缝合。皮瓣坏死的主要原因是皮瓣血供较差、皮瓣分离时过薄或皮肤切除过多张力太大所致，往往发生在肿瘤转移灶较大的邻近皮肤层或术中电刀功率太高，皮下血管网破坏引起。在躯干和四肢等多个部位，肿瘤切除术后的局部修复可能会出现邻近皮瓣的坏死。

（四）伤口裂开

伤口裂开是手术伤口闭合后再开放，常常出现在正常愈合的闭合手术伤口缝线拆除时或拆线后不久。手术因素会增加伤口裂开的机会，通常与不佳的手术技术有关，如在闭合处有过大的张力、皮下缝合不当或缝合不到位，患者的因素也会导致伤口裂开。长期吸烟、服用糖皮质激素、系统性疾病、肝疾病、原发性高血压、低蛋白血症、高龄患者也是高发人群。另外患者的生活习惯和患者术后医嘱服从性也是影响因素之一。例如，患者未遵医嘱，术后过度用力造成伤口裂开。

（五）皮下脂肪液化

皮下脂肪液化的表现形式多样，有的表现为局部皮瓣裂开伴渗出，有的表现为皮下纤维成分显露且有渗液。部分还合并皮下积液。无论哪种形式脂肪液化，都会导致伤口轻度裂开或愈合延迟。大多数情况下皮下脂肪液化经过局部挤压、清洁换药、穿刺抽积液等处理后自行愈合。部分情况脂肪液化范围较大导致皮瓣坏死范围大或合并感染时，需清创手术加快局部愈合速度。

（六）术区淋巴水肿、淋巴管瘘及淋巴管囊肿

1.淋巴水肿

据文献报道，淋巴结清扫术后的患肢远近期水肿的发生率高达20%~30%。其中1/3为中重度的水肿。下肢发生水肿程度重于上肢，通常表现为患肢的凹陷型肿胀、轴径增粗、晨轻夜重及运动后加重。在肢体皮肤出现破溃或炎症的情况下可伴发下肢淋巴管炎症，表现为发热、皮肤红肿热痛或出现出血样皮疹或红斑，严重者可同时伴有深部静脉的血栓形成。清扫术后出现水肿的主要原因是由于清扫手术不仅去除了部分表浅静脉，还破坏了正常的淋巴结回流途径。下肢水肿的发生率高于上肢，特别是对于老年人或合并有深静脉回流功能障碍的患者。

2.淋巴瘘、淋巴囊肿

区域淋巴结清扫术后需常规放置引流管。若临床出现乳白色混浊引流液，无臭无味，或连续数天引流量大于300~500 mL即可考虑存在淋巴管瘘的情况。淋巴管瘘产生的主要原因可能是原转移灶巨大堵塞淋巴回流，造成淋巴管增粗，术中结扎欠妥，无法自行闭合而致。亦可能是远端原发灶术后创面愈合不佳、存在感染，导致淋巴引流增多、盲目过早拔除引流管可能导致残腔积液、感染等，甚至出现淋巴囊肿或切口裂开。对于拔除引流管后的积液，可考虑重新穿刺抽液或者再次置入引流管。如果淋巴管瘘产生的淋巴液较少，或者经引流明显减少后，可以拔除引流管后行局部加压包扎，一般10天至2周左右淋巴管瘘即可消退。若出现顽固的淋巴囊肿，可考虑手术切除或者行淋巴管及淋巴结移植来消除水肿及淋巴管囊肿。

（七）下肢静脉炎症和静脉血栓

淋巴结清扫术后较为严重的并发症包括下肢静脉炎及下肢静脉血栓。下肢静脉炎的表现主要为沿浅静脉走行方向突然发生红肿、灼热、疼痛或压痛，出现条索状物或硬结。急性期后，索条状物变硬，局部皮肤色素沉着。静脉血栓脱落可并发肺梗死，导致患者猝死，应引起高度重视。

（八）术区皮肤感觉异常

淋巴结清扫术后患者往往出现固定区域皮肤感觉异常。上肢常发生在上臂内侧区域，往往和肋间臂神经离断有关。下肢主要发生在大腿前方至膝盖，主要跟股神经的皮肤浅支切除有关。应做好术前告知，术后应注意感觉麻木区域护理，避免受伤。

（九）术区缝线反应及缝线肉芽肿

手术用线材是异物，在某种程度上所有缝合材料都会引起异物反应，然而某些缝线更容易引起炎症反应。异物反应常表现为沿表皮缝线发生的红斑和（或）无菌性脓疱。尤其是在缝线保留超过10天的部位（如躯干和背部）。缝线肉芽肿发生机制不详。一些临床医师考虑皮内缝线的位置在真皮层过于靠近表皮层是其原因。其他可能性还包括过多的线结或缝合材料的选择，经验发现有些可吸收缝线比其他缝线更容易形成肉芽肿。避免使用高反应性的可吸收缝线（如天然材料的肠线），选择低反应性（如单股合成的）的缝线。及时取出缝线是预防和治疗异物反应的最佳手段，对已形成的缝线肉芽肿治疗比较困难。

（十）术区瘢痕、增生性瘢痕和瘢痕疙瘩

瘢痕是手术不可避免的皮肤损伤之一。皮损表现为丘疹、结节或大的结节。增生性瘢痕和瘢痕疙瘩是皮肤损伤后过度纤维修复的结果，增生性瘢痕局限于外伤部位。而瘢痕疙瘩却超出该范围，常呈蟹足样浸润。外观上非常影响美容。通常无症状，部分患者在触碰后或摩擦后有瘙痒和疼痛感觉。增生性瘢痕有自行消退倾向，随着时间增长不断变频变软，而瘢痕疙瘩，则持续数十年且不断增长。部分缝合伤口因局部张力过大、皮下减张缝合不足而出现皮下弹力纤维裂开、瘢痕明显增宽等。

（十一）肿瘤复发

手术治疗后肿瘤有可能复发。复发的原因相对复杂，除了部分肿瘤本身的复发性质外，还有手术操作不规范、切除范围不足等方面原因。譬如切除时过于靠近肿瘤边缘、切除视野不清楚造成肿瘤组织污染等，都是常见的手术操作技术失误。Mohs显微描记手术可以有效确定切除肿瘤范围，但是Mohs显微描记手术并不适合所有的皮肤肿瘤治疗，对于那些不属于该方式适应证的肿瘤，手术医师应该选择其他方法来尽量保证肿瘤切除干净，如术中冰冻病理送检。在某些条件下，若无法进行有效的病理送检，肿瘤的切除边界则应该在视觉可见的肿瘤边缘基础上尽量扩大切除0.5~2 cm。

（十二）电外科治疗相关皮肤、黏膜损伤

电外科指电烙术、电解术、电灼术、电干燥术、电凝术和电切割术。电外科治疗后皮肤、黏膜损伤并发症，除了包括出血、感染、伤口坏死、瘢痕形成等，还有其特有的损伤特点，包括窜流、烧伤、起火等。如果采取预防措施，可以降低并发症的风险。

1. 窜流

是指沿着神经血管束传导的高频率电流，在远处产生疼痛和组织损伤，大多发生在手术部位周围有神经时。使用双极镊或电烙仪可以避免这种情况，使用满足要求的最低能量设定有助于预防窜流。

2. 烧伤/起火

在一个很小的皮肤面积上通过的电流强度过高就会引起电烧伤。由于使用了可燃性物质或消毒剂，如现场有乙醇或氧气，电外科就有可能引发烧伤或起火。过高的能量设定会引起治疗部位邻近组织的烧伤。正确的患者接地、避免窜流和使用最低能量设定能预防烧伤。使用非易燃性物质清洁皮肤，如聚维酮碘或氯己定，可以避免这些并发症。

（十三）冷冻外科治疗相关皮肤、黏膜损伤

冷冻外科就是引入低温物质（如液氮），能够降低被治疗组织的温度，使温度低于该组织所能承受的极限，达到破坏局部组织的目的，其效果等同于导致坏死的局部冻伤。接触冷冻剂后患者的临床反应首先是数分钟内出现红斑和风团，随之是水肿。在12~36 h水肿达到高峰，继之是浆液性或血性渗出。如果冷冻比较浅，经常会形成水疱或大疱。如果冷冻深，例如治疗恶性皮损时，有时会形成大疱，根据冷冻深度不同，可持续数周或更长时间。其他少见损伤包括化脓性肉芽肿、脱发等。

1. 水肿

冷冻外科治疗后都会立即出现不同程度水肿。水肿程度与冷冻强度、范围、部位及患者反应性有关。治疗后，常数分钟内就可发生风团，随后水肿，水肿可持续数日。有时发生水肿很剧烈，尤其是在皮肤松弛部位，如眶周区域、额部、下颌部位，偶尔发生在耳部周围。眶周部位水肿可持续3~5天，偶尔会更长。

2. 水疱

水疱是由冷冻后，受损组织表皮和真皮分离而造成。水疱形成代表冷冻的深度，是治疗有效的表现之一。一般要限制冷冻时间和范围，对于良性皮损安全边距控制在1~2 mm，恶性皮损控制在5 mm。有时冷冻后可出现血疱。

3. 化脓性肉芽肿

不常见，为冷冻治疗后良性血管增生，呈结节状，在冷冻治疗后数周发生。

4. 脱发

某些部位冷冻15~20秒就可能导致毛发脱落。如果冷冻效果扩展至毛囊，可能导致毛囊损伤，造成永久性脱发。对恶性皮损成功的冷冻治疗通常会达到这个深度，冷冻20秒或更长时间会导致永久性脱发。所有有毛发的区域都可能受到影响，包括眼睫毛。

第五章

肿瘤相关皮肤、黏膜损伤的预防和处理

一、肿瘤治疗前的基线筛查和治疗中的动态监测

皮肤、黏膜系统是肿瘤药物不良反应最常累及的靶器官之一，皮疹出现时间与用药时间的关系是诊断药物不良反应的重要依据，因此皮肤、黏膜状态在用药前的基线筛查和用药过程中的动态监测十分重要；既往患有皮肤、黏膜基础疾病的患者，在接受控瘤治疗后，原有疾病存在加重风险，因此详细了解该部分患者病史、用药史对于抗肿瘤药物治疗方案的制订和综合考虑必不可少。

（一）用药前皮肤、黏膜的基线筛查

1.既往药物过敏史

对磺胺类过敏的患者在使用带有磺胺基的药物时应警惕发生交叉反应。例如，BRAF抑制剂维莫非尼、达拉非尼均具有磺胺基，有研究发现对磺胺类过敏的患者在使用维莫非尼后出现了中毒性表皮坏死松解症，且体外淋巴细胞试验证实患者血清对维莫非尼和达拉菲尼发生交叉应答。因此，对磺胺类药物过敏的患者应慎重选用该类药物，反之亦然。

部分化疗药物和单抗类药物可诱发速发型超敏反应，表现为用药后快速出现皮疹，重者出现过敏性休克。例如，西妥昔单抗可诱发Ⅰ型超敏反应甚至因过敏性休克导致死亡。铂类药物在多个化疗周期后出现药物致敏。紫杉烷类药物的超敏反应通常见于第一次或第二次用药。对于此类特殊患者，实现药物脱敏后才能够重新、安全地引入这些治疗方法。可利用皮肤测试（如皮肤点刺试验）评估这些药物的超敏反应。

2.既往基础皮肤病史

许多慢性皮肤病的发病机制与自身免疫、炎症因子、血管功能密切相关，而肿瘤治疗可能显著改变机体内环境，或以血管为主要治疗靶点，从而引起患者原有皮肤病的加重或进展；同时，部分治疗基础皮肤病的药物也可能对肿瘤治疗产生一定影响，例如在非小细胞肺癌患者中已经证实基线激素用量大于等于10 mg泼尼松（或等效量）可减弱PD-1单抗的疗效。因此，有必要在肿瘤治疗前对慢性基础性皮肤病做基础评估，并在治疗中动态监测。常见的易受控瘤治疗影响的慢性皮肤病包括以下几种：

（1）结缔组织病

近年来许多证据显示多种肿瘤治疗手段可能会诱发或加重结缔组织病，包括系统性红斑狼疮、皮肌炎、硬皮病等。例如手术可能加重结缔组织病患者的间质性肺炎；放疗可能加重血管损害和成纤维细胞的增殖而加重结缔组织病；化疗药物如紫杉烷类、吉西他滨可诱发硬皮病样改变。尤其是免疫检查点抑制剂（immune check-point inhibitor，ICI）上市后，诱发或加重自身免疫病的报道不断增多。既往患皮肌炎的患者在控瘤治疗期间可能加重。转移性肾细胞癌患者在接受ICI控瘤治疗后原有的皮肌炎加重，静脉使用免疫球蛋白控制皮肌炎后才得以继续ICI治疗。此外，控瘤治疗期间也有新发皮肌炎的报道。

美国国立综合癌症网络（national comprehensive cancer network，NCCN）建议，对于合并自身免疫性神经系统或神经肌肉疾病的患者、危及生命的自身免疫病、病情控制差或需要高剂量免疫抑制剂控制的自身免疫病患者，禁止使用ICI类药物。

对于合并结缔组织病的患者，在制订控瘤治疗方案前，应详细记录病史并询问相关疾病的症状、体征，筛查血尿常规、肝肾功能等常规项目及自身抗体、补体、风湿系列等疾病活动度指标，建议与风湿科、皮肤科医生共同制订个性化的治疗方案。对于需要进行控瘤治疗的结缔组织病患者，可根据相应结缔组织病的病情活动度评分来进行病情的监测，例如系统性红斑狼疮可依据活动度评分（systemic lupus erythematosus disease activity index，SLEDAI），皮肌炎患者可根据患者肌力、肌酸激酶、肌酸激酶同工酶等指标来判断。

（2）红斑鳞屑性皮肤病

最常见的为银屑病，VEGF拮抗剂类药物（如索拉菲尼）可加重既有银屑病皮疹；ICI也可引起银屑病皮疹和银屑病性关节炎复发。用银屑病皮损严重程度评分（psoriasis area and severity index，PASI）可方便、动态监测银屑病皮疹的变化情况；对于合并关节症状的银屑病患者，建议采用ACR20评分对关节症状进行动态监测。2021年一项多中心回顾性研究发现，在既往存在银屑病的肿瘤患者（包括黑色素瘤、肺癌、头颈部肿瘤等）中，使用ICI后，57%的患者出现了银屑病复发，其中53%仅接受局部治疗，21%需接受全身用药，7%患者因银屑病终止抗肿瘤免疫治疗，并且银屑病复发患者的无进展生存期（progression free survival，PFS）显著长于无复发的患者（39月 vs. 8.7月，P=0.049）。启动ICI治疗时，疾病若处于活动期，则其病情加重程度明显高于基线处于非活动期的患者（P<0.05）。

既往合并银屑病的患者即使在抗肿瘤药物使用后出现皮疹的复发或加重，多经局部用药（糖皮质激素/维生素 D_3 衍生物/钙调磷酸酶抑制剂）及窄谱中波紫外线光疗可得到有效控制，需要停药的情况少见。

（3）色素异常性疾病

最常见的是白癜风。白癜风是使用ICI类药物的肿瘤患者发生率最高的皮肤不良反应之一，其中尤以黑色素瘤患者发生率更高，常在治疗几个月后快速进展，多表现为双侧、对称的色素减退斑。晚期黑色素瘤患者中出现的白癜风与更好的治疗反应、更长的生存期有关。临床上皮肤科评估白癜风病情活动程度是基于对白斑面积的粗略估计，时间跨度较大；临床上比较客观且方便使用的监测手段可采用VASI评分，根据白斑占身体总面积的比例进行评估，以患者一个手掌面积为1%体表面积，方便动态记录患者白斑面积的变化情况。ICI类药物诱发的白癜风常首发于面部、手背等曝光部位，用药前需提醒有相关风险的患者注意防晒。

（4）大疱性皮肤病

合并大疱性类天疱疮的肿瘤患者使用抗PD-1/PD-L1或抗CTLA-4治疗时，皮损有加重风险。也有个案报道称控瘤治疗中出现的大疱性类天疱疮提示肿瘤预后好。目前还没有关于控瘤治疗引发寻常型天疱疮的报道。

（5）皮肤附属器疾病

一部分在基线筛查时存在轻微毛囊炎的患者，使用EGFR抑制剂（如西妥昔单抗）、MEK抑制剂（如司美替尼、曲美替尼）后可能演变为化脓性毛囊炎，这与毛囊皮脂腺单位的中性粒细胞浸润及局部表皮葡萄球菌过度增殖有关。既往存在玫瑰痤疮，尤其面部丘疹脓疱型玫瑰痤疮的患者，免疫治疗中皮疹可能加重，外用甲硝唑、口服强力霉素可缓解。

（6）光敏性皮肤病

有研究发现维莫非尼治疗过程中可引发光敏，表现为UVA短期暴露10~15分钟即出现灼烧性红斑，并持续数天。这可能与用药后血维生素PP浓度降低、卟啉水平显著升高有关。可以用广谱防晒霜和防护服预防。此外，控瘤治疗前的育龄期女性患者若存在光敏，应进一步询问是否有红斑狼疮的临床特征及家族史，并完善必要的化验检查。

（7）荨麻疹类皮肤病

寒冷性荨麻疹在ICI治疗期间病情可能加重。

（8）其他

基线即存在的结节病患者在使用控瘤治疗后皮疹可能加重。另有研究指出ICI控瘤治疗可能诱发结节病。系统使用糖皮质激素通常可以改善皮疹，此后可重启免疫治疗。孤立的皮损则可以使用局部糖皮质激素或合成抗疟药治疗。

（二）控瘤治疗中皮肤、黏膜的动态监测

肿瘤患者由于全身一般情况和营养状况特殊，加上控瘤治疗造成的影响，常发生皮肤、黏膜状态的改变。部分速发型过敏性反应导致的皮肤、黏膜不良反应可在用药早期（甚至第一次用药时）快速发生，还可以贯穿于整个治疗过程，甚至在治疗结束后发生，因此对于皮肤、黏膜状态的动态监测十分重要。同时由于皮肤、黏膜位于体表，患者及家属易于观察，故常在不良反应发生的早期即报告医生。此时鉴别这些皮肤、黏膜的表现是非特异的皮疹或控瘤治疗药物引起的药疹十分重要，正确的诊断可以避免不必要的停药，早期干预有利于快速控制药物相关的皮肤、黏膜不良反应。

1.常见药疹疹型的早期识别

不同药物、不同个体发生的药疹疹型有较大差异，在发疹早期大多也缺乏敏感的血清学指标，因此对药疹疹型尤其是重症药疹皮疹类型的早期识别对于快速诊断及干预非常重要（对重症药疹的干预时机越早，治疗难度越低，疗效越好），是肿瘤治疗过程中皮肤、黏膜动态监测的重要内容之一。

（1）重症药疹

包括重症多性红斑型药疹（stevens-johnson syndrome，SJS）、中毒性表皮坏死松解型药疹（toxic epidermal necrolysis，TEN）、药物超敏反应综合征（drug-induced hypersensitivity syndrome，DIHS，又称伴嗜酸粒细胞增多和系统症状的药疹drug rash with eosinophilia and systemic symp toms，DRESS），以及红皮病型药疹。

重症多性红斑型药疹（SJS）：SJS早期可仅表现为非特异性的红斑、斑丘疹，但仔细观察可发现皮疹呈现“靶形”，发展迅速，常伴有明显瘙痒，若伴有疼痛是局部表皮细胞坏死的提示；若同时还有黏膜累及和发热、外周血白细胞升高、肝肾功能损害则高度提示SJS，需及时停药，尽早给予系统激素/TNF-α抑制剂等治疗。

中毒性表皮坏死松解型药疹（TEN）：初起症状隐匿，可表现为躯干、四肢的暗红斑，迅速延及全身。皮疹疼痛明显、“尼氏征”阳性（轻度外力摩擦后表皮即易剥离形成糜烂面）高度提示TEN。

药物超敏反应综合征（DRESS）：与SJS/TEN不同，DRESS的皮疹无特异性，早期识别困难，可仅表现为四肢、躯干的淡红斑、丘疹、斑丘疹，瘙痒明显，患者出现面部水肿是提示DRESS的线索之一。部分DRESS患者可合并噬血细胞综合征，病

情十分凶险，对怀疑有DRESS的患者需密切监测血常规、肝肾功能、血脂，淋巴细胞亚群结合外周血涂片、骨髓穿刺有助于诊断噬血细胞综合征。

红皮病型药疹：可由发疹型药疹、湿疹型药疹等多种疹型发展而来，受累面积超过全身90%，早期表现缺乏特异性，若患者出现红斑迅速发展、大量脱屑，并伴有发热、寒战、淋巴结肿大等全身症状需高度警惕，由于大量脱屑，患者常合并有顽固的低蛋白血症，同时容易合并肝肾功能损伤，应注意监测相关指标。

（2）其他常见类型药疹

固定型药疹：好发于皮肤-黏膜移行交界部位，如口唇、生殖器部位。常为局限于固定部位的暗红斑，可伴有瘙痒或疼痛，重者可形成水疱。

发疹型药疹：在接受免疫治疗的患者中常见，接受PD1抑制剂治疗的患者中发生率为13%~21%，在接受CTLA-4抑制剂治疗的患者中发生率为14%~26%，二者联合治疗的患者中发生率可高达55%。最早可在第一次接受免疫治疗即发生，但绝大多数发疹型药疹为1~2级，大于等于3级非常罕见。主要表现为散在的红色丘疹、斑丘疹，主要分布于躯干、四肢，极少累及头面部，具有一定自限性，但消退慢，多持续3~10周。需要警惕的是这种非特异性的红斑、丘疹可能是其他类型药疹如扁平苔藓样药疹、银屑病样药疹、自身免疫性疱病型药疹甚至DRESS、红皮病型药疹的早期表现。此外，还需要与麻疹、风疹等病毒疹鉴别，病毒疹常伴有发热、浅表淋巴结肿大及前驱上呼吸道感染症状，相关病毒IgM检测有助于鉴别。

荨麻疹型药疹：较常见，且发病较早，表现为荨麻疹样皮疹，可发生于全身任何部位的红斑、风团，伴有剧烈瘙痒。部分患者可能合并血管神经性水肿，若荨麻疹型药疹发生于头面部应仔细询问患者是否合并呼吸困难、胸闷，动态观察其呼吸情况，避免发生喉头水肿。

光敏型药疹：多因使用带有光反应性药物的患者，经日光或紫外线照射后发病。包括光毒反应性药疹和光超敏反应性药疹，前者仅局限于光照部位，后者可同时累及光照及非光照部位。皮疹缺乏特异性，多表现为红斑、丘疹等湿疹样损害，但瘙痒明显。

2.非特异性的皮肤、黏膜改变

（1）皮肤干燥：多种控瘤治疗（包括化疗药物、靶向药物、ICI、放疗）均可引起非特异的皮肤干燥，老年患者由于皮脂腺功能生理性衰退，则皮肤干燥更为常见、也更严重。

（2）皮肤瘙痒：是ICI最常见的皮肤不良反应之一，影响生活质量。瘙痒可伴或不伴皮疹，不伴明显皮疹的单纯瘙痒很常见，可局限于特定身体部位或游走全身。有研究发现肿瘤治疗期间2.2%~47%患者出现瘙痒。接受靶向治疗的肿瘤患者患瘙痒症的风险显著增加。在PD-1抑制剂类药物单药治疗中发生率可达13%~20%，联合

CTLA-4抑制剂可升高至30%。发病时相差别较大，最早可在第一次治疗即发生，中位发生时间为3个治疗周期。

（3）泛发性水肿：据统计，在接受ICI治疗的患者中发生率为0.19%，其中最常见的是外周水肿（占85%），最常见的肿瘤类型为黑色素瘤（45%）和肺癌（30%）。泛发性水肿的病理生理学可能与内皮功能障碍有关，可表现为毛细血管渗漏综合征或肝窦阻塞综合征/静脉闭塞性疾病（SOS/VOD），经激素治疗后多数患者可改善。

二、肿瘤相关皮肤损伤的处理

（一）免疫治疗药物皮肤黏膜损伤的处理

1. 以斑丘疹为主要形态药疹的处理

1级：BSA<10%，有或无症状（如瘙痒、灼热、疼痛）：避免皮肤刺激（搔抓、热水烫洗等），加强防晒，外用润肤剂、中/强效糖皮质激素或钙调磷酸酶抑制剂，口服抗组胺药治疗瘙痒，继续免疫治疗；系统体格检查排除其他原因导致的皮损，如病毒疹、细菌感染、其他药物引起的药疹；

2级：BSA为10%~30%，有或无症状；工具性日常生活活动（IADL）受限：在上述治疗的基础上，将中/强效糖皮质激素外用制剂换为强效/超强效；请皮肤科医师会诊，进一步明确是否可能发展为重症药疹，必要时按照3级处理，并完善皮肤组织病理活检；

3级：BSA>30%，伴或不伴相关症状、基本性日常生活活动（BADL）受限：住院治疗，暂停免疫治疗，局部外用强效/超强效糖皮质激素制剂；根据皮损的严重程度予糖皮质激素系统治疗：轻度至中度，泼尼松0.5~1 mg/（kg·d），给药3天，然后继续停止免疫治疗1~2周；重度，静脉滴注泼尼松0.5~1 mg/（kg·d），并在缓解后转换为口服，2~4周内逐步减量，皮损严重程度降低至1级，可考虑重启免疫治疗。

2.Stevens-Johnson综合征（SJS）/中毒性表皮坏死松解症（TEN）的处理

轻型：外用药物：急性期红肿可外用炉甘石洗剂，糜烂渗出多可外用3%硼酸溶液或0.01%苯扎氯铵湿敷，每次15~30 min，每天数次，连续1~3 d，直至控制渗出。除糜烂性皮损外，均可外用糖皮质激素制剂。系统用药：首选第二代H1受体抗组胺药；伴有睡眠障碍者，可选用第一代H1受体抗组胺药；可口服泼尼松0.5 mg/（kg·d）给药3~5天。

重型：加强日常创面护理、注意无菌操作，避免继发感染，目前国内外指南均不建议常规使用系统性抗菌药物进行预防性治疗。建议完善破溃皮肤区域细菌采样检测，当从皮肤培养结果中发现单一菌株的数量显著增加、高热和炎症指标升高并持续五天以上，或高热和炎症指标出现明显增加或病程中再次升高、患者体温骤降或病情恶化时系统给予抗生素治疗。若药敏试验结果未报，宜选用广谱、不易致敏、不易耐药的抗菌药物；药敏试验结果回报后，可根据结果选用相应的不易致敏的抗菌药物。抗菌药物疗效欠佳时，应怀疑可能感染耐药菌或并发其他感染（如病毒、真菌感染）的可能，适时调整治疗方案。及时纠正低蛋白血症、水电解质紊乱等，并维持血容量，必要时可输入新鲜血液、血浆或蛋白以维持胶体渗透压；对其他器官系统受累的患者，也应做相应处理，并请相关科室医师会诊。静脉滴注糖皮质激素，泼尼松1~2 mg/（kg·d），用药7~10天，控制病情后可快速减量。必要时予丙种免疫球蛋白，400 mg/（kg·d），连用3~5天。免疫抑制剂如环孢素可单用于SJS/TEN的治疗，推荐剂量3 mg/（kg·d）。其他可选用的免疫抑制剂和生物制剂包括环磷酰胺、吗替麦考酚酯、TNF-α抑制剂等。

3.免疫性大疱病的处理

局限性（皮疹局限于单个解剖区域）或轻度皮损：首选外用强效/超强效糖皮质激素。以卤米松为例，每天15 g，分1~2次外用，3周病情未控制，可增加用量至30 g（注意避开颜面部，体重小于45 kg者不超过20 g）。治疗及维持期均应配合使用润肤剂保护皮肤屏障。

中、重度皮损：系统用糖皮质激素起始剂量推荐为泼尼松0.5~1 mg/（kg·d），若1~3周后病情未得到明显控制（每日新发水疱和大疱超过5个，瘙痒程度未减轻），可考虑联用免疫抑制剂。病情得到控制（每日新发水疱<5个，原有糜烂面基本为新生上皮覆盖）后激素开始减量，最初3~4周，可每7~10天减总药量10%，之后每2~4周减1次，后期减量速度减慢，逐渐过渡到隔日服药的维持阶段，即隔日晨起顿服5~20 mg，常需1年以上。

4.湿疹样药疹的处理

外用中/强效糖皮质激素制剂、外用钙调磷酸酶抑制剂（面部、皮肤褶皱部位），系统使用抗组胺药及外用润肤剂，条件允许时可用窄谱中波紫外线或UVA1光疗。

5.苔藓样药疹的处理

外用强效糖皮质激素制剂，对于难治性病例，可口服糖皮质激素。此外，窄谱中波紫外线光疗，口服阿维A、环孢素亦有效。

6.银屑病的处理

外用强效糖皮质激素制剂和维生素D_3衍生物，可采用窄谱中波紫外线光疗，阿维A、甲氨蝶呤和阿普斯特可用于银屑病的系统治疗。不推荐使用生物制剂，尤其是肿瘤坏死因子抑制剂。

7.白癜风的处理

加强防晒，可外用强效糖皮质激素制剂和钙调磷酸酶抑制剂及遮盖剂。不推荐系统使用糖皮质激素或环孢素等免疫抑制剂。

需要注意的是，目前抗肿瘤治疗方案中以免疫治疗为基础的联合用药方案逐渐增多，对于增强免疫反应的药物如PD-1单抗在联合其他免疫治疗药物如CTLA-4单抗、干扰素α时，各系统不良反应发生率显著上升，皮肤黏膜系统损害亦不例外。从皮肤科近年对相关不良反应诊治的经验来看，较单药治疗，免疫联合治疗导致的皮肤黏膜不良反应发生时间明显前移，且严重程度高，治疗难度大。以黑色素瘤为例，PD-1单抗+高剂量干扰素α1b的联合方案，最常见的皮肤、黏膜不良反应包括扁平苔藓样药疹、白癜风和口腔黏膜糜烂、溃疡，发生率明显高于PD-1单抗或干扰素单用，最早可在使用1次联合治疗后2周内即出现。此外，重症药疹的发生率也升高，而且进展快速。治疗上，相比于其他常见药物（如抗生素、解热镇痛药、中药等）引起的SJS/TEN，由免疫治疗药物导致的病例对常规的TNF-α单抗治疗或系统激素治疗反应欠佳，常需采用二者联合，并加强局部护理，才可实现较好的控制。

（二）靶向治疗药物皮肤损害的处理

靶向药物导致皮肤损害的预防和早期管理可很大程度避免药物减量或停药。

1.丘疹脓疱疹（痤疮样疹）的处理

由表皮生长因子受体（EGFR）抑制剂等药物治疗导致，该类皮疹的发生及其严重程度与肿瘤对EGFR阻断的应答及患者总生存率正相关。在治疗前告知患者出现该类皮疹的可能性。基于皮疹程度和病人不适程度予以局部和/或系统治疗。对于皮损引起的瘙痒可使用抗组胺药，夜间瘙痒较严重时，使用多虑平。避免热水烫洗皮损。

1级皮损：当皮损无明显脓疱，可局部外用中弱效糖皮质类固醇、钙调磷酸酶抑制剂。当存在脓疱时，首选抗生素类外用药，如克林霉素、红霉素、甲硝唑及夫西地酸。

2级皮损：通常需要全身系统治疗。一线药物为四环素类药物，即米诺环素或多西环素，米诺环素50~100 mg/d，多西环素100~200 mg/d，疗程4~6周。

3级皮损：除外用药治疗及四环素类药物系统治疗外，可短期系统给予糖皮质激素，如泼尼松0.5~1 mg/（kg・d），连续7天，需暂停靶向药物治疗，重启时根据皮损缓解程度调整治疗剂量。必要时完善脓疱疱液细菌培养，根据药敏实验给予敏感抗生素。口服低剂量异维A酸治疗亦有效。

4级皮损：收治入院；完善皮损处病原学培养；局部抗生素类药物治疗；四环素类药物系统治疗；根据药敏结果选择抗生素静脉滴注（广谱/覆盖G^-菌群的抗生素类）；可考虑联合静脉糖皮质激素治疗（甲泼尼龙/地塞米松）。

2.皮肤干燥及瘙痒的处理

EGFR抑制剂等药物治疗可导致。避免使用刺激性洗浴用品及护肤品，使用润肤剂加强保湿。外用药物多选用赋形剂为乳膏或软膏的药物，干燥或丘疹脓疱疹引起的瘙痒可外用糖皮质激素软膏（如0.1%糠酸莫米松乳膏）或使用一/二代抗组胺药物（如依巴斯汀、氯雷他定等）治疗。仍无法缓解者，排除其他诱发皮肤瘙痒的疾患（如糖尿病、肝肾功能异常和血液系统肿瘤）后，可选择加巴喷丁或普瑞巴林口服改善顽固性瘙痒。

3. 光敏感性的处理

EGFR抑制剂等药物治疗可导致。治疗停止数月后色素沉着可逐渐消退。治疗期间应采取有效防晒措施，如外出时着防晒服，使用广谱防晒霜（防晒系数SPF≥30和PA≥++，分别预防紫外线UVB和UVA），尽量避免在正午时段（10：00~15：00）长时间的户外活动；脉冲染料激光或强脉冲光治疗对毛细血管扩张治疗有效。

4. 手足皮肤反应（hand foot skin reaction，HFSR）及手足综合征（hand-foot syndrome，HFS或称掌跖红肿疼痛综合征palmar-plantar erythrodysesthesia syndrome，PPES）的处理

多激酶抑制剂等药物治疗可导致。治疗前应告知患者可能出现此类治疗剂量依赖性皮肤不良反应。避免压力和摩擦，避免长时间行走及搬运，可着宽松有弹性的鞋袜及手套予以预防。根据皮损严重程度分级予以相应治疗。1级（皮损轻微无明显疼痛）：无需调整治疗剂量，外用润肤剂（如10%尿素软膏）；2级（皮损伴疼痛导致IADL限制）：外用强效糖皮质激素制剂7~10天，外用5%利多卡因贴剂/乳膏或冷敷可缓解局部疼痛不适。必要时应降低50%治疗剂量；3级（严重皮损伴严重疼痛导致的BADL的限制）：除予1、2级治疗措施外，可外用角质剥脱剂（如5%水杨酸），对发生水疱和糜烂的局部皮损予抗菌溶液湿敷或浸浴。暂停靶向治疗1~2周，至不良反应恢复至0级或1级后，才可以低剂量恢复给药。此外，对于卡培他滨治疗相关皮损，可予塞来昔布200 mg，每日2次。

5. 发疹型药疹的处理

1级药疹可仅予润肤剂，密切观察。2级和3级药疹可予抗组胺药和外用糖皮质激素制剂控制相关症状。重症患者需系统使用糖皮质激素，疗程5~7天，必要时暂停靶向治疗。症状减轻后，降低25%的药物剂量重启治疗。对于4级药疹，需要住院接受静脉糖皮质激素治疗，并立即停用原靶向药物。

6. 表皮肿瘤的处理

密切监测可能提示鳞状细胞癌的皮损特点（如快速生长、疼痛等）。可早期冷冻、手术刮除或切除、电凝、CO_2激光和光动力治疗；可局部外用药物，包括角质剥脱剂、咪喹莫特、5-氟尿嘧啶等。对于维莫非尼或达拉非尼治疗过程中出现的SCC，手术切除即可，无需调整治疗剂量。

7. 毛周角化病样变的处理

可外用维A酸和尿素、α-羟基酸或水杨酸制剂缓解疼痛。如果皮损处瘙痒剧烈，

可外用糖皮质激素制剂，口服抗组胺药。皮疹通常在数周内可消退。

（三）化疗药物皮肤损害的处理

1.丘疹脓疱疹（痤疮样疹）的处理

同上文。

2.HFS的处理

同上文。

3.光敏感性的处理

同上文。

4.SJS及TEN的处理

同上文。

5.自身免疫性皮肤病的处理

完善皮肤组织病理检查及自身抗体检查等。治疗期间加强防晒有助于预防狼疮光敏性皮损的发生。已发生的皮损，可外用或口服糖皮质激素。停用紫杉醇等烷类药物后，硬皮病样皮肤真皮纤维化改变可显著逆转。

6.药物外渗的处理

治疗时多巡视可及早发现，停止输注药物，留置导管并尝试抽吸。在最初的24~72 h内局部冷敷，后加热敷，可视情况使用解毒剂。必要时请外科会诊局部清创。

7.脂溢性角化病及光线性角化病的处理

继续治疗。当局部炎症严重时，可局部外用钙调磷酸酶抑制剂。必要时手术切除并行皮肤组织病理活检。

8.间擦皮炎的处理

保持皮损干燥、清洁，渗出较明显时可外用生理盐水湿敷，干燥皮疹可外用弱至中效糖皮质激素制剂或钙调磷酸酶抑制剂。在不考虑合并念珠菌感染的情况下，可外用唑类抗真菌制剂如氟康唑或益康唑。如果治疗无效，应进行皮肤组织病理活检。

9.放射增敏的处理

应告知患者潜在的光敏性，避免过度暴露于日光下，加强防晒。化疗停止后，这种不良反应可自行消失。

10.溃疡和血管病的处理

吉西他滨诱导的血管炎停药后可消退，泼尼松1 mg/（kg・d）或秋水仙碱0.5 mg每日3次治疗有效。羟基脲诱导的慢性溃疡治疗较为困难，停药后可好转。加强局部创面护理，局部外用成纤维细胞生长因子、己酮可可碱和前列腺素E1（前列地尔）有效。

（四）放疗皮肤损害的处理

1. 急性放射性皮炎处理

局部加强保湿，可外用糖皮质激素制剂，尼龙银敷料和磺胺嘧啶银乳膏等进行治疗；较为严重的糜烂和溃疡，可采取维生素 B_{12} 粉或人粒细胞巨噬细胞刺激因子敷于创面，定期清洗后用油性纱布覆盖。

2. 慢性放射性皮炎的处理

可系统使用己酮可可碱，外用超氧化物歧化酶、他汀类等药物治疗，也可采用物理疗法，如脉冲激光染料激光疗法、低能量氦激光治疗等。对于慢性放射性皮炎反复破溃严重影响生活质量且对于药物治疗效果不佳的患者，应采用手术治疗，但应注意根治性放疗后3个月内不宜进行修复手术。

3. 慢性溃疡的处理

无明确感染及渗出的皮损可外用糖皮质类激素制剂，或长期合成敷料、负压敷料、高压氧等。血小板生长因子能促进局部肉芽的生长。此外，可予局部或全身应用抗生素抗感染。伴随软组织坏死愈合增加，可使用已酮可可碱单药或与维生素E联合逆转纤维化。其他可选择的治疗手段包括氨磷汀和5%枸橼酸西地那非外用制剂。

4. 淋巴水肿的处理

早期治疗选择包括局部按摩帮助淋巴引流、加压包扎和穿戴护具。如发展至晚期淋巴水肿，可考虑采用脂肪抽吸等外科干预方案。

5. 继发性皮肤恶性肿瘤的处理

有明确的继发皮肤恶性肿瘤，可进行Mohs显微外科手术切除。若肿瘤为鳞状上皮癌或基底细胞癌时，需采用手术切缘更宽的标准切除（切缘大于4 mm）。若肿瘤为原位或侵袭性较低的恶性肿瘤，可使用刮除术以及局部治疗（外用5-氟尿嘧啶）。

6. 放射相关血管肉瘤的处理

局限性血管肉瘤手术完全切除，晚期的血管肉瘤可选用化疗，抗血管生成治疗以及免疫治疗，如多柔比星、吉西他滨、贝伐珠单抗、帕博利珠单抗等。

7. 辐射诱导的硬斑病或局限性硬皮病的处理

轻型外用钙调磷酸酶抑制剂、强效糖皮质类激素制剂或UVA1光疗，难治性病例可考虑系统治疗（如甲氨蝶呤和口服皮质类固醇）。

8. 免疫性大疱病的处理

同上文。

三、肿瘤相关黏膜损伤的处理

（一）肿瘤治疗常见的黏膜损伤临床表现

随着肿瘤治疗手段的日新月异，除了传统放化疗外，各种新型靶向药物和免疫治疗药物带来治疗相关的黏膜损伤日益增多。控瘤药物导致的黏膜损害临床表现多种多样，早期识别黏膜损害的症状有利于规范的管理，及时调整治疗方案。黏膜损害详见上文。

（二）黏膜损害严重程度分级

在肿瘤治疗过程中，部分患者黏膜损伤仅表现为轻度的口干，严重者可能出现黏膜组织坏死、自发性出血、剧烈腹痛、高频次腹泻、胃肠道黏膜组织坏死穿孔等危及生命的情况。依据患者黏膜受累的症状及体征，对黏膜受损的严重程度进行分级。临床上，可以通过黏膜受损的严重程度评估控瘤药物是否需减量、停药。口腔黏膜主要依据黏膜溃疡的数量、大小及疼痛症状进行分级，结肠黏膜主要通过腹泻的频次和腹痛的严重程度进行分级，见上文。

（三）黏膜损害的分层管理防治策略

1.一般预防保护措施

一般的治疗措施包括患者教育、口腔清洁、专业的口腔护理计划、保持黏膜表面的滋润。

（1）患者教育：帮助患者了解黏膜护理的重要性，整个抗肿瘤治疗期间，保持口腔清洁，尽量选择毛质柔软的牙刷，含氟牙膏进行口腔清洁，每天2~3次。

（2）餐后、睡前及时清洁口腔内残留的食物残渣，可以选择温和的盐水或者碳酸氢钠溶液漱口。

（3）黏膜损害时，尽量进食细软、流质饮食，少食多餐，忌吃生冷、过热、辛辣等刺激性食物；可以口服双歧杆菌等益生菌调节肠道菌群。

如果患者出现腹痛、腹泻、恶心等消化道症状，应及时完善大便检查，排除感染性腹泻。除了患者的主观症状，内镜检查能更精准的评估消化道黏膜的损伤程度，可以联合运用以准确评估患者黏膜受损的程度。

2.治疗

（1）分级处理原则

用药方案需根据患者受累部位及严重程度进行选择，大多数表现为Ⅰ/Ⅱ级黏膜损害的患者经过适当局部处理后可逐渐好转，但如果出现Ⅲ/Ⅳ级黏膜损害，则需要配合减药甚至停药，必要时需要系统治疗。因此药物治疗时的原则为积极对症，分级处理，局部对症治疗为主，系统全身治疗为辅。对于黏膜Ⅰ级受累的患者，以局部对症治疗为主，做好基础口腔护理，改变饮食习惯，无需停用相关抗肿瘤药物；黏膜Ⅱ级损伤的患者，在局部处理的基础上，可联合中小糖皮质激素[0.5~1.0 mg/（kg·d）]，若黏膜损伤症状较轻，控瘤药物无需调整，若症状较明显，难以忍受，则需暂停控瘤药物，直至恢复至Ⅰ级，再以相同剂量重新启动抗肿瘤治疗；黏膜Ⅲ级损伤的患者，对症并联合糖皮质激素，暂停控瘤药物，直至恢复至Ⅰ级，以低剂量重新启动抗肿瘤治疗，若再次出现Ⅲ级以上的黏膜损害，则参照Ⅳ级黏膜损伤进行管理；Ⅳ级黏膜损伤，除Ⅲ级处理措施外，需永久停用控瘤药物，并予以支持治疗。

（2）局部治疗

1）黏膜保护剂

主要有口腔凝胶、口腔溃疡防护剂、自由基清除剂、必需氨基酸及过饱和钙磷酸盐等。已有证据支持口腔凝胶（益普舒）、口腔溃疡防护剂（利膜平）、氨磷汀在保护口腔溃疡，缓解疼痛症状方面的作用。该类药物可在黏膜表面形成保护膜，覆盖溃疡、糜烂面，并具有止痛和减少创面刺激的作用。

2）抗炎药

局部使用糖皮质激素类药物和非甾体抗炎药。糖皮质激素具有减轻黏膜水肿、抑制皮肤、黏膜局部炎症反应，减轻患者临床症状的作用，对于皮肤、黏膜损害可选择不同制剂的糖皮质激素局部给药。但由于其长期使用可能增加口腔真菌感染、黏膜萎缩等，建议疗程应当根据病情尽量缩短。

盐酸苄达明是一种非甾体类抗炎药，可抑制肿瘤坏死因子-α和白细胞介素-1β等促炎细胞因子的产生。使用苄达明漱口水可预防接受中等剂量放疗的头颈癌患者的口腔黏膜炎。可根据皮损具体病变部位及严重程度选择不同效价的外用激素软膏，口腔或黏膜部位可选择凝胶或者口内膏类制剂，如0.1%曲安奈德口内膏，眼部黏膜损害可予以地塞米松滴眼液等，鼻黏膜损害可予以不同类型的鼻内类固醇喷雾剂。

3）生长因子

帕利夫明（角质形成细胞生长因子-1）是唯一被美国食品和药物管理局和欧洲药品管理局批准的口腔黏膜炎药物。其他证据尚不充分的生长因子包括：成纤维细胞生长因子-20、角质形成细胞生长因子-2、粒细胞-集落刺激因子、转化生长因子-β、重组人表皮生长因子（EGF）等。

4）镇痛剂

黏膜受累的患者往往伴有局部疼痛，影响进食、日常生活工作，可通过局部外用止痛药物如2%利多卡因溶液、普鲁卡因溶液或利多卡因凝胶等于创面处，部分黏膜保护剂也具有缓解疼痛的作用，因此也可以使用。

5）抗感染治疗

对病变部位进行评估是否存在感染（包括细菌、真菌及病毒），如有需要应当进行局部或系统抗感染治疗。局部抗感染治疗可选择各种含抗感染成分的洗剂或漱口水，如制霉菌素片溶于碳酸氢钠溶液中进行漱口等。对于伴有疼痛症状的患者，在漱口水或洗剂中可加入利多卡因以缓解症状。

6）激光和其他光疗

推荐使用低水平激光治疗（LLLT）预防接受高剂量化疗预处理的造血干细胞移植患者的口腔黏膜炎，以及使用LLLT在接受口咽癌放射治疗而不伴随化疗的情况下预防口腔黏膜炎。有数据表明，肿瘤治疗时口腔黏膜炎在低剂量氦氖激光组中进展更缓慢，且疼痛更轻，阿片类镇痛药的使用率也明显降低。

7）其他

中药制剂如康复新液可一定程度缓解黏膜受累，可予以局部湿敷、漱口或含漱的方式进行给药。添加钠和氯化物等离子的鼻腔冲洗可以促进上皮细胞的完整性和功能。

（3）系统治疗

1）糖皮质激素

病情较重时，可适当予以系统激素治疗以更好地控制病情，系统给药前建议评估患者基础情况及平衡利弊后进行选择。出现Ⅱ级黏膜损害，局部处理无明显好转时，可以短期内联合糖皮质激素[0.5~1 mg/（kg・d）]；出现Ⅲ/Ⅳ级黏膜损害，糖皮质激素[1~2 mg/（kg・d）]仍是一线治疗方式，并注意保护胃黏膜。

2）镇痛药

应考虑采用个体化方法的疼痛管理。患者疼痛评分大于等于3级时，建议结合患者基础情况，可予以系统镇痛药物或抗焦虑药物，如吗啡、芬太尼、多塞平等。

3）抗感染治疗

当黏膜损伤较重，出现感染且伴系统症状时，建议予以系统抗生素、抗真菌药物或抗病毒进行治疗，具体药物及方案可根据患者创面微生物培养结果、药敏试验结果进行制定。

4）免疫抑制剂

对于部分病情严重的患者也可根据病变程度，必要时选择除激素外的免疫抑制剂进行治疗，如环孢素、MTX等，用药期间应密切监测药物相关不良反应。

5）天然制剂和中药

锌是某些组织修复过程所需的必需微量元素。锌还具有抗氧化作用。多项研究支持在接受放疗或放化疗的口腔癌患者中使用锌。一项研究表明，在治疗期间每天给予硫酸锌可减少口干症和疼痛。

已有多项研究显示现代中药复方制剂，包括双花百合片、口炎清颗粒和康复新液等，均在一定程度上降低胃肠道黏膜的严重程度和缓解疼痛。此外部分补中益气汤也可改善黏膜溃疡的发生，必要时可在中医师指导下进行用药。

MASCC/ISOO指南建议使用含有乳酸杆菌的益生菌制剂预防盆腔恶性肿瘤患者的化疗和放射诱发的腹泻。

6）胃肠道黏膜损伤处理

对于存在胃黏膜受累的患者，药物预防的目标为控制PH大于等于4，可予以抑酸药质子泵抑制剂口服或静脉给药；此外也可使用抗酸药如铝碳酸镁片。另外黏膜保护剂如硫糖铝也可以使用。当患者出现恶心和呕吐症状，必要时可使用常规止吐药（即甲氧氯普胺、5-羟色胺5-HT3拮抗剂）治疗。腹泻的前期管理包括补水和饮食调整。

对于胃肠道黏膜损伤导致严重腹泻的患者，应暂停肿瘤治疗并给予系统性糖皮质激素[甲泼尼龙1~2 mg/（kg・d），静脉注射]，3~5天后若无效，可考虑改用英夫利昔单抗（单剂量5 mg/kg）。

慢性放疗直肠炎伴出血的非药物治疗方法包括氩束凝血、电凝和高压氧治疗。

（4）营养支持治疗

放疗、化疗、分子靶向药物治疗或者免疫检查点抑制剂治疗可能导致唾液腺分泌减少及消化道黏膜受损等，良好的营养支持有助于抵抗局部感染，维持黏膜的完整性，对于增强黏膜组织修复和减轻现有黏膜炎的恶化至关重要。因此，除肿瘤患者本身的营养支持外，患者黏膜损伤导致的营养风险不容忽视。

医生、营养师及护士应对肿瘤患者实施动态营养风险筛查，给予患者及家属科学的营养教育，评估可能影响营养的问题，例如味觉障碍、食欲不振和张口及吞咽困难等，并酌情积极加强营养。早期营养干预可以降低严重口腔及胃肠道黏膜炎的发生率和程度。

a.应评估饮食要求，进食少渣、滑润的食物，避免食用不合适的食物（酸、烫、辛辣食物），应忌烟酒，以防止和减少对口腔黏膜的刺激。

b.应监测吞咽问题、营养不良和体重减轻，并为患者提供支持和建议。应评估食物黏稠度，对食物强化和摄入方法进行调整，并且注意患者教育和提供指导。当膳食摄入不充分时，应考虑使用口服营养补充剂。对于Ⅲ级及以上口腔黏膜炎患者，应请临床营养师协助制定个性化膳食，摄入流食或半流食，防止呛咳；如果口腔疼痛显著影响进食，累计超过7天以上无法进食或者是进食量小于60%者，需要采用肠外营养支持。

c.在抗癌治疗期间应为患者提供营养筛查和定期随访。常用的临床验证工具包括但不限于：营养不良通用筛查工具（MUST）、营养不良筛查工具（MST）、患者主观全面评估（PG-SGA）、营养风险筛查（NRS 2002）及微型营养评估（MNA）等。一旦发生黏膜损害，需要早期识别和营养干预。

d.营养干预的最佳应用途径是经口摄入。能进食的患者首选口服营养。如果无法口服，主要的营养干预措施为肠内营养和肠外静脉营养。静脉营养的并发症较多，推荐给予鼻胃管喂养或胃造口喂养等肠内营养。

四、肿瘤相关皮肤附属器损害的处理

皮肤附属器指的是毛发、甲、外泌汗腺和顶泌汗腺，除了皮肤和黏膜之外，肿瘤治疗同样可引起皮肤附属器的损害及改变。例如传统的放、化疗不仅可引起急性的，还可以引起亚急性期及慢性的皮肤及附属器损害如脱发、色素沉着等。近年来，分子靶向治疗和免疫治疗提高了肿瘤治疗的效果，但皮肤附属器的损伤也是其不良反应发生谱中常见的内容。皮肤附属器的损害直接影响患者外观，形成心理压力，降低生活质量，并可能进一步减低治疗依从性。

（一）分子靶向药物导致的皮肤附属器损害

分子靶向抗肿瘤药物主要包含表皮生长因子受体抑制剂（EGFRIs）、酪氨酸激酶抑制剂、免疫检查点抑制剂及BRAF 抑制剂等。分子靶向抗肿瘤药物主要累及的皮肤附属器有毛囊、毛发及甲。

1.抗表皮生长因子受体（EGFR）单抗导致皮肤附属器损害的处理

在皮肤组织中，EGFR 通路调控表皮正常的生长分化过程，促进伤口愈合，与免疫稳态和屏障功能的维持密切相关。国内外研究均显示，约大于80%的患者使用抗EGFR 单抗后会出现特征性的皮肤不良反应，在皮肤附属器的损害主要表现为痤疮样的丘疹脓疱型皮疹、甲沟炎、毛发异常。

EGFR引起的丘疹脓疱型皮疹，根据症状轻重以及对患者心理、生活的影响，可选择局部外用治疗，或加以口服抗生素治疗。当皮疹中存在脓疱时，首选外用抗生素类药膏，如克林霉素、红霉素、夫西地酸或复方多粘菌素等，当皮疹未见明显脓疱且仅有红斑丘疹时，可首选糖皮质激素类及钙调磷酸酶抑制剂类药物。面部首选钙调磷酸酶抑制剂类，如 1% 吡美莫司乳膏和0.03%~0.1% 他克莫司软膏；躯干四肢首选糖皮质激素类，根据严重程度，可从弱效激素递增到中效甚至强效激素类。口服抗生素首选四环素类，如米诺环素或多西环素。四环素类抗生素具有非特异性抗炎作用，包括降低基质金属蛋白酶活性、抑制白细胞趋化和减少促炎细胞因子产生等。米诺环素 100 mg/d；或多西环素每天 2 次，每次 100 mg，疗程 4~6 周。由于Meta分析显示，抗 EGFR 单抗治疗后出现丘疹脓疱型皮疹的结直肠癌患者较不出现皮疹者生存期更长，缓解率更高，可能提示丘疹脓疱型皮疹是抗EGFR单抗治疗结直肠癌疗效较好的临床指标。因而，目前认为只有丘疹/脓疱累及范围 大于30% BSA且伴中到重度症状才需要停药。

EGFR引起的甲沟炎预防重于治疗。在用药之初便宣教正确的手足皮肤及指甲护理方法，具体包括：①避免穿着过紧的鞋袜，减少甲缘的磨损和创伤，避免可能造成手足损伤的工作或运动；②每日清洁后涂抹保湿霜，避免皮肤干燥开裂的出现，减少继发感染；③正确修剪指趾甲，尽量保证甲缘圆钝，避免过短过尖造成嵌甲。如若出现甲沟炎，可根据病原学检查的结果选择外用药：如考虑细菌感染可选择夫西地酸乳膏、克林霉素凝胶和莫匹罗星软膏，如考虑真菌感染可选择抗真菌药物如酮康唑乳膏和特比萘芬乳膏等。对于无法判断或不具备检测条件的情况，可选择对细菌及真菌感染均有效的外用药，如氯碘羟喹软膏。必要时可联合口服或静脉使用抗生素，如头孢一代或四环素类药物。严重或反复发生的甲沟炎可能需要外科手术干预。若指甲周围长出类似化脓性肉芽肿的组织，可用电灼或外用硝酸银消除过多的肉芽组织。近期有研究发现β受体阻滞剂可作为非侵入性措施治疗甲周化脓性肉芽肿。

2.酪氨酸激酶抑制剂（TKIs）导致皮肤附属器损害的处理

第一代TKIs如伊马替尼相关的皮肤附属器损害可有脱发、痤疮样皮疹以及多汗症。与伊马替尼相关的色素沉着发生率较高，这种与用药相关的色素沉着不仅发生在皮肤上，还可出现于腭黏膜、指甲、牙齿、头发和牙龈等处。第二代TKIs尼罗替尼和达沙替尼以及第三代TKIs帕纳替尼主要的皮肤附属器改变主要为毛周角化过度。同时，第二代TKIs还可导致炎症性非瘢痕性/瘢痕性脱发，伴眉毛受累和体毛脱落。

由于色素沉着不影响疾病的治疗，且随着治疗结束而结束，由于外用脱色剂及光电效果欠佳，故可不予处理或使用增白剂、遮色霜。针对毛囊性丘疹。毛周角化过度及非瘢痕性脱发的有效治疗药物主要包括糖皮质激素、角质剥脱剂（如视黄酸）、抗组胺药等，必要时可口服视黄酸，若瘙痒严重且治疗无效则应减少TKIs的剂量或暂时停药。局部多汗症多不影响生活和治疗，若严重影响生活，可局部采取注射肉毒杆菌等方式。

3.其他分子靶向抗肿瘤药物治疗导致的皮肤附属器损害的处理

mTOR抑制剂包括雷帕霉素及其衍生物，如西罗莫司、依维莫司、坦西罗莫司等。其相关的皮肤附属器损害常见有甲病变（甲剥离、远端甲裂）、脱发、面部多毛等。Hedgehog信号在许多恶性肿瘤中异常激活，Hedgehog信号通路抑制剂最常见的不良反应是脱发。脱发见于10%~14%的患者，病理改变提示毛囊异常角质化，毛囊中没有正常的毛干。这种脱发一般是可逆的，但严重影响患者的生活质量，尤其是女性患者。外用米诺地尔可改善脱发症状，但尚无任何药物可预防因Hedgehog信号通路抑制剂所致的脱发。维莫非尼、达拉非尼为针对突变型BRAF的靶向药物，其治疗后皮肤附属器改变有脱发、斑秃、甲沟炎等，均可按前述分子靶向抗肿瘤药物所致脱发及甲沟炎治疗原则进行处理。

整体说来，分子靶向治疗对皮肤附属器的影响并不严重，多数并不影响免疫治疗本身。临床上根据附属器累及的体表面积及影响，将附属器不良反应进行分级处理。轻中度（1~2级）不良反应按上述原则对症处理即可，无需停止治疗；重度（3~4级）不良反应需停止治疗，必要时甚至口服糖皮质激素治疗。皮肤科医生需要掌握相关药物的皮肤不良反应，这样有助于做出准确的临床诊断并制定合理完善的治疗方案，避免患者发生不必要的免疫治疗中断，延长患者总体生存期，提高患者的生活质量。

（二）免疫检查点抑制剂导致皮肤附属器损害的处理

PD-1 和 PD-L1 抑制剂治疗黑色素瘤的过程中可出现色素减退样皮损即白癜风样皮疹，白癜风通常发生于免疫治疗黑色素瘤开始数月之后，一般与药物剂量无关，皮损呈躯干、四肢双侧对称分布的白斑，除累及皮肤外，还会累及附属器，出现毛发（头发、睫毛、眉毛）的脱色，研究表明白癜风样皮损的出现与黑色素瘤抗肿瘤治疗的预后呈正相关。因为皮肤色素的脱失主要影响外观，所以嘱患者做好日光防护的同时维持免疫治疗，色素脱失斑可外用糖皮质激素或钙调磷酸酶抑制剂治疗或联合光疗阻止色素进一步脱失，并帮助皮肤的复色。免疫检查点抑制剂的使用还可以引起脱发和指甲改变，由于药物引起的脱发多为非瘢痕性脱发，可外用米诺地尔溶液改善局部循环从而促进毛发生长。指甲改变一般不需要治疗。

（三）放化疗导致皮肤附属器损害的处理

放疗引起的皮肤损害表现为急性、亚急性或慢性的过程，早期会出现毛发脱落，后期可能造成永久脱发、少汗、无汗、皮肤温度异常等。而全身和局部应用化疗药物会导致皮肤、黏膜、头发和指/趾甲的多种病变，皮肤附属器的改变主要是不同程度的头发脱落、色素沉着、毛发变色、指/趾甲变色或脱离。轻度脱发只有少量头发脱落，比较重的脱发指头发全部脱落，停止化疗一定时间后，头发重新长出；中度脱发则介于上述两种之间；大部分停止化疗后头发可重新长出，有时停止化疗以后也不能重新长出，这种情况在化疗过程中极少见到。为了预防脱发，有人在注射化疗药物同时给病人头戴冰帽，使头皮冷却，局部血管收缩，以减少药物到达毛囊而减轻脱发。但效果并不很明显。故部分患者选择在化疗前剃头或戴帽子以减少对外观的影响。色素改变可以在皮肤，也可以在指甲及牙龈、黏膜等。色素变化通常可随停药而缓解，但也可长期存在。化疗药物引发甲板色素沉着、颜色改变、横向凹槽（Beau线）、甲床剥离症及甲沟炎均有报道。Beau线的出现反映了甲基质中有丝分裂活性的减少或停止。Beau线随甲生长向远端移动，指甲每天增长约0.1 mm，根据Beau线或颜色变化距离可推断化疗药物应用时间。色素沉着及指甲改变一般不需要治疗。甲沟炎可根据严重程度参考EGFR引起的甲沟炎的预防及处理。

五、手术及局部治疗相关皮肤损害的处理

皮肤、黏膜损害是肿瘤治疗过程中常见的并发症之一，不仅会降低患者的生活质量，严重时还会影响肿瘤治疗方案的实施。

（一）手术相关皮肤、黏膜损害的处理

肿瘤手术引起的皮肤、黏膜损害多见于皮肤肿瘤及其他经皮肿瘤切除手术对皮肤、黏膜的直接作用。

1.伤口愈合不良

是外科手术后常见的并发症，感染、切口血肿、脂肪液化、缝线反应、术式选择、血供及高龄、贫血、营养不良、糖尿病等是引起术后伤口愈合不良的高危因素。其中恶性肿瘤患者恶病质可使伤口愈合受限。围手术期准确评估、有效纠正，术中动作轻柔、改良术式，术后对症处理，辅以高能红光、半导体激光等技术局部治疗，可促进伤口愈合。对于术后伤口较大且愈合不良患者，应用数字评分法（NRS）评估伤口疼痛状况，NRS评分大于3分，适当给予药物止痛，NRS评分0~3分，可指导患者转移注意力、放松心情以缓解疼痛。同时用NRS评估患者营养状况，根据评分制定营养护理计划。

2.皮肤软组织感染

感染是导致术后伤口愈合不良的最主要原因。一旦出现感染症状，应及时进行全身状况和局部伤口评估。伤口感染的处理包括：及时拆除缝线、清洗伤口、清除坏死组织、切开引流、根据分泌物细菌培养和药敏结果给予抗菌药物。若发现新生肉芽组织后，使用油纱或者碘伏纱布进行局部加压包扎，小面积皮损可选择自行换药恢复创面，大面积皮损可选择皮瓣或皮片移植修复术等治疗。同时给予生活指导：保持良好的生活习惯，注意个人卫生，避免抽烟、食辛辣刺激性食物，加强营养。保持皮肤的清洁与干燥，避免过紧衣裤，手术部位在上肢时避免拿重物，在下肢时可适当抬高患肢，促进血液循环，利于康复。

3.出血、皮下血肿

出血常见原因为手术过程中止血不完善、结扎线的脱落及凝血障碍等。因此，术前应对患者的凝血功能进行检测，术后加压包扎伤口或者使用止血药物，及时观察有无出血、出血量多少等情况。皮下血肿的处理主要在于预防，可在术中放置引

流条或负压引流管，加压包扎伤口。如伤口下有少量血块，换药时加压包扎让其自行吸收；如血块较多时，负压引流不出，可清除血块、换药缝合、再次加压包扎。

4.瘢痕

任何手术都有可能遗留瘢痕，轻重跟个人的体质、手术切口的选择以及术后的处理有一定关系。部分患者手术去除的皮肤过多时，局部张力增强，导致皮肤瘢痕增宽、增生明显，可嘱患者术后使用医用免缝胶带3~6月，减少剧烈活动，以减轻皮肤的张力。同时使用抗瘢痕药物，预防或淡化瘢痕。

5.皮肤转移/种植

肿瘤手术切口部位转移/植入罕见，据报道总体发病率小于5%。可发生在任何肿瘤手术之后，一般情况下被认为是皮肤转移，若及时发现仍可有较好的疗效。大多数皮肤种植转移/植入发生在肿瘤手术切口及穿刺活检部位，表现为多发性皮肤结节、溃疡。肿瘤发生皮肤转移通常提示预后不良，尽早区分肿瘤经自然途径转移至皮肤与手术引起皮肤种植性转移，争取更早地治疗。临床中严格掌握有创检查适应证，改进穿刺技术，更仔细消毒擦拭穿刺部位，使用切口保护膜可有效保护切口，减少种植转移的机会。

（二）局部非手术治疗相关皮肤、黏膜损害的处理

1.肿瘤热疗相关皮肤、黏膜损害

热疗后常见的皮肤、黏膜损害：

（1）皮肤刺痛：疼痛剧烈时须立即中止治疗，定时预防性喷洒冷水降温，避免局部高温导致皮肤热损伤。采取措施缓解后可根据情况选择继续治疗，必要时停止治疗。

（2）皮肤发红：可行冰牛奶或生理盐水冷敷等对症处理。

（3）皮肤烧伤：局部和区域热疗不良反应多数表现为轻度烧伤，如红斑、水疱。全身热疗则主要表现为皮肤低热烧伤，与热疗温度和热作用时间相关。此类烧伤有以下特点：①好发于偏瘫、麻醉、糖尿病、局部皮肤感觉减退、老人及儿童患者；②致伤温度相对较低但作用时间长；③创面深，大多为Ⅲ度，且较难愈合；④Ⅲ度烧伤创面有水疱易误认为Ⅱ度烧伤。热疗导致的皮肤热损伤按照烧伤处理原则给予及时对症处理。出现水疱时用75%酒精消毒创面及周围皮肤后，在严格的无菌操作下用注射器抽尽水疱内的渗出液，然后用生理盐水或洗必泰外清洁创面，外涂烫伤药膏，保持创面干燥，避免感染。烧伤若发生在肢体远端，尤其是双足背以局部肿胀为主要表现，应适当抬高患肢以利于静脉回流，促进局部消肿，并注意保持肢体的功能位。若出现局部持续肿胀、发热、疼痛、渗液增多或有脓性分泌物，应及时留取分泌物做细菌、真菌培养联合药敏实验，根据药敏结果选用有效的抗菌药物。

同时注意饮食调理，摄入高蛋白、高热量、富含维生素饮食，增加机体的抵抗力以利于组织的修复。

（4）皮下脂肪硬结：是由于皮下脂肪过热引起，发生率约10%，皮下脂肪厚度大于2 cm时发生率增加，应向患者事先说明，治疗以对症处理为主。

2.化学消融（介入）治疗相关皮肤、黏膜损害

本节主要介绍血管介入治疗包括经导管动脉灌注化疗和经导管动脉化疗栓塞损伤的处理。

（1）经动脉灌注化疗（TAI）：通过导管直接向肿瘤血供动脉中输注化疗药物，增加肿瘤局部药物浓度，达到杀灭肿瘤的目的并降低全身毒副反应的发生。由于持续性局部灌注较大剂量的化疗药物，可发生一系列不良反应，在皮肤主要表现为口腔黏膜炎及静脉血栓形成（多见于左下肢）。口腔黏膜炎给予康复新液漱口、他克莫司软膏外涂等对症处理即可。入院后根据Caprini风险评估模型进行血栓风险评估，0~1分为低危，2分为中危，3~4分为高危，大于等于5分为高危。围手术期进行预防性抗凝治疗，术后沙袋压迫6~8 h、制动24 h后下床活动、使用加压弹力袜，酌情使用利伐沙班片、那屈肝素钙注射液等可有效预防血栓形成。如出现静脉血栓，积极血管外科介入治疗。

（2）动脉栓塞（TAE）、动脉化疗栓塞（TACE）：是不可切除晚期肿瘤常见的治疗选择，可单独应用，也可联合静脉化疗、靶向药物等。皮肤不良反应的处理同经动脉灌注化疗。同时，优质的心理、体位、用药、疼痛护理可有效减少并发症的发生。

3.局部注射相关皮肤、黏膜损害

局部注射后常见的皮肤、黏膜损害有：注射部位疼痛、肿胀、皮下血肿、溃疡、坏死等。

（1）注射部位肿胀、疼痛：最常见，可予25%硫酸镁湿敷或外用多磺酸黏多糖乳膏。

（2）皮下血肿：多见于注射部位过深，导致肿瘤组织下血管破裂。应注意选择合适的注射器针头，合理把握注射的深度、角度，边退针边按压。小血肿可局部按压30 min，局部冰敷后可自行吸收，大血肿形成后可用注射器抽吸或皮下血肿切开清除后无菌敷料加压包扎。

（3）溃疡、坏死：多见于药物刺激性、注射部位反复穿刺及感染所致。应注意注射部位应从不同角度注射，避免一个点反复穿刺，注意无菌技术，避免瘤体破裂，及时观察患者用药后局部的反应，避免感染。

4.光动力治疗相关皮肤、黏膜损害

光动力治疗（PDT）采用光敏药物、激光活化方式治疗，光敏药物可选择性被肿

瘤组织吸收蓄积，转化为光敏剂，经特定波长光照射后发生的一系列光化学反应，产生活性氧，从而导致肿瘤组织的坏死或凋亡。目前光动力治疗主要应用于皮肤肿瘤治疗，也应用于肺癌及神经、消化、泌尿系统肿瘤等的治疗。

光动力治疗相关皮肤、黏膜损害：

（1）局部反应：病灶及邻近组织可能出现：疼痛、烧灼感、红肿、糜烂、出血、溃疡、红斑、色素沉着等。

a.红斑：光动力照射区域可能会有淡红斑，一般数日后自然消退。

b.脱皮：部分人治疗后局部皮肤出现褐色细薄痂皮，一周左右可自然脱落。

（2）疼痛：PDT相关疼痛处理原则：用于控制PDT疼痛的方法主要有局部降温、表面麻醉、注射麻醉、吸入性麻醉等。目前常用的局部降温法包括冷风镇痛设备及水喷雾，但可能降低临床疗效；注射麻醉包括局部浸润麻醉、肿胀麻醉和神经阻滞，是目前证明最有效的PDT疼痛控制方案，尤其是神经阻滞，疼痛控制明显，但该方法具有引发血肿甚至直接损伤神经的潜在风险。

（3）感染：感染的风险很小，可能由于PDT固有的抗菌活性引起。可表现为蜂窝织炎（主要由金黄色葡萄球菌引起），完善组织培养联合药敏实验的同时，可预防性给予青霉素类抗菌药物治疗。单纯疱疹感染罕见，此时不建议预防性抗病毒治疗。

（4）瘢痕：PDT治疗出现瘢痕的概率小于1%，瘢痕的治疗包括化学剥脱、外科手术、激光等。

（5）色素沉着：由于PDT治疗可导致治疗区域炎症反应发生，在Ⅳ~Ⅵ皮肤型患者炎症后色素沉着的发生率相对较高，通常随着时间推移会自然消退。

（6）黏膜损伤：多见于呼吸道、消化道肿瘤在内镜下进行的光动力治疗，主要由光束灼烧黏膜所致。布地奈德喷雾剂和康复新液可有效促进黏膜修复。

（7）光毒性：是PDT治疗的常见副作用，主要表现为红斑、水肿及荨麻疹。红斑在照射后约1~2 h达到峰值，通常在1~2周内消退。偶尔红斑可持续3个月以上。荨麻疹可预防性使用抗组胺药物。

5.冷冻消融治疗相关皮肤、黏膜损害的处理

冷冻消融是借助低温冷冻使细胞构成冰晶，细胞膜发生破裂，最终组织出现坏死。近年来主要是应用氩氦刀冷冻消融术。其皮肤不良反应主要是穿刺部位皮下出血和感染，处理同前。在冷冻时，采用50℃温盐水对穿刺点皮肤进行持续湿化可有效防止周围皮肤冻伤。

参考文献

1.赵辨.中国临床皮肤病学.南京：江苏凤凰科学技术出版社，2017：6-27.

2.张学军，郑捷.皮肤性病学.北京：人民卫生出版社，2018：6-18.

3.张建中，高兴华.皮肤性病学.北京：人民卫生出版社，2015：4.

4.肖春英，王刚.朗格汉斯细胞在银屑病中的作用研究进展.中华皮肤科杂志，2022，55（09）：830-834.

5.Oss-Ronen L，Cohen I. Epigenetic regulation and signalling pathways in Merkel cell development. Exp Dermatol. 2021，30（8）：1051-1064.

6.Harris-Tryon TA，Grice EA. Microbiota and maintenance of skin barrier function. Science. 2022，376（6596）：940-945.

7.Şenel S. An Overview of Physical，Microbiological and Immune Barriers of Oral Mucosa. Int J Mol Sci. 2021，22（15）：7821.

8.Waasdorp M，Krom BP，Bikker FJ，et al . The Bigger Picture：Why Oral Mucosa Heals Better Than Skin. Biomolecules. 2021，11（8）：1165.

9.Zimmerman A，Bai L，Ginty DD. The gentle touch receptors of mammalian skin. Science. 2014，346（6212）：950-954.

10.Nguyen AV，Soulika AM. The Dynamics of the Skin's Immune System. Int J Mol Sci. 2019，20（8）：1811.

11.Nataren N，Yamada M，Prow T. Molecular Skin Cancer Diagnosis：Promise and Limitations. J Mol Diagn. 2023，25（1）：17-35.

12.Schrom KP，Kim I，Baron ED. The Immune System and Pathogenesis of Melanoma and Non-melanoma Skin Cancer. Adv Exp Med Biol. 2020，1268：211-226.

13.Wheless L，Jacks S，Mooneyham Potter KA，et al. Skin cancer in organ transplant recipients：more than the immune system. J Am Acad Dermatol. 2014，71（2）：359-365.

14.de Nardi AB，Dos Santos Horta R，Fonseca-Alves CE，et al. Diagnosis，Prognosis and Treatment of Canine Cutaneous and Subcutaneous Mast Cell Tumors. Cells. 2022，11（4）：618.

15.Teixido C，Castillo P，Martinez-Vila C，et al. Molecular Markers and Targets in Melanoma. Cells. 2021，10（9）：2320.

16.王佳荣，李东霞，刘玉磊等.皮肤基底细胞癌的临床病理特征及其诊断.实用癌症杂志. 2022，437（4）：687-690.

17.Elgash M，Dlova N，Ogunleye T，et al. Seborrheic Dermatitis in Skin of Color：Clinical Considerations. J Drugs Dermatol. 2019，18（1）：24-27.

18.Ko E，Panchal N. Pigmented Lesions. Dermatol Clin. 2020，38（4）：485-494.

19.Combalia A，Carrera C. Squamous Cell Carcinoma：An Update on Diagnosis and Treatment. Dermatol Pract Concept. 2020，10（3）：e2020066.

20.Liu-Smith F，Jia J，Zheng Y.UV-Induced Molecular Signaling Differences in Melanoma and Non-melanoma Skin Cancer. Adv Exp Med Biol. 2017，996：27-40.

21.Hatakeyama M，Fukunaga A，Washio K，et al. Anti-inflammatory role of langerhans cells and apoptotic keratinocytes in ultraviolet-B-induced cutaneous inflammation. J Immunol. 2017，199（8）：2937-2947.

22.Owen CE. Cutaneous manifestations of lung cancer. Semin Oncol. 2016，43（3）：366-369.

23.Al-Khazraji A. Cutaneous manifestations of hepatocellular cancer（HCC）. Expert Rev Gastroenterol Hepatol. 2016，10（10）：1075-1077.

24.Subbiah V，West HJ. Jaundice（Hyperbilirubinemia）in Cancer. JAMA Oncol. 2016，2（8）：1103.

25.Bassari R，Koea JB. Jaundice associated pruritis：a review of pathophysiology and treatment. World J

Gastroenterol. 2015, 21（5）: 1404–13

26. Ghanem S, Gonsky J. Recurrent anemia in a patient with chronic lymphocytic leukemia. Cleve Clin J Med. 2022, 89（2）: 91–98.

27. Kwaan HC, Huyck T. Thromboembolic and bleeding complications in acute leukemia. Expert Rev Hematol. 2010, 3（6）: 719–30.

28. Strong Rodrigues K, Oliveira–Ribeiro C, de Abreu Fiuza Gomes S, et al. Cutaneous Graft–Versus–Host Disease: Diagnosis and Treatment. Am J Clin Dermatol. 2018, 19（1）: 33–50.

29. Borrelli MR, Shen AH, Lee GK, et al. Radiation–Induced Skin Fibrosis: Pathogenesis, Current Treatment Options, and Emerging Therapeutics. Ann Plast Surg. 2019, 83（4S Suppl 1）: S59–S64.

30. Weiss RB, Baker JR Jr. Hypersensitivity reactions from antineoplastic agents. Cancer Metastasis Rev. 1987, 6（3）: 413–32.

31. Dispenza MC. Classification of hypersensitivity reactions. Allergy Asthma Proc. 2019, 40（6）: 470–473.

32. Anderson HJ, Lee JB. A Review of Fixed Drug Eruption with a Special Focus on Generalized Bullous Fixed Drug Eruption. Medicina（Kaunas）. 2021, 57（9）: 925.

33. Ozkaya E. Fixed drug eruption: state of the art. J Dtsch Dermatol Ges. 2008, 6（3）: 181–8. English, German.

34. Uetrecht J. Current trends in drug–induced autoimmunity. Autoimmun Rev. 2005, 4（5）: 309–14.

35. Gait RC, Affleck AG, Leach IH, et al. Perinuclear antineutrophilic cytoplasmic antibody–positive polyarteritis nodosa secondary to minocycline treatment for acne vulgaris. J Am Acad Dermatol. 2008, 58（5 Suppl 1）: S123–4.

36. Muntyanu A, Netchiporouk E, Gerstein W, et al. Cutaneous Immune–Related Adverse Events（irAEs）to Immune Checkpoint Inhibitors: A Dermatology Perspective on Management. J Cutan Med Surg. 2021, 25（1）: 59–76.

37. Pfützner W（2018）Cutaneous drug reactions. In: Plewig G et al. Braun–Falco`s Dermatology, Venerology and Allergology. Springer Reference Medicine, Springer Publishing House S 617.

38. Thai KJ et al（2020）Treatment of Cabozantinib–Related Palmar–Plantar Erythrodysesthesia With Topical Sildenafil, Diclofenac, and Gabapentin Cream: A Case Report. JCO Oncol Pract 16: 135–136.

39. Martorell–Calatayud A, Sanmartín O, Botella–Estrada R, et al. Chemotherapy– related bilateral dermatitis associated with eccrine squamous syringometaplasia: reappraisal of epidemiological, clinical, and pathological features. J Am Acad Dermatol. 2011, 64（6）: 1092–103.

40. Management of Palmar Plantar Erythrodysesthesia — Oncolink. Accessed 2016.

41. Huynh Dagher S, Blom A, Chabanol H, et al. Cutaneous toxicities from targeted therapies used in oncology: Literature review of clinical presentation and management. Int J Womens Dermatol. 2021, 7（5Part A）: 615–624.

42. Geisler AN, Phillips GS, Barrios DM, et al. Immune checkpoint inhibitor–related dermatologic adverse events. J Am Acad Dermatol. 2020, 83（5）: 1255–1268.

43. Naidoo J, Page DB, Li BT, et al. Toxicities of the anti–PD–1 and anti–PD–L1 immune checkpoint antibodies. Ann Oncol. 2015, 26（12）: 2375–2391.

44. Ardern–Jones MR, Friedmann PS. Skin manifestations of drug allergy. Br J Clin Pharmacol. 2011, 71（5）: 672–683.

45. Ramos–Casals M, Brahmer JR, Callahan MK, et al. Immune–related adverse events of checkpoint inhibitors. Nat Rev Dis Primers. 2020, 6（1）: 38

46. Sibaud, V., Dermatologic Reactions to Immune Checkpoint Inhibitors: Skin Toxicities and Immunotherapy. Am J Clin Dermatol, 2018. 19（3）: 345–361.

47. Rapoport, B.L., et al., Supportive care for patients undergoing immunotherapy. Support Care Cancer,

2017. 25 (10): 3017-3030.

48. Naidoo, J., et al., Toxicities of the anti-PD-1 and anti-PD-L1 immune checkpoint antibodies. Ann Oncol, 2015. 26 (12): 2375-2391.

49. Weber, J.S., et al., Safety Profile of Nivolumab Monotherapy: A Pooled Analysis of Patients With Advanced Melanoma. J Clin Oncol, 2017. 35 (7): 785-792.

50. Ensslin, C.J., et al., Pruritus in patients treated with targeted cancer therapies: systematic review and meta-analysis. J Am Acad Dermatol, 2013. 69 (5): 708-720.

51. Belum, V.R., et al., Characterisation and management of dermatologic adverse events to agents targeting the PD-1 receptor. Eur J Cancer, 2016. 60: 12-25.

52. Freeman-Keller, M., et al., Nivolumab in Resected and Unresectable Metastatic Melanoma: Characteristics of Immune-Related Adverse Events and Association with Outcomes. Clin Cancer Res, 2016. 22 (4): 886-894.

53. Quach, H.T., et al., Association of Anti-Programmed Cell Death 1 Cutaneous Toxic Effects With Outcomes in Patients With Advanced Melanoma. JAMA Oncol, 2019. 5 (6): 906-908.

54. Hassel, J.C., et al., Combined immune checkpoint blockade (anti-PD-1/anti-CTLA-4): Evaluation and management of adverse drug reactions. Cancer Treat Rev, 2017. 57: 36-49.

55. Alniemi, D.T., et al., Ipilimumab-associated halo-like inflammatory reactions around nevi during therapy for metastatic melanoma. Dermatol Online J, 2018. 24 (7).

56. Min Lee, C.K., et al., Characterization of dermatitis after PD-1/PD-L1 inhibitor therapy and association with multiple oncologic outcomes: A retrospective case-control study. J Am Acad Dermatol, 2018. 79 (6): 1047-1052.

57. Bakker, C.V., et al., Bullous pemphigoid as pruritus in the elderly: a common presentation. JAMA Dermatol, 2013. 149 (8): 950-953.

58. Tetzlaff, M.T., et al., Granulomatous/sarcoid-like lesions associated with checkpoint inhibitors: a marker of therapy response in a subset of melanoma patients. J Immunother Cancer, 2018. 6 (1): 14.

59. Pintova, S., et al., Sweet's syndrome in a patient with metastatic melanoma after ipilimumab therapy. Melanoma Res, 2013. 23 (6): 498-501.

60. Hofmann, L., et al., Cutaneous, gastrointestinal, hepatic, endocrine, and renal side-effects of anti-PD-1 therapy. Eur J Cancer, 2016. 60: 190-209.

61. Curry, J.L., et al., Diverse types of dermatologic toxicities from immune checkpoint blockade therapy. J Cutan Pathol, 2017. 44 (2): 158-176.

62. Brahmer, J.R., et al., Management of Immune-Related Adverse Events in Patients Treated With Immune Checkpoint Inhibitor Therapy: American Society of Clinical Oncology Clinical Practice Guideline. J Clin Oncol, 2018. 36 (17): 1714-1768.

63. Voskens, C.J., et al., The price of tumor control: an analysis of rare side effects of anti-CTLA-4 therapy in metastatic melanoma from the ipilimumab network. PLoS One, 2013. 8 (1): e53745.

64. Mirza, S., et al., Checkpoint inhibitor-associated drug reaction with eosinophilia and systemic symptom syndrome. Melanoma Res, 2017. 27 (3): 271-273.

65. Ai, L., et al., Nivolumab-associated DRESS in a genetic susceptible individual. J Immunother Cancer, 2021. 9 (10).

66. Saw, S., H.Y. Lee, and Q.S. Ng, Pembrolizumab-induced Stevens-Johnson syndrome in non-melanoma patients. Eur J Cancer, 2017. 81: 237-239.

67. Haratake, N., et al., Stevens-Johnson Syndrome Induced by Pembrolizumab in a Lung Cancer Patient. J Thorac Oncol, 2018. 13 (11): 1798-1799.

68. Chirasuthat, P. and P. Chayavichitsilp, Atezolizumab-Induced Stevens-Johnson Syndrome in a Patient with Non-Small Cell Lung Carcinoma. Case Rep Dermatol, 2018. 10 (2): 198-202.

69.Dika, E., et al., Cutaneous adverse effects during ipilimumab treatment for metastatic melanoma: a prospective study. Eur J Dermatol, 2017. 27 (3): 266–270.

70.Chen, C.B., et al., Severe cutaneous adverse reactions induced by targeted anticancer therapies and immunotherapies. Cancer Manag Res, 2018. 10: 1259–1273.

71.Mutgi, K.A., et al., Pityriasis lichenoides chronica–like drug eruption developing during pembrolizumab treatment for metastatic melanoma. JAAD Case Rep, 2016. 2 (4): 343–345.

72.Kang, A., M. Yuen, and D.J. Lee, Nivolumab–induced systemic vasculitis. JAAD Case Rep, 2018. 4 (6): 606–608.

73.Le Burel, S., et al., Prevalence of immune–related systemic adverse events in patients treated with anti–Programmed cell Death 1/anti–Programmed cell Death–Ligand 1 agents: A single–centre pharmacovigilance database analysis. Eur J Cancer, 2017. 82: 34–44.

74.Lacouture, M. and V. Sibaud, Toxic Side Effects of Targeted Therapies and Immunotherapies Affecting the Skin, Oral Mucosa, Hair, and Nails. Am J Clin Dermatol, 2018. 19 (Suppl 1): 31–39.

75.Rivera, N., et al., Hair Repigmentation During Immunotherapy Treatment With an Anti–Programmed Cell Death 1 and Anti–Programmed Cell Death Ligand 1 Agent for Lung Cancer. JAMA Dermatol, 2017. 153 (11): 1162–1165.

76.Larkin, J., et al., Combined Nivolumab and Ipilimumab or Monotherapy in Untreated Melanoma. N Engl J Med, 2015. 373 (1): 23–34.

77.Shi VJ, Levy LL, Choi JN. Cutaneous manifestations of nontargeted and targeted chemotherapies. Semin Oncol 2016: 43 (3): 419–425.

78.Bolognia JL, Cooper DL, Glusac EJ. Toxic erythema of chemotherapy: a useful clinical term. J Am Acad Dermatol 2008: 59 (3): 524–529.

79.Belum VR, Serna–Tamayo C, Wu S, et al. Incidence and risk of hand–foot skin reaction with cabozantinib, a novel multikinase inhibitor: a meta–analysis. Clin Exp Dermatol 2016: 41 (1): 8–15.

80.Herms F, Franck N, Kramkimel N, et al. Neutrophilic eccrine hidradenitis in two patients treated with BRAF inhibitors: a new cutaneous adverse event. Br J Dermatol 2017: 176 (6): 1645–1648.

81.Liuti F, Martı'n PA, Montenegro Damaso T, et al. Eccrine squamous syringometaplasia associated with dabrafenib therapy. J Am Acad Dermatol 2013: 69 (5): e273–274.

82.Abbas O, Bhawan J. Syringometaplasia: variants and underlying mechanisms. Int J Dermatol 2016: 55 (2): 142–148.

83.Santosa A, Liau MM, Tan KB, et al. Pemetrexed–induced eccrine squamous syringometaplasia manifesting as pseudocellulitis (in a patient with non–small cell lung cancer) . JAAD Case Rep 2017: 3 (1): 64–66.

84.Ng CY, Chen C–B, Wu M–Y, et al. Anticancer drugs induced severe adverse cutaneous drug reactions: an updated review on the risks associated with anti–cancer targeted therapy or immunotherapies.J Immunol Res 2018: 2018: 5376476.

85.Tahseen AI, Patel NB. Successful dabrafenib transition after vemurafenib – induced toxic epidermal necrolysis in a patient with metastatic melanoma. JAAD Case Rep 2018, 4 (9): 930–933.

86.Lerch M, Mainetti C, Terziroli Beretta–Piccoli B, et al.Current perspectives on stevens–johnson syndrome and toxic epidermal necrolysis. Clin Rev Allergy Immunol 2018: 54 (1): 147–176.

87.Silva D, Gomes A, Ms Lobo J, et al. Management of skin adverse reactions in oncology. J Oncol Pharm Pract 2020: 26 (7): 1703–1714.

88.Peuvrel L, Dre'no B. Dermatological toxicity associated with targeted therapies in cancer: optimal management. Am J Clin Dermatol 2014: 15 (5): 425–444.

89.Agirgol S, Çaytemel C, Pilanci KN. Dermatological side effects of targeted antineoplastic therapies: a prospective study. Cutan Ocul Toxicol 2020: 39 (4): 380– 384.

90. Owczarek W, Slowinska M, Lesiak A, et al. The incidence and management of cutaneous adverse events of the epidermal growth factor receptor inhibitors. Postepy Dermatol Alergol 2017: 34（5）: 418-428.

91. Heidary N, Naik H, Burgin S. Chemotherapeutic agents and the skin: an update. J Am Acad Dermatol 2008: 58（4）: 545-570.

92. Dai J, Belum VR, Wu S, et al. Pigmentary changes in patients treated with targeted anticancer agents: a systematic review and meta-analysis. J Am Acad Dermatol 2017: 77（5）: 902-910.

93. Di Tullio F, Mandel VD, Scotti R, et al. Imatinib-induced diffuse hyperpigmentation of the oral mucosa, the skin, and the nails in a patient affected by chronic myeloid leukemia: report of a case and review of the literature. Int J Dermatol 2018: 57（7）: 784-790.

94. De Golian E, Kwong BY, Swetter SM, et al. Cutaneous complications of targeted melanoma therapy. Curr Treat Options Oncol 2016: 17（11）: 57.

95. Cubero DIG, Abdalla BMZ, Schoueri J, et al. Cutaneous side effects of molecularly targeted therapies for the treatment of solid tumors. Drugs Context. 2018: 7: 212516.

96. Macdonald JB, Macdonald B, Golitz LE, et al. Cutaneous adverse effects of targeted therapies: part I: inhibitors of the cellular membrane. J Am Acad Dermatol 2015: 72（2）: 203-218.

97. Habre M, Salloum A, Habre SB, et al, Kourie HR. Skin adverse events in recently approved targeted therapies in solid malignancies. Future Oncol 2019: 15（3）: 331-343.

98. Song H, Zhong CS, Kieran MW, et al. Cutaneous reactions to targeted therapies in children with CNS tumors: a cross-sectional study. Pediatr Blood Cancer 2019: 66（6）: e27682.

99. Mir-Bonafé J, Saceda-Corralo D, Vañó-Galván S. Adverse Hair Reactions to New Targeted Therapies for Cancer. Actas Dermosifiliogr 2019: 110（3）: 182-192.

100. Donovan JC, Ghazarian DM, Shaw JC. Scarring alopecia associated with use of the epidermal growth factor receptor inhibitor gefitinib. Arch Dermatol 2008, 144: 1524-1525.

101. Hepper DM, Wu P, Anadkat MJ. Scarring alopecia associated with the epidermal growth factor receptor inhibitor erlotinib. J Am Acad Dermatol 2011, 64: 996-998.

102. 蒋丽，肖奎，龙海. 表皮生长因子受体抑制剂相关的皮肤、黏膜不良反应及其防治. 中华预防医学杂志，2022，56（1）: 87-94.

103. Piraccini BM, Alessandrini A. Drug-related nail disease. Clin Dermatol 2013: 31（5）: 618-626.

104. Robert C, Sibaud V, Mateus C, et al. Review nail toxicities induced by systemic anticancer treatments.Lancet Oncol 2015: 16（4）: e181-189.

105. Nikolaou V, Voudouri D, Tsironis G, et al. Cutaneous toxicities of antineoplastic agents: data from a large cohort of Greek patients. Supportive Care Cancer. 2019: 27（12）: 4535-4542

106. Villa A, Sonis ST. Pharmacotherapy for the management of cancer regimen-related oral mucositis. Expert Opin Pharmacother 2016: 17（13）: 1801-1807.

107. Kwakman J J M, Elshot Y S, Punt C J A, et al. Management of cytotoxic chemotherapy-induced hand-foot syndrome. Oncology Reviews 2020: 14（1）: 442.

108. Roxana Silvia BUMBACEA, Selda ALI, Diyana Ognyanova OGNEVA, et al. Drug Provocation Testing in the Diagnosis of Symmetrical Drug-Related Intertriginous and Flexural Exanthema（SDRIFE）Induced by Clarithromycin. Maedica（Bucur）2021: 16（2）: 297-301.

109. Patel C, Jones E, Mudaliar V, et al. Chemotherapy Associated Neutrophilic Eccrine Hidradenitis, an Unusual Case with Eccrine Squamous Syringometaplasia. Cureus 2020: 12（1）: e6635.

110. Wang CJ, Brownell I. BRAF Inhibitors for the Treatment of Papulopustular Eruptions from MAPK Pathway Inhibitors. Am J Clin Dermatol 2020: 21（6）: 759-764.

111. Anderson PM, Lalla RV. Glutamine for Amelioration of Radiation and Chemotherapy Associated Mucositis during Cancer Therapy. Nutrients 2020: 12（6）: 1675.

112.Silva GB，Ciccolini K，Donati A，et al. Scalp cooling to prevent chemotherapy-induced alopecia. An Bras Dermato 2020：95（5）：631-637.

113.Souza KF，Andrade PFBC，Cassia FF，et al. Cyclosporine-induced childhood generalized hypertrichosis. An Bras Dermatol 2020：95（3）：402-403.

114.Trivedi M，Mehta RD，Kumar HS，et al. Nail Changes Caused by Chemotherapy among Cancer Patients：A Cross-Sectional Study of Northwest Rajasthan. Indian Dermatol Online J 2020：11（6）：953-958.

115.Kumar S，Bhattacharjee R，Kambhampati SBN，et al. Chemotherapy-induced reticulate pigmentation in three Indian patients including a case in the pediatric age group. Indian J Dermatol Venereol Leprol 2021：87（3）：386-388.

116.Azael FM，Jerry S，Shari G，et al.Hair disorders in patients with cancer.J Am Acad Dermatol 2019：80（5）：1179-1196.

117.Bottesi G，Stefanelli A，Ambroso G，et al. The relevance of assessing subjective experiences of skin toxicity during adjuvant radiotherapy for breast cancer. Front Oncol 2021：11：645921.

118. Tekiki N，Kuroda M，Ishizaka H，et al. New field-in-field with two reference points method for whole breast radiotherapy：dosimetric analysis and radiation-induced skin toxicities assessment. Mol Clin Oncol 2021：15（3）：193.

119.Rosenthal A，Israilevich R，Moy R. Management of acute radiation dermatitis：a review of the literature and proposal for treatment algorithm. J Am Acad Dermatol 2019：81（2）：558-567.

120.Chugh R，Bisht YS，Nautiyal V，Jindal R，et al. Factors influencing the severity of acute radiation-induced skin and mucosal toxicity in head and neck cancer. Cureus 2021：13（9）：e18147.

121.Hegedus F，Mathew LM，Schwartz RA. Radiation dermatitis：an overview. Int J Dermatol 2017：56（9）：909-914.

122.Bhangoo RS，Cheng TW，Petersen MM，et al. Radiation recall dermatitis：a review of the literature. Semin Oncol 2022：49（2）：152-159.

123.Löbelenz L，Schliep S，Wörl P，et al. Eosinophilic polymorphic and pruritic eruption associated with radiotherapy：case report and overview of disease characteristics. Clin Exp Dermatol 2019：44（5）：567-569.

124. 钱玥彤，刘薇，刘佳玮，等.乳腺癌放疗后硬斑病一例.中华皮肤科杂志，2018，51（02）：151-151.

125. Mahomed F，Rikhotso E，Altini M. Subcutaneous calcinosis as late sequela of radiotherapy to the neck. J Oral Maxillofac Surg 2011：69（6）：e123-127.

126.Atkinson TM，Ryan SJ，Bennett AV，et al. The association between clinician-based common terminology criteria for adverse events（CTCAE）and patient-reported outcomes（PRO）：a systematic review. Support Care Cancer 2016：24（8）：3669-3676.

127.Cox JD，Stetz J，Pajak TF. Toxicity criteria of the Radiation Therapy Oncology Group（RTOG）and the European Organization for Research and Treatment of Cancer（EORTC）. Int J Radiat Oncol Biol Phys 1995：31（5）：1341-1346.

128.Miller AB，Hoogstraten B，Staquet M，et al. Reporting results of cancer treatment. Cancer 1981：47（1）：207-214.

129.Sroussi HY，Epstein JB，Bensadoun RJ，et al. Common oral complications of head and neck cancer radiation therapy：mucositis，infections，saliva change，fibrosis，sensory dysfunctions，dental caries，periodontal disease，and osteoradionecrosis. Cancer Med 2017：6（12）：2918-2931.

130.Murro D，Jakate S. Radiation esophagitis. Arch Pathol Lab Med 2015：139（6）：827-830.

131. Loge L，Florescu C，Alves A. Radiation enteritis：diagnostic and therapeutic issues. J Visc Surg 2020：157（6）：475-485

132.Brossard C，Lefranc AC，Simon JM，et al. Understanding molecular mechanisms and identifying key processes in chronic radiation cystitis. Int J Mol Sci 2022：23（3）：1836.

133.中华医学会医学美容与美学分会皮肤美容学组.放射性皮炎诊疗专家共识.中华医学美学美容杂志，2021，27（05）：353-357.

134.陈传本，陈晓钟，何侠，等.头颈部肿瘤放射治疗相关急性黏膜炎的预防与治疗指南.中华肿瘤防治杂志，2022，29（02）：79-91.

135.Kovich O，Otley CC. Thrombotic complications related to discontinuation of warfarin and aspirin therapy perioperatively for cutaneous operation.J Am Acad Dermatol，2003，48：233-237

136.Ang-Lee MK，Moss J，Yuan CS. Herbal medicines and perioperative care. JAMA 2001，286：208-216

137.Chang LK，Whitaker DC. The impact of herbal medicines on dermatologic surgery. Dermatol Surg，2001，27：759-763

138.Otley CC，Fewkes JL，Frank W，et al.Complications of cutaneous surgery in patients who are taking warfarin，aspirin，or nonsteroidal anti-inflammatory drugs. Arch Dermatol，1996，132：161-166

139.Bartlett GR. Does aspirin affect the outcome of minor cutaneous surgery. Br J Plast Surg，1999，52：214-216

140.Alcalay J，Alkalay R. Controversies in perioperative management of blood thinners in dermatologic surgery：continue or discontinue. Dermatol Surg，2004，30：1091-1094

141. MurthyS，Hawksworth NR，Cree I. Progressive ulce rative keratitis related to the use of topical chlorhexidine gluconate（0.02%）.Cornea，2002，21：237-239

142.Maragh SL，Otley CC，Roenigk RK，et al. Anti- biotic prophylaxis in dermatologic surgery：updated guidelines. Dermatol Surg，2005，31：83-91

143.Rhinehart MB，Murphy MM，Farley MF，et al. Sterile versus nonsterile gloves during Mohs micrographic surgery：infection rate is not affected. Der-matol Surg，2006，32：170-176

144.Perelman VS，Francis GJ，Rutledge T，et al. Sterile versus nonsterile gloves for repair of uncomplicated lacerations in the emergency department：a rando- mized controlled trial. Ann Emerg Med，2004，43：362-370

145.Lalloo MT. Sood S. Head and neck basal cell carcinoma：treatment using a 2-mm clinical excision margin. Clin Otolaryngol Allied Sci，2000，25：370-373

146.Bisson MA，Dunkin CS，Suvarna SK，et al. Do plastic surgeons resect basal cell carcinomas too widely.A prospective study comparing surgical and histological margins. Br J Plast Surg，2002，55：293-297

147.Spencer JM. Pilot study of imiquimod 5% cream as adjunctive therapy to curettage and electrodesiccation for nodular basal cell carcinoma. Dermatol Surg，2006，32：63-69

148.Smeets NW，Krekels GA，Ostertag J.U，et al. Surgical excision vs Moh's micrographic surgery for basal- cell carcinoma of the face：randomised controlled trial.Lancet，2004，364：1766-1772

149.Mehrany K，Weenig RH，Pittelkow MR，et al. High recurrence rates of basal cell carcinoma after Mohs surgery in patients with chronic lymphocytic leukemia. Arch Dermatol，2004，140：985-988

150.Huang CC，Boyce S，Northington M，et al. Rando- mized，controlled surgical trial of preoperative tumor curettage of basal cell carcinoma in Mohs micrographic surgery.J Am Acad Dermatol，2004.

151.Dupont B，Mariotte D，Moldovan C，et al. Case report about fatal or near-fatal hypersensitivity reactions to cetuximab：anticetuximab IgE as a valuable screening test. Clin Med Insights Oncol. 2014，8：91-94.

152.Le Burel S，Champiat S，Routier E，et al. Onset of connective tissue disease following anti-PD1/PD-L1 cancer immunotherapy. Ann Rheum Dis. 2018，77：468-470.

153.Yiu ZZN，Ali FR，Griffiths CEM. Paradoxical exacerbation of chronic plaque psoriasis by sorafenib.

Clin Exp Dermatol. 2016，41：407-409.

154.Nikolaou V，Sibaud V，Fattore D，et al. Immune checkpoint-mediated psoriasis：A multicenter European study of 115 patients from the European Network for Cutaneous Adverse Event to Oncologic Drugs（ENCADO）group. J Am Acad Dermatol. 2021，84：1310-1320.

155.Halle BR，Betof Warner A，Zaman FY，et al. Immune checkpoint inhibitors in patients with pre-existing psoriasis：safety and efficacy. J Immunother Cancer. 2021，9：e003066..

156.Polito V，Genest G. Cold-induced urticaria exacerbated during treatment with pembrolizumab. J Allergy Clin Immunol Pract. 2022，S2213-2198（22）01195-3.

157.Beck KM，Dong J，Geskin LJ，et al. Disease stabilization with pembrolizumab for metastatic acral melanoma in the setting of autoimmune bullous pemphigoid. J Immunother Cancer. 2016，4：20.

158.Rofe O，Bar-Sela G，Keidar Z，et al. Severe bullous pemphigoid associated with pembrolizumab therapy for metastatic melanoma with complete regression. Clin Exp Dermatol. 2017，42：309-312.

159.J N，K S，C Q，et al. Autoimmune bullous skin disorders with immune checkpoint inhibitors targeting PD-1 and PD-L1. Cancer Immunol Res. 2016，4：383-389.

160.Kim ST，Pundole X，Dadu R，et al. Use of immune checkpoint inhibitors in cancer patients with pre-existing sarcoidosis. Immunotherapy. 2021，13：465-475.

161.Lu Y. FDG PET/CT course of pembrolizumab-associated multiorgan sarcoidosis. Clin Nucl Med. 2019，44：167-168.

162.Wang E，Kraehenbuehl L，Ketosugbo K，et al. Immune-related cutaneous adverse events due to checkpoint inhibitors. Ann Allergy Asthma Immunol. 2021，126：613-622.

163.Fischer A，Rosen AC，Ensslin CJ，et al. Pruritus to anticancer agents targeting the EGFR，BRAF，and CTLA-4. Dermatol Ther. 2013，26：135-148.

164.Wu J，Lacouture ME. Pruritus associated with targeted anticancer therapies and their management. Dermatol Clin. 2018，36：315-324.

165.Malviya N，Tattersall IW，Leventhal J，et al. Cutaneous immune-related adverse events to checkpoint inhibitors. Clin Dermatol. 2020，38：660-678.

166.Arbour KC，Mezquita L，Long N，et al. Impact of baseline steroids on efficacy of programmed cell death-1 and programmed death-ligand 1 blockade in patients with non-small-cell lung cancer. J Clin Oncol. 2018，36：2872-2878.

167.Shao W，Zhou Q，Tang X. Current and emerging treatment options for lung cancer in patients with pre-existing connective tissue disease. Pulm Pharmacol Ther. 2020，63：101937.

168.Kennedy LC，Bhatia S，Thompson JA，et al. Preexisting autoimmune disease：implications for immune checkpoint inhibitor therapy in solid tumors. J Natl Compr Canc Netw. 2019，17：750-757.

169.Nakamura Y，Tanaka R，Asami Y，et al. Correlation between vitiligo occurrence and clinical benefit in advanced melanoma patients treated with nivolumab：A multi-institutional retrospective study. J Dermatol. 2017，44：117-122.

170.Gutzmer R，Wollenberg A，Ugurel S，Homey B，Ganser A，Kapp A. Cutaneous side effects of new antitumor drugs：clinical features and management. Dtsch Arztebl Int. 2012，109：133-140.

171.Creamer D，Walsh SA，Dziewulski P，et al. U.K. guidelines for the management of Stevens-Johnson syndrome/toxic epidermal necrolysis in adults 2016. Br J Dermatol. 2016，174：1194-1227.

172.Brahmer JR，Lacchetti C，Schneider BJ，et al. Management of immune-related adverse events in patients treated with immune checkpoint inhibitor therapy：American Society of Clinical Oncology Clinical Practice Guideline. J Clin Oncol. 2018，36：1714-1768.

173.Zimmermann S，Sekula P，Venhoff M，et al. Systemic immunomodulating therapies for Stevens-Johnson syndrome and toxic epidermal necrolysis：a systematic review and meta-analysis. JAMA Dermatol. 2017，153：514-522.

174. Damsky W, Kole L, Tomayko MM. Development of bullous pemphigoid during nivolumab therapy. JAAD Case Rep. 2016, 2: 442–444.

175. Joly P, Roujeau JC, Benichou J, et al. A comparison of oral and topical corticosteroids in patients with bullous pemphigoid. N Engl J Med. 2002, 346: 321–327.

176. Ridpath AV, Rzepka PV, Shearer SM, et al. Novel use of combination therapeutic plasma exchange and rituximab in the treatment of nivolumab–induced bullous pemphigoid. Int J Dermatol. 2018, 57: 1372–1374.

177. Patel AB, Pacha O. Skin reactions to immune checkpoint inhibitors. Adv Exp Med Biol. 2018, 995: 117–129.

178. Coleman E, Ko C, Dai F, et al. Inflammatory eruptions associated with immune checkpoint inhibitor therapy: a single–institution retrospective analysis with stratification of reactions by toxicity and implications for management. J Am Acad Dermatol. 2019, 80: 990–997.

179. Fischer A, Rosen AC, Ensslin CJ, et al. Pruritus to anticancer agents targeting the EGFR, BRAF, and CTLA–4. Dermatol Ther. 2013, 26: 135–148.

180. Jacot W, Bessis D, Jorda E, et al. Acneiform eruption induced by epidermal growth factor receptor inhibitors in patients with solid tumours. Br J Dermatol. 2004, 151: 238–241.

181. Jatoi A, Dakhil SR, Sloan JA, et al. Prophylactic tetracycline does not diminish the severity of epidermal growth factor receptor (EGFR) inhibitor–induced rash: results from the North Central Cancer Treatment Group (Supplementary N03CB). Support Care Cancer. 2011, 19: 1601–1607.

182. Vezzoli P, Marzano AV, Onida F, et al. Cetuximab–induced acneiform eruption and the response to isotretinoin. Acta Derm Venereol. 2008, 88: 84–86.

183. Segaert S, Tabernero J, Chosidow O, et al. The management of skin reactions in cancer patients receiving epidermal growth factor receptor targeted therapies. J Dtsch Dermatol Ges. 2005, 3: 599–606.

184. Segaert S, Van Cutsem E. Clinical management of EGFRI dermatologic toxicities: the European perspective. Oncology (Williston Park). 2007, 21 (11 suppl 5): 22–26.

185. Robert C, Sibaud V, Mateus C, et al. Advances in the management of cutaneous toxicities of targeted therapies. Semin Oncol. 2012, 39: 227–240.

186. Falchook GS, Long GV, Kurzrock R, et al. Dabrafenib in patients with melanoma, untreated brain metastases, and other solid tumours: a phase 1 dose–escalation trial. Lancet. 2012, 379: 1893–1901.

187. LaPresto L, Cranmer L, Morrison L, et al. A novel therapeutic combination approach for treating multiple vemurafenib–induced keratoacanthomas: systemic acitretin and intralesional fluorouracil. JAMA Dermatol. 2013, 149: 279–281.

188. Huang V, Hepper D, Anadkat M, et al. Cutaneous toxic effects associated with vemurafenib and inhibition of the BRAF pathway. Arch Dermatol. 2012, 148: 628–633.

189. Cleveland MG, Ajaikumar BS, Reganti R. Cutaneous fibrosis induced by docetaxel: a case report. Cancer 2000, 88: 1078–39. Dorr RT, Alberts DS. Vinca alkaloid skin toxicity: antidote and drug disposition studies in the mouse. J Natl Cancer Inst 1985, 74: 113–120.

190. Parashos PJ. A rational approach for the management of tissue extravasation due to antineoplastic drugs. Microlink Update 1986, 2: 13–15.

191. Bellone JD. Treatment of vincristine extravasation. JAMA 1981, 245: 343.

192. Solberg Jr LA, Wick MR, Bruckman JE. Doxorubicin–enhanced skin reaction after whole–body electron–beam irradiation for leukemia cutis. Mayo Clin Proc 1980, 55: 711–715.

193. Kido M, Tago O, Fujiwara H, et al. Leg ulcer associated with hydroxyurea treatment in a patient with chronic myelogenous leukaemia: successful treatment with prostaglandin E1 and pentoxifylline. Br J Dermatol 1998, 139: 1124–1126.

194. Salvo N, Barnes E, van Draanen J, et al. Prophylaxis and management of acute radiation-induced skin reactions: a systematic review of the literature. Curr Oncol. 2010, 17 (4): 94-112.

195. Hemati S, Asnaashari O, Sarvizadeh M et al. Topical silver sulfadiazine for the prevention of acute dermatitis during irradiation for breast cancer. Support Care Cancer. 2012, 20 (8): 1613-8. https://doi.org/10.1007/s00520-011-1250-5.

196. Olascoaga A, Vilar-Compte D, Poitevin-Chacon A et al. Wound healing in radiated skin: pathophysiology and treatment options. Int Wound J. 2008, 5 (2): 246-257.

197. Kulshrestha S, Chawla R, Singh S et al. Protection of sildenafil citrate hydrogel against radiation-induced skin wounds. Burns. 2019.

198. Perkins JL, Liu Y, Mitby PA et al. Nonmelanoma skin cancer in survivors of childhood and adolescent cancer: a report from the childhood cancer survivor study. J Clin Oncol. 2005, 23 (16): 3733-3741.

199. Trivedi A, DeWitt CM, McGevna L. Radiation-induced circumscribed superficial morphea after brachytherapy for endometrial adenocarcinoma. Int J Womens Dermatol. 2017, 3 (4): 234-236.

200. Nguyen T, Kwan JM, Ahmed AR. Relationship between radiation therapy and bullous pemphigoid. Dermatology. 2014, 229 (2): 88-96.

201. Jones JA, Chavarri-G Y, Corrêa LBC, et al. MASCC/ISOO expert opinion on the management of oral problems in patients with advanced cancer.Support Care Cancer, 2022, 30: 8761-8773.

202. Erratum to "MASCC/ISOO clinical practice guidelines for the management of mucositis secondary to cancer therapy".Cancer, 2021, 127: 3700.

203. Vigarios E, Epstein JB, Sibaud V. Oral mucosal changes induced by anticancer targeted therapies and immune checkpoint inhibitors.Support Care Cancer, 2017, 25: 1713-1739.

204. Dougan M, Blidner AG, Choi J, et al. Multinational Association of Supportive Care in Cancer (MASCC) 2020 clinical practice recommendations for the management of severe gastrointestinal and hepatic toxicities from checkpoint inhibitors.Support Care Cancer, 2020, 28: 6129-6143.

205. Zhuangzhuang Zheng, Xin Zhao, Qin Zhao, et al. The Effects of Early Nutritional Intervention on Oral Mucositis and Nutritional Status of Patients With Head and Neck Cancer Treated With Radiotherapy. Front Oncol. 2021 Feb 1; 10: 595632.

206. Balma García-Gozalbo, Luis Cabañas-Alite. A Narrative Review about Nutritional Management and Prevention of Oral Mucositis in Haematology and Oncology Cancer Patients Undergoing Antineoplastic Treatments. Nutrients. 2021 Nov 15; 13 (11): 4075.

207. 中国抗癌协会肺癌专业委员会，EGFR-TKI不良反应管理专家共识. 中国肺癌杂志，2019，22（2）：57-81.

208. 中国临床肿瘤学会指南工作委员会，中国临床肿瘤学会（CSCO）恶性肿瘤患者营养治疗指南2019. 北京：人民卫生出版社，2019.

209. 中国临床肿瘤学会抗肿瘤药物安全管理专家委员会，中国临床肿瘤学会肿瘤支持与康复治疗专家委员会，抗肿瘤治疗引起急性口腔黏膜炎的诊断和防治专家共识. 临床肿瘤学杂志，2021，26（5）：449-459

210. Debora Basile, Paola Di Nardo, Carla Corvaja, et al. Mucosal Injury during Anti-Cancer Treatment: From Pathobiology to Bedside. Cancers. 2019, 11, 857;

211. 抗肿瘤治疗引起急性口腔黏膜炎的诊断和防治专家共识[J]. 临床肿瘤学杂志，2021，26（05）：449-459.

212. Sonis S T, Elting L S, Keefe D, et al. Perspectives on cancer therapy-induced mucosal injury: pathogenesis, measurement, epidemiology, and consequences for patients[J]. Cancer, 2004, 100 (9 Suppl): 1995-2025.

213. Cinausero M, Aprile G, Ermacora P, et al. New Frontiers in the Pathobiology and Treatment of Cancer Regimen- Related Mucosal Injury[J]. Front Pharmacol, 2017, 8: 354.

214.乔瑞，姜祎群.常见分子靶向抗肿瘤药物皮肤不良反应及诊治的研究进展.中国皮肤性病学杂志，2021，35（9）：1054-1058.

215.胡泰然，闫言，王宝玺.BCR-ABL抑制剂的皮肤不良反应及其发生机制研究进展.医学综述，2021，27（22）：4475-4480.

216.Chiang TY，Hsu HC，Jane SW，et al. EGFRI-associated health-related quality of life by severity of skin toxicity in metastatic colorectal cancer patients receiving epidermal growth factor receptor inhibitor target therapy. Support Care Cancer. 2020：28（10）：4771-4779.

217.Yu Z，Dee EC，Bach DQ，et al. Evaluation of a Comprehensive Skin Toxicity Program for Patients Treated With Epidermal Growth Factor Receptor Inhibitors at a Cancer Treatment Center. JAMA Dermatol. 2020：156（10）：1079-1085.

218.Long V，Choi EC，Tan CL. Supportive oncodermatology-a narrative review of its utility and the way forward. Support Care Cancer. 2021：29（9）：4931-4937.

219.Hsu HT，Yu CC，Lee YH，et al. Association between dermatologic adverse events and quality of life in lung cancer patients treated with epidermal growth factor receptor-tyrosine kinase inhibitors. Support Care Cancer. 2022：30（11）：9211-9219.

220.Lu S，Shih JY，Jang TW，et al. Afatinib as First-Line Treatment in Asian Patients with EGFR Mutation-Positive NSCLC：A Narrative Review of Real-World Evidence. Adv Ther. 2021：38（5）：2038-2053.

221.Zhang Q，Zheng J，Wang W，et al. The Anticancer Effect of Metformin Combined with Epidermal Growth Factor Receptor Tyrosine Kinase Inhibitors in Non-small Cell Lung Cancer Patients with or Without Type 2 Diabetes Mellitus：A Systematic Review and Meta-analysis. Oncol Ther. 2022：10（2）：363-375.

222.Gjoerup O，Brown CA，Ross JS，et al. Identification and Utilization of Biomarkers to Predict Response to Immune Checkpoint Inhibitors. AAPS J. 2020，22（6）：132.

223.Garg K，Pasricha R，Gurjar HK，et al. Craniotomy incision site tumor implantation in a patient with metastatic breast carcinoma. Indian J DermatolVenereolLeprol2014：80（5）：471-473.

224.张学军.皮肤外科.皮肤性病学.人民卫生出版社 第9版：89.

225.张福奎.伤口换药.外科基本操作处置技术.人民卫生出版社.第3版：237.

226.任媛，王元元，鲁元刚等，局部光动力疗法治疗皮肤恶性肿瘤的远期疗效评价，重庆医学，2017，46（4）：1373-1374.

227.中国临床肿瘤学会肿瘤热疗专家委员会，肿瘤热疗中国专家共识.实用肿瘤杂志.2020，35（1）：1-10.

228.陈越，郑军，谭潇.光动力疗法在肿瘤治疗中的研究进展.实用医学杂志，2019，35（16）：2517-2520

229.李正霞，张芳芳，赵睿娟.光动力疗法对恶性皮肤肿瘤及癌前期皮肤病疗效及不良反应. 实用癌症杂志，2022，37（6）：1029-1031.

230.王国安，吴宏成，光动力治疗在呼吸道肿瘤中的临床应用.现代实用医学，2020，32（1）：7-8.

231.Gavazzi S，van Lier ALHMW，Zachiu C，et al. Advanced patient-specific hyperthermia treatment planning. Int J Hyperthermia 2020，37（1）：992-1007.

232.Denman DL，Legorreta RA，Kier AB，et al. Therapeutic responses of spontaneous canine malignancies to combinations of radiotherapy and hyperthermia. Int J Radiat Oncol Biol Phys 1991：21（2）：415-422.

233.RkeinAM，Ozog DM. Photodynamic therapy. DermatolClin 2014：32（3）：415-425，x.

234.Cheng Y，Weng S，Yu L，et al. The Role of Hyperthermia in the Multidisciplinary Treatment of Malignant Tumors. Integr Cancer Ther 2019：18：1534735419876345.

235.Balzani A, Clerico R, Schwartz RA, et al. Cutaneous implantation metastasis of cholangiocarcinoma after percutaneous transhepatic biliary drainage. Acta Dermatovenerol Croat 2005, 13 (2): 118-121.

236.Gould MK, Garcia DA, Wren SM, et al. Prevention of VTE in nonorthopedic surgical patients: Antithrombotic Therapy and Prevention of Thrombosis, 9th ed: American College of Chest Physicians Evidence-Based Clinical Practice Guidelines. Chest 2012, 141 (2 Suppl): e227S-e277S.

237.Kuramoto K, Beppu T, Nitta H, et al. Hepatic Resection Followed by Hepatic Arterial Infusion Chemotherapy for Hepatocellular Carcinoma with Intrahepatic Dissemination. Anticancer Res 2018, 38 (1): 525-531.

238.Therasse P, Arbuck SG, Eisenhauer EA, et al. New guidelines to evaluate the response to treatment in solid tumors. European Organization for Research and Treatment of Cancer, National Cancer Institute of the United States, National Cancer Institute of Canada. J Natl Cancer Inst 2000, 92 (3): 205-216.

239.Yan QH, Xu DG, Shen YF, et al. Observation of the effect of targeted therapy of 64-slice spiral CT combined with cryoablation for liver cancer. World J Gastroenterol 2017, 23 (22): 4080-4089.

240.Petrowsky H, Fritsch R, Guckenberger M, et al. Modern therapeutic approaches for the treatment of malignant liver tumours. Nat Rev Gastroenterol Hepatol 2020, 17 (12): 755-772.

安宁疗护

❖ 病情评估 以人为本 ❖

❖ 疾病管理 不分重轻 ❖

❖ 疾痛舒缓 精更求精 ❖

❖ 疾苦消遗 重在慰灵 ❖

❖ 患者安去 患属安宁 ❖

名誉主编

吴欣娟　顾　晋　赵　平　刘端祺

主　编

肖亚洲　谌永毅

副主编（按姓氏拼音排序）

成文武　程明明　郭艳汝　何瑞仙　李惠玲　路桂军　潘战宇　吴婉英
徐晓霞　许湘华　杨金凤　余慧青　袁　玲　周　宁　朱丽辉

编　委（按姓氏拼音排序）

陈　璐　陈　峥　陈慧平　陈梦婷　陈偶英　陈秋弟　陈唐庚　程丽楠
迟　婷　崔文瑶　崔亚萌　戴佳文　戴云云　邓仁丽　丁金锋　董　雪
付　佳　傅晓炜　高启龙　郭俊晨　郭苗苗　郭巧红　郭颖英　韩　丽
韩永红　郝晓翠　和　芳　洪金花　胡　进　胡成文　胡德英　胡志萍
黄　喆　黄春丽　黄珊珊　纪光伟　贾伞伞　姜战胜　雷　奕　冷菲菲
李　方　李　辉　李　丽　李　玲　李　校　李凤侠　李家军　李金花
李旭英　李英兰　李永红　李志刚　梁冠冕　廖红伍　林　菁　林君忆
刘　芳　刘　晓　刘　琰　刘　艳　刘　燕　刘爱兰　刘冰新　刘高明
刘华云　刘俊宁　刘翔宇　刘小红　刘永刚　刘志静　刘智利　龙庭凤
楼　妍　卢　义　陆宇晗　陆箴琦　罗　蕾　罗明琴　罗念平　骆惠玉
马　岭　孟卫芬　孟英涛　庞永慧　强万敏　秦　苑　任群峰　任晓娟
沙慧子　尚美美　申　帅　沈　华　沈波涌　沈小英　师颖瑞　施　敏
石红英　史宝欣　史恩红　唐淑美　田迎霞　万永慧　王　琮　王　健
王　娟　王　琳　王　楠　王　鹏　王　伟　王　霞　王　英　王丹若
王　格　王惠芬　王丽娟　王凌云　王蒙蒙　王伟仙　王晓松　王玉梅
王越晖　文坤明　吴　冰　吴卫红　吴晓东　伍艳春　武丽桂　夏莉娟
相久大　项伟岚　肖　嫔　辛明珠　徐继鸿　薛　莲　闫　荣　闫祝辰
阎　红　杨　鸿　杨　敏　叶　沙　应文娟　游俊浩　于　从　余运西
袁　彬　袁振刚　袁志军　岳　鹏　张　静　张　曦　张　宇　张丽皎
张柳柳　张明徽　张飒飒　张永昌　张玉莲　张照莉　赵　辉　赵文英
赵玉琳　赵媛媛　郑儒君　周　智　周海龙　周玉琛　周玉洁　周志国
朱利明　朱明兰　朱姝芹　朱小妹

第一章

总论

一、背景

终末期肿瘤患者承受着多维度、多方面痛苦。安宁疗护是以临终患者和家属为中心，以多学科协作模式进行的实践，主要内容包括疼痛及其他症状控制，舒适照护，心理、精神及社会支持等。本指南将“评-扶-控-护-生（ASCPS）”核心理念贯穿始终。①评（Assessment）：即“评估”，任何技术在使用前须对患者进行整体、综合的评估。②扶（Support）：即扶正固本，支持治疗。③控（Control）：整体治疗的目标在于控制终末期肿瘤患者症状。④护（Protection）：重视对重要器官的保护。⑤生（Survival）：以追求生活质量与死亡质量的双提升为最终目标。本指南从整合医学的角度进行框架与内容编写，对终末期肿瘤患者安宁疗护多学科照顾技术进行全方位指引，提供科学、合理的系统化照护方案。

二、证据

（一）安宁疗护发展

我国高度重视安宁疗护事业发展，将其作为提高终末期患者生活质量、积极应对人口老龄化的重要途径。从1994年出台《医疗机构基本标准（试行）》至今，在相关诊疗科目设置、健康权益保障等方面不断扩大服务供给、提升服务能力。2016年4月，在全国“推进安宁疗护发展”专题调研的基础上，全国政协第49次双周协商会明确安宁疗护的功能定位与内涵。同年《“健康中国2030”规划纲要》将癌症防治列入15个专项行动之一，提出加强安宁疗护等接续性医疗机构的建设，推进安宁疗护试点工作，提升管理服务水平，加强安宁疗护专业人才培养与学科建设，建设国家级融合创新平台，这是安宁疗护首次进入国家健康规划纲要。

2017年2月，原国家卫生和计划生育委员会出台《安宁疗护实践指南（试行）》和

《安宁疗护中心基本标准及管理规范（试行）》，明确了安宁疗护中心的定义、床位、科室设置、建筑要求、设备配置与相关管理规范，对临终患者疼痛及其他症状的治疗、护理、舒适照护、心理支持和人文关怀等给出了指导性建议。2017年至2019年，在全国范围内分两批启动了安宁疗护试点工作，在开展试点调查、建设服务体系、明确服务内容、建立工作机制、探索制度保障、加强队伍建设、制定标准规范、加强宣传教育等方面协调推进，试点市（区）安宁疗护服务体系初步建立，服务机构、床位、人员数量持续增长。随后，以国家级安宁疗护试点为主要形式的安宁疗护服务体系快速发展，安宁疗护政策文件不断涌现，区域安宁疗护服务体系逐步建立和完善。2020年6月起施行的《中华人民共和国基本医疗卫生与健康促进法》，安宁疗护被写入第三十六条。

（二）终末期肿瘤患者现状

1. 多种症状并存

终末期肿瘤患者疼痛、水肿、发热、疲乏、衰弱、恶心/呕吐、恶病质、腹胀/肠梗阻、腹水、吞咽困难、呼吸困难、咳嗽咳痰、睡眠障碍、谵妄、癌性伤口、压疮等多种症状并存，涉及呼吸、循环、消化、神经、泌尿等各个系统，持续时间长且程度较重，影响终末期肿瘤患者躯体功能、心理状态与生活质量。

2. 负性情绪伴随

终末期肿瘤患者对死亡的恐惧、对与亲人分离的担忧、对美好事物逝去的不舍，容易出现情绪低落、悲观、自我效能感下降、自我评价降低等，引发恐惧、焦虑、抑郁等负性情绪。此外，日渐加重的疼痛、呼吸困难带来的窒息感等不适症状叠加，可能加重睡眠障碍，导致心理痛苦更甚。

3. 社会角色改变

终末期肿瘤患者由于身体机能逐渐衰弱、活动范围缩小、人际交往受限、社会活动与社会交往减少，出现社会角色与社会功能的改变，影响其与社会支持资源的链接和社会支持利用度，产生孤独感与社会隔离感。

4. 承受精神痛苦

终末期肿瘤患者出现视力和听力减退、活动耐力与自理能力下降，自我认同感、自我价值感、自我尊严感下降。在患者离世后，有的家属无法相信或接受丧亲的事实，出现哀伤反应，产生认知、情感、行为与生理变化，均增加了患者和家属的精神痛苦。

（三）安宁疗护原则

1. 人道主义原则

安宁疗护遵循减轻终末期患者痛苦、尊重患者权利和人格、维护患者的利益和幸福为中心的人道主义原则，其观察和处理问题的基本准则为关怀人、尊重人、以人为中心。致力于做好与患者及其家属的沟通，建立融洽关系并制定照护计划，维护其知情同意的权利。注重敬畏并尊重生命，善待所有终末期肿瘤患者，尊重其生命愿望，帮助实现生命价值，提高生活质量。

2.照护为主原则

终末期患者的常规抗肿瘤治疗已逐渐失去效果，继续原先的治疗计划，身体非但无法承受，反而会增加痛苦。安宁疗护把死亡当作生命正常过程，对抗肿瘤治疗无效的终末期患者不再给予无意义的检查和治疗，而是使用适宜的技术和方法提供积极的整体关怀来缓解痛苦，做好症状管理和舒适照护，使之处于安静祥和状态，舒适、平和、有尊严、无痛苦地离世。

3.多学科整合原则

遵循多学科（multiple disciplinary team，MDT）to 整合医学（holistic integrative medicine，HIM）原则，组建MDT的整体HIM照护团队，制定个体化方案、为终末期肿瘤患者及家属提供全人、全身、全程、全息的全面、系统、连续、可及的整合照护服务。全人是指通过症状控制、舒适照护、心理支持、社会支持、精神抚慰等多种措施来减轻患者痛苦和提高生活质量。全身是指关注终末期肿瘤患者全身各系统与微环境的平衡，尽可能提供支持治疗，增进舒适。全程是指多方联动，涵盖终末期肿瘤患者的各个阶段及逝后家属哀伤辅导。全息是指积极寻求、连接、协调和利用各种社会资源，动员全社会力量共同参与对终末期肿瘤患者的照顾，使其得到多方面照护服务。

三、推荐意见

（1）终末期肿瘤患者安宁疗护遵循人道主义原则，遵循生命规律，维护生命尊严，提高生活质量。

（2）终末期肿瘤患者安宁疗护遵循照护为主的原则，使用适宜技术和方法提供整体的关怀照护来缓解痛苦。

（3）终末期肿瘤患者安宁疗护遵循MDT to HIM原则，多学科团队为终末期肿瘤患者及家属提供全人、全身、全程、全息的全面、系统、连续、可及的整合照护服务。

第二章

安宁疗护筛查

一、安宁疗护对象

（一）背景

终末期肿瘤患者常面临严重的身心痛苦，其照护目标为控制症状、减轻痛苦，提高患者及家属的生活质量，因此及时筛查出需要接受安宁疗护的终末期肿瘤患者，有助于为其提供针对性全方位的安宁疗护照护。

（二）证据

1.评估

应由两名接受过安宁疗护培训的医护人员进行筛查。所有终末期肿瘤患者需在初次就诊时及住院时进行筛查，随着病情进展，患者及家属的目标、需求、价值观、偏好和期望可能会发生变化，应根据病情变化进行动态筛查。

2.实施

安宁疗护对象筛查主要包括两个方面，判断疾病状态和了解患者及家属意愿，可以借助筛查工具辅助筛查。

（1）判断疾病状态

包含下面情况之一则属于潜在的安宁疗护对象：

①明确诊断的、高死亡率的晚期恶性肿瘤患者。

②身体功能状态差如卡氏功能状态评分（karnofsky performance status，KPS）小于50分、重要器官持续衰竭的肿瘤患者。

③患者出现无法控制的严重症状，如进行性体重减轻（尤其是6个月内大于10%）、呼吸困难、吞咽困难、谵妄等生理症状伴有或不伴有严重的精神和心理症状。

（2）尊重患者及家属意愿

安宁疗护需考虑患者及家属意愿，故需对上述满足条件患者提供安宁疗护宣传和咨询，知情同意后方可进行安宁疗护服务。

（3）筛查工具

筛查工具主要有金标准框架-主动识别指南（gold standard framework- proactive identification guidance，GSF-PIG）和爱丁堡大学发布的支持性和姑息性治疗指标工具（supportive and palliative care indicators tool，SPICT）。其中GSF-PIG工具共有76个条目，测量项目相对较多，指标涵盖的范围广且较为具体，具有普适性，目前已经广泛应用于不同国家及医疗环境中。

（4）记录

及时记录并告知医疗团队其他成员筛查结果。

3.评价

各医疗机构对所有肿瘤科医护人员进行安宁疗护相关知识培训，将安宁疗护对象筛查纳入到肿瘤诊疗流程中，从而尽早筛查出安宁疗护对象。

4.注意事项

住院患者应在入院24h内完成首次筛查。不同肿瘤的临床表现不同，应根据疾病特征进行个性化筛查。

（三）推荐意见

（1）宜尽早对终末期肿瘤患者进行安宁疗护对象筛查。

（2）安宁疗护对象筛查应贯穿于肿瘤诊疗全过程，根据患者实际情况动态筛查。

（3）应根据疾病状态和患者及家属意愿进行安宁疗护对象筛查。

（4）医务人员应及时记录筛查结果并促进团队成员间信息共享。

二、生存期评估

（一）背景

生存期评估是安宁疗护医护工作者必须具备的核心技术。准确而可靠地预测生存期，可为患者制定治疗目标、优化治疗方案、帮助患者及家属临床决策、合理安排后续事宜提供依据。

（二）证据

1.评估

应由两名接受过安宁疗护培训的医护人员对患者进行生存期评估，其中医生是主要评估者。所有安宁疗护对象均需定期进行生存期评估。门诊患者每次就诊时均应进行评估。住院患者在入院时进行常规评估，并在患者住院期间病情发生变化时、需进行医疗决策时及出院时进行动态评估。

2.实施

（1）评估疾病特征

某些癌症类型，如胰腺癌、脑胶质瘤、原发不明的转移性腺癌等一般生存期较短。此外，原发肿瘤位置、是否有远处转移、肿瘤分期等也与生存期相关。

（2）评估体能状态

体能状态是患者身体功能的体现，可作为了解其一般健康状况和对治疗耐受能力的指标，多项研究结果显示体能状态是生存期的重要影响因素。常使用美国东部肿瘤协作组体能状态评分（eastern cooperative oncology group，ECOG）、卡氏功能状态评分（KPS）评估体能状态。ECOG体能状态评分大于等于3或KPS小于50分的患者预后较差，生存期较短。

（3）评估症状体征

1966年Feinstein首次提出临床症状和体征可作为独立预测患者生存期的因素，该学者将癌症患者的症状分为原发性症状（例如肺癌患者会出现咳嗽、咯血等）、全身性症状（例如厌食、体质量下降、疲乏等）和转移性症状（例如肺癌患者发生了纵隔转移会出现吞咽困难、声音嘶哑、上腔静脉综合征等，发生了骨转移会出现骨痛）。研究证实有转移性症状的患者预后更差，而在没有转移性症状的患者中，出现了全身性症状的患者预后更差。

（4）使用评估工具

①姑息功能评分（palliative performance scale，PPS）是在KPS基础上形成的，评价内容包括患者的行走能力、活动和疾病证据、自我护理、摄入量和意识水平5个方面。评定结果分为0～100%共11个等级，等级越高，说明患者功能状态越好，生存期越长。PPS小于等于60%提示预测生存期小于6个月，PPS小于等于40%提示预测生存期小于3个月。欧洲肿瘤内科学会（european society for medical oncology，ESMO）指南指出，患者死亡前1周可表现为PPS小于等于20%（即卧床、完全依赖、食物摄入量最低至0%）并伴随意识状态下降、液体吞咽困难等症状。

②姑息状态指数（Palliative Performance Index，PPI）评估内容包括体能状态、摄入量（口服和饮水）、水肿、休息时呼吸困难和谵妄5个指标。总分为0~15分，分值越高，预后越差。研究表明，当PPI大于6分时，预测生存期小于3周的灵敏度和特异度分别为80%和85%；当PPI大于4分时，预测生存期小于6周的灵敏度和特异度分别为80%和77%。

③临终患者病情评估表是我国学者毛伯根等于2009年研制的用于预测临终患者

生存期的工具，包含摄入、体能生活、年龄、呼吸、神志、血压–收缩压、脉搏、营养状态、脏器状况、体温（腋下）、尿量和水肿，总分为8.5~100分，得分越高，患者预计生存时间越长，当临终患者病情评分小于44分时，预测晚期肿瘤患者生存期小于3周的灵敏度和特异度分别为65.60%和92.52%。

（5）记录与告知

及时记录并告知医疗团队其他成员评估结果，根据患者及家属意愿沟通评估结果。

3.评价

评估结果能为患者及家属后期治疗决策提供参考依据，做出知情选择。

4.注意事项

医务人员仅凭直觉和临床经验做出的主观预测不能准确反映患者生存期，需要根据其病情特征并结合预测工具进行客观评估。在沟通评估结果时应密切关注患者及家属的情绪反应，及时给予心理护理。

（三）推荐意见

（1）生存期评估是一个动态过程，应贯穿患者疾病全程。

（2）应将肿瘤疾病特征，如类型、分期作为生存期评估的重要指标。

（3）应将体能状态、症状、体征作为生存期评估的重要依据。

（4）宜使用临终患者病情评估表、PPS、PPI等评估工具进行生存期评估。

第三章

安宁疗护沟通

一、病情告知

（一）背景

病情告知是高质量安宁疗护实践的重要组成部分，能够帮助患者及家属做出与他们的偏好和目标一致的医疗决策，使患者舒适有尊严地离世。病情告知涉及多个关键过程，包括收集和传递信息，识别和回应患者及家属情绪，帮助他们共同决策并提供支持。

（二）证据

1.病情告知方法

Baile等人于2000年提出病情告知的SPIKES方案，其有效性和可行性已得到多项研究证实。现临床广泛应用的病情告知方法都遵循此方案。SPIKES方案的六个核心步骤，分别是准备（setting up the interview）、评估认知（assessing the patients′ perception）、确认需求（obtaining the patients′ invitation）、提供知识（giving knowledge and information to the patients）、共情（addressing the patients′ emotions with empathic responses）和总结（strategy and summary）。

（1）准备

选择合适的告知时机和不易受打扰的环境，允许1～2名家属参加（由患者及家属决定参加人员），尽可能提前组织协调人员，确认可能讨论的议题等。

（2）评估认知

评估患者病情，评估患者及家属对疾病现状的理解，明确信息或期望上的差异，采用开放性问题了解患者对病情的认知情况，进一步明确当前面临的问题及现实的照护目标。

(3) 确认需求

明确患者及家属对信息需求的偏好，包括对信息的需求时机和需求程度。患者及家属对信息的需求可随病情的变化而调整。

(4) 提供知识

使用患者及家属能够理解的语言传递正确的知识和信息，清晰地告知患者和家属即将发生的事情，需要时可借助图表解释并写下重要的细节，告知后须评估患者及家属的理解程度。

(5) 共情

观察患者的反应、识别患者的情感、找出产生情绪反应的原因、在患者表达自己的感受之后做出回应，应对终末期患者所有的情绪反应保持接纳的态度，帮助患者及家属获得支持感和安全感。

(6) 总结

记录沟通的内容和结论，确保患者、家属和医护人员对内容的理解是一致的，告知后续随访的频率及联系方式。

2.注意事项

(1) 病情告知应遵循“知情同意、不伤害、有利”的医学伦理原则，既要尊重终末期患者的权利，又要保证患者或家属安全，避免发生因病情告知不当而引起的潜在纠纷。

(2) 语言沟通和非语言沟通相辅相成，共同促进信息有效传递。

(3) 人与人之间的距离、面部表情、眼神交流、姿势或语调、肢体的适当接触等都有利于双方的沟通。

(4) 根据患者对信息的偏好、理解及接受程度制定个体化病情告知方案。

(三) 推荐意见

(1) 应告知患者和家属有关疾病的信息。

(2) 根据患者疾病进程选择病情告知时机。

(3) 病情告知前需评估患者和家属的信息偏好及对现有信息的理解。

(4) 语言和非语言沟通都可发挥重要作用，需有效结合。

(5) 肯定并接纳患者和家属的情绪反应，积极给予共情式回应和支持。

(6) 记录沟通内容。

二、预立医疗照护计划

（一）背景

预立医疗照护计划（advance care planning，ACP）是指支持任何年龄或健康阶段的成年人理解和分享个人价值观、生活目标及对未来疗护偏好的过程。ACP在肿瘤科、与老年慢性病相关科应用较多。实施ACP能尽早了解终末期肿瘤患者的治疗意愿，协助其做好临终安排，解决临床决策困境，提高患者生活质量，保护医疗安全。

（二）证据

1.评估

评估终末期肿瘤患者的病情、患者及家属的认知能力、配合程度、心理状况及需求、对ACP的了解程度和接受程度。常见的评估工具包括：生命支持偏好问卷（life support preferences prediction questionnaire，LSPQ）、预立医疗照护计划准备度问卷（the advance care planning readiness scale，ACPRS）、预立医疗照护计划调查问卷（advance care planning questionnaire，ACPQ）等。患者主动提起、病情恶化、治疗护理策略需改变均为讨论ACP的时机；建议综合评估患者对于ACP的准备情况，尽早进行。经过ACP培训的医护人员及医疗团队其他成员均应参与ACP过程。

2.实施

（1）主要内容

终末期肿瘤患者ACP实施的主要内容包括评估患者及其家属的讨论意愿；讨论首选代理决策者；了解患者对自身健康状况的掌握程度和信息需求，了解患者的价值观、目标、优先事项、希望、恐惧以及担忧；告知其他相关治疗方案；了解患者对终末期医疗照顾的期望，记录患者意愿，就医疗决策达成共识，签署生前预嘱相关文件等。

（2）ACP沟通模型

目前常见的ACP干预模式主要有结构化干预模式、辅助决策模式和以家庭为中心的干预模式。国内学者通过循证的方法构建本土化ACP沟通模型“VIP for future care”，该模型包括3个部分：“V”是Video的简称，为自行录制的视频，介绍3种临终治疗意愿和ACP相关知识；“I”是Illness experience的简称，为患病经历访谈；“P”是Preference的简称，为临终治疗意愿访谈。

（3）辅助工具

实施ACP过程中可采用视频、手册和卡牌游戏等决策辅助工具，以便更好引入ACP，帮助患者做出审慎且符合自身偏好的选择。

（4）家庭支持

针对家属对ACP的了解程度和态度，医务人员给予必要的信息支持，比如疾病发展与预后，促进家属和患者的信息交流，提高家属对患者ACP意愿的理解和支持。

3.评价

根据患者个人意愿决定是否将沟通结果的记录形成ACP相关文书，并且定期审查患者及家属关于ACP的决定，保证ACP是一个连续的过程。评价的内容包括：患者的知情权和医疗自主权是否得到尊重、患者的满意度、情绪变化及行为改变等。

4.注意事项

实施ACP时，根据患者实际情况、意愿和偏好，掌握好沟通时间与节奏，必要时多次沟通，提高沟通有效性。

（三）推荐意见

（1）经过培训的医务人员均可参与ACP，应加强医护人员ACP相关培训。

（2）应尽早进行ACP，患者主动提起、病情恶化、治疗护理策略改变时，均为讨论ACP的时机。

（3）应为患者与家属提供信息支持，促进患者和家属间的信息交流，提高家属对患者ACP意愿的理解和支持。

（4）实施ACP过程中可采用视频、手册和卡牌游戏等决策辅助工具，以便更好地引入ACP，帮助患者做出审慎且符合自身偏好的选择。

第四章

症状管理

一、疼痛

（一）背景

肿瘤患者的疼痛（pain）是与肿瘤侵犯或潜在损伤相关的一种不愉快的感觉和情感体验，是终末期肿瘤患者主要症状之一，具有全方位、多类型、疼痛与痛苦并存、伴有心理学异常等特点。肿瘤膨胀性生长挤压、浸润性生长破坏周围组织、癌细胞释放致痛介质、治疗过程中的副作用等恶性肿瘤相关的疼痛，简称癌痛。据统计，肿瘤早期约有25%伴有疼痛，晚期则高达60%~80%伴有疼痛。癌痛经过规范化治疗2周以上，仍处于中度以上疼痛状态，可诊断为难治性癌痛。癌痛患者接受充分的药物镇痛后疼痛缓解，自发或触发突然出现的短暂重度疼痛，称之为癌性爆发痛。肿瘤患者长期镇痛效果不佳、出现难治性癌痛或癌性爆发痛，有可能伴发焦虑抑郁等精神症状。

（二）证据

1.评估

积极主动的疼痛筛查是有效改善终末期肿瘤患者生活质量的重要措施。应遵守常规、量化、全面、动态原则，与患者和家属及时有效沟通，如患者不能语言交流，需关注非语言方式，包括表情、呻吟等。通过病史、体检、实验室及影像学检查评估疼痛原因及病理生理机制。

可用自评和他评工具评估疼痛。自评工具包括疼痛数字评分量表（numeric rating scale，NRS）、视觉模拟评分量表（visual analogue scale，VAS）、词语分级量表（Verbal Rating Scale，VRS）、改良面部表情疼痛评估量表（faces pain scale-revised，FPS-R）等单维度评估工具；简式McGill疼痛问卷（short-form of mcgill pain questionnaire，

SF-MPQ）和简明疼痛评估量表（brief pain inventory，BPI）等多维度自评工具。他评工具成人疼痛行为评估量表（adult pain behavioral scale，APBS）适用于不能主诉疼痛的成人患者。

2.治疗

（1）药物治疗

终末期肿瘤疼痛管理应解决生理、心理和情感的照护需求。遵循癌痛三阶梯止痛治疗指南是临床镇痛药选择的原则。终末期癌痛常由多因素导致，需根据不同致痛机制选择合适的镇痛药物和方法。当疼痛控制效果欠佳时，注意联合用药和多模式镇痛。常用的联合镇痛包括阿片类药物、非甾体类解热镇痛药物、辅助药物等，必要时也可联用对乙酰氨基酚。常用的辅助药物包括抗抑郁药、抗惊厥药、类固醇皮质激素和N-甲基-D-天冬氨酸受体（NMDA受体）拮抗剂等，必要时也可使用镇静药物。当镇痛效果可，但不良反应不能耐受，或给药剂量增加，疗效不佳但不良反应增加时，可行阿片类等药物调整或变更给药途径。

终末期癌痛患者使用阿片类药物镇痛时，宜在起始阶段采用滴定方式给药，以达到快速、精准、安全的效果，如果需要注射途径给药镇痛，可采用患者自控镇痛(patient controlled analgesia，PCA)技术。

终末期癌痛患者出现难治性癌痛症状通过常规疗法无法缓解时，应与患者和家属详尽沟通，告知利弊，充分告知知情同意的前提下，以缓解疼痛症状为首要目标，辅以适度镇静，改善终末期肿瘤患者和家属的感受，同时兼顾副作用、禁忌证、风险等多因素的平衡，尽可能地降低风险。

①癌性神经病理性疼痛：为终末期癌痛中难以控制的一类疼痛，可使用阿片类镇痛药，加用抗惊厥和抗抑郁类药物，也可配合使用类固醇类和非甾体类解热镇痛药物如对乙酰氨基酚，注意疗效和副作用的平衡、利弊取舍。

②骨转移性癌痛：多为肿瘤侵蚀骨组织所致，可采用阿片类镇痛药，必要时可联合应用非甾体类解热镇痛药物如对乙酰氨基酚等，同时定期应用双膦酸盐/地诺单抗等药物协助，帮助改善患者功能，缓解疼痛。

③癌性爆发痛：因爆发痛具有可知或不可预知的触发因素引发的特点，在使用缓释阿片类镇痛药的基础上，可以根据触发因素提前给药预先镇痛，或在出现时，及时追加解救药物（如速释阿片类药物），通过皮下、静脉给药可达到快速镇痛。

④癌性内脏痛：多由肿瘤侵及内脏引起，常表现为钝痛、胀痛、烧灼痛、牵扯痛等，且具有定位不准的特点，可给予阿片类药物联用抗抑郁药物镇痛。当表现为痉挛性疼痛时，可联用抗胆碱能药物。消化道完全梗阻或不全梗阻时，建议使用非胃肠道途径给药。

（2）非药物治疗

终末期癌痛非药物治疗是指针对终末期患者进行的姑息性介入手术治疗、姑息性放疗等治疗方法，例如对于肿瘤骨转移患者的剧烈疼痛，根据骨破坏状况，辅以适合的局部放疗。比较常用的有神经毁损术、经皮椎体成形术、放射性粒子植入术和鞘内药物输注系统植入术等。因终末期肿瘤患者多存在脏器/系统功能障碍，为达到理想的治疗效果，需要权衡利弊，并与患方充分详尽沟通，采用基于患方价值观认可的治疗方案。

①神经毁损术：神经毁损术多通过微创介入等方法，暂时或永久性阻断难治性癌痛相关的传导神经元或神经纤维，以达到镇痛目的。常用的技术手段有射频热凝、冷冻消融、化学毁损等方法。采用神经毁损术治疗终末期难治性癌痛，可有效达到镇痛的目标，同时减少甚至停止使用镇痛药物，减少了药物带来的副作用和不良反应。需注意防范可能出现的副作用和并发症风险。

②经皮椎体成形术：经皮椎体成形术是通过微创介入等方法，经皮穿刺至椎体内，注入骨水泥，以达到恢复被融骨性转移瘤侵蚀的椎体强度，缓解疼痛，改善脊柱功能的目标，在局部还有可能有一定的灭活肿瘤组织的作用。终末期肿瘤患者使用经皮椎体成形术，存在发生并发症的风险，例如骨水泥渗漏导致脊髓、神经损伤。经皮椎体成形术是一种有价值的辅助治疗手段，使用前须准确评估适应证，并慎重且精准操作。

③放射性粒子植入术：放射性粒子植入术是治疗肿瘤的一种手段，终末期肿瘤患者使用该技术也是姑息性放疗的一种形式，多用于预计生存期稍长（大于3个月），存在难治性癌痛等痛苦症状的患者。

④鞘内药物输注系统植入术：鞘内药物输注系统植入术是通过微创技术，建立药物注射至蛛网膜下腔的通道并持续给药，进行鞘内镇痛的一种有效手段。目前该方式使用的装置主要有全植入式和半植入式两大类，各有利弊。终末期肿瘤患者使用该技术需慎重评估患者身体状况及风险承受能力，方可达到满意效果。

3.护理

（1）病情观察

观察患者疼痛的部位、性质、程度、发生及持续的时间，疼痛的诱发因素、伴随症状、患者的心理反应、对日常生活的影响以及实验室检查结果等。

评估过程应在尽量减少干扰。在不增加痛苦的前提下，遵循“常规、量化、全面、动态”的原则，尽可能做到主动、及时、准确评估。首次评估应当在患者入院后8小时内完成，且应尽早进行。针对不同患者选择适合的评估工具；同一位患者应使用同一种评估工具，患者病情发生变化时除外。需要对肿瘤患者疼痛情况和相关病情进行全面评估，综合了解患者状况。应当对患者的疼痛症状及其变化进行持续、动态的评估及评价。动态评估时机为疼痛时、给药时、给药后、剂量滴定过程中、爆发痛处理后。

（2）用药护理

①用药指导：口服缓释药物整片吞服，不能掰开、碾碎服用。芬太尼透皮贴剂常选用的部位是躯干或上臂未受刺激和照射的平整皮肤表面，局部不能使用刺激皮肤或改变皮肤性状的用品，也不能接触热源；储库型的芬太尼透皮贴剂禁止刺破或剪切使用，每72小时更换一次，并更换粘贴部位。使用患者自控镇痛泵（patient-controlled analgesia，PCA）时，应保持PCA装置处于正常使用状态，妥善固定，管路连接紧密且通畅，指导患者PCA的使用方法及按压间隔时间，观察PCA泵的按压次数、镇痛效果及药物不良反应。

当疼痛得到有效缓解，连续3天基础疼痛强度小于3分，可视为疼痛已得到有效控制；落实药物保存及丢弃、剩余毒麻药和用过的废贴等交还医疗机构。

②观察不良反应：长期大剂量服用非甾体类解热镇痛药物存在上消化道出血、血小板功能障碍、心肝肾毒性的危险，密切观察患者有无出血征象、心肝肾功能状态等。使用阿片类药物镇痛时，评估患者的排便情况、恶心、呕吐症状以及镇静效果等，尤其应该注意神经系统变化，如意识障碍（嗜睡、过度镇静等）或呼吸抑制（呼吸频率每分钟小于8次，针尖样瞳孔，嗜睡样昏迷等），及时发现异常情况，必要时使用纳洛酮解救处理。

（3）行为认知护理

指导患者及家属减轻疼痛的方法，包括冷敷、穴位按摩、音乐疗法、注意力分散法、自我暗示法、正念减压疗法等。

（三）推荐意见

（1）终末期癌痛需主动筛查，评估时遵循“常规、量化、全面、动态”的原则。

（2）意识清醒且语言表达能力正常者使用自评工具，对昏迷或语言沟通障碍等无法主诉疼痛者采用他评工具，尤其对于临终前难以准确表达者，须密切观察评估。

（3）终末期肿瘤难治性癌痛患者，应根据癌痛的不同机制选择阿片类镇痛药、非甾体类解热镇痛药、辅助镇痛药物。指导终末期肿瘤患者按规定时间间隔服用镇痛药或按需给药。

（4）如果患者状况允许，可选择鞘内药物输注系统植入术等非药物镇痛技术，可根据患者及家属的医院选择。

（5）当难治性癌痛症状通过常规治疗无法缓解时，可辅以适度镇静，减少对患者不必要的伤害，改善终末期肿瘤患者和家属的感受。

二、水肿

（一）背景

水肿（edema）作为终末期肿瘤患者常见的症状之一，会导致水肿部位肿胀、疼痛、功能障碍。肿瘤终末期由于肾功能不全产生水钠潴留，肿瘤侵犯淋巴结造成淋巴管堵塞组织液、淋巴液回流不畅；营养高度消耗、低蛋白血症等均可导致水肿，出现肢体水肿、全身水肿，以及胸腔、腹腔、心包积液等，严重降低患者的生存质量，严重者可导致系统脏器功能障碍甚至死亡。

（二）证据

1.评估

需详细了解手术、放化疗等诊疗史；了解因疾病或治疗引起的水肿；了解相关检查结果，从而进行针对性的水肿管理。根据年龄、水肿部位和形成原因选择具体方法。普通周围水肿选择周径测量法或体重监测；淋巴水肿采用生物阻抗分析（bio-impedence analysis，BIA）、体积测量、超声检查等。评估水肿部位、类型、程度及水肿随体位和时间推移的变化；评估水肿对关节灵活性、皮肤状态、日常活动、生活质量的影响。

2.治疗

在缓解水肿症状基础上，尽可能提高患者的舒适度及生活质量。终末期肿瘤患者水肿和其他水肿患者在干预措施上最大的区别在于终末期肿瘤患者需要选择恰当、合理的干预方法缓解水肿所致的不适，若仅针对病因治疗，会导致患者身体负担过重而无法承受。面对无法消除的水肿时，若患者无明显不适感受，可暂不处理。

（1）药物治疗

药物治疗主要为利尿剂，首选袢利尿剂如呋塞米、托拉塞米。若平时使用袢利尿剂治疗，最初剂量应等于或超过长期每日所用剂量；对周围性水肿或腹水者可联合噻嗪类利尿剂治疗；如水肿加重或3天内体重增加大于2kg，建议增加药物剂量。利尿剂可引起多种不良反应，且大多数用于安宁疗护的药物会引起周围性水肿，宜在用药后关注有无水肿出现以及评估水肿程度，用药时应监测血清电解质和酸碱平衡情况。针对急性肺水肿用吗啡等阿片类药物，可降低呼吸中枢对二氧化碳的敏感性，减弱过度的反射性呼吸兴奋，缓解气促；扩张外周血管，降低外周阻力，减轻心脏前、后负荷，有利于肺水肿的消除；吗啡还可以减轻焦虑，缓解病情，但易产生便秘、恶心呕吐等不良反应。对全身性水肿或急性肺水肿，可静注地塞米松等类固醇治疗或类固醇脉冲治疗，但应考虑终末期患者对此类药物的耐受程度。针对营养不良导致的低蛋白血症以及胸腔、腹腔大量积液者，推荐联用人血白蛋白和利尿剂，需根据患者及家属的意愿决定。

（2）非药物治疗

①手法治疗：手法淋巴引流（manual lymph drainage，MLD）是一种按摩技术，主要是激活淋巴系统，增加淋巴管与淋巴结的重吸收功能，促进淋巴液与组织液的回流。但需注意手法应轻柔缓慢、力度适中，避免导致淋巴管痉挛；引流方向应顺淋巴回流方向，每一次引流与放松要与淋巴管的脉动节律相适应；引流顺序为首先打开区域淋巴结，先躯干后肢体，先健侧后患侧，肢体治疗先近心端再远心端，并鼓励患者或家属进行温和、简单的自我手法淋巴引流。

②压力治疗：压力治疗是通过产生一定压力梯度促进淋巴液循环，减少淋巴液在组织中聚集，从而有效减轻患肢水肿的治疗方法。使用可穿戴压力衣、分级加压弹力绷带并结合泡沫衬垫，也可使用间歇充气压力治疗。压力治疗时需对水肿肢体产生压力梯度，肢体远心端包扎产生的压力较近心端大；压力衣需提供20～60mmHg的梯度压力，弹力袜需提供20～30mmHg或30～40mmHg的梯度压力，间歇充气压力治疗需提供相对较低的梯度压力（最大远端压力小于等于40mmHg）。晚期肿瘤水肿并发急性感染、动脉疾病、过敏、溃疡者；严重缺血、肾功能衰竭或代偿性心力衰竭患者禁用压力治疗。

由于压力治疗技术比较复杂，而规范治疗是获得良好疗效的前提，因此操作过程中需注意以下方面：首先，根据水肿的类型、部位及程度选择相应穿戴、包扎材料，包扎手指选择网状绷带，包扎手掌、手臂应用低弹性绷带。其次，压力治疗期间监测包扎对水肿肢体产生的压力梯度、包扎部位皮肤颜色、皮温，肢端血运及活动等情况，并关注皮肤有无红肿、破损、化脓或皮温升高等局部感染表现。

③运动治疗：运动治疗是指用机体肌肉收缩运动训练来消除水肿的治疗方法。对肢体活动受限，日常活动能力极度欠缺的终末期患者，功能锻炼是一种负担，患者只需卧床休息，或由照护者协助进行肢体功能锻炼。对可以耐受训练者，鼓励下床运动，加快水肿消退。根据患者自身意愿、病情状态、居住环境制定个体化运动方案。因肿瘤相关治疗出现合并症或并发症者需转诊给专家进行评估，开具运动处方。原则上先选择较轻的有氧运动，再逐渐增加运动量，一般可选择瑜伽、太极、行走和做操等。在运动过程中注意保护患者安全、防范跌倒等损伤，锻炼时配合打哈欠、伸懒腰和腹式呼吸等，以改变胸腔压力，尽量排出胸部和腹部内潴留液体。运动期间患者如出现水肿加重或任何身体不适，应立即停止运动并给予相关缓解措施。

④手术治疗：一般不主张对终末期肿瘤患者实施手术等有创性治疗。若选择手术等有创性治疗方式缓解水肿，需考虑实施手术的必要性、患者意愿及患者身体条

件等。常见手术类型有淋巴静脉分流术（lymphovenous bypass，LVB）和血管化淋巴结移植术（vascularized lymph node transplant，VLNT）。对腔隙水肿，如胸腔、腹腔、心包等大量积液，可采取微创穿刺引流术进行减压。

⑤心理治疗：研究表明，疼痛、水肿等严重躯体症状会使肿瘤患者产生负性情绪，降低自我认同感，在关注淋巴水肿治疗同时，要充分发挥安宁疗护团队的力量，通过心理社会支持积极有效地缓解患者负性情绪，提高其生活质量。

（3）中医治疗

中药外敷，加味冰硝散以缓解肢体肿胀，七叶树籽提取物、香豆素类可有效促进淋巴回流减轻水肿；有些复方中成药，如“淋巴方”等，治疗淋巴水肿及其并发症有一定疗效；针刺外关、合谷、足三里等穴位，可促进内啡肽释放，缓解疼痛，减轻组织水肿。

3.护理

（1）病情观察

观察水肿的部位、范围、程度、发展速度、皮肤血供、张力变化等，及其与饮食、体位及活动的关系。观察患者生命体征、体重、颈静脉充盈程度、营养状况，相关检查结果以及有无胸水征、腹水征等伴随症状；准确记录24小时液体出入量，密切监测患者尿量、尿液的颜色和性状等变化；密切监测实验室检查结果，如尿常规、肾小球滤过率、血尿素氮、血肌酐、血浆蛋白、血清电解质等；定期监测体重，若患者存在腹水，应同时每天测量腹围。

（2）皮肤护理

水肿程度较重者应穿宽松、柔软衣物，必要时使用气垫床或软垫支撑受压部位，对卧床时间较长者，应定时协助其变换体位。水肿部位皮肤菲薄，易发生破损，清洗时应动作轻柔，建议使用pH酸碱度为中性或弱酸性的润肤品和清洁用品，防止破坏皮脂层，清洗后保持褶皱处皮肤彻底干燥。出现大水泡时，应抽吸渗液后予以无菌纱布包扎，及时处理破损皮肤，防止感染。避免在水肿部位进行热敷、穿刺、注射和输液及监测血压、体温等操作。

（3）饮食护理

给予低盐饮食，限制钠盐摄入，每天以2~3克为宜。根据病情需要、饮食偏好提供高热量、适量蛋白，高维生素的个性化营养支持，保持营养均衡，指导少量多次进食，补充足够热量、各种微量元素和维生素等。

（4）体位护理

水肿上肢抬举高度应高于心脏水平，下肢抬举高度以舒适为度，关注患者体位舒适和安全。水肿局限于下肢且无明显呼吸困难时，可抬高双下肢促进静脉回流以减轻水肿，可配合使用抗栓（弹力）长袜，做好骨凸处及受压部护理；出现呼吸困难或者胸腔积液、腹水加重时，可予高枕卧位或半卧位；阴囊水肿者，需清洁后将纱布垫于阴囊下，并抬高阴囊，缓解患者的水肿不适。

（5）用药护理

了解相关药物的作用与不良反应，注意药物配伍禁忌。做好服药相关指导，向患者详细介绍相关药物的名称、用法、剂量、作用和不良反应，并告诉患者不可擅自加、减药量，不可擅自停药，提高服药依从性。

（6）运动护理

做好活动指导和功能锻炼，根据终末期肿瘤患者身体综合情况，指导适量体力活动或运动训练，坚持动静结合、循序渐进增加活动量，适当进行肿胀肢体的功能锻炼，严重水肿患者取适宜体位卧床休息。根据患者能力及全身情况随时调整锻炼计划，维护肢体功能，避免剧烈活动，活动时要注意安全，有人陪伴。

（三）推荐意见

（1）对于终末期肿瘤患者需尽早进行水肿评估，可采用周径测量法或体重监测；淋巴水肿采用生物阻抗分析、体积测量、超声检查等。

（2）根据终末期肿瘤患者出现水肿的原因，选择合适的药物缓解水肿症状。

（3）终末期肿瘤患者无法消除的水肿所导致的不适痛苦，在充分告知和知情同意情况下可采用药物镇痛镇静，减轻痛苦。

（4）终末期肿瘤患者水肿早期，可选择手法引流、按摩、弹力袜运动等治疗措施。

（5）应指导终末期肿瘤患者和家属规律监测静息状态下的体重，并每日记录液体出入量，掌握皮肤护理、压力衣使用、水肿体征/症状、饮食、运动护理的相关知识。

三、发热

（一）背景

终末期肿瘤患者临床意义上的发热（fever）通常是指下丘脑体温调定点上移导致的体温升高，是常见症状之一，可以导致疲劳、乏力、虚弱、睡眠障碍等症状，与频繁发热相关的代谢需求可导致肿瘤恶病质。

（二）证据

1.评估

（1）感染性发热

感染性发热，尤其是发热性中性粒细胞减少症，是血液系统肿瘤及肿瘤化疗后发热的常见病因，需要及时评估并重点关注。对发热性中性粒细胞减少症患者的初步评估包括：详细的病史询问及体格检查、末次化疗时间和类型、过去3个月内有无感染、近期抗生素的使用情况、流行病学史、实验室（血尿便常规、CRP、血沉、降钙素原、肝肾功能等）及影像学检查结果，微生物学评价（根据症状体征送检合格的标本），确定感染潜在部位和病原体，并评估发生感染相关并发症的风险。发热时伴寒战常提示感染性发热。若已发生发热性中性粒细胞减少的患者，首先应进行国际肿瘤支持疗法学会（multinational association of supportive care in cancer，MASCC）风险分层，MASCC评分大于等于21分的患者为低风险，总分小于21分可判定为高危患者。MASCC评估后，应当立即经验性使用抗菌药物，高危患者首选住院接受经验性抗菌药物治疗，低危患者的初始治疗可以在门诊或住院接受经验性抗菌药物治疗。

（2）非感染性发热

包括癌性发热、中枢性发热等。癌性发热是指患者在排除感染、抗生素治疗无效的情况下出现的直接与肿瘤有关的非感染性发热，以及患者在肿瘤发展过程中因治疗而引起的发热。诊断标准如下：体温大于37.8°C；发热持续时间大于2周；缺乏感染证据（如体格检查、实验室检查和影像检查）；无过敏机制（如药物过敏、输血反应、放疗或化疗药物反应）；对经验性抗菌治疗无反应，至少7天足够的抗生素治疗；在接受萘普生时，经萘普生试验完全缓解。以上标准需同时满足。Meta分析表明，萘普生对改善疑似癌性发热和不明原因发热的症状也令人满意。早期使用萘普生能够减轻肿瘤患者的痛苦，提高其生活质量。中枢性发热是指很多终末期肿瘤患者出现颅内转移，下丘脑是体温调节中枢，如这个部位有转移或被其他病灶挤压，体温调节失控，往往可以达40℃以上的高热。

2.治疗

所有治疗方案的益处和负担都应根据患者的整体临床情况进行权衡，应与患者和家属沟通后决定，并尊重其选择。

（1）药物治疗

①退热药：非甾体抗炎药和类固醇等药物是有效的退热药。由于与非甾体抗炎药和类固醇使用相关的风险，常规对乙酰氨基酚、布洛芬及吲哚美辛应作为一线治疗。萘普生和其他非甾体抗炎药物在癌性发热治疗中证实有效。一线药物治疗失败时，可尝试使用地塞米松。若由药物导致的发热，应停用可疑导致发热的药物，如发热温度较高，持续不退，可适当应用非甾体类解热药。

②抗菌药：遵循发热患者药物治疗的原则。对于控制感染可改善患者生存质量时，建议根据病原体类型和药敏试验结果选择适宜的抗菌药物。

（2）非药物治疗

①物理降温：温水或酒精擦浴，也可使用冰毯、冰袋、风扇等缓解不适。年老

体弱患者慎用酒精擦浴，高热寒战、出血性疾病或伴出汗的小儿一般不宜用酒精擦浴；用冰袋降温时，用毛巾包裹冰袋放在额部、腋窝、腹股沟及颈动脉处。

②感染控制不应仅依靠抗感染预防，而应持续纳入标准的感染控制措施，如手卫生。

（3）中医治疗

根据中医辨证施治法，传统中药方剂治疗癌性发热，具有一定疗效。中医治疗发热的外治法有中药灌肠、穴位贴敷、推拿、按摩、针灸、刮痧、拔罐等诸多方法，具有一定疗效。

3. 护理

（1）病情观察

观察发热时间、程度、变化趋势，确定热型；评估伴随症状、是否存在感染迹象、药物治疗史、肿瘤进展情况，了解相关检查结果，以确定发热类型；评估意识状态、生命体征变化。

（2）皮肤护理

选择合适的降温方法，注意观察降温后的反应，降温过程中出汗时及时擦干皮肤，随时更换衣物，保持皮肤和床单清洁、干燥，协助患者活动/翻身，预防皮肤压力性损伤。

（3）营养护理

发热期间选用营养含量高且易消化的饮食；体温下降、病情好转时可改为高蛋白、高热量的半流质饮食；出汗较多或无法进食者可遵医嘱予静脉补液，预防电解质紊乱，保持体液平衡，避免虚脱。

（4）感染预防

怀疑发热原因是感染，应积极查找感染源，如细菌培养和药敏试验；出现持续高热不退，考虑导管相关性感染时，建议拔管并行对症处理；如出现手术伤口感染或破溃伤口感染，应及时处理感染病灶；做好口腔护理，保持口腔清洁。

（5）用药护理

遵医嘱使用降温药物，观察记录用药后患者体温变化及有无胃肠道不适、大汗淋漓、粒细胞减少等不良反应。

（三）推荐意见

（1）对感染性发热，需要及时评估并重点关注，侧重确定感染潜在部位和病原体，并评估发生感染相关并发症的风险。对于非感染性发热不宜首选抗感染治疗。

（2）发热性中性粒细胞减少的患者首先应进行MASCC风险分层评估。

（3）所有治疗方案的益处和负担都应根据患者的整体临床情况进行权衡。

（4）非甾体抗炎药（NSAID）和类固醇等药物是有效的退热药。吲哚美辛、萘普生和其他非甾体抗炎药物在癌性发热管理中证实有效。

（5）对于控制感染可改善患者生存质量时，建议根据病原体类型和药敏试验结果选择适宜的抗菌药物。

（6）中药方剂及中医外治法治疗发热有一定疗效。

四、疲乏

（一）背景

疲乏（fatigue）是一种痛苦、持续、主观、有关躯体、情感或认知方面的疲乏感或疲惫感，与近期活动量不符，与肿瘤本身和肿瘤治疗有关，且妨碍日常生活。癌因性疲乏（cancer-related fatigue，CRF）具有程度重、持续时间长、不能通过休息或睡眠缓解等特点，是终末期肿瘤患者最为常见的伴随症状。CRF发生率为30%~99%，肿瘤诊断时CRF发生率达40%；长期随访中肿瘤患者重度CRF发生率约30%。终末期肿瘤患者的CRF严重影响其情绪、日常活动和生活质量，应加以干预。

（二）证据

1.评估

疲乏是终末期肿瘤患者常见的主观感受，可导致可观察到的行为改变，但难以客观评估。推荐使用10点疲乏数值评分量表（numerical rating scale，NRS）作为筛查工具，疲乏强度分为轻度（1~3分）、中度（4~6分）和重度（7~10分），此法简单直接，适用于终末期肿瘤患者的快速评估。疲乏评估工具根据维度分为：①单维度评测：包括简明疲乏量表（the brief fatigue inventory, BFI）、疲乏等级量表（fatigue severity scale，FSS）、疲乏视觉模拟评分法（visual analogue fatigue scale，VAFS）。②多维度评测：Piper疲乏修订量表（piper fatigue scale，PFS）、癌因性疲乏量表（cancer fatigue scale，CFS）、癌症治疗功能评估疲乏量表（function assessment of cancer therapy-fatigue，FACT-F）。

2.治疗

积极改善疼痛、情感障碍、贫血、睡眠障碍、营养不良及并发症（如器官功能障碍或衰竭、感染）等，对缓解疲乏有一定效果。

（1）药物治疗

①中枢兴奋剂：常用于重度疲乏，代表性药物有哌醋甲酯，终末期肿瘤患者使用时应谨慎，并适度减量。证据表明，精神兴奋药（例如哌醋甲酯）可有效治疗晚期疾病的疲乏。

②抗抑郁和镇静药物：疲乏和抑郁症是否具有相同的病理生理学特点尚未明确，临床已尝试应用抗抑郁药物治疗疲乏，发现帕罗西汀在改善肿瘤相关性疲乏方面有效。

③类固醇皮质激素：如强的松及其衍生物、地塞米松等可短期缓解患者的疲乏症状。

（2）非药物治疗

①心理社会精神支持：行为认知疗法、心理教育疗法、正念减压训练等可以减轻肿瘤相关性疲乏。

②营养治疗：有效的营养风险筛查与评估有利于对营养问题早发现、早诊断和早治疗，给予患者针对性、个体化的营养管理计划，对患者疲乏症状的改善有积极作用。

③睡眠管理：睡眠障碍可加重患者的疲乏症状，属于可治疗因素。睡眠障碍的非药物治疗包括松弛疗法、刺激控制疗法、睡眠限制疗法等。

④其他支持方法：运动疗法、音乐疗法、亮白光疗法、太极拳等对终末期肿瘤患者的疲乏症状改善也有支持证据。

（3）中医治疗

中医治疗以辨证论治、调补气血、健脾补肾为治疗重点，根据终末期肿瘤患者相关疲乏的肾阳虚证、肝气郁结证、脾胃阴虚证、寒湿困脾证、肺气亏虚证、脾气亏虚证六大临床证型给予中药汤剂治疗，可以缓解终末期肿瘤患者的疲乏症状。

3.护理

（1）病情观察

动态评估癌因性疲乏的程度，及时识别患者发生疲乏的危险因素。观察有无疼痛、食欲减退、睡眠障碍等影响疲乏的因素。

（2）用药护理

终末期肿瘤患者，同时使用多种药物增加了药物相互作用的风险，而且潜在的不适当用药的风险也更高。须密切观察患者服药后的不良反应。注意观察服用抗癫痫药、镇静药等药物患者的疲乏情况。

（3）环境护理

环境安静、温湿度适宜，可以根据患者喜好播放音乐。创造舒适、安静、光线暗的良好的睡眠环境。

（4）营养护理

做好饮食护理，改善患者食欲。终末期肿瘤患者因病情不同可能会要求禁食、特定饮食等。应做好营养咨询、肠内或肠外营养支持，纠正贫血，改善营养状态。关注恶病质、濒死期、重度水肿等患者的营养支持。

(5) 运动护理

运动计划应根据患者年龄、性别、肿瘤类型、接受治疗的情况及身体状况制定，应循序渐进，适时调整。可选用瑜伽、八段锦、太极拳、气功等运动方式，鼓励患者自我照护并记录疲乏日记。应按照循序渐进的原则，并密切观察心率变化，以不出现不适为宜。若出现病情变化，如骨转移、血小板减少、贫血、发热、活动性感染等状况时，应及时停止。

(6) 心理社会支持

关注患者疲乏状况成因。对于死亡过分恐惧的患者，给予生死教育；对于社交活动少的患者，给予团体支持，鼓励家属陪伴；社会支持不足的患者，争取链接社会资源。

(三) 推荐意见

(1) 对终末期肿瘤患者疲乏可选用自我报告的评估工具，并进行持续疲乏水平监测。

(2) 镇静药物治疗可改善终末期肿瘤患者的疲乏，注意观察疗效和不良反应。

(3) 指导终末期肿瘤患者通过运动来减轻疲乏，鼓励患者自我照护并记录疲乏日记。

(4) 鼓励患者并为其提供心理社会精神支持。

五、衰弱

(一) 背景

衰弱 (frailty) 是终末期肿瘤患者的常见状态，多由于机体生理功能障碍而增加了个体对于依赖性、脆弱性及死亡的敏感性。虽然衰弱与疲乏 (fatigue) 在终末期肿瘤患者中经常同时存在且互相影响，但衰弱不等同于疲乏。终末期肿瘤患者衰弱的临床表现，以体重减轻、疲劳、意识障碍、步态或平衡障碍等为主。肿瘤患者衰弱则是因为疾病本身带来的损伤，或因手术、放化疗等的复杂作用，生理系统受到相关压力源带来的不良影响。

(二) 证据

1. 评估

目前对于衰弱的评估工具较多，不同群体的衰弱筛查使用工具各不相同。参照2017年亚太临床实践指南和2020年国际衰弱和肌肉减少症研究会议 (international conference of frailty and sarcopenia research，ICFSR) 发布的《初级卫生保健中衰弱的筛查和管理指南》，针对终末期肿瘤患者衰弱的评估工具包括：

①Fried衰弱表型（frailty phenotype，FP）是肿瘤患者广泛使用的简单且客观的衰弱测量工具之一。

②综合老年医学评估（comprehensive geriatric assessment，CGA），也是广泛使用的肿瘤学工具之一，同时也是筛查老年肿瘤发生衰弱诊断的金标准。对终末期老年肿瘤患者，CGA已被证明是生存的预后因素，甚至与肿瘤治疗的变化相关，可预测老年肿瘤的发病率和死亡率。

③脆弱老年人调查问卷-13（the vulnerability elders survey-13，VES-13），量表简单、易操作、耗时短，经验证为肿瘤衰弱的可靠标志。

2.治疗

（1）药物治疗

引起终末期肿瘤患者衰弱的原因很多，视患者具体情况对症治疗。①食欲减退：应用改善食欲药物（如醋酸甲地孕酮等）；②睡眠障碍：应用镇静催眠类药物；③疼痛：使用镇痛药物；④严重恶心呕吐：使用止吐药物，注意纠正水电解质平衡紊乱（钠、钙、镁、钾）；⑤抑郁症：及时行抗抑郁治疗；⑥贫血：纠正贫血；⑦白细胞降低（小于1.0×10^9/L~1.9×10^9/L）：应用升白细胞药物。

应注意推行药物优化，避免多重过度用药：①抗胆碱能药物及抗精神病药物均与衰弱有关；②长期应用质子泵抑制剂，可影响维生素B_{12}和钙的吸收，导致患者衰弱；③降压药、降糖药、利尿剂以及脂溶性药物等过度应用均可导致患者衰弱。

（2）非药物治疗

非药物治疗主要包括运动、营养干预、认知疗法等方法，建议终末期肿瘤患者行多维度干预方式改善衰弱状态。根据病情合理评估患者可承受的运动方式，注意防止意外伤害。避免久坐，可进行有氧运动、平衡训练、抗阻训练、多组分训练及被动运动。优化饮食结构，积极补充蛋白质、维生素D、营养制剂等。2022年，美国国立综合癌症网络（national comprehensive cancer network，NCCN）发布的安宁疗护临床实践指南推荐认知疗法、正念减压训练等改善患者衰弱情况。

3.护理

（1）病情观察

观察患者是否体重减轻、疲劳、意识障碍等，及时识别患者发生衰弱的危险因素。

（2）用药护理

评估衰弱患者用药合理性并及时纠正不恰当用药。终末期肿瘤患者并存多种症状，一系列的症状干预常增加药物相互作用风险，因此应注意多种药物同时作用带来的不良反应。

(3) 运动护理

视患者体力情况适当加强锻炼。终末期肿瘤患者体力受到限制，不能直接完成高强度运动，因此建议在做好安全风险评估和对患者保护前提下进行，根据患者个人兴趣、训练条件和目的选择运动强度、频率、方式和运动时间，并进行渐进的且富有个体化的锻炼计划。推荐有氧与抗阻力锻炼相结合的方式，还可进行被动运动。

(4) 营养护理

建议每日摄入足够的蛋白质。氨基酸尤其是亮氨酸对肌肉蛋白质合成具有积极作用。亮氨酸摄入至少3克/天，或每公斤体重摄入0.8~1.2克/天高质量蛋白质和能量，同时应考虑患者肾功能情况。若患者维生素D缺乏可补充维生素D，剂量为每天800~1000国际单位。在饮食基础上适当补充口服营养制剂可改善营养状况。

(三) 推荐意见

(1) 使用Fried衰弱表型和综合老年医学评估对终末期肿瘤患者进行衰弱评估。

(2) 及时筛查终末期肿瘤患者体重下降及发生疲劳等原因。

(3) 推行药物优化，避免多重用药，尽量减少药物之间相互作用所致的不良反应。

(4) 对终末期肿瘤患者应提供有计划的个体化锻炼方案。

(5) 终末期肿瘤患者可补充富含亮氨酸的蛋白质。

六、恶心、呕吐

(一) 背景

恶心 (nausea) 是一种想要呕吐，和/或呕吐不愉快的主观感觉，通常包括自主神经症状，如流涎、冷汗、心动过速，有时还会出现腹泻。呕吐 (vomiting) 涉及复杂反射，协调胃肠道、腹肌和膈肌通过口腔排出胃内容物。恶心和呕吐在超过46%的终末期肿瘤患者中存在，可引起厌食、体重减轻、疲劳等并发症，导致生活质量下降。

(二) 证据

1.评估

(1) 症状评估

采用自评工具视觉模拟量表 (visual analogue scale，VAS)对恶心和呕吐 (nausea and vomiting，NV) 患者进行评估，其中0为无恶心或无呕吐，10为最大程度的恶心或呕吐。并记录一天中NV的频率、时间以及症状相关活动 (如饮食、饮水及药物等）。

（2）病史评估

①疾病相关：如便秘、脑转移、胃炎、脱水、电解质紊乱(如低钠血症、高钙血症等)、胃瘫、肠梗阻、前庭功能障碍、恶性腹腔积液等；并注意近期是否经历过化疗和/或放射治疗。

②药物相关：阿片类药物、心血管药物（如洋地黄毒类药物、抗心律失常药物、受体阻滞剂和钙通道拮抗剂）、利尿剂、激素、胃肠道药物（如柳氮磺胺吡啶、氮唑嘌呤）和中枢神经系统药物和茶碱类、非甾体抗炎药、抗生素、口服铁剂等用药史。

③心理相关：如焦虑、抑郁等情绪。

2.治疗

（1）药物治疗

甲氧氯普胺作为首选，并予以合理滴定，氟哌啶醇、左旋美丙嗪可作为甲氧氯普胺替代方案；欧洲肿瘤内科学会指南（european society for medical oncology，ESMO）指出，多巴胺拮抗剂禁忌或无效时，可选择5-羟色胺3（5-HT_3）受体拮抗剂治疗。有研究表明奥曲肽用于肠梗阻引起的恶心、呕吐。系统综述提示非特异性恶心呕吐，可用促胃肠动力药、多巴胺受体拮抗剂或5-HT_3受体拮抗剂治疗，伴眩晕可加用抗胆碱能药物和/或抗组胺药。持续性恶心、呕吐者选用滴定多巴胺受体拮抗剂至最大获益、耐受剂量，亦可考虑皮质类固醇；回顾总结显示，5-HT_3受体拮抗剂，抗胆碱能药物和/或抗组胺药可起协同作用；可选择奥氮平为代表的抗抑郁药治疗，给药频次可据需而定，并选适宜给药途径。

（2）非药物治疗

心理疗法可作为缓解症状的治疗方法之一。充分与患者及家属沟通，掌握心理状态，从语言及行动上给予患者最大支持，可有效缓解恶心呕吐症状。美国临床肿瘤学会（American Society Of Clinical Oncology，ASCO）指南推荐，行为疗法包括放松训练、转移注意力、催眠、指向性引导及音乐疗法等可作为缓解症状的治疗方法。存在恶性肠梗阻时，日本姑息协会推荐只有在其他措施无法缓解恶心呕吐情况下，才考虑短期鼻胃管或胃管引流。

（3）中医治疗

可结合患者体质及症状表现，运用中医的辨证施治方法进行饮食搭配。中医治疗恶心呕吐的方法有多种，包括内关穴位按压、经皮电刺激穴位、针灸、穴位贴敷等。

3.护理

（1）病情观察

识别恶心呕吐的原因及诱因，评估患者恶心呕吐发生的时间、频率，观察呕吐物的颜色、性质、量、气味等。

（2）饮食护理

根据患者偏好，提供色、香、味俱全的温凉食物，适当清淡，避免过甜、油腻辛辣及带有强烈气味的食物。呕吐频繁时，监测电解质变化，必要时补充水分与电解质。

（3）环境护理

改善周围环境及调整心理状态也十分重要，推荐保持室内干净清洁、无异味，维持合适湿度及温度，发生呕吐时，协助患者头偏向一侧，预防误吸等并发症，并及时清理呕吐物。消除引起视觉、听觉及嗅觉等不适的外在刺激，保持放松心情。

（4）用药护理

用药前需进行全面评估，需要医务人员、患者及家属共同参与剂量滴定，观察效果及不良反应，并做好记录，用甲氧氯普胺、氟哌啶醇需观察有无锥体外系反应。

（三）推荐意见

（1）对于终末期肿瘤患者恶心呕吐可采用视觉模拟量表进行评估。

（2）终末期肿瘤患者恶心呕吐首选甲氧氯普胺，使用前需滴定，关注锥体外系反应。

（3）可使用放松训练、转移注意力、催眠、指向性引导及音乐疗法缓解恶心呕吐。

（4）可使用穴位按压、经皮电刺激穴位、针灸、穴位贴敷等缓解恶心呕吐。

（5）根据患者偏好提供饮食，适当清淡，避免过甜、油腻辛辣及带有强烈气味的食物。呕吐频繁时，监测电解质变化，必要时补充水分与电解质。

（6）保持环境温湿度适宜、清洁、无异味，消除引起视觉、听觉及嗅觉等不适的外在刺激，保持放松心情。

七、恶病质

（一）背景

恶病质（cachexia）是一种多因素综合征，特征是食欲不振、体重下降和骨骼肌丧失，伴有疲劳、功能障碍、治疗相关毒性增加、生活质量差和生存率降低，常发生于慢性疾病，其中，恶性肿瘤的恶病质发病率最高。80%左右的恶性肿瘤患者死亡前会出现恶病质，30%左右的恶性肿瘤患者死亡的直接原因为恶病质，而非肿瘤本身。

（二）证据

1.评估

终末期肿瘤患者恶病质是一个连续过程，可分为3个阶段：恶病质前期、恶病质期和难治性恶病质期。在恶病质前期，患者仅有轻度体重减轻（即2%～5%），早期临床和代谢体征可预测未来体重减轻，例如厌食、胰岛素抵抗、炎症和性腺机能减退。恶病质期定义为在过去6个月内体重减轻超过5%，或体重指数（Body Mass Index，BMI）小于18.5千克每平方米（中国人）且持续体重减轻2%，或肌肉质量下降伴有2%的体重减轻。难治性恶病质期为临床分解代谢抵抗状态，特征是表现状态不佳、肿瘤进展和预期生存期为3个月。临床上需要充分评估终末期肿瘤患者客观情况（如食物摄入不足、体重下降、活动、肌肉减少和代谢紊乱、分解代谢活跃等）和主观状态（如厌食、早饱、味觉改变、慢性恶心、痛苦、疲乏和注意力不集中等）。

最常使用的评估工具包括：安德森症状评估量表、食欲视觉模拟量表、厌食/恶病质状况亚表、记忆症状评估量表、Edmonton症状评估量表、贝克抑郁自评量表、医院焦虑抑郁量表。

2.治疗

（1）药物治疗

①孕酮类：醋酸甲地孕酮片、醋酸甲地孕酮混悬液、醋酸甲羟孕酮片等能够明显刺激患者食欲。在考虑应用孕激素改善恶病质前，应结合患者肿瘤状态及合并症、基础疾病、日常活动情况、合并用药、预期生存期等充分评估不良反应风险。

②胃饥饿素受体激动剂：阿纳莫林为胃饥饿素（ghrelin）受体激动剂，刺激多种途径对体重、肌肉质量、食欲和代谢进行正调节，可以改善恶病质症状，提高生活质量。

③皮质醇类：甲泼尼龙、泼尼松及地塞米松可以改善肿瘤患者食欲和生活质量。

④胃肠动力药：胃肠动力药可改善恶病质患者的早饱，与孕酮类、糖皮质激素联合可改善食欲及增加体重。需关注甲氧氮普胺的中枢系统不良反应（如锥体外系反应）和多潘立酮的心脏不良反应，机械性消化道梗阻患者禁用。

⑤精神科药物：奥氮平、米氮平等精神类药物不仅能改善患者情绪，还可以显著改善肿瘤患者的厌食症状，增强机体免疫力对恶病质患者的生活质量与疾病预后具有重要意义。

（2）非药物治疗

①营养治疗：二十碳五烯酸（eicosapentaenoic acid，EPA）摄入需要达到一定的剂量和持续摄入。多项小样本RCT研究显示摄入大于2克/天时，肿瘤患者的食欲、能量摄入、体重、体力活动等方面均得到改善。

②心理社会干预：终末期肿瘤患者若发生恶病质更易处于抑郁状态，心理社会干预具有重要作用。

③运动与中医疗法：在常规治疗基础上联合中医针灸疗法、穴位按摩等中医疗法，或配合适当锻炼如气功、瑜伽可能有效地改善患者厌食、提高生活质量。

3.护理

（1）病情观察

观察患者的体重下降、厌食程度变化情况。观察患者体重、代谢状态、精神状态、自理能力，记录药物使用情况及不良反应。

（2）营养护理

给予患者营养教育与膳食指导。对可自行经口进食患者，应鼓励经口进食，根据患者的实际消化能力调整饮食，保证营养供应。肠内营养应控制营养液输注温度和速度，妥善护理营养管，定期清洁、更换，防止感染、漏液发生。肠外营养液应现配现用，室温中24小时内输注完毕，注意更换输液器和输液装置，操作严格遵守无菌原则。

（3）皮肤护理

每日对患者的口腔进行评估，保持口腔清洁舒适。保持患者皮肤、床单和衣服的整洁、干燥。需根据个人的活动水平、灵活性、独立进行体位变化的能力，皮肤和组织耐受性、总体健康状况、舒适感和疼痛感制定翻身计划，避免局部长期受压。保持患者床单和衣服的整洁、干燥。

（4）运动护理

制定个体化运动处方，被动和主动运动相结合。每周2~3次抗阻运动以及适当的有氧运动和耐力训练。为患者合理安排好运动时间，评价每日运动达标情况，结合病情及时调整运动方案。

（5）心理护理

充分发挥家庭支持以及朋友、同事、社会团体等其他社会支持的作用，给予患者情感上的支持和照顾，使患者心理上得到安慰，鼓励患者参加一定的社交活动，有利于缓解患者焦虑及紧张情绪，增进食欲，提高生活质量。

（三）推荐意见

（1）终末期肿瘤患者恶病质可采用安德森症状评估量表；食欲视觉模拟量表；厌食/恶病质状况亚表；记忆症状评估量表；Edmonton症状评估量表评估病情；贝克抑郁自评量表；医院焦虑抑郁评价表进行评估。

（2）推荐组建多学科合作模式对CACS患者进行干预方案及护理措施制定，首选营养膳食指导。

（3）可采用孕酮类、阿那莫林、皮质醇类、胃肠动力药、EPA、奥氮平等药物增加食欲，改善症状。

（4）由专业人员定期评估患者及家属，及时发现社会心理问题；给予必要的心理支持、指导和教育患者家人。

（5）运动或者中医疗法联合营养干预或其他干预的模式可能成为治疗恶病质的有效手段之一。

八、肠梗阻

（一）背景

肠梗阻（Ileus）是终末期肿瘤患者常见的消化道系统症状，尤其是腹部肿瘤患者。恶性肠梗阻又称癌性肠梗阻，指所有由恶性肿瘤（消化道和非消化道）引起的肠梗阻。晚期肿瘤合并恶性肠梗阻的发生率为5%~43%，小肠梗阻（发生率为50%~60%）较大肠梗阻（发生率为33%~37%）常见，肿瘤侵犯和播散是导致恶性肠梗阻的主要原因。恶性肠梗阻严重影响患者生存质量，不仅加剧痛苦，还会影响整体治疗，进而影响生存期。

（二）证据

1.评估

恶性肠梗阻患者腹部查体可见腹胀、肠型、蠕动波或非对称性隆起，肠鸣音增多亢进，可听到气过水声或高调金属音，如出现绞窄或穿孔时，可有腹膜炎的表现。NCCN安宁疗护临床实践指南提出根据影像学检查进行评估，一般采取腹部立卧位平片或腹部CT扫描评估肠梗阻部位及程度，初步确定临床分期。还应评估终末期肿瘤患者的治疗目标、预后及治疗方案的利弊。

2.治疗

恶性肠梗阻的治疗需要个体化，并取决于梗阻的位置、肿瘤的临床阶段、患者的一般身体状况以及近期的功能状态、意愿和预后的变化。

（1）药物治疗

①抗分泌类：巴西、加拿大等安宁疗护指南提出可用抗分泌药物治疗恶性肠梗阻，常用东莨菪碱；对该药无效者，可以用奥曲肽。

②皮质类固醇类：可用皮质类固醇以减少环状水肿、肿瘤肿块和局部炎症因子。

③阿片类：NCCN安宁疗护临床实践指南指出，对完全性恶性肠梗阻引起的疼痛可使用阿片类药物止痛。

④姑息性化疗：终末期肿瘤患者肠梗阻不常规推荐使用姑息性化疗。进行姑息

性化疗时，应考虑到肿瘤生物学、患者临床状况和预后，并经多学科讨论后决定。

⑤止吐剂：恶性肠梗阻出现恶心和呕吐时可用甲氧氯普胺或氟哌啶醇，但完全性肠梗阻不推荐使用甲氧氯普胺等增加胃肠动力的止吐药。

⑥泻药：可以用于预防或治疗部分肠梗阻引起的便秘，完全肠梗阻时禁用，在伴有绞痛的亚急性梗阻时，避免使用刺激性泻药，慎重使用解痉药。

（2）非药物治疗

①姑息性介入：生存期大于2月者可行支架植入。经皮内镜下造瘘管适用于药物治疗无法缓解呕吐症状的患者，慎用于既往多次腹部手术、肿瘤广泛转移、合并感染、门静脉高压、大量腹水、有大出血风险的患者。

②姑息性手术：恶性肠梗阻没有明确的手术标准，根据梗阻位置、并发症、预后决定是否行造瘘手术，以缓解症状并尽可能恢复肠道功能。预计生存期小于2个月、高龄、恶病质、腹水或肠粘连、多灶性梗阻患者不推荐造瘘手术。

③营养治疗：对肠梗阻禁食的终末期患者，只需考虑患者意愿，当营养治疗对生活质量和生存益处大于风险时，多学科讨论后启动肠外营养干预。濒死期患者不推荐使用肠外营养。

（3）中医治疗

中医穴位按摩、耳穴贴压、中医离子导入、艾灸，穴位（神阙、中脘）贴敷；中药灌肠如大承气汤对恶性肠梗阻所致腹胀有一定疗效。

3.护理

（1）病情观察

对肠梗阻患者需观察并记录梗阻程度、持续时间、伴随症状。关注患者电解质及胃肠功能恢复情况以及用药后的效果与不良反应。

（2）饮食护理

出现恶性肠梗阻应禁食禁饮，但也可根据患者意愿及病情变化，少量进食以满足患者进食渴望。当症状缓解时，应以症状为导向，缓慢分级地恢复进食。

（3）口腔护理

加强患者口腔护理，保持口腔清洁。胃肠减压期间患者有口干、口渴症状，通过含漱清凉液等措施可减轻。

（4）运动指导

鼓励患者在病情许可情况下适量运动，促进肠道蠕动。

（5）胃肠减压

恶性肠梗阻患者可进行胃肠减压，妥善固定胃肠减压装置，防止变换体位时加重对咽部的刺激，防止胃管受压、脱出、阻塞等，保持有效减压状态。胃肠减压期原则上应禁饮和禁食，但也可根据患者意愿及病情变化，适当进饮以满足患者进食愿望。

（6）腹部按摩

行腹部按摩能缓解肠梗阻腹胀情况，但有腹腔肿瘤者禁止按摩，具体方法为患者取平卧位，双手掌根处相互叠加，在腹部肠道走向部位涂抹润肤霜后对腹部进行顺时针按摩，持续5分钟，每日3~4次。

（三）推荐意见

（1）应评估终末期肿瘤患者肠梗阻可逆及不可逆因素、治疗目标、预后及治疗方案的利弊以及患者感受。

（2）应根据梗阻位置、并发症、预后决定是否手术，预计生存期不到2个月、高龄、恶病质、腹水或肠粘连、多灶性梗阻患者不推荐姑息性手术。若生存期大于2月，可行支架植入术。

（3）应加强肠梗阻患者的口腔护理，保持口腔清洁、舒适。

（4）胃肠减压期间原则上禁饮和禁食，但也可根据患者意愿，适当进饮以满足患者进食愿望。

九、腹水

（一）背景

肿瘤相关性腹水（Ascites）是指恶性肿瘤患者出现腹腔内液体异常积聚，是终末期肿瘤患者常见症状之一。其原发病灶以消化系肿瘤最多见，可占所有患者的50.5%，其中又以胃癌（21.0%）占多数，肝癌、结直肠癌、胰腺癌次之。发生腹水后，肿瘤患者预后差，生存期在1~6月不等，仅11%患者在确诊后存活超过6个月。大量腹水导致腹压升高，引起多种不适症状，包括腹痛、恶心、畏食、呕吐、疲乏、呼吸困难等。目前治疗及护理仍以病因治疗和对症支持治疗为主，终末期肿瘤患者腹水仅行姑息性对症处理。

（二）证据

1.评估

（1）腹水检查和诊断

终末期肿瘤患者腹水应根据临床症状、影像学检查和腹水实验室分析进行诊断，从而判断腹水的性质和来源，寻找病因，为治疗提供依据。除评估腹水颜色、性状、剂量外，还应评估血清-腹水白蛋白梯度、腹水脱落细胞来源和计数、总蛋白浓度等实验室检查结果，其中血清-腹水白蛋白梯度可为利尿剂治疗提供依据。

（2）腹水症状和生活质量评估

腹水相关症状采用埃德蒙顿症状评估系统（edmonton symptom assessment system，ESAS）进行评估，终末期肿瘤患者采用腹水慢性病功能评价量表（functional assessment of chronic illness therapy-ascites index，FACIT-AI）评估腹水相关症状和不适，以便对症处理。

2.治疗

根据患者腹水量与身体状况，采取不同治疗策略。终末期肿瘤患者腹水主要针对引起腹水的可逆性因素进行治疗，以改善患者生活质量为主，尽量减少侵入式治疗，降低相关并发症的发生率。

（1）药物治疗

对少量、中量腹水且体能较好患者，经MDT讨论给予腹腔灌注抗肿瘤治疗。难治性腹水，预计生存期较短不推荐抗肿瘤治疗，可进行腹水引流以缓解症状。

消化道恶性肿瘤合理用药指南推荐针对因肿瘤肝转移伴门静脉高压、低蛋白血症导致的腹水首选利尿剂治疗，如螺内酯，或呋塞米联合螺内酯。不推荐对利尿剂不敏感、血清-腹水白蛋白梯度（serum albumin ascites gradient，SAAG）小于1.1克/分升的患者使用利尿剂。

（2）非药物治疗

腹腔穿刺引流的频率要根据患者症状（即腹部膨隆、呼吸急促和早饱等）、电解质、白蛋白水平综合考虑。穿刺引流即时效果明显，但症状缓解时间短暂，可能引起有效循环血量下降、低钠血症、低蛋白血症、肾功能障碍及感染等并发症，需对症处理，如为避免低蛋白血症，可适当补充蛋白。若需频繁穿刺或患者不能耐受，可留置腹腔引流管或腹腔植入式港。

3.护理

（1）病情观察

终末期肿瘤患者常因腹水产生早饱、腹部不适、呼吸急促、呼吸困难等不适症状，应密切监测腹水相关症状，观察有无加重趋势。

（2）饮食护理

建议摄入高热量、高蛋白、高维生素饮食，或服用营养补充剂。肝转移伴门静脉高压、低蛋白血症等利尿疗效显著者可予低钠饮食（钠摄入小于500毫克/天）。遵医嘱进行口服或静脉补液，生存期小于1个月的患者若能口服补液大于500毫升/天，则根据患者及家属意愿决定是否静脉补液；若其伴随腹水相关呼吸窘迫，静脉补液可小于1000毫升/天。

（3）用药护理

使用利尿药期间观察患者有无乏力、唇舌干燥、皮肤失去弹性、烦躁不安等水电解质紊乱征象。每日监测体重、记录出入量，根据患者症状密切监测钠、钾、氯等电解质，可1～3次/周。

（4）腹水引流护理

腹水引流穿刺前需排空膀胱，避免术中误伤；穿刺过程中密切监测生命体征；穿刺后用无菌敷料覆盖穿刺部位，如有渗液及时更换敷料，保持局部皮肤清洁干燥，必要时加压包扎。每次引流后可用生理盐水或125单位/毫升的肝素稀释液封管。每日记录腹水引流量、性状，保持引流管通畅。若引流后患者症状明显缓解，通过其他姑息疗法可控制腹部不适、呼吸困难、早饱等腹水相关症状，可考虑拔除腹腔引流管。

（5）中医护理

每天两次腹部按摩，以直揉、点揉或揉捏方式进行，可显著缓解腹胀。将皮硝外敷用于癌性腹水治疗取得良好效果，能够减轻腹胀，提高生活质量。

（三）推荐意见

（1）可通过体格检查、影像学检查、实验室检查评估腹水量及性质。

（2）少量、中量腹水且体能较好患者，经MDT讨论后可给予腹腔灌注抗肿瘤治疗。

（3）低蛋白血症相关腹水可首选利尿剂，可适当补充蛋白。

（4）难治性腹水患者可进行腹腔穿刺或留置腹腔引流管，应根据症状和身体状况调整穿刺放液频率及引流量。

（5）若腹水引流后患者症状明显缓解，通过其他姑息疗法可控制腹部不适、呼吸困难、早饱等腹水相关症状，可考虑拔除腹腔引流管。

十、吞咽困难

（一）背景

吞咽困难（dysphagia）是指患者下颌、口唇、舌部、软腭、咽喉、食管等器官结构和（或）功能受损，不能安全有效地将食物送进胃内的症状。吞咽困难与头颈部或上消化道肿瘤有关，常伴随营养不良、体重明显减轻和免疫功能受损，导致患者出现恶病质、感染、伤口愈合不良或死亡。

（二）证据

1.评估

吞咽困难的评估不仅是评估有无吞咽障碍，更重要的是评估吞咽安全性和有效性，以及存在的风险和程度，强调以团队合作模式进行评估。对终末期肿瘤患者根据影像学检查压迫以及受累侵犯程度进行评估，以吞咽造影检查（video fluoroscopic swallowing study，VFSS）和纤维喉内窥镜吞咽功能检查（fiberoptic endoscopic evaluation of swallowing，FEES）为诊断吞咽障碍的金标准。肿瘤压迫食管梗阻可通过钡餐造影、胃镜、头颈部增强MRI、CT和胸部增强CT等明确。患者因身体原因无法行影像学检查时，可通过反复唾液吞咽试验、洼田饮水试验等进行评估。

目前，临床采用吞咽障碍简易筛查表、进食评估问卷调查量表（the eating assessment tool-10，EAT-10）、吞咽筛查量表、多伦多床旁吞咽筛查试验（toronto bedside swallowing screening test，TOR-BSST）、吞咽功能交流测试评分（functional communication measure swallowing，FCM）等评估。

2.治疗

对于终末期肿瘤患者吞咽困难，目前尚无有效的药物治疗，可通过以下措施改善：

（1）解除梗阻

是解决肿瘤压迫或神经侵犯导致吞咽困难的最基本手段。首先考虑是外科、放射或介入解除梗阻状态。

（2）放疗

是终末期食管癌治疗的主要方法，使用姑息性放疗可显著改善吞咽困难，但不能延长总生存期。

（3）食管内支架植入治疗

能迅速缓解吞咽困难，改善营养状况，提高生活质量，且不同肿瘤类型有不同疗效。缩窄型完全梗阻效果尤其显著，较大溃疡浸润型食管癌，支架也有很好效果，能将溃疡面完全覆盖，防止食物嵌塞，即使溃疡穿孔，支架可起阻挡作用。

（4）营养治疗

由任何原因引起吞咽障碍不能经口进食的患者，只要胃肠功能正常，肠内营养是维持营养的较好方法。鼻饲、经皮内窥镜胃造瘘置管是吞咽困难常使用解决肠内营养的方法，但需防止反流、误吸引起呼吸道感染。对消化系统梗阻特别下消化道梗阻合并吞咽困难，不适合手术及介入治疗者，首先考虑静脉营养药物维持。

3.护理

（1）病情观察

评估病史、症状评定、体格检查、实验室检查、吞咽状态及功能。

（2）营养护理

进行营养风险筛查和营养状况评估。若无禁忌证，推荐使用肠内营养。对肠内营养不能满足需求或有禁忌证的，可选择部分或全肠外营养。

（3）吞咽功能训练

①发音训练：先从单音单字开始训练，嘱患者张口发“a”音，接着指导患者嘴唇向两侧运动，发“yi”音，最后闭口后双唇突出发“wu”音，尽可能延长发音时间，并用力张口发音，每字每次训练2遍，每次10分钟，上午和下午进行。

②吞咽肌群训练：首先让患者做鼓腮、吹气球、咬牙、微笑等动作，接着让患者伸舌，舌尖用力向各方向活动，上、下午各做一次，每次10分钟。

③咳嗽训练：采用经鼻呼吸法练习，嘱患者深吸气，并憋气5秒后咳嗽，再呼气，上午和下午各做1次，反复循环。

④冰刺激：患者取坐位或半坐卧位，嘱其张嘴，用冰凉的棉签轻轻刺激软腭、腭弓4舌根及咽后壁，接着做3次空吞咽动作，每日三餐前各做1次，每次10分钟。

⑤摄食训练：在进行训练时使患者头部保持前倾，取半坐卧位，选择柔软、有一定黏性、易于咀嚼的食物进行训练，由少量喂食逐渐递增，最后保持适量。

（4）运动护理

指导患者采用腹式呼吸训练、缩唇呼吸训练、主动循环呼吸训练。但禁用于临床病情不稳定、感染尚未控制者。

（5）心理护理

主要包括支持性心理治疗、认知行为治疗、松弛疗法，通过心理干预改善或消除患者的负面心理，使其重建信心，积极配合治疗。

（三）推荐意见

（1）可采用洼田饮水试验及量表进行评估。

（2）应对患者进行营养风险筛查及营养评定，制定适合患者的营养支持方案。

（3）可采用放射或介入治疗解除梗阻。

（4）可采用发音训练、吞咽肌群训练、咳嗽训练、冰刺激、摄食训练缓解吞咽困难。

十一、呼吸困难

（一）背景

呼吸困难（dyspnea）是患者主观感受到呼吸不畅，常表现为不同性质和不同程度的缺氧、胸闷及呼吸费力。严重时可出现张口呼吸、鼻翼扇动、端坐呼吸甚至发绀，需呼吸肌辅助参与呼吸运动，并可有呼吸频率、深度与节律的改变。若最大程度病因治疗后，依然存在呼吸困难，则称慢性呼吸困难，又称难治性呼吸困难。呼吸困难是肿瘤患者常见的症状之一，占终末期肿瘤患者的20%~70%。呼吸困难是多种因素相互作用的结果，包括生理、心理、社会和环境因素，并可引起继发性生理和行为反应。终末期肿瘤患者的乏力、焦虑、抑郁等会使呼吸困难进一步加重，导致躯体功能受限，生活质量下降，同时增加家庭成员照护负担。

（二）证据

1.评估

患者的自我报告是评估呼吸困难严重程度的金标准。评估内容除了患者症状、体征、呼吸困难的发作频率、诱发因素等外，还应评估呼吸困难对患者生活质量的影响，如身体活动、自理能力、心理状态和社会生活水平等。对不能自我报告呼吸困难患者，评估其生命体征等客观情况有助于确定呼吸困难的严重程度和潜在病因。

可采用量表对终末期肿瘤患者呼吸困难进行辅助评估。常用工具包括呼吸困难数字分级法（numerical rating scales，NRS）、呼吸困难视觉模拟法（visual analogues-cales，VAS）、改良Borg量表（modified borg scale，MBS）、改良版英国医学研究会呼吸困难量表（modified british medical research council，mBMRC）等。

（1）NRS用来测量患者的呼吸困难强度或痛苦，呼吸困难程度由0～10的数字依次表示。0分表示无呼吸困难，10分表示极度呼吸困难，由患者自主选择一个最能代表其呼吸困难程度的数字。

（2）VAS用于测量患者呼吸困难的感知强度，可作为初步评估、监测病情进展及评估治疗效果的辅助工具。一般可使用一条0～100mm的直线，每条线的两端分别用“无呼吸困难”和“极度呼吸困难”进行标记。受试者在最能描述其呼吸困难强度的点上标线。

（3）MBS是评估呼吸困难程度的一种常用工具，将呼吸困难的言语描述词指定为0～10的数字值。患者选择最能描述目前呼吸困难的言语描述词，对应的数值越大，呼吸困难越严重。

（4）mMRC用于评估呼吸困难对日常活动的影响，容易操作且与患者的呼吸困难主诉具有较好的相关性。将呼吸困难程度分为0～4级，0级表示只有剧烈活动时，才感受到呼吸困难，4级表示因呼吸困难，以至于不能离开家，或在穿衣服或者脱衣服的时候出现呼吸困难。每个呼吸困难评级代表对应的分数，最低0分，最高4分，评分越高，呼吸困难越严重。

2.治疗

原则：先纠正可逆因素和病因治疗，效果不佳时再行对症治疗。

（1）药物治疗

①根据2021年发布的ASCO《终末期肿瘤患者呼吸困难管理指南》，2015年ES-MO发布的《终末期肿瘤患者呼吸困难治疗临床实践指南》，当终末期肿瘤患者常规

药物治疗无法缓解严重呼吸困难时，可给予阿片类药物；如果伴有焦虑，可给予苯二氮䓬类药物等。应从小剂量开始，注意适应证和禁忌证。

②癌性淋巴管浸润、放射性肺炎、上腔静脉阻塞综合征等引起的呼吸困难，可用糖皮质激素，要动态评估用药效果及预后，关注不良反应。

③NCCN安宁疗护临床实践指南中指出由呼吸道分泌物过多引起的呼吸困难可用抗胆碱能药物，应注意药物的不良反应。

（2）非药物治疗

①增加空气流动：手持风扇或开窗通风，有助缓解患者活动或休息时的呼吸困难。

②氧疗：2021年，欧洲肿瘤内科学会发布的《终末期肿瘤患者呼吸困难管理指南》中指出血氧饱和度小于90%的呼吸困难患者，可鼻导管或呼吸机给氧。

③无创通气：对严重慢性呼吸困难的肿瘤患者，尤其是急性高碳酸血症呼吸衰竭患者，可考虑无创通气。

④其他措施：呼吸放松训练、放松疗法、分散注意力、冥想、物理疗法、音乐疗法和穴位按压等。

3.护理

（1）病情观察

观察患者呼吸的频率、深度和节律以及患者是否存在缺氧、表情痛苦和鼻翼扇动。监测患者血氧饱和度。

（2）环境护理

保持病房环境舒适、温湿度适宜，每天进行开窗通风。特别是在患者发生难以控制的呼吸困难时，开窗通风或手持风扇可增加空气流通。

（3）用药护理

遵医嘱正确给予阿片类药物，密切观察用药后效果和不良反应。

（4）体位护理

协助患者选择合适体位，如采取直立位、侧卧位、身体前倾等体位，有助减轻患者的呼吸困难，增加舒适感。使用拐杖等助行器，协助患者在床边适量走动，提高运动耐力，将日常用品放置于患者触手可及处，以控制耗氧量。

（5）营养管理

进食高营养、高蛋白、清淡易消化饮食，少食多餐，避免便秘。

（6）呼吸管理

①氧疗护理：因缺氧引起的呼吸困难应进行氧疗。注意观察呼吸困难减轻，呼吸频率减慢、发绀减轻、心率减慢、活动耐力增加等疗效指标。

②无创机械通气护理：注意监测患者的心率、血压、睡眠质量及意识状态，及

时清理患者呼吸道分泌物，保持呼吸道通畅。同时采取必要的预防措施保护患者的面部免受压伤，鼓励患者主动报告不适状况，并及时调整。

③呼吸训练：提供有关呼吸训练技巧，包括缩唇呼吸、腹式呼吸和横膈膜呼吸，改善呼气流量，减少辅助肌肉的使用，使呼吸频率正常化。

（三）推荐意见

（1）患者的主诉是评估呼吸困难的金标准，对不能自我报告者，评估生命体征有助确定呼吸困难严重程度和潜在病因。

（2）可使用呼吸困难数字分级法和改良版英国医学研究会呼吸困难量表对患者的呼吸困难进行评估。

（3）终末期肿瘤患者发生严重慢性呼吸困难时，可口服阿片类药物。

（4）终末期肿瘤呼吸困难患者可使用小风扇缓解呼吸困难，对血氧饱和度小于90%，可使用鼻导管或呼吸机给氧，并监测血氧饱和度。

（5）应鼓励患者进行自我管理，教会患者缓解呼吸困难的策略，如适量走动、改变体位、分散注意力等。

十二、咳嗽、咳痰

（一）背景

咳嗽（cough）是延髓咳嗽中枢受刺激后产生的防御性神经反射，具有清除呼吸道异物和分泌物的保护性作用。痰液是气管、支气管的分泌物或肺泡内的渗出液，借助咳嗽将其排出称为咳痰（expectoration）。咳嗽按持续时间分为3类：急性咳嗽（小于3周）、亚急性咳嗽（3～8周）、慢性咳嗽（大于8周）。咳痰按性质分为干咳与湿咳，通常以每天痰量大于10毫升作为湿咳标准。

约37%晚期肿瘤患者会发生慢性咳嗽，其中38%会由中度发展至重度。在肺癌和头颈部肿瘤中咳嗽发生率高达90%。不仅可致睡眠质量下降、肌肉疲劳、尿失禁、呕吐、疼痛等躯体症状，还会发生焦虑、恐惧等精神心理症状，严重影响患者生活质量。

（二）证据

1.评估

详查病史和体检，评估咳嗽类型、诱发因素及对生活质量的影响确定咳嗽病因。同时应筛查与咳嗽相关的其他症状如恶心、呕吐、疼痛、失眠、体重减轻、食欲不振、呼吸困难，以及咳嗽的特征和频率。若不明确时，应结合影像学等其他检查。

还应评估痰液咳出的难易程度、颜色、性质、量、气味和有无异物等。

采用相关评估工具。2021年《肺癌相关性咳嗽诊疗中国专家共识》及多项系统评价指出，评估咳嗽严重程度可用咳嗽程度视觉模拟量表（visual analogue scale，VAS）和咳嗽数字分级评估量表（numerical rating scales，NRS）。其中，VAS是由患者根据自己的感受在标记0~10 cm的直线上划记相应刻度以表示咳嗽的程度，也可采用0~100 mm标记。NRS是将咳嗽严重程度用0 ~ 10的数字依次表示。0分表示无咳嗽，10分表示剧咳。1 ~ 3分表示轻度咳嗽，不影响睡眠；4 ~ 6分表示中度咳嗽，轻度影响睡眠；7 ~ 9分表示重度咳嗽，不能入睡或睡眠中咳醒；10分表示剧咳，由患者自己选择一个最能代表咳嗽程度的数字。

此外，《肺癌相关性咳嗽诊疗中国专家共识》及多项系统评价指出，评估咳嗽后相关生活质量可使用莱切斯特咳嗽问卷（leicester cough questionnaire，LCQ）和咳嗽特异性生活质量问卷（cough quality of life questionnaire，CQLQ）。LCQ共包括3个维度，即生理维度、心理维度和社会维度，共19个条目。各条目采用Likert 7级评分法，总分为各维度平均分之和，为3~21分。问卷得分越高，说明受咳嗽影响越小，生活质量越高。CQLQ包括了躯体症状、社会心理、功能能力、情绪状况、极端躯体症状及个人安全恐惧6个方面28个条目，总分从28分到112分，得分越高，表示患者的生活质量越差。

2.治疗

原则：正确区分干咳与湿咳，前者侧重镇咳治疗，后者侧重祛痰治疗。

（1）药物治疗

2013年，国际临终关怀和姑息治疗协会（international association for hospice & palliative care，IHPAC）发布的《IHPAC姑息治疗手册（第3版）》（*the IAHPC manual of palliative care*（3rd Edition））中明确指出，当患者发生干咳时，可用外周性镇咳药如局部麻醉药，或中枢性镇咳药如阿片类药物。当患者发生湿咳时，可用祛痰类药物，如黏痰溶解剂或黏液稀释剂等；若有支气管痉挛，可用支气管扩张剂，如沙丁胺醇、异丙托溴铵；若为感染引起的咳嗽，可用抗菌药物。对不明原因的慢性咳嗽，患者有阿片类药物禁忌证或其他原因时，可用加巴喷丁或普瑞巴林替代阿片类药物。

（2）非药物治疗

常用的方法有饮食指导、机械吸痰、体位引流、胸部叩击、心理教育、运动干预等。对肺癌晚期患者，咳嗽无力又伴大量痰液，易发生痰阻窒息，常用机械吸痰吸出痰液，促进患者舒适。

3.护理

（1）病情观察

观察和记录咳嗽发生与持续时间、规律、性质、程度、音色、伴随症状、与气候变化的关系；观察咳嗽或引流痰液的总量、颜色、性质、性状。

（2）环境护理

提供安静、舒适的病室环境，室内空气清新、洁净，维持温度（18℃~20℃）和湿度（50%~60%），室内禁止摆放鲜花等易引起呼吸道过敏反应的物品，定时开窗通风30分钟，有呼吸道传染性疾病的患者应做好消毒防护。

（3）用药护理

遵医嘱予药物治疗，密切关注药物的疗效及不良反应，根据药物性质进行药物管理：多痰患者禁用可待因，防止因抑制咳嗽反射而使痰液阻塞呼吸道，或继发感染而加重病情。服用羧甲司坦时应避免同时应用强力镇咳药，以免稀化的痰液堵塞呼吸道。

（4）饮食护理

应给予高热量、高蛋白饮食，多吃水果蔬菜，适当增加维生素的摄入，尤其维生素C和维生素E，多次少量饮水，如患者无心、肾功能疾病，鼓励每天饮水量为1.5~2升。

（5）呼吸训练

指导患者进行缩唇呼吸以及腹式呼吸，告知患者尽量保持安静并充分放松心情与身体。缩唇呼吸锻炼的具体方法为用鼻腔吸气，然后缩唇（鼓腮缩唇）利用口腔呼气，呼气过程需缓慢，呼气时间是吸气时间的2~3倍；腹式呼吸锻炼时，左右手分别放在胸前以及肋下上腹部，吸气时右手随腹部膨隆抬起，呼气时随腹部塌陷，右手给予腹部一定的压力以促进膈肌恢复。

（6）胸部叩击

适用于长期卧床、体力衰弱、排痰无力的终末期肿瘤患者，伴有咯血、低血压、肺水肿等，以及肿瘤骨转移侵犯胸椎、肋骨等易出现病理性骨折症状的患者禁用。具体方法为帮助患者翻身侧卧或扶起靠坐，叩击者两手手指弯曲并拢，使手掌呈杯状，以腕部力量，从肺底部自下而上，由外向内，迅速而有节律地叩击胸壁。每一肺叶叩击1~3分钟，每分钟叩击120~180次。借助合适体位可有助于排痰。

（7）气道湿化

适用于痰液黏稠不易咳出者。气道湿化的注意事项：①治疗后要帮助患者翻身、拍背，及时排出痰液，尤其是体弱、无力咳嗽者。②湿化时间不宜过长，一般以10~20分钟为宜。③一般将湿化温度控制在35~37℃，④按规定消毒吸入装置和病房环境，严格无菌操作，加强口腔护理。⑤对于胸闷、气促加重，血氧饱和度低的患者，给予患者超声雾化吸入时可提高吸氧浓度或改用氧气驱动的喷射式雾化吸入。

（8）机械吸痰

适用于痰液黏稠无力咳出意识不清或建立人工气道者。可根据情况与患者及家属沟通后进行。注意每次吸痰时间小于15秒，两次间隔时间大于3分钟。在吸痰前后提高氧浓度。

（三）推荐意见

（1）可采用咳嗽程度视觉模拟量表和数字分级评估量表评估终末期肿瘤患者咳嗽程度。

（2）应密切观察患者咳嗽、咳痰的情况，详细记录痰液的颜色、性质、量，并正确留取痰液标本送检。

（3）若患者发生干咳，可用外周性镇咳药如局部麻醉药或中枢性镇咳药如阿片类药物。若患者发生湿咳，可用祛痰药，如黏痰溶解剂或黏液稀释剂等。

（4）可为患者提供胸部叩击等护理。

（5）可鼓励患者进行呼吸功能锻炼。

十三、睡眠障碍

（一）背景

睡眠障碍（somnipathy）是指睡眠质量不正常以及睡眠中出现节律异常的表现，也是睡眠和觉醒正常节律性交替紊乱的表现，包括失眠，睡眠效率低，早醒进而入睡困难，过度嗜睡以及与睡眠有关的运动或呼吸紊乱。终末期肿瘤患者睡眠障碍发生率为24%~59%，有报道甚至达到95%。失眠（insomnia）是终末期肿瘤患者最常伴随的症状之一，可能影响50%~75%患者的生活质量。躯体症状、不良睡眠行为和环境因素可能加剧睡眠障碍。改善睡眠质量能使疲劳、不良情绪及患者整体生活质量得到改善。

（二）证据

1.评估

（1）评估内容

①睡眠质量：包括主观睡眠质量、睡眠潜伏期、睡眠持续性、习惯性睡眠效率、睡眠紊乱、使用睡眠药物、日间功能障碍。

②失眠及严重程度：是否存在失眠，严重程度如何。

③白天嗜睡：是否有白天嗜睡及严重程度。

（2）评估工具

①匹兹堡睡眠质量指数量表（pittsburgh sleep quality index，PSQI）：简单易用，与多导睡眠脑电图测试结果有相关性，是经典睡眠质量评估工具。量表由7个组成部

分19个自评条目构成，7个维度包括睡眠质量、睡眠潜伏期、睡眠持续时间、睡眠效率、睡眠紊乱、使用睡眠药物和日间功能障碍。每个维度按0～3分计算，累积各成分得分为PSQI总分，范围0～21分，得分越高表示睡眠质量越差，得分大于等于5分为睡眠障碍。

②失眠严重程度指数（insomnia severity index，ISI）：是一个简短的自我报告的睡眠评估工具，主要评估失眠的严重程度。ISI包括有7个条目，每个条目有5个备选答案，按0～4分进行评定，总分为28分，分数越高失眠越严重。

③Epworth嗜睡量表（epworth sleeping scale，ESS）：评估白天嗜睡程度。ESS分0～3分4个等级，0分表示从不打瞌睡；1分表示轻微嗜睡；2分表示中度嗜睡；3分表示重度嗜睡。

④多导睡眠监测（Polysomnography，PSG）：是国际公认的睡眠客观评估的金标准。多导生理参数睡眠监测能够对睡眠障碍临床表现进行全面客观的评估。主要包括脑电（分析睡眠结构）、眼电、下颌肌电、口鼻气流和呼吸动度、心电、血氧、鼾声、肢动、体位等多个参数。

2.治疗

（1）药物治疗

对严重睡眠障碍的患者，联用不同机理的药物协同镇静；合并疼痛的患者联合使用镇痛药物；合并抑郁时联用抗抑郁药，抗抑郁药米氮平可提高肿瘤患者夜间睡眠总质量；合并精神障碍时合用抗精神异常药。门诊患者、住院轻度睡眠障碍患者可优先选择口服给药、口腔喷雾给药；住院严重睡眠障碍患者的给药途径根据病情选择肌内注射、静脉注射或患者静脉自控镇静（patient-controlled sedation，PCS）。

①镇静催眠药

苯二氮䓬类：包括咪达唑仑口服液、阿普唑仑片剂、艾司唑仑片剂、地西泮片剂或者针剂、咪达唑仑针剂等。这类药物与药物依赖、滥用及戒断相关，对服药患者，需每隔1～3个月评估1次，以确定是否继续服用；注意妥善储存药物，放在儿童、智障人员、有自杀倾向患者不能获取处。

巴比妥类：合并中枢神经系统症状（如癫痫）时可以使用苯巴比妥钠、异戊巴比妥，在镇静的同时控制中枢神经系统症状。

吩噻嗪类:氯丙嗪或异丙嗪。对生命期望值小于数周的终末期肿瘤患者可考虑氯丙嗪或异丙嗪，作用时间较长，可单次静脉或肌内注射给药。

丁酰苯类：氟哌利多、氟哌啶醇。作用时间较长，可单次静脉或肌内注射给药。

新型镇静催眠药：相对选择性α_2-肾上腺素受体激动剂右美托咪定，通过激活蓝斑中肾上腺素α_2受体即内源性途径促进睡眠，类似于自然睡眠，是终末期肿瘤患者非常适宜的镇静药物，尤其是合并谵妄的患者，可以选择滴鼻、静脉注射给药。

②静脉麻醉药丙泊酚：镇静效果良好，但持续时间短，需要持续泵注，有呼吸支持条件的终末期肿瘤患者才可以使用，注意监测包括血氧饱和度在内的生命体征，有条件者可监测多导睡眠图或脑氧饱和度。

③抗抑郁药：部分抗抑郁药有镇静催眠作用，如曲唑酮是一种具有镇静催眠作用的抗抑郁药，5-羟色胺拮抗剂，可有效治疗失眠障碍。

④褪黑素：部分晚期肿瘤患者易于出现睡眠节律紊乱，夜间难以入睡，白天嗜睡，褪黑素可能有效。

（2）非药物治疗

①认知行为疗法（cognitive-behavioral therapy，CBT）：包括睡眠限制、刺激控制、认知重组、放松训练和教育，可改善患者睡眠质量，尤其是对患有昼夜节律紊乱、失眠以及因睡眠时间不足导致嗜睡的患者有效。

②其他：研究表明，经颅电刺激或采用光照疗法结合药物（褪黑素、哌醋甲酯）联合治疗能明显改善睡眠质量。

（3）中医治疗

使患者放松，加速血液循环，缓解睡眠障碍，并因此缓解终末期肿瘤患者的疲乏。针刺治疗穴位取百会、神庭、印堂及双侧神门、足三里、三阴交穴；灸法治疗取神阙、关元穴，每日治疗1次，治疗2周。

3.护理

（1）病情观察

观察患者睡眠质量，失眠及严重程度、白天嗜睡及严重程度等。

（2）用药护理

熟悉所用镇静安眠药疗效及不良反应，定时查看患者，防止药物过量带来的不良后果。

（3）环境护理

提供适宜睡眠环境（温度、湿度、光线、床单位），睡前减少手机等电子产品的使用，避免强光刺激。

（4）心理护理

心理疏导，减少焦虑；应对能力差的患者，给予正念减压疗法。

（5）运动护理

鼓励患者根据身体耐受情况进行适当的有氧/抗阻运动，如步行、气功、太极拳、床上运动；鼓励患者静心冥想，行渐进性肌肉放松，偏好瑜伽者可选择低/中等强度瑜伽锻炼。

（三）推荐意见

（1）定期采用匹兹堡睡眠质量指数量表、失眠严重程度指数、Epworth嗜睡量表和多导睡眠监测（PSG）或睡眠体动记录仪对终末期肿瘤患者进行睡眠质量评估。

（2）针对病因采用药物治疗、非药物疗法及多模式整合方法帮助患者重建睡眠周期。对严重睡眠紊乱的终末期肿瘤患者，推荐持续镇静，以减轻临终前的睡眠障碍及其他心理痛苦。

（3）对严重睡眠障碍的患者，推荐联用不同机理的药物协同镇静，以增强镇静效果，减少不良反应。

（4）对患者进行心理疏导，给予正念减压疗法及认知行为干预，指导患者根据身体情况进行适当的有氧/抗阻运动，如步行、气功、太极拳、床上运动；提供适宜睡眠环境（温度、湿度、光线、床单位）。

十四、谵妄

（一）背景

谵妄（delirium）是一种急性的、可逆性的意识混乱状态，以波动性意识障碍、注意力不集中、思维紊乱或意识水平变化为特征，实质是一种急性脑功能障碍的临床综合征。谵妄是终末期阶段常见的一种精神症状之一，是一种短暂的（数小时至数天）、通常可以恢复的、以认知功能损害和意识水平下降为特征的脑器质性综合征，症状随时间变化而波动。阿片类药物的使用、感染、睡眠障碍等是导致患者谵妄的重要危险因素。谵妄可分为激越、淡漠或混合型，临床表现各异。在安宁疗护病房死亡的患者中有90%发生谵妄。对谵妄发作的有效识别、评估和管理有助于谵妄及时干预及治疗，改善预后。

（二）证据

1.评估

（1）评估内容

谵妄很容易被漏诊，应对谵妄危险因素进行分析并预测是否可能出现谵妄。对住院终末期肿瘤患者，至少每日观察1次患者近期在认知、躯体功能或行为方面是否发生改变或波动，如有任何改变，应进一步进行评估并明确诊断。

（2）评估工具

①记忆谵妄评定量表（memorial delirium assessment scale，MDAS）是终末期肿瘤患者谵妄评估最适宜工具。

②谵妄评定量表-98修订版（delirium rating scale-revised-98，DRS-R-98）、针对谵妄严重程度的新的意识模糊评估法（confusion assessment method -based scoring system，CAM-S）也可用于终末期肿瘤患者中。根据简单版本CAM-S的评分情况可将谵妄分为轻度（1分），中度（2分）及重度谵妄（3~7分）。

③谵妄分型：根据谵妄主要临床表现可将谵妄分为以下3个亚型。高活动型/躁狂型：主要表现为不安、多动、大声喊叫、恐惧和易怒。低活动型/淡漠型：表现低水平的活动、言语和警觉性；冷漠、退缩和嗜睡。混合型：上述两种谵妄类型交替出现，反复波动。

2.治疗

（1）药物治疗

①低活动性谵妄：无妄想及无知觉障碍，可以采用哌醋甲酯改善认知能力。

②高活动型/躁狂型谵妄：推荐使用奥氮平、利培酮、喹硫平、阿立哌唑和氟哌啶醇等神经安定药控制。对于轻至中度的谵妄患者，不推荐使用氟哌啶醇或利培酮。对终末期肿瘤合并谵妄的患者，推荐先从小剂量开始给药，逐渐滴定。

③合并疼痛的谵妄：推荐在控制疼痛的基础上控制谵妄。对阿片类药物相关谵妄，可将阿片类药物替换为美沙酮。

④合并焦虑的患者，可以同时采用苯二氮䓬类药物镇静和抗焦虑。

⑤终末期肿瘤患者如存在难治性谵妄，需结合患者清醒时的意愿，在与患者家属充分沟通和知情同意的情况下，对于最后几小时或几天内出现的与谵妄有关的令人痛苦的躁动，可联合右美托咪定进行姑息性镇静治疗。

（2）非药物治疗

①识别与处理诱发因素：如疼痛、睡眠剥夺或节律紊乱、感染等，应尽可能纠正可逆的促发因素。对低活动型/淡漠型谵妄多数不主张药物治疗，以纠正病因为主，防止躁狂症状发生。对急性出现的高活动型/躁狂型谵妄应尽快控制症状，以免出现患者及家属的损伤。

②检查患者当前用药情况，对可能导致谵妄症状发作的药物停药处理或给予替代药物。

③对患者支持对症处理，全身情况好转的情况下，谵妄可得到改善。

④其他措施：音乐治疗、按摩等。

3.护理

（1）病情观察

观察患者在认知、躯体功能或行为方面的改变或波动。熟悉所用镇静药起效时间、持续时间及不良反应，定时查看患者，防止药物过量或漏服带来的不良后果。

（2）环境管理

保持病房安静、光线柔和、温湿度适宜，降低环境音量。房间内摆放对患者具有特殊意义或喜欢的物品，如纪念照片、书画作品等，不改变房间摆设，以免引起不必要的注意力转移。

（3）维持定向力

病房内配有时钟、日历，选择有窗户、可看到户外的房间，通过言语告知和解释，如告知地点、时间、事件等，维持终末期肿瘤患者的定向能力。

（4）认知刺激

安排患者熟悉且相对固定的医务人员及家庭成员参与照护及陪伴。鼓励家人、朋友白天分批次、定期探访。有视觉和听觉损害的患者使用助视或助听工具。通过回忆、益智游戏、写日记等，提高患者认知水平。对视/听力障碍患者，将眼镜、助听器等辅助工具置于可及处。避免感知觉过度刺激，尤其在夜间。

（5）促进生理性睡眠

尽可能避免在睡眠时间进行医疗护理操作。减少夜间噪声，有需要者可提供耳塞。可根据需要给予非药物助眠措施。

（6）安全管理

患者体力允许，鼓励其主动或被动运动，必要时使用辅助工具。尽量少用物理约束，保护性约束仅在激越型谵妄患者躁动不安时酌情使用。对于姑息镇静的谵妄患者，需密切关注患者的症状、痛苦减轻程度、意识状态以及潜在的安全隐患。存在激越行为时，应由熟悉的人对患者进行安慰、抚触以及言语引导。

（三）推荐意见

（1）对住院终末期肿瘤患者，每日观察至少1次患者在认知、躯体功能或行为方面有无改变，可使用MDAS、DRS-R-98、CAM-S评估谵妄。

（2）及时识别与处理患者的谵妄促发因素，对有谵妄高危因素的患者，推荐采取预防谵妄的措施。

（3）对低活动型/淡漠型谵妄以纠正病因治疗为主。推荐用奥氮平、利培酮、喹硫平、阿立哌唑和氟哌啶醇等神经安定药控制高活动型/躁狂型谵妄。对既无妄想又无知觉障碍的低活动性谵妄，推荐哌醋甲酯改善认知能力。对阿片类药物相关的谵妄，推荐将阿片类药物替换为美沙酮镇痛。

（4）姑息性镇静适用于临终难治性谵妄，在充分沟通和知情同意的情况下使用，尊重患者意愿。

（5）减少环境刺激，维持患者的定向力，安排患者熟悉且相对固定的医务人员及家庭成员参与照护及陪伴，防止认知功能损害，避免夜间过度刺激。

（6）尽量少用物理约束，激越型谵妄患者躁动不安时酌情使用保护性约束，存在激越行为时尽量减少潜在的安全隐患。

十五、癌性伤口

（一）背景

癌性伤口也称恶性肿瘤伤口（malignant fungating wounds，MFW），是恶性肿瘤通过瘤细胞皮下转移侵犯上皮组织并破坏其完整性，或浸润皮肤、血液和淋巴导致皮肤溃疡性损伤、产生蕈状物，若瘤细胞转移和浸润持续发展可引起组织坏死。MFW现患率为10%~14%，肿瘤转移患者的发生率为5%~10%，且常发生于生命阶段的最后6~12个月。终末期肿瘤患者身体耐受性差，MFW愈合难度大，甚至无法愈合，同时还会出现日益加重的疼痛、气味、感染、渗液和出血等症状，加之肿瘤本身的疾病进展，严重影响患者身心健康，也加重照顾者的心理负担。

（二）证据

1.评估

由于恶性肿瘤的疾病特点，癌性伤口通常很难愈合，应评估气味、疼痛、渗液、瘙痒和出血5个“核心”症状。可采用自评和他评工具进行评估。

（1）自评工具包括伤口症状自评问卷（wound symptoms self assessment chart，WoSSAC），适用于评估癌性伤口症状及对心理社会的影响，是针对癌性伤口的特异性评估工具，且可动态记录患者状态；癌性伤口评估工具（malignant fungating wound assessment tool，MFWAT）为多维度评估工具，全面测量主观及客观指标，能反映伤口的真实情况。

（2）他评工具包括Grocott癌性伤口气味评估标准、多伦多伤口症状评估系统（toronto symptom assessment system for wounds，TSAS-W）、霍普金斯创伤评估工具（hopkins wound assessment tool）、舒尔茨癌性伤口评估工具（schulz malignant fungating wound assessment tool）等。

2.治疗

鉴于癌性伤口的复杂性，需构建多学科整合医学管理团队来优化患者的预后，解决患者的需求和顾虑。

（1）局部治疗

局部伤口治疗应遵循DIME原则：

①清除坏死组织（debridement，D）：清创方法取决于癌性伤口的特点，包括疼痛程度、有无感染、渗出量多少、累及组织和患者个人意愿等。不建议选用容易导

致伤口出血的机械性清创，一般选用自溶性清创，对脱落的坏死组织可选用保守锐性清创方法来加快坏死组织的清除。

②控制炎症反应和感染（inflammation/infection control，I）：出现炎症反应时，评估和缓解持续炎症，包括考虑使用抗炎药。若癌性伤口出现局部感染，使用局部抗菌剂（银、碘、聚六亚甲基双胍[PHMB]、氯己定、亚甲基蓝/结晶紫、表面活性剂）治疗局部感染，若出现全身感染可考虑使用全身抗菌药物治疗深部组织和周围组织感染。

③维持伤口湿度平衡（moisture balance，M）：面对癌性伤口渗液量大的特点应选择适合的敷料管理伤口渗液，可选用高吸水性材料、泡沫、藻酸钙、亲水纤维等维持伤口湿度平衡，使患者保持舒适。

④边缘效应（edge-non-healing treatment，E）：癌性伤口内的细胞存在老化现象，炎症反应长时间影响伤口愈合，成纤维细胞和角质细胞的正常程序化凋亡受到抑制导致表皮移行障碍。需采用电刺激、高压氧疗、生长因子等积极的治疗手段，根据具体情况选择相应治疗方案。

（2）全身治疗

终末期肿瘤患者伤口不以治愈为目的，可行手术、化疗和放疗等姑息性治疗。①手术：少数伤口可行外科治疗，但常因感染、出血等原因使手术难以实施。②化疗：取决肿瘤敏感性，一定程度上可减小瘤体积。

③放疗：可减小瘤体，控制渗液、出血和缓解疼痛。瘤体缩小，边缘可愈合。

3. 护理

终末期肿瘤患者的癌性伤口护理以减轻症状，促进舒适和维护尊严为目标。基于症状管理的癌性伤口护理模式HOPPES，即出血（haemorrhage）、恶臭（odour）、疼痛（pain）、瘙痒（puritus）、渗液（exudate）和体表生物负荷（superficial bioburden），针对每种症状提供伤口护理策略。

（1）伤口清洗

对控制癌性伤口的局部症状非常重要。伤口清洗液推荐生理盐水，不推荐消毒液，伤口有大量坏死组织及异味时考虑用甲硝唑、双氧水等清洗溶液。彻底的伤口清洗有利于去除坏死组织、减少细菌数量、减轻局部气味，且轻柔清洗可减轻疼痛和出血；清洗后吸干创面也可延长敷料使用时间。使用保持皮肤水分的敷料，如水凝胶片、皮质醇等，可缓解皮肤瘙痒。

（2）控制局部出血

清除伤口坏死组织，避免锐性清创，可选择自溶清创；清洁伤口时用轻柔冲洗代替擦拭；避免干燥敷料粘贴在伤口床上；可选择非黏性或软聚硅酮类敷料覆盖伤口；伤口出血用纱布棉垫按压止血，也可选择止血外科海绵覆盖伤口止血。

（3）疼痛管理

正视患者疼痛，指导合理使用止疼痛药物，定期、规范接受疼痛评估和个体化疼痛管理计划，并选择合适时机进行换药操作。

（4）控制气味

伤口气味明显异常与多种厌氧菌定植有关，清除坏死组织、控制感染是去除癌性伤口气味的基础步骤，控制方法包括：口服甲硝唑、局部甲硝唑湿敷以及使用高级敷料（包括蜂蜜敷料、银离子敷料、活性炭敷料等）或局部使用防腐剂。需根据气味产生的原因，进行效果、价格等多重比较后选择最佳护理措施。

（5）渗液管理

应选择合适敷料控制渗液，避免伤口过度潮湿或干燥，例如泡沫、藻酸盐、亲水纤维等，并确保敷料吸收饱和时及时更换敷料。

（6）营养支持

癌性伤口引起的大量渗出可致机体蛋白质的丢失，营养治疗护理方案应由有营养师参与的多学科团队共同制定，且需满足不同患者的个性化需求和营养目标。

（三）推荐意见

（1）应使用标准化和全面的伤口评估工具，且考虑该工具对临床医护人员和患者的适用性。

（2）构建多学科整合管理团队，进行综合和个性化管理计划，评估并解决患者的需求和顾虑。

（3）癌性伤口以症状管理为核心，建议采用HOPPES癌性伤口护理模式，并尊重患者和家属的意愿，对每种症状提供常用的局部伤口个性化护理策略。

十六、压力性损伤

（一）背景

压力性损伤亦称压疮（pressure ulcers），是指压力或压力联合剪切力导致的局部皮肤和/或下层组织损伤，通常发生在骨隆突处，但也可能与医疗器械或其他物体有关。压力性损伤的发生不仅局限于体表皮肤，也可发生在黏膜上、黏膜内或黏膜下。终末期肿瘤患者由于不同程度低蛋白血症、消耗性营养不良、疼痛、躯体移动障碍、皮肤弹性及抵抗力减弱，同时翻身受限、强迫体位、镇静等因素，增加了发生压力性损伤的风险。

（二）证据

1.评估

（1）风险评估

终末期肿瘤患者常用的压疮风险评估量表有Braden量表、Hunters Hill量表。Braden量表从患者感觉、移动、活动能力和影响皮肤耐受力的3个因素（皮肤潮湿、营养状况、摩擦和剪切力）的6个方面进行评估，为应用最广泛的压疮风险评估量表，具有较好信效度。Hunters Hill量表针对终末期肿瘤患者皮肤脆弱的特点，在Braden量表中增加了床上活动度的分量表。

（2）压力性损伤分类评估

采用2019年《国际压疮临床防治指南》进行分类评估，主要将压力性损伤分为四期和两个特殊类型分期。1期：皮肤完整，局部区域有指压不变白的红斑。2期：部分皮肤缺失，伴有真皮层暴露。3期：全层皮肤缺失，可见皮下脂肪，但未见骨骼、肌腱或肌肉。4期：全层皮肤缺失，溃疡处可见或可直接触及筋膜、肌肉、肌腱、韧带、软骨或骨骼。不可分期，全层皮肤和组织缺失，由于被腐肉或焦痂覆盖，无法确定组织损伤程度。如果清除腐肉或焦痂，就会显示3期或4期的压力性损伤。深部组织损伤期，皮肤完整或部分缺失，局部区域有持续不褪色的深红色、栗色、紫色改变。表皮分离后暴露暗色的伤口床或充血性水疱。这种损伤是由于骨—肌肉交界面受到强烈和/或长时间压力和剪切力造成。如果可见坏死组织、皮下组织、肉芽组织、筋膜、肌肉或其他底层结构，表明是全层压力性损伤（不可分期、3期或4期）。

2.治疗

（1）药物治疗

怀疑伤口感染，应行伤口分泌物检查，使用局部抗菌剂控制微生物负荷，并定期进行清创。对于有全身感染临床证据的压力性损伤患者，全身应用抗生素以控制和清除感染。压力性损伤会导致疼痛，应予充分镇痛，可用疼痛量表记录初次疼痛及持续疼痛评估结果，以便适当治疗；可定期给镇痛药物控制压力性损伤疼痛。

（2）非药物治疗

终末期肿瘤患者的压力性损伤创面具有愈合难度大，甚至无法愈合的特点。压力性损伤治疗的首要任务是解除皮肤组织压迫，消除高危因素。1期压力性损伤，可用水胶体或泡沫敷料保护和促进修复。对未感染的压力性损伤的2期压力性损伤，可用水胶体敷料、水凝胶敷料或聚合物敷料，对于小水疱注意保护，大水疱无菌注射器抽出泡内液体，挤出疱液，早期保留水疱皮，外用无菌敷料覆盖。对3、4期和不可分期压力性损伤，一般需要坏死组织清创，及预防/治疗感染，可用水凝胶敷料、藻酸盐类敷料或泡沫敷料促进伤口愈合，也可用负压、超声和电刺激作为辅助治疗。对深部组织损伤期，首先评估深部组织损伤期皮肤完整情况，如皮肤完整，按1期压力性损伤治疗，如皮肤不完整，伤口可能迅速发展并暴露组织损伤的实际程度，也可能在不伴有组织损伤情况下愈合。如可见坏死组织、皮下组织、肉芽组织、筋膜、肌肉或其他底层结构，则按（不可分期、3期或4期）的处理方式处理。压力性损伤导致的疼痛，可用非药物疼痛管理策略作为一线策略和辅助治疗；使用湿性伤口愈合原则减轻压力性损伤的疼痛。

3.护理

（1）病情观察

观察患者全身情况，如患者躯体健康状况、精神和神志状况、移动与活动情况、皮肤状况、营养状况、感知觉能力、心理状况。观察患者局部情况，如患者局部皮肤受损情况、局部皮肤温度、血运情况。

（2）皮肤护理

保持患者皮肤清洁干燥，避免潮湿、摩擦及排泄物刺激，保持床单平整干燥，无渣屑，穿棉质内衣以利吸汗和增加舒适。掌握翻身摆位技巧，避免拖、拉、推，避免损伤皮肤；避免直接将医疗器械长时间放置在患者皮肤上，如管路、引流设备、约束带、夹板、血压计、氧气面罩、血氧饱和度指套、电极片。

（3）营养管理

对终末期肿瘤患者有发生压力性损伤风险时进行营养筛查，对有压力性损伤且有营养不良或营养不良风险的成人患者，如日常饮食摄入无法达到营养需求，应提供高能量、高蛋白质营养补充剂。

（4）体位护理

所有压力性损伤或高风险患者均应根据患者的生理、认知和心理状况及所使用的支撑面的类型和体位变换需求来制定体位变换时刻表，当确定体位变换频率时，考虑患者活动能力、移动水平及独立变换体位的能力；通过体位变换，解除压力或使压力再分布，使用人工辅助技术和设备降低摩擦力和剪切力，从而减少或消除压力性损伤促发因素。终末期肿瘤患者由于血流动力学不稳定、疼痛、恶心呕吐或某些体位无法平躺时，需用主动和被动相结合方式，以及使用支撑性用具，如软枕、减压贴等减少骨隆突处皮肤受压，必要时使用减压床垫，保护患者皮肤并调整体位和缓解压力；由于通气能力受损，需抬高床头，尽可能将床头保持在30°或更低，以减少对骶骨和臀部的摩擦力和剪切力。

（5）质量管理

医院应规范压力性损伤管理，落实压力性损伤报告制度，加强监控，做好流程管理、实时控制和动态监测，持续质量改进。

（三）推荐意见

（1）用Braden量表和Hunters Hill量表对终末期肿瘤患者进行压力性损伤风险评估。

（2）采用《国际压疮临床防治指南》进行压力性损伤分类。

（3）选用水胶体或泡沫敷料预防和缓解1期压力性损伤发生。应用水胶体敷料、水凝胶敷料或聚合物敷料治疗未感染的2期压力性损伤。对3、4期和不可分期压力性损伤一般需要行坏死组织清创，及预防/治疗感染，使用水凝胶敷料、藻酸盐类敷料或泡沫敷料治疗，也可用负压、超声和电刺激作为辅助治疗。应先评估深部组织损伤期皮肤是否完整，如完整按1期压力性损伤处理，皮肤不完整，则按（不可分期、3期或4期）处理方式处理。

（4）对所有压力性损伤或高风险的患者根据个性化时刻表进行体位变换。确定体位变换频率时，考虑患者活动能力、移动水平、独立变换体位的能力。

（5）对终末期肿瘤患者进行疼痛管理，可定期给予镇痛药物控制压力性损伤的疼痛。

第五章

心理支持

一、心理危机干预

（一）背景

心理危机（psychological crisis）是指当遭遇突然或重大的应激事件时，个体运用常规处理问题的方法无法解决而出现的暂时心理失衡状态。研究显示终末期肿瘤患者因诊断、治疗、经济压力、焦虑抑郁、预后不良等综合因素，易出现心理危机。如果不能及时控制和有效缓解，会对个体情感、认知、行为造成不同程度的功能障碍，甚至出现自杀行为。心理危机干预（psychological crisis intervention）是指对处于危机状态下的个体采取明确有效的措施，充分调动处于危机之中的个体自身潜能，重新恢复或建立危机前的心理平衡状态，使之战胜危机，重新适应生活。

（二）证据

1.评估

（1）评估工具

运用Myer和Williams编制的三维危机评估量表（Triage Assessment Form，TAF）评估终末期肿瘤患者心理危机严重程度。评估内容包括情感、认知和行为3个维度，总分3～30分。3～12分：患者状况不严重，不需要太多指导；13～22分：患者无法自己解决面临的问题，需要适当的帮助与指导；22分以上：患者完全失去了应对危机的能力，无法自己解决面临的问题，需要全面的指导。

使用患者健康问卷（patient health questionnaire-9，PHQ-9）、贝克自杀意念量表（beck scale for suicide ideation，BSS）评估患者自杀风险。在心理危机评估过程中要将观察法和访谈法相结合，关注患者反馈，与患者共情，以达到高质量测评。

（2）评估内容

心理危机严重程度评估包括情感、认知、行为3个维度，情感评估分为愤怒/敌对、焦虑/恐惧、沮丧/抑郁；认知评估分为侵犯、威胁、丧失：行为评估分为接近、回避、失去能动性。

自杀风险评估内容包括：①自杀的危险因素：人口学因素、躯体疾病因素、精神疾病因素、社会学因素、家庭因素、自杀未遂史、环境安全因素等。②自杀的保护因素：应对能力、家庭社会支持、心理卫生服务资源、限制高致命性自杀方式的可及性等。③自杀先兆评估，包括言语和行为两种征兆：言语上的征兆包括直接表达"不想活了"或间接诉说"生活毫无意义"等；行为上的征兆包括突然出现明显的行为改变，如"突然与朋友或家人道别""割腕"等自杀准备、自伤行为。对有自杀风险的终末期肿瘤患者，需进一步对其进行高、中、低自杀风险的评级。

2.实施

成立以心理学、临床医学、护理学等多学科联合，以心理危机干预专家、医生、护士等成员组成的心理危机干预团队，根据评估结果共同拟定并实施患者心理危机干预方案。心理危机干预专家负责审核与督导干预方案的实施，与接受过心理危机干预培训的医生、护士共同实施方案，干预过程中按需对精神、心理异常患者使用心理疗法及药物治疗。

（1）明确问题

采取适宜频次、面对面沟通的方式，使用真诚、同情、理解和接纳等核心倾听技术了解患者现存的心理危机，从患者角度理解其内心问题。接触患者时使用积极意义的语言，鼓励患者说出内心的真实感受，帮助患者正确面对现实，及时明确患者现存问题。

（2）保证安全

在心理危机干预过程中，将保证安全作为危机干预首要目标，把患者对自我和他人的生理、心理危险性降到最低。确保环境安全，定时对环境进行安全检查，如定期检查窗户、刀具、绳索等管理情况，限制窗户开启大小，妥善保管危险物品。对存在自杀风险的患者，使之处于医务人员及家属的视线之内，便于及时观察、评估和紧急处理。与患者沟通过程中，避免使用刺激性的语言，保证患者情绪稳定。

（3）心理疏导

针对不同心理状态的患者，实施个体化护理。倾听患者诉求，提供宣泄机会，同时采用语言、肢体等方式予以抚慰，缓解患者对病情进展及死亡的恐惧感。运用认知行为疗法、意义疗法等方法给予心理支持，帮助他们走出心理困境。

（4）提出应对危机的方式

医护人员应引导患者认识到，有许多变通的应对方式可供选择，促使患者从多种不同途径思考和寻找变通的方式，积极探索可利用的替代方法，寻求可获得的环境支持，给予患者希望。

（5）制定计划

根据患者实际能力制定切实可行的计划，帮助其解决问题，恢复患者控制性及自主性，矫正情绪失衡状态。在制定计划过程中，既要帮助患者制定短期计划，以协助其走出当前危机，还要拟定长期行动计划，培养患者积极应对危机的能力。

（6）获得承诺

医护人员需要得到患者会明确按照计划行事的保证，确保患者会采取确定的、积极的行动。应联合家属协助患者制定计划，并让患复述行动计划，从而得到患者诚实、直接和适当的承诺，以便医护人员及时调整心理危机干预方案。

（7）联结家庭支持

针对心理危机患者，要加强对其家属的教育，鼓励家属正确看待疾病，不能让患者觉得是家人的累赘，要给患者提供源源不断的支持、希望和信心，降低其自我感受负担，从而帮助患者恢复稳定的心理状态。

（8）跟进与随访

心理危机干预是一个持续的过程，医护人员应定期追踪、随访，及时了解患者后续心理治疗和康复情况，并根据不同的情况调整干预方案，使患者得到及时有效的延续服务。

3.评价

心理危机干预技术有助于缓解终末期肿瘤患者心理危机程度，改善或消除其情感、认知、行为功能障碍，促进自我效能感的养成，降低自我感受负担，从而改善患者生活质量。在心理危机干预实施后，使用相应量表测量患者心理危机水平和自杀风险较干预前有无改变，同时可在干预前后使用肿瘤自我效能感量表（strategies used by people to promote health，SUPPH）、自我感受负担量表（self-perceived burden scale，SPBS）评估患者的自我效能感及自我感受负担，以评价心理危机干预效果。

4.注意事项

（1）个体化评估

在危机干预之前，应对患者进行个体化的心理危机评估，不能一味地恪守某种固定的模式，需要灵活地为不同患者实施不同的干预措施。

（2）动态化干预

在实施干预时，要根据实际情况不断调整干预方案，持续进行回顾、总结和评价，强化患者积极的危机应对方式，并寻求可获得的环境支持，增强其对心理危机的适应能力。

(3) 干预者保持理性

在面对暂时失去理智控制的干预对象时，干预者应该保持冷静理性，为干预对象恢复心理平衡创造一个稳定的氛围，保障干预对象安全。

(三) 推荐意见

(1) 接受过心理危机干预培训的医护人员可在心理危机干预专家指导下实施心理危机干预。成立以心理学、临床医学、护理学等多学科联合，以心理危机干预专家、医生、护士等成员组成的心理危机干预团队，共同完成患者的心理危机干预。

(2) 建议运用Myer和Williams等编制的三维危机评估量表（TAF）评估终末期肿瘤患者心理危机严重程度，运用患者健康问卷（PHQ-9）、贝克自杀意念量表（BSS）评估患者自杀风险。

(3) 在心理危机评估过程中，要将观察法和访谈法相结合，强化患者的危机应对方式，关注患者的反馈并获取家庭支持，增强患者对危机的适应、调适能力。

(4) 实施动态化心理危机干预策略，根据实际情况不断调整干预方案，持续跟进随访，并评价干预效果。

二、沙盘游戏

(一) 背景

沙盘游戏疗法（sand play therapy）是在分析心理学、世界技法和东方哲学基础上创建的一种心理疗法。求助者在心理咨询师陪伴下，利用各种沙具和沙子，在沙箱中制作一个场景以展现求助者的潜意识、促进意识与潜意识的交流与融合；并且通过将集体潜意识的原型表现在沙盘中使原型进入意识层面而促进这些原型的发展，最后实现心理治疗。沙盘游戏疗法的基本特点是强调创造过程本身的自发性和自主性，充分利用非言语交流和象征性意义是沙盘游戏疗法的本质特征。沙盘游戏疗法能改善终末期肿瘤患者的应对方式，有效缓解其癌因性疲乏，改善其负性情绪、提高其生活质量。

(二) 证据

1. 评估

(1) 评估患者的一般情况，如意识、沟通能力、教育程度、个性特征、配合程度、心理状况和需求及其对沙盘游戏疗法的了解程度和接受意愿来判断患者是否可行沙盘游戏疗法。

(2) 医护人员均可成为沙盘游戏咨询师，但需取得心理咨询师资格证，接受规范的沙盘游戏干预专项培训。

2.实施

（1）在进行沙盘游戏疗法前应与患者建立起信任、真诚、接纳的咨询关系，向患者介绍咨询性质、限度、角色、目标以及特殊关系等，内容包括时间限制、会谈次数、保密性、正常期望等。

（2）提前收集患者背景资料。如姓名、性别、民族、年龄、籍贯、婚姻状况、家庭境况、社会表现、成长经历、病情信息、主要心理问题及要求。

（3）应在单独房间内完成沙盘游戏疗法，室内放置沙盘、人或物模型和其他配套沙具，沙盘采用统一规格，即57cm×72cm×7cm，沙盘底面和边框应涂成天蓝色。可根据自身的熟悉度选择沙盘模型，充分理解其象征意义，进而进行心理分析。

（4）治疗过程中应仔细观察患者的建造过程，记录问题，并指导其命名沙盘主题。应根据患者的整体沙盘分析其原型心象，通过患者所赋予的沙盘意义分析其心理内容。

（5）每次治疗持续时间应根据患者身体和心理状况而定，50分钟为宜。沙盘游戏疗法可与其他心理咨询与心理治疗技术相结合来解决心理问题。

（6）应正确对待沙盘游戏疗法作品的解释和分析。

（7）沙盘游戏疗法可用于终末期肿瘤患者的心理评估和治疗效果评判。咨询师可以借助沙盘游戏疗法了解患者内心，帮助发现问题所在。通过对沙盘主题的分析可进一步判断终末期肿瘤患者的心理状态。

3.评价

最后一次治疗时可做疗效评价，通过沙盘游戏疗法评价终末期肿瘤患者的应对方式、负性情绪及生活质量等方面的问题是否得到改善。

4.注意事项

（1）以下患者不适合进行沙盘游戏治疗：对沙盘游戏有强烈抵触情绪的患者；患者自我力量弱，例如患有精神病、有严重的人格分裂，或具有边缘化人格等。

（2）治疗过程中应安静陪伴在患者旁侧，为其提供一个安全、受保护和自由的空间，在患者摆沙盘过程中不发表任何言论，不对患者制作过程进行干预。

（三）推荐意见

（1）医护人员取得心理咨询师资格证，接受规范的沙盘游戏干预专项培训，可成为沙盘游戏咨询师。

（2）与患者建立信任、真诚、接纳的咨询关系，提前收集患者的背景资料。

（3）建议准备单独、安全、受保护和自由的空间，以便完成沙盘游戏疗法。

（4）沙盘游戏疗法可用于终末期肿瘤患者的心理评估和疗效评判，建议与其他心理咨询和心理治疗技术相结合来解决心理问题。

三、叙事疗法

（一）背景

叙事疗法（narrative therapy）兴起于20世纪80年代末，是由迈克·怀特（Michael White）和大卫·艾普斯顿（David Epston）从家庭治疗领域中派生开创的一种心理治疗方式。“叙事”即讲故事，或者类似讲故事的事件或行为，用来描述前后连续发生的系列性事件，通过咨询者倾听他人的故事，运用适当的方法，使问题外化，帮助当事人找出遗漏的片段，从而引导当事人重构积极故事，以唤起当事人发生改变的内在力量的过程。安宁疗护领域中，医护人员通过倾听患者讲述疾病故事，引导患者发现故事中反映患者积极自我认同的例外事件，帮助患者重新构建生活或疾病故事的意义，并发现关键照护要点，继而为患者及家属提供科学有效的护理措施和策略。叙事疗法属于人文关怀属性的医疗照护方式之一，能够还原医学温度，以患者及家属为中心，用患者的故事支持鼓励患者，给予情感支持和情感赋能，实现帮助患者和家属重拾生命意义的目的。

（二）证据

1. 评估

评估终末期肿瘤患者的一般情况和患者意愿。

（1）一般资料评估

包括但不限于以下情况：病情知晓程度、患者兴趣爱好与性格特点、住院费用类型及家庭经济状况、患者人际关系及社交活动、患者的价值观及处事风格等。

（2）患者意愿

包括患者对叙事疗法的了解程度、接受意愿及接受方式，确定患者及家属的照护需求。

（3）评估访谈

可采取封闭式结合开放式问题形式，进行叙事疗法最好采用含半结构化访谈元素的程序，确保引导者遵循患者叙事线索。

叙事疗法由经过专业培训且考核合格的医护人员提供，叙事治疗者应熟悉方案干预内容及注意事项，具备良好的人际沟通和交流能力，关注并对当事人的故事感兴趣。

2. 实施

（1）实施前准备

①成立叙事干预小组，包括但不限于以下专业人员：临床医生、护士等。

②安排叙事疗法工作坊，通过环境装饰、文化活动举办、叙事疗法读书会、案例分享活动等形式，营造利于叙事疗法氛围，开展叙事能力培养。

③充分评估后，医护人员可深入故事资料，分类、整理和分析叙事资料。

④以干预目标为导向对叙事资料评价和筛选出有重要影响的叙事内容，分析积极因素和消极因素。

⑤全体照护成员共同商议，制定切实可行的方案和内容。

（2）实施

①叙事治疗技术：包括5项核心技术，根据实际情况可循序使用，也可分次完成。

外化：将问题与人分开。问题是问题，问题外化之后，人的内在本质会被重现与认可，转而有能力解决自己的问题。

解构：找到影响患者状态的社会关系、文化支持、经济等因素，研究这些问题及患者生活中遇到的特殊事件，探索问题的来龙去脉。

改写：根据患者的叙事内容，以新的愿景和积极事件建立的新故事来改写当前的消极故事主线，帮助患者重整自我，寻找价值感。

外部见证人：尊重患者意愿，请其他相关的人一起经历一个事件或活动的过程，也可邀请患者家属旁观，见证患者叙事。

治疗性文件：根据患者具体情况通过制作生命回忆录、家庭留影相册等治疗文件形式实施关怀。

②叙事疗法时长及频次：一般在30~60分钟，叙事次数不限，以达到疗效为主。

③叙事地点：可选择私密性强、安静舒适处，面对面而坐，如会议室、花园凉亭、床旁等。

④交流方式：可采用开放式交流叙事内容，适当利用语言及非语言沟通技巧。住院期间可采用面对面的交流，出院后采用电话或微信视频交流（每次20~30分钟），面对面个体化交流与一对一交流形式接受度最高。

⑤实施全程反思：叙事治疗前叙事治疗小组成员将反思自己。实施叙事疗法中，照护人员对叙事内容进行梳理，并通过叙事对象适当回应澄清问题。反思中包括立即回应和延迟回应，可据情进行反思和调整回应形式所占比例，一般为20%和80%，立即回应包含叙事时的微笑、触摸等非语言性回应等。

（3）记录

实施叙事疗法后，照护人员在6小时内对当事人进行叙事内容、方式、技巧使用等反思，进行反思性写作，可写反思导图，不断探索更优表达方式，并拟定下次叙事计划。

3.评价

（1）叙事疗法观察指标评价包括但不限于躯体症状、心理状态指标、社会功能状态及应对方式等。

（2）根据评价指标不同，评价时间也有差异。

（3）叙事疗法评价允许患者书写治疗过程、书面传记及访谈等方式测评干预效果。

4.注意事项

（1）叙述中情绪表露程度高的患者比叙述中情绪表露程度低的患者疼痛更少，报告的幸福感得分也更高。

（2）小组成员需要进行持续质量改进，每周进行1次叙事案例分享和反思，给下阶段叙事更多科学的建议。

（3）可通过观察、访谈等多种方式测评干预效果。如照护人员可观察患者是否在亲人的陪伴下平静、宁静地度过终末期，患者家人的哀伤反应、对安宁疗护整体服务的满意度评价及家属是否能顺利度过哀伤期等。

（三）推荐意见

（1）叙事疗法需结合当事人一般资料和个人意愿需求进行充分评估。

（2）从事叙事疗法的人员须是经过专业培训且考核合格的医护人员，并掌握叙事疗法治疗技巧，关注患者的故事并表达一定共情。

（3）邀请外部见证人应以尊重患者意愿为前提。

（4）叙事地点应选择私密性强、安静舒适的地点。

（5）评价叙事疗法干预效果可用量表、访谈或患者书面传记等多维度反馈。

（6）叙事疗法实施全过程反思。

四、接纳承诺疗法

（一）背景

接纳承诺疗法（acceptance and commitment therapy，ACT）由美国心理学家斯蒂文·海斯（Steven C. Hayes）等于20世纪末创立的心理治疗方法，以功能性语境主义为哲学取向，以关系框架理论为理论基础，是认知行为疗法“第三浪潮”中最具代表性的疗法之一，通过接纳、认知解离等过程以及灵活多样的治疗技术，帮助来访者增强心理灵活性，投入有价值、有意义的生活。终末期肿瘤患者倾向于将痛苦症状控制作为生活重心，自觉不被理解，倾向回避与抗拒，承受着巨大的生理、情感与精神痛苦。ACT关注的不限于疾病和症状本身，而是如何处理与其关系，去觉察当下，打破僵化，选择行动，是对终末期肿瘤患者有帮助的心理支持方法之一。

（二）证据

1.评估

评估肿瘤终末期患者的一般情况，如病情变化、认知能力、躯体障碍、语言交流、心理状况，结合患者及家属对ACT的接受意愿。ACT适用于意识清醒，无躯体功能障碍，认知能力、语言表达能力正常的患者。接受过ACT培训的医务人员均可成为ACT治疗师。

2.实施

ACT的病理机制以心理僵化为核心，与此对应的治疗机制以心理灵活性为核心。其中心理僵化是指个体心理和行为不能灵活地适应变化的情景,缺乏动力性适应的表现；心理灵活性则是指个体有意识的个体充分接触当下，并在个人价值方向的指导下坚持或改变行为。ACT的治疗过程包括六个方面，分别为：接纳、认知解离、活在当下、以己为景、明确价值、承诺行动。

（1）接纳

指以开放态度为痛苦的情绪腾出空间，不与之斗争，接纳其本来面目。使用“流沙”隐喻、观看“沼泽”视频、进行“中国指套”游戏，建立与身体的连接，提高情绪灵活性，帮助患者增进接纳。

（2）认知解离

指将自我从思维内容、记忆感觉、语言规则中分离，客观地注视思想活动如同观察外在事物。通过“推文件夹” 游戏、“公交车上的怪物”、铁钦纳“快速词语重复训练”等练习体验解离，使患者与自己的想法、主观经验保持一定距离，提升认知的灵活性，实现功能的一致性。

（3）以己为景

指无论出现什么想法、意象或感觉，总有一部分独立于它们之外，这个部分能够“退后”去观察它们。通过“装东西的盒子”“有家具的房子”“棋盘”“天空与天气”等隐喻，帮助患者建立以自我为背景的觉察，实现更宽广的对自我的观察与体验。

（4）活在当下

不带有评价地感受自己心理与外界发生的事情，将思维和行为从过去的情景中脱离出来，运用正念呼吸、正念饮食等练习使患者灵活、有目的地关注当下，对自我内部和外部环境有更好的定位。

（5）明确价值

价值是一个不断被实现的方向，通过“价值纽扣”“抛硬币”“照片分享”“写给自己的墓志铭”等帮助患者明确价值并与之建立联结，旨在提升自主性，促进患者不断行动将价值逐步具体化、实例化。

（6）承诺行动

指在价值的引导下采取有效的行动，通过目标分享、目标进度监测等方式达到目的，帮助患者养成更多基于价值行动的习惯。

3.评价

系统评价显示，接纳承诺疗法可缓解终末期肿瘤患者抑郁、焦虑、心理困扰、睡眠特征，改善健康相关生活质量。推荐使用量性和质性相结合的方法来评价ACT在安宁疗护中的有效性。常见的量性评估工具包括：第二版接纳行动问卷（acceptance and action questionnaire second edition，AAQ-Ⅱ）、认知融合问卷（cognitive fusion questionnaire，CFQ）、接纳承诺治疗过程综合评估问卷（comprehensive assessment of acceptance and commitment therapy processes, CompACT）、正念注意觉知量表（mindful attention awareness scale，MAAS）、医院焦虑和抑郁量表（hospital anxiety and depression scale，HADS）等。此外，患者的主观意见同等重要，可通过访谈深入了解患者感受、想法、困惑及建议等。

4.注意事项

（1）顺序无优先

ACT的六大核心过程作为一个相互联系促进的整体，几个步骤间无严格的前后顺序，治疗师可以根据患者的疗效围绕心理灵活性的六边形模型进行灵活调整。

（2）体验式干预

ACT更多的是一种参与式、启发式的治疗方式，应投入更多的时间做一些体验式练习。因此更强调隐喻情景与痛苦症状与想法的联结性，注重练习来进行直观体验，用体验性策略补充认知说教性的策略，通过各种隐喻，正念练习增进患者理解。

（3）个体化参与

对终末期肿瘤患者而言，若尚未准备好就强迫其进入高强度的体验式练习，这可能会引起疲乏、气促等不适症状而无法耐受。因此，单次干预时间不能太长，速度要适当放慢，内容安排不宜过多，节奏不宜过快。在此过程中观察患者的反应，确保安全。

（三）推荐意见

（1）接受过ACT培训的医务人员均可进行ACT干预。

（2）ACT的核心内容包括6个模块，可视情况进行调整，每部分平均时长30~60分钟。

（3）ACT治疗方式包括面对面、在线或电话干预等，可根据患者需求灵活选择最优方式。

（4）一般每周接受一次ACT干预，若患者因病情变化及其他情况错过疗程，整体完成时间可延长至3个月。

（5）避免使用专业术语，尽量使用视频/音频、列举身边事例等患者易于接受的方式。

（6）每个模块以对上模块的回顾开始，以布置练习任务结束。及时监测患者家庭作业完成情况，包括每周练习的情况，以及使用ACT策略的体验。

五、死亡教育

（一）背景

终末期患者面对疾病和可能预期的死亡时心理反应与需求非常复杂。死亡教育是通过为患者提供心理、社会和精神层面的整体照护，帮助其树立科学正向的生死观，尊重死亡必然性的自然规律，以乐观、积极态度规划生命最后里程，缓解死亡焦虑和恐惧，进而提高生存质量。同时协助家属理性面对患者的疾病预期过程，为患者提供有力的心理支持、精神慰藉和关爱陪伴，减轻丧亲哀伤反应。

（二）证据

1. 评估

评估患者的病情、身心状况、认知能力、配合程度、生死价值观、文化程度；评估患者对病情信息、疾病预期过程和预后的了解程度、对相关话题的交流意愿和态度；评估患者家属对患者预期病程的理解、预后的担忧和沟通需求。实施者应受过系统的死亡教育知识与技能培训的医务人员。

2. 实施

以患者和家属为中心，根据患者不同的心理阶段，选择适当时机、利用适当方式，提供相应的教育和支持，掌握沟通技巧并注重非语言沟通的作用。

（1）教育环境

为患者提供轻松氛围和隐私的环境，体位舒适，安静不受干扰，邀请家属参加和陪伴。

（2）教育内容

指导患者正确认识自己的疾病、治疗措施和目前的身体状况、树立正确的生死观、肯定生命的意义，正确面对和考虑死亡相关问题，缓解死亡焦虑和恐惧；鼓励家属陪伴和情感支持，最大可能提高患者生存期质量；指导家属对患者预期病程的理解，理性面对患者的预后，减轻丧亲反应。

（3）教育方法

①患者教育

开放式提问：从开放式的问题开始，可以讨论任何题目，例如人生观、价值观、对生活质量的追求、对患病的体验和对死亡的看法，从对生死的广泛讨论，逐渐进入患者自己有关患病后的相关话题。

个性化交流：从患者感兴趣的话题入手，开展个性化交流，鼓励患者表达自己内心真实的想法，积极倾听患者的感受，真正理解和体会其处境，为其着想，让其感受到被接纳、被肯定和被关怀，缓解其焦虑和恐惧。

提升生命意义：激发患者与生活质量相关的价值观和偏好，肯定生命价值，提升生命意义和价值感，增强其生命的尊严和对死亡事件应对和处置能力。

生活安排：鼓励患者在有限的生存期内对病后的生活进行适当规划，参与力所能及的日常活动；表达对家庭成员的期待和愿望、对家人的口头或书面叮咛、叮嘱，鼓励患者与家人、朋友情感上多交流、珍惜共处时光，与过往讲和、引导家人之间的宽恕与和好。

②患者家庭教育

陪伴、倾听和情感支持：鼓励家属陪伴、倾听和持续照顾，陪伴与倾听是对患者最大的慰藉。充分尊重患者的心愿并帮助其实现，减少人生缺憾。鼓励家属在患者最后时刻给予肢体接触，倾诉和抚摸，表达对亲人的爱，给予情感支持。同时尊重患者的处事方式，允许其有沉默和独处的空间。

疾病与医疗决策讨论：引导家人之间讨论疾病、医疗决策、治疗偏好的选择、后期治疗的想法和意愿，鼓励患者和家人根据病情、价值观、文化及偏好共同参与制定治疗照护计划，做出理性的选择并进行动态调整。

预期离世准备的讨论：鼓励患者家属和患者对后事准备进行讨论：可包括离世地点选择、丧礼安排、职责分担等，让患者对自己的生活仍旧有一份“控制感”。达到平和离世：没有疼痛，精神平和，离世前与家人在一起。

（4）教育形式

患者教育可采取多种形式开放式提问及个性化沟通、积极鼓励和引导；灵活运用人生回顾、尊严疗法、叙事疗法等；患者家庭教育可鼓励家庭互动、家庭讨论、家庭会议等。安心卡游戏、问题提示清单等可作为死亡教育的实施辅助。也可通过讲座、书面材料、影视和媒体、艺术和音乐等方式渐入话题，或由讨论他人的故事入手，慢慢带动患者表达自己对生死的看法和感受。

3.评价

系统评价显示死亡教育能改善患者的焦虑抑郁及生存质量，可采用死亡焦虑量表及生活质量量表对患者进行效果评价。可采用心理痛苦温度计对家属进行心理社会压力的评价。同时，患者及家属的主观反馈尤为重要，可通过访谈了解其主观感受及个人价值感和生命意义的变化。

4. 注意事项

死亡教育应在患者知晓病情和家属同意的基础上进行，以患者和家属为中心，掌握沟通技巧并注重非语言沟通的作用，尊重患者的价值观及偏好，真诚和不带评判的态度，循序渐进。

（三）推荐意见

（1）接受过系统培训的医务人员均可进行死亡教育。

（2）教育内容应以患者和家属为中心，肯定生命意义，缓解患者死亡焦虑和恐惧，减轻家属丧亲反应。

（3）教育形式可灵活多样，可视情况选择人生回顾、尊严疗法、叙事疗法等方法。安心卡游戏、问题提示清单等可作为实施死亡教育的辅助工具。

（4）应重视患者家庭教育，促进家庭互动、家庭讨论和家庭会议，发挥家庭的积极作用。同时应充分尊重患者及家属的意愿、价值观及风俗习惯。

第六章

社会支持

一、陪伴

（一）背景

终末期肿瘤患者大多活动范围受限，希望继续按照以往的习惯来安排自己当下的生活，由于身体的能力变弱，维持过去生活习惯的愿望难以实现，这些冲突使得他们常处于一种焦虑不安的状态。此时，充足的陪伴是终末期肿瘤患者非常重要的一种照护方法。陪伴者既是“问题解决者”，也是“功能延伸者”，主要通过家属的参与、医务人员的服务以及志愿者团队的支持，使终末期肿瘤患者在情感上获得安慰，以帮助他们改善心理状态。

（二）证据

1.评估

终末期肿瘤患者陪伴人员可以为家属、医务人员、经过专业培训的志愿者团队等。鼓励家属陪伴。

2.实施

（1）家属的陪伴

家属是患者在终末期最为重要的陪伴者。家属的语言和非语言陪伴能够倾听患者心声，发觉患者未了遗憾，了解整个心态变化，并给予“亲情”和“爱”的回应。

（2）医务人员的陪伴

医务人员的陪伴可以带给患者安全感，医务人员应尽可能通过与患者聊天、了解和解释病情、谈及患者感兴趣的事，以分散患者注意力和给予安全感，也要尊重和保护患者的隐私。医务社会工作者对终末期肿瘤患者的陪伴，是以评估患者多重需求，并且以同理心，运用语言、非语言沟通技巧对患者开展个案管理工作。

（3）志愿者团队的陪伴

医院招募、培训、管理志愿者团队，为患者提供志愿者陪伴服务。在陪伴过程中应接纳患者的身体和心理状况，帮助患者处理一些尚未完成的事务，为患者和家属搭建支持网络。对于终末期肿瘤患者，志愿者可以通过生命回顾的方法，陪伴在患者身旁，倾听患者的人生故事，帮助患者舒适、平静地面对人生最后旅程。

3.注意事项

陪伴者应给予患者充分的陪伴和温暖的语言，避免与患者进行类似安慰实则敷衍的沟通。

（三）推荐意见

（1）陪伴者应主动倾听终末期肿瘤患者心声，对于患者的需求给予及时回应。

（2）鼓励家属充分陪伴终末期肿瘤患者，形成良好的家庭沟通。

（3）志愿者需要经过专业培训和考核才能开展陪伴服务。

二、倾听

（一）背景

倾听就是“用心倾听”。倾听既是一系列行动过程，又是一种助人的技术，包括关注他人的语音和语言的使用。有效倾听的目的是在于避免沟通障碍，避免由于评判、比较、批评所造成的选择性倾听。了解终末期肿瘤患者内心世界，并设身处地予以同情、理解，与其建立相互信任关系，使其愿意将心理问题倾诉。通过倾听，医务人员可从中提取有用线索、化解患者的担忧和影响身体健康的因素。在对终末期肿瘤患者服务过程中无论是家属，还是医务人员或志愿者，合理运用倾听技巧，以给予患者最大程度上的支持，才能取得良好照护效果。

（二）证据

1.评估

终末期肿瘤患者倾听者可以为家属、医务人员、经过专业培训的志愿者团队等。

2.实施

（1）倾听原则

我们应秉持积极倾听（active listening）的原则，它是以某种特有的方式说话和倾听，让患者感到被了解和鼓励而产生继续进行更深层次的自我表达的意愿。它是一种回馈模式，通过反射方法将所了解到的信息再传送回去。积极倾听必须传达出真实的信息。在感受的表达方面也是如此，通过积极的倾听将这些感受以同等深度反映出来。

（2）倾听方法

1）邀请。借助身体姿势、面部表情、声音和说话的内容，表明正准备听对方说话。通常可以用提问题的方式来引导患者表达自己，例如："发生了什么事?"或是"这些是怎么形成的?"等，通常不需要问太特别的问题。当患者开始谈论他们的问题及所关心的事情时，倾听者须保持视线的接触。

2）倾听。当患者回应时，必须继续听，并借助倾听、观察、鼓励和记忆的方式用心倾听。在此步骤中，倾听者须用耳朵和头脑来接收及回应他人所传送出的信息。

3）反馈。借助彼此的沟通，倾听者需保持积极且认真的态度，倾听者可用些语气词如"嗯"或"对，没错"等回复及确认患者表达的信息。

（3）倾听技巧

语言技巧：①及时反馈：重复对方的话、鼓励对方继续表达内心想法；整理对方言语和非言语，采用提纲形式反馈给对方。②正确提问：使用封闭性询问来澄清事实获取重点，缩小讨论范围；使用开放性询问让对方就有关问题进行详细阐明。

非语言技巧：①短暂静默：给予患者思考时间。②目光接触：真诚地注视对方，但应避免长时间注视。③肢体动作：通过面部表情和身体姿势表现出开放交流姿态，必要时上身前倾，避免交叉胳膊和腿。适当运用握手、拍肩等动作来表示鼓励、安慰、共情等。

3.注意事项

（1）要选择安静舒适的环境，选择合适的交谈距离，一般保持50~80厘米,注意保持合适的音调。

（2）交谈时，注意尊重对方，视线与对方嘴部同一水平，若对方卧床或有特殊体位还可针对性调整视线。

（3）交谈时保持与对方思想同步，当对方有负面情绪时，积极回应，给予肢体语言支持。

（三）推荐意见

（1）有效倾听要做到尊重对方并予以接纳、关注和爱护。

（2）倾听者应就对方的状况和想法进行主动观察、平等、分享和迅速应答。

（3）在倾听中，倾听的过程和内容同等重要。

三、家庭会议

（一）背景

家庭会议是由医疗团队主导，家庭成员共同参与，交流生命末期患者的病情信息，通过协商明确下一步照护计划，了解患者及家属需求和偏好，处理身体、心理、社会问题的过程。家庭会议是安宁疗护的必要和常规实践，组织家庭会议是安宁疗护专业人员的必备技能。

（二）证据

1. 评估

参会人员由多学科团队、家属、患者组成，多学科团队可以包括医生、护士、医务社工、心理咨询师等。召开前评估患者病情、预期生存期、认知能力、治疗期待、心理社会需求。选定对患者家庭充分了解的医生、护士、所在医院的医务社工或者其他医务人员担任主持人，主持人需经过系统化培训，培训内容包括有安宁疗护相关知识、情绪应对技巧、沟通技巧、召开家庭会议的基本规则等。

可在患者入院48小时内、1周内或计划出院时、需要时召开（例如，家庭需要信息或情感支持或有与疾病变化和治疗有关的家庭痛苦出现等），如患者病情危重随时可能恶化，或有亟待解决的社会支持问题，则即刻召开。也有选择每周或每两周定期召开家庭会议的。持续时间大多为0.5~1小时。

2. 实施

家庭会议的召开，一般遵循以下工作原则：①以患者和家属为主体。②开放性地沟通。③把患者意愿放在首位。④聚焦讨论的话题。⑤鼓励患者和家属充分表达情绪。

（1）实施前准备

①向患者及家属介绍家庭会议，征得其同意方可召开。

②可通过家系图的方式，了解家庭成员的基本信息；并通过提前访谈的方式，了解家庭会议召开时参加人员及主要需求和议题。

③依据会议目的及患者意愿确定患者是否参会，患者或患者的代理人决定参会家属—可包括亲密朋友、照护者或重要他人。

④与患者和家属建立信任关系，明确会议目的。

⑤召开会前碰面会议，确保不同专业背景人员向家庭成员传达一致信息，有助于跨专业团队制定更合理治疗方案。碰面会期间，不同专业人员被分配解答各自专业领域的问题，确保每一个参会的多学科团队成员发挥各自专长。

（2）正式召开家庭会议

①主持人说明会议目的和流程，参会人员自我介绍。

②围绕“病情沟通”议题展开讨论，鼓励患者或家属从回顾患者病程开始，简要介绍诊疗过程及现在病情特征，引导家属了解患者的疾病诊断、状态和预后，确认所有参会的家属了解患者的疾病信息，接纳参会患者和家属的情绪反应。

③围绕“制定照护目标”议题展开讨论，在了解病情的基础上，讨论患者的治疗方案和照护策略；鼓励患者表达其照护偏好，了解家属需要的照护支持等。

④引导家属沟通后事处理以及如何提升患者的生命意义感等。

⑤主持人总结会议内容，明确达成的共识。

（3）记录

记录会议过程，会议内容可提供给患者及家属或相关医务人员查看。3天内随访会议决策执行情况，并评估是否需要召开下次会议。

3.评价

评价家庭会议目的是否达成；通过家庭会议是否明确下一步照护计划；会后是否随访会议决策执行情况。

4.注意事项

（1）主持人的角色定位

主持人是会议流程的引导者、会议内容的整合者；不是医疗决策的代理人。

（2）安全和支持性氛围的创建和维护

选择安静、无人打扰、隔音少的环境，家庭会议召开过程中减少人员走动。专业人员和家庭成员可以间隔就座。

（3）敏锐观察服务对象的变化

会议过程中要随时观察患者的生命体征和情绪反应；如果出现病情变化或强烈的情绪反应，应及时处理，必要时终止会议。

（三）推荐意见

（1）终末期患者住院期间，专业团队至少为患者及家属召开一次家庭会议。

（2）家庭会议的召开应遵循清晰的流程：会议介绍、沟通病情、商议照护目标及方案、结束等环节。

（3）家庭会议的主持人应是具备一定医学、社会学或心理学知识的专业人员，并接受过相关培训。

（4）家庭会议需要以多学科协作模式为患者及家属明确照护目标和计划。

（5）家庭会议后应跟进会议决策落实情况。

第七章

精神支持

一、生命回顾

（一）背景

生命回顾是一种心理、精神干预方法，近年来广泛应用于安宁疗护领域，以促进终末期肿瘤患者心理和精神健康。干预者引导患者围绕一个或多个生命主题对人生经历进行回顾和评价，重整并剖析人生中经历的未被解决的矛盾，帮助患者发现新的生命意义，唤起其对过往美好情景的回忆。干预者正确引导患者面对死亡的态度，使其在有意义的探索中重新思考生命真谛。对于有需求的患者，根据患者意愿，选择性地将患者自述内容中的重要人生事件和感悟，结合相对应的文字或图片制作成生命回顾手册。

（二）证据

1.评估

评估终末期肿瘤患者的病情、认知能力、配合程度、心理状况及需求、生活成长及文化背景以及对生命回顾干预的接受度和意愿等。适用于疾病终末期、年龄在18岁以上、意识清楚、无认知功能障碍、能进行沟通且自愿参加的患者。实施者需有安宁疗护相关经验，接受过生命回顾培训，掌握生命回顾技巧，可以是医院的医生、护士、心理治疗师、志愿者等。

2.实施

（1）实施前准备

①地点及环境：治疗地点灵活，可在患者家中、医院内或安宁疗护机构等。环境需保持安静、舒适、保护隐私，不易受打扰。

②工具准备：包括生命回顾引导性问题提纲、录音器、纸、笔及纸巾。

③流程解释：向患者介绍生命回顾的概念、意义、内容、方法及所需时间，提供书面说明，取得配合和同意。向患者提供引导性问题，主要围绕学习、家庭、人际关系、工作、社会支持、疾病、死亡、命运等主题展开。

④资料收集：访谈者应收集患者的基本资料，包括性别、年龄、教育程度、婚姻状况、子女情况、照顾环境、家庭社会支持情况、肿瘤部位、对病情的了解程度等。需与患者提前预约时间，根据患者意愿和病情，选择在不干扰其治疗和护理的情况下进行。

（2）实施过程

访谈共包括回顾童年及青少年时期（18岁以前）、成年时期（18岁至肿瘤确诊）及肿瘤经历（肿瘤确诊至现在）3个阶段 。根据引导性问题提纲进行访谈，征求患者同意后全程录音。访谈时间为30 ~ 90分钟不等，通常进行2 ~ 6次，频率为隔天1次或每周1 ~3次，具体情况根据患者身体状况及谈话意愿决定。访谈结束后，在24 ~ 48小时内将录音转录为文本文档并完成编辑，在下次的回顾过程中与患者共同阅读，对内容进行增减或修改，核实准确性。

（3）记录

根据患者需要，遵循“时效性、保密性、准确性、结构性和目标取向性”原则制作生命回顾手册。其中包括患者对每个问题答案的关键词及喜欢的照片和图片，采用第一人称叙事的方式记录，尽可能使用患者的文字，保持患者自己的风格。

3.评价

生命回顾可降低终末期肿瘤患者的焦虑、抑郁及心理痛苦，帮助患者找到生命的意义和价值，从而改善对死亡的态度，提高生活质量。可采用量表与访谈相结合的方式，在生命回顾访谈结束后和提供给患者最终生命回顾手册后分别进行效果评价。使用医院焦虑抑郁量表（HADS）测量焦虑抑郁水平，使用心理痛苦温度计测量心理痛苦水平。

4.注意事项

治疗时机应尽量选择在患者病情稳定、状态最佳的时期进行，综合考虑患者的预期寿命，合理安排生命回顾的时机和次数。在访谈的过程中，实施人员应该有敏锐的洞察力和访谈技巧。

（三）推荐意见

（1）实施者需有安宁疗护相关经验，接受过生命回顾培训。

（2）由实施者按照引导性问题引导推进，以尊重患者感受和表达意愿为准则。访谈应包括童年及青少年时期、成年时期及肿瘤经历3个阶段。

（3）干预方式应个体化，谈话时长、次数及频率根据患者身体状况和谈话意愿决定，选择在患者状态最佳时进行。

（4）生命回顾手册应遵循“时效性、保密性、准确性、结构性和目标取向性”原则编辑。

（5）评价生命回顾疗效可用量表与访谈相结合的方式，注重患者的主观反馈。

二、尊严疗法

（一）背景

尊严疗法是一种适用于终末期肿瘤患者的以实证为基础、简单易行的个体化精神心理治疗干预，由受过尊严疗法专业培训的医务人员实施，通过录音访谈的形式为患者提供一个讲述重要人生经历、分享内心感受和情感、传递人生智慧、表达期望祝愿的机会，从而增强患者的尊严感、生命意义感和使命感，减轻患者精神相关痛苦，使其有尊严地度过人生最后时光。尊严疗法最终把录音访谈转换为一份精心编辑的文本文档，供患者分享给所爱之人，给予家属慰藉。

（二）证据

1.评估

评估终末期肿瘤患者的一般情况，如病情、认知能力、配合程度、心理状况和需求及其对尊严疗法的了解程度和接受意愿，据此判断患者是否可以进行尊严疗法。尊严疗法适用于患有威胁生命疾病、处于终末期但意识与认知能力正常，能对访谈问题进行回答的患者。身体太虚弱或预计生存期少于2周的患者不推荐进行尊严疗法，若患者有强烈参与意向，则需协调治疗计划，在短期内（3天）完成治疗。医院内医生、护士、社会工作者、安宁疗护志愿者等均可成为尊严疗法治疗师，但需接受相关培训并掌握尊严疗法基本知识和访谈技巧。

2.实施

（1）实施前准备

正式访谈前，治疗师需与患者及家属会面，介绍会面目的、何为尊严疗法、可能益处、实施过程及时间、患者和治疗师分别做什么，并向其提供尊严疗法问题提纲。提前掌握患者姓名、年龄、婚姻状况、教育经历、工作情况、家庭成员、病情信息，为患者的尊严疗法访谈构建框架。约定尊严疗法正式访谈的时间、地点，需保证环境安静、舒适、私密。

（2）实施访谈

访谈中，以尊重患者情感与意愿为基础，灵活运用问题提纲引导患者讲述认为重要或想记录下来的事情。访谈内容包括以下主题：重要回忆、关于自我、人生角色、个人成就、特定事情、期望梦想、经验之谈、人生建议和其他事务。每次访谈时长根据患者身体和情感状况及表达意愿而定，推荐不长于60分钟，共1~2次访谈为宜；如需两次访谈，间隔时间不宜超过3天。

（3）创建传承文档

访谈结束后24小时内将录音转录为文本文档，3天内完成文档初次编辑，并向患者澄清模糊信息，核对涉及的人物姓名及其和患者的关系、事件发生的时间、地点等细节信息，确保文档信息的真实性和准确性。访谈后5~8天完成传承文档的修改与图文编辑，并将最终文档提供给患者，供其保存或分享给选定的文档接收人。全程注意患者的信息保密。

3.评价

系统评价显示，尊严疗法干预后患者的尊严水平得以提升，心理痛苦得以缓解，自我感知的个人价值感和意义感增强。推荐使用量表与访谈相结合的方式评价尊严疗法的干预效果。尊严疗法访谈结束后即刻及提供最终版传承文档给患者时均为适宜的评价时点。推荐使用患者尊严量表（patient dignity inventory，PDI）、心理痛苦温度计或HADS评价患者的尊严水平及心理痛苦。患者的主观反馈尤为重要，可通过访谈深入了解患者在疗程中的感受及自我感知的个人价值感和意义感的变化。

4.注意事项

征得患者同意后可允许家属陪同参与尊严疗法正式访谈，但应保证患者在治疗中的主体地位。治疗全程应避开“死亡”“临终”“去世”等易使患者和家属产生不愉快体验和联想的词语，并始终保持尊严肯定立场。

（三）推荐意见

（1）接受过尊严疗法相关培训的医院内医生、护士、社会工作者、安宁疗护志愿者等均可成为尊严疗法治疗师。

（2）治疗开始前，应掌握患者基本信息，为尊严疗法构建无形的个人故事框架。

（3）治疗过程中，宜按问题提纲灵活推进，获取足够信息，但应以尊重患者感受和表达意愿为准则。

（4）文档编辑应遵循“时效性、保密性、准确性”的原则。

（5）评价尊严疗法效果可用量表与访谈相结合的方式，并注重患者主观反馈。

第八章

善终服务

一、哀伤辅导

（一）背景

哀伤（grief）是指个人在失去亲近对象时产生的自然情感反应，包括思想、感受、行为和生理反应，终末期肿瘤患者照顾者常因丧亲发生多种哀伤反应。大约15%的照顾者在丧亲时若得不到及时有效的心理辅导及帮助，会表现出不同程度的悲伤或抑郁症状，可能发展为情绪障碍甚至延长哀伤障碍。国外学者将哀伤辅导（grief counseling，GC）定义为促进丧亲者对失去的适应并逐渐恢复正常生活，对非正常的悲伤给予辅导以阻止其向非正常哀伤演变。国内学者将其定义为专业人员协助丧亲者在合理时间内的正常悲伤，以促进丧亲者的正常生活。

（二）证据

1.评估

接受过哀伤辅导培训的医务人员在患者离世前对有需求的照顾者介入哀伤辅导。通常使用美国卫生保健研究和质量机构2017年推荐的悲伤评估量表（grief evaluation measure，GEM）和修订版悲伤体验量表（revised grief experience inventory，R-GEI）作为评估筛查和指导干预工具。

2.实施

（1）实施方法

个人心理辅导、团体哀伤辅导、存在行为疗法、正念疗法、心理社会支持性写作干预等；个人心理治疗、团体哀伤辅导可降低丧亲者在患者死亡6个月内的悲伤、抑郁、焦虑及复杂性哀伤的发生率。存在行为疗法、正念疗法等心理干预方法可降低悲伤反应、抑郁和焦虑发生率，且减轻丧亲者的痛苦体验，提高生活质量。

（2）实施过程

①接纳死亡事实：帮助照顾者接纳亲人即将离去的事实，鼓励当事人向逝者告别，重视他们的分离焦虑和痛苦感受。提供善别辅导，引导照顾者认识生存、临终、死亡和哀伤等事实，思考生命，积极面对人生。

②鼓励释放情绪：理解丧亲者不同的哀伤反应，鼓励其表达情绪和担忧。以同理心聆听和了解丧亲者担忧，中间不打断，过程中应注意眼神接触和目光交流，可辅以音乐疗法、香薰疗法、色彩疗法等缓解丧亲者精神压力，改善其哀伤情绪。

③帮助建立社会支持网络：患者离世后，实施者主动联系丧亲者亲戚或朋友，指导亲友间相互安慰诉说，为其提供情感支持；使丧亲者适应逝者走后的生活，知晓如何应对日后角色的转变，尽快投入新生活。指导丧亲者调适丧亲后的负性情绪，提供如哀伤互助小组和心理咨询公益组织的联系方式。

④引导生活重回正轨：引导丧亲者赋予逝者死亡的意义，寻找自身生活弹性，促进创伤后的快速成长。

（3）记录

及时记录并告知医务团队其他成员哀伤辅导结果。

3.评价

目前评价哀伤辅导干预效果工具包括延长哀伤量表-13（prolonged grief-13，PG-13）、创伤后应激障碍症状清单（the PTSD checklist-civilianversion，PCL-C）、抑郁自评量表（self-rating depression scale，SDS）和焦虑自评量表（self-rating anxiety scale，SAS）。根据照顾者哀伤辅导效果，制订个体化随访方案，患者死亡6个月内，至少对丧亲者进行一次随访。在随访时需要对哀伤症状和风险定期评估，若出现异常强烈哀伤、延长哀伤障碍、抑制和扭曲的哀伤等异常或病理性哀伤，则应考虑转介至精神卫生中心进行临床干预和治疗。

4.注意事项

哀伤辅导应基于个人需求，在治疗过程中持续评估需求是否得到满足。实施过程中，若丧亲者出现严重哀伤反应或应激障碍，建议转介至精神卫生中心进行干预与治疗。

（三）推荐意见

（1）接受过哀伤辅导专业培训的医务人员可开展哀伤辅导。

（2）在终末期肿瘤患者死亡前对有需求的照顾者介入哀伤辅导。

（3）使用悲伤评估量表和悲伤体验量表（修改版）筛查高风险人群及存在长期或复杂哀伤的丧亲者。

（4）可使用个人心理辅导、团体哀伤辅导、正念疗法、存在行为疗法、社会支持性写作干预等进行哀伤辅导。

（5）应提供社会支持资源获取信息，如哀伤互助小组和心理咨询组织的联系方式。

（6）异常或病理性哀伤，应考虑转介至精神卫生中心进行干预和治疗。

二、遗体护理

（一）背景

遗体护理是指患者死亡后，对其遗体行一系列的护理程序，涉及逝者、家庭、医院以及心理学、社会学等多方面的问题。遗体护理是提高安宁疗护质量的重要因素，是终末期肿瘤患者安宁疗护的必要环节。良好的遗体护理既是对离世者的同情和尊重，也是对家属的支持和心理慰藉。

（二）证据

1.评估

护理团队评估家属对遗体护理的意愿及需求，明确逝者是否需要遗体捐献。评估遗体的一般状况（面容、清洁程度、有无伤口、引流管等）、诊断、治疗、抢救过程、死亡时间、死亡原因以及逝者是否有传染病。评估家属情绪及合作程度，了解逝者及其家属的文化背景。

2.实施

患者死亡后，接到医生开具的死亡诊断书并进行全面的评估后进行遗体护理。

（1）实施前准备

①护士应衣帽整洁，修剪指甲、洗手、戴口罩、戴手套，必要时备隔离衣、医用圆帽及消毒液等。态度严肃认真，表情庄重。

②准备血管钳、剪刀、棉签、松节油、绷带、不脱脂棉球、弯盘、梳子、尸袋或尸单、衣裤、鞋、袜、擦洗用具、酒精、屏风、手消毒液、别针、尸体鉴别卡、生活垃圾桶、医用垃圾桶。有伤口者备换药用物。

③环境安静、肃穆、关好门窗，必要时使用屏风遮挡。

④礼貌称呼并真诚问候离世者家属，主动进行自我介绍。

⑤再次核对医嘱及死亡通知单、核对用物、核对离世者身份。

（2）实施过程

①管道处理：若无特殊情况，征得家属同意后，撤去各种医疗仪器、吸氧管、输液管、引流管、胃管、导尿管等治疗用物。

②填塞腔道：用血管钳将棉球填塞于鼻腔、口腔、耳道、肛门、阴道等腔道口，

以免腔道流出液体，注意棉球不外露。

③遗体清洁：放平床头，使遗体仰卧，头下垫软枕，防止面部淤血、变色。清洁面部，为逝者梳理头发。闭合口、眼，维持遗体外观，避免面部变形。用屏风遮挡，脱去逝者衣裤，擦净全身，用松节油或酒精擦净胶布痕迹。按逝者生前遗愿或家属的要求穿好衣物。双臂放于身体两侧，用大单遮盖遗体。

④遗体辨识：第一张识别卡系在遗体右手腕部，把遗体放进尸袋里或用尸单包裹，须用绷带在胸部、腰部、踝部固定牢固。第二张识别卡缚在胸前尸袋或尸单上。由太平间工作人员将遗体送至太平间，置于停尸屉内，第三张识别卡放在停尸屉外的卡槽内。

⑤遗物管理：清点逝者遗物交给家属，若家属不在，应由两人清理后，列出清单交给护士长代为保管，后转交家属。

⑥终末消毒：非传染病患者按一般出院患者方法处理床单位，传染病患者按传染病患者终末消毒方法处理床单位。

（3）记录

整理病历，完成各项记录，注销各种执行单，办理出院手续。

3.评价

遗体护理中护士操作轻柔、熟练、规范。遗体应得到尊严和尊重的护理，符合逝者及家属的意愿。护理后遗体整洁，无渗液，外观良好，易于辨认。

4.注意事项

如需要遗体捐赠，则遵循相应捐赠流程。传染病患者的遗体使用消毒液擦洗，并用消毒液浸泡的棉球填塞各腔道，用尸单包裹遗体后装入防渗漏尸袋中，并粘贴传染标识。根据文化背景，邀请家属共同进行遗体护理或请家属暂离病房。

（三）推荐意见

（1）终末期肿瘤患者的遗体护理应秉持“尊重、同情、严肃、认真”的原则。

（2）遗体护理应在确认患者死亡，医生开具死亡诊断书后尽快进行。

（3）应保持遗体清洁、无渗液，维持良好的遗体外观。

（4）遗体护理过程中，应尊重逝者及家属的意愿，对遗体进行个性化护理。

参考文献

1. 谌永毅，吴欣娟，李旭英，等. 健康中国建设背景下安宁疗护事业的发展. 中国护理管理，2019，19（06）：801-806.

2. 陆宇晗. 我国安宁疗护的现状及发展方向. 中华护理杂志，2017，52（06）：659-664.

3. 苗苗，姚兰，姚茨茨，等. 居家安宁疗护照顾者照护体验质性研究的Meta整合. 中华护理杂志，2022，57（05）：608-616.

4. Mason H，Derubeis Mb，Hesseltine B. Early Palliative Care For Oncology Patients：How Aprns Can Take The Lead. Journal Of The Advanced Practitioner In Oncology，2021，12（5）：477-484.

5. 靳妍，乔艳华. 我国社区安宁疗护现状及发展策略. 医学研究与教育，2022，39（01）：54-60.

6. Woo KY，Krasner DL，Kennedy B，et al. Palliative Wound Care Management Strategies For Palliative Patients And Their Circles Of Care. Advances in skin & Wound care，2015，28（3）：130-142.

7. 方洪鑫，甄橙. 安宁疗护的起源与发展初探. 中华医史杂志，2021，51（04）：218-212.

8. 袁长蓉. 对肿瘤患者安宁疗护发展趋势的思考. 上海护理，2017，17（05）：5-8.

9. National Guideline Alliance. End Of Life Care For Adults：Service Delivery. [2022-09-27]

10. NCCN. NCCN Clinical Practice Guidelines In Oncology：Adult Cancer Pain（Version 2.2022）. [2022-09-04].

11. 袁玲，于成功，傅晓红，等. 南京市安宁疗护服务规范. 实用老年医学，2022，36（06）：541-551.

12. DynaMed. Hospice Eligibility And Care. Ebsco Information Services. [2022-09-16].

13. BC. Palliative Care For The Patient With Incurable Cancer Or Advanced Disease. [2022-09-17].

14. The Gold Standards Framework Centre. The Gold Standards Framework Proactive Identification Guidance. [2022-09-25].

15. The University of Edinburgh. The Supportive And Palliative Care Indicators Tool. [2022-09-25].

16. Schierenbeck SJ，Elertson K. Effect of a Palliative Care Screening Tool for Oncology Patients. Journal of Hospice and Palliative Nursing，2022，24（2）：119-124.

17. Sei L.Survival Estimates In Advanced Terminal Cancer. [2022-09-27].

18. Seow H，Tanuseputro P，Barbera L，et al. Development And Validation Of a Prognostic Survival Model With Patient-Reported Outcomes For Patients With Cancer. JAMA Network Open，2020，3（4）：e201768.

19. Crawford GB，Dzierżanowski T，Hauser K，et al. ESMO Guidelines Committee. Care Of The Adult Cancer Patient At The End Of Life：ESMO Clinical Practice Guidelines. ESMO Open. 2021，6（4）：100225.

20. Tsimberidou AM，Hong DS，Wheler JJ，et al. Long-Term Overall Survival And Prognostic Score Predicting Survival：The Impact Study In Precision Medicine. Journal of Hematology & Oncology. 2019，12（1）：145.

21. 郁文恺，陈健琳，雷锐，等. 临终患者病情评估表与常见生存期预测量表对肿瘤晚期患者生存期预测准确性比较研究. 中国全科医学，2022，25（07）：851-858.

22. Chow R，Bruera E，Temel JS，et al. Inter-Rater Reliability In Performance Status Assessment Among Healthcare Professionals：An Updated Systematic Review And Meta-Analysis. Supportive Care in Cancer，2020，28（5）：2071-2078.

23. Nie D，Zhang L，Wang C，et al. A High Glasgow Prognostic Score（Gps）Or Modified Glasgow Prognostic Score（Mgps）Predicts Poor Prognosis In Gynecologic Cancers：a Systematic Review And Meta-Analysis. Archives of Gynecology and Obstetrics，2020，301（6）：1543-1551.

24. Baile WF，Buckman R，Lenzi R，et al. SPIKES-A Six-Step Protocol For Delivering Bad News：Ap-

plication To The Patient With Cancer.Oncologist，2000，5（4）：302-311.
25.Zachariae R，Pedersen CG，Jensen AB. Association Of Perceived Physician Communication Style With Patient Satisfaction，Distress，Cancer-Related Self- Efficacy，And Perceived Locus Of Control Over The Disease. British Journal of Cancer，2003，88（5）：658-665.
26.Back AL，Arnold RM，Baile WF，et al. Efficacy Of Communication Skills Training For Giving Bad News And Discussing Transitions To Palliative Care.Archives of Internal Medicine，2007，167（5）：453-460.
27.Seifart C，Hofmann M，Bär T，et al. Breaking Bad News-What Patients Want And What They Get：Evaluating The Spikes Protocol In Germany.Annals of Oncology，2014，25（3）：707-711.
28.王莉莉，顾则娟，杜艳鸣，等.SHARE沟通模式在乳腺癌患者病情告知中的应用.中国护理管理，2019，19（12）：1827-1832.
29.唐绍军，姜洁，曾利辉.恶性肿瘤患者病情告知时的伦理冲突与应对策略.中国医学伦理学，2017，30（10）：1259-1262.
30.National Coalition For Hospice And Palliative Care Clinical Practice Guidelines For Quality Palliative Care，4th Edition，2018.
31.Oxford Textbook Of Communication In Oncology And Palliative Care 2th Edition，2017.
32.Sudore RL，Heyland DK，Lum HD，et al. Outcomes That Define Successful Advance Care Planning：A Delphi Panel Consensus. Journal of Pain and Symptom Management，2018，55（2）：245-255.e8.
33.王丽媛，于子旭，曲海丽，等.肿瘤患者及家属预立医疗照护计划参与经历的Meta整合.中国护理管理，2021，21（6）：887-892.
34.邓志坚，陈相应，杨柳，等.癌症患者及家属参与预立医疗照护计划体验质性研究的Meta整合.中华护理杂志，2020，55（12）：1864-1870.
35.邱业银，张江辉，缪佳芮，等.晚期肿瘤患者预立医疗照护计划干预模式构建与可行性研究.中国实用护理杂志，2020，36（28）：2179-2186.
36.Song K，Amatya B，Voutier C，et al. Advance Care Planning In Patients With Primary Malignant Brain Tumors：A Systematic Review. Frontiers In Oncology，2016，6：223.
37.NICE. End Of Life Care For Infants，Children And Young People With Life-Limiting Conditions：Planning And Management. [2022-09-17].
38.Kishino M，Ellis-Smith C，Afolabi O，et al. Family Involvement In Advance Care Planning For People Living With Advanced Cancer：A Systematic Mixed-Methods Review. Palliative Medicine，2022，36（3）：462-477.
39.中华人民共和国国家卫生健康委员会.癌症疼痛诊疗规范（2018年版）.临床肿瘤学杂志，2018，23（10）：937-944.
40.冯丹，陈萍，刘行，等.安宁疗护疼痛管理指南的系统评价.护理研究，2021，35（01）：48-54.
41.王昆.癌性爆发痛专家共识（2019年版）.中国肿瘤临床，2019，06：267-271.
42.周宁，姜姗.安宁疗护患者临终前镇痛镇静药物的应用及风险防范.医学与哲学，2018，39（04）：18-20.
43.马丽芳，刘玉芬，卿雁冰，等.乳腺癌相关淋巴水肿评估与管理指南的质量评价与内容分析.护理学杂志，2021，36（6）：22-26.
44.中国医师协会急诊医师分会，中国心胸血管麻醉学会急救与复苏分会.中国急性心力衰竭急诊临床实践指南（2017）.临床医学研究与实践，2018，3（02）：201.
45.中华医学会外科学分会血管外科学组，中国医师协会血管外科医师分会，中国医疗保健国际交流促进会血管外科分会，等.中国慢性静脉疾病诊断与治疗指南.中华医学杂志，2019，99（39）：3047-3061.
46.Davies C，Levenhagen K，Ryans K，et al. Interventions For Breast Cancer-Related Lymphedema：Clinical Practice Guideline From The Academy Of Oncologic Physical Therapy Of Apta. Physical Thera-

py, 2020, 100 (7): 1163-1179.

47. Benson AB, Venook AP, Al-Hawary MM, et al. Rectal Cancer, Version 2.2018, NCCN Clinical Practice Guidelines In Oncology. Journal Of The National Comprehensive Cancer Network, 2018, 16 (7): 874-901.

48. Greenlee H, DuPont-Reyes MJ, Balneaves LG, et al. Clinical Practice Guidelines On The Evidence-Based Use Ofintegrative Therapies During And After Breast Cancer Treatment. A Cancer Journal for Clinicians, 2017, 67 (3): 194-232.

49. Foggo V, Cavenagh J. Malignant Causes Of Fever Of Unknown Origin. Clinical Medicine (London, England), 2015, 15 (3): 292-294.

50. NCCN. NCCN Clinical Practice Guidelines In Oncology: Prevention And Treatment Of Cancer-Related Infections (Version 2. 2022). [2022-08-19].

51. Odagiri T, Morita T, Sakurai H, et al. Multicenter Cohort Study To Explore Differentiating Factors Between Tumor Fever And Infection Among Advanced Cancer Patients. Journal of Palliative Medicine. 2019, 22 (11): 1331-1336.

52. 刘畅，徐萌. 清热解毒类中药治疗癌性发热的Meta分析. 山东医药，2013，53（40）：1-5.

53. Zhang H, Wu Y, Lin Z, et al. Naproxen For The Treatment Of Neoplastic Fever: A Prisma-Compliant Systematic Review And Meta-Analysis.Medicine (Baltimore), 2019, 98 (22): e15840.

54. 海峡两岸医药卫生交流协会全科医学分会. 姑息治疗与安宁疗护基本用药指南. 中国全科医学，2021，24（14）：1717-1734.

55. Jørgensen KJ, Gøtzsche PC, Dalbøge CS, et al. Voriconazole Versus Amphotericin B Or Fluconazole In Cancer Patients With Neutropenia. The Cochrane Database of Systematic Reviews, 2014 (2), CD004707.

56. Macedo F, Nunes C, Ladeira K, et al. Antimicrobial Therapy In Palliative Care: An Overview. Supportive Care In Cancer, 2018, 26 (5): 1361-1367.

57. 谌永毅，刘翔宇. 安宁疗护专科护理. 北京：人民卫生出版社，2020.

58. Fabi A, Bhargava R, Fatigoni S, (2020). Cancer-Related Fatigue: Esmo Clinicalpractice Guidelines For Diagnosis And Treatment. Annals of Oncology, 2020, 31 (6): 713-723.

59. 张剑军，钱建新. 中国癌症相关性疲乏临床实践诊疗指南（2021年版）. 中国癌症杂志，2021，31（09）：852-872.

60. Howell D, Keller-Olaman S, Oliver TK, et al. A Pan-Canadian Practice Guideline And Algorithm: Screening, Assessment, And Supportive Care Of Adults With Cancer-Related Fatigue. Current Oncology, 2013, 20 (3): e233-e246.

61. Bower JE, Bak K, Berger A, et al. Screening, Assessment, And Management Of Fatigue In Adult Survivors Of Cancer: An American Society Of Clinical Oncology Clinical Practice Guideline Adaptation. Journal of Clinical Oncology, 2014, 32 (17): 1840-1850.

62. 中国抗癌协会癌症康复与姑息治疗专业委员会，中国临床肿瘤学会肿瘤支持与康复治疗专家委员会. 癌症相关性疲乏诊断与治疗中国专家共识. 中华医学杂志，2022，102（3）：180-189.

63. NCCN. NCCN Clinical Practice Guidelines in Oncology: Cancer-Related Fatigue (Version2.2022). [2022-09-28].

64. Fu HJ, Zhou H, Tang Y, et al. Tai Chi And Other Mind-Body Interventions For Cancer-Related Fatigue: An Updated Systematic Review And Network Meta-Analyses Protocol. BMJ Open, 2022, 12 (1): e52137.

65. BMJ best practice. Assessment Of Fatigue (2022). [2022-09-29].

66. Maggiore RJ, Dale W, Gross CP, et al. Polypharmacy And Potentially Inappropriate Medication Use In Older Adults With Cancer Undergoing Chemotherapy: Effect On Chemotherapy-Related Toxicity And Hospitalization During Treatment. Journal of the American Geriatrics Society, 2014, 62 (8):

1505-1512.
67.Ligibel JA, Bohlke K, May AM, et al. Exercise, Diet, and Weight Management During Cancer Treatment: ASCO Guideline. Journal of Clinical Oncology, 2022, 40 (22): 2491-2507.
68.Morley JE, Vellas B, van Kan GA, et al. Frailty Consensus: a Call To Action. Journal of the American Geriatrics Society, 2013, 14 (6): 392-397.
69.Dent E, Lien C, Lim WS, et al. The Asia-Pacific Clinical Practice Guidelines for the Management of Frailty. Journal of the American Geriatrics Society, 2017, 18 (7): 564-575.
70.Ruiz JG, Dent E, Morley JE, et al. Screening For And Managing The Person With Frailty In Primary Care: ICFSR Consensus Guidelines. Journal of Nutrition, health & aging, 2020, 24 (9): 920-927.
71.Dent E, Morley JE, Cruz-Jentoft AJ, et al. Physical Frailty: ICFSR International Clinical Practice Guidelines For Identification And Management. Journal of Nutrition, Health & Aging, 2019, 23 (9): 771-787.
72.Marcos-PérezD, Súnchez-FloresM, ProiettiS, et al. Association Of Inflammatory Mediators With Frailty Status In Older Adults: Results From a Systematic Review And Meta-Analysis. Geroscience, 2020, 42 (6): 1451-1473.
73.中华医学会老年医学分会,《中华老年医学杂志》编辑委员会.老年人衰弱预防中国专家共识(2022).中华老年医学杂志,2022,41(5):9.
74.Apóstolo J, Cooke R, Bobrowicz-Campos E, et al. Effectiveness Of Interventions To Prevent Pre-Frailty And Frailty Progression In Older Adults: a Systematic Review. JBI Database of Systematic Reviews and Implementation Reports, 2018, 16 (1): 140-232.
75.中华医学会老年医学分会,郝秋奎,李峻,等.老年患者衰弱评估与干预中国专家共识.中华老年医学杂志,2017,36(03):251-256.
76.Stephenson J, Davies A. An Assessment Of Aetiology -Based Guidelines For The Management Of Nausea And Vomiting In Patients With Advanced Cancer. Supportive Care in Cancer, 2006, 14 (4): 348-353.
77.Dietz I, Schmitz A, Lampey I, et al. Evidence For The Use Of Levomepromazine For Symptom Control In The Palliative Care Setting: a Systematic Review. BMC Palliative Care, 2013, 12: 2.
78.Walsh D, Davis M, Ripamonti C, et al. 2016 Updated MASCC/ESMO Consensus Recommendations: Management Of Nausea And Vomiting In Advanced Cancer. Supportive Care in Cancer, 2017, 25 (1): 333-340.
79.Davis MP, Hallerberg G, Palliative Medicine Study Group Of The Multinational Association Of Supportive Care In C. A Systematic Review Of The Treatment Of Nausea And/Or Vomiting In Cancer Unrelated To Chemotherapy Or Radiation. Journal of Pain and Symptom Management, 2010, 39 (4): 756-767.
80.Hesketh PJ, Kris MG, Basch E, et al. Antiemetics: American Society Of Clinical Oncology Clinical Practice Guideline Update. Journal of Clinical Oncology, 2017, 35 (28): 3240-3261.
81.曹晖,陈亚进,顾小萍,等.中国加速康复外科临床实践指南(2021版).中国实用外科杂志,2021,41(9):961-992.
82.姜文奇,巴一,冯继锋,等.肿瘤药物治疗相关恶心呕吐防治中国专家共识(2019年版).中国医学前沿杂志(电子版),2019,11(11):16-26.
83.Ravasco P, Monteiro-Grillo I, Camilo M. Individualized Nutrition Intervention Is Of Major Benefit To Colorectal Cancer Patients: Long-Term Follow-Up Of a Randomized Controlled Trial Of Nutritional Therapy. American Journal of Clinical Nutrition, 2012, 96 (6): 1346-1353.
84.Rodin G, Lo C, Rydall A, et al. Managing Cancer And Living Meaningfully (Calm): A Randomized Controlled Trial Of a Psychological Intervention For Patients With Advanced Cancer. Journal of Clinical Oncology, 2018, 36 (23): 2422-2432.
85.Barsevick AM, Dudley W, Beck S, et al. A Randomized Clinical Trial Of Energy Conservation For Pa-

tients With Cancer-Related Fatigue. Cancer，2004，100（6）：1302-1310.

86.Lu Y，Qu HQ，Chen FY，et al. Effect Of Baduanjin Qigong Exercise On Cancer-Related Fatigue In Patients With Colorectal Cancer Undergoing Chemotherapy：A Randomized Controlled Trial. Oncology Research and Treatment，2019，42（9）：431-439.

87.Solheim TS，Laird BJA，Balstad TR，et al. A Randomized Phase Ii Feasibility Trial Of a Multimodal Intervention For The Management Of Cachexia In Lung And Pancreatic Cancer. Journal of Cachexia，Sarcopenia and Muscle，2017，8（5）：778-788.

88.Temel JS，Abernethy AP，Currow DC，et al. Anamorelin In Patients With Non-Small-Cell Lung Cancer And Cachexia（ROMANA 1 and ROMANA 2）：Results From Two Randomised，Double-Blind，Phase 3 Trials. The Lancet Oncology，2016，17（4）：519-531.

89.Currow DC，Glare P，Louw S，et al. A Randomised，Double Blind，Placebo-Controlled Trial Of Megestrol Acetate Or Dexamethasone In Treating Symptomatic Anorexia In People With Advanced Cancer. Scientific Reports，2021，11（1）：2421.

90.Navari RM，Pywell CM，Le-Rademacher JG，et al. Olanzapine For The Treatment Of Advanced Cancer-Related Chronic Nausea And/Or Vomiting：A Randomized Pilot Trial. JAMA Oncology，2020，6（6）：895-899.

91. BC Centre for Palliative Care. B. C. Inter-professional Palliative Symptom Management Guidelines. [2022-9-24].

92. 国家卫生计生委办公厅. 国家卫生计生委办公厅关于印发安宁疗护实践指南（试行）的通知. [2022-9-16].

93.Larkin PJ，Cherny NI，La Carpia D，et al. Diagnosis，Assessment And Management Of Constipation In Advanced Cancer：ESMO Clinical Practice Guidelines. Annals of Oncology，2018，29（Suppl 4）：v111-v125.

94.Zanatto RM，Lisboa CN，de Oliveira JC，et al. Brazilian Society Of Surgical Oncology Guidelines For Malignant Bowel Obstruction Management. Journal of Surgical Oncology，2022，126（1）：48-56.

95.East M，Edition NAM. NCCN Clinical Practice Guidelines in Oncology（NCCN Guidelines®）. [2022-09-30].

96. 王骁，李兆星，范焕芳，等. 恶性肠梗阻的中西医治疗进展. 中国老年学杂志，2020，40（05）：1101-1105.

97. 王秀娟，贾传春. 循证护理在晚期恶性肿瘤并发肠梗阻患者中的应用效果分析. 中国医学创新，2015，12（09）：80-83.

98.Higashiguchi T，Ikegaki J，Sobue K，et al. Guidelines For Parenteral Fluid Management For Terminal Cancer Patients. Japanese Journal of Clinical Oncology，2016，46（11）：986-992.

99.Hisanaga T，Shinjo T，Imai K，et al. Clinical Guidelines For Management Of Gastrointestinal Symptoms In Cancer Patients：The Japanese Society Of Palliative Medicine Recommendations. Journal of Palliative Medicine，2019，22（8）：986-997.

100.Runyon BA. Evaluation Of Adults With Ascites. [2022-09-28].

101.Runyon BA. Malignancy-Related Ascites. [2022-09-28].

102. 季加孚，沈琳，徐惠绵，等. 胃癌腹膜转移防治中国专家共识. 中华胃肠外杂志，2017，05：481-490.

103. 国家卫生计生委合理用药专家委员会. 消化道恶性肿瘤合理用药指南. 中国合理用药探索，2017，14（09）：5-54.

104.Wang TJ，Wang HM，Yang TS，et al. The Effect Of Abdominal Massage In Reducing Malignant Ascites Symptoms. Research in Nursing and Health，2015，38（1）：51-59.

105. 袁小红，杨姮，杨永健. 皮硝外敷治疗癌性腹水的效果观察. 护理研究，2014，28（20）：2512-2513.

106. 中国吞咽障碍康复评估与治疗专家共识组. 中国吞咽障碍评估与治疗专家共识（2017年版）第一部分 评估篇. 中华物理医学与康复杂志，2017，39（12）：881-892.

107. Jiang N，Zhang LJ，Li LY，et al. Risk Factors For Late Dysphagia After（Chemo）Radiotherapy For Head And Neck Cancer：A Systematic Methodological Review. Head &Neck，2016，38（5）：792-800.

108. Baijens LWJ，Walshe M，Aaltonen LM，et al. European White Paper：Oropharyngeal Dysphagia In Head And Neck Cancer. European Archives Of Oto-Rhino-Laryngology，2021，278（2）：577-616.

109. Hutchison AR，Cartmill B，Wall LR，et al. Dysphagia Optimized Radiotherapy To Reduce Swallowing Dysfunction Severity In Patients Undergoing Treatment For Head And Neck Cancer：A Systematized Scoping Review. Head & Neck，2019，41（6）：2024-2033.

110. 中国康复医学会康复护理专业委员会. 吞咽障碍康复护理专家共识. 护理学杂志，2021，36（15）：1-4.

111. Ye X，Chang YC，Findlay M，et al. The Effect Of Timing Of Enteral Nutrition Support On Feeding Outcomes And Dysphagia In Patients With Head And Neck Cancer Undergoing Radiotherapy Or Chemoradiotherapy：A Systematic Review. Clinical Nutrition ESPEN，2021，44：96-104.

112. 中国吞咽障碍康复评估与治疗专家共识组. 中国吞咽障碍评估与治疗专家共识（2017年版）第二部分 治疗与康复管理篇. 中华物理医学与康复杂志，2018，40（1）：1-10.

113. Cohen EE，LaMonte SJ，Erb NL，et al. American Cancer Society Head And Neck Cancer Survivorship Care Guideline. CA Cancer Journal of Clinicians，2016，66（3）：203-239.

114. David H，Kari B，Ting B，et al. Management Of Dyspnea In Advanced Cancer：ASCO Guideline. Journal of Clinical Oncology，2021，39（12）：1389-1411.

115. Kloke M，Cherny N，ESMO Guidelines Committee. Treatment Of Dyspnoea In Advanced Cancer Patients：ESMO Clinical Practice Guidelines. Annals of Oncology，2015，26（5）：v169-73.

116. Parshall MB，Schwartzstein RM，Adams L，et al. American Thoracic Society Committee On Dyspnea. An Official American Thoracic Society Statement：Update On The Mechanisms，Assessment，And Management Of Dyspnea. American Journal of Respiratory and Critical Care Medicine，2012，185（4）：435-452.

117. Feliciano JL，Waldfogel JM，Sharma R，et al. Pharmacologic Interventions For Breathlessness In Patients With Advanced Cancer：A Systematic Review And Meta-Analysis. JAMA Network Open，2021，4（2）：e2037632.

118. Luckett T，Phillips J，Johnson MJ，et al. Contributions Of a Hand-Held Fan To Self-Management Of Chronic Breathlessness. European Respiratory Journal，2017，50（2）：1700262.

119. Gupta A，Sedhom R，Sharma R，et al. Nonpharmacological Interventions For Managing Breathlessness In Patients With Advanced Cancer：A Systematic Review. JAMA Oncology，2021，7（2）：290-298.

120. Barnes H，McDonald J，Smallwood N，et al. Opioids For The Palliation Of Refractory Breathlessness In Adults With Advanced Disease And Terminal Illness. The Cochrane Database Of Systematic Reviews，2016，3（3）：CD011008.

121. 中华医学会呼吸病学分会哮喘学组. 咳嗽的诊断与治疗指南（2021）. 中华结核和呼吸杂志，2022，45（01）：13-46.

122. 中国临床肿瘤学会肿瘤支持与康复治疗专家委员会，中国抗癌协会肿瘤放射治疗专业委员会，重庆市医药生物技术协会癌症康复与姑息治疗专业委员会. 肺癌姑息治疗中国专家共识. 中华医学杂志，2022，102（27）：2084-2095.

123. 中国抗癌协会癌症康复与姑息治疗专业委员会. 肺癌相关性咳嗽诊疗中国专家共识. 中华医学杂志，2021，101（35）：2751-2759.

124. Schmit K M，Coeytaux R R，Goode A P，et al. Evaluating Cough Assessment Tools：a Systematic Re-

view. Chest, 2013, 144 (6): 1819-1826.

125. Ryan NM, Vertigan AE, Birring SS. An Update And Systematic Review On Drug Therapies For The Treatment Of Refractory Chronic Cough. Expert Opinion on Pharmacotherapy, 2018, 19 (7): 687-711.

126. International Association For Hospice & Palliative Care. The IAHPC Manual of Palliative Care 3rd edition. [2022-09-22].

127. Molassiotis A, Bryan G, Caress A, et al. Pharmacological And Non-Pharmacological Interventions For Cough In Adults With Respiratory And Non-Respiratory Diseases: a Systematic Review Of The Literature. Respiratory Medicine , 2010, 3 (4): 199-206.

128. Denlinger CS, Sanft T, Moslehi JJ, et al. NCCN Guidelines Insights: Survivorship, Version 2.2020. Journal of the National Comprehensive Cancer Network, 2020, 18 (8): 1016-1023.

129. Garland SN, Xie SX, Duhamel K, et al. Acupuncture Versus Cognitive Behavioral Therapy For Insomnia In Cancer Survivors: A Randomized Clinical Trial. Journal of the National Cancer Institute, 2019, 111 (12): 1323-1331.

130. Yennurajalingam S, Carmack C, Balachandran D, et al. Sleep Disturbance In Patients With Cancer: a Feasibility Study Of Multimodal Therapy. BMJ Supportive & Palliative Care, 2021, 11 (2): 170-179.

131. Denlinger CS, Ligibel JA, Are M, et al. Survivorship: Sleep Disorders, Version 1. 2014. Journal of the National Comprehensive Cancer Network, 2014, 12 (5): 630-642.

132. Bernatchez MS, Savard J, Aubin M, et al. Correlates Of Disrupted Sleep-Wakevariables In Patients With Advanced Cancer. BMJ Supportive &Palliative Care, 2020, 10 (1): 55-63.

133. Lam WC, Zhong L, Liu Y, et al. Hong Kong Chinese Medicine Clinical Practice Guideline For Cancer Palliative Care: Pain, Constipation, And Insomnia. Evidence-based Complementary and Alternative Medicine, 2019, 2019: 1038206.

134. Steindorf K, Wiskemann J, Ulrich CM, et al. Effects Of Exercise On Sleep Problems In Breast Cancer Patients Receiving Radiotherapy: a Randomized Clinical Trial. Breast Cancer Research and Treatment, 2017, 162 (3): 489-499.

135. Chen YJ, Li XX, Ma HK, et al. Exercise Training For Improving Patient-Reported Outcomes In Patients With Advanced-Stage Cancer: A Systematic Review And Meta-Analysis. Journal of Pain and Symptom Management, 2020, 59 (3): 734-749.e10.

136. Mercadante S, Adile C, Ferrera P et al. Delirium Assessed By Memorial Delirium Assessment Scale In Advanced Cancer Patients Admitted To An Acute Palliative/Supportive Care Unit. Current Medical Research and Opinion, 2017, 33 (7): 1303-1308.

137. Abe H, Sumitani M, Matsui H, et al. Gabapentinoid Use Is Associated With Reduced Occurrence Of Hyperactive Delirium In Older Cancer Patients Undergoing Chemotherapy: A Nationwide Retrospective Cohort Study In Japan. Anesthesia and Analgesia, 2022, 135 (2): 362-369.

138. Moryl N, Kogan M, Comfort C, et al. Methadone In The Treatment Of Pain And Terminal Delirum In Advanced Cancer Patients. Palliative & Supportive Care, 2005, 3 (4): 311-317.

139. Yokomichi N, Maeda I, Morita T, et al. Association of Antipsychotic Dose With Survival Of Advanced Cancer Patients With Delirium. Journal of Pain and Symptom Management, 2022, 64 (1): 28-36.

140. Pralong A, Perrar KM, Kremeike K, et al. Depression, Anxiety, Delirium And Desire To Die In Palliative Care: Recommendations Of The S3 Guideline On Palliative Care For Patients With Incurable Cancer. Der Nervenarzt, 2020, 91 (5): 391-397.

141. 中华医学会神经病学分会神经心理与行为神经病学学组.综合医院谵妄诊治中国专家共识（2021）.中华老年医学杂志，2021，40（10）：1226-1233.

142. Bush SH，Lawlor PG，Ryan K，et al. Delirium In Adult Cancer Patients：ESMO Clinical Practice Guidelines. Annals of Oncology，2018，29（Suppl 4）：iv143-iv65.

143. 丁炎明. 伤口护理学. 北京：人民卫生出版社，2017.

144. European Oncology Nursing Society.Recommendations For The Care Of Patients With Malignant Fungating Wounds.London：European Oncology Nursing Society，2015.

145. Sibbald RG，Elliott JA，Persaud-Jaimangal R，et al. Wound Bed Preparation 2021. Advances in Skin and Wound Care. 2021;34（4）：183-195.

146. 蒋琪霞. 伤口护理实践原则. 北京：人民卫生出版社，2017.

147. 樊代明. 整合肿瘤学临床卷. 北京：科学出版社，2021.

148. 樊代明. 中国肿瘤整合诊治指南. 天津：天津科学技术出版社，2022.

149. 张敏，朱小妹，韦迪，等. 恶性肿瘤伤口病人诊疗过程心理体验及应对方式的现象学研究. 循证护理，2020，6（9）：944-947.

150. 陈思涓，谌永毅，谭慧，等. 恶性肿瘤伤口评估及管理的研究进展. 中国护理管理，2018，18（11）：1558-1561.

151. Panel E，Panel N. Prevention And Treatment Of Pressure Ulcers：Quick Reference Guide. 2009.

152. 郭艳侠，梁珣，朱文，等. 我国住院患者压疮现患率及医院获得性压疮现患率的Meta分析. 中国护理管理，2018，18（07）：907-914.

153. 贺娅楠，王晨霞，杨秋霞，等. 肿瘤患者压力性损伤患病率的系统评价. 现代临床护理，2021，20（01）：64-71.

154. Ferris A，Price A，Harding K. Pressure Ulcers In Patients Receiving Palliative Care：a Systematic Review. Palliative Medicine，2019，33（7）：770-782.

155. 马玉芬，成守珍，刘义兰，等. 卧床患者常见并发症护理专家共识. 中国护理管理，2018，18（06）：740-747.

156. 丁炎明. 伤口护理学. 北京：人民卫生出版社，2017.

157. 赵琦，徐雲，蒋红，等. 医疗器械相关压力性损伤预防和管理的最佳证据总结. 护理学杂志，2019，34（13）：8-11.

158. 周思君，谌永毅，许湘华，等. 生命末期患者压力性损伤管理的研究进展. 护理学杂志，2021，36（06）：105-108.

159. 廖志军，徐菊娣，黄燕，等. 心理干预在肿瘤终末期患者中的康复作用. 中国医师杂志，2021，23（04）：598-600.

160. Pitman A，Suleman S，Hyde N，et al. Depression And Anxiety In Patients With Cancer. BMJ（Clinical research ed.），2018，361：k1415.

161. 张颖兰，茹玉. 心理危机干预对宫颈癌手术患者心理危机水平及自我效能的影响. 中国实用护理杂志，2019（16）：1233-1237.

162. 高申春. 危机干预策略. 北京：高等教育出版社，2009.

163. 周依，胡德英，滕芬，等. 综合医院住院患者自杀预防的最佳证据总结. 护理学杂志，2019，34（04）：54-57.

164. 王舒杰，丁小萍，胡德英，等. 生命关怀视角下我国综合医院住院病人自杀三级预防模式构建的研究. 护理研究，2017，31（02）：142-145.

165. 胡德英，熊宇，丁小萍，等. 自杀风险管理方案在综合医院住院患者中的应用. 中华护理杂志，2018，53（08）：971-974.

166. BMJ Best Practice. BMJ Best PracticeBack ButtonFilter Button. [2022-9-21].

167. 魏广东. 沙盘游戏疗法：游戏中的心灵疗愈. 北京：中国石化出版社，2015.

168. Judy DZ. The Black Madonna.Japanese Sandplay Therapy，2016，25（2）：145-156.

169. Tornero M D A，Capella C. Change During Psychotherapy Through Sand Play Tray In Children That Have Been Sexually Abused. Frontiers in Psychology，2017，8：617.

170.Steinhardt，Lenore F. Casling An Invisible Net Into An Invisible Unconscious Ocean，Catching a Reflection Of The Psyche On An Invisible Map. Japanese Sandplay Therapy，2016，25（2）：179-190.

171.张丽娟，王子迎，万宏伟，等.沙盘游戏疗法在肿瘤放疗患者中的应用.中华现代护理杂志，2021，27（10）：1375-1378.

172.温丽娟.沙盘游戏治疗法在心理疾病治疗中的研究进展.心理月刊，2020，15（08）：236-238.

173.徐云，王玉娜，徐广剑.团体沙盘游戏对胃癌化疗患者情绪状态与应对方式的应用效果.中国实用护理杂志，2021，37（09）：661-666.

174.李佳楠，肖丽平.沙盘游戏疗法对临终肿瘤患者癌因性疲乏的干预效果.卫生职业教育，2018，36（02）：125-126.

175.Brooks H L，Rushton K，Lovell K，et al. The Power Of Support From Companion Animals For People Living With Mental Health Problems：a Systematic Review And Narrative Synthesis Of The Evidence. BMC Psychiatry，2018，18（1）：1-12.

176.Downey CL，Tahir W，Randell R，et al. Strengths And Limitations Of Early Warning Scores：a Systematic Review And Narrative Synthesis. International Journal of Nursing Studies，2017，76：106-119.

177.Artioli G，Foà C，Cosentino C，et al. "Could I Return To My Life?" Integrated Narrative Nursing Model In Education（INNE）. Acta Bio Medica：Atenei Parmensis，2018，89（4-S）：5-17.

178.Roikjær SG，Missel M，Bergenholtz HM，et al. The Use Of Personal Narratives In Hospital-Based Palliative Care Interventions：An Integrative Literature Review. Palliative Medicine，2019，33（10）：1255-1271.

179.Grech P，Grech R. A Comparison Of Narrative Exposure Therapy And Non-Trauma-Focused Treatment In Post-Traumatic Stress Disorder：A Systematic Review And Meta-Analysis. Issues in Mental Health Nursing，2020，41（2）：91-101.

180.Bichescu D，Neuner F，Schauer M，et al. Narrative Exposure Therapy For Political Imprisonment-Related Chronic Posttraumatic Stress Disorder And Depression. Behaviour Research and Therapy，2007，45（9）：2212-2220.

181.Ertl V，Pfeiffer A，Schauer E，et al. Community-Implemented Trauma Therapy For Former Child Soldiers In Northern Uganda：a Randomized Controlled Trial. Jama，2011，306（5）：503-512.

182.Lloyd-Williams M，Cobb M，O'Connor C，et al. A Pilot Randomised Controlled Trial To Reduce Suffering And Emotional Distress In Patients With Advanced Cancer. Journal of Affective Disorders，2013，148（1）：141-145.

183.Hayes S C，Luoma J B，Bond F W，et al. Acceptance And Commitment Therapy：Model，Processes And Outcomes. Behaviour Research And Therapy，2006，44（1）：1-25.

184.Hayes S C，Hofmann S G. The Third Wave Of Cognitive Behavioral Therapy And The Rise Of Process-Based Care. World Psychiatry，2017，16（3）：245.

185.Zhang C，Leeming E，Smith P，et al. Acceptance And Commitment Therapy For Health Behavior Change：a Contextually-Driven Approach. Frontiers in Psychology，2018：2350.

186.Vowles K E，Pielech M，Edwards K A，et al. A Comparative Meta-Analysis Of Unidisciplinary Psychology And Interdisciplinary Treatment Outcomes Following Acceptance And Commitment Therapy For Adults With Chronic Pain. Journal of Pain，2020，21（5-6）：529-545.

187.Mathew A，Doorenbos A Z，Jang M K，et al. Acceptance And Commitment Therapy In Adult Cancer Survivors：a Systematic Review And Conceptual Model. Journal of Cancer Survivorship，2021，15（3）：427-451.

188.Mosher C E，Krueger E，Secinti E，et al. Symptom Experiences In Advanced Cancer：Relationships To Acceptance And Commitment Therapy Constructs. Psycho-Oncology，2021，30（9）：1485-1491.

189.曾祥龙，刘翔平，于是.接纳与承诺疗法的理论背景、实证研究与未来发展.心理科学进展，2011，19（07）：1020-1026.

190.黄润勤，李永红，詹永佳，等.基于“5W1H”模式探讨我国癌症病人死亡教育现状.全科护理，2021，19（35）：4926-4930.

191.张青青，王文超，顾莺.成人安宁疗护相关临床实践指南的内容分析.护理学杂志，2022，37（09）：99-102.

192.Kang K，Han S，Lim Y，et al. Meaning-Centered Interventions For Patients With Advanced Or Terminal Cancer：a Meta-Analysis. Cancer Nursing，2019，42（4）：332-340.

193.Martínez M，Arantzamendi M，Belar A，et al.‘Dignity Therapy’，a Promising Intervention In Palliative Care：A Comprehensive Systematic Literature Review. Palliative Medicine，2017，31（6）：492-509.

194.Lambiris N. Registered Nurses'Association Of Ontario Palliative Approach To Care In The Last 12 Months Of Life 2020. 2020.

195.郦杭婷，张峻，王芸，等.死亡教育对我国癌症患者焦虑抑郁及生存质量影响的系统评价.护士进修杂志，2020，35（15）：1386-1392.

196.Namkung J，Park J H，Byun J H，et al. Elevated Aspartate Aminotransferase And Alanine Aminotransferase In The Torsion Of Ovarian Mature Cystic Teratoma：Normalised After Operation For Torsion. Journal of Obstetrics and Gynaecology，2021，41（4）：612-615.

197.Saida T，Mori K，Masumoto T，et al. Ovarian And Non-Ovarian Teratomas：a Wide Spectrum Of Features. Japanese Journal of Radiology，2021，39（2）：143-158.

198.华美锦.安宁疗护在癌症临终期患者中的应用.护理实践与研究，2018，15（13）：110-112.

199.高峰.癌症病人的心理干预.护理研究（下旬版），2005（15）：1370-1371.

200.顾笑晓.从照顾到陪伴：家属对末期病患的临终照顾研究.华东理工大学，2015.

201.林依晖.萨提亚家庭治疗模式下临终关怀实务研究.湖北师范大学，2022.

202.马群立，石俊.晚期肿瘤病人的心理问题分析及护理.医学信息（上旬刊），2011，24（04）：2049-2050.

203.张爱军，王治国，王雪敬，等.“医务社工+志愿者”在安宁疗护患者陪伴服务中的实践.中国社会工作，2019（12）：45-48.

204.李兴云.倾听技巧在中医科老年患者沟通中的应用.中国老年保健医学，2013，11（02）：112.

205.曹丽杰.倾听技巧在老年骨折患者护理中的应用.中国医药指南，2015，13（31）：275.

206.朱沂萍.用倾听法对100例宫颈癌患者负性心理干扰效果分析.山东医学高等专科学校学报，2014，36（05）：374-376.

207.张彩云.倾听技术在患者自理能力评估中的应用与效果.基层医学论坛，2015，19（09）：1289-1290.

208.李芳，郭莉萍，Ulla Cornor，等.倾听患者的声音：中国2型糖尿病患者疾病管理访谈分析.中国医学伦理学，2019，32（12）：1553-1561.

209.Fiona M，陈博.精神医疗中的预先指示：倾听精神障碍患者的声音.残障权利研究，2016，3（02）：107-132+202-203.

210.Morris N. It's Time To Rebuild Trust In Our Cancer Care Services After Backlogs Due To Covid-19，People With Cancer Need To Know We Are Ready To Advise，Care And Listen To Them. Cancer Nursing Practice，2021，20（1）：13.

211.Pamela T，Viviana A，Luciana C. The Rehabilitation Setting Of Terminal Cancer Patients：Listening，Communication，And Trust. Journal of Clinical Research & Bioethics，2014，5（2）.

212.Hudson P，Quinn K，O'Hanlon B，et al. Family Meetings In Palliative Care：Multidisciplinary Clinical Practice Guidelines. BMC Palliative Care，2008，7：12.

213.Hagiwara Y，Healy J，Lee S，et al. Development And Validation Of a Family Meeting Assessment

Tool（Fmat）. Journal of Pain and Symptom Management，2018，55（1）：89-93.
214. 张雪梅，胡秀英. 我国安宁疗护的发展现状、存在的问题及发展前景. 中华现代护理杂志，2016，22（34）：4885-4888.
215. 王蒙蒙. 临终病人与家属关于临终问题的家庭互动支持方案研究. 首都医科大学，2021.
216. 王蒙蒙，徐天梦，赵咪，等. 安宁疗护家庭会议临床实践的系统综述. 中国社会医学杂志，2021，38（02）：227-232.
217. Cahill PJ，Sanderson CR，Lobb EA，et al. The Voice Study：Valuing Opinions，Individual Communication And Experience：Building The Evidence Base For Undertaking Patient-Centred Family Meetings In Palliative Care-a Mixed Methods Study. Pilot and Feasibility Studies，2018，4：51.
218. Meeker MA，Waldrop DP，Seo JY. Examining Family Meetings At End Of Life：The Model Of Practice In a Hospice Inpatient Unit. Palliative &Supportive Care，2015，13（5）：1283-1291.
219. 秦苑，白露. 安宁缓和医疗中的心理及社会评估. 中国临床保健杂志，2021，24（01）：14-16.
220. 秦苑，高一虹. 安宁疗护家庭会议：言语行为分布与医生身份认同. 外语研究，2021，38（04）：38-45.
221. Sanderson CR，Cahill PJ，Phillips JL，et al. Patient-Centered Family Meetings In Palliative Care：a Quality Improvement Project To Explore a New Model Of Family Meetings With Patients And Families At The End Of Life. Annals of Palliative Medicine，2017，6（Suppl 2）：S195-S205.
222. Machare DE，Callahan A，Paganelli G，et al. Multidisciplinary Family Meetings In The Icu Facilitate End-Of-Life Decision Making. The American Journal of Hospice & Palliative Care，2009，26（4）：295-302.
223. Hannon B，O'Reilly V，Bennett K，et al. Meeting The Family：Measuring Effectiveness Of Family Meetings In a Specialist Inpatient Palliative Care Unit. Palliative & Supportive Care，2012，10（1）：43-49.
224. 秦苑，高一虹. 我国情境中的安宁疗护家庭会议——结构、挑战与策略. 中国外语，2021，18（04）：54-61.
225. 林海玉，黄乐听，石杨茹，等. 人生回顾干预对肿瘤终末期患者心理状况的应用研究. 中华全科学，2016，14（5）：814-816.
226. 周婧，胡毛姐. 生命回顾在终末期肿瘤患者死亡教育中的应用研究. 医药高职教育与现代护理，2021，4（2）：117-120.
227. Xiao H，Kwong E，Pang S，et al. Effect Of a Life Review Program For Chinese Patients With Advanced Cancer：a Randomized Controlled Trial. Cancer Nursing，2013，36（4）：274-283.
228. Ando M，Morita T，Akechi T，et al. Efficacy Of Short-Term Life-Review Interviews On The Spiritual Well-Being Of Terminally Ill Cancer Patients. Journal of Pain and Symptom Management，2010，39（6）：993-1002.
229. Huang MH，Wang RH，Wang HH. Effect Of Life Review On Quality Of Life In Terminal Patients：A Systematic Review And Meta-Analysis. Journal of Nursing Research，2020，28（2）：e83.
230. Wang CW，Chow AY，Chan CL. The Effects Of Life Review Interventions On Spiritual Well-Being，Psychological Distress，And Quality Of Life In Patients With Terminal Or Advanced Cancer：A Systematic Review And Meta-Analysis Of Randomized Controlled Trials. Palliative Medicine，2017，31（10）：883-894.
231. Kleijn G，Lissenberg-Witte BI，Bohlmeijer ET，et al. A Randomized Controlled Trial On The Efficacy Of Life Review Therapy Targeting Incurably Ill Cancer Patients：Do Their Informal Caregivers Benefit? Supportive Care in Cancer，2021，29（3）：1257-1264.
232. 楚薛枫，李君，冯惠芳，等. 终末期卵巢癌的心理特点及人生回顾干预的效果. 中国健康心理学杂志，2021，29（9）：1315-1319.
233. Ando M，Morita T，Okamoto T，et al. One-Week Short-Term Life Review Interview Can Improve

Spiritual Well-Being Of Terminally Ill Cancer Patients. Psychooncology，2008，17（9）：885-890.

234.Chochinov HM，Hack T，Hassard T，et al. Dignity Therapy：a Novel Psychotherapeutic Intervention For Patients Near The End Of Life. Journal of Clinical Oncology，2005，23（24）：5520-5525.

235.刘巍，郭巧红，译.尊严疗法：临终寄语.天津：天津科技翻译出版社，2018.

236.郭巧红.尊严疗法在安宁疗护实践中的应用.中国护理管理，2018，18（3）：316-319.

237.Xiao J，Chow KM，Liu Y，et al. Effects Of Dignity Therapy On Dignity，Psychological Well-Being，And Quality Of Life Among Palliative Care Cancer Patients：A Systematic Review And Meta-Analysis. Psychooncology，2019，28（9）：1791-1802.

238.Zheng R，Guo Q，Chen Z，et al. Dignity Therapy，Psycho-Spiritual Well-Being And Quality Of Life In The Terminally Ill：Systematic Review And Meta-Analysis. BMJ Supportive & Palliative Care，2021，bmjspcare-2021-003180.

239.Zhang Y，Li J，Hu X. The Effectiveness Of Dignity Therapy On Hope，Quality Of Life，Anxiety，And Depression In Cancer Patients：A Meta-Analysis Of Randomized Controlled Trials. International Journal of Nursing Studies，2022，132：104273.

240.Wang C，Chen j，Wang Y，et al. Effects Of Family Participatory Dignity Therapy On The Psychological Well-Being And Family Function Of Patients With Haematologic Malignancies And Their Family Caregivers：A Randomised Controlled Trial. International Journal of Nursing Studies，2021，118：103922.

241.Xiao J，Chow KM，Choi KC，et al. Effects Of Family-Oriented Dignity Therapy On Dignity，Depression And Spiritual Well-Being Of Patients With Lung Cancer Undergoing Chemotherapy：A Randomised Controlled Trial. International Journal of Nursing Studies，2022，129：104217.

242.Bereavement and grief in adults Management.[2022-09-26].

243.Kustanti CY，Fang HF，Linda Kang X，et al. The Effectiveness Of Bereavement Support For Adult Family Caregivers In Palliative Care：A Meta-Analysis Of Randomized Controlled Trials. Journal of Nursing Scholarship，2021，53（2）：208-217.

244.Palliative-Care-Tools_Technical-Brief. [2022-09-27].

245.Palliative Care In The Global Setting：ASCO Resource-Stratified Practice Guid-Eline. [2022-09-28].

246.NCHPC-NCPGuidelines_4thED_web_FINAL.[2022-09-28].

247.Care Of The Adult Cancer Patient At The End Of Life ESMO Clinical Practice. [2022-09-29].

248.Rgistered Nurses Association Of Ontario. End-Of-Life Care During The Last Days And Hours. [2022-09-28].

249.刘义兰，杨和平，许娟.关怀性护理技术.武汉：湖北科学技术出版社，2018：42-43.

250.Lynn J. Measuring Quality Of Care At The End Of Life：a Statement Of Principles. Journal of the American Geriatrics Society，1997，45（4）：526-527.

251.Carey EC，Sadighian MJ，Sudore R. Cultural Aspects Of Palliative Care. [2022-09-20].

252.张秀华，张翠红，李怡玮，等.晚期肿瘤患者三级联动安宁疗护模式的构建与应用.中华护理杂志，2022，57（14）：1676-1682.

253.Harman SM，Bailey FA，Walling AM. Palliative Care：The Last Hours And Days Of Life. [2022-09-30].

药物临床研究

❖ 设计关键　原则在先 ❖

❖ 分期有三　无缝试验 ❖

❖ 疗效评估　真实客观 ❖

❖ 细察反应　尤重安全 ❖

第一章

抗肿瘤药物临床研究概述

恶性肿瘤是严重威胁人类健康的重大疾病，肿瘤领域未被满足的临床需求仍然较大，抗肿瘤新药研发成为弥补这一需求的有力手段。伴随过去十年我国一系列激励政策指引，以及医政、药监部门出台的大量服务及利好临床研究措施，中国肿瘤药物临床研究获得蓬勃发展，2009年至2018年十年间，共1493项注册临床试验被发起；年均增长达33%，增速自2016年加快。中国临床研究机构能力大幅提升，牵头单位数量年均增长率达34%，中国的肿瘤临床研究数量、质量和医疗机构研发能力都有极大提高，拥有自主知识产权的中国新药创制也应运而生。以靶向治疗、免疫治疗药物为代表的大量创新药物爆发性进入临床研究，逐步在世界上崭露头角。抗肿瘤药物临床研究以临床需求为导向，为患者提供更优治疗选择的研发理念也逐渐成为业界共识。

本指南旨在对抗肿瘤药物临床研究的研究形式、试验分期、作用机制、伦理审查、试验流程、患者需求、疗效及不良反应评价等方面进行系统性概述并加以总结，为我国抗肿瘤药物研发策略及相关决策提供证据支持。为实现抗肿瘤药物临床研究的根本价值即解决临床需求、实现患者获益最大化提供切实有效的建议和参考。

一、历史、现状及发展趋势

抗肿瘤药物临床试验始于20世纪40至50年代，历经80余年发展，从最初的非随机、单中心、回顾性试验，逐渐向随机、国际多中心、前瞻性临床试验方向发展。

20世纪40至50年代，研究人员开始大量寻找和研制抗肿瘤新药，如Gilman和Philips等用氮芥治疗淋巴瘤，被认为是近代肿瘤化疗的开端。随后我国也开始抗肿瘤新药的研制，如更生霉素（放线菌素D）。20世纪60年代，国际上开始重视临床试验方法并大量筛选抗肿瘤药物，并逐步形成药品临床试验管理体系，其标志是沙利度胺（又称反应停）事件。此时，我国学者也提出了科学的临床试验方法，并研制了三尖杉酯碱等抗肿瘤药物。20世纪70至80年代，各国药品临床试验规范化和法治化管理体系逐步形成，有效新药迅速增多。1985年我国颁布第一版《药品管理法》并成立药品审评委员会。20世纪90年代以后，药物临床试验管理国际统一标准逐步形成。1991年“人用药物注册技术国际协调会议（ICH）”首次召开，并制定了《药物临床试验管理规范（E6）》。1993年WHO也制定了《WHO药物临床试验规范指导原则》。目前世界各国的临床试验，特别是多国、多中心的药物临床试验，均以ICH和WHO临床试验规范指导原则为参照标准，使药品临床试验规范化管理进入国际统一标准的时期。我国也不例外，1998年颁发了《药物临床试验管理规范》试行版，1999年出台正式版。

2009年至今，抗肿瘤新药研发如火如荼地在全球广泛开展，我国抗肿瘤药物临床研究也在蓬勃发展。尤其是2015年以来，药监部门联合各大部委出台了一系列深化药品审评审批制度的改革措施，以加快药品上市审评审批、促进新药研发和仿制药发展，抗肿瘤药物成为所有治疗领域中研发最热投入最多的领域。通过近20年努力，我国抗肿瘤新药研发能力与国际差距逐渐缩小。国家级抗肿瘤药物临床试验中心的建立，大大提高了抗肿瘤药物临床研究水平，国际多中心临床试验项目显著增多。

二、GCP的概念及主要原则

药物临床试验质量管理规范（good clinical practice，GCP）是规范药物临床试验全过程的标准，包括方案设计、组织实施、稽查、检查、记录、分析总结和报告，适用于各期临床试验、人体生物利用度或生物等效性试验。如前所述，ICH在1991年即制定了《药物临床试验管理规范》。目前，世界多数国家均以法律法规形式，制定并发布了本国的GCP，我国也不例外，《中华人民共和国药品管理法》明确规定，临床试验机构必须执行药物临床试验质量管理规范。

GCP基本原则的宗旨是为了保护受试者权益及安全、保证药物临床试验过程规范，结果科学可靠。伦理性和科学性是GCP的两大核心理念。根据ICH-E6指导原则，细化来讲，包括13项基本原则：①临床试验实施应依据《赫尔辛基宣言》的伦理原则，同时应符合药物临床试验质量管理规范（GCP）及现行管理法规；②在试验开始前，应权衡可预见风险和受益，并比较每名受试者风险和社会预期受益，临床试验只有在预期受益大于其风险时才能予以启动和继续；③ 受试者权益、安全和健康应是首要考虑，并应优先于科学及社会利益；④一种试验药物应有充足临床及非临床资料来支持进行临床试验；⑤临床试验应具有良好科学性，并应在试验方案中明确详细描述；⑥临床试验实施应与已被机构审查委员会或独立伦理委员会给予批准或同意的试验方案相一致；⑦给予受试者医疗保障以及为受试者做出医疗决定是合格的医生责任；⑧每位实施试验的人员均应在教育、培训和经验方面具有资格来完成其任务；⑨参加试验前应获得每位受试者出于自愿的知情同意；⑩所有临床试验资料应能确保其被准确报告、解释及核对方式来记录、处理和保存；⑪应对可识别受试者的记录进行保密，并遵从现行管理法规中有关隐私权及保密性规则；⑫试验用药应依据现行药品生产质量管理规范（GMP）进行生产、管理和保存，并依据被批准的试验方案使用试验用药；⑬ 应建立并实施能确保试验各方面质量的程序系统。

第二章

抗肿瘤药物临床研究启动时机及临床前数据要求

任何新药进行人体研究前，必须提供主要临床前（也称非临床）数据，证明其可进行临床研究的启动。抗肿瘤药物临床前研究应阐明以下问题：药物具有抗肿瘤活性的生物学可信度；预计合理的安全性；预计对患者获益；关于起始剂量的充足信息。根据国家食品药品监督管理总局于2018年1月25日发布的《新药Ⅰ期临床试验申请技术指南》，需提交非临床研究结果材料包括非临床研究综述、药理作用总结报告、毒理研究总结报告、药代动力学总结报告及各项研究报告。

一、临床前疗效数据（非临床药理学）

临床前疗效数据需概述体内外药理作用及其作用机制，以及次要药效学信息。新药的药效学研究应采用公认的体内外试验系统和指标来开展，尽量采用更新的体内模型来开展作用机理相关的有效性研究，并提供药效与暴露关系的研究信息。药效学研究应提示新药与临床疾病治疗的相关性和有效性潜能。

目前大多数抗肿瘤新药大都是针对某一特定分子靶点而设计，在首次人体临床研究前，需提供数据以明确这些药物的分子靶点。研究手册或研究方案需提供相关药物靶点背景信息，并通过基于在细胞及动物模型中各种实验数据证明针对某一类肿瘤靶向特定靶点的治疗是否有效。

尽管药物监管部门并未规定专门针对疗效研究的实验室模型，国际协调会议（international conference of harmonization，ICH）在《关于临床试验注意事项的ICH指南》中提及非临床药理学研究应包括：作用机制、剂量-反应关系及临床给药途径的研究。

二、临床前毒理学研究

临床前毒理研究应阐述毒性反应程度、严重性和持续时间、剂量相关性、可逆性、种属及性别差异。特别关注重复给药毒性反应信息、动物死亡、病理学检查、局部耐受性、其他需特别说明问题。根据药物特性和人体研究分期，可能需要特殊研究信息，如大分子药物需增加组织交叉反应，免疫原性和免疫毒性的相关研究。

毒理研究结果评价应关注毒性反应相关逻辑评价，并说明外推人体的风险预测。评价因素包括动物种属、动物数量、给药剂量、给药周期、暴露量及其与人体最大暴露量的相关性，毒性试验结果应明确说明最大无毒性反应剂量（no observable adverse effect levels, NOAEL）、最大耐受量（maximum tolerated dose, MTD）和/或10%动物出现严重毒性反应剂量（severely toxic dose，STD）、最高非严重毒性剂量（highest non-severely toxic dose，HNSTD）及其暴露量信息。建议以表格形式说明。

基于毒理学数据来确定药物预期安全性与评估获益可能性同样重要。国际协调会议（ICH）已制定针对人体试验前新药非临床安全性（毒性）评估指南（M3、S4A、S6和S7A）。

三、动物药代动力学研究

应阐述分析方法可行性、药代动力学/毒代动力学参数、吸收与组织分布、代谢、排泄，以及药效和毒性问题引起的生理变化，如疾病状态的影响、抗体生成、交叉反应性等。如已有人体研究还应比较非临床研究中动物和人体的代谢和暴露量，阐述非临床研究结果对人体潜在不良反应的预测作用。具体参见非临床药代动力学技术研究指导原则。

从动物研究中获得的药物分布、吸收和代谢信息为药物临床发展提供许多有益数据。关于药物在主要器官如肝、肾等的排泄和（或）代谢作用的知识有助于决定临床研究中患者入组标准和排除标准。

最后，应尽可能将PK数据与动物研究中正常或肿瘤组织中靶效应程度的改变相关联（PK-PD研究）。这些实验可在剂量、暴露和药物靶点等方面提供重要信息，有助于在人体临床试验中选择合理剂量。

四、关联性分析：临床前检测方法的开发用于临床研究

目前已有多个基于生物标志物筛选患者人群的抗肿瘤药物获批上市。研发经验表明，通过有效生物标志物精准筛选潜在获益人群，有助提高临床试验成功率，还能避免将获益可能性小的患者人群暴露于不必要的安全性风险之中。国家药监局药审中心2021年发布《生物标志物在抗肿瘤药物临床研发中应用的技术指导原则》指

导抗肿瘤化学药和治疗用生物制品临床研发中生物标志物的应用，鼓励在药物研发早期阶段广泛收集生物标志物信息，同时逐步建立成熟可靠的生物标志物检测方法包括NGS或免疫组化等方法，为后续在确证性临床试验中应用生物标志物打下基础。

临床前测定方法的研发应该采用来自经治动物的被切除肿瘤或组织，以便在未来临床检测时，将靶点治疗前后的变化与药物剂量、PK以及抗肿瘤效应进行关联分析，就是必须对荷瘤动物进行多次处理，并且要在不同的时间点和剂量水平对其血液和组织取材。来自患者的、切除用于诊断或治疗的离体肿瘤组织同样可用于检测方法的研发和试验。这一方法必须在获得患者知情同意后才可进行。

总之，抗肿瘤药物可进入早期临床试验的前提是证实药物安全有效，临床前试验应围绕此目的在细胞及动物试验证明新药对特定靶标的调控作用及对表达此靶标的肿瘤的抗肿瘤活性、安全性及其特点。其结果能否支持最初的立题假设，是评估研究结果能否支持其后续非临床和临床开发的关键。

第三章

抗肿瘤药物临床研究的类型及考虑要点

一、以研究形式区分

（一）研究者发起的研究（IIT研究）

研究者发起的抗肿瘤药物临床研究（investigator-initiated clinical trials，IIT），是指医疗卫生机构开展的，以人个体或群体（包括医疗健康信息）为研究对象，不以抗肿瘤药物注册为目的，研究抗肿瘤药物疗效及安全性等内容。

医疗卫生机构开展临床研究，主要目的旨在探索医学规律、积累医学知识，推动医学发展，为肿瘤疾患诊治提供更新、更好方法或手段，不应以临床研究为名开展超范围临床诊疗或群体性疾病预防控制活动。

IIT根据研究者是否基于研究目的主动施加某种干预措施可分为观察性研究和干预性研究，在研究设计上均应遵循相应规范，特别是干预性研究的干预措施设计应当符合医学基本理论和伦理规范、具有扎实前期研究基础、制定科学规范的研究方案和风险预案、通过科学性审查和伦理审查。在具体实施过程中，开展临床研究的医疗卫生机构应当设有临床研究管理委员会，并明确专门部门负责临床研究管理，即负责临床研究立项审查、过程管理、质量管理、合同管理、结项管理和档案管理等工作，并协调科学性审查和伦理审查。医疗卫生机构应当按照《涉及人的生物医学研究伦理审查办法》要求，建立医疗卫生机构伦理（审查）委员会，健全工作制度，提供工作条件，保障伦理（审查）委员会独立开展伦理审查。

（二）医药企业发起的药物临床试验（IST）

医药企业发起的药物临床试验（industry-sponsored clinical trial，IST）是指以人

体（患者或健康受试者）为对象的试验，旨在发现或验证某种试验药物的临床医学、药理学以及其他药效学作用、不良反应，或试验药物的吸收、分布、代谢和排泄，以确定药物疗效与安全性的系统性试验。研究需依据《药物临床试验质量管理规范》进行，为后续依据《药品注册管理办法》申请新药注册必经的法定程序。

在新药开发过程中，临床试验的目的主要包括：评价新药潜在临床应用价值和确定新药最佳使用方法。根据研究目的可把临床研究分为人体药理学研究、治疗作用探索类研究、治疗作用确证类研究及药物临床应用研究。通过评价新药潜在临床应用价值，有助于定量评价一种新药的使用前景和市场前景，并作为说服药品监督管理部门和医生接受该药物的主要依据。临床试验在新药研究开发和药品上市中的意义主要包括三方面：为新药审评和注册提供法规要求的申报材料；为企业制定新药及市场开发抉择提供依据；为医生和病人使用新药提供依据。此外通过临床试验对药物经济学进行评价，还可评价新药在使用费用上是否是有利的。

IST设计及实施需严格依据《药物临床试验质量管理规范》进行。临床试验方案常包括基本信息、研究背景资料、试验目的、试验设计、实施方式（方法、内容、步骤）等内容。试验方案应清晰、详细、可操作，在获得伦理委员会同意后方可执行。申办方和药物临床试验机构都应建立临床试验的质量管理体系，贯穿临床试验全过程。

（三）真实世界研究

真实世界研究（real world study，RWS）起源于药物上市后评价的实用性临床研究（pragmatic clinical trial，PCT），针对具体临床医疗问题，在日常环境下收集与研究对象健康状况和（或）诊疗及保健有关的多种资源数据，即真实世界数据（real world data，RWD），抑或是基于这些数据衍生的汇总数据，通过分析，获得药物使用价值及潜在获益、风险等临床证据的研究过程。

传统的临床试验如随机对照试验（randomized controlled trials，RCT）对研究对象的选择、干预措施的应用有严格限定，但同时却大大削弱了其普适性，加上RCT要耗费巨大人力、财力和时间，愈来愈多专家认识到RCT的局限性。相比于RCT，RWS研究目的多样、研究人群宽泛，所产生的真实世界证据（real world evidence，RWE）既可用于支持药物研发与监管决策，也可用于其他医学目的（如不以注册为目的的临床决策等）。

RWS的基本设计包括观察性和实验性研究。观察性研究是RWS运用较广泛的设计方案，包括横断面研究、注册登记研究、病例对照研究及其衍生类型、队列研究（前瞻性、回顾性或双向性）、病例系列及病例个案报告等。实验性研究即为PCT，包括实用性随机对照试验（pragmatic randomized controlled trials，PRCT）和基于注册登记研究的随机对照试验（registry-based randomized controlled trials，RRCT），也包括非随机对照、前后对照、自适应设计等其他实验性研究方案。

RWS的落地实施需关注样本量计算、伦理评估、患者随访管理、数据管理、统计分析及质量控制等内容。《中国临床医学真实世界研究施行规范》对上述内容给出了相关指导意见，为开展RWS相关人员提供参考。

二、以试验分期区分：Ⅰ期—Ⅳ期临床研究

按照研发阶段分类，抗肿瘤新药的临床研究过程分为Ⅰ、Ⅱ、Ⅲ和Ⅳ期临床试验。其中Ⅰ—Ⅲ期在新药批准上市前完成，Ⅳ期为新药上市后应用研究阶段。

（一）Ⅰ期临床试验

抗肿瘤药物Ⅰ期临床试验通常是试验药物首次进入人体的研究，单次/多次给药剂量递增研究是本阶段的核心内容，常含安全耐受性评价和临床药代动力学（PK）评价等，以获得单次/多次不同给药剂量下的安全耐受性、PK特征、线性范围及蓄积程度等数据。主要目标是确定人体最大耐受剂量和（或）Ⅱ期推荐剂量（recommended phase 2 dose，RP2D），并收集有效性早期证据。

1.研究人群

恶性肿瘤作为严重危及生命的一类疾病，临床需求很大程度上未被满足，患者亟须尽早获得可能有效的新的治疗机会，因此抗肿瘤药物Ⅰ期研究常在肿瘤患者中开展。出于伦理要求，Ⅰ期研究应首先选择标准治疗失败或不耐受、尚无有效治疗手段的晚期患者。

2.剂量递增设计

剂量递增研究的起始剂量和最大剂量应基于全面非临床药理学数据确定，充分考虑研究药物在体内的动态过程及其与生物学效应的关系。一般采用改良Fibonacci法设计剂量爬坡方案。剂量限制性毒性（dose limiting toxicity，DLT）是爬坡停止的关键条件，建议根据研究药物的毒性特性，并参考同类药物的重要毒性完善DLT定义，注意保留足够观察期。

剂量递增设计方法分为三大类：一是基于规则的设计，不依赖于统计建模，如传统的“3+3”设计及其衍生设计；二是基于模型的设计，如连续重新评估方法（continual reassessment method，CRM）；三是模型辅助设计，具有与基于模型的设计相当的性能，而目标毒性概率和队列大小更具灵活性，如改良毒性概率区间（modified toxicity probability interval，mTPI）设计和贝叶斯最优区间（bayesian optimal interval，BOIN）设计。为避免过多受试者暴露于无效剂量，对靶点机制明确、非临床研究充分的药物，可考虑加速滴定设计。

联合方案的探索可能涉及两个甚至多个药物剂量的变化，需根据不同药物不同剂量的组合方式来设计剂量递增。

3.扩展队列研究

在抗肿瘤药物临床研发中，有时会在初始剂量递增阶段获得一定数据后或紧随剂量递增研究后在一个或多个肿瘤适应证中开展扩展队列研究，以进一步探索研究药物的安全性和抗肿瘤活性。每个扩展队列研究都须具备充分的科学依据，样本量估计应具有合理性。为降低试验风险和充分保护受试者，此类研究应制定详细风险管理计划并严格执行。

4.药代/药效动力学（PK/PD）研究

PK/PD研究是创新临床药理学研究的核心内容之一，贯穿临床研发始终，可用于指导后续临床试验用法用量的选择和优化，有助于提高新药临床研发的成功率。单次/多次剂量递增研究阶段即可尽量收集和检测药物PK、有效性和安全性的相关指标，尽早建立给药剂量-暴露量-效应间的关系。药效学指标包括疗效和不良反应两方面，其中疗效指标通常是与药物作用靶点相关的生物标志物或替代终点，它们与临床终点相关性越强，分析结果越可靠。

（二）Ⅱ期临床试验

Ⅱ期临床试验又称探索性临床试验，可分为Ⅱa期（疗效探索）和Ⅱb（剂量探索），主要目的是初步探索研究药物对目标适应证人群的有效性，并为确证性临床试验确定给药剂量和给药方案。Ⅱ期临床试验是新药研发中一个重要阶段，可及早明确研究药物有无继续研发价值，降低后续开发风险。

1.研究人群

一般选择目标适应证人群，肿瘤适应证选择须基于临床前或早期临床数据支持。

2.研究设计

抗肿瘤药物Ⅱ期临床试验可选择单臂设计，也可选择随机对照设计。Simon二阶段设计常用于此阶段单臂研究，通过设定早期无效终止条件，以限制暴露于无效药物的受试者数量，使试验设计更加符合伦理要求。近年来Ⅱ期研究也引入一些新型设计方法，如主方案设计[包括伞式研究（umbrella trial）、篮式研究（basket trial）和平台试验研究（platform trial）]，大大提高了靶向药物筛选效率和成功率。

3.研究终点

基于探索性研究目的，主要终点常选客观缓解率（objective response rate，ORR）、无进展生存期（progression-free survival，PFS）等替代终点。ORR作为主要终点，可采用单臂设计，首选独立影像学审查。获益评价时还需关注缓解深度和缓解长度，同时分析缓解持续时间（duration of response，DOR）、至缓解时间（time to response，TTR）和（或）疾病控制率（disease control rate，DCR）等指标。采用PFS、TTP等时间-事件终点指标，需进行随机对照研究，试验组和对照组的评估时间间隔应相同，否则将会引入偏倚。

4.剂量探索研究

确定最佳给药剂量和给药方案是Ⅱ期研究阶段另一重要目标，推荐对多个剂量水平或不同给药频率等不同给药方案进行探索，常用平行剂量效应设计（随机、对照、平行、多个固定剂量）进行暴露-效应关系分析（PK/PD研究），为确证性临床研究用法用量的选择提供支持性证据。

（三）Ⅲ期临床试验

Ⅲ期临床试验又称确证性临床试验，主要目的是在Ⅱ期研究基础上进一步确证适应人群的临床获益情况，为获得上市许可提供充分证据。

1.研究人群

通常纳入目标适应证人群。设计入排标准时，需考虑人群代表性，入组受试者尽可能接近临床实践中患者的特点和组成。对某些分子靶向药物和免疫治疗药物，基于前期充分数据支持，可基于生物标志物富集策略选择最有可能获益的受试者。

2.研究设计

Ⅲ期试验设计对统计学考虑要求较高，常用随机盲法对照试验设计，整体Ⅰ类错误率和把握度须严格控制在一定水平。如因某些原因只能使用开放设计，则须采取严格措施控制潜在偏倚。对照药应是临床实践中被广泛应用的最佳治疗方式/药物，针对研究药物疗效的关键假设须兼具统计学意义和临床意义，体现以临床价值为导向的研发理念。随着抗肿瘤领域临床试验设计方法学不断创新，一些新颖试验设计方法，如适应性无缝剂量选择设计、两阶段适应性设计、富集设计和主方案设计等得到广泛关注并合理应用，大大提高了临床研发效率。

3.研究终点

Ⅲ期临床试验是支持抗肿瘤新药上市申请的关键性研究，主要终点的合理选择对新药获益评价及能否上市至关重要，需要结合治疗线数、生存期长短、替代终点的可替代性及监管要求等多方面因素整合决策。总生存期（overall survival，OS）相对客观且精确可测，是公认的衡量抗肿瘤药物临床获益的金标准。若目标适应证生存期相对较长，替代终点与临床终点相关性较好，监管机构充分认可时，主要终点也可选择PFS、DFS、EFS、BOR、ORR、CR、pCR、MPR等替代终点，此时建议将OS作为关键次要终点。近年，因具备获得阳性结果机会更多、时机更早等优势，OS+PFS、OS+ORR、OS+DFS、EFS+pCR等多终点设计在抗肿瘤药物确证性Ⅲ期试验设计中越来越常用。

4.PK/PD研究

根据研究目的和可操作性，确证性临床研究中仍可整合暴露-效应关系分析（PK/PD研究）和群体PK研究，为用法用量和药品说明书撰写提供支持性证据。建议前瞻性设计采样时间表，收集尽可能多患者的PK数据，以提高分析结果可靠性。

（四）Ⅳ期临床试验

Ⅳ期上市后研究旨在广泛使用条件下进一步考察新药疗效和不良反应，为完善给药方案提供临床证据。根据研究目的分为两类：一是依据法规要求必须进行的上市后安全性研究和注册批件中要求完成的研究内容；二是上市后要求以外，申请人或第三方承诺或自行实施的研究。研究内容常包括特殊人群药代动力学研究、药物间相互作用、长期或大样本安全有效性、药物经济学，以及进一步支持药物用于许可的适应证的终点事件研究等（例如：死亡率/发病率的研究等）。

三、以作用机制区分

（一）化学治疗

化疗是肿瘤治疗的基石，通过药物的细胞毒作用杀伤瘤细胞。近年，化疗药物也发展出了新类型和新结构。钌基化疗有望成为铂类化疗的替代物，或在铂类耐药的肿瘤治疗中发挥疗效，抗体药物偶联物（ADC）通过抗原抗体特异性结合大大增加了小分子药物的有效性。目前，化疗药物常作为临床试验中的标准治疗组，或用于抗肿瘤联合治疗。联合治疗的目的为提高药物疗效或治疗便利性、降低不良反应。在开展临床试验前，应具有联合治疗机制的合理依据及相对完善的单药临床数据。此外，由于化疗药物的潜在毒性，为避免健康志愿者遭受不必要损害，Ⅰ期临床研究应在肿瘤患者中进行，在此阶段同时观察药物疗效和耐受性。对毒性较低的化疗药物，也可分别选择健康志愿者和肿瘤患者进行临床试验。

（二）内分泌治疗

内分泌治疗与内分泌靶器官的肿瘤密切相关，如乳腺癌、前列腺癌、甲状腺癌和垂体肿瘤，在肿瘤综合治疗中占重要地位。随着治疗药物越来越多，内分泌治疗进入靶向治疗时代，从单药到双药，再到多药、多靶点、多组合，例如联合抗HER2治疗药物、mTOR抑制剂、CDK4/6抑制剂和PI3K抑制剂等。近年，又出现了内分泌联合免疫治疗的大胆尝试。联合治疗拓宽了内分泌治疗的应用范围，因此如何优化治疗时序以提高治疗敏感性、延缓疾病进展及推迟化疗时间是临床试验设计需仔细考虑的问题。对一线和二线治疗，需要考虑治疗方案设计，如单药还是联合治疗、联合配伍药物的选择等。对三线及以后治疗，内分泌治疗更应考虑靶点和生物标志物的检测，根据相应靶点精准设计联合治疗药物。此外。也要关注临床试验中联合治疗的不良反应。

（三）靶向治疗

靶向治疗是以肿瘤细胞膜或细胞内特异性高表达分子作为靶点，作用于瘤细胞，阻断生长、转移或诱导凋亡，同时降低对正常细胞的杀伤作用。传统的Ⅰ期临床研究目的常为药物的最大耐受量（MTD），而靶向药物Ⅰ期临床研究的目的是确定药物的最佳生物学剂量。由于靶向药物剂量、疗效和毒性反应间的关系并不密切，在毒性反应可耐受前提下，用药代动力学或生物学相关的研究终点衡量剂量效应关系可能比毒性反应更为合适，从而确定Ⅱ期临床试验推荐剂量。在Ⅱ期临床试验中，客观缓解率（ORR）是最常用研究终点之一，考虑到一些靶向药物不能使肿瘤明显缩小，但可延长患者生存期，无进展生存期（PFS）、疾病进展时间（TTP）更适合评价这些药物的疗效。随着肿瘤整合治疗理念的普及，一些新型临床试验设计旨在提高试验效率和充分利用小样本患者亚群，如篮式试验、伞式试验、平台试验和包含扩展队列的Ⅰ期临床试验。这类试验由一系列子研究组成，最后整合共享试验设计和实施要素，其主方案包括了组织或血液样本收集、生物标志物分析和由生物标志物定义的特定人群等总体试验框架。在各类临床试验中，无论采用何种设计，都需尽可能采集肿瘤组织或替代组织检测靶点表达，进一步明确治疗靶点表达和研究药物临床疗效间的关系。

（四）免疫治疗

免疫治疗旨在通过激活患者自身免疫系统，从而杀伤肿瘤。免疫治疗的疗效评价模式不同于传统细胞毒药物，存在假进展现象。例如在晚期黑色素瘤多个临床试验中，前12周肿瘤增大或有新病灶出现，但在停药后随访时，肿瘤出现客观缓解（PR）或疾病稳定（SD），或出现新病灶的同时其他病灶缩小，这些治疗模式均可使患者受益。因此，正确评估此类药物疗效需用整合医学新思维，采用新的评价标准，即免疫相关疗效评价标准（modified RECIST1.1 for immune based therapeutics, iRECIST）。持续的SD可能反映药物的抗肿瘤活性，早期应答表现为疾病进展（PD）者需要经过间隔不少于4周重新评估，而iRESIST有助于早期发现免疫治疗药物的活性。此外，免疫治疗时代研究终点的探索与选择尤为重要，无进展生存期（PFS）常被用于评估进展的临床终点，由于免疫治疗延迟应答的特点，总生存期（OS）是衡量临床获益的金标准，一些临床研究也会将PFS和OS设为主要研究终点。考虑到OS数据较长的随访时间，主要病理学缓解率（MPR）和无疾病生存期（DFS）也可作为早期肺癌免疫治疗临床研究的替代终点，但仍需关注它们对于OS的转化，如仅有短期获益不足以颠覆现有治疗模式。相比于传统研究，免疫治疗临床研究的安全性评估纳入的指标还包括免疫治疗相关不良反应（immune-related adverse events, irAE）。免疫治疗生物标志物对筛选适合人群，患者分层和预估疗效，以及是否联合其他治疗方案十分重要。生物标志物的探寻除肿瘤本身以外，还需关注肿瘤微环境和宿主情况，采用两种或多种联合检测的预测性生物标志物可能更有效。

（五）基因治疗

基因治疗是通过修饰或调控基因表达以改变细胞生物学特性从而达到治疗效果，目前用于肿瘤的基因治疗主要有溶瘤病毒和肿瘤疫苗等。近年，基因治疗临床试验处于飞速增长阶段，以Ⅰ期和Ⅱ期临床试验占主流，超过90%。基因治疗临床试验设计有其特殊性。其一，在受试者选择上，需能够采集到合格的原材料，病情可等待产品制备时间，还应考虑到如果产品制备失败，可否再次制备或增加入组。其二，在探索性研究中，最大耐受剂量常难描述，一般选择可代表预期疗效的细胞亚群来描述剂量，药代动力学（PK）和药效动力学（PD）也难描述，需临床前研究作为支持。此外，基因治疗可能引起人体永久性变化，且在体内长期存在，会增加不可预知风险如迟发型不良反应等，因此，有必要对临床试验受试者进行长期随访，以评估长期风险，同时也应观察疗效随时间的变化情况。

（六）仿制药物

仿制药物是指在剂型、安全性、给药途径、规格、质量及适应证等方面与已上市品牌药相同的药品。随着国际原研创新药的引进，肿瘤靶向治疗不断取得突破性进展，我国靶向仿制药因其价格低廉，受众多患者青睐。由于仿制药物研发面临着抗肿瘤多种机制、作用的靶点、用法用量特殊性、目标人群等细分问题，临床研究与其他领域药物的科学考虑有所不同。仿制药与原研药的治疗等效需对比药学等效和生物等效，可简化临床试验，其生物利用度在原研药的80%~125%范围内变化。由于辅料不同或生产工艺差异，药学等效不代表生物等效，故证明仿制药与原研药的生物等效尤为重要。生物等效性研究方法按照效力，优先顺序为药动学研究、药效学研究、临床研究和体外研究。可设计仿制药对比原研药的临床试验，评估其临床疗效是否和原研药一致。

（七）生物类似药

生物类似药是与原研药（参照药）在质量、安全性和有效性方面具相似性的治疗性药物，是一种复杂大分子生物制剂，通常价格较原研药更低。相比于化学合成药物，其具有四级结构和理化性质复杂性，导致其生产过程的复杂性。生物类似药的批准流程包括分子特征研究、临床前研究（如动物毒性）、药理学研究（PK/PD）、临床研究和上市后监测，应以证明试验药与原研药的相似性为目的，进行研究设计，并在保障可评估前提下简化临床研究。在分子特征研究到临床研究的阶段对判断临床应用价值的贡献依次降低，而上市后监测极其重要。临床药理学研究数据也是支持数据外推的重要依据。生物类似药具有免疫原性，由于采用不同的生产技术方法，其免疫原性可能与原研生物药不一致，因此对原研药和生物类似药之间的不良事件必须明确区分。

第四章

肿瘤药物临床研究试验流程中的关键问题

一、研究者和研究机构的责任

研究者应在医疗机构中具有相应肿瘤相关专业技术职务和执业资格；具有试验方案中所要求的肿瘤专业知识和临床试验经验；熟悉临床试验有关资料、文献和新进展。研究者必须严格遵循临床试验方案，未经申办者和伦理委员会同意，或未按规定经国家食品药品监督管理总局批准，不得偏离方案或实质性改变方案。研究者应与申办者商定有关临床试验费用，并在合同中载明。在临床试验中，不得向受试者收取试验用药所需费用。研究机构应设有专业伦理委员会，必须有良好医疗设施、实验室设备和人员配备，具备处理紧急情况的一切设施，以保证受试者合法权益，确保受试者安全。

二、临床试验受试者招募

为保证足够的合适的受试者顺利进入临床试验，医疗机构或申办方可采用合规形式进行受试者招募。招募方式必须考虑尊重隐私与自愿参加原则，不可夸大研究潜在受益，不可低估研究预期风险，避免强迫和不正当影响。受试人群的选择必须考虑受益和负担公平分担和试验人群代表性问题。对受试者参加试验的激励补偿必须考虑合理补偿与避免过度劝诱的问题，不得向招募受试者支付“受试者招募费”及各种形式的招募奖金，尤其针对终末期肿瘤患者。

招募受试者的方式包括从临床医疗过程中直接招募、公开招募等。前者有两种情况，一种是患者的主治医生同时又是研究者，可征求患者同意后进入筛选流程；一种是患者的主治医生不是研究者，当他确定患者符合研究纳入标准，征求患者意见后，再由研究者开展后续研究程序。以公开方式邀请受试者参加临床研究（如广告、海报、传单、视听材料等)，可将强迫或不正当影响的可能性降到最小，需遵守《中华人民共和国广告法》的相关要求。招募受试者材料需提交伦理委员会审查。

三、受试者知情同意

研究者必须向受试者说明有关临床试验详细情况：①受试者参加试验应是自愿的，且有权在试验任何阶段随时退出试验而不会遭到歧视或报复，其医疗待遇与权益不会受到影响；②必须使受试者了解，参加试验及在试验中个人资料均属保密，必要时，药品监督管理部门、伦理委员会或申办者，按规定可以查阅参加试验的受试者资料；③试验目的、试验过程与期限、检查操作、受试者预期可能的受益和风险，告知受试者可能被分配到试验的不同组别；④必须给受试者充分时间以便考虑是否愿意参加试验，对无能力表达同意的受试者，应向其法定监护人提供上述介绍与说明，知情同意过程应采用受试者或法定监护人能理解的语言和文字，试验期间，受试者可随时了解与其有关的信息资料；⑤如发生与试验相关损害时，受试者可获得治疗和相应补偿。需要注意的是，对恶性肿瘤疾病，如果存在替代治疗药物可用的情况，为避免双盲、随机对照临床试验中使用安慰剂导致的现实和伦理问题，只限于在维持性治疗、附加试验设计、辅助治疗试验以及无治疗药物可用的情况下设立安慰剂对照，否则应以目前现有标准治疗作为对照。在与患者沟通时，应详细说明试验组和对照组的情况。

经充分和详细解释试验情况后获得知情同意书：①由受试者或其法定监护人、研究者在知情同意书上签字并注明日期；②对无行为能力的受试者，当伦理委员会原则上同意、研究者认为受试者参加试验符合其本身利益时，则这些病人也可进入试验，同时应经其法定监护人同意并签名及注明日期；③儿童作为受试者，必须征得其法定监护人的知情同意并签署知情同意书，当儿童能做出同意参加研究决定时，还必须征得其本人同意；④在紧急情况下，无法取得本人及其合法代表人的知情同意书，如缺乏已被证实有效治疗方法，而试验药物有望挽救生命，恢复健康，或减轻病痛，可考虑作为受试者，但需在试验方案和有关文件中清楚说明接受这些受试者的方法，并事先取得伦理委员会同意；⑤如发现涉及试验药物的重要新资料，必须将知情同意书作书面修改，并经伦理委员会批准后，再次取得受试者同意。

四、数据管理和统计

数据管理的目的在于将试验数据迅速、完整、无误地纳入报告，所有涉及数据管理的步骤均需记录在案，以便对数据质量及试验实施进行检查。用适当程序保证数据库保密性。原始记录由研究者签署姓名，任何数据更改均应由研究者签名并标注日期，字迹应当清晰可辨识。

临床试验可使用电子数据捕获系统（EDC系统）用于完成病例报告表的记录。EDC系统数据来自于住院病历、研究病历和理化检查报告单等原始文件并应与原始文件一致，且由研究者或其指定人员审阅其完整性和准确性。

临床试验机构和研究者应当接受申办者的监查、核查以及伦理委员会的监督，并提供所需与试验有关的全部记录。食品药品监督管理部门、卫生计生主管部门派检查员开展检查的，临床试验机构和研究者应当配合，确保临床试验质量。

临床试验资料的统计分析过程及其结果表达必须采用规范的统计学方法。临床试验各阶段均需有生物统计学专业人员参与。临床试验方案中需有统计分析计划，并在正式统计分析前加以确认和细化。若需做中期分析，应说明理由及操作规程。对治疗作用的评价应将可信区间与假设检验的结果一并考虑。所选用统计分析数据集需加以说明。对于遗漏、未用或多余的资料须加以说明，临床试验的统计报告必须与临床试验总结报告相符。

五、临床试验药物剂量的探索与确定

临床试验药物需经过临床前研究和Ⅰ期研究进行最佳剂量探索。Ⅰ期临床人体耐受性试验从起始剂量到最大剂量之间设若干组，各个试验组剂量由小到大逐组进行，直至找到最大耐受剂量（MTD）或到达设计最大剂量。

起始剂量是指从动物实验过渡到人体试验时，首次用于人体的药物剂量。需充分了解临床前动物的药理学、毒理学及药动学数据，才能确定Ⅰ期临床试验安全起始剂量。Ⅰ期临床试验最主要目的是确定最大耐受剂量，出于人道主义精神保护受试者，尽量避免让受试者暴露在高毒性剂量之下。在剂量递增过程中出现严重不良反应，虽未达到设计最大剂量，亦应终止试验。在达到最大剂量时，虽无不良反应也应终止试验。

剂量递增设计（爬坡试验）指在确定了起始剂量和最大剂量后，需要设计剂量递增方案。这个过程需要考虑起始剂量与药效学有效剂量和毒性剂量之间的距离、毒代和药代动力学特征等因素。初期递增幅度可较大，后期递增幅度应较小。递增系数过小，会增加不必要受试者例数；递增系数过大，会增加受试者危险性。安全性大或毒性小的药物剂量递增幅度可大，有的可成倍递增；安全性小或毒性较大的药物剂量递增幅度应小。总之，在确保受试者安全情况下，以合理速度和梯度迅速达到耐受性临床试验的终止目标。

六、意料中和意料外的不良事件

不良事件是指受试者接受试验药品后出现的所有不良医学事件，可以表现为症状体征、疾病或实验室检查异常，但不一定与试验用药品有因果关系。严重不良事件指受试者接受试验药品后出现死亡、危及生命、永久或严重的残疾或功能丧失、受试者需住院治疗或延长住院时间，以及先天性异常或出生缺陷等不良医学事件。

有些不良事件是研究者手册或所在国家/地区产品说明书中有记录的，这也是意料之中可能发生的不良反应。而可疑且非预期严重不良反应是指临床表现性质和严重程度超出了试验药物研究者手册、已上市药品的说明书或产品特性摘要等已有资料信息的可疑且非预期的严重不良反应。

临床试验机构和研究者发现风险超过可能受益，或已得出足以判断试验用药安全性和有效性的结果等，需暂停或终止临床试验时，应通知受试者，并保证受试者得到适当治疗和随访，同时按照规定报告，提供详细书面解释。必要时，报告所在地省、自治区、直辖市食品药品监督管理部门。

第五章

肿瘤药物临床研究中的伦理审查原则

所有临床研究都应在独立伦理委员会审查并批准后方可实施，并全程接受伦理委员会监督，肿瘤药物临床研究也不例外。我国伦理审查应遵循《赫尔辛基宣言》（2013）、《药物临床试验质量管理规范》（2020）、《涉及人的生物医学研究伦理审查办法》（2016）、《药物临床试验伦理审查工作指导原则》（2010）等法规进行。

与非抗肿瘤药物临床研究相比，抗肿瘤临床研究药物作用机制复杂，不良反应发生率高，研究对象是对治疗充满渴求的肿瘤患者，对伦理委员会审查提出了更高要求。除临床研究共性问题外，抗肿瘤药物临床试验也有其特殊性，存在一系列复杂的医学伦理问题。在伦理审查过程中，必须遵循伦理审查基本原则，即尊重、不伤害/有利、公正，对特殊问题加以关注。

一、不伤害/有利原则

在临床研究中，不伤害/有利原则是指应保证受试者参加临床研究所承担的风险获益比是合理的，即风险最小化，获益最大化。在肿瘤药物临床研究伦理审查中，应当全面掌握药物研发背景及前期安全性有效性数据，充分考量研究药物治疗风险及潜在获益，对照目标人群当前最佳治疗手段，通过对受试者选择、方案设计的科学性、可操作性和风险管理措施的完备性等关键环节的审查，谨慎评估受试者获益风险比。伦理委员会还应在研究过程中开展有效跟踪审查，及时对不良事件对受试者安全的影响进行全面评估，必要时暂停甚至中止临床研究，以保障受试者利益。

二、尊重原则

伦理委员会通过对知情同意书和知情同意过程的审查，保障受试者的知情同意权，从而体现尊重原则。肿瘤临床研究的知情同意书应当采用通俗易懂的语言，实事求是向受试者详细介绍可能影响其决策的全部信息。晚期肿瘤患者出于“求生”本能，很容易受到医生对后续治疗建议的影响，这就要求在知情同意书及知情同意过程中，研究人员需要谨慎客观描述治疗性临床试验风险、获益及其他可选择的治疗措施，给予受试者充分阅读思考时间，确保受试者在真实理解所面临风险及获益前提下，自愿决定参加临床研究。有关研究的任何重大更新信息，包括疾病治疗最新进展、研究最新进展及新的不良反应等，都应及时告知受试者，并由其自愿决定是否继续参加试验。

三、公正原则

临床研究中的公正原则，主要体现为受试者选择与招募的公平性。研究目标人群应当有公平参加临床试验的机会，受试者应当在研究过程中接受公正对待，并享有合理权益。肿瘤患者作为受试者，某种程度上属于弱势群体，伦理审查时应予以充分关注。伦理审查还应关注招募肿瘤患者的方式是否公正，是否存在“胁迫”“诱导”受试者参加情况，招募材料是否客观。同时，临床研究费用与补偿也应体现公正原则，补偿数量应当合理。

总之，医学伦理问题贯穿于肿瘤药物临床研究全过程中。伦理委员会应当对肿瘤药物临床研究方案设计、实施及研究总结全程进行审查和监督，确保受试者利益在整个研究过程中得到切实保护。

第六章

肿瘤药物临床研究的人类遗传资源管理

进入21世纪，在各项测序技术快速发展的背景下，高通量测序成为认识肿瘤发生、发展及分布规律的重要手段。在药物临床试验中收集患者样本对有效标志物进行探索，也成为当下肿瘤药物临床试验中不可缺少的一环。我国制药行业正在完成仿制向自主创新的转变，与全球相关产业链融合度也在不断提升。随之而来的是日益增加的新药临床试验及对人类遗传资源的获得、利用与对外提供。

人类遗传资源包括人类遗传资源材料和人类遗传资源信息。人类遗传资源材料是指含有人体基因组、基因等遗传物质的器官、组织、细胞等遗传材料；人类遗传资源信息是指利用人类遗传资源材料产生的数据等信息资料。我国作为一个多民族人口大国，具有丰富的人类遗传资源，保护在医疗产业创新发展过程中收集、产生的人类遗传资源大数据的安全对于国家安全、人民生命健康有着重要意义。为保护好我国人类遗传资源，保障我国在国际合作的临床研究中正当权益与地位，国家自1998年陆续出台了各项管理办法以规范临床试验中人类遗传资源的利用。

作为临床试验机构，需要积极响应国家政策，依据最新条例规定，合理收集、储存、利用和共享人类遗传资源。各机构需要通过行之有效的管理办法来完善对临床研究的监督及引导。

一、措施制定与机构的设置

机构需要在国家条例基础上，结合本医院的基本情况制定各自院内相关活动的监督和行政审批流程，并建立相关的SOP管理文件体系。可以参考北京友谊医院实践经验，在机构内设施专门的人类遗传资源管理办公室负责相关活动审批监督工作，并设置医院样本资源库（后称样本库），管理全院人类遗传资源的保藏、入库及出库等活动。对样本量少、相关活动分散的机构，可设置现有职能部门如医院伦理委员会等来兼职管理相关事务。

人类遗传资源办公室应建立合理的审查流程，对申报材料进行形式审查及内容真实性、规范性审查，在审核通过后通知申报人上传科技部网站，以此提高申报的效率，促进临床研究顺利落地。

样本库需要负责对入库样本进行编号，收集样本对应患者信息，确保标识的一一对应性。多中心研究，如果令各中心独立收集样本，容易出现标识方式混乱，宜在临床研究启动阶段完成多中心商议，由牵头单位最终确定唯一的标识方式。样本库需制定合理入库、出库申请流程及完善样本质控流程，确保样本来有源头、去有所踪。样本库内需设立不同样本保存区域，根据入库申请中填写的样本类型、样本预计的样本使用方式，采取包括室温、-80℃、液氮等不同保藏设备进行保存。设立样本销毁机制，对质量不合格、发起者申请销毁等条件下的样本予以无害化处理。

二、信息系统的更新

人类遗传资源管理过程中申办者与监管者间需畅通交流机制。各机构根据自身条件在院内系统中设置用于人类遗传资源管理的模块或网页，提供申办者向监管者提出申请的通道。监管者也需要申报者定期在系统中上报样本收集及使用情况，要求申办者在超出最初申请范围收集或使用人类遗传资源时及时上报，由人类遗传资源办公室重新审批。在系统中，申办者与监管者交流形成闭环，提高研究开展的效率，完善监管部门的监督，同时为各类申请材料提供云端的储存，确保申请的可溯源性。

样本管理系统需能及时更新样本信息，包括但不限于治疗疗效信息、样本使用信息等，以确保每个样本能够完成其使命，避免因信息错误或遗漏导致样本质控不合格无法使用。同时系统要注重患者隐私保护，对患者隐私信息进行充分脱敏。

人类遗传资源管理中会产生大量审批文件、监管信息，相应文件的保存也至关重要。各机构可根据自身情况在存储纸质版文件同时在信息系统中备份一套电子版，以确保各类文件的可及性。

三、人类遗传资源管理办法的学习

机构需要定期举办学习班提高大家对国家政策的了解程度，明确申报相应项目需要的材料。国家最新的相应法规条例需要放置在机构内网中确保每位机构人员能够获得。同时机构需根据自身特点制定的规则、申报审批流程及所需要的文件，均宜放置在工作内网中以便于申办者获得。

人类遗传资源管理的实施仍存在提升的空间，机构需要充分意识到人类遗传资源的安全是国家安全战略中不可或缺的内容，根据自身具体情况做出合适调整。通过对人类遗传资源管理的建设，不仅有助于提高临床药物研究效率，更是对我国人类遗传资源的保护，对国家安全的保障。

第七章

肿瘤药物临床研究的设计原则要点

一、设计基本原则及主要内容

（一）概述

肿瘤药物临床研究除遵循一般药物临床研究原则外，还有其特殊性。抗肿瘤药物安全窗较窄、选择性较差，与普通药物的安全性、有效性有很大不同，特别是近年新的靶向药物和免疫治疗与传统化疗药物又不同，因此需要探索适合新型药物的临床研究策略。

（二）肿瘤药物临床研究设计的基本原则

首先，在临床试验开始前，要明确此药物临床试验的目的和研究目标；明确研究阶段：是首次人体试验、Ⅰ期剂量爬坡试验，还是探索性试验或确证性试验，要根据研究目的来设计临床试验。试验在任何阶段，都要注意患者利益至上：既要了解药物的作用、体内代谢过程、疗效和安全性，更要考虑伦理学要求和患者安全性，要在设计中明确研究风险和处理预案。

对早期临床研究或探索性研究，要在完成临床前研究基础上，对药物作用机制和体内外效应和不良反应、药代动力学充分了解前提下，设计起始剂量、剂量递增梯度、最大耐受剂量等，以探索药物最大耐受剂量MTD以及剂量限制性毒性DLT，对确定剂量限制性毒性的定义、推荐Ⅱ期剂量、推荐联合剂量等关键节点，需要研究者、申办方、药代动力学专家、统计学专家等召开数据审核会议确定。

对确证性研究，需在前期探索性研究基础上，进一步确认与现有最佳治疗相比的疗效优势，尤其是生存获益，从而达到获批上市的目的，造福更广大肿瘤患者。

因此，对研究类型、适应证的选择、目标人群选择（必要时考虑伴随诊断标准），以及剂量、对照组选择、样本量估计等问题都需要经过详细讨论，若是注册性研究需要和FDA或CDE等药物管理机构进行充分沟通，在通过FDA审评或得到CDE批件后，方可实施。

（三）肿瘤药物临床研究的设计主要内容

抗肿瘤药物临床研究主要内容应包括：研究目的、研究阶段、目标终点、入排标准、探索目的、关键指标定义、统计样本估计、联合用药以及具体方案、安全性观察、不良事件处理流程、数据库等。

1.研究目的与研究终点

一般情况下，抗肿瘤药物的临床研究，推荐以“患者的未满足需求”为导向，结合国内外治疗现状、目标癌种的病理分型、患者人群的分布特点等综合考虑设定研究目的和研究终点。包括主要终点和次要终点，终点目标依据药物研究不同时期而定。早期是PK、PD、安全性，包括DLT、MTD、临床试验Ⅱ期推荐剂量（recommended phase 2 dose，RP2D）、探索性指标、ORR等，Ⅲ期临床试验，常用反映生存指标如总生存时间（OS）、PFS、DFS、DoR等作为主要、次要研究终点，客观有效率（ORR）一般作为次要研究终点，但在无有效的治疗选择、试验药物作用机制明确、适应证外部对照疗效数据清晰、试验药物有效性突出、安全性风险可控及罕见肿瘤情况下，也可作为单臂临床试验主要研究终点。患者自评结果（PRO）、健康相关生活质量（HRQoL）对肿瘤患者也是很重要获益指标，也可作为研究终点。有时根据需要可采用双终点。

2.研究药物与治疗方案

首次人体研究一般选择肿瘤患者，起始剂量和剂量递增幅度的设定，需要结合临床前安全数据，根据药物风险程度高低进行调整。若在探索性研究阶段，单药治疗显示出疗效有限，应充分考虑继续进行的可能性，确认后尽早进入联合治疗探索。标志物探索也常从早期开始，尽早确定剂量、给药方法和联合方案，找到安全性和疗效之间最佳平衡。

在确证性研究阶段，应研究人群基本确定，研究目标明确。对研究药品，要明确给药剂量、给药时间和间隔、联合方案、配制方法等，如涉及研究药品以外预防用药、基础联合用药或对照组用药等，也同样需要详细说明用药依据、用法用量、合并用药和禁止用药、不良事件处理预案等。

确证性研究均应以随机对照研究为主，此时需要选择适当的阳性对照组或安慰剂，平衡分层因素，设计随机比例等，以达到生存获益最大化。另外，如果需要验证联合治疗方案的优势，还需考虑组合中每一个单药治疗的疗效贡献，以获得最真实获益程度。如果疗效突出，安全性良好，可与CDE沟通进行单臂临床研究以确认疗效，从而快速获得有条件批准上市，后续再行随机对照研究以验证生存获益。

3.研究人群

各阶段的临床研究，都要有严格的入选和排除标准。抗肿瘤药物早期临床研究在剂量探索阶段，因考虑毒性相关问题，一般不入组健康受试者，而以肿瘤患者为主，且会选择常规治疗失败、一般状况较好、骨髓肝肾功能大致正常、依从性好的患者，如是治疗靶点明确的药物，还会筛选biomarker阳性的受试者或特定肿瘤患者，这样可以快速找到RP2D进入概念验证阶段。

在确证性研究阶段，对受试者入组排除要求会根据具体研究设计而规定，一般会有特定患者群，且一般状况较好、骨髓肝肾功能大致正常、依从性好的患者。

4.统计学考量

对于抗肿瘤药物的早期临床研究，在剂量探索阶段，如应用固定的“3+3”的剂量递增方法，样本量计算一般不涉及统计学方法，但对一些新型非固定样本量的爬坡方法，如mTPI、BOIN设计等，仍需统计学专家根据前期安全性结果，动态调整统计假设，在既保证安全前提下，又保证剂量探索高效率。

在确证性研究阶段，需严格按照统计假设，设计单臂/随机对照、优效性/非劣效性/等效性、交叉/不交叉等试验，来验证研究治疗是否能达主要终点。

5.风险控制

由于抗肿瘤药物的安全窗较窄，且为反复用药，相对风险较大，需针对相应的可能风险给予防治预案，如剂量调整、停止给药、不良事件处理预案等，

对特殊人群，如儿童、高龄老年人、伴特殊并发症的肿瘤人群等，需要制定更加严格的入组排除标准、风险管控措施等以保证安全，必要时需监护人参与整体试验过程。

二、统计方法确立及样本量计算

按研究目的、立项审核与批准机构、研究结果应用场景等关键要素不同，临床药物研究分为新药注册研究（invested new drug，IND）和研究者发起研究（IIT）。

（一）IND研究的统计方法及样本量估计

1. Ⅰ期临床试验

研究样本量常约20~40例。也有一些研究将Ⅰ、Ⅱ期临床研究融为一体，样本量也会相应扩大。

Ⅰ期临床试验剂量递增的设计原则是尽可能避免受试者不必要暴露于低于或高于治疗剂量治疗，同时保证安全性和入组速度。剂量递增分两大类：一是基于规则

设计，包括传统“3+3”设计及其衍生设计，不依赖于统计建模；二是基于模型设计，如连续重新评估方法（CRM）。一些新兴模型辅助方法如改良毒性概率区间（mTPI）设计和贝叶斯最优区间（BOIN）设计，预先指定剂量递增规则，易于实施且具选择目标毒性概率和队列大小的灵活性。

Ⅰ期临床试验的统计方法重在安全性、不良反应和血药浓度等指标的准确描述。对连续变量，若数据满足正态分布，以例数、均数、标准差、极值进行统计描述；若数据不符合正态分布，则以中位数、四分位数及极值等指标进行描述。对分类变量，则报告频数表、百分率或构成比等。由于Ⅰ期临床研究样本量较小，对上述指标的误差范围即置信区间估计不做强制要求。

2. Ⅱ期临床试验

根据不同研究目的，Ⅱ期临床试验通常可以分为概念验证（proof of concept，POC）试验和剂量发现（dose finding，DF）试验，即Ⅱa期和Ⅱb期试验。Ⅱa期试验中常采用单臂设计，如Simon两阶段设计，以及贝叶斯最优Ⅱ期（bayesian optimal phase Ⅱ，BOP2）设计等新的设计类型；Ⅱb期试验中则通常以随机对照设计为主。因此，Ⅱ期试验的样本量首先要考虑试验的设计类型以及对应的研究终点和研究假设，再通过设置Ⅰ类错误α、Ⅱ类错误β、研究终点的估计值等必要的参数来估计样本量。不同的设计类型样本量差异较大，一般而言Ⅱ期临床试验中总样本量常约60~300例。

Ⅱ期临床试验统计方法重在安全性指标描述和有效性指标的分析。安全性指标报告同Ⅰ期临床试验。有效性指标可包括分类变量、连续变量和时间依赖变量等。对分类变量及连续变量，如客观缓解率（ORR）和某肿瘤标志物浓度，需报告指标点值及其95%置信区间（confidence interval，CI）。多组间差异可采用卡方检验、Fisher确切概率检验、t检验或秩和检验等进行假设检验。对时间依赖变量，如无进展生存期（PFS）和总生存期（OS）等指标，则采用Kaplan-Meier法估计中位值及其95% CI，绘制生存曲线图，并通过log-rank检验评价组间差异。

3. Ⅲ期临床试验

样本量一般需达数百至数千人，高度考虑统计学确定性和稳健性。

Ⅲ期临床试验主要研究终点指标类型可分为短期效果的分类变量指标（如ORR等）及中、长期效果的时间依赖指标（如PFS、DFS、OS等）。样本量估计需设定Ⅰ类错误α（5%或更低）、Ⅱ类错误β（20%或更低）、预设的实验组与对照组效果指标绝对值或相对效应值（OR、HR等）、组间交错（crossover）比例、随访脱落率等。分析数据集主要包括意向性分析集（intention-to-treat set，ITTs）、符合方案分析集（per-protocol set，PPs）及安全性分析集（safety set，Ss）等分别进行。

依据不同指标的数据类型，Ⅲ期临床试验的具体统计方法与随机对照设计的Ⅱ

期临床研究类似，但需注意主要终点指标统计检验所得P值严格要求小于0.05甚至更低以达到效果评价结果和结论确证性。

有时，Ⅲ期临床研究可采用多主要终点设计，其中以双终点为最常见，如PFS和OS。需要注意的是，多终点设计需针对每个研究终点单独进行样本量估计，且需在不同研究终点间合理分配Ⅰ类错误概率α，保证研究的整体Ⅰ类错误概率控制在既定范围内，如双侧0.05或单侧0.025。

4. Ⅳ期临床试验

样本量要求数百或数千人以上并鼓励开展多中心研究以涵盖更多应用场景。

Ⅳ期临床试验设计与统计指标均应关注安全性，特别是罕见不良反应和有效性的长期监测，或特殊人群的疗效以及安全性观察，一般不强制要求设对照组，但根据需要，亦可开展随机或非随机分组的对照性研究。Ⅳ期临床试验为开放研究，病例纳排相对于上市前各期试验更为宽松，退出指标、效果与不良反应评价和观察指标可参考Ⅱ/Ⅲ期临床试验，统计方法亦可参照前述。需要特别注意的是Ⅳ期临床试验中应采用全面系统方法识别潜在混杂因素，控制混杂效应。

5. IND试验设计的新发展

随着肿瘤药物研发与研究技术的不断进步，传统的IND实验设计也在整合性与适应性方面出现了新的发展动态。

传统Ⅰ、Ⅱ、Ⅲ期临床试验界限逐渐被打破，在初期试验阶段即采用大样本确证性设计，以尽快推动安全性更好、效果更佳的抗肿瘤新药的审批上市进程。评估一种药物治疗多种肿瘤效果的篮式研究、评估多种药物治疗同一种肿瘤效果的伞式研究、评估多种药物针对多种肿瘤疗效的平台研究也为新型抗肿瘤药物试验提供了新选择。此外，允许进行一次或多次期间分析的成组序贯设计、寻找高获益亚人群的适应性富集设计等也可明确提高研究效率。

上述设计对数据统计分析与样本量估计提出了更高要求，如期间分析发生时点、Ⅰ类错误概率分配、多重检验的Ⅰ类错误概率控制、不同阶段样本量重估计等关键事项需在研究设计之初即加以明确。

（二）IIT研究的统计方法及样本量估计

1. 观察性研究

观察性研究包括描述性研究（如病例报告、病例系列和横断面研究）和分析性研究（如病例对照研究和队列研究）。描述性研究常无对照组，以统计指标描述与置信区间估计为主。样本量估计也以预设该指标点估计值及允许最大误差为计算参数。分析性研究需设立对照组，以组间差异指标（OR、RR、HR等）、误差范围和统计检验为分析目标。常采用单因素和多因素Logistic回归、Cox比例风险回归等方法进行效应值估计和统计检验。样本量需按照指标数据类型和研究设计不同以预估各比较组效应点值为核心参数进行估计。

2. 实验性研究

研究者发起的实验性研究按分组方法可分为随机对照研究和非随机对照研究。随机实验性研究的统计原则、样本量计算与Ⅱ/Ⅲ期IND研究一致。非随机实验性研究是指在临床实践中无法做到随机分组，而由医患共同决定干预分组的研究。本质上与观察性队列研究接近，统计指标、假设检验、样本量估计及混杂因素调整亦类似。

3. 理论性研究

理论性肿瘤药物临床研究主要包括预测模型构建研究等，可分为预测横断面或短期指标的诊断模型和预测长期时间依赖指标的预后模型。统计方法包括传统的多因素Logistic回归和Cox比例风险模型以及近年来发展起来的机器学习等高维建模方法。前者可解释度更好，后者对复杂结构数据处理能力更强。

因缺少预测变量的准确分布参数，此类研究样本量估计难度较大。可采用“最小十五至二十倍原则”进行预估，但为确保建模稳健性与人群适应性，建议参照Ⅳ期临床研究标准采用更大样本量。

（三）肿瘤药物临床研究的混杂控制与交互作用分析

无论是IND还是IIT研究，只要未采用随机分组设计，甚至是随机效率不足的随机对照研究，都需积极控制混杂效应的影响。常用混杂控制方法包括按混杂因素进行纳排限制、匹配、采用随机分组或尽可能提高随机效率、标准化法、分层分析及多因素调整等。

与混杂因素不同，生物学交互作用属于客观存在，目标是揭示而不是简单去除，如特定通路药物对某基因型患者更加有效，而对其余亚组疗效较弱甚至无效。交互作用的本质是“层间异质性”，因此，主要分析手段是分层分析，统计评估是否存在明确亚组间差异。交互作用的揭示对精准用药具重要意义。在样本量也即统计学把握度允许情况下，应尽可能深入挖掘。

三、研究设计方案撰写关键点

临床试验设计方案是保障受试者权益、临床研究的科学性、试验数据可靠性的重要依据。国家药品监督管理局于2020年4月23日颁布的《药物临床试验质量管理规范》对临床研究方案内容进行了明确规定。由于抗肿瘤药物研发的特殊性，在实际临床研究设计和执行过程中较常规药物存在显著差异。

（一）临床研究方案首页设计

研究方案的首页是让研究者对本次临床研究的目的、治疗方案、治疗瘤种、设计类型、研究分期有初步的整体印象。

此外，首页还需包括：IND申请受理号、临床研究方案编号、方案版本号、版本日期、申办者单位名称、申办者签字确认页。

（二）临床研究方案目录、缩略词表

内容完整、准确。

（三）临床研究方案摘要

方案摘要是临床研究目的、研究设计、用药方案、入排标准、临床操作主要流程。现有抗肿瘤新药临床研究从Ⅰ期临床研究开始，不单有PK、PD、ADA相关血液标本的收集，还有肿瘤组织标本的收集，收集频率、标本有效期都需明确规定并符合可操作性原则。

（四）临床研究背景

研究背景是对抗肿瘤药物拟解决的临床问题进行的重要性和必需性的阐述，同时结合中国肿瘤发病谱、与欧美差异、特殊及罕见肿瘤治疗缺乏等特点等方面做详细描述，多引入研究药物临床前研究结果，并与同类药进行对比，突出差异和优势。根据临床研究的不同分期撰写内容如下。

首先，抗肿瘤药物创新程度可分为创新药、改良型新药、仿制药。在Ⅰ期临床研究方案中，除对靶点所在通路、靶点选择理由做说明外，临床前研究数据，包括：关于研究药物的细胞系、啮齿类及灵长类动物、PDX模型等药理、毒理、药代动力学、药效动力学，和相关联合用药的临床前研究结果，均需详细描述。尤其是FIH原研药，翔实的临床前数据为后续风险评估、选择可能获益瘤种可提供初步理论依据。而对改良型药物，需着重说明原靶点药物存在的缺陷和本研究药物的改进之处。仿制药则进一步说明本药物仿制程度、同类型药物的市场前景、前期数据等。

其次，Ⅱ—Ⅳ期临床研究除说明研究用药的作用机制外，需重点描述前阶段研究的结果（如：推荐剂量、优势瘤种、优势人群等）、遇到的问题、改善方案，以及同类型药物发展进度、初步结果。所选择的瘤种或优势人群现有治疗和获益情况；涉及对照组的，需说明对照组的选择依据。Ⅳ期临床研究为上市后研究，需进一步说明该研究药物在上市前研究中的局限性、未解决的问题，以及在上市后监测中出现新的或与之前不一致的情况。

（五）临床研究终点的选择

主要研究终点选择要与病人治疗需求、临床研究分期、该领域主要临床问题一致。现临床研究终点选择越来越宽泛、灵活，早期临床研究中，在剂量爬坡和剂量探索阶段，MTD、RP2D、安全性评估是首选主要研究终点；当进入剂量扩展阶段，进行有效性人群筛选（优势瘤种、特殊基因类型等）时则以初步疗效（如：ORR、DCR等）作为主要研究终点。Ⅱ—Ⅲ期临床研究，生存指标如OS或PFS是主要临床终点选择。在新辅助治疗、辅助治疗、晚期一线治疗相关的研究中，可选择与OS明确相关的替代终点，如：DFS、EFS等；当绝大多数死亡与癌症不相关的情况下，TTF也可作为合适的终点。对肿瘤晚期患者，改善生活质量也是直接临床获益指标之一，但由于结果主观性较强，且数据收集质量欠佳，目前很少作为主要研究终点。

（六）研究设计

1. 总体设计

包括以文字和简明流程图形式说明总体设计方案和原则、研究各阶段持续时间，按临床研究分期来设计，具体如下。

（1）Ⅰ期临床研究：包含研究药物剂量爬坡和研究药物联合剂量探索。总体设计模式包括："3+3"、加速滴定、mTPI、mTPI-2、BOIN等非参数、参数设计，说明剂量探索过程。为了减少肿瘤患者的无效暴露，同时在保障安全性的前提下，可采取加速滴定的方式。

（2）Ⅱ期临床研究：可根据研究目的，采用多种研究形式，可设计单臂、多个平行队列，也可引入随机、交叉和盲法。对基因病、罕见病、缺乏有效治疗特殊瘤种，可采用篮式、适应性、平台式设计富集人群。当Ⅱ期研究显示出突出的临床获益时，也可能基于单臂、自身对照设计的关键临床试验结果申请附条件批准上市。

（3）Ⅲ期临床研究：多为上市前确证研究，因此需要为多中心、随机、双盲、对照研究，并说明研究统计假设和依据。

（4）Ⅳ期临床研究：为上市后由申办者或研究者发起的以考察药物在广泛使用情况下的疗效和安全性；评估特殊人群的获益和风险为目的的研究。入排标准设置可相对宽泛。不要求设置对照组，但如需要也可针对某些特殊人群、适应证设置小范围随机对照；研究样本需满足研究终点统计要求和国家规定，考虑到实际脱落情况，样本量约2000~2400例；对罕见病、特殊病种及其他情况，可与国家食品药品监督管理局申请酌情减少病例数。

2. 剂量和方案选择依据

（1）剂量选择：在Ⅰ期临床阶段，药物剂量爬坡和探索是主要研究目的。需要根据临床前药代动力学、毒理学研究、体内外药效学研究结果，综合考虑受试者安全性和临床可操作性确定起始剂量、用药间隔，并列明计算过程和理由。剂量探索期需观察的DLT需由临床医生、申办者讨论后共同定义；必要时设立剂量递增审核委员会，制定剂量确定流程和相关制度。而在Ⅱ、Ⅲ期临床研究的研究药物剂量选择来源于前期研究的安全性和PK数据；对剂量调整要有流程和规则规定；已上市的对照药物剂量依据批准的药品说明书。

（2）方案选择：可选择单药、联合治疗或与标准治疗对照。对联合药物的选择说明理由，最好可提供相应临床前研究数据。对照药品选择实际临床中广泛使用的，有循证医学证据的最佳标准治疗。

（3）治疗持续时间、研究持续时间总体概述。

（七）研究人群

研究人群的入排标准应由申办方与研究者商议后确定，以保证临床可操作性。受试者入组基本要求包括：签署知情同意、诊断为目标肿瘤、足够的器官功能、男/女性避孕要求、预计生存期等。再根据研究药物的类型、研究干预的潜在风险、研究目的设定：性别、年龄范围、瘤种、基因/蛋白表达类型、既往治疗情况等。需要筛选导入时，应将筛选受试者和入组受试者区分。排除标准基本原则：临床研究禁用药用药史、特定基础疾病、研究药物成分过敏史、特定时间发生特定程度合并症、接受其他治疗或参加临其他床研究、妊娠或哺乳、依从性差。同一标准不应同时列在入组和排除标准中。

（八）研究药物治疗管理

（1）研究药物治疗：包括研究药物、对照药物的名称、剂型、外观、剂量、方案、持续时间、包装、标签等，并列明研究药物的配置、处理、预处理、保存和销毁规范。当涉及多个药物使用时，需注明用药先后顺序、间隔时间。

（2）药品计数和依从性评估：研究方案撰写同时，还需设计研究药物运输、接收、剂量配置的记录表格。

（3）研究药物和联合用药的剂量调整、暂停、恢复或停用管理：在用药过程中，根据最严重的毒性进行剂量管理，设定剂量调整、暂停、恢复原则，并且对于剂量暴露不足或过量需要有明确定义。对Ⅰ期临床研究DLT观察期的评估处理原则另行说明。

（4）禁用药、合并用药原则。

（九）研究程序

（1）受试者编号规则：受试者编号规则尽可能反映受试者所处研究阶段、队列、中心等。

（2）研究评估：包括筛选期、用药期（计划内/计划外）、治疗结束后随访期体格检查和临床实验室检查，肿瘤疗效评估，生物标志物、药代/药效动力学、免疫原性、安全性评估。每个阶段评估内容、评估时间、评估周期、窗口期都需明确规定。其中所涉及的组织、血液标本需说明检测方法、地点、检测周期，所需标本类型、数量、剩余标本储存和销毁方式。

（3）随机化：当设置随机对照时，需确定随机系统/随机方式，并说明随机分层因素。随机后在规定时间内用药，对随机后未达用药条件患者的处理进行说明。

（4）退出研究：明确退出临床研究的标准，允许受试者任何原因自愿退出研究、撤回知情，并设置退出流程。

（5）失访：方案中应明确对于失访情况的处理。尽快多次联系受试者，进行尽职调查，相关过程记录源文件。

（十）统计学考量

（1）一般统计学考量：根据主要终点目标进行统计假设，并设计中期分析、最终分析的时机。

（2）样本量确定：假设检验方法、样本量计算过程。

（3）分析集确定：提前确定疗效分析集、安全分析集、符合方案集、全分析集、PD/PK/ADA分析集等。

（4）统计分析方法：明确删失规则、差异统计、生存统计方法。

（十一）数据和文件资料管理

（1）数据收集：明确何种试验数据可作为源数据直接记录在病例报告表中。对于外院诊疗资料收集和录入需设置预备方案。

（2）文件管理：临床试验原始数据尽量要求实现电子化数据采集和数据系统管理，并在整个研究过程中进行及时备份和更新。

四、研究方案设计的伦理学要点

（一）概述

抗肿瘤药物临床研究因其研究对象是肿瘤患者，相较于其他药物临床研究，对伦理学和科学性要求更高。由于抗肿瘤药物毒性相对较大，肿瘤患者作为受试者，更需面临风险和获益平衡的问题，这也是伦理学要考虑的最主要问题。其应贯穿于整个临床研发过程，并在方案设计的各部分中明确。建议在“患者未满足临床需求”大方向下，结合药物特点，制定完备风险管控计划。

（二）研究背景和目的

抗肿瘤药物临床研究方案需符合我国临床实践要求、科学性强，应充分考量：拟开发瘤种的流行病学特征，如人群特点、疾病等特征是否存在东西方差异等；现阶段可获得疗法是否可满足临床需求；已经开展的探索性/确证性临床研究数量。如为早期探索性临床研究，还应考虑研究药物结构及作用机制、临床前药效学、毒理学研究及前期临床数据等；如为联合治疗临床试验，还应考虑单个治疗手段有效性，即A+B不仅优于标准治疗，还应优于A及B；如为外科/放疗等联合药物治疗临床研究，还应考虑术式的标准化统一、术前术后治疗的开始时间、持续时间、放疗机器的差异、放疗靶区的勾画差异等；如拟开发的适应证包括儿童及青少年受试者，应在成人受试者研究中验证安全性和疗效后，经过药理学/药代动力学、定量药理学等方法外推儿童/未成年受试者的剂量安全窗及用药特点，再开展儿童/未成年受试者的临床研究。

（三）研究对象

抗肿瘤药物临床研究入组患者的选择应考虑肿瘤患者对治疗耐受性，入排中应明确入组一般状况较好，骨髓、肝肾心肺等重要脏器功能基本正常，无严重其他系统合并症等受试者。如是早期探索性临床研究，应充分考虑受试者疾病的严重程度和不同阶段以及现有治疗手段的疗效和局限性，应选择常规治疗失败或不能耐受常规治疗的晚期肿瘤受试者；如为靶向治疗药物的临床试验，应优先选择靶点阳性的受试者；如是联合治疗临床试验，应对每个治疗方法做相应特殊要求，谨慎入组风险较大受试者；如是外科/放疗等新技术联合药物治疗相关临床研究，应考虑技术/仪器对受试者的相应影响。

（四）研究设计

抗肿瘤药物临床研究设计应根据研究类型、研究阶段、研究目的而有所不同。早期探索性临床研究，起始剂量应根据临床前动物研究的有效剂量或耐受剂量推算或换算人体起始剂量或最大耐受剂量，还要考量起始剂量合理性，既要充分考虑受试者安全性和耐受性，也要避免受试者过多暴露于无效低剂量。每一个递增剂量设置也应合理，要综合考虑药代动力学/药理学模型等。

（1）统计学考量：样本量应综合考虑受益和风险比，按统计学原则设计最小化临床试验，减少受试者无效暴露；随机与双盲一般是确证性临床研究所用方法，应注意随机分层因素，均衡各种地域/人种/分中心诊治水平等因素，还应设立中期分析或建立独立数据监察委员会（independent data monitoring committee，IDMC），对试验数据进行定期分析，及时中止/终止疗效突出或安全性不佳临床试验。

（2）对于随机对照研究，对照组选择应尽量选择标准治疗作为阳性对照，只有在无标准治疗时，酌情考虑将安慰剂+最佳支持治疗作为对照组。

（3）受益与风险：肿瘤受试者通过参加临床研究，进行治疗、诊断及检查，使疾病得到治愈、缓解或症状减轻，但也可能不获益。因此要充分明确研究风险，包括试验药品、试验过程、妊娠/哺乳、个人信息保密、信息更新、紧急联系信息等，以及发生严重不良事件的医疗补偿等。方案中应说明临床研究的质量管理及风险控制制度，针对临床意义重大和特别关注的不良反应提供监测、早期识别和临床处置的预案。

（4）生物样本相关：如涉及生物标志物相关研究，应在方案中写明研究目的、研究方法、预期研究结果。另外，应详细列出血液、肿瘤组织等标本的采集量、保存机构、检测机构、何时销毁，应满足《中华人民共和国人类遗传资源管理条例》的要求。

五、特殊类型临床试验的设计原则要点

（一）观察性研究

观察性研究是真实世界研究中被广泛使用的设计类型，利用积累的常规医疗和健康信息，采用不予任何干预措施的回顾性和前瞻性研究。主要用于肿瘤药物上市后疗效评价、安全性监测、新适应证的拓展、罕见疾病/适应证上市、疾病管理、医疗政策评价等领域。

1. 研究设计的主要类型

观察性研究包括横断面研究、队列研究（前瞻性、回顾性或双向设计）、病例对照研究及其衍生设计（巢式病例对照研究、病例队列研究、病例交叉设计）等。横断面研究是在一个时点或短时间内对某一人群中特定疾病进行调查，研究分布特征、人群与疾病之间的关系。病例对照研究选择患有特定疾病的人群作为病例组，以不患有该病的可比性的人群作为对照组，检验其危险因素与疾病之间是否存在统计学关联及其关联程度。队列研究选择一个尚未发生疾病或事件的人群，随访一定时间后，比较暴露组和非暴露组的发病率或事件发生率，以判断研究因素与疾病/事件的关系和验证因果假说。以因果推断为目的的观察性研究建议采用队列研究设计。

2. 设计内容和实施步骤

（1）目标人群队列：目标人群队列的定义应基于研究目的、入排标准、数据来源和数据治理/管理计划综合考虑。目标人群所收集的重要变量包括基线、治疗、协变量、时依变量和结局变量等。观察性研究的样本量应在充分考虑混杂因素、缺失数据等因素基础上满足统计假设的要求。队列起始时间、随访期长短和访视点确定应符合所研究疾病的特征和临床评价要求。

（2）设置对照：在设计阶段应明确将要采用的分析数据集、分析模型及统计假设。通常选择阳性对照或标准治疗对照，对照组应像治疗组或试验组一样描述具体治疗方法或策略。对回顾性研究，为避免病例选择偏倚，原则上应选择研究所定义的数据采集起止期内所有治疗组和对照组病例，或采用严格随机抽样方法选择病例。对前瞻性研究，应明确定义对照组的选择标准及与治疗组的匹配方法。

（3）控制偏倚：为使研究结果更为准确和稳健，应考虑偏倚识别及控制方法，以及缺失数据处理策略；还应针对可能影响研究结果的各种因素，考虑敏感性分析及定量偏倚分析策略。常见偏倚包括：因测量、数据收集或评价方法不准确或不一致导致信息偏倚，因选择性入选或排除数据或失访、退出、剔除、记录缺失等导致的选择偏倚，因人群变化、治疗变化、研究背景变化等原因导致的疗效异质性，因分析中未能充分控制混杂因素导致的混杂偏倚等。

3. 数据治理/管理计划

数据来源可溯源性、定义的准确性、编码过程的标准化和一致性是保证研究质量的核心。对既往数据，无论是病历记录的原始数据，还是开展不同临床研究所获得的数据，都应经过统一数据治理使其满足分析要求。对前瞻性收集的数据，应通过严格和规范的数据管理，为研究提供高质量用于分析的数据。应明确研究数据来源，包括所来自的研究中心、收集数据的起止时间、数据存储的系统和记录形式。

4. 统计分析

（1）样本量估计：临床试验的样本量估计常要考虑研究类型、比较类型（优效性或非劣效性）、统计分析方法、结局变量预期的效应量或参数、统计分布、单双侧检验、检验水准、检验效能、分配比例、脱落剔除率、多重性、依从性等。常用方法有两种：①基于多因素模型的估计方法，数据分析采用logistic回归模型时，样本量估计需要的额外参数为协变量与治疗分组的广义决定系数R2；②基于匹配的估计方法，采用倾向性评分匹配法时，样本量估计一般先估计匹配后所需样本量，然后按照预期匹配折损率回推最终所需样本量。

（2）数据分析：数据分析围绕主要终点进行统计分析，应给予详尽和严谨的阐述，包括：统计假设；分析模型及其所基于的假设；拟纳入调整分析协变量的初步考虑以及明确在分析过程中根据数据观测筛选各类变量的规则，包括混杂因素、中间变量、风险因子和潜在异质性因素的识别；倾向性评分匹配方法应定义匹配比例、具体方法及参数设置，以及匹配的均衡性验证方法；对生存结局分析需考虑是否存在竞争风险。此外应对模型假设进行必要验证，如非线性关系、非等比例风险等。

（二）随机对照试验

随机对照试验（RCT）是检验肿瘤药物有效性最严谨可靠的流行病学方法，具有组间均衡、避免混杂、代表性高、重复性强等特点。研究者应在初期进行规范的研究设计，从研究目的、研究人群、研究药物、样本量、随机化、对照组、盲法、统计分析等各方面进行综合考量，以期无偏倚评估研究药物的效果及其大小。

首先，开展RCT研究前要了解研究药物临床获益的可能性以及是否临床需求，研究目的是对比研究药物与现行标准治疗的疗效与安全性，应遵循随机化、平行对照、盲法、重复等主要原则。

1. 随机化

随机化，即指研究者通过随机方式，使各个随机分组间的基线因素达到均衡分布，从而达到组间可比性，以此完美解决队列研究和病例对照研究中的混杂问题。随机分配方法包括简单随机、区组随机、分层随机及适应性随机等。

（1）简单随机：是以特定概率（如1∶1或2∶1）将受试者分配到每个治疗组，每位受试者被分配到同一治疗组的概率相等。其中，特定概率的选择取决于研究者对研究药物有效性的把握度。然而，当开展较长程研究、多中心乃至全球性RCT研究时，简单随机存在多种缺点，易出现偏移。

（2）区组随机：区组随机可使同一时间段同一区组内受试者在各治疗组间分配比例符合预设要求，尤其当入组时间较长时，有助于减少多种客观因素对疗效评价影响，也可减少因方案修订造成组间受试者比例失衡。

（3）分层随机：当开展多中心参与研究时，分层随机尤为重要。例如全球地域导致的肿瘤行为学差异、危险因素、病理类型、围术期治疗模式、根治性手术方式，乃至受试者群体的治疗耐受度，都可能存在较大差异。需选择重要基线因素作为分层因素，以确保各个层内受试者都是随机分配到各治疗组的。

此外，在多中心RCT研究中，还需考虑各中心内随机平衡问题，以免出现某一中心每次都随机到试验组或对照组情况。

2. 设立对照组

必须通过设立对照组，才能真实比较出治疗疗效及其作用大小。常见对照组设立包括：以公认的标准治疗，或安慰剂对照。若研究药物前景极好有望替代标准治疗，则会设立研究药物vs.标准治疗。若想探究联合治疗有效性，则设立“研究药物+

标准治疗”vs.标准治疗。当所研究的适应证尚无有效治疗时，安慰剂对照是较好选择，注意应先充分评估其伦理的合理性。

3. 盲法

为避免研究人员、受试者或统计分析人员等主观心理作用对研究结果的影响，应在研究过程中设置盲法。常用盲法包括单盲（受试者）、双盲（受试者和研究者）和三盲（受试者、研究者和统计分析人员）。此外，在肿瘤药物RCT中，还需单独对研究药物进行编盲。若研究者和受试者均无法进行盲法时，如比较药物治疗和外科手术，则应尽可能对数据收集者采取盲法。

4. 重复

重复原则，指各研究组均要有一定的受试者数量，即样本量。足够样本量可提高结论的可靠性，避免偶然性。但样本量不是越大越好，需从统计设计角度正确计算合理样本量。

5. 其他研究设计考量

除主要原则外，RCT研究设计中还应考虑研究终点、研究终点的比较类型、研究设计类型、数据监查等。

（1）研究终点：肿瘤药物研究，常选择“生存期”作为研究终点，以评估药物能否延长肿瘤受试者生存时间。但这并非RCT研究唯一目标，改善生活质量、减轻治疗相关不良反应等同样需要高级别依据，凡以临床需求为导向的研究目的都应进一步通过RCT研究获得支持。

（2）研究终点的比较类型：通过安慰剂对照试验显示优于安慰剂，或通过显示优于阳性对照处理，或显示剂量-反应关系，所得到的疗效是最可信的，被称为“优效性”研究。在对照药物疗效已很好时，也可选择“等效性”或“非劣效性”研究。

（3）研究设计类型：RCT研究常见设计类型包括：平行组设计、交叉设计、析因设计等，其中以平行组设计最常见。在交叉设计中，每个受试者被随机分到两个或多个处理序列，因此处理间比较相当于自身对照，能够基于受试者个体内水平进行药物效应的比较，此设计常可减少样本量、减少入组难度、降低成本。但同时，交叉设计会使统计分析更复杂，且只适用于“能缓解某种症状而不能根治”的情况。

（4）数据监查：在RCT研究中，独立数据监查委员会（IDMC）同样对高质量研究具有相应的责任，在试验开始前就应设立。IDMC职责包括：安全性监查、有效性监查、试验操作质量监查、试验设计调整建议等。IDMC通过对安全性或期中分析数据有效性进行监查，可协助申办者评估是否需要提前终止试验。

（三）药物研发中的Biomarker筛选

药物研发的Biomarker筛选研究可大致分为3个阶段。

1. 临床前探索性研究

用于筛选潜在生物标志物，并对其优先级进行排序。此阶段需考虑如下因素：样本数量，入组标准，样本收集处理条件（肿瘤组织/非肿瘤组织，肿瘤细胞株/正常细胞株），检测分析方法（免疫组化、原位杂交、荧光定量PCR、二代测序等），统计方法，以及在独立数据集中进一步验证表达差异结果等。

2. 确立检测方法和筛查效力

需明确具体临床检测方法，及检测水平（组织或血液）；评价该检测方法的技术指标（定量准确性、重复性、线性范围、交叉携带污染等）以及临床价值（预测灵敏度、特异性、ROC曲线）等。另外，还需考察其他临床因素，如性别、年龄、吸烟史等是否影响标志物的临床意义，是否需针对这些因素进行阈值调整等，评估标志物和肿瘤分期、病理及预后之间的关系。此外，本阶段还需通过回顾性数据以验证生物标志物的筛查效力，并制定筛查阳性的标准。

3. 前瞻性临床研究验证，确定整体获益人群

即在前瞻性临床试验中确定该标志物的阳性预测值（positive predictive value, PPV）和阴性预测值（negative predictive value, NPV），可采用随机对照研究，也可扩展至使用外部（历史或平行）对照的单臂试验，需确保入组患者数量，以评价该标志物筛查对整体人群获益影响。根据临床试验关注的主要问题和实施过程，选择不同富集策略以提高试验效率，包括同质化富集、预后型富集、预测型富集、复合型（预后型和预测型相结合的）富集和适应性富集策略等。具体可参考《2020药物临床试验富集策略与设计指导原则》。

（四）其他类型研究

1. 篮式试验

篮式试验为前瞻性临床试验设计，用于评价针对多个瘤种的一种或多种靶向干预措施。入组标准为表达某一靶点阳性肿瘤患者，可涵盖多个组织学特征。需关注用于篮式试验生物标志物的患病率，因为生物标志物的患病率将直接影响入组患者的群体规模。

篮式试验因无法选择一个共同对照组，常设计为单臂对照研究，可包含试验不同生物标志物-药物组合的许多层。贝叶斯分层建模可用于评估总体和特定篮子的反应率。利用中期适应性研究设计可评估跨篮子疗效的异质性，通过独立Simon法为每个篮子独立设计以提高试验效率。可对整体队列进行样本量计算，使用一个处理效应量。

2. 伞式试验

伞式试验为针对单一肿瘤多种靶向干预措施的前瞻性临床试验设计。作为篮式

试验的补充，根据肿瘤不同分子亚型，将患者纳入不同治疗亚组，以评估不同靶向药物疗效。采用随机化或非随机化方式进行干预分配。外部对照组可用于伞式设计。样本量计算可针对每个亚组分别进行。FDA建议使用一个共同的控制臂进行伞式试验。统计分析，频率主义框架是伞式分析的主要方法，最常涉及单独分析子试验。贝叶斯分析方法，尤其是贝叶斯自适应方法，当子试验具有相似特征时，可用于有效地合并结果，优化试验的某些特征。目前尚无专门针对篮式和伞式试验偏倚风险的评估工具。鉴于两类试验可能采用随机/非随机试验设计，可使用Cochrane现有的2种偏倚风险评估工具：Cochrane修订的偏倚风险评估工具（RoB 2）和非随机干预研究中的偏倚风险（ROBINS-I）。

3. 平台试验

允许各种治疗根据一定决策算法进入或退出平台，通常为多臂、多阶段（muti-arm，multi-stage，MAMS）设计，试验可用同一对照组对几种不同干预措施（治疗药物或方法）进行评估。虽平台试验中的生物标志物队列可能没有明确分开，但各种实验性治疗疗效常被建模为跨分子定义亚型独立参数，根据贝叶斯进行分层建模。这类设计有预先制定的适应性规则，允许在试验期间根据中期评估，终止无效干预措施组或/和增加新的干预措施组。可进行适应性随机化设计，以便与使用共同对照组的等效两臂试验相比，减少总体样本量并提高效率。

六、伴随诊断及探索性分析

随着肿瘤生物学研究进展，一些新作用机制、作用靶点的抗肿瘤药物不断涌现。在抗肿瘤药物研发中，通过对疾病相关生物标志物的检测，有助于筛选出适合某类药物治疗的特定人群。因此，通过检查方法准确地筛选出药物潜在获益人群非常重要。部分抗肿瘤药物的开发过程会同步开发伴随诊断试剂，即评估诊断试剂筛选出目标药物获益人群的能力。探索性分析则有助于发现一些潜在能影响疗效的生物标志物。

（一）伴随诊断试剂相关要求

伴随诊断试剂的诊断准确性直接影响临床试验中抗肿瘤药物最终表现的疗效或相关不良反应，因此在抗肿瘤药物进行关键性临床研究时，应使用临床前性能已充分验证的试剂，且整个药物关键性临床研究中各机构应使用相同伴随诊断试剂。

同时，伴随诊断试剂需有明确阳性判断值，常会将阳性判断值作为入组标准筛选目标人群，如在免疫治疗药物临床试验中，常将微卫星不稳定（MSI-H：≥40%的微卫星位点发生变化）患者纳入研究。伴随诊断试剂阳性判断值的改变将影响临床试验有效性结果。因此，在药物临床试验前应确定试剂阳性判断值，试验过程中不可随意调整。药物临床试验中因伴随诊断试剂阳性判断值设定缺乏合理性导致药物临床试验失败则需通过另一项临床试验来确认新的阳性判断值。

伴随诊断试剂申请人应对试剂临床诊断性能进行确认。如选用境内已上市试剂作为新药伴随诊断试剂开展临床试验，阳性判断标准不变情况下可不再进行产品性能研究；如是新开发伴随诊断试剂，则建议研究按照《体外诊断试剂临床试验技术指导原则》要求，开展完整临床试验以确认试剂临床诊断性能。

（二）伴随诊断产品同步研发临床试验

在确定了伴随诊断试剂诊断性能后，还需明确诊断试剂的临床价值，即筛选出来的阳性病人能否从试验疗法中获益。伴随诊断产品与抗肿瘤药物同步开发的临床试验，可为药物安全有效及伴随诊断产品的临床意义提供核心证据，常伴随药物Ⅲ期或Ⅱ期临床试验开展。此类试验常以抗肿瘤药物有效性为主要目的，同时确认伴随诊断产品的伴随用途。因此伴随诊断相关试验设计要点与传统试验设计基本一致。

1. 临床试验设计

（1）富集人群的随机对照研究

在伴随诊断试剂与抗肿瘤药物同步开展的临床试验中，依据伴随诊断试剂的检测结果，将符合某一生物标志物状态的人群作为入组标准，比如纳入MSI-H肿瘤患者随机分组采用免疫抑制剂与传统化疗对比。抗肿瘤试验药物疗效能有所改善，则同时明确伴随诊断试剂临床意义。

（2）非富集人群的随机对照研究

在抗肿瘤药物临床试验设计中，如果通过前期数据发现某项生物标志物可能会影响试验药物的疗效，但尚未经过充分临床验证，常用非标志物富集人群的临床试验。在入组患者时，不依赖伴随诊断试剂进行病例筛选，对某一适应证人群全部入组，同时，将伴随诊断试剂分析的生物标志物状态作为分层因素纳入研究。

在抗肿瘤药物疗效及伴随诊断临床意义评估时，不但要考虑试验组与对照组药效差异，同时还要考虑试验组标志物阳性人群与标志物阴性人群的药效差异。如均能得到阳性结果，则可确认抗肿瘤药物适应证人群，也能确证伴随诊断临床意义。

（3）非随机对照试验

对生物标志物阳性且无标准治疗或疗效不佳的晚期肿瘤患者，可考虑开展单臂试验设计，采用伴随诊断试剂将诊断阳性患者筛选入组，按常规单臂试验设计要求开展试验即可。

采用篮式试验是将带有相同靶点的不同肿瘤病例纳入一个临床试验中进行抗肿瘤药物的研究，该设计在临床试验中研究多个瘤种，最终结果可能支持抗肿瘤药物在一个或几个瘤种中安全有效，同时，伴随诊断试剂预期用途也应为这个药物明确安全有效的几个肿瘤人群。

伞式试验是针对不同基因突变所致同一肿瘤人群，将不同靶点检测在同一时间里完成，然后根据不同靶基因分配不同精准靶向药物。此类临床试验常需多个伴随诊断试剂或多个标志物联检的伴随诊断试剂来进行病例检测，而临床试验结果同样仅支持经过临床试验确认疗效的治疗方式所对应的标志物检测的临床意义。

2. 伴随诊断试剂实施方案和要求

临床试验方案中应明确研究采用的伴随诊断试剂，同时明确从样本采集至报告检测结果全过程涉及的所有产品。还需明确用来诊断的样本信息，包括但不限于以下几个方面：①样本类型，如FFPE组织（formalin-fixed paraffin-embedding, FFPE）、新鲜组织、冰冻组织、血液等；②肿瘤样本中肿瘤百分比/基质/坏死比例；③潜在抑制物或交叉反应物的含量，如黑色素；④样本的解剖学部位；⑤肿瘤类型：原发性、转移性；⑥样品采集方式：如手术取材或细针穿刺等；⑦样本的保存及运输条件等。

3. 其他要求

受试人群选择、样本量计算、疗效评价和统计分析规范均与对应的临床试验设计规范一致，依据药物的获益从而证实伴随诊断试剂的作用。

（三）探索性分析

探索性分析常用来做一些研究者感兴趣的结局指标比较，或是一些可能影响疗效的因素分析，但又不作为研究的主要目的，无须考虑多重比较校正，可事先预设或不预设，自由地去探索与药物疗效相关的一系列因素，深化研究结果并为研究的下一步方向提供线索。在临床试验中，除主要结局指标和次要结局指标外，部分研究还会设计探索性分析指标。比如研究主要结局指标为PFS，探索性指标可为生活质量量表的分组间差异、某亚组人群的PFS组间差异和试验组术后ctDNA阳性与阴性患者的PFS比较等；也可以采用已结束的临床试验数据进行回顾性二次分析，比如MSI-H人群采用PD1抑制剂治疗后，仍有部分人应答较弱，生存期较短，可据此开展探索性分析，比较生存期长于一年和短于半年的人群在实验室指标或基因突变位点等方面的差异，发现对免疫制剂不敏感的MSI-H人群相关特征，进一步推动肿瘤个体化治疗。

探索性分析无明确的指南规范，也几乎无任何限制，可以是任何与疗效相关的有潜在价值的分析。一个有价值的探索性分析甚至可打开一片新的研究领域。

第八章

肿瘤药物临床研究的模型构建

肿瘤药物临床研究剂量探索主要通过Ⅰ期临床试验实现。Ⅰ期临床试验剂量递增原则是尽可能避免受试者不必要暴露于低于或高于治疗剂量的治疗（即尽可能多地在治疗剂量范围内治疗受试者），同时保证安全性和快速入组；设计方法主要包括基于规则的设计、基于模型的设计，以及模型辅助设计。

基于规则的设计包括传统的不依赖于统计建模的“3+3”设计及其衍生的“i3+3”设计。传统“3+3”设计是目前被临床应用最多的设计方法，原理简单，操作方便，但缺少灵活性，且设计方法本身效率不高，对MTD的估计准确度不足，统计性能一般。随着分子靶向、免疫治疗、化疗药物快速发展，“3+3”设计局限性越发凸显，已不能完全满足目前临床试验设计的多样化要求。“i3+3”（interval 3+3）则是基于“3+3”的改良方法，在保留基于规则设计简便透明特点同时，获得良好的统计性能。

基于模型的设计，主要包括有连续重新评估方法（CRM）和控制药物过量的剂量递增设计（escalation with overdose control，EWOC）。CRM是依据临床前结果预先假设剂量—毒性曲线模型，通过新接受患者的数据不断更新药物剂量毒性曲线，直到计算所得剂量不再变化或预定数量病例全部得到了治疗，从而寻找MTD方法。EWOC是在CRM基础上，为避免受试者暴露于过高剂量药物导致严重毒性而进行的改良，每一受试者接受剂量进行试验后，都会计算出下一例受试者产生过度剂量的风险，如超过最大风险25%，则药物不再剂量递增。

贝叶斯最优区间（BOIN）设计、改良毒性概率区间（mTPI）设计及键盘设计（keyboard design）是新兴模型辅助方法，其在选择目标毒性率和队列规模方面更灵活，易于实施，同时具有与基于模型设计相当的性能。①BOIN设计的基本原理是寻找一个目标毒性率范围（区间），通过贝叶斯方法求解后验概率，使按最优区间界值（λ1，λ2）指导剂量爬坡时所犯错误的概率最小。研究表明，BOIN设计操作、使用方法和“3+3”设计一样简单透明，同时具备CRM的优良性能，在大多数场景下的表现性也优于mTPI设计。因此更推荐使用BOIN设计。此外，针对不同临床试验问题，BOIN设计延伸出了TITE-BOIN设计（用于解决延迟毒性问题）、U-BOIN设计（用于探索OBD）、BOINCOMB设计（用于解决联合给药问题）等。②mTPI依据临床与统计确定的目标MTD和等效区间，定义3个剂量区间，即剂量不足区间、适当剂量区间、过度剂量区间，通过计算3个区间的单位概率质量（unit probability mass，UPM）来决定剂量增减。mTPI-2则对mTPI进行修正，通过钝化mTPI中被“奥卡姆剃刀”过度锐化的概率模型，降低了mTPI可能出现的剂量过高风险。③键盘设计也是一种贝叶斯自适应设计方法，它使用一系列剂量间隔（称为“键”）来指导剂量变化，寻找药物在人体的MTD。键盘设计也是基于mTPI设计方法做出的改进，既保留了mTPI设计的简单性，又能控制mTPI设计中过度剂量使用及更精确识别MTD。与mTPI设计类似，键盘设计也是依赖于毒性概率的后验分布来指导剂量的增减，其创新之处在于，键盘设计定义了一系列等宽的剂量间隔，以显示剂量真正毒性的潜在位置，并指导剂量增减。

在临床试验设计过程中，推荐由生物统计师、临床医生、申办方对试验药物的特性、疾病的特点、给药方案、设计的合理性等方面进行充分评估，结合目前优效的试验设计方法，制定出合理、灵活、高效、安全的临床试验方案。

第九章

肿瘤药物临床研究的报告和结果解读

一、试验报告的解读

临床试验报告是对药物临床试验过程、结果的总结，是评价药物有效性和安全性的重要依据，也是药品注册必需的重要文件。临床研究报告格式应遵循相关指导原则要求，目前国内常用《化学药物临床试验报告的结构与内容技术指导原则》和 *ICH-E3：structure and content of clinical study reports*。

药物临床研究报告首先要介绍受试药物研发背景、依据和合理性，尤其需要说明本研究实施的合法依据。在描述试验总体设计和方案时，研究报告需说明治疗方法（药物剂量、用法、给药方式），研究对象及样本量，设盲方法和程度（非盲、单盲、双盲等），对照组类型、研究设计（平行、交叉）、分组方法（随机、分层）、试验各阶段的顺序和持续时间、数据稽查和安全性问题、特殊情况的处理预案、期中分析情况等内容。因此，在解读药物临床研究报告有效性和安全性同时，需特别关注对照组选择、研究对象入排标准的界定；试验过程中随机化、盲法的规定；有效性与安全性指标选择的依据，重点关注统计处理方案和样本量确定，试验过程中离群值和缺失值的处理和预设统计处理方案的修改，关注试验过程中方案的修改、期中分析和方案偏离。

肿瘤药物临床试验疗效分析、疗效小结和安全性分析是研究报告的主体内容，疗效小结需要在统计假设基础上，按照统计处理方案严格执行，结果应真实可靠，结论不宜外延或拓展。安全性分析包括用药程度分析、全部不良事件描述和分析、严重及重要不良事件描述和分析、与安全性有关的实验室检查、生命体征及体格检查结果分析和安全性小结，重点关注导致药物剂量调整或给予其他治疗的，或导致停药、导致死亡的不良事件，尤其关注不良事件对受试药物广泛临床应用时可能的影响。

以最常见的Ⅱ/Ⅲ期肿瘤药物临床试验报告为例，需特别关注受试者选择（诊断标准及确定依据、入选标准、排除标准、剔除标准、样本量及确定依据）和分组方法，试验药物、给药方案及确定依据，疗效指标选择和近期客观疗效评定标准。尤其注意的是，对统计处理方案、试验进行中的修改和期中分析、受试者分配、脱落及剔除情况描述、试验方案的偏离、受试者人口学、基线情况及可比性分析的准确把握有利于全面客观评价研究结果。

Ⅰ期临床试验、生物利用度/生物等效性试验的药物临床研究报告格式和内容与Ⅱ/Ⅲ期临床试验报告有所不同，Ⅰ期临床试验报告包括耐受性试验和临床药代动力学试验报告，生物利用度/生物等效性试验的报告需描述生物标本采集、生物样本的药物测定、生物等效性评价等相关内容。

二、试验后的药物发展决策

在完成药物临床试验报告后，应根据试验研究设计、结果、实施过程中发现的问题制定试验后的药物发展决策，开展真实世界研究。具体包括为新药注册上市提供有效性和安全性的证据、为已上市药物的说明书变更提供证据、为药物上市后要求或再评价提供证据、修订适应证或联合用药范围、上市后药物的再评价、指导后继临床研究设计、精准定位目标人群等。目前真实世界证据已成为药物监管决策证据的组成部分，支持监管决策形成综合、完整而严谨的证据链，从而提高药物研发和监管的科学性和效率。

第十章

特殊人群（老年，儿童）肿瘤药物临床研究相关问题

恶性肿瘤是威胁人类身体健康最严重的疾病之一，药物治疗是重要的治疗手段，开发新型抗肿瘤药物迫在眉睫。肿瘤新药使用前必须通过药物上市前的临床研究，临床研究受试人群中儿童、老年以及合并慢性疾病等患者常占比较低。随着临床研究广泛开展，在特殊情况下如何规范药物临床研究仍需进一步探讨。

老年人是指65岁及以上的人群，年龄是恶性肿瘤发病的重要危险因素，老年人出现肿瘤风险是中青年人的11倍，但只有约25%的新型肿瘤药物临床研究招募了≥65岁的受试者。这可能会减少老年患者的药物治疗选择，或使其面对未知的治疗风险。老年患者进行肿瘤药物临床研究面临的挑战主要涉及3个方面：试验方案因素、受试者因素及研究机构因素。首先试验方案方面，招募策略需为老年患者量身定制，可考虑进行前瞻性队列研究或回顾性评估，以避免非盲法试验产生的选择偏倚，且试验终点可设定为生活质量。生存分析时计算疾病特异性生存率，以表明实际死于肿瘤的患者数量，而不是其他慢性疾病。其次受试者方面，老年患者存在合并症多、行动不便、经济限制和沟通障碍等问题，且认知障碍的患者通常被排除。因此，临床研究应考虑受试者的交通工具、额外的沟通需求及支持性服务，并且应纳入老年医学评估（GA）以及认知障碍老年患者的标准方案。另外研究机构方面，研究机构为获得更明显的成功结果，会设置不适当的年龄限制，并排除虚弱的患者。美国食品和药物管理局（FDA）建议增加肿瘤临床试验中的老年人的数量，以更好地进行获益/风险评估。监管机构可禁止纳入临床试验的年龄上限，鼓励与老年肿瘤相关的新药临床研究。

恶性肿瘤是儿童第二大常见死亡原因，据统计，我国2018—2020年有约12.11万

名儿童和青少年肿瘤患者，目前国内针对儿童肿瘤的药物临床研究较少。儿科临床试验受试人群≤17岁，据中国医药工业信息中心统计显示，截至2020年10月16日，全国与儿童有关的临床试验共234项，其中抗肿瘤药物仅占3.0%。儿童肿瘤新药临床研究是亟须重视和发展的领域，但面临诸多难题。首先，儿童新药研发商业动力不足，主要原因是儿童肿瘤新药研发资金投入高、利润低，研发难度大、周期长。虽然有相关政策鼓励儿童肿瘤药物研发，但缺少具体帮扶措施，儿童肿瘤新药临床研究仍然很少，为促进新药研究，必须加强相关政策引导及资金扶持。其次，临床研究者缺乏规范化儿童新药研究知识，缺乏针对性培训和指导，可增设相关培训课程，培养更多掌握儿童肿瘤临床研究知识的专业医务人员。另外，临床研究受试者招募困难，儿童依从性差，且参与临床试验必须在监护人同意下进行，但监护人对临床研究认知参差不齐，且顾虑颇多。因此，儿童肿瘤新药研究应以患者及家属为中心，与家长进行有效沟通，建立友好的合作关系。

老年、儿童肿瘤药物临床研究亟待关注，积极开展并规范推进老年、儿童肿瘤药物临床研究需多部门合作，为老年和儿童患者提供量身定制、高质量的肿瘤治疗方案。

第十一章

肿瘤药物临床研究的疗效评估

在肿瘤相关临床研究中，疗效评价至关重要，针对肿瘤类型和治疗方式的不同，疗效评价标准也存在差异。

一、实体瘤疗效评价标准及免疫治疗疗效评价标准

实体瘤疗效评价标准（Response Evaluation Criteria In Solid Tumours, RECIST 1.1）适于各类实体瘤中以客观反映为主要研究终点的试验，以及承担疾病稳定评估、肿瘤进展或进展时间分析的试验，是实体瘤临床研究及实践中最常用的疗效评价标准。该标准界定了可测量病灶与不可测量病灶，并区分了靶病灶、非靶病灶及新发病灶，对疗效评估结果进行了六种分类，即：完全缓解（complete response，CR）、部分缓解（partial response，PR）、疾病稳定（stable disease，SD）、疾病进展（progress disease，PD）、非完全缓解/疾病进展（Non-CR/Non-PD）及未评估（inevaluable）。通过综合评估靶病灶、非靶病灶及新发病灶在治疗前后的变化，判断治疗方案对实体瘤的疗效。

随着肿瘤治疗技术的发展，免疫治疗为肿瘤治疗带来重大变革。针对程序性细胞死亡蛋白（PD-1）及其配体（PD-L1）或细胞毒性T淋巴细胞相关抗原4（CTLA-4）的免疫检查点抑制剂（ICIs）是临床试验和实践中治疗多种肿瘤的常用药物。在接受免疫检查点抑制剂治疗的患者中观察到了新的治疗应答模式，包括影像学上肿瘤负荷增加，随后出现缓解，这种现象被称为“假性进展”（在RECIST1.1中，假性进展会被归类为PD并导致治疗中断）。为了制定可靠的评估标准来将免疫治疗期间假性进展纳入考量，RECIST官方工作组于2017年提出了免疫RECIST即iRECIST，并已在临床试验中广泛应用。

临床试验中，iRECIST常被用于评估疗效的探索性终点，而RECIST1.1用于评估

主要终点，两者的评估结果可能有所差异。此外，iRECIST可能会增加图像解释和数据管理的负担。尽管如此，很多临床试验同时使用RECIST1.1和iRECIST标准来将假性进展纳入考量，从而在RECIST1.1判断的初始PD后继续治疗，这种方式被称为进展后治疗（treatment beyond progression）。尽管iRECIST得到了广泛认可，但在评价免疫检查点抑制剂的疗效时，iRECIST是否比RECIST1.1更有意义仍存争议。近来，已有多项分散独立研究报道了基于RECIST1.1和iRECIST的疗效终点数据，尚无关于iRECIST对疗效终点影响的系统分析。

二、淋巴瘤疗效评价标准及淋巴瘤的免疫治疗疗效反应标准

淋巴瘤疗效评价标准（Lugano 2014）发布于2014年8月，是首版公认标准指南IWG/Cheson（IWG/Cheson 1999 → IWG/Cheson 2007→Lugano 2014）的二次修订版，作为临床试验中淋巴瘤评估治疗缓解/进展的标准指南，该标准消除了以往淋巴瘤临床试验标准应用中的不明确性，为疗效缓解数据分析提供了标准指南，便于患者间的诊断结果比较。Lugano 2014标准涉及淋巴瘤诊断、评估、分期、疗效和随访，其中分期描述还包括了临床评估标准。同时，在该标准中病理学也被应用于淋巴瘤的诊断；FDG-PET/CT是恶性淋巴瘤患者初始分期和疗效评估的标准方法，可识别活检部位，包括疾病诊断不一致和疑似恶性转化的确定。

淋巴瘤的免疫治疗疗效反应标准 （LYRIC 2016）在Lugano标准上进行了临时修改以适应免疫治疗，这一修改保留了irRC（immune-related response criteria，irRC）标准的核心概念：通过后续扫描检测延迟缓解来确认疾病进展（根据所研究疾病的特征选择时间点；测量新病灶，将其纳入总肿瘤体积；将持久疾病稳定作为受益疗效反应；如临床情况允许，在常规进展时可继续治疗，并将其纳入淋巴瘤特异性疗效反应标准）。LYRIC标准保留了CR，PR，PD这3个疗效反应类别，去除了SD，并引入称为不确定缓解（IR）的新的疗效响应类别。评估为IR后的患者，必须在12周后再次行影像学检查（根据疾病临床特征也可缩短再次检查的间隔）以对患者进行再次评估。

三、神经系统肿瘤疗效评估标准及免疫治疗反应评估标准

神经肿瘤疗效评估标准（response assessment in neuro-oncology，RANO）自2010年发布，从高级别胶质瘤评估逐渐扩展至其他神经系统肿瘤，包括低级别胶质瘤、儿童神经系统肿瘤、脑转移瘤、软脑膜转移瘤、脊柱肿瘤和脑膜瘤等，以及其他临床试验终点，如临床结果评估、癫痫发作、皮质类固醇使用、手术、免疫治疗等。以适用高级别胶质瘤的RANO标准为例，该标准将反应分为四类，即CR、PR、SD、PD。对低级别胶质瘤，可不表现为病灶增强，影像学主要依赖T2/FLAIR序列，因此

RANO标准建议将T2/FLAIR作为评估低级别胶质瘤的影像学指标。

神经肿瘤免疫治疗可引起肿瘤相关炎症以及影像学延迟反应，因此，神经肿瘤学工作组制定了神经肿瘤学免疫治疗反应评估标准（immunotherapy response assessment for neuro-oncology，iRANO），该标准对SD、PR和CR的定义与RANO标准相同。该标准与RANO标准的差异在于，免疫治疗后6个月内影像学评估为进展但临床症状无明显恶化，可继续接受治疗。建议3个月后继续进行影像学检查，如能确认进展，则实际进展日期应追溯到最初影像学进展日期。但iRANO不能解决不同免疫治疗方式之间的预期差异，如给药途径、药代动力学、作用机制、预期反应时间以及肿瘤特异性改变等。此外，针对多种神经系统肿瘤评估方式如：脑转移瘤（rANO-brain metastases，RANO-BM）、脑膜转移（rANO leptomeningeal metastases，RANO-LM）、儿童神经系统肿瘤（response assessment in pediatric neuro-oncology，RAPNO）等评估标准也在逐渐修改和完善，有待临床研究中进行前瞻性验证。

第十二章

肿瘤药物临床研究的不良反应评价

抗肿瘤药物临床试验不良事件评价是肿瘤药物临床试验最值得关注的问题之一。在肿瘤药物临床试验中，恶性肿瘤患者平均有13种左右症状。肿瘤药物临床试验中，需及时判断不良事件及其与临床试验药物是否相关。

一、抗肿瘤临床试验不良事件判断

（一）临床试验方案

抗肿瘤药物临床试验方案中应详细描述临床试验的安全性指标；详细描述安全性指标的评价、记录、分析方法和时间点；不良事件和伴随疾病的记录和报告程序；不良事件的随访方式和期限；应详细说明研究者经过前瞻性评估所得到的特定不良事件列表，应具有可报告紧急和意外不良事件的系统。

（二）记录患者的基线状态

受试者在入院后应当仔细记录其疾病症状的性质以及程度、体格检查情况。试验过程中应关注症状、体征变化，记录实验室检查值和辅助检查基线值。通过对比基线状态，及时记录不良事件。

（三）不良事件收集

研究者记录的数据包括客观数据和主观数据。

开始试验后，记录和分析抗肿瘤临床试验中不良事件推荐参照由美国癌症研究所发布的常见不良事件评价标准（CTCAE），并据此描述每个不良事件严重程度。

在CTCAE的基础上，推荐患者报告结果（PROs）来提高不良事件数据收集的准确性、效率和患者相关性，收集患者的主观数据。

二、不良事件与药物因果关系评估方法

通过回顾不良事件数据，确定药物与不良事件之间的因果关系。不良事件与试验药品存在因果关系者则被定性为药物不良反应（adverse drug reaction，ADR）。根据相关性判断的分级方式，可分为：①七分法：肯定、很可能、可能、可疑、不相关、待评价、无法评价 / 判断；②六分法：肯定、很可能、可能、可疑、待评价、无法评价 / 判断；③五分法：肯定相关、很可能相关、可能相关、可疑/可能无关、不相关/不可能；④二分法：相关、不相关。

因果关系评价方法根据不同方法的基本原理主要有以下3个类别。

（一）专家判断法

专家判断法判断基于评估者个人知识和经验，专家对因果关系评价具主观性，因此重现性差，使结果出现评估者内以及评估者之间分歧。专家判断法是最为常用的因果关系评估法，但缺乏透明度，易发生人为判断失误。

（二）标准化算法

标准化算法是通过半定量方法对一些问题赋予分值，用总分大小计算因果关系的可能性。国际上常用标准化算法为法国的Narajo APS评分法及Karch和Lasagna评分法。标准化算法比专家判断法可靠性强，并能识别分歧来源。但缺乏灵活性，评价条目中信息有限，降低了应用临床判断的能力。

（三）概率化法

概率化法是指根据流行病学信息，将背景信息和个案中证据结合起来，得出因果关系估计值。在因果关系评估中，概率化法比专家意见和标准化算法更有效。

三、抗肿瘤药物临床试验不良事件因果关系评估需考虑的因素

抗肿瘤药物临床试验不良事件的因果关系评估有很大难度，有时很难区分不良事件由试验药物，还是由其他原因引起。在抗肿瘤药物临床使用时尚需考虑以下因素。

（一）成本、时间

研究者要有足够时间收集完整临床数据来确定不良事件因果关系。如研究者无完整临床和研究数据情况下就进行因果关系评估，会使结果具有较大主观性。

（二）患者复杂性

肿瘤患者多患有多种并发症和合并症，多数患者可能已经历了多种治疗，很难将临床试验产生的不良事件与其他原因引起的不良事件进行区分。抗肿瘤药物临床试验时，药物间的相互作用会导致药代动力学改变。

（三）基线状况收集不足

在进行抗肿瘤药物临床试验时，各机构间的基线常有差异，基线数据常不足。这可能导致不良事件被错误归因于正在进行的抗肿瘤药物临床试验。患者尚会使用非处方药和滋补品等情况，导致药物间相互作用，影响预期不良事件。

（四）多种药物组合研究

抗肿瘤药物联合研究常在早期临床试验中进行，药物间可能存在毒性的重叠，导致难以确定不同抗肿瘤药物在不良事件中是协同还是叠加作用。

（五）研究者认知差异

研究者专业知识背景和工作经历不同，对同一不良反应认识和判断不尽相同，存在认知差异。

四、提高对抗肿瘤药物不良反应因果关系评估的准确性因素

（一）联合方案，考虑整个方案与不良事件的归因

在联合抗肿瘤用药不能确定个别药物的因果关系时，可评价联合抗肿瘤方案与不良事件的因果关系。

（二）建立肿瘤患者基线测量标准流程

建立基线评估和临床数据的标准流程，促进和提高临床研究质量。标准基线评估和临床数据包括实验室指标、并发症、过去的抗肿瘤治疗及当前的药物治疗。

（三）使用患者报告结果收集受试者关于症状的主观数据

通过患者报告结果收集抗肿瘤药物受试者主观症状的数据。以NCI开发的患者不良事件通用术语标准（PRO-CTCAE）的患者报告结果作为症状性不良事件自我报告。

（四）提高研究者、申办方和参与临床试验的其他人员关于因果关系评价的一致性

研究者、申办方和参与临床试验其他人员应了解因果关系评估有关的规则，提高因果关系评估一致性。确保研究者更为准确地进行因果关系评估。

在抗肿瘤药物临床试验中，恶性肿瘤患者病情复杂，多种潜在病因或因素可致不良事件发生，这些因素可单一或合并发生，给因果关系评估造成更多困难。国际上尚无被普遍接受的因果评价工具。现又出现了治疗肿瘤的新型分子靶向和免疫治疗方法，抗肿瘤药物临床试验不良事件的评估面临较大挑战。

第十三章

肿瘤药物临床研究的质量控制要点

临床试验数据的真实性和结果的可靠性是抗肿瘤药物研发批准上市的主要依据。药物临床试验质量与上市后药品的质量密切相关。临床试验质控需要多方合作共同完成，包括申办者、临床试验机构、研究者、试验现场管理组织和临床监查员等。

一、质控要点

临床试验质控是指在临床试验质量保证系统中，为确保临床试验所有相关活动符合质量要求而实施的技术和活动。质控是肿瘤药物临床试验高质量完成的重要保障，贯穿于整个临床试验过程中，要点主要包括：

（1）确保药物临床试验批件与实际开展试验方案保持一致，核对试验方案中是否包括了批件中建议修改的内容。

（2）获得药物临床试验批件之后才能进行临床试验的启动工作。

（3）核对伦理会议签到表人数及组成符合相关法规要求。核对伦理批件是否在有效期内。

（4）临床试验合同经费应包括临床试验相关的所有支出，包括但不限于研究者观察费、受试者检查费、受试者补偿、机构管理费等费用。

（5）核对受试者相关资料是否符合临床试验方案入排标准，确保筛选访视操作过程符合临床试验方案要求，原始记录需保证完整。确认筛选入选表中所记录的筛选失败原因与原始记录保持一致。确认受试者鉴认代码表具可识别的身份信息。

（6）知情同意书签署时间需在伦理批准时间之后，知情同意书由本人或其法定代理人或见证人签署。知情同意书实际签署的时间与筛选表中记录是否一致，相应日期的研究病历中是否有完整的知情同意过程记录。核对知情同意书版本是否为最新版。

（7）确保病例报告表数据与原始记录一致。查看试验过程中发现方案违背的记录及伦理委员会签收记录是否保存完整一致。确认病例报告表中记录的数据与医疗机构储存的原始数据保持一致。

（8）确认AE、SAE是否记录完整准确，是否存在漏报。

（9）试验药物管理的接收、储存、转运、发放和回收需要有原始记录。确保试验用药品的保存温度与药品手册要求一致。试验用药品与药检报告一致。

（10）确保试验样本的采集、处理、保存、转运过程的各环节均有原始记录。

（11）试验相关表格包括鉴认代码表、筛选入选表、受试者完成试验表等完整、及时、真实、规范。

（12）核对授权表的授权范围与执行者实际操作是否一致。

二、质量控制相关方及各方职责

（一）申办者

申办者是指负责临床试验的发起、管理和提供临床试验经费的个人、组织或者机构。根据ICH-GCP及我国2020 GCP法规要求，申办者负责制定、实施和及时更新有关质量控制系统的标准操作规程，确保临床试验的全流程符合试验方案和相关法律法规的要求，确保数据的可靠性、正确性。应当监督负责质量控制的相关各方，包括申办者委托的实验室及CRO公司等。

（二）药物临床试验机构

药物临床试验机构对临床试验有着监督和管理的职责，有效的监督管理是保证试验进度和质量的关键，临床试验机构负责建立本单位临床试验管理体系。机构层面的质量控制主要由机构质量管理员具体实施，质量控制需覆盖整个临床试验过程，根据临床试验项目质量情况调整机构质控计划。应当监管本机构相关研究科室合法合规地开展药物临床试验，监督研究者按照试验方案规范操作。

（三）研究者

研究者是指实施临床试验并对临床试验质量及受试者权益和安全负责的试验现场负责人。根据2020版GCP要求，研究者在临床试验质量控制中主要职责包括：①确保参加临床试验的成员充分了解临床试验方案及试验用药品，明确成员在试验中的分工和职责，确保临床试验数据的真实、完整和准确。②研究者监管所有研究人员执行试验方案，并采取措施实施临床试验的质量管理。③在临床试验和随访期间，应及时记录受试者出现与试验相关的不良事件，并进行相应处理。关注可能干扰临床试验结果或受试者安全的合并用药，并及时记录。④临床试验实施前和临床试验过程中，研究者应当向伦理委员会提供伦理审查需要的所有文件。严格按照伦理委员会批准的试验方案执行。⑤研究者有责任管理试验相关药品。⑥研究者应当监督试验现场的数据采集、各研究人员履行其工作职责的情况。确保临床试验的所有相关数据来源于原始文件。

（四）试验现场管理组织

试验现场管理组织（site management organization，SMO）通过签订合同授权，执行研究者在临床试验中的某些职责和任务，协助研究者完成临床试验的质量控制。作为SMO公司主要的组成人员临床研究协调员（clinical research coordinator，CRC）是整个临床试验的过程中质量控制的关键环节之一。CRC是指经主要研究者授权在临床试验中协助研究者进行非医学判断的相关事务性工作，是临床试验的参与者和协调者，是申办方、临床试验机构、研究者和受试者之间的重要纽带。

CRC的职责主要包括但不限于以下几个方面：①协助研究者完成立项材料、伦理材料及合同材料递交工作。②协助启动资料准备，确认试验物资交付情况，协助申办方安排并参加研究中心启动会和接受培训。③协助研究者完成筛选、访视过程的事务性工作。④填写病例报告表，保证临床试验数据及时填写。⑤协助研究者完成试验过程中方案违背、不良事件等相关伦理文件的递交。⑥配合CRA监查或申办者的稽查及国家局数据核查。⑦保证试验文件完整且被妥善保管和归档，协助研究者递交研究报告，关闭中心文件签署。

CRC在临床试验各个环节均发挥重要作用，减少研究者非医疗行为的工作，使研究者在临床试验工作中投入更多时间与精力，从而提高药物临床研究质量。

（五）临床监查员

临床监查员（clinical research associate，CRA）是由申办者指定，接受过相关培训，有足够监查临床试验所需的医学知识和临床知识。根据我国2020年GCP法规要求，监查员在质量控制中的作用包括：①应当按照申办者的要求认真履行监查职责，确保临床试验按照试验方案正确地实施和记录。②确认研究者有足够的资质和资源完成试验。③核实临床试验过程中试验用药品在有效期内、保存符合相关要求、库存充足。核实试验用药只提供给合格的受试者，并按试验方案规定的剂量给药。核实试验用药的整个流程均有原始记录，对未使用的药物按照相关要求进行处理。④核实试验方案的执行情况，确认知情同意书签署符合相应规范。确保研究者收到最新版的研究者手册、所有试验相关文件、试验必需用品，并按照相关法律法规的要求实施。⑤核实研究人员履行试验方案中规定的职责，确认研究者按照试验方案筛选患者，定期汇报进展情况及项目存在的问题。核实原始文件和其他试验记录准确、完整、可溯源。⑥核对病例报告表填写及时准确，确保病例报告表中的数据与原始资料记录一致。病例报告表中的任何修改均有记录，修改过程需要符合GCP法规要求。⑦CRA对病例报告表的填写错误、遗漏或者字迹不清楚应当通知研究者。⑧确认所有的不良事件按照相关法律法规、试验方案、伦理委员会、申办者的要求，在规定的期限内进行了报告。⑨CRA对偏离试验方案、SOP、相关法律法规要求的情况，应当及时与研究者沟通，并采取适当措施防止再次发生。

（六）稽查

稽查是指对临床试验相关活动和文件进行系统的、独立的检查，以评估确定临床试验相关活动的实施、试验数的记录、分析和报告是否符合试验方案、标准操作规程和相关法律法规的要求。

稽查类型主要包括常规稽查和有因稽查。常规稽查是按照一定比例选择相应的单位开展常规稽查工作，是为了确保临床试验按照法规和方案的要求开展研究。稽查发现的问题，申办者和试验机构将尽可能进行合理的弥补和完善，通过相关培训避免再次发生类似问题。有因稽查为试验过程中发现重大问题、特殊情况等而实施稽查。稽查重点放在AE/SAE较多、方案违背较多、数据偏离较多和依从性差的方面。通过稽查能够进一步提高临床试验质量，使不规范的情况被及时发现。稽查是重要的临床试验质量控制手段，通过开展稽查，能够独立评估试验质量、降低试验风险，提高方案和GCP的依从性。

近年来，为推进抗肿瘤药品高质量发展，更好地满足肿瘤患者的临床需求，我国出台了一系列措施鼓励药品创新政策，各药企也在政策利好下积极投入抗肿瘤药物研发。抗肿瘤药物临床试验是抗肿瘤新药上市前的重要工作，而质量控制是保证药物临床试验过程规范、结果科学可靠、保护受试者权益并保障其安全的有效手段。质量控制应贯穿于临床试验整个流程，需要多方协作。制定一套可行的质控标准，能够保证临床试验高质量顺利开展，从而更好地服务于广大肿瘤患者。

参考文献

1.石远凯，孙燕.中国原研抗肿瘤新药物的临床试验.中华肿瘤杂志，2019，41（1）：68-72.

2.徐兵河.我国抗肿瘤药物临床试验回顾与展望.临床药物治疗杂志，2010，8（06）：1-3.

3.石远凯.中国抗肿瘤药物临床研究的历史、现状和未来.2014年中国药学大会暨第十四届中国药师周，2014，中国河北石家庄；2014：2.

4.国家食品药品监督管理局.《药物临床试验质量管理规范》.2003年8月.

5.新药I期临床试验申请技术指南 [https：//www.nmpa.gov.cn/directory/web/nmpa/images/MjAxOMTqt-doxNrrFzai45ri9vP4uZG9j.doc]

6.E8（R1）GeneralConsiderationsforClinicalStudies[https：//www.fda.gov/regulatory-information/search-fda-guidance-documents/e8r1-general-considerations-clinical-studies]

7.ICH M3（R2）Non-clinical safety studies for the conduct of human clinical trials for pharmaceuticals. [https：//www.ema.europa.eu/en/ich-m3-r2-non-clinical-safety-studies-conduct-human-clinical-trials-pharmaceuticals]

8.S4A Duration of Chronic Toxicity Testing in Animals（Rodent and Nonrodent Toxicity Testing）[https：//www.fda.gov/regulatory-information/search-fda-guidance-documents/s4a-duration-chronic-toxicity-testing-animals-rodent-and-nonrodent-toxicity-testing]

9.ICH S6（R1）Preclinical safety evaluation of biotechnology-derived pharmaceuticals..

10.ICH S7A Safety pharmacology studies for human pharmaceuticals. [https：//www.ema.europa.eu/en/ich-s7a-safety-pharmacology-studies-human-pharmaceuticals]

11.非临床药代动力学技术研究指导原则 [https：//www.cde.org.cn/zdyz/domesticinfopage?zdyzIdCODE=1f823fceeb386389432d22162290e61e]

12.生物标志物在抗肿瘤药物临床研发中应用的技术指导原则 [https：//www.cde.org.cn/zdyz/domesticinfopage?zdyzIdCODE=dc95d72f57101c44c09ed5a0df4dcbeb]

13.国家卫生健康委.《医疗卫生机构开展研究者发起的临床研究管理办法（试行）》.2021年10月.

14.国家卫生健康委.《涉及人的生物医学研究伦理审查办法》.2016年12月.

15.国家药监局，国家卫生健康委.《药物临床试验质量管理规范》.2020年4月.

16.国家市场监督管理总局：《药品注册管理办法》. 2020年1月.

17.田少雷，邵庆翔.《药物临床试验与GCP实用指南（第2版）》：北京大学医学出版社；2010年1月.

18.Use TICfHoTRfPfH：Efficacy Guidelines. E8 General Considerations for Clinical Trials. In.

19.Kaplan NM，Sproul LE，Mulcahy WS：Large prospective study of ramipril in patients with hypertension. CARE Investigators. Clinical therapeutics 1993，15（5）：810-818.

20.国家药品监督管理局药品审评中心.用于产生真实世界证据的真实世界数据指导原则（试行）.2021.

21.Grapow MT，von Wattenwyl R，Guller U，et al. Randomized controlled trials do not reflect reality：real-world analyses are critical for treatment guidelines! The Journal of thoracic and cardiovascular surgery 2006，132（1）：5-7.

22.Roche N，Reddel H，Martin R，et al.Quality standards for real-world research. Focus on observational database studies of comparative effectiveness. Annals of the American Thoracic Society 2014，11 Suppl 2：S99-104.

23.中国临床医学真实世界研究施行规范专家委员会.中国临床医学真实世界研究施行规范.解放军医学杂志 2018，43（1）：1-6.

24.国家药品监督管理局药品审评中心.药物临床试验的一般考虑指导原则. 2017.

25.张凤琴，孙涛，王海学，等.新药人体首次剂量设计的技术考虑.中国新药杂志 2020，29（13）：

1456-1463.
26. 周明，夏琳，陈东梅，等. 抗肿瘤新药首次人体试验临床研究方案撰写考虑. 中国新药杂志 2020，29（4）：389-391.
27. 国家药品监督管理局. 抗肿瘤药物临床试验统计学设计指导原则. 2020.
28. 国家药品监督管理局. 抗肿瘤药首次人体试验扩展队列研究技术指导原则.2021.
29. 国家药品监督管理局. 创新药临床药理学研究技术指导原则. 2021.
30. 李健，杨进波，王玉珠. 模型引导的药物开发在新药研发中的应用. 中国临床药理学与治疗学 2020，25（01）：1-8.
31. 魏敏吉，王水强. 创新药物Ⅱ期临床研究设计的一般考虑. 中国新药杂志 2021，30（08）：673-679.
32. 于亚南，杜培艳，刘骏，等. 精准医学创新性临床试验设计"主方案"研究的概念、设计与案例. 中国新药杂志 2020，29（23）：2712-2717.
33. 国家药品监督管理局. 药物临床试验富集策略与设计指导原则. 2020.
34. 国家药品监督管理局. 以临床价值为导向的抗肿瘤药物临床研发指导原则. 2021.
35. 黄慧瑶，俞悦，郭兰伟，等. 抗肿瘤新药关键注册试验主要终点选择及考量. 中国肿瘤临床 2022，49（05）：244-248.
36. 国家药品监督管理局. 群体药代动力学研究技术指导原则. In.; 2020.
37. Lee SY，Kim CY，Nam TG. Ruthenium Complexes as Anticancer Agents：A Brief History and Perspectives. Drug Des Devel Ther 2020，14：5375-5392.
38. Birrer MJ，Moore KN，Betella I，et al. Antibody-Drug Conjugate-Based Therapeutics：State of the Science. J Natl Cancer Inst 2019，111（6）：538-549.
39. Ponde NF，Zardavas D，Piccart M. Progress in adjuvant systemic therapy for breast cancer. Nat Rev Clin Oncol 2019，16（1）：27-44.
40. Barchiesi G，Mazzotta M，Krasniqi E，et al. Neoadjuvant Endocrine Therapy in Breast Cancer：Current Knowledge and Future Perspectives. Int J Mol Sci 2020，21（10）.
41. Fountzilas E，Tsimberidou AM，Vo HH，et al. Clinical trial design in the era of precision medicine. Genome Med 2022，14（1）：101.
42. Park JJH，Hsu G，Siden EG，et al. An overview of precision oncology basket and umbrella trials for clinicians. CA Cancer J Clin 2020，70（2）：125-137.
43. Seymour L，Bogaerts J，Perrone A，et al. iRECIST：guidelines for response criteria for use in trials testing immunotherapeutics. The Lancet Oncology 2017，18（3）：e143-e152.
44. Horn L，Mansfield AS，Szczesna A，et al. First-Line Atezolizumab plus Chemotherapy in Extensive-Stage Small-Cell Lung Cancer. N Engl J Med 2018，379（23）：2220-2229.
45. Mok TSK，Wu Y-L，Kudaba I，et al. Pembrolizumab versus chemotherapy for previously untreated，PD-L1-expressing，locally advanced or metastatic non-small-cell lung cancer（KEYNOTE-042）：a randomised，open-label，controlled，phase 3 trial. The Lancet 2019，393（10183）：1819-1830.
46. Altorki NK，McGraw TE，Borczuk AC，et al. Neoadjuvant durvalumab with or without stereotactic body radiotherapy in patients with early-stage non-small-cell lung cancer：a single-centre，randomised phase 2 trial. The Lancet Oncology 2021，22（6）：824-835.
47. Das S，Johnson DB. Immune-related adverse events and anti-tumor efficacy of immune checkpoint inhibitors. J Immunother Cancer 2019，7（1）：306.
48. Shemesh CS，Hsu JC，Hosseini I，et al. Personalized Cancer Vaccines：Clinical Landscape，Challenges，and Opportunities. Mol Ther 2021，29（2）：555-570.
49. Wang S，Sun F，Huang H，et al. The Landscape of Cell and Gene Therapies for Solid Tumors. Cancer Cell 2021，39（1）：7-8.
50. 刘霏霏，杨进波，王玉珠. 口服抗肿瘤仿制药生物等效性研究的考虑要点. 中国新药杂志，2021，

30（10）：886-892..
51.郭瑞臣.抗肿瘤生物类似药的发展与临床应用.实用肿瘤杂志，2020，35（04）：310-313..
52.药物临床试验质量管理规范.In. Edited by 国家药品监督管理局，国家卫生健康委员会，vol. 2020-57：国家药品监督管理局；2020.
53.涉及人的生物医学研究伦理审查办法.In. Edited by 国家卫生和计划生育委员会；2016.
54.国家食品药品监督管理局：药物临床试验伦理审查工作指导原则.In. Edited by 国家食品药品监督管理局.北京；2010.
55.Helsinki WMADo：Ethical principles for medical research involving human subjects. 2013.
56.中国抗癌协会医学伦理学专业委员会.肿瘤临床研究受试者知情同意共识（2021版）.癌症 2021，40（10）：413.
57.高婧，杨悦.全球创新药物研发趋势分析.中国新药杂志，2015，24（24）：2764-2769.
58.中华人民共和国国务院.人类遗传资源管理暂行条例（中国国务院令第717号）.2019.
59.李伟国.大数据对国家秘密范围的挑战.保密科学技术，2019（06）：16-22.
60.苏畅，徐玲燕，苏钰文.加强药物临床试验中人类遗传资源管理的思考.中国当代医药 2022，29（18）：141-144.
61.王瓅珏，吴明凤，王丹蕾，等.加强对药物临床试验中人类遗传资源的管理.中国新药杂志 2018，27（11）：1299-1302.
62.张允，陈奕霖，李秀红.人类遗传资源保藏活动管理研究——以北京友谊医院为例.中国科技资源导刊 2020，52（02）：17-21+40.
63.胡爱珍，张雪，齐苗苗，等.人类遗传资源管理的现状与实践思考.中国医药生物技术 2021，16（06）：556-558.
64.姜敏，孙文雄，甘晨曦，等.中国药物临床试验机构人类遗传资源管理现状调研.中国临床药理学杂志 2020，36（22）：3865-3868.
65.国家药品监督管理局.与抗肿瘤药物同步研发的原研伴随诊断试剂临床试验注册审查指导原则.2022.
66.国家药监局药审中心.药物临床试验亚组分析指导原则.2020.
67.Reck M，Rodríguez-Abreu D，Robinson AG，et al.Pembrolizumab versus Chemotherapy for PD-L1-Positive Non-Small-Cell Lung Cancer. The New England journal of medicine 2016，375（19）：1823-1833.
68.国家药品监督管理局药品审评中心.抗肿瘤药物临床试验统计学设计指导原则（试行）.2020
69.Yuan Y，Lee JJ，Hilsenbeck SG. Model-Assisted Designs for Early-Phase Clinical Trials：Simplicity Meets Superiority. JCO Precis Oncol. 2019；3：PO.19.00032.
70.Liu M，Wang SJ，Ji Y. The i3+3 design for phase I clinical trials. J Biopharm Stat. 2020；30（2）：294-304.
71.O'Quigley J，Pepe M，Fisher L. Continual reassessment method：a practical design for phase 1 clinical trials in cancer. Biometrics. 1990；46（1）：33-48.
72.Goodman SN，Zahurak ML，Piantadosi S. Some practical improvements in the continual reassessment method for phase I studies. Stat Med. 1995；14（11）：1149-1161.
73.Babb J，Rogatko A，Zacks S. Cancer phase I clinical trials：efficient dose escalation with overdose control. Stat Med. 1998；17（10）：1103-1120.
74.Liu，S.，Yuan，Y. Bayesian optimal interval designs for phase I clinical trials. Appl Statist，2015，64（3）：507—523
75.刘晋，徐文华，周辰，等.抗肿瘤药Ⅰ期临床试验贝叶斯最优区间设计方法及其与3+3设计的比较.中国临床药理学杂志，2021，37（21）：2965-2968.
76.Zhou Y，Li R，Yan F，et al. A comparative study of Bayesian optimal interval（BOIN）design with interval 3+3（i3+3）design for phase I oncology dose-finding trials. Stat Biopharm Res. 2021；13（2）：

147-155.

77.Yuan Y，Hess KR，Hilsenbeck SG，et al. Bayesian Optimal Interval Design：A Simple and Well-Performing Design for Phase I Oncology Trials. Clin Cancer Res. 2016；22（17）：4291-301.

78.Zhou H，Yuan Y，Nie L. Accuracy，Safety，and Reliability of Novel Phase I Trial Designs. Clin Cancer Res. 2018；24（18）：4357-4364.

79.Ji Y，Liu P，Li Y，Bekele BN. A modified toxicity probability interval method for dose-finding trials. Clin Trials. 2010；7（6）：653-663.

80.Guo W，Wang SJ，Yang S，et al. A Bayesian interval dose-finding design addressingOckham's razor：mTPI-2. Contemp Clin Trials. 2017；58：23-33.

81.郝肖迪，孙瑞华，沈庆，等.1期临床耐受性试验键盘设计方法.中南药学，2019，17（06）：851-854.

82.张红梅，孔胜男，王筱雯，等.抗肿瘤药物临床研究之得与失.医学与哲学 2018，39（12）：4-6.

83.Bumanlag IM，Jaoude JA，Rooney MK，et al. Exclusion of Older Adults from Cancer Clinical Trials：Review of the Literature and Future Recommendations. Seminars in radiation oncology 2022，32（2）：125-134.

84.Parks RM，Holmes HM，Cheung KL.Current Challenges Faced by Cancer Clinical Trials in Addressing the Problem of Under-Representation of Older Adults：A Narrative Review. Oncology and therapy 2021，9（1）：55-67.

85.Hernandez-Torres C，Cheung WY，Kong S，et al. Accrual of older adults to cancer clinical trials led by the Canadian cancer trials group - Is trial design a barrier? Journal of geriatric oncology 2020，11（3）：455-462.

86.Habr D，McRoy L，Papadimitrakopoulou VA.Age Is Just a Number：Considerations for Older Adults in Cancer Clinical Trials. Journal of the National Cancer Institute 2021，113（11）：1460-1464.

87.O'Rourke K.New FDA guidance recommends increasing the number of older adults in cancer clinical trials：The guidance is intended to assist in evaluating cancer therapies in adults aged 65 years and older：The guidance is intended to assist in evaluating cancer therapies in adults aged 65 years and older. Cancer 2022，128（13）：2397-2398.

88.和龙，刘新琦，王玲，等.中国儿童抗肿瘤药物临床试验的伦理问题探讨及实践.中国医学伦理学 2020，33（2）：175-179.

89.Ni X，Li Z，Li X，et al.Socioeconomic inequalities in cancer incidence and access to health services among children and adolescents in China：a cross-sectional study. Lancet（London，England）2022，400（10357）：1020-1032.

90.钟一鸣，张天义，郭文.中美儿科临床试验管理的比较研究.中国新药杂志 2021，30（14）：1302-1308.

91.苏娜，田丽娟.我国儿科药物临床试验数据分析及启示.中国新药杂志 2021，30（2）：150-153.

92.李丰杉，余勤.儿童用药研发及儿科临床试验的国际发展和国内现状.中国新药杂志 2020，29（17）：1933-1938.

93.Eisenhauer EA，Therasse P，Bogaerts J，et al.New response evaluation criteria in solid tumours：revised RECIST guideline（version 1.1）. European journal of cancer（Oxford，England：1990）2009，45（2）：228-247.

94.Seymour L，Bogaerts J，Perrone A，et al.iRECIST：guidelines for response criteria for use in trials testing immunotherapeutics. Lancet Oncol 2017，18（3）：e143-e152.

95.Cheson BD，Fisher RI，Barrington SF，et al. Recommendations for initial evaluation，staging，and response assessment of Hodgkin and non-Hodgkin lymphoma：the Lugano classification. Journal of clinical oncology：official journal of the American Society of Clinical Oncology 2014，32（27）：3059-3068.

96.Cheson BD，Ansell S，Schwartz L，et al.Refinement of the Lugano Classification lymphoma response criteria in the era of immunomodulatory therapy. Blood 2016，128（21）：2489-2496.

97.Wen PY，Macdonald DR，Reardon DA，et al.Updated response assessment criteria for high-grade gliomas：response assessment in neuro-oncology working group. Journal of clinical oncology：official journal of the American Society of Clinical Oncology 2010，28（11）：1963-1972.

98.Okada H，Weller M，Huang R，et al.Immunotherapy response assessment in neuro-oncology：a report of the RANO working group. Lancet Oncol 2015，16（15）：e534-e542.

99.Chukwueke UN，Wen PY. Use of the Response Assessment in Neuro-Oncology（RANO）criteria in clinical trials and clinical practice. CNS oncology 2019，8（1）：Cns28.

100.国家药品监督管理局.国家卫生健康委关于发布药物临床试验质量管理规范的公告（2020年第57号）[EB/OL].北京：国家药品监督管理局，2020-04-26[2021-12-25].

101.Russell JS，Colevas AD. Adverse event monitoring in oncology clinical trials. Clin Investig，2013，3（12）：1157-1165.

102.刘龙，漆璐，王进，等.抗肿瘤药物临床试验中不良事件规范化判断的探讨[J].中国临床药理学杂志，2019，35（4）：396-398.

103.NATIONAL CANCER INSTITUTE. Common Terminology Criteria for Adverse Events（CTCAE）version 5[EB/OL]. U S Bethesda：U S Department of Health and Human Services，2017-11-27[2021 -12-21].

104.Venulet J. Aspects of standardization as applied to the assessment of drug-event associations. Drug Inf J，1984；18（3-4）：199-210.

105.李博，高蕊，李睿，等.药物临床试验不良反应/不良事件关联性判定方法研究探讨.中国新药杂志，2014，23（12）：1465-1470.

106.Belhekar MN，Taur SR，Munshi RP. A study of agreement between the Naranjo algorithm and WHO-UMC criteria for causality assessment of adverse drug reactions. Indian J Pharmacol，2014，46（1）：117-120..

107.Karch FE，Lasagna L. Toward the operational identification of adverse drug reactions. Clin Pharmacol Ther，1977，21（3）：247-254..

108.Naranjo CA，Kwok MCO，Lanctot KL，et al. Enhanced differential diagnosis of anticonvulsant hypersensitivity reactions by an integrated Bayesian and biochemical approach. Clin Pharmacol Ther，1994，56（5）：564-575.

109.Stephens MD. The diagnosis of adverse medical events associated with drug treatment. Adverse Drug React Acute Poisoning Rev，1987，6（1）：1-35.

110.Mukherjee SD，Coombes ME，Levine M，et al. A qualitative study evaluating causality attribution for serious adverse events during early phase oncology clinical trials. Invest New Drugs，2011，29（5）：1013-1020.

111.George GC，Barata PC，Campbell A，et al. Improving attribution of adverse events in oncology clinical trials. Cancer Treat Rev. 2019，76：33-40

112. EUROPEAN MEDICINES AGENCY. Guideline on the evaluation of anti-cancer medicinal products in man [EB/OL]. The Netherlands：European Medicines Agency，2017-09-21[2021-12 -215].

113.Wagner LI，Zhao F，Hong F，et al. Anxiety and health-related quality of life among patients with low-tumor burden non-Hodgkin lymphoma randomly assigned to two different rituximab dosing regimens：results from ECOG trial E4402（RESORT）. J Clin Oncol. 2015；33（7）：740-748.

114.国家药品监督管理局.国家卫生健康委关于发布药物临床试验质量管理规范的公告（2020年第57号）.

115.国家药品监督管理局.临床试验数据现场核查要点公告（2017年第228号）.

116.ICH-E6（R2），ICH harmonized tripartite guideline.Guideline for Good Clinical Practice [EB/OL].（2016-11-09）.https：//database.ich.org/sites/default/files/E6_R2_Addendum.

生 物 样 本

❖ 肿瘤研究　样本为先 ❖

❖ 生物建库　标准要全 ❖

❖ 质量保证　管理要严 ❖

❖ 变废为宝　收用规范 ❖

❖ 巧建活库　在体重现 ❖

❖ 依法从规　方得圆满 ❖

名誉主编

樊　嘉　王红阳　樊代明

主　编

郜恒骏　贾卫华　孙孟红　杜　祥　吴开春　陈曲波

副主编（以姓氏拼音为序）

陈可欣　杜莉利　郭　丹　郝　捷　黄菊芳　康晓楠　卢晓梅　聂勇战
王伟业　王亚文　王韫芳　许蜜蝶　杨亚军　于颖彦　张可浩　张连海
张小燕　张　勇　赵秀梅　周君梅

编　委（以姓氏拼音为序）

巴亚斯古楞　柏斗胜　蔡燕宁　曹永芝　陈　冰　陈　聪　陈　欢
陈建国　陈锦飞　丛宪玲　戴　蒙　丁　斐　丁　罡　樊祥山　房绍红
高　静　高友鹤　葛明华　葛维挺　葛学美　顾晓琼　顾燕子　韩晓燕
贺巾帼　洪　洋　侯琴琴　胡　骏　胡　迅　胡亚芳　胡　颖　黄德强
黄剑飞　黄　娜　黄　伟　贾立周　贾艳艳　姜　晶　蒋敬庭　井薇玮
柯尊富　李海欣　李海燕　李　卡　李玲飞　李启沅　李天祺　李玉红
梁　浩　林爱芬　刘世建　刘顺爱　刘兴明　刘　妍　刘艳红　柳蓓燕
罗文婷　马士卉　满秋红　梅　恒　聂　静　牛　军　牛文全　钱开宇
秦广琪　邱　琇　任　虹　舒　强　宋冬梅　宋国慧　苏海翔　孙海涛
孙瑞芳　孙照刚　孙峥嵘　汤有才　田　鑫　汪雪玲　王　晨　王从容
王　洁　王立东　王少洪　王雪琦　王玉平　王政禄　吴炳义　吴　聪
吴劲松　吴　旸　夏云龙　向廷秀　肖　飞　肖　晗　谢海洋　谢振荣
徐　俊　许仙花　杨淞然　杨　远　姚海嵩　姚品芳　叶　庆　尹　荣
于　鸿　于永波　余科科　袁　凯　曾小莉　张发明　张力图　张　旻
张佩芬　张清媛　张　声　张小春　张宜男　张育军　张　允　赵洪波
赵庆辉　赵　耀　郑春霞　郑　敏　郑小辉　郑智国　周　凡　周学迅
朱锦红　祝延红

第一章

肿瘤生物样本库概论

一、重大意义

常言道："巧妇难为无米之炊"，肿瘤学基础、临床与转化研究中的"米"就是生物样本。2002 年度诺贝尔奖得主 Sydney Brenner 强调：研究必须以人为本，而不是继续一味地纠缠于果蝇与老鼠。2009 年美国 Times 杂志更是将生物银行建设列为将来改变世界的十大规划之一。可见，符合肿瘤临床客观规律的人体肿瘤样本是极其珍贵的资源，是基础与临床研究的关键源头，是快速实现肿瘤基础研究成果转化的核心环节所必需的"燃料"。

高标准肿瘤样本是当今人类重大疾病基因组、蛋白质组、代谢组、表型组等基础、临床研究与分子诊断标记物、药物靶点研发最珍贵的资源与关键环节，也是众多研究成果快速用到临床肿瘤早期诊断、分子分型与个性化治疗、预后评估等的重要保证，毫无疑问也是我国生命科学创新性研究与生物医药产业自主创新体系中的核心环节与保证。

（一）科学价值

1. 系统生物学、疾病基础与临床研究方面

利用肿瘤样本资源开展肿瘤的细胞生物学、分子生物学、分子病理学、基因组学、蛋白质组学、代谢组学、表型组学等组学的研究，探讨肿瘤新的分类、分型、诊断、个性化治疗和预后标准，制订肿瘤预测预防、早期诊断、分子分型与个性化治疗、疗效与预后评估等新型诊治策略与体系。

2. 药物基因组产业方面

基于肿瘤样本药物基因组学研究，从基因水平揭示控瘤药物疗效的遗传多态性特征，研究各种肿瘤相关基因多态性、突变与药效及安全性间的关系，并开发系列与肿瘤耐药性检测和药物代谢酶多态性检测相关的分子分型检测产品以指导肿瘤个

性化治疗，对临床诊疗产业发展有积极推动作用。

3. 新药开发方面

药物疗效、敏感性和耐药性的大样本验证是肿瘤新药研发与快速转化研究的重要环节之一，应用基于大规模生物样本的组织芯片、cDNA组织芯片、细胞芯片，PDX鼠、类器官与器官芯片等筛选技术，设计筛选模型，实现自动化高通量药物筛选，将大大减少肿瘤新药开发过程中所耗费的人力、财力，有效提高药物筛选效率，极大地缩短肿瘤新药开发的周期。

4. 直接衍生产业——组织芯片产业方面

伴随肿瘤样本库的建设，肿瘤组织芯片产业将得到很大发展。组织芯片技术可在基因、基因转录、相关表达产物（蛋白质）生物学功能三个水平上进行研究，并与组织形态学相结合，精确定位肿瘤组织细胞中的基因与表达的蛋白质，对肿瘤的分子诊断、预后指标和治疗靶点的定位、抗体和药物的筛选等各方面均有十分重要实用价值。

（二）社会价值

1. 创新型国家建设的重要内容

组织开展国家重大疾病、肿瘤等生物样本资源库与共享服务平台的建设，符合国家重大战略需求，在推动产业结构战略性调整、解决经济社会发展重大瓶颈问题等方面具有重要意义。

2. 国家精准医疗实施的关键前提

国家精准医疗贯彻实施，前提条件是建立高质量大样本人群肿瘤生物样本资源库和数据库，与生物信息技术网络化服务体系，具备面向肿瘤学研究与生物产业的信息服务能力。推动我国肿瘤学基础与临床原创性研究、诊断标志物与新药靶点研发等生物医药产业自主创新与二次创新，推进肿瘤医药领域研究成果产业化及个性化治疗与保健进程。

3. 研究型医院与学科建设的坚实基础

生物样本资源是肿瘤转化医学研究的基石和桥梁。肿瘤样本库作为生物样本资源采集、储存、分发应用的资源共享服务平台，对促进医院学科建设和发展、人才培养及人才引进等具独特重要性和意义，是研究型医院建设和可持续发展不可或缺的重要基础平台。

（三）经济价值

肿瘤样本库可持续健康发展，依赖于资源价值实现，形成“以资源养资源”的良性循环。虽然肿瘤样本资源是患者无偿捐赠的，但建设和维护需要成本的投入。

合理制定肿瘤样本资源的有偿使用服务价值体系，收取合理肿瘤样本资源有偿使用费用，用以肿瘤样本库运行和维护，是实现肿瘤样本资源价值属性、保障肿瘤样本库可持续健康发展的有效途径。

肿瘤样本资源主要服务用于肿瘤学乃至医学生命科学的研究，肿瘤样本库的建设，除了医院专项建设资金的投入以外，还会申报并接受各级政府的项目资金支持，接受国内国际横向合作项目的资金支持以及商业用户的资金支持（如国家新药创制企业）。

应综合考虑肿瘤样本资源的成本及资源有偿服务价值权重，建立适合于肿瘤样本库自身长久健康发展的资源有偿服务价值体系。

二、历史沿革

（一）国际生物样本库发展现状

1. 北美地区生物样本库

美国的样本库建设最早可追溯到美国内战时期所建的部队医学博物馆（U. S. National Library of Medicine），即武装部队病理学研究所的前身。

1987年，美国国家癌症研究所（National Cancer Institute，NCI）牵头建立人类组织协作网络（Cooperation Human Tissue Network，CHTN），收集来自数万名患者和健康群体的不同组织、器官样本。

1999年，国际生物和环境样本库协会（International Society for Biological and Environment Repositories，ISBER）建立，这是一个全球范围的样本库协会组织，它的意义在于规范化发展样本库建设，针对建设和管理生物样本库过程中可能会遇到各类错误给出指导或解决方案，使其达到一定质量和标准。

2004年，加拿大肿瘤生物样本库资源网络（Canadian Tumor Repository Network，CTRnet）成立，由加拿大癌症研究机构、加拿大健康研究机构和加拿大癌症协会省级机关共同资助，致力于癌症发生研究以更好进行癌症预防和早期诊断，提高药物作用和寻找新靶向药物。

2005年，NCI成立了生物样本库和生物样本研究处（Biorepositories and Biospecimen Research Branch，BBRB），旨在通过提高人体样本质量及一致性来促进癌症和生物医学研究。

2013年，美国国立卫生研究院（National Institutes of Health，NIH）资助成立美国 NIH Neuro BioBank，这是国家级脑科样本库网络系统，致力于增强民众捐献脑样本的意识，以及推进高质量尸解全脑及脑组织资源利用来促进脑神经科学的发展。

2015年，美国提出精准医学计划后，建立了美国精准医疗样本库，旨在收集

100万以上美国自愿捐赠者（包括儿童）样本，建立世界最大研究队列样本库以促进科学研究。

2. 欧洲地区生物样本库

1999年，英国生物样本库（UK Biobank）开始建立，目标是研究年龄在40—69岁的50万个英国本国人群的健康状况，分析他们生活习惯、环境和遗传因素对健康的影响。这一项目旨在对许多疾病（如癌症、心脏病、糖尿病、老年痴呆等）进行预防、诊断和治疗，提升人群健康水平。

2000年，卢森堡联合生物样本库（Integrated Biobank of Luxembourg，IBBL）开始建立，收集并存储生物样本及其相关重要数据，除用于样本本身分析和研究，更重要的是致力于全面推动个性化治疗。

2007年，在挪威旺厄尔建立的HUNT生物样本库，是国际上最现代的生物样本库之一，该样本库占地面积2000平方米，配备先进的自动化存储设备，包括自动化DNA样本储存设施。

2009年，泛欧洲生物样本库与生物分子资源研究平台（Biobanking and Biomolecular Resources Research Infrastructure，BBMRI）成立，通过协调生物样本资源来促进欧洲国家范围内对疾病预防、诊断和治疗，提升人群健康水平。

3. 亚太地区生物样本库

2009年，澳大利亚生物样本网络（Australian Biospecimen Network，ABN）组织成立，该组织包括澳大利亚和新西兰的众多大学和科研机构生物样本库成员。ABN是一个国家级生物样本库网络，采集、处理和管理研究用生物样本，服务于基础实验室到大型研究项目。

2009年，韩国国家研究资源中心（Korea National Research Resource Center，KNRRC）由韩国教育科学技术部支持成立，由33个研究资源中心、5个核心中心和1个总部组成。KNRRC总部对所有研究资源中心进行管理，包括数据管理，提供指南和教育培训，并对样本资源、人员和研究中心进行认证。

（二）国内生物样本库发展现状

1. 国内生物样本库发展历史

1994年，中国科学院就建立中华民族永生细胞库，保存了我国42个民族、58个群体3000余人的永生细胞株及6000余人份DNA标本。

2001年，中山大学肿瘤防治中心生物资源库启动建设，目前已成为国内最大肿瘤资源平台之一，拥有世界上最大的鼻咽癌样本库。

2001年，天津协和干细胞库正式运营，是目前亚洲最大的脐带血干细胞库。

2003年，生物芯片上海国家工程研究中心在国家发改委国家工程中心与科技部

863功能基因组与生物芯片重大专项支持下，启动了肿瘤生物样本库的建设与储存与肿瘤组织芯片产业。

2006年，复旦大学附属肿瘤医院组织库成立，是国内最先实现样本处理自动化的样本库，是国内首家获得人类遗传资源保藏行政审批的医院样本库，是目前国内保藏全流程自动化程度最高、使用率最高及标准化程度最高的肿瘤生物样本库。

2007年，由复旦大学牵头与江苏泰州进行科技合作，建立了复旦大学泰州健康科学研究院。以泰州500万常在人口为代表人群，以35—65岁居民为研究对象，全力打造经济转型期的中国社区健康人群前瞻性队列。

2007年，国家干细胞资源库（原北京干细胞库）成立，随后加入国际干细胞组织（ISCF），2010年培育国内第一株临床级人胚胎干细胞，2015年建立国内首家临床级人胚干细胞库，2019年发布《人胚胎干细胞》团体标准，2021年获得我国第一张生物样本库认可证书。

2009年，北京市科学技术委员会启动“北京重大疾病临床数据和样本资源库项目”，由首都医科大学牵头，联合北京天坛医院、北京佑安医院、解放军总医院等11家研究机构分别承担12项疾病领域的样本库建设工作。

2011年，国家发展与改革委员会等批复，由深圳华大基因研究院组建及运营深圳国家基因库，该库是目前我国唯一获批筹建的国家基因库。

2011年，上海交通大学医学院启动了教育部“985工程”科技创新平台，其中包括标准化、规范化建设多家附属医院的临床生物样本库，这是其中最重要也是覆盖面最广的任务之一。面向12家附属医院的临床生物样本资源特色，设计临床生物样本库建设的基本模式和标准，构建了覆盖12家附属医院的十大类疾病[包括白血病、实体瘤（肺癌/肝癌/胃癌/口腔肿瘤等）、代谢性疾病、高血压和冠心病等]的规范化和专业化的临床样本库，打造了一支专业化的样本库管理团队，有力地支撑医学院的科技创新工作。

2012年，在上海市卫建委三年行动计划支持下，由上海交通大学医学院附属新华医院牵头，在多家医院开展的大样本多中心前瞻性出生队列建设，即“上海出生队列”（Shanghai Birth Cohort，SBC），参考国际统一规范和质量控制流程，建立了以系统性建设出生队列生物样本库为特色的新华生物样本库（XH Biobank）。并在此基础上又建立了“千天计划”（ELP）的生命早期健康相关的临床专病生物样本和数据资源，研究遗传、环境和行为因素对生育能力、妊娠结局、儿童生长发育和疾病风险的影响。

2015年，国家出生队列（China Birth Cohort，CNBC）生物样本库启动建设，由南京医科大学公共卫生学院和生殖医学国家重点实验室承担，存储样本类型包括血液、精液、卵泡液和尿液等。

2016年，上海市政府张江管委会上海科创中心重大基础工程项目——上海张江生物银行立项，总投资9400万，总储存能力达1000万份，目前实现了零下80度超低温冰箱、液氮保存的全自动化、智能化与机器人（机械臂）辅助管理。

2. 国内生物样本库相关行业发展

（1）中国医药生物技术协会组织生物样本库分会

2009年6月4日，中国医药生物技术协会组织生物样本库分会（Biobank Branch，China Medicinal Biotechnology Association，BBCMBA）经中华人民共和国卫生部（现中华人民共和国国家卫生健康委员会）、民政部批复成立。生物芯片上海国家工程研究中心为秘书处单位。著名的肿瘤学家顾健人院士称其为我国生命科学史上“里程碑”事件。BBCMBA以规范和推进我国组织生物样本库的标准化建设为目标，秉承“珍惜样本、执行标准、充分应用、维护产权”16字宗旨，积极推进官、产、学、研、资相结合，以实现生物资源在生物医药产业链各环节的充分利用。

在行业规范方面，BBCMBA于2011年2月率先组织全国专家制定《中国医药生物技术生物样本库试行标准》，并分别于2012年10月、2018年3月组织全国专家编译、发布《ISBER生物样本库最佳实践指南》2012、2018中文版。

在教育培训方面，BBCMBA举办863重大项目培训班、ISBER最佳实践培训班、生物样本库岗前培训班、质量达标检查培训班、《生物样本库质量和能力认可准则》暨ISO 20387内审员培训班、人类遗传资源行政审批实战培训班等30余场培训，在人才、技术、管理、法规、伦理等方面展开广泛培训及探讨。

在学术交流方面，BBCMBA举办了14届中国整合生物样本库全国大会、9届院长高峰论坛及系列样本库主任沙龙、生物样本库理论与实践研讨会、中西医交融论坛，与国际低温生物学会合作主办世界低温生物科技与生命资源库大会，成功申办并主办国际生物样本ISBER2019年会（上海）等。

在样本科学与学科建设方面，BBCMBA出版了多部具重要行业指导价值的学术论著，成立了21个专业学组。秘书处单位于2022年荣获由中国合格评定国家认可委员会（CNAS）颁发的“能力验证提供者认可证书”，成为生物样本库首家获得CNAS能力验证提供者认可的单位，为我国生物样本库提供了标准化室间比对与第三方质控服务平台。

十余年来，BBCMBA为全国数十家医院、高校、研究所等提供生物样本库现场规划、设计布局、标准化操作流程、法律伦理、质量控制、安全保障、信息化管理等咨询服务。

（2）全国生物样本标准化技术委员会

2015年6月，经国家标准化管理委员会批复成立“全国生物样本标准化技术委员会（编号：SAC/TC559）”，生物芯片上海国家工程研究中心为秘书处单位。TC559

由58名委员组成，包含7位院士，国家标准化管理委员会原副主任方向同志称其为我国生物医药研发史上“里程碑”事件。

TC559牵头于2019年发布首个生物样本库采集、处理、运输、保存、信息化管理与应用全过程的国家标准《生物样本库质量和能力通用要求 GB/T 37864-2019》与国家认可准则《生物样本库质量和能力认可准则2019》，并为国际ISO标准《生物样本库通用要求》（BS ISO 20387：2018）的共同召集人单位。

（3）中国生物样本库联盟

2016年7月30日，生物芯片上海国家工程研究中心牵头、全国68家著名三甲医院发起成立了中国生物样本库联盟（China Biobank Alliance，CBA）。联盟的委员由68位院长院领导组成，这是我国第一个由社会医疗机构共同发起、得到政府有关部门认可成立的行业、专业领域合作联盟。CBA积极推进虚拟生物样本库的建设，由BBCMBA牵头建立了统一的网络化生物样本资源信息管理系统，在此基础上，各大医院实时登记上传生物样本信息，面向社会开放，实现了对生物样本资源信息的有效整合，极大地促进了全国生物样本库与专家之间沟通、交流、合作、共享与共赢。

通过成员间的充分沟通交流，分享该领域国内外最新信息，开展教育培训与人才培养，促进各专病样本库之间的沟通合作，促进多中心研究和资源共享，促进大数据的转化研究进程，并为政府决策提供资讯，形成我国生物样本库领域的核心竞争力。

（4）中国合格评定国家认可委员会（CNAS实验室专门委员会生物样本库专业委员会）

在我国TC559和中国合格评定国家认可委员会（CNAS）的共同推动和积极参与下，我国的样本库认可时代已然来临。CNAS认可，能证明样本库具有按照有关国际标准进行操作的技术能力；能提高样本库的竞争力，赢得政府部门和社会各界的信任；能参与国际实验室认证的双边、多边合作，得到更广泛的认可；能被列入国家样本库认可名单，以提高样本库的知名度。

当前，CNAS已经在国际上率先建立起生物样本库认可制度，等同采用ISO 20387国际标准作为认可准则，并已经完成了国家干细胞资源库（原北京干细胞库）、广东省中医院中医药样本库及上海张江生物银行等多家生物样本库认可试点现场评审工作。CNAS生物样本库认可工作得到了国际标准化组织和国际认可组织的关注。2019年ILAC年会期间，CNAS代表被邀请在生物样本库认可论坛上介绍我国认可经验并被确定为新的认可制度，2020年经亚太合作认可组织（APAC）全体投票通过了我国认可制度，达成亚太互认。

日后，CNAS还将与TC559紧密合作，加紧丰富和完善各领域样本库相应的标准与认可制度，建立起以ISO 20387国际通用标准为基本认可准则，覆盖人类、动植物和微生物、细胞领域完整的生物样本库认可制度。

三、定义分类

（一）定义

根据国际经济合作与发展组织（Organization for Economic Cooperation and Development，OECD）的定义：生物样本库（Biobank）是一种集中保存各种人类生物材料（Human biological material），用于疾病临床治疗和生命科学研究的生物应用系统。

随着过去20余年组学研究、高通量生物芯片与测序技术迅速发展，海量大数据的产生，尤其大样本验证及快速实现转化研究的迫切需要，使生物样本库定义不断细化与完善。

生物样本库是指标准化收集、处理、储存和应用健康和疾病生物体的生物大分子、细胞、体液、组织和器官等样本，以及与这些生物样本相关的临床、病理、治疗、随访、知情同意等资料及其质控、信息管理与应用系统，是融合生物样本实体、生物信息以及样本表型数据和样本研究信息的综合资源库，又称生物银行（Biobank）或样本资源库。

根据生物样本库与生物资源GB/T 37864国家标准/ISO 20387国际标准，生物样本库定义为：开展生物样本保藏的合法实体或其部分。生物样本保藏定义为：生物样本获得和储存过程，包括以下部分或全部活动，即生物样本及相关数据和信息的收集、制备、保存、测试、分析和分发。

《中华人民共和国人类遗传资源管理条例》于2019年7月1日起施行。条例规定：人类遗传资源包括人类遗传资源材料和人类遗传资源信息，人类遗传资源材料是指含有人体基因组、基因等遗传物质的器官、组织、细胞等遗传材料，人类遗传资源信息是指利用人类遗传资源材料产生的数据等信息资料。采集、保藏、利用、对外提供我国人类遗传资源，应当遵守本条例。

换言之，肿瘤生物样本库是标准化收集、处理、储存和管理人类肿瘤离体器官、组织、细胞、血液、体液、分泌物、排泄物及其生物大分子衍生物等各种生物样本，以及生物样本捐赠者的临床诊治、随访等信息的机构。目前，我国对肿瘤生物样本库提出了更高要求，其范畴为肿瘤样本、临床信息与研究数据的高度融合与整合。

在ISO 20387中，生物样本指的是来自人类、动物、植物、微生物和非动物非植物的多细胞生物体（如棕藻和真菌）中获取的物质或其中部分成分。本指南中提到的生物样本仅指肿瘤生物样本，在肿瘤生物样本库采集、制备、保存并分发。

（二）肿瘤生物样本分类

样本库分类工作宜参考GB/T 39768-2021中样本类型及代码和器官来源分类代码，和肿瘤组织病理学诊断（第3版）。以下列举肿瘤生物样本按照不同出发点的分类。

1. 按照肿瘤组织起源分类

（1）上皮组织

a. 被覆上皮：鳞状上皮、移行上皮和柱状上皮

b. 腺上皮

（2）间叶组织

（3）结缔组织

（4）肌肉组织

（5）骨骼

（6）软骨

（7）脂肪

（8）脉管组织

（9）淋巴造血组织

（10）神经组织

2. 按照肿瘤组织来源器官分类

（1）运动系统

a. 骨骼

b. 关节

c. 肌肉

（2）内脏

a. 消化系统

b. 呼吸系统

c. 泌尿系统

d. 男性生殖系统

e. 女性生殖系统

f. 腹膜

（3）脉管系统

a. 心血管系统

b. 淋巴系统

（4）感觉器官

a. 视器

b. 前庭蜗器

c. 皮肤

（5）神经系统

a. 中枢神经系统

b. 外周神经系统

（6）内分泌系统

（7）血液和造血系统

（8）胚胎

（9）其他非正常器官组织

a. 皮肤附属器

b. 软组织

c. 其他-不明器官来源

3. 按照样本类型分类

（1）大体样本

（2）组织样本

（3）血液样本

（4）分泌物样本

（5）脑脊液样本

（6）排泄物样本

（7）干细胞

4. 按照获取样本方式分类

（1）常规手术切除样本

（2）腔镜手术样本

（3）经自然腔道手术样本

（4）穿刺样本

（5）胸腹水样本

（6）排泄样本

（7）针吸脱落细胞学样本

5. 按照制备保存方式分类

（1）新鲜组织

（2）冰冻组织

（3）石蜡包埋组织

（4）组织切片

（5）组织芯片

（6）血涂片

（7）骨髓涂片

（8）全血

（9）血清

（10）血浆

（11）DNA/RNA

（12）蛋白质

（13）白细胞/白膜层/外周血单个核细胞

（14）患者来源异种移植肿瘤（patient-derived tumor xenografts，PDX）模型

（15）类器官

（16）干细胞

第二章

肿瘤生物样本库指南

一、总则

（一）范围

本指南给出人类肿瘤生物样本采集和保藏的相关资源要求、过程要求及质量管理体系等技术建议。

本指南适于所有从事人类肿瘤生物样本采集和保藏的机构。

（二）规范性引用文件

下列文件中的内容通过文件中的规范性引用而构成本文件必不可少的条款。其中，注日期的引用文件，仅该日期对应的版本适用于本文件；不注日期的引用文件，其最新版本（包括所有的修改单）适用于本文件。

GB 15630-1995 消防安全标志设置要求

GB/T 18883-2002 室内空气质量标准

GB 19489-2008 实验室生物安全通用要求

GB/T 31540.4-2015 消防安全工程指南 第4部分：探测、启动和灭火

GB/T 37864-2019 生物样本库质量和能力通用要求

GB/T 38736-2020 人类生物样本保藏伦理要求

GB/T 38785-2020 人类尿液样本采集与处理

GB/T 39766-2021 人类生物样本库管理规范

GB/T 39767-2021 人类生物样本管理规范

GB/T 39768-2021 人类生物样本分类与编码

GB/T 40364-2021 人类生物样本库基础术语

GB 50015-2003 建筑给水排水设计规范

GB 50052-2009 供配电系统设计规范

AQ 3013-2008 危险化学品从业单位安全标准化通用规范

MH/T 1019-2005 民用航空危险品运输文件

WS/T 348-2011 尿液标本的收集及处理指南

ISO 17034 标准样品生产者能力的通用要求（General requirements for the competence of reference material producers）

ISO/TR 22758：2020 生物技术-生物银行-ISO 20387实施指南（Biotechnology - Biobanking - Implementation guide for ISO 20387）

（三）术语和定义

GB/T 40364-2021界定的及下列术语和定义适用于本指南。

1. 生物样本库 biobank

开展生物样本保藏的合法实体或其部分。

2. 基础设施 infrastructure

组织运行所必需的设施、设备和服务的体系。

3. 防护设备 protective equipment

防止人员个体受到生物性、化学性或物理性等危险因子伤害的器材和用品。

4. 生物样本 biological material

从人体、动物、植物、微生物或非动/植物类的多细胞生物（如棕色海藻和真菌）等生物个体获得或衍生的任意物质。

5. 生物安全 biosafety

用于防止病原体和毒素的意外暴露及意外泄漏发生的原则、技术和规程。

[参照：Laboratory Biosafety Manual，third edition，WHO，2004]

6. 生物安保 biosecurity

生物样本库保存、运输和/或提供的病原、基因修饰有机体、产生毒素的全部或部分有机体及这类毒素时，设计机构和个人的保护措施和流程，防止其丢失、偷盗、误用、转移和有意/无意的泄露。

7. 生命周期 life cycle

生物样本和相关数据从收集、获得或接收，到分发、弃用或销毁的连续不断的过程。

8. 登记 accessioning/logging

记录新增生物样本和/或相关数据。

9. 记录 record

阐明所取得的结果或提供所完成活动的证据的文件。

注1：记录可用于正式的可追溯性活动，并为验证、预防措施和纠正措施提供证据。

注2：通常，记录不需要进行控制版本。

[参照：GB/T19000-2016/ISO 9000：2015，3.8.10]

10. 标识 tagging

在生物样本上标记以用于识别、定位或提供其他信息。

注1：实现方式可以是电子装置。

11. 标签 label

印在或贴在样本容器或包装上的可用于识别的规范性标识。

12. 编码 code

一组用来表示生物样本标识的数字、字母、特殊符号或它们之间的组合。

[参照：GB/T 37864，3.48]

13. 唯一标识符 unique identifier

与给定系统中的单个实体相关联的代码。

注1：唯一标识符用于在生物样本及其相关数据之间建立明确的联系。

14. 个人可识别信息 personally identifiable information

以电子或者其他方式记录的能够单独或者与其他信息结合识别特定自然人的各种信息，包括自然人的姓名、出生日期，身份证件号码、生物识别信息、住址、电话号码、电子邮箱地址、行踪信息等。

15. 可追溯性 traceability

追溯对象的历史、应用情况或所处位置的能力。

注1：当考虑产品或服务时，可追溯性可涉及：原材料和零部件的来源、加工历史、产品或服务交付后的分布和所处的位置。

注2：在计量学领域中，采用ISO/IEC指南99中的定义。

[参照：GB/T19000-2016/ISO 9000：2015，3.6.13]

16. 计量溯源性 metrological traceability

通过一条具有规定不确定度的不间断的比较链，使测量结果能够与参考标准联系起来的特性。

[参照：ISO/IEC 17043：2010，3.15]

17. 捐赠者 donor

生物样本保藏中收集的生物样本和/或相关数据来源的有机体如人类、动物、植物等。

注1：人类样本的捐赠者可以是生物样本提供者。

[参照：GB/T 37864-2019，3.22]

18. 提供者 provider

向生物样本库提供生物样本和/或相关数据的人或机构。

注1：不包括能力验证提供者和外部供应方。

[参照：GB/T 37864-2019，3.41]

19. 伪名化 pseudonymization

对个人数据进行处理的一种方法，使这些数据在不使用额外信息的情况下无法识别特定主体。

注1：额外信息保持独立，并采用技术和组织措施确保个人信息无法关联到某个确定或可识别的主体。

[参照：GB/T 37864-2019，3.42]

20. 获得 acquisition

取得样本和/或相关数据的所有权和/或监管权的行为。

21. 接收者 recipient

接收分发生物样本和/或相关数据的人或机构。

22. 原始样本 original sample

来自人体的生物个体为检验、研究或分析一种或多种量或特性而从人体取出的认为可代表整体的一个独立部分生物样本，如体液、毛发或组织等。

23. 样本原始编号 original identifier

样本采集时标注于样本的原有编号或字符。

24. 样本编号 sample storage ID

生物样本唯一可识别的编号。

25. 样本信息 biological material information

生物样本信息，包括但不限于研究数据、表型数据、临床数据、流行病学数据和生物样本处理过程得到的数据等。

[参照：ISO 20387：2018，3.3]

26. 生物样本保藏 biobanking

生物样本获得和储存过程，包括以下部分或全部活动，即生物样本及相关数据和信息的收集、制备、保存、测试、分析和分发。

27. 样本储存位置 sample storage location

样本库中存放样本的具体的空间位置。

28. 采集 collection

直接获取所需要的人类生物样本及其相关数据的过程。

29. 收集 procurement

通过各种方式汇总多个来源的生物样本的过程。

30. 暂存 temporary storage

按照程序性管理文件，样本暂时存放于符合样本保存要求的专门场所或设施内的过程。

31. 存储 storage

将生物样本保持在特定条件下以备将来使用。

32. 分发 distribution

向接收者或用户提供经选择的生物样本和/或相关数据的过程。

33. 弃用 disposal

移除生物样本和/或相关数据的行为，通常是为了将之废弃、销毁或退回给提供者/供体。

34. 销毁 destruction

消除生物样本和/或删除相关数据，使其无法复原的过程。

35. 管理 governance

管理层制定运行政策和管理措施，并就科学、行政、技术、财务等问题提出建议/决议。

36. 分装 aliquoti

将生物样本分成几份并分别储存到单个容器中的过程。

37. 冷冻保护剂 cryoprotectant

使活细胞、组织、器官和生物体等在冰点条件下保持其生物特性的添加剂。

38. 冷链 cold chain

保持在不间断的低温环境下的供应链。

39. 信息管理系统 information management system

管理人类生物样本库所储存的生物样本相关数据的软件及硬件。

40. 相关数据 associated data

生物样本的附属信息，包括但不限于研究数据、表型数据、临床数据、流行病学数据和生物样本处理过程得到的数据等。

41. 样本鉴定 authentication

通过特定技术手段/文件在一定水平确定生物样本的属性，确认样本真实性的过程。

42. 合格 conformity

满足要求。

注1：在英语中，“conformance”一词与本词是同义的，但不赞成使用。在法语中，“compliance”也是同义的，但不赞成使用。

注2：这是ISO/IEC导则第一部分ISO补充规定的附件SL中给出的ISO管理体系

标准中的通用术语及核心定义之一，最初的定义已经通过增加注1被改写。

[参照：GB/T19000-2016/ISO 9000：2015，3.6.11]

43. 不符合 nonconforming

偏离特定要求。

注1：这是ISO/IEC导则第一部分ISO补充规定的附件SL中给出的ISO管理体系标准中的通用术语及核心定义之一。

[参照：GB/T19000-2016/ISO 9000：2015，3.6.9]

44. 公正性 impartiality

体现客观性。

注1：客观性是指不存在利益冲突，或对生物样本库活动造成不利影响的利益冲突已解决。

注2：其他可用于传达公正性的术语有独立、摆脱利益冲突、摆脱偏见、中立、公正、开放性、公平性和平衡。

[参照：ISO/IEC 17021-1：2015，3.2]

45. 室间比对 interlaboratory comparison

按照预先规定的条件，由两个或多个实验室对相同或类似的项目进行测量或检测的组织、实施和评价。

[参照：ISO/IEC 17043：2010，3.4]

46. 确认 validation

通过提供客观证据对特定的预期用途或应用要求已得到满足的认定。

注1：确认所需要的客观证据是指测试或其他形式的测定（如变换方法进行计算或文件评审）的结果。

注2："已确认"一词用于表明相应的状态。

注3：确认所使用的条件可以是实际的或模拟的。

[参照：ISO 9000：2015，3.8.13]

47. 验证 verification

通过提供客观证据对规定要求已得到满足的认定。

注1：验证所需要的客观证据是指测试或其他形式的测定（如变换方法进行计算或文件评审）的结果。

注2：为验证所进行的活动有时被称为鉴定过程。

注3："已验证"一词用于表明相应的状态。

[参照：ISO 9000：2015，3.8.12]

二、资源要求

（一）法律伦理

1. 法律法规和标准

有关人类肿瘤生物样本采集和保藏的国家法律法规，参见《中华人民共和国生物安全法》《中华人民共和国数据安全法》《中华人民共和国人类遗传资源管理条例》《涉及人的生命科学和医学研究伦理审查办法》。

人类肿瘤生物样本采集和保藏应符合 GB/T 38736-2020、GB/T 39766-2021、GB/T 39767-2021 等标准的规定。

2. 行政许可

人类肿瘤生物样本的采集和保藏机构，应根据中华人民共和国科学技术部人类遗传资源管理办公室的相关规定，申报并获取科技部人类遗传资源采集或保藏行政许可审批通过，方可开展人类肿瘤生物样本的采集和保藏工作。

3. 伦理准则

（1）采集和使用人类生物样本应建立在保护人的生命和健康，维护人的尊严的基础上。

（2）对捐赠者的安全、健康和权益的考虑必须高于对科学和社会利益的考虑，力求使捐赠者最大程度受益和尽可能避免伤害。

（3）尊重和保护捐赠者的隐私，如实将涉及捐赠者隐私的资料储存和使用目地及保密措施告知捐赠者，不得将涉及捐赠者隐私的资料和情况向无关的第三者或者传播媒体透露。

（4）一般情况下，履行知情同意程序，尊重和保障捐赠者自主决定同意捐赠与否，不得使用欺骗、利诱、胁迫等不正当手段使捐赠者作出错误的意思表示。

（5）对于丧失或者缺乏能力维护自身权利和利益的捐赠者（弱势人群），包括儿童、孕妇、智力低下者、精神病患者、囚犯以及经济条件差和文化程度很低者，应当予以特别保护。

4. 伦理审查

人类肿瘤生物样本的采集、保藏和应用，必须申报并获取伦理委员会审查通过。

5. 知情同意

人类肿瘤生物样本的采集和应用，必须事先进行充分知情同意告知，并签署人类肿瘤生物样本的采集和应用知情同意书。

6. 公正性

（1）生物样本库应有组织结构和管理维护其公正性。

（2）生物样本库管理层应承诺公正。更多信息可参照ISO 26000社会责任指导。

（3）生物样本库应对样本保藏的公正性负责，不允许内部或外部压力损害其公正性。

（4）生物样本库应识别持续运行过程中维持公正性的风险。

（5）以下关系可能会影响生物样本库的公正性，包括所有权、管理、经营、人员、共享样本和相关数据、财务、合同、营销（包括品牌）和销售支付佣金或吸引新用户方式等。

（6）一旦识别到影响公正性的风险因素，生物样本库应表明如何消除或最小化这些风险。

7. 保密性

（1）生物样本库应保护样本提供者/供体、接收者和用户的隐私信息和权利，尤其是在数据的储存和传输过程中。

（2）生物样本库应通过做出具有法律效力的承诺，对其日常活动中所获得或产生的保密信息承担管理责任。在分享数据或生物样本及相关数据时，在可能的情况下，生物样本库应告知提供者/供体的隐私和机密如何被保护。生物样本库仅根据相关协议和授权来发布生物样本及相关数据（如合同协议、具有法律约束力的文件、伦理批件）。

（3）当生物样本库需要根据法律要求公开隐私信息时，应告知提供者/供体需要提供的信息，除非法律禁止。

（4）所有能访问生物样本库机密数据的员工都应保密。

（二）职能机构

1. 样本库管理层

（1）总则

样本库应由有能力且对其活动负责的管理层，来指导和建议科学、技术和/或管理行政等其他事项。

（2）样本库管理层职责

样本库管理层职责如下：

a. 负责样本库建设的顶层设计及规划，保障样本库能得到持续的经费支持。

b. 建立样本库的运营管理和保障机制，确保样本库合法合规的有效运行。

c. 策划、建立样本库质量管理体系，确立质量方针和质量目标，并确保在策划和改变质量管理体系时，维持其完整性。

d. 确保质量管理体系在组织内传达并得到理解，及其持续适用性得到评审。

e. 确保样本库服务，包括适当的解释和咨询服务，满足利益相关方的需求。

f. 确保对样本库所有人员的职责、权限和相互关系进行规定、成文并在样本库内传达。

g. 确保在样本库及其利益方之间建立适宜的沟通程序，并确保就样本采集、运输、接收、处理、储存、质控、分发、报告等过程以及质量管理体系的有效性进行内外部沟通。

2. 学术委员会

（1）总则

样本库应有学术委员会负责论证其顶层设计、发展规划和可持续发展，负责生物样本保藏的学术性审查，同时为样本库管理层提供学术性指导。

（2）学术委员会职责

学术委员会职责如下：

a. 对样本库顶层设计、发展规划和可持续发展提供学术性指导，对其运营和服务进行评议。

b. 对申请入库的每个项目进行学术审查，提出学术意见和建议，做出学术评估。

c. 对研究者申请使用生物样本的研究方案进行学术评估，保障生物样本学术合理使用。

d. 对审核情况、申请书、供体的资料及其他有关事项具有保密义务。

3. 伦理委员会

（1）伦理委员会的组成

伦理委员会的委员应当从生命科学、医学、生命伦理学、法学等领域的专家和非本机构的社会人士中遴选产生，人数不得少于7人，并且应当有不同性别的委员，民族地区应当考虑少数民族委员。伦理委员会委员任期不超过5年，可以连任。伦理审查委员会设主任委员1人，副主任委员若干人，由伦理审查委员会委员协商推举或者选举产生，由机构任命。

（2）伦理委员会的权利

对本机构及其所属机构的生物样本收集、使用及处置进行伦理审查、监督和检查；按照伦理原则不受任何干扰地自主做出决定。

（3）伦理委员会的义务

伦理委员会有以下义务：

a. 组织开展相关伦理培训。

b. 为接受伦理审查的方案保密。

c. 审查结果应当及时传达或者发布。

4. 样本库执行机构

（1）总则

执行机构在样本库管理层直接领导下，在学术委员会、伦理委员会的审查、监督下，执行样本库的日常工作。

（2）职责

执行机构有以下职责：

a. 在伦理委员会和科研管理机构许可范围内合法合规开展工作。

b. 按照规定流程收集、运输、储存与管理样本。

c. 根据科研管理机构的审批进行样本出库。

d. 按照质量管理体系维持样本库的正常运转。

e. 遵循样本库各项规定和安全规范，负责样本库日常安全管理工作。

f. 建立、实施和维持质量管理体系所需的过程；定期评估与审核质量管理体系运行情况和改进需求；确保全员理解利益相关方的需求和要求。

（3）人员要求

人员要求总则如下：

a. 所有可能影响生物样本库活动的内部或外部人员，都应公正行事。

b. 所有能访问生物样本库机密数据的人员都应遵守保密规定。

c. 生物样本库应规定参与生物样本库活动人员的能力要求，并将这些要求形成文件。

d. 生物样本库应在岗位描述中详细规定员工的岗位职责和权限，并告知相关人员。

e. 生物样本库或其母体组织应确保建立、实施相关文件以维护员工的健康和安全，并通过对生物和化学材料、操作过程和在用仪器进行全面的风险评估来确定所需安全培训的级别。

（三）人力资源

1. 总则

应遵守GB/T 37864-2019 第6.2.1条的要求。

2. 人员资质

（1）生物样本库负责人应为医学相关专业的人员。

（2）样本库主管人员应有相应的既往工作（以往工作、进修学习和/或实习）经验。

（3）每个岗位的专业技术人员应该经过中国医药生物技术协会组织生物样本库分会的专业培训，并考核合格，以保证其有能力胜任相关岗位工作。

3. 人员能力

（1）应将每一岗位人员资质要求形成文件。该资质应反映教育、培训、经历和所需技能证明，并与所承担的工作相适应。

（2）应对所有人员岗位进行描述，包括职责、权限和任务。

（3）应制定员工能力评估的内容、方法、频次和评估标准，评估每一位员工在适当的培训后执行所指派的管理或技术工作的能力。能力评估间隔以不超过1年为宜；新进员工在最初6个月内应至少接受2次能力评估，并记录。当职责变更时，或离岗6个月以上再上岗时，或政策、程序、技术有变更时，员工应接受再培训和再评估，合格后方可继续上岗，并记录。

（4）应定期对员工的表现进行评估，并确保该评估工作考虑了样本库和个体的需求，以保持和改进对利益相关方的服务质量，激励工作关系。

（5）应建立员工个人技术档案，保持全体人员相关教育和专业资质、培训、经历和能力评估的记录，这些记录应随时可供相关人员获取与使用。

4. 人员培训

（1）总则

应遵守 GB/T 37864-2019 第 6.2.3 条的要求。

（2）新员工入职培训

应有程序向新员工介绍内部组织架构、管理制度、岗位职责、岗位工作程序、质量管理、健康和安全要求、职业道德和伦理要求。

（3）轮岗培训

应为新轮转到不同岗位的员工提供相应的专业知识培训，确保轮岗员工操作规范和样本库运转的连续性。

（4）继续教育和专业发展

a. 应每年针对不同层级工作人员制定继续教育培训计划并进行样本库专业技术及知识、质量管理相关知识等培训。员工应参加继续教育以提升专业水平。

b. 特殊岗位（如病理组织样本采集）或新技术应用前，应为相关人员提供相应的专业技能培训。经考核合格后，对特定的岗位人员资格进行授权。

（四）环境设施

1. 基本要求

（1）应遵守 GB/T 37864-2019 第 6.3 条的要求。

（2）应确保为设备的使用和样本的储存提供充足并安全的空间，支持设备的正常运行，并为样本库的工作人员提供安全有效的工作环境。

（3）应考虑当地自然状况和供电、液氮等的利用能力，规避潜在的自然灾害

（例如火灾、洪水、大风、地震、海啸等）可能造成的损失。

（4）样本库的设施与环境应符合生物安全和生物安保的相关要求。

2. 承重及地板要求

（1）承重

样本库的建设应考虑场地承重，计算样本库的重力负荷，控制样本储存设备数量在安全范围内。

（2）地板

样本库的地板应与日常使用的设备和冷却剂相适宜。地板应便于清洁并方便设备移动。

3. 功能分区要求

（1）接收/分发区域

承担样本的接收/分发工作。该区为污染区，应注意生物安全防护并避免样本间交叉污染，配备清洁消毒设施。

（2）制备区域

承担制备、标识等工作。该区为污染区，应注意生物安全防护并避免样本间交叉污染，配备适合生物样本制备所需的设备设施。应注意危险化学品的规范使用和管理。

（3）储存区域

a. 无热源低温储存区。主要指使用液氮储存样本的区域，应具备通风/换风、氧含量监测设施、温湿度监控、防滑防冻防爆性能的地面等条件。

b. 热源低温储存区。主要指使用冰箱储存样本的区域，应具备通风/换风、备用电源、断电报警系统和温湿度监控等条件。

c. 室温储存区。主要指在室温下储存样本的区域，应具备通风/换风、温湿度监控等条件。

d. 冷库储存区。主要指使用冷库进行样本储存的区域，应具备备用电源、安全开门装置、监测设备和报警系统等条件。

（4）质检区域

承担生物样本的质量检测工作。应配备适合生物样本质检所需的设备设施，按要求进行相应的环境洁净度设计。

（5）信息中心

承担信息和数据的储存和管理。应配备与样本库库容量相适应的软硬件设施，并适当配备备用服务器。

（6）综合办公区域

日常办公场所。应配备与其工作相适应的设备设施。

(7) 危险化学品保管区域

危险化学品指定放置区域，应符合国家相关法律法规要求。

(8) 生物废弃物存放区域

生物废弃物的指定放置区域，应根据废弃物的分类和安全要求划分区域，存放区域或容器应符合国家相关法律法规要求并设置标识。

4. 温度和湿度要求

(1) 样本库室内温度应控制在16℃~28℃，相对湿度应控制在30%~80%。

(2) 对温湿度有特殊要求的设备存放区域，其温湿度应满足设备运行要求。

(3) 样本库温度和湿度应有相应的记录并定期审核复查。

5. 通风/换风要求

(1) 样本库应保证良好的通风，防止潮湿及冷凝。

(2) 在使用冰箱和冷柜的区域应有足够的空气流动空间防止温度过高。

(3) 在使用液氮（罐）及干冰的区域，应有通风和监测设备以保证足够的氧气含量。

(4) 如产生具有潜在危害的挥发物，其通风/换风应按相关法律法规要求处理，保证人员安全。

6. 照明要求

(1) 使用工作照明时应考虑光源是否影响样本质量或储存条件，在冷冻样本附近宜使用荧光灯或其他冷光源。

(2) 光照强弱和类型应根据储存条件、操作要求、样本的体积和类型、条码/标识系统等决定。

(3) 样本库应配备应急照明设备和紫外照明设备，并定期检查做相应记录，必要时进行更换。

7. 供电保障要求

(1) 应保证样本库用电安全。

(2) 样本库应配置备用电源，并符合GB 50052-2009第4章的规定。

8. 消防系统要求

(1) 样本库的消防系统应符合GB/T 31540.4-2015、GB 15630-1995的要求。

(2) 接收/分发区域、制备区域、储存区域、质检区域、信息中心、危险化学品保管区域和生物废弃物存放区域等不宜用水灭火的区域，应配置无水阻燃灭火器，并定期进行检修和维护。

9. 供排水系统要求

供水排水系统建设应遵循GB 50015-2003的规定和生物安全二级实验室供排水系统的要求。

10. 安保要求

（1）应配备门禁系统，保持受控状态，仅对授权人员开放，并记录所有人员进出样本库的信息。

（2）应配备合理的安全系统，以确保储存样本和数据的安全性。

（3）应建立监测和报警系统，并确保正常运作。

（4）应配备紧急冲淋器及洗眼器。

（五）仪器设备

1. 总则

（1）应遵守 GB/T 37864-2019 第 6.5.1 至 6.5.7 条的要求。

（2）应配备足够的备用储存设备，以应对可能出现的设备故障。

（3）应定期检查监测报警设备，确保其处于正常使用状态。

（4）应建立预警制度和应急预案，保证在关键设备故障或断电等情况发生时能采取及时有效的补救措施。

（5）应配置与预期目标相符合的设备，以满足样本保藏需求。

2. 设备管理

应指定设备责任人（以下简称“责任人”）管理设备，包括设备档案、配件和日常维护检查等，责任人一旦变动，应办理交接手续。

3. 设备档案管理

（1）遵守 GB/T 37864-2019 第 6.5.8 条的规定。

（2）责任人应编制设备清单，在设备有变化时应予以更新。

4. 设备状态管理

（1）设备标签内容应包括设备名称、型号、编号和责任人等。

（2）设备的状态标识应包括“正常使用”“暂停使用”“停止使用/禁用”和“备用”。

5. 设备使用

（1）在用计量器具应有计量鉴定证书或合格标记，发现合格证书丢失或超期，应及时查找原因，办理补证手续，并应定期进行校准。

（2）有下列情况之一的计量器具不应使用：

a. 未经检定或检定不合格；

b. 超过检定周期；

c. 无有效合格证书；

d. 计量器具在有效使用期内失准；

e. 未经政府计量行政部门批准使用的非法定计量单位的计量器具等。

（3）设备使用前应制定操作规程。

（4）设备应经授权使用，设备责任人和使用人应熟悉设备的操作规程及注意事项。

（5）应对设备使用情况进行记录。

6. 设备保养和维修

（1）应制定设备保养程序，并形成文件，包括保养的内容、频次和人员。

（2）应按规定进行设备的日常保养并做相应记录，同时定期检查执行情况。

（3）计量器具应按照计量器具检定规程定期校准。

（4）设备发生故障时应予以隔离以防误用，或加贴标签或标记以表明该设备已停用，直至修复且经过校准或测试后表明能正常工作，遵照 GB/T 37864-2019 第 6.5.11 条的要求。

（5）应填写维修记录，包括设备故障发现日期、故障原因、维修方法和维修结果。

7. 设备报废

（1）符合报废条件的设备，如设备故障无法修复和计量检定达不到要求等，应填写报废单，经有关部门审核批准后予以报废处理。

（2）报废的设备，应由责任人粘贴明显标识并隔离存放，在设备档案中做好报废记录并存档，及时交回设备主管部门处理。

（六）试剂和耗材

1. 总则

（1）应选择与预期用途相适宜的试剂和耗材，并检测试剂和耗材的性能参数。若供应商和产品发生变更时，应重新进行性能确认和验证。

（2）应根据国家标准 GB 13690-2009 确定试剂和耗材的危险等级并进行标记。

（3）根据不同危险等级设置相应的管理流程。属于危险化学品的应遵循国家和地方相关规定。

2. 试剂和耗材的管理

（1）应设置试剂耗材管理人员，建立试剂和耗材目录清单，保留试剂和耗材的全流程记录，并对相应记录和档案定期核查和管理。

（2）试剂和耗材的状态可分为在用或废用，废用的试剂和耗材应设置明显的标识，隔离放置，并进入废弃和销毁流程。

（3）试剂和耗材的外部供应应遵守 GB/T 37864-2019 第 6.4 条的要求，并制定、成文和实施程序。应确定试剂和耗材的外部供应符合样本库的要求，并监控供应商的表现以确保购买的试剂和耗材质量或服务持续满足要求。

（4）应将试剂和耗材存放于适宜的空间，并做好相关记录。

（5）已过期或者性能不符合预期用途的试剂和耗材，应标记为失效。可考虑降级使用并做相关标记，或者直接进入废弃和销毁流程。

3. 试剂和耗材的废弃和销毁

应记录试剂和耗材的销毁时间、数量、原因。根据不同安全级别实施相应的销毁方案、废弃后回收方案。

（七）信息化管理

1. 总则

（1）具备适宜的软件和硬件。

（2）应实现生物样本保藏过程信息管理。

（3）应具备信息可追溯性和交互性。

（4）应保障信息安全，保护供体隐私。

2. 要求

（1）软件和硬件

a. 应具备满足GB/T 39766-2021第10.1.2至10.1.4条要求的信息管理软件。

b. 应满足样本库业务需求，基本功能宜包括但不限于采集、接收、分发、运输、制备和保存、储存、弃用、质控、查询、追溯、统计和申请使用等过程信息的管理，同时应记录和存档知情同意信息。

c. 应具备与样本存储预期相匹配的数据储存和计算资源，保证其可扩展性，并定期监测。

（2）采集过程的信息

a. 应遵守GB/T 37864-2019第7.2条的要求，且应包含生物样本的唯一标识符。

b. 应包括书面协议和/或具有法律约束力的文件中要求的信息。

c. 应包括样本采集过程中需要记录的相关信息，可参照GB/T 37864-2019附录B.2。

（3）接收过程的信息

a. 应记录和/或保留接收前生物样本经历阶段的相关信息，记录/保留相关信息可用于评估生物样本与预期要求的适合度。

b. 内部接收时，应包含接收记录所包含的信息，以及用于评估所接收或获得的生物样本属性与满足预期要求所需要的信息。

c. 外部接收时，还应包括生物安全、生物安保和知识产权等信息，以及书面协议或具有法律约束力的文件（如合同、书面和签署的承诺、有约束力的网络接收条款和条件）中要求的信息。

（4）分发过程的信息

a. 应包含样本使用申请和审核记录信息及样本转移协议、数据转移协议和报告要求的信息。

b. 应包括生物安全、生物安保、伦理要求和知识产权等信息，以及书面协议或具有法律约束力的文件（如合同、书面和签署的承诺、有约束力的网络接收条款和条件）中要求的信息。

（5）运输过程的信息

a. 应包括GB/T 37864-2019第7.4条要求的信息。

b. 应包括样本运输过程中需要记录的相关信息。可参照GB/T 37864-2019附录B.3。

（6）制备和保存过程的信息

a. 应包括GB/T 37864-2019第7.6条要求的信息。

b. 应包括样本制备和保存过程中需要记录的相关信息。可参照GB/T 37864-2019附录B.4。

（7）储存过程的信息

a. 应包括GB/T 37864-2019第7.7条要求的信息和样本保存位置信息。

b. 应包括样本储存过程中需要记录的相关信息。可参照GB/T 37864-2019附录B.5。

（8）弃用过程的信息

应包含样本弃用申请、审核记录、销毁或退回记录，以及样本弃用过程中需要记录的信息，可参照GB/T 37864-2019附录B.6。

（9）质控过程的信息

应包括样本质控过程中需要记录的相关信息。可参照GB/T 37864-2019附录B.4。

（10）信息查询和统计

应遵循合同和法律规定提供数据查询服务，并允许对样本生命周期产生的信息进行查询。

（11）信息追溯

a. 生物样本应使用唯一标记技术，具备唯一的追溯编码或标识。

b. 追溯节点应包括样本的采集、接收、处理、分发、运输、制备和保存、储存、弃用等过程中涉及的各环节责任主体，包括法人实体或自然人。

（12）追溯数据保存

a. 应记录所有样本与追溯节点之间的链接信息，并允许对追溯节点关联的信息进行注释。

b. 宜允许对生物样本保藏中的偏离进行标记。

(13）数据交互

a. 应具备与其他单位或组织的样本信息管理系统进行数据共享对接交互的功能。根据实际需要，对接内部临床数据库，宜包括但不限于：HIS/LIS/PACS/EMR系统等，数据对接和交互时应确保样本ID号等关键信息标识唯一性。

b. 系统间数据交互时，应保持数据一致性，数据宜结构化处理，个人信息应加密处理。

c. 系统间数据交互时，应进行安全身份认证，应采用数据安全策略，应具备容错机制。

(14）信息访问

宜提供对外访问接口和对应接口的文档说明，以便相关部门进行检查和监督。

(15）信息保存安全

a. 应包括GB/T 37864-2019第7.3.1条要求的内容。

b. 应制定数据备份方案，防止信息存储环境影响信息存储安全，导致数据丢失或损坏。

c. 应遵循书面协议和/或具有法律约束力的文件规定的时间期限保存数据和设置访问权限。

d. 所有能访问生物样本库信息的员工都应遵循合同和法律相关保密规定。

(16）外部访问安全

a. 网络环境安全。如外部访问信息涉及样本详细信息及其他敏感信息时（如样本类型、样本量、疾病类型，以及其他供体信息等）宜采用专线网络或利用Internet建立虚拟专用网VPN等技术，可采用合理的硬件防火墙。

b. 传输安全。外部访问时的信息传输，应进行数据加密处理。

c. 病毒防护软件。应采用合理的安全防护软件，以防止病毒及黑客侵入攻击等。

d. 口令安全。应建立合理的口令安全策略，以保障系统不被非法入侵。

（八）安全保障

1. 人员安全

(1）对生物样本库内有使用到有毒、有害物质的工作区域，应符合AQ 3013-2008的规定。

(2）所有生物样本都被视为具有生物危害风险，样本库建立应采取生物安全预防措施，并符合GB 19489-2008的要求。

2. 样本安全

(1）环境安全维护

a. 消防安全：生物样本库必须配置消防给水系统和无水阻燃剂灭火器，并定期进行消防设施检修和维护。

b. 供电保障：生物样本库应配备双路市电供电及配置备用电源，并符合GB 50052-2009的规定。

c. 空间要求：生物样本存储区需有足够的空间且通风良好。

d. 室温控制：生物样本库室内温度须控制在16℃~28℃。

e. 湿度控制：生物样本库相对湿度需控制在30%~80%。

f. 紫外消毒：生物样本库须安装紫外线消毒设施，定期对生物样本库各功能区域进行消毒处理。

（2）硬件设施安全

a. 设备安全：仪器设备应根据厂商要求定期维护和更换。

b. 远程报警：生物样本库的超低温或深低温存储设备，必须安装自动远程监控报警系统。

（3）信息数据安全

a. 生物样本库信息系统应进行权限设置，工作人员只能按照授权进行操作，操作记录应保留供查询。

b. 定期对保存生物样本库数据信息的服务器进行维护。

c. 定期对保存于服务器上的数据信息进行备份。

（4）安全管理机制

a. 准入权限。样本存储区域应建立人员出入管理机制，仅允许授权人员进入。

b. 应急预案。生物样本库管理应建立应急预案。

（九）投诉处理

（1）生物样本库应建立、成文并实施关于投诉的接收、评估及处理程序。

（2）关于投诉处理的描述对所有相关方都应公开。如接到投诉，生物样本库应确认投诉是否与其活动相关及是否对此负责，如果是，应恰当处理。生物样本库应对投诉处理流程负责。

（3）处理投诉的过程应至少包括以下要素和方法：

a.接收、验证、调查投诉以及决定对此采取何种处理方法的描述。

b.跟踪并记录投诉，包括解决投诉的行为。

c.确认采取了所有适当的方法。

（4）收到投诉的生物样本库应负责收集和核实所有必要的信息以受理投诉，生物样本库应确认收到投诉。

（5）如可能，生物样本库应提供关于投诉的处理过程报告及处理结果。

（6）对每项投诉应进行公正调查，与投诉方沟通投诉结果应由与被投诉生物样本库活动无关的人员负责推进。

(7) 如可能，生物样本库应向投诉方提供关于投诉处理的正式通知。

三、过程要求

(一) 采集

1. 采集前的策划与筹备

(1) 采集前沟通

采集前样本库与样本提供方和接收者/用户进行沟通，内容包括但不限于以下内容：

a. 预期研究的科学性和采集的必要性，伦理规定和知情同意要求，隐私保护政策。

b. 样本入库申请流程，各类申请表格填写说明。

c. 采集工作范围、时间、地点、人员，采集目的，样本来源、类型，采集、分装、制备保存方式、特殊处理要求，所用试剂和耗材类型、规格、型号。

d. 样本捐赠者的纳入和排除标准，样本接收和拒收标准。

e. 已知分析前变量，样本采集过程中产生的相关数据。

(2) 采集前指导

指导应包括但不限于以下内容：

a. 捐赠者身份和知情同意书确认。

b. 隐私保护方式。

c. 明确捐赠者身份，符合纳入标准。

d. 采集和原始样本容器及必需添加物的说明。

e. 采集日期、时间、地点、采集者身份、分析前变量的记录。

f. 可明确追溯到捐赠者的原始样本标识方式说明。

g. 采集的样本运送到样本库之前的保存条件说明。

h. 采集所使用器具耗材的安全处置说明。

i. 样本转移入库要求说明。

(3) 采集前培训

培训应包括但不限于以下内容：

a. 患者和样本信息的准确识别。

b. 有助于准确识别目的样本的知识，包括但不限于人体解剖学，大体病理学和临床指南。

c. 不同样本类型对应的采集技术，包括但不限于组织病理标本巨检、组织取材操作，血管确认，抽血和穿刺方法。

d. 同一捐赠者多个样本的采集顺序。

e. 采集后样本处理和保存要求。

f. 操作偏离、不良事件和不符合的报告和记录。

g. 不良事件影响的预防或控制（例如急救培训）。

h. 生物安全。

i. 紧急状况。

j. 计算机和其他相关信息技术的使用。

（4）样本采集前准备工作

应做好以下准备工作：

a. 样本的采集应由培训合格具有资质，且符合GB/T 37864-2019中7.2.3.3要求的人员执行。

b. 应与样本提供方和接收者/用户进行沟通，根据研究计划需求，制定采集方案。

c. 采集器具耗材准备：①组织样本，包括但不限于无菌剪刀、镊子、刀片、刀柄、直尺、纱布/吸水纸和冻存管等；②血液样本，包括但不限于一次性针头，采血管，其他血液样品采集装置，如试管架和止血带；③尿液样本，样本容器，包括留尿容器和分装容器。应符合WS/T 348-2011和GB/T 38735-2020中5.2的规定。

2. 组织样本

（1）采集原则

a. 组织样本采集应避免影响临床病理诊断，并遵循临床技术操作规范。

b. 手术切除的肿瘤组织样本离体后，应快速将样本表面/腔面的血液、黏液以及污物清理干净，适用时，用无菌生理盐水清洗并吸干。

c. 样本采集应在手术标本离体后30min内完成（胰腺样本因其易自溶特性，宜在15min内完成），并立即保存（液氮或固定）。

d. 采集全流程应为无菌无污染操作，同一捐赠者多个样本的采集过程应避免交叉污染。

e. 采集时避开坏死、黏液、胶冻样和出血区域。

f. 记录分析前变量，包括但不限于样本供血阻断时间（适用时）、离体时间及保存时间。

g. 采集结束清洗砧板及器械以备下次使用，一次性无菌刀片放入利器回收盒。

h. 应根据长期储存后样本便于取出的原则确定样本置入冻存管方式。

（2）采集过程

a. 判断病灶及切缘位置，并进行解剖，充分暴露病灶部位。样本采集时应保持切缘完整，避免破坏标本解剖学完整性。必要时采集前标记、采集前后拍照。

b. 根据研究需求宜配对“肿瘤旁组织”（宜距离肿瘤灶边缘2 cm处的组织）和/或“正常组织”（宜距离肿瘤灶边缘≥5 cm处的正常组织）。

c. 应取与肿瘤组织学类型相符的肿瘤旁组织或正常组织，并注意不同部位对应正常细胞类型的解剖学位置。如空腔器官（如食管、胃、肠、胆囊和膀胱等）上皮来源的肿瘤，肿瘤旁组织或正常组织应为相应部位的“黏膜层”。

d. 组织采集应避开破坏病理诊断关注的标本信息。包括但不限于肿块中央最大剖面处，最深浸润处，距手术切缘最近处和距被膜最近处，涂墨、扎钉/线处等，癌旁组织和正常组织不应在手术切缘及浆膜/被膜处取材。

e. 采集应遵循距离肿瘤病灶中心由远及近的原则，按照“正常-肿瘤旁-肿瘤”的顺序，采集正常组织、近癌组织和交界组织（适用时）和肿瘤组织样本。

f. 肿瘤样本的采集应尽量避开非肿瘤组织，保证样本中肿瘤细胞比例。

g. 不同性质区域样本，如囊性、实性、囊实性区域，应分别采集、保存、编号标识。

h. 如有多发肿物、卫星灶或转移脏器，宜对所有肿块分别采集、保存、编号标识。

i. 淋巴瘤样本或阳性淋巴结样本，是否采集及如何采集应由病理医生决定和指导。

j. 如无法辨认正常和肿瘤区域，应放弃采集，罕有样本除外。

k. 宜根据所采集组织样本实际大小行分割和分装，分别储存以满足研究需求。

l. 组织分割大小宜根据后续保存方案制定。如冻存管保存的每块组织宜小于0.5 cm×0.5 cm×0.3 cm，石蜡包埋保存的每块组织宜小于2.0 cm×1.5 cm×0.3 cm。

3. 血液样本

（1）采集原则

a. 采集前应确认捐赠者身份，并明确其符合饮食限制等采样要求。

b. 儿童捐赠者应根据体重计算其适宜采血量。

c. 小儿末梢血采集应由经验丰富的人员操作，选择合适的穿刺部位；未满6个月的婴儿不应选择手指采集。新生儿应避免使用锐器损伤新生儿跟骨。

d. 根据程序选择适当的血液样品采集技术（即静脉穿刺或毛细血管采样）。

e. 所有采血管中添加剂不高于规定采样量的10%。

f. 应根据预期保藏的血液样本类型选择采血管，优先使用塑料管。儿科患者采集血液样品时应使用低容量管。

（2）采集过程

a. 采集应选择合适部位，避免在外周血质量可能受影响的区域采集。如有瘘管、水肿、血肿、大面积疤痕、新纹身、烧伤、损伤或闭塞静脉的区域。

b. 采集前清洗和消毒穿刺部位；进行末梢血采血之前，需拭去第一滴血。

c. 在单次静脉穿刺或毛细血管穿刺采血期间采集多个血液样品时，应遵循机构规定和采集管制造商提供的采血顺序，避免血液样品的污染和管间添加剂的交叉污染。

d. 所有添加剂管采样时应按规定采样量要求采集。

e. 最好不去掉试管盖子而将血液注入试管，或将一个试管里的血液转移到另一个试管。

f. 血液样本采集后应立即按照制造商的说明要求，将含有添加剂的试管中的血液样品缓慢地翻转并按需要的反转次数进行彻底混匀。

g. 标记采集管并记录采集时间。

（3）感染预防和控制

a. 应使用一次性针头，最好使用带有安全装置的针头。对于其他血液样品采集装置，如试管架和止血带，可能时宜使用一次性装置。

b. 应为采集和处理样本的人员配备个人防护装备。基本个人防护装备包括实验服或隔离衣和手套。如果可能发生样本飞溅以及在处理有害物质时，应佩戴经许可的安全眼镜、面罩或其他眼睛和脸部保护装置。

c. 应在接触患者/捐赠者前后、患者之间及摘除手套后进行手卫生。手卫生设施（包括含酒精的手部消毒剂）应便于使用。

d. 正确处理采血针/切口器具和其他污染物质，如纱布和手套。分离医疗废物的最低标准是“三箱体系”，即分类设置传染性废物箱，锐器箱和一般废物箱。生物危害废物应置于带有相应生物危害标志的指定容器中。

e. 样本采集区和处理区（台面、桌面、柜面、地板等）表面应每天清洁，有污渍时随时清洁。

4. 尿液样本

（1）采集原则

a. 应明确采集尿样的类型：晨尿、随机尿、餐后尿和计时尿等。

b. 应根据采集尿样的无菌要求选择采尿方式：中段尿、导管尿、耻骨上穿刺尿、前列腺按摩后采集尿液等。

c. 应根据研究方案决定是否需要添加剂及类型：防腐剂、蛋白酶抑制剂和核酸保护液等。

（2）采集过程

a. 采集前应确认捐赠者身份，并明确其处于安静状态，避免影响因素。

b. 对知情同意书、留尿容器和分装容器等进行唯一标识，且不宜标识在容器盖上。

c. 采集全流程应为无菌无污染操作。捐赠者采集前应先洗手以及其他必要的清洁措施，再清洁外生殖器、尿道口及周围皮肤。女性捐赠者应避免阴道分泌物及经血污染尿液。

d. 采集容器应该是具有防漏塞的无菌干燥广口容器，容量为50mL至3L。

e. 应根据采集方案要求捐赠者留取足够的尿量。

f. 适用时，可一次性取样后进行分装保存。

5. 其他样本

（1）其他样本包括唾液、痰液、母乳、脑脊液、支气管肺泡灌洗液、浆膜腔积液、男性生殖道样本（精液和前列腺液）和女性生殖道（阴道分泌物）样本等。

（2）母乳样本可在喂养开始时进行采集，可通过人工挤出或利用真空泵抽吸到无菌瓶。

（3）上述其他样本的采集建议在进行医学检查的同时采集，应由培训合格具有临床资质的人员执行。

（4）上述其他样本的采集宜参见《全国临床检验操作规程》（第4版）“第一篇临床血液与体液检验中相关样本的采集与处理”章节内容。

（5）应收集在20℃~40℃、清洁、干燥的广口容器中。如在捐赠者家中采集，应在采集一个小时内保存，采集生殖道样本最好在单独的房间内进行。

（二）接收和登记

1. 接收

（1）总则

a. 应确保样本由已接受安全操作规程培训并考核合格的人员接收。

b. 应确保样本质量在接收活动中不受损害。

c. 工作人员应保护所接触供体/样本提供方/捐赠方、样本及相关数据的隐私。

d. 接收人员根据作业指导书和申请保藏样本项目的要求，确认接收过程和进行适当的准备工作，选择恰当暂存方法进行接收。

e. 样本接收应在符合要求的指定场所进行。

（2）接收基本要求

样本库应明确接收样本的范围，按照接收/拒收样本的程序性文件进行。外来的所有样本，无论是单个的、部分的还是完整的生物样本及相关数据，在样本库接收前应进行确认和核查，核查应包括下列内容：

a. 供体签署的知情同意书通过伦理委员会审批。

b. 样本类型及数量与入库申请是否相符。

c. 样本容器上是否有标签，其唯一的标识是否正确无误。

d. 样本容器是否正确、有无破损。

e. 样本状态和样本量是否符合要求。

f. 样本采集过程中是否偏离了采集程序的要求。

g. 样本从采集到运输至生物样本库的时间是否符合要求。

h. 样本采集后及运输过程中，是否暴露于影响样本质量的温度环境。

i. 供体/样本提供方/捐赠方及样本相关数据是否符合要求。

（3）原始样本信息记录

样本接收人员应对收到的所有原始样本信息进行记录，记录包含但不限于以下内容：

a. 供体的身份信息和/或样本提供方（捐赠方）信息。

b. 样本唯一标识。

c. 样本采集日期、时间及采集人。

d. 样本接收日期、时间及接收人。

e. 接收的样本类型和数量，液体样本应记录容器类型和样本量；组织样本应记录样本类型、样本采集部位、冷缺血时间、样本处理方法和时间等。

f. 样本采集后和接收前的运输条件。

g. 生物样本的状态描述。

h. 内包装和外包装箱状态，有无损坏。

i. 运输过程中的冷链使用情况，如果包装中有温度记录仪，应检查温度记录仪是否出现了不符合要求的温度峰值。

j. 必要时，应备注可能影响样本质量的相关参数（如：溶血、脂血、样本量不足等）。

k. 适用时，应记录拒收的样本及其原因。

l. 样本数据的完整性和准确性。

样本库应确保所收到的样品与转运清单上列出的样本相符、确保样本数量与清单相符。所有的异常应记录在案，并立即向样本提供方报告。双方应尽快解决这些异常并应进行相应记录。

（4）不合格样本处理

a. 不符合接收要求的样本应视为不合格样本。

b. 不合格样本应按要求隔离暂存，接收人员应及时与相关负责人员沟通，补充或纠正材料和信息，做出接收、拒收或退回处理。

c. 应记录不合格样本的捐赠者信息、原因及处理措施。

d. 如果接收了不合格原始样本，应在信息系统中进行记录并说明问题的性质。如果必要，在样本未来的分发时也应说明。

当收到细胞株时，适当和适用时，生物样本库应依据现有相关的国际标准或指南鉴别生物样本；原则上肿瘤生物样本库不接收任何微生物样本的保藏。

对合格样本应及时处理，包括生物样本的编号和制备等。对未能及时处理的样本应在保证其性状稳定的条件下，按规定要求保存样本并做好唯一性标识。

2. 编码

（1）样本标识原则

a. 样本库对所有保藏过程中的生物样本及相关数据，在其整个生命周期使用唯一标识符，标识方式包括但不限于外加或预制标签、条形码和二维码。

b. 所有样本标识应符合环境要求及储存条件，保证标识的持久性和稳定性。

c. 对于不同形式的样本，制定相应标识规则，标识符信息应包括：肿瘤类型、库类型、获得年份、样本流水号、样本类型、储存形式和分装管编号。

（2）编码分层

a. 第一层编码：样本采集单位代码，可参见全国组织机构代码或机构缩写字母。

b. 第二层编码：器官来源代码，见GB/T 39768-2021《人类生物样本分类与编码》表2。

c. 第三层编码：样本类型代码，见GB/T 39768-2021《人类生物样本分类与编码》表1。

d. 第四层编码：取材部位代码。具体可如下：①正常组织用"N"表示；②肿瘤旁组织用"P"表示；③交界组织用"BO"表示；④肿瘤组织用"T"表示；⑤淋巴结用"LN"表示；⑥转移组织用"M"表示；⑦淋巴结用"LN"表示；⑧息肉组织用"PO"表示；⑨囊性组织用"C"表示；⑩穿刺组织用"SP"表示。

e. 第五层编码：储存形式代码，例如"NT"代表室温储存，见表1《储存形式代码一览表》。

f. 第六层编码：分装管/块/份编号，例如"1"代表所分装的第一管。

表58-1　储存形式代码一览表

建议储存温度	适用储存形式	建议代码
室温	玻片	NT
4℃	石蜡包埋组织	FFPE
-20℃	RNALater保存组织	RL
-20℃	石蜡组织卷	FR
-20℃	白片	WS
-40℃	DNA	f
-80℃	组织、血液和体液	F
-196℃	组织	LN

（3）编码规则

由样本采集单位代码（A）、器官来源代码（B）、年内流水号（C）、样本类型代码（D）、取材部位代码（E）、储存形式代码（F）、样本管/块/份编号（G）五部分组成。

具体编码格式如下：ABCDEFG。

举例：XXXX-H01-1900001B20T-N-1。XXXX表示机构代码，H01表示卵巢，1900001表示2019年的流水号，B20表示冻存组织样本，T表示肿瘤组织，N表示液氮储存，1表示第1管份。

3. 标识

（1）样本库应使用信息管理系统按照编码规定为每份生物样本生成的唯一标识符，在生物样本保藏的所有环节涉及的容器上标记，以通过该标识关联的信息，识别和定位样本或提供其他信息。

（2）标识形式应依据容器性质决定，包括但不限于：预制编码（一维码或二维码）、纸质标签、打印标签、粘贴标签。

（3）样本库应确认并验证标识形式的持久性，使之符合环境要求及相关的储存条件，标识形式应具备包括但不限于耐水、防腐蚀、防脱落等性质。

（4）不同样本标识形式：

a. 石蜡样本盒：标识信息宜打印、粘贴或激光蚀刻于石蜡包埋盒的顶部信息区域。

b. 组织切片：标签信息直接打印、粘贴或激光蚀刻于载玻片的标签标记区域。

c. 样本管：可采用预制编码样本管，保存样本后对编码进行定义；也可采用粘贴标签形式，将标识信息粘贴于冻存管管壁（和管盖）的标签区域。

4. 登记

（1）样本库应有稳定的信息管理系统用于生物样本的登记工作。

（2）登记过程应核对的内容应包括：姓名、性别、年龄、住院号、原始样本类型。

（3）登记内容

a. 由样本库采集的样本，登记的内容应包括：采集人员身份、采集日期时间、采集部位、样本类型、样本离体时间、样本管数量、储存方式。

b. 由样本库接收的样本，登记的内容参见本节“1.接收，（3）原始样本信息记录”部分内容。

（4）登记前后应对样本信息进行核对。

（三）处理

1. 总则

（1）样本处理人员要求

a. 所有参与样本处理（如制备和保存）的人员必须经过培训、考核和授权后，方可进行生物样本的制备工作。

b. 在处理过程中应注意个人防护，避免影响样本质量或产生生物安全和生物安保等问题。

（2）处理前准备

a. 在开始工作前应识别样本标识信息，核对样本身份及信息的准确性。如不能明确原始样本的标识符或处理要求等信息，应及时与相关方联系，待确认后方可开始制备。如无法识别，应对该样本进行记录。

b. 耗材准备：准备冻存管或其他容器，并粘贴好标签，标签上至少包含唯一标识符。

c. 如发现待处理的样本存在质量问题，应对该样本进行记录，并联系相关方沟通下一步处理方式。

（3）处理程序

a. 处理程序包括但不限于：离心、固定、组织切片、分装、冻存、加入添加剂、制成石蜡组织和提取核酸等。

b. 样本库可根据国际/国家标准、行业认可的程序和现行技术，或与用户协商的程序，针对不同的样本制定具体样本的处理程序。

c. 对于处理过程中的关键时间点（如制备开始时间或持续时间、冻融时间），应按照标准格式记录。应记录处理过程中从事操作活动的人员身份。

d. 每一操作程序的规定要求（性能特征）应与该样本的预期用途相关。

e. 根据程序确定所需的环境设施、仪器设备、试剂耗材等资源，并制定操作规程。

f. 处理程序的验证：①在程序常规应用前，应对未加修改而使用的已确认的处理程序进行独立验证。②样本库应从制造商或方法开发者获得相关信息，以确定处理操作程序的性能特征。③样本库进行的独立验证，应通过获取客观证据（以性能特征形式）证实处理操作程序的性能与其声明相符。④样本库应将验证程序文件化，并记录验证结果。验证结果应由适当的授权人员审核并记录审核过程。

g. 处理程序的确认：①样本库应对以下来源的样本制备保存程序进行确认：非标准方法；样本库设计或制定的方法；超出预定范围使用的标准方法；修改过的确认方法。②方法确认应尽可能全面，并通过客观证据（以性能特征形式）证实满足研究预期用途的特定要求。③样本库应将确认程序文件化，并记录确认结果。④确认结果应由授权人员审核并记录审核过程。⑤当对确认过的操作程序进行变更时，应记录改变所引起的影响，适当时，应重新进行确认。

2. 组织样本处理

（1）样本处理过程中的关键活动

样本处理过程中的关键活动应在操作过程中记录步骤和相关参数，包括但不限于：处理的日期、时间、生物样本的类型和状态描述、使用方法、仪器设备、试剂耗材、成品类型。

（2）冰冻组织

a. 分装：应分装成与冻存管相匹配，易于取用和进行形态学质控的形状、大小。使用无菌刀片对样本进行分割，厚度不超过0.5 cm，如切割成大小约为0.5 cm ×0.5 cm×0.5 cm或1.0 cm×1.0 cm×0.5 cm的小块。

b. 处理：应遵循距离肿瘤病灶中心由远及近的原则，按照“正常-肿瘤旁-肿瘤”的顺序，分装正常组织、近癌组织、交界组织（适用时）和肿瘤组织样本。避免交叉污染，必要时更换刀片。

c. 保存：液氮预冻组织，分装入管，快速入液氮环境冻存。

（3）石蜡组织

a. 包埋时注意不同组织的切面朝向（如空腔器官的包埋应保证切片可观察到腔壁及囊壁全层信息）。

b. 分装原则：①根据包埋盒规格，设置样本尺寸，长<2cm，宽<1.5cm，厚度<0.5cm。②如依据取材部位进行分装，应遵循距离肿瘤病灶中心由远及近的原则，按照“正常-肿瘤旁-肿瘤”的顺序，分装正常组织、近癌组织、交界组织（适用时）和肿瘤组织样本。③分装后立即进入固定、包埋和蜡块制作流程，根据固定液性质选择固定时间。遵循《临床技术操作规范》（病理学分册，ISBN 7801941950）第四章第一节对应内容。

c. 保存：石蜡组织样本宜常温或4℃保存，应保证蜡块表面完全被石蜡包裹以避免组织暴露于空气中影响质量。

（4）切片

a. 制备前准备好载玻片，在其上标识与蜡块编号对应的切片信息。

b. 制备过程遵循临床技术操作规范（病理学分册，ISBN 7801941950）第四章第三节对应内容。

c. 切片制备好后，根据预期需求选择适应环境和温度进行保存，或立即进入染色流程。

3. 血液样本处理

（1）血液样本处理过程应在特定环境中进行，保证样本处理质量。

（2）原始血液样本经过离心可获得不同组份，如血清、血凝块、血浆、白膜层等。处理方法包括但不限于如下内容：

a. 离心：按照研究目的，应选择合适的离心参数和程序。如：密度梯度离心、超速离心、低温离心、二次离心等。

b. 分装：按照研究目的和计划，分装样本，确保持续性研究。

c. 信息标记：做好分装样本的信息录入和标记。

（3）原始血液样本经过多步分离或者添加试剂可制备获得复杂衍生物，如核酸、蛋白、细胞等。

（4）当从血液样本中提取核酸时，应尽量避免污染、防止降解和保持核酸的完整性。

（5）血液样本处理过程的数据信息均应做好记录，包括处理时间、处理方法、处理样本类型等。

4. 不同样本类型的保存容器、制备和保存参数

不同样本类型的保存容器、制备和保存参数见表58-2。

表58-2　不同样本类型的保存容器、制备和保存参数

样本类型	样本制备/保存容器	制备参数	保存/储存条件
血浆/血清	促/抗凝管、样本管	4℃、离心10min	-80℃
单个核细胞	样本管	18℃-25℃、离心、细胞冻存液保存	-80℃
全血DNA	样本管	自动化核酸抽提工作站或手动抽提试剂盒	-30℃
冰冻组织	样本管	快速冷冻	-196℃
石蜡组织	石蜡包埋盒	固定、脱水、包埋	常温或4℃
组织切片	载玻片	切片制备、H&E染色法或免疫组化染色（如适用）	常温或-20℃

5. 样本相关数据的处理

（1）样本库应对样本处理过程中产生的所有数据信息做好记录，包括处理日期、时间、处理方法、处理样本类型、操作人员身份信息、存储时间、存储温度等。

a. 样本处理信息：在制备和保存过程中产生的样本相关数据，应实时录入样本库信息管理系统，与样本标识符自动关联。

b. 样本位置信息：信息管理系统应预设规则，使其在样本信息录入后根据样本类型，自动分配样本保存/储存位置信息。

（2）样本库应建立、成文并实施样本相关数据的传输和接收程序，数据传输应确保其完整性并防止侵犯数据隐私。

（3）数据传输前，应就数据的采集和接收与有关各方达成工作协议。

6. 制备和保存的偏离

如需更改用户拟定的制备和保存规程，或当工作人员在制备和保存过程中偏离了相关规程，应鉴定偏离程度和偏离对样本质量产生的影响，对偏离过程和结果进行记录并告知相关方。

（四）储存和弃用

1. 储存

（1）总则

a. 应遵守GB/T 37864-2019第7.7条的要求。

b.应建立成文的储存相关程序文件并记录实施过程，确保样本及相关数据可追溯。

c.应确保样本储存的设备及耗材具有唯一标识。

d.生物样本库应根据不同类型的生物样本预期研究目的设置储存介质、温度和湿度。具体储存条件可参见本节“（三）处理，4.不同样本类型的保存容器、制备和保存参数”部分内容。

e.分装入储存容器的生物样本，应依据预设的存储温度和生物样本库管理系统预设的位置存放在对应的储存设备中。

f.样本应分装多管进行异地备份储存，以避免意外情况发生后损毁所有样本。

g.样本储存期间应定期进行库存核查，评估库存增长量和样本库容量是否存在不对称风险；适用时，及时进行容量扩展。

h.样本相关数据、知情同意书、伦理审核批准文件、样本库相关的程序性文件及记录等应归档保存。

（2）储存记录

a.样本信息：生物样本库储存的生物样本，应具备、且至少包含样本采集、接收、登记、制备的信息，标识信息，储存生物样本的容器类型和环境条件。

b.应记录储存过程中的参数。记录内容包括但不限于：生物样本的类型和状态描述、储存和取用日期时间、储存位置、储存条件、仪器设备、介质容器、操作人员、样本类型、储存形式等。

c.应定期核查所有生物样本及相关数据的储存位置，任何时候应确保所有样本管和每批次样本的信息，和对样本管在储存期间的任何操作（取出、归还和分发）可被追溯。

d.样本核对：在样本储存前、取出、归还和分发过程中应对样本信息进行核对。

（3）保障设施

a.应定期对存储区域进行污染因素排查（例如潮湿、脏乱、纸箱等），避免低温环境的真菌滋生，造成样本污染。

b.应安装温度监控系统，实时不间断监测储存设备中的温度。如发生异常情况，能及时进行样本转移等处理，保证样本的质量。

c.生物样本库建立容灾计划，使用备选的安全措施避免生物样本损失，包括以下内容：①容量：配置备用冰箱，并保持备用冰箱处于运行状态；②液氮：配置备用液氮补给罐，并保持其处于液氮充满状态；③供电：设置UPS电源或配置发电机，保证生物样本库电源不间断；④转移设施：应配置转运车/箱等设施，以在紧急情况发生时可将样本转移至备用设备。

d.生物样本库应制定安保计划和数据备份计划并制定样本库网络管理制度，防止服务器被黑客攻击、样本数据泄露等。

2. 弃用

（1）总则

a. 样本弃用（包含样本退回和销毁）应遵循伦理相关要求。

b. 应遵循国家法律、法规要求，建立样本弃用管理程序文件并记录实施过程信息。

c. 应确保样本及相关数据在弃用或销毁的全过程具有可追溯性。

d. 应将样本弃用记录归档保存。任何时候应确保生物样本库信息管理系统中每份样本和/或数据的弃用可被查询。

（2）弃用的触发条件

a. 符合研究方案中弃用要求。

b. 样本的采集量超出已批准方案和/或知情同意书限定的范围。

c. 样本提供方要求撤销样本或退出研究。

d. 有新的研究表明样本具备潜在的风险和生物危害。

e. 生物样本质量发生变化致样本无法使用，包括但不限于：①样本相关数据丢失；②样本受到污染或破损；③保藏过程导致的样本不可用。

（3）弃用申请

a. 样本库应有样本弃用管理程序文件，供申请人按照相关规定发起样本弃用申请。

b. 样本弃用申请应通过样本库管理层、伦理委员会和科学技术委员会的审批。

c. 弃用申请审批通过后，应按分发过程操作并依据样本的类型将其暂存在指定的区域中。

（4）弃用协议内容

a. 样本及相关数据是否已进入研究过程的说明及告知。

b. 样本及相关数据销毁过程条款：日期、时间、样本销毁方式、样本数据删除方式、双方确认签字。

c. 样本提供者的联系方式。

d. 遵守生物样本相关法律法规的承诺和保密条款。

e. 生物样本库主任审核意见。

（5）弃用方式

a. 样本退回：弃用申请审批通过后，应及时通知申请人领取样本，并在交接单上进行签字确认。如需采用寄送方式应符合 GB/T 37864–2019 第 7.4 条的要求，并将物流信息反馈给弃用申请人。

b. 样本销毁：①如样本在库未分发，样本库应启动样本销毁程序，收集样本和信息，选择恰当方法和设备进行销毁并留存过程记录。记录应包括弃用的原因，涉及生物样本的类型和状态描述，弃用日期、时间、过程和结果，操作人员信息。②如样本已分发，对于未使用或使用后剩余样本，依据相关协议中对样本弃用的约定，由用户销毁样本，并将销毁相关记录和证明复印件发回样本库。③如样本提供方提出的撤回或退出知情同意的申请，样本库应向样本提供方发送相关记录证明销毁已完成。

c. 数据弃用：①在生物样本触发弃用时，样本相关数据应同时做弃用处理，只在系统中留存标识样本状态的信息。②如样本已进入研究过程，则样本相关数据不应做弃用处理。

（6）销毁过程

a. 分类收集：①应按相关规定将待销毁样本及其容器进行分类。各类待销毁样本不可混合收集。②应核对样本的信息并去除所有标签。③待销毁样本应按相关要求使用专用包装袋收集。

b. 样本暂存：①应使用防渗漏、防遗散、无锐利边角、易于装卸和清洁的专用运送工具，并确保在运输过程中无泄漏、无散落。②应按照规定的时间和路线运送至暂存场所。③暂存场所宜做到日产日清。

c. 样本销毁：①应交由具备医疗废物处理资质的机构进行销毁并记录交接过程相关信息。②应根据待销毁样本的性质和危险性使用规定的或被认可的技术和方法处理销毁样本。

（五）服务和分发

1. 分发制度

（1）样本库应制定共享政策，描述可以访问和提供的样本和数据。

（2）样本库规章制度的制定应该符合样本和数据共享政策，有明确的数据访问或样本获取的评价需求标准。

（3）样本库应该根据适用的法律和法规来制定分发样本和相关数据的政策，包括知识产权转让、知情同意、伦理和隐私标准以及涵盖特定数据共享的正式协议。

（4）样本库的生物样本和相关数据使用政策和程序应该符合所有的规章制度、国家法 律和伦理学要求。

（5）样本库应该为工作人员提供样本访问和使用政策方面的相关培训。

（6）样本库应制定《材料/数据转让协议》或者类似的文件，文件中必须明确规定材料转出过程中有关各方的义务和责任，该协议必须在分发发生前双方签署生效。

（7）样本库应根据《材料/数据转让协议》或者类似的文件合同中的规定分发样本和/或数据。样本库必须有类似文件的模板或者样板，在必要时用于使用和修改。

2. 信息沟通

样本库应与样本提供方和接收者/用户进行信息沟通。这些信息包括但不限于以下内容：

（1）样本库地址、服务时间和服务内容。

（2）样本入库申请流程，各类申请表格填写说明。

（3）样本纳入、排除标准。

（4）样本运送说明，包括特殊处理要求。

（5）捐赠者知情同意要求。

（6）样本库接收和拒收样本的标准说明。

（7）已知对样本质量有重要影响的因素的清单。

（8）样本库保护个人隐私信息的政策。

（9）样本库处理投诉的程序说明。

3. 查询检索

（1）生物样本库应明确生物样本及相关数据的查询检索制度，并通过适当的渠道公布。生物样本库应确保其与样本接收者/用户建立的书面协议、合同符合这些制度。

（2）样本库应明确可开放查询检索的内容，如：样本类型、临床病史资料、年龄、性别、储藏形式、样本管位置等信息。

（3）样本库应有专人负责接收和实施查询检索申请，根据筛选条件在生物样本库管理系统进行检索，筛选符合的样本信息，数据脱敏后导出。

4. 申请审批

（1）申请材料

申请材料包括但不限于以下信息：

a. 申请人姓名和联系方式。

b. 项目名称。

c. 项目科学性和支撑条件的说明。

d. 项目中样本相关的研究内容、方法和技术路线。

e. 样本类型、数量及其他要求。

f. 样本科研数据的返还承诺。

g. 伦理审核批准文件。

（2）审查基本要求

a. 样本分发申请应经过样本库管理层、科学技术委员会和伦理委员会的审查和批准。

b. 审查原则应包括但不限于以下内容：①项目的人员配备、经验及设备条件是否符合要求；②研究内容的科学性、可行性、合理性和创新性；③伦理审查；④所申请的样本类型和数量与研究内容是否匹配。

c. 审批过程应成文并记录。

（3）学术审查

a. 学术委员会对样本申请及研究方案进行学术审查，判定是否可以调用所申请的样本。

b. 如果有需要修正的，须提出修正意见。

c. 研究者根据修改意见重新填写生物样本使用申请。

d. 委员会专家对与自身利益相关项目应采取回避机制。

（4）伦理审查

a. 审查要点：①项目是否符合伦理原则的要求；②对捐赠者的资料是否采取了保密措施；③研究人员与捐赠者之间有无利益冲突；④对项目提出的修正意见是否可接受。

b. 伦理委员会审查意见书：①生物样本的应用方案需经伦理委员会审查批准并签署意见书，方可准予立项；②未获得伦理委员会审查批准的生物样本不得分发；③当研究程序或者条件发生变化时，必须重新向伦理委员会提出伦理审查申请。

5. 分发过程

（1）总则

a. 生物样本库应根据书面协议或具有法律约束力的文件（如：科研协作合同、《样本/数据转移协议》、《论文样本来源署名告知单》）中阐述的提供和使用生物样本及相关数据的条件，向接收方/用户提供生物样本及相关数据，对这些文件的所有更改都应记录。

b. 如样本分发涉及国际合作和/或出口出境，生物样本库应向科技部、海关等主管部门申报获得审批后方可开始分发过程。

c. 除有正当理由拒绝外，生物样本库在分发生物样本和/或相关数据时，应提供与接收者/用户签署的书面协议或其他具有法律约束力的文件所要求的信息报告。

d. 在生物样本全部分发后，生物样本库应保留与这些生物样本相关的成文信息和数据的时间周期。

e. 样本分发后，若因研究目的需要，或根据书面协议或具有法律约束力的文件，符合提供和使用生物样本及相关数据的条件时，生物样本库应有权访问生物样本相关的适当数据。

（2）分发基本要求

a. 审查通过的样本申请，生物样本库方可准予办理样本和相关数据的分发。

b. 样本及相关数据分发前，应与申请人签订《样本/数据转移协议》，《样本/数据转移协议》包括但不限于以下内容：①样本和/或数据储存说明；②隐私和保密原则；③样本及相关数据使用限制说明；④样本的生物危害性说明；⑤未使用或剩余样本的处理说明；⑥研究成果共享的特定条件说明；⑦数据共享的特定条件说明；⑧知识产权管理的特定条件的说明。

c. 应记录样本分发过程和结果信息并形成报告。

d. 在向样本使用者提供相关数据时，应避免分发任何可识别样本捐赠者个人身份的信息。

e. 应提前告知申请人样本分发的时间、地点及需要准备的包装和运输材料。

f. 应在合适的条件下进行分发活动，确保样本的质量。

g. 生物样本库应向接受者/用户提供所分发样本的质量报告：①分发相关的申请、审批和分发活动过程相关的文件和记录均应归档保存；②分发报告：应提供样本及其相关数据的报告给样本申请人，报告要求及内容应符合 GB/T 37864-2019 第 7.12 条的规定。

6. 利益共享

（1）生物样本库应建立相应的政策和流程，确保使用样本库提供的样本和数据在发表文章时致谢样本库，这些要求应在《样本/数据转移协议》中明确。

（2）生物样本库应建立制度明确并向相关方告知，样本所有权和样本收益之间的关系，包括知识产权。

（3）生物样本库应与使用者在《样本/数据转移协议》中明确样本分发所产生的经济利益和（或）非经济收益（例如：访问费用、商业产品、版税、薪水）的共享条款，并达成一致。

（六）转移运输

1. 冻融、复温和分装

（1）样本库应有程序避免反复冻融和反复冷却复温玻璃化会对样本质量产生影响。包括但不限于：

a. 根据样本预期使用情况选择样本等分的大小。

b. 生物样本在提取、处理、转移、转运或运输过程中，限制反复冷却/复温、冻融及玻璃化/去玻璃化的次数。

（2）样本处理前后都要减少并记录反复冻融、复温的次数。

2. 包装

（1）总则

a. 应根据样本的运输温度要求，采用已验证的温控包装。对运输过程中的温度状况，进行实时监测和控制，保证样本的运输温度控制在规定范围内。

b. 应将包装样本容器内的空余位置进行填充。

c. 对温度有要求的样本，应准备合适和足够的制冷剂。

d. 对光敏有要求的样本，应将样本置于遮光的密封袋中。

（2）包装过程

a. 包装应符合 MH/T1019-2005 的规定，所有的外包装上都应有合适的标签及相应的包装规格标示，应采用三层容器包装。

b. 盛装样本的内层容器应防水、防漏并贴有标签。内层容器外面要包裹足够量的吸收性材料，吸收溢出的液体。

c. 第二层容器应防水、防漏，包裹并保护内层容器。应根据样本的类型、使用目的、样本量、运输路程、时间、整体包装的体积及重量限制、气候条件、季节和运输方式等预估可能需要的冷冻剂重量。

d. 应将制冷剂置于第二层容器和外层容器中间并包埋第二层容器。

e. 用干冰作为制冷剂进行运输时，包装不宜密闭，应允许二氧化碳气体的释放，避免干冰挥发产生的气体造成包装破裂或爆炸。

f. 外层容器应坚固耐压，以保护其内容物不遭受物理性损坏。

g. 外包装上的标签应具有耐受性，清晰易辨识。标签应标明包装件中的物品，指明包装件满足相关标准，提供安全操作和装载信息，标明危险品的性质，以及相关人员的附加信息，并且应有寄送地址和寄送者的详细信息等内容。

3. 运输

（1）总则

a. 运输应符合相关安全规定和相关标准的要求，如实申报运输样本以及制冷剂的内容和潜在的危险性。

b. 样本运输应由合格的工作人员或委托有资质的物流公司承运，根据承运方的资质和条件，必要时对承运方的相关人员进行培训。

c. 应根据样本类型、运输距离、时间及样本的温度、外部环境温度等情况，选择合适的运输方式和温控包装，确保样本在运输过程中符合温度控制要求。

d. 运输过程中应始终保障制冷剂足量并完全覆盖样本。不同温度条件的样本在运输过程中不得混合，应分成独立的包裹进行运输。

e. 应在运输途中实时监测样本温度，监测数据应不可更改且可导出或上传。

f. 样本运输前应准备所有运输文件。运输文件应包括样本相关信息及运输相关的文件和证明等。

（2）安全规定

a. 所有生物样本都被视为具有生物危害风险，样本的包装和运输应严格遵循国家的相关规定，委托有资质的运输公司进行运输，确保样本安全和运输人员的安全。

b. 感染性样本的运输应符合MH/T1019-2005的规定。

c. 生物样本的运输应该遵循以下规则：①如实申报运输样本以及制冷剂的内容和潜在的危险性；②必须单独包装，不得以夹带或其他方式混装在普通运送包裹中。

（3）温度保障

a. 石蜡样本和已染色切片可常温条件运输。

b. 冷藏样本需要用足够的冰块或冰袋将样本温度维持在2 ℃~8 ℃。

c. 低温保存的样本需要在干冰或液氮的保护下进行运输。

（4）生物样本运输的其他要求

a. 生物样本运输应由寄送方准备运送清单，以便于收件方核对。

b. 生物样本运输应用合适的包装以免造成样本的破碎或者其他损失。

c. 收件方在核实样本后必须对样本的物理状况进行核对，然后回复寄送方。如有任何遗漏或者损失，应及时反馈。

（5）物流追踪记录

a. 应对样本运输信息（如运输批号、日期和运输负责人等）进行详细记录。

b. 运输开始前样本的发送方和接收方应进行沟通，保证接收方知晓样本可能到达的时间并做好接收准备。

c. 样本的发送方和接收方都应对样本的运输进行追踪，以便出现问题时能及时解决。

（七）质量控制

1. 总则

（1）应根据GB/T 37864-2019第7.8条的要求，建立并实施质量控制程序。

（2）样本及相关数据的质量控制，应符合其预期用途，并依据该预期用途确定质量控制的最低关键性能指标，并定期检查质量管理系统的有效性。

（3）应根据GB/T 37864-2019第8.4条要求，记录并保存质控过程中的相关数据。

（4）生物样本库所有工作人员，均有责任和义务保证生物样本及相关数据的质量符合预期研究目的的要求。

（5）从质量管理诸要素受控情况看，样本库接收样本的质量非检测人员所能完全控制，为“非完全自控要素”；保藏方法选择、仪器操作等，技术人员可直接进行控制，为“完全自控要素”。为保证样本质量真实客观反映样本情况，应对完全自控要素加以控制。

2. 影响生物样本和相关数据质量的因素

（1）样本库工作人员的能力是否符合样本保藏工作的要求。

（2）生物样本保藏的全流程均涉及生物样本和相关数据的质量。

（3）外部供应：样本储存设备（冰箱、液氮罐）、样本冻存管、样本处理设备等。

（4）样本保藏方法。

（5）质量管理体系文件对生物样本和相关数据质量因素的影响。

3. 质控方法和质控物

（1）应依据 GB/T 37864-2019 第 7.9 条的要求，使用经过确认和/或验证的方法来完成样本及相关数据的质控。

（2）在进行方法确认和/或验证时，应考虑人员、环境、仪器、试剂、耗材等因素对方法的影响。

（3）样本库在进行方法学确认、验证、室内质量控制、室间质量评价过程使用的质控物，应使用 GB/T 37864-2019 第 7.8.2.9 条中提到的物质。

（4）应使用接近保藏样本的质控物。

（5）应定期检测质控物关键的质量特性。

4. 质量控制活动

（1）质量控制活动包括内部质量控制活动和外部质量控制活动，活动内容应包括样本和数据的质量控制。

（2）质量控制活动和结果都有详细的信息记录。

（3）生物样本库选择适宜的内控品，以评估这些生物样本的重要质量特性，包括稳定性，处理方法的性能和质量控制程序的准确度/精密度。

（4）应有适当可用的内控品，如 GB/T 37864-2019 第 7.8.2.9 条中提到的物质。

（5）凡是能够获得内控品的检测项目，均应开展室内质量控制，每次实验随样本一起操作并记录，通过分析软件对记录数据进行系统的趋势分析，以发现潜在的不符合。

（6）无法获得质控品的检测项目，采取自制质控品、留样复查或其他方法进行室内质量控制，并将质量控制的操作规程形成文件。

5. 样本质量检测前注意事项

为保证样本保藏在控制状态下正常顺利地进行，样本库预先对保藏中可能影响质量的诸要素所采取的必要的准备和控制措施，主要有：

（1）应有足够数量、分工合理、掌握标准操作程序（SOP）并具上岗资格的工作人员。

（2）应有规范的质量检测作业指导书。

（3）质量检测仪器维护良好，处于正常工作状态。

（4）检测用试剂和耗材应准备充足。

6. 质控过程

（1）应制定样本收集、处理、运输和储存相关的标准操作规程，并对操作过程进行监控或记录，确保严格按照操作规程进行，保证样本的质量符合要求。

（2）质量评估：应按照统计学常规抽样方法，根据需求或质控计划，周期性的对样本进行抽检，系统性评价样本生命周期中的关键活动。

（3）样本抽样应符合下列要求

a. 应建立、成文和实施抽样计划程序，并确保抽样结果具有代表性。

b. 应记录抽样质检过程中的相关数据。

c. 应记录抽样质检程序的改动，并体现在质检报告中。

d. 抽样可以根据样本生命周期中影响样本质量的重要参数分批进行。

e. 如抽样导致样本耗尽时，抽样质控可取消。

（4）质量评估可从样本的组织学形态、分子水平和特定指标等方面开展：

a. 组织形态学学检测：对抽取的组织样本进行切片、染色，并行显微镜观察组织形态学质量，确认器官来源和取材部位与病理诊断的信息是否符合；并记录细胞总百分比，肿瘤细胞核总百分比，炎症细胞百分比，坏死组织百分比，正常细胞百分比等信息。

b. 细胞水平：细胞的细胞活力/活性和细胞是否污染及程度。

c. 分子水平检测：对抽取的组织/血液样本提取DNA或RNA，检测核酸的完整性[降解程度、DQN（基因组质量评分）值、RIN（RNA完整性）值、电泳图、28S/18S比值]、纯度和浓度。

d. 特定指标检测：根据瘤组织类型或后续研究需求，提取目标分析物进行检测。

e. 不同类型疾病组织，肿瘤细胞所占的百分比不同，核酸完整性也存在差异，应根据实际情况制定合格样本的标准。

f. 当样本为珍稀或遗存生物样本，且质控会导致生物样本耗尽时，可免除质控。

（5）数据质控

a. 生物样本库应有程序对在库的样本既有数据进行质控。

b. 生物样本库应有程序能识别保藏过程中产生的对生物样本质量存在影响的数据，且至少对这些关键数据制定和实施质量控制程序。

c. 质控内容包括身份信息，临床病理诊断，标本类型，样本类型，分装管数和样本使用记录。

7. 样本质量控制结果的分析

（1）分析质量报告，如果样本及相关数据质量不符合预期要求，将相关样本和数据界定为不合格，应制定程序文件，防止样本质控失控时数据输出。

（2）通过查询保藏记录、生物样本库信息管理系统等，对样本保藏过程进行追溯，判断质量与预期要求不符的原因或因素，判断保藏过程是否存在不符合；如存在不符合，启动《不符合控制程序》和《纠正措施控制程序》，必要时启动《持续改进程序》。

（3）生物样本库将识别出的问题清晰地记录下来并在向接受者/用户提供的质量报告中描述相关问题。由接受者/用户自行决定是否接收质量报告中显示存在问题的生物样本和关联数据。

（4）应定期核查样本保藏过程中质控数据不符合的变化趋势，分析原因并持续改进。

8. 室间质量评价

（1）应建立室间质量评价的程序文件。

（2）样本库应定期参加室间质量评价，以证明生物样本质量的可比性。

（3）室间质量评价的方法应遵守GB/T 37864-2019第7.8.2.9条的要求。

（4）外部质量控制计划方式可有：

a. 参加中国医药生物技术协会组织生物样本库分会（BBCMBA）组织的全国生物样本库室间质评与第三方质控项目。

b. 与其他生物样本库单位一起开展室间质量控制比对。

（5）追踪室间质量评价和质量比对的结果，当样本质量未能满足预定的评价准则时，应实施和记录纠正措施。

（6）室间质评过程

a. 质控品来源：外部质量控制计划组织机构。

b. 按照预先规定的条件，由两个或多个生物样本库对相同或类似的生物样本进行检测的组织、实施和评价。

c. 样本库应尽量按日常生物样本的保藏方式处理实验室间比对样品。

d. 应由从事常规生物样本保藏工作的人员实施能力验证/室间质评样品的检测。

e. 实验室间比对样品应由检测人员用相同程序进行检测。实验室在提交数据之前，不应与其他参加者互通数据。

f. 实验室在提交数据之前，不应将比对样品转至其他实验室进行检测，或与其他实验室之间核对上报能力验证/室间质评结果的规定。

g. 结果记录：质评的检测结果和反馈结果均记录于室间质评记录表，应保留参加能力验证/室间质评活动的结果和证书。

h. 根据反馈结果分析室间质评的状态，应对“不满意”和“不合格”的能力验证/室间质评进行分析并采取纠正措施，并记录。实验室负责人或指定负责人应监控能力验证/室间质评结果，并在结果报告上签字。

（八）方法学

1. 保藏方法的选择

（1）生物样本库应对原始样本的要求和保藏相关参数如保藏项目、原始样本及相关要求、特殊要求等等（视情况而定）记录保存，供服务对象取用。

（2）生物样本库应使用在已出版的公认/权威教科书中、经同行评议的书刊或杂志中，或国际、国家标准中所明确的保藏程序。或根据生物样本的预期目的，与生物样本提供者/接收者/用户共同确定样本的保藏方法。如果应用的是内部的规程，则应确认其符合相应的用途并形成文件。

（3）生物样本库采用的保藏方法应保持其有效性并现行受控。用于保藏仪器设备和试剂耗材各项性能参数应由供应商提供与其相匹配检测参数，该参数与其预期用途相关。

（4）方法的选择为减少样本保藏风险，保藏依据首选以下正式颁布的标准。对标准的选用，如新旧标准处于过渡期间并均可采用的，优先选择新版标准。可选择的标准如下：

a. 国际标准

b. 国家标准

c. 行业标准或政府发布的技术规范

d. 地方标准

e. 团体标准

f. 企业标准

g. 知名技术组织或科学书籍与期刊公布的方法

h. 自行制定的非标准方法

（5）拟采用的标准应当保证是现行有效的，为此样本库应当负责检索和收集最新标准及其他技术规范并进行查新，编制每年的查新报告。

（6）应确认样本库使用标准为最新有效版本，保证使用方法有效性。样本库对拟采用标准加以补充，将详细操作步骤和设备参数编制成作业指导书，以确保方法操作一致性。

（7）自制非标保藏方法

a. 对特定委托方要求的样本保藏，可采用自行制定的非标方法，该方法应进行确认，并将验证和确认后的方法通知客户，征求用户同意后方可采用。生物样本库原则上不采用非标准方法，均采用标准方法。

b. 样本库制定新方法时应在项目方案中编制方法开发计划，并指定具备资质人员进行开发，根据方法开发的进度对实施计划进行更新。

2. 方法的确认和验证

（1）样本库在实施保藏实施方案前，应对新旧技术要求、操作条件和过程进行对比。对开展保藏的能力进行确认，核实所使用的保藏程序是否可在本生物样本库运行、是否达到预期目的。

（2）保藏过程只能用已经确认和验证的程序和方法，以确保达到预期目的。

（3）样本库应对超出预期范围使用的标准方法、扩充和修改过的标准方法进行确认，在获得充分可靠的、满足要求的结论后才能投入使用。

（4）确认应当详细说明有关要求（被确认的方法应满足某一些具体预期用途的特定要求，其中包括满足客户的要求）：确定保藏方法的特性，核查使用该方法能否满足有关要求，核查有效性声明。

（5）方法的确认应广泛全面，以满足预期目的或应用领域的需要。生物样本库应记录确认所获得的结果、使用确认的程序、确认对方法是否适合于预期目的的声明。

（6）确认应使用以下五种方法中的一种，或是其中几种方法的组合：

a. 使用参考标准或标准物质进行校准。

b. 与其他方法所得的结果进行比较。

c. 与其他实验室进行比较。

d. 对影响结果的因素作系统性的评审。

e. 对方法理论原理和实践经验科学理解，对所得结果不确定度进行评估。

f. 确认应依据样本库预期要求进行评价，并将确认方法过程所得到的测量值的范围和准确度与预期要求进行比较。这些测得值应包括以下诸值：①测量结果的不确定度；②检测阈值；③方法的选择性；④线性；⑤重复性限；⑥复现性限；⑦抵抗外来影响的稳健性；⑧抵抗来自样品的基底干扰基体干扰的交互灵敏度。

（7）应对未经修改的确认方法在使用前进行验证。应有程序对验证过程进行规定，验证范围应满足特定的某些研究的应用需求。

（8）性能验证时机

a. 新增保藏技术、新方法和新程序在使用之前。

b. 任何严重影响程序分析性能的情况发生后，在程序重新启用前对受影响的性能进行验证。

c. 现有程序的任一要素（仪器、试剂、校准品等）发生变更时。

3. 样本保藏方法的变更和偏离

（1）当用户提出增加、减少或改变已定的样本保藏方法时，样本库应与用户沟通补充协议或对变动部分进行书面的约定，或由用户单方面提出书面请求。

（2）样本库应对用户要求变更的保藏方法安排必要的评审，以发现生物样本库可能存在的能力不足和潜在的不良风险，必要时，应按照对变更或偏离的方法安排重新确认，以确定变更或偏离是可行的（如：由于停电等原因造成耐久性试验短时中断）。

（3）当样本保藏过程中确定需要偏离已经确定的保藏方法时，样本库应以书面方式向用户反映偏离的缘由，指出可能存在的问题并征询用户的书面同意。

（4）对保藏方法任何改变或偏离，技术主管应制定成文件并通知执行该方法所有人员。

4. 作业指导书的制定

（1）生物样本库开展的保藏项目以及与保藏质量密切相关的仪器设备均应建立相应的作业指导书，作业指导书视具体情况，一般应包括以下内容：

a. 使用目的。

b. 保藏程序的原理。

c. 性能参数。

d. 容器和添加物类型。

e. 要求的设备和试剂。

f. 定标/校准程序（计量学溯源性）。

g. 一般操作程序步骤。

h. 质量控制程序。

i. 干扰因素影响。

j. 生物参考区间。

k. 生物样本质量的可报告区间。

l. 实验室解释。

m. 安全防护及日常维护措施。

n. 可能时，变异的潜在来源。

（2）当需要对作业指导书中的方法进行调整或修改时，也应先行确认和验证。

（3）如生物样本库拟更改作业指导书并可能引起结果及其解释的明显差异，则应在更改之前以书面方式向服务对象做出解释。

（4）样本库应依据制定后的样本保藏作业指导书组织对生物样本库工作人员的相关培训。

（5）样本库应保证工作人员所用作业指导书是现行有效版本。作业指导书放置于工作区域内以便于工作人员取阅。

（6）生物样本库可以采用试剂生产商提供的生物参考区间。

（九）质量报告

1. 总则

（1）生物样本库应根据与接收者/用户签署的书面协议或其他具有法律约束力的文件所要求的信息，制定报告的格式和内容。

（2）报告内容应清晰易懂，文字表述正确，尽可能地使用专业术语。

（3）报告中的内容应包括以下信息：

a. 标题，如《×××生物样本库质量报告》。

b. 生物样本库的名称和地址。

c. 报告发布日期。

d. 报告的每一页都有唯一识别编号，报告的结尾应有清晰的标识。

e. 生物样本标识信息和/或特性，如器官来源、样本类型、取材部位、储存形式、样本数量等。

f. 采集/获取、制备和/或保存的方法。

g. 储存条件。

h. 有关生物样本及相关数据的质量信息。

i. 测试方法和结果。

j. 测试人员信息。

k. 报告批准人的姓名和职务。

（4）如生物样本质量不适用于进行后续研究活动，或样本保藏结果可能与预期要求不符时，应在报告中予以说明。

2. 报告的控制

（1）样本库应客观公正出具报告，并对报告进行有效控制，保证报告数据准确，清晰明确的表述结果。

（2）样本库宜通过信息管理系统生成报告的电子文档并保存在可访问数据库中，永久保存。

（3）报告的传达方式由相关部门和样本库共同讨论决定，并在规定的检测周期内送达适当的人员。

（4）当有需要用电话、电传、图文传真和其他电子设备传送报告时，应按照既有的程序和方法，在确认对方身份后再发布报告。口头报告后应提供适当的正式报告。

3. 报告的更改程序

（1）样本库应制定更改报告的程序。

（2）更改报告须由原签发报告者经样本库主任授权后进行。

(3) 报告更改，应在记录上显示改动日期和时间并签名，更改后原内容应清晰可辨。

(4) 应保存原始电子记录并利用适当的编辑程序将改动添加入记录，以清晰地表明对报告所做的改动，原内容也应清晰可辨。

(5) 补充或更改的报告，应在生物样本档案中有完整记录。

四、质量管理体系

(一) 质量管理体系文件

1. 总则

(1) 质量体系文件是描述质量体系的一整套文件，是建立并保持样本库开展质量管理和质量保证活动的重要基础，是质量体系审核和质量体系认证的主要依据。

(2) 建立并完善质量体系文件是为了进一步理顺关系，明确职责与权限，协调各部门之间的关系，使样本库各项质量活动能够顺利、有效地实施，使质量体系实现经济、高效地运行，以满足用户的需求。

(3) 建立文件化的质量体系，是质量体系存在的基础和证据，是规范样本库保藏工作的和全体人员行为、达到质量目标的质量依据。

(4) 质量体系文件是对质量体系的开发和设计的体现，是样本库各项质量活动的法规，是各级管理人员和全体员工都应遵守的工作规范。

(5) 质量管理体系文件应明确样本库所有过程管理的要求、管理的人员、管理人员的职责、实施管理的方法以及实施管理所需要的资源。

2. 体系文件内容

(1)《质量手册》：纲领性文件。包含、引用、链接标准的要求，与GB/T 37864-2019 、ISO 20387：2018对接，结合样本库实际，从总体制定适合自身各要素运行的规则。

(2)《程序文件》：管理性文件。依据《质量手册》，就具体工作明确人员职责或各部门职能，对样本库活动的内容、步骤和相互关系进行规范。

(3)《作业指导书》：操作性文件。依据《程序文件》，就某个环节按照活动的复杂程度，制定详细的操作过程。可保持操作一致性，降低工作复杂程度，提高工作效率。

(4) 记录表单：证实性文件。表格应针对程序文件涉及的运行和操作过程设计，包括各要素运行相关的详细的、充分的信息。生成的记录表单可证明/复现保藏的过程。

(5)《质量手册》和《程序文件》的内容包括但不限于:

a. 公正性声明、授权书。

b. 质量方针和质量目标。

c. 管理要素，包括但不限于：组织和管理、质量管理体系、文件控制、外部服务和供应、服务协议、咨询服务、投诉、不符合的识别和控制、纠正措施、预防措施、持续改进、记录控制、评估和审核和管理评审。

d. 技术要素，包括但不限于：人员、设施和环境条件、设备、试剂和耗材、伦理管理、保藏过程（采集、接收登记、制备和保存、储存、分发、转移运输、弃用）、信息数据管理和可追溯性、质量控制过程、保藏方法的确认和验证、结果报告、信息管理系统。

（6）《作业指导书》的内容应涵盖样本库所有与质量活动相关的过程的操作。包括但不限于：知情同意、保藏过程、质量控制、仪器设备和试剂耗材管理、信息管理、生物安全和生物安保管理。

（二）体系管理

1. 不符合

识别不符合的几种途径：

（1）在日常监督时，从日常保藏工作中的人员、仪器设备、设施环境、质控方法、样本保藏、记录等环节识别出生物样本库运行活动的不符合。

（2）从用户抱怨及投诉处理过程中发现不符合。

（3）样本库工作人员在日常工作（如仪器校准、试剂易耗品检查、人员的考察或监督、质量报告审核）中发现不符合。

（4）通过室内质量控制，发现不符合。

（5）通过组织质量管理体系管理评审、内部或外部审核，发现不符合。

2. 不符合评价

（1）当发现某项活动可能为不符合时，发现人员应如实上报和记录不符合内容，样本库应组织对不符合进行评价。

（2）不符合级别：

a. 轻微：不影响生物样本及相关数据质量和生物样本库运行。

b. 一般：一定程度上影响生物样本库运行，不造成生物样本及相关数据质量的下降。

c. 严重：影响生物样本及相关数据质量和生物样本库运行有效性。

（3）样本库应根据不符合的情况，组织评估不符合造成的影响，并如实记录。

3. 不符合的控制

（1）属一般不符合项并能现场整改的工作，应组织并督促相关责任人实施现场整改，记录不符合项和纠正预防措施，经审核后存档。

（2）属严重不符合项或不能现场完成整改的工作，必须暂停工作；样本库应组织责任人对产生不符合的原因进行分析，提出纠正/预防措施，经审批后实施。当不符合已被纠正或控制时，可恢复工作。如认为不符合已经影响到样本质量，尚未分发的样本应酌情决定是否隔离、保留、弃用；如样本已分发或正在分发过程中，应酌情决定是否暂停/终止分发，并告知用户该不符合。

（3）确定不符合原因：纠正措施的实施过程应从确定问题根本原因调查开始，原因分析是纠正措施实施中最关键，有时也是最困难的部分。实施纠正措施前，应仔细分析产生问题的原因，包括但不限于：样本自身质量问题、样本采集要求、保藏的方法和程序、职工的技能和培训、消耗品、仪器设备及其校准、环境设施、数据处理等。

（4）应基于不符合的性质以及对预期目的适用性或对应用的影响，采取与不符合造成的风险相称的纠正/预防措施，防止其再次发生。应尽量减小不符合产生的影响。这也适用于在生物样本和相关数据分发后发现的不符合。

（5）当评价表明不符合工作可能再次发生或对管理体系运行的符合性产生怀疑时，应立即上报管理层，制定相应整改、预防和持续改进措施。

（6）如果生物样本库参加室间比对和室间质评计划，应追踪室间比对和室间质评的结果，当未满足预定的评价准则时，应记录该不符合并实施纠正措施。

（7）不符合应完整记录并形成文件，定期评审，以发现趋势并启动纠正/预防或持续改进措施。

（8）样本库应在纠正措施实施后组织审核运行情况或样本质量是否符合预期情况，判断不符合是否持续存在：

a. 不符合无法补救。

b. 补救措施不可行。

c. 不符合可能影响用户的研究结果。

4. 不符合的关闭

（1）当按照纠正措施控制纠正不符合项后，应对不符合的控制结果进行评估，如证实已纠正，可关闭不符合并恢复工作。

（2）当不符合无法纠正，持续存在时，样本库应针对该不符合制定持续改进措施，并暂停相关工作。

5. 不符合报告

对不符合的识别和控制记录及采取纠正/预防措施，包括：不符合的识别、反馈、原因分析、严重性评价、纠正行动及其效果、时间、地点、人员等。应有效记录，并长期保存。

6. 不符合传达与沟通

（1）样本库应将不符合及时传达给接收者/用户，并在适当的情况下，使接收者/用户能够确定该不符合是否影响预期研究目的。

（2）不符合的处理程序应同样适于质量管理体系文件首次采用之前所保藏生物样本和相关数据。

7. 纠正措施

（1）纠正措施的评估、分析和选择

a. 当确定需要采取纠正措施时，生物样本库应选择、制定和实施最能消除问题和防止问题再次发生的措施。

b. 采取的纠正措施应与其遇到的不符合的影响相适应。评估纠正措施的选择以确保不符合不再发生。在选择纠正措施时，应充分考虑其经济性和合理性。

c. 在制定和执行纠正措施时，须考虑潜在的风险和机遇，必要时，及时更新计划中确定的风险和机遇。

（2）纠正措施的实施

a. 一般和轻微不符合：技术主管会同当事人共同处理，立即予以纠正，填写《不符合项（纠正预防措施）记录》，报生物样本库主任审核批准后备案。

b. 严重不符合：技术主管会同当事人及涉及的小组，根据确定好的纠正措施，拟定纠正措施实施的时间表和实施纠正措施所需要的资源及到位时间。

c. 如纠正措施涉及对体系文件变更，应按文件控制程序实施修订、更改或重新制定。

d. 技术主管按改进后程序对样本库人员进行培训并记录。

（3）纠正措施有效性的评审

a. 样本库应对纠正措施的实施过程进行监控和对实施结果进行评价验证，以确保所采取的纠正活动是适时和有效的。

b. 样本库应组织对纠正措施的结果进行评审，它是管理评审中所必须包括的内容。应尽快对相关活动区域进行质量管理体系的审核，以确定纠正措施的有效性。

（4）纠正后措施

a. 样本库应有验证人员负责跟踪验证，对纠正措施的实施过程进行监控并验证措施的有效性。对预期未能完成者，进行原因分析，再度限期完成。

b. 未达到预期目的：采取纠正措施以后，不一定能达到预期的目的，样本库应监控每一纠正措施所产生的结果，当纠正措施无效，此时须重新分析不符合原因并改进纠正措施，重新启动本程序。

c. 达到预期目的：验证人员在不符合项和纠正预防措施的相关记录中填写验证评价，同时附上相应的证明材料，关闭不符合。

d. 纠正措施须在下一次内审或监督检查中进一步跟踪验证。纠正措施的执行情况及有效性作为管理评审的输入内容之一。

e. 不符合项和纠正措施记录应包括但不限于以下内容：①纠正措施的原因；②实施人员；③纠正措施与方案；④纠正措施计划及所需资源；⑤纠正措施实施有效性；⑥纠正措施实施时间计划表；⑦纠正措施结果的记录。

f. 纠正措施结果应在不符合项和纠正预防措施记录中详细记录：①对于内审和外部评审中涉及的纠正措施，因其不符合相关记录已经包含纠正措施的全部信息，可由其进行相关记录，可不再重复填写不符合项和纠正预防措施记录；②纠正措施实施后形成新的相关文件，样本库主任批准后，由人员档案管理员对相关文件体系更新存档。

8. 预防措施

（1）样本库宜主要从以下方面考虑需预防的项目

a. 质控：通过生物样本库室内质控、样本库室间比对、能力验证和趋势分析来反映潜在不符合项。

b. 人员能力。

c. 质量管理体系内审和管理评审。

d. 用户反馈：包括用户意见的记录和《咨询服务记录/满意度调查表》。

e. 质量管理体系运行信息及保藏活动信息。

f. 纠正措施落实情况、完成时限及纠正结果。

（2）预防措施的分析和评估

a. 在对以上各方面进行分析、评审的同时，应针对不采取预防措施可能导致的趋势和风险进行分析。

b. 对包括外部质量评价在内的相关资料进行分析，确保预防措施的全面性和有效性。

c. 但应注意预防措施并不是必需的。若经过综合分析确实在本样本库质量管理体系中未发现有需要采取预防措施的，可以不启动预防措施，并在管理评审中说明。

（3）样本库应根据预防措施的分析和评估结果制定适当的预防措施方案。

（4）实施

a. 样本库制订并实施相应的预防措施计划，使预防措施有序地进行，避免在此过程中出现不符合。

b. 需要时，应对生物样本库人员进行相关培训后实施预防措施。

（5）效果评估

a. 生物样本库应组织对预防措施计划实施的效果进行评估，评价预防措施的完成情况及其结果达到预期要求的程度。

b. 对效果不明显的预防措施，应重新制定预防措施计划，再次实施并评估。

c. 对可能出现负面影响和潜在失败的预防措施，应中止操作并记录，重新进行评估，制定预防措施计划，再次实施并评估。

d. 对效果明显的预防措施，生物样本库应根据实际情况组织讨论决定是否需要修订、更新或新增相应的质量体系文件。

（6）预防措施计划实施报告应包括但不限于以下内容：

a. 预防措施的原因。

b. 预防措施方案。

c. 实施人员。

d. 预防措施计划及所需资源。

e. 预防措施实施有效性。

9. 风险和机遇

（1）生物样本库应考虑并识别与生物样本保藏相关的风险，通过持续改进化解风险或转化为样本库的发展机遇，以达到如下目标：

a. 保证质量管理体系能够达到预期结果。

b. 增加实现生物样本库质量方针和目标的机会。

c. 预防或减少生物样本库不希望出现的质量问题。

d. 获得持续改进。

（2）风险和机遇相关措施

a. 制定识别应对风险和机遇改进机会的措施计划。

b. 预估灾难性事件可能对生物样本和关联数据的影响，制定安保及应对计划。

c. 制定措施以应对在一些重要的生物样本和关联数据的特殊处理过程中可能发生的，会中止处理程序的事件。

（3）识别应对风险的选择包括：

a. 识别并避免威胁。

b. 为了追求机遇改进机会而承担风险。

c. 消除风险源。

d. 改变可能性和后果。

e. 分担风险。

f. 通过知情决策保留风险。

（4）上述措施可通过以下途径实施：

a. 将这些措施整合到质量管理体系中实施。

b. 评估这些措施的有效性。

c. 任何情况下一旦生物样本库关闭，处理相关事务。

（5）对风险和机遇所采取的措施应与其对生物样本库保藏有效性和潜在影响相适应。

（6）对机遇的识别所带来的改进机会可能有助于扩大生物样本库的活动范围，吸引发现新用户，应用新技术和满足客户更多需求等。

10. 持续改进

（1）生物样本库应营造一个激励改进质量管理体系的氛围并开展相关的活动。

（2）改进的识别途径

a. 通过质量目标、活动过程、审核结果、纠正措施、管理评审、内审、风险评估、员工建议、数据分析和实验室能力比对验证的结果来识别出改进机会。

b. 从供应商/客户/用户/员工处寻求反馈，包括正面和负面的。对反馈信息进行分析并用以改进质量管理体系、生物样本保藏和客户服务。

（3）持续改进的评估和实施。针对上述原因识别的改进需求，根据分析原因，结合样本库质量目标，对改进措施的可行性进行评估。

（4）所采取的改进措施应与其对生物样本保藏有效性和潜在影响相适应。

（5）基于持续改进的性质以及对预期目的适用性或对应用的影响，采取适当的改进措施。根据评估结果，制定持续改进措施，形成持续改进报告，执行改进措施并记录。

（6）改进措施有效性的评审。样本库应对改进措施的实施过程进行监控和对实施结果进行评价验证，以确保所采取的持续改进活动是适时和有效的。

（7）在改进的实施过程中，对措施进行监控，记录阶段性成果，结合预期目的进行阶段性评估，对预期未能完成者，进行原因分析，修正实施时间计划。

（8）通过评估，如发现在过程中可不增加所需资源的前提下，通过局部修正改进内容以更好提升改进效果，应及时修正改进计划和方案。

（9）未达到预期目的：采取改进措施以后，不一定能达到预期的目的，应监控每一改进措施所产生的结果，当改进措施减弱或无效，此时须重新分析原因并修正改进措施，重新启动改进程序。

（10）达到预期目的：组织验证人员进行验证评价，同时附上相应的证明材料，关闭该项改进措施。生物样本库应组织评审改进措施的结果，它是管理评审中所必须包括的内容。应尽快依据管理评审程序相关规定对相关活动区域进行质量管理体系的审核，以确定改进措施的有效性。并将评审结果输入管理评审。

（11）持续改进的报告应包括但不限于以下内容：

a. 改进的原因。

b. 改进措施与方案。

c. 改进措施计划及所需资源。

d. 实施人员。

e. 实施时间计划表。

f. 实施监管。

g. 改进措施实施有效性。

（12）体系文件更新及培训

a. 改进措施实施后可能触发体系文件的修改，样本库应组织实施。

b. 应按更新后体系文件要求，对样本库工作人员进行培训考核。合格后按新作业指导书执行。

（三）体系审查

1. 内部审核

（1）基本要求

内部审核计划应包括管理体系的全部要素，审核是否达到质量目标，并重点审核对样本保藏有关键意义的领域，例如样本接收、处理、质量控制、存储和分发等样本保藏全过程的操作与管理，以及投诉和反馈的处理等。

（2）编制内审计划

a. 样本库应根据质量活动和技术活动现状、重要性以及以往审核的结果，编制年度内部审核计划。

b. 该计划按照滚动审核和集中审核相结合、年度内覆盖管理体系全部要素和所有小组及所有样本保藏工作的原则进行编制。

c. 质量管理体系内部审核年度计划应包括以下内容：①审核依据和范围；②审核频次和审核方式；③审核的大致日期。

（3）审核时机

a. 原则上确定每年至少进行一次管理体系内部审核。

b. 发生重大质量事故。

c. 管理体系发生较大的变化（如机构调整、重大人事调整等）。

d. 即将进行外部评审前等。

e. 样本库对某活动区发现的不符合工作或偏离是否符合相关政策和程序或者是否符合GB/T 37864–2019要求有怀疑时，质量主管应立即组织对该活动区进行附加内部审核。

（4）成立内审组

质量主管根据管理体系内部审核活动的范围、小组、要素及内部审核日程初步安排提出内部审核组名单，经生物样本库主任审核批准后成立内审小组并确定内审组长。内审员应由经过GB/T 37864–2019标准培训、具有一定资格且与被审核的工作无直接责任的人担任。审核组长应具备一定的组织管理能力，并能维护内部审核的独立性、公正性。

a. 内审组长职责：①通知内审，主持审核会议，制定内部审核实施计划，准备工作文件，布置审核组成员的工作；②控制现场审核实施，使审核按计划和要求进行；③确认内审员观察记录，审核核查表，确认不符合项，编写内审报告；④提交内部审核报告，向受审方提出纠正或改进的建议和要求；⑤整理内部审核实施中形成的所有文件和资料，归档保存。

b. 内审员职责：①根据内部审核范围要求编制检查表；②按内部审核计划完成审核任务；③整理内部审核记录，填写不符合项和纠正/预防措施相关报告；④协助被审核部门制订纠正措施，确定完成期限，并对实施进行跟踪验证。

（5）编制内部审核具体实施计划

内审小组成立后，由审核组长编制管理体系内部审核具体实施计划，经样本库主任批准后，组织召开内部审核小组会议，明确各成员分工和要求，确保每位内审员对审核任务清楚了解，内部审核前的准备工作按期完成。内部审核具体实施计划包括以下内容：

a. 内部审核的目的、依据、范围。

b. 内审小组成员的分工。

c. 内部审核具体日期及日程安排。

d. 内部审核的方法和检查要点。

（6）编制检查表

内审员在明确内部审核任务后编制内审检查表，检查表中应明确：

a. 计划审核的项目（要素）。

b. 欲寻找的证据及抽样方法和数量。

c. 突出受审方的主要职能、选择典型关键的质量问题。

d. 被审核部门所涉及的所有要素。

（7）通知审核

内审小组应在内审实施前5个工作日向被审核组发出通知，通知内容包括：内审小组成员、审核时间安排。被审核部门做好配合内审小组工作的准备，确定陪同人员并准备好向内审小组提供其所需检查的材料和资源。

（8）首次会议

内审小组在审核开始前召开首次会议：

a. 首次会议由内审小组召集，参加人员为样本库全体人员。

b. 首次会议由内审组长主持，主要内容是宣布内审小组成员、明确内部审核目的、依据、范围、涉及岗位和人员、内部审核计划、分工及日程安排；

c. 强调内部审核原则，阐明公正客观的立场；明确各被审核部门的陪同人和内部审核中应注意的问题。

d. 作会议记录，所有参加人员应签到。

（9）现场审核

首次会议结束后，内审小组按计划进行现场审核。现场审核原则：

a. 坚持以客观证据为依据的原则。

b. 坚持客观证据与内部审核依据核对的原则。

c. 坚持独立、公正的原则。

d. 内审员可采取与被审核部门人员交谈、查阅文件和记录、现场观察与核查、对实际活动及结果的验证、考核等方式收集管理体系符合和不符合审核准则的客观证据。客观证据由内审员填写在内审检查表中，审核中发现的不符合项应及时与被审核组沟通、反馈，并得到被审核组确认。在审核过程中，内审员应对重要的要素和被审核对象的薄弱环节加以重点关注。

（10）编制不符合报告

a. 内审小组应及时召集内审员交流内审中发现的问题，针对问题进行讨论、分析并提出审核会议结论的建议。内审员在检查取证完毕后，审核组长应召集内审小组会议，共同商定不符合项并编制内审不符合分布表。不符合从性质上可分为：①文件不符合；②实施性不符合；③有效性不符合；④保持性不符合。

b. 内审员将记录的不符合客观证据经评审后，编制不符合和纠正预防措施相关报告，报告内容应包括：①被审核部门名称及陪同人；②审核依据；③不符合事实陈述及不符合判定；④被审核方确认意见；⑤采取的纠正措施及完成时间；⑥纠正措施完成情况；⑦纠正措施验证情况。

（11）末次会议

内审小组将不符合项和内部审核结论达成一致后，内审小组应召开末次会议，末次会议参加人员与首次会议相同，会议由内审组长主持，参加人员应签到，作会议记录。末次会议的内容：

a. 重申内审的目的和范围。

b. 报告、总结评审情况。

c. 宣读不符合项报告、观察项报告，并提交书面不符合和纠正预防措施记录。

d. 提出纠正措施要求。

e. 陈述内审结论，适当时，提出改进的建议。

f. 被审方组长确认签字，并对完成纠正措施做出承诺。

g. 澄清被审方提出的问题。

（12）编制内部审核报告

内审组长在内审现场审核结束后三个工作日内编制出内部审核报告，经质量主管批准后发放至各相关小组和生物样本库主任。审核报告内容详见“管理体系内审报告”。

a. 审核目的、范围、依据。

b. 内部审核实施概况（包括审核日期和日期安排、审核组组成、审核过程概述等）。

c. 内部审核中发现的主要问题摘要、不符合项的分布情况和严重程度。

d. 质量体系或要素的符合性的评价及改进的建议。

e. 内部审核报告发放范围（管理层、质量小组、被审核部门和其他相关部门）。

（13）纠正措施

a. 内审中提出的不合格项，由受审核部门调查分析原因，有针对性地提出纠正措施，以及完成纠正措施的期限。内容记录《不符合（纠正预防措施）记录》。

b. 纠正措施必须经审核组认可，样本库主任批准，方可实施。纠正措施应制订期限；纠正措施需要生物样本库主任协调外部资源时，可酌情放宽时限。

（14）跟踪验证

a. 内审小组对纠正措施的实施情况进行跟踪。纠正措施完成后，内审员对纠正措施完成情况进行验证，经内审员验证确认纠正计划已完成后，在《不符合（纠正预防措施）记录》中记录、签字。若内审员发现仍有遗留问题时，应提出纠正/预防措施要求，不符合部门立即采取有效措施，直至问题解决。

b. 内审活动中的所有记录和实施计划、内审报告应由内审组长在内部审核工作全部完成后，移交人员档案/资料管理员归档并加以妥善保存。

c. 内审结束后，应对全体生物样本库人员进行相关纠正措施培训。

2. 管理评审

（1）管理评审的计划

一般情况下，每12个月进行一次管理评审，对该年度的管理体系运行情况进行评审。明确评审会议的评审目的、时间、议程、评审组成员、参加人员及需准备的评审资料等。但当生物样本库质量体系发生重大变化或出现重要情况如发生重大事故、组织机构或人员发生重大变化、发现工作中质量体系不能有效运行等时，可随时进行附加管理评审，需要时可增加评审次数，时间由生物样本库主任指定。由质量主管于每次管理评审结束后编制下一次管理评审计划，提交至生物样本库主任审核，内容包括：

a. 评审目的。

b. 参加人员。

c. 评审内容。

d. 评审的准备工作要求。

e. 评审时间安排。

参照年度管理评审计划适时管理评审计划的内容，但评审内容一般针对某一具体内容。

（2）管理评审开展条件

在下列情况下，由生物样本库主任提出，可适时地制定计划进行相应的管理评审：

a. 当有关法律、法规、标准及其他要求发生变更时。

b. 当生物样本库的组织结构发生重大调整时。

c. 当生物样本库发生重大质量事故或相关方连续投诉时。

d. 当生物样本库主任认为有必要时，如认证前的管理评审。

（3）管理评审的内容

参照GB/T 37864-2019 8.9.2部分要求。

（4）管理评审的准备

a. 质量主管在进行管理评审的前两周进一步明确参加管理评审的人员，落实需要准备的材料。

b. 参加人员包括生物样本库管理层、各专业组负责人、内审组长、安全管理人员、试剂管理员及其他相关技术人员等。

c. 质量负责人负责准备管理评审，准备的材料应至少包括GB/T 37864-2019第8.9.2条的内容。

d. 在管理评审的准备过程中应针对评审的内容进行实际情况的调查了解，做到有的放矢。如可能，可预先将涉及评审内容的有关文件或资料分发给参加评审的人员，以便他们有充分的时间准备意见。

e. 质量主管准备质量方针、质量目标的贯彻落实情况及质量体系运行情况报告，并根据准备材料的内容指定相关人员完成相应报告。

（5）评审

a. 生物样本库主任主持评审会议（主任外出时应委托其代理人以其名义主持会议），各组负责人和有关人员参加。必要时可邀请所在机构领导及机构相关职能部门参加中心的管理评审。按照评审计划规定的全体人员必须参加。

b. 质量主管作质量体系运行情况报告，并就质量体系与标准的符合性，质量体系与质量方针、质量目标的适合性，质量体系运行有效性等作详细汇报。

c. 与会者根据会议议程对评审实施计划的内容进行逐项研讨、评价，对出现的问题制定相应的纠正、预防和改进措施。

d. 主任做出最后评审意见，提出质量体系改进要求，做出评审结论。

（6）评审输出

a. 质量主管应指定工作人员负责做好评审记录，并归档保存。质量主管编写管理评审报告，经生物样本库主任批准后发至各组。

b. 评审报告的内容包括：①评审目的、依据；②评审日期；③参加评审人员；④评审的内容、范围；⑤不符合纠正措施的完成情况和有效性；⑥改进的建议；⑦管理评审决议和措施：应包含“管理体系及其过程有效性的改进、用户服务的改进、资源需求”三个方面。

（7）评审后的改进和验证

a. 管理评审工作结束后，各部门应对评审报告中提出的纠正或预防措施要求制定相应的落实措施，同时质量负责人应审定纠正措施或预防措施并具体实施。

b. 评审的结果可能导致质量体系文件的更改或补充、过程的改进和优化、资源的重新配置和充实等。这些调整和改进大多数是较重要的事项，应由样本库各有关专业组及相关人员负责实施，样本库管理层负责组织监督检查和验证。

c. 对其实施过程和效果具体由质量监督员配合质量主管进行跟踪验证，以防止措施落实不到位或产生负面效应。验证的结果应进行记录并向生物样本库主任报告。

参考文献

1.GB/T 37864-2019 生物样本库质量和能力通用要求

2.GB/T 38576-2020 人类血液样本采集与处理

3.GB/T 38735-2020 人类尿液样本采集与处理

4.GB/T 38736-2020 人类生物样本保藏伦理要求

5.GB/T 39766-2021 人类生物样本库管理规范

6.GB/T 39767-2021 人类生物样本管理规范

7.GB/T 39768-2021 人类生物样本分类与编码

8.GB/T 40352.1-2021 人类组织样本采集与处理 第1部分：手术切除组织

9.GB/T 40364-2021 人类生物样本库基础术语

10.GB/T 42060-2022 医学实验室样品采集、运送、接收和处理的要求

11.EN ISO 26000：2020 Guidance on social responsibility

12.中华人民共和国生物安全法（主席令 第五十六号）

13.中华人民共和国数据安全法（主席令 第八十四号）

14.中华人民共和国人类遗传资源管理条例（国务院令 第717号）

15.涉及人的生命科学和医学研究伦理审查办法（国家卫生和计划生育委员会令 第11号）

16.郜恒骏.重视消化系疾病组织生物标准化样本库的建立.中华消化杂志，2008，28（2）：73-74.

17.郜恒骏，朱明华.重视肿瘤组织库的标准化建设和应用.中华病理学杂志，2008，37（12）：797-798.

18.中国医药生物技术协会生物样本库标准（试行）.中国医药生物技术，2011，6（1）：71-79.

19.生物样本库最佳实践2012科研用生物资源的采集、贮存、检索及分发.中国医药生物技术，2012，7（1）：4.

20.郜恒骏.中国生物样本库向标准化迈进.中国医药生物技术，2015，(6)：481-483.

21.杜祥，孙孟红.恶性肿瘤生物样本库标准操作流程.上海：复旦大学出版社，2016.

22.陈曲波.生物样本库质量体系文件范例.北京：人民卫生出版社，2019.

23.郜恒骏.中国生物样本库——理论与实践.北京：科学出版社，2017.

24.王晓民，郜恒骏.临床生物样本库的探索与实践.上海：上海交通大学出版社，2017.

25.翟培军，李军燕，胡冬梅，等.生物样本库国际认可和标准化发展与前景.中华临床实验室管理电子杂志，2017，5（1）：6-8.

26.国际生物和环境样本库协会，中国医药生物技术协会组织生物样本库分会.ISBER最佳实践2018.中国医药生物技术，2018，13（1）：3.

27.中国医药生物技术协会组织生物样本库分会，中国医学装备协会消化病学分会微生态学组及生物样本库学组.消化道微生态标准化样本库共识.胃肠病学，2018，23（6）：356-362.

28.全国生物样本标准化技术委员会，中华医学会器官移植学分会，医药生物技术协会组织生物样本库分会，等.器官移植生物样本库建设实践指南.中华器官移植杂志，2019，40（1）：4-12

29.贺林.解码生命（第二版）.北京：科学出版社，2020.

30.尚红，王毓三，申子瑜.全国临床检验操作规程（第4版）.北京：人民卫生出版社，2015.

31.蔡莉，张玉霞.科技创新引领下医院生物样本库可持续发展问题探讨.科技管理研究，2022，42（6）：83-88.

32.杜莉利，郜恒骏.生物样本库可持续性发展的探讨.转化医学杂志，2019，8（5）：274-276.

33.王乐，刘苏来，蒋宇，等.肿瘤生物样本库的发展现状及探讨.现代肿瘤医学，2020，28（5）：832-835.

34.刘峙雅，葛瑞钦，徐庆华，等.我国生物样本库的研究进展.现代医药卫生，2021，37（5）：759-763.

35.高雅洁，程芸，陈瑞安，等. 生物样本库研究状况及发展探讨. 医学信息学杂志，2021，42（6）：43-47.
36. Conroy MC，Lacey B，Bešević J，et al. UK Biobank：a globally important resource for cancer research. Br J Cancer，2022，Nov 19. doi：10. 1038.
37.Cross N，Clark J，Perez-Iratxeta C，et al. Data profile：The Statistics Canada Biobank. Health Rep，2022，Nov 16，33（11）：27-34.
38.Gee，Sally，Oliver，et al. Biobank Finances：A Socio-Economic Analysis and Review. Biopreservation and biobanking，2015，13（6）：435-451.
39.Ogishima S. Development of Biobank Network in Japan. Gan To Kagaku Ryoho，2022，Feb，49（2）：125-128.
40.Omae Y，Goto YI，Tokunaga K. National Center Biobank Network. Hum Genome Var，2022 Nov 4，9（1）：38.
41.Paskal W，Paskal A，Dębski T，et al. Aspects of Modern Biobank Activity - Comprehensive Review. Pathology & Oncology Research，2018，4（24）：771-785.
42.Végvári A，Welinder C，Lindberg H，et al. Biobank resources for future patient care：developments，principles and concepts. J Clin Bioinforma，2011，1（1）：24-35.
43.郜恒骏.“以患者为中心”新型临床医学学科建设的实践与思考. 中华医学杂志，2020，100（40）：3126-3129.
44.高妍，乔占卫. 生物样本库标准化与CBDTM开创者. 科技创新与品牌杂志（中国科协），2020（7）：22-25.

伦 理 审 查

❖ 风险评估　科学护人 ❖

❖ 试验设计　守正助新 ❖

❖ 跟踪审查　把控全程 ❖

❖ 权益保护　依法力争 ❖

❖ 双生获益　伦理使命 ❖

主　编

洪明晃　阎　昭

副主编（姓氏拼音排列）

鲍　军　曹　烨　陈　震　李　洁　李　宁　罗素霞　徐　立

主　审

詹启敏　刘昌孝　李　洁

副主审（姓氏拼音排列）

李义庭　梁茂植　刘云鹏　王晓稼　翟晓梅

审　阅（姓氏拼音排列）

冯四洲　付　强　金　风　李　慧　李　娟　瓯江华　宋现让　孙　涛
汪秀琴　徐建芳　仰曙芬　余红平　张　峰　周　宏

编　委（姓氏拼音排列）

鲍　军　曹　烨　常建华　陈　鹏　陈　震　陈志坚　崔丹丹　丁　晶
范　贞　高　静　龚继芳　何　丰　何志勇　洪明晃　洪　倩　黄婧智
康金秀　李　博　李　慧　李　洁　李坤艳　李　宁　廖红舞　林　璐
刘瑞爽　刘小林　刘志敏　柳　萍　陆明莹　罗素霞　潘旭芝　齐长松
秦　艳　孙　健　孙言才　孙岩萍　田　丽　王贵英　王晓霞　王雨萌
王育生　吴大维　熊露丹　徐　立　徐　强　徐伟珍　阎　昭　颜晓菁
杨　凤　杨晓棠　应志涛　张　迪　张明辉　张玮静　张　勇　赵　青

第一章

伦理及伦理审查概论

药物临床试验的设计与实施应遵循两大基本原则--科学性和伦理性。伦理审查委员会审查是保护研究参与者的安全与权益、保证药物临床试验符合伦理准则的重要措施之一，在药物临床研究中发挥重要作用。

一、伦理审查的重要性和必要性

2021年1月1日起正式施行的《中华人民共和国民法典》规定，“为研制新药、医疗器械或者发展新的预防和治疗方法，需要进行临床试验的，应当依法经相关主管部门批准并经伦理审查委员会审查同意，向研究参与者或者研究参与者的监护人告知试验目的、用途和可能产生的风险等详细情况，并经其书面同意”。

2022年《中华人民共和国科学技术进步法》提倡“科学家精神”“工匠精神”，同时要求科技人员“遵守学术和伦理规范”，“禁止危害国家安全、损害社会公共利益、危害人体健康、违背科研诚信和科技伦理的科学技术研究开发和应用活动。”

2022年新修订的《中华人民共和国执业医师法》明确要求医师在执业活动中，“遵循临床诊疗指南，遵守临床技术操作规范和医学伦理规范等”；“尊重、关心、爱护患者，依法保护患者隐私和个人信息”；“医师开展药物、医疗器械临床试验和其他医学临床研究应当符合国家有关规定，遵守医学伦理规范，依法通过伦理审查，取得书面知情同意。”

《药品管理法》规定开展药物临床试验，应当符合伦理原则，制定临床试验方案，经伦理审查委员会审查同意。

《药物临床试验质量管理规范》作为国家卫健委和国家药监局联合发布的部门规章，更是从研究参与者保护、试验各方职责、质量体系、医疗保障、合规性要求等各个方面，对伦理审查委员会、研究者和申办者提出了非常具体、可操作性强的要求。特别强调“伦理审查与知情同意是保障研究参与者权益的重要措施”。

中国肿瘤发病与防治均有自身特点，因此中国医生应结合临床诊疗问题和独特诊治经验开展满足中国肿瘤防治需求的临床研究。中国抗癌协会系列指南秉持整合医学理念，在指南（肿瘤篇）中关注“防-筛-诊-治-康”全程管理，在指南（技术篇）中重点体现“评-扶-控-护-生”整体观念。这本中国抗癌协会医学伦理学专业委员会编写的《伦理审查》指南将为中国肿瘤学界开展临床研究的伦理审查工作提供伦理准则和操作技术指导。

二、伦理审查的独立性和自律性

伦理审查委员会一般由法人单位负责建立或批准，并提供必要的工作条件。伦理审查委员会应独立开展审查工作，不受任何单位和个人影响，保持伦理审查中道德判断的独立性。

伦理审查委员会的自律性体现在：责任心，担任委员是一种荣誉更是一份责任；同理心，关心处于相对弱势的研究参与者；敬畏心，尊重法规和道义；不贪心，遵守利益冲突回避原则；虚心，对不懂不熟悉的问题，请教或邀请专家参与审查；吐故纳新，伦理审查委员会有定期更新机制，保持组织的有效性。

伦理审查委员会还要接受来自公众和管理部门的监督。

三、伦理审查能力与工作效率

伦理审查委员会应遵守法律法规，认真履行职责，切实保护研究参与者的权益和安全。具有审查各种方案的能力、处理各种复杂情况的能力、关注和保护研究参与者的能力。

时间就是生命。伦理审查委员会应不断优化审查或备案流程，提高工作效率，必要时建立快速审查通道，以保障研究参与者权益得到有效及时保护，提高工作效率，在合理时限内完成临床试验相关资料审查或者备案流程，并给出明确书面审查意见。

四、肿瘤临床研究的特点与伦理挑战

恶性肿瘤发展快、预后差，及时、规范的治疗非常重要；肿瘤患者参与临床研究，可能接受一个疗效尚不确切、安全性无保证的方案，存在“试错”可能，机会成本巨大。因此，临床研究应最大程度减少这种“试错”。肿瘤患者参加的临床研究应以临床价值为导向，保障研究参与者的基本医疗为前提，这是肿瘤临床研究最基本的“伦理原则”。

2021年国家药监局发布的《以临床价值为导向的抗肿瘤药物临床研发指导原则》特别指出：对参与研究的肿瘤患者，临床试验已成为治疗手段；新药研发应以为患者探索更优（更有效、更安全或更经济等）治疗选择作为最高目标；新药研发的根本价值是解决尚未被满足的临床需求，实现患者获益的最大化。

抗肿瘤药物上市之路，过程漫长，情况复杂，涉及患者紧迫医疗需要和市场激烈竞争，申办者与参与的临床试验机构，都希望启动快、过程顺利、早日完成、尽快上市和发表文章。因此，相关人员的伦理理论素养、伦理审查委员会的伦理审查能力面临重大挑战。

研究者、申办者不断加强学习，恪守伦理原则，不断提高自身的伦理素养；伦理审查委员会应强化伦理责任，做好伦理监督，提高审查能力和工作效率。临床研究各参与方，要把研究参与者权益和安全放在首位，把“以临床价值为导向”“以患者为中心”等理念落到实处。

第二章

伦理审查委员会的组成与运行

一、人员组成

伦理审查委员会应制定《伦理审查委员会章程》，对伦理审查委员会的组成、运行、换届等进行规定。

（一）委员

伦理审查委员会的委员应当从生命科学、医学、生命伦理学、法学等领域的专家和非本机构的社会人士（即：不隶属于本单位且不是本单位成员的直系亲属）中遴选产生，不得少于7人，并且应当有不同性别的委员，民族地区应考虑有少数民族委员。伦理审查委员会经常审查涉及特定群体的研究参与者的研究，应有熟悉此类人群特点，或有与此人群相关工作经验的委员。医疗机构可以采取招聘、推荐等方式，形成伦理审查委员会的候选人名单，然后提交医疗机构讨论决定并任命。

（二）独立顾问

必要时，伦理审查委员会可以聘请独立顾问，以覆盖被审查研究的专业领域。独立顾问对所审查研究的特定问题提供咨询意见，不参与表决，不得存在利益冲突。独立顾问可以是伦理或法律方面的、特定疾病或方法学的专家，或是特殊疾病人群、特定地区人群/族群或其他特定利益团体的代表。

独立顾问需要签署保密协议。

（三）任命和任期

委员任期不超过5年，可连任。设主任委员1人，副主任委员若干人，由伦理审查委员会委员协商推举或选举产生，并由医疗机构颁发正式书面文件任命伦理审查委员主任委员、副主任委员、委员、替补委员以及秘书。伦理审查委员会委员应当具备相应的伦理审查能力，首次聘任的委员和秘书应当经过岗前培训，经考核合格后上岗。

（四）辞职

委员因健康、工作调离或其他个人原因不能继续履行委员职责，应书面申请辞去委员职务。

（五）免职

若受聘委员未能履职（如，经常缺席会议、行为不当，或有尚未解决的利益冲突问题等），伦理审查委员会可做出免职决议，并对其未能履职原因予以说明。

（六）换届

应当考虑伦理审查能力的发展和工作的连续性、委员的专业类别。换届候选委员采用招聘、推荐的方式产生，然后提交医疗机构讨论决定。

（七）伦理审查委员会办公室

应根据审查工作实际需要配备能够胜任工作的专（兼）职秘书和工作人员。办公室应有独立办公场所、必要的办公设施及与审查项目数量相匹配的档案室和资料柜，有条件的可根据需要配备相关信息化管理系统。

（八）备案

医疗卫生机构应当在伦理审查委员会设立之日起3个月内向其机构执业登记机关备案，在国家医学研究登记备案信息系统上传信息。机构伦理审查委员会应当于每年3月31日前向备案的机关提交上一年度伦理审查委员会工作报告。

二、审查能力培训

（一）培训制度

伦理审查委员会应建立培训机制，确保委员具备相应的伦理审查能力，能审查临床试验相关伦理学和科学等方面的问题。所有新委员、秘书和办公室工作人员至少接受过一期生命科学、医学研究伦理知识、GCP等相关法律法规的培训，并获得培训证书后方可行使其职责。同时，还要接受伦理审查委员会相关制度和标准操作规程的培训，培训记录保存在伦理审查委员会办公室。

（二）继续教育

委员定期接受相关继续教育并保存培训记录。伦理审查委员会应及时组织全体委员学习新颁布或修订的法律、法规、政策、指南，新颁布或修订的伦理审查委员会制度、指南及标准操作规程。伦理审查委员会负责定期对医疗机构内相关人员进行伦理知识培训。

三、工作职责

（一）伦理审查委员会职责

伦理审查委员会应根据伦理审查工作需要不断完善组织管理和制度建设以及标准操作规程，保护研究参与者合法权益，维护人格尊严，避免公共利益受损，促进涉及人的生命科学和医学研究规范开展；对本机构或其他机构委托开展的临床研究进行伦理审查，包括初始审查、跟踪审查和复审等。

（二）伦理审查委员会委员职责

委员应同意公开其姓名、职业和隶属关系；签署保密协议，承诺对伦理审查工作中获知的敏感信息履行保密义务；签署利益冲突申明。主任委员负责主持审查会议，审签会议记录，审签决定文件。当主任委员因利益冲突或其他原因缺席审查会议时，可授权副主任委员履行主委职责。委员准时参加伦理审查会议，准确评审会议的各项内容，积极参与讨论，对研究进行审核并做出审查决议。

（三）伦理审查委员会办公室

为伦理审查委员会的建设与运行提供日常服务、开展伦理知识的宣传活动，提供伦理咨询、受理并协调处理研究参与者的申诉、并向备案的执业登记机关提交伦理审查委员会年度工作报告。伦理审查委员会秘书负责受理伦理审查申请材料、审查会议事务和简易程序审查事务，文件与档案管理等；伦理审查委员会工作人员协助伦理审查委员会秘书负责办公室日常工作。

四、规章制度

（一）独立性

伦理审查委员会应当建立伦理审查工作制度、标准操作规程，健全利益冲突管理机制和伦理审查质量控制机制，保证伦理审查过程独立、客观、公正。任何机构和个人不得干预伦理审查委员会伦理审查过程及审查决定。委员与研究存在利益冲突时，应当在研究审查前进行申明，应当回避审查，投票或者提出审查意见的委员应当独立于被审查的临床研究。伦理审查委员会受理研究参与者的投诉并协调处理，确保研究不会将研究参与者置于不合理风险之中。

（二）审查时限

伦理审查委员会对受理的申报项目应当在30天内开展伦理审查，提供审查意见。情况紧急的，应当及时开展伦理审查。对于重大突发事件，紧急情况下，应在72小时内开展伦理审查、出具审查意见。

（三）审查意见

伦理审查委员会可以对审查或跟踪审查的研究做出：批准、不批准、修改后批准、修改后再审、继续研究、暂停或者终止研究的决定，并应当说明理由。委员应对研究所涉及的伦理问题进行充分讨论后投票，与审查决定不一致的意见应当详细记录在案。

（四）主审

伦理审查可实行主审制，可为每个研究安排不少于2名主审委员，主审委员应填写审查工作表。

（五）会议法定人数

伦理审查委员会章程应规定召开审查会议所需的法定到会人数，最少到会委员人数应达到全体委员人数的半数以上，并不少于五人。到会委员应包括生命科学、医学、生命伦理学、法学等相应专业背景的委员和非本机构的社会人士，不同性别的委员，民族地区应当考虑少数民族委员。伦理审查委员会会议审查意见的投票委员应当参与会议审查和讨论。因利益冲突退出审查会议的委员，不计入法定人数。

（六）审查类别

审查类别分为初始审查、跟踪审查和复审。

1.初始审查的程序

（1）初始审查是指在研究开始实施前研究者首次向伦理审查委员会提交的审查申请，伦理审查委员会参照相关伦理审查法律、法规的标准进行审核，经审查批准后研究方可实施的一系列程序。

（2）初始审查申请的送审文件

a.研究材料诚信承诺书；

b.伦理审查申请表；

c.研究人员信息、研究所涉及的相关机构的合法资质证明以及研究经费来源说明；

d.研究方案、相关资料，包括文献综述、临床前研究和动物实验数据等资料；

e.知情同意书；

f.生物样本、信息数据的来源证明；

g.科学性论证意见；

h.利益冲突申明；

i.招募广告及其发布形式；

j.研究成果的发布形式说明；

k.伦理审查委员会认为需要提交的其他相关材料 。

2.初始审查方式

伦理审查委员会对研究项目的初始审查一般采取会议审查方式。

3.跟踪审查的程序

对已批准的临床研究，伦理审查委员会应根据研究风险程度和发生研究风险的可能性进行一定频率跟踪审查，包括修正案审查，年度/定期跟踪审查，严重不良事件审查，不依从/违背方案审查，暂停/提前终止研究审查，结题审查等。跟踪审查的委员不得少于2人，在跟踪审查时应及时将审查情况报告伦理审查委员会。审查频率应当根据研究参与者风险程度而定，但至少一年审查一次。跟踪审查包括以下内容：

（1）是否按照已批准的研究方案进行研究并及时报告；

（2）研究过程中是否擅自变更项目研究内容；

（3）是否增加研究参与者风险或者显著影响研究实施的变化或者新信息；

（4）是否需要暂停或者提前终止研究项目；

（5）其他需要审查的内容。

4.复审的程序

初始审查和跟踪审查后，如对伦理审查意见有不同看法，可以通过“复审申请”方式提出不同意见，请伦理审查委员会重新考虑决定。

（七）审查方式

伦理审查委员会应对临床研究的科学性和伦理性进行审查，审查方式有：会议审查、简易程序审查、紧急会议审查。会议审查是主要审查方式，审查会议的安排应保证审查及时性；简易程序审查是会议审查的补充形式，目的是提高低风险事件的审查效率；紧急会议审查是指在研究过程中出现重大或严重问题，危及研究参与者安全时，伦理审查委员会应召开紧急会议进行审查。

1.会议审查

（1）会议日程安排

伦理审查委员会应定期安排审查会议，例行会议审查一般每月安排1-2次，需要时可临时增加审查会议次数。会议日程由伦理审查委员会秘书负责安排，及时通知伦理审查委员会委员和临床试验研究者。

（2）会议审查程序

a.会前准备

会议日程（包括伦理会议时间、地点、出席委员符合法定要求、研究者能够参会汇报等）。

会议材料（伦理审查会议签到表、投票单、上次会议纪要、会议汇报文件，及两次伦理审查会议期间通过简易程序审查的项目情况等）。

处理预审事务（会议前，将研究的整套待审查材料分发至每位委员。）

b.会议有效人数

会议有效人数是指到会参与审查委员应达到全体委员人数的半数以上，并不少于7人。到会委员应包括生命科学、医学、生命伦理学、法学等相应专业背景的委员和非本机构的社会人士，不同性别的委员，民族地区应当考虑少数民族委员，会议方为有效。

通过视频参加会议的委员，如果会议之前已接收到所有审查材料，且积极、公正地参与讨论，这些委员被算入有效委员人数并允许参与投票。

所有参会人员（包括伦理审查委员会委员、特邀独立顾问、委员会工作人员、经允许参加会议的其他人员）都需要尊重伦理审查委员会审议过程，并对审查结果保密，并在会前签署保密协议，承诺对伦理审查工作中获知的敏感信息履行保密义务。

c.会议审查流程

会议主持人对法定人数及利益冲突进行说明；

会议主持人宣读会议议程；

秘书组汇报前次会议内容、简易程序审查意见及相关事宜；

主要研究者汇报研究和/或主审委员汇报审查意见；

委员分别对研究方案的科学性和伦理性提问；

研究者对提问进行解答；

研究者退场，到会委员进行充分讨论并投票；

秘书进行会议记录，整理会议资料和投票结果。

d.会议决议

参与会议审查意见投票的伦理审查委员会委员，应当参与会议的审查和讨论。伦理审查委员会委员邀请的相关领域顾问专家可参与审查，但不参与投票。与研究存在利益冲突的伦理审查委员会委员应当回避。

秘书对会议审查内容要有完整录音记录及手写会议审查内容记录，在会后及时整理会议讨论内容和审查意见，形成书面会议记录。参加会议委员审阅无异议后由主任委员（或被授权者）签字并备案。伦理审查委员会委员与研究存在利益冲突的，应当在研究会议审查开始前进行申明，并回避审查。

秘书应根据会议记录和投票结果出具伦理审查意见的审查批件。批件由主任委员（或被授权者）签名并加盖伦理审查委员会公章方为有效。批准有效期限最长为12个月，如果伦理审查委员会认为研究参与者可能面临的风险程度较高，频率更高的跟踪审查是必要的。

e.会议决定传达

伦理审查委员会应在审查后给出书面审查意见函送达研究者和研究管理部门。伦理审查委员会的审查意见有：批准、不批准、修改后批准、修改后再审、继续研究、暂停或者终止研究。审查意见应当说明要求修改的内容，或者否定的理由。

2. 简易程序审查

简易程序审查是会议审查的补充形式，目的是提高低风险事件的审查效率，由伦理审查委员会主任委员指定两个或者以上的委员进行简易程序审查，并出具审查意见。审查意见应当在伦理审查委员会会议上报告。以下情形可以适用简易程序审查的方式：①研究风险不大于最小风险的研究；②已批准的研究方案作较小修改且不影响研究风险受益比的研究；③已批准研究的跟踪审查；④多机构开展的研究中，参与机构的伦理审查委员会对牵头机构出具伦理审查意见的确认等。有下列情形之一的，应转入会议审查：①研究的风险受益比变化；②审查委员之间意见不一致；③委员提出需要会议审查。

3. 紧急会议审查

研究过程中出现重大或严重问题并危及研究参与者安全或其他权益严重受损时，伦理审查委员会应召开紧急会议进行审查，必要时应采取相应措施，保护研究参与者的安全与权益。

（八）审查与决定

委员应当对研究所涉及伦理问题进行充分讨论后投票，与审查决定不一致的意见应当详细记录在案。伦理审查委员会做出决定应当得到超过伦理审查委员会全体委员二分之一同意。研究者/申办者对伦理审查委员会审查决定有不同意见，可提交复审。

（九）审查决定的传达

伦理审查委员会应在5-10个工作日以伦理审查意见函的形式向研究者传达结果。审查决定文件格式及内容应包含①研究信息：项目名称、申办者、审查意见号；临床研究机构和研究者；②会议信息：会议时间、地点、审查类别、审查的文件，其中临床研究方案与知情同意书均应注明版本号/日期；③伦理审查意见的签发日期；④伦理审查委员会联系人和联系方式；⑤审查结果；⑥决定文件有效期。

（十）质量管理

伦理审查委员会应对研究者和研究人员对伦理审查程序提出问题和建议做出回应。伦理审查委员会应接受机构的管理和研究参与者的监督。接受政府卫生行政部门、药品监督管理部门的监督指导；接受独立第三方伦理审查质量体系评估。伦理审查委员会应对检查发现问题采取相应改进措施。

第三章

研究方案及修正案、病例报告表、研究者手册的审查（药物部分）

一、研究方案及修正案审查

（一）研究方案审查的一般考虑

1.研究背景和前期研究基础

研究背景和前期研究基础体现临床研究的科学和社会价值，是研究方案伦理审查的重要内容和参考资料。

研究背景和前期研究基础的伦理审查需紧密结合医药专业知识，因此，建议由相关临床专业伦理审查委员主审。审查过程中，应首先了解本项研究拟解决的临床问题，是否适应目标癌种最新的临床诊疗现状，尚未被满足诊疗，从而判断研究本身是否具备足够临床价值。例如，目前PD-1/PD-L1单抗在我国已广泛用于多个癌种治疗，但部分种类癌症初始客观缓解率不高，缓解后可能很快出现耐药；因此，针对已获批适应证开展新药联合增效或耐药后治疗的临床研究具备巨大临床价值，而不以临床价值为导向的临床研究在具体设计上可能存在伦理风险，如对照组研究参与者无法获得目前最优标准治疗方案。对反映重要临床信息的参考文献，必要时应该延伸阅读，了解原始文献详细内容、与本研究的关系。

审查过程中，需关注试验药物的机制、可能优势、前期安全性和疗效数据等重要背景信息，该内容与研究设计、受试人群、安全随访计划等密切相关，部分资料信息应详细体现在研究者手册中，便于延伸阅读。肿瘤药物临床开发与其他药物类似，需要遵循从临床药理学、安全性和疗效探索到疗效确证的一般过程，试验药物的前期数据应足以支持当前开展的研究项目。例如：①控瘤新药首次人体试验，应重点关注该药非临床药理毒理实验数据对人体起始剂量和剂量递增计划的支撑，关注起始剂量测算依据，是否同时考虑了安全性因素和药效学因素（特别是对生物药和细胞/基因治疗产品）；②控瘤药联合使用的临床研究，特别是首次应用时，需关注联合增效机制、非临床药效学证据或国内外同类药物联用的临床证据；③剂量递增与扩展结合的多阶段探索性研究，在新研究阶段开展前，重点审查前一阶段临床数据；④控瘤新药的确证性随机对照试验，应审查该药或治疗方案前期安全性数据和在目标人群的初步有效性数据。

2.研究目的

研究目的应与研究背景、研究设计和研究程序高度统一，体现了研究方案在药物临床开发周期中的地位。因此，伦理审查需要关注研究目的是否与现阶段研究基础和研究分期匹配，是否与研究设计和研究程序匹配。近年来，随着适应性设计在抗癌新药临床开发的应用，试验期别越来越模糊、趋向于整合，通常将原Ⅰ、Ⅱ期试验归类于“探索性研究”，Ⅲ期试验归类于“确证性研究”，但研究目的仍需要符合相应期别临床试验的基本原则。

伦理审查的常见问题：①研究目的与前期研究基础不匹配，例如单药或联合给药的首次人体试验主要是观察安全性，而未在探索安全剂量前提下盲目将主要研究目的设置为疗效评价，研究参与者可能承受更多药物不良反应；②研究目的与研究设计不匹配，例如在高风险药物的安全性或疗效初步探索阶段就采用大样本扩展队列或随机对照设计，将更多研究参与者置于不确定的风险之中（具体参考“3.研究设计”）；③研究目的与研究程序不匹配，例如在研究流程中增加了研究目的未涉及或与研究目的关联性不强的生物标志检测等探索性研究，科学效用存疑，研究参与者将额外承担采集生物样本的风险。

3.研究设计

探索性研究设计的伦理审查需要关注：①根据前期研究数据和研究者手册判断起始剂量和递增计划的合理性，起始剂量和递增幅度越高，研究参与者承受的安全风险越大，起始剂量和递增幅度越低，研究参与者承受的疗效不足风险越大；由于早期试验主要纳入标准治疗失败的肿瘤患者，对疗效不足的容忍度更高，当药物机制新颖或剂量选择困难时，伦理角度倾向于先尝试较低起始剂量和递增幅度，再根据前期临床数据调整设计；②剂量递增队列有足够的样本量和安全观察窗体现急性或亚急性不良反应，例如，对于机制新颖或预期不良反应发生率较高的药物，应用贝叶斯最优区间（bayesian optimal interval，BOIN）设计时为剂量组设置最低纳入的研究参与者例数，或采用“哨兵”模式，在同一剂量组不同研究参与者的首次给药之间预留时间窗；③评估扩展队列/Ⅱ期试验的风险：具有陡峭的暴露-安全性关系、个体间/内变异较大、生物转化和清除由多态酶介导的小分子药物，或其他安全性风险较高的药物（例如免疫激动剂药物）早期剂量扩展风险大，应谨慎开展，开展Ⅱ期试验前重点审查前期临床安全性和药代动力学数据。

确证性研究设计的伦理审查需要关注：①该药物或治疗方案的前期安全性数据和在目标人群的初步有效性数据；②对照组治疗方案：临床专业背景委员应熟悉本专业最新指南、常用治疗药物的说明书适应证范围和支付情况，综合理解“标准治疗”的内涵，注意标准治疗措施的国家/地区差异和迭代更新；对照组应尽可能提供现行最优标准治疗，在无标准治疗情况下才考虑设立安慰剂对照组，同时还应为研究参与者提供必要支持治疗；③盲法设置主要为研究科学服务，可能影响研究参与者试验期间及后续诊疗，存在一定风险，需要与良好的研究程序配合，同时也需要考虑破盲对于研究参与者试验期间诊疗的影响；④交叉设计的合理性：对照组研究参与者疾病进展时，如果试验药物是后续标准治疗选择，或者有相对充分前期数据证明其在后续治疗的疗效及安全性，才可考虑采用交叉设计，否则会将对照组研究参与者置于不确定的风险中。

在特定情况下，单臂试验也可作为确证性研究支持产品上市，研究设计层面的伦理审查原则与探索性研究相同。

4.研究参与者

《涉及人的生命科学和医学研究伦理审查办法》和《药物临床试验质量管理规范》赋予了伦理审查委员会保护特殊群体权益的职责，无药可救的晚期肿瘤患者、儿童肿瘤患者属于弱势的研究参与者范畴，前者是肿瘤药物临床试验常见的研究参与者，需要伦理审查委员会在审查时关注与之配套的研究基础、风险管控程序和知情同意过程等。

由于控瘤药物常具明显毒性（包括遗传和生殖毒性），很多创新药单药有效性不确切，因此上述创新药物在缺乏安全性或初步疗效数据情况下，受试人群常选择无标准方案可用的晚期肿瘤患者，一般不在健康研究参与者或初治肿瘤患者中开展早期人体试验。针对早期或初治肿瘤患者、特别是已具备明确有效标准治疗选择人群的试验，应建立在试验药物安全性与有效性数据支持基础上——传统细胞毒或肿瘤靶向或免疫药物需要通过临床试验逐渐从末线治疗推广到一线、辅助、新辅助治疗；一些靶向或免疫药物，可在预期耐受性较好前提下，与标准疗法联用，在早期试验纳入适用于相关标准治疗的研究参与者，包括部分初治患者；一些细胞疗法或治疗性疫苗，早期患者生物学效应明显优于晚期患者，可考虑在预期安全属性较好前提下早期纳入辅助治疗患者。

部分肿瘤靶向药物如酪氨酸激酶抑制剂，或减毒增效辅助治疗药物，在其较低剂量下不良反应程度轻微，无遗传生殖毒性，可考虑在健康研究参与者中开展部分个体药代动力学试验。但必须注意的是，选择健康人群作为研究参与者需具备充分科学依据。选择特殊受试人群，如儿童或其他弱势群体等进行研究，也应提供合理理由，并采取相应保障措施；对并非仅针对儿童肿瘤开发的新药，在用于儿童研究参与者前应先具备成人研究参与者的安全性和初步疗效基础。

研究参与者选择的伦理审查中，还要考虑公平原则，在无充分前期依据情况下，确证性研究方案尽量避免年龄范围过窄、排除少数族裔或病毒性肝炎等研究参与者。值得注意的是，考虑到试验药物预期不良反应，有必要排除多器官功能损伤、重要器官功能较差或是既往合并严重基础疾病的高风险研究参与者，最大程度减少试验过程中给研究参与者带来的额外风险。此外，伦理审查主要考量的是临床风险与受益，不建议过度夸大社会和经济因素，方案也应谨慎设置研究参与者"拒绝"或"因经济原因无法接受"相关治疗的入选标准，损害试验科学性和公平性。

5.研究程序

研究程序的伦理审查首先应关注对研究参与者安全风险进行控制与管理的具体措施，包括：①根据已有动物及临床试验数据，制定合理的安全访视项目和频率，符合相关疾病的常规诊疗措施；②Ⅰ期临床试验剂量递增阶段的剂量限制毒性（Dose limiting toxicity，DLT）标准以及DLT观察期内允许采取的支持治疗措施，上述标准和措施应尽可能考虑试验药物毒性特点，符合相关疾病的常规诊疗措施，例如，免疫药物需在DLT标准中考虑免疫相关不良事件（Immune-Related Adverse Event，irAE）；③当出现规定级别的不良事件后，研究方案是否有明确的研究药物减量或停药标准、对症治疗方案等，例如，对免疫相关肺炎制定诊断流程和分级治疗方案；④从安全角度出发，明确禁止、谨慎和允许合并使用的非研究药物/治疗种类，以及使用禁用药物/治疗后的处理措施。

涉及临床生物样本的研究程序是伦理审查的重点部分，审查内容应包括生物样本获取的主体、获取方式、获取类型、获取时限、获取数量、用途、检测程序及共享等。伦理审查需重点关注：①生物样本采集量是否超过常规检验检查所需要的用量，避免通过研究额外采集大量生物样本，特别是组织样本；对科学效用相对有限的探索性研究，如必须通过穿刺等侵入性操作采集，应由研究参与者自愿选择参与，是否采集样本不应与研究入选资格挂钩；②入选标准涉及阳性率较低的生物标志物检测，或采集血液或肿瘤组织用于细胞/基因治疗产品制备时，从研究参与者安全和检查负担角度，设置预筛选或二次筛选程序；③如研究设有中心实验室，应审查中心实验室设置的合理性，以及生物样本的处理方式，尽可能避免医疗常规检测项目外送；如上述检测项目属重要研究终点、入选标准或分层因素，从科学角度出发需使用中心实验室统一检测标准，检测结果应参考医疗常规时限，及时反馈研究者，从而指导研究参与者诊疗。

盲法试验应特别关注揭盲时机和程序审查，包括研究参与者出现严重安全性问题时的紧急揭盲程序、期中分析和研究结束后揭盲程序等。如后续替代治疗措施受到试验治疗分配影响，例如，研究参与者疾病进展后拟采用的标准治疗措施含有试验药物同靶点产品，需通过试验期间接受的是试验药还是安慰剂制定具体方案，应允许对个例研究参与者进行揭盲。

如“研究背景和前期基础”部分所述，部分临床研究包含多个阶段，例如，剂量递增联合剂量扩展，需要审查每一阶段开放研究参与者入组的标准。如方案设置安全监察委员会（safety monitering committee，SMC）或独立数据监察委员会（independent data monitoring committee，IDMC），应关注其启动会议的标准和工作程序，特别是与安全事件相关的程序。当伦理审查委员会确认研究整体风险显著超过获益时，在做出暂停或终止研究的决定时，需审查对研究参与者个体的保护机制。研究结束时，如果部分受试患者仍能从试验治疗中获益，此时还要关注是否具有后续治疗措施或延伸给药程序。

肿瘤临床研究特殊诊疗程序种类繁多，包括但不限于：临床研究中药物联合放疗、手术、介入治疗等，细胞/基因治疗中血细胞单采、组织切取/活检、产品制备、桥接治疗等，需要对相关操作规程进行伦理审查。

（二）方案修正案的审查

方案修正和变更在肿瘤药物临床研究期间尤为普遍，其伦理审查评估要点主要是研究风险-获益的变化。以《药物临床试验期间方案变更技术指导原则（试行）》为参考，伦理审查时应根据临床试验方案变更对研究参与者风险-获益和研究科学性的影响，辨析实质性变更与非实质性变更。

实质性变更是指对临床试验研究参与者的安全性、试验科学性、试验数据的可靠性可能产生显著性影响的变更。例如：改变研究目的、主要终点和/或关键次要终点以及相关评价指标、统计方法；改变试验入排标准、给药剂量、给药方法或对照组药物变更；减少访视频率、改变试验结束/暂停/中止标准、变更随机化或盲法设置等。实质性变更一般应进行会议审查。肿瘤探索性研究的审查侧重主要是试验药物背景安全信息、给药剂量、DLT标准、安全随访流程、试验结束/暂停/中止标准等对安全风险影响较大的变更；确证性研究的审查侧重点除安全性外，还兼顾研究终点、随机化和盲法设置修改等学术问题。

非实质性变更是指对临床试验研究参与者的安全性、试验的科学性、试验数据的可靠性不会产生显著性影响的变更。例如：变更探索性终点及其检测方法、增加安全性指标或访视次数、变更联系人或联系方式、记录数据文件格式或内容的修改、表述性内容微调、文字打印勘误等。非实质性变更可进行快速审查。

（三）研究者发起研究方案审查的特殊考虑

研究者发起的临床研究在方案审查时应首先辨析研究性质。与注册性质的药物临床试验相比，研究者发起的药物临床研究种类更为多样，按照《医疗卫生机构开展研究者发起的临床研究管理办法（试行）》，根据是否施加研究性干预措施分为干预性研究和观察性研究。

常见的观察性研究包括以收集、分析患者诊疗信息及其他健康数据进行的研究，如真实世界中抗癌药物疗效和不良反应评价研究；还包括收集患者诊断、治疗剩余生物样本进行检测分析的研究，如药物疗效预测生物标志物的探索。观察性研究中研究对象未承担超出常规诊疗或疾病防控需要的额外健康（疾病）风险或经济负担，方案可采用快速审查方式进行初始或跟踪审查。常见干预性研究主要是药物临床试验，特别是抗癌药物超说明书使用临床试验，方案一般采用会议审查方式进行初始或跟踪审查。审查过程中应注意方案需要符合法规要求，应针对标准治疗缺乏或疗效有限的适应癌种，具备相对充分的前期研究基础，一般不改变给药途径或超出说明书规定的剂量范围。

二、病例报告表的审查

病例报告表（case report form，CRF）是临床试验收集数据的主要文件，是将临床试验方案转换为标准数据的第一步。CRF应符合《中华人民共和国个人信息保护法》、《药物临床试验数据管理与统计分析计划指导原则》等要求。

初始审查阶段，病例报告表需随临床研究方案、知情同意书等初始审查申请材料一并送审，审查过程中需考虑：①CRF中收集的数据点是否与临床研究方案中要求收集分析的数据保持一致，并确认收集数据项的目的、可能性与必要性；②CRF描述语言是否易于理解，对不可直接理解的项目应给出明确定义，使不同的使用者尽可能对CRF理解趋于一致，从而得出的数据可靠、一致，必要时须配套CRF完成指南做解释说明；③是否涉及敏感信息搜集，包括但不限于研究参与者身份识别信息、个人隐私等，大部分临床研究不需收集此类信息，个别研究如有特殊涉及，应结合临床研究方案内容充分评估目的与必要性，且应提供对敏感信息搜集、处理、保密等合理措施以确保信息安全。

CRF更新后需附修订摘要递交至伦理审查委员会分情况进行审查或备案：①CRF及修订摘要是随修正案申请材料递交，则一并送审，审查过程中考量要素同初始审查阶段；②单独递交更新后的CRF及修订摘要，在受理时由伦理办公室核对修订内容：如修订内容仅为勘误或其他行政信息变更，可直接备案；如果有数据项增加，则核对增加数据项是否与已批准方案中的数据内容一致，并重点关注新增数据项是否涉及敏感信息搜集，包括但不限于研究参与者及家属的姓名、手机号、身份证号等。

综上所述，病例报告表的伦理审查关注点在于研究参与者信息安全的保护，在研究数据得以完整记录情况下，避免研究参与者个人信息的过度收集和非必要暴露。

三、研究者手册的审查

研究者手册（investigator's brochure，IB）是试验药物临床与非临床资料的汇编，内容包括试验药物的化学、药学、毒理学、药理学和临床的资料和数据。IB与方案中的研究背景和前期基础关系密切，且和研究设计相关，能帮助研究者和伦理审查委员会委员理解试验方案中诸多关键基本要素，包括临床试验的给药剂量、给药次数、给药间隔时间、给药方式等，主要和次要疗效指标和安全性观察和监测，是伦理审查的重要资料。

研究者手册的伦理审查角度与研究背景的审查类似，需重点关注对临床研究具重要指导意义的非临床数据、试验药物临床阶段的安全性和疗效数据，以及支持临床研究方案设计的关键资料，建议由相关临床专业和药理毒理专业的伦理审查委员主审。伦理审查时，建议首先确认并阅读“数据概要和研究者指南”部分，该内容可协助预见药物不良反应或临床试验中的其他问题，理解临床试验的风险，以及可能需要的特殊检查、观察项目和防范措施。例如：①某靶向CD47的肿瘤生物药，从机制上可能与红细胞CD47产生交叉反应导致贫血，还可能激发抗红细胞抗体干扰配血过程，该药物的非临床毒理学实验和国外同类产品的临床研究中均观察到了上述现象，是临床阶段重点防范的风险；伦理审查时需关注IB对上述风险的讨论，IB和研究方案中是否制定相应管控措施，如排除严重贫血的研究参与者、增加血常规监测频率、增加Coomb's试验和交叉配血检查、对不同等级贫血制定具体处理方案等。②基因治疗产品的IB应包括针对基因插入位点的分析，协助判断产品遗传毒性、致癌性风险，并指导研究方案中长期安全随访计划的设计。

根据《药物临床试验质量管理规范》要求，申办者应根据临床试验的研发步骤和临床试验过程中获得的相关药物安全性和有效性的新信息，定期审阅和更新IB，并转达研究者，由研究者递交伦理审查委员会。伦理审查委员会应关注IB更新内容，特别是重要安全性信息增补，考虑这些不良反应是否会显著影响研究参与者安全、改变试验整体获益-风险、研究方案是否对应更新的风险管控措施，具体可参考本指南第五章“研究参与者安全”和第六章“跟踪审查”相关内容。

对于抗癌新药首次人体试验，IB中的药理毒理试验数据将直接支持人体起始剂量推算和剂量递增计划的设计，伦理审查委员会应由熟悉药理毒理实验的委员或独立顾问审查非临床实验的完整性和合理性，作为判断研究方案中给药剂量获益-风险的依据。例如，某靶向肿瘤细胞表面受体的单抗创新药，未开展充分的作用机制（mechanism of action，MOA）实验，不能确认不同受体占有率下药物对下游通路分子的激活作用，无法采用最小预期生物效应剂量法（minimal anticipated biological effect level，MABEL）作为人体起始剂量的计算依据，仅依赖体内药效学和毒理学数据，可能导致起始剂量过高，给研究参与者带来风险。

对首次开展的抗癌药物联用，伦理审查委员会应关注IB中呈现的联合增效机制研究、非临床药效学联合增效的证据或国内外同类药物联合给药的临床证据，未上市药物还要关注单药前期安全性、药代动力学和初步疗效数据，作为研究方案联合给药设计的依据。例如，某免疫治疗新药拟与PD-1单抗在X肿瘤开展联合用药临床试验，但IB中仅有同靶点药物联合增效的机制综述，缺乏该试验药物与PD-1单抗联合应用在常见肿瘤细胞系或动物模型的药效学实验结果，国内外无同靶点药物联合用药的临床研究数据；尽管该新药单药已经具备了临床安全性、药代动力学和初步疗效数据，但联合用药的依据仍然不充分，可能给研究参与者带来不良反应叠加或疗效不足风险。

综上所述，研究者手册的伦理审查更加注重试验药物背景资料与临床研究设计、研究参与者风险-获益程度的关联性，为研究方案、安全性事件的伦理审查提供依据和参考。

第四章

研究参与者权益

一、研究参与者的民事权利

（一）研究参与者的生命权、身体权和健康权

《中华人民共和国民法典》对公民基本民事权利有明确规定。

生命权、身体权和健康权是自然人赖以生存的最基本权利。生命权是指自然人享有的以维护生命安全和生命尊严为内容的权利。身体权指自然人享有的以身体完整和行动自由受法律保护的权利。健康权是自然人享有的以身心健康受法律保护为内容的权利。公民享有生命权、身体权和健康权，公民的生命安全和生命尊严、身体完整和行动自由、身心健康均受到法律的保护，任何组织和个人不得侵害他人的生命权、身体权和健康权。

临床试验的研究参与者应依法享有生命权、身体权和健康权。伦理审查委员会的相关审查工作应基于研究参与者合法权益的保护。

（二）知情权与自主决定权

人体药物临床试验，是指在病人或健康志愿者等研究参与者人体上进行系统性研究，意在发现或验证某种试验药物的临床医学、药理学以及其他药效学作用、不良反应，或者试验药物的吸收、分布、代谢和排泄，以确定药物的疗效与安全性的系统性试验。

研究参与者自主决定权：有知情同意行为能力的研究参与者参加医学研究必须是自愿的；允许研究参与者在任何阶段无条件退出研究。任何组织和个人不得使用欺骗、利诱、胁迫等手段使研究参与者同意参加研究。研究参与者参加临床试验的意愿须真实合法；研究参与者被充分告知试验目的、用途、可能产生的风险等详细情况，理解试验内容和自己的风险后，表达同意的意愿。《医疗器械监督管理条例》

《药物临床试验管理质量规范》《医疗器械临床试验质量管理规范》《涉及人的生物医学研究伦理审查办法》等对此均进行了详细的规定。

（三）关于人体捐献

大量临床研究工作都会涉及研究参与者人体捐献的行为。《中华人民共和国民法典》明确界定人体捐献的相关规定，人体捐献包括人体细胞、组织、器官及遗体的捐献等。捐献的人体可用于移植，也可用于医学研究。公民享有捐献或不捐献自主决定权，自主决定无偿捐献其细胞、组织、器官及遗体。任何组织或个人不得强迫、欺骗、利诱其捐献。

（四）关于涉及人体基因、人体胚胎的研究

《中华人民共和国民法典》明确规定了从事与人体基因、人体胚胎等有关的医学和科研活动，应遵循法律、行政法规和国家有关规定，不得危害人体健康，不得违背伦理道德，不得损害公共利益。

从事相关医学和科研活动，应尊重公民人格尊严，尊重公民知情同意权，尊重当事人隐私，保护相关个人信息，应有程序的正当的保障，相关医学和科研活动须得到伦理审查委员会评估。《中华人民共和国人类遗传资源管理条例》《人胚胎干细胞研究伦理指导原则》等均对此做出了详细规定。

二、弱势群体研究参与者权益保护

（一）临床研究中“弱势群体”的基本定义

弱势研究参与者，指维护自身意愿和权利的能力不足或者丧失的研究参与者。其自愿参加临床试验的意愿，有可能受到不正当影响，比如：被试验的预期获益所影响判断；担心拒绝参加研究而遭到报复等。包括：研究者的学生和下级、申办者的员工、军人、犯人、无力承担特效治疗费用的患者、处于危急状况的患者，入住福利院的人、流浪者、未成年人和无能力知情同意的人等。

（二）肿瘤临床研究中的弱势群体探讨

1.弱势研究参与者是否纳入

在控瘤相关临床研究中，弱势群体需重点关注：晚期无标准治疗方案可用的肿瘤研究参与者，认知损害者、无能力给出知情同意的研究参与者、儿童研究参与者等。可手术切除的早期患者是否适合入组研究应值得探讨，避免患者丧失其基本医疗权利；晚期患者，尤其是无标准治疗的或标准治疗失败的患者，往往更易处于

“无药可医”的弱势状态，有可能被试验的预期获益影响，从而无法明确且真实表达自愿参加临床试验的意愿。

2.纳入弱势研究参与者的必要性及伦理性

在控瘤相关临床研究的伦理审查过程中，纳入弱势群体的必要性，是伦理审查的关键点之一。一般而言，一项研究必须具有科学价值及社会效益且可能的获益大于风险，如：若不入组临床试验，此类临床研究将无法进行。在符合相关审查程序的基础上，伦理审查委员会应对研究整体进行风险评估、合理调整和风险规避，充分考虑入组此类人群的必要性，充分考虑此类研究参与者人群潜在获益问题，最大化保障患者研究参与者合法权益的同时尊重研究参与者自主抉择的权利。

3.弱势研究参与者的特殊保护措施

若一项控瘤临床研究中不可避免需要纳入相对“弱势”的研究参与者，伦理审查委员会在审查过程中应充分考虑此类研究参与者的特殊保护措施。

认知损害者、无能力给出知情同意的研究参与者，在基本审查程序以外，建议在征得监护人同意后，采取全程录音方式，尊重研究参与者及监护人意愿。在知情同意书文本以及知情同意过程中，避免研究参与者及监护人由于“被迫”“诱导”而参加研究。研究过程中应充分保障研究参与者退出研究的权利，即研究参与者退出研究后，其医疗待遇不受影响。

儿童作为研究参与者，应当征得其监护人的知情同意并签署知情同意书。当儿童有能力做出同意参加临床试验的决定时，还应征得本人同意，如儿童研究参与者本人不同意参加临床试验或中途决定退出临床试验时，即使监护人已经同意参加或愿意继续参加，也应以儿童研究参与者本人决定为准，除非在严重或者危及生命疾病的治疗性临床试验中，研究者、其监护人认为儿童研究参与者若不参加研究其生命会受到危害，这时其监护人的同意即可使研究参与者继续参与研究。在临床试验过程中，儿童研究参与者达到了签署知情同意的条件，则需要由本人签署知情同意之后方可继续实施。

三、知情同意书与知情同意过程

（一）知情同意书基本要素

高质量的知情同意书，是研究参与者充分理解研究过程的重要文件，规范的知情同意过程是保障研究参与者权益与安全的重要措施，知情同意书的基本要素（包括不限于）：研究基本信息；研究性质；研究背景、目的；研究流程（研究的预期持续时间及研究计划招募的研究参与者总人数；研究各阶段的试验性/干预措施（如有），试验过程；研究参与者完成研究后的安排；研究可能被终止的情况等）；研究参与者需配合的事项；替代治疗措施；参加研究的风险与不适；参加研究可能的获益；参加研究的相关费用；补偿；赔偿；自愿参加或退出研究的权利；研究参与者隐私及保密；临床研究结束后的治疗措施；获得新信息和试验相关人员/部门的联系方式。针对控瘤临床研究，可能在主研究知情同意书的基础上会增加：活检操作的告知、获取研究参与者生物样本的告知、疾病进展后继续治疗的研究内容；疾病进展后交叉给药的相关内容。涉及生物样本采集的，应当包含生物样本的种类、数量、用途、保藏、利用（包括是否直接用于产品开发、共享和二次利用）、隐私保护、对外提供、销毁处理等相关内容。

知情同意书的基本内容可参考《药物临床试验质量管理规范》相关条款；肿瘤临床研究的知情同意书内容及知情同意书的通用模板可参考中国抗癌协会医学伦理专业委员会的《肿瘤临床研究研究参与者知情同意共识（2021版）》。

知情同意书的基本要素之间是相互关联的，如研究相关流程，对应各流程的相关风险；研究的步骤、操作、用药等，对应相关费用，研究参与者需配合的事项。任何在知情同意书中承诺事宜，如免费治疗、免费用药不得与知情同意书中的其他表述产生矛盾。

知情同意书的内容与研究方案及其相关文件（如：病例报告表、研究者手册等）应保持一致，即：方案相关流程、药物不良反应或研究相关风险等描述应统一；知情同意书内容与研究参与者相关文件（如：研究参与者招募广告、研究参与者日记卡等）同样也应保持一致性，避免不同文件上对同样问题出现不同描述，产生误解和歧义。

（二）知情同意的形式

参加人体临床试验涉及研究参与者生命权、身体权、健康权等最基本人格权利，同时需要参加意愿的真实性。根据我国现行的法律、法规等仍将书面形式作为知情同意的主要形式，其他形式（如：电子知情、远程知情等）在特定情况下可作为书面知情同意的补充形式。

随着科学技术发展，新的知情同意形式也应运而生，电子知情同意一般是指使用电子系统、程序，包括文本、图像、音频、视频、播客、互动网站、生物识别设备和读卡器等，来传达研究相关的信息并获取、记录知情同意。使用电子知情同意书过程中需遵循基本原则：保护研究参与者的安全和权益；研究参与者便于理解电子知情同意书呈现的信息；确保使用多种电子系统和程序获得知情同意时，获得适当同意文件；确保电子知情同意数据的质量和完整性。

目前尚无明确的法律法规对电子知情同意的适用范围、法律效力等问题进行明确界定。但在临床实践过程中，电子知情可作为一种探索和尝试，作为书面知情同意的补充形式，但电子知情同意必须包含所有知情同意要素，可使用图表、图像、视频等交互式电子技术，同时应易于操作，必要时提供超链接。

（三）知情同意书的语言和表达方式

知情同意书撰写、知情同意实施及其伦理审查过程应贯彻研究参与者保护的核心目的，即遵循：尊重、自愿、充分告知等原则。

知情同意书等提供给研究参与者的口头和书面资料均应采用通俗易懂的语言和表达方式，使研究参与者或其监护人易于理解。避免使用不当手段（如不充分告知替代治疗方案、隐瞒目前常规治疗方式）、避免利用“免费药物和/或免费检查”、“研究医生更密切的关注”等诱导研究参与者参与研究的表述，以保障研究参与者基于治疗获益自愿参加的基本权利。知情同意书的文本及其他任何告知研究参与者的材料中不能存在使研究参与者或者其监护人放弃其合法权益的内容；也不能含有为研究者和临床试验机构、申办者及其代理机构免除其应负责任的内容。

临床研究知情同意书的语言表述还应有文化习惯方面的考量，尤其是针对某些晚期恶性肿瘤患者的临床研究，应充分考虑到社会风俗，避免使用引起研究参与者或其监护人、家属等心理不适的语言表述。另一方面也应避免夸大疗效，承诺“治愈”等不实描述，导致影响研究参与者、监护人或家属的判断。针对晚期肿瘤患者身故后的相关数据资料是否可被使用，是存在争议的问题，应在研究入组前充分告知将来数据使用的范围。

（四）知情同意过程

1.一般知情同意过程

知情同意过程应在安静和单独环境下进行，有一定私密性。被授权研究者应使用研究参与者可理解的通俗易懂的语言（尽量避免使用专业术语），向研究参与者、其监护人解释知情同意书的全部内容；干预性临床试验应有相关肿瘤专业临床医生现场向研究参与者解释知情同意书内容。研究人员不能以任何形式胁迫、不正当影响或诱导研究参与者参加或继续参加研究。

晚期无标准治疗方案可用的肿瘤患者更易受到经治医生对后续治疗建议的影响，处于相对“弱势”地位，此时研究人员更应注意客观描述治疗性临床试验风险、获益和替代治疗措施，尊重研究参与者自主权。研究人员应给予研究参与者、监护人充足时间和机会仔细阅读知情同意书，考虑是否愿意参加研究，并就研究参与者或监护人不明白内容和提出的疑问予以耐心、详细回答，保证知情同意对象充分知晓和明了与临床研究有关的必要信息。

肿瘤患者监护人可能会要求研究人员向患者本人隐瞒所患疾病，对具有完全民事行为能力的患者，研究人员仍应了解本人诉求，与监护人沟通，以适当方式让本人充分了解临床研究的全部必要信息并与本人进行书面知情同意过程。知情同意贯穿整个研究过程，研究人员随时解答研究参与者、监护人对研究的任何疑问。

研究者或指定研究人员应充分告知研究参与者有关临床试验所有相关事宜，包括书面信息和伦理审查委员会的同意意见。知情同意书等提供给研究参与者的口头和书面资料均应采用通俗易懂语言和表达方式，使研究参与者或其监护人、见证人易于理解。

签署知情同意书之前，研究者或指定研究人员应给予研究参与者或其监护人充分时间和机会了解临床试验详细情况，并详尽回答研究参与者或其监护人提出的与临床试验相关的问题。

获得知情同意书。研究参与者自愿做出参加研究决定后，签署知情同意书。知情同意书由研究参与者和执行知情同意过程的研究者共同签署，双方在知情同意书上签名并注明签署日期、时间，研究机构和研究参与者各保存一份。

2.再次签署知情同意书

研究者应使用经伦理审查委员会同意的最新版知情同意书和其他提供给研究参与者的信息。临床试验过程中，对已批准的临床研究方案、知情同意书等材料的任何修改及主要研究者更换等，需及时通知本中心伦理审查委员会重新审查，获得批准后方可执行。审查批准后，对仍在研究期间的研究参与者需再次进行知情同意，并签署新版本知情同意书。研究者获得可能影响研究参与者继续参加试验的新信息时，应及时告知研究参与者或其监护人，并作相应记录。

在干预性肿瘤临床试验中，处于筛选和治疗阶段的研究参与者应再次进行书面知情同意；但处于生存随访阶段的研究参与者，常不便进行现场访视，当知情同意书的修改内容与研究参与者安全或后续诊疗相关时，研究者可电话或其他远程形式进行知情同意，并在随访病历中记录知情过程和内容，可能时，签订新的知情同意书。

（五）试验前不能获得研究参与者知情同意

在某些紧急情况下确实需要对不具有知情同意能力的研究参与者进行研究时，就要考虑对知情同意规则设置例外情形。

当研究涉及身体或精神上不具备知情同意能力的研究参与者（如无意识的患者），申办者应事先提供紧急情况定义和标准的文件，经伦理审查委员会评估是否属于紧急情况。

在这种情况下，医生必须设法征得监护人的知情同意，其监护人可代表研究参与者知情同意，伦理审查委员会须评估监护人合法性。如缺少监护人，且研究不能被延误，该研究在未获得知情同意情况下仍可开展，前提是参与研究的研究参与者无法给予知情同意的具体原因已在研究方案中被描述，研究参与者入选方式应在试验方案以及其他文件中清楚表述。且该研究已获伦理审查委员会批准。伦理审查委员会应同时评估通知监护人方式是否有效且穷尽。并应尽快得到研究参与者或其监护人可继续参加临床试验的知情同意，审查后补知情同意。

（六）知情同意能力

对完全民事行为能力的研究参与者，应充分保障研究参与者知情同意权。

对无民事行为能力研究参与者，如伦理审查委员会原则上同意、研究者认为研究参与者参加试验符合其本身利益时，应由其监护人同意并签署知情同意书后，则这些研究参与者也可进入试验。对肿瘤领域非治疗性临床试验，如健康研究参与者的药代动力学试验，或在极低生物学效应剂量水平开展的新药耐受性研究。原则上需要研究参与者本人同意。

若研究参与者或监护人缺乏阅读能力，应有一位公正见证人（指与临床试验无关，不受临床试验相关人员不公正影响的个人，在研究参与者或者其监护人无阅读能力时，作为公正的见证人，阅读知情同意书和其他书面资料，并见证知情同意）见证整个知情同意过程。研究者应向研究参与者或其监护人、见证人详细说明知情同意书和其他文字资料内容。如研究参与者或其监护人口头同意参加试验，在有能力情况下应尽量签署知情同意书。

儿童研究参与者参加临床试验前，应征得其监护人知情同意并签署知情同意书；当儿童有能力（大于等于8周岁）做出同意参加临床试验决定时，还应征得其本人同意。如儿童在试验中表示坚决反对，即使有父母同意，也不应让儿童继续参与试验，但有例外：即儿童可能在此项研究中获益且儿童研究参与者所患疾病在当时医疗水平中无其他替代疗法。

四、招募中的研究参与者权益保护

（一）研究参与者招募过程

研究参与者招募广告是临床研究招募研究参与者的主要方式，伦理审查委员会须对研究参与者招募过程文件资料（包括但不限于：研究参与者招募广告文本、研究参与者招募方式，提供给研究参与者的其他书面材料等文件）进行审查，同意后才能使用。以上文件在研究进行中如有修改，应及时提交伦理审查委员会再次审查同意后才能使用。

（二）研究参与者招募广告基本内容

研究参与者招募广告的基本内容包括：研究性质、研究目的，研究参与者纳入/排除标准（简要），临床试验机构名称及地址、试验联系人及联系方式、研究参与者应配合完成的主要事项等应简要说明。

研究参与者招募广告与其他提供给研究参与者的书面材料，内容应保持一致。研究参与者招募广告的相关内容与实际方案、知情同意书等文件的相关表述应保持统一。研究参与者招募广告和其他提供给研究参与者的书面材料中不应出现不实、隐瞒风险、故意夸大疗效等虚假利诱宣传词语。

（三）研究参与者招募方式

研究参与者招募广告的形式和招募的途径呈多样化，如：海报、传单、小册子、研究辅助资料（如含有入选标准信息的便捷口袋卡片）、教育资料或其他类型的资料等；主要通过社区、医院、网络和媒体等多种途径发布，通过网络和媒体发布招募广告应申明关闭评论区。研究参与者招募方式和途径都应符合伦理原则并经伦理审查委员会审查同意后方可执行。

（四）研究参与者招募的伦理审查要点

对于研究参与者招募，应考虑参与者的招募方式、途径、纳入和排除标准是否恰当、公平。

伦理审查委员会审查研究参与者招募广告文本时应关注，招募广告内容与方案相关文件的一致性。招募广告的内容是否全面客观，重点关注研究性质的描述，是否回避研究风险，夸大研究疗效或潜在获益。建议将简要的入选排除标准纳入招募广告基本信息。招募广告中应包含必要联系人及相关信息，可供目标研究参与者进行进一步筛选。不应将研究规定的免费用药、检查等作为招募广告内容，研究参与者的补偿应在合理范围，避免研究参与者因过高的“报酬”被引诱而忽略潜在的研究风险。招募广告用语中不应出现“名额有限”、“欲报从速”等诱导性、胁迫性描述。

伦理审查委员会审查研究参与者招募方式时应考虑招募渠道合理性，部分研究依托第三方招募机构进行招募，研究机构无法对其资质和招募过程合规性进行评价，伦理审查过程中应慎重考虑。

五、研究参与者相关诉求的受理与处理

（一）研究参与者申诉的类别

研究参与者申诉根据途径分类，主要类别有：电话，邮件，来访等。研究参与者申诉根据申诉内容大致可分为：研究流程相关问题，基于临床研究项目的相关问题（如：因入选标准和排除标准不能入组，因研究参与者安全性原因被要求出组、研究参与者不良反应发生未妥善处理），经济相关问题（如：研究参与者的赔偿诉求不能得到满足，研究参与者经济补偿未及时发放等），医患沟通相关问题等。

（二）伦理审查委员会处理流程

伦理审查委员会应制定处理研究参与者申诉的标准操作规程（SOP），一般流程为：秘书处理研究参与者申诉，并记录与研究参与者沟通情况。不论研究参与者来访、来电或收到研究参与者申诉相关邮件，均应如实记录相关信息。对申诉事件进行调查核实，必要时联系研究者了解情况。对秘书不能处理的应提交会议讨论。对需要提交会议讨论的研究参与者申诉事宜及秘书无法处理的研究参与者申诉，秘书安排会议上通报处理结果或需要讨论的事宜。

（三）伦理审查委员会受理研究参与者申诉的原则

伦理审查委员会的核心职能是保护研究参与者权益与安全，该核心原则应始终贯彻在伦理审查委员会的各项工作中。在受理研究参与者申诉过程中，首先应评估识别申诉类别。在涉及研究参与者安全相关问题时，应及时与项目组沟通，由研究医生评估风险，确保研究参与者安全，及时处理。受理涉及项目基于临床研究项目的相关问题时，应督促项目组及时完善知情同意过程，解答研究参与者相关疑问。受理经济相关问题时，应核实相关情况，必要时联系相关部门协助解决。

六、研究参与者补偿与赔偿

（一）定义

根据《中华人民共和国民法典》，补偿指行为人无过错，为填补对方损失，出于公平原则支付给对方相应金钱或其他弥补。赔偿指由于行为人过错给他人造成损害，需支付给受害人金钱或其他赔付。

《药物临床试验质量管理规范》《医疗器械临床试验质量管理规范》《涉及人的生物医学研究伦理审查办法》等规章中，对研究参与者保护方面的规定均涉及“补偿”

和“赔偿”两个方面。研究参与者补偿主要指在无过失情况下，研究参与者为参加临床试验所造成的与临床试验相关的时间、金钱或可预见的个人利益损失，申办者主动承诺给予研究参与者合理的金钱或其他弥补。研究参与者赔偿主要指由于药物缺陷，或由于申办者与研究者的违法失职所致，研究参与者发生了与临床试验有因果关系的损害或损失，申办者或临床试验机构应当支付研究参与者的金钱或其他赔付。

（二）研究参与者补偿

1.补偿种类

临床试验中涉及的主要补偿种类有：①采血补偿（研究参与者采血可给予适当的营养费，具体根据试验方案中确定的采血点或采血量确定补偿数额）；②组织样本采集补偿（提供样本的补偿和额外活检的补偿）；③交通补偿（对研究参与者来院参加临床试验的交通费补贴）；④误工补偿（如适用）；⑤餐补（如适用，例如需要空腹检查的门诊访视等）；⑥安慰剂组别补偿（如适用）；⑦访视补贴、住院补贴等；⑧研究参与者发生与试验相关的损害时，可获得的赔偿；⑨其他合理的补偿项目。

2.补偿审查

研究参与者补偿的伦理审查要点：

（1）补偿的类别与数额与研究参与者参与临床试验过程中，所被占用的时间、可能的不适和不便以及研究参与者参加研究的额外开支等相关。

（2）补偿的水平不与研究参与者所参与临床试验的风险程度相关联。

（3）补偿的类别与数额的确定，应参考研究所在地区的文化传统以及社会经济背景，确保研究参与者参加研究不是基于补偿。

（4）补偿的方式（包括：货币，非货币等）是合适的。

（5）支付计划是按照研究参与者实际完成研究的比例支付，而不是以完成全部研究为条件。

（6）完成研究的奖励金额在合理范围内（例如：没有用药的访视，为降低失访而额外给予的补偿）。

（7）知情同意书中列出了补偿的所有信息，包括补偿金额、补偿比例，以及补偿发放的形式。

（8）应区分“补偿”与“获益”的概念。

（三）研究参与者赔偿

1.赔偿的种类

按照研究参与者与申办者、研究者及临床试验机构的法律关系不同，赔偿可分为：基于医疗服务合同的赔偿，临床试验委托合同的赔偿，医疗损害责任的赔偿，产品质量责任的赔偿（医疗器械质量问题）。

根据《中华人民共和国民法典》第1179条、第1183条规定，赔偿的项目主要有：医疗费、护理费、交通费、营养费、住院伙食补助费、误工费、残疾赔偿金（如适用）、辅助器具费（如适用）、丧葬费和死亡赔偿金（如适用）、精神损害赔偿等。

2.赔偿审查

伦理审查委员会对研究参与者赔偿审查的要点：

赔偿是基于过失的惩罚性支付，伦理审查中要厘清过失由哪一方造成、由什么原因造成，由此请专业人士和司法部门判定过错责任分配，并监督赔偿行为是否完成。

伦理审查委员会应在审查过程中着重审阅保单额度、最低免赔额的给付以及发生与研究流程导致的相关损害时，申办者应该先支付研究参与者合理的医疗花费和/或补偿，而后申办者再与保险公司沟通理赔事宜，避免增加报销换届，加重研究参与者经济支出及负担。

第五章

研究参与者安全

一、研究参与者的获益-风险审查

（一）获益-风险的初审

伦理审查委员会审查研究参与者的安全应基于对获益-风险评估。伦理审查委员应从各自专业角度出发，权衡研究参与者可能获益和潜在风险。

伦理受益的审查要点：①风险已被最小化，并且潜在的个人获益超过风险。②基于已有的证据，对潜在风险和预期获益进行评估，研究干预获益至少与现有替代方法相当或更高，研究干预的风险至少与现有替代治疗方法相当或更低。③作为一般原则，研究对照组的肿瘤研究参与者应当接受一个已被证明有效的干预，例如抗肿瘤药物临床试验中经常采取的“加载设计（add-on design）”。或者目前尚缺少被证明有效的干预措施，或现有干预措施不优于最佳支持治疗或不予治疗。例如某晚期肿瘤的三线治疗阶段已无被证明有效的干预措施，治疗指南中也推荐可参加临床研究；例如对已知某疾病阶段的肿瘤患者，“观察和等待”及最佳支持治疗是目前认为最佳的措施，且不予积极地治疗干预不会使肿瘤研究参与者遭受任何额外的严重或不可逆的伤害。④针对研究干预措施可能获益的受试个体，当研究达到终点或需要提前终止时，应考虑获益个体的权益保障措施。

伦理风险的审查要点：一般原则是保证肿瘤研究参与者的风险最小化。①避免肿瘤研究参与者暴露于不必要的研究程序，使肿瘤研究参与者的风险减少到最低限度。例如非必要的有创/有辐射性的检查、过多的采血量，或远高于临床诊疗需要的往返就诊。②符合临床诊疗常规的前提下，合理安排肿瘤研究参与者诊断或治疗程序，使肿瘤研究参与者的风险减少到最低限度。例如结束研究干预后，结合该肿瘤生物学特征和临床诊疗规范，制定合理的随访间期，及时安排研究参与者复诊和随访，如有疾病进展的迹象，及时出组更换其他有效治疗或终止研究。③为保证多中心研究质量或评价的一致性，肿瘤临床研究会借助中心实验室和中心影像评价协助结果的检测和判读，应当谨慎地审查该类流程对肿瘤研究参与者安全评判和及时救治所带来的风险。④肿瘤临床研究中，为保证研究参与者的均一性，申办者会设置“预筛”环节，要求研究者将研究参与者相关的病历资料、验单报告等传输到指定邮箱或网页中，由此可能带来一些潜在风险，如“挑选研究参与者以获得更佳的研究数据”的结果偏倚风险、研究参与者隐私泄露风险和延长等待治疗时间的风险。

成人研究参与者可参与临床研究的获益分为：①无预期的研究参与者直接获益，但有可能在受试群体相关疾病的理解方面获益；②无预期的研究参与者直接获益，但可能有科学知识积累方面的社会获益；③该临床研究包括使研究参与者个人的直接获益。④免费提供研究干预、作为激励或报答向研究参与者支付的报酬或其他形式的补偿，不应被考虑为研究参与者的“获益”。

成人研究参与者可参与临床研究的风险程度为：①不大于最小风险（最小风险是指，临床试验的预期伤害或不适的发生概率和严重程度不大于在日常生活或体格检查、心理检查等常规操作过程中通常遇到的伤害和不适）；②比最小风险适度增加的风险，是否“适度”由研究者和伦理审查委员会做出判断。

涉及未成年人的临床研究审查要点：①研究只有在解决影响未成年人健康和福祉的严重问题时，研究才可获得批准。②不超过最小风险（未成年人临床试验的最低风险应解释为生活于安全环境中的与受试人群年龄相同的正常、普通健康儿童在日常生活中遇到的风险）的研究；③适度超过最小风险，但预期会使未成年人研究参与者个人直接获益的研究；④适度超过最小风险，且无预期使未成年人研究参与者的直接获益，但可能使未成年人研究参与者群体获益。

另外，方案中应明确风险最小化处理措施：比如方案中风险防范措施及处理预案、退出和中止标准、急救措施、紧急破盲流程等；筛选期、随访期各项检查的科学性和必要性，不会给研究参与者带来额外伤害；研究负责人及其授权的研究者资质和能力符合研究要求等。

（二）获益-风险的跟踪审查

随着研究项目开展，伦理审查委员会会不断收到可能影响研究参与者风险及获益方面的信息和文件，需要在每次跟踪审查时对项目获益-风险进行重新评估，使得在组或即将入组的研究参与者依然处于合理的获益-风险比中。获益-风险的再次评估标准与初审审查相同，以研究参与者为核心，临床价值为导向来做出。（可参考第六章“跟踪审查”）

二、研究参与者隐私安全审查

（一）研究参与者隐私的范畴

根据《中华人民共和国民法典》，隐私是自然人的私人生活安宁和不愿为他人知晓的私密空间、私密活动、私密信息。在医疗场景中，患者隐私保护还应包含：在医疗活动中对患者身体的隐私部位、病史、身体缺陷、特殊经历、遭遇等隐私进行保护，以确保不受任何形式外来侵犯的权利。这种隐私内容，除患者的病情之外还包括患者在就诊过程中只向医生公开、不愿让他人知道的个人信息、私人活动及其他缺陷或隐情。在临床试验场景中，研究参与者隐私还应包含：个人参加临床试验的意愿和事实、知情同意过程、临床试验过程中从研究参与者处采集并用于临床试验的含有研究参与者隐私的各类数据。

临床试验过程中常会收集研究参与者个人信息：①研究参与者的身份信息。包括研究参与者的姓名、性别、年龄或出生日期、职业、学历、婚姻状况、家庭住址、电话号码、证件信息（身份证号、护照号、社会保障卡号、医疗卡号）、住院号、门诊号、银行账户信息、签名等。②研究参与者的健康信息。研究参与者的疾病诊断与治疗用药、血型、家族疾病和遗传性疾病史等个人的医疗记录。上述信息如泄露，均有可能给研究参与者造成不同程度损害或负面影响。

（二）研究参与者隐私保护方式的审查

伦理审查委员会应当审查研究各方是否采取保密措施，如研究参与者个人信息的加密或去标识化方式等确保研究项目资料的保密性。通常做法包括但不限于，使用代码来记录研究参与者身份确认信息。研究参与者纳入研究时，将其姓名转换为“研究参与者鉴认代码”，确保身份信息、疾病信息、生物样本信息等数据经过编码“脱敏”处理后提供给申办者及有必要获得相应部分信息的其他试验参与方；病例报告表（CRF）上使用研究参与者鉴认代码等。

如在递交伦理审查委员会审查的文件中，特别是需要向申办者/CRO或中心实验室等第三方机构提供的文件资料、表单中出现了研究参与者个人信息填写、登记等情形的，一律被视为存在研究参与者隐私泄露的风险，应当予以纠正后方可通过审批。

（三）研究参与者隐私保护权利的知情审查

建议将隐私保护写入知情同意书中，对研究参与者进行充分告知，取得研究参与者的同意，让研究参与者知道个人信息和隐私受到法律保护且研究团队将按法律规定和知情同意书等文件要求合理使用，还应告知研究参与者隐私保护的局限性。一旦发现研究参与者个人信息或隐私受到侵犯，研究参与者可提起质疑甚至诉诸法律手段，这些行为不应影响其正常临床诊疗。伦理审查委员会在审查知情同意书时，可特别关注相关表述是否完整和规范。

知情同意书中，关于研究参与者隐私保护表述建议包含但不限于以下内容：为什么要收集我的个人信息？由谁收集？谁会接触我的个人信息？如何保护我的个人信息？将收集我的哪些个人信息？将会如何使用我的个人信息？我对我的个人信息具有哪些权利？如果我想撤销使用我个人信息的同意怎么办？

（四）研究参与者隐私安全受损的补救措施审查

伦理审查委员会一旦收到涉及研究参与者隐私安全受损的上报，建议立即参照相关工作制度或SOP启动审查工作，评估隐私泄露情况及其后果，以及相关补救措施的合理性及可操作性，督促措施的落实，切实保护研究参与者权益，将隐私安全受损的风险降到最低。

三、临床研究安全信息审查

根据我国GCP要求，伦理审查委员会应关注并明确要求研究者及时报告：显著增加研究参与者风险或影响临床试验实施的安全数据改变；所有可疑且非预期严重不良反应；可能对研究参与者安全或临床试验实施产生不利影响的新信息等。安全信息具体包括：可疑且非预期严重不良反应（SUSAR），研发期间安全性更新报告（DSUR）、其他潜在的严重安全性风险信息报告。对于未按照经伦理审查同意试验方案实施，或出现非预期严重损害的临床试验，伦理审查委员会有权暂停、终止其在本机构实施。

（一）SUSAR审查

（1）SUSAR（Suspected Unexpected Serious Adverse Reaction，可疑非预期严重不良反应）定义：指临床表现的性质和严重程度超出试验药物研究者手册、已上市药品的说明书或产品特性摘要等已有资料信息的可疑且非预期严重不良反应。

（2）上报时限：伦理审查委员会应当关注并明确要求研究者及时报告所有可疑且非预期严重不良反应（详见2020版GCP第三章第十一条）。对致死或危及生命的非预期严重不良反应，申请人应在首次获知后尽快报告，但不得超过7天，并在随后8天内报告、完善随访信息。对非致死或危及生命的非预期严重不良反应，申请人应在首次获知后尽快报告，但不得超过15天（注：申请人首次获知当天为第0天）。鉴于申办者向伦理审查委员会报告的方式和时限要求暂未统一，基本参照各医疗机构伦理审查委员会的报告制度。

（3）送审要求：送审文件要完整、及时。送审文件包括：SUSAR个案报告表、SUSAR摘要和汇总表。要求报告内容填写完整，申请人要签名并注明日期。

（4）审查方式：简易审查/会议审查。由主审委员根据对本中心研究参与者的影响，决定是否提交会议审查。

（5）审查要素：是否影响研究预期风险与获益的判断；受损伤研究参与者的医疗保护措施是否合理；研究参与者的其他医疗保护措施是否合理；是否需要修改研究方案或者知情同意书。

（二）DSUR审查

（1）DSUR定义：研发期间安全性更新报告。

（2）上报时限：以年度报告递交，原则上报告周期不超过1年。

（3）送审要求：送审文件要完整、及时。送审文件包括：DSUR报告和汇总表。

（4）审查方式：简易审查/会议审查。由主审委员根据对本中心研究参与者及整个项目研究参与者的影响，决定是否提交会议审查。

（5）审查要素：是否影响研究预期风险与获益的判断；是否需要修改研究者手册、研究方案或者知情同意书。

（三）SAE审查

（1）SAE定义：研究参与者接受试验用药品后出现死亡、危及生命、永久或严重的残疾或功能丧失、研究参与者需住院治疗或延长住院时间，以及先天性异常或出生缺陷等。对新药临床试验，2020版GCP不再规定要求SAE上报给伦理审查委员会，各单位可根据具体情况考虑。

（2）上报时限：按照各有关单位伦理审查委员会的具体要求报告。

（3）送审要求：送审文件要完整、及时，送审文件包括：严重不良反应报告表。

（4）审查方式：简易审查/会议审查。由主审委员根据对本中心研究参与者的影响，决定是否提交会议审查。

（5）审查要素：判断SAE与研究干预相关性；判断SAE是否预期；判断SAE是否影响研究预期与获益；受损伤研究参与者医疗保护措施是否合理；其他研究参与者医疗保护措施是否合理；是否需要修改研究方案或知情同意书。

第六章

跟踪审查

一、概述

临床研究跟踪审查是指伦理审查委员会对上次审查以来出现的试验安全新信息（无论来自研究本身还是其他来源）或涉及研究参与者或他人风险的非预期不良事件进行审查，通过评估研究参与者风险、潜在获益、知情同意和安全保障措施等方面变化情况，判断是否需要改变伦理审查委员会以前的风险评估决定。

临床研究跟踪审查需要整体性、关联性和扩展性思考。例如，为避免对研究参与者造成紧急伤害的方案偏离，不应仅审查方案偏离的合理性，还应分析这仅是一次孤立事件还是存在系统性风险，并关联审查相关保护措施是否有效落实或及时改进，必要时应扩展审查同类事件是否在其他参加中心或其他相关研究中持续存在，最终经综合判断得出跟踪审查结论。

目前我国医疗机构伦理审查委员会的跟踪审查主要是针对申办者/研究者递交信息的被动审查，常见①修正案审查。②方案偏离/违背审查。③安全性报告审查。④年度/定期报告审查。⑤暂停或提前终止研究审查等。然而，医疗机构每年开展临床研究达数十至数百项，关乎研究参与者安全与权益的事件随时可能发生，迫切需要伦理审查委员会开展主动跟踪审查。

作为跟踪审查的两种主要形式，无论是被动审查还是主动审查，面对的伦理问题基本相同。为此，本章聚焦涉及研究参与者权益与安全的常见伦理问题，以相关法规对跟踪审查的明确要求为依据，归纳17个主要审查事项，帮助大家在大量试验讯息中及时发现伦理问题，践行敏捷治理的伦理审查新理念。

二、主要审查事项

（一）递交资料的完整性和规范性

1. 审查范畴

日常跟踪审查是伦理审查的重要组成部分，通过跟踪审查掌握临床试验实施情况，尽早发现问题、识别风险并及时纠正，最大程度保护研究参与者权益。试验过程中更新资料递交是伦理审查委员会开展跟踪审查的第一步，递交材料不及时、不完整、内容撰写不规范等问题将影响日常跟踪审查的效率和质量。

2. 主要审查资料

（1）修正案

应以修正案提交伦理审查申请的主要情形包括：①发现药物新的安全性问题或潜在安全风险，如临床或非临床研究中新的安全性数据与信息等，需要及时对临床试验安全性研究相关内容进行修改或完善；②需要对临床试验有效性研究相关内容进行修改或完善；③为了提高临床试验实施效率，需要修改试验方案中相关内容及其涉及的所有文件；④其他，如变更联系人、联系方式、主要研究者、地址等，一般不涉及试验方案设计。需提交跟踪审查的资料包括：研究方案、研究者手册、知情同意书、招募广告、病例报告表及给研究参与者的其他相关文件的修正案；修正案审查申请表；对研究方案或其他相关文件做修正的对比说明文件；修正后完整版的研究方案及其他相关文件；修正案组长单位伦理批件（如有）。

（2）重大或持续方案偏离报告

临床试验中各种原因导致重大或持续的试验方案偏离均需要研究者在获知后及时报告伦理审查委员会。需提交跟踪审查的资料包括：①不依从/违背方案报告表；②必要时附相关安全性报告或其他支持性文件。【参考本章“二、主要审查事项（八）方案偏离与违背”】

（3）安全性信息报告

提交跟踪审查的安全性报告主要包括：①严重不良事件（SAE）报告（现行GCP不再规定要求SAE上报伦理审查委员会，各单位可根据具体情况考虑）；②可疑且非预期严重不良反应（SUSAR）报告；③研发期间安全性更新报告（DSUR）等。【参考第五章“三、临床研究安全信息审查”】

（4）年度/定期进展报告

正在实施的临床试验定期跟踪审查，审查的频率应当根据研究参与者的风险程度而定，但至少一年审查一次。需提交跟踪审查的资料：年度/定期进展报告；必要时附其他支持或安全性文件（如SAE列表，重大方案违背列表等）。【参考本章“二、

主要审查事项（十一）、试验进展报告”】

（5）暂停/终止报告

在临床试验过程中，各种原因，研究者/申办者暂停或提前终止临床研究时，应立即向伦理审查委员提交暂停/终止研究报告，并提供详细书面说明。需提交跟踪审查的资料：①项目暂停/终止研究报告表；②暂停/终止研究详细的书面说明；③盲法研究须提交本中心紧急揭盲结果；④必要时附其他支持文件。

（6）研究完成报告

临床试验完成后，研究者应当向伦理审查委员会提供临床试验结果的摘要。需提交跟踪审查的资料：结题报告表；总结报告及统计分析报告；盲法研究提交本中心揭盲结果。【参考本章“二、主要审查事项（十二）临床试验结果摘要”】

（7）其他

临床实施过程中出现可能显著影响临床试验实施或增加研究参与者风险的情况，研究者应当尽快向伦理审查委员会书面报告。此外，研究者/申办者应及时向伦理审查委员会提供处理研究参与者投诉需要的相关资料等。

3. 常见问题

（1）递交跟踪审查材料不及时

①年度进展报告提交超过有效时限【参考本章“二、主要审查事项（十七）未按要求进行跟踪审查与伦理批件过期”】；②未按伦理审查委员会规定递交重大方案违背报告；③涉及死亡严重不良事件报告递交不及时等，均可能影响伦理审查委员会对试验进行中的研究参与者安全和权益风险开展跟踪审查。

（2）文件内容撰写不规范、不完整

递交伦理审查委员会的各种文件中名称、文件版本号、版本日期不一致，缺乏严谨性；申请表中必填项目填写缺项；应注明研究参与者鉴认代码的地方以复制病历资料替代，造成研究参与者身份信息泄露等。

（二）研究参与者筛选

1. 审查范畴

临床试验实施前，研究者应获得伦理审查委员会书面同意，未获同意前不能筛选研究参与者；研究参与者筛选应严格遵守临床试验方案规定的入选/排除标准。伦理审查委员会应对所有批准的临床试验的研究参与者筛选情况进行跟踪审查直至试验结束。

2. 审查要点

（1）研究参与者签署知情同意书的时间：研究参与者筛选时间不得早于知情同意书签署时间。

（2）研究参与者预筛：指研究参与者未签署知情同意书即进行筛查入组的相关检查。

3. 审查方法

审查研究参与者筛选阶段的方案偏离/违背，研究者提交的方案偏离/违背报告，申办者/研究者提交的年度/定期跟踪审查报告；关注研究参与者筛选、纳入、完成和退出例数，是否存在不符合入选标准/符合排除标准的研究参与者纳入研究，是否存在关键检查未按研究方案执行即纳入研究。

（三）实施的试验方案版本

1. 审查范畴

伦理审查委员会应开展临床试验方案版本的日常跟踪审查，关注研究者/申办者是否按照伦理审查委员会同意的试验方案版本实施临床试验，并在获批之日起实施新修订的试验方案。

2. 审查要点

（1）审查研究者是否按照伦理审查委员会同意的试验方案实施临床试验，并在获批之日起实施新修订的试验方案。

（2）审查未经申办者和伦理审查委员会的同意，研究者修改试验方案的情形。（但不包括为了及时消除对研究参与者的紧急危害或者更换监查员、电话号码等仅涉及临床试验管理方面的改动。）

（3）审查为了消除对研究参与者的紧急危害，在未获得伦理审查委员会同意的情况下，研究者修改或者偏离试验方案，是否及时向伦理审查委员会、申办者报告，并说明理由。

3. 审查方法

（1）及时审查分析研究者/申办者提交的相关资料，包括但不限于：方案偏离/违背，涉及死亡事件的报告，试验进展报告，试验结果的摘要，试验用药品的供给与管理。（具体参见本指南相关章节）

（2）延伸审查研究者是否对使用未经批准试验方案的情况予以记录和解释，并从研究参与者权益保护的角度评估风险。

（四）使用知情同意书版本

1. 审查范畴

对正在开展的临床试验/研究，伦理审查委员会对项目进行日常跟踪审查时需审查研究者是否使用正确版本的知情同意书。

2. 审查要点与方法

（1）研究者使用的知情同意书和提供给研究参与者的其他资料是否为获得伦理

审查委员会批准的最新版本。

（2）如有经伦理审查委员会批准且需要研究参与者再次知情同意的更新知情同意书和提供给研究参与者的其他更新资料，研究者是否在研究参与者/监护人最近一次来院随访时进行重新知情，并向其详细告知更新内容及其对研究参与者可能的影响。

研究者是否已采取恰当方式使处于生存随访阶段的研究参与者及时获知新版知情同意书的更新内容及其对研究参与者可能的影响，并已详尽记录该知情同意过程。

（3）若研究进行中，无民事行为能力的研究参与者达到限制民事行为能力的年龄，研究者需对该研究参与者本人进行重新知情，并根据研究参与者本人的真实意愿重新签署伦理审查委员会批准的最新版知情同意书。

（五）充分的知情同意

1.审查范畴

知情同意书文本内容和知情同意过程是临床研究伦理审查的重点。控瘤临床研究，特别是药物临床试验，持续时间长、研究信息更新迅速，随着试验进展知情同意书更新频率较高。因此，伦理审查委员会需重视相关问题的跟踪审查。

2.审查要点与方法

（1）知情同意书版本更新

①研究方案发生改变，如给药剂量、联合用药/治疗调整、新增或减少检查项目，生物样本获取和检测程序调整等，知情同意书的对应内容应同步更新并与更新研究方案保持一致。②继续参与研究的风险-受益评估，包括但不限于更新的安全性信息，非预期不良反应，一些特定干预措施或治疗可能存在的最新风险等。③研究参与者可获得的替代诊疗方法及其潜在受益和风险的信息更新：在干预性临床试验中，应明确告知不参加或退出研究可以选择的替代疗法，全面说明已有的标准治疗手段，特别是对于晚期初治或可手术切除的肿瘤患者；还需告知替代疗法的疗效和所伴随的风险、程度及范围，替代疗法可能引起的并发症及意外，不采取此替代疗法的理由等。

（2）知情同意过程

①最新版的知情同意书在获得伦理审查委员会审查同意后，研究者应及时对在研究期间的研究参与者再次进行知情同意，并签署新版本的知情同意书。②干预性的肿瘤临床试验中，处于筛选和治疗阶段的研究参与者通常应再次进行书面知情同意。③处于生存随访阶段的研究参与者，往往不便进行现场访视，当知情同意书的修改内容与研究参与者安全或后续诊疗相关时，研究者可通过电话或其他远程形式进行知情同意。④所有的知情同意过程、具体时间及解答研究参与者疑问均应记录在原始病历中，包括电话或是其他远程知情同意形式。

（六）试验前不能获得研究参与者知情同意

1.审查范畴

对无公认有效标准诊疗手段的患者，经医学评估参加临床研究可能使患者获益，但紧急情况下（如生命垂危）无法获得患者本人或监护人知情同意，经伦理审查委员会同意开展的临床研究情形。日常跟踪审查需予关注是否存在研究参与者被强迫、利诱等不正当的影响而参加临床试验。

2.审查要点与方法

（1）伦理审查委员会对紧急情况下（如生命垂危）无法获得患者本人或监护人知情同意时开展临床研究的批准文件。

（2）审查研究者是否采取必要措施以尽快得到研究参与者或者其监护人知情同意，且同时告知伦理审查委员会保护研究参与者正当权益的程序。

（3）审查生物标本的使用，在得到研究参与者或者其监护人的知情同意之前，研究参与者的剩余生物标本不应用于后续/其他研究。

（七）非治疗临床试验由监护人代表研究参与者知情同意

1.审查范畴

非治疗临床试验通常预期对研究参与者无直接临床获益，如以健康志愿者为研究参与者的创新药Ⅰ期耐受性试验、人体药代动力学/生物等效性试验等，需研究参与者本人知情同意并自愿参加。发生监护人代表研究参与者知情同意情况，伦理审查委员会需关注研究参与者安全和权益，审查是否存在研究参与者被强迫、利诱等不正当的影响而参加临床试验。

2.审查要点与方法

（1）审查监护人代表研究参与者知情同意的适用性：法律法规不禁止该类临床试验及其变更的实施；临床试验只能在无知情同意能力的研究参与者中实施。

（2）审查监护人代表研究参与者知情同意的必要性：①方案中年龄拓展至0–8周岁。②需病人提供除已获知情同意之外的更多资料，或研究类型或用途超出捐献者授权时，研究参与者已死亡或失联。③突发情况：研究参与者因意外致严重昏迷或生命病危，需监护人代表研究参与者知情同意；试验过程中研究参与者变为Ⅰ/Ⅱ级智力残疾、精神病、重度阿尔茨海默病等，不能辨认自己行为，导致法律主体发生变化，需监护人代表研究参与者知情同意。

（3）审查监护人代表研究参与者知情同意过程的规范性：①突发情况下，监护人代理知情同意的意愿强弱和对知情同意书内容认知能力的评估；②若研究参与者的监护人缺乏阅读能力，应当有一位公正见证人见证整个知情同意过程；③研究者应当向其监护人、公正见证人详细说明知情同意书和其他文字资料的内容。

（4）审查研究参与者安全与权益保护措施：①已尽最大努力将临床试验的研究参与者预期风险降至最低；②临床试验实施方案中有完备措施，确保将研究参与者安全性风险减至最低；③试验方案和知情同意书等内容应阐明：研究者在临床试验中应当严密观察研究参与者，若研究参与者出现过度痛苦或者不适的表现，应当让其退出试验，并给以必要的处置以保证研究参与者的安全；④试验方案和知情同意书等内容应阐明：在试验开始后直至试验结束后的适当期间内，若研究参与者全部或部分恢复行为责任能力，应及时获得研究参与者本人的知情同意。

（八）方案偏离与违背

1. 审查范畴

伦理审查委员会应在试验实施过程中跟踪审查重大或持续发生的方案偏离/违背，并及时有效处置损害研究参与者安全与权益的方案偏离/违背事件。

2. 审查要点与方法

（1）常见方案偏离/违背：①知情同意签署不规范；②违反纳排标准；③药品管理不规范；④采血、检查、服药、随访等试验操作时间超窗；⑤采血、检查、服药等未按照方案规定实施；⑥达到退出标准而未被退出试验等。

（2）关注重大或持续发生的方案偏离/违背：从试验项目递交文件中发现问题，对发现的不确定性问题开展延伸审查，评估方案偏离/违背的主体及可能存在的系统性风险。

（3）方案偏离/违背的严重程度：①对研究参与者安全与权益的损害程度及其对研究参与者继续参加试验意愿的影响；②方案偏离是否影响试验数据完整性、真实性和准确性。③研究者/申办者应避免方案偏离的危害反复持续存在。

（4）重大方案偏离/违背的管理：要求研究者/申办者提交报告中记录重大偏离方案具体情况，解释偏离行为，评估严重程度和持续性，并对偏离方案情况采取针对性措施。建议试验机构关注方案偏离/违背原因，针对方案偏离高发环节采取改进措施预防和减少方案偏离。

（九）试验用药品的供给与管理

1. 审查范畴

伦理审查委员会应及时处理药品供给和管理过程中出现的相关伦理问题和患者投诉，出现与试验用药品相关研究参与者权益和安全不能得到保障等情形，伦理审查委员会应及时提出整改意见并监督申办者有效落实，如必要可要求暂停或者终止试验用药品供给。

2. 审查要点与方法

（1）申办者在临床试验项目获得伦理审查委员会同意和药品监督管理部门许可或者备案之前，不得向研究者和临床试验机构提供试验用药品。

（2）未经伦理审查委员会同意，研究者/申办者不得向已获得知情同意的研究参与者以外的其他任何人提供试验用药品。

（3）未经伦理审查委员会同意，研究者/申办者不得超出试验方案规定范围向研究参与者提供试验用药品。

（4）从试验提供治疗中受益的研究参与者退出试验后仍能申请延伸给药：①试验方案中应有针对达到试验观察终点后继续为可能获益研究参与者供药的详细实施方案；②伦理跟踪审查需关注研究参与者获益与风险并重点审查知情同意书关于延伸给药期限、研究费用和补偿、发生损伤处理等相关内容。

（5）由申办者或研究者发起的已上市药品拓展性使用可参考《药品管理法》和《医疗卫生机构开展研究者发起的临床研究管理办法（试行）》。

（十）涉及死亡事件的安全性报告

1. 审查范畴

安全性报告应符合以下要求：除试验方案或其他文件（如研究者手册）中规定不需立即报告的严重不良事件外，研究者应当立即向申办者书面报告所有严重不良事件，随后应当及时提供详尽、书面的随访报告。其中，涉及死亡事件的报告，应向申办者和伦理审查委员会提供其他所需要资料。

2. 审查要点与方法

（1）申办者或研究者应采用ICH-E2B（R3）格式递交死亡事件SUSAR报告；

（2）报告信息应包括：安全性报告的识别、信息的主要来源、安全性报告发送者信息、文献参考、研究识别、患者特征、反应事件、相关检测和操作结果、药物信息、叙述病例总结和进一步信息等，涉及死亡事件还应提供最终医学报告等伦理审查委员会要求的其他材料。

（3）重新进行风险-获益评估：在本中心发生的首次死亡事件报告后伦理审查委员会必须组织会议审查，重点审查死亡原因及与试验药物的关系等。根据上述资料衡量继续开展试验的风险和获益，如研究参与者损害的后续安排是否合适，试验方案、研究者手册及知情同意书是否需要修改，研发期间安全性更新报告周期是否需要调整，是否存在可能影响其他研究参与者继续参与研究的风险等。

（4）扩展跟踪审查范围：如必要，要求申办者提供全部试验中心的死亡事件汇总报告，同时审查申办者采取的研究参与者安全及权益保护措施是否适当。

（5）调整跟踪审查频率：根据死亡事件对研究风险程度的影响，评估是否有必要调整定期审查频率。

（十一）试验进展报告

1. 审查范畴

对已批准实施的研究项目，研究者应当按要求及时提交研究进展、违背方案、暂停/中止、终止、研究完成等各类报告，伦理审查委员会应当按照研究者提交的相关报告进行跟踪审查。

2. 审查要点与方法

（1）研究者提交的各类试验进展报告包括：①临床试验年度报告和试验进展报告；②出现可能显著影响临床试验实施或增加研究参与者风险的情况，研究者应尽快向申办者、伦理审查委员会和临床试验机构书面报告；③试验结束后研究者应向伦理审查委员会提供临床试验结果摘要。

（2）试验进展报告的规范性：规范的试验进展报告内容一般包含：①基本信息，如项目名称、方案编号、申办单位、项目承担单位、首次通过伦理时间等；②主要信息，如研究进展情况、研究参与者信息、SAE情况汇总情况、重要方案违背情况、文件更新情况以及招募情况等。

（3）试验进展报告的实效性：试验进展报告中的安全性信息等关键更新应该具备合理的实效性。

（4）试验进展报告需关注的重点问题：①是否按照伦理审查委员会同意的研究方案开展试验；②研究过程中是否存在擅自变更项目研究内容的情况；③是否发生严重不良反应或者不良事件且及时上报并恰当处置；④根据试验进展报告及相关资料是否需要暂停或者提前终止研究项目；⑤其他需要审查的内容。

（十二）临床试验结果摘要

1. 审查范畴

临床试验完成后，研究者应向伦理审查委员会提供临床试验结果摘要，伦理审查委员会需对临床试验完成情况进行结题审查，评估临床试验对研究参与者安全与权益保护的总体情况。

2. 审查要点与方法

（1）临床试验结果摘要的规范性：①临床试验的结果摘要是临床试验总结报告的一部分，应以具体数据说明结果。如必要，应附完成的各期临床试验一览表。②临床试验结果摘要范例可参考ICH E3临床研究报告的结构和内容。

（2）提交临床试验结果摘要的实效性：结题审查有填写要求和时限要求，一般要求在临床试验实施模块无新增数据后1个月内提交结题审查报告。如有特殊原因导致不能在 1 个月内提交报告，可以申请延期提交，并附详细理由，伦理审查委员会将了解原因并做出相关处理。

（3）评估临床试验中的研究参与者安全与权益保护状况：应根据临床试验结果摘要内容审查如下内容：①研究过程是否按照批准的研究方案开展；②是否按要求上报SAE、试验风险是否超过预期评估；③临床试验结束后是否需要继续采取相关研究参与者保护措施等。

（4）必要时可参考独立数据监查委员会的监查报告：申办者建立的独立数据监查委员会负责定期评价临床试验进展情况，包括安全性数据和重要的有效性终点数据。

（十三）与试验方案无关的生物样本检测

1. 审查范畴

人体生物样本是指从人体获得或衍生的任意物质，包括但不限于血液、尿液、粪便、组织、皮肤、骨髓、肌肉、毛发、分泌物和内脏器官等。研究者不得实施未经伦理审查委员会同意的生物样本检测。伦理审查委员会在跟踪审查中应关注临床研究是否存在与批准试验方案无关的生物样本检测。

2. 审查要点与方法

（1）审查生物样本知情同意书内容：研究前须制定生物样本采集知情同意书，使用通俗易懂的语言说明所有关键信息及风险。

（2）知情同意书必须详细说明以下重点问题：①应说明生物样本采集来源，如来源于手术切除的组织还是来源于其他途径（比如额外抽血、常规检测剩余样本等）和研究参与者潜在受益和风险；②应明确告知研究参与者生物样本的使用范围，研究结束时是否对剩余生物样本进行销毁，以及销毁方式和时间（如不销毁，还需要说明它的贮存细节和将来可能的利用需求和依据）；③应声明研究参与者有权拒绝提供与试验方案无关的生物标本采集，不会因此对其治疗或加入试验产生任何不利影响，并有权在不受胁迫情况下撤回其同意的意见，且不会受到损失或惩罚；④将收集、分析特定生物样本作为入组筛选、疗效评估以及安全性评估的重要参考指标时，应详细告知患者进行生物样本检测的原因；⑤利用组织样本进行基因检测类研究时，应告知研究参与者有知晓基因检测结果的权利；⑥应详细说明研究参与者隐私保护措施，明确生物样本保管人以及保管职责范。

（3）生物样本知情同意过程：研究参与者提供研究用生物样本的知情同意过程，既要确保研究参与者已经理解同意生物样本的具体研究用途，还要确保研究参与者能够理解他们同意其生物样本用于研究后会发生什么。

（4）生物样本在未来研究中使用的知情同意：有相当多的情况下，在生物样本收集之时研究参与者并不了解未来研究的细节。知情同意应该包括一个单独的声明来询问研究参与者是否允许在未来未知的研究中使用他们的样品，或者如果未来研究中涉及他们的组织样本，研究者是否可以联系他们。

（5）生物样本采集时研究参与者信息管理和去识别措施：生物样本分析可能产生大量有待开发的数据，并可能在广泛的研究领域内共享。这些数据除用于初始研究之外，对于其他疾病研究也存在潜在价值。这些可能的数据共享应在知情同意书中明确阐述，并向伦理审查委员会说明如何开展后续分析。同时，负责样本采集的医疗机构应当充分考虑并制定对应的患者权益保护措施。从事全基因组关联分析的研究者必须遵守数据共享法规，不包含研究参与者识别信息的遗传（基因型和表型）数据只能在《中华人民共和国人类遗传资源管理条例》等法律法规的允许范围内使用和共享。

（十四）剩余样本处置

1.审查范畴

临床试验剩余生物样本是指所有用于临床试验后剩余的生物样本，譬如检测后剩余的体液类（血清、血浆、尿液、痰液、灌洗液、前列腺液、精液、脑脊液、胸腹水等）、组织标本及生物样本预处理后产物（DNA、RNA、蛋白等）。伦理审查委员会应对临床试验剩余生物样本的保存、销毁、再利用等进行跟踪审查。

2.审查要点与方法

（1）剩余样本处置是否符合临床试验方案和知情同意书的规定：临床试验剩余生物样本的处置，应严格按临床试验方案中规定的和知情同意书中告知的处置要求和处置时间点进行保存及销毁。

（2）临床试验剩余生物样本再次用于其他科学研究时必须再次通过伦理审查。

（3）剩余样本再利用是否再次获得研究参与者知情同意书。

（4）处置剩余生物样本的机构应具备相应资质。

（十五）临床试验获益-风险评估

1.审查范畴

依据涉及人的生物医学研究伦理原则，研究参与者人身安全和健康权益优先于科学或社会利益。伦理审查委员会应对已批准研究项目进行定期跟踪审查，主动开展临床试验风险-受益评估，确保临床研究不将研究参与者置于不合理风险之中。

2.审查要点与方法

（1）临床研究风险-受益比的评估方法：①风险识别：明确该项目有哪些具体风险和受益；②量化评分：将涉及风险与受益的细化要点进行具体量化评分；③划分

等级：制作量化评分表并依据最终评分表分数确立风险评估等级（如四分法：不大于最小风险、低、中、高风险）及预期受益维度；④评估风险-受益比。

（2）审查可能影响临床研究风险-受益比的信息，包括：临床研究进展报告、暂停或终止原因、研究参与者招募、研究是否涉及弱势群体、安全性事件报告、方案偏离报告、研究参与者退出情况、影响风险-获益的新信息、研究者手册/研究方案/ICF更新内容、有关自上次审查以来发生的相关监管行动的信息汇总、主要研究者有无变更等内容

（3）审查申请简易审查程序的临床研究应是否具有较小风险。

（十六）质量管理风险评估与审查频率调整

1. 审查范畴

临床试验质量管理风险既蕴含在试验实施各环节内部，又始终贯穿于试验实施全过程。申办者的临床试验质量管理体系应能有效监控影响临床试验质量和风险的关键环节。伦理审查委员会应审查申办者的临床试验质量管理体系是否全程有效保护研究参与者

2. 质量管理风险评估责任

（1）申办者：①在试验过程中，申办者负责药物试验期间试验用药品的安全性评估；②申办者的药物研发期间安全性更新报告应包括临床试验风险与获益评估；③申办者应将临床试验中发现的可能威胁研究参与者安全、影响临床试验实施、改变伦理审查委员会同意意见的问题及时通知研究者和临床试验机构。

（2）研究者：研究者应及时向伦理审查委员会报告：①临床试验实施中为消除对研究参与者紧急危害的试验方案偏离或修改；②增加研究参与者风险或显著影响临床试验实施的改变；③所有可疑且非预期严重不良反应；④可能对研究参与者安全或临床试验实施产生不利影响的新信息。

（3）伦理审查委员会：伦理审查委员会获得申办者和研究者提交的相关报告后，应及时甄别风险因素，评估风险等级。评估工作还应同时重点关注风险发生的可能性、可被察觉的程度以及风险对研究参与者保护的影响。

3. 质量管理风险来源

（1）试验设计缺陷导致的风险：肿瘤临床试验方案设计复杂，试验持续时间长，试验药物毒性强、不良反应多，研究参与者获益不明确，所以伦理审查时需关注研究方案科学性、伦理性和可操作性方面缺陷可能导致的风险。

（2）设施设备缺陷与人员资质欠缺导致的风险：研究机构客观条件、研究者团队资质是否满足试验要求；试验中是否严格按照GCP规范处理安全性数据；申办者监查员（CRA）/临床试验协调员（CRC）的资质是否满足临床试验要求。

（3）试验管理体系缺陷导致的风险：临床试验机构是否建立有效的质量管理制

度；申办者或CRO是否构建完善的试验项目质量管理体系；试验用药品管理是否规范等。

4.质量管理风险类别

（1）试验方案设计及试验开展过程中的变更与修改可能导致试验风险增加。

（2）试验运行风险：研究者执行方案的依从性、试验数据处理是否满足ALCOA+原则、试验用药品是否闭环管理、方案偏离与违背是否及时合规处理等。另外，研究参与者在试验中依从性不足也可能导致试验运行风险。

（3）操作规范风险：参加试验各方人员（包括研究者、研究参与者、CRA与CRC）的资质、能力与工作态度是否满足试验要求；研究参与者是否及时签订更新后的知情同意书；研究参与者权益保护措施是否执行到位；研究参与者是否知道合规投诉途径等。

5.质量管理风险等级

6.基于风险评估的审查频率调整原则

（1）低风险项目：可以按照GCP法规要求，每年进行一次常规跟踪审查。

（2）轻度或中度风险项目：可根据项目具体风险项的影响缩短跟踪审查间期，如每6-9个月跟踪审查一次，对关键风险因素进行针对性审查。

（3）高风险项目：可缩短至每3-6个月跟踪审查一次，或按需不定期开展关键风险因素跟踪审查。基于新技术、新作用机理和/或可能导致非预期严重不良后果的项目，也可以按研究参与者入组情况进行跟踪审查，如，首例入组审查，在首例研究参与者入组和项目实施过程中进行风险因素排查，及时发现问题、纠正错误，调整风险等级等。

（十七）未按要求进行跟踪审查与伦理批件过期

1.审查范畴

未按要求进行跟踪审查是指未按伦理审查委员会要求及时提交跟踪审查所需相关资料，导致伦理审查委员会不能及时了解临床试验实施过程中的研究参与者安全和权益的情况。批件过期是指在临床试验实施过程中，因申办者或研究者原因，未按批件中审查频率进行审查以及由此造成超出伦理批件有效期的情况。

2.审查要点与方法

（1）伦理批件有效期：①伦理审查委员会相关制度性文件中应阐明伦理批件“有效期”的定义，如：起始日期以初始审查同意研究的决定文件的签发日期为准，截止日期是期限内的最后日期。②伦理审查委员会可在伦理批件上注明批件到期时间。

（2）年度/定期跟踪审查频率：①首次伦理审查批件应有申办者/研究者跟踪审查

工作指引，告知伦理审查委员会的年度/定期跟踪审查要求。②伦理审查委员会应根据临床试验风险-受益比变化调整年度/定期跟踪审查计划。【参阅本章“十六、试验风险-受益评估”和“十七、质量管理风险评估与审查频率调整”相关内容】

（3）逾期递交资料的伦理审查：①应关注延迟递交的原因是否与研究参与者安全和受益情况相关；②如存在较高风险应审查损害研究参与者安全和权益事件是否仍在持续，以及损害的处理和赔偿措施是否适当。

（4）逾期时间超过伦理审查委员会规定的，应立即通知申办者/研究者暂停纳入新的研究参与者或暂停试验。重启暂定的试验需要重新递交申请。

表59-1

类别 等级	试验方案风险	运行规范风险	操作合规风险	参与人员风险	质量体系风险
最小风险	试验设计合理，研究方案无实质性变更。	试验各方依从性高，无重大方案违背。	研究参与者保护措施得当，不良事件处理及时，试验数据真实可靠。	试验各方专业资质满足试验要求。工作负责，无渎职行为。	申办者建有满足试验需求质量管理体系。研究机构具有完善的质量控制体系。
低风险	试验设计基本合理，研究方案和/或知情同意书有非实质性变更。	试验各方依从性尚可，有轻度方案违背但频次不高。	具有基本的研究参与者保护措施，不良事件处理不够及时但仍在合规范围。试验数据真实性和可靠性未收影响。	部分试验参与人员资质与工作能力不能匹配试验需求，出现轻微工作失误。	申办者的质量管理体系有缺陷，监查频率与监查质量略微不足。研究机构的质控力度略欠缺。
中风险	试验设计有缺陷，研究方案有实质性变更。	试验各方依从性不佳，发生一定频次的中重度方案违背，有影响试验结果的可能。	研究参与者保护措施有缺陷，不良事件处理不当或不符合GCP法规的要求，有研究参与者投诉可能。发生有可能影响试验数据真实性和可靠性的事件。	试验各方工作失误较多，出现人为失误，需要承当相应的责任。	申办者的质量管理体系和/或研究机构质控体系有较多缺陷，无法及时发现风险隐患，如，未能及时进行试验监查，发现问题未及时与研究者沟通等。
高风险	研究方案有严重缺陷，或研究方案有重要实质变更，导致试验风险增大，可能导致试验质量失控。	试验各方依从性差，发生重大的可影响试验结果的方案违背。	研究参与者保护措施有重大缺陷，不良事件处理严重不符合GCP法规的要求，有研究参与者投诉。出现影响试验数据真实性和可靠性的事件。	试验各方工作出现人为重大失误，需要承当相应的过错责任，甚至法律责任。	申办者的质量管理体系和/或研究机构质控体系有重大缺陷，试验过程中的问题长期存在无法解决，或风险管控与质控工作基本未开展。

第七章

研究团队及其支撑条件

为保障临床试验实施中的研究参与者安全与权益，伦理审查委员会应对研究团队履职能力及其支撑条件进行审查，并在实施过程中对研究团队履职情况进行持续跟踪审查。

一、审查要点

研究者应按GCP及有关规定规范开展临床试验，并在试验实施过程中做好研究参与者安全和权益的保护，对试验全过程进行监管，以保证试验结果的真实性和可靠性。伦理审查委员会应从以下几个方面重点关注研究者是否履行了法规规定的相应职责：

（1）研究者应按GCP、药政管理部门有关规定及相关专业制度及SOP要求，规范开展临床试验。伦理审查委员会应关注研究者是否有违背GCP及相关法规的情况，并根据情况给予相应意见。

（2）研究团队应能正确理解并严格执行试验方案。研究者应当按照伦理审查委员会同意的试验方案实施临床试验，未经申办者和伦理审查委员会的同意，研究者不得修改或者偏离试验方案，但不包括为了及时消除对研究参与者的紧急危害或者更换监查员、电话号码等仅涉及临床试验管理方面的改动。为了消除对研究参与者的紧急危害，研究者修改或者偏离试验方案，事后应当及时向伦理审查委员会报告，并说明理由。伦理审查委员会在审查违背方案时，应当关注是否有必要修订方案和/或知情同意书，同时还应当关注研究者是否及时向伦理审查委员会报告了方案违背。

（3）研究团队应能及时发现并积极有效处置研究参与者出现的不良事件。伦理审查委员会应该在审查本院研究参与者的个例安全性报告时重点关注以下情况，研究者是否为保护研究参与者安全采取了必要的措施，包括：研究者是否及时查阅了研究参与者的检查结果，并对异常结果做出医学判断；研究者对研究参与者受到的伤害是否采取了及时有效的治疗措施。

（4）研究者应将可能造成研究参与者安全与权益损害的情况及时准确告知研究参与者。

a.研究者意识到研究参与者存在合并疾病需要治疗时，是否主动告知研究参与者；

b.研究者是否关注了可能干扰临床试验结果或者研究参与者安全的合并用药；

c.研究者是否主动告知了研究参与者所受到的伤害是否与试验有关，是否及时联系申办者向研究参与者兑付与诊疗有关的费用及可能的赔偿。

d.研究者是否及时告知研究参与者可能影响研究参与者继续参加试验的新信息。

（5）研究团队应能及时向伦理审查委员会报告解释说明可能影响研究参与者安全权益及试验实施的情况。如，试验方案产生可能对试验风险受益比产生影响的重大修订；研究发生重大（和/或持续发生的）方案违背/偏离。

（6）研究团队应高度重视并有效处置伦理审查委员会受理的研究参与者投诉问题。同时，伦理审查委员会也应关注研究参与者抱怨的内容，并从研究参与者抱怨侧面了解研究团队是否按GCP及有关规定履行了研究者职责。例如：研究参与者抱怨研究药物的某项风险为其生活带来巨大困扰时，伦理审查委员会应关注知情同意过程是否规范；研究参与者抱怨补偿未及时发放时，伦理审查委员会应了解未及时发放的理由，关注研究者是否按GCP规定及时向研究参与者兑付。

（7）在研究实施过程中，如出现PI更换或增加新的PI，伦理审查委员会应按照GCP相关要求，及时审查新PI的资质。对于研究实施过程中PI调换工作单位、出国进修等原因不能继续履职的，伦理审查委员会应关注研究的后续安排，做好研究参与者保护工作。

二、审查决定

伦理审查委员会应当从提交伦理审查委员会的各项申请报告（违背方案报告、修正案申请、个例安全性报告等），及研究参与者投诉和抱怨中，了解研究者及其团队的履职情况，必要时向伦理审查委员会主任委员申请开展实地访查。对于不能有效履行保护研究参与者安全与权益职责的研究者，伦理审查委员会应根据情况做出审查决定，如：要求研究者加强GCP培训，在一定期限内暂停研究者继续参加研究的资格，通知临床试验质量管理部门加强监督管理等。

第八章

医疗器械临床研究的伦理问题

一、医疗器械临床研究的伦理审查原则要素

医疗器械种类繁多，结构复杂，不同领域的操作方法及评价方法差异巨大。医疗器械临床研究的安全性和有效性评价一定程度上依赖于研究者的操作水平。诊断试剂临床研究参照医疗器械临床研究的管理，同样存在着临床应用广泛、专业性强等特点。控瘤相关的医疗器械研究整体行业发展较晚，相对于控瘤新药研发行业，投入较少，研发经验也较少。因此，控瘤相关的医疗器械临床研究的伦理审查应充分考虑器械临床研究的特点。

（一）规范医疗器械临床研究伦理审查制度

目前大部分医疗器械临床研究的伦理审查与药物相关临床研究的流程大致相同，但器械临床研究与药物临床研究存在较大差异，不同类型医疗器械风险差异较大。各伦理审查委员会应结合医疗器械临床研究相关法规、临床试验质量管理规范（GCP）的要求建立医疗器械伦理审查标准操作规程（SOP）。医疗器械GCP中对于文件递交的要求、严重不良事件（SAE）的上报及审查要求，文件保存规定等均与药物临床研究有所区别，不能直接套用药物临床试验的相关审查流程。相关内容可参考本技术指南相关章节的介绍。由于医疗器械操作和使用专业性相对较强，使伦理审查委员会对相关问题判断有一定难度。必要时可补充独立顾问，提供专业意见参考，弥补伦理审查委员会自身专业性方面的缺陷。

（二）医疗器械临床研究团队资质的伦理考量

医疗器械临床研究工作需要多部门协作完成，涉及：申办者、研究机构管理部

门、研究者、第三方（如：SMO公司、CRC）、研究机构的相关临床、医技部门等。结合医疗器械临床研究既有的特点，伦理审查委员会在医疗器械临床研究的试验前准备阶段应注重医疗器械研究团队的资质。

由于抗癌医疗器械临床研究的专业性强，研究对象相对局限，目前普遍存在的问题是缺乏专业有经验的申办者团队。部分申办者职责“缺位”，比如：从成本角度考虑，不派遣专业的CRC协助研究开展。另有部分申办者，直接派遣检测人员到研究机构，或者将企业员工直接作为健康对照组的研究参与者。医院临床研究管理部门、伦理审查委员会在审查医疗器械临床研究的过程中，应重视申办者资质的考察，明确申办者资质要求。在研究机构和申办者的临床研究协议中明确约定申办者职责，要求申办者提供保障研究顺利进行的研究经费和人力资源投入，如明确要求派遣专业CRC团队等。此外，由于医疗器械的设计、操作等与临床常规诊疗不同，伦理审查委员会应注重要求申办者组织全面持续的培训或提供相关资源以完成研究团队的相关培训，规范研究团队人员的相关操作。

伦理审查委员会在审查过程中应充分考虑研究者团队的资质要求。控瘤医疗器械临床研究专业程度高，为避免临床器械研究的方案设计本身存在缺陷，研究者应主动参与方案设计，从研究参与者的安全角度出发，优化研究设计。另一方面，医疗器械的安全性和有效性一定程度上依赖操作者。伦理审查委员会在审查过程中除了关注研究者的常规临床研究资质是否符合的基础上，更应关注特定医疗器械操作的培训经历及相关证明材料。

伦理审查委员会同时应关注研究者团队的人员配备是否齐全，相关工作分配是否合理。目前存在的普遍问题是医疗机构内部缺乏专业医疗器械研究专业人员。大量参与医疗器械临床研究工作人员是科室人员兼职，医疗器械设备缺乏专人管理。临床治疗与临床研究工作不予区分，导致医疗器械临床研究项目实施过程中诸多不规范的问题。伦理审查委员会在审查过程中应注重督促研究团队明确分工，建立授权管理制度，督促研究团队充分履职。

（三）医疗器械临床研究的风险管理

伦理审查委员会对医疗器械相关研究的伦理审查原则应充分考虑医疗器械风险差异性。考虑医疗器械本身可能造成风险的同时，应综合评估配合医疗器械使用的常规临床操作的风险（如：手术、麻醉的风险）；对高风险植入性三类器械，尤其是需长期在人体中放置的，应充分考虑随访频率和周期，研究参与者随时退出研究是否可能。

与药物临床研究相似，相关法律法规规定：罕见病、严重危及生命且无有效治疗手段的疾病相关的医疗器械用于临床试验之外的患者情况。对正在开展临床试验的用于治疗严重危及生命且尚无有效治疗手段的疾病的医疗器械，经医学观察可能使患者获益，经伦理审查、知情同意后，可在开展医疗器械临床试验的机构内免费用于其他病情相同患者，其安全性数据可用于医疗器械注册申请。但与药物临床研究不同的是，如此类情况需长期植入研究参与者体内，后续器械质量、相关安全性评估和随访工作等均应作为考量范畴。

（四）医疗器械临床研究中的知情同意的相关问题

基于以上医疗器械临床研究存在的普遍问题，如缺乏专业的人员团队等，导致医疗器械临床研究过程中存在不规范的问题，集中表现在知情同意书签署不规范。诊断试剂临床研究会涉及知情同意书豁免申请。伦理审查委员会在审查此类伦理申请时，应严格按照法规要求，对照是否适用知情同意豁免；考虑泛知情签署是否规范、泛知情的告知的内容是否涵盖现行的研究，是否需要重新知情。在涉及儿童研究参与者的研究中，伦理审查委员会应关注8岁以上未成年人泛知情是否有儿童本人的签字。伦理审查委员会同时应关注医疗器械临床研究中的健康对照组研究参与者来源的问题，考虑是否纳入弱势研究参与者（如：器械生产企业的员工等）。

（五）医疗器械临床研究的伦理全过程管理

医疗器械临床研究过程中的伦理审查遵循风险管理原则，伦理审查相关决定取决于对研究参与者权益与安全的综合评估。

同药物临床研究类似，伦理审查相关工作应落实在医疗器械临床研究的全过程管理中。项目立项后，研究实施过程中，常见审查工作包括：方案修正案审查（医疗器械类研究完成后会根据国家局发布的要求再次提出方案修正申请），偏离/违背的审查；项目跟踪审查；方案终止申请等。

医疗器械临床研究中有关方案偏离的报告应根据研究参与者安全因素行分类分级管理。方案偏离发现后按其严重程度进行分级，判定是轻微偏离或是严重偏离。轻微偏离即研究参与者尚无实质性风险，且不影响试验主要疗效指标和关键的次要指标；严重偏离即有伤害到研究参与者的实质性风险，或偏离影响到试验数据的科学性、完整性和准确性。伦理审查委员会在对方案偏离报告的审查过程中应重点关注事件是否对研究参与者安全性造成影响，对研究科学性造成影响。方案偏离发生后对该事件补救或改进措施是否充分，是否有其他影响研究参与者安全的问题并总体评估偏离事件对本研究风险/受益比的影响。关于医疗器械临床研究的方案偏离报告一般的审查决定分为：同意继续按原方案进行研究；对研究方案作必要的修正后继续研究；对知情同意书作必要的修正后继续研究；终止或暂停已批准的研究；采取其他补救或改进措施等。

关于在研项目的跟踪审查同样应基于方案风险的考虑。对二类、三类医疗器械，尤其是高风险器械临床研究，伦理审查委员会应提高持续审查水平；对风险较高，尤其是需长期植入体内的医疗器械，伦理审查委员会应充分考虑持续审查的周期，在方案结束后应有相应的研究参与者安置措施考量。

关于在研项目的方案终止申请审查应考虑项目终止后对在组研究参与者的安置情况，尤其是高风险的二类、三类医疗器械，部分需长期植入体内的医疗器械，项目终止后研究参与者后续监测、随访工作如何进行。

医疗器械研究方案修正同药物临床研究类似，值得注意的是，研究完成后，医疗器械临床研究会根据国家局的有关要求，对方案进行发补。此时伦理审查委员会应关注研究完成后再行方案修正或补充，对在组研究参与者是否有影响，是否需要纳入新研究参与者。

二、医疗器械创新体系建设与伦理审查

医疗器械创新体系的建立需伦理审查技术的支撑。

适用优先注册程序的医疗器械（含诊断试剂）。诊断或治疗罕见病、恶性肿瘤且具有明显临床优势，诊断或者治疗老年人特有和多发病且目前尚无有效诊疗手段，专用于儿童且具明显临床优势，或临床急需且在我国尚无同品种产品获准注册的医疗器械。

对国内尚无同品种产品上市的体外诊断试剂，符合条件的医疗机构根据本单位临床需要，可自行研制，在执业医师指导下在本单位内使用。具体管理办法由国务院药品监督管理部门会同国务院卫生主管部门制定。国家药品监督管理局可依法对突发公共卫生事件急需的医疗器械（含诊断试剂）且在我国境内申请上市的同类产品，或虽在我国境内上已有同类产品上市但产品供应不能满足突发公共卫生事件应急处理需要的医疗器械实施应急注册。

三、医疗器械不良事件伦理审查要点

医疗器械临床研究中基于风险控制的全过程管理。伦理审查委员会应建立完善的安全性报告审查制度。不同于药物临床研究，医疗器械临床研究目前法规要求研究应当在获知严重不良事件后24小时内，向申办者、医疗器械临床试验机构管理部门、伦理审查委员会报告；并按照临床试验方案规定随访严重不良事件，提交严重不良事件随访报告。研究者、伦理审查委员会在收到申办者提供的试验医疗器械相关严重不良事件及其他安全性信息时，应及时查阅，并评估本院中心研究参与者的治疗是否应进行相应调整。申办者应在获知死亡或危及生命的临床试验医疗器械相关严重不良事件后7日内、获知非死亡或者非危及生命的临床医疗器械相关严重不良

事件和其他严重安全性风险信息后的15日之内，向参与临床试验的其他医疗器械临床试验机构、伦理审查委员会，以及主要研究者报告，并采取风险控制措施。对出现可能危及研究参与者安全、可能影响医疗器械临床试验实施，可能改变伦理审查委员会同意意见的信息时，应及时组织对临床试验方案、知情同意书及其他提供给研究参与者的信息及相关文件进行修改，并提交伦理审查委员会审查。伦理审查委员会在审查严重不良事件报告时，一般建议为：要求提供进一步资料；同意试验继续进行；要求修订试验方案或知情同意书；要求修订试验方案持续审查频率，督促主要研究者及报告医疗器械临床试验的进展，转归情况。必要时可召开紧急会议。

由于医疗器械范围广，不良事件发生的原因可能是多方面的，不仅与医疗器械本身的质量、设计有关，还受到应用人群特性、使用人员的操作熟练程度的影响。研究者对不良事件的相关性判断难度较高，审查者通过不良事件报告发现研究项目本身的问题，从而进行审查的难度更高。如对发生严重的不良事件进行会议审查，或邀请独立顾问的等进行全面的评估，又难以保障审查意见的及时性。因此建议完善医疗器械监管机构的建设，有条件的伦理审查委员会可设立专门的医疗器械临床严重不良事件审查小组，定期召开例会，对医疗器械临床研究实施过程中存在的问题进行汇总和反馈。在高风险的医疗器械临床研究的立项审查时就应前瞻性地考虑不良事件处理预案是否充分。对于高风险的尤其是需要长期植入的医疗器械，一旦发生与研究参与者安全性相关的不良事件，伦理审查委员会能否单方面地要求项目进行整改或者对方案进行终止，也是有争议的问题。因此伦理审查委员会也可以建议医疗机构建立器械监管长效机制，包括建立完善的医疗器械临床研究质量控制体系，定期相关人员参加有针对性的培训等。伦理审查委员会的成员本身也应不断更新知识储备，学习最新的法律法规，从而提高伦理审查质量。

第九章

研究者发起临床研究的伦理审查

一、概述

研究者发起的临床研究（investigator initiated trial，IIT）是指医疗卫生机构开展的，以人个体或群体（包括医疗健康信息）为研究对象，不以药品医疗器械（含体外诊断试剂）等产品注册为目的，研究疾病的诊断、治疗、康复、预后、病因、预防及健康维护等的活动。

根据研究者是否基于研究目的主动施加某种干预措施（以下简称研究性干预措施），IIT可分为观察性研究和干预性研究。

干预性研究一般由三级医疗机构、设区的市级及以上卫生机构牵头开展，其他医疗卫生机构可参与干预性研究。

以手术和操作、物理治疗、心理治疗、行为干预、临床诊疗方案、群体性健康措施、生物医学技术等为干预措施的IIT，原则上应使用已经批准上市的药品、医疗器械等产品，并在产品批准适用范围内或在符合产品临床应用指导原则前提下开展。使用方法不超过现有说明书的用法用量，预期人体内药物浓度（或生物效应）可达到有效浓度（或有效水平）；或使用方法虽超过现有说明书用法用量但有充分证据证明其安全性、耐受性良好，或具备明确风险获益评估证据且有良好风险控制措施。

对于某些创新性药物的Ⅰ期临床试验，或细胞治疗相关临床研究，在早期探索性阶段也会以IIT形式开展，需谨慎进行伦理审查。

二、IIT伦理审查应重点关注的问题

（一）“超说明书”的问题

根据国家卫健委《医疗卫生机构开展研究者发起的临床研究管理办法（试行）》的要求，“以上市后药品、医疗器械等产品为研究性干预措施的研究者发起的临床研究，一般在遵循产品临床应用指导原则、临床诊疗指南和说明书的前提下开展”。只有“当同时满足下列条件时，可以超出上述范围开展干预性研究。”①在临床研究管理体系完备的三级甲等医院或与之具有相同医疗技术水平和医疗保障能力的医院开展。②针对严重危害人的生命健康或严重影响生存质量且目前无确切有效于预措施的疾病，或虽有确切有效干预措施但不可获取或研究性干预措施具有显著卫生经济学效益。③有体外实验手段、动物模型的，相关实验研究结果应当支持开展临床研究；或观察性研究结果提示确有必要开展于预性研究。④使用方法不超过现有说明书的用法用量，预期人体内药物浓度（或生物效应）可达有效浓度（或有效水平）；或使用方法虽超过现有说明书用法用量但有充分证据证明其安全性、耐受性良好，或具有明确风险获益评估证据且具有良好风险控制措施。

已上市的抗肿瘤药物，根据国家药监局《已上市抗肿瘤药物增加新适应证技术指导原则》，当“临床研究机构应具有国家有关GCP法规要求的相应资质并有丰富的临床研究经验；主要研究者也应具有国家有关GCP法规要求的相应资质和丰富的临床研究经验，并在同行评议中获得较高学术地位”，可以开展相关的IIT项目，其结果可作为支持增加新适应证的申请依据，包括：①增加新瘤种；②增加新给药方案（对已批准适应证的给药剂量的变更和用药时间变更等）；③增加早期或晚期用药；④增加三/二/一线用药；⑤增加单药或联合用药；⑥增加儿童用药或成人用药。

根据《涉及人的生物医学研究伦理审查办法》规定，对研究参与者不得收取试验相关的费用，因此超适应证的药物或器械等需免费提供。

（二）创新技术/术式相关的IIT

以手术和操作、物理治疗、心理治疗、行为干预、临床诊疗方案、群体性健康措施、生物医学技术等为干预措施的临床研究，原则上应当使用已经批准上市的药品、医疗器械等产品，并在产品批准的适用范围内或在符合产品临床应用指导原则的前提下开展。

对于创新技术或术式，建议先谨慎开展小样本的单臂探索性试验，在不具备扎实前期研究基础上，不宜一开始就开展大规模RCT。

各种细胞治疗（如CAR-T、TCR-T、CAR-NK、新型靶向活化的CIK细胞治疗

等）以及肿瘤新抗原疫苗治疗（个性化新抗原疫苗、通用疫苗）等创新技术方面的临床研究，研究设计、实施、纳入研究参与者类型等差异较大，伦理审查更需谨慎，既不阻碍新技术的创新发展，也要充分评估研究开展的必要性和合理性，预判研究风险，将研究风险降至最低，以保障研究参与者权益。

伦理审查时需要关注研究者及其团队的资质，主要研究者应具有高级职称，有丰富的肿瘤诊治新技术工作经验，至少已承担并完成3项以上新药注册研究。

肿瘤诊治新技术具有生物制品的多样性和复杂性，传统的药物临床试验设计不一定适用。若为细胞治疗研究，其产品的非临床研究评价内容取决于细胞类型及临床用途，对于非临床研究数据及信息，建议参考《细胞治疗产品研究与评价技术指导原则》，以较为全面地反映细胞治疗产品的安全性和有效性。

肿瘤诊治新技术临床研究应制定完备的风险防控计划，明确研究者/资助者的责任及对研究参与者出现重大风险的保障措施。若为细胞治疗研究，伦理审查时需注意研究方案中应明确说明当细胞制备不成功且不适合再次单采重新制备，不能获得符合质量标准的足量临床用细胞剂量时，如何进行合法、妥善、符合伦理的处置，并允许研究参与者退出，但需要对研究参与者提供医学建议和指导，并进行安全性随访。方案中应明确接受细胞治疗的研究参与者应进行长期随访，至治疗后15年，以了解细胞治疗的远期安全性信息。对随访中发现的重要问题及处理情况按照GCP要求及时报告上级卫生行政管理部门和药品监督管理部门。

（三）真实世界研究

已上市的药品、医疗器械等产品，开展前瞻性真实世界研究，应按照适应证内及超适应证区别对待。已上市药品超适应证，可能属于二类“新药”（见“《化学药品注册分类及申报资料要求》”），除已上市的抗肿瘤药物增加适应证，不应开展研究者发起的前瞻性真实世界研究。已上市的医疗器械，如果属于“需进行临床试验审批的第三类医疗器械”，则不宜开展研究者发起的前瞻性真实世界研究。

回顾性真实世界研究对象仅限于已完成治疗的研究参与者，如研究对象仍在接受治疗或随访，则需按前瞻性IIT来要求。前瞻性IIT因需收集研究参与者治疗及随访信息，应体现相应研究参与者获益，如提供交通补偿或检查费用减免等。

为规避因参加研究使研究参与者增加额外负担，应尽量免费提供试验用药物或器械，特别是因研究需要而增加的诊疗费用和其他费用应予免除。

（四）涉及临床信息的基础研究

部分基础研究涉及研究参与者临床信息的收集，如需进行生存随访，应该获得研究参与者知情同意，事先也必须经过伦理审查委员会的审查同意后方可实施。

对因科研基金或项目申报等取得临时性同意函的IIT项目，获得立项批准后的研究方案应再次提交伦理审查。

（五）“临床常用诊疗方法”的IIT

许多IIT中采用的研究性干预措施，被研究者认为“属于临床常用诊疗方法”，从而忽视了研究参与者的权益和风险。

实际上该“诊疗方法”可能只是在某些机构应用较多，并未被权威指南推荐。伦理审查委员会应要求研究者提供相应指南或行业共识作为审查依据，必要时请其他医疗机构专家担任独立顾问，提供第三方意见，对研究性干预措施是否影响常规治疗，研究采用的随访程序与频率是否合理，是否足以观察研究终点及不良反应，是否有恰当的不良事件处理预案等进行全面评审。

对IIT研究中采取的干预方式未被列入我国诊疗规范或指南的，可建议购买“临床试验责任险”，以最大程度保障研究参与者安全和权益。由于资源所限，IIT大多未制定第三方数据与安全监查计划，对研究参与者隐私与数据的保密也缺乏足够重视，伦理审查过程中应对以上问题进行提醒。

（六）研究参与者招募

有些IIT项目在招募广告及研究参与者招募过程中，容易夸大研究干预的疗效，而对研究风险强调不足，使得研究参与者对研究获益期望过高。伦理审查委员会在项目审查中应注意避免知情同意书及招募广告中出现如“……药物（或手术）是目前治疗……最先进的手段，安全有效，不良反应很少”等不客观及诱导性语言。另外，招募材料中不应出现“免费检查”“免费提供研究药物”等表述，避免对研究参与者的不当诱惑。

（七）知情同意书

知情同意是确保临床研究符合伦理原则的重要手段，知情同意过程应确保研究参与者充分知晓并理解需要告知的内容，并明确具体的维权途径和程序。伦理审查委员会应要求研究者对知情同意过程进行描述，并审查是否完善合理。对于细胞治疗等高风险研究，应告知研究参与者及其家属，在细胞输注后至少4周内应居住在医院附近或在2小时内能保证迅速就医的地点。并在研究参与者出院时发放研究者联系卡。

IIT的知情同意书通常较为简单，伦理审查委员会应对其重点审查，确保知情同意书已涵盖必要的内容和要素，且对研究性干预的疗效及研究风险的阐述客观、详尽，必要时可提供纲要式模板供研究者参考。

对于肿瘤诊疗新技术，需向研究参与者强调其研究属性和不确定性，避免研究参与者产生误解，对研究受益持有过高期望。需明确告知研究参与者，即使签署知情同意书也不代表其一定能够参加研究。

细胞治疗或基因编辑研究，伦理审查时应特别注意知情同意书中是否明确告知致瘤性、因基因编辑或修饰导致的未知安全性问题等。如果是细胞治疗研究，知情同意书中还应明确告知有细胞制备不成功且不适合再次单采重新制备的风险，或者不能获得符合质量标准的足量临床用细胞剂量进行回输，并说明这种情况下研究参与者可以选择退出，需提供医学建议和指导，并会进行安全性随访；或者在等待细胞制备及回输的过程中研究参与者出现肿瘤进展病情恶化导致身体状况已不适合细胞输注，并告知对研究参与者的后续安排。

新技术临床研究，知情同意书中需要告知的其他特殊注意事项：研究结束后的安排（包括研究结束后如果有效是否继续免费治疗等），长期随访的要求（细胞治疗的研究最长可达治疗后15年，以了解细胞治疗的远期安全性信息）。研究中的妊娠风险、商业利益分享、全基因测序（如有）的意义与风险也应充分告知研究参与者。

应特别注意的是，观察性IIT研究也需知情同意。对于少部分符合条件的回顾性研究（例如患者已死亡或失访）可申请豁免知情同意，可采用泛知情。对仍处于治疗及随访阶段研究参与者，即使是回顾性研究也不符合豁免知情同意的条件。

通过信件、电话或网络等形式的知情同意，可作为特殊情况下的补充措施。

研究者应妥善保存研究参与者签名的原始书面文件，或录音、图片等研究参与者知情同意的原始证据。

（八）样本采集、使用、补偿

出于科学研究的目的，IIT通常会收集研究参与者的样本（包括血液、组织、尿、大便、唾液、骨髓等）开展探索性研究。尽管部分样本可从临床常规采集的剩余样本中获取（如临床常规化验后剩余的血液或手术切除后病理检测之外的多余标本），但部分还需另行采集（如用于流式检测、测序及免疫细胞分析的样本等）。伦理审查时应注意研究方案和知情同意书中是否详细说明需要收集哪些样本、具体采集数量，需要检测哪些指标。若需要将样本外送到中心实验室或第三方机构进行检测，还需说明检测机构的名称和所在地，以及样本检测后如何处理。伦理审查委员会可以要求研究者及承担检测的机构提供样本处理承诺函，承诺样本只用于本研究和伦理批准的检测项目，不做其他用途；说明研究结束后剩余样本的处理方式，是返还给本研究中心还是由谁保管或销毁，以及保管时长。如果样本会用于未来其他研究，应在知情同意中明确，并建议通过分层同意的方式给予研究参与者选择是否同意参加的机会。如生物样本的使用涉及商业目的，应在知情同意书中明确，并说明研究参与者是否可以从中得到经济获益。

伦理审查时还应注意甄别，明确哪些样本是专为研究目的另行采集，因研究目的另行采集的样本，不应收取研究参与者的检测费用，还应给予研究参与者一定额度的经济补偿。伦理审查委员会可根据各地区的实际情况，提供参考的补偿标准，并要求在知情同意书中明确说明补偿的具体金额和给付方式。

（九）研究参与者损伤赔偿

医疗卫生机构是临床研究实施的责任主体，也是负责ITT相关研究参与者伤害的赔偿主体。伦理审查应重点关注知情同意书是否明确说明对研究参与者损伤的赔偿及补偿，以及相关条款是否恰当。例如“已为研究参与者购买医疗保险，对于研究参与者因研究药物造成的严重损伤保险公司会给予合理赔偿”此类似是而非的描述，准确地表述应该是“研究购买了临床试验责任险”，且赔偿主体是研究机构和研究者而非保险公司；此外“合理赔偿”的描述不规范，建议改为“依法赔偿”，且赔偿范围应改为“研究相关的损伤”，而不仅限于药物相关。

细胞治疗等创新技术研究，必须为研究购买保险。

（十）试验药物或器械以及相关检测的费用

《医疗卫生机构开展研究者发起的临床研究管理办法（试行）》明确规定“不得违反临床研究管理规定向研究参与者收取与研究相关的费用，对于研究参与者在受试过程中支出的合理费用还应当给予适当补偿。”

研究者和相关检测机构不得向研究参与者收取与研究相关的费用，不应让研究参与者因参加临床试验而增加额外经济负担。

IIT中通常存在常规诊疗和研究性干预措施并存情况，伦理审查委员会在评审过程中应咨询及听取相关专业的专家意见，明确区分哪些检查和治疗是临床常规，哪些是研究相关检查和治疗。

IIT中作为研究性干预的超适应证的药物或器械等需全免费，即使是符合适应证产品，也应尽量免费提供药物，建议各伦理审查委员会与本地区或本机构IIT管理部门协同制定统一标准并明确向研究者公示，例如提供不少于50%的免费药物，对某些已上市药品临床销售中本身就存在“买-赠”的情况，提供给研究参与者的免费药物比例应高于常规赠药。

因研究目的增加的检查项目应予免费。对临床研究经费不足以完成临床研究的不予立项，研究者不得以“经费不足”为由拒绝提供免费研究药物和研究相关检查。

参考文献

1. 中华人民共和国民法典.2020.
2. 中华人民共和国个人信息保护法.2021.
3. 中华人民共和国生物安全法.2020.
4. 中华人民共和国药品管理法.2019.
5. 赫尔辛基宣言.2013.
6. 中华人民共和国国务院.中华人民共和国人类遗传资源管理条例.2019.
7. 中华人民共和国国务院.病原微生物实验室生物安全管理条例.2018.
8. ICH. Guideline For Good Clinical Practice. 2016.
9. 国家药品监督管理局、国家卫生健康委员会.药物临床试验质量管理规范.2020.
10. 中共中央办公厅、国务院办公厅.关于加强科技伦理治理的意见.2022.
11. 国家药监局.国家卫生健康委关于发布药物临床试验质量管理规范的公告.2020.
12. ICH.E3 Structure and content of clinical study reports. 1996 .
13. ICH. ICH Harmonised Guideline：Nonclinical Evaluation of Anticancer Pharmaceuticals S9. 2009.
14. ICH. ICH Harmonised Guideline：General Consideration for Clinical Studies E8（R1）. 2021.
15. Geneva：Council for International Organizations of Medical Sciences（CIOMS）. International Ethical Guidelines for Health - related Research Involving Humans. 2016 .
16. 国家食品药品监督管理总局.中华人民共和国国家卫生和计划生育委员会.医疗器械临床试验质量管理规范.2016.
17. 国家市场监督管理总局.医疗器械注册与备案管理办法.2021.
18. 国家市场监督管理总局.药品注册管理办法.2020.
19. 中华人民共和国国家卫生和计划生育委员会.涉及人的生物医学研究伦理审查办法（第11号）.2016.
20. 国家卫生健康委员会.医疗卫生机构开展研究者发起的临床研究管理办法（试行）.2021.
21. 中华人民共和国国家卫生健康委员会.涉及人的生命科学和医学研究伦理审查办法（征求意见稿），2021.
22. 国家卫生健康委员会.医疗卫生机构科研用人类生物样本管理暂行办法（征求意见稿）. 2022.
23. 国家药品监督管理局药品审评中心.药物临床试验期间安全信息评估与管理规范（试行）.2018.
24. 国家药品监督管理局.真实世界证据支持药物研发与审评的指导原则（试行）.2020.
25. 国家药品监督管理局药品审评中心.以患者为中心的临床试验实施技术指导原则.2022.
26. 国家药品监督管理局药品审评中心.以临床价值为导向的抗肿瘤药物临床研发指导原则.2021.
27. 国家药品监督管理局药品审评中心.药物临床试验数据管理与统计分析计划指导原则.2021.
28. 国家药品监督管理局药品审评中心.新冠肺炎疫情期间药物临床试验管理指导原则（试行）.2020.
29. 国家药品监督管理局药品审评中心.药物临床试验适应性设计指导原则（试行）.2021.
30. 国家药品监督管理局药品审评中心.药物临床试验数据监查委员会指导原则（试行）.2020.
31. 国家药品监督管理局药品审评中心.药物临床试验富集策略与设计指导原则（试行）.2020.
32. 国家药品监督管理局药品审评中心.药物临床试验期间方案变更技术指导原则（试行）.2022.
33. 国家药品监督管理局药品审评中心.免疫细胞治疗产品临床试验技术指导原则（试行）.2021.
34. 国家药品监督管理局药品审评中心.抗肿瘤药联合治疗临床试验技术指导原则.2020.
35. 国家药品监督管理局药品审评中心.抗肿瘤治疗的免疫相关不良事件评价技术指导原则.2022.
36. 国家药品监督管理局药品审评中心.抗肿瘤药首次人体试验扩展队列研究技术指导原则（试行）.2021.
37. 国家药品监督管理局药品审评中心.基因治疗产品长期随访临床研究技术指导原则（试

行）.2021.

38. 国家药品监督管理局药品审评中心.药物真实世界研究设计与方案框架指导原则（征求意见稿），2022.
39. 国家药品监督管理局药品审评中心.药物临床试验期间安全性数据快速报告标准和程序.2018.
40. 国家药品监督管理局药品审评中心.研发期间安全性更新报告管理规范（试行）.2020.
41. 国家食品药品监督管理局.药物临床试验伦理审查工作指导原则.2010.
42. U.S Food and Drug Administration. Guidance for Industry：Placebos and Blinding in Randomized Controlled Cancer Clinical Trials for Drug and Biological Products. 2019.
43. 中医药局.中医药临床研究伦理审查管理规范.2010.
44. 国家卫生健康委医学伦理专家委员会办公室 中国医院协会.涉及人的临床研究伦理审查委员会建设指南.2020.
45. 国家卫生计生委 食品药品监管总局.干细胞临床研究管理办法（试行）.2015.
46. 食品药品监管总局.细胞治疗产品研究与评价技术指导原则（试行）.2017.
47. 方案偏离的处理与报告工作指引.2020.
48. 已上市抗肿瘤药物增加新适应证技术指导原则.2014.
49. 北京市卫生健康委员会.CAR-T细胞免疫疗法临床研究伦理审查指南.北京：北京市卫生健康委员会，2020.
50. 中国抗癌协会中国肿瘤临床试验稽查协作组.抗肿瘤药物临床试验中心实验室使用专家共识.2019.
51. 中国抗癌协会中国肿瘤临床试验稽查协作组.注册类抗肿瘤药物临床试验延伸给药共识.2019.
52. 中国抗癌协会医学伦理学专业委员会.肿瘤临床研究研究参与者知情同意共识.2021.
53. IRB Council.Guideline for Using Magnitude of Harm in Categorizing Risk Level EB/OL.2017-0702. https：//research. medicine. umich. edu / office-research / institutional-reviewboards-irbmed / guidance / guidelines-using-magnitude-harm-cate gorizing-risk-level.
54. 上海市临床研究伦理审查委员会.人类生物样本库伦理审查范本》.医学与哲学，2020，41（2）：74-80.
55. 洪明晃.十问十答研究者发起的临床研究https://www.sohu.com/a/374775806_100202861.
56. 张海洪，熊保权，丛亚丽.伦理审查质量：以真实世界研究的伦理审查质量改进为例.医学与哲学，2021，42（21）：5.
57. 张琼光，宋福鱼，宁靖，等.从检查员视角看新修订药物临床试验质量管理规范》对伦理审查委员会的要求.中国临床药理学杂志，2021，37（24）：3385-3388+3396.
58. 于浩，潘岩，武志昂，等.药物临床试验伦理审查质量风险的管理研究.中国药房.2020，31（10）：1153-1157.
59. 洪雪，雷雅钦，王筱宏，等.不依从/违背或偏离方案报告方法改进的总结与探讨.中国医学伦理学，2020，33（10）：1199-1202+1209.
60. 訾明杰，李晓玲，母双，等.方案违背的伦理审查与管理.中国医学伦理学，2020，33（02）：165-168.
61. 江世雄，孙耀志，高松，等.临床试验参与者管理研究.中国卫生产业，2015，12（35）：165-166.
62. 王晓敏，粟志英，胡蝶花，等.基于伦理审查的视角对临床试验中非预期严重不良事件的分析.中国临床药理学杂志.2019，035（017）：1924-1926.
63. 曹烨，陈文娜，吴跃翰，等.新版GCP施行后临床试验机构严重不良事件/可疑非预期严重不良反应报告现状分析与建议.中国新药杂志，2021，30（10）：947-952.
64. 熊宁宁，刘海涛，胡晋红，等.伦理审查委员会制度与操作规程.北京：科学出版社，2021.
65. 吴大维，于安琪，阎昭，等.我国药物临床试验机构安全性报告要求的现状分析.中国新药杂志，2021，30（16）：1503-1508.

66. 张娟，张会杰.药物临床试验伦理跟踪审查中的问题与对策.中国医学伦理学.2018，31（08）1048-1051.
67. 宋苹，唐雪春，梁伟雄，等.建立“三级质控”体系，提高药物临床试验质量.中国新药杂志，2005，14（7）：896-897.
68. 熊宁宁，刘海涛，李昱，等.涉及人的生物医学研究伦理审查指南.北京：科学出版社，2014.
69. Lipworth，Cameron，Stewart Shih-Ning，et al. A framework for ethics review of applications to store，reuse and share tissue samples. Monash bioethics review，2021，39（1）：115-124.
70. Carol J，Weil.Ethical，Legal，and Policy Issues Surrounding Biospecimen Research Conducted or Supported in the USA. Biopreservation and biobanking，2022.
71. 郜恒骏.中国生物样本库-理论与实践.科学出版社.2018.
72. 陈曲波.生物样本库质量体系文件范例.人民卫生出版社.2020.
73. 许重远，白楠，曹玉，等.临床试验安全性报告工作指引（试行版）.中国临床药理学杂志.2020，35（21）3522-3529.
74. 王晶.规范伦理跟踪审查提高临床研究伦理监管力度.中国医学伦理学，2018，31（6）729-731.
75. 周运翱，田晓花，李俊南，等.新药I期临床试验伦理跟踪审查存在的问题及解决措施.中国医学伦理学.2020，33（03）349-354.
76. 余中光，李宗云，李素娟，陈虎，陈燕芬.基于风险受益比的国内外临床研究伦理审查现状研究.中国医学伦理学，2021，34（03）：323-327.
77. 江学维，曹江，梁蓓蓓，蔡芸，王瑾，王睿，白楠.研究者发起的临床研究的风险评估及伦理审查.中国新药杂志，2017，26（22）：2714-2718.
78. RID A，WENDLER D. A framework for risk-benefit evaluations in biomedical research. Kennedy Inst Ethics J，2011，21（2）：141-179.
79. 汪秀琴.临床研究的伦理审查——跟踪审查.中国医学伦理学，2011，24（05）：677-678.
80. 董平平，张志敏，秦叔逵.临床试验伦理审查中风险与受益评估初探.中国医学伦理，2016，29（04）：639-641.
81. 张增瑞，刘小燕，张洁，等.研究者发起的临床研究之伦理跟踪审查探究.医学与哲学，2020，41（09）：34-35+47.
82. 吕文文，张维拓，胡婷婷，等.风险识别在研究者发起的临床研究项目管理中的应用.中国新药与临床杂志，2019，38（07）：399-403.
83. 陈永法，李潜.基于QALY的超说明书用药风险管理.中国新药杂志，2015，24（01）：5-7，21.
84. 张姝，杨竟，徐剑铖，等.儿童临床试验伦理审查规范（重庆标准）.中国医学伦理学，2019，32（03）：412-418.
85. Rondel RK，Varley SA，Webb CF. Clinical Data Management，2nd ed. UK Chiehest：John Wiley&Sons，2000：1-19.
86. 卜擎燕，熊宁宁，邹建东，等.从临床研究数据管理角度设计病例报告表.中国新药杂志，2007，16（5）：339-343.
87. Brierley CK，Staves J，Roberts C，et al. The effects of monoclonal anti-CD47 on RBCs，compatibility testing，and transfusion requirements in refractory acute myeloid leukemia. Transfusion. 2019；59（7）：2248-2254.
88. 李会娟，苑杰，武阳丰.研究者发起的临床研究中常见伦理问题及监管考量.医学与哲学，2022，43（07）：6-10.
89. 吴一龙，陈晓媛，杨志敏.真实世界研究指南，2019.
90. Gerber DE，Singh H，Larkins E，et al. A New Approach to Simplifying and Harmonizing Cancer Clinical Trials-Standardizing Eligibility Criteria. JAMA Oncol. 2022；8（9）：1333-1339.
91. 郭爽：IIT—研究者发起的研究/试验https：//zhuanlan.zhihu.com/p/373775418.
92. 刘丹，周吉银.真实世界研究的伦理审查问题与对策研究.中国医学伦理学，2021，34（12）：

1561-1566.
93. 曹利波，王天珩，宋蓓，等.试验用药品管理中存在的问题及解决对策.海峡药学，2022，34（7）：149-152.
94. 冯惠平，王志榕，郑小敏，等.临床试验用药品管理存在的问题及对策分析.中国医药指南，2020，18（34）：33-35.
95. 蒋云，刘小保，汤清涛，等.新冠肺炎疫情下抗肿瘤药物临床试验中研究参与者访视管理的紧急应对.肿瘤药学，2020，10（S1）：11-15.
96. 陈晓云，沈一峰，熊宁宁，等.医疗卫生机构泛知情同意实施指南.中国医学伦理学，2020，33（10）：1203-1209.
97. 廖红舞，郝纯毅，张雷，等.临床研究中方案违背的伦理审查策略.中国医学伦理学，2019，32（06）：712-715.
98. 雷永芳，杜艾桦.临床试验信息化平台在伦理跟踪审查中的作用.医药导报，2022，41（10）：1545-1548.
99. 陈苑，叶苗苗，张园海，等.医院临床试验伦理跟踪审查工作的实践与体会.医院管理论坛，2020，37（03）：57-60.
100. 雷良华，周秋莲.建立规范的临床试验伦理审查机制的思考.中国医学伦理学，2018，31（06）：726-728+735.
101. 吴翠云，曹国英，伍蓉，等.临床试验伦理审查委员会对临床研究中不依从/违背或偏离方案报告的管理.中国医学伦理学，2018，31（03）：328-331.

肿瘤流行病学

❖ 描述调查 有别三间 ❖

❖ 分析探究 病因可辨 ❖

❖ 验明真相 实证为先 ❖

❖ 去除偏倚 严控条件 ❖

❖ 欲防肿瘤 控策要全 ❖

名誉主编

沈洪兵

主　编

陈可欣　曹广文　胡志斌　项永兵　乔友林

副主编（以姓氏拼音为序）

戴弘季　何忠虎　黄育北　贾卫华　吕章艳　马红霞　缪小平　沈秋明
宋方方　宋丰举　殷建华　赵方辉　庄贵华

核心编委

褚新雷　丁一波　李海欣　李泓澜　李　莲　李　萍　李祥春　李卓颖
刘　奔　刘文斌　刘　岩　蒲　蕊　秦　娜　丘　云　宋　词　谭晓契
谭玉婷　王苏蒙　王　伟　余成啸　张宏伟　张丽娜　张韶凯　张昱乾

编写顾问

齐秀英　徐望红

编　委（以姓氏拼音为序）

曹素梅　陈宏达　陈万青　褚敏捷　代　敏　戴俊程　杜灵彬　段如菲
范亚光　冯紫薇　龚继勇　关　鹏　郭　燕　郭永军　杭　栋　何永巧
贺宇彤　胡尚英　胡志坚　黄天壬　金明娟　靳光付　李纪宾　李　霓
李文庆　练雪梅　刘　莉　刘桐宇　刘雅文　刘运泳　马翔宇　潘凯枫
钱碧云　任泽舫　沈明望　舒啸尘　宋春花　田文静　王家林　王建炳
王建明　王美林　王少明　王晓辉　魏文强　谢　丽　杨春霞　杨　富
杨　磊　杨万水　杨艳梅　曾红梅　张　波　张彩霞　张　涛　张铁军
张　薇　张永贞　赵宏林　赵亚双　郑　莹　朱　琳　朱　猛

第一章

流行病学的历史沿革

流行病学（epidemiology）是人类与疾病斗争过程中逐渐发展起来的古老而又年轻的学科，它的思想萌发于2000多年前，但学科的基本形成不过百余年。流行病学研究的对象是人群，通过对人群中疾病和健康状况分布及影响因素的研究，探索和评价疾病防治和促进健康的策略和措施。在过去的一个世纪，流行病学在防治疾病和促进健康方面发挥了巨大作用。不仅是预防医学领域的主导学科，也是现代医学领域一门重要的基础学科；是人类探索疾病病因、开展疾病防治、改善人群健康、制定公共卫生政策与策略的重要工具。

一、流行病学简史

流行病学是人类在与多种疾病，特别是与传染病做斗争的实践中逐渐形成和发展起来的。它从观察开始，经过实践，上升为理论，进而找出规律性并采取相应办法予以干预。这是流行病学发展的必然轨迹。

（一）流行病学形成前期

指人类自有文明史以来至18世纪一个漫长的历史时期。我国最早在《史记》中已用“疫”“大疫”作为疾病流行的文字记载：《说文解字》中的“疫者，民皆病也”和《素问・刺法论》中的“五疫之至，皆相染易，无问大小，症状相似”。最有代表性的是古希腊著名医生希波克拉底（Hippocrates，公元前460—前377年）提出了“环境在疾病发生中起重要作用”的理论；并在其著名的《空气、水及地点》著作中指出，气候变化和季节特征与疾病消长有关，环境对疾病的作用可通过对空气、地域和水的观察而获得；流行（epidemic）一词也是这时期在他的著作中出现。之后，我国在隋唐时期设有“疠人坊”，以对麻风病人进行隔离；意大利于15世纪中叶规定外来船舶需在海港停留40天以检疫；我国在宋真宗时已用人痘来预防天花等等。1662年，英国的John Graunt首次利用英国伦敦一个教区的死亡数据进行死亡分布及规律性研究，并创制了第一张寿命表，用生存概率和死亡概率来概括人群死亡规律。这一时期，科学的流行病学尚未形成，但与其密切相关的一些概念、观察现象及采取措施已构成流行病学的“雏形”。

（二）流行病学的形成

流行病学形成时期是指从18世纪中叶至20世纪40年代。这一时期西方工业革命开始，城市化发展迅速，为传染病的大面积流行提供了可能，人类的健康和生命受到极大威胁，流行病学的诞生成为必然。这一时期流行病学主要以研究传染病的人群现象为主，并进行了干预试验的尝试。有许多流行病学研究和应用的范例，如英国海军外科医生詹姆士·林德（James Lind）1747年在“Salisburg”号海船上将12名患坏血病的海员分组（每组2人）进行添加不同食物的对比治疗试验，结果发现食物中添加橘子和柠檬的两名海员几乎完全康复，提示橘子和柠檬等新鲜水果（后证明是维生素C）可治疗坏血病，开创了流行病学临床试验的先河。1796年英国医生琴纳（Jenner）发明了接种牛痘以预防天花，从而使天花这一烈性传染病得到有效控制，为传染病预防和控制开创了主动免疫先河。1802年，Madrid的《西班牙疾病流行史》一书中首次出现了epidemiologia一词。1850年国际上首次在伦敦成立了流行病学学会，标志着流行病学学科的形成。1854年英国著名内科医生约翰·斯诺（John Snow）针对伦敦霍乱流行，创造性使用病例分布标点地图法，对伦敦宽街霍乱流行及不同供水区居民霍乱死亡率进行了描述和分析，首次提出了“霍乱介水传播”的观点，并通过干预成功控制了霍乱的进一步流行，成为流行病学现场调查、分析与控制的经典实例。值得一提的是，当时的疾病病因有两大理论，即瘴气学说和细菌学说。Snow医师的霍乱研究彻底否定了瘴气学说，而霍乱弧菌的发现则是在29年后的1883年。这说明流行病学现场调查分析完全可在病原不明情况下开展，并实施有效干预。在2003年3月*Hospital Doctor Magazine*所做的调查中John Snow被高票选为史上“最伟大医生”。

（三）流行病学的发展

流行病学的发展期大约从20世纪40年代起至今，也可称为现代流行病学（modern epidemiology）时期。其主要特点是：①流行病学从研究传染病扩大为研究所有疾病和健康问题；②研究方法由传统的调查分析扩展为定量与定性相结合、宏观与微观相结合，分析方法不断完善，分析手段更加先进；③研究从“流行”发展为“分布”，动静态结合，由三环节（传染源、传播途径和易感人群）两因素（社会因素和自然因素）扩展到社会行为因素；④流行病学的分支学科不断涌现，使流行病学的应用范围越来越广。按目前国际流行病学界比较公认的分类方法，现代流行病学又可分为3个阶段。

第一阶段为20世纪40年代到50年代，该阶段创造了慢性非传染性疾病病因学研究方法。由于威胁人类健康的主要公共卫生问题由传染病转向慢性非传染性疾病，流行病学的研究内容也相应扩大到慢性非传染性疾病研究。具有代表性的经典实例当属1950年英国医师Richard Doll和Austin B Hill的吸烟与肺癌关系的研究，具有里程碑式的意义。该研究不仅证实了吸烟是肺癌主要危险因素，而且证明了病例对照研究方法的巨大功效；同时，也通过队列研究开创了慢性病病因学研究的新局面。其次是开始于1948年美国弗明汉（Framingham）心血管病队列研究，通过对三代人群（分别出生于1948年、1971年和2002年）的长期随访观察，分析了心血管病发生发展及其影响因素，确定了心脏病、脑卒中和其他相关疾病的重要危险因素，促发了预防医学的革命，改变了医学界和公众对疾病病因的认识，对流行病学作用的理解进一步深化。此外，1954年在欧美国家开展的涉及百万学龄儿童的脊髓灰质炎疫苗（Salk疫苗）现场试验，不仅证实了该疫苗的保护效果，也为人类实现消灭脊髓灰质炎奠定了基础。这一时期，流行病学者越来越认识到统计学方法对流行病学研究的重要性，流行病学的理论和方法得到了长足发展。如1951年Jerome Cornfield提出了相对危险度、比值比等测量指标；1959年，Nathan Mantel和William Haenszel提出了著名的分层分析法，成为迄今为止被引用最多的流行病学分析方法。

第二阶段为20世纪60年代到80年代，是流行病学病因研究和分析方法快速发展的时期。这一时期，社会经济发生巨大进步，人们逐渐接受生物—心理—社会医学模式；并认识到疾病的发生发展是自然因素和社会因素、环境外因和个体内因多因素共同作用的结果；如何提高健康水平和生活质量、延长寿命等问题逐渐成为医学研究的重要内容。流行病学除了研究疾病以外，还要研究管理、决策与评价，以及考虑人口学特征及社会环境的变化等，将环境与人、社会与保健纳入研究范畴；研究内容包括了环境污染、酒精中毒、吸烟、吸毒、犯罪、心理卫生与健康、健康保护以及卫生政策与评价等。流行病学的方法学也随之不断发展。如Cornfield在1962年发表了多变量分析方法；1979年，Sackett总结了分析性研究中可能发生的35种偏倚；而Miettinen于1985年提出了将偏倚分为比较偏倚、选择偏倚和信息偏倚3大类。与此同时，流行病学方法也被逐步应用到临床医学研究中，形成和发展了临床流行病学和药物流行病学。这一时期，涌现了多部有影响的经典流行病学教科书和专著，包括MacMahon 1970年的《流行病学原理和方法》（*Epidemiology—Principles & Methods*）、Lilienfeld 1976年的《流行病学基础》（*Foundations of Epidemiology*）、Rothman 1986年的《现代流行病学》（*Modern Epidemiology*）以及Last 1983年主编的《流行病学辞典》（*A Dictionary of Epidemiology*）。

第三阶段为20世纪90年代至今，是流行病学与其他学科交叉整合、应用领域不断扩大的时期。这一时期流行病学与分子生物学学科交叉形成了分子流行病学，且在1993年由Paul A Schulte出版了第一部分子流行病学专著《分子流行病学-原理与实践》（*Molecular Epidemiology Principles and Practices*），从宏观与微观、环境与宿主（遗传）多个层面深入研究与疾病和健康相关的因素。由于人类许多疾病的发生发展是危险因素与个体遗传易感性共同作用的结果，因此，在流行病学研究设计基础上，正确应用分子生物学技术及基因组学、蛋白质组学和代谢组学等组学技术，检测和分析暴露、效应和易感性等各类生物标志物，可在人群水平研究和评价环境—基因交互作用在疾病发生发展中的作用，为高危人群的筛选和有针对性的个体化预防提供医学依据。值得注意的是，分子生物学及其他组学技术等只是流行病学研究的一个工具，分子流行病学的研究设计与传统流行病学无本质区别：以人群和现场为基础，宏观与微观相整合，同时关注环境因素与个体遗传因素是分子流行病学的一个重要特征。

同时，基因组学、蛋白组学、代谢组学、微生物组学、暴露组学等组学分析方法的建立和成熟，为流行病学更细致地定义疾病分类、更深入地阐释发病原因和更准确地预测疾病风险或疗效提供了可能，也催生出“整合流行病学”（integrative epidemiology）诞生。整合流行病学是以系统生物学（systems biology）为基础，以数学和计算机技术为手段整合各生物组学数据，并将通路分析和观察性研究设计相整合，从而加深对人类疾病生物学机制的认知。通过动态观察与分析队列中个体从基线到结局整个过程中多组学数据的变化和交互情况，有助于更加精准地解释暴露—疾病因果链中的分子机制。未来的流行病学研究将以现有的大规模高质量队列为基础，在系统流行病学设计思想的指导下，对数据、样本的获取和统计分析过程进行严格的质控，从而能更加全面深入认识疾病的因果联系，为复杂疾病病因研究提供新方法。目前已有利用全基因表达谱分析和相关通路分析来回答环境暴露和暴露标志物及早期效应的研究。

近年来，大数据、人工智能等新技术不断向医学领域渗透，作为一门与数据息息相关的学科，流行病学无疑将受到大数据热潮的影响。如何整合、挖掘和利用现有的大数据资源，为未来临床和医疗卫生决策提供理论和方法支持，将成为今后流行病学领域的一个新热点。大数据（big data）的优势在于能够大范围寻找流行病学研究中潜在的关联，利用机器学习算法对大数据挖掘的结果进行合成、转化和管理，提高流行病学研究的效率。例如通过电子病历的标准化互用、信息资源库数据挖掘技术、健康管理信息系统的研究和远程医疗技术和区域医疗信息平台等信息学和大数据技术，整合不同来源和内容的医学大数据并合理挖掘，可以开展组学研究及不同组学间的关联研究，快速识别生物标志物和研发药物，快速筛检未知病原和发现可疑致病微生物。开展传染性疾病和慢性非传染性疾病的实时监测与健康管理，为整体整合诊疗提供了数据资源和技术支持。医学大数据的重要应用方向包括：群体层面的疾病预防及诊疗体系的监测和评价、特定疾病的机制阐释以及病人的疾病诊疗决策支持等，将使得数据驱动的临床和卫生决策制定成为可能，并最终对病人及整个人群产生有益影响。

（四）临床流行病学和循证医学的形成和发展

在流行病学发展过程中，流行病学研究方法和理论逐步应用到临床科研和实践中，形成了临床流行病学，在一定程度上又丰富和发展了流行病学的原理和方法。1938年哈佛大学教授 John R. Paul 首次提出临床流行病学概念，20世纪80年代后临床流行病学得到迅速发展，在美国洛克菲勒基金会的支持下，1982年建立了国际临床流行病学网（international clinical epidemiology network，INCLEN）。同时，在美国、加拿大和澳大利亚等国建立了国际临床流行病学资源和培训中心（international clinical epidemiology resource and training center，CERTC），为许多国家培训了大量的临床流行病学专业人才，大力推动了临床流行病学发展。INCLEN的宗旨是：“在最可靠的临床依据和最有效使用卫生资源基础上，促进临床医学实践，致力于改善人类健康”。1983年，华西医科大学、上海医科大学、广州中医学院建立了3个临床流行病学“设计、测量、评价”（design，measurement and evaluation，DME）的国家培训中心。1989年建立了中国临床流行病学网（china clinical epidemiology network，China-CLEN）。1993年中华医学会成立了临床流行病学学会，进一步推动了临床流行病学在中国的发展，并定期开展临床流行病学和临床科研设计培训班及学术研讨会，对促进临床流行病学在我国的发展及临床科研设计水平的提高起到了积极推动作用。

临床流行病学以病人为研究对象，将流行病学和统计学理论，社会医学和经济学方法引入临床，探讨疾病病因、诊断、治疗和预后的规律，力求保证研究结果的真实性与可靠性。近年来，在临床流行病学发展基础上，循证医学（evidence-based medicine，EBM）的兴起也受瞩目。EBM是临床流行病学理论和方法学在临床医疗实践中的具体应用，是指对病人的临床医疗决策的制定不能单纯依靠经验和直觉，而是要建立在最佳医学研究证据的基础之上。EBM是一种以治疗病人为目的，不断获得有关重要的病因、诊断、治疗、预后及其他相关健康信息的自我学习实践活动。通过这一活动，临床医师可以尽最大可能捕捉到可靠的事实证据来解决各种各样的临床问题，正确评价建立在事实证据之上的实践结果，并将这些结果应用于临床实践中，同时还可评价医师的临床行为。EBM的原理和方法来自于流行病学，目的主要是提高临床科研的水平，提高研究的真实性和实用性，促进现代临床医学的发展。因此，临床流行病学和循证医学在一定程度上又丰富和发展了流行病学的原理和方法。

此外，近年来一种新的临床流行病学研究理念：真实世界研究（real world study，RWS）逐渐受到重视。RWS起源于实用性临床试验，是指在较大样本量（覆盖具有代表性的更大受试人群）基础上根据病人的实际病情和意愿，非随机选择治疗措施开展长期评价，并注重有意义的结局治疗，以进一步评价干预措施的外部有效性和安全性。其涵盖的范围较随机对照试验更宽，除治疗性研究外，还可用于诊断、预后、病因等方面的研究。RWS主要强调临床研究过程中获取数据的环境，其数据主要来源于真实的医疗机构、家庭和社区，而非存在诸多严格限制的科研场所。RWS可以是观察性研究，也可以是干预性研究，甚至是采用类似随机对照的研究设计，但其与传统临床研究的重要优势主要是在日常医疗实践中的真实无偏倚或偏倚较少的人群中开展的研究。

二、流行病学定义

流行病学的英文来源于希腊字epi（在……之中、之上）、demos（人群）和logos（世界可理解的规律），直译即为“研究人群中发生的事情的学问”。在医学范畴中自然首先指的就是人群的疾病问题。由于不同时期人们面临的主要疾病和健康问题不同，流行病学的定义也具有鲜明的时代特点，并且与时俱进。

在传染病肆虐的20世纪上半叶，英国Stallybrass（1931年）把流行病学定义为“流行病学是关于传染病的主要原因、传播蔓延以及预防的学科”。苏联出版的《流行病学总论教程》（1936年）中定义“流行病学是关于流行的科学，它研究流行发生的原因、规律及扑灭的条件，并研究与流行做斗争的措施”。可以看出，此时期内流行病学是以防治传染病为总任务。随着传染病发病率和死亡率的大幅度下降，慢性非传染性疾病成为20世纪中后叶的主要卫生问题。与之相呼应，流行病学的定义也随之发展，从传染病扩大到非传染性疾病。较知名的定义有：MacMahon（1970年）提出“流行病学是研究人类疾病的分布及疾病频率决定因子的科学”；Lilienfeld（1980年）提出“流行病学是研究人群群体中疾病表现形式（表型）及影响这些表型的因素的科学”；苏德隆（1964年）提出“流行病学是医学中的一门学科，它研究疾病的分布、生态学及防治对策”。这些定义都比较强调流行病学方法学的性质。到20世纪80年代，随着社会经济的发展和医学模式的转变，人们在预防控制疾病的同时，也开始关注如何促进健康的问题。经过多年实践，国内流行病学界逐渐提炼出目前公认的流行病学定义为：“流行病学是研究疾病和健康状态在人群中的分布及其影响因素，借以制订和评价预防、控制和消灭疾病及促进健康的策略与措施的科学”。*A Dictionary of Epidemiology*（*Sixth Edition*）将流行病学定义为：流行病学是研究特定人群中与健康相关的状态和事件的分布及决定因素，以及应用这些研究结果控制健康问题的科学，这与我们国内的定义是一致的。

上述定义的基本内涵有4点：①流行病学研究的对象是人群，是研究所关注的具有某种特征的人群，而不是某一个体；②流行病学研究的内容不仅包括疾病，还包括伤害、健康状态及其他相关卫生事件；③流行病学研究的起点是疾病和健康状态的分布，研究的重点是疾病和健康状态的影响因素；④流行病学研究的最终目的是为预防、控制和消灭疾病以及为促进健康提供科学的决策依据。

流行病学不但要研究临床疾病，且要研究亚临床状态、疾病的自然史及健康状态（如长寿）等问题，包括人类健康相关的“卫生事件”（health events），甚至超出卫生事件范畴的自然和社会问题，如全球气候变暖、厄尔尼诺与拉尼娜现象、人口“爆炸”与人口老龄化、犯罪、安全管理等，这些均是不可忽视的影响疾病和健康状态及其分布的重要因素。

流行病学定义中特别强调了研究健康状态的分布及促进健康的问题。疾病和健康是生命过程的不同表现形式，仅仅研究疾病不全面，还应把研究保持和促进健康的因素与影响疾病流行的因素摆在同等重要位置，共同作为流行病学研究主题。这与《“健康中国2030”规划纲要》倡导的“大健康”理念一致。这样，流行病学定义才完整，才能真正体现流行病学是以人群为研究对象、以疾病防治和促进健康为最终目的的一门医学基础学科。

三、流行病学的应用

流行病学不仅是对群体健康的“研究”，还涉及将理论知识用于社区实践。与医学实践一样，流行病学实践是一门科学，也是一门艺术。为做出正确诊断和适当治疗，临床医生将医学知识与经验、临床判断和对患者的理解相整合。同样，流行病学运用描述和分析流行病学的科学方法以及经验、流行病学判断和对当地条件的理解来“诊断”社区的健康状况，并提出适当、实用和易于接受的公共卫生干预措施，用于控制和预防群体疾病。承接流行病学发展史和定义的演变，流行病学的应用范围从以传染病为主，逐步转向对慢性非传染性疾病和各类健康问题的研究。

（一）描述疾病或健康状态的分布及其特点

描述流行病学是将专门调查或常规记录所获资料，按不同地区、不同时间和不同人群特征分组，以展示该人群中疾病或健康状况分布特点的一种观察性研究。疾病（或健康状态）的分布是指在不同时间、不同地区及不同人群（年龄、性别、种族、职业等）中疾病（或健康状态）的发生频率和动态变化，以便对社区和特定人群健康做出群体诊断。在流行病学方法中，描述性研究方法可把疾病或健康相关问题在不同时间、空间和人群的分布数量或频率及其特点展示出来，有助于确定这些疾病或健康问题的相对重要性和需要优先考虑的问题，同时发现那些需要更高强度监测的易感人群。如我国多次进行的全国范围内的恶性肿瘤、糖尿病、高血压等流行病学调查，为了解相关疾病的分布特征及流行规律提供了大量数据，从而为疾病的预防控制、健康促进及相关问题的研究提供重要依据。我国长期开展的疾病描述与监测工作包括中国疾病预防控制中心负责的法定传染病监测、慢性非传染性疾病（心血管疾病、代谢性疾病、慢性阻塞性肺病、阿尔茨海默病等）监测、伤害（溺水、中毒、道路交通伤害、自杀等）监测，以及妇幼卫生（儿童及孕产妇死亡、出生缺陷等）监测等。在肿瘤防治工作中，国家癌症中心负责的肿瘤登记报告通过有组织地搜集、储存、整理和统计分析，评价全国或某个地区肿瘤的发病、死亡和生存状况。基于人群的肿瘤登记报告是肿瘤防控工作的基础，为肿瘤的监测、预警提供了基础数据，为制定肿瘤防治策略提供了可靠依据。

（二）探讨疾病病因及其影响因素

疾病病因是流行病学最主要的研究内容。许多疾病特别是一些慢性非传染性疾病的病因至今尚不完全明了，流行病学可探讨疾病的病因及影响其流行的因素，从而制定预防或控制这些疾病的策略及措施。只有透彻了解疾病发生、发展或流行的原因才能更好地防治乃至消灭某一疾病。

无论是传染病还是慢性非传染性疾病，其发生发展均是由多种因素综合作用的结果，流行病学的主要用途之一就是发现这些病因或危险因素。既往研究已经明确了多种传染性疾病的病因，例如结核分枝杆菌是人类结核病的病原菌，霍乱弧菌是人类霍乱的病原体，人类免疫缺陷病毒感染最终阶段会导致艾滋病发病等。慢性非传染性疾病同样有一部分病因及影响因素得到揭示。以肿瘤为例，由于肿瘤的病因复杂，其发病机制受到环境和遗传的双重影响。目前，仅有少数癌种致病因素明确，如吸烟与肺癌、人乳头瘤状病毒（human papilloma virus，HPV）与宫颈癌，幽门螺杆菌（helicobacter pylori，HP）与胃癌等，但大多数肿瘤的确切病因尚不明确。另一方面，某些疾病真正的病因尚未完全阐明，而诸多危险因素已被发掘出来，据此防治疾病仍可达到很好效果。如霍乱的直接病因是霍乱弧菌，可通过污染的水或不洁食物传播，适合霍乱弧菌生长繁殖的水和食物是造成霍乱传播的危险因子。因此，注重饮水消毒和食品卫生可有效预防霍乱。流行病学工作不拘泥于必须找到直接病因或病原，找到一些关键危险因素或因子，也能在很大程度上解决疾病防治问题。

（三）疾病预防与控制的效果评价

流行病学可作为临床医学研究的方法学，用于研究病人及其群体的疾病诊断、治疗、预后及预防保健的决策和评价，这是临床流行病学和循证医学研究的重要内容。流行病学研究方法可用于筛查试验、诊断试验或其他诊断方法的评价，如可通过灵敏度、特异度等指标评价筛查或诊断试验的真实性；通过受试者工作特征（receiver operator characteristic，ROC）曲线、一致率和Kappa分析评价试验的真实性和可靠性；通过阳性预测值、阴性预测值和病例检出率等指标评价筛查或诊断试验的收益。以肿瘤筛查为例，研究发现乳腺X线摄影（钼靶）筛查乳腺癌的灵敏度约87%，胸部低剂量螺旋CT（LDCT）筛查肺癌灵敏度为59%~100%。而随机对照试验研究表明，钼靶筛查能降低20%~30%的乳腺癌死亡，LDCT筛查也可降低约20%的肺癌死亡。

（四）揭示疾病完整的自然史

流行病学意义上的疾病自然史指的是群体的疾病自然史，即疾病在自然人群中的发生发展和消长规律的整个过程。以群体为基础的疾病自然史研究有助于早期预防和发现疾病，了解疾病的转归和规律，适时采取有效措施以促进健康恢复。例如肺癌自然史模拟模型研究发现，持续的控烟行动将使美国肺癌死亡率在未来50年（2015—2065年）继续收益（预期下降79%）。流行病学在个体的疾病自然史，即疾病在个体中有临床前期、临床期和临床后期的自然发生发展过程研究中也有一定应用价值，主要通过各种疾病频率测量指标进行推导。例如一项对来自四大洲多个地区1588名肝细胞肝癌患者开展的自然史研究发现，艾滋病病毒感染可导致HCC患者的存活率下降。我国学者在20世纪末开展了前瞻性队列研究，评估了不同胃黏膜病变患者胃癌发生发展风险，为胃癌自然史的明确提供了重要证据。需要注意的是，仅对病人进行随访无法做出自然史估计，因为一旦早期病人得到诊断，其自然过程就被治疗所中断。

（五）疾病防治和健康促进

流行病学在疾病防治和健康促进方面的应用主要包括两个方面。一方面是消灭疾病或预防疾病发生，降低疾病发生率；另一方面是控制/减缓疾病发生后的进展，或减少并发症、后遗症发生，最终降低疾病死亡率。以高血压为例，20世纪90年代，阜外医院团队牵头完成我国第三次全国高血压抽样调查的现场工作，提供了我国当时高血压患病率和变化趋势重要证据，明确了后续减盐等高血压防治措施制定的紧迫性与必要性。我国肿瘤防治工作是在肿瘤高发区背景下逐渐开展起来的，近几十年来取得了众多符合我国居民特色的成果，例如基于河南省林州食管癌高发区开展的一系列食管癌流行病学和病因学调查研究、食管癌早期防治技术研究；基于山东省临朐县胃癌高发区开展的病因学研究，以及幽门螺杆菌清除、营养补充等系列病因干预研究；基于浙江省嘉善县结直肠癌高发地区建立并逐步完善了中国人群适用的一般风险人群结直肠癌筛查方案，有效控制了结直肠癌发病和死亡率较快上升的趋势；基于江苏省启东市肝癌高发地区开展了国内第一个肝癌筛查随机对照试验，为甲胎蛋白（alpha-fetoprotein，AFP）纳入肝癌筛查方案提供了关键证据；基于云南省个旧市锡矿肺癌高发地区明确了氡子体、砷矿尘与肺癌的因果关系，随后开展的针对矿工人群的作业环境改善、防护加强等系列防治工作，为解决矿工肺癌高发情况做出了巨大贡献 。

我国学者的研究探讨了血清类胡萝卜素、叶酸和维生素 B_{12} 水平与糖尿病患者的心血管疾病死亡风险的关系，为2型糖尿病患者的健康促进和管理提供了重要的科学依据；全球首个以中国大陆脂肪肝患者为对象的国际注册随机对照试验（randomized controlled trial，RCT）临床研究项目VENS显示，口服中等剂量天然型维生素E是针对中国非酒精性脂肪性肝炎患者安全有效的控制手段，为脂肪性肝病的健康促进和预防策略制定提供了科学线索。目前有关肿瘤健康促进的研究在我国还处于兴起阶段，但是越来越受重视，必将为今后肿瘤的预防及肿瘤幸存者生活质量的提高提供关键证据。例如，我国学者利用46120名肿瘤生存者随访4.3年数据发现，采用健康生活方式（不吸烟、不饮酒、规律体育锻炼、充足睡眠、适当体重）可使幸存者全因死亡风险显著降低并有相对更长的预期寿命。

（六）卫生决策和评价

研究和促进卫生服务的实施和利用，用于卫生决策和评价，是流行病学应用中不可或缺的重要组成部分。通过流行病学调查了解肿瘤的流行状况和危险因素分布、现有卫生资源与医疗卫生保健服务实际需要的适应情况，才能确定需要优先保障和处理的卫生服务项目，从而制定合理的防治工作规划及措施。例如我国学者开展的卫生经济学研究揭示，我国在未来10年内对18~70岁人群通过乙肝两对半筛查方式进行乙肝筛查为最佳策略；对国产疫苗和不同筛查方法组成的多种宫颈癌干预方案进行卫生经济学评价，揭示青少年女性HPV疫苗接种结合成年女性每隔5年进行1次HPV筛查是我国当前宫颈癌免疫预防成本效果最优的方案；在中国上消化道癌高发区，针对40~69岁人群，内镜同时筛查食管癌和胃癌策略具有高的成本效果，且不论哪个初始筛查年龄，2年一次内镜筛查均是最佳策略，终生一次内镜筛查在65~69岁初始筛查年龄获得健康收益最大。另一项马尔可夫模型研究进一步指出，风险分层的食管癌内镜筛查对55岁以下人群具成本效益，55岁以上人群应普遍接受食管癌内镜筛查。另一项研究证实城市乳腺癌筛查富有成本效果，而农村乳腺癌筛查结果正好相反，需优化农村筛查策略或将提高临床诊断妇女有效治疗的可支付性作为优先干预重点。

第二章

流行病学研究方法及基本原理

流行病学研究方法采用逻辑性强的研究设计和现代生物统计学方法，从人群角度，综合分析疾病相关的生物因素和社会因素，探索疾病等健康相关事件的发生原因、发生发展规律和预防控制措施。流行病学研究方法按照是否有干预存在常分为观察法、实验法和数理法。其中观察法又可分为描述性流行病学研究和分析性流行病学研究，前者以现况调查为代表，后者以病例对照研究和队列研究为代表。实验法可分为临床试验、现场实验和社区实验，以随机对照试验设计为代表。数理法以数理流行病学研究为代表，是将流行病学调查所得到的数据，建立有关的数学模型或用电子计算机仿真，进行理论研究，又称为数理性研究。流行病学研究方法的分类如图60-1所示。

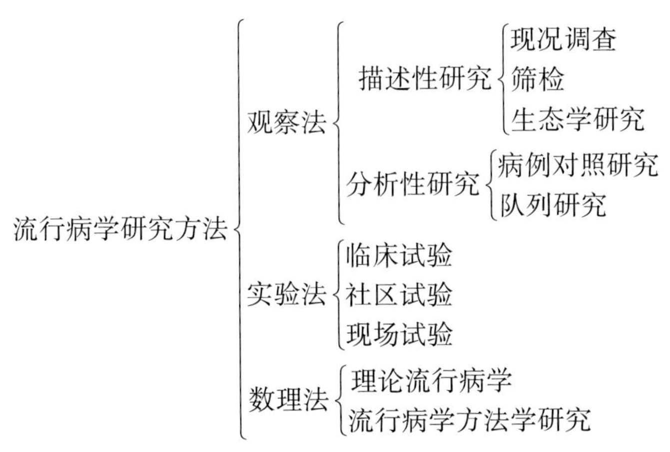

图60-1　流行病学研究方法分类

一、现况调查

（一）基本概念

现况调查（prevalence survey，PS），也称患病率研究，是在某一特定时间内对某一特定范围内人群中的疾病或健康状况及特定因素进行调查，用以描述疾病或健康流行状况及特定因素的分布特征。从时间上，PS是在特定时间内进行，是在某一时点或短暂时间内完成的，可理解为在一个时间点给被调查人群拍一张“快照”，因此PS也称为横断面研究（cross-sectional study）。PS是描述流行病学研究的主要研究方法。具有时间短、研究范围确定的特点。

（二）主要用途

PS适于慢性传染病（如肺结核、血吸虫病、慢性病毒性肝炎等）、慢性非传染性疾病（如糖尿病、高血压、类风湿性关节炎、恶性肿瘤等）、伤害等疾病和健康状况的调查。对发病急、病程短、具有自限性的疾病（如普通感冒、急性胃肠炎等）则不适于进行PS。

主要用于：

（1）描述疾病或健康状态的三间分布：描述特定人群某种疾病或健康状况的分布特征和危害程度，为制定疾病预防和人群健康促进措施提供依据。

（2）初步分析某因素与疾病或健康状况之间的关联：分析暴露因素与疾病或健康状况间的关联性，逐步建立病因假设，为病因研究提供线索。

（3）评价干预措施效果：对某地区人群在实施干预措施前后分别开展PS，比较两次调查患病率或感染率等指标的差异，评价干预措施的效果。

（4）为疾病监测提供数据：对特定人群进行长期、多次的PS，有助于了解疾病的分布规律和长期变化趋势，为疾病监测提供基础数据。

（5）早期检出患者：通过PS，可实现早期发现、早期诊断、早期治疗患者的目的。

（三）研究类型

PS包括普查（census）和抽样调查（sampling survey）两种研究类型。

1.普查

普查也称全面调查，指在特定时间内对某一特定地区（或单位）全体人员进行调查。可以是小范围内普查，如某个食堂所有员工的健康情况，也可在大范围内普查，如全面人口普查等。

目的：①早发现、早诊断和早治疗某种疾病的病人，如特定人群消化道疾病普查；②了解疾病流行状况，如全国人口肺结核感染情况、某地区冠心病、糖尿病等流行情况；③了解居民健康水平,如儿童发育状况调查；④建立人体某些生理生化指标正常值范围，如血压、血铅等。

优点：①可同时调查几种疾病，发现全部病例；②选择研究对象简单；③对病例能达到早发现、早诊断和早治疗；④无抽样误差，数据分析中不需要参数估计和统计推断。

缺点：①常涉及的研究对象多，易造成漏诊和误诊；②工作量大，特别在大型普查中，参加人员多，调查质量不易控制；③不适于患病率低及检查方法复杂的疾病。

2.抽样调查

通过随机抽样方法，抽取一定比例的样本人群进行调查分析，以此推论该样本所在整体人群（总体）患病率及某些特征的一种调查。抽样调查关键在于样本的代表性，样本代表性取决于抽样的随机化和样本量的大小。随机化程度与抽样方法和抽样的质控关联紧密，样本量大小取决于总体中抽样指标的分布和变异情况。常用抽样方法有单纯随机抽样、系统抽样、分层抽样、整群抽样、多阶段抽样等。

优点：①节省人力、物力和时间。以抽样调查方式开展PS需要的研究对象较少，节省人力、物力和时间；②由于调查对象少，工作容易细致，方便进行有效质控。

缺点：①不适于患病率较低及变异大的人群调查。患病率低和变量变异过大的调查常需较大样本量，如罕见病等；②设计、实施及资料分析比普查复杂；③统计分析过程中要充分进行参数估计和统计推断，以样本人群推断总体分布特征，研究结论外延有一定局限性。

二、病例对照研究

（一）基本概念

病例对照研究（case-control study，CCS）通过比较患某病人群与未患某病的对照人群中暴露于某因素的差异，从而探索暴露因素与疾病之间关联的一种观察性研究方法。CCS是分析流行病学方法中最基本、最常用的研究类型之一。

（二）基本原理

病例对照研究的基本原理是按设计要求，根据是否患有欲研究的某种疾病或卫生事件，将研究对象分为病例组和对照组，通过询问、实验室检查或核查病史，搜集两组人群过去某些因素暴露的情况，以比较两组暴露比例或暴露程度的差别。如病例组和对照组中的暴露比例或严重程度有显著差别，则认为这种暴露与所研究疾病存在统计学关联，进而在估计各种偏倚对研究结果影响基础上，计算暴露与疾病的关联强度，推断出某个或某些暴露因素是疾病的危险/保护因素，从而达到探索和检验疾病病因假说的目的。

（三）主要特点

CCS与其他流行病学研究方法相比有以下特点：

1.属于观察研究方法

和队列研究等观察性研究一样，CCS中的暴露也是自然存在，非研究者人为干预。是通过客观收集对象的暴露情况来探索暴露与结局关联的一种常用的观察性研究方法。

2.设立对照

设置对照是CCS的基本特征，对照组是由未患所研究疾病的、与病例组可比的人群组成，包括社区来源对照、医院来源对照等类型。

3.观察方向是由“果”及“因”

CCS的一大特点是回顾性调查既往暴露的情况。即在研究疾病与暴露因素的先后关系时，是先有结果，即已知对象患某病或不患某病，再追溯其可能与疾病有关的原因。

4.不能确实证明暴露与疾病的因果关系

CCS受回顾性观察方法的限制，不能观察到由“因”到“果”的发展过程并证实其因果关系。只能推测判断暴露与疾病是否有关联，只限于统计学上的关联，而非因果关联。

（四）研究类型

根据研究对象是否匹配，可将CCS分为成组设计和匹配设计，研究类型不同，分析方法也不同。

（1）成组设计：该设计从病例和对照人群中分别选择一定数量的研究对象，一般对照人数等于或大于病例人数，此外，无过多限定。适于探索性CCS。

（2）匹配设计：为消除某些混杂因素对结果的干扰，该研究在设计之初，采用频率匹配或个体匹配方法使匹配因素在病例组和对照组中分布均衡。匹配或称配比(matching)，就是要求对照组在某些因素或特性上与病例组保持相同，避免该因素引起的混杂偏倚。在检验某个暴露与结局关系时，常会用匹配设计，匹配的常见因素有年龄、性别、职业、种族等。匹配又分成组匹配和个体匹配。成组匹配（category matching)：也称群体匹配或频数匹配（frequency matching)。在选取对照时，按所要求的匹配因素，在比例上与病例组一致（比例无显著性差异），如病例组和对照组中男性分别约占30%，汉族人群分别占60%左右。

（3）CCS衍生类型：CCS衍生类型包括巢式病例对照研究（nested case-control study）、病例—队列研究（case-cohort study）、单纯病例研究（case-only study）、病例交叉研究（case-crossover study）、病例—时间—对照设计（case-time-control study）等类型。

（五）主要用途

1.广泛探索疾病的可疑危险因素

在心脑血管疾病的病因研究中，在病因不明阶段，可广泛地从机体内外诸多因素中筛选可疑危险因素，包括家族遗传史、个人患病史、饮食、吸烟、饮酒、体力活动情况及职业史、经济情况和居住地区等，从以上因素中，探索可能致病因素。可进一步进行队列研究及实验流行病学研究，以便验证病因假说。

2.初步检验病因假说

CCS可用于对某个可疑病因进行检验。例如，对吸烟是肺癌危险因素的病因假说，可通过调查病例组（肺癌）与对照组（非肺癌）的过去吸烟量、吸烟年限、吸烟方式、吸烟种类、是否被动吸烟等暴露情况，以检验吸烟与肺癌有关联的假说。

此外，CCS还可用于临床疗效影响因素的研究、疾病预后因素的研究，为临床治疗及卫生决策等提供依据。

（六）优缺点

1.优点

（1）可进行一种疾病与多种暴露因素之间关系的研究。

（2）相对于队列研究，CCS更省时、省钱、省力，效率高，且易组织实施。

（3）尤其适于罕见病和暴露与疾病间隔长的病因研究。CCS可收集足够病例，不需等待相当长时间。

2.缺点

（1）是一种由果及因的研究方法，不能判定暴露与研究结局的因果关系。

（2）CCS中偏倚较多，影响结果准确性，如选择偏倚、回忆偏倚等。

（3）不能计算发病率，故不能直接计算关联强度的指标，如相对危险度（relative risk，RR）、归因危险度（attributable risk，AR），只能用比值比（odds ratio，OR）值估计。

三、队列研究

（一）基本概念

队列研究或定群研究（cohort study，CS）是分析性流行病学的重要方法。指对一个特定人群，根据是否暴露某研究因素及其程度分为暴露组和非暴露组，追踪观察一段时间后，比较各组之间结局发生的差异，从而判断暴露因素与结局之间有无因果关联及关联程度大小的一种观察性研究方法。CS最早开始于Doll和Hill对吸烟与肺癌关系的研究，随后得到迅速发展和广泛应用。2004年开始的中英国际合作项目——中国慢性病前瞻性研究（China Kadoorie Biobank，简称CKB项目）是一项多因素、多病种、多学科合作的大规模慢性病病因流行病学研究，也是目前世界上最大的涉及长期保存生物样本的前瞻性人群队列研究之一，旨在建立中国健康人群队列，从遗传、环境和生活方式等方面深入研究危害中国人群健康的各类重大慢性病主要影响因素。目前该队列完成了51万余人的基线调查并开始队列的长期随访，是我国高质量病因学证据的重要来源，对制定重大慢性病防治策略和措施提供科学证据具有重大意义。

（二）基本原理

CS基本原理是在一个根据研究目的所确定的人群中，按照要求选择所需要的研究对象，收集研究对象的基线资料，根据目前是否暴露于某个待研究的可疑危险因素将研究对象分成暴露组和非暴露组，也可根据暴露于可疑危险因素的程度不同而将暴露组分成不同亚组，如高剂量组和低剂量组等。然后开展随访观察，根据结局出现时间确定观察时间的长短，观察期间可进行多次随访，收集包括暴露以及相关因素的资料。观察结束时对各组进行检查并登记研究结局的发生情况（发病、死亡或其他健康状况），通过比较各组的发病（死亡）率对危险因素与结局的关系进行评价。如暴露组结局发生率高于非暴露组且具有统计学意义，说明因素和疾病之间存在统计学联系，且因果关系的可能性很大。同时，研究中还应收集两组人群人口学和社会经济状况等资料，以便控制这些因素对疾病发生的影响。

（三）研究类型

CS根据研究对象进入队列时间、终止观察时间及资料获取方式不同，可分为3种类型，即前瞻性队列研究、历史性队列研究和双向性队列研究。

1. 前瞻性队列研究（prospective cohort study）

研究对象的确定与分组是根据研究开始时研究对象的暴露状况而定，研究的结局需随访观察一段时间才能得到，这种设计又称为即时性（concurrent）队列研究。优点是研究者可直接获取暴露与结局的第一手资料，因而资料可信度高，偏倚小。但研究人群样本较大，观察时间长，花费大。

前瞻性队列研究选用原则，应重点考虑以下问题：

（1）要有明确的研究目的和检验假设，检验因素必须找准。

（2）所研究疾病的发病率或死亡率应较高，一般不低于5‰。

（3）明确规定暴露因素，且有把握获得观察人群暴露资料。

（4）明确结局变量，要有确定发病或死亡等结局简便而可靠的手段。

（5）要有把握获得足够数量观察人群，能准确地分成暴露组和非暴露组，且该人群能被长期随访观察而取得完整可靠资料。

（6）该项研究为较长期的过程，要有足够人力、物力和财力支持。

2. 历史性队列研究（historical cohort study）

又称回顾性队列研究（retrospective cohort study），研究开始时暴露和疾病均已发生，其特点是研究对象为过去某个时间进入队列，通过追溯过去历史资料确定暴露组与非暴露组，然后追查后续发病或死亡情况。暴露到结局的方向为前瞻性，而研究工作的性质为回顾性。该法完全依赖于有关暴露、疾病和生死状况的历史记录，因此历史记录的完整性和真实性将直接影响研究结果可靠性。如历史资料记录不全，会缺乏影响疾病和暴露的混杂因素资料，以至影响暴露组与未暴露组的可比性。因此历史性队列研究尽管省力省时，但偏性大，适于长诱导期和长潜伏期的疾病；常用于特殊暴露人群（职业人群）的研究。

历史性队列研究选用原则：选用历史性队列研究，除了前瞻性队列研究中所要考虑的部分内容外，要有足够数量的完整可靠的记录或档案材料，是实施历史性队列研究最重要的前提，因为历史性队列研究完全依赖于有关暴露、疾病和生死状况的完整真实的历史记录。与前瞻性队列研究在人力、物力、财力方面相比要求不高。

3. 双向性队列研究（ambispective cohort study）

又称混合性队列研究，即在回顾性队列研究基础上，继续进行一段时间的前瞻性观察研究。这种设计最适于评价对人体健康同时具有短期效应和长期作用的暴露因素。

双向性队列研究选用原则：当基本具备进行历史性队列研究条件下，如从暴露到现在的观察时间还不能满足研究要求，还需继续前瞻性观察一段时间时，则选用双向性队列研究。

（四）主要特点及应用

1.特点

（1）属于观察性研究方法：研究因素的暴露与否是自然存在的，所获得的结论是通过观察得到的。

（2）设立非暴露组：队列研究对象按暴露与否进行分组，不同于病例对照研究按是否发病进行分组，也不同于实验性研究的随机分组。

（3）由“因”到“果”：队列研究是先出现暴露后观察到结局，“因”在前，“果”在后，具有时序性，其结果在病因推断上的可靠性强。

2.应用

（1）病因假设验证：由于队列研究是前瞻性研究方法，符合病因链的实际顺序，验证病因假设成为队列研究的主要用途。

（2）预防效果评价：有时研究的因素是保护因素，可以预防疾病的发生，通过队列研究即可评价该暴露因素的预防效果。因此，又称为“人群的自然实验”。

（3）描述疾病自然史：队列研究可通过观察整个人群暴露于研究因素后，群体中疾病发生、发展，直到结局的全过程，从而描述疾病的自然史。

（4）新药上市后监测：由于Ⅰ—Ⅲ期临床试验的样本量和观察时间有限，观察人群是按照纳入和排除标准筛选的，有些药物不良反应可能未被发现，所以，需要样本量更大和观察时间更长的队列进行上市后监测。

（5）评估疾病预后：CS对评估疾病预后具重要作用，在疾病预后研究中，如进行两组病例预后生存情况评估，研究设计就是CS，疾病预后研究常用前瞻性或回顾性CS。

（五）优缺点

（1）优点：前瞻性的研究，不存在回忆偏倚；可计算研究结局发生率，用于不同地区人群比较；可同时观察一种暴露因素引起多种疾病的结果；直接计算RR和AR，进行因素与发病关联强度估计；在有完整资料记录条件下，可做回顾性队列研究，省时省力，出结果较快。

（2）缺点：常需观察大量人口，观察时间较长，人力、物力和财力消耗较大；不适于发病率很低疾病的病因研究；研究设计要求严格，实施难度大，暴露人年数计算复杂；队列研究易发生失访偏倚。

四、随机对照试验

（一）基本概念及原理

RCT是在人群中进行的评估干预措施效果的实验性研究。RCT按照随机分配原则，将研究对象分为两组，人为给一组以某种新药、新疗法、新措施作为试验组，另一组施加传统疗法、措施、药物或不施加这种药物、疗法、措施作为对照组，通过前瞻性观察、随访比较两组发生结局事件的频率差异，利用统计学检验获得干预措施与结局事件的相关性。能最大程度避免临床试验设计、实施中可能出现的各种偏倚，平衡混杂因素，提高统计学检验的有效性等诸多优点，被公认为是评价干预措施的金标准。

（二）研究特点

RCT的研究特点包括：①研究对象来自同一总体，采用严格随机分配原则将其分为试验组与对照组，以保证两组可比性；②研究因素是人为施加的；③属前瞻性研究，需随访研究对象。随访不一定非从同一天开始，但必须从一个确定起点开始跟踪。

优点：论证因果关联强度很高；采用随机分组和同期对照，可避免与时间变化有关的偏倚；如同时采用盲法，可避免与结局评估测量有关的偏倚。

局限性：对时间、参与人员及经费要求较高。大规模RCT需时长、参与人员多、研究经费大，实施相对较困难。RCT试验并不能解决临床所有问题，有些临床研究并不适合采用RCT。例如，创伤性大、病情严重、病死风险高的外科手术。临床上一些罕见疾病的疗效也不适用RCT验证各种疗法的效果，因病例来源有限。

（三）基本原则

1.随机化

随机原则是指干预试验中将纳入的研究对象按一定随机分组方案分配到试验组和对照组。随机化分组方案应在研究开始前确定。

（1）简单随机分组：可采用抽签、掷骰子、掷硬币等方法，更科学、可靠的是采用随机数字对研究对象进行分组，不要求各组例数相同。

（2）分层随机分组：按研究对象的不同特征进行分层，常针对可能影响干预效果的因素进行分层，如按年龄、性别、病情严重程度等分层，在每一层内再行简单随机分组。

（3）整群随机分组：在干预试验中，有时不宜采取个体随机化方式，可按一个社区、一个家庭、一个班级、一个小组作为随机化分组单位。

（4）配对随机分组：先将研究对象中条件相近者配成对子，再把每个对子的对象随机分配至两组。可用每个对子随机数的奇偶决定该对子中谁分至试验组，谁分到对照组。

（5）区组随机分组：区组由若干特征相似的研究对象组成，区组随机分组指用随机方法分配每个区组内的研究对象至不同组别，保证分至各组概率相同。区组随机分组是配对随机分组的扩大。

2.对照

设立对照是干预试验的重要原则，若不设立对照，干预措施的效果不能得到客观评价。RCT中的对照组是指采取对照措施的研究对象，是相对于试验组而言的。为实现试验组和对照组均衡、可比，符合条件的研究对象依据随机原则进行分组。

（1）标准对照：用现有的最有效或临床上最常用的药物或治疗方法作为对照，多用于干预试验中不便使用空白对照的情况。

（2）安慰剂对照：安慰剂不具有药理活性，但其形状、颜色、味道、包装等均与试验组采用的药物相同，将安慰剂作为对照组处理措施，称为安慰剂对照。主要消除心理暗示作用，避免疗效评价时因主观因素影响带来的测量偏倚。

（3）自身前后对照：将研究对象自身病程分为前后两个阶段，分别给予不同研究因素，比较其效果（也可以是一种研究因素与安慰剂相比较）。优点是消除个体差异，可比性好，节省样本含量，每个病人都能得到治疗，但仅适于病情稳定的慢性病。

（4）交叉对照：两组研究对象分两个时间段进行干预试验，第一阶段其中一组研究对象用A干预措施，间隔洗脱期后第二阶段用B干预措施；另一组研究对象在第一阶段用B干预措施，间隔洗脱期后第二阶段用A干预措施，这样设计方案称交叉对照。

（5）历史对照（historical control）：不专门设立对照组而是将本次试验结果与过去相关研究结果进行比较。历史对照是非随机分组的非同期对照，仅适于非研究因素对研究效应的影响较小的情况。

（6）空白对照：对照组不施加任何干预措施，仅进行观察、记录并与试验组的结局评估进行比较。

3.盲法

盲法（blind trial），指研究对象和（或）结局的测量者和（或）实验数据分析者，不清楚研究对象的分组情况。盲法是为避免临床试验过程中研究对象、临床效应测量评估者、数据分析人员因为知道分组情况而在疗效评估过程中带来的偏倚。临床试验设计中可采用不同等级的盲法，具体分单盲、双盲和三盲。

（1）单盲：指研究对象不知道自己被分在哪个组，可避免研究对象因为知道被分在哪个组，在干预效果反馈时因主观因素造成的信息偏倚。

（2）双盲：指研究对象和结局评估者均不知道研究对象被分到哪个组，接受什么样的措施。采用双盲试验需有严格的管理制度，确保盲法有效性。需有专人对盲法实施进行监管、保存盲法设计方案、药物编码资料并对这些资料实施严格保密，试验结束并完成数据分析后，才能“揭盲”。

（3）三盲：指研究对象、结局评估者和资料分析与报告者均不清楚具体分组情况，只有临床试验的设计者知晓分组情况。三盲可避免双盲法在资料分析阶段，资料分析者因知道分组情况带来的偏倚。

（四）应用范围

1.临床治疗或预防性研究

用于治疗性或预防性研究，借以探讨某一干预或治疗措施（药物、手术、介入治疗、康复措施、筛查方法等）的确切效果，为正确医疗决策提供科学依据。

2.病因学研究

病因学研究仅针对去除致病因素和/或添加有益因素，进行致病效应的研究，在符合伦理条件下，采用随机对照试验进行因—果效应研究是可行的。

3.其他临床相关研究

随机对照试验还可应用于其他临床相关的系统工程如教育学等。例如，要评价临床医学PBL（problem-based learning method）教育模式与传统医学教育模式的教学效果，可将条件相似的班级随机分配进入任何一组，课程结束后进行短期或长期教学效果的评估。

五、真实世界研究

（一）基本概念

RWS是指针对预设的临床问题，在真实世界环境下收集与研究对象健康有关的数据（真实世界数据）或基于这些数据衍生的汇总数据，通过分析，获得药物的使用情况及潜在获益—风险的临床证据（真实世界证据）的研究过程。RWS相对应的数据资源即真实世界数据（real world data，RWD），是指来源于日常所收集的各种与研究对象健康状况、诊疗及保健有关的数据。RWS研究具有以下特点：①研究的实施地点以及干预条件为真实的临床实践环境；②受试者的选择一般不加特别限制条件；③干预措施和临床实际一样，并可由研究对象和医师进行交流而改变干预方法；④需要良好设计的数据库，并记录研究对象（相对）长期随访结果。

（二）基本原理

RWS的开展须从临床问题的确定、现有数据情况的评估切入（采用既往回顾性数据或是前瞻性采集数据），进一步到研究设计的选择以及统计分析方法的确定、数据的管理、统计分析、结果解读和评价以及根据需求判断是否加入事后分析（Ad hoc analysis）等步骤。

（三）研究类型

RWS围绕病因、诊断、治疗、预后及临床预测等相关研究问题展开。RWS研究类型分为非干预性研究和干预性研究。RWS的研究方法包括观察性研究和试验性研究，其中使用最广泛的是观察性研究。

1.RWS实用临床试验

实用临床试验（pragmatic clinical trial/pragmatic trial，PCT）又称实操临床试验和实效临床试验，是尽可能接近真实世界临床实践的临床试验，是介于RCT和观察性研究间的一种研究类型。

2.观察性研究

观察性研究采集的数据接近真实世界，收集的数据关注要点包括：①数据特征；②研究设计和分析；③结果稳健性。同时，观察性研究最主要的局限在于存在各种偏倚、数据质量难以保证、已知或已测和未知或不可测量的混杂因素较难识别等，使得研究结论具有很大的不确定性。

（四）主要应用

1.真实世界数据常见的主要来源

真实世界数据的来源按功能类型主要分为医院信息系统数据、医保支付数据、登记研究数据、药品安全性主动监测和自然人群队列数据等。其他特定功能数据包括公共卫生监测数据、患者随访数据、患者用药数据。

2.数据管理及数据清理

（1）数据管理流程。RWS研究流程管理的核心是加强数据质量，提高研究效率，控制研究成本。研究者可充分利用在线随访功能，提高随访效率和质量；数据点分级管理，保证关键数据收集的准确真实性。

（2）数据清理。数据质控是确保研究数据真实、准确、可靠的关键。主要包括：保证数据源质量，确保数据源信息的完整性和准确性，减少数据源本身的缺失和偏差。采集数据前，制定详细的研究设计方案和分析计划。建立数据采集和录入的标准指南，确保录入数据与数据源的一致性。制定完善的数据质量管理计划，确立关键字段。制定系统质控和人工质控计划，确保数据的真实性、准确性和完整性。数据标准化，建议使用标准化字典。

3.应用范围

基于真实世界的效果研究，数据来源更加广泛，研究者可根据就诊医院的登记信息，纵向与多种机构日常监测、记录、储存的各类健康相关数据（如医保理赔数据库、公共卫生调查与公共健康监测、死亡登记项目等信息）进行整合、优化和标准化，并进行科学分析和解读，从而实现对监测数据和医院不同治疗措施下疾病转归及诊疗全过程的评估。近年来，基于真实世界证据的比较效果研究疾病方面，主要关注的有脑梗死、糖尿病、冠心病、高血压以及胃癌、非小细胞肺癌、乳腺癌等肿瘤；中药方面，关注最多的是疏血通注射液、复方苦参注射液、喜炎平注射液等；西药方面，关注最多的是阿帕替尼、拉帕替尼、紫杉醇等；数据来源方面，主要包括医院信息系统、电子病历、病例注册登记平台、医疗保险数据库、全国人口数据库等。

（五）伦理问题

研究方案要充分考虑伦理要求。在RWS中，研究设计不能建立在以商业推广为目的的基础之上，不能以临床研究名义收集超过研究目的的临床资料。所有涉及人健康的相关研究中，知情同意是最基本、最重要的伦理要求之一，是落实受试者权益保护的关键环节。近年来，基于网络资源和移动设备数据等的RWS研究越来越多，要充分考虑数据管理和隐私保护问题。伦理审查应考虑患者参加该研究的合法权益，应审查患者知情权是否得到充分保障。利益冲突审查最核心的目的是确保参与的研究者和临床医生不应通过药品和器械的真实世界研究获取不合理收入。如药物或医疗器械在使用过程中发生严重不良事件，应及时向国家药品监督管理局报告或研究结果以论文等形式公开发表，并有相应处理措施。

六、筛检或诊断试验评价

（一）基本概念

筛检（screening）是运用快速、简便的检测方法，从健康人群中发现疑似患有疾病的人。筛检的目的是发现高危人群、早期发现可疑患者，从而促进疾病的一级预防和二级预防。诊断试验是从可疑患者中区分真患者的方法，其目的是对患者的病情做出及时准确的判断并服务于后续的随访，监测疾病的转归。

筛检试验和诊断试验的区别在于，筛检试验是用以区别可疑患者与无病者。诊断试验是用来区别患者与可疑有病但实际无病的人。筛检是以健康或表面健康的人为观察对象。诊断试验是以可疑患者为观察对象。筛检试验则应使用简单、价廉的方法；诊断试验常常使用医疗器械或实验室方法，一般花费较高。筛检试验阳性者须作进一步的诊断或干预，而诊断试验阳性者要给予治疗。

（二）评价原理

筛检试验和诊断试验的评价方法基本相同，除考虑安全可靠、简便快速及经济可行外，还要考虑其科学性，即该方法对疾病进行诊断的真实性和价值，其原理是将待检测的诊断方法与选定的“金标准”相比较，从真实性、可靠性和临床收益等方面进行评价。

1.真实性（validity）

真实性指待评价诊断试验的测量结果与“金标准”测量结果的符合程度。根据待评价诊断方法与金标准各自的检测结果，建立诊断试验四格表。

（1）灵敏度（sensitivity），又称敏感度，是指按“金标准”确诊的病人中诊断试验阳性或异常人数所占的比例。也称为真阳性率（True positive rate），表示诊断试验能将实际有病的人正确地判为患者的能力。

（2）特异度（specificity），是指按“金标准”确定的非患者中待评价诊断方法检测结果也显示为阴性的人数所占的比例。又称为真阴性率（true negative rate），它表示诊断试验能将实际无病的人正确地判为非患者的能力。

（3）假阴性率（false negative rate），又称漏诊率，是指按“金标准”确定的患者中诊断试验检查为阴性（错误判为非患者）的人数所占的比例。假阴性率与灵敏度之和为1，假阴性率=1-灵敏度，灵敏度越高，假阴性率越低，反之亦然。

（4）假阳性率（false positive rate），又称误诊率，是指按“金标准”确定的非患者中诊断试验检查为阳性（错误判为患者）的人数所占的比例。假阳性率与特异度之和为1，假阳性率=1-特异度，特异度越高，假阳性率越低，反之亦然。

（5）约登指数（Youden's index），又称正确诊断指数，表示诊断试验能够正确地判断患者和非患者的能力。约登指数的取值范围从0到1，约登指数越接近于1，诊断试验的真实性越好，反之则越差。

约登指数=灵敏度+特异度-1

（6）似然比（likelihood ratio，LR），是诊断试验的结果在患者中出现的概率与非患者中出现的概率之比。似然比是评价诊断试验真实性的重要综合指标，优点是不受患病率的影响，比较稳定。可分为阳性似然比和阴性似然比。阳性似然比越大的诊断试验，阳性结果的正确率越高。阴性似然比越小的诊断试验，阴性结果的正确率越高。

（7）ROC曲线。如测量值是连续性变量，对每一个可能的诊断阳性界值，都能得到一个如前述的四格表，计算出这些四格表的灵敏度Se和特异度Sp，以假阳性率1-Sp为横轴，以灵敏度Se为纵轴作图，得到的线图即为ROC曲线。

2. 可靠性（reliability）

可靠性又称信度、一致性或重复性，是指在相同条件下重复试验获得相同结果的稳定程度。包括：

（1）变异系数（coefficient of variation，CV），是当诊断试验的结果为计量资料时评价其离散程度的指标。一般要求变异系数应小于10%。

（2）观察符合率，为两名观察者对同一事物的观察或同一观察者对同一事物两次观察结果一致的百分率。适用于诊断试验结果为计数资料时其可靠性的评价。

（3）卡帕值（Kappa value），同样适用于诊断试验结果为计数资料时，是评价计数资料观察符合程度的常用指标。

3. 收益评价

（1）阳性预测值：指筛检或诊断试验中真阳性人数占试验阳性结果人数的百分比，即试验阳性者中实际有病者的比例，表示诊断试验结果阳性者患病的可能性或概率。

（2）阴性预测值：指试验真阴性人数占试验阴性人数的百分比，即试验阴性者中实际无病者的比例，表示诊断试验结果阴性者未患病的可能性或概率。

（三）研究类型

筛检和诊断试验根据其分组设计可以分为以下3种类型：

（1）单组设计，常用于评价一种新试验的诊断效能，此种研究设计和金标准比较，不专门设立对照组。

（2）平行组设计，常用于比较两种或多种新试验的筛检或诊断效能是否有差异，各试验组分别检测不同的样本人群，所有结果均与金标准结果进行比较，分析各试验的评价指标，并比较不同方法间的筛检或诊断效能是否有差异。此种设计本质是多个单组设计试验的组合，它不仅可评价各新方法的筛检或诊断效能，还能同时比较两种或多种新方法的效能是否有差异。该种设计须先确保不同组别之间均衡可比。

（3）配对设计，应用范围与平行组设计相同，区别在于配对设计中两种或多种试验检测的是同一研究对象，可避免了平行组设计中组间因素分布不均衡导致的偏倚，这样既减小了样本量，又提高了研究准确性。根据有无金标准又分为有金标准的配对设计和无金标准的配对设计。有金标准的配对设计除了可比较待评价试验之间各种指标（如灵敏度、特异度）的差异，还可开展联合诊断分析，进行串联、并联试验的探索。

（四）研究用途

筛检主要用于高危人群和疑似患者的早期筛选，诊断试验则用于患者的早期诊断和预后随访。二者服务于疾病三级预防的不同阶段，对于灵敏度、特异度、经济和人力支出的要求不同，根据不同的用途和目的，可对研究的设计进行调整，比如开展联合试验。联合试验主要有两种方式：平行试验（parallel tests）和系列试验（serial tests）。

（1）平行试验，也被称为并联试验，当筛检或诊断试验包括多个试验因素时，只要有一个试验结果为阳性即认为试验阳性，全部试验为阴性时才认为试验结果为阴性。该试验方法能提高灵敏度、降低特异度。漏掉一个病人会造成严重后果时或要尽量减少漏诊率，则可采取平行试验。

（2）系列试验，也被称为串联试验，当筛检或诊断试验包括多个试验因素时，只有全部试验结果为阳性即认为试验阳性，只要任何一项试验为阴性时即认为试验结果为阴性。该试验方法能提高特异度、降低灵敏度。

七、分子流行病学

（一）基本概念

分子流行病学（molecular epidemiology）是流行病学中的一个分支学科，是阐明疾病与健康状态相关标志（或分子事件）在人群和生物群体中的分布及其影响因素，并研究防治疾病、促进健康的策略与措施的科学。

分子流行病学的“流行病学”指的是利用流行病学研究工具，从流行病学的角度深刻理解分子生物学的种种现象。流行病学方法的价值在于将单纯的实验室观察转化为对不施加任何人为干预的疾病发生发展过程的深刻理解，同时筛选出有重要病因学意义的现象，并阐明这些现象是如何相互作用并最终导致与其具有病因联系的结局事件。

（二）主要应用

分子流行病学的研究内容与范围已十分广泛，涉及医学与生物等众多学科。从流行病学考虑，可归纳为以下主要研究内容。

1.传染病流行规律研究

（1）病原体分析：分子流行病学通过基因水平进行分析，可及时准确查明已知传染病和传染病病原体的有关特点，有助于判断流行环节及制订防治对策。

（2）确定传染源：传统流行病学在判断传染源时，全面考虑到接触史、传染期、潜伏期及病原体血清型。分子流行病学则以基因序列与基因型替代血清型。

（3）查明传播途径：传统流行病学分析传播途径主要根据流行特征、发生传播的条件和检验结果做出判断。分子流行病学采用新的检测技术，能更正确及时查明传播途径。

2.慢性病的病因与致病机制研究

在非传染性慢性病的病因、致病机制、危险因素和易感性方面，随着分子流行病学快速发展，已取得较大进展，尤其在肿瘤、高血压及心脑血管病等疾病的进展更明显。

3.疾病易感性研究

机体对疾病的易感性程度在该病的发生、发展和预后上均具重要意义。传统流行病学通过检测体内某种传染病的特异性抗体水平，判断个体或群体对相应传染病的易感性水平。分子流行病学从基因角度，不但研究传染病对个体的易感性，还深入研究不少非传染性慢性病和遗传性疾病的易感性。

4.疾病防治措施效果评价

采用分子流行病学方法开展疾病防治措施效果评价，包括传染病预防接种效果分析和疾病防治效果及其评价研究等。

（三）研究原理

在分子流行病学研究设计中，先进的生物检测技术与流行病学设计的基本原则与方法都需考虑，因此在分析流行病学实验设计过程中常需明确研究目的，具备一定数量和代表性的研究样本，设置均衡可比的对照组与试验组，质量控制等。

（1）确定研究目的：明确研究目的或科学假设并具备一定的科学依据，已有相应的研究方法解决研究过程中所遇到的问题。

（2）确定研究设计类型：在确定研究设计类型时，应尽量采用样本量低，但能得到可靠的研究结果与结论的研究方法以降低研究费用。描述性流行病学研究方法所需样本数多，结论可靠性较差，在分子流行病学研究中很难广泛采用。分析性流行病学研究方法，尤其基于医院患者开展的病例对照研究，所需样本量较少，结论较为可靠，因此常被采用。干预性实验研究与临床试验具备前瞻性、随机和对照的特点，结论更为可靠，也是分子流行病学研究中常被采用的方法。

（3）确定生物学标志：根据研究目的或假设，选择合适的分子生物学标志。所选标志物应具特异性强，敏感度高和稳定可靠的特点。生物学标志物包括暴露标志（exposure marker）、效应标志（effect marker）和易感性标志（marker of susceptibility）。暴露标志常用于研究危险致病因素及其水平与疾病的关系，效应标志用于研究致病因素暴露后所致的生物效应与疾病的关系，易感性标志用于研究人体易感性在疾病发生发展中的作用。

（4）其他：分子流行病学将宏观研究与微观研究方法有机结合起来，在研究设计过程中仍会存在一些问题，如当研究环境因素及行为因素等在疾病发生发展的影响时，应充分考虑到机体遗传因素或易感性与环境等体外因素的交互作用，否则会产生研究结果的偏倚，得出错误的结论。应通过采用遗传标志与易感性标志的检测，以便全面分析人体内、外诸多因素在参与疾病发生发展中的真实作用。

在生物学标志检测中，可因试剂、仪器、操作者或实验方法等原因，产生各种误差。人群中存在生物学上的异质性；即使同一名受检者，在不同时间也会表现生物学上的变化。因此在设计中应该引起注意，尽量减少或避免有关误差与偏倚。通过预试验，可以评价检测方法的可靠性，有利于及时纠正一些有关误差与偏倚。动物实验能较好控制某些影响因素，又便于连续性采样和进行动态观察，故在设计中还可考虑辅以必要的动物实验研究，有时可收到更好研究效果。此外，设置标准对照、空白对照、重复对照和重复试验，均有利于控制生物学标志检测中有关误差与偏倚，提高检测质量。

第三章

研究方案的制定和统计分析

流行病学研究的目的是预防和控制疾病的发生发展，维护和促进人群健康。为此，必须找到一些影响疾病发生发展的因素，针对这些因素采取针对性的有效措施，才能发挥预防和控制作用。根据流行病学的原理，用于肿瘤病因防控的研究方法主要以观察法为主，包括现况调查、病例对照研究和队列研究等。此外，筛检和诊断试验在评价肿瘤筛查和诊断方法的价值方面也具有重要作用。

一、现况调查

在肿瘤相关的防控研究中，研究者常先通过现况调查收集、核对、整理、归纳资料，继而客观描述肿瘤在人群、时间和地区的分布特征，并通过比较、初步分析这些特征存在差异的原因，提出进一步的研究方向和初步防控对策。现况调查的主要研究方案和实施步骤如下。

（一）明确研究目的

确定调查目的是现况调查的第一步，也是关键的一步。根据研究所提出的问题，明确该次调查所要达到的目的，比如，是要描述肿瘤的三间分布特征还是要寻找肿瘤相关危险因素的线索，发现高危人群；是要进行肿瘤的“三早”预防（早发现、早诊断、早治疗）；还是要评价肿瘤防治措施的效果。然后根据研究目的确定是用普查还是抽样调查方法。

确定调查目的需要做许多准备工作，只有充分掌握背景资料，了解该问题现有的知识水平、国内外研究进展，才能阐明该研究的科学性、创新性和可行性，才能估计其社会效益和经济效益。

（二）确定调查对象

能否根据研究目的正确选择研究对象，直接关系到研究结果的真实性，因此在设计中首先要根据研究目的确定研究对象。如为进行肿瘤的“三早”预防，则可选择高危人群；如为研究某些相关因素与肿瘤的关联，则要选择暴露人群或职业人群；如为获得肿瘤的三间分布资料或确定某些生理生化指标的参考值，则要选择能代表总体的人群；如为评价肿瘤防治措施的效果，则要选择已实施了该预防或治疗措施的人群。选择调查对象时还要结合实际，考虑在目标人群中开展调查的可行性，例如经费来源、是否便于调查等。

（三）确定调查类型和方法

调查类型的确定应以调查目的为依据。如为进行肿瘤的“三早”预防，则可选择普查；如为了解某种肿瘤的患病率，则采用抽样调查。同时，还要考虑现有人力、物力和财力，权衡利弊后再作决定。其中，普查即全面调查，是为了解某人群健康状况或某疾病的患病率，或制定某生物学检验标准，在特定时间内对特定范围内（某一地区或具有某种特征）人群中每一成员所做的调查或检查。实际工作中，常受到人力、物力、资源和时间等条件限制，难以针对所有对象开展普查，因而采用从研究对象总体中通过抽样方法选取一定数量对象构成样本，然后从样本推论总体，即为抽样调查。

常用调查方法有面访、信访、电话访问、自填式问卷调查、体格检查和实验室检查等。近年来，随着网络普及还出现了网上调查等新调查方法。如调查对象地理位置集中且文化水平较高，则选用自填式问卷调查，效果较好，并能节省人力、物力和时间；如所调查人群电话普及率高，则可电话访问；如调查对象极其分散，则信访调查比较合适；如调查要求高，所调查内容需经被调查者当面核实，或调查内容有现场观察部分，则面访更合适。

（四）估计样本含量

样本大小是在设计任何一项现况研究时都须注意的问题，样本太大或太小都不适宜。样本量估算方法主要有3种：①经验法，即根据前人研究结果总结的经验或参考目前已发表同领域质量较高文献从而估算大概样本例数，该法较为粗略；②查表法，即根据已知条件查样本量估计表确定样本含量，但易受列表限制；③计算法，即根据确定条件代入专用样本量计算公式计算样本含量，该法便于掌握，也最常用。

决定现况调查样本量大小的因素主要包括：①总体的疾病患病率π：π越小，所需的样本含量越大；反之则可越小。②对调查结果精确性的要求：精确性要求越高，即允许误差（d）越小，所需样本就越大；反之则可越小。③显著性水平（α）：α越小，样本量越大，α通常取0.05或0.01。

具体样本量和抽样误差的计算公式可查阅相关统计书籍。此外，R语言、Sample Power及PASS等统计软件均可用于样本量估计。

（五）研究变量的确定和调查问卷的设计

1.确定研究变量

现况调查的目的确定后，在实施过程中需将待研究问题进一步具体化，即转化成一系列可测量的研究变量。研究变量可分为人口学资料（包括年龄、性别、职业、文化程度、民族、住址），疾病指标（包括死亡、发病、现患、伤残、生活质量、疾病负担等），以及相关因素（主要是指某些可能与研究疾病相关的特征，例如吸烟、饮酒、经济收入、饮食习惯、家族史等）。对研究的任何一个因素或变量，都应有明确定义，尽量采用标准问卷、规范定义、国际或国内统一诊断标准。

对调查项目还应选择合适的测量尺度，尺度设定应适于研究目的，既要实际可行又能提供较丰富信息。如规定经济收入的测量尺度，“您的月收入是：1000元以下、1000—1999元、2000—2999元、3000—3999元、4000—4999元和5000元及以上”。尺度的划分要宽窄合适，并能包括所有可能出现的情况，如设“不记得”“其他”等选项。

2.调查问卷的设计

研究变量通过调查表具体体现。调查表又称问卷（questionnaire），是流行病学研究获得原始资料的主要工具之一。通过调查表收集到的信息质量可直接影响整个调查研究工作的质量。因此，拟定出质量优秀的调查表是保证流行病学调查结果真实可靠的基本条件。

（1）问卷编制的步骤：设计问卷一般按以下步骤进行。首先，根据研究目的确定的调查内容归纳为一系列变量，再将每个变量设置成各个指标，然后将各个指标根据调查对象不同而使用相应语言，草拟出调查表上的项目，即问题和答案，形成调查表初稿，之后通过预调查和修改，对调查项目进行筛选，最后对调查表做出信度和效度评价。

a.准备阶段：在准备阶段，需确定调查的主体范围和调查项目，将问卷涉及的内容列出一个提纲并分析这些内容的主次和必要性。在此阶段应充分征求各类相关专业人员的意见，使问卷内容尽可能完备和切合实际需要。

b.问卷的初步设计：在这一阶段，主要确定问卷结构，拟定编排问题。问卷一般包括题目、调查与填表说明、问卷主体内容和质量控制项目4个部分。

首先可根据研究目的写出说明信，在说明信里交代调查的主办单位或个人身份、研究的目的和意义、匿名保证及致谢等。此外，有的问卷通常还把填答问卷的方法、要求、回收问卷的方式和时间等具体事项写进说明信中。

之后开始初步设计主体部分。根据要调查的内容，按照问卷设计的基本原则列出相应问题，并考虑问题的提问方式，再对问题进行筛选和编排。对每个问题，要注意考虑是否必要、答案是否全面与合理。有时，需要针对某些较特殊的问题做出特定指示，如“可选多个答案”“请按重要程度排列”“若不是，请跳过10~14题，直接从15题开始答起”等。总之，问卷中每一个有可能使回答者不清楚、不明白、难以理解的地方，一切有可能成为回答者填答问卷障碍的地方，都要给予更详细的填写说明。

最后是调查表的质量控制项目，如调查员姓名、调查日期等内容。

须注意的是，在编制调查表时，同时需要编制知情同意书，入组对象签署知情同意书后方可进行调查。知情同意书需包括以下几个方面的说明：研究背景介绍、研究目的、研究过程和方法、研究可能的受益、研究风险与不适、隐私问题、费用和补偿、本研究联系人及联系方式、知情同意签字等。

c.试用及修改：初步设计出来的问卷需在小范围内多次试用和修改，即事先评估一下设计的问卷中哪些不合理，哪些问题不明确，选择答案是否合适、有无遗漏，问题的顺序是否符合逻辑，回答时间是否合适等。之后，针对问卷存在的问题，对问卷进行有效修改和完善。

d.信度、效度评价：为了提高调查问卷的质量，进而提高整个研究的价值，问卷的信度和效度分析是研究过程中必不可少的重要环节。信度和效度分析的方法包括逻辑分析和统计分析，信度的统计分析标准有重测信度、分半信度和内部一致性信度；效度的统计分析标准有内容效度、结构效度和标准关联效度。

（2）问卷调查的质量控制：①预调查：通过让一小部分人试做调查表，找出调查表存在的错误或歧义，从而进行修改，明确最终较理想的问卷调查表。②建立问卷填写指导语：问卷开头部分可简要说明问卷调查内容、意义和填写方法。如是面对面调查或调查对象集中调查，可口头上对被调查者进行填写指导，以提高被调查者对问卷的理解程度，从而冷静、准确地填写问卷。③调查员：调查员必须明确问卷目的和熟悉问卷内容，且能选择合适的地点、时间与调查对象接触。调查员还需具备良好的人际沟通能力和应变能力。因此调查员的选择需慎重，培训需到位。采用统一调查和检测标准，避免测量偏倚的产生。④取得调查对象的信任与合作：调查员要亲切且有礼貌，表达清晰；调查内容能引起被调查者的兴趣。如入户调查，最好由调查对象熟悉的人带领或引见调查员。

（六）资料收集、整理及分析

1. 资料的收集

一般有3种方法：第一种是通过实验室测定或检查来获得，如血糖、血脂的测定等；第二种是通过调查表对研究对象进行调查，获得暴露或疾病的资料；第三种是利用常规资料。具体可采用：①常规登记和报告：利用疾病报告登记、体检记录、医疗记录或其他现有的有关记录资料；②专题询问调查和信函调查：根据调查目的和疾病种类制定调查表。调查中应注意调查对象的“无应答率”。一般认为“无应答率”不得超过30%，否则样本的代表性差；③临床检查及其他特殊检查的有关资料：收集各种医学检查数据和为特殊目的进行的检查，例如入学和入伍前体检等。

2. 资料的整理

现况研究结束后首先应对原始资料逐项进行检查与核对，以提高原始资料的准确性、完整性，同时应填补缺漏、删去重复、纠正错误等，以免影响调查质量。接下来按照卫生统计有关技术规定及流行病学需要整理原始资料，如组的划分、整理表的拟订，以便进一步分析计算。现况研究通常只是在某一特定时点或特定时期内对特定人群进行调查来收集该人群中某一个体的暴露与疾病的资料，在资料分析时则可进一步将人群分为暴露人群和非暴露人群，或不同水平的暴露人群，比较分析各组间疾病患病率与健康状况的差异；也可将调查对象分为患病组和非患病组，评价暴露与疾病的联系。

3. 疾病特征的分析

现况调查中常用的指标是患病率。除患病率外，现况研究中还常用到感染率、病原携带率、抗体阳性率、某因素的流行率（如吸烟率）等指标，这些率的计算方法与患病率相似。此外还可能用到一些比、构成比等指标，如性别比、年龄构成等。需要按照研究对象不同的人群特征、地区特征和时间特征进行分组，计算和比较某种疾病的患病率，并应用正确的统计学分析方法检验不同组间的差异。

在计算出上述的各种率以后，还要计算率的标准误，以估计率的抽样误差。

4. 暴露因素与疾病关联的分析

根据暴露因素的有无或暴露程度分组，比较某种肿瘤的患病率或某数值变量的均值。也可通过单因素分析和多因素分析来获取OR等指标，估计暴露与疾病的关联强度。要注意：现况调查一般只能为进一步的分析性流行病学研究（如队列研究及病例对照研究等）提供病因线索，不能做因果关联分析。

二、队列研究设计

队列研究作为由因至果的设计方法，对检验病因假设的证据强度更高，本指南主要阐述一般人群队列研究的设计方案和统计分析思路。队列研究包括基线调查、随访调查、临床信息收集与生物样本库建设，了解这一过程各环节的内容，以及各环节之间的关系，才能做好队列的设计和实施工作。

在队列具体设计与实施之前，首先需要明确研究因素和研究结局。正如前文所示，现代大型自然人群队列常在基线时期收集多类型暴露因素，以期能够验证多种暴露因素与结局的关系。如是专病队列建设，常事先通过阅读文献、专家研讨等，确定并收集多种与疾病发生发展相关的暴露因素，如职业暴露、吸烟饮酒药物服用等生活行为方式、环境暴露（PM2.5等）以及一般人口学信息等。

结局变量也叫结果变量，是指随访观察中将出现的预期结果事件，也即研究者期望追踪观察的事件。队列研究的优点之一是可收集多种结局资料，提高队列研究的效率。

（一）基线调查

1.确定研究现场与研究人群

（1）确定研究现场。由于队列的随访时间长，因此，队列对于研究现场的要求：①要有足够数量的符合条件的研究对象。由于建立的是队列，对那些发病率较低的疾病，单个中心常样本量较小。因此，开展多中心队列，不仅能扩大样本量，多中心设计也让研究结果的外推性、代表性更好。②选取诊疗能力较强、医疗卫生条件较好、文化教育水平较高的地方。

（2）确定研究人群。研究人群需要经过纳入排除标准（简称“纳排标准”）的筛选。

纳入标准是指依据研究目的及实施的可行性所确定的纳入研究对象需要符合的标准。通俗来讲，就是研究对象应满足什么条件。纳入标准是对研究对象特征的详细说明。排除标准是指在一些个体符合纳入标准后，仍然存在不适合作为本研究的研究对象需设置标准加以剔除。确定研究人群之后，需要进一步确定入组对象的样本量大小。

2.开展基线调查

队列研究中的基线调查，是对队列成员的一次横断面调查。

可将队列基线调查分为以下几个步骤：前期准备、现场调查。前期准备包括：建设场地设备、准备试剂耗材、设计基线问卷、打印样本标签等；现场调查包括：预调查和正式调查。

（1）建设场地设备。场地设备的建设是决定基线调查能否运转的基础。

队列的场地可分为：问卷问询场地及样本处理场地。问卷问询场地，最好选择安静、无他人打扰的环境，保证问询过程不受干扰。样本处理场地，需选择与样本收集较近的地方，比如医疗机构内的实验室，保证收集后能及时处理样本。

队列的设备最好是专门用于本队列的建设。以下罗列了队列基线调查现场所需的主要设备及其用途，主要用于样本的处理、存放及转移，问卷问询等（表60-1）。

表60-1　队列基线调查所需设备清单

序号	设备名称	用途
01	4℃ 冰箱	暂存全血
02	-80℃冰箱	保存血浆、组织、粪便样本及尿样等
03	-20℃冰箱	保存白细胞、红细胞等
04	低速离心机	外周血离心
05	液氮罐	保存组织
06	高速离心机	血浆二次离心
07	实验操作台（桌）	放置离心机，开展样本处理工作
08	塑料架及塑料板	放置采血管、冻存管
09	1000 μl微量移液枪	精确吸取标本
10	医疗废弃物回收桶	放置废弃物
11	大泡沫转运盒及干冰	转运血浆及血细胞
12	标签打印机	打印生物样本的标签
13	办公室打印机	临时打印相关纸质文档
14	电话机	打随访电话
15	笔记本电脑	现场登记成员信息
16	平板电脑	用于问卷调查

（2）准备试剂耗材。基线调查试剂耗材准备主要用于问卷问询及样本处理两个方面（表60-2）。

表60-2　队列基线调查所需试剂耗材清单

序号	耗材名称	用途
01	EDTA抗凝采血管	外周血采集
02	2 ml冻存管（3种颜色）	血成分冻存（血浆、血清、血细胞）、组织冻存
03	粪便采集管	粪便采集
04	尿液采集管	尿液采集
05	试管架（4×5或3×5）	采血管暂存
06	塑料吸管	吸取血成分进行分离
07	100孔塑料冻存盒	保存2 ml冻存管
08	记号笔	在管子上写姓名、编号
09	签字笔	现场调查用
10	标签纸和色带	标记样本
11	橡皮筋	扎标签纸
12	文件袋	按单位分装标签，防止脱落和混淆

（3）设计基线问卷。在研究对象选定之后，必须详细收集每个研究对象在研究开始时详细的基本情况，包括暴露的资料及个体的其他信息，这些资料一般称为基线资料或基线信息（baseline information）。基线资料一般包括待研究暴露因素的暴露状况，疾病与健康状况，年龄、性别、职业、文化、婚姻等个人状况，家庭环境、个人生活习惯、家族疾病史，以及其他疾病相关的暴露因素等。

基线问卷的设计与应用可参照现况调查的问卷设计。

（4）打印样本标签。队列的基线调查会涉及采集研究对象的外周血、组织、粪便、尿液等生物标本。因此，生物标本的管理也是基线调查的重要组成部分。样本编号是管理生物样本的重要一环。样本编号应该遵循以下几个原则：①按照统一制式进行样本编号；②样本编号应当一目了然地展示样本类型及顺序；③最好能够按照顺序进行编号，便于后续管理；④样本编号不宜过长，烦冗；⑤不宜出现连字符等标点符号；⑥预留足够长的数字，以供大样本量使用。

进行了样本编号之后，需要进行样本标签的打印。标签纸的选择应当考虑到不易掉、耐低温、墨水打印后不易磨损，在此基础上如果能加入现代信息化的方法，将会使得后续的管理更加便捷，比如将样本标签同时以二维码或者条形码的方式展示。

在调查现场，一般将标签贴在空管上，按照顺序摆放。成员入组后，再按照其入组顺序，依次将生物样本装入贴好标签的空管中，并在后台将个人信息与样本编号一一对应，保证不会发生错号。调查员应当反复检查是否有错号、漏号的情况。

（5）基线调查。正式基线调查主要包括签订知情同意书、基线问卷问询、样本收集、处理及保存几个步骤。

a.签订知情同意书：正式的调查需征得研究对象的知情同意，方可进行基线问卷的问询和样本收集工作。

b.基线问卷问询：基线问卷问询可以采用纸质问卷、电子问卷的方式进行。纸质问卷可及性、灵活性较好，对调查对象也比较友好，但是会存在容易漏项、不易保存、需要重新录入的缺点。电子问卷无须重新录入、容易保存、便于后期整理、不存在跳项漏项等问题，且可以结合录音溯源，便于质控。电子问卷还可以及时上传，便于后期定期随访、系统管理等。

调查员在正式问询前应当进行严格统一的培训，掌握统一的方法和技巧，避免诱导性询问、正确填写问询内容等。

c.样本收集处理及保存：样本收集处理及保存需要按照标准处理流程进行操作。

基线调查应当在正式调查前准备好调查员手册，并进行流程培训。注意各个环节的衔接，有条不紊地进行，在实际工程中找到高效的运转机制，并且需要专人专职负责队列基线调查的工作，方能保证质量及数量。

（二）长期随访

研究对象的随访（follow up）是队列研究中一项十分艰巨和重要的工作，随访的对象、内容、方法、时间、随访者等都与研究质量直接相关，因此，应事先计划、严格实施。

1.随访对象与方法

所有入组的研究对象，都应采用相同方法同等随访，并坚持追踪到观察终止期。对失访者需行补充随访，未能追访到应尽量了解原因，以便进行失访原因分析。同时可比较失访者与继续观察者的基线资料，以估计可能导致的偏倚。

随访方法包括对研究对象直接面对面访问、电话访问、自填问卷、定期体检，甚至可基于信息化登记系统的数据进行随访，比如当地死亡登记系统、肿瘤登记系统、医保数据、慢性病登记系统等。

2.随访内容

一般与基线资料内容一致，但随访收集的重点是结局变量，具体项目视研究目的与研究设计不同。将各种随访内容制成调查表在随访中使用，并贯彻始终。有关暴露状况的资料也需不断收集，以便及时了解变化。

3.观察终点

观察终点（end-point）是指研究对象出现了预期结果，达到了这个观察终点，就不再对该研究对象继续随访。一般情况下，观察终点可以是疾病复发或死亡，但也可以是某些指标变化，根据研究目的的不同设计。在队列研究中，一般将观察终点设置为死亡。

4.观察终止时间

观察终止时间是指整个研究工作截止时间，也即预期可得到结果的时间。终止时间直接决定观察期长短，而观察期长短是以暴露因素作用于人体至产生疾病结局的时间，即潜伏期（或潜隐期）决定；另外，还应考虑所需观察人年数。要在考虑上述两个因素基础上尽量缩短观察期，以节约人力物力，减少失访。

5.随访间隔

队列的随访间隔应根据疾病进展速度及研究目的设置。比如肺癌的疾病进展速度较快，想观察某暴露因素与肺癌转移/复发的关系，应将随访间隔设置在1年左右，密切追访。

（三）资料整理与分析

1.结局发生率的计算与比较

计算结局事件的发生率是队列研究资料分析的关键，根据观察队列的特点，可选择计算不同的指标。因为队列研究常用于检验病因假设，结局发生率即为发病率，下面以此为例介绍其计算方法。固定队列和动态队列的研究资料可分别整理成表60-3和表60-4形式。

表60-3 固定队列研究资料归纳整理表

组别	发病人数	未发病人数	合计	累积发病率
暴露组	a	b	$a+b=n_1$	a/n_1
非暴露组	c	d	$c+d=n_0$	c/n_0
合计	$a+c=m_1$	$b+d=m_0$	$a+b+c+d=n$	m_1/n

表60-4 动态队列研究资料归纳整理表

组别	发病人数	人时数	发病密度
暴露组	A_1	PT_1	A_1/PT_1
非暴露组	A_0	PT_0	A_0/PT_0
合计	A	PT	A/PT

（1）累积发病率（cumulative incidence，CI）。当研究人群的数量较多，人口比较稳定（即固定队列），无论发病强度大小和观察时间长短，均可计算研究疾病的累积发病率，即以整个观察期内的发病人数除以观察开始时的人口数。观察时间越长，则病例发生越多，所以本指标表示发病率的累积情况。报告累积发病率时必须说明累积时间的长短。

$$累积发病率 = \frac{观察期内发病人数}{观察开始时的人口数} \times k$$

（2）发病密度（incidence density，ID）。观察时间比较长的队列研究，很难做到研究人口的稳定。当观察人口不稳定，观察对象进入研究的时间先后不一以及各种原因造成研究对象在不同时间失访等均可造成每个研究对象被观察的时间不一样，这样的队列即为动态队列。此时以总人数为单位计算发病率不合理，因为提早退出的研究者若能坚持到随访期结束，则仍有发病可能。需以观察人时（person time）即观察人数与观察时间的乘积为分母计算发病率。以人时为单位计算出来的发病率带有瞬时频率性质，即表示在一定时间内发生某病新病例的速率，称为发病密度。最常用的人时单位是人年（person year），如10个人年是指10个研究对象被观察1年或1个研究对象被观察10年。关于人年的计算请参阅相关统计书籍。

$$发病密度 = \frac{观察期内的发病数}{观察人年数} \times k$$

2. 显著性检验

队列研究中暴露组与非暴露组发病（或死亡）率的比较需作统计学显著性检验。当研究样本量较大，样本率的频数分布近似正态分布，此时可应用正态分布的原理来检验率的差异是否具有统计学意义，即用Z检验法来检验暴露组与非暴露组之间发病率（或死亡率）的差异。也可用四格表资料的χ^2检验。如发病（或死亡）率比较低，样本量较小时，可用直接概率法、二项分布检验或Poisson分布检验。

3. 关联强度估计

若暴露组与非暴露组发病（或死亡）率的差异有统计学意义，说明暴露与疾病发病（或死亡）有关联，可进一步估计暴露与发病（或死亡）之间的联系强度，即评价暴露的效应。常用的效应测量指标如下：

（1）RR。RR是反映暴露与发病（或死亡）关联强度最常用的指标，也叫率比（rate ratio，RR）或危险度比（risk ratio，RR），是暴露组和非暴露组的发病（或死亡）率之比。

$$RR = \frac{I_1}{I_0}$$

式中I_1和I_0分别代表暴露组和非暴露组的发病（或死亡）率。RR表示暴露组发病（或死亡）的危险是非暴露组的多少倍。RR=1表示两组的发病（或死亡）率没有差别；RR>1表示暴露组的发病（或死亡）率高于非暴露组，暴露可增加发病（或死亡）的危险性，暴露因素是疾病的危险因素；RR<1表示暴露组的发病（或死亡）率低于非暴露组，暴露可减少发病（或死亡）的危险性，暴露因素是疾病的保护因素。

由样本资料计算出的RR是一个点估计值，常采用Woolf法计算RR的95%可信区间（confidence interval，CI），估计其总体范围，计算公式为：

$$\ln RR95\%CI = \ln RR \pm 1.96\sqrt{Var(\ln RR)}$$

Var(ln RR)为RR自然对数的方差，

$$Var(RR) = \frac{1}{a} + \frac{1}{b} + \frac{1}{c} + \frac{1}{d}$$

取lnRR95%CI的反自然对数值即为RR95%CI。

RR95%CI不包括1时，说明暴露与疾病的关联有统计学意义。

（2）AR。AR又叫特异危险度、率差（rate difference，RD）和超额危险度（excess risk），是暴露组发病（或死亡）率与非暴露组发病（或死亡）率相差的绝对值，说明发病（或死亡）危险特异地归因于暴露因素的程度，即由于暴露因素的存在使暴露人群发病（或死亡）率增加或减少的程度。

$$AR = I_1 - I_0$$

由于$RR = \frac{I_1}{I_0}$，$I_1 = RR \times I_0$

所以$AR = RR \times I_0 - I_0 = I_0(RR - 1)$

同样，归因危险度也是一个样本的点估计值，可以计算AR的95%CI。

$$AR95\%CI = AR \pm 1.96\sqrt{\frac{a}{N_1^2} + \frac{c}{n_0^2}}$$

RR和AR都说明暴露的生物学效应，即暴露的致病作用有多大，但其意义却不同。RR说明暴露者与非暴露者比较发生相应疾病危险的倍数，具有病因学的意义；AR则是暴露人群与非暴露人群比较，所增加的疾病发生率，亦即如果消除该暴露因素，就可减少这个数量的疾病发生，它在疾病预防和公共卫生学上的意义更大。

（3）人群归因危险度百分比（population attributable risk percent，PARP，PAR%）。人群归因危险度百分比也称人群病因分值（population etiologic fraction，PEF），是指总人群发病（或死亡）率中归因于暴露的部分占全部发病（或死亡）率的百分比。PAR%的计算式如下：

$$PAR\% = \frac{I_t - I_0}{I_t} \times 100\%$$

或

$$PAR\% = \frac{P_e(RR - 1)}{P_e(RR - 1) + 1} \times 100\%$$

式中P_e表示人群中具有某种暴露因素者的比例。PAR%既与反映暴露致病作用的RR有关，又与人群中暴露者的比例有关，说明暴露对全人群的危害程度。如某种暴露是某疾病的一个重要病因，即RR较大，但在人群中的暴露率很小，则PAR%也会较小。

三、病例对照研究设计

病例对照研究是分析流行病学最基本、最重要的研究类型之一，在病因及流行因素的探索、临床疗效评价、疾病预后研究以及干预措施与项目评价等有广泛应用。

病例对照研究中，首先应根据现况调查情况或疾病分布特点及已知相关因素，在广泛查阅文献基础上，明确研究假设和研究目的。其中，研究因素是研究者感兴趣的与所研究疾病或其他结局事件有关的暴露因素，包括较明确的病因因素、可疑的病因因素以及可能的混杂因素等，应尽可能采取国际或国内统一标准对研究因素进行定义。

（一）选择病例和对照

1.病例选择

病例是指患有所研究疾病且符合研究入选标准的人。病例选择的基本原则有两个：①代表性：选择的病例应足以代表产生病例的源人群（即产生这组病人的目标人群）中的全部病例；②诊断明确：必须对所研究疾病的诊断标准做出明确规定，所有病例都应符合严格诊断标准。病例选择类型一般包括新发病例、现患病例和死亡病例。其中，以新发病例为佳，提供的信息相对较准确。同时，病例既可来自医院，也可来自社区。

2.对照选择

在病例对照研究中，对照的选择常比病例更为复杂和困难。对照必须是未患所研究疾病的人，即按照所研究疾病的诊断标准判定的非患者。选择对照应遵循两个原则：①代表性，即所选择的对照应能代表目标人群暴露的分布情况，最好是全人群的一个无偏样本，或产生病例的源人群中全体未患该病人群的一个随机样本；②可比性，指除研究因素（暴露因素）以外，其他有关因素在病例组与对照组间的分布应一致。

选择对照时主要采取匹配与非匹配两种方式。匹配是指所选择的对照在某些因素或特征上与病例保持一致，从而去除这些因素或特征对研究结果的干扰，更准确地说明所研究因素与疾病的关系，提高研究效率。根据匹配方式不同，可将匹配分为成组匹配和个体匹配两种形式。对照的来源主要包括以下几个。

（1）同一或多个医疗机构中其他疾病的患者：实际工作中常用这种对照。优点为易于选取，比较合作，且可利用档案资料，但代表性较差，易产生偏倚。同时，对照一般不应患有与所研究疾病有已知共同病因的疾病。

（2）社区人群：社区中非该病病例或健康人，优点是代表性强，避免一些选择偏倚。

（3）病例的朋友、亲属或邻居等：这种对照易选且较合作，但代表性较差。当需要排除某些环境或遗传因素对结果的影响时，这种对照具有一定优势。

（二）获取研究因素的信息

病例对照研究中研究因素的收集方法主要利用专门设计的调查表进行询问获取所需信息，因此，调查表设计非常重要。有时也可采用查阅档案、医疗记录、报告登记资料、采样检测等，作为询问调查的补充。

需注意的是，病例和对照的信息来源和收集方法应相同，使用同样的调查表，询问同样的问题。在调查过程中，确定调查变量的数目和每个变量的明确定义是首要问题。与研究目的有关的变量一个也不能少，应尽量细致和深入，反之，与目的无关的变量一个也不要。每个变量尽量采用国际或国内通用标准，便于交流和比较。

质量控制应贯穿研究全过程，包括研究目的确定、病例和对照的选择、调查表设计、调查过程等。例如调查过程中，可抽取一定比例的研究对象进行重复调查，通过两次调查的一致性评价调查的可靠性。

（三）资料整理和分析

在对所收集到的资料进行全面检查与核实，保证资料完整和正确基础上，对原始资料进行分组、归纳或编码输入计算机，建立数据库。

1.统计描述

首先对病例组和对照组的一般特征进行描述，如性别、年龄、职业、居住地、疾病临床类型等特征在两组的分布情况，一般以均数或构成比表示。另外，应简要描述病例对照来源、选择方法、调查工作的质量等。应用匹配的病例对照研究还应描述匹配因素的频数比例。

2.均衡性检验

对病例组和对照组的某些基本特征（如影响结果的混杂因素等）进行均衡性检验，常采用t检验、χ^2检验等，以评价两组可比性。对两组间差异确有统计学意义的因素，在后续分析时应考虑其对研究结果可能的影响并加以控制。

3.统计推断

统计推断是指对可疑的暴露因素进行一系列分析。首先应进行统计学检验，分析暴露因素与疾病之间是否存在统计学意义的关联，然后再通过OR等评价暴露因素与疾病之间的效应值。

（1）非匹配或成组匹配设计资料的分析。将病例组和对照组按某个因素暴露史的有无整理成四格表的模式（表60-5），进行该暴露因素与疾病之间关联性及其关联强度分析。

表60-5　非匹配或成组匹配病例对照研究资料分析表

暴露因素	病例组	对照组	合计
有	a	b	m_1
无	c	d	m_0
合计	n_1	n_0	T

a.暴露与疾病关联性分析。检验病例组某因素的暴露率或暴露比例（a/n_1）与对照组（b/n_0）之间的差异是否具有统计学意义，如果两组某因素暴露率差异有统计学意义，说明该暴露与疾病存在统计学关联。检验此假设一般采用四格表χ^2检验。

$$\chi^2=\frac{(ad-bc)^2T}{m_1m_0n_1n_0}$$

当四格表中一个格子的理论数大于1但小于5，总例数大于40时，用校正χ^2检验：

$$\chi^2_{校}=\frac{(|ad-bc|-T/2)^2T}{m_1m_0n_1n_0}$$

b.关联强度分析。关联强度分析的目的是推断暴露因素与疾病关联的密切程度，是病因学研究中资料分析的核心内容。在病例对照研究中，可通过计算OR来进行关联强度的分析。OR是指病例组某因素的暴露比值与对照组该因素的暴露比值之比，反映了病例组某因素的暴露比值为对照组的若干倍。

从表5可见，病例组暴露的概率为a/n_1，无暴露的概率为c/n_1，两者的比值（odds）=（a/n_1）/（c/n_1）=a/c。同理，对照组暴露与无暴露的比值=b/d。则：

$$OR=\frac{a/c}{b/d}=\frac{ad}{bc}$$

不同患病率和发病率情况下，OR与RR有差别。一般而言，如疾病发病率较低，所选病例和对照代表性好，则OR接近于RR。有报道，当发病率低于5%，OR可较好反映RR。

OR是估计或近似估计的相对危险度，指暴露组的疾病危险性为非暴露组的多少倍。OR的数值范围为从0到无限大的正数，其数值大小的意义与RR相同。

c.OR可信区间的计算。OR值是一个样本的点估计值，它不能反映总体的OR值，故需用样本OR推测总体OR的所在范围。通常可按一定的概率（通常为95%，也称可信度）来估计总体OR的范围，即可信区间（confidence interval，CI），来估计总体OR的范围，其上下限数值称可信限。

目前主要采用Woolf氏自然对数转换法和Miettinen氏卡方值法计算OR的95%CI。

Woolf氏自然对数转换法：

$$\ln OR95\%CI=\ln OR\pm1.96\sqrt{Var(\ln OR)}$$

Var(ln OR)为OR的自然对数的方差，

$$Var(\ln OR)=\frac{1}{a}+\frac{1}{b}+\frac{1}{c}+\frac{1}{d}$$

取ln OR95%CI的反自然对数值即为OR95%CI。

Miettinen氏卡方值法：

$$OR95\%CI=OR^{(1\pm1.96/\sqrt{\chi^2})}$$

计算时一般用不校正的χ^2值，也可用χ^2_{MH}。

（2）个体匹配设计资料的分析。以1：1个体配对的病例对照研究为例，根据每一个病例与其对照构成的每个对子的暴露情况，将资料整理为表60-6形式。

表60-6　1：1配对病例对照研究资料整理模式

对照	病例		合计
	有暴露史	无暴露史	
有暴露史	a	b	a+b
无暴露史	c	d	c+d
合计	a+c	b+d	T

a.暴露与疾病有无关联。用McNemar χ^2检验公式计算：

$$\chi^2 = \frac{(b-c)^2}{(b+c)}$$

当b+c<40或有理论数小于5但大于1时用校正公式：

$$\chi^2 = \frac{(|b-c|-1)^2}{(b+c)}$$

b.计算OR及其95%CI

$$OR = \frac{c}{b}$$

OR95%CI的计算同非匹配的病例对照研究。

四、筛检或诊断试验的研究设计

筛检是运用快速、简便的检验、检查或其他措施从外表健康的人群中识别那些可能患病的个体或具有患病风险的个体的方法。既可是问卷，体格检查、内镜与X线等物理学检查，也可是细胞学或生物大分子标志物检测技术。

诊断是医务人员通过详尽的检查及调查等方式收集信息，经过整理加工后对患者病情进行基本认识和判断，诊断是把病人与可疑有病但实际无病者区别开来。用于诊断的各种检查方法称为诊断试验。不仅包括各种实验室检查，也包括病史、体检所获得的临床资料、超声诊断等公认的诊断方法。诊断时利用这些资料和技术标准对患病和未患病做出确切结论。

筛检和诊断是疾病防治过程的不同环节。筛检是在“健康”人群中将那些处于疾病风险、临床前期或临床期但表面健康的病人同那些真正无病的人区别开来。对于筛检出“有病”的人，需进一步诊断来确诊。筛检试验和诊断试验的目的、对象、结果判读及后续处理都不相同，应注意二者区别。由于筛检目标人群是表面健康的人，因此筛查试验的准确性要求不如诊断性试验高，允许存在一定比例的错判（假阳性或假阴性）。

筛检和诊断试验评价的原理相同，且两者评价指标也基本一致。首先选择一个金标准，依据金标准确定患有和未患某种疾病的研究对象，再用待评价的筛检/诊断方法对这些研究对象进行检测，将获得结果与金标准的诊断结果进行比较，从而评价该筛检/诊断试验的诊断价值。

（一）确定金标准

确定合适的金标准是进行筛检/诊断试验评价的前提，金标准选择不当，会造成对受试者诊断分类上的错误，使整个试验评价失去准确性的基础。此外，为更准确地诊断疾病，可对研究对象进行适当随访，结合随访结果作为金标准。

（二）选择研究对象

选择研究对象的总体原则是研究对象应能代表诊断试验可能应用的目标人群。金标准判断为阳性组，应包括各临床类型，如病情严重程度（轻、中、重型）、病程不同阶段（如早、中、晚），典型与非典型病例等，使其对该病患者群体有较好代表性，评价结果具有广泛推广性和临床诊断适用性。对筛检的研究对象，金标准判断阳性者一般应为早期或轻型病人。

金标准判断为阴性者应考虑年龄、性别等对诊断疾病有影响的重要因素，使其与阳性组具可比性。如何评价诊断试验的鉴别能力？诊断试验不仅能将某病的疑似病例与健康人区分开，且能将鉴别诊断的疾病区分开来，这样的诊断试验结果具有更大的科学意义和临床实用价值。此时，阴性对照组中最好纳入患有与所研究疾病具相似临床表现、临床上易混淆、需鉴别的其他疾病患者，以评价诊断试验的鉴别诊断能力。

（三）确定筛检/诊断试验的界值

筛检与诊断试验的指标可分为主观指标、客观指标，其中客观指标真实性、可靠性最好，在筛检和诊断试验中尽可能选用。

筛检/诊断试验及其指标确定后，还应确定筛检/诊断试验的标准，也就是筛检/诊断的界值，用以区别正常和异常。在确定诊断标准时，应考虑假阴性（漏诊）或假阳性（误诊）结果所需鉴别诊断试验的繁简程度，以及漏诊或误诊所致后果的严重性。

对预后差，漏诊可能后果严重，但有可利用的有效治疗方法，且早期诊断可获得较好疗效，病人从伦理和经济角度可接受，应将诊断的阳性标准定在高灵敏度的水平，尽可能把所有病人都诊断出来。但此时会使误诊增多，导致需要进一步确诊的可疑病例增多，从而增加检查成本。对疗效不理想的疾病，或疾病预后不严重但误诊一个非病人为病人时后果严重，对病人心理、生理和经济上造成严重影响，应将诊断阳性标准定在高特异度水平，尽量排除非病人。当假阳性和假阴性的重要性相等时，一般可把诊断标准定在病人与非病人分布的交界处，或定在正确诊断指数最大处。

确定界值常可通过统计学方法或依据临床需要确定。其中，统计方法常有如下3种。

（1）正态分布法：当诊断试验指标为定量指标且呈正态分布时，常用均数±1.96倍标准差表示双侧正常值范围；若诊断试验测量值只有过高或过低为异常时，则其单侧5%是异常的，其单侧正常值范围用均数加或减1.64倍标准差表示。

（2）百分位数法：对呈偏态分布或分布类型尚不能确定的指标，一般将观察值从小到大排列，累积计数次序，以第2.5~97.5百分位数表示双侧正常值范围，以第5或95百分位数界定单侧正常值。

（3）ROC曲线法：诊断试验以计量资料表达结果时，将测量值按大小顺序排列，并将诊断试验的连续变量设定出多个不同临界值，从而计算出一系列灵敏度/特异度对子，以灵敏度为纵坐标，以（1-特异度）即误诊率为横坐标绘制出的曲线就是ROC曲线（图60-2）。一般将距离坐标左上角最近的坐标点，可同时满足诊断试验的灵敏度和特异度相对最优，所对应的取值为最佳诊断界值。ROC曲线的优点是简单、直观、图形化，能直观反映灵敏度与特异度的关系。

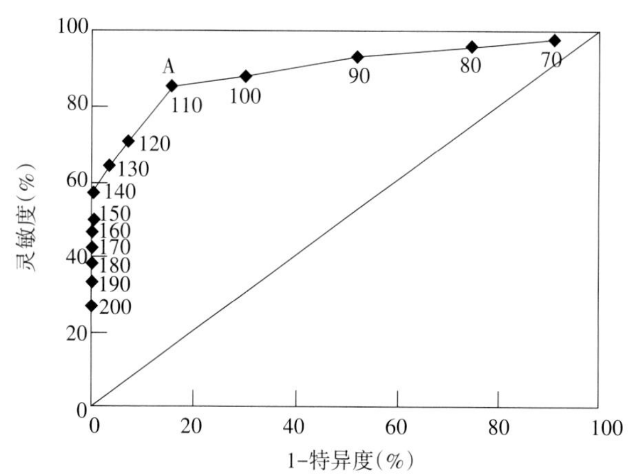

图60-2　糖尿病血糖试验（mg/100 ml）的ROC曲线

（四）筛检/诊断试验的评价

对金标准和待评价试验的结果进行比较分析，二者检测结果的比较常用四格表加以说明（表60-7）。真阳性表示用金标准方法和诊断试验均判断为阳性者；假阳性是指用金标准确定为阴性但用诊断试验却判定为阳性者；假阴性是指用金标准确诊为阳性但用诊断试验却判定为阴性者；真阴性是指用金标准和诊断试验方法均判断为阴性者。

表60-7　诊断试验检测结果与金标准诊断结果的比较

诊断试验	金标准		合计
	患某病	未患某病	
阳性	真阳性a	假阳性b	a+b
阴性	假阴性c	真阴性d	c+d
合计	a+c	b+d	N

在具体评价时，除了考虑方法本身的安全和操作上的简单、快速、方便及价格低廉等因素外，还要考虑试验的真实性、可靠性及收益3个方面。因筛检和诊断试验两者的评价指标基本一致，以下将以筛检试验为例，说明评价内容。

1.真实性

真实性（validity），亦称效度，指测量值与实际值相符合的程度，故又称准确性（accuracy）。

（1）研究设计

真实性评价采用对比研究的思路，比较筛检试验与标准方法（即“金标准”）判断结果的一致程度。研究设计一般有以下两种：①以医院为研究现场的病例—非病例（对照）设计，即先用“金标准”确定某病的患病和非患病人群；随机选择病例组和非病例组，再用待评价的筛检试验盲法检测两组对象；②以社区为研究现场的横断面设计，即抽取一个目标人群的代表性样本，同时用金标准和筛检试验盲法检测所有研究对象，事后根据金标准检测判断病例组和非病例组。两种研究设计最终均可计算一系列真实性指标，来评价筛检试验对目标疾病的预判价值。

以社区为现场的研究，样本对筛检的目标人群更有代表性，还可直接估计预测值指标。但要筛查出足够的病例，往往所需的样本量较大，研究成本较高。病例—非病例设计较为经济，操作简便，且适用范围较宽，但需特别注意病例组和非病例组对筛检目标人群的代表性。此外，病例—非病例设计不能直接计算预测值。病例—非病例方法设计要点：

a.确定金标准：使用金标准的目的就是准确区分受试对象是否为某病病人。最佳金标准有病理诊断、活检、手术发现、微生物培养、尸检或特殊检查。但由于筛检试验的对象（尤其是非病例组）包含健康人，难以对所有研究对象进行上述检查，因此金标准也可是准确性较高的影像诊断、临床综合判断，结合短时间内重复测量或随访，尽量减少确诊方法的误诊和漏诊。

b.选择研究对象：受试对象应能代表筛检试验可能应用的目标人群，并尽量满足随机化抽样原则。筛检目的是发现临床前期或早期的病人，病例选择应包括早期症状轻微的病例，还应考虑疾病的各种临床类型（不同病情程度、不同病程、典型和不典型、有无并发症、是否治疗过）。非病例组为金标准证实未患有目标疾病者，包括非病人和（或）与目标疾病易产生混淆的疾病病人。

c.样本量计算：与研究样本量有关的参数有：筛检试验的灵敏度；筛检试验的特异度；显著性检验水平α；容许误差δ。当灵敏度和特异度在20%~80%区间变化时，可用近似公式：

$$n=\left(\frac{Z_{1-a/2}}{\delta}\right)^2(1-p)p$$

式中n为所需样本量。$Z_{1-a/2}$为正态分布中累积概率等于α/2时的Z值，如α=0.05时，$Z_{0.975}$=1.96或α=0.01时，$Z_{0.995}$=2.58。δ为容许误差，一般定在0.05~0.10。p为待评价的筛检方法的灵敏度或特异度，灵敏度用于估计病例组的样本量，特异度用于估计非病例组的样本量。

当待评价筛检试验灵敏度或特异度小于20%或大于80%时，样本率分布呈偏态，需对率的平方根做反正弦转换，函数所得弧度值转换为角度值，再代入下式进行样本量计算。

$$n=\left[\frac{57.3\times Z_{1-a/2}}{\arcsin\left(\delta/\sqrt{p(1-p)}\right)}\right]^2$$

例如，灵敏度=0.8，δ=0.09，α=0.05，$Z_{0.975}$ = 1.96，arcsin（0.05/0.8（1−0.2））= 0.125，对应的角度=0.125/3.14×180=7.184，代入第二个公式，*n*= 244。以上参数代入第一个公式，*n*=246。

d.确定筛查结局分类标准或截断值：筛检试验的结果需明确的、有明显区分度的阳性和阴性判断标准。对筛检试验为分类或等级指标的，可根据专业知识判断阳性或阴性；对检测值为连续性指标的，如蛋白、氨基酸、抗体水平或者筛查问卷得分，需确定判断阳性结果具体取值，即截断值（cut-off value），具体方法见后。

e.盲法测量：保证病例和对照在整个检查流程，包括建档、生物材料采集、检测程序，结果分析报告中各环节所得到的处理一致。一般采用盲法来控制信息偏倚。

（2）资料整理及真实性评价指标

a.资料整理：经金标准诊断的病人，被筛检试验判断阳性者，称为真阳性（true positive，TP）；判断为阴性者，称为假阴性（false negative，FN）。非病人被筛检试验判断为阳性者，称为假阳性（false positive，FP）；判断为阴性，称为真阴性（true negative，TN）。结果见表60-8。

表60-8　某筛检试验评价结果整理

筛检试验	金标准	
	病人	非病人
阳性	真阳性(TP)	假阳性(FP)
阴性	假阴性(FN)	真阴性(TN)
合计	C1	C2

b.真实性评价指标：评价真实性的指标有灵敏度与假阴性率、特异度与假阳性率、正确指数和似然比。

灵敏度与假阴性率：灵敏度（sensitivity），又称真阳性率（true positive rate），即实际患病且被筛检试验标准判断为阳性的百分比，它反映了筛检试验发现病人的能力。

$$灵敏度=\frac{TP}{TP+FN}\times 100\%$$

假阴性率（false negative rate），又称漏诊率，指实际患病但被筛检试验确定为阴性的百分比，它反映的是筛检试验漏诊病人的情况。

$$假阴性率=\frac{FN}{TP+FN}\times 100\%$$

灵敏度与假阴性率之间为互补关系，灵敏度=1-假阴性率。

特异度与假阳性率：特异度（specificity），又称真阴性率（true negative rate），即实际无病且被筛检试验标准判断为阴性的百分比。它反映了筛检试验鉴别排除病人的能力。

$$特异度=\frac{TN}{FP+TN}\times 100\%$$

假阳性率（false positive rate），又称误诊率，即实际无病，但被筛检试验判断为阳性的百分比。它反映的是筛检试验误诊病人的情况。

$$假阳性率=\frac{FP}{FP+TN}\times 100\%$$

特异度与假阳性率之间为互补关系，特异度=1-假阳性率。

正确指数：正确指数也称约登指数（Youden 's index），是灵敏度与特异度之和减去1，表示筛检方法识别真正病人与非病人的总能力。正确指数的范围在0~1之间。指数越大，真实性越高。

正确指数=（灵敏度+特异度）-1

似然比（likelihood ratio，LR）：是同时反映灵敏度和特异度的综合指标，根据筛检结果阳性与阴性，可计算阳性似然比（positive likelihood ratio，+LR）和阴性似然比（negative likelihood ratio，-LR）。

阳性似然比是筛检结果的真阳性率与假阳性率之比。比值越大，试验结果阳性时为真阳性的概率越大。

$$+LR=\frac{\text{真阳性率}}{\text{假阳性率}}=\frac{\text{灵敏度}}{1-\text{特异度}}$$

阴性似然比是筛检结果的假阴性率与真阴性率之比。比值越小，试验结果阴性时为真阴性的概率越大。

$$-LR=\frac{\text{假阴性率}}{\text{真阴性率}}=\frac{1-\text{灵敏度}}{\text{特异度}}$$

在选择筛检试验时应选择阳性似然比高，阴性似然比低的方法，此时试验准确性最佳。

2.可靠性

可靠性（reliability），也称信度、精确度（precision）或可重复性（repeatability），是指在相同条件下用某测量工具（如筛检试验）重复测量同一受试者时结果的一致程度。值得注意的是，可信度评价与金标准诊断是否患病的结果无关。

可靠性评价研究通常的做法是与真实性评价同时开展。由两名或多名检查者采取同样的检查程序对研究人群进行同时盲法检查，例如，多人同时读一批X线片；或者对同一人群用相同方法多次检测，如血压重复测量3次，再比较重复检查结果的一致情况。在样本量计算方面，Bland-Altman法推荐对连续性变量（如癌蛋白代谢产物等）进行一致性评价，所需的样本量应不少于100例。如果真实性研究的样本量较大（1000以上），可随机抽取5%~10%样本进行重复检测。

（1）信度指标

信度评价应根据资料类型来选择指标和分析方法，重测资料总的说来可以看作配对（定量、定性）资料。

a.连续性测量的资料：①对同一样品或一组同质样品（个体差异较小的样品）进行多次重复测量，可用标准差和变异系数来反映可靠性，两个指标的值越小，表示方法的精密度越高。②对一批不同质样品（对象）进行两次重复测量，可用两次测量值的相关系数（r）来评价一致程度。一般地，r大于等于90%，可认为筛查方法的一致性较好。此外，也可以用配对t检验分析重复测量结果的一致性，若两组差异无统计学意义也可以认为重复测量的一致性较好。

b.分类测量的资料：一般整理成配对四格表形式（表60-9），注意是格子内的数字表示两次检测结果一致/不一致的频数。评价指标有符合率和kappa指标；分布差异检验可用配对检验。

表60-9　某筛检试验一致性结果整理

第二次检测	第一次检测		合计
	阳性	阴性	
阳性	A	B	R_1
阴性	C	D	R_2
合计	N_1	N_2	N

符合率（agreement/consistency rate），又称一致率。计算式如下。

$$符合率=\frac{A+D}{A+B+C+D}\times 100\%$$

Kappa值常用来评价两次检测结果的一致性，该指标的计算考虑机遇因素的影响，是更为客观的指标。其定义式为下式。Kappa值的取值范围介于-1和+1之间。一般认为Kappa值>0.75为一致性极好；在0.4~0.75为中、高度一致，Kappa值<0.4时为一致性差。

$$Kappa=\frac{实际观察一致率-机遇一致率}{1-机遇一致率}$$

根据表9，Kappa值的计算可用下式：

$$Kappa=\frac{N(A+D)-\left(R_1N_1+R_2N_2\right)}{N^2-\left(R_1N_1+R_2N_2\right)}$$

（2）影响筛查试验可靠性的因素

a.受试对象生物学变异：由于个体生物周期等生物学变异，使得同一受试对象在不同时间获得的临床测量值有所波动。例如，血压在一天内不同时间的测量值存在变异。

b.观察者：由于测量者之间、同一测量者在不同时间的技术水平不一，判断尺寸掌握差异，预期偏倚等均可导致重复测量的结果不一致，如不同的阅片者报告的X线片检查结果不同。

c.实验室条件：重复测量时，测量仪器不稳定，试验方法本身不稳定，不同厂家、同一厂家生产的不同批号的试剂盒的纯度、有效成分的含量、试剂的稳定性等均有不同，由此可能引起测量误差。

3.预测值

预测值（predictive value）是应用筛检结果的阳性和阴性来估计受检者为病人和非病人可能性的指标。该类指标反映了筛检试验实际应用到人群筛查后，获得的收益大小。

预测值估计分为直接计算和间接计算法。

（1）直接计算法：在社区开展的，基于横断面设计的筛查试验评价。样本人群的疾病现患率与目标人群的现患率一致，如前所述，经金标准和筛检试验同时盲法判断的结果有：真阳性（TP），假阴性（FN），假阳性（FP）或真阴性（TN）。

a .阳性预测值（positive predictive value，Pr+）：筛检发现的阳性者中患目标疾病的人所占的比例。计算式如下。

$$阳性预测值=\frac{TP}{TP+FP}\times 100\%$$

b .阴性预测值（negative predictive value，Pr-）；筛检发现的阴性者不患目标疾病的人所占的比例。计算式如下。

$$阴性预测值=\frac{TN}{TN+FN}\times 100\%$$

（2）间接计算法：在医院开展的，基于病例—非病例设计的筛查试验研究。病例组和非病例组的构成比不能代表目标人群的现患与未患比例，因此不能直接计算预测值。此时，可以根据灵敏度、特异度、现患率与预测值的关系式（Bayes公式）来估算预测值。

阳性预测值=

$$\frac{灵敏度\times 患病率}{灵敏度\times 患病率+(1-患病率)(1-特异度)}$$

阴性预测值=

$$\frac{特异度\times(1-患病率)}{特异度\times\left(1-患病率\right)+\left(1-灵敏度\right)\times 患病率}$$

（3）预测值与真实性指标、现患率的关系：筛检试验的灵敏度、特异度和目标人群的疾病患病率都会影响预测值的大小。

a .现患率对预测值的影响：当灵敏度与特异度一定，疾病患病率降低，阳性预测值降低，阴性预测值升高。

b .灵敏度、特异度对预测值的影响：当人群患病率不变时，灵敏度升高，特异度降低，此时，由于自然人群中非病人群的基数总是远远大于患病人群，其中假阳性人数增加幅度会远远大于真阳性人数。因此，阳性预测值公式中，分母较分子增大更显著，则阳性预测值下降，阴性预测值升高。同理，筛检试验的灵敏度降低，特异度升高，则阳性预测值升高，阴性预测值降低。

4.提高筛检与诊断试验效率的方法

（1）选择患病率高的人群。当筛检/诊断试验确定后，灵敏度和特异度也就确定了，这时预测值主要受患病率影响。因此，选择患病率高的人群进行诊断试验是提高预测值的手段。在实际应用中，可先选用灵敏度高、价格低的方法，对就诊者进行初步诊断，初步诊断阳性者比普通就诊者中真正患该病的可能性大（患病率高），再进一步用昂贵的诊断试验确诊。此外，上级医院或专科医院就诊的患者往往经过下级医院或普通医院转诊过来，相当于进行了初步筛选，具有较高的患某病的可能性，在这样的人群中开展诊断试验可提高诊断试验的效率。

（2）采用联合试验。在实际临床实践中，同时具有高灵敏度及高特异度的诊断试验不是很多。在实施诊断时，可采用联合试验，即用多项诊断试验检查同一对象，以提升诊断的灵敏度或特异度。

根据多项试验联合使用的方式，可将联合试验分为并联试验和串联试验。其中，并联试验是指同时应用多个筛检/诊断试验进行判断，只要有任何一项试验结果为阳性就可定为阳性，只有全部试验结果均为阴性才将最终结果判断为阴性。该法可以提高灵敏度，降低特异度。在临床急需做出诊断时，可采取并联试验，不易漏诊，阴性预测值提高。但其代价是特异度降低，假阳性率升高，容易造成误诊。而串联试验（serial test）是指依次应用多项筛检/诊断试验进行诊断，全部试验结果均为阳性，才将最终结果判断为阳性，任何一项试验结果为阴性就可定为最终结果阴性。该方法可以提高特异度，降低灵敏度。当目前使用的几种诊断方法的特异度均较低时，可选用串联试验，减少误诊。其代价是灵敏度降低，漏诊率增加。

第四章

流行病学研究结果真实性及偏倚控制

流行病学研究的目的是利用样本资料，对目标人群中某种疾病的发生频率或某种暴露对疾病的影响进行真实有效的估计。一项研究结果的真实性（accuracy）取决于参数估计过程中是否存在误差（error）以及误差的大小。无论是前面章节描述的横断面调查、病例对照研究，还是队列研究等都涉及这些基本统计问题。流行病学研究的真实性包括精确性（precision）和有效性（validity）两部分，分别对应随机误差（random error）和系统误差（systematic error）。虽然研究过程中抽样和测量带来的随机误差会导致最终参数估计的系统误差，但可以对随机误差和系统误差的来源单独考虑并进行控制。

随机误差是由于研究过程中一系列相关因素的随机波动而导致的误差，其大小和方向均不固定。流行病学研究中如果某统计量的方差很小，即总体参数估计值的置信区间较窄，则反映该估计值的随机误差较小，也反映了该研究的精确性较好。导致随机误差的原因有很多，包括研究对象的选择、资料收集的方法以及仪器设备的稳定性等，其中最主要的是来源于研究对象选择过程中产生的随机误差，又被称为抽样误差（sampling error）。随机误差不可能完全避免，但可通过扩大样本量（sample size）以及利用合理的研究设计、正确的抽样方法等手段来提高统计效率（statistical efficiency）使之趋向于零。在实际科研工作中，应根据研究目的确定适宜的样本大小，并通过正确的抽样方法来提高样本对目标人群的代表性，即提高单位样本量下所能获得的统计信息量。

流行病学研究的有效性指的是在充分考虑了各种可能影响推断的因素后，将研究结果外推至目标人群的可靠程度。研究的有效性包括内部有效性（internal validity）和外部有效性（external validity）。一项研究的内部有效性由研究本身所决定，而外部有效性考虑的则是从研究结论外推至不同人群的有效性。影响研究内部有效性的主要因素是系统误差，即偏倚（bias）。偏倚是指在研究设计、实施和数据分析、结果解释过程中存在的各种对总体参数的错误估计，系统地歪曲了暴露因素与疾病间的真实联系。偏倚种类很多，一般可分为选择偏倚、信息偏倚和混杂偏倚3类。以下将对各种偏倚的定义、分类和控制进行详细叙述。

一、选择偏倚

（一）定义

当被选中的研究对象的特征与未被选中者之间存在差异，就有可能发生选择偏倚（selection bias）。选择偏倚可发生于研究的设计、实施和分析的各个阶段，由于选择研究对象的方法不当、被选研究对象无应答、失访和排除不当等，使得研究对象在某些特征上与目标人群相差很大，从而导致研究结果偏离真实情况。

（二）分类

1.检出症候偏倚

检出症候偏倚（detection signal bias）又称揭露伪装偏倚（unmasking bias）。某暴露因素与疾病在病因学上无关联，但由于该因素引起的某些症状或体征使患者更早就医和接受检查，导致该人群疾病检出率高，从而得出该因素与疾病存在关联的错误结论。如1975年有病例对照研究报道子宫内膜癌患者的雌激素使用率高于一般人群，由此推断服用雌激素与子宫内膜癌发生有关。实际上，使用雌激素者因易出现阴道出血而较早较频繁地去医院就诊，因此较不使用者受到更多的检查而易于被发现患有子宫内膜癌，从而被纳入病例组，造成了病例组雌激素暴露比例远高于对照组的假象。

2.入院率偏倚

入院率偏倚（admission rate bias）又称伯克森偏倚（Berkson bias）。以医院病人为研究对象时，由于入院率或就诊机会不同而导致的偏倚。这类偏倚可能与疾病严重程度、患者个人条件、入院治疗的难易程度和医院规模等因素有关，从而导致不同入院率。如当研究某因素X与疾病A的关系时，以疾病B的病人为对照。由于疾病A、疾病B和暴露于因素X的入院率不同，导致了在医院中所得样本不能反映人群中病例和产生病例的对照人群的真实暴露情况。

3.奈曼偏倚

奈曼偏倚（Neyman bias）又称现患—新发病例偏倚（prevalence-incidence bias）。由于现患病例与新发病例之间报告的暴露情况、病程等存在差别，使得某种因素与疾病间关系出现错误估计，即为现患—新发病例偏倚。此外，现患病例往往对自身所患疾病有所了解，有时会主动更改其对危险因素的暴露，导致了对危险因素与疾病关系的错误估计。

4.无应答偏倚

在现况研究和实验性研究中，无应答者可能在某些重要特征或暴露方面与应答者存在区别，如果无应答者超过一定比例，将会影响研究结果真实性，由此产生偏倚为无应答偏倚（non-response bias）。研究中要特别注意无应答者的人数和发生原因，其主要原因包括：研究对象不了解研究的目的、调查内容不当、过于烦琐、涉及隐私；研究对象的文化程度较低、高龄、不能正确理解研究内容；研究对象病重、外出等。如发生无应答的原因是患病、死亡及与研究有关的其他事件时，造成偏倚的可能性很大。

5.失访偏倚

需对研究对象进行随访的研究，随访过程中研究对象因健康状况恶化、死于其他疾病、迁徙、移民、不合作等原因退出，由此产生的偏倚为失访偏倚（loss to follow-up bias）。失访偏倚对研究结果的影响取决于失访比例、失访者在各组的分布、失访原因与所研究的结果是否有关等。

6.易感性偏倚

观察对象由于暴露于危险因素的概率不同，使各比较组对所研究结局的易感性有差异，从而夸大或缩小了暴露与结局间的关联，由此产生偏倚称为易感性偏倚（susceptibility bias）。易感性偏倚的典型例子是在对职业性疾病研究中的健康工人效应（healthy worker effect）。由于企业更愿雇用健康者，受雇从事某特定职业的人群与一般人群相比，拥有较好健康状态，有些行业对健康还有特殊要求，因此在比较某职业人群与不从事该职业的人群，或一般人群相对于某种职业危险因素发病风险时，可能会产生偏倚。

7.排除偏倚

在确定研究对象时，各个比较组未按照同样原则和标准排除某些研究对象所产生的偏倚（exclusive bias）。

8.非同期对照偏倚

在研究中使用了不同时期病例或对照进行对比研究，由于它们之间某些因素的分布不同，不具有可比性，由此产生的偏倚称为 非同期对照偏倚（non-contemporary bias）。由于疾病的定义、诊断标准、临床表现、治疗方法、疗效判定标准等都会随时间推移而发生变化，使用非同期对照时，对照间隔越近，结果的可比性越好。

9.迁移性偏倚

当研究对象从原来的队列或观察组换到另一队列或观察组时，发生了迁移。如果迁移的人数多，会对结果真实性产生影响，由此造成的偏倚称为迁移性偏倚（migration bias）。由于这种迁移是非随机且不均衡，可能会破坏原来严谨的实验设计，影响两个观察组间研究对象其他分布特征的均衡性，降低组间可比性，最终影响结果真实性。

10.不接受测量偏倚

由于测量方法会造成损伤、羞辱、侵犯个人权利和隐私，或检测方法费用昂贵，使研究对象逃避或拒绝接受检查，若此种情况在不同组发生的原因或频率不同，使两组可比性降低，影响结果真实性，由此造成的偏倚称为不接受测量偏倚（unreceptive measure bias）。

11.临床资料遗漏偏倚

研究过程中，由于临床检查正常、阴性、未测量或测量未作记录等原因造成的临床资料遗漏，与完整临床资料之间存在差别，由此产生偏倚称为临床资料遗漏偏倚（missing clinical data bias）。

12.时间效应偏倚

慢性疾病从开始接触暴露到临床检出常需较长时间。在疾病发生到诊断这段时间内，已发生早期病变而不能检出的人，或在调查中已有病变但因缺乏早期检测手段而被错误地认为是非病例的人，都可能入选对照组，由此产生的偏倚称为时间效应偏倚（time effect bias）。

13.零点偏倚

零点是指被观察疾病的起始时刻。预后相关研究，如不同病人采用不同随访起点，可影响预后研究结果的真实性，从而产生的偏倚称为零点偏倚（zero time bias）。理想状态是每个研究对象的随访时间起点应当是该疾病发展的同一阶段。如病人纳入时间处于该疾病早期，其预后将优于进入随访时已处疾病中晚期的病人，从而错误估计暴露与疾病预后的关联。

14.领先时间偏倚

通过筛检试验，在疾病早期阶段（如症状出现前），提前做出诊断，其与临床诊断之间的时间差被误以为是因筛检而延长的生存时间，从而导致的偏倚被称为领先时间偏倚（lead time bias）。

（三）产生原因

当横断面调查选择适当的样本时，不一定保证所抽到的样本人群都参与调查。如非参与者与参与者在研究因素方面存在差异，就可能会引入选择偏倚。

病例对照研究中，对照应能代表产生病例的源人群，可提供病例来源的一般人群中暴露率的估计。巢式病例对照研究，病例和对照应来自一个明确定义的人群——队列，因而这一要求的实现相对简单。基于人群的病例对照研究，可通过定义一个源人群以获得所有病例（或随机样本），而对照组将从同一源人群的无病成员中随机选择。用于选择对照的抽样方法应确保它们是病例源人群的代表性样本，否则将产生选择偏倚。有时无法确定发生病例的源人群，如使用基于医院的对照，所有来医院就诊治疗的人可被认为是源人群。医院对照可能无法反映源人群，因为其中可能包含了由于与暴露因素相关的原因而来医院的人。选择医院对照应排除因患与所调查的暴露有关的疾病而住院的个人以消除选择偏倚。但这种排除不应扩大到有暴露相关疾病史的住院患者，因为对病例没有这种限制。

队列研究中选择偏倚不是主要问题，因为在发生任何研究者感兴趣的结局前，就已对暴露和未暴露个体进行了相关记录。但在选择未暴露组时仍可能引入偏倚，例如在职业队列研究中的健康工人效应。长时间随访队列研究，由于无反应、拒绝参与和退出而致随访不完整也可能是选择偏倚的主要来源。

随机干预试验不太容易受到选择偏倚影响，因为受试者是随机分到不同组进行观察和比较。但在随机分组后拒绝参与和在研究中退出则可能会影响结果，尤其是这类情况的发生与所研究暴露状态有关时。

二、信息偏倚

（一）定义

信息偏倚（information bias）又称观察偏倚（observational bias）或错分偏倚（misclassification bias）。由于测量所观察到的暴露或结局时出现错误而导致的偏倚，即信息偏倚。信息偏倚可来自于研究对象、研究者，也可来自于测量仪器、设备、研究方法等。信息偏倚常表现为使研究对象某种特征被错误分类，例如暴露于某种危险因素者被错误地认为非暴露者，肿瘤患者被误认为非肿瘤患者，研究对象不客观地反馈了某些信息等。

（二）分类

1.回忆偏倚

在回忆危险因素暴露史或既往疾病史时，研究对象回忆的准确性和完整性与真实情况间存在的差别，即回忆偏倚（recall bias）。回忆偏倚产生的原因包括：①被调查事件发生的频率低，被调查的暴露水平低，未给研究对象留下深刻印象；②调查的内容为很久以前发生，研究对象记忆不清或已被遗忘；③研究对象对调查的内容关心程度不同，回答的准确性也有所不同；④研究对象由于高龄、年幼、重病、死亡等不能直接回答，而由其父母、子女、配偶或其他亲属代理回答时，研究者收集到的信息还会受到代理者记忆和对研究对象了解程度的影响，由此导致的偏倚称为代理者偏倚（surrogate bias）。

2. 报告偏倚

报告偏倚（reporting bias）又称说谎偏倚。在流行病学调查过程中，由于研究对象故意夸大或缩小某些信息而致。如病例对照研究中病例往往将自己的疾病归咎于某些特定因素如职业暴露等，而对照并不会特意强调这些因素。又如，当暴露因素涉及生活方式或隐私，如饮酒、收入水平、婚姻生育史和性行为时，被研究对象会因种种原因而隐瞒或编造有关信息，有时代理者也会为了病人或死者的声誉而故意隐瞒某些不良暴露史，从而影响了所提供信息的可靠性，

3. 调查者偏倚

调查者在收集、记录和解释来自研究对象信息时发生的偏倚称为调查者偏倚（interviewer bias）。调查者偏倚受主观影响较大，其发生可以是自觉和不自觉的。由于研究者渴望得出某种研究结果，主动去发现或诱导研究对象说出某些信息，从而影响研究结果的真实性。

当研究者事先掌握了研究对象的患病情况，在了解研究对象的病情时容易受主观因素影响，认为某些暴露因素与其疾病发生有关；在收集暴露信息，对病例组和对照组采用的方法不同或调查的深度和广度不同，这种情况引起的偏倚称为暴露怀疑偏倚（exposure suspicion bias），多见于病例对照研究。

如果研究者事先了解研究对象的暴露情况，且致力于验证某些因素与其疾病发生有关，在调查结局时有可能对不同组的调查对象采取不同方式，导致得到的信息不同，人为夸大或缩小研究因素作用，这种情况引起的偏倚为诊断怀疑偏倚（diagnostic suspicion bias），多见于队列研究。

4. 测量偏倚

由于研究中所使用的仪器设备、试剂、方法和条件不标准、不统一，研究指标设定不合理、数据记录不完整、研究人员操作误差等造成的偏倚称为测量偏倚（measuring bias）。当不同调查点使用的仪器型号、使用年限不同或未经过校正，对统一研究指标进行测量时，不同实验室采用的检测方法不同，或尽管检测方法相同，但其检测试剂的供货商、品牌或批号不同时，可导致测量偏倚。

5. 发表偏倚

有统计学意义的阳性研究结果相比无统计学意义的阴性结果更易被期刊接受和发表。如在进行系统综述或Meta分析时，仅纳入了被发表的研究结果，就有可能会引起发表偏倚（publication bias）。

6. 生态学谬误

生态学研究以群体为单位收集暴露和疾病的信息，所获暴露与疾病间的关联可能与个体水平的关联不同，从而导致生态学谬误（ecologic fallacy）。

（三）产生原因

信息偏倚可以发生在各种流行病学研究类型中。同样，报告偏倚、测量偏倚等也会发生在各种研究中。而回忆偏倚常发生在病例对照研究中。暴露怀疑偏倚多发生在病例对照中，而诊断怀疑偏倚多发生在队列研究中。生态学谬误主要发生在生态学研究中。发表偏倚主要发生在系统综述或Meta分析中。

三、混杂偏倚

混杂偏倚（confounding bias）是指在流行病学研究中，由于一个或多个潜在的混杂因素（confounding factor）的影响，掩盖或夸大了研究因素与研究疾病间的关系，从而使两者之间真正的关联被错误估计的系统误差。

1.混杂因素

混杂因素又称混杂因子，是指与研究因素（暴露因素）和研究疾病（如恶性肿瘤）均有关系，且在比较人群中分布不均，从而导致研究因素与研究疾病间的真正关联被夸大或掩盖的因素。

混杂因素有3个基本特点：①是所研究疾病的独立危险因素；②与研究因素（暴露因素）有关，二者存在统计学联系；③不是研究因素与研究疾病因果链的中间变量。

2.混杂的方向

混杂是有方向的，可能对暴露与疾病之间的关联产生正混杂、负混杂和交叉混杂。

（1）正混杂（positive confounding）。由于混杂因素的存在，夸大了暴露因素的效应，其结果均是远离无效假设。正混杂有以下3种表现形式：①当暴露增加疾病风险时，正混杂将使OR、RR或AR的估计值较真实值更大；②当暴露降低疾病风险时，正混杂将使OR、RR或AR的估计值较真实值更小；③当暴露与疾病风险无关联时，正混杂将使OR或RR大于1。

（2）负混杂（negative confounding）。由于混杂因素的存在，低估了暴露因素与疾病之间的关联，导致结果趋向无效假设。负混杂有以下3种表现形式：①当暴露增加疾病风险时，负混杂将使OR、RR或AR的估计值较真实值更小；②当暴露降低疾病风险时，负混杂将使OR、RR或AR的估计值较真实值更大；③当暴露与疾病风险无关联时，负混杂将使OR或RR小于1。

（3）交叉混杂（cross-over confounding）。当强的混杂因素可能改变较弱的暴露与疾病之间关联的方向，导致真实的暴露与疾病的关联方向发生改变，称为交叉混杂。例如真实的正向关联变成负向关联，暴露降低疾病风险变成增加疾病风险。

四、偏倚的控制

（一）选择偏倚的控制

要了解一项流行病学研究是否存在选择偏倚以及选择偏倚的方向和程度是很困难的，需要掌握源人群中关于影响选择因素的资料或研究样本的选择概率，而这些信息通常无法获得。因此，选择偏倚一旦发生，一般情况下很难予以消除或校正。在实际工作中，选择偏倚的控制主要依赖于科学完善的研究设计和严格有效的实施过程。不论采用何种研究方法，都应当事先对研究过程中可能产生的选择偏倚进行充分考虑，并采取相应的措施以减少或控制选择偏倚的发生。

1.研究对象的选择

控制选择偏倚的关键在于获取有代表性的研究样本，因此应明确定义目标人群和样本人群，根据研究问题和研究设计预判样本选择过程中可能产生的各种偏倚。

在现况研究中，应根据研究疾病的分布特点制定合适的抽样策略，更好地反映目标人群的情况。病例—对照研究应尽可能避免完全以单一的医院人群为研究对象。病例组应优先考虑合格的新发确诊病例，以避免奈曼偏倚。如条件允许，应根据所研究疾病的特点，选取不同病情、病程和临床亚型的病例作为样本。对照人群则应尽可能选择社区样本，以避免入院率偏倚和易感性偏倚等，可同时设立社区对照和医院对照，通过比较不同对照组的结果，对选择偏倚的存在与否以及研究结果的真实性做出评价。在队列研究中，如条件许可，可设立多种对照，以减少选择偏倚对研究结果的影响。例如将暴露人群的发病水平分别与不同暴露程度的亚组或全人群的发病水平相比，或与其他队列的非暴露组相比。

另外，无论是观察性研究还是干预性研究，在研究设计阶段都应制定好严格、明确和统一的纳入排除标准，包括暴露的判断标准和疾病的诊断标准，以使入选研究对象能更好地代表总体。入选与排除标准确定后，在研究实施阶段要严格遵守，不可随便改动。

2.研究对象的配合

在研究过程中应尽量取得研究对象配合，如做好研究的宣传和解释工作、掌握一定沟通技巧等，以提高研究对象的应答率和试验研究对象的依从性、减少队列研究对象失访等。

现况研究和队列研究中，由于涉及对象多或随访时间长，无应答和失访难以避免。无应答/失访对结果的影响随无应答率/失访率的升高而增大，研究中应尽量减少无应答和失访的发生。若其比例较大（如超过10%），应将无应答/失访者与其他研究对象的基本特征等进行比较，从而估计无应答偏倚/失访偏倚对研究结果的影响程度。

若两组研究对象的基本特征存在显著差异，则出现选择偏倚的可能性很大，应谨慎解释研究结果并做出适当说明。

（二）信息偏倚的控制

信息偏倚主要源于资料收集和解释过程中的错误分类，主要是由研究设计过程中对信息收集方法不明确、调查策略选择不合理所致；也与研究对象本身的记忆偏差，或研究者的调查方法不当有关。因此，控制信息偏倚就是要在研究的不同阶段控制和消除影响信息准确性的各种因素。

1.标准、统一的资料收集方法

研究设计阶段应制定严格、明确的资料收集方案。调查表中的各项问题要有简单明确的定义和选项，并尽可能使用客观指标或定量指标，如现场测量数据、实验室分析结果等。疾病的诊断标准要统一和明确。

通过询问方式收集资料时，应尽可能采用封闭式问题，避免开放式问答，以防止报告偏倚的发生。为避免或消除研究对象或调查者主观心理因素对调查结果的影响，最好使用盲法收集资料，以保证资料的客观和真实，避免诊断怀疑偏倚、暴露怀疑偏倚以及报告偏倚等。调查前应对所有调查员进行统一培训，使其了解调查项目的含义，统一调查方法和沟通技巧及调查时间，并进行预调查，充分估计调查实施过程中可能遇到的问题以及各调查项目的合理性。调查开始后，要严格按照规定的统一标准收集资料，操作要熟练，记录要准确，调查过程中要有专人复查或核实调查结果。研究过程中使用的仪器、设备应定期进行校准。

2.调查技术的合理应用

对涉及隐私的问题，应事先告知研究对象所有应答均保密并将得到妥善保管，必要时可采用匿名问卷。对敏感问题进行调查时，应尽量采用敏感问题调查的技术或方法，如设计适当的问卷，应用随机应答技术等，以获得可靠的信息，避免报告偏倚。在调查研究对象的既往情况或历史信息时，可通过联想提示的方法帮助研究对象进行回忆，但要注意防止因此产生的诱导偏倚。在调查过程中可通过重复提问的方法检查研究对象在回忆既往史时是否存在回忆偏倚，若两次回答不一致，则可能存在回忆偏倚，应及时调整调查方法。

3.信息偏倚的校正

对信息偏倚，除在研究设计和调查技术上杜绝其发生，对其所致的错误分类结果，可进一步在资料分析阶段加以评价和校正。

（三）混杂偏倚的控制

混杂偏倚可发生在流行病学研究的各个阶段，可通过科学的设计、严谨的分析和合理的解释来避免混杂因素对研究结果的影响。常用的方法包括研究设计阶段的限制、匹配、随机化以及统计分析阶段的标准化法、分层分析和多因素分析等。

1.限制

限制是指在研究设计阶段，当认为某个因素可能是混杂因素时，针对该混杂因素对研究对象的入选标准予以限制，从而控制该潜在混杂因素的影响。限制后可得到同质的研究对象，从而避免该混杂因素的混杂作用，有利于正确估计所研究因素与疾病之间的关联。但限制后的研究对象对总体的代表性可能会受到影响，从而影响研究结论的外推性。另外，对某个因素的限制使研究者无法再分析该因素与疾病或暴露的关联。因此，限制的方法仅适用于特别重要且明确的混杂因素。

2.匹配

匹配是指在为研究对象选择对照（组）时，针对一个或多个潜在的混杂因素，通过匹配的方式，使其在两组间分布一致，从而消除这些混杂因素对研究结果的影响。匹配常分为个体匹配和频数匹配，匹配的特征或变量应是确定的混杂因素。如潜在混杂因素与疾病之间有较强的联系，匹配可有效消除该因素的混杂作用，控制其对研究结果的影响，提高研究效率。然而，由于匹配研究在资料分析时只考虑结果不一致的对子，而结果一致的对子将在分析中被排除，大量信息无法得到利用。同时若匹配因素并非混杂因素，将导致过度匹配。另外，匹配导致对照的选择不是完全随机，即不能从产生病例的源人群中获取有代表性的对照样本，因此匹配也会引入选择偏倚。

3.随机化

随机化是指以随机化原则与技术使研究对象以同等的概率被分配在各个研究组之中，使潜在混杂变量在组间的分布均衡，从而排除其混杂作用。随机化方法常用于实验研究或干预性研究，可采用简单随机分配和分层随机分配等方法。简单随机分配适用于在对混杂因素了解不充分时，研究对象直接随机分配于各组中；分层随机分配适用于在对主要混杂因素有较充分了解的情况，先根据拟控制的混杂因素将研究对象进行分层，再将每层研究对象随机分配在各组中。

4.分层

分层是指在统计分析阶段，将研究资料按照混杂因素的不同水平分层后，再进行统计分析。使用分层分析法，既可评价各层内暴露与疾病的关联，又可在分层排除混杂因素后对所有样本中，暴露与疾病的关联进行整体评估。若各层内研究因素与疾病间的关联一致，即混杂变量与研究因素之间不存在交互作用，则可用Mantel-Haenszel分层分析的方法合并各层的效应估计值，得到调整该混杂因素后的结果。分层分析的缺点是分层后各层间样本量相差悬殊，降低统计效能。此时应减少层数后再做分析，或者直接应用多因素分析的方法。若拟控制的混杂因素较多，分层分析常常不适用。

5.标准化

标准化是指在选定的标准分布条件下，调整不同组间混杂因素分布的不均衡性，以控制和消除各组内混杂因素的构成不同所造成的影响，使结果具有可比性。标准组应选择有代表性的、较稳定的、数量较大的人群。最常见的标化因素是年龄。标准化是对分层分析方法的拓展，可以通过计算标准化的发病率或死亡率、标准化发病比或标准化死亡比等来控制年龄的混杂作用。

6.多因素分析

当研究的样本量不足以进行分层分析，或想要研究多种因素（包括暴露因素和混杂因素）对疾病发生或死亡的综合影响时，可考虑采用多因素分析法。常用的多因素分析法有协方差分析、多重线性回归、聚类分析、Logistic回归模型、Poisson回归模型、Cox回归模型等。目前，多因素分析法已逐渐成为混杂控制中使用最广泛的方法。

第五章

肿瘤流行病学与研究实例

一、肿瘤流行病学

（一）基本概念

肿瘤是一类由于细胞失去控制持续增殖导致的扩张性病变。根据恶性程度分为良性和恶性。良性肿瘤常生长缓慢，呈膨胀性扩张，边界清楚，常有包膜，组织分化程度高，局限于原发部位。恶性肿瘤是一组疾病，基本特征为细胞失去控制地异常增生，生长迅速，呈浸润性扩张，无包膜或仅有假包膜，组织分化程度差。病变破坏原发部位组织，侵袭邻近组织，且经淋巴系统、血液和种植等途径向远端转移，侵袭其他脏器，形成转移病变；若得不到有效控制，将侵犯要害器官，引起功能衰竭，导致死亡。根据组织来源，恶性肿瘤可分为实体和液体两类。实体肿瘤在各实质组织或器官内生长，起源于上皮细胞的称为癌（carcinoma），起源于间叶组织的称为肉瘤（sarcoma），起源于脾和淋巴结、淋巴细胞的称为淋巴瘤（lymphoma）。白血病（leukemia）起源于骨髓造血细胞，白细胞发生癌变并随血液流动，属液体肿瘤。

肿瘤流行病学（cancer epidemiology）是研究肿瘤在人群中的分布规律、流行原因和预防措施的一门学科。主要研究恶性肿瘤在人群中的分布及其影响因素，探索恶性肿瘤病因，制定相应防治策略和措施并加以评价，最终达到降低人群恶性肿瘤的发病率和死亡率的目的。因此，肿瘤流行病学的研究对象是人群，而不是个体，最终目的是达到改善或促进人类的健康。肿瘤流行病学研究内容包括肿瘤监测、病因研究和干预研究3个主要部分。首先通过开展恶性肿瘤监测，收集和分析肿瘤发病、死亡数据，掌握恶性肿瘤的时间变化趋势、地区和人群分布特征，有助于确定优先干预的肿瘤类型和重点人群。其次，运用分析流行病学方法对恶性肿瘤的环境和遗传危险因素的作用进行验证，评价危险因素的归因风险。最后，通过多阶段的研究设计，发展和筛选干预方法，在进行试点应用后，在实际环境中进行验证与应用，最终形成可在全国范围内应用的预防措施。

（二）肿瘤流行趋势

恶性肿瘤是威胁人类健康的重大公共卫生问题。在全球范围内，肿瘤发病率和死亡率呈明显上升趋势。根据世界卫生组织国际肿瘤研究署（WHO/IARC）估计，2020年全球新发肿瘤病例约1929万例，肿瘤死亡病例996万例，发病率和死亡率分别为190/10万及100.1/10万。国家肿瘤中心发布的最新数据显示，2016年全国有406.4万肿瘤新发病例，241.4万死亡病例，世界人口标化发病率和死亡率分别为186.5/10万和105.19/10万，由于我国人口基数大，疾病负担远超其他国家。随着经济社会发展，期望寿命不断提高，人口老龄化程度加剧，我国肿瘤疾病负担仍有上升趋势，这与全球其他国家基本一致。近年来，我国总体肿瘤5年生存率有显著提升，城乡之间的肿瘤5年生存率差异逐渐缩小，反映了我国肿瘤规范化诊疗水平与护理质量的提升。尽管如此，肿瘤依然会给个人、家庭和社会造成沉重的经济负担。

2016年，城市地区的肿瘤标化发病率高于农村地区（189.7/10万 vs 176.2/10万），而标化死亡率则低于农村地区（102.8/10万 vs 106.1/10万）。具体而言，在城镇地区，肺癌是发病率最高的肿瘤，其次是女性乳腺癌、结直肠癌、肝癌和胃癌；肺癌也是死亡率最高的肿瘤，其次是肝癌、胃癌、结直肠癌及女性乳腺癌。同样，在农村地区，肺癌是最常见的肿瘤，其次是女性乳腺癌、胃癌、肝癌、食管癌；肺癌也是死亡率最高的肿瘤，其次是肝癌、胃癌、食管癌及结直肠癌。

2016年，在男性中，肺癌是最常见的肿瘤，约占所有新发肿瘤的24.6%，其次是肝癌、胃癌、结直肠癌和食管癌。女性中，乳腺癌占比最高，为16.7%，其次是肺癌，甲状腺癌、结直肠癌和子宫颈癌。男性中，肺癌死亡率最高，其次是肝癌、胃癌、食管癌和结直肠癌。对女性，肺癌也是肿瘤死亡的最常见原因，其次是肝癌、胃癌、结肠直肠癌和乳腺癌。肿瘤的发病率和死亡率均随年龄增长而增加，而且男性的年龄别发病率和死亡率基本均高于女性。无论男性还是女性，发病高峰均在80~84岁年龄组，死亡高峰均在85岁及以上年龄组。

2000~2016年间，男性的肿瘤标化发病率相对稳定，而女性的标化发病率则呈上升趋势。男性中，前列腺癌、结直肠癌、白血病、脑癌、胰腺癌和膀胱癌的发病率呈上升趋势；女性中，甲状腺癌、宫颈癌、子宫癌、乳腺癌、脑癌、肺癌、结直肠癌的发病率有上升趋势。同时，无论男性或女性，食管癌、胃癌及肝癌的发病率均呈下降趋势。同期，无论男性或女性，肿瘤标化死亡率均呈下降趋势。尽管如此，男性中，前列腺癌、结直肠癌、胰腺癌、白血病的标化死亡率有升高趋势；同时，女性中，宫颈癌、甲状腺癌、乳腺癌的标化死亡率也有升高趋势。

（三）肿瘤的危险因素

肿瘤是内、外环境危险因素和遗传易感因素长期、多阶段共同作用的结果。流行病学主要关注宏观可控的危险因素。2008年，中国医学科学院肿瘤医院与WHO/IARC合作开展了中国人群肿瘤归因风险研究。该研究综合评价了主要环境和行为危险因素对肿瘤发病和死亡的归因风险，估计我国肿瘤发病和死亡的疾病负担及可预防性，为我国肿瘤的预防和控制提供定量的科学依据。研究主要评价了如下行为和环境危险因素。

（1）慢性感染：与肿瘤发生相关的感染因素包括：乙型肝炎病毒（HBV，肝癌）、丙型肝炎病毒（HCV，肝癌和非霍奇金淋巴瘤）、幽门螺杆菌（HP，胃癌）、人乳头瘤病毒（HPV，子宫颈癌、口腔癌、口咽癌和肛门癌）、EB病毒（EBV，鼻咽癌、霍奇金病和伯基特淋巴瘤）。根据我国人群的感染率及感染与肿瘤的关联程度，计算发现中国人群中29.4%的肿瘤死亡归因于慢性感染。男性和女性慢性感染导致肿瘤死亡的比例分别为31.7%和25.3%。

（2）吸烟：吸烟与肿瘤的因果关系非常明确，中国人群中21.0%的肿瘤死亡归因于吸烟。吸烟是男性人群中主要的肿瘤死因，约占32.7%。而女性人群中吸烟导致的肿瘤死亡约占5.0%，相对较少，但女性的被动吸烟不容忽视。非吸烟女性中，11.1%的肺癌死亡归因于被动吸烟。

（3）饮食：长期食用高盐、烟熏、盐腌、腌腊制品、蔬菜和水果摄入不足是食管癌、胃癌、肝癌、结直肠癌等的重要危险因素，如世界癌症研究基金会和美国癌症研究所（WCRF/AICR）研究表明蔬菜和水果摄入不足可增加口腔癌、喉癌、咽癌、食管癌、胃癌和肺癌的发病和死亡风险。我国居民蔬菜和水果平均摄入量较低。我国的研究数据发现水果摄入不足导致13.0%的肿瘤死亡，其中男性为13.7%，女性为11.7%。蔬菜摄入不足可引起3.6%的肿瘤死亡，其中男性为3.9%，女性为3.1%。

（4）饮酒：饮酒与部分肿瘤的因果关联明确，如口腔癌、食管癌、肝癌和喉癌等。我国研究发现约4.4%的肿瘤死亡由饮酒引起，其中男性为6.7%，女性为0.4%。如果以2002年的饮酒率估算未来15年的饮酒对肿瘤的归因风险，那么饮酒导致肿瘤死亡的人群归因危险度百分比将会增加（男性为7.4%，女性为0.7%）。

（5）职业因素：WHO/IARC确认的职业性致癌因素超过30种。中国的肿瘤归因风险研究纳入的职业性致癌因素，包括石棉（肺癌和间皮瘤）、联苯胺（膀胱癌）、苯（白血病）、氯甲甲醚（肺癌）、硅（肺癌）、砷（肺癌）、焦炉逸散物（肺癌）、铬酸盐（肺癌）、木屑和皮革粉尘（鼻腔鼻窦癌）和橡胶工业（白血病和膀胱癌）。中国人群职业性致癌因素引起2.7%的肿瘤死亡，其中男性为3.1%，女性为2.1%。由于不能获得某些职业性致癌因素的数据，加上部分居民烹调和取暖使用煤炭和木材等生物质燃料、室内外空气污染严重，这些职业和环境污染引起的肿瘤负担目前尚无法估计，因此该比例可能是低估的。

（6）超重、肥胖和体力活动缺乏：2002年WHO把体力活动缺乏归为导致发达国家人口死亡的十大原因之一。由于人们生活方式的改变，我国人群体力活动缺乏暴露率明显增加。超重和肥胖可导致结直肠癌、胰腺癌、绝经期乳腺癌、子宫内膜癌和肾癌，体力活动缺乏可引起结肠癌。

（7）生殖因素、激素替代治疗和口服避孕药：生殖因素、绝经期后激素替代治疗和口服避孕药与乳腺癌或卵巢癌的发生关联明确。中国的肿瘤归因风险研究中包括的生殖因素有未生育、生育次数、母亲首次生育年龄、母乳喂养的时间。激素替代疗法有雌激素和孕激素替代疗法，而我国绝经期妇女多采用雌激素替代疗法。我国约6.7%的绝经期妇女采用雌激素替代疗法，1.7%的生育妇女采用口服避孕药避孕。分析发现，生殖因素、绝经期后激素替代治疗和口服避孕药引起肿瘤死亡的比例很低，低于0.2%。

此外，遗传因素对肿瘤的发生发展也有重要作用。研究表明，少数肿瘤的发生由基因决定，有较为清晰的遗传家系谱，如视网膜母细胞瘤、神经母细胞瘤等。恶性肿瘤的发生常呈一定的家族聚集性和种族差异，即家族中多个成员患同一种癌，有较清晰的遗传家系谱，如乳腺癌、结肠癌等，或者呈现为家族中恶性肿瘤发病人数多，肿瘤类型多样，但遗传家系谱不清晰，这可能与该家族成员携带多个易感基因有关。然而，环境因素与易感基因的联合作用是遗传因素最常见的表现方式。遗传因素一般难以改变，主要通过减少环境危险因素暴露或者采用其他有效的预防措施降低肿瘤发生的概率。

综上所述，中国人群中约60%的肿瘤是可避免，但仍有一部分肿瘤发生相关危险因素的人群归因危险度百分比不甚清楚，需要更多的基础和流行病学研究来确认其他的危险因素和遗传因素。我国人群中约52.0%的肿瘤死亡归因于慢性感染和吸烟，需要加强预防慢性感染和控制吸烟，以降低我国肿瘤的疾病负担。同时，也不能忽视饮食、饮酒、职业性致癌因素和环境污染的影响。

（四）肿瘤的三级预防

肿瘤预防涉及社会和居民健康等众多方面，WHO将其划分为三级预防：一级预防为病因学预防，防止肿瘤的发生；二级预防为早期发现、早期诊断、早期治疗，以阻止或减缓疾病的发展；三级预防为临床（期）预防或康复性预防，防止病情恶化，防止残疾。

1.一级预防

一级预防（primary prevention）通常是指肿瘤的病因学预防。人类肿瘤的发生是环境致癌因素与机体长期作用的结果，针对消除这些致癌因素所采取的措施均属于一级预防。对已知致癌因素，如职业致癌因素（石棉、橡胶等）和环境污染（粉尘、重金属污染等），通过多种措施严格控制或消除。改变不良生活方式和行为习惯也是肿瘤一级预防重要措施。

2.二级预防

二级预防（secondary prevention）即早诊早治，是一个全社会参与的系统工程，是通过简便、有效检查方法和诊断方法，从表面健康的无症状人群中发现癌前病变者或早期癌患者，通过实现早期发现、早期诊断、早期治疗，降低肿瘤的死亡率甚至发病率。二级预防主要通过机会性筛查和组织性筛查实现，组织性筛查的方法要求简单、方便、容易接受，可反复检查。组织性筛查是一个大规模人群流行病学工作，应由经过专业培训的人员来完成，同时需有周密的设计方案，并投入大量人力和物力。机会性筛查包括定期健康体检、个人经常性的自我体检以及对一些癌前病变患者的长期临床随访等。

3.三级预防

三级预防（tertiary prevention）主要运用综合干预方法提高患者的整体健康和生存质量，内容包括提高肿瘤患者生存率、生活质量和促进患者康复的临床措施。主要的措施包括：①规范诊治、随访医疗活动，发展早诊技术，开展个性化治疗，完善随访制度评估患者的复发风险；②运用医药、心理、营养和行为的方法帮助患者在躯体、心理和社会功能康复，提高患者生存质量；③对晚期病人实施止痛和姑息。

二、研究实例

以子宫颈癌为例，分析其流行病学特征。

（一）流行特征

据WHO/IARC 2020年数据显示，子宫颈癌为女性第四大恶性肿瘤，全球新发子宫颈癌病例共60.4万，死亡34.2万，其中大约90%的子宫颈癌发生和死亡在发展中国家。我国子宫颈癌新发病例占全球新发病例的18.2%，死亡病例占全球死亡病例的17.3%。

1.地区分布

世界各国子宫颈癌的地理分布差异很大。IARC数据显示，2020年不同地区子宫颈癌发病率相差10倍、死亡率相差约18倍。总的来说，全球子宫颈癌的世界人口年龄标化发病率为13.3/10万、标化死亡率为7.3/10万。发达地区发病率和死亡率低于欠发达地区。发病率和死亡率最高的地区为撒哈拉以南非洲地区，如非洲东部（发病率40.1/10万，死亡率28.6/10万）、非洲南部（发病率36.4/10万，死亡率20.6/10

万）、非洲中部（发病率31.6/10万，死亡率22.7/10万）等。最低的是亚洲西部（发病率4.1/10万，死亡率2.3/10万）、澳大利亚/新西兰（发病率5.6/10万，死亡率1.6/10万）、北美洲（发病率6.2/10万，死亡率2.1/10万）、北非（发病率6.2/10万，死亡率3.7/10万）和欧洲西部（发病率7.0/10万，死亡率2.0/10万）、南部地区（发病率7.7/10万，死亡率2.3/10万）等。

根据2020年中国肿瘤登记年报，我国肿瘤登记地区子宫颈癌年龄标化发病率为11.35/10万、死亡率为3.42/10万。发病率和死亡率总体上农村（发病率11.91/10万，死亡率3.76/10万）略高于城市（发病率10.80/10万，死亡率3.09/10万），中部（发病率13.86/10万，死亡率4.30/10万）、西部（发病率11.72/10万，死亡率3.96/10万）明显高于东部地区（发病率9.92/10万，死亡率2.71/10万）。在七大行政区中，华中地区和西北地区发病率和死亡率显著高于全国平均水平，华北地区发病率和死亡率明显低于全国平均水平。此外，在部分省区市或县的分布有聚集现象，如以陕西略阳县为中心，向西北及东北方向延伸，构成秦岭山脉西端的高发地带；山西省晋东南地区襄垣县、阳城县等环太行山高发地带。

2. 人群分布

（1）年龄。子宫颈癌的年龄别发病率变化曲线主要有两种形式（图60-3）：第一种曲线是25岁开始出现发病，30~40岁年龄组子宫颈癌发病率迅速上升，至44~49岁年龄组达到高峰，之后，子宫颈癌发病率快速下降。符合这种变化曲线的国家主要是资源较丰富的或发达国家。第二种曲线也是25岁开始出现子宫颈癌，之后发病率缓慢上升，直至55~69岁年龄组发病率达到高峰，下降形式同第一种曲线。符合这种变化曲线的国家主要是资源较低的或发展中国家。子宫颈癌的年龄别死亡率一般在20岁之前处于较低水平，自20岁以后快速上升，至80~84岁达高峰，之后逐渐下降。

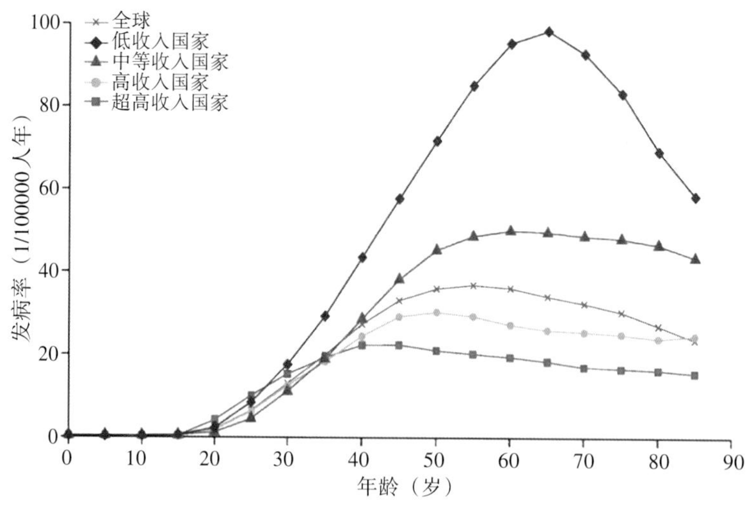

图60-3 全球不同资源水平地区子宫颈癌年龄别发病率变化曲线

（2）民（种）族。IARC对五大洲癌症发病率的调查资料显示，居住于同一国家内的不同民族，子宫颈癌发病率存在差异，可能主要受社会经济地位的影响。发病率较高的有黑人、墨西哥人、刚果人等，其中黑人为白人的1.5~2.8倍。调查显示在美国的非洲女性子宫颈癌发病率是白人的2倍。在我国55个少数民族中，曾对8个少数民族进行了调查，其中，以维吾尔族死亡率水平最高，年龄调整死亡率为17.27/10万，其年龄组死亡率曲线起点高，上升幅度大；其次为蒙古族，死亡率为15.72/10万，回族12.29/10万；藏、苗、彝族死亡率水平较低，在5/10万左右。同处新疆的维吾尔族与哈萨克族相比，前者死亡率较后者（9.67/10万）约高一倍。

（3）职业和社会经济状况。社会经济状况低下的妇女（例如，按照收入、教育水平或住房类型分类）患子宫颈癌的风险高，HPV感染在教育水平低和收入低的妇女中更流行。其他与社会状况相关的因素如营养、生殖器卫生、产次、吸烟、其他生殖器感染以及筛检等也是影响HPV感染率、宫颈上皮内瘤样病变（cervical intraepithelial neoplasia，CIN）和子宫颈癌患病率的因素。

3.时间分布

自20世纪80年代以来，多数国家和地区子宫颈癌的发病率呈下降趋势。然而近年来一些国家如芬兰、新西兰等，年轻妇女子宫颈癌的发病有上升趋势，尤其在20~24岁、25~29岁年龄组上升明显，30~34岁上升幅度略缓。近年来，随着子宫颈癌筛查范围的扩大，更多患有子宫颈癌的妇女得到诊断，导致我国35~64岁妇女子宫颈癌发病率呈上升趋势。我国学者利用IARC和统计年鉴数据分析1989~2018年我国子宫颈癌死亡率的变化趋势，结果发现，2004~2008年之前，我国城市和农村地区子宫颈癌死亡率呈下降趋势，而后随着发病率的提高，死亡率呈上升趋势。

（二）病因

目前已经明确高危型HPV感染是子宫颈癌的主要病因，首次提出两者病因关系的德国科学家豪森（Harald zur Hausen）教授因此获得了2008年诺贝尔生理学/医学奖。然而并不是所有HPV感染者都会发生子宫颈癌，90%以上的HPV感染者都能借助自身免疫系统将HPV清除，仅有少数女性不能清除而持续感染，最终发展为CIN2/CIN3或子宫颈癌，提示在宫颈发生癌变的过程中，HPV感染是必要的、最为关键的环节，但同时还存在其他内源性和外源性因子的共同参与。概括来讲，除了HPV是子宫颈癌的主要病因外，引发子宫颈癌的协同危险因素主要有以下3类：一是生物学因素，包括细菌、病毒和衣原体等各种微生物感染；二是行为危险因素，诸如性生活过早、多个性伴侣、多孕多产、社会经济地位低下、营养不良及性混乱等；三是宿主的免疫状态及遗传易感性。

（三）预防策略和措施

子宫颈癌因其病因明确，可防可控，有望成为世界上第一个被消除的恶性肿瘤。2020年11月WHO发布了“加速消除子宫颈癌全球战略”，全球194个国家首次承诺到21世纪末消除子宫颈癌，其中概述了防治子宫颈癌的3个关键措施：预防性HPV疫苗接种、筛查和治疗。

1.子宫颈癌的一级预防——预防性HPV疫苗

预防性HPV疫苗从根本上阻断了HPV病毒的传播，是最有效的子宫颈癌预防措施。

（1）HPV疫苗的免疫学原理。HPV感染仅限于黏膜上皮内细胞，并不会诱发剧烈免疫应答。在已感染HPV妇女中，约一半体内可检出血清抗体，但这些抗体并不一定能保护机体未来免受同一HPV基因型的感染。因此疫苗作用是提高自然免疫应答，为机体提供保护作用。

HPV疫苗根据功效不同，可分为3类：一是预防HPV感染的预防性疫苗；二是清除原有感染、治疗相关病变的治疗性疫苗；三是将不同作用的疫苗联合或将不同靶点融合以达到预防治疗功效的联合疫苗。目前，预防性HPV疫苗已成功研发，且已在全球超过140个国家和地区上市。而治疗性疫苗及联合疫苗尚处研究阶段。

预防性HPV疫苗的主要成分为基因重组形成的针对特异高危HPV型别的病毒样颗粒（virus-like particles，VLPs）。VLPs是由72个L1衣壳颗粒自组装形成的72面体，而L1衣壳颗粒的基本构成单位为L1单体形成的五聚体。VLPs与HPV真病毒在表面结构、形状和大小等方面都十分相似。由于VLPs不包含核酸，所以不具有感染性，但是免疫原性和真病毒类似，可以作为靶抗原诱导机体产生具有保护性的特异性中和抗体。中和抗体能够透过血管壁，在局部上皮组织中达到较高浓度。当HPV通过黏膜上皮的细微伤口感染机体并到达基底细胞层时，位于上皮组织中的中和抗体便可以特异性免疫识别HPV病毒并与其结合，发挥中和作用，清除感染。由此可知，预防性HPV疫苗主要通过中和抗体抵御HPV感染，阻断持续感染，进而预防子宫颈癌的发生。

（2）上市HPV疫苗简介。国外预防性HPV疫苗研发起步较早，目前共有3种预防性HPV疫苗研制成功并分别于2006年、2007年和2014年相继上市。一种是由英国葛兰素史克公司（GlaxoSmithKline Biologyicals，UK）研制生产的针对HPV16/18感染的二价疫苗——Cervarix®，该疫苗采用了AS04佐剂系统，可以增强免疫反应，主要预防HPV16和HPV18感染引起的宫颈、外阴、阴道和肛门等部位的癌前病变及癌症；而另外两种疫苗均由美国默沙东公司（Merck & Co.，USA）研制生产，分别是针对HPV6、11、16、18感染的四价疫苗——Gardasil®和针对HPV6、11、16、18、31、

33、45、52、58的九价疫苗——Gardasil®9。Gardasil®在Cervarix®的基础上增加了对HPV6/11引起的生殖器疣的保护作用。相比于Gardasil®，Gardasil®9可对另外5种HPV型别（31、33、45、52和58）相关的感染产生预防作用，而这5种HPV型别累计可引起大约20%的子宫颈癌。二价HPV疫苗（Cervarix®）和四价HPV疫苗（Gardasil®）在我国的Ⅲ期临床试验分别于2008年、2009年正式启动，并分别于2016年和2017年在我国获批上市。2018年，九价HPV疫苗也在我国有条件获批上市，其国内Ⅲ期临床试验于2019年正式启动。

为了惠及广大妇女，国内的疫苗厂商也加紧了疫苗研发的脚步，分别于2019年上市以大肠杆菌为表达系统的二价HPV16/18疫苗、于2022年上市以毕赤酵母为表达系统的二价HPV16/18疫苗。研究表明，国产二价HPV16/18疫苗可预防70%以上的子宫颈癌发生。此外，其他型别疫苗也在积极研发当中。

2.子宫颈癌的二级预防——筛查

过去几十年间，发达国家子宫颈癌发病率和死亡率的大幅下降表明，筛查和早诊早治是预防和控制子宫颈癌的有效手段。子宫颈癌的筛查是用以检查子宫颈浸润性癌和癌前病变的技术，目前主要可分为3大类：基于肉眼观察的筛查技术；基于细胞学形态的筛查技术；基于HPV的分子生物学检测技术。

（1）基于肉眼观察的筛查技术

肉眼观察是指用化学溶液涂抹宫颈使其染色后，不经任何放大装置，用普通白炽光源照明，肉眼直接观察宫颈上皮的染色反应，诊断宫颈病变。方法有两种：①醋酸染色后肉眼观察（VIA）：用稀释醋酸（5%）对宫颈染色后直接观察，病变区域呈致密白色；②碘染色后肉眼观察（VILI）：用5%的Lugol碘液染色，病变区不着色，呈芥末黄。肉眼观察法具有成本低，设备简单、易于操作、出结果快的优点，适用于大人群筛查。缺点是灵敏度和特异度均相对较低。我国在3万多人群的筛查研究显示，VIA检测CIN3+的灵敏度和特异度分别为54.6%和89.9%。不同研究的结果有很大差异，这可能与筛查程序、结果的判定、技术水平等因素有关。

（2）基于细胞学形态的筛查技术

巴氏细胞学涂片：自1941年Papanicolaou发明阴道及宫颈脱落细胞涂片，世界各国都将该法作为子宫颈癌筛查的一种手段引入临床，并被许多国家作为常规筛查项目。但对大多数发展中国家而言，要广泛推行该技术比较困难。除需建立高标准的细胞学室、培养训练有素的细胞学者和技术人员外，巴氏涂片的准确性受许多因素的影响，如取材方法、涂片制作、染色技巧、读片水平等，由此不可避免地会导致较高比例的假阴性。对实验条件和技术水平均较高的发达国家，巴氏涂片检出子宫颈癌和癌前病变的灵敏度高达80%~90%，但在条件落后的发展中国家或地区，有些仅有30%~40%。

薄层液基细胞学：针对传统巴氏涂片在标本收集和制片中的问题，1996年美国食品药品管理局（Federal Food and Drug Administration，FDA）批准了改进的制片技术——薄层液基细胞学技术。目前有ThinPrep（TCT）和SurePath两种，二者基本原理类似。标本取出后立即洗入装有特殊保存液的收集瓶中，几乎可保留取材器上所有的细胞。采用离心、分层或自然沉淀等技术将标本中的血液、黏液及过多炎性细胞与上皮细胞分离，并且细胞单层均匀分布，避免了过度重叠。与传统巴氏涂片相比，提高了样本的保存和转移率，不满意率大大降低；同时提高了发现宫颈病变的灵敏度，尤其是高度病变。同时结果报告方式由巴氏五级改进为TBS报告系统［正常范围（WNL）、未确定意义的非典型鳞状细胞（ASC-US）、非典型鳞状细胞–不排除高度病变（ASC-H）、低度鳞状上皮内病变（LSIL）、高度鳞状上皮内病变（HSIL）、鳞状细胞癌（SCC）、非典型腺细胞（AGC）和腺癌（ADC）］，这在一定程度上促进了细胞病理学诊断水平的提高。1998年和2001年中国医学科学院肿瘤医院/肿瘤研究所分别将这两种液基细胞学技术引入中国。在中国人群普查研究中，液基细胞学检出CIN3和子宫颈癌（CIN3+）的灵敏度和特异度为87.9%和94.7%。

（3）基于HPV的分子生物学检测技术

HPV与子宫颈癌之间强烈的病因关联使得HPV检测成为一种有效的子宫颈癌筛查技术，实现了筛查技术由形态学向分子生物学的重大变革。相比形态学检测，HPV DNA检测更为客观简单，且灵敏度与特异度均更高。2021年7月6日，世界卫生组织发布了最新的《子宫颈癌前病变筛查和治疗指南》，以优化诊断工具与筛查选择，促进子宫颈癌预防并挽救更多生命，新指南推荐HPV DNA检测作为子宫颈癌筛查的首选方法。

目前通过美国FDA批准可用于临床的HPV DNA技术有以下3种：

第二代杂交捕获试验（hybrid capture 2，HC2）原理是利用对抗体捕获信号的放大和化学发光信号的检测。该法一次可检测13种高危型HPV（16、18、31、33、35、39、45、51、52、56、58、59和68）亚型，在2003年获得FDA批准用于临床筛查子宫颈癌。大量的临床研究资料显示HC2检测方法统一、标准化，不同实验室之间可比性强，重复性好。我国一项3万多人的筛查研究显示，HC2对检测CIN 3+的灵敏度和特异度分别为97.5%和85.1%。

Cervista™ HPV其原理是应用恒温酶DNA扩增和荧光发光判读结果，包括两种方法，一种为检测14种高危型HPV，型别包括HC2的13种亚型（16、18、31、33、35、39、45、51、52、56、58、59和68）和66型；另一种为检测Cervista™ HPV 16/18，用于检测HPV 16和18型。该技术在2009年获得FDA批准用于临床。

cobas®4800 HPV检测是2011年FDA批准的另外一种HPV检测技术。罗氏HPV检测试剂系统（PCR–荧光法），通过PCR和核酸杂交技术扩增靶点DNA，同时检测14

种高危型HPV，可以自动特异性地鉴别高风险HPV 16和HPV18亚型，同时在临床相关感染水平上并发性地监测其他的高危亚型（31、33、35、39、45、51、52、56、58、59、66和68），并给出“汇总”结果的诊断检测。

上述3种技术费用昂贵，仅适合我国的部分大中城市。为提高HPV DNA检测的可及性，2003~2007年，我国学者乔友林教授等在比尔及梅琳达·盖茨基金会支持下开展了全球多中心的宫颈癌防治与快速筛查技术合作研究（START和START-UP），率先成功研发了一种快速HPV DNA检测技术（careHPV），其筛查CIN2+的灵敏度和特异度分别是90%和84%，接近发达国家或地区普遍使用的HC2技术。2018年，careHPV通过了WHO的预认证，有望让更多的非洲、东南亚地区的发展中国家及资源匮乏地区女性获益。

近年来，科学技术飞速发展，人工智能产品的应用越来越广泛，而人工智能产品在癌症防控领域的应用也成为研究热点。国家新一代人工智能开放创新平台——腾讯觅影团队正在与我国子宫颈癌防治研究团队合作研发人工智能电子阴道镜辅助诊断系统，该系统可以智能识别病灶并且能够给出阴道镜活检位置，辅助基层医务人员进行临床检查与诊断，从而缓解基层医疗单位在医疗技术及诊疗方面的短板问题。

（4）我国子宫颈癌的人群筛查实践

目前我国子宫颈癌的筛查模式主要以国家主导子宫颈癌筛查项目为主，城镇单位女职工体检和社会组织开展的小范围筛查为辅。2004年，在国家原卫生部和中国癌症基金会领导下，基于前期研究成果制定了《中国宫颈癌筛查及早诊早治技术指南》，并用于实践。2005年，“国家宫颈癌早诊早治示范基地”分别落户于深圳市妇幼保健院（城市）和山西省襄垣县妇幼保健院（农村），积极探索适合我国国情的子宫颈癌防治实践经验。2006~2008年期间，通过中央财政转移地方支付的形式资助全国多达43个子宫颈癌筛查试点，2009年政府把对农村妇女的子宫颈癌和乳腺癌筛查纳入国家重大公共卫生服务项目。自开展以来，逐步扩大筛查覆盖人群，累计为超7398.5万名35~64岁农村妇女进行免费子宫颈癌筛查，项目检查地区从2009年的221个扩大到2017年的1501个。截至2018年底，该筛查项目覆盖所有国家级贫困县，使贫困地区妇女的健康水平也得到了提高。

近年来，我国北京市、上海市、重庆市等开始作为试点城市，为适龄女性开展免费子宫颈癌筛查服务，但由于各地经济水平不一，筛查经费来源不能保证，没能在全国其他城市推广应用。国内一项关于妇女子宫颈癌筛查率的研究显示，我国20~64岁女性中，在城市仅有30.0%的女性做过子宫颈癌筛查。社会经济水平低、基层卫生服务能力落后、妇女健康知识缺乏等因素都会对子宫颈癌筛查工作造成影响。

3.子宫颈癌的三级预防——治疗

子宫颈癌的三级预防是指对子宫颈癌患者进行对症治疗和康复治疗，以达到终止癌症继续进展或提高患者生存质量的目的。2017年我国发布的《子宫颈癌综合防控指南》提出对子宫颈癌进行治疗的主要原则是根据患者的年龄、临床分期、身体状况等选择适宜的治疗方案，包括手术、放疗、化疗及姑息疗法。近年来，随着治疗手段的提高，我国子宫颈癌患者的5年生存率呈增高趋势。国家癌症中心对全国17个肿瘤登记点2003~2013年的生存数据进行汇总分析，结果显示：我国子宫颈癌患者的5年生存率逐渐升高，由2003~2005年的45.4%提高至2012~2015年的59.8%，每年的平均增幅为4.5%。

参考文献

1.David D.Celentano MS.Gordis Epidemiology 6ed.Netherlands：Elsevier；2019.

2.Lash TL.Modern Epidemiology.4 ed.Mexico：Wolters Kluwer；2021.

3.沈洪兵，齐秀英.流行病学.第9版.北京：人民卫生出版社，2018.

4.Porta M.A Dictionary of Epidemiology.6 ed.New York：Oxford University Press；2014.

5.Chen W，Zheng R，Baade PD，et al.Cancer statistics in China，2015.CA Cancer J Clin.2016；66（2）：115-132.

6.GBD 2019 Cancer Risk Factors Collaborators.The global burden of cancer attributable to risk factors，2010-19：a systematic analysis for the Global Burden of Disease Study 2019. LANCET. 2022；400（10352）：563-591.

7.Chan KH，Wright N，Xiao D，et al.Tobacco smoking and risks of more than 470 diseases in China：a prospective cohort study.Lancet Public Health.2022；7（12）：e1014-e1026.

8.Chen Z，Peto R，Zhou M，et al.Contrasting male and female trends in tobacco-attributed mortality in China：evidence from successive nationwide prospective cohort studies.LANCET.2015；386（10002）：1447-1456.

9.Rumgay H，Shield K，Charvat H，et al.Global burden of cancer in 2020 attributable to alcohol consumption：a population-based study.The Lancet Oncology.2021；22（8）：1071-1080.

10.Im PK，Millwood IY，Kartsonaki C，et al.Alcohol drinking and risks of total and site-specific cancers in China：A 10-year prospective study of 0.5 million adults.International journal of cancer.2021；149（3）：522-534.

11.Pan XF，Wang L，Pan A.Epidemiology and determinants of obesity in China.The lancet Diabetes & endocrinology.2021；9（6）：373-392.

12.Adams KF，Schatzkin A，Harris TB，et al.Overweight，obesity，and mortality in a large prospective cohort of persons 50 to 71 years old.The New England journal of medicine.2006；355（8）：763-778.

13.Berrington de Gonzalez A，Hartge P，Cerhan JR，et al.Body-mass index and mortality among 1.46 million white adults.The New England journal of medicine.2010；363（23）：2211-2219.

14.Kitahara CM，Flint AJ，Berrington de Gonzalez A，et al.Association between class III obesity（BMI of 40-59 kg/m2）and mortality：a pooled analysis of 20 prospective studies.PLoS Med.2014；11（7）：e1001673.

15.Yang L，Kartsonaki C，Yao P，et al.The relative and attributable risks of cardia and non-cardia gastric cancer associated with Helicobacter pylori infection in China：a case-cohort study. Lancet Public Health.2021；6（12）：e888-e896.

16.Song C，Lv J，Liu Y，et al.Associations Between Hepatitis B Virus Infection and Risk of All Cancer Types.JAMA network open.2019；2（6）：e195718.

17.Dai J，Lv J，Zhu M，et al.Identification of risk loci and a polygenic risk score for lung cancer：a large-scale prospective cohort study in Chinese populations.The Lancet Respiratory medicine.2019；7（10）：881-891.

18.Jin G，Lv J，Yang M，et al.Genetic risk，incident gastric cancer，and healthy lifestyle：a meta-analysis of genome-wide association studies and prospective cohort study.The Lancet Oncology.2020；21（10）：1378-1386.

19.Jeon J，Holford TR，Levy DT，et al.Smoking and Lung Cancer Mortality in the United States From 2015 to 2065：A Comparative Modeling Approach.Ann Intern Med.2018；169（10）：684-693.

20.Pinato DJ，Allara E，Chen TY，et al.Influence of HIV Infection on the Natural History of Hepatocellular Carcinoma：Results From a Global Multicohort Study.Journal of clinical oncology：official journal of the American Society of Clinical Oncology.2019；37（4）：296-304.

21.You WC，Zhao L，Chang YS，et al.Progression of precancerous gastric lesions.LANCET.1995；345（8953）：866-867.

22.Wei WQ，Chen ZF，He YT，et al.Long-Term Follow-Up of a Community Assignment，One-Time Endoscopic Screening Study of Esophageal Cancer in China.Journal of clinical oncology：official journal of the American Society of Clinical Oncology.2015；33（17）：1951-1957.

23.You WC，Brown LM，Zhang L，et al.Randomized double-blind factorial trial of three treatments to reduce the prevalence of precancerous gastric lesions.Journal of the National Cancer Institute.2006；98（14）：974-983.

24.Mervis J.Epidemiology.China's unique environment favors large intervention trials.SCIENCE.1995；270（5239）：1149-1151.

25.Cai SR，Zhang SZ，Zhu HH，et al.Performance of a colorectal cancer screening protocol in an economically and medically underserved population.Cancer prevention research（Philadelphia，Pa）.2011；4（10）：1572-1579.

26.Zheng X，Xu K，Zhou B，et al.A circulating extracellular vesicles-based novel screening tool for colorectal cancer revealed by shotgun and data-independent acquisition mass spectrometry.J Extracell Vesicles.2020；9（1）：1750202.

27.Chen JG，Parkin DM，Chen QG，et al.Screening for liver cancer：results of a randomised controlled trial in Qidong，China.J Med Screen.2003；10（4）：204-209.

28.Qiao YL，Taylor PR，Yao SX，et al.Relation of radon exposure and tobacco use to lung cancer among tin miners in Yunnan Province，China.Am J Ind Med.1989；16（5）：511-521.

29.Chen F，Huang QH，Fang F，et al.Interval cancers in nasopharyngeal carcinoma screening：comparing two screening intervals after a negative initial screening result.J Med Screen.2012；19（4）：195-200.

30.Zhao X，Hu S，Zhao S，et al.Risk assessment of self-sampling HPV tests based on PCR，signal amplification to guide the appropriate screening intervals：A prospective study in China.Journal of the National Cancer Center.2022；2（4）：298-305.

31.Sun C，Li K，Xu H，et al.Association of healthy lifestyle score with all-cause mortality and life expectancy：a city-wide prospective cohort study of cancer survivors.BMC Med.2021；19（1）：158.

32.Su S，Wong WC，Zou Z，et al.Cost-effectiveness of universal screening for chronic hepatitis B virus infection in China：an economic evaluation.The Lancet Global health.2022；10（2）：e278-e287.

33.Zou Z，Fairley CK，Ong JJ，et al.Domestic HPV vaccine price and economic returns for cervical cancer prevention in China：a cost-effectiveness analysis.The Lancet Global health.2020；8（10）：e1335-e1344.

34.Xia R，Zeng H，Liu W，et al.Estimated Cost-effectiveness of Endoscopic Screening for Upper Gastrointestinal Tract Cancer in High-Risk Areas in China.JAMA Netw Open.2021；4（8）：e2121403.

35.Xia R，Li H，Shi J，et al.Cost-effectiveness of risk-stratified endoscopic screening for esophageal cancer in high-risk areas of China：a modeling study.Gastrointest Endosc.2022；95（2）：225-235.e220.

36.Sun L，Legood R，Sadique Z，et al.Breast cancer screening programme in China：does one size fit all? A cost-effectiveness analysis based on a Markov model.The Lancet.2018；392：S2.

37.樊代明.中国肿瘤整合诊治指南（CACA）.天津：天津科学技术出版社，2022.

38.樊代明.整合肿瘤学（基础卷）.西安：世界图书出版西安有限公司，2021.

39.曹广文.张宏伟.海军流行病学.上海：第二军医大学出版社，2022.

40.闫永平.军队流行病学.北京：人民军医出版社，2012.

41.陈峰，于浩.临床试验精选案例统计学解读.北京：人民卫生出版社，2015.

42.吴一龙.真实世界研究指南.北京：人民卫生出版社，2018.

43.Penberthy LT，Rivera DR，Lund JL，et al.An overview of real-world data sources for oncology and considerations for research.CA Cancer J Clin，2022，72：287-300.
44.Lee H，Cashin AG，Lamb SE，et al.A Guideline for Reporting Mediation Analyses of Randomized Trials and Observational Studies：The AGReMA Statement.The Journal of American Medical Association，2021，326：1045-1056.
45.Pearce N.Analysis of matched case-control studies.British Medical Journal，2016；352：i969.
46.Coutinho JM，Derkatch S，Potvin AR，et al.Carotid artery web and ischemic stroke：A case-control study.Neurology，2017，88：65-69.
47.Forder PM，Gebski VJ，Keech AC.Allocation concealment and blinding：when ignorance is bliss.Medical Journal of Australia，2005，182（2）：87-89.
48.Zapf A，Stark M，Gerke O，et al.Adaptive trial designs in diagnostic accuracy research.Statistical in Medicine，2020，39（5）：591-601.
49.Briggs Sarah E W，Law Philip，East James E，et al.Integrating genome-wide polygenic risk scores and non-genetic risk to predict colorectal cancer diagnosis using UK Biobank data：population based cohort study.British Medical Journal，2022，379：e071707.
50.Barbour Virginia.UK Biobank：a project in search of a protocol? Lancet，2003，361：1734-1738.
51.Yin P，Jiang CQ，Cheng KK，et al.Passive smoking exposure and risk of COPD among adults in China：the Guangzhou Biobank Cohort Study.Lancet，2007，370：751-757.
52.Sibbald B，Roland M.Understanding controlled trials.Why are randomised controlled trials important? British Medical Journal，1998，316（7126）：201.
53.Schulz KF，Grimes DA.Case-control studies：research in reverse.Lancet.2002，359：431-434.
54.汪旻晖，赵杨，邓亚中，等.真实世界数据/真实世界证据应用的政策法规及指导原则的比较研究.中国临床药理学与治疗学，2020，25（8）：878-889.
55.秦雪妮，陈维生，邵华.真实世界研究在医药领域的应用及研究方法.药学进展，2021，7：512-523.
56.田晨，杨秋玉，赖鸿皓，等.诊断试验准确性比较研究的统计分析.中国循证医学杂志，2022，22（12）：1474-1482.
57.刘芬.诊断试验研究在医学科研中的理论、设计和实践.北京医学，2020，42（11）：1151-1155.
58.朱一丹，李会娟，武阳丰.诊断准确性研究报告规范（STARD）2015介绍与解读.中国循证医学杂志，2016，6：730-735.
59.詹思延.流行病学.第8版.北京：人民卫生出版社，2017.
60.唐少文，詹思延.第五讲：现况调查.中国循证儿科杂志，2009；4（06）：539-542.
61.Schmidt SAJ，Lo S，Hollestein LM.Research Techniques Made Simple：Sample Size Estimation and Power Calculation.J Invest Dermatol.2018；138（8）：1678-1682.
62.Hickey GL，Grant SW，Dunning J，et al.Statistical primer：sample size and power calculations-why，when and how? Eur J Cardiothorac Surg.2018；54（1）：4-9.
63.赵斐然，周天驰，张俊颖，等.量表（问卷）信度、效度评价在我国医学领域的应用与展望.中华中医药杂志，2014；29（07）：2280-2283.
64.祁子凡，温馥源，曹寒，等.大型人群队列研究随访监测设计研究进展.中华流行病学杂志，2022；43（01）：134-138.
65.李远贵，张茹英.第四讲 病例对照研究设计.护理研究，2003（07）：422-424.
66.周宇豪，许金芳，贺佳.诊断试验一致性评价中几种方法的比较及应用.中国卫生统计，2011；28（01）：40-42+46.
67.谭红专.现代流行病学.北京：人民卫生出版社，2001.
68.谭红专.现代流行病学.第2版.北京：人民卫生出版社，2008.
69.詹思延.流行病学.第7版.北京：人民卫生出版社，2012.

70.Sackett，DL.Bias in analytic research.J.Chrono Dis.，1979，32，51-63

71.dos Santos Silva，I.Cancer epidemiology：principles and methods.，1999，277-325

72.Rothman KJ，Greenland S，Lash TL.Modem Epidemiology.3ed.Philadelphia：Wolters Kluwer Health/ Lippincott Williams & Wilkins，2008.

73.Li CY，Sung FC.A review of the healthy worker effect in occupational epidemiology.Occup Med（Lond），1999 May；49（4）：225-229.

74.Yland JJ，Wesselink AK，Lash TL，et al.Misconceptions About the Direction of Bias From Nondifferential Misclassification.Am J Epidemiol，2022 Jul 23；191（8）：1485-1495.

75.Sung H，Ferlay J，Siegel RL，et al.Global cancer statistics 2020：GLOBOCAN estimates of incidence and mortality worldwide for 36 cancers in 185 countries.CA：a cancer journal for clinicians，2021，71（3）：209-249.

76.Zheng RS，Zhang SW，Zeng HM，et al.Cancer incidence and mortality in China，2016.Journal of the National Cancer Center，2022.

77.GBD 2019 Cancer Risk Factors Collaborators.The global burden of cancer attributable to risk factors，2010-19：a systematic analysis for the Global Burden of Disease Study 2019.The Lancet，2022，400（10352）：563-591.

78.GBD 2017 Risk Factor Collaborators.Global，regional，and national comparative risk assessment of 84 behavioural，environmental and occupational，and metabolic risks or clusters of risks for 195 countries and territories，1990-2017：a systematic analysis for the Global Burden of Disease Study 2017.The Lancet，2018，392（10159）：1923-1994.

79.Sung H，Siegel RL，Torre LA，et al.Global patterns in excess body weight and the associated cancer burden.CA：a cancer journal for clinicians，2019，69（2）：88-112.

80.Singh D，Vignat J，Lorenzoni V，et al.Global estimates of incidence and mortality of cervical cancer in 2020：a baseline analysis of the WHO Global Cervical Cancer Elimination Initiative. The Lancet Global health，S2214-109X（22）00501-0.

81.赫捷，魏文强.2020中国肿瘤登记年报.北京：人民卫生出版社，2022.

82.Wild CP，Weiderpass E，Stewart BW，et al.World Cancer Report：Cancer Research for Cancer Prevention.Lyon，France：International Agency for Research on Cancer.2020.

83.Cohen CM，Wentzensen N，Castle PE，et al.Racial and Ethnic Disparities in Cervical Cancer Incidence，Survival，and Mortality by Histologic Subtype.Journal of clinical oncology：official journal of the American Society of Clinical Oncology，JCO2201424.

84.Musselwhite LW，Oliveira CM，Kwaramba T，et al.Racial/ethnic disparities in cervical cancer screening and outcomes.Acta cytologica，2016，60（6）：518-526.

85.Ottersen OP，Dasgupta J，Blouin C，et al.The political origins of health inequity：prospects for change. The Lancet，2014，383（9917）：630-667.

86.Hendryx M，Luo J.Increased Cancer Screening for Low-income Adults Under the Affordable Care Act Medicaid Expansion. Medical care，2018，56（11）：944-949.

87.Arbyn M，Weiderpass E，Bruni L，et al.Estimates of incidence and mortality of cervical cancer in 2018：a worldwide analysis.Lancet Global Health，2020，8（2）：e191-e203

88.Moore SP，Antoni S，Colquhoun A，et al.Cancer incidence in indigenous people in Australia，New Zealand，Canada，and the USA：a comparative population-based study. The Lancet Oncology，2015，16（15）：1483-1492.

89.Moore SP，Forman D，Piñeros M，et al.Cancer in indigenous people in Latin America and the Caribbean：a review.Cancer Medicine，2014，3（1）：70-80.

90.Zhao M，Gu RY，Ding SR，et al.Risk factors of cervical cancer among ethnic minorities in Yunnan Province，China：a case-control study. European journal of cancer prevention：the official journal of the European Cancer Prevention Organisation（ECP），2022，31（3）：287-292.

91. Sirait LMF，Hamajima N，Suzuki Y，et al. Factors associated with positive cancer screening for the uterine cervix and breast in Jakarta Province，Indonesia：a cross-sectional study. BMC Cancer，2022，22（1）：1309.

92. Guo M，Xu J，Du J. Trends in cervical cancer mortality in China from 1989 to 2018：an age-period-cohort study and Joinpoint analysis. BMC Public Health，2021，21（1）：1329.

93. Zhang S，Xu H，Zhang L，et al. Cervical cancer：Epidemiology，risk factors and screening. Chinese journal of cancer research，2020，32（6）：720-728.

94. Lowy DR. HPV vaccination to prevent cervical cancer and other HPV-associated disease：from basic science to effective interventions. The Journal of clinical investigation，2016，126（1）：5 - 11

95. Schiller JT，Müller M. Next generation prophylactic human papillomavirus vaccines. Lancet Oncology，2015，16（5）：e217-e225

96. 张韶凯，赵方辉，乔友林.中国宫颈癌防治研究20年历程与成就.中华流行病学杂志，2020，41（06）：809-812.

97. Zhao FH，Wu T，Hu YM，et al. Efficacy，safety，and immunogenicity of an Escherichia coli-produced Human Papillomavirus（16 and 18）L1 virus-like-particle vaccine：end-of-study analysis of a phase 3，double-blind，randomised，controlled trial. The Lancet Infectious diseases，2022，22（12）：1756-1768.

98. Belinson JL，Qiao YL，Pretorius RG，et al. Shanxi Province cervical cancer screening study II：self-sampling for high-risk human papillomavirus compared to direct sampling for human papillomavirus and liquid based cervical cytology. International journal of gynecological cancer：official journal of the International Gynecological Cancer Society，2003，13（6）：819-826.

99. Pan QJ，Hu SY，Zhang X，et al. Pooled analysis of the performance of liquid-based cytology in population-based cervical cancer screening studies in China. Cancer Cytopathology，2013，121（9）：473-482.

100. Li ZF，Jia XH，Feng X，et al. Comparison of primary cytology，primary HPV testing and co-testing as cervical cancer screening for Chinese women：a population-based screening cohort. BMJ Open，2022，12（10）：e063622.

101. Zhao FH，Lin MJ，Chen F，et al. Performance of high-risk HPV DNA lesting as a primary screen for cervical cancer：a pooled analysis of individual patient data from 17 population-based studies from China. The Lancet Oncology，2010，11（12）：1160-1171.

102. Qiao YL，Sellors JW，Paul S Eder，et al. A new HPV-DNA test for cervical-cancer screening in developing regions：a cross-sec-tional study of clinical accuracy in rural China. The Lancet Oncology，2008，9（10）：929-936.

103. Zhao FH，Lewkowitz AK，Chen F，et al. Pooled analysis of a self-sampling HPV DNA Test as a cervical cancer primary screening method. Journal of the National Cancer Institute，2012，104（3）：178-188.

104. WHO guideline for screening and treatment of cervical pre-cancer lesions for cervical cancer prevention，second edition. Geneva：World Health Organization. 2021.

105. 唐文佩.我国开展宫颈癌普查的历史回顾.中国性科学，2020，29（12）：3.

106. 郑信祺，唐文佩.我国宫颈癌普查的历史及意义.医学与哲学，2021，42（2）：71-75.

107. 包鹤龄，方利文，王临虹.全球建立子宫颈癌防控体系的现况及策略思考.中华预防医学杂志，2017，51（1）：96-100.

108. Zhang M，Zhong Y，Zhao Z，et al. Cervical Cancer Screening Rates Among Chinese Women - China，2015. China CDC weekly，2020，2（26）：481-486

109. 王临虹，赵更力.中国子宫颈癌综合防控指南.中国妇幼健康研究，2018，29（1）：1-3.

110.Zeng H，Chen W，Zheng R，et al.Changing cancer survival in China during 2003–15：a pooled analysis of 17 population- based cancer registries.The Lancet Global Health，2018，6（5）：e555–e567.